CB042097

REZENDE
Obstetrícia

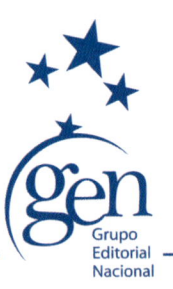

O GEN | Grupo Editorial Nacional – maior plataforma editorial brasileira no segmento científico, técnico e profissional – publica conteúdos nas áreas de ciências da saúde, exatas, humanas, jurídicas e sociais aplicadas, além de prover serviços direcionados à educação continuada e à preparação para concursos.

As editoras que integram o GEN, das mais respeitadas no mercado editorial, construíram catálogos inigualáveis, com obras decisivas para a formação acadêmica e o aperfeiçoamento de várias gerações de profissionais e estudantes, tendo se tornado sinônimo de qualidade e seriedade.

A missão do GEN e dos núcleos de conteúdo que o compõem é prover a melhor informação científica e distribuí-la de maneira flexível e conveniente, a preços justos, gerando benefícios e servindo a autores, docentes, livreiros, funcionários, colaboradores e acionistas.

Nosso comportamento ético incondicional e nossa responsabilidade social e ambiental são reforçados pela natureza educacional de nossa atividade e dão sustentabilidade ao crescimento contínuo e à rentabilidade do grupo.

REZENDE
Obstetrícia

Jorge Rezende Filho

Professor Titular da Faculdade de Medicina
da Universidade Federal do Rio de Janeiro (UFRJ).
da Fundação Técnico-Educacional Souza Marques e
da Pontifícia Universidade Católica do Rio de Janeiro (PUC-Rio).
Membro Titular da Academia Nacional de Medicina.

14ª edição

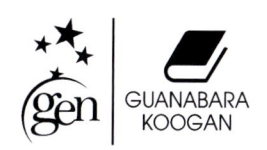

GUANABARA KOOGAN

- **Data do fechamento do livro:** 30/06/2022.

- **Atendimento ao cliente:** **(11) 5080-0751 | faleconosco@grupogen.com.br**

- Direitos exclusivos para a língua portuguesa
Copyright © 2022 by
EDITORA GUANABARA KOOGAN LTDA.
Uma editora integrante do GEN | Grupo Editorial Nacional
Travessa do Ouvidor, 11
Rio de Janeiro – RJ – CEP 20040-040
www.grupogen.com.br

- Editoração eletrônica: Edel

- Capa: Bruno Sales

- Ilustração da capa: Agora eu já sei, de Walter Nomura (Tinho).

Há 49 anos, Walter Nomura, ou simplesmente Tinho, tem explorado as grandes cidades em busca de uma relação mais íntima com sua geografia, arquitetura e superfície, seja andando de skate, fazendo *graffiti* ou simplesmente "flanando", como diria o teórico Walter Benjamin. Formado em Artes Plásticas pela Fundação Armando Alvares Penteado (FAAP), ele fez parte da 1ª geração de artistas que iniciou a prática de *graffiti* e *street art* no Brasil, na Argentina e no Chile. Sua produção contribuiu para a propagação do *graffiti* como arte em nosso país, tornando a nação brasileira reconhecida pelo mundo como uma das principais na produção de *graffiti* e arte urbana. Isso cooperou para que ele fosse convidado a fazer um grande mural na cidade de Berlim durante os preparativos para a Copa do Mundo de 2006, além de uma série de exposições ao redor do mundo, incluindo a X Bienal de Havana e a Bienal do Vento Sul, ambas em 2009. Também foi indicado ao Prêmio PIPA de Artes, ficando em 2º lugar no PIPA *online* 2012. Em 2019, fez uma exposição individual no Paço Imperial, no Rio de Janeiro, e neste ano de 2022 foi selecionado para expor seu trabalho no Centro Cultural São Paulo. Em sua produção artística, procura entender as relações entre as pessoas em um ambiente metropolitano, bem como as relações delas com o ambiente urbano. Ultimamente, Tinho tem pesquisado a ligação da moda com a pintura e como essas duas linguagens se complementam e se contrapõem ao serem utilizadas pelas pessoas para manifestar seus pensamentos, sentimentos e ações. Pai da Sofia e do Pedro, atualmente é representado pela Galeria Movimento Arte Contemporânea, no Rio de Janeiro.

- Ficha catalográfica

CIP-BRASIL. CATALOGAÇÃO NA PUBLICAÇÃO
SINDICATO NACIONAL DOS EDITORES DE LIVROS, RJ

R356r
14. ed.

Rezende Filho, Jorge
Rezende obstetrícia / Jorge Rezende Filho. - 14. ed. - Rio de Janeiro : Guanabara Koogan, 2022.
1.104 p. ; 28 cm.

Inclui bibliografia e índice
"Ilustração de capa: Agora eu já sei, de Walter Nomura (Tinho)"
ISBN 978-85-277-3777-7

1. Obstetrícia. I. Título.

22-78392	CDD: 618.2
	CDU: 618.2

Meri Gleice Rodrigues de Souza - Bibliotecária - CRB-7/6439

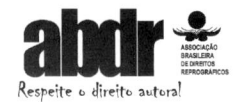

Editores Associados

Antonio Braga

Professor de Obstetrícia da Faculdade de Medicina da Universidade Federal do Rio de Janeiro (UFRJ) e da Universidade Federal Fluminense (UFF). Mestre, Doutor, Pós-Doutor e Livre-Docente em Obstetrícia pela Universidade Estadual Paulista (Unesp). Pós-Doutorado pela Harvard Medical School e pelo Imperial College of London. Presidente da Associação Brasileira de Doença Trofoblástica Gestacional. Presidente da Comissão Nacional Especializada da Federação Brasileira das Associações de Ginecologia e Obstetrícia (Febrasgo) em Doença Trofoblástica Gestacional. Executive Committee Member da International Society for the Study of Trophoblastic Disease. Diretor da Sociedade de Ginecologia e Obstetrícia do Estado do Rio de Janeiro. Membro da Câmara Técnica de G & O do Conselho Regional de Medicina do Estado do Rio de Janeiro. Membro do Conselho de Ex-presidentes da Sociedade Brasileira de História da Medicina.

Joffre Amim Junior

Doutor em Obstetrícia pela Universidade Federal do Rio de Janeiro (UFRJ). Professor Associado de Obstetrícia da Faculdade de Medicina da UFRJ. Diretor da Maternidade Escola da UFRJ.

Marcos Nakamura Pereira

Mestre em Saúde da Criança e da Mulher pelo Instituto Fernandes Figueira, da Fundação Oswaldo Cruz (IFF/Fiocruz). Tecnologista em Saúde Pública da Fiocruz.

Melania Amorim

Doutora em Tocoginecologia pela Universidade Estadual de Campinas (Unicamp). Pós-Doutorado em Tocoginecologia pela Unicamp e em Saúde Reprodutiva pela Organização Mundial da Saúde (OMS). Professora Associada de Ginecologia e Obstetrícia da Universidade Federal de Campina Grande (UFCG) e Preceptora do Internato de Obstetrícia da Faculdade de Ciências Médicas de Campina Grande. Professora da Pós-Graduação em Saúde Integral do Instituto de Medicina Integral Professor Fernando Figueira (Imip). Pesquisadora Sênior do Instituto Paraibano de Pesquisa Professor Joaquim Amorim Neto (Ipesq). Participante e Fundadora da Rede Feminista de Ginecologistas e Obstetras.

Roseli Nomura

Professora Adjunta do Departamento de Obstetrícia da Escola Paulista de Medicina da Universidade Federal de São Paulo (EPM-Unifesp). Professora Associada do Departamento de Ginecologia e Obstetrícia da Faculdade de Medicina da Universidade de São Paulo (FMUSP). Mestre, Doutora e Livre-Docente em Obstetrícia pela FMUSP. Presidente da Comissão Nacional do Título de Especialista em Ginecologia e Obstetrícia (Tego) da Federação Brasileira das Associações de Ginecologia e Obstetrícia (Febrasgo)/Associação Médica Brasileira (AMB).

Colaboradores

Adolpho Milech
Professor Associado da Faculdade de Medicina da Universidade Federal do Rio de Janeiro (UFRJ). Doutor em Medicina pela UFRJ.

Adriana Gomes Luz
Professora Associada Livre-Docente do Departamento de Tocoginecologia da Universidade Estadual de Campinas (Unicamp).

Alan Roberto Hatanaka
Professor Afiliado de Obstetrícia da Escola Paulista de Medicina da Universidade Federal de São Paulo (Unifesp). Mestre e Doutor em Obstetrícia pela Escola Paulista de Medicina da Unifesp.

Alberto Moreno Zaconeta
Professor Associado de Obstetrícia da Universidade de Brasília (UnB).

Alberto Schanaider
Professor Titular e Doutor pelo Departamento de Cirurgia da Faculdade de Medicina da Universidade Federal do Rio de Janeiro (UFRJ). Livre-Docente em Cirurgia pela Universidade Federal do Estado do Rio de Janeiro (Unirio). Diretor da Faculdade de Medicina da UFRJ.

Alessandra Lourenço Caputo Magalhães
Professora Assistente da Faculdade de Ciências Médicas da Universidade do Estado do Rio de Janeiro (UERJ). Médica da Maternidade Escola Universidade Federal do Rio de Janeiro (UFRJ).

Alexandre J. B. Trajano
Professor Titular de Obstetrícia da Universidade do Estado do Rio de Janeiro (UERJ). Professor Permanente do Programa de Pós-Graduação em Ciências Médicas (PGCM) da UERJ. Professor do Curso de Medicina da Universidade do Grande Rio (Unigranrio). Livre-Docente em Obstetrícia pela UERJ. Mestre e Doutor em Clínica Obstétrica pela Universidade Federal do Rio de Janeiro (UFRJ).

Aline Vargas
Mestre em Cardiologia pela Universidade Federal do Rio de Janeiro (UFRJ). Cardiologista pelo Instituto Nacional de Cardiologia (INC). Clínica Médica pela Universidade do Estado do Rio de Janeiro (UERJ).

Aline Veras Morais Brilhante
Ginecologista e Obstetra. Mestre em Saúde Coletiva pela Universidade de Fortaleza (Unifor). Doutora em Saúde Coletiva pela Associação Ampla entre a Universidade Federal do Ceará (UFC), a Universidade Estadual do Ceará (Uece) e a Unifor. Pós-Doutorado na Universidade Rey Juan Carlos (Madri). Professora Adjunta da Pós-Graduação em Saúde Coletiva da Unifor.

Almir Antonio Urbanetz (in memoriam)
Professor Titular do Departamento de Tocoginecologia do Setor de Ciências da Saúde da Universidade Federal do Paraná (UFPR). Vice-Presidente da Federação Brasileira das Associações de Ginecologia e Obstetrícia (Febrasgo) Região Sul (2020-2023). Chefe do Departamento de Tocoginecologia do Setor de Ciências da Saúde da UFPR. Diretor de Assuntos Estratégicos da Sogipa (2020-2021). Coordenador do Programa de Atualização em Ginecologia e Obstetrícia (Proago) da Febrasgo.

Alvio Palmiro
Professor Adjunto do Serviço de Anestesiologia do Departamento de Ginecologia e Obstetrícia da Universidade Federal do Rio de Janeiro (UFRJ). Especialista em Anestesiologia. Membro da Câmara Técnica de Anestesiologia do Conselho Regional de Medicina do Rio de Janeiro.

Ana Carla Zanchietta Nicolielo
Ginecologista e Obstetra do Hospital dos Servidores do Estado (HFSE). Especialista em Medicina Fetal pela Universidade Federal do Rio de Janeiro (UFRJ).

Ana Caroline Nunes Botelho
Doutora e PhD em Ciências.

Ana Cristina Pinheiro Fernandes de Araujo
Professora Titular da Universidade Federal do Rio Grande do Norte (UFRN) desde 2018. Doutora em Ciências Médicas, área de concentração em Tocoginecologia, pela Universidade de São Paulo Ribeirão Preto. Mestre em Medicina pela Universidade de São Paulo (USP). Graduada em Medicina pela UFRN. Pós-Doutorado na área de ensino médico pela Universidade Estadual de Campinas (Unicamp).

Ana Elisa Baião
Médica. Especialista em Ginecologia e Obstetrícia pelo Instituto Nacional Fernandes Figueira da Fundação Oswaldo Cruz (IFF/Fiocruz) e pela Associação Médica Brasileira (AMB). Especialista em Medicina Fetal pela AMB. Mestre em Ciências pela Pós-Graduação em Saúde da Criança e da Mulher do IFF. Membro da Sociedade de Ginecologia e Obstetrícia do Estado do Rio de Janeiro.

Ana Paula Melo
Graduada em Medicina pela Universidade do Estado do Rio de Janeiro (UERJ). Residência Médica em Ginecologia e Obstetrícia pela UERJ. R4 em Medicina Fetal pela Universidade Federal do Rio de Janeiro (UFRJ). Pós-Graduação em Medicina Fetal pela Cetrus. Especialista em Ginecologia e Obstetrícia e em Medicina Fetal pela Federação Brasileira das Associações de Ginecologia e Obstetrícia (Febrasgo).

Ana Paula Vieira dos Santos Esteves
Doutora em Bioética, Ética Aplicada e Saúde Coletiva pela Universidade Federal do Rio de Janeiro (UFRJ). Diretora de Enfermagem da Maternidade Escola da UFRJ. Professora Titular do curso de Graduação em Medicina do Centro Universitário Serra dos Órgãos. Enfermeira Obstétrica e Docente Permanente do Programa de Mestrado Profissional em Saúde Perinatal da Maternidade Escola da UFRJ.

Ana Pereira Nunes Fialho
Médica Ginecologista e Obstetra, com foco no atendimento respeitoso e humanizado de gestantes durante o pré-natal e o nascimento. Graduada pela Universidade Federal do Estado do Rio de Janeiro (Unirio). Residência Médica no Instituto Fernandes Figueira.

Ana Thais Vargas
Médica pela Universidade Federal da Paraíba (UFPB). Residência Médica em Ginecologia e Obstetrícia no Instituto de Medicina Integral Professor Fernando Figueira (Imip). Especialista em Ginecologia Endócrina pela Santa Casa de Misericórdia de São Paulo.

Anderson Borovac-Pinheiro
Médico, Ginecologista e Obstetra. Mestre e Doutor em Tocoginecologia pela Universidade Estadual de Campinas (Unicamp). Pós-Doutorado pelo Massachusetts General Hospital – Harvard University, em Boston, nos EUA. Médico Assistente do Caism – Hospital da Mulher J. A. Pinotti da Unicamp.

André de Paula Fernandez
Especialista em Otorrinolaringologia.

André Luiz Magdalena Dourado
Mestre em Medicina Perinatal pela Universidade Federal do Rio de Janeiro (UFRJ). Médico do Setor de Ultrassonografia da Maternidade Escola da UFRJ. Coordenador do Serviço de Obstetrícia do São Francisco Hospital e Maternidade, Niterói, RJ.

Andrea Marinho de Queiroz Carneiro Barbosa
Enfermeira Especialista em Segurança do Paciente. Coordenadora da Vigilância em Saúde da Maternidade Escola da Universidade Federal do Rio de Janeiro (UFRJ). Gerente de Risco da Maternidade Escola da UFRJ.

Andreia Cristina de Melo
Graduada em Medicina pela Universidade Federal de Minas Gerais (UFMG). Formação em Oncologia Clínica no Instituto Nacional de Câncer (Inca). Doutora em Oncologia pelo Inca (2015). Presidente da Sociedade Brasileira de Oncologia Clínica (SBOC), Regional Rio de Janeiro, entre 2015 e 2017. É docente permanente no Programa de Pós-Graduação em Oncologia do Inca e docente da disciplina de Oncologia da Faculdade de Medicina da Universidade Estácio de Sá. Atualmente, é chefe da Divisão de Pesquisa Clínica e Desenvolvimento Tecnológico do Inca e oncologista do Grupo Oncoclínicas.

Angélica Nogueira-Rodrigues
Pós-Doutorado em Oncologia pela Harvard University. Professora e Pesquisadora da Universidade Federal de Minas Gerais (UFMG). Fundadora e atual Vice-presidente do Grupo Brasileiro de Tumores Ginecológicos EVA. Diretora da DOM Oncologia.

Antonio E. Nardi
Psiquiatra. Professor Titular da Faculdade de Medicina da Universidade Federal do Rio de Janeiro (UFRJ). Membro Titular da Academia Nacional de Medicina.

Antonio Fernandes Moron
Professor Titular do Departamento de Obstetrícia da Escola Paulista de Medicina da Universidade Federal de São Paulo (Unifesp). Livre-Docente em Saúde Materno-Infantil pela Faculdade de Saúde Pública da Universidade de São Paulo. Pós-Doutorado pela University of Wisconsin Medical School, Milwaukee, EUA. Especialista em Medicina Fetal pela Federação Brasileira das Associações de Ginecologia e Obstetrícia/Associação Médica Brasileira (Febrasgo/AMB). Médico do Centro Paulista de Medicina Fetal e do Hospital e Maternidade Santa Joana.

Antonio Francisco de Oliveira Neto
Médico Intensivista pela Associação de Medicina Intensiva Brasileira (Amib). Mestre e Doutor pela Universidade Estadual de Campinas (Unicamp).

Antonio José Leal Costa
Graduado em Medicina pela Universidade Federal Fluminense (UFF) (1987). Residência Médica em Medicina Preventiva e Social pela UFF (1991). Mestre em Saúde Coletiva pela Universidade do Estado do Rio de Janeiro (UERJ) (1995) e Doutor em Saúde Pública pela Universidade de São Paulo (USP) (2001). Professor Associado III do Instituto de Estudos em Saúde Coletiva (IESC) e do Departamento de Medicina Preventiva da Faculdade de Medicina (DMP/FM) da UFRJ.

Antonio José Ledo Alves da Cunha
Graduado em Medicina (1979) pela Universidade Federal do Rio de Janeiro (UFRJ). Especialista (Residência) em Pediatria (1982) pelo IPPMG-UFRJ. Mestre em Pediatria (1989) pela UFRJ. Especialista (*fellowship*) em Epidemiologia Clínica (1992) pela University of North Carolina em Chapel Hill (UNC-CH). Mestre em Saúde Pública (Master of Public Health) (1992) pela UNC-CH. Doutor em Epidemiologia (PhD) (1996) pela UNC-CH. Especialização em Gestão Hospitalar (2005) e Pós-Doutorado (2018) pela Escola Nacional de Saúde Pública/Fiocruz. Professor Titular da Faculdade de Medicina/Departamento de Pediatria (UFRJ). Coordena o Laboratório Multidisciplinar de Epidemiologia e Saúde (Lampes) e os Projetos Especiais da Decania do Centro de Ciências da Saúde da UFRJ.

Arnaldo Prata Barbosa
Especialista em Pediatria pela Sociedade Brasileira de Pediatria (SBP). Mestre em Medicina pela Universidade Federal do Rio de Janeiro (UFRJ). Doutor em Clínica Médica (Saúde da Criança e do Adolescente) pela UFRJ. Professor Adjunto (aposentado) da Faculdade de Medicina da UFRJ. Membro da Sociedade Brasileira de Pediatria (SBP) e da Associação de Medicina Intensiva Brasileira (AMIB).

Arthur Antolini-Tavares
Médico. Especialista em Anatomia Patológica pela Universidade Estadual de Campinas (Unicamp). Mestrando em Saúde Materna e Perinatal pela Unicamp. Médico Assistente do Departamento de Patologia da Unicamp.

Beatriz dos Anjos
Mestre em Periodontia pela Universidade Federal do Rio de Janeiro (UFRJ). Professora do Curso de Especialização em Implantodontia da Pontifícia Universidade Católica do Rio de Janeiro (PUC-Rio).

Beatriz Ribeiro Torres Dutra
Mestre em Ciências pelo Instituto Nacional de Saúde da Mulher, da Criança e do Adolescente Fernandes Figueira (IFF/Fiocruz). Coordenadora da Unidade de Vigilância Materna e Fetal da Clínica Perinatal Laranjeiras. Médica Obstetra no Hospital Maternidade Maria Amélia Buarque de Holanda.

Bruna Cerbino
Médica Especialista em Clínica Médica e Gastrenterologia. Parecerista da Gastrenterologia e Rotina da Unidade de Internação 3 do Hospital Pró-cardíaco/RJ. Médica da 18ª Enfermaria da Santa Casa da Misericórdia do Rio de Janeiro – serviço do professor José Galvão-Alves.

Bruna Ortiz Guerra
Médica. Graduada em Medicina pela Universidade Federal do Estado do Rio de Janeiro (Unirio). Especialista em Ginecologia e Obstetrícia pelo Instituto Fernandes Figueira (IFF) e em Endoscopia Ginecológica pelo Hospital Federal de Ipanema.

Bruna Trevisan Vernizi
Aluna do curso de Medicina do Setor de Ciências da Saúde da Universidade Federal do Paraná (UFPR).

Bruno Amim
Graduado e Mestre em Medicina pela Universidade Federal do Rio de Janeiro (UFRJ). Especialista em Diagnóstico por Imagens pelo Colégio Brasileiro de Radiologia (CBR). Membro Titular do CBR. Diretor-Executivo da Clínica Ultrassonografia Botafogo (UB).

Camila Helena Bôtto-Menezes
Mestre e Doutora pela Universidade do Estado do Amazonas (UEA). Fundação de Medicina Tropical Doutor Heitor Vieira Dourado (FMT-HVD).

Carla Betina Andreucci Polido
Médica Obstetra, Mestre e Doutora em Tocoginecologia pela Faculdade de Ciências Médicas da Universidade Estadual de Campinas (Unicamp). Professora Adjunta no Departamento de Medicina da Universidade Federal de São Carlos (UFSCar).

Carla Tamler
Especialista em Dermatologia pela Sociedade Brasileira de Dermatologia (SBD). Pós-Graduada em Dermatologia pela Pontifícia Universidade Católica do Rio de Janeiro (PUC-Rio)/Instituto de Dermatologia Prof. Rubem David Azulay (IDPRDA), da Santa Casa da Misericórdia do Rio de Janeiro. Preceptora do Instituto de Dermatologia Prof. Rubem David Azulay.

Carlos Alberto de Barros Franco
Membro Titular da Academia Nacional de Medicina. Professor Titular de Pneumologia da Escola Médica de Pós-Graduação da Pontifícia Universidade Católica do Rio de Janeiro (PUC-Rio). Diretor Médico da Clínica Barros Franco – Consultoria em Aparelho Respiratório.

Carlos Alberto Mandarim-de-Lacerda
Docteur d'Etat en Biologie Humaine, Université Paris V. Professor Titular e Chefe do Departamento de Anatomia da Universidade do Estado do Rio de Janeiro (UERJ). Coordenador do Programa de Pós-Graduação (Mestrado e Doutorado) em Biologia Humana e Experimental da UERJ. Membro Titular da Academia Nacional de Medicina.

Carlos Antonio Barbosa Montenegro (*in memoriam*)
Professor Titular de Obstetrícia da Faculdade de Medicina da Universidade Federal do Rio de Janeiro (UFRJ). Membro emérito da Academia Nacional de Medicina. Na 13ª edição da obra, colaborou nos capítulos 2-14; 18; 19; 21; 24-28; 30-43; 46; 50; 57; 64; 65; 67-71; 77; 78; 80; 81; 83; 85-90; 94-103; e 107.

Carlos Eduardo Brandão-Mello
Professor Titular do Departamento de Clínica Médica – Escola de Medicina e Cirurgia do Rio de Janeiro – Universidade Federal do Estado do Rio de Janeiro (Unirio). Professor Adjunto do Departamento de Clínica Médica Faculdade de Medicina da Universidade Federal do Rio de Janeiro (UFRJ). Professor Livre-Docente em Clínica Médica e Gastroenterologia pela Unirio. Chefe da Unidade de Gastrenterologia e Doenças do Fígado do Hospital Universitário Gaffrée e Guinle. Coordenador do curso de Pós-Graduação (Especialização) em Gastrenterologia da Escola de Medicina e Cirurgia da Unirio. Membro Titular da Academia Nacional de Medicina.

Carmen Ildes Rodrigues Fróes-Asmus
Professora Associada da Faculdade de Medicina da Universidade Federal do Rio de Janeiro (UFRJ) e bolsista de Produtividade Científica do CNPq.

Carolina Carvalho Mocarzel
Mestre e Doutora em Ciências Médicas pela Universidade Federal Fluminense (UFF).

Caroline Chiarelli
Médica Ginecologista e Obstetra com formação em Medicina na Pontifícia Universidade Católica do Rio Grande do Sul (PUCRS). Trabalha com humanização do nascimento com a Equipe Maternalle no Rio Grande do Sul. É integrante da Rede Feminista de Ginecologistas e Obstetras.

Caroline de Lima Xavier Soares
Enfermeira Mestre em Saúde Perinatal da Maternidade Escola da Universidade Federal do Rio de Janeiro (UFRJ).

Caroline Pritsivelis
Historiadora. Mestre em Saúde Perinatal pela Maternidade Escola da Universidade Federal do Rio de Janeiro (UFRJ). Especialista em História do Brasil pela Universidade Candido Mendes.

Célia Regina da Silva
Médica. Mestre em Tocoginecologia pela Faculdade de Ciências Médicas da Santa Casa de São Paulo (SCSP). Doutoranda em Ciências Médicas pela Universidade do Estado do Rio de Janeiro (UERJ). Coordenadora de ambulatórios da Maternidade Escola da Universidade Federal do Rio de Janeiro (UFRJ). Conselheira e Vice-Presidente do Conselho Regional de Medicina do Estado do Rio de Janeiro. Vice-Presidente da Associação de Ginecologia e Obstetrícia do Estado do Rio de Janeiro (SGORJ). Membro do Comitê Nacional de Climatério e Contracepção da Sociedade Brasileira de Reprodução Humana. Membro da Comissão Nacional Especializada de Climatério da Federação Brasileira das Associações de Ginecologia e Obstetrícia (Febrasgo).

Christiane Simioni
Mestre em Ciências pelo Departamento de Obstetrícia, Escola Paulista de Medicina – Universidade Federal de São Paulo (EPM-Unifesp).

Clara Alves Antunes
Residência Médica em Ginecologia e Obstetrícia pela Universidade Estadual do Rio de Janeiro (UERJ). Residência Médica em Ultrassonografia e Medicina Fetal pela Universidade Federal do Rio de Janeiro (UFRJ). Título de Especialista em Ginecologia e Obstetrícia e em Medicina Fetal pela Federação Brasileira das Associações de Ginecologia e Obstetrícia (Febrasgo). Título de especialista em Ultrassonografia pelo Colégio Brasileiro de Radiologia Diretora Médica da Clínica Nattus – Rio de Janeiro.

Claudia Garcia Magalhães
Médica Graduada pela Faculdade de Medicina de Botucatu/Unesp. Especialista em Ginecologia e Obstetrícia (Tego). Mestre e Doutora em Tocoginecologia pelo Programa de Pós-Graduação em Ginecologia, Obstetrícia e Mastologia do Departamento de Ginecologia e Obstetrícia da Faculdade de Medicina de Botucatu. Responsável pelo Serviço de Obstetrícia do Hospital das Clínicas da Faculdade de Medicina de Botucatu.

Claudia Saunders
Nutricionista. Doutora em Ciências pela Escola Nacional de Saúde Pública (Ensp) da Fundação Oswaldo Cruz (Fiocruz). Pós-Doutorado em Epidemiologia (Ensp/Fiocruz). Professora Titular do Instituto Josué de Castro da Universidade Federal do Rio de Janeiro (UFRJ). Coordenadora do Grupo de Pesquisa em Saúde Materna e Infantil (GPSMI) da UFRJ.

Claudio Domenico
Doutor e Mestre em Cardiologia pela Universidade Federal do Rio de Janeiro (UFRJ). Membro Titular da Academia de Medicina do Rio de Janeiro. Membro das Sociedades Brasileira, Americana e Europeia de Cardiologia, Cardiologista do Hospital Pró-Cardíaco.

Cleisson Fábio Andrioli Peralta
Mestre e Doutor em Medicina pela Universidade de São Paulo (USP). Pós-Doutorado em Medicina Fetal pelo King's College Hospital, London.

Corintio Mariani Neto
Diretor Técnico do Hospital Maternidade Leonor Mendes de Barros. Professor Doutor do curso de Medicina da Universidade Cidade de São Paulo. Presidente da Comissão Nacional Especializada de Aleitamento Materno da Federação Brasileira das Associações de Ginecologia e Obstetrícia (Febrasgo).

Cristiane Alves de Oliveira
Doutorado em Ciências Médicas pela Universidade Federal Fluminense (UFF). Professora Associada de Obstetrícia da UFF.

Cristina A. F. Guazzelli
Professora Associada de Obstetrícia da Escola Paulista de Medicina da Universidade Federal de São Paulo (Unifesp). Mestre e Doutora em Obstetrícia pela Escola Paulista de Medicina da Unifesp.

Cristos Pritsivelis
Mestre e Doutor pela Faculdade de Medicina da Universidade Federal do Rio de Janeiro (UFRJ). Chefe do Setor de Ultrassonografia da Maternidade Escola da UFRJ. Responsável pelo Serviço de Medicina Fetal da Maternidade Escola da UFRJ.

Cynthia Pilleggi-Castro
Doutora em Saúde da Criança e do Adolescente pela Faculdade de Medicina de Ribeirão Preto da Universidade de São Paulo (FMRP-USP). Concluiu Graduação em Medicina pela FMRP-USP e Residência em Pediatria pelo Departamento de Puericultura e Pediatria do HC-FMRP. Realizou especialização em Pediatria Social e Comunitária e em Neonatologia pela mesma instituição. Tem títulos de Especialista concedidos pela Sociedade Brasileira de Pediatria e Associação Médica Brasileira em Pediatria, Neonatologia e Terapia Intensiva Pediátrica. Tem experiência clínica e gerencial em unidades de terapia intensiva neonatal e pediátrica, atuando nos setores público e privado. Tem experiência no desenvolvimento e implementação de projetos de pesquisa. Desde 2018, concentra-se na atenção clínica neonatal e na supervisão de alunos de graduação e residentes de Pediatria, Neonatologia e Medicina de Família e Comunidade em Maternidade Escola (CRSM Mater Ribeirão Preto).

Daniela Aires Moreira
Professora Assistente da Faculdade de Ciências Médica. Mestre em Obstetrícia pela Universidade de São Paulo (Unesp). *Observer* do Harris Birthright for Fetal Medicine, pelo King's College Hospital, Londres.

David Rubem Azulay
Professor Titular do curso de Pós-Graduação em Dermatologia da Pontifícia Universidade Católica do Rio de Janeiro (PUC-RJ). Chefe de Serviço do Instituto de Dermatologia Professor Rubem David Azulay da Santa Casa da Misericórdia do Rio de Janeiro. Professor Adjunto de Dermatologia da Universidade Federal do Rio de Janeiro (UFRJ) e da Fundação Técnico-Educacional Souza Marques, Rio de Janeiro. Mestre em Dermatologia pela UFRJ.

Doutor em Dermatologia pela UFRJ. Pós-Graduação no Serviço de Dermatologia (professor Raul Fleischmajer) do Mount Sinai Hospital, Nova York, e no Serviço de Dermatologia (professor Jean Civatte) do Hôpital Saint Louis, Paris.

Denise Leite Maia Monteiro
Professora Associada da Faculdade de Ciências Médicas da Universidade do Estado do Rio de Janeiro (UERJ). Professora Titular do Centro Universitário Serra dos Órgãos (Unifeso). Coordenadora de Pesquisas do Núcleo Perinatal Hupe-UERJ. Vice-Presidente da Associação Brasileira de Obstetrícia e Ginecologia da Infância e Adolescência (Sogia-BR).

Edilbert Pellegrini Nahn Junior
Graduado em Medicina pela Universidade Federal Fluminense (UFF) em 1984. Mestrado em Dermatologia também pela UFF em 1991. Especialista em Dermatologia pela Sociedade Brasileira de Dermatologia, em Hanseníase pela Sociedade Brasileira de Hansenologia e em Doenças Sexualmente Transmissíveis pela Sociedade Brasileira de DST. Professor de Dermatologia da Faculdade de Medicina de Campos/RJ (FMC) desde 1990, exercendo, ainda, o cargo de Diretor Geral desta IES desde abril de 2017. Professor Assistente da Universidade Federal do Rio de Janeiro (UFRJ)/*Campus* Macaé desde 2017. Tem experiência na área de Medicina, com ênfase em Dermatologia, atuando principalmente nos seguintes temas: dermatologia clínica e cirúrgica, semiologia, infecções sexualmente transmissíveis e hanseníase.

Edimárlei Gonzales Valério
Programa de Pós-Graduação em Ciências da Saúde: Ginecologia e Obstetrícia. Serviço de Ginecologia e Obstetrícia do Hospital de Clínicas de Porto Alegre. Equipe de Gestação de Alto Risco. Professora do Departamento de Ginecologia e Obstetrícia da Faculdade de Medicina da Universidade Federal do Rio Grande do Sul (UFRGS).

Eduardo Borges da Fonseca
Professor Adjunto da Universidade Federal da Paraíba (UFPB). Doutor em Medicina pela Faculdade de Medicina da Universidade de São Paulo (FMUSP). Professor Livre-Docente da FMUSP.

Eduardo Leme Alves da Motta
Professor Adjunto do Departamento de Ginecologia – Escola Paulista de Medicina – Universidade Federal de São Paulo (Unifesp). Médico da Huntington – Medicina Reprodutiva.

Edward Araujo Júnior
Professor Associado Livre-Docente do Departamento de Obstetrícia da Escola Paulista de Medicina – Universidade Federal de São Paulo (EPM-Unifesp).

Emanuele Souza Marques
Graduada em Nutrição pela Universidade Federal de Viçosa (2006). Mestre em Ciência da Nutrição pela Universidade Federal de Viçosa (2008). Doutora em Saúde Coletiva (Epidemiologia) pela Universidade do Estado do Rio de Janeiro (UERJ) (2014).

Evelyn Trainá
Professora de Obstetrícia da Escola Paulista de Medicina da Universidade Federal de São Paulo (EPM-Unifesp).

Fábio Batistuta de Mesquita
Residência Médica de Ginecologia e Obstetrícia pela Fundação Hospitalar do Estado de Minas Gerais (FHEMIG), Belo Horizonte. Residência Médica de Cirurgia Oncológica em Ginecologia, Cirurgia Laparoscópica e Ultrassonografia em Ginecologia e Obstetrícia pela FHEMIG. Pós-Graduado em Medicina Fetal no CETRUS, São Paulo. *Fellow* em Cirurgia Fetal equipe Dr. Fábio Peralta – Hospital

HCor e ProMatre Paulista, São Paulo. Especialista em Ginecologia e Obstetrícia e em Medicina Fetal pela Federação Brasileira das Associações de Ginecologia e Obstetrícia (Febrasgo). Habilitação em Ultrassonografia em Ginecologia e Obstetrícia pela Febrasgo/CBR. Habilitação em Cirurgia Laparoscópica pela Sobracil.

Fábio Roberto Cabar

Professor do Departamento de Obstetrícia e Ginecologia da Faculdade de Medicina da Universidade de São Paulo (USP). Livre-Docente, Doutor e Mestre pela Faculdade de Medicina da USP.

Felipe Campos

Médico Graduado pela Universidade Federal do Rio de Janeiro (UFRJ). Especialista em Cardiologia pela Sociedade Brasileira de Cardiologia (SBC).

Felipe Favorette Campanharo

Médico pela Escola Medicina da Santa Casa de Misericórdia de Vitória-ES. Residência em Clínica Médica (2005-2007) e em Ginecologia e Obstetrícia (2007 a 2010), ambas pela Universidade Federal de São Paulo (Unifesp)/EPM. Mestrado em Patologia Obstétrica – Unifesp/EPM. Médico do Departamento de Obstetrícia Unifesp/EPM. Médico Materno-infantil do Hospital Israelita Albert Einstein.

Fernanda Brião Vaz

Formada em Medicina pela Universidade do Extremo Sul Catarinense (Unesc). Residência em Ginecologia e Obstetrícia pela Fundação Hospitalar Blumenau (FHB/ICDS). Pós-Graduação em Endocrinologia Ginecológica pela Universidade Federal do Estado do Rio de Janeiro (Unirio). Atualmente, é professora na Universidade Regional de Blumenau no Departamento de Ginecologia e Preceptora da Residência Médica em Ginecologia e Obstetrícia da FHB/ICDS.

Fernanda Freitas Oliveira Cardoso

Doutora em Ciências Médicas pela Universidade Federal Fluminense (UFF). Mestre em Medicina pela Universidade Federal do Rio de Janeiro (UFRJ). Médica Obstetra da Maternidade-Escola da UFRJ e do Núcleo Perinatal do Hospital Universitário Pedro Ernesto, da Universidade do Estado do Rio de Janeiro (UERJ). Especialista em Ginecologia e Obstetrícia pela Federação Brasileira das Associações de Ginecologia e Obstetrícia (Febrasgo).

Fernanda Garanhani de Castro Surita

Professora Associada do Departamento de Tocoginecologia da Faculdade de Ciências Médicas da Universidade Estadual de Campinas (Unicamp).

Fernanda Spadotto Baptista

Diretora do Ambulatório de Gestação de Alto Risco da Clínica Obstétrica do Hospital das Clínicas da Faculdade de Medicina da Universidade de São Paulo (USP).

Fernando Bellissimo-Rodrigues

Graduado em Medicina pela Faculdade de Medicina de Ribeirão Preto, da Universidade de São Paulo (FMRP-USP), Residência, Mestrado e Doutorado em Clínica Médica/Infectologia pela FMRP-USP. Pós-Doutorado em Prevenção e Controle das Infecções Hospitalares pela Universidade de Genebra, Suíça. Professor Associado do Departamento de Medicina Social da FMRP-USP. Coordenador do Núcleo de Vigilância Epidemiológica Hospitalar (NVEH) e do Centro de Referência em Imunobiológicos Especiais (CRIE) do Hospital das Clínicas de Ribeirão Preto.

Fernando Maia Peixoto Filho

Mestre, Doutor e Pós-Doutor em Ciências Médicas pela Universidade Federal Fluminense (UFF). Coordenador do Programa de Pós-Graduação em Pesquisa Aplicada à Saúde da Criança e da Mulher pelo Instituto Nacional de Saúde da Mulher, da Criança e do Adolescente Fernandes Figueira (IFF/Fiocruz). Diretor Acadêmico do Instituto de Estudos em Tecnologia da Saúde (IETECS). Membro da Comissão Nacional em Ultrassonografia em Ginecologia e Obstetrícia da Federação Brasileira das Associações de Ginecologia e Obstetrícia (Febrasgo). Consultor em Medicina Fetal da Clínica Perinatal Rede D'Or São Luiz. Consultor em Medicina Fetal do IFF/Fiocruz.

Flávia Cunha dos Santos

Doutoranda em Ciências Médicas da Universidade do Estado do Rio de Janeiro (UERJ). Médica Obstetra da Maternidade-Escola da UFRJ. Professora de Obstetrícia da Faculdade de Ciências Médicas da UERJ.

Flavia Tarabini Castellani Asmar

Mestre em Ginecologia, Obstetrícia e Mastologia pela Universidade Estadual Paulista (Unesp). Especialista em Ultrassonografia em Ginecologia e Obstetrícia pela Universidade do Estado do Rio de Janeiro (UERJ). Professora de Ginecologia e Obstetrícia Médica da Universidade Federal do Rio de Janeiro (UFRJ).

Flávio Monteiro de Souza

Professor Adjunto do Departamento de Ginecologia e Obstetrícia da Universidade do Estado do Rio de Janeiro (UERJ). Doutor em Saúde da Criança e da Mulher pelo Instituto Fernandes Figueira, da Fundação Oswaldo Cruz (IFF/Fiocruz). Mestre em Medicina pela Universidade Federal do Rio de Janeiro (UFRJ). Diretor Técnico do Hospital Municipal Evandro Freire.

Flavio Roberto de Carvalho Santos

Professor Adjunto da Universidade do Estado do Rio de Janeiro (UERJ) e da Unifase. Pós-Doutorado em Ciências Fisiológicas pela Universidade Federal do Espírito Santo (UFES). Doutor em Saúde da Criança e do Adolescente pela Universidade Estadual de Campinas (Unicamp). Mestre em Sexologia Clínica pela Universidade Gama Filho (UGF). Especialista em Neurociências Aplicadas à Aprendizagem pela Universidade Federal do Rio de Janeiro (UFRJ). Psicólogo pela UGF.

Flor Ernestina Martinez-Espinosa

Doutora e Mestre em Medicina Tropical pela Fundação Oswaldo Cruz (Fiocruz) do Rio de Janeiro. Residência Médica em Doenças Infecciosas e Parasitárias pela Fundação de Medicina Tropical do Amazonas. Médica da Universidade Nacional de Colombia.

Francisco Edson de Lucena Feitosa

Mestre pela Universidade Federal do Ceará (UFC). Doutor em Obstetrícia pela Universidade Estadual de Campinas (Unicamp). Professor Adjunto do Departamento de Saúde da Mulher, da Criança e do Adolescente da Universidade Federal do Ceará.

Francisco Eduardo de Carvalho Lima

Especialista em Medicina Fetal pela Federação Brasileira das Associações de Ginecologia e Obstetrícia (Febrasgo). Coordenador da Residência Médica de Ultrassonografia em Obstetrícia e Ginecologia da Maternidade Odete Valadares, Belo Horizonte – Minas Gerais.

Gabriel Costa Osanan

Mestre e Doutor em Medicina pela Universidade Federal de Minas Gerais (UFMG). Professor Adjunto do Departamento de Ginecologia e Obstetrícia da Faculdade de Medicina da UFMG. Instrutor da Estratégia Zero Morte Materna por Hemorragia Pós-parto. Ministério da SaúdeOrganização Pan-Americana da Saúde (OPAS)/Organização Mundial da Saúde (OMS) – Brasil.

Gabriela Paiva

Mestre em Saúde Perinatal pela Universidade Federal do Rio de Janeiro (UFRJ). Professora Substituta de Obstetrícia da UFRJ.

Geraldo Duarte

Professor Titular de Obstetrícia da Faculdade de Medicina de Ribeirão Preto da Universidade de São Paulo (USP).

Gisèle Passos da Costa Gribel

Mestre em Ciências Médicas pela Universidade Federal Fluminense (UFF). Chefe do Serviço de Anestesiologia da Maternidade Escola da Universidade Federal do Rio de Janeiro (UFRJ). Responsável pelo Ambulatório de Acupuntura da Maternidade Escola da UFRJ.

Guilherme Ribeiro Ramires de Jesus

Professor Adjunto de Obstetrícia da Faculdade de Ciências Médicas da Universidade do Estado do Rio de Janeiro (FCM-UERJ). Professor da Pós-Graduação em Medicina Fetal do Instituto Fernandes Figueira (IFF-Fiocruz) e do Programa de Pós-Graduação *Strictu Sensu* da FCM-UERJ – PGCM. Mestre e Doutor em Ciências Médicas pela PGCM da UERJ. Membro da Aliança Internacional para Ensaios Clínicos em Síndrome Antifosfolipídeo – APS Action.

Gustavo Asmar

Médico. Ortopedista e Traumatologista do Instituto Nacional de Traumatologia e Ortopedia (INTO). Especialista em Ortopedia e Traumatologia pelo Hospital Central da Polícia Militar do Rio de Janeiro (HCPM-RJ). Membro Titular da Sociedade Brasileira de Ortopedia e Traumatologia (SBOT) e da Sociedade Brasileira de Artroscopia e Traumatologia do Esporte (SBRATE).

Gustavo Guitmann

Cirurgião Oncológico do Departamento de Ginecologia Oncológica do Instituto Nacional de Câncer (Inca). Cirurgião Oncológico do Departamento de Ginecologia do Hospital Federal da Lagoa/RJ. Coordenador de Ginecologia Oncológica da America's Medical City. *Full member* da American Society Gynecologic Oncology (SGO). Membro da International Gynecologic Cancer Society (IGCS). Membro titular da Sociedade Brasileira de Cirurgia Oncológica (SBCO).

Gustavo Lobato

Doutor em Saúde Coletiva (Epidemiologia) pelo Instituto de Medicina Social da Universidade do Estado do Rio de Janeiro (UERJ). Professor da Pós-Graduação em Saúde da Criança e da Mulher do Instituto Fernandes Figueira da Fundação Oswaldo Cruz (IFF/Fiocruz). Médico do Departamento de Obstetrícia (IFF/Flocruz).

Gutemberg Almeida

Vice-Diretor do Instituto de Ginecologia da Universidade Federal do Rio de Janeiro (UFRJ). Chefe do Departamento de Ginecologia e Obstetrícia da Faculdade de Medicina da UFRJ. Professor Adjunto do Departamento de Ginecologia e Obstetrícia da Faculdade de Medicina da UFRJ. Professor Permanente do Programa de Pós-Graduação em Ciências Cirúrgicas da Faculdade de Medicina da UFRJ. Doutorado em Ciências pela UFRJ. Chefe do Ambulatório de Patologia Vulvar do Instituto de Ginecologia da UFRJ. Vice-Presidente da Associação de Ginecologia e Obstetrícia do Estado do Rio de Janeiro (SGORJ). Tesoureiro da Associação Brasileira de Patologia do Trato Genital Inferior e Colposcopia – Capítulo Rio de Janeiro. *Fellow* da International Society for the Study of Vulvovaginal Disease (ISSVD).

Helaine Milanez

Professora Associada Doutora do Departamento de Tocoginecologia da Faculdade de Ciências Médicas da Universidade Estadual de Campinas (Unicamp). Diretora da Divisão de Obstetrícia do Hospital da Mulher Professor Doutor José Aristodemo Pinotti – Caism/Unicamp. Membro do Comitê de Transmissão Vertical do Ministério da Saúde. Membro da Comissão especializada em doenças infectocontagiosas da Federação Brasileira das Associações de Ginecologia e Obstetrícia (Febrasgo).

Helmer Herren

Doutor em Ginecologia e Obstetrícia. Médico Assistente do Departamento de Ginecologia e Obstetrícia da Faculdade de Medicina de Ribeirão Preto (FMRP) da Universidade de São Paulo (USP).

Heloisa Nascimento

Oftalmologista do Setor de Uveítes da Escola Paulista de Medicina da Universidade Federal de São Paulo (Unifesp) e Ipepo/Instituto da Visão.

Herbene José Figuinha Milani

Mestre em Ciências pelo Departamento de Obstetrícia da Escola Paulista de Medicina da Universidade Federal de São Paulo (Unifesp). Especialista em Medicina Fetal pela Federação Brasileira das Associações de Ginecologia e Obstetrícia (Febrasgo)/Associação Médica Brasileira (AMB). Médico do Centro Paulista de Medicina Fetal e do Hospital e Maternidade Santa Joana.

Heron Werner Júnior

Médico da Clínica de Diagnóstico por Imagem (CDPI) e Alta Excelência Diagnóstica (Dasa). Mestre em Obstetrícia e Doutor em Radiologia pela Universidade Federal do Rio de Janeiro (UFRJ). Assistente Estrangeiro pela Université René Descartes – Paris V. Professor Visitante do Children's Hospital of Philadelphia (Chops). Especialista em Ginecologia/Obstetrícia e Ultrassonografia (Federação Brasileira das Associações de Ginecologia e Obstetrícia [Febrasgo] e Colégio Brasileiro de Radiologia e Diagnóstico por Imagem [CBR]).

Hugo Miyahira

Professor de Ginecologia da Universidade Federal do Rio de Janeiro (UFRJ). Chefe do Serviço de Ginecologia do Hospital dos Servidores do Estado (HSE).

Iracema de Mattos Paranhos Calderon

Professora Titular de Obstetrícia da Faculdade de Medicina de Botucatu/Universidade Estadual Paulista (Unesp).

Isabela Coutinho Neiva

Médica Ginecologista e Obstetra. Mestre em Saúde Materno-Infantil no Instituto de Medicina Integral Professor Fernando Figueira (Imip). Doutora em Cirurgia pela Universidade Federal de Pernambuco (UFPE). Professora do Programa de Pós-Graduação *Stricto Sensu* do Imip. Diretora Geral do Hospital da Mulher do Recife.

Ivo Basílio da Costa Júnior

Médico e Advogado. Mestre em Obstetrícia pela Universidade Federal do Rio de Janeiro (UFRJ). Doutor em Direito Público pela Universidade Estácio de Sá. Médico Obstetra da Maternidade Escola da Universidade Federal do Rio de Janeiro. Coordenador da Residência Médica em Obstetrícia da UFRJ. Coordenador do Comitê de Ética em Pesquisa da Maternidade Escola da UFRJ.

Jair de Carvalho e Castro

Mestre em Otorrinolaringologia pela Universidade Federal do Rio de Janeiro (UFRJ). Doutor em Otorrinolaringologia pela Escola Paulista de Medicina da Universidade Federal de São Paulo (EPM/Unifesp). Professor de Otorrinolaringologia da UFRJ. Chefe do Serviço de ORL da Santa Casa da Misericórdia do Rio de Janeiro.

Jair Roberto da Silva Braga

Mestre em Morfologia e Doutor em Fisiologia pela Universidade de Federal do Rio de Janeiro (UFRJ). Diretor Médico da Maternidade Escola da UFRJ. Coordenador da Maternidade do Hospital Caxias D'Or – Rio de Janeiro.

Janete Vettorazzi

Graduada em Medicina pela Universidade Federal do Rio Grande do Sul (UFRGS). Residência Médica em Ginecologia e Obstetrícia no Hospital de Clínicas de Porto Alegre. Pós-Doutorado pela Faculdade de Medicina da UFRGS pelo Programa de Pós-Graduação em Medicina: Ciências Médicas com área de ênfase em Obstetrícia – Gestação de Alto Risco. Especialização em Sexologia Clínica pela Pontifícia Universidade Católica do Rio Grande do Sul (PUC-RS). Título de Especialista em Sexologia pela Federação Brasileira das Associações de Ginecologia e Obstetrícia (Febrasgo). Título de Especialista em Ginecologia e Obstetrícia (GO) pelo Conselho Federal de Medicina e pela Federação Brasileira de Ginecologia e Obstetrícia (Tego/Febrasgo). Professora do Departamento de GO da Faculdade de Medicina da UFRGS com atuação no HCPA nas áreas de Gestação de Alto Risco e Sexologia Clínica. Professora do Programa de Pós-Graduação em Ciências da Saúde: GO da Famed-UFRGS. Médica do Corpo Clínico Assistencial do Hospital Moinhos de Vento de Porto Alegre com ênfase em Gestação de Alto Risco. Membro da Comissão Nacional Especializada (CNE) de Gestação de Alto Risco da Febrasgo.

João Paulo Dias de Souza

Professor Titular de Saúde Pública (Área de Promoção de Saúde e Prevenção de Agravos), do Departamento de Medicina Social, Faculdade de Medicina de Ribeirão Preto da Universidade de São Paulo (USP).

Joelcio Francisco Abbade

Doutor em Ginecologia, Obstetrícia e Mastologia pela Universidade Estadual Paulista (Unesp). Professor Associado da Unesp.

John de La Fontaine

Cirurgião-Dentista e Especialista em Periodontia graduado pela Universidade do Estado do Rio de Janeiro (UERJ). Especialista e Mestre em Periodontia pela Universidade do Texas, EUA. Diplomado pelo American Board of Periodontology.

Jorge Augusto Oliveira Guerra

Médico Infectologista Graduado pela Universidade Federal do Amazonas (UFAM). Doutor em Medicina Tropical. Pesquisador e Líder do grupo de pesquisa em doença de Chagas e leishmaniose da Fundação de Medicina Tropical Doutor Heitor Vieira Dourado. Professor do Curso de Medicina da Faculdade Metropolitana de Manaus. Docente Permanente do Programa de Pós-Graduação em Medicina Tropical da Universidade do Estado do Amazonas (UEA) – Fundação de Medicina Tropical Doutor Heitor Vieira Dourado.

Jorge José Serapião

Graduado em Medicina e em Psicologia pela Universidade Federal do Rio de Janeiro (UFRJ). Especialista em Ginecologia e Obstetrícia pela Federação Brasileira das Associações de Ginecologia e Obstetrícia (Tego/Febrasgo). Especialista em Sexualidade Humana pela Sociedade Brasileira de Estudos em Sexualidade Humana (Tesh/SBRASH). Mestre em Ginecologia pela UFRJ. Doutor Livre-Docente em Medicina (Sexologia) pela Universidade Gama Filho (UGF). Professor do Mestrado em Sexologia (UGF). Professor de Ginecologia da Faculdade de Medicina da UFRJ. Responsável pela disciplina de Sexualidade Humana na Faculdade de Medicina da UFRJ. Responsável pelo Ambulatório de Sexualidade no Instituto de Ginecologia da UFRJ.

Jorge Roberto Di Tommaso Leão

Doutor e Mestre pela Fundação de Medicina Tropical Doutor Heitor Vieira Dourado e Universidade do Estado do Amazonas (UEA). Membro Titular da Academia Amazonense de Medicina desde 2018. Cadeira 52. Professor Adjunto da UEA. Título de Especialista em Ginecologia e Obstetrícia (Tego) pela Federação Brasileira das Associações de Ginecologia e Obstetrícia (Febrasgo).

José Alejandro Lazo Diéguez

Graduado em Medicina pela Universidade de Ciências Médicas de Holguín, Cuba. Especialista em Medicina Geral Integral. Médico Colaborador do Grupo de Pesquisa em Doença de Chagas e Leishmaniose da Fundação de Medicina Tropical Doutor Heitor Vieira Dourado.

José Eleutério Junior

Doutor em Tocoginecologia pela Universidade Estadual de Campinas (Unicamp). Professor Associado do Departamento de Saúde da Mulher, da Criança e do Adolescente da Faculdade de Medicina da Universidade Federal do Ceará. Presidente da Sociedade Brasileira de Doenças Sexualmente Transmissíveis.

José Galvão Alves

Chefe da 18ª Enfermaria do Hospital Geral da Santa Casa da Misericórdia do Rio de Janeiro, Serviço de Clínica Médica. Professor Titular de Clínica Médica da Faculdade de Medicina da Fundação Técnico-Educacional Souza Marques. Professor Titular de Pós-Graduação em Gastroenterologia da Pontifícia Universidade Católica do Rio de Janeiro (PUC-Rio). Membro Titular da Academia Nacional de Medicina.

José Geraldo Lopes Ramos

Professor Titular de Obstetrícia da Faculdade de Medicina da Universidade Federal do Rio Grande do Sul (UFRGS).

José Hermógenes Rocco Suassuna

Professor Titular de Nefrologia da Faculdade de Ciências Médicas da Universidade do Estado do Rio de Janeiro (UERJ). Coordenador da Unidade Docente-assistencial de Nefrologia do Hospital Universitário Pedro Ernesto (HUPE)/UERJ.

Juliana Silva Esteves

Doutora em Ciências pelo Instituto Fernandes Figueira/Fiocruz. Mestre em Ciências da Saúde pela Universidade Federal Fluminense (UFF). Médica do Hospital Federal dos Servidores do Estado/Ministério da Saúde.

Julio Elito Jr.

Professor Associado Livre-Docente do Departamento de Obstetrícia da Universidade Federal de São Paulo (Unifesp).

Karina Bilda de Castro Rezende

Médica da Maternidade Escola da Universidade Federal do Rio de Janeiro (UFRJ). Responsável pelo Setor de Apoio Terapêutico da Maternidade Escola da Universidade Federal do Rio de Janeiro (UFRJ). Mestre e Doutora em Medicina pela UFRJ.

Karina López Rodriguez
Graduada em Medicina pela Universidade de Ciências Médicas de Holguín, Cuba. Especialista em Medicina Geral Integral. Mestranda do Programa de Pós-Graduação em Medicina Tropical da Universidade do Estado do Amazonas (UEA)/Fundação de Medicina Tropical Doutor Heitor Vieira Dourado.

Laiana A. Quagliato
Psiquiatra. Mestre em Psiquiatria pela Universidade Federal do Rio de Janeiro (UFRJ).

Larissa Evelyn de Oliveira
Médica pela Universidade Federal de São Carlos (UFSCar).

Lawrence Hsu Lin
Doutor em Ciências pela Faculdade de Medicina da Universidade de São Paulo (USP), com período sanduíche no Brigham and Women's Hospital, Harvard Medical School.

Leila Katz
Doutora em Tocoginecologia pela Universidade Estadual de Campinas (Unicamp). Coordenadora da UTI Obstétrica do Instituto de Medicina Integral Professor Fernando Figueira (Imip). Professora da Pós-Graduação em Saúde Integral do Imip. Participante da Rede Feminista de Ginecologistas e Obstetras.

Lenita Zajdenverg
Doutora em Medicina pela Universidade Federal do Rio de Janeiro (UFRJ). Professora Associada da Faculdade de Medicina da UFRJ. Chefe do Serviço de Nutrologia do Hospital Universitário Clementino Fraga Filho da UFRJ. Coordenadora da Unidade de Transtornos Endocrinometabólicos (UTEM) da Maternidade Escola da UFRJ. Coordenadora do Departamento de Diabetes e Gravidez da Sociedade Brasileira de Diabetes. Membro da Comissão Nacional Especializada (CNE) de Hiperglicemia e Gestação da Federação Brasileira das Associações de Ginecologia e Obstetrícia (Febrasgo).

Lia Cruz Vaz da Costa Damásio
Médica. Especialista em Ginecologia e Obstetrícia e em Endoscopia Ginecológica pela Universidade de São Paulo (USP). Doutora em Ginecologia e Obstetrícia pela USP.

Liduína de Albuquerque Rocha e Sousa
Mestranda em Saúde da Mulher e da Criança pela Universidade Federal do Ceará (UFC). Coordenadora do Programa Nascer no Ceará do Governo do Estado do Ceará. Membro da Equipe do Bem Viver – equipe multiprofissional e interdisciplinar de Assistência ao Parto.

Lilian M. Lopes
Diretora Médica da Clínica Ecokid de São Paulo. Coordenadora do curso de Pós-Graduação em Ecocardiografia Fetal e Pediátrica do Instituto Lilian Lopes de Assistência, Unidade Filantrópica da Clínica Ecokid de São Paulo. Doutora em Medicina pela Faculdade de Medicina da Universidade de São Paulo (FMUSP). *Research fellow* no laboratório de Ecocardiografia Pediátrica e Fetal da Universidade da Califórnia, San Francisco, EUA. Estágio especializado no Departamento de Cardiologia Pediátrica no Children's Hospital da Harvard Medical School, Boston, EUA. Título de Especialista em Cardiologia, Cardiologia Pediátrica e Ecocardiografia pela Sociedade Brasileira de Cardiologia.

Lorena Ana Mercedes Lara Urbanetz
Médica Graduada pela Universidade Federal do Paraná (UFPR). Residência Médica em Ginecologia e Obstetrícia pela Escola Paulista de Medicina – Universidade Federal de São Paulo (Unifesp). Residência Médica com ênfase em Reprodução Assistida pela Unifesp. Especialista em Ginecologia e Obstetrícia, Reprodução Assistida e Endoscopia Ginecológica pela Federação Brasileira das Associações de Ginecologia e Obstetrícia (Febrasgo).

Lúcia Martins Teixeira
Doutora em Microbiologia. Professora Titular do Departamento de Microbiologia Médica, Instituto de Microbiologia Paulo de Góes, da Universidade Federal do Rio de Janeiro (UFRJ).

Luciana Balester Mello de Godoy
Médica. Especialista em Otorrinolaringologia pelo Núcleo de Otorrinolaringologia e Cirurgia de Cabeça e Pescoço de São Paulo. Doutora em Psicobiologia pela Universidade Federal de São Paulo (Unifesp).

Luciane Loures dos Santos
Médica de Família e Comunidade. Mestrado e Doutorado pela Faculdade de Medicina de Ribeirão Preto da Universidade de São Paulo (FMRP/USP). Professora Doutora do Departamento de Medicina Social da FMRP/USP.

Luis Eduardo Ramos Carnevale
Graduado em Urologia pela Universidade Federal do Rio de Janeiro (UFRJ). Especialista em Urologia pela Sociedade Brasileira de Urologia (SBU).

Luiz Kulay Junior
Professor Titular Emérito do Departamento de Obstetrícia da Escola Paulista de Medicina/Universidade Federal de São Paulo (Unifesp).

Maíra Libertad Soligo Takemoto
Enfermeira Obstetra. Docente do Departamento de Enfermagem da Faculdade de Medicina de Botucatu da Universidade Estadual Paulista (Unesp). Mestre em Enfermagem pela Faculdade de Enfermagem da Universidade Estadual de Campinas (Unicamp) e Doutora em Ciências Médicas pela Universidade do Estado do Rio de Janeiro (UERJ). Pesquisadora em nível de Pós-Doutorado do Departamento de Tocoginecologia da Faculdade de Medicina de Botucatu da Unesp.

Majoy Gonçalves Couto da Cunha
Graduada em Medicina pela Universidade Estácio de Sá.

Manuela Cunha Bastos Netto
Graduada em Odontologia pela Universidade Veiga de Almeida (UVA) em 2014. Especialista em Periodontia pelo Instituto de Odontologia da Pontifícia Universidade Católica do Rio de Janeiro (IOPUC-RJ) em 2015. Mestranda em Ciências dos Materiais pelo Instituto Militar de Engenharia (IME).

Marcela Ignacchiti Lacerda
Doutora em Ciências Médicas pela Universidade do Estado do Rio de Janeiro (UERJ).

Marcelo Trindade Alves de Menezes
Mestre em Saúde da Criança e da Mulher pela Fundação Oswaldo Cruz. Médico Obstetra da Maternidade Escola da Universidade Federal do Rio de Janeiro (UFRJ). Médico Obstetra do Hospital Universitário Pedro Ernesto, da Universidade do Estado do Rio de Janeiro (UERJ).

Márcia Maria Auxiliadora de Aquino
Médica Assistente do Hospital Maternidade Leonor Mendes de Barros. Docente do curso de Medicina da Universidade Cidade de São Paulo. Mestre e Doutora em Tocoginecologia pela Universidade Estadual de Campinas (Unicamp).

Marco Aurélio Knippel Galletta
Professor Doutor da disciplina de Obstetrícia do Departamento de Obstetrícia e Ginecologia da Faculdade de Medicina da Universidade de São Paulo (FMUSP).

Marcos Augusto Bastos Dias
Médico. Mestre e Doutor em Saúde da Mulher e da Criança pelo Instituto Fernandes Figueira a Fundação Oswaldo Cruz (IFF/Fiocruz).

Marcus Miranda
Mestre em Nutrologia pela Universidade Federal do Rio de Janeiro (UFRJ). Médico do Serviço de Nutrologia do Hospital Universitário Clementino Fraga Filho e da Unidade de Transtornos Endocrinometabólicos (Utem) da Maternidade Escola da UFRJ.

Maria Cláudia Almeida Issa
Professora de Dermatologia da Universidade Federal Fluminense (UFF).

Maria Cristina Araujo Maya
Professora Associada de Cirurgia Geral da Faculdade de Ciências Médicas da Universidade do Estado do Rio de Janeiro (UERJ). Médica da emergência do Hospital Municipal Miguel Couto.

Maria das Graças Vale Barbosa Guerra
Graduada em Ciências Biológicas pela Universidade Federal do Amazonas (UFAM). Doutora em Ciências Biológicas. Pesquisadora e Vice-Líder do Grupo de Pesquisa em Doença de Chagas e Leishmaniose da Fundação de Medicina Tropical Doutor Heitor Vieira Dourado. Professora adjunta da disciplina Agentes Infectoparasitários da Universidade do Estado do Amazonas (UEA). Docente Permanente do Programa de Pós-Graduação em Medicina Tropical da UEA/Fundação de Medicina Tropical Doutor Heitor Vieira Dourado.

Maria de Lourdes de Almeida Lima
Professora Adjunta-Doutora da Faculdade de Medicina da Universidade Federal do Rio de Janeiro (UFRJ).

Maria de Lourdes Tavares Cavalcanti
Graduada em Medicina pela Universidade do Estado do Rio de Janeiro (UERJ). Mestre em Saúde Pública pela Fundação Oswaldo Cruz (Fiocruz). Doutora em Saúde da Mulher e da Criança pela Fiocruz. Professora Associada do Instituto de Estudos em Saúde Coletiva da Universidade Federal do Rio de Janeiro (UFRJ). Experiência na área de Saúde Coletiva, com ênfase em Saúde Pública, atuando principalmente nos seguintes temas: saúde da família, violência intrafamiliar, serviços de saúde, saúde pública, gestão participativa em saúde e controle social.

Maria Isabel Martins Peixoto Cardoso
Especialista em Ginecologia e Obstetrícia pela Federação Brasileira das Associações de Ginecologia e Obstetrícia (Febrasgo). Especialista em Mastologia pela Associação Brasileira de Mastologia. Mestre em Saúde Perinatal pela Universidade Federal do Rio de Janeiro (UFRJ). Médica Obstetra da Maternidade Escola da UFRJ.

Maria Laura Costa
Mestre e Doutora em Tocoginecologia pela Faculdade de Ciências Médicas da Universidade Estadual de Campinas (FCM-Unicamp).

Pós-Doutorado pela Washington University em Saint Louis, EUA. Professora Associada do Departamento de Tocoginecologia da FCM-Unicamp.

Maria Lúcia da Rocha Oppermann
Professora Associada do Departamento de Ginecologia e Obstetrícia e do Programa de Pós-Graduação em Ginecologia e Obstetrícia da Faculdade de Medicina da Universidade Federal do Rio Grande do Sul (UFRGS). Doutora em Epidemiologia pela Faculdade de Medicina da UFRGS. Chefe Médica do Centro Obstétrico do Hospital de Clínicas de Porto Alegre e do Centro Obstétrico do Hospital Mãe de Deus.

Maria Lucia Vellutini Pimentel
Chefe do Serviço de Neurologia da Santa Casa da Misericórdia do Rio de Janeiro. Coordenadora do curso de Pós-Graduação em Neurologia da Pontifícia Universidade Católica do Rio de Janeiro (PUC-Rio).

Mariana Dinau Leal Passos
Graduada em Medicina pela Universidade Estácio de Sá.

Mariane de Oliveira Menezes
Obstetriz. Mestre em Ciências pela Faculdade de Saúde Pública da Universidade de São Paulo (USP). Doutoranda pelo Departamento de Tocoginecologia da Faculdade de Medicina de Botucatu da Universidade Estadual Paulista (Unesp). Ex-professora da Graduação em Obstetrícia da Escola de Artes, Ciências e Humanidades (EACH) da USP

Mariane Massaini Barbieri
Professora da Faculdade de Medicina da Pontifícia Universidade Católica de Campinas (PUC-Campinas). Mestre e Doutoranda do Programa de Pós-Graduação em Tocoginecologia da Faculdade de Ciências Médicas da Universidade Estadual de Campinas (Unicamp).

Marianna Amaral Pedroso
Residência Médica de Ginecologia e Obstetrícia pela Fundação Hospitalar do Estado de Minas Gerais (FHEMIG), Belo Horizonte. Residência Médica de Ultrassonografia em Ginecologia e Obstetrícia pela Rede Mater Dei de Saúde. Pós-Graduação em Medicina Fetal no CETRUS – São Paulo. Especialista em Ginecologia e Obstetrícia e em Medicina Fetal pela Federação Brasileira das Associações de Ginecologia e Obstetrícia (Febrasgo).

Marianna Daibes
Médica Formada pela Universidade Unigranrio. *Postdoctoral Research Fellow* na Harvard T.H. Chan School of Public Health e Colaboradora da Equipe Cláudio Domênico.

Marianna Facchinetti Brock
Doutora e Mestre pela Fundação de Medicina Tropical Doutor Heitor Vieira Dourado/Universidade do Estado do Amazonas (UEA). Membro Titular da Academia Amazonense de Medicina desde 2018. Cadeira 48. Professora Adjunta da UEA. Título de Especialista em Ginecologia e Obstetrícia (Tego) pela Federação Brasileira das Associações de Ginecologia e Obstetrícia (Febrasgo). Especialista em Ultrassonografia em Ginecologia e Obstetrícia e Ultrassonografia Geral pelo Colégio Brasileiro de Radiologia. Habilitação em Medicina Fetal pela Febrasgo.

Marilza Vieira Cunha Rudge
Professora Emérita da Faculdade de Medicina de Botucatu da Universidade Estadual Paulista (Unesp).

Mário Dias Corrêa Júnior
Mestre e Doutor em Medicina pela Universidade Federal de Minas Gerais (UFMG). Professor Associado do Departamento de Ginecologia e Obstetrícia da Faculdade de Medicina da UFMG.

Mário Diego Teles Correia
Especialista em Medicina Intensiva pela Associação de Medicina Intensiva Brasileira (Amib). Doutor em Ciências Médicas pela Faculdade de Medicina da Universidade de São Paulo (FMUSP). Intensivista Diarista da UTI Obstétrica do Instituto de Medicina Integral Professor Fernando Figueira (Imip). Coordenador da UTI do Hospital da Mulher do Recife.

Mario Geller
Professor Visitante no Serviço de Alergia e Imunologia da Northwestern, Chicago University, EUA. Membro Titular e Diretor da Seção de Medicina da Academia de Medicina do Rio de Janeiro. Master of the American College of Physicians.

Marisa Schargel Maia
Psicanalista e Doutora em Saúde Coletiva pelo Instituto de Medicina Social da Universidade do Estado do Rio de Janeiro (UERJ).

Marlos Melo Martins
Coordenador Médico do Serviço de Neurologia Infantil do Instituto de Puericultura e Pediatria Martagão Gesteira da Universidade Federal do Rio de Janeiro (UFRJ). Coordenador dos Programas de Residência Médica em Neurologia Infantil e Neonatologia da UFRJ. Membro do Comitê de Neurologia da Sociedade de Pediatria do Estado do Rio de Janeiro (Soperj). Membro da Sociedade Brasileira de Neurologia Infantil e da Sociedade Internacional de Neurologia Infantil. Membro do Comitê de Ética em Pesquisa da Maternidade Escola da UFRJ.

Mary Uchiyama Nakamura
Professora Titular do Departamento de Obstetrícia da Escola Paulista de Medicina/Universidade Federal de São Paulo (Unifesp). Especialista em Antroposofia na Saúde. Mestre, Doutora e Livre-Docente em Obstetrícia pela Escola Paulista de Medicina/Unifesp.

Maurício Magalhães Costa
Membro Titular da Academia Nacional de Medicina. Mestre e Doutor em Ginecologia pela Universidade Federal do Rio de Janeiro (UFRJ). Especialização em Oncologia Ginecológica no Radiumhemmet – Instituto Karolinska – Suécia. Presidente da Senologic International Society. Membro do Board of Directors da International Gynecologic Cancer Society e do Global Breast Care Committee do National Consortium of Breast Centers. *Editorial Board Member* do *European Journal of Breast Health*. Coordenador do Núcleo de Mama do Américas Centro de Oncologia Integrada.

Mauro Arenázio Gonçalves Júnior
Mestre em Medicina Social com ênfase em Epidemiologia pela Universidade do Estado do Rio de Janeiro (UERJ). Médico Assistente da Maternidade Escola da Universidade Federal do Rio de Janeiro (UFRJ). Médico Assistente do Núcleo Perinatal da UERJ.

Mauro Romero Leal Passos
Médico. Professor Titular e Chefe do Setor de Doenças Sexualmente Transmissíveis da Universidade Federal Fluminense (UFF). Editor-chefe do *Jornal Brasileiro de DST*.

Mônica Manela Azulay
Mestre e Doutora em Dermatologia pela Universidade Federal do Rio de Janeiro (UFRJ). Professora Associada de Dermatologia da UFRJ. Chefe da Pós-Graduação em Dermatologia Cosmética do IDPRDA da Santa Casa do Rio de Janeiro. Membro Titular da Sociedade Brasileira de Dermatologia, Sociedade Brasileira de Cirurgia Dermatológica e Academia Americana de Dermatologia.

Nadia Stela Viega dos Reis
Médica Ginecologista e Obstetra. Mestre e Doutora pela Faculdade de Medicina da Universidade de São Paulo (FMUSP). Especialista em Ultrassom em Ginecologia e Obstetrícia e em Medicina Fetal. Professora Adjunta da Faculdade de Medicina da Universidade Federal de Mato Grosso do Sul (UFMS).

Natalia de Souza Costa
Residência Médica em Ginecologia e Obstetrícia pela Escola Paulista de Medicina – Universidade Federal de São Paulo (Unifesp). Residência Médica com ênfase em Reprodução Humana (Unifesp). Especialista em Ginecologia e Obstetrícia (Tego) pela Federação Brasileira das Associações de Ginecologia e Obstetrícia (Febrasgo). Especialista em Reprodução Humana pela Febrasgo.

Nathalie Silva de Morais
Mestre e Doutora em Endocrinologia pela Universidade Federal do Rio de Janeiro (UFRJ). Pós-Doutorado no Brigham and Women's Hospital – Harvard Medical School – Division of Endocrinology. Médica do Serviço de Endocrinologia do Instituto Nacional de Câncer José Alencar Gomes da Silva (Inca).

Nilson Ramires de Jesus
Professor Assistente de Obstetrícia da Faculdade de Ciências Médicas da Universidade do Estado do Rio de Janeiro (UERJ). Mestre em Clínica Obstétrica pela Universidade Federal do Rio de Janeiro (UFRJ). Médico da Maternidade Escola da UFRJ.

Olímpio Barbosa de Moraes Filho
Graduado em Medicina pela Universidade Federal de Pernambuco (UFPE). Residência Médica de Obstetrícia e Ginecologia no Hospital Barão de Lucena. Mestre em Tocoginecologia pela Universidade de Pernambuco (UPE) e Doutor em Tocoginecologia pela Universidade Estadual de Campinas (Unicamp). Professor Adjunto de Obstetrícia e Ginecologia da Faculdade Ciências Médicas da Universidade de Pernambuco (FCM-UPE). Membro do Comitê de Morte Materna do Estado de Pernambuco. Coordenador do módulo Atenção Global ao Doente II do curso da Faculdade de Medicina da Universidade de Pernambuco (UPE). Gestor Executivo do Centro Integrado de Saúde Amaury de Medeiros (Cisam). Membro do Conselho Fiscal da Associação Médica de Pernambuco (Ampe). Membro do Conselho Editorial da Femina e da *Revista Brasileira de Ginecologia e Obstetrícia (RBGO)*. Diretor Financeiro da Federação Brasileira das Associações de Ginecologia e Obstetrícia (Febrasgo) e Membro do Comitê de Aspectos Éticos da Reprodução Humana e Saúde da Mulher da Federação Internacional de Ginecologia e Obstetrícia (Figo).

Olivia Araujo Zin
Oftalmologista do Setor de Uveítes e Genética Ocular da Escola Paulista de Medicina da Universidade Federal de São Paulo (Unifesp).

Orlando Marques Vieira
Professor Emérito da Universidade Federal do Rio de Janeiro (UFRJ). Membro Titular da Academia Nacional de Medicina.

Paola Marchesini
Doutora em Demografia. Mestre em Medicina Comunitária. Médica Sanitarista. Especialista em malária.

Patrícia Cirillo
Psiquiatra. Doutora em Psiquiatria pela Universidade Federal do Rio de Janeiro (UFRJ).

Patrícia Moretti Rehder
Mestre e doutora em Tocoginecologia pela Universidade Estadual de Campinas (Unicamp). Professora assistente do Departamento de Tocoginecologia, Faculdade de Ciências Médicas da Unicamp.

Pauline Lorena Kale
Médica. Mestre em Saúde Pública. Doutora em Engenharia Biomédica Pós-doutora em Epidemiologia.

Paulo Alexandre Ribeiro Mora
MD, MPH, PhD. Coordenador do *Board* de Tumores Ginecológicos do Oncologia Américas. Oncologista Clínico do Instituto Nacional do Câncer (Inca) e do Oncologia Américas. Membro da American Society of Clinical Oncology (Asco), da Sociedade Brasileira de Oncologia Clínica (SBOC) e da ABDTG.

Paulo César Giraldo
Doutor em Medicina pela Universidade Estadual de Campinas (Unicamp). Professor Titular da Unicamp. Professor Associado e Livre-Docente em Ginecologia da Faculdade de Ciências Médicas da Unicamp. Vice-Presidente da Comissão Nacional de Doenças Infectocontagiosas da Federação Brasileira das Associações de Ginecologia e Obstetrícia (CNDICGO/Febrasgo).

Paulo C. Serafini
Professor Livre-Docente da Universidade de São Paulo (USP). Sócio Fundador da Huntington Medicina Reprodutiva.

Pedro Basílio
Membro Titular e Especialista pela Sociedade Brasileira de Coloproctologia. *Fellow* do American College of Surgeons (FACS), *Fellow* da American Society of Colon and Rectal Surgeons (FASCRS) e *Fellow* da Cleveland Clinic. Ex-presidente da Sociedade Brasileira de Cirurgia Oncológica do Rio de Janeiro. Mestre em Medicina pela Universidade Federal do Rio de Janeiro (UFRJ).

Pedro Garcia de Luca
Cirurgião-Dentista.

Philippe Godefroy
Professor de Obstetrícia da Faculdade de Medicina de Valença. Mestrando da Universidade Federal Fluminense (UFF).

Plínio Tostes Berardo Carneiro da Cunha
Doutor em Ciências Morfológicas pela Universidade Federal do Rio de Janeiro (UFRJ). Médico do Serviço de Ginecologia do Hospital Federal dos Servidores do Estado – MS. Coordenador do Programa de Residência Médica em Ginecologia do HFSE-MS. Professor de Ginecologia da Universidade Estácio de Sá.

Priscila Geller Wolff
Consultora em Imunologia da Huntington Centro de Medicina Reprodutiva, Rio de Janeiro. Membro da American Academy of Allergy, Asthma and Immunology (AAAAI). Membro Internacional do American College of Allergy, Asthma & Immunology (ACAAI). Pós-Graduada em Pesquisa na área de Alergia e Imunologia pela Universidade de São Paulo (USP). Especialista em Alergia e Imunologia Clínica pela Associação Brasileira de Alergia e Imunologia/Associação Médica Brasileira (ASBAI/AMB).

Priscila Oliveira de Souza
Enfermeira Mestre em Saúde Perinatal pela Universidade Federal do Rio de Janeiro (UFRJ).

Priscilla Cardim Fernandes
Médica da Unidade Docente-assistencial de Nefrologia do Hupe – Universidade do Estado do Rio de Janeiro (UERJ). Médica do Serviço de Nefrologia do Hospital Federal de Bonsucesso.

Renata de Queiroz Varella
Especialista em Ginecologia e Obstetrícia. Mestre em Medicina e Doutoranda em Medicina da Universidade Federal Fluminense (UFF).

Renato Augusto Moreira de Sá
Professor Titular de Obstetrícia da Faculdade de Medicina da Universidade Federal Fluminense (UFF). Pesquisador em Saúde Pública do Instituto Fernandes Figueira da Fundação Oswaldo Cruz (IFF-Fiocruz). Diretor Médico da Perinatal Laranjeiras – Rede D'Or.

Renato de Souza Bravo
Professor Adjunto de Ginecologia da Universidade Federal Fluminense (UFF). Secretário Comissão Nacional de Doenças Infectocontagiosas Federação Brasileira das Associações de Ginecologia e Obstetrícia (CNDICGO/Febrasgo).

Renato Luis da Silveira Ximenes
Diretor da Fundação Medicina Fetal Latino-Americana (FMFLA). Membro do Comitê de Ultrassonografia do Colégio Brasileiro Radiologia (CBR). Embaixador no Brasil da International Society of Ultrasound in Obstetrics & Gynecology (Isuog). Mestre em Ciências pela Escola Paulista de Medicina (Unifesp).

Renato Sandoval Silveira Ximenes
Graduando da Universidade Cidade de São Paulo (UNICID).

Ricardo Novis
Chefe da Clínica do Serviço de Neurologia da Santa Casa da Misericórdia do Rio de Janeiro e do Setor de Neurologia do Hospital Central da Polícia Militar. Membro Titular da Academia Brasileira de Neurologia.

Rievani de Sousa Damião
Professor Assistente da Universidade Federal da Paraíba (UFPB). Mestre em Ciências da Saúde pelo Hospital do Servidor Público Estadual Francisco Morato de Oliveira (HSPE-FMO). *Fellow* do Harris Birthright for Fetal Medicine, King's College Hospital, Londres.

Rita Guérios Bornia
Doutora em Obstetrícia pela Universidade Federal do Rio de Janeiro (UFRJ). Professora Associada de Obstetrícia da Faculdade de Medicina da UFRJ. Vice-Diretora da Maternidade Escola da UFRJ.

Roberto Antonio de Araujo Costa
Professor Assistente Doutor em Ginecologia e Obstetrícia, responsável pelo Serviço de Endocrinologia e Gravidez da Faculdade de Medicina de Botucatu da Universidade Estadual Paulista (Unesp).

Roberto Benzecry
Professor Titular de Obstetrícia da Faculdade de Medicina da Universidade Federal do Rio de Janeiro (UFRJ).

Rodolfo de Carvalho Pacagnella
Médico Ginecologista e Obstetra. Mestre em Saúde Coletiva pelo Departamento de Medicina Social da Faculdade de Medicina de Ribeirão Preto da Universidade São Paulo (FMUSP). Doutor em Tocoginecologia pela Universidade Estadual de Campinas

(Unicamp). Professor Livre-Docente em dedicação exclusiva do Departamento de Tocoginecologia da Faculdade de Ciências Médicas da Unicamp. Presidente da Comissão Nacional de Especialidade de Mortalidade Materna da Federação Brasileira das Associações de Ginecologia e Obstetrícia (Febrasgo).

Rodrigo Doyle Portugal
Professor Adjunto da Faculdade de Medicina da Universidade Federal do Rio de Janeiro (UFRJ). Chefe do Serviço de Hematologia do Hospital Universitário Clementino Fraga Filho (HUCFF/UFRJ). Mestre e Doutor em Medicina pela UFRJ.

Rodrigo Rocco Pires Pesce
Médico Obstetra da Maternidade-Escola da Universidade Federal do Rio de Janeiro (UFRJ).

Roger Abramino Levy
Graduado em Medicina pela Universidade Federal do Estado do Rio de Janeiro (Unirio). Treinou Reumatologia no Hospital for Special Surgery da Cornell University Medical School. Doutor em Ciências Biológicas (Biofísica/Imunologia) pela Universidade Federal do Rio de Janeiro (UFRJ). Professor Adjunto da disciplina de Reumatologia daUniversidade do Estado do Rio de Janeiro (UERJ). Vice-Presidente da Sociedade de Reumatologia do Rio de Janeiro (2015-2016). Coordenador da Comissão de Vasculopatias da Sociedade Brasileira de Reumatologia. Global Medical Expert da GSK em Upper Providence, PA, EUA.

Romeu Cortes Domingues
Médico Radiologista e Diretor Médico da Clínica de Diagnóstico por Imagem (CDPI) e Multi-Imagem.

Rosanna Iozzi da Silva
Professora Associada Livre-Docente da Faculdade de Medicina da Universidade de São Paulo (USP). Presidente da Associação de Ginecologia e Obstetrícia do Estado de São Paulo.

Rosiane Mattar
Professora Titular. Presidente da Comissão Nacional Especializada da Federação Brasileira das Associações de Ginecologia e Obstetrícia (Febrasgo) em Gestação de Alto Risco de Obstetrícia da Escola Paulista de Medicina da Universidade Federal de São Paulo (Unifesp). Coordenadora Científica da Obstetrícia da Associação de Obstetrícia e Ginecologia do Estado de São Paulo.

Rossana Pulcineli Vieira Francisco
Professora Livre-Docente Associada da disciplina de Obstetrícia do Departamento de Obstetrícia e Ginecologia da Faculdade de Medicina da Universidade de São Paulo (FMUSP).

Roxana Knobel
Médica Obstetra. Mestre e Doutora em Tocoginecologia pela Faculdade de Ciências Médicas da Universidade Estadual de Campinas (Unicamp). Professora Associada do Departamento de Ginecologia e Obstetrícia da Universidade Federal de Santa Catarina (UFSC).

Rubens Belfort Jr.
Professor Titular de Oftalmologia da Escola Paulista de Medicina da Universidade Federal de São Paulo (Unifesp) e do Ipepo/Instituto da Visão. Membro Titular da Academia Nacional de Medicina.

Samira El Maerrawi Tebecherane Haddad
Médica Ginecologista e Obstetra. Mestre e Doutora com Pós-Doutorado pela Universidade Estadual de Campinas (Unicamp).

Especialização em Terapia Intensiva de Adultos pelo Hospital Albert Einstein (Hiae).

Sergio Eduardo Longo Fracalanzza
Doutor em Ciências pelo Instituto de Microbiologia Paulo de Góes/Universidade Federal do Rio de Janeiro (IMPG/UFRJ). Professor Titular da UFRJ.

Sérgio Hofmeister Martins Costa
Mestre em Nefrologia pela Universidade Federal do Rio Grande do Sul (UFRGS). Doutor em Medicina pelo Programa de Pós-graduação em Ginecologia e Obstetrícia da UFRGS. Professor Titular de Ginecologia e Obstetrícia da Faculdade de Medicina da UFRGS.

Sergio Pereira Novis
Membro Emérito da Academia Nacional de Medicina. Professor Emérito da Faculdade de Medicina da Universidade Federal do Rio de Janeiro (UFRJ).

Sigrid Maria Loureiro de Queiroz Cardoso
Professora de Obstetrícia da Faculdade de Medicina da Universidade Federal do Amazonas (UFAM).

Silvana Maria Quintana
Professora Associada de Obstetrícia da Faculdade de Medicina de Ribeirão Preto da Universidade de São Paulo. Mestre, Doutora e Livre-Docente da Faculdade de Medicina de Ribeirão Preto da Universidade de São Paulo (FMUSP).

Silvia Regina Piza Ferreira Jorge
Graduada em Medicina pela Faculdade de Ciências Médicas de Santos. Residência Médica em Ginecologia e Obstetrícia e Especialização em Mastologia na Irmandade da Santa Casa de Misericórdia de São Paulo. Mestre em Tocoginecologia pela Faculdade de Ciências Médicas da Santa Casa de São Paulo (FCMSCSP). Doutora em Medicina (área de concentração Tocoginecologia), no curso de Pós-Graduação da FCMSCSP. Professora Assistente da FCMSCSP. Coordenadora da Disciplina de Internato em Obstetrícia e Ginecologia. Médica Segunda Assistente, Chefe do Setor de Gestação de Baixo Risco do Departamento de Obstetrícia e Ginecologia da Santa Casa de Misericórdia de São Paulo.

Sue Yazaki Sun
Professora Titular Emérita de Obstetrícia da Escola Paulista de Medicina da Universidade Federal de São Paulo (Unifesp). Mestre e Doutora em Obstetrícia pela Escola Paulista de Medicina da Unifesp. Pós-Doutorado pela Harvard Medical School. Diretora da Associação Brasileira de Doença Trofoblástica Gestacional.

Tatiana de Castro Abreu Pinto
Doutora em Microbiologia pela Universidade Federal do Rio de Janeiro (UFRJ). Professora Adjunta de Microbiologia na UFRJ.

Tatiana Henriques Leite
Graduada em Biomedicina pela Universidade Federal do Estado do Rio de Janeiro (Unirio). Mestre em Saúde Coletiva/Epidemiologia pela Universidade do Estado do Rio de Janeiro (UERJ). Doutora em Saúde Coletiva/Epidemiologia pela UERJ. Pós-Doutorado em Epidemiologia na Fiocruz, Fundação Oswaldo Cruz (2021).

Thaís Sanches Domingues Cury
Graduação pela Faculdade de Medicina Júlio de Mesquita Filho da Universidade Estadual Paulista (Unesp). Especialista e Doutora em Reprodução Humana/Assistida pela Universidade Federal de São Paulo (Unifesp/EPM). Membro das Sociedades de

Reprodução Humana (SBRH) e Assistida (SBRA), americana (ASRM) e europeia (ESHRE). Sócioa Diretora do Grupo Huntington de Medicina Reprodutiva.

Vera Therezinha Medeiros Borges

Professora Associada de Obstetrícia da Faculdade de Medicina de Botucatu da Universidade Estadual Paulista (Unesp). Mestre, Doutora e Livre-Docente da Faculdade de Medicina de Botucatu da Unesp.

Volney de Magalhães Câmara

Professor Titular do Instituto de Estudos em Saúde Coletiva da Universidade Federal do Rio de Janeiro (UFRJ) e Bolsista de Produtividade Científica do CNPq.

Wallace Mendes da Silva

Médico Obstetra da Unidade Materno-Fetal do Hospital Federal dos Servidores do Estado (HFSE). Coordenador do Programa de Residência Médica em Obstetrícia e Ginecologia do HFSE. Professor de Obstetrícia da Faculdade de Medicina da Universidade Estácio de Sá. Mestre em Saúde Perinatal pela Maternidade Escola da Universidade Federal do Rio de Janeiro (UFRJ).

Walter Tavares

Doutor em Medicina (Doenças Infecciosas e Parasitárias) pela Universidade Federal do Rio de Janeiro (UFRJ). Mestre em Medicina (Doenças Infecciosas e Parasitárias) pela UFRJ. Diploma em Tropical Medicine and Hygiene pela Faculty of Medicine, University of Liverpool. Professor Titular de Doenças Infecciosas e Parasitárias do curso de Medicina do Centro Universitário de Volta Redonda e do Centro Universitário Serra dos Órgãos.

Yara Lucia Mendes Furtado de Melo

Professora Adjunta da Universidade Federal do Rio de Janeiro (UFRJ) e da Universidade Federal do Estado do Rio de Janeiro (Unirio). Coordenadora da disciplina de Ginecologia da Faculdade de Medicina da UFRJ e do Internato em Ginecologia da Escola de Medicina e Cirurgia (EMC) da Unirio. Membro do Núcleo Docente Estruturante da UFRJ. Secretária-Geral da Associação de Patologia do Trato Genital Inferior e Colposcopia (ABPTGIC), Capítulo Rio de Janeiro. Presidente da Comissão de Temas Livres da ABPTGIC. Membro da Comissão de Patologia do Trato Genital Inferior da Federação Brasileira das Associações de Ginecologia e Obstetrícia (Febrasgo).

Material Suplementar

Este livro conta com o seguinte material suplementar:

- Capítulos *online*
- Ilustrações da obra em formato de apresentação (restrito a docentes)
- Vídeos com procedimentos obstétricos.

O acesso ao material suplementar é gratuito. Basta que o leitor se cadastre e faça seu *login* em nosso *site* (www.grupogen.com.br), clique no menu superior do lado direito e, depois, em Ambiente de Aprendizagem. Em seguida, clique no menu retrátil ▤ e insira o código (PIN) de acesso, localizado na primeira capa interna deste livro.

O acesso ao material suplementar *online* fica disponível até 6 meses após a edição do livro ser retirada do mercado.

Caso haja alguma mudança no sistema ou dificuldade de acesso, entre em contato conosco (gendigital@grupogen.com.br).

Prefácio

Je me réserve avec fermeté le droit de me contredire
Paul Claudel, 1935 – *Conversations dans le Loir-et-Cher*

"Escrevem-se prefácios para não serem lidos, e quando neles acaso se detém, o leitor faz por lhes ignorar as advertências, e delas prescinde para o julgamento da obra. É assim completamente inútil apresentar um livro, e não havendo aqui, demais, muito que preambular, não careçam nesse proêmio, quando menos, as virtudes fundamentais de seco e breve ser." Com essas palavras, em 1962, por ocasião da 1ª edição de seu *Obstetrícia*, Rezende pai iniciava o prefácio, alertando o leitor quanto à inutilidade desse prolegômeno. Lembro-me, nas edições cuja feitura pude presenciar, do seu esmero em redigir um texto hermético, em que a leitura, para muitos, exigia um "tira-teima".

Desde 2017, quando veio a lume a 13ª edição do nosso *Rezende Obstetrícia*, muitos fatos aconteceram. No ano seguinte, deixou-nos Carlos Antonio Montenegro, que, na plenitude de sua profícua atividade intelectual, mergulhou no grande silêncio, partindo para o *undiscovered country*. Tive a felicidade de conviver com Montenegro por quase 4 décadas e o privilégio de tê-lo como colaborador da 11ª, da 12ª e da 13ª edições do nosso *Tratado*.

Logo em seguida, quando comecei a pensar na 14ª edição, para minha fortuna e a do leitor, pude me fazer acompanhar por um grupo de notáveis que aceitaram o desafio de se tornar editores associados. São eles Antonio Braga, Joffre Amim Junior, Marcos Nakamura Pereira, Melania Amorim e Roseli Nomura. Tal colaboração de destaque lhes dá o direito de comigo compartilhar das galas do frontispício, mas os torna igualmente vulneráveis ao pelourinho das críticas.

A evolução das ideias e a variabilidade dos conceitos em Obstetrícia, transmudando-se, corrigindo-se e, não raro, voltando aos próprios passos, levaria ao ceticismo, se a nobreza e a benemerência do gesto de atender não impusessem respeito e a paciente não reclamasse do médico ao longo dos tempos. Sempre as mesmas qualidades e as mesmas virtudes – daí a citação de Claudel que ocupa a epígrafe.

Na especialidade cuja seara por vezes ingrata palmilhamos, não são raros os casos em que somos acusados pelo infortúnio. Gostaríamos, portanto, de trazer nossa pregação, defendendo o alto padrão da Obstetrícia brasileira, em amparo aos colegas que dedicam sua vida a proteger o binômio materno-perinatal.

Esta 14ª edição vem forjada por tempos dificílimos – um livro parido em plena pandemia, que só há pouco começa a dar sinais de arrefecer! O leitor atento notará que a diagramação, as ilustrações e a meticulosa revisão da forma foram cuidadas com muito esmero e, nesse particular, como sempre, o Grupo GEN não mediu esforços para buscar a excelência da atual edição.

Agora exclusivamente sob minha lavra e a de meus associados, a maioria dos capítulos reescrita e todos rejuvenescidos, acredito que o nosso *Rezende – Obstetrícia* siga fazendo jus à boa doutrina obstétrica que desde 1962 norteia a prática de tantas gerações de parteiros.

Conta-se que Beethoven, ao terminar o *Quarteto em fá maior*, teria se questionado: *Muss ess sein?* ("É preciso?"). E respondido: *Es muss sein* ("Sim. É preciso!").

Jorge Rezende Filho
Outono de 2022

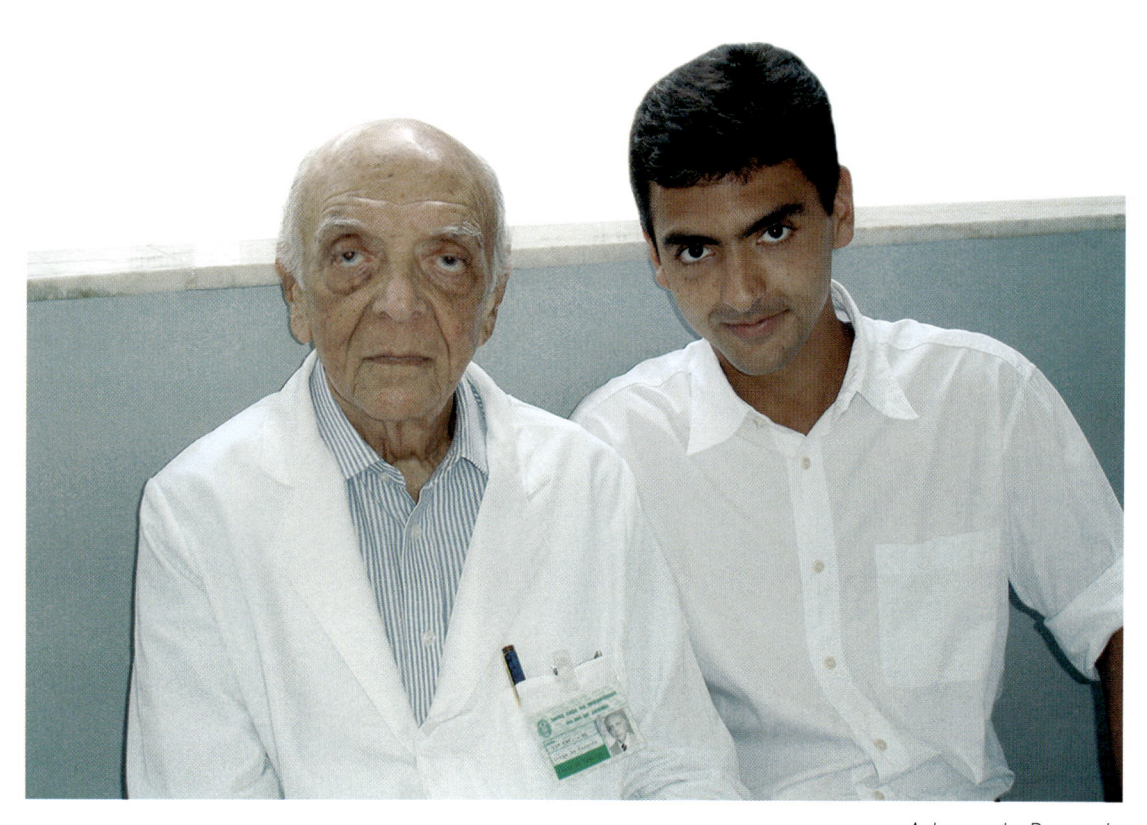

A Jorge de Rezende

Academia de Medicina

GUANABARA KOOGAN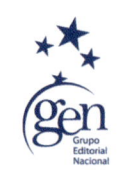

www.academiademedicina.com.br

Atualize-se com o melhor conteúdo da área.

Conheça a **Academia de Medicina Guanabara Koogan**, portal online, que oferece conteúdo científico exclusivo, elaborado pelo GEN | Grupo Editorial Nacional, com a colaboração de renomados médicos do Brasil.

O portal conta com material diversificado, incluindo artigos, *podcasts*, vídeos e aulas, gravadas e ao vivo (*webinar*), tudo pensado com o objetivo de contribuir para a atualização profissional de médicos nas suas respectivas áreas de atuação.

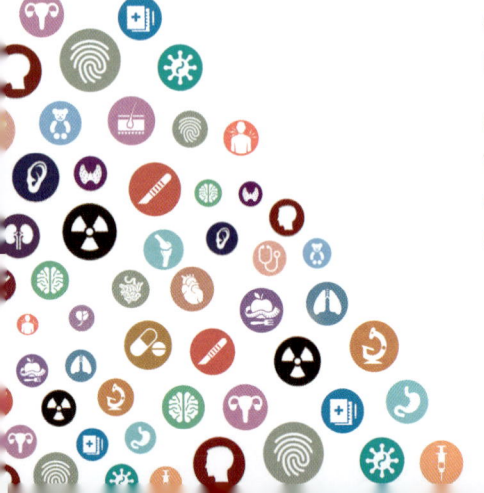

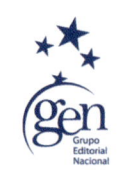

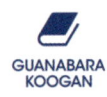

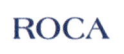

Sumário

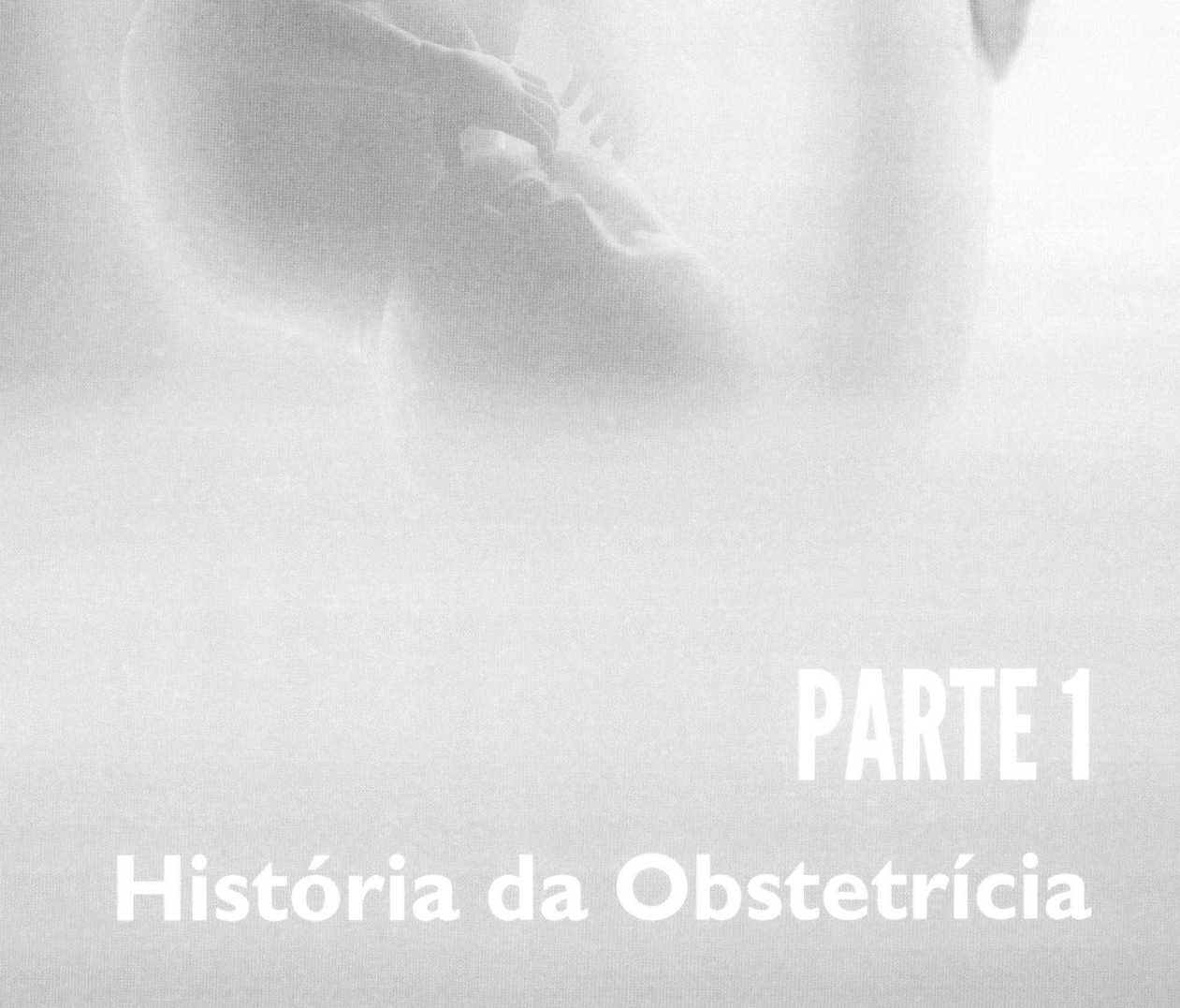

PARTE 1
História da Obstetrícia

1

Conceito, Etimologia, Histórico e Obstetrícia no Brasil

Antonio Braga
Caroline Pritsivelis

Conceito e Etimologia

Obstetrícia é a área da Medicina que estuda os fenômenos da reprodução na mulher. Desse modo, está relacionada com a gestação, o parto e o puerpério – com atenção à fisiologia, à patologia e aos acidentes – e dita as regras de sua assistência em circunstâncias normais e anômalas. Os cuidados com a gestante e o feto durante o ciclo grávido-puerperal constituem a prática obstétrica, que pode ser aperfeiçoada pela experiência e aprimorada com os conhecimentos teóricos decorrentes da pesquisa, da prática clínica e da observação.

Obstetrícia deriva da palavra latina *obstetrix*, originária do verbo *obstare*, que significa ficar ao lado ou em face de. Na opinião de Seligmann (1879), o vocábulo originário é *adstetrix*, que depois passou de *ad* para *ob*, com *obstetrix* significando a mulher assistindo a parturiente. No entanto, em algumas antigas inscrições, é possível encontrar a grafia *opstetrix*, o que leva a crer que essa tenha sido a base do termo. Para ajudar a tradução exata de *ops*, obstetrícia seria a mulher que presta auxílio. Nascentes parece exprimir o latim *scilicet ars*, a arte de afastar os obstáculos do parto, enquanto *obstare* é estar no meio do caminho, impedindo a passagem. Nos textos bíblicos, nas mais antigas versões, há registros de *obstetricibus*, *obstetricabitis* e *obstetrices* como parteira e partejar.

Eastman sinala que, nos países de língua inglesa, usou-se o termo *midwifery* no lugar de obstetrícia até os fins do século XIX; sua composição vem de *mid* (do *middle english*, a língua falada entre 1100 e 1500, correspondendo a *com*) e *wife* (mulher, esposa), uma expressão conhecida desde 1483, enquanto *midwife* (parteira) data de 1303.

Na Inglaterra, *midwifery* e *obstetrics* são usados quase indistintamente, com o mesmo significado, mas, como nos EUA a atividade das parteiras foi clandestina por muito tempo, a primeira palavra carrega certo estigma e é quase pejorativa.

Sinônimos de obstetrícia são *tocologia* (do grego *tokos*, parto, e *logos*, doutrina acerca de, teoria, tratado) e *maiêutica* (também do grego, *maieutikós*, concernente ao parto; a raiz *maia* traduz-se por parteira, ama ou avó).

Histórico

O parto, na Pré-história, à semelhança do ocorrido entre os animais, era solitário. A obstetrícia surgiu no momento em que isso deixou de ocorrer, com a presença do pai durante o processo. As mulheres mais idosas, depois, passando a ajudar com conselhos e práticas diversas, foram a origem das parteiras. Apesar da experiência dessas mulheres com o processo de dar à luz, elas costumavam ser consideradas ignorantes, e até feiticeiras, o que tornava questionável seu papel na assistência ao parto. Em uma fase em que o parto ainda não se tinha desenhado nem caracterizado, a ajuda psicológica dessas mulheres tinha um impacto positivo.

A atividade das parteiras é a mais antiga profissão conhecida, segundo os antropologistas Rosenberg e Trevatham (2002), que estudaram profundamente como ocorriam os partos dos primeiros hominídeos, comparando o nascimento humano com o dos símios e o dos grandes macacos. Inúmeras características distinguem o ser humano dos outros primatas: a bipedestação, o crânio volumoso, o manuseio dos instrumentos, o desenvolvimento da linguagem e o parto assistido, tão antigo quanto a própria família.

É possível estudar a história da obstetrícia por períodos evolutivos, a despeito de sua divisão arbitrária pelos autores. Seguindo-se os parâmetros de Siebold (1981), algumas fases demarcadas por ele serão unificadas aqui, simplificando e facilitando a compreensão.

Primeiro período (Antiguidade ao fim do século V a.C.)

Se a Medicina de fato começou na Proto-história, cerca de 2900 anos a.C., com o egípcio Imhotep,[a] médico e ministro de Zoser, segundo faraó da terceira dinastia, a Obstetrícia é ainda mais antiga, podendo-se encontrar as evidências de sua prática na Pré-história, conforme indicam os estudos geológicos dos povos primitivos, quando as leis naturais prevaleciam e somente os mais capazes de cada geração sobreviviam. Tratava-se de uma tocologia intuitiva, sem qualquer fundamentação anatômica ou fisiológica, voltada para a preservação das grandes famílias, que constituíam a base econômica do homem paleolítico.

Segundo período (de Hipócrates ao início do século III da Era Cristã)

Hipócrates (460-377 a.C.) marcou uma época da civilização grega e teve grande influência nos preceitos obstétricos, registrando e divulgando, reformados, os conhecimentos conservados pela tradição. Separou a medicina da religião, e seus aforismos (que eram o repositório dos conhecimentos de então) se relacionam com os sinais de gravidez e o sexo do concepto; entre outros aspectos, preconizam os esternutatórios no secundamento, ensinam a diagnosticar a morte do feto pelo exame das mamas da gestante e, ainda, aludem à diversidade das apresentações e posições e à existência de circulares do cordão. Vêm de Hipócrates certas suposições, como a de o feto nascer por suas forças e a de serem mais vitais os conceptos do 7º mês que os do 8º.

Terceiro período (do século III da Era Cristã aos fins do século XV)

À época da decadência e da divisão do Império Romano, a Obstetrícia, depois de Galeno, entrou em longo hiato de estagnação, retroagindo, pouco a pouco, ao sortilégio, à magia e aos procedimentos pré-hipocráticos. A vida do concepto não era considerada, pois se vivia sob a influência da filosofia estoica que não atribuía alma ao concepto enquanto no útero; a vida do

concepto não era considerada importante, e ganharam destaque os embriótomos e o aborto.

No século XII, a Igreja Católica posicionou-se contra o abortamento provocado, o que ressaltou o exercício da obstetrícia pelos sacerdotes, no século seguinte, quando filósofos e teólogos apareceram intimamente ligados às universidades e influenciando inequivocamente a Medicina.

A Medicina Escolástica era voltada para o entendimento ou a confirmação de antigos temas e postulados e a dialética, ocupada em conciliar, no acervo dos antigos textos, contradições doutrinárias. A Astrologia era uma ciência, e os fenômenos da reprodução estavam subordinados a planetas e estrelas. Os enfermos não eram examinados, e as gestantes e as parturientes não deveriam ser palpadas ou tocadas, o que se considerava imodesto e decoroso. Em vez disso, consultavam-se o calendário e a posição dos astros. O médico era clérigo e, exprimindo-se em latim, desprezava o trabalho manual, fugindo do sangue (*Ecclesia abhorret a sanguine*) e da cirurgia. Esse horror do trabalho manual perpassou os tempos e ainda, no século XVIII, a Faculdade de Medicina de Paris exigia que os cirurgiões que quisessem elevar-se à condição de médicos declarassem, em ato solene, não mais praticar a cirurgia, pois convinha conservar *pure et intacte la dignité de l'ordre des médecins*.

Ainda no estágio medieval, em 335, o Imperador Constantino, estimulado pelo Papa Inocêncio III (século XIII) e pelo gosto pelos estudos anatômicos, consubstanciado na dissecção do cadáver humano, inaugurou diversos hospitais, o que foi retomado em 1315 por Mondino, em Bolonha, com o mesmo objetivo.

Quarto período (do século XVI ao XIX)

Na Renascença há o verdadeiro ressurgimento da Ciência e da arte dos partos. Relegam-se os preceitos galeno-arábicos e se revela a obstetrícia, até então geminada à cirurgia e a ela subordinada.

O século XVII, conhecido como *le grand siècle, le siècle de Louis XIV*, consolida a linhagem de ilustres parteiros franceses, inaugurada por Ambrósio Paré e Guillemeau.[b] Francisco Mauriceau (1637-1709) (Figura 1.1) é o mais ilustre desses mestres, mais voltado ao estudo, à prática e ao ensino da obstetrícia, chamado por Nägele de *oráculo dos parteiros do século XVII*. Mauriceau escreveu o *Traité des maladies des femmes grosses et de celles qui sont accouchées* (1668), obra extraordinária, clara e metódica, muitas vezes reeditada e da qual a segunda parte é um repositório de observações clínicas objetivamente narradas. Foi um homem de grande saber; publicou na *Observation XXVI* o relato de um caso de insucesso na aplicação do fórceps, empreendida, em 1670, pelo tocólogo inglês.

Os contemporâneos de Mauriceau o censuraram por ter sido violento e apaixonado, principalmente pela maneira como

---

[a]Imouthes, para os gregos, nasceu em 3000 a.C. e foi grão-vizir, arquiteto, chefe dos leitores sagrados, astrônomo e sábio. Teria sido, ainda, sacerdote e escriba, considerado filho de Parth, criador do universo. Por sua grande habilidade na arte de curar, após sua morte foram erigidos templos em sua homenagem, e seu nome foi divinizado em Memphis, no período dos ptolomeus, reis macedônios, que governaram o Egito nos anos 200 a.C. (Lima, 1981).

[b]Na realidade, o primeiro gaulês teve a permissão, concedida a alguns cirurgiões, em 1650, de adentrar a sala de parto do Hôtel Dieu, evento de importância magna, que propiciaria o desvendamento dos fenômenos da parturição natural. Somente 100 anos depois os obstetras alemães conseguiriam autorização semelhante. Já no século XVII, Wertt, em Hamburgo, foi obrigado a vestir-se de mulher para assistir a uma parturiente, e foi queimado vivo por tal crime. Nos EUA, só em 1850 foi realizada a primeira demonstração clínica de um parto, perante estudantes de Medicina. Em Buffalo, o Dr. James T. White teve seu ato fortemente combatido.

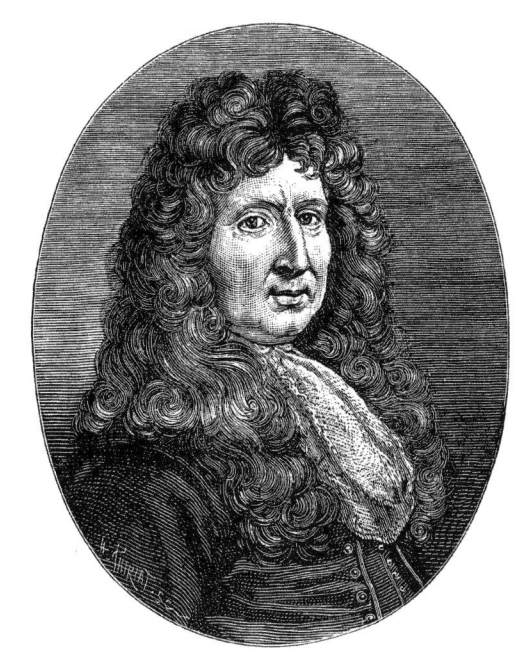

Figura 1.1 Francisco Mauriceau (1637-1709).

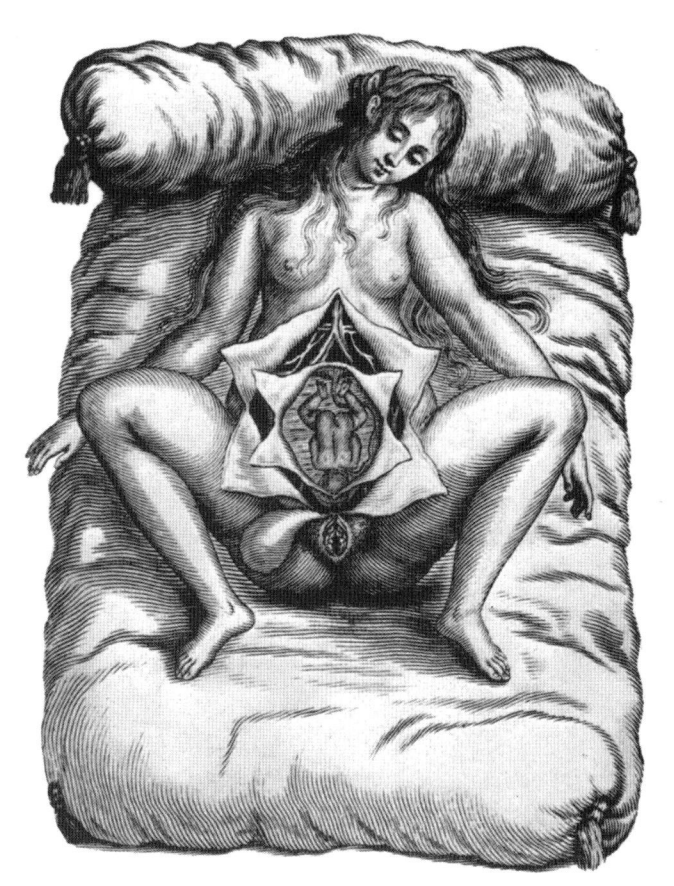

Figura 1.2 Gestante, de acordo com Viardel (século XVIII).

respondia às críticas e por suas fervorosas discussões com Viardel (Figura 1.2), Peu, de La Motte e Lacuisse. Por conta de sua condenação, o fórceps foi divulgado com bastante atraso no continente europeu.

Retomando um esquecido preceito de Trótula, Mauriceau aconselhou a perineorrafia logo após o parto, descrevendo minuciosamente seu mecanismo e diferentes tempos, revelando as peculiaridades das apresentações de fronte e as manobras que facilitam a libertação da cabeça derradeira. Preconizou a amniotomia para induzir o trabalho e tratar as hemorragias da inserção baixa da placenta, interpretou a natureza dos lóquios e não estava de acordo com a dilatação dos ossos da pelve como fase ordinária e complementar à passagem do feto, refutando o que estava amplamente estabelecido.

A partir de então, houve uma sucessão de episódios memoráveis e de tocólogos ilustres, estreitamente vinculados à evolução da obstetrícia e à interpretação de seus fatos principais. Os primórdios do século XVIII marcam o estágio transicional e o florescimento dele: Grégoire, o Velho, fundou em 1720, no Hôtel Dieu, a primeira clínica de obstetrícia com objetivos didáticos; o irlandês Fielding Ould (1710-1789) foi o *man-midwife* preconizador da episiotomia; e Nicolau Puzos (1686-1753) foi o precursor dos professores de obstetrícia, que obteve, na França, o então inédito título de *demonstrador*, tratando com bastante sucesso as hemorragias da inserção viciosa da placenta pela amniotomia larga, procedimento que hoje leva seu nome.

A anestesia, trazida à obstetrícia por James Young Simpson (1847), não teve seu emprego difundido sem criar controvérsias religiosas e éticas. O procedimento, empregando o éter, foi usado pela primeira vez nos EUA em 1846, no Massachusetts General Hospital, e introduzido na Europa por Robert Liston, ao praticar uma operação. Simpson começou, então, a usar a anestesia em seus casos obstétricos, substituindo o éter pelo clorofórmio. Muitos obstetras combatiam a anestesia, que igualmente suscitava diversas controvérsias religiosas.

A antissepsia, defendida por Lister desde 1867, também representa um progresso que a tocurgia não demorou a incorporar, favorecendo o aprimoramento da arte dos partos. A cesárea abdominal refinou-se tecnicamente, eliminando as ocorrências de hemorragia e infecção com a técnica de Porro (1876) e a sutura uterina (Kehrer, 1881; Sänger, 1882).

Na maior parte do século XIX, e em quase todos os países, a obstetrícia era exercida por médicos generalistas que, nas áreas rurais, percorriam longas distâncias, em carruagem ou a cavalo, para permanecer por 1 a 2 dias nas residências, dormindo em cadeiras. O tédio da espera fazia parte da prática obstétrica, combinado à remuneração, longe de compensadora, e aos honorários, recebidos com dificuldade.

A obstetrícia contemporânea tem seu berço nesses episódios e nesses precursores.

Obstetrícia no Brasil
Origens

A obstetrícia em Portugal, no começo da Renascença, era primitiva e refletia as limitações do tempo. Na Universidade de Coimbra, toda a Ciência Médica dividia-se em duas cadeiras, dedicadas a comentar Galeno e Hipócrates, sem qualquer aplicação prática; a cirurgia era considerada um ofício subalterno. A despeito disso, um bom número de médicos portugueses ensinaram em outras universidades da Europa, na França, na Espanha e na Itália.

As práticas obstétricas brasileiras, à época do descobrimento e nos séculos seguintes, eram rudimentares. Viajantes e cronistas, muitos deles missionários, nos deixaram descrições objetivas dos hábitos das várias famílias e tribos, quase inalterados ainda hoje. A gestação parecia seguir seu fluxo normal, sem percalços evidentes, sem que as mulheres indígenas abandonassem seus afazeres domésticos.

Entre os tupinambás, quando o início do trabalho era anunciado pelas dores, a mulher estirava-se no solo ou sobre uma tábua, espécie de mesa rústica de parto conservada no interior das malocas. As mais idosas acudiam, e o parto era assistido também pelo marido, que comprimia o ventre da paciente e seccionava, posteriormente, o cordão umbilical com os dentes ou pedra aguçada, levantando o recém-nascido, quando do sexo masculino, em cumprimento a um rito, o que era feito pelo tio materno quando o pai não estava presente. Nas crianças do sexo feminino, a onfalotomia era efetuada pela própria parturiente ou por parente mais próxima. Banhado no riacho, com o nariz achatado, o corpo coberto de óleo e pintado de preto e vermelho com jenipapo, o recém-nascido era colocado em uma tipoia, à entrada da habitação, cerimônia cumprida antes de se beber o licor sagrado. A nova mãe banhava-se no rio, enquanto o marido punha-se na rede para receber as visitas das mulheres, que o presenteavam e consolavam dos sofrimentos havidos. Esse rito constituía a *couvade, choco* ou *covada* (do latim *cubare*), reminiscência do pecado original, costume conhecido e seguido entre muitos povos nativos.

Ao se pensar sobre a obstetrícia brasileira, vale destacar a imagem apostolar de Fernando Magalhães (1878-1944) (Figura 1.3), criador da Escola Obstétrica Brasileira, que começou a conceber em 1911, como professor extraordinário da Faculdade de Medicina do Rio de Janeiro. O nome de Magalhães está relacionado com o tratamento da infecção puerperal, a operação cesariana (que passou de evento bissexto e mortífero a segurança e trivialidade atuais), a proteção da vida embrionária (outrora preceito acadêmico, hoje fundamental), o desvendamento do mecanismo do parto, o problema da distocia pélvica e a conduta nas hemorragias obstétricas. Ademais, seus posicionamentos tinham sentido humanístico, universal e ecumênico, destoando dos demais. A obstetrícia no Brasil divide-se em dois períodos: *antes* e *depois* de Fernando Magalhães.

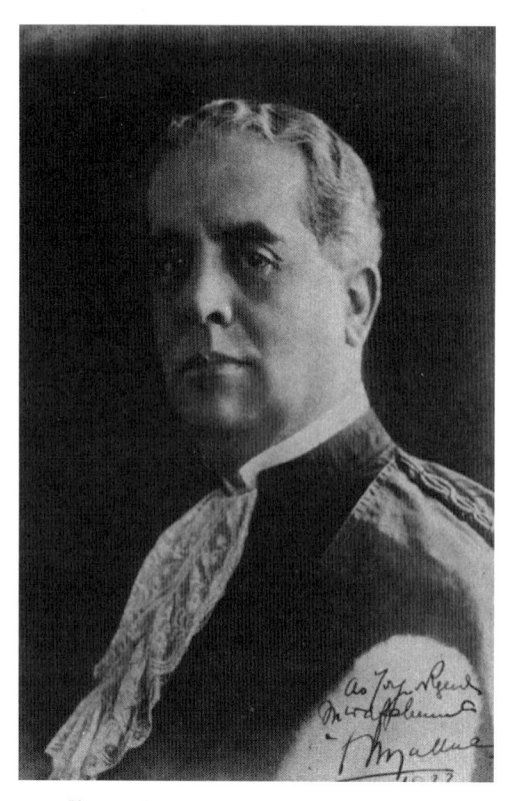

Figura 1.3 Fernando Magalhães (1878-1944).

Sucedeu-lhe na cátedra Octávio Rodrigues Lima, professor na Maternidade-Escola de Laranjeiras, no Rio de Janeiro, por quase um quarto de século. Era um homem da sociedade, como dizia Rezende, poliglota, "o último dos parteiros das princesas de Petrópolis" e conhecido como didata inigualável. Era profundo conhecedor do mecanismo do parto, e sua tese de livre-docência discorria sobre assinclitismo, percorrendo também temas basilares como a colpocitopatologia em obstetrícia e estudos sobre a reação decidual e a toxemia gravídica.

Um dos assistentes de Octávio o acompanhava nos trabalhos de parto, ajudando-o nas versões, nos volteios intrauterinos, aprendendo as aplicações mais complexas do fórceps e auxiliando nas cesáreas facilitadas pela incisão longitudinal. Esse jovem auxiliar era Jorge de Rezende.

Jorge Fonte de Rezende nasceu em São Paulo do Amazonas, em 1911. Veio para a capital da República para estudar na Faculdade Nacional de Medicina e se formou na Maternidade-Escola de Laranjeiras. Foi influenciado pela doutrina de Fernando Magalhães, mas foi como interno daquela Escola que se aproximou de Rodrigues Lima, em 1929, para seguir seu caminho na obstetrícia. Ao se graduar, em 1931, a despeito de ter conquistado conhecimentos clínicos na Policlínica Geral do Rio de Janeiro, dedicou-se à obstetrícia, sem afastar-se da pesquisa, publicando em 1933 seu primeiro artigo científico, "Icterícia e gravidez".

Logo tornou-se assistente de Clínica Obstétrica na Faculdade de Medicina do Rio de Janeiro, transferindo-se em 1933, junto com Rodrigues Lima, para a Clínica Obstétrica da Escola de Medicina e Cirurgia do Instituto Hahnemaniano (atual Universidade Federal do Estado do Rio de Janeiro – Escola de Medicina e Cirurgia), chegando a ocupar a chefia de clínica.

Entre 1938 e 1939, foi assistente na Maternité Baudelocque, outrora Maternité Port-Royal e Maison d'Accouchements Baudelocque, então dirigida por Alexandre Couvelaire, discípulo de Adolphe Pinard.

Em 1941, publicou *Contribuição ao estudo da operação cesariana abdominal: sobre uma experiência pessoal de 114 casos*, memória laureada pela Academia Nacional de Medicina com o prêmio Madame Durocher. O prefácio desse ensaio, assinado pelo professor Fernando Magalhães, realça o brilhantismo do autor e antevê nessa cirurgia, outrora infame, a batalha acadêmica que consagraria a vida de Jorge de Rezende.

Em 1943, Rodrigues Lima transferiu-se para a Maternidade-Escola de Laranjeiras, a fim de ocupar a cátedra e suceder a Magalhães. Rezende, então, prestou concurso à Cátedra de Clínica Obstétrica da Escola de Medicina e Cirurgia, apresentando a tese "Eritroblastose fetal, problema obstétrico", que lhe garantiu a cátedra em 1944.

A operação cesariana sempre foi um de seus focos. Rezende conseguiu cristalizar a tomotocia por meio da incisão estética de Pfannenstiel, apresentando a experiência de seu grupo em 26 de novembro de 1958, no Centro de Estudos da Maternidade Carmela Dutra.

Em 1957, foi nomeado membro titular da Academia Nacional de Medicina, agremiação das mais antigas e tradicionais no Brasil, e, em 1959, assumiu a Maternidade da Santa Casa da Misericórdia do Rio de Janeiro, que funcionava formalmente desde 1847, de acordo com o decreto do provedor José Clemente Pereira, mas que desde 1582 já acudia os partos distócicos nas terras coloniais; a Jorge de Rezende são entregues seus rumos.

Rodeado por uma plêiade de assistentes, Jean Claude Nahoum, José Maria Barcellos, Wilson Mercadante, Isaac Amar,

Simão Coslovsky, Paulo Belfort, entre outros, a Casa de Anchieta tornou-se o maior centro de tocologia do país, onde eram estudadas as anomalias do líquido amniótico, a fonocardiografia fetal, as neoplasias trofoblásticas gestacionais, a tocurgia vaginal, as infecções maternas e perinatais.

Os preceitos dessa escola obstétrica foram sistematizados em 1962, em tratado intitulado *Obstetrícia*, publicado em dois volumes com muitas gravuras, com apresentação de um desenho original de Portinari, *Mãe brasileira*. Foram publicadas mais de dez edições da obra, considerada um clássico na especialidade.

Com a aposentaria de Octávio Rodrigues Lima, Rezende assumiu, em 1971, a cátedra de Obstetrícia da Faculdade de Medicina da Universidade do Brasil (atual Universidade Federal do Rio de Janeiro), mediante transferência da Escola de Medicina e Cirurgia. Dirigiu de imediato a Maternidade-Escola de Laranjeiras, onde iniciara sua carreira na Obstetrícia. Em colaboração com Jorge Rodrigues Lima e Carlos Antonio Barbosa Montenegro, deu início a um movimento que trouxe para a especialidade os préstimos da ultrassonografia. Em 1973, difundiu os conhecimentos da dinâmica uterina por influência de Caldeyro-Barcia, da Escola Obstétrica de Montevidéu/Uruguai, propagou as técnicas da cardiotocografia e a avaliação da vitalidade fetal com dosagem de estriol e a microanálise do sangue fetal.

Em 1981, ao se aposentar, continuou a fomentar os avanços da Obstetrícia moderna, comparecendo assiduamente à Maternidade da Santa Casa da Misericórdia do Rio de Janeiro. Às terças-feiras, participava das sessões do Centro de Estudos, que comemorou em 2008 a sessão de número 2 mil, assinalando a preocupação do professor Rezende com a boa doutrina e a atualização técnico-científica de seus assistentes. Faleceu em 3 de maio de 2006, quase aos 95 anos de profícua atividade intelectual, dono de uma trajetória brilhante, deixando órfã a Obstetrícia brasileira, que perde ao mesmo tempo professor ilustre, tocólogo diligente e mestre amigo.

De seus sucessores, vale mencionar Carlos Antonio Barbosa Montenegro, carioca, nascido em Copacabana, em 1941. Aluno da Faculdade Nacional de Medicina da Universidade do Brasil, iniciou-se na carreira obstétrica em 1964, quando foi plantonista na Maternidade-Escola de Laranjeiras. Apaixonado pela arte dos partos, tornou-se interno daquele serviço em 1966, ligando-se em definitivo à instituição.

Já médico formado, permaneceu na Maternidade-Escola, onde foi nomeado auxiliar de ensino pelo professor Octávio Rodrigues Lima em 1969.

Nessa época, Montenegro já realizava a tocometria interna com balão por transmissão pneumática (avanço do modelo hidráulico de Csapo, que pontificava suas pesquisas em Salvador) e o monitoramento intraparto com eletrodo aplicado no escalpo fetal, o que lhe granjeia, a bem da verdade, a primazia dos estudos de perinatalogia no Brasil.

Interessado por medicina fetal, tema que pautaria toda sua trajetória professoral, concluiu em 1970 a docência em Obstetrícia na Faculdade de Medicina da Universidade Federal do Rio de Janeiro (UFRJ), com a tese "Do diagnóstico intraparto das circulares de cordão".

Naquele tempo, havia crescente preocupação com a avaliação do bem-estar fetal. Dessa época, emergiram os testes biocitológicos de Kamnitzer, catedrático de Obstetrícia da Universidade Federal Fluminense; Ericsson Linhares e Montenegro com o teste do estriol urinário e avaliação do hPL (lactogênio placentário humano). Vale aqui lembrar que em 1971 o professor Jorge

de Rezende transferiu-se para a cátedra de Obstetrícia da UFRJ, quando o professor Montenegro já trabalhava em tempo integral na Maternidade-Escola com Jorge Rodrigues Lima, sobrinho de Octávio. Jorge Rodrigues Lima queria ser sucessor de Octávio Rodrigues Lima, de modo que houve certa oposição desse e de Montenegro à transferência de Rezende. Esse mal-estar rapidamente cedeu lugar à amizade sólida e ao espírito científico, que perdurou por toda a vida do professor Rezende.

Montenegro logo foi elevado a chefe de clínica da Maternidade-Escola da UFRJ, em 1975. Em 1971, participara ativamente do primeiro curso de pós-graduação em Obstetrícia do Brasil, introduzindo, em 1973, o primeiro aparelho de ultrassonografia no Rio de Janeiro e o terceiro do Brasil, trazido de San Francisco, nos EUA, na vinda de um congresso em Osaka (Japão).

Na década de 1970, Montenegro desenvolveu os pilares da cardiotocografia intraparto, influenciado por Caldeyro-Barcia e a Escola Obstétrica de Montevidéu, e iniciou os estudos de avaliação da vitalidade fetal. Foi pioneiro, no Brasil, no desenvolvimento da eletrocardiografia com eletrodos no escalpo fetal e nos testes de estriol urinário e da dosagem do lactogênio placentário, sob a orientação de Ericson Linhares. Com o desenvolvimento do sonar Doppler, estabeleceu os pilares da cardiotocografia anteparto, inaugurando o estudo do monitoramento fetal na gravidez de alto risco. Não se deve esquecer da microanálise do sangue fetal, técnica um pouco invasiva, mas ainda hoje essencial no diagnóstico do sofrimento fetal agudo, procedimento realizado várias vezes por Montenegro, obstinado pela detecção da anoxia fetal.

Foram combatidos pela avaliação biofísica da vitalidade fetal por Bussâmara Neme, com o teste de ocitocina (criado por Pose, assistente de Caldeyro-Barcia, e o teste do exercício (desenvolvido por Estenbera) – técnicas que perduraram até a incorporação do Doppler contínuo para a captação externa dos batimentos cardiofetais. A primeira vez que se viu um sonar Doppler no Brasil foi um favor de Caldeyro-Barcia, na década de 1960, em exibição na Maternidade de Laranjeiras. A incorporação dessa técnica propiciou verdadeira revolução na propedêutica obstétrica, possibilitando-se desenvolver métodos mais práticos de antever o bem-estar fetal. Nesse contexto, foi introduzido no Brasil, por Montenegro, o teste de aceleração de Lee, hoje aceito e difundido, para a cardiotocografia basal anteparto.

Mais do que introduzir a ultrassonografia no Brasil, Montenegro e seus colaboradores fizeram escola, porque estavam vinculados ao grande centro difusor da medicina fetal mundial, situado no King's College Hospital, em Londres, Denmark Hill. Ali ganhou destaque Stuart Campbell, assistente de Ian Donald, que chefiaria a medicina fetal naquela instituição, acompanhado por seu assistente, Kipros Nicolaides, que viria a sucedê-lo.

Com a aposentadoria compulsória do professor Rezende, Montenegro assumiu interinamente a cátedra, quando foi nomeado diretor da Maternidade-Escola em 1981, e reeleito até 1994.

Em 1983, Montenegro assumiu a cátedra de Obstetrícia da UFRJ, defendendo tese sobre cardiotocografia anteparto. Como titular de Obstetrícia, deu enorme projeção à pós-graduação naquela instituição, com numerosas teses ali desenvolvidas, salientando-se as temáticas da biopsia do vilo corial, da cordocentese com a possibilidade de transfusão intravascular fetal na doença hemolítica perinatal, da cardiotocografia computadorizada e da dopplervelocimetria uterina e fetal. A toxemia foi estudada com extremo cuidado por ser uma das moléstias mais complexas na tocologia, com graves repercussões clínicas.

Montenegro formou escola obstétrica, não mais filiada à obstetrícia gaulesa, mas trouxe os conhecimentos de Campbell e Nicolaides do King's College de Londres, que permearam consideravelmente seus trabalhos. Nos concursos que examinou pelo Brasil, defendia essa escola. Destacam-se apenas os de titulares de obstetrícia da Universidade do Estado de São Paulo, da Universidade de Brasília, da Universidade Federal Fluminense, da Universidade de São Paulo em seus *campi* em São Paulo e em Ribeirão Preto, além de participar da banca para professor de ginecologia da UFRJ.

Os progressos avolumaram-se. Montenegro trouxe o Doppler pulsátil para o Rio de Janeiro, não tardando seu acoplamento ao mapeamento colorido, promovendo a visualização do vaso antes de insoná-lo (antes se ouvia o que se imaginava ser fluxo vascular, para então insonar a região). Esses avanços vasculares possibilitaram descortinar outros fluxos fetais, notadamente a artéria cerebral média, com os trabalhos de Torvid Kiserud, assistente de Wladimiroff, introduzindo o conceito de centralização. No Brasil, essa avaliação foi apresentada por Campbell em uma palestra na Maternidade-Escola de Laranjeiras, à ocasião do Congresso Mundial da International Federation of Gynecology and Obstetrics (FIGO) de 1988, realizado no Rio de Janeiro. Campbell brindou aos presentes com o melhor da medicina fetal à época, justificando tal empenho na qualidade dos presentes, classificada por Montenegro como *crème de la crème* da obstetrícia brasileira.

Quando Rezende passou a ocupar posição de emérito da Academia Nacional de Medicina, quis ser sucedido pelo professor Montenegro, tal qual na cátedra. Em 1985, ao defender a tese "Perfil biofísico fetal", Montenegro alcançou o pináculo na Medicina.

Montenegro ainda atuou no magistério, mesmo após a aposentadoria na UFRJ. Esteve vinculado à 33ª Enfermaria (Maternidade) da Santa Casa da Misericórdia do Rio de Janeiro, último pouso do professor Rezende, e continuou atuante em seus projetos didático-pedagógicos. Assumiu para si a editoração de um *best-seller*, qual seja, *Rezende | Obstetrícia*, um desafio capitaneado pelo professor Montenegro, neste país de iletrados, cuja cultura tem sido tão vilipendiada.

Montenegro faleceu assim, de inopino, em 2018. Deixou uma plêiade de assistentes órfãos. Rezende-pai, ao referir que a obstetrícia do futuro seria dividida antes e depois de Magalhães, vaticinou em preceito lapidar áureo. Este autor atesta, e a despeito do malgrado de outros, que a medicina fetal no futuro será dividida no Brasil antes e depois de Carlos Antonio Barbosa Montenegro.

Quis a Fortuna que Jorge de Rezende-Filho, de genética privilegiada, após ascendido à cátedra de Obstetrícia da Universidade Federal do Rio de Janeiro, por concurso longamente esperado – verdadeira gestação sabática –, assumisse para si os destinos da Escola Obstétrica do Rio de Janeiro. Sua missão mais augusta será, sem dúvida, a de manter essa obra monumental, continuando o legado de Rezende-pai.

Jorge de Rezende-Filho assumiu, em 2018, a direção da Maternidade-Escola da UFRJ nesse tempo obstétrico, que viu plasmar a operação cesariana, foi nascedouro da medicina fetal e hoje representa importante centro difusor de boas práticas obstétricas, onde muito da obstetrícia brasileira foi forjada.

A Maternidade-Escola de Laranjeiras

Com a vinda da Família Real portuguesa para o Brasil, em 1808, e diante da precariedade da situação sanitária da capital do Império

e a maneira como isso impactava diretamente as condições de vida e saúde da população, tornou-se pungente a necessidade de melhorar e ampliar a assistência médica no Brasil.

Nesse sentido, foram criadas as primeiras escolas médicas brasileiras – a primeira na Bahia, em 1808 (Escola de Cirurgia da Bahia) e, meses depois, em 1809, a do Rio de Janeiro (Escola Anatômica, Cirúrgica e Médica do Rio de Janeiro). O curso durava 4 anos e eram expedidas certidões capacitando os alunos a prestarem o exame final perante uma banca examinadora nomeada pelo então Cirurgião-Mor português José Correia Picanço, na presença de um físico-mor.

Apesar das disciplinas ministradas, os cursos médicos ainda tinham um perfil meramente teórico, faltando a necessária prática, as enfermarias e os instrumentos para tal atividade. As precárias condições das instalações e do curso médico levam a sua reorganização e ampliação, com a adição de novas cadeiras, aumentando para 5 anos o tempo de ensino.

Apesar de uma inicial e importante reforma em direção à melhoria e atualização do ensino médico, as Faculdades de Medicina do Rio de Janeiro e da Bahia ainda sofreriam por décadas com investimentos insuficientes provindos do governo imperial, levando à precariedade nos laboratórios especializados e nas enfermarias, muitas vezes insalubres. Essa situação em nada contribuía para a imagem dos médicos, que viam seus serviços ainda preteridos em favor do cuidado das mulheres, conhecidas como parteiras ou aparadeiras, que traziam consigo os saberes empíricos e tradicionais no cuidado com as mulheres grávidas e com os recém-nascidos.

A Obstetrícia bem representava esse atraso, e, a despeito dos reiterados pedidos de importantes obstetras da segunda metade do século retrasado, entre eles Luiz da Cunha Feijó, importante parteiro da Casa Imperial brasileira, Feijó Filho, Visconde de Saboia, entre outros, a cadeira de Partos não tinha logrado sucesso em sua principal solicitação: a construção de uma maternidade, um local próprio que unisse o ensino e a prática, um lugar seguro para as mulheres terem seus filhos.

No Rio de Janeiro, o local para as aulas práticas de obstetrícia foi instalado em 1840 no antigo prédio do Acolhimento de Órfãs, mas passou por diferentes endereços até encontrar seu local adequado, como o prédio do Hospital Velho da Santa Casa, sofrendo com as interferências e o desconforto das irmãs que se negavam a atender as mulheres acolhidas pela clínica, consideradas promíscuas ou prostitutas, ou ainda com a negativa do Provedor da Santa Casa em ceder novas instalações, alegando falta de espaço para os atendimentos.

Para melhorar esse cenário, políticos do Império fizeram funcionar a Maternidade Santa Isabel na Casa de Saúde Nossa Senhora da Ajuda, de duração efêmera, deixando latente o problema do nascer no Rio de Janeiro.

Mais uma vez, percebemos a participação popular e da comunidade médica em mais uma tentativa em prol da criação de uma maternidade pública. Em novembro de 1884, temos o Dr. Erico Marinho da Gama Coelho, formado pela Faculdade de Medicina do Rio de Janeiro e lente da cadeira de Obstetrícia e Ginecologia desde 1883, atuando como orador em uma das Conferências Populares da Glória. Em sua apresentação, intitulada "Da assistência de partos no estrangeiro e ensino respectivo", temos uma crítica feroz ao impasse com a situação da clínica Obstétrica e a Santa Casa de Misericórdia, construindo uma defesa bem fundamentada da necessidade de uma maternidade pública e de qualidade, além de um espaço adequado para o ensino prático dos alunos da Faculdade de Medicina.

Com o final do período imperial brasileiro e o estabelecimento da República, encontramos assim a situação do ensino e da prática médica: a Faculdade de Medicina do Rio de Janeiro continuava dependente da "boa vontade" dos Provedores da Santa Casa da Misericórdia em fornecer espaços em suas dependências ou no Hospital da Misericórdia para a prática da clínica de partos, esperando o final da obra do que seria sua maternidade e um espaço destinado ao atendimento das mulheres mais pobres e necessitadas do Rio de Janeiro.

Eis que, em 1896, as senhoras das família mais proeminentes da capital resolveram unir-se em uma agremiação cuja missão seria, segundo o estatuto definido em reunião solene e inaugural em 18 de maio, "(…) promover os meios de abrigar as mulheres grávidas pobres na maternidade, ampará-las durante o parto e proteger ao recém-nascido nos primeiros momentos de vida". Essa agremiação seria nomeada "Associação Damas da Caridade" e agiria logo após sua criação, apelando para o "bondoso e generoso coração dos habitantes" da capital em busca de quaisquer contribuições. Os mais diversos eventos foram organizados para arrecadar a maior quantia possível. A Associação organizou arrecadação de doações, touradas nas arenas da Rua das Laranjeiras, bailes, leilões e apresentações teatrais.

Todavia, os ventos não pareciam favoráveis à criação da maternidade do Rio de Janeiro, que só voltaria a ser abordada novamente, de maneira mais dirigida, em especial dentro da própria classe médica, no 4º Congresso Brasileiro de Medicina e Cirurgia. Após dias de discussões, os membros do congresso decidiram formar seis comissões diferentes que seriam encarregadas de criar um sanatório para a cidade, organizar um congresso sobre a profilaxia da sífilis, tratar, em conjunto com os poderes públicos, da profilaxia de doenças oftalmológicas, organizar e promover o próximo congresso brasileiro no ano de 1903 e a criação de uma maternidade para as gestantes, assim como de local de atendimento a doenças de mulheres.

Essa comissão foi presidida pelo Dr. Antônio Rodrigues Lima e contava com nomes expressivos da Medicina da capital federal. Dentre eles, destacamos Dr. Vieira Souto (cirurgião habilidoso da Santa Casa da Misericórdia, membro da Academia Nacional de Medicina e da Sociedade de Medicina e Cirurgia do Rio de Janeiro), Dr. Feijó Filho (de nome Feijó Júnior, filho do renomado professor da cadeira de Partos e parteiro da Casa Imperial Luiz da Cunha Feijó, Visconde de Santa Isabel), Dr. Joaquim Cândido de Andrade (membro da Academia Nacional de Medicina e um dos fundadores da Policlínica de Botafogo) e Dr. Francisco Furquim Werneck de Almeida (engenhoso médico da clínica ginecológica e obstétrica, fomentador do uso de anestesia em obstetrícia).

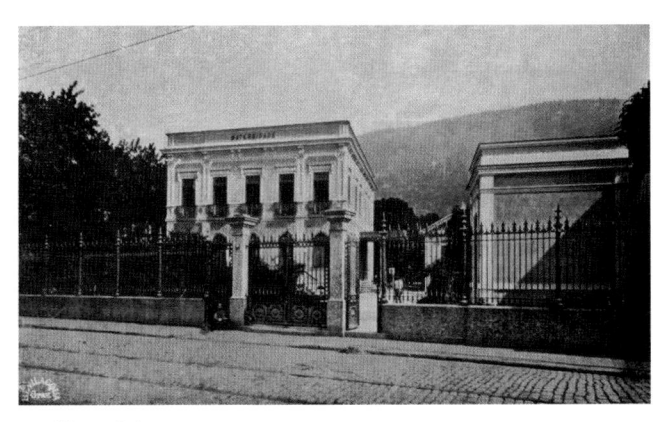

Figura 1.4 Fundação da Maternidade do Rio de Janeiro, em 1904.

Assim, temos a fundação da Maternidade do Rio de Janeiro (Figura 1.4), ocorrida em 1904, cerca de 18 anos após a primeira iniciativa para a criação de um espaço hospitalar adequado e destinado ao parto. A Maternidade representaria, então, um espaço atrelado ao avanço tão almejado que a cidade do Rio de Janeiro buscava na atenção e proteção a suas gestantes mais carentes e em risco, um local de ensino prático alinhado às mais modernas técnicas e abordagens científicas que a Faculdade do Rio de Janeiro buscava desde meados do século XIX e um espaço de debates e afirmação do saber e das especialidades médicas.

A Maternidade do Rio de Janeiro, carinhosamente chamada pelos cariocas como Maternidade de Laranjeiras, torna-se Escola, definitivamente ligada à Faculdade de Medicina do Rio de Janeiro – atual UFRJ –, em 1918. Da Universidade, a Maternidade de Laranjeiras nunca mais se afastou; ao revés, vem irradiando ciência, caridade e inovação à obstetrícia brasileira, em prol das pejadas e paridas mais necessitadas. Que ventos favônios continuem a beneficiar, *ad perpetuam rei memoriam*, essa casa rosa de Laranjeiras. É um modo de glorificar os nomes honrosos daqueles que precederam a este século e que tudo e de tudo deram para a arte dos partos. Encerro com Magalhães, ao confessar o orgulho que me toma fazer parte dessa Escola Obstétrica, que me faz seu assistente, quando já me bastava o orgulho de ser um de seus discípulos.

Lembro com Padre Antonio Vieira: "e ainda disse mal e disse pouco".

Bibliografia

Academia Nacional de Medicina. Em comemoração do centenário do ensino médico, Jornal do Commercio; 1908.

Briquet R. Evolução da obstetrícia. In: Obstetrícia normal. Rio de Janeiro: Freitas Bastos; 1939.

Briquet R. Evolução da obstetrícia. In: Obstetrícia normal. 3.ed. São Paulo: Sarvier; 1981.

Carrier H. Origines de la maternité de Paris. Paris: Steinheil; 1888.

Cascudo LC. Dicionário do folclore brasileiro. Rio de Janeiro: Instituto Nacional do Livro; 1954.

Costa PL. Aspectos históricos da obstetrícia gaúcha. Porto Alegre: Associação de Ginecologia e Obstetrícia do Rio Grande do Sul (Officium); 1992.

Ferreira LF, Araújo AJG, Camilo-Coura L. Notas para uma história da medicina: a medicina no Brasil – II: o século XIX – aqui já se ensina medicina. An Acad Nac Med. 2001;161:100.

Ferreira LF, Araújo AJG, Camillo-Coura L. Notas para uma história da medicina II: a medicina antes dos gregos. An Acad Nac Med. 2002;162:84.

Lima DRA. Imhotep: Deus egípcio da Medicina. Arq Cat Med. 1981;10:181.

Magalhães F. A obstetrícia no Brasil. Rio de Janeiro: Leite Ribeiro; 1922.

Magalhães F. A obstetrícia e a ginecologia no Brasil. Rev Gin Obst. 1922;16:326.

Magalhães F. O centenário da Faculdade de Medicina do Rio de Janeiro: 1832-1932. Rio de Janeiro: A.P. Barthel; 1932.

Neme B. Obstetrícia básica. São Paulo: Sarvier; 1994.

Osiander FB. Lehrbuch der Entbindugskunst. I Theil. Gotting: Litterarische und pragmatische Geschichte dieser Kunst; 1799.

Paré A. Les oeuvres d'Ambroise Paré. 2.ed. Paris: Chez Gabriel Buon; 1579.

Paré A. The works of that famous chirurgion Ambrose Paré. Londres: T. Coatts & Younng; 1634.

Pinto E. O parto entre os índios do Brasil. Actas Ciba. 1946;12:142.

Rezende J. Nótulas sobre a obstetrícia brasileira no Segundo Reinado. Comunicação ao "Congresso de História do Segundo Reinado", comemorativo do Sesquicentenário de D. Pedro II, e organizado pelo Instituto Histórico e Geográfico Brasileiro. Rio de Janeiro, 24 de novembro a 2 de dezembro, 1975.

Rezende J. Apontamentos para uma história da obstetrícia no Brasil. In: Rezende J, Belfort P. Enciclopédia médica brasileira. vol. I. Rio de Janeiro: Enciclopédia Médica Brasileira; 1983.

Rezende J. Breve história da maternidade da Santa Casa da Misericórdia do Rio de Janeiro. Femina. 2000;28:35.

Rezende J. Obstetrícia. In: Gomes MM, Vargas SS, Valadares AF. A Faculdade de Medicina Primaz do Rio de Janeiro em dois dos cinco séculos da história do Brasil. São Paulo: Atheneu; 2001.

Rosenberg K, Trevathan W. Birth, obstetrics and human evolution. BJOG. 2002;109:1199.

Saboia V. Traité theorique et pratique de la science et de l'art des accouchements. Paris: P. Asselin; 1873.

Santos Filho L. Pequena história da medicina brasileira. São Paulo: Editora São Paulo; 1966.

Seligmann. In: Virchow, Hirsch. Jahresbericht über die Leistungen und Fortschrifte in der gesammten Medizin, xüi jahrgang, beritch für das Jahr 1878. Berlin; 1879. p. 377.

Siebold EGJ. Essai d'une histoire de l'obstétricie. Paris: G. Stleinheil; 1981.

Simpson JY. Anaesthesia or the employment of chloroform and ether in sugery, midwifery etc. Philadelphia: Lindsay and Blakiston; 1849.

Word Health Organization. Our planet, our health. Geneva: WHO; 1989.

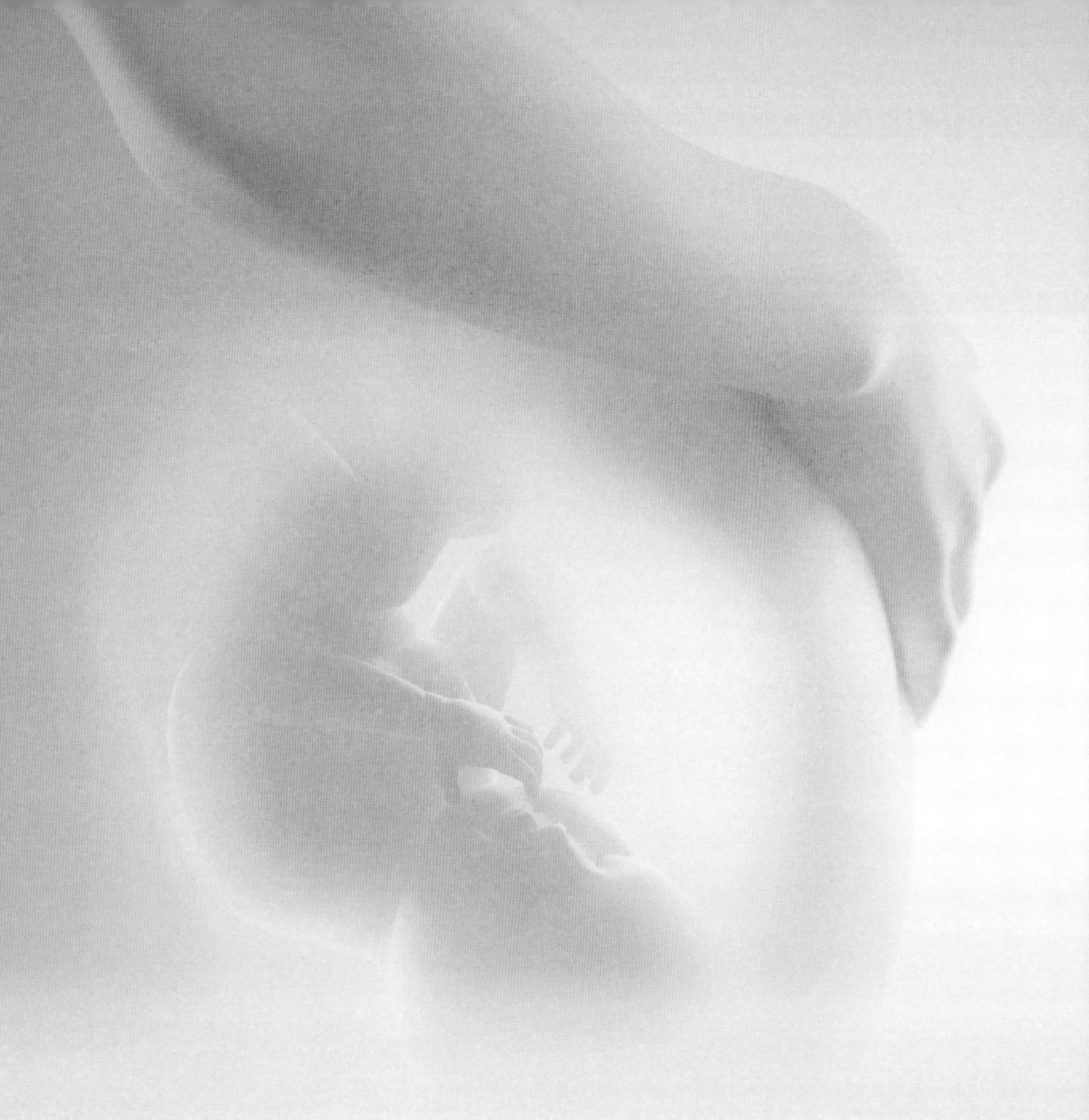

PARTE 2

Fisiologia da Reprodução

2 Bases Morfológicas e Funcionais do Sistema Genital

Bases morfológicas, e-*I*
Bases funcionais, e-*I I*

Carlos Alberto Mandarim-de-Lacerda
Jorge Rezende Filho

A anatomia funcional da pelve feminina é revisada neste capítulo, ressaltando os aspectos mais significativos para a prática médica. Começamos com algumas informações antropométricas relevantes, e depois o esqueleto da pelve é descrito com seu revestimento fascial e ligamentar, que não podem ser negligenciados em Obstetrícia e Ginecologia. O arranjo muscular da pelve feminina é detalhado com uma perspectiva funcional visando informar ao médico as bases morfológicas essenciais com o olhar da Obstetrícia e da Ginecologia atuais. O intrincado relacionamento dos músculos pélvicos na mulher e a formação dos diafragmas pélvico e urogenital são apresentados com o detalhamento exigido para o entendimento de manobras e procedimentos médicos. Além disso, os órgãos pélvicos na mulher e o peritônio pélvico, os vasos, os nervos e a drenagem linfática são descritos e ilustrados amplamente, de modo a tornar o presente texto um companheiro para o estudo e revisões rápidas, sem a necessidade de recorrer a outras fontes. Não há o objetivo de extensas descrições anatômicas, mas sim de manter o olhar na Obstetrícia e na Ginecologia atuais, ressaltando o que é importante do saber morfológico e funcional para essas duas especialidades. Algumas referências bibliográficas são inseridas para propiciar maior aprofundamento nos temas abordados ao leitor que desejar. Também são revisados os itens relacionados à fecundação e à fertilidade, com abordagens no homem e na mulher e seus respectivos gametas, completando o conhecimento básico atualizado. O texto é ilustrado com 26 figuras originais ou modificadas, visando manter a essência da mensagem morfológica. Além disso, com o objetivo de melhorar o entendimento, usamos a terminologia anatômica atual, mas sempre que possível fazendo associação com termos clássicos já enraizados na prática médica.

Este capítulo está disponível, online, no Ambiente de aprendizagem do GEN.

3

O Desenvolvimento[a]

Carlos Alberto Madarim-de-Lacerda
Jorge Rezende Filho

Aspectos gerais do desenvolvimento

O desenvolvimento humano é estudado nos períodos pré e pós-natal. A classificação da Carnegie Institution of Washington considera o período embrionário verdadeiro (ou propriamente dito), que corresponde às oito primeiras semanas de gestação, constituído por três fases: pré-somítica, somítica e pós-somítica. Cada fase compreende uma série de estágios evolutivos de desenvolvimento – anteriormente chamados de "horizontes" por George L. Streeter (O'Rahilly e Muller, 1988). Em cada estágio os embriões são classificados segundo o desenvolvimento orgânico interno, mas também levando em conta a idade (em dias pós-concepção, ou dpc) e o comprimento vértice-cóccix (V-C, comprimento sentado, tomado em milímetros, com o embrião visto lateralmente) (Mandarim-de-Lacerda, 1987).

* Fase pré-somítica (estágios 1 a 8): estende-se do 1 ao 18 dpc. Essa fase interessa mais ao embriologista, pois é nela que há o fechamento do embrião
* Fase somítica (estágios 9 a 12): estende-se do 20 ao 26 dpc, quando o embrião humano passa de 1,5 a 5 mm V-C. Nessa fase, os órgãos começam a se organizar (organogênese)
* Fase pós-somítica (estágios 13 a 23): estende-se do 28 ao 57 dpc, terminando com o embrião de 31 mm V-C. Nessa fase termina a organogênese e se inicia o crescimento (O'Rahilly, 1981).

O desenvolvimento se inicia com a fecundação, quando o espermatozoide se funde com o óvulo para dar origem ao ovo, célula que representa o surgimento do novo indivíduo.

Os 23 *Estágios Carnegie* do desenvolvimento embrionário humano refletem as alterações na aparência externa do embrião durante as primeiras 8 semanas do desenvolvimento (Figura 3.1).

Embriologistas e clínicos consideram diferentemente as marcações de tempo: para o obstetra, a gravidez se inicia no último período menstrual; para o embriologista, 2 semanas depois, ao tempo de fertilização. Apenas neste capítulo a idade gestacional, a menos que se especifique o contrário, é contada a partir da fertilização.

Primeira semana

À medida que o ovo passa pela tuba uterina, em direção ao útero, sofre rápidas divisões mitóticas – *segmentação* – responsáveis pela formação de blastômeros (Figuras 3.2 e 3.3). No 3º dia após a fertilização, então com 16 ou mais blastômeros, é denominado *mórula* e atinge a cavidade do útero (Figura 3.2).

No 4º dia, uma cavidade se forma na mórula, que se converte em *blástula* ou *blastocisto*. O blastocisto é assim constituído (Figura 3.3):

* Um grupo de células internas, *embrioblasto*, em um dos polos do ovo (*nó embrionário*) que dará origem ao embrião
* A cavidade blastocística ou blastocele
* Uma camada de células externas, o *trofoblasto*, que engloba a blastocele e o embrioblasto.

Entre o 4º e 5º dias, o blastocisto está livre na cavidade do útero (Figura 3.2). No 5º dia, a *zona pelúcida* se degenera e acaba por desaparecer.

---

[a]Texto e iconografia apoiados, com muitas modificações, na obra de Moore, K.L., Persaud, T.V.N. Embriologia Clínica. 7.ed., Rio de Janeiro: Elsevier, 2004.

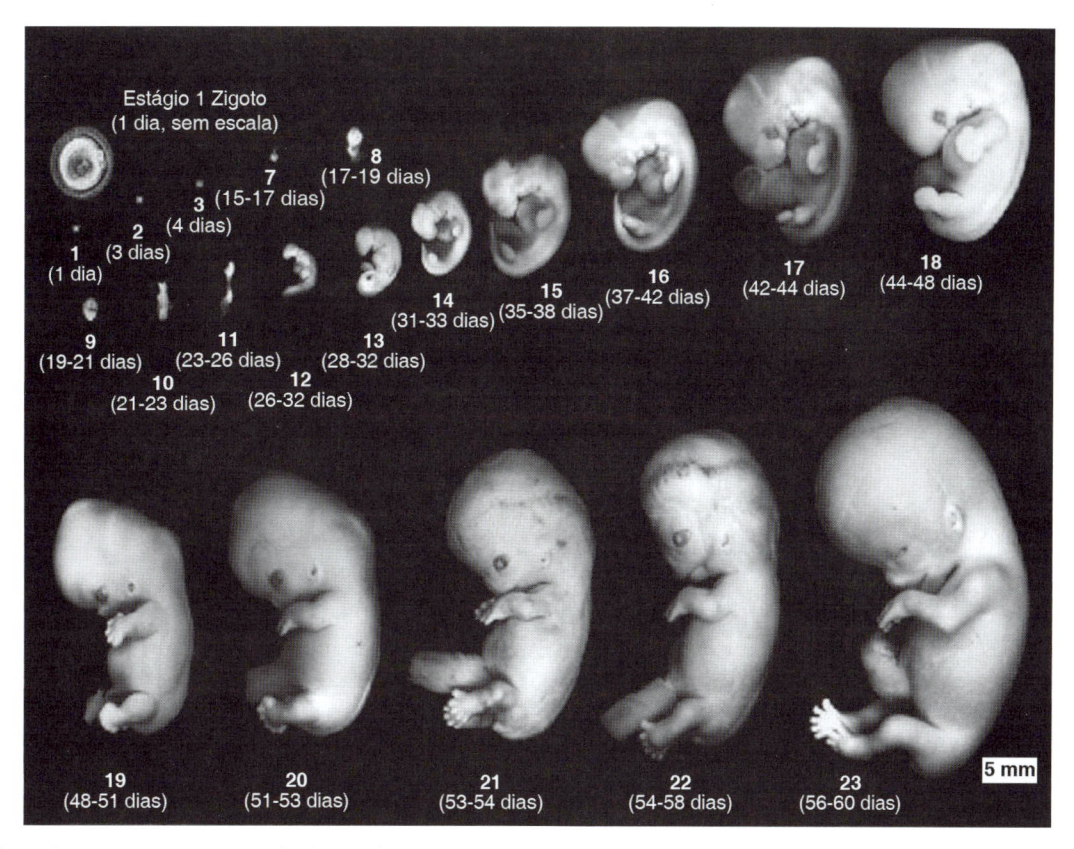

Figura 3.1 Estágios Carnegie representativos do desenvolvimento humano nas suas primeiras 8 semanas (a *barra branca* é escala de 5 mm, e todos os embriões estão em proporção). (Adaptada de Hill, 2007.)

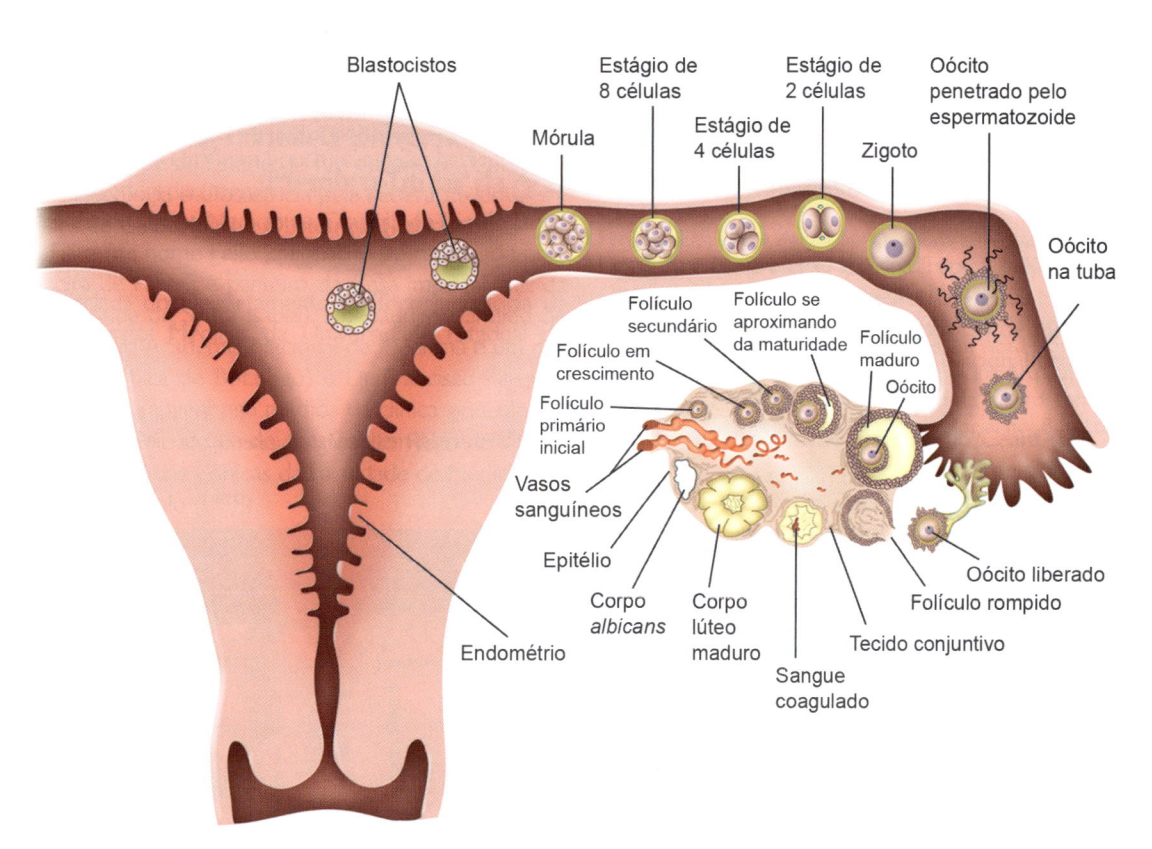

Figura 3.2 Postura do oócito (ovulação), fertilização, transporte e divisão em blastômeros.

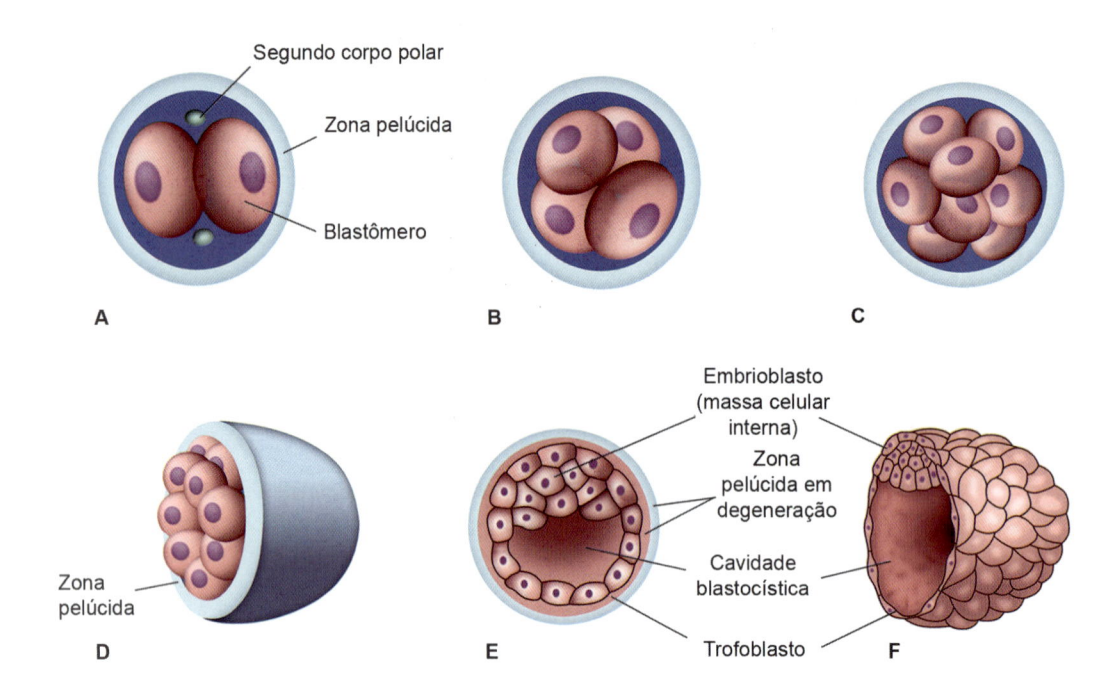

Figura 3.3 Estágios que ilustram a clivagem do zigoto e a formação do embrião. O estágio da mórula se inicia quando o ovo tem de 12 a 16 células e termina quando se forma o blastocisto. A zona pelúcida desaparece no estágio de blastocisto tardio (5 dias). A clivagem do zigoto e a formação da mórula ocorrem quando o zigoto em divisão passa pela tuba uterina. A formação do blastocisto se origina no útero.

As células do trofoblasto começam a invadir o *epitélio* do endométrio no 7º dia, quando se inicia a sua diferenciação em duas camadas: uma interna, o *citotrofoblasto* (ou *células de Langhans*); e outra externa, o *sinciciotrofoblasto*, formado por massas protoplasmáticas multinucleadas, nas quais faltam os limites celulares. Elas penetram no epitélio e invadem o estroma do endométrio.

Concomitantemente com a implantação do blastocisto, o embrioblasto inicia a formação do *endoderma embrionário*, na sua superfície ventral, constituindo-se na primeira das três camadas germinativas primárias do embrião. No fim da 1ª semana, o ovo está implantado superficialmente no endométrio.

Segunda semana: formação do disco embrionário didérmico (bilaminar)

No *trofoblasto* ocorrem rápidas transformações:

- Organizam-se definitivamente duas camadas, bem diferenciadas: o *citotrofoblasto* e o *sinciciotrofoblasto* (Figura 3.4)
- Lacunas se desenvolvem no sinciciotrofoblasto e logo fusionam-se formando a rede lacunar (Figuras 3.5 e 3.6)
- O trofoblasto erode os sinusoides maternos (Figura 3.6)
- O sangue flui para o interior da rede lacunar e forma a *circulação uteroplacentária primitiva* (Figura 3.6)
- As *vilosidades primárias* originam-se na face externa do saco coriônico (Figura 3.7)
- A implantação se completa, e o ovo está totalmente mergulhado no endométrio.

As várias alterações endometriais resultantes da adaptação dos tecidos maternos à implantação são conhecidas como *reação decidual*.

Concomitantemente, o *mesoderma extraembrionário* origina-se da superfície interna do trofoblasto, reduzindo o tamanho

relativo da cavidade blastocística, que passa a se chamar *vesícula vitelina primitiva* (Figura 3.5). Quando se forma o *celoma extraembrionário* (Figura 3.6), proveniente de espaços criados no mesoderma extraembrionário, a vesícula vitelina primitiva torna-se menor e origina a *vesícula vitelina secundária*, constituindo o restante o *saco vitelino* (Figura 3.8). O celoma extraembrionário converte-se na *cavidade coriônica*.

À medida que essas alterações ocorrem (Moore e Persaud, 2004):

- Aparece um pequeno espaço no epiblasto, que é o primórdio da *cavidade amniótica* (Figura 3.4). Logo os *amnioblastos*, formadores do âmnio, separam-se do epiblasto e revestem a cavidade amniótica
- O embrioblasto diferencia-se no disco bilaminar, constituído pelo *epiblasto* (*ectoderma embrionário*), relacionado com a cavidade amniótica, e o *hipoblasto* (*endoderma embrionário*), adjacente à cavidade exocelômica (Figuras 3.4 e 3.5)

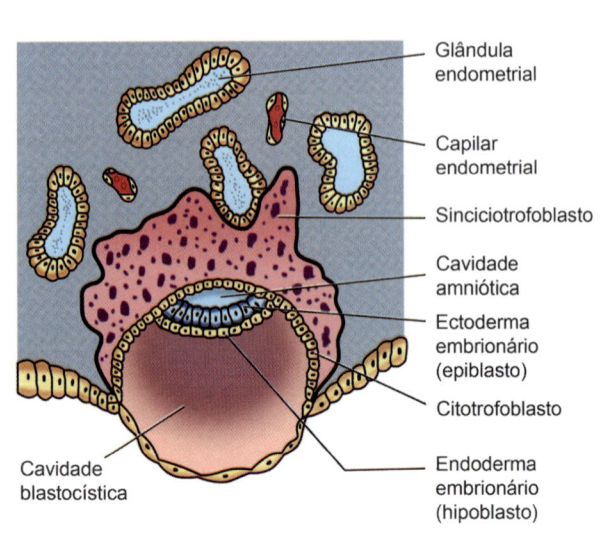

Figura 3.4 Ovo de 8 dias parcialmente implantado no endométrio.

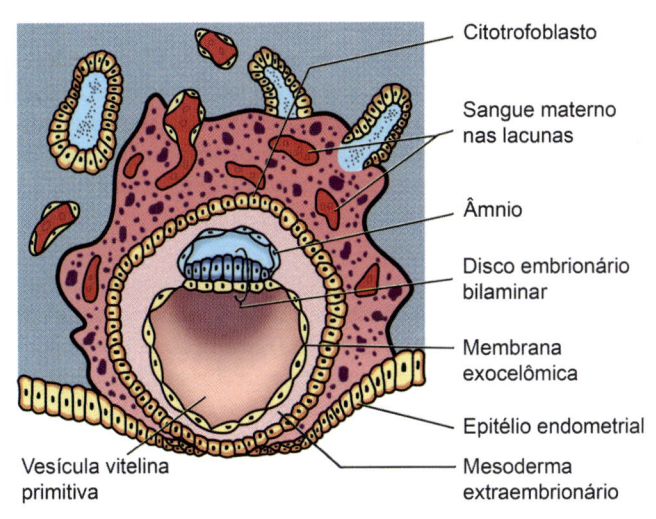

Citotrofoblasto

Sangue materno nas lacunas

Âmnio

Disco embrionário bilaminar

Membrana exocelômica

Epitélio endometrial

Mesoderma extraembrionário

Vesícula vitelina primitiva

Figura 3.5 Ovo de 9 dias.

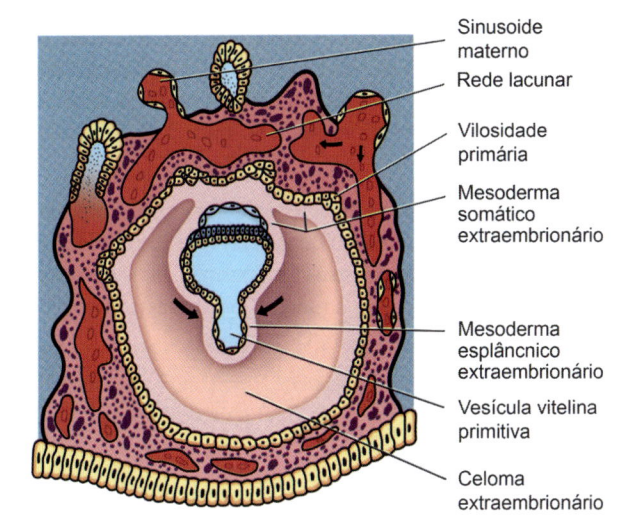

Sinusoide materno

Rede lacunar

Vilosidade primária

Mesoderma somático extraembrionário

Mesoderma esplâncnico extraembrionário

Vesícula vitelina primitiva

Celoma extraembrionário

Figura 3.6 Ovo de 12 dias completamente implantado. Note que o epitélio endometrial está refeito e algumas glândulas e sinusoides comunicam-se com a rede lacunar.

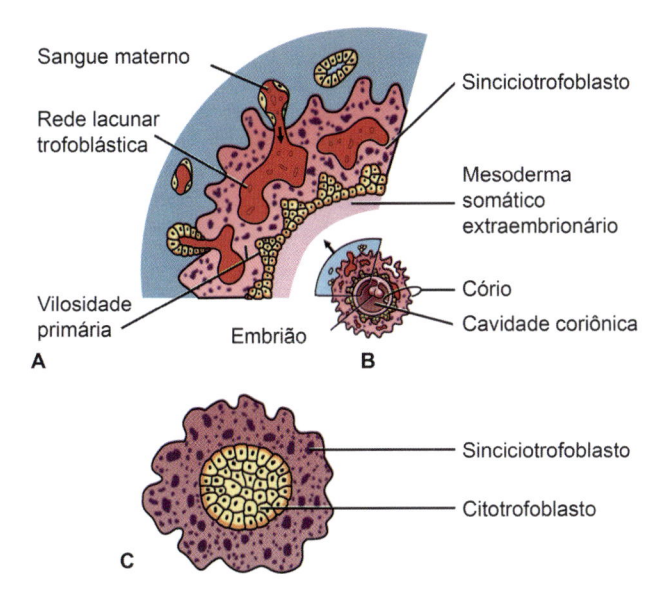

Sangue materno

Sinciciotrofoblasto

Rede lacunar trofoblástica

Mesoderma somático extraembrionário

Vilosidade primária

Embrião

Cório

Cavidade coriônica

A   B

Sinciciotrofoblasto

Citotrofoblasto

C

Figura 3.7 Desenvolvimento das vilosidades primárias. **A.** Detalhe ampliado da área delimitada em **B**, mostrando a parede do saco coriônico com as vilosidades primárias. **B.** Ovo de 14 dias. **C.** Secção transversal de uma vilosidade primária.

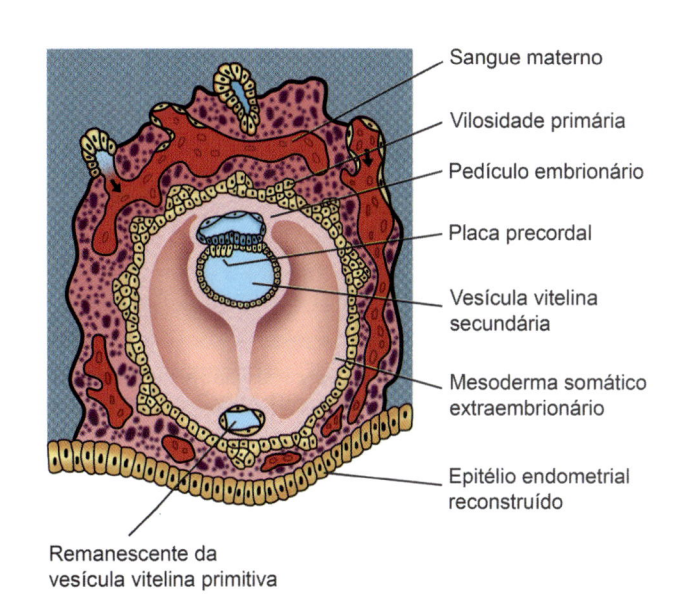

Sangue materno

Vilosidade primária

Pedículo embrionário

Placa precordal

Vesícula vitelina secundária

Mesoderma somático extraembrionário

Epitélio endometrial reconstruído

Remanescente da vesícula vitelina primitiva

Figura 3.8 Ovo de 14 dias. Formação da vesícula vitelina secundária.

- O hipoblasto forma o teto da cavidade exocelômica e é contínuo com a delgada *membrana exocelômica*. Essa membrana, junto com o hipoblasto, forma a *vesícula vitelina primitiva* (Figura 3.5)
- As células do endoderma (hipoblasto) da vesícula vitelina formam uma camada de tecido conjuntivo, o *mesoderma extraembrionário* (Figura 3.5), que circunda a cavidade amniótica e a vesícula vitelina.

Surgem espaços celômicos extraembrionários isolados, no interior do mesoderma extraembrionário, que rapidamente se fundem, formando uma grande cavidade isolada, o *celoma extraembrionário* (Figura 3.6). Essa cavidade, cheia de fluido, envolve a cavidade amniótica e a vesícula vitelina, exceto onde estão aderidos ao *cório* pelo *pedículo embrionário*.

Com a formação do celoma extraembrionário, a vesícula vitelina primitiva diminui de tamanho, e se forma uma pequena *vesícula vitelina secundária* (Figura 3.8). A vesícula vitelina não contém vitelo. Entretanto, ela exerce importantes funções; ela poderá desempenhar papel na transferência seletiva de nutrientes para o embrião (Hill, 2007).

O mesoderma somático extraembrionário e as duas camadas do trofoblasto (cito e sincício) formam o cório (Figura 3.7). O cório constitui a parede da vesícula amniótica, dentro do qual o embrião e as vesículas vitelina e amniótica estão suspensos pelo pedículo. O celoma extraembrionário é, então, chamado de *cavidade coriônica* (na gravidez, e à ultrassonografia, denominado *saco gestacional*).

O embrião de 14 dias ainda apresenta a forma de um disco bilaminar; nas células hipoblásticas, em uma área localizada, formam a *placa precordal* (Figura 3.8), futuro local da boca e importante organizador da região da cabeça.

Terceira semana: gastrulação – formação do disco embrionário tridérmico (trilaminar)

É um período de rápido desenvolvimento, coincidindo com a época da primeira menstruação frustrada. A parada do sangramento menstrual é o primeiro sinal de gravidez, embora possam ocorrer, eventualmente, perdas hemorrágicas provenientes do local de implantação.

As alterações observadas na 3ª semana:

- Aparecimento do *mesoderma intraembrionário*, a terceira camada germinativa, a partir de células mesoblásticas originárias do epiblasto (Figura 3.9). O mesênquima forma os tecidos de sustentação do embrião, tais como a maior parte dos tecidos conjuntivos do corpo e a trama do tecido conjuntivo das glândulas. Células do epiblasto deslocam o hipoblasto, formando o *endoderma embrionário*, no teto da vesícula vitelina. As células que permanecem no epiblasto formam o *ectoderma embrionário*. Em resumo, por meio do processo de *gastrulação*, as células do epiblasto dão origem a todas as três camadas germinativas
- Células mesenquimais provenientes do nó primitivo da linha primitiva, situada no epiblasto, formam o *notocórdio*, eixo principal do embrião, em torno do qual se forma o esqueleto axial
- Formação do *tubo neural*, primórdio do sistema nervoso central a partir de um espessamento do ectoderma. Concomitantemente, células *neuroectodérmicas* migram para formar a crista neural, origem dos gânglios sensoriais dos nervos cranianos e espinais
- Constituição dos *somitos*, originados do mesoderma paraxial intraembrionário. Os somitos são agregados de células mesenquimais, a partir dos quais as células migram e dão origem às vértebras, às costelas e à musculatura axial. Durante a 3ª semana, o número de somitos constitui o indicador da idade do embrião

- Surgimento do *celoma intraembrionário*, que aparece como espaços isolados no mesoderma lateral e no cardiogênico. As vesículas celômicas coalescem subsequentemente, formando uma cavidade única, em forma de ferradura, que dará origem às futuras cavidades do organismo: *pericárdica* (que contém o coração), *pleural* (os pulmões) e *peritoneal* (as vísceras abaixo do diafragma).

Origem dos vasos sanguíneos e do sangue. Os vasos sanguíneos aparecem primeiro no mesoderma extraembrionário da vesícula vitelina, do pedículo embrionário e do cório; os vasos embrionários só se desenvolvem 2 dias mais tarde. Ilhotas sanguíneas inicialmente são agregados de células mesenquimais, os *hemangioblastos*. Em seguida, espaços organizam-se dentro das ilhotas, que logo tornam-se revestidas por *endotélio* e se unem com outros espaços para formar o sistema cardiovascular primitivo. No fim da 3ª semana surgem os *tubos cardíacos* a partir de células mesenquimais na área cardiogênica, que logo se fundem em uma estrutura única – o *coração primitivo* –, ligando os vasos sanguíneos do embrião aos vasos extraembrionários (Figura 3.10). As células sanguíneas primitivas são derivadas, principalmente, dos hemangioblastos agrupados na vesícula vitelina e alantoide (Figura 3.10). A formação do sangue somente se inicia no 2º mês embrionário e ocorre no fígado, mais tarde acontece também no baço, na medula óssea e nos linfonodos. O sistema cardiovascular é o primeiro do organismo a alcançar estado funcional, pois a circulação sanguínea tem início no fim da 3ª semana.

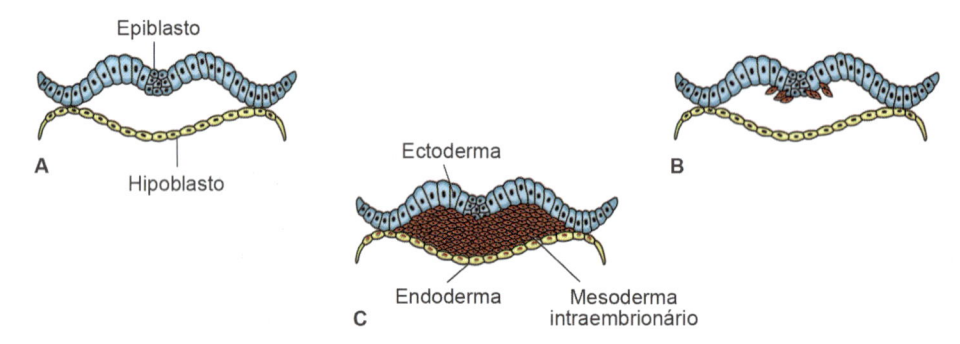

Figura 3.9 O corte transversal do disco embrionário mostra sua transformação de bilaminar (A) para trilaminar (C), e a migração das células do epiblasto (B).

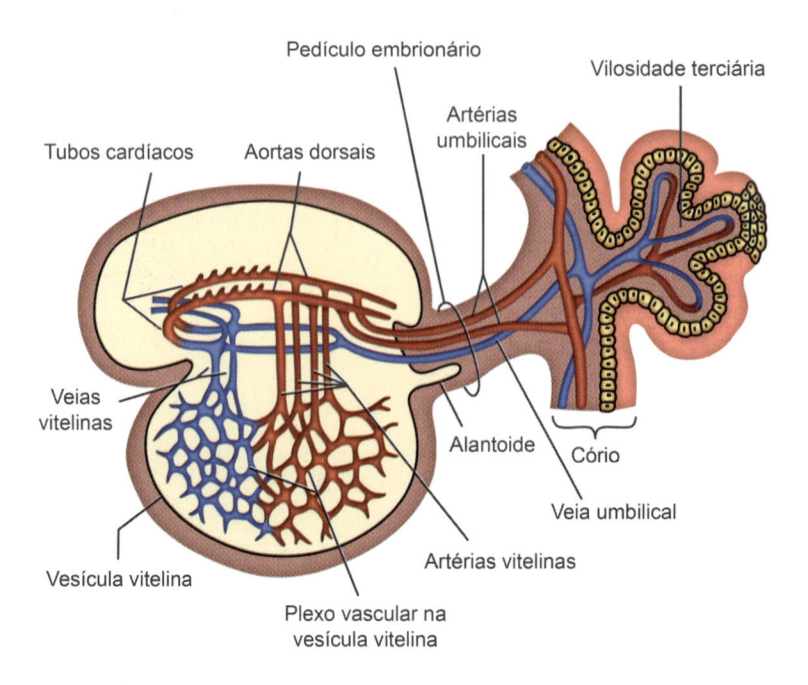

Figura 3.10 Circulações vitelina e alantocorial em embrião de 21 dias.

Desenvolvimento posterior das vilosidades (Figura 3.11). As *vilosidades primárias* tornam-se *secundárias* quando adquirem mesoderma no seu interior. Antes do fim da 3ª semana, capilares desenvolvem-se no interior das vilosidades que se transformam, então, em *terciárias*. As células citotrofoblásticas na parte distal das vilosidades proliferam e formam colunas que atravessam o sinciciotrofoblasto e se fixam ao estroma endometrial (*vilosidades ancorantes*). As células citotrofoblásticas juntam-se umas às outras e compõem o *manto citotrofoblástico*, apoiando firmemente o saco coriônico ao endométrio. O rápido desenvolvimento das vilosidades durante a 3ª semana aumenta acentuadamente a superfície do cório e favorece as trocas maternoembrionárias.

Quarta a oitava semanas: período embrionário

Durante essas 5 semanas, todos os principais órgãos e sistemas do corpo são formados a partir das três camadas germinativas.

No início da 4ª semana, *curvaturas longitudinais* (cefálica e caudal) e *laterais* (direita e esquerda) convertem o disco embrionário, achatado, em um embrião cilíndrico, em forma de "C". A formação das curvaturas cefálica, caudal e laterais é uma sequência contínua de eventos que termina por circunscrever o embrião na vesícula vitelina. Parte dela é incorporada ao embrião durante sua curvatura, dando origem ao *intestino primitivo*, e o restante constitui o *remanescente da vesícula vitelina secundária*. As curvaturas laterais dão origem as paredes laterais e ventral do corpo. A conexão do intestino com a vesícula vitelina fica reduzida ao *pedículo* ou *ducto vitelino* (Figura 3.12).

O conjunto constituído pelo pedículo embrionário primitivo, com os vasos sanguíneos e alantoide, forma o pedículo vitelino, que, revestido pelo âmnio, forma o *cordão umbilical* (ver Figura 3.10).

A curvatura cefálica determina que o coração posicione-se ventralmente e o cérebro torne-se a parte mais cranial do embrião. A curvatura caudal obriga o pedículo do embrião, então chamado umbilical, a mover-se ventralmente (Figura 3.12).

Os *três folhetos germinativos primários* diferenciam-se nos vários tecidos e órgãos (Figura 3.13). No fim da 7ª semana quase todos os principais sistemas do organismo estão formados.

A ultrassonografia pode exibir saco gestacional desde a 5ª semana (Figura 3.14), e a técnica tridimensional impressiona pela imagem do concepto (idade menstrual) (Montenegro e Rezende-Filho, 2001).

A morfologia externa do embrião está bastante influenciada pela formação do cérebro, dos membros, das orelhas, do nariz e dos olhos. À medida que essas estruturas se desenvolvem, modificam o perfil do concepto, que vai adquirindo figura humana (Figura 3.15).

Como o início de todas as estruturas essenciais ocorre durante o período embrionário, o 2º mês gestacional (semanas 4 a 8)

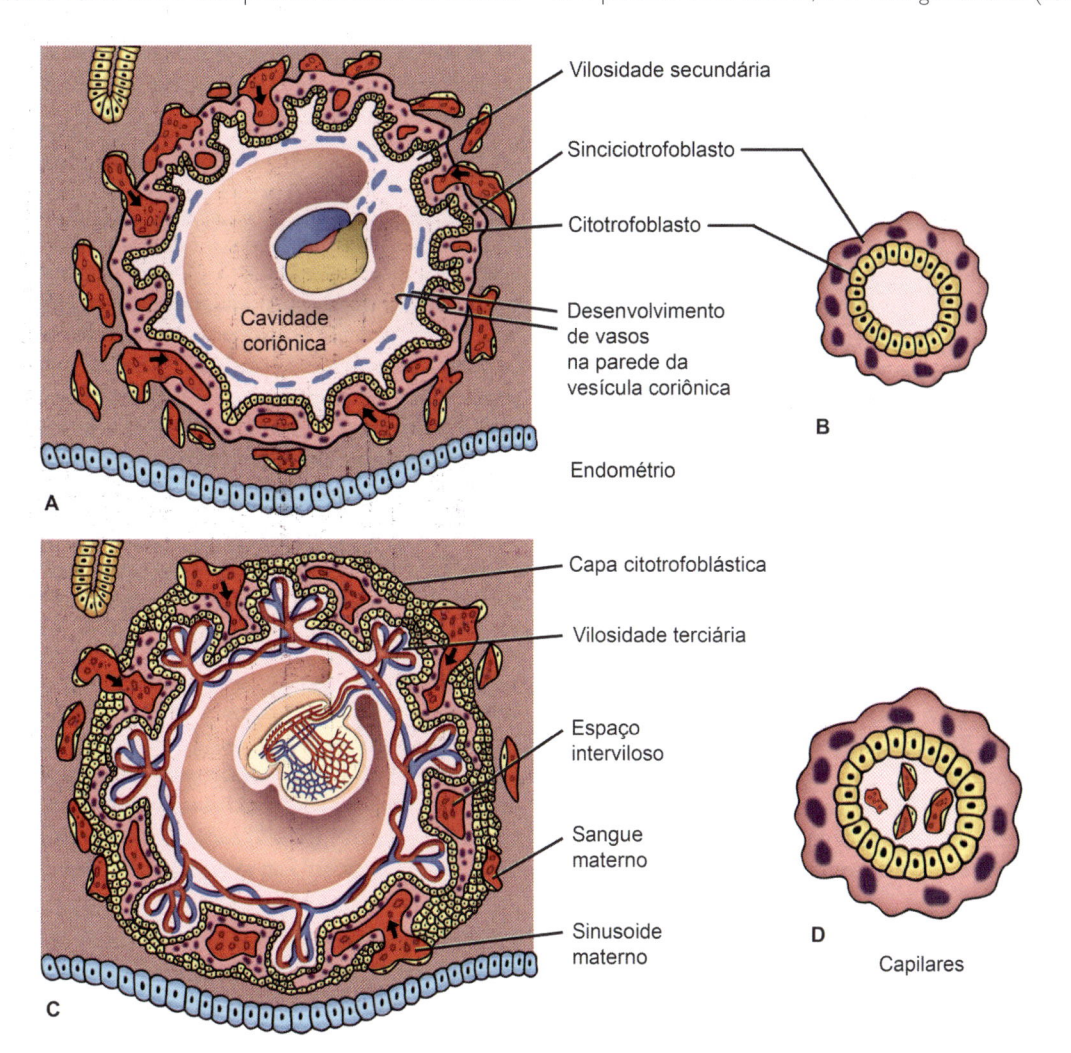

Figura 3.11 Desenvolvimento posterior das vilosidades coriônicas e da placenta. **A.** Embrião de 17 dias completamente implantado no endométrio. **B.** Secção de uma vilosidade secundária. **C.** Embrião de 21 dias. **D.** Secção de uma vilosidade terciária.

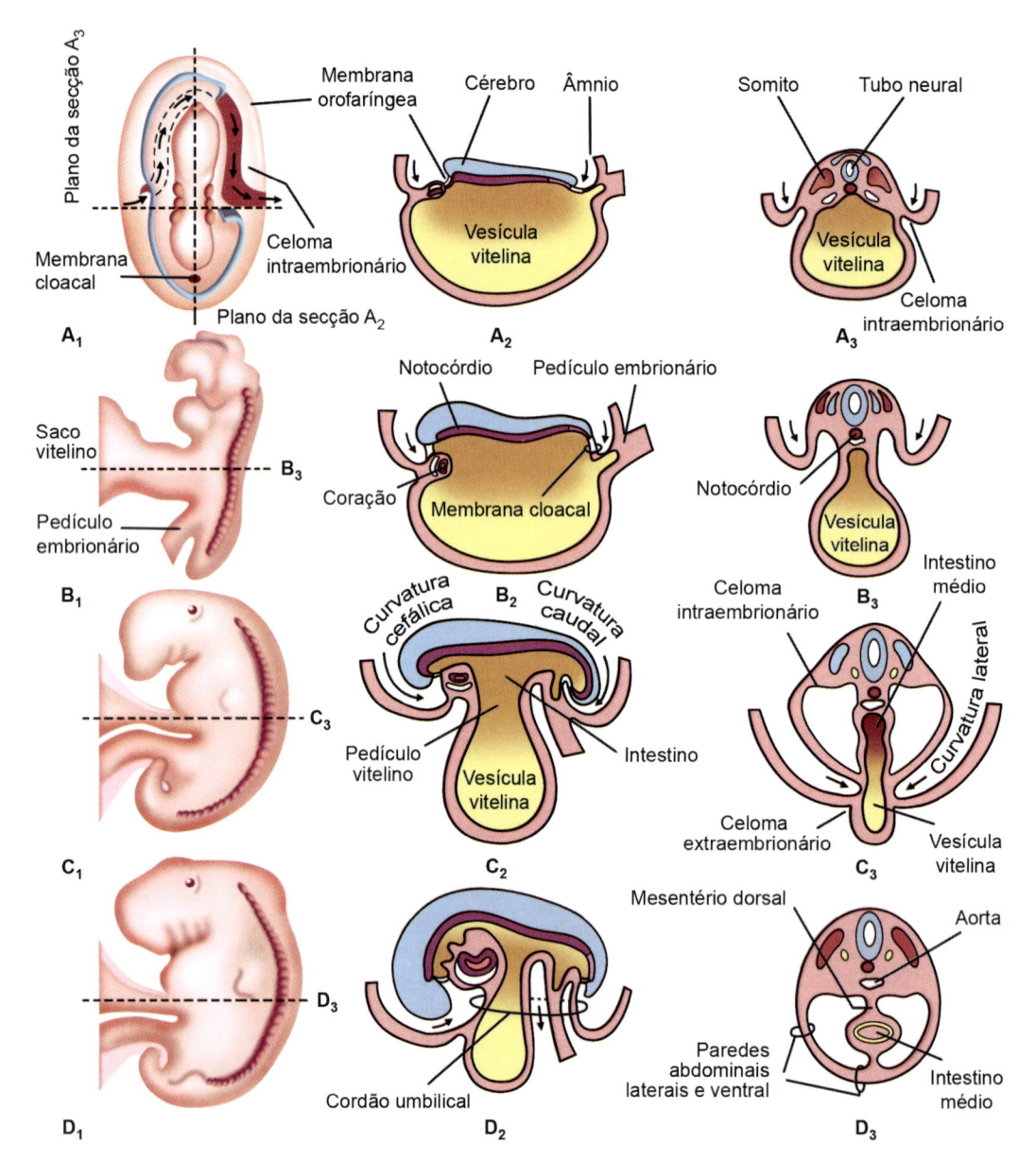

Figura 3.12 Curvaturas do embrião (4 semanas). **A₁,** Visão dorsal de embrião de 22 dias. A continuidade dos celomas intra e extraembrionário é ilustrada pela retirada de porção do ecto e do mesoderma embrionários. **B₁, C₁** e **D₁.** Aspectos laterais do embrião de 24, 26 e 28 dias, respectivamente. **A₂-D₂.** Secções longitudinais dos planos mostrados em **A₁. A₃-D₃.** Secções transversais dos níveis indicados em **A₁-D₁.**

configura a fase crítica do desenvolvimento, quando podem surgir diversas malformações congênitas se o embrião for exposto a agentes teratogênicos (fármacos, infecções, radiações etc.).

Nona semana ao nascimento: período fetal

Em torno da 9ª semana da gestação, já tendo o embrião aparência humana, começa o período fetal, que corresponde ao aparecimento do centro de ossificação da cabeça do úmero (O'Rahilly e Muller, 2000). A organogênese está quase completa e fundamentalmente voltada para o crescimento e a maturação de tecidos e órgãos formados na fase embrionária, uma vez que poucas estruturas novas surgem durante o período fetal (Figura 3.16). A classificação do desenvolvimento do feto humano, entre outras medidas, pode ser feita pelo maior comprimento do pé, passando pelo segundo dedo (Mandarim-de-Lacerda, 1990a).

Os vários órgãos e tecidos não se desenvolvem com ritmo idêntico, nem alcançam, contemporaneamente, determinado grau de maturação. O feto a termo tem os sistemas digestório, respiratório, circulatório e urinário praticamente prontos para a vida extrauterina, enquanto os sistemas nervoso e ósseo permanecem imaturos, e sua diferenciação prossegue por muito tempo após o nascimento (O'Rahilly e Gardner, 1972; O'Rahilly e Muecke, 1972; O'Rahilly e Muller, 1984; O'Rahilly e Muller, 2008).

Pode-se destacar os seguintes fatos acerca do período fetal:

- *9ª a 12ª semana:* há relativa diminuição do crescimento da cabeça em relação ao corpo (Figura 3.17). A genitália externa de fetos dos sexos masculino e feminino ainda aparece indiferenciada até o fim da 9ª semana, e sua forma madura se estabelece apenas na 12ª semana (O'Rahilly, 1983)
- *13ª a 16ª semana:* crescimento muito rápido, especialmente do corpo. Aparecimento dos centros de ossificação aos raios X, iniciada à 16ª semana (O'Rahilly e Gardner, 1972)

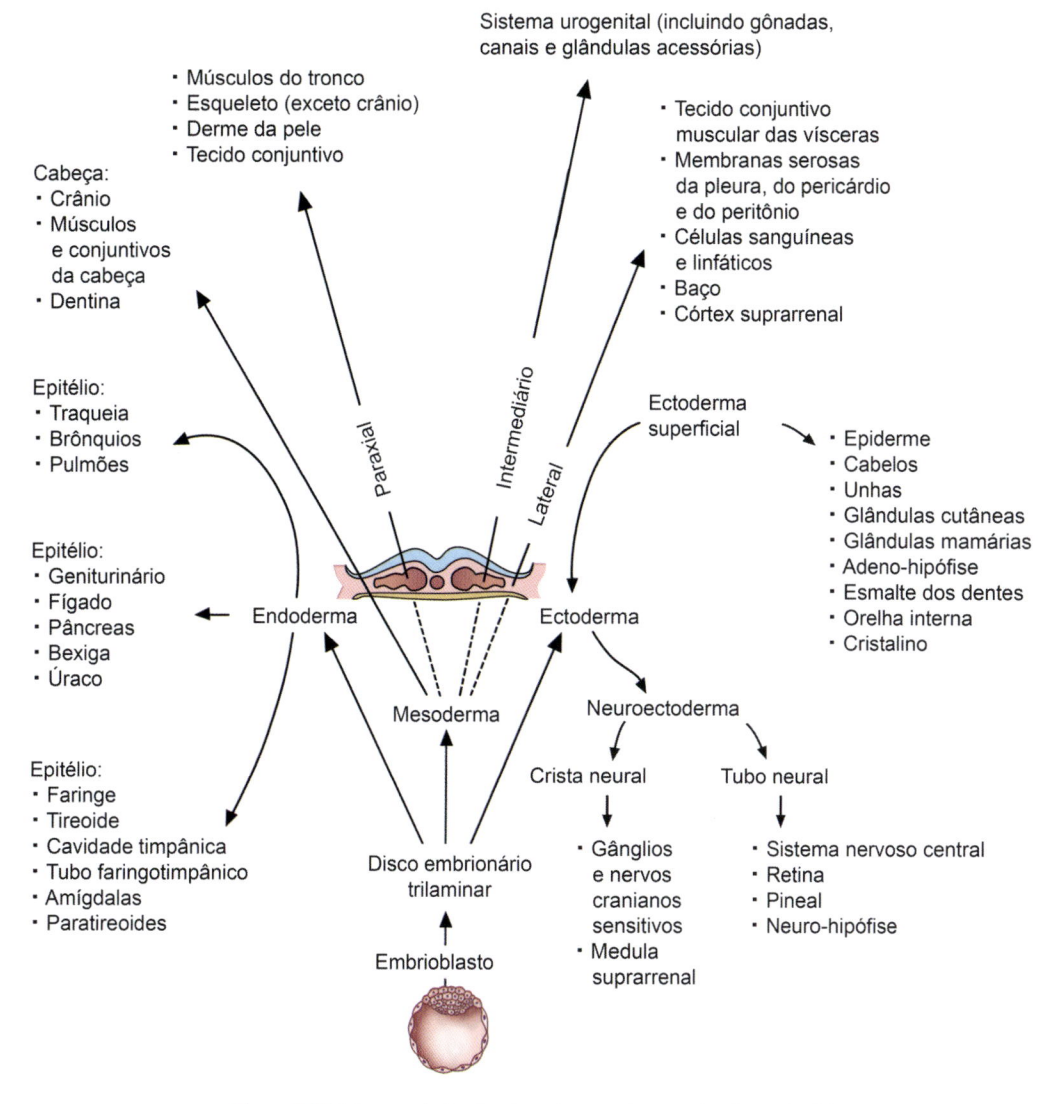

Sistema urogenital (incluindo gônadas,
canais e glândulas acessórias)

· Músculos do tronco
· Esqueleto (exceto crânio)
· Derme da pele
· Tecido conjuntivo

· Tecido conjuntivo
  muscular das vísceras
· Membranas serosas
  da pleura, do pericárdio
  e do peritônio
· Células sanguíneas
  e linfáticos
· Baço
· Córtex suprarrenal

Cabeça:
· Crânio
· Músculos
  e conjuntivos
  da cabeça
· Dentina

Paraxial

Intermediário

Lateral

Ectoderma
superficial

Epitélio:
· Traqueia
· Brônquios
· Pulmões

· Epiderme
· Cabelos
· Unhas
· Glândulas cutâneas
· Glândulas mamárias
· Adeno-hipófise
· Esmalte dos dentes
· Orelha interna
· Cristalino

Epitélio:
· Geniturinário
· Fígado
· Pâncreas
· Bexiga
· Úraco

Endoderma

Ectoderma

Mesoderma

Neuroectoderma

Epitélio:
· Faringe
· Tireoide
· Cavidade timpânica
· Tubo faringotimpânico
· Amígdalas
· Paratireoides

Crista neural

Tubo neural

Disco embrionário
trilaminar

· Gânglios
  e nervos
  cranianos
  sensitivos
· Medula
  suprarrenal

· Sistema nervoso central
· Retina
· Pineal
· Neuro-hipófise

Embrioblasto

Figura 3.13 Origem e derivados das três camadas germinativas primárias.

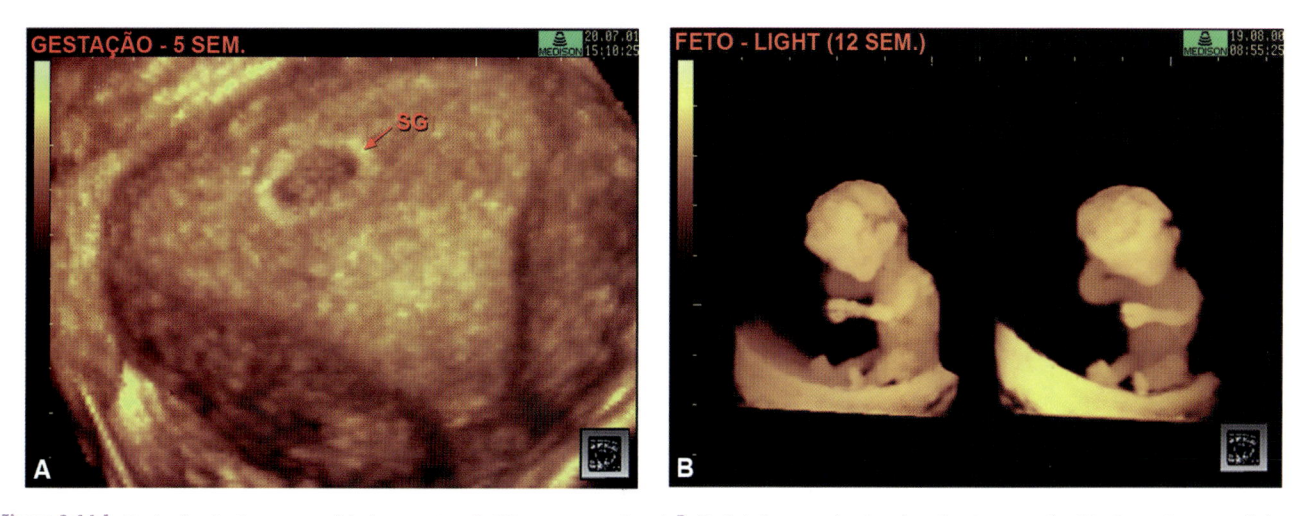

GESTAÇÃO - 5 SEM.

SG

FETO - LIGHT (12 SEM.)

A

B

Figura 3.14 A. Gestação de 5 semanas (idade menstrual). *SG*, saco gestacional. **B.** Embriofetoscopia virtual – ultrassonografia 3D. Gestação normal de 12 semanas (idade menstrual). (Adaptada de Montenegro e Rezende-Filho, 2001.)

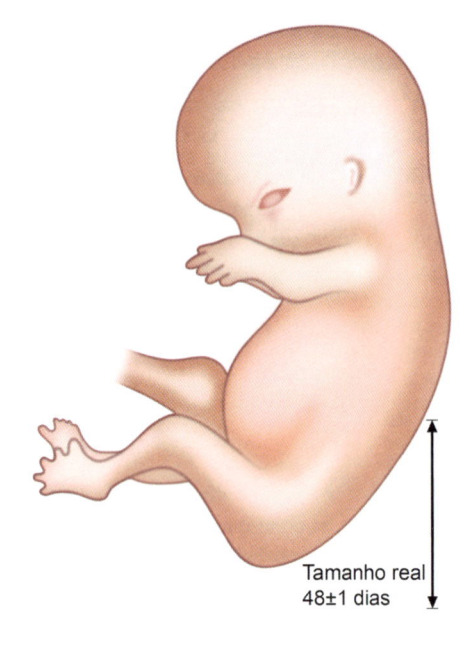

Tamanho real
48±1 dias

Figura 3.15 Embrião de 7 semanas.

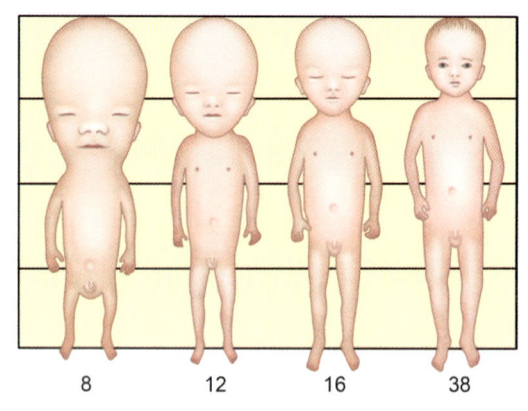

8   12   16   38

Figura 3.17 Alterações de proporção do corpo durante o período fetal. Todos os estágios estão ilustrados do mesmo tamanho. A idade da gestação é dada em semanas a partir da fertilização.

Alguns aspectos da fisiologia fetal[b]

Respiração

Com 28 semanas, quando o feto tem aproximadamente 1.000 g, os pulmões estão suficientemente desenvolvidos de modo a tornar possível a sobrevida do recém-nascido pré-termo. Antes disso, são incapazes de proporcionar trocas gasosas adequadas: a superfície alveolar e a vascularização são insuficientes. O desenvolvimento do aparelho respiratório fetal está caracterizado pelo incremento da área alveolar e do número de capilares que estabelecem contato íntimo com as estruturas respiratórias.

Síntese da lecitina (surfactante-ativo). O *complexo surfactante*, segregado pelas células epiteliais tipo II dos alvéolos pulmonares, parece capaz de reduzir a tensão superficial da interface ar-líquido e assim manter a luz dos alvéolos, evitando seu colapso após o nascimento. Cerca de 90% do complexo surfactante estão compostos por fosfolipídios, dos quais a *lecitina* representa 80% e o *fosfatidilglicerol* (FG), 10%.

- *16ª a 20ª semana:* a gestante começa a perceber os movimentos fetais, na realidade originados entre 8 e 12 semanas. Ao início da 20ª semana surgem *lanugem* e cabelos, e a pele está coberta de *verniz caseoso*, material constituído pela secreção gordurosa das glândulas sebáceas, e que tem por fim proteger a delicada epiderme fetal
- Até *22 a 24 semanas*, embora todos os órgãos estejam desenvolvidos, o feto é incapaz de existência extrauterina, principalmente pela imaturidade do sistema respiratório. Entretanto, a moderna assistência médica aos conceptos pré-termo tem aumentado a sobrevivência de produtos de idade gestacional muito pequena, cada dia reduzida com o aprimoramento dos cuidados pediátricos.

O tecido adiposo se desenvolve rapidamente nas 6 a 8 últimas semanas fetais, fase dedicada, principalmente, ao crescimento de tecidos e à preparação dos sistemas envolvidos na transição da vida intrauterina para a extrauterina.

No período fetal, o concepto é menos vulnerável aos efeitos teratogênicos, embora possa haver interferência com o desenvolvimento funcional, especialmente do cérebro.

---

[b]A idade da gravidez está calculada aqui a partir da última menstruação.

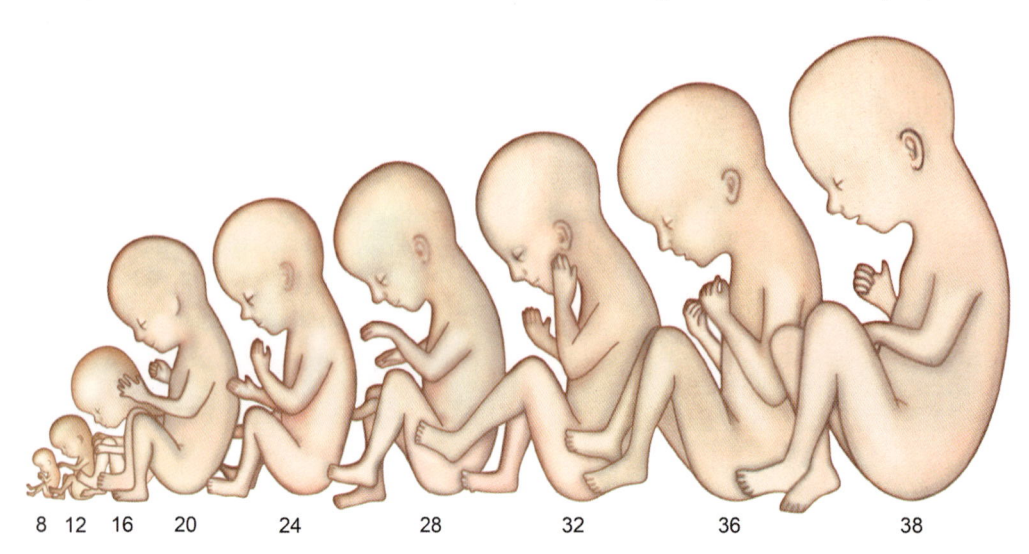

8 12 16   20   24   28   32   36   38

Figura 3.16 Concepto de 8 semanas ao termo. A idade da gravidez é dada em semanas, a partir da fertilização.

A lecitina é sintetizada por duas vias principais:

- *Via cistidina-difosfocolina* (*CDF-colina*), com formação de lecitina constituída por cadeias de ácidos graxos α-palmítico/β-palmítico
- *Via fosfatidiletanolamina*, com *reação de metilação* e elaboração de lecitina composta por cadeias de ácidos graxos α-palmítico/β-mirístico.

De 22 a 24 semanas até 35 semanas de gestação, a reação de metilação é a principal via de síntese da lecitina. A lecitina formada pela via CDF-colina, embora operante desde 18 semanas, somente é expressiva após 36 semanas. A lecitina α-palmítica/β-palmítica é muito estável e, portanto, mais efetiva como surfactante.

O FG funciona como potencializador da ação surfactante da lecitina e aparece em quantidades significativas na gestação de 37,5 semanas, crescendo sua produção até o termo.

Início da respiração. Antes do nascimento, os pulmões estão cheios de líquido (estágio secretório do pulmão fetal). Consequentemente, o arejamento do pulmão não se restringe à insuflação de órgão colapsado. Há a eliminação prévia de fluido por três vias: um terço é expelido pela pressão exercida no tórax durante o parto; outro terço é absorvido pelos capilares pulmonares; e o restante passa para os linfáticos que drenam os brônquios e os vasos sanguíneos.

Quando os pulmões se inflam após o parto, forma-se a interface ar-líquido na superfície da membrana alveolar. A camada líquida produz força que tende a colapsar os alvéolos. O complexo surfactante reduz a tensão superficial nos alvéolos, mantendo uma quantidade apreciável de ar residual nos pulmões após a expiração (40% do volume total), prevenindo a atelectasia.

O início dos movimentos respiratórios está filiado a estímulos térmicos e táteis, além da asfixia (diminuição do P_{O2} e do pH e aumento do P_{CO2}) que ocorre no processo natural do nascimento.

Por fim, a adequada respiração no período neonatal depende das alterações circulatórias que surgem no recém-nascido.

Circulação

O ovo humano tem uma pequena reserva nutritiva, logo sua sobrevivência depende da nidificação precoce. A nutrição, inicialmente subordinada a materiais existentes nos lumens tubário e uterino, é substituída por outra, condicionada à sua implantação no endométrio. A formação das vilosidades representa um aperfeiçoamento, por expandir a superfície de trocas; penetrando nos capilares, inicia-se a nutrição *hemotrófica*. Mas, apesar disso, é insuficiente em virtude da crescente massa ovular, pela falta de sistema eficaz de intercâmbio entre as vilosidades e o concepto.

Por volta da 3ª semana, inicia-se a formação do sistema vascular no embrião. Simultaneamente, nas vilosidades que já contêm um eixo de tecido mesenquimatoso, diferenciam-se os elementos que constituirão os capilares. A junção dos vasos do embrião com os do cório acontece ao final da 3ª semana. Por transitar junto à vesícula, essa circulação é denominada *alantocorial* e permanece durante toda a vida intrauterina. É a única importante, não representando, todavia, a primeira que se estabelece. Ainda durante a 3ª semana formam-se os vasos do embrião, incluindo as duas aortas primitivas. Na porção cefálica, elas constituem os tubos cardíacos que irão se fundir no coração primitivo. Das aortas, originam-se os ramos – *artérias vitelinas* ou *onfalomesentéricas* – que alcançam, ventralmente, a vesícula vitelina. Pelas veias ocorre o retorno do sangue, fechando o circuito da *circulação vitelina*, que é diminuta e fugaz, traduzindo somente vestígio filogenético. Na Figura 3.10 estão representadas as duas circulações (a vitelina está exagerada para maior clareza).

À medida que a primitiva circulação regride, formam-se na porção caudal das aortas as *artérias alantoides*. Seguindo a orientação da alantoide (ver Figura 3.10), essas artérias alcançam os vasos que foram simultaneamente se diferenciando no cório. O retorno de sangue se dá nas veias homônimas das artérias. Nessa fase do ovo há três circulações: uma própria do embrião e duas extraembrionárias (vitelina e alantocorial). Com a regressão de um dos circuitos, permanecem dois e, somente na vida neonatal, um (Hill, 2007).

No concepto mais desenvolvido, os vasos alantocoriais passam a ser nomeados vasos *umbilicais*, e a circulação alantocorial será denominada mais adequadamente *circulação fetoplacentária*.

As artérias vitelinas fundem-se e formam a *artéria mesentérica superior*. As veias vitelinas formam a *veia hepática*. As artérias umbilicais originam-se de porção da aorta que não se fundirá – artérias ilíacas comuns – continuam duplas, calibrosas na vida fetal, atrofiadas na vida extrauterina (serão cordões fibrosos). As veias umbilicais, ao contrário das artérias, unem-se.

São itens de grande importância na formação do coração do embrião humano, com repercussão na circulação em geral, a septação em quatro cavidades, a incorporação do seio venoso e das válvulas venosas no futuro átrio direito, o aparecimento do sistema de condução (complexo estimulante do coração: nó sinoatrial, nó atrioventricular, feixe atrioventricular – de His – ramos direito e esquerdo, rede de fibras de Purkinje), a formação das valvas atrioventriculares e artérias coronárias (Mandarim-de-Lacerda, 1991a; 1991b; 1990b; Wenink, 1976).

A Tabela 3.1 indica as fases da nutrição do ovo.

Circulação fetal. A veia umbilical transporta sangue rico em oxigênio e nutrientes provenientes da placenta, alcançando o fígado fetal (Figura 3.18). Assim, o sangue da veia umbilical é distribuído via seio portal para o fígado (55% para o lobo esquerdo, 20% para o direito) e via *ducto venoso* em direção ao coração (25% do fluxo). Assim, o ducto venoso age como a primeira

Tabela 3.1 Fases da nutrição do concepto. Até 10 semanas ainda não há fluxo de sangue ostensivo no espaço interviloso e a placenta não pode ser considerada hemocorial nessa fase.

Idade	Condições morfológicas	Fonte do material nutritivo
1ª semana	Ovo livre na tuba uterina e na cavidade uterina	O existente nos lumens tubário e uterino
2ª semana	Ovo recém-nidificado, inicialmente sem vilosidades e depois com vilosidades avasculares	Muco das glândulas endometriais. A penetração dos capilares inicia a nutrição hemotrófica
3ª semana	Circulação vitelina, fugaz e sem importância	Reservas da vesícula vitelina
Após a 4ª semana	Circulação alantocorial, depois denominada fetoplacentária (nutrição transplacentária)	Sangue materno
	Nutrição transamniótica: através do âmnio placentário	Líquido amniótico

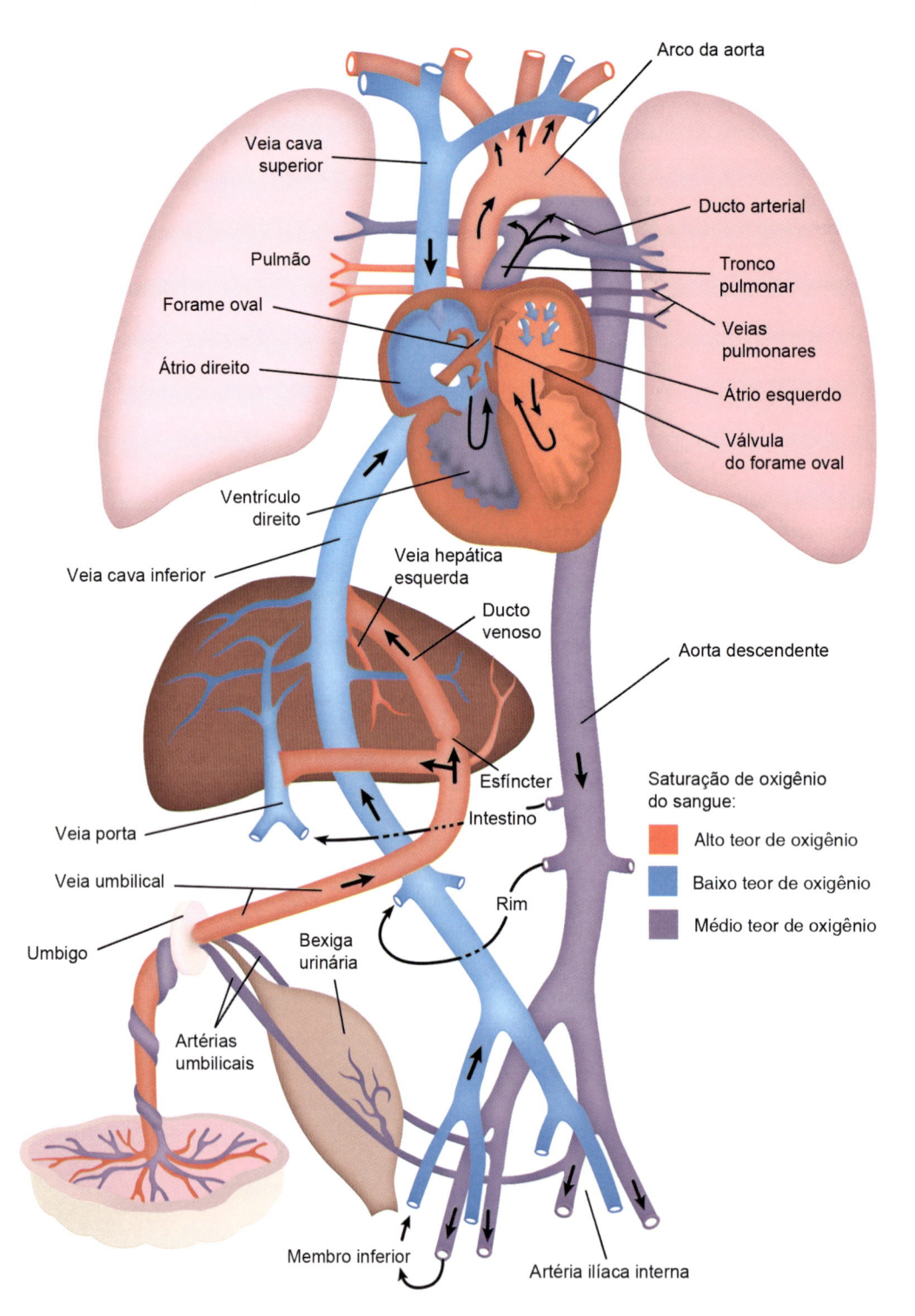

Figura 3.18 Circulação fetal. Note, pela mudança de cor, as diferentes saturações de oxigênio. As *setas* indicam a direção do fluxo. No *alto, à esquerda,* mostra-se como a *crista dividens* separa o sangue proveniente da veia cava inferior em duas correntes. A maior passa através do forame oval diretamente para o átrio esquerdo e a menor permanece no átrio direito.

comunicação (*shunt*) que determina a proporção do sangue umbilical que é direcionado para o coração, por mecanismo ainda indefinido (Baschat e Harman, 2006).

O gradiente de pressão venosa e o pequeno diâmetro relativo elevam a velocidade sanguínea através do ducto venoso diversas vezes. Essa corrente sanguínea acelerada se junta à veia cava e três veias hepáticas em uma estrutura afunilada subdiafragmática, o *vestíbulo venoso*. Assim, o átrio direito recebe sangue com elevado O_2 (e nutrientes) do ducto venoso e da veia hepática

esquerda, e sangue menos saturado proveniente das veias cavas, das veias hepáticas remanescentes e do seio coronário. Diferenças na direção e na velocidade separam o sangue de tal modo que o mais bem oxigenado, do ducto venoso, tende a se situar ao longo da posição média da veia cava inferior. Esse sangue é preferencialmente dirigido pela *crista dividens*, por entre o forame oval (forame *de Botallo*) para o átrio esquerdo, o ventrículo esquerdo, a aorta ascendente, suprindo os órgãos pré-ductais, como o coração e o cérebro.

Os outros contribuintes do sistema venoso de retorno ao coração, que carreiam sangue com menos oxigênio e nutrientes, fluem pelo interior do átrio direito, do ventrículo direito e da artéria pulmonar, com cerca de 90% do fluxo dirigido ao ducto arterial (*ductus arteriosus*) e à aorta descendente, em razão da resistência vascular pulmonar elevada.

Em acréscimo ao fluxo sanguíneo proveniente do coração direito via ducto arterioso, o sangue na aorta descendente tem componente do coração esquerdo via aorta pré-ductal. Esse sangue misturado supre o tronco cardíaco e as artérias mesentéricas superiores e renais, que são os reguladores primários do suprimento de sangue para o fígado, o baço, os intestinos e os rins. As artérias hepáticas (em paralelo com o sangue do seio portal) irrigam o fígado. As artérias ilíacas comuns, que nutrem os órgãos pélvicos e as extremidades inferiores, direcionam sangue à placenta via artérias umbilicais.

A circulação fetal é capaz de ajustes regulatórios dinâmicos. Na hipoxia, alterações vasculares divergem grande proporção de sangue da veia umbilical por meio do ducto venoso, o que ajuda a manter o suprimento de oxigênio para o coração, o cérebro e outros órgãos a expensas do lobo hepático esquerdo. O inverso é verdadeiro quando ocorre má nutrição materna. Nessas condições, uma proporção elevada de sangue da veia umbilical é dirigida para os sinusoides hepáticos em detrimento da circulação central.

Circulação neonatal. Modificações circulatórias importantes ocorrem ao nascimento, quando cessa a circulação feto-placentária e os pulmões tornam-se funcionantes (Figura 3.19). O

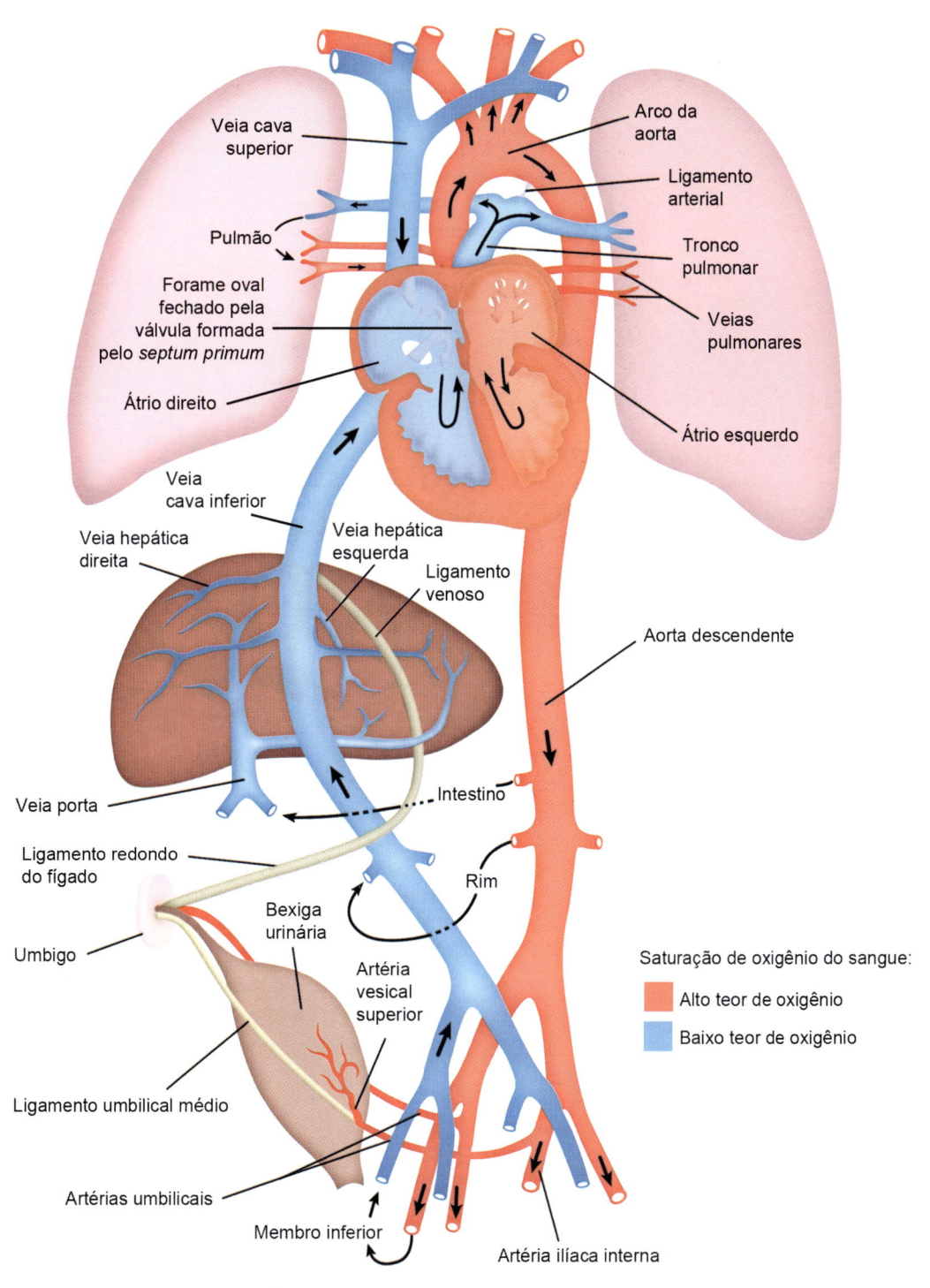

Figura 3.19 Circulação neonatal e os derivados adultos.

forame oval, o ducto arterial, o ducto venoso e os vasos umbilicais se tornam inoperantes. A inexistência da circulação placentária determina imediata queda na pressão sanguínea da veia cava inferior e do átrio direito (Red-Horse et al., 2004; Mandarim-de-Lacerda e Boasquevisque, 1993).

A ventilação pulmonar também participa ao provocar redução drástica na resistência vascular do órgão, com o consequente aumento do fluxo sanguíneo. Como resultado da maior chegada de sangue aos pulmões, a pressão no átrio esquerdo ultrapassa a do átrio direito, o que determina o fechamento da válvula do forame oval.

O ducto arterial tem parede muscular lisa espessa e se contrai ao nascimento, assim como os vasos umbilicais, embora possa subsistir pequena derivação de sangue da aorta para a artéria pulmonar, por alguns poucos dias. O fechamento do ducto arterial parece ter participação da *bradicinina*, substância liberada pelos pulmões durante sua insuflação inicial. A ação da bradicinina depende da grande concentração de oxigênio existente no sangue aórtico, consequência da ventilação pulmonar. Da mesma maneira, as artérias umbilicais se contraem após o parto, impedindo perdas sanguíneas no recém-nascido. Se o cordão não for laqueado, apenas por um minuto ou mais, o fluxo de sangue persistirá pela veia umbilical.

O fechamento do forame oval e dos vasos fetais é, inicialmente, alteração funcional, seguido de, mais tarde, oclusão anatômica pela proliferação de tecido endotelial e fibroso. As estruturas adultas derivadas são:

* *Ligamento redondo*, resultante da porção intra-abdominal da veia umbilical
* *Ligamento venoso* proveniente do *ductus venosus*
* A maior parte do segmento abdominal das artérias umbilicais forma os *ligamentos umbilicais laterais*; porções desses vasos persistem e constituem as *artérias vesicais superiores*
* O *ducto arterial* forma o *ligamento arterial*; o fechamento anatômico ocorre apenas no final do 3º mês pós-natal
* O forame oval é fechado ao nascimento, embora a obturação definitiva só se desenvolva ulteriormente, como já citado.

Hemoglobina fetal

A eritropoese, já mencionada, inicia-se na 3ª semana, no mesoderma extraembrionário da vesícula vitelina, do pedículo embrionário e do cório. A formação de sangue no embrião só ocorre no 2º mês, principalmente no fígado. O baço é órgão eritropoético entre o 3º e 7º mês e, no 5º mês, a medula óssea começa sua atividade, tornando-se, no 7º mês, a sede principal da elaboração dos eritrócitos. No início do desenvolvimento, todos os eritrócitos são nucleados. Em torno do 3º mês, entretanto, somente 10% deles retêm seus núcleos, e, no termo, apenas 5 a 8%.

Há muito se sabe que o sangue fetal tem maior afinidade pelo oxigênio do que o do adulto. A diferença é, em geral, atribuída à *hemoglobina F* (HbF) sintetizada pelo feto, diferentemente da *hemoglobina A* (HbA), do adulto. A HbA é composta de duas cadeias polipeptídicas α e duas β, cada uma delas com seu próprio grupo *heme* responsável pela combinação reversível com o oxigênio. A HbF tem também duas cadeias α, mas, em vez da β, contém duas γ, com composição de aminoácidos diferente.

A despeito da diferença observada na afinidade pelo oxigênio entre as hemoglobinas fetal e adulta, é conhecido que o fenômeno não depende da molécula da hemoglobina em si, mas do meio químico existente no interior da hemácia.

A transição da hemoglobina fetal para a adulta *in utero* inicia-se no 2º trimestre. Antes desse prazo, quase 100% da Hb é do tipo fetal. O porcentual permanece próximo de 90% até as 4 a 5 últimas semanas de gestação, quando há uma queda repentina.

Ao nascimento, existem apenas 20% de HbF e a baixa persiste até 12 semanas pós-natais. Em geral, a HbF não é mais encontrada com 2 anos e meio.

Função urinária

Como a placenta depura adequadamente o sangue fetal de catabólitos e mantém (via pulmões e rins maternos) o equilíbrio hídrico, eletrolítico e acidobásico, não há necessidade da função renal para o concepto. Todavia, o rim deve ser capaz de assumir essa função adequadamente desde o nascimento.

O rim definitivo (*metanefro*) começa a se desenvolver no início da 5ª semana e funciona 2 a 3 semanas mais tarde. A urina fetal é hipotônica em relação ao plasma, pela baixa concentração de eletrólitos; mistura-se com o líquido amniótico e desempenha papel importante no seu volume do 2º trimestre em diante (O'Rahilly e Muecke, 1972).

Metabolismo do surfactante

O determinante crítico da sobrevida extrauterina é a formação da barreira ar-sangue no pulmão e a produção do surfactante. Ao tempo do nascimento, a cobertura epitelial da superfície de troca de gases é fina e contínua, com dois tipos de células alveolares: tipos I e II. As células tipo I contêm poucas organelas subcelulares, enquanto as do tipo II são providas de abundantes mitocôndrias, retículo endoplasmático rugoso, aparelho de Golgi e corpos lamelares que acondicionam o surfactante (Figura 3.20).

Os lipídios surfactantes são processados no aparelho de Golgi e transportados para os *corpos multivesiculares*, associando-se às *proteínas surfactantes A, B* e *C*. Este complexo é armazenado em estruturas envoltas por membranas denominadas corpos lamelares. O surfactante é secretado por exocitose dos corpos lamelares. A mielina tubular é uma malha frouxa de fosfolipídios e de proteínas surfactantes. O componente ativo de superfície do surfactante é, então, alinhado em camada lipídica única da interface ar-líquido do alvéolo. Com a repetida expansão e a compressão da superfície lipídica, o material é eliminado e depurado pelos macrófagos alveolares ou retomado pelas células tipo II para ser reciclado de volta para os corpos lamelares.

O surfactante mantém a expansão do pulmão na expiração, baixando a tensão superficial na interface ar-líquido do alvéolo.

Diversos hormônios e fatores do crescimento contribuem para regular o metabolismo dos fosfolipídios pulmonares e o amadurecimento do pulmão. Os glicocorticoides são os mais importantes elementos de estimulação.

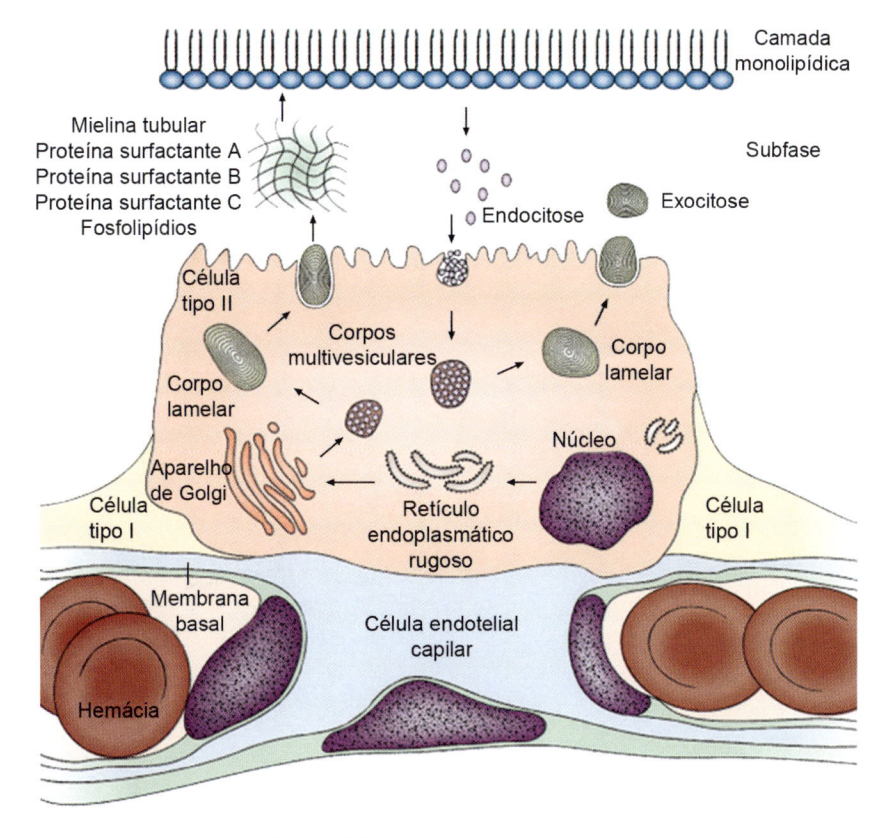

Figura 3.20 Metabolismo do surfactante.

Bibliografia

Baschat AA, Harman CR. Venous Doppler in the assessment of fetal cardiovascular status. Curr Opin Obstet Gynecol. 2006;18:156-63.

Carnegie Science [Internet]. Disponível em: <https://carnegiescience.edu/about>.

Hill MA. Early human development. Clin Obstet Gynecol. 2007;50:2-9.

Mandarim-de-Lacerda CA. A multivariate analysis of cardiac growth in human embryos: endocardial cushions and ventricular myocardium. Cardiovasc Res. 1991;25:855-860.

Mandarim-de-Lacerda CA. Desenvolvimento quantitativo do coração embrionário humano no período pós-somítico. Morfometria cardíaca em embriões estadiados [Tese de Concurso, Professor Titular]. Rio de Janeiro: Universidade do Estado do Rio de Janeiro, Centro Biomédico, Instituto de Biologia; 1987.

Mandarim-de-Lacerda CA. Development of the coronary arteries in staged human embryos (the Paris Embryological Collection revisited). Ann Braz Acad Sci. 1990;62:79-84.

Mandarim-de-Lacerda CA. Foot length growth related to crown-rump length, gestational age and weight in human staged fresh fetuses. An index for anatomical and medical use. Surg Radiol Anat. 1990;12:103-7.

Mandarim-de-Lacerda CA. Growth allometry of the myocardium in human embryos (from stages 15 to 23). Acta Anat (Basel). 1991;141:251-6.

Mandarim-de-Lacerda CA, Boasquevisque EM. Sonographic quantitative analysis of the heart in the third trimester of gestation. Surg Radiol Anat. 1993;15:139-43.

Montenegro CAB, Rezende-Filho J. Ultrassom tridimensional. Atlas coment. Rio de Janeiro: Guanabara-Koogan; 2001.

Moore KL, Persaud TVN. Embriologia clínica. Rio de Janeiro: Elsevier; 2004.

O'Rahilly R. The timing and sequence of events in the development of the human reproductive system during the embryonic period proper. Anat Embryol (Berl). 1983;166:247-61.

O'Rahilly R, Bossy J, Muller F. Introduction to the study of embryonic stages in man. Bull Assoc Anat (Nancy). 1981;65:141-236.

O'Rahilly R, Gardner E. The initial appearance of ossification in staged human embryos. Am J Anat. 1972;134:291-301.

O'Rahilly R, Muecke EC. The timing and sequence of events in the development of the human urinary system during the embryonic period proper. Z Anat Entwicklungsgesch. 1972;138:99-109.

O'Rahilly R, Muller F. Chevalier Jackson lecture. Respiratory and alimentary relations in staged human embryos. New embryological data and congenital anomalies. Ann Otol Rhinol Laryngol. 1984;93:421-9.

O'Rahilly R, Muller F. Prenatal ages and stages-measures and errors. Teratology. 2000;61:382-4.

O'Rahilly R, Muller F. Significant features in the early prenatal development of the human brain. Ann Anat. 2008;190:105-18.

O'Rahilly R, Muller F. The Vesalius of human embryology. Anat Anz. 1988;166:245-7.

Red-Horse K, Zhou Y, Genbacev O, et al. Trophoblast differentiation during embryo implantation and formation of the maternal-fetal interface. J Clin Invest. 2004;114:744-54.

Wenink AC. Development of the human cardiac conducting system. J Anat. 1976;121:617-31.

4 Anexos do Embrião e do Feto

Lawrence Hsu Lin
Marcos Nakamura-Pereira
Antonio Braga
Jorge Rezende Filho

Os anexos do feto e do embrião podem ser abordados classicamente de duas maneiras distintas: aspecto embriológico e o obstétrico (Figura 4.1).

Do ponto de vista embriológico, os anexos do embrião e do feto são quatro: *cório, âmnio, vesícula vitelina* e *alantoide*. Essas estruturas se desenvolvem a partir do zigoto, mas não estão relacionadas com a formação do concepto, exceto algumas porções da vesícula vitelina e da alantoide. Têm por função assegurar proteção, nutrição, respiração e excreção do concepto.

Do ponto de vista obstétrico, os anexos do feto são três: *placenta, cordão umbilical e membranas*. As membranas são constituídas pela porção lisa do cório e o âmnio membranoso. Para alguns autores, as decíduas capsular e parietal fusionadas também são componentes das membranas. Dessa maneira, haveria duas membranas ovulares e uma materna. Já a placenta é considerada um órgão misto, composta por tecidos maternos e fetais. O componente ovular (fetal) é constituído por elementos do ovo: a placa corial e vilosidades coriais, ao passo que a porção materna tem origem decidual: decídua basal e septos placentários.

Ao completar-se o parto, elimina-se toda a placenta ovular e a maior parte da materna. A rigor, portanto, a dequitação não é o descolamento da placenta, mas sua cisão. A superfície materna da placenta é o plano de clivagem da porção esponjosa da decídua basal. Os elementos deciduais remanescentes no útero destinam-se à reconstituição do endométrio.

Decídua

A camada funcional do endométrio, modificado pela gravidez, denomina-se *decídua* ou *caduca*. Sua nomenclatura indica que será eliminada à parturição.

A invasão do trofoblasto no leito placentário é precedida pela remodelação decidual (decidualização) dos tecidos maternos, processo que se inicia no endométrio e se estende à zona de junção miometrial (terço interno do miométrio). Esse processo complexo inicia-se na fase secretória do ciclo menstrual e é regulado pelos hormônios ovarianos e por citocinas.

A decídua é composta por células epiteliais, estromais e imunes de origem materna. As células do estroma do endométrio assumem, durante a gravidez, aspecto peculiar: apresentam aumento de seu tamanho, com acúmulo de glicogênio e de lipídios. A distribuição espaço-temporal das células imunes uterinas é regulada pelos hormônios ovarianos e fatores secretados pelas células deciduais, ao passo que as células imunes maternas secretam citocinas e fatores do crescimento, promovendo a remodelação decidual. A decídua tem um perfil de células imunes diferencial quando comparado a qualquer outro órgão, com predomínio de células *natural killer* (NK), seguidas de macrófagos e linfócitos.

Na fase de implantação (8º ao 13º dia pós-ovulação), o endométrio se diferencia em três zonas distintas:

- A *camada basal* representa menos de 25% do endométrio, corresponde à porção mais profunda e é alimentada pelas artérias retas
- A *camada esponjosa* é a porção média do endométrio (aproximadamente 50% do total), composta de estroma frouxo edematoso com vasos espiralados tortuosos e glândulas dilatadas
- A *camada compacta* corresponde ao estrato mais superficial do endométrio (cerca de 25% de sua altura) e é caracterizada por células do estroma muito próximas umas das outras, ductos glandulares comprimidos, capilares e vasos espiralados ingurgitados.

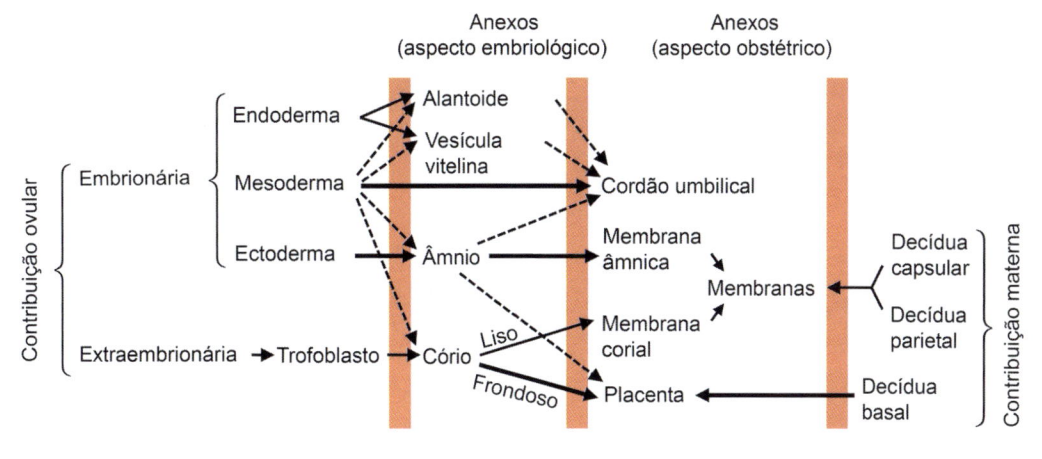

Figura 4.1 Correspondência entre os anexos embrionários ou fetais, sob os pontos de vista embriológico e obstétrico.

Após a implantação, o embrião normalmente se localiza na camada esponjosa, rica em glândulas e em vasos sanguíneos. Essa camada também desempenha papel no momento da dequitação, pois facilita o descolamento da placenta logo após o parto, por ser constituída por tecido frouxo.

Até o 3º/4º mês, topograficamente, distinguem-se três porções na decídua (Figura 4.2):

- *Decídua basal*, correspondente à zona de implantação, ricamente vascularizada e que constitui a parte materna da placenta
- *Decídua capsular* ou *reflexa*, levantada pelo desenvolvimento do ovo, fina e mal irrigada, o que condiciona a atrofia do cório correspondente
- *Decídua parietal* ou *vera*, aquela que reveste a cavidade uterina, à exceção da zona correspondente à implantação.

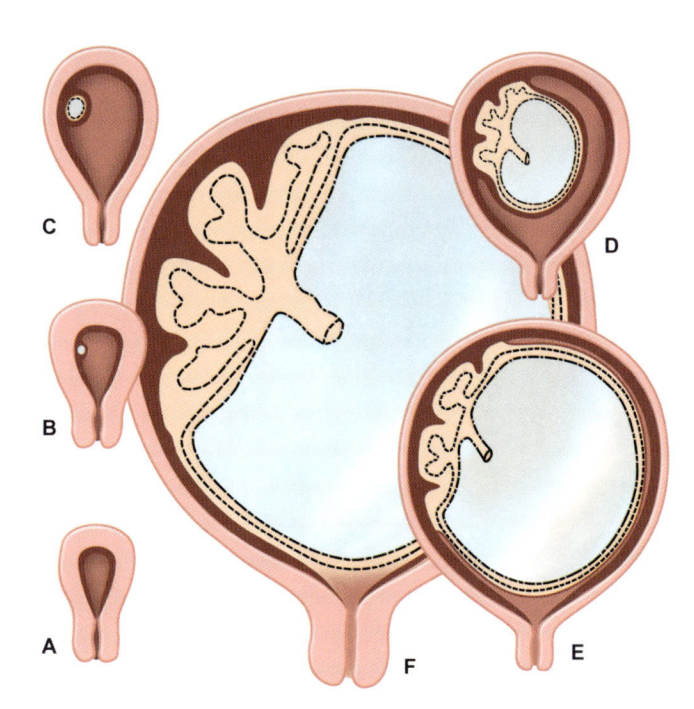

Figura 4.2 Decíduas basal, parietal e capsular. **A.** Útero fora do ciclo gestatório; ilustrado em cor mais escura, o endométrio. **B.** Embrião recém implantado. **C** a **E.** Fases do desenvolvimento uterino e ovular; oblitera-se, progressivamente, a cavidade uterina, pela fusão das decíduas capsular e parietal, o que está por completar-se em *E* (3º/4º mês). **F.** Útero e ovo do 4º mês até o termo. Não se distinguem a decídua capsular e a parietal. Note a participação da decídua basal na formação da placenta.

Membrana amniocoriônica. A cavidade amniótica cresce mais rapidamente que a coriônica, e suas paredes se fundem para formar a *membrana amniocoriônica*, desaparecendo a cavidade coriônica. As duas membranas acoladas se fundem com a decídua capsular, e depois com a decídua parietal (Figura 4.2 F).

Placenta

Placentação humana normal

A placenta, as membranas e a decídua contêm diferentes subtipos de células trofoblásticas que desempenham diversas funções. Todos esses subtipos trofoblásticos se diferenciam das células trofoectodérmicas do blastocisto. Após a implantação do embrião, as células trofoectodérmicas mudam sua denominação para trofoblasto.

Após a fecundação, a divisão mitótica dos blastômeros é responsável pelo desenvolvimento inicial do embrião. Até o estágio de quatro ou oito células, os blastômeros são distintos e facilmente contados; o embrião não tem polaridade (Figura 4.3). Depois do estágio de oito células, cada blastômero interage com os seus vizinhos por meio das moléculas de adesão, como a E-caderina, dando origem ao processo conhecido como *compactação* (Figura 4.3). Em seguida, na fase de mórula (16 a 32 células), o embrião passa a apresentar polaridade, quando se transforma em blastocisto (32 a 64 células). Nesse momento, é possível notar a formação da cavidade blastocística e a diferenciação de duas linhagens: células trofoectodérmicas e a massa interna de células. É essa massa interna de células que dará origem aos tecidos embrionários, ao passo que as células trofoectodérmicas formarão os anexos. As células trofoectodérmicas adquirem características epiteliais, achatadas e ligadas entre si por junções oclusivas complexas. É nesse estágio que o embrião, que começa sua clivagem na tuba uterina, alcança a cavidade uterina, onde ocorre a implantação embrionária.

Implantação

A interação blastocisto-endométrio requer a perfeita sincronização entre o desenvolvimento do embrião e a maturação do endométrio (Figura 4.4). O endométrio se protege da implantação na maior parte do tempo, exceto por um período limitado conhecido como *fase receptiva* ou *janela da implantação*, na qual há expressão

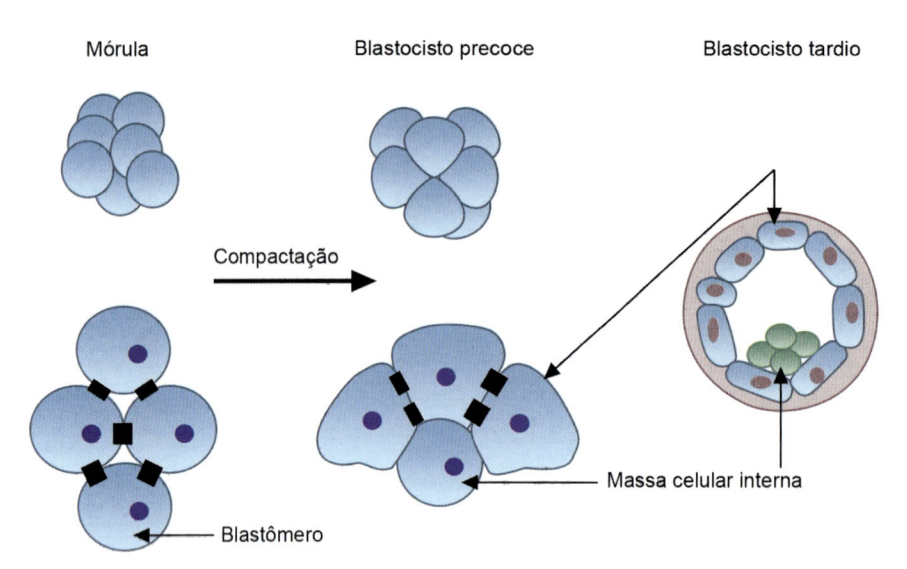

Mórula   Blastocisto precoce   Blastocisto tardio

Compactação

Massa celular interna

Blastômero

Figura 4.3 Processo de compactação durante o desenvolvimento embrionário. A compactação resulta na aquisição da polaridade celular com uma borda apical coberta por microvilosidades e uma borda basolateral caracterizada por apresentar junções de comunicação e expressão de moléculas de adesão (E-caderina). A compactação é o primeiro evento na diferenciação morfológica celular. O aspecto mais significante que ocorre durante a compactação é a emergência de duas populações distintas de células: os blastômeros, que permanecem em contato com a parte externa (zona pelúcida) e são destinados a formar a linhagem trofoectodérmica (futura placenta e membranas); e os blastômeros internos, que constituirão a massa celular interna e, mais tarde, o próprio embrião. (Adaptada de Bischof e Irminger-Finger, 2005.)

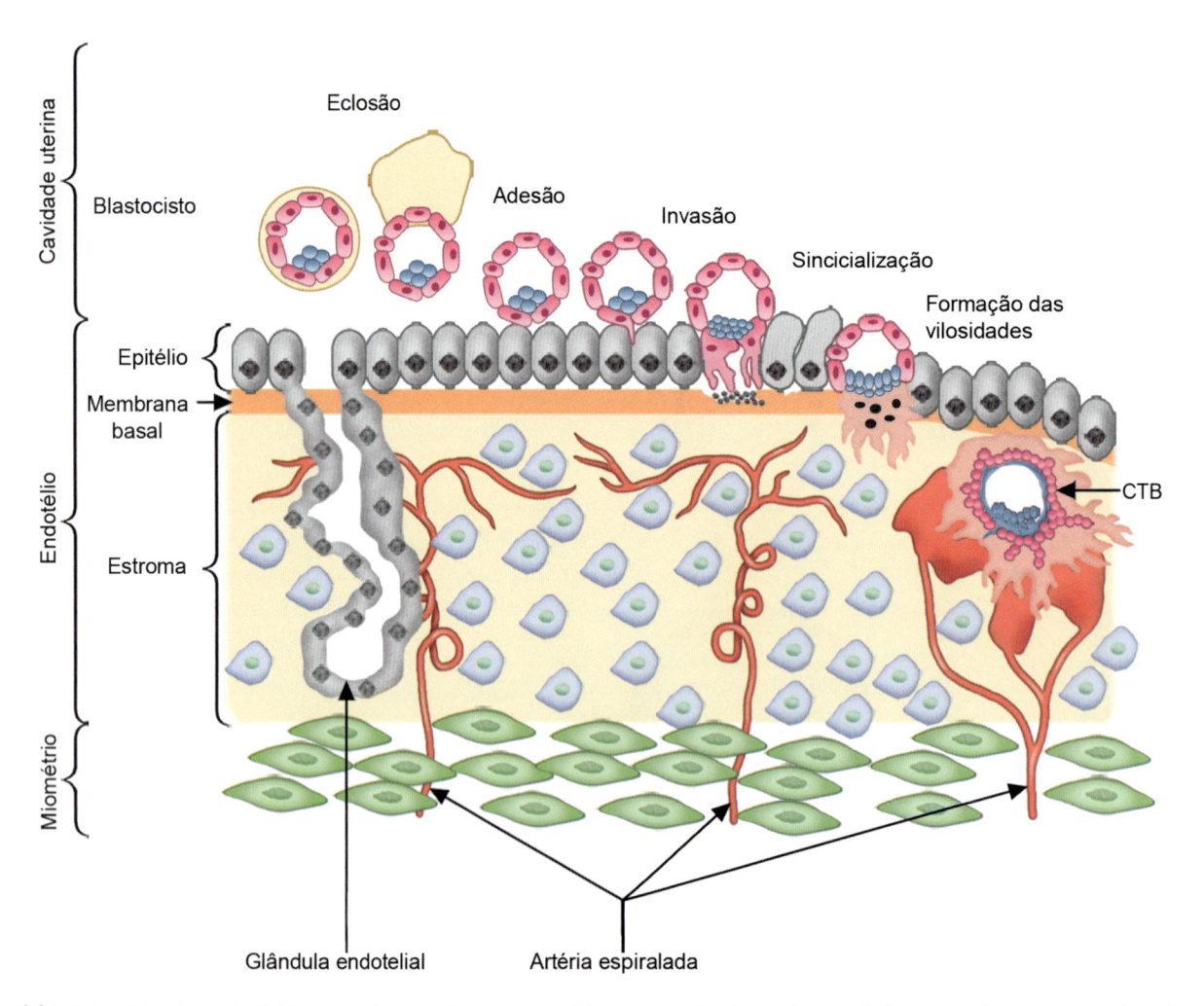

Figura 4.4 Estágios da implantação do blastocisto humano. Uma vez que o blastocisto tenha alcançado a cavidade uterina, ele orienta seu polo embrionário (massa celular interna) em direção ao epitélio uterino e abandona a zona pelúcida (eclosão). A exposição das células trofoectodérmicas, altamente adesivas e invasivas, possibilita sua ligação e invasão da cobertura epitelial do endométrio. A invasão começa pela progressão entre as células epiteliais adjacentes para alcançar a membrana basal. A membrana basal é digerida e, desse modo, possibilita que as células trofoectodérmicas alcancem o estroma endotelial. Algumas células citotrofoblásticas (CTB) se fundem para formar o sinciciotrofoblasto (sincicialização), que invade o endométrio. (Adaptada de Bischof e Irminger-Finger, 2005.)

de diversas moléculas específicas que facilitam a adesão do blasto-cisto. O tecido trofoblástico, por sua vez, irradia diversas proteínas relacionadas com a invasão e migração celular, como metaloproteinases, fatores de crescimento, proto-oncogenes, entre outros. Com isso, é comumente comparado ao potencial de invasivo de células malignas. No entanto, há um preciso mecanismo regulador da invasão trofoblástica pela decídua (células do estroma e imunes) que mantém íntimo contato durante a fase de implantação.

Invasão do trofoblasto extraviloso na zona de junção miometrial

O endométrio decidualizado é capaz de modular a função trofoblástica, alterando a expressão de citocinas, fatores de crescimento, metaloproteinases, molécula de adesão, entre outros.

A invasão intersticial do trofoblasto extraviloso provém da *coluna de células* (Figura 4.5) situadas nas extremidades das

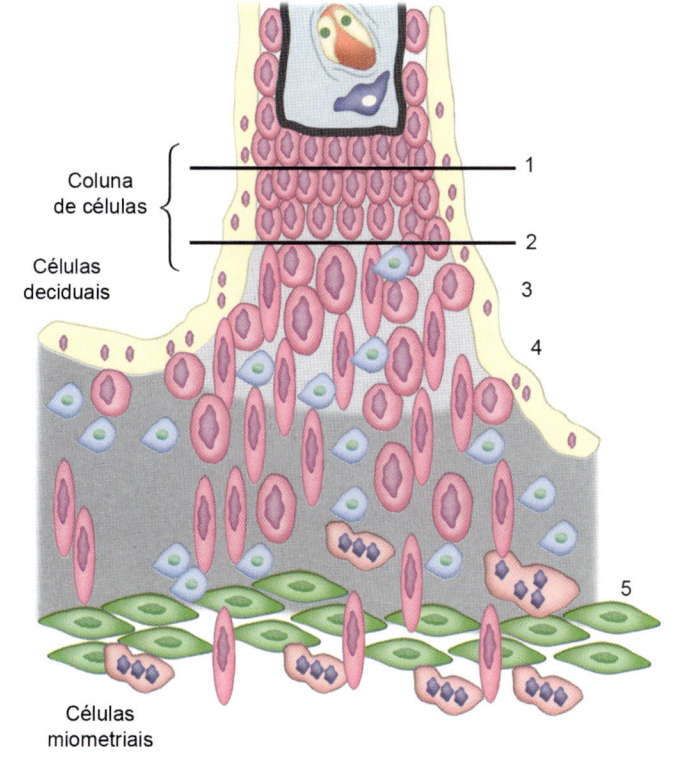

Figura 4.5 Diferentes subtipos da linhagem de células citotrofoblásticas. **1.** Células citotrofoblásticas intersticiais (inCTB) proliferativas são células epiteliais polarizadas originárias da membrana basal das vilosidades. Elas estão em intensa atividade mitótica. **2.** As células inCTB iniciais pós-proliferativas são a primeira geração de células-filhas que produzem as quatro a seis camadas de células seguintes. São células proliferativas apolares que criam conglomerados compactos, sem matriz extracelular entre elas, e constituem a maior parte da coluna de células (CC). **3.** As células inCTB grandes, poligonais, não se dividem e têm núcleo grande e irregular com um padrão frouxo. Elas são cercadas por abundante matriz extracelular composta principalmente de laminina e colágeno IV. Esse subtipo inCTB é relativamente raro no início da gravidez, mas aumenta com o avançar da gestação. **4.** Pequenas células inCTB, fusiformes, são altamente invasivas, não proliferativas, orientadas principalmente de forma radial. São caracterizadas por núcleos pequenos, ovoides e corpo celular alongado; são abundantes no início da gestação, enquanto seu número declina com a idade da gravidez. Essas células são encontradas da parte distal da CC até um terço do miométrio, onde formam padrão frouxo. Além disso, são cercadas por fibronectina e vitronectina. **5.** Células gigantes multinucleadas constituem sincício não proliferativo presente na parte profunda da decídua e no miométrio proximal. (Adaptada de Bischof e Irminger-Finger, 2005.)

vilosidades ancorantes. De 8 semanas em diante, o miométrio é invadido pelo *citotrofoblasto extraviloso intersticial*; essa proliferação alcança seu máximo entre 9 e 12 semanas e é restrita à zona de junção, que então é caracterizada por grande número de células gigantes, originadas da fusão de células trofoblásticas.

O período seguinte é caracterizado pela incursão do *citotrofoblasto extraviloso endovascular* nas artérias espiraladas e sua remodelação. Para isso, substitui a estrutura musculoelástica do vaso por trofoblasto e material fibrinoide e, dessa maneira, aumenta o fluxo sanguíneo desses vasos.

A remodelação vascular e invasão trofoblástica se faz em dois estágios: *1ª onda de migração*, quando alcança apenas o segmento decidual nas artérias espiraladas (a partir de 8 semanas), e *2ª onda de migração*, que atinge a zona de junção miometrial (a partir de 14 semanas). Por volta de 18 semanas, as artérias espiraladas apresentam trofoblasto endovascular incorporado em sua parede vascular (Figura 4.6). As artérias espiraladas se convertem em artérias uteroplacentárias, o que resulta em um circuito hemodinâmico de baixa resistência entre as artérias radiais e o espaço interviloso. A remodelação das artérias espiraladas ocorre em 95% dos vasos existentes no leito placentário e em menor número na periferia.

Na pré-eclâmpsia e na restrição de crescimento intrauterino há invasão trofoblástica deficiente que não atinge a zona de junção miometrial. Isso causa uma grande limitação do fluxo uteroplacentário e predisposição à aterose aguda.

Desenvolvimento das vilosidades coriônicas

No Capítulo 3, foi descrito o desenvolvimento da cavidade coriônica e das vilosidades. A Figura 4.7 faz uma síntese dessas informações neste capítulo.

A placenta humana é classificada como hemocorial, em que há contato entre o sangue materno com o *cório*, que é formado pelo trofoblasto e pelos tecidos de conexão. Para se otimizar as trocas maternofetais, essa superfície se expande por meio da formação de *vilosidades coriônicas*, que são prolongamentos inicialmente compostos por trofoblasto, que posteriormente contêm eixo de tecido conjuntivo com rede vascular fetal (Figuras 4.8 a 4.10).

Até a 8ª semana as vilosidades recobrem inteiramente o cório. Com o crescimento, as porções do cório, mais vascularizadas e diretamente conectadas com o embrião, em correspondência com a decídua basal, desenvolvem-se de modo considerável e constituem o *cório frondoso*. Este é o principal componente da fração ovular da placenta, denominado também *cório placentário*. Seus demais segmentos equivalem à decídua capsular, onde as vilosidades logo regridem e mantêm algumas estruturas vestigiais. É o *cório liso*, que acolado ao âmnio membranoso, formará as membranas, também nomeado *cório membranoso*. A diferenciação entre o cório liso e o frondoso completa-se ao longo da 12ª semana.

No decorrer da gravidez, numerosas modificações ocorrem nas vilosidades quanto a tamanho, aspecto, vascularização, quantidade de trofoblasto e tecido conjuntivo. Apesar de seu aspecto evolutivo contínuo, não é possível estabelecer limites precisos entre cada fase. Desse modo, ficou consagrado o uso das denominações: *vilosidades tipo 1º trimestre, tipo 2º trimestre e tipo 3º trimestre*. A divisão adotada em trimestres é vantajosa sob o ponto de vista didático.

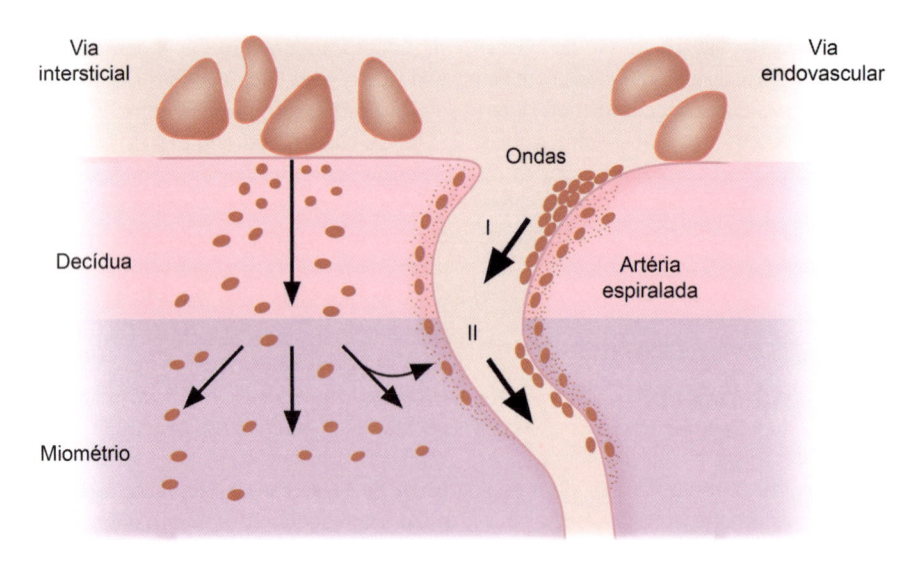

Figura 4.6 Invasão do leito placentário pelo trofoblasto extraviloso. (Adaptada de Montenegro e Rezende Filho, 1998.)

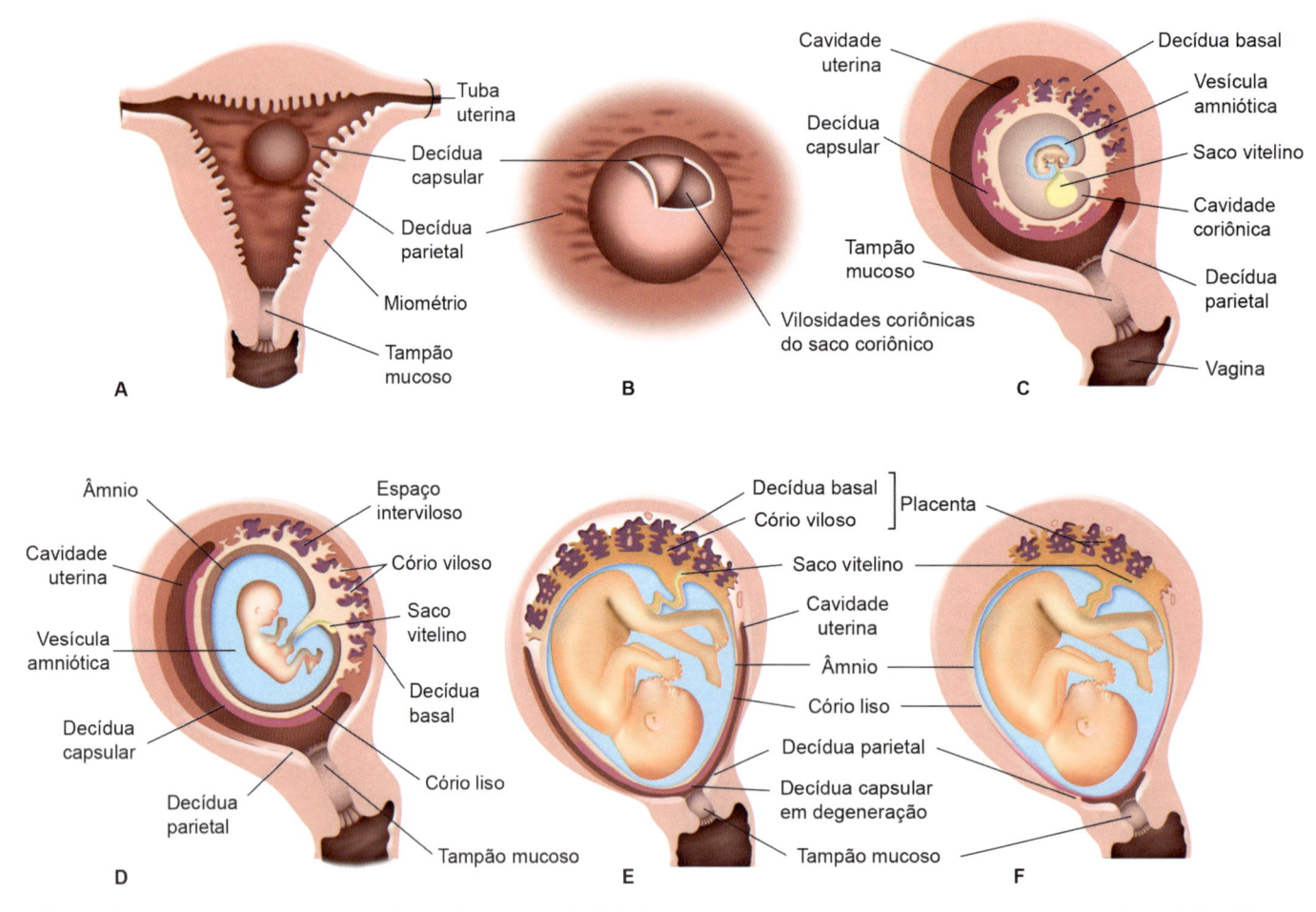

Figura 4.7 Desenvolvimento da placenta e das membranas fetais. **A** e **B.** Embrião de 4 semanas implantado na parede posterior do endométrio. **C** a **F.** Cortes longitudinais do útero gravídico da 5ª à 22ª semana. (Adaptada de Moore, 1973.)

No 1º trimestre, a membrana placentária apresenta quatro camadas (Figura 4.11 A): sinciciotrofoblasto, citotrofoblasto, tecido de conexão e endotélio do capilar fetal.

No 2º trimestre (Figura 4.11 B), o citotrofoblasto não é mais uma camada contínua. A quantidade relativa de tecido conjuntivo se reduz. O número e o tamanho dos capilares aumentam.

No 3º trimestre, à medida que a gravidez se desenvolve, a membrana placentária torna-se progressivamente mais fina e uma quantidade maior de capilares intravilosos se aproxima do sinciciotrofoblasto (Figura 4.11 C). Em alguns locais, os núcleos do sinciciotrofoblasto formam agrupados nucleares, os *nós sinciciais*, que costumam se destacar e são carreados para a circulação materna, depositando-se na circulação pulmonar, na qual, logo, degeneram e desaparecem.

Próximo ao fim da gestação, o *material fibrinoide* dispõe-se na superfície das vilosidades (Figura 4.11 C), e contém, além da fibrina, outras substâncias que se coram intensamente pela eosina.

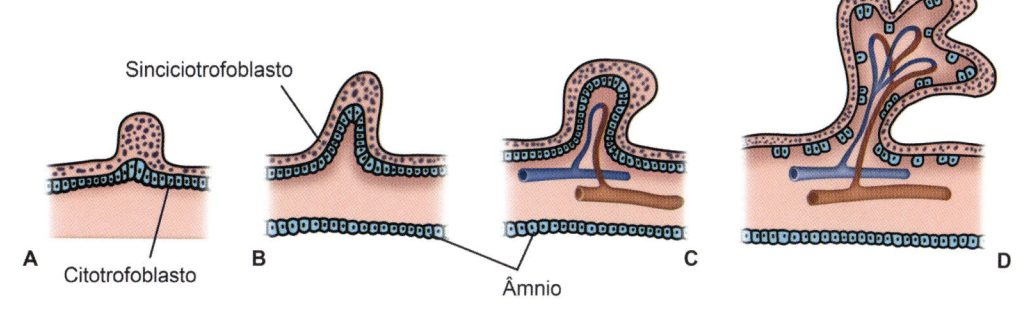

Figura 4.8 Formação das vilosidades coriônica. **A.** Vilosidade primária. **B.** Vilosidade secundária. **C** e **D.** Vilosidades terciárias. (Adaptada de Moore, 1973.)

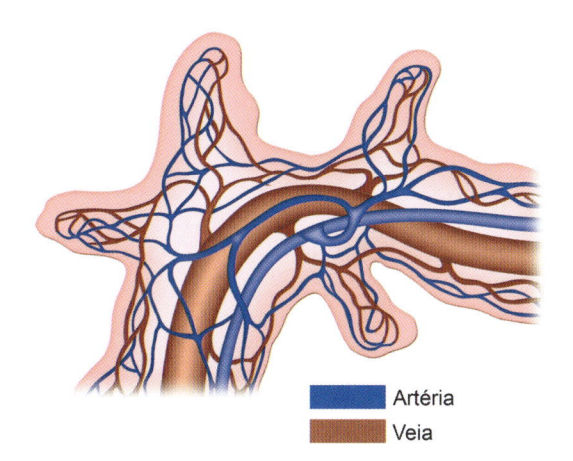

Figura 4.9 Circulação da vilosidade coriônica.

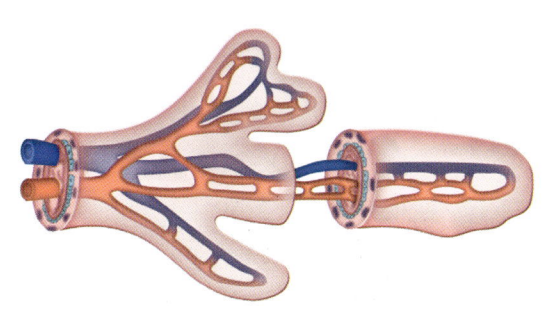

Figura 4.10 Vilosidade coriônica. (Adaptada de Corner, 1944.)

Por meio da superfície das vilosidades efetuam-se as trocas transplacentárias. A soma das superfícies de todas as vilosidades constitui a *superfície placentária de trocas*. Fotomicrografias eletrônicas do sinciciotrofoblasto mostram sua superfície repleta de microvilosidades, o que aumenta muito a zona de trocas.

Ao longo da gravidez, há ampliação gradativa da massa placentária, o que representa incremento da superfície placentária de trocas. No entanto, a massa do feto cresce em maior velocidade que a da placenta. Portanto, diferentes mecanismos de adaptação são necessários para suprir as necessidades do feto, como a redução do diâmetro das vilosidades coriônicas (Figura 4.11). Isso torna possível que um maior número delas seja contido na unidade de massa, o que, consequentemente, aumenta a superfície total de trocas.

As vilosidades podem também ser classificadas levando em conta calibre, características do estroma e estrutura dos vasos (Figuras 4.12 e 4.13):

- *Vilosidades-tronco:* representam as primeiras cinco a 30 gerações de vilosidades e servem de suporte à árvore vilosa. Variam de 100 μm a diversos milímetros em diâmetro e são caracterizadas por estroma compacto fibroso que contêm no centro artérias ou arteríolas, veias ou vênulas
- *Vilosidades mesenquimais:* precursoras das vilosidades intermediárias imaturas e representam a população transitória observada nos estágios iniciais da gravidez. São inconspícuas nas placentas maduras, onde equivalem a zonas de desenvolvimento viloso

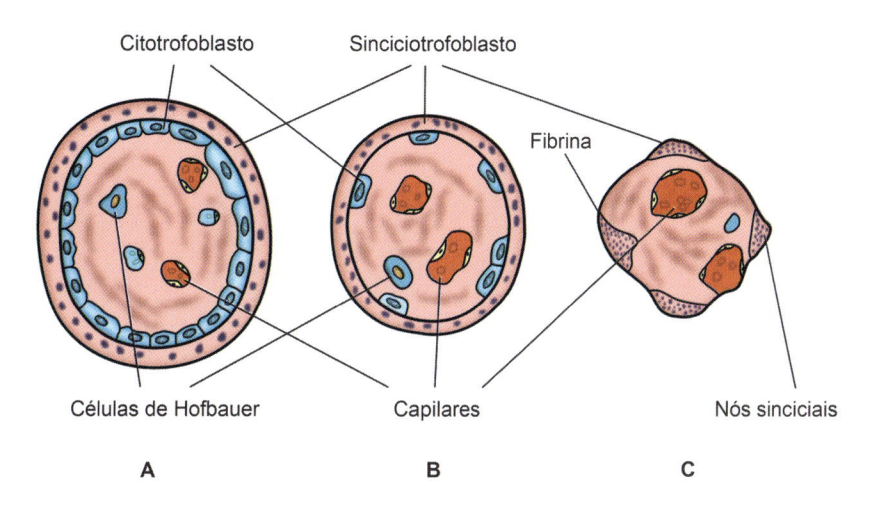

Figura 4.11 Secções transversais das vilosidades coriônica, do 1º (**A**), do 2º (**B**) e do 3º (**C**) trimestre.

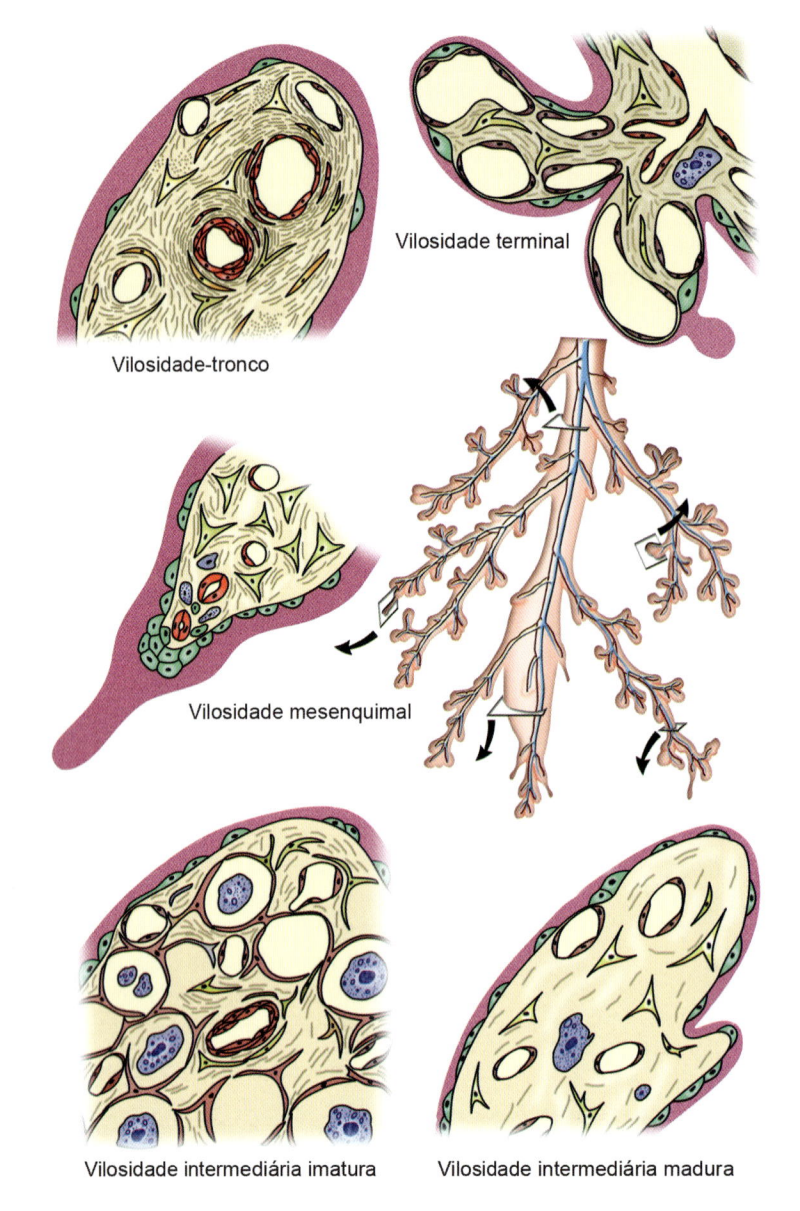

Vilosidade terminal

Vilosidade-tronco

Vilosidade mesenquimal

Vilosidade intermediária imatura

Vilosidade intermediária madura

Figura 4.12 Tipos de vilosidades coriônicas. (Adaptada de Benirschke e Kaufmann, 1995.)

• *Vilosidades intermediárias imaturas:* representam continuações periféricas dos troncos vilosos e estão em processo de desenvolvimento. Muito comuns nas placentas imaturas, sua distribuição no órgão maduro está geralmente limitada a regiões centrais dos lóbulos. São caracterizadas por serem desprovidas de vilosidades terminais. Seu estroma é reticular frouxo, onde são encontrados inúmeros macrófagos (*células de Hofbauer*). Embebidas nas células do estroma estão arteríolas e vênulas

• *Vilosidades intermediárias maduras:* com diâmetro que varia de 80 a 120 μm, originam-se da última geração de vilosidades-tronco. De sua superfície convexa, emergem as vilosidades terminais. Internamente, consistem em estroma frouxo, onde estão embebidas arteríolas caracterizadas por simples camada de células contráteis que conduzem longos capilares

• *Vilosidades terminais:* representam os ramos finais da árvore vilosa, e do ponto de vista fisiológico são o componente mais importante. Constituem-se de protuberâncias curtas de 200 μm de diâmetro e 50 a 100 μm de largura, que se originam das vilosidades intermediárias maduras. Sua principal característica é o elevado grau de capilarização – mais de 50% do volume das

vilosidades terminais são representados por capilares. A espessura do sinciciotrofoblasto não é uniforme na superfície das vilosidades terminais; ao contrário, há áreas em que o trofoblasto é extremamente fino, desprovido de núcleos sinciciais, conhecidas como *membranas vasculossinciciais* (MVS). Subjacentes a essas áreas, há capilares fetais dilatados, referidos como *sinusoides*, em que a distância para a difusão entre o sangue materno e o fetal está reduzida a apenas 0,5 a 2,0 μm. A proporção da superfície vilosa ocupada pelas MVS aumenta à medida que a gravidez prossegue para o termo. Em outros pontos da superfície vilosa o sinciciotrofoblasto é relativamente espesso e contém aglomerado de núcleos, caracterizando os *nós sinciciais*.

Circulação placentária

A placenta representa área extensa na qual substâncias podem ser trocadas entre a mãe e o feto. As circulações materna e fetal são independentes, ou seja, em condições normais não há comunicação direta entre elas.

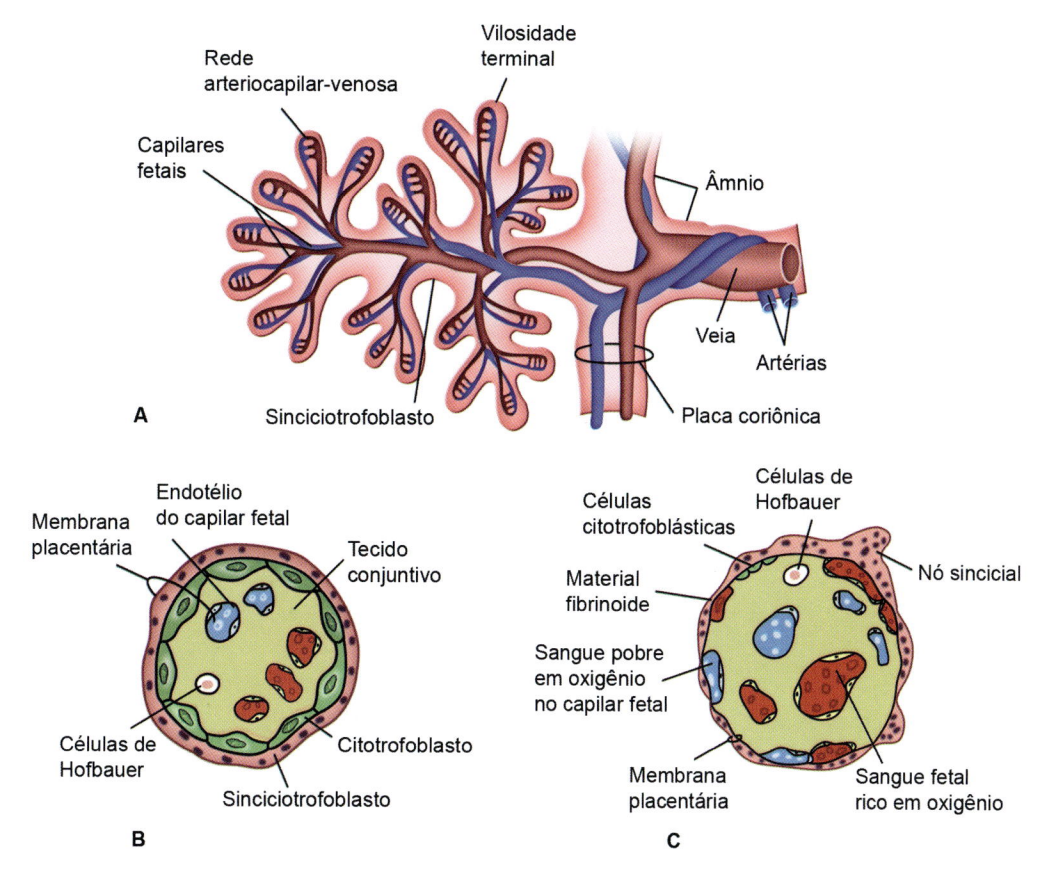

Figura 4.13 A. Tronco de vilosidade coriônica mostrando o sistema arteriocapilar-venoso. **B.** Corte transversal da vilosidade terminal com 10 semanas. **C.** Corte transversal da vilosidade terminal a termo. Note a membrana vasculossincicial placentária.

Na circulação materna da placenta ou uteroplacentária, o sangue penetra no espaço interviloso por intermédio de 80 a 100 artérias espiraladas endometriais (Figuras 4.14 e 4.15). O fluxo desses vasos é pulsátil e propulsionado em jatos ou correntes pela pressão sanguínea materna. O sangue que entra está submetido a uma pressão muito mais alta do que a existente no espaço interviloso e, por isso, dirige-se para a placa corial. Quando a pressão se dissipa, o sangue flui, vagarosamente, em volta e sobre a superfície das vilosidades, o que possibilita a troca de produtos metabólicos e gasosos com o sangue fetal. O sangue materno alcança o assoalho do espaço interviloso, no qual ingressa nas veias endometriais (Figura 4.15). O sangue que deixa o espaço interviloso tem pressão bem superior à das veias endometriais. O espaço interviloso contém cerca de 150 mℓ de sangue, quantidade substituída três a quatro vezes por minuto. O fluxo sanguíneo durante a gestação cresce de 50 mℓ/min, na 10ª semana, para 500 mℓ/min no termo. A nutrição da placenta, tanto na parte materna como na ovular, depende essencialmente da circulação materna.

Na circulação fetal da placenta ou fetoplacentária, o sangue, pobre em oxigênio, deixa o feto pelas artérias umbilicais e segue em direção à placenta. O cordão umbilical, ao se inserir na placenta, tem suas artérias divididas em alguns vasos, dispostos de modo radiado, e que se ramificam livremente na placa coriônica. Os vasos sanguíneos compõem extenso sistema arteriolocapilar-venoso dentro das vilosidades, colocando o sangue fetal muito próximo ao materno (ver Figuras 4.9 e 4.10). *Não há, em condições normais, mistura entre o sangue materno e o fetal.*

O sangue fetal oxigenado passa por entre as veias, que têm o mesmo trajeto das artérias, em sentido contrário, para o cordão umbilical, coletado pela veia umbilical. Esse calibroso vaso carreia o sangue oxigenado para o feto.

O fluxo fetal que se dirige à placenta é determinado pelo débito cardíaco do concepto e pela resistência vascular umbilical, que é a exercida pelas arteríolas do sistema viloso terminal.

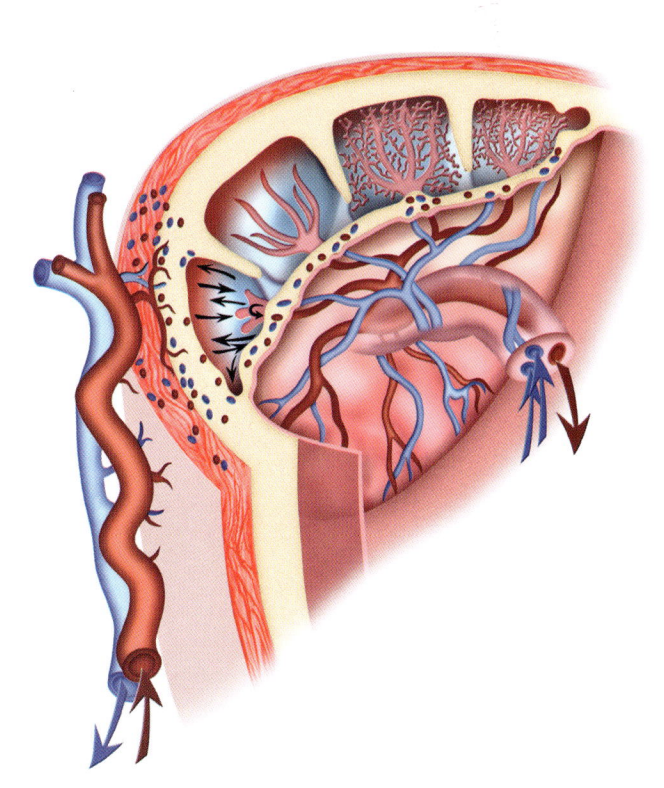

Figura 4.14 Circulações materna e fetal da placenta. (Adaptada de David e Haegel, 1970.)

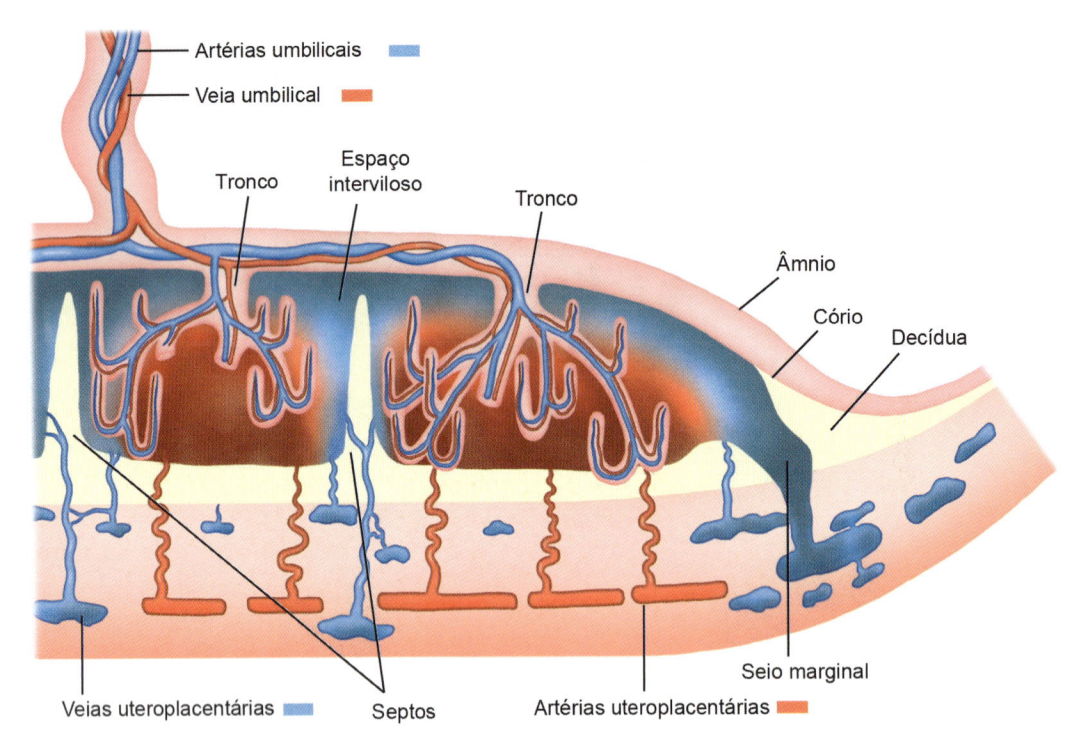

Figura 4.15 Esquema da placenta, onde são vistas as circulações uteroplacentária e fetoplacentária. O desenho não ilustra, exatamente, qualquer das concepções propostas, com frequência contraditórias.

No termo, a placenta recebe aproximadamente 40% do débito cardíaco fetal combinado (de ambos os ventrículos). No 3º trimestre, o fluxo sanguíneo umbilical permanece, aproximadamente, constante entre 110 e 125 mℓ/min/kg.

Na ausência de inervação autônoma, a resistência vascular na circulação fetal da placenta é exercida localmente pela ação de substâncias que promovem a vasoconstrição ou a vasodilatação. Entre os principais vasodilatadores estão o óxido nítrico (NO) e a prostaciclina (PGI$_2$). Entre os vasoconstritores, a antitrombina III (AT III) e as endotelinas 1 (ET-1) e 3 (ET-3).

Funções da placenta

A placenta desempenha inúmeras funções de notável magnitude durante curto espaço de tempo, que, no adulto, são cumpridas por diversos órgãos. Ela serve como transporte de gases respiratórios, nutrientes e produtos de degradação entre a mãe e o concepto. É um órgão endócrino de grande atividade, que secreta ampla gama de hormônios esteroides e peptídicos, necessários para a manutenção da gravidez e o controle do crescimento e do amadurecimento fetal. Além disso, também atua como interface imunológica entre a mãe e o feto.

A placenta tem quatro funções principais:

- Metabólica
- Endócrina
- De trocas
- Imunológica.

Todas essas funções são essenciais para a manutenção da gravidez e o desenvolvimento normal do embrião. Principalmente no início da gestação, a placenta sintetiza glicogênio, colesterol e ácidos graxos, e muito provavelmente, funciona como reservatório de nutrientes e de energia para o embrião. Seu papel metabólico está vinculado às outras funções primordiais, endócrinas e de trocas. As funções *endócrina* e *de trocas* serão estudadas no Capítulo 5.

Imunologia da gravidez

Há mais de 50 anos, *Sir* Peter Medawar (1952), renomado imunologista, descreveu a "analogia do aloenxerto fetal", no qual o feto era visto como semialogênico (formado também por antígeno paterno e, por isso, estranho ao sistema imune materno), que, por mecanismo desconhecido, estava livre de rejeição pela mãe.

O postulado de que a gravidez é um estado de supressão imunológica sistêmica e, com isso, não rejeita o feto não mais se sustenta atualmente. O organismo materno é capaz de combater infecções e mesmo assim não estabelece resposta imune contra o feto. Diversos sistemas estão envolvidos no processo de tolerância imunológica ao feto, entre eles: presença de células imunes especializadas, expressão de moléculas específicas do HLA (*human leukocyte antigen*) na interface maternofetal, mudança do padrão de citocinas maternas conforme estágio da gestação e células T reguladoras.

Como discutido anteriormente, a decídua tem um perfil diferenciado de células imunes, com predominância de células NK, seguido de macrófagos e linfócitos. As células imunes locais, em especial as células NK, intermediadas por KIRs (*killer immunoglobulin-like receptor*), interagem com o trofoblasto que apresenta um padrão diferencial de expressão de moléculas de HLA, promovendo a tolerância imunológica. Diferentemente dos outros tecidos humanos, o trofoblasto expressa moléculas menos polimórficas como HLA-G, HLA-E e HLA-C, e não apresenta expressão de moléculas do HLA classe II e de outras moléculas HLA classe I clássicas, como HLA-A e HLA-B.

Dependendo do estímulo, linfócitos T *helper* imaturos (T$_H$O) originados no timo podem se diferenciar em diversas linhagens, que de maneira clássica são separados em T$_H$1 e T$_H$2. Linfócitos T$_H$1 produzem interleucina 2 (IL-2) e interferona-γ (INF-γ) e são tradicionalmente considerados pró-inflamatórios, ao passo que linfócitos T$_H$2 secretam IL-4 e IL-10, que produzem um ambiente anti-inflamatório. Novas classes de linfócitos T *helper* têm sido descritas, como T_H17 que secretam IL-17 e são associados ao padrão pró-inflamatório.

A implantação embrionária, para ser bem-sucedida, necessita de padrão de resposta pró-inflamatório, com aumento da secreção de IL-1, Il-6, LIF (*leukemia inhibitory factor*), entre outros. Ao longo da maior parte da gravidez, há um predomínio de resposta T_H2 em contraposição a T_H1 e T_H17, o que leva a um padrão anti-inflamatório. No final da gravidez, o padrão de resposta imune normal volta a ser pró-inflamatório, estimulando, assim, o início do trabalho de parto e a expulsão do concepto. O parto se caracteriza pelo influxo de células imunológicas no miométrio, que criam ambiente pró-inflamatório, determinando a contratilidade uterina e a expulsão do feto e da placenta. O padrão de resposta inflamatória da gravidez depende da época avaliada, e pode ser pró-inflamatório ou anti-inflamatório.

Outro mecanismo de tolerância imunológica ao feto consiste nos linfócitos T reguladores, que são um subtipo de linfócitos capaz de inibir as ações das células T efetoras, em especial T_H1 e T_H17. Linfócitos T reguladores classicamente secretam citocinas imunossupressoras, como IL-10 e TGF-β. Em modelos animais, linfócitos T reguladores são indispensáveis para a implantação e a manutenção da gestação, pois a depleção dessas células está invariavelmente associada a abortos e falhas de implantação.

Anatomia placentária

A forma placentária é variável: achatada, em geral circular ou discoide ovalada. A placenta apresenta uma *face fetal*, em correspondência com a cavidade amniótica e o cordão umbilical, e uma *face materna*, que se confunde com a decídua. No órgão delivrado, o que se denomina face materna não corresponde exatamente ao limite da placenta, pois uma pequena porção decidual da placenta permaneceu *in utero*. A *face fetal* é recoberta pelo âmnio, que a torna lisa e brilhante. Nela se insere o cordão umbilical, do qual emergem as ramificações das artérias umbilicais, dispostas em raios, ou para o qual convergem os componentes da veia umbilical (Figuras 4.16 e 4.17). Ocasionalmente, encontram-se

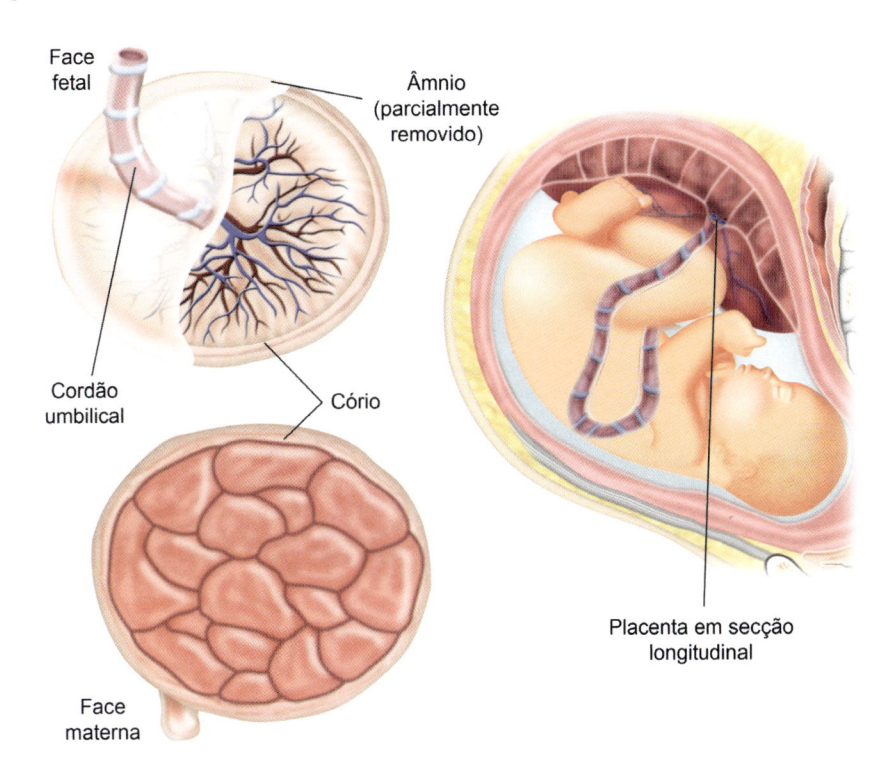

Figura 4.16 Esquema da placenta e das membranas fetais.

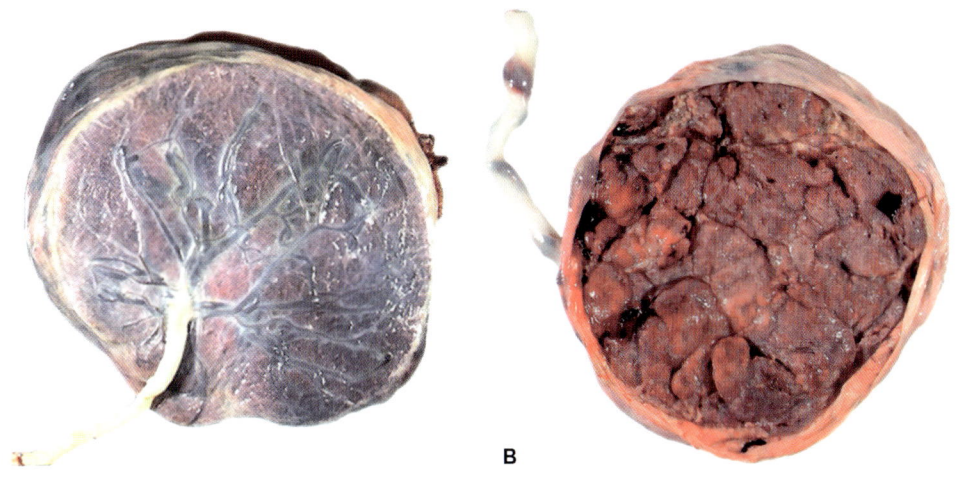

Figura 4.17 Faces fetal (A) e materna (B) da placenta.

granulações e pequenas formações císticas, remanescentes da vesícula vitelina e da alantoide.

Na *face materna*, notam-se 15 a 30 *cotilédones*. Os *sulcos intercotiledonários* correspondem a septos deciduais dilacerados pela dequitação. A superfície dos cotilédones está coberta por fragmentos de material fino e acinzentado, provenientes da decídua basal, embora a maior parte dela fique retida no útero para ser eliminada posteriormente com os lóquios.

As *dimensões* da placenta variam necessariamente com sua forma, seu peso e sua espessura. Em placentas a termo, os diâmetros oscilam de 15 a 20 cm, e a espessura, de 1 a 3 cm. O peso placentário médio de 450 g, no termo, representa 1/6 do peso do concepto. A evolução ponderal da placenta durante a gravidez mostra que, inicialmente, seu peso é superior ao do concepto, igualando-se em torno de 14 semanas; adiante, torna-se cada vez maior a diferença entre ambos (Figura 4.18).

A implantação da placenta é corporal na grande maioria dos casos, podendo expandir-se parcialmente ao segmento inferior. As inserções corporais dão-se, sobretudo, nas faces ventral e dorsal, alongando-se, eventualmente. A implantação fúndica é observada algumas vezes, e também pode haver locações angulares.

Cordão umbilical

Normalmente está inserido no centro da placenta. Seu diâmetro é de 1 a 2 cm, e o comprimento é de 50 a 60 cm. O cordão é formado de tecido conjuntivo (*geleia de Wharton*), no qual percorrem os vasos umbilicais e onde se encontram remanescentes da alantoide e da vesícula vitelina. O cordão é revestido pelo *âmnio funicular* (Figura 4.19).

São duas as *artérias* do cordão umbilical que dão continuidade aos vasos homônimos do feto, ramos das artérias ilíacas internas; na vida neonatal, constituem dois cordões fibrosos. A *veia* é única e tem como sua continuação a veia cava inferior.

Sistema amniótico

O *sistema amniótico* é a unidade morfológica e, sobretudo, funcional entre o *âmnio* e o *líquido amniótico*.

Âmnio

O âmnio apresenta três porções (Figura 4.19):

- *Âmnio membranoso*: acolado ao cório membranoso e constitui parte das membranas
- *Âmnio placentário*: recobre o cório placentário na face fetal da placenta
- *Âmnio funicular*: em torno do cordão umbilical.

Em virtude de o âmnio estar inserido na margem do disco embrionário (Figura 4.20 A), sua junção com o embrião torna-se ventral após as curvaturas (Figura 4.20 B). À medida que a

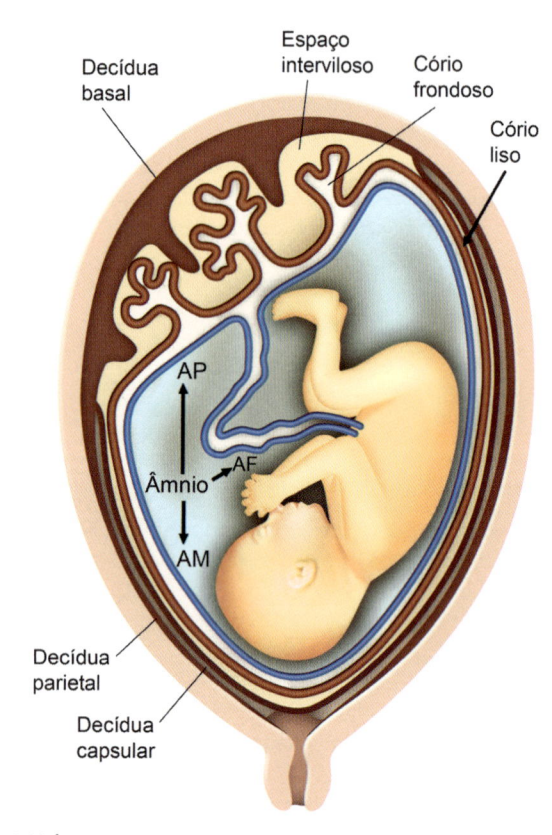

Figura 4.19 Útero e ovo a partir de 12 a 14 semanas. *AP*, âmnio placentário; *AF*, âmnio funicular; *AM*, âmnio membranoso.

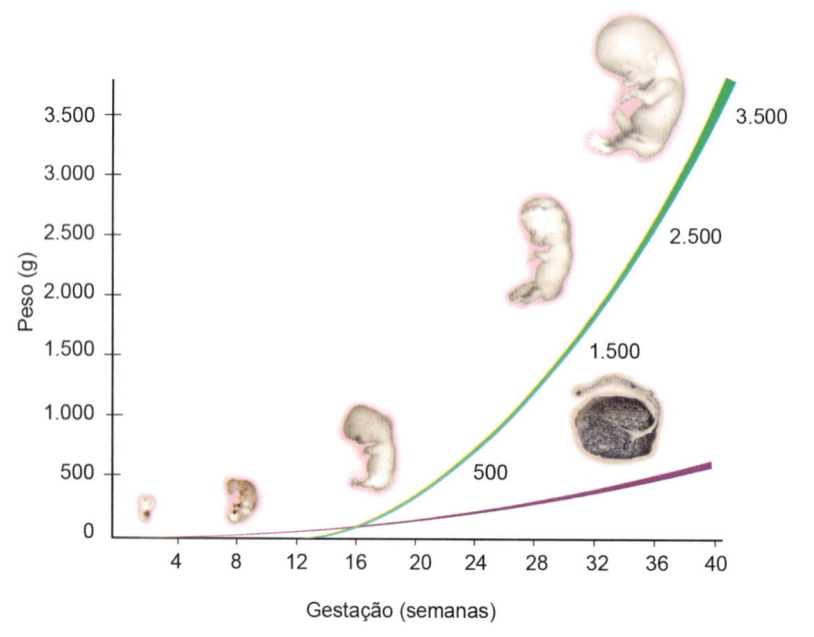

Figura 4.18 Crescimento ponderal do feto e da placenta. (Adaptada de Javert, 1957.)

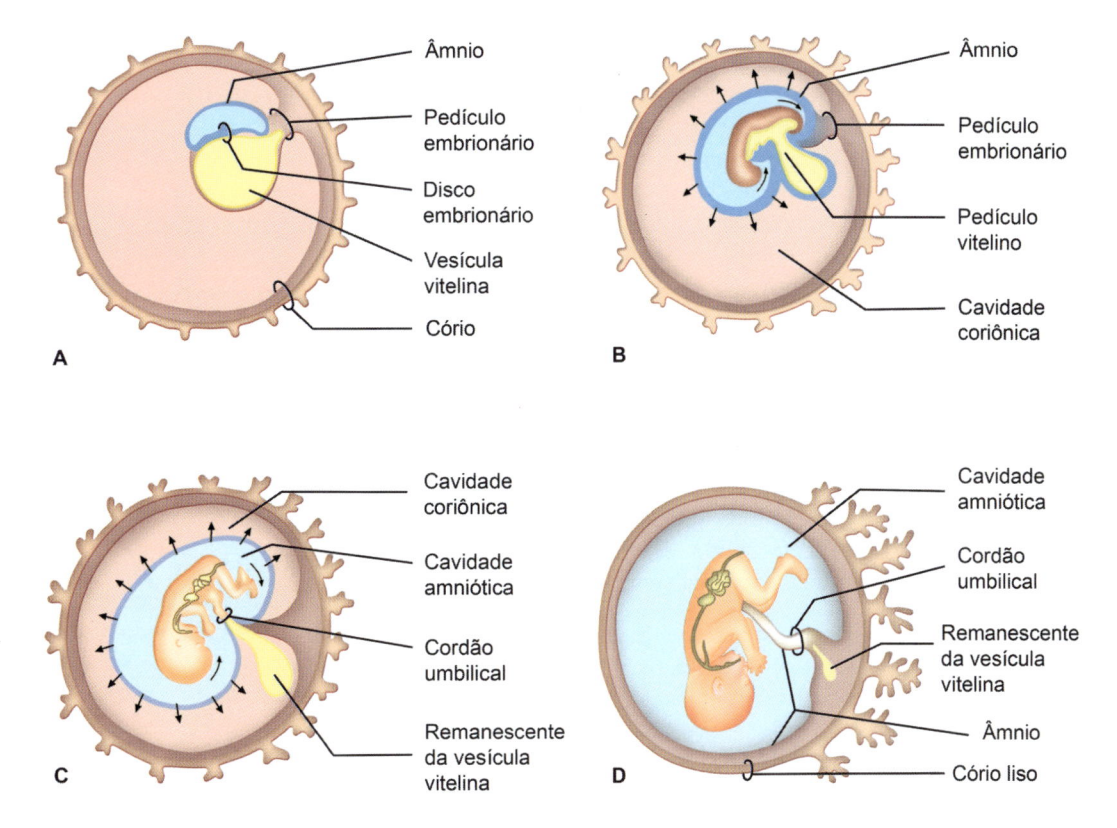

Figura 4.20 A e **B.** Desenvolvimento das vesículas amniótica e vitelina. Indica-se como o âmnio forma a cobertura externa do cordão umbilical e como a vesícula vitelina é parcialmente incorporada ao embrião para constituir o intestino primitivo. **C** e **D.** Desenvolvimento das vesículas amniótica e vitelina. (Adaptada de Moore, 2004.)

cavidade amniótica cresce, oblitera gradualmente a cavidade coriônica e reveste o cordão umbilical, formando a cobertura epitelial (Figura 4.20 C e D).

Cortes do útero gravídico, na região do âmnio membranoso, revelam, de dentro para fora (Figura 4.21): (1) o âmnio; (2) o cório; (3) as decíduas capsular e parietal (separadas antes do 4º mês, acoladas após); e (4) o miométrio.

O âmnio não contém vasos sanguíneos nem nervos. Seus nutrientes são supridos pelo líquido amniótico. Além disso, é composto de cinco camadas distintas:

- *Epitélio amniótico* é a camada mais interna e próxima ao do feto. Secreta colágeno tipos III e IV e glicoproteínas não colágenas (laminina, nidogina e fibronectina) que elaboram a membrana basal
- *Membrana basal*
- A camada compacta de tecido conjuntivo forma o principal *esqueleto fibroso* do âmnio. O colágeno da camada compacta (colágeno intersticial tipos I e III e colágenos filamentosos tipos V e VI) é secretado pelas células mesenquimais da camada fibroblástica
- A *camada fibroblástica* é a mais espessa das camadas amnióticas e consiste em células mesenquimais e macrófagos no interior da matriz extracelular
- A *camada intermediária* (*camada ou zona esponjosa*) é situada entre o âmnio e o cório. Seu abundante conteúdo de proteoglicanos hidratados e de glicoproteínas confere uma aparência esponjosa nas preparações histológicas. Ela contém também colágeno tipo III. A camada intermediária absorve o estresse físico, possibilitando que o âmnio deslize sob o cório subjacente, que está firmemente aderido à decídua.

Embora o cório seja mais espesso que o âmnio, este tem mais elasticidade. À medida que a gravidez progride, as vilosidades coriônicas das membranas fetais refletidas regridem (cório liso). Abaixo do âmnio estão a membrana basal, o tecido conjuntivo coriônico, que é rico em fibrilas colágenas, e a camada citotrofoblástica.

Ao examinar as membranas, reconstituindo o ovo em sua morfologia intrauterina, a face interna é lisa e brilhante, e a externa, despolida e irregular. A primeira é o âmnio; a segunda, o cório, com fragmentos de decídua.

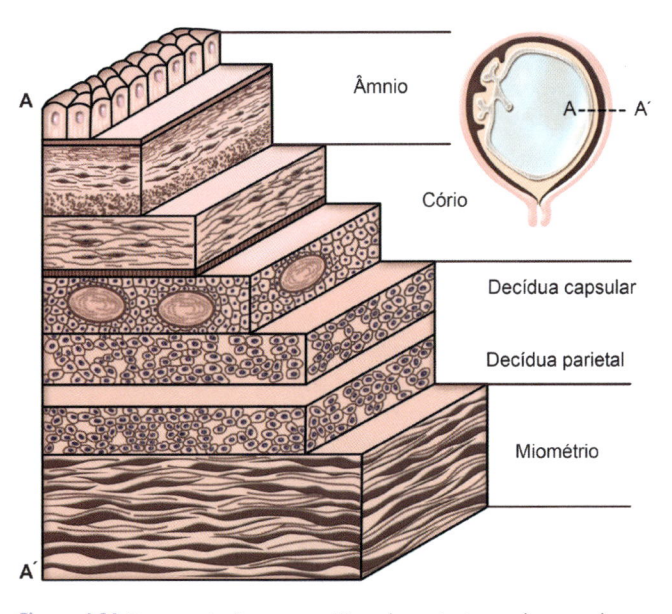

Figura 4.21 Representação esquemática das estruturas das membranas fetais a termo. (Adaptada de Parry e Strauss, 1998.)

Líquido amniótico

O volume amniótico é muito variável de uma gestação à outra e, na mesma gestante, oscilante, embora com tendência geral ao aumento progressivo. No início da gravidez, o volume amniótico é maior que o do concepto. Em torno do 5º mês há uma acentuação do desenvolvimento do feto, e os volumes fetal e amniótico igualam-se. No final do ciclo gravídico, essa proporção se inverte, e o feto passa a ocupar a maior porção do volume.

Em média, o líquido amniótico tem 30 mℓ na 10ª semana, aumenta para 350 mℓ na 20ª, próximo ao termo alcança 1.000 mℓ, para depois diminuir 150 mℓ/semana.

Encontram-se em suspensão, no líquido amniótico, células esfoliadas do âmnio e do feto, assim como lanugem e gotículas de gordura. As células esfoliadas do feto provêm, principalmente, da epiderme. Há também elementos das vias urinárias que alcançam o líquido amniótico pela micção fetal, da cavidade oral e das vias respiratórias, trazidos pelos movimentos respiratórios e, nos conceptos femininos, células da vagina.

Em gestações mais precoces, o líquido amniótico é cristalino, tornando-se progressivamente opalescente e grumoso. As colorações amareladas, esverdeadas ou castanhas são anômalas e podem significar doença hemolítica, infecção, sofrimento e morte do feto. Ao secar, ele cristaliza-se, assumindo o aspecto arborescente comum a outros fluidos do organismo.

As principais funções do líquido amniótico incluem:

- Proteger o feto de lesão mecânica
- Possibilitar o movimento do feto, prevenindo contratura dos membros
- Prevenir adesões entre o concepto e o âmnio
- Possibilitar o desenvolvimento do pulmão fetal, no qual há movimento do líquido para os bronquíolos. Sua ausência está associada à hipoplasia pulmonar.

Vesícula vitelina

O desenvolvimento inicial da vesícula foi descrito no Capítulo 3. Cerca de 9 semanas após a concepção, a vesícula vitelina constitui órgão rudimentar conectado ao intestino primitivo (ver Figura 4.20 C). Embora na espécie humana não desempenhe funções de *armazenamento* de material nutritivo, seu crescimento e sua diferenciação são essenciais em diferentes etapas do desenvolvimento.

Durante a 2ª e a 3ª semanas, a vesícula vitelínica transfere material nutritivo para o embrião, quando não há ainda a circulação uteroplacentária, apenas a *vitelina*. O *sangue* se desenvolve em suas paredes desde a 3ª semana até a 6ª, quando a atividade hematopoética se inicia no fígado.

Ao início da 3ª semana, as *células germinativas primitivas* aparecem na vesícula vitelina e, subsequentemente, migram para desenvolver as gônadas, onde dão origem a espermatogônias ou oogônias. Ao longo da 4ª semana, a parte dorsal da vesícula vitelina se incorpora ao embrião, constituindo o tubo endodérmico, o *intestino primitivo*; além do sistema digestivo, esse endoderma dará origem ao epitélio da traqueia, dos brônquios e dos pulmões.

Tipicamente, no fim da 5ª semana, ela se separa do intestino primitivo. Em torno da 12ª semana, a pequena vesícula vitelina encontra-se na cavidade coriônica entre as vesículas amniótica e coriônica (ver Figura 4.20 C). Com o evoluir da gravidez, reduz-se, tornando-se sólida e bem diminuta. Pode persistir durante toda a gravidez e ser reconhecida na superfície fetal da placenta,

abaixo do âmnio, próximo a inserção do cordão umbilical (ver Figura 4.20 C). Em cerca de 2% dos adultos, a porção intra-abdominal proximal da vesícula vitelina persiste como um divertículo do íleo (*divertículo de Meckel*).

Alantoide

A alantoide aparece no 16º dia após a fertilização, também como divertículo na zona caudal da vesícula vitelina (Figura 4.22 A). Durante o 2º mês, a porção extraembrionária degenera, embora traços possam ser vistos entre as artérias umbilicais, em local próximo ao cordão, por algum tempo. Sua função no embrião é importante por duas razões:

- Há *formação de sangue* em suas paredes durante os dois primeiros meses
- Seus vasos sanguíneos se transformam nas *artérias* e *veias umbilicais*.

A porção intraembrionária se estende do umbigo à bexiga, com a qual mantém continuidade. Quando a bexiga se desenvolve, a alantoide regride para formar tubo espesso, o *úraco* (Figura 4.22 B). Após o nascimento, o úraco se transforma em cordão fibroso, *ligamento umbilical mediano*, que se estende da cicatriz umbilical ao fundo da bexiga (Figura 4.22 C).

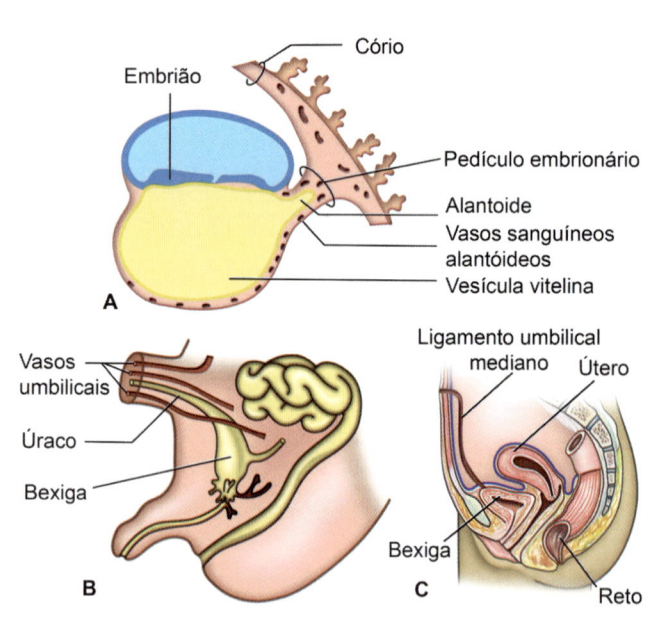

Figura 4.22 Desenvolvimento e destino da alantoide. **A.** Três semanas pós-concepção. **B.** Doze semanas pós-concepção. **C.** Adulto. (Adaptada de Moore, 2004.)

Bibliografia

Adams KM, Yan Z, Stevens AM, Nelson JL. The changing maternal "self" hypothesis: a mechanism for maternal tolerance of the fetus. Placenta. 2007;28(5-6):378-82.

Altmäe S, Koel M, Võsa U, et al. Meta-signature of human endometrial receptivity: a meta-analysis and validation study of transcriptomic biomarkers. Sci Rep. 2017;7:10077.

Beall MH, van den Wijngaard JP, van Gemert MJ, Ross MG. Amniotic fluid water dynamics. Placenta. 2007;28(8-9):816-23.

Benirschke K, Kaufmann P. Pathology of the human placenta. 2nd. ed. New York: Springer-Verlag; 1995.

Bischof P, Irminger-Finger I. The human cytotrophoblastic cell, a mononuclear chameleon. Int J Biochem Cell Biol. 2005;37:1-16.

Brosens I, Robertson WB, Dixon HG. The physiological response of the vessels of the placental bed to normal pregnancy. J Pathol Bacteriol. 1967;93(2):569-79.

Brosens JJ, Pijnenborg R, Brosens IA. The myometrial junctional zone spiral arteries in normal and abnormal pregnancies: a review of the literature. Am J Obstet Gynecol. 2002;187(5):1416-23.

Corner GW. Ourselves unborn. New Haven: Yale University; 1944.

David G, Haegel P. Embryologic. 2nd ed. Paris: Masson; 1970.

Diedrich K, Fauser BC, Devroey P, Griesinger G; Evian Annual Reproduction (EVAR) Workshop Group. The role of the endometrium and embryo in human implantation. Hum Reprod Update. 2007;13(4): 365-77.

Dominguez F, Yáñez-Mó M, Sanchez-Madrid F, Simón C. Embryonic implantation and leukocyte transendothelial migration: different processes with similar players? FASEB J. 2005;19(9):1056-60.

Ferretti C, Bruni L, Dangles-Marie V, Pecking AP, Bellet D. Molecular circuits shared by placental and cancer cells, and their implications in the proliferative, invasive and migratory capacities of trophoblasts. Hum Reprod Update. 2007;13(2):121-41.

Guleria I, Sayegh MH. Maternal acceptance of the fetus: true human tolerance. J Immunol. 2007;178(6):3345-51.

Hiby SE, Walker JJ, O'shaughnessy KM, et al. Combinations of maternal KIR and fetal HLA-C genes influence the risk of preeclampsia and reproductive success. J Exp Med. 2004;200(8):957-65.

Huppertz B, Kaufmann P, Kingdom J. Trophoblast turnover in health and disease. Fetal and Maternal Medicine Review. Cambridge University Press. 2002;13(2):103-18.

Huppertz B, Kingdom JC. Apoptosis in the trophoblast – role of apoptosis in placental morphogenesis. J Soc Gynecol Investig. 2004;11(6):353-62.

Javert CT. Spontaneous and habitual abortion. New York: McGraw-Hill; 1957.

Jones HN, Powell TL, Jansson T. Regulation of placental nutrient transport – a review. Placenta. 2007;28(8-9):763-74.

Medawar PB. Some immunological and endocrinological problems raised by the evolution of viviparity in vertebrates: Prevention of allogenic fetal rejection by tryptophan catabolism. Symp Soc Exp Biol. 1953;7:220.

Montenegro CAB, Rezende Filho J. Medicina fetal. Atlas comentado. Rio de Janeiro: Guanabara Koogan; 1998.

Moore KL. The Developing Human. Philadelphia: Saunders; 1973.

Moore KL, Persaud TVN. Embriologia clínica. 7.ed. Rio de Janeiro: Elsevier; 2004.

Moser G, Windsperger K, Pollheimer J, de Sousa Lopes SC, Huppertz B. Human trophoblast invasion: new and unexpected routes and functions. Histochem Cell Biol. 2018;150(4):361-70.

Parry S, Strauss III JF. Premature rupture of the fetal membranes. New Eng J Med. 1998;338(10):663-70.

Pijnenborg R, Bland JM, Robertson WB, Brosens I. Uteroplacental arterial changes related to interstitial trophoblast migration in early human pregnancy. Placenta. 1983;4(4):397-413.

Pijnenborg R, Vercruysse L, Hanssens M. The uterine spiral arteries in human pregnancy: facts and controversies. Placenta. 2006;27(9-10):939-58.

Pollheimer J, Knöfler M. Signalling pathways regulating the invasive differentiation of human trophoblasts: a review. Placenta. 2005;26(Suppl A):S21-30.

Ramsey EM, Donner MW. Placental vasculature and circulation. Stuttgart: Georg Thieme Publishers; 1980.

Saito S, Nakashima A, Shima T, Ito M. Th1/Th2/Th17 and regulatory T-cell paradigm in pregnancy. Am J Reprod Immunol. 2010;63(6):601-10.

Solano ME. Decidual immune cells: Guardians of human pregnancies. Best Pract Res Clin Obstet Gynaecol. 2019;60:3-16.

Speroff L, Glass RH, Kase NG. Clinical and gynecologic endocrinology and infertility. 4.ed. Baltimore: Williams & Wilkins; 1989.

5 Endocrinologia da Gravidez

Felipe Favorette Campanharo
Marcos Nakamura Pereira
Antonio Braga
Jorge Rezende Filho

Dentro do útero gravídico, a unidade decíduo-fetoplacentária produz uma quantidade extraordinária de hormônios esteroides, proteicos e neuropeptídios. Essa extraordinária condição gravídica aumenta, em cerca de 100 vezes, a quantidade de alguns hormônios na gestação, como bem se pode observar com o estradiol, cuja produção chega a 15 a 20 mg; o estriol, que se amplia para 50 a 100 mg; e a progesterona, que aumenta para 300 mg. Essas novas unidades conduzem ao fluxo unidirecional de nutrientes para o concepto, facultam ambiente favorável para o desenvolvimento fetal, o crescimento e a maturação celular, além de sinalizarem o momento em que o concepto está pronto para a vida extrauterina.

Em outras palavras, os eventos neuroendócrinos que se desenrolam dentro e entre os compartimentos (materno, fetoplacentário e amniótico) são críticos para o apropriado amadurecimento fetal, o determinismo do parto e a lactação.

Didaticamente, costuma-se dividir a endocrinologia da gravidez em duas fases. A *fase ovariana* corresponde à produção de esteroides pelo corpo lúteo, estimulado pela gonadotrofina coriônica, e ocorre nas primeiras 8 a 9 semanas, momento a partir do qual a placenta assume progressivamente a síntese dos esteroides – *fase placentária* (Figura 5.1). Além da progesterona, o ovário produz a relaxina, um peptídio que, juntamente com a primeira, inibe a contratilidade uterina – o que é útil para a manutenção inicial da gravidez.

Função endócrina placentária

A placenta humana produz grande quantidade de esteroides – progesterona e estrogênio –, porém, ao contrário das gônadas e das suprarrenais, a placenta é um órgão incompleto no quesito elaboração dos esteroides. Para a formação dos mesmos, ela necessita, fundamentalmente, de precursores fetais; para a síntese de progesterona, de substâncias provenientes da mãe. É o conceito da unidade fetoplacentária – ou, melhor, da unidade materno-fetoplacentária.

O local da esteroidogênese é o sinciciotrofoblasto. Como a placenta tem capacidade muito limitada de sintetizar o colesterol novamente a partir de acetato, o lipídio deve ser suprido pelo fígado materno. A placenta humana também está desprovida de 17-α-hidroxilase e, assim, não pode converter os esteroides C_{21} (pregnenolona e progesterona) nos produtos C_{19} (androgênios), precursores dos estrogênios (Figura 5.2).

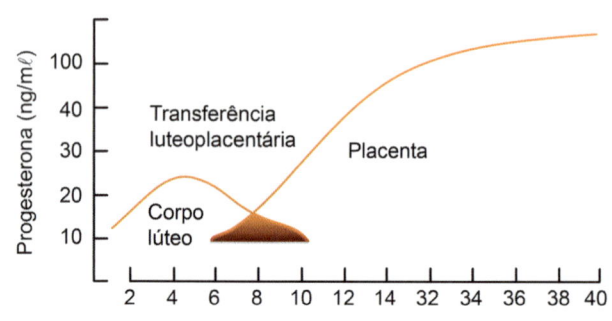

Figura 5.1 A transição na produção de progesterona do corpo lúteo para a placenta ocorre entre 8 e 9 semanas de gestação. A área vermelha representa a duração estimada dessa transição funcional. (Adaptada de Yen, 1986.)

Hormônios esteroides

Os esteroides sexuais se dividem em três grandes grupos, de acordo com o número de átomos de carbono, todos sintetizados a partir do colesterol. No primeiro grupo, C_{21} – com 21 átomos de carbono –, temos a progesterona; no segundo grupo, C_{19}, derivam os androgênios; e, no terceiro grupo, C_{18}, os estrogênios.

Progesterona

No sinciciotrofoblasto, o colesterol (advindo da circulação materna) é convertido em pregnenolona pela enzima mitocondrial 20,22 desmolase. A pregnenolona é posteriormente transformada em progesterona pela enzima 3β-hidroxiesteroide desidrogenase. A maioria dessa progesterona (90%) é secretada na circulação materna, e o restante (10%), na circulação fetal.

Embora a placenta comece a sintetizar progesterona bem no início da gestação, antes de 8 a 9 semanas, a progesterona produzida pelo corpo lúteo gravídico é indispensável para o êxito da implantação e da placentação e, portanto, para a manutenção da gravidez. Após essa época, a progesterona placentária é suficiente para manter a gravidez, mesmo na ausência do ovário (transição luteoplacentária) (ver Figura 5.1).

A progesterona produzida pelo trofoblasto é fundamental para a quiescência do miométrio ao reduzir o número de junções comunicantes existentes entre as células miometriais, indispensáveis para o sincronismo da contratilidade uterina, assim como para inibir a síntese de prostaglandinas. A produção de progesterona aumenta progressivamente com a evolução da gravidez, alcançado seu máximo (300 mg/dia) poucas semanas antes do parto (Figura 5.3).

Estrogênios

Os estrogênios desempenham papel relevante na implantação da placenta ao induzirem uma vasodilatação do leito vascular uterino materno. Desse modo, atuam promovendo o crescimento uterino e o aumento do fluxo sanguíneo uteroplacentário.

A produção de estrogênios aumenta muito durante a gravidez (1.000 vezes), alcançando níveis de 80 mg/dia próximo ao termo. A maior quantidade de estrogênio produzida pela placenta é de estriol, um esteroide fraco encontrado na mulher não grávida como metabólito hepático do estradiol (Figura 5.3).

Como a placenta não tem a enzima 17α-hidroxilase, ela não pode sintetizar os esteroides C_{19} a partir dos precursores C_{21}, pregnenolona e progesterona; por isso, a zona fetal da suprarrenal do concepto, a partir do colesterol-LDL, sintetiza a pregnenolona e, por fim, o esteroide C_{19} sulfato de desidroepiandrosterona (DHEAS) pela ação da enzima 17α-hidroxilase. O DHEAS, uma vez na placenta, sofre a ação da sulfatase, transformando-se em androstenediona e, a seguir, em estrona, após a ação da enzima aromatase (Figura 5.4).

O DHEAS é secretado em grande quantidade pela suprarrenal fetal e convertido em sulfato de 16α-hidroxidesidroepiandrosterona (16α-OHDHEAS) no fígado do concepto (Figura 5.3). Esses esteroides, DHEAS e 16α-OHDHEAS, são convertidos na placenta nos estrogênios, respectivamente, 17β-estradiol (E2) e estriol (E3), também sob a ação da aromatase. Perto do termo, metade do E2 é derivada do DHEAS proveniente da suprarrenal fetal, e metade, do DHEAS materno. Por outro lado, 90% do E3 na placenta originam-se do 16α-OHDHEAS fetal, e apenas 10%, de outras fontes. Como os estrogênios, particularmente o estriol, originam-se, fundamentalmente, de precursor do concepto, esse hormônio foi usado no passado como teste de bem-estar fetal.

Os estrogênios da gravidez determinam a proliferação do sistema ductal mamário e, em conjunto com a progesterona, promovem o desenvolvimento do tecido glandular. Após o parto, a súbita cessação do estímulo estrogênio-progesterona possibilita o estabelecimento da lactação.

Hormônios polipeptídicos

A gonadotrofina coriônica humana, o hormônio lactogênio placentário (hPL), a ativina e a inibina, o hormônio de crescimento

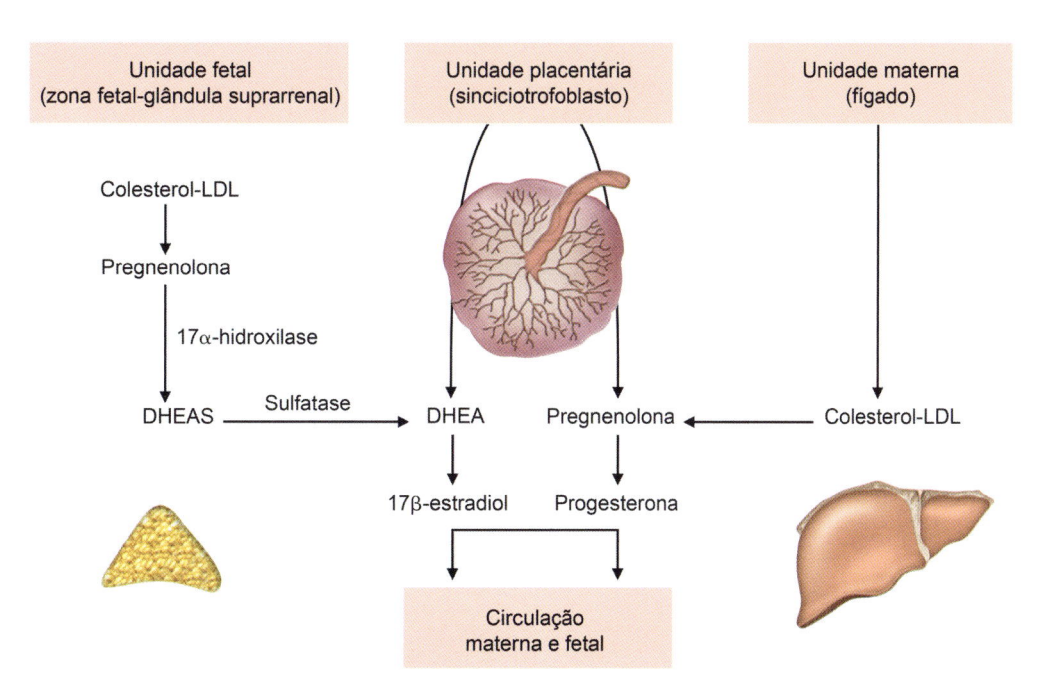

Figura 5.2 Síntese da esteroidogênese placentária. A placenta necessita de LDL colesterol materno para sintetizar pregnenolona, precursor da progesterona. Como não tem 17α-hidroxilase, também não é capaz de utilizar os esteroides C_{21} (progesterona, pregnenolona) para elaborar os esteroides C_{19} (androgênios) precursores da biossíntese dos estrogênios. *DHEAS*, sulfato de desidroepiandrosterona; *LDL*, lipoproteína de baixa densidade.

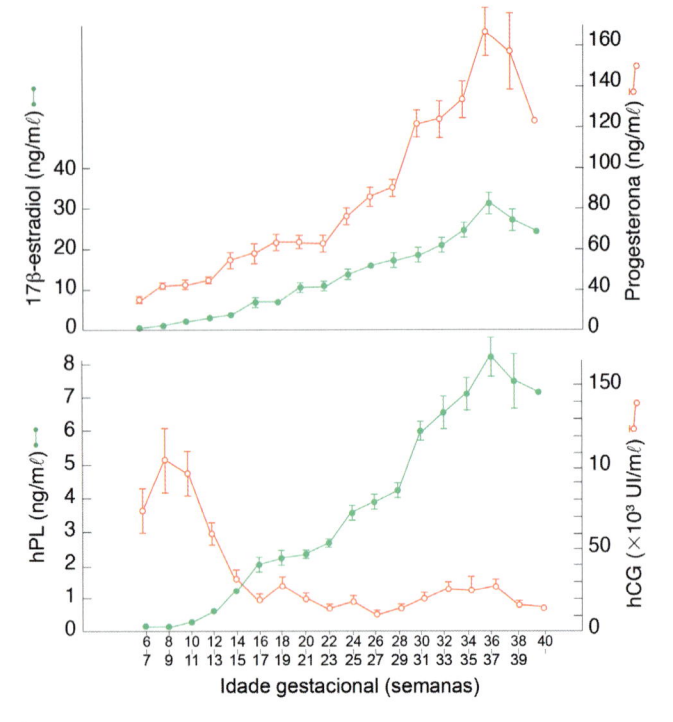

Figura 5.3 Evolução das concentrações plasmáticas maternas de 17β-estradiol (ng/mℓ), progesterona (ng/mℓ), hormônio lactogênio placentário (hPL) (ng/mℓ) e gonadotrofina coriônica (hCG) (UI/mℓ ao longo da gestação). (Adaptada de Cole & Butler, 2015).

placentário humano (hPGH) são os hormônios polipeptídicos secretados pela placenta, mais especificamente pelo sinciciotrofoblasto.

Gonadotrofina coriônica humana

O hCG foi descoberto por Ascheim & Zondek, em 1927, mostrando que a grávida produzia uma substância que, injetada em fêmeas de camundongo, provocava a ovulação.

O hCG é uma glicoproteína produzida pela placenta e formada por duas subunidades, α e β, ligadas por forças iônicas e hidrofóbicas (Figura 5.5). A subunidade α é idêntica às subunidades α dos hormônios glicoproteicos hipofisários: hormônio foliculestimulante (FSH), hormônio luteinizante (LH) e hormônio tireoestimulante (TSH). As subunidades β dos hormônios glicoproteicos são únicas e conferem a eles suas propriedades biológicas e imunológicas. Os níveis circulantes do hCG aumentam rapidamente em 4 semanas após a implantação, dobram seus valores após 2 a 3 dias, atingem um pico por volta de 10 semanas e, depois da queda, nivelam-se até o termo (Figura 5.6).

O hCG refere-se, na verdade, a quatro moléculas independentes produzidas por células distintas, cada uma delas com função própria (Figura 5.7). O hCG (regular) é produzido pelo sinciciotrofoblasto, o hCG-hiperglicosilado (hCG-H), pelo citotrofoblasto, o β-hCG-livre, por múltiplos tumores malignos não trofoblásticos, e o hCG hipofisário, pelas células gonadotróficas da hipófise anterior. O hCG tem inúmeras funções, mas a principal é promover a produção de progesterona pelo corpo lúteo gravídico, até 3 a 4 semanas após a implantação. Depois desse prazo, as células do sinciciotrofoblasto na placenta passam a assumir a produção de progesterona, até então realizada pelo corpo lúteo gravídico (transferência luteoplacentária).

O hCG-H promove a implantação normal pelo citotrofoblasto e o crescimento e a invasão das células do coriocarcinoma. A detecção de β-hCG-livre elevado é considerado sinal de mau prognóstico, vale dizer, de crescimento tumoral, típico do coriocarcinoma. O hCG hipofisário é variante do hCG placentário, produzido em baixos níveis no ciclo menstrual, e o hCG hipofisário mimetiza a ação do LH durante o ciclo menstrual, estimulando o corpo lúteo.

Lactogênio placentário humano

O hPL, também denominado somatomamotropina coriônica humana (hCS), é um polipeptídio, membro da família gênica do hormônio do crescimento/prolactina, com 96% de homologia com o

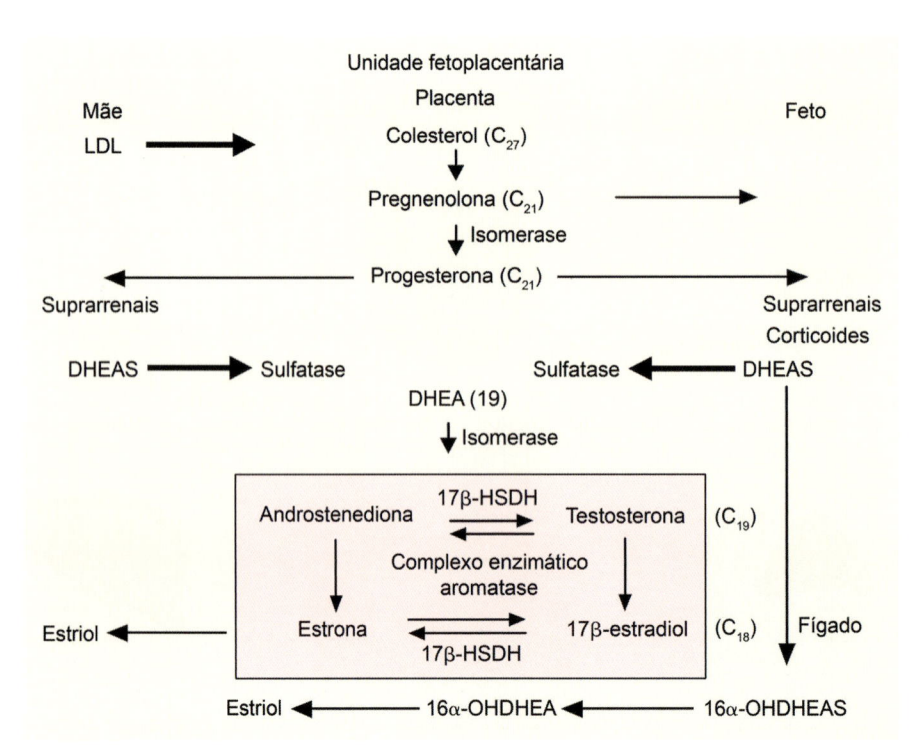

Figura 5.4 Biossíntese dos esteroides da placenta humana. *LDL,* lipoproteína de baixa densidade; *DHEAS,* sulfato de desidroepiandrosterona.

hormônio de crescimento humano (GH) e 67% com a prolactina (PRL). A despeito de sua homologia ao GH e à PRL, o hPL tem atividade lactogênica e, no crescimento, muito reduzida. Na espécie humana, parece constituir-se em redundância evolucionária do GH e da PRL.

O hPL é produzido pelo sinciciotrofoblasto e pode ser detectado no plasma materno com 3 semanas de gestação, crescendo sua concentração até o termo, quando atinge níveis de 10 a 16 mg/mℓ. É o maior hormônio secretado pela placenta, atingindo a produção de 1 g/dia no termo. Seu aumento ao longo da gestação segue a evolução da massa placentária. Seus genes estão localizados no cromossomo 17, enquanto o gene da prolactina está localizado no cromossomo 6.

O hPL pode modular os metabolismos materno e fetal ao agir no fígado de ambos os organismos, assim como em outros tecidos. O hPL funciona como antagonista da insulina, induzindo resistência periférica a esse hormônio (portanto, "diabetogênico") e aumentando a lipólise e a proteólise da mãe, promovendo fonte adicional de glicose e aminoácidos para serem transportados para o feto.

Ativina e inibina

A placenta sintetiza tanto a inibina como a ativina, e ambas exercem funções parácrinas na placenta. Enquanto a inibina susta a estimulação do hormônio liberador da gonadotrofina (GnRH) no sinciciotrofoblasto para a produção de hCG, a ativina potencializa a secreção de hCG GnRH-estimulada.

O citotrofoblasto sintetiza a subunidade da inibina, enquanto o sinciciotrofoblasto produz a subunidade βB. A subunidade βA é sintetizada tanto pelo cito como pelo sinciciotrofoblasto.

A ativina circula no sangue materno ligada à proteína folistatina. No sangue materno, aumenta sua concentração significativamente após 20 semanas, mas a grande elevação ocorre antes do início do parto, a termo ou pré-termo. Seu papel no início da parturição humana por estimulação da produção de prostaglandinas pelas membranas fetais é aventado.

A ativina parece aumentar a liberação de hCG e de progesterona, enquanto a inibina exerce efeito contrário sobre esses hormônios. Esses eventos regulatórios parecem ser paralelos àqueles da hipófise, em que a ativina promove a liberação do FSH, enquanto a inibina apresenta efeito contrário.

Hormônio do crescimento placentário humano e fator de crescimento insulina-*like* 1

Codificado pelo gene GH-V, o hormônio do crescimento placentário humano (hPGH) é produzido no 1º trimestre pelo trofoblasto e estimula de maneira autócrina a invasão da placenta. No 2º trimestre, ele é secretado continuamente pelo sinciciotrofoblasto, ao contrário do GH hipofisário, secretado de maneira pulsátil.

Parece que o hPGH tem como função estimular a produção de fator de crescimento insulina-*like* 1 (IGF-1), que, por sua vez, suprime o GH hipofisário na segunda metade da gravidez (Figura 5.8).

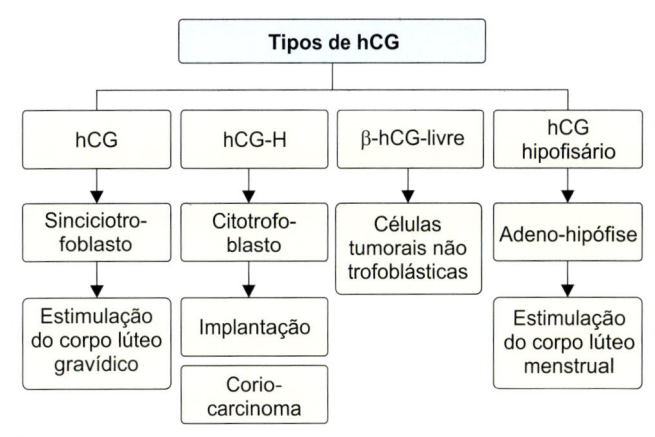

Figura 5.5 Molécula do hCG com as subunidades α e β. (Modificada de Cole & Butler, 2015.)

Figura 5.7 Os quatro tipos de gonadotrofina coriônica humana (hCG), seus locais de produção e suas principais funções. *hCG-H*, hCG-hiperglicosilado. (Adaptada de Cole, 2010.)

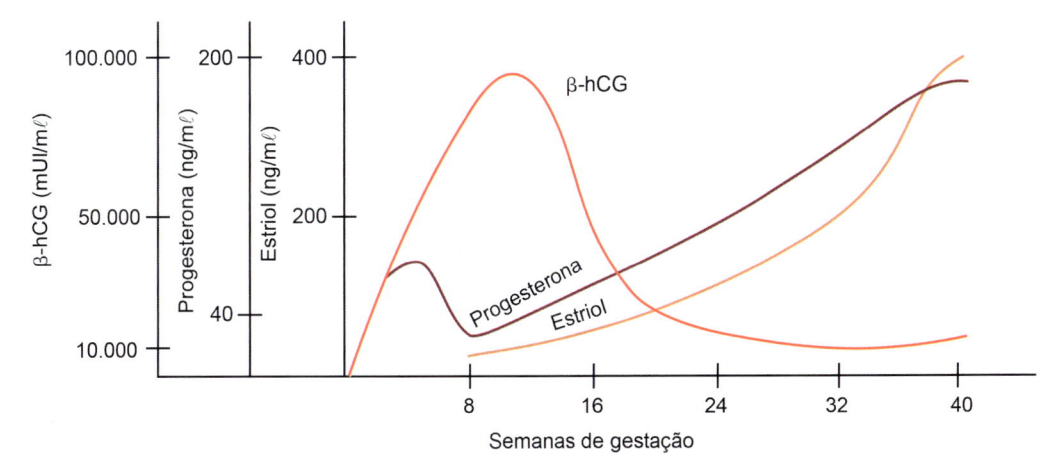

Figura 5.6 Representação esquemática dos níveis sanguíneos dos principais hormônios envolvidos na unidade materno-feto placentária.

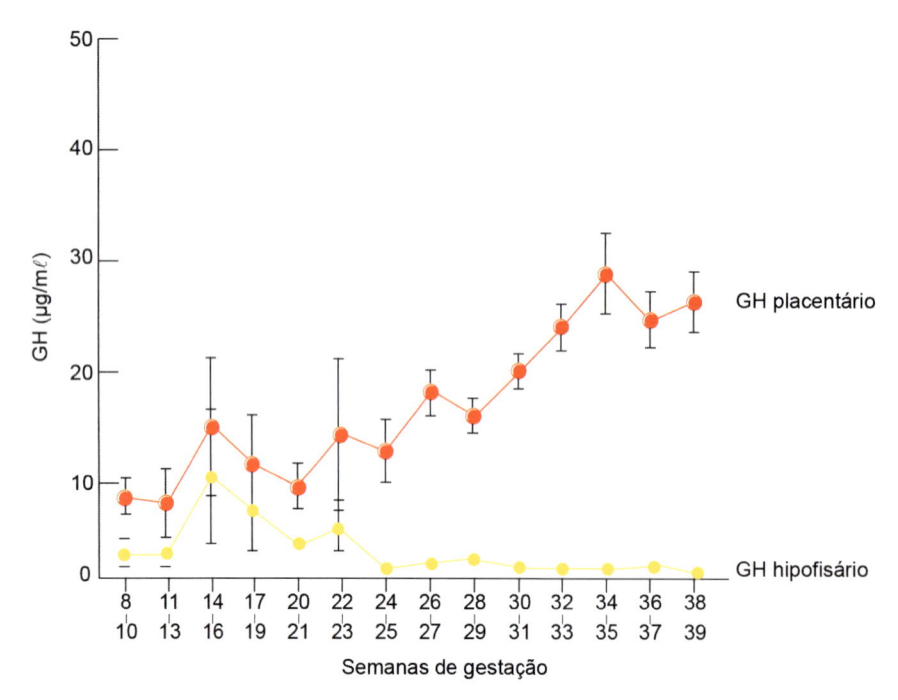

Figura 5.8 Níveis sanguíneos maternos do hormônio de crescimento placentário humano e do hormônio de crescimento hipofisário ao longo da gestação. (Adaptada de Cole & Butler, 2015).

O IGF-I tem importante papel modulador no crescimento fetal ao aumentar o transporte de aminoácidos e glicose. A secreção de GH placentário é inibida pela glicose. *In vivo*, o GH placentário está reduzido no sangue materno durante a subida da glicemia pós-prandial e nos casos de diabetes gestacional. Isso sugere um papel metabólico visto exclusivamente no compartimento materno, mas não detectável na circulação fetal. Em caso de queda da glicemia materna, os níveis de GH placentário aumentam, garantindo o aporte energético ao feto.

Relaxina

A relaxina é hormônio peptídico que pertence à família da insulina (Figura 5.9). É produzida pelo corpo lúteo, pela placenta e pela decídua. Durante a gravidez, toda a relaxina circulante na mãe parece ser originada do corpo lúteo. Entre as atividades biológicas da relaxina, destacam-se: remodelação do colágeno, amolecimento da cérvice materna e do sistema reprodutivo inferior e inibição da contratilidade uterina. Todavia, a relaxina circulante não demonstra ser necessária para a manutenção da gestação ou do parto normal.

Hormônios neuropeptídicos

A placenta humana produz diversos neuropeptídios similares àqueles elaborados pelo hipotálamo. Por analogia com o sistema hipotálamo-hipofisário, sugere-se que a célula citotrofoblástica corresponda ao local da síntese dos neuropeptídios, enquanto o sinciciotrofoblasto produz o hormônio proteico.

Hormônio liberador da gonadotrofina

A regulação do hormônio liberador da gonadotrofina (GnRH) pela placenta humana do termo está ilustrada na Figura 5.10. Secretado pelo citotrofoblasto, esse hormônio estimula o sincício a produzir hCG e esteroides que inibem sua produção por *feedback* negativo.

Hormônio liberador da corticotrofina

O hormônio liberador da corticotrofina (CRH), um neurormônio hipotalâmico que modula a função hipofisária e suprarrenal (eixo hipotálamo-hipófise-suprarrenal), é produzido pela placenta. O CRH pode ser detectado no plasma materno com 20 semanas da

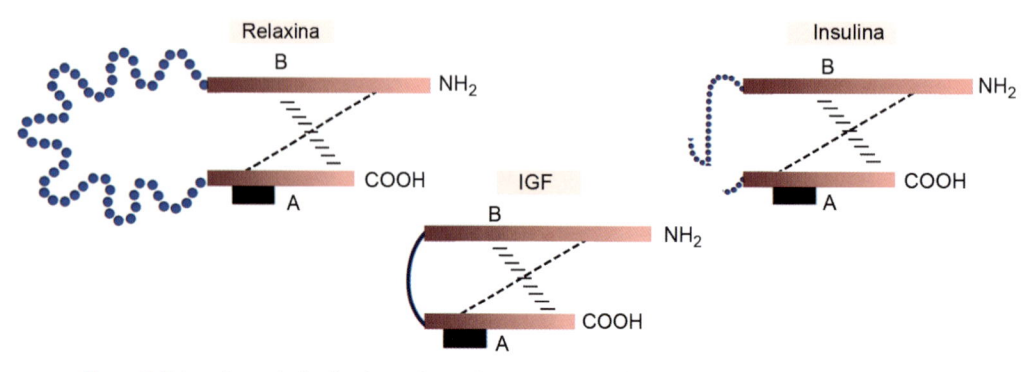

Figura 5.9 Hormônios da família da insulina: relaxina, insulina e fator de crescimento insulina-*like* (IGF).

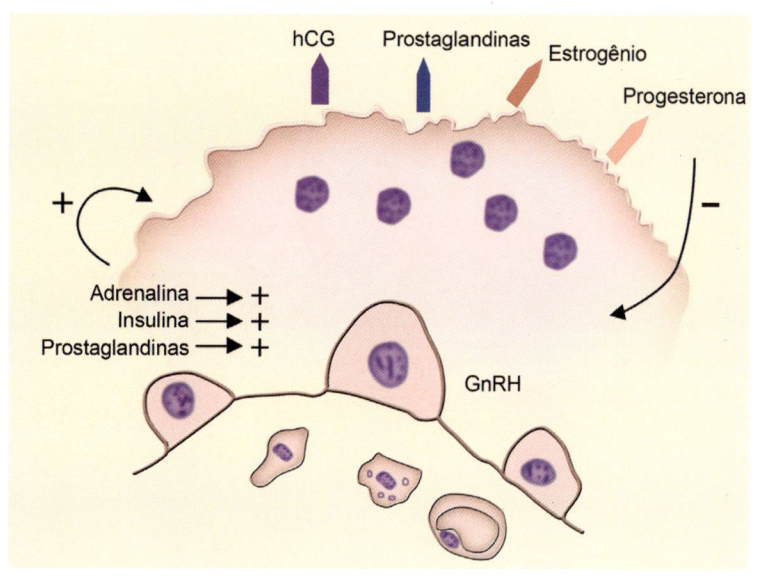

Figura 5.10 Ilustração esquemática da regulação da secreção do GnRH pela placenta humana a termo. O GnRH secretado pelo citotrofoblasto é estimulado por alguns fatores e inibido por outros, tais como o hCG produzido pelo sinciciotrofoblasto.

gestação, e seus níveis aumentam nas fases finais da gravidez, com acréscimo rápido nas semanas que precedem o parto.

É também relatado que os níveis de CRH crescem precocemente na gravidez complicada pelo parto pré-termo. Todos esses dados sugerem que o CRH placentário possa estar envolvido no determinismo do parto e que o "relógio placentário" controle a duração da gravidez humana (ver Capítulo 12).

Proteínas placentárias

A placenta sintetiza inúmeras proteínas, tanto aquelas produzidas exclusivamente na gravidez como outras também encontradas fora do estado gravídico. No que concerne às proteínas específicas da gravidez, são elas as proteínas plasmáticas associadas à gravidez (PAPP), A, B, C e D, cujas funções não estão ainda desvendadas. A PAPP-A tem sido utilizada no 1º trimestre para o rastreamento bioquímico de aneuploidias fetais (ver Capítulo 101).

Bibliografia

Bogic LV, Mandel M, Bryant-Greenwood GD. Relaxin gene expression in human reproductive tissues by situ hybridization. J Clin Endocrinol Metab. 1995;80:130-7.

Cole LA. Biological function of hCG and hCG-related molecules. Reprod Biol Endocrinol. 2010;8:102.

Cole LA. Immunoassay of human chorionic gonadotropin, its free subunits, and metabolites. Clin Chem. 1997;43:2233-43.

Cole LA, Butler SA. Human chorionic gonadotropina (hCG). 2nd. ed. Amsterdam: Elsevier; 2015.

Cunningham FG, Leveno KJ, Bloom SL, Hauth JC, Rouse DJ, Spong CY. Williams obstetrics. 23.ed. New York: McGraw Hill; 2010.

Diczfaluzy E, Troen P. Endocrine functions of the human placenta. Vitam Horm. 1961;19:229.

Kurtzman JT, Wilson H, Rao CV. A proposed role of hCG in clinical obstetrics. Semin Reprod Med. 2001;19:63-8.

Lacroix MC, Gibourdenche J, Fournier T, et al. Stimulation of human trophoblast invasion by placental growth hormone. Endocrinology. 2005;146:2434-44.

Malassiné A, Cronier L. Hormones and human trophoblast differentiation: a review. Endocrine. 2002;19:3-11.

Miller-Lindholm AK, LaBenz CJ, Ramey J, Bedows E, Ruddon RW. Human chorionic gonadotropin-beta gene expression in the first trimester placenta. Endocrinology. 1997;138:5459-65.

Ogren L, Talamantes F. The placenta as an endocrine organ: Polypeptides. In: Knobil E, Neill JD (eds.). The Physiology of reproduction. New York: Raven; 1994.

Owerbach D, Rutter WJ, Cooke NE, et al. The prolactin gene is located on chromosome 6 in humans. Science. 1981;212:815.

Owerbach D, Rutter WJ, Martial JA, Baxter JD, Shows TB. Genes for growth hormone, chorionic somatomammotropin, and growth hormones-like gene on chromosome 17 in humans. Science. 1980;209:289-92.

Patel N, Alsat E, Igout A, et al. Glucose inhibits human placental GH secretion, in vitro. J Clin Endocrinol Metab. 1995;80:1743-6.

Wadhawa PD, Porto M, Garite TJ, Chicz-DeMet A, Sandman CA. Maternal corticotropina-releasing hormone levels in the early third trimester predict length of gestation in human pregnancy. Am J Obstet Gynecol. 1998;179:1079-85.

Yen SSC. Endocrine physiology of pregnancy. In: Danforth DN & Scott Jr, ed. Obstetrics & Gynecology. 5.ed. Philadelphia: Lippincott; 1986.

Trocas Materno-Ovulares

Helmer Herren
Silvana Maria Quintana
Marcos Nakamura-Pereira
Antonio Braga
Jorge Rezende Filho

As trocas materno-ovulares têm início precoce a fim de estabelecer uma ampla conexão entre os compartimentos materno e fetal, possibilitando ao feto o desenvolvimento de seu potencial genético e à mãe uma adequada adaptação às mudanças próprias do ciclo gravídico. Essas trocas se realizam entre três compartimentos:

- Materno
- Fetal
- Líquido amniótico (LA).

Do ponto de vista didático, as trocas materno-ovulares são classificadas em dois grandes tópicos: trocas transplacentárias e trocas amnióticas. As trocas transplacentárias ou diretas ocorrem entre a mãe e o feto, já as trocas amnióticas envolvem o LA e podem ocorrer com a mãe (trocas maternoamnióticas) ou com o feto (trocas amniofetais) (Figuras 6.1 e 6.2).

Trocas transplacentárias

A placenta dos mamíferos é estrutura biológica única, que constitui interface entre a circulação materna e a fetal. Durante a gravidez, a placenta desenvolve-se para fornecer uma área de superfície cada vez maior às trocas materno-fetais. Ao final da gestação, ela pesa em torno de 500 g, tem um diâmetro de 15 a 20 cm, uma espessura de 2 a 3 cm e uma superfície de aproximadamente 15 m². Sob a perspectiva do feto, a placenta apresenta funções similares àquelas do pulmão, rim e sistema digestivo na vida pós-natal. Suas funções são vitais como barreira metabólica e física na unidade fetoplacentária, mas ela também é a via de comunicação entre a mãe e o feto. As funções da placenta incluem:

- Proteção fetal: barreira imunológica entre a mãe e o feto
- Secreção hormonal: produção de hormônios que atuam no metabolismo materno
- Trocas gasosas: transporte de gases respiratórios entre a mãe e o feto
- Trocas metabólicas: transporte de nutrientes, íons e água para o feto e de produtos de excreção do feto para a mãe.

A troca de sinais metabólicos entre a mãe e o feto é mutuamente benéfica e assegura o desenvolvimento e o crescimento fetal, assim como o bem-estar materno durante a

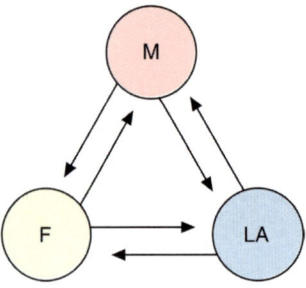

Figura 6.1 Sistema de três compartimentos, materno (M), fetal (F) e amniótico (LA), que se comunicam entre si. Há, portanto, três tipos de trocas e seis de transferências.

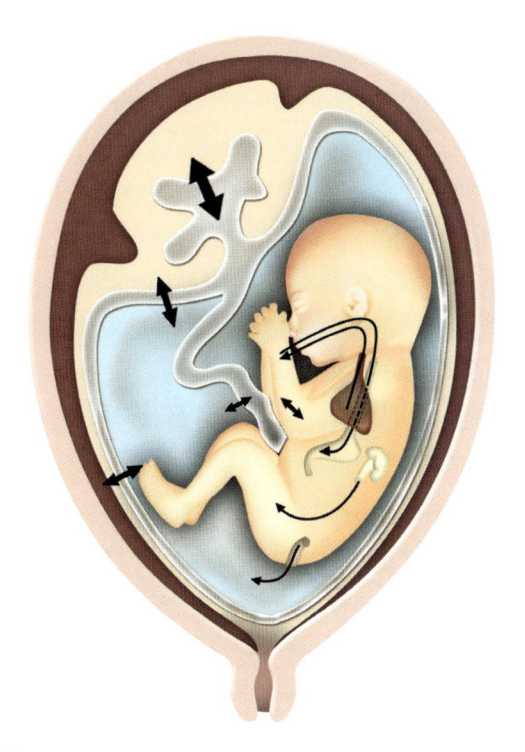

gravidez. Há indícios de que alterações nesse transporte estejam envolvidas com importantes repercussões na saúde do binômio como, por exemplo, restrição do crescimento fetal (RCF), diabetes gestacional e macrossomia fetal.

Membrana placentária

Os tecidos celulares primários na placenta são o trofoblasto (que forma o sinciciotrofoblasto), o endotélio vascular e o músculo liso (que formam a rede macrovascular e microvascular da placenta). As vilosidades coriônicas são a unidade estrutural básica placentária e consistem em projeções vasculares de tecido fetal cercadas por córion, o qual apresenta duas camadas celulares: o sinciciotrofoblasto externo, que está em contato direto com o sangue materno no espaço interviloso; e o citotrofoblasto interno. O espaço interviloso é uma grande expansão cavernosa preenchida por vilosidades próximas o bastante para tornar possível o transporte eficiente de nutrientes, gases respiratórios, íons e água. À medida que as vilosidades amadurecem, há uma redução acentuada no componente citotrofoblasto, e, a longo prazo, apenas uma única camada de sinciciotrofoblasto separa o sangue materno e o endotélio capilar fetal.

A placenta humana é do tipo hemocorial, isto é, caracteriza-se pelo contato direto do sangue materno, conduzido pelas arteríolas espiraladas para o espaço interviloso, com as vilosidades coriônicas que contêm os capilares fetais. A membrana placentária é constituída pelas seguintes estruturas: o endotélio do capilar fetal, o sinciciotrofoblasto e a membrana basal de sustentação do sinciciotrofoblasto (Figura 6.3).

Figura 6.2 Trocas materno-ovulares. A espessura das *setas, grosso modo*, é proporcional à intensidade das trocas realizadas. As maternofetais são, todas, transplacentárias. As materno-amnióticas dão-se no âmnio membranoso. As amniofetais ocorrem, então, no âmnio placentário e no funicular, bem como no tegumento e nos sistemas respiratório, digestivo e urinário fetais.

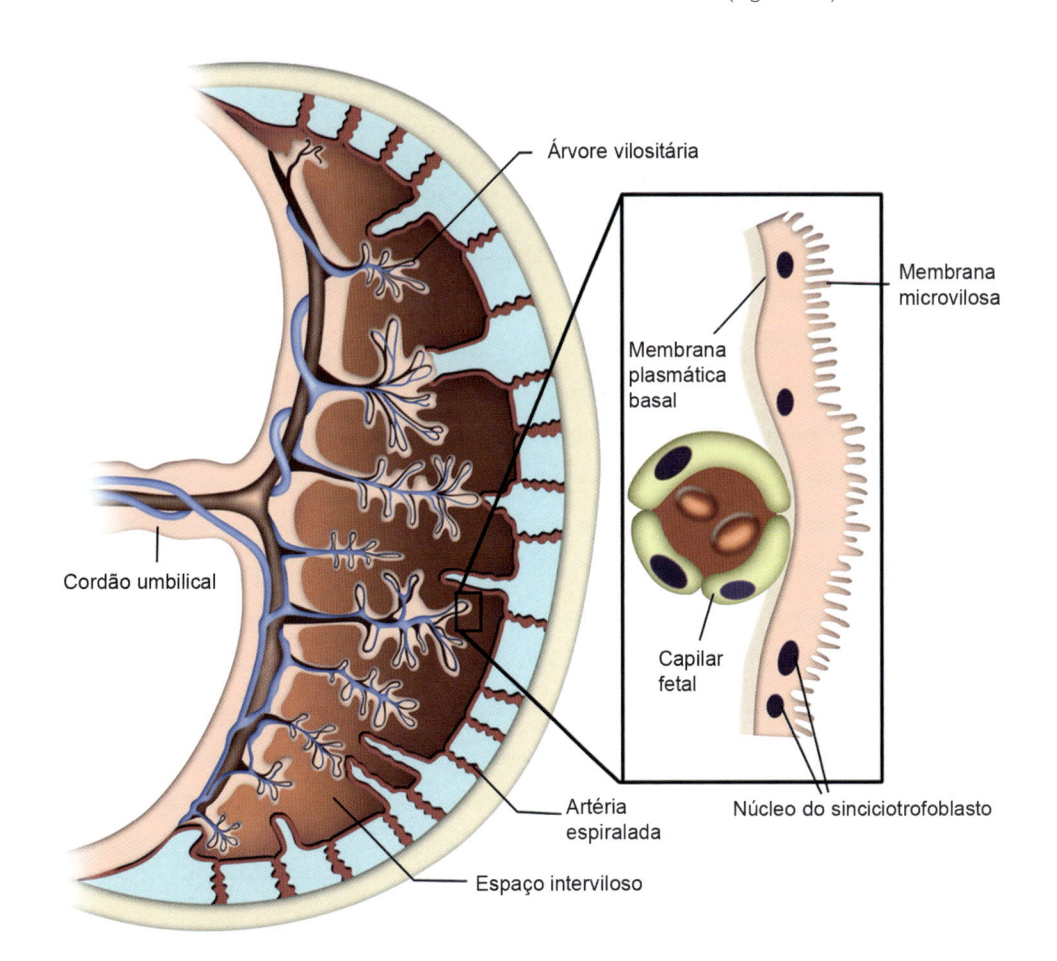

Figura 6.3 A membrana placentária consiste no sinciciotrofoblasto e no endotélio do capilar fetal. Dessas estruturas, duas membranas plasmáticas polarizadas, a membrana microvilosa e a membrana plasmática basal do sinciciotrofoblasto, restringem a transferência de moléculas. (Adaptada de Jansson & Powell, 2006.)

O sinciciotrofoblasto é o epitélio de transporte da placenta humana e constitui sincício verdadeiro formado pela fusão de células citotrofoblásticas adjacentes. No início da gravidez, as células do citotrofoblasto são abundantes, criam-se camadas de células contínuas entre o sincício e o capilar fetal; entretanto, na gravidez tardia, elas se tornam mais escassas. O sinciciotrofoblasto apresenta duas membranas plasmáticas paralelas: a membrana plasmática apical ou membrana microvilosa (MMV), voltada para o sangue materno no espaço interviloso; e a membrana plasmática basal, face a face com o capilar fetal.

A natureza sincicial do sinciciotrofoblasto permite uma membrana relativamente próxima, já que não há espaços intercelulares disponíveis para o transporte de moléculas maiores ou de grande quantidade de líquidos. Todavia, atualmente aceita-se a presença de canais paracelulares ou transtrofoblásticos, que constituem meio de transporte para determinadas moléculas como, por exemplo, a alfafetoproteína. Ocasionalmente ocorrem soluções de continuidade nessa membrana, o que explica a existência de hemácias na circulação materna como a observada na hemorragia fetomaterna.

As microvilosidades da membrana plasmática apical do sinciciotrofoblasto aumentam consideravelmente a superfície de trocas. Isso, associado às taxas elevadas do fluxo sanguíneo materno e fetal e à pequena distância para a difusão entre esses compartimentos (poucos micrômetros em algumas regiões da membrana), é crucial para as trocas eficientes entre a mãe e o feto. A arquitetura das estruturas placentárias impõe barreiras estruturais e metabólicas para a transferência de substratos como o oxigênio, d-glicose, aminoácidos e vitaminas, hormônios, toxinas e resíduos. A placenta também é um órgão que libera hormônios como estrogênio, progesterona, lactogênio placentário e hormônio de crescimento variante da placenta (GH-V) e vesículas extracelulares, incluindo nanovesículas (exossomos) no feto e circulação materna.

O suprimento de sangue materno para o útero ocorre por meio das artérias uterinas e ovarianas, as quais formam as artérias arqueadas que dão origem às artérias radiais que penetram no miométrio. Estas então se dividem em artérias espiraladas que suprem o espaço interviloso e banham as vilosidades coriônicas em sangue materno. A pressão nas artérias uterinas é cerca de 80 a 100 mmHg e, nas artérias espiraladas, 70 mmHg. No espaço interviloso, ela é variável: 5 a 8 mmHg, no curso da gravidez; 8 a 12 mmHg, durante as diástoles do trabalho de parto; e, na vigência de sístoles, alcança 30 a 50 mmHg.

No compartimento fetal, as duas artérias umbilicais originam-se das artérias ilíacas internas do feto e transportam sangue pobre em oxigênio, através do cordão umbilical, para a placenta. As artérias umbilicais dividem-se em artérias coriônicas e terminam como capilares dentro das vilosidades. Substâncias no sangue materno passam do espaço interviloso através do sinciciotrofoblasto, tecido conjuntivo fetal e endotélio dos capilares fetais para o sangue fetal. Os capilares fetais drenam para veias coriônicas que se esvaziam em uma única veia umbilical. A pressão nas artérias umbilicais é avaliada em 50 mmHg e na venosa, 25 mmHg. A pressão nos capilares das vilosidades nunca foi determinada e é, necessariamente, intermediária à das artérias e da veia. O valor aceitável é 30 mmHg, muito superior ao do lado materno. Assim se explica, nas lesões de continuidade da membrana, a passagem preferencial do sangue no sentido do feto para a mãe como na hemorragia fetal que ocorre na aloimunização.

Estima-se que, na gestação a termo, o fluxo sanguíneo uterino seja de aproximadamente 600 mℓ/min, dos quais 80% passam para a placenta. A circulação uteroplacentária não tem autorregulação, portanto o fluxo está diretamente relacionado à pressão média de perfusão uterina e inversamente relacionado à resistência vascular uterina. Esse fato tem implicações clínicas, já que o fluxo sanguíneo na circulação uteroplacentária pode ser reduzido pela hipotensão materna e pelo aumento da pressão uterina durante as contrações miometriais. Como as artérias uteroplacentárias contêm receptores alfa-adrenérgicos, a estimulação simpática em decorrência do uso de medicamentos vasopressores pode levar à vasoconstrição da artéria uterina.

Mecanismos das trocas placentárias

Vários mecanismos contribuem para a passagem de substâncias entre os compartimentos maternofetais, entretanto para cada substância as trocas são regidas por processos diversos que podem variar com a fase da gravidez. Os principais mecanismos para a realização das trocas entre mãe e feto são:

- Difusão simples (Figura 6.4): este tipo de difusão não requer gasto de energia, mas depende do gradiente de concentração da substância na membrana placentária. A maioria das pequenas moléculas atravessa essa membrana conforme os gradientes químicos ou eletroquímicos, como ocorre com o oxigênio (O_2) e o dióxido de carbono (CO_2). Quando o gradiente deixa de existir, a taxa de trocas através da membrana se torna igual em ambas as direções
- Difusão facilitada (Figura 6.5): este tipo de transporte precisa de uma substância transportadora na placenta para facilitar a transferência através dela. As moléculas transitam após se conjugar, em uma face da membrana, com moléculas carreadoras que as veiculam mais rapidamente para a outra face, onde são liberadas. A principal substância que utiliza este mecanismo é a glicose
- Transporte ativo (Figura 6.6): o transporte ativo utiliza energia, geralmente na forma de adenosina trifosfato (ATP), para transportar substâncias contra uma concentração ou gradiente eletroquímico. O transporte é mediado por carreadores e é saturável, pois existe concorrência entre moléculas relacionadas
- Ultrafiltração (Figura 6.7): é a variedade de filtração na qual a pressão hidrostática força a passagem de líquido através de membrana semipermeável. Sólidos ou solutos de alto peso molecular são retidos, mas a água ou os solutos de baixo peso molecular atravessam a membrana. O resultado é o transporte muito mais rápido de água e/ou de solutos do que aquele previsto pela difusão simples

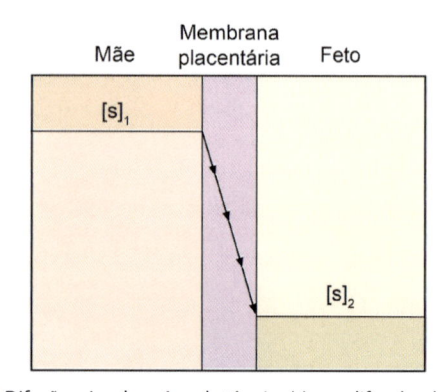

Figura 6.4 Difusão simples. A substância (s) se difunde do organismo materno, no qual tem maior concentração $[s]_1$, passando pela membrana placentária, para o feto, no qual aquela é menor $[s]_2$. É a taxa de difusão proporcional ao gradiente de concentração através da membrana, além de determinadas características que lhe são próprias (área, espessura, permeabilidade etc.). (Adaptada de Assali, 1972.)

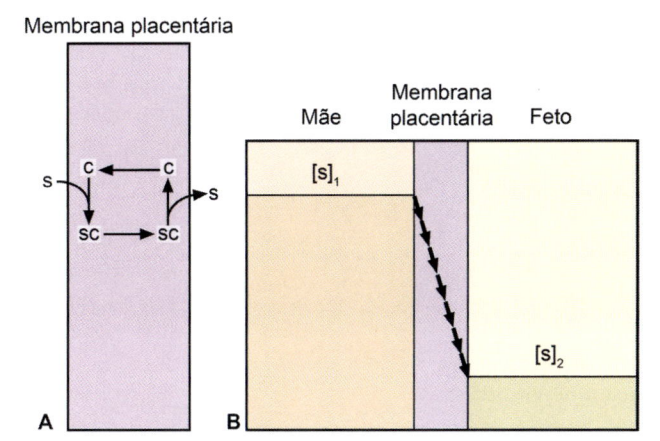

Figura 6.5 Difusão facilitada. **A.** A molécula carreadora (c) tem a mesma afinidade para a substância em ambos os lados da membrana. O complexo – substância-molécula carreadora (sc) – difunde-se através da membrana, com maior velocidade do que a substância isolada; daí a concentração no feto equilibrar-se mais rapidamente com a mãe do que no caso da difusão simples. Todavia, a concentração da substância no concepto alcança grau idêntico ao da difusão simples, e não pode ultrapassar a materna. **B.** Em decorrência, a difusão facilitada dá-se também, favoravelmente, de cima para baixo, embora em uma taxa mais rápida do que a prevista em bases fisioquímicas, como indicam as *setas grossas*. (Adaptada de Assali, 1972.)

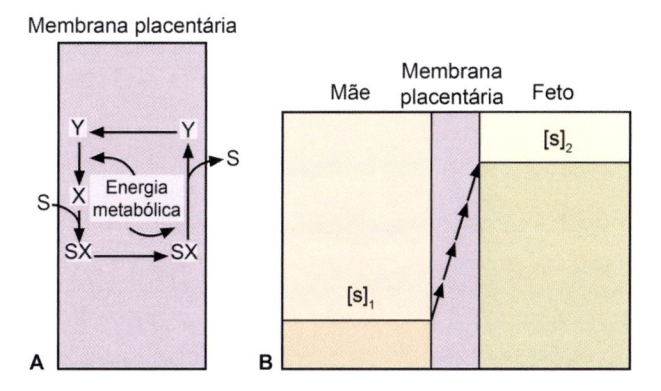

Figura 6.6 Transporte ativo. **A.** A principal diferença entre esse tipo de transporte e o ilustrado na Figura 6.6 (difusão facilitada) é que a molécula carreadora sofre modificação na superfície interna da membrana de uma forma X (com grande afinidade para a substância) para outra Y, que a tem menor. Há dispêndio energético nas transformações reversíveis entre X e Y, sempre fornecida pelo ATP. **B.** O transporte ativo ocorre, assim, ao arrepio, de baixo para cima, contra um gradiente químico, ou seja, a maior concentração no compartimento fetal. (Adaptada de Assali, 1972.)

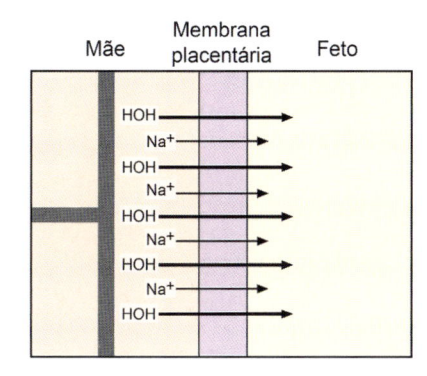

Figura 6.7 Ultrafiltração. O aumento da pressão hidrostática, representado pelo pistão no compartimento materno, resulta em maior quantidade de solvente cruzando a membrana placentária no sentido do organismo fetal, e superior ao previsto pelas leis da difusão simples. Moléculas como o ionte sódico podem ser carreadas juntamente com o solvente. (Adaptada de Assali, 1972.)

- Pinocitose (ou endocitose na escala da microscopia eletrônica) (Figuras 6.8 e 6.9): nesse processo, a membrana celular invagina-se e engloba pequenas partículas que cruzam a célula e são liberadas do outro lado. Embora o processo seja lento, é responsável pela transferência de imunoglobulinas e grandes moléculas proteicas, lipoproteínas e ferro.

Há outras possibilidades de trocas que funcionam em condições de exceção, como na presença de lesões nas vilosidades coriônicas, a possibilitar passagem de macromoléculas, de células como hemácias e de germes – depende de qual é o sentido da transferência das pressões hidrostáticas existentes de um e de outro lado. Outras células, como leucócitos maternos, e patógenos, como *Treponema pallidum*, atravessam por meio de sua própria motilidade.

Ciclo respiratório maternofetal

Um fato peculiar nas trocas maternofetais de gases é que os pulmões fetais não participam das trocas gasosas, a placenta é totalmente responsável pela transferência de O_2 e CO_2 do feto em desenvolvimento e para ele.

No que concerne à circulação materna, o O_2 livre no plasma materno representa apenas 3% do total carreado, pois 97% estão ligados quimicamente à hemoglobina. A pressão parcial de O_2 (P_{O_2}) no ar atmosférico é, aproximadamente, 160 mmHg, que corresponde a 21% da pressão atmosférica considerada ao nível do mar (760 mmHg). No alvéolo materno, a porcentagem de O_2 é de 14%, e a P_{O_2} decresce para 100 mmHg (Figura 6.10). O oxigênio atravessa, por difusão simples, a parede alveolar e o endotélio dos capilares pulmonares. O sangue materno, ao alcançar o pulmão, tem saturação de O_2 de 75% e P_{O_2} de 40 mmHg. Ao se arterializar, a saturação atinge cerca de 98% com P_{O_2} de 100 mmHg. O sangue das artérias uteroplacentárias tem, portanto, elevada saturação de O_2, porém, no espaço interviloso, o sangue que oxigenará o feto será uma mistura de sangue arterial e venoso, com saturação média de O_2 de 70%, e P_{O_2} de 35 mmHg.

A passagem placentária de O_2, a exemplo do que ocorre nos alvéolos pulmonares, é por difusão simples. Porém, na interface maternofetal, a diferença da P_{O_2} entre o sangue interviloso e o fetal a oxigenar na placenta é de somente 20 mmHg, enquanto a diferença da P_{O_2} no ar alveolar e no sangue venoso materno é de cerca de 60 mmHg (Figura 6.10). A espessura da superfície placentária de trocas é um fator desfavorável para ocorrência dessas trocas, visto que é de 25 mm na gestação incipiente e de 3,7 mm na gestação a termo, enquanto a espessura da superfície pulmonar de trocas é apenas 1 a 2 mm. Apesar disso, ocorre a difusão do oxigênio, a transferência de O_2 para o feto aprimorada pelo Efeito Bohr. Esse efeito se caracteriza pelo estímulo à dissociação entre o O_2 e a hemoglobina (Hb), causando liberação desse gás para o sangue, quando ocorre um aumento na concentração de gás carbônico, ou pela promoção da ligação do oxigênio à hemoglobina quando ocorre um aumento no pH sanguíneo, a facilitar a expulsão do gás carbônico pelos pulmões. Na interface maternofetal, o sangue materno absorve CO_2 e torna-se mais acidótico. Isso causa o deslocamento para a direita da curva de dissociação materna da oxi-hemoglobina e favorece a liberação de oxigênio para o feto. Ao mesmo tempo, o sangue fetal libera CO_2, torna-se mais alcalino e leva a mudança da curva fetal para a esquerda, o que favorece a captação fetal de oxigênio. Esse fenômeno é

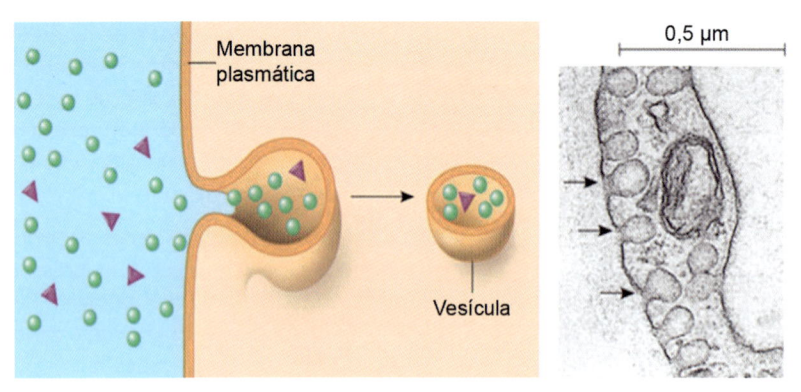

Figura 6.8 Mecanismo do transporte por endocitose.

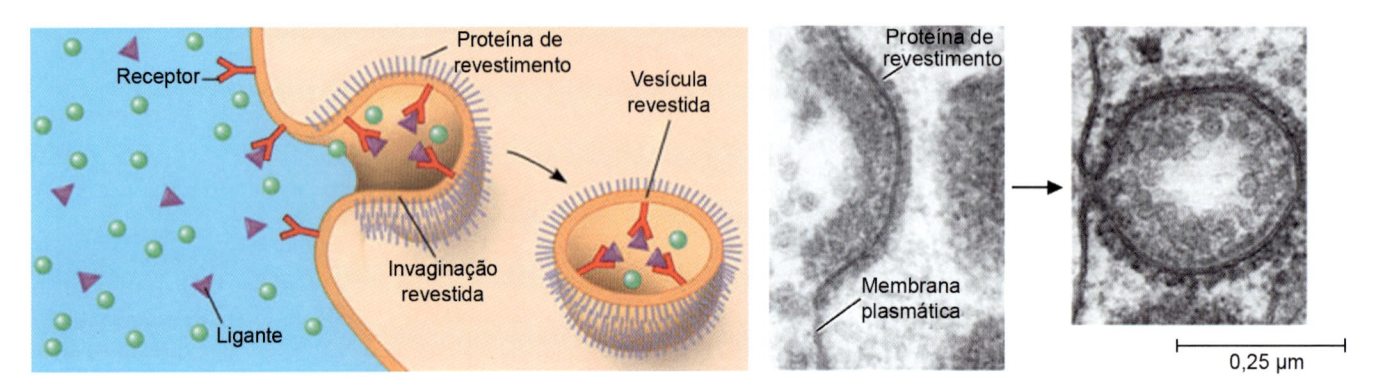

Figura 6.9 Mecanismo do transporte por endocitose receptor-mediada.

chamado de "Efeito Bohr Duplo". A transferência de O_2 da mãe para o feto também é favorecida pela presença de hemoglobina fetal, que desloca a curva de dissociação da oxi-hemoglobina fetal para a esquerda.

Na gestação a termo e em circunstâncias ideais, o O_2 encontra-se no sangue venoso conduzido pela artéria umbilical com saturação de 25% e P_{O_2} de 15 mmHg. Os valores para o sangue arterial conduzido pela veia umbilical são, respectivamente, 70% e 30 mmHg.

O consumo fetal de O_2 pelo feto é de 4 a 5 mℓ/kg do peso, e suas reservas desse elemento são bem pequenas. O suprimento ininterrupto de oxigênio para o feto é indispensável a sua sobrevida, aparecem lesões irreversíveis do sistema nervoso central após 7 a 10 minutos de anoxia. O consumo uterino representa a soma do oxigênio gasto com o feto (60%) mais o utilizado pelo miométrio e, sobretudo, pela placenta.

O CO_2 também atravessa a placenta por difusão passiva, e a transferência desse gás do feto para a mãe depende, principalmente, do gradiente de pressão parcial do dióxido de carbono (P_{CO_2}) entre o sangue fetal nas artérias umbilicais e o sangue materno no espaço interviloso (± 1,8 kPa). A transferência de CO_2 do feto para a mãe é facilitada pelo Efeito Haldane, que consiste no aumento da capacidade do sangue desoxigenado de transportar CO_2 em comparação ao sangue oxigenado. Como o sangue materno libera O_2 e produz desoxi-hemoglobina, ele é capaz de transportar mais CO_2 como bicarbonato e carbamino-hemoglobina. Ao mesmo tempo que o sangue fetal absorve oxigênio para formar oxi-hemoglobina, ocorre a redução da afinidade pelo CO_2, com consequente liberação desse gás para a mãe. A combinação desses dois eventos é chamada de "Efeito *Double Haldane*".

Mecanismos de adaptação fetal às condições carentes de oxigênio

O meio ambiente fetal, no 1º trimestre da gestação, é pobre em oxigênio, uma vez que, nessa fase de desenvolvimento, o feto e a placenta precisam ser protegidos da exposição a elevados níveis desse gás. O perigo decorre da ameaça representada por espécies reativas de oxigênio (ROS), como os ânions superóxido (O_2^-) e hidroxila (OH) e seus intermediários não radicais, como o peróxido de hidrogênio. Por isso, o suprimento de sangue materno para o espaço interviloso é lento ou até ausente durante as primeiras 10 semanas de gestação. Já no lado fetal, as hemoglobinas embrionárias têm alta afinidade pelo oxigênio e sequestram-no em vez de transportá-lo para os tecidos, a proteger, dessa maneira, os tecidos fetais. Para P_{O_2} semelhantes, é maior a saturação no sangue do feto que no da gestante, pela existência de diferenças qualitativas entre as afinidades das hemácias maternas e da hemoglobina fetal (HbF) (Figura 6.11).

A P_{O_2} no alvéolo pulmonar materno é calculada em torno de 100 mmHg, e é importante para a renovação de O_2 no sangue materno. Mesmo após o aumento do fluxo sanguíneo na placenta, a P_{O_2} na veia umbilical que conduz o sangue fetal mais oxigenado é tão baixa quanto 30 mmHg (4,0 kPa), com uma saturação de oxigênio em torno de 85% (Figura 6.10). Apesar dos desvios fisiológicos oferecidos pelo ducto venoso e pelo forame oval, o sangue fetal, ao atingir o coração e o cérebro, tem uma P_{O_2} de 25 mmHg (3,3 kPa) e uma saturação de O_2 de no máximo 65%. Esses valores de P_{O_2} seriam considerados como hipoxia na vida pós-natal. Isso levou Sir Joseph Barcroft a cunhar o conceito de "Everest *in utero*".

Muitos estudos têm mostrado que a taxa de consumo de oxigênio pelo feto é significativamente mais elevada que a do adulto em condições basais. A alta taxa de consumo de O_2 pela

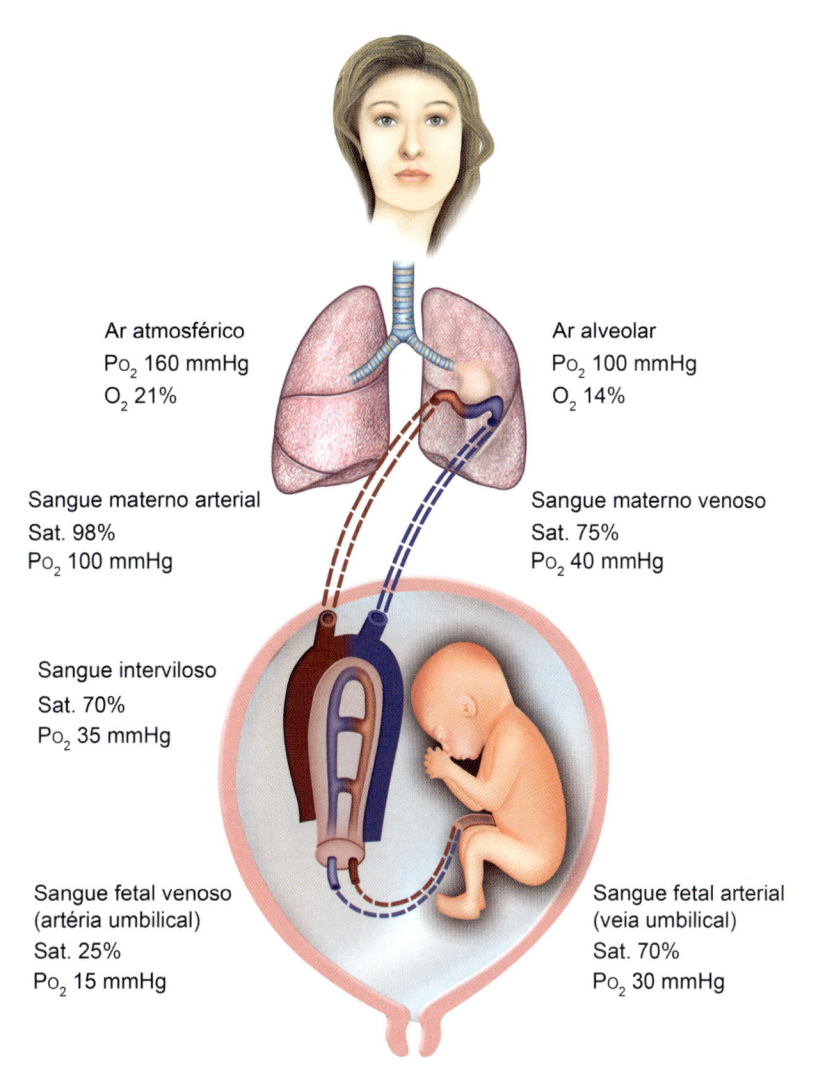

Figura 6.10 Ciclo respiratório maternofetal (anotados somente os valores do oxigênio).

própria placenta é pouco considerada. Apesar de os dados sobre a gravidez humana serem escassos, foi determinado que a placenta representa 40% do consumo combinado de oxigênio fetal e placentário a termo. O consumo de oxigênio fetal é calculado em 6,8 mℓ/min/kg, com base na medida direta do fluxo sanguíneo umbilical e na diferença do conteúdo de O_2 na veia umbilical e nas artérias umbilicais.

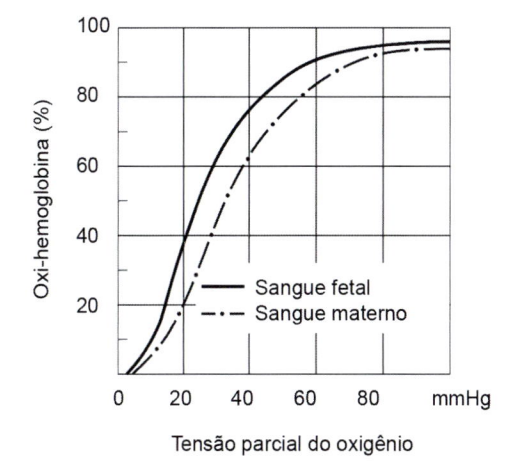

Figura 6.11 Curvas de dissociação do oxigênio: sangue humano, materno e fetal. Para a mesma tensão parcial de oxigênio, é a saturação do sangue fetal maior que a do sangue materno. (Adaptada de Eastman et al., 1932.)

O feto com desenvolvimento normal tem uma grande capacidade de reserva. Vários estudos mostram que a captação fetal de O_2 é mantida quando a oferta desse gás é reduzida pela metade. Na hipoxia aguda, a extração fracionada de O_2 é aumentada com uma queda resultante no conteúdo desse gás no sangue arterial umbilical, e há um aumento correspondente na captação de O_2 na placenta. Estudos mostraram que a redução do fluxo sanguíneo uterino e do fornecimento de O_2 uteroplacentário leva à diminuição de 54% no fornecimento de O_2 fetal, porém a captação fetal de O_2 é mantida, apesar da queda no conteúdo de oxigênio do sangue arterial umbilical de 4 para 2 mmol/ℓ. Essas são respostas a curto prazo à hipoxia, mas mostram a resiliência fetal a episódios agudos de redução de oxigênio como os que ocorrem durante o trabalho de parto e nascimento. Não há confirmação de que vias importantes anaeróbias de liberação de energia funcionem em condições fisiológicas. Quando o fornecimento fetal de O_2 cai abaixo de um nível crítico, o metabolismo aeróbico não pode mais ser mantido, e o feto torna-se acidêmico.

Em condições fisiológicas, a hiperventilação materna leva à redução de cerca de 10 mmHg na P_{CO2} materna, e o gradiente placentário, nos estágios finais da gravidez, é de cerca de 10 mmHg. Por outro lado, a hemoglobina materna tem maior afinidade ao CO_2 do que a hemoglobina fetal. O CO_2 é carreado no sangue predominantemente como bicarbonato, com alguma porção ligada à hemoglobina, formando a carboxi-hemoglobina. A maior concentração de hemoglobina no sangue fetal, comparada ao materno, possibilita ao concepto carrear mais CO_2 para determinado P_{CO_2}. À medida que o CO_2 é produzido pelo metabolismo fetal e eleva os níveis sanguíneos de P_{CO_2}, ele difunde-se através da placenta para o organismo materno, desde que a P_{CO_2} fetal exceda a materna.

Quando a hipoxia é mantida por períodos mais longos, uma resposta fetal diferente é observada, ocorre a redução na taxa de crescimento fetal. A acidemia fetal é leve ou ausente, o que sugere que o feto é capaz de manter o metabolismo aeróbico. Estudos em animais mostram que, embora a captação fetal de oxigênio diminua nos fetos pequenos (de 1,1 para 0,6 mmol/min), ela permaneceu inalterada quando corrigida para a massa fetal (0,395 a 0,355 mmol/min/kg) e o peso da placenta foi pouco afetado. Os resultados dessas experiências com ovelhas estão de acordo com o que se sabe sobre gravidez em humanos que vivem em regiões de altitude elevada.

As evidências apontam que a placenta tem um alto consumo de O_2 mantido durante a hipoxia aguda (ver Figura 6.11). Por outro lado, durante a redução a longo prazo da entrega de oxigênio ao útero gravídico, o consumo desse gás na placenta é reduzido em favor do feto (ver Figura 6.11). Alterações no desenvolvimento das vilosidades coriônicas também estão associadas à restrição do crescimento fetal e à pré-eclâmpsia. Atualmente há evidências de que a hipoxia pode afetar diretamente a placenta, ao causar estresse no retículo endoplasmático, inibição da síntese de proteínas e supressão do consumo de oxigênio na cadeia de transporte de elétrons mitocondriais. Estudos dos efeitos da hipoxia em altitudes elevadas (hipoxia pré-placentária) demonstraram redução do fluxo sanguíneo interviloso e restrição do crescimento fetal (hipoxia uteroplacentária). Esses estudos também apontaram que, em elevadas altitudes, a placenta aumenta o consumo anaeróbico de glicose e priva o feto do substrato, retardando o crescimento fetal.

Passagem transplacentária de outras substâncias

A obtenção de nutrientes, tanto da dieta materna quanto da circulação, é determinante e crítica para o desenvolvimento fetal adequado. A capacidade do feto em obter nutrientes e de estes permearem a placenta é um fator limitante para o crescimento fetal e crítico para o desenvolvimento de um feto saudável.

Enquanto a difusão passiva é responsável por alguma transferência de nutrientes, a necessidade fetal desses nutrientes é tão grande que esse tipo de transporte, por si só, não é adequado. Portanto, transportadores específicos de nutrientes ou proteínas de transporte estão localizados na placenta para facilitar a transferência e atender às demandas crescentes de nutrientes do feto durante a gestação, por isso são considerados o eixo central do transporte de nutrientes da mãe para o feto.

Ferro

A gravidez é um estado biológico que afeta profundamente o metabolismo materno, incluindo a homeostase do ferro, considerado um micronutriente essencial e multifuncional. A capacidade do ferro de fazer a transição entre dois estados de oxidação – ferroso (Fe^{2+}) e férrico (Fe^{3+}) – é subjacente a seu envolvimento em uma ampla gama de processos biológicos, incluindo transporte de oxigênio, função da cadeia de transporte de elétrons e síntese de DNA. A necessidade de ferro aumenta substancialmente para permitir a expansão da massa eritrocitária materna, desenvolvimento

e função da placenta e desenvolvimento fetal. O suprimento de ferro para o feto depende totalmente da transferência através da placenta. O feto requer aproximadamente 270 mg de ferro, e a própria placenta, em torno de 90 mg. O fluxo de ferro através da placenta é unidirecional e é maior no 3º trimestre, com vários miligramas de ferro transferidos para o feto diariamente.

Durante a gravidez, a transferina diférrica (Fe^{+3}) no sangue materno se liga ao receptor da transferina na MMV do sinciciotrofoblasto e é internalizada por endocitose clatrina-mediada. O ferro é reduzido (Fe^{+2}) e liberado no endossomo acidificado, e a apotransferina materna retorna à membrana plasmática para ser secretada. O efluxo de ferro do endossomo é mediado pela proteína transportadora de metal divalente (DMT1). Uma vez no citoplasma, o ferro é usado em vias biossintéticas, armazenado (ligado à ferritina ou como ferro livre) ou transportado através da membrana plasmática basal para o feto. Depois de ser liberado no citoplasma do sinciciotrofoblasto, o ferro é oxidado pela ferroxidase endógena antes de ser transportado pela ferroportina, também conhecida como proteína de transporte de metal (MTP1), através da membrana plasmática basal, para o feto.

Imunoglobulina

Embora a maioria das proteínas seja grande demais para atravessar a barreira placentária, os anticorpos maternos da classe da imunoglobulina G (IgG) podem passar da mãe para feto por pinocitose para fornecer imunidade passiva nos primeiros meses de vida. O sinciciotrofoblasto tem receptores para os fragmentos Fc da IgG, o que facilita a ligação dessa imunoglobulina, a qual será englobada na vesícula por endocitose antes de ser liberada por exocitose no sangue fetal. Essa transferência começa no início da gestação e aumenta exponencialmente no 3º trimestre. Na gestação a termo, os níveis de IgG no feto excedem os do sangue materno, e sugere-se, assim, transporte contra gradiente. O transporte através da membrana plasmática microvilosa ocorre por meio de endocitose em fase líquida, em endossomo previamente acidificado. Para alcançar o espaço intersticial, a IgG tem de atravessar a membrana basal e o endotélio do capilar fetal. A membrana basal não é obstáculo significativo, mas, para atravessar o endotélio, é necessária a transcitose por vesículas. Anticorpos que causam distúrbios autoimunes maternos (p. ex., *miastenia gravis*) também podem atravessar a placenta e afetar o feto.

Glicose

O metabolismo dos carboidratos, em particular o da glicose, preenche grande parte das necessidades energéticas fetais durante o desenvolvimento da gestação. As demandas de glicose são grandes, e o feto requer aproximadamente 4 a 8 mg/kg/min da substância. Do total de glicose captado do sangue materno pela placenta, 30 a 40% são consumidos pela própria placenta, e a simples difusão passiva de glicose não é adequada para atender a essas necessidades. Portanto, mecanismos transportadores específicos são necessários para facilitar o transporte placentário dessa substância.

A força atuante para a transferência de glicose da mãe para o feto é a maior concentração no sangue materno comparada à do sangue fetal. O transporte de glicose faz-se por difusão facilitada através dos transportadores de glicose (GLUT) expressos nas duas membranas plasmáticas polarizadas do sinciciotrofoblasto (Figura 6.12). No 1º trimestre estão expressas, no mínimo, quatro isoformas diferentes de GLUT no sinciciotrofoblasto: GLUT1, 3, 4 e 12. Todavia, na gravidez tardia, o GLUT1 é a isoforma mais importante para o transporte de glicose através da placenta. Parece que a expressão de GLUT1 é bastante uniforme durante todo o desenvolvimento; este se caracteriza como o principal transportador de glicose nas camadas de trofoblasto sincicial e está especialmente expresso na membrana plasmática microvilosa, mais do que na membrana plasmática basal.

Aminoácidos (AA)

Servem como os blocos de construção das proteínas no feto, como fonte de energia oxidativa e como fonte de carbono e nitrogênio por meio da interconversão metabólica. A captação placentária de AA é um processo dependente de energia que pode ser interrompido pelo tratamento com glicólise e inibidores do metabolismo aeróbico. Foi demonstrado que o transporte de AA através da placenta é mediado por transportadores e progride contra um gradiente de concentração da mãe para o feto. O transporte ativo de aminoácidos através das células de barreira é regulado por vários sistemas diferentes. Os sistemas transportadores de AA são identificados por suas especificidades de carga e também por sua dependência de sódio. Vários sistemas transportadores de aminoácidos foram funcionalmente identificados nas células trofoblásticas e podem apresentar especificidades e funções sobrepostas. O transporte de AA através da membrana placentária é processo ativo com gasto de energia gerado pela Na$^+$, K$^+$ ATPase, e resulta, desse modo, em concentração muito maior no sangue fetal do que no materno. O transporte de AA pela placenta é complexo, e o sinciciotrofoblasto expressa no mínimo 15 transportadores diferentes de AA, cada transportador mediando o transporte de vários AA e cada AA utilizando diversos transportadores. O transporte ativo através da MMV concentra os AA no citosol do sinciciotrofoblasto (Figura 6.13). Uma vez concentrados no citosol do sinciciotrofoblasto, os AA atravessam a membrana plasmática basal em direção à circulação fetal, utilizando o grande gradiente de concentração existente direcionado para o feto (Figura 6.13).

Lipídios

Entre os mamíferos, o recém-nascido humano é o que contém maior proporção de gordura, em média 15% do peso corporal.

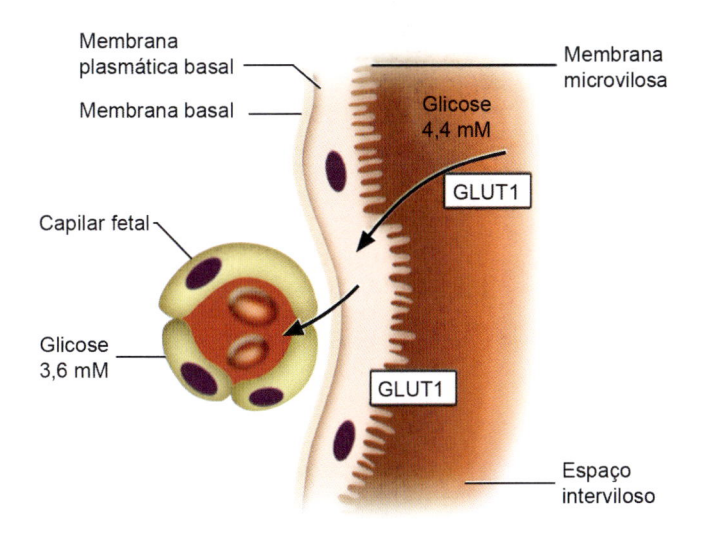

Figura 6.12 Transporte placentário de glicose por difusão facilitada primariamente mediada pelo transportador de glicose 1 (GLUT1). A concentração de glicose na veia umbilical é apenas 1 mM inferior à do espaço interviloso, indicando a grande capacidade placentária de transporte da glicose. (Adaptada de Jansson & Powell, 2006.)

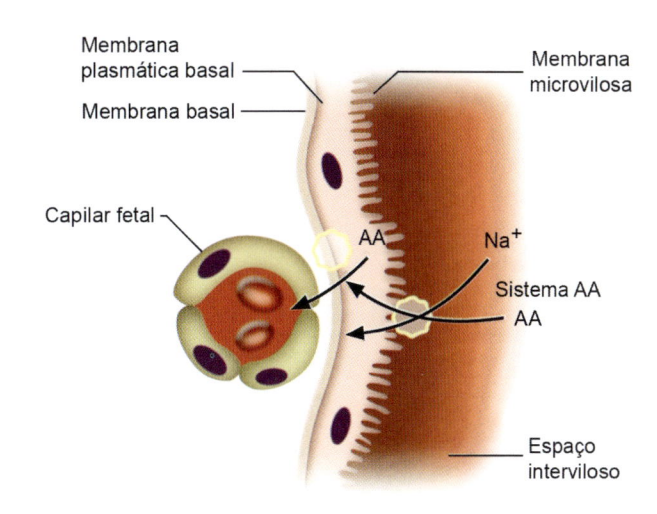

Figura 6.13 Transporte ativo de aminoácidos (AA) através da placenta, que resulta em concentração mais elevada no sangue fetal comparada à existente no sangue materno. O transporte ativo através da membrana microvilosa é energizado pela Na$^+$, K$^+$ ATPase. A concentração de AA no citoplasma do sinciciotrofoblasto é muito superior às existentes nos sangues materno e fetal. O transporte através da membrana plasmática basal é facilitado por transportadores específicos. (Adaptada de Jansson & Powell, 2006.)

Isso indica que, no final da gestação, grande parte dos nutrientes transferidos para o concepto é armazenada como gordura. Os triglicerídios não atravessam a placenta, mas os ácidos graxos livres (AGL) o fazem por difusão simples. Os ácidos graxos, especialmente os essenciais, são nutrientes que contribuem significativamente para o desenvolvimento fetal. Os ácidos graxos insaturados das classificações n-3 e n-6 são considerados essenciais. Isso é atribuível ao fato de os mamíferos serem incapazes de introduzir uma ligação dupla nas cadeias laterais alifáticas nas posições n-3 e n-6, contando a partir da porção de ácido carboxílico. Portanto, o feto deve contar com a circulação materna e a transferência através da placenta como fonte desses ácidos graxos essenciais. A transferência de ácidos graxos é altamente direcional da mãe para o feto. A capacidade dos ácidos graxos de atravessar a placenta é crucial para o desenvolvimento adequado do cérebro fetal, o crescimento fetal e o desenvolvimento cardiovascular e pulmonar.

A lipoproteína lipase (LPL), encontrada no lado materno da placenta, mas não no fetal, favorece a hidrólise dos triglicerídeos no espaço interviloso. As partículas de LDL do plasma materno ligam-se a receptores específicos na MMV do sinciciotrofoblasto e são transportadas por endocitose receptor-mediada. No lisossomo do sincício, os LDL são hidrolisados por enzima, dando origem ao(s): (1) colesterol para a síntese da progesterona; (2) AGL, incluindo os essenciais, como o ácido linoleico.

No plasma materno, os AGL são transportados de duas maneiras (Figura 6.14): (1) ligados à albumina, formando o complexo albumina-AGL; (2) através dos triglicerídeos (TG) existentes nas lipoproteínas maternas, em especial o VLDL, que é hidrolisado em AGL pela LPL expressa pela MMV. Os AGL alcançam o compartimento intracelular por difusão simples. Alternativamente, as lipoproteínas maternas (VLDL/LDL) interagem com receptores clatrina-mediados e são internalizadas por endocitose. As vesículas são acidificadas, e os receptores liberam a partícula de lipoproteína e retornam para a membrana apical. As lipoproteínas são processadas nos endossomos e nos lisossomos, e eventualmente os TG são hidrolisados pelas lipases intracelulares. Os AGL no citoplasma sincicial são transportados para o feto através da membrana plasmática basal por mecanismo ainda mal elucidado. A síntese da passagem transplacentária é observada na Figura 6.15.

O transporte transplacentário de glicose, aminoácidos e ácidos graxos está assegurado no cenário de oxigenação adequada (Figura 6.16). Em condições fisiológicas, a placenta consome 40% do O_2 e 70% da glicose fornecida pela mãe. A glicose e os aminoácidos são os principais estimuladores da insulina e do fator de crescimento insulina-símile (IGF) e, por certo, do crescimento fetal. Além disso, os AA são utilizados para a síntese proteica e contribuem para a massa muscular. Os ácidos graxos desempenham papel de precursores dos eicosanoides, componentes estruturais das membranas fetais e das bainhas de mielina. No 3º trimestre, o armazenamento do tecido adiposo provê reserva para os ácidos graxos essenciais. O eixo endócrino inclui hormônios como cortisol, tiroxina e leptina, que modulam a diferenciação e a maturação do concepto de acordo com a disponibilidade de substrato, o que pode ter impacto significante na programação fetal.

Trocas amnióticas

Na embriogênese precoce, o líquido amniótico (LA) é a extensão da matriz extracelular do feto, e a difusão livre de substâncias ocorre bidirecionalmente entre o feto e o LA através do compartimento extracelular. Após a 8ª semana de gestação em humanos, a uretra é formada, e os rins fetais começam a produzir urina. A deglutição fetal começa logo em seguida. A pele fetal é gradualmente queratinizada entre 19 e 25 semanas de gestação. A excreção de urina fetal, o sistema respiratório, o sistema gastrintestinal, o cordão umbilical e a superfície placentária tornam-se as fontes de LA.

Acredita-se que o LA constitua uma camada protetora ao redor do feto, a qual permite o crescimento e o movimento fetal e confere proteção a choques mecânicos e térmicos que, eventualmente, atingem a mãe. O líquido amniótico possibilita o desenvolvimento adequado do pulmão fetal e age como barreira contra infecções, a desempenhar papel defensivo significativo como parte do sistema imunológico inato, uma vez que o LA conta com um *pool* organizado de peptídeos antimicrobianos contra patógenos bacterianos e fúngicos. Durante o trabalho de parto, a formação da bolsa d'água distribui homogeneamente a pressão resultante das contrações miometriais, auxiliando, por sua viscosidade, na expulsão fetal.

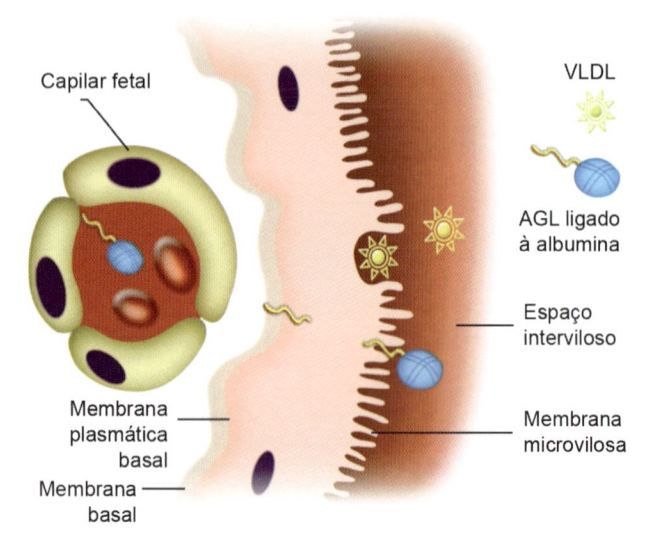

Figura 6.14 Transporte placentário de lipídios. No sangue materno há duas maiores fontes de ácidos graxos livres (AGL) que podem ser transportadas para o feto: (1) AGL ligado à albumina, formando o complexo albumina-AGL que pode interagir com a proteína de membrana de ligação ao AGL, resultando na transferência do AGL através da membrana microvilosa (MMV); (2) através dos triglicerídios existentes nas lipoproteínas maternas, especialmente a lipoproteína de muito baixa densidade (VLDL), que é hidrolisada em AGL pela lipoproteína lipase (LPL) expressa na MMV. Por outro lado, as lipoproteínas maternas interagem com os receptores LDL/VLDL na MMV, resultando em endocitose e hidrólise intracelular, com liberação de AGL. Intracelularmente, os AGL são transportados por proteínas de ligação. O transporte através da membrana plasmática basal não é conhecido. (Adaptada de Jansson & Powell, 2006.)

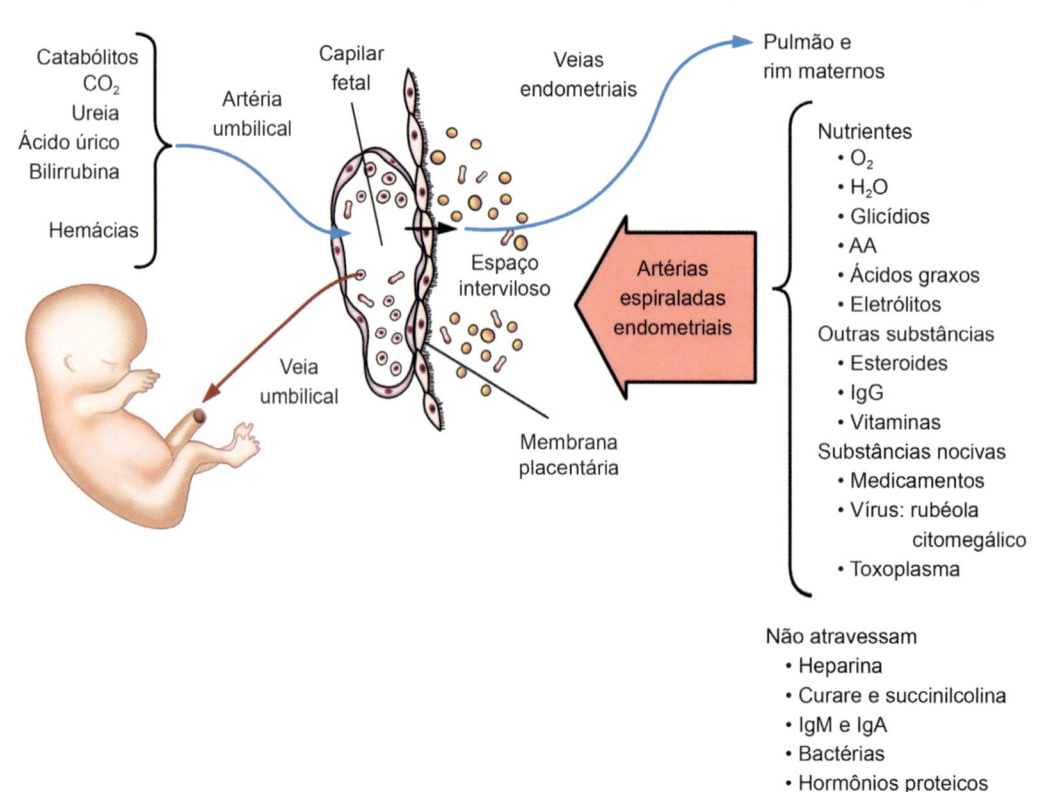

Figura 6.15 Passagem transplacentária. (Adaptada de Moore, 1973.)

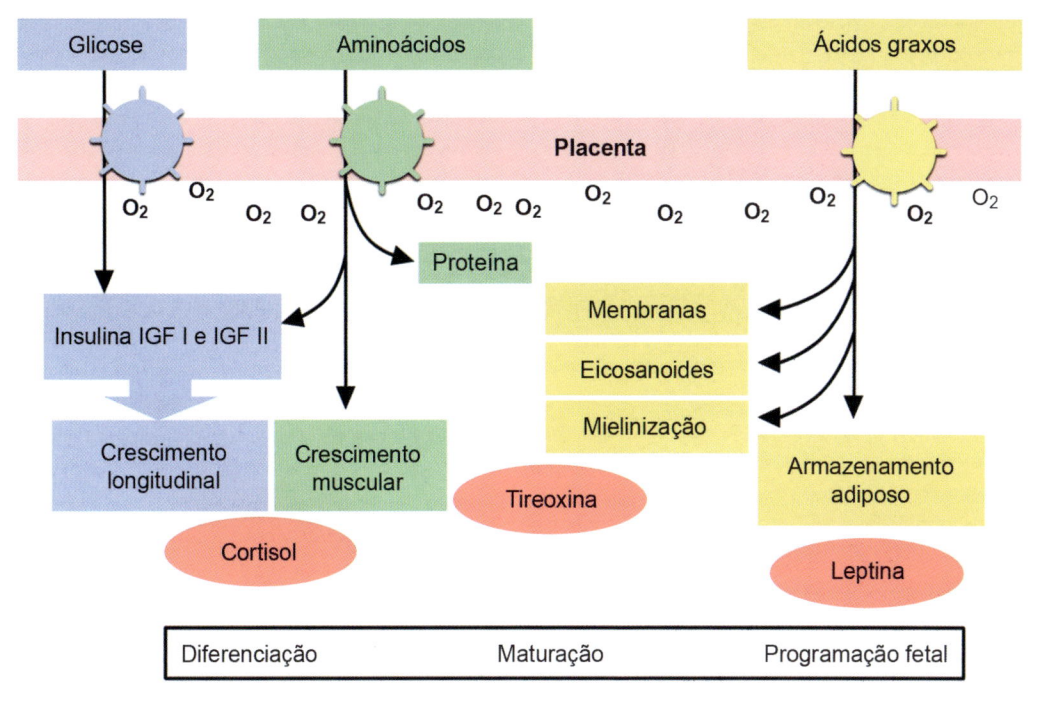

Figura 6.16 Transporte de glicose, aminoácidos e ácidos graxos. (Adaptada de Baschat, 2004.)

O LA é composto de 98% de água e eletrólitos, proteínas, peptídeos, carboidratos, lipídios e hormônios. Os níveis desses componentes no LA foram determinados em muitos estudos nos últimos anos, e um número crescente de proteínas ou peptídeos foram isolados. Entre essas proteínas, encontram-se fatores de crescimento ou citocinas, cujos níveis geralmente mudam à medida que a gestação avança e também demonstram um padrão dinâmico diferente do plasma materno. Existem evidências de que os componentes bioativos do LA desempenham um papel importante no desenvolvimento e na maturação fetal. Entretanto, até este momento, pouco se sabe sobre as funções fisiológicas da maioria dos constituintes do líquido amniótico além do papel de proteção e participação no desenvolvimento fetal.

O corpo de um adulto contém 55 a 65% de água, porém esse percentual é significativamente mais elevado no corpo fetal, variando entre 70 e 90%, com porcentagens mais baixas encontradas próximas ao termo da gestação. O volume de água fetal e placentária são proporcionais ao peso fetal. Embora, na gestação a termo, o peso fetal possa variar consideravelmente, um feto humano de 3.500 g contém cerca de 2.500 mℓ de água, dos quais 350 mℓ estão no compartimento vascular; 1.000 mℓ, no espaço intracelular; e o restante, no espaço extracelular. A placenta também contém grande quantidade de água, que é responsável por 85% de seu peso total. Finalmente, um grande volume de água (500 e 1.200 mℓ) encontra-se no LA, embora tenha menos correlação com o tamanho fetal do que o corpo fetal ou a água da placenta. O volume da LA está relacionado à idade gestacional, mas de maneira não linear, aumentando e diminuindo com esta. Portanto, além da água encontrada no corpo, o feto apresenta estoques extracorpóreos significativos, como o LA e a placenta, que servem como um reservatório de água para o feto. Quando olhamos os mecanismos biológicos básicos envolvidos nas trocas de água, não há evidência de existir transporte ativo de água ou secreção em qualquer parte do organismo. A água atravessa as membranas em resposta somente a gradientes osmóticos ou hidrostáticos. Assim, a "secreção" de água pelo tecido amniocorial

simplesmente não ocorre, e sua movimentação através dessas membranas, no 3º trimestre, ocorrerá de modo passivo ou por osmose da cavidade amniótica para o compartimento fetal, mediante potencial de gradiente químico entre o líquido amniótico hipotônico e os fluidos fetais isotônicos.

Os mecanismos fundamentais que participam no transporte de água são:

- Fluxo em massa: é dependente de gradiente. O movimento da água ocorre através de camadas de tecidos porosos multicelulares como o âmnio, por processo não difusional conhecido como fluxo em massa, excedendo o que ocorreria por difusão simples na membrana amniótica em 100 a 200 vezes. O movimento em massa é não difusional, não envolve gasto de energia e tampouco envolve transporte ativo. O movimento de moléculas de água torna-se aumentado porque a membrana de trocas contém poros ou canais em que a água existe em forma de solvente
- Fluxo através de membrana semipermeável: o âmnio é altamente permeável à água, mas totalmente impérvio a muitos compostos com peso molecular acima de 1.000 (albumina). Outras substâncias menores (ureia, glicose, cloreto de sódio etc.) se difundem rapidamente pelo âmnio, mas manifestam alguma força osmótica, isto é, a membrana de trocas se comporta de modo semipermeável a esses solutos. Vale dizer que as grandes moléculas, como a albumina, exercem força osmótica ideal para a transferência de água. As moléculas pequenas difundem-se celeremente através das membranas, determinando efeito osmótico mínimo quando comparado ao promovido pelas macromoléculas.

Origem e reabsorção do líquido amniótico

Produção de líquido amniótico

Primeiro trimestre gestacional. Nesta fase, o LA é isomolar como o plasma fetal e o materno. Água e eletrólitos transitam livremente através da pele antes da queratinização epitelial, e essa trajetória representa a maior rota de formação do líquido amniótico na primeira metade da gravidez.

Segundo e terceiro trimestres gestacionais. Os rins começam a excretar urina com cerca de 10 a 11 semanas de vida, portanto esse período se caracteriza por produção de urina, e os rins desempenham papel importante na composição do líquido amniótico (Figura 6.17). Anormalidades na produção de urina determinam alteração no volume de líquido amniótico.

Líquido pulmonar. Os pulmões fetais contribuem significativamente para a formação do líquido amniótico. A partir de 7 semanas, a traqueia está aberta na faringe posterior, e o líquido move-se para fora dos pulmões em direção à garganta, é deglutido ou alcança a cavidade oral e reflui para a cavidade amniótica. Evidência que comprova esse movimento do líquido pulmonar em direção ao líquido amniótico é a dosagem dos fosfolipídios pulmonares (surfactantes) no LA obtido por amniocentese. Outro exemplo que confirma a direção do movimento do líquido pulmonar é a presença de mecônio no líquido amniótico, mas que raramente é visto nos pulmões fetais, salvo quando há asfixia e o feto apresenta *gasping*.

No final da gravidez, cerca de 340 mℓ/dia de líquido deixam os pulmões fetais pela traqueia. Parte é deglutida (170 mℓ), e o restante vai para o LA, portanto o total da produção de líquido pulmonar (340 mℓ) equivale a 1/3 da produção de urina fetal, mas apenas 1/6 alcança o LA. O feto apresenta movimentos respiratórios cerca de 30 a 40% do tempo. Essas contrações do diafragma estão associadas a incursões bidirecionais de líquido através da traqueia.

Volume e composição do líquido amniótico

Durante o 1º trimestre gestacional o LA é isotônico como o plasma materno e o fetal, mas contém pouquíssima proteína, e a tensão de O$_2$ é extremamente baixa. Com o evoluir da gestação, a composição do LA diverge daquela do plasma. Sua osmolaridade, assim como a concentração de sódio, decresce em decorrência da urina fetal diluída. Em comparação à primeira metade da gestação, a osmolaridade do LA diminui de 20 a 30 mOsm/kg com o avanço da gestação para aproximadamente 85 a 90% da osmolaridade do plasma materno. Em contrapartida, ureia, creatinina e ácido úrico aumentam no LA durante a segunda metade da gestação, e alcançam, assim, concentração duas a três vezes maior do que a do plasma fetal.

À medida que a gravidez progride, o volume do LA experimenta alterações notáveis (Figura 6.18): aumento progressivo do volume (10 semanas: 30 mℓ; 20 semanas: 300 mℓ; 30 semanas: 600 mℓ; 38 semanas: 1.000 mℓ), mas a partir do termo, há queda rápida (40 semanas: 800 mℓ; 42 semanas: 350 mℓ). Observa-se débito urinário de 5 mℓ/h (120 mℓ/dia) na gravidez de 20 semanas, que aumenta para 51 mℓ/h (1.224 mℓ/dia) no termo da gestação. Surpreendentemente, a osmolaridade do líquido amniótico diminui pouco, apesar do grande afluxo de urina diluída, e sugere mecanismo regulatório dessa osmolaridade intra-amniótica ou via alternativa que torne possíveis grandes trocas de gradiente osmótico, isto é, a via intramembranosa.

Inúmeras situações podem levar a modificações no volume do LA. A redução desse líquido, a oligoidramnia, pode estar associada a déficit na produção ou a dificuldades na excreção como, por exemplo, obstrução da excreção de urina ou acentuada hipoxia fetal. No primeiro caso, se a obstrução à excreção urinária for completa, ocorrerá ausência de LA e a sequência de Potter que, em geral, será letal para o feto. No caso da hipoxemia, observa-se a redistribuição do sangue de órgãos não essenciais, como o sistema musculoesquelético e os rins, incrementando o afluxo ao cérebro, ao coração e às suprarrenais. Essa redução do fluxo sanguíneo renal pode determinar diminuição no volume urinário e explicar, por isso, o desenvolvimento de oligoidramnia.

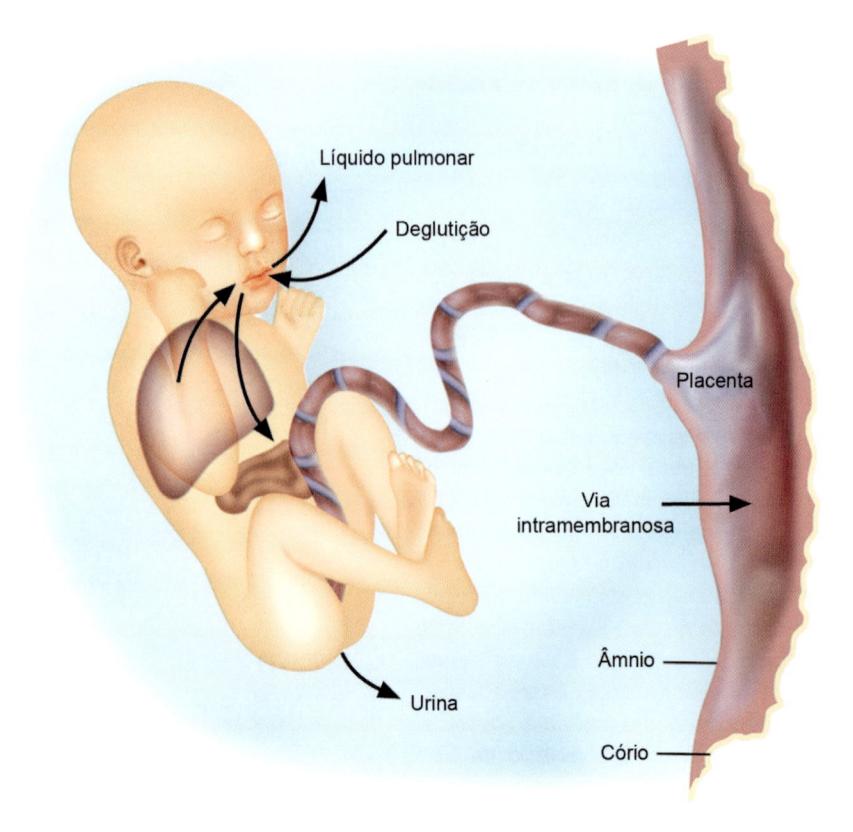

Figura 6.17 Trocas amniofetais.

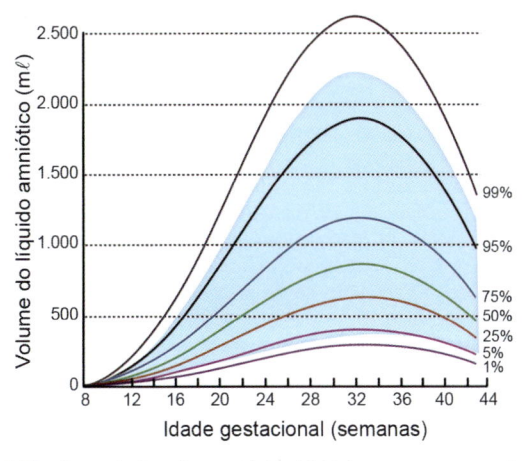

Figura 6.18 Volume do líquido amniótico (vLA) de 8 a 44 semanas da gestação. A *área azulada* cobre o intervalo de confiança a 95% (2,5 e 97,5 percentis). (Adaptada de Brace & Wolf., 1989.)

Reabsorção do líquido amniótico

As principais vias de remoção do LA são a deglutição fetal e a absorção intramembranosa para o sangue do feto.

Deglutição. Na segunda metade da gravidez, o LA é retirado da cavidade amniótica pela deglutição fetal, maior via de reabsorção desse líquido nesta fase. Embora o volume de líquido amniótico deglutido seja significativamente inferior à produção de urina fetal, em condições normais não ocorre a polidramnia. Doenças que impossibilitam ou dificultam a deglutição fetal como, por exemplo, obstrução do trato gastrintestinal, podem associar-se a polidramnia.

Via intramembranosa. Na gestação humana, a quantidade de LA ingerida pelo feto não é igual à quantidade produzida pela soma de rins e pulmões. Como o volume de LA não aumenta muito durante a última metade da gravidez, está implícita outra via de absorção de líquidos; a via intramembranosa é a rota mais provável. Nessa via, ocorre a absorção do LA diretamente através do âmnio para os vasos fetais. Estimativa de estudos experimentais do fluxo intramembranoso de LA variam de 200 e 400 ml/dia em ovinos. Isso, combinado com a deglutição fetal, equivale ao fluxo de urina e líquido pulmonar em condições homeostáticas.

A passagem de água através de membrana amniótica é um processo mediado por canais de água da membrana celular chamados aquaporinas (AQP), os quais são característicos do fluxo

transcelular (Figura 6.19). Essas proteínas hidrofílicas intramembranosas se organizam na membrana celular como tetrâmeros, mas cada monômero forma um poro hidrofílico que funciona independentemente como canal de água. A estrutura de todas as AQP (1 a 13) é similar, embora algumas AQP também possibilitem, além da água, a passagem de glicerol, ureia e outras moléculas maiores. A AQP mais importante nas membranas fetais é a AQP1, mas também atuam a 3, 8 e 9.

Via transmembranosa. Outras rotas de absorção da LA foram investigadas, mas não foram consideradas importantes no movimento da água para fora da cavidade amniótica. Em particular, o fluxo de água transmembranoso (do LA para o sangue materno) é extremamente pequeno em comparação ao fluxo intramembranoso, apenas 10 ml/dia no termo.

A Figura 6.20 ilustra a soma de todas as vias de movimento do LA, maternoamnióticas e amniofetais. A observação atenta da lâmina mostra que o movimento de trocas no LA está em equilíbrio, o que explica o não desenvolvimento de poli ou oligoidramnia.

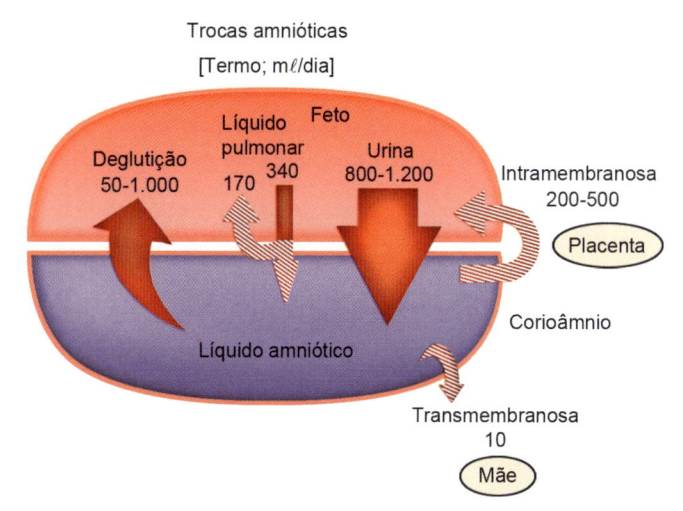

Figura 6.20 Esquema representativo das trocas amnióticas próximo ao termo. O tamanho das setas é diretamente proporcional à taxa associada de fluxo. As *setas cheias* representam fluxos cujos valores já são conhecidos e as *setas hachuradas*, valores estimados. Os números indicam o volume do fluxo em ml/dia. A urina fetal é a principal fonte de líquido amniótico e a deglutição, a via primordial de absorção. Cerca de 50% do líquido pulmonar são deglutidos após deixar a traqueia (*seta curva*). A via intramembranosa se realiza na superfície fetal da placenta entre o âmnio placentário e a rede capilar da placa corial. A via transmembranosa é desprezível e se realiza através do âmnio membranoso e a circulação materna da parede uterina.

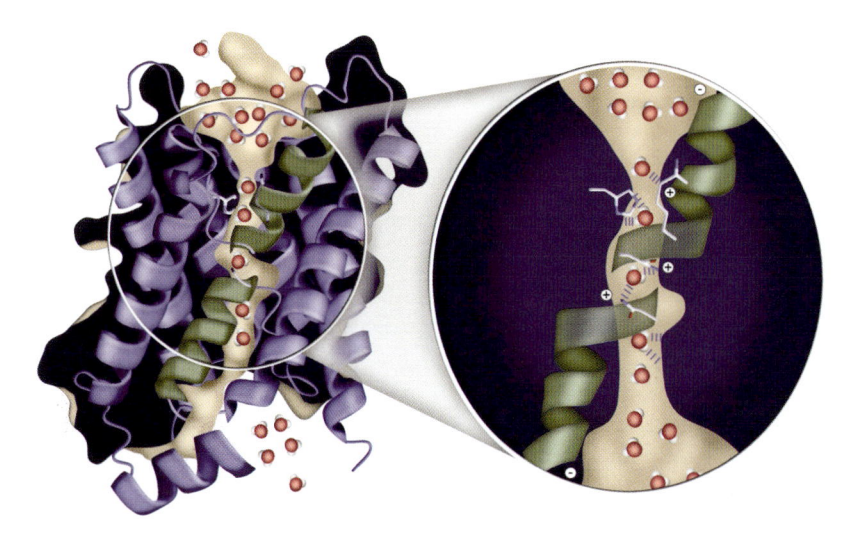

Figura 6.19 Representação esquemática da aquaporina (AQP).

A Tabela 6.1 resume as possibilidades de trocas materno-ovulares.

Tabela 6.1 Trocas materno-ovulares.

Trocas maternofetais ou transplacentárias
Trocas amnióticas
• Trocas maternoamnióticas
° Âmnio membranoso (transmembranosa – desprezível)
• Trocas amniofetais
° Epiderme (1º trimestre)
° Urina
° Líquido pulmonar
° Deglutição
° Âmnio placentário (intramembranosa)
° Âmnio funicular (desprezível)

Bibliografia

Abramovich DR, Garden A, Jandial L, Page KR. Fetal swallowing and voiding in relation to hydramnios. Obstet Gynecol. 1979;54:15-20.

Assali NS. Pathophysiology of gestation. New York: Academic Press; 1972.

Assali NS. The impact of the discovery of blood circulation on fetal and neonatal research. J Foetal Med. 1988;8:1.

Assali NS, Douglas RA, Baird WW, Nicholson DB, Suyemoto R. Measurement of uterine blood flow and uterine metabolism. Am J Obstet Gynecol. 1953;66:248-53.

Barcroft J. Researches on prenatal life. Springfield: Ch. Thomas; 1947.

Barker DPJ. Mothers, babies and health in later life. 2nd. ed. Edinburgo: Churchill Livingstone; 1998.

Baschat AA. Fetal responses to placental insufficiency: an update. BJOG. 2004;111:1031-41.

Beall MH, Ross MG. Amniotic fluid dynamics. In: Creasy RK, Resnik R, Iams JD, et al. Creasy and Resnik's maternal fetal medicine: principles and practice. Philadelphia: Saunders/Elsevier; 2014: p. 47-52.

Beall MH, van den Wijngaard JPHM, van Gemert MJC, Ross MG. Amniotic Fluid Water Dynamics. Placenta. 2007;28(8-9):816-23.

Benirschke R, Kasufmann P. Pathology of the human placenta. 3rd. ed. New York: Springer-Verlag; 1994.

Brace RA. Amniotic fluid volume and its relationship to fetal fluid balance: Review of experimental data. Sem Perinatol. 1986;10:103-12.

Brace RA. Physiology of amniotic fluid volume regulation. Clin Obstet Gynecol. 1997;40(2):280-9.

Brace RA, Cheung CY, Anderson DF. Regulation of amniotic fluid volume: insights derived from amniotic fluid volume function curves. Am J Physiol Regul Integr Comp Physiol. 2018;315(4):R777-89.

Brace RA, Wolf EL. Normal amniotic fluid volume changes troughout pregnancy. Am J Obstet Gynecol. 1989;161:382-8.

Brinkman CR. Umbilical blood flow and fetal oxygen consumption. Clin Obstet Gynecol. 1970;13:565-78.

Brosens I, Robertson WB, Dixon HG. The physiological response of the vessels of the placental bed to normal pregnancy. J Pathol Bacteriol. 1967;93:569-79.

Brosens JJ, Pijnenborg R, Brosens IA. The myometrial junctional zone spiral arteries in normal and abnormal pregnancies. Am J Obstet Gynecol. 2002;187:1416-23.

Campbell S, Wladimiroff JW, Dewhurst CJ. The antenatal measurement of fetal urine production. J Obst Gynaec Brit Cwlth. 1973;80:680-6.

Campbell J, Wathen N, Macintosh M, Cass P, Chard T, Mainwaring Burton R. Biochemical composition of amniotic fluid and extraembryonic coelomic fluid in the first trimester of pregnancy. Br J Obstet Gynaecol. 1992;99(7):563-5.

Canning JF, Boyd RDH. Mineral and water exchange between mother and fetus. In: Beard RW, Nathanielsz PW. Fetal physiology and medicine. 2nd. ed. New York: Marcel Dekker; 1984.

Codaccioni X, Vasst P, Therby D, et al. Physiologie du liquide amniotique. Encyd Med Chir. Elsevier, Paris: Gynéc Obst; 1995.

Davies J. The physiology of fetal fluids. In Gestation. Trans 4th Conference; 1957. New York: Josiah Macy Jr. Found; 1958.

Dilts PV. Placental transfer. Clin Obstet Gynecol. 1981;24:555-9.

Duenhoelter JH, Pritchard JA. Fetal respiration: quantitative measurements of amniotic fluid inspired near term by human and *rhesus* fetuses. Am J Obstet Gynecol. 1976;125:306-9.

Eastman NJ, Geiling EMK, DeLawder AM. Foetal blood studies IV. The oxygen carbon-dioxide association curves of foetal blood. Bull Johns Hopkins Hosp. 1933;53:24.

Fitzsimmons ED, Bajaj T. Embryology, amniotic fluid. [Updated 2019 May 6]. In: StatPearls Publishing LLC. StatPearls [Internet]. Treasure Island: StatPearls Publishing; 2019.

Fuchs F. Volume of amniotic fluid at various stages of pregnancy. Clin Obstet Gynecol. 1966;9:449-60.

Gilbert WM, Brace RA. Amniotic fluid volume and neonatal flow to and from the amniotic cavity. Semin Perinatol. 1993;17:150-7.

Griffiths SK, Campbell JP. Placental structure, function and drug transfer. CEACCP. 2015;15(2):84-9.

Hutchinson DL. Amniotic fluid. In: Marcus SL, Marcus CC. Advances in obstetrics and gynecology. Baltimore: Williams & Wilkins; 1967.

Jansson T, Powell TL. Human placental transport in altered fetal growth: does the placenta function as a nutrient sensor? A review. Placenta. 2006;27:(A Suppl, Trophoblastic Research, vol 20):S91-7.

Koffler H. Fetal and neonatal physiology. Clin Obstet Gynecol. 1981;24:545-53.

Knipp GT, Audus KL, Soares MJ. Nutrient transport across the placenta. Adv Drug Deliv Rev. 1999;38:41-58.

Liley AW. Disorders of amniotic fluid. In: Assali NS. Pathophysiology of gestation. New York: Academic Press; 1972.

Moore KL. The developing human. Philadelphia: Saunders; 1973.

Sangkhae V, Nemeth E. Placental iron transport: The mechanism and regulatory circuits. Free Radic Biol Med. 2019;133:254-61.

Soares MJ, Iqbal K, Kozai K. Hypoxia and placental development. Birth Defects Res. 2017;109(17):1309-29.

Tuuli MG, Longtine MS, Nelson DM. Review: Oxygen and trophoblast biology – a source of controversy. Placenta. 2011;32(2 Suppl):S109-18.

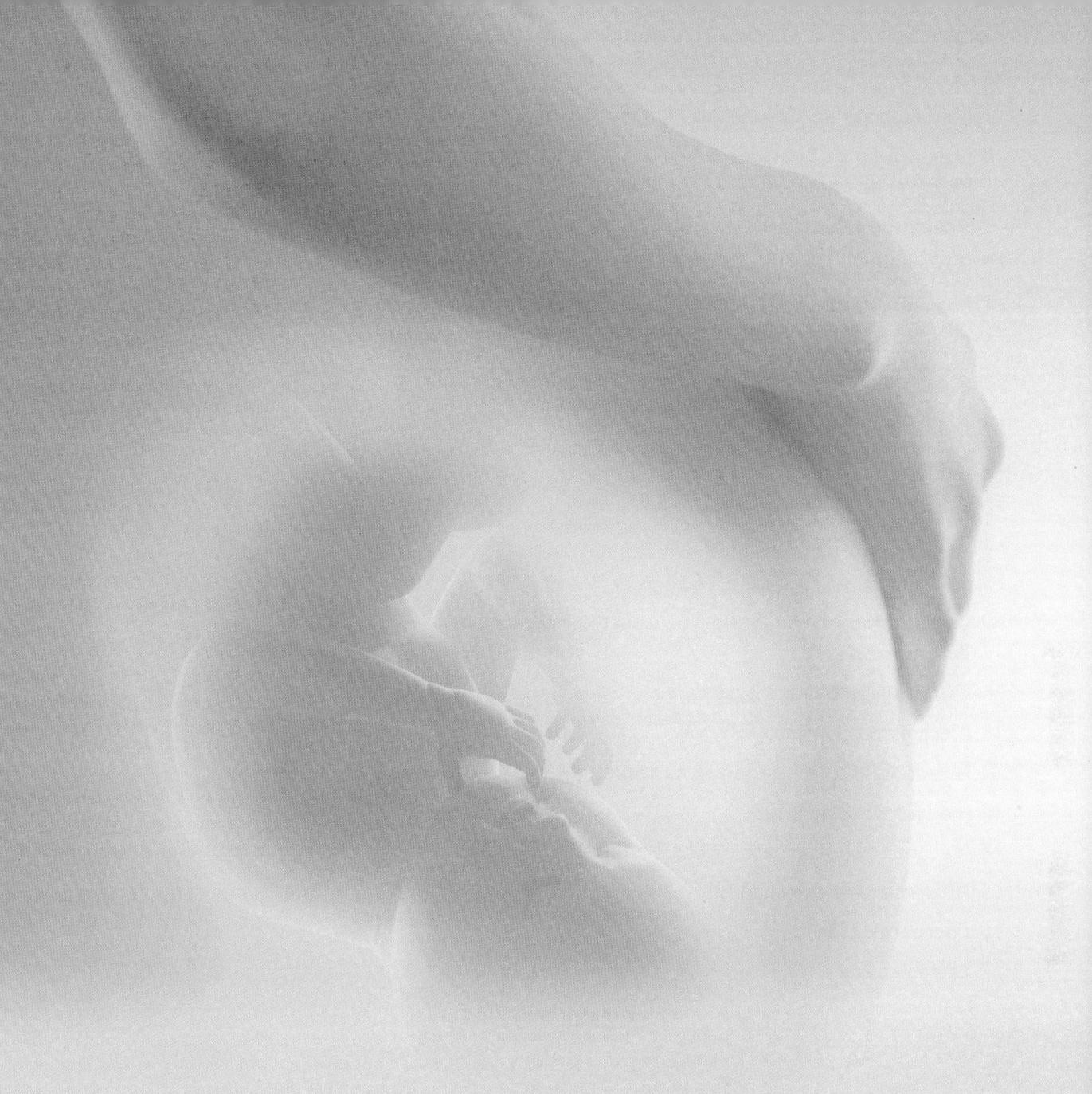

PARTE 3

Ciclo Gestatório Normal

7 Modificações do Organismo Materno

Fernanda Garanhani de Castro Surita
Mariane Massaini Barbieri
Melania Amorim
Jorge Rezende Filho

Desde o momento da concepção até o puerpério, o organismo da mulher sofre alterações para se adaptar às diferentes fases da gestação, apresentando repercussões fisiológicas em quase todos os sistemas. A compreensão desse processo tem importância fundamental para diferenciar o que é normal do que é patológico, para que se possa intervir precocemente no que for necessário, prevenir doenças e promover a saúde do binômio materno-fetal.

Essas modificações são decorrentes de fatores hormonais e mecânicos, que propiciam o desenvolvimento adequado do concepto, prepara o organismo materno para o momento do parto e faz com que, em seguida, retorne às condições pré-gravídicas na fase puerperal. O equilíbrio das funções orgânicas e o diagnóstico precoce de anormalidades contribuem para a diminuição da morbimortalidade materna e fetal e melhoram significativamente a qualidade da assistência pré-natal.

Sistema reprodutor

Vulva e vagina

Durante a gestação, a vulva e a vagina aumentam sua vascularização e mudam sua coloração, tornando-se vermelho-vinhosas e mais amolecidas – sinal de Jacquemier (vulva) e de Kluge (vagina). O epitélio vaginal torna-se mais espesso, e há uma intensificação de sua descamação. Isso resulta no aumento do conteúdo vaginal, o chamado corrimento fisiológico, com aspecto mucoide, sem odor e que tende a se intensificar com o passar da gestação. O pH vaginal acidifica, com variação entre 3,5 e 6,0, como consequência da maior produção de ácido láctico pelos *Lactobacillus acidophilus*.

Útero

O útero é formado pela fusão na linha média dos dois ductos *müllerianos* e é composto por três camadas separadas e distintas: serosa (cobertura peritoneal externa), miométrio (músculo liso) e endométrio (membrana mucosa que reveste a cavidade uterina). Pode ser dividido em corpo, istmo e colo. Sua morfologia modifica-se de modo considerável nas diversas fases da vida (Figura 7.1).

O útero tem uma grande capacidade de adaptação às exigências progressivas da gravidez. Na mulher não grávida, mede de 30 a 90 mℓ em média; entretanto, pode chegar até cerca de 5 ℓ no termo, com peso de aproximadamente 1.100 g. O número de células miometriais aumenta no início da gestação (hiperplasia) e depois permanece estável. O crescimento miometrial na segunda metade da gestação resulta, primariamente, do aumento no tamanho da célula (hipertrofia), que ocorre sob influência dos hormônios esteroides, principalmente os estrogênios.

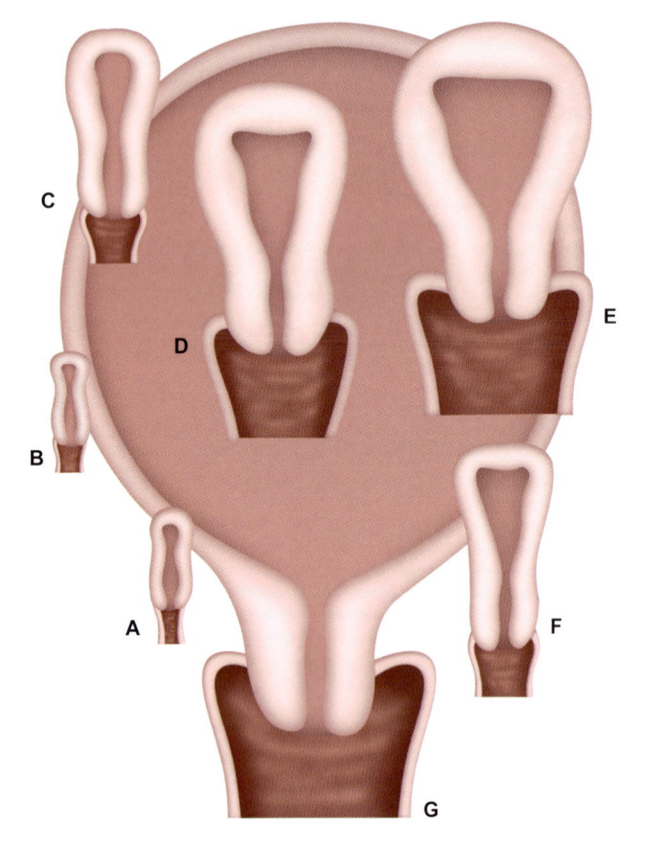

Figura 7.1 O útero nas diversas fases da vida. **A.** Feto a termo: o colo é maior do que o corpo. **B.** Recém-nascido e infância: carente de estímulos hormonais, o útero regride de modo mais acentuado no corpo. **C.** Puberdade: a atividade ovariana provoca o desenvolvimento do órgão. **D.** Menacma: útero não gravídico de nuligesta. **E.** Menacma: útero não gravídico de multigesta. **F.** Senilidade: há involução de todo o órgão, especialmente do corpo. **G.** Na gestante.

O miométrio é constituído, essencialmente, pelo entrelaçamento de dois sistemas de fibras simétricas, que se correspondem, como ocorre com duas substâncias estereoisômeras na química. As fibras circulares das tubas uterinas continuam pelo órgão em espirais amplas, descendentes, cujo encontro se dá em ângulo aproximadamente reto na porção fúndica, e em ângulos mais abertos nas zonas inferiores do útero. As fibras alcançam o istmo e a cérvice pela porção intravaginal (Figura 7.2).

Superficialmente, sob o peritônio, encontram-se feixes musculares, de menor importância, com diferentes orientação e proveniência. Alguns continuam a musculatura longitudinal das tubas uterinas e da vagina; outros prolongam os ligamentos, sobretudo os redondos e os uterossacros, sem avançar além da linha mediana (Figura 7.2).

A gravidez não modifica a estrutura descrita (Figura 7.3). Em virtude do grande desenvolvimento do órgão, e apesar da hipertrofia das fibras musculares, elas desenrolam-se parcialmente, fenômeno que se acentua no istmo, quando ocorre a formação e expansão do segmento inferior.

Atualmente, de acordo com essa concepção clássica do miométrio, acredita-se que ele seja constituído basicamente por três camadas musculares: uma fina, interna, de fibras musculares circulares; outra, igualmente delgada, externa, de fibras musculares predominantemente longitudinais; e uma central, a mais grossa, composta de fibras que se entrelaçam (Figura 7.4).

A parede uterina torna-se mais fina progressivamente, em consequência ao crescimento fetal, principalmente na região

ístmica que não sofre hipertrofia e que forma o segmento inferior uterino. A espessura do miométrio, de 7 a 12 mm antes da gravidez, alcança 25 mm nos primeiros meses e assim se mantém até o 4º ou 5º mês e chega a 4 a 10 mm de espessura máxima no final da gestação. Isso possibilita a adequada palpação fetal.

No início da gestação, o útero mantém o formato piriforme e encontra-se intrapélvico. No 1º trimestre, torna-se globoso, ocupa os fundos de saco laterais e é palpável pelo toque vaginal – sinal de Nobile-Budin –, ao mesmo tempo que é possível sentir o pulso da artéria vaginal – sinal de Osiander. Sua anteversoflexão torna-se mais acentuada, o que favorece a polaciúria, sinal clássico de presunção de gravidez. A partir da 12ª semana de gestação, assume formato ovoide, pois seu eixo longitudinal aumenta mais que o transverso e começa a se estender para fora da pelve. Com o crescimento, ocorre sua dextroversão, causada pela contrapressão do retossigmoide, localizado na fossa ilíaca esquerda.

Simultaneamente, há o amolecimento uterino, que se inicia na região correspondente ao local da implantação, e progride por todo o órgão e pelas outras estruturas pélvicas. A diminuição da consistência é precocemente notada principalmente no istmo, o chamado sinal de Hegar. Outro sinal é o de Piskacek, que corresponde ao aumento assimétrico uterino no início da gestação, quando a expansão é mais acentuada na região de implantação.

O aumento do tamanho do útero é acompanhado da elevação de 10 vezes no fluxo sanguíneo: de 2% do débito cardíaco fora da gravidez para 17% no termo. Além disso, há redistribuição do fluxo dentro do útero, que antes era igualmente repartido para o miométrio e o endométrio, e agora 80 a 90% é direcionado para a placenta.

Esse crescimento marcante do fluxo uteroplacentário é consequência da diminuição da resistência vascular placentária por meio da remodelação das artérias espiraladas pelo trofoblasto extraviloso, que destrói sua camada muscular e leva à vasodilatação e perda de sua capacidade contrátil (ver Capítulo 4). O óxido nítrico, que é um potente vasodilatador, tem papel fundamental nesse processo, além de outras substâncias, como fator de crescimento placentário, fator de crescimento vascular endotelial, estrógeno e progesterona que promovem angiogênese. Há também uma diminuição da resposta vascular aos efeitos vasoconstritores da angiotensina II.

O fluxo sanguíneo nas artérias uterinas aumenta de 450 mℓ/min no 2º trimestre para 500 a 750 mℓ/min nas 36 semanas de gestação. Isso por conta do aumento do calibre e da maior complacência. Durante as contrações, o fluxo uteroplacentário diminui fisiologicamente e retorna logo após seu término em condições gestacionais normais.

As fibras musculares uterinas são capazes de se contrair esporadicamente desde o início da gestação em uma intensidade que varia entre 5 e 25 mmHg – são as chamadas contrações de Braxton Hicks. Essas contrações se intensificam normalmente no termo, ficando mais intensas, coordenadas e tornando-se dolorosas, até caracterizarem o trabalho de parto.

Colo

Sob a influência dos estrogênios e da progesterona, o colo torna-se amolecido durante a gravidez. As prostaglandinas induzem a remodelação do colágeno cervical, particularmente ao fim da gestação, enquanto a colagenase produzida pelos leucócitos também contribui para seu amolecimento.

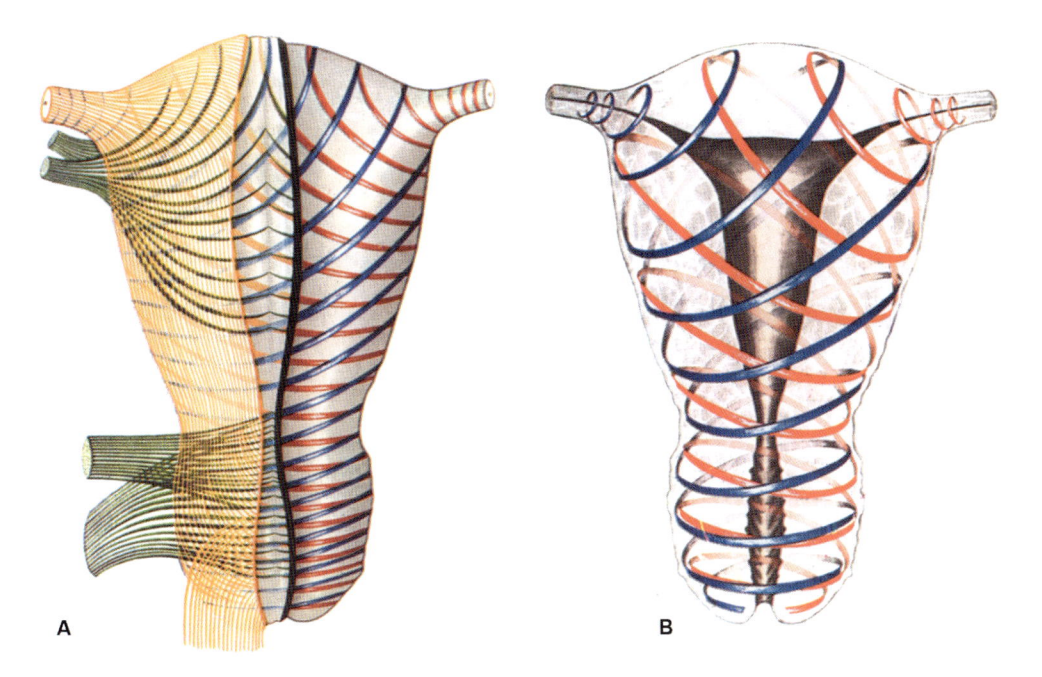

A **B**

Figura 7.2 Estrutura muscular e fibrosa do útero. Esquema de Görttler. **A.** São observadas: (1) as fibras longitudinais que prolongam as da tuba uterina e as da vagina; (2) as provenientes dos ligamentos redondos e uterossacros; (3) as que continuam as fibras circulares das tubas uterinas. **B.** Curso espiralado e decrescente das fibras que constituem a maior parte da massa miometrial. (Adaptada de Boe CH.)

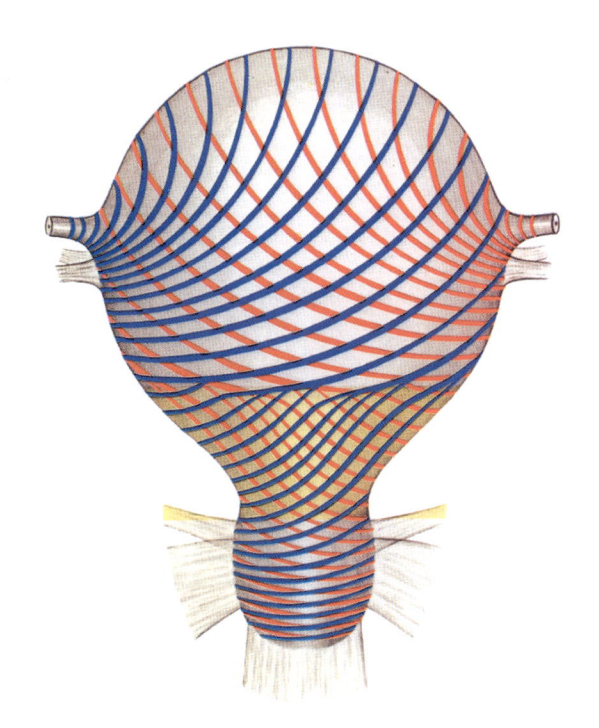

Figura 7.3 Útero gravídico. Esquema de Görttler. Observe a formação do segmento inferior e sua expansão. (Adaptada de Boe CH.)

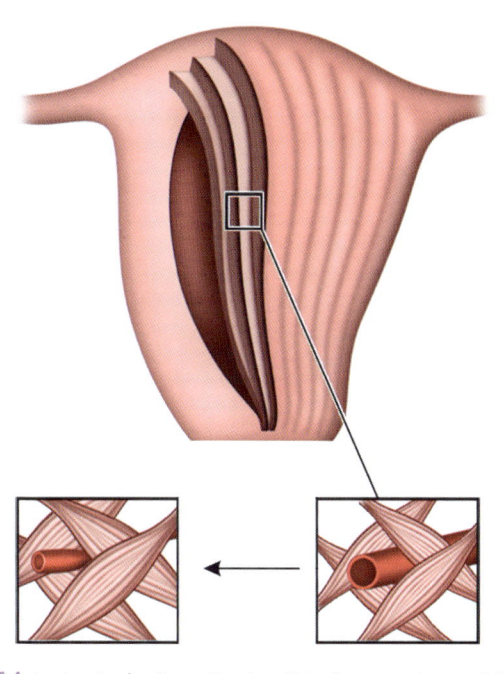

Figura 7.4 Anatomia do útero. O miométrio é composto por três camadas musculares. A camada interna está arranjada predominantemente no padrão circular. A camada intermediária, a mais grossa, é composta de fibras que se entrelaçam. Na camada externa, as fibras correm longitudinalmente.

O estrogênio estimula o crescimento do epitélio colunar (ou glandular) do canal cervical, que se torna visível na ectocérvice e é denominado ectrópio ou eversão. Esse epitélio é mais friável e está sujeito a sangramentos. Em função da maior vascularização, o colo muda de coloração e fica vermelho-arroxeado durante a gravidez.

Anatomicamente, o limite inferior do colo uterino é determinado pelo orifício externo, enquanto o limite superior é marcado pelo orifício interno. Em decorrência do crescimento do corpo do útero, o colo uterino se eleva e passa a situar-se posteriormente na vagina, em direção ao côncavo sacro. É de difícil acesso, tanto ao toque quanto ao exame especular. Quando a insinuação da cabeça ocorre, no final da gravidez, ele desce e se centraliza no eixo vaginal.

No termo, o orifício externo do colo torna-se pérvio na nulípara; na multípara, até o orifício interno pode encontrar-se dilatado. O canal cervical é obliterado por uma secreção mucosa espessada, chamada tampão mucoso. A eliminação desse tampão, com a proximidade do parto, à medida que o colo se encurta, constitui importante sinal clínico de presunção.

O encurtamento do colo também é prenúncio do parto, acentuando-se até seu completo apagamento. Isso é consequência da remodelação cervical, com quebra e rearranjo do colágeno pelas metaloproteinases da matriz, reação inflamatória mediada por citocinas e prostaglandinas. Todavia, também é efeito da ação exercida pelas contrações de Braxton-Hicks ao final da gravidez e dos ligamentos redondos, que empurram a apresentação para o canal do parto (insinuação), exercendo pressão mecânica na cérvice (Figuras 7.5 e 7.6).

Esse apagamento ocorre principalmente em primíparas porque os ligamentos uterossacros que fixam o útero à pelve estão firmes e tensos na primeira gravidez (Figura 7.5). Nas multíparas, em decorrência das gestações anteriores, os ligamentos encontram-se frouxos, de modo que as contrações uterinas fracas da gravidez já não pressionam mais a apresentação o suficiente para o apagamento do colo, o que ocorre apenas em pleno trabalho de parto, quando as metrossístoles assumem caráter mais intenso.

Mamas

Desde o início da gestação, as mamas tornam-se maiores, mais túrgidas e dolorosas, com o aparecimento de pequenas veias superficiais visíveis através da pele. Os mamilos também crescem, ficam mais eretos e a aréola torna-se mais pigmentada (Figura 7.7), com suas glândulas sebáceas hipertrofiadas – as chamadas glândulas de Montgomery. A partir do 4º mês de gravidez já é possível apresentar a saída do colostro.

Modificações sistêmicas

Pele e fâneros

Cerca de 50% das gestantes exibem estrias no abdome, que também podem ser encontradas nas mamas (estrias gravídicas ou víbices), principalmente no decorrer do 3º trimestre. Inicialmente vermelhas, tornam-se brancas ou nacaradas, que são difíceis de

desaparecer. Entre os principais fatores de risco para seu aparecimento estão idade materna precoce, história familiar, ganho de peso excessivo na gestação e condições que cursem com hiperdistensão uterina, macrossomia, polidrâmnio e gestação múltipla.

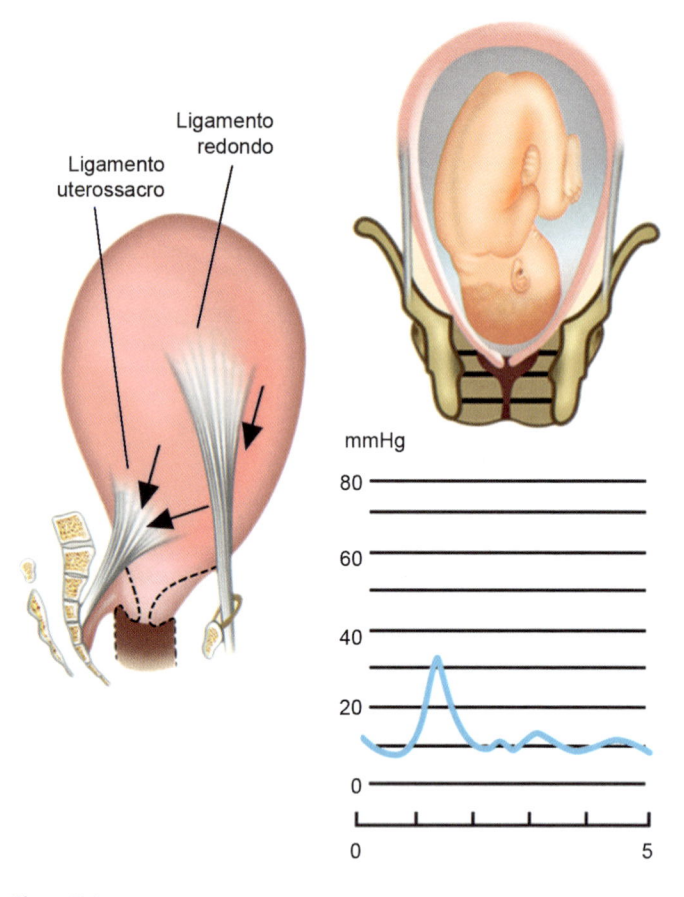

Figura 7.6 Apagamento do colo em primíparas pela ação das contrações de Braxton-Hicks e dos ligamentos redondos que exercem pressão mecânica na apresentação fetal.

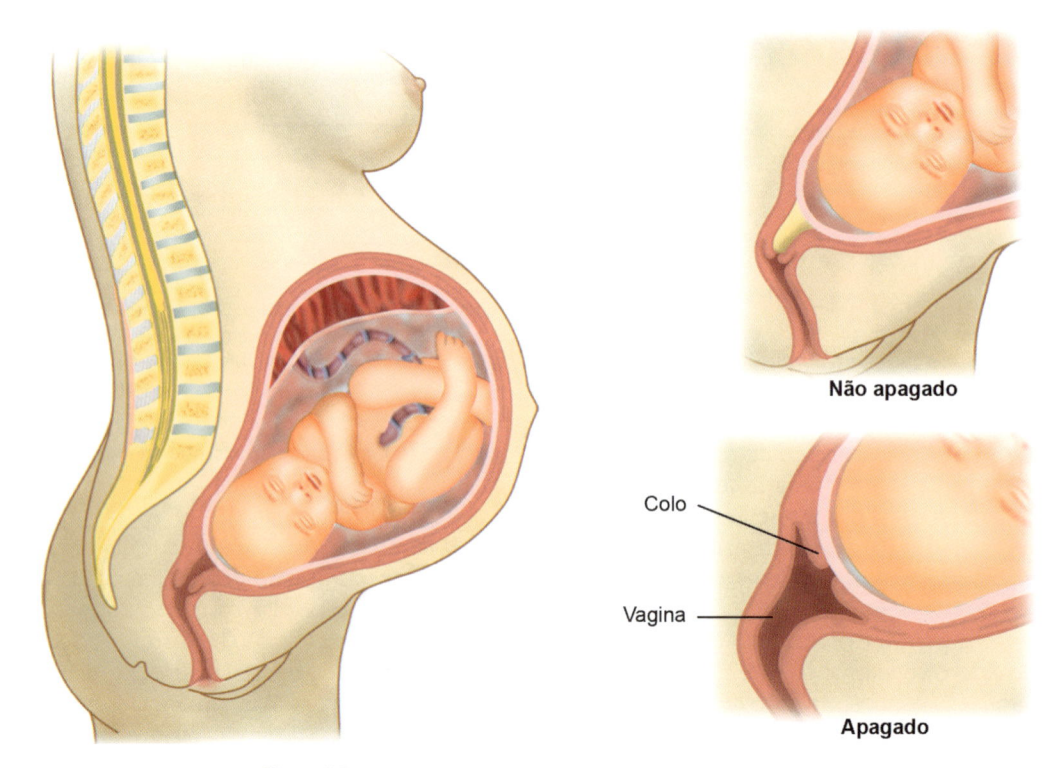

Figura 7.5 Apagamento do colo no pré-parto em primíparas.

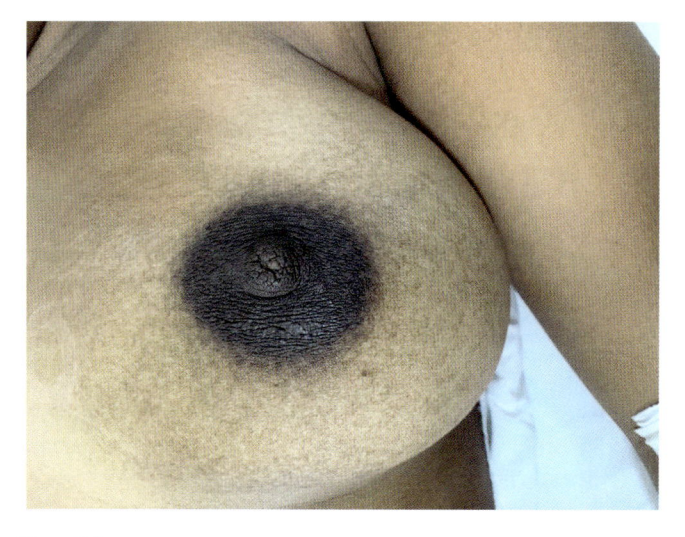

Figura 7.7 Mama com mamilo aumentado, ereto e com aréola hiperpigmentada.

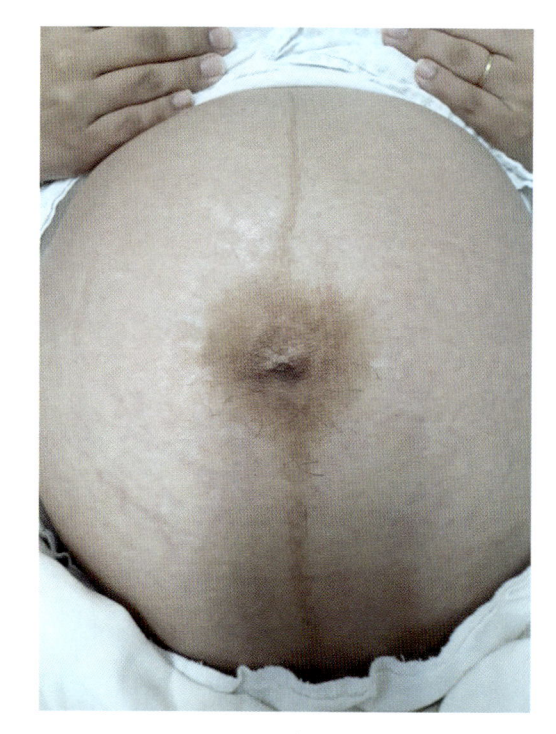

Há aumento da pigmentação da linha alba, que recebe o nome de linha *nigrans* (Figura 7.8), encontrada na linha mediana da parede abdominal. Vulva, vagina e aréolas mamárias também sofrem aumento da pigmentação. Na face, podem aparecer manchas tipo café com leite, os chamados melasmas ou cloasmas. É possível que essas alterações pigmentares sejam causadas pelo hormônio melanotrófico da hipófise, que atua sobre os melanoblastos epidérmicos acentuando a pigmentação, e o sistema nervoso autônomo influencie a formação do pigmento nas gestantes. Após o parto, a tendência é a regressão ou seu completo desaparecimento.

É comum o aparecimento de telangiectasias em diversos locais, principalmente na face, no pescoço, no colo e nos braços, relacionadas com os altos níveis estrogênicos. Há também o surgimento do eritema palmar. Outro fenômeno fisiológico da gravidez é a hipertricose, com aparecimento de pelos na face e em outras regiões e crescimento mais acentuado dos cabelos. No puerpério ocorre o oposto, com queda muitas vezes acentuada dos cabelos, o chamado eflúvio telógeno. As unhas tornam-se quebradiças e ocorre hipertrofia das glândulas sudoríparas e sebáceas.

É possível que haja a separação da musculatura abdominal na linha média, causada pelo aumento da pressão intra-abdominal, cursando com diástase do músculo reto-abdominal, na qual a parede anterior uterina fica mais fácil de ser palpada e pode ocorrer o aparecimento de hérnias.

Postura e deambulação

Verifica-se alteração postural na gestante antes mesmo da expansão do volume uterino. Quando o útero gravídico começa a apoiar-se na parede abdominal e o aumento das mamas pesa no tórax, o centro de gravidade desvia-se para frente e todo o corpo, em compensação, projeta-se para trás. Essa situação torna-se mais nítida quando a gestante está de pé, pois, para manter o equilíbrio, empina o ventre, provocando lordose da coluna lombar (Figura 7.9). Amplia-se a base do polígono de sustentação, os pés afastam-se e as espáduas projetam-se para trás.

Grupamentos musculares que não costumam ter função nítida ou constante passam a atuar, estirando-se e contraindo-se, e sua fadiga responde pelas dores cervicais e lombares, uma queixa muito comum.

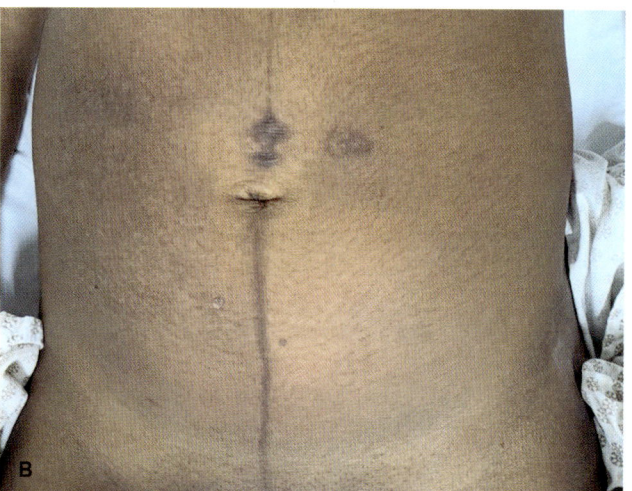

Figura 7.8 Linha *nigrans*.

A gestante, ao andar, lembra, com seus passos oscilantes e mais curtos, a deambulação dos gansos. É a chamada *marcha anserina*. A base de sustentação ampliada e os ângulos aumentados entre os pés e a linha mediana, principalmente à direita, por conta do dextrodesvio uterino, conferem peculiaridades à sua movimentação.

As articulações apresentam maior mobilidade durante a gestação, notadamente as sacroilíacas e a sínfise pubiana. Atribui-se à relaxina, secretada pela placenta, a frouxidão dos ligamentos, especialmente da sínfise pubiana, que pode alargar cerca de 4 mm nas primíparas e 4,5 mm nas multíparas. A principal resultante dessas modificações é o aumento da capacidade pélvica, que favorece a disjunção sinfisária e os movimentos de nutação do sacro. Essa crescente mobilidade das articulações atua na mudança da postura materna e de sua marcha, como já relatado anteriormente.

Metabolismo

As alterações no metabolismo materno são necessárias para suprir as exigências que o rápido crescimento e desenvolvimento

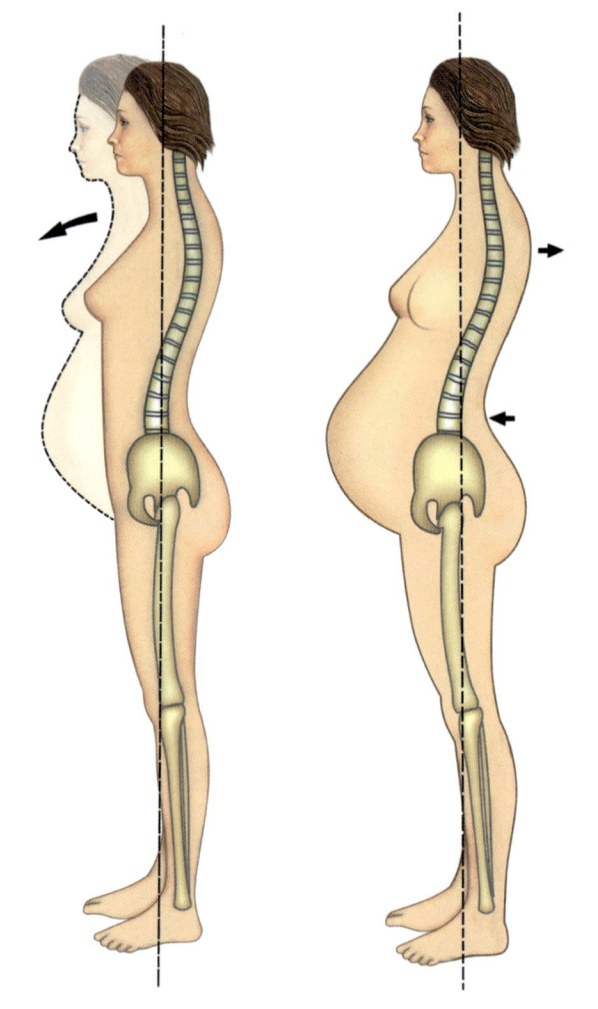

Figura 7.9 Centro de gravidade na gestante. As setas mostram a tendência do deslocamento, compensado pela lordose. (Adaptada de Greenhill, 1966.)

do concepto demandam durante a gravidez. Ao todo, são grandes modificações que serão expostas a seguir.

As alterações do metabolismo basal na gravidez são complexas e estão descritas no Capítulo 15.

Metabolismo glicídico

Para o correto crescimento e desenvolvimento do feto, é necessário que haja um aporte glicêmico constante para o concepto. Mesmo em períodos de jejum materno, ele continua a extrair glicose e aminoácidos da gestante em taxas idênticas às observadas nos períodos de alimentação. Assim, a mãe não consome mais indiscriminadamente sua glicose, e à medida que a gravidez se desenvolve, seu uso periférico diminui em virtude dos hormônios contrainsulares produzidos pela placenta.

A glicose é transferida rapidamente ao feto por difusão facilitada, embora o gradiente de concentração (os níveis fetais de glicose são cerca de 20 mg/dℓ inferiores aos da mãe) seja pequeno. O consumo contínuo de glicose pelo concepto e seu rápido transporte pela placenta influenciam profundamente o metabolismo dos carboidratos na gestante. Em todos os estágios da gestação, depois de uma noite de jejum, os níveis de glicemia são 15 a 20 mg/dℓ inferiores aos sinalados fora da gravidez.

Há um aumento fisiológico na resistência insulínica ao final do 2º trimestre, e pode chegar a aproximadamente 80% no termo. Níveis elevados de hormônio lactogênio placentário humano

(hPL), hormônio do crescimento placentário humano (hPGH) e adipocinas (leptina, adiponectina, TNF-a e IL-6) interferem nesse processo. Os níveis de hPL elevam-se rapidamente no 1º e no 2º trimestre e alcançam o máximo nas últimas 4 semanas da gravidez. O efeito diabetogênico do hPL resulta na mobilização de lipídios na forma de ácidos graxos livres (AGL). Esses AGL serviriam como fonte de energia, poupando glicose e aminoácidos, que estarão disponíveis para o feto.

No 3º trimestre, após a administração de glicose, observa-se hiperinsulinismo pós-prandial, em função dos fatores contrainsulares produzidos pela placenta. O efeito inibitório da insulina na lipólise é significativamente reduzido durante o 3º trimestre quando comparado ao de outras fases do ciclo gestatório.

Então, conforme a gravidez avança, ocorrem diversas mudanças no metabolismo da mulher, no que se refere à preservação de glicose às custas do uso dos lipídios. A liberação excessiva de ácidos graxos também contribui para a redução do uso da glicose pelo organismo materno.

Metabolismo lipídico

O metabolismo da mãe precisa adaptar-se para fazer frente à contínua demanda fetal de nutrientes pela placenta a fim de suprir seu desenvolvimento. Quantitativamente, glicose e aminoácidos são os nutrientes mais abundantes que atravessam a placenta, e a dependência do feto a essas substâncias é bem conhecida. Todavia, a placenta é praticamente impermeável aos lipídios, exceto aos AGL e aos corpos cetônicos. Não obstante, alterações significativas no metabolismo lipídico materno influenciam o crescimento fetal. Duas alterações importantes durante a gestação são o acúmulo de lipídios nos tecidos maternos e a hiperlipidemia gestacional.

▶ Metabolismo do tecido adiposo materno

O aumento do peso materno durante a gestação corresponde ao crescimento fetal e à hipertrofia de seus próprios tecidos, especialmente se relacionado com a elevação de lipídios nos depósitos de gordura. Esse processo é o principal responsável pelo acréscimo de peso da gestante e está diretamente associado a hiperfagia e erro alimentar, e desaparece com a implementação de uma dieta adequada.

O aumento nos depósitos maternos de gordura é decorrente da lipogênese aumentada. Ele corresponde à elevação na síntese de ácidos graxos e do glicerídio glicerol, e indica que a formação dos triglicerídios está exaltada. A tendência de acumular gordura é mais importante no 1º e 2º trimestres e cessa durante o 3º trimestre, quando o metabolismo lipídico se transforma de anabólico para catabólico, em virtude de diversas alterações coincidentes que ocorrem no tecido adiposo, como o aumento desacelerado da atividade lipogênica e da atividade lipolítica exaltada comandada pelo hPL, por sua ação similar à do hormônio do crescimento.

O aumento da atividade lipolítica do tecido adiposo eleva a liberação de AGL e de glicerol na circulação materna, que alcançam grandes concentrações plasmáticas. A transferência placentária desses dois produtos lipolíticos é baixa; o fígado materno é seu principal receptor. Após serem convertidos no fígado em suas respectivas formas ativas (Figura 7.10), AGL em acil-CoA e glicerol em glicerol-3-fosfato, podem ser usados para a esterificação, na síntese dos triglicerídios, para a produção de corpos cetônicos, por meio do AGL, ou para a formação de glicose no que concerne ao glicerol.

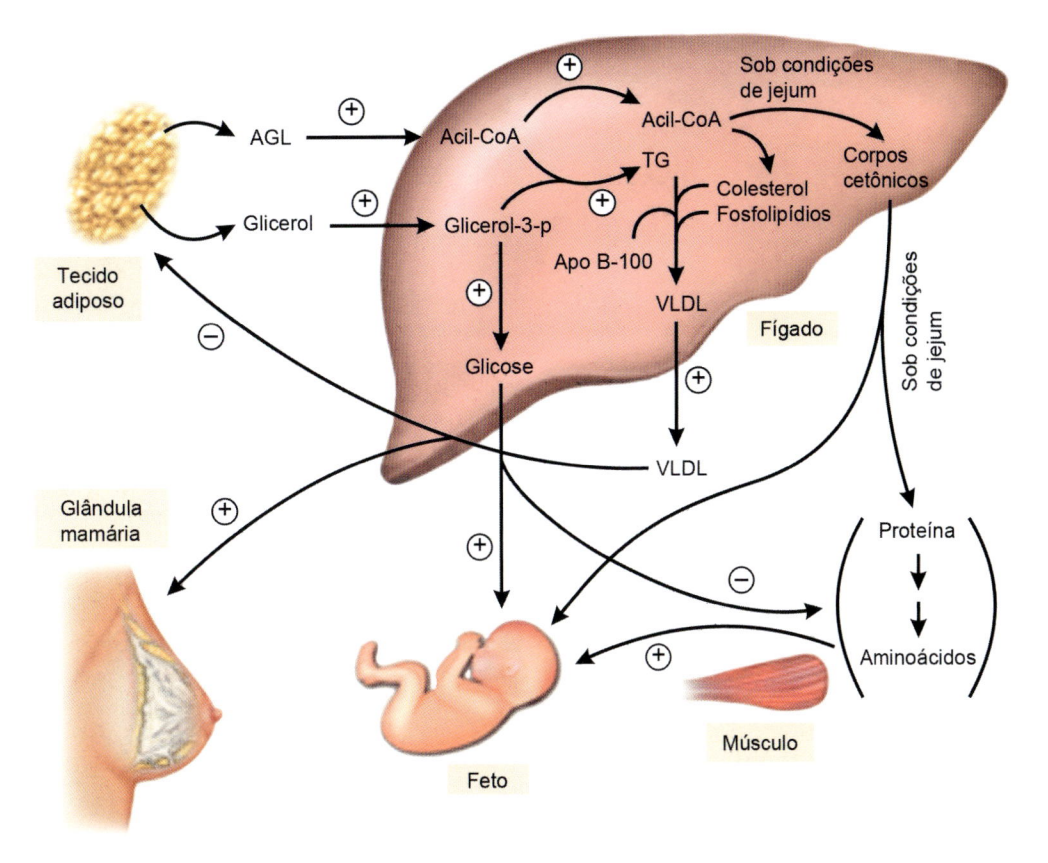

Figura 7.10 Principais alterações que ocorrem no metabolismo lipídico ao fim da gestação. Nesse estágio, a lipólise do tecido adiposo torna-se a maior fonte de substratos para a gliconeogênese e a síntese de triglicerídios. A glicose e os aminoácidos são metabólitos essenciais para o concepto e atravessam continuamente a placenta, enquanto os corpos cetônicos difundem-se para o feto apenas em condições de jejum, quando a cetogênese torna-se altamente acelerada. +, via aumentada; –, via inibida; *AGL*, ácidos graxos livres; *TG*, triglicerídio; *Apo B-100*, apoproteína B-100; *VLDL*, lipoproteína de muito baixa densidade.

Ao fim da gestação, a transferência aumentada de AGL e de glicerol ao fígado, em decorrência da lipólise nos tecidos adiposos, justifica a exaltada esterificação e a subsequente liberação hepática na forma de triglicerídios da lipoproteína de muito baixa densidade (VLDL). A síntese de corpos cetônicos torna-se altamente incrementada durante o final da gestação sob condições de jejum, e o uso desses produtos pelos tecidos maternos reduz o consumo de glicose, que fica disponível de ser transferida para o feto. A gliconeogênese a partir do glicerol está aumentada, poupando aquela proveniente dos aminoácidos que são transportados para o feto (Figura 7.10).

Conclui-se que o feto se beneficia dos produtos finais do metabolismo decorrentes da atividade lipolítica do tecido adiposo materno. Os corpos cetônicos cruzam livremente a placenta e podem ser usados como combustível fetal, ou mesmo como substratos para a síntese de lipídios no cérebro. Finalmente, a atividade lipolítica intensa do tecido adiposo durante o final da gestação também favorece os tecidos maternos, pois nesse estágio o uso periférico de glicose é bastante diminuído pela resistência à insulina, e os produtos lipolíticos – especialmente AGL e corpos cetônicos – podem ser empregados como combustíveis alternativos, poupando a glicose.

▶ Hiperlipidemia materna

Durante a gravidez normal há aumento constante nos triglicerídios plasmáticos e pequeno acréscimo no colesterol. Essa hiperlipidemia corresponde ao enriquecimento proporcional de triglicerídios nas frações lipoproteicas, mesmo naquelas que os transportam em baixas concentrações, tais como a lipoproteína de baixa densidade (LDL) e a lipoproteína de alta densidade (HDL).

O maior acúmulo de triglicerídios no plasma corresponde ao VLDL. Essa fração age no fígado e os triglicerídios que elas carregam são derivados do AGL e do glicerol, que também são sintetizados no próprio órgão ou o alcançam pela circulação, na qual são liberados pela lipólise do tecido adiposo (ver Figura 7.10) que está muito aumentada no final da gestação, conforme descrito. A produção aumentada de VLDL e sua remoção diminuída da circulação em decorrência da menor atividade da lipoproteína lipase (LPL) no tecido adiposo são os principais responsáveis por seu aumento.

O aumento de VLDL no plasma materno colabora para o acúmulo de triglicerídios nas outras lipoproteínas (Figura 7.11). Um desses fatores é o aumento da atividade da proteína de transferência do éster de colesterol (CETP), que catalisa a transferência de triglicerídios do VLDL para as lipoproteínas pobres nesses lipídios, LDL e HDL, enquanto a de éster de colesterol ocorre no sentido contrário. Outro fator contribuinte para o mesmo efeito é a diminuição da atividade da lipase hepática (HL), que controla a conversão do HDL ao fim da gestação.

▶ Benefícios da hipertrigliceridemia materna para o feto

Apesar de os triglicerídios não cruzarem a barreira placentária, o feto beneficia-se da hipertrigliceridemia materna das seguintes maneiras:

- Sob condições de jejum, o fígado materno mostra aumento da atividade da LPL, tornando-se um órgão receptor de triglicerídios

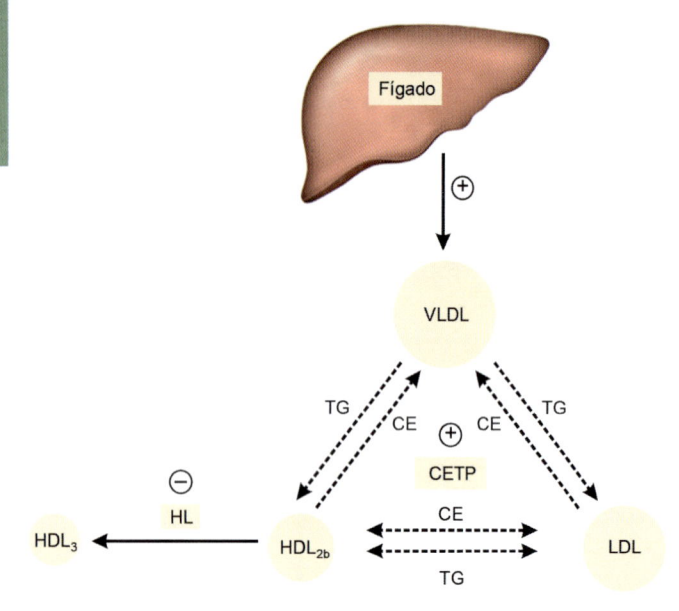

Figura 7.11 Fatores propostos para o acúmulo de triglicerídios (TG) nas principais lipoproteínas circulantes durante o fim da gestação. A produção elevada de lipoproteína de muito baixa densidade (VLDL) é o principal fator para explicar o aumento dos níveis plasmáticos dessa lipoproteína. A elevada atividade da proteína de transferência do éster de colesterol (CETP) observada na gestação facilita a transferência (*setas de ponta única hachuradas*) de triglicerídios por ésteres de colesterol (CE) da VLDL para a lipoproteína de baixa densidade (LDL) e a lipoproteína de alta densidade (HDL), que são pobres em TG. Além disso, a LDL e a HDL podem trocar TG e CE (*setas de ponta dupla hachuradas*) sem modificações significativas. Em virtude de a lipase hepática (HL) catalisar a conversão da subfração HDL$_{2b}$, rica em triglicerídios, para HDL$_3$ que é pobre, a diminuição dessa enzima durante a gravidez facilita o acúmulo do HDL$_{2b}$.

circulantes, usados como substrato para a síntese de corpos cetônicos, e esses compostos rapidamente difundem-se pela placenta e são usados pelo feto

- A atividade da lipase na placenta torna disponíveis para o feto os ácidos graxos essenciais provenientes dos triglicerídios maternos. Essa enzima hidrolisa os triglicerídios maternos, e os AGL liberados podem alcançar o feto para serem reconvertidos na mesma molécula
- A indução da LPL nas mamas no termo dirige triglicerídios circulantes para essa glândula, visando à produção de leite (ver Figura 7.10). Por esse mecanismo, ácidos graxos essenciais da dieta materna, que circulam na forma de triglicerídios, podem se tornar disponíveis para o lactente.

▶ Ácidos graxos essenciais

Os ácidos graxos essenciais (AGE) são lipídios que não podem ser sintetizados pelo organismo e devem provir da alimentação: ácido linolênico (ômega-3) e ácido linoleico (ômega-6). Essas duas famílias de ácidos graxos essenciais são requeridas para funções fisiológicas, incluindo transporte de oxigênio, armazenamento de energia, atuação na membrana celular, regulação da inflamação e da proliferação celular. Além disso, são benéficos para a mãe ao prevenirem doenças cardiovasculares, câncer de colo e doenças imunológicas. Na gravidez, os AGE são necessários para o desenvolvimento da unidade fetoplacentária no início da gestação, e o ácido docosa-hexaenoico (DHA), um tipo de ômega-3 derivado de peixe marinho, é vital para a homeostase materna, assim como

o desenvolvimento do cérebro e da retina fetal durante todo o 3º trimestre.

Os ácidos ômega-3 e ômega-6 são precursores dos ácidos graxos poli-insaturados de cadeia longa (AGPICL): ácido araquidônico, da série ômega-6; ácido eicosapentaenoico (EPA) e DHA, da série ômega-3.

O feto não é capaz de sintetizar os AGPICL por meio de seus precursores ômega-3 e ômega-6, tendo suas necessidades supridas pela placenta e pelas reservas tissulares da mãe, principalmente do tecido adiposo.

As principais fontes de ômega-3 são peixes gordurosos de água fria (salmão, atum), truta, sardinha, ostra, mariscos, óleos de linhaça e de canola, nozes e rúcula. A dieta moderna proporciona sete a dez vezes mais ômega-6 do que ômega-3, quando a proporção correta seria de 5:1.

Metabolismo proteico

A concentração da maioria dos aminoácidos está reduzida na gravidez. As proteínas totais, embora aumentem em valores absolutos pela hemodiluição plasmática, têm concentração diminuída. A albumina sofre redução significativa, enquanto a queda das gamaglobulinas é menor e se registra ascensão dos teores de alfa e beta globulinas e de fibrinogênio.

Aspectos relacionados com as necessidades calóricas de vitaminas e sais minerais na gestação, assim como o aumento ponderal da gestante, por serem tópicos de grande importância na assistência pré-natal, são analisados no Capítulo 15 que trata dos aspectos nutricionais.

Metabolismo hidreletrolítico

Uma das alterações sistêmicas mais notáveis observadas na gravidez é a retenção de líquido (de 8 a 10 ℓ) nos espaços intra e extracelular, responsável pelo aumento do volume plasmático. Essa alteração hidreletrolítica é decisiva para que ocorram outras modificações importantes, como o aumento do débito cardíaco e o do fluxo plasmático renal.

O provável mecanismo para essa adaptação é a retenção de sódio, determinada principalmente pela maior secreção de aldosterona pela suprarrenal, a despeito do efeito natriurético da progesterona. Para se conservar o sódio, quando a taxa de filtração glomerular aumenta em torno de 50%, ativa-se o mecanismo compensatório durante a gravidez, representado pelo sistema renina-angiotensina (Figura 7.12).

A renina é liberada pelo aparelho justaglomerular renal e age estimulando a secreção de aldosterona pelo córtex suprarrenal, via angiotensina. A aldosterona é responsável pelo aumento da reabsorção tubular de sódio, preservando a homeostase materna. Essa situação hormonal pode ser chamada de hiperaldosteronismo secundário da gravidez.

Aceitando-se que o ganho total de peso na gravidez seja em torno de 11 kg, dos quais 70% são de água, para se manter a isotonicidade são necessários 25 g de sódio, ou 60 g de cloreto de sódio. Portanto, o sódio deve ser conservado para prover a quantidade adicional indispensável à expansão tecidual e dos compartimentos líquidos durante a gestação. A concentração plasmática total de sódio encontra-se ligeiramente diminuída na gestação, assim como a osmolaridade total. A gestante parece aceitar esse nível de osmolaridade sem elevar sua diurese.

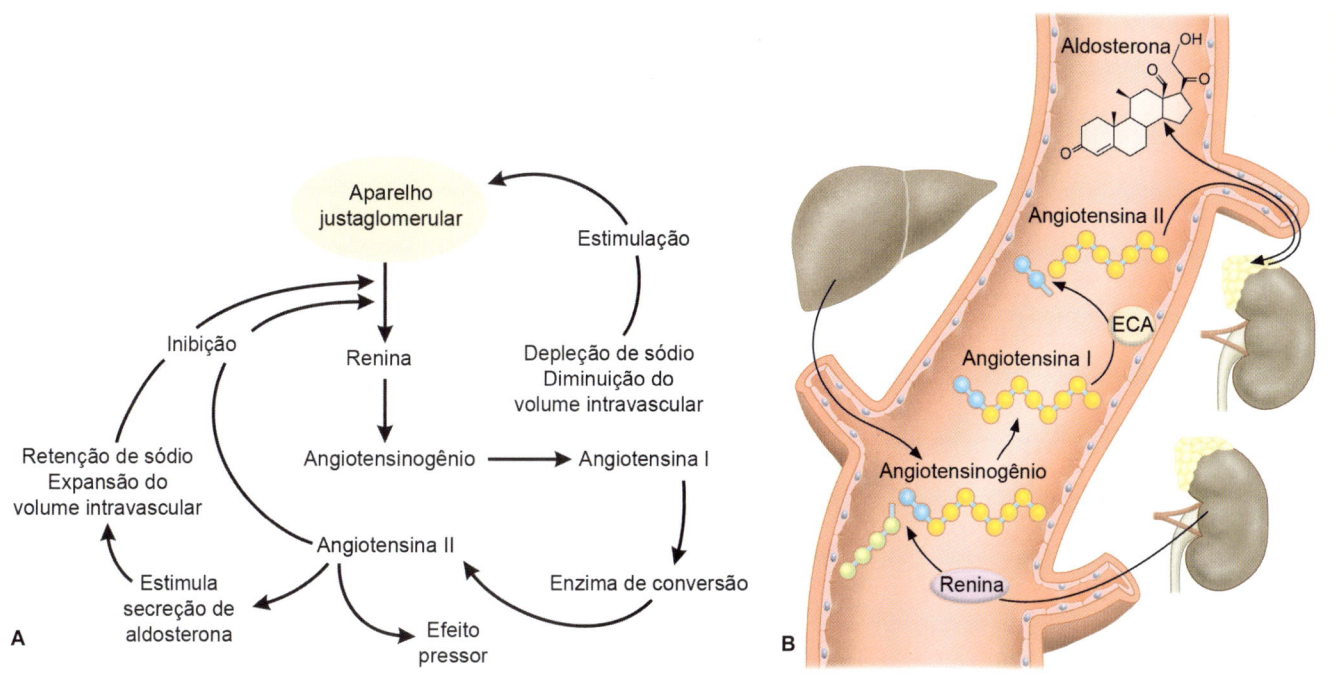

Figura 7.12 Sistema renina-angiotensina. **A.** Representação esquemática. **B.** Visão clássica. *ECA*, enzima conversora de angiotensina.

Por outro lado, o limiar de sede na gravidez está alterado de tal maneira que a gestante sente vontade de ingerir líquido com nível mais baixo de osmolaridade do que a não gestante. Do mesmo modo, há redução acentuada da pressão oncótica (pressão coloidosmótica), determinada principalmente pela queda de cerca de 20% na concentração de albumina plasmática (níveis gravídicos: 2,8 a 3,7 g/dℓ). Essa alteração sugere que a pressão oncótica é o fator mais relevante para o equilíbrio de Starling, ou seja, o grau de passagem de líquido pelos capilares (inclusive dos capilares glomerulares). Assim, a diminuição da pressão oncótica do plasma é responsável pelo aumento da taxa de filtração glomerular renal (TFG) observada na gravidez, além de contribuir para o desenvolvimento do edema periférico.

Nos exames hematológicos na gravidez é possível observar a hemodiluição fisiológica decorrente desse processo. O acréscimo do volume plasmático é maior na gravidez gemelar e menor naquela complicada pela restrição de crescimento fetal.

Em resumo, os fatores responsáveis pela retenção hídrica são:

- Retenção de sódio
- Alteração no nível de osmolaridade
- Diminuição do limiar da sede
- Redução da pressão oncótica.

As consequências da retenção hídrica são:

- Redução na concentração de hemoglobina e no hematócrito
- Diminuição da concentração de albumina
- Aumento do débito cardíaco
- Elevação do fluxo plasmático renal
- Edema periférico.

Metabolismo do cálcio

O nível de cálcio sérico é regulado e mantido nos limites normais pelo hormônio da paratireoide ou paratormônio (PTH) e pela vitamina D. O precursor da vitamina D é o 7-deidrocolesterol, que, sob a ação dos raios ultravioleta solares, transforma-se no colecalciferol (pré-vitamina D_3), também encontrado em alimentos e suplementos. O colecalciferol sofre duas hidroxilações no organismo: uma 25-hidroxilação no fígado (calcidiol) e outra 1-hidroxilação no rim (calcitriol ou 1 a 25-di-hidroxicolecalciferol), que constitui a vitamina D_3 ativada, responsável por suas ações biológicas. A vitamina D_2 é o ergocalciferol, sintetizada em laboratório. Estimulado pela hipocalcemia e inibido pela hipercalcemia, o PTH influencia o metabolismo do cálcio diretamente pela reabsorção óssea e pela formação de vitamina D_3.

Na gravidez, uma grande quantidade de cálcio é transferida contra o gradiente de concentração da mãe para o feto (transporte ativo), com acúmulo de 25 a 30 g de cálcio no termo (Figura 7.13). Para isso, a absorção de cálcio no intestino dobra na gravidez, consequência do nível duplamente elevado de vitamina D_3 de origem placentária e materna renal. A vitamina D_3 elevada abre os canais de cálcio voltagem-dependentes na membrana dos enterócitos e, dessa maneira, é responsável pela maior absorção do elemento. O nível de PTH no soro diminui na gestação, o que é compensado pelo acréscimo do peptídio relacionado com o PTH (PTHrP) de origem fetal e placentária. O PTHrP elevado na gravidez, produzido pela paratireoide fetal e pela placenta, contribui para o aumento da vitamina D_3, para o decréscimo da concentração de PTH e para a regulação do transporte transplacentário da mãe para o feto. O transporte de cálcio pelo trofoblasto também depende do aumento da concentração da proteína de ligação ao cálcio, que atinge máxima concentração no 3º trimestre, quando é máximo o crescimento fetal. A calcitonina é um hormônio peptídico de 32 aminoácidos elaborado pelas células parafoliculares da tireoide. A calcitonina age como antagonista fisiológico de PTH, impedindo que o cálcio eleve-se acima dos níveis normais.

Durante a lactação, a perda diária de cálcio pelo leite é de 220 a 340 mg (Figura 7.13). Os níveis de PTHrP de origem mamária estão significativamente elevados na lactante e são responsáveis

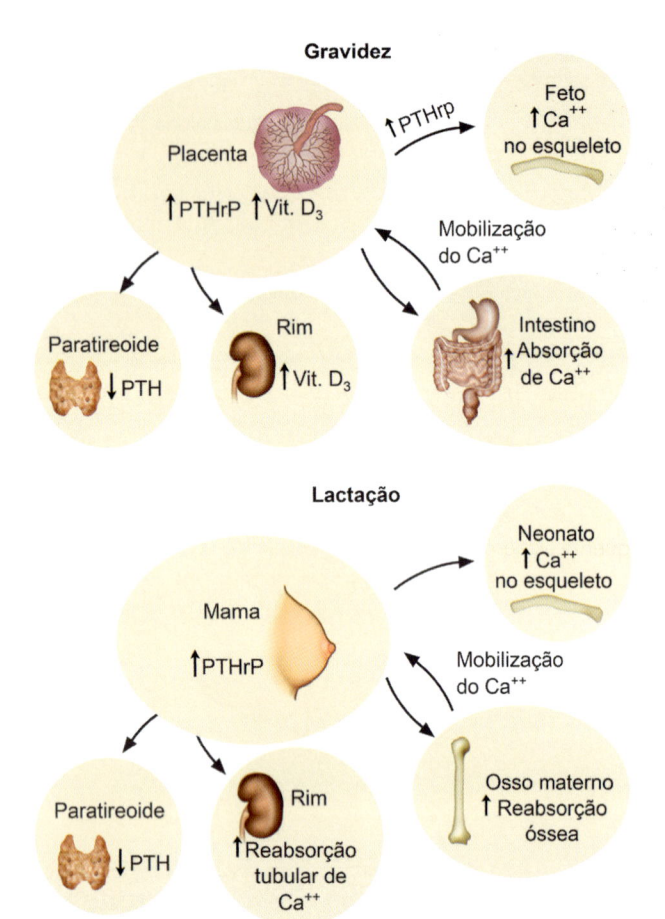

Gravidez

Lactação

Figura 7.13 Metabolismo do cálcio. Na gravidez, o aumento do Ca⁺⁺ no esqueleto fetal ocorre, principalmente, à custa da maior absorção de Ca⁺⁺ no intestino da mãe, consequência da ação direta do aumento da vitamina D$_3$ de origem placentária e materna (renal) no enterócito. Na lactação, o aumento do Ca⁺⁺ no esqueleto do lactente, obtido pelo leite materno, é possível porque o Ca⁺⁺ é mobilizado do esqueleto da lactante, assim como é maior sua reabsorção tubular renal. Ambos mecanismos dependentes da elevação do peptídio relacionado com o PTH (PTHrP) de origem mamária (hormônio da paratireoide [PTH]).

pela desmineralização de seu esqueleto, por estímulo à reabsorção tubular renal de cálcio e por supressão do PTH.

Sistema cardiovascular

As principais alterações hemodinâmicas visualizadas na gravidez incluem o aumento do débito cardíaco e do volume sanguíneo (decorrentes, principalmente, do volume plasmático) e a redução da resistência vascular periférica e da pressão sanguínea. Essas alterações já estão presentes no início da gravidez, alcançam seu máximo no 3º trimestre, entre 28 e 32 semanas, e permanecem relativamente constantes até o parto (Figura 7.14). Elas contribuem para o crescimento e o desenvolvimento adequados do feto e protegem a mãe das perdas excessivas de sangue no parto. O aumento no volume plasmático é acompanhado pela redução coloidosmótica, de 10 a 15%.

O início da gravidez é caracterizado por vasodilatação periférica, consequência do aumento de óxido nítrico, fator vasodilatador e relaxante, produzido pelo endotélio vascular. O acréscimo significativo da frequência cardíaca pode ser observado na gestação de 5 semanas, e isso contribui para a elevação do débito cardíaco (débito cardíaco = volume sistólico × frequência

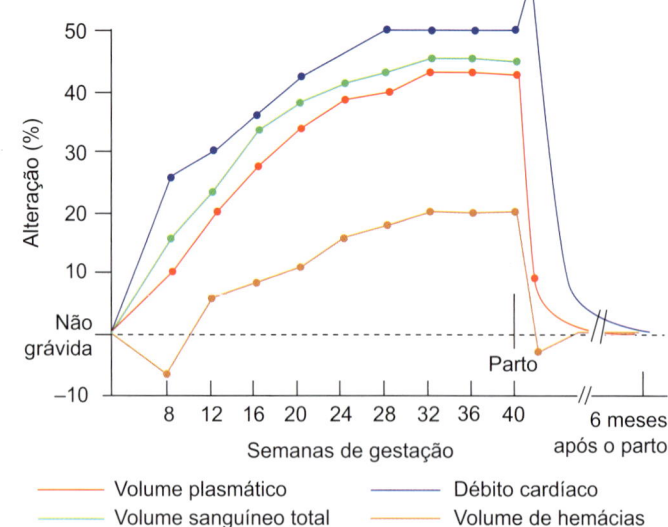

Figura 7.14 Alterações do volume sanguíneo e do débito cardíaco.

cardíaca). A elevação progressiva na frequência cardíaca materna prossegue até 28 a 32 semanas, com acréscimo de 10 a 15 bpm (10 a 20%) se comparado ao ritmo existente fora da gravidez (Figura 7.14). Há também aumento progressivo no volume sistólico durante a primeira metade da gestação em função da expansão do volume plasmático. Em consequência, o débito cardíaco, que em média era de 5 ℓ/min fora da gravidez, eleva-se em 15% na primeira metade da gestação e para aproximadamente 7 ℓ/min na segunda metade (acréscimo de 40 a 50%), estabilizando-se até o parto (Figura 7.14).

A partir de 20 semanas de gestação, o útero gravídico dificulta o retorno venoso ao coração, quando a gestante assume a posição supina pela compressão da veia cava inferior (Figura 7.15). Isso leva à chamada síndrome de hipotensão supina, que pode levar até à perda de consciência. Ao se adotar o decúbito lateral esquerdo, o débito cardíaco é restaurado quase automaticamente, com melhora dos sintomas.

Ocorre redução da pressão arterial em virtude do decréscimo da resistência vascular periférica. A pressão arterial sistólica e diastólica estão diminuídas de 5 a 10 mmHg no 1º e 2º trimestres, quando atingem valores médios de 105/60 mmHg. No 3º trimestre eleva-se, e volta ao normal no termo.

Em contrapartida, a pressão venosa nos membros inferiores aumenta cerca de três vezes, em virtude da compressão que o útero determina nas veias pélvicas, em particular na posição de pé, parada, quando há maior aprisionamento de sangue nas pernas e nas coxas. Há tendência à hipotensão, lipotimia ortostática, edema dos membros inferiores, varizes e hemorroidas.

Alterações hemodinâmicas também ocorrem durante o parto, quando cada contração uterina leva à autotransfusão de 300 a 500 mℓ de sangue de volta para o sistema circulatório. O débito cardíaco aumenta cerca de 35% durante as contrações e 10% nos intervalos. No período expulsivo, por ocasião dos puxos, o débito cardíaco aumenta ainda mais, cerca de 50%. A resposta simpática à dor e à ansiedade causa maior elevação na frequência cardíaca e na pressão arterial.

No pós-parto imediato, o útero contrai-se e, mais uma vez, há autotransfusão sanguínea (aproximadamente 300 mℓ), que aumenta o débito cardíaco em 60 a 80%. Somente a partir de 6 a 8 semanas de puerpério, o débito cardíaco reassume seus valores não gravídicos.

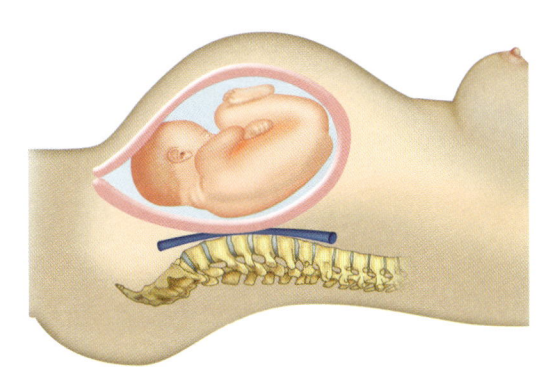

Figura 7.15 Síndrome de hipotensão supina.

Em resumo, constituem as alterações cardiovasculares mais relevantes:

- Aumento da frequência cardíaca (10 a 20%)
- Aumento do volume sistólico (10%)
- Aumento do débito cardíaco (40 a 50%)
- Diminuição da pressão arterial média (10%)
- Diminuição da resistência vascular periférica (35%).

Sinais e sintomas

Edema periférico, taquicardia leve, distensão das veias jugulares e deslocamento lateral para a esquerda do ápice ventricular são achados normais na gravidez. Embora o coração esteja fisiologicamente dilatado nesse período, não há diminuição da fração de ejeção. O quinto som de Korotkoff (desaparecimento do som) está mais bem correlacionado com a pressão arterial e deve ser considerado para atestar o nível diastólico em vez do quarto som (abafamento do som).

A circulação hemodinâmica da gestante é modificada a partir da 20ª semana. No decúbito dorsal, o útero aumentado comprime a veia cava inferior e impede o retorno venoso ao coração. Ao mesmo tempo, a aorta também está significativamente comprimida, o que reduz o débito cardíaco e, consequentemente, a perfusão uteroplacentária. Em virtude dessa compressão aortocava, a pressão arterial não deve ser aferida com a gestante em decúbito dorsal.

Por apresentar aumento de 30% no volume sanguíneo, a gestante pode perder até 1.500 mℓ de sangue antes de se manifestarem os sinais clínicos de hipovolemia. Na hemorragia obstétrica significativa, o mecanismo compensatório envolve o desvio de sangue do território uteroplacentário, de tal modo que a primeira manifestação da perda sanguínea pode ser o sofrimento fetal, refletido na frequência cardíaca fetal (FCF) alterada durante o monitoramento.

O aumento da frequência cardíaca é um mecanismo compensatório inicial para a hipovolemia, mas valores acima de 100 bpm devem chamar a atenção para exclusão de alterações.

Sistema sanguíneo

A alteração observada no volume plasmático causa diluição da maioria dos fatores circulantes. De particular interesse é a hemodiluição das hemácias. Embora a produção de hemácias esteja elevada na gravidez, estimulada pela maior secreção de eritropoetina pelos rins, com aumento de cerca de 15% em torno de 32 semanas, é inferior à elevação de 40% do volume plasmático

(ver Figura 7.14). Assim, os índices hematológicos que dependem do volume plasmático tendem a decrescer: contagem de hemácias, hematócrito e concentração de hemoglobina.

A concentração de hemoglobina reduz de 13 g/dℓ (valor médio não gravídico) para 11 g/dℓ no 1º trimestre e 10,5 g/dℓ no 2º e 3º trimestres da gravidez. É a clássica anemia fisiológica gestacional (dilucional), confundida frequentemente com o estado de anemia ferropriva (ver Capítulo 53).

A fim de suprir a demanda de seu próprio organismo, e também as do feto, a gestante precisa ingerir maior quantidade de ferro alimentar: as necessidades maternas de ferro aumentam de 5 a 6 mg/dia, com aumento na absorção desse elemento no intestino, que passa a ter mais expressão na síntese de hemoglobina. Assim, na gravidez, deve-se contabilizar a quantidade de ferro de que o feto a termo necessita mais o indispensável para o acréscimo da eritropoese materna e a prevenção da anemia consequente às perdas hemorrágicas do parto. Levando-se em conta a excreção normal e as demandas materna, placentária e fetal, calcula-se que as necessidades de ferro durante toda a gravidez sejam de 1 a 1,3 g (Tabela 7.1).

Durante a gravidez, as necessidades de ácido fólico estão aumentadas de 50 para 400 mcg por dia (American College of Obstetricians and Gynecologists [ACOG], 2008; World Health Organization [WHO], 2012). Pesquisas comprovam que a suplementação de ácido fólico (0,4 mg/dia), 1 mês antes da concepção e no 1º trimestre, reduz expressivamente os defeitos do tubo neural (DTN) e outras malformações de linha média. A suplementação universal de ácido fólico também é proposta para prevenir a anemia megaloblástica em menor escala.

Ao contrário das hemácias, os leucócitos têm sua concentração aumentada na gestação e podem alcançar no parto e puerpério até 20 a 30 mil/mm³. A concentração de plaquetas apresenta pequeno decréscimo (250 para 210 mil/mm³, valores médios). Existe ainda a trombocitopenia gestacional, no 3º trimestre, com níveis de 80 a 150 mil/mm³.

Também ocorrem alterações importantes na coagulação sanguínea, caracterizadas por um estado de hipercoagulabilidade. Ocorre aumento significativo de diversos fatores de coagulação, com destaque para o fibrinogênio, que pode atingir 400 a 600 mg/dℓ no 3º trimestre. Em paralelo, há a redução da atividade fibrinolítica (Tabela 7.2). Essas modificações são responsáveis pelos mecanismos hemostáticos após a dequitação placentária, consumindo 5 a 10% de todo o fibrinogênio circulante. O trombotamponamento (depósito de fibrina no leito placentário, com a produção de microtrombos nos vasos sanguíneos) junto com o miotamponamento (contração miometrial que faz uma compressão mecânica sobre os vasos sanguíneos) levam à contração uterina representada pelo globo de segurança de Pinard e evitam a atonia uterina pós-parto.

Tabela 7.1 Necessidades de ferro na gravidez normal.

Origem	Quantidade de ferro (mg)
Perdas excretórias	180 a 300
Demanda fetal	250 a 300
Demanda placentária	75
Perdas sanguíneas pós-parto	200
Produção aumentada de hemácias	300 a 400
Total no termo	1.005 a 1.275

Tabela 7.2 Sistema de coagulação na gravidez.

Fator	Nome	Efeitos da gravidez
I	Fibrinogênio	Aumento
II	Protrombina	Aumento discreto
III	Tromboplastina (fator tecidual)	–
IV	Cálcio	–
V	Proacelerina	Nenhuma alteração
VII	Proconvertina	Aumento
VIII	Globulina anti-hemofílica	Aumento
IX	Componente tromboplastínico do plasma	Nenhuma alteração
X	Fator Stuart	Aumento
XI	Antecedente tromboplastínico do plasma	Diminuição
XII	Fator de Hageman	Aumento
XIII	Fator estabilizante da fibrina	Diminuição

Essa hipercoagulabilidade fisiológica, em contrapartida, é responsável pelo risco aumentado de trombose que a gestante apresenta até mesmo no puerpério, elevando em quatro vezes a chance de tromboembolismo venoso. Todas essas alterações protrombóticas, associadas à estase venosa e ao comprometimento do retorno venoso intensificado pelo útero grávido, tornam a gestante suscetível a esses eventos, uma das principais causas de morte materna. Por isso, é importante o rastreamento para outros fatores trombogênicos nas gestantes de alto risco, e, quando apropriado, indica-se o início da profilaxia com meias compressivas e uso de enoxaparina.

Em resumo, as principais alterações hematológicas são:

* Diminuição no número de hemácias, da concentração de hemoglobina e do hematócrio
* Aumento do número de leucócitos e da concentração de fibrinogênio
* A contagem de plaquetas mantém-se estável e pode ocorrer a plaquetopenia gestacional mais comum no 3º trimestre.

Sistema urinário

O sistema urinário sofre diversas modificações anatômicas e fisiológicas durante a gravidez, descritas a seguir.

Modificações anatômicas

Os rins deslocam-se para cima, pelo aumento do volume uterino, e aumentam em tamanho cerca de 1 cm, em virtude do acréscimo do volume vascular renal e do espaço intersticial. Uma das mais significantes alterações do sistema urinário observadas na gravidez é a dilatação de sua porção superior, chamada hidronefrose, que ocorre a partir de 7 semanas em até 90% das gestantes e pode persistir até 6 semanas pós-parto (Figura 7.16). Considera-se que essa dilatação fisiológica resulte tanto de fatores hormonais quanto mecânicos. O útero expandido diretamente comprime os ureteres, enquanto a progesterona inibe a musculatura lisa ureteral, causando sua ectasia. A dilatação ureteral é mais pronunciada à direita, em virtude da dextroversão uterina; o ureter esquerdo está, relativamente, protegido pelo sigmoide. A dilatação do sistema urinário pode aumentar a estase urinária, predispondo a gestante a infecções urinárias como a pielonefrite.

No sistema urinário inferior, a anatomia da bexiga está distorcida pela compressão direta do útero gravídico. A bexiga é

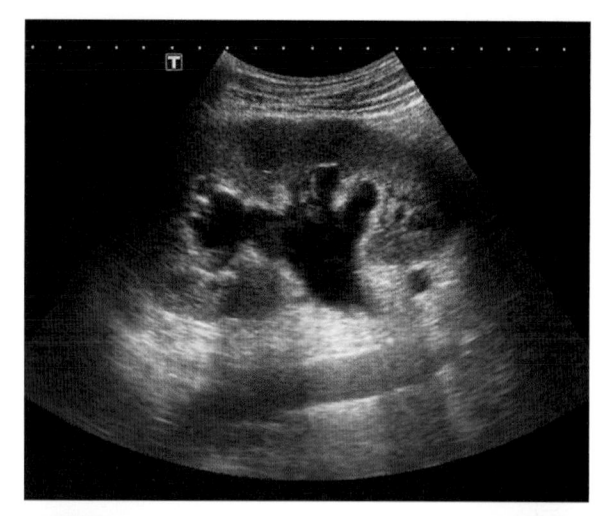

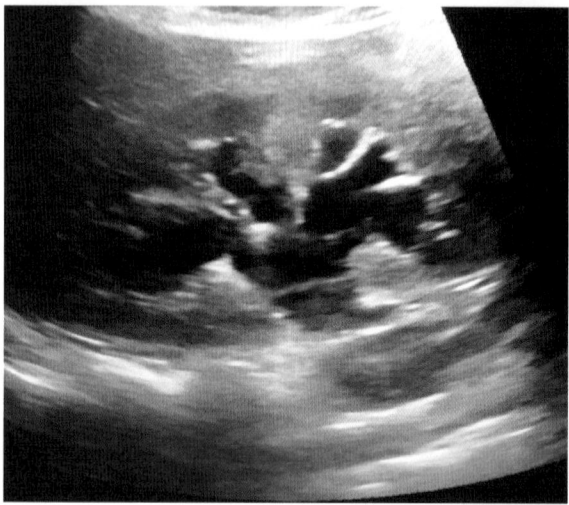

Figura 7.16 Hidronefrose. Pelve renal dilatada no exame ultrassonográfico.

deslocada anteriormente, com expansão lateral. Além disso, os níveis circulantes elevados de estrogênios determinam hiperemia e congestão da mucosa uretral e vesical. Também há redução da resposta contrátil do colo vesical a estímulos alfa-adrenérgicos e diminuição do suporte pélvico da parede vaginal anterior e da uretra. Essas alterações podem contribuir para a incidência elevada de incontinência urinária na gravidez. Do mesmo modo, o tônus vesical diminui e a gestante queixa-se de frequência e urgência miccionais. Esses sintomas agravam-se ao fim da gravidez com a insinuação da cabeça do concepto na pelve materna.

Modificações fisiológicas

Com o aumento do débito cardíaco e a diminuição da resistência vascular sistêmica, há concomitante aumento do fluxo plasmático renal e da taxa de filtração glomerular (TFG), que passam de 50 a 85% e 40 a 65%, respectivamente, em comparação a valores não gravídicos.

A elevação da TFG em 40 a 50% eleva a depuração de creatinina em 45%, com 9 semanas de gestação, o que resulta em diminuição da creatinina plasmática, que alcança em média valores de 0,5 a 0,8 mg/dℓ. Isso causa repercussões importantes, uma vez que a excreção renal de determinados medicamentos pode estar alterada e os valores de creatinina séricos indicativos de insuficiência renal podem ser mais baixos.

A concentração de ácido úrico, de 4 mg/dℓ em período não gravídico, cai para ≤ 3 mg/dℓ no 1º trimestre, em razão da ação uricosúrica dos estrogênios e do aumento da TFG; no 3º trimestre ocorre sua elevação até atingir 4 a 5 mg/dℓ no termo.

A hipercalciúria também é comum na gravidez pelo aumento da absorção do cálcio intestinal. Todavia, a taxa de formação de cálculos renais permanece inalterada à medida que fatores inibidores em sua produção, tais como citrato, magnésio e glicoproteínas também estão aumentados.

A glicosúria é fisiológica na gravidez e se deve ao aumento da TFG, que excede o limite da reabsorção tubular da glicose. Desse modo, não é indicativa de diabetes na gestação, assim como não serve para seu rastreamento. Em paralelo, a proteinúria (microalbuminúria) também é fisiológica, uma vez que valores normais de proteína na urina são de até 300 mg/dia.

A despeito do enorme trabalho urinário na gravidez, o volume total não está maior. Até 80% da urina filtrada é absorvida nos túbulos proximais. A frequência urinária decorre da compressão do útero gravídico na bexiga.

Por fim, entram em jogo os mecanismos compensatórios (sistema renina-angiotensina) responsáveis pela retenção de sódio observada na gravidez.

É importante salientar que a fisiologia da gestante não reconhece o sistema renal como prioritário. Em situações de comprometimento hemodinâmico, tais como hemorragia maciça, a perfusão renal é reduzida, o que ocasiona redução do débito urinário e risco elevado de necrose tubular aguda.

Sistema respiratório

A expansão do volume sanguíneo e a vasodilatação que ocorrem na gravidez resultam em hiperemia e edema da mucosa do sistema respiratório superior. Essas alterações predispõem a gestante à congestão nasal, epistaxe e, até mesmo, alterações da voz. Por esse motivo, quando necessária, a intubação na gestante pode ser difícil e sondas endotraqueais menos calibrosas estão indicadas.

Nota-se também alterações marcantes na caixa torácica e no diafragma. Com o relaxamento dos ligamentos das costelas, o ângulo subcostal aumenta de 68 para 103°. Os diâmetros anteroposterior e transverso do tórax aumentam 2 cm cada um, o que resulta na expansão da circunferência torácica de 5 a 7 cm. Embora o diafragma eleve-se aproximadamente 4 cm pelo aumento do útero gravídico, sua função não se mostra comprometida; na verdade, sua excursão está incrementada de 1 a 2 cm (Figuras 7.17 e 7.18). A complacência da parede torácica, todavia, diminui com a evolução da gestação, aumentando o trabalho da respiração. Estudos radiológicos realizados no início da gravidez já atestam essas alterações anatômicas, muito antes que ocorra qualquer pressão mecânica uterina.

Já no 1º trimestre da gestação, o volume-minuto, produto do volume-corrente (*tidal volume*) pela frequência respiratória, aumenta de 30 a 40%, o que reflete a elevação do volume-corrente, uma vez que a frequência respiratória não se altera. A expansão da caixa torácica e o aumento do estímulo respiratório criam o volume-corrente elevado (Figura 7.19). A progesterona parece desempenhar papel fundamental no estímulo do centro respiratório no sistema nervoso central.

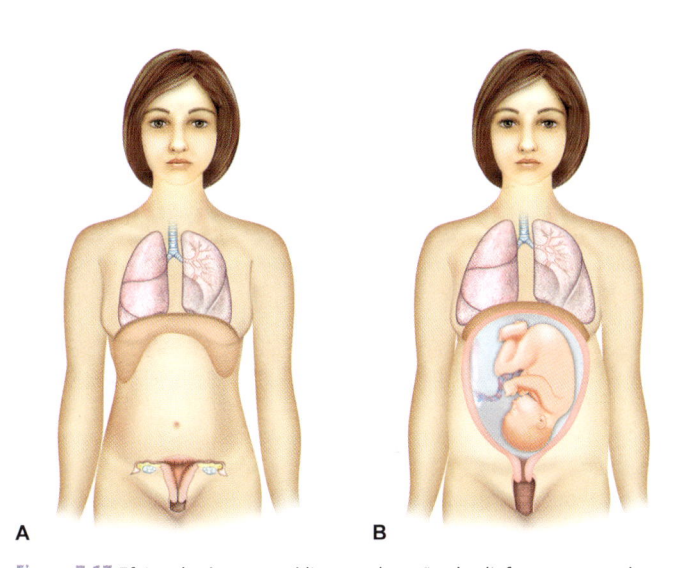

A   **B**

Figura 7.17 Efeito do útero gravídico na elevação do diafragma e no alargamento do tórax. **A.** Mulher não gestante. **B.** Gestante no 3º trimestre. (Adaptada de Dombrowski, 2006.).

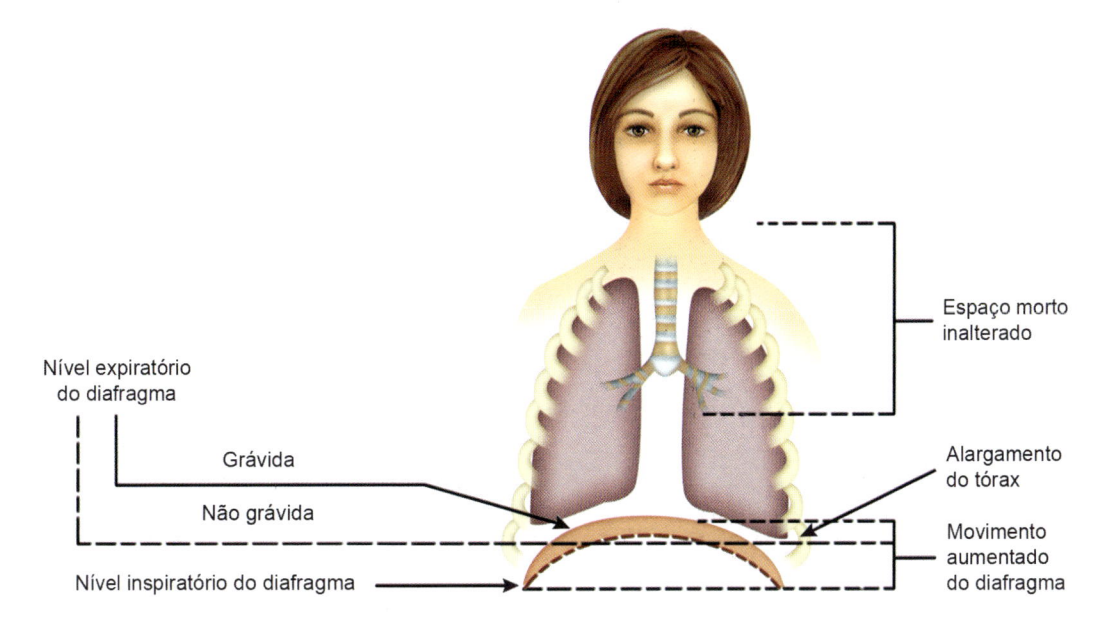

Figura 7.18 Alterações respiratórias durante a gravidez. (Adaptada de Bonica, 1967.)

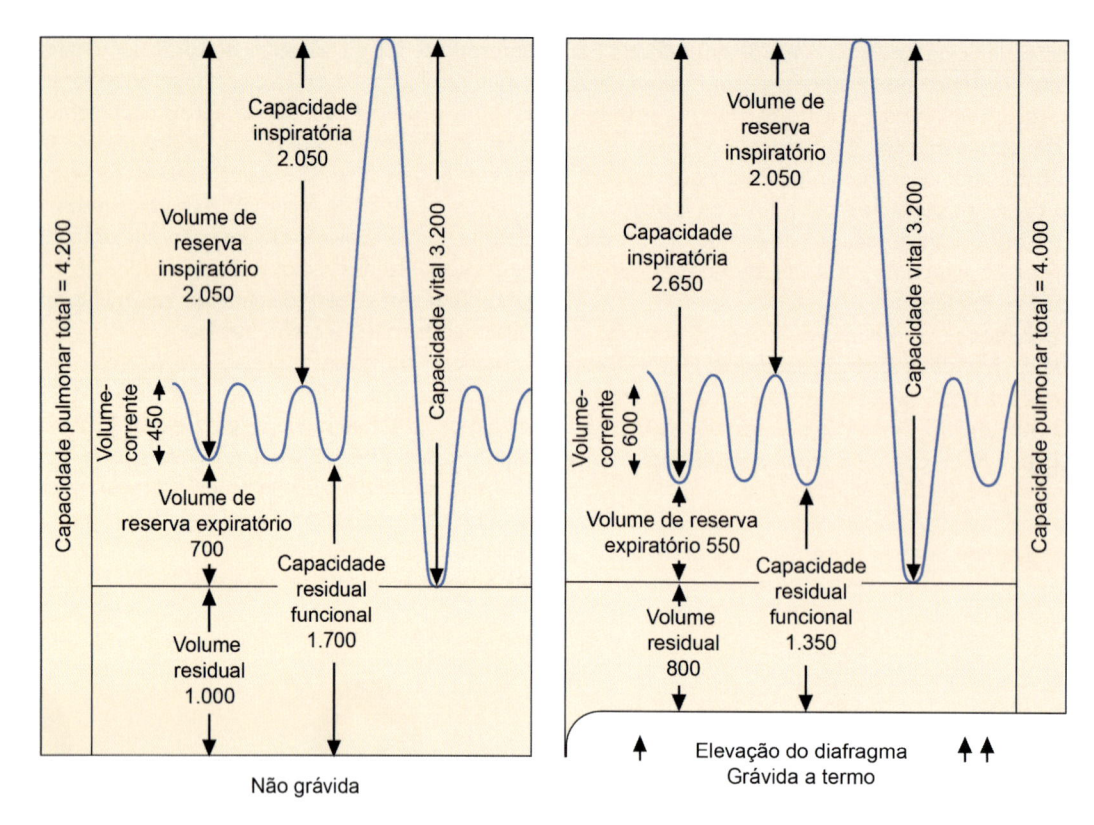

Figura 7.19 Alterações fisiológicas respiratórias na gravidez. Pela elevação da cúpula do diafragma no final da gravidez o volume residual e o volume de reserva expiratório estão diminuídos, o que se reflete na capacidade residual funcional. O aumento do volume-corrente (*tidal volume*) eleva o volume-minuto, mas a frequência respiratória não se altera. Essa hiperventilação é fisiológica desde o início da gravidez, provavelmente por causa da ação da progesterona no centro respiratório.

Pela elevação da cúpula do diafragma, o volume de reserva expiratório e o volume residual estão diminuídos em cerca de 20%, o que se reflete na capacidade residual funcional, também reduzida em 20%.

A hiperventilação da gravidez facilita as trocas gasosas nos pulmões. Tanto o P_{O_2} nos alvéolos, quanto no sangue arterial elevam-se. O consumo de oxigênio aumenta de 15 a 20% para fazer frente à massa maternofetal adicional e ao trabalho cardiorrespiratório da gestação. Isso ocasiona alcalose respiratória, com diminuição do PC_{O_2} para menos de 30 mmHg, embora haja pequeno aumento no P_{O_2} (101 a 104 mmHg). A diminuição do PC_{O_2} é compensada pelo aumento da excreção urinária de bicarbonato, cuja concentração diminui no plasma. Por isso, o pH arterial não sofre alteração significativa (pH = 7,4), caracterizando a alcalose respiratória compensada (Tabela 7.3). A queda do bicarbonato plasmático diminui a capacidade tampão do sangue, tornando as diabéticas insulinodependentes mais propensas à cetoacidose.

Cerca de 60 a 70% das gestantes sem doença respiratória sentem dispneia. Como os sintomas começam no 1º ou no 2º trimestre e estabilizam-se no 3º, não é provável qualquer papel determinante do útero aumentado de tamanho. A dispneia parece decorrer da percepção da paciente à hiperventilação da gravidez.

O exercício acarreta aumento compensatório na frequência respiratória, no volume-corrente e no consumo de oxigênio. Essa resposta adaptativa ao aumento do trabalho respiratório está diminuída na gestante em comparação a controles não gravídicos. Por isso, recomenda-se reduzir a intensidade do exercício aeróbio na gravidez. Durante o parto, as contrações uterinas dolorosas são acompanhadas por resposta similar, que pode ser atenuada pela administração de analgésicos.

O aumento no consumo de O_2 (30%) e a diminuição da capacidade residual funcional (25%) pela elevação do diafragma explicam o porquê da baixa reserva de O_2 e a grande suscetibilidade à hipoxia, especialmente em situações de estresse respiratório, como costuma acontecer na pneumonia. A pneumonia costuma ser grave na gestação, e evolui rapidamente para a síndrome de angústia respiratória aguda (SARA). Gestantes com asma ou outras doenças respiratórias também estão mais suscetíveis à descompensação rápida.

A resolução das alterações respiratórias induzidas pela gravidez começa 24 a 48 horas após o parto e se completa com 7 semanas do puerpério.

Portanto, as principais modificações respiratórias (Tabela 7.4) são:

- Frequência respiratória sem alteração
- Volume-corrente e volume-minuto aumentados cerca de 30 a 40%
- Capacidade residual funcional diminuída em 20%
- Hiperventilação fisiológica
- Dispneia (em 60 a 70% das gestantes).

Tabela 7.3 Equilíbrio acidobásico e gasometria na gravidez.

	Não gestante	Gestante
P_{O_2} (mmHg)	98 a 100	101 a 104
PC_{O_2} (mmHg)	35 a 40	25 a 30
pH arterial	7,38 a 7,44	7,40 a 7,45
Bicarbonato (mEq/ℓ)	24 a 30	18 a 21
Déficit de base (mEq/ℓ)	0,07	3 a 4

Tabela 7.4 Parâmetros respiratórios na gravidez.

Parâmetro	Definição	Alteração na gravidez
Frequência respiratória	Número de respirações por minuto	Inalterada
Capacidade vital	Quantidade máxima de ar que pode ser forçadamente expirado após máxima inspiração	Inalterada
Volume-corrente (*tidal volume*)	Quantidade de ar inspirado e expirado com a respiração normal	Aumento de 30 a 40%
Volume-minuto	Produto do volume-corrente pela frequência	Aumento de 30 a 40%
Capacidade residual funcional	Quantidade de ar nos pulmões após expiração passiva	Diminuição de 20%
Volume de reserva expiratório	Máxima quantidade de ar que pode ser expirado a partir do nível de repouso expiratório	Diminuição de 20%
Volume residual	Quantidade de ar nos pulmões após a expiração máxima	Diminuição de 20%
Capacidade pulmonar total	Quantidade total de ar nos pulmões após inspiração máxima	Diminuição de 5%

Sistema digestório

No 1º trimestre, é frequente a ocorrência de náuseas e vômitos em 50 a 90% das gestantes. Isso pode levar à anorexia, embora uma quantidade equivalente de mulheres relate melhora no apetite, e uma parcela considerável tenha desejos por certos alimentos.

A base fisiológica das náuseas, que tendem a ocorrer pela manhã, é desconhecida, embora possa estar relacionada com níveis crescentes de gonadotrofina coriônica humana (hCG) e de estrogênios.

Normalmente as gengivas apresentam-se edemaciadas, hiperêmicas, e sangram com facilidade. A gengivite, no ciclo gestatório, assim como fora dele, é consequente ao acúmulo da placa bacteriana na margem gengival, e se apresenta com eritema, sangramento e intumescimento da região afetada, bem como extremo desconforto para a paciente. Quando muito intensas, essas alterações periodontais podem deflagrar parto pré-termo, embora a associação seja discutível. Não se identificou tendência para o aparecimento de cáries dentárias na gestação, nem mesmo em decorrência da hiperêmese gravídica e do vômito matinal com consequente queda no pH bucal.

Durante os dois primeiros trimestres há redução na secreção gástrica de ácidos, o que explica a incidência reduzida de úlcera péptica e a remissão das preexistentes.

O sistema gastrintestinal (esôfago, estômago, vesícula e intestino) permanece lentificado durante toda a gestação. Os fatores determinantes são hormonais, os mesmos que relaxam a musculatura de artérias, veias e ureteres, como os níveis elevados de progesterona. Uma consequência imediata é a alta incidência de pirose, de 50 a 80%, combinação do relaxamento do esfíncter gastresofágico ao aumento da pressão intra-abdominal, esta última condicionada pelo útero gravídico. Também existe risco aumentado de aspiração, principalmente durante a administração da anestesia geral na gestante. A atonia do cólon explica a alta frequência da constipação intestinal. A vesícula fica hipotônica, distendida, com bile viscosa e com tendência à formação de cálculos.

O peritônio está estirado, o que diminui a sensibilidade e dificulta o exame abdominal à procura de irritação peritoneal.

Sistema endócrino

O foco será na glândula tireoide, que sofre as alterações fisiológicas mais relevantes.

Tireoide

As alterações fisiológicas da tireoide na gravidez são consideráveis e podem ser confundidas com a própria doença tireoidiana (American College of Obstetricians and Gynecologists [ACOG], 2015).

O volume da tireoide materna chega a aumentar 30% no 3º trimestre, em decorrência da hiperplasia e da maior vascularização. Todavia, não caracteriza bócio, pois esse aumento é fisiológico.

As principais modificações na fisiologia da tireoide e nos níveis dos hormônios tireoidianos na gravidez podem ser vistas nas Figuras 7.20 e 7.21.

Os níveis da tireoxina total (T_4T) aumentam 1,5 vez em relação aos valores não gravídicos até 16 semanas da gravidez, momento em que se estabilizam em virtude da elevação da globulina de ligação da tireoxina (TBG) estimulada pelos estrogênios (De Groot et al., 2012; Wilson et al., 2014), com 99,7% dos T_4 ligados à TBG.

A tireotrofina, mais conhecida como hormônio tireoestimulante (TSH), que desempenha papel central no rastreamento

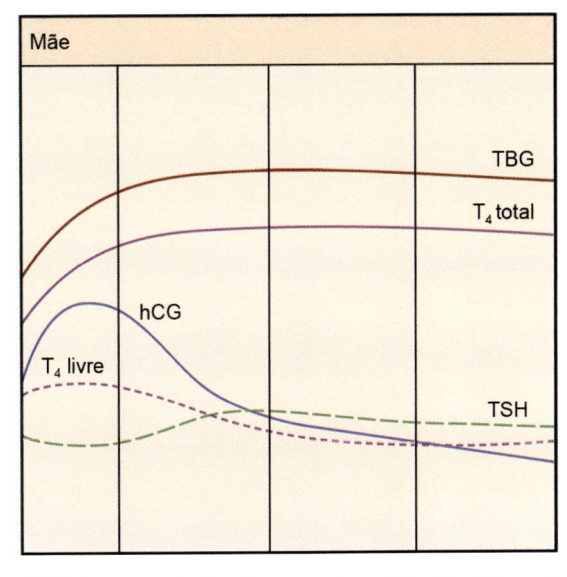

Figura 7.20 Alterações relacionadas com os hormônios tireoidianos durante a gravidez. Há um aumento marcante e precoce da globulina de ligação da tireoxina (TBG) produzida pelo fígado e da gonadotrofina coriônica humana (hCG) pela placenta. O nível elevado de TBG aumenta a concentração de tireoxina total (T_4) no soro; o hCG tem ação tireotrófica e estimula a produção materna de T_4. A indução transitória pelo hCG aumenta a concentração de T_4 livre, que inibe a secreção do hormônio estimulante da tireoide (TSH). (Adaptada de Nader, 2009.)

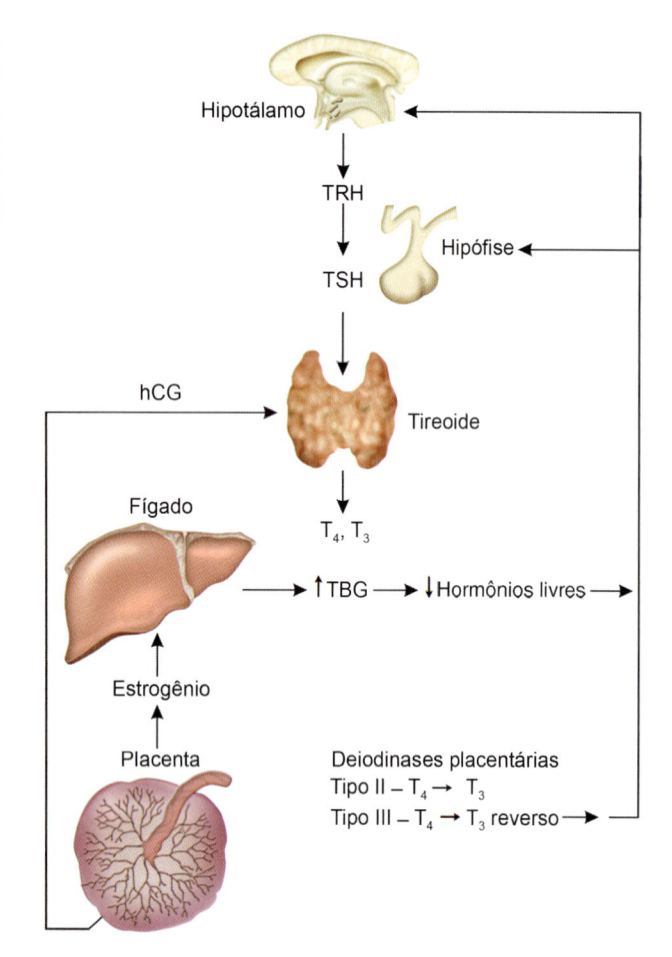

Figura 7.21 Alterações fisiológicas da tireoide na gravidez. A elevação da concentração da globulina de ligação da tireoxina (TBG) e da gonadotrofina coriônica humana (hCG) com sua ação tireotrófica, e também as alterações periféricas nos hormônios tireoidianos, são eventos marcantes. *TRH*, hormônio liberador de tireotrofina; *TSH*, hormônio tireoestimulante; T_4, tireoxina; T_3, tri-iodotironina. (Adaptada de Nader, 2009.)

para o diagnóstico de muitos distúrbios da tireoide, apresenta níveis diminuídos nas primeiras 12 semanas da gravidez em virtude da menor estimulação dos receptores de TSH causada pela quantidade substancial de gonadotrofina coriônica humana (hCG). Após o 1º trimestre, seus níveis retornam aos valores basais.

O hCG elevado no 1º trimestre tem ação tireotrófica e estimula a produção materna da tireoxina livre (T_4L) que, por sua vez, inibe a secreção do TSH. No 2º trimestre, e em especial no 3º, os níveis de T_4L são significativamente mais baixos. O aumento da TBG concorre também para a diminuição dos hormônios tireoidianos livres (T_4 e T_3).

A última série de eventos desenrola-se no metabolismo periférico dos hormônios da tireoide e é mais proeminente na segunda metade da gestação. Existem três enzimas deiodinases nos tecidos, nomeadas como tipo I, II e III. As enzimas tipo I não se modificam significativamente. As tipo II, expressas na placenta, convertem T_4 em tri-iodotironina (T_3). As últimas (tipo III), também abundantes na placenta, catalisam T_4 em T_3 reversa (T_3r).

Essas alterações fisiológicas devem ser consideradas na interpretação dos testes da função da tireoide na gravidez (ACOG, 2015).

Função da tireoide e o feto

Importante para o desenvolvimento normal do cérebro fetal, o T_4L materno é transferido para o concepto durante toda a gravidez.

Ele é especialmente relevante antes que a tireoide fetal comece a concentrar iodo e sintetizar o hormônio da tireoide, o que ocorre, aproximadamente, com 12 semanas de gestação.

Iodo e bócio. A tireoide materna mostra aumento da vascularização e hiperplasia, mas não há bócio, a menos que haja deficiência de iodo na alimentação ou doença da tireoide. Mulheres em idade fértil devem ter aporte diário de 150 mg de iodo; durante a gravidez e o aleitamento, a dose será de 250 mg/dia (De Groot, 2012). O aumento da depuração renal de iodo na gravidez e a quantidade significativa transferida para o feto que, no final do termo, passa a produzir seus próprios hormônios, causam mínima hipotireoxinemia em áreas de suficiência de iodo. A carência do nutriente manifesta-se por elevada hipotireoxinemia, com aumento de TSH e da tireoglobulina, com significativa hipertrofia da tireoide.

Prolactina

A hipófise anterior aumenta em virtude da hiperplasia das células lactóforas responsáveis pela elevada produção da prolactina, quadro que preocupa mulheres com adenoma de hipófise, e que podem experimentar piora nos campos visuais em decorrência da expansão do tumor comprimindo o quiasma óptico. Microprolactinomas (< 10 mm) geralmente não causam transtornos. Por outro lado, macroprolactinomas (≥ 10 mm) são problemáticos, pois podem causar expansão de 4% em mulheres tratadas e de 15% naquelas não tratadas. Por esse motivo, pacientes com macroprolactinomas são aconselhadas a continuar o tratamento medicamentoso (agonistas da dopamina) durante a gravidez.

Embora a resistência periférica à insulina seja elevada na gravidez, há um aumento compensatório na secreção do hormônio. Mulheres com reserva pancreática marginal e obesas, com resistência pré-gestacional à insulina, apresentam risco elevado de desenvolver diabetes melito gestacional. Em virtude da maior resistência à insulina, gestantes com diabetes pré-gestacional necessitam de doses maiores do hormônio à medida que avança a gestação.

Bibliografia

American College of Obstetricians and Gynecologists. ACOG Practice Bulletin No. 95: anemia in pregnancy. Obstet Gynecol. 2008;112:201-7.

Artal R, Wiswell R, Romem Y, Dorey F. Pulmonary responses to exercise in pregnancy. Am J Obstet Gynecol. 1986;154(2):378-83.

Aubard Y, Chinchilla A-M, Dubayle G, Cantaloube M, Gana J, Baudet J. Le col de l'utérus en cours de grossesse. J Gynecol Obstet Biol Reprod. 1998;27:755-64.

Baker PN. Obstetrics by ten teachers. 18 ed. London: Hodder Arnold; 2006.

Barclay ML. Physiology of pregnancy. In: Sciarra JJ. Gynecology and obstetrics. Philadelphia: Lippincott, Williams & Wilkins; 2000.

Bonica JJ. Principles and practice of obstetric analgesia and anesthesia. Philadelphia: Davies; 1967.

Clothier B, Stringer M, Jeffcoat MK. Periodontal disease and pregnancy outcomes: exposure, risk and intervention. Best Pract Res Clin Obstet Gynaecol. 2007;21(3):451-66.

Coslovsky S. A curva glicêmica no ciclo gestatório normal [tese de doutorado]. Rio de Janeiro: Escola de Medicina e Cirurgia do Rio de Janeiro;1965.

Committee on Patient Safety and Quality Improvement, Committee on Professional Liability. ACOG Committee Opinion No. 381: Subclinical Hypothyroidism in Pregnancy. Obstet Gynecol. 2007;110(4):959-60.

CSAPO A. Function and regulation of the myometrium. Ann N Y Acad Sci. 1959;75:790-808.

Danforth DN. The distribution and functional activity of the cervical musculature. Am J Obstet Gynecol. 1954;68(5):1261-71.

Danforth DN. The morphology of the human cervix. Clin Obstet Gynecol. 1983;26:7-13.

Danforth DN, Chapman JCF. The incorporation of the istmus uteri. Am J Obstet Gynecol. 1950;59:979-88.

Danforth DN, Hendricks CH. Physiology of uterine action. In: Danforth DN, Dignam WJ, Hendricks CH, et al. Obstetrics and gynecology. 3 ed. New York: Hagerstown, Harper & Row;1977.

Danforth DN, Veis A, Breen M, Weinstein HG, Buckingham JC, Manalo P. The effect of pregnancy and labor on the human cervix: changes in collagen, glycoproteins, and glycosaminoglycans. Am J Obstet Gynecol. 1974;120(5):641-51.

De Domenico I, McVey Ward D, Kaplan J. Regulation of iron acquisition and storage: consequences for iron-linked disorders. Nat Rev Mol Cell Biol. 2008;9:72-81.

De Groot L, Abalovich M, Alexander EK, et al. Management of thyroid dysfunction during pregnancy and postpartum: an Endocrine Society Clinical Practice Guideline. J Clin Endocrinol Metab. 2012;97(8):2543-65.

Dombrowski MP. Asthma and pregnancy. Obstet Gynecol. 2006;108(3 Pt 1):667-81.

Farrer-Brown G, Beilby JO, Tarbit MH. The blood supply of the uterus. 1. Arterial vasculature. J Obstet Gynaecol Br Commonw. 1970;77(8):673-81.

Fernandes M. Modificações epiteliais do colo uterino na gravidez [tese de doutorado]. Recife: Faculdade de Medicina da Universidade de Recife; 1960.

Frisch SM, Werb Z. Molecular biology of collagen degradation. In: Olsen B, Nimmi M. Collagen. Molecular biology. Boca Raton: CRC Press; 1989.

Garber JR, Cobin RH, Gharib H, et al.; American Association of Clinical Endocrinologists and American Thyroid Association Taskforce on Hypothyroidism in Adults. Clinical practice guidelines for hypothyroidism in adults: cosponsored by the American Association of Clinical Endocrinologists and the American Thyroid Association. Endocr Pract. 2012;18(6):988-1028.

Genuis SJ. A fishy recommendation: omega-3 fatty acid intake in pregnancy. BJOG. 2008;115:1-4.

Görttler K. Beiträge zur Anatomie functioneller Systeme. Ibidem, 1933, Bd. 1, 45, 42 Abb.

Görttler K. Die Architektur der Muskelwand des menschlichen Uterus and ihre funktinelle Bedeutung. Gegensbaurs Morphol Jahrb. 1930;65:45.

Greenhill JP. Obstetrics. 13 ed. Philadelphia: Saunders; 1966.

Hathaway WE, Bonnar J. Perinatal coagulation. New York: Grune & Stratton;1978.

Herrera E, Munilla MA. Maternal lipid metabolism and its implication for fetal growth. In: Battaglia FC. Placental function and nutrition. Nestlé Nutrition Workshop Series, vol. 39l. Philadelphia: Lippincott Williams & Wilkins;1997. p. 169-83.

Hytten FL, Leitch I. The physiology of human pregnancy. 2 ed. Oxford: Blackwell; 1971.

Junqueira LC, Zugaib M, Montes GS, Toledo OM, Krisztán RM, Shigihara KM. Morphologic and histochemical evidence for the occurrence of collagenolysis and for the role of neutrophilic polymorphonuclear leukocytes during cervical dilation. Am J Obstet Gynecol. 1980;138(3):273-81.

Lantuejoul P, Heraux A. Le col utérin: l'hymen cervical et la zone de passage entre les deux épithéliums. Gynecol Obstet (Paris). 1957;56(3):221-55.

Lazarus JH, Bestwick JP, Channon S, et al. Antenatal thyroid screening and childhood cognition function. N Engl J Med. 2012;366:493-501.

Leyendecker G, Kunz G, Kissler S, Wildt L. Adenomyosis and reproduction. Best Pract Res Clin Obstet Gynaecol. 2006;20(4):523-46.

Lindheimer MD, Katz AI. Kidney function and disease in pregnancy. Philadelphia: Lea & Febiger; 1977.

Lockwood CJ. Inherited thrombophilias in pregnant patients: detection and treatment paradigm. Obstet Gynecol. 2002;99(2):333-41.

MacDonald RR. Scientific basis of obstetrics and gynaecology. London: J & Churchill A;1971.

Maciel LMZ, Magalhães PKR. Tireoide e gravidez. Arq Bras Endocrinol Metab. 2008;52(7):1084-95.

Montenegro CAB, Palmiro A, Rodrigues Lima J. Estudos no equilíbrio acidobásico materno. 1. Valores normais do pH, PCO_2 e excesso de base (BE), no sangue venoso. Rev Ass Med Brasil. 1972;18:341.

Nader S. Thyroid disease and pregnancy. In: Creasy RK. Resnik's maternal-fetal medicine: Principles and practice. 6 ed. Philadelphia: Saunders; 2009. p. 995-1014.

Pena-Rosas JP, Viteri FE. Effects of routine oral iron supplementation with or without folic acid for women during pregnancy. Cochrane Database Syst Rev. 2006;(3):CD004736.

Pitkin RM, Witte DL. Platelet and leukocyte counts in pregnancy. JAMA. 1979;242(24):2696-8.

Practice Bulletin No. 148: Thyroid disease in pregnancy. Obstet Gynecol. 2015;125(4):996-1005.

Pritchard JA. Hematologic aspects of pregnancy. Clin Obstet Gynecol. 1960;3:378.

Reynolds SRM. Gestation mechanism. Ann New York Acad Sci. 1959;75:691.

Reynolds SRM. Physiological bases of gynecology and obstetrics. Springfield: Thomas;1952.

Reynolds SRM. The uterus. 2 ed. New York: Hoeber; 1949.

Rezende J. Recherches sur la vitamine C pendant la gestation et les suites de couches. Gynéc Obst. 1939;40:322.

Seifer DB, Samuels P, Kniss DA. The physiologic basis of gynecology and obstetrics. Philadelphia: Lippincott Williams & Wilkins; 2001.

Sieiro Netto L, Coeli CM, Micmacher E, et al. Estudo longitudinal do eixo hipófise-tireoide durante a gravidez. Arq Bras Endocrinol Metab. 2004;48(4):493-8.

Silva DRB, Miranda PF Jr, Soares EA. A importância dos ácidos graxos poli-insaturados de cadeia longa na gestação e lactação. Rev Bras Saúde Materna Infant. 2007;7(2):123.

Tan EK, Tan EL. Alterations in physiology and anatomy during pregnancy. Best Pract Res Clin Obstet Gynaecol. 2013;27(6):791-802.

Thomas AA, Thomas AZ, Campbell SC, Palmer JS. Urologic emergencies in pregnancy. Urology. 2010;76(2):453-60.

Torre F. la L'utero atraverso i sercoli. Castello: Unione Arti Grafiche;1917.

Vieira JGH, Karashiro I, Tachibana TT, Ghiringhello MT, Hauache OM, Maciel RMB. Definição dos valores normais de tiroxina livre durante a gravidez. Arq Bras Endocrinol Metab. 2004;48(2):305-9.

Wilson KL, Casey BM, McIntire DD, Cunningham FG. Is total thyroxine better than free thyroxine during pregnancy? Am J Obstet Gynecol. 2014;211(2):132.e1-6.

World Health Organization (WHO). Guideline: dietary iron and folic acid supplementation in pregnant women. Geneva: WHO; 2012.

Yen SS. Endocrine regulation of metabolic homeostasis during pregnancy. Clin Obstet Gynecol. 1973;16(3):130-47.

Yen SSC. Metabolic homeostasis during pregnancy. In: Yen SSC, Jaffe RB. Reproductive endocrinology, physiology, pathophysiology and clinical management. Philadelphia: Saunders; 1978.

Young RC, Hession RO. Three-dimensional structure of the smooth muscle in the term-pregnant human uterus. Obstet Gynecol. 1999;93:94-9.

8

Diagnóstico da Gravidez, Cálculo da Idade Gestacional e da Data Provável do Parto

Diagnóstico da Gravidez

Rosiane Mattar

Sue Yazaki Sun

Antonio Braga

Jorge Rezende Filho

Diagnóstico clínico

O diagnóstico clínico de gravidez incipiente ficou, de certa maneira, ofuscado pela rica propedêutica laboratorial (hCG positivo antes do atraso menstrual) e ultrassonográfica (visibilização de saco gestacional com cerca de 5 semanas de idade gestacional). Contudo, é fundamental o conhecimento dos sintomas e sinais da gravidez, que se classificam em sintomas e sinais de presunção, de probabilidade e de certeza da gravidez.

Sinais de presunção

Quatro semanas

▸ Amenorreia

É o sinal mais precoce. Em mulheres jovens, com ciclos menstruais regulares e vida sexual ativa, a ausência da menstruação pressupõe gravidez.

Cinco semanas

▸ Náuseas

Durante o 1º trimestre da gestação, mais de 50% das mulheres sofrem de náuseas, geralmente matutinas. A consequência imediata disso são vômito e anorexia. Em contrapartida, outras apresentam aumento do apetite e, não raramente, uma perversão (pica ou malácia) ou extravagância alimentar.

▸ Congestão mamária

Com 5 semanas, as pacientes relatam que as mamas estão congestas e doloridas. Na 8ª semana, a aréola primária torna-se mais pigmentada e surgem os tubérculos de Montgomery; em torno de 16 semanas, começa a produção de uma secreção amarela (colostro) que pode ser obtida por expressão mamária correta. Além disso, o aumento da circulação venosa é comum, a rede de Haller. Em torno da 20ª semana surge a aréola secundária, que aumenta a pigmentação em volta do mamilo, o sinal de Hunter.

Seis semanas

▸ Polaciúria

No 2º e no 3º mês de gestação, o útero, com maior volume e em anteflexão acentuada, comprime a bexiga, o que leva à micção frequente com emissão de quantidade reduzida de urina. No 2º trimestre, tal sintomatologia cessa e só retorna nas duas últimas semanas da gravidez, com a insinuação da apresentação fetal.

Sinais de probabilidade

Seis semanas

▸ Amenorreia

Entre 10 e 14 dias de atraso menstrual, considera-se provável sinal de amenorreia. Todavia, isso nem sempre indica gravidez, pois o sintoma também ocorre em diversas circunstâncias fisiológicas e patológicas. O aleitamento e a menopausa determinam amenorreia; contudo, muitas mulheres concebem durante o aleitamento ao se intercalar o ciclo ovulatório. Há pacientes que gestam sucessivamente, ano após ano, sem ter restabelecido o ciclo menstrual. A fecundação depois de alguns meses de amenorreia climatérica é difícil, embora não seja impossível.

Dentre as amenorreias patológicas, destacam-se as de origem emocional e as vigentes durante o uso dos anovulatórios.

O sangramento uterino decorrente da implantação ovular pode confundir-se com menstruação e atrasar a percepção da gravidez pela mulher. É importante ressaltar que esse sangramento, chamado sinal placentário de Hartman, costuma ser em menor quantidade e duração que as menstruações habituais da paciente.

▸ Aumento do volume uterino

O toque combinado infere as alterações que a gravidez imprime ao útero (Figura 8.1A). Fora da gestação, o órgão é intrapélvico e localizado abaixo do estreito superior; na gravidez, expande-se; entre 6 e 8 semanas, apresenta volume semelhante ao de um mamão papaya; de 10 semanas a 12 semanas, o tamanho é análogo ao de um melão orange, e passa a ser palpável logo acima da sínfise púbica.

Oito semanas

▸ Alteração da consistência uterina

O útero vazio é firme. Na gravidez, com 8 semanas, adquire consistência cística, elástico-pastosa, que caracteriza o sinal de Bonnaire ou Lohlein. Esse amolecimento é acentuado no istmo (sinal de Hegar) (Figura 8.1 C e D). Por vezes, o amolecimento intenso dessa região faz parecer que o corpo está separado do colo. Esse amolecimento do istmo permite que o útero possa ser fletido, como uma dobradiça, uma característica do sinal de MacDonald. O amolecimento do colo uterino, ao mudar gradualmente sua consistência de semelhante à cartilagem nasal para uma estrutura que lembra a mucosa labial, configura o sinal de Goodell.

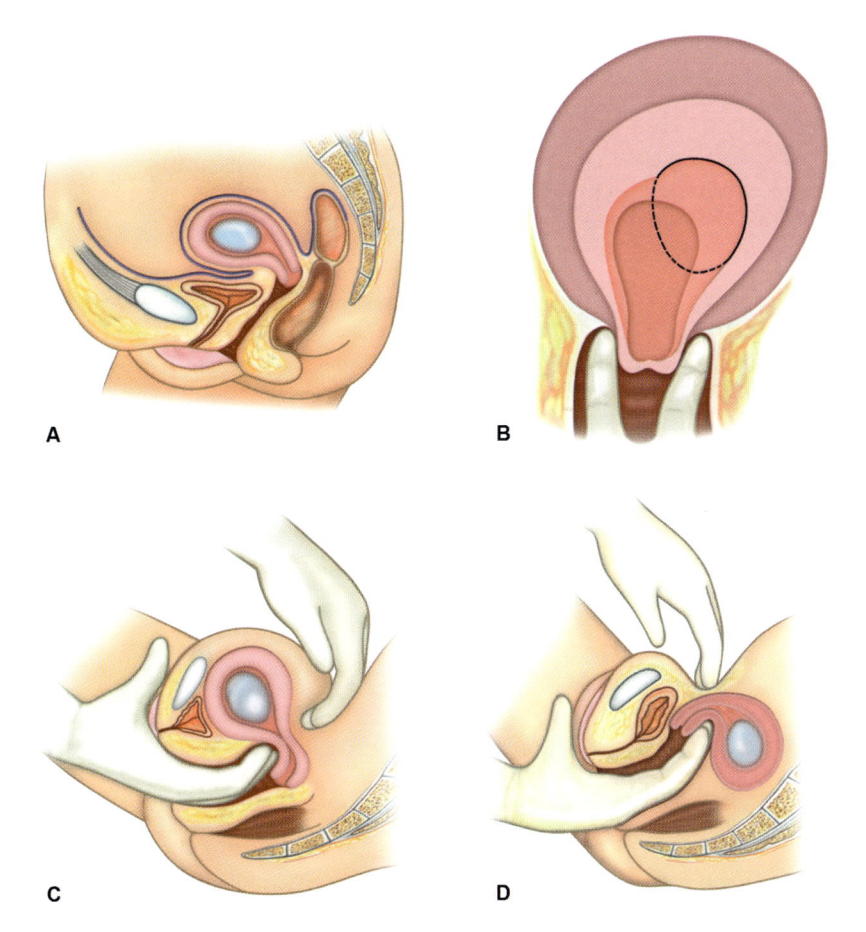

A

B

C

D

Figura 8.1 Diagnóstico clínico da gravidez. **A.** Relações do útero com a bexiga. **B.** Formato assimétrico do útero, conforme local da nidificação (sinal de Piskacek). Com o desenvolvimento subsequente, a matriz se torna globosa, o que é revelado por meio de toque combinado e palpar profundo dos fundos de saco laterais (sinal de Nobile-Budin). **C** e **D.** Amolecimento do istmo: o toque combinado o evidencia (sinal de Hegar).

▸ **Alteração do formato uterino**

Inicialmente, o útero cresce de modo assimétrico, com desenvolvimento mais acentuado na zona de implantação. A sensação tátil é de abaulamento e amolecimento no local, de modo que é possível notar, eventualmente, um sulco que separa as duas regiões (sinal de Piskacek ou Braun-Fernwald) (Figura 8.1 B). Na ausência de gravidez, em geral, os fundos de saco estão vazios; a partir de 8 semanas, quando a matriz de piriforme assume o formato globoso, o dedo examinador encontra-os ocupados pelo corpo uterino (sinal de Nobile-Budin) (Figura 8.1 B). Há percepção dos batimentos do pulso vaginal nos fundos de saco (sinal de Osiander) por conta da hipertrofia do sistema vascular.

O procedimento do toque é completado pelo exame especular, que poderá precedê-lo de acordo com a rotina estabelecida. Ao entreabrir a vulva, destaca-se a coloração violácea de sua mucosa (vestíbulo e meato uretral), denominada sinal de Jacquemier ou de Chadwick; a mesma tonalidade da mucosa vaginal constitui o sinal de Kluge.

Dezesseis semanas

▸ **Aumento do volume abdominal**

Conforme já mencionado, o útero torna-se palpável com 12 semanas e nota-se o aumento do volume abdominal progressivo em torno de 16 semanas. Esse crescimento, às custas do conteúdo uterino não apenas determinado pelo feto, como também pelo líquido amniótico, permite diagnosticar a gravidez pela flutuação do líquido âmnico, ao sinal de piparote de Rasch.

Sinais de certeza

São dados pela existência do concepto, anunciada pelos batimentos cardiofetais e pela sua movimentação ativa; a ultrassonografia é capaz de identificá-los com 6 semanas e o sonar Doppler com 12 semanas. Outrora, o batimento cardíaco fetal era audível apenas a partir de 20 semanas, com o uso do estetoscópio de Pinard.

Catorze semanas

▸ **Sinal de Puzos**

Trata-se do rechaço fetal intrauterino, que se obtém ao impulsionar o feto com os dedos dispostos no fundo de saco anterior. Desta maneira, ocorre impressão de rechaço quando o concepto se afasta e quando retorna (Figura 8.2).

Dezoito semanas

▸ **Percepção e palpação dos movimentos ativos do feto**

Inicialmente discretos, tornam-se vigorosos com o evoluir da gestação.

▸ **Palpação dos segmentos fetais**

Nesse período, o volume do feto é maior e começa-se a palpar cabeça e membros.

Diagnóstico hormonal

Constitui, atualmente, o melhor parâmetro para o diagnóstico de gravidez incipiente, mercê de sua precocidade e exatidão.

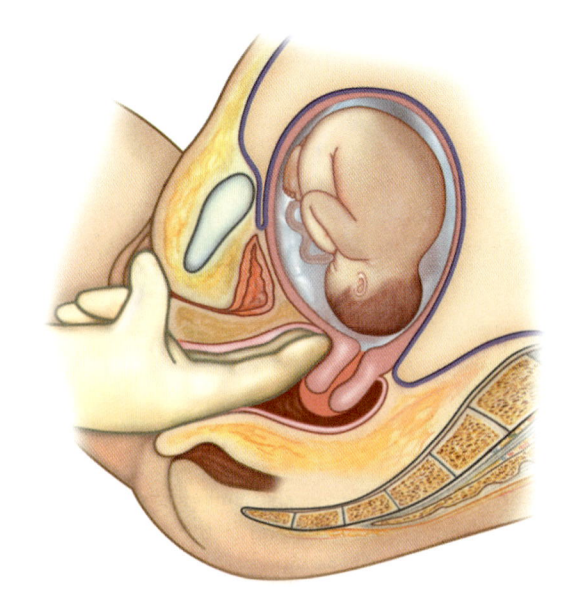

Figura 8.2 Rechaço fetal (sinal de Puzos).

Apoia-se na produção de gonadotrofina coriônica humana (hCG) pelo ovo, que se inicia desde os primórdios da implantação, inicialmente pelo citotrofoblasto e depois pelo sinciciotrofoblasto. A detecção do hCG no sangue e na urina maternos é possível entre 6 e 14 dias após a fertilização, ou seja, o diagnóstico de gravidez é possível desde, aproximadamente, 4 dias anteriores ao atraso menstrual (teste de farmácia) a 7 dias (exame no sangue). No início da semana em que o hCG é detectável, ele triplica e ao final dela, aumenta 1,6 vez. O crescimento de sua concentração é exponencial no 1º trimestre, dobrando a cada 2 dias, e as maiores concentrações ocorrem entre 11 e 13 semanas. No 2º trimestre, diminui em 80% até a 20ª semana e permanece nessa concentração até o termo.

Teste biológicos

Os testes biológicos foram pioneiros no diagnóstico laboratorial da gravidez e representam uma das mais belas páginas da história da medicina. A urina da mulher com suspeita de gravidez era injetada em animais e a resposta biológica decorrente do hCG era avaliada.

Assim, no teste de Aschheim-Zondek, descrito em 1928, utilizavam-se ratas imaturas e examinavam-se folículos hemorrágicos nos ovários. As ratas eram sacrificadas 4 dias após terem recebido a primeira injeção de urina. Esse exame foi substituído pelo teste de Friedman-Thales Martins, que observava o mesmo efeito em coelhas, 1 a 2 dias após a injeção de urina, metade do tempo do primeiro.

No Brasil, o teste biológico para diagnóstico de gravidez que teve maior popularidade foi descrito por Galli-Mainini, em 1947. Consistia na injeção de urina da mulher no saco linfático lateral de sapo macho (*Bufo arenarum*, *Bufo marinus*, *Bufo paracnemis*) e após 1 hora, pesquisava-se a presença de espermatozoides na urina da cloaca dos animais. Caso não houvesse espermatozoides, novas leituras eram realizadas ao completar 1,5 hora, 3 horas e 5 horas. Depois da última leitura, a ausência de espermatozoides concluía o teste como negativo. Além de mais rápido que os anteriores, não implicava o sacrifício do animal.

Testes imunológicos

Nos anos 1960, baseado no fato de que o hCG é uma molécula que tem uma porção proteica e, portanto, promove a produção de anticorpos em animais de laboratório, tais como coelho, desenvolveram-se testes imunológicos em que sua presença é testada na existência do antissoro, que contém anticorpos contra hCG. Para que a ligação do anticorpo contra o hCG e o hCG seja evidenciada, o anticorpo ou o hormônio são ligados a algum reagente que permita a leitura do teste.

Os testes imunológicos desenvolvidos foram: testes de aglutinação de látex ou hemácias (anticorpos marcados com partículas de látex ou hemácias), qualitativo; radioimunoensaio (hCG marcado com radioisótopo), idealizado por Vaitukaitis, Braunstein e Ross, em 1972, que permitiu quantificar o hCG; enzima-imunoensaio, ELISA, no qual o hCG é marcado por enzima capaz de atuar sobre um substrato incolor e originar produto colorido. Atualmente, os dois primeiros caíram em desuso. O método ELISA é semiautomatizado, ou seja, parte do processamento do exame é manual, e por esse motivo é factível de utilização em laboratórios com menor demanda. Os testes mais utilizados no momento são os de eletroquimioluminescência, automatizados, que posibilitam a realização de muitos exames ao mesmo tempo, com sensibilidade que varia desde 0,1 mUI/mℓ a 1,2 mUI/mℓ. Os testes de farmácia, introduzidos no mercado em 1975, realizados em urina, são imunocromáticos e têm sensibilidade de 10 a 25 mUI/mℓ.

Medicamentos psicotrópicos, uso de maconha ou outras drogas, proteinúria e mulheres no climatério (reação cruzada com o LH, neste caso, em teor bem mais elevado) podem determinar resultados falso-positivos; os falso-negativos ocorrem em urinas de baixa densidade (grandes volumes nicteméricos, acima de 2 ℓ), na primeira ou na segunda semana do atraso menstrual e, ocasionalmente, durante o 2º trimestre, quando o limite inferior dos níveis de hCG é mais baixo.

Diagnóstico ultrassonográfico

O objetivo primário da ultrassonografia (US) de 1º trimestre é diagnosticar a gravidez, determinar se é intrauterina, apurar o número e sua localização, datá-la e avaliar a vitalidade embrionária. A US no 1º trimestre, principalmente nas primeiras semanas, deve ser feita por via transvaginal.

O primeiro sinal definitivo de gravidez inicial é a visibilização do saco gestacional.

Com 4,5 a 5 semanas, na parte superior do útero, começa a aparecer formação arredondada, anelar, de contornos nítidos, que corresponde à estrutura ovular, denominada, em ultrassonografia, saco gestacional (SG) (Figura 8.3). Importante lembrar que a visibilização ultrassonográfica do saco gestacional ocorre quando o valor de hCG alcança 1.500 a 3.500 mUI/mℓ.

A vesícula vitelina (VV) é a primeira estrutura embrionária a ser visibilizada, o que ocorre por volta da 5ª semana de amenorreia, quando o saco gestacional tem, aproximadamente, 6 mm. Seu aspecto é de uma estrutura anular de paredes finas com diâmetro em torno de 4 mm.

O embrião pode ser identificado ao final da 5ª semana de gestação como estrutura linear adjacente à VV, medindo de 2 a 3 mm. O uso do Power Doppler torna possível a visibilização da atividade cardíaca (40 dias) quando o feto está com 7 mm de comprimento cabeça-nádega (CCN) bem identificado e pulsação cardíaca evidente. (Figura 8.4).

Em torno de 10 a 12 semanas, nota-se espessamento no SG, que representa a placenta em desenvolvimento e seu local de

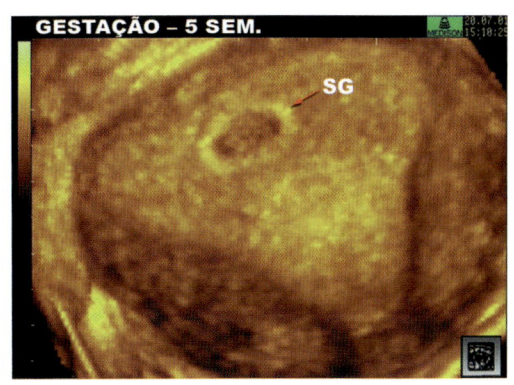

Figura 8.3 Gestação de 5 semanas. *SG,* saco gestacional.

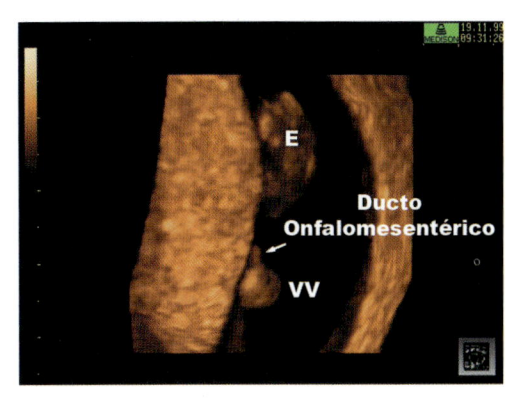

Figura 8.4 Gestação de 8 semanas (ultrassonografia 3D). *E,* embrião; *VV,* vesícula vitelina.

implantação no útero. Com 12 semanas, a placenta pode ser facilmente identificada e apresenta estrutura definida com 16 semanas.

A Tabela 8.1 mostra marcos importantes ocorridos à ultrassonografia transvaginal no 1º trimestre.

Tabela 8.1 Marcos importantes à ultrassonografia transvaginal no 1º trimestre.

Marcos	Época (semanas)
Saco gestacional	4,5 a 5
Vesícula vitelina	5 a 6
Eco fetal com BCF	6 a 7
Cabeça fetal	11 a 12
Placenta	12

BCF, batimento cardiofetal.

Bibliografia

Aschheim S. Die Schwangerschafts Diagnose ans dem Harn praktische und theoretische Ergebustsch der Untersuchungen des Harnes auf Hypophysenvorderlappenhormon. Ztsch f Gebustsch u Gynak. 1928;203:17.

Aschheim S, Zondek B. Hypophysenvorderlappenhormon und Ovarialhormon im Harn von Schwangeren. Klin Wochenschr. 1927;6:1322.

Barnhart KT, Simhan H, Kamelle SA. Diagnostic accuracy of ultrasound above and below the beta-hCG discriminatory zone. Obstet Gynecol. 1999;94(4):583-7

Bastian LA, Nanda K, Hasselblad V, Simel DL. Diagnostic efficiency of home pregnancy test kits. A meta-analysis. Arch Fam Med. 1998;7(5):465-9.

Bjercke S, Tanbo T, Dale PO, Mørkrid L, Abyholm T. Human chorionic gonadotrophin concentrations in early pregnancy after in-vitro fertilization. Hum Reprod. 1999;14(6):1642-6.

Braunstein GD. False-positive serum human chorionic gonadotropina results: causes, characteristics, and recognition. Am J Obstet Gynecol. 2002;187(1):217-24.

Briquet RC. Obstetrícia normal. 2. ed., São Paulo: São Paulo Editora; 1970.

Cole LA. Immunoassay of human chorionic gonadotropina, its free subunits, and metabolites. Clin Chem. 1997;43(12):2233-43.

Cole LA, Seifer DB, Kardana A, Braunstein GD. Selecting human chorionic gonadotropina immunoassays: consideration of cross-reacting molecules in first-trimester pregnancy serum and urine. Am J Obstet Gynecol. 1993;168(5):1580-6.

Cole LA, Sutton JM, Higgins TN, Cembrowski GS. Between-method variation in human chorionic gonadotropina test results. Clin Chem. 2004;50(5):874-82.

Friedman MH. Mechanism of ovulation in the rabbit. II. Ovulation produced by the injection urine from pregnant women. Am J Physiol. 1929;11:617.

Hegar P. Diagnose der fruhesten Schwangerschaft. Dtsch Med Wochenschr. 1985;35:13.

Hicks JB. On the contractions of the uterus throughout pregnancy: Their physiological effects and their value in the diagnosis of pregnancy. Trans Obstet Soc London. 1871;13:216-31.

Kluge E. In von Winckel F. Handbuch der Geburtshilfe. Wiesbaden, Verlag J B Bergmann;1904.

Linhares E. Propedêutica da gravidez. B. Diagnóstico laboratorial. In: Rezende J, editor. Obstetrícia. 9. ed. Rio de Janeiro: Guanabara Koogan; 2002. p. 177.

Medeiros SF, Norman RJ. Formas moleculares da gonadotrofina coriônica humana: características, ensaios e uso clínico. Rev Bras Ginecol Obstet. 2006;28(4):251-63.

Montgomery W. An exposition of the signs of pregnancy. London; 1827.

Noble C. Diagnose of pregnancy in the first three months. Transactions Philadelphia Country Medical Society; 1894.

Piato S. Diagnóstico e terapêutica em ginecologia. Rio de Janeiro: Atheneu; 1981.

Pinard A. Du souffle foetal. Arch Tocol. 1876:310.

Piskacek I. Ueber Ausladung umshriebener Gebaermutterabschnitte als diagnostisches Zeichen der Schwangerschaft. Wein u Leipzig: W. Baumueller; 1899.

Pretlove SJ, Lovell KH, Thompson PJ, Reid WM. Beware the negative pregnancy test. J Obstet Gynaecol. 2002;22(4):442.

Puzos N. Traité des accouchements. Paris: Cor et Publ par Morisot Desland; 1759.

Rezende J, Linhares E. Endocrinologia do ciclo gestativo. In: Rezende J, editor. Obstetrícia. 9ª ed. Rio de Janeiro: Guanabara Koogan, 2002, p. 125.

Vaitukaitis JL, Braunstein GD, Ross GT. A radioimmunoassay which specifically measures human chorionic gonadotropina in the presence of human luteinizing hormone. Am J Obstet Gynecol. 1972;113(6):751-8.

Vladutiu AO, Sulewski JM, Pudlak KA, Stull CG. Heterophilic antibodies interfering with radioimmunoassay. A false-positive pregnancy test. JAMA. 1982;248(19):2489-90.

Zondek B. Les hormones du lobe antérieur de l'hypophyse. I. Hormone de croissance, hormone de maturation du follicule (prólan A), hormone de lutéinisation (prólan B), hormone du métabolisme? Gynéc et Obstet de Paris. 1930;11:464.

Idade da Gestação e Data Provável do Parto

Gabriela Paiva
Joffre Amim Junior
Jorge Rezende Filho

Última menstruação

A gravidez é datada do 1º dia do último período menstrual (Figura 8.5). A duração média da gestação é de 280 dias (40 semanas), e esses dados fornecem a data provável do parto ao assumir que:

- O ciclo é de 28 dias
- A ovulação ocorreu geralmente no 14º dia do ciclo
- O ciclo foi normal, ou seja, não ocorreu imediatamente após a parada de contracepção oral ou após gravidez anterior.

Na prática, usa-se a regra de Nägele, que consiste em adicionar à data da última menstruação 7 dias e mais 9 meses (ou menos 3 meses, quando se faz o cálculo retrógrado). Por exemplo, se a última menstruação foi em 10 de novembro (mês 11), temos 10 + 7 = 17, e 11 − 3 = 8, portanto, 17 de agosto (mês 8) será a data provável do parto.

Aparentemente, a gravidez, assim avaliada, não teria os 280 dias de duração média que lhe foram atribuídos (9 × 30 = 270 + 7 = 277). No entanto, há correspondência perfeita: no decurso de 9 meses, como norma, 3 ou 4 deles têm 31 dias e essa diferença (de 1 dia) torna a regra de Nägele a mais aproximada dos referidos 280 dias.

Knaus estabelece que a duração habitual da gravidez humana é de 273 dias a partir da ovulação. Dessa maneira, a data provável do parto deveria ser calculada acrescentando-se 14 dias ao primeiro dia do último catamênio, mais 9 meses (ou menos 3), nas mulheres com o ciclo regular de 28 dias. Nas que o têm mais longo ou mais curto, deve-se alterar a contagem com base na presunção de dar-se a ovulação, aproximadamente, 15 dias antes do início da menstruação seguinte, que marca, quando presente, a fecundação que não se realizou.

Aumento do volume uterino

O útero pode ser palpado no abdome a partir de 12 semanas. À medida que a gestação avança, o fundo uterino mostra-se gradativamente mais alto, distanciando-se da sínfise púbica. Na primeira metade da gestação, a mensuração do fundo de útero é bom indicador para o cálculo da idade da gravidez (Figura 8.6). Na segunda metade, embora ele cresça cerca de 4 cm/mês, as variações são maiores e os erros, mais comuns. Com 16 semanas, o fundo de útero estará a meia distância entre a sínfise púbica e o umbigo; com 20 semanas, nesse, e ao termo, próximo das rebordas costais. Nas primíparas, 2 semanas antes do parto, em decorrência da queda do ventre pela insinuação da cabeça fetal, o fundo baixa cerca de 2 cm, um claro indício de que o parto deverá iniciar-se nos próximos 15 dias. Com isso, ocorrem melhores condições para a gestante, que respira mais facilmente, embora reapareçam as queixas urinárias do 1º trimestre.

Ausculta fetal

A ausculta com o estetoscópio de Pinard pode ser feita a partir de 20 semanas de gravidez. Contudo, essa prática foi substituída

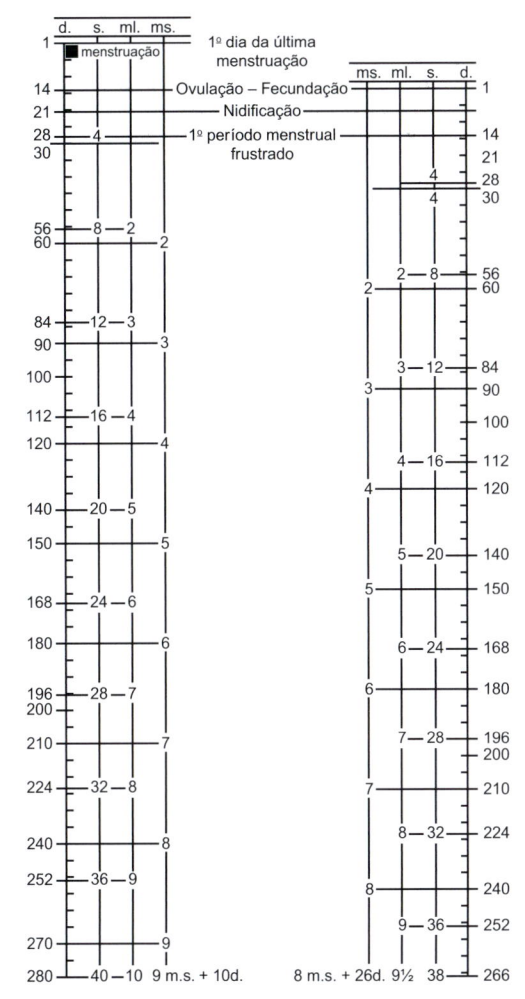

Figura 8.5 Duração da idade gestacional de acordo com os diversos critérios. Na *coluna da direita*, a duração da gravidez em dias, semanas, meses lunares (28 dias) e meses solares (30 dias) foi estimada ao ter como ponto de reparo a fecundação. Na *coluna da esquerda*, a idade da gravidez é avaliada em relação ao 1º dia da última menstruação, o que corresponde ao habitualmente feito na clínica obstétrica. Note que, pelo último processo, a idade da gravidez está aumentada de 14 dias em relação à idade embriológica.

pelos procedimentos eletrônicos. O sonar-Doppler identifica o pulso fetal desde 10 a 12 semanas. É excepcional a escuta antes dessa idade gestacional.

Movimentos fetais

Aproximadamente com 18 semanas de gravidez, indistintamente, primíparas e multíparas começam a perceber os movimentos fetais (MF), que constituem, na ausência de informações sobre a última menstruação, outro elemento clínico para o cálculo da idade da gravidez.

Ultrassonografia

Cerca de 40% das mulheres que realizam ultrassonografia (US) no 1º trimestre têm sua idade gestacional estimada ajustada em virtude de discrepância de mais de 5 dias entre esse exame e a data da última menstruação (DUM) (American College of Obstetricians and Gynecologists [ACOG], 2017).

Nesses casos, só o exame ultrassonográfico possibilita estimar com precisão a idade gestacional (ACOG, American Institute of Ultrasound in Medicine (AIUM), Society for Maternal-Fetal Medicine [SMFM], 2017).

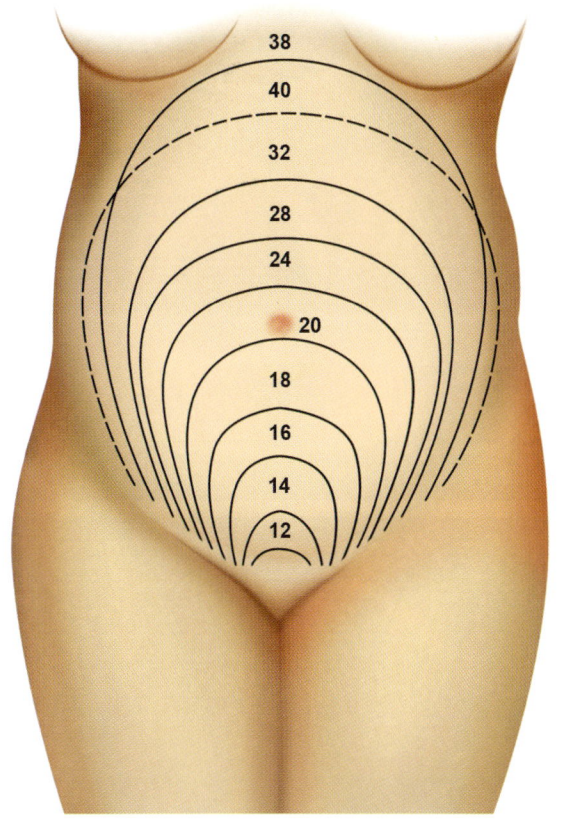

Figura 8.6 A altura do fundo de útero durante o evoluir da gestação. Depois de 20 semanas são grandes as variações, embora o órgão cresça, aproximadamente, 4 cm/mês.

Ultrassonografia de 1º trimestre

Até 13^{+6} semanas, a idade da gravidez avaliada pela medida do comprimento cabeça-nádega (CCN) (Figura 8.7) tem uma acurácia de ± 5 a 7 dias e é o método mais confiável para datar a gestação. Se a US realizada nesse período tiver uma discrepância > 7 dias, a data da gravidez estimada pela última menstruação deve ser trocada pela idade sonográfica.

Antes de 9 semanas uma discrepância maior que 9 dias é apropriada para alterar a data estimada da gravidez.

Se a gravidez resultou de fertilização *in vitro* (FIV), a idade gestacional dever ser aquela fornecida pela reprodução assistida (dia da transferência do embrião).

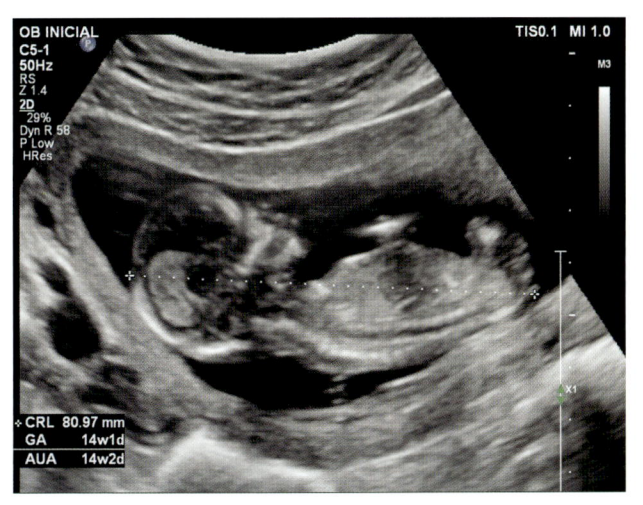

Figura 8.7 Medida do comprimento cabeça-nádega.

85

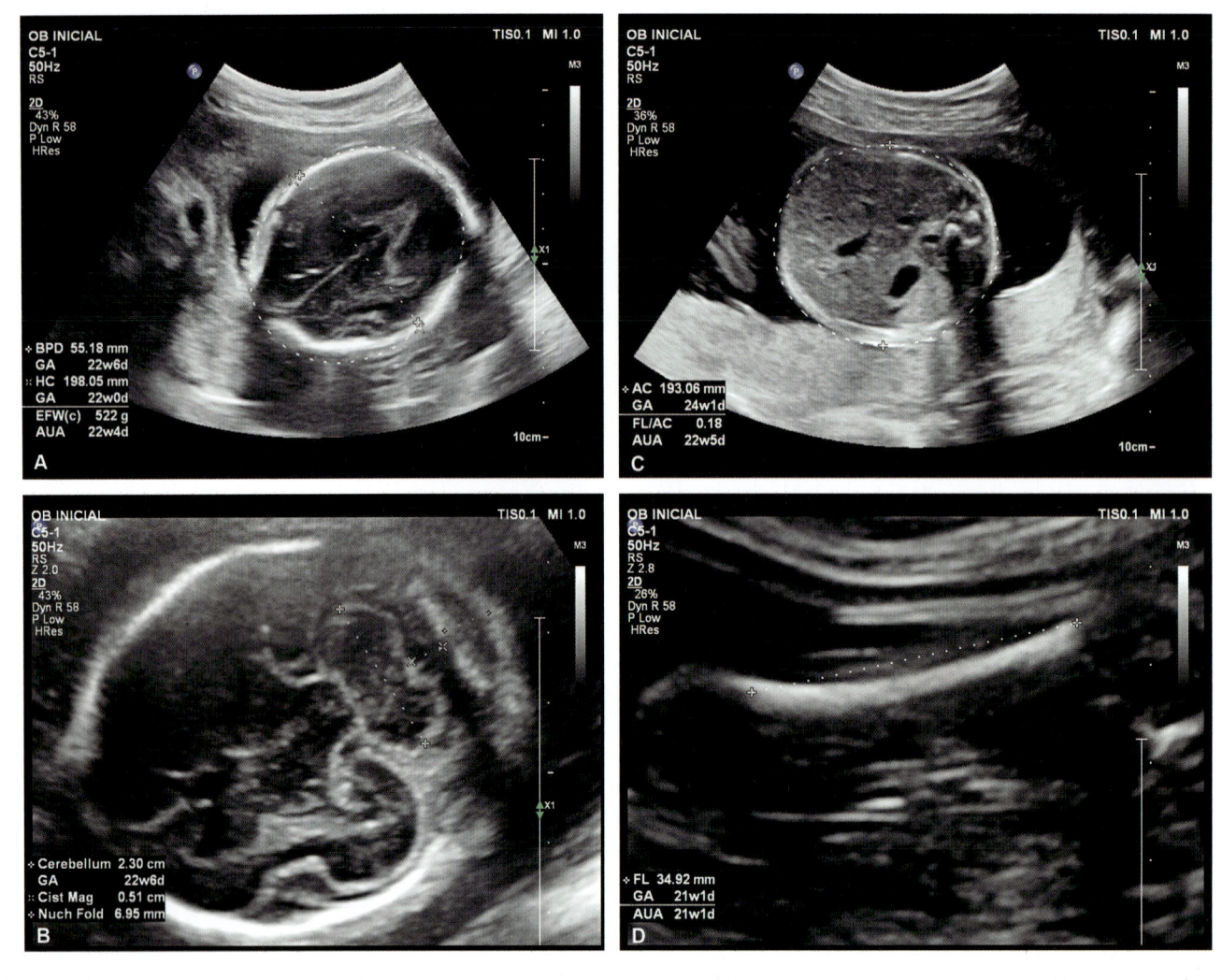

Figura 8.8 A. Medida do diâmetro biparietal. **B.** Medida do diâmetro transverso do cerebelo. **C.** Medida da circunferência abdominal. **D.** Medida do comprimento do fêmur.

Ultrassonografia de 2º trimestre

A idade da gravidez pela US de 2º trimestre é fornecida preferencialmente pelo diâmetro biparietal (DBP) (Figura 8.8 A), diâmetro transverso do cerebelo (DTC) (Figura 8.8 B), circunferência abdominal (CA) (Figura 8.8 C) ou pelo comprimento do fêmur (CF) (Figura 8.8 D). Entre 14 e 21^{+6} semanas, a acurácia é de ± 10 a 14 dias.

A idade da gravidez estimada pela US deste período não deve ser trocada se diferir daquela referida pela US de 1º trimestre.

Ultrassonografia de 3º trimestre

A idade da gravidez estimada pelo ultrassom de 3º trimestre (28 semanas em diante), também avaliada pelo DBP, DTC, CA ou CF (Figura 8.8), é a mais imprecisa e menos confiável para datação, com acurácia de ± 21 a 30 dias.

Em suma, se houver diferença entre a idade da gravidez obtida pela última menstruação e a avaliada pela ultrassonografia, prevalece a estimada pela sonografia (Figura 8.9) (Spong, 2013).

Quanto mais precoce for a avaliação ultrassonográfica na gravidez, preferencialmente entre 10 e 12 semanas, melhor será a estimativa da idade gestacional (Verburg, 2008).

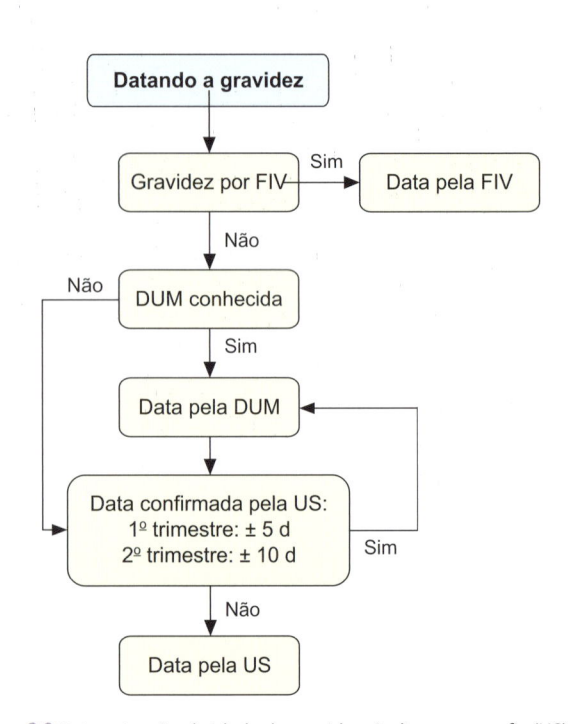

Figura 8.9 Determinação da idade da gravidez. A ultrassonografia (US) de 1º trimestre é o exame mais fidedigno; portanto, a gravidez não deve ser redatada pela US de 2º trimestre. *FIV*, fertilização *in vitro*; *DUM*, data da última menstruação; *d*, dias. (Adaptada de Spong, 2013.)

Redefinição do "termo" da gravidez

Ao considerar o atual conceito do termo da gravidez – 37 semanas + 0 dia a 41 semanas + 6 dias – adotado pela WHO (1970, 2013), seguem as definições sobre o tema (NICHD, ACOG, AAP, SMFM, MOD, WHO, 2013) (Figura 8.10):

- *Termo-precoce*: 37 semanas + 0 dia a 38 semanas + 6 dias
- *Termo-completo*: 39 semanas + 0 dia a 40 semanas + 6 dias
- *Termo-tardio*: 41 semanas + 0 dia a 41 semanas + 6 dias
- *Pós-termo*: ≥ 42 semanas.

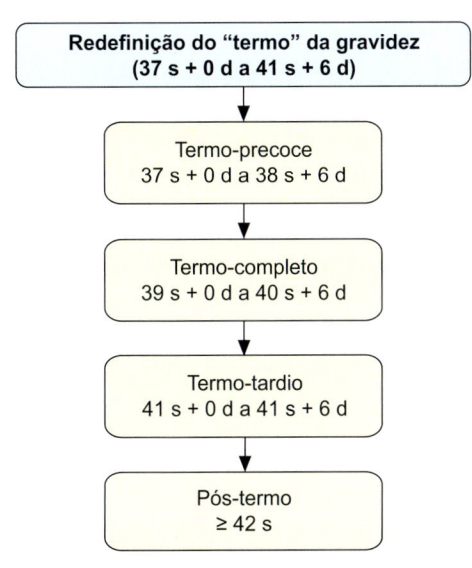

Figura 8.10 Redefinição do "termo" da gravidez. *s*, semanas; *d*, dias. (ACOG, 2013.)

Bibliografia

ACOG Committee Opinion No. 579: Definition of term pregnancy. Obstet Gynecol. 2013;122:1139-40.

ACOG Committee Opinion No. 700: Method for estimating the due date. Obstet Gynecol. 2017;129:e150-e154.

Bussemaker C. Aristoteles Opera Omnia. vol. I & III. Hildesheim: G. Olms; 1973.

Caughey AB, Nicholson JM, Washington AE. First- vs second-trimester ultrasound: the effect on pregnancy dating and perinatal outcomes. Am J Obstet Gynecol. 2008;198(6):703.e1-5; discussion 703.e5-6.

Diels H. Aetius: Placita, Doxographi Graeci. Berlin: Gruyter; 1929.

Eastman NJ. Duration of pregnancy and postmaturity. Editorial comment. Obstet Gynecol Surv. 1953;8:50.

Grange G, Botella C, Goffinet F, Pannier E, Papiernik E, Zorn JR. Biométrie de datation au premier trimestre. Quel intervalle d'incertitude peut-on donner à la date de début de grossesse? Rev Prat Gynécol Obstét. 1997;4:22-6.

Grensemann H. Hippocratis, De Octimestri Partu, De Septimestri Partu. Corpus Medicorum Graecorum. Vol. I, Part. 2, Sect. I, Berlin: Akademie; 1968.

Hertz RH, Sokol RJ, Knoke JD, Rosen MG, Chik L, Hirsch VJ. Clinical estimation of gestational age: rules for avoiding preterm delivery. Am J Obstet Gynecol. 1978;131(4):395-402.

Knaus HH. Über die Berechnung des Geburtstermins. Zbl. Gynäk. 1939;63:149.

Lacoste E. La durée de la grossesse d'après les anciens. Gynéc Obst. 1930;21:489.

Littré E. Oeuvres Complètes. Amsterdam: Hakkert; 1962.

Llusiá JB, Nuñez JAC. La instauración del embarazo. In Tratado de ginecologia., 9. ed., Barcelona: Ed. Científico-Médica; 1971. Tomo I. p. 159

Llusiá JB, Fernandez ME, Ortiz FN, Hernández JP. La ovulación. Sep. Acta Ginec. Madrid; 1971.

Martins T. Glândulas sexuais e hipófise anterior. São Paulo: Companhia Editora Nacional; 1936.

Montenegro CAB, Santos PRF, Lima MLA, Lima JR. Diagnóstico do dia provável da ovulação pela ultrassonografia. J Bras Gin. 1980;90:107.

Pexsters A, Daemen A, Bottomley C, et al. New crown-rump length curve based on over 3500 pregnancies. Ultrasound Obstet Gynecol. 2010;35(6):650-5.

Rawlings EE, Moore BA. The accuracy of methods of calculating the expected date of delivery for use in the diagnosis of postmaturity. Am J Obstet Gynecol. 1970;106(5):676-9.

Reece EA, Gabrielli S, Degennaro N, Hobbins JC. Dating through pregnancy: a measure of growing up. Obstet Gynecol Surv. 1989;44(7):544-55.

Robertson RD, Picker RH, Wilson PC, Saunders DM. Assessment of ovulation by ultrasound and plasma estradiol determinations. Obstet Gynecol. 1979;54(6):686-91.

Rosenberg K, Trevathan W. Birth, obstetrics and human evolution. BJOG. 2002;109(11):1199-206.

Rowlands S, Royston P. Estimated date of delivery from last menstrual period and ultrasound scan: which is more accurate? Br J Gen Pract. 1993;43(373):322-5.

Spong CY. Defining "term" pregnancy. Recommendations from the defining "term" pregnancy workgroup. JAMA. 2013;309:2445-6.

Stewart HL Jr. Duration of pregnancy and postmaturity. J Am Med Assoc. 1952;148(13):1079-83.

Verburg BO, Steegers EA, De Ridder M, et al. New charts for ultrasound dating of pregnancy and assessment of fetal growth: longitudinal data from a population-based cohort study. Ultrasound Obstet Gynecol. 2008;31:388-96.

Vignes H. La durée de la grossesse et ses anomalies. Paris: Masson; 1933.

Whitworth M, Bricker L, Neilson JP, Dowswell T. Ultrasound for fetal assessment in early pregnancy. Cochrane Database Syst Rev. 2010;(4):CD007058. Update in: Cochrane Database Syst Rev. 2015;7:CD007058.

Wilcox AJ, Weinberg CR, Baird DD. Timing of sexual intercourse in relation to ovulation. Effects on the probability of conception, survival of the pregnancy, and sex of the baby. N Engl J Med. 1995;333(23):1517-21.

9

Anamnese e Exame Físico

Cristos Pritsivelis
Flavia Tarabini Castellani Asmar
Alessandra Lourenço Caputo Magalhães
Joffre Amim Junior
Jorge Rezende Filho

Os princípios gerais da anamnese e do exame físico na gravidez são os mesmos da semiologia médica, embora inúmeras particularidades, próprias da obstetrícia, devam ser detalhadas.

Identificação

Idade. Embora o início da fertilidade possa ocorrer já aos 10 anos, do ponto de vista biológico, a gravidez ocorre em melhores condições a partir de 18 a 20 anos. A década entre os 20 e os 30 anos é o período mais indicado. A partir de então, são maiores os riscos para a mãe e para a criança. Mulheres com 35 anos apresentam um risco de aneuploidia de 30%, que aumenta para 53% aos 40 anos e pode atingir valores acima de 80% após os 45 anos (Franasiak, 2014).

Cor. Deve ser considerada, pois mulheres de etnia africana são mais propensas ao vício pélvico e à pré-eclâmpsia.

Profissão. As intoxicações profissionais de ação lenta podem comprometer a evolução gravídica. Isso ocorre com as intoxicações produzidas por álcool, chumbo, fósforo, nicotina etc., de modo que é importante ter conhecimento da profissão da gestante, principalmente quando ela é predisposta a abortamento, para que se possa orientá-la quanto à conveniência de abster-se de esforço físico.

Estado civil. É relevante, pois as estatísticas demonstram maior morbidade e mortalidade materna e fetal entre as gestantes solteiras.

Nacionalidade e domicílio. Mesmo se considerado apenas o território nacional, essas são informações importantes, pois, de acordo com a procedência da paciente, pode-se rastrear a possibilidade de enfermidades capazes de influenciar a gestação (p. ex., doença de Chagas, esquistossomose, malária e Zika).

Anamnese geral

Antecedentes familiares. Deve-se inquirir sobre estados mórbidos nos ascendentes e colaterais (p. ex., diabetes e pré-eclâmpsia), incluindo ocorrência de malformações tanto da gestante quanto do parceiro.

Antecedentes pessoais. Vale indagar a paciente sobre seu desenvolvimento nos primeiros anos de vida, quando começou a deambulação, e suas condições de nutrição na infância. A partir desses dados, é possível inferir a existência ou não de deficiências alimentares que tenham participado do desenvolvimento ou produzido raquitismo, que prejudica o esqueleto, especialmente na constituição da pelve.

É necessário obter detalhes sobre a instalação da puberdade, incluindo a data da menarca e as características dos ciclos menstruais sucessivos. Essas informações podem orientar o obstetra sobre possíveis deficiências endócrinas e fatores de hipodesenvolvimento genital.

Devem ser pesquisados também os antecedentes pessoais patológicos relacionados a enfermidades anteriores (poliomielite, doenças ósseas, cardiopatias, nefropatias e pneumopatias), as cirurgias a que a gestante tenha sido submetida (principalmente as realizadas sobre o sistema genital: miomectomias, fístulas genitais e perineoplastias), as medicações de uso regular e as alergias medicamentosas.

Os hábitos de vida da gestante também precisam ser questionados durante a anamnese inicial, como a prática de atividade física, que deve ser quantificada quanto à frequência e intensidade, a ingesta alimentar, a prática de tabagismo e etilismo ou o uso de outras substâncias, pois são fatores que podem influenciar o desfecho obstétrico.

Anamnese obstétrica

Os antecedentes obstétricos e as informações da gravidez vigente devem ser investigados.

Antecedentes obstétricos

Gesta e para. Primigrávida ou primigesta é a mulher que concebe pela primeira vez. Já a primípara é a parturiente do primeiro concepto ou a que está na iminência de fazê-lo.

O termo multigesta ou multigrávida aplica-se à que gestou muitas vezes, independentemente da duração da gravidez. São usados os termos secundi-, terci- ou quartigesta, e, quando se deseja fugir da imprecisão, antepõe-se o algarismo romano correspondente ao sufixo-, em abreviação (IIgesta, IIIgesta etc.).

Se o desfecho da gravidez foi parto, prematuro ou a termo, usa-se a terminação -para e os mesmos prefixos (IIpara, IIIpara etc.), e essas são pacientes multíparas. É paucípara a que pariu poucas vezes – até três (ACOG, 2007).

Nulípara, por sua vez, é a mulher que jamais deu à luz, e nuligesta, a que nunca esteve grávida.

Os sufixos -gesta e -para referem-se a gestações e partos anteriores, e não aos conceptos. Assim, após a primeira parturição, gemelar, a paciente continua Igesta e Ipara; se houve dois abortamentos, e está em curso a terceira gestação, trata-se de uma paciente IIIgesta, 0 para.

Paridade. Os perigos para a mãe e para o concepto, na gravidez e no parto, são maiores nas primíparas e naquelas que deram à luz mais de quatro vezes.

Intervalo interpartal. Os riscos reprodutivos estão reduzidos quando o intervalo entre os partos é de, no mínimo, 2 anos.

Evolução dos ciclos gravídico-puerperais anteriores. Devem ser coletadas informações sobre as gestações, os partos e puerpérios anteriores, o peso de recém-nascidos anteriores, a ocorrência de abortamentos, toxemia e parto prematuro e as condições de aleitamento.

Informações da gravidez vigente

Com relação à gravidez vigente, a paciente deve ser indagada sobre a data da última menstruação, sinais subjetivos e objetivos, alterações dos diversos órgãos e aparelhos, perdas de secreções por via vaginal e, especialmente, sobre a época em que foram percebidos os movimentos ativos do feto e a ocasião em que foi sentida a chamada queda do ventre. Esses fatores podem ajudar a determinar a idade da gravidez e a proximidade do parto.

Em todas as consultas, sempre questionar sobre as queixas da paciente, incluindo aqueles pequenos distúrbios da gestação, visando sempre diminuir o desconforto dessas queixas. É também

recomendada a investigação da possibilidade de violência doméstica em cada consulta pré-natal. Essa questão deve constar na anamnese (ACOG, 2012).

Exame físico obstétrico

Na semiótica geral, devem ser examinados coração, pulmões, mamas, abdome e extremidades, pois essa é uma oportunidade para se identificar qualquer alteração no exame físico. O tocólogo, com quem a paciente estabelece maior contato, deve realizar a inspeção obstétrica propriamente dita: palpação, ausculta e toque.

Também é importante avaliar o peso e a estatura da paciente. A atitude e a marcha foram estudadas no Capítulo 7, dedicado às modificações do organismo materno.

Inspeção

Cabeça. Junto aos limites do couro cabeludo ocorre a formação de lanugem, bastante evidente, em consequência da intensificação da nutrição dos folículos pilosos, reflexos do metabolismo próprio da grávida e principalmente das influências hormonais, o que constitui o sinal de Halban. Em muitas gestantes é possível observar o que se chama cloasma ou máscara gravídica, uma pigmentação difusa ou circunscrita, mais nítida nas áreas muito expostas à luz (fronte, nariz e região zigomática), de tonalidade escura, que mancha a pele (Figura 9.1). Essa alteração da deposição do pigmento pode ser abrandada ao se poupar a pele da insolação. A hiperpigmentação da gestante parece ser consequência da hiperfunção do lobo anterior da hipófise, por meio de suas células basófilas que, ao secretarem o hormônio melanotrófico, exageram a pigmentação, com preferência pelas regiões nas quais, na vida embrionária, foi feita a oclusão da cavidade abdominal.

Pescoço. Em função da hipertrofia da tireoide, a circunferência do pescoço apresenta-se aumentada, o que fica mais evidente por volta do 5º ou 6º mês.

Glândula mamária. A inspeção mostra mamas com volume aumentado, em consequência da hipertrofia e das modificações que ocorrem gradativamente para prepará-las à amamentação. A partir da 16ª semana, aparece secreção de colostro, que pode ser percebida pela expressão da base na direção dos canais

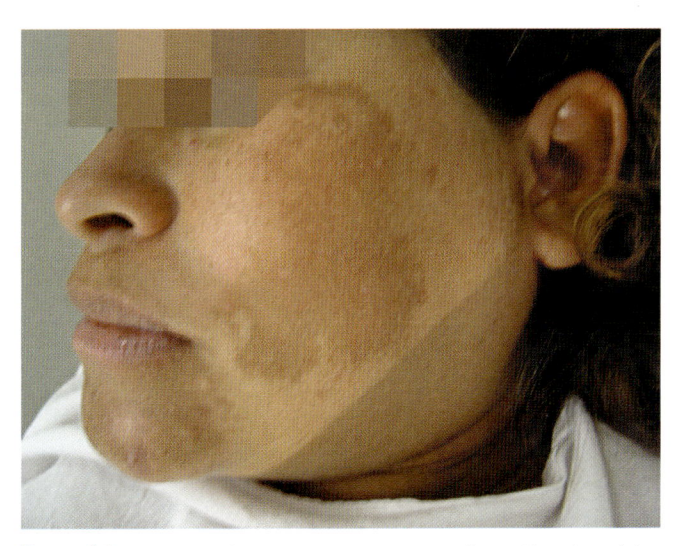

Figura 9.1 Cloasma. Observe o acometimento da região zigomática. (Cortesia de Antônio Braga.)

galactóforos (evita-se fazer apenas a compressão da região justamamilar, que, além de infrutífera, pode incomodar a paciente). A aréola primitiva, mais escura do que fora da gestação, apresenta, ao redor, a aréola secundária, menos pigmentada, de limites imprecisos, chamada também aréola gravídica (sinal de Hunter) (Figura 9.2).

A circulação mais intensa que acompanha o desenvolvimento das mamas pode ser notada por uma trama de vasos venosos na pele, a rede de Haller. Durante a gestação, aparecem na aréola primitiva os tubérculos de Montgomery, em número de 12 a 15, que costumam regredir no puerpério. Eles podem ser de duas naturezas: glândulas mamárias acessórias ou sebáceas, hipertrofiadas (Montgomery, 1827).

Abdome. Globoso ou ovoide, o abdome exibe as resultantes da distensão de sua parede pelo útero gravídico em crescimento. A cicatriz umbilical, antes uma depressão, torna-se plana e, por vezes, saliente. Nas primigestas, a musculatura da parede, que conserva sua capacidade de contenção, mantém o útero em boa posição. Nas multíparas, porém, a tonicidade da aponeurose e das fibras musculares fica comprometida, e geralmente é estabelecida a diástase dos retos anteriores, o que condiciona o ventre em pêndulo, causa habitual de vícios de apresentação e de distocia decorrentes da falta de coincidência entre o eixo do útero, do feto e da bacia. Evidencia-se a hiperpigmentação da linha alva (*linea nigra*) principalmente nas mulheres de pele mais escura (Figura 9.3).

A inspeção também mostra, na gestante, o aparecimento de estrias ou víbices, produzidas pela sobredistensão do retículo de fibras elásticas. Ao fim do ciclo gravídico-puerperal, elas esmaecem, mas, na maioria das vezes, persistem. Essas estrias se distinguem em dois tipos: recentes, da gravidez atual, de cor violácea com fundo azulado; e antigas, brancas ou nacaradas, de aspecto perláceo.

Membros inferiores. É comum que apresentem dilatação circunscrita de vasos sanguíneos, exagerada pela influência da gestação, ou mesmo varizes aumentadas (Figura 9.4). No final da gravidez, é possível se observar edema (Figura 9.5).

Aparelho genital externo. A pigmentação da pele mostra-se mais carregada, e forma-se uma aréola escura em torno do ânus.

A influência hormonal da gestação e, posteriormente, o fator mecânico modificam a mucosa, que se mostra hiperpigmentada, tumefeita e com coloração modificada. De rosada, torna-se cianosada, violácea ou azulada. Essas alterações, percebidas muito precocemente no vestíbulo e nas proximidades do meato urinário e que se intensificam à medida que a gravidez progride, são conhecidas como sinal de Jacquemier pelos europeus e como sinal de Chadwick pelos norte-americanos.

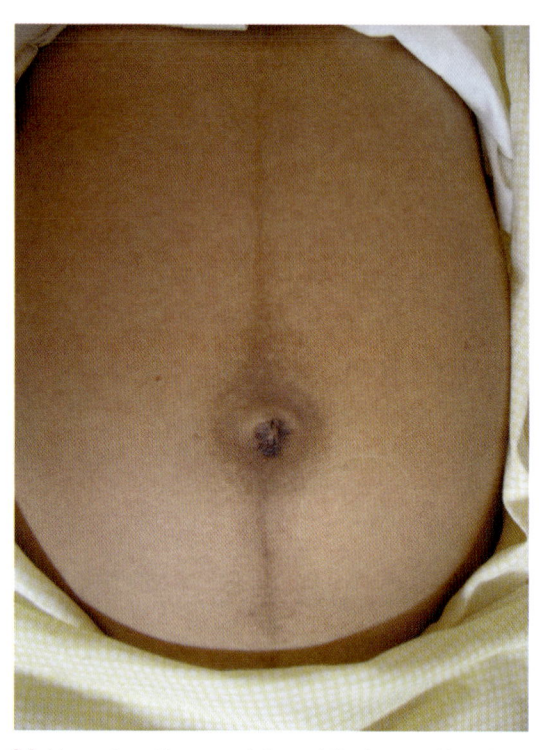

Figura 9.3 *Linea nigra*. Note a aréola umbilical secundária. (Cortesia de Antonio Braga.)

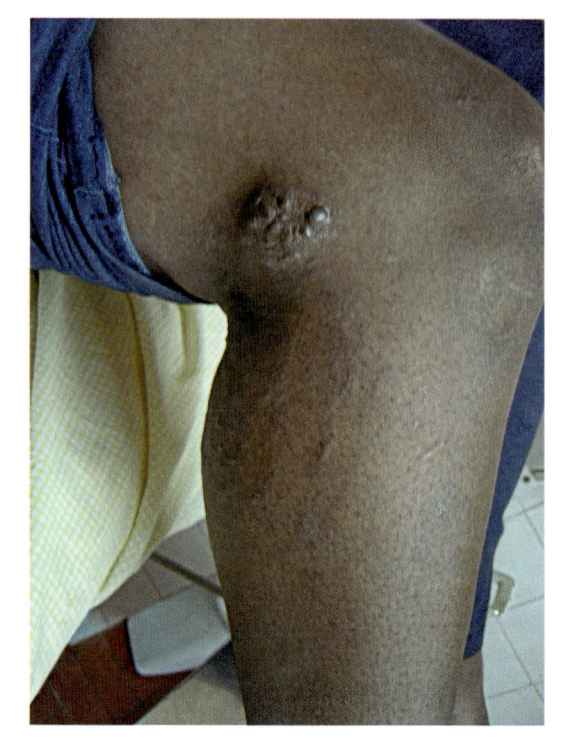

Figura 9.4 Varizes de membro inferior com exuberante dilatação do plexo venoso. (Cortesia de Antonio Braga.)

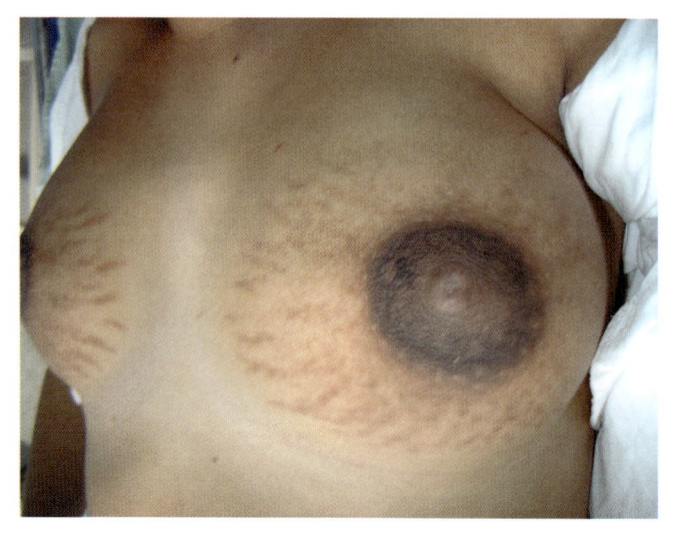

Figura 9.2 Glândula mamária. Observe os tubérculos de Montgomery, a aréola secundária (sinal de Hunter) e estrias abundantes. (Cortesia de Antonio Braga.)

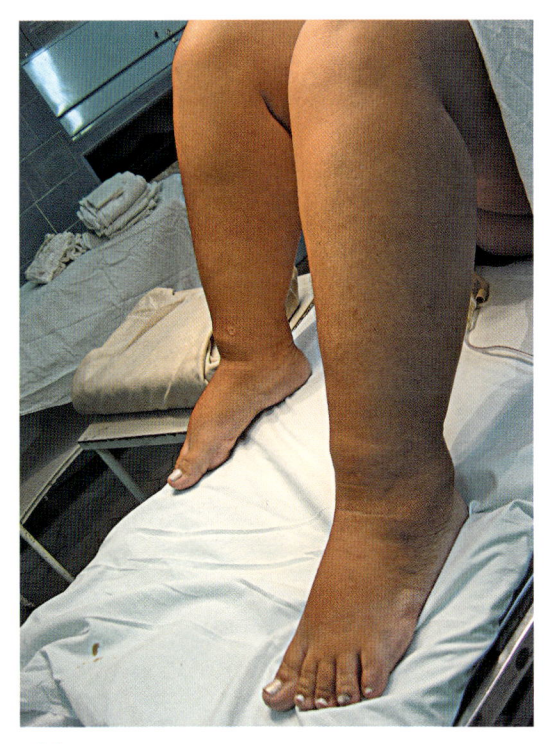

Figura 9.5 Edema de membros inferiores. (Cortesia de Antonio Braga.)

Palpação

O palpar obstétrico está relacionado com o útero e seu conteúdo. A altura uterina é estimada com o cuidado de que se reconheça a resistência óssea do púbis e se delimite, sem comprimir, o fundo do útero, com a borda cubital da mão. A fita métrica mede o arco uterino, o que possibilita o cálculo da idade gestacional e o acompanhamento do crescimento fetal, assim como a suspeita de gemelidade e do excesso de líquido amniótico (polidrâmnio).

A circunferência abdominal é avaliada no nível da cicatriz umbilical; em uma gestante a termo com peso normal, tem cerca de 90 a 92 cm.

Consistência uterina. Pela palpação, podem-se reconhecer a consistência elástico-pastoso-cística, característica do amolecimento da parede uterina da gestante, e, em função da quantidade de líquido amniótico, sua maior ou menor tensão. Pode-se avaliar por ela a existência de polidrâmnio. Percebem-se, durante a gestação, as contrações de Braxton-Hicks e, no decurso da dilatação e da expulsão, metrossístoles regulares, que traduzem a atividade uterina do trabalho de parto.

Regularidade da superfície uterina. A palpação possibilita o reconhecimento da superfície lisa e regular da parede do útero grávido normal ou de nódulos e saliências, que denunciam tumores miomatosos. Deve-se estar atento para não confundir o achado com o que se nota ao palpar as pequenas partes fetais (pés, mãos, cotovelos e joelhos), em contato íntimo com a parede do órgão gestatório, principalmente se ela estiver adelgaçada ou em casos de oligoidramnia.

Conteúdo uterino. Observado por meio do método palpatório, visa ao reconhecimento do feto, sua apresentação e posição. Para sistematizar a técnica da palpação, são consideradas suas diversas fases (manobras de Leopold-Zweifel), descritas a seguir.

Primeiro tempo. Delimita-se o fundo do útero (Figura 9.6) com ambas as mãos comprimindo a parede abdominal com as bordas cubitais, tomando contato, tanto quanto possível, com suas faces posterior e anterior. As mãos dispõem-se encurvadas, procurando reconhecer, com a face palmar, o contorno do fundo do útero e a parte fetal que o ocupa. Na maioria dos casos, é possível identificar o polo pélvico, com a característica de ser mais volumoso que a cabeça, esferoide, de superfície irregular, resistente, mas redutível, que deixa perceber, às vezes, as cristas ilíacas como duas proeminências.

No caso de aí estar o polo cefálico, verifica-se um corpo de superfície regular, resistente e irredutível, com duas regiões características, o occipital e a fronte. Se houver quantidade suficiente

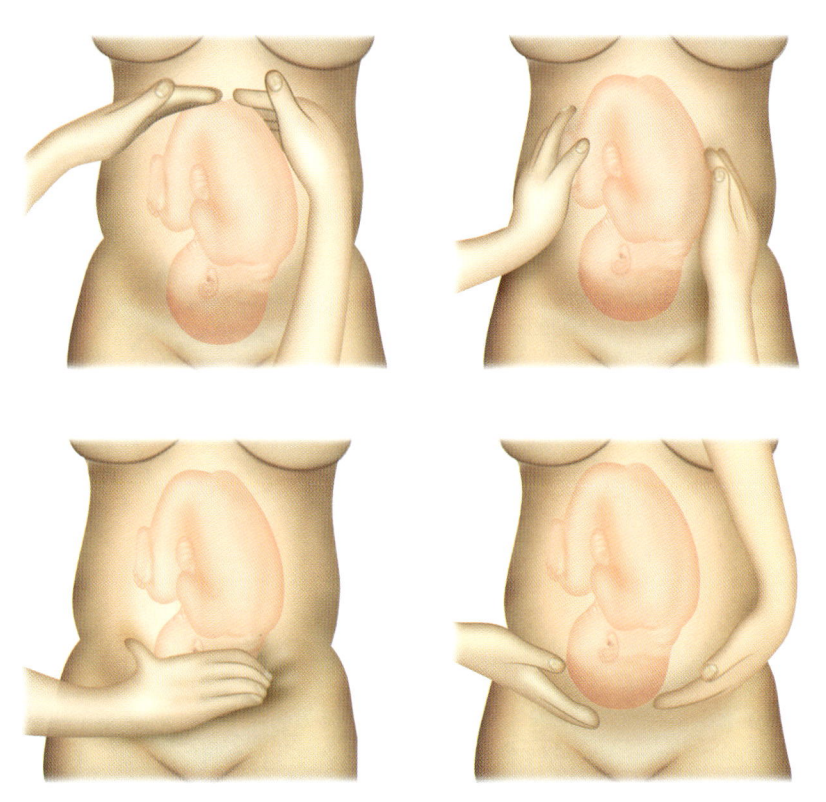

Figura 9.6 Manobras de Leopold-Zweifel.

de líquido, deve-se anotar o rechaço. Uma das mãos imprime súbito impulso ao polo fetal, que, deslocado, desaparece, ao que se chama rechaço simples; quando ele volta à situação primitiva e é percebido pela palpação, trata-se do rechaço duplo. Com as duas mãos, também pode-se verificar esse rechaço, jogando o polo de uma contra a outra. O rechaço é muito mais nítido com a cabeça do que com as nádegas.

Segundo tempo. Procuram-se deslizar as mãos, do fundo uterino, em direção ao polo inferior do órgão, tentando sentir o dorso fetal e as pequenas partes ou membros, de um ou outro lado do útero. A região dorsal do feto apresenta-se como uma superfície resistente e contínua, plana no sentido longitudinal e convexa no transversal. É mais facilmente percebida nas variedades anteriores. Quando o dorso se orienta para trás, percebem-se melhor as pequenas partes fetais que tomam contato mais direto com a parede anterior; se elas estiverem à esquerda, aquele fica à direita e vice-versa.

Terceiro tempo. Conhecida, mais particularmente, por manobra de Leopold ou Pawlick, visa à exploração da mobilidade do polo que se apresenta em relação com o estreito superior. Seria um dos tempos da técnica sistematizada por Leopold, e nela se procura apreender o polo entre o polegar e o médio da mão direita, imprimindo-lhe movimentos de lateralidade que indicam o grau de penetração da apresentação na bacia. Quando ela está alta e móvel, esse polo balança de um lado para outro.

Quarto tempo. Deve-se explorar a escava em último lugar, quando se costuma encontrar o polo cefálico, com caracteres mais nítidos. O examinador volta suas costas para a cabeça da paciente e coloca as mãos sobre as fossas ilíacas, caminhando em direção ao hipogástrio, paralelas à arcada crural, afastadas uma da outra cerca de 10 cm. Com as extremidades dos dedos, procura penetrar na pelve. Abarcando o polo, deve-se verificar, por suas características, se é o cefálico ou o pélvico. O cefálico é menor, liso, consistente, irredutível; o pélvico, maior, irregular, amolecido e deprimível. Trata-se, respectivamente, de apresentação cefálica ou pélvica. Na córmica (situação transversa), a escava está vazia.

A entrada dos dedos exploradores na bacia depende do grau de insinuação do polo apresentado. Quando móvel, os dedos quase se tocam pelas extremidades e descem por igual. Cogitando-se de cabeça encaixada, e à conta da flexão cefálica, os dedos, em correspondência com o occipital, mergulham mais profundamente que os postos em relação com a fronte. Sente-se, então, a consistência dura da saliência da fronte, que ascende.

Na apresentação pélvica, mesmo insinuada, os dedos de um lado e de outro penetram igualmente. Nas situações transversas, a cabeça fetal está localizada em uma fossa ilíaca, e o polo pélvico, na oposta, o dorso disposto em sentido transverso ou oblíquo.

Ausculta

O que se pretende ouvir são os batimentos cardiofetais (BCF), que durante a gestação informam se o concepto está vivo ou morto, e pouco se pode inferir de suas condições de higidez, a não ser por meio do monitoramento dos batimentos, técnica descrita mais adiante. No parto, a vitalidade fetal pode ser razoavelmente avaliada pela ausculta, embora o registro cardiotocográfico o faça mais facilmente e com apurada fidelidade.

Ausculta clínica

Os BCF costumam ser percebidos em torno de 20 semanas de gravidez. A ausculta clínica pode ser imediata ou direta, colocando-se o ouvido sobre a parede abdominal da paciente, e mediata

ou indireta, com o estetoscópio. O usado em obstetrícia é do tipo Pinard, de alumínio ou de madeira, composto por três partes: auricular, coletora e condutora do som. Esse aparelho tem sido substituído pela auscultação mediante o sonar Doppler, que pode ser usado de 10 a 12 semanas de gestação e que facilita a audiência e a identificação do pulso do cordão umbilical ou de qualquer outro grande vaso fetal.

Deve-se prestar atenção à possibilidade de confusão com os batimentos maternos, motivo pelo qual se preconiza, sempre, contar as pulsações da paciente, para ter a convicção de que são percebidos ruídos fetais genuínos, mediante a comparação das frequências. Os batimentos fetais nunca são isócronos com o pulso materno. Sua frequência oscila entre 110 e 160 bpm, com média de 140. No adulto, o número de bulhas cardíacas é duplo em relação ao dos batimentos arteriais, ou seja, cada batimento esfígmico traduz uma revolução cardíaca com duas bulhas (sistólica e diastólica). No feto, entretanto, ouve-se uma só em cada revolução.

Os batimentos são mais facilmente audíveis no chamado foco máximo de ausculta, ponto que varia, como será visto adiante, com a apresentação. Vale notar que a audibilidade é função da vizinhança do ponto de produção sonora, isto é, o coração fetal, e corresponde, aproximadamente, à altura da quarta vértebra dorsal (Figura 9.7).

Diagnóstico de apresentação pela ausculta. No termo da gravidez ou próximo dele, em virtude de estar a área cardíaca mais perto do polo cefálico, resulta que o foco máximo de escuta tem locação diferente conforme a apresentação.

Na apresentação cefálica, esse foco se encontra nos quadrantes inferiores do abdome materno, à esquerda ou à direita, conforme a posição (ver Figura 9.7).

No que se refere à descida e à rotação da cabeça fetal no evoluir do trabalho de parto, o foco de escuta gradativamente se desloca para baixo e em direção à linha mediana, e pode ser encontrado nos quadrantes superiores do abdome, à esquerda ou à direita, na apresentação pélvica. Na apresentação córmica, está na linha média, junto à cicatriz umbilical.

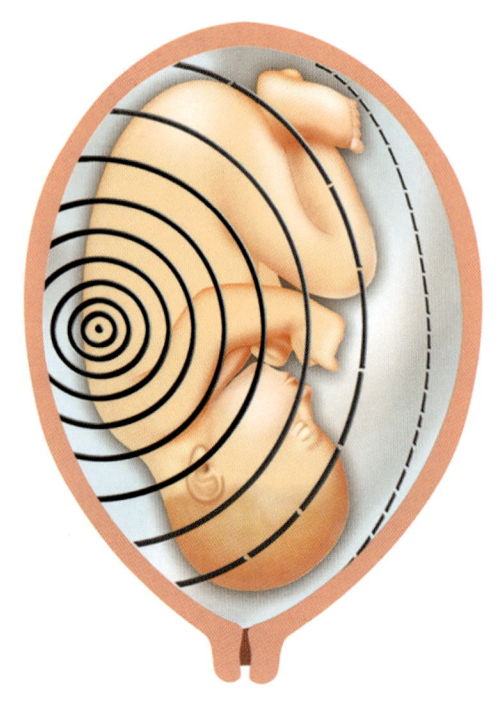

Figura 9.7 Foco máximo de ausculta na apresentação cefálica.

Escuta na gravidez gemelar. Notam-se dois focos, cada um de feto distinto. Não são sincrônicos e têm características diferentes, principalmente no que concerne à frequência, que diverge em 8 ou 10 bpm. Não se deve confundir o BCF com o achado comum do foco propagado. Aqui, fazendo deslizar o estetoscópio de um ponto até o outro, em momento algum o examinador deixa de ouvir; na gravidez gemelar, há uma zona de silêncio entre os dois focos. Algumas vezes, onde se deveria encontrar a zona de silêncio, são identificados batimentos com ritmo de quatro tempos, característico da existência de dois fetos na cavidade uterina.

Ausência de batimentos e morte fetal. É sempre conveniente aguardar, para comprovação, nova oportunidade em dia imediato ou outro momento. Também se recorre ao sonar Doppler e à ultrassonografia, decisivos no diagnóstico.

Toque

Entre os obstetras, é padrão a prática do toque vaginal, que deve ser reduzido ao mínimo de vezes necessário e realizado com os cuidados indispensáveis, sempre comunicadas à paciente a realização e indicação do exame. Pode ser unidigital, bidigital (mais comum) ou manual (excepcional). Este último é realizado quando a apresentação estiver muito alta e já na mesa operatória, com a paciente anestesiada.

É indicada a realização do toque vaginal na paciente com a bexiga e o reto esvaziados. Com as mãos do examinador rigorosamente lavadas e revestidas de luvas esterilizadas, com a paciente em posição litotômica ou ginecológica, entreabre-se a vulva com os dedos de uma das mãos, respeitando-se os preceitos de assepsia e de antissepsia.

Durante a gestação, o toque combinado torna possível avaliar o volume uterino quando o órgão ainda não se encontra acessível à palpação abdominal e, portanto, é útil ao diagnóstico da gravidez (Figura 9.8) Próximo ao parto, o toque possibilita avaliar as condições do colo, as relações entre a apresentação e a bacia (insinuação, proporcionalidade, e as características do trajeto ósseo.

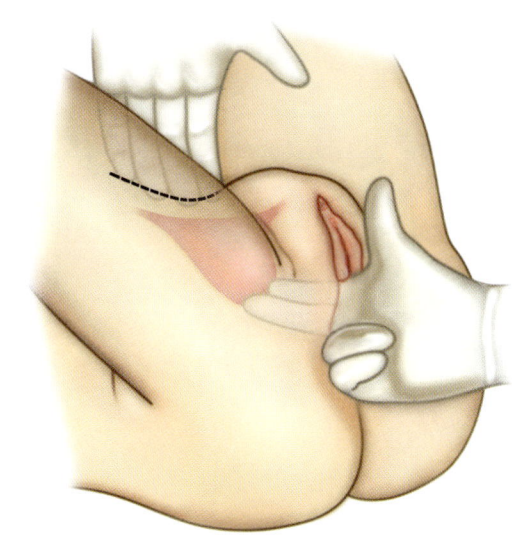

Figura 9.8 Toque combinado. (Adaptada de Benson, 1968.)

No decurso do trabalho de parto, para se identificar o início dele, devem-se acompanhar a dilatação cervical e a progressão fetal, e precisar o tipo de apresentação, de posição e suas variedades.

Bibliografia

ACOG Committee opinion nº 518: Intimate partner violence. Obstet Gynecol. 2012;119(2 Pt 1):412-7.

ACOG Practice Bulletin nº 88, December 2007. Invasive prenatal testing for aneuploidy. Obstet Gynecol. 2007;110:1459-67.

Benson RC. Handbook of obstetrics & ginecology. 3 ed. Los Altos: Lange Medical; 1968.

Franasiak JM, Forman EJ, Hong KH, et al. The nature of aneuploidy with increasing age of the female partner: a review of 15,169 consecutive trophectoderm biopsies evaluated with comprehensive chromosomal screening. Fertil Steril. 2014;101(3):656-63.

Montgomery W. An exposition of the signs of pregnancy. London: Green Longman; 1827.

10

Propedêutica Não Invasiva

Ultrassonografia

Maria de Lourdes de Almeida Lima
Bruno Amim
Joffre Amim Junior
Jorge Rezende Filho

Os termos ultrassonografia, ultrassom, sonar, ecografia e ecoscopia costumam ser usados indistintamente como sinônimos. O termo sonar deriva de *sound navigation and ranging*, evidenciando-se sua origem naval: foi o ultrassom empregado para localizar submarinos na 1ª Grande Guerra (1914-1918).

Donald, MacVicar e Brown, em 1958, foram os primeiros a utilizar o ultrassom na investigação de massas abdominais (útero grávido, tumores pélvicos, ascite).

Natureza do ultrassom

Ao contrário dos raios X, que fazem parte do espectro eletromagnético e determinam profundos efeitos biológicos por produzirem radiações ionizantes, o ultrassom consiste em ondas sonoras de elevada frequência, com cerca de 2 a 2,5 MHz, muito acima do limite audível pelo ser humano.

Embora o ultrassom possa ser usado com fins destrutivos em cirurgias e na indústria, o sonar diagnóstico envolve energia muito baixa e frequências muito altas cujos efeitos nocivos não foram observados em trabalhos histológicos, funcionais e em pesquisas embriológicas.

O som comum irradia-se em todas as direções a partir da fonte geradora e, em consequência, a localização dos ecos provenientes das superfícies que o refletem é imprecisa. A alta frequência que caracteriza o ultrassom é necessária para fornecer um feixe de ondas estreito e altamente direcional de modo a se obter boa resolução ecográfica. A distância de uma superfície refletora à fonte emissora é proporcional ao tempo gasto para o retorno do eco resultante, o que torna possível a localização dessa superfície.

As ondas ultrassônicas, de muito pequeno comprimento, são emitidas por um cristal piezoelétrico (transdutor) que fica em contato com a pele do abdome do paciente.

Quando a onda ultrassônica atravessa o limite entre tecidos diferentes (interface), ocorre reflexão parcial dessa onda. O restante dela passa para a interface seguinte, na qual o mesmo fenômeno ocorre. As ondas ultrassônicas refletidas (ecos) são captadas pelo próprio transdutor emitente, que converte os sinais acústicos em elétricos, visualizados em osciloscópio.

Ecos fortes são obtidos quando o feixe ultrassônico incide perpendicularmente à interface ou quando as impedâncias acústicas dos tecidos (produto da densidade pela velocidade de propagação ao ultrassom) que compõem a interface são muito diferentes.

É o que acontece, por exemplo, com os intestinos, constituídos por tecido sólido e gás, estruturas com diferenças acústicas tão elevadas que quase todo o ultrassom emitido é refletido. Por isso se diz que os intestinos são impenetráveis ao ultrassom.

O transdutor também recebe sinais fracos de interfaces que não estejam perpendiculares ao feixe ultrassônico, mas, para simplificar a interpretação do ecograma, na antiga ultrassonografia biestável, tais sinais eram eliminados. Hoje, esses ecos fracos são aproveitados pela técnica *gray scale*, pela qual os ecos ultrassônicos, de acordo com suas intensidades, são transformados em várias gradações de cinza, em vez do "preto e branco" da ultrassonografia biestável, o que facilita a visualização de certas estruturas não previamente observadas, aumentando a resolução da imagem ecográfica.

Tipos de ultrassonografia

O sinal ecográfico pode ser manejado de várias maneiras, e a cada uma delas corresponde uma técnica ultrassônica diferente: unidimensional (A-scan), bidimensional (B-scan), M-mode (movement mode) e dinâmica (real time).

Na ultrassonografia unidimensional (A-scan), os ecos são mostrados como deflexões em uma base de tempo horizontal. O intervalo entre qualquer dessas duas deflexões representa o tempo gasto pelas ondas para atravessar o tecido situado entre as interfaces. Se a velocidade do ultrassom nesse tecido for conhecida, é possível determinar com exatidão as distâncias entre as superfícies refletoras.

Na ultrassonografia bidimensional (B-scan), os ecos de cada intervalo aparecem como pontos brilhantes no osciloscópio. Em oposição ao que ocorre com os raios X, em que toda a área do corpo dentro do campo de irradiação e a totalidade de sua profundidade aparecem na chapa radiológica, na ultrassonografia só uma porção do abdome, subjacente ao transdutor, é insonada a cada instante.

Pelo método M-mode (movement mode) pode-se captar o movimento de uma estrutura em escala de tempo, desenhando-se no osciloscópio padrões que representam, por exemplo, os batimentos cardíacos fetais (BCF) ou os movimentos respiratórios do concepto.

Na técnica dinâmica (real time), por meio de um transdutor, ou de vários, que se move rapidamente (setorial) e estimulado em uma sequência ordenada (linear), as estruturas em movimento podem ser captadas. Esse procedimento é, hoje, universal em obstetrícia, em substituição à antiga técnica estática.

Ultrassonografia 3D/4D

Em função de seu desenvolvimento nos últimos anos, a ultrassonografia em três ou quatro dimensões (3D/4D) tem seu lugar assegurado no campo da imagenologia. Já existe um aparelho 4D que fornece > 20 volumes/s, o que corresponde ao exame quase em tempo real.

A ultrassonografia 3D/4D usa sondas abdominais e vaginais. Após a seleção da área de interesse, é acionado o transdutor que, em cerca de 4 segundos, varre o local, com as estruturas insonadas armazenadas em computador. Em um primeiro passo, o aparelho exibe três planos ortogonais entre si da área insonada, o que constitui a ultrassonografia multiplanar. Após a obtenção das imagens multiplanares, o tratamento tridimensional pode ser de dois tipos: reconstrução de superfície ou modo de transparência.

Na reconstrução de superfície, é delimitada nas imagens multiplanares a área do concepto a ser reconstruída, eliminam-se os ecos fracos pelo sistema cartesiano, aciona-se o sistema tridimensional e forma-se a imagem 3D da estrutura fetal: face, orelha, mão, pé etc.

Na ultrassonografia 3D de transparência, é padrão usar o modo máximo que realça os ecos fortes fetais, ou seja, suas estruturas ósseas. A técnica é excepcional para o estudo da coluna vertebral fetal.

A ultrassonografia 3D/4D é cada vez mais indicada na obstetrícia, em quase todos os seus campos (Montenegro et al., 2001).

Bibliografia

Montenegro CAB, Rezende Filho J, Lima MLA. Ultrassom tridimensional. Atlas Comentado. Rio de Janeiro: Guanabara Koogan; 2001.

Avaliação da Vitabilidade Fetal

Joffre Amim Junior
Bruno Amim
Gabriela Paiva
Jorge Rezende Filho

A avaliação anteparto da vitabilidade fetal – melhor que vitalidade, segundo Rezende –, está indicada especialmente nas gestações que cursam com insuficiência placentária, capaz de determinar sofrimento fetal crônico, muitas vezes associado ao crescimento intrauterino restrito (CIR).

A morbidade e a mortalidade perinatal decorrentes da asfixia fetal anteparto são vistas principalmente em mulheres com os distúrbios apresentados na Tabela 10.1. Durante muito tempo, essas gestações foram rotuladas de gestações de alto risco.

Testes de avaliação anteparto

Os principais testes de avaliação anteparto podem ser assim enumerados (Liston et al., 2018):

- Contagem dos movimentos fetais
- Cardiotocografia (CTG)
- Perfil biofísico fetal (PBF)/volume do líquido amniótico (vLA)
- Doppler.

O único procedimento que mostrou real benefício em investigações randomizadas controladas foi o Doppler da artéria umbilical e, mesmo assim, em gestações complicadas pelo CIR. Além de algumas evidências de que a percepção dos movimentos fetais possa ser benéfica em todas as gestações, não há dados de que qualquer dos testes antenatais deva ser aplicado de modo rotineiro em gestações consideradas de risco habitual.

Início e frequência dos testes antenatais. Não há interesse em iniciar os testes antes da viabilidade fetal (23 semanas), assim como em conceptos com malformações incompatíveis com a

Tabela 10.1 Condições associadas a risco elevado perinatal que necessitam de avaliação anteparto.

História obstétrica	Hipertensão
	Descolamento prematuro da placenta
	Crescimento intrauterino restrito
	Natimorto
	Hipertensão
Gravidez atual	Gravidez prolongada
	Hipertensão
	Diabetes pré-gestacional
	Diabetes gestacional sob uso de insulina
	Ruptura prematura das membranas pré-termo
	Descolamento prematuro da placenta crônico
	Aloimunização Rh
	Sangramento vaginal
	Obesidade mórbida
	Idade materna avançada
	Gravidez após reprodução assistida
	Diminuição do movimento fetal
	Crescimento intrauterino restrito
	Oligoidramnia/polidrâmnio
	Gestação múltipla
	Parto pré-termo

vida (ACOG, 2015). Em grávidas com diabetes, que necessitam de insulina mas estão controladas, os testes fetais devem ser utilizados a partir de 32 a 36 semanas. Aquelas com diabetes mal controlado serão investigadas a partir de 26 semanas. Em mulheres com gravidez prolongada, sem outras complicações, a CTG e o vLA devem ser iniciados a partir de 41 semanas, embora seja melhor induzir o parto.

Um elevado peso fetal estimado ao ultrassom parece estar associado com natimortalidade, especialmente se acima do percentil 95 para idade gestacional (Bukowski et al., 2014). Nesses casos, pode haver benefício do monitoramento semanal da vitabilidade fetal a partir de 36 semanas (Carter et al., 2019).

Por outro lado, a frequência dos testes antenatais será de um a dois por semana. No entanto, excepcionalmente, na eventualidade do parto pré-termo indicado, sua frequência pode ser diária, ou até maior, para maximizar a idade gestacional e, ao mesmo tempo, evitar a asfixia intrauterina.

Contagem dos movimentos fetais

Todas as mulheres com fator de risco para prognóstico perinatal adverso devem ser orientadas para a contagem dos movimentos fetais a partir de 26 a 32 semanas de gravidez (Liston et al., 2018). O método tem por aspecto positivo não requerer qualquer tecnologia, apresentar custo zero e poder ser utilizado diariamente pela gestante.

Teste do movimento fetal. Se a contagem de movimentos fetais distintos não alcançar 6 movimentos a cada 2 horas, o resultado deve ser considerado anormal e essas gestações deverão receber completa avaliação materna e fetal (Liston et al., 2018). Não há nenhum estudo randomizado a legitimá-lo. Também não há definição do número de movimentos ou da duração ideal do teste (ACOG, 2014). Todavia, o critério mais aceito é

aquele que considera normal 10 ou mais movimentos feitos em 12 horas (Lai et al., 2016).

Cardiotocografia. Como será visto no Capítulo 40, dedicado ao CIR, a CTG no chamado modelo obstrutivo/toxêmico de insuficiência placentária não tem mais valia (RCOG, 2013). A princípio, estaria indicada apenas no diabetes sem complicação vascular, na pós-maturidade e no descolamento prematuro da placenta (DPP) crônico.

A frequência cardíaca fetal (FCF) basal normal está situada entre 110 e 160 bpm; acima de 160 bpm, taquicardia, e abaixo de 110 bpm, bradicardia, ambos indicativos de sofrimento fetal.

Teste da aceleração (Lee et al., 1975). A CTG pode ser classificada em reativa e não reativa. É reativa quando apresenta ≥ 2 acelerações ao movimento fetal, com amplitude ≥ 15 bpm e duração ≥ 15 segundos, em 20 minutos de traçado (ACOG, 1999) (Figura 10.1); a CTG reativa indica boa vitabilidade fetal. Em particular, no pré-termo (< 32 semanas), considera-se normal a aceleração com amplitude ≥ 10 bpm e duração ≥ 10 segundos. A CTG é não reativa quando mostra < 2 acelerações em 20 minutos de traçado (o exame pode ser estendido para 40 minutos), o que indica comprometimento da vitabilidade fetal. Em geral, a frequência do teste da aceleração é de um a dois por semana.

Teste acústico. Estudado por Montenegro et al. (1981), tem a capacidade de mudar o estado de sono fetal para o de vigília. Assim, propicia alterações na FCF (aceleração) e diminui os resultados falso-negativos com a CTG basal, além de encurtar o tempo do exame (Furley, 2012).

CTG computadorizada. A análise computadorizada da CTG anteparto foi introduzida pelo sistema 8002 da *Sonicaid*, que mede a variabilidade da FCF de duas maneiras (Rezende Filho, 1998) (Figura 10.2):

• Como variação de longa duração (*long-term variation* – LTV) em bpm
• Como variação de curta duração (*short-term variation* – STV) em ms.

Quando alcançado, o critério de Dawes/Redman (D/R) de normalidade é dado automaticamente pelo sistema computadorizado, que encerra o exame (Figura 10.3).

A CTG computadorizada é a única legitimada pelo RCOG (2013) para ser utilizada no CIR por insuficiência placentária. Nesse particular, a STV valoriza o melhor parâmetro de acidemia fetal. A STV > 4 ms afasta a acidemia fetal ou a possibilidade de morte intrauterina; STV < 4 ms indica graus variáveis de acidemia. O traçado terminal está caracterizado pela STV < 3 ms (Figura 10.4).

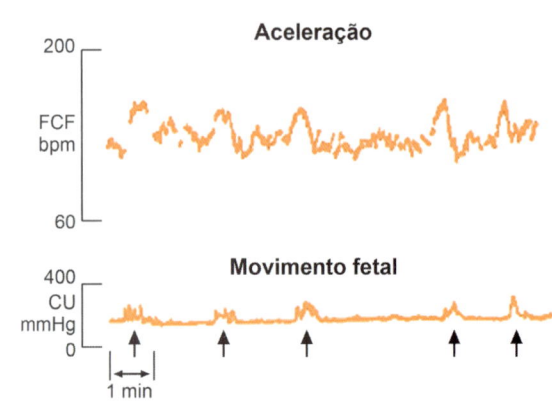

Figura 10.1 Aceleração associadas a movimentos fetais.

Perfil biofísico fetal – volume do líquido amniótico

Assim como referimos para a CTG anteparto, o PBF e o vLA não são legitimados pelo RCOG (2013) para avaliar o sofrimento fetal no CIR placentário. Assim, ambos os testes ficam reservados para avaliar o pós-maduro na gravidez prolongada e apenas o vLA para acompanhar a vitabilidade fetal no diabetes sem complicação vascular que, em vez de exibir oligoidramnia, mostra polidrâmnio/macrossomia.

O PBF, desenvolvido por Manning, em 1980, é um teste de avaliação anteparto da vitabilidade fetal, que observa, além da FCF pela CTG, quatro variáveis sonográficas durante 30 minutos de exame: movimento respiratório fetal (Figura 10.5), movimento fetal, tônus e vLA.

Se houver membranas intactas, rim funcionante e sistema urinário desobstruído, a diminuição do vLA significa redução da filtração renal pela redistribuição do débito cardíaco, com prejuízo do rim, em resposta à hipoxia crônica (Figura 10.6). Os componentes sonográficos do perfil e a inclusão da CTG recebem nota 2 (presente) ou 0 (ausente) (Tabela 10.2). A contagem 8 a 10 (desde que o vLA receba 2) é considerada normal; 6, equivocada; e ≥ 4, anormal.

O vLA avalia a existência de oligoidramnia (Figura 10.7). O diâmetro vertical do maior bolsão de LA é normal quando mede entre 2 e 8 cm; < 2 cm configura oligoidramnia; e > 8 cm, a polidrâmnio.

Atualmente, tende-se a adotar o PBF simplificado, apenas a CTG e o vLA, e mesmo assim com as restrições já enumeradas.

Kehl et al. (2016) concluem que o índice do LA (ILA) aumenta a taxa de diagnóstico de oligoidramnia e, consequentemente, de parto induzido, sem melhorar o prognóstico perinatal. O maior bolsão do LA é por isso o método de eleição para estimar a oligoidramnia.

Por outro lado, como propunham Vintzileos et al. (1989) em seu PBF, volta-se a valorizar o grau III de Grannum de maturidade placentária, quando presente com 28 semanas de gravidez, como fator de risco para o óbito fetal (OR, 7,6). Na casuística de Chen et al., (2015) 1/3 dos natimortos apresentavam grau III com 28 semanas (Figura 10.8).

Doppler

Doppler da artéria uterina. O Doppler da artéria uterina avalia a resistência dos vasos que suprem a placenta, refletindo

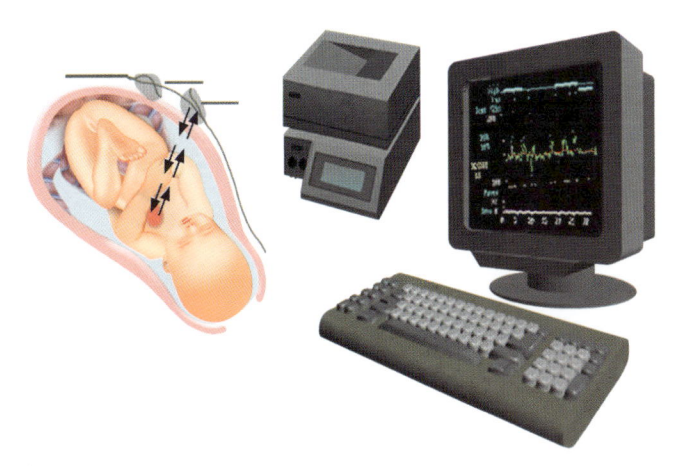

Figura 10.2 Sistema Sonicaid-8002 de cardiotocografia computadorizada. (Adaptada de Dawes e Redman, 1994.)

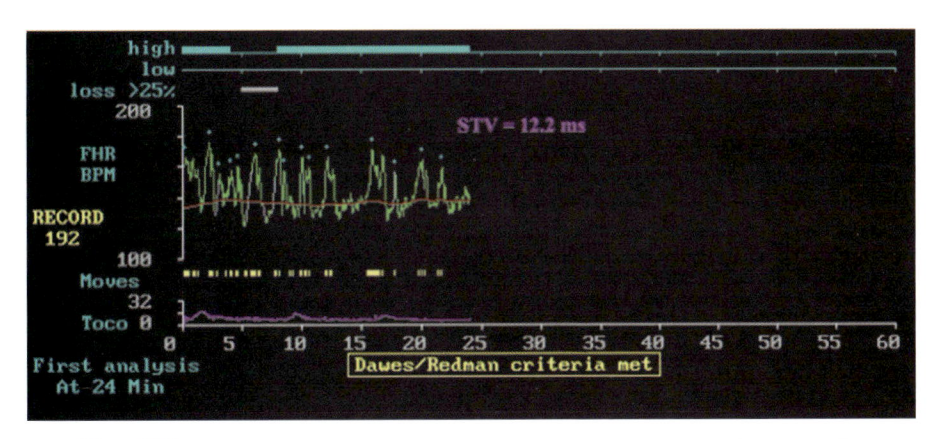

Figura 10.3 Cardiotocografia computadorizada reativa: critério de Dawes/Redman atingido.

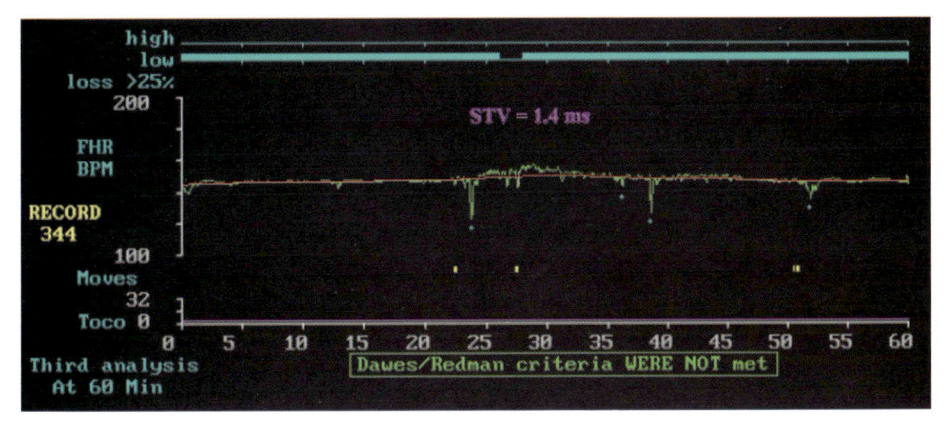

Figura 10.4 Cardiotocografia computadorizada terminal: *short term variation* (STV) de 1,4 ms.

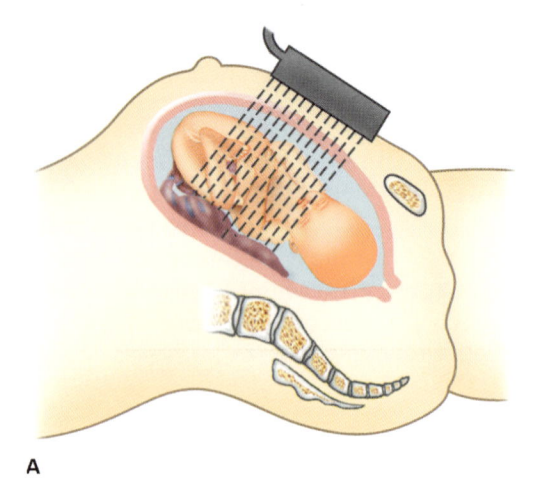

A

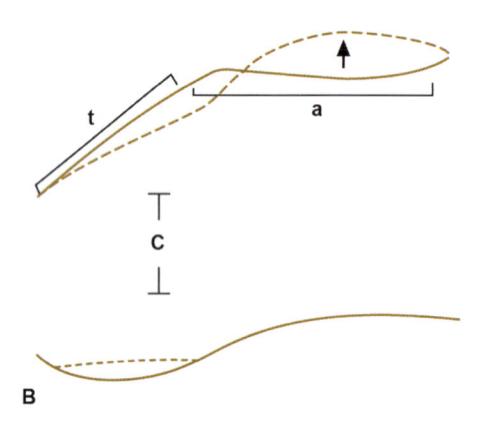

B

Figura 10.5 Representação esquemática dos movimentos respiratórios fetais (MRF) observados à ultrassonografia dinâmico-linear. **A.** Ilustração do corte do feto *in utero*. **B.** Durante cada MRF, as paredes anterior e posterior do tórax se retraem em torno de 2,5 mm e a parede abdominal anterior se expande em aproximadamente 3 a 8 mm. *t*, parede anterior do tórax; *a*, parede anterior do abdome; *c*, coração. (Adaptada de Patrick et al., 1978.)

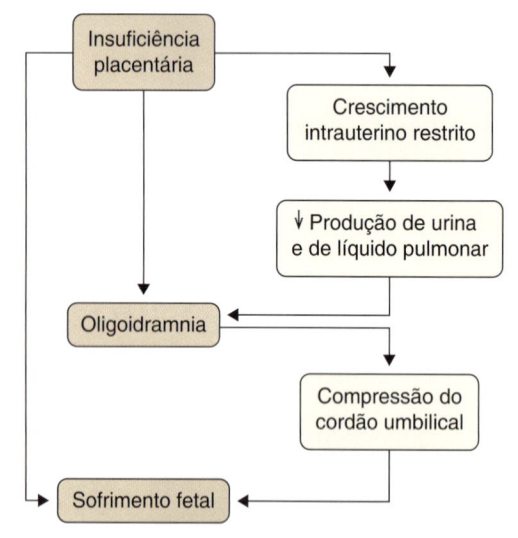

Figura 10.6 Fisiopatologia da oligoidramnia.

Tabela 10.2 Variáveis do perfil biofísico fetal.

Variável	Critério
1. Aceleração da frequência cardíaca fetal	2 acelerações
2. Movimento respiratório fetal	1 episódio contínuo com 30 s de duração
3. Movimento fetal	3 movimentos do corpo ou dos membros
4. Tônus fetal	1 episódio de extensão/flexão dos membros ou de tronco ou abertura/fechamento das mãos
5. Volume do líquido amniótico	Bolsão vertical ≥ 2 cm

Duração do teste: 30 minutos. Nota da variável: presente = 2, ausente = 0. Adaptada de Liston et al., 2018.

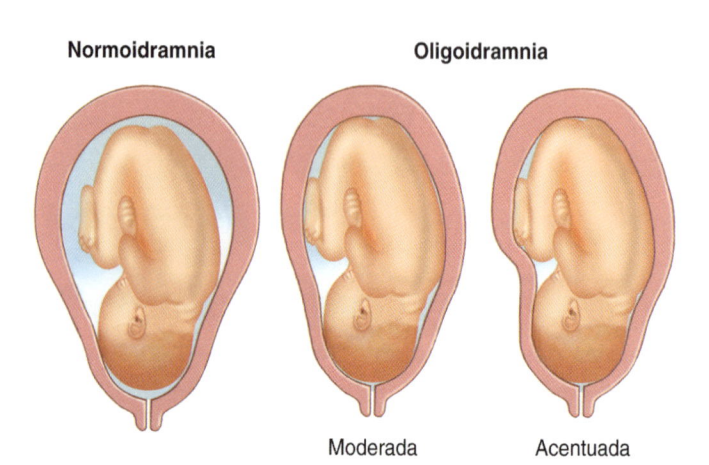

Figura 10.7 Classificação ultrassonográfica do volume do líquido amniótico. (Adaptada de Montenegro et al., 1984.)

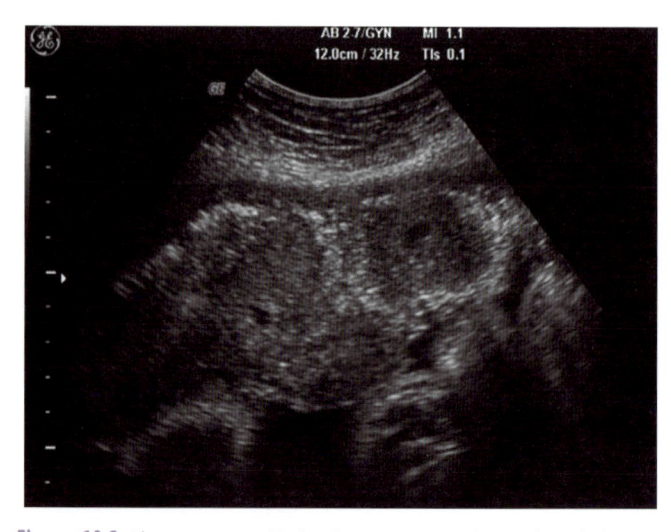

Figura 10.8 Placenta grau III de Grannum com áreas de calcificação. (Adaptada de Chen et al., 2015.)

> 0,58 e caso haja incisuras diastólicas em ambas as artérias (Figura 10.9). O Doppler uterino anormal está associado a um risco de quatro a oito vezes maior de pré-eclâmpsia/CIR. Diferentemente, o Doppler uterino normal exibe valor preditivo negativo de 99%, praticamente excluindo essas complicações da gravidez.

Doppler da artéria umbilical. Na gestação normal, a circulação umbilical está caracterizada por baixa resistência, crescente com a evolução da gravidez, à medida que se desenvolve a arquitetura vascular das vilosidades terminais (Figura 10.10).

a remodelação das artérias espiraladas, comprometidas na pré-eclâmpsia, CIR, DPP e morte fetal intrauterina.

O Doppler da artéria uterina está totalmente incorporado à ultrassonografia de 20 a 24 semanas e será amplamente estudado no Capítulo 40. O resultado é considerado anormal quando a média das duas artérias uterinas mostra índice de resistência (RI)

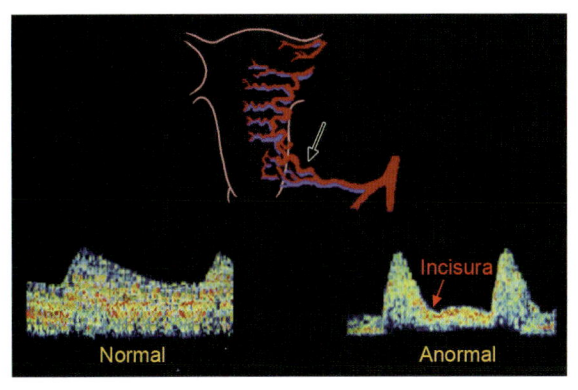

Figura 10.9 Doppler da artéria uterina após 24 semanas: normal e anormal (incisura).

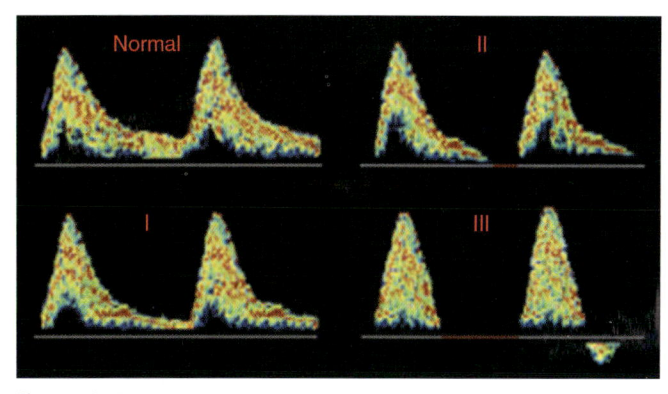

Figura 10.11 Classes de fluxo sanguíneo: normal, I (diástole diminuída), II (diástole zero) e III (diástole reversa). (Adaptada de Laurin et al., 1987.)

A elevação da resistência implica redução das unidades vasculares vilosas terminais, caracterizada por aumento da relação sístole/diástole (A/B) e do índice pulsátil (PI) (Trudinger et al., 1987).

O Doppler da artéria umbilical, à semelhança ao da aorta, pode ser dividido em quatro classes (Figura 10.11): normal, classe I (diástole diminuída), classe II (diástole/zero) e classe III (diástole reversa).

Como teste de vitalidade fetal, o Doppler da artéria umbilical foi o único procedimento que melhorou a mortalidade perinatal em estudos randomizados (Revisão Cochrane, 1966). Por esse motivo, é o teste escolhido para avaliar a insuficiência placentária no CIR.

As evidências atuais sugerem que o uso do Doppler da artéria umbilical em gestações de risco reduz o risco de mortes perinatais e pode resultar em menos intervenções obstétricas (Revisão Cochrane, 2017).

Existem estudos limitados para abordar a frequência ideal do teste com Doppler nos casos de CIR prematuro. Estudos semanais com Doppler podem ser adequados se o fluxo diastólico estiver presente na artéria umbilical, mas devem ser aumentados para 2 a 3 vezes/semana se o fluxo diastólico estiver ausente ou invertido, ou ainda se houver oligoidramnia associada antes do termo (Simpson et al., 2016).

Doppler de outros vasos. Inicialmente, *pari passu* com o desenvolvimento da hipoxia fetal, a redistribuição do fluxo sanguíneo ocorre de tal maneira que a resistência na artéria cerebral média (ACM) cai e, na artéria umbilical, se eleva, pela obliteração das arteríolas vilosas, traduzindo o chamado *brain sparing effect* ou centralização (Figura 10.12). O Doppler da ACM tem sido indicado no chamado CIR placentário tardio, uma vez que nesse cenário não há comprometimento da artéria umbilical.

O Doppler da artéria umbilical zero também pode ocorrer dias ou semanas antes do verdadeiro comprometimento fetal. Em gestações < 32 semanas, caso o objetivo seja escolher a melhor época para o parto, é necessário buscar outros parâmetros fluxométricos.

A avaliação do sistema venoso pode traduzir melhor o comprometimento iminente da função cardíaca fetal e a necessidade de interromper a gravidez. A deterioração da contratilidade do ventrículo direito conduz sua dilatação e regurgitação (insuficiência) tricúspide, exacerbando a pressão de enchimento atrial direita e a resistência ao enchimento venoso. Tal resistência se reflete no ducto venoso que exibe padrão zero/reverso, à semelhança da artéria umbilical, durante a contração atrial (ponto a), achado altamente relacionado com iminente asfixia fetal (Figura 10.13).

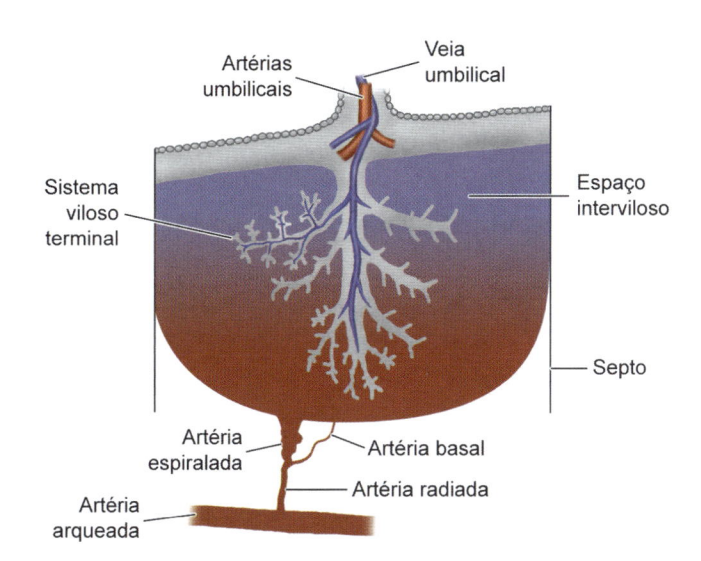

Figura 10.10 Representação esquemática da circulação da placenta humana. (Adaptada de Cohen-Overbeek et al., 1985.)

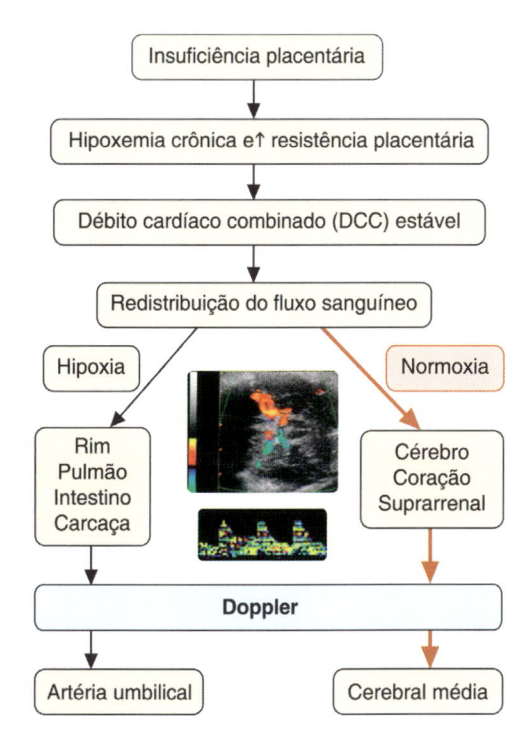

Figura 10.12 Centralização fetal. O fluxo umbilical está reduzido, e o da artéria cerebral média, aumentado.

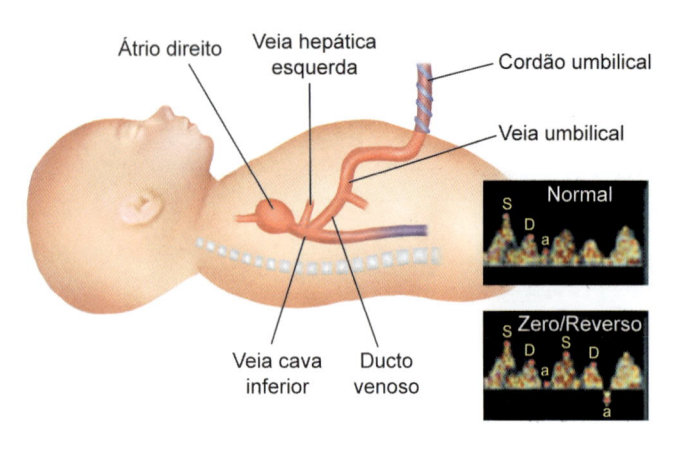

Átrio direito — Veia hepática esquerda — Cordão umbilical — Veia umbilical — Veia cava inferior — Ducto venoso — Normal — Zero/Reverso

Figura 10.13 Doppler venoso: Doppler do ducto venoso normal e anormal (zero/reverso).

Por fim, o aumento da pressão venosa sistêmica determina a dilatação máxima do ducto venoso e transmissão direta do impulso cardíaco à veia umbilical, causando pulsação nesse vaso. A pulsação na veia umbilical está intimamente relacionada ao estágio terminal do feto.

A coorte prospectiva *TRUFFLE* demonstrou que o uso do Doppler para avaliar alterações precoces e tardias no ducto venoso no CIR precoce não foi associado a diferenças significativas em mortes perinatais após a randomização. No entanto, houve melhora no desfecho neurológico a longo prazo na coorte de fetos nos quais a decisão pelo parto foi a partir de alterações tardias no ducto venoso ou anormalidades observadas na CTG computadorizada (Lees et al., 2013; Lees et al., 2015; Ganzevoort et al., 2017).

Bibliografia

ACOG practice bulletin. Antepartum fetal surveillance. Number 9, October 1999 (replaces Technical Bulletin Number 188, January 1994). Clinical management guidelines for obstetrician-gynecologists. Int J Gynaecol Obstet. 2000;68(2):175-85.

Alfirevic Z, Stampalija T, Dowswell T. Fetal and umbilical Doppler ultrasound in high-risk pregnancies. Cochrane Database Syst Rev. 2017;6(6):CD007529.

Bukowski R, Hansen NI, Willinger M, et al.; Eunice Kennedy Shriver National Institute of Child Health and Human Development Stillbirth Collaborative Research Network. Fetal growth and risk of stillbirth: a population-based case-control study. PLoS Med. 2014;11(4):e1001633.

Carter EB, Stockburger J, Tuuli MG, Macones GA, Odibo AO, Trudell AS. Large-for-gestational age and stillbirth: is there a role for antenatal testing? Ultrasound Obstet Gynecol. 2019;54(3):334-7.

Chen KH, Seow KM, Chen LR. The role of preterm placental calcification on assessing risks of stillbirth. Placenta. 2015;36(9):1039-44.

Cohen-Overbeek T, Pearce JM, Campbell S. The antenatal assessment of utero-placental and feto-placental blood flow using Doppler ultrasound. Ultrasound Med Biol. 1985;11(2):329-39.

Furley PR. Cardiotocografia prática. Anteparto e intraparto. 3.ed. Rio de Janeiro: Rubio; 2012.

Ganzevoort W, Mensing Van Charante N, et al.; TRUFFLE Group. How to monitor pregnancies complicated by fetal growth restriction and delivery before 32 weeks: post-hoc analysis of TRUFFLE study. Ultrasound Obstet Gynecol. 2017;49(6):769-77.

Kehl S, Schelkle A, Thomas A, et al. Single deepest vertical pocket or amniotic fluid index as evaluation test for predicting adverse pregnancy outcome (SAFE trial): a multicenter, open-label, randomized controlled trial. Ultrasound Obstet Gynecol. 2016;47(6):674-9.

Lai J, Nowlan NC, Vaidyanathan R, Shaw CJ, Lees CC. Fetal movements as a predictor of health. Acta Obstet Gynecol Scand. 2016;95(9):968-75.

Lee CY, Di Loreto PC, O'Lane JM. A study of fetal heart rate acceleration patterns. Obstet Gynecol. 1975;45(2):142-6.

Lees C, Marlow N, Arabin B, et al.; TRUFFLE Group. Perinatal morbidity and mortality in early-onset fetal growth restriction: cohort outcomes of the trial of randomized umbilical and fetal flow in Europe (TRUFFLE). Ultrasound Obstet Gynecol. 2013;42(4):400-8.

Lees CC, Marlow N, van Wassenaer-Leemhuis A, et al.; TRUFFLE study group. 2 year neurodevelopmental and intermediate perinatal outcomes in infants with very preterm fetal growth restriction (TRUFFLE): a randomised trial. Lancet. 2015;385(9983):2162-72.

Liston R, Sawchuck D, Young D. No. 197a – Fetal Health Surveillance: Antepartum Consensus Guideline. J Obstet Gynaecol Can. 2018;40(4):e251-71.

Montenegro CAB, Chaves Netto, Coura Filho O, Rodrigues Lima J, Jedlika K, Rezende J. Cardiotocografia anteparto. VII. Cardiotografia basal: utilização de um estimulador acústico fetal. Nota prévia. J Bras Gin. 1981;91:471.

Montenegro CAB, Rezende Filho J, Lima MLA. Ultrassom tridimensional. Atlas Comentado. Rio de Janeiro: Guanabara Koogan; 2001.

Rezende Filho J. Cardiotocografia computadorizada e suas alterações na centralização fetal [Tese de Doutorado]. Rio de Janeiro: Universidade Federal do Rio de Janeiro, Faculdade de Medicina; 1998.

Royal College of Obstetricians and Gynaecologists. The investigation and management of the small-for-gestational-age fetus. RCOG Green-top Guideline No 31; 2013.

Simpson L, Khati NJ, Deshmukh SP, et al. ACR Appropriateness Criteria Assessment of Fetal Well-Being. J Am Coll Radiol. 2016;13(12 Pt A):1483-93.

Trudinger BJ, Stevens D, Connelly A, et al. Umbilical artery flow velocity waveforms and placental resistance: the effects of embolization of the umbilical circulation. Am J Obstet Gynecol. 1987;157(6):1443-8.

Vintzileos AM, Campbell WA, Rodis JF. Fetal biophysical profile scoring: current status. Clin Perinatol. 1989;16(3):661-89.

Wladimiroff JW, Tonge HM, Stewart PA. Doppler ultrasound assessment of cerebral blood flow in the human fetus. Br J Obstet Gynaecol. 1986;93(5):471-5.

Wladimiroff JW, Wijungaard JAGW, Degani S, Noordam MJ, van Eyck J, Tonge HM. Cerebral and umbilical arterial blood flow velocity waveforms in normal and growth-retarded pregnancies. Obstet Gynecol. 1987;69:705-9.

Ecocardiografia Fetal

Lilian M. Lopes

Introdução

A avaliação da anatomia do coração fetal por meio da ecocardiografia fetal tem sido possível há 40 anos. Entre 1980 e 1982 foram relatados os primeiros registros convincentes do coração fetal pela ecocardiografia bidimensional, e em 1982, realizou-se o primeiro simpósio sobre ecocardiografia fetal na cidade de Estrasburgo, na França. A seguir, a possibilidade de diagnósticos precisos de todas as formas de cardiopatias congênitas fetais encheu de entusiasmo especialistas em ecocardiografia pediátrica, que incorporaram a ecocardiografia fetal como parte de sua rotina. Entretanto, como a maioria dos casos de cardiopatia congênita ocorre em gestações sem fatores de risco identificáveis, compreendeu-se que fazer ecocardiografia fetal na população de gestantes com risco aumentado para cardiopatia congênita fetal causou pequeno ou nenhum impacto no diagnóstico e prognóstico das cardiopatias congênitas (Tabela 10.3).

Uma profunda modificação no potencial diagnóstico das cardiopatias congênitas em vida fetal ocorreu em 1985, quando uma nova ideia do grupo francês liderado por Fermont sugeria que os ultrassonografistas de toda a França incorporassem uma nova visão do coração fetal em sua rotina, chamada de posição de quatro câmaras, criando uma rede de ensino voltada para o

treinamento desses profissionais. Esse grupo, então, introduziu o conceito de "rastreamento" das cardiopatias congênitas na população normal de baixo risco, e vários centros do mundo iniciaram a análise da posição das quatro câmaras, que foi a primeira a ser incorporada na rotina do ultrassom obstétrico. Anos depois, a incorporação das posições das vias de saída e três vasos com traqueia foi proposta com o objetivo de aumentar a taxa de rastreamento das cardiopatias, que se mostrou muito baixa ao se utilizar apenas a posição das quatro câmaras.

Mesmo nas gestações de baixo risco, o diagnóstico de uma cardiopatia fetal deve ser lembrado considerando-se que elas se situam entre as malformações que mais frequentemente acometem o feto, ao ocorrer em, aproximadamente, 8 em cada 1.000 nascidos vivos. Diante desse quadro, pode-se considerar que o diagnóstico pré-natal da cardiopatia fetal é de grande importância, visto que possibilita um melhor acompanhamento da gravidez e estimativa de riscos materno-fetais, ao propiciar o planejamento do parto do feto cardiopata em Centro de Referência de Cardiologia e Cirurgia Cardíaca Infantil e aumentar as chances de sobrevida do recém-nascido.

Esforços e recursos deverão ser direcionados para a difusão de ensino e propagação de treinamento necessários para se alcançar um padrão melhor e mais uniforme de rastreamento pré-natal das cardiopatias congênitas pelo ultrassom obstétrico, uma vez que a realização da ecocardiografia fetal especializada em todas as gestantes é utópica e não adotada como política de saúde nos países desenvolvidos.

Rastreamento do coração fetal ao ultrassom

Considerando todos esses aspectos, propõe-se uma metodologia de avaliação do coração fetal de modo muito simples, que vem sendo aplicada em vários países do mundo. A grande vantagem dessa avaliação sistematizada do coração é que ela elimina a obtenção de projeções e cortes complexos, evitando manobras mais difíceis, que tomam tempo e acabam desanimando o examinador, que negligencia essa parte importante do exame morfológico. Nessa técnica, o exame do coração fetal se inicia a partir de um corte transverso do feto, que parte do abdome fetal sem a necessidade da rotação do transdutor, apenas basculando-o da região infradiafragmática até o mediastino superior (Figura 10.14). Portanto, para o adequado rastreamento das principais cardiopatias congênitas, recomenda-se que cinco etapas sejam obrigatoriamente seguidas.

Etapa 1. Avaliação do abdome para determinar o *situs* cardiovisceral. Essa projeção é identificada por um corte transverso do abdome fetal, região subdiafragmática, e possibilita determinar o *situs* abdominal. É necessário, inicialmente identificar os lados direito e esquerdo do feto e, em seguida, confirmar que o estômago está no lado esquerdo fetal e o fígado à direita. Além disso, deve-se observar que a aorta descendente se encontra posterior e à esquerda, próxima ao corpo vertebral e que a veia cava inferior está anterior e à direita, dentro do parênquima hepático (Figura 10.15).

Etapa 2. Projeção de quatro câmaras. Essa projeção é obtida com um corte transversal do tórax fetal imediatamente acima do diafragma. Observa-se o coração ocupando um terço do tórax, e sua maior parte está situada no hemitórax esquerdo, com a ponta voltada para a esquerda. O septo interventricular deve fazer um ângulo de aproximadamente 45° com a linha média (Figura 10.16).

Tabela 10.3 Indicações para a ecocardiografia fetal.

Indicações por alto risco (risco absoluto > 2%)
Diabetes melito materna pré-gestacional
Diabetes melito materna diagnosticada no 1º trimestre
Fenilcetonúria materna (de difícil controle)
Anticorpos maternos anti-RO e anti-LA (SSA/SSB)
Ingestão materna de medicações • Inibidores da enzima conversora de angiotensina (ECA) • Ácido retinoico • Anti-inflamatórios não hormonais em 3º trimestre
Rubéola materna em 1º trimestre
Infecção materna com suspeita de miocardite fetal
Gestação por reprodução assistida
Cardiopatia congênita em parente de primeiro grau (mãe, pai ou irmão portador)
Herança mendeliana associada a cardiopatia congênita em parente de primeiro ou segundo grau
Suspeita de cardiopatia congênita pelo ultrassom obstétrico/morfológico
Suspeita de anomalia extracardíaca pelo ultrassom obstétrico/morfológico
Cariótipo fetal anormal
Ritmo cardíaco fetal irregular, bradicardia ou taquicardia
Translucência nucal aumentada > 95% (≥ 3 mm)
Gestação gemelar monocoriônica
Hidropisia fetal ou derrames
Indicações por baixo risco (risco absoluto > 1%, mas < 2%)
Ingestão materna de medicações • Anticonvulsivantes • Lítio • Vitamina A • Inibidores seletivos da recaptação da serotonina (somente paroxetina) • Anti-inflamatórios não hormonais em 1º e 2º trimestres
Cardiopatia congênita em parente de segundo grau
Anormalidade fetal do cordão umbilical ou da placenta
Anomalia venosa intra-abdominal fetal
Ausência de indicação (risco absoluto ≤ 1%)
Diabetes melito materno gestacional com HbA$_{1c}$ < 6%
Ingestão materna de medicações • Inibidores seletivos da recaptação da serotonina (todos exceto paroxetina) • Agonistas da vitamina K (varfarina)
Infecção materna diferente da rubéola com apenas soroconversão
Cardiopatia congênita isolada em algum parente distante (sem ser de primeiro ou segundo grau)

Fonte: Donofrio et al., 2014.

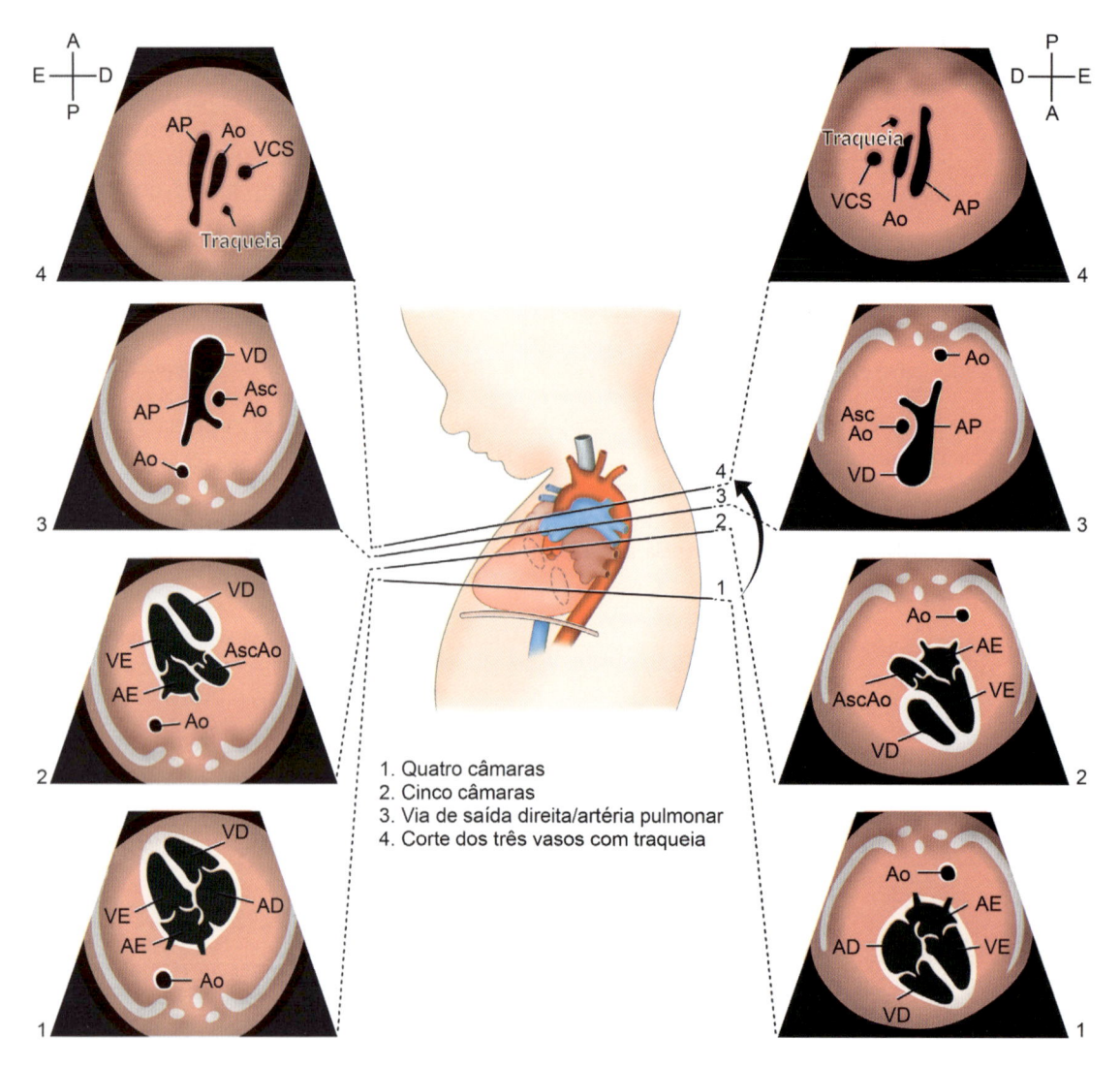

1. Quatro câmaras
2. Cinco câmaras
3. Via de saída direita/artéria pulmonar
4. Corte dos três vasos com traqueia

Figura 10.14 Padronização de varredura do coração fetal em direção cranial. A partir da projeção de quatro câmaras (1) atinge-se a via de saída do ventrículo esquerdo, chamada de posição de cinco câmaras (2), a via de saída do ventrículo direito e a posição dos três vasos com traqueia (4). *AD*, átrio direito; *AE*, átrio esquerdo; *VD*, ventrículo direito; *VE*, ventrículo esquerdo; *Ao*, aorta; *Asc*, ascendente; *AP*, artéria pulmonar; *VCS*, veia cava superior. (Modificada de American Institute of Ultrasound in Medicine, 2013.)

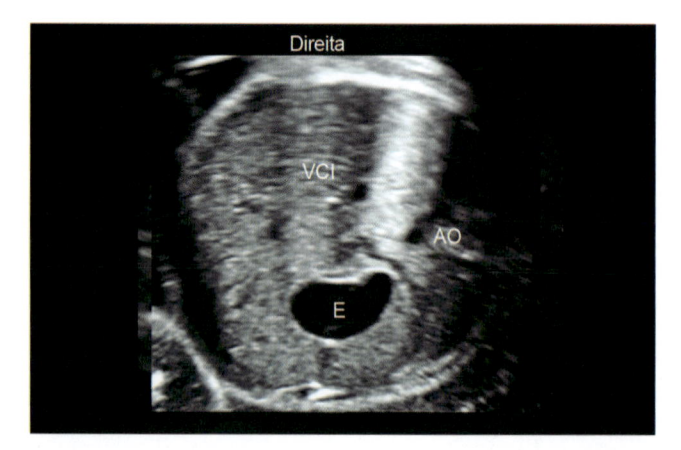

Figura 10.15 *Situs* abdominal obtido por corte transverso do abdome fetal. O estômago está à esquerda. A aorta encontra-se em posição posterior e à esquerda, e a veia cava tem posição mais anterior e à direita. *E*, estômago; *AO*, aorta torácica descendente; *VCI*, veia cava inferior.

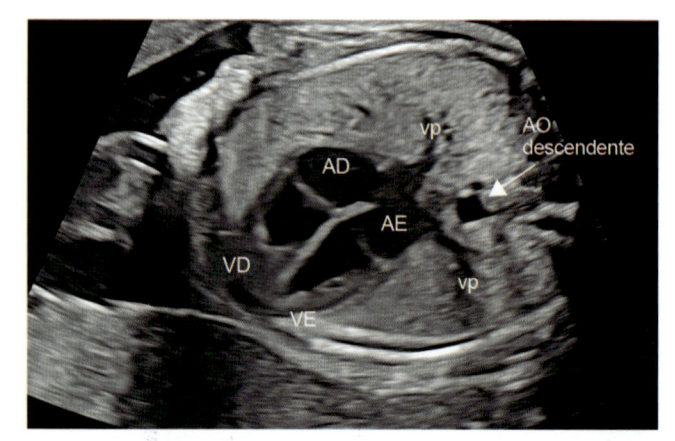

Figura 10.16 Posição de quatro câmaras. O coração encontra-se à esquerda. O septo interventricular faz um ângulo de aproximadamente 45° com a linha média. A banda moderadora é um marcador do ventrículo direito e pode ser vista preenchendo seu ápice. O átrio esquerdo encontra-se muito próximo da aorta torácica descendente. *AD*, átrio direito; *AE*, átrio esquerdo; *VD*, ventrículo direito; *VE*, ventrículo esquerdo; *AO*, aorta; *VP*, veias pulmonares.

O primeiro passo para a análise cardíaca fetal é a identificação da coluna. Oposta à coluna está a parede anterior do tórax ou esterno. Abaixo deste está o ventrículo direito que se caracteriza pela banda moderadora e valva tricúspide implantada alguns milímetros mais próxima do ápice. Retornando à coluna, a aorta descendente é vista anteriormente como um círculo no mediastino, e a sua frente está o átrio esquerdo. A identificação do átrio esquerdo é feita pela proximidade com a coluna vertebral e movimentação característica da válvula do forame oval. As outras estruturas intracardíacas, então, podem ser analisadas, como o átrio direito e o ventrículo esquerdo, que deverão ter dimensões semelhantes às das câmaras contralaterais. As valvas atrioventriculares deverão ser analisadas em relação à dinâmica e tamanho dos anéis valvares.

A falha na obtenção de uma projeção de quatro câmaras normal durante o ultrassom obstétrico é indicação absoluta para realizar o ecocardiograma fetal pelo especialista em cardiologia fetal. Embora a projeção de quatro câmaras tenha grande valor no rastreamento da normalidade ao evidenciar o tamanho proporcional entre as câmaras cardíacas, por não passar pela aorta e artéria pulmonar, não define cardiopatias do tipo transposição das grandes artérias, tetralogia de Fallot, tronco arterioso comum, entre outras. Nas Tabelas 10.4 e 10.5 encontram-se dispostas as cardiopatias comumente associadas com a projeção de quatro câmaras normal e anormal, respectivamente.

Etapa 3. Via de saída do ventrículo esquerdo à aorta ascendente. As vias de saída com suas respectivas artérias são visibilizadas a partir da projeção de quatro câmaras, basculando-se o transdutor em direção ao polo cefálico do feto. A primeira via de saída encontrada por essa manobra é a via de saída do ventrículo esquerdo na projeção de cinco câmaras, que se posiciona à esquerda com angulação de saída da aorta voltada para a direita, em direção ao ombro direito do feto (Figura 10.17). Esse corte propicia a visualização da continuidade do septo membranoso com a parede anterior da aorta, que é crucial para se afastar a possibilidade de cavalgamento da aorta, característicos da tetralogia de Fallot, tronco arterioso comum, entre outras anomalias complexas.

Etapa 4. Via de saída do ventrículo direito à artéria pulmonar. Após a demonstração da via de saída do ventrículo esquerdo, atingimos a segunda via de saída, que é a do ventrículo direito. A via de saída do ventrículo direito "abraça" a via de saída do ventrículo esquerdo, e ao dar origem à artéria pulmonar, tem angulação cruzada e dirige-se da direita para a esquerda. As grandes artérias são simétricas no início da gestação, porém ao longo dos 2º e 3º trimestres a artéria pulmonar passa a ser discretamente maior que a aorta (Figura 10.18).

Etapa 5. Projeção dos três vasos e traqueia – 3VT. Essa é uma forma especial de se analisar a artéria pulmonar, que emerge do ventrículo direito e torna possível observar sua relação espacial com a aorta e a veia cava superior. Continuando-se com imagens transversas do tórax fetal, essa projeção é ainda mais cefálica, sendo observada no plano do mediastino superior. Inicialmente, observamos os três vasos que da direita para a esquerda correspondem a veia cava superior, aorta e artéria pulmonar. Além de visualizar a ordem dos vasos, deve-se avaliar também que eles se encontram de forma alinhada, com a veia cava

Tabela 10.4 Cardiopatias comumente associadas com posição de quatro câmaras normal.

Tetralogia de Fallot

Transposição das grandes artérias

Tronco arterioso comum

Anomalias do arco aórtico

Estenoses valvares aórtica e pulmonar leves

Comunicações interventriculares perimembranosas

Tabela 10.5 Cardiopatias comumente associadas com posição de quatro câmaras anormal.

Atresias das valvas mitral e aórtica

Atresias das valvas tricúspide e pulmonar

Anomalia de Ebstein/Displasia da valva tricúspide

Dupla via de saída do ventrículo direito

Defeito do septo atrioventricular

Comunicações interventriculares grandes

Ventrículo único

Estenoses das valvas aórtica e pulmonar graves

Coarctação da aorta

Drenagem anômala total de veias pulmonares

Cardiomiopatias

Tumores cardíacos

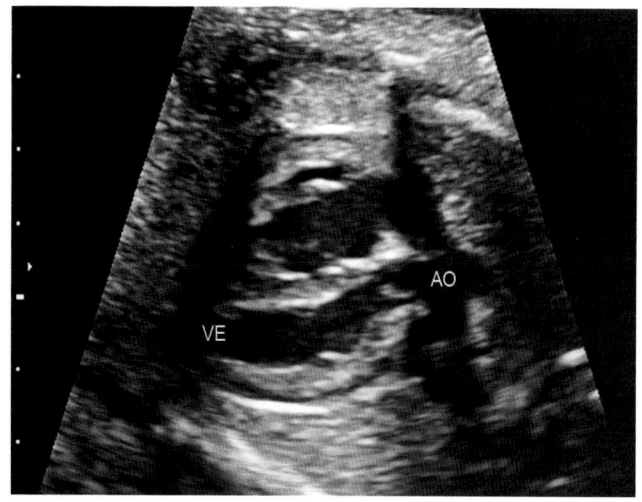

Figura 10.17 Projeção de cinco câmaras. Basculando-se levemente o transdutor anteriormente, observa-se a via de saída do ventrículo esquerdo de onde emerge a aorta. *VE*, ventrículo esquerdo; *AO*, aorta.

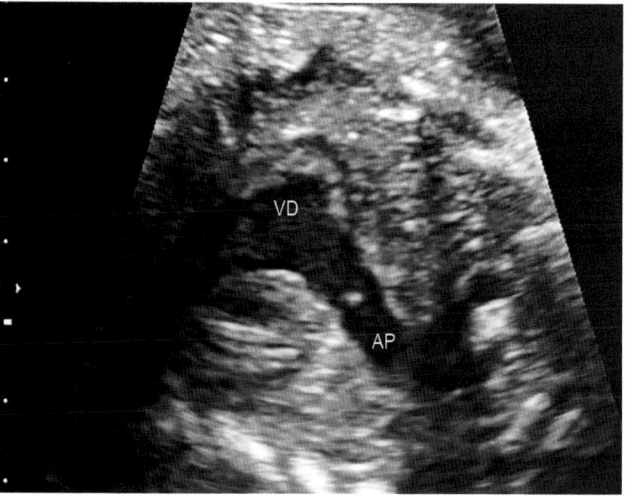

Figura 10.18 Avaliação da via de saída do ventrículo direito. Observa-se a saída da artéria pulmonar do ventrículo direito angulada da direita para a esquerda. *VD*, ventrículo direito; *AP*, tronco da artéria pulmonar.

superior mais posterior e a artéria pulmonar mais anterior, com a aorta no centro. Outro aspecto muito importante dessa projeção é que os vasos apresentam dimensões crescentes, isto é, a aorta um pouco maior que a veia cava superior e a artéria pulmonar, um pouco mais calibrosa que a aorta (Figura 10.19). A traqueia aparece nessa projeção como uma estrutura anecoica circundada por uma linha hiperecoica, que corresponde a cartilagem, e está situada à frente do corpo vertebral levemente mais à direita.

Planos complementares dos dois grandes arcos e eixo de cavas

Embora não estejam listados como obrigatórios no rastreamento estendido, é importante que o ultrassonografista reconheça essas imagens cardiológicas insonadas no corte sagital do feto.

A técnica para obtenção de imagens das grandes artérias e veias cavas pelo corte sagital consiste em se manter o eixo longitudinal do transdutor paralelo ao eixo longitudinal da coluna fetal e vagarosamente se deslizar da direita para a esquerda no tórax fetal, mantendo a orientação sagital. Assim, três planos poderão ser obtidos da direita para a esquerda:

- Arco aórtico: sua característica principal é a curvatura fechada e seu formato peculiar arredondado, que lembra um cabo de guarda-chuva (Figura 10.20)
- Arco ductal: o tronco da artéria pulmonar emerge do ventrículo direito e continua com a aorta descendente em uma angulação aberta acentuada, o que lhe confere um aspecto quadrangular ou em bastão de hóquei (Figura 10.21)
- Eixo das veias cavas: também conhecido como corte bicaval, demonstra as veias cavas superior e inferior, que entram posteriormente no átrio direito, assim como o apêndice atrial direito com sua base larga e pequena porção do átrio esquerdo (Figura 10.22).

Ressalta-se que o uso do mapeamento de fluxo em cores deve ser utilizado em todas as etapas do rastreamento, mas tem particular importância nessa última projeção. Espera-se que ambos os arcos apresentem fluxo na mesma direção e, por isso, tenham a mesma cor ao *color*, sempre direcionado do coração para a aorta torácica descendente.

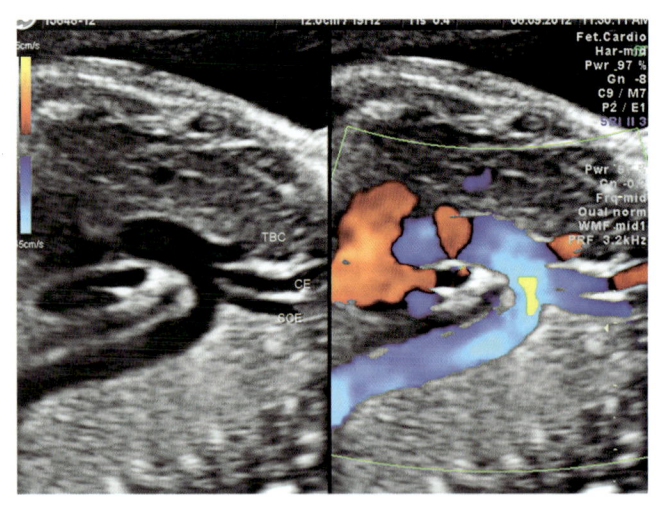

Figura 10.20 O arco aórtico com toda a aorta descendente pode ser analisado nessa posição com a coluna fetal em sentido longitudinal. A característica do arco aórtico é seu formato peculiar arredondado e em cabo de guarda-chuva e a emergência de três ramos arteriais: tronco braquiocefálico (TBC), artéria carótida esquerda (CE) e artéria subclávia esquerda (SCE).

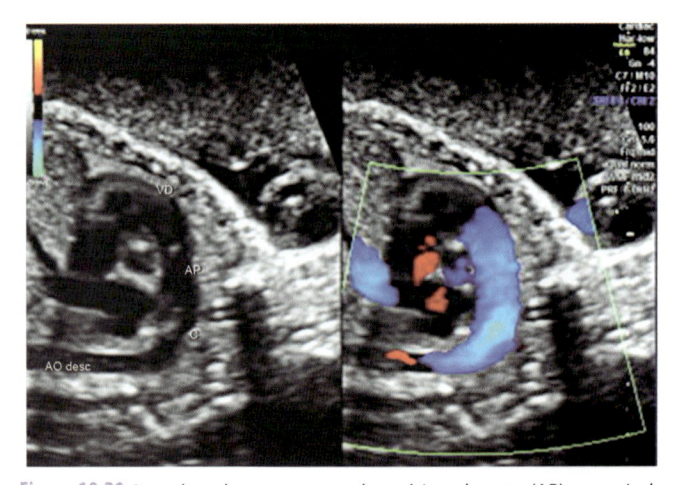

Figura 10.21 Arco ductal com o tronco da artéria pulmonar (AP) emergindo do ventrículo direito (VD) e continuando-se com o canal arterial (C) e a aorta descendente (AO desc.) em uma angulação acentuada, o que lhe confere um aspecto quadrangular ou em bastão de hóquei.

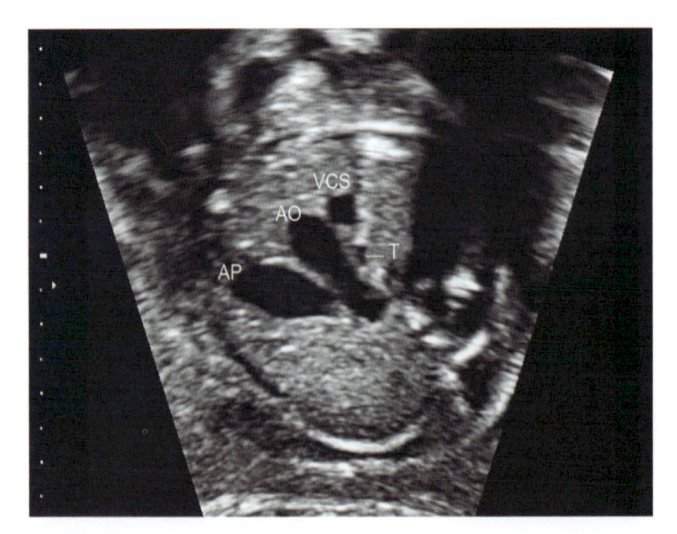

Figura 10.19 Projeção dos três vasos com traqueia ou corte dos "3VT". Nota-se a artéria pulmonar, a aorta no meio e a veia cava superior mais posterior e à direita. Observa-se que os três vasos se encontram alinhados com dimensões crescentes da veia cava para a artéria pulmonar. A traqueia é vista à direita e mais posterior à origem dos vasos.

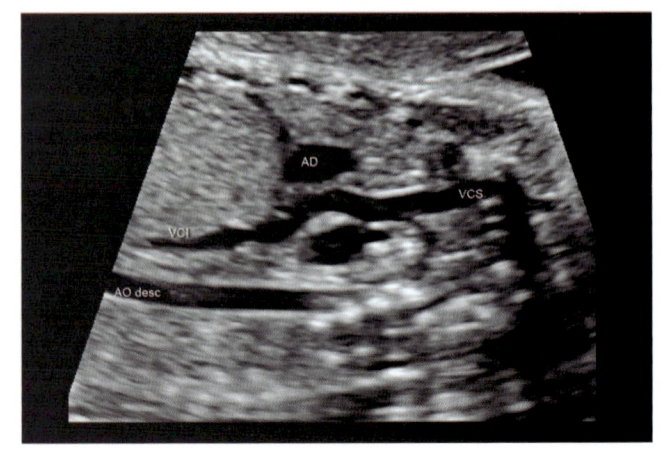

Figura 10.22 Plano longitudinal fetal com inclinação mais posterior mostrando o eixo das cavas. *AD*, átrio direito; *VCS*, veia cava superior; *VCI*, veia cava inferior; *AO desc*, aorta descendente.

Rastreamento das cardiopatias congênitas pelo ultrassom morfológico de 1º trimestre

Como a cardiopatia congênita é o defeito congênito grave mais comum e o menos diagnosticado pelo ultrassom obstétrico de rotina, o desafio dos últimos anos tem sido descobrir um método de rastreamento precoce de cardiopata fetal, uma vez que a maioria dos fetos cardiopatas nasce de mães que não apresentam as indicações clássicas para a ecocardiografia fetal. Imagens de boa qualidade são obtidas atualmente com os equipamentos disponíveis. Assim, é perfeitamente possível o rastreamento nessa fase da gestação, lembrando que o Doppler colorido é fundamental para a identificação das estruturas nessa fase da gestação (Figura 10.23).

Estudos antigos mostraram uma sensibilidade de até 40% na detecção de cardiopatias congênitas em fetos com translucência nucal (TN) aumentada entre 11 e 14 semanas de gestação (acima do percentil 99). Ao enfocar fetos com TN aumentada e cariótipo normal, foi demonstrada uma incidência de cinco a sete vezes maior de cardiopatia nesse grupo.

A literatura mais recente mostra uma sensibilidade em torno de 13,5% a mais para detecção de anomalias cardíacas do que a medida da TN ≥ 3,5 mm deve ser considerada uma indicação para a ecocardiografia fetal. A análise Dopplerfluxométrica do sistema cardiovascular fetal também é aplicada para rastrear cardiopatias fetais que podem ou não estar associadas a cromossomopatias. Vários trabalhos advogam que o fluxo alterado do ducto venoso, isto é, o aparecimento da onda reversa durante a contração atrial (onda "a") em fetos com TN ≥ 3,5 mm aumenta em três vezes a probabilidade de cardiopatia congênita, enquanto um padrão de fluxo normal diminui pela metade o risco de cardiopatia. A presença de insuficiência tricúspide no 1º trimestre gestacional está altamente associada às trissomias. Quando presente em fetos cromossomicamente normais, observa-se um aumento em oito vezes do risco de cardiopatia. A etiologia da insuficiência tricúspide de 1º trimestre é incerta, sabendo-se apenas que desaparece concomitantemente à normalização da espessura da nuca.

Ecocardiografia fetal

É muito importante que antes do início do ecocardiograma sejam obtidas informações a respeito da idade gestacional, história obstétrica pregressa, possíveis doenças maternas ou uso de medicações de risco para cardiopatia fetal e a indicação do exame. Isso já orienta o cardiologista quanto ao risco para anomalias cardíacas.

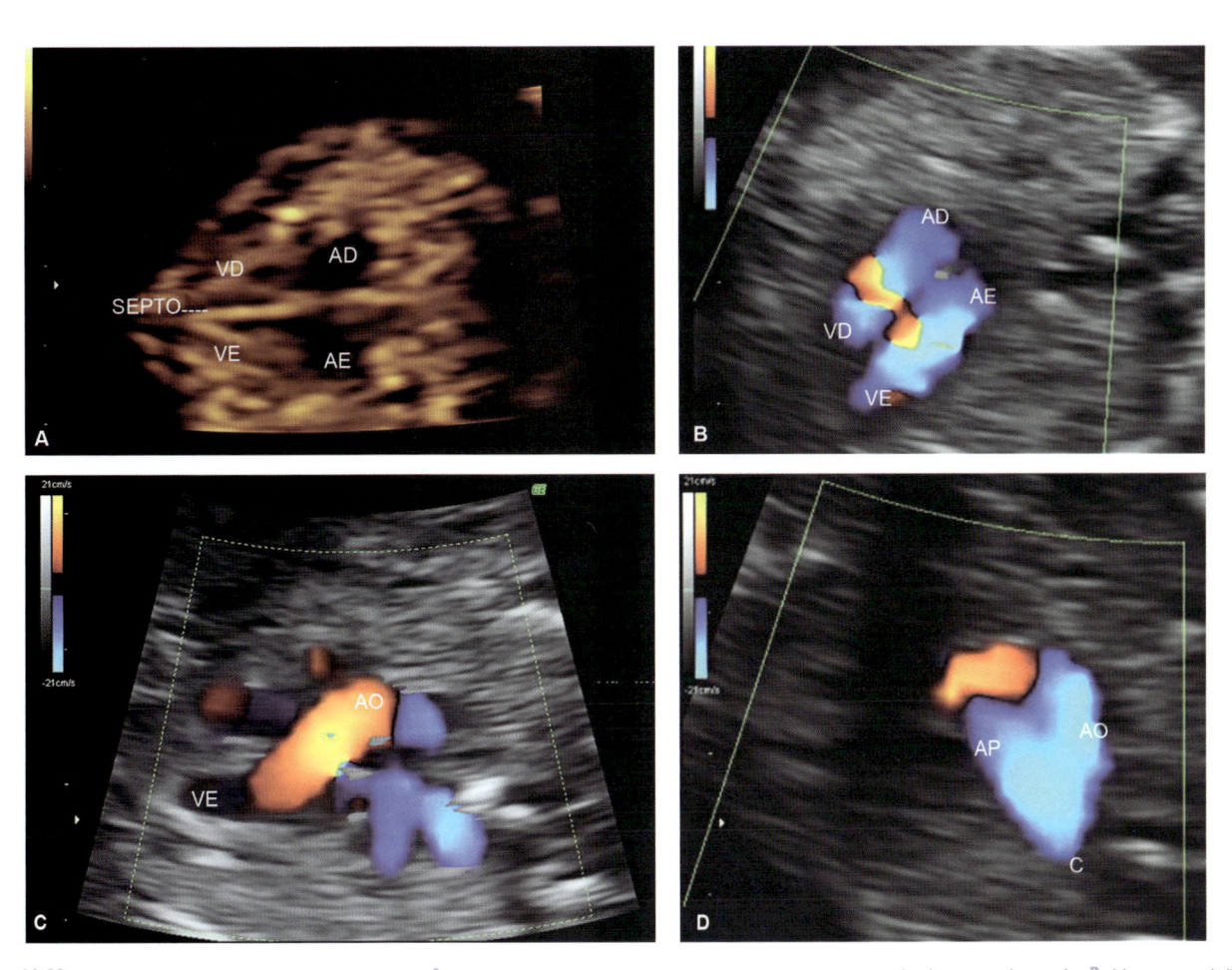

Figura 10.23 Coração normal em feto de 12 semanas. **A.** Posição de quatro câmaras com septo interventricular horizontal na tela. **B.** Mesma posição ao Doppler colorido, observando-se o fluxo de vias de entrada. **C.** Posição de eixo longo, fluxo em via de saída de ventrículo esquerdo. **D.** Posição dos 3VT, fluxo laminar em "V" da artéria pulmonar e aorta. *AD*, átrio direito; *AE*, átrio esquerdo; *VD*, ventrículo direito; *VE*, ventrículo esquerdo; *AO*, aorta, *AP*, artéria pulmonar; *C*, canal.

O equipamento utilizado poderá ser específico para ecocardiografia ou para ultrassonografia, desde que tenha um programa para coração fetal/ecocardiografia. Transdutores convexos (ultrassonografia) ou setoriais (ecocardiografia) possibilitam a obtenção de boas imagens, lembrando que a maioria dos transdutores convexos não dispõe de Doppler contínuo, que pode ser útil em casos de estenoses ou refluxos valvares. Os transdutores volumétricos permitem melhorar a imagem bidimensional em gestantes obesas e em exames realizados dentro do 1º trimestre gestacional, mas não são imprescindíveis para a prática diária, uma vez que são considerados tecnologia sofisticada e com aplicação restrita, em razão de sua indisponibilidade na maioria dos centros.

A partir de 18 semanas, todas as estruturas cardíacas podem ser analisadas pelo ecocardiograma. Essa é a idade gestacional inicial em que o ecocardiograma deve ser realizado. As melhores imagens, no entanto, são obtidas entre 24 e 28 semanas, quando o coração já apresenta dimensões maiores, o feto ainda se movimenta bem e os ossos não se constituem em uma barreira significativa ao ultrassom. Vale ressaltar que a avaliação precoce do coração pode ser realizada seja pela via transvaginal ou transabdominal (após a 14ª semana), e geralmente está indicada em gestantes com alto risco para cardiopatia fetal, particularmente quando a triagem do 1º trimestre é indicativa de anomalia cardíaca.

É fundamental que o cardiologista fetal tenha conhecimento dos conceitos de ultrassonografia básica, particularmente no que se refere a situação e posição fetal. Antes de iniciar a avaliação do coração, deve-se determinar a apresentação do feto e identificar seus lados direito e esquerdo. O principal marcador do lado esquerdo do feto é o estômago. Vale lembrar que em situações de *situs inversus* ou ambíguos, ele pode estar mal posicionado e não pode ser usado como marcador do lado esquerdo fetal.

A melhor imagem do coração é obtida a partir do abdome, escorregando-se o transdutor discretamente em direção ao tórax. Embora também seja possível a obtenção de imagens através do tórax ou dorso, visto que os pulmões fetais são preenchidos por líquido e não oferecem barreira à passagem do ultrassom, são imagens de qualidade inferior, principalmente no final da gestação, quando a ossificação das costelas e coluna representa importante barreira à passagem do ultrassom. Nessa situação, para melhorar a qualidade da imagem, muitas vezes é necessário solicitar que a gestante fique em decúbito lateral esquerdo ou direito.

Dificuldades poderão ocorrer na presença de polidrâmnio e obesidade materna. O polidrâmnio é uma situação que pode dificultar ou até mesmo impossibilitar a realização da ecocardiografia, pois o feto se posiciona mais distante do transdutor e tende a se movimentar muito, o que dificulta a realização de medidas e posicionamento da amostra de volume de Doppler para obtenção dos traçados habituais. Nessa situação, o feto poderá ser trazido mais próximo do transdutor por meio da colocação da gestante em posição de quatro apoios em seus joelhos e cotovelos. A obesidade materna também dificulta a qualidade técnica da ecocardiografia, e muitas vezes, a obtenção da imagem cardíaca é possível apenas pelo uso de uma compressão mais vigorosa do transdutor, ou pela utilização de transdutores setoriais de baixa frequência, como os usados para a ecocardiografia de adultos.

Uma vez que o coração fetal foi localizado, são necessários apenas pequenos movimentos do transdutor para que todas as estruturas cardíacas sejam analisadas, pois o coração fetal se encontra relativamente distante do transdutor e pequenos movimentos significam grandes mudanças de ângulo. Considera-se uma ecocardiografia fetal completa quando o coração pode ser examinado da direita para a esquerda e de uma extremidade à outra, em planos similares ao da ecocardiografia convencional pós-natal. Diferentemente do que se preconiza para o rastreamento obstétrico de malformações cardíacas, a ecocardiografia fetal deve constar de todas as projeções possíveis, não apenas dos planos transversais como dos longitudinais do feto. Isso permite diferentes visões das mesmas estruturas para que todos os detalhes anatômicos possam ser examinados.

Ecocardiografia fetal e técnicas de imagem que devem ser empregadas

Profissionais experientes na área de imagem, como ultrassonografistas, radiologistas ou ecocardiografistas podem avaliar o coração fetal com um alto grau de precisão diagnóstica. A determinação de quem deve ou pode realizar um ecocardiograma fetal transcende as normas éticas do bom convívio profissional, de modo que é praticamente impossível impedir um médico não cardiologista de estudar e tornar-se competente na realização da ecocardiografia fetal, apenas por não ser cardiologista. Por isso, as sociedades médicas internacionais de ecocardiografia e ultrassonografia fizeram um consenso sobre o que seria a ecocardiografia fetal e qual tipo de análise deve englobar, diferenciando-a de um rastreamento estendido.

Com base na diretriz da American Heart Association publicada em 2014, quanto ao ecocardiograma fetal, dividimos em elementos obrigatórios (classe de recomendação I [CR I]) e aqueles cuja inclusão no exame é opcional – incluídos nas classes de recomendação IIa (CR IIa) ou IIb (classe IIb).

Elementos essenciais e obrigatórios (classe de recomendação I)

- Anatomia cardiovascular ao bidimensional
  - *Situs* cardiovisceral
  - Posição cardíaca
  - Derrame pericárdico
  - Conexões venosas sistêmica e pulmonar
  - Morfologia atrial
  - Morfologia do septo atrial
  - Conexão atrioventricular
  - Morfologia dos ventrículos, dimensão e análise comparativa das dimensões
  - Conexão ventriculoarterial
  - Morfologia das valvas atrioventriculares, dimensão e análise comparativa das dimensões
  - Morfologia das valvas semilunares, dimensão e análise comparativa das dimensões
  - Morfologia do septo interventricular
  - Anatomia das grandes artérias, dimensão e análise comparativa das dimensões
  - Projeção de 3-VT
  - Morfologia do arco aórtico
  - Morfologia do arco ductal
  - Artérias pulmonares proximais
- Mapeamento de fluxo em cores
  - Veias cavas superior e inferior
  - Forame oval
  - Valvas atrioventriculares e vias de entrada dos ventrículos
  - Septo interventricular
  - Valvas semilunares e vias de saída dos ventrículos
  - Ducto venoso

- › Veias pulmonares
- › Grandes artérias
- › Artérias pulmonares direita e esquerda
- › Arcos aórtico e ductal
- • Doppler pulsátil
  - › Valvas atrioventriculares e vias de entrada dos ventrículos
  - › Válvulas semilunares e vias de saída dos ventrículos
  - › Ducto venoso
  - › Veia umbilical
  - › Artéria umbilical
  - › Veias pulmonares
  - › Grandes artérias
  - › Arco ductal
- • Medida da frequência cardíaca e avaliação do ritmo cardíaco

Elementos opcionais (classe de recomendação IIa e IIb)

- • Biometria cardíaca geral
  - › Índice cardiotorácico
  - › Dimensões atriais
  - › Dimensões ventriculares
  - › Diâmetros das valvas atrioventriculares
  - › Diâmetros das valvas semilunares
  - › Diâmetro da aorta ascendente e tronco da artéria pulmonar
  - › Diâmetro do arco aórtico e ductal
  - › Diâmetro das artérias pulmonares
  - › Biometria fetal
- • Mapeamento de fluxo em cores
  - › Artérias e veias umbilicais
- • Doppler pulsátil
  - › Veia cava superior e inferior
  - › Ramos pulmonares
  - › Artéria cerebral média
- • Outras modalidades de Doppler
  - › Doppler contínuo
  - › Doppler tecidual
- • Índices de função cardíaca adicionais
  - › Fração de encurtamento ventricular
  - › Índice de *performance* miocárdica
  - › Cálculo do débito cardíaco.

Novas tecnologias na avaliação do coração fetal – a ecocardiografia fetal 3D convencional e precoce

A alta tecnologia tridimensional estática (3D) e em movimento (4D) tornou-se popular há mais de uma década por realizar o sonho da visibilização da face e de outras partes do corpo fetal, ao antecipar em parte o impacto da primeira visão do feto, possível até então apenas no momento do nascimento.

Mais recentemente, a mesma tecnologia foi desenvolvida para a avaliação do coração fetal, e ganhou impulso especial com o advento da nova técnica chamada "STIC" (*spatial and temporal image correlation*). Essa tecnologia consiste em milhares de imagens bidimensionais adquiridas de uma região de interesse (*region of interest – ROI*) predeterminada, durante uma única varredura em câmera lenta, com duração de alguns segundos (7,5 a 12,5 segundos).

A vantagem do STIC é a apresentação da imagem em movimento, que permite a análise de eventos relacionados ao ciclo cardíaco, como movimento das valvas e contratilidade miocárdica. Como a varredura é muito rápida, pode-se também acessar o resultado da reconstrução imediatamente, ainda durante o exame, e com isso, orientar o entendimento da cardiopatia. Assim, belíssimas imagens são obtidas mediante a reconstrução pela aquisição com STIC combinando a imagem bidimensional com outras modalidades como Doppler de alta definição (Figura 10.24) e HDlive (Figura 10.25).

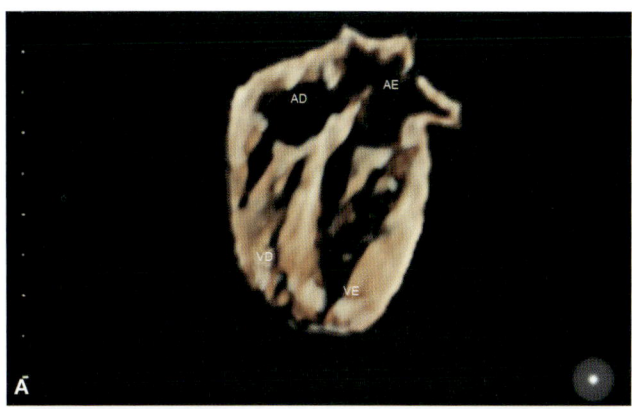
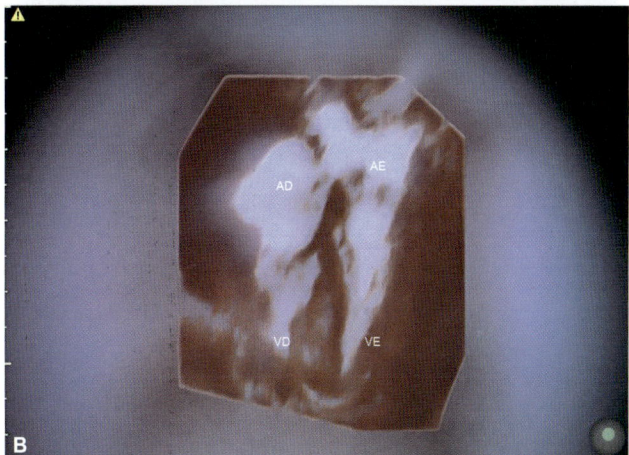

Figura 10.24 Reconstrução tridimensional em modo alta definição "HDlive" após aquisição de volume com "STIC". **A.** Posição de quatro câmaras em coração normal. **B.** Posição de quatro câmaras em coração com posicionamento da fonte de luz virtual por trás do volume, criando um efeito translúcido nas estruturas sólidas com feixes de luz nas cavidades. *AD*, átrio direito; *VD*, ventrículo direito; *AE*, átrio esquerdo; *VE*, ventrículo esquerdo.

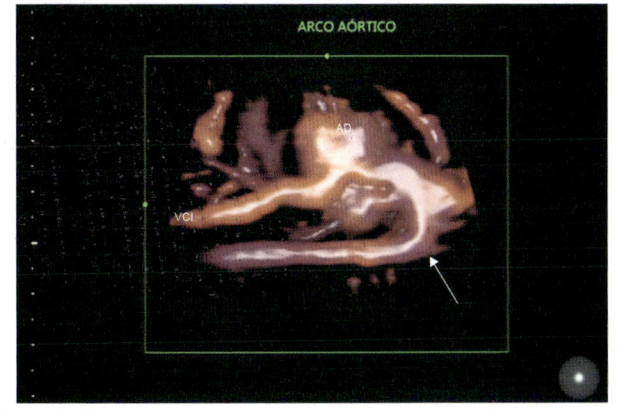

Figura 10.25 Reconstrução tridimensional em modo *HDflow* monocroma após aquisição de volume com STIC, do arco aórtico (*seta*), sem nenhum tecido ao redor. Esse corte mostra o arco aórtico e a cava inferior (VCI) chegando no átrio direito (AD).

Com aparelhos de alta definição e os recentes avanços tecnológicos, imagens de altíssima qualidade são obtidas não só no 2º e 3º trimestres como também no 1º trimestre, por meio da ecocardiografia fetal precoce.

Bibliografia

Allan LD, Sharland GK, Milburn A, et al. Prospective diagnosis of 1,006 consecutive cases of congenital heart disease in the fetus. J Am Coll Cardiol. 1994;23(6):1452-8.

American Institute of Ultrasound in Medicine. AIUM practice guideline for the performance of fetal echocardiography. J Ultrasound Med. 2013;32(6):1067-82.

Bonnet D, Coltri A, Butera G, et al. Detection of transposition of the great arteries in fetuses reduces neonatal morbidity and mortality. Circulation. 1999;99(7):916-8.

Donofrio MT, Moon-Grady AJ, Hornberger LK, et al. Diagnosis and treatment of fetal cardiac disease: a scientific statement from the American Heart Association. Circulation. 2014;129(21):2183-242.

Fermont L, De Geeter B, Aubry MC, Kachaner J, Sidi D. A close collaboration between obstetricians and pediatric cardiologists allows antenatal detection of severe cardiac malformation by 2D echocardiography. In: Doyle EF, Engle ME, Gersony WM, Rashkind WJ, Talner NS (eds.). Pediatric Cardiology: Proceedings of the secong World Congress. New York: Epringer-Verlag; 1986. p. 34-7.

Garne E, Stoll C, Clementi M; Euroscan Group. Evaluation of prenatal diagnosis of congenital heart diseases by ultrasound: experience from 20 European registries. Ultrasound Obstet Gynecol. 2001;17(5):386-91.

Lopes LM. Ecocardiografia fetal. Rio de Janeiro: Revinter; 2016. Coração fetal normal pelo ecocardiograma fetal especializado de nível II; p. 35-65.

Lopes LM, Brizot ML, Lopes MA, Ayello VD, Schultz R, Zugaib M. Structural and functional cardiac abnormalities identified prior to 16 weeks' gestation in fetuses with increased nuchal translucency. Ultrasound Obstet Gynecol. 2003;22(5):470-8.

Lopes LM, Damiano AP, Zugaib, M. Programa educativo de treinamento em ecocardiografia fetal nível I: impacto na referência e análise de resultados. Rev Bras Ecocardiogr. 2003;16(3):61-8.

Lopes LM, Zugaib M. Evolução no diagnóstico de cardiopatias fetais: do ecocardiograma convencional à técnica tridimensional de STIC. Rev Soc Cardiol Estado de São Paulo 2011;21(4):36-42.

Marek J, Tomek V, Skovránek J, Povysilová V, Samánek M. Prenatal ultrasound screening of congenital heart disease in an unselected national population: a 21-year experience. Heart. 2011;97(2):124-30.

Sun X, Zhang Y, Fan M, et al. Role of four-dimensional echocardiography with high-definition flow imaging and spatiotemporal image correlation in detecting fetal pulmonary veins. Echocardiography. 2017;34(6):906-14.

Tworetzky W, McElhinney DB, Reddy VM, Brook MM, Hanley FL, Silverman NH. Improved surgical outcome after fetal diagnosis of hypoplastic left heart syndrome. Circulation. 2001;103(9):1269-73.

Wang Y, Fan M, Siddiqui FA, et al. Prenatal screening of fetal ventriculoarterial connections: benefits of 4D technique in fetal heart imaging. Cardiovasc Ultrasound. 2017;15(1):17.

Yoo SJ, Lee YH, Cho KS. Abnormal three-vessel view on sonography: a clue to the diagnosis of congenital heart disease in the fetus. AJR Am J Roentgenol. 1999;172(3):825-30.

Ressonância Nuclear Magnética

Heron Werner Júnior
Romeu Cortes Domingues

O advento de novas técnicas de *ressonância magnética* (RM) possibilitou melhor estudo do feto, uma vez que a realização de sequências mais rápidas propiciou a aquisição de imagens durante uma única pausa respiratória da mãe, ao diminuir os artefatos causados pela movimentação fetal, e eliminou a necessidade de sedação (Werner et al., 2017; 2019).

O primeiro exame de RM em obstetrícia foi realizado por Smith, em 1983. Desde então, seu uso cresceu progressivamente para o estudo do feto, principalmente na avaliação do sistema nervoso central (Garel, 2004; Werner et al., 2015). Embora a ultrassonografia (USG) permaneça como procedimento de escolha no rastreamento de malformações fetais em razão de seu baixo custo, maior disponibilidade de aparelhos, segurança, boa sensibilidade e capacidade de análise em tempo real, a RM tem grande potencial na avaliação morfológica de fetos difíceis de serem bem avaliados pela USG (Werner et al., 2003; Rubesova et al., 2012).

Para se obter imagens de alta qualidade, o aparelho ideal para o estudo do feto é o de alto campo (1,5 e 3,0 tesla) com gradientes potentes para sequências ultrarrápidas. A sequência mais utilizada é a T2 *single shot echo-train spin echo* (*half-fourier snapshot turbo spin echo – HASTE* ou *single shot fast spin echo – SSFSE*). Trata-se de uma sequência rápida, em torno de 17 segundos, com a necessidade de breve período de apneia, facilmente suportada pelas pacientes (Prayer et al., 2017). A sequência T1 também é utilizada como complemento da T2, a fim de avaliar fígado, colo e tireoide fetal, além de áreas de sangramento (Figura 10.26). Hoje é possível fazer imagens 3D por meio da RM, assim como é feito na USG. Para uma reconstrução tridimensional por RM, acrescenta-se ao protocolo padrão de avaliação fetal a sequência True FISP tridimensional, com tempo de aquisição de 18 a 22 segundos. Após aquisição dessa sequência, processa-se a reconstrução tridimensional da estrutura de interesse (Hellinger et al., 2010; Cassart et al., 2011; Werner et al., 2018) (Figura 10.27).

No momento, não se conhece nenhum efeito biológico da RM sobre o feto. Inúmeros fetos já foram submetidos à RM desde 1983 sem nenhum efeito deletério descrito. Apesar de não haver contraindicação absoluta, contraste à base de gadolínio deve ser evitado para estudo do feto, por sua passagem através da barreira placentária (Webb et al., 2005). As orientações do The National Radiological Protection Board (NRPB, 1983) ressaltam a necessidade de maior prudência no uso da RM no 1º trimestre.

Os exames de RM são realizados com a paciente em decúbito dorsal ou lateral esquerdo, com a cabeça ou os pés entrando em primeiro lugar no magneto (Figura 10.28). Atualmente, não existe

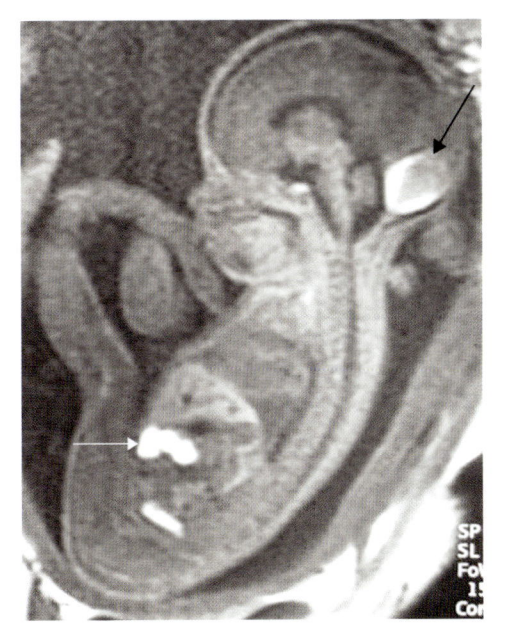

Figura 10.26 Corte sagital (imagem pesada em T1) demonstra feto de 28 semanas. Notar imagem em hipersinal na topografia da fossa posterior (*seta preta*), e imagem em hipersinal na topografia do abdome (*seta branca*), que corresponde ao colo.

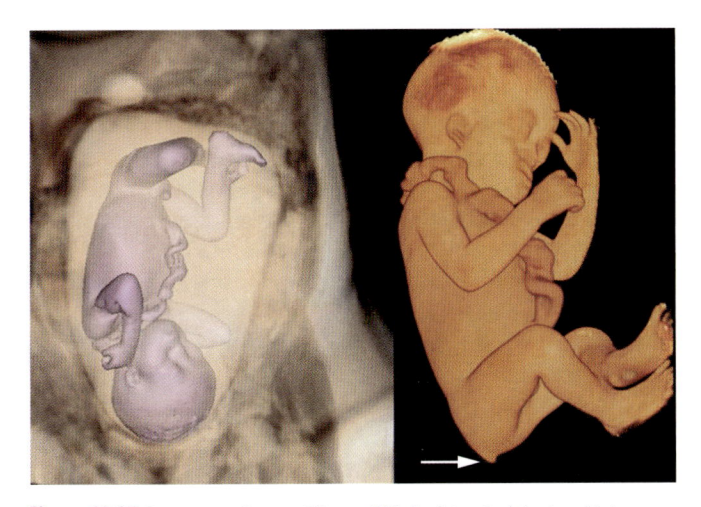

Figura 10.27 Reconstrução em 3D por RM de feto sindrômico. Notar presença de rabo vestigial (*seta*).

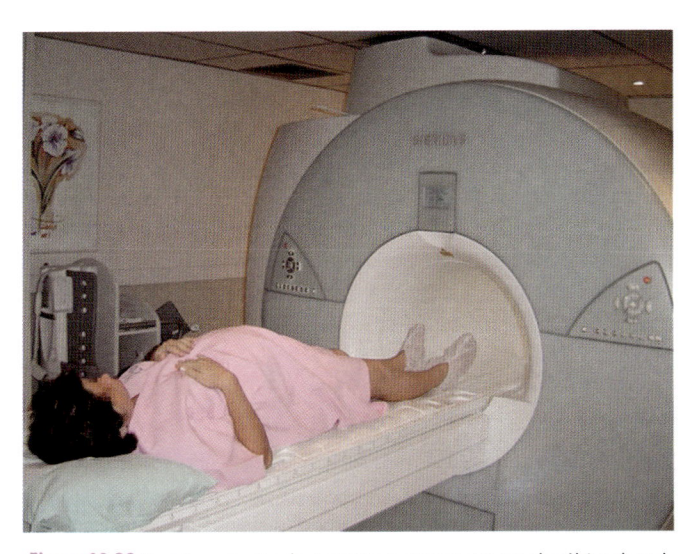

Figura 10.28 Posicionamento da paciente no magneto em decúbito dorsal.

preparo prévio para a realização do exame. Em alguns casos, tais como na presença de polidrâmnio, pode ser necessária a sedação materna com a utilização de benzodiazepínicos (5 a 10 mg) VO cerca de 15 minutos antes do exame, a fim de reduzir possível ansiedade materna ou os movimentos fetais, responsáveis pela degradação de boa imagem. Uma vez posicionada a paciente no magneto, a localização fetal é inicialmente realizada a partir de sequências multiplanares (planos axial, coronal e sagital). O tempo de realização do exame para o estudo completo do feto é de aproximadamente 30 minutos (Werner et al., 2003).

Ressonância magnética na prática obstétrica

Além do estudo da morfologia fetal, a RM pode trazer informações adicionais à USG nos casos de acretização placentária (Levine & Edelman, 1997; D'Antonio et al., 2014; Azour et al., 2016), quando não se visualiza a decídua basal, por haver aderência da placenta ao miométrio (Figura 10.29). Nos episódios de difícil visualização do sítio de implantação placentária, o uso do contraste pode ser considerado.

A RM auxilia a USG no estudo da gestação ectópica. Sua maior contribuição está nas gestações abdominais avançadas, ao permitir imagens com maior definição espacial do feto (Malian & Lee, 2001) e localização precisa da placenta (Figura 10.30).

A pelvimetria também pode ser realizada com excelente qualidade de imagem, quando toda a anatomia pélvica pode ser avaliada no final de 5 a 10 minutos de exame.

A aplicação promissora da RM está na avaliação da anatomia materna, como no estudo da hidronefrose e massas anexiais durante a gestação (Figura 10.31).

A RM pode ser uma alternativa para a necropsia do feto (Sebire, 2006). Woodward et al. fizeram estudo comparativo entre RM e necropsias, investigando 26 fetos de idade gestacional média de 25 semanas. As imagens de RM foram analisadas por três radiologistas. À necropsia, foram identificadas 47 anomalias grosseiras e 11 anomalias leves. Os três radiologistas identificaram 79% das anomalias grosseiras; e um deles identificou 91% dessas anomalias. Assim, a RM poderia ser boa alternativa ao estudo de anomalias fetais, quando a necropsia não fosse autorizada pelos familiares.

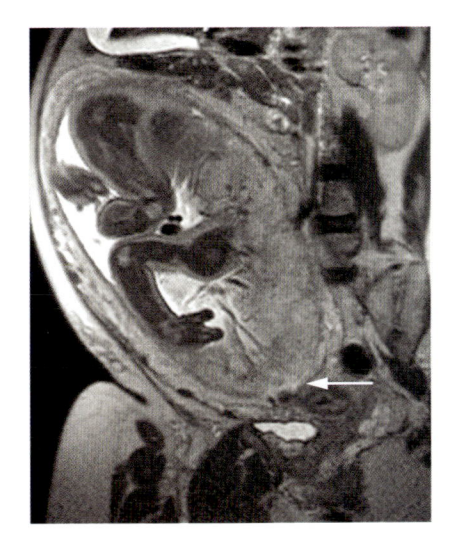

Figura 10.29 Imagem pesada em T2, que demonstra placenta prévia total (*seta*). Notar a integridade da decídua basal, afastando qualquer grau de acretização.

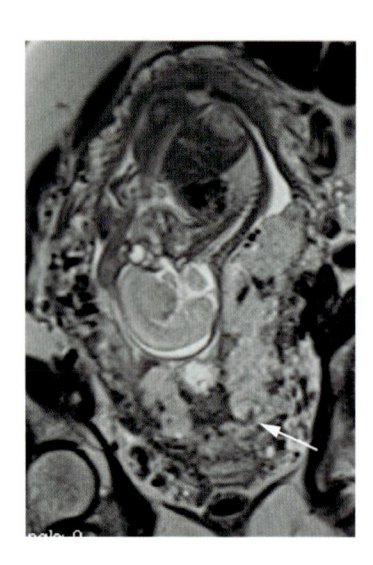

Figura 10.30 Coronal T2 do abdome materno demonstrando placenta prévia acreta (*seta*).

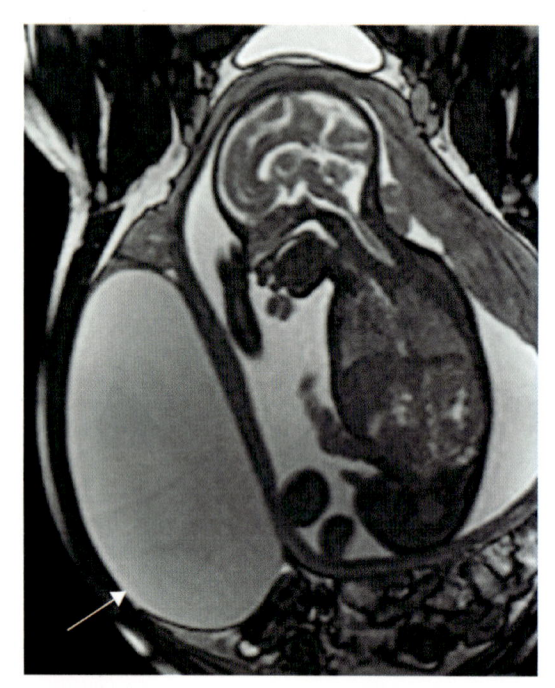

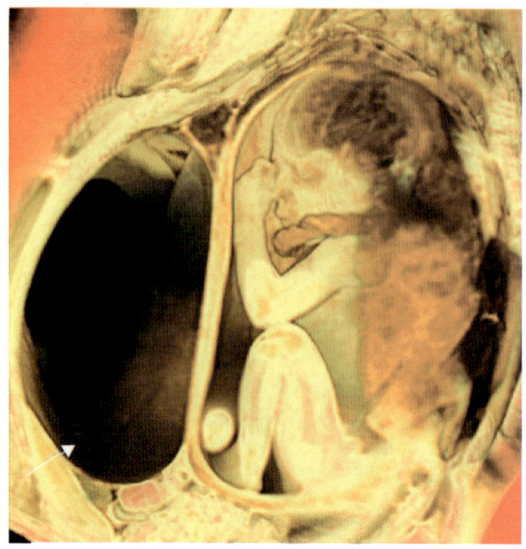

Figura 10.31 Coronal T2 do abdome e pelve materna e reconstrução 3D demonstrando cisto ovariano direito (*seta*).

Ressonância magnética no feto

A RM oferece excelente imagem da anatomia fetal, principalmente se realizada a partir da 24ª semana de gestação. Ela auxilia a USG quando há limitações para realização de bom estudo da anatomia fetal, tais como: sombra acústica da calota craniana no 3º trimestre, que dificulta boa avaliação da anatomia cerebral; posição muitas vezes inadequada do polo cefálico fetal; aumento da distância entre o transdutor ecográfico e estruturas cerebrais na vigência de hidrocefalia importante; presença de sombra acústica oriunda da mandíbula e base do crânio fetal, o que dificulta bom estudo ecográfico da região cervical; pequena diferença de ecogenicidade entre tecidos, por exemplo, na diferenciação do esôfago e também nos casos de obesidade materna, presença de polidrâmnio ou oligoidramnia acentuada.

Uma das principais indicações da RM está no estudo das malformações do sistema nervoso central do feto (Gressens & Luton, 2004; Salomon & Garel, 2007; Werner et al., 2015). No entanto, a RM vem ganhando importância na avaliação dos casos previamente diagnosticados pela USG de hérnia diafragmática, com o objetivo de avaliar melhor o conteúdo herniário e de outras patologias, tais como massas inespecíficas toracoabdominais, tumores e malformações do aparelho urinário fetal (Daltro et al., 2005; Daltro & Werner, 2008).

Werner et al. avaliaram 103 fetos tanto pela USG quanto pela RM, entre 23 e 37 semanas. A RM documentou melhor três casos de agenesia do corpo caloso, dois casos de suspeita ecográfica de rins hipoplásicos e que estavam normais à RM, quatro casos de agenesia renal, oito de hérnia diafragmática, um caso de linfangioma, atresia traqueal, sequestro pulmonar, malformação de Chiari II, gemelidade imperfeita e tumor cerebral. A USG avaliou melhor um caso de rabdomioma cardíaco, dois casos de defeitos cardíacos septais (CIV), uma hipoplasia do coração esquerdo e um caso de agenesia radial (síndrome TAR).

A RM ainda apresenta certas limitações para avaliação das malformações esqueléticas em razão de sua incapacidade em contrastar as estruturas ósseas. Nos casos de dúvida aos olhos da USG, uma opção seria a avaliação por tomografia computadorizada (TC) com uso de baixos níveis de radiação, realizada a partir da 30ª semana de gestação (Figura 10.32) (Cassart et al., 2007).

Estudo pioneiro está sendo desenvolvido no Brasil com o uso de um processo chamado Prototipagem Rápida na avaliação do feto (Werner et al., 2008, Werner & Santos, 2008; Werner et al., 2010). Esse processo torna possível, a partir da integração das imagens obtidas tanto pela USG, RM e TC, a impressão tridimensional, por deposição de camadas de resina fotopolimerizável solidificada, a partir do *laser*. O objetivo é reconstruir o feto, camada a camada sucessivamente, sobre uma plataforma de suporte, usando informações das imagens obtidas pela USG, RM e TC, para proporcionar melhor estudo pela equipe multiprofissional (Figura 10.33). A partir desses arquivos, é possível fazer navegações virtuais no interior do útero e do feto (Werner et al., 2013; Werner et al., 2017).

Sistema nervoso central

A RM é o método ideal para complementar a USG nos casos de lesões expansivas intracranianas, pois possibilita melhor caracterização da anatomia cerebral, da dilatação do sistema ventricular e das lesões expansivas (Salomon & Garel, 2007).

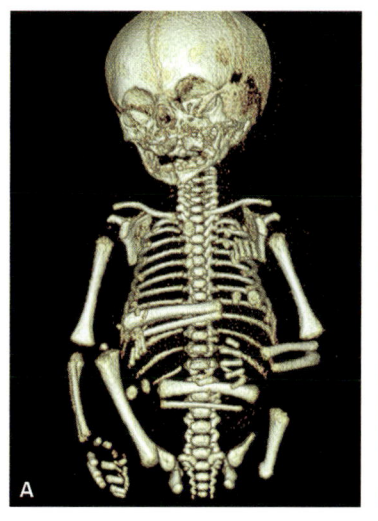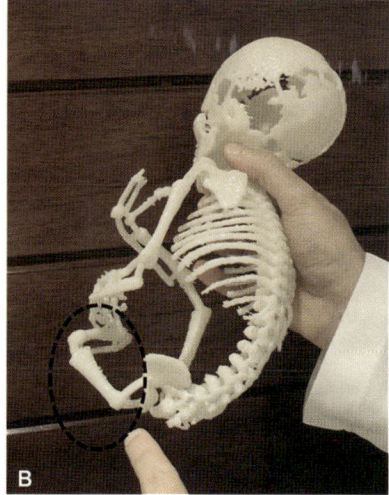

Figura 10.32 A. Tomografia computadorizada com reconstrução 3D que demonstra feto de 34 semanas portador de hipoplasia femoral esquerda. **B.** Protótipo do esqueleto.

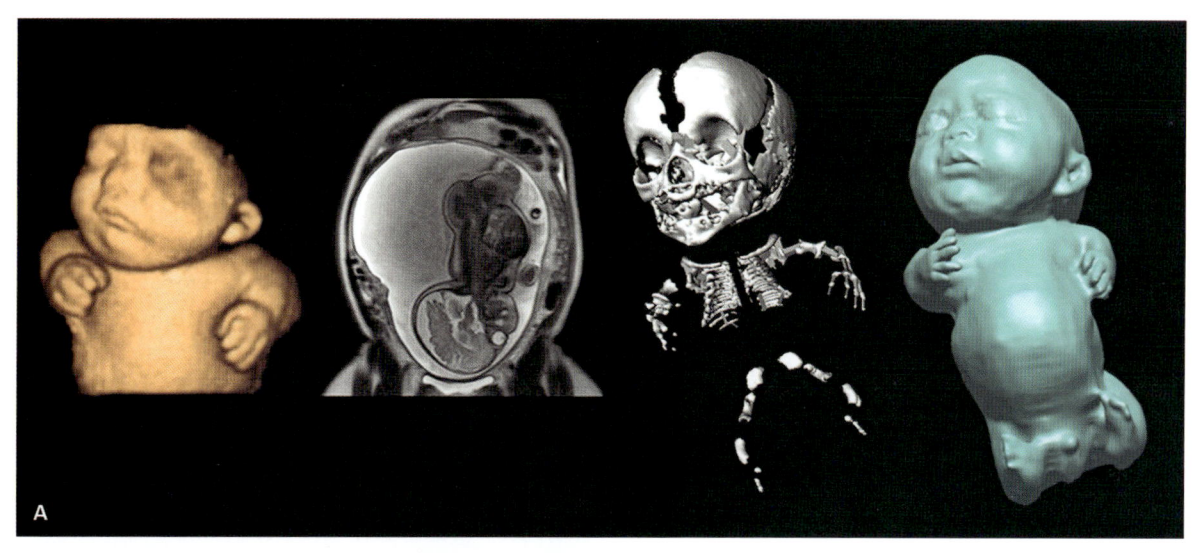

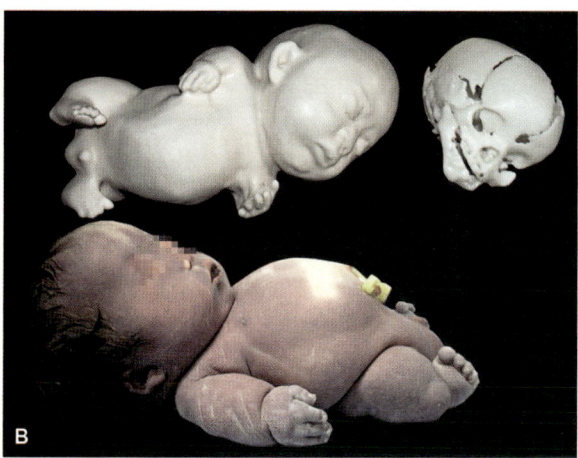

Figura 10.33 A. Feto de 34 semanas, portador de acondrogênese. **B.** Reconstrução por técnica de prototipagem a partir de arquivos obtidos por ultrassonografia tridimensional, ressonância magnética e tomografia computadorizada.

O diagnóstico da agenesia do corpo caloso é das principais indicações da RM do sistema nervoso central. O uso da tratografia por meio da RM veio acrescentar muito ao estudo do corpo caloso (Figura 10.34). O corpo caloso é importante comissura cerebral que conecta os hemisférios cerebrais. Sua ausência pode ser detectada à USG, porém a RM tem condições de avaliar melhor as malformações cerebrais associadas. Sonigo et al. (1998) estudaram 50 fetos portadores de agenesia do corpo caloso. A USG detectou 66% desses casos, além de 16% das malformações associadas, enquanto a RM diagnosticou 99% dos casos e 61% de malformações associadas. As principais anomalias associadas foram as de migração neuronal (esquizencefalia), anomalias da fossa posterior (malformação de Dandy-Walker), malformação de Arnold-Chiari (Figura 10.35) e hipoplasia do tronco cerebral.

A detecção da esclerose tuberosa no pré-natal exemplifica o valor da RM. Essa patologia caracteriza-se pela presença de

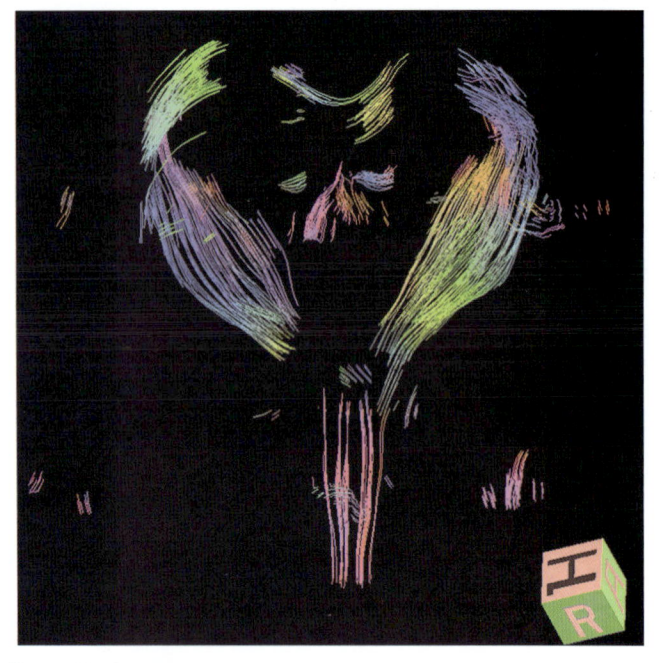

Figura 10.34 Tratografia em feto normal de 30 semanas (corte coronal) demonstrando fibras mielinizadas. As fibras que cruzam de um hemisfério ao outro correspondem ao corpo caloso.

lesões hamartomatosas em muitos tecidos, especialmente cérebro, pele, coração e rins (Figura 10.36). Os rabdomiomas cardíacos constituem a principal anormalidade detectada pela USG. Entretanto, a confirmação do diagnóstico da esclerose tuberosa no feto é possível em razão da visualização pela RM de hamartomas corticais e subependimários na parede dos ventrículos laterais (Werner et al., 1994).

O uso da RM tem sido útil na avaliação de cérebros de fetos com mães portadoras de infecções, principalmente nos casos de citomegalovírus. Infecção fetal precoce, em torno de 16 semanas, acontece exatamente nas primeiras fases de migração neuronal, que leva à lissencefalia. Tal alteração seria possível de ser identificada pela USG, mediante sinais indiretos como a microcefalia e a dilatação ventricular. No entanto, a RM tem melhores condições para avaliar possível retardo na formação dos giros cerebrais. Em casos de infecção mais tardia pelo citomegalovírus (em torno de 24 semanas), esta ocorreria na fase de organização neuronal, responsável pela displasia cortical e polimicrogiria. Essas alterações não seriam mais identificadas com facilidade pela USG (Werner & Daltro, 2006).

A RM auxilia a USG na avaliação do prognóstico de fetos portadores de toxoplasmose e Zika. Diante dos achados de dilatação ventricular e nódulos corticais, o prognóstico é reservado (Malinger et al., 2011; Werner et al., 2016).

Anomalias cervicotoracoabdominais

Apesar de as maiores aplicações da RM no feto estarem centradas nas malformações do sistema nervoso central, o exame vem ampliando sua contribuição também às patologias cervicais e toracoabdominais, tais como linfangioma e tumores cervicais, hérnia diafragmática e patologias urinárias (Frates et al., 2004). As reconstruções 3D por meio da RM propiciam estudos virtuais do interior do feto (p. ex., broncoscopia virtual), que facilitam a avaliação de invasão tumoral na região cervical do feto (Figura 10.37) (Werner et al., 2011; Werner et al., 2013).

Os pulmões do feto são estruturas bem visualizadas na RM, o que facilita o estudo da hipoplasia pulmonar, muitas vezes difícil de ser avaliada com a USG, e a identificação de sequestro pulmonar, em razão da semelhança de intensidade de sinal (Figura 10.38).

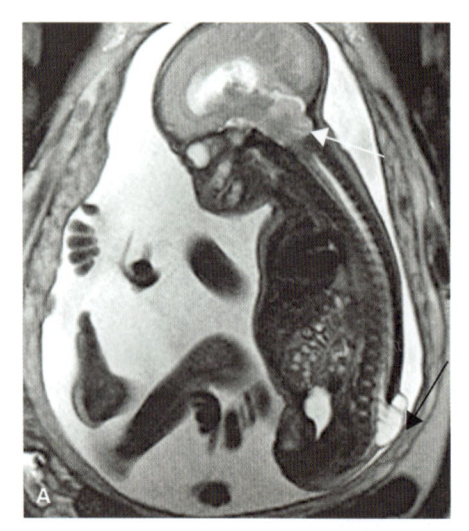

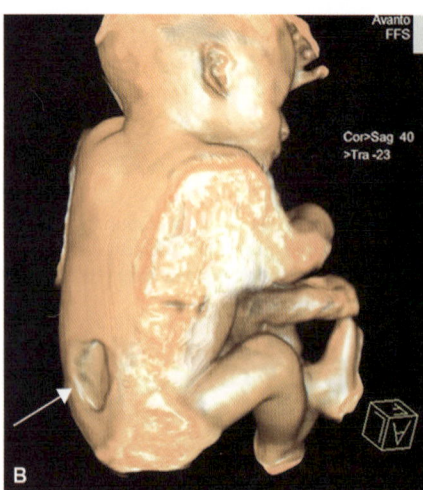

Figura 10.35 Sagital T2 com reconstrução 3D de feto na 32ª semana, portador de malformação de Arnold-Chiari II. **A.** Notar redução expressiva da fossa posterior com deslocamento cerebelar (*seta branca*). **B.** Notar mielomeningocele lombossacra (*seta*).

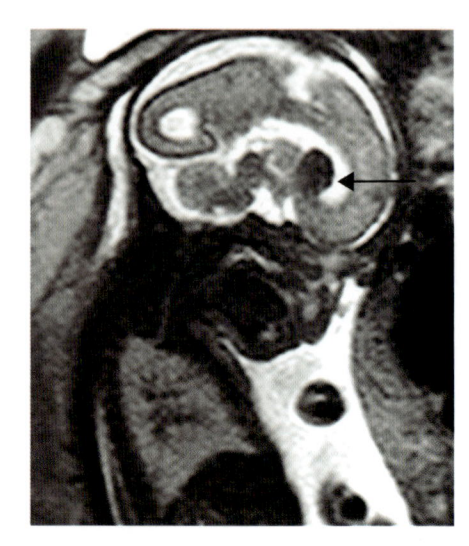

Figura 10.36 Sagital T2 de feto na 33ª semana, portador de esclerose tuberosa. Notar presença de hamartoma cortical (*seta*).

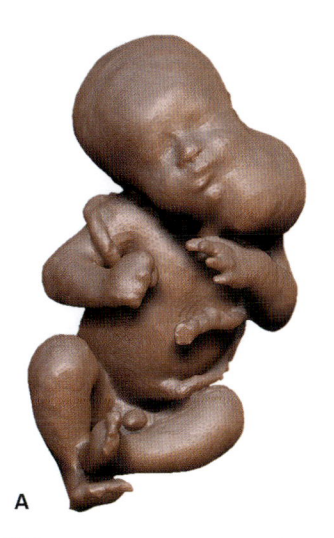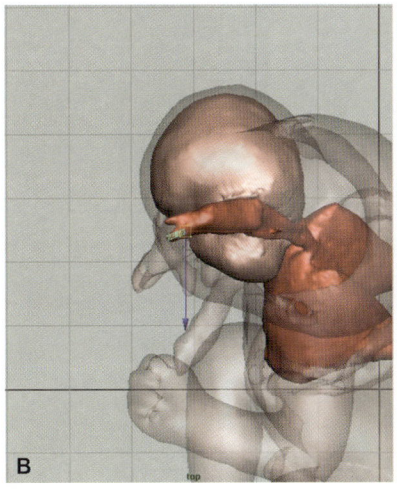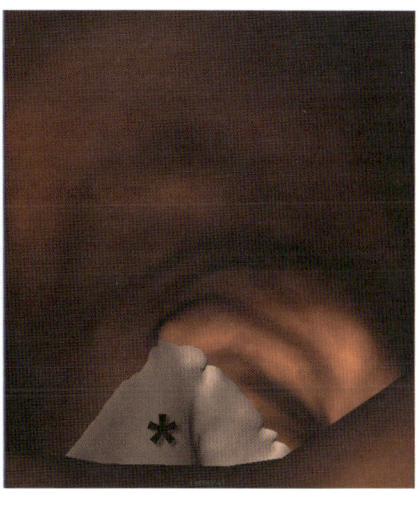

Figura 10.37 A. Reconstrução 3D a partir de ressonância magnética de feto portador de teratoma cervical (37 semanas). **B.** Broncoscopia virtual demonstrando a invasão tumoral (*).

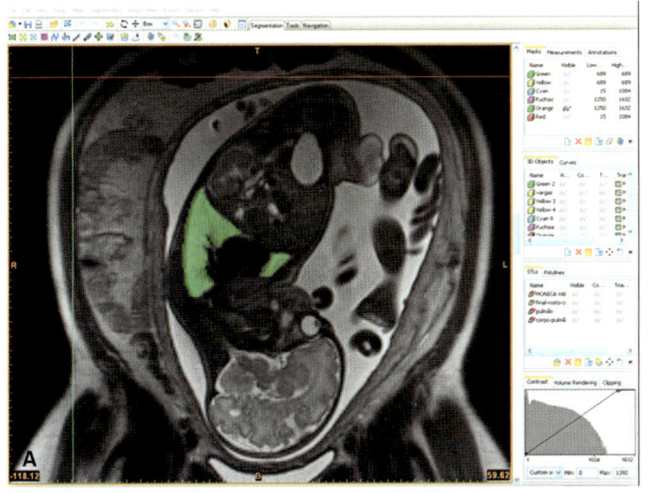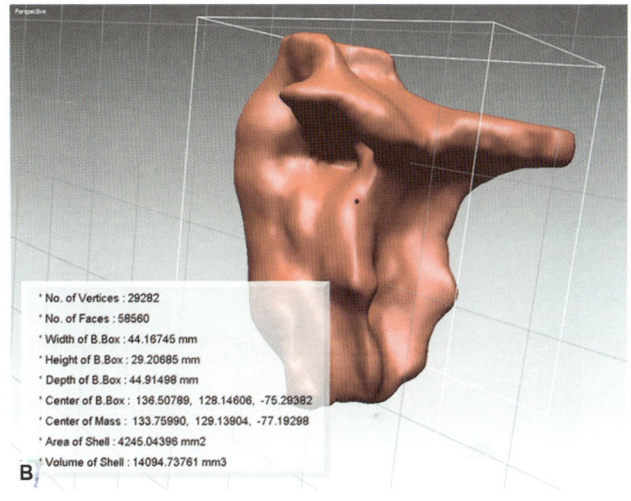

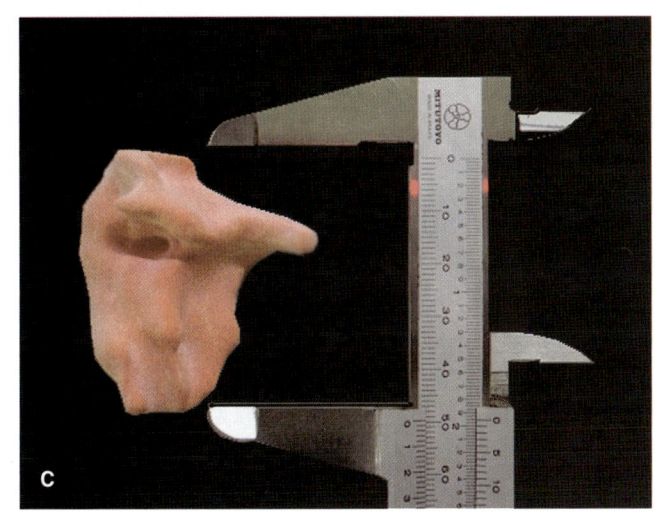

Figura 10.38 A. Volumetria pulmonar realizada no plano sagital na sequência pesada em T2. **B.** Reconstrução virtual 3D. **C.** Impressão volumétrica.

O coração fetal pode ser identificado pela RM. Hoje, existe sequência apropriada (*steady-state free precession*) que permite avaliar com boa nitidez as principais estruturas do coração sem grandes interferências dos artefatos de movimento (Saleem, 2008). O coração do adulto, quando acoplado ao eletrocardiógrafo, pode ter excelente contraste de sua estrutura (Shinmoto et al., 2000).

O fígado é facilmente visto na RM (Figura 10.39). A composição química do hepatócito varia com a idade gestacional, isso em função do aumento do glicogênio fetal próximo ao termo. Assim, a intensidade de sinal pode alterar-se ao longo da gestação. As estruturas do aparelho digestivo alto são visibilizadas pela RM em razão do líquido amniótico deglutido. As alças intestinais são identificadas como estruturas serpiginosas de alto sinal nas imagens

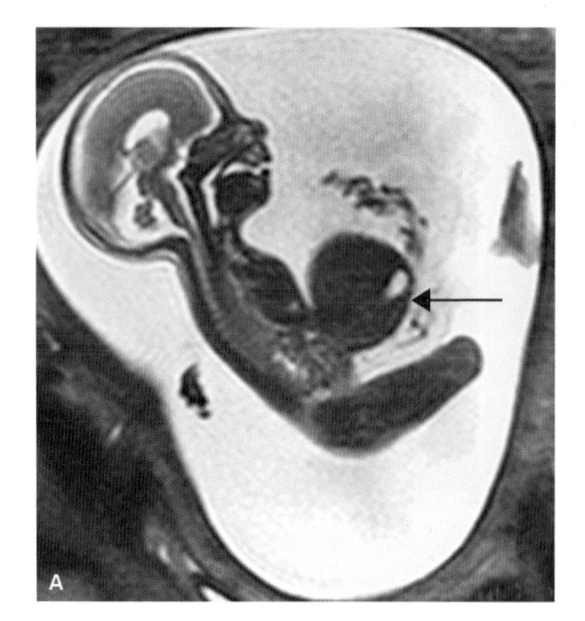

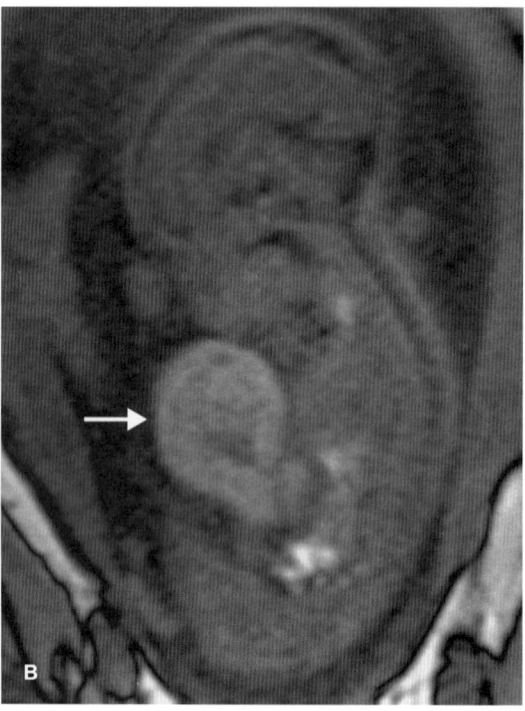

Figuras 10.39 Sagital T2 e T1 (27 semanas) que demonstra importante onfalocele com presença do fígado em seu conteúdo (*seta*). Notar presença de polidrâmnio.

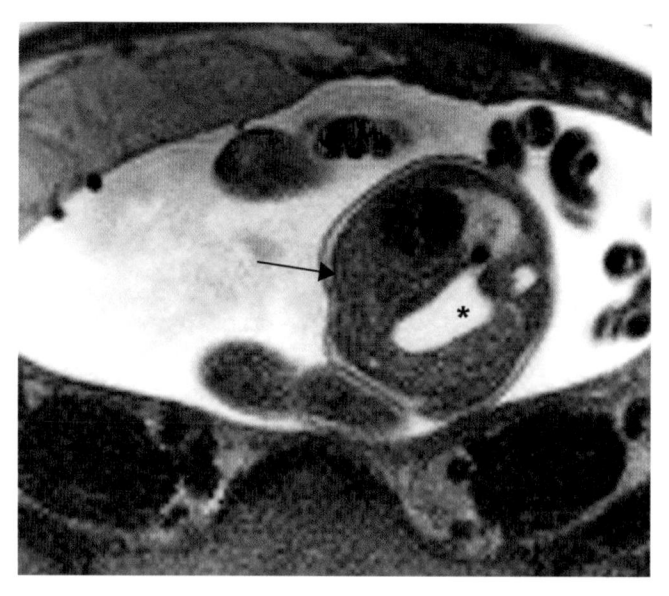

Figura 10.40 Axial T2 (29 semanas) de feto portador de hérnia diafragmática esquerda, com deslocamento parcial do fígado para o interior do tórax (*seta*). Notar o coração com baixo sinal desviado para a direita e estômago (*) com alto sinal, posterior ao lobo hepático esquerdo.

usada para complementar a USG nos casos de rins multicísticos displásicos bilaterais, válvula de uretra posterior e doença renal policística recessiva (Figura 10.41).

A RM ajuda a USG na avaliação de tumores fetais no curso do 3º trimestre da gestação. Avni et al. estudaram 12 fetos portadores de teratoma sacrococcígeo, com o objetivo de definir possível aplicação da RM para melhor definição do tamanho e extensão do tumor (Nemec et al., 2012) (Figura 10.42).

Na presença de gestação múltipla em que exista malformação de um dos gemelares, a USG do gemelar malformado pode ser extremamente difícil quando em um tempo mais avançado. Assim, a RM seria boa opção para melhor avaliação do feto malformado (Figura 10.43). Nos casos raros de gemelaridade imperfeita, a RM proporciona melhor identificação das estruturas toracoabdominais e possibilita melhor avaliação de prognóstico e definição da viabilidade cirúrgica pós-natal (Castro et al., 2019) (Figura 10.44).

em T2 e baixo sinal nas imagens em T1. O colo sigmoide e o reto têm sinais variáveis em razão da presença ou não do mecônio (Cassart et al., 2011).

Nos casos de hérnia diafragmática, a RM tem papel fundamental na avaliação de possível hipoplasia pulmonar, além de caracterizar melhor do que a USG o conteúdo herniário (Ward et al., 2006; Daltro & Werner, 2008). Assim, demonstra claramente se existe ou não a presença do fígado no interior do tórax (Figura 10.40). Isso impacta muito a avaliação do prognóstico fetal, pois a taxa de mortalidade varia de 57%, quando existe parte do fígado no conteúdo herniário, a 7%, quando o fígado está tópico (Leung et al., 2000).

Os rins e a bexiga são facilmente identificados na RM, o que facilita o diagnóstico de agenesia renal bilateral frente ao quadro de oligoidramnia acentuada. Além disso, pode também ser

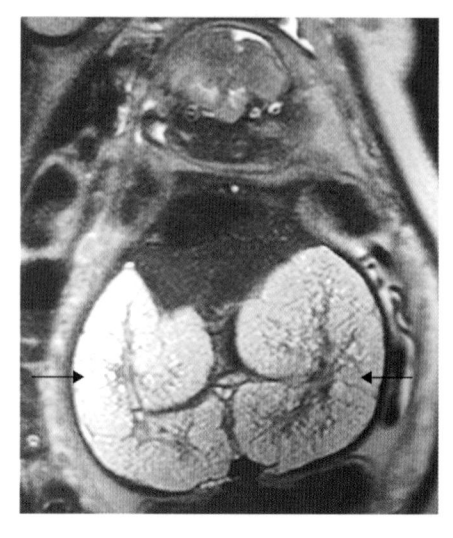

Figura 10.41 Coronal T2 (28 semanas) de feto portador de doença renal policística recessiva. Notar lojas renais aumentadas de volume (*setas*) e oligoidramnia acentuada.

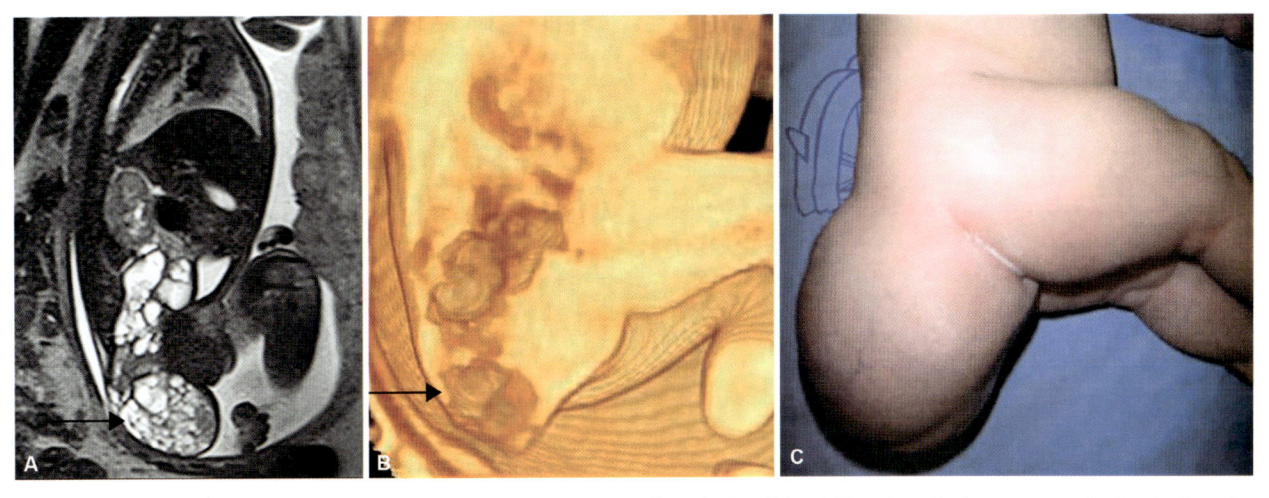

Figura 10.42 A. Sagital T2 (32 semanas) de feto portador de teratoma sacrococcígeo do tipo III (*seta*). Notar invasão do tumor na pelve fetal até o polo renal inferior. **B.** Reconstrução 3D por ressonância magnética. **C.** Recém-nascido.

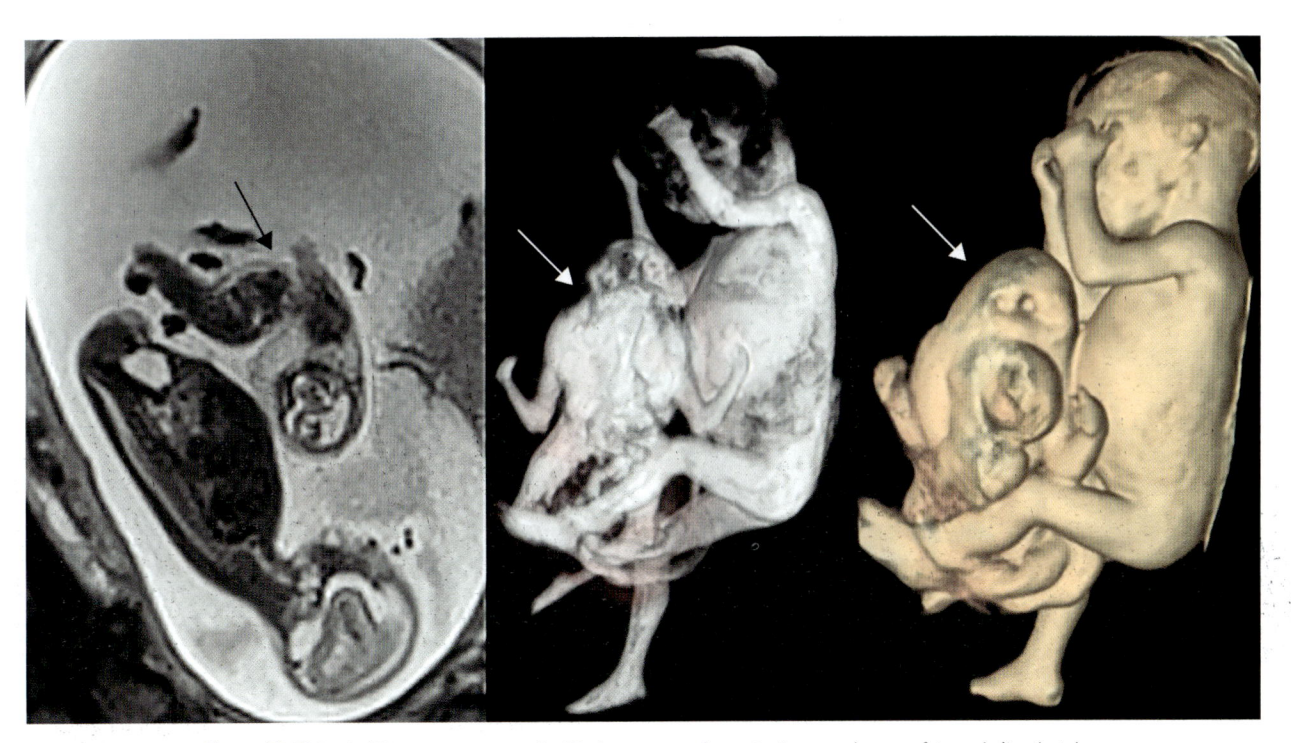

Figura 10.43 Sagital T2 com reconstrução 3D demonstrando gestação gemelar com feto acárdico (*seta*).

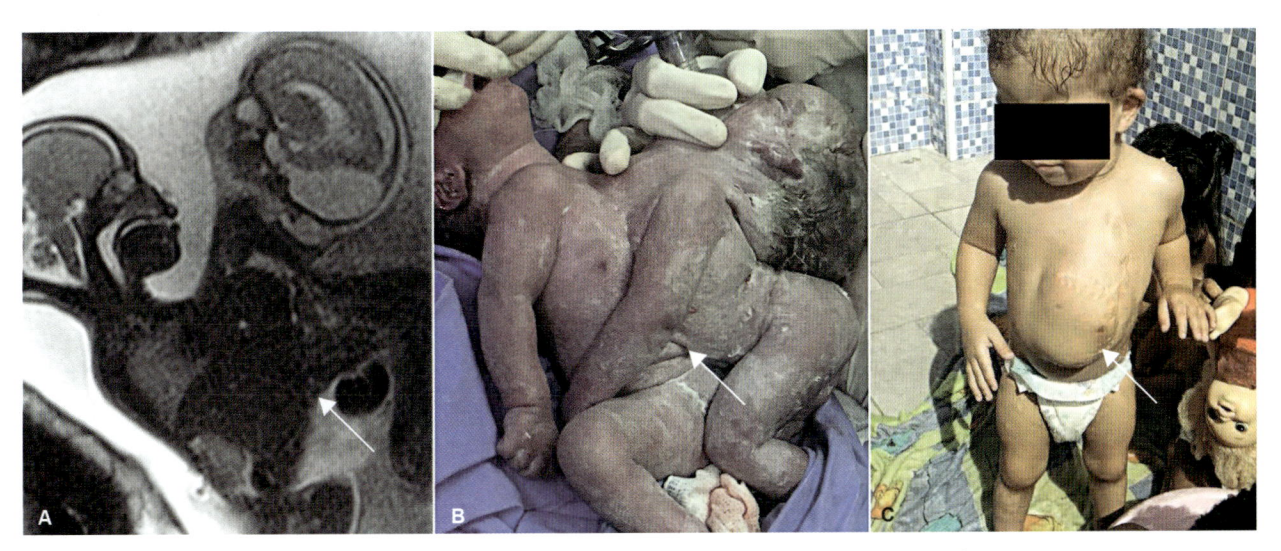

Figura 10.44 A. Sagital T2 demonstrando tóraco-onfalópagos (32 semanas). **B.** Imagem pós-natal. **C.** Imagem pós-cirurgia.

Ao longo dos últimos anos, a RM vem ocupando lugar expressivo na exploração do feto. Ela não é substituta da USG, mas sim método complementar, que oferece imagens adicionais da estrutura fetal. Trata-se de exame para avaliar a morfologia fetal, que pode ser utilizada sem contraindicações na gravidez. Vale lembrar que seu uso deve ser restrito aos casos em que o resultado ultrassonográfico seja duvidoso. Sua acuidade diagnóstica melhora com o aumento da idade gestacional e não é perturbada pela oligoidramnia acentuada, obesidade materna ou estática fetal.

Bibliografia

Acassart M, Massez A, Cos T, et al. Contribution of three-dimensional computed tomography in the assessment of fetal skeletal dysplasia. Ultrasound Obstet Gynecol. 2007;29(5):537-43.

Avni FE, Guibaud L, Robert Y, et al. MR imaging of fetal sacrococcygeal teratoma: diagnosis and assessment. AJR Am J Roentgenol. 2002;178:179-83.

Azour L, Besa C, Lewis S, Kamath A, Oliver ER, Taouli B. The gravid uterus: MR imaging and reporting of abnormal placentation. Abdom Radiol (NY). 2016;41(12):2411-23.

Cassart M, Avni FE, Guibaud L, Molho M, D'Haene N, Paupe A. Fetal liver iron overload: the role of MR imaging. Eur Radiol. 2011;21(2):295-300.

Castro PT, Werner H, Matos AP, Daltro P, Araujo Júnior E. Symmetric and ventrally conjoined twins: prenatal evaluation by ultrasound and magnetic resonance imaging and postnatal outcomes. J Matern Fetal Neonatal Med. 2021;34(12):1955-62.

Daltro P, Fricke BL, Kline-Fath BM, et al. Prenatal MRI of congenital abdominal and chest wall defects. AJR Am J Roentgenol. 2005;184(3):1010-6.

Daltro P, Werner H. Fetal MRI of the Chest. In: Lucaya J, Strife JL (eds.). Pediatric Chest Imaging. Berlin: Springer-Verlag; 2008. p. 397-416.

D'Antonio F, Iacovella C, Palacios-Jaraquemada J, Bruno CH, Manzoli L, Bhide A. Prenatal identification of invasive placentation using magnetic resonance imaging: systematic review and meta-analysis. Ultrasound Obstet Gynecol. 2014;44:8-16.

Frates MC, Kumar AJ, Benson CB, Ward VL, Tempany CM. Fetal anomalies: comparison of MR imaging and US for diagnosis. Radiology. 2004;232(2):398-404.

Garel C. The role of MRI in the evaluation of the fetal brain with an emphasis on biometry, gyration and parenchyma. Pediatr Radiol. 2004;34(9):694-9.

Gressens P, Luton D. Fetal MRI: obstetrical and neurological perspectives. Pediatr Radiol. 2004;34(9):682-4.

Hellinger JC, Epelman M. Fetal MRI in the third Dimension. Applied Radiology. 2010;39:8-22.

Leung JW, Coakley FV, Hricak H, et al. Prenatal MR imaging of congenital diaphragmatic hernia. AJR Am J Roentgenol. 2000;174(6):1607-12.

Levine D, Edelman RR. Fast MRI and its application in obstetrics. Abdom Imaging. 1997;22(6):589-96.

Malian V, Lee JH. MR imaging and MR angiography of an abdominal pregnancy with placental infarction. AJR Am J Roentgenol. 2001;177(6):1305-6.

Malinger G, Werner H, Rodriguez Leonel JC, et al. Prenatal brain imaging in congenital toxoplasmosis. Prenat Diagn. 2011;31(9):881-6.

Nemec U, Nemec SF, Bettelheim D, et al. Ovarian cysts on prenatal MRI. Eur J Radiol. 2012;81(8):1937-44.

Prayer D, Malinger G, Brugger PC, et al. ISUOG Practice Guidelines: performance of fetal magnetic resonance imaging. Ultrasound Obstet Gynecol. 2017;49(5):671-80.

Revised guidance on acceptable limits of exposure during nuclear magnetic resonance clinical imaging. Br J Radiol. 1983;56(672):974-7.

Rubesova E. Fetal bowel anomalies – US and MR assessment. Pediatr Radiol. 2012;42(Suppl 1):S101-6.

Saleem SN. Feasibility of MRI of the fetal heart with balanced steady-state free precession sequence along fetal body and cardiac planes. AJR Am J Roentgenol. 2008;191(4):1208-15.

Salomon LJ, Garel C. Magnetic resonance imaging examination of the fetal brain. Ultrasound Obstet Gynecol. 2007;30(7):1019-32.

Sebire NJ. Towards the minimally invasive autopsy? Ultrasound Obstet Gynecol. 2006;28(7):865-7.

Shinmoto H, Kashima K, Yuasa Y, et al. MR imaging of non-CNS fetal abnormalities: a pictorial essay. Radiographics. 2000;20(5):1227-43.

Smith FW, Adam AH, Phillips WD. NMR imaging in pregnancy. Lancet. 1983;1(8314-5):61-2.

Sonigo PC, Rypens FF, Carteret M, Delezoide AL, Brunelle FO. MR imaging of fetal cerebral anomalies. Pediatr Radiol. 1998;28(4):212-22.

Ward VL, Nishino M, Hatabu H, et al. Fetal lung volume measurements: determination with MR imaging – effect of various factors. Radiology. 2006;240:187-93.

Webb JA, Thomsen HS, Morcos SK; Members of Contrast Media Safety Committee of European Society of Urogenital Radiology (ESUR). The use of iodinated and gadolinium contrast media during pregnancy and lactation. Eur Radiol. 2005;15(6):1234-40.

Werner H, Brandão A, Daltro P. Ressonância magnética em obstetrícia e ginecologia. Rio de Janeiro: Revinter; 2003.

Werner H, Castro P, Daltro P, et al. Monochorionic diamniotic quadruplet pregnancy: physical models from prenatal three-dimensional ultrasound and magnetic resonance imaging data. Ultrasound Obstet Gynecol. 2017;49(6):812-4.

Werner H, Daltro P. Ressonância magnética. In: Couto JCF, Andrade GMQ, Tonelli E (eds.). Infecções perinatais. Rio de Janeiro: Guanabara Koogan; 2006. p. 98-103.

Werner H, Daltro P, Domingues RC, et al. Ultrafast magnetic resonance (MRI) in fetal diagnosis. In: Perinatology. Bologna (Italy): Monduzzi Editore; 2001. p. 733-8.

Werner H, Daltro P, Fazecas T, Zare Mehrjardi M, Araujo Júnior E. Neuroimaging Findings of congenital toxoplasmosis, cytomegalovirus, and zika virus infections: A Comparison of Three Cases. J Obstet Gynaecol Can. 2017;39(12):1150-5.

Werner H, dos Santos JR, Fontes R, et al. Additive manufacturing models of fetuses built from three-dimensional ultrasound, magnetic resonance imaging and computed tomography scan data. Ultrasound Obstet Gynecol. 2010;36(3):355-61.

Werner H, dos Santos JR, Fontes R, et al. The use of rapid prototyping didactic models in the study of fetal malformations. Ultrasound Obstet Gynecol. 2008;32(7):955-6.

Werner H, Lopes dos Santos JR, Fontes R, et al. Virtual bronchoscopy for evaluating cervical tumors of the fetus. Ultrasound Obstet Gynecol. 2013;41:90-4.

Werner H, Lopes dos Santos JR, Ribeiro G, Belmonte SL, Daltro P, Araujo Júnior E. Combination of ultrasound, magnetic resonance imaging and virtual reality technologies to generate immersive three-dimensional fetal images. Ultrasound Obstet Gynecol. 2017;50(2):271-2.

Werner H, Lopes J, Ribeiro G, et al. Three-dimensional virtual cystoscopy: Noninvasive approach for the assessment of urinary tract in fetuses with lower urinary tract obstruction. Prenat Diagn. 2017;37(13):1350-2.

Werner H, Lopes J, Ribeiro G, Raposo AB, Trajano E, Araujo Júnior E. Three-dimensional virtual traveling navigation and three-dimensional printing models of a normal fetal heart using ultrasonography data. Prenat Diagn. 2019;39(3):175-7.

Werner H, Lopes J, Tonni G, Araujo Júnior E. Physical model from 3D ultrasound and magnetic resonance imaging scan data reconstruction of lumbosacral myelomeningocele in a fetus with Chiari II malformation. Childs Nerv Syst. 2015;31(4):511-3.

Werner H, Marcondes M, Daltro P, et al. Three-dimensional reconstruction of fetal abnormalities using ultrasonography and magnetic resonance imaging. J Matern Fetal Neonatal Med. 2019;32(20):3502-8.

Werner H Jr, Mirlesse V, Jacquemard F, et al. Prenatal diagnosis of tuberous sclerosis. Use of magnetic resonance imaging and its implications for prognosis. Prenat Diagn. 1994;14(12):1151-4.

Werner H, Santos JRL. Tecnologias 3D. Rio de Janeiro: Revinter; 2008.

Werner H, Sodré D, Hygino C, et al. First-trimester intrauterine Zika virus infection and brain pathology: prenatal and postnatal neuroimaging findings. Prenat Diagn. 2016;36(8):785-9.

Woodward PJ, Sohaey R, Harris DP, et al. Postmortem fetal MR imaging: comparison with findings at autopsy. AJR Am J Roentgenol. 1997;168:41-6.

11

Propedêutica Invasiva

Renato Luis da Silveira Ximenes
Joffre Amim Junior
Renato Sandoval Silveira Ximenes
Jorge Rezende Filho

Introdução

Desde o início dos anos 1990, duas técnicas têm sido utilizadas para o estudo do cariótipo fetal a partir do 1º trimestre. A busca do diagnóstico precoce, principalmente na Europa e nos EUA, está associada à possibilidade de interrupção da gestação nos casos de diagnóstico de cromossomopatias. Nesse cenário, a busca do rastreamento e do diagnóstico da síndrome de Down tornou-se factível em razão da biopsia de vilo corial (BVC). É importante mencionar que o rastreamento de malformações e o diagnóstico de cromossomopatias precoce, do ponto de vista materno, traz, sem dúvidas, benefícios nos aspectos médico, social e psicológico. É considerada "boa prática médica" oferecer rastreamento e testes diagnósticos invasivos a todas as mulheres, independentemente da idade materna.

Nas últimas duas décadas, houve avanço nos testes de rastreamento pré-natal não invasivos, com marcadores ecográficos no ultrassom morfológico entre 11 e 14 semanas – translucência nucal, osso nasal, ducto venoso e regurgitação tricúspide – ou associados a marcadores bioquímicos – gonadotrofina coriônica humana fração-livre (free B-hCG) e proteína plasmática A associada à gravidez (PAPP-A).

Os principais procedimentos invasivos diagnósticos realizados durante a gravidez são amniocentese, BVC e cordocentese.

As indicações de procedimentos invasivos são: identificação de malformações fetais, risco aumentado de cromossomopatias, risco aumentado de alteração genética ou bioquímica conhecida do feto, suspeita de infecções congênitas e sob algumas circunstâncias, por solicitação materna. Quando nos referimos a risco aumentado de cromossomopatias, isso pode ser em decorrência de um rastreamento ecográfico no 1º trimestre ou um rastreamento positivo no exame *cell free* DNA (NIPT) para confirmação do diagnóstico. No exame morfológico do 2º trimestre, é possível achar uma alteração anatômica que pode estar associada a risco aumentado para cromossomopatia. É importante comentar sobre Idade Materna Avançada (> 35 anos), que atualmente, de modo isolado, não deve ser considerada indicação, mesmo que, em muitos países, seja uma indicação para procedimento invasivo.

Amniocentese

Amniocentese é um procedimento realizado por via transabdominal para aspiração de líquido amniótico da cavidade uterina, o qual tem sido realizado desde o início dos anos 1970. O primeiro relato de amniocentese transabdominal (AT) foi feito por Prochownick, em 1877. Algum tempo depois, em 1919, Hencke descreveu o uso da AT para tratamento de polidrâmnio. O procedimento ficou um pouco esquecido até Bevis e Mane publicarem um artigo, em 1952, e usarem a amniocentese para predizer a gravidade de fetos com doença hemolítica, quando então a técnica passou a ser mais popular. Poucos anos depois, Liley publicou "Errors in the assessment of hemolytic disease from amniotic fluid", no qual relata armadilhas, erros e limites de precisão na predição pré-natal da gravidade da doença hemolítica do líquido amniótico. Em 1965, Freda publicou "The Rh problem in obstetrics and a new concept of its management using amniocentesis and spectrophotometric scanning of amniotic fluid", estudo com cerca de 300 pacientes com isoimunização Rh, mostrando o valor da amniocentese e da espectrofotometria em determinar o resultado pós-natal (sobrevivência ou morte) e não relacionar o nível de hemoglobina ao nascimento.

Quase esquecida a prática, Bevis (1956) a restaurou para analisar o teor de bilirrubina no líquido amniótico, e Liley (1961), Freda (1965) e Queenan (1967) tornaram-na indispensável no acompanhamento das grávidas aloimunizadas. Para determinar o cariótipo fetal, Steele & Berg (1966) obtiveram líquido amniótico por amniocentese; alguns erros inatos do metabolismo (Nadler, 1968; Fujimoto et al., 1968) e os DTN (Brock et al., 1972) também foram investigados assim. Hoje, a AT tornou-se procedimento semiótico básico. As gravidezes de alto risco e o propósito de rastrear, doenças genéticas e malformações antes do nascimento são suas principais indicações. A amniocentese é imprescindível, ainda, nos trabalhos de investigação do sistema amniótico e complementa as hemotransfusões intrauterinas do concepto.

Aplicações clínicas

A amniocentese é realizada na gestação, a partir de 15+0 semanas, nas seguintes ocasiões:

- Investigação genética no diagnóstico pré-natal
- Diagnóstico das infecções virais pela técnica do PCR no líquido amniótico
- Avaliação da maturidade pulmonar fetal pela dosagem dos surfactantes fosfolipídios (hoje praticamente em desuso)
- Espectrofotometria do líquido amniótico e transfusão peritoneal na doença hemolítica perinatal (DHPN) (uso excepcional)
- Dosagem da alfafetoproteína (AFP) no líquido amniótico nos DTN (suplantada pela ultrassonografia)
- Esvaziamento do polidrâmnio (amniodrenagem ou amniorredução terapêutica)
- Amnioinfusão.

Rotina pré e pós-procedimento

- Avaliar o *status* Rh materno e de possível presença de aloanticorpos antes da realização de qualquer procedimento invasivo
- Em casos de pacientes Rh negativo não sensibilizadas, deve-se realizar administração profilática anti-D imunoglobulina no máximo 72 horas pós-procedimento, a não ser que se confirme que o pai seja Rh negativo
- Não é recomendado revisar sorologia para hepatite B, C e HIV
- Não é necessário o uso de antibiótico profilático antes do procedimento invasivo

- Cuidados de assepsia padrão antes de qualquer procedimento invasivo
- Relatório que descreva o pós-procedimento invasivo deve ser enviado ao médico referente.

A indicação mais comum de realização desses testes invasivos é o diagnóstico pré-natal de anomalias cromossômicas. Atualmente, não é mais recomendada a execução de procedimento invasivo quando a paciente tem mais de 35 anos. A estratégia de rastreio das aneuploidias fetais, incluindo idade materna, marcadores bioquímicos e biofísicos no 1º trimestre, apresenta taxa de detecção superior a 90% e está consagrada. A decisão da gestante acerca da realização do diagnóstico pré-natal baseia-se em diversos fatores, entre os quais estão risco de anomalia cromossômica do feto, risco de interrupção da gravidez decorrente de procedimento invasivo e consequências do nascimento de indivíduo afetado.

Além da detecção das anomalias cromossômicas, os procedimentos invasivos promovem o diagnóstico de doenças genéticas de herança autossômica dominante (p. ex., coreia de Huntington, distrofia miotônica etc.), autossômica recessiva (p. ex., alfatalassemia, fenilcetonúria, doença de Tay-Sachs etc.) e ligadas ao cromossomo X (distrofia de Duchenne, hemofilias A e B etc.). Os erros inatos do metabolismo, tais como as doenças de Gaucher e Niemann-Pick, também são passíveis de diagnóstico. Quando algum dos pais é portador de doença genética e/ou erro inato do metabolismo, ou quando há histórico familiar, pode ser indicada a investigação do concepto.

A amniocentese e a cordocentese também apresentam indicações terapêuticas, em caso de polidrâmnio e na doença hemolítica perinatal (DHPN), respectivamente.

Ressalva-se que a necessidade de procedimento invasivo não dispensa o conhecimento da tipagem sanguínea da paciente. Caso a mulher seja Rh negativo e Coombs indireto negativo, administra-se imunoglobulina anti-D para profilaxia da DHPN. Igualmente importante é a solicitação de sorologia para HIV e hepatite B, pois a gestante deve ser aconselhada sobre a possibilidade de transmissão vertical nesses casos.

No início anos 1990, tentou-se implementar a "amniocentese precoce", um procedimento realizado < 14 semanas, porém os resultados foram relacionados a aumento significativo de perda fetal, pés tortos e perda de líquido pós-procedimento quando comparado com a amniocentese > 15 semanas. Atualmente, a amniocentese deve ser realizada > 15 semanas (Nível de Evidência: 1+).

A "amniocentese clássica" de 2º trimestre para o diagnóstico genético é feita a partir de 15+0 semanas. A primeira parte do procedimento consiste na identificação do local de entrada, e tenta-se ao máximo evitar a placenta. Uma vez definido o sítio da punção, faz-se assepsia local. Alguns centros utilizam um botão anestésico, seguido da introdução de uma agulha epidural calibre 20 ou 22 G, introduzida em direção à cavidade amniótica. A amniocentese pode ser transamniótica ou transplacentária, sob monitoramento ecográfico contínuo, evitando o cordão umbilical e o feto (Figura 11.1). O procedimento via transplacentária não aumenta o risco de perda fetal.

Para estudo do cariótipo, são coletados, em geral, no mínimo 20 mℓ de líquido amniótico. O local de punção uterina é observado para eventual sangramento, assim como o BCF.

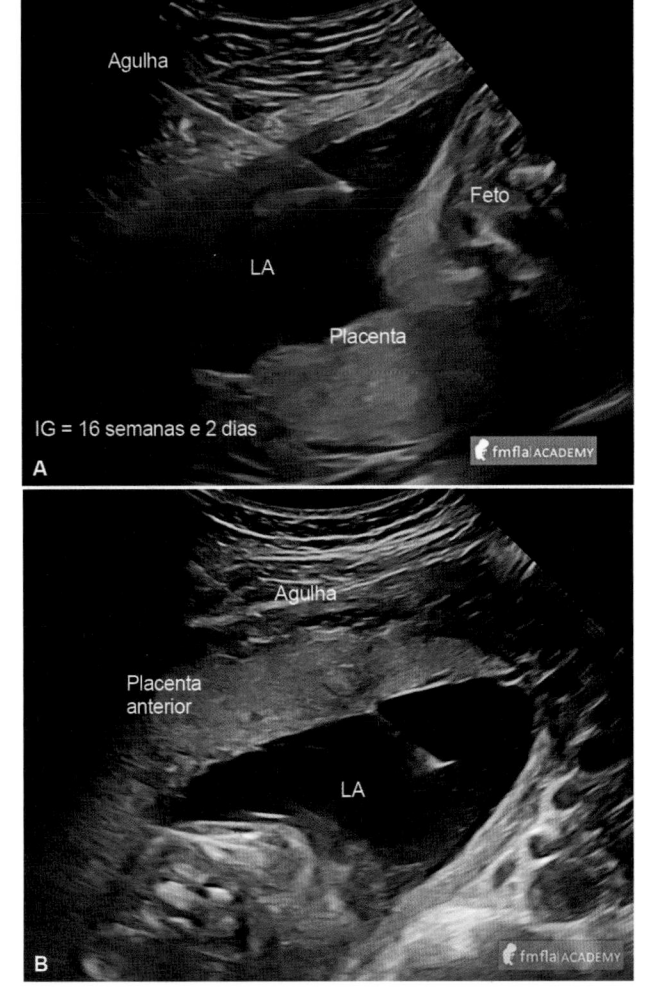

Figura 11.1 A. Amniocentese transamniótica. **B.** Amniocentese transplacentária.

Complicações da amniocentese

- Rotura das membranas (perda de líquido)
- Sangramento, principalmente quando a agulha passa pela placenta (transplacentária)
- Corioamnionite pós-procedimento.

Como o procedimento deve ser realizado sob controle sonográfico contínuo, tornam-se raras as lesões fetais causadas por punções. As falhas na cultura são incomuns, principalmente porque atualmente há disponível o estudo por PCR das principais cromossomopatias.

As complicações da amniocentese não são comuns e incluem vazamento de líquido amniótico (*leakage*) e *spotting* (pequeno sangramento) vaginal em 1 a 2% dos casos, corioamnionite em menos de 1:1.000 procedimentos e irritabilidade uterina. Lesões do concepto causadas pela agulha são extremamente raras. Falhas de cultura das células do líquido amniótico ocorrem em 0,1% dos casos.

As infecções maternas pelo HIV e pela hepatite B ou C são situações especiais, que suscitam dúvidas quanto à segurança da amniocentese em função da possibilidade de transmissão vertical. Os dados escassos da literatura sobre essa temática demonstram que o risco de transmissão vertical pelo procedimento invasivo em gestantes portadoras de hepatites B e C é baixo. Na infecção causada pela hepatite B, é recomendável conhecer o *status* do HbeAg, que, quando positivo, representa maior probabilidade de exposição do feto. Já na gestante portadora de HIV, deve-se evitar ao máximo a prática da amniocentese. A maioria dos estudos já publicados verificou acréscimo da transmissão vertical – no 3º trimestre, esse risco pode ser quatro vezes maior. No entanto, algumas publicações recentes sugerem que, quando realizada no 2º trimestre, em mulheres que estiverem fazendo uso de terapia antirretroviral, a amniocentese não aumenta a taxa de infecção neonatal.

Tem-se proposto a amniocentese precoce, aquela realizada entre 11 e 14 semanas da gravidez. A amniocentese tem tendência a ser mais difícil e perigosa quando realizada antes de 14 semanas, em virtude da separação entre o âmnio e o cório e entre este e a decídua parietal (Wilson, 1995).

Estudos canadenses multicêntricos randomizados (CEMAT) que compararam a amniocentese precoce e a convencional foram conclusivos. Com a amniocentese precoce, foram maiores as perdas fetais totais, o tálipe equinovaro, as perdas de líquido amniótico e as falhas na cultura. Em casos de polidrâmnio nos quais a amniodrenagem esteja indicada (retirada de 1.000 a 2.000 mℓ de líquido amniótico), os mesmos cuidados são tomados e a agulha é mais grossa, 18 G.

O crescente emprego de técnicas não invasivas para o rastreamento de aneuploidias no 1º trimestre da gravidez reduziu significativamente o número de amniocenteses genéticas, o que dificulta seu aprendizado, segundo Rose et al.

Biopsia de Vilo Corial

A biopsia de vilo corial (BVC) envolve a coleta de material do cório frondoso, sob controle sonográfico contínuo, por via transcervical ou transabdominal. No Brasil, dá-se preferência pela via transabdominal (Figura 11.2).

A técnica de BVC por via transcervical foi descrita por Niazi et al. em 1981, ao procurarem uma técnica para estudo de citogenética pré-natal mais precoce do que a amniocentese clássica, que, na época, era realizada mais frequentemente após a 19ª semana de gestação. Assim, propuseram uma técnica de sucção por curetagem ou aspiração transcervical entre 8 e 12 semanas.

Biopsia de vilo corial transcervical

A idade gestacional recomendada é acima de 10+0 semanas até 13+6 semanas (máximo até 15 semanas). Deve-se avaliar com ultrassonografia a posição da placenta antes do início do procedimento. Não é descrito uso de anestesia antes de BVC transcervical.

- Paciente deitada na posição de litotomia
- Assepsia externa de vulva e vagina

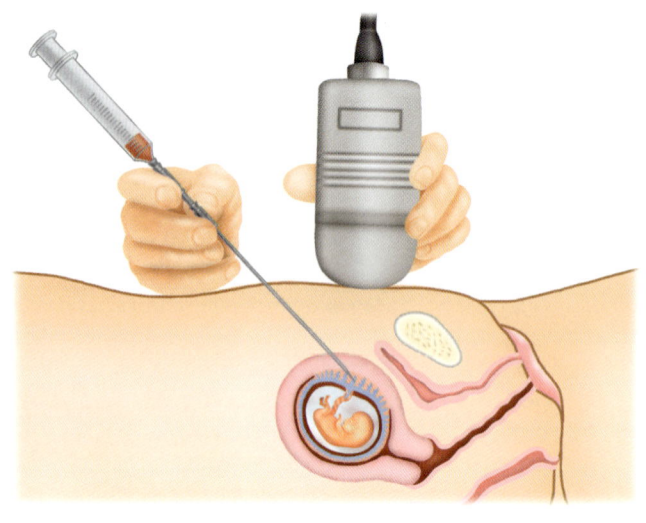

Figura 11.2 Biopsia de vilo corial transabdominal.

- Inserção do espéculo
- Assepsia do canal cervical
- Inserção do fórceps para biopsia através do orifício externo do colo, sob monitoramento ecográfico contínuo
- Introdução do fórceps em direção à placenta, sob monitoramento ecográfico contínuo
- Com o fórceps na placenta, realiza-se a coleta de vilosidades coriônicas
- Remoção do fórceps
- Colocar material coletado em meio de cultura apropriado.

Considerações pós-BVC transcervical

- Profilaxia anti-D, se necessária
- Repouso nas 24 horas seguintes
- Atividade física intensa e atividade sexual devem ser evitadas por 1 semana
- Se a paciente apresentar sangramento, perda de líquido ou febre, deve procurar atendimento médico
- Revisão em 7 dias após o procedimento
- A taxa de perda fetal é considerada similar à da BVC abdominal e/ou amniocentese.

Biopsia de vilo corial via transabdominal

A técnica BVC por via abdominal foi primeiro descrita por autores desconhecidos no Department of Obstetrics and Gynecology, Tietung Hospital, Anshan, China, em 1975, a fim de determinar o sexo por cromatina sexual de células coriônicas na gestação inicial. Ela foi difundida na prática clínica, já no início dos anos 1980, por vários grupos.

A BVC tem sido empregada no diagnóstico pré-natal do 1º trimestre, a partir de 10 semanas de gestação, e é considerada uma alternativa segura e aceitável à amniocentese, se realizada por mãos competentes.

A obtenção de amostras de vilosidades foi considerada satisfatória, porém relataram-se dificuldades no processamento das amostras e taxa de abortamento alta (cerca de 5%). A via de acesso mais utilizada é a abdominal. A idade gestacional para BVC deve ser a partir de 10 semanas (Grau de Recomendação A).

Para realizar a BVC, é preciso uma avaliação da localização placentária a fim de se identificar o melhor ponto de entrada. Uma vez que este seja definido, faz-se um botão anestésico, seguido da introdução da agulha de punção, agulha de raquianestesia com mandril calibre 17 a 20 G, com comprimento cerca de 9,3 cm, inserida paralelamente ao maior eixo da placenta e adaptada a uma seringa de 20 mℓ. Sob pressão negativa, movimenta-se a agulha (uma a dez vezes), sempre no maior eixo da placenta, de maneira a obter amostras de mais de uma área. Mantendo-se a pressão negativa, retira-se o conjunto (agulha e seringa) e analisa-se a qualidade da amostra. Raramente a via abdominal deixa de ser usada por dificuldade de acesso. Como artifício, nos casos de inserção dorsal da placenta, procede-se ao exame após o esvaziamento da bexiga, o que obriga o útero a se anteriorizar, expondo a parede oposta, a posterior.

Na maioria dos casos, o citotrofoblasto contém complemento cromossômico idêntico ao do feto, que pode ser usado como fonte de tecido para o diagnóstico pré-natal bioquímico, molecular (DNA) ou citogenético. O exame ultrassonográfico prévio é indispensável para precisar a idade gestacional e apontar o local ideal para a realização da punção – isto é, a área que corresponde à maior massa placentária. Quando localizada na face ventral do útero, o exame é feito com a bexiga cheia; nas placentas inseridas dorsalmente, o reservatório vesical deve estar esvaziado. Orientada pelo ultrassom, a agulha é levada até a placenta e conduzida paralelamente à placa corial, até penetrar o bolo placentário e aspirar os vilos coriais (Figura 11.3).

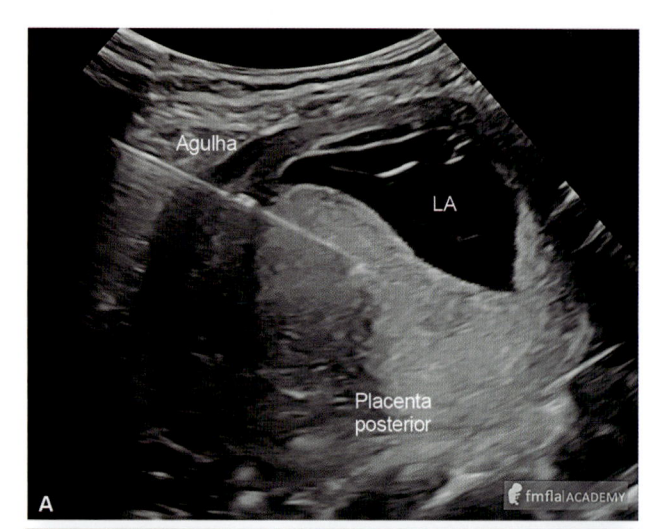

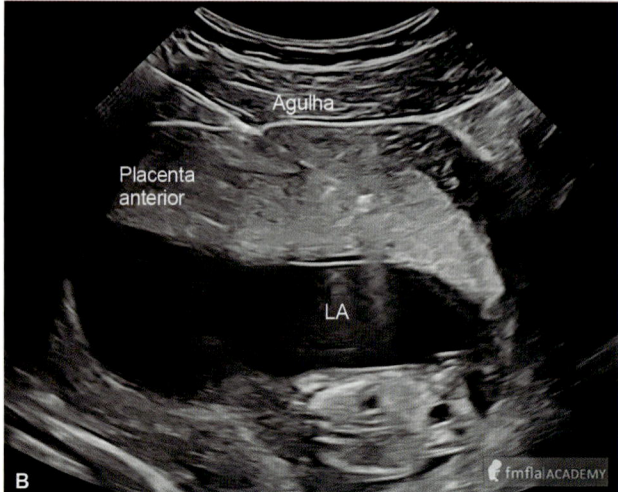

Figura 11.3 A. Biopsia de vilo corial, placenta posterior. **B.** Biopsia de vilo corial, placenta anterior.

A BVC fornece resultados em 24 a 48 horas (método direto) ou em 7 a 10 dias (cultura). A taxa de perda da gravidez decorrente da BVC transabdominal é de 0,2% para a BVC (Akolekar et al., 2015).

Aspectos laboratoriais da análise citogenética

De modo geral, obtém-se entre 5 e 30 mg de vilosidades coriônicas para análise citogenética. O vilo deve ser separado da decídua e preparado para análise citogenética, que pode ser por técnica direta ou método de cultura.

Na técnica direta, é feita a análise dos citotrofoblastos em divisão, e o resultado pode estar pronto em até 2 dias. Em geral, essa técnica previne a contaminação maternal, pois a decídua tem baixo índice mitótico. Na técnica de cultura, também conhecida como indireta ou cultura de longo termo, a análise do mesênquima central corial pode dar resultado em até 8 dias. O método de cultura analisa o mesênquima central e de modo geral representa o cariótipo de maneira mais correta, pois genealogicamente está mais próximo do embrião. A contaminação com material materno é evitada ou minimizada com a obtenção da quantidade de vilosidades coriais e seleção adequada, ao descartar-se fragmentos atípicos. O ideal é analisar o material da BVC por técnica direta e cultura.

Outras técnicas mais recentes de avaliação do cariótipo incluem análise metabólica ou bioquímica e molecular, como hibridação in situ por fluorescência (FISH), reação em cadeia da polimerase fluorescente quantitativa (QF-PCR), sequenciamento de DNA e hibridização genômica comparativa (CGH).

Um problema particular da BVC é a ocorrência de resultado com mosaicismo, presente em 1% dos materiais obtidos. O mosaicismo é a identificação de mais de uma linhagem celular na análise citogenética. Ele indica a necessidade de outro procedimento invasivo (amniocentese ou cordocentese) para confirmar a aneuploidia fetal ou caracterizar situação de mosaico confinado à placenta, quando o concepto é euploide.

Considerações sobre mosaicismo

Mosaicismo confinado à placenta é definido pela discrepância da composição cromossômica da placenta e do feto, e foi inicialmente descrito por Kalousek e Dill, em 1983. Eles comentavam que o mosaicismo teria implicações no entendimento sobre unidade fetoplacentária e diagnóstico pré-natal, um dos principais problemas relacionados à BVC.

A presença de células com aneuploidias na placenta e de feto euploide é definida como mosaicismo verdadeiro ou confinado à placenta. O pseudomosaicismo é decorrente de uma anormalidade durante a cultura, em que a placenta e o feto são euploides, e não terá repercussões clínicas. Em alguns casos, temos mosaicismo generalizado, no qual são encontradas células aneuploides no feto e na placenta.

Nessas condições, há de se definir o cariótipo fetal pela amniocentese ou pela cordocentese. As células obtidas na amniocentese têm origem no epiblasto da parte interna da massa celular (mesoderme primitivo) – portanto, essas células estão mais perto do embrião do que as obtidas na BVC. Mesmo nos casos de amniocentese, pode-se ter resultados falso-positivos e falso-negativos. A realização de ultrassom morfológico detalhado sempre é importante, a fim de ajudar nos processos diagnóstico e de aconselhamento.

Os casos de mosaicismo confinado à placenta podem estar associados a complicações na gestação, como fetos com restrição de crescimento intrauterino e natimortos, e envolver alterações nos cromossomos 16 e 22.

Riscos da BVC e da amniocentese

Alguns relatos sugerem a associação de BVC a defeitos de redução de membros e a defeitos oromandibulares, nos casos de BVC precoce realizadas próximo de 7 semanas. É consenso que, quando a BVC é realizada após a 9ª semana de gestação, o risco de redução dos membros não é maior do que na população geral.

Muito se comenta sobre risco aumentado de perda fetal na BVC em relação à amniocentese. Não existem estudos randomizados controlados que examinem os riscos de perda gestacional em mulheres submetidas à BVC em comparação às que não fizeram teste invasivo. A maioria dos estudos que relata risco total de perda fetal após BVC transabdominal é comparável à amniocentese. Deve-se levar em consideração que um grande número de indicações para BVC vem de casos nos quais a medida da transluscência é > 3,5 mm, e outras alterações nos marcadores ecográficos podem ser associadas, como osso nasal, ducto venoso e regurgitação tricúspide. Tal associação está relacionada a risco elevado de morte fetal ao longo da gestação.

Os riscos que analisamos são provenientes de séries que comparam a amniocentese com a BVC. Os resultados mostram que os riscos de perda gestacional são similares entre os métodos. Em uma recente revisão sistemática e metanálise que avaliou o risco de perda fetal após amniocentese e BVC, demonstrou-se que os riscos de perda fetal antes de 24 semanas não têm diferença significativa entre os métodos. Um risco atualizado para perda fetal atribuído à amniocentese foi de 0,1%, e para BVC, de 0,2%.

Na gestação gemelar, a estimativa de perda gestacional é de 1 a 2%. Quando realizada no 3º trimestre, a amniocentese não parece estar associada a parto de emergência, porém múltiplas tentativas de inserção e sangue mesclado ao líquido ocorrem com maior frequência.

É extremamente importante que a todas as mulheres grávidas sejam fornecidos aconselhamento ecográfico e opções de manejo e acompanhamento durante o pré-natal, para que elas possam fazer suas escolhas de maneira consciente e autônoma.

Cordocentese

O termo "cordocentese" refere-se à técnica da punção do cordão umbilical (veia umbilical) sob monitoramento ecográfico contínuo para diagnóstico (coleta de amostra sanguínea) ou fim terapêutico (transfusão intrauterina ou administração de medicação).

Em 1979, Rodek e Campbbell descreveram uma coleta de sangue fetal que usava fetoscopia, uma técnica complexa que exigia hospitalização. Na época, a realização desse exame era muito limitada e difícil de ser repetida, portanto com alto risco fetal e outras contraindicações. Em 1983, Daffos tentou reduzir os riscos relacionados à fetoscopia, e descreveu uma nova técnica de punção do cordão umbilical na qual a agulha era introduzida no abdome materno e guiada até a veia umbilical com o auxílio de monitoramento ultrassonográfico.

As indicações de cordocentese mais observadas no diagnóstico pré-natal são aquelas que visam resolver discrepâncias nos resultados do cariótipo (p. ex., mosaicismo) ou avaliar possíveis defeitos cromossômicos em fetos com anomalias à ultrassonografia morfológica (20 a 24 semanas) por meio da técnica de microarranjo (*microarray*).

Indicações de cordocentese

Atualmente, as indicações para a realização da cordocentese estão muito limitadas, tendo sido substituídas pela BVC e pela amniocentese.

- Cariótipo completo ou cariótipo rápido
- Tipagem sanguínea ou avaliações sanguíneas específicas
- Determinação da anemia fetal na DHPN e na infecção por parvovírus B19
- Avaliação da hidropisia fetal
- Diagnóstico e avaliação terapêutica da trombocitopenia aloimune neonatal
- Teste genético
- Pesquisa por infecções congênitas
- Estudos sorológicos (hormônios e outros)
- Idade gestacional a partir de 18 semanas.

Técnica

No Brasil, a maioria dos serviços de medicina fetal utiliza a técnica do Prof. Nicolaides, do King's College, de Londres, que consiste em uma modificação do procedimento descrito por Daffos.

Para a realização da cordocentese, é importante localizar a placenta e o ponto de inserção do cordão umbilical, utilizando transdutor convexo. Definida a posição placentária e do cordão, faz-se assepsia local de maneira cuidadosa; muitos realizam botão anestésico no local de introdução da agulha. Deve ser utilizada agulha 20 a 22 G curta ou longa (descartável), dependendo da distância da veia umbilical.

Em caso de placenta anterior, busca-se o local de inserção do cordão umbilical e direciona-se a ponta da agulha para a luz da veia umbilical aproximadamente 1 a 2 cm da inserção do cordão na face fetal da placenta. Em caso de placenta posterior, a entrada da agulha transamniótica é em direção às alças livres do cordão umbilical ou à porção da veia na região intra-abdominal. A veia intra-hepática tem sido considerada um acesso alternativo em caso de dificuldade na inserção do cordão ou de alça livre.

O alvo primário é a veia umbilical, por ser mais calibrosa e de parede mais delgada quando comparada à artéria, o que torna a cordocentese tecnicamente mais fácil; além disso, a punção da via está menos associada à bradicardia fetal e apresenta sangramento mais reduzido no cordão.

Após a colocação precisa da agulha, retira-se o mandril, aspirando-se o sangue fetal puro em seringa que contenha anticoagulante ou não, dependendo da finalidade do procedimento. Recomenda-se que a cordocentese seja realizada em conjunto com um auxiliar.

Após a retirada de sangue suficiente para o exame (média de 2 a 5 mℓ), injeta-se cerca de 1 mℓ de solução salina fisiológica, acompanhando-se sonograficamente o aparecimento do *flash* (turbulência visível) no cordão umbilical. Dessa maneira, confirma-se, com precisão, o vaso umbilical punçado.

Se o volume de líquido amniótico estiver muito diminuído (oligoidramnia), o que costuma dificultar o acesso a inserções funiculares nas placentas posteriores, pode-se optar pela punção de alça de cordão, cuja mobilidade está reduzida ou até mesmo quase fixa, o que facilita tecnicamente o exame. Problema inverso pode ocorrer nos casos de aumento do líquido amniótico (polidrâmnio), em que as alças flutuam livremente na cavidade amniótica e dificultam a inserção da agulha na veia umbilical, exigindo habilidade do examinador no momento da punção.

A passagem da agulha pela placenta ou a penetração da placenta pode elevar o risco de hemorragia feto-materna e de morte fetal. Não é de se estranhar que quase todos os casos de penetração na placenta foram em implantações anteriores. A cordocentese com penetração na placenta está associada a taxa mais elevada de perda fetal (3,6% *vs.* 1,3%). Para fetos sem anomalia estrutural, a incidência de perda está estimada em 1%. Taxas mais elevadas são referidas em fetos com anomalias estruturais, CIR grave e hidropisia (7, 14 e 25%, respectivamente).

Com o intuito de evitar infecção e corioamnionite, a limpeza do abdome materno deve ser feita com extremo cuidado. Uma vez que não se encosta na porção inserida da agulha, não há necessidade de uso de luvas ou roupas especiais nem, consequentemente, de ambiente cirúrgico.

Quando há dificuldade em se obter sangue fetal do cordão umbilical, pode-se recorrer à veia umbilical, no segmento intra-hepático fetal. Essa via de acesso foi proposta por Nicolini et al. (1990), e serve tanto para a propedêutica quanto para a terapêutica. Existem relatos de acesso à circulação fetal por meio de punção cardíaca. Vale ressaltar que a cardiocentese é um procedimento não isento de complicações, especialmente hemopericárdio, arritmias e assistolia por lesão valvular ou do sistema de condução, e deve ser encarada como recurso extremo, quando não se puder realizar outra técnica de acesso à circulação fetal. Uma de suas indicações é a transfusão de produtos gravemente anemiados pela DHPN. Exceção é seu uso em casos de interrupção de gestações – feticídio terapêutico – por injeção de cloreto de potássio (KCl) ou lidocaína diretamente no coração fetal, cujo efeito é a parada cardíaca imediata.

Taxa de perda fetal

A cordocentese não é isenta de complicações, com registro de bradicardia fetal durante ou após o procedimento em 5 a 10% dos casos. Sangramento no local de punção do cordão umbilical é comum (10 a 40%), porém normalmente cessa em menos de 90 segundos. A taxa de óbito fetal é estimada em 1 a 2%.

Considerações sobre cordocentese

A cordocentese é o único procedimento que possibilita o acesso direto à circulação fetal. Ela é particularmente indicada em alguns casos de anemia fetal, trombocitopenia aloimune (contagem de plaquetas) e hidropisia fetal, e deve ser realizada em Centro de Referência em Medicina Fetal.

Bibliografia

ACOG Practice Bulletin No. 77: screening for fetal chromosomal abnormalities. Obstet Gynecol. 2007;109:217-27.

ACOG Practice Bulletin No. 88, December 2007. Invasive prenatal testing for aneuploidy. Obstet Gynecol. 2007;110(6):1459-67.

ACOG Technology Assessment No. 11: Genetics and molecular diagnostic testing. Obstet Gynecol. 2014;123(2 Pt 1):394-413.

Akolekar R, Beta J, Picciarelli G, Ogilvie C, D'Antonio F. Procedure-related risk of miscarriage following amniocentesis and chorionic villus sampling: a systematic review and meta-analysis. Ultrasound Obstet Gynecol. 2015;45:16-26.

Beta J, Lesmes-Heredia C, Bedetti C, Akolekar R. Risk of miscarriage following amniocentesis and chorionic villus sampling: a systematic review of the literature. Minerva Ginecol. 2018;70(2):215-9.

Bianchi DW. From prenatal genomic diagnosis to fetal personalized medicine: progress and challenges. Nat Med. 2012;18(7):1041-51.

Borrell A, Fortuny A, Lazaro L, et al. First-trimester transcervical chorionic villus sampling by biopsy forceps *versus* mid-trimester amniocentesis: a randomized controlled trial project. Prenat Diagn. 1999;19(12):1138-42.

Breed AS, Mantingh A, Vosters R, Beekhuis JR, Van Lith JM, Anders GJ. Follow-up and pregnancy outcome after a diagnosis of mosaicism in CVS. Prenat Diagn. 1991;11(8):577-80.

Cameron AD, Mathers AM, Wisdom S, et al. Second-trimester placental biopsy for rapid fetal karyotyping. Am J Obstet Gynecol. 1990;163(3):931-4.

Chandra P, Nitowsky HM, Marion R, Koenigsberg M, Taben E, Kava HW. Experience with sonography as an adjunct to amniocentesis for prenatal diagnosis of fetal genetic disorders. Am J Obstet Gynecol. 1979;133(5):519-24.

Daffos F, Capella-Pavlovsky M, Forestier F. A new procedure for fetal blood sampling in utero: preliminary results of fifty-three cases. Am J Obstet Gynecol. 1983;146(8):985-7.

Daffos F, Capella-Pavlovsky M, Forestier F. [Direct collection of fetal blood from the umbilical vein under echography. First results, prospects]. Presse Med. 1983;12(16):1017.

Economides D. Fetal blood sampling and pregnancy loss in relation to indication. Br J Obstet Gynaecol. 1992;99(3):271.

Evans MI, Andriole S. Chorionic villus sampling and amniocentesis in 2008. Curr Opin Obstet Gynecol. 2008;20(2):164-8.

Kagan KO, Sroka F, Sonek J, et al. First-trimester risk assessment based on ultrasound and cell-free DNA vs. combined screening: a randomized controlled trial. Ultrasound Obstet Gynecol. 2018;51(4):437-44.

Kalousek DK, Dill FJ. Chromosomal mosaicism confined to the placenta in human conceptions. Science. 1983;221(4611):665-7.

Kuliev A, Jackson L, Froster U, et al. Chorionic villus sampling safety. Report of World Health Organization/EURO meeting in association with the Seventh International Conference on Early Prenatal Diagnosis of Genetic Diseases, Tel-Aviv, Israel, May 21, 1994. Am J Obstet Gynecol. 1996;174(3):807-11.

Liley AW. Intrauterine transfusion of foetus in haemolytic disease. Br Med J. 1963;2(5365):1107-9.

Mastroiacovo P, Botto LD. Chorionic villus sampling and transverse limb deficiencies: maternal age is not a confounder. Am J Med Genet. 1994;53(2):182-6.

Nicolaides KH. Cordocentesis. Clin Obstet Gynecol. 1988;31:123-35.

Nicolaides KH, Azar G, Byrne D, Mansur C, Marks K. Fetal nuchal translucency: ultrasound screening for chromosomal defects in first trimester of pregnancy. BMJ. 1992;304(6831):867-9.

Nicolaides K, Brizot ML, Patel F, Snijders R. Comparison of chorionic villus sampling and amniocentesis for fetal karyotyping at 10 a 13 weeks' gestation. Lancet. 1994;344(8920):435-9.

Nicolaides KH, Chervenak FA, McCullough LB, Avgidou K, Papageorghiou A. Evidence-based obstetric ethics and informed decision-making by pregnant women about invasive diagnosis after first-trimester assessment of risk for trisomy 21. Am J Obstet Gynecol. 2005;193(2):322-6.

Nicolini U, Nicolaidis P, Fisk NM, Tannirandorn Y, Rodeck. Fetal blood sampling from the intrahepatic vein: analysis of safety and clinical experience with 214 procedures. Obstet Gynecol. 1990;76:47-53.

Prefumo F, Sairam S, Bhide A, Thilaganathan B. First-trimester nuchal translucency, nasal bones, and trisomy 21 in selected and unselected populations. Am J Obstet Gynecol. 2006;194(3):828-33.

Rodeck CH, Campbell S. Sampling pure fetal blood by fetoscopy in second trimester of pregnancy. Br Med J. 1978;2(6139):728-30.

Soothill PW. Cordocentesis and fetuses that are small for gestational age. N Engl J Med. 1993;328(10):728-9.

Tabor A, Alfirevic Z. Update on procedure-related risks for prenatal diagnosis techniques. Fetal Diagn Ther. 2010;27:1-7.

Tabor A, Vestergaard CH, Lidegaard O. Fetal loss rate after chorionic villus sampling and amniocentesis: an 11-year national registry study. Ultrasound Obstet Gynecol. 2009;34:19-24.

Westendorp AK, Miny P, Holzgreve W, Wilde RD, Aydinli K. Selective fetocide by direct intracardiac injection of isotonic potassium chloride. Arch Gynecol Obstet. 1988;244:59-62.

12

Estática Fetal

Roxana Knobel
Carla Betina Andreucci Polido
Melania Amorim
Jorge Rezende Filho

Neste capítulo são analisadas as relações do concepto com a pelve e com o útero maternos. Estática fetal é o estudo que possibilita o conhecimento da nomenclatura obstétrica, fundamental para profissionais que assistem partos.

Atitude

Durante a gestação

No termo da gestação, o útero materno mede cerca de 30 centímetros na maior de suas dimensões, e o feto tem medidas longitudinais variáveis, que podem ultrapassar 50 cm.

Para se adaptar às condições de espaço, o feto faz uma flexão do tronco. Essa atitude em flexão do concepto permite que seu maior eixo longitudinal, compreendido desde a sutura posterior (lambdoide ou lambda) até o cóccix, seja reduzido para cerca de 25 cm de comprimento.

Denomina-se atitude fetal ou hábito fetal a relação das diversas partes do feto entre si. Graças à flexibilidade da coluna vertebral e à articulação occipitovertebral, ele se aloja na cavidade uterina em atitude de flexão generalizada, com a coluna vertebral encurvada em seu todo e a cabeça com o mento aproximado da face anterior do tórax.

Essa atitude dá ao concepto a forma ovoide, formando o ovoide fetal, que apresenta dois polos: o cefálico e o pélvico. O polo cefálico é maior que o polo pélvico (Figura 12.1). Nos membros inferiores, as pernas se fletem sobre as coxas e as coxas se fletem sobre a bacia. Nos membros superiores, os braços se posicionam na face anterior do tórax juntamente com os antebraços, também fletidos. O conjunto do tronco com os membros denomina-se ovoide córmico. A cabeça fetal forma o ovoide cefálico.

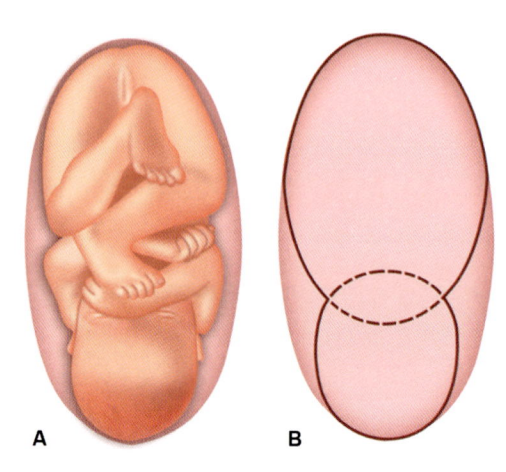

Figura 12.1 Ovoide fetal. **A.** Cefálico. **B.** Córmico.

Na apresentação pélvica, a atitude da cabeça fetal é das mais variáveis, permanecendo, na maioria das vezes, ligeiramente fletida, com o mento próximo ao manúbrio esternal; pode, no entanto, ficar em atitude indiferente ou em deflexão; pode apresentar-se ainda lateralmente inclinada, com ou sem rotação. Essa atitude da cabeça fetal na apresentação pélvica durante a gravidez não tem significado prognóstico para o parto, porque geralmente ocorre correção espontânea durante o trabalho de parto.

Durante o trabalho de parto

Ao iniciar-se o trabalho de parto, e principalmente após a ruptura das membranas ovulares, a atitude do feto se modifica. Nessas condições, em razão da expansão do segmento inferior uterino e da incorporação da cérvice ao corpo do útero, este muda de formato, passando de globoso a cilindroide. As mudanças na conformação da cavidade uterina levam o feto a diminuir a flexão do tronco e adotar também um formato mais cilíndrico, formado pela cabeça fletida sobre o tronco, com as pequenas partes mais aconchegadas a ele.

O polo cefálico é a parte do feto que merece estudo mais minucioso, por ser o segmento maior e menos redutível e por desempenhar papel importante no processo de adaptação ao trajeto do canal de parto. Enquanto o perímetro occipitofrontal fetal é de aproximadamente 35 cm, o torácico mede em torno de 33 cm (essa desproporção é fisiológica e característica, estendendo-se até o início do 2º ano de vida do lactente). O perímetro abdominal fetal é ainda mais reduzido, medindo cerca de 28 cm.

Cabeça fetal. É composta por duas partes: o crânio e a face. O crânio tem maior importância obstétrica, em razão das pequenas proporções de tamanho da face.

O crânio é constituído de dois ossos frontais, dois parietais, dois temporais, um occipital, um esfenoide e um etmoide. Enquanto os ossos da abóbada craniana são separados por tecidos membranosos (suturas e fontanelas), possibilitando a redução de seu volume durante o parto, os ossos da base compõem um bloco indeformável.

As suturas mais importantes são:

* Sutura sagital, entre os dois ossos parietais
* Sutura metópica, interfrontal ou frontal média, entre os dois ossos frontais
* Sutura coronária, entre os ossos frontais e os parietais
* Sutura lambdoide, entre os ossos parietais e o occipital
* Sutura temporal, entre os ossos parietais e os temporais.

As fontanelas, descritas a seguir, são zonas membranosas nos pontos de convergência de três ou quatro ossos. Destacam-se:

* Fontanela bregmática (anterior, bregma ou grande fontanela): tem configuração losangular, com os lados formados pelos frontais e parietais, de cujos vértices originam-se as suturas sagital, metópica e coronária. O bregma constitui valioso ponto de referência para o diagnóstico de posição, obtido pelo exame de toque vaginal
* Fontanela lambdoide (posterior, lambda ou pequena fontanela): limitada pelo occipital e pelos parietais, apresenta morfologia relativamente triangular, e de seus vértices partem as suturas sagital e lambdoide
* Fontanelas ptéricas ou ptérios (lateroanteriores): no total são duas (uma de cada lado) e têm como limites os ossos temporal, frontal, parietal e esfenoide
* Fontanelas astéricas ou astérios (lateroposteriores): também são duas e têm como limites os ossos occipital, temporal e parietal.

Os ptérios e os astérios são fontanelas que carecem de expressão obstétrica.

A média dos diâmetros e das circunferências cefálicas está apresentada na Tabela 12.1 e na Figura 12.2.

Tronco fetal. Os diâmetros e as circunferências do tronco fetal importantes são os seguintes:

* Diâmetro biacromial: 12 cm
* Circunferência biacromial: 35 cm
* Diâmetro bitrocanteriano: 9,5 cm
* Circunferência bitrocanteriana (variável de acordo com a posição do feto):
  › Pernas estendidas: 27 cm
  › Pernas flexionadas (apresentação pélvica, modo de nádegas): 35 cm.

Nas apresentações de vértice ou occipital, partindo da atitude inicial indiferente ou de rápida flexão, a cabeça se flete gradualmente, substituindo-se diâmetros maiores por outros menores: Assim, o diâmetro occipitofrontal (12 cm) é substituído pelo suboccipitofrontal (11 cm) e, finalmente, pelo suboccipitobregmático (9,5 cm).

Nas apresentações com deflexão cefálica, esta se acentua, substituindo o occipitomentoniano (13 cm) pelo submentobregmático (9,5 cm), diâmetro de insinuação das apresentações de face.

Nas apresentações pélvicas, os diâmetros fetais da cintura pélvica se reduzem por aconchegamento.

Situação fetal

Denomina-se situação a relação entre os grandes eixos longitudinais fetal e uterino. Quando ambos coincidem, a situação será longitudinal (ocorre em 99,5% das vezes); quando perpendiculares, a situação será transversa; e, se cruzados, a situação será oblíqua ou inclinada (geralmente representa uma fase de transição da situação fetal).

Apresentação fetal

É a região fetal localizada no estreito superior da pelve materna, ocupando sua totalidade, que realizará a insinuação durante o trabalho de parto.

Quando o feto está em situação longitudinal, a apresentação pode ser cefálica ou pélvica. No feto em situação transversa, a apresentação será sempre córmica. Segmentos fetais, como pequenas partes (mãos, pés ou cordão umbilical), não são caracterizados na descrição da apresentação fetal, e são referidos como procidências.

Tabela 12.1 Diâmetros e circunferências da cabeça fetal.

	Diâmetro (cm)	Circunferência (cm)
Occipitofrontal	12	34
Occipitomentoniano	13,5	36
Suboccipitobregmático	9,5	32
Suboccipitofrontal	11	33
Submentobregmático ou hiobregmático	9,5	32
Biparietal	9,5	–
Bitemporal	8	–

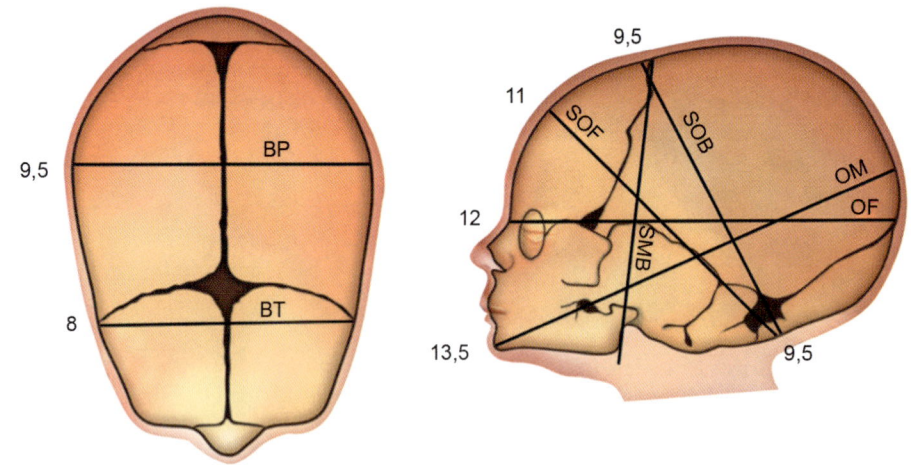

Figura 12.2 Diâmetros principais do crânio fetal. *SOB*: suboccipitobregmático; *SOF*: suboccipitofrontal; *OM*: occipitomentoniano; *OF*: occipitofrontal; *BP*: biparietal; *BT*: bitemporal.

Em decorrência de fatores determinantes da acomodação fetal (p. ex., tamanho fetal, formato do útero, localização da placenta e quantidade de líquido amniótico), pode-se observar transformação de uma apresentação em outra, ou seja, o feto realiza uma rotação axial, fenômeno chamado de mutação ou versão.

A apresentação fetal pode ser indiferente (nenhuma parte fetal se localiza no estreito superior) ou pélvica durante a gestação inicial até o começo do 3º trimestre, quando a maioria absoluta dos fetos realiza a "cambalhota" fisiológica e posiciona-se em apresentação cefálica. Estima-se que de 20 a 25% dos fetos posicionam-se pélvicos até 28 semanas; de 7 a 16% até a 32ª semana; e apenas de 3 a 4% após 37 semanas.

O plano circunferencial da apresentação em relação direta com o estreito superior é chamado de plano de contato da apresentação.

O polo cefálico pode apresentar-se fletido, com o mento próximo à face anterior do tórax (apresentação cefálica fletida) ou dele afastar-se em graus diversos de extensão (apresentação cefálica defletida). As apresentações cefálicas defletidas são classificadas pelo grau de deflexão ou ponto de referência fetal: de 1º grau ou bregmáticas; de 2º grau ou de fronte; e, na deflexão máxima, as de 3º grau ou apresentação de face (Figura 12.3).

Quando o polo pélvico está no estreito superior, duas apresentações podem ocorrer: a apresentação pélvica completa (pelvipodálica ou agripina), se as pernas estão fletidas sobre as coxas e as coxas fletidas sobre a bacia, e a apresentação pélvica incompleta (ou pélvica simples) quando as coxas estão fletidas contra a bacia e as pernas acham-se estendidas sobre a face anterior do tronco.

A apresentação pélvica simples pode ser em modo de nádegas (pernas fletidas e alongadas sobre abdome e tronco, forma mais comumente encontrada), modo de pés (uma ou ambas as pernas estendidas e insinuadas no estreito superior) ou modo de joelhos (um ou ambos os joelhos insinuados no estreito superior).

As frequências de situação e apresentação fetais estão descritas na Tabela 12.2.

Altura da apresentação

Durante a gravidez, a apresentação fica afastada do estreito superior, não tendo relação direta com a pelve materna. No início do trabalho de parto, ou mesmo alguns dias antes, a apresentação fetal se aproxima do estreito superior da pequena pelve materna. A nomenclatura relacionada está descrita a seguir.

- Apresentação alta e móvel: quando a apresentação não está em contato com o estreito superior
- Apresentação ajustada ou encaixada: quando ocupa a totalidade da área desse estreito

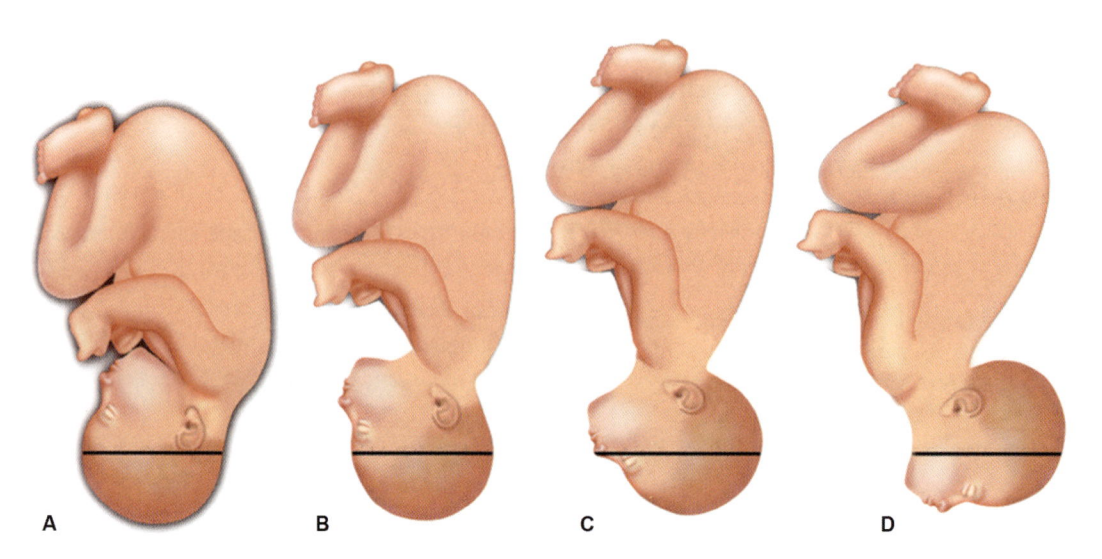

Figura 12.3 Atitude da cabeça fetal na apresentação fletida (A), na de bregma (B), na de fronte (C) e na de face (D).

Tabela 12.2 Frequência da situação e da apresentação.

Situação longitudinal: 99,5%		Situação transversa: 0,5%
Apresentação cefálica: 96,5%	Apresentação pélvica: 3%	Apresentação córmica
Fletida: 95,5%	Defletida: 1%	

- Apresentação fixa: quando já não pode ser mobilizada por meio do toque vaginal
- Apresentação insinuada: quando a maior circunferência da apresentação transpõe a área do estreito superior.

Chama-se **insinuação** ou encaixamento a passagem do maior plano fetal perpendicular à linha da orientação por meio do estreito superior. Em outras palavras, a passagem do diâmetro biparietal fetal (nas apresentações cefálicas) e do bitrocanteriano (nas apresentações pélvicas) pelo estreito superior da pelve materna.

A passagem por essa região estreita da bacia é obtida pela redução das dimensões dos polos fetais insinuados (no caso do polo cefálico, por meio do cavalgamento das suturas) e por movimento de inclinação lateral da apresentação que, nas apresentações cefálicas, é denominado assinclitismo. Quando não há necessidade da flexão lateral, a sutura sagital se mantém equidistante do sacro e do púbis, o que se denomina sinclitismo (Figura 12.4 A). O assinclitismo posterior (obliquidade de Litzmann) se caracteriza quando a sutura sagital está próxima do púbis e o parietal posterior é o primeiro a penetrar na pelve materna (Figura 12.4 B). Diz-se que o assinclitismo é anterior (obliquidade de Nägele) quando a sutura sagital está mais aproximada do sacro, e o parietal anterior desce em primeiro lugar (Figura 12.4 C).

Para expressar a altura da apresentação, é adotado o critério de DeLee: considerar o diâmetro biespinha ciática ou linha interespinhosa como plano de referência 0 (zero). Os planos de DeLee são mensurados a partir de −5, quando a parte baixa da apresentação está 5 cm acima do plano 0, a apresentação 4 cm acima do plano 0 estará na altura −4, e assim sucessivamente, até que a apresentação esteja no plano 0 (na altura do plano formado pelas espinhas isquiáticas). Quando a parte mais baixa da apresentação descer e ultrapassar 1 cm o plano 0, sua altura será +1; quando 2 cm, +2, nomeando-se assim até +5 (Figura 12.5).

Posição fetal

Pela escola alemã, a posição é a relação do dorso fetal com o corpo materno, geralmente lado direito ou esquerdo. É raro que o dorso fetal se localize francamente para frente ou para trás (lados ventral ou dorsal maternos) em virtude da lordose lombar da gestante. Assim, teremos posição esquerda ou primeira posição quando o dorso fetal se acha voltado para o lado esquerdo materno; e posição direita ou segunda posição quando o dorso se orienta para o lado direito.

A escola francesa conceitua a posição relacionando o ponto de referência da apresentação com o lado esquerdo ou direito materno (como será visto nas variedades de posição).

Nas apresentações cefálicas fletidas, o dorso e o ponto de referência da apresentação se encontram no mesmo lado, e as duas definições ficam iguais. Nas apresentações defletidas, o dorso está do lado oposto ao ponto de referência fetal.

Variedade de posição

A variedade de posição é definida como a relação dos dois pontos de referência, um materno e um fetal

- Maternos: o púbis, as eminências ileopectíneas, as extremidades do diâmetro transverso máximo, a sinostose sacroilíaca e o sacro (Figura 12.6)
- Fetais – varia conforme a apresentação:
  - Na apresentação cefálica fletidas: lambda ou occipício
  - Na apresentação cefálica defletida de 1º grau (bregmáticas): extremidade anterior do bregma

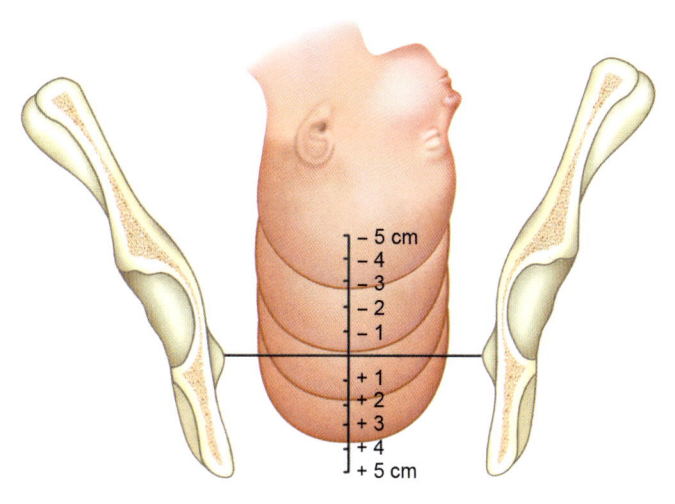

Figura 12.5 Esquema de DeLee para a avaliação da altura da apresentação.

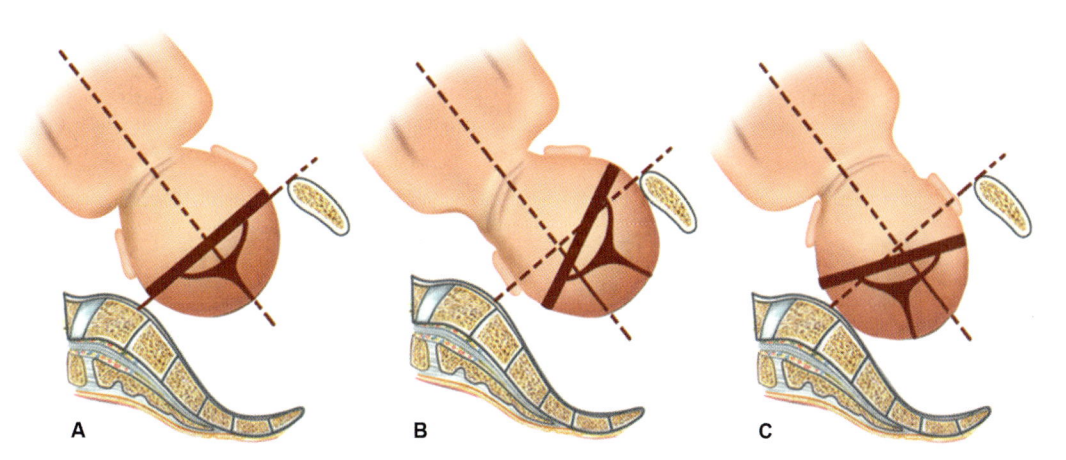

Figura 12.4 Inclinação lateral da cabeça. **A.** Sinclitismo. **B.** Assinclitismo posterior (obliquidade de Litzmann). **C.** Assinclitismo anterior (obliquidade de Nägele).

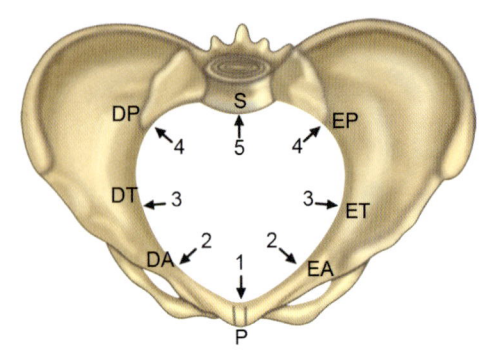

Figura 12.6 Pontos de referência maternos e seus símbolos: **1**, púbis; **2**, eminência ileopectínea; **3**, extremidades do diâmetro transverso; **4**, sinostose sacroilíaca; **5**, sacro. P: pubiana; EA: esquerda anterior; ET: esquerda transversa; EP: esquerda posterior; S: sacra; DP: direita posterior; DT: direita transversa; DA: direita anterior.

› Na apresentação cefálica defletida de 2º grau (fronte): glabela ou raiz do nariz
› Na apresentação cefálica defletida de 3º grau (face): mento
› Nas apresentações pélvicas: sacro
› Na situação transversa (impropriamente denominada apresentação transversa), a apresentação é córmica. A variedade mais frequente é a de ombro e o ponto de referência fetal é o acrômio.

Linha de orientação

A linha de orientação é a linha fetal que se coloca em relação com o diâmetro materno de insinuação. É importante conhecê-la e identificá-la para acompanhar os movimentos da apresentação durante o trabalho de parto.

As linhas de orientação são:

- Na apresentação cefálica fletidas: sutura sagital
- Na apresentação cefálica defletida de 1º grau: sutura sagital e metópica
- Na apresentação cefálica defletida de 2º grau: sutura metópica
- Na apresentação cefálica defletida de 3º grau: linha facial, isto é, linha mediana que a partir da raiz do nariz atinge o mento
- Nas apresentações pélvicas: sulco interglúteo.

As situações transversas não têm linha de orientação, pois são impeditivas de expulsão espontânea, exceto em casos especiais de fetos pequenos ou macerados.

Nomenclatura

Utilizando a nomenclatura obstétrica, é possível ter perfeito conhecimento da estática fetal, já que são designadas a situação, a apresentação, a posição e a variedade de posição (Figuras 12.7 e 12.8).

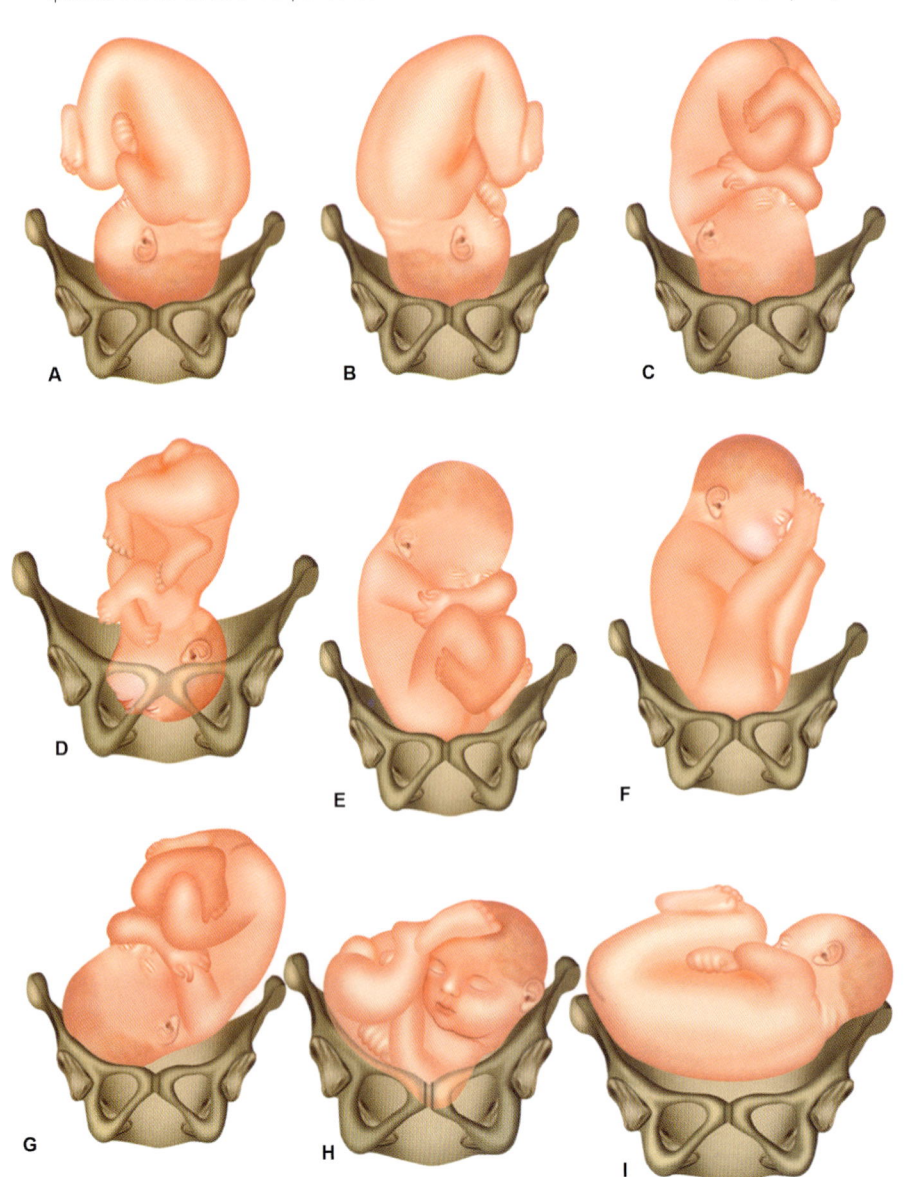

Figura 12.7 Situação, apresentação e posição do feto. **A.** Situação longitudinal, apresentação cefálica, de vértice. Occípito-esquerda-anterior (OEA). **B.** Situação longitudinal, apresentação cefálica, de vértice. Occípito-direita-anterior (ODA). **C.** Situação longitudinal, apresentação cefálica, de vértice. Occípito-direita-posterior (ODP). **D.** Situação longitudinal, apresentação cefálica, de fronte. Nasodireita-anterior (NDA). **E.** Situação longitudinal, apresentação pélvica completa (pelvipodálica). Sacro-direita-posterior (SDP). **F.** Situação longitudinal, apresentação pélvica incompleta (modo de nádegas). Sacro-direita-posterior (SDP). **G.** Situação oblíqua. **H.** Situação transversa, apresentação córmica. Acromioesquerda-posterior (AEP). **I.** Situação transversa, apresentação córmica. Acromiodireita-anterior (ADA).

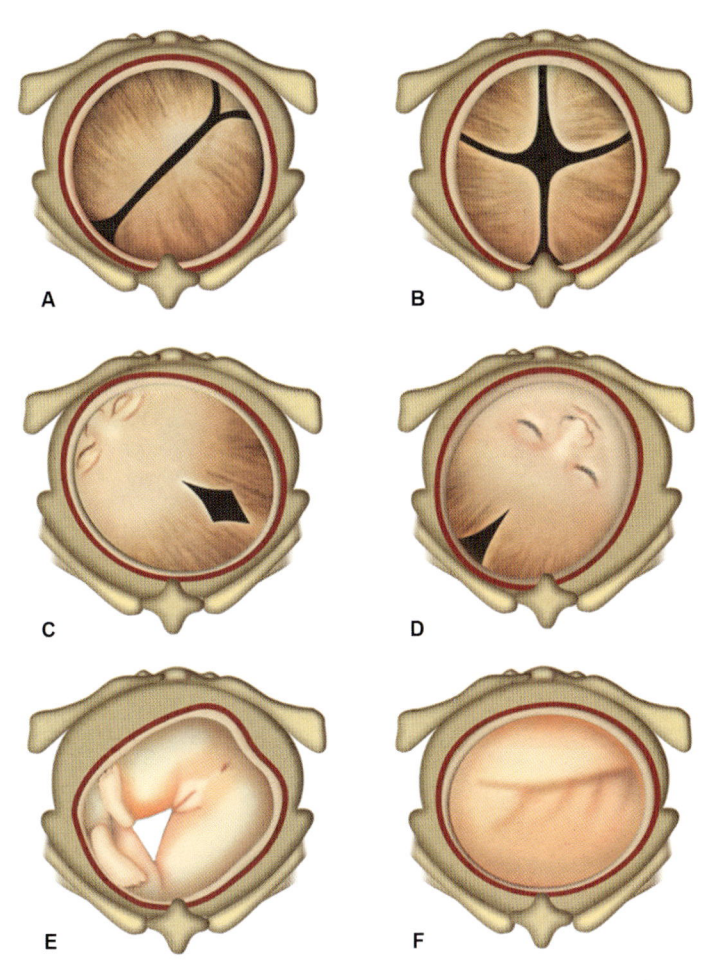

Figura 12.8 Pontos de referência fetais e linhas de orientação (impressão ao toque). **A.** Lambda e sutura sagital. **B.** Extremidade anterior do bregma e sutura sagitometópica. **C.** Glabela e sutura metópica. **D.** Mento e linha facial. **E.** Sacro e sulco interglúteo. **F.** Gradeado costal e acrômio.

Nomenclatura na situação longitudinal

Nomeiam-se pelo emprego de duas ou três letras:

- A primeira letra indica a apresentação e é símbolo da região que a caracteriza (O, B, N, M, S) – Tabela 12.3
- As demais correspondem ao ponto de referência materno no estreito superior (P, EA, ET, EP, S, DP, DT, DA).

Exemplos: OEA significa que a apresentação é de occipital (O), e o ponto de referência, o lambda, está em correspondência com o estreito superior, à esquerda (E) e anteriormente (A) (ponto EA da Figura 12.6); MDP significa que a apresentação é de face e o ponto de referência, o mento (M), está em relação com o estreito superior, à direita (D) e posteriormente (P) (ponto DP da Figura 12.6).

Tomando como exemplo a apresentação cefálica fletida, em occipital, as variedades de posição são:

- *OP*: occipitopubiana
- *OEA*: occípito esquerda anterior
- *OET*: occípito esquerda transversa
- *OEP*: occípito esquerda posterior
- *OS*: occipitossacra
- *ODP*: occípito direita posterior
- *ODT*: occípito direita transversa
- *ODA*: occípito direita anterior.

Nomenclatura na situação transversa

Na nomenclatura da situação transversa, não há uniformidade na designação. Para a escola francesa, a localização do dorso define a posição: anterior, quando o dorso está voltado para a frente;

Tabela 12.3 Pontos de referência, linhas de orientação e símbolos nas diversas apresentações.

Situação	Apresentação			Ponto de referência	Linha de orientação	Símbolo
Longitudinal	Cefálica	Fletida	Vértice ou de occipital	Lambda	Sutura sagital	**O**
		Defletida	Bregma	Bregma	Sutura sagitometópica	**B**
			Fronte	Glabela	Linha metópica	**N**
			Face	Mento	Linha facial	**M**
	Pélvica			Sacro	Sulco interglúteo	**S**
Transversa	Córmica			Acrômio	Dorso	**A**

posterior, quando voltado para a coluna vertebral materna; e o acrômio, direito ou esquerdo, que se põe em relação com o estreito superior, define a apresentação. Exemplos: posição acromiodireita anterior (ADA) significa que o acrômio direito está na área do estreito superior e o dorso voltado para a frente; por acromioesquerda posterior (AEP), entende-se que, no estreito superior, acha-se o acrômio esquerdo e o dorso está voltado para trás (ver Figura 12.7).

Para a escola norte-americana, a posição é indicada pelo lado materno em que se encontra o acrômio; assim, acromioesquerda anterior (AEA) representa que o acrômio está em relação com o lado esquerdo materno e o dorso está voltado para frente. Corresponde à acromiodireita anterior da escola francesa. Às vezes, na situação transversa, o dorso fetal se orienta nitidamente para cima (dorso superior) ou para baixo (dorso inferior). Essa classificação é a mais utilizada e permite, sem esforço mental, informar a localização do ovoide cefálico, o que importa para a execução da versão por manobras internas.

Na Tabela 12.3, evidenciam-se as várias apresentações e posições, bem como seu símbolo indicativo e as respectivas linhas de orientação.

Bibliografia

Chamberlain G. Turnbull's Obstetrics. 3rd. ed. Churchill Livingstone; 2001.
Cunningham FG, Leveno KJ, Bloom SL, et al. Williams Obstetrics. 25.ed. New York: McGraw-Hill Education. Imprint McGraw-Hill Medical; 2018.
Greenhill JP, Friedman E. Biological principles and modern practice of obstetrics. Saunders; 1974.
Gibbs RS. Danforth's Obstetrics and Gynecology. 10.ed. Philadelphia: Lippincott Williams and Wilkins: Philadelphia; 2008.
Hickok DE, Gordon DC, Milberg JA, Williams MA, Daling JR. The frequency of breech presentation by gestational age at birth: a large population-based study. Am J Obstet Gynecol. 1992;166:851-2.
Hughey MJ. Fetal position during pregnancy. Am J Obstet Gynecol. 1985;153:885.
Magalhães F. Clínica obstétrica: o livro da maternidade do Rio de Janeiro. Vol. 2. Rio de Janeiro: Besnard Frères; 1916.
Montenegro CAB, Rezende Filho J. Rezende: Obstetrícia fundamental. 14.ed. Rio de Janeiro: Guanabara Koogan; 2018.
Neme B. Obstetrícia básica. 3.ed. São Paulo: Sarvier; 2006.

13

Estudo da Bacia

Isabela Coutinho Neiva
Carlos Alberto Mandarim-de-Lacerda
Melania Amorim
Jorge Rezende Filho

O canal de parto (ou trajeto) estende-se do útero e vai até a rima do pudendo, apresentando estruturas de várias naturezas: partes moles (segmento inferior, colo uterino, vagina, região vulvoperineal), sustentadas entre sua porção superior, o corpo do útero e a inferior; perineovulvar, pela cintura óssea, também chamada pequena pelve, pequena bacia ou escavação).

Apresenta três estreitamentos anulares:

- Orifício cervical
- Diafragma pélvico
- Rima do pudendo (óstio vaginal).

A partir da adoção da postura ereta pelos nossos ancestrais, houve alterações marcantes na pelve feminina que, associadas às alterações do tamanho da cabeça fetal humana ao longo da evolução humana (desde os *Australophitecus africanus*), resultaram em modificações importantes no processo de parturição até chegar ao que ocorre hoje (Figura 13.1).

Anatomia

A bacia, ou pelve, é um canal ósseo em forma de anel, formada pelos seguintes ossos, com suas respectivas articulações (púbica, sacroilíacas e sacrococcígea):

- **Dois ossos ilíacos** (laterais): constituídos pela fusão de três ossos (ílio, ísquio e púbis). Na face lateral externa desse osso, no ponto de ossificação desses três ossos, há uma depressão circular grande denominada acetábulo. Essa depressão é o ponto de articulação da pelve com os membros inferiores
- **Sacro** (na região posterior): localiza-se entre os dois ossos ilíacos e se articula com eles por meio da articulação sacroilíaca. Juntamente com a quinta vértebra lombar, constitui o ângulo sacrovertebral, cujo vértice é chamado promontório. Sua face anterior, voltada para a pelve, é côncava e apresenta algumas diferenças anatômicas, de acordo com os vários tipos de bacia
- **Cóccix** (com o sacro, forma a parte inferior da coluna vertebral): formado pela fusão de quatro vértebras rudimentares, liga-se ao sacro por meio da articulação sacrococcígea, que apresenta grande mobilidade durante o parto (Figuras 13.2 e 13.3).

A bacia ou pelve é dividida em grande bacia (ou pelve maior) e pequena bacia (ou pelve menor), separadas pela linha terminal, uma margem óssea encurvada que vai do promontório (articulação da quinta vértebra lombar com a primeira sacral) até a margem superior da sínfise púbica. Assim, a linha terminal delimita a abertura superior da pelve menor, ou bacia obstétrica.

A grande bacia (ou pelve falsa) é limitada, lateralmente, pelas fossas ilíacas, e, posteriormente, pela coluna vertebral; os limites anteriores são representados pelo espaço que os músculos abdominais mais fortes demarcam. Superiormente, tem-se uma circunferência, ou contorno, formada, na parte de trás, pela base do sacro; lateralmente, pelas cristas ilíacas; à frente, pela borda anterior do osso ilíaco.

Na Obstetrícia, ainda que não apresente grande relevância, seu formato e suas dimensões oferecem noções relacionadas com a escavação (Figura 13.3). Continuada na parte

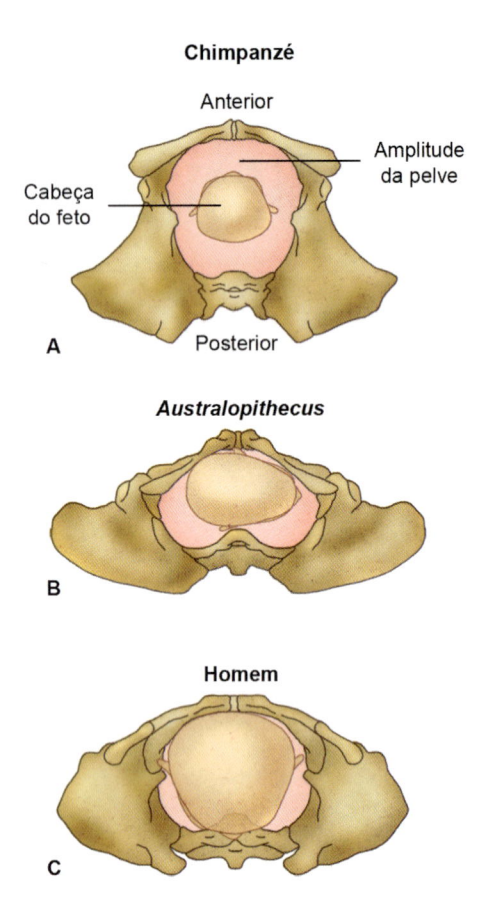

Chimpanzé

Anterior

Cabeça do feto

Amplitude da pelve

A

Posterior

Australopithecus

B

Homem

C

Figura 13.1 Pelves de chimpanzé, *Australopithecus africanus*, e homem. **A.** A grande amplitude da pelve do chimpanzé possibilita, sem dificuldade, a passagem da cabeça fetal relativamente pequena na posição occipitoposterior. **B.** No *Australopithecus*, a largura do íleo, associada à postura ereta e ao estreitamento da abertura pélvica, condiciona o parto em posição lateral. **C.** A pelve humana tem a abertura apenas o suficiente para possibilitar a passagem da cabeça na posição occipitoanterior. (Adaptada de Smith, 2007.)

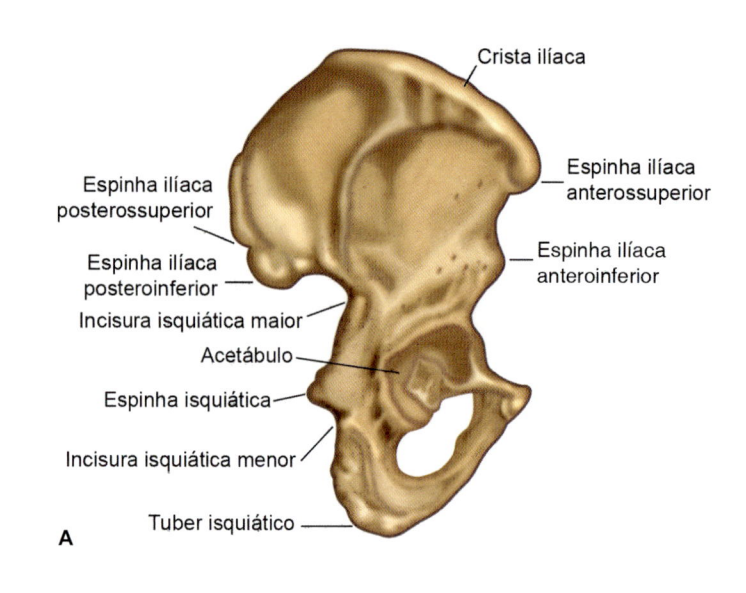

Crista ilíaca

Espinha ilíaca posterossuperior

Espinha ilíaca posteroinferior

Incisura isquiática maior

Acetábulo

Espinha isquiática

Incisura isquiática menor

Tuber isquiático

Espinha ilíaca anterossuperior

Espinha ilíaca anteroinferior

A

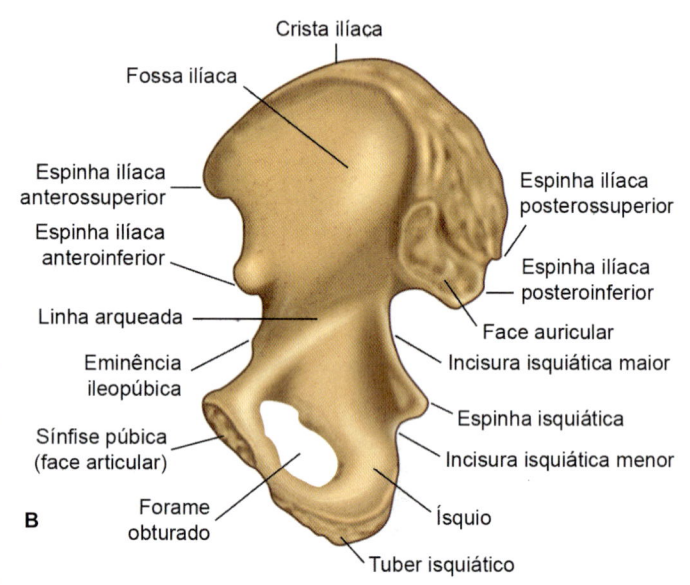

Crista ilíaca

Fossa ilíaca

Espinha ilíaca anterossuperior

Espinha ilíaca anteroinferior

Linha arqueada

Eminência ileopúbica

Sínfise púbica (face articular)

Forame obturado

Espinha ilíaca posterossuperior

Espinha ilíaca posteroinferior

Face auricular

Incisura isquiática maior

Espinha isquiática

Incisura isquiática menor

Ísquio

Tuber isquiático

B

Figura 13.2 Osso ilíaco. **A.** Face medial. **B.** Face lateral.

inferior pela escavação, a separação da grande bacia ocorre pelo anel do estreito superior. A pequena bacia, escavação pélvica ou simplesmente escavação, limita-se, na parte de cima, pelo estreito superior; abaixo, pelo inferior.

O estreito superior é constituído (de trás para frente) de saliência do promontório, borda anterior da asa do sacro, articulação sacroilíaca, linha arqueada, eminência ileopectínea e borda superior do corpo do púbis e da sínfise púbica. O estreito inferior é composto de borda inferior dos dois púbis (revestidos pelo ligamento arqueado), ramos isquiopúbicos (ramos descendentes do púbis e ascendentes do ísquio), tuberosidades isquiáticas, borda medial dos ligamentos sacroespinal e sacrotuberal e extremidade do cóccix (articulação sacrococcígea, depois da retropulsão do cóccix); é, portanto, ósseo e ligamentoso.

Entre os dois estreitos está a escavação, em que há quatro paredes: anterior, posterior e duas laterais. A parede anterior é constituída de face posterior ou pélvica do púbis e de seu ramo horizontal; lado interno do forame obturado e face interna da respectiva membrana obturatória; face interna do ramo isquiopúbico e de parte da tuberosidade isquiática.

Em linha reta, a porção posterior mede em torno de 11 a 12 cm de altura, do promontório ao ápice do cóccix, e, seguindo o encurvamento do sacro, de 15 a 16 cm. É constituída de face anterior ou pélvica do sacro e do cóccix, medindo, na parte superior, aproximadamente 11 cm de largura, no nível da articulação lombossacra. O grau de concavidade da parede posterior da escavação varia, naturalmente, com o formato do sacro e é mais acentuado na mulher.

O estreito médio começa atrás, no sacro, passa pelos processos transversos da quinta vértebra sacra, pela borda inferior dos ligamentos sacroespinais, pelas espinhas isquiáticas, pelos arcos tendíneos do músculo levantador do ânus e, finalmente, termina à frente de seus feixes pubococcígeos, na face posterior do púbis.

Dimensões

Na grande bacia, é possível considerar diâmetros transversos e um anteroposterior. De uma espinha ilíaca anterossuperior à do lado oposto, obtém-se o diâmetro biespinha (BE), que mede aproximadamente 24 cm; da parte mais saliente, de uma crista ilíaca, à do lado oposto, tem-se o diâmetro bicrista (BC) que mede, em geral, 28 cm (Figura 13.4 A). Traça-se o diâmetro anteroposterior da fosseta localizada abaixo da apófise espinhosa da última vértebra lombar (base do sacro), à borda superior da sínfise púbica; é chamado também diâmetro sacropúbico externo (SPE), de Baudelocque ou conjugada externa, medindo, em geral, 20 cm (Figura 13.4 B).

Na pequena bacia, serão descritos, sucessivamente, os diâmetros dos estreitos superior, médio e inferior (Figuras 13.5 e 13.6).

No estreito superior, há um diâmetro anteroposterior, traçado do promontório à borda superior da sínfise púbica, chamado conjugada vera anatômica, medindo 11 cm.

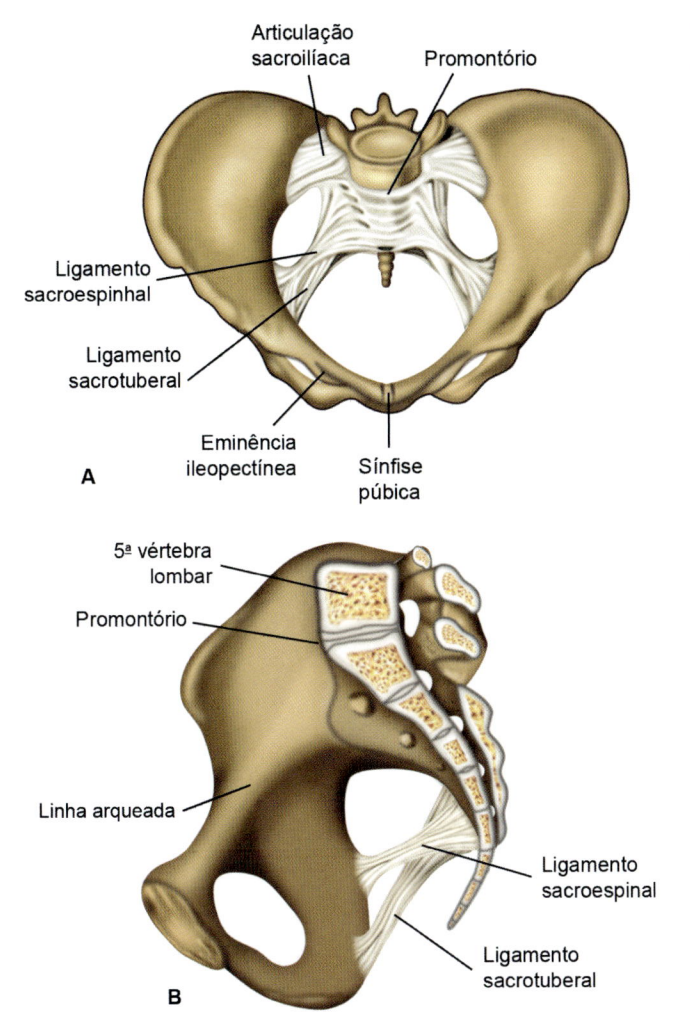

A

B

Figura 13.3 Articulação sacroilíaca e ligamentos sacroespinal e sacrotuberal. **A.** Vista superior. **B.** Vista medial. As incisuras isquiáticas se transformam em forames isquiáticos maior (superior) e menor (inferior), fechadas pelos ligamentos sacroespinal e sacrotuberal, respectivamente.

Do mesmo promontório à face posterior do púbis, traça-se a conjugada vera obstétrica (10,5 cm) e, ainda, a conjugada diagonal, que não é do estreito superior nem do inferior – é apenas recurso clínico para avaliar os mencionados diâmetros anteroposteriores do estreito superior; sua extensão é, em geral, de 12 cm.

O diâmetro transverso máximo vai do ponto mais afastado da linha inominada ao ponto do lado oposto, localizado, em geral, na junção do terço posterior com os dois terços anteriores do diâmetro anteroposterior, medindo de 13 a 13,5 cm.

Os diâmetros oblíquos, chamados anteriormente de insinuação, vão de um ponto correspondente à eminência ileopectínea de um lado à articulação sacroilíaca do lado oposto. Recebem, de alguns autores, o nome de esquerdo e direito, de acordo com a eminência ileopectínea de onde partem; de outros autores, ganham a designação de direito e esquerdo, conforme procedam da articulação sacroilíaca de um lado ou de outro; assim, o diâmetro oblíquo esquerdo de uns é o direito dos outros e vice-versa. Para dirimir essa divergência de nomenclatura, foi proposto que se chamasse primeiro diâmetro oblíquo ao que parte da eminência ileopectínea esquerda e vai à articulação sacroilíaca direita; e segundo diâmetro oblíquo ao que se origina da eminência ileopectínea direita e se encaminha à articulação sacroilíaca esquerda. Suas medidas variam de 12 cm a 12,75 cm e o primeiro é ligeiramente maior que o segundo.

No estreito médio, observa-se um diâmetro anteroposterior, medindo 12 cm, e outro transverso, biespinha isquiática, com 10,5 cm.

No estreito inferior, há um diâmetro anteroposterior (conjugada *exitus*), cóccix subpúbico, medindo 9,5 cm; esse diâmetro é substituído pelo subsacro subpúbico, medindo 11 cm, após a retropulsão do cóccix. O diâmetro transverso é o bi-isquiático, medindo 11 cm.

Formas

Há quatro tipos de bacia (Figura 13.7):

- Ginecoide
- Antropoide
- Android
- Platipeloide.

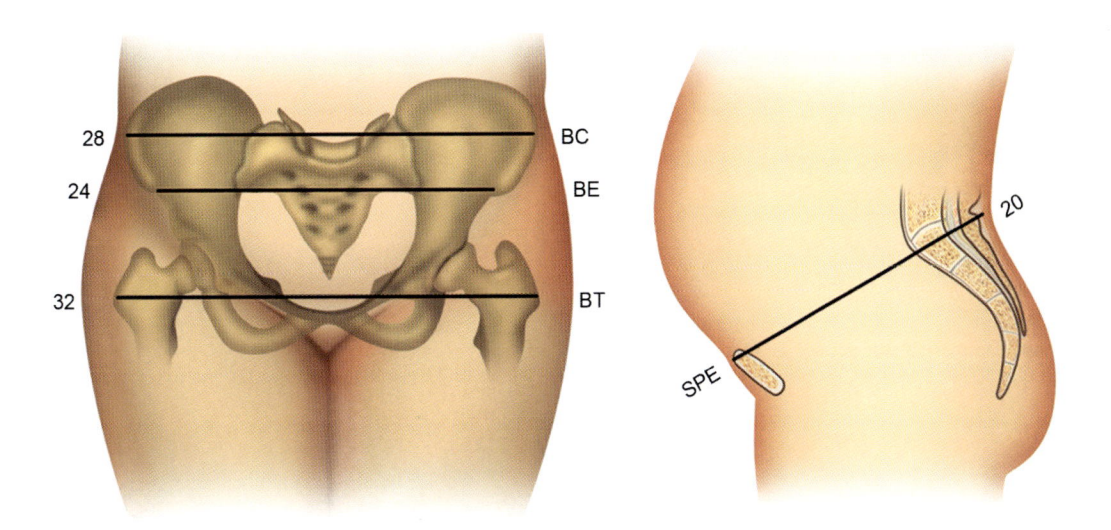

Figura 13.4 Pelvimetria externa. Representação dos principais diâmetros. *BT*, bitrocantérico; *BC*, bicrista; *BE*, biespinha; *SPE*, sacro púbico externo.

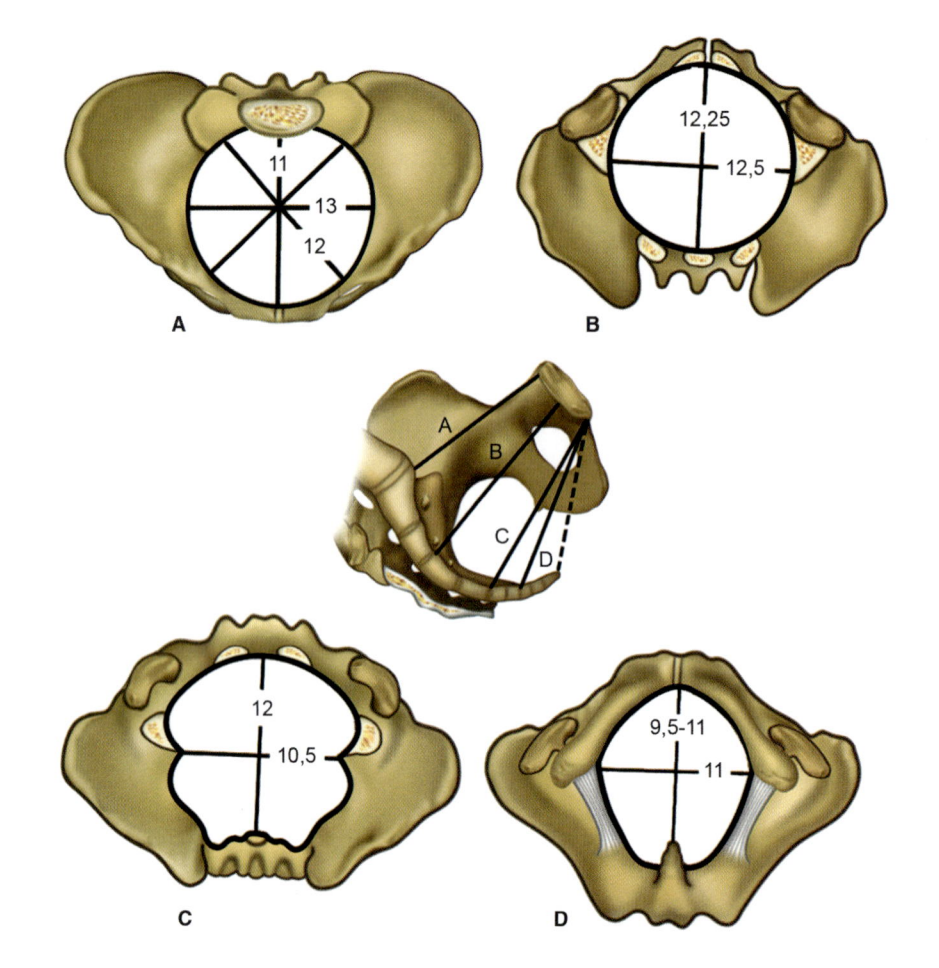

Figura 13.5 A. Estreito superior da bacia visto de cima. **B.** Plano de maiores dimensões da escavação visto de baixo. **C.** Plano de menores dimensões, estreito médio visto de baixo. **D.** Estreito inferior, visto de baixo. No centro, corte sagital indicando os planos assinalados em todas as imagens. (Adaptada de Beck & Rosenthal, 1955.)

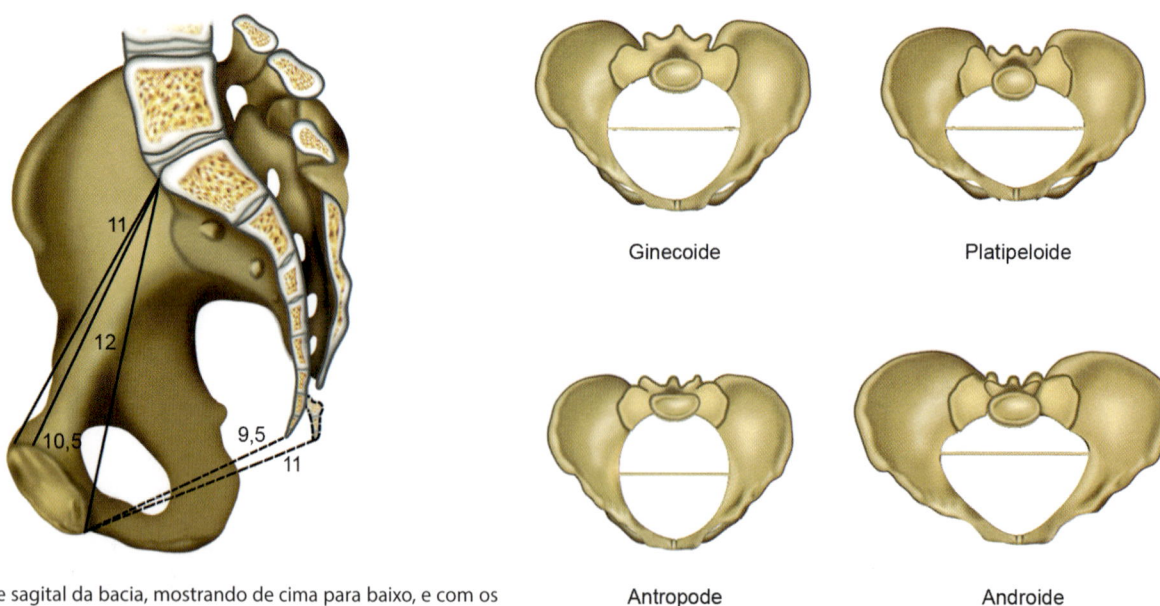

Figura 13.6 Corte sagital da bacia, mostrando de cima para baixo, e com os valores normais: conjugada vera anatômica, conjugada vera obstétrica, conjugada diagonal, conjugada *exitus*, antes e depois da retropulsão do cóccix.

Ginecoide

Platipeloide

Antropode

Androide

Figura 13.7 Morfologia da pelve. Os quatro tipos fundamentais de bacia.

O que determina o tipo de bacia é a porção posterior do estreito superior, limitada pelo diâmetro transverso máximo, enquanto a região anterior tem uma importância secundária. Os tipos mais frequentes de bacias são os mistos, que se originam pela combinação entre os vários grupos fundamentais. Os tipos puros ocorrem com menor frequência. As principais características dos tipos de bacia são mostradas na Tabela 13.1 e nas Figuras 13.8 a 13.12.

Tabela 13.1 Principais características dos quatro tipos pélvicos fundamentais.

Tipo de pelve	Ginecoide (bacia normal feminina)	Antropoide (bacia dos macacos)	Androide (bacia masculina)	Platipeloide (bacia achatada)
Frequência	50%	25%	20%	5%
Estreito superior	Arredondado	Elíptico, alongado no sentido anteroposterior	Levemente triangular	Ovalado com diâmetro anteroposterior reduzido
Diâmetro transverso máximo	Afastado do promontório e do púbis (porção posterior da bacia espaçosa)	Diminuído e próximo do púbis	Perto do sacro (porção posterior da bacia estreita)	Aumentado e equidistante do sacro e do púbis
Chanfradura ciática	Ampla, pouco profunda	Mais ampla, pouco profunda	Estreitada, profunda	Ampla, pouco profunda
Espinhas ciáticas	Não proeminentes	Não proeminentes	Muito proeminentes	Proeminentes
Sacro	Largo, côncavo, inclinação média	Estreito, longo	Estreitado, plano, longo, inclinado para a frente	Largo, curto, côncavo
Paredes da escavação	–	Paralelas	Convergentes	Divergentes
Ângulo subpúbico	Médio	Levemente estreitado	Estreitado	Muito amplo
Diâmetro bi-isquiático	Grande	Menor	Reduzido	Aumentado
Diâmetro anteroposterior do estreito inferior	Grande	Maior	Pequeno	Menos reduzido
Prognóstico	Muito bom	Aumento na incidência de posteriores (oblíquas e diretas) Se não houver distocia no estreito superior, não haverá no restante da bacia	Pouco aumento da incidência de posteriores (oblíquas e diretas) Distocias crescentes com a progressão da apresentação	Insinuação, em geral, nos diâmetros transversos Distocia maior na insinuação, amenizando posteriormente

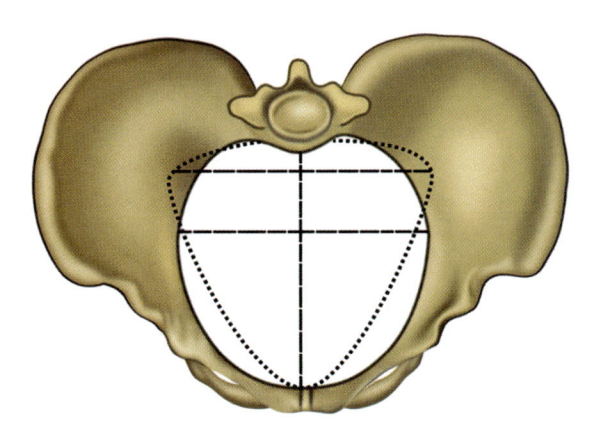

Figura 13.8 O formato da bacia é mais importante que os seus diâmetros; conforme as medidas, a morfologia pode ser diferente. Em traço cheio, o estreito superior da bacia ginecoide; em pontilhado, o estreito superior da bacia androide. (Adaptada de Moloy, 1951.)

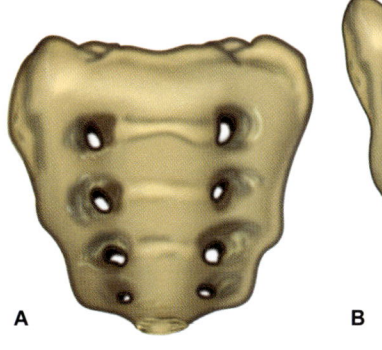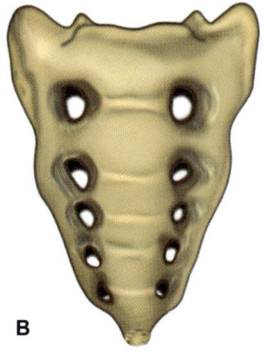

Figura 13.10 Sacro. **A.** Encontrado na bacia ginecoide: curto, largo, composto de cinco vértebras. **B.** Característico da bacia antropoide: estreito, longo, composto de seis vértebras. (Adaptada de Moloy, 1951.)

Planos

Esses planos são imaginários, traçados na entrada, na saída e em vários pontos da escavação pélvica. Merecem destaque, os planos paralelos de Hodge (Figura 13.13):

- **Primeiro plano de Hodge**: passa pela borda superior do púbis e pelo promontório
- **Segundo plano de Hodge**: corresponde à borda inferior do púbis
- **Terceiro plano de Hodge**: traçado nas espinhas ciáticas
- **Quarto plano de Hodge**: parte da ponta do cóccix e se mistura com o assoalho pélvico.

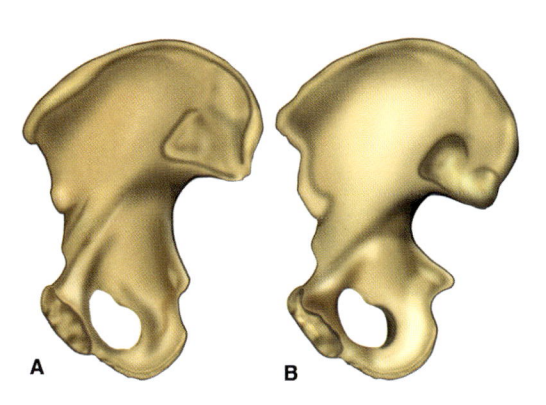

Figura 13.9 A. Osso ilíaco típico da bacia ginecoide. Incisura isquiática maior ampla, espinha isquiática romba. **B.** Osso ilíaco peculiar à bacia androide. Incisura isquiática estreita, espinhas isquiáticas proeminentes. (Adaptada de Moloy, 1951.)

Eixos

Os eixos da bacia, na obstetrícia, são as perpendiculares baixadas ao centro de cada plano. O eixo do plano do estreito superior passa no meio da conjugada anatômica e se prolonga, para cima

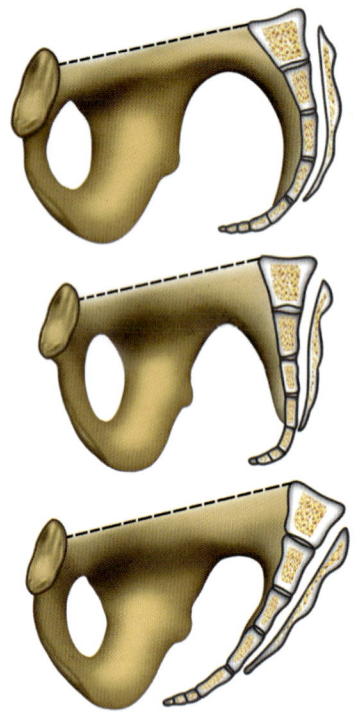

Figura 13.11 Curvatura e inclinação do sacro influindo na capacidade da escavação. (Adaptada de Moloy, 1951.)

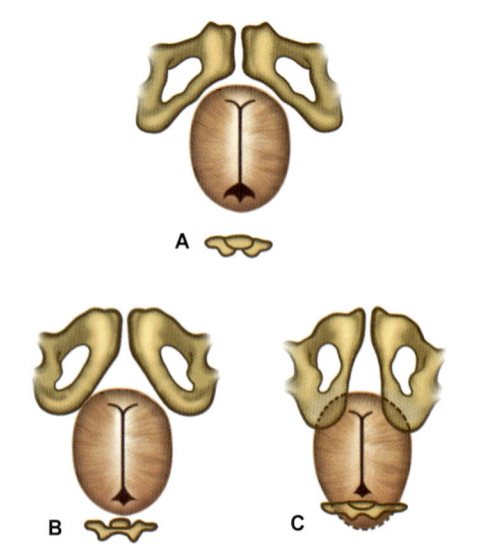

Figura 13.12 Abertura do ângulo subpúbico, variável com a morfologia da pelve. **A.** Na bacia ginecoide. **B.** Na bacia antropoide. **C.** Na bacia androide. As relações com a cabeça do feto, no período final do parto, estão igualmente figuradas. (Adaptada de Wilson, 1961.)

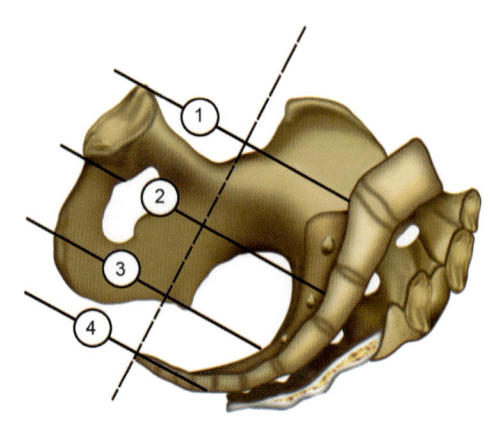

Figura 13.13 Planos de Hodge.

e para frente, pela cicatriz umbilical; e, para trás e para baixo, pelo cóccix. O eixo do plano do estreito inferior, prolongado, passaria pela superfície do promontório e, embaixo, perfuraria o períneo, um pouco à frente do ânus.

O canal ósseo do parto divide-se em três espaços ou segmentos:

- Superior: compreende o espaço entre o plano que passa pelas espinhas do púbis e o promontório até o plano das linhas arqueadas
- Médio: vai do plano das linhas arqueadas até o plano que passa pela borda inferior da sínfise púbica e das espinhas isquiáticas
- Inferior: vai do plano que passa pela borda inferior da sínfise púbica e das espinhas isquiáticas até o plano da arcada do púbis.

O eixo dos dois primeiros prossegue em linha reta; o do último é côncavo, em torno da borda inferior da sínfise, formando, com o estreito superior, ângulo obtuso, aberto para frente. Os eixos têm grande valor prático, porquanto orientam o obstetra sobre a direção a dar às trações no parto a fórceps e, embora cada vez mais rara, na grande extração.

Exame da bacia

Pelvimetria

O estudo da capacidade da bacia é realizado por meio da pelvimetria, que procura estimar os diâmetros, ora medindo externamente (pelvimetria externa), ora internamente (pelvimetria interna).

Desproporção cefalopélvica, relatada muitas vezes como parto obstruído, é responsável por 3 a 8% dos casos de morte materna no mundo. Geralmente, esse diagnóstico é realizado durante o próprio trabalho de parto quando a evolução da descida fetal pelo canal de parto não ocorre. Porém, em consequência da desproporção cefalopélvica, na ausência de condições de se realizar uma cesárea de urgência, resulta frequentemente na mortalidade ou morbidade materna e/ou perinatal.

Nos tempos atuais, o estudo da pelve não é parte obrigatória da rotina obstétrica, uma vez que o tamanho da pelve materna não é uma avaliação absoluta, visto que uma boa evolução do trabalho de parto vai depender, além do tamanho e da forma da pelve materna, do tamanho fetal, da força exercida pelo útero (quantidade e intensidade das contrações), da capacidade de moldagem da cabeça fetal durante seu trajeto pelo canal de parto, da apresentação e posição do feto. Além disso, a posição que a mulher assume no trabalho de parto e parto também assume um papel importante nesse contexto. Como já afirmava Barbour em 1934, "o melhor pelvímetro é a cabeça fetal"; o diagnóstico de desproporção cefalopélvica não é possível fora do trabalho de parto.

No Brasil, as atuais Diretrizes de Operação Cesariana (2016) estabelecem que "a utilização de pelvimetria clínica não é recomendada para predizer a ocorrência de falha de progressão do trabalho de parto ou definir a forma de nascimento".

Porém, em locais onde lançar mão de uma cesárea de urgência é impossível, pode-se optar por fazer a avaliação prévia da pelve em mulheres de alto risco para que se possa referenciá-las para serviços que oferecem condições de realizar uma cesárea intraparto de emergência, com o objetivo de reduzir a mortalidade materna e fetal. Isso, infelizmente, ainda é uma realidade nos em locais longínquos de países em desenvolvimento, como, por exemplo, em vários países da África.

São consideradas de risco para a desproporção cefalopélvica, as seguintes categorias:

- Mulheres muito jovens que engravidam antes do desenvolvimento completo da pelve
- Nulíparas
- Mulheres com altura inferior a 150 cm
- Mulheres com peso inferior a 50 kg
- Medidas de diâmetro bi-isquiático < 8 cm
- Mulheres com medidas do diâmetro pré-pubial de Trillat < 11 cm.

Um estudo realizado na África em 2018 mostrou uma associação positiva estatisticamente significativa de um escore considerando a altura inferior a 150 cm mais as medidas do diâmetro bi-isquiático < 8 cm e diâmetro pré-pubial de Trillat < 11 cm como preditor de desproporção cefalopélvica. No entanto, nenhum desses fatores isolado, ou mesmo sua associação, deve levar à indicação eletiva de cesariana, recomendando-se apenas o parto em instituição capaz de realizar a cesariana caso se documente a desproporção durante o trabalho de parto.

Em relação aos métodos utilizados para a avaliação do tamanho da pelve, podemos lançar mão de exame clínico (por meio da pelvimetria externa e interna), radiografia da pelve (em desuso), ultrassonografia, ressonância nuclear magnética (incluindo imagens em terceira dimensão), o que não é uma realidade nos países onde é mais necessário identificar as mulheres de alto risco – portanto, é um completo contrassenso considerar o uso dessas tecnologias nesses locais.

Pelvimetria externa

Realizada por meio de instrumentos, geralmente compassos, chamados pelvímetros (de Baudelocque, de Budin, de Thoms etc.), aplicados sobre os diversos extremos dos diâmetros da bacia (ver Figura 13.4), incluindo a delimitação do quadrilátero de Michaelis (Figura 13.14). Na assistência moderna ao parto, a pelvimetria externa da grande bacia está praticamente abandonada, em razão de seu reduzido valor semiótico.

Na pelvimetria externa do estreito inferior, é útil o diâmetro bi-isquiático (ou intertuberoso), medido por meio do pelvímetro de Thoms, em geral com 9 cm ou mais (Figura 13.15).

Pelvimetria interna

Na prática obstétrica atual, a avaliação das mensurações internas da bacia é superficial. Pelo fato de o estreito superior ser inacessível, procura-se medir a chamada conjugada diagonal cujo valor é deduzido em 1,5 cm, a fim de se obter a conjugada vera obstétrica.

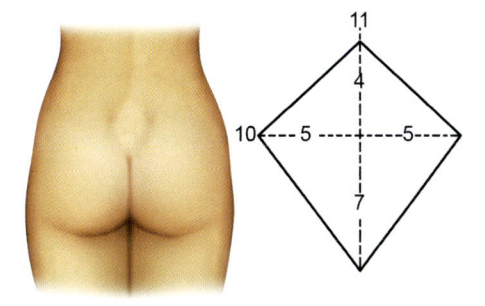

Figura 13.14 Quadrilátero de Michaelis. Seus pontos de reparo são: superiormente, a processo espinhoso da quinta vértebra lombar; inferiormente, a extremidade superior do sulco interglúteo; lateralmente, de um e de outro lado, as espinhas ilíacas posterossuperiores. A deformação da figura geométrica, representada pelo quadrilátero (projeção cutânea do sacro), exibe o vício pélvico.

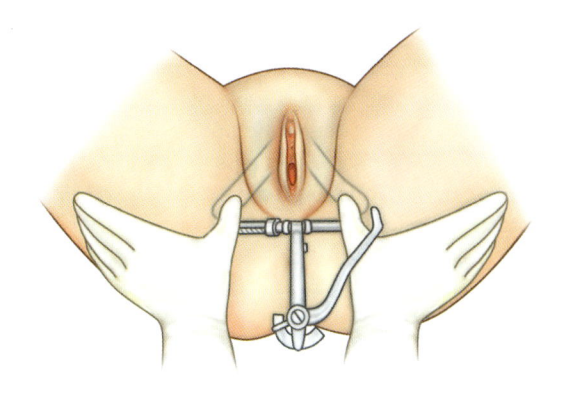

Figura 13.15 Medida do diâmetro bi-isquiático com o pelvímetro de Thoms. (Adaptada de Benson, 1968.)

Ao introduzir o dedo, procura-se aplicar seu extremo (do índice, no toque unidigital, e do médio, no bidigital) sobre a saliência do promontório, e duas hipóteses podem ocorrer: ou ele é inatingível ou está acessível. Com o dedo explorador sobre o promontório, a borda radial do índice posiciona-se sob o ligamento *arcuatum* e, com o índice da outra mão, marca-se o ponto de encontro da face anterior do púbis com a mão que toca. A seguir, mede-se a distância entre esse ponto e a polpa digital do dedo que se aplicou no promontório, obtendo-se o valor da conjugada diagonal (Figura 13.16). Nos casos de promontório inatingível, conclui-se que o diâmetro anteroposterior é amplo. No entanto, para considerar a bacia normal ou espaçosa, não basta que esse diâmetro tenha grandes proporções, pois o vício pélvico pode se localizar em outros pontos. Se percebermos não ser a conjugada diagonal que desejamos avaliar, mas a conjugada vera obstétrica,

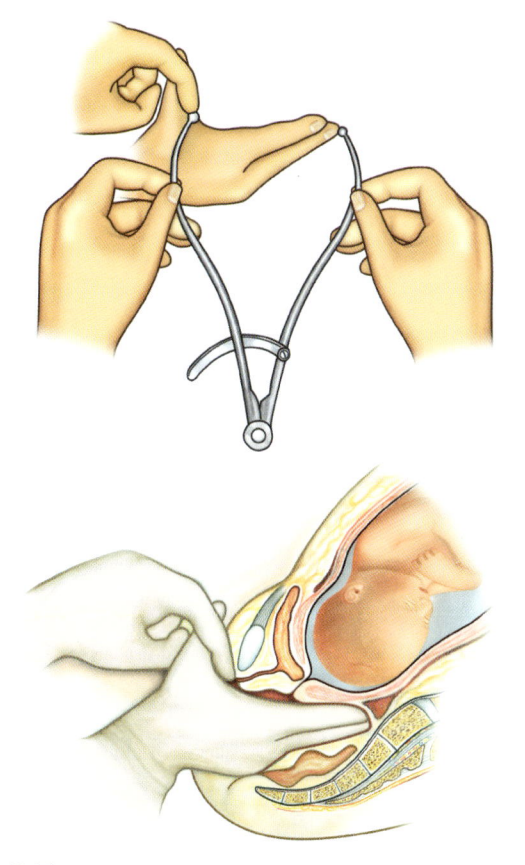

Figura 13.16 Medida da conjugada diagonal. A cabeça da gestante deve ficar baixa, e as coxas, ligeiramente fletidas sobre a bacia e em abdução. (Adaptada de Benson, 1969.)

e que a diferença entre ambas não é constante como se supunha (1,5 cm), podendo variar de 0 a 3 cm, pois cumpre considerar a situação do promontório, mais baixa ou mais elevada, a altura, a inclinação e a espessura de sínfise púbica, verificaremos que o problema não está resolvido. Além disso, é possível medir a conjugada *exitus* com a mão, empregando-se técnica semelhante à da mensuração da conjugada diagonal.

Radiopelvimetria

Está praticamente abandonado o uso da radiopelvimetria. Seu uso era para apreciar, além da bacia, a natureza e as dimensões da apresentação.

Pelvimetria ultrassonográfica

Aplicação restrita. Possibilita obter, com precisão, as medidas da conjugada vera obstétrica e do diâmetro biespinha ciática, além do diâmetro biparietal (DBP) do concepto.

Pelvigrafia

Para avaliar o formato da pelve, realiza-se a pelvigrafia, que analisa os elementos constituintes da bacia, em sua regularidade individual e no conjunto.

Pelvigrafia externa

Por meio dela, avaliam-se o comprimento e a espessura da sínfise e define-se o ângulo de abertura da arcada púbica (*estreito*: menor que 90°; *médio*: igual a 90°; e *largo*: maior que 90°).

Pelvigrafia interna

Inicialmente, realiza-se o exame do ângulo subpúbico e segue-se o estreito superior até o promontório. As bacias de paredes convergentes, ângulo subpúbico estreito e diâmetros transversais reduzidos restringem os movimentos laterais dos dedos exploradores (Figura 13.17 A). Localiza-se a espinha isquiática de um dos lados (Figura 13.17 B), passando-se à apreciação da oposta, com movimentos de pronação e supinação da mão. O exame clínico da porção média e inferior da pelve busca a localização da ponta do sacro e da extremidade do cóccix (Figura 13.17 C), a apreciação das espinhas isquiáticas e investigação dos ramos púbicos, pela face posterior. Com os dedos exploradores, mede-se a conjugada *exitus* (Figura 13.17 D); eles sobem, delicadamente, pelas paredes pélvicas, avaliando o paralelismo ou a convergência, a posição e o relevo das espinhas isquiáticas e, posteriormente, as peculiaridades do sacro e sua inclinação, comprimento e curvatura. A fase subsequente deve ser a medida da conjugada diagonal (Figura 13.17 E).

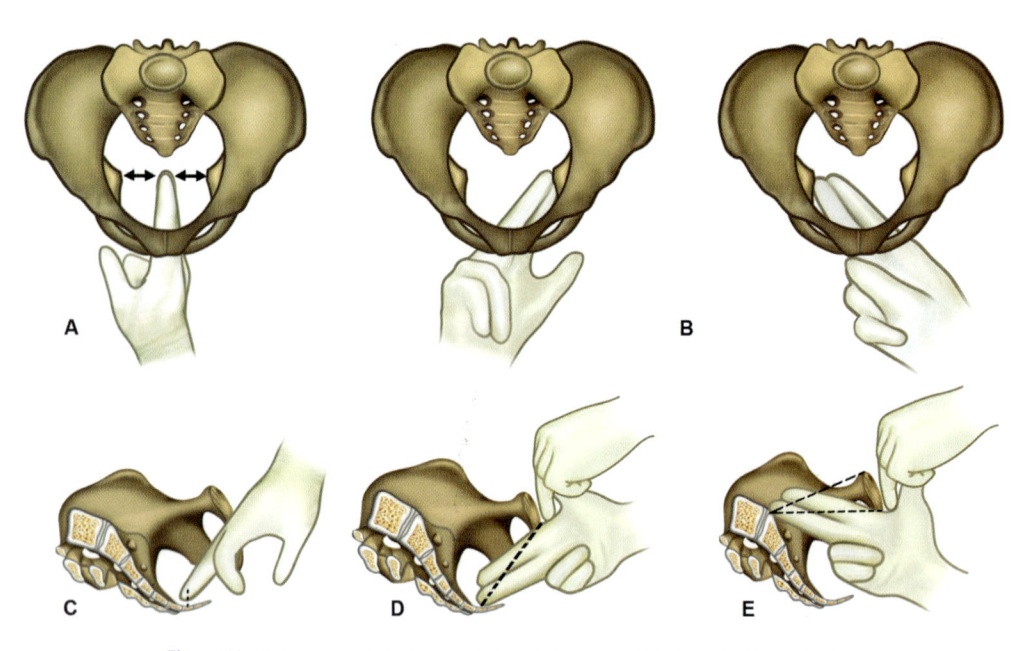

Figura 13.17 Tempos principais da pelvigrafia interna. (Adaptada de Moloy, 1951.)

Bibliografia

ACOG Committee n. 723: Guidelines for diagnostic imaging during pregnancy and lactation. Obstet Gynecol. 2017;130(4):e210-16.

Beck AC, Rosenthal AH. Obstetrical practice. 6th ed. Baltimore: Williams & Wilkins; 1955.

Benson RC. Handbook of obstetrics and gynecology. 3rd. ed. Los Altos: Lange Medical; 1968.

Brasil, Ministério da Saúde. Diretrizes de Atenção à Gestante: a operação cesariana. 2016. Disponível em: <http://conitec.gov.br/images/Relatorios/2016/Relatorio_Diretrizes-Cesariana_final.pdf>.

Caldwell WE, Moloy HC, Swenson PC. The use of the roentgen ray in obstetrics, 1. Roentgen pelvimetry and cephalometry; technique of pelviroentgenography. Am J Roentgenol. 1939;41:305.

Cunningham FG, Leveno KJ, Bloom SL, et al. Williams Obstetrics. 30. ed. New York: The McGraw-Hill Companies; 2010.

Gleason RL, Yigeremu M, Debebe T, et al. A safe, low-cost, easy-to-use 3D camera platform to assess risk of obstructed labor due to cephalopelvic disproportion. PLoS One. 2018;13(9):e0203865.

Grant IM. Back to the future. Beisky's pelvimeter and Baudelocque conjugate. BJOG. 2000;107:VII.

Jarcho T. The pelvis in obstetrics. New York: Hoeber; 1933.

Kratochwil A. Ultrasonic pelvimetry. In: Sanders RC, James Jr. AE. The principles and practice of ultrasonography in obstetrics and gynecology. 2nd. ed. New York: Appleton; 1980.

Lenck LC. Apport de l'échographie dans l'étude du plancher pelvien de la feme. Rev Fr Gynéc Obst. 1996;91:367.

Leon J. Semiologia obstétrica. Buenos Aires: El Ateneo; 1946.

Maguire FA. The anatomy of the bony pelvis and the pelvic floor. In: Bowes, K. Modern trends in obstetrics and gynaecology. London: Butterworth; 1950.

Malonga FK, Mukuku O, Ngalula MT, Luhete PK, Kakoma JB. External anthropometric measurement and pelvimetry among nulliparous women in Lubumbashi: risk factors and predictive score of mechanical dystocia. Pan Afr Med J. 2018;31:69.

Mengert WF. Pelvic capacity. In: Rovinsky JJ. Davis' Gynecology and obstetrics, III, 9. New York, London: Harper & Row; 1972.

Moloy HC. Evaluation of the pelvis in obstetrics. Philadelphia: Saunders; 1951.

Moraes A. Propedêutica obstétrica. 6.ed. Rio de Janeiro: Francisco Alves; 1937.

Morrison JJ, Sinnatamby R, Hackett GA, Tudor J. Obstetric pelvimetry in the UK: an appraisal of current practice. Br J Obst Gynec. 1995;102:748-50.

Neme B. Obstetrícia básica. 3. ed. São Paulo: Sarvier; 2005.

Rezende J. Pelvilogia. Rev Gynec Obst. 1935;30:274-82.

Rezende J. O mecanismo do parto e a escola obstétrica brasileira. Rev Gin Obst. 1944;38:9.

Rosenberg K, Trevathan W. Birth, obstetrics and human evolution. BJOG. 2002;109:1199-206.

Rouanet JP, Mares P, Courtier C, Maubon A. L'IRM statique et dynamique du plancher pelvien feminine normal et pathologique. J Gynéc Obst Biol Reprod. 2000;29:237-41.

Rouvière H. Anatomie humaine. Paris: Masson; 1943.

Scheffer JP. Morris' Human Anatomy. 11.ed. New York: McGraw Hill; 1953.

Smith R. Parturition. N Engl J Med. 2007;356:271-83.

Steer CM. Moloy's Evaluation of the pelvis in obstetrics. 3rd. ed. New York: Plenum; 1975.

Steer CM. The bony pelvis. In: Sciarra JJ, Gerbie AB. Gynecology and obstetrics, Vol. 2. Philadelphia: Harper & Row; 1984.

Steer CM. Clinical Examination of the Pelvis. In: Sciarra JJ, Gerbie AB. Gynecology and obstetrics. Vol. 2. Hagestown: Harper & Row; 1984.

Suonin S, Saarikoski S, Räty E, Vohlonen I. Clinical assessment of the pelvic cavity and outlet. Arch Gynec. 1986;239:11-6.

Václavinková V. A method of measuring the interspinous diameter by ultrasound. Acta Obstet Gynecol Scand. 1973;52:161.

Wilson JR. Management of obstetrics difficulties. St. Louis: Mosby; 1961.

14

Assistência Pré-Natal

Ana Paula Vieira dos Santos Esteves
Fernanda Freitas Oliveira Cardoso
Maria Isabel Martins Peixoto Cardoso
Rodrigo Rocco Pires Pesce
Joffre Amim Junior
Jorge Rezende Filho*

Para assegurar o curso de uma gravidez saudável, a medicina preventiva desenvolveu protocolos clínicos para acompanhamento da mulher durante o período gestacional: a assistência pré-natal. Os cuidados individualizados dispensados à mãe e ao concepto passam por considerável evolução decorrente do progresso técnico-científico. A melhor compreensão de processos fisiológicos do binômio materno-fetal e de seus desvios da normalidade, assim como a incorporação de técnicas propedêuticas e terapêuticas que melhoram desfechos perinatais em casos específicos, reforçam a importância do acesso universal ao adequado cuidado da saúde da paciente durante a integralidade de seu ciclo gravídico.

Para ser considerado de qualidade, o pré-natal deve estar estruturado de modo a permitir às gestantes o acesso descomplicado a profissionais capacitados, que disponham de serviços de apoio diagnóstico e terapêutico. Modelos de assistência considerados efetivos focam necessidades individuais da gestante e integram os trabalhos disciplinares dos diversos membros da equipe de atendimento, produzindo um efeito potencializador de suas ações. A provisão contínua de informações baseadas em evidências científicas, com encorajamento da participação da gestante e de seu acompanhante nas decisões do cuidado, contribui para o alcance da meta do pré-natal: eficiência clínica somada à satisfação da gestante e de seus familiares.

Assim, um pré-natal de excelência suporta as orientações e condutas que garantem a influência ambiental ou extrínseca (de natureza metabólica, psicológica, hormonal e medicamentosa), e assegura a saúde fetal em sua plenitude geneticamente predeterminada. O resultado a longo prazo mostra-se favorável em termos socioeconômicos, com formação de indivíduos física e intelectualmente aptos, que trabalhem e adotem atitudes em consonância com os anseios de uma comunidade próspera e solidária.

As práticas assistenciais recomendadas podem ser assim resumidas:

- Educação, apoio e aconselhamento das gestantes e familiares, tanto no que se refere a hábitos de vida saudáveis quanto em relação a intervenções medicamentosas desnecessárias na condução dos distúrbios fisiológicos da gravidez
- Rastreamento continuado (clínico, laboratorial e propedêutica fetal de imagem) e tratamento oportuno das intercorrências que impliquem risco materno-fetal.

Conforme o modelo tradicional, a assistência pré-natal é provida seriada e individualmente em consultas ambulatoriais. Modelo alternativo de atendimento em grupo, no qual gestantes com datação similar recebem, de maneira opcional (nunca impositivo), parte do cuidado simultaneamente, mostra desfechos perinatais pelo menos equivalentes ao modelo tradicional (ACOG, 2018). Tal modelo contempla encontros seriados com discussões, educação e construção de habilidades em grupo, para provimento de aprendizados objetivos compartilhados no cuidado pré-natal e preparo para o parto e pós-parto. Dividem o mesmo espaço profissionais de saúde de diversas áreas, gestantes com necessidades similares e seus familiares, durante períodos que podem alcançar 2 horas. São mantidas, principalmente no início e no final da gravidez, consultas médicas individuais. Maior aceitação ocorre em pacientes que compartilham as mesmas doenças crônicas e em adolescentes. Neste último grupo, em especial, observa-se menor taxa de absenteísmo, maiores taxas de contracepção pós-parto, melhor controle de peso e maiores taxas de sucesso de amamentação.

No Brasil, embora tenha havido ampliação na cobertura de acompanhamento pré-natal, contraditoriamente, permanece elevada a incidência de complicações controláveis (Brasil, 2012). Dentre elas, a sífilis congênita é a mais emblemática, pois dispõe de testes diagnósticos sensíveis, tratamento efetivo e de baixo custo. Em paralelo, a hipertensão ainda desponta como causa mais frequente de morbimortalidade materna, a despeito dos recentes avanços propedêuticos que permitem sua predição e facilitam o diagnóstico precoce e a pronta intervenção, quando indicada.

Diante do exposto, estão entre as medidas de aperfeiçoamento no planejamento e oferta de cuidados às mulheres brasileiras gestantes (ou com desejo de engravidar):

- Sistema eficiente hierarquizado de regulação de leitos obstétricos e vagas para seguimento ambulatorial em serviços de referência de risco
- Acesso a exames complementares e seus resultados em tempo oportuno, assim como medicações e vacinas
- Investimentos em qualificação de recursos humanos para oferta de atenção obstétrica com embasamento técnico-científico
- Maior abrangência de avaliação preconcepcional, com objetivo de: administração de ácido fólico; orientações sobre risco de tabagismo, uso de bebidas alcoólicas, drogas ilícitas e medicamentos; adoção de práticas alimentares saudáveis; pesquisa de *status* sorológico de doenças infecciosas como sífilis, HIV/AIDS, toxoplasmose e rubéola; identificação e abordagem terapêutica de doenças crônicas
- Vinculação precoce da gestante (início do pré-natal até 12 semanas).

Consultas pré-natais

Na primeira consulta é realizado o acolhimento da gestante e sua estratificação de risco; nas consultas subsequentes, a gestante tem a oportunidade de relatar suas dúvidas e sintomatologia e estreitar seu vínculo com os profissionais que a acompanham. É fundamental uma anamnese direcionada e a atenção por parte do pré-natalista em identificar riscos e cuidados adicionais. O exame obstétrico é imprescindível em todas as consultas, no qual se realiza palpação do abdome e medição da altura do fundo uterino, assim como ausculta dos batimentos cardiofetais. O exame especular faz-se necessário mediante queixa pertinente, e o toque vaginal é recomendado a partir do termo, a fim de avaliar as modificações próprias do período.

As consultas, em pacientes de risco habitual, devem ser mensais até a 32ª semana, quinzenais até a 36ª semana e, depois, semanais até o parto. Incorporação de avaliações clínicas multiprofissionais para definição do plano de cuidados individualizado para as gestantes (de enfermagem, nutricionais, psicológicas, sociais), com acolhimento, aplicação de vacinas e coleta de exames laboratoriais na mesma data da consulta de rotina minimiza inconvenientes e faltas. O pré-natal só é encerrado após a consulta de revisão pós-parto no puerpério (Brasil, 2012). Mediante eventual alta médica como gestante após período de internação hospitalar, a reinserção à assistência pré-natal deve ser facilitada.

Atualmente, preconiza-se o fortalecimento do modelo piramidal de assistência pré-natal com ênfase na atenção no 1º trimestre, para ratificação ou correção da idade menstrual (datação),

diagnóstico de gravidez gemelar, identificação de algumas malformações (anencefalia, onfalocele, megabexiga), rastreamento de aneuploidias e predição de toxemia e parto pré-termo.

Acolhimento

O acolhimento é uma postura ética que implica na escuta das queixas da gestante, ao reconhecê-la como protagonista nos processos de gravidez, parto e nascimento e ao compreender sua responsabilidade na resolução destes e na ativação de redes de compartilhamento de saberes. É um momento de suma importância, pois tem a finalidade de receber a mulher no serviço de saúde e dar um seguimento a sua atenção. É requerido do profissional, além da competência técnica, sensibilidade para compreender o ser humano e seu modo de vida, bem como a habilidade de comunicação, baseada na escuta e na ação dialógica. Nesse sentido, o acolhimento no pré-natal constitui-se no primeiro contato da mulher com o profissional de saúde – na maioria das situações, o enfermeiro. A mulher deve ser estratificada com relação a risco gestacional, orientada sobre o acompanhamento, a periodicidade das consultas e os procedimentos recomendados para aquele momento, ter suas dúvidas respondidas e ser estimulada a expressar angústias e sentimentos.

Essa etapa é composta de uma avaliação diagnóstica abrangente, a partir da qual se elabora um itinerário terapêutico de cuidados interprofissionais, nos quais se construirão planos de cuidados colaborativos adequados à situação da gestante. No primeiro momento, é realizada a estratificação de risco, que analisa os fatores de risco apresentados pela gestante no momento da realização do acolhimento.

Sabe-se que a gestação é um fenômeno fisiológico e, por isso, sua evolução ocorre, na maior parte dos casos, sem intercorrências. Apesar disso, uma parcela pequena de gestantes, por serem portadoras de alguma doença, apresenta risco de sofrer algum agravo ou de desenvolver problemas, pois apresenta mais probabilidade de evolução desfavorável em decorrência de seus fatores de risco – seja para o feto, seja para a mãe.

Conceitualmente, os fatores de risco são descritos como condições e/ou aspectos biológicos, psicológicos ou sociais associados estatisticamente a maiores probabilidades futuras de morbidade ou mortalidade. Eles são categorizados de acordo com características individuais da mulher (socioeconômicas e familiares), história reprodutiva anterior, comportamentos e estilos de vida, condições e intercorrências clínicas ou obstétricas na gestação atual, influência das redes sociais e comunitárias, condições de vida e trabalho e a possibilidade de acesso a serviços, ao relacionar-se com o ambiente mais amplo de natureza econômica, cultural e econômica. Após análise, a gestante poderá ser estratificada em risco habitual, risco intermediário e alto risco.

Risco habitual
- #### Características individuais e condições sociodemográficas favoráveis

- Idade entre 16 e 34 anos
- Aceitação da gestação.

- #### História reprodutiva anterior

- Intervalo interpartal > 2 anos
- Ausência de intercorrências clínicas e/ou obstétricas na gravidez anterior e/ou na atual.

Risco intermediário

- ■ **Características individuais e condições socioeconômicas e familiares**

- Idade < 15 ou > 35 anos
- Condições de trabalho desfavoráveis: esforço físico excessivo, carga horária extensa, exposição a agentes físicos, químicos e biológicos nocivos, níveis altos de estresse
- Indícios ou ocorrência de violência
- Situação conjugal insegura
- Insuficiência de apoio familiar
- Capacidade de autocuidado insuficiente
- Não aceitação da gestação
- Baixa escolaridade (< 5 anos de estudo)
- Tabagismo ativo ou passivo
- Uso de medicamentos teratogênicos
- Altura < 1,45 m
- Índice de massa corporal (IMC) < 18,5 ou 30-39 kg/m^2
- Transtorno depressivo ou de ansiedade leve
- Uso de drogas lícitas e/ou ilícitas
- Gestante em situação de rua ou em comunidades indígena ou quilombola
- Mulher de raça negra
- Outras condições de saúde de menor complexidade.

- ■ **História reprodutiva anterior**

- Alterações no crescimento intrauterino (crescimento intrauterino restrito [CIR] e macrossomia)
- Malformação
- Nuliparidade ou multiparidade (cinco ou mais partos)
- Diabetes gestacional
- Síndromes hemorrágicas ou hipertensivas sem critérios de gravidade
- Cesariana prévia com incisão clássica/corporal/longitudinal
- Cesárias prévias (duas ou mais) ou cirurgia uterina anterior recente (exceto incisão clássica/corporal/longitudinal)
- Intervalo interpartal < 2 anos.

- ■ **Condições e intercorrências, clínicas ou obstétricas, na gestação atual**

- Infecção urinária (uma ou duas ocorrências) ou um episódio de pielonefrite
- Ganho de peso inadequado
- Sífilis (exceto sífilis terciária ou resistente ao tratamento com penicilina benzatina e achados ecográficos suspeitos de sífilis congênita)
- Suspeita ou confirmação de dengue, vírus Zika ou Chikungunya (quadro febril exantemático).

Alto risco

- ■ **Características individuais e condições socioeconômicas**

- Dependência e/ou uso abusivo de drogas lícitas ou ilícitas
- Agravos alimentares ou nutricionais: IMC ≥ 40 kg/m^2, desnutrição, carências nutricionais (hipovitaminoses) e transtornos alimentares (anorexia nervosa, bulimia, entre outros).

- ■ **História reprodutiva anterior**

- Morte perinatal explicada ou inexplicada
- Abortamento habitual/recorrente (ocorrência de três ou mais abortamentos consecutivos)

- Isoimunização Rh em gestação anterior
- Insuficiência cervical
- Infertilidade
- Acretismo placentário
- Pré-eclâmpsia grave; síndrome HELLP
- Prematuridade anterior.

- ■ **Intercorrências clínicas/obstétricas na gestação atual**

- Gestação múltipla
- Gestação resultante de estupro
- Hipertensão gestacional ou pré-eclâmpsia
- Diabetes gestacional
- Infecção urinária de repetição: ≥ 3 episódios de infecção do trato urinário baixa ou ≥ 2 episódios de pielonefrite
- Doenças infecciosas: sífilis terciária ou resistente ao tratamento com penicilina benzatina ou com achados ecográficos suspeitos de sífilis congênita; toxoplasmose; rubéola; citomegalovírus; herpes simples; tuberculose; hanseníase; hepatites; condiloma acuminado (verruga viral no canal vaginal ou colo uterino ou lesões extensas/numerosas localizadas em região genital ou perianal); diagnóstico de HIV/AIDS
- Desvios do crescimento intrauterino: CIR (mesmo suspeito, se ultrassom não disponível), macrossomia ou desvios da quantidade de líquido amniótico
- Insuficiência istmocervical
- Anemia grave (hemoglobina < 8 g/dℓ) ou anemia refratária a tratamento
- Hemorragias na gestação
- Acretismo placentário ou placenta prévia não sangrante
- Colestase gestacional (prurido gestacional ou icterícia persistente)
- Malformação fetal ou arritmia cardíaca fetal
- Qualquer patologia clínica que repercuta na gestação ou necessite de acompanhamento clínico especializado
- Outras condições de saúde de maior complexidade.

- ■ **Condições clínicas prévias à gestação**

- Doença psiquiátrica grave (psicose, depressão grave, transtorno bipolar, entre outras)
- Hipertensão arterial crônica
- Diabetes melito 1 e 2
- Doenças genéticas maternas
- Antecedente de tromboembolismo (trombose venosa profunda ou embolia pulmonar)
- Cardiopatias (valvulopatias, arritmias e endocardite) ou infarto agudo do miocárdio
- Pneumopatias graves (asma em uso de medicamento contínuo, doença pulmonar obstrutiva crônica e fibrose cística)
- Nefropatias graves (insuficiência renal e rins multicísticos)
- Endocrinopatias (diabetes melito, hipotireoidismo em uso de medicamentos e hipertireoidismo)
- Doenças hematológicas (doença falciforme, púrpura trombocitopênica idiopática, talassemia e coagulopatias)
- Doenças neurológicas (epilepsia, acidente vascular cerebral, déficits motores graves)
- Doenças autoimunes (lúpus eritematoso, síndrome do anticorpo antifosfolípide, artrite reumatoide, outras colagenoses)
- Ginecopatias (malformações uterinas, útero bicorno, miomas intramurais > 4 cm ou múltiplos e miomas submucosos)
- Câncer de origem ginecológica ou invasores; câncer em tratamento ou que possa repercutir na gravidez
- Transplantes
- Cirurgia bariátrica.

Alto risco com situações especiais

- Gestação múltipla monicoriônica
- Isoimunização Rh em gestação anterior
- Malformação fetal ou arritmia cardíaca fetal
- Diagnóstico de HIV/AIDS
- Transplantes.

É mandatório que se realize a atualização da estratificação de risco gestacional em todos os atendimentos programados e sempre que for identificada nova situação.

Ainda na lógica do acolhimento, orienta-se a gestante que lhe é assegurado o direito de levar um acompanhante de sua escolha nas consultas – companheiro(a) ou pai, mãe, amiga ou outra pessoa de sua escolha. Nesse sentido, é importante que a equipe acolha o acompanhante escolhido pela gestante, como também sua família, e dê o apoio necessário para o esclarecimento de dúvidas, a reorganização da rotina de vida, o planejamento futuro do pré-natal, parto, puerpério e cuidado do recém-nascido.

Educação em saúde

O objetivo principal dessa atividade é tornar a gestante e sua família capazes de gerenciar essa nova condição de vida e saúde que é a gravidez. Pretende-se também que tais atividades possam apoiá-las para: conhecer e avaliar a própria situação de saúde, definir estratégias/metas para o cuidado relativas a comportamentos, hábitos de vida e fortalecer as relações familiares e comunitárias de apoio. As várias modalidades de atendimento em grupo (rodas de conversa, salas de espera e consultas coletivas) são ocasiões para realizar as orientações, o compartilhamento de saberes e o enfrentamento das situações com trocas de possíveis maneiras de resolução.

É aconselhável que, nas ações de educação em saúde, utilize-se a Caderneta da Gestante, pois ela tem-se configurado um dos principais instrumentos educacionais nesse período, por conter uma síntese do desenvolvimento da gravidez nos vários aspectos acompanhados. A gestante e sua família devem conhecer as informações registradas e ter proatividade no monitoramento das ações de cuidado no pré-natal, bem como das situações de risco identificadas.

Outro instrumento que pode ser orientado com relação à confecção autoral da gestante é o plano de parto. Esse é um documento construído pela gestante sobre suas preferências, desejos e expectativas no que concerne ao parto e ao nascimento, incluindo alguns procedimentos dos profissionais. Normalmente, ela pode definir sobre os acompanhantes que deseja que estejam presentes; as condições do ambiente em que será realizado o parto, como iluminação, música, realização de fotos ou vídeos, entre outros; os métodos não farmacológicos para alívio da dor; o tipo de alimentação ou bebidas que vai ingerir; a posição de expulsão do feto; quem corta o cordão umbilical, entre outras preferências. A elaboração do plano de parto inicia-se no acolhimento e perdura em todo o pré-natal, com tempo necessário para esclarecer dúvidas, dialogar com os profissionais e ouvir a experiência de outras mulheres.

É relevante que se leve em consideração as condições da maternidade para uma resposta adequada ao plano de parto da gestante, como a organização do local de assistência, as limitações (físicas e de recursos) relativas à unidade e a disponibilidade dos métodos e técnicas escolhidos. A gestante também deve ser informada sobre a conduta em eventuais situações de risco, nas quais o plano de parto pode não ser seguido pela equipe de maneira integral.

Primeira consulta

A consulta inicial deve ser no 1º trimestre; em virtude da grande quantidade de informações, pode ser necessária outra consulta inicial.

Na primeira consulta pré-natal, considere:

- *Anamnese completa*, com ênfase na história ginecológica e obstétrica
- Exame físico completo. O *exame das mamas,* visando à promoção do aleitamento, não está mais indicado na gravidez (NICE, 2008). Entretanto, em hipótese alguma o exame físico deve ser omitido, principalmente mediante queixa, a fim de detectar precocemente qualquer anormalidade
- *Peso* e *pressão arterial*
- *Ausculta fetal* com o sonar Doppler é positiva, em geral entre 10 e 12 semanas; com o estetoscópio de Pinard, somente com 20 semanas
- *Data da última menstruação*, para o cálculo da idade da gravidez e da provável época do parto (regra de Naegele)
- *Ultrassonografia de 1º trimestre* (11 a 13^{+6} semanas – época ideal: 12 semanas. A ultrassonografia de 1º trimestre pode ser transvaginal ou transabdominal, e estima-se a idade da gravidez pela medida do comprimento cabeça-nádega (CCN) do embrião, com precisão de ± 5 a 7 dias. Após 14 semanas, a idade da gestação é calculada pela medida do diâmetro biparietal ou do comprimento do fêmur, com precisão de ± 10 a 14 dias (ACOG, 2014). Para a International Society of Ultrasound in Obstetrics and Gynecology, a medida do CCN no 1º trimestre apresenta precisão de ± 5 dias em 95% dos casos (ISUOG, 2013)
- *Teste pré-natal não invasivo*: realizado a partir de 9 semanas de gestação, rastreia aneuploidias e determina o sexo fetal por meio do cariótipo. Idealmente deve ser feito a partir de 10 semanas de gestação, em função da maior concentração de DNA fetal livre na circulação materna
- *Teste de sexagem fetal*: realizado a partir de 9 semanas de gravidez, é o teste-padrão no sangue materno por meio da técnica de biologia molecular (PCR). O exame baseia-se na identificação de partes do cromossomo Y do feto. A taxa de acerto é de 99%.

Exames complementares essenciais (Tabela 14.1)

- Grupo sanguíneo e fator Rh (para identificar a mulher Rh-negativo) (ACOG, 2017)
- Hemograma completo (para rastrear anemia). À conta da hemodiluição fisiológica da gravidez, os níveis de hemoglobina que configuram a anemia são bem mais baixos que os existentes fora da gestação (ACOG, 2008). Assim, os níveis mínimos normais de hemoglobina na gestação definidos pelo Royal College of Obstetricians and Gynaecologists são 11 g/dℓ no 1º trimestre; 10,5 g/dℓ no 2º e no 3º trimestres; e 10 g/dℓ no pós-parto (RCOG, 2015)
- Glicemia de jejum (HAPO, 2008)
- Reações sorológicas: sífilis (VDRL), HIV, hepatite B (HBsAg) e toxoplasmose. O exame sorológico com pesquisa de IgM para rubéola não é recomendado como rotina pré-natal para gestantes assintomáticas, de acordo com o Ministério da Saúde (2011), assim como a sorologia para Zika vírus também não deve ser solicitada de modo rotineiro, mesmo em regiões endêmicas (Brasil, 2016). De acordo com o Centers for Disease Control and Prevention (CDC, 2015), a sorologia de hepatite C não deve ser universal para as gestantes, e sim oferecida para as com fatores de risco

Tabela 14.1 Rotina de solicitação de exames complementares durante o pré-natal sem risco identificado no acompanhamento pré-natal da Maternidade-Escola (UFRJ).

Exames	1º trimestre ou 1ª consulta	2º trimestre	3º trimestre
Tipagem sanguínea	X		
Hemograma completo	X	X	X
Glicemia de jejum	X		X
TOTG 75 g (24 a 28 semanas)		X	
VDRL	X	X	X
Toxoplasmose	X	X	X
HBsAg	X		X
HIV	X		X
EAS	X	X	X
Cultura de urina	X	X	X
Citologia cervicovaginal	X		
GBS (35 a 37 semanas)			X

EAS, elementos anormais do sedimento; GBS, Streptococus do grupo B; HBsAg, antígeno de hepatite B; HIV, vírus da imunodeficiência humana; TOTG, teste oral de tolerância a glicose; VDRL, venereal disease research laboratory.

- Rastreamento de clamídia e gonococo por coleta de *swab* vaginal e endocervical nos grupos considerados de risco, e não de modo universal (CDC, 2015)
- Função tireoidiana: gestantes com sinais e sintomas ou com um dos fatores de risco para disfunção tireoidiana como idade maior que 30 anos, história de hipotireoidismo/hipertireoidismo, presença de bócio, anticorpo tireoidiano positivo, história prévia de irradiação na cabeça ou no pescoço, cirurgia prévia na tireoide, diabetes melito tipo I ou desordens autoimunes, história de abortamento, parto pré-termo, infertilidade, gestação múltipla, obesidade mórbida, história familiar de doença tireoidiana autoimune ou de disfunção tireoidiana, uso de medicamentos como amiodarona ou lítio ou administração recente de contraste radiológico iodado e residente em área sabidamente com carência moderada a grave de iodo, devem ter o nível do hormônio estimulante da tireoide (TSH) mensurado (Alexander et al., 2017)
- Urina: exame simples de urina (EAS) e cultura para rastrear bacteriúria assintomática (USPSTF, 2019)
- Citologia cervicovaginal: de acordo com o Ministério da Saúde, o rastreio do câncer de colo uterino deve ser realizado em pacientes gestantes ou não gestantes a partir dos 25 anos que já iniciaram a atividade sexual. Após dois exames negativos realizados com intervalo de 1 ano, os próximos devem ser realizados a cada 3 anos (Brasil e INCA, 2016).

Feito o exame inicial, a gestante retornará após 1 semana, com as análises clínicas solicitadas, quando lhe será prescrita eventual medicação e serão dadas as instruções sobre a dieta a ser seguida.

Consultas subsequentes

A cada consulta, serão avaliados: peso, pressão arterial, batimentos cardiofetais e fundo do útero.

A recomendação de ganho de peso total na gravidez de acordo com o IMC pré-gestacional está definida conforme a Tabela 14.2:

Tabela 14.2 Recomendação de ganho de peso total na gravidez de acordo com o índice de massa corporal pré-gestacional.

IMC pré-gestacional	Ganho total em kg	Média de ganho kg/semana
Baixo peso (< 18,5 kg/m²)	12,5 a 18	0,51 (0,44 a 0,58)
Peso normal (18,5 a 24,9 kg/m²)	11,5 a 16	0,42 (0,35 a 0,50)
Sobrepeso (25,0 a 29,9 kg/m²)	7 a 11,5	0,28 (0,23 a 0,33)
Obesa (≥ 30,0 kg/m²)	5 a 9	0,22 (0,17 a 0,27)

IMC, índice de massa corporal.

A pressão arterial deve ser aferida com a gestante em ambiente calmo, com agradável temperatura, sentada, com o braço estendido e apoiado, além de um manguito de tamanho adequado (NICE, 2019).

Rotinas estratégicas estão listadas a seguir:

- *18-22 semanas*: ultrassonografia abdominal morfológica, para avaliar as estruturas fetais, localizar a placenta e o cordão umbilical e detectar anomalias fetais precocemente (Whitworth et al., 2015). Aconselha-se, nessa oportunidade, medir o colo uterino por ultrassonografia transvaginal, visando à predição do parto pré-termo
- *24-28 semanas*: teste oral de tolerância à glicose de 75 g (TOTG-75), para o diagnóstico de diabetes melito gestacional, e novo rastreio para anemia, com a solicitação do hemograma
- *28 semanas*: deve-se repetir a dosagem da hemoglobina e administrar a primeira dose da imunoglobulina anti-D para mulheres Rh-negativo não sensibilizadas (ACOG, 2017)
- *28-36 semanas*: novas sorologias (sífilis, HIV, hepatite B) e pesquisa de clamídia e gonorreia para as pacientes consideradas de alto risco; para as gestantes com menos de 25 anos, é mandatório novo *swab* vaginal e endocervical para pesquisa de clamídia (CDC, 2015)
- *35-37 semanas*: cultura por meio de *swab* vaginorretal para estreptococo do grupo B (GBS) de modo universal, exceto para as gestantes com urocultura positiva para GBS em algum momento da atual gestação ou com história prévia de recém-nato infectado por GBS (Nurses, 2019; Schrag et al., 2002). A partir de 36 semanas, deve-se determinar a posição fetal, pois para fetos em apresentação pélvica (confirmada pela ultrassonografia) é preciso oferecer a versão externa
- *37-41 semanas*: é de suma importância reforçar tópicos como manejo da dor no parto; vias de parto; possível indução, se indicada; cuidados no puerpério, incluindo amamentação e contracepção e cuidados com o recém-nascido.

Cuidados na gestação

Trabalho na gravidez. Uma gestante que não apresente complicações e que trabalhe em atividade cujos riscos potenciais não sejam maiores do que aqueles encontrados habitualmente na vida diária pode continuar a trabalhar até o parto. A segurança no ambiente de trabalho e as demandas físicas que a atividade exercida impõem devem ser consideradas, especialmente em mulheres que tenham risco de parto prematuro.

Saúde oral. A higiene dos dentes e das gengivas é obrigatória. Prevenção, diagnóstico e tratamento de patologias orais não devem ser adiados em função da gravidez. Radiografias dentárias (com proteção do abdome e da tireoide) e procedimentos, tais como anestesia local, extração dentária, restauração de cárie, higiene com fio dental e remoção de placa bacteriana não são nocivos ao feto.

Banhos de imersão, saunas e piscina. Banhos de imersão e saunas devem ser evitados no 1º trimestre, em função de a exposição materna ao calor estar associada a aumento do risco de defeitos do tubo neural. Quando essa exposição ocorrer, ela deve ser de curta duração, para minimizar a elevação da temperatura corporal. O uso de piscina não parece estar relacionado a efeitos teratogênicos, mas há que se considerar a exposição aos produtos químicos de desinfecção da água e os possíveis patógenos que podem contaminá-la e disseminar infecções.

Atividade sexual. Nos casos de gravidez normal, não há qualquer contraindicação, e fica a critério do casal. Na ameaça de abortamento, de parto pré-termo, na presença de sangramento vaginal ou na rotura prematura de membranas ovulares, deve ser evitada.

Consumo de álcool, cigarros e drogas ilícitas. O consumo materno de álcool, cigarros e drogas ilícitas pode ser nocivo para o feto. Idealmente, mulheres grávidas devem suspender completamente o uso dessas substâncias. Nível seguro de ingesta de álcool não foi estabelecido até o momento. Estudos mostram impacto sobre o crescimento fetal, sobre o desenvolvimento neurocognitivo e sobre o desenvolvimento estrutural. A síndrome alcoólica fetal pode ser reconhecida no recém-nascido ou demorar a se manifestar (1 a 2 anos). O uso de produtos derivados do tabaco durante a gravidez, incluindo os cigarros eletrônicos, é um dos mais importantes fatores de risco modificáveis associados a desfechos adversos materno-fetais e neonatais. Há estudos que mostram associação entre tabagismo e abortamento, parto prematuro, restrição do crescimento fetal, morte súbita fetal e descolamento prematuro da placenta. O tabagismo está associado à redução significativa do risco de pré-eclâmpsia, mas essa redução não supera os diversos riscos aumentados mencionados anteriormente. O uso de *Cannabis* durante a gravidez, segundo dados de estudos retrospectivos, está associado a aumento de parto prematuro, fetos pequenos para a idade gestacional, descolamento de placenta, admissão em unidade intensiva neonatal, e Apgar do 5º minuto < 4. Embora evidências mais consistentes sejam necessárias, esses achados são suficientes para recomendar suspensão do uso de *Cannabis* durante a gravidez. Em razão dos riscos maternos e fetais de curto e longo prazo, gestantes devem ser orientadas a suspender o uso de drogas ilícitas. Com relação à dependência de opioides, a terapia de substituição durante a gravidez utilizando metadona é preferível.

Uso de cinto de segurança e *airbag*. Gestantes devem continuar a usar cinto de segurança de três pontos. A faixa horizontal deve ser posicionada abaixo do útero, e a faixa que passa pelo ombro deve ser posicionada entre as mamas, passar acima e lateralmente ao corpo uterino. O uso do cinto de segurança assegura maior benefício do que risco, tanto para a mãe quanto para o feto, em caso de colisão. Com relação a *airbags*, as evidências são menos robustas. Alguns autores não encontraram associação significativa entre a presença de *airbag* e desfechos adversos maternos ou perinatais em caso de acidente. No entanto, parece haver tendência a aumentar trabalho de parto prematuro, porém sem incremento de nascimento pré-termo. Associação com descolamento de placenta e morte fetal não foi comprovada. O American College of Obstetricians and Gynecologists (ACOG) recomenda que gestantes em veículos automotivos usem cinto de segurança de três pontos e não desativem o *airbag*.

Viagens. Em viagens durante a gravidez, deve-se sempre levar em conta o risco de complicações e o acesso à assistência adequada no local de destino. Além disso, deve-se considerar a maior possibilidade de exposição a doenças infecciosas em determinadas áreas como, por exemplo, diarreia do viajante, malária, Zika. Em gestações não complicadas, os voos comerciais costumam ser seguros para a grávida e seu concepto; no entanto, deve-se verificar os limites de idade gestacional aceitos por cada companhia aérea, pois podem variar. Em geral, mulheres com gestações únicas, não complicadas, podem voar longas distâncias até 36 semanas de gravidez; e após 28 semanas, pode ser exigido um atestado médico que confirme a normalidade da gestação e a data provável do parto. Viagens que demandem longos períodos de mobilidade reduzida aumentam o risco de tromboembolismo venoso. Na população geral, o uso de meias compressivas é efetivo na redução da trombose venosa. Recomenda-se ainda manter hidratação oral e movimentar as extremidades inferiores regularmente para minimizar a estase venosa.

Tintura de cabelo. A exposição a tinturas de cabelo resulta em absorção sistêmica muito limitada, exceto se a integridade do couro cabeludo estiver comprometida por alguma lesão. Deve-se evitar produtos à base de amônia e peróxido. É importante ainda utilizar esses produtos em áreas ventiladas, pois mulheres com alguma alergia podem ser mais sensíveis durante a gravidez.

Adoçantes. Não há evidências de que o uso de aspartame, sucralose, acessulfame-K ou esteviosídeo por mulheres grávidas aumente o risco de teratogenicidade. A ingesta diária aceitável de aspartame é de 50 mg/kg/dia, de sucralose é de 5 mg/kg/dia, de acessulfame-K é de 15 mg/kg/dia, e de esteviosídeo é de 4 mg/kg/dia. O uso habitual de adoçantes artificiais é, comumente, muito inferior a esses limites.

Uso de repelentes. Com o intuito de evitar arboviroses transmitidas por mosquitos, recomenda-se o uso de roupas que protejam as áreas corporais mais expostas (braços, pernas) e uso de repelentes à base de DEET (N,N-dietil-3-metilbenzina), icaridina ou IR3535. O uso tópico do DEET não representa risco para o feto em nenhum dos trimestres da gestação. A icaridina e o IR3535 são substâncias menos estudadas, mas apresentam baixa absorção sistêmica em uso tópico e podem ser utilizadas por gestantes.

Aspectos nutricionais

Importante tópico da assistência pré-natal, abordado especificamente no Capítulo 15.

Vacinação

Antes da vacinação, todas as mulheres em idade fértil devem ser avaliadas sobre a possibilidade de estarem grávidas. Mulheres vacinadas com vírus vivos ou vivos atenuados devem ser aconselhadas a evitar a gravidez por pelo menos 1 mês. Já grávidas inadvertidamente vacinadas com vírus vivos ou vivos atenuados não devem ser aconselhadas a interromper a gestação.

Algumas das recomendações da Sociedade Brasileira de Imunizações (SBIM, 2019/2020) são listadas a seguir (Tabela 14.3):

- As vacinas com vírus vivos ou vivos atenuados como rubéola, sarampo, caxumba, varicela-zóster e febre amarela estão contraindicadas na gravidez, em função do risco teórico ao feto. A última, entretanto, pode ser administrada em situações em que o risco da infecção supere os riscos potenciais da vacinação
- Vacinas com vírus inativos como hepatites A e B, gripe (inclusive a H1N1), pólio-Salk, raiva, vacinas bacterianas e toxoides (tétano e difteria) podem ser aplicadas com segurança

- A vacina de HPV não deve ser administrada na gestação, mesmo se o esquema tiver sido iniciado antes da gravidez. No puerpério e durante a lactação, o esquema pode ser completado
- A vacina da dengue é contraindicada na gestação. Somente devem ser imunizados os indivíduos de 9 a 45 anos, residentes em áreas endêmicas e soropositivos, ou seja, que já foram previamente expostos a qualquer sorotipo do vírus da dengue
- Lactantes podem ser vacinadas passiva ou ativamente, incluindo vacinas com vírus vivo ou atenuado (SBIM, 2019).

As vacinas obrigatórias na gravidez são:

- dTpa (tríplice bacteriana acelular – difteria, tétano e *pertussis*): deve ser administrada a partir da 20ª semana de gravidez, independentemente da vacinação prévia, o mais precoce possível e repetida a cada gestação
- dT (difteria e tétano) em gestante não vacinadas e/ou com histórico vacinal desconhecido: três doses com intervalos mensais, uma das doses com dTpa (após a 20ª semana)

- dT (difteria e tétano) em gestante com esquema incompleto: se recebeu uma dose de vacina contendo componente tetânico, deve receber uma dose de dT e uma dose de dTpa; se recebeu duas doses de vacina contendo componente tetânico, deve receber uma dose de dTpa
- Hepatite B: é recomendada para todas as gestantes suscetíveis em três doses, no esquema 0-1-6 meses
- Influenza (gripe): dose anual e recomendada nos meses de sazonalidade do vírus, mesmo no 1º trimestre de gestação. A vacina quadrivalente deve ser preferida em relação à trivalente pelo número maior cobertura em relação às cepas circulantes.

Tratamento de pequenos distúrbios da gravidez

O conhecimento da fisiologia da gravidez permite ao profissional interpretar as características benignas do quadro clínico e esclarecer o prognóstico favorável de sintomas ditos comuns na gestação.

Tabela 14.3 Roteiro para vacinação de gestante (Consenso SBIM e Frebasgo).

Vacinas do calendário da mulher	Esquema completo (doses)	Situação antes de engravidar	Conduta na gravidez	Conduta após a gravidez
HPV	Três	Não vacinada	Não vacinar	Iniciar esquema de doses
		Vacinada	Interromper	Continuar sem recomeçar esquema de doses
Tríplice viral (sarampo, caxumba e rubéola)	Duas	Nenhuma dose anterior	Não vacinar	Iniciar esquema de doses
		Uma dose anterior	Não vacinar	Aplicar a segunda dose
Varicela-zóster	Duas	Nenhuma dose anterior	Não vacinar	Iniciar esquema de doses
		Uma dose anterior	Não vacinar	Aplicar a segunda dose
Hepatite B	Três	Nenhuma dose anterior	Iniciar esquema de doses	Dar continuidade
		Uma dose anterior	Continuar esquema de doses	Dar continuidade
		Duas doses anteriores	Aplicar a terceira dose	–
Hepatite A	Duas	Nenhuma dose anterior	Iniciar esquema de doses	Dar continuidade
		Uma dose anterior	Continuar esquema de doses	–
Hepatite A e B combinadas	Três	Nenhuma dose anterior	Iniciar esquema de doses	Dar continuidade
		Uma dose anterior	Continuar esquema de doses	Dar continuidade
		Duas doses anteriores	Aplicar a terceira dose	–
Dengue	Três	Nenhuma dose anterior	Não vacinar	A vacina é contraindicada em mulheres soronegativas, que estejam amamentando ou imunodeprimidas
Tríplice bacteriana acelular (difteria, tétano e coqueluche)	Três (2 doses de dT e 1 dose de dTpa, com esta última, a partir da 20ª semana, o mais precocemente possível)	Nenhuma dose anterior ou desconhecido	Iniciar esquema completo	Dar continuidade
		Vacinação dT ou dTpa incompleta com última dose há menos de 10 anos	Completar esquema de 3 doses, sendo uma delas, necessariamente, a dTpa	Dar continuidade
		Vacinação dT ou dTpa completa há mais de 10 anos	Aplicar dTpa (a partir da 20ª semana, o mais precocemente possível)	–
Influenza (gripe)	Uma dose anual	Ainda não vacinada na sazonalidade	Vacinar	–
Febre amarela	Uma dose a cada 10 anos	Não vacinada	Em princípio, não vacinar, mas avaliar risco	Se lactante, vacinar após o sexto mês do lactente
Meningocócica B	Duas com intervalo de 1 a 2 meses	Nenhuma dose anterior	Avaliar risco	–
Meningocócica ACWY/C	Única	Nenhuma dose anterior	Avaliar risco	–

De SBIM, 2019; Melo, 2018.

Náuseas

Presentes em 70 a 85% das gestantes, comumente se iniciam na 6ª semana de gravidez, acentuam-se ao longo da progressão do 1º trimestre, com tendência à melhora parcial ou total até cerca de 16 semanas. Apesar de mais referidas pela manhã, apenas 11 a 18% das pacientes referem sintomas restritos a esse período. Anamnese e pesquisa de sintomas associados são relevantes para descartar causas não relacionadas à gravidez, como distúrbios vestibulares, infecção alimentar, gastrite e para efeitos de medicamentos.

Recomenda-se implemento de refeições curtas, frequentes e destituídas de frituras e condimentos. Quando necessário, opta-se pela combinação entre doxilamina (10 mg) e piridoxina (10 mg). Para pacientes com sintomas mais acentuados pela manhã, mas persistentes ao longo do dia, recomenda-se dois comprimidos ao deitar-se, um pela manhã e um à tarde. Deve-se instruir a redução gradual da dose quando há boa resposta à medicação, pois os sintomas podem recorrer caso a interrupção seja abrupta. Outras opções são o dimenidrinato (50 a 100 mg a cada 4 ou 6 horas, VO) e a metoclopramida (5 a 10 mg a cada 8 horas, VO).

Duas terapias não farmacológicas têm se mostrado efetivas em reduzir as náuseas: gengibre em cápsulas (250 mg VO, 4/dia); e acupuntura, pois a estimulação de pontos de acupressão tem se mostrado efetiva para náuseas persistentes, sem riscos associados a seu uso.

Sialorreia ou ptialismo

A salivação excessiva constitui queixa característica da gestação inicial. Apesar de sua inocuidade, pode acarretar incômodo significativo, especialmente pela frequente associação com náuseas e vômitos.

Não há tratamento específico. Apoio psicológico e alívio das náuseas costumam ser suficientes para atenuação ou desaparecimento desse desconforto. A ingesta de alimentos cítricos e gelados também é recomendada.

Pirose

A sensação de queimação retroesternal é bastante prevalente na gravidez, principalmente no 3º trimestre, quando a frequência e a intensidade do sintoma tendem a aumentar. Ocorre rápida regressão no pós-parto, com tendência à recorrência em gestação subsequente.

Com o evoluir da gravidez, exacerba-se fisiologicamente o refluxo gastresofágico, em decorrência de fatores mecânicos e hormonais: deslocamento e compressão do estômago pelo útero gravídico, diminuição da pressão basal do tônus do esfíncter esofágico inferior e distúrbios da motilidade do esôfago terminal e do estômago.

Na maioria dos casos, os sintomas são leves e devem ser abordados com conselhos dietéticos e adaptações do estilo de vida. São recomendados: fracionamento da dieta (refeições mais frequentes e com pequeno volume), ao evitar-se alimentos gordurosos, café, chá, mate e bebidas alcoólicas; abstenção do tabaco e medicações que pioram os sintomas (como anticolinérgicos, antagonistas do canal de cálcio); elevação da cabeceira do leito ao deitar-se; evitar o decúbito horizontal após as refeições e a curvatura do tronco para a frente quando sentada.

Preparações antiácidas podem conferir considerável alívio sintomático. As formulações líquidas são preferíveis, pois protegem o epitélio de maneira homogênea. O alginato ou hidróxido de alumínio com trissilato de magnésio e o carbonato de cálcio são seguros e indicados para tratamento agudo. Antiácidos à base de bicarbonato de sódio são contraindicados. Formulações que contêm apenas hidróxido de alumínio podem intensificar constipação intestinal da gravidez. O sucralfato, sal de alumínio de dissacarídeo sulfatado, exerce efeito local protetor de mucosa, com uso considerado seguro na gestação.

Para sintomas persistentes e graves, principalmente associados à afecção crônica de doença do refluxo gastresofágico, pode-se recomendar as seguintes classes de medicamentos, evitando-se, quando possível, o 1º trimestre: procinéticos (metoclopramida, bromoprida, domperidona), antagonistas dos receptores H_2 (cimetidina, ranitidina, famotidina) e inibidores da bomba de prótons (omeprazol, pantoprazol, esomeprazol).

Constipação intestinal

Trata-se de um distúrbio trivial na gravidez, que decorre da diminuição da motilidade intestinal pela ação da progesterona e pela pressão com deslocamento dos intestinos em função útero cheio.

A conduta terapêutica consiste em:

* *Dieta*: consumir alimentos que formem resíduo (legumes e vegetais folhosos, substâncias ricas em fibras, frutas cítricas, ameixa, mamão) e ingesta livre de água
* *Medicamentos*: caso a dieta e os exercícios físicos não sejam suficientes, pode-se usar laxativos como o sene (*Cassia angustifolia*), 1 cápsula à noite; ou bisacodil 5 mg, 1 comprimido à noite. Em casos de formação de *bolus* fecal baixo (reto-anal), pode-se prescrever sorbitol, 1 frasco VR. Contudo, o uso regular e crônico desses medicamentos deve ser evitado. Aumentar a ingesta de aveia e de farinha de linhaça pode ser boa profilaxia da constipação intestinal crônica.

Hemorroidas

A segunda metade da gravidez e o pós-parto imediato cursam comumente com dilatação das veias da submucosa da porção distal do reto, podendo acarretar desconforto local, prurido e sangramento.

Contribuem para isso fatores hormonais e mecânicos da gravidez e do parto:

* Aumento na pressão venosa do plexo hemorroidário, em decorrência da compressão do útero sobre o sistema de retorno venoso
* Embebição gravídica da mucosa retal, motivada por elevação na produção de hormônios esteroides
* Constipação intestinal, distúrbio comum na gravidez
* Esforço abdominal ao período expulsivo em partos transpélvicos.

Há consenso em relação à indicação de abordagem conservadora. Deve-se adotar as já citadas medidas de combate à constipação intestinal, evitar permanência em posição sentada por longos períodos, evitar esforço ao evacuar e atrito anal com uso de papel higiênico, e priorizam-se duchas para limpeza do ânus.

Produtos tópicos à base de anestésico e/ou corticoide conferem alívio momentâneo dos sintomas. O banho de assento com água morna é também recomendado.

Edema

Está entre as queixas mais frequentes das gestantes a partir da segunda metade da gravidez.

Esclarecimento da diferença entre o edema gestacional e edema generalizado é relevante clinicamente. O primeiro é geralmente limitado aos tornozelos e cede ao início da manhã ao acordar, com o repouso em decúbito lateral esquerdo e/ou elevação das pernas. Decorre da combinação de eventos fisiológicos: aumentos da volemia, da permeabilidade capilar e da pressão hidrostática intracapilar, além da estase sanguínea nos membros inferiores pelos efeitos compressivos do útero volumoso sobre a veia cava inferior e veias ilíacas. Não apresenta conotação com o acúmulo de sódio e água, estando destituído de importância clínica quando bilateral, simétrico e indolor.

Já o edema generalizado tem início com o aumento súbito de peso, sem poupar dedos das mãos, nariz, pálpebras e lábios. Quando não patológico, representa exagero no processo fisiológico de retenção de sódio (sistema renina-angiotensina-aldosterona). Quando patológico, decorre de lesão endotelial sistêmica, configurando a pré-eclâmpsia, mediante associação com hipertensão e proteinúria.

A conduta se baseia em medidas paliativas simples: evitar ortostatismo e permanência em posição sentada por longos períodos, repouso periódico em decúbito lateral esquerdo, elevação dos membros inferiores e uso de meias elásticas.

Os diuréticos e a dieta hipossódica não estão indicados na gravidez.

Varicosidades

Predominam em topografia de membros inferiores, com maior prevalência em multíparas. Geralmente, estão presentes desde o 1º trimestre e exacerbam-se ao longo da gestação, com persistência após o parto.

Podem ser assintomáticas ou cursar com dor, edema, ulceração e complicações mais graves como tromboflebite e flebotrombose.

As medidas paliativas recomendadas são:

- Evitar ortostatismo prolongado e, quando a paciente se sentar ou se deitar, deve suspender as pernas acima do nível do corpo
- Fazer uso de meias elásticas de média compressão, que aliviam sintomas, mas não previnem, tampouco causam regressão das varizes (NICE, 2019). Estas devem ser colocadas com as pernas elevadas, após o esvaziamento das veias por alguns minutos. São usadas durante todo o período de deambulação, embora possam ser retiradas por 30 minutos, diversas vezes/dia, durante o descanso. Quando os sintomas persistem, prescreve-se creme de cumarina 200 mg e heparina 2.000 UI, aplicado de 8/8 horas e sempre antes de dormir, à noite.

Cãibras

Decorrem da contração espasmódica involuntária e dolorosa, em geral, dos músculos da panturrilha.

A etiologia é incerta, e o fator desencadeante é o estiramento súbito dos grupos musculares envolvidos. São mais prevalentes no 2º e 3º trimestres, durante o sono ou quando a gestante se encontra deitada.

Com base nas evidências existentes, não está claro se há eficácia e segurança de tratamento medicamentoso (Whitworth et al., 2015). Parece haver benefício com uso de lactato ou citrato de magnésio.

Os cuidados gerais são mais eficientes que a terapia medicamentosa. Recomenda-se evitar alongamento muscular excessivo ao acordar e permanência em posição sentada por longos períodos, como em viagens demoradas.

Sintomas urinários

A frequência e a urgência são comuns no início e no fim da gestação. Os fatores relacionados são: no 1º trimestre – a pressão exercida pelo útero gestante, em anteflexão exagerada, sobre a bexiga, diminui sua capacidade volumétrica; nas duas últimas semanas da gravidez – o contato da apresentação fetal. Outro sintoma urinário descrito é a noctúria, grande volume urinário à noite. Decorre da descompressão da veia cava inferior quando a gestante assume o decúbito lateral esquerdo durante o sono. Com isso, incrementam-se o fluxo sanguíneo renal e a filtração glomerular. Cabe apenas esclarecimento à paciente sobre a inocuidade do quadro.

Tonturas e vertigens

A instabilidade vasomotora, geralmente associada à hipotensão ortostática, determina insuficiência sanguínea cerebral transitória em virtude do acúmulo de sangue nas pernas, nos territórios esplâncnico e pélvico. Outro fator é a tendência hipoglicemiante no intervalo das refeições.

É necessário lembrar-se de que a síndrome de hipotensão supina, que ocorre após 20 semanas da gestação, tem mecanismo diverso. Em decúbito dorsal, o útero engrandecido, ao comprimir a veia cava inferior, dificulta o retorno venoso e causa redução importante do débito cardíaco e da pressão arterial sistólica. Após alguns minutos, sobrevém bradicardia, sinal indicativo de reflexo vagal. A sequência descrita é responsável pelo surgimento de lipotimia.

Constituem medidas profiláticas:

- Evitar ambiente quente e mal ventilado
- Evitar ortostatismo prolongado e decúbito dorsal
- Fracionar as refeições, observando período de jejum máximo de 2 horas.

Fadiga

A grávida está predisposta à fadiga no último trimestre, em consequência das alterações da postura e do aumento de peso. A anemia deve ser combatida, e são recomendados períodos frequentes de repouso. Sonolência e insônia, queixas comuns na gestação, podem colaborar para essa condição.

Síndrome dolorosa

Pode ser abdominal baixa ou lombossacra. A primeira é descrita como sensação de peso no baixo-ventre, na prega inguinal, em virtude da pressão do útero gravídico nas estruturas pélvicas de sustentação e na parede abdominal, tensão dos ligamentos redondos, relaxamento das articulações da bacia, contrações uterinas (Braxton-Hicks), além de gases, distensão e cólicas intestinais. Atentar para o diagnóstico diferencial com etiologias patológicas como infecção do trato urinário e trabalho de parto prematuro. O segundo tipo é muito comum no último trimestre; tem origem na embebição das articulações sacroilíacas, fadiga, espasmo muscular decorrente de alterações posturais (lordose exagerada) e ventre-pêndulo. Nos casos de lombalgia de forte intensidade, convém afastar hipótese de causas patológicas orgânicas vertebrais, como osteoporose, artrite séptica, osteoartrite e hérnia de disco.

A dor abdominal pode ser conduzida com repouso, analgésicos e vigilância clínica.

O manejo da dor lombar requer medidas como:

- Uso de cintas e orientações posturais, evita-se corrigir a lordose fisiológica
- Sugestão de períodos de repouso durante o dia
- Exercícios de fortalecimento da musculatura lombar, como hidroginástica, ioga e pilates
- Acupuntura, fisioterapia e massagens especializadas
- Prescrição de analgésicos em crises álgicas resistentes às medidas anteriores.

Leucorreia

O período gestacional exige exploração diagnóstica criteriosa quando há constatação de corrimento vaginal, pois nele intervém a chamada leucorreia fisiológica da gravidez. Trata-se de secreção vaginal branca, leitosa, com irritação local muito discreta ou ausente. Dispensa qualquer abordagem terapêutica. Sua etiologia é atribuída aos seguintes fatores: produção exacerbada de muco cervical, maior descamação do epitélio vaginal e transudação local elevada pelo incremento da vascularização.

As leucorreias patológicas mais prevalentes na gestação têm apresentação clínica similar à da população de não gestantes.

Candidíase vaginal. O aumento acentuado dos bacilos de *Doderlein* responde pelo aumento da acidificação do conteúdo vaginal ao metabolizarem o glicogênio, também aumentado, acumulado na parede do órgão. Cria-se, assim, meio local propício para a proliferação da *Candida albicans* na gravidez. A colonização assintomática não requer tratamento. Já a sintomatologia típica de leucorreia branca, grumosa, pruriginosa, com irritação local importante e eventual dor à micção tem indicação de uso de compostos azólicos tópicos. Destacam-se: isoconazol, miconazol, terconazol e clotrimazol por 7 dias consecutivos. A segurança do tratamento oral é incerta e este não deve ser oferecido (NICE, 2019).

Vaginose bacteriana. Em torno de 10 a 30% das grávidas apresentam vaginose bacteriana resultante de deficiência da flora normal de *Lactobacillus* sp. na vagina e crescimento relativo de bactérias anaeróbias, incluindo *Gardnerella vaginalis*, *Mobiluncus* sp., *Prevotella* sp., ureaplasma e micoplasma, o que implica redução da acidez vaginal (CDC, 2015).

Pode ser assintomática (50% dos casos) ou manifestar-se com leucorreia homogênea, acinzentada, microbolhosa, não aderente à parede vaginal, com odor fétido. Associa-se a desfechos obstétricos desfavoráveis: amniorrexe prematura, parto pré-termo, aborto espontâneo, corioamnionite e endometrite pós-parto (SOGC, 2017).

Gestantes de risco elevado de parto pré-termo podem beneficiar-se de rastreamento de rotina (com 12 a 16 semanas) e implemento de tratamento mediante comprovação diagnóstica.

A terapia recomendada é metronidazol 500 mg VO, 12/12 horas ou clindamicina 300 mg VO, 2 vezes/dia, ambos por 7 dias. Esses mesmos agentes, quando de uso tópico, apresentam taxas de cura similares ao tratamento sistêmico, porém com menos efetividade para prevenção do parto pré-termo. Reavaliação diagnóstica deve ser repetida 1 mês após tratamento para a confirmação de cura (SOGC, 2017).

Efeitos no feto decorrentes de medicamentos administrados à mãe

Durante a gravidez, especialmente no 1º trimestre, é prudente evitar qualquer medicação, a menos que haja indicação absoluta para sua administração. Esse tema será amplamente abordado no Capítulo 82.

Exames radiológicos na gravidez

Uma gestante e seu feto podem necessitar de exame de imagem por diversas razões, que podem estar ou não relacionadas à gravidez. Métodos de imagem permanecem sendo uma ferramenta essencial para prover o melhor cuidado possível a muitas pacientes grávidas. Desse modo, mulheres que estão grávidas, ou acreditam que possam estar, devem sempre informar isso ao radiologista antes de realizar um exame de imagem. O radiologista, em conjunto com o médico solicitante, irá avaliar o benefício do exame pretendido *versus* algum risco potencial para o feto.

Ressonância nuclear magnética e ultrassonografia são exames de imagem que não utilizam radiação ionizante, ambos seguros para o feto. Estudos de imagem que utilizam radiação ionizante incluem radiografias, tomografias computadorizadas, fluoroscopia e medicina nuclear. O risco para o feto é dependente da idade gestacional no momento da exposição e da dose de radiação. Se ocorrer uma exposição com dose extremamente alta (> 1 Gy) no período de embriogênese, é provável que seja letal para o embrião. No entanto, tais níveis de dose não são usadas em exames radiológicos diagnósticos. Não há registro acerca do risco fetal de anomalias, restrição de crescimento ou abortamento em exposições à radiação ionizante < 50 mGy. O risco de carcinogênese decorrente da exposição à radiação ionizante intraútero não é claro, mas é provavelmente muito baixo. Exposição fetal a 10 a 20 mGy pode aumentar o risco de leucemia em 1,5 a 2,0 vezes o risco basal de 1/3.000. Embora o risco associado à exposição à radiação ionizante seja uma preocupação, a perda ou o atraso em determinado diagnóstico pode representar uma ameaça maior para a mulher ou seu feto, dependendo da gravidade do caso. Por essa razão, deve-se sempre analisar de maneira bastante criteriosa a indicação do exame solicitado. É importante destacar que procedimentos radiológicos que não envolvam a região do abdome e da pelve não impõem risco significativo ao feto em desenvolvimento, tomadas as precauções de proteção recomendadas.

O manejo dos exames que emitem radiação ionizante durante a gravidez deve sempre ser norteado de maneira conservadora. Se os benefícios superam os riscos e os exames serão realizados, os métodos de redução da dose de radiação devem ser implementados, mediante o princípio *as low as reasonably achievable* (ALARA). Esse é o princípio pelo qual todo método de imagem que expõe a radiação ionizante deve ser utilizado com o emprego da menor dose possível para obter imagens de qualidade para o diagnóstico (RSNA, 2018).

A Tabela 14.4 apresenta a dose de exposição a que o feto está submetido em determinados exames radiológicos.

Aspectos emocionais da gravidez e preparação para o parto

Gravidez e parto são eventos fundamentalmente fisiológicos que ocasionam inúmeras modificações físicas e emocionais na mulher, o que demanda acompanhamento dos profissionais de saúde (assistência pré-natal) e da família. Essa assistência consiste em processo imprescindível no preparo da gestante para a maternidade e para o parto, bem como no preparo de sua família. Deve-se oferecer atenção individualizada e humanizada para a prevenção de eventos clínico-obstétricos e emocionais ao longo da gestação (Capítulo 19).

Exercícios físicos na gravidez e no pós-parto

Considerada a relevância do tema, este será especificamente abordado no Capítulo 16.

Tabela 14.4 Doses de radiação fetal associadas a exames radiológicos comuns.

Tipo de exame	Exposição fetal[a] (mGy)
Exames de muito baixa dose	< 0,1
Radiografia de coluna cervical (anteroposterior e lateral)	< 0,001
TC de cabeça e pescoço	0,001 a 0,01
Radiografia de extremidade	< 0,001
Mamografia (duas imagens)	0,001 a 0,01
Radiografia de tórax (duas imagens)	0,0005 a 0,01
Exames de dose baixa a moderada	01, a 10
Radiografia de abdome	0,1 a 3,0
Radiografia de coluna lombar	1,0 a 10
Pielografia intravenosa	5 a 10
Enema baritado de duplo contraste	1,0 a 20
TC de tórax	0,01 a 0,66
Cintilografia óssea	4 a 5
Exames de alta dose	10 a 50
TC de abdome	1,3 a 35
TC de pelve	10 a 50
Cintilografia de corpo inteiro	10 a 50

TC, tomografia computadorizada. [a]A exposição fetal varia com a idade gestacional, composição do corpo materno e parâmetros exatos de aquisição da imagem. Adaptada de ACOG, 2017.

Bibliografia

ACOG Committee Opinion N° 731: Group Prenatal Care. Obstet Gynecol. 2018;131:e104-8.

ACOG Committee Opinion N° 746: Air travel during pregnancy. Obstet Gynecol. 2018;132:e64-6.

ACOG Practice Bulletin N° 95: anemia in pregnancy. Obstet Gynecol. 2008;112:201-7.

Alexander EK, Pearce EN, Brent GA, et al. 2017 Guidelines of the American Thyroid Association for the Diagnosis and Management of Thyroid Disease During Pregnancy and the Postpartum. Thyroid. 2017;27:315-89.

American Diabetes Association (ADA). Management of diabetes in pregnancy: standards of medical care in diabetes. Diabetes Care. 2019; 42(Suppl 14):165-72.

Bozzo P, Chua-Gocheco A, Einarson A. Safety of skin care products during pregnancy. Can Fam Physician. 2011:665-7.

Brasil. Ministério da Saúde. Nota técnica N° 21/2011. Brasília: Ministério da Saúde; 2011.

Brasil. Ministério da Saúde. Política Nacional de Humanização. Brasília: Ministério da Saúde; 2010.

Brasil. Ministério da Saúde. Secretaria de Atenção à Saúde. Departamento de Ações Programáticas Estratégicas. Gestação de alto risco: manual técnico. Brasília: Ministério da Saúde; 2012 [Acesso em 27 dez. 2019]. Série A. Normas e Manuais Técnicos. Disponível em: <http://bvsms.saude.gov.br/bvs/publicacoes/manual_tecnico_gestacao_alto_risco.pdf>.

Brasil. Ministério da Saúde. Secretaria de Atenção à Saúde. Departamento de Atenção Básica. Atenção ao pré-natal de baixo risco. Brasília: Editora do Ministério da Saúde; 2012.

Brasil. Ministério da Saúde. Instituto Nacional de Câncer José Alencar Gomes da Silva (INCA). Diretrizes brasileiras para o rastreamento do câncer do colo do útero. 2. ed. rev. atual. Rio de Janeiro: INCA; 2016. p. 114. [Acesso em 23 out. 2019]. Disponível em: <http://bvsms.saude.gov.br/bvs/publicacoes/inca/rastreamento_cancer_colo_utero.pdf>.

Committee Opinion N° 611: Method of estimating due date. Obstet Gynecol. 2014;124:863-6.

Committee Opinion N° 711: Opioid use and opioid use disorder in pregnancy. Obstet Gynecol. 2017;130:e81-4.

Committee Opinion No 722: Marijuana use during pregnancy and lactation. Obstet Gynecol. 2017;130:e205-9.

Committee Opinion No. 723: Guidelines for diagnostic imaging during pregnancy and lactation. Obstet Gynecol. 2017;130:e210-6.

Couto AC, Ferreira JD, Rosa ACS, et al. Pregnancy, maternal exposure to hair dyes and hair straightening cosmetics, and early age leukemia. Chem Biol Interact. 2013;205:46-52.

Francisco C, Oliveira C, Kok F. Ministério da Saúde. Secretaria de Atenção à Saúde. Gabbe SG, Niebyl JR, Simpson JL. Obstetrics: normal and problem pregnancies. 5th ed. Philadelphia: Churchill Livingstone; 2007. p. 1391.

HAPO Study Cooperative Research Group; Metzger BE, Lowe LP, Dyer AR, et al. Hyperglycemia and adverse pregnancy outcomes. N Engl J Med. 2008;358:1991-2002.

Kagan KO, Sonek J. How to measure cervical length. Ultrasound Obstet Gynecol. 2015;45:358-62.

Maternidade Escola. Universidade Federal do Rio de Janeiro. Assistência Pré-Natal. Protocolos Assistenciais. Rio de Janeiro: Maternidade-Escola UFRJ; 2015.

Melo VH, Zimmermann JB. Imunização ativa e passiva durante a gravidez. Protocolos Febrasgo, Obstetrícia, N° 13. São Paulo: Febrasgo; 2018.

Mendes EV. As redes de atenção à saúde. Brasília: Organização Pan-Americana da Saúde; 2011 [Acesso em 27 dez. 2019]. Disponível em: <https://www.paho.org/bra/index.php?option=com_docman&view=-download&category_slug=servicos-saude-095&alias=1402-as-redes--atencao-a-saude-2ª-edicao-2&Itemid=965>.

Mendes EV. O cuidado das condições crônicas na atenção primária à saúde: o imperativo da consolidação da estratégia da saúde da família. Brasília: Organização Pan-Americana da Saúde; 2012 [Acesso em 14 nov. 2019]. Disponível em: <https://apsredes.org/o-cuidado-das-condicoes-cronicas-na-atencao-primaria-a-saude-o-imperativo-da-consolidacao-da-estrategia-da-saude-da-familia/>.

Motozawa Y, Hitosugi M, Abe T, Tokudome S. Effects of seat belts worn by pregnant drivers during low-impact collisions. Am J Obstet Gynecol. 2010:62.e1-8.

National Institute for Health and Care Excellence (NICE). Hypertension in adults: diagnosis and management. London: Nice Guideline; 2019. p. 40. [Acesso em 23 out. 2019]. Disponível em: <https://mail.google.com/mail/u/2/#inbox/FMfcgxwDrttVpVpFSCjtsgCqDHtWHpTg?projector=1&messagePartId=0.1>.

National Institute for Health and Care Excellence (NICE). NICE Guidelines CG 62. Antenatal care: routine care for the healthy pregnant women. London: NICE; 2008.

Nicolaides KH. A model for a new pyramid of prenatal care based on the 11 to 13 week's assessment. Prenat Diagn. 2011;31:3-6.

Oral Health Care During Pregnancy Expert Workgroup. Oral Health Care During Pregnancy: A National Consensus Statement. Washington: National Maternal and Child Oral Health Resource Center; 2012.

Practice Bulletin No. 181: Prevention of Rh D Alloimmunization. Obstet Gynecol. 2017;130(2):e57-0.

Prevention of Group B Streptococcal Early-Onset Disease in Newborns. ACOG Committee Opinion Summary, Number 782. Obstet Gynecol. 2019;134:1.

Radiological Society of North America (RSNA). RSNA Statement on Safety of the Developing Fetus in Medical Imaging During Pregnancy Reviewed: 4/3/2018. Oak Brook: RSNA 2018.

Rios CTF, Vieira NFC. Ações educativas no pré-natal: reflexão sobre a consulta de enfermagem como um espaço para a educação em saúde. Ciênc Saúde Colet. 2007;12(2):477-86.

Royall College of Obstetricians and Gynaecologists. Blood transfusion in obstetrics. RCOG Green-top Guideline N° 47; 2015.

Salomon LJ, Alfirevic Z, Bilardo CM, et al. ISUOG Practice Guidelines: performance of first trimester fetal ultrasound scan. Ultrasound Obstet Gynecol. 2013;41:102-13.

Schiff MA, Mack CD, Kaufman RP, Holt VL, Grossman DC. The effect of air bags on pregnancy outcomes in Washington State: 2002-2005. Obstet Gynecol. 2010;115:85-92.

Schrag SJ, Zell ER, Lynfield R, et al.; Active Bacterial Core Surveillance Team. A population-based comparison of strategies to prevent early-onset group B streptococcal disease in neonates. N Engl J Med. 2002;347:233-9.

Sociedade Beneficente Israelita Brasileira Albert Einstein. Nota Técnica para Organização da Rede de Atenção à Saúde com Foco na Atenção Primária à Saúde e na Atenção Ambulatorial Especializada – Saúde da Mulher na Gestação, Parto e Puerpério. São Paulo: Hospital Israelita Albert Einstein, Ministério da Saúde; 2019.

Sociedade Brasileira de Imunizações (SBIM). Calendário de Vacinação SBIM Gestante; 2019.

Society of Obstetricians and Gynaecologists of Canada (SOGC). Screening and Management of Bacterial Vaginosis in Pregnancy, SOGC Clinical Practice Guideline N° 211. J Obstet Gynaecol Can. 2017;39(8):e184-91.

TelessaúdeRS/UFRGS, Serviço de Genética do Hospital de Clínicas de Porto Alegre/UFRGS. Parecer técnico gerencial sobre o uso de repelentes em gestantes. Porto Alegre: TelessaúdeRS; 2015 [Acesso em 27 dez. 2019]. Disponível em: <https://www.ufrgs.br/telessauders/noticias/parecer-tecnico-gerencial-sobreo-uso-de-repelentes-em-gestantes/>.

US Preventive Services Task Force (USPSTF). Review. Screening for Asymptomatic Bacteriuria in Adults US Preventive Services Task Force Recommendation Statement. 2019;6019.

Whitworth M, Bricker L, Mullan C. Ultrasound for fetal assessment in early pregnancy. Cochrane Database Syst Rev. 2015;(7):CD007058.

Workowski KA, Bolan GA; Centers for Disease Control and Prevention (CDC). Sexually transmitted diseases. Treatment Guidelines. MMWR. 2015;64:1-137.

World Health Organization (WHO). WHO Recommendations for the Prevention and Management of Tobacco Use and Second-Hand Smoke Exposure in Pregnancy. Genebra: WHO; 2013.

15

Aspectos Nutricionais

Claudia Saunders
Marcus Miranda
Joffre Amim Junior
Jorge Rezende Filho

O estado nutricional da mulher na fase preconcepção e na gestação pode influenciar significativamente sua saúde e o desenvolvimento fetal. Os ajustes fisiológicos observados na gestação, acompanhados de aumento dos requerimentos de energia e dos macronutrientes, carboidratos, proteínas e lipídios maternos, são necessários para manter a homeostase materna e propiciar adequado crescimento fetal.

A restrição energética na gestação pode limitar o ganho de peso materno e comprometer o desenvolvimento fetal. A perda de peso gestacional ou o ganho restrito em mulheres com obesidade não são apoiados ou recomendados pelas evidências científicas, e essa conduta pode ser associada a maior risco de parto pré-termo e restrição do crescimento intrauterino. As deficiências nutricionais maternas podem prejudicar o desenvolvimento fetal e devem ser investigadas na fase preconcepção e ao longo da gestação.

Evidências crescentes sugerem que os efeitos da nutrição intrauterina podem persistir até a idade adulta, com possíveis efeitos intergeracionais. É recomendado que a mulher na fase da concepção esteja com seu índice de massa corporal (IMC) adequado, que o ganho de peso gestacional seja dentro das faixas recomendadas conforme o IMC pré-gestacional e que retorne a seu peso pré-gestacional em até 12 meses após o parto. Uma avaliação nutricional completa, incluindo, além da avaliação antropométrica, as avaliações clínica, bioquímica, dietética, obstétrica e sociodemográfica, com destaque para a investigação das deficiências nutricionais específicas, fornece subsídios para o cuidado individualizado e a orientação da suplementação nutricional necessária e indicada para cada caso.

Uma alimentação saudável na gestação deve ser composta por alimentos *in natura* ou minimamente processados. Desaconselha-se o consumo de alimentos processados e ultraprocessados com alta densidade calórica, além de alto teor de gordura e sódio. Sementes (de linhaça, girassol, gergelim e outras) e nozes e castanhas (do Brasil, de caju, nozes e outras) podem ser usadas como pequenos lanches, pois são alimentos ricos em energia, proteínas, minerais, fibras e em gorduras de ótima qualidade. A alimentação na gestação deve ser fracionada, e a ingestão de água deve ser estimulada.

Em cada consulta de pré-natal deve ser feita orientação nutricional específica para a sintomatologia digestiva, variável em cada trimestre de gestação. As intercorrências gestacionais e doenças crônicas da mulher também devem ser consideradas. O aconselhamento da mulher vegetariana, vegana ou adepta de *plant based diet* deve ser bem planejado, desde o período preconcepção até o período de lactação, para prevenção de possíveis deficiências nutricionais, que possam influenciar o desenvolvimento fetal. Para um bom resultado obstétrico e perinatal, o cuidado nutricional é fundamental em todas as etapas do período gravídicospuerperal, respeitando-se as características de cada mulher.

16 Atividade Física na Gestação

Gustavo Asmar

Flavia Tarabini Castellani Asmar

Neste capítulo são abordados temas específicos sobre atividade física na gestação.

Os estudos acerca dos benefícios da prática de atividade física durante a gestação mostram uma ótima alternativa de prevenção e tratamento de diversas doenças. Segundo o American College of Obstetricians and Gynecologists (ACOG), a prática de atividades físicas aumenta a incidência de parto vaginal, diminui a ocorrência de ganho de peso excessivo, reduz o risco de diabetes melito gestacional, parto prematuro, parto cesáreo, incontinência urinária, baixo peso do recém-nascido, dor lombar e depressão durante a gravidez e no pós-parto; reduz, ainda, o tempo do trabalho de parto, a taxa de conversão de parto normal para a cesárea, a hipertensão gestacional e a pré-eclâmpsia.

Revisamos as diretrizes relevantes de Obstetrícia e Medicina Esportiva, apesar das limitações na realização de estudos sobre a atividade física com gestantes, principalmente de moderada a alta intensidade. Nesse cenário são abordados temas como as modificações do organismo materno na gravidez, as alterações fisiológicas relacionadas ao exercício, as adaptações metabólicas na gestação normal e as alterações biomecânicas na gestação.

Também serão discutidas a intensidade segura da atividade física durante a gestação, a incidência de transtornos alimentares em gestantes atletas, as repercussões fetoplacentárias e as contraindicações de atividade física na gestação. Em gestantes saudáveis, sem contraindicações absolutas, devemos combater o sedentarismo estimulando a prática regular de exercícios, sempre acompanhada pelo obstetra e por profissionais de educação física.

Cosmetologia

Mônica Manela Azulay
Carla Tamler
Maria Cláudia Almeida Issa

Inúmeras são as alterações observadas no corpo feminino durante a gravidez. Devido às variações endócrinas, notam-se mudanças cutâneas e nos sistemas écrinos, apócrinos, pilossebáceo e vascular, mediadas por receptores hormonais presentes em toda a pele, seus anexos e vasculatura (Nussbaum & Benedetto, 2006). Embora a grande maioria seja considerada fisiológica (Al-Fares et al., 2001), as modificações cutâneas de ordem cosmética, ainda assim, podem causar angústia à gestante.

Deve-se salientar que muitas dessas modificações irão regredir espontaneamente após o parto (Al-Fares et al., 2001). Ao expor às pacientes o que elas devem esperar e educá-las quanto à prevenção de algumas possíveis alterações, promove-se, de maneira saudável, assistência dermatológica e cosmética, aliviando possível ansiedade relacionada a tais modificações.

Neste capítulo, abordaremos, de modo objetivo, os cuidados cosméticos que podem ser feitos, bem como os que não devem ser realizados durante a gravidez.

Alterações pigmentares

De todas as alterações pigmentares observadas durante a gestação e discutidas no Capítulo 64, sobre doenças dermatológicas, a pigmentação da face é a que mais preocupa a gestante. Conhecido como melasma, ou "máscara da gravidez", caracteriza-se pelo surgimento de manchas de coloração castanho-claro a escura nas áreas fotoexpostas do corpo, especialmente na face, nas regiões malar e supralabial (Lakdar et al., 2007; Tunzi & Gray, 2007). Pode surgir ou se intensificar na gravidez, principalmente no 2º semestre, ocorrendo em 50 a 70% das gestantes (Lakdar et al., 2007; Tunzi & Gray, 2007). Sua causa ainda não foi totalmente elucidada, porém alterações hormonais, suscetibilidade individual (fotótipos mais altos) e algum componente genético colaboram para seu aparecimento. Nas pacientes suscetíveis, a exposição solar é o fator desencadeante mais importante (Hexsel et al., 2006; Lakdar et al., 2007; Tunzi & Gray, 2007). No que tange à questão hormonal, a pigmentação é atribuída a uma elevação dos níveis do hormônio estimulador de melanócitos e de estrogênio. O aumento da progesterona também pode exercer algum papel (Newman et al., 2004). Felizmente, em grande parte dos casos, o melasma associado à gestação desaparece completamente no período de até 1 ano após o parto. Entretanto, relatos da literatura demonstram persistência das manchas (Hellreich, 1970; Lakdar et al., 2007; Tunzi & Gray, 2007) em 30% das mulheres, algumas com a dermatose 10 anos após o parto (Hellreich, 1970).

O ponto primordial no tratamento e na prevenção do melasma é a fotoproteção rigorosa. Atualmente, os filtros solares têm função relacionada aos comprimentos de onda ultravioleta A e B. Em pacientes com melasma, idealmente, devem-se associar filtros físicos (p. ex., dióxido de titânio e óxido de zinco) aos químicos, com objetivo de potencialização da proteção solar. É prudente a orientação de todas as pacientes portadoras de melasma, sobretudo as gestantes, no sentido de não se exporem de modo excessivo aos raios ultravioleta e de usarem fotoprotetores diariamente. Lakhdar et al. (2007) concluíram que os filtros solares de amplo espectro são eficazes na prevenção do melasma em grávidas, a partir de estudo realizado com 200 gestantes de diferentes fotótipos, no qual, das 185 que chegaram a termo (9º mês), apenas cinco (2,7%) desenvolveram as manchas. A ocorrência anteriormente observada em gestantes pelos mesmos pesquisadores, mesma área geográfica e mesmo intervalo de tempo foi de 53%.

A terapêutica tópica em geral só é recomendada após o puerpério. Primeiro, porque o fator desencadeante hormonal persiste ao longo da gestação, tornando seu tratamento mais resistente. Segundo, porque a grande maioria das pacientes apresentará melhora significativa após o parto. Por fim, porque a maioria dos tratamentos é relativamente contraindicada durante a gestação. A hidroquinona (1,4-di-hidroxibenzeno), por exemplo, agente despigmentante mais utilizado e de maior eficácia, é classificada como categoria C (Grimes, 1995) na Classificação da Importância do Risco Teratogênico das Terapêuticas durante a Gravidez, segundo a FDA (Food and Drug Administration) (Tabela 17.1). Seu principal mecanismo de ação se dá pela inibição da tirosinase, enzima que converte tirosina em melanina. Até o momento, dispõe-se de poucos estudos com referência ao uso da hidroquinona na gravidez, mas, no geral, não foram observadas complicações (Bozzo et al., 2011; Mahé et al., 2007), exceto por um estudo realizado com ratos, que demonstrou ganho de peso fetal ligeiramente reduzido (Blacker et al., 1993; Krasavage et al., 1992). Estima-se que, após aplicação, a absorção sistêmica seja de aproximadamente 35 a 45% em humanos, quantidade de importância significativa e que necessita de mais análises sobre seu grau de segurança (Bozzo et al., 2011) (koh et al. 2019).

A tretinoína age por meio da dispersão dos grânulos de melanina dos ceratinócitos, pela indução do *turnover* epidérmico e consequente descamação. A quantidade da substância absorvida é muito pequena; no entanto, há relatos publicados de defeitos congênitos consistentes com embriopatia retinoide (Jick et al., 1993; Lipson et al., 1993). Ao mesmo tempo, estudo prospectivo que avaliou o uso durante o 1º trimestre da gestação não comprovou risco de malformações (Shapiro et al., 1997). A conduta, pelos relatos das malformações, é desaconselhar o uso durante toda a gravidez (Jick et al., 1993; Lipson et al., 1993; Soirefmann & Cestari, 2009). Embora alguns autores considerem que o número de estudos que fazem alusão ao emprego no período gestacional seja insuficiente, o risco improvável possibilita a utilização durante o 2º e 3º trimestres, desde que conversado e acordado entre paciente, dermatologista e obstetra (Leachman & Reed, 2006). Pequena quantidade do fármaco é encontrada no leite materno e parece não ser prejudicial ao lactente (Leachman & Reed, 2006; Soirefmann & Cestari, 2009; Koh et al., 2019). Outra substância utilizada, o retinol, é um retinoide tópico, cujo uso crônico causa alterações clínicas e microscópicas semelhantes às da tretinoína (Soirefmann & Cestari, 2009) – ver Tabela 17.1.

Existem alguns agentes despigmentantes que não são contraindicados no período gestacional e devem ser instituídos ao surgirem as primeiras alterações, pois apresentam capacidade de despigmentação leve a moderada. Entre eles, está o ácido ascórbico ou vitamina C tópica, o mais indicado durante a gravidez por sua segurança e efetividade (ver Tabela 17.1). É utilizado na concentração a 5% (Manela-Azulay, 2003), e o efeito clareador se dá pela inibição da tirosinase. O ácido azelaico (15 a 20%) é um ácido dicarboxílico que inibe a tirosinase, com ação seletiva no melanócito anormal e hiperativo. Poucos estudos estão publicados, entretanto não há relatos de teratogenicidade, embriogenicidade ou mutagenicidade em animais. A absorção sistêmica é mínima, < 4% (Zip, 2006; Koh et al., 2019) – ver Tabela 17.1. O ácido glicólico é um alfa-hidroxiácido, cuja ação se faz pelo remodelamento epidérmico, pela descamação acelerada e consequente dispersão rápida do pigmento, além da inibição da tirosinase. Com a aplicação tópica, apenas uma pequena quantidade é absorvida, considerada segura na gestação, nas concentrações de 5 a 10% (Machet et al., 1991).

Os corticosteroides também estão envolvidos na terapia do melasma, principalmente em formulações que os associam à hidroquinona e à tretinoína, como a consagrada fórmula de Kligman, ou ao ácido glicólico, com objetivo de sinergia entre os componentes. Além de diminuir a irritação, os corticoides possivelmente têm ação despigmentante por meio da inibição de prostaglandinas e leucotrienos, mediadores químicos para os quais os melanócitos são responsivos, impedindo suas funções secretória e de biossíntese. Uma alternativa seria pela ação antimetabólica, por serem citotóxicos ou citostáticos para a epiderme, diminuindo o *turnover* celular (Kligman & Willis, 1975). Em relação ao uso dos corticosteroides tópicos na gestação e aos possíveis efeitos adversos relacionados, há relatos principalmente sobre a restrição do crescimento fetal, com a exposição materna a medicamentos potentes ou muito potentes e a fenda palatina, por uso no 1º trimestre. O uso é permitido no período gestacional, sendo recomendável a escolha pelos de potência fraca ou moderada (Chi et al., 2011; Mahé et al., 2007; Soirefmann & Cestari, 2009) – ver Tabela 17.1.

Tratamentos com *peelings*, *lasers* e outras fontes de luz não apresentam estudos quanto à segurança da indicação durante a gestação (Nussbaum & Benedetto, 2006; Tanzi et al., 2003).

A maioria dos dermatologistas é extremamente cautelosa com as gestantes, assumindo postura cuidadosa em relação aos tratamentos cosméticos. No tratamento do melasma gravídico, devem-se levar em conta os riscos e benefícios, priorizar a prevenção e retardar a terapia para o momento mais apropriado após o parto.

Acne e rosácea

Algumas mulheres referem melhora da acne na gravidez, outras observam piora, e cerca de 25% das gestantes acusam o início do quadro nesse período. Os elevados níveis de progesterona no 1º trimestre da gestação podem justificar seu aparecimento (Young & Jewell, 2000). O tratamento da acne durante a gravidez exige bom senso e o acompanhamento do especialista. Medicamentos orais e tópicos habitualmente utilizados estão proscritos na gestante, e as medicações consideradas seguras geralmente têm efeitos insatisfatórios no tratamento da acne.

Tabela 17.1 Classificação de segurança pela FDA.

Medicamento	Classificação
Ácido azelaico	B
Ácido ascórbico tópico (vitamina C)	A
Ácido salicílico	C
Adapaleno	C
Clindamicina	B
Corticoide tópico	C
Eritromicina	B
Espironolactona	C
Hidroquinona	C
Isotretinoína	X
Metronidazol tópico	B
Peróxido de benzoíla	C
Retinol	C
Tretinoína	C

A fototerapia de banda estreita (NB) UV-B é uma boa opção para o tratamento da psoríase durante a gravidez e foi relatada como alternativa segura e eficaz no tratamento da acne nesse período. O mecanismo de ação baseia-se no caráter anti-inflamatório da terapia, na medida em que comedões inflamados contêm altos níveis de interleucina (IL-1) e a irradiação estimularia citocinas Th-2, como a IL-10, que tem ação inibitória sobre a IL-1 e sobre a inflamação (Zeichner, 2011). Em relação aos medicamentos tópicos comumente utilizados, o ácido azelaico e o ácido glicólico foram descritos anteriormente. Outras opções são: peróxido de benzoíla, clindamicina, eritromicina, ácido salicílico e metronidazol.

O ácido azelaico é medicamento anti-inflamatório, antibacteriano e ceratolítico. É opção de terapia tanto na acne como na rosácea (Leachman & Reed, 2006). O peróxido de benzoíla tem atividade esfoliante e antibacteriana que não foi descrita em humanos; portanto, o risco não foi determinado (Tabela 17.1). Apenas 2 a 5% são absorvidos sistemicamente e, então, completamente metabolizados a ácido benzoico e excretados inalterados na urina. O potencial de risco grave é improvável, o medicamento não está contraindicado na gravidez e é considerado seguro na lactação, apesar do desconhecimento sobre a excreção no leite materno (Koh et al., 2019).

O ácido salicílico é um beta-hidroxiácido que atua por diminuição da adesão dos corneócitos e discreta esfoliação. Trabalhos publicados após ingesta de baixas doses de ácido acetilsalicílico durante a gravidez não evidenciaram aumento no risco de eventos adversos, tais como malformações, parto prematuro e baixo peso ao nascer. Estudos sobre seu uso tópico na gestação não estão descritos; no entanto, como uma proporção muito reduzida tem absorção cutânea, é improvável que represente risco ao feto em desenvolvimento, por isso não há contraindicação e seu uso tópico em extensões limitadas e por tempo determinado é aceitável – ver Tabela 17.1 (Bozzo et al., 2011; Machet et al., 1991; Koh et al., 2019).

O adapaleno é um derivado do ácido naftoico, com propriedades biológicas similares às do ácido retinoico. Sua ação ocorre por meio do controle da proliferação e diferenciação celular e pelo potencial anti-inflamatório. Os estudos em animais não evidenciaram caráter teratogênico e sua biodisponibilidade sistêmica é muito baixa, o que sugere pequeno risco fetal. Entretanto, até que se obtenham relatos mais concretos, a conduta é evitar a aplicação (Koh et al., 2019), ao menos durante o 1º trimestre. O uso na lactação é questionável (Leachman & Reed, 2006) e, como a viabilidade sistêmica proveniente da absorção tópica é muito baixa, possivelmente há compatibilidade de amamentação (Soirefmann & Cestari, 2009) – Tabela 17.1.

O metronidazol tópico é opção de terapia eficaz, principalmente na rosácea. Não está contraindicado durante a gravidez ou lactação e o risco é improvável, pois é minimamente absorvido. Os fabricantes do medicamento recomendam o uso na gravidez ou amamentação somente se for considerado indispensável (Leachman & Reed, 2006) – Tabela 17.1.

A clindamicina e a eritromicina são antibióticos de uso liberado na gestação, tanto em suas formas tópica quanto sistêmica. O uso prolongado desses medicamentos como terapia local para tratamento da acne pode induzir resistência bacteriana. Sabe-se que a clindamicina tem relação com colite pseudomembranosa, porém o risco não está aumentado na gravidez (Leachman & Reed, 2006; Nussbaum & Benedetto, 2006). No caso da eritromicina oral, é sempre importante recordar que a forma de estolato de eritromicina está contraindicada na gestação pelo risco de hepatite colestática (Leachman & Reed, 2006; Nussbaum & Benedetto, 2006) – Tabela 17.1.

A espironolactona, alternativa de tratamento da acne da mulher adulta, foi associada à feminização de fetos do sexo masculino, em particular de sua genitália externa, em estudo realizado com ratos (Leachman & Reed, 2006; Nussbaum & Benedetto, 2006). Deve ser evitada principalmente no 1º trimestre da gestação (Koh et al., 2019).

Pode-se concluir que são opções de tratamento da acne, a clindamicina, a eritromicina e o peróxido de benzoíla. Para a rosácea, metronidazol e ácido azelaico.

Unidade pilossebácea

Os distúrbios dos pelos durante a gestação, tais como hirsutismo e eflúvio telógeno, serão abordados no Capítulo 64. Entretanto, os tratamentos cosméticos que podem ser realizados nesse período são uma questão comumente levantada pelas gestantes e merecem alguns comentários.

Depilação

Quanto ao hirsutismo, existem várias opções de tratamento, permanentes e temporárias. A depilação com cera ou lâminas de barbear pode ser realizada desde que com os devidos cuidados de assepsia, evitando contaminações que possam causar secundariamente piodermites. A depilação a *laser*, por sua vez, deve ser evitada, uma vez que seus efeitos durante a gestação ainda não foram definitivamente assegurados (Nussbaum & Benedetto, 2006).

As principais substâncias encontradas em produtos depilatórios são os sais de ácido tioglicólico (tioglicolato de sódio e tioglicolato de cálcio) e o hidróxido de potássio. A absorção sistêmica dos íons dissociados é mínima, não alteram os níveis séricos e podem ser utilizados na gestação. Além disso, sabemos que esses íons são encontrados em abundância no corpo humano, além de consumidos na dieta (Bozzo et al., 2011).

Estrias

As estrias caracterizam-se por faixas lineares atróficas, róseo-arroxeadas, que se orientam perpendicularmente às linhas de tensão da pele. Eventualmente, são pruriginosas. Na população em geral e nas gestantes, a prevalência das estrias é em torno de 50 a 90%. No 3º trimestre de gestação, mais de 90% das grávidas apresentam estrias. Muitas pacientes as desenvolvem na primeira gestação e, com frequência, elas têm aparecido antes do esperado. Um bom exemplo é o estudo que as demonstrou antes das 24 semanas de gestação, em 43% das pacientes. Mais surpreendente ainda é o desenvolvimento de estrias em uma segunda gestação para pacientes que não as apresentavam na primeira. As regiões mais envolvidas são abdome, quadris, nádegas e mamas. São mais comuns em pacientes mais jovens, com alto índice de massa corporal, fotótipos mais altos e naquelas com história de estrias mamárias ou na região das coxas. A causa é multifatorial e envolve fatores físicos (estiramento da pele), hormonais (p. ex., adrenocorticosteroides, estradiol e relaxina) (Atwal et al., 2006; Thomas & Liston, 2004) e genéticos (Sharon et al., 2006).

Apesar da patogênese desconhecida, comumente as estrias são associadas ao estiramento da pele, como ocorre na gravidez, e consequentes alterações nas estruturas da pele que proporcionam elasticidade e resistência, como colágeno, elastina e fibrilina, componentes da matriz extracelular. Estudo evidenciou, por diferentes técnicas histológicas (microscopia eletrônica, microscopia óptica e imuno-histoquímica), uma matriz dérmica menos densa, com aumento de glicosaminoglicanos, redução de fibrilina e fibras elásticas e alterações na orientação de elastina e fibrilina na derme. Essa remodelação na rede de fibras elásticas pode surgir pela pressão contínua sobre a matriz dérmica extracelular, como no caso da gravidez (Watson et al., 1998). Também se reporta que as lesões iniciais evidenciam fibras elásticas mais finas que se tornam mais espessas, apesar da diminuição na espessura da derme, associada a uma epiderme atrófica. Entretanto, nem todas as estrias são iguais, a gravidade e o desenvolvimento dependem de individualidades, o que sugere um caráter genético (Salter e Kimball, 2006). Apesar da alta prevalência, na grande maioria dos casos, as estrias assumem coloração menos acentuada e diminuem de espessura após o parto (Atwal et al., 2006; Tunzi & Gray, 2007). No período gestacional, a terapêutica de escolha é a hidratação, sob aplicação de vitaminas C e E em cremes emolientes, óleos, loção de *Aloe vera* e manteiga de cacau. Eles são utilizados com o objetivo maior de prevenção, apesar da não existência de evidências que comprovem a eficácia para tal fim (Atwal et al., 2006; Thomas & Liston, 2004).

Atualmente, o creme de ureia nas concentrações de 5 a 10% está proibido durante a gestação, sendo 3% a concentração máxima para produtos com finalidade especificamente cosmética. Um dos fatores para tal decisão foi o fato de a ureia atravessar facilmente a barreira placentária. Ademais, essa substância aumenta a penetração cutânea de outras substâncias ativas. A segurança do cosmético deve ser avaliada pelas condições de uso e área de contato, pois a absorção da ureia na pele humana normal e danificada é de 9,5 ± 2,3% e 67,9 ± 5,6%, respectivamente (CATEC, 2005).

Evidências limitadas sugerem a possibilidade de algumas composições contribuírem na profilaxia das estrias. Um exemplo é a associação de *Centella asiatica*, alfatocoferol e colágeno e elastina hidrolisados; outros, seriam tocoferol, ácidos graxos essenciais, pantenol, ácido hialurônico, elastina e mentol. No entanto, nenhum desses produtos é amplamente disponível. A segurança da aplicação da *Centella asiatica* na gravidez, bem como os componentes responsáveis por sua eficácia não estão claros, o que torna necessário mais estudos para maiores esclarecimentos (Tunzi & Gray, 2007). Outra pesquisa que avaliou a eficácia da primeira formulação (*Centella asiatica*, alfatocoferol e colágeno e elastina hidrolisados) evidenciou que ela ajuda na prevenção do desenvolvimento de estrias na gravidez, mas apenas para as mulheres que já haviam desenvolvido estrias gestacionais, não demonstrando benefício para uso da população em geral (Young & Jewell, 2000). A partir do pós-parto, passam a ser considerados procedimentos cosméticos como *peelings* e *laser*, além da terapia tópica com medicamentos como a tretinoína a 0,1%, o ácido glicólico a 20% sozinho ou em combinação com ácido ascórbico a 10% (Salter et al., 2006; Tunzi & Gray, 2007).

Cosmética dos cabelos

Tinturas, alisamentos e permanentes

As tinturas de cabelo são divididas em três categorias: coloração temporária, permanente e semipermanente. Os produtos temporários (p. ex., géis, *sprays* e canetas coloridas, rinsagem, xampus tonalizantes) duram até algumas semanas nos fios e são formados por moléculas ácidas e grandes, que não podem atravessar a cutícula do cabelo. São removidos por uma única lavagem. As colorações semipermanentes (duração de 4 a 6 semanas) não contêm amônia e têm como principal representante os tonalizantes. As formulações para a coloração semipermanente contêm derivados de nitroanilinas, nitrofenilenediaminas e nitroaminofenóis. Os compostos penetram na cutícula e parcialmente no córtex do cabelo, e a coloração pode resistir em torno de 5 a 10 lavagens. Elas permanecem por mais tempo em contato direto com a pele, além de serem vinculadas a veículos como o surfactante, o que torna possível alguma absorção cutânea (Chua-Gocheco et al., 2008).

Os permanentes (p. ex., tinturas que contêm amônia e água oxigenada (peróxido de hidrogênio) penetram no fio, tingindo-o. Contêm agentes oxidantes que permitem uma ligação irreversível. A substância química mais utilizada é a parafenilenodiamina. Compostos orgânicos sintéticos, incluindo tinturas capilares e outros aditivos coloridos, eram originalmente obtidos do coaltar, mas, nos últimos anos, tem-se utilizado derivados do petróleo. Além da fenilenodiamina, os produtos químicos que comumente fazem parte das tinturas permanentes são: 3-aminofenol, resorcinol, 2,5 tolueno diaminossulfato de sódio, sulfito, ácido oleico, hidróxido de sódio, hidróxido de amônio, propilenoglicol, álcool isopropílico (Costa et al., 2009; Efird et al., 2005).

A *henna*, considerada coloração semipermanente, é uma tintura vegetal, que não entra na cutícula do fio, mas, por afinidade, adere facilmente à sua superfície. O efeito é cumulativo, quanto mais se aplica, mais a cor vai se aderindo. A tintura natural tem nuanças avermelhadas ou acobreadas. Em grande parte dos casos, há mistura do pó extraído da planta natural a sais metálicos (Costa et al., 2009).

Alguns dos produtos químicos que anteriormente faziam parte dos produtos capilares foram associados ao potencial carcinogênico e eliminados da composição de corantes oxidativos desde o início de 1980. Fazem parte desse grupo: acetato de chumbo, 2,4-diaminotolueno (4-metil-m-fenilenodiamina), 2,4-diaminoanisola (4-metoxi-m-fenilenodiamina, 4-MMPD), 4-amino-2-nitrofenol (o-nitro-p-aminofenol, p-aminonitrophenol) e HC Blue nº 1 (Efird et al., 2005; Spengler et al., 1991). É importante ressaltar que a segurança em relação às tinturas mais modernas se refere apenas àquelas industrializadas e que não foram misturadas entre si, no intuito de criar outras colorações. Na mistura, os produtos reagem entre si, gerando outros compostos químicos que não foram testados como produtos industrializados finais (Spengler et al., 1991). Embora sem informações contundentes sobre a segurança, prefere-se restringir o tingimento ao 3º trimestre da gestação (nunca no 1º). Produtos com amônia devem ser excluídos do uso, mas, se inevitável, dar preferência à amônia pura (Costa et al., 2009).

Na literatura, encontramos algumas informações frágeis a respeito da associação de tintura de cabelo com tumor de Wilms em fetos, já que se acredita haver uma pequena taxa de absorção dérmica (Olshan et al., 1993). Outras associações relatadas são com câncer de bexiga, linfoma não Hodgkin, mieloma múltiplo, leucemia aguda e neuroblastoma (Blackmore-Prince et al., 1999; McCall et al., 2005) nos filhos.

Estudos experimentais em animais mostraram riscos de teratogenicidade associado a produtos químicos encontrados em cosméticos capilares como fenilenodiamina, aminofenóis e etanolamina, quando testados em doses muito altas. Estudos em humanos, no entanto, mostram que a exposição a esses produtos em tinturas para o cabelo resulta em absorção sistêmica muito limitada. É improvável, portanto, que esses produtos químicos alcancem a placenta em quantidades substanciais para possível dano fetal (Chua-Gocheco et al., 2008; Herdt-Losavio et al., 2009).

Os produtos para alisamento e relaxamento têm como ingredientes ativos os hidróxidos de sódio, potássio e de cálcio e o carbonato de guanidina, que são misturados para formar o hidróxido de guanidina. Em permanentes, os tioglicolatos de sódio e amônio são os agentes mais utilizados. Tais substâncias também apresentam potencial alisante. Dano ao fio e irritação cutânea são comumente relatados, mas não há conhecimento sobre o efeito sistêmico. Esses produtos, assim como outros cosméticos, não são submetidos a um processo de aprovação pela FDA, ou seja, há apenas registros voluntários por parte dos fabricantes. Entretanto, já foi relatada a possibilidade de parto prematuro e baixo peso ao nascer em gestantes que fizeram uso desses produtos, embora esse relato careça de significância estatística (Blackmore-Prince et al., 1999).

As mulheres têm grande exposição ocupacional e de consumo a tioglicolato de sódio, cálcio, amônio e glicerila monotioglicolato, e outros componentes de produtos cosméticos para a pele e cabelos. Como referido, o tioglicolato de sódio é encontrado principalmente em cremes depilatórios e está presente também em produtos capilares, como agente antioxidante, de alisamento e redutor de volume, além do uso em preparados de colorações (Rylander et al., 2002). As profissionais que trabalham em salões de beleza estão em contato direto e constante com diferentes substâncias químicas.

Em trabalhos de revisão com o objetivo de investigar os efeitos dessas substâncias sobre a fertilidade e a gravidez, autores descrevem diferentes riscos de infertilidade, aborto espontâneo, malformações congênitas (fenda palatina) (Rylander et al., 2002), baixo peso ao nascer, recém-nascido pequeno para a idade gestacional (Rylander et al., 2002; Tyl et al., 2003; Li et al., 2019), câncer na infância, bem como efeitos a partir de substâncias simples. A relação entre exposição a cosméticos durante o desenvolvimento do feto e recém-nascido pequeno para a idade gestacional é biologicamente plausível pelos conhecidos efeitos nocivos de substâncias contidas em produtos cosméticos (p. ex., ftalatos, solventes orgânicos, metais pesados). Os metais tóxicos podem passar livremente pela barreira placentária e se acumular nos tecidos fetais, alterando o fluxo sanguíneo da placenta e dificultando o transporte de nutrientes para o feto (Li et al., 2019). Apesar das referências, os pesquisadores concluem que as evidências para esses riscos não são altas e sugerem mais estudos para análise dos riscos reprodutivos em cabeleireiros (Peters et al., 2010). A absorção dos produtos químicos na corrente sanguínea pode ser alterada em razão de umidade, temperatura, pH, lesões ou irritação cutâneas. Alguns componentes químicos dos produtos podem aumentar sua penetração na haste do cabelo, facilitando a absorção de substâncias cancerígenas no couro cabeludo. Além disso, os efeitos cancerígenos de produtos de beleza podem ser influenciados pela variabilidade genética de enzimas envolvidas na detoxificação ou acetilação química. A heterogeneidade dessas enzimas poderia mascarar associações de risco subjacentes em populações de estudo (Efird et al., 2005).

Na prática, para as gestantes que trabalham com os produtos químicos de beleza, apesar de as evidências até o momento sugerirem uma absorção sistêmica mínima, recomenda-se a exposição por menos de 35 horas semanais. Para as demais, são indicadas de três a quatro aplicações durante toda a gravidez para minimizar qualquer risco fetal (Chua-Gocheco et al., 2008; Herdt-Losavio et al., 2009).

Mais pesquisas são necessárias para avaliar os efeitos relacionados ao método de aplicação da tintura de cabelo, à cor e à composição química e dosagem. No entanto, como os resultados têm sido inconsistentes, e a maioria dos estudos realizados sobre o uso pessoal ou profissional de tinturas de cabelo não mostrou aumento do risco de câncer, durante a gravidez tal prática não está contraindicada. Por segurança, recomenda-se sua utilização de maneira parcimoniosa a partir do 2º trimestre da gestação (Lorient, 1994; Tyl et al., 2003).

Conservantes

Os parabenos são um grupo de conservantes com atividade antimicrobiana, amplamente utilizados em produtos cosméticos, como sabonetes, loções, cremes, desodorantes etc. Estudos em ratas grávidas evidenciaram acúmulo de parabenos no líquido amniótico. Essa classe de conservantes, assim como alguns tipos de ftalatos, tem atividade estrogênica, e o butilparabeno mostrou-se capaz de competir com o 3 H-estradiol pela ligação com receptor estrogênico em ratos (Frederiksen et al., 2008). Estudos que analisaram as quantidades de parabenos na urina e no leite maternos de mulheres que usaram loções, xampus, condicionadores e cosméticos nas últimas 24 horas evidenciaram concentrações significativamente mais altas ao compararem com as mulheres que não relataram uso nas últimas 24 horas (Fisher et al., 2017).

Os ftalatos são um grupo de substâncias químicas comumente utilizadas como conservantes ou solubilizantes em perfumes, *sprays* ou géis de cabelo. Esse composto também é utilizado em esmaltes e desodorantes. Pesquisadores sugerem que os ftalatos podem afetar o desenvolvimento do aparelho reprodutor masculino, já que diversos ftalatos demonstraram atividade estrogênica e efeitos antiandrogênicos. Além disso, estudos relacionam a exposição pré-natal a alterações comportamentais, de desenvolvimento intelectual e motor, ao nascimento prematuro e à perda da gravidez (Arbuckle et al., 2016; Li et al., 2019).

Pelas possíveis complicações anteriormente citadas, relacionadas com substâncias químicas contidas em produtos cosméticos, o uso desses produtos durante a gravidez deve ser cauteloso, minimizado e bem orientado (Li et al., 2019).

Procedimentos cosméticos na gestação

Embora a grande maioria dos dermatologistas prefira evitar, durante a gestação, procedimentos cosméticos que sejam desnecessários, por vezes algumas pacientes que desconheciam estar grávidas podem sentir-se angustiadas ao tomarem conhecimento de sua gestação tendo realizado recentemente algum método cosmético. Muitos medicamentos são classificados como classe C pela FDA, pois, em grande parte das vezes, opta-se por não testá-los na gestação.

Toxina botulínica

A toxina botulínica é uma proteína purificada derivada da bactéria *Clostridium botulinum*. A do tipo A é a mais amplamente utilizada, tanto por neurologistas e oftalmologistas para tratamento de blefarospasmo, estrabismo, cefaleia e espasticidade quanto na dermatologia, na qual tem sido amplamente utilizada para tratamento de rítides e hiperidrose, principalmente. O uso na gravidez é controverso e não é indicada na amamentação, pois não se sabe sobre sua excreção no leite (De Oliveira Monteiro, 2006; Munish, 2009).

Apesar de não haver estudos formais sobre a administração da toxina botulínica tipo A em grávidas, em trabalho de Morgan et al. e 396 médicos dos EUA, 12 relataram aplicações em gestantes. Dezesseis delas submeteram-se à aplicação no 1º trimestre. Entre estas, duas pacientes abortaram. Uma já havia apresentado abortos anteriores, e a outra realizou aborto terapêutico. A gestação das demais se deu a termo e livre de malformações fetais. As doses variaram de 1,25 a 300 unidades. Outro estudo relata aplicação acidental de toxina botulínica A em duas pacientes que se encontravam em período gestacional. Ambas não tiveram nenhuma complicação (De Oliveira Monteiro, 2006). Elas estavam com 5 a 6 semanas de gestação e receberam 54 e 65 unidades.

Há relatos de botulismo contraído durante a gravidez (em 16, 23 e 36 semanas de gestação), sem evidência de envolvimento fetal. As mães foram tratadas com antitoxina botulínica e, após o nascimento, não foi necessário tratamento para o botulismo nos recém-nascidos. O crescimento e o desenvolvimento das crianças no 1º ano de vida foram normais. A toxina botulínica tem um peso molecular elevado (150 kDa), e estudos em animais não conseguiram demonstrar sua passagem para a circulação fetal ou seu efeito no feto (Kroumpouzos et al., 2018); porém, é provável que se mantenha contraindicada na gestação, pois os efeitos a longo prazo sobre o desenvolvimento fetal são desconhecidos (Yim & Weir, 2010; Robin et al., 1996).

Existem na literatura outros relatos de administração da toxina botulínica na gravidez sem efeitos adversos, como o uso na distonia cervical idiopática em paciente que apresentou quatro gestações e recebeu aplicações regulares da toxina nesses períodos (Newman et al., 2004) e para tratamento da acalasia a partir da 33ª semana em paciente com disfagia progressiva, a qual evoluía com desnutrição grave, e o feto, com restrição de crescimento. O parto ocorreu com 36 semanas, e o feto nasceu com respiração ativa e musculatura preservada (Wataganara et al., 2009).

Preenchedores

Embora o uso do ácido hialurônico não tenha sido estudado em grávidas, teoricamente não existiriam riscos, dada sua composição, similar à do ácido hialurônico humano. Nas pacientes submetidas ao tratamento no início da gestação, não foram observadas complicações. De todo modo, o consenso, pela ausência de estudos é o de que não se utilize o produto, assim como os preenchedores ou bioestimuladores à base de hidroxiapatita de cálcio e ácido poli-L-láctico em gestantes (Agerup & Wik, 2001; Manela-Azulay et al., 2009; Koh et al., 2019).

Peelings

A gravidez representa contraindicação relativa à realização de *peelings* químicos, tendo em vista que substâncias tópicas como o ácido retinoico, o ácido salicílico e o enxofre são classificadas como medicamentos da categoria C pela FDA. Por outro lado, o uso tópico do ácido glicólico, ou mesmo sua utilização em *peelings* químicos, assim como dos demais alfa-hidroxiácidos

(Bayerl, 2013) representa possível alternativa, assim como a microdermoabrasão com microcristais de hidróxido de alumínio (*peeling* físico) (Grimes, 2005; Manela-Azulay et al., 2009; Nussbaum & Benedetto, 2006; Tanzi et al., 2003; Tung et al., 2000).

Lasers e luzes

Até o momento, não foram realizados estudos científicos que avaliassem estes aparelhos no período gestacional. Da mesma maneira, não há relatos disponíveis sobre efeitos adversos. Considerando as alterações hormonais, a maior suscetibilidade das gestantes ao melasma e a maior tendência à formação de queloides e hiperpigmentação pós-inflamatória, é mais prudente que essas práticas sejam realizadas no pós-parto (Nussbaum & Benedetto, 2006; Tanzi et al., 2003).

Outros procedimentos

A eletrocoagulação, a crioterapia e a desobstrução mecânica da acne para remoção de comedões (sem aplicação prévia de substâncias ceratolíticas ou de aparelhos com corrente elétrica) são procedimentos considerados seguros durante a gestação (Manela-Azulay et al., 2009; Kroumpouzos et al., 2018).

Conclusão

Apesar das dramáticas modificações que surgem no corpo da grávida, é importante ressaltar que a maioria delas irá regredir após o parto. A gestante deve ser orientada sobre o que ela deve esperar dessas alterações e o que ela dispõe de possibilidades terapêuticas e profiláticas. Desse modo, haverá, de maneira ética e saudável, a adoção de uma melhor conduta em relação às pacientes (Tabela 17.2).

Tabela 17.2 Relação de medicamentos/procedimentos durante a gravidez: segurança, indicação e contraindicação de acordo com a literatura.

Medicamentos/procedimentos	Gravidez
Ácido azelaico	Seguro
Ácido retinoico	Sem evidência de segurança
Alfa-hidroxiácido	Não contraindicado
Beta-hidroxiácido	Contraindicado
Eletrocoagulação/Crioterapia	Seguro
Hidroquinona	Sem evidência de segurança
Lidocaína/Prilocaína	Não contraindicado
Metronidazol/clindamicina/eritromicina	Seguro
Minoxidil/finasterida/espironolactona	Contraindicado
Peelings alfa-hidroxiácidos	Seguros
Peelings beta-hidroxiácidos/tricloroacético	Contraindicados
Peróxido de benzoíla	Seguro
Preenchedores/Bioestimuladores	Sem evidência de segurança
Toxina botulínica	Não associada a abortos ou malformações

Bibliografia

Agerup B, Wiki O. NASHA – The monograph. QMed; 2001.

AlFares SL, Vaughan J, Black MM. The specific dermatoses of pregnancy: a reappraisal. JEADV. 2001;15:197.

Arbuckle TE, Fisher M, MacPherson S, et al. Maternal and early life exposure to phthalates: the plastics and personal-care products use in pregnancy (P4) study. Sci Total Environ. 2016;551-552:344-56.

Atwal GS, Manku LK, Griffiths CE, Polson DW. Striae gravidarum in primiparae. Br J Dermatol. 2006;155:965-9.

Bayerl C. Acne therapy in pregnancy. H Autarzt 2013;64(4):269-73.

Blacker AM, Schroeder RE, English JC, Murphy SJ, Krasavage WJ, Simon GS. A teo-generation reproduction study with hydroquinone in rats. Fundam Appl Toxicol. 1993;21:420-4.

Blackmore-Prince C, Hatlow SD, Gargiullo P, Lee MA, Savitz DA. Chemical hair treatments and adverse pregnancy outcome among black women in Central North Carolina. Am J Epidemiol. 1999;149:712-6.

Bozzo P, Chua-Gocheco A, Einarson A. Safety of skin care products during pregnancy. Can Fam Physician. 2011;57:665-7.

Brightman L, Weiss E, Chapas AM, et al. Improvement in arm and post-partum abdominal and flank subcutaneous fat deposits and skin laxity using a bipolar radiofrequency, infrared, vacuum and mechanical massage device. Lasers Surg Med. 2009;41:791-8.

Brasil. Agência Nacional de Vigilância Sanitária. Parecer Técnico N° 5, de 21 de dezembro de 2010. Utilização da Ureia em produtos cosméticos. (Revisão do Parecer Técnico CATEC n° 7, de 21 de outubro de 2005). Disponível em: < https://www.gov.br/anvisa/pt-br/setorregulado/regularizacao/cosmeticos/pareceres/parecer-tecnico-no-5-de-21-de-dezembro-de-2010>.

Chi CC, Kirtschig G, Aberer W, et al. Evidence-based (S3) guideline on topical corticosteroids in pregnancy. Br J Dermatol. 2011;165:943-52.

Chua-Gocheco A, Bozzo P, Einarson A. Safety of hair products during pregnancy: personal use and occupational exposure. Can Fam Physician. 2008;54:1386-8.

Costa A, Fagundes DS, Oliveira LB, et al. Cosmiatria e gravidez. In Costa A, Alves G, Azulay L, editors. Dermatologia e gravidez, Rio de Janeiro: Elsevier; 2009.

De Oliveira Monteiro E. Botulinum toxin and pregnancy. Skinmed. 2006;5:308.

Efird JT, Holly EA, Cordier S, Mueller BA. Beauty product-related exposures and childhood brain tumors in seven countries: results from the SEARCH International Brain Tumor Study. J Neuro Oncol. 2005;72:133-47.

Fisher M, MacPherson S, Braun Jm, et al. Paraben concentrations in maternal urine and breast milk and its association with personal care product use. Environ Sci Technol. 2017;51(7):4009-17.

Frederiksen H, Taxvig C, Hass U, Anne M, Nellemann C. Higher levels of ethyl paraben and butyl paraben in rat amniotic fluid than in maternal plasma after subcutaneous administration. Toxicol Sci. 2008;106:376-83.

Grimes PE. Melasma. Etiologic and therapeutic considerations. Arch Dermatol. 1995;131:1453-7.

Grimes PE. Microdermabrasion. Dermatol Surg. 2005;31(9 pt 2):1160-5.

Hellreich PD. The skin changes of pregnancy. Cutis. 1970;13:82-6.

Herdt-Losavio ML, Lin S, Druschel CM. The risk of congenital malformations and other neonatal and maternal health outcomes among licensed cosmetologists. Am J Perinatol. 2009;26:625.

Hexsel D, Arellano I, Rendon M. Ethnic considerations in the treatment of Hispanic and latin-american patients with hyperpigmentation. Br J Dermatol. 2006;156(suppl 1):7-12.

Jick SS, Terris BZ, Jick H. First trimester topical tretinoin and congenital disorders. Lancet. 1993;341:1181-2.

Kligman AM, Willis I. A new formula for depigmenting human skin. Arch Dermatol. 1975;111:40-8.

Krasavage WJ, Blacker AM, English JC, Murphy SJ. Hydroquinone: a developmental toxicity study in rats. Fundam Appl Toxicol. 1992;18:370-5.

Koh YP, Tian EA, Oon HH. New changes in pregnancy and lactation labelling: Review of dermatologic drugs. Int J Womens Dermatol. 2019;5(4):216-26.

Kroumpouzos G, Bercovitch L. Ethics of esthetic procedures in pregnancy. Int J Womens Dermatol. 2018;4:194-7.

Lakdar H, Zouhair K, Khadir K, et al. Evaluation of the effectiveness of a broad-spectrum sunscreen in the prevention of chloasma in pregnant women. J Eur Acad Dermatol Venereol. 2007;21:738-42.

Leachman SA, Reed B. The use of dermatologic drugs in pregnancy and lactation. Dermatol Clin. 2006;24:167-97.

Li H, Zheng J, Wang H, et al. Maternal cosmetics use during pregnancy and risks of adverse outcomes: a prospective cohort study. Sci Rep. 2019;9:8030.

Lipson AH, Collins F, Webster WS. Multiple congenital defects associated with maternal use of topical tretinoin. Lancet. 1993;341:1352-3.

Lorient, N. Toxicology of cosmetologic ingredients. Cosmetic dermatology. Baltimore: Williams and Wilkins; 1994.

Machet L, Vaillant L, Lorette G. Les risques des traitements topiques au cours de la grossesse. Ann Dermatol Venereol. 1991;119:503.

Mahé A, Perret JL, Ly F, Fall F, Rault JP, Dumont A. The cosmetic use of skin-lightening products during pregnancy in Dakar, Senegal: a common and potentially hazardous practice. Trans R Soc Trop Med Hyg. 2007;101:183-7.

Manela-Azulay, M. Efeitos clínicos e histológicos resultantes da aplicação da vitamina C tópica a 5% no tratamento do fotoenvelhecimento [Tese de Doutorado]. UFRJ, Rio de Janeiro; 2003.

Manela-Azulay M, Issa MCA, Tamler C, Pinheiro AMC, Costa A. Procedimentos estéticos. In Costa A, Alves G, Azulay L, editors. Dermatologia e gravidez. Rio de Janeiro: Elsevier, 2009; p. 449.

McCall EE, Olshan AF, Daniels JL. Maternal hair dye use and risk of neuroblastoma in offspring. Cancer Causes Control. 2005;16:743-8.

Morgan JC, Iyer SS, Moser ET, Singer C, Sethi KD. Botulinum toxin A during pregnancy: a survey of treating physicians. J Neurol Neurosurg Psychiatry. 2006;77:117-9.

Muallem MM, Rubeiz NG. Physiological and biological skin changes in pregnancy. Clin Dermatol 2006;24:80-3.

Munish P. Controversy: botulinum toxin in pregnancy. J Cutan Aesthet Surg. 2009;2:4-5.

Newman WJ, Davis TL, Padaliva BB, et al. Botulinum toxin type A therapy during pregnancy. Mov Disord. 2004;19:1384-5. Erratum in: Mov Disord. 2005;20:121.

Nussbaum R, Benedetto AV. Cosmetic aspects of pregnancy. Clin Dermatol. 2006;24:133-41.

Olshan AF, Breslow NE, Falletta JM, et al. Risk factors for Wilms tumor. Report from the National Wilms Tumor Study. Cancer 1993;72:938-44.

Osman H, Usta IM, Rubeiz N, Abu-Rustum R, Charara I, Nassar AH. Cocoa butter lotion for prevention of striae gravidarum: a double-blind, randomised and placebo-controlled trial. BJOG 2008;115:1138-42.

Peters C, Harling M, Dulon M, Schablon A, Costa JT, Nienhaus A. Fertility disorders and pregnancy complications in hairdressers – a systematic review. J Occup Med Toxicol. 2010;5:24.

Robin L, Herman D, Redett R. Botulism in a pregnant woman. N Engl J Med. 1996;335:823-4.

Ronda E, Moen BE, García AM, Sánchez-Paya J, Baste V. Pregnancy outcomes in female hairdressers. Int Arch Occup Environ Health. 2010;83:945-51.

Rylander L, Axmon A, Torén K, Albin M. Reproductive outcome among female hairdressers. Occup Environ Med. 2002;59:517-22.

Salter SA, Kimball AB. Striae gravidarum. Clin Dermatol. 2006; 24:97-100.

Shapiro L, Pastuszak A, Curto G, Koren G. Safety of first-trimester exposure to topical tretinoin: prospective cohort study. Lancet. 1997;350:1143-4.

Salter SA, Kimball AB. Striae gravidarum. Clin Dermatol. 2006;24:97-100.

Soirefmann M; Cestari TF. Uso de medicamentos tópicos. In: Costa A, Alves G, Azulay L, editors. Dermatologia e gravidez. Rio de Janeiro: Elsevier; 2009; p.417.

Spengler J, Wella AG, Buacher M. Testes toxicológicos e avaliação de riscos em tinturas de cabelos. Cosmetics and Toiletries. 1991;3:40.

Tanzi EL, Lupton JR, Alster TS. Lasers in dermatology: four decades of progress. J Am Acad Dermatol. 2003;49:1-31.

Thomas RGR, Liston WA. Clinical associations of striae gravidarum. Int J Obstet Gynaecol. 2004;24:270-1.

Tung RC, Bergfeld WF, Vidimos AT, Remzi BK. Alpha-Hydroxy acid-based cosmetic procedures. Guidelines for patient management. Am J Clin Dermatol. 2000;1:81-8.

Tunzi M, Gray GR. Common skin conditions during pregnancy. Am Fam Physician. 2007;75:211-8.

Tyl RW, Price CJ, Marr MC, et al. Developmental toxicity evaluation of sodium thioglycolate administered topically to Sprague–Dawley (CD) rats and New Zealand white rabbits. Birth Defects Res B Dev Reprod Toxicol. 2003;68:144-61.

Wataganara T, Leelakusolvong S, Sunsaneevithayakul P, Vantanasiri C. Treatment of severe achalasia during pregnancy with esophagoscopic injection of botulinum toxin A: a case report. J Perinatol. 2009;29:637-9.

Watson RE, Parry EJ, Humphries JD, et al. Fibrillin microfibrils are reduced in skin exhibiting striae distensae. Br J Dermatol. 1998;138:931-7.

Winter ML. Post-pregnancy body contouring using a combined radiofrequency, infrared light and tissue manipulation device. J Cosmet Laser Ther. 2009;11:229-35.

Wong RC, Ellis CN. Physiologic changes in the skin during pregnancy. J Am Acad Dermatol 1984;10:929-40.

Yim JFT Li, Weir CR. Botulinum toxin and pregnancy – a cautionary tale. Strabismus. 2010;18:65-6.

Young GL, Jewell D. Creams for preventing stretch marks in pregnancy. Cochrane Database Syst Rev. 2000;(2):CD000066.

Zeichner JA. Narrowband UV-B phototherapy for the treatment of acne vulgaris during pregnancy. Arch Dermatol. 2011;147:537-9.

Zip C. A practical guide to dermatological drug use in pregnancy. Skin Therapy Lett. 2006;11:1-4.

18

Sexualidade na Gestação

Jorge José Serapião
Flavio Roberto de Carvalho Santos

Este capítulo alerta para a importância do estudo da sexualidade ao longo da gestação com vistas à prevenção das disfunções sexuais.

Com breves considerações históricas acerca da estruturação do conhecimento sobre a sexualidade em geral, notadamente da resposta sexual feminina, citamos os estudos mais recentes que comprovam a evidência das diferenças entre as respostas sexuais masculina e feminina, o que contribuiu para a implantação de uma nova nomenclatura das disfunções sexuais no *Manual Diagnóstico e Estatístico de Transtornos Mentais*, 5ª edição (DSM-5), e na Classificação Internacional de Doenças, 11ª edição (CID-11).

Uma função sexual saudável durante a gravidez e após o parto é uma das pedras angulares para casais evoluírem de parceiros a pais. Analisamos os fatores determinantes de alterações na atividade sexual ao longo dos três semestres da gestação e no puerpério. O tipo de parto não tem efeito significativo a curto e longo prazos sobre a função sexual, e a episiotomia, comum na prática obstétrica, tem benefícios controversos. Destacamos, ainda, o fato de que as necessidades sexuais da mulher grávida e de seu parceiro podem ser atendidas mediante maior abertura nas comunicações, maior suporte mútuo, flexibilidade de frequência das relações e maior grau de criatividade dos parceiros.

Trazemos à tona as preocupações mais comuns em relação ao exercício da sexualidade como fator de risco para a gravidez, embora não haja dados conclusivos que indiquem que a atividade sexual deva ser considerada uma ameaça para o feto ou um fator de risco que induza ao abortamento ou trabalho de parto prematuro em uma gestação sem intercorrências.

Distinguimos entre manifestações de afeição e carinho e coito vaginal. Nas manifestações de afeto não coitais, todas são bem-vindas para ambos os parceiros, mesmo nas circunstâncias em que o coito seja desaconselhável. Mulheres com risco de sangramento ou de parto prematuro devem ser aconselhadas a evitar o coito. Objetivamente, é contraindicado quando houver amniorrexe, sangramento vaginal ou dor, abdominal ou pélvica.

Os determinantes de problemas relacionais que os casais enfrentam no puerpério são analisados neste capítulo. A maioria dos autores admite um retorno às atividades sexuais a partir da 4ª semana após o parto. Um importante fator deverá, entretanto, ser considerado: o quanto o coito é fisiologicamente confortável para a mulher.

Alertamos, ainda, para o problema da violência física e sexual, infelizmente presente no relacionamento íntimo da mulher grávida com seu parceiro, e as consequências físicas e psicológicas dela decorrentes.

A sexualidade ao longo da gestação não poderá, na modernidade, deixar de lado situações relacionadas às questões de gênero – por exemplo, as técnicas de fertilização *in vitro*, ocasionalmente solicitadas por casais homossexuais femininos, ou os cuidados no acompanhamento a homens trans que venham a desenvolver uma gestação em seus corpos parcialmente transgenitalizados.

Sexualidade é um tópico complexo, e a função sexual durante a gravidez é uma área que não tem sido objeto de grandes investigações. O atendimento no pré-natal, portanto, fornece oportunidades para se abrirem discussões sobre a sexualidade durante a gravidez. As mulheres devem ser encorajadas a ter uma conversa aberta e honesta com seus parceiros e com seus provedores de cuidados de saúde sobre suas necessidades sexuais, expectativas e os obstáculos enfrentados. Médicos, notadamente os obstetras, e outros profissionais de saúde deverão se tornar competentes nessa área, cada vez mais complexa, de assistência à saúde das gestantes.

Este capítulo está disponível, online, no Ambiente de aprendizagem do GEN.

19

Cuidado Integral na Gestação: Aspectos Psicológicos Fundamentais

Marisa Schargel Maia
Joffre Amim Junior

No ciclo de vida da mulher, é possível perceber três momentos de grandes mudanças: a adolescência, a gestação e o climatério. São períodos de transformações de ordem biológica e psicológica que acarretam deslocamentos subjetivos nos sistemas psíquico, afetivo e sociofamiliar. Essas etapas do ciclo vital implicam uma dimensão de crise existencial. As transformações humanas, quando profundas, são precedidas por um período de crise em que se processa uma acomodação psíquica e psicológica da nova situação de vida. Às vezes, tais mudanças não interferem na realidade social, abrangendo apenas o mundo íntimo das pessoas. Nesse contexto, são experimentados diversos conflitos e ambivalências afetivas próprios do processo saudável de elaboração das questões existenciais em jogo.

Neste capítulo são abordados alguns temas importantes para que o médico, ou outro profissional de saúde, atue no acolhimento clínico à gestante visando, além da *expertise* técnica, ao cuidado integral que inclui os aspectos psicológicos próprios a esse período do ciclo vital. Tem-se por objetivo promover uma reflexão acerca da importância da criação de um ambiente favorável à vida gerada, priorizando o acolhimento do ser humano em sua integralidade, em que premissas básicas como o respeito à individualidade, a escuta sensível por meio da empatia e a atenção aos laços afetivos devem estar sempre no horizonte do exercício clínico.

Não se pode ignorar que o parto e seu preparo integral, como evento de vida, são promotores de saúde emocional. O obstetra tem uma função-chave no campo de promoção de saúde emocional à gestante, por ocupar uma posição nuclear no processo do cuidar, inserido no campo relacional que envolve os futuros pais e as famílias. O acolhimento clínico no pré-natal é um momento subjetivo de promoção e ação preventiva no campo da saúde emocional da gestante e do bebê em vias de constituição.

20

Contratilidade Uterina

Christiane Simioni
Edward Araujo Júnior
Marcos Nakamura-Pereira
Antonio Braga
Jorge Rezende Filho

A contratilidade uterina é o fenômeno mais importante do trabalho de parto, indispensável para fazer dilatar o colo e expulsar o concepto. Seu registro em gráfico (tocometria) serve ao diagnóstico e ao tratamento dos desvios dinâmicos da matriz, assim como à interpretação dos padrões de frequência cardíaca fetal no parto.

Pode-se afirmar, sem medo de errar, que todos os fundamentos da fisiologia da contratilidade uterina foram assentados pela escola uruguaia de Alvarez & Caldeyro-Barcia, obstetra e fisiologista, respectivamente, irmanados no Centro Latino-americano de Perinatologia (CLAP) de Montevidéu.

Principais procedimentos tocométricos

Os procedimentos mais precisos para avaliar a atividade do útero gravídico humano são os que registram as pressões intrauterinas: amniótica, intramiometrial, placentária e puerperal.

Registro da pressão amniótica. A pressão amniótica informa sobre a contratilidade do útero como um todo, sem fornecer dados específicos de cada segmento funcional da matriz (Figura 20.1).

Registro da pressão intramiometrial. A pressão intramiometrial é obtida pelo uso de microbalões (0,02 mℓ) inseridos na espessura da parede uterina, em três ou quatro regiões funcionalmente distintas (Figura 20.1).

Registro da pressão placentária. A dinâmica do útero no secundamento é conhecida pela aferição da pressão sanguínea na veia umbilical, chamada pressão placentária (Figura 20.2). A técnica serve, igualmente, para registrar a pressão intrauterina logo após o parto do primeiro concepto de gravidez múltipla.

Registro da pressão intrauterina puerperal. Os traçados de pressão intrauterina no pós-parto são obtidos ao introduzir-se, pela vagina, dentro do útero, balão com 100 mℓ de água conectado a manômetro registrador (Figura 20.3).

Com o objetivo de simplificar a tocometria e ampliar sua aplicação clínica, o sistema habitualmente hidráulico pode ser substituído pelo de transmissão pneumática (Rodrigues-Lima e Montenegro 1971) (Figura 20.4).

Análise da pressão intrauterina

Alvarez e Caldeyro-Barcia (1948) medem a pressão amniótica a partir do nível da pressão intra-abdominal, considerada o "zero" na escala de pressões. O tônus uterino representa o menor valor registrado entre duas contrações (Figura 20.5). A intensidade de cada contração é estabelecida pela elevação que ela determina na pressão amniótica, acima do tônus; a frequência compreende o número de contrações em 10 minutos. Conceitua-se, ainda, a atividade uterina como o produto da intensidade das contrações por sua frequência,

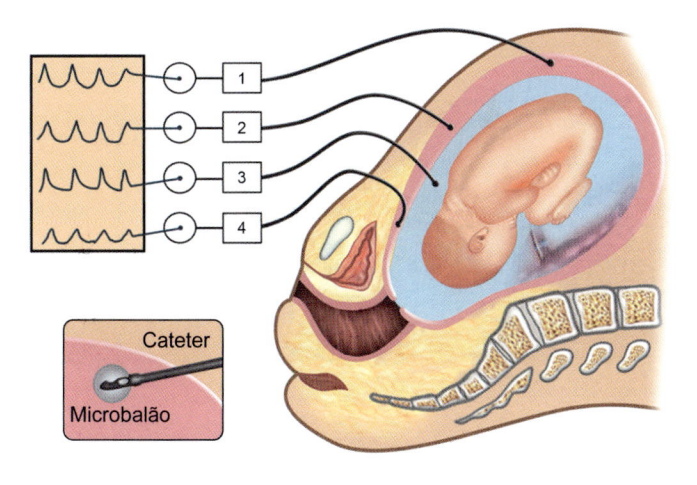

Figura 20.1 Método para registrar a pressão amniótica (via transabdominal) e a pressão intramiometrial. A pressão amniótica é obtida por cateter introduzido na cavidade amniótica e conectado ao eletromanômetro nº 3. A pressão intramiometrial é registrada simultaneamente no fundo uterino, na porção média do corpo e no segmento inferior, por meio de três microbalões introduzidos no miométrio, cada um ligado aos eletromanômetros restantes, nº 1, 2 e 4. Abaixo e à esquerda, é mostrado, em detalhe, um microbalão inserido no miométrio. (Adaptada de Caldeyro-Barcia e Alvarez, 1952.)

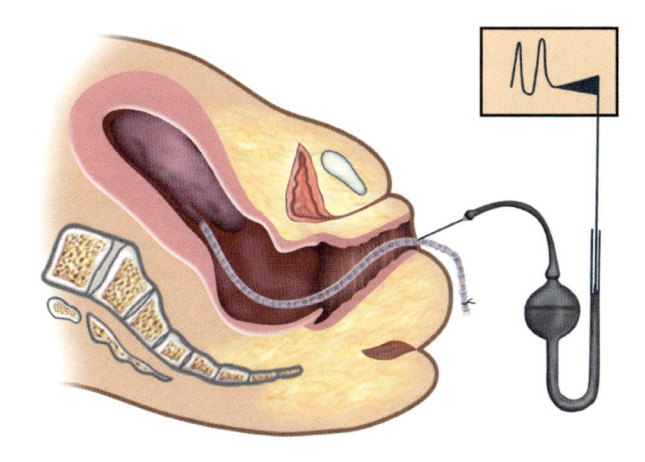

Figura 20.2 Método para registrar a pressão intrauterina no secundamento. (Adaptada de Caldeyro-Barcia, 1962.)

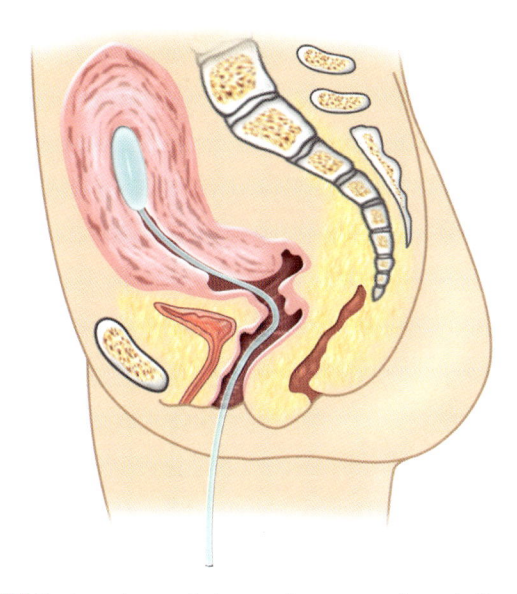

Figura 20.3 Registro da pressão intrauterina puerperal com balão de água de 100 mℓ.

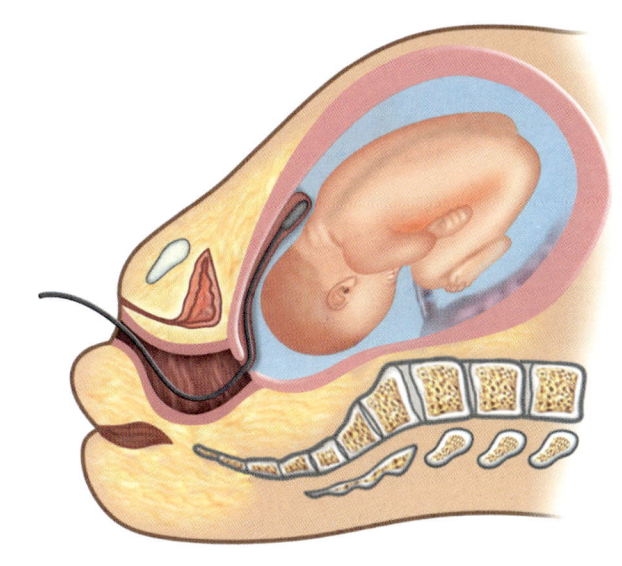

Figura 20.4 Método para registrar a pressão amniótica com balão, pela via transcervical. O balão é colocado pela face anterior do útero, de preferência no espaço extraovular, profundamente, de modo a ultrapassar a apresentação fetal.

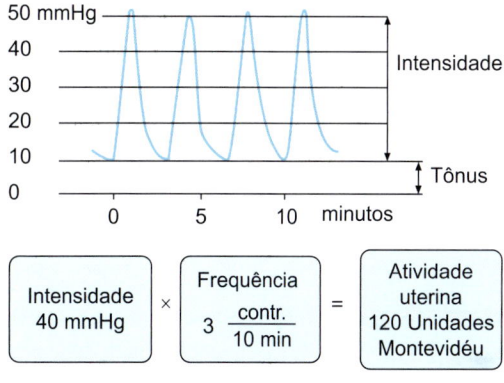

Figura 20.5 Análise quantitativa da pressão amniótica de acordo com a escola de Montevidéu. O esquema mostra como se medem o tônus uterino, a intensidade e a frequência das contrações e a atividade uterina. O nível "zero" corresponde à pressão abdominal. (Adaptada de Sica-Blanco e Sala, 1961.)

expressando o resultado em mmHg/10 minutos ou Unidades Montevidéu (UM); e o trabalho uterino para realizar certa função, como, por exemplo, dilatar o colo de 2 para 10 cm, corresponde à soma das intensidades de todas as contrações responsáveis por essa tarefa (mmHg).

A intensidade da pressão intracavitária nem sempre reflete a dinâmica uterina global, pois não informa se pequena ou grande porção da matriz foi excitada, nem a direção de propagação da onda contrátil. Estudos elétricos e mecânicos possibilitaram estabelecer que somente pelos métodos invasivos intramiometrais se podem ajuizar a extensão da propagação e a sincronia da atividade uterina.

Evolução da contratilidade uterina no ciclo gestatório

Gravidez

Até 30 semanas de gestação, a atividade uterina é muito pequena, inferior a 20 UM (Figura 20.6 A). Os registros de pressão

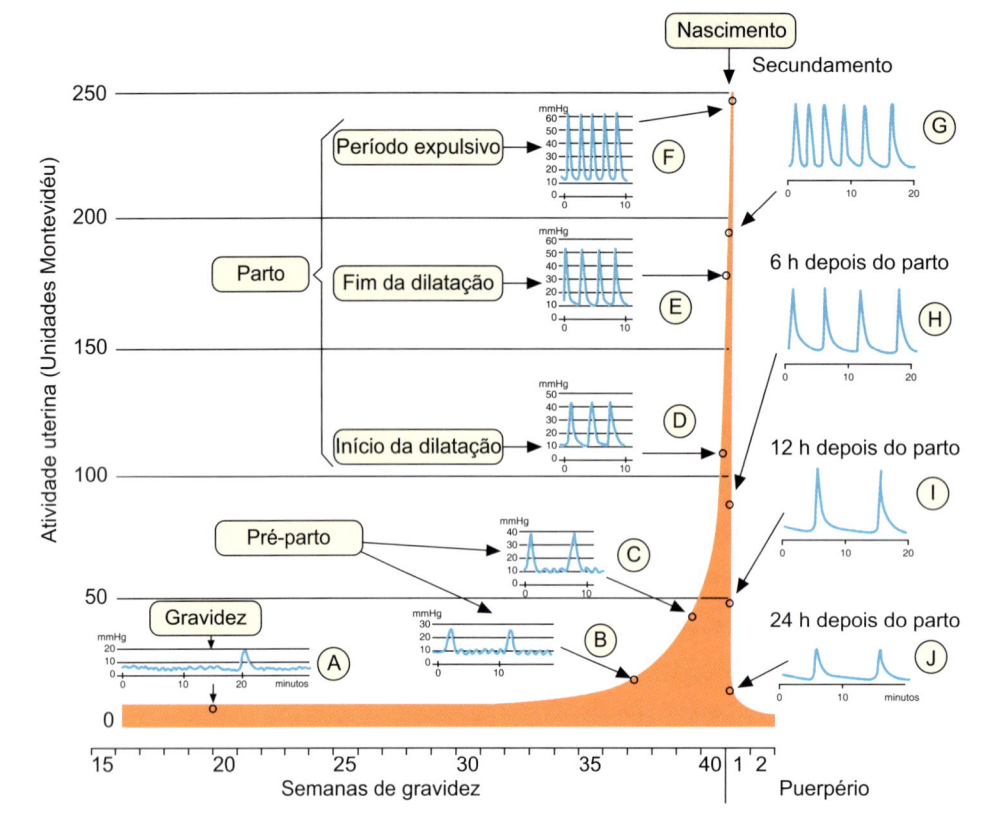

Figura 20.6 Evolução da contratilidade uterina no ciclo gestatório. A área em vermelho indica a atividade uterina espontânea, normal (valores médios em Unidades Montevidéu). Registros típicos e esquemáticos da pressão amniótica ilustram a contratilidade nas diversas fases; a atividade uterina, correspondente a cada traçado, está indicada na curva por um círculo. A atividade uterina aumenta progressivamente após 30 semanas, especialmente ao se aproximar o termo; durante o parto, o acréscimo é acelerado e atinge o máximo no período expulsivo. No secundamento e no puerpério, são expressivas as quedas da atividade uterina. (Adaptada de Caldeyro-Barcia e Poseiro, 1959.)

amniótica evidenciam contrações reduzidas, frequentes, cerca de uma por minuto, que permanecem restritas a diminutas áreas do útero. De vez em quando, surgem contrações de Braxton-Hicks (Figura 20.7). Elas têm frequência muito baixa, até duas contrações/hora, em torno de 28 a 32 semanas. O tônus uterino permanece entre 3 e 8 mmHg. As contrações de Braxton-Hicks resultam mais da soma de metrossístoles assincrônicas, parcialmente propagadas, do que de atividade bem coordenada.

Pré-parto

Após 30 semanas, a atividade uterina aumenta vagarosa e progressivamente (ver Figura 20.6 B e C). Nas últimas 4 semanas (pré-parto), a atividade é acentuada, e observa-se, em geral, contrações de Braxton-Hicks mais intensas e frequentes, de melhor coordenação, que se difundem a áreas cada vez maiores da matriz (até três contrações/hora). As pequenas contrações, embora diminuídas em número, permanecem nos traçados obtidos nessa época. O tônus aproxima-se de 8 mmHg. Em menor quantidade de casos, a transformação da atividade uterina no pré-parto ocorre pelo aumento progressivo da intensidade das pequenas contrações, que se tornam mais expansivas, enquanto sua frequência diminui gradativamente.

Parto

Clinicamente, o parto está associado ao desenvolvimento de contrações dolorosas e rítmicas, que condicionam dilatação do colo uterino. Arbitrariamente, considera-se o início quando a dilatação

cervical chega a 2 cm, com a atividade uterina compreendida entre 80 e 120 UM (em média 100 UM). Não há demarcação nítida entre o pré-parto e o parto, mas, sim, transição gradual, insensível, o que torna difícil caracterizar a atividade do começo da dilatação. As pequenas contrações localizadas tendem a desaparecer, estão ausentes nos partos normais, em que os registros exibem apenas metrossístoles fortes e regulares. Na dilatação, as contrações têm

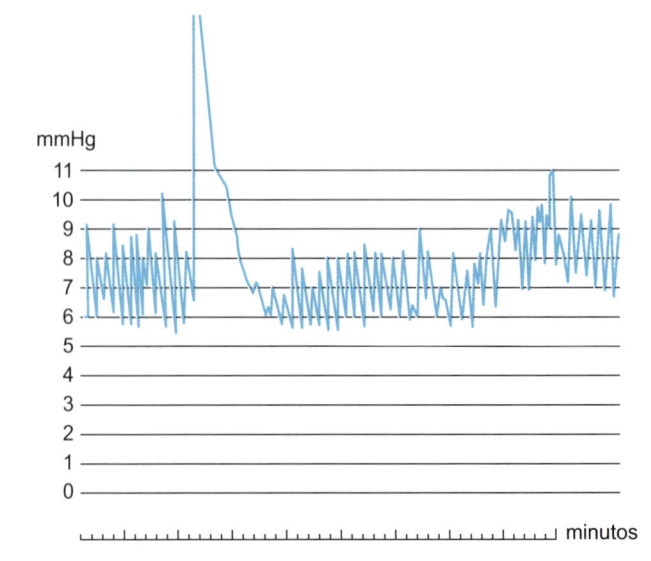

Figura 20.7 Contratilidade uterina em gestação de 30 semanas. O registro da pressão amniótica mostra as pequenas contrações na gravidez (intensidade média de 2 mmHg e frequência de uma contração/minuto). No traçado, apenas se vê uma grande contração, de Braxton-Hicks. O tônus uterino oscila suavemente. (Adaptada de Caldeyro-Barcia e Alvarez, 1953.)

intensidade de 30 mmHg e frequência de duas a três/10 minutos (ver Figura 20.6 D), para alcançar, no final desse período, valores respectivos de 40 mmHg e quatro/10 minutos (ver Figura 20.6 E).

A postura assumida pela paciente tem importância expressiva na contratilidade uterina. O decúbito lateral, em 90% dos casos, aumenta a intensidade e diminui a frequência (Figura 20.8). A atividade contrátil exibida na posição lateral sugere maior eficiência para a progressão do parto, embora não haja provas concretas nesse sentido.

No período expulsivo, a frequência atinge cinco contrações em 10 minutos e a intensidade 50 mmHg (ver Figura 20.6 F). São próprias dessa fase as contrações da musculatura abdominal com a glote fechada, esforços respiratórios verdadeiros, chamados puxos. Eles causam acréscimos súbitos e de curta duração à pressão abdominal, os quais se sobrepõem às elevações determinadas pelas metrossístoles (Figura 20.9). Os puxos têm intensidade média de 50 mmHg, de tal modo que, somados à pressão intrauterina, nesse caso também de 50 mmHg, condicionam pressão amniótica de 100 mmHg. Em partos normais, a atividade uterina varia de 100 a 250 UM.

Secundamento

Após o nascimento do concepto, o útero continua a produzir contrações rítmicas (ver Figura 20.6 G). As duas ou três primeiras, em geral, descolam a placenta de sua inserção uterina e a impelem para o canal do parto. As contrações, agora indolores, proporcionam alívio imediato às pacientes, por isso foram responsáveis pelo chamado período de repouso fisiológico, que hoje se sabe não existir, em termos de dinâmica uterina.

Puerpério

Os gráficos mostram contrações cuja frequência vai diminuindo, até atingir uma em cada 10 minutos, decorridas 12 horas de puerpério (ver Figura 20.6 H e I). Nos dias que se seguem, a intensidade e o número das contrações estão mais reduzidos (ver Figura 20.6 J). Quando o recém-nascido suga a papila das mamas, pode haver aumento nítido na atividade uterina, que desaparece ao final da mamada, descrito como reflexo de Fergunson.

As contrações do secundamento e do puerpério, apesar de mais intensas do que as do parto, não exprimem aumento real na força muscular, como foi mencionado.

Propagação da onda contrátil no útero gravídico

Na gravidez, quase a totalidade das metrossístoles permanece circunscrita a pequenas áreas do útero, e causa elevação de pouca

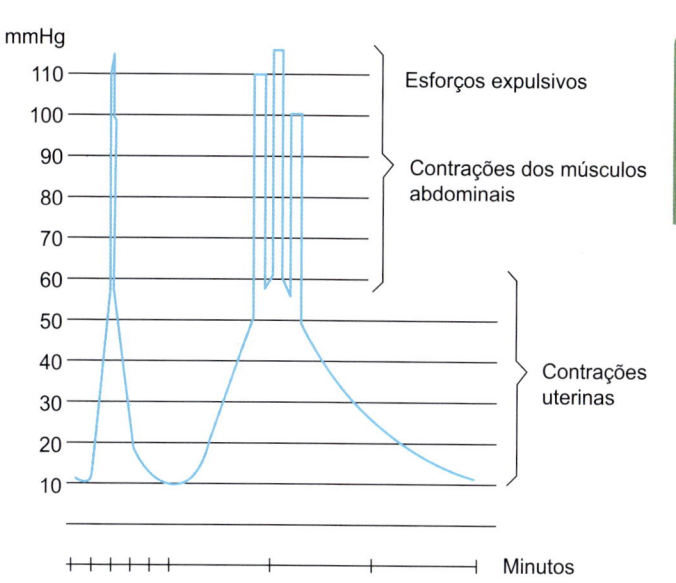

Figura 20.9 Registro da pressão amniótica no período expulsivo. Estão representadas, esquematicamente, duas contrações uterinas com esforços expulsivos sobrepostos. A maior velocidade do traçado (cinco vezes), no registro da contração da direita, evidencia melhor as elevações súbitas da pressão, causadas pelas contrações dos músculos abdominais. (Adaptada de Caldeyro-Barcia, 1962.)

ampliação na pressão amniótica (Figura 20.10). Ocasionalmente, contrações de Braxton-Hicks mais intensas e menos frequentes se espalham para áreas maiores do órgão.

No parto normal, a onda contrátil tem sua origem em dois marca-passos, direito e esquerdo, situados perto das implantações das tubas. O marca-passo direito seria predominante; em algumas mulheres, o esquerdo, o principal. Ainda se admite o funcionamento alternado: certas ondas nascem do direito, e outras, do esquerdo, sem que haja, todavia, interferência entre eles.

Do marca-passo, a onda propaga-se ao resto do útero na velocidade de 2 cm/s e percorre todo o órgão em 15 segundos. O sentido de sua propagação é predominantemente descendente; apenas em um pequeno trajeto, que se dirige ao fundo, é ascendente.

A intensidade das contrações diminui das partes altas do útero para as baixas. No colo, somente a zona próxima ao orifício interno tem tecido muscular liso e pode contrair-se, não obstante com força menor que a do segmento e muito inferior à do corpo; o tecido que circunda o orifício externo é desprovido de músculo, e é, portanto, incontrátil.

Diz-se, então, que a onda de contração do parto normal tem triplo gradiente descendente: as metrossístoles começam primeiro, são mais intensas e têm maior duração nas partes altas da matriz do que nas baixas (Figura 20.11). Essa coordenação do útero parturiente normal determina a soma de efeitos, com elevação

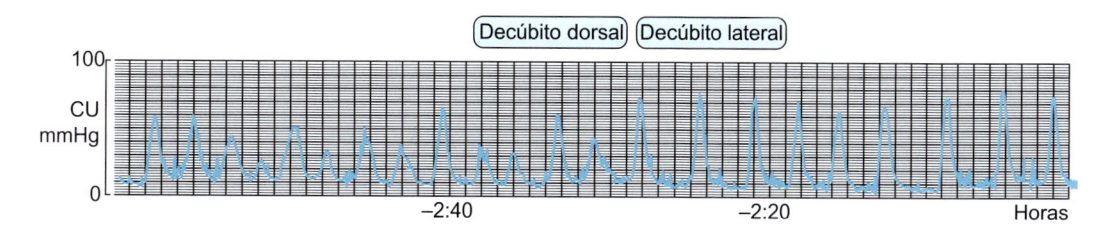

Figura 20.8 Influência do decúbito na contratilidade do parto. Quando a parturiente troca o decúbito dorsal pelo lateral, aumenta a intensidade e diminui a frequência das contrações uterinas (CU).

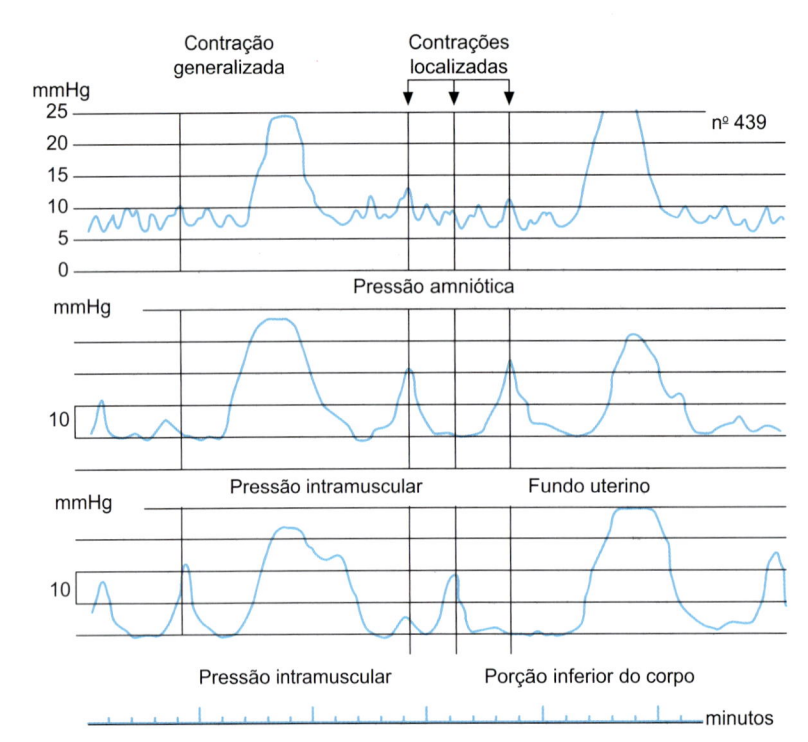

Figura 20.10 Contratilidade uterina em gestação de 36 semanas. Registro da pressão amniótica e, simultaneamente, da pressão intramiometrial no fundo uterino e na parte interior do corpo. As pequenas oscilações da pressão amniótica provêm de contrações localizadas, enquanto as grandes elevações decorrem de contrações generalizadas que se difundem por grande parte do útero (contrações de Braxton-Hicks). (Adaptada de Alvarez e Caldeyro-Barcia, 1953.)

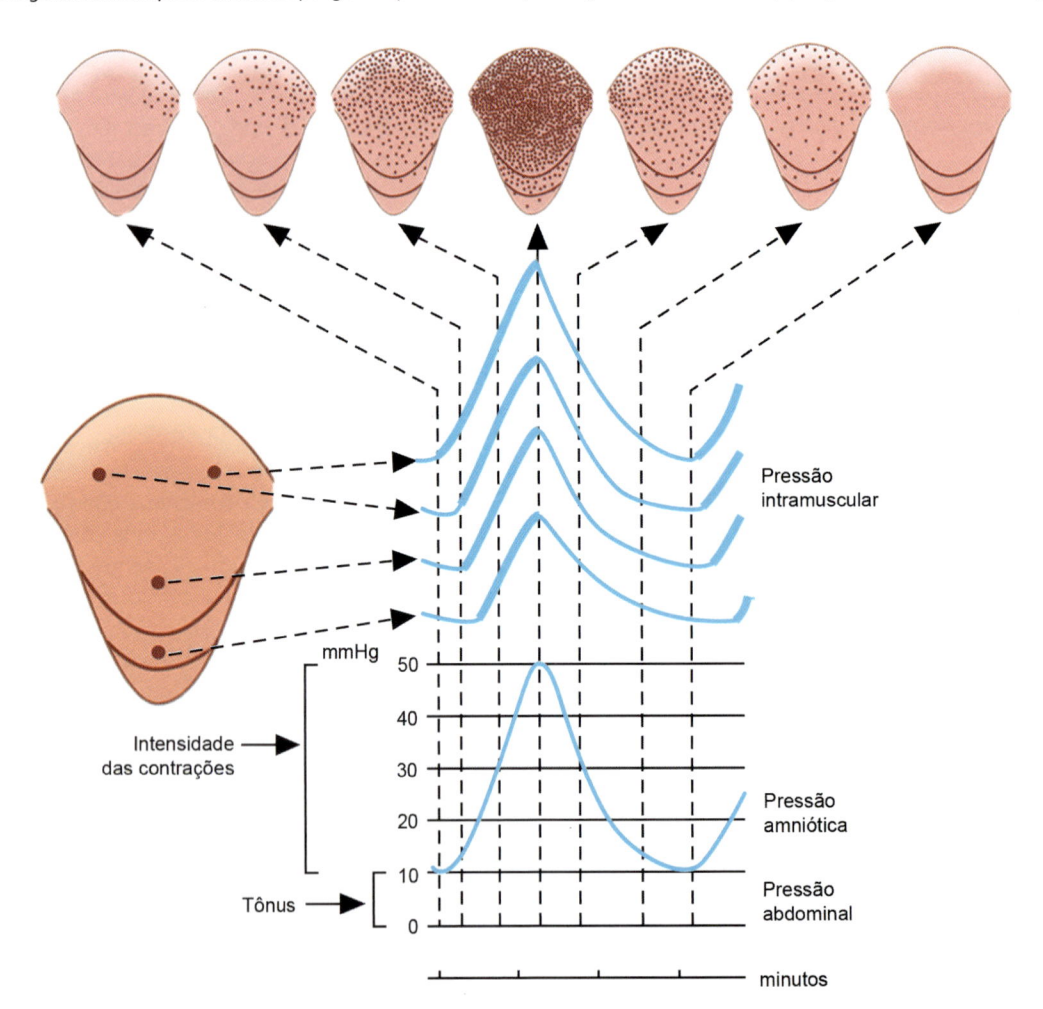

Figura 20.11 Representação esquemática da onda contrátil do parto normal, com o triplo gradiente descendente. No útero grande, à esquerda, estão assinalados os pontos em que a pressão intramiometrial foi registrada com microbalões. Os quatro traçados correspondentes estão cronologicamente relacionados entre si, com o registro da pressão amniótica e com a propagação da onda contrátil, indicada pelo pontilhado nos úteros pequenos (*acima*). Os traços grossos nos registros representam a fase de contração, e os finos, a de relaxamento. Pelo triplo gradiente descendente, as contrações começam primeiro, são mais intensas e têm maior duração nas partes altas do útero do que nas baixas. (Adaptada de Caldeyro-Barcia et al., 1955.)

regular intensa, de pico único, da pressão amniótica. Como todas as regiões do órgão se relaxam ao mesmo tempo, a pressão amniótica pode descer ao tônus normal entre as contrações.

No útero puerperal, a velocidade de propagação diminui muito (0,2 a 0,5 cm/s), a onda contrátil gasta 1 minuto para percorrer o trajeto que vai do marca-passo até o segmento inferior. Como consequência, as diferentes partes do útero alcançam, de modo sucessivo, e não simultaneamente, como no parto, o máximo de contração, e dão características peristálticas às metrossístoles aqui encontradas (Figura 20.12).

Funções da contratilidade uterina

Manutenção da gravidez

Durante a gestação, o útero não está inativo. Sua atividade, entretanto, é bastante reduzida, irregular, localizada e sem significado funcional expulsivo.

A gravidez provavelmente se mantém pelo chamado bloqueio progesterônico. A progesterona tem a propriedade de diminuir a sensibilidade da célula miometrial ao estímulo contrátil, por hiperpolarização da membrana, e bloqueia a condução da atividade elétrica de uma célula muscular à outra. Grande parte da progesterona placentária alcança o miométrio antes de ser carreada pela circulação sistêmica. Esse componente local determina o gradiente de concentração progesterônica no útero, função da distância à placenta. O bloqueio progesterônico efetivo impede o descolamento da placenta não só durante a gravidez como também no ambiente hostil da parturição.

Dilatação do istmo e do colo uterino

No pré-parto, a contração encurta o corpo uterino e exerce tração longitudinal no segmento inferior, que se expande, e no colo, que progressivamente se apaga e dilata (amadurecimento). A tração pode ser transmitida com eficiência ao colo porque o segmento também se contrai, embora com força menor que o corpo.

Ao termo da gravidez, o orifício externo cervical atinge, em média, 1,8 cm nas nulíparas e 2,2 cm nas multíparas; o colo apaga-se, respectivamente, cerca de 70 e 60%. No parto, essas alterações se intensificam; depois de cada metrossístole, o corpo fica mais curto e mais espesso (braquiestase ou retração), e o colo uterino fica mais dilatado. O istmo é tracionado para cima, deslizando sobre o polo inferior do feto, experimentando dilatação no sentido circular; apenas no período expulsivo se produz certo estiramento longitudinal do segmento.

A pressão exercida pela apresentação fetal ou pela bolsa das águas, atuando em forma de cunha, constitui o segundo fator responsável pela dilatação das porções baixas do útero (Figura 20.13). O progresso da dilatação cervical depende da contratilidade uterina propagada, coordenada e com tríplice gradiente descendente, embora a resistência oposta pelo colo desempenhe papel relevante.

A duração do parto normal é muito variável. Completa-se a dilatação, nas primíparas, após 10 a 12 horas, e, nas multíparas, decorridas 6 a 8 horas.

Descida e expulsão do feto

As metrossístoles, ao encurtarem o corpo uterino, empurram o feto através da pelve e o expulsam para o exterior; a parte

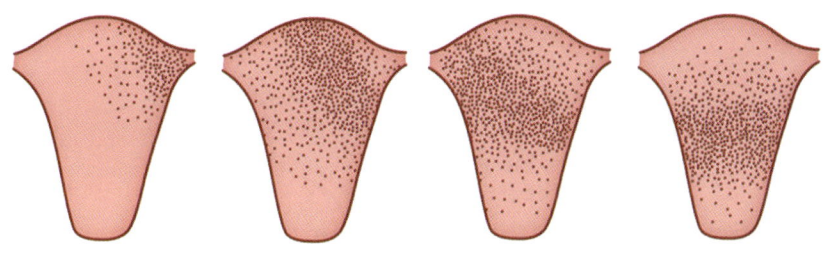

Figura 20.12 Onda peristáltica no puerpério. Ilustração esquemática da propagação da onda contrátil no puerpério de 20 horas. Em virtude do deslocamento vagaroso e da curta duração da onda, quando o máximo de contração alcança o segmento inferior, o fundo uterino já está relaxando. (Adaptada de Caldeyro-Barcia e Alvarez, 1953.)

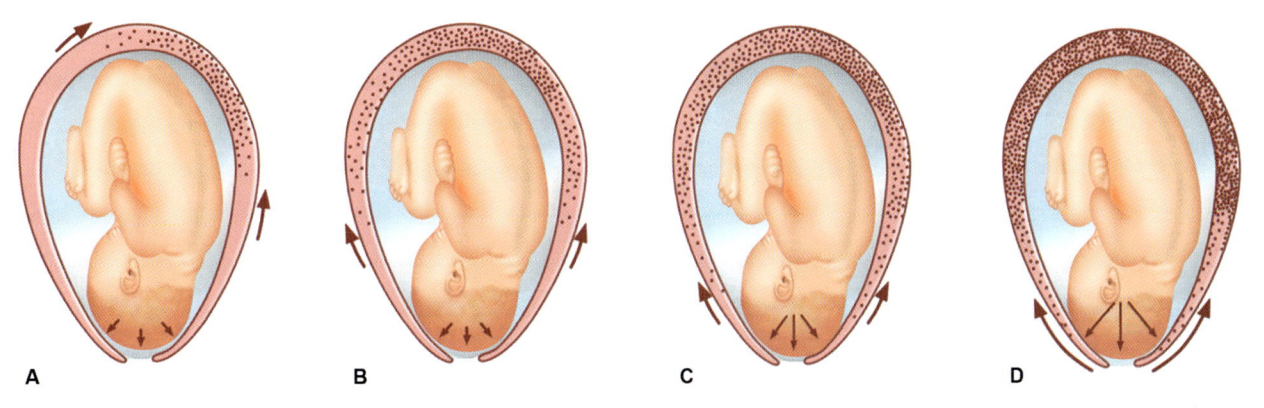

A   **B**   **C**   **D**

Figura 20.13 Mecanismo da dilatação do colo no parto normal. Os quatro úteros esquematizados correspondem a estágios sucessivos que vão do início ao ápice da contração. O pontilhado indica a zona contraída, e a densidade representa a intensidade da contração. As *setas externas* mostram como a tração longitudinal é exercida pelas partes em contração. As *setas na cabeça* do feto representam a pressão exercida pela apresentação, ou pela bolsa das águas, no segmento inferior e no colo. **A** e **B.** O segmento inferior, ainda relaxado, transmite mal ao colo a tração exercida pelo corpo. **C** e **D.** Somente após a onda contrátil ter atingido o segmento é que a tração se comunica eficientemente com o colo. (Adaptada de Alvarez e Caldeyro-Barcia, 1954.)

inferior do útero está presa à pelve, principalmente pelos ligamentos uterossacros (Figura 20.14). Embora a parte mais importante se desenvolva no período expulsivo, são as contrações do pré-parto que começam a adaptar e a insinuar a apresentação fetal na bacia. No segundo período do parto, o segmento inferior é estirado no sentido longitudinal, em cada contração do corpo, com o consequente adelgaçamento de suas paredes.

As contrações dos ligamentos redondos, sincrônicas com as do útero, tracionam o fundo para frente e colocam o eixo longitudinal da matriz na direção do eixo da escavação pélvica, o que facilita a progressão do feto. Os ligamentos redondos, ao se encurtarem nas contrações, tendem a aproximar o fundo uterino da pelve, somando-se à força que, no mesmo sentido, exercem as contrações do corpo (Figura 20.14).

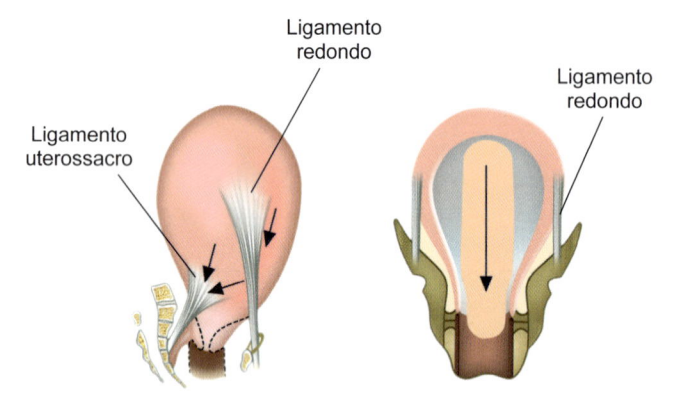

Figura 20.14 Mecanismo pelo qual as contrações uterinas determinam a descida e a expulsão do feto. O útero está preso à pelve, principalmente pelos ligamentos uterossacros, e, ao se contrair, suas paredes se encurtam e impulsionam o feto. As contrações dos ligamentos redondos tracionam o fundo uterino para frente, colocando o eixo longitudinal da matriz no eixo da escavação pélvica, e para baixo, aproximando o fundo da pelve. (Adaptada de Caldeyro-Barcia, 1962.)

A contribuição mais expressiva, todavia, é feita pelos puxos maternos. O desejo de esforçar-se é desenvolvido pela distensão da vagina e do períneo, produzida pelo polo inferior do feto, impulsionado pela contração uterina. É por esse motivo que os puxos ocorrem durante a metrossístole, o que é conveniente para se obter a eficiente soma de pressão desenvolvida pelos músculos abdominais e pelo miométrio (Figura 20.15).

Descolamento da placenta

Com a expulsão do feto, o corpo do útero, ao se adaptar à grande redução volumétrica, retrai-se muito. O acentuado encurtamento é responsável pela desinserção placentária; basta geralmente duas a três contrações para descolá-la do corpo para o canal do parto (segmento inferior, colo e vagina). Esses 6 a 10 primeiros minutos do secundamento constituem o tempo corporal, porque a placenta permanece dentro do corpo uterino (Figura 20.16). Uma vez no canal do parto, a pequena contratilidade exercida pelo segmento inferior é incapaz de expulsar a placenta para o exterior, o que só ocorrerá após esforços expulsivos da paciente ou com a intervenção do obstetra.

Hemóstase puerperal

A atividade do útero no pós-parto é indispensável para coibir a hemorragia no sítio placentário, quando a hemóstase depende fundamentalmente do tônus uterino, das contrações e da retração das fibras musculares. Mais tarde, o modo de propagação peristáltica, que caracteriza o útero puerperal, é eficaz para eliminar os coágulos e os lóquios do interior da matriz.

No período expulsivo, no secundamento e no puerpério, embora ocorram acentuadas e progressivas reduções volumétricas, o miométrio tem grande capacidade para encurtar-se e, portanto,

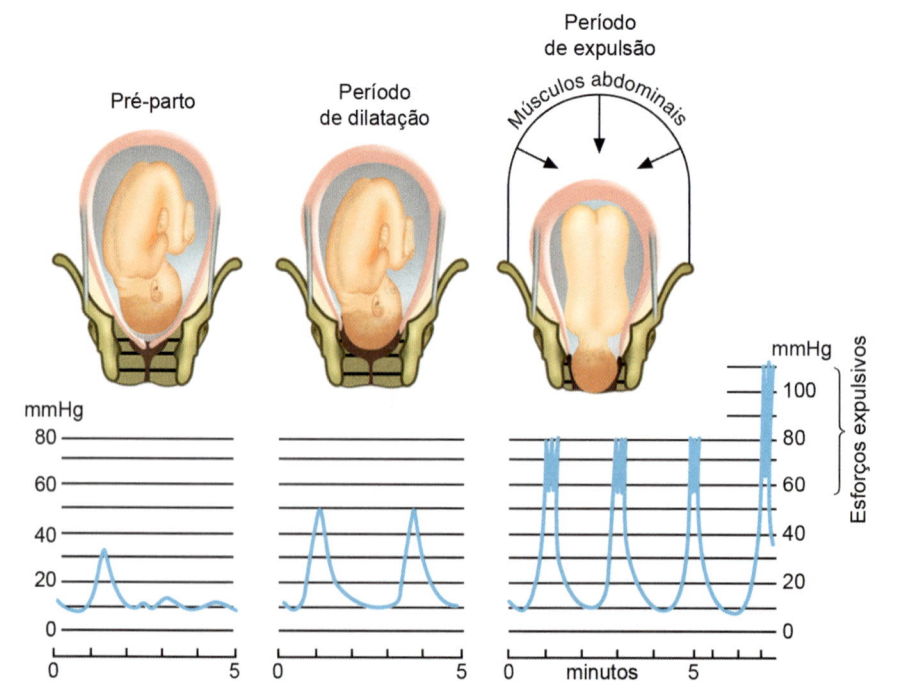

Figura 20.15 Funções da contratilidade uterina no pré-parto e no parto. Acima, os esquemas mostram a anatomia funcional do útero, a posição e a altura do feto no pré-parto durante o período de dilatação e de expulsão. Abaixo, estão indicados os registros respectivos da pressão amniótica. No pré-parto, as contrações expandem o istmo e encurtam a cérvice. No período de dilatação, as duas estruturas dilatam-se circularmente. No período expulsivo, o corpo encurta-se muito, distendendo o segmento inferior longitudinalmente, e o feto é empurrado para a pelve, ajudado pela contração dos músculos abdominais – puxos. (Adaptada de Caldeyro-Barcia, 1958.)

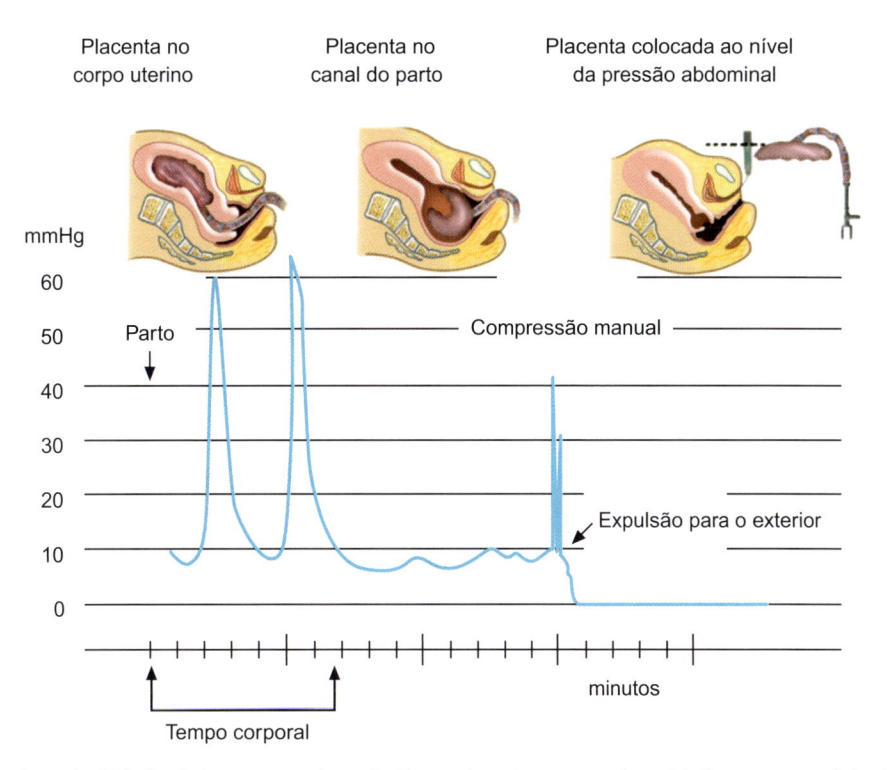

Figura 20.16 Funções de contratilidade uterina no secundamento. Com a placenta no corpo da matriz (tempo corporal), bastam duas a três contrações para desprendê-la e expulsá-la para o canal do parto. Uma vez neste local, a placenta não mais sofre a ação da contratilidade do corpo e só pode ser expulsa para o exterior pela expressão manual, ficando posicionada no plano horizontal que passa pela parede anterior do abdome e corresponde ao nível da pressão abdominal; o traçado registra uma linha "zero" da escala de pressões. (Adaptada de Alvarez et al., 1954.)

adaptar-se às enormes e rápidas diminuições do conteúdo uterino, mantendo o tônus.

Correlações clínicas

As contrações só são percebidas à palpação abdominal, depois que sua intensidade ultrapassa 10 mmHg. Como o início e o fim da onda contrátil não podem ser palpados, a duração clínica da metrossístole é mais curta (70 segundos) que a real, obtida pelo registro da pressão amniótica (200 segundos) (Figura 20.17). A palpação das contrações torna-se muito difícil quando o tônus uterino está acima de 30 mmHg, e além de 40 mmHg não mais se consegue deprimir a parede uterina.

As contrações são habitualmente indolores até que sua intensidade ultrapasse 15 mmHg (valor médio para parturientes sem analgesia) (Figura 20.17). Essa é a pressão mínima para distender o segmento inferior e o colo, na fase de dilatação, ou a vagina e o períneo, na fase expulsiva. A duração da dor (60 segundos) é ligeiramente menor que a permanência da onda contrátil, tal qual é percebida pela palpação. A metrossístole normal é indolor quando não produz distensão do conduto genital – contrações da gravidez, do secundamento e do puerpério (Figura 20.18).

Nas puérperas, as contrações uterinas durante as mamadas em decorrência da sucção mamilar provocam dor (tipo cólicas) e podem ser reconhecidas pela paciente.

A sucção e a estimulação do mamilo causam a liberação de ocitocina endógena da glândula pituitária posterior e têm sido usadas historicamente para aumentar e induzir o parto. O nível de ocitocina aumenta durante a estimulação do mamilo, o que pode resultar em uma pequena explosão de ocitocina durante as contrações (Christensson et al., 1989). As fibras colinérgicas e alfa-adrenérgicas atuam como estímulos, enquanto as fibras beta-adrenérgicas atuam como inibidor da liberação de ocitocina (Dewey, 2001). A estimulação pode ser alcançada de várias maneiras, como massagem nos seios, rolar os mamilos e utilizar uma bomba de mama. Embora no pequeno corpo da literatura não exista uma definição padrão de termos ou técnica de estimulação

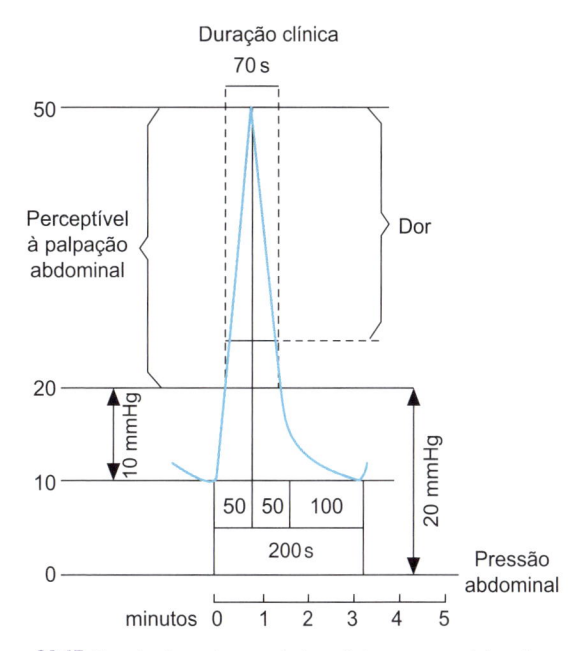

Figura 20.17 Correlação entre os dados clínicos e o registro da pressão amniótica. A contração é inicialmente indolor e não percebida ao palpar. Sua duração clínica à palpação é de 70 segundos, mais curta que a duração real (200 segundos) e mais longa que a permanência da dor (60 segundos). (Adaptada de Caldeyro-Barcia, 1958.)

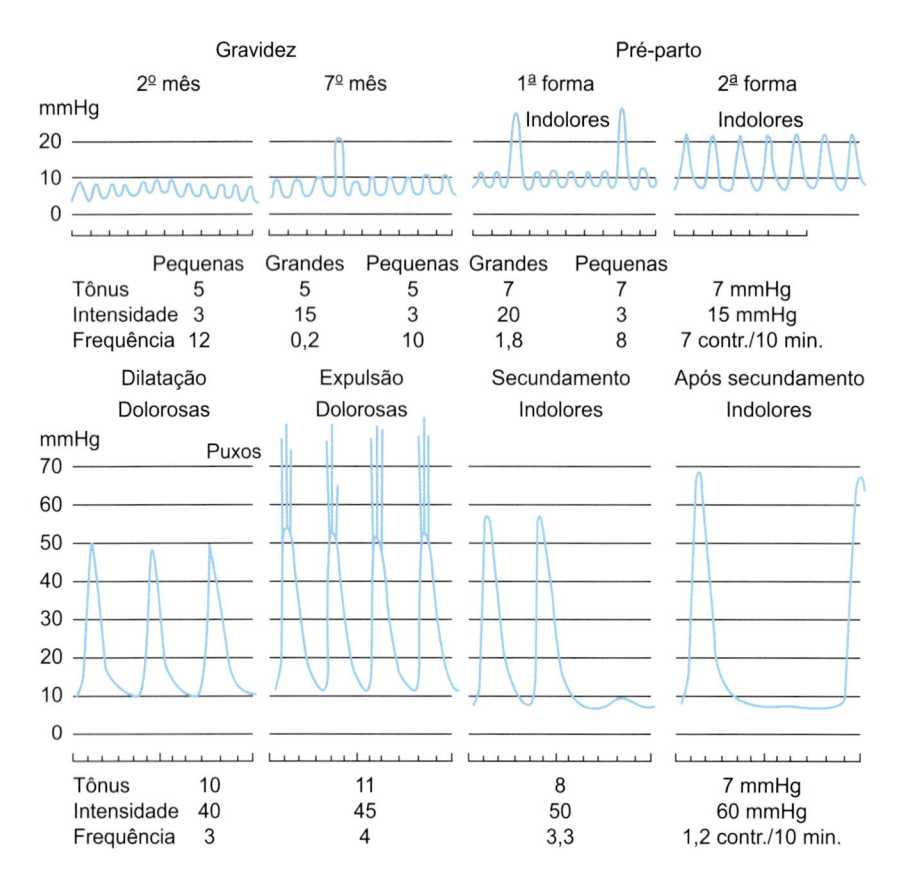

	Gravidez			Pré-parto	
	2º mês	7º mês	1ª forma	2ª forma	
		Pequenas	Grandes Pequenas	Grandes Pequenas	
Tônus	5	5 5	7 7	7 mmHg	
Intensidade	3	15 3	20 3	15 mmHg	
Frequência	12	0,2 10	1,8 8	7 contr./10 min.	

	Dilatação	Expulsão	Secundamento	Após secundamento
	Dolorosas	Dolorosas	Indolores	Indolores
Tônus	10	11	8	7 mmHg
Intensidade	40	45	50	60 mmHg
Frequência	3	4	3,3	1,2 contr./10 min.

Figura 20.18 Contratilidade uterina no ciclo gestatório e o sintoma dor. As contrações do secundamento e do puerpério, embora muito intensas, são indolores, porque não distendem o canal do parto. (Adaptada de Caldeyro-Barcia, 1962.)

do mamilo, todas as formas de estimulação produziram melhores resultados que os controles (Hatjis, 1989).

A estimulação do mamilo no trabalho de parto tem sido relatada na literatura médica desde o século XVIII, mas nos últimos 20 anos caiu em desuso em decorrência dos medicamentos sintéticos emergentes para controlar a hemorragia pós-parto.

Estrutura da proteína contrátil

Músculo liso

As células da musculatura lisa (miócitos) são fusiformes, alongadas e têm apenas um núcleo (Figura 20.19). O citoplasma exibe corpos densos aderentes ao aspecto citoplasmático da membrana celular e estriações longitudinais evidentes no sarcoplasma, representando associações de miofilamentos, mas, ao contrário da musculatura estriada, não têm estrias transversais.

As células musculares comunicam-se umas com as outras pelas conexões denominadas junções comunicantes ou contatos célula-célula. Acredita-se que estes facilitem a sincronização da função miometrial na condução dos estímulos eletrofisiológicos. Embora existam poucas junções comunicantes no miométrio de mulheres não grávidas e em gestantes no início da gravidez, essas estruturas se tornam maiores e aumentam de quantidade com a proximidade do termo, quando a frequência das contrações de Braxton-Hicks cresce até culminar com o parto. O aumento dos estrogênios é a causa do acréscimo das junções comunicantes.

O processo de formação das junções comunicantes é visto como característica essencial do determinismo do parto.

A questão da atividade de marca-passo no miométrio não está definida no momento presente; nenhum local específico foi ainda identificado no útero humano.

Estrutura fina do músculo liso

O citoplasma perinuclear das células musculares lisas, especialmente na região adjacente aos polos dos núcleos, contém

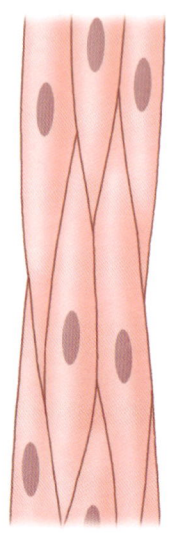

Figura 20.19 Músculo liso.

grande quantidade de mitocôndrias, aparelho de Golgi, retículo endoplasmático liso e rugoso e inclusões tais como glicogênio. Adicionalmente, extensa rede de filamentos finos (7 nm) e grossos (15 nm) está presente. Os filamentos finos são compostos de actina (com sua associada tropomiosina, mas com a ausência notável da troponina, apenas encontrada no músculo estriado), enquanto os filamentos grossos são compostos de miosina.

Filamento grosso

Cada filamento grosso é composto por 200 a 300 moléculas de miosina. Cada molécula de miosina é composta por duas cadeias pesadas idênticas e dois pares de cadeias leves (Figura 20.20). As cadeias pesadas são constituídas pelas cabeças globulares e pelas caudas helicoidais, enroladas. A cauda helicoidal integra o arcabouço do miofilamento e transmite a força produzida na cabeça da molécula.

A cabeça globular contém:

- O sítio ATPase, ao qual o ATP se liga e sofre hidrólise, liberando energia química
- O sítio actina-combinante
- Um par de miosina de cadeia leve (MLC) que, quando fosforilada, permite a interação actina-miosina.

Assim, para cada cadeia pesada existem duas cadeias leves, e a molécula de miosina é composta de duas cadeias pesadas e de quatro cadeias leves.

Filamento fino

O componente principal de cada filamento fino é a actina-F fibrilar, um polímero de unidades da actina-G globular (Figura 20.20).

Cada molécula de actina-G contém um local ativo que se liga à cabeça da miosina. Duas cadeias de actina-F estão enroladas uma na outra, formando uma hélice apertada.

Ao longo da hélice da molécula da actina-F duplamente enrolada há duas depressões pouco profundas ocupadas pelas moléculas de tropomiosina. A ligação da tropomiosina encobre os locais ativos da molécula de actina.

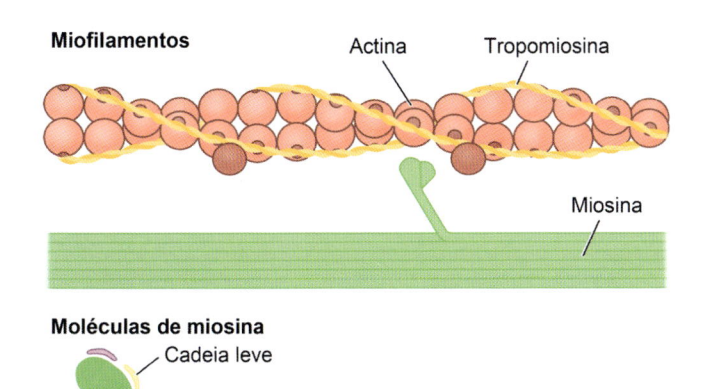

Miofilamentos

Actina · Tropomiosina · Miosina

Moléculas de miosina

Cadeia leve · Cadeia pesada · Cauda · Cabeça globular

Figura 20.20 Moléculas da actina e da miosina no músculo estriado. No músculo liso, as moléculas são similares, apenas não há troponina.

Filamento intermediário e corpo denso

As forças contráteis são reforçadas, intracelularmente, por sistema adicional de filamentos intermediários (denina) que, juntamente com os filamentos finos, inserem-se nos corpos densos, formados por actinina-a e outras proteínas associadas ao disco Z dos músculos estriados. Os corpos densos, localizados no citoplasma subjacente ao sarcolema, funcionam à semelhança dos discos Z na musculatura estriada. A força da contração, mediante associação dos miofilamentos, dos corpos densos e dos filamentos intermediários, age encurtando e torcendo a célula ao longo de seu eixo longitudinal (Figura 20.21). Ressalta-se no miócito a existência do retículo sarcoplasmático, cuja função é armazenar e liberar o cálcio intracelular.

Bioquímica molecular de contração do músculo liso

Embora a regulação da contração do músculo liso dependa do cálcio, o mecanismo de controle difere do encontrado no músculo estriado, porque a actina do músculo liso não tem troponina. Além disso, a molécula de miosina assume configuração diferente, já que seu local de ligação à actina (cabeça globular) está encoberto pela cauda da miosina.

Outra diferença entre o músculo liso e o estriado é que o liso contém miosina de cadeia leve (MLC) diversa. Na verdade, em cada cabeça existem duas MLC: essencial e regulatória. A MLC regulatória é fosforilada por outra proteína dependente da cálcio-calmodulina (Ca-CaM), a miosina de cadeia leve quinase (MLCK), uma atividade ATPase. A elevação da concentração do complexo Ca-CaM, motivada pela entrada de cálcio na célula, induz a atividade da MLCK, que hidrolisa o ATP e fosforiliza a MLC regulatória.

A fosforilação da MLC equivale à incorporação de fosfato inorgânico (Pi) e de energia. A fosforilação produz alteração conformacional na cabeça da miosina e expande o sítio actina-combinante. A fosforilação também libera a cauda da miosina de sua ligação com a cabeça (Figura 20.22), e propicia, assim, que as moléculas de miosina assumam o aspecto de filamento bipolar, à semelhança do ocorrido no músculo estriado.

Outra proteína de ligação do complexo Ca-CaM, conhecida como caldesmon (Cald), está envolvida na regulação do movimento da tropomiosina habitualmente localizada na ranhura helicoidal da actina-F, e obstrui os sítios de ligação à miosina. Com a elevação da concentração do complexo Ca-CaM, ele liga-se à Cald, removendo-a de seus locais na actina. Concomitantemente, observa-se alteração na localização da tropomiosina, expõem-se nesse momento, no filamento da actina, os sítios de ligação à miosina, propiciando a formação da actomiosina. Em essência, a Cald substitui a troponina do músculo estriado como reguladora cálcio-dependente da tropomiosina no filamento da actina. Tanto a fosforilação da MLC quanto a remoção da Cald na actina são indispensáveis para a contração do músculo liso.

Em resumo, a contração do músculo liso se processa como se segue (Tabelas 20.1 e 20.2):

- Aumento do cálcio intracelular proveniente do exterior ou do retículo sarcoplasmático
- Quatro íons de cálcio (Ca++) ligam-se à calmodulina (CaM), proteína reguladora universal nos organismos vivos, e alteram assim sua conformação. O complexo Ca-CaM então desdobra e ativa a MLCK.

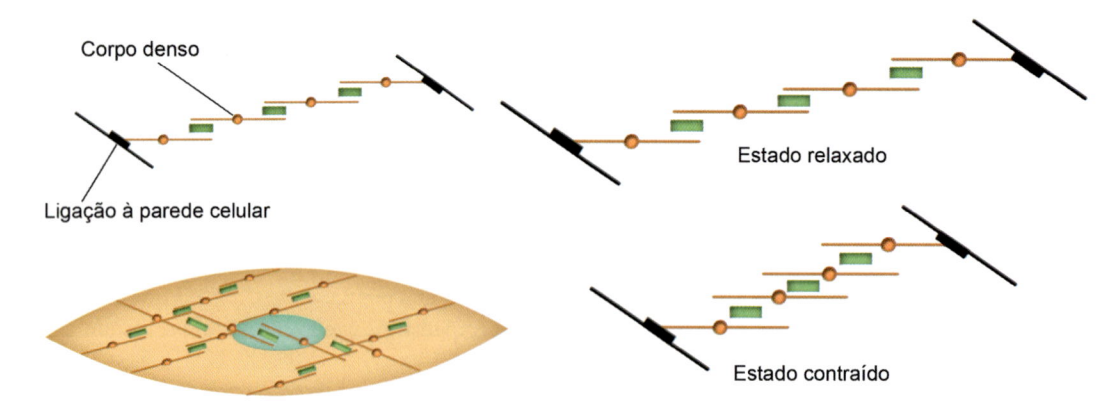

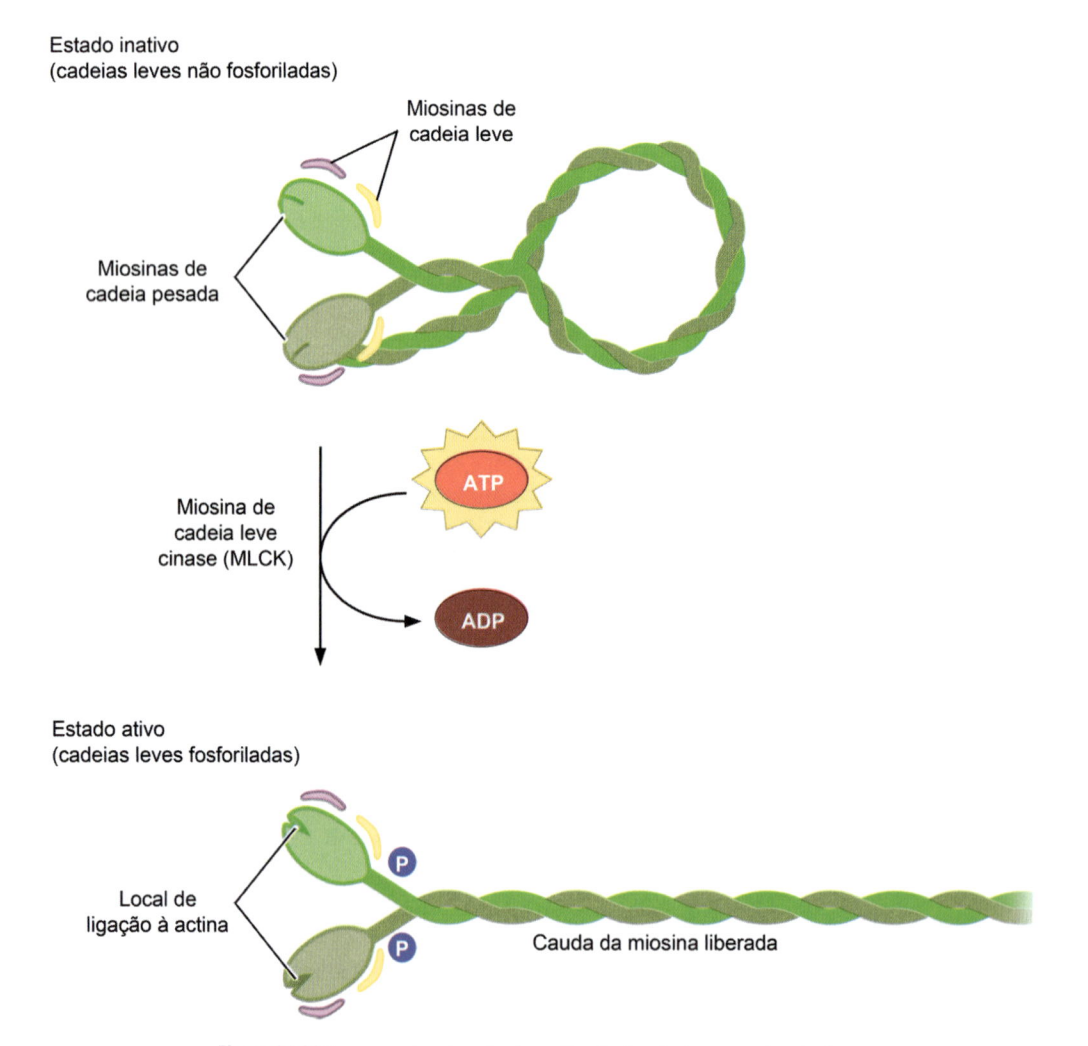

Figura 20.21 Ilustração que representa a célula muscular lisa relaxada e contraída.

Figura 20.22 Esquema da ativação da molécula de miosina no músculo liso.

A fosforilação da MLC pela MLCK é etapa crítica para a contração do músculo liso, uma vez que:

- Libera a cauda da miosina de sua ligação com a cabeça, que passa a assumir o formato de taco de golfe (ver Figura 20.22), e possibilita assim que a molécula de miosina se disponha em filamentos bipolares
- Determina alteração estrutural na cabeça da miosina, e expõe o sítio actina-combinante
- Possibilita a formação de pontes cruzadas entre a cabeça da miosina e a actina (actomiosina)
- Estimula a atividade ATPase

- É importante salientar que, precedendo a interação entre a actina e a miosina, há mudança conformacional da tropomiosina, pela ação da Cald-Ca-CaM, a expor os locais ativos da actina por ela bloqueados
- Há formação das pontes cruzadas, na verdade extensões da cabeça das moléculas de miosina que se projetam em ângulo reto do filamento grosso e se ligam à actina (ver Figura 20.20)
- O modelo de contração molecular de deslizamento ocorre quando a molécula de miosina (cabeça) se liga à actina e produz o movimento do filamento fino em relação ao grosso (*power stroke*)

Tabela 20.1 Principais etapas da contração uterina.

1	Liberação do cálcio armazenado no retículo sarcoplasmático
2	Ligação do cálcio à calmodulina (CaM) com formação do complexo Ca-CaM
3	Ativação da miosina de cadeia leve quinase (MLCK) pelo complexo Ca-CaM
4	A MLCK em presença do ATP fosforiliza uma das miosinas de cadeia leve (MLC), que é ativada
5	Liberação da cauda da miosina e mudança conformacional da cabeça expondo o sítio actina-combinante
6	Ligação do complexo Ca-CaM à caldesmon (Cald) que movimenta a tropomiosina, liberando os locais de ligação à miosina
7	Ligação da cabeça globular da miosina à actina (ponte cruzada)
8	Movimento da cabeça da miosina promovendo o deslizamento da actina sobre a miosina (*power stroke*)
9	Encurtamento do sarcômero
10	Contração
11	Quando cai o nível de cálcio citosólico, a MLC é defosforilada pela miosina de cadeia leve fosfatase (MLCP)
12	A MLC fica inativa e o músculo relaxa.

Tabela 20.2 Palavras-chave.

Ponte cruzada: ligação da cabeça da miosina à actina formando a actomiosina

Posição energizada da cabeça da miosina

Power stroke: movimento da cabeça da miosina translocando o filamento de actina

Atividade ATPase: hidrólise do ATP catalisada por enzima (adenilatociclase), que é transformado em ADP e fosfato inorgânico (Pi) com liberação de energia.

- A força da contração por meio da associação de miofilamentos, filamentos intermediários e corpos densos age encurtando e torcendo a célula ao longo de seu eixo longitudinal (ver Figura 20.21)
- A subsequente desfosforilação da MLC pela miosina de cadeia leve fosfatase (MLCP) transforma a miosina de modo a encobrir novamente o local de ligação à actina, o que causa o relaxamento do músculo
- A exportação do cálcio para fora da célula pela bomba de cálcio (Ca-ATPase de membrana) retorna o cálcio citosólico ao nível de repouso, desativa a MLCK
- Do mesmo modo, a via adenilatociclase pode ser iniciada pela ligação de hormônio ou agonista em seu receptor. O receptor ativado transforma o ATP em AMP cíclica (cAMP), o segundo mensageiro. A cAMP ativa a proteinoquinase A (PKA), que fosforiliza a MLCK. A MLCK fosforilada tem pouca afinidade pelo complexo Ca-CaM, e assim é fisiologicamente inativa. A fosforilação da MLC é bloqueada, e ocorre o relaxamento.

Ciclo contrátil

O entendimento dos eventos moleculares que levam à contração muscular está embasado no modelo de deslizamento do filamento. Esse modelo é aplicável tanto ao músculo liso quanto ao esquelético ou ao cardíaco.

Um ciclo contrátil inicia-se uma vez que a cabeça globular da miosina está firmemente ligada ao filamento da actina, em configuração de rigidez (rigor). Esse estado é rapidamente terminado quando uma molécula de ATP se liga à cabeça da miosina (Figura 20.23).

O ATP causa mudança na cabeça da miosina, que possibilita liberá-la da actina. Ocorre hidrólise do ATP, mas o ADP e o Pi ainda permanecem ligados. A energia liberada pela hidrólise do ATP é usada para transformar a miosina de estado de baixa energia para o de alta energia.

Quando o cálcio citosólico aumenta, os locais de ligação à miosina na actina tornam-se disponíveis pelo afastamento da tropomiosina. A cabeça da miosina liga-se a novo local no filamento de actina e libera o Pi.

A ligação da actina produzindo o complexo actomiosina (ponte cruzada), seguida da dissociação do Pi, determina o *power*

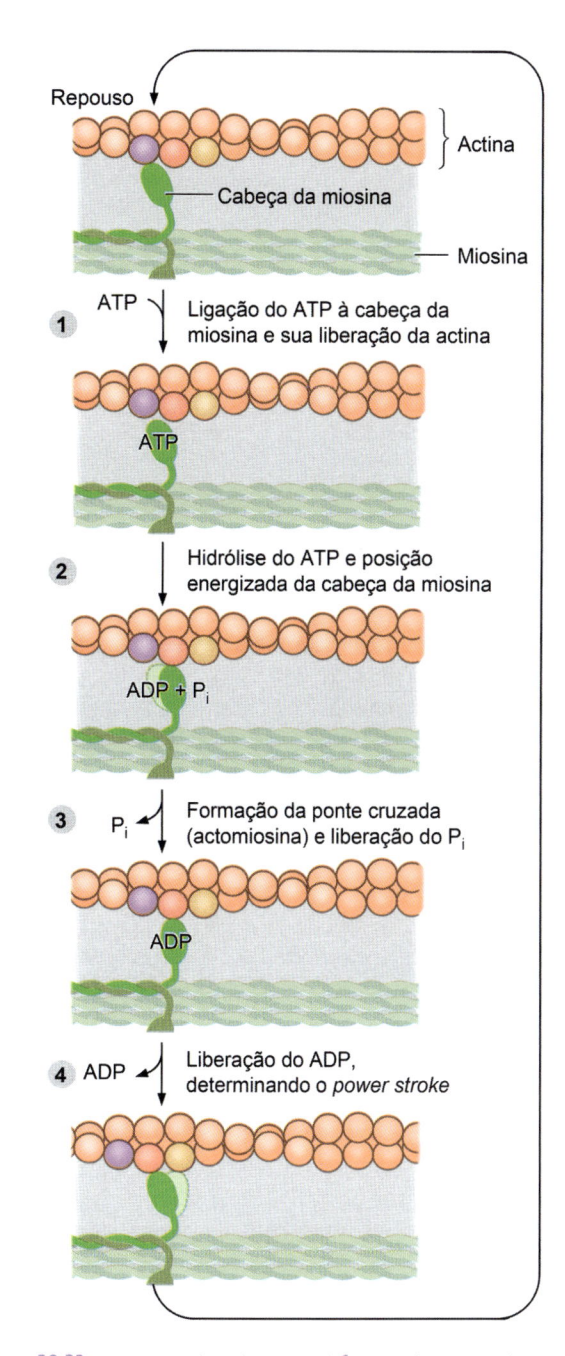

Figura 20.23 Mecanismo do ciclo contrátil. **1.** O ATP liga-se à cabeça da miosina e promove sua liberação da actina. **2.** O ATP é hidrolisado e determina mudança conformacional da cabeça da miosina, que assume posição energizada. ADP e fosfato inorgânico (Pi) permanecem associados à cabeça da miosina. **3.** A cabeça da miosina liga-se ao filamento de actina (ponte cruzada) e o Pi é dissociado. **4.** A dissociação do Pi aciona o *power stroke*, uma mudança conformacional na cabeça da miosina que ocasiona o movimento do filamento de actina, fazendo-o deslizar sobre o da miosina, encurtando a fibra muscular e determinando a contração. O ADP é liberado no processo.

stroke. Este consiste na translocação do filamento fino pela cabeça da miosina, na verdade, o deslizamento da actina sobre a miosina, o que ocasiona o encurtamento do sarcômero e, consequentemente, a contração e a liberação do ADP, determinando o *power stroke*. A dissociação sequencial do Pi e do ADP converte a miosina em estado conformacional de baixa energia.

A energia para a realização do *power stroke* foi derivada do ATP. O ciclo da contração está terminado e a cabeça da miosina está, embora em outro local, firmemente ligada à actina em configuração de rigidez (rigor).

Determinismo do parto[a]

A parturição no ser humano é um evento único, distinto, a dificultar ilações da investigação no modelo animal, inclusive dos primatas mais próximos.

Hormônio liberador de corticotrofina e "relógio" placentário

A época do parto está associada ao desenvolvimento da placenta, mais especificamente, à expressão do gene que regula a produção do hormônio liberador da corticotrofina (CRH), também denominado fator liberador da corticotrofina (CRF), sintetizado pelo trofoblasto.

Corticotrofina na mãe

O CRH placentário circula no plasma materno, no qual se eleva exponencialmente à medida que a gestação avança, e atinge seu máximo no momento do parto. Em mulheres com parto pré-termo, o aumento exponencial é rápido, já naquelas cuja parturição ocorre após a data estimada a elevação é lenta. Esses achados corroboram a teoria do "relógio" placentário.

Os corticoides aceleram a expressão do gene CRH e, consequentemente, a produção do hormônio pela placenta. Por sua vez, o CRH estimula a hipófise a secretar o hormônio adrenocorticotrófico (ACTH), ou corticotrofina, que age no córtex suprarrenal liberando o cortisol.

Os níveis elevados de CRH e de ACTH agindo nas glândulas suprarrenais maternas promovem a produção não somente de cortisol como também de deidroepiandrosterona (DHEA), substrato para a síntese dos estrogênios placentários.

Corticotrofina no feto

O CRH é secretado pela placenta predominantemente no sangue materno, mas alcança também a circulação fetal (Figura 20.24). O estímulo da hipófise fetal pelo CRH eleva a produção de ACTH e, consequentemente, a síntese de cortisol pela suprarrenal e o amadurecimento do pulmão. Concomitantemente, o aumento do cortisol promove a produção do CRH placentário, em mecanismo de *feedback* positivo. O amadurecimento do pulmão fetal como resultado de elevação da concentração de cortisol está associado à produção acrescida da proteína surfactante A e de fosfolipídios, ambos responsáveis por ações pró-inflamatórias que podem determinar a contração miometrial, por meio do aumento

na elaboração de prostaglandinas (PG) pelas membranas (âmnio) fetais (PGE2) e pelo próprio miométrio (PGF2a).

Assim, o CRH pode estimular a esteroidogênese, ao prover o substrato (DHEA) para a produção de estrogênios pela placenta, que favorece a formação de junções comunicantes entre as células miometriais e possibilita assim melhor condução elétrica e, por conseguinte, contrações uterinas regulares (ver adiante a formação das junções comunicantes).

Ativação do miométrio a termo

Proteínas que aumentam a excitabilidade do miométrio

Os miócitos mantêm gradiente de potencial eletroquímico por meio da membrana plasmática, com o interior negativo em relação ao exterior, na dependência da ação da bomba de sódio-potássio. Um componente desse processo é o canal de potássio, que pode ser cálcio ou voltagem-regulado, e que possibilita o efluxo de potássio, a aumentar consequentemente a diferença de potencial através da membrana celular, e torna-a assim mais refratária à despolarização (Figura 20.25). Ao tempo do parto, mudanças na distribuição e na função desses canais reduzem a intensidade do estímulo necessário para despolarizar os miócitos e produzir o associado influxo de cálcio para causar as contrações. Receptores simpaticomiméticos β_2 que aumentam a abertura dos canais de potássio, e reduzem assim a excitabilidade da célula, também declinam no parto.

Proteínas que promovem a condutibilidade intercelular | Junções comunicantes

Aspecto fundamental na atividade miometrial é o desenvolvimento da sincronia. A atividade sincrônica das células miometriais provoca contrações fortes, necessárias para expulsar o concepto. Igualmente importante é o período de relaxamento que possibilita o fluxo de sangue ao feto e assim sua oxigenação, bastante prejudicada durante a contração. Não há no útero marca-passo clássico que regule as contrações, embora células especializadas assemelhadas tenham sido identificadas. De qualquer modo, à medida que a parturição progride, aumenta a sincronização da atividade elétrica no útero.

No nível molecular, os miócitos são conectados por canais ou junções comunicantes (junções *gap*). No miométrio, as junções comunicantes são formadas por membros da família das conexinas (a conexina 43 [CX-43] é a mais importante), através das quais atravessam íons e certos metabólitos celulares. Essas junções comunicantes entre os miócitos aumentam em quantidade com a proximidade do parto, provavelmente por estímulo estrogênico e pelo estiramento uterino (Figura 20.26). Essa extrema conectividade física e bioquímica possibilita que a despolarização dos miócitos individuais atinja as células vizinhas, e assim formam extensas ondas de despolarização e de contração, as quais alcançam grandes áreas do útero. Isso determina elevação da pressão intrauterina, progressiva dilatação do colo e expulsão do feto.

Estrutura molecular. A junção comunicante é uma conexão intracelular especializada que liga duas células, composta de duas conexonas (hemicanais), uma para cada célula, que se comunicam através do espaço intercelular de 4 hm. Cada conexona é formada por seis subunidades proteicas, chamadas conexinas (Figura 20.27), formando o hemicanal homoexâmero, localizado na membrana da célula. Uma conexina tem quatro domínios transmembranais, duas alças extracelulares (EL-I e EL-2) e duas

---

[a]Texto e ilustrações fundamentalmente apoiados na revisão de Smith, 2007.

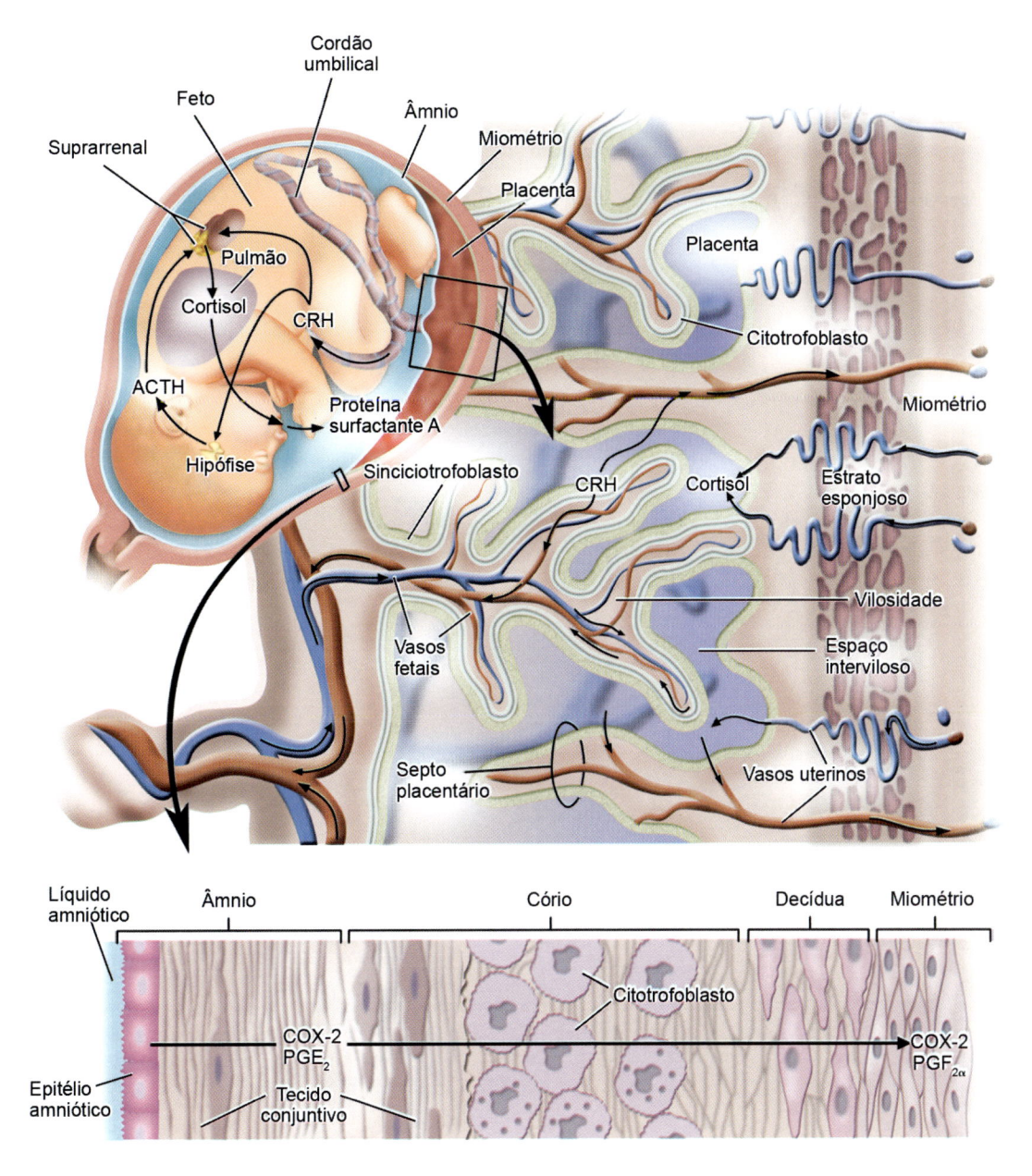

Figura 20.24 Hormônio liberador da corticotrofina (CRH) e "relógio" placentário. No espaço interviloso, o sinciciotrofoblasto libera CRH, progesterona e estrogênios no sangue materno e no sangue fetal. O cortisol circula pela artéria materna e alcança o espaço interviloso, onde promove a produção de CRH pelo sinciciotrofoblasto. A veia umbilical carreia CRH para a circulação fetal, e assim estimula a hipófise a sintetizar o hormônio adrenocorticotrófico (ACTH), que age na suprarrenal promovendo a secreção de cortisol e de deidroepiandrosterona (DHEA). O cortisol ativa o pulmão fetal a produzir a proteína surfactante A, que se desloca do líquido amniótico para o âmnio, onde atua na síntese de ciclo-oxigenase-2 (COX-2) e de prostaglandina E2 (PGE2). A PGE2 e a COX-2 atravessam o cório e a decídua e direcionam as células miometriais a sintetizarem COX-2 adicional e PGF2a. (Adaptada de Smith, 2007.)

terminações citoplasmáticas intracelulares (C e N) (Figura 20.28). Destarte, seis conexinas formam uma conexona (hemicanal), e duas conexonas juntas constituem a junção comunicante.

Proteínas que promovem a contração do miócito

A interação entre a actina e a miosina determina a contração do miócito. Para que ocorra essa interação, a actina deve alterar sua conformação original globular em fibrilar. A actina também deve ligar-se ao citoesqueleto pelos corpos densos (actinina-a), situados na membrana celular, possibilitando o desenvolvimento da tensão durante a contração. A miosina, parceira da actina, é ativada quando fosforilada pela MLCK. A CaM e a elevação do cálcio intracelular ativam essa enzima (Figura 20.25).

Via da ativação miometrial

Participação fetal

Durante a gravidez, o crescimento do útero sob ação dos estrogênios fornece espaço para o desenvolvimento do feto. Porém, no final da gestação, quando cessa o crescimento do útero, o aumento da tensão nas paredes uterinas sinaliza para o início do parto. Por essa razão, o parto inicia-se antes na gravidez gemelar, na macrossomia fetal e no polidrâmnio, conduz à prematuridade. Esses eventos estão relacionados provavelmente à sobredistensão do miométrio, que ocorre na multiplicidade ou na macrossomia fetal, e no excesso de líquido amniótico. Na maioria das estruturas musculares lisas, o estiramento determina a contração.

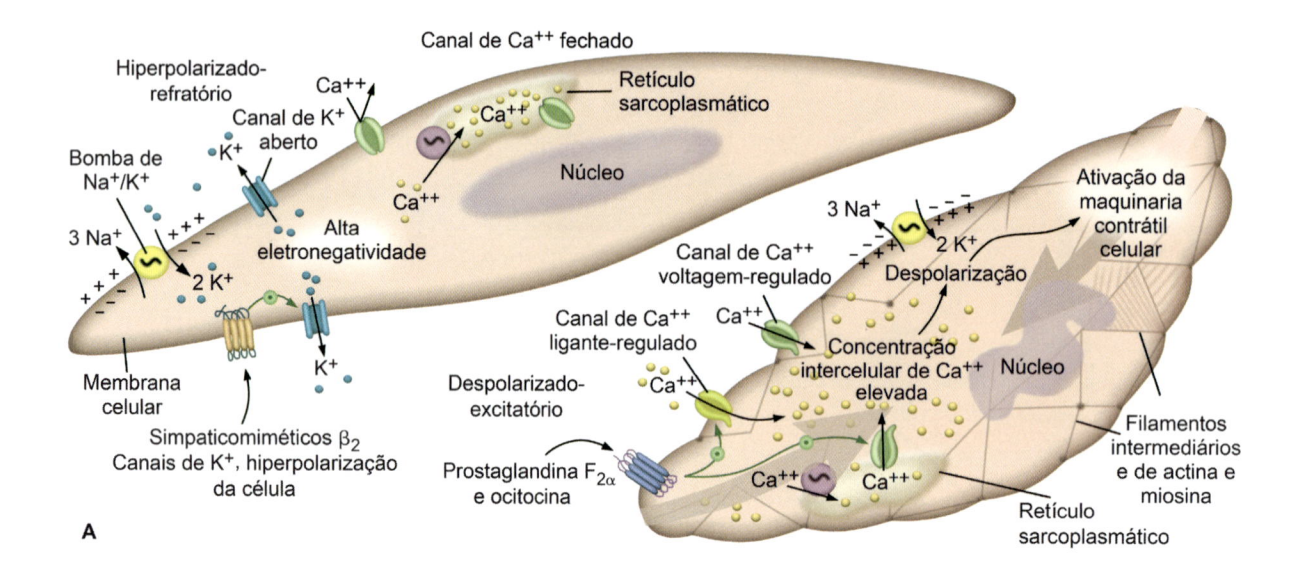

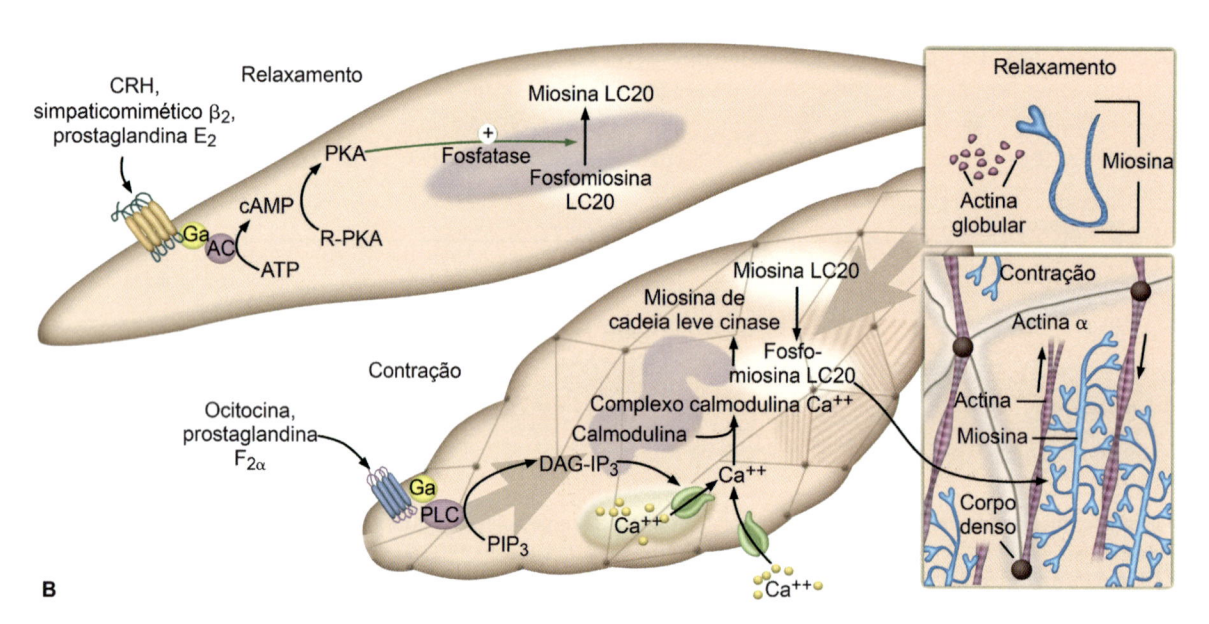

Figura 20.25 A. Antes do parto, o miócito mantém sua eletronegatividade interior, e reduz assim a possibilidade de despolarização e contração (hiperpolari-zado-refratário). O potencial de repouso da membrana é criado pela bomba de sódio-potássio ATPase-regulada, a qual expulsa três íons de sódio para cada dois íons de potássio que são transportados para a célula. Os canais de potássio abertos, mantidos pelos simpaticomiméticos β_2, permitem que o potássio deixe a célula e siga o gradiente de concentração, o que aumenta ainda mais a eletronegatividade intracelular. No momento do parto, a despolarização do miócito ocorre quando a $PGF_{2\alpha}$ e a ocitocina se ligam a seus receptores de membrana, o que provoca a abertura dos canais de cálcio ligante-regulados (des-polarizado-excitatório). A ativação desses receptores também determina a liberação de íons de cálcio armazenados no retículo sarcoplasmático. À medida que o cálcio entra na célula, promove a abertura de muitos canais de cálcio voltagem-regulados, e produzem elevada concentração de cálcio intracelular e consequente despolarização. B. Antes do parto, os miócitos são mantidos relaxados por muitos fatores (p. ex., simpaticomiméticos β_2, PGF_2) que aumentam a concentração da AMP cíclica (cAMP) (relaxamento). O aumento da cAMP ativa a proteinoquinase A (PKA), que promove a atividade fosfodiesterase e a defosforilação da miosina de cadeia leve (a fosforilação da miosina de cadeia leve é crítica para a contração do miócito). O relaxamento do miócito também é conduzido pelo processo que mantém a actina em sua forma globular, a impedir a geração da actina fibrilar requerida para a contração. Ao tempo do parto, esses processos são revertidos (contração). A actina assume a forma globular. O cálcio entra na célula despolarizada e se combina com a calmodulina para formar o complexo cálcio-calmodulina, que ativa a miosina de cadeia leve quinase, a qual, por sua vez, fosforiliza a miosina de cadeia leve. A fosforila-ção da miosina de cadeia leve motiva a produção da atividade ATPase, que promove o deslizamento dos filamentos de actina sobre os da miosina, e esse movimento constitui a contração. *R-PKA*, PKA inativa; *IP$_3$*, inositol trifosfato; *PIP$_3$*, fosfatidilinositol trifosfato; *PLC*, fosfolipase C; *DAG*, diacilglicerol; *miosina LC20*, miosina de cadeia leve.

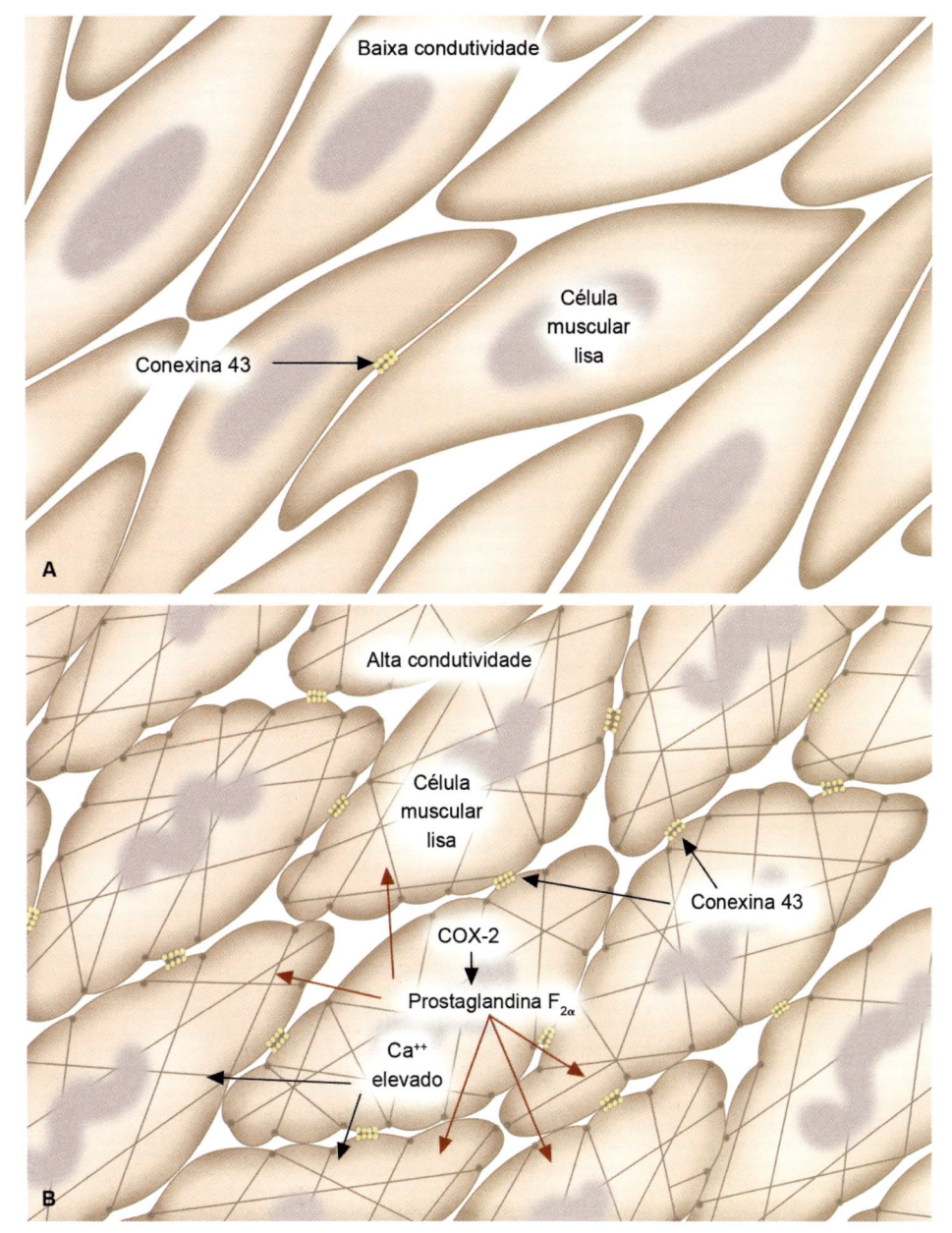

Figura 20.26 Formação das junções comunicantes. Durante o parto, o miométrio converte-se de tecido com relativa baixa condutividade entre os miócitos (A) em estrutura com extensa rede de conexões (B). As conexões físicas ocorrem por meio das junções comunicantes, que são formadas por multímeros da conexina 43. As conexões entre os miócitos durante o parto são criadas pela liberação parácrina de $PGF_{2\alpha}$ e de cálcio (Ca++).

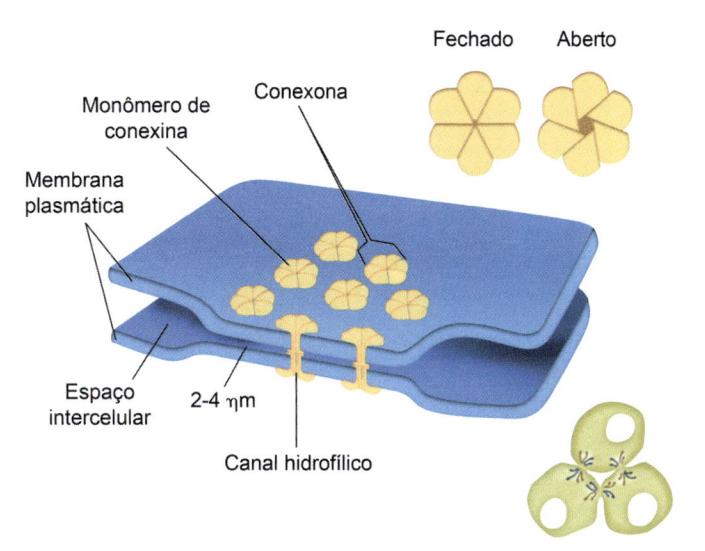

Figura 20.27 Estrutura molecular da junção comunicante.

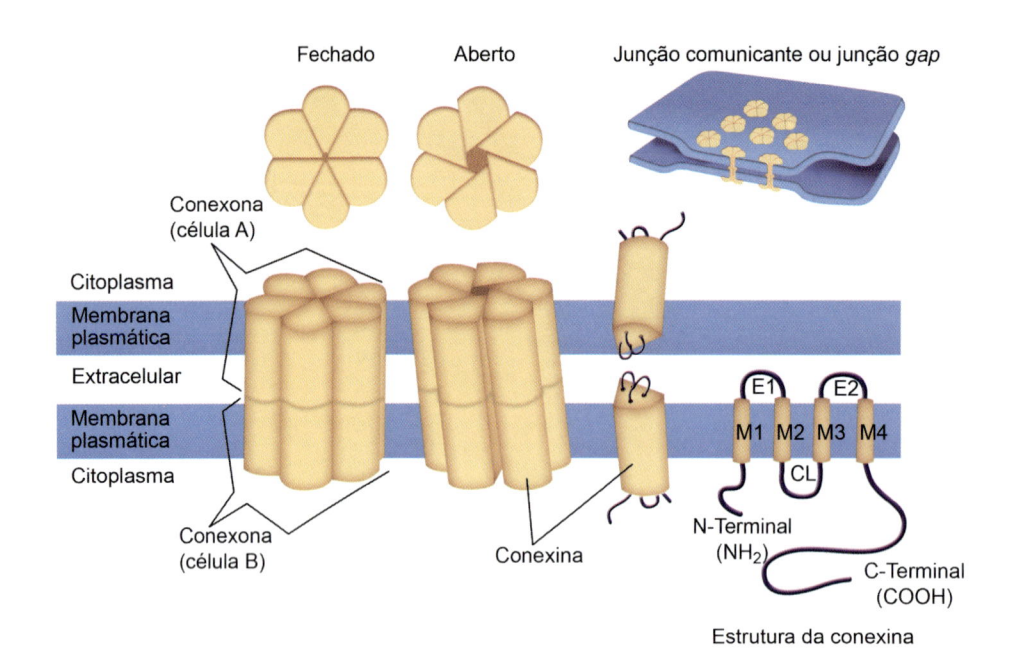

Fechado   Aberto   Junção comunicante ou junção *gap*

Conexona (célula A)

Citoplasma
Membrana plasmática
Extracelular
Membrana plasmática
Citoplasma

Conexona (célula B)   Conexina

E1   E2
M1 M2 M3 M4
CL
N-Terminal (NH2)
C-Terminal (COOH)

Estrutura da conexina

Figura 20.28 Estrutura molecular pormenorizada da junção comunicante.

À medida que o termo se aproxima, há elevação da concentração do CRH placentário, estímulo para a produção de ACTH pela hipófise fetal e de estrogênios pela suprarrenal. O DHEA elaborado em quantidades crescentes pela zona fetal da suprarrenal é rapidamente metabolizado na placenta em estrogênios. A concentração elevada de cortisol induz a maturação dos pulmões e eleva a produção da proteína surfactante A e dos fosfolipídios que são críticos para a função pulmonar. No líquido amniótico, a proteína surfactante A pode promover uma ação inflamatória, que é observada em membranas fetais, colo e miométrio. Há considerável evidência de que esse processo inflamatório (COX-2, interleucina-8) seja um dos elementos que conduzem ao início do parto.

O papel dos componentes do surfactante no início do parto foi sugerido a primeira vez pela descoberta de que o surfactante isolado do líquido amniótico humano estimulava a síntese de prostaglandinas em discos de âmnion. Foi proposto que os fosfolipídios do surfactante do líquido amniótico forneçam uma fonte de ácido araquidônico como substrato para a síntese de prostaglandinas contráteis. Outros sugeriram que uma substância no líquido amniótico humano, secretada na urina pelo rim fetal, aumentava a produção de PGE_2 pelas células dos embriões humanos; no entanto, essa "substância" do líquido amniótico é provavelmente derivada do pulmão fetal. Consequentemente, Toyoshima et al. sugeriram que o fator de ativação de plaquetas (PAF), um potente fosfolipídio pró-inflamatório secretado no líquido amniótico com surfactante pulmonar fetal a curto prazo, pode aumentar a contratilidade miometrial e levar ao trabalho de parto.

Propõe-se uma produção aumentada de componentes de surfactante pulmonar pelo pulmão fetal em maturação para sinalizar o início do parto. O surfactante pulmonar é uma lipoproteína tensoativa rica em glicerofosfolipídios, produzida especificamente pelas células do tipo II dos alvéolos pulmonares, que atua para reduzir a tensão superficial na interface ar-líquido alveolar após o nascimento. A síntese de surfactante pelo pulmão em desenvolvimento é iniciada após aproximadamente 85% da gestação. Consequentemente, prematuros nascidos antes desse período correm o risco

de desenvolver a síndrome do desconforto respiratório em razão da deficiência de surfactante. A dipalmitoilfosfatidilcolina (DPPC) é o principal surfactante glicerofosfolípido e o componente mais ativo da superfície. Aproximadamente 10% da composição do surfactante é composta pelas proteínas SP-A, SP-B e SP-C.

Ativação da membrana (âmnio) fetal

O âmnio está em contato direto com o líquido amniótico, possibilitando que os constituintes do líquido amniótico tenham acesso irrestrito a ele (ver Figura 20.24). A produção de proteína surfactante A, fosfolipídios e citocinas inflamatórias no líquido amniótico eleva a atividade da ciclo-oxigenase-2 (COX-2) e a produção da PGE_2 no âmnio e de $PGF_{2\alpha}$ no miométrio. As prostaglandinas medeiam a liberação de metaloproteinases da matriz (MMP), que enfraquecem as membranas fetais e facilitam sua ruptura.

Amadurecimento cervical

O processo de amadurecimento cervical precede o início das contrações uterinas de várias semanas. Isso envolve alterações morfológicas no colo, que se transforma de barreira rígida, a qual isola o ambiente intrauterino da infecção ascendente, em órgão amolecido, distensível, que dá passagem ao feto durante a parturição.

A concentração de colágeno no colo diminui durante seu amadurecimento, e as glicosaminoglicanas hidrofóbicas dentro do tecido conjuntivo são substituídas pelo ácido hialurônico hidrófilo. A concentração total de água no colo cresce, e a de colágeno diminui.

O amadurecimento do colo é processo inflamatório conduzido por macrófagos e neutrófilos que infiltram a cérvice nas proximidades do termo; o influxo de neutrófilos é conduzido pela interleucina-8 (IL-8). Além de produzirem citocinas, macrófagos e neutrófilos elaboram metaloproteinases da matriz (MMP) que digerem as proteínas da matriz extracelular, o que é necessário para o amadurecimento cervical.

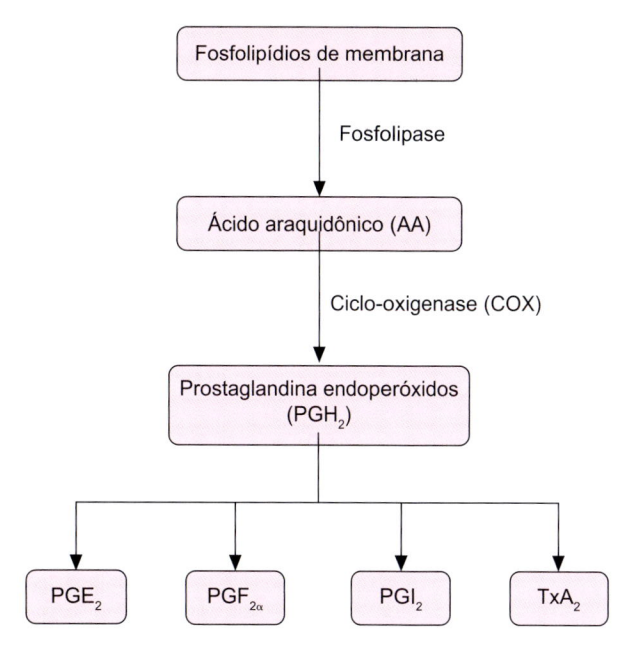

Figura 20.29 Síntese das principais prostaglandinas (PG) naturais – cascata do ácido araquidônico.

Papel das prostaglandinas

As PG são produzidas pelo miométrio e pelas membranas fetais, especialmente o âmnio. Elas são cadeias de ácidos graxos com 20 átomos de carbono.

A liberação do ácido araquidônico (AA) dos fosfolipídios constituintes de todas as membranas celulares é a fase inicial na síntese das PG. Isso é assegurado pela ação direta da fosfolipase A2 (PLA2) ou indireta da fosfolipase C (PLC) (Figura 20.29).

O segundo estágio é a oxigenação e a redução do AA pela ação da enzima ciclo-oxigenase (COX). Existem dois tipos de COX: COX-1 e COX-2. A COX-1, produzida constantemente durante toda a gravidez, é encontrada na maioria dos tecidos, por isso chamada "constitutiva". Por outro lado, a COX-2 aumenta sua concentração durante toda a gestação, principalmente com o parto, em resposta à ação de citocinas e fatores do crescimento, por isso é denominada "induzível". A COX-2 é a responsável pela liberação de PG das membranas fetais.

O terceiro período enzimático na síntese das PG é a conversão da PGH_2 em uma PG das biologicamente ativas: PGI_2, PGE_2, $PGF_{2\alpha}$ e TxA_2.

As PG produzidas nas membranas fetais interagem com os receptores locais ou, por difusão, alcançam o miométrio. Nas membranas, as PG ativam e promovem a degeneração do colágeno, favorecendo a ruptura.

As PG atuam em receptores específicos, e existe um para cada $PGF_{2\alpha}$ (FP), I_2 (IP), TxA_2 (TP) – e quatro para a PGE_2 (EP_{1-4}). De modo geral, os receptores das PG podem ser divididos em dois grupos: estimulantes (EP_1, EP_3, FP e TP) e relaxantes (EP_2, EP_4 e IP) da contração.

A $PGF_{2\alpha}$ estimula a contração uterina pela produção de IP_3 e a conseguinte liberação de cálcio do retículo sarcoplasmático (ver Figura 20.25). A ação da PGE_2 no miométrio é complexa, em virtude da existência de quatro receptores: dois estimulantes (EP_1 e EP_3) e dois relaxantes (EP_2 e EP_4). A sinalização da PGE_2 por EP_1 e EP_3 estimula a liberação de cálcio via IP_3, enquanto EP_2 e EP_4 ativam a adenilatociclase (ver Figura 20.25). A ativação da adenosina monofosfato cíclica (cAMP) pela adenilatociclase é uma das vias principais de relaxamento do músculo liso.

A expressão dos receptores de PG varia de acordo com o estágio da gravidez, e o nível ou o tipo de receptor dita o grau de quiescência ou de contratilidade uterina.

Retirada da progesterona

A progesterona desempenha papel fundamental no desenvolvimento do endométrio por possibilitar a implantação e, posteriormente, por manter o miométrio quiescente – bloqueio miometrial progesterônico.

Em muitos mamíferos, a queda da progesterona circulante precipita o parto. Uma característica da gravidez humana é que o nível da progesterona circulante não cai com o início do parto. A procura do mecanismo que explicasse a retirada funcional da progesterona identificou diversos tipos de receptores da progesterona (A, B e C). O receptor B é o mais comum e medeia as ações da progesterona; os receptores variantes A e C funcionam como repressores da função do receptor B da progesterona. Com o início do parto, a proporção dos receptores A, B e C altera-se, de modo a constituir mecanismo de retirada da progesterona. Outros mecanismos têm sido aventados para explicar a "queda local" de progesterona no ambiente miometrial.

Papel da ocitocina

A ocitocina não tem papel atuante no determinismo do parto. Sua participação é importante no período expulsivo e no secundamento, quando o estímulo da dilatação cervical ocasiona sua secreção em pulsos pela neuro-hipófise materna.

Sabe-se que a concentração de ocitocina não aumenta com a proximidade do parto; em vez disso, os receptores de ocitocina nas células miometriais sofrem acréscimo notável no termo, o que se relaciona muito provavelmente à ação dos estrogênios. Os estrógenos induzem a migração de células imunes para o útero e antagonizam as ações anti-inflamatórias de P4/PR (9, 46). Além disso, a ativação do $ER\alpha$ aprimora a transcrição dos genes CAP, OXTR (47), CX43 (48) e COX-2 (9) e a síntese resultante de prostaglandinas que aumentam a contratilidade miometrial.

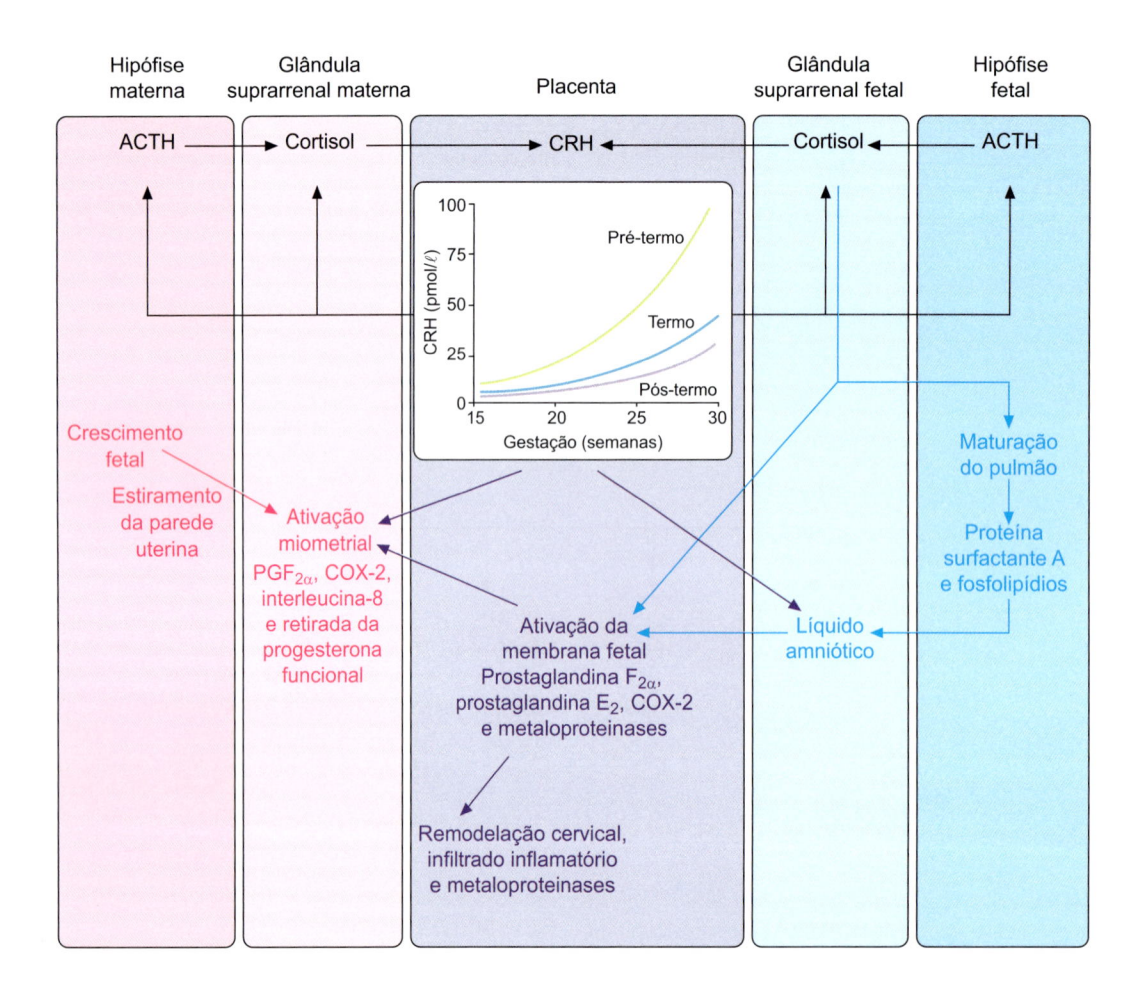

Figura 20.30 Visão panorâmica do mecanismo do parto. O aumento na síntese do hormônio liberador da corticotrofina (CRH) condiciona a produção do hormônio adrenocorticotrófico (ACTH) e de cortisol na mãe e no feto. O aumento do cortisol estimula a produção de CRH, e gera assim *feedback* positivo e consequente aumento exponencial na síntese do CRH. O aumento no cortisol fetal leva à maturação pulmonar e elevação da proteína surfactante A e dos fosfolipídios. O cortisol e a proteína surfactante A ativam vias inflamatórias no âmnio, determinando o amadurecimento cervical e a excitação miometrial. A estimulação miometrial envolve a retirada progesterônica e a elevação na produção da ciclo-oxigenase-2 (COX-2), que sintetiza prostaglandinas (PG) e promove a contração. O crescimento fetal e o consequente estiramento do miométrio, combinados com a retirada da progesterona, promovem a contratilidade uterina.

A ação da ocitocina no miócito é mediada pela ativação do receptor de ocitocina (OTR) proteína-G acoplado. A ligação da ocitocina ao OTR na membrana plasmática dissocia subunidades da proteína-G, o que acaba por liberar IP_3. O IP_3 então mobiliza o cálcio armazenado no retículo sarcoplasmático (ver Figura 20.25).

Processo inflamatório e início do parto

O aumento nos fatores inflamatórios, tais como COX-2 e interleucina-8, se constituem em eventos iniciais para a progressão do parto ativo (Figura 20.30).

O parto a termo e prematuro é iniciado por uma resposta inflamatória aumentada, níveis aumentados de citocinas pró-inflamatórias no líquido amniótico e a invasão das membranas fetais, colo do útero e miométrio por neutrófilos e macrófagos (Mφ). A secreção de citocinas e quimiocinas pelas células imunes invasoras causa a ativação de NF-κB e outros fatores de transcrição associados à inflamação (p. ex., AP-1). Esses fatores de transcrição ativados promovem expressão aumentada de fatores pró-inflamatórios miometriais [por exemplo, interleucina (IL) -1β, IL-8] e contrátil/CAP [conexina-43 (CX43/GJA1), receptor de ocitocina (OXTR) e ciclo-oxigenase 2 (COX- 2/PTGS2)] genes,

levando ao parto. Enquanto a infecção intra-amniótica associada à corioamnionite pode fornecer o estímulo para a resposta inflamatória que leva ao trabalho de parto prematuro, os sinais da mãe e do feto fornecem estímulos inflamatórios críticos que levam ao trabalho de parto a termo.

Papel das membranas fetais

O papel das membranas fetais (amniocório) como sinalizador do determinismo do parto tem sido pouco investigado (Menon, 2016). A senescência, particularmente do âmnio, é acelerada no termo da gravidez, por causa do estresse oxidativo e do crescente estiramento. O envelhecimento das células das membranas fetais está relacionado com o fenótipo secretor associado à senescência (SASP), mas também à liberação pró-inflamatória do padrão molecular associado à lesão (DAMP), nomeadamente a proteína do grupo de caixa 1 de alta mobilidade (HMGB1) e os fragmentos do telômero das células fetais livres (cfDNA). O incremento da carga inflamatória das membranas degrada o balanço homeostático de transição dos tecidos maternos quiescentes e leva a um fenótipo do parto. Assim, ao longo de outros bem descritos sinalizadores que provocam o parto, a senescência das membranas fetais também contribui para a parturição humana (Figura 20.31).

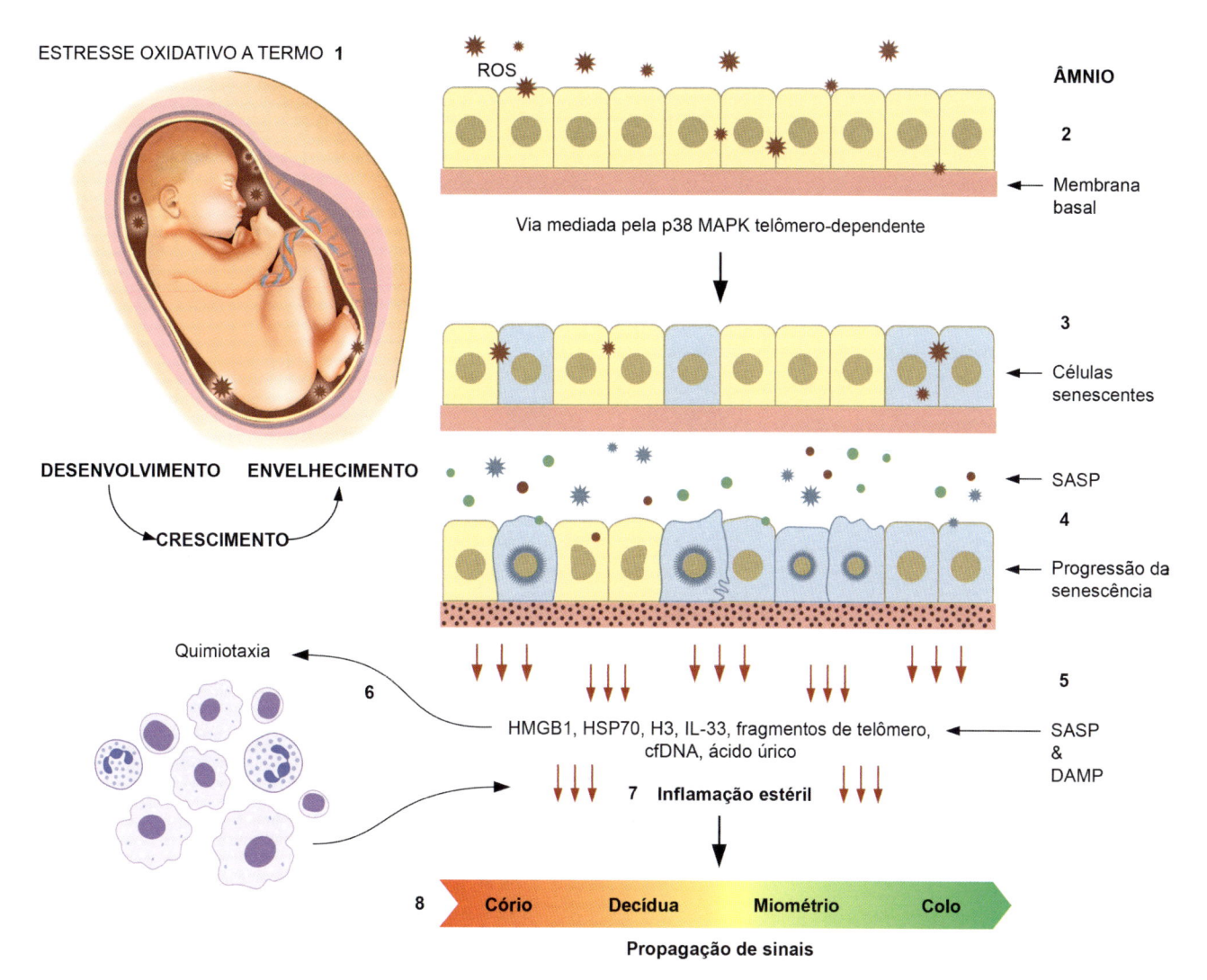

Figura 20.31 Modelo que exibe diferentes estágios da transformação do fenótipo normal do âmnio no termo para o senescente, em resposta às espécies reativas de oxigênio (ROS), a gerarem sinais que podem iniciar as alterações associadas ao parto. As membranas no termo sofrem uma senescência induzida pela proteinoquinase mitose-ativada (p38 MAPK) telômero-dependente e demonstram um declínio nas habilidades funcionais e morfológicas, ao mostrarem sinais de envelhecimento. Os marcadores inflamatórios estéreis acabam por se propagar a outros tecidos maternofetais (cório, decídua, miométrio e colo) e por determinar assim as alterações associadas ao parto e principalmente aumentando a carga inflamatória, desbalanceando o estado quiescente em uma forma ativa. Essas alterações podem incluir: (a) ativação imune decidual, quimiotaxia, ativação de leucócitos e de células NK; (b) retirada funcional da progesterona miometrial; e (c) amadurecimento cervical pela ativação inflamatória. O aumento da inflamação em cada compartimento determina as alterações associadas ao parto. *HMGB1*, proteína do grupo de caixa 1 de alta mobilidade; *HSP70*, proteína do choque térmico 70; *H3*, histona 3; *IL-33*, interleucina-33; *cfDNA*, DNA fetal livre. (Adaptada de Menon 2016.)

Bibliografia

Alvarez H, Caldeyro-Barcia R. Primeiro Congresso Mundial de Fertilização e Esterilização. Nova York; 1953.

Alvarez H, Caldeyro-Barcia R. Contractility of the human uterus recorded by new methods. Surg Gynecol Obstet. 1950;91:1-13.

Alvarez H, Caldeyro-Barcia R. Fisiopatologia de la contracción uterina y sus aplicaciones en la clinica obstetrica. Matern Inf. 1954;13:11.

Alvarez H, Caldeyro-Barcia R. The normal and abnormal contractile waves of the uterus during labour. Gynecologia. 1954;138(2):190-212.

Alvarez H, Caldeyro-Barcia R, Guevara A, Albenas S, Ruoco G. Obst. Gynec. 1954;4:105-16.

Baskett TF. The development of prostaglandins. Best Pract Res Clin Obstet Gynaecol. 2003;17:703-6.

Bernal AL. Mechanisms of labour: biochemical aspects. BJOG. 2003;110(Suppl 20):39-45.

Blanks AM, Shmygol A, Thornton S. Myometrial function in pregnancy. Best Pract Res Clin Obstet Gynaecol. 2007;21:807-19.

Blanks AM, Thorton S. The role of oxytocin in parturition. J Obstet Gynaecol Br Emp. 2003;110:46-51.

Bygdeman M. Pharmacokinetics of prostaglandins. Best Pract Res Clin Obstet Gynaecol. 2003;17:707-16.

Caldeyro-Barcia R. 12th Congr. Inter. Ginec Obst Montreal; 1958.

Caldeyro-Barcia R. In: Rezende J. Obstetrícia. (Vol. 1). Rio de Janeiro: Guanabara Koogan; 1962.

Caldeyro-Barcia R, Alvarez H. New findings on physiology, physiopathology, and pharmacology of the human uterus. An Fac Med Montev. 1953;38:383-400.

Caldeyro-Barcia R, Alvarez H. Abnormal uterine action in labour. J Obstet Gynaecol Br Emp. 1952;59:646.

Caldeyro-Barcia R, Alvarez H, Poseiro JJ. Contractilidad uterina normal e anormal en el parto. Triangulo Rev Sandoz Cienc Med. 1955;2:41.

Caldeyro-Barcia R, Heller H. Oxytocin. London: Pergamon Press; 1961.

Caldeyro-Barcia R, Poseiro JJ. Oxytocin and contractility of the pregnant human uterus. Ann N Y Acad Sci. 1959;75:813-30.

Christensson K, Nilsson BA, Stock S, Mathiesen AS, Uynas-Moberg K. Effect of nipple stimulation on uterine activity and on plasma levels of oxytocin in full term, healthy, pregnant women. Acta Obstet Gynecol Scand. 1989;68(3):205-10.

Dewey KG. Maternal and Fetal Stress Are Associated with Impaired Lactogenesis in Humans. J Nutr. 2001;131(11): 3012S-5S.

Csapo A. Progesterone block. Am J Anat. 1956;98:273-91.

Csapo AI, Knobil E, van der Molen HJ, Wiest WG. Peripheral plasma progesterone levels during human pregnancy and labor. Am J Obstet Gynecol. 1971;110:630-2.

Fuchs AR, Fuchs F, Husslein P, Soloff MS, Fernström MJ. Oxytocin receptors and human parturition: a dual role for oxytocin in the initiation of labor. Science. 1982;215:1396-8.

Fuchs AR, Goeschen K, Husslein P, Rasmussen AB, Fuchs F. Oxytocin and the initiation of human parturition. III. Plasma concentration of oxytocin and 13, 14-dihydro-15-keto-prostaglandin F2a in spontaneous and oxytocin-induced labor at term. Am J Obstet Gynecol. 1983;147:497-502.

Goetzl L. Methods of cervical ripening and labor induction: pharmacologic. Clin Obster Gynecol. 2014;57:377-90.

Greer IA. Cervical ripening. In: Drife JO, Calder AA. Prostaglandins and the uterus. London: Springer-Verlag; 1992. p. 191.

Hatjis CG, Morris M, Rose JC, Kofinas AD, Penry M, Swain M. Oxytocin, vasopressin, and prolactin responses associated with nipple stimulation. South Med J. 1989;82(2):193-6.

Keirse MJNC. Inhibitors of prostaglandin synthesis for treatment of preterm labor. In: Drife JO, Calder AA. Prostaglandins and the uterus. London: Springer-Verlag; 1999. p. 277.

Lopez BA, Newman GE, Phizackerley PJ, Turnbull AC. Surfactant stimulates prostaglandin E production in human amnion. Br J Obstet Gynaecol. 1988;95:1013-7.

McLean M, Bisits A, Davies J, Woods R, Lowry P, Smith R. A placental clock controlling the length of human pregnancy. Nat Med. 1995;1:460-3.

Meckstroth KR, Darney PD. Prostaglandins for first-trimester termination. Clin Obstet Gynaecol. 2003;17:745-63.

Menon R. Human fetal membrane at term: dead tissue or signalers of parturition? Placenta. 2016;44:1-5.

Montenegro CAB. Determinismo do parto. Femina. 1984;12:727.

Mendelson CR, Gao L, Montalbano AP. Multifactorial regulation of myometrial contractility during pregnancy and parturition. Front Endocrinol (Lausanne). 2019;10:714.

Poseiro JJ, Méndez-Bauer C, Pose SV, Caldeyro-Barcia R. Effect of uterine contractions on maternal blood flow through the placenta. In: Perinatal factors affecting human development. Washington: Pan American Health Organization; 1969. n. 185.

Reynolds SRM, Harris JS, Kaiser IJ. Clinical measurement of uterine forces in pregnancy and labor. Springfield: C. Thomas; 1954.

Rodrigues-Lima J, Montenegro CAB. Tocomanometria pneumática na condução do parto. Matern Inf. 1971;30:79.

Rodrigues-Lima J, Montenegro CAB. Tocometry in obstetric practice: the development of a pneumatic system. Am J Obstet Gynecol. 1971;112:304-7.

Romero R, Espinoza J, Kusanovic JP, et al. The preterm parturition syndrome. BJOG. 2006;113(Suppl 3):17-42.

Sica-Blanco Y, Sala NL. In: Caldeyro-Barcia R, Heller H. Oxytocin. London: Pergamon Press; 1961.

Smith R. Parturition. N Engl J Med. 2007;356(3):271-83.

Spong CY, Berguella V, Wenstron KD, Mercer BM, Saade GR. Preventing the first cesarean delivery. Summary of a Joint Eunice Kennedy Shriver National Institute of Child Health and Human Development, and American College of Obstetricians and Gynecologists Workshop. Obstet Gynecol. 2012;120:1181-93.

Terzidou V. Biochemical and endocrinological preparation for parturition. Best Pract Res Clin Obstet Gynaecol. 2007;21:729-56.

Toyoshima K, Narahara H, Furukawa M, Frenkel RA, Johnston JM. Platelet-activating factor. Role in fetal lung development and relationship to normal and premature labor. Clin Perinatol. 1995; 22:263-80.

WHO recommendations for induction of labor. Geneva: World Health Organization; 2011.

21

Mecanismo do Parto

Carla Betina Andreucci Polido
Roxana Knobel
Larissa Evelyn de Oliveira
Jorge Rezende Filho

Introdução

O mecanismo de parto refere-se aos fenômenos que englobam os movimentos do feto através de seu trajeto na pelve materna, que culminam com o nascimento. São movimentos passivos que o concepto executa intraútero, impulsionado por contrações uterinas e pelos músculos da parede abdominal materna e que fazem com que seus diâmetros se adequem aos diâmetros da pelve materna.

Um trabalho de parto eutócico (fisiológico e que acontece sem maiores dificuldades ou problemas) é aquele em que os diâmetros mais amplos do feto se encaixam de modo bem-sucedido no diâmetro mais amplo da pelve óssea maternal durante sua passagem pelo canal de parto.

O trajeto, ou canal de parto, estende-se da abertura distal do útero à fenda vulvar, e é composto pelo trajeto mole e pelo trajeto duro (Figura 21.1). O canal de parto é sustentado pela cintura óssea, também chamada de pequena pelve, pequena bacia ou escavação, constituído por formações de diversas naturezas, incluindo partes moles (segmento inferior do útero, cérvice, vagina, região vulvoperineal).

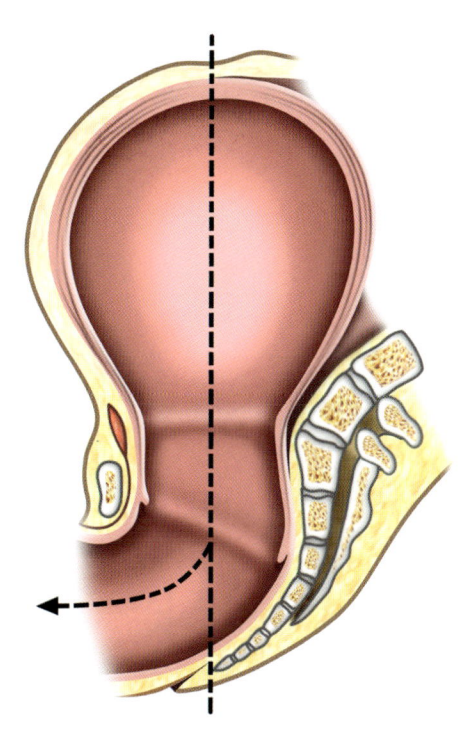

Figura 21.1 Canal do parto.

A pequena bacia ou escavação pode ser dividida em estreito superior, estreito médio e estreito inferior. No estreito superior, o maior diâmetro é o transversal (formato oval com diâmetro lateral maior). Já o estreito médio tem formato redondo e, por fim, no estreito inferior, o maior diâmetro é o anteroposterior, apresentando formato oval (ver Capítulo 13).

Uma das primeiras grandes adaptações do feto para a passagem pelos estreitos da pelve materna é a acentuação de sua atitude de flexão, formando assim o ovoide fetal (Figura 21.2), composto por dois segmentos semidependentes: o ovoide cefálico (cabeça e pescoço) e o ovoide córmico (tronco e membros). A falha na acentuação da flexão fisiológica fetal pode levar a distocias por apresentação de diâmetros maiores ao longo do trajeto pélvico, dificultando a descida e/ou desprendimento. Embora o ovoide córmico seja estaticamente maior que o cefálico, seus diâmetros são facilmente redutíveis, tornando o polo cefálico mais importante na determinação do parto eutócico. Por essas razões, em resumo, o estudo da mecânica do parto analisa os movimentos da cabeça fetal sob ação das contrações uterinas durante a passagem pela pelve materna.

O mecanismo do parto tem características gerais constantes, que variam de acordo com o tipo de apresentação fetal e com a morfologia da pelve materna. Em 95 a 96% dos casos, o parto acontece com o feto em apresentação cefálica fletida ou apresentação de vértice. De todas as apresentações, esta é a menos sujeita a alterações do mecanismo de parto (distocias).

É possível que um determinante para o mecanismo do trabalho de parto eutócico seja a configuração pélvica ou forma da pelve. Caldwell e Maloy (1933) classificaram a pelve em quatro tipos principais (ginecoide, androide, antropoide e platipeloide) (ver Capítulo 13). Os autores esclarecem que "não existem duas pelves iguais, assim como não existem duas faces iguais"; a maioria das pelves não é puramente definida, havendo características de um ou outro tipo em uma mesma mulher. Classicamente, a pelve ginecoide é mais bem adaptada ao processo de parturição, diferentemente das outras conformações nas quais podem ocorrer dificuldades associadas à passagem do feto.

É importante destacar que o parto é possível com outras conformações de pelve que não a ginecoide. Caldwell e Maloy também acrescentam que "para cada pelve existe um mecanismo ideal que pode ser totalmente diferente do chamado mecanismo normal descrito", não sendo possível prever o desfecho de um nascimento antes de uma prova de trabalho de parto.

Por outro lado, conhecer diferentes configurações do arcabouço ósseo pode facilitar o entendimento e a abordagem de eventuais dificuldades no processo do nascimento. A clássica referência aos tipos de pelve, somada ao conhecimento atual associado à mobilidade da mulher em trabalho de parto (conceito dinâmico da pelve funcional), pode facilitar o entendimento do processo de descida do feto na pelve e da progressão do parto.

A pelve não é rígida e imutável, mas uma estrutura que aumenta ou diminui seus diâmetros de acordo com posições assumidas pela parturiente. Assim, a mobilidade materna durante o trabalho de parto, incluindo verticalização e adoção de posturas não litotômicas, como a posição de quatro apoios (Figura 21.3), de largada de corrida, de cócoras ou lateral, pode propiciar a ampliação dos estreitos pélvicos.

Independentemente do formato da pelve, o parto vaginal eutócico ocorrerá se o feto (classicamente denominado de objeto) e o canal de parto (classicamente denominado de trajeto) apresentarem tamanho e posicionamento compatíveis. Portanto, a parte mais estreita do feto deve tentar se alinhar com a maior dimensão da pelve materna (p. ex., diâmetro biparietal fetal alinhado com o diâmetro interespinhoso da pelve materna), o que significa que o occipital fetal tende a girar para a porção mais ampla da pelve materna.

Existe uma vertente da obstetrícia moderna que tem observado a incorporação de conhecimentos de parteria clássica nas práticas rotineiras de assistência ao parto. Entre essas técnicas, os movimentos descritos como *Spinning babies* (tradução literal de "bebês que rodam") também têm contribuído para o entendimento de que movimentos passivos do feto podem ser facilitados por interferência externa e não invasiva para a adequação dos diâmetros fetais aos da pelve materna, mudando as relações entre eles e facilitando o parto. Essas técnicas sugerem movimentação materna ativa e passiva como forma de desencadeamento de mudança das relações entre diâmetros fetais e maternos (Tully, 2016).

A utilização do conhecimento da não rigidez dos diâmetros da pelve materna e da utilização de posturas maternas e técnicas de resolução não invasiva de distocias não modificam o fenômeno mecânico do parto descrito aqui. O papel dessa técnica é justamente facilitar que o mecanismo de parto ocorra de modo fisiológico.

Será utilizado o mecanismo do parto fisiológico com apresentação cefálica fletida em bacia ginecoide como parâmetro para descrição do presente capítulo, com inclusão pontual de exemplos das variações mais frequentemente encontradas.

Figura 21.2 Cilindrificação do feto.

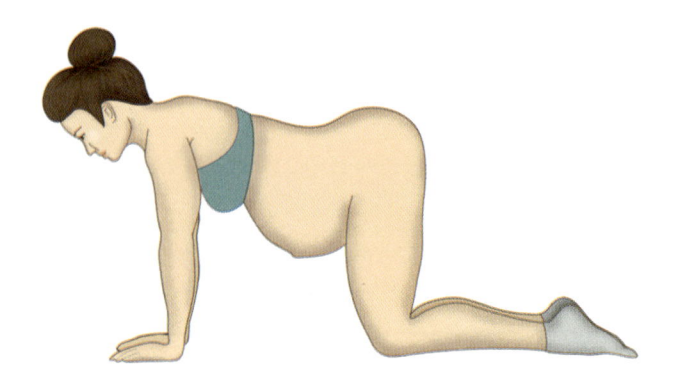

Figura 21.3 Posição de quatro apoios.

Tempos do mecanismo do parto

Embora os movimentos do mecanismo de parto sejam contínuos, subsequentes e entrelaçados, para facilitar sua descrição costuma-se dividi-los em tempos diferentes. Isso permite uma análise mais minuciosa de cada fase e uma compreensão didática. É importante que se tenha em mente que, apesar de descritos separadamente, os movimentos acontecem simultânea e sequencialmente, com os ovoides cefálico e córmico desenvolvendo movimentos sincronizados, distintos e concomitantes. Como exemplo, o desprendimento cefálico e a restituição (rotação externa) acontecem simultaneamente à rotação interna do ovoide córmico.

Alguns princípios são constantes no mecanismo de parto em qualquer apresentação fetal:

- A descida corresponde à mudança da altura da apresentação
- A flexão corresponde à mudança da atitude fetal
- A rotação corresponde à mudança de posição fetal.

Em todas as apresentações fetais, observa-se a seguinte sequência:

- Descida do ovoide fetal na pelve materna
- Rotação anterior (em direção ao pube materno) da porção dominante do ovoide fetal de encontro com o assoalho pélvico, posicionando-se sob a sínfise púbica
- Rotação em torno do pube da parte que surgir na pelve para o desprendimento final.

Segue-se a explicação detalhada do mecanismo de parto.

Insinuação

A insinuação pode ser classificada em estática e dinâmica.

A *insinuação estática* acontece espontaneamente durante a gravidez, fenômeno observado em mais de 50% das primigestas em torno da 38ª semana de gestação. A insinuação estática é incentivada pelas contrações de Braxton-Hicks, especialmente no 3º trimestre da gestação, e ocorre por acentuação da atitude do feto em flexão, para acomodação no segmento inferior uterino. Acredita-se que o peso do concepto e a ação da gravidade influenciem essa etapa. A descida acontece em direção à extremidade inferior do útero, também por tração dos ligamentos de sustentação do órgão e pressão das paredes abdominais. A *insinuação dinâmica* é a que surge no fim da dilatação cervical ou no início do período expulsivo, mais comum em multíparas. Nesse caso, ocorre flexão por contato com o estreito superior da bacia e descida à custa das contrações expulsivas.

A insinuação estática é considerada de prognóstico favorável para o parto. O contrário, no entanto, não é verdadeiro – ou seja, o simples fato de a insinuação estática não acontecer antes do início do trabalho de parto ativo não torna possível conclusões sobre o prognóstico da evolução fisiológica do parto. O diagnóstico de desproporção cefalopélvica só é possível por meio da prova de trabalho de parto, que é exclusiva em cada episódio para cada mulher e cada criança.

A insinuação (ou encaixamento, encaixe) é a passagem da maior circunferência da apresentação fetal através do anel do estreito superior (Figura 21.4), e é considerada completa quando o ponto mais baixo da apresentação se encontra na altura das

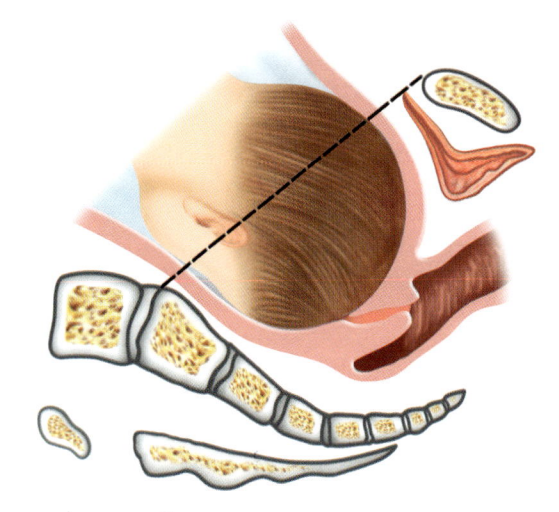

Figura 21.4 Cabeça insinuada.

espinhas isquiáticas maternas (plano "0" de DeLee). Para que a insinuação aconteça, devem ocorrer os fenômenos para redução dos diâmetros fetais por flexão, acavalgamento das suturas do crânio e assinclitismo (detalhados a seguir). Assim, a redução dos diâmetros da cabeça fetal é obtida pela orientação de diâmetros e por flexão (Figura 21.5).

No início dessa fase, na maioria dos casos, a cabeça fetal encontra-se acima do estreito superior da bacia, em flexão moderada, com a sutura sagital orientada no sentido do diâmetro oblíquo esquerdo ou do diâmetro transverso, e com a pequena fontanela (fontanela lambdoide ou posterior) voltada para esquerda (Figura 21.6). A atitude de flexão moderada (atitude indiferente) em que se encontra a cabeça fetal no início do mecanismo do parto apresenta ao estreito superior da bacia o diâmetro occipitofrontal (11 cm). Assim, a flexão tem o objetivo de alterar o diâmetro de occipitofrontal (11 cm) para suboccipitobregmático (9,5 cm) durante a insinuação.

Assim, para permitir a insinuação da cabeça, acontecem os seguintes mecanismos:

- Flexão da cabeça fetal para apresentar o diâmetro suboccipitobregmático (Figuras 21.7)
- Rotação do eixo maior do ovoide cefálico na direção do eixo do canal de parto
- Cavalgamento das suturas do crânio fetal, diminuindo a circunferência cranial e o comprimento dos diâmetros. No cavalgamento, os ossos frontais e o occipital se posicionam por baixo dos ossos parietais, e a borda interna de um parietal se sobrepõe à outra

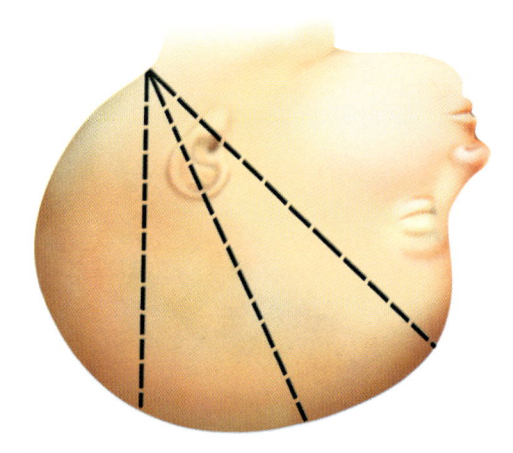

Figura 21.5 Redução dos diâmetros cefálicos, por flexão.

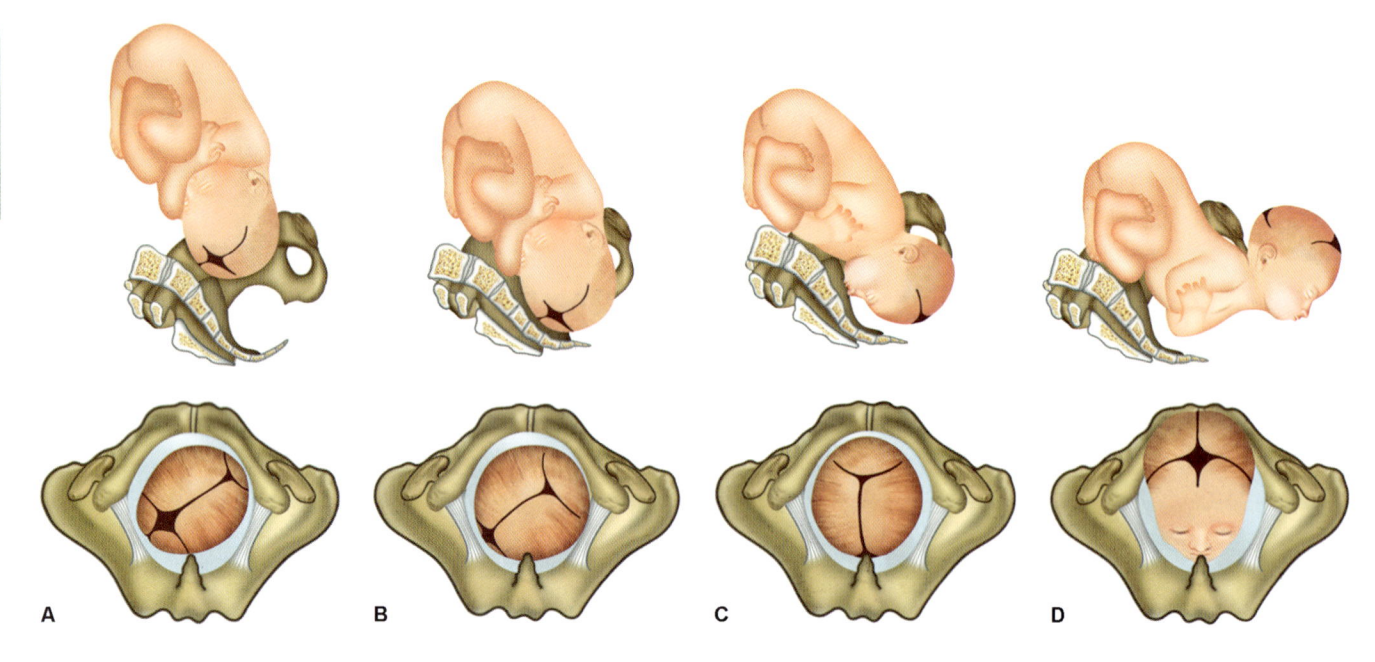

Figura 21.6 Mecanismo do parto em posição occípito-esquerda-anterior (OEA). **A** e **B.** Insinuação, pelo diâmetro oblíquo esquerdo da bacia, flexão e descida. **C** e **D.** Rotação para posição occipitopúbica; completa-se a descida e ocorre o desprendimento cefálico.

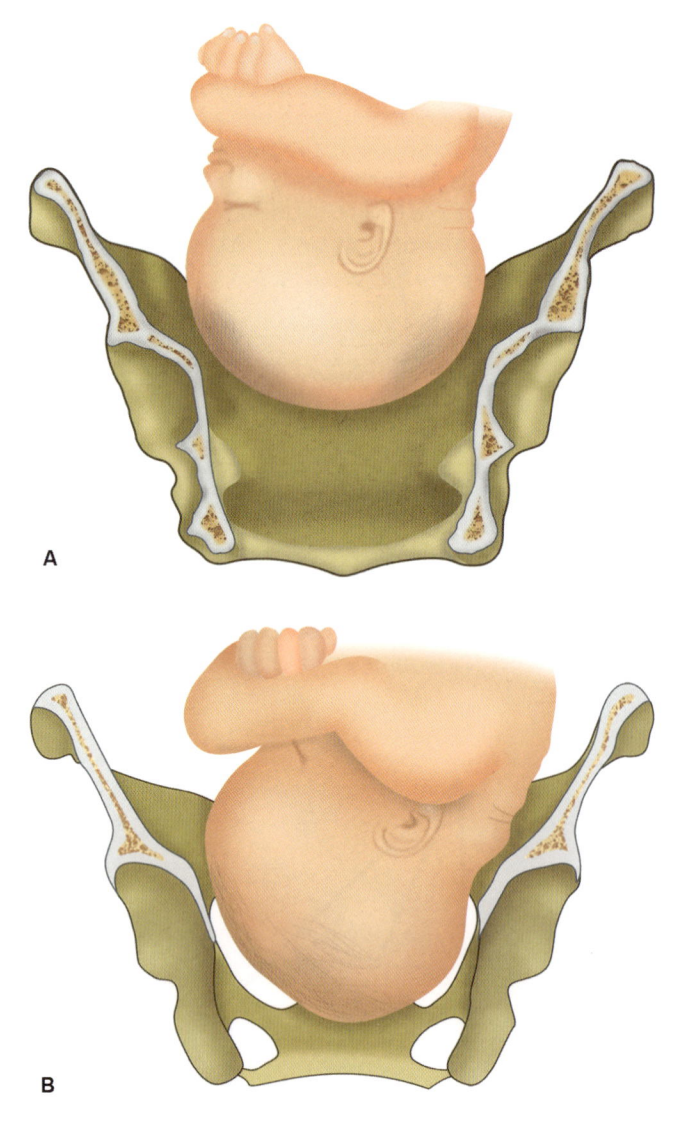

Figura 21.7 A. Atitude fetal fletida ao início da insinuação. **B.** Atitude de flexão fetal acentuada durante insinuação.

• Sinclitismo e assinclitismo: chamamos de sinclitismo ao alinhamento axial da cabeça fetal em relação ao canal de parto nas apresentações cefálicas. No sinclitismo, a sutura sagital da cabeça fetal parcial ou completamente insinuada na pelve materna encontra-se no diâmetro transverso da pelve, completamente alinhada com seu eixo axial. O assinclitismo anterior (também conhecido como *obliquidade de Naegale* ou assinclitismo fisiológico) acontece quando a sutura sagital está desalinhada em relação ao eixo do canal de parto, angulada em direção ao sacro (mais próxima ao sacro) (Figura 21.8A). O assinclitismo anterior é um movimento fisiológico durante o mecanismo de parto, especialmente durante a insinuação e a descida, e ocorre por movimentação lateral do ovoide cefálico fetal, que então oferece ao trajeto uma das metades de cada vez (Figura 21.8B). O assinclitismo posterior ou obliquidade de Litzmann é menos comum, e neste caso a sutura sagital está mais próxima do púbis (Figura 21.8C).

Sabe-se, com base em estudos radiográficos, que a variedade de posição mais frequente na insinuação é a transversa (60 a 70%), a esquerda superando numericamente a direita. Porém, alguns autores franceses consideram a variedade de posição mais frequente a occípito-esquerda-anterior (OEA) (60%) – por isso denominada primeira posição, seguida pela occípito-direita-posterior (ODP) (32%) ou segunda posição, a occípito-esquerda-posterior (OEP) (6%) e, raramente, a occípito-direita-anterior (ODA) (1%).

A insinuação também depende da morfologia da pelve. Nas de tipo ginecoide, mais frequentes, a insinuação acontece preferencialmente pelo diâmetro transverso. Em pelves androides, as posições transversas são cerca de três vezes mais comuns que as anteriores e as posteriores reunidas; nas antropoides, é menor a frequência da insinuação pelo diâmetro transverso. Alguns autores estabeleceram que bacias antropoides se predispõem às posições posteriores, embora as posições diretas também sejam comuns. Nas bacias platipeloides, a cabeça deve ser encaixada quase obrigatoriamente através dos diâmetros transversos.

De qualquer maneira, o aproveitamento dos diâmetros oblíquos ou transversos da pelve (os mais amplos do estreito superior) é indispensável para a passagem do diâmetro anteroposterior fetal, o maior da circunferência da insinuação.

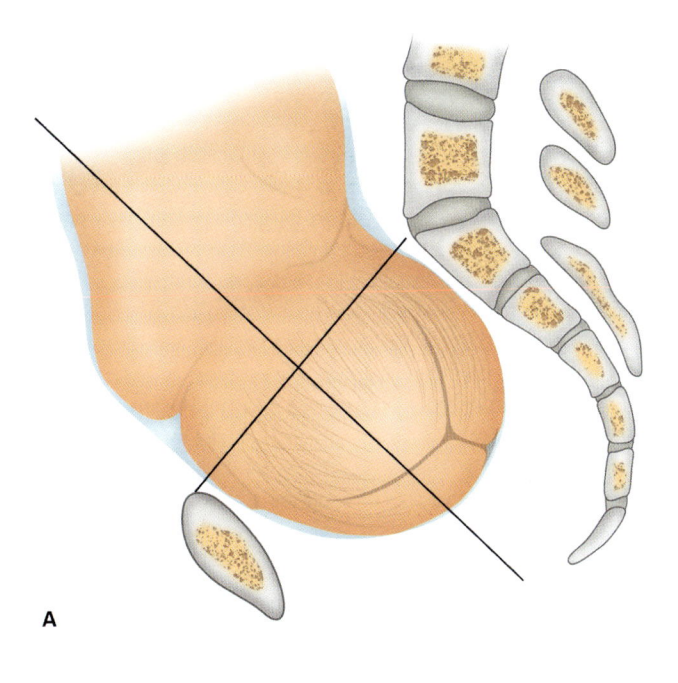

A

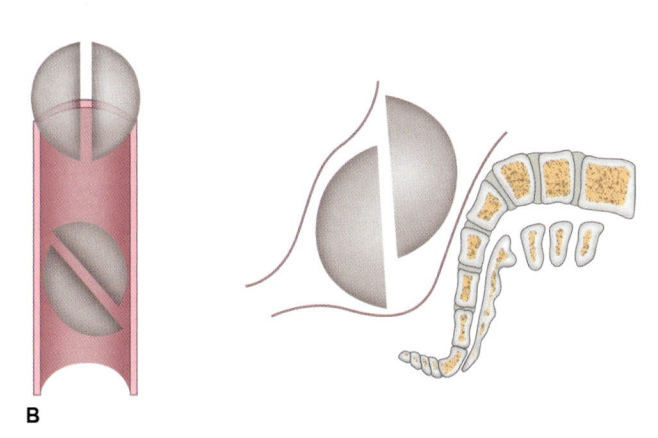

B

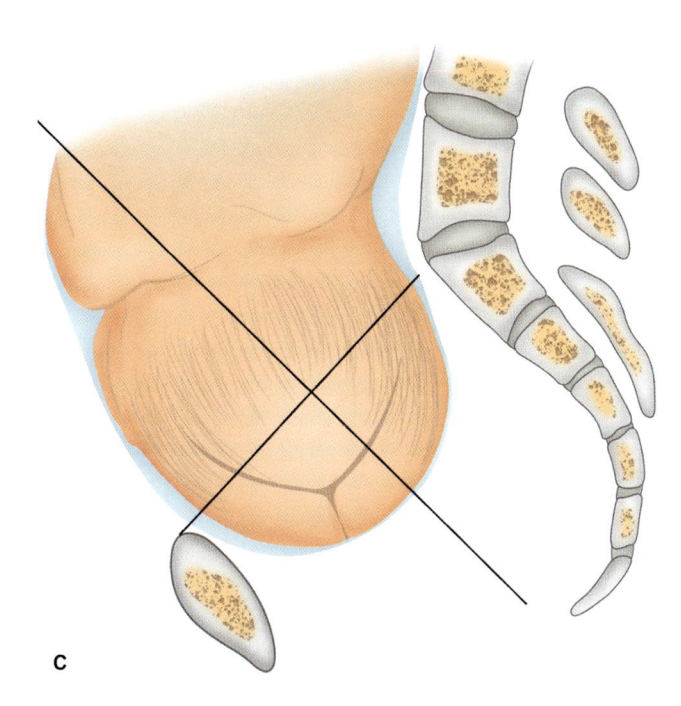

C

Figura 21.8 A. Assinclitismo anterior. **B.** Mecanismo de assinclitismo. **C.** Assinclitismo posterior.

Portanto, as dimensões da pelve, de acordo com seus diâmetros, juntamente com questões da dinâmica do canal de parto (incluindo as partes moles da estrutura), levam aos movimentos fetais durante a insinuação e a descida do feto. Na Tabela 21.1, relaciona-se a dimensão dos diâmetros transverso e anteroposterior nas diferentes alturas da pelve materna.

Assim, percebe-se que, como o diâmetro transversal é maior que o diâmetro anteroposterior no estreito superior da pelve, a maior circunferência da cabeça do feto desce em uma posição transversal. No entanto, quando se aproxima do estreito inferior, os músculos do assoalho pélvico incentivam a cabeça do feto a girar da posição transversa para a posição anteroposterior, já que o diâmetro anteroposterior é maior que o transversal nos planos mais inferiores da pelve materna. De qualquer maneira, o aproveitamento dos diâmetros oblíquos ou transversos da pelve materna (os mais amplos do estreito superior) é indispensável para a passagem do diâmetro anteroposterior do feto, o maior da circunferência de insinuação.

O diâmetro da cabeça fetal varia de acordo com o grau de flexão do pescoço, portanto também é importante saber como a circunferência da cabeça fetal varia com os diferentes graus de flexão do pescoço (Tabela 21.2).

De maneira ilustrativa e teórica, a flexão da cabeça pode ser explicada por três teorias:

• De acordo com a teoria de Zweifel, a implantação da coluna cervical na base do crânio se faz mais para o lado occipital do que da face, criando a condição de uma alavanca de braços desiguais. A contrapressão exercida pelo contato das bordas da pelve, representando forças iguais nos dois extremos da alavanca, domina o braço mais longo, que corresponde à face, por isso esse extremo sobe e o outro desce

• A teoria de Lahs define que as pressões laterais exercidas sobre a cabeça pelo canal do parto alcançam níveis diferentes – o mais baixo é o lado occipital. A ação das linhas de força em sentido oposto resulta no abaixamento do occipital

• A teoria de Sellheim explica que, mediante uma diferença de pressão atmosférica, quando um elipsoide de rotação colocado obliquamente ao seu eixo progride através de um tubo reto, semelhantemente ao canal do parto, o elipsoide se dispõe de modo que seu eixo maior coincida com o eixo do tubo.

Essas três teorias não se contradizem e explicam o mesmo fenômeno de maneiras diferentes. Contudo, apenas Zweifel deixa a entender que as forças atuantes na flexão da cabeça resultam

Tabela 21.1 Relação entre os estreitos da pelve materna e seus diâmetros.

	Diâmetro transverso	Diâmetro anteroposterior
Estreito superior	13 cm	11 cm
Estreito médio	12 cm	12 cm
Estreito inferior	11 cm	13 cm

Tabela 21.2 Diâmetros cefálicos fetais e suas características.

Diâmetro	Flexão	Apresentação	Medida
Suboccipitobregmático	Flexionado	Vértice	9,5 cm
Suboccipitofrontal	Deflexão do 1º grau	Bregma	11 cm
Occipitomentoniano	Deflexão do 2º grau	Fronte	13,5 cm
Submentobregmático	Deflexão do 3º grau	Face	9,5 cm

do contato com o rebordo ósseo da pelve, enquanto as outras duas teorias sugerem pressões laterais das porções altas do canal mole (segmento inferior do útero). Reduzidos os seus diâmetros através dos movimentos descritos, a cabeça fetal transpõe o estreito superior da pelve materna.

Descida (ou progressão)

A descida é incentivada por aumento do tônus muscular abdominal, aumento das contrações de Braxton-Hicks nos estágios finais da gravidez e pelas contrações uterinas durante o trabalho de parto. O movimento se torna contínuo e adicional aos movimentos subsequentes do mecanismo de parto pela maior frequência e força das contrações durante o parto.

Completando a insinuação, a cabeça migra até as proximidades do assoalho pélvico, onde começa o "cotovelo" do canal (ver Figura 21.6). Até aí mantém a mesma atitude e conserva o mesmo sentido, apenas exagerando a flexão. O ápice do ovoide cefálico atinge o assoalho pélvico, e a circunferência máxima encontra-se na altura do estreito médio da bacia.

A descida, na realidade, ocorre desde o início do trabalho de parto e só termina com a expulsão total do feto. Seu estudo como tempo autônomo tem apenas propósito didático. Durante a descida, o movimento da cabeça é turbinal (em parafuso): à medida que o polo cefálico roda, vai progredindo no seu trajeto descendente. Fernando Magalhães (1993) chamou o movimento de "penetração rotativa".

Quando a cabeça desce, ela se move em direção à borda pélvica na posição occipitotransversa esquerda ou direita (isso significa que o occipital do feto pode estar voltado para o lado esquerdo ou direito da pelve da mãe). Basicamente, a descida refere-se ao trajeto do feto desde a insinuação até a chegada ao estreito inferior da pelve materna.

Rotação interna da cabeça. Nesse momento do mecanismo de parto, a linha de orientação fetal (sutura sagital na apresentação cefálica) passa do diâmetro transverso ou de um dos oblíquos do estreito superior da pelve materna para o diâmetro anteroposterior do estreito inferior da pelve materna. O ovoide cefálico fetal sofre uma rotação, levando o ponto de referência fetal (sutura posterior ou lambdoide) a se voltar para o púbis ou sacro maternos, qualquer que seja a variedade de posição. Como dito anteriormente, ao mesmo tempo que roda, a apresentação fetal está descendo na pelve.

A apresentação fetal distende e dilata o conjunto musculo-aponeurótico que compõe o diafragma pélvico. O encontro com o diafragma pélvico leva a cabeça fetal a realizar o movimento de rotação que levará a sutura sagital a se orientar no sentido anteroposterior da saída do canal no caso da apresentação de vértice (ver Figura 21.6), de novo observando a necessidade de adequação dos diâmetros do ovoide cefálico fetal aos da pelve materna.

O assoalho pélvico distendido pela cabeça fetal se torna côncavo no sentido cranial e anterior, e escavado em forma de goteira, apresentando planos inclinados laterais por onde o feto desliza. A fenda vulvar é limitada superiormente pelo arco inferior do púbis e limitada lateral e inferiormente pelo diafragma pélvico, apresentando forma ovalar, com maior eixo no sentido anteroposterior, quando totalmente distendida. Ao forçar a distensão do assoalho pélvico, a cabeça fetal desliza nas paredes laterais (planos inclinados) e roda para acomodar seus maiores diâmetros aos mais amplos da fenda vulvar.

O formato do assoalho pélvico leva o feto a executar uma rotação de 90°, partindo originalmente da posição occipitotransversa esquerda ou direita para uma posição occipitoanterior (occipital voltado para a frente), para ficar sob o arco subpúbico. A cada contração uterina materna, a cabeça do feto empurra o assoalho pélvico. Após cada contração, um efeito rebote propicia um pequeno grau de rotação, e contrações regulares acabam levando a cabeça do feto a completar o giro de 90°. Esse processo ocorre durante o trabalho de parto ativo e normalmente é concluído no início do segundo período (expulsivo). Uma descida adicional leva o feto a entrar no canal vaginal e, a cada contração, o vértice se torna cada vez mais visível na vulva (Figura 21.9).

É importante destacar que o ovoide cefálico fetal descreve um arco de círculo, e o grau de rotação varia conforme a variedade de posição, como detalhado na Tabela 21.3. Quando excepcionalmente a cabeça executa rotação para trás, diz-se rotação sacra ou posterior.

Simultaneamente à rotação interna da cabeça e sua progressão no canal de parto, ocorre a penetração do ovoide córmico (das espáduas, diâmetro biacromial fetal) através do estreito superior da pelve materna.

Insinuação das espáduas. A penetração das espáduas através do estreito superior da bacia está ilustrada na Figura 21.6. O diâmetro biacromial, que mede 12 cm, seria incompatível com os diâmetros do estreito superior. No entanto, a redução volumétrica do biacromial é perfeita e mais simplesmente executada através da mobilidade das espáduas, que se aproximam uma da outra e/ou atravessam o estreito alternadamente (um ombro à frente do outro fisiológico). As contrações e a constrição do canal de parto favorecem esse fenômeno, levando o ovoide córmico a se orientar no sentido de um dos diâmetros oblíquos ou do transverso daquele estreito. À medida que a cabeça progride, as espáduas descem até o assoalho pélvico.

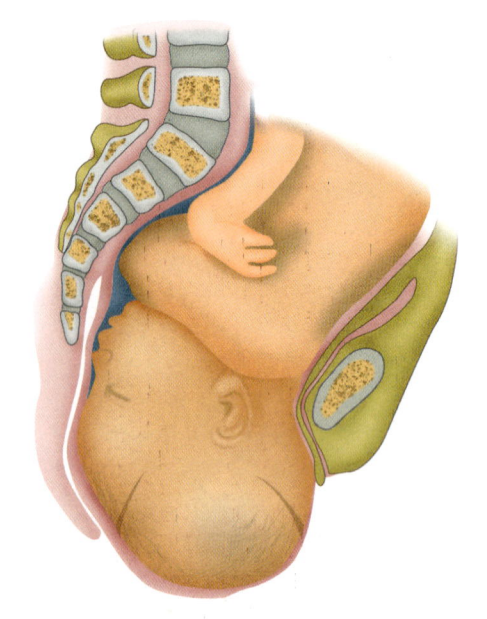

Figura 21.9 Vértice iniciando desprendimento cefálico.

Tabela 21.3 Variedade de apresentação e ângulo de rotação nas apresentações cefálicas.

Variedade	Grau	Nomenclatura
Anteriores	45°	OEA e ODA
Transversas	90°	OET ou ODT
Posteriores	135°	OEP ou ODT

OEA, occípito-esquerda-anterior; *ODA*, occípito-direita-anterior; *OET*, occípito-esquerdo-transversa; *ODT*, occípito-direita-transversa; *OEP*, occípito-esquerda-posterior.

Desprendimento

Terminada a rotação interna, o diâmetro suboccipital coloca-se sob a arcada púbica e a sutura sagital orienta-se em sentido anteroposterior (ver Figura 21.6). Dada a curvatura inferior do canal do parto, a cabeça se desprende do estreito inferior da pelve materna graças à retropulsão do cóccix, que amplia seu diâmetro anteroposterior de 9,5 cm para 11 cm. A nuca do feto apoia-se na arcada púbica e a cabeça oscila em torno desse ponto, em um movimento de dobradiça (movimento denominado hipomóclio, detalhado a seguir). Com o maior diâmetro do ovoide cefálico (occipitomentoniano) orientado no sentido do eixo do canal de parto, a passagem da cabeça através do anel vulvar deve ser feita pelos diâmetros anteroposteriores, de menores dimensões, originados do suboccipital. Assim, essa região acomoda-se à arcada inferior da sínfise púbica, ao redor da qual a cabeça vai bascular para o desprendimento (ver Figura 21.5).

O desprendimento do polo cefálico fetal se faz por extensão e deflexão; a cabeça desce, e o suboccipito, situado abaixo da fontanela lambdoide (posterior), coloca-se sob a borda inferior da sínfise púbica, movimento conhecido como hipomóclio (Figura 21.10). Com o movimento de deflexão e o suboccipital

colocado sob a arcada púbica, liberta-se o diâmetro suboccipito-bregmático, seguido pelo suboccipitofrontal, suboccipitonasal e, assim por diante, até o completo desprendimento.

É importante destacar que o desprendimento cefálico fetal pode ocorrer de maneira gradual, especialmente em primigestas. Assim, a cada contração, ocorre um movimento de avanço e recuo até que o hipomóclio seja completo (Figura 21.11). Ao parteiro menos experiente, pode parecer que o recuo da apresentação represente retrocesso no desprendimento cefálico; porém, trata-se de mecanismo fisiológico. Não existe necessidade de intervenção no processo, estando certificados o bem-estar fetal e a ausência de exaustão materna. Destaca-se que posições maternas não supinas nesse momento, bem como durante toda a fase ativa do trabalho de parto, podem facilitar e acelerar o desprendimento do polo cefálico fetal.

Rotação externa da cabeça. Após o desprendimento, livre agora no exterior do períneo materno, a cabeça fetal sofre novo e ligeiro movimento de flexão, pelo seu próprio peso, e executa rotação de 1/4 a 1/8 de circunferência, voltando o occipital para o lado em que se encontrava na pelve materna antes do desprendimento, ou seja, em posição transversa ou oblíqua (Figura 21.12 A e B). É um movimento simultâneo à rotação interna das espáduas, desencadeado por ela, e conhecido como restituição (faz restituir o occipital à orientação primitiva).

O desencadeamento da rotação externa da cabeça fetal depende de atividade contrátil do útero. Especialmente em primigestas, antes da contração uterina seguinte, a rotação cefálica externa e o subsequente desprendimento das espáduas podem não acontecer imediatamente após o desprendimento cefálico. Novamente, diante de vitalidade fetal preservada e ausência de exaustão materna, essa etapa do mecanismo de parto acontece de forma fisiológica, sem necessidade de intervenção externa para precipitá-la. Uma intervenção intempestiva neste momento pode levar à impactação do biacromial fetal na pelve materna, situação conhecida como distócia de ombros.

Rotação interna das espáduas. Desde sua passagem pelo estreito superior da bacia, as espáduas têm o diâmetro biacromial orientado no sentido do oblíquo direito ou do transverso da bacia. Ao chegarem ao assoalho pélvico, e por motivos idênticos aos que causaram a rotação interna da cabeça, as espáduas também sofrem movimento de rotação, até orientarem o biacromial na direção anteroposterior da saída do canal de parto. O ombro anterior coloca-se sobre a arcada púbica; o posterior, em relação com o assoalho pélvico, impelindo para trás o cóccix materno.

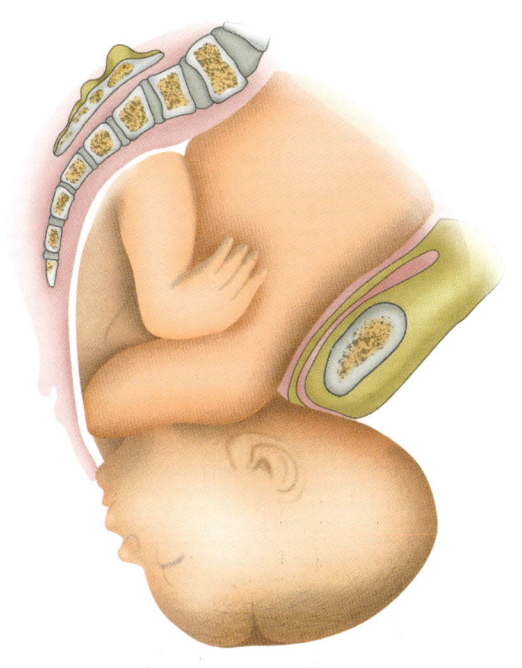

Figura 21.10 Desprendimento do polo cefálico fetal.

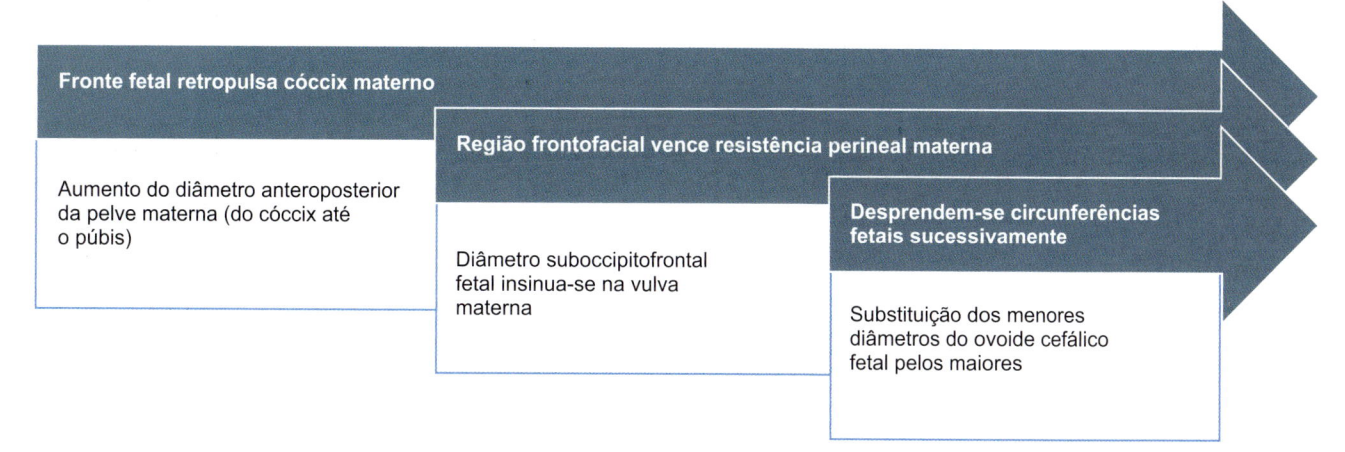

Figura 21.11 Tempos do desprendimento do polo cefálico.

Fronte fetal retropulsa cóccix materno

Aumento do diâmetro anteroposterior da pelve materna (do cóccix até o púbis)

Região frontofacial vence resistência perineal materna

Diâmetro suboccipitofrontal fetal insinua-se na vulva materna

Desprendem-se circunferências fetais sucessivamente

Substituição dos menores diâmetros do ovoide cefálico fetal pelos maiores

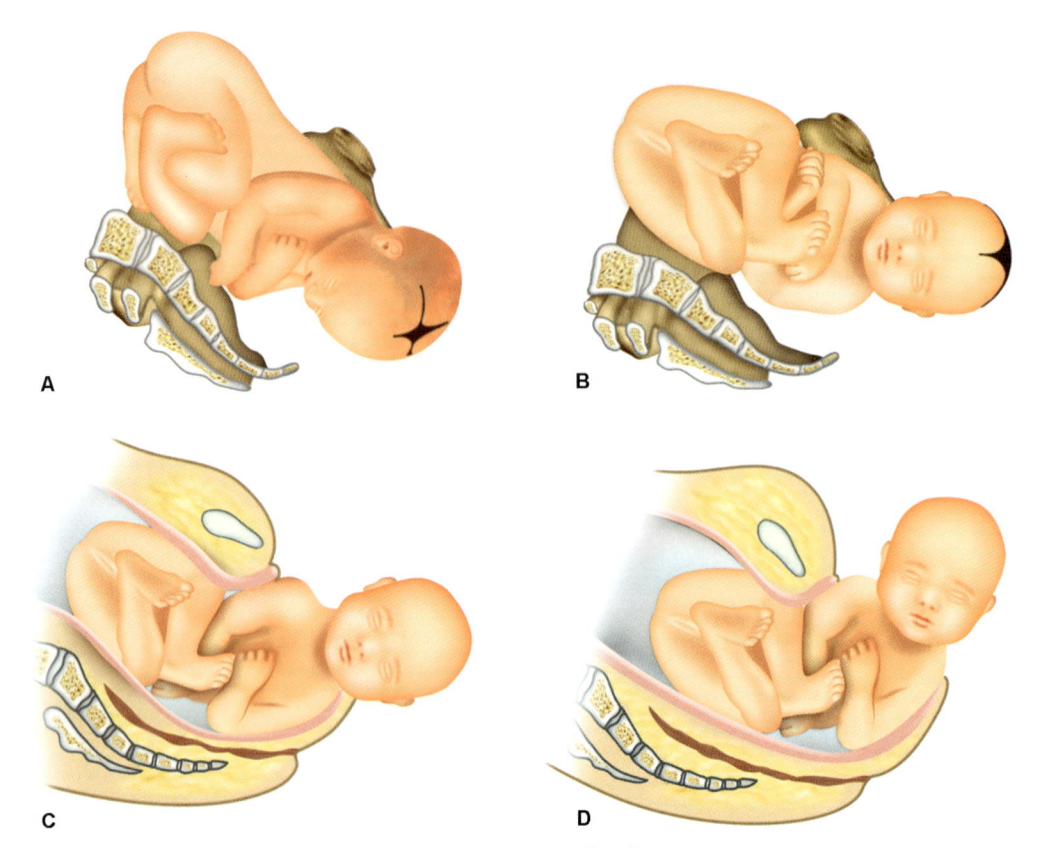

Figura 21.12 Mecanismo do parto em posição occípito-esquerda-anterior (OEA). **A** e **B.** Movimento de restituição da cabeça ou rotação externa. **C** e **D.** Desprendimento do ombro anterior e do posterior, respectivamente.

Desprendimento das espáduas. O feto está com os braços cruzados para diante do tórax, a espádua anterior transpõe a arcada púbica e aparece através do orifício vulvar, em que ainda se encontra parcialmente recoberta pelas partes moles (Figura 21.12 C e D).

Para libertar o ombro posterior, e tendo de acompanhar a curvatura do canal, o tronco sofre movimento de flexão lateral, pois o *facilimum* de flexão desse segmento é no sentido lateral do corpo. Continuando a progredir em direção à saída, com o tronco fletido lateralmente, desprende-se a espádua posterior (Figura 21.13).

O restante do feto não oferece resistência para o nascimento, embora possa obedecer ao mesmo mecanismo dos primeiros segmentos fetais.

Resumo do mecanismo de parto em diferentes situações

A pelve é mais larga no diâmetro transversal no estreito superior, redonda no estreito médio e mais larga no diâmetro anteroposterior no estreito inferior.

Cefálicas fletidas

No início do trabalho de parto em apresentações cefálicas fletidas, a cabeça do feto se insinua na posição transversal ou oblíqua, e a insinuação se completa quando o ponto mais baixo da apresentação (vértice) chega ao plano zero de De Lee (na altura das espinhas isquiáticas). À medida que o trabalho de parto progride, a cabeça do feto é empurrada contra o colo uterino em processo de dilatação progressiva, e sofre flexão acentuada, apresentando o vértice (área da cabeça do feto delimitada pelo diâmetro biparietal e pelo diâmetro suboccipitobregmático, o menor diâmetro da cabeça fetal com 9,5 cm). A descida pela pelve continua e o polo cefálico faz uma rotação interna, geralmente para a posição occipitoanterior, atingindo os músculos do diafragma pélvico. O occipital se coloca sob o arco púbico e a cabeça distende os tecidos moles do períneo, surgindo na vulva. O desprendimento da cabeça envolve extensão (deflexão), que rotaciona a região suboccipital usando o púbis como um apoio. A cabeça gira para a posição que estava intrapélvica e se alinha com os ombros fetais (movimento chamado de restituição). Concomitantemente, os ombros se encaixam na posição transversal na entrada pélvica e passam por rotação interna para ficar na posição anteroposterior. Os ombros se desprendem primeiro a partir do ombro anterior sob a sínfise púbica, seguido de lateralizarão para desprendimento do ombro posterior. Os diâmetros fetais subsequentes (abdominal e bitrocantérico) são menores e maleáveis, por isso o restante do corpo fetal não encontra resistência e sai sem dificuldades.

Mesmo quando o feto inicia o trabalho de parto na posição occipitossacra, esquerda ou direita posteriores, o mais comum é que ocorra a flexão durante a descida, e a apresentação faça uma rotação (interna) longa para a posição occipitoanterior, com os ombros seguindo um diâmetro oblíquo e o restante do mecanismo de parto segue igual.

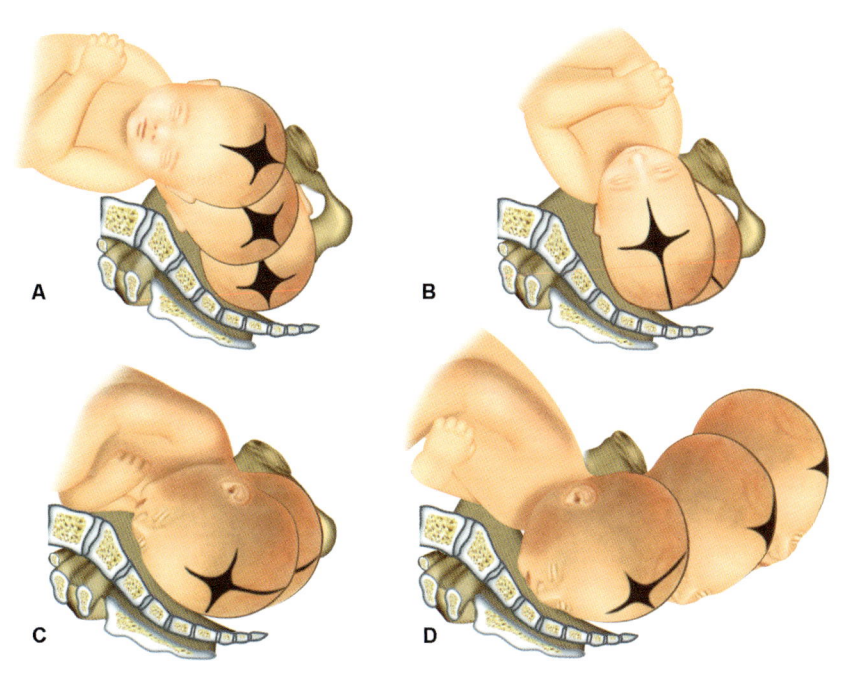

Figura 21.13 Mecanismo do parto em posição occípito-esquerdo-transversa (OET). **A** e **B.** Insinuação e descida da cabeça por movimentos de assinclitismo. **C** e **D.** Rotação interna e desprendimento cefálicos.

Cefálicas defletidas

Quando o feto inicia o trabalho de parto em posição occipitos-sacra, outra possibilidade é que a flexão da cabeça fetal seja limitada, e pode ocorrer uma rotação curta para essa posição. Nesse caso, duas situações são possíveis: ocorre uma leve flexão e o parto progride em occipitossacra – e, caso a proporção fetopélvica ocorra, a fronte do feto emerge primeiro sob a sínfise púbica e o restante da expulsão ocorre como em outras posições; ou o feto apresenta à pelve o diâmetro occipitofrontal (11,5 cm), que pode ocasionar um parto distócico e desproporção cefalopélvica relativa. A apresentação de face é resultado de uma extensão do polo cefálico fetal que ocorre inicialmente, em vez da flexão. Se a extensão não for completa, resultará em uma apresentação de fronte (deflexão do segundo grau), que apresenta o diâmetro occipitomentoniano (13,5 cm), maior que qualquer diâmetro da pelve normal. Uma flexão pode ocorrer ainda durante os estágios iniciais da descida e progredir para um nascimento em occipitossacra. No entanto, se uma flexão não ocorrer no processo, o parto vaginal não será possível na maioria dos casos.

O mecanismo de parto na apresentação de face é a descida com extensão progressiva da cabeça, seguida de rotação interna quando o mento atinge o assoalho pélvico. Se a rotação acontece para mento anterior, o mento aparece sob a sínfise, e a flexão da cabeça (em vez da deflexão das cefálicas fletidas), na sequência, completa o desprendimento cefálico; e o restante do parto ocorre da mesma maneira. Se a rotação interna levar a posição *mentoposterior*, o mento estaciona, compactado junto ao sacro, impossibilitando a flexão da apresentação e sua expulsão, fazendo com que não seja possível o parto vaginal sem graves lesões para o feto.

Apresentação pélvica

O mecanismo de parto em apresentação pélvica, ao contrário das apresentações cefálicas em que os diâmetros maiores se apresentam inicialmente, envolve a apresentação progressiva de diâmetros cada vez maiores e menos compressíveis (ver Capítulo 91). Inicia-se a descida com compactação do polo pélvico. A rotação interna da pelve fetal leva o diâmetro bitrocantérico fetal a se apresentar ao diâmetro anteroposterior da pelve materna. A restituição é simultânea com a rotação interna do biacromial, que leva o dorso fetal à posição anterior (sob o púbis materno), e a sutura sagital no diâmetro transverso da pelve. O desprendimento da cabeça ocorrerá na sequência, pela flexão do pescoço rodando sob o púbis materno.

Bibliografia

Caldwell WE, Moloy HC. Anatomical variations in the female pelvis and their effect in labour with a suggested classification. Am J Obstet Gynecol. 1933;26:479-505.

Chamberlain G. Turnbull's obstetrics. 3rd. ed. Philadelphia: Churchill Livingstone; 2001.

Cunningham FG, Leveno KJ, Bloom SL, et al. Williams Obstetrics. 25.ed. New York: McGraw-Hill Education. Imprint: McGraw-Hill Medical; 2018.

Friedman EA. Labor. Clinical evaluation and management. 2nd. ed. New York: Appleton Century Crofts; 1978.

Gabbe SG, Niebyl JR, Simpson JL. Obstetrics. Normal & problem pregnancies. 7.ed. Philadelphia: Elsevier; 2016.

López-Zeno J. Presentation and mechanisms of labor. Glob Libr Womens Med. 2008.

Magalhães F. Clínica obstétrica (novas lições). Rio de Janeiro: Guanabara; 1933.

Moloy HC. Evaluations of the pelvis in obstetrics. Philadelphia: Saunders; 1951.

Montenegro CAB, Rezende Filho J. Rezende: obstetrícia fundamental. 13.ed. Guanabara Koogan: Rio de Janeiro; 2018.

Rezende J. O mecanismo do parto e a escola obstétrica brasileira. Rev Bras Ginecol Obstet. 1944;38:9.

Tully, G. Spinning babies: guia de consulta rápida. São Paulo: Lexema; 2016.

Spinning babies. [Internet]. Disponível em: <https://spinningbabies.com/>. [Acessado em: 20/12/2019].

Swenson PC. Anatomical variations in the female pelvis; the Caldwell-Moloy classification. Radiology. 1947;48:527.

William LM, Susan P. Hutchon. Mechanism and management of normal labour. Curr Obstet Gynaecol. 2004;5:301-8.

22

Estudo Clínico e Assistência ao Parto

Melania Amorim
Leila Katz
Jorge Rezende Filho

Dilatação e Expulsão

Estudo clínico

Clinicamente, o estudo do parto analisa três fases principais (*dilatação, expulsão* e *secundamento*), precedidas de estádio preliminar, o *período premonitório* (pré-parto). Tende-se a considerar um *quarto período*, que compreenderia a primeira hora após a saída da placenta, pelo fato de ser uma fase de riscos imanentes, frequentemente ignorada pelo profissional que presta assistência ao parto (ver a seção "Secundamento", adiante). Esses episódios constituem os *fenômenos passivos do parto*, que se completam com a análise dos movimentos executados pelo feto, em sua penetração rotativa pelo canal parturitivo, impulsionado pelas contrações uterinas (*mecanismo do parto*).

Na realidade, os fenômenos clínicos e mecânicos do parto compõem uma unidade, que se completam ou se sucedem em um ritmo que a contratilidade uterina, e só ela, comanda. Esses fenômenos resumem-se na abertura de dois diafragmas, o *cervicossegmentário* (colo do útero) e o *vulvoperineal*, por meio dos quais passa o feto. Sob o ponto de vista clínico, a ampliação do diafragma cervicossegmentário corresponde ao *primeiro período do parto* (*fase de dilatação*), e a passagem do feto pelo diafragma vulvoperineal corresponde ao *segundo período* (*fase de expulsão*).

Sob a epígrafe de parto estabeleceu-se ainda, tanto nos compêndios de língua inglesa como em sucessivas edições do presente Tratado, incluir a expulsão dos anexos fetais (placenta e páreas), que constitui o *secundamento*, também denominado dequitadura, dequitação ou delivramento. A primeira hora pós-parto, como anteriormente referido, merece atenção especial e não deve jamais ser olvidada por quem assiste o parto, uma vez que complicações, sobretudo atonia e hemorragia, podem ainda ocorrer e acarretam riscos para a mulher.

Período premonitório (pré-parto)

É o período caracterizado pela descida do fundo uterino. Situada nas proximidades do apêndice xifoide, a cúpula do útero gravídico baixa de 2 a 4 cm. Com isso, aumenta a amplitude da ventilação pulmonar, que até esse momento era dificultada pela compressão diafragmática. No pré-natal cuidadoso é possível avaliar e acompanhar esse evento, conhecido popularmente como queda do ventre.

A adaptação do polo proximal do feto ao estreito superior é responsável pela incidência de dores lombares, por estiramento das articulações da cintura pélvica e transtornos circulatórios decorrentes dos novos contatos. As secreções das glândulas cervicais tornam-se mais volumosas, com eliminação de muco, ocasionalmente mesclado de sangue; encurta-se a porção vaginal do colo; inicia-se a percepção, por vezes dolorosa, das metrossístoles intermitentes do útero, com espaços cada vez mais curtos e contrações que se intensificam progressivamente, com o prenúncio do parto (*dolores praeparantes*). A atividade uterina, desencadeada desde o início da gravidez, se mantém reduzida até 30 semanas e fica, sobretudo, limitada a pequenas áreas da matriz. Ultrapassada essa época, cresce paulatinamente, em especial após 36 semanas, resultante da maior intensidade e frequência das contrações de Braxton-Hicks, que se tornam cada vez mais bem coordenadas e passam a envolver áreas cada vez maiores.

No pré-parto acentua-se o *amolecimento* do colo, combinado ao *apagamento*, que anuncia a incorporação da cérvice ao segmento inferior, e caracteriza-se a *madurez* cervical.

O amadurecimento da cérvice é um mecanismo complexo e ainda não totalmente esclarecido, que pode ser dividido em duas fases. A primeira se inicia desde o 1º trimestre e se caracteriza pelo lento amolecimento do colo. Apesar do progressivo aumento em sua complacência, a competência do tecido se mantém. A segunda fase é mais acelerada e se caracteriza pela máxima perda de complacência e integridade tecidual. Ela ocorre semanas, ou dias, antes do parto e torna possível que o colo esteja amadurecido para se dilatar e promover a passagem do concepto a termo após o início das contrações.

Na década de 1980, foi proposto um modelo no qual células inflamatórias mediariam as modificações na composição da matriz extracelular do colo que levariam ao amadurecimento cervical. Mais recentemente, novos estudos demonstram que, no parto a termo, a ativação do complemento, como acontece no trabalho de parto prematuro, não é encontrada. Aparentemente a remodelação do colo ocorre de modo similar tanto a termo quanto no parto prematuro, porém os mecanismos que deflagram esse processo são diferentes. Enquanto o parto prematuro é iniciado por ativação do complemento e mediado por macrófagos, a termo o que desencadeia o processo é uma diminuição funcional na progesterona sérica (redução da razão progesterona/estrógeno) (Timmons et al., 2010; Gonzalez et al., 2011; Gonzalez et al., 2013).

O colo é formado por 50% de colágeno, 20% de musculatura lisa e o restante de elastina e glicosaminogicanas (GAG) embebidos em tecido conectivo. O maior componente celular da cérvice é de fibroblastos que produzem tanto colágeno como as GAG e as metaloproteases. No final da gestação, a queda relativa da concentração sérica da progesterona estimula a atividade das metaloproteases, que são liberadas pelos fibroblastos cervicais e também pelas células epiteliais do colo. Com o aumento de sua atividade, as metaloproteases degradam o colágeno do estroma cervical. As concentrações de colágeno do colo diminuem, a composição das GAG se modifica e o conteúdo de água do colo aumenta. Na medida em que o tecido se hidrata, o colágeno fica mais suscetível à ação da colagenase, o que resulta na quebra e dispersão dessas proteínas. Além disso, prostaglandinas liberadas pelas membranas fetais atuam ao estimular e retroalimentar todo esse processo de esvaecimento cervical. Essas modificações fisiológicas primariamente na matriz extracelular da cérvice levam ao processo dinâmico e progressivo, que é o amadurecimento cervical (Timmons et al., 2010; Gonzalez et al., 2011; Gonzalez et al., 2013).

Dá-se importância também à *orientação* e ao *abaixamento* do colo, pois o parto só costuma começar com essa porção da matriz locada no centro do eixo vaginal, depois ou contemporaneamente a sua descida em relação à fenda vulvar.

O falso trabalho de parto e as contrações dolorosas do pré-parto são quadros clínicos encontrados no fim da gravidez. Em comum, apresentam as metrossístoles, de ritmo irregular e sem coordenação, que, por não produzirem modificações no local, são úteis no diagnóstico diferencial da versão verdadeira. Por isso, muitas vezes é difícil surpreender o exato momento do início do parto, que pode começar de modo gradual, quase insensível.

Configura-se a fase latente ao fim do pré-parto ou ao início do trabalho, quando as contrações uterinas, embora rítmicas, não determinam ainda a dilatação progressiva do colo.

Diagnóstico do trabalho de parto

O diagnóstico do início real do parto nem sempre é de fácil estabelecimento. O exato momento em que se iniciam contrações regulares e efetivas pode não ser identificado, uma vez que as contrações do início do trabalho de parto podem ser menos frequentes e pouco dolorosas e, da mesma maneira, o ponto em que a dilatação cervical se inicia em resposta a elas pode não ser determinado. Não há evidências científicas que corroborem quando se inicia o trabalho de parto, que há de ser considerado como síndrome: os elementos que a compõem não têm, isoladamente, valor absoluto; é somente o conjunto deles que aumenta a acurácia. A imprecisão no diagnóstico e a confusão com o falso trabalho de parto podem acarretar internamento precoce e seus efeitos deletérios (cascata de intervenções). Diante da dificuldade de estabelecer exatamente quando é deflagrado o trabalho de parto, a diretriz do Institute for Clinical Systems Improvement (ICSI), de 2013, considera que, de modo esquemático, podem ser adotados os parâmetros descritos a seguir.

- Ocorrência de contrações uterinas espontâneas e rítmicas (pelo menos duas em 15 minutos), associadas a, pelo menos, dois dos seguintes sinais:
  - Apagamento cervical
  - Colo dilatado para 3 cm ou mais
  - Ruptura espontânea da bolsa das águas.

Tradicionalmente tem sido descrito que as contrações uterinas efetivas são ondas que se estendem a todo o útero e têm duração de 50 a 60 segundos, com sensação dolorosa concomitante do tipo cólica. Pates et al. (2007) observaram que 12 contrações por hora (2/10 minutos) constituem sinal valioso de trabalho de parto verdadeiro ou iminente. No que diz respeito à dilatação, a tendência atual é considerar diagnóstico de trabalho de parto (fase ativa) 4 cm com colo apagado ou 5 cm independente do apagamento. No grande estudo de Zhang et al. (2010) acerca dos padrões contemporâneos do trabalho de parto (*Consortium on Safe Labor*), em 62.415 parturientes com trabalho de parto espontâneo e desfechos neonatais normais verificou-se que a fase ativa do trabalho de parto pode não ter se iniciado até 5 cm em multíparas e até com dilatação maior em nulíparas. Na diretriz da Organização Mundial da Saúde (OMS), só se define a fase ativa do trabalho de parto a partir de 5 cm de dilatação (WHO 2018a).

Fase de dilatação (ou primeiro período)

A fase de dilatação ou primeiro período do parto tem início com as contrações uterinas rítmicas, que começam por modificar ativamente a cérvice, e terminam quando sua ampliação está completa (10 cm). Cerca de 70% das parturientes referem dor por contração uterina no hipogástrio, 20% na região sacra e 10% em ambos os lugares.

O colo dilata-se graças ao efeito de tração das fibras longitudinais do corpo, que se encurta durante as contrações uterinas, e a outros fatores convergentes (bolsa das águas e apresentação) (Figura 22.1). O primeiro período consiste em uma fase latente e uma ativa. A fase latente é caracterizada por dilatação cervical gradual e a fase ativa por dilatação cervical rápida. A curva de trabalho de parto em multíparas costuma mostrar um ponto de inflexão por volta dos 5 cm de dilatação. Todavia, em primíparas, esse ponto quase sempre não é caracterizado ou está ausente. Quando presente, ocorre com dilatação cervical mais avançada e sempre é, em qualquer situação, diagnóstico retrospectivo.

Às *dolores praeparantes* do período premonitório sucedem-se as *dolores pressagiantes* da fase de dilatação, quando o trabalho de parto desencadeado é percebido até por leigos. Durante o primeiro período, o diafragma cervicossegmentário abre-se e forma-se o canal do parto, isto é, a continuidade do trajeto uterovaginal, com dois fenômenos predominantes: o apagamento do colo ou desaparecimento do espaço cervical, com sua incorporação à cavidade uterina; e a dilatação da cérvice. Ao fim desse processo, suas bordas limitantes ficam reduzidas a simples relevos, aplicados às paredes vaginais. O apagamento e a dilatação são, portanto,

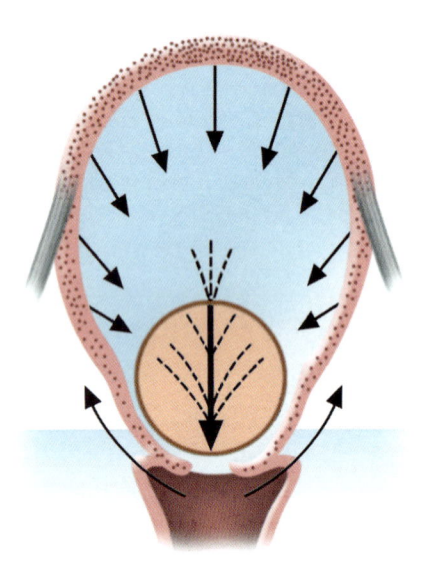

Figura 22.1 Dilatação do colo. Representou-se, esquematicamente, a convergência dos fatores que a condicionam: tração do segmento inferior e do colo por contração do corpo do útero; ação direta da apresentação, recoberta ou não pela bolsa das águas.

fenômenos distintos que, nas primíparas, se processam nessa ordem sucessiva (Figura 22.2). Nas multíparas, ocorrem simultaneamente: o colo se desmancha em sincronismo com a dilatação. O orifício externo do colo vai se ampliando, pouco a pouco, de modo a criar o espaço onde se coleta o líquido amniótico, tumefazendo as membranas ovulares (âmnio e cório), descoladas do istmo. O polo inferior do ovo constitui a bolsa das águas, que se insinua, a princípio, pelo orifício interno do colo, a cujos lábios transmite a onda contratural, e mantém-se tensa no momento da contração, relaxando-se nos intervalos. Ao iniciar-se o primeiro período, a bolsa passa a ter contato cada vez mais direto com a cérvice e, à semelhança de um cone, se interpõe entre as bordas da cérvice.

A ruptura espontânea da bolsa das águas (amniorrexe), com evasão parcial do conteúdo líquido do ovo, dá-se, em 80% dos casos, no fim da dilatação ou no início da expulsão.

Com relação à cronologia, a ruptura das membranas é considerada *prematura* quando o trabalho de parto está ausente; classificada como *precoce* ao ser realizada no início do parto; *oportuna* no caso de ocorrer ao final da dilatação; e *tardia* caso sobrevenha concomitante à expulsão do feto, que, se nascer envolto pelas membranas, é chamado de concepto empelicado. Pode, ainda, receber a classificação de *espontânea*, se porventura se dá sem envolvimento médico; *provocada* ou artificial (amniotomia), quando decorre da ação direta do profissional que presta assistência ao parto (com o dedo ou instrumentos); e *intempestiva*, se acarreta prolapsos, procidências ou escape quase total do líquido amniótico (o que deve ser evitado).

A ruptura das membranas que ocorre no parto pode ser atribuída ao enfraquecimento generalizado, quando atuam as contrações uterinas e o repetido estiramento.

Fase de expulsão (ou segundo período)

Inicia-se quando a dilatação está completa e se encerra com a saída do feto. Caracteriza-se pela associação sincrônica das metrossístoles (contrações uterinas), da força contrátil do diafragma e da parede abdominal, cujas formações musculoaponeuróticas, ao se retesarem, formam uma cinta muscular poderosa, que comprime o útero de cima para baixo e de frente para trás. Estudos mais recentes demonstram a importância das metrossístoles, que representam o componente fundamental no processo expulsivo, com menor relevo para a prensa abdominal, que não deve ser forçada caso a parturiente não demonstre desejo de fazê-lo.

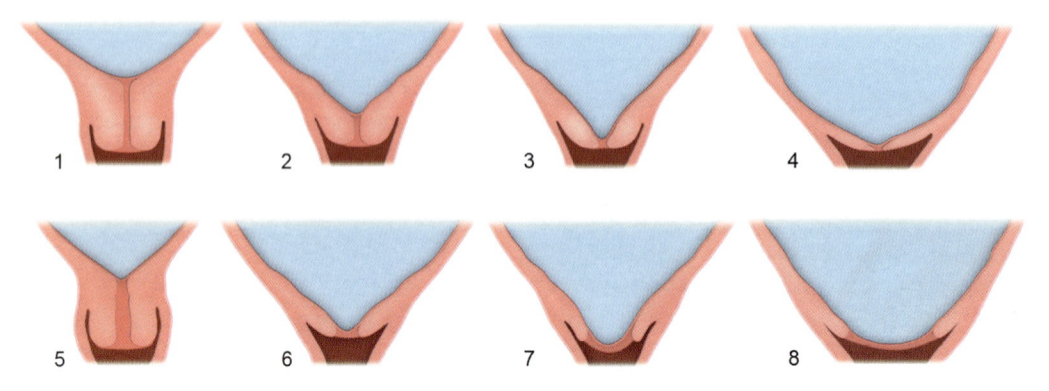

Figura 22.2 Apagamento e dilatação do colo na primípara (1, 2, 3 e 4) e na multípara (5, 6, 7 e 8).

No curso do segundo período, ocorre a sucessão das contrações uterinas, cada vez mais intensas e frequentes, com intervalos progressivamente menores, até adquirirem o aspecto subintrante de cinco contrações a cada 10 minutos. Por efeito das metrossístoles, o feto é propelido pelo canal do parto, franqueia o colo dilatado e passa a distender lenta e progressivamente a parede inferior do diafragma vulvoperineal depois de palmilhar a vagina (Figura 22.3). São movimentos de reptação, de vaivém, fisiológicos, que a apresentação descreve ao impulso das metrossístoles como da musculatura do abdome. Ao comprimir as paredes vaginais, o reto e a bexiga, o polo inferior do feto provoca, por via reflexa, o aparecimento das contrações voluntárias da prensa abdominal. Origina-se, então, a vontade de espremer, os puxos, movimentos enérgicos da parede do ventre, semelhantes aos suscitados pela evacuação ou micção. São esses os puxos involuntários, tardios, fisiológicos, que não demandam encorajamento dos presentes à cena do parto.

Desce a apresentação pelo canal do parto, que cumpre os tempos preliminares do mecanismo de expulsão; passa a pressionar o períneo, que se deixa distender, encosta-se às paredes do reto, elimina-lhe ocasionalmente o conteúdo e turgesce o ânus. A vulva entreabre-se, dilata-se lentamente, e se deixa penetrar pela apresentação, coifada ou não. Ao fim desse processo de duração variável, a depender da condição da mãe e do concepto, o feto liberta-se do corpo materno, ao qual fica ligado unicamente pelo cordão umbilical. Dá-se a eliminação do líquido amniótico remanescente na cavidade uterina, mesclado a uma pequena quantidade de sangue, oriunda das soluções de continuidade havidas.

Na sequência, o útero retrai-se e seu fundo fica na cicatriz umbilical. Após esses esforços, a parturiente passa por um lapso de euforia compensadora, causada pela ocitocina (o hormônio do amor) e pela endorfina (Odent, 2002). A despeito da coexistência de contrações uterinas, que persistem, apesar de indolores, a parturiente relaxa e chega à fase de repouso clínico.

Duração normal do trabalho de parto

A duração normal das fases latente e ativa do trabalho de parto tem sido questionada por trabalhos publicados na última década, que colocaram em xeque os parâmetros previamente descritos. Curvas contemporâneas de trabalho de parto têm sido construídas e descrevem padrões bem diversos daqueles publicados por Friedman, com base em estudos conduzidos na década de 1950. Estudos mais recentes demonstram que se a parturiente se sente confortável e a vitalidade fetal está assegurada, não há motivo para estabelecer limites rígidos para a duração da primeira e da segunda fase do parto. Os padrões observados no grande estudo de Zhang et al. (2010) demonstram que 50% das mulheres não dilatam 1 cm por hora até serem alcançados os 5 cm. O trabalho de parto pode demorar mais de 6 horas para progredir de 4 cm para 5 cm e, somente a partir daí, se iniciar a fase ativa. Há diferenças entre primíparas e multíparas e o uso de mediana e percentis é mais apropriado que o da média para descrever a ampla variação existente. Mediana e percentil 95 de duração do primeiro estágio (tempo para evoluir de 4 cm a 10 cm) são, respectivamente, 5,3 e 16,4 horas em primíparas e 3,8 e 15,7 horas em multíparas.

O período expulsivo com analgesia peridural tem mediana e percentil 95 de 1,1 e 3,6 horas em primíparas e 0,4 e 2 horas em multíparas, respectivamente. Nos partos espontâneos sem analgesia, observam-se mediana e percentil 95 de 0,6 e 2,8 horas em primíparas e 0,2 e 1,3 hora em multíparas. Vale destacar que o percentil 95 de duração do período expulsivo em primíparas, com analgesia de condução, aproxima-se de 4 horas. Os dados do *Consortium on Safe Labor* (Zhang et al., 2010) levaram à reconsideração dos limites tradicionalmente aceitos para duração do parto normal e protraído, que afetou os paradigmas de assistência ao parto (Figura 22.4). Esses dados são corroborados por outras pesquisas, ao incluir uma revisão sistemática de 37 estudos que avalia a duração do trabalho de parto espontâneo em mais de 200.000 mulheres sem fatores de risco para complicações (Abalos et al., 2018).

De acordo com as recomendações mais recentes da OMS, as mulheres devem ser informadas que uma duração padrão da fase latente não foi adequadamente estabelecida, o que pode variar amplamente de uma para outra (Friedman considerava uma duração máxima de 21 horas em primíparas e 14 horas em multíparas). A OMS considera a mediana de duração da fase ativa de 4 horas no primeiro trabalho de parto e 3 horas no segundo e nos subsequentes, quando o ponto de referência para início da fase ativa é a dilatação de 5 cm. Contudo, a duração da fase ativa (de 5 cm até dilatação completa), em geral, não se estende além de 12 horas no primeiro trabalho de parto e além de 10 horas nos trabalhos de parto subsequentes (WHO, 2018a).

Assistência ao parto

A palavra Obstetrícia deriva do verbo latino *obstare*, cujo significado é ficar ao lado ou em face de. A etimologia, nesse caso, vem ao encontro do que é o cerne da profissão, ou seja, assistir a mulher durante todo o processo de parto, ao lado ou em face dela, que é a verdadeira protagonista do evento.

O surgimento da Medicina Baseada em Evidências (MBE) representa um novo paradigma que veio se estender a todas as profissões da saúde e foi incorporado à Obstetrícia. Implica na integração das melhores evidências científicas com a experiência clínica individual, e com as características e expectativas da paciente, para respaldar o processo de tomada de decisão (Guyatt et al., 1992; Sackett et al., 1996). Assim, muitas rotinas, práticas e procedimentos que foram sendo introduzidos no modelo hospitalar de assistência ao parto sem comprovação de sua efetividade e segurança acabaram por resultar prejudiciais, conforme pôde

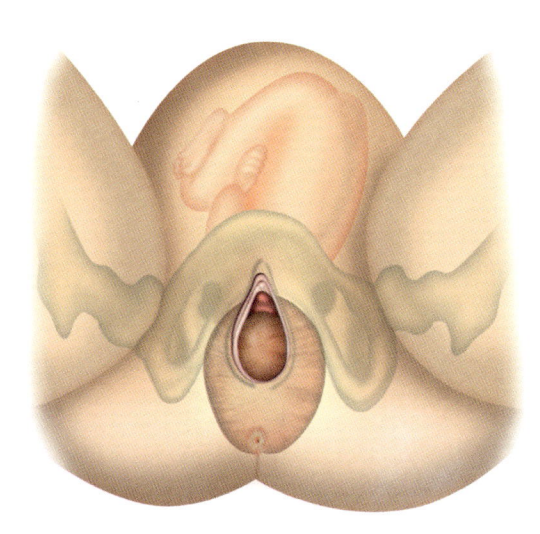

Figura 22.3 Expulsão (segundo estágio do parto).

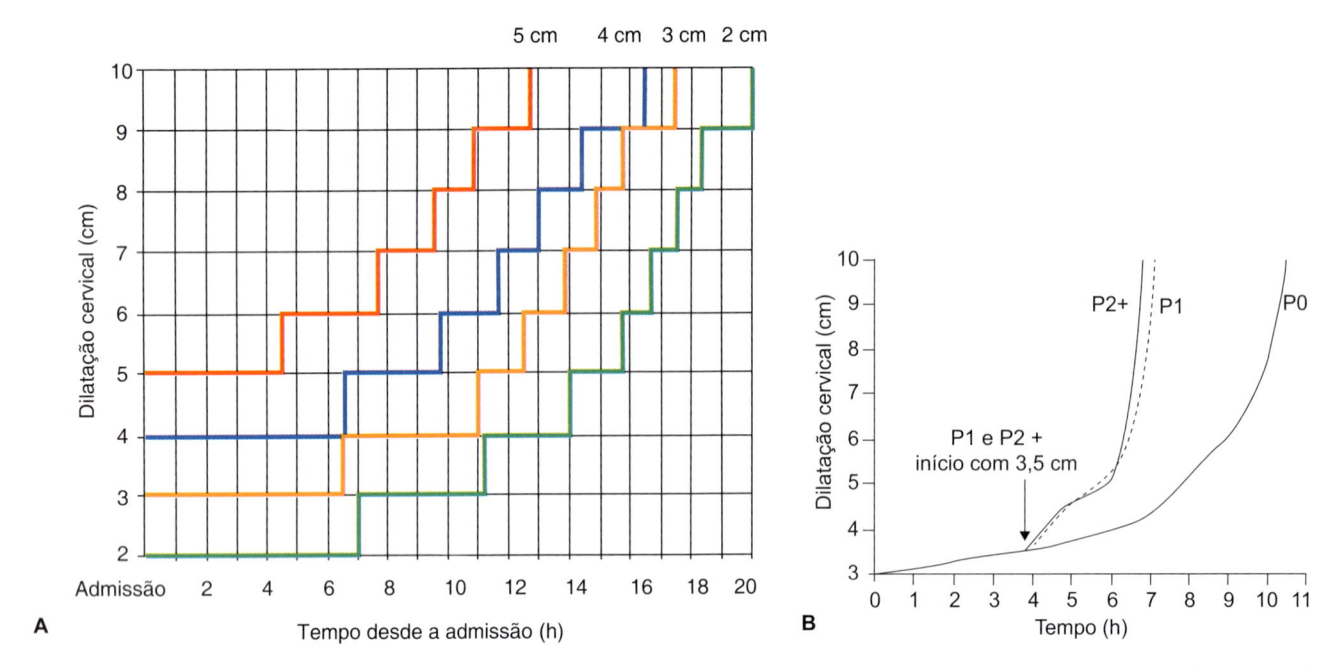

Figura 22.4 A. Evolução do trabalho de parto de acordo com Zhang et al. Os percentis 95 da duração do parto desde a admissão, em nulíparas, com feto único, a termo, com início espontâneo, desfecho vaginal e prognóstico neonatal normal. **B.** Curvas médias do parto por paridade em mulheres com gestação única, início espontâneo do parto, apresentação de vértice, que completaram o primeiro período e os recém-nascidos foram vigorosos no Apgar de 5 minutos. (Adaptada de Zhang et al., 2010.)

ser demonstrado que foram conduzidos ensaios clínicos randomizados (ECR) e revisões sistemáticas com metanálise desses ECR. São exemplos típicos: admissão precoce, jejum, tricotomia, enteróclise, repouso no leito, episiotomia de rotina e tantos outros que, ao serem questionados pelas ciências sociais e pelos movimentos de mulheres, foram finalmente avaliados adequadamente em estudos controlados e resultaram em recomendações contra sua prática.

É importante reconhecer a reivindicação legítima da autonomia pelas mulheres para decidir livremente sobre a condução do parto e participar do processo de tomada de decisão acerca de intervenções eventualmente necessárias no processo. Esse requerimento tornou-se visível em vários países, não apenas com atuação de organizações não governamentais (ONG), mas também nas ruas ocupadas por mulheres, como na Inglaterra na década de 1970, e no Brasil em 2012, com a Marcha pela Humanização da Assistência ao Parto. A elaboração do plano de parto permite que por meio de um instrumento legítimo as mulheres explicitem seus desejos e expectativas em relação à assistência ao parto.

No Brasil, o Ministério da Saúde editou, em 2000, sua norma *Parto, aborto e puerpério. Assistência humanizada à mulher*, ao consolidar as recomendações da Organização Mundial da Saúde (OMS), publicadas em 1996, baseadas nas melhores evidências científicas disponíveis à época, dentro de uma perspectiva de humanização da assistência à saúde. Mais recentemente, foram elaboradas as Diretrizes de Assistência ao Parto Normal, publicadas em 2017 (Brasil, 2017), que junto à diretriz da OMS (WHO, 2018a) será considerada para as recomendações deste capítulo.

Em resposta, mudanças significativas têm sido colocadas em prática em diversos serviços dentro do Sistema Único de Saúde (SUS), como parte da Política Nacional de Humanização da Atenção e da Gestão no SUS e também com algumas iniciativas no setor suplementar, como o Projeto Parto Adequado, iniciado em 2015.

Ao ater-se a essa perspectiva dialógica com as mulheres e reconhecer sua voz e seus direitos, além de respeitar as recomendações nacionais e internacionais e as melhores evidências científicas para assistência ao parto, a tendência é que a prática obstétrica se torne cada vez melhor (Amorim, 2012).

Preparação para o parto

Diversas medidas anteparto podem ser adotadas para que a gestante possa se preparar para o parto e aumentar as chances de que tudo transcorra conforme desejado e planejado. Além dos cursos de preparação para o parto, como aqueles baseados nas técnicas de Lamaze e Dick-Read, algumas informações devem ser prestadas no pré-natal, seja individualmente, pelo próprio profissional de saúde que atende a grávida, seja em grupos de gestantes (Tabela 22.1). O objetivo é fazer com que ela tenha conhecimento da fisiologia do parto e dos cuidados que o cercam, de modo a reduzir o medo e a ansiedade, promover a saúde e, principalmente, garantir que suas escolhas e sua participação no processo sejam conscientes. O pré-natal coletivo, que envolve não apenas o atendimento em grupos, mas encontros com conteúdo programado de acordo com a idade gestacional e o empoderamento da mulher que assume e toma para si parte dos cuidados do pré-natal, pode ser uma abordagem interessante para garantir acesso à informação e à preparação para o parto. A revisão sistemática da Biblioteca Cochrane que avalia o pré-natal coletivo demonstra que essa abordagem não modifica os resultados perinatais e é vista positivamente pelas mulheres (Catling et al., 2015). Estudos posteriores confirmam a satisfação das mulheres com esse modelo e até mesmo demonstram melhores resultados perinatais (Cunningham et al., 2017; Carter et al., 2016).

Uma revisão narrativa publicada sobre esse assunto (Andrade-Romo et al., 2019), além de trazer detalhes sobre como construir

Tabela 22.1 Elementos essenciais da preparação para o parto.

Elemento	Descrição
Processo do trabalho de parto e parturição	Anatomia e fisiologia da gravidez e do parto, fases clínicas do parto, experiências comuns
Lidar com a dor do parto: métodos farmacológicos e não farmacológicos	Uso de técnicas de relaxamento, métodos manuais, apoio contínuo, doulas, analgesia farmacológica
Intervenções durante o trabalho de parto e parto	Líquidos intravenosos, monitoramento fetal, técnicas de indução e aceleração, episiotomia, parto vaginal operatório, cesariana
O que esperar do local de escolha do parto	Incentivar visitas às instituições, conhecer as rotinas no trabalho de parto e no parto, incluindo restrições à alimentação, monitoramento fetal, presença de estudantes, enfermeiros e médicos em treinamento, equipamentos de suporte ao parto (bola, banheira, chuveiro etc.), disponibilidade de métodos de alívio da dor
Quando chamar o obstetra (ou ir para o local do parto)	Sinais do trabalho de parto
Sinais de alerta	Sintomas de parto pré-termo, ruptura prematura de membranas, redução ou parada dos movimentos fetais, hemorragia
Aleitamento	Benefícios, posições, pega adequada, sinais de saciedade, medidas de apoio
Cuidados com o recém-nascido	Cuidados de rotina no hospital, procedimentos adotados, estímulo ao aleitamento e contato precoce pele a pele, ligadura tardia do cordão umbilical, possibilidade de retardar procedimentos para depois da "hora de ouro" Alimentação básica, banho, trocas, posições para dormir, quando chamar/procurar o pediatra, consultas de puericultura
Cuidados no puerpério	Tempo esperado de recuperação, cicatrização perineal, sintomas de depressão pós-parto, retorno à atividade sexual

Adaptada de Bailey et al., 2008.

os encontros de um pré-natal em grupo, sumaria os resultados dos principais estudos acerca do tema. Foram encontrados melhores desfechos maternos em relação à aquisição de conhecimentos maternos sobre nutrição, amamentação, modificações da gestação, planejamento reprodutivo e abuso de substâncias, assim como menor necessidade de uso de medicações em caso de diabetes gestacional, quando comparadas às mulheres em pré-natal individual.

Os autores dessa revisão narrativa apontam que o modelo tem obstáculos, principalmente em países mais pobres, e chamam atenção para os países da América Latina, onde o modelo, desenvolvido inicialmente na América do Norte, precisaria ser adaptado. No entanto, um pré-natal nesses moldes é promissor, pois é um incentivo para o empoderamento feminino, na medida em que ela se torna parte ativa do cuidado, além de promover maior aderência das mulheres ao pré-natal.

Autodiagnóstico do trabalho de parto. A presença de contrações sintomáticas no fim da gravidez pode levar ao falso diagnóstico de trabalho de parto, que acarreta várias visitas ao hospital, frustração e desconforto para a mãe. Programas elaborados para ensinar a paciente a reconhecer a fase ativa do trabalho de parto tendem a ser benéficos, na medida em que reduzem a admissão hospitalar precoce e a ansiedade materna. A orientação para esse autodiagnóstico foi avaliada em um ensaio clínico randomizado com 245 mulheres, incluído na revisão sistemática da Biblioteca Cochrane (Lauzon e Hodnett, 2000). Essa medida esteve associada com menor número de visitas à maternidade, porém o tamanho da amostra não possibilita apontar seu impacto sobre os desfechos maternos e perinatais. Todavia, é possível especular que a educação antenatal pode aumentar a confiança, reduzir a ansiedade e, portanto, reduzir múltiplas visitas ao hospital, frustração por descobrir que ainda não é a hora e o desconforto acarretado pelos exames realizados. Percepções maternas diversas podem estar associadas ao início do trabalho de parto. Dessa maneira, autodiagnóstico precoce por sintomas mais vagos como contrações uterinas isoladas, e alterações do padrão de sono, se associam com internamento precoce, maior duração do trabalho de parto e maior necessidade de peridural em alguns estudos observacionais, enquanto o autodiagnóstico por perda de líquido amniótico a termo se associa a menor duração do trabalho de parto (Gross et al., 2010; Petersen et al., 2013).

É importante salientar que, no âmbito da saúde pública no Brasil, toda gestante atendida pelo Sistema Único de Saúde (SUS) tem direito ao conhecimento e à vinculação prévia à maternidade na qual seu parto será assistido e na qual será atendida nos casos de intercorrência pré-natal, assegurado pela Lei Federal nº 11.634, de 27 de dezembro de 2007.

Intervenções anteparto

Exercícios do assoalho pélvico. Estudos observacionais sugerem que tanto a gravidez como o parto são fatores de risco para incontinência urinária. Uma revisão sistemática publicada pela Biblioteca Cochrane incluiu 46 ensaios clínicos randomizados (ECR) e 10.832 mulheres de 21 países que avaliaram o papel dos exercícios do assoalho pélvico tanto para prevenção como para tratamento da incontinência urinária e fecal em mulheres antes e depois do parto. Ao considerar as mulheres continentes que se exercitaram durante a gravidez (exercícios para prevenção), houve uma redução em cerca de 62% no risco de incontinência urinária na gravidez tardia e uma redução de 29% no risco de incontinência mais que 3 até 6 meses depois do parto. A informação foi insuficiente para avaliar o efeito da intervenção no período pós-natal tardio (mais que 6 até 12 meses depois do parto). Para tratamento da incontinência urinária, os efeitos da intervenção foram incertos e não houve informação suficiente para avaliar adequadamente os efeitos da intervenção sobre incontinência fecal. Custo-efetividade e efeitos sobre qualidade de vida não foram avaliados (Woodley et al., 2020).

Massagem perineal. A massagem do períneo iniciada a partir de 34 semanas tem sido proposta no intuito de diminuir a ocorrência de lacerações perineais. Uma revisão com quatro ensaios clínicos e 2.497 mulheres verificou redução de 9% na incidência de trauma perineal que requereu sutura e de 16% na taxa de episiotomia em mulheres no grupo com massagem perineal digital por, pelo menos, 4 semanas antes do parto. Esses benefícios foram significativos apenas para as nulíparas. Contudo, não houve menor número de rupturas perineais, quer de 1º ou de 2º grau, quer de 3º e 4º grau. Isso demonstrou que a redução de trauma perineal observada está associada à menor probabilidade da episiotomia. Além disso, observou-se que mulheres com parto vaginal anterior no grupo da massagem perineal tiveram redução de 55% no risco de dor pós-parto (Beckmann e Stock, 2013). Sugere-se informar a elas sobre esses efeitos para que decidam se querem ou não realizar massagem perineal.

Treinador de parto Epi-No. O uso do dispositivo Epi-No para treinamento de parto foi, inicialmente, proposto com o objetivo de reduzir as taxas de episiotomia e aumentr a integridade perineal. Porém, uma revisão sistemática publicada em 2015 incluiu cinco ECR com 1.369 participantes e não encontrou redução significativa do risco de lacerações perineais de nenhum grau, nem das taxas de episiotomia (Oliveira Brito et al., 2015). Seu uso não é, portanto, recomendado com essa finalidade.

Plano de parto. Os chamados "planos de parto" são ferramentas de comunicação entre a mulher e seus prestadores de cuidado, documentos que descrevem seus desejos e preferências e os termos em que gostariam que o cuidado se desse durante o trabalho de parto, parto e pós-parto. Desde a década de 1980, na Europa e nos EUA, diversos autores propõem a utilização desse tipo de documento como parte da preparação para o parto, em uma perspectiva centrada na mulher (Wagner e Gunning, 2006), ao demandar que ela conheça as alternativas disponíveis, reflita previamente sobre a experiência que deseja ter e, dessa maneira, possa assumir papel ativo no processo de decisão compartilhada. A estrutura dos planos de parto, em geral, inclui listagem de intervenções e medidas de apoio que ela deseja receber, como métodos para alívio da dor, contato pele a pele imediato após o nascimento, presença de acompanhante, ou ainda aqueles que pretende recusar, como jejum, parto em posição de litotomia, episiotomia, manobra de Kristeller (pressão fúndica) e quaisquer outras com que não se sinta confortável. Quando aplicável, a oportunidade de discutir o plano de parto previamente com o profissional que assistirá ao parto ou a instituição onde ele ocorrerá permite ainda que a mulher compreenda as rotinas e os procedimentos usuais, possa conhecer detalhes do processo pelo qual passará e cria ainda um espaço de diálogo favorável ao alinhamento de expectativas e à tomada de decisão compartilhada. Alguns estudos menores têm investigado os benefícios do uso de planos de parto e parecem concluir que sua implementação aumenta a satisfação das participantes com a experiência de parto e o número de mulheres que se sentem no controle durante o processo de parturição, sem efeitos negativos evidentes. Potenciais desvantagens de sua adoção descritas na literatura parecem ser relacionadas a sentimento de falha, se não é alcançado, e desapontamento, se as expectativas não são atendidas. Todavia, esses efeitos poderiam ser minimizados mediante a construção de opções mais flexíveis, que incluíssem cenários alternativos quando determinadas escolhas não pudessem ser garantidas (como nos casos de complicações ou gestações de alto risco), ou caso haja indicação, por exemplo, de parto instrumental ou de cesariana. Poder-se-ia falar em planos A, B, ou C em algumas circunstâncias, e todas as possibilidades discutidas com antecedência.

Uma revisão sistemática, publicada em 2019, que incluiu três estudos e envolveu 1.132 mulheres, não encontrou diferenças significativas entre as que utilizaram ou não planos de parto (Mirghafourvand et al., 2019). No entanto, um estudo de coorte não incluído nessa metanálise, apesar de não mostrar diferença na taxa de cesáreas, encontrou diferença na frequência de utilização de ocitocina e amniotomia (Afshar et al., 2018). Nesse estudo, as mulheres com plano de parto ficaram mais insatisfeitas, possivelmente pela maneira com que foram recebidas com seu planejamento pelo sistema de saúde.

Apesar de grande parte dos profissionais médicos verem os planos de parto com desconfiança e não o recomendarem (Afshar et al., 2019), ele deve ser visto e utilizado como uma ferramenta de comunicação, criação e fortalecimento de parceria entre mulheres e profissionais de saúde (DeBaets, 2016).

A fim de facilitar essa comunicação, a utilização de uma forma simples do esquema VECTOR (DeBaets, 2016) é a mais indicada:

- **V** (valores) = devem ser abordados os valores e o que é importante para a mulher, sobre cada ponto do parto. Quais são seus valores e objetivos? Quais são seus medos? O que é mais importante para ela no processo do parto?
- **E** (*enviroment* ou ambiente) = discutir o ambiente do parto e como a mulher entende que se sentirá melhor e mais confortável no ambiente em que irá parir. O que a ajudaria a se sentir relaxada e confiante nesse momento?
- **C** (conforto) = nesse ponto deve-se apresentar e discutir com ela todas as possibilidades de alívio da dor, não farmacológicas e farmacológicas, inclusive abordar a disponibilidade dessas técnicas no local do parto
- **T** (tratamento) = quais são as formas específicas de intervenções e tratamentos que ela deseja ou não? Por quê?
- **O** (opções) = esse é um importante ponto, onde são colocados os planos "B", "C" etc. Quais são as opções e como a mulher gostaria de ser conduzida caso o parto não se desenvolva da maneira como imagina?
- **R** (recuperação) = como ela deseja interagir inicialmente com seu filho (aqui se colocam também os planos sobre como deseja que seja conduzida a recepção do recém-nascido, saudável ou não) e como anseia que seja conduzida sua recuperação no puerpério.

De modo ideal, cada um desses elementos deve ser discutido durante a gestação com a equipe de pré-natal, e incluir uma visita à unidade em que está prevista a ocorrência do parto, com contato com elementos da equipe do parto para criação de um plano realista. Poucas mulheres efetivamente têm seu plano de parto realizado, com a frequência descrita entre 34 e 48% das mulheres que confeccionam o material (Afshar et al., 2018; Jolles et al., 2019). Quando é respeitado, todavia, a satisfação da mulher é alta e 84% utilizariam novamente um plano de parto em nova gestação (Anderson et al., 2017).

Assistência ao parto normal

Parto normal é definido pela OMS como aquele "espontâneo no início, baixo risco no desencadeamento do trabalho de parto e assim persistindo durante todo o parto. O feto nasce espontaneamente em apresentação cefálica de vértice entre 37 e 42 semanas de gravidez. Depois do nascimento, mãe e recém-nascido estão em boas condições" (OMS, 1996).

Neste capítulo será apresentado o paradigma atual para assistência às mulheres cujo parto se espera ser normal, assim que for desencadeado, e obedeça às já mencionadas condições.

Sempre que disponíveis, os resultados das revisões sistemáticas de ensaios clínicos randomizados serão considerados para recomendações, indicando-se os estudos pertinentes (evidências nível I).

Assistência ao primeiro período

Local do parto. Tradicionalmente, com a hospitalização, a assistência ao parto era prestada – e ainda é assim em muitos serviços no Brasil e no mundo – nas salas de parto, unidades montadas com todo o aparato médico-hospitalar à vista, que tinha ao centro a mesa com estribos em que se deitava a parturiente na posição de talha litotômica (assim denominada no passado, por ser aquela usada para extração dos cálculos de bexiga). Essas salas de parto convencionais em muito se assemelham à lógica do quarto de hospital, e seu uso em parturientes saudáveis foi questionado, como tantas outras práticas, rotinas e procedimentos. Antes de passar à sala de parto, já em período expulsivo, o que pode ser bastante incômodo, as parturientes costumam aguardar em repouso em leitos comuns, no centro obstétrico ou no setor de pré-parto, onde não há privacidade e, dada a frequente superlotação, há muitas outras mulheres no mesmo local. Unidades conhecidas como *labor-delivery-recovery room* (LDR), ou, no Brasil, suítes pré-parto, parto e pós-parto (PPP), foram propostas como alternativa para assistência ao parto. A ideia é oferecer privacidade, conforto e liberdade para deambulação, de modo que possam ser assumidas as posições consideradas confortáveis pela parturiente, além de que todo o parto, primeiro e segundo estágios, e o pós-parto possam transcorrer no mesmo ambiente, sem necessidade de transferência. Banheiro privativo

é obrigatório. A cama deve possibilitar o parto em várias posições, com opções de banqueta ou cadeira de parto. No Brasil, as normas para o quarto PPP foram regulamentadas pela RDC 36 da Agência Nacional de Vigilância Sanitária (Anvisa), de 2008 (Figura 22.5 A e B).

A comparação entre a assistência ao parto em ambientes alternativos *versus* convencionais institucionais foi avaliada em uma revisão sistemática da Biblioteca Cochrane (Hodnett et al., 2012). Foram incluídos 10 ECR e 11.795 mulheres, ao verificar que nos ambientes alternativos há maior chance de parto espontâneo, redução da necessidade de analgesia farmacológica (20%), redução do uso de ocitocina para condução do trabalho de parto (23%), redução de episiotomia (17%), redução do risco de parto instrumental (11%), aumento do sucesso da amamentação e, sobretudo, quase duas vezes mais uma visão muito positiva da assistência. Não houve associação com desfechos maternos e perinatais adversos e corroborou-se, além da redução de intervenções médicas, a elevada satisfação das usuárias com os locais de parto alternativos de base hospitalar. Os revisores concluem que tanto as mulheres como os gestores devem ser informados acerca dos benefícios do parto nesses locais.

Profissional que presta assistência ao parto. É recomendação da OMS que a assistência ao parto seja realizada por profissional qualificado. Sob essa epígrafe incluem-se enfermeiras-obstetras, obstetrizes, médicos de família com capacitação

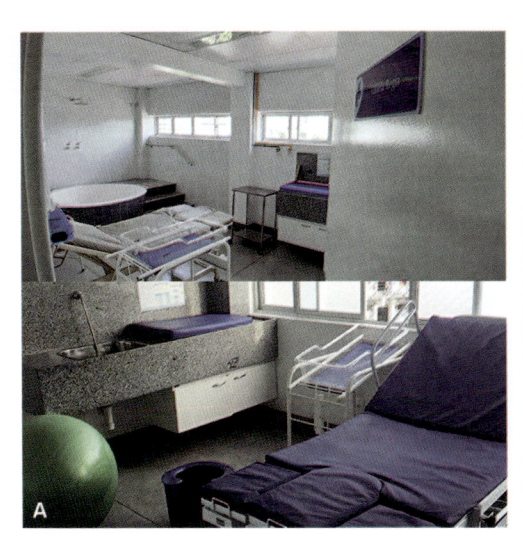
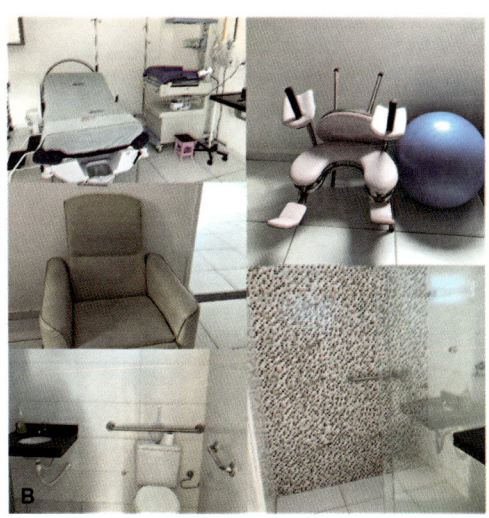
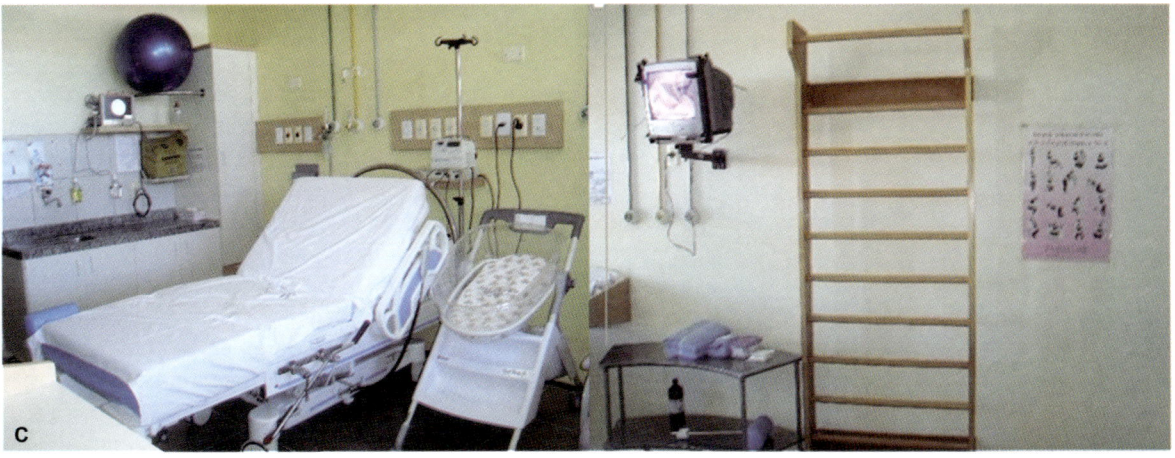

Figura 22.5 A. Quarto pré-parto, parto e pós-parto (PPP) no Instituto de Medicina Integral Prof. Fernando Figueira (IMIP) em Recife/PE. **B.** Quarto PPP no Instituto de Saúde Elpídio de Almeida (ISEA), Campina Grande/PB. **C.** Quarto PPP na Maternidade-Escola Assis Chateubriand (MEAC), Fortaleza/CE.

em Obstetrícia e médicos obstetras. Como o parto é um evento integrativo, com múltiplas dimensões, biopsicossociais e espirituais, sua assistência demanda a visão da equipe transdisciplinar; e, em condições ideais, o sistema integrado de saúde deve contar com médicos, enfermeiras-obstetras e obstetrizes em trabalho harmonioso para garantir o completo bem-estar da mãe e do recém-nascido. Acolhimento e classificação de risco são fundamentais durante a gravidez e na assistência ao parto. Parturientes de baixo risco (ou risco habitual) podem ser atendidas por enfermeiras-obstetras ou obstetrizes, e as de alto risco devem ser atendidas por médicos obstetras, capazes de intervir também no tratamento das distocias e sempre que houver indicação de procedimentos cirúrgicos (tomotocia) em um trabalho de parto previamente não complicado. Somente médicos devidamente treinados podem realizar cesarianas e parto instrumental (fórceps ou vácuo-extração). Porém, mesmo em partos de alto risco atendidos por médicos, a participação da enfermagem é fundamental, integrada na equipe e pode realizar ausculta fetal e auxiliar o médico na assistência ao trabalho de parto. Em diversos serviços brasileiros, esse modelo transdisciplinar para assistência ao parto já está em funcionamento. De acordo com as atuais Diretrizes Brasileiras de Assistência ao Parto Normal (Brasil, 2017), "é recomendado que os gestores de saúde proporcionem condições para a implementação de modelo de assistência que inclua a enfermeira obstétrica e a obstetriz na assistência ao parto de baixo risco por apresentar vantagens em relação à redução de intervenções e maior satisfação das mulheres".

Obstetrizes. No presente, até o momento da publicação desta edição, há um único curso superior de Obstetrícia de entrada direta no país, o da Escola de Artes, Ciências e Humanidades (EACH) da Universidade de São Paulo (USP), com duração de nove semestres letivos e carga horária de 4.140 horas, em que se certificam parteiras ou obstetrizes, com forte conteúdo geral de enfermagem, mas com foco específico na atenção obstétrica. Obstetriz é o termo em português que equivale ao inglês *midwife* e ao francês *sage-femme*. As obstetrizes não devem ser confundidas com doulas (ver adiante), ou com parteiras tradicionais que atendem partos em lugares ermos e que foram treinadas dentro de sua própria comunidade pelo aprendizado com outras parteiras. Obstetrizes ou *midwives*, *sage-femmes* são profissionais de saúde qualificadas para prestar assistência ao parto. As referências nacionais para o Curso de Obstetrícia são as mesmas dos Cursos de Enfermagem, ou seja, a Lei do Exercício Profissional da Enfermagem, nº 7.498 de 1986, e o Decreto que a regulamenta, nº 94.406 de 1987, dispositivos legais que regulamentam tanto o trabalho de obstetrizes como de enfermeiros-obstetras.

Uma revisão sistemática publicada e disponível na Biblioteca Cochrane avaliou modelos de assistência a gestantes conduzidos por obstetrizes, em contraposição a outros modelos de assistência (Sandall et al., 2016). Gestantes atendidas por obstetrizes apresentaram menor risco de analgesia regional, menor risco de episiotomia, menor risco de parto instrumental, maior chance de parto espontâneo, redução de 24% do risco de parto prematuro antes de 37 semanas, redução de 16% do risco de morte fetal/neonatal, menor taxa de amniotomia, menor risco de perda fetal antes de 24 semanas e sete vezes maior chance de serem atendidas pelo mesmo provedor no parto. Não houve diferenças nas taxas de hospitalização antenatal, cesariana, indução do parto, uso de ocitocina para condução do parto, hemorragia pós-parto, laceração perineal requerendo sutura, início da amamentação, baixo peso ao nascer, escores de Apgar, admissão em

unidade de terapia intensiva (UTI) neonatal e duração da hospitalização neonatal. A maioria dos estudos incluídos demonstrou maior satisfação materna nos modelos de cuidado conduzidos por obstetrizes. Os revisores concluem que mulheres que recebem cuidados em modelos conduzidos por obstetrizes têm menor chance de experimentar intervenções e maior chance de ficar satisfeitas com o cuidado, sem aumento dos desfechos adversos.

Admissão. Deve-se ter todo o cuidado para diagnosticar corretamente a fase ativa do trabalho de parto e internar somente as parturientes nesse momento, para evitar internações precoces, que costumam acarretar intervenções desnecessárias em série (cascata de intervenções), como excesso de exames de toque, uso de ocitocina, maior necessidade de analgesia e cesariana. Protocolos para retardar a admissão até se assegurar que a parturiente esteja em fase ativa do trabalho de parto resultaram em diminuição significativa do tempo no pré-parto (menos 5 horas), redução da necessidade de ocitocina e de analgesia e maior satisfação das mulheres, conforme demonstrado em um ECR incluído na revisão sistemática da Cochrane (Lauzon e Hodnett 2000, 2001). Além disso, um estudo observacional demonstrou uma taxa de cesariana de 64,5% no grupo com admissão precoce e 24,3% no grupo com admissão tardia (Rahnama et al., 2006). No entanto, pode ser difícil evitar a admissão precoce em algumas situações, quando as parturientes não tiveram adequada preparação pré-natal, vêm de lugares distantes (às vezes de outros municípios), à medida que estão com contrações muito dolorosas e, especialmente, no caso de não contarem com a ajuda de uma doula. As Diretrizes Nacionais de Assistência ao Parto Normal (Brasil, 2017) recomendam, frente a uma parturiente que não se encontre na fase ativa do trabalho de parto, indagar como ela está, quais seus desejos e preocupações, indagar sobre os movimentos fetais, oferecer informações sobre o período de latência e o que se pode fazer em caso de dor, estabelecer um plano de cuidados, que inclui orientação de quando e com quem contatar posteriormente e oferecer orientação e apoio para seus acompanhantes. Disponibilizar apoio individual e alívio da dor, sempre que necessário. Encorajar e aconselhar a mulher a permanecer ou retornar para casa, e considerar suas preocupações, a distância entre sua casa e o local do parto e o risco de este acontecer sem assistência. O ideal é que hospitais e centros de parto normal contem com um setor em que essas mulheres possam ficar na fase latente, ainda não internadas, mas em observação, com direito a acompanhante, dieta, ingestão de líquidos e métodos não farmacológicos de alívio da dor. Internar se houver indicação de uso de métodos farmacológicos, pois a fase latente pode ser muito dolorosa para algumas.

É muito comum, em centros com mais recursos, a realização de cardiotocografia na admissão. Uma revisão sistemática da Cochrane, que comparou cardiotocografia *versus* ausculta intermitente na internação, foi realizada para determinar o valor desse teste para prevenção de desfechos desfavoráveis (Devane et al., 2017). Foram incluídos quatro estudos clínicos randomizados com mais de 13.000 mulheres entre 37 e 42 semanas de gravidez. A metanálise dos resultados verificou que a cardiotocografia na admissão está associada a maior incidência de intervenções obstétricas, como monitoramento fetal contínuo e microanálise do sangue fetal, tendência a aumento da taxa de cesariana em torno de 20%, com morbidade e mortalidade perinatal similares. Os revisores concluíram que não há evidência científica de benefício para o uso de cardiotocografia na admissão em parturientes de baixo risco, que corrobora as recomendações de que o exame não deve ser usado nessas mulheres.

Cuidados iniciais. No novo modelo de assistência, muitos procedimentos antigos foram considerados obsoletos e abolidos. Parturientes saudáveis, de baixo risco ou risco habitual, não são doentes. Por isso, podem ficar com suas vestimentas sem usar as batas/vestes hospitalares, não devem submeter-se a jejum, tricoxisma, tricotomia nem enteróclise (enema).

No passado, recomendava-se tricoxisma do monte de Vênus e da genitália externa, bem como enema intestinal. A tricotomia deve ser entendida como o corte dos pelos, enquanto sua raspagem é definida por alguns autores como tricoxisma. Na língua portuguesa essas nomenclaturas tendem a se confundir. A raspagem dos pelos era praticada com o intuito de reduzir infecção de episiotomia e lacerações perineais, bem como facilitar a sutura e o parto operatório. Em muitos países, essa prática ainda é comum; todavia, foi abolida na Inglaterra desde a década de 1970. No Brasil, apesar de ter sido abolida em vários serviços, ainda é prática de mulheres em algumas regiões chegarem ao hospital já com os pelos raspados.

Na revisão sistemática da Biblioteca Cochrane com três ensaios clínicos que incluiu 1.039 gestantes, a raspagem perineal foi comparada com o corte dos pelos, ou o corte dos pelos longos apenas para procedimentos (Basevi e Lavender, 2014). Não foi demonstrada diferença entre os grupos em relação a morbidade febril materna e infecção de ferida perineal. No ensaio clínico menor, as mulheres que não foram tricotomizadas apresentaram menor colonização por bactérias Gram-negativas. A identificação de efeitos tardios associados à raspagem dos pelos, como irritação, vermelhidão e escarificação, sugere que esse procedimento não deve ser realizado rotineiramente. Destarte, em cirurgia geral, já está comprovado o aumento do risco de infecção à medida que mais de 1 hora se transcorre entre a tricotomia e a infecção da pele, de modo que a raspagem dos pelos deve ser abolida (WHO, 2018a), e caso se verifique necessidade de uma cesariana e haja pelos na área a ser incisada, o corte dos pelos deve ser realizado imediatamente antes do início do procedimento.

Da mesma maneira, o enteroclisma (enema), que era realizado com a finalidade teórica de diminuir o risco de infecção perineal e neonatal e suposto efeito benéfico com relação às contrações uterinas e à descida do feto pelo desfiladeiro pélvico, mostrou-se incapaz de diminuir a incidência de infecções maternas ou fetais, além de propiciar desconforto, a prática ser considerada constrangedora por muitas mulheres e onerar a assistência prestada.

Uma revisão sistemática da Biblioteca Cochrane analisou quatro estudos clínicos randomizados com 1.917 mulheres em relação ao uso do enema (Reveiz et al., 2013). Não houve efeitos significativos sobre infecção neonatal e puerperal, e o enema não preveniu a eliminação de fezes no primeiro e no segundo estágio do parto. Nem a duração do trabalho de parto nem a dinâmica uterina foram afetadas. Conclui-se que esse procedimento não deve ser realizado de rotina. Ademais, o enema sempre acarreta pequeno risco de lesão intestinal e maior chance de eliminação de fezes liquefeitas durante o parto, o que precisa ser explicado às mulheres que podem estar preocupadas com essa questão. Em 2014 e 2018, a OMS fez uma forte recomendação contra o uso do procedimento para o parto (WHO, 2014b, 2018a).

Alimentação. Em muitas maternidades, ainda vigora a regra de não se permitir a ingesta oral durante o trabalho de parto, o que é reforçado por alguns serviços de anestesiologia. Essa prática deriva da observação de Mendelson, na década de 1940, de que havia maior risco de mortalidade materna na gestante submetida à cesárea com anestesia geral, em decorrência de possível broncoaspiração. Porém, à luz das evidências atuais, não é mais uma conduta justificada.

Em uma revisão sistemática da Biblioteca Cochrane foram avaliados cinco ensaios clínicos com 3.130 mulheres em trabalho de parto, todas com baixo potencial para anestesia geral. Não foram encontradas diferenças nos desfechos entre as que foram submetidas à restrição de bebida e/ou comida e as com a permissão de ingerir algum líquido ou alimento (Singata et al., 2013). Também não houve distinção na taxa de cesárea, parto instrumental, Apgar baixo, duração do TP, náuseas, vômitos, cetose, analgesia, uso de ocitocina e admissão em UTI neonatal. Não houve nenhum caso de síndrome de Mendelson. Nenhum estudo avaliou satisfação materna e hipoglicemia neonatal. O único estudo que comparou a restrição alimentar completa com a liberdade de ingerir quaisquer líquidos e sólidos também não verificou diferença nos desfechos analisados. A conclusão dos revisores é que não há justificativa para a restrição alimentar durante o trabalho de parto em mulheres de baixo risco.

Em 2015, no Congresso Americano de Anestesiologia, foi apresentada uma revisão sistemática de 385 artigos sobre jejum e o risco de broncoaspiração durante o parto (Harty et al., 2015). Não existem apenas efeitos metabólicos deletérios do jejum, que levam a estresse desnecessário e produção de cetonas, e como as taxas de broncoaspiração estão praticamente extintas, graças aos avanços da prática anestésica, parturientes de baixo risco podem e devem se alimentar e é preciso ter todo o cuidado na identificação da população de alto risco para aspiração, como mulheres obesas, com pré-eclâmpsia ou eclâmpsia, que podem se beneficiar com estratégias como analgesia peridural, uso de inibidores de bomba de prótons, antagonistas H_2 e metoclopramida para melhorar a acidez gástrica. Além disso, como opioides podem retardar o esvaziamento gástrico, é razoável considerar o jejum, quando eles são administrados.

Em 2009, o American College of Obstetricians and Gynecologists (ACOG) recomendou que quantidades modestas de líquidos claros (água, sucos sem polpa, chá claro, café etc.) podem ser ingeridas por grávidas de baixo risco (ACOG, 2009), ao indicar restrição em mulheres com risco de broncoaspiração (obesidade grave, diabetes, via respiratória difícil) ou risco aumentado de parto cirúrgico. A OMS recomenda ingesta oral, de líquidos e alimentos conforme o desejo da mulher, para as parturientes de baixo risco (WHO, 2014b, 2018a). As Diretrizes Brasileiras de Assistência ao Parto Normal (Brasil, 2017) estabelecem que mulheres em trabalho de parto podem ingerir líquidos, de preferência soluções isotônicas, em vez de somente água, e aquelas que não estiverem sob o efeito de opioides nem apresentarem fatores de risco iminentes para anestesia geral podem ingerir uma dieta leve.

Informações e comunicação. De acordo com a OMS e com as Diretrizes Brasileiras, é fundamental garantir o direito da mulher à informação e estabelecer uma comunicação adequada. Elas devem ser tratadas com respeito, ter acesso a informações baseadas em evidências e ser incluídas no processo de tomada de decisões. Para isso, os profissionais que as atendem deverão estabelecer uma relação de confiança, perguntar-lhes sobre seus desejos e expectativas. Devem estar conscientes da importância de sua atitude, do tom de voz e das próprias palavras usadas, bem como a maneira como os cuidados são prestados.

É fundamental que o profissional de saúde se apresente, cumprimente a mulher, explique qual seu papel nos cuidados e indague sobre suas necessidades, o que inclui como gostaria de ser chamada.

Evitar chamar as parturientes de modo genérico, com nomes como "mãezinha", que as despersonificam e infantilizam. Quando a mulher tem um plano de parto escrito, ler e discutir com ela todos os itens, levar em consideração as condições para sua implementação, tais como a organização do local de assistência, limitações (físicas, recursos) relativas à unidade e a disponibilidade de certos métodos e técnicas. Verificar se ela tem dificuldades para se comunicar da maneira proposta, se tem deficiência auditiva, visual ou intelectual; perguntar qual língua brasileira (português ou libras) prefere utilizar ou, ainda, para o caso de mulheres estrangeiras ou indígenas, verificar se compreendem português. Sempre solicitar permissão à mulher antes de qualquer procedimento, focar nela e não na tecnologia ou documentação (Brasil, 2017).

Apoio contínuo. O apoio contínuo, geralmente, é constituído por diversos componentes, que incluem o suporte emocional (presença contínua, encorajamento, elogios), medidas de conforto físico (toque, massagem, banho morno), medidas que favorecem a evolução fisiológica do trabalho de parto (livre deambulação, mudança de posição, exercícios) e informações sobre o progresso do parto, além de interlocução com a equipe obstétrica para facilitar a comunicação da mulher e ajudá-la a expressar suas preferências e escolhas, até mesmo em situações em que seja necessário atendimento de urgência.

As doulas são acompanhantes treinadas de parto. O termo *doula* tem origem grega e significa "mulher que serve"; é empregado para nomear mulheres que prestam apoio intraparto a outras mulheres, em moldes similares ao que, em outras épocas e culturas, era oferecido por outras mais experientes, da família ou do círculo social, que já haviam passado pelo processo de parto e dispunham de conhecimentos por sua própria experiência. Atualmente, o termo designa profissionais treinadas especificamente para esse suporte, em cursos com duração variável, direcionados para ensinar os princípios da fisiologia do parto e discutir medidas de cuidado para favorecer o parto fisiológico, reduzir intervenções e aumentar a satisfação com o processo.

A presença de doulas na assistência ao parto é uma realidade em muitos países do mundo, com presença marcante no sistema obstétrico norte-americano, particularmente nos EUA (Klaus et al., 2012). No Brasil, sua atuação tem sido mais marcante nos últimos anos, com cursos de formação consolidados, primordialmente, a partir dos anos 2000. A presença e a atuação das doulas no cenário do parto já são garantidas, inclusive, por meio de leis municipais e estaduais, e está em tramitação o Projeto de Lei Federal (PL 8.363/2017), que também contempla a obrigatoriedade de que hospitais e maternidades franqueiem a entrada da profissional, caso seja a escolha da mulher. Desde 2013, a profissão de doula foi incluída na Classificação Brasileira de Ocupações.

Há muitas concepções errôneas e equivocadas sobre doulas, sobre as quais cumpre desmistificar, sobretudo, a ideia de que substituem médicos e outros profissionais de saúde e que poderiam prestar assistência ao parto. Nada mais falso. Elas não substituem nenhum dos profissionais qualificados para a assistência, porquanto são *leigas*; embora treinadas, não podem realizar ausculta fetal, monitorar dinâmica uterina, realizar toques ou assistir jamais ao parto. Sua função única e exclusiva é o apoio contínuo intraparto.

Apoio contínuo durante o trabalho de parto é um dos recursos extensivamente estudados para reduzir intervenções e melhorar a experiência de parto das mulheres, tendo sido investigado em diversos ensaios clínicos randomizados, sumariados em uma revisão sistemática da Biblioteca Cochrane, atualizada pela última vez em 2017 (Bohren et al., 2017). Foram analisados 27

ECR com 15.858 mulheres, e verificou-se que o apoio contínuo intraparto reduziu a duração do trabalho de parto (−0,69 hora), a necessidade de analgesia farmacológica, a taxa de parto instrumental (10%) e de operação cesariana (25%), aumentou o grau de satisfação materna e reduziu o risco de escores de Apgar < 7 no 5º minuto (38%). Os maiores benefícios foram demonstrados quando o apoio contínuo foi realizado por doulas e em locais onde não havia disponibilidade de peridural. Não houve nenhuma complicação associada com o apoio contínuo intraparto. A conclusão dos revisores é de que dados os benefícios clinicamente relevantes, todas as mulheres devem receber apoio contínuo intraparto.

As percepções e experiências com apoio contínuo intraparto também foram avaliadas em uma metassíntese de 25 estudos qualitativos (Bohren et al., 2019), que evidenciou vários aspectos positivos dos acompanhantes: garantir informação, fazer a ponte entre a mulher e o profissional envolvido na assistência; facilitar o uso de métodos não farmacológicos de alívio da dor; atuar como advogados da mulher; providenciar suporte prático, como encorajar a mulher a se movimentar, oferecer massagem e segurar suas mãos. Finalmente, acompanhantes podem dar suporte emocional, permitir que a mulher se sinta no controle e confiante, e garantir sua presença física durante o parto (Figura 22.6). Mulheres que desejavam acompanhante durante o parto queriam que fosse uma pessoa compassiva e confiável. Essa presença as ajudou a ter uma experiência de parto positiva.

Embora o apoio contínuo prestado por familiar ou cônjuge seja pouco avaliado, estudos nacionais e internacionais, realizados em serviços onde a presença do acompanhante é incentivada, demonstram elevada satisfação com essa prática e com a experiência global do parto. Não há contraposição ou necessidade de escolher entre acompanhante da família ou doula. A presença de acompanhante de livre escolha da mulher é garantida no Brasil pela Lei 11.108, de 7 de abril de 2005. A Lei 12.895, de 18 de setembro de 2013, obriga os hospitais a manter em local visível de suas dependências um aviso sobre o direito da parturiente ao acompanhante. Todavia, a pesquisa *Nascer no Brasil* (Leal et al., 2014) demonstrou que 24,5% das mulheres não tiveram acompanhante algum, 18,8% contaram com companhia contínua e 56,7% acompanhamento parcial. Preditores independentes de não ter nenhum acompanhante ou ter acompanhante parcial foram menor renda e escolaridade, uso do setor público, multiparidade e parto vaginal. Ambiência adequada e regras claras sobre o direito da mulher à presença do acompanhante se associaram positivamente à implementação do acompanhante (Diniz et al., 2014).

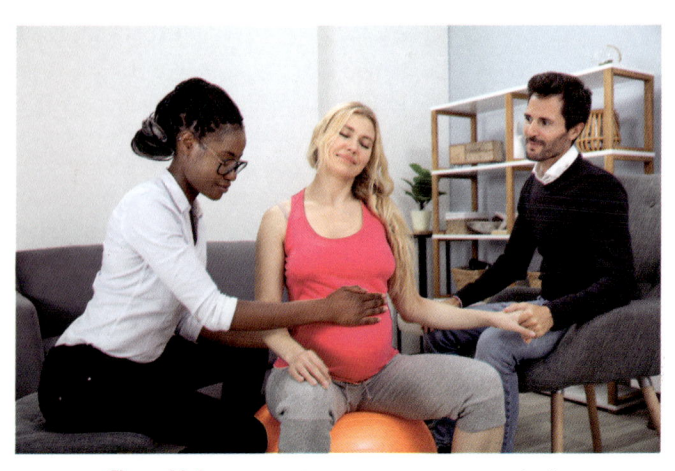

Figura 22.6 Apoio contínuo intraparto por uma doula.

Posição e deambulação. No mundo ocidental, ainda é comum que a mulher permaneça restrita, deitada no leito durante o trabalho de parto, o que facilita o exame físico e as intervenções pelo profissional de saúde. No entanto, há muito se sabe que a posição supina leva à compressão dos vasos abdominais, o que compromete a circulação uteroplacentária, podendo ocasionar risco ao feto. Na revisão sistemática da Biblioteca Cochrane, atualizada em 2013, Lawrence et al. analisaram 25 ECR com 5.218 mulheres para avaliar os efeitos das posições maternas e da mobilidade durante o primeiro período do parto. Entre as que adotaram posições verticalizadas (sentada, de pé, de joelhos) e deambulavam, em relação às que persistiam em decúbito, verificou-se trabalho de parto mais curto, com diferença de mais de 1 hora (−1 hora e 22 minutos), menor necessidade de analgesia peridural (19%), redução do risco de cesariana (29%) e diminuição do risco de admissão em UTI neonatal (80%), sem efeitos negativos para o binômio mãe-lactente. A conclusão é que mulheres devem ser encorajadas a escolher as posições em que se sintam mais confortáveis durante o trabalho de parto, com liberdade de escolha e de deambulação. A OMS recomenda encorajar a mobilidade e as posições verticais durante o trabalho de parto (WHO, 2018a) (Figura 22.7).

Toque vaginal. Pode ser uni ou bidigital. Para efetuá-lo, é preciso tomar todos os cuidados de antissepsia e estar com as mãos corretamente enluvadas. De início, afastam-se as ninfas e introduzem-se na vagina os dedos indicador e médio, ou apenas o primeiro, untados com gel obstétrico estéril. O exame procura explorar sucessivamente: o colo (apagamento, dilatação, orientação e consistência), a bolsa das águas e a apresentação (posição, variedade, altura e proporcionalidade à bacia, além de outros detalhes, como a flexão e o assinclitismo), quando pertinente.

Ao toque, as diversas partes fetais têm caracteres específicos que promovem sua identificação. A apresentação cefálica mostra-se como um corpo duro, arredondado e liso, no qual se percebem as suturas e fontanelas.

No decurso do trabalho parturiente, os ossos da abóbada craniana sobrepõem-se, uns acavalando os outros, e as suturas não são percebidas como espaço membranoso, mas como cristas ósseas, e, das fontanelas, apenas a bregmática tem essas características de espaço membranoso, ao sentir-se o lambda como superfície angular. São fenômenos plásticos, fisiológicos, de redução de diâmetros, que favorecem a acomodação e a migração do polo cefálico.

O dedo explorador deve percorrer a área ocupada pela região fetal até encontrar a linha de orientação, que varia com o caso: sutura sagital, nas apresentações de cabeça fletida. Em seguida, deve-se tentar reconhecer o ponto de referência fetal, que nas cefálicas fletidas é o lambda ou pequena fontanela. Não há evidências que corroborem a utilidade da pelvimetria clínica com avaliação de parâmetros como conjugada diagonal ou ângulo subpúbico e espinhas ciáticas, na tentativa de predizer desproporção cefalopélvica (DCP): incorporar essa avaliação ao exame de toque torna-o mais invasivo e doloroso e pode limitar as chances de um parto vaginal, uma vez que só a evolução do trabalho de parto irá permitir o diagnóstico da DCP (WHO, 2018a).

Aos obstetras menos experientes, vale lembrar a sentença de Caseaux: os dedos, com o hábito, se alongam. A prática melhora a percepção, que consubstancia o símbolo da primeira escola de parteiras, a de Estrasburgo, que consistia em um dedo com olho na ponta. Todavia, métodos de simulação devem ser utilizados para o treinamento, antes de se iniciar a realização de toques em parturientes.

Embora consagrada pela prática, a rotina de exames de toque vaginal nunca foi adequadamente avaliada em estudos bem desenhados. A revisão sistemática disponível da Cochrane incluiu dois ECR com 457 mulheres, um ECR que compara toque vaginal *versus* retal e outro ECR que compara toque vaginal a cada 2 horas *versus* toque vaginal a cada 4 horas. O toque retal foi considerado mais desconfortável, previsivelmente, e não se associou com redução da infecção. Não houve diferença de exames a cada 2 ou

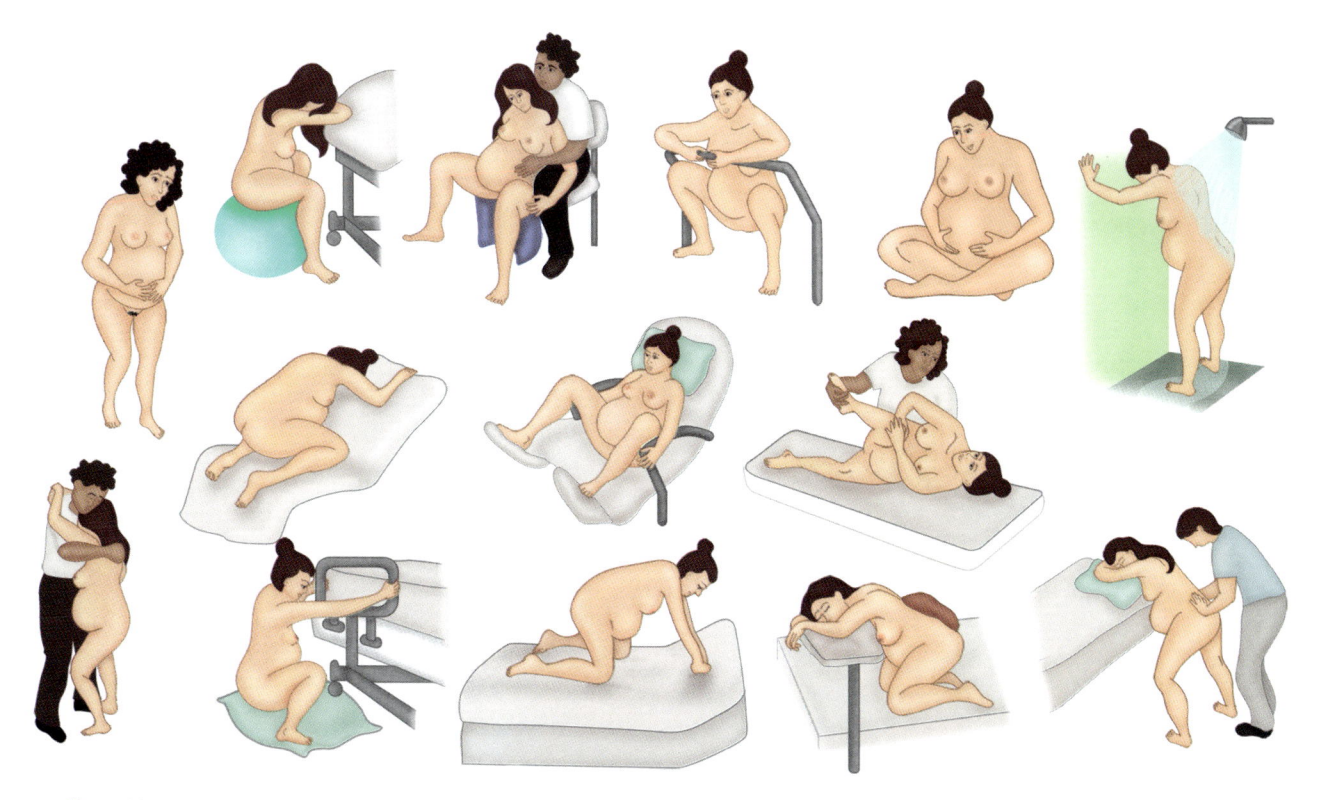

Figura 22.7 Liberdade de posição e deambulação durante o trabalho de parto. Modificada do site humanization.org. (Amorim e Katz, 2020.)

205

4 horas, em relação à duração do trabalho de parto e a outros desfechos. Os autores da revisão concluíram que é surpreendente que uma intervenção tenha se tornado tão disseminada sem boa evidência de efetividade, principalmente, quando pode ser dolorosa para as mulheres e ter efeitos adversos em algumas situações. Eles sugeriram o desenvolvimento de novas pesquisas sobre efetividade dos exames vaginais, bem como de outras maneiras de avaliar a progressão do trabalho de parto, e incluir a percepção das mulheres a respeito do tema (Downe et al., 2013).

Em 2018, a OMS recomendou exames vaginais a cada 4 horas na fase ativa do trabalho de parto. Além disso, o número de toques deve ser reduzido ao mínimo necessário, uma vez que é difícil estatuir regras para todos os casos. A evolução clínica da parturição dita a conduta dos exames e os intervalos entre eles. Toques frequentes e sem apuro técnico são traumatizantes para os tecidos maternos, provocam edema da cérvice, propiciam infecção ovular e da genitália, além de causar dor e desconforto para a mulher. Deve ser dada prioridade a reduzir a frequência e o número total de exames, o que pode ser crucial em situações quando há outros fatores de risco para infecção (p. ex., bolsa rota ou trabalho de parto prolongado). Deve-se sempre explicar à parturiente o motivo do exame e solicitar sua autorização, sem a qual não se deve realizá-lo. Evitar, sobretudo, múltiplos toques na mesma mulher por diversos provedores de cuidado, o que é uma prática frequente em hospitais-escola, onde estudantes realizam toques com finalidade de aprendizado.

Altura da apresentação. Além da dilatação cervical, é importante acompanhar a altura da apresentação na evolução do parto. Nas primíparas, ao início do trabalho, a apresentação costuma estar encaixada ou insinuada (Figura 22.8). Nas multíparas, a insinuação só ocorre ao fim da dilatação ou no começo da expulsão, de modo que a apresentação permanece alta durante a maior parte do trabalho. A apresentação está baixa quando, após ter sofrido a rotação interna (sutura sagital no eixo anteroposterior da bacia), toma contato com o períneo, o que ocorre no período de expulsão. Para o preenchimento do partograma, recomenda-se documentar a altura da apresentação em planos de DeLee ou de Hodge (Capítulos 12 e 13).

Após o toque, retirados os dedos, é sempre de bom alvitre verificar as secreções que tingem a luva nas extremidades digitais, uma vez que é possível identificar líquido meconial ou sangue com odor diverso, o que possibilitará a suspeição de sofrimento fetal, de síndromes hemorrágicas, ou de infecção.

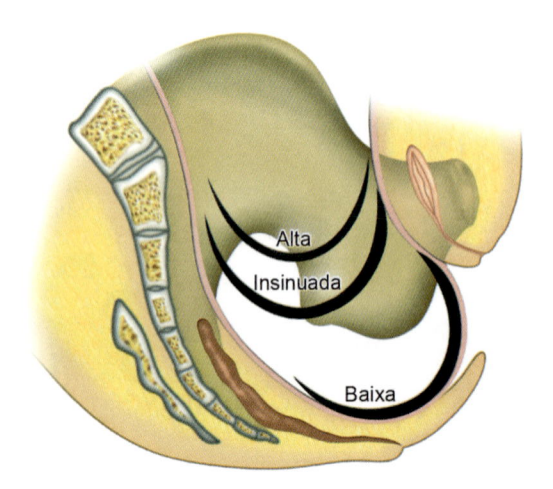

Figura 22.8 Altura da apresentação. A primeira cabeça não está insinuada (alta), a segunda está insinuada e a terceira é considerada baixa. (Adaptada de Greenhill, 1966.)

Métodos alternativos vêm sendo estudados para avaliar o progresso do trabalho de parto, com descrição de estratégias de palpação abdominal (Buchmann e Guidozzi, 2007), bem como a avaliação da linha púrpura (Shepherd et al., 2010; Narchi et al., 2011), porém as evidências são ainda insuficientes para sua recomendação.

Ruptura das membranas. Costuma ser de fácil diagnóstico. Em geral, a gestante percebe perda líquida pela vagina, e a acusa quando ocorre antes do início do trabalho de parto. O toque não deve nunca ser realizado fora do trabalho de parto. Quando há dúvida, recorre-se ao exame especular. Durante o trabalho de parto, é possível verificá-la ao toque, empurrando-se a apresentação levemente para cima, logo que jorra o *liquor amni* nas amniorrexes consumadas; se as membranas estiverem intactas, ele se acumula entre elas e o polo fetal, uma vez que são mais tensas durante as contrações uterinas. Pelo tato, é possível distinguir a superfície do couro cabeludo ou as pregas genitais (na apresentação pélvica) da superfície lisa das membranas. As dificuldades surgem se é ela *chata*, diretamente aplicada contra a apresentação ou em caso de bossa serossanguínea. Há de se certificar a integridade das páreas, ao examiná-las durante as metrossístoles, antes de se praticar a amniotomia, sobretudo a instrumental, causadora de tocotraumatismo no concepto.

Amniotomia. Não deve ser realizada de rotina. A ruptura das membranas deve ser realizada apenas em casos de indicação formal: necessidade de se finalizar o parto, nas distocias funcionais, quando se quer avaliar o líquido amniótico e a variedade de posição (ao passo não se consegue fazê-lo quando a bolsa está íntegra) ou se houver indicação de parto operatório (fórceps ou vácuo-extração).

A revisão sistemática disponível na Biblioteca Cochrane que avalia amniotomia para encurtar o trabalho de parto espontâneo incluiu 15 ECR com 5.583 mulheres, sem encontrar diferença significativa na duração do trabalho de parto, nas taxas de cesariana, na satisfação materna e nos escores de Apgar < 7 no 5º minuto. A conclusão é que não se pode recomendar amniotomia como rotina na assistência ao parto (Smyth et al., 2013). Tanto em 2014 como em 2018, a OMS recomenda não utilizar o procedimento isoladamente para prevenção de parada de progressão do trabalho de parto, o que pode contribuir para reduzir o desconforto para as mulheres e a medicalização do nascimento.

Quando indicado, o procedimento deve ser feito durante a contração uterina, no momento em que a bolsa das águas se retesa, com o amniótomo descartável, introduzindo-se cuidadosamente protegido pelo dedo, rompendo o saco âmnico o mais altamente possível, sobretudo quando houver bolsa volumosa, muito tensa, ou estiver a apresentação móvel, acima do estreito superior. Nessa oportunidade, é útil fixá-la, pressionando o fundo do útero ou imobilizando o polo apresentado, enquanto o dedo permanece junto ao orifício da ruptura, para impedir o vazamento precipitado do líquido amniótico, carregando o cordão ou membros do feto.

Deve-se examinar o aspecto e a cor do líquido amniótico que escoa.

Vitalidade do concepto. A auscultação dos batimentos cardíacos do feto (BCF) é um procedimento indispensável para apreciar a vitalidade durante o trabalho de parto. Os ruídos do coração constituem a única manifestação clínica objetiva de funcionamento do aparelho circulatório do concepto; ao vigiá-los, é possível diagnosticar padrões de frequência cardíaca fetal não tranquilizadora e instituir as medidas pertinentes (Capítulo 88).

Para a percepção e a contagem das revoluções cardíacas do concepto, costumava-se empregar o estetoscópio de Pinard, atualmente em desuso na maioria dos serviços no Brasil. O sonar Doppler substituiu o estetoscópio de Pinard, e a ausculta por ele deve ser realizada de maneira estruturada, como recomendam as Diretrizes Brasileiras para Assistência ao Parto Normal (Brasil 2017), antes, durante e imediatamente depois de uma contração por pelo menos 1 minuto, registrando-se como uma taxa única. O intervalo para ausculta deve ser a cada 30 minutos nas parturientes de baixo risco durante o primeiro estágio do parto, e a cada 5 minutos no período expulsivo. Devem ser registradas as acelerações e desacelerações, palpando-se o pulso materno se alguma anormalidade for suspeitada para diferenciar os batimentos fetais e da mãe.

Na pausa intercontrátil, o número de batimentos cardíacos fetais (BCF) costuma manter-se entre 110 e 160 bpm, em média 140 bpm. A auscultação intermitente é simples, de fácil uso e garante a liberdade de movimentação. Não deve ser realizada com a parturiente deitada em decúbito dorsal, porque a compressão dos grandes vasos pelo útero gravídico pode levar a redução do retorno venoso, do débito cardíaco, do fluxo sanguíneo para útero e placenta e, portanto, a padrões anômalos de frequência cardíaca fetal por má oxigenação. É preferível que seja realizada com a mulher em posições verticais (Figura 22.9) ou, se deitada, em decúbito lateral. Cada valor encontrado deve ser registrado em prontuário com o respectivo horário em ficha própria.

A proposta de monitoramento fetal contínuo tem por objetivo evitar a hipoxia fetal grave, que pode culminar em paralisia cerebral, e foi disseminada a partir da década de 1970. Seu uso durante o trabalho de parto tem o inconveniente de restringir a parturiente ao leito. Ainda não há evidência suficiente sobre o uso de aparelhos com a moderna tecnologia *wireless* que permitem, teoricamente, liberdade de deambulação.

Na revisão sistemática disponível na Biblioteca Cochrane, Alfirevic et al. (2017) avaliaram 13 ensaios clínicos (mais de 37 mil gestantes) comparando a cardiotocografia contínua com nenhum monitoramento, ausculta intermitente ou cardiotocografia intermitente. Os resultados demonstram que, quando comparada à ausculta intermitente, a cardiotocografia contínua esteve associada à redução pela metade da ocorrência de convulsões neonatais, porém não houve diferença nas taxas de paralisia cerebral e morte perinatal. No entanto, houve incremento de 63% no número de cesarianas e 15% de parto vaginal operatório.

Não há evidências suficientes para recomendar outros testes, como oximetria fetal de pulso, eletrocardiograma fetal com análise do segmento ST e outros exames em parturientes de baixo risco. Tanto a OMS (2018a) como as Diretrizes Brasileiras de Assistência ao Parto Normal (Brasil, 2017) recomendam auscultação intermitente para essa população, em todos os locais de parto.

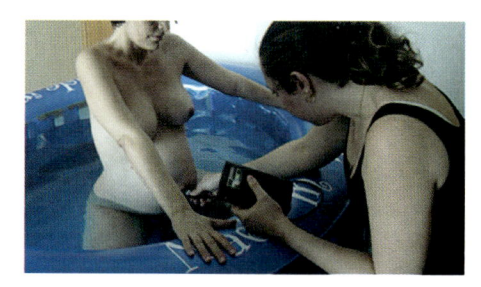

Figura 22.9 Ausculta fetal com sonar Doppler. Parturiente em posição vertical. (Foto autorizada. Arquivo pessoal de Amorim, 2020.)

Uso de líquidos intravenosos. Em 2014, o grupo de trabalho da OMS avaliou o uso de rotina de líquidos intravenosos durante o trabalho de parto e recomendou fortemente contra seu uso por não haver evidência de benefícios e existirem potenciais malefícios, como sobrecarga de volume, sobretudo quando se faz necessário associar infusão de ocitocina, e restrição da mobilidade da parturiente. Essa recomendação foi referendada em 2018. Parturientes de baixo risco devem ser encorajadas a beber líquidos livremente.

Ocitocina. Embora acelere o trabalho de parto, aumentando a intensidade e a frequência das contrações uterinas, seu uso deve ser limitado aos casos de parada de progressão, associada com hipoatividade da matriz uterina. O uso de rotina não é recomendado, não reduz a taxa de cesariana e pode ter efeitos deletérios. Essas são recomendações do Centro Latino-Americano de Perinatologia e Desenvolvimento Humano (CLAP) que visam a preservar a vitalidade fetal durante o parto.

Na revisão sistemática da Cochrane, que avalia o uso de ocitocina para tratamento da hipoatividade uterina no primeiro período do parto, foram incluídos oito estudos com 1.338 mulheres, encontrando-se redução de 2 horas na duração do trabalho de parto quando a ocitocina foi iniciada precocemente, sem efeitos significativos sobre as taxas de cesariana e parto instrumental. O uso precoce de ocitocina foi associado ao aumento de hiperestimulação uterina (taquissistolia associada com padrões anômalos de frequência cardíaca fetal). Não houve diferença nos desfechos maternos e neonatais. Dessa maneira, como o único efeito considerável foi o encurtamento da duração do trabalho de parto, que pode ser importante para algumas mulheres, mas não para outras, e dado o potencial risco, a medicação deve ser usada com cautela, individualizando-se os casos conforme as características e expectativas das parturientes (Bugg et al., 2013).

A perfusão venosa é a única a ser usada, jamais em *bolus*, e preferencialmente em bomba infusora. Ao se diluírem 5 UI de ocitocina (uma ampola) em 500 mℓ de soro, obtém-se solução de 10 mU/mℓ. A recomendação é que a dose inicial de ocitocina seja de 2 mU/min (4 gotas/min ou 12 mℓ/h em bomba infusora), com aumento da infusão em 1 a 2 mU/min a cada 15 a 40 minutos, quando necessário. A resposta do útero à ocitocina, no período de dilatação, é quase imediata. É sempre válido insistir sobre a necessidade de observação atenta da perfusão, e repetir periodicamente a contagem do gotejo, que varia constantemente; é fundamental averiguar, repetidamente, a frequência das contrações e sua duração, bem como auscultar, cuidadosamente, os BCF. A sensibilidade da matriz varia individualmente.

Na impossibilidade de se registrar a pressão amniótica, pode-se inferir a contratilidade e anotar o número e a duração das contrações. A frequência delas torna possível avaliar a perfusão venosa de ocitocina; ao impedir elevação superior a 4/10 minutos faz-se, contemporaneamente, a profilaxia do sofrimento do concepto. Pela duração da metrossístole avalia-se, indiretamente, a intensidade contratural (normal: 50 a 60 segundos).

A coordenação é o elemento mais difícil de deduzir pela observação clínica, sem o auxílio do registro gráfico da pressão amniótica. A incoordenação, por sua vez, é rastreada pelas contrações curtas e de frequência irregular. Vale lembrar o preceito de Greenhill com relação ao ocitócico: "é substância mais perigosa que a dinamite".

Métodos de alívio da dor. O trabalho de parto pode resultar em experiência de dor intensa para algumas mulheres, e a dor vivenciada varia consideravelmente de mulher para mulher, o que pode influenciar negativamente na satisfação com a experiência do parto. Todas as mulheres devem ter acesso às diversas opções para alívio da dor do parto, conforme seu desejo, suas características e expectativas. Ao usar como descritores de busca na Biblioteca Cochrane "dor" e "parto", encontramos 96 revisões sistemáticas, que incluem uma visão geral (overview) das revisões sistemáticas de métodos para alívio da dor de parto. Portanto, discutiremos brevemente aqueles que parecem ser mais efetivos e/ou atraentes para as parturientes.

Métodos não farmacológicos para alívio da dor.

Os métodos não farmacológicos para alívio da dor incluem técnicas psicoprofiláticas, acupressão/acupuntura, hipnose, estimulação elétrica transcutânea, técnicas manuais (como massagem), técnicas de relaxamento, injeção transdérmica de água destilada, audioanalgesia, banho de chuveiro e imersão em água morna. A análise detalhada desses procedimentos escapa do escopo deste capítulo.

Técnicas de relaxamento incluem relaxamento muscular progressivo, técnicas de respiração, música, *mindfulness* e outros métodos, recomendados pela OMS para parturientes saudáveis que requeiram alívio da dor, dependendo de sua preferência (WHO, 2018a). Evidências qualitativas indicam que métodos de relaxamento podem reduzir a dor e o desconforto do trabalho de parto e que são bem aceitas pelas mulheres (Thomson et al., 2019) (Figura 22.10).

O apoio contínuo intraparto, já anteriormente descrito, também representa um método não farmacológico para alívio da dor no parto. Nesse caso, o acompanhante ou a doula podem ajudar a providenciar as demais estratégias, como massagem, mudança de posição e técnicas de relaxamento. De acordo com as Diretrizes Brasileiras de Assistência ao Parto Normal (Brasil, 2017), também podem ser oferecidas à mulher opções como imersão em água morna, acupuntura (se houver profissional habilitado e disponível para sua realização), hipnose (se houver profissional habilitado e disponível para tal) e, como se trata de intervenções não invasivas e sem descrição de efeitos colaterais, não se deve coibir as mulheres que desejarem usar audioanalgesia e aromaterapia durante o trabalho de parto.

Métodos farmacológicos.

As revisões sistemáticas disponíveis na Biblioteca Cochrane incluem analgesia peridural, bloqueio combinado, analgesia controlada pela parturiente e analgesia inalatória. O uso de meperidina injetável não é recomendado porque tem efeito limitado para alívio da dor e pode ter efeitos colaterais significativos para a mulher (sonolência, náuseas e vômitos) e para o recém-nascido, incluindo depressão respiratória ao nascimento e sonolência, que pode persistir por vários dias, podendo interferir na amamentação (Brasil, 2017).

Bloqueio combinado raquidiano peridural (BCRP).

Consiste na injeção de opioide subaracnóideo e na passagem de cateter peridural no mesmo procedimento e, de preferência, por uma única punção (técnica conhecida como agulha através de agulha ou coaxial). O BCRP reúne o início rápido da raquidiana com a extensão e a duração do bloqueio por intermédio do cateter peridural. A adição de pequeno volume de bupivacaína melhora a qualidade do bloqueio e promove a redução do opioide da mistura analgésica raquidiana. Quando a analgesia é corretamente aplicada e mantida, a parturiente mantém a motricidade com alívio da dor (bloqueio sensitivo) e pode deambular e assumir as posições que desejar durante o primeiro e o segundo períodos do parto (Figura 22.11).

A revisão sistemática da Biblioteca Cochrane sobre analgesia peridural incluiu os dados de 40 ECR com cerca de 11 mil mulheres. Ao todo, 34 ECR compararam peridural com meperidina, 7 ECR compararam peridural com não analgesia, 1 ECR peridural com acuestimulação, 1 ECR peridural com analgesia inalatória e 1 ECR peridural com apoio contínuo e outros tipos de analgesia. A qualidade da evidência foi de moderada a baixa. Analgesia peridural resultou em alívio significativo da dor no trabalho de parto avaliada por escores de dor, por satisfação com alívio da dor e por redução da necessidade adicional de alívio da dor. O aumento do risco de parto instrumental foi de 44% no grupo que recebeu peridural, porém esse efeito não persistiu quando analisados somente os estudos clínicos publicados depois de 2005, sugerindo efeito favorável dos protocolos de baixa dose e de analgesia controlada pela paciente. Não houve diferença nas taxas de cesariana, cefaleia, nem nos desfechos neonatais. Todavia, peridural se associou com maior risco de bloqueio motor, febre, hipotensão e retenção urinária. Em relação aos opioides,

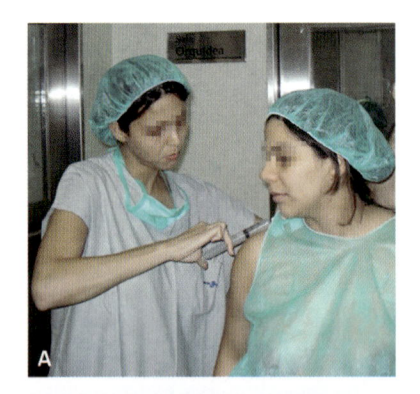

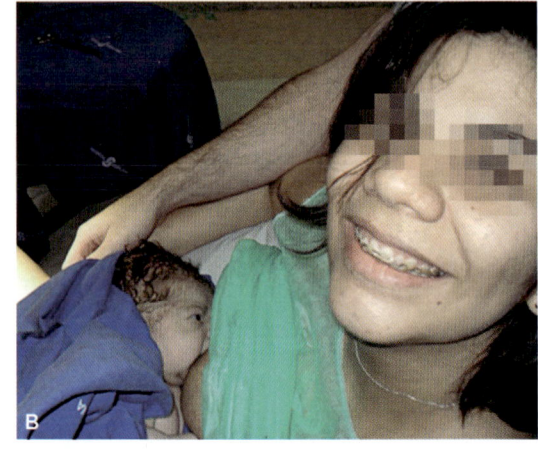

Figura 22.11 Paciente sob bloqueio combinado raquidiano e peridural. **A.** Deambulando. Repique da dose. **B.** Parto de cócoras. (Foto autorizada. Arquivo pessoal de Katz, 2020.)

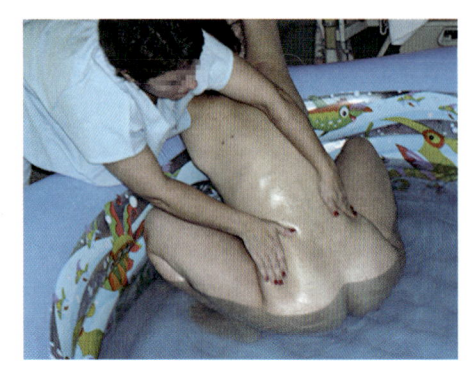

Figura 22.10 Massagem para alívio da dor do trabalho de parto. Paciente imersa em água morna. (Foto autorizada. Arquivo pessoal de Katz, 2020.)

mulheres que receberam peridural apresentaram menor risco de depressão respiratória, náuseas e vômitos, e seus filhos tiveram menor chance de receber naloxona (Anim-Somuah et al., 2018).

Em relação ao bloqueio combinado, a revisão atualizada da Biblioteca Cochrane incluiu 27 estudos com 3.274 mulheres que comparou bloqueio combinado com analgesia peridural. O início de ação foi mais rápido com o bloqueio combinado, que também se associou com menos retenção urinária, menor necessidade de dose de resgate, mais prurido e menor risco de parto instrumental. Não houve diferença na mobilidade materna, nem nos desfechos o uso de ocitocina, cesariana, cefaleia, escores de Apgar e pH arterial. Comparando-se bloqueio peridural com peridural de baixa dose, o início de ação com bloqueio combinado foi mais rápido, porém prurido foi mais frequente; a satisfação materna foi semelhante (Simmons et al., 2012).

A OMS recomenda que, para evitar complicações e preservar ao máximo a função motora, a menor concentração efetiva possível de anestésico local seja utilizada quando for utilizada analgesia peridural. No segundo estágio, a posição de escolha para o parto deve ser facilitada e recomenda-se retardar os puxos por 1 a 2 horas depois da dilatação completa ou até que a mulher recupere a urgência sensorial de fazer força.

A revisão sistemática da Biblioteca Cochrane sobre remifentanila para analgesia de parto incluiu 20 ECR com 3.569 participantes. Desses, 10 ECR compararam remifentanila em analgesia controlada pela paciente (ACP) com analgesia peridural, quatro com outro opioide por via IV ou IM, três com outro opioide em analgesia controlada pela paciente, dois com remifentanila contínuo IV e um com um esquema diferente de remifentanila em analgesia controlada pela paciente. A qualidade dos estudos foi de moderada a baixa e o risco de viés foi alto. Mulheres que receberam remifentanila em ACP ficaram mais satisfeitas com o alívio da dor em relação a outros opioides, porém menos satisfeitas em relação à peridural. O alívio da dor foi maior com remifentanila em relação a outros opioides, porém menor em relação a peridural; a intensidade da dor também foi maior no grupo que recebeu remifentanila, comparado ao grupo de peridural. Mais pesquisas são necessárias para avaliar desfechos adversos (apneia materna, depressão respiratória, baixos escores de Apgar). As evidências atuais são limitadas pela pobre qualidade dos estudos, inconsistência e imprecisão (Weibel et al., 2017).

O uso de analgesia inalatória foi avaliado em outra revisão sistemática da Biblioteca Cochrane com 26 ECR e 2.959 mulheres. Os estudos compararam óxido nitroso *versus* placebo ou não tratamento, bem como derivados do flurano *versus* óxido nitroso. O óxido nitroso oferece alívio da dor ao ser comparado com placebo ou não tratamento, mas resulta em maior frequência de náuseas, vômitos, tonturas e sonolência. Não há dados sobre satisfação materna, desfechos perinatais, amamentação e sensação de controle. Derivados do flurano se associam com melhor analgesia durante o primeiro estágio e com melhor alívio da dor em relação ao óxido nitroso. Óxido nitroso associa-se com maior frequência de náuseas e derivados do flurano com maior sonolência. Os dados são insuficientes para comparar satisfação materna e desfechos perinatais. A conclusão dos revisores é de que analgesia inalatória parece ser efetiva para reduzir a intensidade da dor e proporcionar alívio da dor (Klomp et al., 2012). Todas as mulheres em trabalho de parto devem ter a oportunidade de escolher algum método não invasivo de analgesia se porventura desejam recebê-la. Os métodos inalatórios são fáceis de administrar, podem ser rapidamente iniciados e são efetivos dentro de 1 minuto. Elas precisam ser informadas sobre seus

efeitos e esses métodos devem estar disponíveis para aquelas que desejarem recebê-los durante o trabalho de parto. No Brasil, nunca a analgesia inalatória obteve grande popularidade, mas nos últimos anos começou a ser disponibilizada em alguns serviços. A recomendação das Diretrizes Brasileiras de Assistência ao Parto Normal (Brasil, 2017) é de que o óxido nitroso a 50%, em veículo específico, pode ser oferecido para alívio da dor no trabalho de parto, quando possível e disponível; todavia, deve-se informá-las que elas podem apresentar náuseas, tonturas, vômitos e alteração da memória.

Os profissionais de saúde devem comunicar às mulheres as opções disponíveis para alívio da dor nas unidades de saúde de referência, discutir vantagens e desvantagens, riscos e benefícios como parte dos cuidados antenatais. O debate sobre os diversos métodos deve ser levado em consideração quando a mulher for elaborar seu plano de parto. Uma recente revisão sistemática de estudos qualitativos (Thomson et al., 2019) demonstrou efeitos diversos com os diferentes métodos de alívio da dor. Embora métodos não farmacológicos possam não reduzir significativamente a dor, eles facilitam a ligação com os profissionais de saúde e os acompanhantes que prestam apoio contínuo intraparto. Os métodos farmacológicos, por sua vez, reduzem significativamente a dor, porém podem apresentar efeitos adversos.

Todas as mulheres em trabalho de parto devem ter a oportunidade de escolher o método de alívio da dor que desejarem, assim que julgarem necessário. As Diretrizes Brasileiras de Assistência ao Parto Normal recomendam que os métodos não farmacológicos de alívio da dor devem ser oferecidos à mulher antes da utilização de métodos farmacológicos (Brasil, 2017).

Partograma

O partograma é a representação gráfica do trabalho de parto, que torna possível acompanhar sua evolução, documentar, diagnosticar alterações e indicar a tomada de condutas apropriadas para a correção dos desvios, evitando intervenções desnecessárias.

Uma revisão sistemática da Cochrane incluiu 11 ECR e 9.475 mulheres e, diferentemente do demonstrado em estudos observacionais previamente conduzidos pela OMS (1996), não se encontrou diminuição das taxas de cesárea nem diferenças em relação a uso de ocitocina, duração do primeiro estágio e escores de Apgar, de acordo com a utilização *vs.* não utilização do partograma. Também não houve diferença na frequência de parto instrumental e morte perinatal. Quando se usou partograma com linha de ação traçada com 2 horas, observou-se maior frequência de utilização de ocitocina; e quando se comparou linha de ação traçada com 3 horas *vs.* 4 horas, a taxa de cesariana foi mais alta para linha de ação com 3 horas. A conclusão é de que não há certeza sobre os efeitos do uso do partograma nos cuidados de rotina e qual desenho seria mais efetivo (Lavender et al., 2018). De acordo com a OMS, o desenvolvimento e a seleção de uma ferramenta adequada para monitorar a progressão do trabalho de parto deve ser uma prioridade de pesquisa (WHO, 2018a).

Existem diversos modelos de partograma e o que se recomenda é que, com base na realidade local, cada país e serviço, seja adotado o considerado mais adequado. Cabe chamar atenção para estudos recentes (Zhang et al., 2010; Abalos et al., 2018) que demonstram padrões de evolução do trabalho de parto diferentes dos estudos originais realizados por Friedman na década de 1950 (Friedman, 1954; 1955). A diferença no padrão de evolução atual não se deve apenas a diferenças na população, em seu padrão de atividade física e na frequência de sobrepeso e obesidade, mas principalmente a diferenças na maneira de atender partos preconizada atualmente, ao respeitar a fisiologia e evitar intervenções desnecessárias.

Ao considerar a grande variação que envolve os padrões de dilatação do parto (Zhang et al., 2010; Abalos et al., 2018; Souza et al., 2018) e a incapacidade da linha de alerta de identificar mulheres com risco de desenvolver desfechos desfavoráveis no parto (Bonet et al., 2019), nas diretrizes mais recentes da OMS a recomendação é que não se utilize o limite de 1 cm/h nem a linha de alerta para avaliar o progresso da dilatação cervical. Também não há recomendação para se traçar uma linha de ação. Porém, as linhas do cervicograma são apenas um dos elementos do partograma, e deixar de traçá-las NÃO implica deixar de preencher o partograma. Não apenas existem outros parâmetros importantes (que incluem frequência cardíaca fetal, descida da cabeça fetal, estado do líquido amniótico), como é possível observar os padrões de dilatação cervical. Além disso, o registro gráfico garante a documentação necessária que demonstra adequada avaliação da vitalidade da mãe e do lactente em casos de desfecho desfavorável e/ou litígio.

Vale ressaltar que o diagnóstico de trabalho de parto ativo, momento em que tende a começar a construção do partograma, deve ser feito apenas com padrão contrátil efetivo e após 5 cm de dilatação. Na fase latente do trabalho de parto, a conduta é expectante. Em muitas mulheres, a duração é superior a 20 horas e os ocitócicos devem ser evitados em razão do risco aumentado de cesariana, decorrente do colo desfavorável.

Além disso, o diagnóstico de uma falha de progressão somente poderia ser feito após 4 horas de ausência completa de modificação cervical, em caso de contrações efetivas e bolsa rota. Isso traz implicações também para o intervalo de tempo entre os toques vaginais, que não devem ser feitos antes desse intervalo de 4 horas, pois não modificariam a condução. Mulheres com suspeita de progressão lenta ou parada da progressão do trabalho de parto devem ser cuidadosamente avaliadas para excluir complicações como desproporção cefalopélvica e determinar se suas necessidades físicas, emocionais e psicológicas estão sendo atendidas.

Para a construção do partograma, algumas observações são necessárias (Figura 22.12):

- No partograma, cada divisória corresponde a 1 hora na abscissa (eixo X) e 1 cm de dilatação cervical e de descida da apresentação na ordenada (eixo Y)
- O registro gráfico deve ser iniciado quando a parturiente estiver na fase ativa do trabalho de parto (duas a três contrações generalizadas em 10 minutos, dilatação cervical mínima de 5 cm)
- Os toques vaginais devem ser espaçados, realizados a cada 4 horas, exceto se houver alguma indicação em que seja necessário novo exame para o processo de tomada de decisão. A cada toque, deve-se anotar a dilatação cervical, a altura da apresentação, a variedade de posição e as condições da bolsa das águas e do líquido amniótico; quando a bolsa estiver rompida, por convenção, registra-se a dilatação cervical com um triângulo, e a apresentação é representada por uma circunferência na qual losangos indicam a variedade de posição
- O padrão das contrações uterinas e dos BCF, a infusão de líquidos, medicamentos e o uso de analgesia devem ser devidamente registrados
- De acordo com as atuais recomendações da OMS, não se traçam mais as linhas de alerta e de ação (WHO, 2018a).

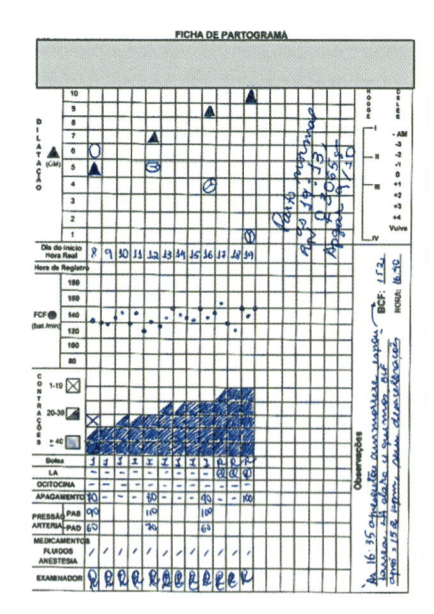

Figura 22.12 Modelo da ficha do partograma, sem linha de alerta e de ação, com cervicograma e outros registros de interesse no acompanhamento do trabalho de parto. Parto eutócico (IMIP, 2020).

Assistência à expulsão

Ao se iniciar o segundo período, a parturiente tende a ficar agitada e relata, por vezes, sensação similar ao desejo de defecar; modifica-se o caráter das metrossístoles, que aumentam de frequência e de intensidade, e a elas soma-se a contração voluntária da prensa abdominal, uma vez que a apresentação esteja no assoalho pélvico. Quando a mulher se esforça espontaneamente, a dilatação está próxima de se completar e a apresentação encontra-se bem penetrada na escavação. Como se originam de músculos estriados da parede do abdome, as contrações expulsivas estão, em parte, submetidas à vontade, o que possibilita que a parturiente, no começo do segundo período, comande-as, de modo a intensificá-las ou abrandá-las.

O monitoramento fetal deve ser feito com maior frequência, a cada 5 minutos (Brasil, 2017; WHO, 2018a). Desacelerações precoces (tipo I) são comuns no período expulsivo, decorrentes da compressão do polo cefálico.

Posição materna. Na sociedade ocidental, com a hospitalização do parto, a maioria das mulheres passou a dar à luz em decúbito dorsal, semideitada ou em posição litotômica. Por muitos anos, especialistas e autoridades recomendaram as atitudes de Laborie-Bué ou Laborie-Duncan (Figura 22.13), porque essas posições facilitavam a avaliação do profissional de saúde e a prática de intervenções.

No entanto, têm sido apontadas muitas vantagens a favor das posições verticalizadas (sentada, semissentada, ajoelhada, de cócoras e outras): efeito da gravidade, menor compressão da aorta e da cava, maior eficiência da contratilidade uterina, alinhamento do feto com a pelve, além das demais posições não supinas (lateral, quatro apoios) (Figura 22.14).

Atualmente, o uso das camas tipo PPP, além de evitar o transtorno de mudar a parturiente de sala, facilita a adoção de posições verticalizadas no momento do parto por haver apoio para os pés e barra fixa, em detrimento das tradicionais mesas de parto (Figura 22.15). Também estão disponíveis banquetas (Figura 22.16) e cadeiras de parto (Figura 22.17), mas nenhum

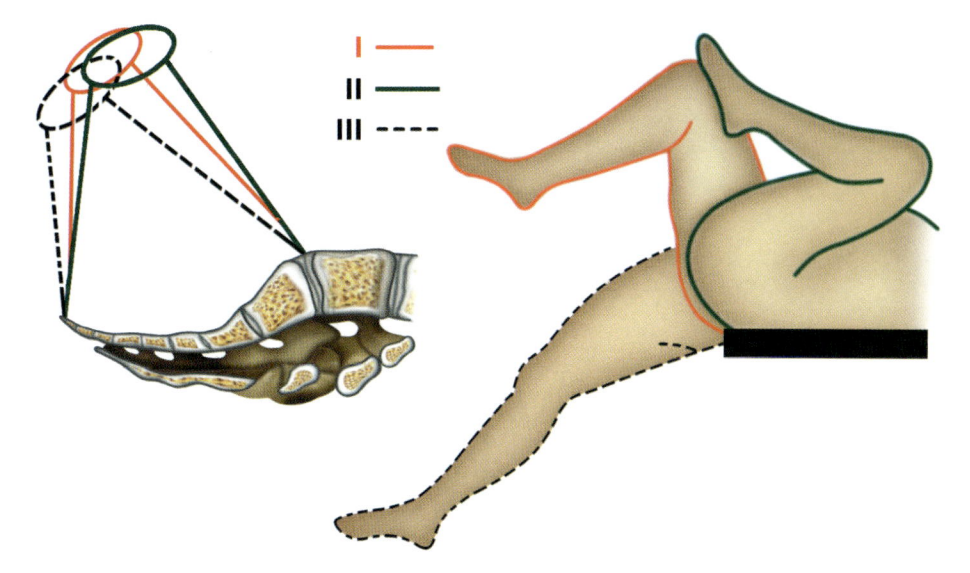

Figura 22.13 Posições tradicionais para o parto vaginal. *I,* flexão moderada da perna sobre a coxa, e dessa sobre o tronco (posição de Bonnaire-Bué). *II,* exagero da flexão que aumenta o diâmetro anteroposterior do estreito inferior (posição de Laborie-Duncan). *III,* posição de Crouzat-Walcher, que amplia o estreito superior. (Adaptada de Lorca, 1948.)

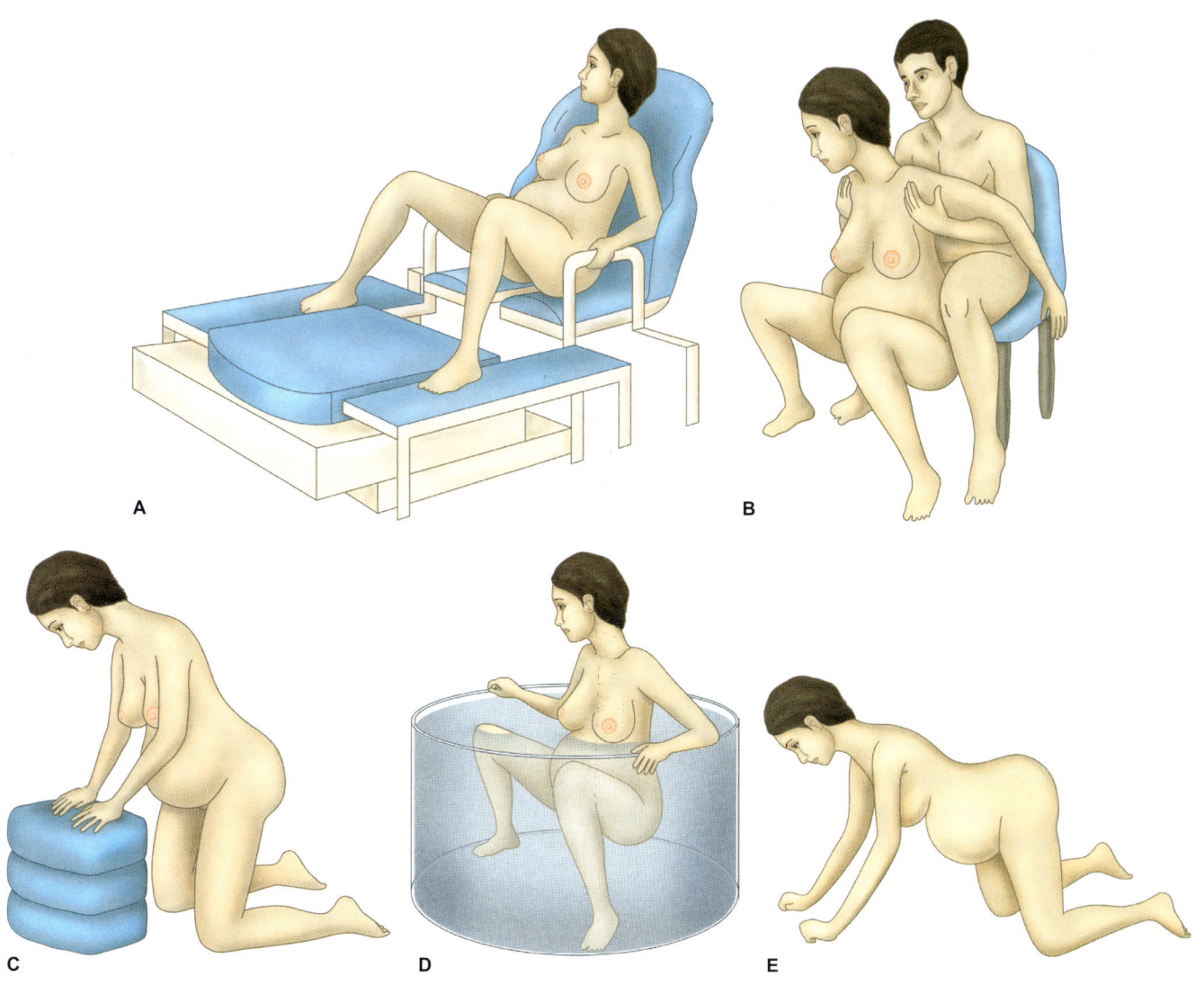

Figura 22.14 Posições de parto não supinas: sentada (A), cócoras sustentada (B), de joelhos (C), na água (D), quatro apoios (E). (Amorim e Katz, 2015.)

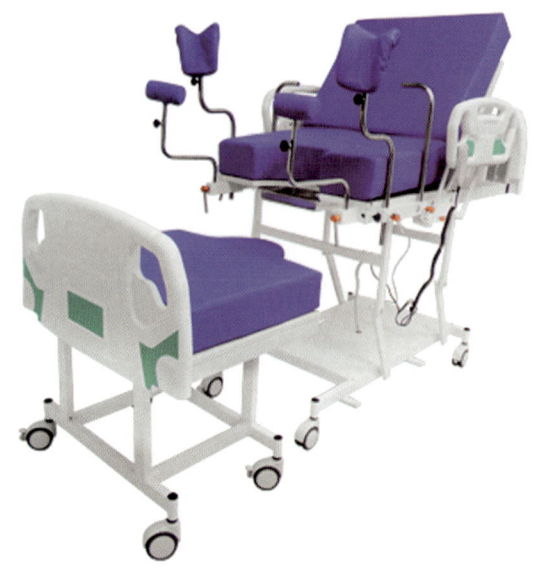

Figura 22.15 Cama pre-parto, parto e pós-parto.

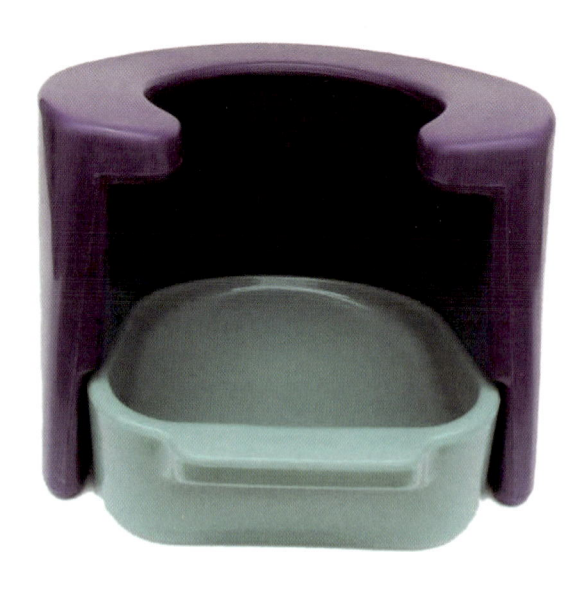

Figura 22.16 Banqueta de parto.

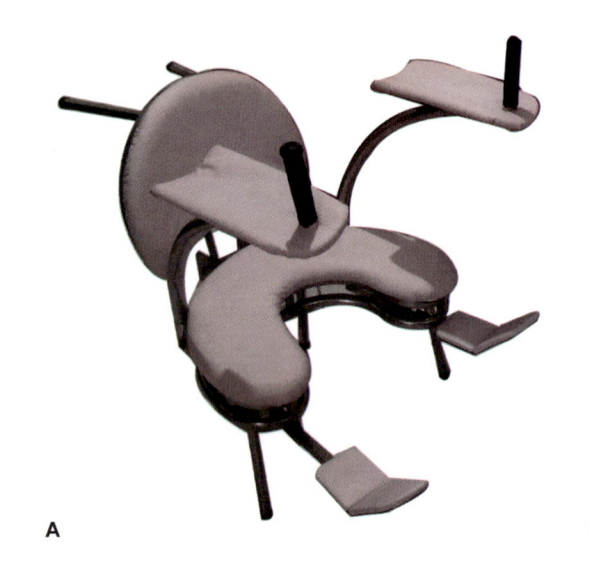

A

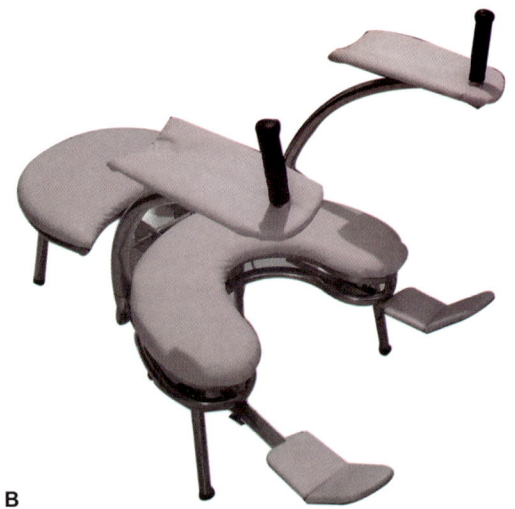

B

Figura 22.17 Cadeira de parto vista com apoio (**A**) e com banco deitado (**B**). (ISEA, 2018.)

equipamento especial é obrigatório para a mulher que queria de fato assumir uma posição não supina, desde que não seja impedida ou não se atrapalhe.

A revisão sistemática disponível na Biblioteca Cochrane analisou 32 estudos randomizados, que inclui 9.015 parturientes sem analgesia peridural (Gupta et al., 2017). As comparações incluíram qualquer tipo de posição vertical, cadeira de parto, banqueta de parto, almofada de parto. A posição vertical esteve associada com redução da duração do segundo estágio (−6,16 minutos), diminuição de parto instrumental (25%), redução de padrões anômalos de frequência cardíaca fetal (54%) e de episiotomias (25%). Houve uma tendência a aumento do risco de lacerações de 2º grau (20%), sem efeito nas lacerações de 3º e 4º graus. A perda sanguínea maior que 500 mℓ foi 48% maior para a posição vertical. Como há heterogeneidade dos estudos, com risco de viés variável, esses resultados devem ser vistos com cautela, e a recomendação é de que as mulheres possam escolher qual a posição que querem para dar à luz.

De acordo com as Diretrizes Brasileiras de Assistência ao Parto Normal (Brasil, 2017), deve-se desencorajar a mulher a ficar em posição supina, decúbito dorsal horizontal ou posição semissupina no segundo período do trabalho de parto. Ela deve ser incentivada a adotar qualquer outra posição que achar mais confortável, o que inclui as posições de cócoras, lateral ou quatro apoios. As mulheres devem ser informadas que há ausência de evidências de alta qualidade, tanto para apoiar como para desencorajar o parto na água.

A OMS recomenda encorajar a posição de escolha da mulher, que compreende posições verticais, tanto sem analgesia como com analgesia peridural. Nenhuma posição em particular deve ser forçada e ela deve ser encorajada a adotar aquela em que se sinta mais confortável. Os profissionais de saúde devem se assegurar de que estão mantendo adequado monitoramento do bem-estar fetal na posição que foi adotada. Sugere-se que as mulheres que adotaram uma posição vertical possam se adaptar à posição semirreclinada ou de quatro apoios imediatamente antes da expulsão do feto para facilitar as técnicas de proteção perineal e reduzir a perda sanguínea (WHO, 2018a).

Puxos e respiração. Tradicionalmente, em muitos serviços, durante o período expulsivo, os puxos têm sido comandados, inclusive algumas vezes estimulando-se puxos precoces, quando a mulher ainda não tem vontade de fazer força. Orientações frequentes incluem os comandos inapropriados "força comprida" ou "força de cocô", concomitantes com sugestões sobre técnicas respiratórias, em geral a manobra de Valsalva, "trinque os dentes e faça força". Todos esses comandos parecem desnecessários, pois podem atrapalhar a mulher e ser prejudiciais. Estudos mais recentes sugerem que, sem orientação, elas alternam momentos em que usam técnicas respiratórias diversas e modos diferentes de fazer força. A indicação clássica de "força comprida" ou "força de cocô" pode não ser a mais adequada, tão logo se pretende o relaxamento perineal, que pode resultar em lacerações.

Puxos precoces e comandados podem ter repercussões adversas sobre o assoalho pélvico, e a manobra de Valsalva pode impactar negativamente os fatores urodinâmicos (Schaffer et al., 2005, Prins et al., 2011).

A revisão sistemática da Biblioteca Cochrane sobre técnicas de puxos e respiração no período expulsivo inclui atualmente 21 estudos, dos quais 8 (com 884 mulheres) compararam puxos espontâneos *versus* comandados em mulheres com e sem analgesia peridural, e 13 estudos (2.879 mulheres) compararam puxos tardios *versus* puxos precoces em mulheres com analgesia peridural. A qualidade da evidência variou de moderada a muito baixa. Não se encontrou diferença na duração do período expulsivo nem na taxa de lacerações de 3º e 4º grau, episiotomia e duração dos puxos. Não houve diferença nos desfechos neonatais. Em mulheres com analgesia peridural, puxos tardios encurtam o tempo real com puxos (−19 minutos) e aumentam a chance de nascimento espontâneo, embora aumentem a duração total do período expulsivo (56 minutos) e em um estudo tenham se associado com redução do pH do sangue do cordão, sem desfechos neonatais adversos. Não houve efeitos na taxa de lacerações perineais graves e de episiotomia. Efeitos adversos sobre o assoalho pélvico não puderam ser determinados. Os autores concluem que na ausência de evidências conclusivas para apoiar ou refutar qualquer tipo e tempo de puxo, as decisões devem ser guiadas pela preferência das mulheres, seu conforto e o contexto clínico. Futuras pesquisas devem ser realizadas, incorporando-se as diversas estratégias de puxos e de respiração e incluindo desfechos maternos e neonatais clinicamente relevantes, além de incluir as consequências sobre o assoalho pélvico (Lemos et al., 2017).

As Diretrizes Brasileiras de Assistência ao Parto Normal (Brasil, 2017) recomendam que se deve apoiar a realização de puxos espontâneos em mulheres sem analgesia e evitar os puxos dirigidos. Caso o puxo espontâneo seja ineficaz, ou se solicitado pela mulher, devem ser oferecidas outras estratégias para auxiliar o nascimento, como suporte, mudança de posição, esvaziamento da bexiga e encorajamento. A OMS recomenda que mulheres no período expulsivo sejam encorajadas e apoiadas para seguir sua própria urgência de realizar puxos (WHO, 2018a). Evidências de estudos qualitativos indicam que as mulheres querem se sentir no comando do processo de nascimento, com o apoio de profissionais de saúde sensíveis a suas necessidades (Downe et al., 2018).

Medidas de Assepsia para o parto vaginal. De acordo com as Diretrizes Brasileiras de Assistência ao Parto (Brasil, 2017), água potável pode ser usada para a limpeza vulvar e perineal se houver necessidade, antes do exame vaginal. Medidas de higiene, incluindo higiene padrão das mãos e uso de luvas únicas não necessariamente estéreis, são apropriadas para reduzir a contaminação cruzada entre as mulheres, crianças e profissionais. Não há necessidade de usar clorexedina ou iodo-povidona e fazer "preparação do campo operatório" (incluindo utilização de campos estéreis) para um parto vaginal espontâneo.

Episiotomia. Consiste na incisão cirúrgica do períneo, feita com tesoura ou bisturi, com o objetivo teórico de ampliar o canal de parto e facilitar o desprendimento fetal. Pode ser mediana (perineotomia) e mediolateral (Figura 22.18). Esse procedimento foi introduzido no século XVIII pelo obstetra irlandês Sir Fielding Ould para ajudar o desprendimento fetal em partos difíceis, porém não ganhou popularidade no século XIX, em função da falta de disponibilidade de anestesia e das altas taxas de infecção. Foi somente no século XX que a episiotomia começou a ser usada em maior escala em diversos países, sobretudo nos EUA e em países latino-americanos, entre eles o Brasil. Foi a época em que a percepção do nascimento como um processo normal requerendo o mínimo de intervenção foi substituído pelo conceito de parto como processo patológico, com intervenção médica para prevenir lesões maternas e fetais.

O uso da episiotomia difundiu-se enormemente a partir das recomendações de obstetras famosos, como Pomeroy e DeLee. Esse último, na década de 1920, lançou um tratado (*The prophylactic forceps operation*) em que recomendava episiotomia sistemática e fórceps de alívio em todas as primíparas. Todavia, essa recomendação não se baseou em nenhum estudo comparado, quer ensaio clínico ou observacional, e apenas refletia o paradigma vigente na época, de que o corpo feminino seria essencialmente defectivo e que intervenções seriam necessárias para que o parto pudesse se realizar de modo seguro, sob cuidados médicos obrigatórios. Data desse período a concepção, difundida até os dias de hoje, de que a episiotomia seria necessária para preservar a integridade do assoalho pélvico, restaurar a anatomia vaginal e a musculatura pélvica à condição pré-parto.

A finalidade da episiotomia, de acordo com os postulados de DeLee, seria reduzir a probabilidade de lacerações perineais graves, enquanto a associação com o fórceps minimizaria o risco de traumatismo fetal, prevenindo hipoxia. Esse pressuposto passou a ser aceito como verdade incontestável e transcrito em diversos tratados de obstetrícia em todo o mundo, embora não existissem evidências científicas confiáveis de sua efetividade e segurança.

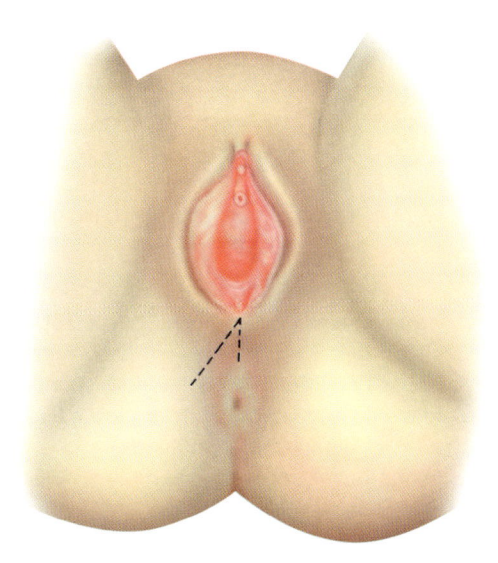

Figura 22.18 Linha imaginária da episiotomia em suas principais modalidades: mediana (perineotomia) e mediolateral (preferida).

Alguns autores mencionam que a prática aumentou consideravelmente a partir da década de 1950, porque muitos médicos acreditavam que ela reduzia significativamente o período expulsivo, tornando possível que se atendesse rapidamente a grande demanda de partos hospitalares, às vezes simultâneos (Myers-Helfgott e Helfgott, 1999).

O número de episiotomias só começou a reduzir a partir da década de 1970, quando os movimentos de mulheres e as campanhas pró-parto ativo passaram a questionar o procedimento. Na mesma época, foram publicados os primeiros estudos clínicos bem conduzidos sobre o tema, que questionaram seu uso rotineiro.

Destaca-se a importante revisão de Thacker e Banta, publicada em 1983, em que se demonstrou, além da inexistência de evidências de sua eficácia, evidências consideráveis dos riscos associados ao procedimento: dor, edema, infecção, hematoma e dispareunia. Apesar de ter tido pouco impacto na comunidade científica na época, esse estudo despertou o interesse pela episiotomia, e posteriormente foram conduzidos ensaios clínicos randomizados bem controlados, tendo sido o primeiro ECR inglês publicado em 1984 (West Berkshire Trial) e o maior um estudo argentino, publicado em 1993.

Todos esses estudos foram incluídos na revisão sistemática da Cochrane, atualizada pela última vez em 2017 (Jiang et al., 2017). Essa revisão incluiu 12 ECR e um total de 6.177 parturientes submetidas à episiotomia seletiva *versus* rotineira. A taxa do procedimento variou no grupo de episiotomia seletiva entre 8 e 59% com mediana de 32% e no grupo de episiotomia de rotina entre 51 e 100% com mediana de 83%. Episiotomia seletiva resultou em redução de 30% do risco de trauma perineal grave. Também houve menor necessidade de sutura em mulheres no grupo da episiotomia seletiva. Os resultados apoiam claramente seu uso restritivo, embora não tenha sido esclarecido em quais ocasiões o procedimento deveria ser realizado.

Com base nesses resultados da revisão sistemática, bem como nas conclusões de outros estudos já publicados, tanto observacionais como ensaios clínicos randomizados, é possível afirmar que:

- Não há diferença nos resultados perinatais nem redução da incidência de asfixia nos partos com episiotomia seletiva *versus* episiotomia de rotina. Episiotomia de rotina não "protege" o concepto nem melhora desfechos perinatais
- Não há proteção do assoalho pélvico materno, pois a episiotomia de rotina não protege contra incontinência urinária ou fecal, e tampouco contra o prolapso genital, ao associar-se a redução da força muscular do assoalho pélvico em relação aos casos de lacerações perineais espontâneas (Macêdo, 2019)
- A episiotomia é *per se* uma laceração perineal de 2º grau, e quando não é realizada, pode não ocorrer nenhuma laceração (Figura 22.19) ou surgirem lacerações de 1º ou de 2º grau, todavia em geral menos extensas e profundas que uma episiotomia. A extensão do dano perineal é maior nesse procedimento, porque são seccionados cinco grupamentos musculares.

A OMS não recomenda o uso liberal ou de rotina da episiotomia no parto vaginal espontâneo. Em decorrência da falta de evidências de sua efetividade em geral, e ao considerar a necessidade de desencorajar seu uso rotineiro em muitos locais, a Agência julgou mais importante enfatizar que não é recomendado o uso liberal ou de rotina do que indicar a episiotomia "seletiva" ou restritiva. Reconhece-se que, até o presente, não há nenhuma evidência que corrobore a necessidade de qualquer procedimento nos cuidados de rotina, de modo que uma taxa "aceitável" seja difícil de determinar. Seu papel em emergências

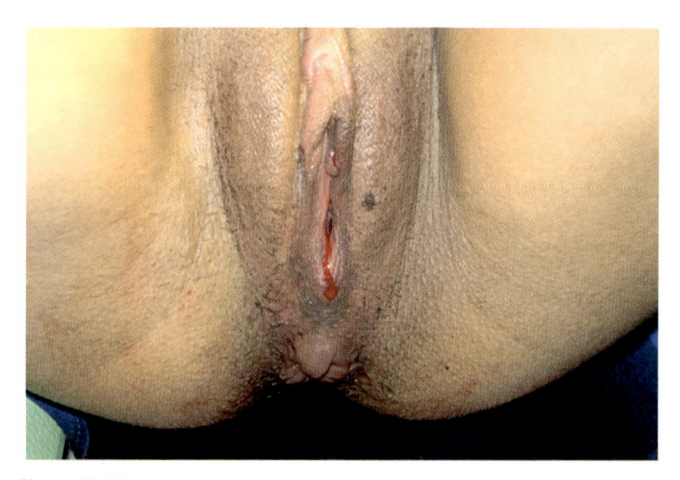

Figura 22.19 Períneo íntegro após parto vaginal sem episiotomia. Arquivo pessoal (Amorim, 2020).

obstétricas, como sofrimento fetal que requer parto instrumental, permanece (WHO, 2018a).

É importante lembrar que, como todo procedimento cirúrgico, a episiotomia só deve ser realizada com o consentimento pós-informação da parturiente. O planejamento em relação a essa e outras intervenções também deve fazer parte do plano de parto. Tem havido crescente mobilização do movimento de mulheres contra a episiotomia de rotina, como a campanha pelo períneo íntegro (Figura 22.20). De fato, a única possibilidade de se obter um períneo íntegro é quando não é realizada, uma vez que será sempre uma laceração, pelo menos de segundo grau.

Como resultado da divulgação das evidências científicas, o procedimento tem apresentado nítido declínio em todo o mundo, inclusive no Brasil, onde taxas acima de 90% já haviam sido relatadas (Diniz e Chachan, 2004). Embora o estudo *Nascer no Brasil* tenha documentado uma taxa de 54% de episiotomia (Leal et al., 2014), há serviços com taxas muito mais baixas, menores que 10%, que incluem a Maternidade-Escola da Universidade Federal do Ceará, em Fortaleza (8%), o Instituto de Saúde Elpídio de Almeida (ISEA), em Campina Grande (8%), e o Instituto de Medicina Integral Prof. Fernando Figueira, em Recife (2%), sem aumento da incidência de trauma perineal grave (lacerações de

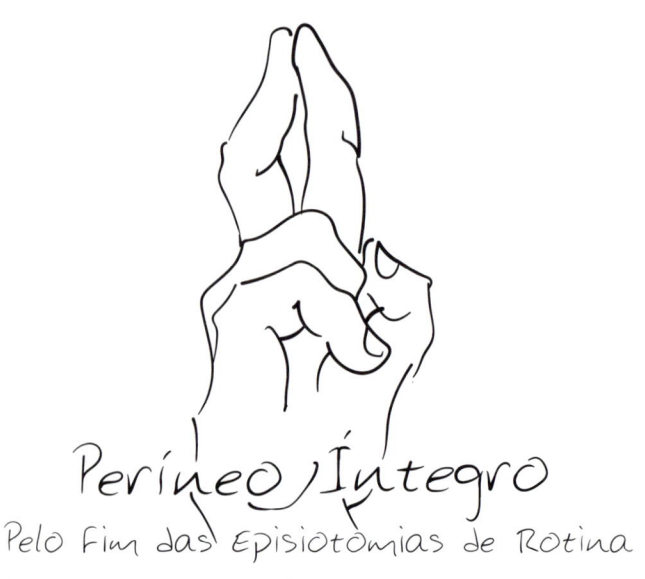

Figura 22.20 Campanha Períneo Íntegro. Movimento Mulheres Brasileiras Contra a Episiotomia de Rotina.

terceiro e quarto graus). Sugere-se que a taxa global de episiotomias esteja em queda no Brasil (pesquisa em plataforma *online* BabyCenter evidenciou 33%, em 2018), porém pesquisas com metodologia adequada, que inclui tamanho da amostra representativa de todo o território nacional, são necessárias para analisar a tendência temporal.

Essa taxa deve ser monitorada nos serviços como indicador da qualidade da assistência e da implementação das boas práticas. Infelizmente, alguns serviços e médicos obstetras ainda têm taxas elevadas de episiotomia, pois foram condicionados por anos de treinamento a sua prática sistemática e ainda se apegam à noção de que o procedimento preveniria lacerações perineais graves e/ou seria benéfica para os conceptos (Cunha et al., 2019). Por outro lado, evidências sugerem que os números podem ser ainda mais reduzidos por meio de programas de educação médica continuada e documentação da indicação do procedimento, ao requerer-se essa informação no prontuário.

Indicações de episiotomia na obstetrícia moderna. Apesar da recomendação de *não* se realizar episiotomia de rotina, com todas as evidências disponíveis que corroboram sua realização seletiva, persistem dúvidas sobre quais seriam as reais indicações de se realizar o procedimento na prática obstétrica moderna. Não há evidências científicas sólidas que justifiquem a necessidade de episiotomia em casos de parto instrumental, distocia de ombro, prematuridade, parto pélvico, frequência cardíaca fetal não tranquilizadora, macrossomia (em geral, diagnóstico retrospectivo) ou ameaça de ruptura perineal grave, que não é um diagnóstico objetivo e não está clinicamente bem definido.

Um estudo publicado em 2012 refere-se ao fim da episiotomia, ao demonstrar que essa prática, em diversas condições obstétricas como macrossomia, sofrimento fetal, occipitoposteriores, distocia de ombro e parto instrumental, é responsável pelo aumento e não pela diminuição da taxa de lacerações de 3º e 4º graus (Steiner et al., 2012).

Recentemente, tem sido sugerido que nunca seja realizada. Com um protocolo de não realização de episiotomia aliado a estratégias de proteção perineal, Amorim et al. (2014) encontraram uma taxa de 60% de períneo íntegro e apenas 23% de necessidade de sutura em parturientes não submetidas ao procedimento. Outro estudo, com mais de 1.500 partos, encontrou resultados semelhantes (Albers et al., 2006). Em um ECR com 237 mulheres randomizadas para um protocolo de não realização de episiotomia *versus* episiotomia restritiva encontrou-se taxa semelhante nos dois grupos (1,7%), com duração semelhante do período expulsivo, frequência de lacerações perineais e perda sanguínea também similares e nenhum caso de trauma perineal grave. Em se tratando de um pequeno ECR conduzido em um único centro, os autores sugerem que novas pesquisas sejam realizadas para definir se realmente existem indicações de episiotomia na obstetrícia moderna (Amorim et al., 2017). Um grande ensaio clínico randomizado (EPITRIAL), com o objetivo de comparar episiotomia seletiva com não realização de episiotomia está em andamento e uma análise de ínterim foi publicada em 2018 (Sagi-Dain et al., 2018), porém as taxas do procedimento foram elevadas nos dois grupos, respectivamente 26,5% (em 155 mulheres) *vs.* 21,4% (em 154 mulheres) e não foram observadas diferenças estatisticamente significativas nos desfechos analisados. O estudo prossegue, com tamanho amostral recalculado para 6.006 participantes.

Até que novos estudos sejam realizados, há de se considerar a afirmação de Hartmann et al. (2005): "na ausência de benefícios e com um potencial para malefícios, um procedimento deveria ser abandonado". Os autores sugerem que a meta razoável e imediata seria reduzir o índice de episiotomias para menos de 15%, de modo que tanto os obstetras como os serviços deveriam adequar suas taxas-alvo de acordo com as características e as experiências de parto da população assistida.

O ACOG reconhece em seu Boletim Técnico que não há situações específicas nas quais a episiotomia seja essencial, e que a decisão para sua realização seja baseada em considerações clínicas. Episiotomia restritiva é recomendada (ACOG, 2018).

Citando Ritgen (1855): "Estas páginas não foram escritas para quem as deixa de lado dizendo ou pensando: quanto barulho por uma laceração perineal! Eles terão que entrar em acordo com suas próprias consciências".

Proteção perineal. Com a tendência à redução das taxas de episiotomia, tem crescido o interesse nas estratégias para proteger o períneo e aumentar a chance de integridade perineal. Não fazer episiotomia já aumenta as chances de períneo íntegro, uma vez que esse procedimento é já uma laceração de 2º grau, porém reduzir as taxas de laceração, sobretudo das formas graves (3º e 4º grau), e daquelas que requerem sutura (uma vez que pequenas lacerações sem sangramento ou distorção anatômica importante parecem fazer parte da história natural do parto) tem sido preocupação crescente não somente por meio de medidas antenatais (já citadas anteriormente), mas com estratégias intraparto. Há quem proponha estratégia totalmente *hands off* (sem colocar as mãos), enquanto outros praticam manobras, que incluem o procedimento de Ritgen, técnica de flexão, uso de compressas mornas, massagem perineal, gel obstétrico, dentre outras (Figura 22.21 A e B).

A revisão sistemática disponível na Biblioteca Cochrane avaliou técnicas perineais durante o segundo período do parto para reduzir o trauma perineal. Foram avaliados os dados de 20 ECR com 15.181 mulheres. Compressas quentes reduziram o risco de lacerações perineais de 3º e 4º graus: 2,1% *vs.* 4,5%. Massagem perineal aumentou a chance de períneo íntegro e reduziu o risco de lacerações perineais de terceiro e quarto graus: 1,4% *vs.* 2,9%. Ao comparar *hands on* com *hands off* (com e sem as mãos), não houve efeito sobre o risco de lacerações. Contudo, ocorreu aumento do risco de episiotomia em 42% com a estratégia *hands on*. A conclusão dos autores é de que evidência de moderada qualidade sugere efeito benéfico de massagem perineal e compressas mornas para redução de lacerações de 3º e 4º graus, porém o impacto sobre outros desfechos foi incerto ou inconsistente. Estratégia *hands off* pode reduzir o risco de episiotomia (Aasheim et al., 2017).

Destarte, cumpre lembrar que sob a epígrafe "técnicas de proteção perineal" podem estar incluídas diversas outras recomendações que não dizem respeito ao cuidado *direto* do períneo e que incluem muito mais sugestões do que *não* fazer. Exemplos disso são evitar parto em posição de litotomia (Elvander et al., 2015), evitar puxos dirigidos, evitar manobra de Valsalva e manobra de Kristeller, evitar episiotomia e restringir o uso de parto instrumental, este último um dos fatores de risco independentes mais importantes para trauma perineal grave (Vale de Castro Monteiro et al., 2016).

A OMS recomenda que técnicas para redução do trauma perineal (que inclui massagem perineal, compressas mornas e *hands on*) sejam usadas de acordo com as preferências da mulher e as opções disponíveis (WHO 2018a). As Diretrizes Brasileiras de Assistência ao Parto Normal (Brasil, 2017) não recomendam a massagem perineal, que pode não ser bem tolerada pelas

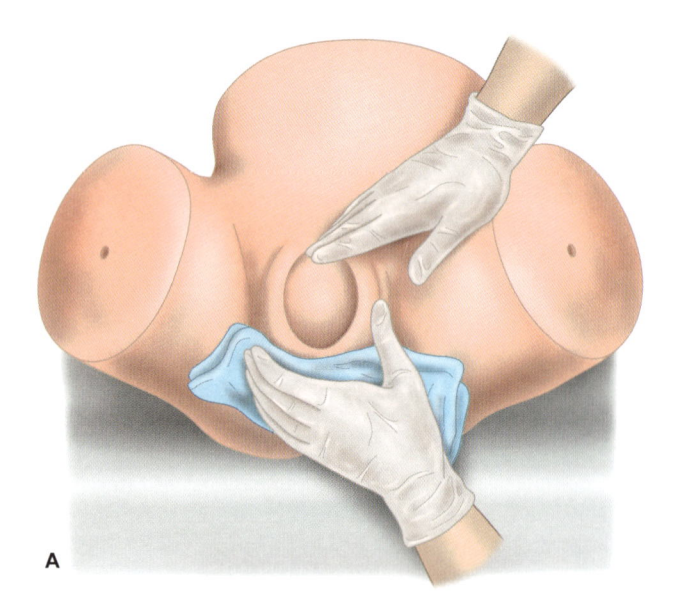

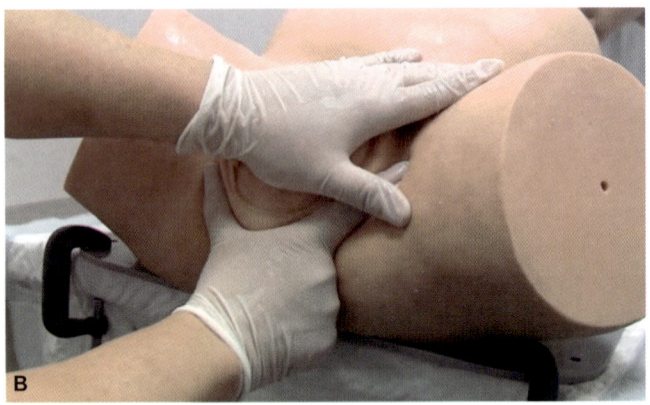

Figura 22.21 Estratégias de proteção perineal. **A.** Compressa morna. **B.** Hands on. (Amorim e Katz, 2015.)

parturientes, e sugerem considerar o uso de compressas mornas no períneo, neste caso pode-se usar tanto *hands on* quanto *hands off*. Nós, porém, recomendamos a estratégia *hands off*.

Manobra de Kristeller. Vezes outras, a expressão do fundo do útero tem sido realizada para apressar o nascimento: é a *manobra de Kristeller. Não é o procedimento inofensivo*. Desarranja a contratilidade uterina, produz hipertonia, que repercute ominosamente na vitalidade fetal. Seus riscos incluem a ruptura uterina, lesões perineais graves, tocotraumatismos e maior hemorragia maternofetal (Habek et al., 2008; Zanconato et al., 2014; Hasegawa et al., 2019).

A revisão sistemática disponível na Biblioteca Cochrane incluiu 9 ECR com 3.948 mulheres, que avaliaram pressão fúndica manual (5 ECR) ou um cinto inflável (4 ECR). Como os cintos infláveis não estão disponíveis na prática clínica, avaliaremos somente os desfechos associados à pressão manual: não houve diferença nos desfechos de duração do segundo estágio, parto vaginal espontâneo depois de um período de tempo, cesariana, parto instrumental, baixo pH do sangue do cordão e escores de Apgar < 7 no 5º minuto (embora esse último desfecho tenha sido 4,5 vezes mais frequente no grupo da pressão fúndica, a diferença não foi significativa). O risco de lacerações cervicais foi quase cinco vezes maior entre as mulheres que receberam pressão fúndica. Apenas 2 ECR relataram o desfecho de morte neonatal (nenhum caso). Nenhum ECR avaliou morbidade materna grave ou morte (Hofmeyr et al., 2017). Depois da publicação dessa revisão, foi

publicado um ECR sul-africano que descreveu os resultados da aplicação do que os autores chamam de GAP (*gentle assisted pushing*), que seria uma "pressão gentil" no fundo uterino de mulheres com parto em posição vertical. O ECR incluiu 1.158 mulheres e não evidenciou nenhum benefício com a manobra. Algumas mulheres acharam a posição desconfortável.

A execução da manobra com o antebraço ou cotovelo é absolutamente condenável (Figura 22.22) e a insistência na realização intempestiva da manobra tem levado a relatos de caso de asfixia fetal e tocotraumatismos importantes, além de registro de ruptura de vísceras, morte fetal e neonatal e até mesmo morte materna. Tanto as Diretrizes Brasileiras de Assistência ao Parto Normal (Brasil, 2017) como a OMS recomendam *contra* a pressão fúndica, ao advertir que ela *não deve ser realizada*. A OMS adiciona que tem sérias preocupações com o potencial de riscos para a mãe e para o lactente com esse procedimento (WHO, 2018a).

Há ainda preocupação com a força descontrolada que é empregada em algumas circunstâncias, pois quando o nascimento não ocorre depois da primeira pressão, existe a tendência em aumentá-la progressivamente. Estudos qualitativos demonstram que as mulheres acham o procedimento perturbador, doloroso e equivalente a abuso físico (Balde et al., 2017). No Brasil, o procedimento é frequentemente denunciado como uma das formas de violência obstétrica.

A maneira como a manobra tem sido praticada no Brasil deve ser condenada. Na pesquisa *Nascer no Brasil* (Leal et al., 2014), o procedimento foi relatado em 37% dos partos vaginais, o que sob qualquer hipótese não se justifica. Não é aceitável descrever o procedimento como "uma ajudinha" ou "retificar o útero", pretextos frequentes que são utilizados pelos obstetras, mesmo diante da recusa das mulheres. Na maioria das vezes não há indicação para se acelerar o parto, uma vez que atualmente são adotados limites mais amplos e tolerantes, desde que a parturiente e seu concepto tenham seu bem-estar assegurado. Diante de uma eventual indicação de se antecipar o parto (p. ex., frequência

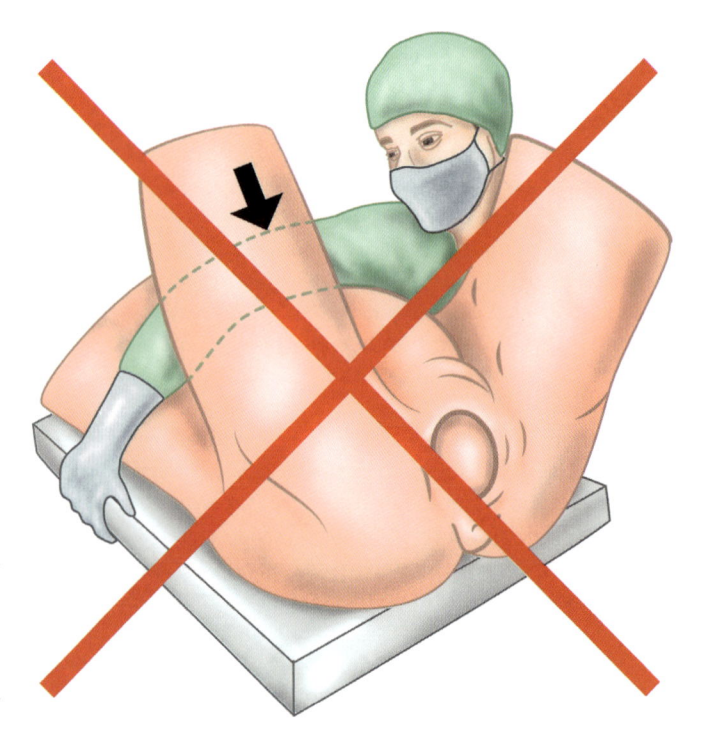

Figura 22.22 Manobra de Kristeller (não recomendada). (Amorim e Katz, 2015.)

cardíaca fetal não tranquilizadora, exaustão materna), recomenda-se o parto instrumental.

Parto vaginal operatório ou instrumental (fórceps, vácuo-extração). Com a proposta de limites mais amplos e maior tolerância para diagnosticar *parada de progressão*, desde que mãe e concepto estejam bem, tem se reduzido significativamente em todo o mundo a prática de parto instrumental, sobretudo de fórceps. Partos vaginais operatórios corresponderam a 3,1% de todos os procedimentos nos EUA em 2017, dos quais aqueles com fórceps corresponderam a 0,5% e vácuo-extrações a 2,6% (Martin et al., 2018). Persistem, todavia, indicações na Obstetrícia moderna, como a parada de progressão com exaustão materna, a analgotocia (analgesia de parto) paralisante ao evitar a possibilidade dos esforços expulsivos maternos, emergências no período expulsivo como prolapso de cordão ou descolamento prematuro da placenta normalmente inserida ou na presença de frequência cardíaca fetal não tranquilizadora, presentes os critérios de aplicabilidade. Esses procedimentos serão detalhadamente descritos em outro capítulo, dedicado à Tocurgia (Capítulo 101). Condições em que há necessidade de se abreviar o período expulsivo para evitar esforço materno (cardiopatia, por exemplo) serão discutidas nos capítulos específicos. Cumpre destacar que estratégias para reduzir parto vaginal operatório devem ser adotadas, quais sejam as opções fora do ambiente cirúrgico/salas de parto, parto assistido por enfermeiras-obstetras/obstetrizes, posição não supina durante o parto, apoio contínuo intraparto e uso judicioso do partograma ao considerar as modernas curvas de progressão do trabalho de parto (Zhang et al., 2010) para definir corretamente período expulsivo prolongado. O treinamento de estudantes e residentes, bem como dos médicos sem experiência, não há de se fazer nas parturientes, e sim em simuladores sob supervisão. Tanto fórceps como vácuo têm cada qual suas vantagens e desvantagens (O'Mahony et al., 2010), e atualmente, estão disponíveis opções mais simples e seguras como o vácuo de Kiwi (Vacca, 2001). Como qualquer procedimento, se não houver risco de morte iminente, só deve ser realizado com o consentimento da mulher, com providência de analgesia apropriada.

Assistência ao desprendimento dos ombros. Após o nascimento do polo cefálico, aguarda-se o movimento de rotação externa da cabeça e avalia-se o progresso no desprendimento espontâneo do ombro, primeiro o anterior e depois o posterior, sem necessidade de manobras na maioria dos casos. Caso não ocorra desprendimento espontâneo dos ombros, e inexistam os sinais de distocia de ombro, apreende-se a apresentação com ambas as mãos, traciona-se para baixo com o objetivo de desprender o ombro anterior (Figura 22.23 A), depois para cima, para auxiliar a saída do ombro posterior (Figura 22.23 B). Todo o cuidado é pouco, porque tracionar não se resolve distocia de ombro, cujo tratamento é descrito no Capítulo 90. A distocia de ombro resulta do impacto do ombro anterior contra a sínfise púbica, e um de seus sinais pode ser o sinal da tartaruga, que requer manobras específicas para sua resolução e a imediata cessação dos esforços expulsivos maternos.

Circular de cordão. Uma ou mais circulares de cordão são achados fisiológicos presentes em 20 a 40% dos nascimentos. Representam um evento randômico com maior frequência na gestação tardia, como parte da vida intrauterina, que raramente se associa com aumento de morbidade e mortalidade perinatal. Dispensa-se o uso da ultrassonografia, que tem baixa acurácia para sua predição, não modifica a conduta obstétrica e pode resultar em indicação equivocada de cesariana. Como lidar com

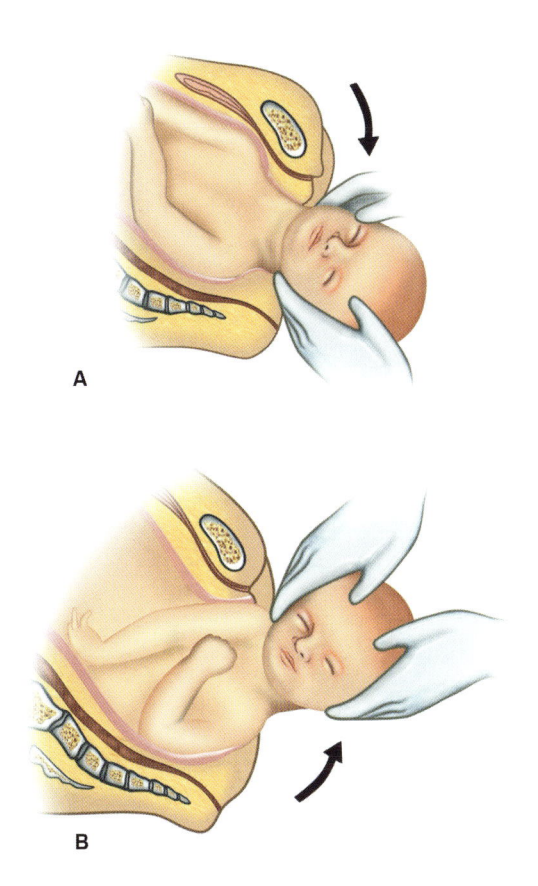

Figura 22.23 Assistência ao desprendimento dos ombros. Libertação do ombro anterior (**A**) e do ombro posterior (**B**). As trações devem ser delicadas para não traumatizar o nascituro e não são necessárias de rotina. (Adaptada de Greenhill, 1960.)

uma ou mais circulares de cordão é um assunto que tem sido abordado em diversos artigos. Não é necessário percorrer o pescoço do feto que apresenta circular de cordão tão logo se desprenda a cabeça fetal (Reed, 2007). Infelizmente, alguns obstetras têm o hábito de ligar precocemente o cordão e proceder ao desprendimento imediato quando se deparam com uma circular de cervical apertada. No entanto, além de desnecessária, a ligadura precoce do cordão pode trazer efeitos adversos, ao prover o feto do suprimento sanguíneo e das trocas gasosas que se processam pelo cordão. Portanto, deve ser evitada. Uma circular frouxa não precisa ser desfeita, e o nascimento pode processar-se normalmente. Para circulares apertadas que dificultam o desprendimento, recomenda-se a manobra de *somersault* com ligadura tardia do cordão (Mercer et al., 2005) (Figura 22.24).

Ocitocina profilática. Embora o momento ideal de administração da ocitocina profilática persista por ser determinado, sugere-se que seja aplicada na dose de 10 UI logo depois do desprendimento do ombro posterior, ou assim que for possível. Várias revisões sistemáticas da Cochrane avaliaram o uso de ocitocina e outras substâncias uterotônicas (Gallos et al., 2018), bem como do pacote de medidas do que se convencionou chamar manejo ativo do terceiro período do parto (Begley et al., 2019). Entretanto, existe uma revisão sistemática específica sobre ocitocina (Salati et al., 2019). Incluíram 23 ECR que contribuíram com dados, de um total de 10.018 mulheres. Observou-se efetividade da ocitocina para reduzir hemorragia pós-parto maior que 500 m, hemorragia maior que 1.000 mℓ e necessidade de outras substâncias uterotônicas (evidência de baixa qualidade). A ocitocina está associada a menor risco de efeitos colaterais em relação aos derivados do ergot (que incluem náuseas e vômitos).

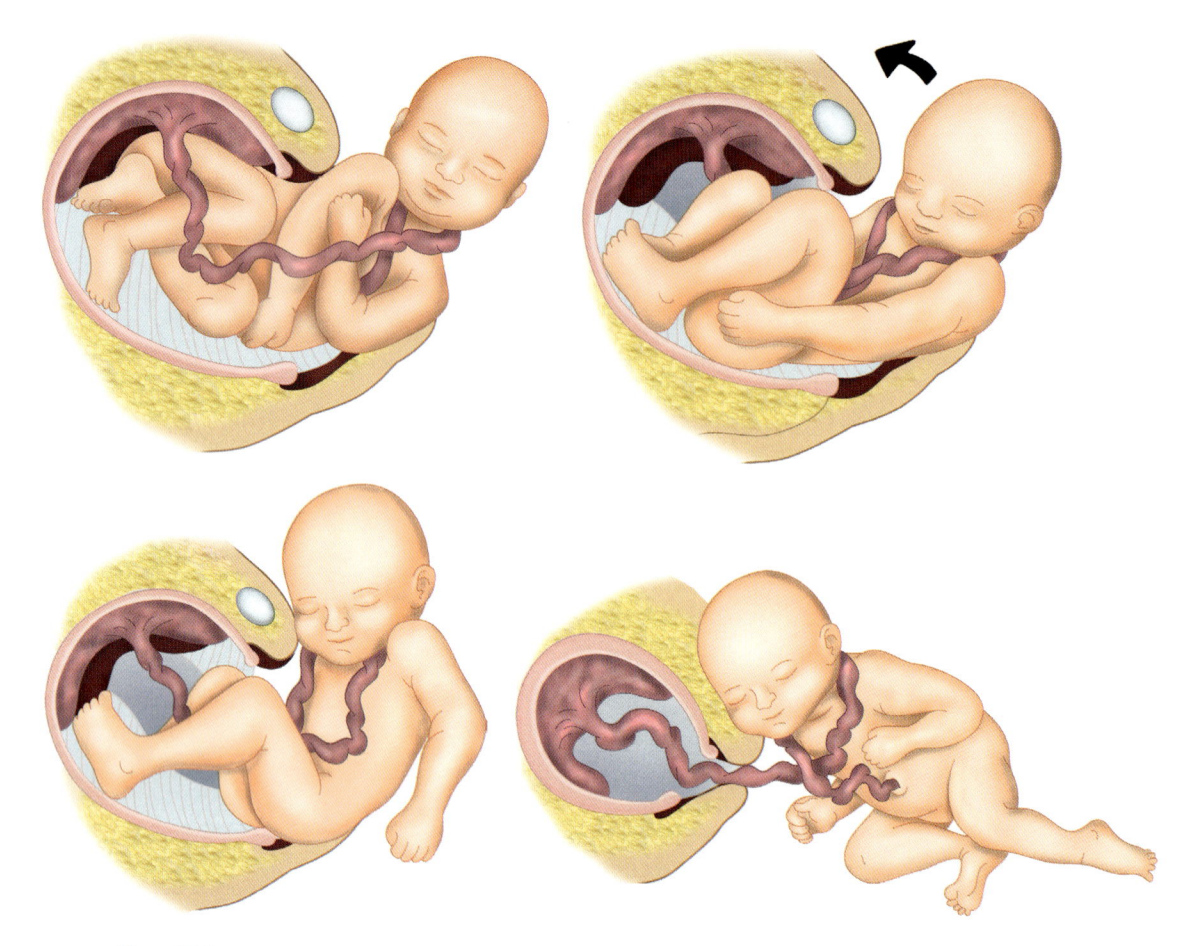

Figura 22.24 Manobra de *somersault*. (Amorim e Katz, 2020. Adaptada, com modificações, de Mercer et al., 2005.)

O momento ótimo de se administrar o medicamento quando se realiza ligadura tardia do cordão umbilical ainda não foi determinado. Embora seja discutível se todas as mulheres precisam de profilaxia, mesmo na ausência de fatores de risco (parto prolongado, sobredistensão uterina, multiparidade, distocia de ombro, parto taquitócico, macrossomia fetal, história prévia de hemorragia pós-parto), a OMS em suas recomendações de 2018 sobre uso de uterotônicos para prevenção de hemorragia pós-parto (WHO, 2018b) recomenda seu uso em todos os partos hospitalares (e considera misoprostol uma alternativa em locais ermos com dificuldade de estocagem). No parto vaginal parece mais lógico fazer uso IM da dose preconizada de 10 UI.

Alerta

Dose recomendada de ocitocina para prevenção de hemorragia pós-parto: 10 UI IM após desprendimento do ombro posterior (OMS, 2018b).

Contato pele a pele e ligadura tardia do cordão umbilical. Após o nascimento, se não houver intercorrências, o recém-nascido deve ser colocado sobre a mãe em contato pele a pele, a fim de facilitar a adaptação do recém-nascido fora do útero e tornar a amamentação mais fácil. Deve ser incentivado o aleitamento na primeira hora de vida, e aguardar ao menos três minutos para a ligadura do cordão umbilical após cessadas suas pulsações, em caso de recém-nascidos saudáveis, conforme se descreverá posteriormente (ligadura tardia). A prática tem efeitos benéficos comprovados em diversos ECR e revisões sistemáticas. Essas são as recomendações da Portaria nº 371, de 7 de maio de 2014, que institui diretrizes para a organização da atenção integral e humanizada ao recém-nascido no SUS, e as evidências pertinentes serão apresentadas no item sobre cuidados ao recém-nascido (Brasil, 2014).

Revisão de vulva, vagina e colo uterino. A revisão da região vulvoperineal é recomendada. Porém, a revisão da vagina e do colo uterino deve ser realizada apenas quando o parto for cirúrgico ou houver sangramento anormal. Em geral, é realizada ao fim do secundamento, de maneira gentil e sensível, depois de explicar à mulher o que será feito e qual o porquê (Brasil, 2017).

Se não houver hemorragia ou ruptura de extensão considerável, rasgaduras pequenas não requerem maiores cuidados porque, geralmente, superados o edema e a congestão das primeiras 24 horas, ficam muito reduzidas. É aconselhável, porém, nas de maior importância, com distorção significativa da anatomia, que mesmo exangues se lhes faça a síntese. Uma revisão sistemática da Cochrane incluiu 2 ECR com 154 mulheres e a amostra foi pequena para conclusões relevantes. Porém, observou-se menor necessidade de analgésicos, maior frequência de amamentação e menor aproximação da ferida (processo de cicatrização mais longo) no grupo randomizado para não receber sutura das lacerações. Decidir se há ou não necessidade de sutura das lacerações menores depende do julgamento clínico e da preferência da mulher, depois de informada que pode ter um maior tempo de cicatrização. No entanto, provavelmente, há maior sensação de bem-estar se deixada sem sutura perineal (Elharmeel et al., 2011). Há de se recordar que o fio de sutura é um corpo estranho e que a sutura pode acarretar isquemia e dano tecidual, de modo que, por princípios básicos: menos suturas, menos fios de sutura, menos tensão.

Pequenas lacerações cervicais não sangrantes também não demandam sutura, devem ser corrigidas (traquelorrafia) as de maior monta ou sangrantes, eventualmente encontradas nos casos de hemorragia ou parto operatório. No parto espontâneo não há necessidade de revisão rotineira (instrumental) do colo uterino.

Correção das lacerações espontâneas ou episiorrafia (reparo da episiotomia). O usual é corrigir as lacerações após secundamento, para evitar que os pontos sejam rompidos durante o parto da placenta. Duas revisões sistemáticas da Cochrane que abordam a técnica (Kettle et al., 2012) e os fios de sutura (Kettle et al., 2010) para reparo perineal estão disponíveis. A conclusão é que o reparo contínuo é preferível em todos os planos, para associar-se a redução significativa do risco de dor (35%), e que o uso de ácido poliglicoico e poliglactina de absorção rápida é preferível em relação ao *catgut*, que acarreta menor dor e menor necessidade de analgésicos. Uma representação esquemática da sutura contínua em todos os planos é feita na Figura 22.25. O manejo das lacerações de trajeto é apresentado em detalhes no Capítulo 94.

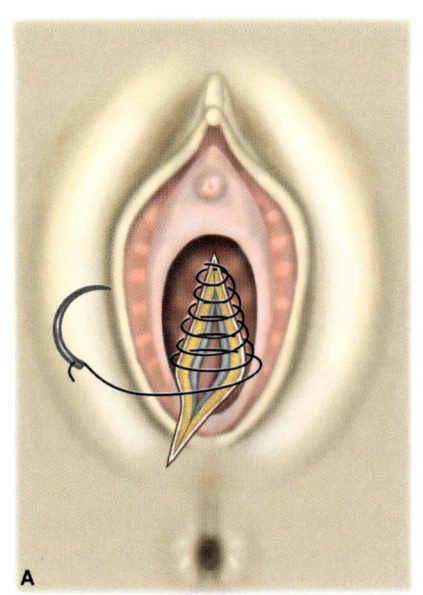 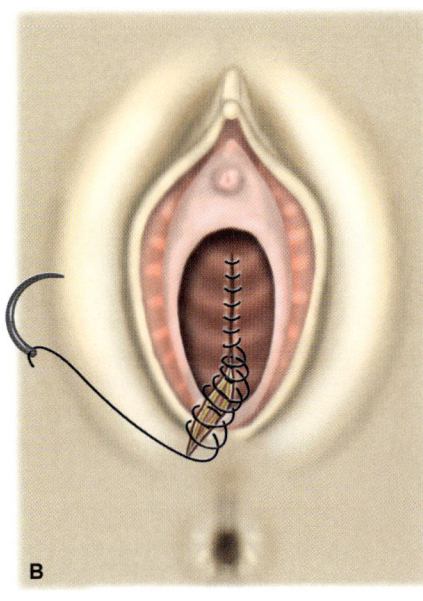 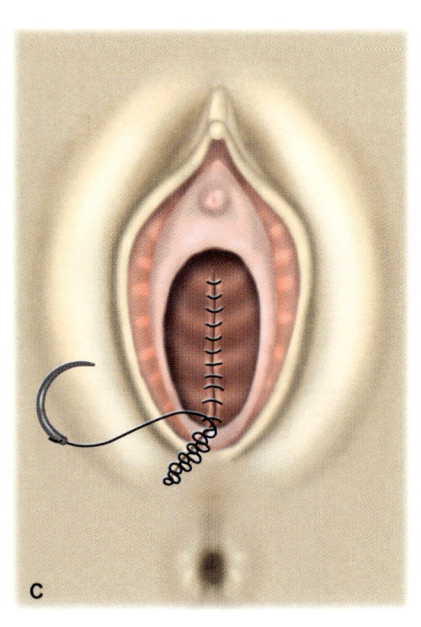

Figura 22.25 Reparo de lacerações perineais com sutura contínua em todos os planos. **A.** Mucosa. **B.** Muscular. **C.** Pele. (Amorim e Katz, 2015.)

Secundamento

Secundamento ou terceiro período do parto, também chamado de *decedura* e *delivramento*, é o estágio da parturição que se processa após o nascimento do concepto, e se caracteriza por *descolamento* (dequitação ou dequitadura), *descida* e *expulsão* ou *desprendimento* da placenta e de suas páreas para fora das vias genitais. Quando as três fases que o constituem se processam de modo regular, seu mecanismo é bem típico.

Fisiologia

O secundamento constitui-se de três tempos fundamentais, descritos a seguir.

Descolamento. Decorre, essencialmente, da retração do músculo uterino após o nascimento do concepto, e em consequência de suas contrações. Assim, reduz-se de modo acentuado a superfície interna do útero, pregueando-se a zona de inserção da placenta, o que ocasiona seu descolamento (Figura 22.26).

A placenta descola-se da mesma maneira que se destacaria um selo colado em uma superfície elástica, previamente distendida, quando se retraísse.

A decídua não fica passiva a esses fenômenos contráteis; cede e se descola no nível da zona não resistente (camada esponjosa). A separação da placenta nos limites da esponjosa é explicada por esse mecanismo, e também pela existência de processos degenerativos e necróticos que se iniciaram nas últimas semanas da gravidez. A clivagem continua em plena espessura da decídua parietal, que se destaca e sai com as membranas ovulares.

No ponto em que se iniciou o descolamento, forma-se o *hematoma retroplacentário*, que não é indispensável, nem a causa do fenômeno, e sim sua consequência. Expande-se por entre as paredes do útero e os cotilédones e pode, em certas circunstâncias, favorecer a dequitadura da placenta a cada onda contrátil.

Esse descolamento ocorre de acordo com dois tipos de mecanismos: (1) mecanismo de Baudelocque-Schultze; (2) mecanismo de Baudelocque-Duncan.

O mecanismo de Baudelocque-Schultze, cuja frequência é de 75%, ocorre quando a placenta inserida na parte superior do útero se inverte e se desprende pela face fetal, em forma de guarda-chuva (Figura 22.27). Nesse caso, o hematoma retroplacentário inicia-se no centro da inserção e fica prisioneiro da massa placentária, a explicar sua saída posterior.

No mecanismo de Baudelocque-Duncan (25% dos casos), se a placenta estiver localizada na parede lateral do útero, a desinserção começa pela borda inferior. Aqui o sangue se exterioriza antes da placenta, que, por deslizamento, se apresenta ao colo pela borda ou pela face materna (Figura 22.28).

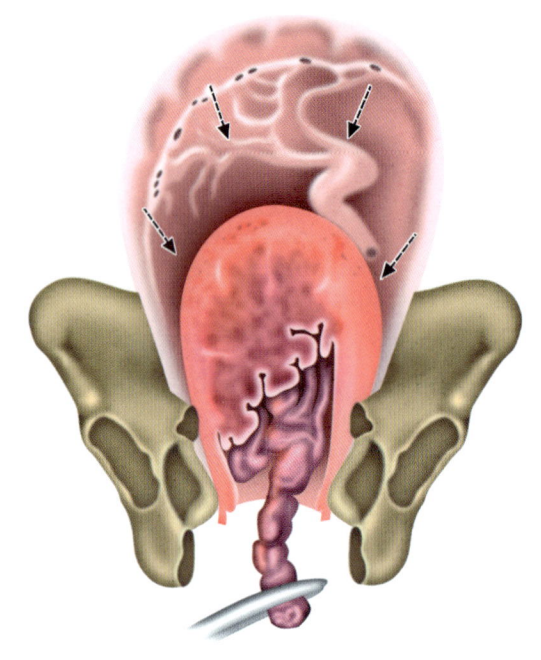

Figura 22.26 Redução do local placentário após o parto do concepto. Acima, relações da placenta antes do parto fetal. Abaixo, depois da saída do concepto. (Adaptada de Hellman e Pritchard, 1976.)

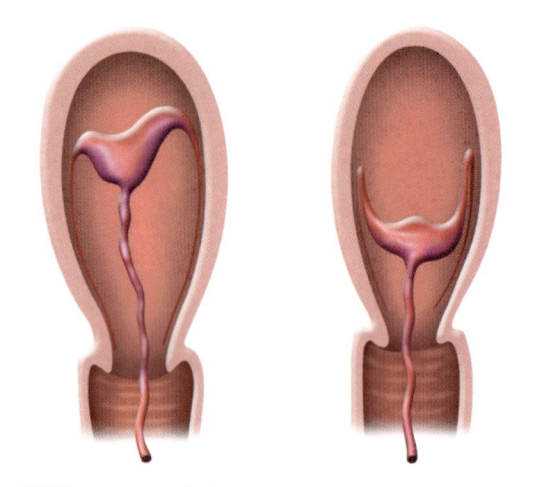

Figura 22.27 Mecanismo da dequitação segundo Baudelocque-Schultze.

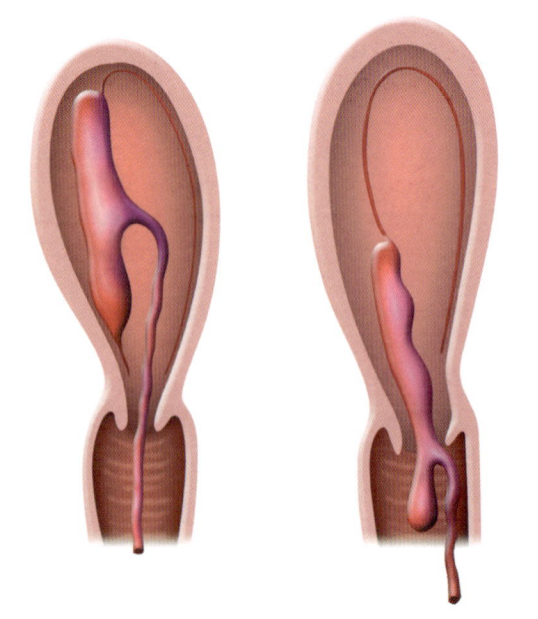

Figura 22.28 Mecanismo da dequitação segundo Baudelocque-Duncan.

Desse modo, a placenta se separa e cai no segmento inferior, sequência que se completa com a descida.

O descolamento das membranas se faz, também, pelas contrações e pelo pregueamento do útero e, subsequentemente, pela queda e descida da placenta.

Descida. As contrações uterinas, que não cessam, e a possível ação da gravidade condicionam à migração da placenta, que se cumpre de acordo com a modalidade do descolamento, a locação placentária e a maior ou menor facilidade com que se desprendem as membranas. Do corpo uterino, a placenta passa ao segmento inferior, que então se distende. Percorre a cérvice e cai na vagina.

Expulsão ou desprendimento. No canal vaginal, a placenta provoca nova sensação de puxo, podendo determinar esforços abdominais semelhantes aos do segundo período do parto, responsáveis pela expulsão do órgão para o exterior.

Se o descolamento da placenta é um fenômeno normal e ativo, nem sempre o é sua expulsão pela vagina, quando a mulher dá à luz em decúbito dorsal e sob analgotocia. Nessas condições ela permanece retida, cria dificuldades e quase sempre reclama da intervenção do obstetra. O desprendimento só acontece mais rápido nos partos em posição não supina, em especial os verticais, auxiliados pela gravidade.

No antigo local de inserção da placenta, forma-se ferida viva, com seus vasos abertos, dando saída a certa quantidade de sangue, até que se obliterem, pelo mecanismo descrito por Pinard (ligaduras vivas), após a retração uterina.

Quarto período

É também chamado de período de Greenberg, que considera a primeira hora após a saída da placenta um momento tão importante que lhe reserva uma das fases do parto, em virtude dos riscos de hemorragia e do descuido quase universal daqueles que acompanham as puérperas. Quando terminado o parto, a mulher costuma ser entregue à própria sorte. Em ambientes hospitalares superlotados, ela é transferida à enfermaria sem a devida atenção, e complicações sérias podem advir desse descaso. Há de se destacar a importância da boa compreensão do mecanismo da retração uterina e de formação normal de coágulos na superfície interna da matriz, aberta e sangrante após a expulsão da placenta.

O quarto período tem fases típicas que o caracterizam, descritas a seguir:

- *Miotamponagem*: imediatamente após a expulsão da placenta, o útero se contrai e é palpável um pouco abaixo do umbigo. A retração inicial determina a ligadura viva dos vasos uterinos, o que constitui a primeira linha de defesa contra a hemorragia
- *Trombotamponagem*: é a formação de trombos nos grandes vasos uteroplacentários, constituindo hematoma intrauterino que recobre, de modo contínuo, a ferida aberta no local placentário. Esses trombos são aderentes, porque os coágulos continuam com os mencionados trombos dos grandes vasos sanguíneos uteroplacentários. Os coágulos enchem a cavidade uterina, à medida que a matriz gradualmente se relaxa e atinge, ao fim de 1 hora, o nível do umbigo. Tal é a segunda linha de defesa contra a hemorragia, quando o estágio de contração fixa do útero ainda não foi alcançado. A contração do miométrio e a pressão do trombo determinam o equilíbrio miotrombótico
- *Indiferença miouterina*: o útero torna-se apático e, do ponto de vista dinâmico, apresenta fases de contração e de relaxamento, com o perigo de se encher progressivamente de sangue. Quanto maior

a paridade ou mais prolongados os três primeiros estágios da parturição, maior tende a ser o tempo de indiferença miouterina. O mesmo ocorreria após partos excessivamente rápidos, polidrâmnio, gravidez múltipla e nascimento de conceptos macrossômicos, à conta da excessiva distensão da matriz

- *Contração uterina fixa*: normalmente, decorrida 1 hora, o útero adquire maior tônus e assim se mantém.

Clínica

Os fenômenos estudados traduzem-se em sinais clínicos perfeitamente interpretáveis, que servem para acompanhar o secundamento em suas diversas fases, uma vez que são patentes as alterações de volume, forma, situação e consistência do útero.

Após a expulsão do concepto, a mulher experimenta um período de euforia e bem-estar que era atribuído ao desaparecimento das contrações uterinas e conhecido como o repouso fisiológico do útero. Todavia, a víscera continua a contrair-se após a expulsão do concepto, a fim de dar prosseguimento à terceira fase do parto. São contrações de baixa frequência e alta intensidade, embora indolores. O banho hormonal e a liberação de ocitocina endógena e de endorfinas são os principais responsáveis pela sensação de euforia, enquanto continua a atividade uterina.

O fundo uterino, que atinge a cicatriz umbilical após a expulsão do feto, baixa durante as contrações da dequitadura e volta à altura anterior no intervalo entre elas (Figura 22.29). A cada onda contrátil assiste-se à elevação progressiva da matriz, o que traduz, gradativamente, o descolamento, a descida e a chegada da placenta ao segmento inferior, que se distende. Quando

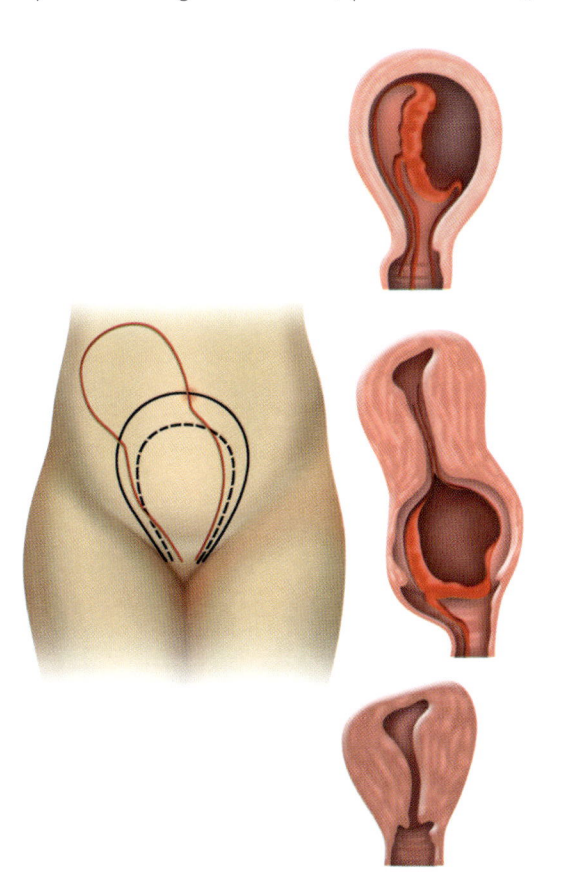

Figura 22.29 Alterações processadas no útero durante o terceiro período. À esquerda, *traço preto cheio*: imediatamente após o parto do feto; *traço vermelho*: desceu a placenta e ocupa o segmento inferior; *traço pontilhado*: secundamento completado. Observe a correspondência com os esquemas da direita. (Adaptada de Greenhill, 1960.)

a passagem dos anexos por esse segmento inferior é lenta, a subida do fundo uterino se faz vagarosamente; na migração rápida, a elevação é súbita. A forma do órgão, piriforme e achatada ao terminar o segundo período, passa a globosa ou ovoide, no curso do delivramento; não são raros desvios destros e sinistros, mais acentuados quando o segmento inferior é ocupado pelas secundinas em trânsito.

A placenta e as membranas, ao abandonarem a cavidade do útero, caem na vulva, passam pela vagina e determinam a sensação de puxo na parturiente. A saída da placenta ocasiona nova descida do fundo, agora definitiva, pois o órgão está vazio.

A altura do útero deve ser anotada no decorrer do secundamento e posteriormente, porque representa dado de grande importância clínica, que pode exprimir fenômenos normais ou patológicos. Sua consistência também representa elemento digno de atenção, principalmente até sentir-se o que Pinard chamou *globo de segurança*, útero de consistência lenhosa permanente.

Outros sinais clínicos ainda podem ser observados:

- O pinçamento ou ligadura do funículo, próximo à vulva, que dela se distancia com o progresso de migração placentária (*sinal de Ahfeld*)
- O descolamento completo da placenta, que pode ser apreciado pela transmissão (presente ou ausente) de ligeiros movimentos de percussão do fundo do útero, ao cordão umbilical, constituindo, em sentido inverso, o *sinal do pescador de Fabre*
- A maneira de se comportar o funículo, situado diante da vulva, após compressão da parede abdominal (*sinal de Küstner*), ou esforço voluntário da paciente, que deve ser anotada
- A espoliação sanguínea do secundamento, variável de 300 a 500 mℓ, proporciona outro sinal ao se considerar o momento em que ocorre seu aparecimento: no mecanismo de Baudelocque-Schultze, todas as fases do secundamento sucedem-se sem hemorragia externa, que surge ao se completar a expulsão placentária; no mecanismo de Baudelocque-Duncan, a exteriorização do sangue é contínua, insidiosa, acompanha o descolamento e continua durante a descida da placenta.

Em resumo, são sinais de descolamento placentário:

- Alongamento do cordão protruso através da vulva
- Elevação do fundo do útero acima do umbigo, que se torna duro e globular
- Hemorragia de pequena monta (300 a 500 mℓ) em decorrência da separação da placenta, que normalmente cessa rapidamente na dependência da retração das fibras miometriais.

Assistência

Não há critérios universalmente aceitos para a duração normal do secundamento. Em duas grandes séries de partos consecutivos citadas no capítulo do *Uptodate* (Funai e Norwitz, 2015), a duração média do terceiro período foi de 5 a 6 minutos, com 90% das placentas delivradas em 15 minutos e 97% em 30 minutos após o nascimento. De acordo com o NICE (2014), define-se terceiro período prolongado aquele que não se completa 30 minutos depois do nascimento, quando manejo ativo é adotado ou 60 minutos depois do nascimento com manejo fisiológico. As Diretrizes Brasileiras de Assistência ao Parto Normal (Brasil, 2017) recomendam considerar terceiro período prolongado após decorridos 30 minutos. A qualquer momento antes desses limites pode ser necessário intervir se ocorrerem hemorragia ou sinais sugestivos de choque. Ainda assim, pode ser razoável esperar em mulheres que estão bem, com condição clínica estável e sem sangramento. Na maioria dos casos, a placenta nasce espontaneamente, sem requerer manobras adicionais.

Conduta ativa no secundamento

Em 2003, a Federação Internacional de Ginecologia e Obstetrícia (FIGO) e a International Confederation of Midwives (ICM) lançaram um consenso (Consenso de Ottawa) sobre a conduta no terceiro período do parto para prevenir a hemorragia pós-parto, causa importante de mortalidade materna no mundo, especialmente em países subdesenvolvidos (WHO, 2014b, 2018b). A hemorragia, aliás, é ainda a segunda causa de morte materna direta no Brasil, atrás apenas da hipertensão. A conduta ativa no secundamento consiste em intervenções destinadas a aumentar a contratilidade uterina e, assim, evitar a hemorragia pós-parto por atonia. Seus fundamentos constituíam, inicialmente, em quatro pontos:

- Administração de agentes uterotônicos
- Ligadura precoce do cordão
- Tração controlada do cordão
- Massagem uterina após o secundamento.

Uma revisão sistemática da Cochrane comparou o manejo ativo e a conduta expectante no secundamento em oito estudos com 8.892 mulheres (Begley et al., 2019). Houve uma ausência de evidências de alta qualidade para os desfechos primários. Verificou-se redução do risco de hemorragia pós-parto maior que 1.000 mℓ, porém a qualidade de evidência foi muito baixa. Houve redução da incidência de anemia (hemoglobina materna < 9 g/dℓ). O manejo ativo reduz a média de perda sanguínea no nascimento e a hemorragia maior que 500 mℓ. Efeitos adversos identificados foram: náuseas, vômitos, hipertensão, uso de analgésicos, dor pós-parto, retorno com sangramento ao hospital e redução do peso do recém-nascido. Esses efeitos poderiam ser evitados ao omitir-se os derivados do ergot e a ligadura precoce do cordão, que não é mais recomendada (ver adiante as recomendações sobre ligadura tardia do cordão umbilical). É preciso investigar cada componente do manejo ativo separadamente e em diferentes momentos, bem como avaliar se todas as mulheres de baixo risco em modelos de atenção 1:1 demandam profilaxia, qual o momento ótimo de se administrar ocitocina quando se procede à ligadura tardia do cordão umbilical, além de se avaliarem a efetividade e a segurança em outros lugares e regiões, a exemplo do parto domiciliar em países com sistema integrado de saúde, incluindo as obstetrizes e os partos nos países de baixa renda. Elas devem ser informadas sobre os riscos e benefícios da intervenção para que possam tomar decisões de modo consciente.

Tração controlada do cordão. A administração intramuscular de ocitocina (10 UI) parece ser o ponto-chave do manejo ativo do terceiro período do parto. Uma revisão sistemática de ECR de manejo ativo com e sem tração controlada do cordão incluiu 5 ECR e 30.532 participantes e nenhuma diferença entre tração controlada e *hands off* foi encontrada em relação à incidência de hemorragia pós-parto grave, uso adicional de uterotônicos e hemotransfusão. Contudo, houve redução de 7% no risco global de hemorragia pós-parto, 30% no risco de remoção manual da placenta e encurtamento do terceiro período (média de 3,20 minutos) (Du et al., 2014).

A revisão sistemática da Biblioteca Cochrane incluiu três ensaios clínicos randomizados robustos, com dados de 199, 4.058 e 23.616 mulheres, respectivamente. Não houve diferença no risco de hemorragia maior que 1.000 mℓ. O risco de remoção manual da placenta foi reduzido tão logo se realizou tração controlada do cordão, mas esse efeito não persistiu assim que foram excluídos os locais que usavam rotineiramente ergometrina no terceiro estágio. Houve uma redução em torno de 11 mℓ da média de perda sanguínea e de 6 minutos na duração do 3º estágio, além de 7% de redução da perda sanguínea maior que 500 mℓ. Não houve diferenças claras em outros desfechos (Hofmeyr et al., 2015).

Essa etapa poderia, portanto, ser omitida, sobretudo se a mulher deseja um manejo mais natural (fisiológico) de seu parto, e se a maioria das placentas já teria sido delivrada nos primeiros minutos depois do nascimento. É importante palpar-se o útero para averiguar a formação do globo de segurança de Pinard, mas massagem uterina de rotina não parece ser necessária.

A OMS estabelece que a tração controlada do cordão é recomendada na assistência a partos vaginais em locais com profissionais qualificados, se o provedor e a parturiente acham importante uma pequena redução na perda sanguínea e na duração do terceiro estágio do parto. Essa indicação se baseia em um grande ECR no qual se utilizou ocitocina 10 UI para a prevenção de hemorragia pós-parto e, portanto, a tração controlada de cordão só deve ser rotineiramente aplicada nesse contexto (WHO, 2018b).

Para a prática da tração controlada há de se certificar que o útero está contraído, e realizar sempre sua contrapressão, para evitar o risco de inversão uterina aguda, abordada no Capítulo 96. A tração controlada (manobra de Brandt-Andrews) deve ser gentil e durante a contração, caso não se verifique descida da placenta depois de 30 a 40 segundos, o procedimento deve ser abandonado até a contração seguinte (Figura 22.30) (ICM/FIGO, 2004). Como a tração controlada representa a primeira intervenção para tratar retenção placentária, seu ensino no currículo médico, de enfermagem e Obstetrícia é fundamental.

Outros elementos da conduta ativa do terceiro estágio. A ligadura precoce do cordão umbilical, atualmente, é contraindicada (ver adiante). Por sua vez, a massagem uterina não acrescenta nenhum benefício para a prevenção de hemorragia pós-parto e também não é mais recomendada (WHO, 2018b).

O NICE (2014) e as Diretrizes Brasileiras de Assistência ao Parto Normal (Brasil, 2017) recomendam que, se uma mulher de baixo risco para hemorragia pós-parto solicita manejo fisiológico

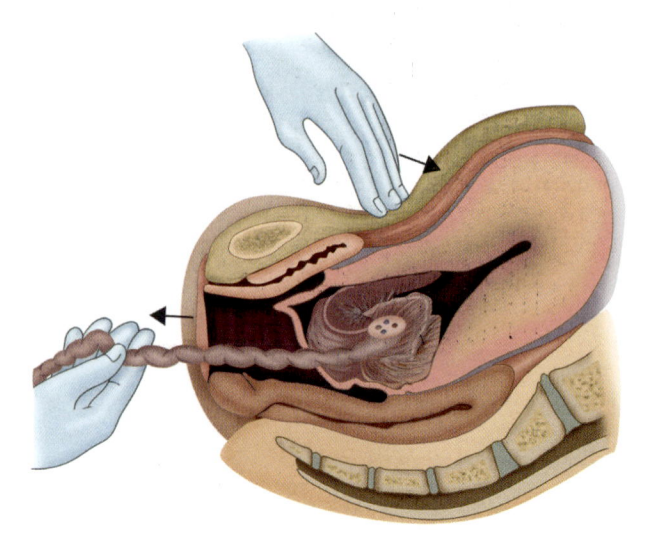

Figura 22.30 Tração controlada do cordão (manobra de Brandt-Andrews).

do terceiro estágio, deve ser apoiada em sua escolha. No manejo fisiológico não se faz uso de rotina de substâncias uterotônicas, não se liga o cordão até que pare de pulsar e o delivramento ocorre espontaneamente. As mulheres devem ser avisadas sobre os riscos relacionados com a hemorragia e sobre a necessidade de hemotransfusão.

É fundamental lembrar a importância de sempre monitorar o bem-estar da mulher, avaliar sinais vitais, estimular a amamentação e vigiar o sangramento. Esse monitoramento deve continuar durante todo o quarto período.

Exame da placenta e dos anexos ovulares

Revisar manualmente a cavidade uterina depois do secundamento ainda é prática frequente em alguns serviços, procedimento que acarreta dor, desconforto e não é apoiado por evidências. Para se avaliar a existência de suspeita de retenção de cotilédones ou de membranas, deve-se realizar o exame da placenta e dos anexos ovulares (Brasil, 2017).

- *Face materna da placenta*: apresenta-se com aspecto brilhante, corresponde à decídua compacta que saiu aderida aos cotilédones; as áreas sem brilho decorrem da ausência de decídua que ficou no útero. A retenção de um ou mais cotilédones traduz-se por falha na massa placentária, com nítida depressão
- *Face fetal da placenta*: há de verificar-se o ponto de inserção do cordão e a integridade do âmnio, que, quando desprendido, deve ser reconstituído até cobrir totalmente a massa placentária. Os vasos umbilicais desaparecem gradualmente perto da borda da placenta; a interrupção de vaso de grosso calibre, nessa região, sugere a falta de fragmento da placenta (sucenturiada)
- *Membranas*: quando as membranas têm, em qualquer parte de seu contorno, extensão menor que 10 cm, suspeita-se de inserção no segmento inferior do útero (placenta baixa).

Cuidados maternos imediatamente depois do parto

É fundamental lembrar da importância de sempre monitorar o bem-estar da mulher, avaliar sinais vitais (temperatura, pulso e pressão arterial), diurese espontânea, estimular a amamentação e vigiar o sangramento. Esse monitoramento deve continuar durante todo o quarto período (Brasil, 2017; WHO, 2018a).

Avaliação do tônus uterino com palpação do *globo de segurança de Pinard* é recomendada.

O índice de choque (relação entre frequência cardíaca e pressão arterial sistólica = FC/PAS) associa-se com a perda sanguínea pós-parto e pode estar alterado antes de se tornar visível o sangramento. O índice de choque normal é menor que 1,0 depois do parto (Nathan et al., 2015). Em geral, a estimativa visual é pouco acurada e peca para menos ao avaliar perda sanguínea.

Antibióticos não são recomendados para o parto vaginal espontâneo não complicado, com ou sem episiotomia. Há uma forte recomendação da OMS contra o uso indiscriminado de antibióticos, para tentar conter a resistência microbiana (WHO, 2018a). Nesse contexto, "parto vaginal não complicado" é definido como parto vaginal na ausência de fatores de risco ou sinais clínicos de infecção periparto.

Assistência ao Recém-Nascido na Suíte de Parto

Em toda a assistência ao parto é fundamental a presença de dois profissionais treinados: um que concentra as atenções na mãe e outro que proporciona o atendimento integral ao recém-nascido (de acordo com as Diretrizes Brasileiras de Assistência ao Parto Normal, pode ser o médico – preferencialmente pediatra ou neonatologista – ou profissional de enfermagem – enfermeira obstetra/obstetriz ou enfermeira neonatal). Todavia, o primeiro profissional, que presta assistência ao parto, é quem recepciona o recém-nascido, que avalia se ele está saudável, entrega-o à mãe, e presta os cuidados iniciais aqui descritos. Com uma equipe transdisciplinar, a avaliação é global e as condutas são tomadas em conjunto, porém não compete a quem assiste o parto no ambiente institucional realizar pesagem, exame neonatal, profilaxia de conjuntivite neonatal, administração de vitamina K e outros procedimentos específicos. Serão abordados os passos do atendimento inicial ao recém-nascido a termo saudável, isto é, que respira espontaneamente ou chora e tem bom tônus.

Evidentemente, todo o equipamento disponível para reanimação neonatal há de estar disponível e o profissional deve ser treinado para isso, conforme recomendação da Sociedade Brasileira de Pediatria (SBP, 2016). Os passos para reanimação neonatal serão abordados no Capítulo 89.

Logo após o nascimento, a primeira atenção se volta para o estabelecimento da respiração. O recém-nascido normal, após breve período de adaptação, respira e pode ou não chorar logo após o parto. Nesse caso, nenhuma intervenção é necessária, dispensadas aspirações de via respiratória. As recomendações nacionais e internacionais sobre reanimação neonatal têm continuamente frisado que não se deve realizar aspiração orofaríngea e nasofaríngea de recém-nascidos saudáveis que estão respirando (Brasil, 2017; WHO, 2018a).

A única medida recomendada é fornecer calor, colocar o recém-nascido em contato pele a pele com a mãe e cobri-lo com pano seco. O contato pele a pele é a melhor maneira de fornecer calor ao neonato, e uma revisão sistemática da Biblioteca Cochrane que incluiu 38 ensaios clínicos com 3.472 participantes (duplas de mães e filhos) sobre o assunto demonstra as vantagens dessa medida. Observaram-se melhores glicemias, maior estabilidade cardiorrespiratória, maior facilidade de estabelecimento da amamentação com 1 e 4 meses e maior duração da amamentação. Os efeitos benéficos sobre a amamentação também foram observados em mulheres submetidas a cesariana. Não houve efeitos adversos da prática (Moore et al., 2016). Essas são as recomendações do Ministério da Saúde (Brasil, 2014) e da Sociedade Brasileira de Pediatria (2016) para recepção de recém-nascidos saudáveis. Contato pele a pele também é recomendado pelas Diretrizes Brasileiras de Assistência ao Parto Normal (Brasil, 2017) e pela OMS (WHO, 2018a) (Figura 22.31).

Ligadura do cordão. Faz-se o esmagamento do cordão com duas pinças, mais ou menos a 4 cm de distância do abdome. Antes do pinçamento, deve-se proceder ao exame do funículo, para que se não esmague parte do conteúdo abdominal acaso ali localizado (hérnias, onfalocele).

O retardo na ligadura do cordão até 60 a 180 segundos após o nascimento, além de não estar associado com prognóstico adverso para o recém-nascido, é benéfico para aumentar as reservas de ferro do lactente até 6 meses de idade ou mais, como demonstrado na revisão sistemática da Biblioteca Cochrane, que incluiu cinco ensaios clínicos e 3.911 mães e filhos (McDonald et al., 2014). A ligadura tardia do cordão umbilical está associada a aumento dos níveis de hemoglobina (1,5 g) e de ferritina do recém-nascido. Verifica-se ainda discreto aumento do peso do recém-nascido (média de 101 g). Pode aumentar a necessidade de fototerapia, ainda assim, contanto que o tratamento esteja disponível, esse efeito pode ser contrabalançado pelas enormes vantagens da ligadura tardia. Não ocorre aumento da admissão em unidade de terapia intensiva (UTI) neonatal ou unidade de cuidados especiais. Por outro lado, fetos de ligadura precoce do cordão têm risco quase 3 vezes maior de anemia aos 6 meses de vida. Os pesquisadores concluíram que é desejável uma política mais liberal de ligadura tardia do cordão umbilical.

O procedimento é recomendado pelo Ministério da Saúde para recepção de recém-nascidos saudáveis (Brasil, 2014), pela OMS em uma diretriz específica sobre o assunto (WHO, 2014a) e pela Sociedade Brasileira de Pediatria (2016).

Apesar de ser universal, o consenso de que uma política liberal de ligadura tardia em recém-nascidos saudáveis é benéfica, e um ponto que ainda precisa ser elucidado é o tempo ideal a se esperar até efetuá-la. Deve-se esperar, pelo menos, 60 segundos (WHO, 2014a; 2018a), porém não foram adequadamente estudados períodos diferentes para isso após o tempo inicial ou mesmo a não ligadura e espera da dequitação. O Ministério da Saúde recomenda, em sua Portaria de 2014, que, em recém-nascidos saudáveis, deve-se esperar que o cordão pare de pulsar para realizar o clampeamento. O NICE (2014) sugere ligar o cordão antes de 5 minutos para se efetuar a tração controlada do cordão

como parte do manejo ativo do parto, porém recomenda que se a mulher solicita que o procedimento seja feito depois de 5 minutos, ela deve ser apoiada em sua escolha. As Diretrizes Brasileiras de Assistência ao Parto Normal (Brasil, 2017) recomendam realizar o clampeamento do cordão umbilical de 1 a 5 minutos ou de maneira fisiológica, quando cessar a pulsação, exceto se houver alguma contraindicação em relação ao cordão ou necessidade de reanimação neonatal. A OMS recomenda ligadura tardia (não antes de 1 minuto) para melhorar a saúde materno-infantil e os desfechos nutricionais. Ligadura tardia entre 1 e 3 minutos é recomendada mesmo em mulheres vivendo com HIV ou com estado HIV-desconhecido (WHO, 2018a). Nós, na verdade, não usamos mais o conceito de "ligadura tardia" e preferimos chamar de "ligadura fisiológica", porquanto iatrogênica é aquela que se faz de maneira precoce em recém-nascidos saudáveis. A efetividade e a segurança da reanimação neonatal com cordão intacto ainda estão sendo estudadas, de modo que se aguarda o resultado de ensaios clínicos randomizados para fazer uma recomendação específica.

O cordão é seccionado entre as duas pinças e a ligadura se faz com um pequeno anel de borracha (*cord clamp*), que constringe a extremidade distal do coto umbilical (Figura 22.32).

Em seguida, os cuidados aos recém-nascidos são assumidos pelo segundo profissional que atende ao parto. Apesar de os índices de Apgar não serem importantes para definir a necessidade ou não de reanimação, são informações úteis que devem ser registradas no prontuário (NICE, 2014; Brasil, 2017), e equivalem à pontuação calculada pelo neonatologista que avalia cinco parâmetros ao final do primeiro e do quinto minuto de vida (Tabela 22.2). Esses escores foram originalmente propostos por Virginia Apgar, em 1952 (Apgar, 1953), e podem indicar asfixia, mas isoladamente não são preditivos de disfunção neurológica.

Também vale destacar que procedimentos de rotina como exame físico, pesagem e outras medidas antropométricas, profilaxia de oftalmia neonatal e vacinação não são de urgência e devem ser postergados para depois da primeira hora de vida. Nessa primeira e fundamental hora de vida, é imprescindível garantir o contato pele a pele para o bem-estar da díade mãe-lactente, para incentivar o vínculo, promover o encontro da nova família, a fim de que ela se reconheça e aumente a adesão ao aleitamento materno (Brasil, 2014; 2017). O estímulo à amamentação deve continuar de acordo com "os 10 passos para o sucesso do aleitamento materno" (Capítulo 27).

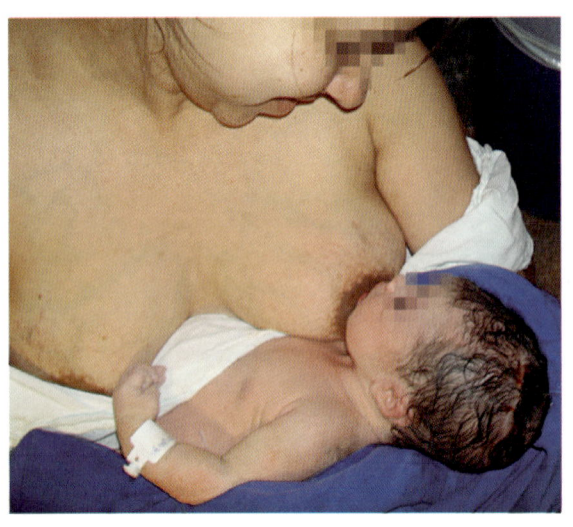

Figura 22.31 Contato precoce pele a pele. (Foto autorizada. Arquivo pessoal de Amorim, 2020.)

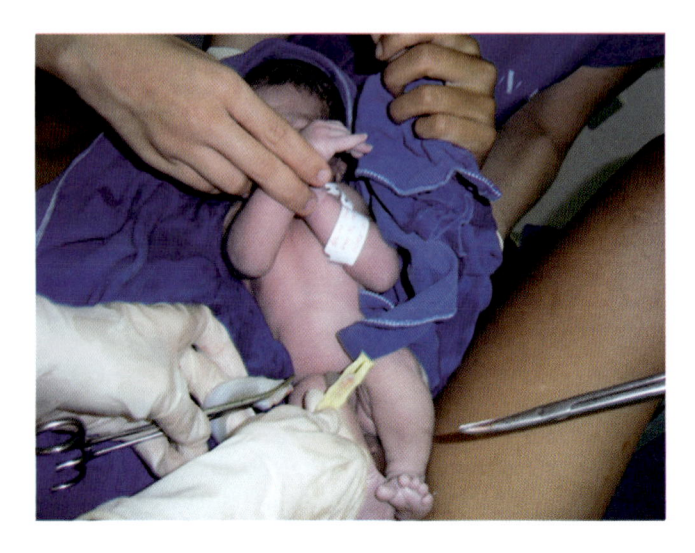

Figura 22.32 Ligadura do cordão com o anel de borracha (*cord clamp*). (Arquivo pessoal de Amorim, 2015.)

Tabela 22.2 Contagem do índice de Apgar.

Sinal	Nota		
	0	1	2
Frequência (batimentos por minuto)	Ausente	< 100	> 100
Respiração	Ausente	Fraca, irregular (choro débil)	Forte, regular (choro vigoroso)
Tônus muscular	Flacidez	Flexão pequena das extremidades	Movimentos ativos generalizados
Irritabilidade reflexa	Ausente	Caretas	Choro
Cor	Azul, pálido	Corpo róseo, extremidades azuis	Corpo todo róseo

Adaptada de Apgar, 1953.

Para o sucesso do aleitamento materno, deve-se garantir o alojamento conjunto, sem berçários, para que os recém-nascidos saudáveis permaneçam em tempo integral com suas mães.

Bibliografia

Aasheim V, Nilsen ABV, Reinar LM, Lukasse M. Perineal techniques during the second stage of labour for reducing perineal trauma. Cochrane Database Syst Rev. 2017;6(6):CD006672.

Abalos E, Oladapo OT, Chamillard M, et al. Duration of spontaneous labour in 'low-risk' women with 'normal' perinatal outcomes: A systematic review. Eur J Obstet Gynecol Reprod Biol. 2018 pr;223:123-32.

ACOG Practice Bulletin No. 106: Intrapartum fetal heart rate monitoring: nomenclature, interpretation, and general management principles. Obstet Gynecol. 2009;114:192-202.

ACOG Practice Bulletin No. 198: Prevention and Management of Obstetric Lacerations at Vaginal Delivery. Obstet Gynecol. 2018;132(3): e87-102.

Afshar Y, Mei JY, Gregory KD, Kilpatrick SJ, Esakoff TF. Birth plans-Impact on mode of delivery, obstetrical interventions, and birth experience satisfaction: A prospective cohort study. Birth. 2018;45:43-9.

Afshar Y, Mei J, Fahey J, Gregory KD. Birth plans and childbirth education: what are provider attitudes, beliefs, and practices? J Perinat Educ. 2019;28(1):10-8.

Agência Nacional de Saúde Suplementar (ANS), Hospital Israelita Albert Einstein (SBIBHAE), Institute for Health Improvement (IHI). Projeto Parto Adequado. Cartilha nova organização do cuidado ao parto e nascimento para melhores resultados de saúde: Projeto Parto Adequado. Rio de Janeiro: ANS; 2016. [citado em dd mmm. AAAA]. Disponível em: https://www.gov.br/ans/pt-br/assuntos/gestaosaude/parto-adequado. Acesso em 25/12/2021.

Albers LL, Sedler KD, Bedrick EJ, Teaf D, Peralta P. Factors related to genital tract trauma in normal spontaneous vaginal births. Birth. 2006;33(2):94-100.

Alfirevic Z, Devane D, Gyte GM, Cuthbert A. Continuous cardiotocography (CTG) as a form of electronic fetal monitoring (EFM) for fetal assessment during labour. Cochrane Database Syst Rev. 2017;2(2):CD006066.

Amorim MM. A retomada do protagonismo feminino no parto. Rev Inst Humanitas Unisinos. 2012;396:11-4.

Amorim MM, Franca Neto AH, Leal NV, Melo FO, Maia SB, Alves JD. Is it possible to never perform episiotomy during vaginal delivery? Obstet Gynecol. 2014;123(Suppl 1):38S.

Amorim MM, Coutinho IC, Melo I, Katz L. Selective episiotomy vs. implementation of a non-episiotomy protocol: a randomized clinical trial. Reprod Health. 201724;14:55.

Anderson CM, Monardo R, Soon R, Lum J, Tschann M, Kaneshiro B. Patient Communication, Satisfaction, and Trust Before and After Use of a Standardized Birth Plan. Hawaii J Med Public Health. 2017;76(11):305-9.

Andrade-Romo Z, Heredia-Pi IB, Fuentes-Rivera E, et al. Group prenatal care: effectiveness and challenges to implementation. Rev Saúde Pública. 2019;53:85.

Anim-Somuah M, Smyth RMD, Cyna AM, Cuthbert A. Epidural versus non epidural or no analgesia in labour. Cochrane Database Syst Rev. 2018; 5:CD000331.

Anvisa. Brasil, Ministério da Saúde. RESOLUÇÃO – RDC nº 36, de 25 de julho de 2013. Disponível em: https://bvsms.saude.gov.br/bvs/saudelegis/anvisa/2013/rdc0036_25_07_2013.html.

Apgar V. A proposal for a new method of evaluation of the newborn infant. Curr Res Anesth Analg. 1953;32(4):260-7.

Bailey JM, Crane P, Nugent CE. Childbirth education and birth plans. Obstet Gynecol Clin North Am. 2008;35(3):497-509, ix.

Balde MD, Diallo BA, Bangoura A, et al. Perceptions and experiences of the mistreatment of women during childbirth in health facilities in Guinea: a qualitative study with women and service providers. Reprod Health. 2017;14:3.

Basevi V, Lavender T. Routine perineal shaving on admission in labour. Cochrane Database Syst Rev. 2014;2014(11):CD001236.

Beckmann MM, Stock OM. Antenatal perineal massage for reducing perineal trauma. Cochrane Database Syst Rev. 2013;(4):CD005123.

Begley CM, Gyte GM, Devane D, McGuire W, Weeks A, Biesty LM. Active versus expectant management for women in the third stage of labour. Cochrane Database Syst Rev. 2019;2(2):CD007412.

Bohren MA, Hofmeyr GJ, Sakala C, Fukuzawa RK, Cuthbert A. Continuous support for women during childbirth. Cochrane Database Syst Rev. 2017;7(7):CD003766.

Bohren MA, Berger BO, Munthe-Kaas H, Tunçalp Ö. Perceptions and experiences of labour companionship: a qualitative evidence synthesis. Cochrane Database Sys Rev. 2019;3:CD012449.

Bonet M, Oladapo OT, Souza JP, Gülmezoglu AM. Diagnostic accuracy of the partograph alert and action lines to predict adverse birth outcomes: a systematic review. BJOG. 2019;126(13):1524-1533.

Brasil. Ministério da Saúde. Parto, aborto e puerpério. Assistência humanizada à mulher. Brasília: Ministério da Saúde; 2001.

Brasil. Ministério da Saúde. Portaria nº 371, 7 maio 2014. Institui diretrizes para a organização da atenção integral e humanizada ao recém-nascido (RN) no Sistema Único de Saúde(SUS). Diário Oficial da União (DOU) 2014;86(Sec 1):50-1.

Brasil. Ministério da Saúde. Diretrizes Nacionais de Assistência ao Parto Normal. Brasília: Ministério da Saúde; 2017. Disponível em: http://bvsms.saude.gov.br/bvs/publicacoes/diretrizes_nacionais_assistencia_parto_normal.pdf. Acesso em 25/12/2021.

Brito LG, Ferreira CH, Duarte G, Nogueira AA, Marcolin AC. Antepartum use of Epi-No birth trainer for preventing perineal trauma: systematic review. Int Urogynecol J. 2015;26(10):1429-36.

Brito LGO, Ferreira CHJ, Duarte G, et al. Antepartum use of Epi-No birth trainer for preventing perineal trauma: systematic review. Int Urogynecol J. 2015;26:1429-36.

Buchmann EJ, Guidozzi F. Level of fetal head above brim: comparison of three transabdominal methods of estimation, and interobserver agreement. J Obstet Gynaecol. 2007;27(8):787-90.

Bugg GJ, Siddiqui F, Thornton JG. Oxytocin versus no treatment or delayed treatment for slow progress in the first stage of spontaneous labour. Cochrane Database Syst Rev. 2013;(6):CD007123.

Carter EB, Temming LA, Akin J, et al. Group Prenatal Care compared with traditional prenatal care: a systematic review and meta-analysis. Obstet Gynecol. 2016;128(3):551-61.

Catling CJ, Medley N, Foureur M, et al. Group versus conventional antenatal care for women. Cochrane Database Syst Rev. 2015; 2015(2):CD007622.

Cunha CMP, Katz L, Lemos A, Amorim MM. Knowledge, attitude and practice of brazilian obstetricians regarding episiotomy. Rev Bras Ginecol Obstet. 2019;41(11):636-46.

Cunningham SD, Grilo S, Lewis JB, et al. Group Prenatal Care Attendance: determinants and relationship with care satisfaction. Matern Child Health J. 2017;21(4):770-6.

DeBaets AM. From birth plan to birth partnership: enhancing communication in childbirth. Am J Obstet Gynecol. 2017;216(1):31.e1-4.

Devane D, Lalor JG, Daly S, McGuire W, Cuthbert A, Smith V. Cardiotocography versus intermittent auscultation of fetal heart on admission to labour ward for assessment of fetal wellbeing. Cochrane Database Syst Rev. 2017;1(1):CD005122.

Diniz SG, Chachan A. "The cut above" and "the cut below": the abuse of caesareans and episiotomy in São Paulo, Brazil. Reprod Health Matters. 2004;12:100-10.

Diniz CSG, d'Orsi E, Domingues RMSM, et al. Implementação da presença de acompanhantes durante a internação para o parto: dados da pesquisa nacional Nascer no Brasil. Cad Saúde Púb. 2014;30(Supl 1):S140-53.

Downe S, Gyte GM, Dahlen HG, Singata M. Routine vaginal examinations for assessing progress of labour to improve outcomes for women and babies at term. Cochrane Database Syst Rev. 2013;(7):CD010088.

Downe S, Finlayson K, Oladapo OT, Bonet M, Gülmezoglu AM. What matters to women during childbirth: a systematic qualitative review. PLoS One. 2018;13(4):e0194906.

Du Y, Ye M, Zheng F. Active management of the third stage of labor with and without controlled cord traction: a systematic review and meta-analysis of randomized controlled trials. Acta Obstet Gynecol Scand. 2014;93(7):626-33.

Elharmeel SM, Chaudhary Y, Tan S, Scheermeyer E, Hanafy A, van Driel ML. Surgical repair of spontaneous perineal tears that occur during childbirth versus no intervention. Cochrane Database Syst Rev. 2011;(8):CD008534.

Elvander C, Ahlberg M, Thies-Lagergren L, Cnattingius S, Stephansson O. Birth position and obstetric anal sphincter injury: a population-based study of 113 000 spontaneous births. BMC Pregnancy Childbirth. 2015;15:252.

Evidence-based medicine (MBE). A new approach to teaching the practice of medicine. JAMA. 1992;268(17):2420-5.

Friedman EA. Primigravid labor: a graphicostatistical analysis. Obstet Gynecol. 1955;6(6):567-89.

Friedman EA. The graphic analysis of labor. Am J Obstet Gynecol. 1954;68(6):1568-75.

Funai E, Norwitz E. Management of normal labor and delivery [Internet]. Uptodate.com. 2015 [citado 10 jan. 2020]. Disponível em: https://www.uptodate.com/contents/management-of-normal-labor-and-delivery.

Gabbe SG, DeLee JB. The prophylactic forceps operation. 1920. Am J Obstet Gynecol. 2002;187(1):254; discussion 255.

Gallos ID, Papadopoulou A, Man R, et al. Uterotonic agents for preventing postpartum haemorrhage: a network meta-analysis. Cochrane Database Syst Rev. 2018;12(12):CD011689.

Gonzalez JM, Dong Z, Romero R, Girardi G. Cervical remodeling/ripening at term and preterm delivery: the same mechanism initiated by different mediators and different effector cells. PLoS One. 2011;6(11):e26877.

Gonzalez JM, Romero R, Girardi G. Comparison of the mechanisms responsible for cervical remodeling in preterm and term labor. J Reprod Immunol. 2013;97(1):112-9.

Greenhill JP. Obstetrics. 13.ed. Philadelphia: Sanders; 1966.

Gross MM, Petersen A, Hille U, Hillemanns P. Association between women's self-diagnosis of labor and labor duration after admission. J Perinat Med. 2010;38:33-8.

Gupta JK, Hofmeyr GJ, Shehmar M. Position in the second stage of labour for women without epidural anaesthesia. Cochrane Database Syst Rev. 2012;(5):CD002006.

Habek D, Vuković Bobić M, Hrgović Z. Possible fetomaternal clinical risk of the Kristeller's expression. Cent Eur J Med. 2008;3:183-6.

Hartmann K, Viswanathan M, Palmieri R, Gartlehner G, Thorp Jr J, Lohr KN. Outcomes of routine episiotomy. A systematic review. JAMA. 2005;293:2141-8.

Hasegawa J, Ikeda T, Toyokawa S, et al. Obstetric factors associated with uterine rupture in mothers who deliver infants with cerebral palsy. J Matern Fetal Neonatal Med. 2021;34(5):663-9.

Hellman LM, Pritchard HA. Williams Obstetrics. 15.ed. New York: Appleton; 1976.

Hodnett ED, Downe S, Walsh D. Alternative versus conventional institutional settings for birth. Cochrane Database Syst Rev. 2012;2012(8):CD000012.

Hofmeyr GJ, Vogel JP, Cuthbert A, Singata M. Fundal pressure during the second stage of labour. Cochrane Database Syst Rev. 2017; 3(3):CD006067.

Institute for Clinical Systems Improvement (ICSI). Guidelines. Management of labor [Internet]. Bloomington (MN): ICSI; 2013. Disponível em: http://www.spog.org.pe/web/phocadownloadpap/GUIAMANEJODELPARTO.pdf. Acesso em 25/12/2021.

International Confederation of Midwives; International Federation of Gynaecologists and Obstetricians. Joint statement: management of the third stage of labour to prevent post-partum haemorrhage. J Midwifery Womens Health. 2004;49:76-7. Disponível em: http://www.pphprevention.org/files/ICM_FIGO_Joint_Statement.pdf.

Jiang H, Qian X, Carroli G, Garner P. Selective versus routine use of episiotomy for vaginal birth. Cochrane Database Syst Rev. 2017;2(2):CD000081.

Jolles MW, de Vries M, Hollander MH, van Dillen J. Prevalence, characteristics, and satisfaction of women with a birth plan in The Netherlands. Birth. 2019;46(4):686-92.

Kettle C, Dowswell T, Ismail KM. Absorbable suture materials for primary repair of episiotomy and second degree tears. Cochrane Database Syst Rev. 2010;2010(6):CD000006.

Kettle C, Dowswell T, Ismail KM. Continuous and interrupted suturing techniques for repair of episiotomy or second-degree tears. Cochrane Database Syst Rev. 2012;11(11):CD000947.

Klaus MH, Kennell JH, Klaus PH. The doula book: how a trained labor companion can help you have a shorter, easier, and healthier birth. Meqcon (WI): Da Capo Lifelong Books; 2012.

Klomp T, van Poppel M, Jones L, Lazet J, Di Nisio M, Lagro-Janssen AL. Inhaled analgesia for pain management in labour. Cochrane Database Syst Rev. 2012;(9):CD009351.

Lauzon L, Hodnett E. Labour assessment programs to delay admission to labour wards. Cochrane Database Syst Rev. 2001;(3):CD000936.

Lauzon L, Hodnett E. Antenatal education for self-diagnosis of the onset of active labour at term. Cochrane Database Syst Rev. 2000;1998(2):CD000935.

Lavender T, Hart A, Smyth RM. Effect of partogram use on outcomes for women in spontaneous labour at term. Cochrane Database Syst Rev. 2013;(7):CD005461. Update in: Cochrane Database Syst Rev. 2018;8:CD005461.

Lawrence A, Lewis L, Hofmeyr GJ, Styles C. Maternal positions and mobility during first stage labour. Cochrane Database Syst Rev. 2013;(10):CD003934.

Leal MC, Pereira APE, Domingues RMSM, et al. Intervenções obstétricas durante o trabalho de parto e parto em mulheres brasileiras de risco habitual. Cad. Saúde Pública [online] 2014;30(suppl 1):S17-32.

Lemos A, Amorim MM, Dornelas de Andrade A, de Souza AI, Cabral Filho JE, Correia JB. Pushing/bearing down methods for the second stage of labour. Cochrane Database Syst Rev. 2017;3(3):CD009124.

Macêdo LC. Avaliação funcional do assoalho pélvico em primíparas após parto vaginal com e sem episiotomia [Doutorado em Saúde Materno Infantil]. Recife: Instituto de Medicina Integral Professor Fernando Figueira (IMIP); 2019.

Martin JA, Hamilton BE, Osterman MJK, Driscoll AK, Drake P. Births: final data for 2017. Natl Vital Stat Rep. 2018;67(8):1-50.

McDonald SJ, Middleton P, Dowswell T, Morris PS. Effect of timing of umbilical cord clamping of term infants on maternal and neonatal outcomes. Evid Based Child Health. 2014 ;9(2):303-97.

Mercer JS, Skovgaard RL, Peareara-Eaves J, Bowman TA. Nuchal cord management and nurse-midwifery practice. J Midwifery Womens Health. 2005;50(5):373-9.

Mirghafourvand M, Mohammad Alizadeh Charandabi S, Ghanbari-Homayi S, Jahangiri L, Nahaee J, Hadian T. Effect of birth plans on childbirth experience: A systematic review. Int J Nurs Pract. 2019;25(4):e12722.

Moore ER, Bergman N, Anderson GC, Medley N. Early skin-to-skin contact for mothers and their healthy newborn infants. Cochrane Database Syst Rev. 2016;11(11):CD003519.

Myers-Helfgott MG, Helfgott AW. Routine use of episiotomy in modern obstetrics. Should it be performed? Obstet Gynecol Clin North Am. 1999;26(2):305-25.

Narchi NZ, Camargo JCS, Salim NR, Menezes MO, Bertolino MM. Utilização da "linha púrpura" como método clínico auxiliar para avaliação da fase ativa do trabalho de parto. Rev Bras Saúde Mater. Infant. 2011;11(3):313-22.

Nathan HL, El Ayadi A, Hezelgrave NL, et al. Shock index: an effective predictor of outcome in postpartum haemorrhage? BJOG. 2015;122(2):268-75.

National Collaborating Centre for Women's and Children's Health (UK). Intrapartum Care: Care of Healthy Women and Their Babies During Childbirth. London: National Institute for Health and Care Excellence (UK); 2014.

Odent M. The first hour following birth: don't wake the mother! Midwifery Today Int Midwife. 2002;61:9-12.

O'Mahony F, Hofmeyr GJ, Menon V. Choice of instruments for assisted vaginal delivery. Cochrane Database Syst Rev. 2010;(11):CD005455. Update in: Cochrane Database Syst Rev. 2021;9:CD005455.

Pates JA, McIntire DD, Leveno KJ. Uterine contractions preceding labor. Obstet Gynecol. 2007;110(3):566-9.

Petersen A, Penz SM, Gross MM. Women's perception of the onset of labour and epidural analgesia: a prospective study. Midwifery. 2013;29(4):284-93.

Prins M, Boxem J, Lucas C, Hutton E. Effect of spontaneous pushing versus Valsalva pushing in the second stage of labour on mother and fetus: a systematic review of randomised trials. BJOG. 2011;118(6):662-70.

Rahnama P, Ziaei S, Faghihzadeh S. Impact of early admission in labor on method of delivery. Int J Gynaecol Obstet. 2006;92(3):217-20.

Reed R. Nuchal cords: think before you check. Pract Midwife. 2007;10(5):18-20.

Reveiz L, Gaitán HG, Cuervo LG. Enemas during labour. Cochrane Database Syst Rev. 2013;2013(7):CD000330.

Ribeiro J. Cai número de cesáreas agendadas no Brasil e melhora direito a acompanhante no parto – pesquisa BabyCenter sobre nascimentos no Brasil. SEGS [Internet], 22 Out 2019. Disponível em: https://www.segs.com.br/saude/198784-cai-numero-de-cesareas-agendadas-no-brasil-e-melhora-direito-a-acompanhante-no-parto-pesquisa-babycenter-sobre-nascimentos-no-brasil.

Sackett DL, Rosenberg WM, Gray JA, Haynes RB, Richardson WS. Evidence based medicine: what it is and what it isn't. BMJ. 1996;312(7023):71-2.

Salati JA, Leathersich SJ, Williams MJ, Cuthbert A, Tolosa JE. Prophylactic oxytocin for the third stage of labour to prevent postpartum haemorrhage. Cochrane Database Syst Rev. 2019;4(4):CD001808.

Sandall J, Soltani H, Gates S, Shennan A, Devane D. Midwife-led continuity models versus other models of care for childbearing women. Cochrane Database Syst Rev. 2015;(9):CD004667.

Say L, Chou D, Gemmill A, et al. Global causes of maternal death: a WHO systematic analysis. Lancet Glob Health. 2014;2:e323.

Schaffer JI, Bloom SL, Casey BM, McIntire DD, Nihira MA, Leveno KJ. A randomized trial of the effects of coached vs uncoached maternal pushing during the second stage of labor on postpartum pelvic floor structure and function. Am J Obstet Gynecol. 2005;192(5):1692-6.

Shepherd A, Cheyne H, Kennedy S, McIntosh C, Styles M, Niven C. The purple line as a measure of labour progress: a longitudinal study. BMC Pregnancy Childbirth. 2010;10:54.

Simmons SW, Taghizadeh N, Dennis AT, Hughes D, Cyna AM. Combined spinal-epidural versus epidural analgesia in labour. Cochrane Database Syst Rev. 2012;10(10):CD003401.

Singata M, Tranmer J, Gyte GM. Restricting oral fluid and food intake during labour. Cochrane Database Syst Rev. 2013;2013(8):CD003930.

Sleep J, Grant A, Garcia J, Elbourne D, Spencer J, Chalmers I. West Berkshire perineal management trial. Br Med J (Clin Res Ed). 1984;289(6445):587-90.

Smyth RM, Markham C, Dowswell T. Amniotomy for shortening spontaneous labour. Cochrane Database Syst Rev. 2013;(6):CD006167.

Sociedade Brasileira de Pediatria (SBP). Reanimação do recém-nascido ≥ 34 semanas em sala de parto: Diretrizes 2016 da Sociedade Brasileira de Pediatria [Internet]. São Paulo: Sociedade Brasileira de Pediatria; 2016. [Acesso em 25/12/2021]. Disponível em: https://www.sbp.com.br/fileadmin/user_upload/DiretrizesSBPReanimacaoRNMaior34 semanas26jan2016.pdf.

Souza JP, Oladapo OT, Fawole B, et al. Cervical dilatation over time is a poor predictor of severe adverse birth outcomes: a diagnostic accuracy study. BJOG. 2018;125(8):991-1000.

Steiner N, Weintraub AY, Wiznitzer A, Sergienko R, Sheiner E. Episiotomy: the final cut? Arch Gynecol Obstet. 2012;286(6):1369-73.

Thacker SB, Banta HD. Benefits and risks of episiotomy: an interpretative review of the English language literature, 1860-1980. Obstet Gynecol Surv. 1983;38(6):322-38.

Thomson G, Feeley C, Moran VH, Downe S, Oladapo OT. Women's experiences of pharmacological and non-pharmacological pain relief methods for labour and childbirth: a qualitative systematic review. Reprod Health. 2019;16(1):71.

Timmons B, Akins M, Mahendroo M. Cervical remodeling during pregnancy and parturition. Trends Endocrinol Metab. 2010;21(6):353-61.

Vacca A. Operative vaginal delivery: clinical appraisal of a new vacuum extraction device. Aust N Z J Obstet Gynaecol. 2001;41(2):156-60.

Vale de Castro Monteiro M, Pereira GM, Aguiar RA, Azevedo RL, Correia-Junior MD, Reis ZS. Risk factors for severe obstetric perineal lacerations. Int Urogynecol J. 2016;27:61-7.

Wagner M, Gunning S. Creating your birth plan: The definitive guide to safe and empowering birth. New York: Perigee Books; 2006.

Weibel S, Jelting Y, Afshari A, et al. Patient-controlled analgesia with remifentanila versus alternative parenteral methods for pain management in labour. Cochrane Database Syst Rev. 2017;4:CD011989.

Woodley SJ, Boyle R, Cody JD, Mørkved S, Hay-Smith EJC. Pelvic floor muscle training for prevention and treatment of urinary and faecal incontinence in antenatal and postnatal women. Cochrane Database Syst Rev. 2017;12(12):CD007471. Update in: Cochrane Database Syst Rev. 2020;5:CD007471.

World Health Organization. Guideline (WHO). Delayed umbilical cord clamping for improved maternal and infant health and nutrition outcomes. Geneva: World Health Organization; 2014a.

World Health Organization. WHO recommendations for augmentation of labour. Geneva: World Health Organization; 2014b.

World Health Organization (WHO). WHO recommendations: Intrapartum care for a positive childbirth experience. Geneva: World Health Organization; 2018a.

World Health Organization (WHO). WHO recommendations. Uterotonics for prevention of postpartum hemorrhage. Geneva: World Health Organization; 2018b.

Zanconato G, Cavaliere E, Cherubini G, Bortolami O, Mantovani E, Iacovella C, Franchi M. Fundal pressure (Kristeller maneuver) during labor in current obstetric practice: assessment of prevalence and feto-maternal effects. Minerva Ginecol. 2014;66(2):239-41.

Zhang J, Landy HJ, Ware Branch D, et al.; Consortium on Safe Labor. Contemporary patterns of spontaneous labor with normal neonatal outcomes. Obstet Gynecol. 2010;116(6):1281-7.

23

Indução do Parto

Marcos Nakamura Pereira
Olímpio Babosa de Moraes Filho
Jorge Rezende Filho

A *indução do parto* é o estímulo artificial à deflagração do trabalho de parto, em momento anterior a sua ocorrência espontânea, com o intuito de antecipar a expulsão do feto. Os avanços propedêuticos e as melhorias nas assistências obstétrica e neonatal permitiram detecção mais precoce das complicações maternas e fetais e, consequentemente, aumentaram as indicações da antecipação do parto. As duas únicas alternativas existentes para antecipação do parto são a cesariana e a indução do parto, esta quando se objetiva o parto vaginal.

A indução do parto é atualmente um dos procedimentos mais utilizados em gestações de alto risco; no entanto, se as condições cervicais forem desfavoráveis, continua sendo um dos grandes desafios da Obstetrícia (ACOG, 2009). A prevalência da indução do parto é bastante variável conforme a cultura e renda de um país ou população. Estudo realizado pela Organização Mundial da Saúde (OMS) em 22 países de diferentes continentes mostrou uma prevalência de 10% (Vogel et al., 2015). Enquanto na América Latina essas rubricas atingem pouco mais de 10% (Guerra et al., 2009), na África ficam em torno de 4% e, na França e nos EUA, atingem mais de 20%. No Brasil, a indução do parto é realizada em cerca de 11% dos nascimentos, segundo a pesquisa Nascer no Brasil, inquérito nacional realizado em 2011.

Indicações

Assim como outros procedimentos ou intervenções, a indução do parto pode apresentar desfechos indesejáveis, como o acréscimo das taxas de cesariana se comparadas àquelas em que o trabalho de parto foi espontâneo. Ademais, a indução do parto pode ser um procedimento exaustivo, desconfortável e frustrante para algumas mulheres, com eventual maior restrição da mobilidade e necessidade de exames mais frequentes. Logo, só deve ser indicada se for bem estabelecida a relação entre o risco do procedimento e o benefício para a mãe e para o feto da antecipação do parto, assim como a via vaginal for considerada a mais adequada. Essa questão deve ser apresentada à família e discutida com a gestante, em momento anterior à indução, para que a decisão seja a mais adequada. Ainda que induções sem indicação clínica sejam realizadas com frequência, a OMS e a Society of Obstetricians and Gynaecologists of Canada (SOGC) contraindicam essa prática (WHO, 2011; Leduc et al., 2013).

Existem inúmeras situações em que a indução do trabalho de parto está indicada. Essas abrangem desde indicações eletivas, como gestantes na 41ª semana de gravidez sem doença obstétrica, até quando a interrupção da gravidez se faz de fato necessária em razão de doenças maternas ou fetais, as quais fazem com que o prolongamento da gestação ocasione risco de vida materno ou fetal (ACOG, 2009; Mozurkewich et al., 2009; Leduc et al., 2013): gravidez pós-termo, rotura prematura de membranas ovulares (RPMO), corioamnionite, síndromes hipertensivas, diabetes, colagenoses, crescimento intrauterino restrito (CIUR), aloimunização materna, morte fetal, anomalias fetais incompatíveis com a vida e indicações não obstétricas (Tabela 23.1).

Considerações sobre algumas indicações

Há forte recomendação a favor da indução do parto nas gestações pós-termo (≥ 42 semanas), pois reduz a mortalidade perinatal e a síndrome de aspiração meconial (SAM). Já em

Tabela 23.1 Indicações de indução do parto.

Corioamnionite
Crescimento intrauterino restrito
Diabetes
Doença hemolítica perinatal
Doença pulmonar crônica
Doença renal
Gestação termo tardio (≥ 41 semanas) e pós-termo (≥ 42 semanas)
Gestação gemelar não complicada ≥ 38 semanas
Hipertensão gestacional
Óbito fetal
Oligodramnia
Pré-eclâmpsia/eclâmpsia
Rotura prematura das membranas
Síndrome do anticorpo antifosfolipídio

Adaptada de ACOG, 2009; SOGC, 2013.

relação à indução do parto após a 41ª semana (termo tardio), há pequena redução do risco de mortes perinatais e de SAM, sem diferença para internação em UTI neonatal. Esses riscos devem ser discutidos com as mulheres, e devem ser explicados a elas os potenciais benefícios da indução, a baixa incidência dos eventos (morte perinatal de 0,3% e SAM de 4,4% no grupo expectante) e a redução esperada com a indução (de 22 a 86% para morte perinatal, e de 4 a 38% para SAM) (Middleton et al., 2018). A OMS recomenda a indução do parto a gestantes que chegam ao termo tardio (WHO, 2018).

Na RPMO em gestações a termo, a maioria das diretrizes recomenda a indução imediata da gestação ou indução nas primeiras 24 horas após a ruptura das membranas. Essa recomendação é baseada no aumento das complicações associadas à RPMO em gestação a termo, como infecção materna e neonatal, prolapso de cordão e frequência cardíaca fetal não tranquilizadora, as quais resultam em cesarianas e baixos escores de Apgar. As evidências, nessa situação, favorecem a indução precoce (nas primeiras 24 horas) com ocitocina ou prostaglandinas, pela redução do risco de corioamnionite, endometrite e admissão em unidade intensiva neonatal (ACOG, 2009; Mozurkewich et al., 2009; WHO, 2011).

Nos casos de RPMO pré-termo, a indução do parto não deve ser utilizada antes de 34 semanas, a não ser que haja indicação obstétrica adicional como infecção ou óbito fetal. No período pré-termo tardio, há controvérsia sobre a melhor conduta. Recente metanálise sobre o tema identificou oito ensaios clínicos que evidenciaram menor chance de morbidade respiratória e de admissão em UTI neonatal nos recém-nascidos do grupo randomizado para conduta expectante até 37 semanas. Não foi observada maior incidência de sepse neonatal nesse grupo, porém as mães tiveram maior ocorrência de corioamnionite e de hemorragia anteparto, ainda que menor risco de cesariana (Quist-Nelson et al., 2018). As diretrizes para o Reino Unido recomendam oferecer conduta expectante até 37 semanas, a não ser que haja colonização por estreptococo do grupo B, quando seria recomendada interrupção entre 34 e 37 semanas (NICE, 2021).

As síndromes hipertensivas são algumas das mais frequentes indicações de indução do parto, essa é a conduta recomendada pelo American College of Obstetricians and Gynecologists (ACOG) tanto para a hipertensão gestacional quanto para a pré-eclâmpsia e a eclâmpsia (ACOG, 2009). As recomendações da

SOGC são no mesmo sentido, recomendando-se a indução para todas as formas de síndrome hipertensiva (Magee et al., 2014). As taxas de cesárea nas mulheres submetidas à indução são, no entanto, elevadas antes de 34 semanas.

A melhor época para interrupção da gravidez complicada por diabetes permanece incerta. A OMS não recomenda intervenção antes de 41 semanas, caso a única anormalidade da gestante seja diabetes gestacional com bom controle glicêmico (WHO, 2011). Já o ACOG recomenda que a interrupção não ocorra antes de 39 semanas em casos de diabetes gestacional controlados apenas com dieta e exercício, nos quais se pode aguardar até 40^{+6} semanas. Para os casos, no entanto, controlados com medicamentos, o ACOG recomenda a indução com 39^{+0} a 39^{+6} (ACOG, 2018).

Na suspeita de crescimento intrauterino restrito, com boa vitalidade fetal e sem oligodramnia acentuada, a indução do parto pode ser realizada mediante vigilância da frequência cardíaca fetal (FCF), do mesmo modo que as doenças maternas que necessitem de antecipação do parto. Entretanto, não estão disponíveis ensaios clínicos randomizados pertinentes a essa recomendação (ACOG, 2009).

A presença de oligodramnia isolada em gravidez a termo também é motivo frequente de indução do parto. Contudo, não há evidências suficientes para recomendar a indução rotineira na oligodramnia isolada a termo (Mozurkewich et al., 2009).

A suspeita de macrossomia, isoladamente, não deve ser motivo de antecipação do parto, pois não existem evidências que corroborem essa prática (Leduc et al., 2013). Pequena redução da ordem de 2 a 3% de distocia de ombro pode ser verificada com a indução do parto, que, no entanto, aumenta em torno de 2% a incidência de laceração de 3º e 4º graus. Não há diferença quanto a percentual de cesarianas, lesão de plexo braquial e morte perinatal na indução por suspeita de macrossomia em comparação com manejo expectante. Dessa forma, o NICE (2021) recomenda que a conduta deva ser individualizada após discussão com a mulher.

Para a OMS, a indução do parto só deve ser recomendada quando houver uma indicação clara e seus benefícios claramente superarem os riscos, o que contraindica a indução por motivo não obstétrico (*indução eletiva*). Os riscos potenciais do procedimento que estão associados ao uso das substâncias uterotônicas incluem aumento de partos operatórios e cesarianas, hipertonia, taquissistolia, ruptura uterina, padrões anormais de FCF durante o trabalho de parto e hemorragia pós-parto. Entretanto, a indução eletiva pode ser considerada em determinadas circunstâncias, como, por exemplo, residência em local de difícil acesso ou razões psicossociais (ACOG, 2009). A SOGC corrobora essa recomendação, ao considerar inaceitável a indução por conveniência, mas aceitável por problemas logísticos (distância do hospital, história de partos rápidos) (Leduc et al., 2013).

Contudo, investigações recentes afloraram o debate sobre a indução eletiva após 39 semanas (e antes de 41 semanas). O estudo ARRIVE randomizou mais de 6 mil mulheres nulíparas para indução com 39 semanas ou conduta expectante (Grobman et al., 2018). Os resultados não conseguiram evidenciar melhor desfecho neonatal com a indução, porém identificaram uma redução significativa de cesarianas (18,6% *vs.* 22,2%), além de menor incidência de hipertensão gestacional/pré-eclâmpsia. Análise de uma coorte retrospectiva americana aponta para resultado similar, uma redução significativa de cesariana na indução de nulíparas com 39 semanas, porém sem diferença no resultado neonatal (Souter et al., 2019). Nesse estudo, porém, também foi observada maior ocorrência de parto vaginal operatório. Uma recente metanálise de estudos observacionais, entre os quais seis estudos de coorte com 66 mil mulheres nulíparas submetidas à indução eletiva, evidenciou uma pequena redução da frequência de cesariana, de infecção periparto, além de melhores desfechos neonatais, com redução significativa de morbidade respiratória, SAM, internação em UTI neonatal e de mortalidade perinatal (Grobman e Caughey, 2019). Ainda assim, esses resultados devem ser encarados com cautela. Primeiro, a quase totalidade dos estudos sobre essa temática até o momento são oriundas dos EUA e refletem, em certo grau, a *expertise* de centros universitários na indução do parto. Outro ponto relevante é que, ao considerarem-se os achados dessa recente metanálise, o número necessário de induções para evitar um desfecho neonatal desfavorável é consideravelmente elevado e não foi evidenciado esse benefício no ensaio clínico. Por fim, estudos sobre satisfação geralmente apontam que as mulheres tendem a ficar mais satisfeitas quando o trabalho de parto se inicia espontaneamente. Não é acaso que um terço das mulheres elegíveis para o estudo ARRIVE não concordaram em participar. O impacto da política de indução eletiva com 39 semanas sobre satisfação, amamentação e custos ainda precisa ser avaliada. A Society for Maternal-Fetal Medicine endossou a possibilidade de indução eletiva com 39 semanas para nulíparas ao seguir os critérios do ARRIVE (SMFM, 2019), Contudo a OMS considera que ainda não há evidência suficiente para recomendar essa prática (WHO, 2018).

Contraindicações

Entre as contraindicações da indução do parto com feto vivo incluem-se: placenta prévia centro-total, *vasa previa*, prolapso do cordão umbilical, anormalidade da pelve materna, desproporção cefalopélvica, macrossomia, apresentações anômalas, sofrimento fetal crônico, herpes genital em atividade, carcinoma invasivo, tumorações, malformações e/ou ulcerações na região vulvoperineal e canal de parto, cesárea clássica anterior e miomectomias, história de ruptura uterina, antecedente de cesárea com cicatriz segmentar transversa (apenas para o uso de misoprostol no 3º trimestre). Evidentemente, algumas dessas condições não são impeditivas da indução do parto quando o feto está morto, notadamente no prolapso de cordão e no herpes genital ativo.

Considerações sobre algumas contraindicações

Revisão sistemática de ensaios clínicos randomizados mostrou que a melhor via de parto nos casos de apresentação pélvica a termo é a cesárea planejada (Hofmeyr et al., 2015). Não é recomendada, portanto, a indução do parto nessa situação, a não ser que não haja condições maternas para a realização de cesariana ou não haja interesse no benefício fetal da cesariana, como em casos de anomalias fetais graves.

Antecedentes de cesárea clássica (ou cicatriz em forma de T invertido) e de miomectomias extensas (especialmente transfúndicas) são consideradas contraindicações absolutas para indução do parto, em razão do alto risco de ruptura uterina.

A história de uma ou mais cesariana prévia não é contraindicação à indução do parto, mas é condição que necessita de especial atenção. No 3º trimestre, deve-se evitar o uso do misoprostol, que está associado a maior ocorrência de ruptura uterina (ACOG, 2009; Leduc, 2013). Já a indução com misoprostol

no 2º trimestre é aparentemente segura em mulheres com uma cesárea prévia (Berghella et al., 2009).. A indução com ocitocina é permitida em mulheres previamente cesareadas, ainda que a paciente deva ser informada que o risco de ruptura uterina é maior se comparado ao trabalho de parto espontâneo, conquanto esse risco pareça ser maior apenas para as mulheres com cesárea prévia que não tiveram parto vaginal anterior (ACOG, 2019). Os métodos mecânicos, principalmente a sonda de Foley, parecem não elevar o risco de ruptura uterina e são os métodos de eleição para indução do parto com colo desfavorável em mulheres com cicatriz uterina prévia (Leduc, 2013; NICE, 2021).

Avaliação pré-indução

Avaliação cervical e altura da apresentação

Em 1964, Bishop foi quem descreveu pela primeira vez a associação positiva entre cérvice favorável e parto normal, por meio da avaliação de cinco parâmetros, quatro deles relativos ao colo uterino, observados durante o toque vaginal: dilatação, comprimento, consistência e posição do colo uterino, além da altura da apresentação fetal. Para consistência e posição do colo, ele atribuiu notas de zero a dois, e de zero a três para as demais variáveis (Bishop, 1964). Proporcionalmente à evolução da maturação do colo uterino, o escore pode variar de 0 a 13, e quanto maior esse índice, maior a possibilidade de sucesso da indução. Se esse índice for ≥ 9, sabe-se que a probabilidade de parto vaginal após indução com ocitocina é similar à do trabalho de parto espontâneo. Por outro lado, considera-se que, se o índice de Bishop for < 6, o colo é desfavorável à indução do parto com ocitocina. Nesses casos, é necessária a realização do amadurecimento ou preparo cervical (Tabela 23.2).

Idade gestacional

É obrigatório o conhecimento da idade gestacional antes de se iniciar a indução do parto, sobretudo ao se considerar que a idade gestacional muitas vezes baliza a indicação da indução. Idealmente, todas as mulheres deveriam ter um ultrassom de 1º trimestre para confirmação da idade gestacional, o que nem sempre é possível, em decorrência do diagnóstico tardio da gravidez ou da dificuldade no acesso aos serviços de saúde.

O conhecimento da idade gestacional é importante para escolha do método de indução e para o cálculo da dose do uterotônico a ser utilizado. A dose de uterotônico é inversamente

Tabela 23.2 Índice de Bishop modificado.

Pontuação	0	1	2	3
Dilatação do colo (cm)	0	1 a 2	3 a 4	> 4
Comprimento do colo (cm)	> 2	1 a 2	0,5 a 1	< 0,5
Altura da apresentação*	−3	−2	−1/0	+1/+2
Consistência do colo	Endurecido	Intermediário	Amolecido	
Posição do colo	Posterior	Intermediário	Medial	

*Plano de Lee. (Adaptada de Bishop, 1964.)

proporcional à idade gestacional, provavelmente porque ocorre incremento do número de receptores miometriais à ocitocina com o aumento da idade gestacional. Em decorrência disso, a melhor resposta à ocitocina ocorre nas últimas semanas de gestação. Muitas vezes, como nos casos de feto morto, o cálculo da idade gestacional pode ser realizado por meio da medida do fundo uterino.

Métodos de indução

Descolamento das membranas

Embora o descolamento das membranas seja um dos métodos mais antigos para promover a indução do parto, há poucos estudos comparativos com outros métodos de indução. Ele consiste na separação digital, por meio do exame de toque vaginal, das membranas ovulares da porção inferior do segmento uterino, por movimentos circulares que, além da ação mecânica direta sobre o colo, também promovem a liberação de prostaglandinas (Figura 23.1). Essa intervenção, realizada em gestações a termo, diminui a incidência de gestações que se prolongam além das 41 semanas e reduz a necessidade de outros métodos para indução, sem aumentar o risco de RPMO ou infecção neonatal (WHO, 2011). A despeito de ser considerado método desconfortável e doloroso pelas as mulheres que a ele se submetem e de não trazer benefícios clínicos evidentes, o descolamento das membranas eleva o número de mulheres que entram em trabalho de parto espontâneo nas 48 horas seguintes, por isso está recomendada para redução do número de partos induzidos formalmente (WHO, 2011).

Amniotomia

A amniotomia foi o primeiro método a ser proposto para a indução do parto no século XVIII, quando sua finalidade era obviar as dificuldades das distocias por vício pélvico. A ruptura artificial das membranas pode ser utilizada como método de indução, especialmente se as condições do colo forem favoráveis. Se utilizada isoladamente, a amniotomia pode estar associada a longo intervalo até o início das contrações (ACOG, 2009). Na maioria dos casos, a amniotomia não deve ser praticada isoladamente e deve ser acompanhada de infusão de ocitocina (ACOG, 2009; WHO, 2011). Quando for opção não iniciar concomitantemente

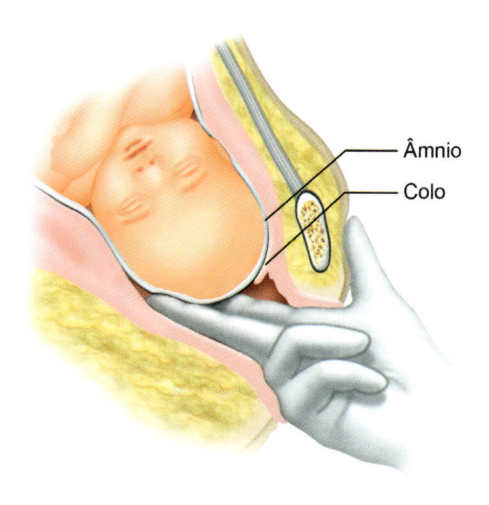

Figura 23.1 Descolamento das membranas.

a ocitocina, as mulheres devem ser informadas que o trabalho de parto pode ser mais demorado e haver maior risco de infecção neonatal (NICE, 2021).

Ocitocina

Desde que foi sintetizada por DuVigneaud, o que lhe valeu o prêmio Nobel de Química em 1955, a ocitocina é a medicação mais utilizada na prática obstétrica em todo mundo. A meia-vida da ocitocina é de 5 a 10 minutos e o tempo necessário para atingir concentração plasmática estável suficiente para promover o estímulo mantido das fibras musculares uterinas em torno de 40 minutos (ACOG, 2009). A melhor via de administração da ocitocina é a intravenosa e requer a necessidade de acesso venoso contínuo até o momento do parto, uma vez que a administração em *bolus* pode causar hipertonia uterina com consequente prejuízo do bem-estar fetal. É importante salientar que o uso da ocitocina deve preferencialmente ocorrer por meio de bomba de infusão, o que evita variações bruscas de administração e facilita o controle da dose infundida.

O ACOG considera que tanto protocolos de baixa dose como de alta dose são apropriados para indução com ocitocina (Tabela 23.3). Os regimes de alta dose estão associados a tempo de trabalho de parto mais curto e menos casos de corioamnionite e cesárea por distocia, porém incrementam as taxas de taquissistolia associada a alteração da FCF.

Um outro protocolo de indução com ocitocina também se baseia na utilização de doses crescentes, mas que se inicia com dose um pouco maior que o protocolo de baixa dose (Moraes Filho et al., 2005). Ao diluir 5 UI em 500 mℓ de soro glicosado a 5% ou solução fisiológica, obtém-se solução de 10 mUI para 1 mℓ e inicia-se a infusão com 4 mUI/min (8 gotas/min ou na bomba de infusão 24 mℓ/h). Após 30 minutos, reavalia-se a atividade uterina e, se a evolução for favorável, continua-se com a mesma dose; se for desfavorável, aumenta-se para 8 mUI/min, ou seja, 16 gotas/min ou 48 mℓ/h, e repete-se o processo.

A dose de ocitocina para que se consigam contrações adequadas é bastante variável, uma vez que a resposta do útero à ocitocina é muito individual. Dawood (1995) refere que na maioria das mulheres a dose de 12 mUI/min é suficiente para atingir a atividade uterina adequada no termo, fato já observado por Caldeyro-Barcia quase 40 anos antes.

Clinicamente, resposta satisfatória à ocitocina é caracterizada pela presença de contrações que duram entre 50 e 70 segundos (boa intensidade), exibem frequência de 3 a 4/10 minutos e mostram bom relaxamento uterino (tônus normal). O ACOG considera adequadas contrações com intensidade > 200 unidades Montevidéu, o que equivale à frequência de 3/10 minutos, com intensidade em torno de 70 mmHg ou 4/10 minutos, com intensidade superior a 50 mmHg. A contratilidade eficiente dilata o colo sem perturbar a homeostase fetal; doses elevadas do hormônio trazem hipertonia por taquissistolia e pode cursar com sofrimento fetal.

Tabela 23.3 Indução do parto com ocitocina: regimes de alta dose e baixa dose.

Regime	Dose inicial (mU/min)	Aumento da dose (mU/min)	Intervalo entre doses (min)
Baixa dose	0,5 a 2,0	1 a 2	15 a 40
Alta dose	6	3 a 6[*]	15 a 40

[*]O aumento da dose é reduzido para 3 mU/min na presença de hiperestimulação e reduzido para 1 mU/min com hiperestimulação recorrente. Adaptada de ACOG, 2009.

Não há estabelecida dose máxima de ocitocina. Se as contrações não são adequadas e se o feto não apresenta sofrimento, infusão de ocitocina maior que 48 mUI/min parece não apresentar riscos aparentes. Há possibilidade de intoxicação hídrica com regimes > 40 mUI/min, em decorrência do efeito antidiurético da ocitocina. Deve-se, no entanto, ter cautela em mulheres com cicatriz uterina. Cahill et al. (2008) encontraram chance quatro vezes de ruptura uterina associada a doses superiores a 20 mUI/min em mulheres com cesárea prévia.

Limitações do uso da ocitocina

A resposta do útero à ocitocina é proporcional a atividade espontânea ou preexistente, sensibilidade individual, estado do colo uterino, paridade e idade gestacional. Quando o colo uterino é imaturo (índice de Bishop < 6), a indução do parto, apenas com a utilização da ocitocina, está associada a um percentual elevado de partos prolongados, de doses elevadas com o risco de intoxicação hídrica, de falhas e, consequentemente, de aumento da incidência de cesáreas. Assim, nas situações que necessitem de indução do parto, mas que tenham colo imaturo, é aconselhável utilizar primeiro agente maturador do colo.

Entretanto, de acordo com o pensamento do grupo de Caldeyro-Barcia, a ocitocina seria capaz de induzir o parto em qualquer época, demorando mais ou menos tempo, segundo as condições cervicais. Quanto menor a idade gestacional, maior a dose de ocitocina para que o útero reaja significativamente. Antes de 20 semanas, são necessárias doses muito elevadas (até 128 mUI/min) para promover atividade uterina e, certamente, as prostaglandinas mostram enorme superioridade nessa situação. Após 30 semanas, contudo, doses moderadas (até 16 mUI/min) geralmente são suficientes para promover atividade.

Se ao início da indução o colo está imaturo, o trabalho uterino necessário para completar o pré-parto estará entre 8.000 e 12.000 mmHg, gastando-se 8 a 12 horas. São contrações indolores cuja principal função é encurtar e centralizar o colo, sem, todavia, determinar-lhe a dilatação. Quando a cérvice está parcial ou totalmente madura, com muito menos trabalho se inicia o parto. Ao revés, a indução longe do termo (32 semanas) encontra o istmo não expandido, e o trabalho uterino total até o parto se eleva para 12.000 a 20.000 mmHg (Figura 23.2).

A dilatação cervical de 2 para 10 cm requer mais esforço nas primíparas (10.000 mmHg) do que nas multíparas (7.000 mmHg) (Figura 23.2). Em ambos os grupos, à medida que a dilatação progride, menos trabalho é necessário para expandir o diâmetro cervical em 1 cm. Quanto mais precocemente se rompem as membranas ovulares durante o primeiro período do parto, mais trabalho uterino se economiza; não há, todavia, vantagem em se praticar a amniotomia no pré-parto, ou seja, antes de o colo atingir 2 cm. Recente revisão sistemática identificou que os métodos mais eficientes em resultar no parto em até 24 horas são a ocitocina associada à amniotomia e o misoprostol vaginal em alta dose (> 50 µg) (Alfirevic et al., 2016).

Desse modo, caso as prostaglandinas não estejam disponíveis, a ocitocina intravenosa deve ser utilizada para indução do parto mesmo com colo imaturo (WHO, 2011). É importante ainda lembrar que as temperaturas elevadas dos países tropicais podem ser responsáveis por um índice maior de falhas, por inativação das propriedades químicas da ocitocina não conservada em condições ideais. É recomendado que a ocitocina seja sempre armazenada em cadeia fria (2 a 8°C).

Sonda Foley

A indução do parto por meio da introdução de cateteres intracervicais foi difundida por Krause em 1855. Vários tipos de sondas já foram utilizados com essa finalidade, e hoje se emprega a sonda Foley. Há evidências de que a sonda Foley age não somente por ação mecânica sobre o colo, mas também ao liberar prostaglandinas em decorrência da separação entre cório e decídua. Melhores resultados foram encontrados na indução do parto com colo desfavorável e feto vivo, quando utilizada a sonda Foley em comparação ao uso de gel de prostaglandina E_2. Para se que obtenha

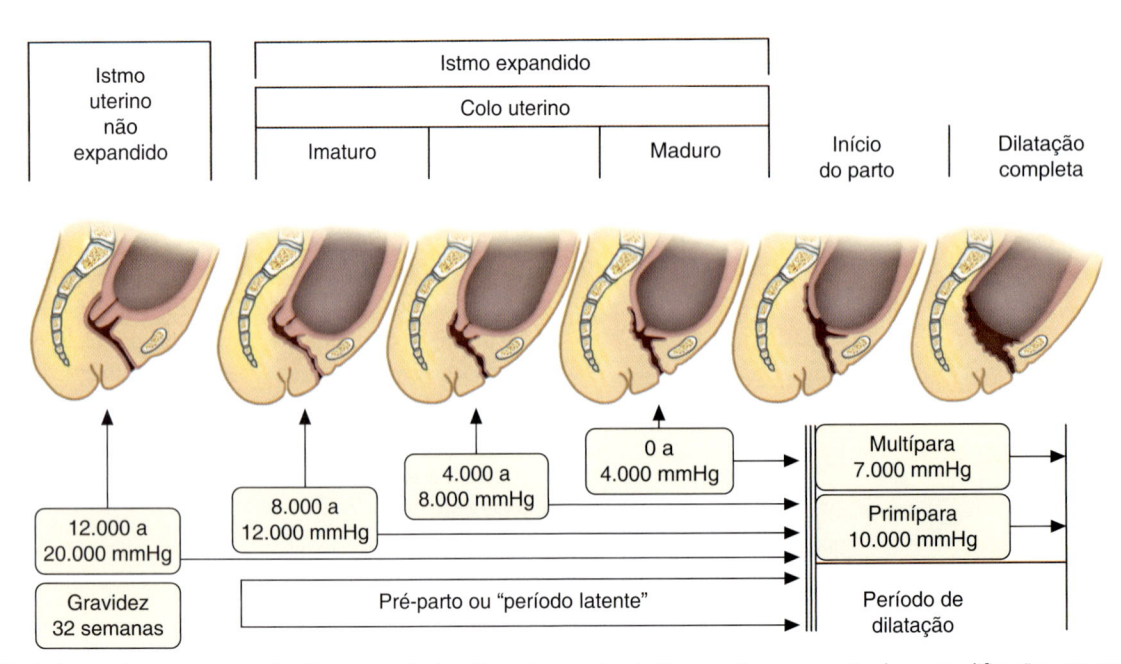

Figura 23.2 Trabalho uterino em partos induzidos com ocitocina. Na parte superior da figura estão esquematizadas as modificações que experimentam o istmo e o colo uterino, após 32 semanas de gestação, durante o pré-parto e o período de dilatação. Na parte inferior indicam-se os valores de trabalho uterino necessários para expandir o istmo, amadurecer e dilatar o colo. (Adaptada de Caldeyro-Barcia R, 1962.)

sucesso na indução do parto com a utilização da sonda Foley, é necessária a associação com ocitocina (Moraes Filho et al., 2010). Ou seja, a sonda promove o amadurecimento cervical, enquanto a ocitocina é responsável pelo incremento da contração uterina. Dessa maneira, a sonda Foley e a ocitocina podem ser tão efetivas quanto o misoprostol para indução do parto, ainda que este último resulte em mais partos até 18 horas após o início da indução (Moraes Filho et al., 2010).

A utilização da sonda Foley também permite a infusão de solução salina pela via distinta daquela pela qual o balão é enchido. A perfusão da solução salina extra-amniótica deve ser realizada em bomba infusora com velocidade de 30 mℓ/h. Contudo, a infusão salina parece não oferecer vantagem em comparação ao uso isolado da sonda Foley.

Com o objetivo de diminuir a permanência hospitalar, alguns serviços preparam o colo uterino para indução do parto com sonda Foley, sem internação das gestantes. Aproximadamente 50% de todas as gestantes que apresentam indicação para indução do parto podem ser submetidas à indução de forma segura e efetiva sem, necessariamente, estarem internadas. Entretanto, em termos práticos, a sonda Foley é utilizada apenas em gestantes internadas com colo desfavorável (índice de Bishop < 6) e principalmente nas gestantes com cicatriz uterina. Seu uso não é recomendado nos casos de membranas rotas e/ou cervicites.

Modo de usar a sonda Foley (Figura 23.3):

- Com todo cuidado para evitar o contato com a vagina e a ectocérvice, a sonda Foley de número 14 a 18 com um balão de 30 mℓ é introduzida através do canal cervical com auxílio de uma pinça de Cheron
- Uma vez ultrapassado o orifício cervical interno, o balão é preenchido com 30 a 80 mℓ de água destilada
- A sonda é fixada com esparadrapo à face interna da coxa, proporcionando, dessa maneira, uma suave tração
- A sonda deve ser vistoriada a cada 6 horas. Quando necessário, a tração é reajustada
- Uma vez ocorrida expulsão da sonda Foley,, a ocitocina é iniciada (ver esquema de ocitocina), com exceção dos casos que já apresentem contrações uterinas de trabalho de parto (3 contrações com > 30 segundos em 10 minutos). A infusão da ocitocina pode ser iniciada, mesmo antes da expulsão da sonda, 6 a 12 horas após sua inserção, conforme protocolo local ou preferência da mulher e/ou dos profissionais envolvidos na assistência

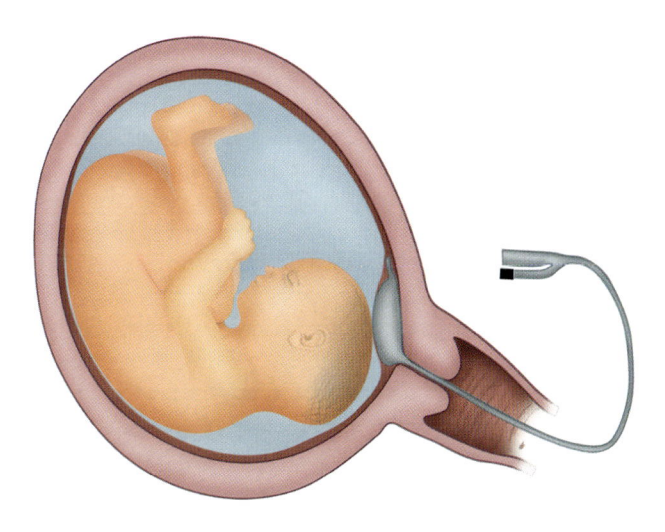

Figura 23.3 Sonda Foley posicionada no espaço extra-amniótico.

- Naqueles casos em que não ocorre a expulsão da sonda após 24 horas, ela pode ser retirada, e outro método de indução pode ser iniciado (Moraes Filho et al., 2010).

Deve se ressaltar que, aparentemente, quanto maior o volume do balão, maior a efetividade do método. Delaney et al. (2010) verificaram que a indução com balão de 60 mℓ resulta em mais partos em até 12 horas se comparado ao balão com 30 mℓ. Assim, a critério clínico, pode-se encher o balão com mais de 30 mℓ se julgar necessário, utilizando preferencialmente sondas mais calibrosas (nº18). O uso de dispositivo com balão duplo para indução do parto, até o momento, não demonstrou ser superior à sonda de Foley, tem a mesma eficácia, mas maior custo (Liu et al., 2019).

As complicações relacionadas ao método são infrequentes e incluem potencial risco maior de infecção materna e corioamnionite se comparado aos agentes farmacológicos de preparo cervical, o que não foi evidenciado em recente revisão sistemática, que inclui mais de 5 mil mulheres (McMaster et al., 2015). Investigações recentes têm associado o uso do balão a misoprostol vaginal ou oral, e demonstram redução do tempo de indução em comparação aos métodos isolados.

Dinoprostona

A primeira prostaglandina utilizada clinicamente para a indução do parto, em 1968, foi a $F_{2\alpha}$, mas o uso foi abandonado por motivo de efeitos colaterais. Na década de 1970, foram realizados vários estudos com a prostaglandina E_2 em diferentes vias de administração e doses, e mostrou-se sua efetividade na indução da atividade uterina. Apenas em 1992, a dinoprostona (prostaglandina E_2) foi aprovada pela Food and Drug Administration (FDA) dos EUA, com o objetivo de promover o amadurecimento cervical (ACOG, 2009).

Para reduzir os inconvenientes das aplicações repetidas da prostaglandina E_2 na endocérvice, foi desenvolvido pessário de silicone para uso intravaginal contendo 10 mg de dinoprostona, que libera 0,3 mg/h do medicamento. Esse produto está disponível no Brasil desde 2007. Deve ser utilizado um único pessário inserido no fundo de saco vaginal posterior. Se a maturação cervical se mostrar insuficiente no período de 24 horas, o pessário deve ser removido.

Um intervalo de no mínimo 30 minutos é recomendado para uso sequencial de ocitocina após a remoção do pessário vaginal. Essa apresentação permite a remoção no momento desejado ou nos casos de hiperestimulação uterina. Uma das limitações do uso é a dificuldade de estocagem, pois por motivo de termolabilidade da dinoprostona, o pessário deve permanecer lacrado na embalagem de alumínio, armazenado entre −10°C e −20°C até a aplicação. Outras limitações são o elevado custo e a necessidade quase rotineira de uso da ocitocina após o amadurecimento do colo uterino.

Esse foi, durante muito tempo, o fármaco padrão para o amadurecimento cervical e indução do parto em países desenvolvidos, até o início da década de 1990, quando o misoprostol, então mais conhecido e estudado, mostrou ser uma alternativa efetiva e segura, mais fácil de estocar e utilizar que a prostaglandina E_2 (Moraes Filho et al., 2005).

Misoprostol

O misoprostol é um análogo sintético da prostaglandina E_1, aprovado pela FDA americana em 1988, para administração oral na prevenção e no tratamento das úlceras gástricas associadas ao uso de anti-inflamatórios não esteroidais. Embora não tenha sido previsto inicalmente como parte de suas indicações, o misoprostol ganhou popularidade em Obstetrícia. Inicialmente, seu uso foi descrito para interrupção das gestações de 1º trimestre, já em 1986; logo em seguida, no Brasil, para interrupção da gravidez com feto morto; depois, na Argentina, para interrupção da gravidez com feto vivo.

Assim como outras prostaglandinas, o misoprostol aumenta a permeabilidade vascular no colo uterino e favorece a passagem de neutrófilos para o estroma tecidual. A infiltração do tecido cervical por neutrófilos e a dissociação do colágeno cervical pela liberação de colagenase pelos neutrófilos facilitam o amolecimento do colo. Além disso, permite o acréscimo do cálcio intracelular, e, desse modo, promove a contração uterina.

O misoprostol apresenta importantes vantagens para o uso na clínica obstétrica. Seu custo é bem mais baixo do que qualquer outra prostaglandina, tem tempo de meia-vida alargado, é de fácil administração e não requer refrigeração para estocagem. Estudos comparativos mostraram que o misoprostol é tão eficiente ou mais que as outras prostaglandinas e mais eficaz que a ocitocina na indução do parto com colo imaturo.

Nas baixas doses de misoprostol recomendadas, a possibilidade de alterações de contratilidade uterina e de síndrome de hiperestimulação é baixa, em torno dos 7 e 3%, respectivamente. O misoprostol também apresenta baixa morbimortalidade perinatal, semelhante aos outros métodos de indução.

O Brasil foi o primeiro país do mundo a disponibilizar comercialmente o misoprostol preparado especificamente para uso vaginal, na forma de comprimidos vaginais de 25 µg. Sem dúvida, a via vaginal para o uso de misoprostol para indução do parto é a mais estudada e utilizada. No entanto, vários estudos que utilizam outras vias de administração já foram publicados: retal, sublingual, bucal e oral.

Estudos farmacocinéticos das diferentes vias de administração do misoprostol demostram que a biodisponibilidade por via vaginal é três vezes maior que VO. Depois da administração vaginal, a concentração plasmática de misoprostol eleva-se gradualmente, alcança o pico máximo entre os 60 e 120 minutos, declina lentamente e chega até 61% do nível máximo com 240 minutos. Os níveis plasmáticos permanecem relativamente estáveis pelo menos até 6 horas depois de sua administração. Quando se adiciona água ao comprimido de misoprostol, os níveis séricos permanecem mais elevados, até 6 horas depois da administração, o que sugere que a absorção do medicamento aumenta. Por outro lado, quando é administrado por via sublingual, a curva de concentração plasmática é semelhante à da VO, mas em níveis mais elevados, o que resulta em área sob a curva bem maior.

Misoprostol para indução do parto

- Não deve ser utilizado na presença de cicatriz uterina no 3º trimestre
- O feto deve apresentar boa vitalidade (cardiotocografia e/ou ultrassonografia)
- Na eventualidade da ocorrência de mais 4 contrações uterinas/10 minutos ou em contrações uterinas maiores do que 60 segundos de duração, procede-se a retirada do comprimido vaginal (se ainda estiver presente) e realiza-se lavagem vaginal com soro fisiológico. Orienta-se ainda decúbito lateral esquerdo, hidratação e terbutalina na dose de 0,25 mg subcutânea (1/2 ampola) ou outro tocolítico, como nifedipino de ação rápida. Na continuação do quadro ou na presença de sofrimento fetal, procede-se imediata interrupção da gravidez (WHO 2011)

- Deve-se aguardar ao menos 4 horas da última dose de misoprostol para administrar a ocitocina (ACOG, 2009)
- Uma precaução importante para evitar a hipercontratilidade é a de não administrar misoprostol se a mulher já estiver em trabalho de parto. Nessas circunstâncias, na indicação de aceleração do parto, deve-se recorrer à infusão contínua de ocitocina.

Modo de usar

Inserir digitalmente o comprimido misoprostol de 25 µg no fundo de saco posterior da vagina. A dose deve ser repetida a cada 6 horas até o diagnóstico do trabalho de parto. Se o índice de Bishop for ≥ 6 durante o uso de misoprostol, poderá haver substituição para o uso da ocitocina no esquema descrito anteriormente.

A International Federation of Gynecology and Obstetrics (FIGO) recomenda para feto vivo a dose de 25 µg via vaginal a cada 6 horas ou 25 µg VO a cada 2 horas (Morris et al., 2017). Uma opção ao uso do comprimido é a solução titulada oral, na qual se dilui um comprimido de 200 µg em 200 mℓ de água e se obtém, assim, uma solução de 1 µg/mℓ. Os primeiros trabalhos a utilizarem essa solução empregavam doses horárias com aumento da dose em intervalos regulares. Em ensaio clínico randomizado, Souza et al. (2013), por exemplo, encontraram taxas similares de parto vaginal em 12 e 24 horas em comparação ao grupo que recebeu misoprostol vaginal. Posteriormente, outros autores passaram a usar doses estáticas, ou seja, a mesma dose em todas as administrações, sem incremento da dose ao longo do tempo. Rouzi et al. (2017) testaram solução de 25 µg a cada 2 horas, compararam à solução horária escalonada e verificaram o mesmo percentual de partos vaginais em 24 horas, porém houve menor ocorrência de líquido meconial e pirexia com a dose estática.

Doses maiores do misoprostol (50 µg via vaginal a cada 6 horas) podem ser utilizadas ocasionalmente, mas é importante saber que elas implicam aumento da incidência de taquissistolia com repercussão fetal (ACOG, 2009). Em revisão sistemática, Sanchez-Ramos et al. (2002) verificaram que a indução com doses de 50 µg eleva significativamente essa intercorrência, ainda que não tenha havido diferença no desfecho neonatal e nas taxas de cesariana. Outra possibilidade de se utilizar dose maior é usar esquema de 25 µg a cada 4 horas por via vaginal ou 50 µg VO no mesmo intervalo de tempo, doses que são o padrão recomendado pela SOGC (Leduc et al., 2013).

O mais frequente é que depois da primeira dose se tenha um trabalho de parto ativo em um prazo médio de 10 a 14 horas. O tempo até a resolução do parto pode variar, com médias entre 17 e 22 horas, ao se levar em conta as doses e intervalos aqui recomendados. Além de depender das doses, das vias de administração ou do intervalo entre cada dose, a rapidez na resolução do parto depende também da paridade e das condições do colo uterino. Esse tempo é mais prolongado em uma mulher nulípara ou em grávidas com menor índice de Bishop.

Algumas vezes o trabalho de parto pode não ter sido iniciado após 6 horas do quarto comprimido de misoprostol (24 horas após o primeiro comprimido). Nesses casos, dependendo da condição clínica materna, da vitalidade fetal e das condições colo uterino, o misoprostol poderá ser continuado a cada 6 horas por mais 24 horas. Deve-se lembrar que seu objetivo principal é amadurecer o colo, e não deflagrar o trabalho de parto. Dessa forma, caso o colo se tenha modificado e se tornado favorável (Bishop ≥ 6), deve-se iniciar ocitocina.

Indução no óbito fetal

A indução do parto com feto morto no 2º e 3º trimestres é situação frequente na prática clínica. Conduta ativa frente à presença de feto morto na gestação quase sempre é adotada em virtude do quadro de ansiedade que acomete as mulheres e do risco de ocorrência de coagulação intravascular disseminada quando há retenção por mais de 4 semanas.

Na presença de óbito fetal no 2º trimestre, o misoprostol é o fármaco considerado mais adequado. Os esquemas utilizados para indução do feto morto variam bastante na literatura, especialmente no 2º trimestre. A FIGO (Morris et al., 2017) preconiza a dose de 200 µg, 6/6 horas, entre 13 e 26 semanas; 100 µg a cada 4 horas entre 27 e 28 semanas; e o mesmo esquema para feto vivo após 28 semanas (Tabela 23.4). Lembrar que a idade gestacional, se for imprecisa, deve ser calculada por meio da altura de fundo uterino (Regra de MacDonald: altura do fundo uterino multiplicado por 8 e dividido por 7).

Falha na indução do parto

Até o presente momento, não há consenso quanto ao tempo após o qual se consideraria falha na indução e/ou preparo cervical com prostaglandinas. A maioria dos estudos não excede 48 a 72 horas, e se não houver resposta da cérvice, pode-se recorrer aos métodos mecânicos ou à ocitocina. Em trabalho de revisão, Lin e Rouse (2006) estatuíram que a falha de indução é a incapacidade de atingir 4 cm de dilatação e 90% de apagamento, ou 5 cm independentemente do apagamento, após no mínimo 12 a 18 horas de membranas rotas e administração de ocitocina (no intuito de atingir 250 unidades de Montevidéu ou cinco contrações em 10 minutos). Avaliando 1.347 nulíparas com colo desfavorável e idade gestacional maior que 36 semanas induzidas com ocitocina, Rouse et al. (2011) concluíram que se deve evitar considerar falha de indução antes de 12 horas de ocitocina com membranas rotas, uma vez que quase 40% das mulheres, que ainda estão na fase latente após esse período de tempo, tiveram parto vaginal. Baseado nesses e em outros estudos, o ACOG, em consórcio com outras entidades, define falha de indução como o insucesso em gerar contrações regulares (a cada 3 minutos) e modificação cervical após ao menos 24 horas de ocitocina, com membranas rotas, caso possível. Dessa maneira, membranas rotas e administração de ocitocina são pré-requisitos, exceto em raras circunstâncias, para definição de falha de indução (ACOG, 2014). A cesárea por falha de indução, portanto, pode ser evitada ao se permitirem longas durações da fase latente (≥ 24 horas) e ao se requerer que a ocitocina seja administrada por 12 a 18 horas após ruptura de membranas (ACOG, 2014).

Tabela 23.4 Doses recomendadas pela FIGO para indução do parto no óbito fetal (Morris et al., 2017).

Idade gestacional	Dose recomendada*
13 a 26 semanas	200 µg VV/VSI/VB a cada 4 a 6 h
27 a 28 semanas	100 µg VV/VSI/VB a cada 4 h
> 28 semanas	25 µg VV a cada 6 h ou 25 µg VO a cada 2 h

*Evitar via vaginal em caso de hemorragia e/ou sinais de infecção. *VV*, via vaginal; *VSI*, via sublingual; *VB*, via bucal; *VO*, via oral. (Adaptado de ACOG, 2009; SOGC, 2013.)

Complicações

Os riscos associados à indução incluem falha em iniciar o trabalho de parto, cesariana, parto vaginal operatório, taquissistolia com ou sem alterações da FCF, corioamnionite, prolapso de cordão com a amniotomia, parto pré-termo inadvertido por erro de datação e ruptura uterina (Leduc et al., 2013). Outras complicações incluem presença de mecônio e hemorragia pós-parto por atonia uterina. Obviamente os riscos dependem da patologia que está indicando a indução e do método escolhido. A taquissistolia certamente é uma das complicações mais frequentes no uso tanto da ocitocina quanto das prostaglandinas. O misoprostol vaginal está associado a maior ocorrência de taquissistolia em comparação com a VO. A indução com sonda Foley é o método que menos cursa com taquissistolia, mas, por outro lado, pode levar à RPMO. Revisão sistemática recente não evidenciou maior risco de infecção associado ao uso da sonda Foley para indução (McMaster et al., 2015).

O NICE (2021) recomenda que uma cardiotocografia deva ser realizada tão logo se iniciem contrações regulares após uso de protaglandinas. Caso o exame tenha resultado normal, pode-se usar a ausculta intermitente se for considerado um caso de baixo risco. Na presença de taquissistolia é obrigatório o monitoramento continuo.

Bibliografia

Alfirevic Z, Keeney E, Dowswell T, et al. Which method is best for the induction of labour? A systematic review, network meta-analysis and cost-effectiveness analysis. Health Technol Assess. 2016;20(65):1-584.

ACOG Practice Bulletin nº 107. Induction of labor. Obstet Gynecol. 2009;114(2):386-97.

ACOG Practice Bulletin nº 190: Gestational diabetes melito. Obstet Gynecol. 2018;131(2):e49-e64.

ACOG Practice Bulletin nº 205: Vaginal birth after previous cesarean delivery. Obstet Gynecol. 2019;133(2):e110-e27.

Berghella V, Airoldi J, O'Neill AM, Einhorn K, Hoffman M. Misoprostol for second trimester pregnancy termination in women with prior caesarean: a systematic review. BJOG. 2009;116(9):1151-7.

Bishop EH. Pelvic scoring for elective induction. Obstet Gynecol. 1964;24:266-8.

Cahill AG, Waterman BM, Stamilio DM, et al. Higher maximum doses of oxytocin are associated with an unacceptably high risk for uterine rupture in patients attempting vaginal birth after cesarean delivery. Am J Obstet Gynecol. 2008;199(1):32.e1-5.

Caldeyro-Barcia R. In: Rezende J. Obstetrícia. v1. Rio de Janeiro: Guanabara Koogan; 1962.

Dawood MY. Pharmacologic stimulation of uterine contraction. Semin Perinatol. 1995;19:73-83.

Delaney S, Shaffer BL, Cheng YW, et al. Labor induction with a Foley balloon inflated to 30 mℓ compared with 60 mℓ: a randomized controlled trial. Obstet Gynecol. 2010;115(6):1239-45.

Grobman WA, Rice MM, Reddy UM, et al. Eunice Kennedy Shriver National Institute of Child Health and Human Development Maternal–Fetal Medicine Units Network. Labor induction versus expectant management in low-risk nulliparous women. N Engl J Med. 2018;379(6):513-23.

Grobman WA, Caughey AB. Elective induction of labor at 39 weeks compared with expectant management: a meta-analysis of cohort studies. Am J Obstet Gynecol. 2019;221(4):304-10.

Guerra GV, Cecatti JG, Souza JP, et al. World Health Organization 2005 Global Survey on Maternal and Perinatal Health Research Group. Factors and outcomes associated with the induction of labour in Latin America. BJOG. 2009;116(13):1762-72.

Hofmeyr GJ, Hannah M, Lawrie TA. Planned caesarean section for term breech delivery. Cochrane Database Syst Rev. 2015;(7):CD000166.

Leduc D, Biringer A, Lee L, Dy J. Clinical Practice Obstetrics Committee. Induction of labour. J Obstet Gynaecol Can. 2013;35(9):840-57.

Lin MG, Rouse DJ. What is a failed labor induction? Clin Obstet Gynecol. 2006;49:585-93.

Liu X, Wang Y, Zhang F, et al. Double – versus single – balloon catheters for labour induction and cervical ripening: a meta-analysis. BMC Pregnancy Childbirth. 2019;19:358.

Magee LA, Pels A, Helewa M, Rey E, von Dadelszen P. Canadian Hypertensive Disorders of Pregnancy (HDP) Working Group. Diagnosis, evaluation, and management of the hypertensive disorders of pregnancy. Pregnancy Hypertens. 2014;4(2):105-45.

McMaster K, Sanchez-Ramos L, Kaunitz AM. Evaluation of a transcervical Foley catheter as a source of infection. Obstet Gynecol. 2015;126(3):539-51.

Middleton P, Shepherd E, Crowther CA. Induction of labour for improving birth outcomes for women at or beyond term. Cochrane Database Syst Rev. 2018;5:CD004945.

Moraes Filho OB, Albuquerque RM, Cecatti JG. A randomized controlled trial comparing vaginal misoprostol versus Foley catheter plus oxytocin for labor induction. Acta Obst Gynecol Scand. 2010;89:1045-52.

Moraes Filho OB, Cecatti JG, Feitosa FEL. Métodos para indução do parto. RBGO. 2005;27(8):493-500.

Morris JL, Winikoff B, Dabash R, et al. FIGO's updated recommendations for misoprostol used alone in gynecology and obstetrics. Int J Gynaecol Obstet. 2017;138(3):363-6.

Mozurkewich E, Chillimigras J, Koepke E, Keeton K, King V. Indications for induction of labour: a best-evidence review. BJOG. 2009;116(5):626-36.

Obstetric care consensus nº 1: safe prevention of the primary cesarean delivery. Obstet Gynecol. 2014;123(3):693-711.

Quist-Nelson J, de Ruigh AA, Seidler AL, et al. Preterm Premature Rupture of Membranes Meta-analysis (PPROMM) Collaboration. Immediate Delivery Compared with Expectant Management in Late Preterm Prelabor Rupture of Membranes: An Individual Participant Data Meta-analysis. Obstet Gynecol. 2018;131(2):269-79.

Rouse DJ, Weiner SJ, Bloom SL, et al. Eunice Kennedy Shriver National Institute of Child Health and Human Development (NICHD) Maternal-Fetal Medicine Units Network (MFMU). Failed labor induction: toward an objective diagnosis. Obstet Gynecol. 2011;117(2 Pt 1):267-72.

Rouzi AA, Alsahly N, Alamoudi R, et al. Randomized clinical trial between hourly titrated and 2 hourly static oral misoprostol solution for induction of labor. Am J Obstet Gynecol. 2017;216(4):405.e1-e6.

National Institute for Health and Care Excellence (NICE). Inducing labour: Clinical Guideline. London: NICE; 2021.

Sanchez-Ramos L, Kaunitz AM, Delke I. Labor induction with 25 microg versus 50 microg intravaginal misoprostol: a systematic review. Obstet Gynecol. 2002;99:145-51.

Society of Maternal-Fetal (SMFM) Publications Committee. SMFM Statement on elective induction of labor in low-risk nulliparous women at Term: the ARRIVE Trial. Am J Obstet Gynecol. 2019;221(1):B2-4.

Souter V, Painter I, Sitcov K, Caughey AB. Maternal and newborn outcomes with elective induction of labor at term. Am J Obstet Gynecol. 2019;220(3):273.e1-11.

Souza AS, Feitosa FE, Costa AA, et al. Titrated oral misoprostol solution versus vaginal misoprostol for labor induction. Int J Gynaecol Obstet. 2013;123(3):207-12.

Vogel JP, Betrán AP, Vindevoghel N, et al. WHO Multi-Country Survey on Maternal and Newborn Health Research Network. Use of the Robson classification to assess caesarean section trends in 21 countries: a secondary analysis of two WHO multicountry surveys. Lancet Glob Health. 2015;3(5):e260-70.

World Health Organization. WHO recommendations for induction of labour. Geneva, Switzerland: WHO Press; 2011.

World Health Organization. WHO recommendations: induction of labour at or beyond term. Geneva: WHO Press; 2018.

24

Métodos Não Farmacológicos de Alívio da Dor

Ana Paula Vieira dos Santos Esteves
Gisèle Passos da Costa Gribel
Joffre Amim Junior
Jorge Rezende Filho

A dor e a experiência dolorosa

A dor é um sintoma, é uma resposta neurofisiológica capaz de se diferenciar das demais percepções sensoriais. É definida como uma desagradável experiência sensorial e emocional, associada a uma lesão tecidual já existente ou potencial, segundo a Associação Internacional para o Estudo da Dor.

Sabe-se que a dor é subjetiva, levando cada pessoa, com bases nas experiências vivenciadas, a aprender como se descrimina essa sensação. Com isso, não é possível reconhecer precisamente a dor do outro. A experiência dolorosa é pessoal e está regulada por uma série de fatores biológicos, emocionais, sociais e até culturais.

A dor, de acordo com seus mecanismos fisiopatológicos, pode ser classificada de várias maneiras, apresentando a seguinte tipologia: nociceptiva, neuropática e mista. Na dor nociceptiva, as vias permanecem preservadas, mas é necessária uma formulação de estímulos, ativados por receptores no tecido cutâneo (dor somática) ou profundo (dor visceral). Nas dores neuropáticas, as vias sofrem lesão ou disfunção estrutural e/ou funcionalmente, podendo levar a uma dor central ou periférica. Há pacientes que se encaixam nos dois tipos de dor, considerada mista.

A dor ainda pode ser classificada como aguda e crônica. A aguda é descrita por estímulos nociceptivos de grande intensidade e está correlacionada com os mecanismos de defesa para uma proteção mais adequada do organismo. A dor crônica está ligada a uma disfunção do sistema somatossensorial – logo, a cronicidade da dor está correlacionada à persistência da sintomatologia por um período ≥ 3 meses. A dor pode, ainda, ser descrita como em choque, queimação, facada ou espinhos, complexas ou mistas.

Sabemos que o conhecimento sobre a experiência dolorosa e sobre a dor é importante para fornecer um tratamento mais adequado, abordando todos os aspectos, entre eles os relacionados ao fenômeno que o paciente está vivenciando, os psicopatológicos, os religiosos, os familiares e se existe ou não uma doença envolvida. Decisões clínicas apropriadas requerem avaliação abrangente do quadro doloroso: localização, intensidade, duração, frequência, características, ritmo, fatores estimulantes e atenuantes, experiências vividas como consequência da dor, tratamento utilizado e resposta a tratamentos anteriores.

A avaliação da dor deve ser registrada com os demais sinais vitais do paciente, como temperatura, frequência cardíaca, frequência respiratória e pressão arterial. A dor tem que ser analisada e registrada, assim como a avaliação de sua intensidade. Devem ser utilizadas técnicas que visam quantificá-la, de modo humanizado, para poder proporcionar ao paciente uma melhora significativa e vertical da mesma. Durante a anamnese e o exame físico, deve-se buscar o máximo de informações relacionadas à mesma: intensidade, localização, tipo, o que melhora ou o que piora, se a dor irradia e se leva a alterações das atividades da vida diária do paciente. Outra avaliação que deve ser realizada no paciente, ainda durante o exame físico, é a observação dos aspectos psicossociais: depressão, ansiedade, raiva e outros.

Existem diversas possibilidades terapêuticas para o tratamento e o alívio da dor, atualmente categorizadas em dois grandes grupos metodológicos: não farmacológicos e farmacológicos. Os métodos não farmacológicos são tecnologias de cuidado que envolvem conhecimentos estruturados quanto ao desenvolvimento do tratamento e do alívio da dor que não envolvem o uso de fármacos. Já os métodos farmacológicos têm uma indicação de utilização de fármacos para o tratamento e alívio da dor de acordo com a tipologia da mesma.

Os métodos farmacológicos alicerçam-se basicamente da seguinte maneira: para pacientes com dor leve a moderada, o primeiro degrau (dor leve) é usar medicamentos não opiáceos, com adição de um fármaco adjuvante, conforme a necessidade. Caso o medicamento não opiáceo não alivie, deve-se acrescentar o opiáceo fraco, que corresponde ao segundo degrau (dor moderada). Se essa combinação não for suficiente, deve-se escolher a indicação para tratamento do terceiro degrau (dor intensa), que é trocar o opiáceo fraco pelo forte. Há, ainda, o quarto degrau (dor refratária à farmacoterapia), em que é adicionado um procedimento intervencionista.

Os métodos não farmacológicos de tratamento e alívio da dor estruturam-se de acordo com a indicação (tratamento ou alívio). Para tratamento, existem a acupuntura e a acupressão. Para alívio da dor, existem banho de imersão em água morna, banho de aspersão (chuveiro) em água morna, massagem, aromaterapia, hipnose, deambulação, medidas ambientais (climatização com luzes, música), técnicas de relaxamento, incluindo respiração, apoio contínuo, técnicas psicoprofiláticas, estimulação elétrica transcutânea e musicoterapia. Esses métodos são amplamente utilizados nas terapias complementares, nos casos de tratamentos junto aos cuidados paliativos, dores crônicas somáticas e indicadas durante o trabalho de parto.

A dor do trabalho de parto

O parto normal é a maneira natural de nascer; entretanto, é precedido por uma dor caracterizada como uma experiência subjetiva e complexa, que varia de indivíduo para indivíduo (Almeida et al., 2005). Essa dor não é decorrente de doença e, na maioria das vezes, é sofrida, desgastante e muito intensa. O componente mais importante da dor é a dilatação do colo uterino, somado a outros fatores: contração e distensão das fibras uterinas, distensão do canal de parto, tração de anexos e peritônio, pressão na uretra, bexiga e outras estruturas pélvicas, e pressão sobre as raízes do plexo lombossacral.

A inervação uterina e anexial é autonômica, mediada principalmente pelo sistema nervoso simpático, que conduz estímulos de características viscerais, com aferências no sistema nervoso central no nível de T10, T11, T12, L1. Com a evolução do trabalho de parto e progressão da apresentação, a dor assume características somáticas em decorrência da distensão perineal. O nervo pudendo, formado por fibras de S2-S3-S4, inerva a maior parte da região perineal. Esses impulsos nociceptivos são conduzidos principalmente por fibras A-8 e C, que penetram no corno dorsal da medula e fazem sinapses com neurônios que prosseguem para centros superiores e outros envolvidos em arcos reflexos medulares, sofrendo, nesse local, um complexo processo de modulação. Esse processo, principalmente quando intenso, provoca respostas reflexas segmentares, suprassegmentares e corticais, que incluem estimulação respiratória, circulatória, de centros hipotalâmicos de função neuroendócrina predominantemente simpática, de estruturas límbicas e de mecanismos psicodinâmicos de ansiedade e apreensão.

Historicamente, desde 1996 a Organização Mundial da Saúde (OMS) descreve a prática obstétrica baseada em evidências, e a posteriori o Ministério da Saúde no Brasil, em 2001, reafirma a classificação de condutas obstétricas no parto normal a partir de evidências científicas, segundo critérios de utilidade, eficácia e risco. Essas recomendações deram origem às categorias de práticas utilizadas na assistência ao parto normal: categoria A – práticas úteis que devem ser encorajadas; categoria B – práticas claramente prejudiciais ou ineficazes que devem ser eliminadas; categoria C – práticas sem evidências para apoiar sua recomendação e que devem ser utilizadas com cautela até que novas pesquisas esclareçam a questão; categoria D – práticas frequentemente utilizadas de modo inadequado.

A OMS passou a recomendar métodos não farmacológicos de alívio da dor no trabalho de parto (MNFAD) como condutas que são claramente úteis e que deveriam ser encorajadas. Essas estratégias aumentam a tolerância à dor durante todo o processo, tornando possível que a mulher participe ativamente durante sua duração. Tal atitude tinha como propósito reorientar o modelo de atenção ao parto, instituindo várias propostas. Entre elas, aconselha a utilização de métodos não farmacológicos para tratamento e alívio da dor durante o trabalho de parto: bola suíça, auriculoterapia, massagem, banho de imersão em água morna, banho de aspersão (chuveiro) em água morna, aromaterapia, hipnose, deambulação durante o trabalho de parto, medidas ambientais (climatização com luzes, música), técnicas de relaxamento, incluindo respiração, apoio contínuo, técnicas psicoprofiláticas, acupressão, acupuntura, estimulação elétrica transcutânea, injeção transdérmica de água, musicoterapia.

Em 2017, o Ministério da Saúde publicou e instituiu um novo documento, as Diretrizes Nacionais de Assistência ao Parto Normal, com o objetivo de tornar o nascimento mais seguro para mãe e filho. Nesse sentido, aborda novamente a questão dos métodos não farmacológicos de alívio à dor, citando um contexto de relação entre profissional de saúde e mulher em trabalho de parto. Afirma que os profissionais de saúde devem refletir sobre como suas próprias crenças e valores influenciam sua atitude em lidar com a dor do parto e garantir que os cuidados apoiem a escolha da mulher. Retira alguns métodos da listagem, como a injeção transdérmica de água estéril, orienta que a estimulação elétrica transcutânea não deve ser utilizada em mulheres em trabalho de parto estabelecido e prescreve que esses métodos não farmacológicos de alívio da dor devem ser oferecidos antes da utilização de métodos farmacológicos.

Com o avanço da filosofia do parto humanizado, dentro da teoria humanística de assistência ao parto e nascimento, usam-se métodos complementares não farmacológicos para o alívio da dor nas gestantes. Essa mudança paradigmática compreende pelo menos dois aspectos fundamentais: o primeiro diz respeito à convicção de que é dever das unidades de saúde receber com dignidade a mulher, seus familiares e o recém-nascido. O segundo se refere à adoção de medidas e procedimentos sabidamente benéficos para o acompanhamento do parto e do nascimento, evitando práticas intervencionistas desnecessárias, que, embora tradicionalmente realizadas, não beneficiam a mulher nem o recém-nascido, e com frequência acarretam maiores riscos para ambos.

Diante dessa perspectiva, pressupomos que esses métodos, além de aumentarem o conforto da parturiente, são condutas extremamente úteis e devem ser incentivadas durante o trabalho de parto, com ancoragem nas práticas interprofissionais colaborativas, com vistas a ampliar a qualidade da assistência e a fomentar a cultura de segurança do paciente.

Métodos não farmacológicos para o alívio da dor no trabalho de parto

Ação na percepção dolorosa

Grandes avanços foram feitos na compreensão dos mecanismos subjacentes à dor e a suas possibilidades de tratamento e alívio. De acordo com a tipologia da dor, no trabalho de parto, durante a fase de dilatação, predomina a dor visceral, com estímulo doloroso (nociceptivo), proveniente do mecanismo de distensão do segmento inferior uterino e dilatação cervical. Na fase do período expulsivo, a dor tem característica somática pela distensão e tração das estruturas pélvicas ao redor da cúpula vaginal e a distensão do assoalho pélvico e períneo.

A intensidade da dor sentida pelas mulheres no trabalho de parto é amplamente variável e está sujeita a influências psíquicas (comportamental), temperamentais (motivação), culturais (educação) e orgânicas (constituição genética), e aos possíveis desvios da normalidade (estresse), além de outros fatores que podem aumentá-la, e, ainda, à liberação de endorfinas, que pode diminuí-la. Por ser um fenômeno passível de tais influências, a dor no trabalho de parto é considerada uma experiência subjetiva e deve ser mensurada para permitir a escolha eficaz de um método de alívio.

Os métodos não farmacológicos mais comumente usados são bola suíça, massagem, banho de imersão e/ou chuveiro, deambulação e exercícios respiratórios. Esses métodos estão assim ranqueados, em função da fácil aplicabilidade pelos profissionais de saúde/acompanhantes da parturiente e adesão das mulheres quando são ofertados (Melnyk e Fineout-Overholt, 2005).

Iniciaremos as descrições pelos métodos mais utilizados e logo depois abordaremos os demais.

Bola suíça

A bola suíça pode ser usada com o objetivo de proporcionar à gestante maior percepção da tensão durante o trabalho de parto e é capaz de promover relaxamento e distração. Por ser um objeto de manuseio fácil e uma técnica pouco onerosa e bastante eficaz, tem boa aceitação pelas parturientes e pelos profissionais de saúde; é uma prática muito difundida.

Barbieri et al., em um ensaio clínico randomizado realizado no ano de 2017, apontaram que exercícios respiratórios, quando associados a relaxamento muscular, massagem lombossacral e banho de chuveiro, somam-se às estratégias que apresentaram maiores evidências de alívio da dor na fase ativa do trabalho de parto. Quando são utilizados de maneira conjunta, portanto, produzem maior eficácia na redução da dor das parturientes.

Auriculoterapia

A auriculoterapia é usada para analgesia por meio de compressão em pontos reflexos no pavilhão auricular. Deve ser realizada por profissional habilitado.

Em um estudo realizado com 30 parturientes, Valiane et al. verificaram que a utilização da auriculoterapia possibilitou menor intensidade e percepção à dor.

Trata-se de um ensaio clínico randomizado, duplo-cego, com três grupos: um utilizando placebo, outro utilizando auriculoterapia e outro agindo como um grupo-controle. Além do resultado citado, as gestantes do grupo de auriculoterapia apresentaram menor tempo de trabalho de parto.

Aromaterapia

É uma prática complementar que utiliza propriedades fitoterápicas das plantas por meio do uso de seus óleos essenciais.

O termo *aromaterapia* foi concebido em 1927 pelo químico francês René-Maurice Gattefosse, que, por ocasião de uma grave queimadura em sua mão, mergulhou-a acidentalmente em óleo essencial de lavanda e observou melhora significativa na recuperação do ferimento. Apesar de constar fraca evidência científica, seu mecanismo de ação parece estimular a produção de substâncias relaxantes, estimulantes e sedativas que são próprias do corpo.

Em um ensaio clínico randomizado, Kaviani et al. avaliaram a aromaterapia durante o trabalho de parto em relação aos resultados maternos e neonatais. Foram randomizadas 513 multíparas e primíparas, e a aplicação do método foi por parteiras não aromaterapistas. A essência foi aplicada por meio de acupressão, massagem, escalda-pés, diluição em água para banho de imersão e inalação.

A essência *Lavandula augustifolium* – lavanda (45%) – foi a mais usada, por escolha da parturiente, por inalação (37%) e massagem (32%). Por se tratar de intervenções não invasivas e sem descrição de efeitos colaterais, não se deve coibir as mulheres que desejarem usar audioanalgesia e aromaterapia durante o trabalho de parto.

Apoio contínuo físico e emocional

A manutenção do equilíbrio emocional durante o trabalho de parto é fundamental, pois, quando os níveis de epinefrina estão altos, o sistema nervoso simpático é imediatamente ativado, aumentando os níveis plasmáticos do hormônio liberador de corticotrofinas, do hormônio adrenocorticotrófico e do cortisol, comprovando que o estresse é um mecanismo biológico adaptativo e de defesa.

Nas diretrizes nacionais de assistência ao parto normal o Ministério da Saúde descreve que todas as parturientes devem ter apoio contínuo e individualizado durante o trabalho de parto, de preferência por pessoal que não seja membro da equipe hospitalar. O apoio por pessoal de fora da equipe hospitalar, no entanto, não dispensa o apoio oferecido pelos profissionais do hospital. Cita ainda que uma mulher em trabalho de parto não deve ser deixada sozinha, exceto por curtos períodos de tempo ou por sua solicitação. As mulheres devem ter acompanhantes de sua escolha, não invalidando o apoio dado por pessoal de fora de sua rede social.

Hipnose

A hipnose é um estado alterado da consciência, induzido pelo procedimento "hipnotismo", atualmente utilizada como intervenção psicológica e aplicada em diversos ambientes, incluindo a obstetrícia. Esse estado alterado da consciência deriva da capacidade individual de a pessoa conseguir ou não entrar em um estado hipnótico.

Podemos deduzir que hipnose é um "estado de consciência alterada" e que proporciona a sensação de relaxamento, sem a utilização de qualquer substância, e esse estado pode ser atingido de maneira individual (auto-hipnose) ou guiado por um hipnotizador. A partir de

Hipócrates, o homem começou a se preocupar mais com os meios para aliviar a dor no trabalho de parto, evoluindo, lentamente, da era empírica para a era científica. Nessa evolução, utilizaram, inicialmente, a hipnose e, posteriormente, os fármacos.

Downe et al. descrevem que a era científica da hipnose teve início na Rússia, com os estudos de Pavlov, em 1920, sobre os reflexos absolutos (inatos) e os reflexos condicionados (aprendidos). A partir dessa época, o neuropsicólogo russo Platónov passou a aplicar a teoria de Pavlov, tanto na terapêutica como para conseguir o parto sem dor. Outros adeptos da aplicação da hipnose no parto continuaram seus estudos. Entre eles, citamos Velvovski (neuropsiquiatra), Nikolaiev (tocólogo) e Zdravomislov, que publicou o livro *O parto sob hipnose*, em 1938. Tudo isso levou esses estudiosos a valorizarem a analgesia verbal, precursora do método psicoprofilático.

No momento do parto, a hipnose demonstrou impacto significativo no alívio da dor e no controle de estresse. Nesse âmbito, esse tipo de intervenção se evidencia como possibilidade de método complementar à medicina convencional, auxiliando no relaxamento e alívio da dor.

Segundo as diretrizes nacionais de assistência ao parto normal, o Ministério da Saúde refere que a hipnose pode ser oferecida às mulheres que desejarem usar essa técnica durante o trabalho de parto, se houver profissional habilitado para tal.

Técnicas de relaxamento

Os exercícios de relaxamento têm como objetivo permitir que as parturientes reconheçam as partes de seu corpo, o que evidencia as diferenças entre relaxamento e contração, melhora o tônus muscular e, dessa maneira, favorece a evolução do trabalho de parto.

A promoção de um bom relaxamento vai desde a adoção de posturas confortáveis a ambientes tranquilos, os quais permitam música ambiente, iluminação adequada e principalmente pensamentos direcionados, utilizando a imaginação para desmistificar o trauma da dor no trabalho de parto. A técnica mais utilizada é o relaxamento muscular progressivo, no qual a parturiente realiza a contração de grupos musculares seguida de relaxamento, priorizando o intervalo das contrações uterinas.

Existem outros métodos de relaxamento, tais como massagens, respiração com movimentos de inspiração e expiração suave, acompanhada por relaxamento do corpo; imersão em banheiras ou duchas aquecidas; e até mesmo estar acompanhada por pessoas colaborativas escolhidas pela parturiente para compartilhar esse momento.

A redução dos níveis de estresse previne a hiperventilação e consequente alcalose respiratória, reduzindo a liberação de catecolaminas, o que contribui para melhor perfusão placentária e menores índices de acidose fetal.

Nas diretrizes nacionais de assistência ao parto normal, recomenda-se que, se uma mulher escolher técnicas de relaxamento no trabalho de parto, sua escolha deve ser apoiada.

Estimulação elétrica transcutânea

A estimulação elétrica transcutânea ou eletroestimulação transcutânea (EET) consiste basicamente em administrar impulsos ou estímulos elétricos de baixa voltagem por meio de eletrodos colocados sobre a pele. São instalados quatro eletrodos na região entre T10-L1 e S2-S4. A EET representa um método adjuvante, que não se propõe a substituir outras técnicas, tampouco ser utilizado como único recurso. Os eletrodos de 5,0 × 9,0 cm são fixados nas regiões paravertebrais, altura de T10-L1, e na região lombossacral, entre S2 e S4.

A eficácia desse método não foi comprovada pelos autores, uma vez que, conforme relatado pelas parturientes dos estudos, o uso dos eletrodos durante o trabalho de parto causou desconforto e incômodo. Não existe um consenso na literatura sobre qual o melhor parâmetro a ser ajustado para alívio da dor no trabalho de parto, porém são frequentemente utilizadas frequências altas (80 a 100 Hz), menor duração de pulso (75 a 100 μs) e intensidade conforme a sensibilidade da parturiente.

Medidas ambientais (climatização com luzes, música e cores)

O meio ambiente, cada vez mais, influencia os fenômenos da vida humana, e no caso do trabalho de parto não seria diferente. Em meio à diversidade das características de natureza física e química que compõem os denominados fatores ambientais, deve-se considerar, prioritariamente, sua influência sobre a saúde, a segurança e o conforto das pessoas.

No Brasil, a Agência Nacional de Vigilância Sanitária, em 2014, descreveu as diretrizes atuais sobre o conforto ambiental em estabelecimentos de assistência à saúde, em que se salienta o quanto é importante observar o impacto desses fatores iatrogenicamente e ponderar que eles serão os elementos básicos de análise e estudos para a definição dos aspectos de conforto aplicados em edificações destinadas aos serviços de saúde.

Nesse contexto, ressalta-se a vinculação do desenho do espaço com os elementos funcionais e estéticos e com o tratamento paisagístico. O uso das cores e dos demais componentes de conforto está, entre outros, vinculado ao conceito da humanização na assistência à saúde. Um ambiente acolhedor, confortável e o mais silencioso possível conduz ao relaxamento psicofísico da mulher, do acompanhante e da equipe de profissionais, o que direciona para a qualidade e a segurança no cuidado prestado à mulher em seu trabalho de parto.

Os recursos de iluminação, da música e das cores (cromoterapia) no ambiente do parto são complementares de abordagem que buscam desenvolver potenciais e/ou restaurar funções corporais da parturiente, do acompanhante e da equipe profissional. A utilização de roupas confortáveis também é uma medida importante para favorecer o relaxamento.

Musicoterapia

De acordo com as *Diretrizes Nacionais de Assistência ao Parto Normal*, deve-se apoiar que sejam tocadas as músicas de escolha da mulher durante o trabalho de parto. A música e a acupuntura, entretanto, foram métodos citados apenas por Osório et al. (2014). Segundo seu estudo, a musicoterapia, ou audioanalgesia, e a acupuntura não evidenciaram diferença significativa na redução da dor, necessitando da associação de outros métodos.

Ação nas vias dolorosas

Acupuntura

A acupuntura envolve a estimulação manual ou elétrica com finas agulhas estéreis em pontos específicos da pele (acupontos), ricos em terminações nervosas e que desencadeiam excitação complexa, envolvendo pele, músculo e vias nervosas. O mecanismo postulado na visão ocidental seria a ativação nervosa de mecanismos de controle na medula espinal da aferência dolorosa, proposto por Melzack e Wall.

Também foi proposto por Wang et al. o mecanismo suprassegmentar de analgesia pelo estímulo da liberação de β-endorfina, encefalina e dinorfina no sistema nervoso central. Problemas metodológicos, no entanto, dificultam a avaliação de eficácia do método em metanálise, como variação da técnica, de pontos, do desfecho primário e da experiência e disponibilidade do acupuntor.

Ainda é difícil padronizar uma intervenção controle em estudos de acupuntura. Em recente artigo de revisão, Smith et al. relatam que a acupuntura pode promover alívio da dor do trabalho de parto e do parto e sua duração, e diminui o uso de analgesia farmacológica e de fórceps e vácuo extrator.

Segundo as *Diretrizes Nacionais de Assistência ao Parto Normal*, a acupuntura pode ser oferecida às mulheres que desejarem usar essa técnica durante o trabalho de parto, se houver profissional habilitado.

Acupressão

A acupressão é um método alternativo para o alívio da dor na medicina tradicional chinesa e apresenta os mesmos princípios da acupuntura: manter o equilíbrio de energia por estímulo nos pontos de acupuntura, o que provoca efeito em algum órgão-alvo, entretanto sem o uso de agulhas. Os estímulos são realizados com as mãos, os dedos ou os botões de acupressão em pontos específicos ou em algumas situações, combinando-os para alcançar um efeito mais eficaz no alívio da dor ou proporcionar um estado de relaxamento. Os efeitos da acupressão são mais bem verificados sobre a dor durante a fase ativa do trabalho de parto.

Hamlaci e Yazici em seus estudos, identificaram três pontos de acupuntura eficazes na utilização de acupressão: ponto Sanyinjiao (BP6), ponto Hegu (IG4) e ponto Zhiyin (B67). Nesse método, esses pontos apresentam ação na atividade uterina e podem induzir o trabalho de parto. Também são indicados nas distocias obstétricas e no trabalho de parto prolongado.

O ponto BP6 é caracterizado por forte influência nos órgãos reprodutivos, no trabalho de parto distócico e prolongado; está localizado no meridiano baço-pâncreas, a quatro dedos do paciente, acima da ponta do maléolo interno, na parte posterior à frente da tíbia. Dehcheshmeh e Rafiel associaram a acupressão no ponto BP6 à redução da dor; não ficou clara a dinâmica uterina (número e intensidade das contrações), considerada influente nas respostas.

A acupressão se mostrou uma medida útil para o alívio da dor que pode ser facilmente implementada na prática clínica, a fim de melhorar a qualidade dos cuidados à parturiente, favorecendo a evolução do trabalho de parto. No entanto, o efeito do tratamento na redução da dor é pequeno, o que sugere que a acupressão pode ser mais eficaz com dilatação cervical até 8 cm e apresentação cefálica alta. Esse método também pode ser uma alternativa oferecida às mulheres que preferem o uso de métodos não farmacológicos e sem efeitos colaterais.

Considerações finais

Diversos fatores influenciam na percepção dolorosa e na capacidade de controlar a dor, e entre os principais estão a tríade medo-tensão-ansiedade. Vale a pena lembrar que, uma vez que os princípios da humanização do parto visam, sobretudo, respeitar o desejo das pacientes, nenhuma maneira de analgesia, mesmo que não farmacológica, deve ser imposta.

Importante salientar que a utilização desses métodos não farmacológicos de alívio e tratamento da dor no trabalho de parto não implica efeitos colaterais para a parturiente e para o recém-nascido. A satisfação das mulheres, demonstrada nas pesquisas, não ocorre somente por causa do alívio da dor, mas também pela maneira como a gestante consegue enfrentar essa dor.

As evidências demonstram maior controle da ansiedade materna, além de um estímulo para a realização do parto normal. O uso da bola suíça, os exercícios respiratórios e a massagem agem, principalmente, diminuindo a ansiedade das mulheres. A deambulação é um recurso usado para diminuir a duração do trabalho de parto com a ajuda da gravidade e dos movimentos pélvicos.

Dentre os métodos descritos ao longo deste capítulo, o banho de água quente, seja por imersão ou aspersão (chuveiro), é o que apresenta maior eficácia, pois, além de aumentar a liberação de endorfinas e a diminuição das catecolaminas, diminui a ansiedade da gestante.

Os demais métodos não farmacológicos ainda necessitam de maiores pesquisas para ampliar as evidências científicas de sua eficácia. Sua utilização aumenta o conforto das mulheres, não cursa com efeitos colaterais e são condutas que devem ser incentivadas durante o parto normal na égide da abordagem humanística, pois contribuem para a autonomia da gestante, transmitindo confiança e demonstrando que ela é capaz de enfrentar a dor do parto. O importante é sempre oferecer conforto e apoio à parturiente, na construção de sua autonomia nesse momento de sua vida.

Bibliografia

Almeida NAM, Silveira NA, Bachion MM, Sousa JT. Concentração plasmática do hormônio adrenocorticotrófico de parturientes submetidas a método não farmacológico de alívio da ansiedade e dor do parto. Rev Latinoam Enferm. 2005;13(2):223-8.

Barbieri M, Henrique AJ, Chors FM, Maia NL, Gabrielloni MC. Banho quente de aspersão, exercícios perineais com bola suíça e dor no trabalho de parto. Acta Paul Enferm. 2013;26(5):478-84.

Bottega FH, Fontana RT. A dor como quinto sinal vital: utilização da escala de avaliação por enfermeiros de um hospital geral. Texto & Contexto – Enfermagem. 2010;19(2):283-90.

Brasil. Agência Nacional de Vigilância Sanitária. Conforto ambiental em estabelecimentos assistenciais de saúde. Brasília: Agência Nacional de Vigilância Sanitária; 2014.

Brasil. Ministério da Saúde. Conitec. Diretriz nacional de assistência ao parto normal. Brasil; 2016.

Brasil. Ministério da Saúde. Diretriz nacional de assistência ao parto normal: relatório de recomendação. Brasília (DF); CONITEC; 2016 [Acesso em 5 jan. 2018]. Disponível em: <http://conitec.gov.br/images/Consultas/2016/Relatorio_Diretriz-PartoNormal_CP.pdf>.

Brasil. Ministério da Saúde. Programa humanização do parto: humanização no pré-natal e no nascimento. Brasil; 2002.

Brasil. Ministério da Saúde. Secretaria de Ciência, Tecnologia e Insumos Estratégicos. Departamento de Gestão e Incorporação de Tecnologias em Saúde. Diretrizes nacionais de assistência ao parto normal: versão resumida. Brasília: Ministério da Saúde; 2017.

Brasil. Ministério da Saúde. Secretaria de Políticas de Saúde. Área Técnica de Saúde da Mulher. Parto, aborto e puerpério: assistência humanizada à mulher. Brasília: Ministério da Saúde; 2001.

Cabral RWL, Medeiros AL, Santos SR. Assistência humanizada ao parto: métodos de alívio da dor. Revista de Enfermagem UFPE on line. 2011;5(6):1411-22.

Cherobin F, Oliveira AR, Brisola AM. Acupuntura e auriculoterapia como métodos não farmacológicos de alívio da dor no processo de parturição. Cogitare Enferm. 2016;21(3):1-8.

Committee on Fetus and Newborn. Committee on Obstetric Practice. Immersion in water during labor and delivery. EUA: American Academy of Pediatrics; 2014.

Correia DS, Bezerra MES, Lucena TS, et al. Cuidados paliativos: importância do tema para discentes de graduação em medicina. RBEM. 2018;42(3):78-86.

Dabiri F, Shahi A. The effect of LI4 acupressure on labor pain intensity and duration of labor: a randomized controlled trial. Oman Med J. 2014;29(6):425-9.

Dehcheshmeh FS, Rafiei H. Complementary and alternative therapies to relieve labor pain: A comparative study between music therapy and Hoku point ice massage. Complement Ther Clin Pract. 2015;21(4):229-32.

Downe, S et al. Self-hypnosis for intrapartum pain management in pregnant nulliparous women: a randomised controlled trial of clinical effectiveness. BJOG. 2015;122(9):1226-34.

Ercole FF, Melo RS, Alcoforado CLGC. Revisão integrativa *versus* revisão sistemática. Rev Min Enferme. 2014;18:1-3.

Freddi WES. Preparo da gestante para o parto. Rev Bras Enferm. 1973;26(3):108-20.

Freire MEM, Costa SFG, Lima RAG, Sawada NO. Qualidade de vida relacionada à saúde de pacientes com câncer em cuidados paliativos. Texto Contexto Enferm. 2018;27(2):e5420016.

Gallo RBS, Santana LS, Marcolin AC, Ferreira CHJ, Duarte G, Quintana SM. Recursos não farmacológicos no trabalho de parto: protocolo assistencial. Femina. 2011;39:41-8.

Gallo RBS, Santana LS, Ferreira CHJ, et al. Massage reduced severity of pain during labor: a randomised trial. J Physiother. 2013;59(2):109-16.

Guida NFB, Lima GPV, Pereira ALF. O ambiente de relaxamento para humanização do cuidado ao parto hospitalar. Rev Min Enferm. 2013;17(3):531-7.

Hamlacı Y, Yazici S. The effect of acupressure applied to point LI4 on perceived labor pains. Holist Nurs Pract. 2017;31(3):167-76.

Katzer T. Métodos não farmacológicos para o alívio da dor: percepções da equipe multiprofissional no trabalho de parto e parto. Trabalho de Conclusão de Curso: Universidade Santa Cruz do Sul, Santa Cruz do Sul, RS; 2018. p. 45.

Kaviani M, Azima S, Alavi N, Tabaei MH. The effect of lavender aromatherapy on pain perception and intrapartum outcome in primiparous women. Br J Midwifery. 2014;22(2):125-8.

Lally JE, Thomson RG, MacPhail S, Exley C. Pain relief in labour: a qualitative study to determine how to support women to make decisions about pain relief in labour. BMC Pregnancy and Childbirth. 2014;14(6):2-10.

Longo DL, Fauci AS, Kasper DL, Hauser SL, Jameson JL, Loscalzo J. Manual de Medicina de Harrison. 18. ed. Porto Alegre: AMGH; 2013.

Lukasse M, Rowe R, Townend J, Knight M, Hollowell J. Immersion in water for pain relief and the risk of intrapartum transfer among low risk nulliparous women: secondary analysis of the Birthplace national prospective cohort study. BMC Pregnancy & Childbirth. 2014;14:60.

Mafetoni RR, Shimo AKK. Efeitos sobre a auriculoterapia sobre a dor no parto: ensaio clínico randomizado. Rev Esc Enferm. 2016;50(5):726-33.

Mafetoni RR, Shimo AKK. Métodos não farmacológicos para alívio da dor no trabalho de parto: uma revisão integrativa. Rev Min Enferm. 2014;18(2):513-20.

Mafetoni RR, Shimo AKK. The effects of acupressure on labor pains during child birth: randomized clinical trial. Rev Latino-Am. Enfermagem 2016;24:e2738.

Melnyk BM, Fineout-Overholt E. Making the case for evidence-based practice. In: Melnyk BM, Fineout-Overholt E (eds.). Evidence-based practice in nursing and healthcare: a guide to best practice. Philadelphia: Lippincot Williams and Wilkins; 2005. p. 3-24.

Melzack R, Wall PD. Pain mechanisms: a new theory. Science. 1965;150(699):971-9.

Oliveira LMN, Cruz, AGC. A utilização da bola suíça na promoção do parto humanizado. Rev Bras Ciênc Saúde. 2014;18(2):175-80.

Osório SMB, Silva Júnior LG, Nicolau AIO. Avaliação da efetividade de métodos não farmacológicos no alívio da dor do parto. Rev Rene. 2014;15:174-84.

Pereira TCB, Mascarenhas TR, Gramacho RCCV. Métodos não farmacológicos para alívio da dor no trabalho de parto: uma revisão sistemática de literatura. Trabalho de Conclusão de Curso de Especialização em Enfermagem Obstétrica. Escola Bahiana de Medicina e Saúde Pública, Bahia; 2016.

Pinto AC, Silva AMOP, Arantes ACLQ, et al. Manual de cuidados paliativos – ANCP ampliado e atualizado. 2. ed. ANCP: Brasil; 2012. [Acesso em 10 abr. 2019]. Disponível em: <https://paliativo.org.br/download/manual-de-cuidados-paliativos-ancp/>.

Santos CMC, Pimenta CAM, Nobre MRC. A estratégia PICO para a construção da pergunta de pesquisa e busca de evidências. Rev Latino-Am Enfermagem. 2007;15(3).

Sapeta P. Dor total *vs.* sofrimento: a interface com os cuidados paliativos. Dor. 2007;16-21. Disponível em: <https://www.researchgate.net/profile/Paula_Sapeta/publication/311102009_Dor_Total_vs_Sofrimento_a_Interface_com_os_Cuidados_Paliativos/links/583da4e708aeda69680705c1.pdf>.

Schlaeger JM, Gbzdyl EM, Bussell JL, et al. Acupuncture and acupressure in labor. J Midwifery Wom Heal. 2017;62:12-28.

Silva EF, Strapasson MR, Fischer ACS. Métodos não farmacológicos de alívio da dor durante trabalho de parto e parto. R Enferm UFSM. 2011;1(2):261-71.

Smith CA, Collins CT, Levett KM, et al. Acupuncture or acupressure for pain management during labour. Cochrane Database Sys Rev. 2020;2(2):CD009232.

Sousa AMM, Souza KV, Rezende EM, Martins EF, Campos D, Lansky S. Práticas na assistência ao parto em maternidades com inserção de enfermeiras obstétricas, em Belo Horizonte, Minas Gerais. Esc Anna Nery Rev Enferm. 2016;20(2):324-31.

Steel A, Adams J, Sibbritt D, Broom A, Gallois C, Frawley J. Managing the pain of labour: factors associated with the use of labour pain management for pregnant Australian women. Health Expect. 2015;18(5):1633-44.

Valiani M, Azimi M, Dehnavi ZM, Mohammadi S, Pirhadi M. The effect of auriculotherapy on the severity and duration of labor pain. J Educ Health Promot. 2018;7:101.

Vixner, Mårtensson LB, Stener-Victorin E, Schytt E. Manual and electroacupuncture for labor pain. Study design of a longitudinal randomized controlled trial. Evid Based Complement Alt Med. 2012;ID943198:1-9.

Wang XL, Zhang TF, Zhang HX, Mao HR, Huang GF. Therapeutic effects of acupoint injection at cervical Jiaji points and effects on ET and CGRP in the patient of ischemic stroke. Zhongguo Zhen Jiu. 2007;27(2):93-5.

World Health Organization. Care in normal birth: a practical guide. Report of a Technical Working Group. WHO/FRH/MSM/96.24. chap. 6. Classification of practices in normal birth. Geneva: WHO; 1999.

25

Analgesia e Anestesia

Gisèle Passos da Costa Gribel
Alvio Palmiro
Joffre Amim Junior
Jorge Rezende Junior

A posição da mulher em qualquer civilização é uma indicação do avanço dessa civilização; a posição da mulher é indicada pelos cuidados dados a ela no nascimento de seu filho.
Haggard, 1929 *in* Traynor et al., 2016

O American College of Obstetricians and Gynecologists (ACOG), em conjunto com a American Society of Anesthesiologists (ASA), em 2009, estabeleceram as normas para atingir os ótimos objetivos da anestesia em obstetrícia: disponibilidade de pessoal e equipamento qualificados para administrar tanto a anestesia geral como a regional em situação eletiva e de emergência. Estudo recente no Reino Unido publicou pesquisa que aponta os indicadores mais relevantes em anestesia obstétrica, com destaque para: porcentagem de perfuração acidental de dura-máter em analgesias de parto regionais, existência de protocolo de visita pré-anestésica pré-natal e porcentagem de cateteres peridurais que promovem alívio satisfatório da dor em até 45 minutos da inserção.

Terminologia

- *Analgesia*. É a supressão da dor obtida por meio de fármacos ou procedimentos físicos (eletroanalgesia, acupuntura)
- *Anestesia*. É a perda total da sensibilidade, conseguida intencionalmente, e pode ser local, locorregional ou geral (narcose)
- *Analgesia inalatória*. São utilizados agentes inalatórios para alívio da dor
- *Anestesias espinais* ou *no neuroeixo*. São as locorregionais efetuadas na coluna vertebral: a peridural e a raquidiana, cujos sinônimos são os seguintes:
  - › *Anestesia peridural*. Analgesia epidural, extradural, que pode ser torácica, lombar ou sacra, esta última também dita caudal
  - › *Anestesia raquidiana*. Raquianestesia, raquidianalgesia, anestesia raquídea, espinal, intradural, intratecal, subaracnóidea ou, simplesmente, raque (do latim *rhachis*, significa espinha dorsal ou coluna vertebral).

Como há interrupção na condução dos estímulos nervosos, as anestesias regionais são também chamadas de anestesias de condução, condutivas, bloqueios nervosos ou, simplesmente, bloqueios.

Analgesia do parto

Cuidados gerais

A ingesta de alimentos sólidos deve ser evitada nas pacientes em trabalho de parto quando houver fatores de risco adicionais para aspiração pulmonar (obesidade mórbida, via respiratória difícil), uso de opioides ou risco de anestesia geral; a ingesta de líquidos deve ser restrita. Para a cesariana eletiva, o jejum é de 6 horas e para líquidos claros, 2 horas. Para qualquer anestesia, é necessário obter da paciente o Termo de Consentimento Informado.

Medidas de segurança

- Realizar a anestesia em ambiente cirúrgico, testar a fonte de oxigênio, o aspirador, o desfibrilador e o aparelho de anestesia; ter ao alcance e prontos para uso: conjunto para administração de oxigênio e intubação da traqueia; verificar os medicamentos da caixa de emergência
- Puncionar veia periférica com cateter plástico (18 G) e instalar perfusão venosa com solução de ringer lactato
- Instalar oxímetro de pulso e pressão arterial não invasiva na paciente.

Anestesia geral

A anestesia geral suprime o esforço expulsivo e pode tornar necessária a expressão do fundo uterino. Na grávida já existe predisposição ao vômito ou à regurgitação em decorrência do volume do ventre, da posição de parto e do aumento da pressão intragástrica com o relaxamento da cárdia (Figura 25.1). Os riscos de aspiração do conteúdo gástrico para a traqueia tornam imprescindíveis as recomendações descritas no item *Anestesia geral para a cesárea*, inclusive a intubação traqueal.

A indução é rápida, com agentes venosos aplicados ao final do apagamento e da dilatação da cérvice, e a cabeça fetal insinuada no estreito inferior da bacia. Todos os anestésicos (venosos e inalatórios) atravessam a placenta por simples difusão e podem produzir grau variado de depressão fetal. Esse tipo de anestesia está indicado nas seguintes emergências: descontrole emocional da paciente no período expulsivo, falhas e contraindicações dos bloqueios.

A analgesia inalatória tem sido empregada em partos rápidos de baixo risco. Atualmente, utiliza-se sevorane e/ou óxido nitroso. Os agentes são administrados pela própria paciente assim que desejar, em concentrações previamente estabelecidas por dispositivos. Têm menor potência analgésica, causam poluição ambiental e sedação da gestante.

A analgesia venosa, contínua ou em *bolus*, com opioides de curta duração, pode ser uma opção na impossibilidade da versão regional.

Anestesia regional

Dor do parto

As dores iniciais são de origem visceral e de localização imprecisa, ocorrem durante as metrossístoles e decorrem da dilatação do colo uterino e seu peritônio. As vias aferentes, que levam os impulsos dolorosos do corpo, segmento inferior e colo uterino, atravessam os plexos hipogástricos inferior, médio e superior, ascendem paralelamente à cadeia laterovertebral do simpático e alcançam as raízes dorsais da medula por meio dos ramos comunicantes brancos, na altura dos segmentos T10-L1. Elas fazem sinapse no corno posterior da medula e conduzem os estímulos dolorosos aos centros superiores, onde se dá a interpretação e percepção da dor. No período expulsivo, a dor é somática e surge com a descida da apresentação. A inervação sensorial motora do canal do parto é produzida pelos nervos pudendos (S2, S3, S4), cutâneo posterior da coxa (S1-S3), sacrococcígeo (S4, S5), e ramo genital do genitofemoral (L1, L2) (Figura 25.2).

Há também o componente emocional, que envolve aspectos psíquicos, cognitivos, culturais, socioeconômicos, religiosos e do estado de saúde da parturiente. Esses fatores resultam em comportamentos dolorosos peculiares que devem ser cuidadosamente interpretados. O valor exato do nível de dor varia muito de uma mulher para a outra e deve ser individualmente analisado. A dor do parto é leve em 15% dos casos, moderada em 35%, grave em 30% e extrema em 20%. Segundo a Organização Mundial da Saúde, a analgesia do parto está indiscutivelmente indicada naqueles mais difíceis, em que as alterações respiratórias, cardiovasculares, a resposta endocrinometabolica e a ativação simpática inerentes ao fenômeno podem causar repercussões indesejáveis no binômio materno-fetal.

O parto, historicamente conhecido como um evento natural, fisiológico, feminino e inerente ao cotidiano familiar, foi deslocado no século XX para a assistência hospitalar, centrada no controle dos processos fisiológicos. A humanização implantada pelo Ministério da Saúde em 2000, que compreende conjunto de técnicas de resgate da participação ativa da parturiente em seu processo fisiológico, objetiva o estímulo ao parto normal, centrado na parturiente, em que há coparticipação da equipe multiprofissional. Com relação às boas práticas de atenção ao parto e ao nascimento, preconizadas pelo Ministério da Saúde, as medidas farmacológicas ou não farmacológicas para o alívio da dor, como massagens, técnicas de relaxamento e deambulação livre, estão incluídas. Os métodos não farmacológicos não apresentam a mesma eficácia analgésica dos bloqueios regionais, e são mais eficazes no início do trabalho de parto. Essas técnicas auxiliam a parturiente a lidar com o desconforto relacionado com o parto e sua ação é superior ao placebo. Muitas parturientes sentem-se satisfeitas apenas com os métodos não farmacológicos. No trabalho de parto nem sempre há satisfação na ausência de dor. Portanto, a relação entre dor e satisfação é variável e deve ser considerada para manejo adequado das parturientes.

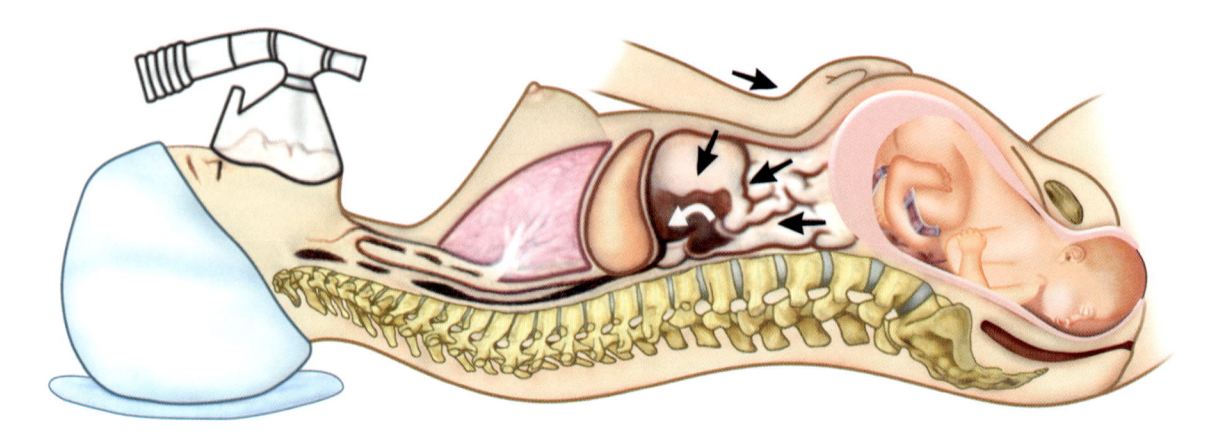

Figura 25.1 Regurgitação do conteúdo gástrico em virtude do aumento das pressões intra-abdominal e intragástrica no parto. (Adaptada de Bonica, 1994.)

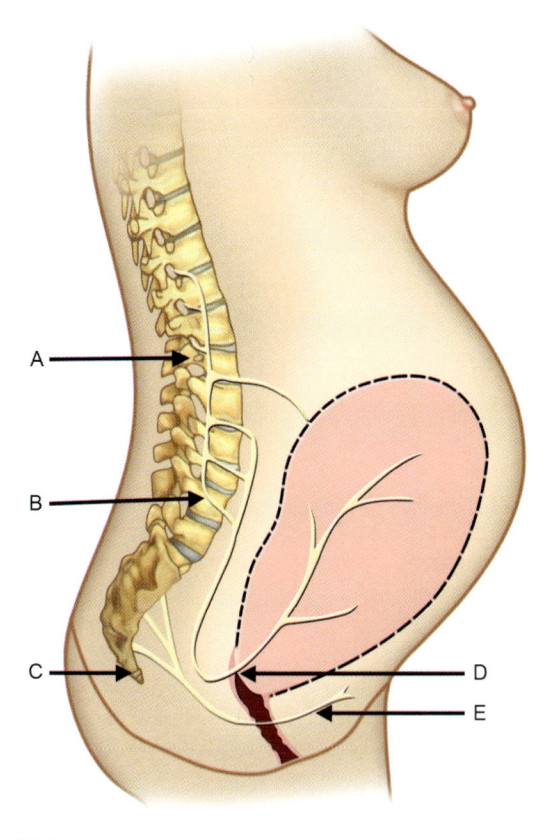

Figura 25.2 Pontos anatômicos que devem ser alcançados pelos anestésicos locais para bloquear a dor do parto. **A.** Na coluna vertebral, de T10-L1, por bloqueio peridural segmentar. **B.** Anestesia raquidiana, abaixo de L4. **C.** No nível das raízes de S2, S3 e S4, por bloqueio caudal, ou por meio de cateter instalado no espaço peridural lombar. **D.** Na cérvice, por bloqueio paracervical, às 3 e 9 horas. **E.** Na confluência das raízes de S2, S3 e S4, por bloqueio dos nervos pudendos, junto ao ligamento sacroisquiático.

Atividade motora no parto – técnicas de anestesia

A contratilidade uterina depende de fatores humorais (ocitocina). A expulsão do feto é auxiliada pela contração dos músculos abdominais e da goteira pélvica (esforço expulsivo).

No período de dilatação, a anestesia peridural lombar, com pequena quantidade de anestésico que alcance as raízes de T10-L1 e a injeção de opioide raquidiano, serão suficientes para abolir a dor das metrossístoles durante algum tempo. No período expulsivo, o bloqueio caudal alcança as raízes sacras e insensibiliza o canal de parto. Resultado mais abrangente será obtido com a anestesia raquidiana baixa ou com a dose perineal da anestesia peridural lombar contínua, procedimentos que não devem ser tentados durante o período de dilatação. O bloqueio dos nervos pudendos é realizado pelo obstetra e tem como referência a espinha ciática. O anestésico será depositado junto ao ligamento sacroisquiático, bilateralmente (ver Capítulo 22).

Anestesia peridural lombar contínua

Indicada para todo o trabalho de parto, a anestesia peridural lombar contínua (Figura 25.3) fundamenta-se no bloqueio diferencial. Nos nervos mistos, as fibras nervosas são diversamente sensíveis aos anestésicos locais. As mais finas, as menores e as desprovidas de mielina (fibras sensitivas e do simpático) serão as primeiras a serem impregnadas. A fibra motora é mielínica, de maior diâmetro e resiste mais à ação dos anestésicos. Assim, pode-se bloquear a dor do parto com soluções diluídas de anestésico local sem afetar de maneira importante a atividade motora dos músculos que compõem a prensa abdominal. A parturiente será posicionada em decúbito lateral e terá uma veia canulizada para perfusão de solução de ringer lactato. No período de dilatação, o objetivo será obter uma faixa de anestesia entre T10 e L1 que venha bloquear os estímulos dolorosos, oriundos do colo, de modo a subtrair a dor de todo o útero. No período expulsivo, o bloqueio abrangerá todos os segmentos abaixo de T10 até o sacro (ver Figura 25.2).

Quando iniciar a analgesia? Em princípio, basta que a paciente solicite em decorrência do incômodo.

Técnica. O excesso do antisséptico aplicado no local da punção será removido com gaze seca a fim de evitar que a ponta da agulha impregnada possa contaminar as fibras nervosas. Procede-se à anestesia do trajeto e uma agulha de Tuohy de grosso calibre (16 G ou 18 G), com ponta recurvada, provida de mandril, será introduzida pelo orifício deixado pela agulha do anestésico local, entre L2-L3, com sua face côncava (orifício) voltada para a região cefálica. O bisel curvo da agulha serve para orientar o sentido do cateter. Identificado o espaço peridural, aspira-se pela seringa, a fim de comprovar que não se tenha puncionado um vaso ou a dura-máter.

Período de dilatação. Confirmada a posição correta da ponta da agulha, procede-se à introdução de cateter peridural, em direção cefálica. A agulha será retirada em seguida, mantendo-se o cateter na posição. Aspira-se pela extremidade externa do cateter para nova constatação de que não se tenha perfurado um vaso ou a dura-máter. Pode-se aplicar pequena dose-teste de 60 mg de lidocaína com epinefrina inicialmente. Injetam-se 5 a 10 mℓ do anestésico (bupivacaína 0,1%, ropivacaína 0,2% ou lidocaína 1%). O cateter será fixado com adesivo na porção que emerge junto à pele, recurvado com pequena folga e sem acotovelamento. A parturiente aguarda em decúbito dorsal com elevação dorsal a 30° (cerca de 10 minutos) os primeiros sinais de alívio das dores durante as contrações com monitoramento hemodinâmico contínuo para corrigir a hipotensão. Quando o bloqueio for insuficiente, novas doses de 5 mℓ do anestésico inicial, acrescido de 2 mℓ de fentanila (50 a 100 mg) ou sufentanila (5 a 10 mg), são aplicadas para que alcancem as raízes nervosas desejadas. A dose inicial tem duração de, aproximadamente, 2 horas.

A paciente pode se movimentar durante todo o trabalho de parto, desde que preservada a força muscular, e que possa retornar à posição supina para os exames do obstetra e/ou durante as doses de repetição da anestesia. Ao se instalar a cardiotocografia, deve-se tomar cuidado para que a parturiente permaneça o mínimo necessário na posição supina, com o dorso de seu leito elevado a 35°.

O cateter peridural pode obstruir ou ser deslocado durante o trabalho de parto. Se houver dúvida quanto à sua posição ou à permeabilidade, será melhor retirá-lo e introduzir um novo em outro espaço intervertebral. As repetições dos anestésicos não devem ultrapassar a dose máxima recomendada (Tabela 25.1).

Perfuração acidental da dura-máter. Se houver interesse na continuação do bloqueio espinal, introduz-se o cateter pela agulha, em seguida ela é retirada e serão utilizados anestésicos espinais em baixas doses. Alternativamente, a agulha será reintroduzida em espaço intervertebral acima da perfuração para colocação do cateter peridural e dar continuidade ao procedimento com anestésicos de uso peridural.

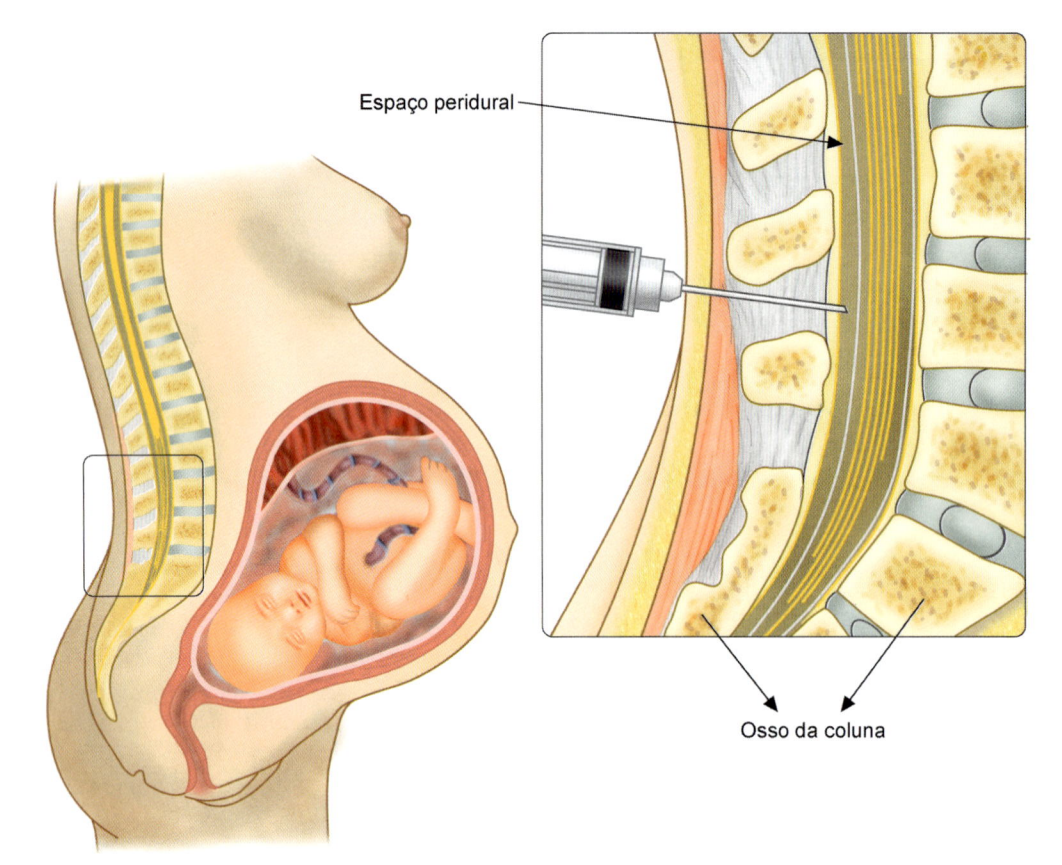

Espaço peridural

Osso da coluna

Figura 25.3 Anestesia peridural.

Tabela 25.1 Dose máxima recomendada dos anestésicos locais.

Anestésico	Sem epinefrina até	Com epinefrina até
Lidocaína	400 mg	600 mg
Bupivacaína	170 mg	200 mg
Ropivacaína	400 mg	Não usar
Levobupivacaína	170 mg	200 mg

Período expulsivo. Injetam-se 10 mℓ do anestésico inicial pelo cateter e, conforme a sensibilidade do períneo, a infiltração do trajeto da episiotomia, com anestésico local, e o bloqueio dos nervos pudendos poderão ser necessários.

Se as raízes sacras forem alcançadas pelo anestésico ainda no primeiro período do parto, haverá bloqueio precoce dos músculos levantadores do ânus, relaxamento prematuro da musculatura do assoalho pélvico e rotação imperfeita da cabeça do feto (distocias). A redução concomitante das contrações e do esforço expulsivo (inibição dos reflexos de Ferguson) pode prolongar o período expulsivo e exigir o uso do fórceps.

Segundo Schnider et al., a liberação de cortisol e catecolaminas provocada pela dor inibe as contrações, prolonga o parto e causa distúrbios da perfusão uteroplacentária, fenômenos que levam ao sofrimento fetal. A redução dos níveis de catecolaminas, resultado da analgesia peridural, deixa livre a ação da ocitocina sobre o miométrio. Segundo Abrão et al., predispõe à hipertonia uterina acompanhada de bradicardia fetal, que obriga a administração de oxigênio e a interrupção temporária da infusão de ocitocina venosa. Se bem conduzida, a peridural lombar contínua pouco interfere na dinâmica uterina. Pode, ao contrário, trazer benefícios tanto para a mãe como para seu concepto. As substâncias usadas, à exceção dos opioides, mesmo quando repetidas nos partos prolongados, dificilmente se acumulam no feto ou na placenta em quantidade suficiente para produzir qualquer malefício. Se evoluir para cesariana, o acréscimo de anestésico será feito pelo cateter.

Anestesia raquidiana

A aplicação no canal raquidiano será abaixo de L3. A medula, no adulto, termina em L2. A raquianestesia é mais simples de realizar, de menor custo e volume de anestésico do que a peridural. Presença de líquido cefalorraquidiano (LCR), também conhecido como liquor, no canhão da agulha é sinal de seu correto posicionamento.

O tamanho do orifício provocado pela agulha na dura, e a consequente perda de liquor, são diretamente proporcionais à incidência da cefaleia. Devem-se utilizar agulhas finas, preferencialmente.

Antes da anestesia, a paciente será colocada em decúbito lateral, com a coluna vertebral posicionada horizontalmente à mesa. Os parâmetros hemodinâmicos serão avaliados a cada 2 minutos no máximo, nos primeiros 20 minutos, e a cada 5 minutos, nos 10 minutos subsequentes à anestesia, até observar a estabilidade hemodinâmica e preservação da força muscular, de modo a propiciar a deambulação da gestante.

Período de dilatação. A via raquidiana no período de dilatação do parto está indicada para uso de opioides, os quais, como únicos agentes, conferem analgesia eficiente por menos de 2 horas, não levam a bloqueio motor e a parturiente fica livre para deambular. A adição de 2,5 mg de bupivacaína hiperbárica prolonga o período de analgesia e melhora sua qualidade. Os opioides, isoladamente, não insensibilizam a goteira pélvica nem o períneo. Por isso, é necessária anestesia complementar (peridural ou dos pudendos) na expulsão (Imbelloni, 2001).

Desvantagens. A dose é única e nem sempre suficiente para abolir as dores da dilatação. Os opioides dirigem-se ao corno posterior da medula espinal, onde se ligam aos receptores opiáceos. Propagam-se no sentido cefálico e podem alcançar o assoalho do 4º ventrículo. Como consequência, ocasionam depressão respiratória, náuseas, vômitos, pruridos, retenção urinária e sonolência, efeitos que podem ser revertidos pela naloxona.

As contrações e o esforço expulsivo elevam a pressão intracraniana e aumentam a saída de LCR pelo orifício da dura-máter:

- Sufentanila 5 a 10 mg (ampolas de 2 mℓ = 5 mg/mℓ) ou fentanila 35 a 50 mg (ampolas de 2 mℓ = 50 mg/mℓ). As ampolas têm impressa a indicação para uso espinal. Por serem lipossolúveis, essas substâncias fixam-se no tecido nervoso mais rapidamente do que a morfina, com menor tempo de latência para o efeito analgésico e a probabilidade de propagação rostral
- Os opioides, como únicos agentes, quando em contato com o LCR são ligeiramente hipobáricos. Desse modo, chegam facilmente aos segmentos mais cefálicos do canal medular e provocam tonturas e hipotensão arterial.

Período expulsivo. No parto vaginal, o uso exclusivo dos anestésicos locais pela via raquidiana está indicado no período expulsivo quando se injetam 3 mg de bupivacaína hiperbárica a 0,5%, entre L4 e L5. A paciente será imediatamente colocada em posição de litotomia, mantendo-se o útero deslocado para a esquerda. A anestesia é bem abrangente até para a aplicação de fórceps.

Bloqueio combinado raquidiano peridural no parto ou duplo bloqueio

O bloqueio combinado raquidiano peridural no parto consiste na injeção de opioide subaracnóideo e na passagem de um cateter peridural no mesmo procedimento.

A anestesia raquidiana é mais abrangente, especialmente para as raízes sacras; seu tempo de latência é de poucos minutos, há risco de nível de bloqueio torácico elevado, de hipotensão arterial e a duração é limitada. A peridural requer tempo de latência de vários minutos, o bloqueio motor estará presente de alguma maneira e a analgesia nem sempre alcança as raízes sacras. No entanto, pode ser titulada e mantida por tempo indeterminado, inclusive para analgesia pós-operatória. A combinação das duas é interessante, pois alia a qualidade da raquianestesia com a flexibilidade da peridural. É realizada por intermédio de uma única punção, com a utilização de um *kit* descartável para a técnica, conhecida por agulha através da agulha ou coaxial (Figuras 25.4 e 25.5).

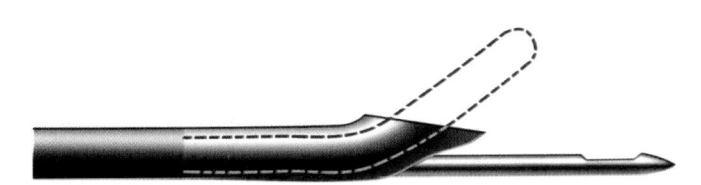

Figura 25.4 A agulha para a raquianestesia (a maior e mais fina) percorre o interior da agulha de peridural em canalete feito para aquela finalidade, ultrapassa o "olho adicional" existente na face convexa da agulha de peridural, até perfurar a dura-máter e depositar o anestésico raquidiano. Deve ser retirada em seguida, mantendo-se firme a agulha de peridural, por onde será introduzido o cateter (*linhas curvas* e *pontilhadas*), que é conduzido em direção cefálica, já no espaço peridural.

A técnica é complexa, os *kits* descartáveis têm custo superior ao das agulhas comuns, e a indicação para uso exclusivo de opioide no primeiro período coincide com os efeitos colaterais (vômitos, prurido, hipotensão, retenção urinária). A adição de 0,5 mℓ de bupivacaína hiperbárica melhora a qualidade do bloqueio e propicia a redução do opioide na mistura. O bloqueio combinado pode ser realizado pela punção raquidiana e peridural separadamente, com a extensão e duração do bloqueio por intermédio do cateter peridural.

Contraindicações das anestesias espinais

As anestesias espinais estão contrainidcadas quando há recusa da paciente, infecção próximo ao local da punção, estados de hipovolemia, distúrbios da coagulação, uso de anticoagulantes e antiplaquetários, enfermidades do sistema cerebroespinal e da coluna.

Plaquetopenias abaixo de 50.000/mm³ contraindicam anestesia regional. Entre 50.000 e 100.000/mm³ não há consenso. Camann (2015), em recente editorial, acredita ser tempo de repensar dogmas antigos. A anestesia espinal (neuroaxial) estaria liberada no parto, em pacientes com plaquetopenia acima de 70.000/mm³, sem disfunção plaquetária, história de cirurgia de escoliose, pré-e-clâmpsia grave (anestesia combinada), doença cardíaca complexa, esclerose múltipla, malformação de Arnold-Chiari tipo 1.

Acidentes e complicações das anestesias espinais

▸ Cefaleia pós-punção da dura-máter

Localiza-se na região frontal, temporal ou occipital. Pode ser acompanhada de rigidez da nuca, dor nas costas, náuseas e espasmos musculares; é habitualmente postural, piora na posição de pé e melhora no decúbito dorso-horizontal. Manifesta-se de 24 a 72 horas depois da anestesia, quando deambula, está relacionada e é diretamente proporcional à persistência e ao diâmetro do orifício da punção da dura e consequente perda de LCR. A diminuição da pressão liquórica resulta em tração das meninges, das estruturas de sustentação do sistema nervoso central (SNC), dos seios venosos, dos nervos cranianos e dos vasos durais encefálicos, que se agrava com a posição ereta. A vasodilatação cerebral reflexa é secundária àquela tração, verdadeiro mecanismo de compensação a fim de restaurar a pressão do LCR, porém piora o quadro. Após confirmação diagnóstica, a permanência no leito, na posição horizontal, sem travesseiro, nas primeiras 24 a 48 horas, alivia e evita a piora dos sintomas. O tratamento consiste em hidratação pelas vias oral (preferencial) ou venosa: 2 ℓ/dia; comprimidos de uma associação de cafeína (de 300 a 600 mg) + dipirona ou paracetamol. Corticosteroide, anti-inflamatórios não hormonais e outras substâncias também são citadas. Se persistirem os sintomas, está indicada a aplicação de tampão sanguíneo com injeção de 10 a 15 mℓ de sangue autólogo (coletado em condições de antissepsia na veia do antebraço) no espaço peridural. A finalidade é criar coágulo que venha a bloquear a saída de liquor pela perfuração, comprimir o canal medular e restabelecer a pressão normal do LCR. Se a cefaleia persistir apesar do tratamento, repetir o tampão sanguíneo. A profilaxia consiste no uso de agulhas de fino calibre (27 G) para a realização da anestesia. Se não houver melhora, procurar outras causas, como hematoma no sistema cerebrospinal ou trombose da veia cortical.

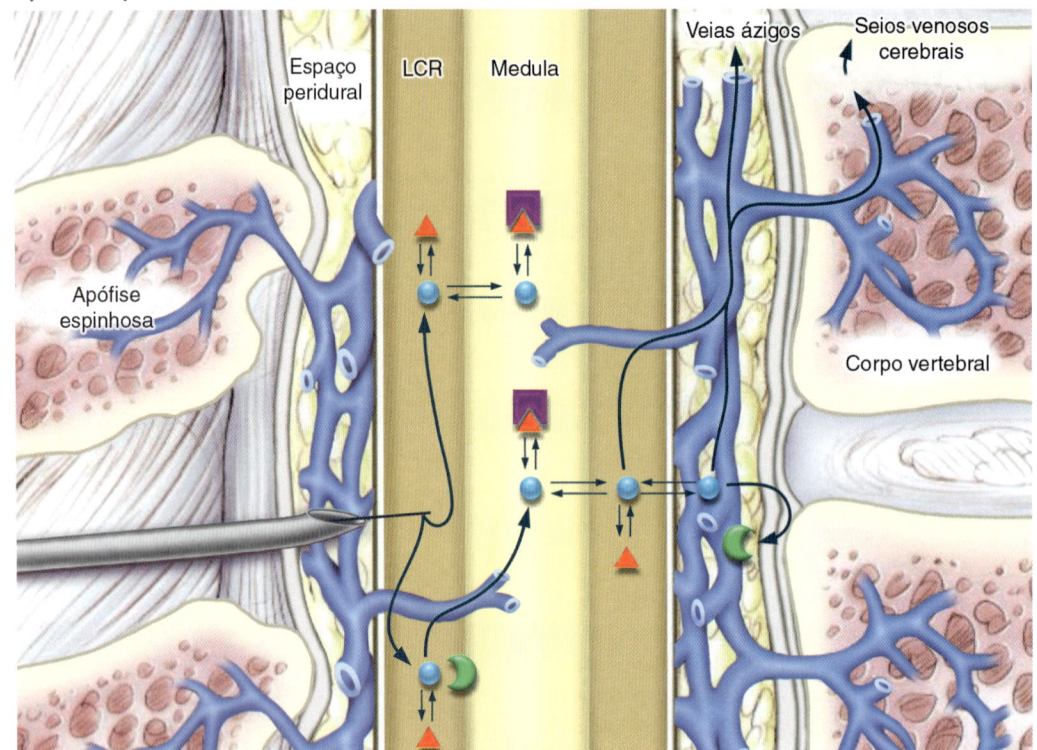

Opioide raquidiano

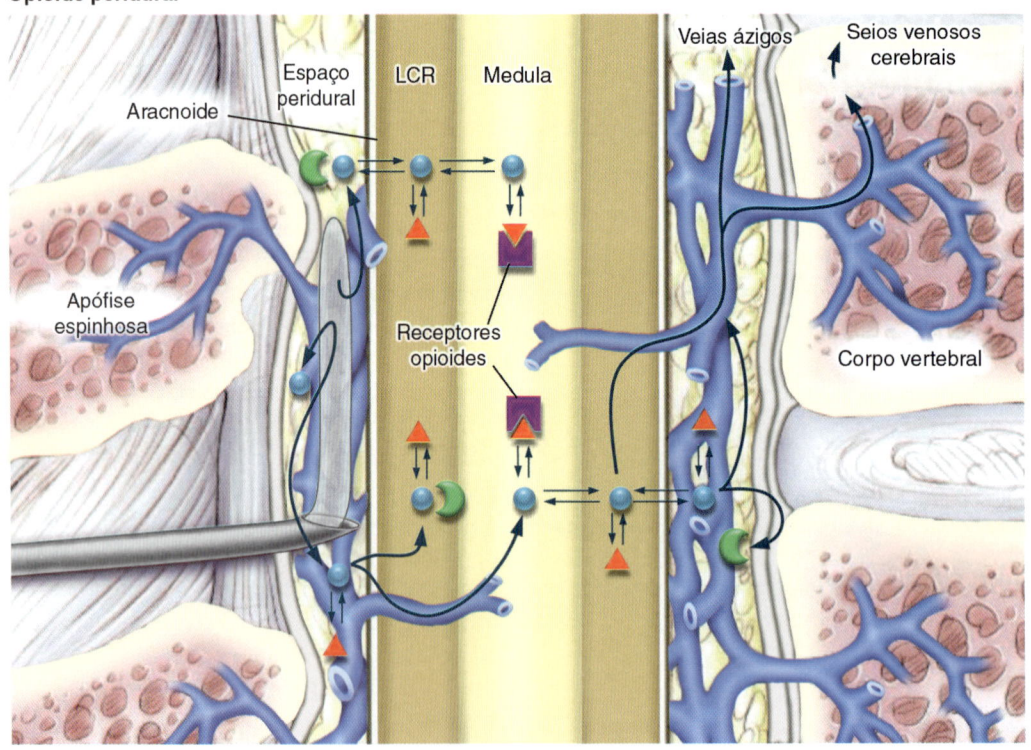

Opioide peridural

Figura 25.5 Farmacodinâmica dos opioides raquidianos e epidurais. O quadro superior mostra a injeção subaracnóidea e o quadro inferior, a injeção peridural de um opioide mais solúvel na água que nos lipoides, como é a morfina. O quadro superior mostra uma agulha depositando o opioide diretamente no LCR, e no quadro inferior os autores usaram um cateter peridural para injetar a morfina no espaço peridural, sem retirar a agulha. Quando uma substância for injetada no espaço peridural, ela alcança a medula por simples difusão por meio das meninges. A principal barreira para a permeabilidade da meninge é a membrana aracnoide e será em razão da solubilidade lipídica do fármaco. Na medula, o equilíbrio entre as substâncias hidrófilas não ionizadas (*círculos azuis*) e as hidrófilas ionizadas (*triângulos vermelhos*), se dá no ponto de encontro com os receptores opioides (representados por quadrados na cor púrpura), como, também, as ligações não específicas entre as ligações lipídicas (*em verde*). Fentanila e sufentanila peridural têm suas frações não ionizadas rapidamente transferidas para o LCR em decorrência do seu elevado grau de solubilidade lipídica e serão logo conjugadas com seus receptores específicos ao longo do corno posterior da substância gelatinosa da medula espinal. Ocorre, também, absorção sistêmica, que origina concentrações plasmáticas significativas, e resulta, com qualquer dos medicamentos, ação analgésica sistêmica e medular. Depressão respiratória, náuseas, vômitos e pruridos ocorrem quando elevadas concentrações dos opioides alcançam o tronco encefálico. A eliminação ocorre por meio das veias do espaço peridural (ázigos). (Adaptada de Eltzschig et al., 2003.)

► Complicações neurológicas

Hematoma peridural. Os hematomas espinais, embora raros, podem causar sequelas neurológicas permanentes e até a morte se não tratados adequada e rapidamente. Ocorrem se um vaso do espaço peridural for lacerado durante a realização de uma anestesia espinal. A introdução ou a retirada de cateter peridural também são apontadas como causas. O sangramento continuado, com compressão do canal medular, só será percebido ao cessar o efeito da anestesia, quando a paciente começa a se queixar de fortes dores no quadril e nos membros inferiores. O diagnóstico será confirmado por ressonância nuclear magnética, mielografia ou tomografia computadorizada, o que estiver ao alcance mais rápido, a fim de que se proceda à laminectomia descompressiva com a maior urgência, no intuito de evitar dano medular definitivo. Os fatores de risco mais citados na literatura são: estar fazendo uso de fármacos anti-hemostáticos, antiplaquetários; pré-eclâmpsia com disfunção hepática; plaquetopenia. A maioria das pacientes que conseguiram completa recuperação foi operada antes de decorridas 8 horas do início dos sintomas.

Em trabalho de revisão, Souza et al. propõem que se pesquise na anamnese como fatores de risco:

- Malformações vasculares espinais
- História familiar de sangramento ou coagulopatias
- História prévia de sangramentos anormais em pequenas cirurgias (p. ex., tratamento dentário)
- Sangramentos gengivais, nasais ou da pele sem causa aparente
- Doenças da coluna vertebral (estenose do canal medular).

Complicações neuromusculares. Também graves, geralmente incapacitantes, podem ser decorrentes de:

- Lesão de nervo, provocada pela introdução de agulhas e cateteres, cujo avanço, para a realização das anestesias espinais, será cuidadoso. Se ocorrer parestesia, a agulha e/ou o cateter serão retirados e reintroduzidos em outro espaço. O déficit neurológico tem a mesma distribuição da parestesia referida durante a realização da anestesia
- Infecção (meningites asséptica e bacteriana). Na meningite bacteriana, a fonte de infecção pode estar na pele da paciente (estafilococo) ou ser secundária a infecções, longe do local da punção. Recomenda-se maior rigor no preparo e na esterilização do material e na antissepsia das mãos do anestesista (luvas descartáveis), bem como da pele da paciente. A contaminação de seringas com detergentes utilizados para sua lavagem é o principal fator desencadeante da meningite asséptica
- Aracnoidite adesiva é lesão grave, resultado do carreamento de resíduos pela ponta da agulha para o tecido nervoso, bem como fragmentos de pele (futuro cisto epidermoide). O uso de material descartável é o recomendado. Todas as substâncias injetadas nas anestesias espinais – anestésico, epinefrina, solução salina fisiológica, água destilada, morfina, fentanila, sufentanila e outros – não podem conter conservantes e devem proceder de laboratórios cuja tradição e bula atestem sua viabilidade para uso raquidiano. A toxicidade dos anestésicos locais não é frequente, salvo quando forem acidentalmente injetados em grande quantidade, no espaço subaracnóideo, na presunção de que a ponta da agulha esteja no espaço peridural, à conta do pH ácido dos anestésicos e da presença do conservante metilparabeno
- Síndrome da cauda equina. É uma aracnoidite limitada à região lombar que provoca dano permanente na atividade dos componentes das raízes que a constituem: disfunção vesical e intestinal, perda da sensibilidade em área de períneo e grau variado de fraqueza muscular nos membros inferiores. Ocorre, na maioria das vezes, logo após o término da anestesia raquidiana e está relacionada com concentrações elevadas de anestésico local junto ao tecido nervoso. Uma reavaliação das técnicas e substâncias que são introduzidas no espaço subaracnóideo desaconselha:
  - › A injeção de doses repetidas de anestésico no mesmo local por microcateteres
  - › O contato prolongado do anestésico com o tecido nervoso, como injeção lenta com agulhas muito finas, e o orifício direcionado no sentido caudal
  - › O uso de lidocaína a 5%
  - › A permanência na posição sentada por vários minutos após a injeção de anestésicos hiperbáricos (analgesia de parto) (Ganem et al., 2002)
- Sintomas neurológicos transitórios. Schneider et al. caracterizaram o quadro como "dor nas costas, que se irradia para as nádegas e face dorsolateral das pernas, bilateralmente, restrita aos dermátomos L5-S1, às vezes acompanhada por disestesias". A dor tem início nas primeiras 24 horas que seguem a regressão da raquianestesia, é de moderada intensidade, com duração média de 2 a 3 dias. Reflexos e demais funções permanecem normais. A incidência é maior quando se usa a lidocaína, a qual, pelo melhor relaxamento muscular que confere, propicia estiramento musculoesquelético em posição de litotomia forçada ou prolongada. Recomenda-se não usar aquele anestésico na raquianestesia em pacientes que necessitem daquela posição para cirurgia, além dos demais cuidados de posicionamento dos membros inferiores.

Toxicidade dos anestésicos locais

Os efeitos tóxicos ocorrem por absorção maciça do anestésico nas técnicas tronculares, de infiltração, na peridural e, mais frequentemente, por injeção intravascular acidental.

Lidocaína. De grande poder de difusão nos tecidos e menor capacidade de agregação à proteína plasmática, a lidocaína pode atingir nível tóxico por simples absorção, mesmo que não tenha havido injeção intravascular. Nas anestesias por infiltração, a concentração será de 0,5 a 1% com epinefrina. De uso frequente na episiotomia e no bloqueio dos pudendos no parto normal.

Epinefrina 1:200.000. Sua adição ao anestésico local retarda a absorção, reduz a toxicidade e aumenta o tempo de atuação da lidocaína e da bupivacaína.

Bupivacaína. O grande poder de ligação da bupivacaína à proteína plasmática sempre foi considerado a principal vantagem para uso obstétrico na peridural, por transitar menos no concepto. No entanto, quando ocorre parada cardíaca em decorrência da injeção intravascular acidental, será mais difícil a resposta às manobras de reanimação, por conta do retardo do metabolismo do fármaco. Na peridural para o parto, é usada na concentração de 0,1% no 1º período, e 0,2 a 0,3% para a anestesia abranger o períneo. Na anestesia por infiltração, usa-se a 0,25%, e na peridural para cesariana, 0,4 a 0,5%.

Ropivacaína. Os estudos sobre a estereoisomeria dos anestésicos locais produziram a ropivacaína em 1998. Comercializada sob a forma de enantiômero levógiro puro, apresenta características próximas às da bupivacaína, com menor toxicidade e bloqueio motor. Sua ação vasoconstritora dispensa o uso de epinefrina. Na peridural para o parto, é usada de 0,1 a 0,2%, e na cesariana, a 0,5%. Os estudos para a dissociação dos estereoisômeros da bupivacaína concluíram que o enantiômero R+ (*Rectus*) é a fração tóxica e o S− (*Sinister*) o menos tóxico e apto para uso clínico sob o nome de levobupivacaína, comercializada nas mesmas dosagens e indicações da bupivacaína racêmica exposta anteriormente. Seus efeitos são mais próximos aos da ropivacaína.

Efeitos sistêmicos

Sistema nervoso central. Os primeiros sinais ocorrem no SNC, cujo efeito inicial se manifesta por gosto metálico, adormecimento perilabial, tinido auditivo, zumbidos, excitação com delírio, loquacidade, desorientação, visão turva, vertigem e sonolência. Tremores, calafrios, abalos musculares, primeiro nos músculos da face, das extremidades, seguidos de franca convulsão tônico-clônica, estado de depressão profunda do SNC, quando cessa a atividade motora, até a parada respiratória.

Aparelho circulatório. Efeito inotrópico negativo com hipotensão, redução do volume sistólico e do débito cardíaco. Se a quantidade de anestésico na corrente circulatória for excessiva, instala-se vasodilatação periférica generalizada e redução da excitabilidade do tecido cardíaco, evidenciadas por queda da frequência sinusal e por bloqueio da condução auriculoventricular (bradicardia até a parada cardíaca).

Nas convulsões, aplicar máscara facial com oxigênio, injetar diazepam, tiopental e relaxante muscular por via venosa, ventilar e proceder à intubação da traqueia. Na bradicardia ou arritmias, injetar 0,5 mg de epinefrina intravenosa e, em seguida, administrar solução lipídica a 20% em *bolus* (1,5 mℓ/kg). Iniciar a infusão (15 mℓ/kg/h) de solução lipídica a 20% e ficar atento para dar início à massagem cardíaca externa. O tratamento da parada cardíaca será o convencional, e o feto deve ser retirado rapidamente – não só para sua própria integridade, mas para melhorar a circulação materna.

Anestesia para operação cesariana

Compressão aortocava. O quadro de hipotensão supina se instala com a grávida em decúbito dorsal em 60% dos casos. O peso do útero sobre os vasos abdominais reduz a pré-carga e a pressão venosa central, o débito cardíaco, a pós-carga e as contrações uterinas. Além disso, provoca náuseas, vômitos e dispneia em razão da redução drástica do afluxo de sangue no nível do assoalho do quarto ventrículo (hipoxia bulbar). Piora durante a contração uterina, a qual imprime um bloqueio sobre os vasos ilíacos. O retorno venoso dos membros inferiores e da cavidade pélvica, desviado pelos plexos vertebrais e sistema ázigos, provoca ingurgitamento das veias do espaço peridural, cujo volume fica reduzido. Os anestésicos usados nas anestesias espinais tendem a alcançar segmentos torácicos mais cefálicos, acompanhados de bloqueio simpático correspondente, ao qual se soma o quadro de hipotensão supina. O monitoramento da pressão arterial de 2 em 2 minutos até a instalação final é recomendado. Pode-se complementar com a manobra de se deslocar o útero para a esquerda, o que libera o diafragma e permite não só a descompressão dos vasos abdominais e a normalização da pressão arterial materna como também melhora os fluxos sanguíneos uterinos

e as trocas materno-fetais. O deslocamento do útero será feito com as mãos e mantido pela colocação de coxim sob o quadril direito; assim permanece até a extração do concepto, seja qual for a técnica de anestesia (Zarzur, 2000). A hipotensão materna interfere no gradiente de pressão na placenta, prejudica a oxigenação fetal e leva à hipoxemia.

Anestesias regionais

À medida que o anestésico se afasta de seu local de injeção na região lombar e prossegue em direção cefálica até o dermátomo sensorial T4 (peritônio), haverá diferenças entre os níveis sensoriais, simpáticos e motores. Na peridural, os níveis sensoriais e simpáticos são idênticos, e o bloqueio motor, cinco metâmeros abaixo. Na raquidiana, o bloqueio motor será dois metâmeros abaixo do nível sensorial, e o simpático, dois segmentos acima. Assim, pode haver estimulação parassimpática adicional se o bloqueio alcançar fibras cardioaceleradoras do simpático (T1-T4) (Freund, 1967).

Na prática, a raquianestesia confere melhor relaxamento do campo operatório e maiores quedas na pressão arterial, às vezes acompanhadas de bradicardia, corrigidas com vasopressores e atropina.

Hipotensão arterial. O bloqueio do simpático provoca vasodilatação periférica, diminuição da resistência vascular sistêmica, do retorno venoso e do débito cardíaco; piora o quadro de hipotensão supina que pode ser agravada por hipercarbia, hipoxia e uso de sedativos. A lenta instalação da peridural permite que mecanismos de compensação mantenham os níveis tensionais em limites compatíveis, e, quando se adiciona epinefrina ao anestésico, além de limitar a extensão da anestesia, o bloqueio do simpático será compensado, em parte, pelo aumento da força contrátil do coração e do débito cardíaco. Na raquidiana, a hipotensão já é observada a partir do 4º minuto da injeção do anestésico. Enquanto se auxilia a volta ao decúbito supino, a paciente já estará em processo de recebimento dos vasopressores Com a administração de 1.000 mℓ de soluções cristaloides, concomitante com a anestesia, procura-se compensar o volume de sangue que será sequestrado pela venodilatação e aumentar o retorno venoso.

Vasopressores. A diminuição do retorno do sangue nas grandes veias do abdome e dos membros inferiores por dilatação dos vasos de capacitância e das arteríolas é a causa primária da queda do débito cardíaco e requer o uso de medicamentos com ação vasoconstritora.

Efedrina. Administrada em pequenas doses venosas de 5 a 10 mg, libera norepinefrina das terminações nervosas pré-ganglionares do simpático até a exaustão. Provoca aumento da contratilidade miocárdica, do retorno venoso, da frequência e do débito cardíaco por ativação dos receptores beta$_1$-adrenérgicos, eleva a pressão arterial sistólica e a diastólica. A atuação nos receptores alfa leva à vasoconstrição arterial e venosa. Doses múltiplas, porém, podem resultar em taquifilaxia, a qual reflete um bloqueio persistente dos receptores adrenérgicos, que são ocupados por um longo período pela efedrina, que impede a pressão arterial de se elevar. A partir desse momento, os alfa-adrenérgicos estão indicados.

Fenilefrina e metaraminol. Agentes alfa$_1$-adrenérgicos seletivos são constritores arteriolares, aumentam a pós-carga com pouco ou nenhum efeito sobre o sistema venoso ou sobre o coração.

Reduzem a frequência cardíaca a ser corrigida com atropina. Doses adicionais de resgate serão administradas até a normalização da pressão arterial (Souza et al., 2011).

Etilefrina. Substância simpaticomimética de ação inotrópica positiva e vasoconstrição periférica.

Vale ressaltar que as alterações circulatórias são efeitos e não complicações das anestesias espinais, e que as comparações apontadas não significam que uma técnica seja melhor do que a outra – são apenas diferentes.

Assim, para profilaxia/tratamento da hipotensão arterial materna nas anestesias espinais deve-se obter uma linha venosa com cateter de grosso calibre e promover:

- Administração de 1.000 mℓ de solução cristaloide ao mesmo tempo da injeção do anestésico
- Administração de oxigênio, seja por máscara ou cateter nasal
- Deslocamento do útero para a esquerda tão logo retorne à posição supina
- Administração de vasopressor.

A injeção do anestésico será abaixo de L3, após a limpeza da pele e demais cuidados descritos anteriormente em *Analgesia do parto*, e a paciente deve estar em decúbito lateral ou sentada.

Anestesia peridural lombar

Dose-teste. É a injeção de 3 mℓ de lidocaína 2% com epinefrina 1:200.000, pelo cateter, a fim de verificar se a agulha ou o cateter foram inadvertidamente introduzidos no espaço subaracnóideo ou no interior de um vaso. A injeção intravascular de epinefrina provoca aumento temporário da frequência cardíaca e da pressão arterial, e a perfuração não diagnosticada da dura-máter faz com que a anestesia raquidiana se instale poucos minutos após a injeção da lidocaína. A conduta será proceder a raquianestesia contínua ou a retirada da agulha (ou do cateter) e sua reintrodução em espaço intervertebral contíguo para nova dose-teste.

Com a agulha posicionada corretamente, injeta-se, lentamente pelo cateter, com seringas de 10 mℓ, qualquer dos quatro anestésicos:

- Bupivacaína 0,5%, 15 a 20 mℓ. Tempo de latência de 18 minutos e duração de efeito superior a 3 horas
- Levobupivacaína 0,5%, 15 a 20 mℓ. Latência e duração iguais às da bupivacaína
- Ropivacaína 0,75% = 20 mℓ. Latência e duração iguais às da bupivacaína
- Lidocaína 2%, 15 a 20 mℓ. Tempo de latência de 15 minutos e duração de efeito inferior a 2 horas
- Epinefrina, na dose de 5 mg/mℓ, será adicionada à lidocaína e à bupivacaína (opcional) no momento do uso. Fentanila 75 mg (1,5 mℓ), adicionada ao anestésico na seringa, melhora a qualidade da anestesia e propicia analgesia pós-operatória de quase 6 horas.

Cateter peridural será introduzido com vistas a doses suplementares.

Os últimos segmentos a serem influenciados pelos anestésicos correspondem às regiões mais distantes do local da injeção, acima de T6 (peritônio), e às raízes sacras (ver Figura 25.3).

Morfina 2,0 mg será injetada pelo cateter peridural depois do clampeamento do cordão; propicia analgesia pós-operatória de quase 24 horas. Ampolas de 2 mℓ sob a forma de sulfato, sem conservantes. A propagação e a fixação da morfina no tecido nervoso são lentas e podem acarretar, tardiamente, depressão do tronco cerebral, vômitos e prurido.

Anestesia raquidiana

A dose de anestésico é pequena, não passa à circulação placentária e não predispõe a mãe a efeitos tóxicos, como pode acontecer na peridural. O relaxamento abdominal é mais intenso quando comparado ao da peridural. O nível de anestesia depende da massa e da baricidade do anestésico, da velocidade de injeção e da posição da paciente. É comum alcançar metâmeros torácicos mais cefálicos, e provocar hipotensão arterial, náuseas, vômitos e bradicardia, corrigidos com atropina e vasopressores. A dose é única, e o tempo de duração, limitado. Os anestésicos hiperbáricos (pesados) contêm glicose 8%, com a finalidade de torná-los de peso específico maior que o do liquor, e assim procuram os pontos de maior declive no espaço subaracnóideo a partir do momento em que a paciente for colocada em decúbito supino. O anestésico deixa seu local de injeção na porção mais elevada da lordose lombar e, literalmente, "desce" em sentido cranial e caudal. Ao alcançar os segmentos torácicos superiores da coluna dorsal, aumenta a área de anestesia e dos bloqueios simpático e motor. Atualmente em uso, bupivacaína hiperbárica 0,5%. Recomendam-se 12,5 mg para gestantes. O tempo de latência pode chegar a 20 minutos e a duração de efeito, superior a 2 horas.

Os anestésicos isobáricos não contêm glicose, têm peso específico dentro da faixa do peso específico do liquor e tendem a exercer pouca mobilização dentro do espaço subaracnóideo depois que se posiciona a paciente em decúbito dorsal horizontal. Inicialmente, permanecem próximo ao local de injeção, difundindo-se lentamente. No entanto, em virtude da variabilidade da densidade do LCR, ao entrar em contato com ele, os anestésicos isobáricos e os opioides podem se tornar ligeiramente hipobáricos. Atualmente em uso, bupivacaína isobárica 0,5%, com recomendação de 12,5 mg para gestantes. Latência de 20 minutos e duração de efeito superior a 4 horas.

Morfina, 0,08 a 0,100 mg, sem conservante, propicia analgesia pós-operatória de quase 24 horas.

Sufentanila, 10 mg, melhora a qualidade da anestesia e propicia analgesia pós-operatória de 6 horas.

Os opioides são injetados na mesma seringa que os anestésicos.

Ocitócicos. Os derivados ergóticos, por via parenteral, serão usados com cautela em paciente acordada, porque provocam vômitos. Também podem provocar hipotensão arterial.

Ocitocina. Na cesariana, a injeção intravenosa em *bolus* inferiores a 5 UI de ocitocina se faz diluída, lenta, após a dequitação, observando-se a resposta da contração uterina. O fármaco é comercializado em ampolas que contêm 5 UI, com o clorobutanol como conservante, medicamento de reconhecida ação inotrópica negativa (Thomas et al., 2007). Já foi descrito na literatura parada cardíaca com o uso de 10 UI em *bolus*. Outras doses de 5 a 10 UI serão aplicadas em frasco de 500 mℓ de solução de ringer lactato, cuja velocidade deve ser 100 a 150 mℓ/h. Pode-se repetir a injeção em *bolus* em caso de nova hipotonia. No decorrer da cirurgia, a ação hipotensora do anestésico tende a diminuir, mas podem persistir efeitos hemodinâmicos extrauterinos da ocitocina, cujos receptores encontram-se, também, amplamente presentes no sistema cardiovascular (Doherthy et al., 2011). A ativação daqueles receptores, no coração, libera o peptídeo natriurético atrial; nos receptores endoteliais da aorta e da veia cava, a ocitocina promove a liberação de óxido nítrico. Como resposta, haverá vasodilatação, hipotensão arterial e taquicardia reflexa, desconforto e agitação; rubor facial, congestão nasal, náuseas e vômitos. Esses efeitos serão corrigidos com vasopressores e antieméticos.

Complicações e efeitos indesejáveis das anestesias espinais na operação cesariana

- Hipotensão arterial e arritmias que levam à hipoxia em níveis críticos com distúrbios do SNC
- Depressão respiratória, que se manifesta por dispneia, taquipneia, dificuldade para tossir, e expectorar ou engolir secreções (disfagia), sensação de garganta seca e até afonia (Kuczkowski e Godsworthy, 2003)
- Dormência dos membros superiores, dos mamilos e síndrome de Horner (miose, ptose palpebral), quando o nível da anestesia estiver acima de T1-C8. São sintomas desconfortáveis que desaparecem com o término do efeito anestésico
- Perfuração acidental da dura, na tentativa de peridural. Na cesariana, será transformada em raquidiana
- Raquianestesia total é o que se sucede à injeção de grande volume de anestésico local no canal medular por punção não diagnosticada da dura-máter, durante tentativa de realização da anestesia peridural. Haverá perda da consciência, hipotensão arterial, parada respiratória, midríase e, às vezes, parada cardíaca. Procede-se à assistência ventilatória e à reanimação, à intubação traqueal, administra-se vasopressor, a operação prossegue e a recuperação será como na anestesia geral
- Calafrio, desconforto provocado por desequilíbrio nos centros termorreguladores em razão da infusão intravenosa rápida de líquidos a temperatura ambiente, ao contato do anestésico frio com o canal medular, à perda de calor pela vasodilatação periférica e acentuada nas salas refrigeradas. O estímulo cortical (tremores), que resulta da absorção do anestésico pela corrente circulatória, piora o quadro, o qual melhora com a injeção de meperidina
- Dor retroesternal, mais relacionada à tração visceral em virtude do nível insuficiente de anestesia, pode ser sintoma de formas subclínicas de microembolias gasosas pulmonares. Diagnosticada por Malinow (1987), às vezes é acompanhada de dispneia, requer administração de analgésico e oxigênio ou desaparece sem tratamento. Ocorre logo após a retirada manual da placenta, momento em que o interior dos vasos lacerados faz contato com o ar. Devem ser evitadas situações que facilitem a formação de um gradiente de pressão subatmosférica na rede venosa, entre a incisão e a aurícula direita, como a posição de Trendelenburg e a exteriorização do útero para sutura, ocasiões em que a matriz fica em plano superior ao do coração. Durante a histerorrafia, a tração da ferida uterina provoca distensão das veias colabadas e permite a entrada de ar. O evento é benigno, aparentemente sem sequelas, salvo na presença de derivação direita esquerda (*forame ovale*), quando existe risco potencial de passarem os êmbolos à circulação sistêmica e ao cérebro. A oximetria de pulso pode detectar baixas precoces e importantes da $SatO_2$

- Dor visceral, dor no local operado, dor nos ombros, nível insuficiente de anestesia ou segmento falho são sintomas que indicam que o anestésico não alcançou todos os troncos nervosos. Deve-se agir de maneira eficiente e rápida, com anestésicos venosos (cetamina).

Anestesia geral

O anestesista familiarizado com o uso, além do laringoscópio e do videolaringoscópio, das máscaras laríngeas e do broncofibroscópio para facilitar a intubação, estará em condições de se defrontar com pacientes cujas características anatômicas (pescoço curto, obesidade, mandíbula recuada, macroglossia, incisivos superiores protrusos, edema da laringe na pré-eclâmpsia) antecipem ou venham a apresentar, de maneira inesperada, dificuldade nas manobras de intubação convencional da traqueia (Mallampati et al., 1985).

Indicações

A anestesia geral será a técnica de escolha nas seguintes circunstâncias:

- Instabilidade hemodinâmica
- Hemorragias
- Ruptura uterina
- Coagulopatias
- Contraindicações ou falhas dos bloqueios.

Contraindicações da anestesia geral

Não serão absolutas, consideradas as contraindicações para as anestesias espinais descritas anteriormente:

- Estômago cheio (ver Figura 25.1)
- Grave crise asmática
- Pneumopatia com secreção abundante
- Hepatite recente
- Relato de reação indesejável em anestesia anterior.

Técnica

A indução será em sequência rápida, com anestésicos venosos, ventilação com O_2 a 100%, seguida de relaxante muscular e intubação traqueal. O balonete do tubo, ao ser inflado, protege a grávida, a partir daquele momento, contra os riscos de aspiração do conteúdo gástrico para a traqueia. A manutenção da anestesia será com agentes inalatórios, sempre que possível, até o clampeamento do cordão. A oxigenação é mais adequada na anestesia geral, porém será maior a retenção de agentes anestésicos pelo recém-nascido.

Os testes de atividade neuromuscular e comportamental e o Índice de Apgar do recém-nascido sugerem que serão melhores as condições ao nascer quanto menor for o intervalo decorrido entre o início da histerotomia e a extração do feto. Em estudo australiano, mesmo com intervalos curtos de extração, os recém-nascidos oriundos da cesárea realizada sob anestesia geral têm maior chance de ocorrência de Índice de Apgar < 7 no 5º minuto, de necessidade de suporte respiratório e de admissão em unidade de terapia intensiva neonatal, quando comparados com os oriundos de cesárea realizada sob anestesia regional (Algert et al., 2009). Outro estudo observou que os valores de pH do sangue umbilical eram mais altos em cesáreas sob anestesia regional (Edipoglu et al., 2018).

Anestésicos venosos

Agentes de indução

Tiopental sódico. A anestesia se instala ao término do primeiro minuto após injeção única de 4 mg/kg, cujo efeito dura 5 minutos. É inativado por oxidação, redistribuído para os músculos e logo desaparece do plasma materno por alguns minutos, o que possibilita seu uso obstétrico. No feto, o equilíbrio com o plasma materno se dá ao término do 2º minuto. Contraindicado nas asmáticas.

Cetamina (S+). Anestésico venoso, também atuante por via muscular, a injeção venosa de 2 mg/kg permite a manipulação cirúrgica em 4 minutos, ou em 7 minutos, após injeção intramuscular de 5 mg/kg. Recurso importante para situações de extrema urgência, quando ainda não se dispõe de veia canulizada. Os reflexos faríngeos e laríngeos são exacerbados e serão menores os riscos de aspiração do conteúdo gástrico. Mantém a pressão arterial. Contraindicada nas hipertensas, por ser adrenérgica; a depressão do recém-nascido é mais duradoura que a observada após o uso do tiopental.

Propofol (2 mg/kg). É o anestésico de curta duração mais usado, semelhante em seus efeitos ao tiopental sódico (depressão respiratória e cardiovascular transitórias). As repercussões sobre os recém-nascidos diferem pouco dos demais agentes venosos.

Etomidato (0,3 mg/kg). Pode ser usado em pacientes com instabilidade hemodinâmica. Aumenta a chance de náuseas, vômitos e convulsão em pacientes com baixo limiar.

Anestésicos inalatórios

O anestésico halogenado sevoflurano é o agente de manutenção mais usado, necessita de vaporizador calibrado é específico, montado em série com monitor/analisador dos vapores administrados. O óxido nitroso, acrescentado ao oxigênio, em partes iguais, após a intubação, duplica a potência e permite a redução da concentração dos halogenados. Estes relaxam o miométrio e poderão demandar maior dose de ocitócicos. Os opioides de curta duração são cada vez mais usados após o nascimento.

Bloqueadores neuromusculares

Esses fármacos são ionizáveis, por isso atravessam a placenta em quantidade insuficiente para ter repercussão importante no recém-nascido. Injetados por via venosa, necessitam de monitoramento da função neuromuscular e reversão do bloqueio de maneira completa ao término da anestesia. Seu efeito é potencializado diante de distúrbios do equilíbrio hídrico e eletrolítico, e uso de sulfato de magnésio (pré-eclâmpsia) e de aminoglicosídeos.

Bibliografia

Abrão KC, Francisco RPV, Miyadahira S, Cicarelli DD, Zugaib M. Elevation of uterine basal tone and fetal heart rate abnormalities after labor analgesia. A randomized controlled trial. Obstet Gynecol. 2009;113:41-7.

ACOG Committee Opinion Nº 433: optimal goals for anesthesia care in obstetrics. Obstet Gynecol. 2009;113(5):1197-9.

ACOG Committee Opinion Nº 441: oral intake during labor. Obstet Gynecol. 2009;114(3):714.

Algert CS, Bowen JR, Giles WB, Knoblanche GE, Lain SJ, Roberts CL. Regional block *versus* general anaesthesia for caesarean section and neonatal outcomes: a population-based study. BMC Med. 2009;7:20.

Bamber JH, Lucas DN, Plaat F, Allin B, Knight M; collaborators for the Obstetric Anaesthetists' Association Quality and Outcomes Working Group. The identification of key indicators to drive quality improvement in obstetric anaesthesia: results of the Obstetric Anaesthetists' Association/National Perinatal Epidemiology Unit collaborative Delphi project. Anaesthesia. 2020;75(5):617-25.

Basurto Ona X, Osorio D, Bonfill Cosp X. Drug therapy for treating post-dural puncture headache. Cochrane Database Syst Rev. 2015;2015(7):CD007887.

Bhardwaj N, Jain K, Arora S, Bharti N. A comparison of three vasopressors for tight control of maternal blood pressure during cesarean section under spinal anesthesia: Effect on maternal and fetal outcome. J Anaesthesiol Clin Pharmacol. 2013;29:26-31.

Bonica JJ. Principles and practices of obstetric analgesia and anesthesia. 2nd. ed. Philadelphia: FA Davis; 1994.

Camann W. Obstetric neuraxial anesthesia contraindicated? Really? Time to rethink old dogma. Anest Analg. 2015;121:846-8.

Cambic CR, Wong CA. Labour analgesia and obstetric outcomes. Br J Anaesth. 2010;105(Suppl 1):i50-60.

Doherty A, Ohashi Y, Downey K, Carvalho JCA. Monitoramento não invasivo baseado na biorreatância revela instabilidade hemodinâmica significativa durante cesárea eletiva sob raquianestesia. Rev Bras Anestesiol. 2011;61(3):320-2.

Edipoglu IS, Celik F, Marangoz EC, Orcan Gh. Effect of anaesthetic technique on neonatal morbidity in emergency caesarean section for foetal distress. PLoS One 2018;13:e0207388.

Eltzchig HK, Lieberman ES, Camann WR. Regional anesthesia and analgesia for labor and delivery. N Engl Med. 2003;348:319-32.

Freund FG, Bonica JJ, Ward RJ, Akamatsu TJ, Kennedy Jr WJ. Ventilatory reserve and level of motor block during high spinal and epidural anesthesia. Anesthesiology. 1967;28(5):834-7.

Ganem EM, Castiglia YMM, Vianna PTG. Complicações neurológicas determinadas pela anestesia subaracnóidea. Rev Bras Anestesiol. 2002;52(4):471-80.

Gouveia MA. Um comentário sobre a laringoscopia (Carta). Rev Bras Anestesiol. 2003;53(5):694-700.

Imbelloni LE. Tratado de anestesia raquidiana. Curitiba: Imbelloni; 2001.

Husain T, Fernando R, Segal S. Obstetric Anesthesiology. An illustrated case-based approach. Cambridge: Cambridge University Press; 2019.

Jabbari A, Alijanpour E, Mir M, Bani Hashem N, Rabiea SM, Rupani MA. Post spinal puncture headache, an old problem and new concepts: review of articles about predisposing factors. Caspian J Intern Med. 2013;4:595-602.

Kuczkowski KM, Goldsworthy M. Transient aphonia and aphagia in a parturient after induction of combined spinal-epidural labor analgesia with subarachnoid fentanyl and bupivacaine. Acta Anaesthesiol Belg. 2003;54(2):165-6.

Mallampati SR, Gatt SP, Gugino LD, et al. A clinical sign to predict difficult tracheal intubation: a prospective study. Can Anaesth Soc J. 1985;32:429-34.

Malinow AM, Naulty JS, Hunt CO, Datta S, Ostheimer GW. Precordial ultrasonic monitoring during cesarean section delivery. Anesthesiology. 1987;66:816-9.

Richardson MG, Raymond BL, Baysinger CL, Kook BT, Chestnut DH. A qualitative analysis of parturients' experiences using nitrous oxide for labor analgesia: It is not just about pain relief. Birth. 2019;46:97-104.

Schnider SM, Abboud TK, Artal R, et al. Maternal catecholamines decrease during labor after lumbar epidural anesthesia. Am J Obstet Gynecol. 1983;147:13-5.

Schneider M, Ettlin T, Kaufmann M, et al. Transient neurologic toxicity after hyperbaric subarachnoid anesthesia with 5% lidocaine. Anesth Analg. 1993;76:1154-7.

Singata M, Tranmer J, Gyte GM. Restricting oral fluid and food intake during labour. Cochrane Database Syst Rev. 2010;(1):CD003930. Update in: Cochrane Database Syst Rev. 2013;8:CD003930.

Souza RL, Andrade LOF, Silva JB, Silva LAC. Hematoma neuroaxial após bloqueio peridural. É possível prevenir ou detectar? Relato de dois casos. Rev Bras Anestesiol. 2011;61(2):218-24.

Souza VP, Amaral JLG, Tardelli MA, Yamashita AM. Efeitos da infusão contínua profilática de fenilefrina sobre a estratégia de redução da massa de anestésico local em pacientes submetidas à raquianestesia para cesariana. Rev Bras Anestesiol. 2011;61(4):409-24.

Thomas JS, Koh SH, Cooper GM. Haemodynamic effects of oxytocin given as IV bolus or infusion on women undergoing caesarean section. Br J Anaesth. 2007;98:116-9.

Tournaire M, Theau-Yonneau A. Complementary and alternative approaches to pain relief during labor. Evid Based Complement Alternat Med. 2007;4(4):409-17.

Traynor AJ, Aragon M, Ghosh D, et al. Obstetric anesthesia workforce survey: a 30-year update. Anesth Analg. 2016;122(6):1939-46.

Volikas I, Butwick A, Wilkinson C, Pleming A, Nicholson G. Maternal and neonatal side-effects of remifentanil patient-controlled analgesia in labour. Br J Anaesth. 2005;95(4):504-9.

Why Mothers Die 1997–1999. Report on confidential enquiries into maternal deaths in the United Kingdom. London: RCOG Press; 2001. p. 134-49.

Zarzur E. Efedrina profilática durante raquianestesia para cesariana: estudo dose-resposta da administração em bolus e em infusão contínua. Rev Bras Anestesiol. 2000;50(6):482-3.

26

Puerpério

Bruna Ortiz Guerra
Gustavo Lobato
Marcos Nakamura Pereira
Jorge Rezende Filho

O puerpério, também denominado período pós-parto ou pós-natal, é o período que sucede o parto e, sob o ponto de vista fisiológico, compreende os processos involutivos e de recuperação do organismo materno após a gestação. Embora o caráter gradual e progressivo assumido por essas manifestações torne o puerpério um período de demarcação temporal imprecisa, a Organização Mundial da Saúde (OMS) o define como o tempo compreendido até 6 semanas (42 dias) após o parto. É comum dividi-lo em: *pós-parto imediato*, do 1º ao 10º dia; *pós-parto tardio*, do 10º ao 42º dia; e *pós-parto remoto*, além do 42º dia. Muitos estudos têm considerado o pós-parto as 12 semanas que sucedem o parto, que, mais recentemente, passou a denominar-se "quarto trimestre".

Além da relevância desses mecanismos fisiológicos para o restabelecimento do estado pré-gravídico da mulher, o puerpério é também caracterizado por marcantes mudanças em diversos outros aspectos da vida feminina, sejam eles conjugais, familiares, sociais ou profissionais. A mulher está recuperando-se do parto, ajustando-se às mudanças hormonais e aprendendo a alimentar e a cuidar de seu recém-nascido. Esse é, portanto, um momento que pode apresentar importantes desafios para uma mãe. Nesse sentido, há de se compreender a importância de uma assistência materno-infantil multidisciplinar e integrada, projetada a fim de favorecer uma experiência materna efetivamente saudável e de bem-estar.

Em estudos qualitativos, as mulheres referiram que há um foco intenso na saúde da mulher no pré-natal, mas os cuidados durante o período pós-parto são pouco frequentes e tardios. Para melhorar o cuidado no pós-parto, este deve ser entendido como um processo em andamento, em vez de um único encontro, e ter serviços e suporte adaptados às necessidades individuais de cada mulher. Em vez de uma consulta de revisão em 6 semanas, o American College of Obstetricians and Gynecologists (ACOG) recomenda que o momento da visita pós-parto seja abrangente, individualizado e centrado na mulher.

A OMS recomenda que pelo menos quatro contatos no pós-parto sejam realizados com todas as mulheres: nas primeiras 24 horas; no 3º dia (48 a 72 horas); entre os dias 7 e 14 após o parto; e 6 semanas após o parto. Esses momentos devem ser considerados oportunidades para aconselhamento sobre nutrição, aleitamento materno, higiene, sinais e sintomas das complicações mais frequentes (hemorragia, infecção, pré-eclâmpsia, tromboembolismo). Atenção aos sinais e sintomas de depressão pós-parto e a avaliação de bem-estar emocional, com observação de sinais de violência doméstica e de ausência de suporte familiar, são importantes para o suporte da mulher nesse período.

Fisiologia do puerpério

Sistema reprodutor

Os complexos fenômenos regenerativos que ocorrem no sistema reprodutor feminino após o parto desenrolam-se especialmente ao longo do pós-parto imediato e do pós-parto tardio. Enquanto, no pós-parto imediato, prevalece a crise genital, caracterizada por eventos catabólicos e involutivos das estruturas hiperplasiadas e/ou hipertrofiadas pela gravidez, no pós-parto tardio evidenciam-se mais claramente a transição e a recuperação genital, com progressiva influência da lactação.

A Tabela 26.1 mostra uma síntese das mudanças observadas no útero, na cérvice e na vagina ao longo desses períodos.

Em relação à involução uterina, ressalte-se a atuação conjunta de diversos mecanismos fisiológicos, que, em última instância, garantem a involução da matriz uterina e evitam quadros de hemorragia pós-parto. Entre eles, assumem maior importância:

- A retração e contração uterinas, as quais acarretam acentuada anemia miometrial e consequente má nutrição e hipoxia celular, e que estão também associadas à trombose e à obliteração de vasos parietais formados ao longo da gestação. Imediatamente após o parto, mais especificamente com a saída da placenta, esses fenômenos de retração e contração são os principais responsáveis pela hemostasia da ferida placentária e por evitar os quadros de hemorragia pós-parto. É o denominado globo de segurança, o qual permite que as ligaduras vivas de Pinard causem acentuada constrição dos vasos miometriais parietais (Figura 26.4)
- O reflexo uteromamário, o qual permite que esses eventos involutivos uterinos ocorram mais intensamente nas mulheres que amamentam. A estimulação dos mamilos e da árvore galactófora acarreta contrações uterinas, identificadas pelas mulheres como cólicas (tortos), em virtude da liberação de ocitocina na circulação sanguínea
- O remodelamento dos vasos pélvicos, aqui representados pela circulação uterina e ovariana, cujos calibres retornam progressivamente ao pré-gravídico e contribuem para um estado de isquemia do tecido miometrial hipertrofiado. Esse processo é influenciado significativamente tanto pela contração e retração miometrial quanto pelo desaparecimento da fístula arteriovenosa, representada pela circulação uteroplacentária
- O desaparecimento súbito, em crise, dos hormônios placentários.

Durante o trabalho de parto, a borda do colo dilatado, que corresponde ao orifício externo, pode ser lacerada. A regressão dessa dilatação ocorre lentamente nos dias que se seguem, geralmente podendo ser permeável a duas polpas digitais. O orifício externo geralmente não retorna a seu aspecto pré-gravídico (Figura 26.3), tipicamente mostra a presença de depressões ectocervicais no local das prováveis lacerações. O epitélio cervical também sofre intenso remodelamento, fato que pode ser considerado benéfico, pois metade das mulheres com displasia de alto grau apresentam regressão da lesão após o parto.

O pós-parto remoto (após 42 dias) é caracterizado pelo retorno da ovulação e da menstruação, eventos marcadamente influenciados pela lactação. Entre as mulheres que não amamentam, a menstruação retorna, em média, por volta do 45º dia pós-natal e, ao contrário do que se pensava, é geralmente precedida pela ovulação. Esta pode também ocorrer sem sangramento subsequente. Nas lactantes, todavia, esses prazos dependem da duração e da frequência do aleitamento (Tabela 26.2). O risco de gestação em mulheres que amamentam é cerca de 4% ao ano.

Lóquios

A involução e a regeneração do leito placentário, de toda a decídua e das demais superfícies genitais ocorrem, inicialmente, por meio da eliminação de grande quantidade de elementos deciduais e células epiteliais descamados, que, associados a eritrócitos e bactérias, compõem, então, o que denominamos lóquios.

Ao longo dos primeiros 3 ou 4 dias pós-parto, há lóquios sanguíneos (lochia cruenta, lochia rubra), em função da considerável presença de sangue. A partir de então, a diminuição do conteúdo sanguíneo leva a lóquios progressivamente serossanguíneos (lochia fusca) – de coloração acastanhada – e, posteriormente, serosos (lochia serosa, lochia flava).

Tabela 26.1 Síntese dos fenômenos fisiológicos de involução e recuperação do sistema reprodutor feminino após o parto.

	Pós-parto imediato (1º ao 10º dia)	Pós-parto tardio (10º ao 42º dia)
Vagina	Progressiva atrofia do epitélio escamoso de revestimento, independentemente da lactação	Por volta do 15º dia, o processo de descamação alcança seu máximo, seguido pelas primeiras manifestações regenerativas A partir do 25º dia, o processo regenerativo é distinto conforme a amamentação. Entre as mulheres que não amamentam, há uma aceleração dos processos que culminam com um epitélio eutrófico, já nas mulheres que amamentam, observa-se um epitélio vaginal subatrófico
Útero		
Corpo	Logo após o parto, encontra-se pouco acima da cicatriz umbilical. Então, sofre acelerado processo involutivo entre o 3º e o 10º dia, quando então reassume sua localização intrapélvica (Figura 26.1)	Persiste o processo involutivo, embora lentamente, sem que o útero alcance as proporções encontradas entre as nulíparas (Figura 26.2)
Istmo	Também cursa com processo de contração e retração, porém sem a intensidade do corpo uterino	Ao final do processo involutivo, o istmo uterino é raramente distinguível entre a cérvice e o corpo uterino
Cérvice	A cérvice persiste permeável a um ou dois dedos até o 3º dia pós-parto, e, por volta do 9º ou 10º dia, apenas o orifício externo se encontra entreaberto (Figura 26.3)	O orifício externo da cérvice, agora mais amplo e dilaniado nas porções laterais, apresenta-se em fenda transversal, a caracterizar a paridade da mulher (Figura 26.3)
Endométrio	Dentro de 2 a 3 dias após o parto, a decídua remanescente divide-se. A camada superficial torna-se necrótica e é eliminada nos lóquios, enquanto a camada basal adjacente ao miométrio permanece intacta e dá origem ao novo endométrio O novo endométrio origina-se da proliferação das glândulas endometriais remanescentes e do estroma do tecido conjuntivo interglandular. É um processo rápido, exceção feita ao leito placentário, e, por volta de 1 semana pós-parto, já se identifica um novo epitélio glandular recobrindo a maior parte da cavidade uterina	O processo de regeneração endometrial evolui e, a partir do 16º dia pós-parto, o endométrio em geral encontra-se plenamente recuperado

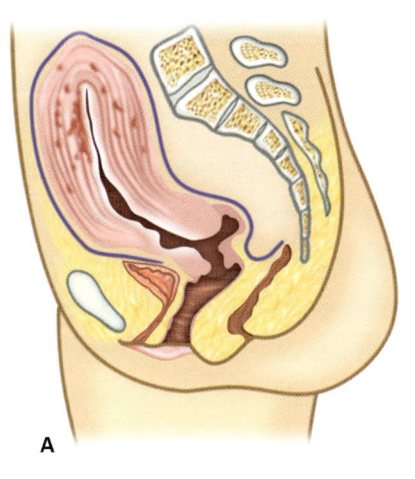
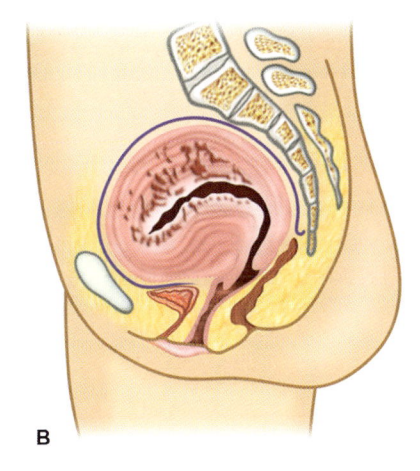

Figura 26.1 A. Cortes sagitais da recém-parida. **B.** Cortes sagitais da puérpera entre o 8º e o 10º dia.

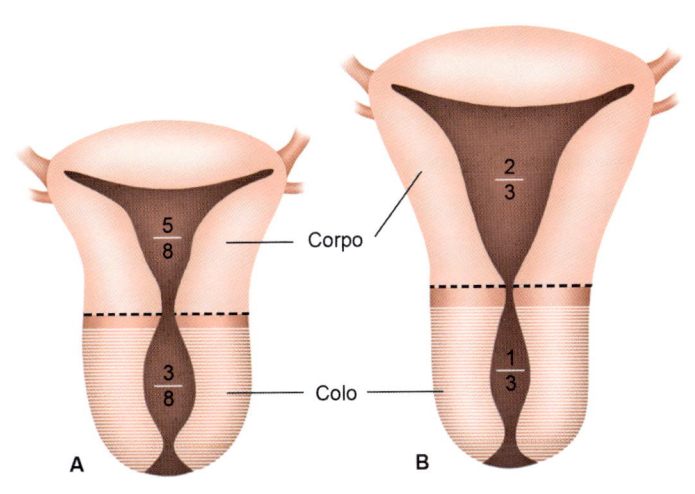

Figura 26.2 A. Proporções uterinas na nulípara. **B.** Proporções uterinas na puérpera.

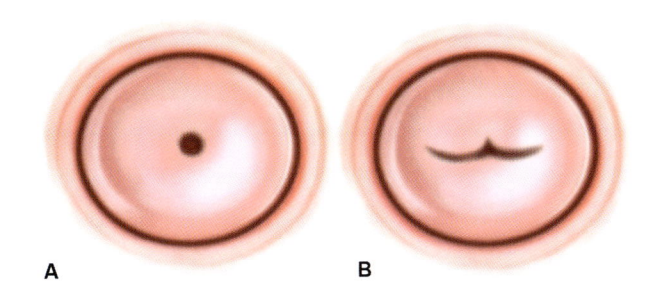

Figura 26.3 A. Cérvice na nulípara. **B.** Cérvice na puérpera.

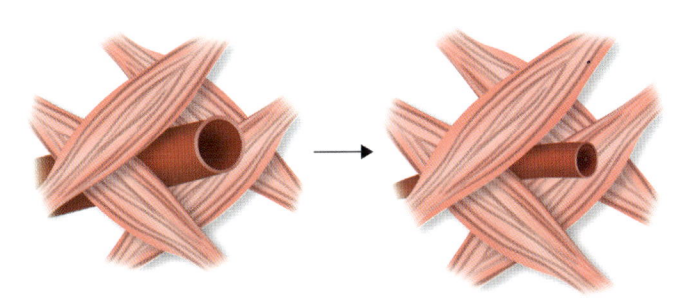

Figura 26.4 Ligaduras "vivas" de Pinard. A retração e contração uterinas determinam a contrição dos vasos miometriais parietais.

Tabela 26.2 Relação entre a duração da amamentação e o período de tempo médio decorrido para o retorno da menstruação e da ovulação após o parto.

Duração da lactação (meses)	Tempo decorrido para o aparecimento da	
	1ª menstruação (meses)	1ª ovulação (meses)
0	1,5	1,3
1	2,1	1,9
2	2,7	2,6
3	3,3	3,2
4	3,9	3,9
5	4,5	4,5
6	5,1	5,2
7	5,7	5,8
8	6,3	6,5
9	6,9	7,1
10	7,5	7,8
11	8,1	8,4
12	8,7	9,1

Por volta do 10º dia, os lóquios apresentam conteúdo líquido reduzido e significativa quantidade de leucócitos, assumem coloração esbranquiçada ou discretamente amarelada (*lochia alba*) e mantêm-se dessa forma por 4 a 8 semanas. Em geral, o volume total dos lóquios, ao longo de todo esse período, varia entre 200 e 500 mℓ.

Sistema endócrino

No fim da gestação, os níveis de estrogênio e progesterona estão muito elevados, assim como os de prolactina (PRL). Com a saída da placenta, ocorre queda imediata dos esteroides placentários a níveis muito baixos e leve diminuição dos valores de PRL, que permanecem ainda bastante elevados.

As gonadotrofinas e os esteroides sexuais atingem seus menores valores nas primeiras 2 a 3 semanas pós-parto. Já os níveis de gonadotrofina coriônica humana (hCG) retornam ao normal em 4 a 6 semanas.

Na ausência da lactação, nas primeiras semanas pós-parto, tanto o hormônio luteinizante (LH) quanto o hormônio foliculoestimulante (FSH) mantêm-se com valores muito baixos, para logo começarem a se elevar lentamente. No início do puerpério, os níveis de estrogênio mantêm-se baixos, e a progesterona não é detectável.

A recuperação das gonadotrofinas até os níveis prévios da gravidez depende da ocorrência ou não da amamentação. Esta pode inibir a fertilidade pela ação direta do estímulo do mamilo sobre o hipotálamo por via neuroendócrina, elevando a PRL e inibindo o FSH e o LH.

Sistema urinário

Algum grau de trauma vesical é comum em partos vaginais, especialmente entre mulheres cujos trabalhos de parto foram mais demorados. Embora comumente não cursem com repercussão clínica, esses traumas (especialmente do nervo pudendo), associados à capacidade aumentada e à relativa insensibilidade da bexiga no período pós-parto, podem atuar conjuntamente e favorecer a sobredistensão, o esvaziamento incompleto e a excessiva quantidade de urina residual.

Os fatores de risco para a disfunção vesical pós-parto parecem incluir nuliparidade, parto operatório, parto com primeiro e segundo estágios prolongados, cesariana e analgesia de condução. Retenção urinária aguda é mais comum com o uso de opioides na anestesia.

No que tange aos ureteres e às pelves renais, os quais se encontram dilatados na gestação, comumente retornam ao estado pré-gravídico entre 2 e 8 semanas após o parto.

Sistema sanguíneo

Ao longo do parto e puerpério imediato, é comum a ocorrência de leucocitose acentuada, a qual pode alcançar 30.000/mm^3 e que se caracteriza por um predomínio de granulócitos, relativa linfopenia e eosinofilia absoluta. Em geral, esses parâmetros se normalizam por volta de 5 a 6 dias pós-parto.

Em relação à série vermelha, durante os primeiros dias após o parto, os níveis de hemoglobina geralmente flutuam de modo moderado. Uma queda acentuada de seus valores costuma estar relacionada a perdas sanguíneas excessivas, e, por volta de 6 semanas pós-parto, a hemoglobina encontra-se em níveis pré-gravídicos.

A solicitação rotineira de exames para averiguar a hematimetria e/ou leucometria deve ser evitada e ficar restrita aos casos com suspeita clínica de anemia ou infecção.

As alterações induzidas pela gravidez nos fatores de coagulação sanguíneos persistem por períodos variados do puerpério e mantêm, então, estado de relativa hipercoagulabilidade. Por exemplo, os elevados níveis de fibrinogênio plasmático persistem ao menos na 1ª semana pós-parto, já a velocidade de hemossedimentação pode vir a se regularizar apenas entre a 5ª e a 7ª semana puerperal. O risco de trombose venosa profunda e embolia pulmonar é marcadamente maior nas 3 primeiras semanas de puerpério e se mantém elevado até 12 semanas.

Sistema cardiovascular

A gestação, normalmente, evolui com acentuado aumento do conteúdo líquido extracelular, e a diurese pós-parto responde pela reversão fisiológica desse processo. Porém, nas primeiras horas após o parto, é comum uma diurese escassa, resultante da desidratação relacionada ao trabalho de parto. A partir do 2º dia, inicia-se o processo de eliminação dessa hipervolemia característica da gestação, fenômeno geralmente completo por volta do 6º dia pós-parto.

As alterações na função cardíaca e vascular observadas acompanham o padrão detectado em relação à redistribuição hídrica. A frequência e o débito cardíacos mantêm-se elevados por 24 a 48 horas após o parto e retornam aos valores pré-gravídicos por volta do 10º dia puerperal. Já a resistência vascular permanece reduzida ao longo das primeiras 48 horas pós-natais, e, então, progressivamente retorna aos níveis prévios à gestação.

Pele

As estriações do abdome e das mamas, se acontecem, perdem a cor vermelho-arroxeada e ficam pálidas; transformam-se, em algumas semanas, nas estrias branco-nacaradas. O cloasma gravídico e as demais hiperpigmentações da pele, geralmente, regridem no período puerperal, ainda que não se tenha ciência do tempo exato em que isso ocorre.

Peso

A gestação e o pós-parto têm sido apontados como momentos vulneráveis para o desenvolvimento de sobrepeso e obesidade. Estima-se que, de 6 a 18 meses após o parto, 15 a 20% das mulheres retêm pelo menos 5 kg. A média de perda ponderal decorrente do parto é de 6 kg. No puerpério, ocorre perda adicional de 2 a 7 kg, habitualmente mais pronunciada nos primeiros 10 dias, atribuída a maior diurese, secreção láctea e eliminação loquial.

Assistência pós-natal
Cuidado hospitalar

O período de internação hospitalar após o parto é muito importante para a saúde da mãe e do recém-nascido. Além dos cuidados médicos, a equipe de saúde é também responsável por orientar a mulher sobre alterações evolutivas e fisiológicas esperadas ao longo do puerpério imediato e tardio, especialmente sobre a característica dos lóquios, a perda de peso, a diurese e a apojadura e amamentação.

Além disso, a mulher precisa receber informação sobre os principais sinais e sintomas que sugerem a presença de complicações, incluindo febre, sangramento vaginal excessivo ou fétido, cefaleia acompanhada de distúrbios visuais e/ou náuseas e vômitos, dor, edema ou hiperemia dos membros inferiores. Esse também é o momento ideal para promover o aleitamento materno e dar suporte para que ele ocorra de maneira exclusiva pelos 6 meses seguintes, se for o desejo da mulher. Desse modo, deve-se informar a puérpera sobre os benefícios do aleitamento, do colostro, evitar a separação de mãe e recém-nascido, encorajar o contato pele a pele e orientar sobre o uso de fórmulas lácteas apenas se necessário.

Um aspecto importante a ser abordado na internação hospitalar é a retomada da atividade sexual. Embora não haja orientações cientificamente embasadas sobre o tema, é senso comum que, após 2 semanas pós-parto, pode-se reassumir a atividade sexual conforme o desejo e o conforto do casal. De qualquer modo, deve-se orientar a mulher sobre eventuais dificuldades no ato sexual. Além de sensações dolorosas relacionadas ao processo de cicatrização das lacerações de trajeto e eventuais episiotomias, o estado de hipoestrogenismo característico do pós-parto está associado a um epitélio vaginal fino e à lubrificação vaginal reduzida. Assim, é necessário informar as mulheres de que o reinício da atividade sexual pode ser desconfortável, mesmo para aquelas que tiveram cesariana.

A OMS recomenda que a puérpera e seu recém-nascido permaneçam internados por pelo menos 24 horas. Essa é mesma recomendação do Ministério da Saúde, estabelecida nas diretrizes para atenção no Alojamento Conjunto, válida para hospitais públicos e privados. Nos EUA, uma lei federal estabelece aproximadamente 48 horas de internação para mulheres com parto vaginal não complicado e 96 horas pós-cesariana. Nesse contexto, a alta pode ocorrer antes, caso haja desejo da família e não tenham ocorrido complicações.

Medidas gerais

Durante a primeira hora após o parto, a mulher precisa ser avaliada, especialmente no intuito de se diagnosticarem precocemente eventuais hemorragias, decorrentes ou não de quadros de atonia uterina. Assim, a equipe de saúde deve avaliar o tônus uterino, o sangramento vaginal, aferir a pressão arterial e a frequência cardíaca materna após o parto. Se estes estiverem normais, a OMS recomenda que uma nova avaliação deve ser feita nas 6 horas seguintes, porém sugerimos que ocorra de forma horária, sempre que possível, nesse período. Sugere-se que a 1ª avaliação da frequência cardíaca materna e da pressão arterial ocorra em torno de 40 minutos após o parto, e calcule-se também o índice de choque (frequência cardíaca dividida pela pressão arterial sistólica). Frequência cardíaca > 105 bpm e índice de choque > 1,0 têm alta especificidade, ainda que baixa sensibilidade para predizer hemorragia pós-parto (Borovac-Pinheiro et al., 2019). A fim de facilitar o cuidado, recorre-se à "regra dos 1": deve-se ter especial atenção às mulheres com índice de choque ≥ 1 ou frequência cardíaca > 100 bpm ou perda de sangue estimada ≥ 1.000 mℓ (Pacagnella et al., 2021). Na ausência de complicações maternas e neonatais, a interação precoce entre mãe e filho (contato pele a pele) deve ser estimulada ainda na sala de parto. Nesse momento, a amamentação também deve ser encorajada. Segundo revisão sistemática da Cochrane, mulheres que permaneceram em contato pele a pele com o recém-nascido, independentemente da via de parto, tiveram maior probabilidade de ter alta hospitalar em amamentação exclusiva e permanecer com o aleitamento por mais tempo do que as que tiveram o cuidado tradicional.

Em relação à dieta, mulheres que tiveram parto vaginal eutócico não requerem qualquer restrição alimentar. Na amamentação, as demandas calóricas, proteicas e hídricas são aumentadas; do contrário, são equivalentes àquelas do período pré-gestacional. A OMS recomenda a suplementação de ferro e ácido fólico por pelo menos 3 meses pós-parto.

Deambulação

A mobilização e o caminhar precoce reduzem a incidência de retenção urinária, constipação intestinal e fenômenos tromboembólicos pós-natais. Após o parto normal, mesmo quando utilizado o bloqueio regional, a paciente poderá deambular tão logo se sinta em condições para tal. Contudo, ao menos a primeira deambulação após o parto deve acontecer sob vigilância (não necessariamente de profissional de saúde), em razão do risco de síncope.

Cuidados perineais

Em relação ao cuidado da região perineal, deve-se orientar a mulher a fazer a higiene vulvar no sentido anterior-posterior. O uso de gelo no primeiro dia pode reduzir o edema e o desconforto local, especialmente por ocasião da realização de sutura de lacerações perineais ou eventual episiotomia.

A utilização de antissépticos com anestésicos locais em solução aerossol, bem como de anti-inflamatórios (VO, sublingual ou retal), nos dias subsequentes ao parto, também pode ser adequada nesses casos. Quando a mulher relata dor excessiva na região perineal, vaginal ou retal, faz-se necessário cuidadoso exame físico para excluir a presença de hematoma (geralmente nas primeiras 24 horas) ou processo infeccioso (geralmente após 3º a 4º dia). A episiotomia geralmente está cicatrizada e quase assintomática na 3ª semana pós-parto.

Raramente, o colo e mesmo o corpo uterino podem estar protusos através da vulva após o parto. Se essa situação permanecer ou causar sintomas de retenção para a mulher, um pessário pode ser usado para o reposicionamento.

A presença de hemorroidas é frequente no período puerperal. O tratamento inclui anestésicos tópicos, banhos de assento mornos, orientações dietéticas e uso de medicações, se necessário, para evitar constipação intestinal.

Temperatura

A temperatura no pós-parto não deve ser interpretada pelos critérios normativos estabelecidos para condições extrapuerperais. Exceto para as primeiras 24 horas, quando pode haver certa pirexia, o normal é a ausência de febre, caracterizada aqui pela temperatura abaixo de 38°C.

A chamada "febre do leite", concomitantemente à apojadura, no 3º dia, é considerada por alguns um evento fisiológico, embora outros a encarem como resultado da ascensão de germes vaginais à cavidade uterina, comum nessa época.

Avaliação da involução uterina

O útero puerperal tem consistência firme, é indolor e altamente móvel em decorrência da flacidez de seus elementos de fixação. Ao examiná-lo, é habitual palpar a bexiga. Em razão de suas conexões anatômicas com o útero, a bexiga cheia pode deslocar o útero para cima, falseando o resultado de suas medidas.

Nas primeiras 12 horas do sobreparto, a altura do *fundus uteri* mede aproximadamente 20 cm. Do 2º dia em diante, diminui progressivamente, em média de 1 cm ao dia (Figura 26.5).

A subinvolução uterina, com redução da consistência e da mobilidade do órgão, requer pronta atenção. Se estiver associada à dor, taquiesfigmia e febre, sugere processo infeccioso. Contudo, se essa subinvolução se conjuga apenas ao amolecimento da víscera, a hemorragia e a retenção de coágulos ou restos placentários são os incidentes mais habituais. Na presença de sangramento,

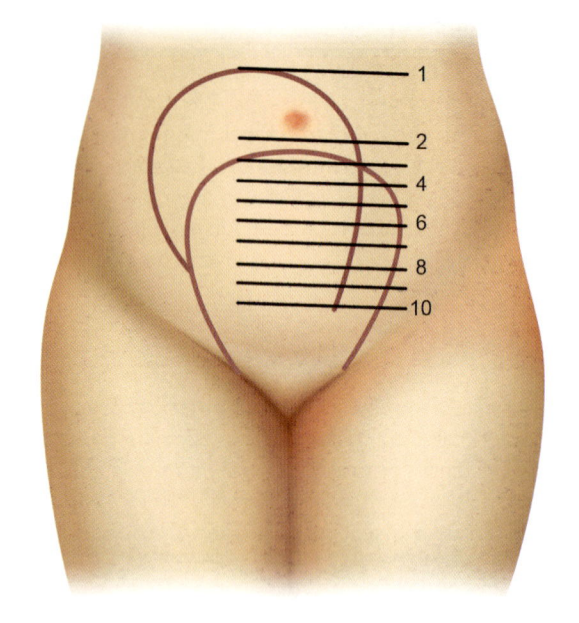

Figura 26.5 Involução uterina no pós-parto imediato. Mostra-se a altura do fundo uterino de acordo com os dias de puerpério.

a ultrassonografia pode auxiliar no diagnóstico de restos placentários. A ocorrência de malformações vasculares, apesar de rara, também pode ser excluída com a realização de ultrassonografia pélvica. Outra causa de subinvolução uterina a ser lembrada é o remodelamento incompleto das artérias uteroplacentárias.

A hemorragia pós-parto tardia, definida como sangramento > 24 horas após o nascimento, geralmente está relacionada à subinvolução do sítio placentário, mas pode estar associada à presença de retenção de fragmentos placentários.

Monitoramento da função vesical

Conforme discutido, a ocorrência de retenção urinária e sobredistensão vesical podem acometer até 5% dos partos vaginais. Entre os potenciais fatores de risco, ressaltam-se primiparidade, doses elevadas de ocitocina, lacerações perineais, parto instrumental, cateterismo vesical durante o trabalho de parto, trabalho de parto com duração maior que 10 horas e realização de analgesia peridural ou raquidiana. Assim, deve-se monitorar o débito urinário de mulheres com um ou mais desses fatores de risco.

Algumas mulheres podem apresentar também incontinência urinária e/ou fecal no puerpério. Ainda não está claro se programas de exercício do assoalho pélvico no pós-parto previnem a ocorrência dessas disfunções; porém, mulheres de alto risco, como aquelas que tiveram parto com fórceps ou de recém-nascidos macrossômicos, podem beneficiar-se dessa estratégia.

Cuidados com as mamas

As mamas requerem cuidados além da higiene e atenção a fissuras. Recomenda-se o uso de sutiãs apropriados, o que previne acotovelamentos vasculares responsáveis pela congestão sanguínea e pela galactoestase. Nos primeiros dias, observa-se apenas a saída de colostro e, no 3º dia do pós-parto, é comum ocorrer a apojadura, que pode levar desconforto considerável às pacientes. É de fundamental importância orientar a pega e posição adequadas, a fim de prevenir fissuras mamilares (ver Capítulo 27).

Situações especiais | Morbidade materna grave e *near miss* materno

Em consonância aos esforços mundiais para a redução da morbimortalidade materna (e perinatal), a OMS tem proposto que as complicações graves do ciclo gravidopuerperal sejam sistematicamente identificadas (WHO, 2011). Entre os diversos benefícios do monitoramento rotineiro dessas intercorrências, é importante ressaltar que tais informações possibilitam o reconhecimento, por parte de todos os profissionais envolvidos na assistência materno-infantil, de eventuais lacunas e falhas no cuidado obstétrico.

Em geral, o momento mais oportuno para a identificação sistemática dos casos de morbidade materna grave e *near miss* materno é o puerpério. As condições a serem rastreadas incluem as complicações maternas graves (hemorragia pós-parto grave, pré-eclâmpsia grave, eclâmpsia, sepse grave, ruptura uterina e complicações graves do abortamento); as intervenções críticas mais empregadas (admissão em unidade intensiva, intervenção radiológica, laparotomia e transfusão sanguínea), bem como todas as situações que caracterizam o *near miss* materno (ver Capítulo 121).

Ainda conforme sugerido pela OMS, todas as instituições e todos os serviços que atuam no cuidado à gestação e ao parto deveriam constituir grupos para a realização desse trabalho de monitoramento e discussão dos casos que venham a evoluir com significativo comprometimento do bem-estar materno.

Contracepção imediata

A ocasião do parto é um momento oportuno para discussão do planejamento reprodutivo da mulher. A inserção de métodos contraceptivos de longa duração (LARC – *long-acting reversible contraception*) em casos tanto de parto normal quanto de cesariana é utilizada em muitos países. Os principais métodos utilizados são os dispositivos intrauterinos (DIU – hormonais e não hormonais) e os implantes.

Segundo a OMS, a inserção do DIU de cobre pós-dequitação placentária imediata (dentro de 10 minutos) apresenta taxas de expulsão, em 6 meses, de 7 a 15% e, de 2 a 2,8% em 2 anos. Na inserção precoce do DIU (entre 10 minutos e 24 horas), a taxa de expulsão é cerca de 24% após parto normal, assim se conclui que é preferível a estratégia de inserção imediata pós-dequitação da placenta. Já na cesariana, a taxa de expulsão varia de 3 a 12%. A despeito da alta taxa de expulsão, estudos têm apontado que a taxa de gravidez, em 6 meses após parto ou aborto, é 2,5 vezes menor com a inserção do DIU antes da alta hospitalar.

Entre as contraindicações principais para inserção de DIU no pós-parto imediato enumeram-se a suspeita de infecção intrauterina, a hemorragia pós-parto e a sepse puerperal.

Avaliação dos aspectos psicossociais

Em virtude da relação próxima estabelecida entre a equipe de saúde e a mulher durante o parto e os primeiros dias pós-natais, essa parece uma boa oportunidade para que médicos e demais profissionais de saúde identifiquem potenciais características da mulher que favoreçam a ocorrência de eventos ominosos à saúde materno-infantil durante o 1º ano de vida do recém-nascido. Mulheres com histórico de agravos psiquiátricos pessoais ou familiares, de classes socioeconômicas desfavorecidas, sem um companheiro fixo e com pouco suporte social estão mais propensas a desenvolver depressão pós-parto, uma das principais causas de morbidade materna, associada a consequências deletérias não só para a mulher, mas também para seus filhos e sua família.

Nesse contexto, ainda que o *blues* pós-parto (ou *baby blues*) seja uma condição transitória e autolimitada, observada em aproximadamente 80% das mães logo após o parto, uma correta orientação oferecida a elas sobre esses sintomas de labilidade emocional, depressão e ansiedade traz conforto e pode prevenir o desenvolvimento de transtornos psiquiátricos. Por isso, o envolvimento de uma equipe multiprofissional – que inclua psicólogos, psiquiatras e assistentes sociais – na atenção pós-natal é fundamental. Ideações suicidas e/ou infanticidas devem ser conduzidas como emergências médicas. Sabe-se que a depressão pós-parto pode ser recorrente em até 25% das mulheres em gestações subsequentes; portanto a avaliação de profilaxia farmacológica é recomendada.

Imunização

Mulheres com fator Rh negativo que não apresentaram isoimunização na gravidez e cujos filhos são Rh positivo precisam receber 300 mcg de imunoglobulina anti-D em até 72 horas após o parto. Mulheres que não estão imunizadas são excelentes candidatas à vacinação para tétano/difteria, influenza, rubéola e sarampo. A atualização do cartão vacinal pode ser realizada antes da alta hospitalar.

Cuidados domiciliares

Encerrado o período de internação hospitalar, os meses que se seguem trazem à mulher uma complexa gama de sensações e emoções. Embora a chegada de um filho, em geral, represente grande alegria, também impõe uma série de mudanças ao núcleo familiar, especialmente à mulher.

Além do cuidado com a própria saúde e da experiência relacionada com as mudanças físicas e hormonais impostas pelo ciclo gravidopuerperal, a mulher se depara com novas e crescentes responsabilidades, medos e interrogações em relação ao cuidado e à saúde de seu(s) filho(s). Frente a esse quadro, a puérpera e toda a família precisam ser orientadas sobre todo esse processo, principais dificuldades e condutas a serem adotadas.

Revisões específicas sobre o tema apontam que ajuda e apoio durante o período pós-parto, especializados ou informais, são importantes não só para a diminuição da carga de trabalho como também para a prevenção do estresse e complicações relacionadas à saúde materno-infantil. Ao se considerar que a ocorrência de pequenos agravos à saúde da mulher e da criança, ao longo dos primeiros meses pós-natais, é relativamente comum, deve-se informar a mulher sobre como encontrar essa assistência especializada.

O momento da alta hospitalar é de extrema importância para as orientações deste período que se segue. Ademais, é um ótimo momento para iniciar conversa sobre planejamento reprodutivo e contracepção, principalmente com mulheres que não estão em aleitamento.

Orientações quanto à prática de exercícios físicos são importantes, e eles podem ser iniciados a qualquer momento após o parto normal sem complicações. Após a cesariana, recomenda-se aguardar intervalo de pelo menos 6 semanas, para cicatrização das estruturas da parede abdominal e diminuição da dor. É importante observar a presença de diástase dos músculos reto abdominais e orientar quanto ao caráter benigno da condição e possível reparação.

Consultas pós-parto

A OMS recomenda que as puérperas sejam contactadas no 3º dia (48 a 72 horas), entre 7 e 14 dias e com 6 semanas de pós-parto. O contato no 3º dia pode ocorrer ainda no hospital, caso a mulher e o recém-nascido não tenham recebido alta hospitalar. Em relação ao seu retorno aos serviços de saúde para o acompanhamento da evolução após o parto, recomenda-se que essas consultas ocorram entre 7 e 14 dias pós-natais e por volta de 6 semanas puerperais, quando o pós-parto tardio se encerra.

Os principais componentes do cuidado pós-parto podem ser observados na Tabela 26.3.

Contracepção

A discussão sobre planejamento reprodutivo deve ser iniciada preferencialmente durante o pré-natal, com informações e esclarecimento sobre os planos reprodutivos futuros da mulher e sobre métodos contraceptivos disponíveis, quais os mais indicados para o momento pós-parto, e com escolha individualizada, que respeite as preferências pessoais de cada mulher. A contracepção no pós-parto é importante para prevenir a gravidez indesejada, e a mulher precisa ser orientada sobre os riscos do pequeno intervalo interpartal (menos de 18 meses) e suas conhecidas implicações (recém-nascido pequeno para a idade gestacional, parto pré-termo).

A ovulação pode ocorrer tão precocemente quanto 25 dias pós-parto, e é mais comum em mulheres que não estão amamentando. Esta pode ocorrer mesmo sem o retorno da menstruação.

Outra questão importante é o risco de doença tromboembólica venosa (DTV) nos primeiros 42 dias do pós-parto. O risco encontra-se aumentado em 22 a 84 vezes em relação a não grávidas, atinge o máximo logo após o parto e decresce nos primeiros 21 dias; só desaparece após 42 dias.

Assim, as normas referendadas pela OMS em relação ao uso do anticoncepcional combinado são:

- Não usar até 21 dias (OMS3)
- Entre 21 e 42 dias – utilizar (OMS2)
- Após 42 dias – utilizar (OMS1).

Sabe-se que os anticoncepcionais combinados elevam o risco de DTV e, além disso, nas puérperas que amamentam, interferem na lactação. Seu uso e sua prescrição devem respeitar indicações e a ausência de opções mais adequadas.

No pós-parto, tanto em lactantes como em não lactantes, a preferência é pelas pílulas de progesterona, que não prejudicam a amamentação nem elevam o risco de DTV.

O DIU de cobre ou de progesterona é uma boa opção para contracepção no pós-parto, desde que sejam respeitadas as principais contraindicações, como infecção puerperal.

Relação sexual

Os principais fatores que afetam a retomada da satisfação sexual no puerpério estão principalmente associados ao trauma da cicatrização perineal, ao ressecamento da vagina associado à lactação e aos efeitos da depressão pós-parto (Leeman e Rogers, 2012). Em um estudo com mulheres que tiveram parto normal sem episiotomia, somente 0,4% das que tiveram laceração de 1º ou 2º grau relataram dispareunia (Ventolini et al., 2014). Em contrapartida, em primíparas nas quais foi realizada episiotomia, 67% apresentaram disfunção sexual em 3 meses pós-parto e 31% nos 6 meses seguintes (Chayacinda et al., 2015). O uso seletivo de episiotomia, o reparo das lesões perineais com fios sintéticos

Tabela 26.3 Componentes do cuidado pós-parto.

Humor e bem-estar emocional

- Rastreio para depressão pós-parto e ansiedade com instrumentos validados (Edinburgh Postnatal Depression Scale)
- Fornecimento de informações sobre recursos locais para orientações e apoio
- Rastreio para consumo de cigarro, aconselhamento sobre risco de recaída no período pós-parto
- Rastreio para consumo de álcool e drogas ilícitas e encaminhamento para reabilitação, se necessário
- Seguimento de transtornos psiquiátricos preexistentes, referenciar ou confirmar o atendimento em serviço de psicologia/psiquiatria e titular medicamentos apropriados para o período pós-parto

Cuidado com o recém-nascido e a alimentação

- Avaliar conforto e confiança ao cuidar de recém-nascidos, incluindo:
  - ° método de alimentação
  - ° estratégia de cuidados infantis ao voltar ao trabalho ou à escola
  - ° garantir que a criança tenha acesso a cuidado pediátrico
  - ° garantir que todos os cuidadores estejam imunizados
- Avaliar conforto e confiança com a amamentação, incluindo:
  - ° dor associada à amamentação
  - ° orientação sobre logística e direitos legais durante amamentação ao retornar ao trabalho ou à escola
  - ° orientação em relação ao retorno à fertilidade enquanto está lactando; nova gestação é improvável se a menstruação não tiver retornado, se o lactente tiver menos de 6 meses ou se amamentação for exclusiva ou quase exclusiva sem intervalos maiores que 4 a 6 h entre as mamadas
  - ° esclarecimento de preocupações teóricas sobre contracepção hormonal e amamentação, respeitando o desejo da mulher de amamentar e seu risco de gravidez não desejada
- Avaliar necessidades materiais, como moradias estáveis, serviços públicos, alimentos, fraldas, conforme necessário

Sexualidade, contracepção e intervalo interpartal

- Prover orientação em relação a sexualidade, manejo de dispareunia e retomada da relação sexual
- Avaliar desejo por gestações futuras e planejamento reprodutivo futuro
- Explicar a justificativa para evitar um intervalo interpartal inferior a 6 meses e discutir os riscos e benefícios de nova gravidez antes de 18 meses
- Rever as recomendações para prevenção de complicações recorrentes da gravidez, como progesterona para reduzir risco de parto prematuro recorrente ou ácido acetilsalicílico para reduzir risco de pré-eclâmpsia
- Selecionar um método contraceptivo que reflita as necessidades e preferências da mulher, com a colocação de métodos de longa duração (DIU) no mesmo dia, se desejado

Sono e cansaço

- Discutir opções para enfrentar fadiga e interrupção do sono
- Envolver familiares e amigos no auxílio às responsabilidades no cuidado

Recuperação física após o nascimento

- Avaliar a presença de dor na cicatriz perineal ou da cesariana
- Orientações sobre recuperação normal versus prolongada
- Avaliar a presença de continência urinária e fecal, com encaminhamento para fisioterapia ou uroginecologia, se necessário
- Fornecer orientação para retomada de atividade física e obtenção de peso saudável

Manejo de doenças crônicas

- Discutir complicações da gestação, se houver, e suas implicações para gestações futuras e saúde materna a longo prazo, incluindo risco de doença cardiovascular
- Realizar rastreio de alterações na glicemia em mulheres com diabetes gestacional: glicemia de jejum ou teste oral de tolerância a glicose 75 g em 2 h
- Analisar os medicamentos e doses usados fora da gravidez, considerando se a mulher está amamentando, ao usar um recurso confiável como o guia LactMed
- Referenciar para seguimento na atenção primária ou com especialistas conforme indicado

Promoção da saúde

- Revisar histórico de vacinação e fornecer imunização indicada, incluindo completar esquemas iniciados antes do parto e no pós-parto
- Realizar exames de rastreio como colpocitologia oncótica, exame pélvico, quando indicado

Adaptada de ACOG, 2018.

absorvíveis, orientações quanto ao uso de lubrificantes vaginais ou estrogênios tópicos, particularmente em lactantes, e a abordagem da depressão própria do período são algumas das medidas pertinentes para o cuidado da disfunção sexual do pós-parto.

Consulta 7 a 14 dias pós-parto

A consulta por profissional de saúde entre 7 e 14 dias puerperais é importante no sentido de assegurar a saúde da mulher e do recém-nascido, uma vez que boa parte das situações de morbidade e mortalidade materna e neonatal acontece na primeira semana após o parto. É momento oportuno, por exemplo, para reavaliar as mulheres que apresentaram hipertensão durante a gravidez.

Nessa consulta, recomenda-se avaliar o estado de saúde da mulher e do recém-nascido; apoiar a família para a amamentação; orientar sobre os cuidados básicos com o recém-nascido; avaliar a interação da mãe com o recém-nascido; identificar situações de risco ou intercorrências e conduzi-las, bem como recomendar o planejamento familiar.

Várias cidades no Brasil adotam a estratégia acolhimento mãe-recém-nascido, no qual é realizado atendimento integral ao binômio em unidade básica de saúde, entre o 5º e o 7º dia pós-nascimento. O objetivo é realizar a coleta do teste do pezinho, a imunização de BCG, a avaliação do recém-nascido (peso, icterícia), o agendamento de consulta de puericultura, a avaliação do aleitamento, a verificação de sinais de alerta na mulher (hipertensão, hemorragia, infecção) e o agendamento de consultas para retirada de pontos, em caso de cesariana, e de planejamento familiar.

Consulta 6 semanas pós-parto

Ações semelhantes àquelas realizadas na consulta de 7 a 14 dias de pós-parto devem ser adotadas quando a mulher retorna ao serviço de saúde. Então, recomenda-se:

- Investigar as condições gerais de saúde da mulher e do recém--nascido, registrando e conduzindo adequadamente eventuais alterações
- Caracterizar o padrão de amamentação, reafirmando as boas práticas no sentido de garantir o aleitamento materno exclusivo até 6 meses de vida do recém-nascido
- Avaliar o retorno do fluxo menstrual e da atividade sexual
- Oferecer adequada orientação sobre os diferentes métodos contraceptivos, estimulando a adoção daquele que mais se adapte às características e preferências maternas.

No que concerne a oferecer uma ampla avaliação do estado de saúde da mulher, cabe mencionar que diversos especialistas da área têm recomendado estratégias de rastreio para os agravos à saúde mental da mulher. Embora imprecisas, as estimativas disponíveis sugerem que sinais de depressão pós-parto acometem 26% das puérperas brasileiras (Theme Filha et al., 2016), o que justifica a implementação de medidas que possibilitem diagnóstico e tratamento precoces dessa condição.

Uma opção para a primeira abordagem dos sintomas depressivos pós-natais é a Edinburgh Postnatal Depression Scale (EPDS), cuja aplicação é rápida e fácil mesmo para profissionais de saúde não especializados. Essa escala se encontra traduzida em diferentes idiomas e é submetida a estudos de validação em vários países, inclusive no Brasil. Embora não substitua a avaliação clínica, a qual pode ser reservada para os casos positivos conforme o escore sugerido para cada versão, a EPDS tem apresentado um desempenho diagnóstico satisfatório.

Além disso, a consulta de revisão pós-parto é o espaço ideal para que as complicações eventualmente vivenciadas ao longo do ciclo gravidopuerperal sejam revistas em relação às causas, ao risco de recorrência e às medidas preventivas, quando possível.

Mulheres que cursaram com diabetes melito gestacional (DMG), por exemplo, devem realizar novo teste de tolerância oral à glicose (ver Capítulo 46) e ser encaminhadas à assistência clínica especializada, se necessário. Aquelas que apresentaram distúrbios hipertensivos na gestação também merecem atenção redobrada. Por fim, a ingesta de ácido fólico periconcepcional deve ser estimulada ao se considerarem gestações futuras, especialmente entre aquelas cujos recém-nascidos apresentaram algum defeito do tubo neural (DTN).

Bibliografia

ACOG Committee Opinion nº 736: Optimizing Postpartum Care. Obstet Gynecol. 2018;131:e140-50.

American College of Obstetricians and Gynecologists' Committee on Obstetric Practice. Committee Opinion nº 670: Immediate Postpartum Long-Acting Reversible Contraception. Obstet Gynecol. 2016;128: e32-7.

Borovac-Pinheiro A, Cecatti JG, Pacagnella RC. Ability of shock index and heart rate to predict the percentage of body blood volume lost after vaginal delivery as an indicator of severity: results from a prospective cohort study. J Glob Health. 2019;9(2):020432.

Brasil. Ministério da Saúde. Secretaria de Atenção à Saúde. Departamento de Ações Programáticas Estratégicas. Manual Técnico para Profissionais de Saúde: DIU com Cobre TCu 380A. Brasília: Ministério da Saúde; 2018.

Chayachinda C, Titapant V, Ungkanungdecha A. Dyspareunia and sexual dysfunction after vaginal delivery in Thai primiparous women with episiotomy. J Sex Med. 2015;12(5):1275-1282.

Cox J, Holden J. Perinatal Mental Health: a Guide to the Edinburgh Postnatal Depression Scale (EPDS). London: Royal College of Psychiatrists, Gaskell; 2003.

Cunningham FG, Gant NF, Leveno KJ, Gilstrap LG, Hauth JC, Wenstrom KD. The Puerperium. In: Cunningham FG, Leveno KJ, Bloom SL, et al. (eds.). Williams Obstetrics. 25th ed. New York: McGraw-Hill Company; 2018.

Gibson J, McKenzie-McHarg K, Shakespeare J, Price J, Gray R. A systematic review of studies validating the Edinburgh Postnatal Depression Scale in antepartum and postpartum women. Acta Psychiatr Scand. 2009;119:350-64.

Greene MF, Creasy RK, Resnik R, Iams JD, Lockwood CJ, Moore T. Creasy and Resnik's Maternal-Fetal Medicine: principles and practice. 8th ed. Philadelphia: Saunders Elsevier; 2019.

Leeman LM, Rogers RG. Sex after childbirth: postpartum sexual function. Obstet Gynecol. 2012;119(3):647-55.

Pacagnella RC, Borovac-Pinheiro A, Silveira C, et al. The golden hour for postpartum hemorrhage: Results from a prospective cohort study. Int J Gynaecol Obstet. 2022;156(3):450-8.

Say L, Souza JP, Pattinson RC, WHO working group on Maternal Mortality and Morbidity classifications. Maternal near miss towards a standard tool for monitoring quality of maternal health care. Best Pract Res Clin Obstet Gynaecol. 2009;23:287-96.

Sherman D, Lurie S, Frenkel E, Kurzweil Y, Bukovsky I, Arieli S. Characteristics of normal lochia. Am J Perinatol. 1999;16:399-402.

Steele HB, Goetzl L. The practical utility of routine postpartum hemoglobina assessment. Am J Obstet Gynecol. 2014;210(6):576.e1-e6.

Theme Filha MM, Ayers S, da Gama SGN, Leal MC. Factors associated with postpartum depressive symptomatology in Brazil: The Birth in Brazil National Research Study, 2011/2012. J Affect Disord. 2016;194:159-67.

Ventolini G, Yaklic JL, Galloway ML, Hampton M, Maher JE. Obstetric vulvar lacerations and postpartum dyspareunia. J Reprod Med. 2014;59(11-12):560-5.

World Health Organization (WHO). Evaluating the quality of care for severe pregnancy complications: the WHO near-miss approach for maternal health. Geneva: WHO Press; 2011.

World Health Organization (WHO). WHO recommendations on postnatal care of the mother and newborn. Geneva: WHO Press; 2013.

27 Lactação

Silvia Regina Piza Ferreira Jorge
Roseli Nomura

Inúmeras são as vantagens do aleitamento materno para a mãe, a criança, a família e a sociedade. É importante para a saúde do lactente sob o aspecto nutricional, imunológico, gastrintestinal, psicológico, do desenvolvimento e da interação entre mãe e filho (OMS, 2003). Constitui-se na ferramenta mais acessível, eficaz e econômica como medida de prevenção de morbidades a curto, médio e longo prazos, e na prevenção da mortalidade infantil no mundo todo.

O leite humano apresenta composição nutricional ideal para o recém-nascido, respeitando suas características nutricionais. Tem complexos biológicos ativos que auxiliam na resposta imunológica e na formação do microbioma intestinal fisiológico adequado para o recém-nascido, com influências benéficas ao longo de sua vida. É rico em imunoglobulinas que protegem o lactente de doenças, especialmente infecções e diarreia. Sua composição é variável de acordo com a fase de produção (colostro, leite de transição e leite maduro), tempo entre cada mamada e fase da lactação. Contém proteínas, lipídios e carboidratos, cuja composição varia de acordo com as necessidades do lactente (Andreas et al., 2015). No que se refere à saúde da mulher, o ato de amamentar apresenta benefícios imediatos, estimulando a contratilidade e a involução uterina, bem como a melhora do estresse pós-parto. Além disso, benefícios mais tardios incluem maior tempo de amenorreia, maior intervalo entre as gestações, redução de risco para câncer de ovário, endométrio e mama.

A incidência da amamentação varia desde taxas baixas (25% nos EUA) até quase 100% nas áreas rurais dos países em desenvolvimento. As mulheres do campo, nessas regiões, costumam amamentar por 18 a 24 meses, enquanto as lactantes dos países desenvolvidos o fazem por apenas 2 a 3 meses. No Brasil, embora a grande maioria inicie a amamentação (96%), apenas 11% mantêm o aleitamento materno exclusivo de 4 a 6 meses; e, destas, somente 41% amamentam até o final do 1º ano de vida (Datasus, 2013).

O obstetra, em conjunto com a equipe de saúde, tem várias oportunidades de atuação nas questões que favoreçem o aleitamento materno, desde a consulta, o pré-natal, no atendimento ao parto e no puerpério (Brasil 2012). No atendimento pré-natal, as ações envolvem esclarecimento de dúvidas, detecção e correção, quando passível de alterações mamárias, incentivo e apoio ao aleitamento, explicando as inúmeras vantagens, prevenindo e alertando sobre eventuais dificuldades que possam ocorrer, estimulando o abandono de práticas que eventualmente comprometam o aleitamento materno.

Na assistência ao parto, rotinas hospitalares rígidas devem ser abandonadas em prol da adoção de medidas que favoreçam o aleitamento. Assim, minimizar o desgaste do trabalho de parto, liberando ingestão de líquidos, permitindo mobilidade e posicionamento confortável para a parturiente, presença de acompanhante e, principalmente, evitar sedação exagerada, e se possível, promover adoção de métodos não farmacológicos para alívio da dor, são medidas benéficas que favoreçem o contato visual e pele a pele do recém-nascido e sua mãe, promovendo o aleitamento precoce na primeira hora, logo após o nascimento ainda na sala de parto, procedimento fundamental para o sucesso do aleitamento. Ressalta-se que, mesmo após a cesariana, o contato pele a pele precoce, com o recém-nascido, é considerado uma iniciativa simples e eficaz para favorecer o aleitamento materno (Li et al., 2021).

Durante o puerpério, o alojamento conjunto deve ser praticado imediatamente logo após o nascimento até a alta hospitalar. Nesse período, as mamadas devem ser monitoradas pela equipe de saúde, em regime de livre demanda, oferecendo orientações coesas quanto à pega adequada e ao posicionamento do recém-nascido durante o aleitamento. Orientações em relação à extração láctea, preferentemente manual, por meio de massagens, podem ser úteis, especialmente no momento da apojadura, evitando-se o ingurgitamento excessivo das mamas.

O uso da técnica correta e o correto posicionamento do recém-nascido, conforme exposto na Figura 27.1, são as medidas mais eficazes na prevenção e correção das complicações mamárias locais, como ingurgitamento e traumas mamilares, que constituem a principal causa de abandono do aleitamento materno (Brasil, 2011). Para a pega adequada, é importante que a aréola fique mais visível acima da boca do lactente; que ele mantenha a boca bem aberta com o lábio inferior virado para fora e o queixo tocando a mama. Para o posicionamento adequado do recém-nascido, é necessário que seu rosto esteja de frente para a mama, com o nariz na altura do mamilo, e seu corpo, próximo ao da mãe. O recém-nascido deve manter cabeça e tronco alinhados (pescoço não torcido) e deve estar bem apoiado (Brasil, 2009).

Fisiologia da lactação

A fisiologia da lactação sofre influências neuroendocrinológicas complexas, podendo-se distinguir três processos envolvidos:

- Mamogênese – relacionado ao desenvolvimento da glândula mamária
- Lactogênese – refere-se ao início da lactação
- Lactopoese – mecanismo de manutenção da lactação.

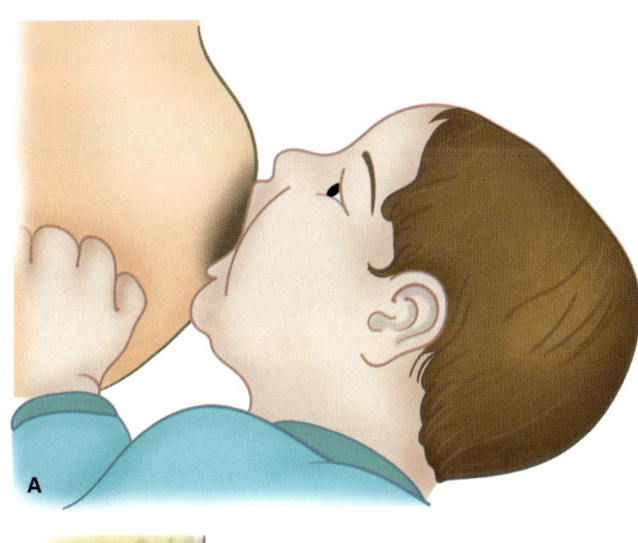

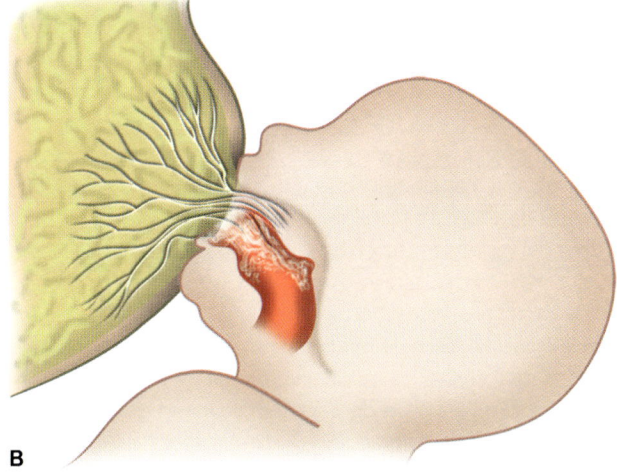

Figura 27.1 Técnica correta de amamentação e posicionamento adequado do recém-nascido.

Mamogênese

O desenvolvimento da glândula mamária no sexo feminino tem início na puberdade, completa-se na gravidez e no puerpério com a amamentação, quando ocorrem o desenvolvimento e a diferenciação completos das mamas.

A mama adulta é composta por cerca de 15 a 20 lobos, unidades independentes do ponto de vista funcional, que se subdividem em cerca de 20 a 40 lóbulos, subunidades compostas por 10 a 100 alvéolos, cujas células são responsáveis pela produção láctea. Os alvéolos desembocam em ductos menores, chamados dúctulos, que confluem para ductos maiores, os quais convergem para os ductos principais, responsáveis pela drenagem dos lobos. Os ductos principais desembocam na aréola, com dilatação na sua projeção areolar, chamada de seio galactóforo, importante ao mecanismo de sucção pelo recém-nascido (Figuras 27.2 e 27.3)

Durante a gestação, ocorrem adaptações fisiológicas mamárias locais relacionadas ao alto nível de esteroides sexuais circulantes (estrogênio e progesterona) e outros hormônios, como insulina, hormônio do crescimento, tiroxina, cortisol e prolactina, levando ao aumento de tecido glandular, proporcionalmente ao de tecido gorduroso e conjuntivo, e da vascularização local. Ocorre proliferação de estruturas ductais e diferenciação de células para produção láctea. O estrogênio exerce principalmente efeito proliferativo, especialmente de estruturas ductais, além do incremento vascular; e a progesterona, em ação conjunta, estimula o crescimento e a expansão dos ácinos, favorecendo a diferenciação celular das células acinosas. A prolactina transforma essas células acinosas diferenciadas em células maduras, capazes de produzir diferentes componentes do leite. E a elevação dos níveis séricos da prolactina decorre da hiperplasia e hipertrofia das células lactóforas situadas na adeno-hipófise e tem relação com a diminuição da produção do fator inibidor da prolactina (PIF) de origem hipotalâmica.

Lactogênese

A secreção de substância amarelada, fluida, denominada colostro, pode ser observada durante a gestação. Contudo, o início da lactação, isto é, a lactogênese, não ocorre durante a gestação, em

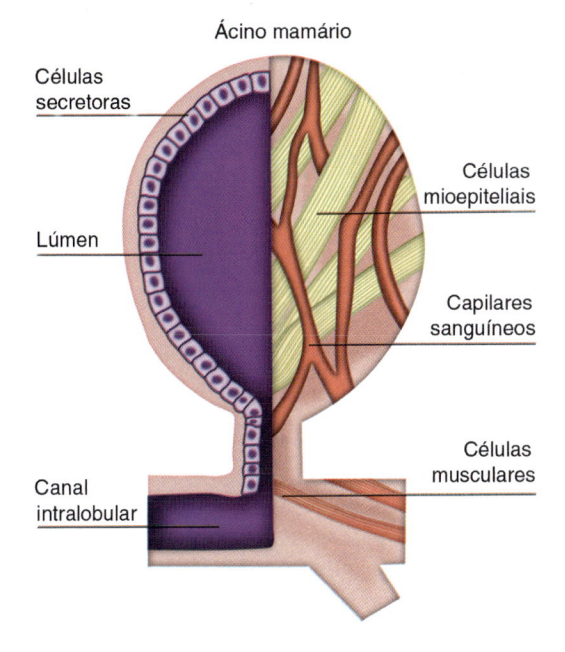

Figura 27.2 Unidade morfofuncional da mama.

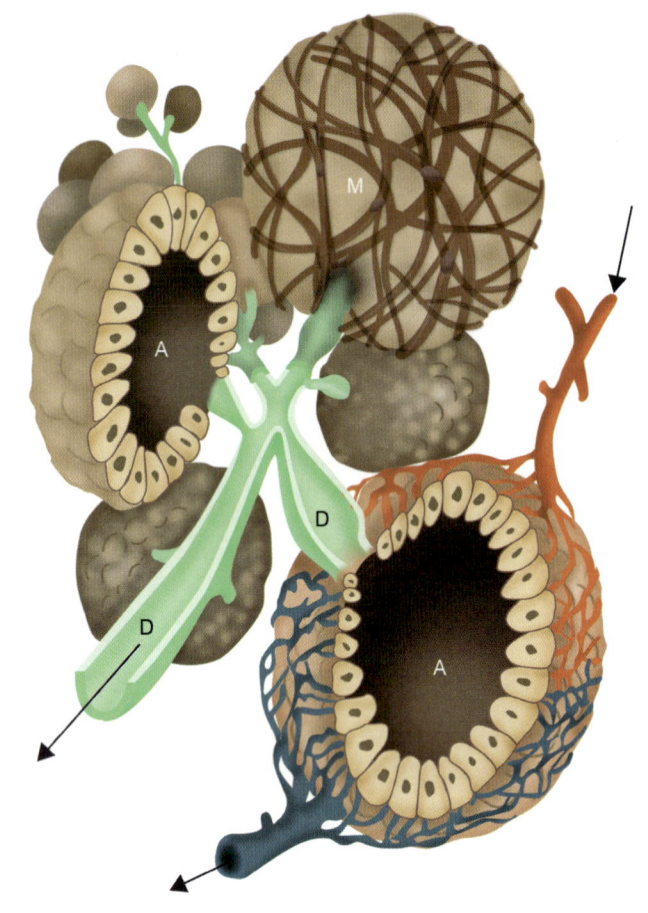

Figura 27.3 Esquema do sistema de ductos e alvéolos na lactação. *M*, células mioepiteliais; *A*, luz alveolar em que é secretado o leite; *D*, sistema ductal. (Adaptada de Cunninghan et al., 2014.)

função do efeito inibitório de estrogênio, progesterona e hormônio lactogênio placentário, de origem placentária sobre a secreção de prolactina, considerada o principal hormônio da lactação.

Após a dequitação, ocorre a queda abrupta das concentrações de estrogênio e progesterona, ambos de origem placentária, e elevação da prolactina sérica com efeitos nos receptores das células alveolares da mama. Nessas células, a prolactina age estimulando a diferenciação da fase pré-secretória para secretória, induzindo a síntese de RNA para produção de determinadas proteínas específicas do leite materno, como alfalactoalbumina e caseína, bem como enzimas catalisadoras. Esse fenômeno ocorre em cerca de 48 a 72 horas após o parto. A produção láctea adequada depende da glândula mamária plenamente desenvolvida, e é relevante a ação prévia de outros hormônios, como insulina, cortisol e lactogênio placentário durante a gravidez.

A sucção pelo recém-nascido induz picos de prolactina. Assim, quanto menor o intervalo entre as mamadas, maior a estabilidade nas concentrações séricas da prolactina e na produção de leite. Inicialmente, até o 3º dia após o parto, as modificações mamárias são mais discretas, com secreção de colostro, até que o efeito da prolactina se estabeleça. Ocorre então o aumento da consistência das mamas, da vascularização e congestão, fenômeno conhecido como "apojadura" do leite, e a secreção láctea se estabelece.

O colostro tem grande concentração proteica e baixo teor lipídico. É rico em imunoglobulinas, minerais, células epiteliais e tímicas, de fácil digestão para o recém-nascido. Dentre as imunoglobulinas, destaca-se a imunoglobulina A (IgA), que oferece proteção especialmente para enterobactérias para o lactente.

Outros elementos de proteção encontrados no colostro são macrófagos, linfócitos, lisoenzimas, lactoferrina e lactoperoxidase. Já o leite materno, maduro, apresenta menor teor proteico, e aumento nas concentrações de lipídios e carboidratos, além de conter minerais, vitaminas, hormônios e fatores bioativos.

A composição do leite materno sofre influência de vários fatores, como intervalos de mamadas, dieta e peso maternos, idade e necessidades do lactente. O volume de produção aumenta gradativamente de 500 mℓ/dia ao final da 1ª semana, podendo chegar a 1 a 2 ℓ/dia. Cerca de 87% da sua composição corresponde a água e isotônico com o plasma; e a lactose é responsável por 50% de sua pressão osmótica. Seu teor calórico varia de 600 a 750 Kcal/dia.

No que se refere a seu conteúdo proteico, o leite humano contém mais de 400 tipos diferentes de proteínas, com funções variáveis de nutrição, atividade imunomoduladora e antimicrobiana, além de atuarem como facilitadoras da absorção de outros nutrientes por suas atividades enzimáticas e metabólicas. Os aminoácidos essenciais são provenientes do plasma materno, e os aminoácidos não essenciais, além de terem como fonte o plasma materno, podem ser sintetizados na própria glândula mamária. Alguns aminoácidos são exclusivos do leite materno, como a alfalactoalbumina, a betalactoalbumina e a caseína, e esta corresponde a 13% do total de proteínas do leite humano.

Imunoglobulinas como IgA são encontradas precocemente no colostro e no leite materno, seguidas de IgG, e anticorpos específicos para muitos patógenos relacionados com infecções entéricas e pulmonares, principalmente.

Ainda, o leite materno apresenta quantidades de interleucina 6, fator de crescimento epitelial (EGF) em proporções adequadas, que não são destruídas por enzimas gástricas do lactente, podendo ser absorvidas, o que contribui para o desenvolvimento e a maturação da mucosa intestinal do lactente.

Muitas vitaminas podem ser encontradas no leite materno, mas em quantidades variáveis. Contudo, existe carência de vitamina K e baixas quantidades de vitamina D, cerca de 22 IU/mℓ; portanto, a suplementação com vitaminas tem sido recomendada pelas Academias Americana e Brasileira de Pediatria.

O teor lipídico aumenta gradativamente até o 3º mês, e a maior parte da gordura do leite fica depositada nos alvéolos posteriores da mama. Assim, para que o leite ofertado tenha maior teor de gordura, existe a necessidade do esvaziamento completo das mamas. Apresenta, na sua composição, mais de 200 tipos de ácidos graxos – alguns desses, essenciais. Os ácidos graxos de cadeia curta são importante fonte de energia, além de interferirem na maturação da mucosa intestinal do lactente. Esfingomielina, também presente, tem papel importante na mielinização do sistema nervoso central. Ainda, alguns ácidos graxos, particularmente monoglicerídeos de cadeia média, têm demonstrado papel importante na defesa contra patógenos, quando presentes na superfície de mucosas do lactente.

Grande variedade de carboidratos complexos está presente no leite materno. A lactose, dissacarídeo composto por molécula de galactose e glicose, em grande quantidade, é considerada como a principal fonte de energia para o cérebro humano. Nesse processo de formação, a prolactina tem papel importante, à medida que estimula a ação de enzimas catalisadoras dessa reação, como a galactosiltransferase e a lactose sintetase. Ainda, alguns oligossacarídeos, embora não sejam digeridos pelo lactente, contribuem para a nutrição adequada e a formação da microbiota gastrintestinal.

As proporções de macronutrientes no colostro, no leite humano e no leite de vaca estão apresentadas nas Tabelas 27.1 e 27.2.

Lactopoese

O mecanismo de manutenção da lactação é mantido por meio do reflexo neuroendócrino da sucção no eixo hipotálamo-hipofisário. O ato de sucção do mamilo pelo lactente inibe, no hipotálamo, por via medular, a secreção de dopamina inibidora da secreção de prolactina pela hipófise, chamado de fator inibidor da prolactina (PIF). A prolactina então, secretada pela hipófise anterior, mantém a secreção láctea. Logo após o parto, as concentrações séricas da prolactina encontram-se baixas, como durante a gestação; contudo, com a sucção e a inibição do PIF, ocorre elevação das concentrações de prolactina e a produção láctea.

O leite é produzido no intervalo das mamadas e fica armazenado na glândula. A sucção também estimula a secreção de ocitocina em pulsos, pela hipófise posterior. A ocitocina age nas células mioepiteliais e musculares lisas situadas ao redor dos ácinos e dos canais intralobulares, respectivamente, promovendo a contração destes e a ejeção do leite produzido nos alvéolos. Esse mecanismo, com esvaziamento continuado dos ácinos, resulta na intensificação da produção do leite.

O pico de secreção de prolactina se relaciona com o intervalo entre o parto e a primeira mamada e a frequência das mamadas consecutivas. Portanto, quanto menor esse intervalo, mais eficiente o estabelecimento do aleitamento materno. Assim, o estímulo repetitivo da amamentação, com o ato de sucção, interfere na intensidade e na duração da lactação. Contrariamente, intervalos maiores entre as mamadas e/ou sucção deficiente acarretam estase láctea e redução do fluxo vascular local. A Figura 27.4 exemplifica os processos envolvidos na fisiologia da lactação.

Intercorrências mamárias locais

As principais intercorrências mamárias locais, motivo principal para o abandono do aleitamento materno, são ingurgitamento patológico e traumas mamilares. Em algumas situações, também podem ocorrer processos infeciosos (mastites e abscessos), que podem requerer tratamento cirúrgico. Essas intercorrências e a baixa produção de leite geralmente têm origem em condições que levam a um esvaziamento mamário inadequado.

Técnica inadequada de amamentação, mamadas infrequentes, em horários determinados, uso de bicos artificiais e chupetas e de complementos alimentares podem predispor o aparecimento de complicações locais da amamentação. Nessas condições, o manejo adequado é imprescindível, pois, se não tratadas de maneira adequada, frequentemente levam ao desmame precoce.

Ingurgitamento

O ingurgitamento patológico geralmente ocorre entre o 3º e o 5º dia após o parto e cursa com congestão, aumento da vascularização, acúmulo de leite e edema decorrente da obstrução à drenagem do sistema linfático, levando a distensão tecidual excessiva, grande desconforto e dor, e, algumas vezes, febre. Clinicamente, a mama encontra-se distendida, aumentada de tamanho, extremamente dolorosa, edemaciada e brilhante e os mamilos ficam achatados, dificultando a pega e drenagem do leite.

O tratamento consiste na manutenção do aleitamento em livre demanda, com extração manual prévia do leite, por meio de massagem delicada, amolecimento dos mamilos e massagem, para facilitar a pega. O uso de analgésicos e anti-inflamatórios, como paracetamol e ibuprofeno, pode ser recomendado para alívio da dor.

Traumas mamilares

Constituem a principal causa de desmame precoce e ocorrem nos primeiros dias do aleitamento. Decorrem de má técnica de amamentação, com pega e apreensão incorretas do mamilo e aréola, que levam à erosão por fricção continuada, conduzindo a feridas superficiais (rachaduras ou ragádias) ou profundas, quando atingem a derme dos mamilos (fissuras) – quadro extremamente doloroso e sintoma predominante sobretudo no momento das mamadas (Hale e Rowe, 2014).

O tratamento consiste na correção da pega e no posicionamento adequado do recém-nascido. Preferentemente, massagear suavemente os mamilos, para favorecer a pega antes da mamada e o reflexo de ejeção antes que o recém-nascido inicie a sucção; iniciar o aleitamento pela mama menos traumatizada para minimizar a dor. Uso local do próprio leite materno é recomendado, em função de seu efeito bactericida e cicatrizante. Analgésico e anti-inflamatórios, como ibuprofeno e paracetamol, podem ser utilizados para alívio da dor.

Mastites e abscessos

A presença de rachaduras e fissuras está relacionada com o aparecimento da mastite, cujos agentes etiológicos mais frequentes são o *Staphylococcus aureus*, em cerca de 50% das vezes; e, em

Tabela 27.1 Composição do colostro e do leite materno.

Nutriente	Colostro	Leite materno
Proteínas	6,0%	1,0%
Lipídios	2,5%	3,5%
Carboidratos	3,0%	7,0%

Tabela 27.2 Composição do colostro e do leite materno maduro de mães com recém-nascidos de termo e pré-termo, e do leite de vaca.

Nutriente	Colostro		Leite maduro		Leite de vaca
	Termo	Pré-termo	Termo	Pré-termo	
Calorias (Kcal/dℓ)	48	58	62	70	69
Lipídios (g/dℓ)	1,8	3,0	3,0	4,1	3,7
Proteínas (g/dℓ)	1,9	2,1	1,3	1,4	3,3
Lactose (g/dℓ)	5,1	5,0	6,5	6,0	4,8

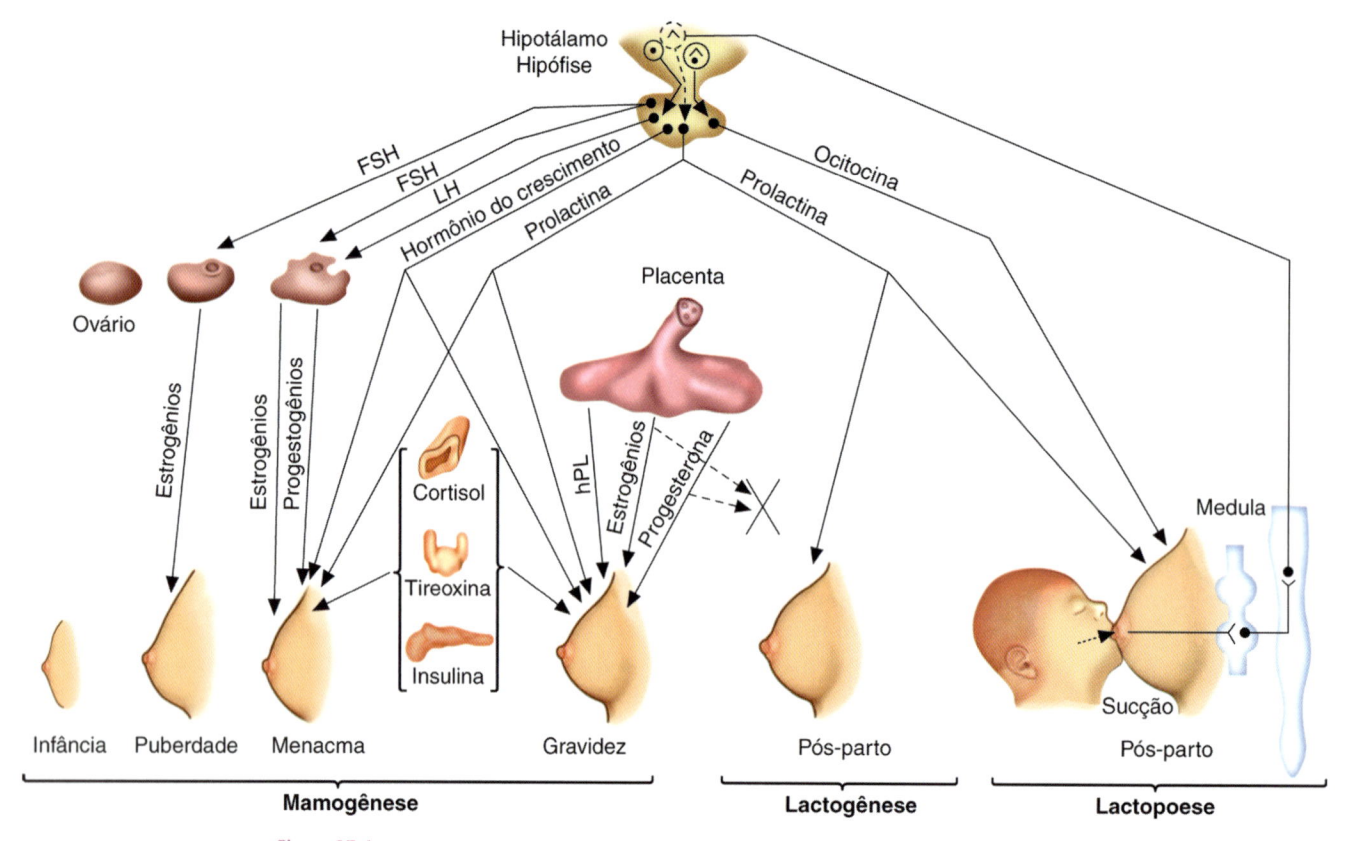

Figura 27.4 Fisiologia da mama. *FSH*, hormônio foliculestimulante; *LH*, hormônio luteinizante.

menor escala, estreptococo do Grupo A ou B, *Escherichia coli* e *Bacteriodes* sp. Trata-se de processo inflamatório e infeccioso, na maioria das vezes, que acomete cerca de 6% das lactantes. Resulta da combinação da estase láctea nos ductos, que possibilita a proliferação bacteriana, e traumas mamilares.

O tratamento baseia-se em hidratação oral, anti-inflamatórios, antibióticos de amplo espectro (clindamicina, metronidazol, cefalosporinas), além das medidas anteriormente citadas, dependendo da gravidade do quadro.

Como regra, o aleitamento mamário não deve ser interrompido, exceto nos casos de saída de pus diretamente dos mamilos, em que o esvaziamento mamário é importante para melhora do quadro.

Em alguns casos (< 1%), pode ocorrer a formação de lojas de abscessos, que, além do tratamento com antibióticos e anti-inflamatórios, na dependência do volume e quadro clínico, podem ser puncionados, procedimento guiado por exame ultrassonográfico, ou drenados cirurgicamente.

Nos casos em que a suspensão provisória do aleitamento materno está indicada, o leite materno deve ser ordenhado oferecido ao recém-nascido em copinhos. Tão logo possível, o aleitamento deve ser restabelecido.

Lactação e contracepção

Em geral, as pacientes que amamentam apresentam amenorreia por períodos varáveis e ciclos anovulatórios inicialmente. O período de amenorreia das lactentes pode perdurar de 8 a 12 meses. Por outro lado, a mestruação retorna perto de 60 dias para as pacientes que não amamentam.

O ato de sucção, além de inibir o PIF, mantém a inibição do Hormônio Inibidor da Gonadotrofina (GnRH) em concentrações não ovulatórias. Contudo, cerca de 80% das puérperas ovulam antes de apresentarem a primeira menstruação; e 90%, nos primeiros 6 meses de puerpério. Assim, admite-se falha de 3 a 10% no efeito contraceptivo da amamentação, no caso das lactantes que amamentam exclusivamente e que se encontram em amenorreia. Portanto, métodos contraceptivos adicionais, concordantes com os critérios de elegibilidade quanto a seu uso, devem ser oferecidos para a puérpera, se for de sua vontade. Em geral, para aquelas que não amamentam, ao redor de 30 a 40 dias após o parto; e, para as lactantes, de 2 a 3 meses, independentemente de estarem amenorreicas ou não.

Além de preservativos, os métodos contraceptivos podem ser hormonais, de barreira, como dispositivo intrauterino de cobre (DIU de cobre), sistema intrauterino liberador de levonorgestrel (SIU-LNG), e implantes subdérmicos. Os anovulatórios combinados, com derivados estrogênicos e progestogênicos, devem ser evitados, uma vez que podem inibir a lactação. Anovulatórios à base de progestogênicos via oral ou injetável, podem ser administrados, como o desogestrel e o acetato de medroxiprogesterona.

Quanto aos contraceptivos de longa duração (LACS), os dispositivos intrauterinos, de cobre ou com levonorgestrel, podem ser inseridos logo a partir do parto, se não houver contraindicações, de acordo com os critérios de elegibilidade. No caso de partos vaginais, assim que a dequitação ocorra, e nos partos cesarianas, antes da histerorrafia. Contudo, se a inserção não ocorrer logo após o parto, deve ser evitada no período entre 48 horas até 4 semanas após o parto, em função do risco de perfurações; depois desse período, os dispositivos intrauterinos podem ser colocados. Nessas condições, não se observa aumento das taxas de infecções e complicações relacionadas ao método, somente discreto aumento das taxas de expulsão, que pode ser evitado com treinamento específico. Também, obedecendo aos mesmos critérios de elegibilidade, os implantes subdérmicos à base de progestagenios podem ser inseridos no mesmo prazo de início dos outros contraceptivos derivados da progesterona.

A contracepção de emergência com comprimidos de levonorgestrel pode ser realizada durante o aleitamento materno, quando necessária. Atualmente no Brasil, dispõe-se de duas apresentações, com comprimidos de 0,75 mg, que devem ser ingeridos em duas tomadas por via oral com intervalo de 12 horas; ou em dose única, de um comprimido de 1,5 mg, respeitando-se a indicação de 3 e, no máximo, 5 dias da relação sexual desprotegida.

Uso de medicamentos na amamentação

O uso de medicamentos durante a gestação e a amamentação é um assunto complexo. Embora as pesquisas na área progridam, ainda não existem respostas definitivas a diversas questões, para as quais os estudos ainda são insuficientes, inconclusivos ou conflitantes. De fato, é muito difícil sustentar cientificamente a perfeita segurança de qualquer substância durante a gestação e a amamentação.

Novos medicamentos são introduzidos no mercado, por um lado, com informações incipientes sobre a segurança do uso na gestação e amamentação; e, por outro lado, algumas gestantes e lactantes apresentam doenças para as quais existe indicação de tratamento farmacológico. Assim, riscos como terapia insuficiente para mãe e a toxicidade para seu filho devem ser ponderados.

Em virtude de questões relativas à segurança embrionária e pós-natal, a decisão de manter ou iniciar terapia farmacológica durante a gravidez e/ou amamentação deve considerar a relação entre os potenciais ganhos e os possíveis danos para mãe e filho. Deve-se considerar que afecções não tratadas adequadamente estão relacionadas muitas vezes a importantes intercorrências obstétricas, puerperais e neonatais, com implicações negativas para a saúde materna e o desenvolvimento da criança.

Logo, o uso racional de medicamentos durante a gestação e a amamentação deve ser considerado, quando necessário. A maioria das entidades e dos órgãos reguladores de saúde recomenda que se considere a real necessidade das prescrições e dos possíveis riscos à saúde, e principalmente que se informe a gestante/lactante, assim como os familiares, quanto aos aspectos envolvidos no uso dos medicamentos.

Classicamente, existe a categorização de risco referente ao uso de drogas ilícitas durante a gravidez e a lactação proposta pela Food and Drug Administration (FDA), adotada pela Agência Nacional de Vigilância Sanitária (Anvisa), exposta na Tabela 27.3.

Contudo, o uso de fármacos durante a gestação e a amamentação tem sido revisto, e os medicamentos podem ser categorizados como uso seguro, criterioso e contraindicados durante a amamentação, recomendação adotada pelo Ministério da Saúde (Brasil, 2010) e pela Federação Brasileira das Associações de Ginecologia e Obstetrícia (Febrasgo, 2015).

A exposição aos fármacos durante o aleitamento materno é pelo menos cerca de cinco vezes menor do que na vida intrauterina, por via placentária. Ainda depende de uma série de fatores, como características farmacológicas, resposta individual à exposição aos fármacos, tanto da lactante quanto do recém-nascido, e características da amamentação, como tempo de sucção, intervalo entre as mamadas etc.

No geral pode-se considerar um fármaco seguro no aleitamento quando a dose relativa no lactente (dose relativa no

Tabela 27.3 Categorização de risco de fármacos na saúde reprodutiva.

Categoria	Descrição
A	**Estudos controlados demonstram não haver riscos**. Estudos adequados em mulheres grávidas não mostraram risco para feto.
B	**Sem evidência de risco humano**. Estudos em animais mostraram riscos, mas em humanos não; ou se não há estudos em humanos, os estudos em animais são negativos.
C	**O risco não pode ser afastado**. Faltam estudos em humanos, e estudos em animais são positivos ou ausentes. Contudo, os benefícios potenciais podem justificar o possível risco
D	**Evidência positiva de risco**. Dados preliminares, ou após uso, mostram risco para o feto. Entretanto, os benefícios podem ser maiores que os riscos
X	**Contraindicada na gravidez**. Estudos em animais ou humanos ou relatos preliminares ou após o uso mostram risco fetal que se sobrepõe a qualquer benefício

Adaptada de FDA, 2008.

lactente em % = dose absoluta no lactente (mg/kg/dia) ÷ dose materna (mg/kg/dia) × 100) for menor que 10%; e, contrariamente, com riscos de efeitos adversos no lactente quando esse valor superar 25%.

Inibição da lactação

Naturalmente, o término da lactação e da secreção láctea ocorre quando cessa a amamentação. Com a ausência da sucção pelo recém-nascido, o reflexo neuroendócrino de liberação de octocina, a inibição do PIF e a manutenção das concentrações de prolactina não ocorrem; portanto, existe a diminuição da produção láctea e ejeção do leite.

Geralmente, somente o ato de não amamentar é suficiente para o término da lactação. Quando necessário, compressão suave das mamas por alguns dias, com sutiã ajustado ou enfaixamento, por cerca de 3 a 10 dias, podem ser úteis; e, eventualmente, aplicação de compressas de gelo, cerca de 10 minutos, 4 a 6 vezes/dia.

O uso de cabergolina, em dose única de 1,0 mg VO (dois comprimidos de 0,50 mg), no primeiro dia após o parto está indicado quando a inibição da lactação é necessária, de modo permanente ou temporário, como no caso de doenças infecciosas maternas graves, que colocam em risco o recém-nascido (pacientes com soropositividade para HIV, nesse caso, permanentemente; lesões ativas herpéticas nas mamas, entre outras); e impossibilidades do lactente, como em casos de erros inatos de metabolismo e óbito perinatal. Quando há necessidade de suspensão do aleitamento materno já estabelecido, recomenda-se a posologia de um comprimido de 0,25 mg, 2 vezes/dia durante 2 dias seguidos.

Musicoterapia e aleitamento materno

A musicoterapia é intervenção que pode favorecer o aleitamento materno. A utilização dessa linguagem – a música – como recurso para a promoção do aleitamento materno tem características próprias. Além disso, segundo Silva (1990):

"Nos seres humanos o ato de amamentar ao seio ou não, antes de ser biologicamente determinado, é social e culturalmente condicionado. Daí, as variações que apresenta nas várias sociedades humanas ou, na mesma sociedade, em diversos momentos históricos (...) A determinação sociocultural nos seres humanos, tende a se sobrepor à determinação biológica".

Os efeitos benéficos da música têm sido descritos ao longo dos séculos e em várias culturas. Mais recentemente, a utilização da música como uma ferramenta complementar na promoção da saúde tem sido amplamente registrada na literatura médica, e diversos estudos têm demonstrado um impacto positivo em uma variedade de condições clínicas e psicológicas.

A musicoterapia pode ser definida como o uso terapêutico da música ou de atividades musicais no tratamento de doenças somáticas e mentais. Estudos demonstram sua efetividade no manejo da dor, da ansiedade e do estresse emocional, entre outras condições.

Na neonatologia, alguns estudos revelaram que ouvir música pode reduzir o estresse de pais e recém-nascidos prematuros na UTIN (Desquiotz-Sunnen, 2008) e pode aumentar a sucção não nutritiva em prematuros (Caine, 1991).

A musicoterapeuta é capaz de promover positivamente o aleitamento materno e apoiar, por meio da linguagem musical, a expressão de emoções e ansiedades que atravessam as mulheres no momento do puerpério. Os dados mais importantes de pesquisa em musicoterapia pertencem à musicoterapeuta alemã Monika Nöker-Ribaupierre (Nocker-Ribaupierre, 1999 e 2004). Com base em estimulação auditiva para prematuros em UTI e estabilidade emocional para as mães por meio da diminuição do estresse que o atendimento com música proporciona, a autora obteve como resultado de seu trabalho os seguintes dados: a) as mães dos lactentes estimulados amamentaram, significativamente, com mais frequência (50% *versus* 12,5%) e por mais tempo (1 ano *versus* 3 meses); b) as mães se mostravam menos instáveis psíquica e fisicamente.

Com base nesses pressupostos, acredita-se que a musicoterapia é técnica capaz de promover diminuição das ansiedades e das tensões, por meio da experiência acústica concreta propiciada tanto pelo "fazer música" quanto pela audição musical, o que poderá ajudar as mães durante o período de aleitamento, em particular para o reflexo de descida do leite. Contribui também para a ampliação de novas maneiras de comunicação mãe-lactente-família.

Em pesquisa realizada com o objetivo de avaliar o impacto da musicoterapia nos índices de aleitamento materno entre mães de recém-nascidos prematuros (Vianna et al., 2011), foram realizadas sessões de musicoterapia 3 vezes/semana durante 60 minutos e verificados os desfechos nos índices de aleitamento materno. As sessões utilizavam a musicoterapia ativa, permitindo que as mães participassem do ato de "fazer música", que é a produção musical oriunda das motivações expressivas internas do próprio sujeito, em que este escolhe os instrumentos musicais, a maneira de tocá-los, e as canções, além de ter a possibilidade de fazer improvisações, em um encadeamento espontâneo. O aleitamento materno foi significativamente mais frequente no grupo da musicoterapia na primeira consulta de seguimento.

A musicoterapia tem um impacto positivo para a o aleitamento materno, pois a música é uma linguagem específica, que atua como meio facilitador de comunicação e expressão de conteúdos emocionais.

Bibliografia

Andreas JN, Kampmann B, Le-Doare KM. Human Breat Milk: a review on its composition and bioactivity. Early Human Development. 2015;91(11):629-35.

Brasil. Ministério da Saúde. Secretaria de Atenção à Saúde. Departamento de Ações Programáticas e Estratégicas. Amamentação e Uso de Medicamentos e Outras Substâncias. Série A, Normas e Manuais Técnicos. Brasília/DF; 2010.

Brasil. Ministério da Saúde. Secretaria de Atenção à Saúde. Departamento de Ações Programáticas e Estratégias. Área Técnica da Saúde da Criança e Aleitamento Materno. Dificuldades no Aleitamento Materno. Brasília: Ministério da Saúde; 2011. p.133-6.

Brasil. Ministério da Saúde. Secretaria de Atenção à Saúde. Departamento de Atenção Básica. Normas e Manuais Técnicos – Caderno de Atenção Básica nº 32. Atenção ao Pré-Natal de Baixo Risco, 2012;(5):106-9.

Brasil. Ministério da Saúde. Saúde da Criança: Nutrição infantil – aleitamento materno e nutrição complementar. Caderno de Atenção Básica nº 23. Brasília/DF; 2009.

Caine J. The effects of music on the selected stress behaviors, weight, caloric and formula intake, and length of hospital stay of premature and low birth weight neonates in a newborn intensive care unit. J Music Ther. 1991;28(4):180-92.

Cunninghan FG, Leveno KJ, Bloom SL, et al. The puerperium. In: Cunninghan FG, Leveno KJ, Bloom SL, et al. (eds.). Williams Obstetrics. 24. ed. McGrawHill; 2014. p. 668-81.

Datasus. Sistema de Informações sobre Nascidos Vivos – SINASC. Brasil; 2013.

Desquiotz-Sunnen N. Singing for preterm born infants music therapy in neonatology. Bull Soc Sci Med Grand Duche Luxemb. 2008;Spec(1):131-43.

Federação Brasileira das Associações de Ginecologia e Obstetrícia – FEBRASGO. Manual de aleitamento materno. 3.ed. São Paulo; 2015.

Food and Drug Administration, HHS. Contend and formatting of labeling for human prescription drug and biological products; requeriments for pregnancyand lactation labeling. Final rule. Fed Regist. 2014;79(233):72063-103.

Hale T, Rowe HE. Medications ant mothers' milk. 16. ed. Amarillo, TX: Hale Publishing LP; 2014.

Lactmed: A Toxnet Database. Drugs and Lactation (LactMed). [Internet]. Disponível em:<http://toxnet.nlm.nih.gov/newtoxnet/lactmed.htm>.

Li L, Wan W, Zhu C. Breastfeeding after a cesarean section: a literature review. Midwifery. 2021;103:103117.

Nocker-Ribaupierre M. Music therapy for premature and newborn infants. Gilsum: Barcelona Publishers; 2004.

Nocker-Ribaupierre M. Premature birth and music therapy. In: Clinical aplications of music therapy in developmental disability, paediatrics and neurology. London: Jessica Kingsley; 1999.

Silva AAM. Amamentação: fardo ou desejo? Estudo histórico-social dos saberes e práticas sobre aleitamento na sociedade brasileira [Dissertação]. Ribeirão Preto: Departamento de Medicina Social, Faculdade de Medicina de Ribeirão Preto; 1990.

World Health Organization. Global strategy for infant and young child feeding. WHO; 2003. Disponível em: <https://apps.who.int/iris/bitstream/handle/10665/42590/9241562218.pdf>.

Vianna MN, Barbosa AP, Carvalhaes AS, Cunha AJ. Music therapy may increase breastfeeding rates among mothers of premature newborns: a randomized controlled trial. J Pediatr. 2011;87(3):206-12.

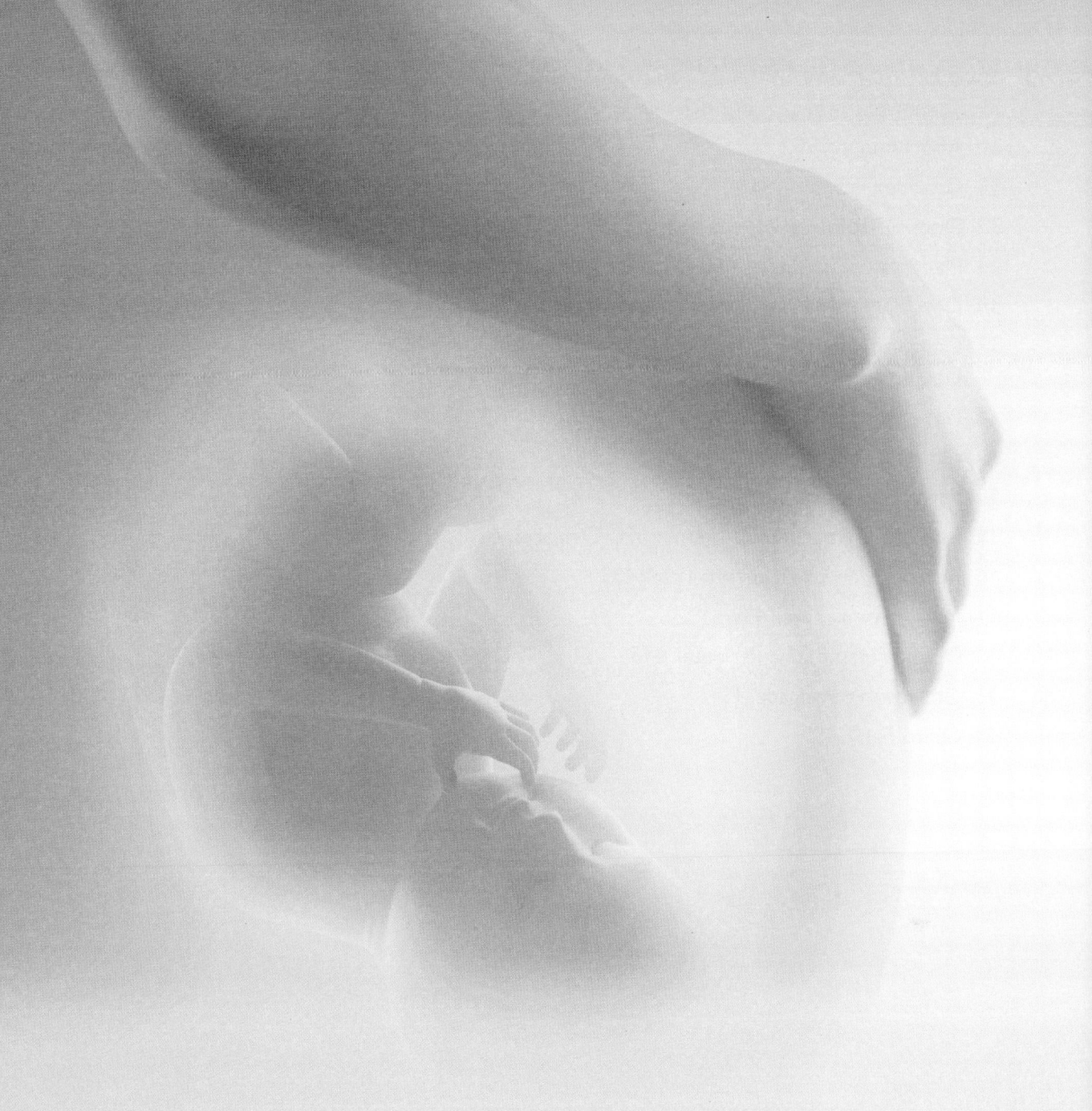

PARTE 4

Doenças Próprias da Gravidez

28 Hiperêmese Gravídica

Roseli Nomura
Ana Cristina Pinheiro Fernandes de Araujo

Introdução

A êmese gravídica, vômitos simples do início da gestação, e a hiperêmese gravídica, vômitos incoercíveis da gravidez, diferem apenas na intensidade e na repercussão clínica. A hiperêmese configura a forma grave (Figura 28.1).

Náuseas e vômitos da gravidez são condições comuns, que afetam 50 a 80% das grávidas, e podem ser considerados parte da fisiologia normal. Em 60% dos casos, cessam ao fim do 1º trimestre; em 90% dos casos, com 20 semanas. A recorrência de náuseas e vômitos na gravidez com gestações subsequentes varia de 15 a 81%. Do ponto de vista epidemiológico, a hiperêmese gravídica é cada vez mais rara, e ocorre em 0,3 a 3% das gestações (Matthews et al., 2015).

A definição mais aceita para hiperêmese gravídica é aquela que considera perda de peso superior a 5% do peso corporal pré-gestacional (ACOG, 2004). Além disso, anormalidades como desidratação e desnutrição (cetonuria) costumam estar presentes. A hiperêmese é a segunda causa mais frequente de internação hospitalar, após o parto pré-termo.

Patogênese e fatores de risco

A patogênese das náuseas e vômitos da gravidez é desconhecida. São fatores etiológicos prováveis os hormônios placentários, gonadotrofina coriônica humana (hCG) e estrogênios. Sabe-se, com certeza, que o pico dos sintomas de náuseas e vômitos da gravidez está associado ao da hCG (Figura 28.2). Além disso, hCG e estrogênios têm seus níveis elevados nas gestações gemelar e molar, relacionadas com o excesso de náuseas e vômitos (Lagiou et al., 2003).

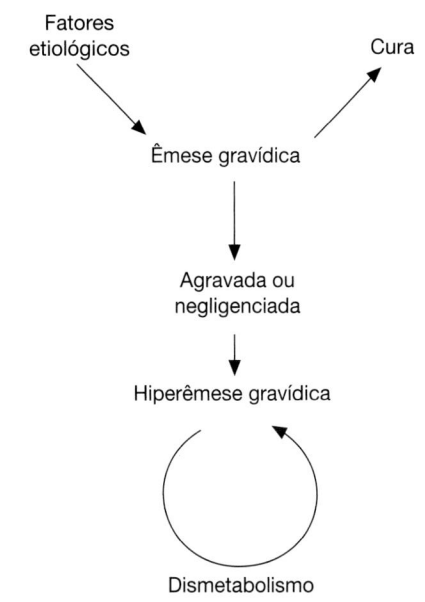

Figura 28.1 História natural de náuseas e vômitos da gravidez.

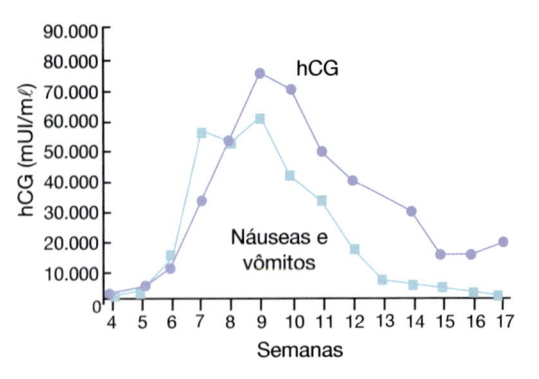

Figura 28.2 Relação entre o pico da gonadotrofina coriônica humana (hCG) e o pico dos sintomas das náuseas e dos vômitos da gravidez.

Entre os fatores de risco, podem ser citadas a história de hiperêmese gravídica em gestação anterior e a história familiar. Um componente genético foi sugerido com base em estudos que mostram risco aumentado de hiperêmese entre parentes (irmãs, filhas e netas) de mulheres previamente afetadas (ACOG, 2004).

Quadro clínico

O início das náuseas e vômitos ocorre por volta de 5 a 6 semanas de gestação, com pico em aproximadamente 9 semanas e redução, em geral, por volta de 16 a 20 semanas. No entanto, os sintomas podem continuar até o 3º trimestre em 15 a 20% das mulheres e até o parto em 5%.

Na forma leve e comum de náuseas e vômitos da gravidez, a gestante mantém os sinais vitais, com exame físico e exames laboratoriais normais; e a gravidez tem seu curso normal.

Os critérios comuns para o diagnóstico da hiperêmese são vômitos persistentes, acompanhados por perda de peso superior a 5% do peso corporal pré-gestacional e cetonuria não relacionada a outras causas. O quadro clínico decorre, inicialmente, de perdas hidreletrolíticas e posteriormente da desnutrição. A deficiência de carboidratos acelera o metabolismo dos lipídios, que resulta na cetonuria. Quando a desnutrição é avançada, a deficiência de tiamina (vitamina B_1) conduz ao quadro neurológico da síndrome de Wernicke-Korsakoff (Giugale et al., 2015).

A hiperêmese gravídica pode ser classificada em duas formas clínicas, de acordo com a intensidade:

- *Forma média*: êmese por 2 a 4 semanas, com perda ponderal discreta, de 5% do peso pré-gestacional, e frequência cardíaca abaixo de 100 bpm
- *Forma grave*: êmese com perda ponderal acentuada, de 6 a 8%, pulso rápido, acima de 100 bpm, e cetonuria pontual; pode apresentar hipotensão ortostática, anormalidades laboratoriais (nos eletrólitos, tireoide e fígado), sinais de hipovolemia e salivação excessiva.

Diagnóstico diferencial

Quando a gestante apresenta náuseas e vômitos após 9 semanas, outras condições, em sua maioria intercorrentes na gravidez, devem ser investigadas (Tabela 28.1).

Repercussões maternas

Mulheres com hiperêmese gravídica podem apresentar níveis elevados de T_4 livre no soro e aumento do TSH. Essas anormalidades resultam do estímulo do receptor de TSH pelos altos níveis

Tabela 28.1 Diagnóstico diferencial de náuseas e vômitos da gravidez.

Doenças gastrintestinais

Gastrenterite

Hepatite

Obstrução intestinal

Úlcera péptica

Pancreatite

Colecistite

Apendicite

Doenças do sistema geniturinário

Pielonefrite

Cálculo renal

Uremia

Torção do ovário

Degeneração miomatosa

Doenças metabólicas

Cetoacidose diabética

Porfiria

Doença de Addison

Hipertireoidismo

Doenças neurológicas

Lesões vestibulares

Enxaqueca

Tumores do SNC

Outras

Intoxicação/Intolerância medicamentosa

Psiquiátricas

Condições relacionadas com a gravidez

Esteatose hepática aguda da gravidez

Pré-eclâmpsia

SNC, sistema nervoso central. (Simplificada do ACOG, 2004.)

de hCG (ACOG, 2015). Trata-se de hipertireoidismo fisiológico, conhecido como hipertireoidismo gestacional transitório, que também pode estar associado à gravidez gemelar ou molar, raramente é sintomático e não está associado a efeitos adversos. É recomendada a conduta expectante que normaliza os níveis elevados de T_4 livre com a queda do hCG após o 1º trimestre (DeGroot et al., 2012).

Foram relatadas morbidades significativas, como encefalopatia de Wernicke (causada pela deficiência de vitamina B_1), ruptura esplênica, ruptura esofágica, pneumotórax e necrose tubular aguda. Embora rara, a morte por hiperêmese gravídica tem sido associada à síndrome de Wernicke-Korsakoff (Giugale et al., 2015). A síndrome de Wernicke corresponde à instalação de sintomas agudos como ataxia (predominantemente da marcha), disfunção vestibular, confusão e uma variedade de anormalidades da motilidade ocular, frequentemente bilaterais. O quadro evolui para a condição crônica, chamada de síndrome de Korsakoff, caracterizada por perda da memória de fixação e desorientação tempo-roespacial. A morbidade psicossocial associada à hiperêmese gravídica pode resultar na decisão de interromper a gravidez. Pode haver morbidade psicossocial significativa, incluindo dificuldades no trabalho e na realização de tarefas domésticas, e redução na qualidade de vida (Attard et al., 2002).

Repercussões fetais

Com vômitos leves ou moderados, há pouco efeito aparente no resultado da gravidez. É observada menor incidência de abortamento espontâneo em mulheres com náuseas e vômito da gravidez. Não foi demonstrada associação significativa entre hiperêmese gravídica e anomalias congênitas. Em revisão sistemática e metanálise, foi encontrada maior incidência de recém-nascidos de baixo peso, pequenos para a idade gestacional e prematuros na hiperêmese gravídica (Veenendaal et al., 2011). No entanto, deve-se informar à paciente que a ocorrência de náuseas e vômitos da gravidez, e mesmo da hiperêmese gravídica, na maioria das vezes evolui com bom prognóstico materno e fetal.

Diagnóstico laboratorial

A maioria das pacientes com náuseas e vômitos não necessita de avaliação laboratorial. Em casos de hiperêmese gravídica, podem ser requisitados exames laboratoriais para verificar a gravidade da doença e estabelecer o diagnóstico diferencial.

Tratamento

Mudanças alimentares (refeições fracionadas e ricas em proteínas) podem reduzir a intensidade de náuseas e vômitos comuns na gravidez. Mulheres com náuseas devem comer antes ou logo que sentirem fome, para evitar o estômago vazio, o que pode agravar os sintomas. Alimentos que contenham gengibre podem reduzir as náuseas (Khorasani et al., 2020). A pressão ou a massagem no ponto de acupressão P6 são relatadas como método para aliviar as náuseas. O ponto é encontrado à distância de três dedos da prega proximal do punho, entre os tendões palmar longo e flexor radial do carpo (ACOG, 2018).

O tratamento de náuseas e vômitos na gravidez está hierarquizado na Figura 28.3 e as medicações estão apresentadas na Tabela 28.2. O tratamento inicial de primeira linha inclui a associação piridoxina (vitamina B_6) e doxilamina (anti-histamínico H1). Como agente único, a dose recomendada de piridoxina é de 10 a 25 mg VO, de 8/8 horas; a dose máxima de tratamento sugerida para mulheres grávidas é de 200 mg/dia.

No caso de gestantes com náuseas e vômitos persistentes, a avaliação inicial padrão inclui aferição do peso, pressão arterial e frequência cardíaca, bem como exames laboratoriais e ultrassonografia obstétrica para identificar gestação gemelar ou molar. A frequência cardíaca fetal deve ser determinada para confirmar a viabilidade fetal.

A avaliação laboratorial é indicada quando é necessário avaliar o *status* metabólico da mulher, identificar ou excluir outros diagnósticos e orientar a terapia de reposição. A análise básica inicial inclui eletrólitos séricos e cetonas na urina, e pode ser solicitado um painel metabólico mais abrangente: ureia, creatinina, hemograma completo, testes da função hepática, função tireoidiana, amilase, fósforo, magnésio e cálcio. O aumento do hematócrito pode indicar hemoconcentração e depleção de volume plasmático. O aumento de enzimas hepáticas ocorre em cerca de 50% dos casos, com valores levemente elevados, em geral inferiores a 300 UI/ℓ. Pode haver hiperbilirrubinemia, mas raramente excede 4 mg/dℓ. A amilase e a lipase aumentam em cerca de 10 a 15% das pacientes. A depleção de magnésio pode causar hipocalcemia, que produz resistência ao hormônio da paratireoide (PTH). O exame ultrassonográfico do fígado é indicado se houver suspeita de doença hepática, e imagens adicionais são necessárias em caso de suspeita de apendicite.

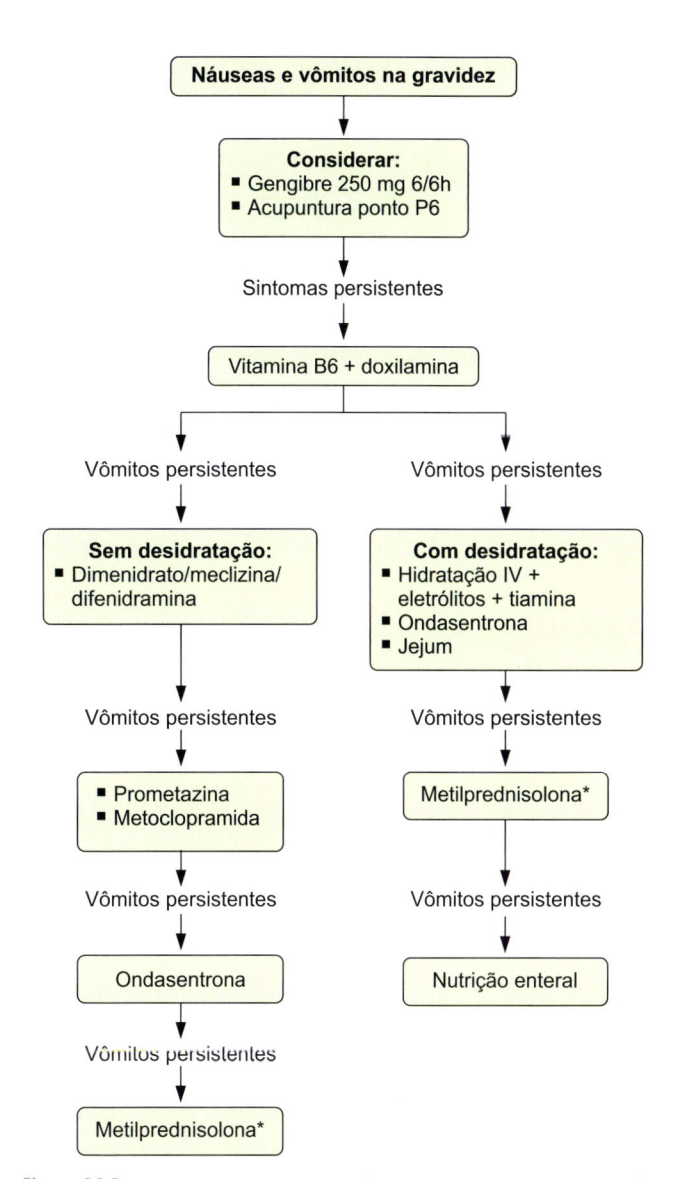

Figura 28.3 Tratamento hierarquizado de náuseas e vômitos na gravidez. *Casos refratários geralmente são tratados como um curso curto de glicocorticoides, mas pode ser iniciada a clopromazina em pacientes selecionados.

Tabela 28.2 Tratamento farmacológico das náuseas e dos vômitos na gravidez.

Medicação	Dose oral	Comentário
Gengibre	125 a 250 mg VO, 6/6 h	–
Vitamina B_6 (piridoxina) + doxilamina	Piridoxina 10 a 25 mg, 8/8 h + doxilamina 25 mg ao deitar e 12,5 mg pela manhã e à noite, se necessário	Medicação de primeira linha
Doxilamina (anti-histamínico)	12,5 a 25 mg VO, 8/8 h	–
Prometazina (fenotiazínico)	25 mg VO ou IM, 4/4 h ou 8/8 h	–
Metoclopramida	10 mg VO ou IM, 6/6 h ou 8/8 h	–
Meclizina	25 mg VO, 6/6 h	Medicação de segunda linha
Difenidramina	25 a 50 mg VO, 4/4 h ou 6/6 h	–
Dimenidrato	25 a 50 mg VO, 4/4 h ou 6/6 h	–
Ondansetrona	4 a 8 mg VO ou IV, 6/6 h	–
Metilprednisolona	16 mg VO ou IV, 8/8 h por 3 dias; reduzir durante 2 semanas	

Anti-histamínicos, considerados agentes de segunda linha, incluem: dimenidrinato, meclizina e difenidramina, pois são os mais estudados para o tratamento de náuseas e vômitos da gravidez. Esses medicamentos têm menos efeitos colaterais maternos, ou melhor perfil de segurança fetal, em comparação com outros. É relatado que 10 a 15% das gestantes usam essa categoria de antiemético em algum momento da gravidez (Gilboa et al., 2009). A eficácia dos anti-histamínicos foi estudada em uma análise de dados de estudos controlados que descobriram que o uso desses agentes reduziu significativamente as náuseas e vômitos relacionados à gravidez, sem aumentar o risco de malformações ou resultados adversos fetais (Etwel et al., 2017).

Os antagonistas dos receptores da dopamina também podem ser utilizados para o tratamento de náuseas e vômitos da gravidez (Tsakiridis et al., 2019). As três principais classes são benzamidas (metoclopramida), fenotiazinas (prometazina) e butirofenonas (droperidol). Os efeitos colaterais maternos com o uso da metoclopramida podem ocorrer, tais como distúrbios do movimento induzidos por medicamentos. A prometazina é principalmente um agente bloqueador do receptor H1, mas também é um antagonista fraco da dopamina.

Nos casos em que se configure a hiperêmese gravídica, é mandatória a hospitalização. O quadro clínico é muito importante para avaliar a gravidade da situação; os exames laboratoriais, em geral, não são obrigatórios, mas são úteis para avaliação metabólica. A alimentação oral é suspensa.

A ondansetrona é um antagonista seletivo no receptor de 5-hidroxitriptamina-3 da serotonina. Todos os estudos comparativos entre antieméticos mostram superioridade de ação da ondansetrona sobre os demais grupos farmacológicos, tanto nos casos mais leves, como nos mais graves. Entretanto, seu uso em mulheres grávidas é controverso e deve ser ponderado em relação aos riscos e benefícios durante a gravidez (Huybrechts et al., 2020). As gestantes precisam ser aconselhadas a respeito dos dados disponíveis e do possível pequeno risco associado de anomalias cardiovasculares (especialmente defeitos do septo ventricular) e fenda palatina (Lemon et al., 2020). O tratamento com a ondansetrona para as náuseas e vômitos da gravidez deve ser reservado para as mulheres cujos sintomas não foram adequadamente resolvidos com outros métodos. Dor de cabeça, rubor facial, fadiga, constipação intestinal e sonolência são os efeitos colaterais mais comuns relacionados ao medicamento.

A administração de corticosteroide na hiperêmese gravídica deve ser cautelosa e respeitar o 1º trimestre da gravidez. O esquema usual é a metilprednisolona, na dose de 16 mg VO ou IV, de 8/8 horas, por 3 dias. Para aquelas que respondem ao tratamento, a dose deve ser reduzida progressivamente, no prazo de 2 semanas. As que não responderem dentro de 3 dias provavelmente não o farão, e o tratamento deve ser interrompido (McParlin et al., 2016).

Quando houver sinais clínicos de desidratação, ou quando a paciente não tolerar a ingestão de líquidos, a hidratação intravenosa deve ser realizada. A correção da cetose e da deficiência de vitaminas deve ser fortemente considerada. A hidratação intravenosa é feita com solução fisiológica ou Lactato de Ringer, com aporte de glicose e de vitaminas, especialmente tiamina (vitamina B_1 – 100 mg/ℓ de solução). A reposição de potássio raramente é necessária.

A nutrição enteral por sonda deve ser iniciada como tratamento de primeira linha para fornecer suporte nutricional à mulher com hiperêmese gravídica que não responde a terapia

médica e não consegue manter seu peso. A alimentação parenteral total é intervenção com risco significativo de 25% de infecção no cateter de administração e pode levar a sepse e eventos tromboembólicos.

As terapias adjuvantes com antiácidos, bloqueadores H2 e inibidores da bomba de prótons podem ser utilizadas. Os antiácidos que contêm alumínio, magnésio ou cálcio são seguros para mulheres grávidas, e preferíveis aos que contêm bismuto ou bicarbonato, que podem ter efeitos adversos como alcalose metabólica materna ou fetal e sobrecarga de líquidos. Os antagonistas do receptor H2, ranitidina e cimetidina, têm bom perfil de segurança materno e fetal.

A retomada da alimentação oral deve ser gradual, após cessados os vômitos, por no mínimo 48 horas.

Atualmente, o abortamento terapêutico tem indicação apenas nos casos não responsivos ao tratamento clínico adequado em que não haja outro meio de preservar a vida da paciente.

Bibliografia

American College of Obstetrics and Gynecology. ACOG (American College of Obstetrics and Gynecology) Practice Bulletin: nausea and vomiting of pregnancy. Obstet Gynecol. 2004;103(4):803-14.

American College of Obstetrics and Gynecology. ACOG (American College of Obstetrics and Gynecology) Practice Bulletin nº 148: Thyroid disease in pregnancy. Obstet Gynecol. 2015;125(4):996-1005.

American College of Obstetrics and Gynecology. Committee on Practice Bulletins-Obstetrics. ACOG Practice Bulletin nº 189: Nausea and vomiting of pregnancy. Obstet Gynecol. 2018;131(1):e15-e30.

Attard CL, Kohli MA, Coleman S, et al. The burden of illness of severe nausea and vomiting of pregnancy in the United States. Am J Obstet Gynecol. 2002;186(5 Suppl Understanding):S220-7.

De Groot L, Abalovich M, Alexander EK, et al. Management of thyroid dysfunction during pregnancy and postpartum: an Endocrine Society clinical practice guideline. J Clin Endocrinol Metab. 2012;97(8):2543-65.

Etwel F, Faught LH, Rieder MJ, Koren G. The risk of adverse pregnancy outcome after first trimester exposure to h1 antihistamines: a systematic review and meta-analysis. Drug Saf. 2017;40(2):121-32.

Gilboa SM, Strickland MJ, Olshan AF, Werler MM, Correa A; National Birth Defects Prevention Study. Use of antihistamine medications during early pregnancy and isolated major malformations. Birth Defects Res A Clin Mol Teratol. 2009;85(2):137-50.

Giugale LE, Young OM, Streitman DC. Iatrogenic Wernicke encephalopathy in a patient with severe hyperemesis gravidarum. Obstet Gynecol. 2015;125(5):1150-2.

Huybrechts KF, Hernández-Díaz S, Bateman BT. Contextualizing potential risks of medications in pregnancy for the newborn–the case of ondansetron. JAMA Pediatr. 2020;174(8):747-8.

Khorasani F, Aryan H, Sobhi A, et al. A systematic review of the efficacy of alternative medicine in the treatment of nausea and vomiting of pregnancy. J Obstet Gynaecol. 2020;40:10-9.

Lagiou P, Tamimi R, Mucci LA, Trichopoulos D, Adami HO, Hsieh CC. Nausea and vomiting in pregnancy in relation to prolactin, estrogens, and progesterone: a prospective study. Obstet Gynecol. 2003;101(4):639-44.

Lemon LS, Bodnar LM, Garrard W, et al. Ondansetron use in the first trimester of pregnancy and the risk of neonatal ventricular septal defect. Int J Epidemiol. 2020;49(2):648-56.

Matthews A, Haas DM, O'Mathúna DP, Dowswell T. Interventions for nausea and vomiting in early pregnancy. Cochrane Database Syst Rev. 2015;2015(9):CD007575.

McParlin C, O'Donnell A, Robson SC, et al. Treatments for hyperemesis gravidarum and nausea and vomiting in pregnancy: a systematic review. JAMA. 2016;316(13):1392-401.

Tsakiridis I, Mamopoulos A, Athanasiadis A, Dagklis T. The management of nausea and vomiting of pregnancy: synthesis of National Guidelines. Obstet Gynecol Surv. 2019;74(3):161-9.

Veenendaal MV, van Abeelen AF, Painter RC, van der Post JA, Roseboom TJ. Consequences of hyperemesis gravidarum for offspring: a systematic review and meta-analysis. BJOG. 2011;118(11):1302-13.

29 Toxemia Gravídica – Pré-Eclâmpsia/Eclâmpsia

Marcos Nakamura Pereira
Karina Bilda de Castro Rezende
Rita Guérios Bornia
Jorge Rezende Filho

A pré-eclâmpsia (PE) ou toxemia gravídica é uma doença multissistêmica caracterizada por hipertensão e proteinúria que ocorre, geralmente, na segunda metade da gestação. Em suas formas graves, instala-se a convulsão, e passa a ser denominada eclâmpsia.

A PE é um processo dinâmico; a caracterização de "pré-eclâmpsia leve" não se aplica, pois a toxemia, por natureza, é progressiva. Para o tratamento adequado da doença, é mandatória a reavaliação frequente para surpreender sinais de comprometimento. Além disso, sabe-se que a PE pode piorar ou se apresentar pela primeira vez no pós-parto, no qual é cenário maior para efeitos adversos maternos.

É a doença mais relevante da Obstetrícia e causa importante de mortalidade materna e perinatal. Estima-se, por ano, que aproximadamente 70.000 mulheres percam a vida, e que ocorram cerca de 500.000 óbitos fetais ou neonatais em decorrência de complicações causadas por desordens hipertensivas na gestação. Os números apontam que cerca de 99% dessas mortes aconteçam em países de baixa e média renda (Firoz et al., 2011).

Em revisão sistemática publicada pela Organização Mundial da Saúde (OMS), que incluiu quase 39 milhões de mulheres em 40 países, a incidência bruta de pré-eclâmpsia no mundo foi de 2,3%, variando entre 1,2 e 4,2% pelas regiões do planeta (Abalos et al., 2013). Nos EUA, porém, a incidência da PE aumentou em 25% nas duas últimas décadas e atingiu valores de 5 a 10%, em face do aumento da hipertensão, diabetes, obesidade, gravidez gemelar e idade materna avançada. Em grande estudo nacional, foi verificado que 12,5% das 23.894 mulheres incluídas no estudo apresentavam alguma das formas de hipertensão na gravidez, das quais 10,5% apresentaram hipertensão gestacional ou pré-eclâmpsia (Nakamura-Pereira et al., 2016). Na Maternidade-Escola da Universidade Federal do Rio de Janeiro (UFRJ), no biênio 2011-2012, a PE incidiu em aproximadamente 6,7% das grávidas (Rezende et al., 2016).

Cerca de 70% dos distúrbios hipertensivos na gravidez são provenientes da PE (e hipertensão gestacional), e 30% são decorrentes de hipertensão crônica. Esta última incide em 5% das gestações e está associada à morbidade fetal, por crescimento intrauterino restrito (CIR), e à morbidade materna, por grave elevação da pressão sanguínea. Todavia, as morbidades materna e fetal aumentam gravemente quando a PE é precoce (< 34 semanas) ou sobreposta à hipertensão crônica. No manejo da PE precoce, o obstetra enfrenta o desafio que há entre os riscos da prematuridade e as complicações maternas e fetais de uma gestação prolongada. A mortalidade perinatal está aumentada em 5 vezes no global: pré-eclâmpsia precoce grave, 5 a 15%; síndrome HELLP, 35%; eclâmpsia, 30 a 35%, especialmente por prematuridade, descolamento prematuro da placenta (DPP) e CIR.

A hipertensão crônica tem particularidades próprias e será tratada no Capítulo 49.

No Caribe e na América Latina, incluindo o Brasil, os distúrbios hipertensivos destacam-se como a principal causa de mortalidade materna (29%), e nos países desenvolvidos, a segunda mais importante (16%). Dentre os óbitos maternos ocorridos entre 1996 e 2018, a hipertensão arterial foi responsável por 21% das mortes maternas e totalizou 8.186 vidas perdidas nesse período. Hoje também há evidências claras de que a pré-eclâmpsia, especialmente de início precoce, está associada à doença cardiovascular (DCV) ao longo da vida.

Nótula histórica

O perigo das convulsões na gravidez é mencionado desde os primórdios da Medicina em textos chineses, egípcios e gregos da Antiguidade. A mais antiga referência de que se tem notícia é de um papiro egípcio datado de 2200 a.C. Hipócrates, em seu livro sobre a "doença sagrada" (epilepsia), escreveu: "é provado ser fatal em gestante, caso apresente convulsões sem nenhuma doença aguda", O *CoanPrognosis* (400 a.C.), que alguns acreditam ser da era pré-hipocrática, aludiu à eclâmpsia: "a grávida com sonolência, cefaleia acompanhada de desmaios e convulsões geralmente culmina com graves desfechos".

O termo eclâmpsia aparentemente surgiu em 1619, no Tratado de Ginecologia de Varandaeus. Essa palavra se origina do grego *eklampein*, que significa "surgir de repente" ou "prenúncio brilhante". Costuma-se atribuir a François Bossier de Sauvages a diferenciação entre epilepsia e eclâmpsia. Em 1739, de Sauvages escreveu que a epilepsia é crônica, recorrente ao longo dos anos, e reservou o termo *eclâmpsia* para descrever os casos de causa aguda. Anos mais tarde, ele definiu a *eclâmpsia parturientium*, cuja descrição atribuiu a Mauriceau.

François Mauriceau, apesar de não ter diferenciado a eclâmpsia da epilepsia, reconheceu a importância da patologia e conseguiu identificar muitas de suas características em seu livro de aforismos, publicado em 1694. São notáveis suas observações, que se seguem: "o risco de morte de mãe e feto é maior quando a mãe não recobra a consciência entre as convulsões; primigestas apresentam risco maior de convulsões que multíparas; convulsões durante a gestação são mais perigosas que aquelas iniciadas após o parto; as convulsões são mais perigosas quando o feto está morto do que quando está vivo".

Após Mauriceau ter trazido luz ao conhecimento da toxemia, outros seguiram seus luminosos passos. De la Motte reconheceu pioneiramente, em 1722, o benefício do parto no tratamento das convulsões. Puzos descreveu pormenorizadamente as convulsões na gravidez, em 1759, e advogou a indução do parto para tratá-las. Em 1843, Lever e Simpson descobriram a associação entre proteinúria e eclâmpsia, e foram seguidos pelas observações de Ballantyne e Briggs e Cook, no final do século XIX e início do século XX, respectivamente, para reconhecimento da hipertensão como integrante da síndrome. Por fim, Zangemeister cunhou a tríade que por quase um século caracterizou a toxemia: hipertensão, edema e proteinúria.

Classificação e diagnóstico da hipertensão na gravidez

Por sua maior simplicidade, será adotada a classificação da Força Tarefa sobre Hipertensão na Gravidez, registrada pelo American College of Obstetricians and Gynecologists (ACOG), em 2013, também utilizada em diretrizes subsequentes dessa entidade. Outras classificações incorporam outras formas de hipertensão, tais como o efeito do "jaleco branco" (hipertensão na consulta médica, mas pressão normal em casa), a hipertensão mascarada (pressão normal na consulta e hipertensão em casa) e a hipertensão transitória (elevação pontual da pressão arterial em decorrência de estímulo do entorno).

A hipertensão na gravidez é classificada em apenas quatro categorias: (1) pré-eclâmpsia/eclâmpsia; (2) hipertensão crônica (de qualquer causa); (3) hipertensão crônica com pré-eclâmpsia sobreposta; e (4) hipertensão gestacional.

Todas as principais recomendações para hipertensão na gestação utilizam a definição de pressão arterial sistólica (PAS) ≥ 140 mmHg ou pressão arterial diastólica (PAD) ≥ 90 mmHg, a despeito da recente classificação da American Heart Association (AHA), que classifica níveis de PAS 130-139 mmHg ou PAD 80-89 mmHg, como estágio I de hipertensão (Whelton et al., 2018). Esses mesmos níveis são classificados como "normais elevados" pelas European Society of Cardiology e European Society of Hypertension, que orientam considerar o tratamento se houver alto risco cardiovascular (Williams et al., 2018). Recente análise retrospectiva de 18.243 gestações identificou que há associação entre a hipertensão estágio I, conforme definição da AHA, parto pré-termo e desfechos perinatais adversos (Reddy et al., 2020), o que suscita futuro debate sobre os níveis para identificação de hipertensão na gestação.

A mais recente recomendação da International Society for the Study of Hypertension in Pregnancy (ISSHP) é de que o diagnóstico de hipertensão deve ser baseado na média de ao menos duas aferições realizadas na consulta. Caso os valores tenham > 10 mmHg de diferença, uma terceira medida deve ser tomada, e a segunda e a terceira medidas, utilizadas (Magee et al., 2021).

A despeito da recomendação da European Society of Cardiology, que avaliza a aferição domiciliar para diagnóstico de hipertensão, recomendamos que o diagnóstico de hipertensão na gravidez deva ser baseado na aferição realizada em consultório ou no hospital. Como os esfigmomanômetros de mercúrio não estão mais largamente disponíveis, os aparelhos aneroides calibrados e automáticos validados podem ser usados para diagnóstico de hipertensão, mas não são recomendados os aparelhos para uso no pulso, mais suscetíveis a erros de medição. A pressão arterial (PA) deve ser aferida com a mulher sentada (pés apoiados no chão), com braço no nível do coração e utilizando manguito de tamanho apropriado à circunferência do braço (braçadeira maior quando circunferência ≥ 33 cm).

A proteinúria deve ser aferida em todas as mulheres com hipertensão arterial na gestação. O diagnóstico é realizado se exame de urina de 24 horas revelar proteinúria ≥ 300 mg ou com relação proteína/creatinina ≥ 0,3 em amostra urinária. Esses limites são arbitrários e baseados em estudos pequenos que tentaram estabelecer valores normativos para gestação. Alguns estudos identificam percentual significativo de mulheres normotensas que apresentam valores de proteinúria superiores a esses limites, especialmente em gestações gemelares, nas quais mais de 40% das mulheres podem ter proteinúria e jamais desenvolver hipertensão (Fishel Bartal et al., 2022). Ainda que a proteinúria de 24 horas seja o padrão-ouro, a relação proteína/creatinina em amostra de urina hoje é correntemente aceita para diagnóstico de pré-eclâmpsia. Uma metanálise verificou que, ao utilizar o limite de 0,3, a sensibilidade é 81% e a especificidade, 76% (Morris et al., 2012). É importante ressaltar que a relação proteína/creatinina não é medida confiável durante o trabalho de parto e no pós-parto imediato.

O ACOG e a ISSHP aceitam o diagnóstico por meio de fita urinária de 2+ na ausência de testes quantitativos, enquanto outras entidades recomendam esse exame apenas como rastreio (ACOG, 2020; Magee et al., 2021). O National Institute for Health and Care Excellence (NICE) orienta que em caso de exame de fita negativo não haveria necessidade de teste quantitativo.

PARTE 4 Doenças Próprias da Gravidez / 278

De fato, trata-se de teste limitado que, mesmo utilizando 1+ como parâmetro, apresenta sensibilidade de 59%. Em estudo que avalia a fita urinária com a relação proteína/creatinina como padrão-ouro, identificou-se taxa de falso-positivo de 78% com 1+, 21% com 2+ e 1,3% com 3+, e taxa de falso-negativo de 8,8% (Baba et al., 2015). Em realidade, hoje há questionamentos sobre o valor da mensuração de proteinúria na prática clínica para mulheres sem doenças preexistentes, uma vez que os desfechos da gestação parecem ser mais afetados pela gravidade da hipertensão do que pela presença ou não de proteinúria.

A dependência de proteinúria para o diagnóstico de pré-eclâmpsia é questão superada, ainda que esteja presente em 75% dos casos. Tanto o ACOG quanto outras entidades, como as recomendações da ISSHP, do Canadá e do Reino Unido (NICE), utilizam o critério abrangente para diagnóstico da pré-eclâmpsia, no qual, na ausência de proteinúria, a pré-eclâmpsia é diagnosticada quando a hipertensão é acompanhada de outros sinais clínicos e laboratoriais. Os critérios utilizados pelo ACOG são trombocitopenia (contagem de plaquetas < 100.000/mm³), alteração na função hepática (elevação das enzimas transaminases de duas vezes a concentração normal), desenvolvimento de insuficiência renal (creatinina no soro > 1,1 mg/dℓ ou sua duplicação, se inexistente outra doença renal), edema de pulmão e cefaleia de início recente não responsiva a analgésicos e sem diagnóstico alternativo ou distúrbios visuais (Tabela 29.1). Os critérios diagnósticos das outras entidades diferem pouco daqueles do ACOG; por vezes, apenas ampliam a caracterização da disfunção orgânica (dor no quadrante superior direito ou epigástrica para disfunção hepática, por exemplo) ou alteram os limites dos critérios laboratoriais (plaquetas < 150.000/mm³, TGO/TGP > 40 IU/ℓ pela ISSHP), mas é substantivo que o NICE, ISSHP e Canadá incluam também o CIR como critério diagnóstico. A ISSHP, na realidade, considera qualquer evidência de disfunção uteroplacentária (DPP, desbalanço angiogênico, natimorto etc.) como critério diagnóstico de PE.

A hipertensão gestacional é a elevação da PA após 20 semanas de gestação, na ausência de proteinúria ou das alterações sistêmicas já descritas. Um quarto das mulheres com hipertensão gestacional desenvolve PE, e essa proporção pode ser maior quanto mais precoce for o início do quadro. A hipertensão crônica é aquela que antecede a gravidez; e a pré-eclâmpsia sobreposta é a hipertensão crônica associada à pré-eclâmpsia.

A PE pode ser subclassificada, de acordo com a idade gestacional que determinou a interrupção da gestação (Poon et al., 2019), em:

- Precoce: parto < 34^{+0} semanas de gestação
- Prematura: parto < 37^{+0} semanas de gestação
- Tardia: parto ≥ 34^{+0} semanas de gestação
- A termo: parto ≥ 37^{+0} semanas de gestação.

Já a classificação da PE quanto a gravidade apresenta alguma controvérsia na terminologia. A Força-Tarefa sobre Hipertensão na Gravidez desencoraja a classificação "leve", por considerar a PE um processo progressivo, e identifica casos mais graves como "Pré-eclâmpsia com critérios de gravidade", e essa é a definição adotada pelo ACOG (Tabela 29.2). A ISSHP, pela mesma justificativa, recomenda não haver diferenciação da PE pela gravidade e, dessa maneira, não adota critérios de gravidade. Os critérios adotados pela Força-Tarefa e pelo ACOG para determinar a gravidade são similares aos utilizados pelo NICE. Já a Society of Obstetricians and Gynaecologists of Canada (SOGC) se utiliza de dois critérios denominados "condições adversas" e "complicações graves" (Tabela 29.3) para distinguir PE e PE com gravidade (Magee

et al., 2014). As "condições adversas" equivalem aos critérios de gravidade do ACOG e apenas se prestam à caracterização da PE, já a "pré-eclâmpsia grave" é definida apenas na presença de "complicações graves", para as quais a SOGC recomenda a interrupção da gestação.

É importante ressaltar que, em função de investigações que evidenciam relação entre a quantidade de proteína na urina e o prognóstico da pré-eclâmpsia, a proteína maciça (> 5 g/24 h) foi eliminada do critério de gravidade da PE. A despeito de nenhuma entidade relevante considerá-la critério de gravidade atualmente, alguns estudos encontraram associação da proteinúria maciça com piores desfechos neonatais, o que parece ser decorrente da prematuridade indicada pela recomendação de antecipação do parto diante desse quadro.

Tabela 29.1 Critérios diagnósticos de pré-eclâmpsia.

Pressão sanguínea	Sistólica ≥ 140 mmHg ou diastólica ≥ 90 mmHg, em duas ocasiões espaçadas de no mínimo 4 h, após 20 semanas da gravidez, em mulher com pressão arterial prévia normal Sistólica ≥ 160 mmHg ou diastólica ≥ 110 mmHg, confirmada em intervalo curto (minutos) para iniciar a terapia anti-hipertensiva imediata
E	
Proteinúria	≥ 300 mg/24 h ou Relação proteína/creatinina ≥ 0,3 (ambas em mg/dℓ) ou Fita = 2+ (utilizada apenas se ausentes os métodos quantitativos)
OU	
Na **ausência de proteinúria**, qualquer um dos seguintes:	
Trombocitopenia	Contagem de plaquetas < 100.000/mm³
Insuficiência renal	Creatinina no soro > 1,1 mg/dℓ ou sua duplicação, na ausência de outras doenças renais
Comprometimento da função hepática	Elevação das transaminases de duas vezes a concentração
Edema de pulmão	
Cefaleia de início recente não responsiva a medicações e sem diagnóstico alternativo ou distúrbios visuais	

Adaptada de ACOG, 2020.

Tabela 29.2 Caracterização da pré-eclâmpsia com sinais de gravidade (qualquer um desses sinais).

Pressão sistólica (PAS) ≥ 160 mmHg ou pressão diastólica (PAD) ≥ 110 mmHg, em duas ocasiões espaçadas de no mínimo 4 h, com a paciente em repouso no leito (a menos que tenha sido iniciado o anti-hipertensivo)

Trombocitopenia (contagem de plaquetas < 100.000/mm³)

Comprometimento da função hepática que não pode ser explicada por outro diagnóstico e caracterizada por aumento anormal das enzimas hepáticas (duas vezes a concentração normal), dor intensa no quadrante superior direito ou no epigástrio (não responsiva à medicação e/ou não explicada por outros diagnósticos)

Insuficiência renal progressiva (creatinina no soro > 1,1 mg/dℓ ou sua duplicação, na ausência de outras doenças renais)

Edema de pulmão

Cefaleia de início recente, irresponsiva a medicações, que não pode ser explicada por outro diagnóstico

Distúrbios visuais

Adaptada de ACOG, 2020.

Tabela 29.3 Complicações graves da pré-eclâmpsia pela Society of Obstetricians and Gynaecologists of Canada.

Eclâmpsia

PRES

Cegueira cortical ou descolamento da retina

Escala de Glasgow < 13

Hipertensão grave não controlada (após período de 12 h, a despeito de uso de 3 anti-hipertensivos)

Saturação de oxigênio < 90%, necessidade ≥ 50% de oxigênio por > 1 h, intubação (que não por cesariana), edema pulmonar

Distúrbios visuais

Suporte inotrópico positivo

Isquemia ou infarto do miocárdio

Plaquetas < 50.000/mm³

Transfusão de qualquer produto de sangue

Insuficiência renal aguda (creatinina > 1,7 mg/dℓ sem doença renal prévia)

Nova indicação para diálise

Disfunção hepática (INR > 2 na ausência de coagulação intravascular disseminada ou varfarina)

Hematoma ou ruptura hepática

Descolamento prematuro da placenta com evidência de comprometimento materno ou fetal

Ducto venoso com onda A reversa

Óbito fetal

PRES, encefalopatia posterior reversível; *INR*, índice normalizado internacional. Adaptada de Magee et al., 2014.

Pré-eclâmpsia sobreposta

Em mulheres com hipertensão crônica (Capítulo 49), por vezes, o maior desafio talvez seja reconhecer a pré-eclâmpsia sobreposta, condição geralmente associada a desfechos maternos e fetais adversos. Se a mulher não apresenta proteinúria prévia, o surgimento desta, em caso de elevação da pressão arterial, é suficiente para o diagnóstico. Para mulheres com proteinúria prévia, o diagnóstico deve ser baseado nos demais critérios definidores da PE (ver Tabela 29.1). A simples elevação da pressão arterial não deve ser utilizada para diagnóstico de PE sobreposta. O NICE sugere o uso do fator de crescimento placentário (PlGF) para exclusão da PE sobreposta em gestantes com hipertensão crônica com mais de 20 semanas que apresentem essa suspeita.

Síndrome HELLP

Se na pré-eclâmpsia ou eclâmpsia houver hemólise, disfunção hepática e trombocitopenia, atesta-se o diagnóstico de entidade clínica denominada síndrome HELLP, termo cunhado por Louis Weinstein em 1982 como um acrônimo dos três critérios estabelecidos para sua presença (*H* = **h**emolysis; *EL* = **e**levated **l**iver enzymes; *LP* = **l**ow **p**latelets). A lesão endotelial dos vasos hepáticos seguida de ativação, agregação e consumo de plaquetas, resultando em isquemia e morte dos hepatócitos parece ser a base fisiopatológica dessa síndrome. Essa hipótese deriva dos achados histopatológicos clássicos associados à doença, que apresenta necrose focal ou periporta hepática com depósitos hialinos nos sinusoides.

A síndrome HELLP ocorre em aproximadamente 1% das gestações e em 10 a 20% dos casos de PE (Ditisheim & Sibai, 2016).

A morte materna ocorre em 1 a 24% dos casos, dependendo fundamentalmente do suporte oferecido à gestante. Os principais eventos associados ao óbito materno, de acordo com Isler et al. (1999), incluem hemorragia cerebral (45%), falência cardiopulmonar (40%), coagulação intravascular disseminada (39%), síndrome de angústia respiratória do adulto (28%), insuficiência renal (28%), sepse (23%), hemorragia hepática (20%) e encefalopatia hipóxico-isquêmica (16%). O desfecho perinatal não parece ser diferente daquele encontrado na PE com critérios de gravidade. Em recente análise de base de dados secundária, Lisonkova et al., em 2020, identificaram 2.263 casos de síndrome HELLP ocorridos no Canadá entre 2012 e 2016, com incidência de 0,25%. As mulheres com síndrome HELLP tiveram risco 10 vezes maior de morte e de morbidade grave em comparação àquelas que não apresentavam a síndrome. A prematuridade foi de 53%, e a morte perinatal foi de 2,1% nos casos com síndrome HELLP desse estudo, revelando razão de chance 16,5 vezes e 4,5 vezes maior, respectivamente.

Normalmente, essa doença se desenvolve de modo repentino, na gestação (27 a 37 semanas) ou no puerpério imediato, com rápida deterioração do quadro laboratorial. Em análise de 442 casos, 70% das mulheres foram diagnosticadas antes do parto, e 30%, após o parto; as puérperas tiveram maior incidência de edema agudo de pulmão e insuficiência renal (Sibai et al., 1993). Entretanto, mesmo em casos graves, a hipertensão pode estar ausente em 18% das pacientes, e 10% delas não exibirão proteinúria. A taxa de recorrência da síndrome HELLP é de cerca de 20%, ainda que essa estimativa esteja prejudicada pela raridade da doença.

Os sinais e sintomas envolvidos na síndrome HELLP são extremamente variáveis e confundem-se com aqueles da pré-eclâmpsia: cefaleia, distúrbios visuais, mal-estar generalizado, dentre outras. A dor epigástrica ou no quadrante superior direito é o sintoma de maior relevância para sugerir a presença da síndrome, e está frequentemente associada a náuseas e vômitos. No trabalho original de Weinstein, esse sintoma se fazia presente em 100% das pacientes avaliadas, e todas também apresentaram náuseas. Trabalhos posteriores não mostraram a mesma prevalência; contudo, Martin et al. (1999) demonstraram haver maior número de gestantes com dor epigástrica ou no quadrante superior quanto maior era a gravidade do caso.

Os critérios laboratoriais utilizados para diagnóstico da síndrome HELLP constituem temática controversa. Sibai (critério de Tennessee) estabelece critérios para o diagnóstico de cada elemento da síndrome, ao levar em consideração três desvios-padrões acima da média: hemólise por aumento do LDH > 600 UI/ℓ, aumento da bilirrubina ≥ 1,2 mg/dℓ e evidência em amostra de sangue periférico; disfunção hepática pela elevação da AST > 70 UI/ℓ e LDH > 600 UI/ℓ; e trombocitopenia pela contagem de plaquetas < 100.000/mm³. Entretanto, Martin (critério de Mississippi) considera valores diferentes de contagem de plaquetas e de AST para o diagnóstico: nadir plaquetário ≤ 150.000/mm³; AST ou ALT ≥ 40 UI/ℓ com LDH ≥ 600 UI/ℓ para definir a disfunção hepática; e alguma evidência de hemólise (aumento do LDH, anemia progressiva). A utilização do LDH total para atestar a presença da hemólise (o grande marco da síndrome) é, no entanto, questionada, já que apenas duas das cinco isoformas existentes se relacionam com a ruptura das hemácias. Como o LDH pode estar elevado pela isquemia hepática, muitos defendem que os critérios para hemólise devem incluir as alterações na amostra de sangue periférico, a elevação da bilirrubina ou a redução da haptoglobina sérica (Sibai, 2004).

Os sinais, sintomas e achados laboratoriais da síndrome HELLP sobrepõem-se àqueles encontrados em diversas síndromes clínicas e cirúrgicas. Como, em alguns casos, não ocorre hipertensão e/ou proteinúria, o diagnóstico inicial pode ser incorreto. Infecção respiratória, hepatite, colecistite, pancreatite, esteatose hepática aguda e púrpura trombocitopênica imune são algumas condições que podem ser confundidas com a síndrome HELLP. Do mesmo modo, a gravidez pode levar ao diagnóstico errôneo da doença descrita por Weinstein e mascarar a presença de doenças graves como a púrpura trombocitopênica trombótica, a síndrome hemolítico-urêmica, o lúpus eritematoso sistêmico e a síndrome do anticorpo antifosfolipídio.

A esteatose hepática aguda talvez seja o principal diagnóstico diferencial da síndrome HELLP, ainda que seja de incidência mais rara, ocorrendo em 1 em 7.000 a 1 em 20.000 gestações (Byrne et al., 2020). Diferentemente da síndrome HELLP, cujos critérios são somente laboratoriais, o diagnóstico da esteatose hepática aguda inclui critérios clínicos e laboratoriais (critérios de Swansea) (Tabela 29.4). Algumas diferenças entre essas entidades, no entanto, podem ser encontradas, o que facilita o diagnóstico diferencial. Enquanto na síndrome HELLP praticamente todas as mulheres cursam com hipertensão, esta pode estar ausente em 30% dos casos de esteatose hepática aguda. Byrne et al., em 2020, também encontraram diferenças marcantes na ocorrência de proteinúria e cefaleia, mais comumente encontradas na síndrome HELLP, enquanto náuseas/vômitos, icterícia e encefalopatia são mais observadas na esteatose. Ainda que marcadores laboratoriais como a glicemia e a amônia estejam presentes nos critérios de Swansea e sejam muitos utilizados para diferenciar as duas entidades, outros marcadores são sugeridos por Byrne et al. Colesterol baixo e fibrinogênio < 200 mg/dℓ são quase exclusivamente encontrados em mulheres com esteatose hepática aguda. A ausência de plaquetopenia, bilirrubina muito elevada (> 5 mg/dℓ) e presença de coagulopatia também são achados que sugerem esteatose.

Eclâmpsia

A eclâmpsia é a ocorrência, em mulher com pré-eclâmpsia, de convulsões que não podem ser atribuídas a quaisquer outras causas, durante a gravidez ou puerpério. A eclâmpsia pode ser definida como convulsões tônico-clônicas, focais ou multifocais, na ausência de outras causas como epilepsia, isquemia cerebral, hemorragia intracraniana ou uso de drogas ilícitas (ACOG, 2020).

A eclâmpsia é hoje evento relativamente raro em países desenvolvidos, com incidência entre 0,016 e 0,1%; porém, em países em desenvolvimento, a incidência ainda é elevada, de 0,5 a 1,5% das gestações (Fishel Bartal & Sibai, 2022). Estudo realizado em 29 países na África, Ásia e América Latina encontrou prevalência de 0,28% (Abalos et al., 2014). No Brasil, a prevalência da eclâmpsia é de 0,5 a 1% (Giordano et al., 2014; Nakamura-Pereira et al., 2016).

Em revisão dos casos de eclâmpsia ocorridos no Glasgow Royal Maternity Hospital entre 1931 e 1990, Leitch et al. (1997) observaram redução de mais de 90% na incidência em um período de 60 anos, de 74,1:10.000 na década de 1930 para 7,2:10.000 na de 1980, o que demonstra que a grande maioria dos casos é evitável com adequado cuidado durante a gestação, parto e pós-parto.

Em avaliação das mortes maternas por hipertensão no Reino Unido, Conti-Ramsden et al. (2019) verificaram que a mortalidade por essa causa apresentou redução de 9,7 por 100.000 em 1952-1954 para 0,09 por 100.000 em 2012-2014. As causas cerebrais foram responsáveis por praticamente metade dos óbitos nesse período, e nas últimas duas décadas responderam por 70% dos óbitos. A hemorragia intracraniana foi a etiologia mais comum de óbito, responsável por mais de 30% desses ocorridos a partir de 1958, que se somam a 11,7% de óbitos por eclâmpsia, cuja etiologia da morte não está especificada. Essa análise revelou que a queda da mortalidade materna por hipertensão foi mais rápida entre as décadas de 1950 e 1970, o que pode ser atribuído à expansão e melhoria da qualidade da atenção pré-natal, a qual possibilita reconhecimento precoce da hipertensão e referenciamento para cuidado hospitalar. Na última década, também foi observada queda relevante das mortes maternas por hipertensão no Reino Unido, atribuídas ao uso disseminado do sulfato de magnésio, que reduziu a incidência da eclâmpsia, e de controle mais rígido da hipertensão arterial, a partir da publicação das diretrizes do NICE de 2010.

Tabela 29.4 Critérios diagnósticos da síndrome HELLP e da esteatose hepática aguda.

Síndrome HELLP (Critério de Tennessee – todos os 3 critérios)	Síndrome HELLP (critério de Mississippi – todos os 3 critérios)	Esteatose aguda hepática (critério de Swansea – 6 de 12)
Plaquetas < 100.000/μℓ	Classe 1	Vômitos
ALT (TGP) > 70 U/ℓ	Plaquetas ≤ 50.000/μℓ	Dor abdominal
LDH > 600 U/ℓ	AST (TGO) ou ALT (TGP) ≥ 70 U/ℓ	Ascite
	LDH ≥ 600 U/ℓ	Polidipsia/poliúria
	Classe 2	Bilirrubina > 0,8 mg/dℓ
	Plaquetas – 50.000 a 100.000/μℓ	Hipoglicemia < 72 mg/dℓ
	AST (TGO) ou ALT (TGP) ≥ 70 U/ℓ	Leucócitos > 11.000/μℓ
	LDH ≥ 600 U/ℓ	Ureia > 950 mg/dℓ
	Classe 3	ALT (TGP)/AST (TGO) > 72 U/ℓ
	Plaquetas – 100.000 a 150.000/μℓ	Creatinina > 1,7 mg/dℓ
	AST (TGO) ou ALT (TGP) ≥ 40 U/ℓ	Amônia > 47 μmol/ℓ
	LDH ≥ 600 U/ℓ	Coagulopatia ou TAP > 14 s
		Ultrassonografia com fígado ecogênico
		Esteatose hepática microvascular

ALT, alanina aminotransferase; *AST*, aspartato aminotransferase; *LDH*, lactato desidrogenase; *TGO*, transaminase oxalacética; *TGP*, transaminase pirúvica. Adaptada de Byrne et al., 2020.

A letalidade da eclâmpsia também varia de acordo com o grau de desenvolvimento do país, e pode variar de 0 a 1,8% em países desenvolvidos e até 17% em países em desenvolvimento, como a Índia. Em análise de 426 casos de eclâmpsia em 27 hospitais no Brasil, a mortalidade foi de 4%, e outros 16% apresentaram *near miss* materno (Giordano et al., 2014).

A eclâmpsia também está relacionada com elevada morbidade materna. Segundo Douglas e Redman (1994), cerca de 35% das mulheres que convulsionam apresentarão ao menos uma grande complicação. CID (6 a 7%), DPP (7 a 12%), edema pulmonar (3 a 12%), insuficiência renal aguda (3 a 9%), pneumonia aspirativa (2 a 4%) e falência cardíaca (3 a 9,5%) são exemplos de complicações que ocorrem com elevada incidência (Fishel Bartal & Sibai, 2022). Em mulheres que apresentam eclâmpsia antes de 32 semanas, a incidência de DPP, síndrome HELLP e insuficiência renal aguda é elevada. Além das sequelas imediatas, morbidade a longo prazo pode ocorrer, tais como problemas de memória, distúrbios visuais, vertigem e cefaleia contínua.

O impacto da eclâmpsia sobre o feto é igualmente devastador. Apesar de ter havido drástica redução da mortalidade perinatal, sobretudo em países desenvolvidos, essa taxa ainda é considerada elevada, com variação de 5,6 a 11,8% (Sibai, 2005). A prematuridade, o DPP e o CIR são os grandes responsáveis por esses números. Estima-se que 50% dos partos em mulheres com eclâmpsia sejam pré-termo e que 25% desses ocorram antes da 32ª semana.

A eclâmpsia frequentemente (78 a 83%) é precedida por sinais premonitórios de irritação cerebral (ACOG, 2020). Os sintomas mais comuns são: cefaleia (66%), distúrbios visuais (27%), dor no quadrante superior direito ou dor epigástrica (25%) (Fishel Bartal & Sibai, 2022). No entanto, a eclâmpsia pode ocorrer mesmo na ausência de sinais de alarme. A hipertensão pode estar ausente em até 25% dos casos.

Raramente outras etiologias de crises convulsivas mimetizam a eclâmpsia, o que pode levar ao equívoco no diagnóstico, principalmente quando há déficit neurológico focal, coma ou quadro atípico de eclâmpsia. Os principais diagnósticos diferenciais incluem os acidentes vasculares encefálicos, a encefalopatia hipertensiva, epilepsia, distúrbios metabólicos (*i. e.*, hipoglicemia, hiponatremia), trombofilias, vasculite e púrpura trombocitopênica trombótica.

Até 59 a 70% das convulsões são pré-parto; já 20 a 30%, durante o parto; e 20 a 30%, no pós-parto (Fishel Bartal & Sibai, 2022). Quase a totalidade (91%) das mulheres apresenta convulsões após a 28ª semana. Os raros casos que ocorrem antes de 20 semanas normalmente estão associados com a doença trofoblástica gestacional. Por esse motivo, mesmo raras, as convulsões que ocorrem na primeira metade da gestação devem ser consideradas eclâmpsia até que se prove o contrário. A eclâmpsia pós-parto tardia é aquela que surge de 48 horas até 6 semanas após o delivramento e contraria a definição até recentemente propagada, de que a eclâmpsia só abrangeria as convulsões ocorridas até 7 dias de puerpério. Nos casos graves, com lesões hepáticas, depois da convulsão e do coma, surge a icterícia, e nas pacientes com insuficiência renal aguda, despontam anúria, hematúria e hemoglobinúria. Por vezes, a paciente pode entrar direto no coma sem convulsão – *eclampsia sine eclampsia*.

Etiopatogenia

Doença em três estágios

É proposto um mecanismo imune da pré-eclâmpsia em três estágios (Figura 29.1). A princípio haveria um estágio 0, pré-concepcional, no qual se acentua a importância do sêmen paterno. A exposição pré-concepcional ao sêmen/líquido seminal apresenta

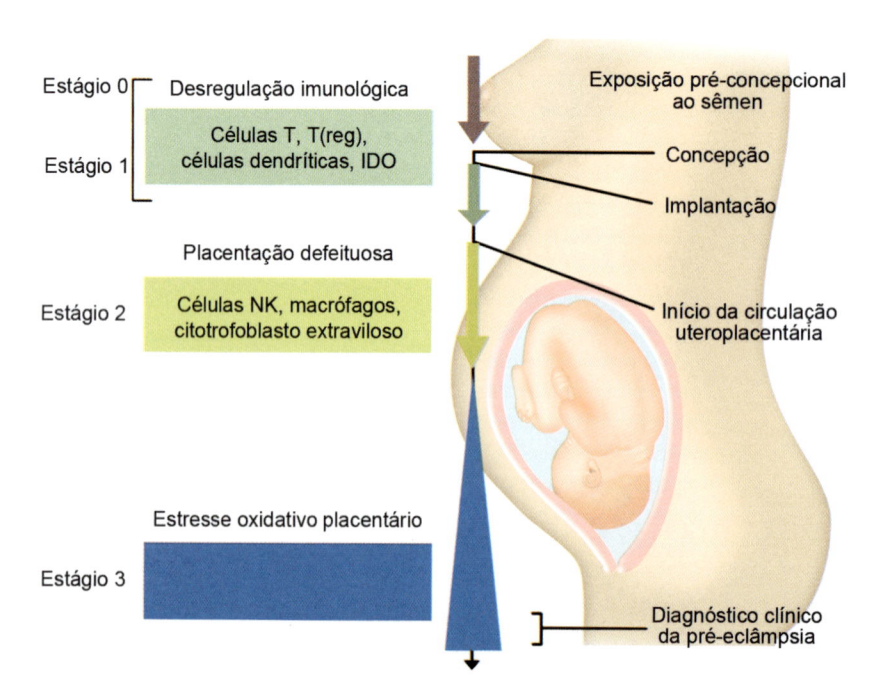

Figura 29.1 Teoria imunológica da pré-eclâmpsia. A pré-eclâmpsia desenvolve-se em estágios, e apenas o último revela a doença clínica, gerada por resposta inflamatória sistêmica materna, não específica, secundária ao estresse oxidativo placentário. A adaptação materna aos aloantígenos fetopaternos é comum nos estágios iniciais. Após a concepção, células T regulatórias que interagem com a indoleamina 2,3-dioxigenase, junto com o reconhecimento pelas células NK deciduais do HLA-C fetal situado no trofoblasto extravilositário, podem, pela imunorregulação, facilitar a placentação. A falência parcial desse mecanismo (desregulação imunológica) é capaz de determinar placentação defeituosa e perfusão uteroplacentária insuficiente. (Adaptada de Redman e Sargent, 2010.)

antígenos paternos ao complexo maior de histocompatibilidade (*major histocompatibility complex* [*MHC*]), induzindo a acumulação de células T regulatórias e tornando a mãe tolerante aos aloantígenos feto-paternos. A incapacidade dessa imunorregulação aumentaria o risco de pré-eclâmpsia. Essa teoria explicaria por que a pré-eclâmpsia é mais comum na primeira gravidez e por que gestações subsequentes com o mesmo parceiro oferecem proteção à doença.

O estágio 1 é o da desregulação imunológica, resposta parcial da tolerância materna ao trofoblasto. O estágio 2 caracteriza a placentação defeituosa, na qual tomariam parte, além do trofoblasto extravilositário, as células *natural killer* (*NK*) e os macrófagos. A placentação defeituosa conduz ao estresse oxidativo e à liberação aumentada na circulação materna de diversos fatores. Finalmente, o estágio 3 é o da reação inflamatória materna sistêmica exaltada e o da disfunção endotelial, que conduzem ao diagnóstico clínico da pré-eclâmpsia – hipertensão e proteinúria.

Placentação

Desenvolvimento da circulação uteroplacentária

Até pouco tempo, não havia consenso a respeito da origem das artérias basais – na decídua ou no miométrio –, pois esse ponto é considerado a linha de demarcação entre as artérias radiais e as espiraladas (Figura 29.2). Contudo, observações decorrentes de biopsias de leito placentário confirmaram a origem miometrial das artérias basais que nutriam tanto a porção interna do miométrio quanto o endométrio basal. Por conseguinte, passou-se a adotar a designação "espiraladas" para as artérias miometriais internas.

As artérias do endométrio e do terço superficial do miométrio, que formam o suprimento final de sangue à placenta, são as artérias espiraladas (Figura 29.3). As paredes destas têm constituição normal, com tecido elástico e muscular similar ao de outras artérias médias/pequenas do restante do corpo, e são vasoativas.

Para conduzir o aumento do fluxo sanguíneo uterino 10 vezes maior que ocorre na gravidez, essas artérias são transformadas em vasos complacentes, de baixa resistência. É o que se chama de alterações vasculares fisiológicas ou remodelação vascular, fenômeno resultante da interação entre o trofoblasto extravilositário e os vasos maternos, processo fundamental para o desenvolvimento adequado da gestação.

Esse processo de remodelação vascular fisiológica das artérias espiraladas durante a gestação envolve segmentos da decídua da zona de junção (ZJ) miometrial. A placentação profunda defeituosa, descrita primeiramente na pré-eclâmpsia e no crescimento intrauterino restrito (CIR), foi caracterizada por remodelação ausente ou incompleta do segmento da ZJ das artérias espiraladas.

Nos últimos anos, a placentação profunda defeituosa passou a ser associada a inúmeras doenças obstétricas, tais como pré-eclâmpsia, CIR, parto pré-termo, ruptura prematura das membranas pré-termo (RPMP), descolamento prematuro da placenta (DPP) e abortamento tardio, que compõem as "grandes síndromes obstétricas" (Brosens et al., 2011).

▸ Remodelação fisiológica das artérias espiraladas

Identificadas as alterações fisiológicas das artérias espiraladas no leito placentário, atribui-se ao trofoblasto a ação destruidora na musculatura vascular e na membrana elástica do vaso. Embora o músculo liso vascular se torne desorganizado antes da chegada do trofoblasto endovascular, essa desorganização é estimulada pelo trofoblasto intersticial. Outro aspecto relevante a se considerar é a invasão endovascular na ZJ miometrial, considerada a segunda onda de migração trofoblástica, que ocorre 4 semanas após a primeira.

As cinco fases da remodelação vascular das artérias espiraladas podem ser resumidas da seguinte maneira (Figura 29.4):

- *Fase 1:* início da remodelação vascular com vacuolização do endotélio e tumescência das células musculares lisas
- *Fase 2:* invasão do trofoblasto intersticial no estroma e no tecido perivascular, induzindo desorganização na camada vascular e fragilidade na lâmina elástica das artérias espiraladas
- *Fase 3:* ondas de migração do trofoblasto endovascular que invadem o lúmen das artérias espiraladas
- *Fase 4:* modificações fisiológicas caracterizadas pela incorporação das células trofoblásticas na parede vascular, juntamente com substância fibrinoide, substituindo a camada muscular e a lâmina elástica
- *Fase 5:* regeneração vascular com reendotelização e espessamento subintimal, determinado pela presença das células miointimais (miofibroblastos) alfa-actina-imunopositivas.

A primeira onda de migração trofoblástica, iniciada com 8 semanas, completa-se por volta de 10 semanas da gravidez, e a segunda onda ocorre a partir de 14 semanas, de maneira que o trofoblasto endovascular ativo ainda é visto na vasculatura espiralada até 24 semanas.

▸ Placentação defeituosa

Na pré-eclâmpsia, pouquíssimas artérias espiraladas exibem transformação completa em seu segmento miometrial, ou seja, está

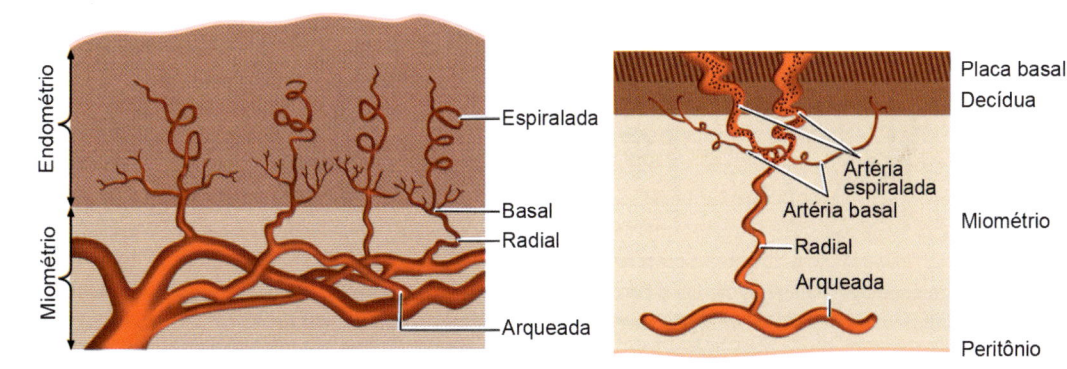

Figura 29.2 Anatomia vascular do útero gravídico. Após confirmação posterior da origem profunda das artérias basais, as artérias espiraladas foram reconhecidas como portadoras de segmentos tanto miometriais quanto deciduais. (Adaptada de Pijnenborg et al., 2006.)

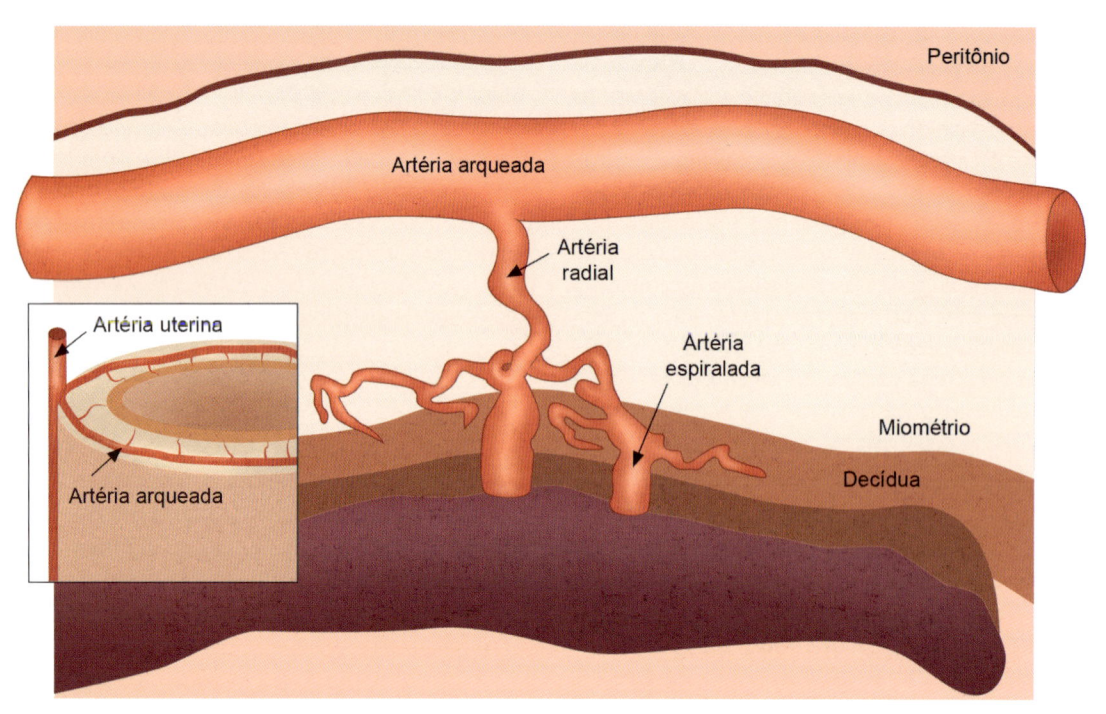

Figura 29.3 Anatomia da circulação uteroplacentária. (Adaptada de Romero et al., 2000.)

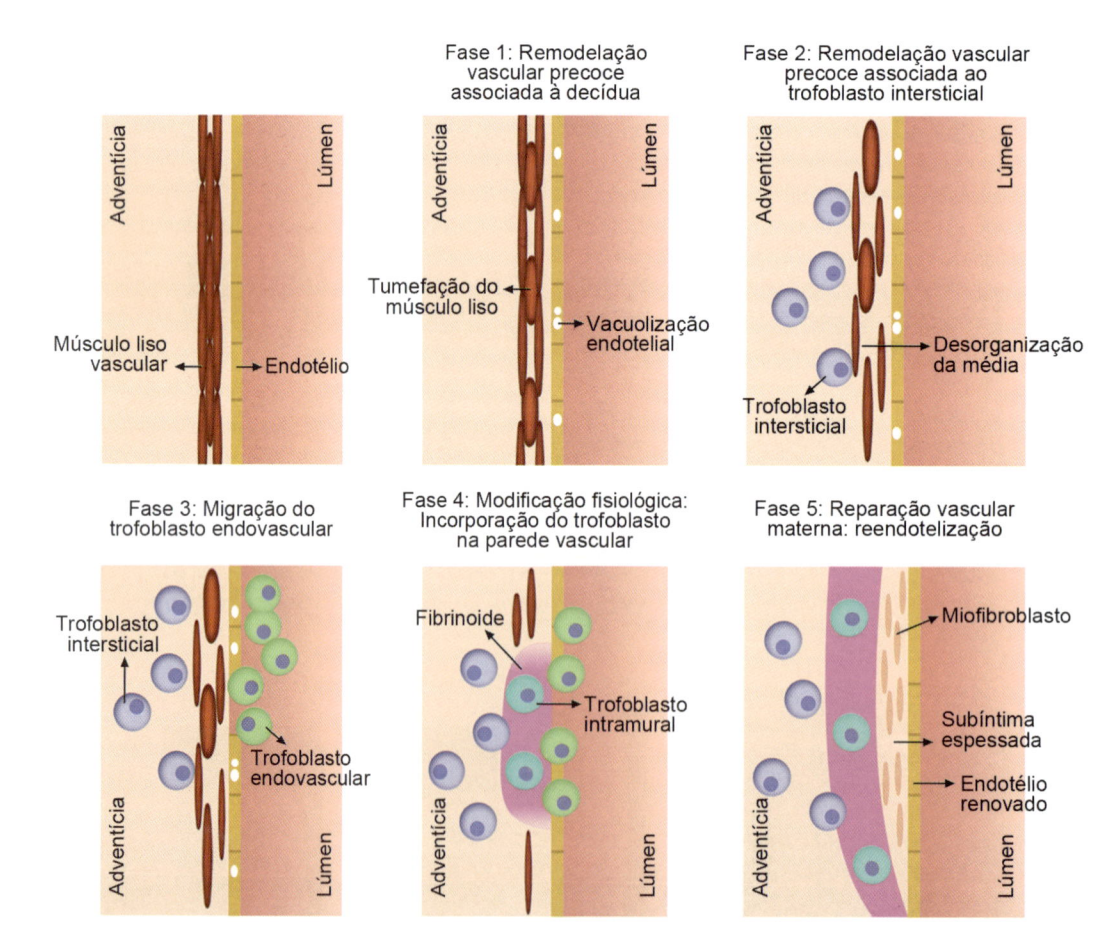

Figura 29.4 Diversas fases da remodelação da artéria uterina a partir do estado não gravídico. A fase inicial na remodelação vascular (fase 1) consiste na vacuolização endotelial e na tumescência de algumas células musculares. A invasão do estroma e do tecido perivascular pelo trofoblasto intersticial está associada à posterior desorganização das células musculares lisas vasculares (fase 2). Apenas o trofoblasto endovascular aparece (fase 3). O trofoblasto torna-se embebido dentro da parede vascular pela substância fibrinoide, que substitui o músculo liso vascular original (fase 4). Finalmente, ocorre a reendotelização, que é acompanhada pelo "acolchoamento" subintimal, determinado pelo aparecimento das células miointimais (miofibroblastos) alfa-actina-imunopositivas (fase 5). (Adaptada de Pijnenborg et al., 2006 e Staff et al., 2010.)

praticamente ausente a segunda onda de migração trofoblástica (Figura 29.5). Além disso, especialmente na pré-eclâmpsia com CIR, muitas artérias espiraladas miometriais não transformadas exibem lesões obstrutivas de aterose aguda, descritas pela primeira vez por Zeek e Assali, em 1950, e levam a maior estreitamento do lúmen do vaso e a risco aumentado de trombose, com consequente infarto de áreas placentárias.

Disfunção endotelial

Desde o trabalho seminal de Roberts (1998), sabe-se que a pré-eclâmpsia está acompanhada de placentação defeituosa e disfunção endotelial.

O terceiro estágio na etiopatogênese da pré-eclâmpsia envolve resposta materna com ativação global do sistema inflamatório e disfunção da célula endotelial. A disfunção endotelial sistêmica é a causa de outras condições que caracterizam a pré-eclâmpsia, como hipertensão e proteinúria. Especificamente, o vasospasmo determina a hipertensão, o aumento da permeabilidade capilar glomerular causa a proteinúria, os distúrbios na expressão endotelial de fatores de coagulação resultam em coagulopatias, e a vasoconstrição e a isquemia da lesão endotelial podem conduzir à disfunção hepática. A biopsia renal das pacientes toxêmicas revela o edema difuso da célula endotelial glomerular conhecido como endoteliose capilar glomerular, expressão da disfunção endotelial glomerular considerada por muitos a lesão patognomônica da toxemia.

Evidências indicam que o estresse oxidativo pode representar um ponto de convergência para diversos fatores potencialmente determinantes da disfunção endotelial. Há indícios de que a placenta seja a principal fonte das espécies reativas de oxigênio (ROS) que iniciam os eventos fisiopatológicos.

O perfil lipídico das mulheres com pré-eclâmpsia também predispõe o estresse oxidativo. Ácidos graxos livres, triglicerídeos e lipoproteínas de muito baixa densidade (VLDL) estão elevados. A lipoproteína de baixa densidade (LDL) em sua fração pequena (LDL-pequeno) também está aumentada, o que favorece sua oxidação (oxLDL).

Fatores antiangiogênicos placentários, como o FMC-*like* tirosinoquinase-1 solúvel (sFlt-1), estão superexpressados na toxemia. O sFlt-1 é uma variante do Flt-1, que é receptor do fator de crescimento do endotélio vascular (VEGF) e do fator de crescimento placentário (PlGF). O sFlt-1, por meio de seu domínio ligante, interage com o VEGF e o PlGF na corrente sanguínea, e impede assim a ligação desses fatores angiogênicos com seus receptores de membrana do endotélio (Figura 29.6). Desse modo, o sFlt-1 age como antagonista dos fatores do crescimento, e sua concentração se encontra elevada 5 a 6 semanas antes do aparecimento clínico da PE.

O VEGF é bem conhecido por suas propriedades pró-angiogênica e vasodilatadora, esta última associada à produção aumentada de óxido nítrico (NO) e de prostaciclina (PGI_2), moléculas de sinalização diminuídas na pré-eclâmpsia. O VEGF mantém a saúde da célula endotelial glomerulorrenal, e sua diminuição explicaria a endoteliose capilar glomerular. Por isso, neutralizando VEGF e PlGF, o sFlt-1 em excesso pode contribuir para a patogênese da síndrome materna da pré-eclâmpsia.

A endoglina solúvel (sEng) seria outro fator que poderia agir em conjunto com o sFlt-1, amplificando a disfunção endotelial ao inibir, além do VEGF, o fator de crescimento transformador b (TGF-b) (Figura 29.7).

A produção privilegiada de tromboxano A_2 (TxA_2) na gravidez toxêmica é tradicionalmente descrita. O TxA_2 é vasoconstritor potente, que estimula a agregação plaquetária e a contração uterina, reduzindo o fluxo sanguíneo uteroplacentário. O PGI_2, por sua vez, é vasodilatador, inibidor da agregação plaquetária e da contratilidade uterina, promovendo aumento da circulação uteroplacentária. Em suma, enquanto na gravidez normal há predomínio do PGI_2 em relação ao TxA_2, na gravidez toxêmica a situação se inverte.

Por fim, é no terceiro estágio que aparecem as manifestações clínicas da síndrome da pré-eclâmpsia, que possibilitam seu diagnóstico: hipertensão e proteinúria. Esse estágio representa a resposta sistêmica materna à placentação defeituosa gerada pela falha na invasão trofoblástica, mediada pela desregulação imunológica (Figura 29.8).

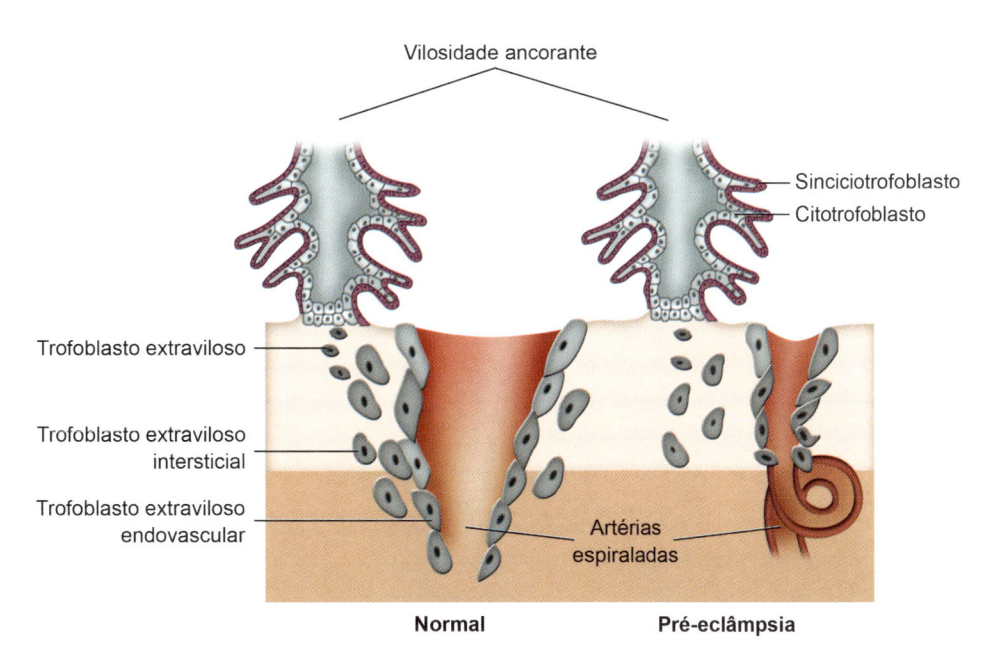

Figura 29.5 Placentação normal e defeituosa na pré-eclâmpsia, com ausência da segunda onda de migração trofoblástica.

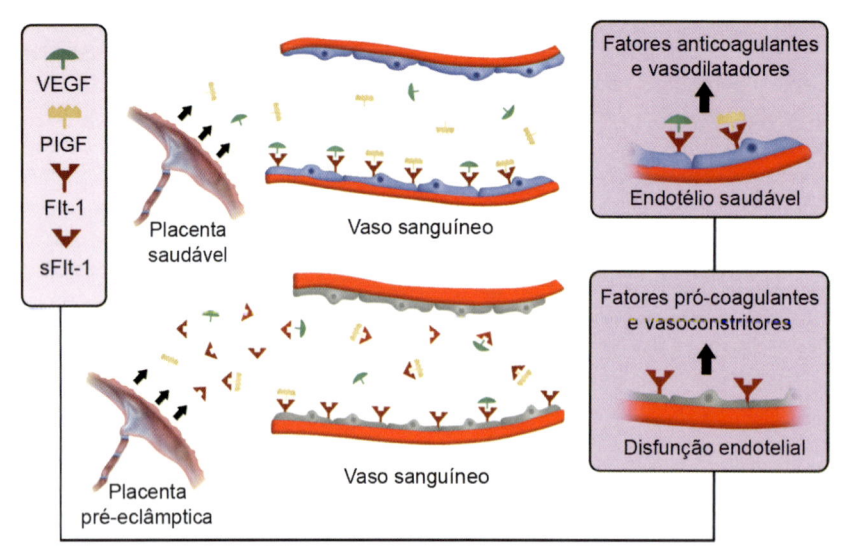

Figura 29.6 Pré-eclâmpsia e fatores angiogênicos. O Flt-1 solúvel (*sFlt-1*), fator antiangiogênico secretado pela placenta pré-eclâmptica em grande quantidade, causa disfunção endotelial por antagonizar o fator de crescimento do endotélio vascular (*VEGF*) e o fator do crescimento placentário (*PIGF*). (Adaptada de Karumanchi et al., 2005.)

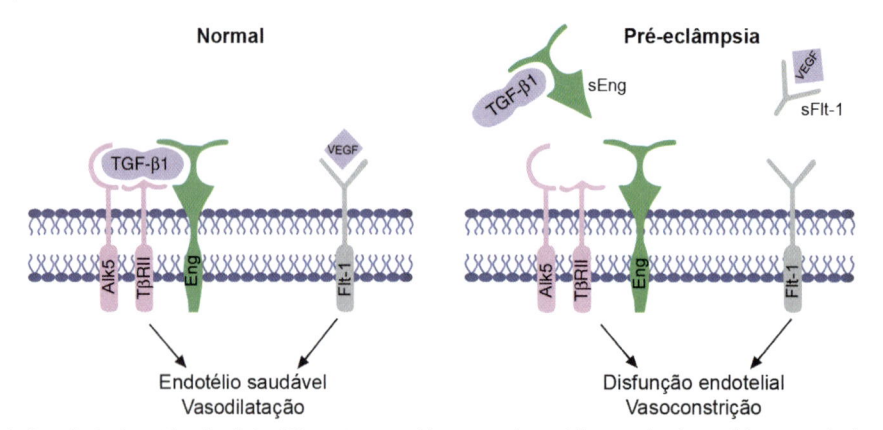

Figura 29.7 A pré-eclâmpsia é um "estado antiangiogênico". Durante a gravidez normal, a saúde vascular é mantida por meio da atuação do fator de crescimento do endotélio vascular (VEGF) e do fator de crescimento transformador b (TGF-b) sobre a vasculatura. Na pré-eclâmpsia, a secreção de sFlt-1 e sEng inibe o VEGF e o TGF-b, impedindo-os de atuar no endotélio, o que resulta em disfunção endotelial com produção diminuída de prostaciclina, óxido nítrico e secreção de proteínas pró-coagulantes. (Adaptada de Karumanchi e Epstein, 2007.)

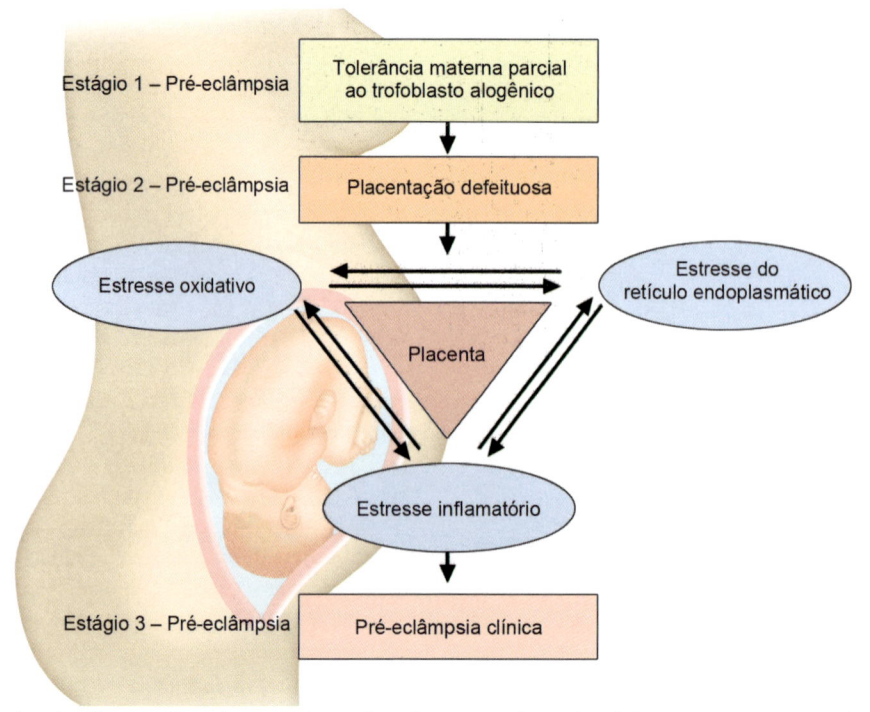

Figura 29.8 Os três estágios da pré-eclâmpsia. Os estágios 1 e 2 levam à perfusão uteroplacentária deficiente e ao estresse oxidativo. O estresse oxidativo e a resposta inflamatória associada (estágio 3) conduzem às manifestações clínicas da pré-eclâmpsia. (Adaptada de Redman e Sargent, 2010.)

Teoria genética da pré-eclâmpsia focada na placentação defeituosa

A Figura 29.9 explica as interações KIR materno (*killer-cell immunoglobulin-like receptors*)/HLA-C fetal (*human leucocyte antigen*), no local da placentação, que podem levar à remodelação defeituosa das artérias espiraladas pelo trofoblasto (Nakimuli et al., 2014).

Fisiopatologia

Alterações renais

Na gravidez normal, a taxa de filtração glomerular renal (TFG) aumenta cerca de 40 a 60% no 1º trimestre, e resulta assim em queda nos níveis de ureia, creatinina e ácido úrico sanguíneos. Na pré-eclâmpsia, a TFG diminui entre 30 e 40% em relação aos valores não gravídicos.

Conforme mencionado anteriormente, a endoteliose capilar glomerular é a lesão mais característica da toxemia. A microscopia eletrônica revela acentuada tumefação das células endoteliais, praticamente obliterando o lúmen dos capilares. O citoplasma mostra deposição de fibrina que se dirige à membrana basal, resultante do lento e prolongado processo de coagulação intravascular disseminada (CID). A patogênese da proteinúria envolve essencialmente a endoteliose capilar glomerular.

A elevação do ácido úrico (> 5,5 a 6,0 mg/dℓ) é constante a partir do 3º trimestre, e muitos a consideram indicadora de gravidade da doença, tema ainda polêmico na literatura.

A insuficiência renal do tipo necrose tubular aguda é rara e, quando ocorre, geralmente está associada ao DPP ou à síndrome HELLP. A oligúria (< 500 mℓ/24 h) é secundária à hemoconcentração e à diminuição do fluxo sanguíneo renal.

Alterações vasculares

A principal alteração vascular é a disfunção endotelial, que condiciona o vasospasmo, provavelmente em decorrência da menor biodisponibilidade de NO e de PGI$_2$, outra substância vasodilatadora. Apesar dessa redução, há ainda acréscimo de TxA$_2$, fator vasoconstritor.

Também há registro de maior sensibilidade à angiotensina II na toxemia, diferentemente do que ocorre na gravidez normal, em que há menor reatividade a essa substância.

O vasospasmo é o responsável pela hipertensão e leva à lesão vascular generalizada, que, junto à hipoxia dos tecidos, conduz à necrose hemorrágica de diversos órgãos.

Alterações cardíacas

A atividade contrátil do miocárdio raramente está alterada, não obstante o achado recente de que mulheres com pré-eclâmpsia,

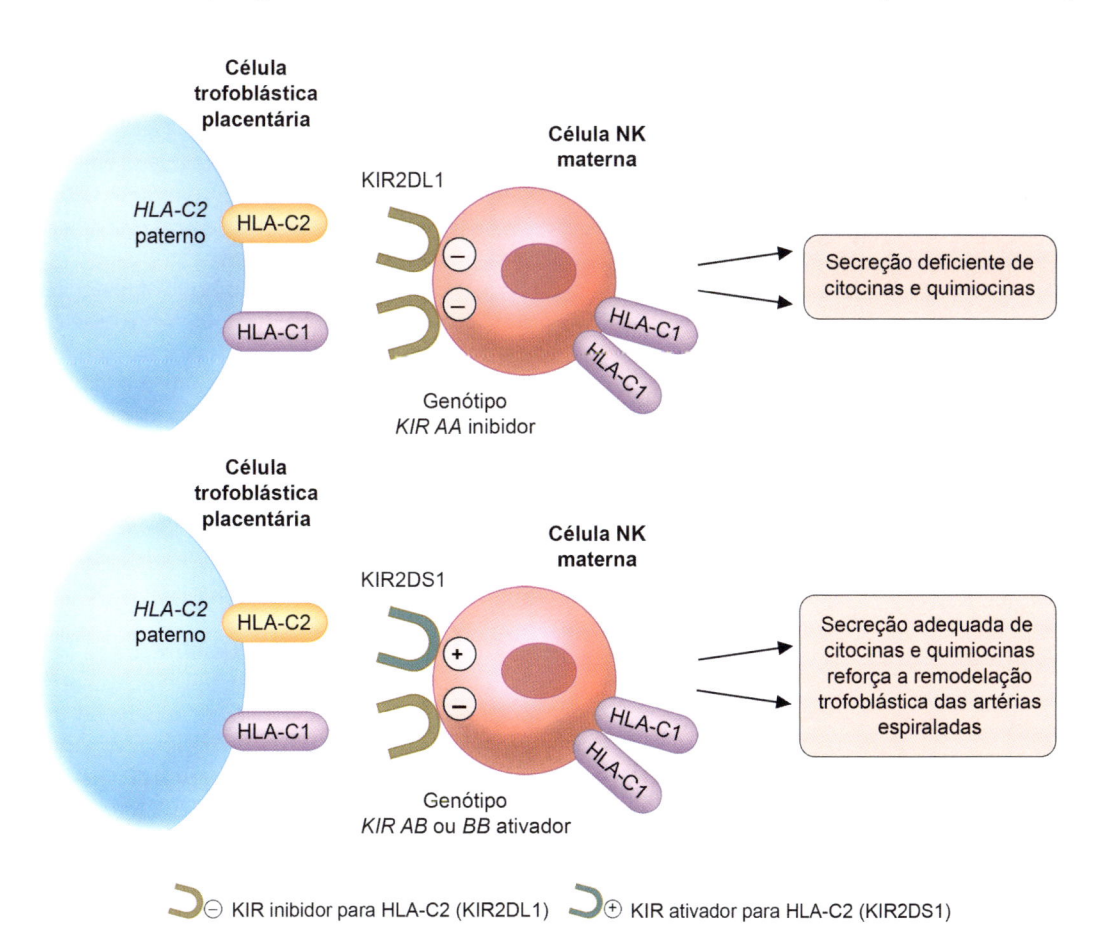

Figura 29.9 Interações KIR materno (*killer-cell immunoglobulin-like receptors*)/HLA-C fetal (*human leucocyte antigen*) no local da implantação. Nesses dois cenários, a mãe é HLA-C1 homozigota e o feto tem um alelo *HLA-C2* proveniente do pai. Se a mãe tem o genótipo *KIR AA*, com forte KIR inibidor para HLA-C2 (KIR2DL1), a placentação será defeituosa. No entanto, se a mãe tem genótipo *KIR AB* ou *BB* que contenha KIR ativador para HLA-C2 (KIR2DS1), as células *natural killer* (NK) são ativadas a produzir quantidades elevadas de citocinas e quimiocinas (p. ex., fator estimulador de colônias de granulócitos/macrófagos – G-CSF) que reforçam a remodelação das artérias espiraladas pelo trofoblasto. (Adaptada de Nakimuli et al., 2014.)

particularmente aquelas com CIR placentário precoce associado, exibem doença vascular subclínica, caracterizada por disfunção cardíaca e endotelial.

Nas pacientes com pré-eclâmpsia grave, a hipertensão pode se exacerbar, e há risco de edema do pulmão, especialmente quando se faz administração vigorosa de líquidos intravenosos.

Alterações hepáticas

Particularmente na síndrome HELLP, caracterizada adiante, há necrose hemorrágica periporta, com depósitos de material fibrinoide nos sinusoides hepáticos e aumento das enzimas hepáticas. Raramente ocorre hemorragia intra-hepática, com hematoma subcapsular, responsável pela dor no quadrante superior do abdome, e dificilmente se rompe.

Alterações cerebrais

A patogênese da eclâmpsia ainda é mal entendida. Até pouco tempo, considerava-se a convulsão da eclâmpsia algo decorrente de vasospasmo cerebral e isquemia. Atualmente, o modelo proposto é a alteração da autorregulação cerebral em razão da pressão de perfusão elevada (encefalopatia hipertensiva). Esse aumento da perfusão cerebral conduz a quebra da barreira hematencefálica e propicia a passagem de líquidos, íons e proteínas plasmáticas no parênquima cerebral. O aumento da pressão hidrostática e a redução da resistência vascular cerebral ainda podem levar ao dano de microvasos e resultar em aumento da permeabilidade da barreira hematencefálica, microssangramentos, edema cerebral focal, neuroinflamação e dano neuronal. Essa teoria não explica todos os casos, pois nem todos os casos de eclâmpsia estão associados à hipertensão grave (Fishel Bartal & Sibai, 2022).

A necropsia dos casos fatais revela, ao se analisar o cérebro, edema, necrose hemorrágica e hemorragia difusa, além de trombos plaquetários intravasculares. O edema perivascular é encontrado em 68%, e a hemorragia, em 37% dos casos fatais de eclâmpsia; essas são as alterações mais prevalentes encontradas em estudo com 317 necropsias (Hecht et al., 2017). Como já se disse, a hemorragia cerebral é a causa mais importante de morte materna na toxemia.

Os achados de neuroimagem da eclâmpsia assemelham-se aos encontrados na encefalopatia hipertensiva, incluindo edema cerebral, infarto e hemorragia. O edema subcortical, mais bem visualizado por ressonância magnética (RM), acomete tipicamente a matéria branca dos lobos parietal e occipital, e tem sido referido como encefalopatia posterior reversível (PRES). PRES é uma desordem neurológica reversível caracterizada por sinais e sintomas neurológicos, como cefaleia, perda de acuidade visual, desordem de consciência, confusão, convulsões e déficit neurológico focal. A teoria acerca da fisiopatologia da PRES indica que há elevação da pressão arterial acima do limite superior da autorregulação que leva à hiperperfusão cerebral, com extravasamento vascular e edema vasogênico e dano endotelial por toxinas circulantes endógenas ou exógenas, as quais, por sua vez, levam à quebra da barreira sanguínea cerebral e subsequente edema cerebral. Essa encefalopatia pode ser observada em 90% dos casos de eclâmpsia e pode ser encontrada também em quase 20% das mulheres com pré-eclâmpsia com sinais de gravidade. Embora os distúrbios visuais sejam comuns na eclâmpsia, a amaurose é rara. O descolamento da retina costuma ser unilateral e dificilmente causa perda total da visão. Tanto a amaurose quanto o descolamento da retina regridem espontaneamente dentro de 1 semana de pós-parto.

Alterações sanguíneas

O desenvolvimento de trombocitopenia (< 100.000/mm³) é sugestivo de síndrome HELLP e pode acarretar hemorragia cerebral e hepática, assim como sangramento excessivo no parto, especialmente quando cesariana. Especula-se que a causa da trombocitopenia seja a deposição acentuada de plaquetas nos locais de lesão endotelial.

Na síndrome HELLP, há ativação intravascular das plaquetas e lesão endotelial, com ativação de TxA_2 e queda de PGI_2. A hemólise microangiopática, marca registrada da síndrome, revela-se no esfregaço do sangue periférico. Ao atravessarem vasos com a íntima lesionada por depósitos de fibrina, as hemácias mostram alterações em sua forma, então conhecidas como esquizócitos.

Na pré-eclâmpsia a hemoconcentração é pontual; mulheres com pré-eclâmpsia não apresentam hipervolemia fisiológica da gravidez, mas contração do espaço intravascular. O hematócrito, por isso, é habitualmente elevado pela hemoconcentração, mas pode ser baixo se houver hemólise na síndrome HELLP.

Alterações hidreletrolíticas

A gestante com PE retém sódio e água em quantidades superiores às da grávida normal, mas a concentração sanguínea de eletrólitos não está alterada.

Na gestação normal, é observado edema gravitacional na região perimaleolar, especialmente no final do dia, relacionado com o aumento da pressão venosa dos membros inferiores. O edema cessa durante a noite, quando a gestante, ao se posicionar em decúbito lateral esquerdo, faz desaparecer a compressão da veia cava inferior pelo útero gravídico.

O edema generalizado é o habitualmente associado ao processo toxêmico. Precede-o o aumento insólito de peso, e é mais comum nos dedos das mãos e na face. Embora típico nas pacientes com toxemia, é visto em grávidas normais também. Estudos em mulheres sem PE mostram que metade delas relata edema em alguma fase da gravidez – generalizado em um terço dos casos. Por esse motivo, o edema não é mais visto como critério para a caracterização da pré-eclâmpsia.

Alterações uteroplacentárias

A circulação uteroplacentária está reduzida na toxemia em 40 a 60%. Isso explica a incidência expressiva de grandes infartos placentários (> 3 cm), pequeno crescimento da placenta e seu descolamento prematuro, determinantes do sofrimento fetal crônico e da elevada mortalidade perinatal.

Além da já mencionada ausência da segunda onda de migração trofoblástica, a placenta na pré-eclâmpsia exibe alterações vasculares com intrigantes similaridades às da doença aterosclerótica. No endotélio vascular das artérias espiraladas que não sofreram alterações fisiológicas, há lesões típicas, conhecidas como aterose aguda, com necrose fibrinoide, disrupção do endotélio, agregação plaquetária e acúmulo de macrófagos cheios de lipídios.

O DPP incide em 1:20 casos de pré-eclâmpsia, e em apenas 1:130 casos nas gestantes normotensas. Quanto mais intenso o processo toxêmico, maior é a possibilidade de acidente hemorrágico grave, conhecido como apoplexia uteroplacentária (Capítulo 34).

Na pré-eclâmpsia, a atividade uterina está aumentada e é responsável pela maior incidência de parto pré-termo. A sensibilidade do útero à ocitocina também se mostra elevada. Durante o parto, é comum a hipersistolia.

Alterações fetais

Em decorrência da redução do fluxo sanguíneo uteroplacentário ou do infarto, o feto pode apresentar CIR e sinais de sofrimento, e há registros pontuais de oligodramnia. É maior a incidência de recém-nascido pequeno para a idade gestacional (PIG).

A associação toxemia/CIR constitui o chamado modelo toxêmico, caracterizado por constrição das arteríolas do sistema viloso terminal, com repercussões evidentes no Doppler da artéria umbilical (diástole zero/reversa) (Capítulo 40).

A Figura 29.10 resume os principais aspectos fisiopatogênicos encontrados na toxemia gravídica.

Redefinição da pré-eclâmpsia

Por redefinição, a pré-eclâmpsia poderia ser placentária (precoce) ou materna (tardia) (Figura 29.11). Não haveria pré-eclâmpsia sem disfunção endotelial, mas, na forma materna, estaria ausente a placentação defeituosa. Por outro lado, a placentação defeituosa poderia determinar pré-eclâmpsia placentária ou CIR/DPP, respectivamente, com ou sem disfunção endotelial. O PlGF, biomarcador produzido pelo sinciciotrofoblasto, estaria diminuído na pré-eclâmpsia placentária (e no CIR/DPP), ou seja, na placentação defeituosa, e normal na pré-eclâmpsia materna.

Predição

Em 1986, estudos liderados pelos grupos de Fleischer, nos EUA, e Montenegro, no Brasil, avaliaram a circulação uteroplacentária no 2º trimestre da gestação. Nessa época, o diagnóstico precoce da doença e sua prevenção, antes de seu estágio final e irreversível, já era um desafio.

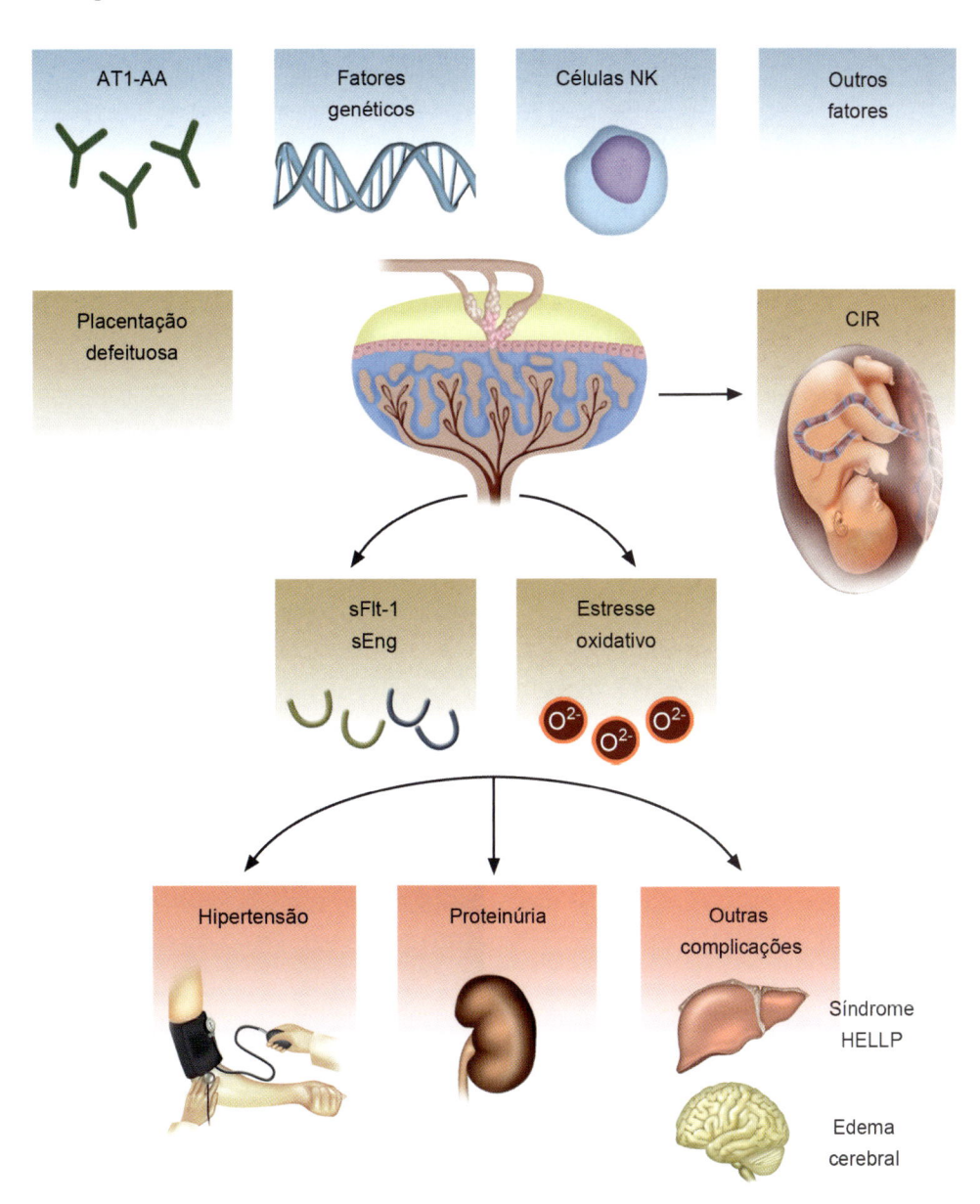

Figura 29.10 Resumo da patogênese da pré-eclâmpsia. Fatores imunológicos e outros podem causar placentação defeituosa, que, por sua vez, libera fatores antiangiogênicos (como *sFlt1* e *sEng*) e outros mediadores inflamatórios que induzem hipertensão, proteinúria e outras complicações. (Adaptada de Karumanchi et al., 2005.)

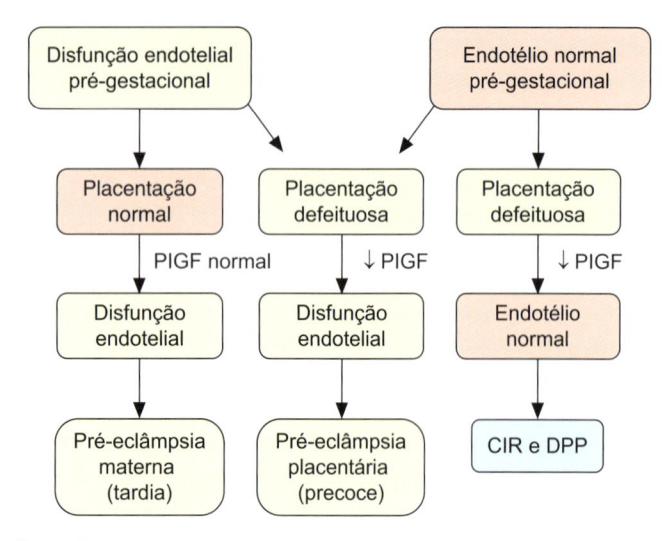

Redefinição da pré-eclâmpsia

Figura 29.11 Redefinição da pré-eclâmpsia – placentária e materna. *CIR:* crescimento intrauterino restrito; *DPP:* descolamento prematuro da placenta; *PIGF:* fator de crescimento placentário. (Staff et al., 2013.)

Vários estudos posteriores mostraram resultados discrepantes, provavelmente por variações da técnica empregada, da população investigada, da definição utilizada para caracterizar fluxo uteroplacentário anormal, da idade gestacional no momento da realização do exame e dos critérios clínicos para definição de pré-eclâmpsia.

O rastreio da PE é considerado precoce quando realizado no final do 1º trimestre da gestação, pela possibilidade de se implementarem medidas profiláticas para diminuir a ocorrência das formas graves e precoces. Na última década, a Fetal Medicine Foundation (FMF) dedicou-se intensamente a pesquisas que envolvem o rastreio da PE, com o objetivo de alcançar resultados efetivos na profilaxia da doença.

Fatores maternos

O NICE, no Reino Unido, estabeleceu em 2008 que o estadiamento de risco de uma gestante deveria ser baseado em fatores de sua história clínica e obstétrica, o que foi seguido pela Organização Mundial da Saúde (OMS) e pelo ACOG. Em 2019, a Federação Internacional de Ginecologia e Obstetrícia (FIGO) ratificou esses fatores.

A Tabela 29.5 mostra os fatores de risco elencados pelo ACOG, para os quais se recomenda o uso de ácido acetilsalicílico de baixa dose iniciado entre 12 e 28 semanas, preferencialmente antes de 16 semanas.

A abordagem recomendada pelo NICE e pelo ACOG trata cada um desses fatores de risco de maneira isolada, o que, apesar de ser simples para aplicação na prática clínica, não é estratégia efetiva na predição de PE, pelo fraco desempenho, com baixa sensibilidade – 39% para PE precoce e 34% para PE a termo –, além de não quantificar o risco paciente-específico.

Biomarcadores

Doppler das artérias uterinas

A avaliação da circulação uteroplacentária pela dopplerfluxometria foi a primeira tecnologia utilizada com objetivo de predizer a PE,

Tabela 29.5 Fatores de risco clínicos para pré-eclâmpsia.

Risco alto (recomendar uso de ácido acetilsalicílico com ≥ 1 fator)

História prévia de pré-eclâmpsia, especialmente acompanhada de desfecho adverso

Gravidez multifetal

Hipertensão crônica

Doença autoimune (*i. e.*, lúpus eritematoso sistêmico, síndrome do anticorpo antifosfolipídio)

Doença renal

Diabetes (tipo 1 e tipo 2)

Risco moderado (recomendar uso do ácido acetilsalicílico com ≥ 2 fatores)

Nuliparidade

História familiar de pré-eclâmpsia (mãe, irmãs)

Características sociodemográficas (etnia negra, baixo nível socioeconômico)

Fatores da história pessoal (baixo peso ao nascer ou pequena para idade gestacional, desfecho adverso na gravidez anterior, intervalo gestacional > 10 anos)

Obesidade (IMC ≥ 30 kg/m²)

Idade materna ≥ 35 anos

IMC, índice de massa corporal. Adaptada de ACOG, 2020.

introduzida por Campbell et al., em 1983. A identificação de incisura bilateral no início da diástole, no Doppler das artérias uterinas no 2º trimestre da gestação (20 a 24 semanas), tem valor preditivo positivo de 20% e valor preditivo negativo de quase 100% para PE (Figuras 29.12 e 29.13).

Tornou-se método valioso na avaliação indireta da circulação uteroplacentária desde o início da gestação e é considerado potencial ferramenta para o rastreio da PE, CIR, DPP e óbito fetal. Vários índices fluxométricos já foram utilizados para avaliar o padrão da onda da artéria uterina. O índice de pulsatilidade (PI) é o mais utilizado, pois inclui em sua fórmula a área sob a curva da onda e, por essa razão, informa indiretamente sobre a presença ou ausência da incisura protodiastólica. O valor do PI pode ser interpretado de maneira quantitativa, considerando-se valores de referência, corrigidos pela idade gestacional.

O Doppler das artérias uterinas no 1º trimestre (11 a 13 semanas) tem sido o marcador mais valorizado atualmente, por

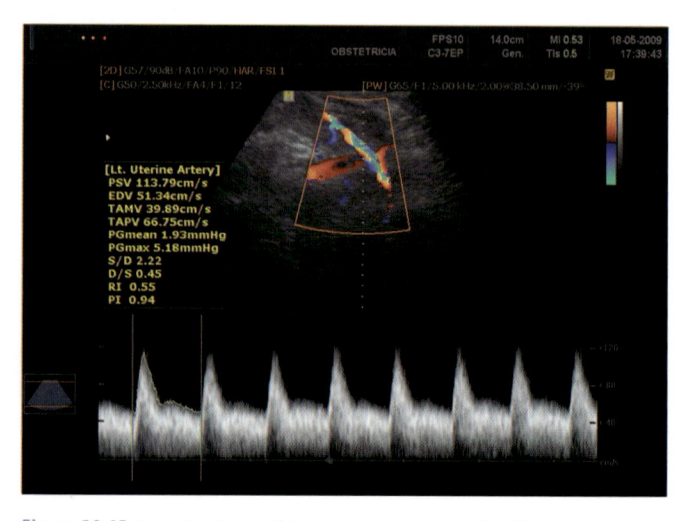

Figura 29.12 Doppler das artérias uterinas normal. Identifica-se o local de insonação da artéria uterina em seu cruzamento com a artéria ilíaca externa pelo Doppler colorido.

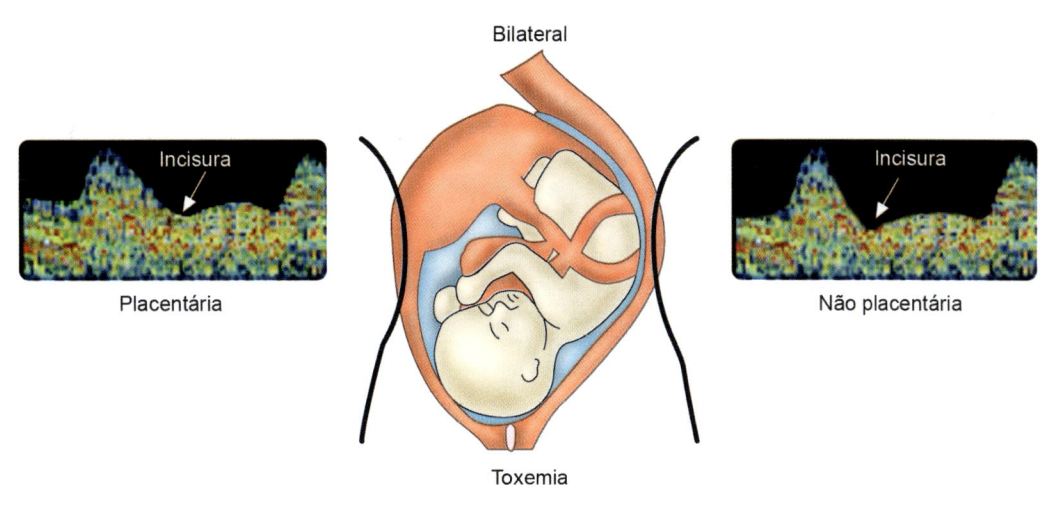

Figura 29.13 Incisura bilateral das artérias uterinas na pré-eclâmpsia.

atender aos apelos da prevenção, como se discutirá posteriormente. O valor isolado do PI médio das duas artérias uterinas, preditivo de PE, foi descrito como > 2,35 (percentil 95) para sensibilidade de 27%.

Pressão arterial média (PAM)

A pressão arterial média (PAM) é um marcador útil no rastreio da PE. Seu cálculo é dado pela soma da pressão sistólica mais duas vezes a pressão diastólica, dividida por três ([PAS + 2 × PAD]/3). Entretanto, é dependente de outras características, principalmente do peso materno e da história de HAC. Para o uso efetivo da PAM no rastreio da PE, essas características devem ser levadas em consideração. Isso pode ser alcançado pela padronização dos valores da PAM em múltiplos da mediana (MoM). Após repouso de 5 minutos, duas medidas em ambos os braços, simultaneamente, devem ser aferidas por aparelhos automáticos ou semiautomáticos calibrados, ajustados para o diâmetro dos braços, por profissionais treinados. A PAM final é calculada pela média das quatro medidas obtidas.

Marcadores bioquímicos

Inúmeros marcadores bioquímicos foram associados ao desenvolvimento da PE. Entretanto, o dois que se mostraram mais eficazes para o rastreio da doença foram a proteína plasmática associada à gestação (PAPP-A) e o fator de crescimento placentário (PlGF). Ambos são produzidos por células trofoblásticas e têm níveis reduzidos em pacientes que desenvolvem PE. No rastreio de 1º trimestre, o PlGF tem melhor desempenho, e o PAPP-A fica reservado para os casos em que o PlGF e o Doppler das artérias uterinas não estiverem disponíveis.

Em gestações entre 20 e 35 semanas com suspeita de PE, o PlGF < 100 pg/mℓ (5º percentil) é sinal indicativo da necessidade de interrupção da gravidez dentro de 14 dias pela gravidade da doença. No mesmo cenário, o valor preditivo positivo da relação sFlt1/PlGF ≥ 85 para predizer a interrupção da gravidez dentro de 2 semanas foi de 91%.

Modelos de predição

O rastreio da PE, que incorpora e combina dados da história com características físicas maternas, marcadores biofísicos e/ou bioquímicos, em modelos preditivos, aplicado entre 11 e 13[+6] semanas, consiste na abordagem mais promissora de predição precoce, e há recomendações de que deva ser realizado universalmente. As taxas de detecção da PE precoce variam consideravelmente entre 46,7% e 99%. Os possíveis fatores que explicam essa divergência incluem variação nos perfis das populações estudadas e limitada validação externa dos algoritmos.

O melhor teste combinado é o que inclui os fatores de risco materno, as medidas da PAM, dosagem sérica do PlGF e o PI das artérias uterinas. Se a medida do PlGF e/ou do PI das artérias uterinas não for possível, o teste pode se resumir à combinação dos fatores maternos com a PAM (com redução da taxa de detecção), mas não aos fatores maternos isolados

Os algoritmos desenvolvidos pela FMF expressam o risco paciente-específico para PE quantificada na forma de uma fração que representa a probabilidade de desenvolvimento da doença na gestação, estratificada em relação à IG do parto.[a]

O rastreio é considerado positivo quando o risco é igual ou maior do que 1/150, com base no teste combinado com os fatores maternos, PAM, PI das artérias uterinas e PlGF. A estratégia para rastreio de pré-eclâmpsia com dados clínicos, ultrassonográficos e laboratoriais mostrou resultados favoráveis quando se considera o resultado desse rastreio combinado (fatores maternos, PAM, PI das artérias uterinas, PAPP-A e PlGF) para indicar a medida profilática em gestantes classificadas como de alto risco.

Prevenção

A origem multifatorial da PE dificulta sua prevenção primária. Diversas medidas e substâncias foram testadas ao longo dos anos. O medicamento que se mostrou efetivo na profilaxia da doença foi o ácido acetilsalicílico, em razão de seu efeito em inibir a inflamação e a agregação plaquetária, se administrado em baixas doses, de 75 a 162 mg/dia, e com início antes de 16 semanas.

O ácido acetilsalicílico inibe a ciclo-oxigenase, enzima responsável pela produção do TxA_2 plaquetário e da PGI_2 no endotélio. Nas plaquetas, o processo é irreversível, já no endotélio a enzima é ressintetizada, e a produção da PGI_2 se restabelece, o que gera o balanceamento em favor da PGI_2.

---

[a]A calculadora do risco para PE é disponibilizada gratuitamente na webpage: https://fetalmedicine.org/research/assess/preeclampsia; e no aplicativo móvel da FMF.

As recomendações quanto à profilaxia para a PE, preconizadas pela OMS e pelo NICE, estão baseadas no rastreio que considera apenas as características maternas. Essas recomendações ainda são válidas, mas há ligeiras discordâncias entre as recomendações das entidades de especialistas. A Tabela 29.5 mostra os fatores de risco elevados pelo ACOG, para os quais recomenda-se o uso de ácido acetilsalicílico de baixa dose iniciado entre 12 e 28 semanas, preferencialmente antes de 16 semanas. A estratégia do ACOG é similar à adotada pelo NICE – que também utiliza dois graus de fatores de risco (alto e moderado), com pequenas diferenças, notadamente a gestação multifetal, que o NICE considera risco moderado – e à do ISSHP, que inclui o uso de terapia de reprodução assistida como alto risco.

Mais recentemente, uma estratégia para rastreio de pré-eclâmpsia com dados clínicos, ultrassonográficos e laboratoriais mostrou resultados favoráveis no uso do ácido acetilsalicílico em mulheres de alto risco com redução na incidência de pré-eclâmpsia antes de 37 semanas. Os resultados do ASPRE TRIAL (Combined Multi-Marker Screening and Randomised Patient Treatment with Aspirin for Evidence Based Pre-eclampsia Prevention), publicados em 2017 e ratificados pela FIGO em 2019, favoreceram o uso do ácido acetilsalicílico (AAS) na dose de 150 mg/dia, iniciando-se a partir de 11 a 14 semanas e mantendo-se até 36 semanas para as gestantes classificadas como alto risco pelo rastreio combinado. Os resultados mostraram que o AAS foi capaz de reduzir a incidência da pré-eclâmpsia com critérios de gravidade e precoce em 80 a 90%, mas não a da pré-eclâmpsia tardia.

A OMS também recomenda, para a prevenção da pré-eclâmpsia, a suplementação com cálcio (1,5 a 2 g/dia), apenas em áreas de baixa ingesta (< 900 mg/dia) desse elemento. Há incerteza sobre o melhor momento para iniciar a suplementação, e pode haver pequeno benefício em iniciar o cálcio no início da gestação ou mesmo antes dela. A ISSHP também recomenda a suplementação de cálcio para mulheres com baixa ingesta. Essas recomendações estão ancoradas na revisão da Cochrane, que incluiu 13 estudos com 15.730 mulheres, e encontrou redução na média da PA e redução de 55% na incidência de PE. Essa redução de risco é maior em mulheres com alto risco para PE, da ordem de 78% (Hofmeyr et al., 2018). A ingesta de cálcio suplementar também resultou em menor incidência de morbidade materna grave e de parto pré-termo. Ainda que esses efeitos não sejam claros em mulheres com dieta adequada em cálcio, a suplementação de cálcio deve ser incentivada para todas as mulheres no Brasil, onde a ingesta de cálcio é em geral baixa.

O repouso no leito e a restrição de sódio não devem ser aconselhados, pois de nada servem e são até prejudiciais. Atividade física com exercício aeróbico, flexibilidade e força por 50 minutos, 3 vezes/semana, é recomendada pela ISSHP, pois foi identificado benefício com redução de hipertensão na gestação em estudo randomizado.

Tratamento

Conforme já explicitado neste capítulo, a maioria das sociedades de especialistas não utiliza mais distinção entre PE leve e grave, de maneira que não se justificam mais condutas distintas para as diferentes apresentações de PE. Mesmo para hipertensão gestacional, há poucas distinções no manejo em comparação à PE. Desse modo, a conduta apresentada a seguir presta-se ao tratamento de mulheres com hipertensão gestacional e PE; posteriormente será particularizada a conduta para os casos de eclâmpsia.

O foco do tratamento deve ser a prevenção da morbidade e mortalidade materna e perinatal. Para isso, é necessário diagnóstico oportuno da desordem hipertensiva, referenciamento para centro apropriado ao cuidado, controle pressórico adequado, prevenção da eclâmpsia e de sua recorrência, identificação dos sinais clínicos e laboratoriais de deterioração da doença, monitoramento adequado da vitalidade e parto em momento apropriado, contrabalançando as repercussões maternas e fetais com o impacto da prematuridade (Peraçoli et al., 2019).

Medidas gerais

Para as mulheres com pré-eclâmpsia e hipertensão gestacional, a dieta deve ser normal, sem restrição de sal (Magee et al., 2014; Peraçoli et al., 2019). A restrição de sal contribui negativamente para reduzir o volume intravascular. Também não se deve prescrever dieta hipocalórica para gestantes com sobrepeso.

Não há recomendação de restrição ao leito para mulheres com PE e hipertensão gestacional. Para aquelas com hipertensão gestacional, estudos sugerem que o repouso relativo reduz a ocorrência de hipertensão grave e parto pré-termo. Não há evidência para se recomendar mudanças quanto à prática de exercício físico, carga de trabalho e redução de estresse (Magee et al., 2014), mas a hipertensão não controlada, especialmente por pré-eclâmpsia, é contraindicação ao exercício (Magee et al., 2021).

Após o diagnóstico de hipertensão gestacional ou de PE, o seguimento deve incluir medidas seriadas da pressão arterial e de testes laboratoriais para identificação de envolvimento de órgãos-alvo. A frequência desses testes dependerá da presença de sinais de gravidade, bem como do diagnóstico inicial (PE ou hipertensão gestacional).

Na avaliação inicial, deve-se obter hemograma completo, creatinina sérica, LDH, AST e ALT (ACOG, 2020). Bilirrubina total e haptoglobina (padrão-ouro para anemia microangiopática) podem também ser solicitadas para melhor avaliação da hemólise. A quantificação da proteinúria só se faz necessária para os casos de hipertensão gestacional ou na piora clínica de casos de PE cujo diagnóstico foi firmado por meio de outro critério diagnóstico. Assim, uma vez que já tenha sido verificada presença de proteinúria por meio do teste quantitativo, não há necessidade de repetição. O NICE (2019) considera o uso do PIGF para os casos de hipertensão gestacional em que há suspeita de progressão para PE. Outros exames laboratoriais só se fazem necessários em situações particulares, tais como para diagnóstico diferencial da síndrome HELLP (glicemia, ureia, amônia), na suspeita de comprometimento renal importante, ou de síndrome hemolítico-urêmica (ureia), ou diante de evidência de hemólise ou plaquetopenia grave (testes de coagulação, TAP/PTT). O ácido úrico, ainda que se correlacione com desfechos adversos, não muda a decisão clínica e, portanto, não precisa ser solicitado, bem como outros testes de função hepática, tais como fosfatase alcalina e gama glumatil transferase. A avaliação fetal inicial deve incluir ultrassonografia com estimativa de peso fetal, volume de líquido amniótico e cardiotocografia, quando for pertinente.

Nas mulheres com hipertensão gestacional sem sinais de gravidade, quando há progressão para PE com sinais de gravidade, essa progressão leva em geral 1 a 3 semanas após o diagnóstico; já nas mulheres com PE sem sinais de gravidade, o agravamento pode ocorrer em dias. Nesse sentido, a distinção entre essas formas de hipertensão é relevante, a fim de determinar a periodicidade das avaliações subsequentes. Para hipertensão gestacional sem hipertensão grave, o NICE recomenda avaliação da pressão arterial 1 a 2 vezes/semana, rotina laboratorial (hemograma, função renal e hepática) semanal, teste de proteinúria por fita 1 a 2 vezes/semana e ultrassonografia a cada 2 a 4 semanas, caso o exame inicial esteja normal. São recomendações similares às da ISSHP, que orienta consultas ao menos 1 vez/semana com quantificação da proteinúria e avaliação sonográfica mensal (Magee et al., 2021). Já para a PE sem hipertensão grave, a recomendação é de avaliação da pressão arterial a cada 48 horas (ou com mais frequência, caso esteja internada), rotina laboratorial 2 vezes na semana e ultrassonografia a cada 2 semanas, se o exame inicial estiver normal. Na presença de CIR e/ou alteração de volume de líquido amniótico, pode ser necessária reavaliação fetal em intervalo de tempo menor. Nas mulheres com hipertensão gestacional e hipertensão grave, a recomendação do NICE é de manter a aferição da pressão arterial a cada 15 a 30 minutos até que esteja < 160/110 mmHg, proteinúria em fita diária se estiver internada, rotina laboratorial semanal, CTG na ocasião do diagnóstico e ultrassonografia a cada 2 semanas se hipertensão grave persistir. Já nas mulheres com PE e hipertensão grave, deve-se monitorar a pressão arterial a cada 15 a 30 minutos até que esteja < 160/110 mmHg, e depois, a cada 4 horas enquanto estiver internada e, dependendo das circunstâncias clínicas, rotina laboratorial 3 vezes/semana, CTG na ocasião do diagnóstico e ultrassonografia a cada 2 semanas (Tabela 29.6).

Local do cuidado: ambulatorial ou internação hospitalar

Quando há confirmação ou forte suspeita do diagnóstico de PE, recomenda-se internação hospitalar para melhor avaliação materna e fetal (Peraçoli et al., 2019; Magee et al., 2021). Para mulheres com hipertensão gestacional e hipertensão grave também é recomendada internação hospitalar. O acompanhamento ambulatorial pode ser realizado para mulheres com hipertensão gestacional sem sinais de gravidade; o ACOG e o NICE estendem

essa possibilidade para as mulheres com PE sem gravidade também. No entanto, a hospitalização é apropriada para mulheres sem gravidade para as quais a frequência do monitoramento é uma preocupação.

A hospitalização, portanto, é recomendada tão logo haja forte suspeita ou confirmação diagnóstica da PE, com objetivo de promover avaliação materna e fetal, introdução ou ajuste de anti-hipertensivos e aconselhamento das pacientes e seus familiares acerca dos potenciais riscos. Após a estabilização clínica, pode haver decisão por intercalar períodos de internação com períodos em casa ou de continuidade do acompanhamento com programas de *day care* no hospital, em serviços bem organizados e estruturados. Sempre que houver problemas que comprometam a vigilância dos casos, a hospitalização torna-se essencial (Peraçoli et al., 2019).

Para acompanhamento fora do ambiente hospitalar assume-se, portanto, que, após avaliação inicial, foram descartados critérios de gravidade da doença. A SOGC apresenta duas possibilidades de acompanhamento, a depender da distância entre domicílio e hospital, do controle pressórico, da possibilidade de vigilância do bem-estar materno e fetal, da ausência de comorbidades e progressão da doença e da concordância da mulher: programa de *day care* hospitalar e de cuidado domiciliar. Para este último, é fundamental que a paciente apresente aparelho calibrado para mensuração da pressão arterial. Em estudos observacionais com cuidado domiciliar (*vs.* hospitalar), a taxa de satisfação materna é elevada e os custos, menores, com desfechos similares para hipertensão gestacional e pré-eclâmpsia sem gravidade. No entanto, as taxas de internação e reinternação não são desprezíveis, 25 e 44%, respectivamente (Magee et al., 2014).

Para decisão de acompanhamento fora do ambiente hospitalar, deve-se levar em conta a necessidade de monitoramento materno e fetal, conforme apontado na Tabela 29.6. No cenário da saúde pública nacional, deve-se levar em conta as dificuldades de acesso das pacientes aos serviços de saúde, as dificuldades de comunicação entre as unidades básicas, geralmente mais próximas do domicílio, e os serviços de maternidade. Dessa maneira,

Tabela 29.6 Frequência de avaliação de pressão arterial (PA) e exames complementares maternos e fetais na hipertensão gestacional e na pré-eclâmpsia.

	Hipertensão gestacional		Pré-eclâmpsia	
	PA = 140/90 a 159/109 mmHg	PA ≥ 160/110 mmHg	PA = 140/90 a 159/109 mmHg	PA ≥ 160/110 mmHg
Pressão arterial	Uma a 2 vezes/semana	A cada 15 a 30 min até PA < 160/110 mmHg	Ao menos a cada 48 h e mais frequentemente se internada	A cada 15 a 30 min até PA < 160/110 mmHg, depois 4 vezes/dia enquanto estiver internada, a depender das circunstâncias clínicas
Rotina laboratorial (hemograma, função hepática e renal)	No diagnóstico e depois 1 vez/semana	No diagnóstico e depois 1 vez/semana	Duas vezes/semana	Três vezes/semana
Proteinúria (fita urinária)	Uma a 2 vezes/semana	Diária enquanto internada	Só repetir se novos sinais e sintomas tornarem incerto o diagnóstico	Só repetir se novos sinais e sintomas tornarem incerto o diagnóstico
Avaliação fetal	USG no diagnóstico e, se normal, a cada 2 a 4 semanas, se indicada clinicamente CTG apenas se indicado clinicamente	USG no diagnóstico e, se normal, a cada 2 semanas, se hipertensão grave persistir CTG no diagnóstico e depois apenas se indicado clinicamente	USG no diagnóstico e, se normal, a cada 2 semanas CTG no diagnóstico e depois apenas se indicado clinicamente	USG no diagnóstico e, se normal, a cada 2 semanas CTG no diagnóstico e depois apenas se indicado clinicamente

CTG, cardiotocografia; *USG*, ultrassonografia. Adaptada de NICE, 2019.

deve-se ter cautela ao se recomendar cuidado domiciliar com acompanhamento ambulatorial, para que não haja perda de seguimento dessas mulheres. Para os serviços em que há possibilidade de *day care*, com realização da rotina laboratorial e avaliação fetal, se indicado, com obtenção dos resultados no mesmo dia, esse é o sistema mais conveniente. Quando não for possível, períodos de avaliação hospitalizada intercalados com cuidado domiciliar podem ser propostos. Sugere-se que todos os casos com necessidade de avaliação > 1 vez/semana devem ter acompanhamento hospitalar.

Tratamento anti-hipertensivo

Independentemente do tipo de hipertensão na gravidez, a hipertensão grave (PAS ≥ 160 ou PAD ≥ 110 mmHg) requer tratamento urgente, se confirmada como persistente (após 15 minutos). Os anti-hipertensivos mais utilizados para esse tratamento no mundo incluem nifedipino oral de ação rápida, hidralazina intravenosa e labetalol intravenoso, este último não disponível no Brasil. Não há nenhum estudo que mostre superioridade de uma medicação sobre a outra. Contudo, comparada com os bloqueadores de canais de cálcio, a hidralazina pode ser menos efetiva e ter mais efeitos colaterais maternos. Desse modo, alguns protocolos sugerem hoje o nifedipino de ação rápida como primeiro fármaco a ser administrado, mesmo pela facilidade da VO em detrimento da IV. A Tabela 29.7 ilustra a abordagem proposta pela ISSHP para tratamento da hipertensão grave.

Tanto o nifedipino de ação rápida quanto a hidralazina têm picos de ação similares, cerca de 30 min após administração. Os efeitos colaterais do nifedipino incluem taquicardia reflexa

Tabela 29.7 Tratamento da hipertensão grave.

Hipertensão grave (PAS ≥ 160 mmHg ou PAD ≥ 110 mmHg) confirmada após 15 min de repouso com paciente sentada e manguito apropriado
Administrar 10 mg de nifedipino de ação rápida VO
Aferir PA a cada 15 min Realizar CTG
Se hipertensão grave persistir após 45 min:
Administrar 10 mg de nifedipino de ação rápida VO (2ª dose)
Aferir PA a cada 15 min
Se hipertensão grave persistir após 45 min (90 min após 1ª dose):
Iniciar tratamento venoso: **Hidralazina 5 mg IV** (diluir 20 mg de hidralazina em 20 m*l* de água para injeção e fazer 5 m*l* da solução em bolus)
Avaliar transferência para centro de maior complexidade Aferir PA a cada 10 min Realizar CTG
Se hipertensão grave persistir após 20 min:
Hidralazina 5 mg IV (2ª dose)
Se hipertensão grave persistir após 20 min:
Hidralazina 5 mg IV (3ª dose)
Se hipertensão grave persistir após 3 doses de hidralazina:
Avaliar início de *dripping* de hidralazina a 5 mg/h (diluir 80 mg de hidralazina em 500 m*l* de soro fisiológico 0,9% e começar infusão da solução a 30 m*l*/h)
Aumentar a infusão em 10 m*l*/h a cada 30 min até o máximo de 90 m*l*/h (15 mg/h)

CTG, cardiotocografia; *PA*, pressão arterial; *PAS*, pressão arterial sistólica; *PAD*, pressão arterial diastólica; *IV*, via intravenosa; *VO*, via oral. Adaptada de Brown et al., 2018.

e cefaleia, enquanto a hidralazina pode resultar em hipotensão grave e alterações no traçado da CTG. A dose máxima sugerida é variável, mas no tratamento agudo, sugerem-se 20 mg de hidralazina e 30 mg de nifedipino; porém, as doses máximas diárias são bem superiores a essas: 180 mg de nifedipino e 45 mg de hidralazina (ACOG, 2020; Peraçoli et al., 2019). Para os casos refratários, além de internação em unidade intensiva, pode-se administrar nitroprussiato de sódio. A despeito dos potenciais riscos fetais da intoxicação por cianeto, não há evidência de maior risco se utilizado por tempo limitado (6 a 12 horas), e é especialmente recomendado nos casos de edema pulmonar com alteração da função cardíaca (Peraçoli et al., 2019).

O objetivo inicial do tratamento na crise hipertensiva é reduzir a PA entre 15 e 25% e atingir PAS entre 140 e 150 mmHg e PAD entre 90 e 100 mmHg. Quedas abruptas da PA devem ser evitadas, pelos riscos de complicações maternas (infarto, isquemia cerebral) e de redução da perfusão uteroplacentária (Peraçoli et al., 2019).

Uma vez atingido o objetivo da redução da PA, anti-hipertensivos orais de manutenção devem ser iniciados ou sua dose deve ser otimizada. Atualmente, todas as principais entidades de especialistas, com exceção do ACOG, recomendam o tratamento com anti-hipertensivos para todos os casos de hipertensão materna persistente – essa é a posição do NICE, ISSHP, OMS, SOGC e Febrasgo.

Na última revisão da Cochrane (Abalos et al., 2018), que incluiu 5.909 mulheres em 63 estudos, o tratamento da hipertensão não grave comparado a placebo ou não tratamento reduziu em 50% o risco de hipertensão grave. Não houve diferença na incidência de pré-eclâmpsia/proteinúria, recém-nascido pequeno para idade gestacional e nascimento pré-termo antes de 37 semanas. Houve menor ocorrência de morte perinatal com tratamento anti-hipertensivo, porém sem diferença estatisticamente significativa (RR = 0,72; 0,50 a 1,04).

No estudo CHIPS, 987 mulheres (75% com hipertensão crônica, 25% com hipertensão gestacional) foram randomizadas para controle rígido da PA (PAD de 85 mmHg como objetivo) ou controle menos rígido da PA (PAD de 100 mmHg como objetivo). Hipertensão grave ocorreu em 40,6% deste último grupo e em 27,5% do grupo randomizado para controle rígido da PA. Não houve diferença significativa entre os grupos quanto a desfechos perinatais adversos, peso de nascimento < percentil 10 e nascimento pré-termo. Não houve diferença significativa de desfechos maternos graves entre os grupos, ainda que essa ocorrência no grupo de controle rígido da PA tenha sido quase metade da encontrada no controle menos rígido (2,0% *vs.* 3,7%; p = 0,17). A incidência de plaquetopenia e de elevação sintomática de enzimas hepáticas foi significativamente menor no grupo de controle rígido (Magee et al., 2015). No entanto, análises secundárias mostraram que a hipertensão grave, independentemente da presença de PE, aumenta o risco de desfechos adversos e, nos casos de hipertensão grave que estavam alocados no grupo de controle menos rígido da PA, houve também aumento de complicações maternas graves (Magee et al., 2019).

Com base nesses achados, somado o fato de a hipertensão grave ser marcador de risco para AVE, bem como marcador do aumento da gravidade da doença, é que se ancoram as recentes recomendações de tratar a hipertensão leve e moderada. Outro dado já aludido neste capítulo também compele as autoridades por essa decisão, como a redução das mortes por hemorragia intracraniana no Reino Unido após a recomendação no NICE em tratar a hipertensão moderada em 2010 (Conti-Ramsden et al., 2019). Recentemente, a OMS também endossou o tratamento da hipertensão não grave ao enfatizar a importância de manter acompanhamento ambulatorial regular (WHO, 2020).

Assim, independentemente do tipo de hipertensão na gravidez, deve-se iniciar tratamento anti-hipertensivo caso a PA apresente níveis persistentes ≥ 140/90 mmHg e sempre que estiver ≥ 150/100 mmHg, com objetivo de manter PAD de 85 mmHg (e PAS < 160 mmHg, preferencialmente entre 110 e 140 mmHg).

Entre os medicamentos para tratamento, a revisão da Cochrane conclui que os betabloqueadores e os bloqueadores de canais de cálcio parecem ser mais efetivos na prevenção da hipertensão grave (Abalos et al., 2018). Como o labetalol, principal medicamento utilizado em países desenvolvidos, não está disponível no Brasil, a opção de primeira linha seria o nifedipino, idealmente o de ação prolongada. Recentemente, o estudo CHIPS verificou que a metildopa também não apresenta resultados inferiores ao labetalol. Outros fármacos, tais como a hidralazina e outros betabloqueadores, são alternativas como terceira escolha (Tabela 29.8).

Prevenção da eclâmpsia

Há clara evidência de que o sulfato de magnésio previne a eclâmpsia e é superior a outros fármacos (diazepam, fenitoína, nimodipino), mas há certa discordância entre as atuais recomendações das principais entidades em relação a quem deve receber a medicação. A última revisão da Cochrane incluiu 6 estudos que comparam o uso de sulfato de magnésio com placebo ou nenhum anticonvulsivante, somando 11.444 mulheres (Duley et al., 2010a). Contudo, quase 90% dos indivíduos dessa metanálise são provenientes de um único estudo, o Magpie Trial (Altman et al., 2002). Esse estudo randomizou mulheres que estavam grávidas ou com menos de 24 horas pós-parto e que apresentavam PA ≥ 140/90 mmHg com proteinúria ≥ 1+ (30 mg/dℓ), em 33 países, para receber sulfato de magnésio ou placebo. As mulheres que receberam sulfato de magnésio tiveram significativamente 58% menos risco de eclâmpsia. Também houve redução de 45% de mortes maternas, porém sem significância estatística. Não houve diferença na mortalidade perinatal, porém o risco de DPP também foi significativamente menor no grupo que recebeu sulfato de magnésio. O Magpie Trial e a metanálise da Cochrane mostraram que o sulfato de magnésio reduz a incidência da eclâmpsia em mulheres com pré-eclâmpsia, incluindo as não graves. Contudo, o número necessário para tratar (NNT) os casos não graves é bem superior ao dos casos de pré-eclâmpsia com sinais de gravidade e com sintomas de iminência de eclâmpsia. Conforme dados do Magpie Trial, o NNT para prevenir um caso de

eclâmpsia foi de 106. Já para os casos graves, definidos no estudo como mulheres com PAD ≥ 110 mmHg ou PAS ≥ 170 mmHg e proteinúria 3+, ou mulheres com PAD ≥ 100 mmHg ou PAS ≥ 150 mmHg e proteinúria 2+, e ao menos dois sinais ou sintomas de iminência de eclâmpsia (hiper-reflexia, cefaleia frontal, visão turva e dor epigástrica), o NNT foi de 62; para as mulheres com apenas sinais de iminência foi de 36.

A despeito do benefício demonstrado para mulheres com PE sem sinais de gravidade, a maioria das entidades não recomenda o sulfato de magnésio nesses casos, em razão do elevado NNT e dos potenciais riscos do medicamento, especialmente a depressão respiratória. Apenas a ISSHP (Brown et al., 2018) recomendava o uso em países de baixa e média renda, ainda que a OMS (2011) refira que houve dissenso com opiniões divididas quanto a essa recomendação em suas diretrizes. Em países de baixa e média renda, a prevalência da eclâmpsia é maior e os custos de administração do sulfato de magnésio mais baixos; a custo-efetividade é melhor que a de países desenvolvidos, desde que haja possibilidade de vigilância quanto à segurança em relação a seu uso. Em centros especializados e em países de alta renda, o uso seletivo do sulfato de magnésio é razoável.

A maioria dos protocolos clínicos recomenda o uso do sulfato de magnésio para casos selecionados de pré-eclâmpsia, porém há alguma discordância sobre qual população deva receber essa medicação. A ISSHP recomenda o sulfato de magnésio para mulheres com pré-eclâmpsia que tenham proteinúria e hipertensão grave ou para as que tenham hipertensão com sinais e sintomas neurológicos, uma indicação alinhada ao critério de gravidade do Magpie Trial (Magee et al., 2021). O NICE (2019) indica o sulfato de magnésio apenas em mulheres com PE na presença de hipertensão grave e oligúria, além de cefaleia contínua ou recorrente, escotomas visuais, náuseas ou vômitos, dor epigástrica, bem como deterioração dos exames laboratoriais. Por outro lado, o ACOG, além da PE com sinais de gravidade, recomenda o sulfato de magnésio para as mulheres com hipertensão gestacional e sinais de gravidade (ver Tabela 29.2), ou seja, inclui mulheres com hipertensão grave sem outros comemorativos. Considerando que no Brasil a hipertensão é a principal causa de morte materna e com muitas instituições com recursos limitados, o critério do ACOG, que é mais abrangente por incluir os casos cujo diagnóstico inicial foi hipertensão gestacional, parece ser mais recomendado.

As doses de sulfato de magnésio recomendadas são aquelas utilizadas no Magpie Trial e podem ser exclusivamente intravenosa (esquema de Zuspan) ou com dose de ataque intravenosa e manutenção intramuscular (esquema de Pritchard), que pode ser interessante quando houver necessidade de transferência hospitalar (Tabela 29.9).

Ainda que a dose de manutenção de 1 g/h esteja associada a concentrações de magnésio consideradas subterapêuticas (< 4 mEq/ℓ ou < 5 mg/dℓ), essa foi a dose utilizada no maior estudo clínico que apresentou redução de metade dos casos de eclâmpsia. O sulfato de magnésio, se administrado intraparto, deve ser mantido por 24 h após o nascimento (ACOG, 2020; Magee et al., 2014; Brown et al., 2018). Quando se propõe conduta expectante, o sulfato de magnésio pode ser mantido por 24 horas ou de acordo com a avaliação clínica. A indicação de uso do sulfato de magnésio não significa necessidade de interrupção da gestação, conforme será discutido adiante neste capítulo.

A toxicidade pelo sulfato de magnésio é rara. O efeito colateral mais comum é o rubor. Na maioria dos caso, a mensuração dos níveis séricos de magnésio é dispensável, e devem ser

Tabela 29.8 Fármacos utilizados para tratamento da hipertensão na gravidez.

Classe	Fármaco	Posologia
Bloqueador de canal de cálcio	Nifedipino retard	20 a 120 mg/dia 1 a 3 vezes/dia
Simpaticolíticos de ação central	Metildopa	750 a 2.000 g/dia 2 a 4 vezes/dia
Vasodilatadores periféricos	Hidralazina	50 a 150 mg/dia
Betabloqueadores	Metoprolol	100 a 200 mg/dia 1 a 2 vezes/dia

Adaptada de Peraçoli et al., 2019.

Tabela 29.9 Esquemas recomendados para administração de sulfato de magnésio.

Esquema de sulfato de magnésio	Dose inicial	Dose de manutenção
Esquema de Zuspan (intravenoso)	**4 g** Diluir 8 mℓ de MgSO₄ 50% em 12 mℓ de água destilada e fazer em 15 a 20 min IV (caso só disponível MgSO₄ 10%, fazer 40 mℓ (4 g) em 15 a 20 min)	**1 g por hora** Diluir 20 mℓ de MgSO₄ 50% (10 g) em 480 mℓ de soro fisiológico 0,9% e fazer em bomba infusora a 50 mℓ/h (caso só disponível MgSO₄ 10%, diluir 50 mℓ (5 g) em 450 mℓ de soro fisiológico 0,9% e fazer em bomba infusora a 100 mℓ/h)
Esquema de Pritchard (intravenoso e intramuscular)	**4 g IV** **+** **10 g IM** (5 g em cada nádega, ou seja, 10 mℓ de MgSO₄ 50%)	**5 g IM a cada 4 h**

Adaptada de Peraçoli et al., 2019.

monitorados os sinais clínicos de intoxicação pelo magnésio e a diurese (Magee et al., 2014):

- Reflexo tendinoso presente (embora hipoativo)
- Respiração ≥ 16 movimentos/min
- Diurese > 25 mℓ/h.

O reflexo tendinoso profundo pode estar abolido com concentrações de magnésio > 9 mg/dℓ (> 7 mEq/ℓ), a depressão respiratória ocorre com concentrações > 12 mg/dℓ (> 10 mEq/ℓ), e com > 30 mg/dℓ (> 25 mEq/ℓ) pode ocorrer parada cardíaca. Como o magnésio tem quase exclusivamente excreção urinária, o monitoramento da diurese deve ser realizado, a fim de antecipar uma possível intoxicação (ACOG, 2020). Caso haja alteração de algum desses parâmetros clínicos, a infusão do sulfato de magnésio deve ser reduzida ou interrompida, e uma dosagem do magnésio sérico e uma da creatinina podem auxiliar o manejo. Caso o magnésio e a creatinina estejam com valores normais, a infusão pode ser continuada na dose habitual. Nos casos de disfunção renal com níveis séricos de creatinina aumentados, recomenda-se manter a infusão do sulfato de magnésio com dose reduzida (metade), caso o magnésio esteja < 8,4 mg/dℓ (7 mEq/ℓ) (ACOG, 2020). Se a diurese estiver < 25 mℓ/h, deve-se interromper a infusão. Em caso de depressão respiratória, deve-se administrar 1 g de gliconato de cálcio IV (10 mℓ de solução a 10%), lentamente, em cerca de 3 minutos, antagonizando os efeitos deletérios do magnésio. Furosemida também pode ser administrada concomitantemente para acelerar a excreção urinária.

Momento da interrupção e via de parto

Uma vez que a gestação esteja a termo, a conduta para a PE é o parto. A principal evidência para essa recomendação é o estudo HYPITAT, que randomizou 756 mulheres entre 36 e 41 semanas para indução do parto ou conduta expectante (Koopmans et al., 2009). Das mulheres incluídas no estudo, dois terços tinham hipertensão gestacional e um terço tinha PE sem sinais

de gravidade. As mulheres com hipertensão grave, tratamento com anti-hipertensivos, síndrome HELLP e outras comorbidades foram excluídas do estudo. Houve redução de morbidade materna no grupo randomizado para indução do parto, basicamente de hipertensão grave. Também houve diminuição dos casos de síndrome HELLP (3% na conduta expectante *vs.* 1% na indução do parto), mas não foi estatisticamente significativa. Não houve casos de morte materna nem de eclâmpsia e DPP no estudo. O percentual de cesáreas foi menor no grupo da indução (14% *vs.* 19%). Não houve diferença quanto aos desfechos perinatais. A mediana da idade gestacional no parto foi 1 semana menor no grupo da indução (38,7 *vs.* 39,9 semanas).

Após a publicação desse estudo, todas as principais diretrizes passaram a recomendar a interrupção da gestação após 37 semanas para mulheres com PE e hipertensão gestacional sem critérios de gravidade, incluindo ISSHP, ACOG, SOGC e OMS. O NICE deixa em aberto a possibilidade de conduta conservadora nos casos de hipertensão gestacional sem critérios de gravidade, ao recomendar que o momento do parto deve ser acordado entre a mulher e um obstetra com experiência. Por outro lado, para os casos de PE sem critérios de gravidade, a conduta recomendada é a interrupção. Um estudo multicêntrico retrospectivo nos EUA, que incluiu 3.588 mulheres com hipertensão gestacional ≥ 36 semanas, revelou que o nadir da morbidade materna foi com 38 semanas, e da morbidade neonatal foi com 39 semanas após indução do parto (Cruz et al., 2012). Dessa maneira, o ISSHP afirma que a gestação pode ser postergada até 39+6 semanas, desde que a PA possa ser controlada, o monitoramento fetal estiver tranquilizador e PE tenha sido descartada. No entanto, por ainda haver necessidade de novos estudos randomizados, essa medida deve ser tomada com cautela, apenas em contextos em que seja possível assegurar o monitoramento materno e fetal adequados.

Quando a hipertensão surge no pré-termo, é consenso de que nos casos de hipertensão gestacional e pré-eclâmpsia sem sinais de gravidade, a gestação deva prosseguir até o termo. O estudo HYPITAT-II randomizou 703 mulheres com hipertensão não grave entre 34 e 37 semanas na Holanda, para interrupção da gestação ou conduta expectante até 37 semanas (Broekhuijsen et al., 2015). A conduta expectante resultou em mais casos de morbidade materna (3,1% *vs.* 1,1%), especificamente síndrome HELLP, eclâmpsia e DPP, porém a diferença não foi estatisticamente significativa. Contudo, houve três vezes mais casos de síndrome de angústia respiratória do recém-nascido (5,7% *vs.* 1,7%) no grupo de interrupção imediata. A interrupção imediata também resultou em duas vezes mais internação em UTI neonatal, resultando em mais casos de morbidade neonatal. Outro estudo realizado no Reino Unido, o Phoenix *trial* (Chappell et al., 2019), encontrou resultados similares, mas com menor incidência de morbidade respiratória neonatal, às custas de uso de corticoide anteparto em 60% dos casos. Esses dados reforçam a necessidade de balancear os resultados maternos e perinatais da conduta obstétrica. Visando a melhor resultado perinatal, a conduta expectante justifica-se, desde que haja controle de sinais e sintomas de deterioração materna, que deve seguir as recomendações da Tabela 29.6.

Nos casos de PE ou hipertensão gestacional com sinais de gravidade no pré-termo, há consenso entre as recomendações das principais entidades quanto ao manejo antes de 34 semanas. Uma revisão da Cochrane, que incluiu seis estudos randomizados de mulheres com PE e critério de gravidade entre 24 e 34 semanas, demonstrou menor morbidade perinatal (hemorragia intraventricular, membrana hialina, necessidade de ventilação) com conduta expectante, sem que tenha ocorrido diferença significativa quanto à morbidade materna (Churchill et al., 2018). Assim, a conduta expectante deve ser empregada sempre que possível para mulheres com PE com critérios de gravidade que não tenham indicação para interrupção da gestação, e essa é a recomendação de ISSHP, NICE, ACOG, SOGC, OMS e Febrasgo. Não se recomenda a expansão de volume plasmático para mulheres com PE, visto que aumenta o risco de edema agudo de pulmão.

A conduta expectante no pré-termo antes de 34 semanas deve ser baseada em critério de seleção rigoroso e conduzida em centros com cuidado materno e neonatal adequados. Desse modo, a gestante deve ser transferida para centro terciário com unidade neonatal, ao passo que são administrados corticosteroides para amadurecimento pulmonar fetal, iniciada terapia anti-hipertensiva e administrado sulfato de magnésio, caso indicado. Como a conduta expectante tem por objetivo único o benefício neonatal à custa de risco materno, não deve ser conduzida em casos em que a sobrevida fetal não seja prevista, como, nos casos de pré-viabilidade (< 23 a 24 semanas) e de anomalia fetal com prognóstico letal ou reservado (ACOG, 2020). De fato, a conduta expectante em mulheres com PE com gravidade < 24 semanas está associada a elevada mortalidade perinatal e significativo percentual de complicações maternas, e a interrupção da gestação deve ser considerada (Magee et al., 2014; Brown et al., 2018; Magee et al., 2021). No entanto, deve-se levar em conta o limite de viabilidade do centro no qual a gestante está sendo tratada. Como o tempo médio de prolongamento da gestação é de 2 semanas, pode-se considerá-la em gestações precoces 1 a 2 semanas antes do limiar de viabilidade do hospital (WHO, 2011). Para conduta expectante também se deve manter PA controlada, não haver disfunção orgânica materna e haver ausência de sofrimento fetal. O controle clínico e laboratorial deve ser estrito, e as recomendações da Tabela 29.6 em regime hospitalar devem ser seguidas para a grande maioria dos casos.

Contudo, é no pré-termo tardio (34 a 36 semanas) que reside alguma controvérsia. O ACOG recomenda a interrupção quando há critérios de gravidade, independentemente se for PE ou hipertensão gestacional. Essa recomendação, portanto, enquadra mulheres que apresentam apenas hipertensão grave confirmada. Essa não é a recomendação de OMS, ISSHP, NICE, SOGC e Febrasgo. Para todas essas entidades, a conduta expectante entre 34 e 37 semanas pode ser conduzida nas mulheres com PE e hipertensão grave, desde que seja possível estabilizar a PA, o que significa não conseguir estabelecer controle adequado a despeito do uso de três medicamentos anti-hipertensivos. Deve-se considerar, no entanto, a possibilidade de cada instituição em manter controle rígido materno e fetal, condição indispensável para considerar a conduta expectante, especialmente nessa faixa de idade gestacional. Na impossibilidade de manter adequado controle, a interrupção após 34 semanas se justifica pelo benefício materno. À luz dos resultados já aludidos do estudo Phoenix, deve-se considerar o uso de corticoide nas mulheres com indicação de interrupção entre 34 e 36 semanas que não o receberam previamente e não forem diabéticas.

Independentemente da idade gestacional, algumas situações indicam a interrupção da gestação. Os critérios da ISSHP e do NICE são praticamente os mesmos:

- Incapacidade de controlar a pressão arterial a despeito do uso de ≥ 3 classes de anti-hipertensivos com doses apropriadas
- Oximetria de pulso < 90% ou edema pulmonar
- Deterioração progressiva da função hepática, creatinina, hemólise ou da contagem de plaquetas

- Sinais neurológicos contínuos, tais como cefaleia intratável grave, escotomas visuais de repetição ou eclâmpsia
- Descolamento prematuro de placenta
- Doppler de artéria umbilical com diástole reversa, cardiotocografia não tranquilizadora ou óbito fetal.

Para mulheres com qualquer tipo de hipertensão na gestação, o parto vaginal deve ser considerado, a não ser que haja outra indicação obstétrica para cesariana. Dessa maneira, para a maioria dos casos a indução do parto é preferível, caso o parto esteja indicado. Amorim et al. (2015) mostraram que a cesárea confere duas vezes maior risco de morbidade materna grave em mulheres com PE com sinais de gravidade. No entanto, é importante considerar que a falha de indução é elevada em idades gestacionais precoces. Com < 28 semanas, a probabilidade de cesariana é de 97% e, entre 28 e 32 semanas, atinge 65% (ACOG, 2020). Nessa faixa de idade gestacional, deve-se, portanto, ponderar outros fatores, como a presença de CIR, as condições do colo uterino e a paridade para melhor decisão clínica. Após 34 semanas, considera-se a indução do parto para a maioria dos casos.

No parto, a analgesia de parto pode ser realizada, e a SOGC até recomenda a colocação precoce de cateter de peridural, a fim de facilitar o controle da dor. O bloqueio regional está contraindicado apenas na presença de coagulopatia. A ocorrência de hematoma peridural é rara, quando a contagem de plaquetas é > 70.000/mm^3, e dessa maneira pode ser praticada com esses níveis de plaquetas (ACOG, 2020). A hipotensão é mais comum quando realizada raquianestesia em mulheres com PE com sinais de gravidade. É importante manter o uso de sulfato de magnésio nos casos com indicação e limitar a infusão (e ingesta) de volume, mesmo na presença de oliguria, em razão de risco de edema pulmonar, o qual indica tratamento com furosemida intravenosa, sulfato de morfina intravenoso e ventilação assistida.

Durante o trabalho de parto e parto, devem ser mantidos os anti-hipertensivos já utilizados. A ergometrina está contraindicada no pós-parto.

Síndrome HELLP

O manejo da gestante com síndrome HELLP não é tarefa fácil e ainda representa grande desafio para os obstetras em todo o mundo. Como, invariavelmente, há rápida e progressiva deterioração do quadro materno e fetal, todas as pacientes com suspeita de síndrome HELLP devem ser hospitalizadas. O tratamento ideal, assim como em qualquer caso de PE, é o parto. Essa é a escolha em casos nos quais a gestação ultrapassa 34 semanas ou há CID, infarto ou hemorragia hepática, insuficiência renal, suspeita de DPP (Sibai, 2004), bem como nas gestações que não atingiram 24 semanas. Acerca das gravidezes entre 24 e 34 semanas, não há consenso quanto à conduta ideal se as condições maternas estiverem estáveis e a vitalidade fetal não estiver afetada. Alguns autores recomendam que sejam administrados corticoides para acelerar a maturidade pulmonar fetal, e que o parto ocorra em 24 a 48 horas, enquanto outros defendem que seja estabelecida conduta expectante até que haja indicação de interrupção, conforme estabelecido anteriormente. A velocidade de deterioração (ou estabilidade) do quadro clínico e/ou exames laboratoriais nessas primeiras 24 a 48 horas provavelmente determinará a conduta. É importante notar que uma parcela significativa das mulheres apresentam melhora temporária da síndrome HELLP, o que poderia permitir anestesia regional ou parto vaginal (Magee et al., 2014).

Há seis passos fundamentais na condução dos casos de síndrome HELLP (O'Brien & Barton, 2005), na qual destacamos:

- *1 Identificação*: realizar os exames laboratoriais necessários e considerar os diagnósticos diferenciais
- *2 Estabilização*: obter acesso venoso; administrar sulfato de magnésio e anti-hipertensivos; manter controle de diurese, frequência respiratória e reflexos profundos; transfundir em caso de anemia, trombocitopenia grave (< 20.000/mm³) ou coagulopatia; discutir caso com anestesista; solicitar exame de imagem hepática se necessário
- *3 Avaliação fetal*: realizar ultrassonografia, Doppler de artéria umbilical e cardiotocografia
- *4 Transporte/latência*: transferir a paciente para centro terciário em caso de estabilidade do quadro materno e fetal; aguardar 24 a 48 horas, dependendo da condição da mãe e do feto
- *5 Parto*: cesariana em caso de CIR com alteração do Doppler de artéria umbilical (zero/reverso) considerar parto vaginal se houver condição de indução do parto e feto com boa vitabilidade, especialmente após 32 semanas
- *6 Manutenção/resolução*: avaliação laboratorial a cada 6 a 24 horas, dependendo da gravidade do quadro, para avaliar manutenção ou resolução do quadro; suspender sulfato de magnésio 24 horas após o parto se estiver havendo melhora; manter uso de anti-hipertensivos.

Não há, na síndrome HELLP, indicação de interrupção imediata. Deve-se, antes, estabilizar o quadro toxêmico e realizar transfusão caso haja indicação. Exames laboratoriais devem ser realizados a cada 12 horas e teste de coagulação deve ser incluído à rotina laboratorial da PE na síndrome HELLP. A transfusão de plaquetas (1 unidade/10 kg de peso da paciente) deve ser sempre realizada antes do parto, caso os níveis de plaquetas sejam < 20.000/mm³. Para níveis de plaquetas entre 20.000 e 49.000/mm³, a transfusão de plaquetas é sempre recomendada antes da cesariana, mas não antes do parto vaginal. Caso haja sangramento excessivo, disfunção plaquetária conhecida, queda rápida da contagem de plaquetas ou coagulopatia, a transfusão de plaquetas em mulheres com síndrome HELLP deve ser considerada antes da cesárea ou do parto vaginal, mesmo com plaquetas ≥ 50.000/mm³ (Magee et al., 2014). Quando houver anemia grave ou coagulopatia, a transfusão de concentrados de hemácias e/ou plasma fresco também está indicada.

O parto em mulheres com síndrome HELLP está sujeito a inúmeras complicações: hemorragia pós-parto, infecção, hematoma vaginal e de parede abdominal. A decisão acerca da via de parto dependerá das condições do colo uterino, da idade gestacional e da vitalidade fetal. Sibai (2004) recomenda a cesariana para todas as gestantes que não estejam em trabalho de parto com índice de Bishop < 5 e idade gestacional < 30 semanas. Também se recomenda a via alta para os fetos com CIR em que a idade gestacional for < 32 semanas e o colo seja desfavorável. De modo geral, as gestantes com mais de 30 semanas são candidatas ao parto vaginal, independentemente das condições do colo uterino. A anestesia peridural também deve ser evitada quando há plaquetopenia < 75.000/mm³. Na cesariana, a anestesia geral é a regra quando plaquetas < 50.000/mm³. A utilização de altas de corticoides melhora a contagem de plaquetas, mas não se mostrou benefício materno e perinatal em estudos clínicos randomizados.

Raramente, pode haver presença de hematoma subcapsular hepático, que eventualmente se rompe. A mortalidade materna é elevada nessa situação, podendo chegar a 22% (Vigil-De Gracia & Ortega-Paz, 2012). O hematoma subcapsular pode ser diagnosticado por meio de ultrassonografia ou tomografia computadorizada, e sua sintomatologia envolve dor epigástrica ou no hipocôndrio direito. Na maioria dos casos, a conduta conservadora é possível, com vigilância de sinais clínicos e laboratoriais que evidenciem sangramento. Transfusão, controle rígido da coagulopatia e monitoramento do tamanho do hematoma são itens importantes do manejo. Na ruptura hepática, geralmente ocorre dor abdominal de início súbito, seguido de anemia e hipotensão. Impõem-se a laparotomia associada à transfusão maciça. O tratamento cirúrgico inclui diversas opções, a depender da gravidade do sangramento: tamponamento e drenagem, ligadura do ramo apropriado da artéria hepática e veia porta, *patching* com omento, ressecção parcial hepática e até mesmo transplante hepático, que deve ser considerado em casos de insuficiência hepática progressiva ou hemorragia hepática refratária. Embolização radiológica de ramo da artéria hepática também pode ser considerado (Ditisheim & Sibai, 2017). Em série de 10 casos de ruptura hepática ocorridos na maternidade da Universidade Federal do Rio Grande do Norte, metade dos casos foi tratada com ligadura da artéria hepática associada ou não a outros procedimentos, enquanto três casos foram tratados com sutura cirúrgica e/ou *patching* com omento. Houve apenas uma morte nessa série, que ocorreu na admissão, sem possibilidade de receber tratamento (Araujo et al., 2006).

Na história natural da síndrome HELLP, há uma relação inversa entre os valores plaquetários e as enzimas hepáticas. A doença pode atingir o pico de intensidade durante os primeiros 2 dias após o parto. Caso a contagem de plaquetas continue a diminuir e as enzimas hepáticas continuem a crescer após 4 dias de pós-parto, a validade do diagnóstico inicial de síndrome HELLP deve ser reavaliada.

Eclâmpsia

Além de administração do sulfato de magnésio para prevenir convulsões recorrentes e de anti-hipertensivos para combater a hipertensão aguda, o tratamento da eclâmpsia tem particularidades. Durante ou logo após o acidente convulsivo, deve-se evitar a lesão materna e a aspiração, assegurar ou estabelecer vias respiratórias livres e suprir a oxigenação. Para minimizar os riscos da aspiração, a paciente deve ser posta em decúbito lateral, e secreções orais devem ser aspiradas. Durante o episódio convulsivo, poderá ocorrer hipoventilação ou acidose respiratória. Embora o episódio inicial de convulsão dure apenas alguns minutos, é importante manter a oxigenação pela administração suplementar de oxigênio sob máscara, 8 a 10 ℓ/min. Após a cessação da convulsão, a paciente retorna a respirar, e a oxigenação raramente é problema. Todavia, hipoxemia e acidose materna podem desenvolver-se em mulheres com convulsões repetidas, pneumonia aspirativa, edema pulmonar ou combinação desses fatores. É de bom alvitre monitorar a oxigenação materna em todas as pacientes eclâmpticas com a oximetria de pulso transcutânea. É requerida a gasometria arterial, se o resultado da oximetria de pulso for anormal (saturação de oxigênio ≤ 92%) (Sibai, 2005; Fishel Bartal & Sibai, 2020).

No tratamento das convulsões da eclâmpsia, o sulfato de magnésio também é a medicação de escolha. Estudos clínicos randomizados compararam o sulfato de magnésio com diazepam, fenitoína e "coquetel lítico" (clorpromazina, meperidina e prometazina). Em todas as situações, o sulfato de magnésio foi superior.

Na avaliação com o diazepam, o sulfato de magnésio apresentou redução de 57% na recorrência das convulsões (RR = 0,43; IC95% 0,33-0,55) e de 41% na morte materna (RR = 0,59; IC95% 0,38-0,92) (Duley et al., 2010b). Já na comparação com a fenitoína, houve tendência na redução dos óbitos maternos (RR = 0,50; IC95% 0,24-1,05), e 66% dos casos a menos de recorrência das convulsões (RR = 0,34; IC95% 0,24-0,49) (Duley et al., 2010c).

A dose inicial de sulfato de magnésio é a mesma utilizada para prevenção da eclâmpsia, ou seja, 4 g em dose de ataque e dose de manutenção de 1 g/h. Alguns autores sugerem fazer 2 g/h como dose de manutenção, pois essa dose promoveria maior probabilidade de atingir a concentração terapêutica de magnésio, com exceção das mulheres com creatinina aumentada ou oligúria (Fishel Bartal & Sibai, 2022). Cerca de 10% das mulheres com eclâmpsia têm recorrência das convulsões; nessas mulheres um novo *bolus* de sulfato de magnésio deve ser administrado – 2 g IV em 3 a 5 minutos. Nos casos de convulsões refratárias ao sulfato de magnésio (convulsões 20 minutos após a dose em *bolus* ou duas ou mais recorrências), está indicado amobarbital sódico – 250 mg IV por 3 a 5 minutos, tiopental ou fenitoína (1250 mg IV na dose de 50 mg/min). Intubação endotraqueal e ventilação assistida em unidade intensiva são apropriadas nessas circunstâncias. Nos casos de refratariedade ao sulfato de magnésio, deve-se solicitar exame de imagem cerebral.

Cesariana de emergência não deve ser realizada em mulheres com eclâmpsia. A prioridade deve ser a estabilização do quadro materno, com cessação das convulsões e recuperação da hipoxemia. Bradicardia fetal é frequente durante as convulsões e por alguns minutos após a ocorrência destas, mas não deve indicar intervenção imediata, já que geralmente há recuperação da frequência cardíaca fetal e da variabilidade, com a estabilização do quadro clínico materno após cerca de 10 minutos (Fishel Bartal & Sibai, 2022). A eclâmpsia em si não indica necessariamente cesariana (ACOG, 2020). A decisão pela via de parto deve levar em consideração as condições do colo, a idade gestacional, a apresentação e a condição fetal. Uma vez que a mãe esteja estável e orientada, a indução do parto pode ser iniciada, caso as condições fetais sejam favoráveis. No entanto, sugere-se não ultrapassar 24 horas de indução. Nos casos de eclâmpsia antes de 30 semanas, a falha de indução é elevada e, dessa maneira, recomenda-se a cesariana. Antes da decisão pela cesariana, deve-se checar os exames laboratoriais para avaliação da contagem de plaquetas e definir pelo melhor tipo de anestesia, conforme discutido anteriormente neste capítulo.

Pós-parto

A PE pode desenvolver-se durante o parto ou no pós-parto, ou o quadro clínico se exacerbar, portanto o cuidado deve ser o mesmo dispensado às gestantes. Assim, caso a mulher apresente hipertensão novamente ou agravamento do quadro hipertensivo no pós-parto, ela precisa ser investigada para PE e sinais de gravidade. Recomenda-se que a puérpera seja mantida internada por ao menos 3 dias para monitoramento da PA, a qual deve ser aferida a cada 4 a 6 horas (Brown et al., 2018). Os sinais e sintomas neurológicos devem ser monitorados, pois a eclâmpsia pode ocorrer no puerpério, e a rotina laboratorial para PE deve ser repetida nos primeiros 2 pós-parto, caso algum exame esteja alterado anteriormente. É importante que os profissionais de saúde fiquem atentos a esses sinais e recomendem às mulheres buscar atendimento em caso de sintomas após a alta, pois a maioria das mulheres que apresenta eclâmpsia ou acidente vascular encefálico no pós-parto já tinha sintomas por horas ou dias antes do evento. Sugere-se reavaliação da PA entre o 3º e o 7º dia após o parto, uma vez que a pressão pode se elevar, consequente à redistribuição do volume extravascular (Magee et al., 2021). Um plano de monitoramento da PA e tratamento deve ser discutido antes da alta.

Os anti-hipertensivos devem ser mantidos ou iniciados após o parto, e reduzidos lentamente após 3 a 6 dias de pós-parto, a não ser que a PA permaneça baixa (< 110/70 mmHg) ou a mulher fique sintomática (Brown et al., 2018). O alvo terapêutico deve ser o mesmo recomendado para gestantes (PA < 135/85 mmHg) (Magee et al., 2021). O arsenal terapêutico pode ser ampliado no pós-parto, e pode-se lançar mão dos inibidores da ECA (captopril e enalapril), além dos fármacos já recomendados na gestação (nifedipino, metildopa, hidralazina, metoprolol), além de manter-se restrição aos diuréticos. Deve-se tentar utilizar a posologia com menor número de tomadas diárias e preferencialmente um único medicamento. Nifedipino ou enalapril são as medicações utilizadas como primeira linha de tratamento (NICE, 2019).

O tratamento com sulfato de magnésio deve ser mantido no mínimo por 24 horas após o nascimento e/ou após a última convulsão. Caso a paciente tenha dificuldade de controle da PA e/ou sinais de iminência de eclâmpsia, o sulfato de magnésio deve ser usado em razão da persistência no risco de convulsão, especialmente nos primeiros 5 dias (Peraçoli et al., 2019).

Há muita controvérsia acerca do uso de anti-inflamatórios não esteroidais (AINE) no pós-parto de mulheres com hipertensão. Essas medicações diminuem prostaglandinas e levam à ausência de vasodilatação e ao aumento da retenção de sódio. Mesmo assim, os AINEs devem ser usados preferencialmente aos analgésicos opioides, pois os estudos disponíveis até o momento não verificaram piora da PA associada ao uso de AINE. Deve-se, no entanto, restringir seu uso em mulheres no pós-parto com dificuldade de controle da hipertensão, nas mulheres com evidência de insuficiência renal (oligúria e/ou aumento da creatinina) ou quando há plaquetopenia.

É necessária atenção à necessidade de tromboprofilaxia nas mulheres com hipertensão, em especial na PE. A profilaxia com heparina deve ser indicada na presença de outros fatores de risco, especialmente após a cesariana, tais como obesidade, CIR, tabagismo, gemelaridade, entre outros (Capítulo 106).

Além de consulta após 7 dias, recomenda-se que todas as mulheres sejam reavaliadas com 3 meses pós-parto, quando a PA e os exames laboratoriais devem ter se normalizado. Caso contrário, há necessidade de investigação para causas secundárias de hipertensão ou doença renal. Após 6 meses, sugere-se nova avaliação, quando PA ≥ 120/80 mmHg deve levar à discussão sobre mudanças no estilo de vida (Magee et al., 2021).

Prognóstico

As mulheres devem ser aconselhadas acerca da recorrência da pré-eclâmpsia em nova gravidez. Para aquelas que apresentaram PE, o risco de desenvolver PE novamente é de aproximadamente 15% e mais 15% apresentarão hipertensão gestacional. Já as mulheres que apresentaram hipertensão gestacional têm 4% de risco de apresentar PE em gestação futura e mais 25% de recorrer na hipertensão gestacional (Brown et al., 2018). O risco de recém-nascido pequeno para idade gestacional, independentemente do tipo de hipertensão, está aumentado.

A pré-eclâmpsia é fator de risco para DCV futura. Esse aumento do risco varia de duas vezes para todos os casos, e de oito a nove vezes para mulheres com pré-eclâmpsia que deram à luz antes de 34 semanas. Mulheres com história de pré-eclâmpsia que tiveram parto pré-termo (< 37 semanas) ou com história de pré-eclâmpsia recorrente devem ser avaliadas anualmente para pressão sanguínea, lipídios, glicemia de jejum e índice de massa corporal (IMC).

Mulheres normotensas que desenvolveram pré-eclâmpsia na gravidez têm 17% de chance de serem hipertensas dentro de 5 anos (Scholten et al., 2015). Por essa razão, a American Heart Association (AHA), já em 2011, colocava a pré-eclâmpsia como um dos fatores de risco de DCV.

Recente metanálise mostrou que, nos 2 anos seguintes ao parto, a hipertensão foi diagnosticada em 28,4% das mulheres que tiveram hipertensão na gravidez. O risco de hipertensão foi maior nos primeiros 6 meses, mas ainda chega a ser sete vezes maior, se comparado a mulheres normotensas na gravidez, 1 a 2 anos após o parto (Giorgione et al., 2021).

Estudo de coorte retrospectivo sublinham que mulheres com pré-eclâmpsia apresentam risco aumentado de mortalidade no futuro, particularmente por Alzheimer, diabetes, doença cardíaca isquêmica e derrame (Theilen et al., 2016). Há também maior risco de doença renal e diabetes.

Bibliografia

Abalos E, Cuesta C, Grosso AL, Chou D, Say L. Global and regional estimates of preeclampsia and eclampsia: a systematic review. Eur J Obstet Gynecol Reprod Biol. 2013;170:1-7.

Abalos E, Cuesta C, Carroli G, et al. Pre-eclampsia, eclampsia and adverse maternal and perinatal outcomes: a secondary analysis of the World Health Organization Multicountry Survey on Maternal and Newborn Health. BJOG. 2014;121(Suppl 1):14-24.

Abalos E, Duley L, Steyn DW, Gialdini C. Antihypertensive drug therapy for mild to moderate hypertension during pregnancy. Cochrane Database Syst Rev. 2018;10(10):CD002252.

ACOG Committee Opinion No. 743: Low-dose aspirin use during pregnancy. Obstet Gynecol. 2018;132(1):e44-52.

American College of Obstetricians and Gynecologists (ACOG). Hypertension in pregnancy. Report of the American College of Obstetricians and Gynecologists' Task Force on Hypertension in Pregnancy. Obstet Gynecol. 2013;122(5):1122-31.

American College of Obstetricians and Gynecologists (ACOG), Committee on Practice Bulletins — Obstetrics. Gestational Hypertension and Preeclampsia: ACOG Practice Bulletin, Number 222. Obstet Gynecol. 2020;135(6):e237-60.

Altman D, Carroli G, Duley L, et al. Do women with pre-eclampsia, and their babies, benefit from magnesium sulphate? The Magpie Trial: a randomised placebo-controlled trial. Lancet. 2002;359(9321):1877-90.

Amorim MM, Katz L, Barros AS, Almeida TS, Souza AS, Faúndes A. Maternal outcomes according to mode of delivery in women with severe preeclampsia: a cohort study. J Matern Fetal Neonatal Med. 2015;28(6):654-60.

Araujo AC, Leao MD, Nobrega MH, et al. Characteristics and treatment of hepatic rupture caused by HELLP syndrome. Am J Obstet Gynecol. 2006;195:129-33.

Baba Y, Yamada T, Obata-Yasuoka M, et al. Urinary protein-to-creatinine ratio in pregnant women after dipstick testing: prospective observational study. BMC Pregnancy Childbirth. 2015;15:331.

Broekhuijsen K, van Baaren GJ, van Pampus MG, et al. Immediate delivery versus expectant monitoring for hypertensive disorders of pregnancy between 34 and 37 weeks of gestation (HYPITAT-II): an open-label, randomised controlled trial [published correction appears in Lancet. 2016;387(10021):848]. Lancet. 2015;385(9986):2492-501.

Brosens I, Pijnenborg R, Vereruysse L, Romero R. The "Great Obstetrical Syndromes" are associated with disorders of deep placentation. Am J Obstet Gynecol. 2011;204:193-201.

Brown MA, Magee LA, Kenny LC, et al. Hypertensive disorders of pregnancy: ISSHP Classification, Diagnosis, and Management Recommendations for International Practice. Hypertension. 2018;72:24-43.

Byrne JJ, Seasely A, Nelson DB, Mcintire DD, Cunningham FG. Comparing acute fatty liver of pregnancy from hemolysis, elevated liver enzymes, and low platelets syndrome [published online ahead of print, 2020 Apr 19]. J Matern Fetal Neonatal Med. 2020;1-11.

Campbell S, Diaz-Recasens J, Griffin DR, et al. New doppler technique for assessing uteroplacental blood flow. Lancet. 1983;1(8326 Pt 1):675-7.

Chappell LC, Brocklehurst P, Green ME, et al. Planned early delivery or expectant management for late preterm pre-eclampsia (PHOENIX): a randomised controlled trial. Lancet. 2019;394(10204):1181-90.

Churchill D, Duley L, Thornton JG, Moussa M, Ali HS, Walker KF. Interventionist versus expectant care for severe pre-eclampsia between 24 and 34 weeks' gestation. Cochrane Database Syst Rev. 2018;10(10):CD003106.

Cnossen JS, Morris RK, ter Riet G, et al. Use of uterine artery Doppler ultrasonography to predict pre-eclampsia and intrauterine growth restriction: a systematic review and bivariable meta-analysis. CMAJ. 2008;178(6):701-11.

Conti-Ramsden F, Knight M, Green M, Shennan AH, Chappell LC. Reducing maternal deaths from hypertensive disorders: learning from confidential inquiries. BMJ. 2019;364:l230.

Cruz MO, Gao W, Hibbard JU. What is the optimal time for delivery in women with gestational hypertension? Am J Obstet Gynecol. 2012;207(3):214.e1-6.

Ditisheim A, Sibai BM. Diagnosis and management of HELLP syndrome complicated by liver hematoma. Clin Obstet Gynecol. 2017;60:190-7.

Douglas KA, Redman CW. Eclampsia in the United Kingdom. BMJ. 1994;309(6966):1395-400.

Duley L, Gülmezoglu AM, Henderson-Smart DJ, Chou D. Magnesium sulphate and other anticonvulsants for women with pre-eclampsia. Cochrane Database Syst Rev. 2010a;2010(11):CD000025.

Duley L, Henderson-Smart DJ, Walker GJ, Chou D. Magnesium sulphate versus diazepam for eclampsia. Cochrane Database Syst Rev. 2010b;2010(12):CD000127.

Duley L, Henderson-Smart DJ, Chou D. Magnesium sulphate versus phenytoin for eclampsia. Cochrane Database Syst Rev. 2010c;(10):CD000128.

Firoz T, Sanghvi H, Merialdi M, von Dadelszen P. Pre-eclampsia in low and middle income countries. Best Pract Res Clin Obstet Gynaecol. 2011;25(4):537-48.

Fishel Bartal M, Lindheimer MD, Sibai BM. Proteinuria during pregnancy: definition, pathophysiology, methodology, and clinical significance. Am J Obstet Gynecol. 2022;226(2S):S819-S834.

Fishel Bartal M, Sibai BM. Eclampsia in the 21st century. Am J Obstet Gynecol. 2022;226(2S):S1237-S1253.

Gallo D, Poon LC, Fernandez M, Wright D, Nicolaides KH. Prediction of preeclampsia by mean arterial pressure at 11-13 and 20-24 weeks' gestation. Fetal Diagn Ther. 2014;36:28-37.

Gallos I, Sivakumar K, Kilby M, Coomarasamy A, Thangaratinan S, Vatish M. Pre-eclampsia is associated with, and preceded by, hypertriglyceridemia: a meta-analysis. BJOG. 2013;120:1321.

Gestational Hypertension and Preeclampsia: ACOG Practice Bulletin, Number 222. Obstet Gynecol. 2020;135(6):e237-60.

Giordano JC, Parpinelli MA, Cecatti JG, et al. The burden of eclampsia: results from a multicenter study on surveillance of severe maternal morbidity in Brazil. PLoS One. 2014;9(5):e97401.

Giorgione V, Ridder A, Kalafat E, Khalil A, Thilaganathan B. Incidence of postpartum hypertension within 2 years of a pregnancy complicated by pre-eclampsia: a systematic review and meta-analysis. BJOG. 2021;128(3):495-503.

Hawkins TLA, Roberts JM, Mangos GJ, Davis GK, Roberts LM, Brown MA. Plasma uric acid remains a marker of poor outcome in hypertensive pregnancy: a retrospective cohort study. BJOG. 2012;119:484-92.

Hecht JL, Ordi J, Carrilho C, et al. The pathology of eclampsia: an autopsy series. Hypertens Pregnancy. 2017;36(3):259-68.

Hypertension in pregnancy. Report of the American College of Obstetricians and Gynecologists' Task Force on Hypertension in Pregnancy. Obstet Gynecol. 2013;122(5):1122-31.

Hofmeyr GJ, Lawrie TA, Atallah ÁN, Torloni MR. Calcium supplementation during pregnancy for preventing hypertensive disorders and related problems. Cochrane Database Syst Rev. 2018;10(10):CD001059.

Hofmeyr GJ, Betrán AP, Singata-Madliki M, et al. Prepregnancy and early pregnancy calcium supplementation among women at high risk of pre-eclampsia: a multicentre, double-blind, randomised, placebo-controlled trial. Lancet. 2019;393(10169):330-9.

Isler CM, Rinehart BK, Terrone DA, Martin RW, Magann EF, Martin JN Jr. Maternal mortality associated with HELLP (hemolysis, elevated liver enzymes, and low platelets) syndrome. Am J Obstet Gynecol. 1999;181(4):924-8.

Karumanchi SA, Epstein FH. Placental ischemia and soluble fms-like tyrosin kinase: cause or consequence of preeclampsia. Kidney Int. 2007;71:959.

Karumanchi SA, Maynard SE, Stillman IE, Epstein FH, Sukhane VP. Preeclampsia. A renal perspective. Kidney Int. 2005;67:2101.

Koopmans CM, Bijlenga D, Groen H, et al. Induction of labour versus expectant monitoring for gestational hypertension or mild pre-eclampsia after 36 weeks' gestation (HYPITAT): a multicentre, open-label randomised controlled trial. Lancet. 2009;374(9694):979-88.

Leitch CR, Cameron AD, Walker JJ. The changing pattern of eclampsia over a 60-year period. Br J Obstet Gynaecol. 1997;104(8):917-22.

Lisonkova S, Razaz N, Sabr Y, et al. Maternal risk factors and adverse birth outcomes associated with HELLP syndrome: a population-based study. BJOG. 2020;127(10):1189-98.

Magee LA, Pels A, Helewa M, Rey E, von Dadelszen P. Canadian Hypertensive Disorders of Pregnancy (HDP) Working Group. Diagnosis, evaluation, and management of the hypertensive disorders of pregnancy. Pregnancy Hypertens. 2014;4(2):105-45.

Magee LA, von Dadelszen P, Rey E, et al. Less-tight versus tight control of hypertension in pregnancy. N Engl J Med. 2015;372(5):407-17.

Magee LA, Rey E, Asztalos E, et al. Management of non-severe pregnancy hypertension – A summary of the CHIPS Trial (Control of Hypertension in Pregnancy Study) research publications. Pregnancy Hypertens. 2019;18:156-62.

Magee LA, Brown MA, Hall DR, et al. The Hypertensive Disorders of Pregnancy: The 2021 International Society for the Study of Hypertesion in Pregnancy Classification, Diagnosis & Management Recommendations for International Practice. Pregnancy Hypertens. 2021;27:148-69.

Martin JN Jr, Rinehart BK, May WL, Magann EF, Terrone DA, Blake PG. The spectrum of severe preeclampsia: comparative analysis by HELLP (hemolysis, elevated liver enzyme levels, and low platelet count) syndrome classification. Am J Obstet Gynecol. 1999;180(6 Pt 1):1373-84.

Martin JN Jr, Rose CH, Briery CM. Understanding and managing HELLP syndrome: the integral role of aggressive glucocorticoids for mother and child. Am J Obstet Gynecol. 2006;195(4):914-34.

Morris RK, Riley RD, Doug M, Deeks JJ, Kilby MD. Diagnostic accuracy of spot urinary protein and albumina to creatinine ratios for detection of significant proteinuria or adverse pregnancy outcome in patients with suspected pre-eclampsia: systematic review and meta-analysis. BMJ. 2012;345:e4342.

Nakamura-Pereira M, Esteves-Pereira AP, Dias MAB, et al. 62 Maternal and neonatal outcomes associated with hypertensive disorders during pregnancy: Data from "Birth in Brazil" study: Medical complications of pregnancy related to hypertensive syndromes. Pregnancy Hypertens. 2016;6(3):167.

Nakimuli A, Chazara O, Byamugiha J, et al. Pregnancy, parturition and preeclampsia in women of African ancestry. Am J Obstet Gynecol. 2014;210:526.

National Institute for Health and Clinical Excellence (NICE). NICE guideline: Hypertension in pregnancy: the management of hypertensive disorders during pregnancy. London: NICE; 2010. Disponível em: https://www.ascalema.es/wp-content/uploads/2014/10/011KP_Hypertension--in-pregnancy-2010.pdf.

National Institute for Health and Clinical Excellence (NICE). NICE guideline: Hypertension in pregnancy: diagnosis and management. London: NICE; 2019. Disponível em: https://www.nice.org.uk/guidance/ng133/resources/hypertension-in-pregnancy-diagnosis-and-management-pdf-66141717671365.

O'Brien JM, Barton JR. Controversies with the diagnosis and management of HELLP syndrome. Clin Obstet Gynecol. 2005;48(2):460-77.

O'Gorman N, Wright D, Syngelaki A, et al. Competing risks model in screening for preeclampsia by maternal factors and biomarkers at 11-13 weeks gestation. Am J Obstet Gynecol. 2016;214(1):103.e1-103.e12.

Peraçoli JC, Borges VTM, Ramos JGL, et al. Pre-eclampsia/Eclampsia. Rev Bras Ginecol Obstet. 2019;41(5):e1-2.

Pijnenborg R, Vercruysse L, Hanssens M. Uterine spiral arteries in human pregnancy: facts and controversies. Placenta. 2006;27:939-58.

Poon LC, Shennan A, Hyett JA, et al. The International Federation of Gynecology and Obstetrics (FIGO) initiative on pre-eclampsia: a pragmatic guide for first-trimester screening and prevention [published correction appears in Int J Gynaecol Obstet. 2019 Sep;146(3):390-391]. Int J Gynaecol Obstet. 2019;145 Suppl 1(Suppl 1):1-33.

Reddy M, Rolnik DL, Harris K, et al. Challenging the definition of hypertension in pregnancy: a retrospective cohort study. Am J Obstet Gynecol. 2020;222(6):606.e1-21.

Redman CWG, Sargent IL. Immunology of pre-eclampsia. Am J Reprod Immunol 2010;63:534.

Rezende KB, Bornia RG, Esteves AP, Cunha AJ, Amim Junior J. Preeclampsia: prevalence and perinatal repercussions in a University Hospital in Rio de Janeiro, Brazil. Pregnancy Hypertens. 2016;6(4):253-5.

Roberts JM. Endothelial dysfunction in preeclampsia. Semin Reprod Med. 1998;16:5.

Rolnik DL, Wright D, Poon LC, et al. Aspirin versus placebo in pregnancies at high risk for preterm preeclampsia. N Engl J Med. 2017;377(7):613-22.

Rolnik DL, Nicolaides KH, Poon LC. Prevention of preeclampsia with aspirin. Am J Obstet Gynecol. 2020;S0002-9378(20):30873-5.

Romero R, Gonçalves LF, Ghezzi F, et al. Velocimetria Doppler da Circulação Uteroplacentária. In: Fleischer AC, Manning FA, Jeanty P, Romero R. Ultrassonografia em Obstetrícia e Ginecologia – Princípios e Prática. 5.ed. Rio de Janeiro: Revinter; 2000, p. 311.

Scholten RR, Lotgering FK, Hopman MT, et al. Low plasma volume in normotensive formerly preeclamptic women predisposes to hypertension. Hypertension. 2015;66:1066-72

Sibai BM. Diagnosis, controversies, and management of the syndrome of hemolysis, elevated liver enzymes, and low platelet count. Obstet Gynecol. 2004;103(5 Pt 1):981-91.

Sibai BM. Diagnosis, prevention, and management of eclampsia. Obstet Gynecol. 2005;105(2):402-10.

Sibai BM, Ramadan MK, Usta I, Salama M, Mercer BM, Friedman SA. Maternal morbidity and mortality in 442 pregnancies with hemolysis, elevated liver enzymes, and low platelets (HELLP syndrome). Am J Obstet Gynecol. 1993;169(4):1000-6.

Souza FLP, Sass N, Camano L. Hipertensão arterial na gravidez: nótulas históricas. In: Sass N, Camano L, Moron AF. Hipertensão arterial e nefropatias na gravidez. Rio de Janeiro: Guanabara Koogan; 2006. p. 1.

Spargo B, McCartney CP, Winemiller R. Glomerular capillary endotheliosis in toxemia of pregnancy. Arch Pathol. 1959;68:593.

Staff AC, Dechend R, Pijnenborg R. Learning from the placenta: acute atherosis and vascular remodeling in preeclampsia-novel aspects for atherosclerosis and future cardiovascular health. Hypertension. 2010;56(6):1026-34.

Staff AC, Benton SJ, Dadelszen P, et al. Redefining preeclampsia using placenta-derived biomarkers. Hypertension. 2013;61:932-42.

Stergiotou L, Bijnens B, Cruz-Lemini M, Figueras F, Gratacos E, Crispi F. Maternal subclinical vascular changes in fetal growth restriction with and without pre-eclampsia. Ultrasound Obstet Gynecol. 2015;46:706-12.

Tan MY, Syngelaki A, Poon LC, et al. Screening for pre-eclampsia by maternal factors and biomarkers at 11-13 weeks' gestation. Ultrasound Obstet Gynecol. 2018;52(2):186-95.

Theilen LH, Fraser A, Hollingshaus MS, et al. All-cause and cause-specific mortality after hypertensive disease of pregnancy. Obstet Gynecol. 2016;128:238-44.

Vigil-De Gracia P, Ortega-Paz L. Pre-eclampsia/eclampsia and hepatic rupture. Int J Gynaecol Obstet. 2012;118(3):186-9.

Whelton PK, Carey RM, Aronow WS, et al. 2017 ACC/AHA/AAPA/ABC/ACPM/AGS/APhA/ASH/ASPC/NMA/PCNA Guideline for the Prevention, Detection, Evaluation, and Management of High Blood Pressure in Adults: A Report of the American College of Cardiology/American Heart Association Task Force on Clinical Practice Guidelines Hypertension. 2018;71(6):e13-5. [published correction appears in Hypertension. 2018;72(3):33] [erratum in Hypertension. 2018;71(6):e136-9].

Williams B, Mancia G, Spiering W, et al. 2018 ESC/ESH Guidelines for the management of arterial hypertension [published correction appears in Eur Heart J. 2019 Feb 1;40(5):475]. Eur Heart J. 2018;39(33):3021-104.

World Health Organization (WHO). WHO recommendations for prevention and treatment of pre-eclampsia and eclampsia. Geneva: World Health Organization; 2011.

World Health Organization (WHO). WHO recommendations on drug treatment for non-severe hypertension in pregnancy. Geneva: World Health Organization; 2020.

Wright D, Akolekar R, Syngelaki A, Poon LC, Nicolaides KH. A competing risks model in early screening for preeclampsia. Fetal Diagn Ther. 2012;32:171-8.

Wright D, Wright A, Nicolaides KH. The competing risk approach for prediction of preeclampsia. Am J Obstet Gynecol. 2020;223:12-23.e7.

Zeek PM, Assali NS. Vascular changes associated with toxemia of pregnancy. Am J Clin Pathol. 1950;20:1099.

30

Abortamento

Evelyn Trainá
Rosiane Mattar
Antonio Braga
Jorge Rezende Filho

O abortamento é a expulsão do concepto antes que sua viabilidade seja atingida. A Organização Mundial da Saúde (OMS) estabeleceu como critérios para defini-lo o feto pesar até 500 g ou estar com idade gestacional máxima de 20 semanas (OMS, 1976; FIGO, 1976).

O abortamento pode ser espontâneo ou provocado, mas neste capítulo trataremos apenas do abortamento espontâneo. Os aspectos médico-legais do abortamento provocado serão abordados no Capítulo 122, e os procedimentos para consumá-lo, no Capítulo 104.

Epidemiologia

Cerca de 75% dos ovos fertilizados são abortados, e em mais da metade deles, isso ocorre antes da primeira falha menstrual, ou seja, antes do diagnóstico da gravidez. Em gestações diagnosticadas clinicamente, 10 a 15% terminam espontaneamente até 20 semanas. Assim, 80% de todos os abortamentos se dão antes de 12 semanas (ACOG, 2018).

Etiologia – fatores de risco

A causa mais frequente de abortamento são as alterações cromossômicas, que incide em 50% dos abortamentos esporádicos de 1º trimestre. As mais comuns são as anormalidades numéricas, trissomias e monossomias. Ao analisar abortos com cariótipo anormal, a síndrome de Turner (45,X0) e a trissomia autossômica, particularmente as dos cromossomos 16, 21 e 22, são as mais constantes (Tabela 30.1).

Aproximadamente 80% das trissomias 21 e 90% das monossomias X terminam em abortamento.

Os fatores de risco mais comuns para a ocorrência de abortamento precoce são a idade materna avançada e a história de perda anterior (ACOG, 2018). A frequência de abortamentos precoces clinicamente reconhecidos em mulheres com idade de 20 a 30 anos é de 9 a 17%, com aumento rápido para 20% na idade de 35 anos, 40% com 40 anos e 80% com 45 anos.

Qualquer doença materna grave, traumatismo ou intoxicação, além de inúmeras infecções podem levar ao abortamento.

Tabela 30.1 Frequência de anormalidades cromossômicas em material de abortamento com cariótipo anormal.

Tipo	Frequência aproximada (%)
Aneuploidia	
Trissomia autossômica	52
Monossomia autossômica	< 1
45,X0	19
Triploidia	16
Tetraploidia	6
Outros	7

Classificação

Quanto à época. Essa divisão é importante, pois as causas e as formas de tratamento são diferentes de acordo com a idade gestacional em que se dá a perda. Contudo, ressalta-se que os abortamentos precoces são mais frequentes, e que quanto menor a idade gestacional, maior o risco de que aconteça.

- Precoce: o que ocorre até 12 semanas
- Tardio: quando acontece entre 12 e 20 semanas.

Quanto à clínica. Constituem tipos clínicos de abortamento (Tabela 30.2):

- Ameaça de abortamento ou aborto evitável
- Abortamento inevitável
  - › Abortamento inevitável completo
  - › Abortamento inevitável incompleto
- Abortamento infectado
- Abortamento retido
- Abortamento habitual ou aborto espontâneo de repetição.

Na Tabela 30.3, apresentamos os quadros ultrassonográficos das formas clínicas do abortamento. Neste capítulo também abordaremos os abortamentos tardios por insuficiência istmocervical.

Ameaça de abortamento ou aborto evitável

Quadro clínico

Consiste, fundamentalmente, em hemorragia, que traduz anomalia decidual e/ou descolamento do ovo, e dor, sinal de contração uterina.

Tabela 30.2 Definições das formas de abortamento.

Ameaça de abortamento ou aborto evitável: gravidez complicada por sangramento antes de 20 semanas

Abortamento inevitável: o produto da concepção não tem mais vitalidade

Abortamento inevitável completo: todo o produto da concepção foi eliminado sem a necessidade de intervenção médica ou cirúrgica

Abortamento inevitável incompleto: alguma parte do produto da concepção foi eliminada, mas não sua totalidade; podem estar retidos feto, placenta ou membranas

Abortamento infectado: abortamento (geralmente incompleto) complicado por infecção intrauterina

Abortamento retido: gravidez na qual já há a morte fetal (classicamente por 4 semanas) sem sua expulsão

Abortamento habitual ou aborto espontâneo de repetição: 2 ou mais abortamentos consecutivos

Tabela 30.3 Achados ultrassonográficos no abortamento.

Quadro clínico	Achados ultrassonográficos
Aborto evitável	Apresentações variadas, que incluem hematoma subcoriônico
Abortamento completo	Eco endometrial central (espessura < 8 a 10 mm)
Abortamento incompleto	Qualquer espessura endometrial; tecido heterogêneo que distorce o eco médio endometrial
Abortamento infectado	Abscesso pélvico ou áreas heterogêneas endomiometriais
Ovo anembrionado	SG > 20 mm sem embrião
Abortamento retido	CCN > 5 mm sem atividade cardíaca

SG; saco gestacional; *CCN*; comprimento cabeça-nádega.

Hemorragia. É o elemento mais comum e costuma ser o primeiro a revelar distúrbios na evolução da gravidez (Figura 30.1). De modo geral, o fluxo sanguíneo na fase de ameaça é discreto. Aproximadamente, 30% das gestações apresentam sangramento no 1º trimestre e metade delas resulta em aborto.

Dores. Precedem, acompanham e geralmente sucedem a hemorragia. São provocadas por metrossístoles fugazes e intermitentes. No aborto evitável, normalmente, a sensação dolorosa é de pouca intensidade.

Exame físico. Confirma, exceto nas primeiras semanas, o útero aumentado, cujo volume é proporcional à data da amenorreia. O toque não é esclarecedor, pois não existem modificações cervicais. O exame especular pode afastar causas ginecológicas da hemorragia.

Laboratório

A pesquisa qualitativa de β-hCG mostra-se positiva, e a quantitativa na urina ou sangue apresenta compatibilidade com os níveis esperados para a idade gestacional.

Ultrassonografia

Demonstra características compatíveis com a idade gestacional, particularmente saco gestacional regular e presença de concepto com batimento cardíaco fetal.

Tratamento

Não há tratamento eficaz que impeça o abortamento evitável de evoluir para um inevitável. Podem ser sugeridas algumas recomendações:

- Repouso relativo; é contraindicado o repouso absoluto
- O coito deve ser proibido, não por determinar a perda gestacional, mas por aumentar o sangramento e causar mais ansiedade ao casal
- Tranquilizar a gestante ao explicar as possíveis evoluções do quadro
- Administrar antiespasmódicos e analgésicos nas pacientes com cólicas
- Não prescrever progesterona vaginal, pois não se verifica melhora no prognóstico da gestação (ACOG, 2018).

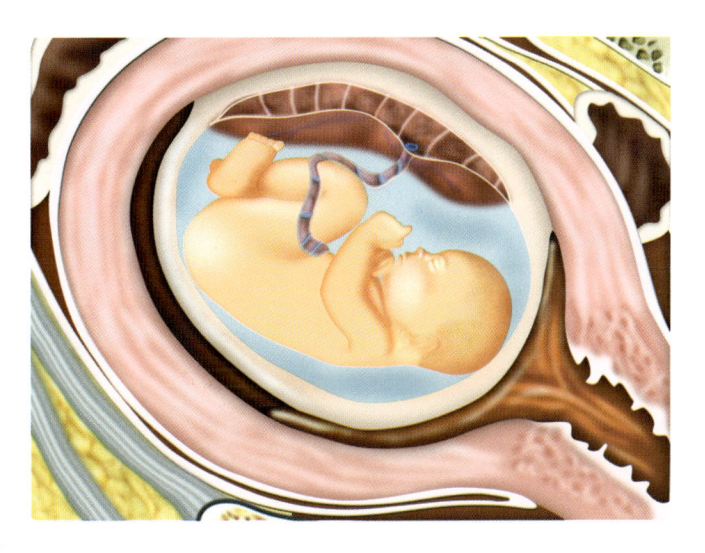

Figura 30.1 Ameaça de abortamento.

Abortamento inevitável

Quadro clínico

Nas amenorreias de curta duração, em que o ovo é pequeno, o processo pode ser confundido com menstruação. Porém, diferencia-se pela maior quantidade de sangue, pela presença de embrião e decídua ao exame do material eliminado.

Esse mecanismo é raro após 8 semanas, uma vez que o cório frondoso bem desenvolvido fixa o ovo à decídua. A partir de 8 semanas, o processo de abortamento adquire, progressivamente, as características de trabalho de parto.

O diagnóstico não oferece dificuldades, pois, quase sempre, é precedido por período de ameaça de abortamento. Excepcionalmente, pode manifestar-se pela primeira vez no estágio de iminente expulsão.

As hemorragias tendem a ser mais abundantes que as da fase de ameaça, e o sangue apresenta cor viva. Geralmente, a paciente apresenta dor em cólica de intensidade variável, mas forte.

O volume do útero corresponde à data da amenorreia, exceto quando a morte do ovo é antiga, ocasião em que o útero fica menor que o esperado. O colo mostra-se permeável, e nota-se, eventualmente, a expulsão das membranas pelo orifício externo na cavidade uterina.

O quadro clínico, quando se mostra completo e inconfundível, dispensa exames complementares. Hoje, entretanto, com a possibilidade de a ultrassonografia diagnosticar abortamento inevitável antes de o quadro se mostrar exuberante, podemos precisar do auxílio de exames complementares.

Laboratório

A pesquisa qualitativa de β-hCG mostra-se, em geral, negativa ou a quantitativa apresenta-se com níveis abaixo do esperado para a idade gestacional ou indetectável.

Ultrassonografia: diagnóstico de gravidez inviável

São considerados sinais diagnósticos de gravidez inviável: comprimento cabeça-nádega (CCN) ≥ 7 mm com ausência de batimento cardiofetal (BCF), diâmetro médio do saco gestacional (SG) ≥ 25 mm e embrião ausente (Doubilet, 2013). A ausência de embrião com BCF, 2 semanas ou mais após ultrassonografia que mostre SG sem vesícula vitelina (VV) ou 11 dias ou mais após uma imagem sonográfica de SG com VV, também constitui achado diagnóstico de abortamento precoce (ACOG, 2018).

A bradicardia fetal (< 100 BCF) e o hematoma subcoriônico volumoso constituem outros sinais sugestivos de abortamento precoce, mas não devem ser utilizados para estabelecer um diagnóstico definitivo (ACOG, 2015) (Figura 30.2). Essas informações devem ser avaliadas novamente em 7 a 10 dias.

Abortamento inevitável completo

É frequente até 8 semanas de gestação. Considera-se abortamento completo quando, após a expulsão do ovo (Figura 30.3), as cólicas cessam e o sangramento reduz a perdas discretas.

Ultrassonografia

"Útero vazio" é indicação certa de abortamento completo. Ecos intrauterinos centrais e escassos ou moderados podem representar coágulos sanguíneos, decídua, glândulas endometriais e placenta.

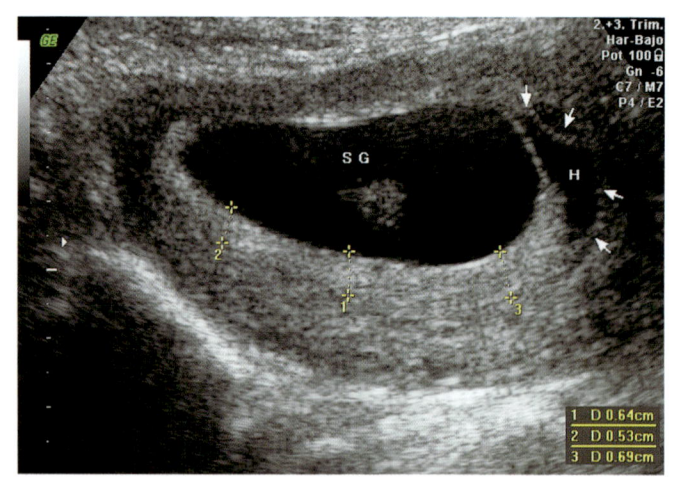

Figura 30.2 Hematoma subcoriônico. *SG,* saco gestacional; *H,* hematoma.

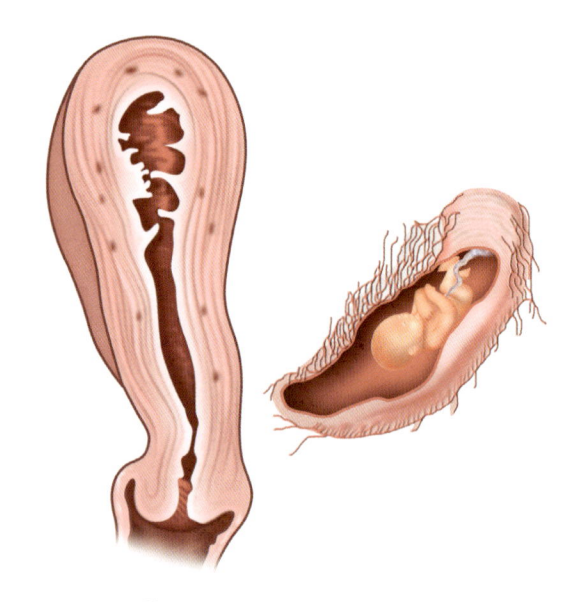

Figura 30.3 Abortamento completo.

Abortamento inevitável incompleto

Quadro clínico

Está relacionado com a eliminação parcial do ovo, causa hemorragia e dores persistentes.

O abortamento incompleto é comum após 8 semanas de gestação, quando as vilosidades coriônicas ficam aderidas ao útero. Nesse caso, a paciente consegue distinguir páreas e o concepto e, geralmente, informa a eliminação apenas do feto (Figura 30.4).

O sangramento não cessa, é intermitente, pode ser intenso e ocorre porque os restos ovulares impedem a contração uterina adequada. As cólicas se mantêm por contração uterina com intuito de eliminar o material intrauterino.

O útero, amolecido, tem volume aumentado, mas o escoamento do líquido amniótico, e comumente do feto, reduz suas dimensões, que não são as previstas pela idade da gravidez. O colo fica entreaberto.

Ultrassonografia

Massa focal ecogênica caracteriza o diagnóstico de restos ovulares (Figura 30.5). Outras imagens características são o saco gestacional irregular, embrião sem BCF ou a própria ausência de embrião.

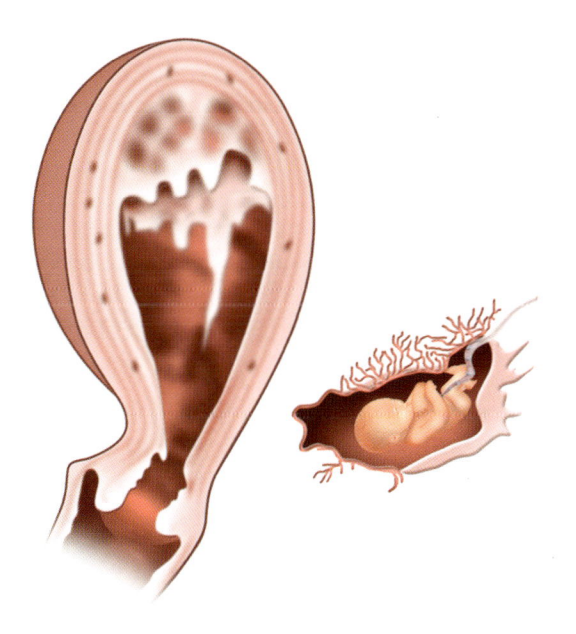

Figura 30.4 Abortamento incompleto.

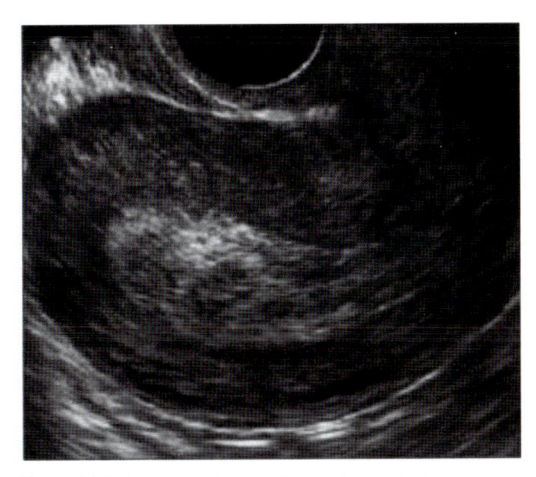

Figura 30.5 Restos ovulares após abortamento incompleto.

Tratamento

Para o tratamento do aborto inevitável, seguimos as recomendações da ACOG (2018), que divide as opções em:

- Expectante
- Medicamentoso
- Cirúrgico
  › Aspiração a vácuo (elétrica ou aquela realizada mediante aspiração manual intrauterina – AMIU)
  › Curetagem.

A conduta dependerá da idade gestacional em que ocorre o aborto, da condição clínica da paciente, da quantidade de material intrauterino e da preferência referida pela mulher.

Abortamento precoce (até 12 semanas)

Tratamento expectante. Reservado ao 1º trimestre da gestação. Com o tempo adequado (até 8 semanas), é exitoso em conseguir a expulsão completa em aproximadamente 80% das mulheres. As pacientes habitualmente se queixam de sangramento moderado/grave e cólicas até a saída de todo o material. O critério comumente utilizado para atestar a expulsão completa é a ausência de SG e espessura do endométrio menor que 30 mm.

Tratamento medicamentoso. Para pacientes que querem encurtar o tempo da expulsão, mas preferem evitar o esvaziamento cirúrgico, o tratamento com o misoprostol, um análogo da prostaglandina E1, está indicado. Inicialmente, utilizam-se 800 mg de misoprostol vaginal, e a dose pode ser repetida, se necessário (Tabela 30.4). Deve-se aconselhar a paciente de que o sangramento é mais intenso que o menstrual, potencialmente acompanhado de cólicas, e que a cirurgia poderá estar indicada se a expulsão não for completa. Ressalte-se que, pelas leis brasileiras, esse tratamento só poderá ser realizado em regime hospitalar, uma vez que o uso de misoprostol só é facultado sob essas condições.

Tratamento cirúrgico. Mulheres que se apresentam com hemorragia, instabilidade hemodinâmica ou infecção devem ser tratadas urgentemente pelo esvaziamento uterino (ACOG, 2018). Essa opção é válida quando houver grande quantidade de material intrauterino. O esvaziamento cirúrgico também tem preferência em outras situações, que inclui a presença de complicações médicas, tais como anemia grave, desordens da coagulação e doença cardiovascular.

Até 12 semanas são procedimentos de escolha a dilatação seguida de aspiração a vácuo ou de curetagem (Capítulo 104). A aspiração é superior à curetagem (ACOG, 2018), pois necessita menos analgesia e apresenta menos sangramento e menor risco de perfuração uterina. A utilização de rotina de curetagem após a aspiração não traz nenhuma vantagem e está contraindicada.

■ Eficácia e complicações

A eficácia do esvaziamento uterino cirúrgico no abortamento precoce é de 99%. O tratamento medicamentoso de gestações anembrionadas é inferior (81%) àquele após a morte fetal (88%) ou após o abortamento precoce incompleto ou inevitável (93%) (ACOG, 2015).

A formação de sinequias intrauterinas clinicamente importantes é rara após o esvaziamento cirúrgico, principalmente se for executado por AMIU.

A hemorragia pode ocorrer em todos os tipos de tratamento. A infecção é muito rara nos abortamentos espontâneos, independentemente do tipo de tratamento.

O ACOG (2015), perante o tratamento cirúrgico, recomenda o antibiótico profilático: doxiciclina, 200 mg VO, 1 hora antes do procedimento cirúrgico ou, alternativamente, cefalosporina de primeira geração (cefalotina ou cefazolina, 2 g IV). O benefício da profilaxia antibiótica para o tratamento medicamentoso do abortamento precoce é desconhecido.

Tabela 30.4 Protocolo de uso do misoprostol no abortamento precoce.

A dose recomendada inicial de misoprostol é de 800 mg vaginal. Uma dose de repetição pode ser administrada, se necessário, não antes de 3 h da primeira.

Medicações para dor devem ser prescritas à paciente.

Mulheres Rh-negativas não sensibilizadas devem receber a imunoglobulina Rh dentro de 72 h da primeira dose do misoprostol.

O seguimento para documentar a completa expulsão do ovo deve ser realizado pelo exame de ultrassom dentro de 7 a 14 dias.

Se o misoprostol falhar, a paciente poderá optar pelo tratamento expectante ou pelo cirúrgico.

Adaptada de ACOG, 2015.

■ Aconselhamento

As medidas recomendadas pelo ACOG (2015) são:

- Abstenção sexual por 1 a 2 semanas após a expulsão completa do ovo no abortamento precoce a fim de evitar infecção, embora não haja comprovação de sua eficácia
- Anticoncepção hormonal e dispositivo intrauterino (DIU), mesmo após o tratamento cirúrgico, podem ser utilizados imediatamente depois do abortamento precoce, desde que não haja suspeita de abortamento séptico
- Mulheres Rh-negativas não sensibilizadas deverão receber a imunoglobulina Rh (300 mg) imediatamente após o tratamento cirúrgico do abortamento precoce e dentro de 72 horas do tratamento expectante ou medicamentoso.

Não há necessidade de nenhuma investigação de causa na eventualidade de um primeiro aborto do casal (ACOG, 2015). Também não há necessidade de se realizar ultrassonografia no seguimento pós-operatório de aborto precoce.

Abortamento tardio (após 12 semanas)

O ovo está muito desenvolvido e a cavidade uterina, volumosa. O esvaziamento instrumental torna-se perigoso. A expulsão é acelerada pela administração de ocitocina em grandes doses: perfusão venosa de solução de 10 unidades em 500 mℓ de Ringer com lactato, ou misoprostol, por via vaginal, 400 mcg a cada 4 horas. Eliminado o ovo, e se a expulsão não foi completa, o remanescente deve ser extraído com pinça adequada e a curetagem deve ser praticada com cureta grande e com muito cuidado para evitar perfuração. Em alguns casos, a ultrassonografia na sala operatória, que indique os limites uterinos e a posição da pinça, pode prevenir complicações.

Abortamento infectado

Quadro clínico

O abortamento infectado sucede, quase sempre, a interrupção provocada de modo ilegal, em más condições técnicas, embora essa não seja sua única origem. Espontâneo ou intencional, há sempre antecedentes que a anamnese esclarece: abortamento incompleto, manipulação instrumental cavitária, introdução de sondas, laminárias, soluções diversas.

Os microrganismos causadores são os existentes na flora do sistema genital e dos intestinos: cocos anaeróbios (peptococos, peptoestreptococos), E. coli, bacteroides, Clostridium perfringens.

A classificação mais utilizada baseia-se na clínica e o divide em três categorias:

I. Restrito ao útero: endo(mio)metrite. É o tipo mais comum. A infecção é limitada ao conteúdo da cavidade uterina, à decídua e, provavelmente, ao miométrio. A sintomatologia é semelhante à do abortamento completo ou incompleto. A elevação térmica é pequena (pouco acima de 38°C), e o estado geral é bom; as dores são discretas. Não há sinais de irritação peritoneal, e tanto a palpação do abdome como o toque vaginal são tolerados. Hemorragia escassa é a regra.

II. Avança para os órgãos vizinhos: pelviperitonite. Em função da virulência do microrganismo e, sobretudo, do terreno, a infecção progride, agora localizada no miométrio, nos paramétrios e anexos, de modo a comprometer o peritônio pélvico.

Todavia, a hemorragia não é sinal relevante. O sangue escorre mesclado ao líquido amarelo-esverdeado, cujo odor é fecaloide, com presença de anaeróbios. Se um abortamento incompleto suceder a infecção, como é usual, eliminam-se fragmentos do ovo. A temperatura está em torno de 39°C e o estado geral está afetado, com taquicardia, desidratação, paresia intestinal e anemia. As dores são constantes e espontâneas. A defesa abdominal está limitada ao hipogástrio e não se estende ao andar superior do abdome.

O exame pélvico é praticamente impossível, tal a dor despertada. Feito muito delicadamente, nota-se útero amolecido, mobilidade reduzida e paramétrios empastados. O colo costuma estar entreaberto.

III. Ultrapassa os limites da pelve e determina infecção sistêmica: peritonite. Trata-se da forma extremamente grave da infecção generalizada. As condições da genitália repetem as da forma anterior. Há peritonite, septicemia e choque séptico, decorrentes, em geral, do acometimento por Gramnegativos (E. coli), mas também de bacteroides e Clostridium. A infecção por Clostridium piora o prognóstico pela liberação da exotoxina, que pode levar à síndrome do choque tóxico com insuficiência generalizada dos órgãos, decorrente do vazamento capilar massivo (Morgan e Roberts 2013). Essa infecção tem sido menos observada nos últimos anos, uma vez que, mesmo em condições ilegais, mais vezes o abortamento tem sido provocado por medicamentos e não por objetos contaminados dentro da cavidade uterina. Curiosamente, os indivíduos afetados podem não desenvolver febre com essa infecção anaeróbia, e por ocasião da histerectomia, único tratamento plausível, observa-se a crepitação dos tecidos.

Temperatura elevada, mas nem sempre, pulso rápido, filiforme, hipotensão arterial, abdome distendido, desidratação acentuada, oliguria e icterícia, são sinais gerais.

Em outras pacientes, há endocardite, miocardite e subsequente falência do órgão. Tromboflebite pélvica e embolia pulmonar podem ser encontradas.

As condições hemodinâmicas e infecciosas conduzem à infecção renal aguda. São comuns abscessos no fundo de saco posterior, entre as alças e o epíplon, retroperitoneais, sub-hepáticos e subdiafragmáticos.

Em casos de abortamento provocado por substâncias injetadas no útero, considera-se o quadro do infarto uteroanexial. Os órgãos genitais alojam lesões necróticas, semelhantes às da apoplexia uteroplacentária, e, como nessa entidade, são comuns os distúrbios da hemocoagulação.

Esses quadros graves são responsáveis, se não tratados corretamente e a tempo, por mortalidade materna.

Tratamento

São concomitantes ao esvaziamento uterino:

- Anti-infecciosos de largo espectro:
  - Prescrever inicialmente: clindamicina, 800 a 900 mg IV de 8/8 horas + gentamicina, 240 mg/dia em 100 mℓ de solução fisiológica (0,9%) em infusão venosa por 30 minutos. Se não resolver em cerca de 24 a 48 horas, deve-se associar ampicilina, 1 a 2 g IV de 6/6 horas
  - Após 48 a 72 horas afebril: amoxicilina, 500 mg por via oral (VO), de 8/8 horas, durante 7 a 10 dias
- Ocitócicos: ocitocina, derivados ergóticos
- Sangue, solutos glicosados ou salinos, Ringer com lactato, em função de anemia, desidratação, condições circulatórias e depleção de eletrólitos

- Nos casos graves com choque séptico, deve-se seguir o tratamento descrito no Capítulo 84
- Na peritonite, os abscessos devem ser drenados pelo fundo de saco posterior ou pela via alta, a depender da localização. O diagnóstico ultrassonográfico dos abscessos resolve controvérsias sobre sua sede e extensão
- Na infecção causada por *Clostridium*, está indicada, frequentemente, a histerectomia total com anexectomia bilateral; é inoperante o esvaziamento. Essa cirurgia não deve ser postergada frente aos quadros graves.

Abortamento retido

Quadro clínico

No abortamento retido, o útero retém o ovo morto por dias ou semanas (Figura 30.6). Após a morte fetal, pode ou não haver sangramento vaginal. O útero mantém-se estacionário e pode até diminuir. A ultrassonografia não exibe BCF após o embrião ter atingido ≥ 7 mm ou o SG for ≥ 25 mm e estiver ausente.

Nas retenções prolongadas do ovo morto (> 4 semanas), os distúrbios da hemocoagulação constituem a complicação mais temida, embora extremamente rara.

Chama-se ovo anembrionado o tipo de abortamento retido no qual a ultrassonografia não identifica o embrião, com o SG ≥ 25 mm (Doubilet et al., 2013) (Figura 30.7).

O diagnóstico definitivo de abortamento retido deve ser sempre confirmado por duas ultrassonografias, preferencialmente espaçadas por 7 dias.

Tratamento

A despeito da conduta expectante e medicamentosa (misoprostol) para o abortamento retido no 1º trimestre, a intervenção cirúrgica ainda representa 90% dos desfechos no Reino Unido (Capítulo 104), até porque a morte do concepto já aconteceu há muito tempo e a chance de resolução pela conduta expectante é pequena.

Abortamento espontâneo de repetição

O abortamento habitual ou recorrente é definido como a perda de duas ou mais gestações (ASRM, 2013). Esse conceito é considerado inovador, haja vista que a maioria dos autores continua a ter como definição a perda de três ou mais gestações consecutivas. Contudo, mesmo a OMS já começa a recomendar o início da pesquisa da causa após duas perdas, principalmente se a mulher tiver mais de 35 anos e se o abortamento for primário.

O abortamento habitual é um dos temas mais controversos em Obstetrícia.

Etiologia

■ Fatores epidemiológicos

O abortamento espontâneo de repetição (AER), definido como duas ou mais interrupções, afeta cerca de 2 a 5% dos casais que tentam conceber; para três ou mais interrupções, a incidência é de 0,8 a 1,2% (ASRM, 2012).

A idade materna e o número de abortamentos anteriores são dois fatores de risco independentes para uma nova interrupção (Tabela 30.5). A idade materna avançada está associada ao declínio, tanto no número como na qualidade, dos oócitos remanescentes. A idade paterna também tem sido reconhecida como fator de risco (La Rochebrochard e Thonneau, 2002).

■ Alterações cromossômicas

Em aproximadamente 2 a 4% dos casais com abortamentos recorrentes, pelo menos um dos parceiros, especialmente a mulher, é portador de anomalia estrutural balanceada, na maioria das vezes, uma translocação (Alijotas-Reig e Garrido-Gimenez,

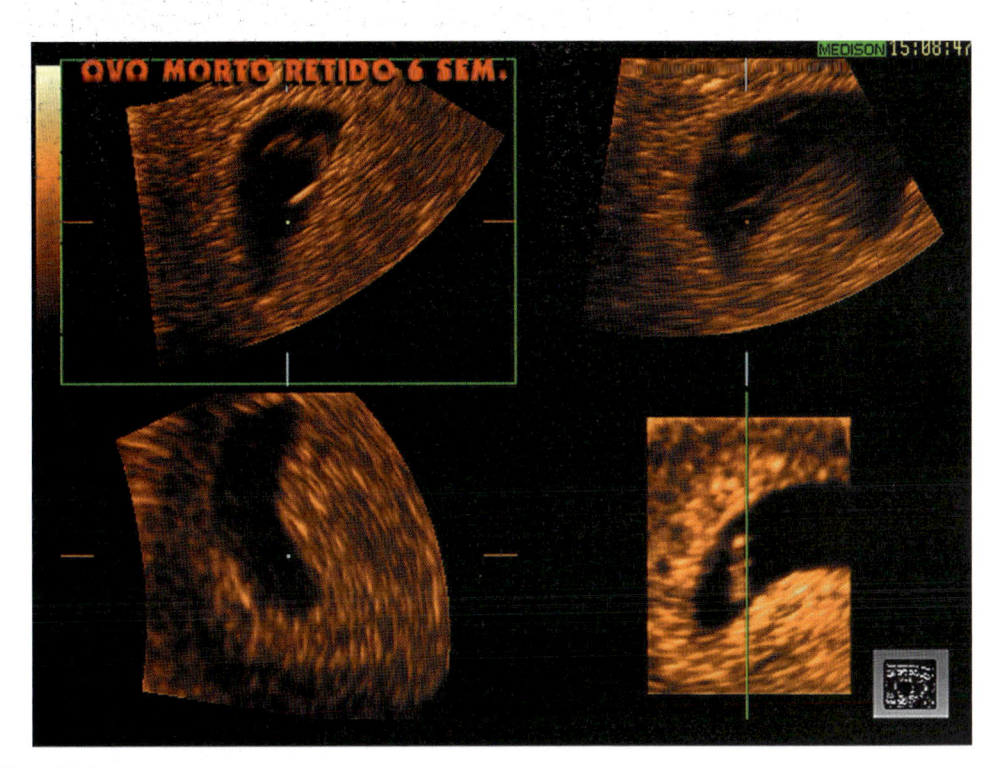

Figura 30.6 Ovo morto retido. Ultrassonografia de 6 semanas – multiplanar e superfície. Batimento cardiofetal ausente.

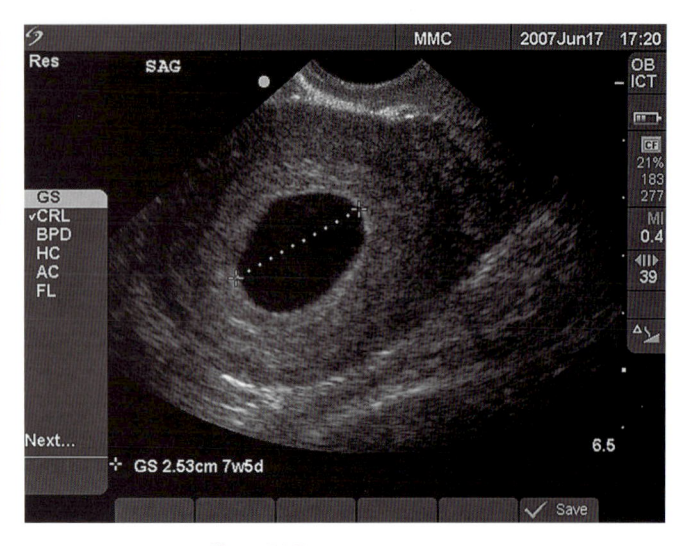

Figura 30.7 Ovo anembrionado.

Tabela 30.5 Incidência de abortamento esporádico e de abortamento espontâneo de repetição, de acordo com o grupo etário.

Grupo etário (anos)	Abortamento esporádico (%)	Abortamento habitual (%)
20 a 24	11	–
25 a 29	12	Cerca de 0,4
30 a 34	15	Cerca de 1
35 a 39	25	Cerca de 3
40 a 44	51	–

Adaptada de Saravelos e Li, 2012.

2013). Muito embora os portadores de translocações balanceadas sejam fenotipicamente normais, a perda fetal ocorre porque a segregação durante a meiose resulta em gametas com duplicação ou falta de segmentos nos cromossomos (Figura 30.8). Além da incidência maior de abortamento, essas gestações acarretam risco de fetos malformados.

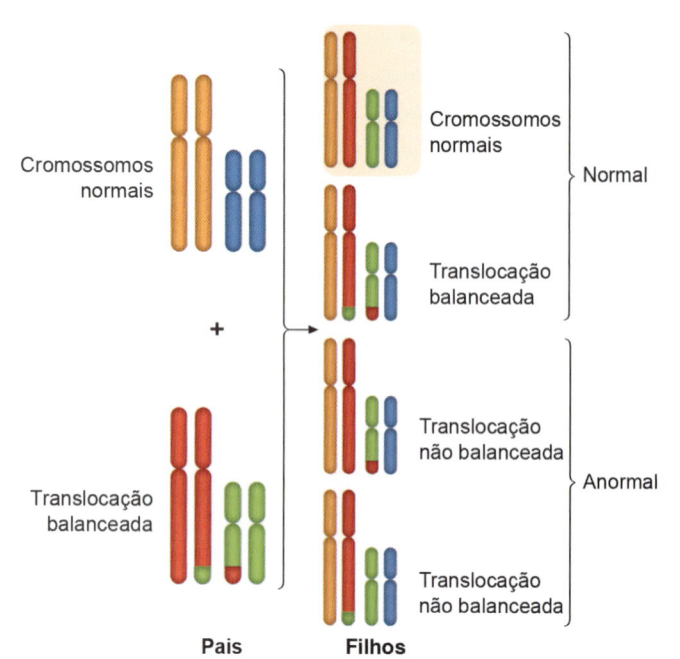

Figura 30.8 Risco reprodutivo em pais com translocação balanceada.

A cada gestação, a chance de abortamento é de 20 a 30%, às vezes de 50%. Isso significa que cerca de dois terços dos casais com translocação balanceada e abortamento recorrente têm recém-nascidos normais na gestação seguinte.

■ Síndrome do anticorpo antifosfolipídio

A síndrome do anticorpo antifosfolipídio refere-se à associação entre a presença de anticorpos antifosfolipídios (lúpus anticoagulante – LAC), anticardiolipina (aCL) IgG e IgM, e anticorpo anti-β2- glicoproteína I IgG e IgM, comprovada em duas ocasiões separadas por 12 semanas, e um critério clínico representado por um ou mais eventos trombóticos em qualquer vaso ou morbidade na gravidez configurada por 3 ou mais abortamentos abaixo de 10 semanas e um prematuro, restrição de crescimento intrauterino (RCI) ou óbito fetal sem associação com malformação fetal (Giannakopoulos e Krilis, 2013). Muitas investigações têm relatado anticorpos antifosfolipídios em 5 a 20% das mulheres com abortamento recorrente (ACOG, 2011) (Capítulo 50).

Dos abortamentos habituais, 5 a 10% são causados por SAF (Alijotas-Reig e Garrido-Gimenez, 2013). Mulheres com abortamento recorrente por SAF, sem tratamento, têm apenas 10% de chance de feto vivo.

■ Doenças endócrinas

Estão relacionadas à ocorrência de abortamento com a síndrome de ovário policístico (SOP), presente em 5 a 10% das abortadoras habituais (Alijotas-Reig e Garrido-Gimenez, 2013). A tireoidite de Hashimoto é 10 vezes mais frequente em mulheres do que em homens e está associada aos anticorpos antitireoperoxidase (anti-TPO) e antitireoglobulina (anti-Tg).

As pacientes com diabetes prévio à gestação, especialmente as de tipo 1 e tipo 2, quando engravidam descompensadas, com hemoglobina glicada acima de 7, apresentam maior incidência de abortamento de repetição até conseguirem controlar a doença e obter a euglicemia.

A SOP é uma síndrome metabólica que envolve ovário policístico, disfunção ovariana, androgenismo e resistência à insulina, e incide de 5 a 7% das mulheres em idade de conceber. Já o ovário policístico (OP) é uma entidade discreta, vista em 15 a 25% das mulheres com ciclos regulares ovulatórios, que representa uma forma leve de hiperandrogenismo ovariano, também associada a maior resistência à insulina (Adams et al., 2004).

Segundo algumas instituições de referência, todas essas doenças teriam associação elusiva com o abortamento habitual (RCOG, 2011; Legro et al., 2013; ASRM, 2020). Por outro lado, a Endocrine Society (Groot et al., 2012) refere que mulheres com anti-TPO positivo e hipotireoidismo (TSH > 2,5 mUI/ℓ) têm indicação de levotiroxina para tratar o abortamento habitual.

A deficiência de fase lútea é controversa, e as metanálises que estudam a administração de progesterona via vaginal, no momento da concepção e no 1º trimestre da gravidez, ainda não são conclusivas.

■ Fatores anatômicos

As anomalias uterinas adquiridas, como a presença de sinequias, pólipos e miomas, quando de grande porte, que determinam alterações na anatomia e vascularização da cavidade uterina podem ser causa de abortamento de repetição.

As malformações uterinas congênitas estão presentes em 5 a 10% dos abortamentos habituais (Alijotas-Reig e Garrido-Gimenez, 2013) (Figura 30.9). As malformações uterinas deformam

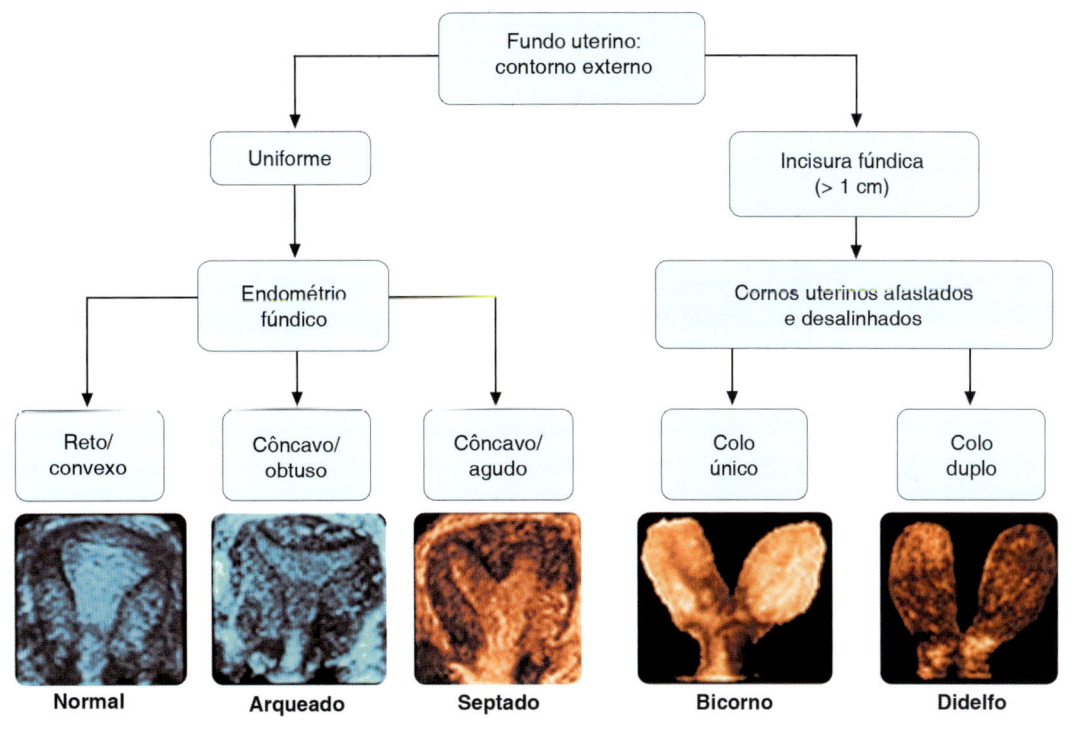

Figura 30.9 Classificação das principais anomalias uterinas pela ultrassonografia 3D. (De Montenegro et al., 2001b.)

a cavidade do órgão e prejudicam o desempenho reprodutivo, o que acentua a incidência de abortamentos, parto pré-termo, crescimento intrauterino restrito (CIR), ruptura uterina e apresentações anômalas. A insuficiência istmocervical está presente em 25% dos defeitos congênitos uterinos, o que explica por que o útero arqueado, tipo de malformação mais leve, também determine mau prognóstico obstétrico. O útero septado é o mais frequente (35% dos casos) em virtude da má vascularização do septo (Figura 30.10).

Os úteros didelfo, bicorno e septado estão associados a taxas de parto pré-termo 2 a 3 vezes mais elevadas do que na população geral.

Insuficiência istmocervical. Determina, tipicamente, abortamentos de 2º trimestre, e o diagnóstico é feito pela história clínica de ruptura espontânea das membranas e dilatação cervical sem dor. Dada sua importância, a insuficiência istmocervical será analisada separadamente, ao final do capítulo.

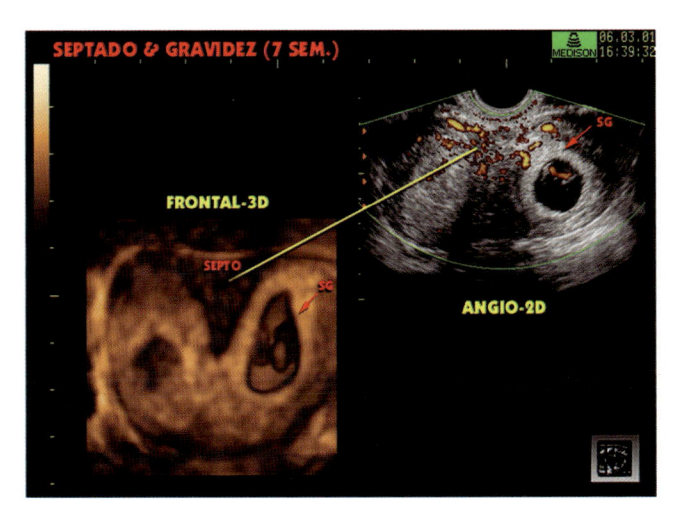

Figura 30.10 Gravidez em útero septado. *SG*: saco gestacional. (De Montenegro et al., 2001b.)

■ Fatores imunológicos

Dentre os fatores imunológicos, os fatores autoimunes representados pela SAF estão comprovados como causa de AER, já os aloimunes são cercados por várias controvérsias.

As hipóteses para explicá-los são relacionadas ao desequilíbrio na resposta imunológica que rege a invasão e manutenção trofoblástica.

Células T regulatórias (Treg) são um subtipo de célula T auxiliar CD4+, que funciona para inibir a resposta imunológica decorrente de infecção, inflamação e autoimunidade (Figura 30.11). O *FOXP3*, fator de transcrição expresso pelas Treg, medeia essa função supressora. Na verdade, existem dois tipos de Treg: tímico (tTreg) e periférico (pTreg). Recentemente, identificou-se um elemento genético móvel que exalta o gene *FOXP3*, o CNS1, que existe nas pTreg, mas não nas tTreg. Desse modo, apenas as pTreg são capazes de refrear a resposta imunológica induzida pela gravidez ao reconhecer os antígenos paternos. Essas pTreg suprimem as células T efetoras maternas e mitigam o conflito materno-fetal causado pelos aloantígenos paternos. A deficiência de CNS1 conduz à inabilidade de induzir pTreg na mãe, que resulta em infiltração de célula T ativada na placenta, e consequente abortamento de repetição.

A teoria mais recente indica que as células uNK alteradas promoveriam reação imunológica local anômala alterada que determina falha na adesão do ovo, ou rejeição a ele, mesmo depois de implantado (Lédée et al., 2018).

Exames diagnósticos

Podem ser assim enumerados (ACOG, 2001; RCOG, 2011):

- Cariótipo do casal
- Avaliação citogenética no material de abortamento
- Ultrassonografia transvaginal 3D (Montenegro et al., 2001b)
- Dosagem dos anticorpos ACA e Ac anti-β2 glicoproteína 1 – IgG e IgM e pesquisa de LAC
- Dosagem de TSH e de anti-TPO e antitireoglobulina.

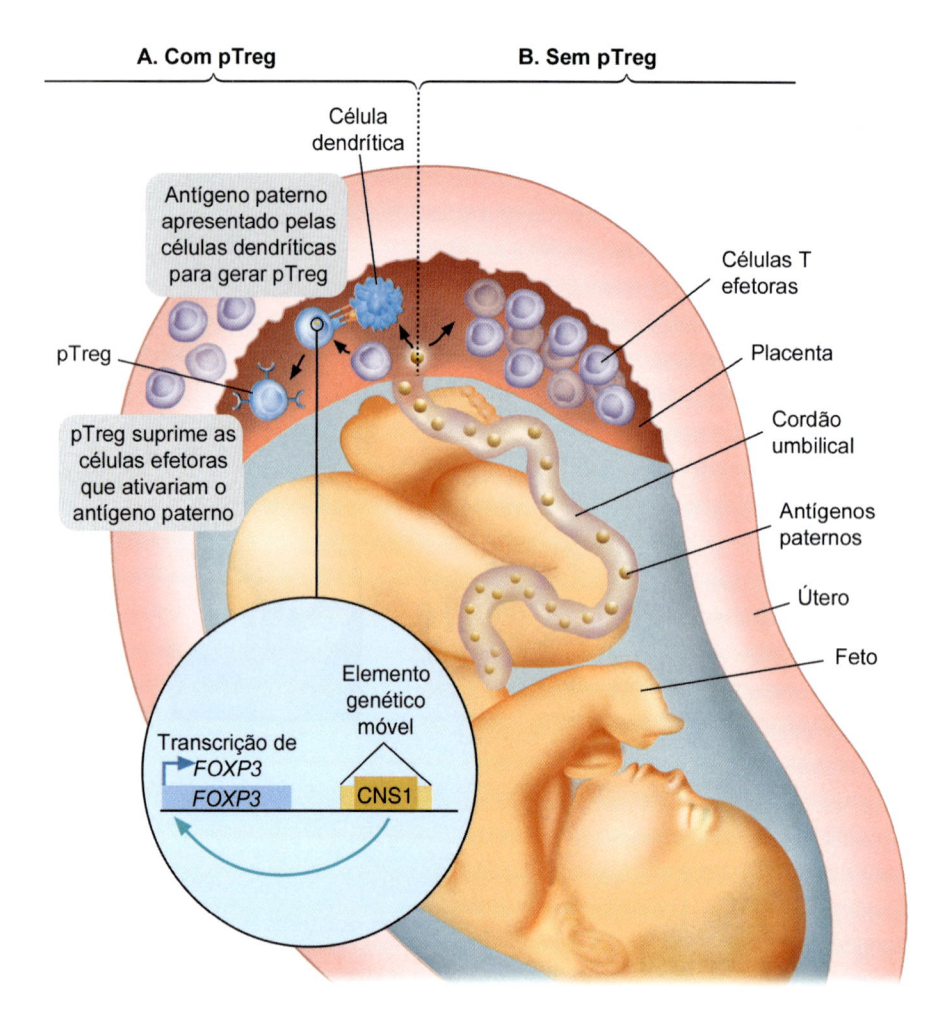

A. Com pTreg | **B. Sem pTreg**

Célula dendrítica

Antígeno paterno apresentado pelas células dendríticas para gerar pTreg

pTreg

pTreg suprime as células efetoras que ativariam o antígeno paterno

Células T efetoras

Placenta

Cordão umbilical

Antígenos paternos

Útero

Feto

Elemento genético móvel

Transcrição de *FOXP3*

FOXP3

CNS1

Figura 30.11 Células T reguladoras e abortamento. Antígenos fetais, que inclui os aloantígenos paternos, deparam-se com o sistema imunológico materno na placenta e nos nódulos linfáticos proximais. A inserção de um elemento genético móvel, que contenha CNS1 próximo ao gene FOXP3, possibilita a emergência de células T reguladoras periféricas (pTreg) na placenta de mamíferos (**A**). O antígeno paterno ativa as células T efetoras e, ao ser fagocitado pelas células dendríticas, é apresentado às células T imaturas para gerar pTreg. As pTreg suprimem as células T efetoras, que mitigam o conflito imunológico materno-fetal. Quando as pTreg estão ausentes, as células T efetoras respondem ao aloantígeno paterno, infiltram a placenta e determinam alterações inflamatórias, que culminam no abortamento (**B**).

Com base em evidências científicas, não se consegue reconhecer a causa em mais de 50% dos casos de abortamento habitual.

Alguns centros têm indicado o estudo de alterações de células e moléculas inflamatórias na pesquisa de causa imunológica, embora essas investigações e os tratamentos propostos não tenham, ainda, comprovação científica.

Tratamento

As principais medidas terapêuticas são:

- Aconselhamento genético nas alterações cromossômicas do casal e, algumas vezes, a opção por fertilização *in vitro* (FIV) com diagnóstico pré-implantação (DPI)
- Na insuficiência luteínica, administração de progesterona vaginal, 200 mg/dia, 2 a 3 dias após a ovulação até a transferência luteoplacentária entre 7 e 9 semanas. O ACOG (2015) é favorável à utilização de progesterona no abortamento habitual. Por outro lado, a investigação randomizada de Coomarasamy et al. em mulheres com história de abortamento habitual inexplicável concluiu que a progesterona vaginal no 1º trimestre da gestação não foi capaz de elevar a taxa de nascimentos vivos
- Administração de levotiroxina no hipotireoidismo (Hashimoto), desde que o TSH esteja > 2,5 mUI/mℓ

- Redução de peso e metformina na SOP, que seria mantida até 12 semanas da gravidez (Morin-Papunen et al., 2012)
- Administração de enoxaparina e ácido acetilsalicílico em baixa dose: 100 mg/dia na SAF (70% de tratamento bem-sucedido). Nas triplo positivas, às vezes, será necessário o tratamento com hidroxicloroquina
- Ressecção histeroscópica no útero septado e no mioma intracavitário.

Na atualidade, ainda não existe recomendação de tratamento da mulher contra transfusão de linfócitos paternos, nem a administração de imunoglobulina intravenosa (Egerup et al., 2014). Também não há evidência suficiente para se indicar o uso de intralipídio IV ou heparina de baixo peso molecular. Com isso, deve ser mandatório esclarecer ao casal que, até o momento, não existe comprovação de melhora prognóstica com esses medicamentos.

Deve-se confortar o casal com abortamento habitual de causa inexplicável e comunicar-lhes a chance de êxito de 70% em uma próxima gravidez (ASRM, 2012). Antes de uma nova concepção, aconselha-se: mudança no estilo de vida, com exercícios moderados e perda de peso, suplementação de ácido fólico, cessação do tabagismo, moderação no consumo de cafeína e de álcool. Só o cuidado atencioso e presente por parte do obstetra torna menos difícil o caminho a ser trilhado.

Insuficiência istmocervical

O termo insuficiência istmocervical (IIC), ou incompetência cervical, é utilizado para descrever a incapacidade do útero em reter o produto da concepção até o final da gestação, na ausência de sinais e sintomas de contrações e/ou parto (ACOG, 2014), o que determina abortos tardios ou partos prematuros.

A ICC tem incidência de 1:1.000 partos, e representa 8% dos casos de abortamento habitual (SOGC, 2013).

Quadro clínico e diagnóstico

Por exibir quadro clínico característico, a IIC é uma das principais causas de abortamento habitual tardio ou de parto pré-termo extremo. A dilatação cervical se faz sem ou com pouca dor e sangramento, e o feto nasce vivo e morfologicamente normal. Ela pode ser congênita, por alteração na função do istmo e colo uterino, e há a possibilidade de que esteja presente em 25% dos úteros com anomalias dos ductos de Müller. Pode, também, ser traumática, precedida por história de alteração cervical causada por conização (Conner et al., 2013), laceração cervical no parto ou dilatação exagerada do colo, em casos de interrupção provocada da gravidez (Tabela 30.6).

Secreção mucoide vaginal e dilatação cervical sem desconforto apreciável ou percepção de contrações reforçam o diagnóstico. A dilatação cervical com herniação das membranas ao exame especular confirmam o diagnóstico (Figura 30.12).

As perdas gestacionais acontecem tipicamente no 2º ou no início do 3º trimestre e costumam se iniciar por rotura das membranas, com ocorrência das interrupções sempre na mesma época da gravidez.

Tabela 30.6 Características da história de insuficiência cervical.

História de 1 abortamento ou mais no 2º trimestre ou parto prematuro

História de perdas fetais recorrentes e na mesma idade gestacional

História de dilatação sem dor ou com pouca sensação

História de lesão cervical causada por:

• Conização do colo

• Lacerações cervicais intraparto ou por dilatação traumática para abortamento provocado

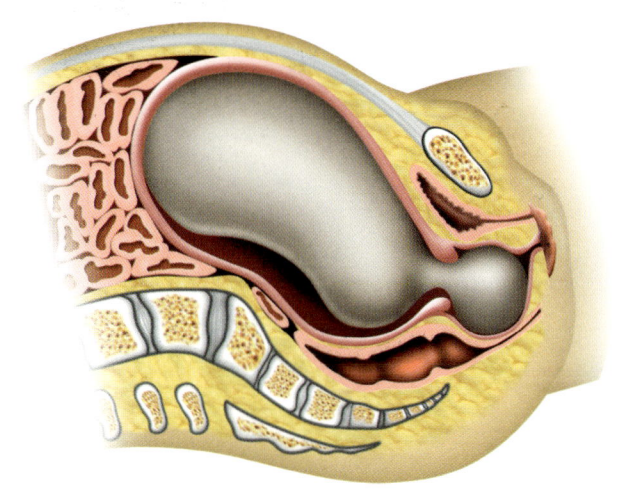

Figura 30.12 Insuficiência istmocervical com dilatação do colo e herniação das membranas.

Não há nenhum teste diagnóstico pré-concepcional recomendado para confirmar insuficiência cervical. A histerossalpingografia que mostra o canal cervical alargado e a prova da vela 8 não são necessárias, mas podem auxiliar o diagnóstico e o planejamento do tratamento. O achado sonográfico de colo curto no 2º trimestre, embora esteja associado a risco aumentado de parto pré-termo (Poon et al., 2012), não faz diagnóstico de insuficiência istmocervical.

O diagnóstico da IIC é baseado, fundamentalmente, na história das perdas anteriores com clínica característica da patologia. Nos casos em que há suspeita, mas a história não é típica, sugere-se o acompanhamento da medida por ultrassonografia do comprimento do colo uterino, e se ele encurtar, haverá indicação de tratamento (ACOG, 2014). Pacientes com cone ou CAF, se apresentarem colo funcionalmente curto, costumam manifestar melhor prognóstico gestacional se forem submetidas à cerclagem.

Tratamento

O tratamento é cirúrgico por meio da cerclagem do colo uterino, realizada na gravidez. Deve-se sugerir ultrassonografia antes do procedimento para assegurar a viabilidade fetal, confirmar a idade da gravidez e avaliar a anatomia do feto para afastar anomalias estruturais maiores.

Há duas técnicas de cerclagem vaginal, Shirodkar (1955) e McDonald (1957), e uma de cerclagem transabdominal. Apesar de não haver comprovação da superioridade de uma técnica sobre a outra (ACOG, 2014), a técnica de Shirodkar (Figura 30.13) é usada menos frequentemente no Brasil e a de McDonald, mais simples, é o procedimento mais escolhido no país. A técnica de McDonald consiste em uma sutura em bolsa no nível da junção cervicovaginal com fio não absorvível (Ethibond 2 ou Prolene 2) (Figura 30.14).

A cirurgia deve ser realizada entre 12 e 16 semanas de gravidez, após a ultrassonografia revelar feto vivo e sem anomalias (SOGC, 2013). A cerclagem deve ser limitada a gestações no 2º trimestre (até 24 a 25 semanas), antes da viabilidade fetal (ACOG, 2014). Habitualmente, utiliza-se anestesia por bloqueio espinal. A paciente deve receber alta hospitalar no mesmo dia, após recuperação anestésica. Nem antibióticos nem tocolíticos profiláticos melhoram a eficácia da cerclagem (ACOG, 2014).

Certas condutas não cirúrgicas, que incluem restrição da atividade física e repouso no leito e pélvico, não são efetivas para o tratamento da IIC e devem ser desencorajadas (ACOG, 2014).

Cerclagem de emergência. Está indicada até 24 semanas da gestação, em pacientes com dilatação cervical < 4 cm e herniação das membranas, sem contração e/ou parto, afastada a infecção intramniótica (SOGC, 2013; ACOG, 2014).

A cerclagem de emergência tem índice de sucesso menor, cerca de 67% de feto vivo, e maior número de complicações. Desse modo, é importante o consentimento do casal após esclarecimento de riscos e possibilidades.

Cerclagem transabdominal. Foi descrita inicialmente por Benson e Durfee, em 1965. Tem como principal indicação a falência da cerclagem transvaginal e quando ocorre trauma ou cirurgia cervical extensa, principalmente cone ou amputação que tenha deixado pouco tecido cervical para realização do procedimento por via vaginal (ACOG, 2014) (Figura 30.15).

A cerclagem transabdominal exige duas laparotomias: uma para a inserção, com 11 semanas, e outra para a operação cesariana (Figura 30.16). Tem-se proposto a cerclagem transabdominal por laparoscopia na gravidez, como também fora dela, embora os poucos casos relatados não sejam passíveis de avaliação conclusiva de indicações e resultados.

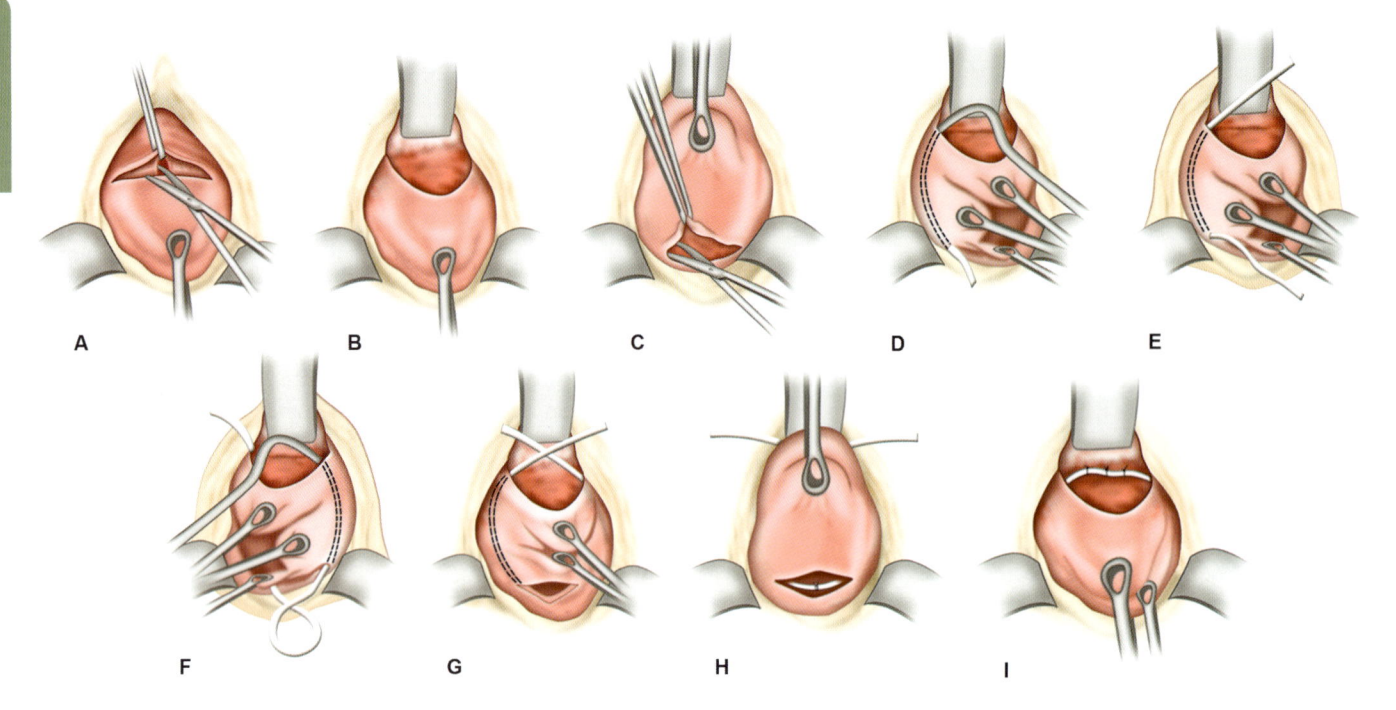

Figura 30.13 Operação de Shirodkar para o tratamento da insuficiência cervical durante a gravidez. **A.** Incisão anterior da mucosa vaginal na altura do orifício interno da cérvice. **B.** Bexiga descolada. **C.** Pequena incisão posterior da mucosa vaginal. **D.** A agulha de Deschamps, ou de modelo semelhante, é introduzida sob a mucosa, da porção anterior para a posterior; pela extremidade fenestrada, é amarrada à fita cardíaca. **E.** A retirada da agulha traz a fita cardíaca, que contorna a metade da região cervical. **F.** Repete-se a manobra do outro lado, fixada a agulha à outra extremidade da tira. **G.** Retirada a agulha, toda a região cervical é circundada pela fáscia. **H.** Um ou dois pontos fixam a tira, ancorando-a na porção posterior. **I.** O mesmo, anteriormente. A figura não mostra o último tempo, a síntese da mucosa. (Adaptada de Barter et al., 1958.)

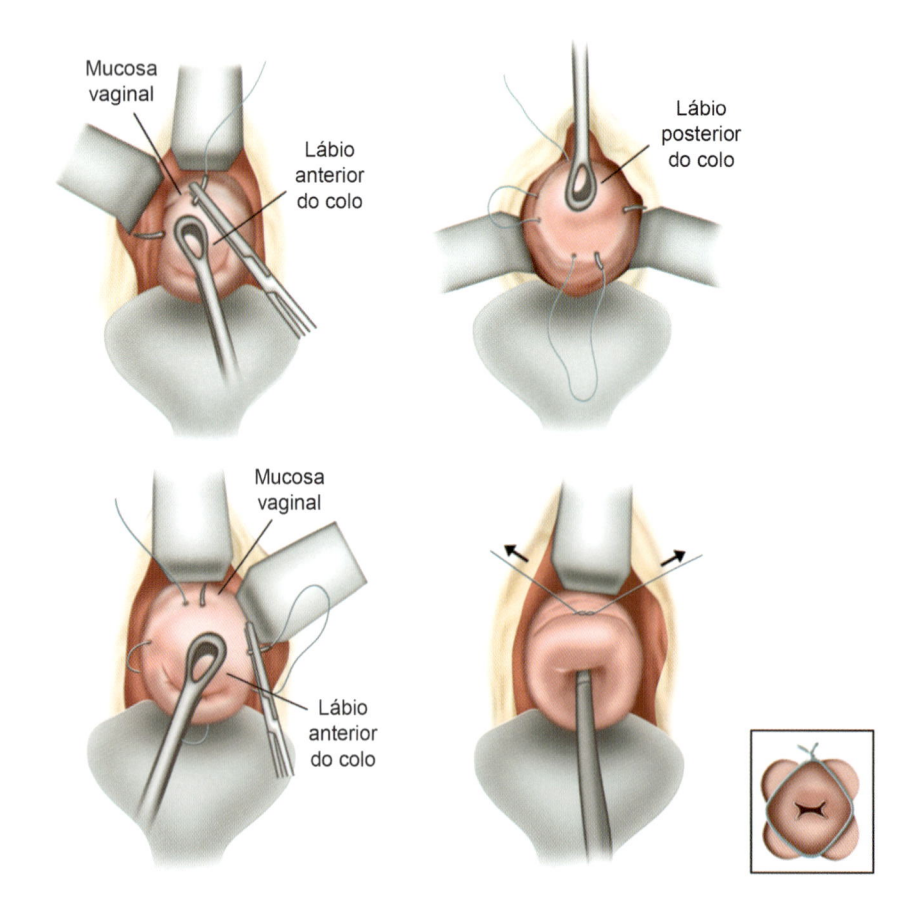

Figura 30.14 Técnica de McDonald para a cura cirúrgica da insuficiência cervical durante a gravidez. Sutura em bolsa, à altura da junção cervicovaginal, com fio Ethibond 5.

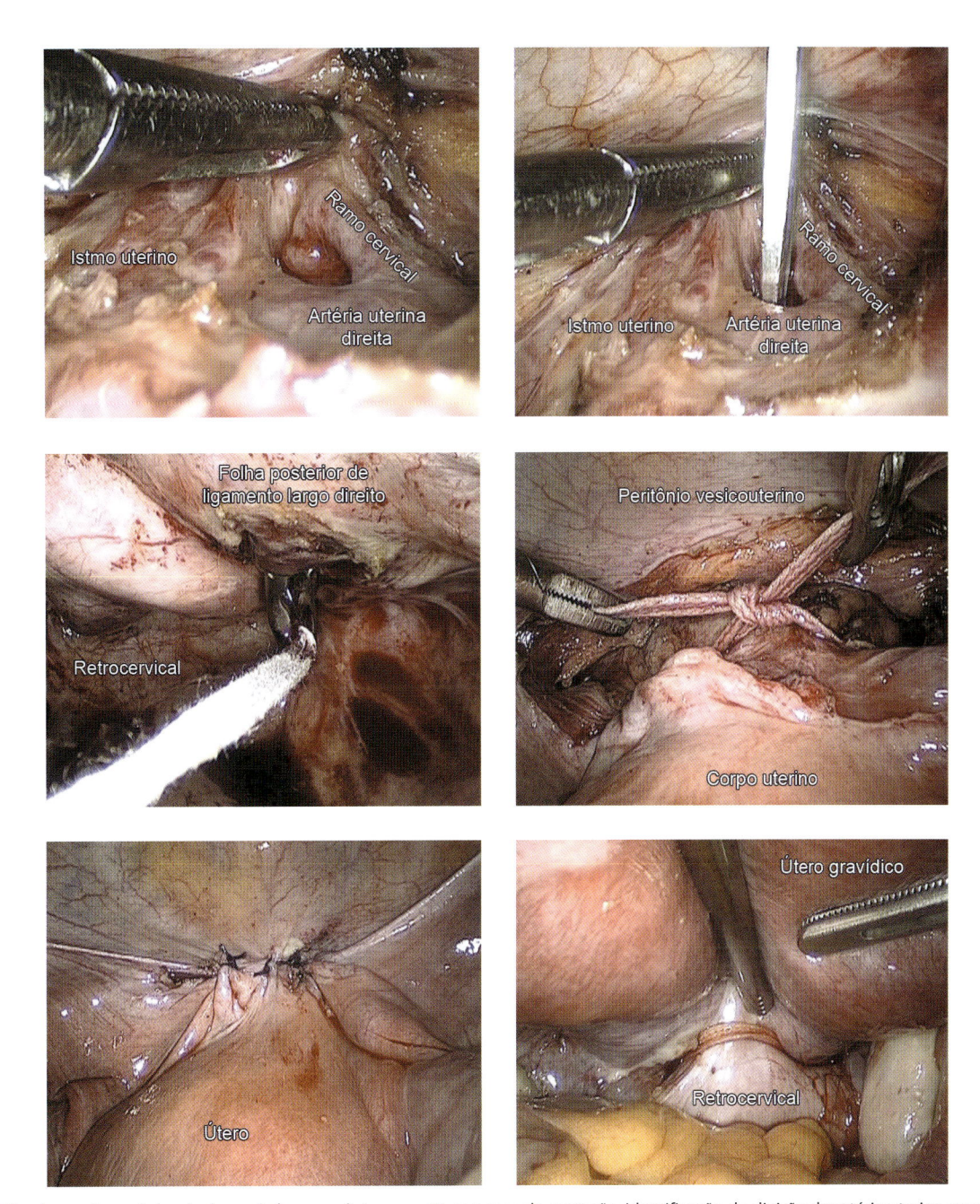

Figura 30.15 Cerclagem transabdominal por via laparoscópica com 11 semanas de gestação. Identificação da divisão da artéria uterina em ramos cervical e ascendente (corpo), após a abertura do peritônio vesicouterino. A fita cardíaca deverá ser passada através dessa divisão. Abertura da folha posterior do ligamento largo direito, seguida da passagem do guia e da fita cardíaca. Confecção do nó laparoscópico intracorpóreo. Visão do fundo de saco anterior: peritonização da cerclagem. Visão final do fundo de saco posterior. (Cortesia do Dr. Ricardo Pereira, 2008.)

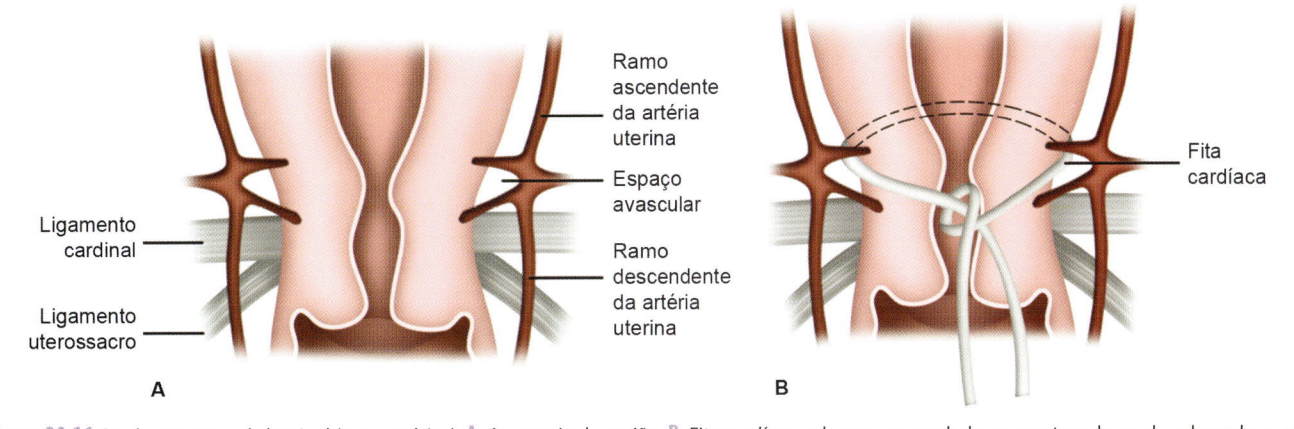

Figura 30.16 Cerclagem transabdominal (esquemática). **A.** Anatomia da região. **B.** Fita cardíaca pela zona avasculada, ao mostrar, de modo esboçado, o nó de aproximação. (Adaptada de O'Grady e Gimovsky, 1995.)

▪ Contraindicações para a cerclagem

Na ausência de parto pré-termo anterior, colo curto identificado no 2º trimestre não é diagnóstico de insuficiência istmocervical e a cerclagem não está indicada nesse cenário. A progesterona vaginal é recomendada como opção para reduzir o risco de parto pré-termo em mulheres assintomáticas com gravidez única, sem história de parto pré-termo e colo ≤ 20 mm identificado entre 16 e 24 semanas (ACOG, 2014). Nesses casos, discute-se o uso do pessário cervical de Arabin.

Na gravidez gemelar, a cerclagem pode aumentar o risco de parto pré-termo e, mesmo que a ultrassonografia identifique colo < 25 mm, deve ser evitada (ACOG, 2014).

Tem-se como contraindicações absolutas para sua realização o sangramento e a presença de contrações uterinas.

▪ Complicações

No geral, o risco de complicações com a cerclagem é pequeno. São relacionados: rotura das membranas, corioamnionite, laceração cervical e deslocamento da sutura (ACOG, 2014). Geralmente, as complicações são mais frequentes nas cerclagens realizadas com cervicodilatação já existente.

Comparada com a cerclagem transvaginal, a transabdominal apresenta maior risco de hemorragia que pode ameaçar a vida da paciente, além de outras complicações inerentes à cirurgia abdominal.

▪ Remoção da cerclagem

A cerclagem deve ser removida com 37 a 38 semanas de gravidez, em nível ambulatorial. Para mulheres com indicação de cesárea, a sutura deverá ser removida no centro cirúrgico, logo após o ato operatório e ainda sob efeito da anestesia.

Em mulheres com cerclagem e rotura prematura das membranas pré-termo (RPMP), há indefinição quanto a sua retirada ou permanência. Mas, caso se opte por sua permanência, o risco de infecção intrauterina aumenta consideravelmente.

Por outro lado, a sutura deve ser retirada em mulheres com trabalho de parto pré-termo.

Após a cerclagem transabdominal, a sutura só pode ser removida por ocasião da cesárea; todavia, pode permanecer no local, caso haja interesse em a uma nova gravidez.

Bibliografia

ACOG Practice Bulletin. Management of recurrent pregnancy loss. Number 24, February 2001. (Replaces Technical Bulletin Number 212, September 1995). American College of Obstetricians and Gynecologists. Int J Gynaecol Obstet. 2002;78(2):179-90.

ACOG Practice Bulletin No. 118: antiphospholipid syndrome. Obstet Gynecol. 2011;117:192-9.

ACOG Practice Bulletin No.142: Cerclage for the management of cervical insufficiency. Obstet Gynecol. 2014;123(2 Pt 1):372-9.

Adams JM, Taylor AE, Crowley WF Jr, Hall JE. Polycystic ovarian morphology with regular ovulatory cycles: insights into the pathophysiology of polycystic ovarian syndrome. J Clin Endocrinol Metab. 2004;89(9):4343-50.

Alijotas-Reig J, Garrido-Gimenez C. Current concepts and new trends in the diagnosis and management of recurrent miscarriage. Obstet Gynecol Surv. 2013;68(6):445-66.

American College of Obstetricians and Gynecologists' Committee on Practice Bulletins – Gynecology. ACOG Practice Bulletin No. 200: Early Pregnancy Loss. Obstet Gynecol. 2018;132(5):e197-207.

Arabin B, Alfirevic Z. Cervical pessaries for prevention of spontaneous preterm birth: past, present and future. Ultrasound Obstet Gynecol. 2013;42(4):390-9.

Barter RH, Riva HL, Parks J, Dusbabek JA. Surgical closure of the incompetent cervix during pregnancy. Am J Obstet Gynecol. 1958;75(3):511-21; discussion 521-4.

Benson RC, Durfee RB. Transabdominal cervico uterine cerclage during pregnancy for the treatment of cervical incompetency. Obstet Gynecol. 1965;25:145-55.

Berghella V, Ludmir J, Simonazzi G, Owen J. Transvaginal cervical cerclage: evidence for perioperative management strategies. Am J Obstet Gynecol. 2013;209(3):181-92.

Borrell A, Stergiotou I. Miscarriage in contemporary maternal-fetal medicine: targeting clinical dilemmas. Ultrasound Obstet Gynecol. 2013;42(5):491-7.

Brown R, Gagnon R, Delisle MF; Maternal Fetal Medicine Committee. Cervical insufficiency and cervical cerclage. J Obstet Gynaecol Can. 2013;35(12):1115-27. Erratum in: J Obstet Gynaecol Can. 2014;36:13.

Carr DH. Chromosome anomalies as a cause of spontaneous abortion. Am J Obstet Gynecol. 1967;97(3):283-93.

Cocksedge KA, Li TC, Saravelos SH, Metwally M. A reappraisal of the role of polycystic ovary syndrome in recurrent miscarriage. Reprod Biomed Online. 2008;17:151-60.

Conner SN, Cahill AG, Tuuli MG, et al. Interval from loop electrosurgical excision procedure to pregnancy and pregnancy outcomes. Obstet Gynecol. 2013;122(6):1154-9.

Coomarasamy A, Williams H, Truchanowicz E, et al. A Randomized Trial of Progesterone in Women with Recurrent Miscarriages. N Engl J Med. 2015;373(22):2141-8.

Danforth DN. The fibrous nature of the human cervix, and its relation to the isthmic segment in gravid and nongravid uteri. Am J Obstet Gynecol. 1947;53(4):541-60.

Doubilet PM, Benson CB, Bourne T, Blaivas M; Society of Radiologists in Ultrasound Multispecialty Panel on Early First Trimester Diagnosis of Miscarriage and Exclusion of a Viable Intrauterine Pregnancy; Barnhart KT, et al. Diagnostic criteria for nonviable pregnancy early in the first trimester. N Engl J Med. 2013;369(15):1443-51.

Egerup P, Lindschou J, Gluud C, Christiansen OB. The effects of immunotherapy with intravenous immunoglobulins *versus* no intervention, placebo, or usual care in patients with recurrent miscarriages: a protocol for a systematic review with meta-analyses, trial sequential analyses, and individual patient data meta-analyses of randomised clinical trials. Syst Rev. 2014;3:89.

Giannakopoulos B, Krilis SA. The pathogenesis of the antiphospholipid syndrome. N Engl J Med. 2013;368(11):1033-44.

Goddijn M, Leschot NJ. Genetic aspects of miscarriage. Baillieres Best Pract Res Clin Obstet Gynaecol. 2000;14(5):855-65.

Grande M, Borrell A, Garcia-Posada R, et al. The effect of maternal age on chromosomal anomaly rate and spectrum in recurrent miscarriage. Hum Reprod. 2012;27(10):3109-17.

Groot LD, Abalovich M, Alexander EK, et al. Management of thyroid dysfunction during pregnancy and postpartum: an Endocrine Society clinical practice guideline. J Clin Endocrinol Metab. 2012;97(8):2543-65. Erratum in: J Clin Endocrinol Metab. 2021;106(6):e2461.

Iams JD, Goldenberg RL, Meis PJ, et al. The length of the cervix and the risk of spontaneous premature delivery. National Institute of Child Health and Human Development Maternal Fetal Medicine Unit Network. N Engl J Med. 1996;334(9):567-72.

Iams JD, Johnson FF, Sonek J, Sachs L, Gebauer C, Samuels P. Cervical competence as a continuum: a study of ultrasonographic cervical length and obstetric performance. Am J Obstet Gynecol. 1995;172(4 Pt 1):1097-103; discussion 1104-6.

Jauniaux E, Johns J, Burton GJ. The role of ultrasound imaging in diagnosing and investigating early pregnancy failure. Ultrasound Obstet Gynecol. 2005;25(6):613-24.

Jauniaux E, Zaidi J, Jurkovic D, Campbell S, Hustin J. Comparison of colour Doppler features and pathological findings in complicated early pregnancy. Hum Reprod. 1994;9(12):2432-7.

Kochhar PK, Ghosh P. Reproductive outcome of couples with recurrent miscarriage and balanced chromosomal abnormalities. J Obstet Gynaecol Res. 2013;39:113-20.

La Rochebrochard E, Thonneau P. Paternal age and maternal age are risk factors for miscarriage; results of a multicentre European study. Hum Reprod. 2002;17(6):1649-56.

Lam PM, Raine Fenning N. Polycystic ovarian syndrome: a misnomer for a enigmatic disease. Ultrasound Obstet Gynecol. 2009;33:621.

Lane BF, Wong You Cheong JJ, et al. ACR Appropriatness Criteria® first trimester bleeding. Ultrasound Q. 2013;29(2):91-6.

Lédée N, Vasseur C, Petitbarat M, et al. Intralipid® may represent a new hope for patients with reproductive failures and simultaneously an over-immune endometrial activation. J Reprod Immunol. 2018;130:18-22.

Legro RS, Arslanian SA, Ehrmann DA, et al.; Endocrine Society. Diagnosis and treatment of polycystic ovary syndrome: an Endocrine Society clinical practice guideline. J Clin Endocrinol Metab. 2013;98(12):4565-92. Erratum in: J Clin Endocrinol Metab. 2021;106(6):e2462.

Leite J, Ross P, Rossi AC, Jeanty P. Prognosis of very large first-trimester hematomas. J Ultrasound Med. 2006;25(11):1441-5.

McDonald IA. Suture of the cervix for inevitable miscarriage. J Obstet Gynaecol Br Emp. 1957;64(3):346-50.

Montenegro CAB, Leite SP, Mathias ML, et al. Ultrassom tridimensional: "o estado da arte". Rev Bras Ultras. 2001a;8:26.

Montenegro CAB, Leite SP, Mathias ML, et al. Three dimensional ultrasound in the diagnosis of uterine malformations. Ultrasound Obstet Gynecol. 2000;16:S1.

Montenegro CAB, Rezende Filho J, Lima MLA. Ultrassom tridimensional. Atlas Comentado. Rio de Janeiro: Guanabara Koogan; 2001b.

Montenegro CAB, Rodrigues Lima J, Rezende J. Ultrassonografia em Obstetrícia e em Ginecologia. São Paulo: Manole; 1976.

Morgan J, Roberts S. Maternal sepsis. Obstet Gynecol Clin North Am. 2013;40:69-87.

Morin-Papunen L, Rantala AS, Unkila-Kallio L, et al. Metformin improves pregnancy and live-birth rates in women with polycystic ovary syndrome (PCOS): a multicenter, double-blind, placebo-controlled randomized trial. J Clin Endocrinol Metab. 2012;97(5):1492-500.

Novy MJ, Chez RA. Transabdominal cerclage. Contemp Obstet Gynecol. 1997;42:72.

O'Grady JP, Gimovsky ML. Operative obstetrics. Baltimore: Williams & Wilkins; 1995.

Poon LC, Savvas M, Zamblera D, Skyfta E, Nicolaides KH. Large loop excision of transformation zone and cervical length in the prediction of spontaneous preterm delivery. BJOG. 2012;119(6):692-8.

Practice Bulletin No. 160: Premature Rupture of Membranes. Obstet Gynecol. 2016;127:e39-e51.

Practice Committee of the American Society for Reproductive Medicine. Definitions of infertility and recurrent pregnancy loss: a committee opinion. Fertil Steril. 2013;99:63.

Practice Committee of the American Society for Reproductive Medicine. Definitions of infertility and recurrent pregnancy loss: a committee opinion. Fertil Steril. 2020;113(3):533-5.

Practice Committee of the American Society for Reproductive Medicine. Evaluation and treatment of recurrent pregnancy loss: a committee opinion. Fertil Steril. 2012;98(5):1103-11.

Rezende J, Barcellos JM. Descolamento prematuro da placenta por ruptura do seio marginal. Rev Ginec Obst. 1959;105:13.

Royal College of Obstetricians and Gynaecologists (RGOC). The investigation and treatment of couples with recurrent first trimester and second trimester miscarriages. RCOG Green top Guidelines No. 17; 2011.

Royal College of Obstetricians and Gynaecologists (RGOC). The Management of early pregnancy loss. RCOG Green top Guidelines No. 25; 2006.

Salles AA, Amaral LBD, Pinho ANB. Diagnóstico e tratamento da incompetência istmocervical durante a prenhez. Rev Ginec Obst. 1960;106:389.

Saravelos SH, Li TC. Unexplained recurrent miscarriage: how can we explain it? Hum Reprod. 2012;27(7):1882-6.

Shirodkar VH. A new method of operative treatment for habitual abortion in the second trimester of pregnancy. Antiseptic. 1955;52:299.

Stray-Pedersen B, Lorentzen-Styr AM. Uterine toxoplasma infections and repeated abortions. Am J Obstet Gynecol. 1977;128(7):716-21.

Weng X, Odouli R, Li DK. Maternal caffeine consumption during pregnancy and the risk of miscarriage: a prospective cohort study. Am J Obstet Gynecol. 2008;198(3):279.e1-8.

Williams Z. Inducing tolerance to pregnancy. N Engl J Med. 2012;367(12):1159-61.

Wong SF, Lam MH, Ho LC. Transvaginal sonography in the detection of retained products of conception after first-trimester spontaneous abortion. J Clin Ultrasound. 2002;30(7):428-32.

31

Gravidez Ectópica

Julio Elito Jr.

Introdução

A gravidez ectópica acontece quando a implantação e o desenvolvimento do blastocisto ocorrem fora da sede normal, ou seja, da grande cavidade corporal do útero. A palavra deriva do radical grego *ektopos*, que significa *fora de lugar*.

A incidência da gravidez ectópica é de 1,5 a 2% das gestações (Barnhart, 2009). Ela ainda é um desafio para a saúde pública e responde por 6 a 13% das mortes relacionadas ao período gestacional; além disso, é considerada a principal causa de decesso materno no 1º trimestre da gravidez. É importante ressaltar que, após a ocorrência do primeiro quadro de gravidez ectópica, a recorrência é de cerca de 15%; já nas mulheres com dois ou mais episódios prévios de gestação ectópica, a taxa é de pelo menos 25% (Barnhart, 2009).

A localização mais frequente é a tubária (90 a 95% dos casos). No entanto, a gestação ectópica pode ocorrer também na porção intersticial da tuba, na cérvice, na cicatriz da cesárea, no ovário e na cavidade abdominal.

Nótula histórica

A gravidez ectópica é entidade conhecida há mais de 1.000 anos. Ela foi descrita pela primeira vez no ano de 963 por Albucasis. A primeira descrição clara da gravidez ectópica está no livro-texto de obstetrícia de Mauriceau, de 1694. Parry e Lea, em 1876, propuseram a laparotomia como solução definitiva para diminuir a mortalidade materna que, na época, atingia 70% dos casos. Seguindo esses mesmos passos, Robert Lawson Tait, em 1884, introduziu uma nova era no tratamento da gravidez ectópica, demonstrando as vantagens da cirurgia pela laparotomia exploradora com salpingectomia. Apenas em 1953, Stromme publicou relato da cirurgia conservadora da tuba uterina, ao realizar incisão, retirada do tecido trofoblástico e sutura da tuba (salpingostomia).

Nas últimas décadas, o diagnóstico precoce da gravidez ectópica por β-hCG e ultrassonografia transvaginal (USTV) levou a uma notável revolução no tratamento, com o objetivo de preservar o futuro obstétrico da mulher.

Etiologia

Os fatores de risco mais relevantes para a gravidez ectópica são: gravidez ectópica prévia (aumenta em 15 vezes o risco de novo evento), doença inflamatória pélvica (*Chlamydia trachomatis*, gonococo e tuberculose), tabagismo, cirurgia tubária prévia (esterilização feminina, reanastomose tubária), usuárias de DIU, cirurgia abdominal, endometriose, contraceptivos apenas com progesterona, pílula do dia seguinte, história prévia e tratamento de infertilidade (Elito et al., 2008) (Tabela 31.1).

Em pacientes usuárias de DIU, a proporção de gravidez ectópica/intrauterina é de 1:10, muito mais elevada do que na população geral. Mulheres subférteis têm risco aumentado para gravidez ectópica pela alteração na integridade ou na função tubária. A fertilização *in vitro* (FIV) também eleva o risco, mesmo em mulheres sem lesão tubária. A gravidez heterotópica tem sido estimada em 1 em 4.000 gravidezes. No entanto, nas pacientes submetidas à FIV, sua incidência é de 1:100.

Tabela 31.1 Fatores de risco para gravidez ectópica.

Materno	Hormonais	Embrionário
Gravidez ectópica prévia	Pílula de progesterona	Anomalias estruturais
Doença inflamatória pélvica		
Cirurgia tubária	Anticoncepção de emergência	Alterações cromossômicas
DIU		
Infertilidade		
Endometriose		
Tabagismo		

DIU, dispositivo intrauterino. (Adaptada de Elito et al., 2008.)

Patologia

Do ponto de vista anatomopatológico, a gravidez ectópica pode ser primária ou secundária. É primária se a nidação ocorre e prossegue em zona única do aparelho genital, e secundária se, após se implantar em um lugar, o ovo se desprende do aparelho genital e continua o desenvolvimento em outro local, como a gravidez abdominal ou intraligamentar. As principais formas anatomopatológicas são descritas seguir.

Gravidez tubária

Representa 90 a 95% das gestações ectópicas. Pode alocar-se em qualquer posição da tuba uterina, e assim dar origem às gestações tubárias ampular, ístmica, fimbrial e intersticial (Figura 31.1). A ampola é o local mais frequente (70%), depois o istmo (12%). A gravidez intersticial representa apenas 2 a 3% das gestações tubárias (Figura 31.2).

Quadro clínico e diagnóstico

No quadro clínico, é preciso dar ênfase, pela frequência e gravidade, à gravidez tubária complicada (aborto ou ruptura). A dor, sintoma principal, é sincopal e lancinante na ruptura tubária (30% dos casos) e em caráter de cólicas no aborto. Na ruptura, ocorre intensa hemorragia intraperitoneal, e a paciente refere dor violenta, em punhalada, na fossa ilíaca ou no hipogástrio. O hemoperitônio que se estabelece acentua e generaliza a dor a todo o abdome, com ocorrência de náuseas e vômitos. O sangue intra-abdominal acumula-se no fundo de saco posterior (hematocele de Douglas), e causa sensação de peso no reto e na bexiga e dor à defecação e à micção. Ao deitar-se, o sangue intra-abdominal pode ascender ao diafragma, irritar o nervo frênico e determinar dor escapular; sinal expressivo e constante, geralmente no lado direito. No exame físico geral, destacam-se sinais que caracterizam estado hipovolêmico: palidez cutaneomucosa sem perda sanguínea visível; sudorese; extremidades frias; taquicardia (pulso fino e rápido); e hipotensão arterial. No exame físico especial, podem-se evidenciar reação peritoneal, descompressão brusca dolorosa (Blumberg positivo) e diminuição de ruídos hidroaéreos intestinais. No exame dos genitais internos, há intensa dor – grito de Douglas (sinal de Proust). O útero apresenta-se ligeiramente aumentado e amolecido e, nos anexos, tumoração palpável só é detectada em metade dos casos. Nessas circunstâncias, são poucas as dúvidas diagnósticas.

A punção do Douglas só traz subsídios se for positiva; essa técnica perdeu sua importância com o uso da ultrassonografia (Figura 31.3).

Para evitar que a paciente evolua para quadro grave de abdome agudo hemorrágico em decorrência da ruptura tubária, é preciso atentar-se para a realização do diagnóstico precoce, ou seja, de gestação tubária íntegra. Nessas situações, a história clínica é pouco esclarecedora e pode, às vezes, cursar com a tríade clássica de dor abdominal, atraso menstrual e sangramento genital. A maioria das pacientes apresenta-se com manifestações inespecíficas que podem mimetizar quadro de abortamento. Esses sinais e sintomas incluem hemorragia de 1º trimestre (de sangue escuro,

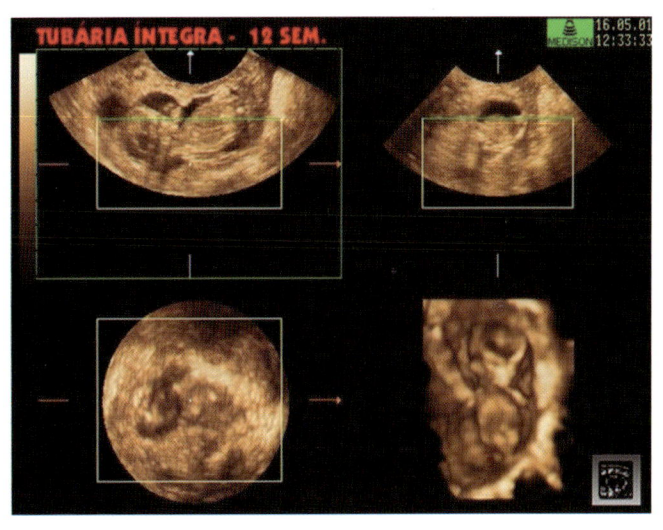

Figura 31.2 Ultrassonografia 3D de gravidez tubária íntegra com 12 semanas. (Montenegro et al., 2001.)

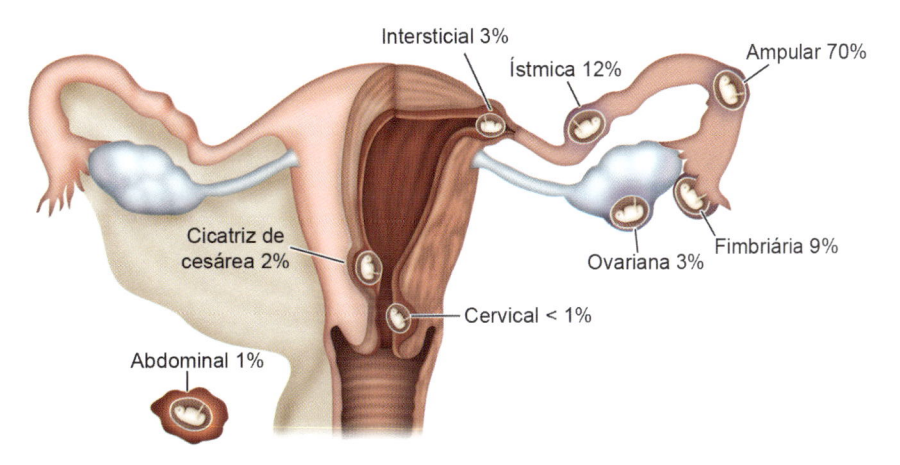

Figura 31.1 Localizações da gravidez ectópica. (Adaptada de Cunningham et al., 2010.)

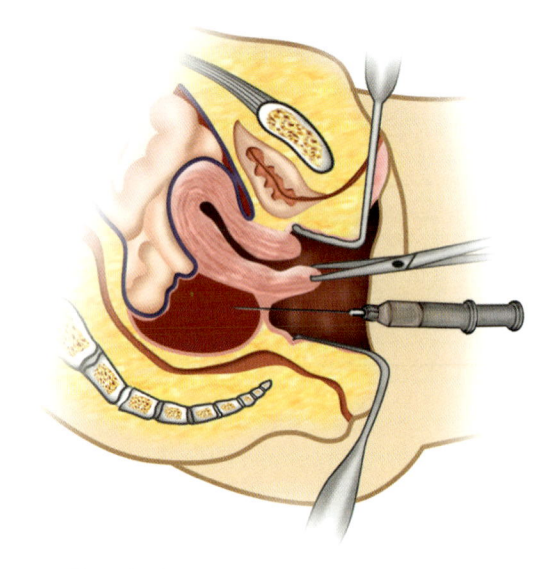

Figura 31.3 Punção do fundo de saco posterior.

que raramente excede o fluxo menstrual normal), dor abdominal ou pélvica, que pode ser leve a moderada. Em 1/3 das pacientes com gravidez ectópica, não existe referência à amenorreia. O atraso menstrual é encoberto por sangramento vaginal, que pode ocorrer pela descamação da decídua. O exame clínico muitas vezes não é elucidativo. Em mulheres com esse quadro clínico, as suspeitas de gravidez ectópica devem ser altamente consideradas, e o diagnóstico definitivo se faz necessário. O diagnóstico de pacientes com gravidez ectópica deve ser rapidamente confirmado por USTV e dosagem da fração beta do hormônio gonadotrópico coriônico (β-hCG). O diagnóstico diferencial que se impõe é entre gestação intrauterina viável, abortamento e gravidez ectópica.

Diagnóstico

O diagnóstico precoce da gravidez ectópica é importante para reduzir o risco de ruptura tubária, além de melhorar o sucesso das condutas conservadoras.

Na vigência de atraso menstrual, sangramento genital e/ou dor abdominal são sintomas sugestivos de gravidez ectópica. Nesses casos, deve ser realizado acompanhamento cuidadoso até o diagnóstico ser elucidado. Na paciente de risco para gravidez ectópica, hemodinamicamente estável, a patologia deve, em geral, ser diagnosticada de maneira não invasiva pela ultrassonografia, isto é, sem a necessidade da laparoscopia e antes de ocorrer a ruptura tubária. O diagnóstico precisa ser complementado pela realização de exames subsidiários como a evolução dos títulos da β-hCG, a USTV e, excepcionalmente, a curetagem (CTG) uterina, realizada com o objetivo de verificar a presença da reação de Arias-Stella ou descartar o diagnóstico mediante a presença de restos ovulares.

O emprego da ultrassonografia no diagnóstico da gravidez ectópica deve ser realizado, de preferência, via transvaginal. O exame consiste em primeiro analisar a cavidade uterina, com o intuito de descartar uma gravidez tópica pela visibilização do saco gestacional (SG) ou de restos ovulares. Por meio da USTV, é possível visibilizar o SG intrauterino com 5 semanas de atraso menstrual. Posteriormente, devem ser avaliados os ovários, a fim de identificar, sempre quando possível, o corpo lúteo. Por fim, o exame consiste em analisar a presença de massa anexial, que

deve ser caracterizada conforme seu aspecto (hematossalpinge, anel tubário e embrião vivo). Dentre os diversos aspectos à ultrassonografia, destacamos (Tabela 31.2):

- Massa complexa: 60% (Figura 31.4)
- Anel tubário: 20% (Figuras 31.5)
- Anel tubário com embrião, com ou sem batimento cardiofetal (bcf): 13% (Figura 31.6).

O SG é o primeiro sinal ultrassonográfico de gravidez intrauterina, aparece como uma estrutura arredondada, hipoecoica, com um halo ecogênico. Inicialmente o SG não contém nenhum eco no interior e, portanto, é difícil diferenciá-lo de pseudossaco, que é uma coleção de líquido comum em 15% das gestações ectópicas. Richardson et al. (2016) utilizam o duplo halo do SG para confirmar a localização da gestação intrauterina, antes da visualização do embrião, e excluem assim a possibilidade de gravidez ectópica (Figura 31.7). A identificação pela USTV de SG intrauterino praticamente afasta a gravidez ectópica, exceto em pacientes com ovulação induzida e concepção assistida, nas quais há risco de gravidez heterotópica (Figura 31.8). Esse fenômeno, muito raro na população geral (1:30.000 gestações), é comum na reprodução assistida (1:100 a 500 gestações).

O pseudossaco gestacional, já referido, é encontrado em cerca de 10 a 15% das pacientes com gravidez ectópica e representa reação decidual exuberante circundando líquido de localização central no endométrio; o Doppler colorido é negativo nesses casos.

O achado de líquido livre na pelve só é relevante se for intenso e associado à instabilidade hemodinâmica da paciente.

O Doppler colorido da massa anexial mostra fluxo moderado/acentuado, com índice de resistência (RI) < 0,45 em 80 a 85% dos casos (Pellerito et al., 1992). O corpo lúteo gravídico, que também exibe fluxo colorido, é ipsilateral em 75% das vezes.

Tabela 31.2 Diagnóstico da gravidez ectópica à ultrassonografia.

Achado à ultrassonografia	Probabilidade de ectopia
SG intrauterino	Praticamente nenhuma (0%)
Ausência de SG intrauterino	
• Exame normal/cisto simples anexial	Baixa (5%)
• Massa complexa anexial/líquido livre	Alta (> 90%)
• Anel tubário	Alta (> 95%)
• Embrião vivo extrauterino (bcf)	Certa (100%)

SG, saco gestacional; *bcf*, batimento cardiofetal.

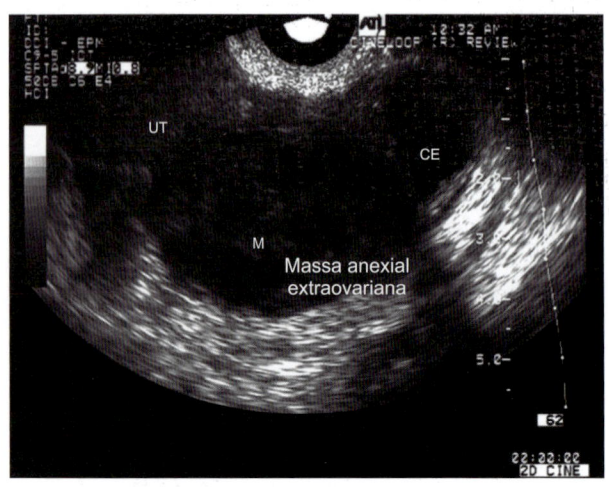

Figura 31.4 Massa complexa anexial extraovariana.

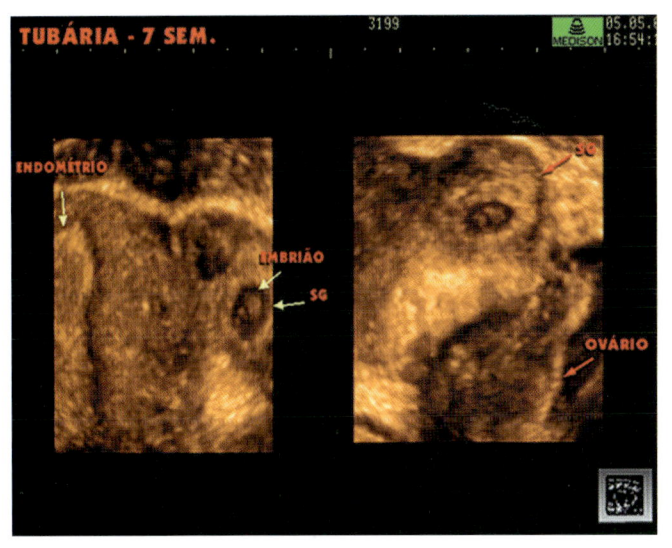

Figura 31.5 Gravidez tubária (7 semanas) – ultrassonografia 3D. (Clínica de Ultrassonografia Botafogo, RJ.) *SG*, saco gestacional.

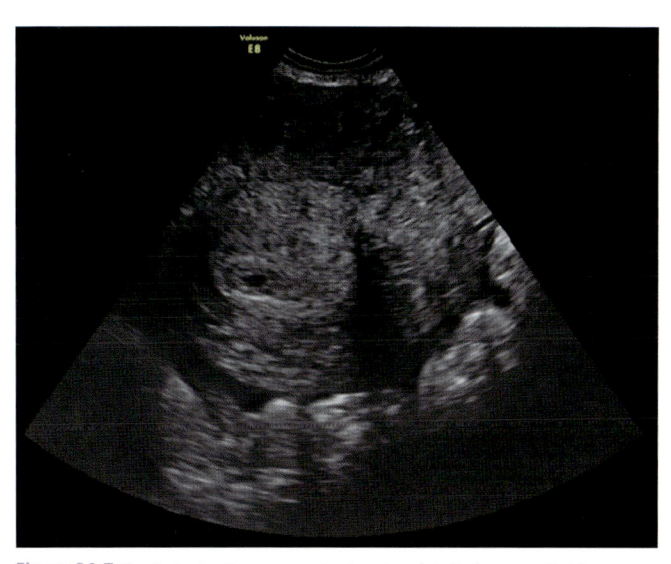

Figura 31.7 Duplo halo do saco gestacional – dois halos concêntricos ecogênicos. O halo interno representa o cório, o disco embrionário e a decídua capsular; o halo externo representa a decídua basal. (De Richardson et al., 2016.)

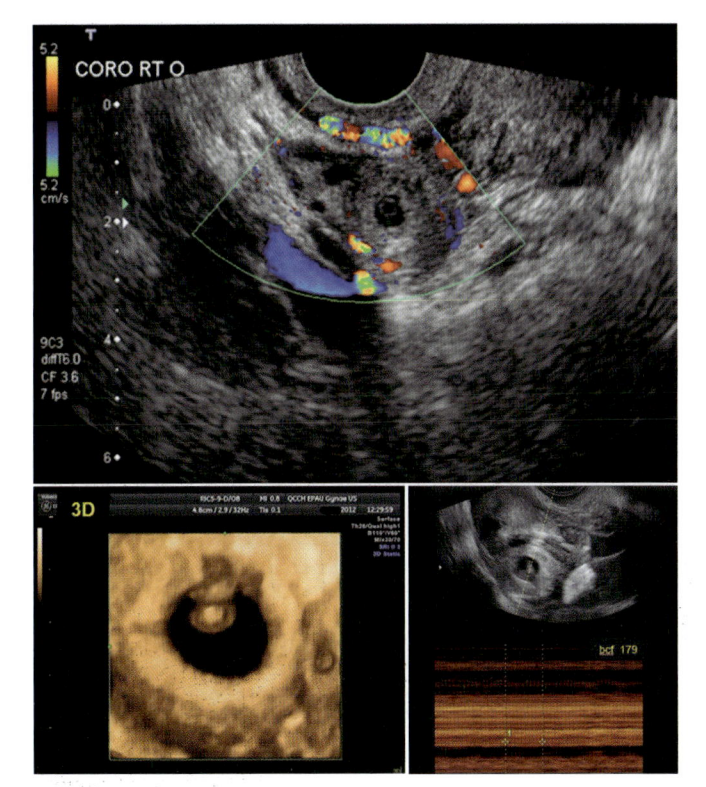

Figura 31.6 Anel tubário (saco gestacional com Doppler colorido), embrião (ultrassonografia 3D) com batimento cardiofetal (bcf). (De Richardson et al., 2016.)

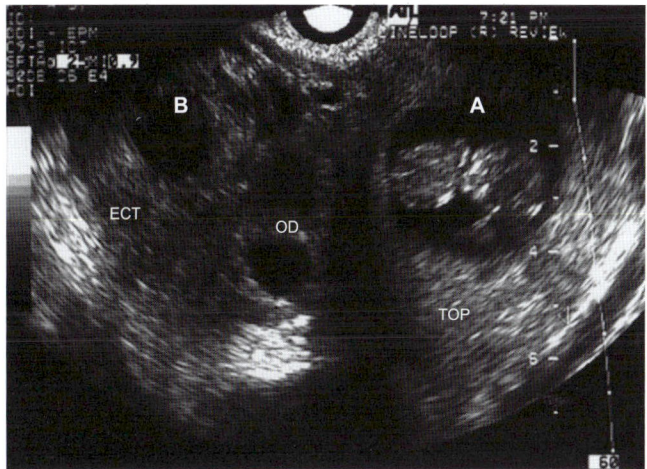

Figura 31.8 Gravidez heterotópica. **A.** Tópica com embrião vivo. **B.** Ectópica com anel tubário.

Gravidez de localização desconhecida

Em alguns casos em que o β-hCG é positivo, e a USTV não consegue identificar a localização da gestação, ou seja, não se visibiliza SG na cavidade uterina nem massa anexial, definimos o quadro como gravidez de localização desconhecida. Isso pode ocorrer em 8 a 30% das mulheres com suspeita de gravidez ectópica (Condous et al., 2006). A gestação intrauterina pode não ser localizada em virtude de o SG ser muito incipiente, ter colapsado, ou a gravidez tubária, muito precoce, sem hemorragia, não ser facilmente visualizada à ultrassonografia.

Nessas situações, devem-se associar, na investigação, os valores quantitativos da β-hCG, cujo valor discriminatório é 2.000 a

3.500 mUI/mℓ – isto é, com valores superiores a esse, a gestação intrauterina deveria ser confirmada à USTV (Kirk et al., 2014). A ausência de imagem de gestação tópica com valores da β-hCG acima da zona discriminatória é indicativa de gestação anormal, exceto nos casos de gravidez múltipla. Em razão do risco de se interromper uma gestação viável, alguns protocolos aumentam o valor discriminatório da β-hCG para 3.500 mUI/mℓ (ACOG, 2018). Em caso de útero vazio com β-hCG de 2.000 a 3.500 mUI/mℓ, a chance de gravidez ectópica é 19 vezes maior do que a de gravidez viável intrauterina, cuja probabilidade é de apenas 2%. Se o valor do β-hCG for > 3.000 mUI/mℓ, esses números são, respectivamente, de 70 vezes e 0,5% (Doubilet et al., 2013).

Ao se levarem em conta essas novas considerações, o limite discriminatório mais fidedigno para diagnosticar a ectopia em gravidez de localização desconhecida é o valor do β-hCG > 3.500 mUI/mℓ; seria imprudente, por exemplo, indicar o tratamento médico com MTX se o valor do hCG for de 2.000 a 3.500 mUI/mℓ (ACOG, 2018).

Contudo, se os valores iniciais da β-hCG forem inferiores aos da zona discriminatória, e a USTV não visualizar gravidez tópica ou ectópica, é necessária a dosagem seriada da β-hCG. Os valores da β-hCG tendem a aumentar a cada 48 horas na gravidez tópica viável; o ritmo de evolução é o aumento de 49% se o β-hCG é inferior a 1500 mUI/mℓ, aumento de 40% se o β-hCG está entre 1500 e 3000 mUI/mℓ, e aumento de 33% se o β-hCG é superior a 3000 mUI/mℓ (Barnhart et al., 2016).

Quando os valores da β-hCG ultrapassarem o valor discriminatório, a USTV deve ser realizada para documentar a presença ou a ausência de gravidez intrauterina. A ausência de SG tópico com β-hCG acima da zona discriminatória, ou com curva de evolução anormal, ou títulos em declínio, sugere uma gravidez inviável; na maioria dos casos, a USTV consegue distinguir a gravidez ectópica de um abortamento. Esses conceitos foram resumidos no fluxograma de diagnóstico não invasivo da gravidez ectópica, demonstrado na Figura 31.9.

Tratamento

Com o aprimoramento do diagnóstico da gravidez ectópica, atualmente realizado de modo mais precoce e, em geral, com métodos não invasivos, a apresentação clínica tem mudado de uma situação de risco à vida, com necessidade de cirurgia de emergência, para outra, com condições mais favoráveis e com emprego de condutas mais conservadoras. Esse cenário resultou em uma grande mudança na abordagem, com mais opções terapêuticas. Entre elas, destacam-se a cirurgia (salpingectomia ou salpingostomia via laparotômica ou laparoscópica) e o tratamento clínico (conduta expectante e tratamento medicamentoso com metotrexato [MTX] sistêmico ou local guiado por USTV).

Tratamento cirúrgico

A cirurgia é a conduta padrão no tratamento da gravidez ectópica.

Laparotomia. A laparotomia deve ser realizada nos casos de ruptura tubária (1/3 dos casos), pacientes hemodinamicamente instáveis e com hemoperitônio. Além do tratamento do choque, a cirurgia tubária radical por meio da salpingectomia (com conservação da porção intersticial da trompa) é indicada (Figura 31.10).

Laparoscopia. A laparoscopia é o padrão-ouro na maioria dos casos, por inúmeras vantagens – entre elas, menor tempo de internação, recuperação mais rápida e menores custos. O tratamento cirúrgico da trompa pode ser radical (salpingectomia) ou conservador (salpingostomia).

Salpingectomia. A salpingectomia está indicada nos seguintes casos: pacientes com prole constituída; lesão tubária irreparável; sangramento incontrolável; tentativas de salpingostomia com sangramento persistente; recidiva de gravidez ectópica na mesma tuba;

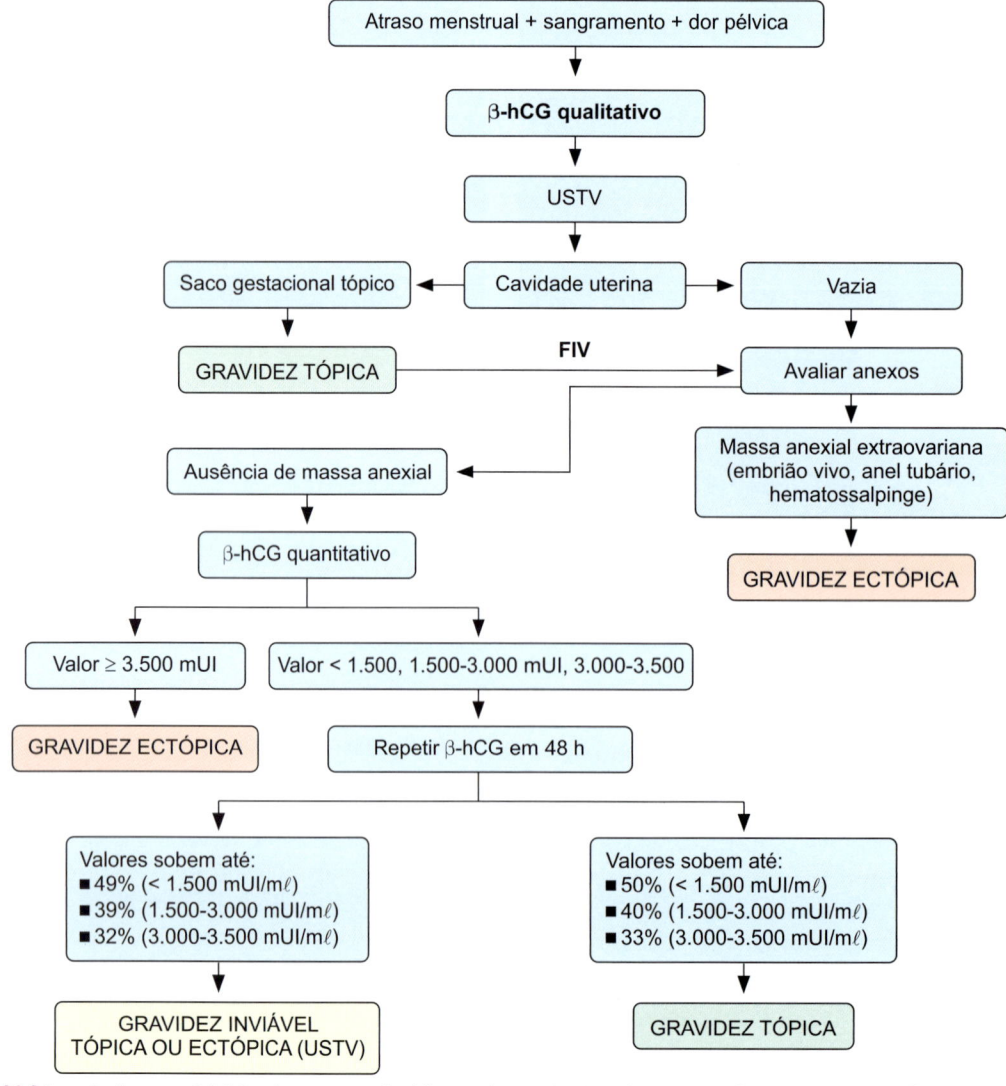

Figura 31.9 Associação entre β-hCG e ultrassonografia. (Elito et al., 2008.) *USTV*, ultrassonografia transvaginal; *FIV*, fertilização *in vitro*.

e títulos da β-hCG muito elevados, já que estudos demonstraram que valores superiores a 5.000 mUI/mℓ estão associados à invasão do trofoblasto na serosa da tuba, o que compromete sua preservação (Elito et al., 2014). A salpingectomia é a melhor indicação para mulheres nas quais a trompa contralateral é normal, pois determina menos complicações que a salpingostomia, e a fertilidade futura é a mesma em ambos os procedimentos cirúrgicos.

Salpingostomia. A salpingostomia linear consiste na enucleação da ectopia com conservação da trompa, que é deixada aberta para que a cicatrização ocorra por segunda intenção (Figura 31.11).

Por sua vez, a salpingostomia está indicada nos casos em que se pretende preservar a fertilidade. Teoricamente, a salpingostomia, em comparação com a salpingectomia, procura manter a integridade da tuba e, destarte, a capacidade reprodutiva (Mol et al., 2014). Um dos riscos da cirurgia conservadora é a persistência de tecido trofoblástico (3 a 20%), por isso é importante, no pós-operatório, acompanhar a evolução dos títulos da β-hCG – quando em declínio, requerem apenas acompanhamento, mas quando em ascensão, indica-se tratamento com dose única de MTX (50 mg/m^2, IM) (Elito et al., 2008).

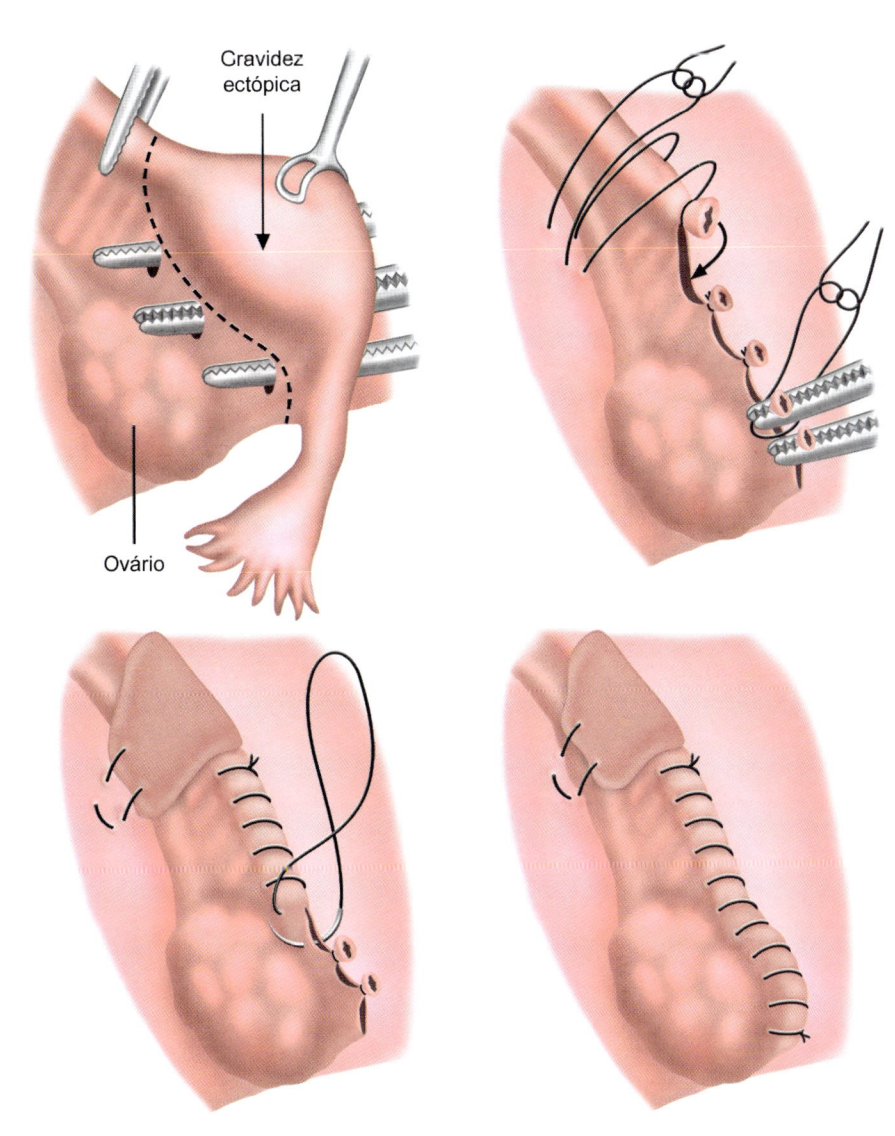

Figura 31.10 Salpingectomia na gravidez tubária.

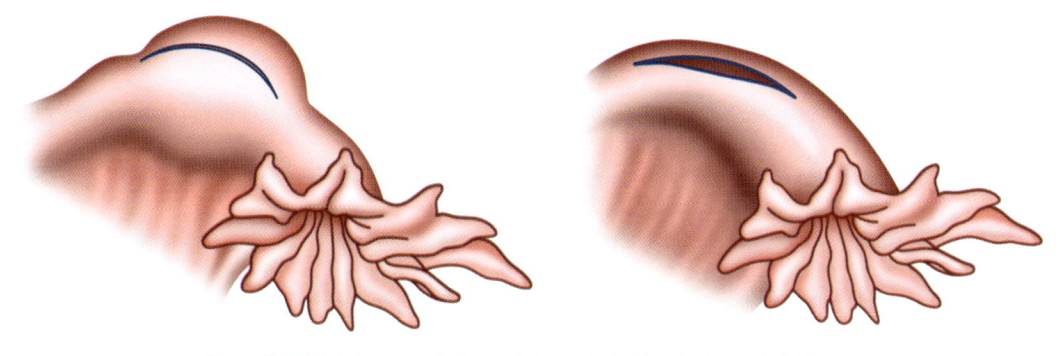

Figura 31.11 Salpingostomia linear. (Adaptada de Cunningham et al., 2005.)

Conduta expectante

O primeiro relato da conduta expectante não é novo, data de 1955. Lund realizou estudo prospectivo, ao observar a evolução de 119 pacientes com gravidez ectópica não submetidas à cirurgia; 57% dos casos evoluíram para cura espontânea. Observou-se que muitas gravidezes ectópicas evoluem espontaneamente para abortamento tubário e reabsorção, sem que haja sangramento importante ou ruptura da tuba.

A conduta expectante na gravidez ectópica não está bem estabelecida como o tratamento sistêmico com MTX (Barnhart, 2009). A revisão da Cochrane que avalia a eficácia da conduta expectante foi inconclusiva, uma vez que a maioria dos estudos não tinha uma boa metodologia (Hajenius et al., 2009).

Mediante essa lacuna da literatura, Silva et al. (2015) realizaram trabalho duplo-cego, utilizando placebo e MTX na dose única de 50 mg/m^2 intramuscular. Os critérios de inclusão foram estabilidade hemodinâmica, β-hCG inicial < 2.000 mUI/mℓ, títulos de β-hCG em declínio em 48 horas, massa anexial < 5,0 cm e desejo de gravidez futura. O critério de exclusão foi presença de embrião vivo. O critério de sucesso do tratamento foi quando a β-hCG ficou negativa. A falha do tratamento ocorreu quando houve necessidade de cirurgia. O sucesso do tratamento, nas pacientes que receberam o placebo, foi de 92,3%; no grupo metotrexato, foi de 90% e não houve significância estatística (p > 0,99). O tempo para que os títulos da β-hCG se tornassem negativos foi de 22 ± 15,4 dias no grupo MTX e, no grupo placebo, foi de 20,6 ± 8,4 dias (p = 0,80). Esse estudo mostrou que não houve diferença estatisticamente significativa no tratamento com MTX e placebo, com sucesso e tempo necessário para os títulos da β-hCG se tornarem negativos semelhantes (Silva et al., 2015).

Os principais critérios preditores de sucesso da conduta expectante são: valores iniciais baixos da β-hCG, declínio dos títulos da β-hCG em 48 horas, ausência de SG avaliado pela ultrassonografia e período prolongado desde a data da última menstruação.

Em relação aos valores iniciais da β-hCG, em geral, eles são baixos. Silva et al. (2015) observaram que a média da β-hCG no grupo MTX foi 883 + 729 mUI/mℓ e, no grupo placebo, 794 + 868 mUI/mℓ (p = 0,4458). Elito e Camano (2006), ao empregarem a conduta expectante, observaram que a média dos títulos da β-hCG foi de 648,8 ± 754,7 mUI/mℓ. Os trabalhos demonstraram que os valores da β-hCG foram baixos, o que corrobora a segurança do tratamento em pacientes com títulos da β-hCG inferiores a 2.000 mUI/mℓ (van Mello et al., 2013).

Um dos principais critérios de seleção para conduta expectante é o declínio dos títulos da β-hCG em 48 horas. Silva et al. (2015) observaram que a média da queda dos níveis da β-hCG em 48 horas foi de 20,3%, no grupo MTX, e de 31,1% no grupo placebo. O declínio dos títulos da β-hCG reflete a involução da gestação.

O tempo necessário para regressão dos títulos da β-hCG para níveis pré-gravídicos é ao redor de 3 a 5 semanas.

Os dados das pesquisas demonstram que as pacientes com GE com títulos baixos da β-hCG e com declínio dos títulos em 48 horas apresentam maior segurança para serem submetidas à conduta expectante, sem haver necessidade de expor a paciente ao uso de um quimioterápico e, assim, diminuir os riscos à gestante e reduzir os custos hospitalares decorrentes do tempo de internação.

Tratamento medicamentoso

Protocolos para o tratamento medicamentoso da gravidez ectópica com MTX foram estabelecidos no final da década de 1980 (Tanaka et al., 1982). Os principais critérios para sua indicação são: estabilidade hemodinâmica; diâmetro da massa anexial; ≤ 3,5 cm; ausência de dor abdominal; desejo de gravidez futura; e termo de consentimento assinado (Tabela 31.3). As contraindicações são: gravidez intrauterina; imunodeficiência; anemia, leucopenia (leucócitos < 2.000 cel/mm^3) ou trombocitopenia (plaquetas < 100.000); sensibilidade prévia ao MTX, na vigência de doença pulmonar; disfunção importante hepática e renal; amamentação; imagem de gravidez ectópica com embrião apresentando batimentos cardíacos; β-hCG inicial > 5.000 mUI/mℓ; declínio dos títulos da β-hCG no intervalo de 24/48 horas antes do tratamento; recusa em receber transfusão sanguínea; e impossibilidade de dar continuidade ao acompanhamento. Antes de iniciar a terapêutica, deve-se realizar os exames de rotina: hemograma completo, enzimas hepáticas (TGO e TGP), creatinina e tipagem sanguínea ABO-Rh (Cecchino et al., 2014).

Existem dois esquemas consagrados para ministração do MTX: o de dose única; e o de múltiplas doses. No primeiro, o MTX é ministrado na dose de 50 mg/m^2 via IM. O acompanhamento é feito por dosagens da β-hCG, realizadas no 4º e no 7º dias após o emprego do medicamento. As pacientes com redução dos títulos da β-hCG acima de 15%, apurada entre o 4º e o 7º dias, apresentam bom prognóstico e devem ser acompanhadas com dosagens semanais da β-hCG até os níveis pré-gravídicos serem atingidos (Tabela 31.4). Se a redução for menor que 15%, no 7º dia após o emprego do MTX é ministrada nova dose, conforme a mesma sistematização predita. Caso não ocorra queda dos títulos, pode ser administrada até uma terceira dose de MTX (Cecchino et al., 2014).

O protocolo de múltiplas doses consiste na aplicação IM de MTX na dose de 1 mg/kg (nos dias 1, 3, 5 e 7) alternada com leucovorina (ácido folínico) na dose de 0,1 mg/kg (nos dias 2, 4, 6 e 8). O acompanhamento é feito com dosagem de β-hCG no dia

Tabela 31.3 Indicações para o tratamento médico.

Quadro clínico estável
Diagnóstico definitivo
hCG < 5.000 mUI/mℓ
Aumento de hCG < 50% em 48 h
Saco gestacional < 3,5 cm
Atividade cardíaca fetal ausente
Líquido livre no peritônio ausente/moderado

Tabela 31.4 Protocolo de tratamento com o metotrexato (MTX) em dose única.

Dose única de MTX 50 mg/m^2 IM (dia 1)
Mensuração do β-hCG nos dias 4 e 7 pós-tratamento
Verificação da queda do β-hCG ≥ 15% entre os dias 4 e 7
Mensuração semanal do β-hCG até atingir o nível não gravídico (< 5 mUI/mℓ)
Se a queda do β-hCG for < 15%, deve-se administrar a 2ª dose de MTX (50 mg/m^2 IM) e realizar o β-hCG nos dias 4 e 7 após a repetição do MTX. Isso pode ser repetido se necessário
Se durante o seguimento semanal com o β-hCG o nível se elevar ou estacionar, deve-se considerar a repetição do MTX

MTX, metotrexato; *IM*, intramuscular.

da aplicação inicial do MTX, sempre realizada antes de uma nova aplicação de MTX; caso os títulos caiam mais do que 15% nesse intervalo, não é necessária nova dose – nesse protocolo, não se deve dar mais do que quatro doses de MTX. O insucesso do tratamento é caracterizado por queda inferior a 15% dos títulos da β-hCG após a última dose. Aproximadamente 50% das pacientes não necessitarão do tratamento completo de quatro doses do MTX (Cecchino et al., 2014).

O acompanhamento nos dois protocolos (de dose única e de múltiplas doses), quando os títulos estão em declínio, é feito com a dosagem semanal da β-hCG até os títulos ficarem negativos. Em geral, isso acontece em 4 semanas; no entanto, casos com títulos iniciais da β-hCG elevados podem necessitar de 6 a 8 semanas para os níveis regredirem (Cecchino et al., 2014).

Diversos estudos publicados demonstraram a eficácia de ambos os esquemas de tratamento com MTX. Um artigo de revisão concluiu que o sucesso do tratamento medicamentoso com MTX oscila de 78 a 96% em pacientes bem selecionadas. Após o tratamento, a porcentagem de permeabilidade tubária avaliada pela histerossalpingografia é de 84%. O índice de gravidez intrauterina é 65%, e a recidiva de ectópica, 13% (Cecchino, 2014).

Em nosso ponto de vista, a vantagem da dose única é ser um tratamento mais simples, com menos efeitos colaterais e, em geral, ser a primeira opção nos casos de gravidez tubária, quando, na maioria dos casos, os títulos da β-hCG são inferiores a 5.000 mUI/mℓ. Contudo, nos casos de localização atípica da gravidez ectópica, como a gestação intersticial, cervical ou a da cicatriz de cesariana, que, em geral, cursam com títulos da β-hCG elevados, superiores a 5.000 mUI/mℓ, o protocolo com múltiplas doses é imperativo, e sua indicação é reforçada em razão da alta morbimortalidade, além do problema de as intervenções cirúrgicas serem mutiladoras.

Recomenda-se evitar durante o tratamento: relações sexuais até os títulos da β-hCG ficarem negativos; exposição solar para diminuir o risco de dermatites pelo MTX; bebidas alcoólicas; ácido acetilsalicílico; comidas e vitaminas que contenham ácido fólico. Deve-se também evitar nova concepção até o desaparecimento da gravidez ectópica na USTV e, por período de 3 meses, após a utilização do MTX (risco de teratogenicidade) (Cecchino et al., 2014).

A USTV seriada após o tratamento com MTX é desnecessária, pois as alterações detectáveis no exame são incapazes de demonstrar ou predizer a falha do tratamento – exceto quando existe suspeita de ruptura tubária recente. Os efeitos adversos mais observados do tratamento com MTX são: distensão abdominal; aumento da β-hCG entre o 1º e o 4º dias após o MTX; sangramento genital; e dor abdominal. Os efeitos colaterais mais relatados são irritação gástrica, náuseas, vômitos, estomatites, tontura, neutropenia, alopecia reversível e pneumonite (Cecchino et al., 2014).

Apesar de os resultados com o tratamento medicamentoso serem muito favoráveis, com índices ao redor de 80%, a falha de 20% é preocupante. Para minimizar essa situação, diversos pesquisadores têm estudado os fatores preditivos de sucesso do tratamento com MTX.

Entre os parâmetros orientadores, destacam-se: aumento dos títulos da β-hCG em 48 horas (da Costa Soares et al., 2008); e os ultrassonográficos, como diâmetro da massa anexial, aspecto da imagem à USTV (hematossalpinge, anel tubário e embrião vivo), espessura endometrial (da Costa Soares et al., 2004), líquido livre

na cavidade peritoneal e vascularização da massa anexial avaliada pelo Doppler colorido.

De todos esses parâmetros, o mais promissor para predizer o sucesso é o título inicial da β-hCG. Não existe consenso na literatura em relação ao valor de corte. Revisão sistemática entre os quais havia trabalhos que correlacionaram os valores de β-hCG com a falha do tratamento concluiu que o risco de insucesso é 5,4 vezes maior quando os valores da β-hCG são superiores a 5.000 mUI/mℓ (Menon et al., 2007).

Os parâmetros orientadores de falha do tratamento mais comuns são: embrião vivo; β-hCG inicial > 5.000 mUI/mℓ; massa anexial com diâmetro maior do que 4 cm; presença de líquido livre na cavidade peritoneal; e aumento acima de 50% dos títulos da β-hCG em 48 horas antes do MTX (Cecchino et al., 2014).

Com o intuito de minimizar os riscos, foi elaborado o Índice Orientador de Elito-Camano para o tratamento sistêmico com a dose única de MTX (Tabela 31.5). Quando o escore for superior a 5, a situação para a realização do tratamento sistêmico da GE com dose única de MTX é muito favorável. Quando o escore for inferior ou igual a 5, não se aconselha o tratamento sistêmico, mas a videolaparoscopia com a possibilidade, a depender das condições da pelve, de se realizar cirurgia conservadora (Elito et al., 1999).

Localização atípica da gravidez ectópica

As gravidezes ectópicas não tubárias representam menos de 10% de todas as ectópicas, mas estão associadas à elevada morbidade (Cecchino et al., 2014). A cirurgia é a conduta usual, no entanto, pelo risco de esta ser mutiladora, o tratamento clínico com MTX passou a ser uma alternativa terapêutica importante.

Nos casos de gravidez ectópica de localização atípica, foram descritos outros tipos de tratamento, com destaque para o tratamento local com aplicação do MTX no SG guiada por ultrassonografia transvaginal.

O MTX pode ser ministrado localmente na gravidez ectópica, em geral guiado por USTV. Para realizar esse procedimento, é necessário sedar a paciente e realizar a injeção com agulha calibre 20 ou 22 acoplada à sonda vaginal. A dose do MTX é de 1 mg/kg. Essa técnica, comparada com o tratamento sistêmico, apresenta desvantagens, pois este é mais prático, fácil de ministrar, menos dependente das habilidades do especialista e totalmente não invasivo. A principal indicação para o tratamento local é a presença de embrião vivo e os casos de localização atípica da gravidez ectópica (Cecchino, 2014).

Tabela 31.5 Índice orientador de Elito-Camano do tratamento sistêmico com dose única de metotrexato (50 mg/m² IM).

Parâmetros	Pontuação		
	0	1	2
β-hCG (mUI/mℓ)	> 5.000	1.500 a 5.000	< 1.500
Aspecto da imagem ecográfica	Embrião vivo	Anel tubário	Hematossalpinge
Diâmetro máximo da massa anexial em cm	> 3,0 a 3,5	2,6 a 3,0	< 2,5
Doppler colorido	Elevado risco	Médio risco	Baixo risco

Adaptada de Elito et al., 1999.

Outras opções terapêuticas são: a embolização das artérias uterinas associada ao uso de MTX intra-arterial (quimioembolização), dilatação e curetagem, ou mesmo a histerectomia na falha dos tratamentos conservadores.

Gravidez intersticial

A implantação dentro do segmento tubário que penetra a parede uterina resulta em gravidez intersticial. A ruptura ocorre com sangramento massivo, e muitos casos são fatais.

A gravidez intersticial representa elevada morbidade, com taxa de 2,2% de mortalidade materna. Aproximadamente 4,7% das ectópicas implantam no segmento intersticial da tuba. As características ultrassonográficas sugestiva de gravidez intersticial são (Figura 31.12):

- Linha intersticial (linha ecogênica entre o SG na região intersticial e a cavidade endometrial. Sensibilidade de 80% e especificidade de 98%)
- SG localizado excentricamente, e manto miometrial < 5 mm.

Esses casos cursam com elevados títulos da β-hCG. Quando o embrião está vivo, o tratamento local com cloreto de potássio e MTX está indicado. Nos casos de embrião morto com títulos elevados da β-hCG, o tratamento sistêmico com múltiplas doses de MTX é a opção terapêutica preferencial. A ressecção cornual (Figura 31.13) ou a histerectomia em situações de emergência podem ser necessárias (Cecchino et al., 2014).

Gravidez cervical

A gestação ectópica cervical é definida pela implantação e desenvolvimento do concepto no canal cervical. Entre todas as gestações ectópicas, a cervical é a mais rara, representando cerca de 0,4% dos casos. Sua incidência oscila entre 1:16.000 e 1:18.000 gestações (Figuras 31.14 e 31.15).

Acompanhada de elevada morbimortalidade, pode acarretar hemorragia intensa, pela rica vascularização do colo do útero e pouca quantidade de fibras musculares. A etiologia não está bem estabelecida, porém, alguns fatores predisponentes foram relacionados, como curetagens uterinas e cesáreas prévias, síndrome de

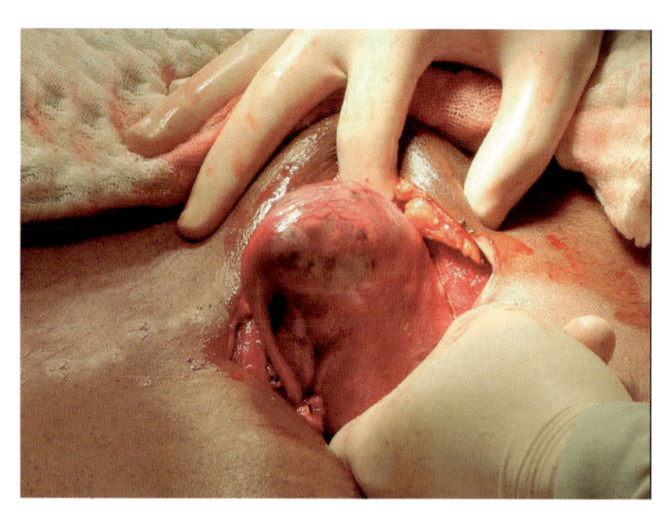

Figura 31.13 Gravidez ectópica na porção intersticial da tuba no intraoperatório.

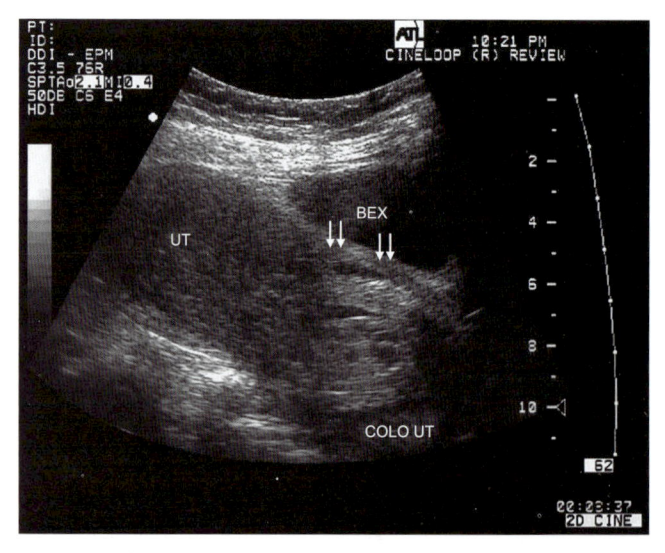

Figura 31.14 Gravidez cervical na ultrassonografia.

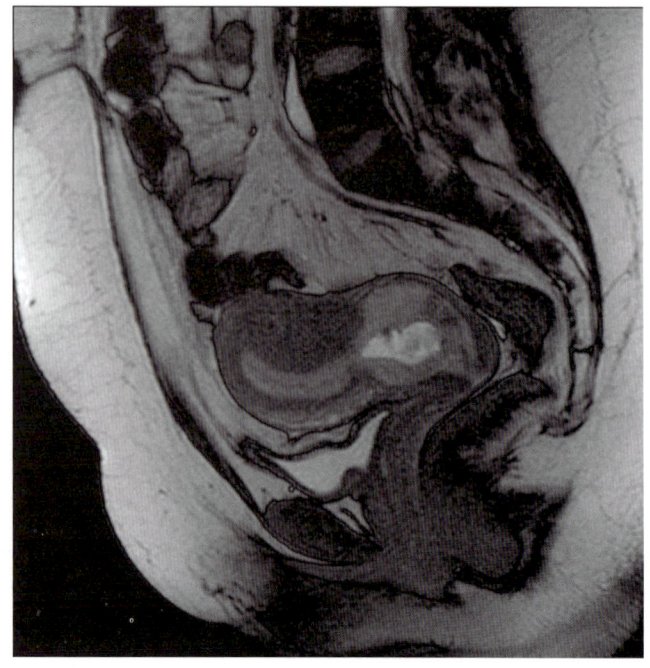

Figura 31.15 Gravidez cervical na ressonância magnética.

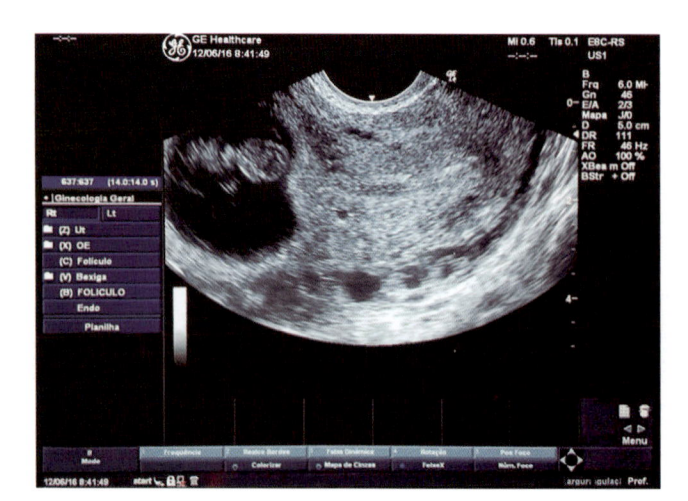

Figura 31.12 Gravidez ectópica na porção intersticial da tuba na ultrassonografia.

Asherman, antecedente de cirurgias no útero e colo do útero, e fertilização *in vitro*. O diagnóstico é aventado ao longo da história e exame físico e confirmado pela ultrassonografia. A paciente com atraso menstrual e teste de gravidez positivo pode encontrar-se assintomática, com queixa de sangramento vaginal, e até apresentar intensa hemorragia vaginal. Ao exame vaginal o colo se mostrará aumentado e congesto, com tumoração dolorosa (colo em tonel). Acrescente-se, porém, que muitas vezes as queixas e o exame físico são inespecíficos, o que torna o diagnóstico clínico difícil.

O diagnóstico precoce é realizado com a ultrassonografia e contribui para o sucesso das terapias conservadoras. Os achados ultrassonográficos incluem: cavidade uterina vazia; eco endometrial espessado em razão da reação decidual; útero em formato de ampulheta; canal cervical aumentado; SG no interior do canal exibindo ou não batimentos cardíacos; tecido placentário circundando o saco gestacional; orifício interno do colo fechado.

Se o quadro clínico for instável, hemorrágico, é válido tamponar a vagina ou colocar cateter de Foley de 30 mℓ, insuflando para 100 mℓ, enquanto se estabiliza a paciente e se avalia a necessidade da histerectomia (Figura 31.16).

Com o desenvolvimento de protocolos de tratamentos conservadores, a necessidade de histerectomias vem diminuindo. As opções de tratamentos conservadores podem ser categorizadas em: aspiração-curetagem seguida de tamponamento com balão intracervical (Fylstra, 2014); cerclagem para redução do fluxo sanguíneo das artérias cervicais associado à aspiração manual intrauterina do colo uterino; redução do suprimento sanguíneo, por meio da embolização ou ligadura arterial uterina; exérese do tecido trofoblástico, pela ressecção histeroscópica, cervicotomia; feticídio intra-amniótico, por meio de injeção local de KCL e MTX e quimioterapia sistêmica, realizada com MTX intramuscular.

Nos casos de embrião morto com títulos elevados da β-hCG, o tratamento sistêmico com protocolo de múltiplas doses de MTX é a opção terapêutica preferencial (Cecchino et al., 2014).

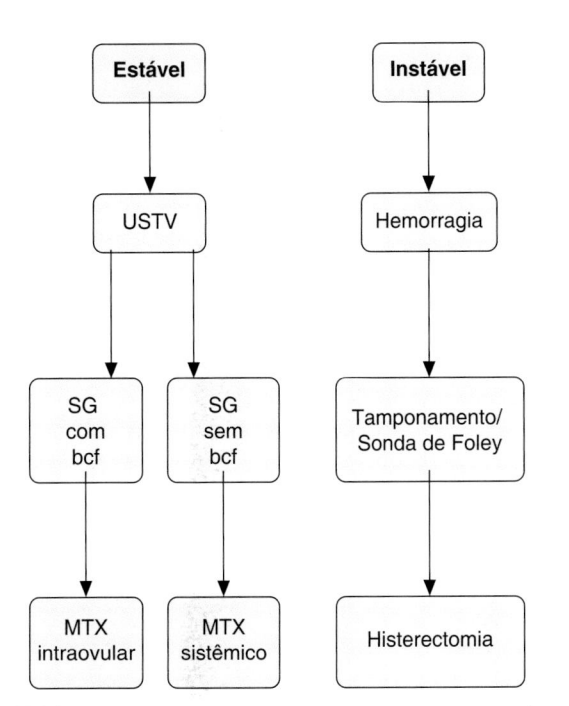

Figura 31.16 Tratamento da gravidez cervical. *USTV*, ultrassonografia transvaginal; *SG*, saco gestacional; *bcf*, batimento cardiofetal; *MTX*, metotrexato.

Quando o embrião está vivo, indica-se o tratamento local com MTX. O acompanhamento será feito conforme as mesmas orientações do tratamento com MTX na gravidez tubária. Timor-Tritch et al. (2015) propõem a utilização do balão de Foley para tratar o sangramento da gravidez cervical após o tratamento com MTX local ou sistêmico. Elito et al. (2014) publicaram uma série de 8 casos de gravidez cervical com embrião vivo tratadas com a punção do SG guiada por US transvaginal e injeção de MTX (1 mg/kg). Não houve necessidade de outras intervenções nessa série de casos.

Gravidez ectópica de cicatriz de cesárea

A gravidez na cicatriz de cesárea é a forma rara de gravidez ectópica. Desde o primeiro caso, descrito em 1978 até 2001, houve apenas 19 casos relatados. Em 2006, havia 155 casos, e, em 2011, o número de casos descritos na literatura foi 751, o que mostra um rápido aumento na incidência desse tipo de gravidez. A incidência estimada é de 1 em 1.800 até 1 em cada 2.216 gestações, com taxa de 6,1% de todas as gestações ectópicas em mulheres com história de cesariana prévia (Cecchino et al., 2014). Assim como o aumento da cesariana elevou a incidência de placenta acreta, o mesmo ocorreu com a gravidez em cicatriz de cesárea. A base da fisiopatologia é a invasão do blastocisto no miométrio através de uma comunicação mínima entre a cicatriz de cesárea anterior e a cavidade endometrial. A gravidez ectópica em cicatriz de cesárea tende a ter um comportamento mais agressivo, por causa do risco de ruptura uterina e sangramento no 1º e 2º trimestres da gravidez. Os fatores de risco são o número de cesarianas anteriores, curto intervalo de tempo entre a cesariana e a gravidez atual, útero retrovertido, que pode levar a uma maior deiscência da cicatriz de cesariana, e aumentar assim a chance de implantação do SG nessa região. A USTV permite o diagnóstico precoce da doença antes de desfechos graves, como a ruptura do útero ou sangramento excessivo, e permite a realização do tratamento conservador em vez de cirurgias mutiladoras, como a histerectomia, poupando a fertilidade. Timor-Tritch et al. (2012) propõem critérios ultrassonográficos transvaginais para caracterizar a gravidez em cicatriz de cesárea:

- Cavidade uterina e canal cervical vazios
- Visualização do SG embebido na cicatriz de cesárea
- Presença de embrião e/ou vesícula vitelina (VV), com ou sem batimentos.

Existem dois tipos de gravidez ectópica na cicatriz de cesárea: endógeno e exógeno. No tipo endógeno, a implantação do SG ocorre na cicatriz da cesárea, com o desenvolvimento da gravidez para dentro da cavidade uterina. O tipo exógeno ocorre com implante mais profundo do SG na cicatriz cesariana, o que, com a progressão da gravidez, pode levar à ruptura e hemorragia no 1º trimestre de gravidez (Figuras 31.17 e 31.18).

O tratamento cirúrgico pode ser por meio de CTG uterina ou histerectomia. Pode-se realizar a embolização das artérias uterinas (Elito et al., 2013). Tratamento não cirúrgico pode ser pela conduta expectante ou medicamentoso com metotrexato sistêmico ou local.

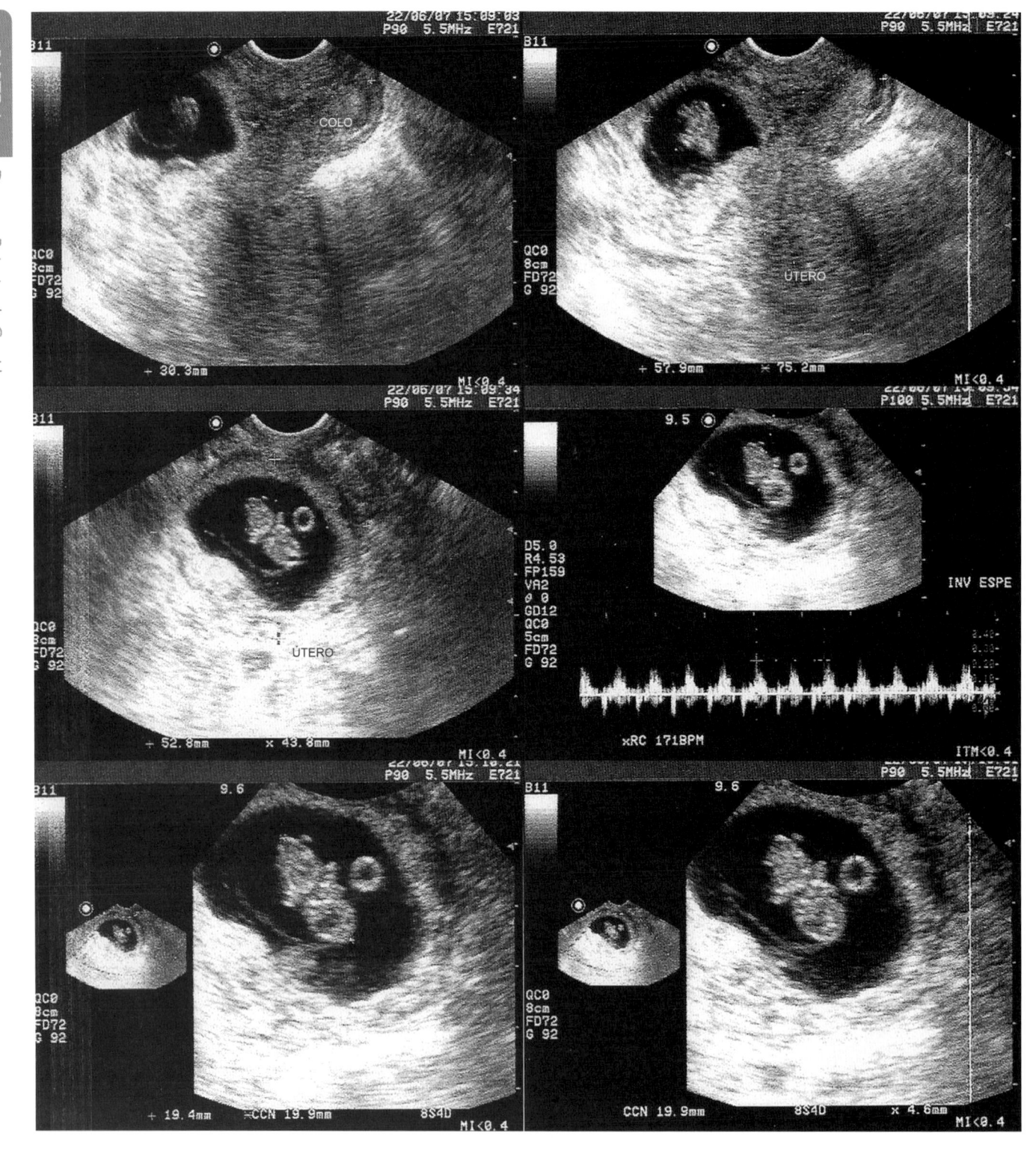

Figura 31.17 Gravidez ectópica na cicatriz da cesárea na ultrassonografia.

Timor-Tritch et al. (2012) propõem a injeção de MTX local guiada pelo ultrassom transvaginal, seguida pela administração de MTX sistêmica.

As opções terapêuticas dependem também do quadro clínico. A laparotomia com histerotomia ou histerectomia está indicada nas pacientes com hemorragia ativa. Alternativa endoscópica, laparoscópica ou histeroscópica pode ser utilizada na paciente estável.

Ainda não há um consenso sobre o melhor modo de tratamento no caso de gravidez ectópica na cicatriz de cesárea. A conduta em nosso serviço é o tratamento medicamentoso e acompanhamento ambulatorial com exames semanais da β-hCG até a resolução; apenas é realizada a intervenção cirúrgica na presença de sangramento intenso e, nessas circunstâncias, se possível, tentar realizar a embolização das artérias uterinas antes do procedimento.

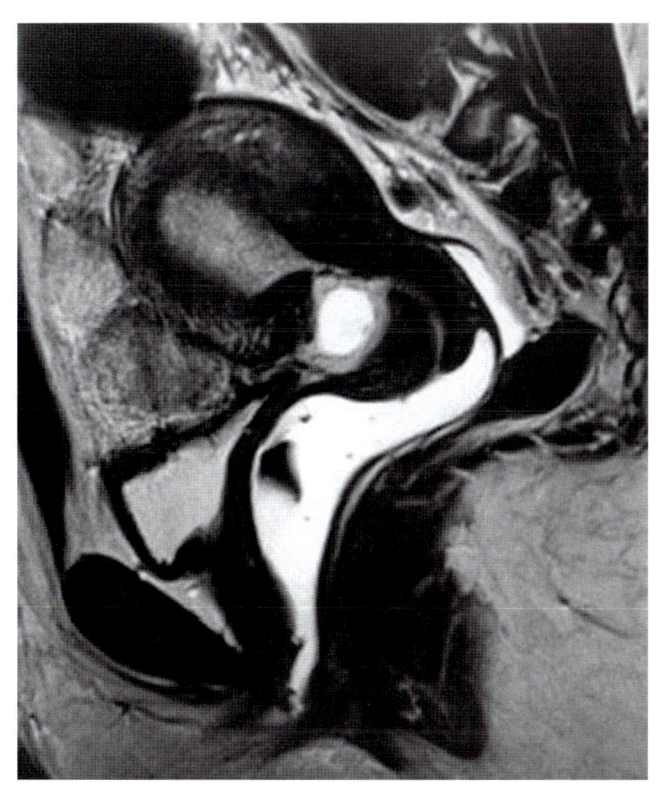

Figura 31.18 Gravidez ectópica na cicatriz da cesárea na ressonância magnética.

Conduta nas gestações de localização atípica

A conduta nos casos de gravidez intersticial, cervical e de cicatriz de cesárea deve ser sempre individualizada. Em nossa óptica, o tratamento clínico surgiu como uma luz para essas situações, ao evitar cirurgias que comprometem o futuro reprodutivo das pacientes. O tratamento sistêmico com MTX é realizado nos casos em que o embrião não apresenta batimentos cardíacos. O esquema do tratamento dependerá do título inicial da β-hCG. Em casos com títulos inferiores a 5.000 mUI/mℓ, empregamos a dose única do MTX 50 mg/m² IM. Por outro lado, se os títulos da β-hCG forem superiores a 5.000 mUI/mℓ, utilizamos o protocolo com múltiplas doses de MTX. A dose do MTX é de 1 mg/kg IM nos dias 1, 3, 5 e 7, alternada com ácido folínico IM na dose de 0,1 mg/kg nos dias 2, 4, 6 e 8.

Quando o embrião está vivo, realizamos o tratamento local guiado por USTV com injeção intracardíaca de KCL 2 mEq/mℓ e MTX no interior do SG na dose de 1 mg/kg. Se os títulos da β-hCG forem maiores de 5.000 mUI/mℓ, complementamos o tratamento com o protocolo de múltiplas doses via sistêmica, iniciado no dia seguinte ao da punção.

Gravidez ovariana

Representa 3% das gestações ectópicas. Sua forma primitiva é muito rara (Figura 31.19). A gravidez ovariana pode ser resultante de:

- Ruptura com reabsorção ovular; evolução mais frequente
- Ruptura evoluindo para um tipo secundário: abdominal.

O aspecto ultrassonográfico da gravidez ovariana pode variar desde SG contendo estruturas embrionárias até massas sólidas e

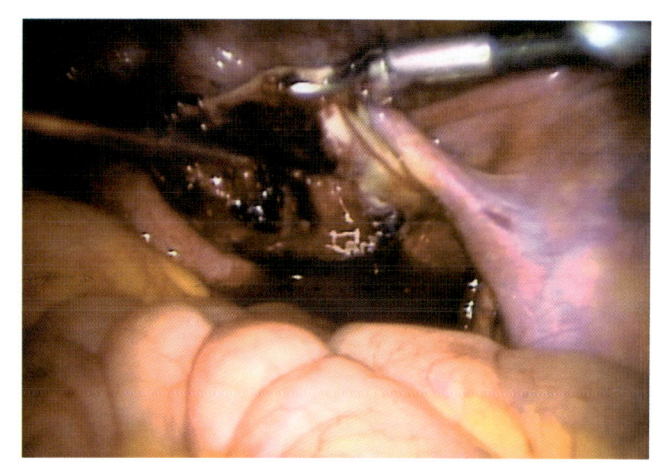

Figura 31.19 Gravidez ovariana na laparoscopia.

complexas, semelhantes às da gravidez tubária. A grande dificuldade diagnóstica decorre do fato de a gravidez desenvolver-se na intimidade do parênquima ovariano e assim se perde a referência utilizada na gravidez tubária, que é de identificar os ovários para depois rastrear a massa pélvica. No caso de gravidez tubária, é imperativo demonstrar o ovário ipsilateral, como também a massa anexial, com o objetivo de diminuir a possibilidade de diagnóstico falso-positivo com massas ovarianas. Portanto, a ultrassonografia nessa eventualidade é pouco específica, pois pode confundir a gravidez ovariana com outros tumores ovarianos. Se as características de SG com estruturas embrionárias são observadas no ovário, o diagnóstico pode ser feito com grande precisão.

Em razão da dificuldade de confirmar o diagnóstico de modo não invasivo, na maioria das vezes este é realizado durante o intraoperatório. Dessa maneira, o tratamento com MTX é utilizado esporadicamente.

Gravidez intraligamentar

A gravidez intraligamentar é uma forma rara de gravidez ectópica, com incidência relatada de 1 em 245 gestações ectópicas. Geralmente, resulta da penetração trofoblástica de uma gravidez tubária através da serosa para a mesossalpinge, com implantação secundária entre as folhas do ligamento largo. A placenta ocupa, em geral, um lugar mais cranial em relação ao feto e pode invadir o espaço intraligamentar, ovário, útero, omento, peritônio pélvico e vísceras adjacentes (Holzhacker et al., 2008).

Alguns fatores de risco citados são idade avançada, raça não branca, cirurgia pélvica pregressa, história de infertilidade, história de doença inflamatória pélvica, gestação ectópica ou endometriose prévia.

Os sinais que podem sugerir uma gestação intraligamentar são sangramento vaginal anormal, dor abdominal, movimentos fetais dolorosos, fácil palpação das partes fetais, náuseas e vômito excessivos, evidência de restrição de crescimento intrauterino, oligoâmnio e falha de resposta à ocitocina ou prostaglandina. As principais complicações antenatais incluem dor abdominal, ruptura do SG com hemorragia para a cavidade peritoneal, sangramento vaginal, apresentação anômala, insuficiência placentária e óbito fetal.

Durante o ato operatório, a placenta deve ser preferencialmente removida, para diminuir risco de peritonite, abscesso, coagulação intravascular disseminada e doença trofoblástica persistente. A gravidez intraligamentar é condição de alta morbimortalidade materna e é imperativo para um desfecho favorável uma avaliação pré-operatória e técnica cirúrgica adequadas.

Gravidez abdominal

Constitui cerca de 1,5% das gravidezes ectópicas. Representa risco de morte materna 7,7 vezes superior ao da gravidez tubária e 90 vezes mais elevado do que o da gestação intrauterina. O blastocisto pode implantar-se em qualquer ponto do abdome e nos diferentes órgãos revestidos pelo peritônio visceral. Dessa maneira, na gestação abdominal, ocorre gestação livre na cavidade de peritoneal.

Essa gestação pode ser classificada em primária ou secundária. A gravidez abdominal primária é rara; a maioria é secundária à ruptura ou ao abortamento tubário. Poucas delas sobrevivem na cavidade abdominal e avançam além do 2º trimestre de gestação. As dificuldades diagnósticas e terapêuticas são notáveis, qualquer que seja o local de implantação da gravidez abdominal avançada.

Os achados ultrassonográficos mais frequentes na gravidez abdominal são:

- Útero separado do feto (90%)
- Placenta extrauterina (75%)
- Oligoâmnio (45%)
- Partes fetais próximas da parede abdominal (25%)
- Ausência de miométrio entre feto/placenta e bexiga (15%)
- Apresentação fetal anômala (25 a 70%)
- Dificuldade na visibilização da placenta (25%)
- Alças intestinais maternas obscurecendo a visualização fetal (25%)
- Pseudoplacenta prévia (fundo uterino simulando o colo) em 10%
- Anomalias fetais (20 a 40%)
- Pseudomiomas (na realidade, confusão com a placenta ou o útero)
- Crescimento intrauterino restrito
- Falta de comunicação entre o canal endocervical e o saco gestacional.

Os sinais mais importantes podem ser negligenciados pelo examinador, que geralmente realiza exame obstétrico rotineiro, ou porque alguns achados incomuns não despertam sua atenção para o diagnóstico de gravidez abdominal. Por exemplo, as paredes uterinas devem ser visualizadas mesmo que a atenção esteja toda voltada para avaliação do feto, pois a deficiência do manto miometrial pode não ser identificada. Diante da suspeita clínica de gravidez abdominal (a mãe refere sentir o feto superficialmente no abdome), a ultrassonografia torna-se obrigatória, mas nem sempre será capaz de confirmar o diagnóstico com precisão. A ressonância magnética (RM) pode confirmar o diagnóstico.

A pré-eclâmpsia ocorre em cerca de 1/3 das gestações abdominais, e a sobrevida perinatal é a exceção, com 80 a 90% de mortalidade. A sobrevida fetal na gravidez abdominal é exceção e não a regra, e o feto que nasce vivo frequentemente é malformado. Como as condições para o concepto são precárias, sucumbem na maioria das vezes. Na gravidez abdominal, a mortalidade perinatal varia de 85 a 95% e a materna fica em torno de 3% (Stevens, 1993). Há malformação em cerca de 1/3 a 1/4 dos fetos cuja viabilidade é possível.

A retenção prolongada, com conservação de certa quantidade de líquido amniótico, é conhecida como "cisto fetal". Com o tempo, o feto macera-se pela reabsorção progressiva de líquido amniótico, desseca-se por desidratação (mumificação), e pode sofrer saponificação, isto é, transformação de músculos e partes moles em massa constituída por ácidos graxos, sabões (lipocere ou adipocere). A reabsorção total das partes moles (esqueletização) e a deposição calcária no feto (litopédio) e nas membranas (litoquélifo) são as etapas finais do processo.

Quando a gestação evolui, a placenta desenvolve-se em qualquer porção ou órgão da cavidade abdominal. Observamos frequentemente sintomas digestivos de suboclusão e excessiva dor abdominal aos movimentos fetais. A superficialidade do feto é nítida à palpação, bem como a ausculta dos batimentos cardíacos fetais. A ultrassonografia poderá demonstrar que o útero está vazio e comprimido pelo feto e pela placenta.

Como a sobrevida fetal é a exceção, muitos desaconselham a conduta expectante hospitalar para aguardar a viabilidade do feto. Além disso, o risco de hemorragia que ameaça a vida da paciente é elevado.

Nos casos de diagnóstico tardio nos quais há feto vivo, a conduta poderá ser expectante até a 36ª semana. Na presença de feto morto e, após a 36ª semana, quando vivo, impõe-se a laparotomia. O diagnóstico antenatal da gravidez abdominal é fundamental para um planejamento adequado do procedimento. A localização precisa da placenta pode ser feita com maior acurácia pela RM (Figura 31.20). Os cuidados pré-operatórios devem ser individualizados para cada caso, conforme sua gravidade. Pode-se valer da radiologia intervencionista, com a colocação de cateteres com balão dos vasos que podem causar sangramentos importantes no intraoperatório. Nos casos de feto morto, pode-se fazer a embolização prévia seletiva dos vasos placentários. Além disso, pode-se fazer a inserção de cateteres ureterais (duplo J), preparação do intestino, reserva de sangue para transfusão e equipe multiprofissional. Deve-se dispor de volume apreciável de sangue e de veias cateterizadas que permitam infundir grande volume rapidamente, controle de pressão venosa central e diurese. Na cirurgia, uma vez retirado o feto, observa-se a placenta e, em particular, o sítio de sua implantação. Nesse momento, o cirurgião está frente a um grande dilema: o que fazer com a placenta? Desinseri-la? Abandoná-la sem executar qualquer tentativa de dequitação? Se retirá-la assegura morbidade pós-operatória baixa, por outro lado as manobras extrativas fazem ascender a mortalidade materna. Com diagnóstico precoce e equipe multiprofissional, o sangramento pode ser dominado na maioria das vezes, e deve-se optar pela dequitação completa.

Se o diagnóstico de gravidez abdominal tiver sido feito no intraoperatório, muitos aconselham que o concepto seja extraído, e, nos casos em que a placenta está aderida a grandes vasos, pode-se deixar a placenta para evitar hemorragias maciças. O cordão é ligado bem próximo a seu local de implantação. O abdome pode ser fechado, e a paciente transferida para centro terciário. Evidentemente, há possibilidade de complicações, de infecção, formação de abscesso, bridas e obstrução intestinal. A placenta retida no abdome é fonte de supuração, especialmente se o MTX tiver sido administrado no pós-operatório, procedimento que contraindicamos, pois predispõe ao acúmulo de material necrosado e à infecção.

Gravidez heterotópica

É quando ocorre uma gestação intrauterina combinada com uma extrauterina. A incidência é de 1/30.000 gestações espontâneas (Sun et al., 2012). Com as técnicas de reprodução assistida, a incidência atual é de 1% dos casos de ectópica pós-FIV. Infelizmente, 50% dos casos são diagnosticados após a ruptura tubária.

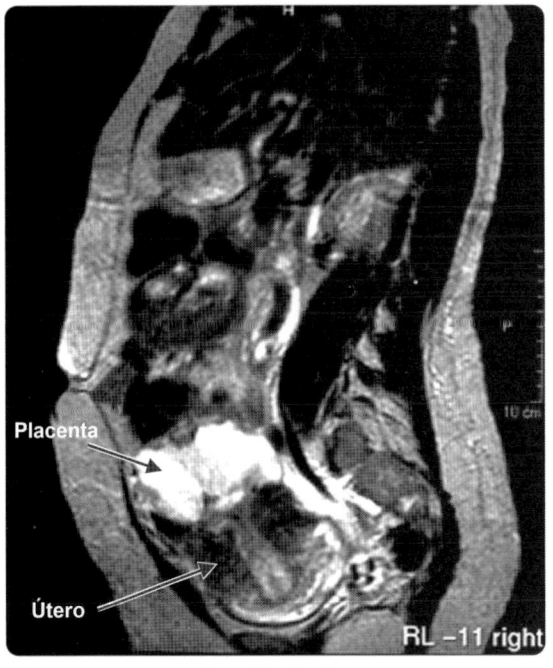

Longitudinal

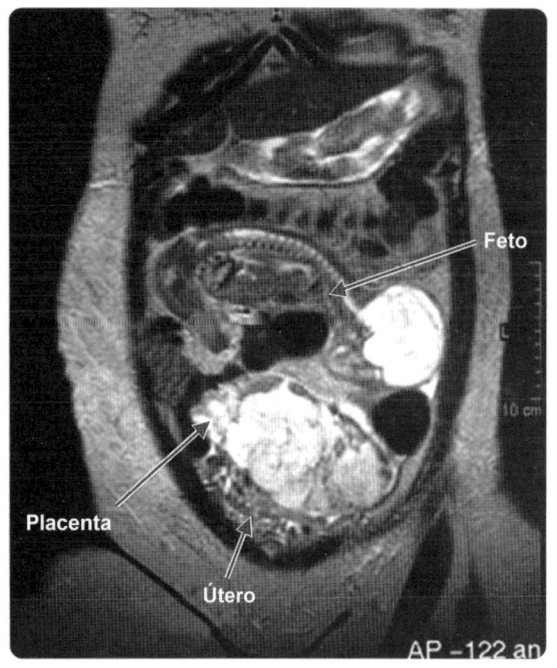

Frontal

Figura 31.20 Ressonância magnética de gravidez abdominal. (Caso da Ultrassonografia Botafogo, RJ.)

A conduta mais utilizada é a cirurgia e, caso o diagnóstico seja feito com a tuba íntegra, a laparoscopia é a via preferencial. O tratamento clínico com MTX está contraindicado.

Futuro reprodutivo

Deve-se salientar os aspectos relacionados à fertilidade futura após tratamento da gravidez ectópica, que pode ser determinada diretamente por gestação subsequente espontânea e, indiretamente, por meio da histerossalpingografia.

Diversos estudos compararam a eficácia da salpingectomia ou da salpingostomia em relação ao futuro reprodutivo. Existe grande controvérsia na literatura, não há consenso. Outros estudos comparam o futuro reprodutivo entre o tratamento clínico e o cirúrgico. O índice de gravidez intrauterina é de 65%, e a recidiva de ectópica, de 13% (Elito et al., 2005).

Alguns estudos já demonstraram que o tratamento clínico não afeta a permeabilidade tubária; foi observado que 84% dos casos tratados com MTX e 78% com a conduta expectante apresentaram tubas pérvias (Elito et al., 2005a). Valores elevados da β-hCG acima de 5.000 mUI/mℓ foram correlacionados com a invasão do trofoblasto na parede da tuba até atingir a serosa e maior risco de ruptura tubária (Elito et al., 2014). Além disso, existe uma relação de proporcionalidade entre altos níveis de β-hCG tratados clinicamente e maior risco para obstrução tubária (Elito et al., 2005b). No Departamento de Obstetrícia da Unifesp/EPM, recomendamos que, após a conduta, seja realizada a histerossalpingografia. Pacientes submetidas a salpingectomia com obstrução da tuba remanescente são encaminhadas para tratamento com fertilização *in vitro*. Nas condutas cirúrgicas conservadoras, realizamos a histerossalpingografia após 2 meses da salpingostomia, e após 3 a 6 meses do tratamento com MTX ou conduta expectante. A histerossalpingografia deve ser realizada após o tratamento clínico quando a imagem da gestação tubária desaparece na USTV.

Considerações finais

O diagnóstico da gravidez ectópica deve ser realizado precocemente, antes de ocorrer a ruptura, ao combinar a USTV com a dosagem da β-hCG. Diversas opções de tratamento podem ser utilizadas. Devemos respeitar as indicações tanto das intervenções cirúrgicas quanto do tratamento clínico. Elaboramos um fluxograma com o objetivo de orientar a conduta, o qual adotamos no Departamento de Obstetrícia da Unifesp/EPM (Figura 31.21). A laparotomia está indicada nos casos de instabilidade hemodinâmica. A laparoscopia é a via preferencial para o tratamento da gravidez tubária. O tratamento com MTX é uma conduta consagrada e pode ser indicada como primeira opção de tratamento. Os principais critérios para indicação do MTX são massa anexial < 3,5 cm, β-hCG < 5.000 mUI/mℓ e ausência de embrião vivo. A dose única 50 mg/m² IM é a preferencial. O protocolo com múltiplas doses deve ficar restrito para os casos de localização atípica com valores de β-hCG > 5.000 mUI/mℓ. A conduta expectante deve ser indicada nos casos de declínio dos títulos da β-hCG em 48 horas antes do tratamento e nos casos em que os títulos iniciais são inferiores a 2.000 mUI/mℓ. As evidências apontam para uma tendência crescente na escolha do tratamento clínico para casos de gravidez ectópica. No tratamento sistêmico com MTX na gravidez tubária, comprovou-se maior eficácia nos casos com baixas titulações de β-hCG e massas com diâmetro reduzido. Em relação à conduta expectante, as pesquisas demonstram que as pacientes com gravidez ectópica com títulos baixos da β-hCG e com declínio dos títulos em 48 horas apresentam maior segurança para serem submetidas a essa conduta. Os casos de gravidez ectópica de localização atípica (não tubária) estão associados com maior morbidade e podem ser tratados com MTX sistêmico ou injeção local guiada por ultrassonografia. O tratamento clínico da gravidez não tubária evita cirurgias mutiladoras. A escolha do tratamento depende, em grande parte, da experiência do serviço e do desejo reprodutivo da mulher.

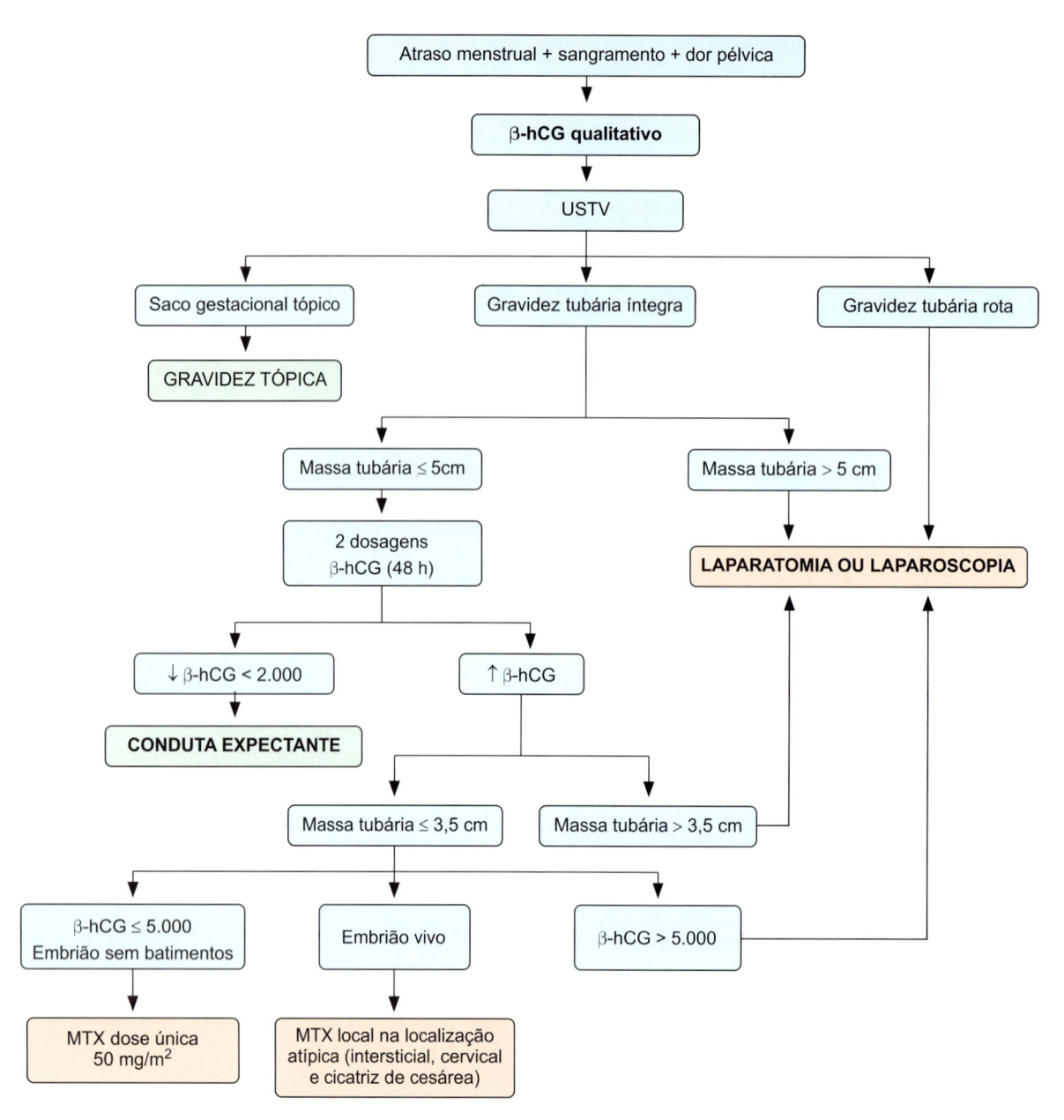

Figura 31.21 Fluxograma para o tratamento da gravidez ectópica.

Bibliografia

Albucasis Altrasrif (11th century) English translation. Oxford; 1778.

Barnhart KT. Clinical practice. Ectopic pregnancy. N Engl J Med. 2009;361(4):379-87.

Barnhart KT, Guo W, Cary MS, et al. Differences in serum human chorionic gonadotropina rise in early pregnancy by race and value at presentation. Obstet Gynecol. 2016;128:504-11.

Cecchino GN, Araujo Júnior E, Elito Júnior J. Methotrexate for ectopic pregnancy: when and how. Arch Gynecol Obstet. 2014;290(3):417-23.

Committee on Practice Bulletins – Gynecology. ACOG Practice Bulletin No. 191: Tubal Ectopic Pregnancy. Obstet Gynecol. 2018;131(2):e65-77.

Condous G, Kirk E, Van Carlster B, Van Huffel S, Timmerman D, Bourne T. Failing pregnancies of unknown location: a prospective evaluation of the human chorionic gonadotropina ratio. BJOG. 2006;113:521-7.

Cunningham FG. Williams Obstetrics. 23rd ed. New York: McGraw-Hill; 2010.

da Costa Soares R, Elito J Jr, Camano L. Increment in beta-hCG in the 48-h period prior to treatment: a new variable predictive of therapeutic success in the treatment of ectopic pregnancy with methotrexate. Arch Gynecol Obstet. 2008;278(4):319-24.

da Costa Soares R, Elito J Jr, Han KK, Camano L. Endometrial thickness as an orienting factor for the medical treatment of unruptured tubal pregnancy. Acta Obstet Gynecol Scand. 2004;83(3):289-92.

Doubilet PM, Benson CB, Bourne T, et al.; for the Society of Radiologists in Ultrasound. Diagnostic criteria for nonviable pregnancy early in the first trimester. N Engl J Med. 2013;369:1441-51.

Elito Jr J, Araujo Júnior E, Martins Santana EF, et al. Uterine artery embolization with methotrexate infusion as treatment for cesarean scar pregnancy. Case report. Med Ultrason. 2013;15(3):240-3.

Elito Jr J, Camano L. Unruptured tubal pregnancy: different treatments for early and late diagnosis. São Paulo Med J. 2006;124(6):321-4.

Elito Jr J, Ferreira DF, Araujo Júnior E, Stavale JN, Camano L. Values of beta-human chorionic gonadotrofin as a risk factor for tubal pregnancy rupture evaluated by histopathology. J Matern Fetal Neonatal Med. 2014;27(6):637-9.

Elito Jr J, Han KK, Camano L. Tubal patency after clinical treatment of unruptured ectopic pregnancy. Int J Gynaecol Obstet. 2005a;88(3):309-13.

Elito Jr J, Han KK, Camano L. Values of beta-human chorionic gonadotropina as a risk factor for tubal obstruction after tubal pregnancy. Acta Obstet Gynecol Scand. 2005b;84(9):864-7.

Elito Jr J, Montenegro NAMM, Soares RC, Camano L. Gravidez ectópica não rota – diagnóstico e tratamento. Situação atual. RBGO. 2008;30(3):149-59.

Elito Jr J, Reichmann A, Uchiyama M, Camano L. Predictive score for the systemic treatment of unruptured ectopic pregnancy with a single dose of methotrexate. Int J Gynaecol Obstet. 1999;67(2):75-9.

Elito Jr J, Musiello RB, Araujo Jr E, et al. Conservative management of cervical pregnancy with embryonic heart activity by ultrasound-guided local injection: an eight case series. J Matern Fetal Neonatal Med. 2014;27(13):1378-81.

Fylstra DL. Cervical pregnancy: 13 cases treated with suction curetage and balloon tamponade. Am J Obstet Gynecol. 2014;210:581.e1-5.

Hajenius PJ, Mol F, Mol BWJ, Bossuyt PMM, Ankum WM, van der Veen F. Interventions for tubal ectopic pregnancy. Cochrane Database Syst Rev. 2009;(1):CD000324.

Holzhacker S, Elito Junior J, Santana RM, Hisaba W. [Advanced intraligamentary abdominal pregnancy- case report]. Rev Assoc Med Bras. 2008;54(5):387-9.

Kirk E, Bottomley C, Bourne T. Diagnosing ectopic pregnancy and current concepts in the management of pregnancy of unknown location. Hum Reprod Update. 2014;20:250-61.

Mauriceau F. Traité des femmes grosses. Paris; 1694.

Menon S, Colins J, Barnhart KT. Establishing a human chorionic gonadotropina cutoff to guide methotrexate treatment of ectopic pregnancy: a systematic review. Fertil Steril. 2007;87(3):481-4.

Mol F, van Mello NM, Strandel A, et al. Salpingotomy versus salpingectomy in women with tubal pregnancy (ESEP study): an open-label, multicentre, randomized controlled trial. Lancet. 2014;383:1483-9.

Montenegro CAB, Rezende Filho J, Lima MLA. Ultrassom tridimensional – Atlas comentado. Rio de Janeiro: Guanabara Koogan; 2001.

Parry JS. Extrauterine pregnancy: its causes, species, pathologic anatomy, clinical history, diagnosis, prognosis and treatment. Philadelphia: Lea & Febiger; 1876.

Pellerito JS, Taylor KJW, Quedens CC, et al. Ectopic pregnancy: evaluation with endovaginal color flow imaging. Radiology. 1992;183:407-11.

Richardson A, Hopkisson J, Campbell B, Raine-Fenning N. Use of the double decidual sac ring to confirm intrauterine location prior to ultrasonographic visualization of embryonic contents: a diagnostic accuracy study. Ultrasound Obstet Gynecol. 2017;49(5):643-8.

Silva PM, Araujo Júnior E, Cecchino GN, Elito Júnior J, Camano L. Effectiveness of expectant management versus methotrexate in tubal ectopic pregnancy: a double-blind randomized trial. Arch Gynecol Obstet. 2015;291(4):939-43.

Stevens CA. Malformations and deformations in abdominal pregnancy. Am J Med Geret. 1993;47:1189-95.

Stromme WB. Salpingostomy for tubal pregnancy: a report of a successful case. Obstet Gynecol. 1953;1:427-5.

Sun SY, Araujo Júnior E, Elito Júnior J, et al. Diagnosis of heterotopic pregnancy using ultrasound and magnetic resonance imaging in the first trimester of pregnancy: a case report. Case Rep Radiol. 2012;2012: 317592.

Tait L. Pathology and treatment of extrauterine pregnancy. Best Med J. 1884;2:317-9.

Tanaka T, Hayashi H, Kutsuzawa T, Fujimoto S, Ichinoe K. Treatment of insterstitial ectopic pregnancy with methotrexate: report of a successful case. Fertil Steril. 1982;37:851-2.

Timor-Trich IE, Cali G, Monteagudo A, et al. Foley balloon catheter to prevent or manage bleeding during treatment for cervical and cesarean scar pregnancy. Ultrasound Obstet Gynecol. 2015;46:118-23.

Timor-Trich IE, Monteagudo A, Santos R, Tsymbal T, Pineda G, Arslan AA. The diagnosis, treatment, and follow-up of cesarean scar pregnancy. Am J Obstet Gynecol. 2012;207:44.e1-13.

van Mello NM, Mol F, Adriaanse AH, et al. Methotrexate or expectant management in women with ectopic pregnancy of unknown location and low serum hCG concentrations? A randomised comparison. Human Reproduction. 2013;28:60-7.

32

Doença Trofoblástica Gestacional

Antonio Braga

A doença trofoblástica gestacional (DTG) é um evento patológico relacionado com a fertilização aberrante, representado por formas clínicas distintas, geralmente evolutivas, sistematizadas por Ewing (1910) em:

* Mola hidatiforme (MH)
* Mola invasora
* Coriocarcinoma.

A DTG consiste em blastomas originários do tecido de revestimento das vilosidades coriais (cito e sinciciotrofoblasto) caracterizados por aspectos degenerativos (hidropisia do estroma) e proliferativos (hiperplasia/anaplasia).

Em 1981, Scully e Young individualizaram uma forma rara da doença, denominada tumor trofoblástico do sítio placentário (PSTT – *placental site trophoblastic tumor*), originária do trofoblasto intermediário. Posteriormente, também foi identificado o tumor trofoblástico epitelioide (ETT – *epithelioid trophoblastic tumor*).

As formas malignas (mola invasora, coriocarcinoma, PSTT e ETT) são denominadas neoplasia trofoblástica gestacional (NTG).

São ainda descritas duas formas histopatológicas de DTG, chamadas de sítio placentário exagerado e nódulo do sítio placentário. O sítio placentário exagerado é uma lesão benigna, caracterizada pela infiltração exuberante do miométrio por trofoblasto intermediário do local de implantação da placenta. A distinção entre implantação normal e sítio placentário exagerado é arbitrária e não há critério estabelecido para quantificação. É considerado um processo fisiológico que se resolve espontaneamente, após parto ou por curetagem de aborto, e não acarreta risco de desenvolvimento de NTG. Já o nódulo do sítio placentário é um agregado circunscrito e hialinizado de trofoblasto intermediário, embebido no estroma do útero ou do colo uterino. Trata-se de um achado incidental nas curetagens uterinas, biopsias de colo uterino e histerectomias. Pode representar locais não involuídos de tecido placentário de gravidezes remotas. É uma alteração histológica benigna que, por seu pequeno tamanho e delimitação, pode ser removida completamente com cirurgia. Não há progressão de nódulo do sítio placentário para NTG.

Referências históricas

A doença trofoblástica é conhecida desde os idos hipocráticos, quando Diocles de Caristos, discípulo de Hipócrates, fazia referência a mulheres que sangravam após apresentar inchaço no útero decorrente do consumo de água pantanosa contaminada.

No século V da Era Cristã, o grande compilador bizantino Aetio de Amida, em seu Tetrabiblos, foi o primeiro a referir que grávidas eliminavam pequenas vesículas uterinas, acompanhadas por sangramento no início da gravidez. Pela semelhança às hidátides, nomeou-as *hydrops uteri*.

Ambroise Paré entendia que cada vesícula compreendia um embrião. Inclusive, embasou-se na famosa lenda da Condessa de Henneberg, que teria parido 365 embriões em 1276 e morrido após esse parto hemorrágico.

Paul Portal, em 1685, divulgou uma técnica de curagem uterina para retirar esse material vesicular, que Françoise Mauriceau atribuiu ao excesso de relações sexuais.

Em 1754, William Smelie usou os termos mola e hidátide para descrever as vesículas uterinas características dessa doença, que Goze, em 1782, iria difundir como uma invasão parasitária uterina.

Apenas com Alfredo Velpeau, em 1827, as vesículas hidatiformes foram apresentadas como uma degeneração edematosa das vilosidades coriais.

Em 1889, Max Sanger aventou a transformação maligna da MH, cuja natureza histológica só foi corretamente descrita como coriocarcinoma por Félix Jacob Marchand, em 1895.

Em 1919, James Ewing descreveu as formas clínicas dos coriomas (nome pelo qual ficou conhecida a MH até a década de 1980), de maneira muito semelhante à conhecida hoje: MH, mola invasora e coriocarcinoma.

Cabe salientar uma importante descoberta da medicina que revolucionou o acompanhamento das pacientes com gravidez molar. Dois pesquisadores, Selmar Aschheim e Bernhard Zondeck, em 1928, isolaram uma substância na urina de mulheres grávidas capaz de estimular os ovários de ratas. Chamaram-na de *prolan*, hoje conhecida como gonadotrofina coriônica humana (hCG). Como a gravidez molar era um estado de gestação exacerbado, logo foi reconhecida como uma doença com elevados níveis de hCG. No passado, a avaliação da hCG era difícil e feita por meio de técnicas biológicas para apurar as dosagens (como sapos, coelhos e ratas). No Brasil, foram importantes e pioneiros os estudos do Professor Ericsson Linhares, na Maternidade da Santa Casa da Misericórdia do Rio de Janeiro, para dosar a hCG. Coube à Professora Judith Vaitukaitis, em 1972, a criação de testes de radioimunoensaio para dosagem de β-hCG, o que revolucionou o teste de gravidez e simplificou o acompanhamento das pacientes com gravidez molar.

Era conhecido o comportamento biológico diverso da gravidez molar. Algumas pacientes apresentavam curso benigno e, ao fim de 6 a 8 semanas, observava-se a cura da MH; outras tinham evolução clínica tumultuada, com sintomatologia exuberante, aparecimento de metástases e morte. A única maneira de distinguir essas duas formas evolutivas era a dosagem sistemática de hCG nessas pacientes. Schlaerth, em 1981, elaborou uma curva de eliminação normal da substância, usada ainda hoje. Quando a dosagem se estabiliza por 4 semanas consecutivas ou subia por 3 semanas seguidas, afastada a gravidez ou restos molares intrauterinos pela ultrassonografia transvaginal, estava diagnosticada a transformação maligna da MH.

Nesses casos, a única alternativa até a década de 1950 era a histerectomia, que nem sempre era capaz de determinar a cura das pacientes, dada a natureza sistêmica da doença.

Em 1956, dois pesquisadores dos EUA, Min Chiu Li e Roy Hertz, descobriram a ametopterina, hoje conhecida como metotrexato (MTX), o primeiro quimioterápico do mundo capaz de curar praticamente todos os casos de transformação maligna da MH.

Em 1958, dois obstetras chineses, Yuantai Wu e Xianzhen Wu, publicaram um artigo que descrevia uma nova técnica de esvaziamento uterino por meio de vácuo-aspiração elétrica. Embora o texto original não tenha incluído nenhum caso de MH, essa técnica foi rapidamente indicada para retirar o material molar do útero das pacientes, em substituição à antiga curetagem uterina, desenvolvida por Recamier e usada até então.

Nesse mesmo ano, 1958, Ian Donald publicou um artigo seminal no *Lancet* sobre uma técnica que usava a ultrassonografia para diagnósticos médicos. Contudo, foram necessários 10 anos para que, em 1968, três médicos australianos, Robinson, Garret e Kossoff, mostrassem ser possível o diagnóstico de MH por ultrassonografia. Vale salientar que a ultrassonografia revolucionou o diagnóstico da gravidez molar, tornando possível que essa entidade da gravidez fosse precocemente reconhecida e rapidamente tratada. A ultrassonografia não só promoveu o diagnóstico da MH, como também facilitou a avaliação dos ovários das pacientes com essa doença, muitas vezes acometidos por cistos tecaluteínicos.

Com tanto conhecimento acumulado até então, notadamente no campo do tratamento dos casos neoplásicos derivados da gravidez molar, chegou-se a um estágio em que apenas o MTX, capaz de curar praticamente todos os casos de baixo risco, não era capaz de resolver os casos mais complicados, nos quais eram comuns múltiplas metástases.

Kenneth Bagshwave, em 1960, foi pioneiro na oncologia ao valer-se de quimioterapia com múltiplos agentes para o tratamento dos casos mais graves, obtendo ótimos resultados.

Após todos esses avanços, coube a John Brewer, da Northwestern University's Feinberg School, Chicago (EUA), criar o primeiro centro de referência para acompanhar mulheres com gravidez molar no mundo, em 1960. No mesmo ano, Paulo Belfort fundou, na 33ª Enfermaria (Maternidade) da Santa Casa da Misericórdia do Rio de Janeiro (Serviço do Professor Jorge de Rezende), o primeiro centro especializado em acompanhamento da DTG no Brasil. Belfort foi o responsável por sistematizar o estudo da gravidez molar no país, cativou inúmeros discípulos e difundiu a importância do acompanhamento pós-molar no Brasil. Coube a ele, Jorge de Rezende e José Maria Barcellos a lavra do primeiro livro brasileiro sobre o tema. Barcellos foi o principal responsável pelos subsídios anatomopatológicos em DTG. Belfort permaneceu na direção do Centro de Doenças Trofoblásticas da 33ª Enfermaria (Maternidade) da Santa Casa da Misericórdia do Rio de Janeiro até 2012, quando foi sucedido por Antonio Braga, autor deste capítulo, cujos ombros hoje carregam a nobre e hercúlea missão de tratar as pacientes com gravidez molar no Rio de Janeiro, agora na Maternidade-Escola da Universidade Federal do Rio de Janeiro, e no Hospital Universitário Antonio Pedro – onde atualmente funcionam os Centros de Referência em DTG do Estado do Rio de Janeiro. Além disso, Braga fomentou a união da família trofoblástica brasileira, consubstanciada na fundação da Sociedade Brasileira de Doença Trofoblástica Gestacional, entidade oficial, vinculada à Federação Brasileira de Ginecologia e Obstetrícia (Febrasgo) e pela International Society for the Study of Trophoblastic Disease (ISSTD), ditando os rumos da DTG no Brasil.

Conceituação

DTG é o termo usado para nomear os tumores do trofoblasto viloso placentário, e engloba as várias formas da MH, mola invasora, coriocarcinoma, PSTT e ETT (Bagshawe 2004).

A denominação dada pela Organização Mundial da Saúde (WHO 1983) e pelo American College of Obstetricians and Gynecologists (ACOG 2004) é idêntica. O ACOG cita ainda como sinônimos NTG e tumor trofoblástico gestacional (TTG), ao dividir o estudo da DTG em dois tópicos principais: MH e NTG (mola invasora, coriocarcinoma e PSTT).

Nos EUA, a MH é observada em 1:1.500 gestações. Aproximadamente 20% das pacientes com MH, após o esvaziamento desenvolvem NTG, o que requer a administração de quimioterapia

(Lurain et al., 1983). A maioria das pacientes com NTG pós-molar apresenta a forma não metastática ou mola invasora, mas o coriocarcinoma pode ocorrer nesse cenário. O coriocarcinoma incide em 1:14.000 a 1:160.000 gestações: 50% após a gravidez molar, 25% após a MH, 25% após abortamento ou gravidez ectópica. Um tipo de DTG muito mais rara é o PSTT, que também pode se desenvolver após qualquer tipo de gravidez (Figura 32.1).

A DTG caracteriza-se por produzir hCG, que possibilita não apenas o diagnóstico precoce, como também o monitoramento da evolução da forma benigna para a NTG, a resposta da quimioterapia e o controle de cura.

Atualmente, a depender do uso rotineiro dos testes de grande sensibilidade de hCG e do emprego eficaz da quimioterapia introduzida por Li et al. em 1956, pode-se dizer que a NTG é o câncer humano com maior chance de cura (Bagshawe, 2004).

Epidemiologia

A DTG pode resultar de múltiplas causas, e entre elas se alinha a deficiente informação estatística prevalente na maior parte do mundo, quando se omite o registro de nascimento e de interrupção de gravidez, quando há possibilidade de sobrevir abortamento, quando é ignorada a existência de gestação ou quando falta declaração compulsória dos casos de mola. Erros diagnósticos frequentes tornam o estudo epidemiológico das DTG impreciso, não raro discordante.

É difícil estabelecer a verdadeira incidência da MH. Diversos fatores sancionam a afirmação: diferenças étnicas, geográficas, alimentares etc. Além do mais, a interpretação e a comparação entre estudos sofrem limitações à conta de inconsistências e de indefinições da população em risco. Diversos estudos não definem a população analisada, enquanto outros apontam a incidência por 1.000 nascimentos, assim como por 1.000 gestações, ou 1.000 nascidos vivos.

Os dados citados na literatura também variam em função da proveniência do estudo: se hospitalar ou populacional. Assim, por exemplo, a incidência no Paraguai (Rolén e Lopez, 1977) é baixa, 0,26; e elevada na Indonésia (Poen e Djojopranoto, 1965), com 9,93 por 1.000 gestações.

Boivin (1827) afirmava haver 1 caso de MH para 20.000 partos, já Hertz (1978) admitiu a relação de 1:2.000. A proporção verificada em Formosa, na Indonésia, e nas maternidades públicas da Cidade do México é de 1:200. Esses achados, e a diversidade das condições nutricionais entre os grupos, ressaltam sua importância na patogenia do blastoma, a despeito da contestação de Baggish e Lean (1974).

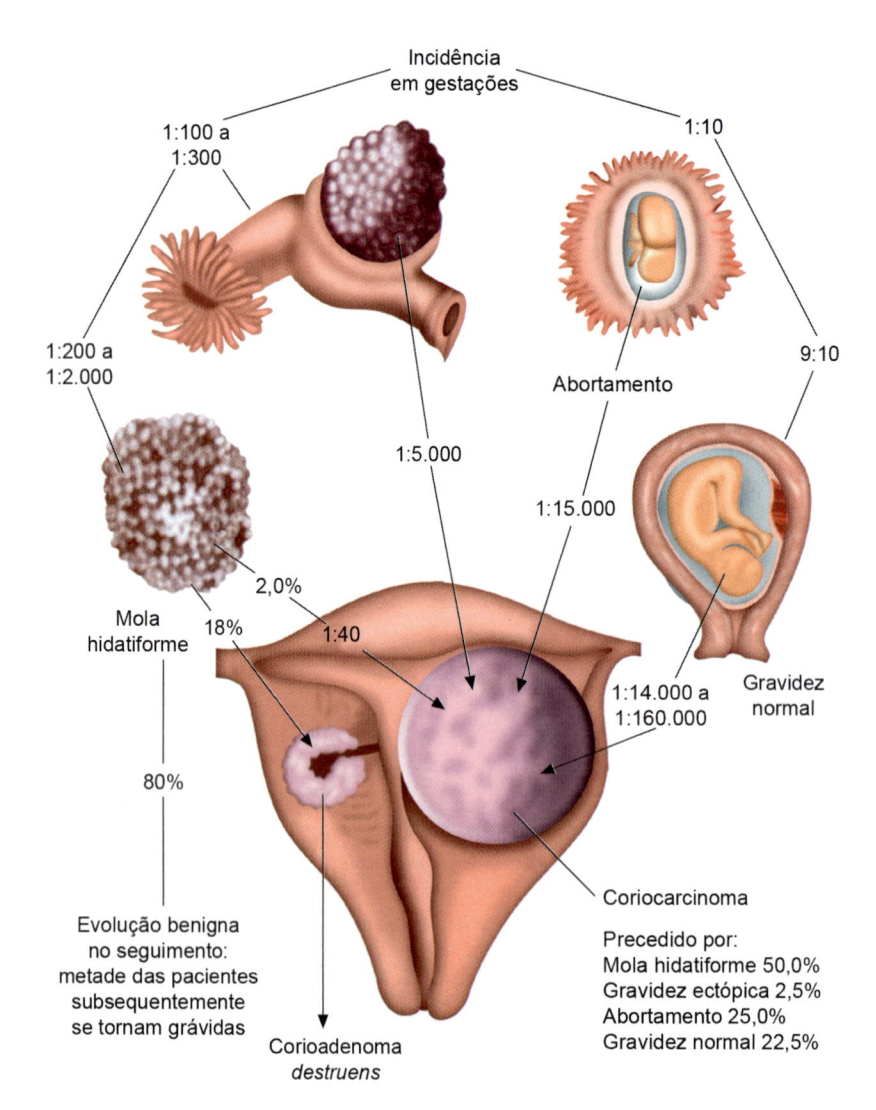

Figura 32.1 Incidência de doença trofoblástica gestacional. Note que a mola invasora provém exclusivamente, da mola hidatiforme, enquanto o coriocarcinoma pode originar-se, além da mola, de gestação normal, abortamento simples e gravidez ectópica. Quanto mais anormal a gestação, maior a probabilidade de coriocarcinoma. (Adaptada de Herting e Gore, 1960.)

Varia expressivamente também a incidência dos coriocarcinomas: de 1:14.000 gestações, segundo Hooper (1960); a 1:660.000, no cálculo de Hertig (1956), com flutuações aceitáveis em função dos numerosos casos falso-positivos, dos diferentes critérios para o diagnóstico e, sobretudo, do condicionamento dos blastomas aos diversos fatores ambientais: estado nutricional, clima, condições socioeconômicas.

Belfort e Viggiano (1990), ao analisarem 596 casos de DTG no Rio de Janeiro e 226 em Goiânia, encontraram incidência, respectivamente, de 1:53 e 1:120 casos de mola (parcial e completa) no total de nascimentos. A frequência de coriocarcinoma nos dois centros foi de 1:514 no Rio de Janeiro, e 1:925 em Goiânia.

Estudos populacionais no Japão, na China e nos EUA apresentam incidência mais confiável. A média por 1.000 gravidezes na China é de 0,78, de 2 no Japão e de 1 nos EUA. Predomina, na maior parte do mundo, a incidência de 1 caso de mola em 1.000 gestações. Talvez a incidência mais elevada no Japão esteja relacionada com efeitos ionizantes causados pela bomba atômica, lançada durante a II Guerra Mundial, assertiva não confirmada.

Steigrad (2003) afirma existir forte influência das idades extremas sobre a ocorrência de mola. O risco de incidência da doença em jovens é 1,5 a 2 vezes maior do que na população feminina em idade reprodutiva convencional, valor 5 vezes maior entre mulheres com mais de 35 anos, e ainda expressivo entre aquelas com mais de 40 anos. Essa curva em forma de J aplica-se a diferentes raças e a numerosos países do mundo.

Embora seja alto o risco de idosas desenvolverem doença trofoblástica, é pequena sua influência sobre o número total de molas, pela fecundidade reduzida estar nessa faixa etária. Se o envelhecimento dos óvulos é responsável pela gametogênese e/ou fertilização anormal, o que explica, pelo menos parcialmente, a elevada frequência de mola nas idosas, tal argumento não justifica os achados entre as mulheres jovens.

A paridade não parece circunstância saliente na gênese da neoplasia. Há numerosos casos de primíparas. Marquez-Monter et al. (1963) registraram a incidência de 32,8% em primeira gestação. Curry et al. (1975) também não encontraram correlação entre idade, paridade e incidência de mola. Uma revisão de casos de DTG tratados no Centro de Referência da 33ª Enfermaria da Santa Casa do Rio de Janeiro, feita em 2008, revelou amplo predomínio da incidência entre nulíparas, 78,7%.

Hsu et al. (1964) defenderam que a incidência da neoplasia cresce com a paridade. Ratnam (1967) afirmou ser maior a ocorrência entre multíparas asiáticas, com maior observação da forma maligna. O autor argumentou que a paridade talvez condicione maior índice de coriocarcinoma ou que o elevado número de multíparas propicie frequência mais alta desses tumores. Em seu estudo de 40 casos, feito em Cingapura, apenas 5 (12,5%) eram de primíparas.

Além dos já mencionados, Kim (1997) relacionou como fatores de risco de desenvolver a DTG: fumo, contracepção hormonal oral, dispositivo intrauterino (DIU) e herbicidas (agente laranja, inclusive, de acordo com estudos asiáticos, do Vietnã em especial).

Kim et al. (1998) revelaram decréscimo da incidência de DTG e melhora dos índices de remissão na Coreia em dois períodos analisados: de 1971 a 1975 e de 1991 a 1995, de 40,2 para 2,05 por 1.000 nascimentos, atribuindo o feito à melhoria das condições socioeconômicas do país.

Ainda não há consenso sobre a relação entre os coriocarcinomas e a idade: para Acosta-Sison (1960), Scott (1962) e outros, há maior tendência às formas malignas nos grupos etários avançados. Bret, Legros, Coiffard e Brodi demonstram, entretanto, que a incidência é semelhante à da fecundidade feminina em função da idade. Para Scott (1962), a tendência preponderante nos grupos mais idosos, se existe, não refletiria senão a maior frequência do câncer nesse grupo em geral. A média de idade, na série dos últimos autores, é de 32,8 anos. Smalbraak (1957) encontrou a média de 32 anos de idade, Huber e Horman, 36. No entanto, todos concordam que a malignidade é crescente com o avançar dos anos, é a paridade, irrelevante.

A ingestão alimentar pobre em proteínas, gordura animal, vitaminas hidro e lipossolúveis, notadamente os carotenoides e ácido fólico, também tem sido relacionada com a gênese da DTG (Kolusari et al., 2009; Christesen et al., 2012), pois promoveria uma alteração na defesa antioxidante do organismo. A instalação e a manutenção de condição pró-oxidante na MH poderia levar à progressão para NTG (Agarwal et al., 2012; Braga et al., 2014).

Harma et al. (2004) relataram que níveis séricos aumentados de vitamina B_{12} por longo período de tempo estariam associados à ocorrência de mola hidatiforme completa (MHC), e salientam que não apenas as hipovitaminoses, como também o excesso de vitaminas estão arrolados na etiopatogênese da gravidez molar. Entretanto, observou-se que o folato poderia desempenhar papel protetor no surgimento da gravidez molar. Assim, as estratégias nutrológicas, quer por suplementação quer por ajustes da ingestão dietética recomendada, poderiam reduzir o risco de MHC e o aparecimento da NTG, ao corroborar o estudo de Kokanali et al. (2008).

Quando os níveis séricos de vitamina A de pacientes com MH foram avaliados, Andrijono et al. (1997) observaram que eram menores do que em gestantes com gravidez normal e que baixos níveis dessa vitamina ou de retinol podem constituir um dos fatores causais da proliferação de células trofoblásticas na MH. Sabe-se que o nível persistentemente diminuído de retinol pode ser responsável pela proliferação de células trofoblásticas após o esvaziamento uterino do tecido molar, determinando o surgimento de NTG (Andrijono e Muhilal, 2010).

Todavia, os únicos fatores de risco seguramente estabelecidos para DTG são a idade materna avançada e o antecedente de gravidez molar (Semer e MacFee, 1995).

Mola hidatiforme

Classificação das síndromes da mola hidatiforme

As MHs completa e parcial constituem duas doenças distintas, com características citogenéticas, histológicas e clínicas próprias (Tabela 32.1), embora o tratamento seja similar.

O volume e a proliferação trofoblástica da MHC excedem, em geral, os da MHP, o que se reflete nas características clínicas. Os títulos iniciais da hCG costumam ser mais elevados em pacientes com mola completa. O aumento uterino além do esperado para a idade gestacional ocorre em até 50% dos casos de MHC. Complicações médicas da gravidez molar, que incluem pré-eclâmpsia, hipertireoidismo, anemia e hiperêmese gravídica, são mais frequentes nos casos de MHC. Aproximadamente 15 a 25% das pacientes com MHC apresentam cistos tecaluteínicos, com aumento ovariano > 6 cm. Sequelas malignas ocorrem em menos de 5% das pacientes com MHP, mas em cerca de 20% daquelas com MHC.

Tabela 32.1 Características das molas hidatiformes parcial e completa.

Características	Mola parcial	Mola completa
Cariótipo	Mais comum 69,XXX ou 69,XXT	Mais comum 46,XX ou 46,XY
Patologia		
Feto	Frequente	Ausente
Âmnio, hemácias	Frequente	Ausente
Vilosidades fetais hidrópicas	Variável, focal	Difusa
Proliferação trofoblástica	Focal, leve a moderada	Difusa, leve a acentuada
Clínica		
Diagnóstico	Aborto retido	Gestação molar
Tamanho uterino	Pequeno para a idade gestacional	50% grande para a idade gestacional
Cistos tecaluteínicos	Raros	15 a 25%
Complicações médicas	Raras	< 25%
Sequelas malignas pós-molares	< 5%	20%

ACOG, 2004.

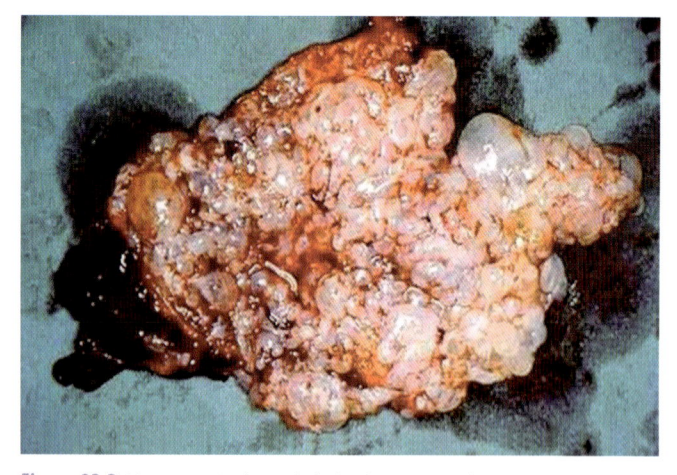

Figura 32.2 Macroscopia de mola hidatiforme completa. (Cortesia do Prof. Antonio Braga, diretor do Centro de Doenças Trofoblásticas do Rio de Janeiro na Maternidade-Escola da Universidade Federal do Rio de Janeiro e no Hospital Universitário Antonio Pedro, da Universidade Federal Fluminense.)

Mola hidatiforme completa (MHC)

Macroscopia. Feto, cordão e membranas sempre ausentes. As vilosidades de 1º trimestre medem entre 1 e 88 mm de diâmetro e as de 2º trimestre, entre 1,5 e 20 mm; jamais são notadas vilosidades normais (Figura 32.2).

Histopatologia. O trofoblasto – sincício e citotrofoblasto – mostra acentuada e sistemática hiperplasia com anaplasia celular. Veem-se, em certos exemplos, vilosidades atróficas e hiperplasia trofoblástica discreta. Em alguns raros casos observam-se capilares, situação em que os vasos se parecem com os existentes nas vilosidades primordiais de ovos muito jovens. Quando vasos estão presentes, neles nunca se visualizam glóbulos vermelhos fetais nucleados; se preservado, o estroma da vilosidade assemelha-se a um mesênquima imaturo. Não são notados fragmentos de âmnio (Figura 32.3).

Citogenética. É o cariótipo, invariavelmente, feminino: 46XX. Szulman e Surti (1982) fizeram uma descrição citogenética mais detalhada da mola completa e parcial, e registraram que a mola completa se origina de um equívoco da fertilização. Por algum motivo desconhecido, o óvulo perde sua carga genética haploide, esvazia-se e é fecundado por espermatozoide aparentemente normal, sob perspectiva cromossômica, 23X.

Na sequência, ocorre duplicação dos cromossomos paternos sem a concomitante divisão celular, o que proporciona zigoto com o número normal, diploide, 46XX de cromossomos (Figura 32.4). O genoma originado é homozigoto, sendo sua constituição cromossômica sexual obrigatoriamente 46XX, pois a fertilização por espermatozoide com Y resultaria em célula YY, não vital. As poucas molas completas de composição masculina XY, cerca de 5 a 10%, são produtos da fertilização de óvulo vazio, por dois espermatozoides com cromossomos X e Y, respectivamente (Figura 32.4).

Fisher (1997) cita a possibilidade, já descrita na literatura, de MH que não sejam diploides androgenéticas ou triploides diândricas. Entre as MHC, já foram identificados casos, raros, de tetraploidia e triploidia de origem androgenética.

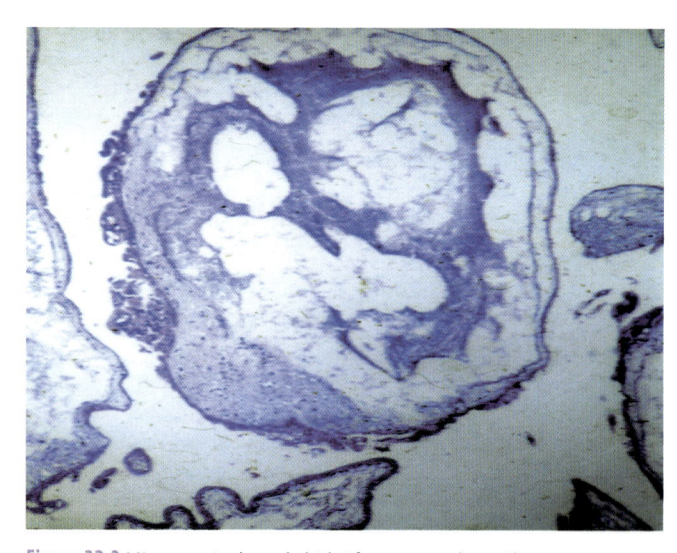

Figura 32.3 Microscopia de mola hidatiforme completa. Observe a presença exclusiva de vilosidades coriais anômalas, que exibem cisternas centrais. (Cortesia do Prof. Antonio Braga, diretor do Centro de Doenças Trofoblásticas do Rio de Janeiro na Maternidade-Escola da Universidade Federal do Rio de Janeiro e do Hospital Universitário Antonio Pedro, da Universidade Federal Fluminense.)

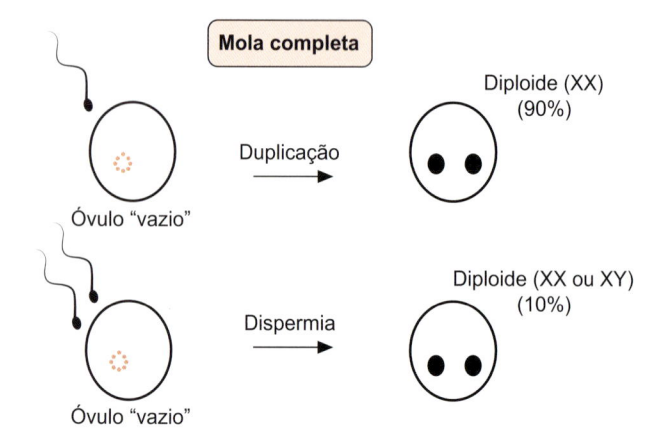

Figura 32.4 Citogenética da mola hidatiforme completa. Representação do fenômeno da partenogênese, característica dessa forma clínica da doença trofoblástica gestacional.

Mola hidatiforme parcial (MHP)

As molas hidatiformes parciais (MHP) apresentam degeneração limitada da placenta, que exibe vilosidades anormais e distendidas, hidrópicas. Existe feto, cuja presença é caracterizada pelos batimentos cardíacos e certificada pela ultrassonografia.

Macroscopia. Feto, cordão e membrana amniótica frequentemente presentes. Na maioria das vezes, os vilos dilatados não medem mais de 5 mm de diâmetro, porém, em alguns exemplos, quando a gravidez evolui até sua metade, alcançam cerca de 20 mm. Não deixam de ser documentadas vilosidades normais (Figura 32.5).

Histopatologia. As vilosidades hidrópicas exibem hiperplasia moderada, sem anaplasia celular. São sistematicamente evidenciadas vilosidades normais nas quais, quando preservadas, estão consignadas à presença de vasos. Não faltam, também, fragmentos de membranas (Figura 32.6).

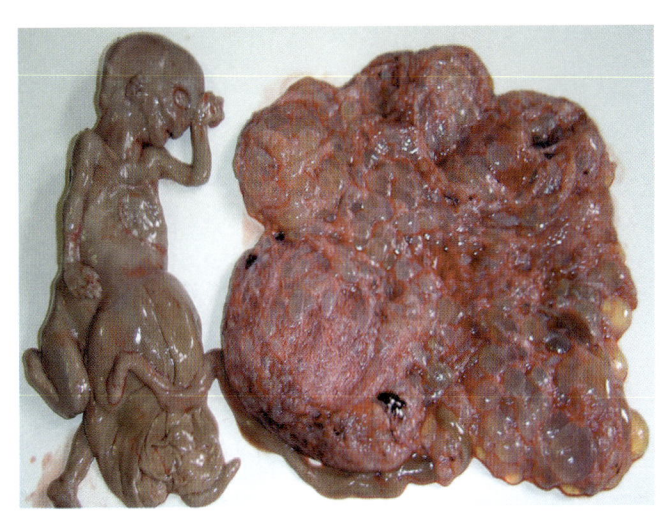

Figura 32.5 Macroscopia de mola hidatiforme parcial. Observa-se a presença de feto malformado, anexos (cordão e membrana), placenta com área normal entremeada por vesículas, em geral de menor diâmetro do que as da mola hidatiforme completa. (Cortesia do Prof. Antonio Braga, diretor do Centro de Doenças Trofoblásticas do Rio de Janeiro na Maternidade-Escola da Universidade Federal do Rio de Janeiro e do Hospital Universitário Antonio Pedro, da Universidade Federal Fluminense.)

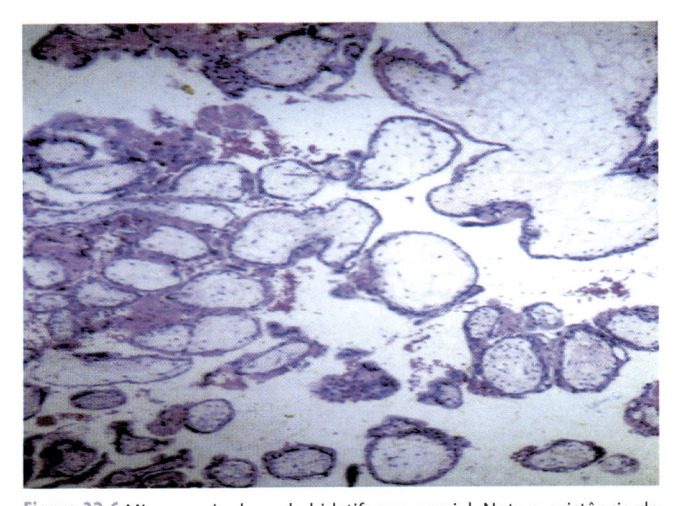

Figura 32.6 Microscopia de mola hidatiforme parcial. Note a existência de trofoblasto normal em meio a vesículas hidrópicas, sem cisternas centrais. Há, também, vasos com células sanguíneas, o que não é observado na mola hidatiforme completa. (Cortesia do Prof. Antonio Braga, diretor do Centro de Doenças Trofoblásticas do Rio de Janeiro na Maternidade-Escola da Universidade Federal do Rio de Janeiro e do Hospital Universitário Antonio Pedro, da Universidade Federal Fluminense.)

Citogenética. O cariótipo é triploide, com o par adicional de cromossomos de origem paterna. Predominam casos com anomalia cromossômica, que incluem trissomias, triploidias e tetraploidias (Figura 32.7).

Diagnóstico

O diagnóstico de MH pode ser feito no 1º trimestre da gravidez. O sinal mais comum é o sangramento, muitas vezes acompanhado da expulsão das vesículas molares. Outros sinais e sintomas incluem o aumento do útero, maior que o esperado para a idade da gravidez, ausência de batimentos cardíacos fetais, tumoração cística ovariana, hiperêmese gravídica e nível anormalmente elevado de hCG. A pré-eclâmpsia na primeira metade da gestação, embora incomum, é sugestiva de MH. O diagnóstico clínico da gravidez molar pode ser suspeitado diante das alterações descritas a seguir.

Sangramento transvaginal

É quase constante, pode acompanhar-se ou não de dor tipo cólica, entretanto é indolor na maioria das vezes. A hemorragia genital indolor é o sintoma mais prevalente por ocasião do diagnóstico, que ocorre em aproximadamente 80 a 90% dos casos. Esse sinal apresenta-se entre 4 e 16 semanas de amenorreia e mesmo quando a doença é descoberta precocemente, o sangramento continua a ter prevalência elevada nos casos de MHC. Ainda assim, apenas 5% das pacientes apresentam anemia (hemoglobina < 9 mg/dℓ) (Mangili et al., 2008).

No estudo de Belfort e Braga (2003), a hemorragia genital representou 98% da sintomatologia entre as pacientes com gravidez molar entre 1960 e 1980, e em 76% dos casos consignados entre 1992 e 1998.

Por vezes, ainda que raramente, ocorrem situações graves e emergenciais, que resultam em choque hipovolêmico decorrente de gravidez molar, que determina risco à vida materna e culmina em um *near-miss* obstétrico. Nesses casos, são necessárias ações de suporte hemodinâmico, além de medidas consagradas que visam à hemostasia. Especialistas do Reino Unido (Charing Cross Hospital) adotam a quimioterapia profilática com o objetivo de cessar o sangramento nos casos que evoluem com hemorragia genital de difícil controle, mesmo com dosagem de hCG em declínio (Seckl et al. 2010). Um recurso extremo é a histerectomia, reservada aos casos refratários e a situações em que a vida materna esteja em risco (Tse et al., 2012).

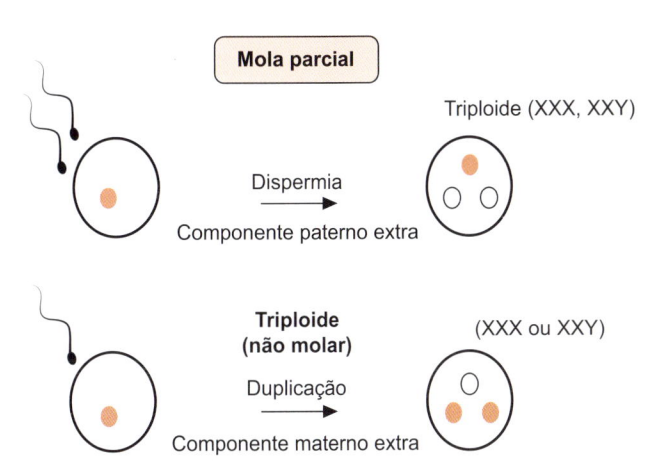

Figura 32.7 Citogenética da mola hidatiforme parcial, demonstrando o componente paterno extra (dispermia) na formação dessa entidade clínica. Na trissomia não molar, há um componente materno extra por duplicação.

Aumento do volume uterino

Quando o volume uterino atinge 4 cm além do tamanho esperado para a idade gestacional, considera-se que o órgão está aumentado. Isso se configura como fator de risco no acompanhamento pós-molar. Além de maior chance de evolução maligna, sabe-se que essas pacientes cursam com maior ocorrência de perfuração durante o esvaziamento uterino e de possível embolização pulmonar (Hurteau, 2003). O útero se apresenta grande para a idade gestacional, em 50% dos casos de MHC, segundo Belfort e Braga (2004). Na experiência de Goldstein e Berkowitz (1994), esse número é 51%, e na de Curry et al. (1975), 46%.

Útero de tamanho muito aumentado é considerado fator de risco para NTG, e constitui sinal de perigo para possível embolização pulmonar. Tal circunstância deveria inibir o não especialista de realizar o esvaziamento uterino e motivá-lo a enviar a paciente para centro especializado, com equipe treinada e equipamento para reanimação cardiopulmonar.

Cistos tecaluteínicos dos ovários

A hiper-reação luteínica entre as pacientes com gravidez molar deve-se a estímulo exagerado de hCG, além de maior sensibilidade ovariana a esse hormônio. Nesses casos, os ovários apresentam-se com grandes e múltiplos cistos, bilaterais e multiloculados, com líquido claro em seu interior.

Esses cistos foram encontrados em 20% dos casos de Kohorn (1982), sendo, entretanto, mais frequentes na experiência de Goldstein e Berkowitz (1994) e de outros. Sua incidência é baixa nos casos de MHP, muito embora haja tendência a encontrá-los com maior frequência quando a propedêutica incorpora a ultrassonografia. Em função da possibilidade de útero volumoso, torna-se difícil a identificação dos cistos tanto com palpação abdominal quanto com exame pélvico. Santos Ramos et al. conseguiram discernir, por meio da ultrassonografia, os cistos tecaluteínicos dos ovários em aproximadamente 40% das pacientes com DTG, quando o exame clínico conseguiu identificá-los em apenas 10% delas (Figura 32.8).

Ao se analisarem algumas séries históricas (Soto-Wright et al., 1995), pode-se observar que a prevalência da cistose ovariana também vem demonstrando queda. No entanto, graças ao diagnóstico da gravidez molar por meio da ultrassonografia, foi possível o reconhecimento de cistose ovariana, que outrora não era realizado, como mostram as Figuras 32.8 e 32.9. Isso foi demonstrado em algumas séries com aumento da prevalência, como de Soto-Wright et al. (1995), que na coorte histórica (1965 a 1975) não era nem citada e no período de 1988 a 1993 apresentou-se com prevalência de 9%. Tal fato também foi demonstrado por Belfort e Braga (2004) com prevalência em torno de 15%. Em geral, a conduta clínica a ser adotada é de vigilância estrita, pois a regressão dos cistos ocorre espontaneamente em torno de 6 a 8 semanas, após o esvaziamento uterino, com a normalização da hCG.

Uma vez que o tamanho dos cistos é proporcional à atividade gonadotrófica da massa trofoblástica, sua avaliação volumétrica (> 6 cm) constitui um dado relevante no estabelecimento do fator prognóstico, que pode ser responsável pela lenta queda da hCG no acompanhamento pós-molar e maior risco de progressão para a NTG (Tiezzi et al., 2005).

Sabe-se que 3% das pacientes com gravidez molar e cistos tecaluteínicos de volume exagerado podem ter complicações e necessitam de abordagem por cirurgião habilidoso. Casos de

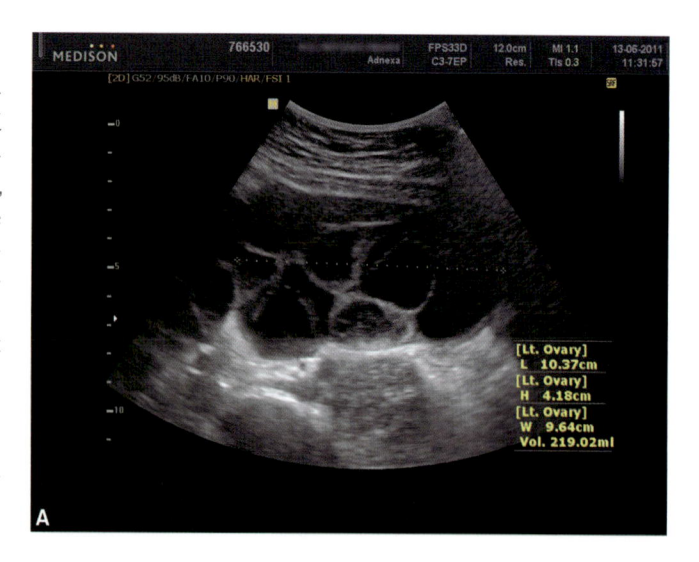

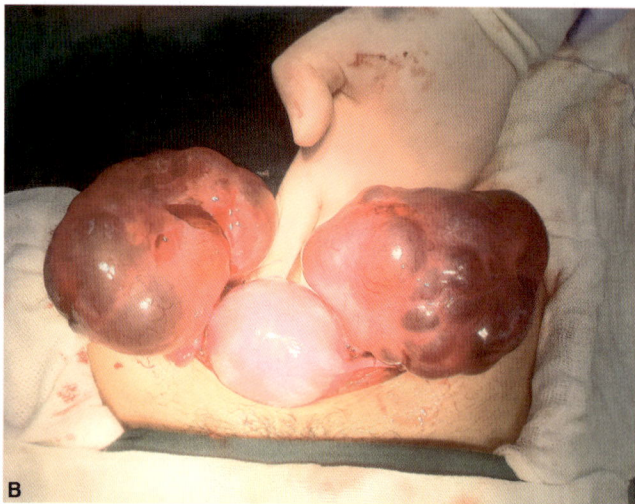

Figura 32.8 A. Cistos tecaluteínicos gigantes à ultrassonografia. **B.** Cistos tecaluteínicos gigantes com sinais de ruptura que determinaram hemoperitônio e consequente laparotomia exploradora para síntese dos cistos rotos. (Cortesia do Prof. Antonio Braga, diretor do Centro de Doenças Trofoblásticas do Rio de Janeiro na Maternidade-Escola da Universidade Federal do Rio de Janeiro e do Hospital Universitário Antonio Pedro, da Universidade Federal Fluminense.)

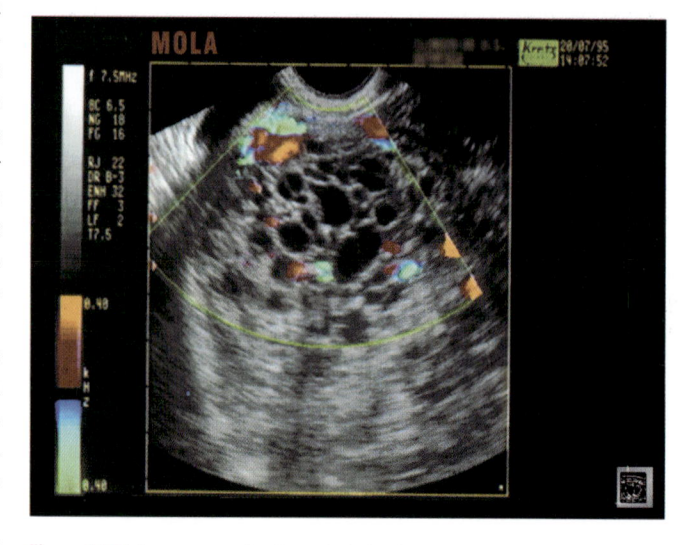

Figura 32.9 Ultrassonografia de mola hidatiforme completa. Há ausência de embrião/feto ou anexos, identifica-se apenas vesículas anecoicas avasculares ao Doppler. (Cortesia de Montenegro e Rezende Filho.)

abdome agudo podem ser originados por torção anexial, conforme relatado por Özdemir et al. (2011), ou até mesmo ruptura dos cistos volumosos, que tornam imprescindível a exploração cirúrgica por laparotomia ou laparoscopia. Ao considerar sempre a possibilidade de preservação dos ovários, o cirurgião deve buscar sinais de necrose, que podem ser indicadores da necessidade de uma cirurgia mutiladora da fertilidade (Özdemir et al., 2011; Escobar-Ponce et al., 2013).

Hiperêmese

Costuma ser descrita como um dos sintomas mais frequentes da mola, embora tenha sido registrada em apenas 26% dos casos de Goldstein e Berkowitz (1994) e em 20% daqueles de Kohorn (1982). Estudo comparativo de dois períodos – histórico e atual – realizado por Belfort e Braga (2004) revelou números mais expressivos, embora em declínio no período atual: 45% e 36,5%, respectivamente.

Pré-eclâmpsia precoce

Também é descrita como sinal clássico de gravidez molar. Foi encontrada em 27% das pacientes de Goldstein e Berkowitz (1994), em 12% das de Curry et al. (1975) e em 9,7% das pacientes de Belfort e Braga (2004). É frequente a tríade sintomática hipertensão, edema e proteinúria. Quando presente no início da gravidez, principalmente se acompanhada de perda sanguínea, deve suscitar, de imediato, o diagnóstico de mola.

A literatura internacional descreve casos de pré-eclâmpsia, eclâmpsia e síndrome HELLP com suas complicações antes de 20 semanas. A sintomatologia é exuberante e não difere daquela descrita em gestações não molares: hipertensão, proteinúria, anasarca e edema pulmonar.

O tratamento clínico é o mesmo de uma paciente com pré-eclâmpsia grave, com uso de sulfato de magnésio a 50% para prevenir o quadro convulsivo e melhorar o prognóstico materno, além de anti-hipertensivos para controle da pressão arterial. O sulfato de magnésio deve ser iniciado antes do procedimento cirúrgico, conforme recomenda o esquema de Zuspan na dose de 4 g (dose de ataque) IV, seguidos de 1 a 2 g/h. A conduta obstétrica deve proceder imediatamente ao esvaziamento uterino, a valer-se da vácuo-aspiração, com menor tempo cirúrgico e menor risco de perfuração uterina. Na sequência, o controle pressórico deve ser alcançado por meio do uso de anti-hipertensivos habituais, como a hidralazina e o nifedipino. Nos casos renitentes, podem ser usados anti-hipertensivos potentes, como o diazóxido e o nitroprussiato de sódio, quando necessário, sob monitoramento intensivo.

Vale ressaltar que, em casos de associação com pré-eclâmpsia, o controle pós-molar deve ser rigoroso pelo maior risco de evolução para NTG.

Hipertireoidismo

O primeiro caso de hipertireoidismo associado à MH foi relatado em 1940. A ocorrência do hipertireoidismo associado à doença molar deve-se à semelhança estrutural entre a subunidade alfa da hCG e o hormônio estimulante da tireoide (TSH), que faz com que seus receptores sejam estimulados pela hCG (Erbil et al., 2006; Erturk et al., 2007). O hipertireoidismo clínico está presente em 5% dos casos de MH e, ocasionalmente, a crise tireotóxica desenvolve-se com quadro clínico exuberante (Twiggs, 1984).

Com o diagnóstico precoce, a incidência do hipertireoidismo assintomático foi reduzida para 1% (Erturk et al., 2007). A expressão clínica da crise tireotóxica consiste em taquicardia, hipertensão arterial, tremores finos, intolerância ao calor, fraqueza muscular, sudorese, miopatia tireotóxica, reflexos hiperativos, perda de peso e irritabilidade (Narasimhan et al., 2002); também pode ocorrer o aumento difuso da glândula tireoide, que se torna firme e lobulada. Os testes hormonais mostram níveis baixos de TSH (ou mesmo ausentes) e aumentados de T_3 e T_4 livres associados a valores muito elevados de hCG, que chegam a mais de 1 milhão de mU/mℓ.

O tratamento consiste no esvaziamento uterino após o bloqueio da tireoide e na administração de medicamento básico para o hipertireoidismo, como propiltiouracila, associado a medicamento de controle dos sintomas periféricos como o propranolol e de bloqueadores do local do hormônio tireoidiano, como o iodo. A demora em remover o tecido molar, ao esperar o controle clínico, pode ser danosa.

Complicações pulmonares

Cerca de 1% das mulheres morrem por complicações pulmonares durante ou logo após o esvaziamento uterino molar, por embolização trofoblástica (Delmis et al., 2000). No intercurso da vácuo-aspiração é preciso ter atenção e cuidado na administração de líquidos, pois a sobrecarga congestiva do coração esquerdo pode ocasionar graves complicações pulmonares.

Twiggs (1984) demonstrou complicações pulmonares agudas em 10% das mulheres com MH. Esse número aumenta para 25 a 30% se estiver diante de úteros volumosos com outros fatores associados como: anemia, pré-eclâmpsia, hipertireoidismo, hiperhidratação.

O tratamento ideal inclui suporte ventilatório, monitoramento central e esvaziamento uterino imediato. A literatura nacional e internacional demonstra claramente que os casos com desfecho fatal tiveram origem quando o esvaziamento molar foi postergado.

A embolia trofoblástica ocorre porque a vilosidade corial penetra nos canais venosos do miométrio, deixa os lindes da pelve e é levada pelas veias uterinas à veia cava inferior, coração e pulmões. O quadro cardiorrespiratório é grave e pode confundir com insuficiência cardíaca ou tromboembolia pulmonar. Ainda há maior risco de ocorrência de NTG entre aquelas pacientes que cursaram com essas complicações pulmonares (Hankins, 1987; Huberman et al., 1982; Orr et al., 1980).

Ultrassonografia

Superou todos os métodos não invasivos para diagnóstico da gravidez molar. Não obstante, muitos casos de mola são diagnosticados como aborto retido a partir de um exame de ultrassonografia rotineiro no 1º trimestre. Muitas pacientes com mola completa exibem imagens típicas (Figura 32.9): útero cheio de material ecogênico, contendo múltiplas vesículas anecoicas de diferentes tamanhos, sem fluxo ao Doppler; não há feto nem batimento cardíaco fetal. Na MHP, observa-se placenta grande de aspecto normal com lesões intraplacentárias anecoicas difusas (Figura 32.10).

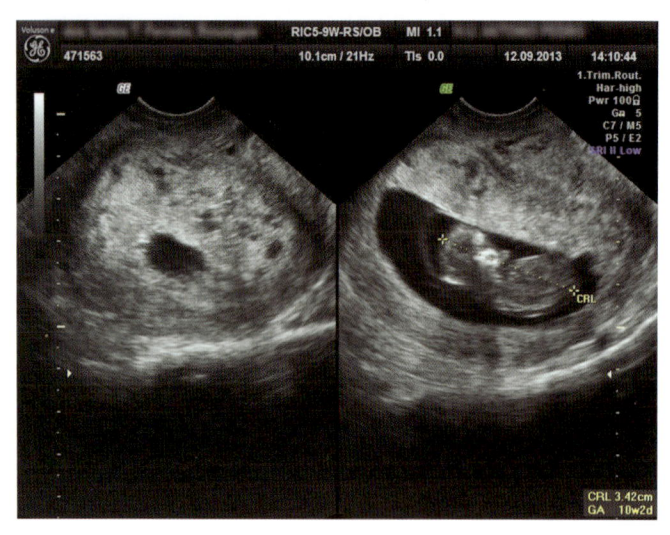
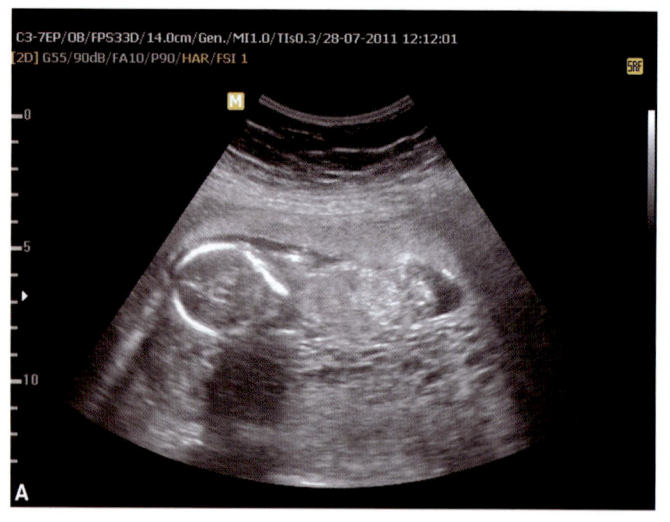

Figura 32.10 Ultrassonografia de mola hidatiforme parcial. Note o embrião e a placenta com áreas sonolucentes que correspondem às vesículas.

Com frequência, o diagnóstico de MHC ou MHP vem sendo realizado em material de curetagem indicado para abortamento incompleto.

Mola e feto coexistente. A coexistência do feto com degeneração molar é relativamente rara; ocorre em 1:22.000 a 100.000 gestações. O achado é mais frequente na mola parcial e pode estar presente na gestação gemelar (Figura 32.11 A e B). Na maioria dessas gestações gemelares molares, o diagnóstico é feito por ultrassonografia, que mostra massa cística, complexa, distinta da unidade fetoplacentária. As complicações médicas das molas com fetos são maiores e incluem hipertireoidismo, hemorragia e pré-eclâmpsia. Comparadas com as molas isoladas, as gestações gemelares com mola e feto carregam risco elevado de NTG pós-molar e muitas pacientes apresentam a forma metastática e requerem quimioterapia combinada. Para pacientes com mola e feto coexistente, a ultrassonografia deve ser repetida para que sejam afastadas outras patologias, como hematoma retroplacentário, anormalidades da placenta não molar e degeneração miomatosa. Se a suspeita de mola e feto coexistente persistir, a ultrassonografia deve investigar malformações congênitas, cariótipo fetal e anomalias cromossômicas (triploidia), assim como a radiografia do tórax deve ser usada para afastar metástases pulmonares. Ausentes anomalias fetais e metástases, a gravidez pode prosseguir, embora a paciente deva ser avisada da maior incidência de complicações (sangramento, parto pré-termo, pré-eclâmpsia), assim como do risco aumentado de neoplasia trofoblástica pós-molar depois do esvaziamento ou do parto. O acompanhamento molar, visto adiante, é o mesmo da mola isolada e a placenta deve ser examinada histologicamente.

Tratamento

Para pacientes nas quais há suspeita de gestação molar, antes do esvaziamento, são recomendados os exames a seguir:

- Hemograma completo
- Grupo sanguíneo e fator Rh
- Determinação do nível de hCG
- Coagulograma completo
- Hepatograma completo

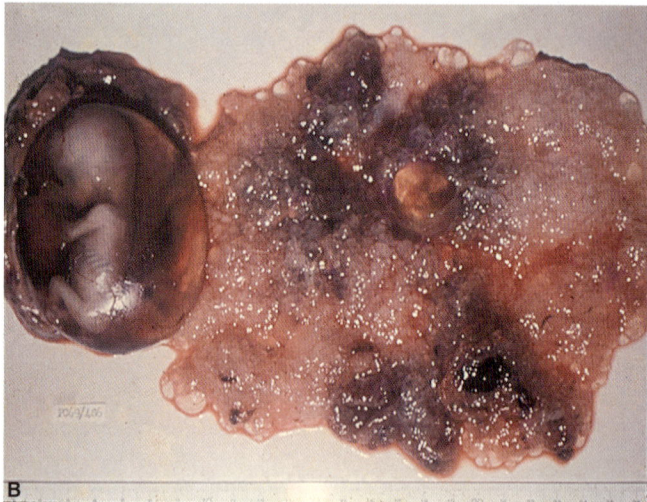

Figura 32.11 A. Gravidez gemelar com um ovo desenvolvendo-se como mola hidatiforme completa e outro como embrião normal. **B.** Gravidez gemelar com um ovo molar e embrião normal. (Cortesia do Prof. Antonio Braga, diretor do Centro de Doenças Trofoblásticas do Rio de Janeiro na Maternidade-Escola da Universidade Federal do Rio de Janeiro e do Hospital Universitário Antonio Pedro, da Universidade Federal Fluminense.)

- Ureia, creatinina, ácido úrico
- Radiografia de tórax.

Em pacientes com fundo uterino maior que 16 cm, dosagens de TSH, T_4 livre e eletrocardiograma também devem ser solicitados. Reserva de concentrado de hemácias é indicada em todos os casos.

Aspiração a vácuo. É o método de eleição para o esvaziamento molar. Cuidados devem ser redobrados em úteros volumosos (14 a 16 semanas ou mais). O procedimento inclui a dilatação cervical e costuma ser realizado sob anestesia geral. Nos casos em que se precisa dilatar o colo uterino, não se devem usar as velas de Hegar, de metal, pelo maior risco de perfuração uterina. Desse modo, opta-se pelas próprias cânulas de aspiração manual, progressivamente introduzidas no canal cervical, até o número 8. As técnicas elétrica ou manual, com utilização de seringas plásticas, foram consideradas equivalentes, segundo Padrón et al. (2018). Ocitocina intravenosa deve ser infundida após a dilatação do colo antes do esvaziamento e mantida por muitas horas no pós-operatório. Deve-se tratar pacientes com fator Rh negativo com a imunoglobulina anti-D após o esvaziamento, muito embora hemácias fetais não estejam presentes na mola completa. Estão proscritos os métodos de esvaziamento uterino por prostaglandinas (misoprostol) ou ocitocina, responsáveis por aumentar o risco de embolização trofoblástica. Aventa-se a utilidade de um, e apenas mais um esvaziamento uterino, em pacientes com platô nos níveis de hCG, notadamente se esses níveis forem menores que 1.500-5.000 UI/ℓ. Nesses casos selecionados, parece que esse esvaziamento uterino especialmente indicado seria capaz de, se não promover a cura, reduzir a quantidade efetiva de quimioterapia para o tratamento dessas pacientes e, com isso, reduzir também a duração total do tratamento. Um estudo randomizado está sendo conduzido para avaliar essa estratégia. No geral, esse procedimento tem maiores chances de complicações, notadamente hemorragia e perfuração uterina, e só deve ser feito por médico experiente nesses casos.

Histerectomia. A histerectomia com a conservação dos anexos pode ser uma alternativa para a vácuo-aspiração em mulheres que não queiram mais ter filhos (Figura 32.12). A histerectomia reduz o risco de NTG pós-molar quando comparada ao esvaziamento por aspiração. Todavia, ainda há risco de NTG pós-molar em torno de 3 a 5%, e essas pacientes não estão isentas do monitoramento com hCG após o procedimento.

Quimioterapia profilática. A quimioterapia profilática é proposta no sentido de reduzir o risco de malignização após o esvaziamento molar. Uberti e Fajardo (2009), do Centro de Doenças Trofoblásticas de Porto Alegre, à semelhança do que fazem alguns centros mundiais de referência, recomendam a adoção de quimioterapia profilática com uma dose de actinomicina-D (1,25 mg/m^2) no momento do esvaziamento uterino, em pacientes com MHC que preencham os critérios de alto risco para desenvolvimento de sequelas trofoblásticas. Todavia, em pacientes disciplinadas, o pequeno benefício da quimioterapia profilática não deve ser empregado, visto que as baixas morbidade e mortalidade obtidas pelo monitoramento seriado com a hCG e a instituição da quimioterapia apenas naquelas com a NTG pós-molar superam seu risco potencial.

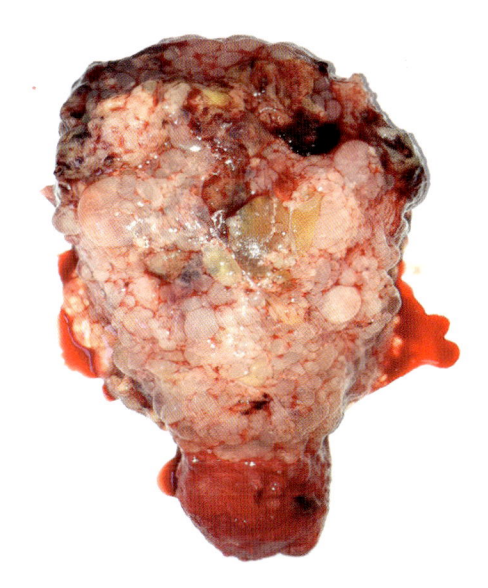

Acompanhamento pós-molar

Depois do esvaziamento molar, é indispensável monitorar cuidadosamente todas as pacientes para diagnosticar e tratar de imediato possíveis sequelas malignas. A maioria dos episódios de malignização ocorre em até 6 meses após o esvaziamento.

Após o esvaziamento da MH, o diagnóstico de NTG pós-molar inclui a estabilização ou o aumento dos níveis da hCG, caracterização histológica da mola invasiva ou de coriocarcinoma no material de curetagem. A imagem sonográfica de mola invasiva não é indicação para recuretagem porque não induz à remissão da doença ou influencia o tratamento e pode resultar em hemorragia e perfuração uterina. Uma nova gravidez deve ser afastada por meio da ultrassonografia e da hCG, especialmente após longo acompanhamento com pacientes não cooperativas.

hCG. Determinação quantitativa de hCG no soro materno deve ser realizada até 48 horas após o esvaziamento molar com teste comercial que apresente sensibilidade de 5 mUI/mℓ. Após três dosagens consecutivas normais, dosa-se o hormônio em 15 dias, depois mensalmente, até completar 1 ano, ocasião em que as pacientes são liberadas para engravidar. Enquanto os níveis de hCG estiverem decrescentes após o esvaziamento molar, não há necessidade de quimioterapia. Todavia, se os níveis de hCG se estabilizarem ou se elevarem por algumas semanas, a avaliação imediata e o tratamento de NTG pós-molar são indispensáveis. A seguir, apresenta-se o critério da International Federation of Gynecology and Obstetrics (FIGO, 2002) para o diagnóstico da NTG molar por meio da dosagem de hCG:

- Estabilização de quatro valores (± 10%) de hCG, dosados no período de 3 semanas (dias 1, 7, 14 e 21)
- Aumento do nível de hCG > 10% a partir de três valores obtidos no período de 2 semanas (dias 1, 7 e 14)
- Persistência de hCG detectável por mais de 6 meses após o esvaziamento molar[a]
- Diagnóstico histopatológico de coriocarcinoma.

Vale mencionar também o estudo de Agarwal et al. (2012), em que se avaliou o rigoroso acompanhamento clinicolaboratorial de pacientes com níveis elevados de hCG por 6 meses ou mais em detrimento da quimioterapia. Os resultados dessa investigação mostraram ser aceitável apenas para o acompanhamento prolongado, evitando-se o uso desnecessário de quimioterapia. Corroborou com esse resultado o estudo de Braga et al. (2016) feito na população brasileira.

Além disso, podem ser incluídos como critérios diagnósticos de NTG os seguintes elementos clínicos considerados pelo Charing Cross Trophoblastic Disease Center como indicativos de tratamento: hemorragia vaginal abundante, evidência de hemorragia gastrintestinal ou intraperitoneal, evidência de metástase no cérebro, fígado ou trato gastrintestinal e opacidades radiológicas maiores que 2 cm na radiografia de tórax (Seckl et al., 2013).

hCG fantasma. Ocasionalmente, os níveis persistentemente elevados de hCG são consequência de resultado laboratorial falso-positivo, conhecido como hCG fantasma, causado por anticorpos heterofílicos que cruzam com o teste da hCG (Cole 1998). Essa hCG falso-positiva é rara, apresenta níveis baixos – embora por vezes possam ser superiores a 300 mUI/mℓ – estabiliza em níveis relativamente baixos e não responde aos esforços terapêuticos, como a quimioterapia administrada para a mola persistente ou a

---

[a]Esse critério foi retirado pela FIGO, 2018.

gravidez ectópica presumidas. A estratégia nesses casos é recorrer a várias técnicas de exame da hCG com diferentes diluições do soro da paciente, combinadas com um teste urinário, desde que o nível plasmático seja superior a 50 a 60 mUI/mℓ, sensibilidade usual do teste urinário. Os testes falso-positivos são afastados pela diluição do soro materno e mostram grande variabilidade com as diferentes técnicas, e muitas delas exibem níveis não detectáveis de hCG. Os anticorpos heterofílicos não são excretados na urina e, por isso, o teste urinário é negativo.

Enquanto a hCG estiver sob monitoramento, são recomendados exames pélvicos e ultrassonográficos para ajudar na identificação de metástases vaginais e para acompanhar a involução dos cistos tecaluteínicos.

Ultrassonografia. Se a lesão molar uterina persistir após o esvaziamento, o que sugere malignização, a ultrassonografia transvaginal pode mostrar tecido ecogênico na cavidade uterina que se estende ao miométrio com fluxo exuberante ao mapeamento colorido, de baixa resistência (RI < 0,40 a 0,50). Na ultrassonografia pélvica são mostrados também os cistos tecaluteínicos.

Histeroscopia. Valorosa no acompanhamento pós-molar, possibilita o monitoramento da resposta da lesão uterina à quimioterapia. Tornou-se habitual inspecionar a cavidade uterina após seu esvaziamento inicial, o que assegura, visualmente, o êxito da operação (Figura 32.13). Suas indicações estão em expansão.

Anticoncepção. Durante o monitoramento pela hCG costumam ser usados os anticoncepcionais orais (Braga et al. 2015). Embora as gestações após MH sejam normais, sua ocorrência dificulta o acompanhamento pós-molar, pois prejudica a análise do marcador tumoral – hCG. Os anticoncepcionais orais não aumentam a incidência de NTG pós-molar nem afetam o padrão de regressão do hormônio. Após remissão documentada por 6 a 12 meses, a anticoncepção pode ser descontinuada (Tabela 32.2).

Neoplasia trofoblástica gestacional

Neoplasia trofoblástica gestacional (NTG) é o termo usado para designar lesões malignas que se originam das vilosidades coriais

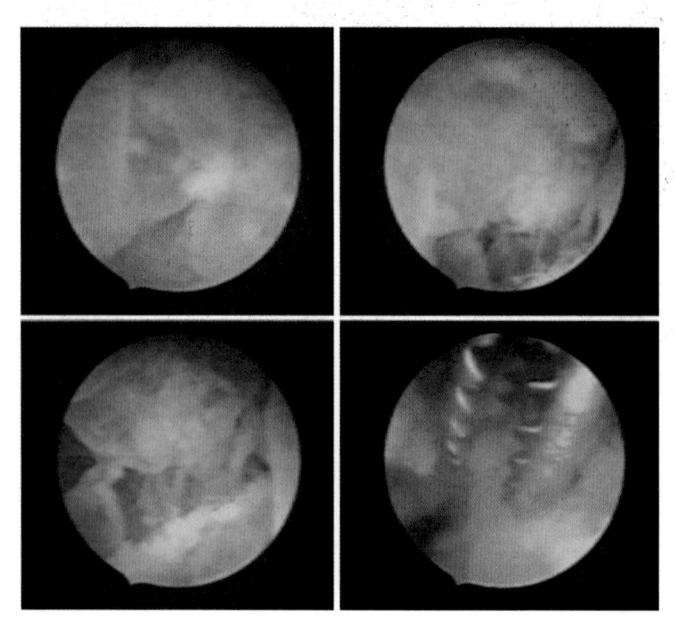

Figura 32.13 Histeroscopia diagnosticando mola hidatiforme. Note a apreensão pela pinça de Betocchi de uma vesícula.

Tabela 32.2 Protocolo de acompanhamento pós-molar.

1. Obtenha dosagens semanais de β-hCG após o esvaziamento da mola

2. Quando o nível de β-hCG for negativo por 3 semanas consecutivas, dose-a mensalmente por 6 meses

3. Evite a gravidez com anticoncepcionais orais durante o acompanhamento

4. Descontinue o acompanhamento após 6 meses consecutivos de negativação da β-hCG. A gravidez pode ser permitida a partir de então

5. Use a quimioterapia se o nível de β-hCG estacionar por 3 semanas consecutivas, *aumentar* ou aparecerem metástases

e do trofoblasto extraviloso. Englobam-se sob esse epíteto quatro formas clínicas distintas, com diferentes graus de proliferação, invasão e disseminação, representadas por mola invasora, coriocarcinoma, PSTT e ETT.

Aproximadamente 50% dos casos de NTG se originam de gestações molares, 25% de abortamentos ou gravidez ectópica e 25% de gestações de termo ou pretermo (Goldstein e Berkowitz 2012). Já o PSTT e o ETT seguem gestações a termo ou abortamentos não molares em 95% das vezes (Osborne e Dodge, 2012).

O maior estudo epidemiológico realizado no Brasil observou evolução para NTG em 24,6% das pacientes com MHC e em 7,6% após MHP (Braga et al., 2014).

A maior parte dos casos de NTG é representada pela mola invasora e pelo coriocarcinoma, formas da doença que cursam com elevados níveis de hCG e altamente responsivas à quimioterapia, com taxas de cura superiores a 90%. Por outro lado, o PSTT e o ETT, mais raros, têm produção escassa de hCG (Sung et al., 2013) e são relativamente resistentes à quimioterapia, que torna a cirurgia sua primeira linha de tratamento (Goldstein e Berkowitz, 2012).

Classificação histológica

A apresentação clínica da NTG é mais importante do ponto de vista do tratamento e do prognóstico do que o diagnóstico histológico preciso.

Mola invasora. Outrora também denominada corioadenoma *destruens*, é doença confinada ao útero, caracterizada por vilosidades coriônicas hidrópicas com proliferação trofoblástica que invadem diretamente o miométrio (Figura 32.14) e raramente alcançam locais extrauterinos. A mola invasora é sempre sequela da MH. Pacientes com mola invasora podem apresentar resolução espontânea em 40% dos casos. O diagnóstico da mola invasora costuma ser clínico (NTG não metastática) e não histológico. A ultrassonografia fornece subsídios de valor ao mapear, pelo Doppler colorido, a invasão do miométrio pelo trofoblasto (Figura 32.15). A dilatação e a curetagem (D & C) diagnóstica devem ser evitadas por conta da possibilidade de perfusão uterina.

Coriocarcinoma. A constituição celular do coriocarcinoma é dimórfica, com a presença de sincício e citotrofoblasto, mas não forma estrutura vilosa (Figura 32.16). É muito invasivo e metastático e procede de qualquer tipo de gravidez: 50% de gestação normal, 25% de MH, 25% de abortamento e até de gravidez ectópica.

■ Morfologia

Os coriocarcinomas localizam-se em qualquer parte do útero. Têm superfície vermelho-escura (em virtude das hemorragias frequentes, repetidas, e da destruição de vasos), com dimensões que variam de exíguas a volumosas massas, que deformam o

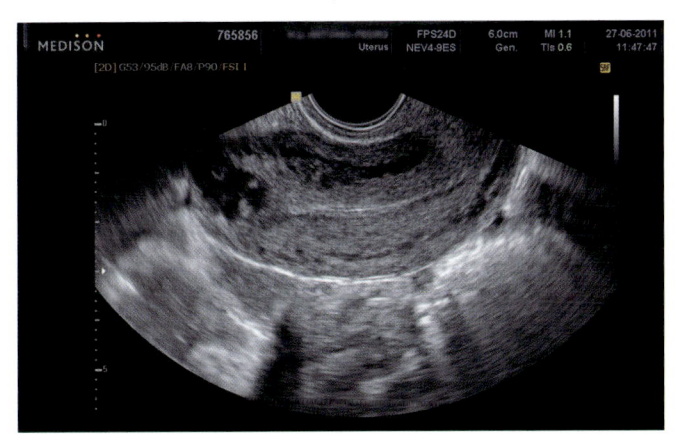

Figura 32.14 Mola invasora. Note a natureza invasiva dessa entidade na intimidade miometrial. (Cortesia do Prof. Antonio Braga, diretor do Centro de Doenças Trofoblásticas do Rio de Janeiro na Maternidade-Escola da Universidade Federal do Rio de Janeiro e do Hospital Universitário Antonio Pedro, da Universidade Federal Fluminense.)

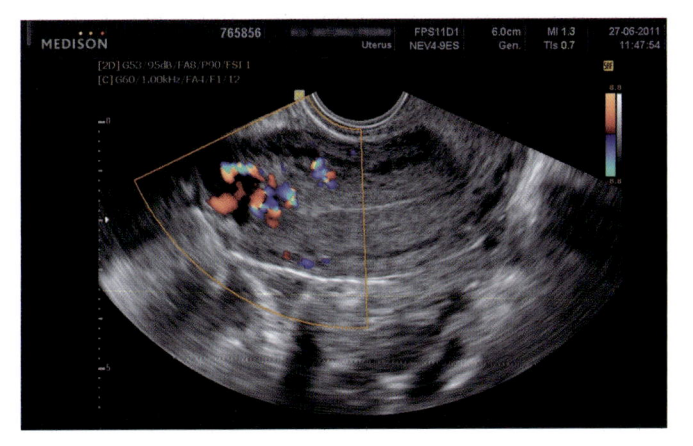

Figura 32.15 Útero de aspecto heterogêneo apresentando exuberante vascularização no miométrio, de baixa resistência, característica de mola invasora. (Cortesia do Prof. Antonio Braga, diretor do Centro de Doenças Trofoblásticas do Rio de Janeiro na Maternidade-Escola da Universidade Federal do Rio de Janeiro e do Hospital Universitário Antonio Pedro, da Universidade Federal Fluminense.)

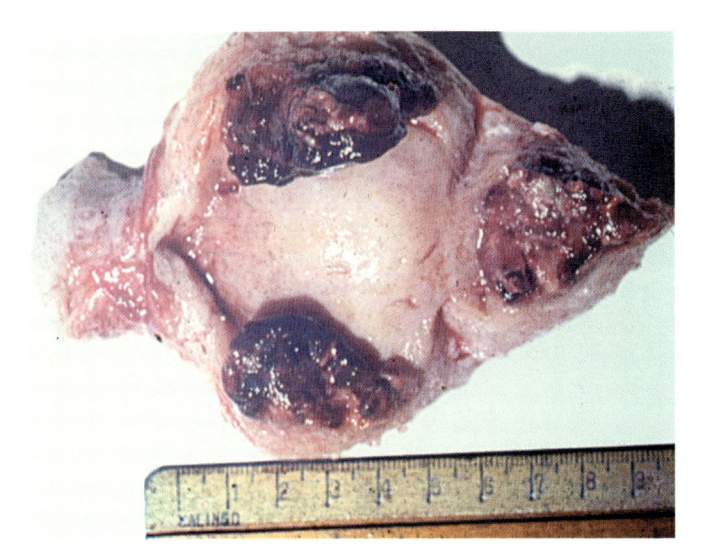

Figura 32.16 Coriocarcinoma. Note múltiplas lesões no miométrio. (Cortesia do Prof. Antonio Braga, diretor do Centro de Doenças Trofoblásticas do Rio de Janeiro na Maternidade-Escola da Universidade Federal do Rio de Janeiro e do Hospital Universitário Antonio Pedro, da Universidade Federal Fluminense.)

órgão e podem ser únicas ou múltiplas, e irrompem ou não para o peritônio (ver Figura 32.16). Algumas vezes mantêm relação com a cavidade do órgão; em outras oportunidades isso não ocorre, e é impossível o diagnóstico pela curetagem.

A consistência é diminuída (há necrose em graus variados), e os tumores podem desagregar-se à realização do estudo anatomopatológico.

O exame microscópico não revela vilosidades, e o trofoblasto é acentuadamente anaplásico. Entremeiam-se coágulos e áreas de necrose com zonas de trofoblasto acentuadamente atípico e, de regra, em disposição plexiforme; a mesma configuração é observada nos locais de metástase; nesses locais é comum a proliferação no interior de vasos sanguíneos, via transitada pelo tecido corial.

As lesões uterinas costumam ficar volumosas e maiores que as metastáticas; excepcionalmente, invertem-se os termos e não é possível confirmar a existência da lesão primitiva.

■ Diagnóstico

Smalbraak (1957) afirma que, na patologia humana, nada oferece sintomas tão variados e discordantes quanto o coriocarcinoma. Poucos elementos têm valor para seu reconhecimento, que se torna ainda mais difícil quando o blastoma não tiver sido precedido por MH. Surgem perdas de sangue *per vaginam*, hemoptises, hematúria, sinais de acidente vascular encefálico ou de hemorragia interna abdominal.

O quadro clínico é diverso, consoante a localização do tumor. O coriocarcinoma intracavitário pouco difere, em sua sintomatologia, da mola: apresenta hemorragia, aumento de volume e amolecimento do útero, dor, anemia, anorexia, vômitos, subicterícia. As curetagens repetidas não fazem cessar as metrorragias. Nas raras localizações cervicais, o colo tende a se apresentar ulcerado ou poliposo, e a biopsia pode levar ao diagnóstico.

Há casos de implantação tubária, com síndrome clínica muito semelhante à gravidez ectópica. Nos ovários, o processo pode ser originário de gravidez aí desenvolvida, de gestação tubária, de metástase de coriocarcinoma cavitário ou de teratomas.

Somente a interpretação sagaz dos dados clínicos e endocrinológicos subsequentes à gravidez molar leva ao diagnóstico exato. A ausência de tecido tumoral, após sucessivas curetagens, e a persistência de altos teores de gonadotrofinas, ou seu aumento, indicam a diagnose.

A titulação elevada de hCG, após 100 dias de gestação aparentemente normal, tem significado patológico. Há casos em que, embora a concentração hormonal se mostre suficiente apenas para produzir reação biológica ou imunológica positiva de gravidez, já existem metástases.

Hertig e Sheldom afirmam que, com estudo meticuloso dos múltiplos cortes seriados de um caso de MH, pode ser estabelecida correlação com o desenvolvimento subsequente de coriocarcinoma. Bagshawe (2004) duvida, porém, que a aparência macro ou microscópica do tecido molar tenha valor na previsão de suas consequências clínicas. A despeito das divergências entre os pesquisadores, a maioria dos patologistas e ginecologistas concorda que o diagnóstico de suspeição do coriocarcinoma pode ser feito por meio das dosagens hormonais seriadas. Radiografias do tórax, a intervalos frequentes, contribuem para confirmar a exatidão do diagnóstico, já que 2/3 das pacientes com coriocarcinoma apresentam infiltrações pulmonares.

Tumor trofoblástico do sítio placentário. Kurman et al. (1976) introduziram o termo pseudotumor trofoblástico para designar uma lesão trofoblástica invasiva de comportamento benigno e que surgia após gestação tópica normal. Scully e Young (1981) denominaram esse blastoma como PSTT, caracterizado essencialmente por um trofoblasto intermediário (citotrofoblasto extravilositário) que infiltrava o útero e os vasos; raramente estão presentes vilos. Macroscopicamente, o PSTT forma massa branco-amarelada que invade o miométrio, pode projetar-se para a cavidade uterina e assumir aspecto polipoide. Forma rara de NTG, pode originar-se de qualquer tipo de gestação. O PSTT é caracterizado pela ausência de vilosidades, com proliferação de trofoblasto intermediário (extraviloso), apresenta constituição celular monomórfica e com o trofoblasto intermediário caracterizado por célula grande, poligonal e irregular. O número de células de sinciciotrofoblasto está diminuído no PSTT, o que se reflete nos baixos níveis de hCG. No PSTT, ao contrário do que ocorre no coriocarcinoma, não há tendência à invasão vascular precoce e generalizada. O coriocarcinoma compreende células trofoblásticas de origem vilosa, produtoras de hCG-H, com concentração variável de células sinciciotrofoblásticas multinucleadas secretoras de hCG regular. O PSTT, diferentemente é neoplasia maligna do trofoblasto não viloso (intermediário), tecido morfológico e funcionalmente distinto, com citoplasma difuso denso. Em geral, o PSTT não é sensível à quimioterapia como as outras formas de NTG, por isso é importante sua distinção histológica. Geralmente, apresenta quadro clínico de amenorreia ou de sangramento vaginal 2 a 5 anos após uma gestação normal, abortamento ou MH (Cole et al., 2006). O PSTT está associado a baixos níveis de hCG (< 200 mUI/mℓ) e não cresce com o tempo, o que pode levá-lo a ser confundido com a DTG quiescente. Embora o lactogênio placentário humano (hPL) possa ser útil para diagnosticar o PSTT, seu uso está limitado à imuno-histoquímica e não como marcador tumoral plasmático. Maestá e Braga (2012) consideram valiosa sua caracterização imuno-histoquímica com positividade para o hPL (Figura 32.17). A necrose celular costuma estar ausente. Forma rara de NTG, apresenta características clínicas e terapêuticas diferenciadas; então, é necessária a realização de estudo imuno-histoquímico de tecido tumoral para seu diagnóstico. O PSTT apresenta positividade difusa para hPL

e MEL-CAM (CD146) (anticorpo específico do trofoblasto intermediário), sendo fracamente positivo para hCG e PLAP (fosfatase alcalina placentária). O PSTT é produtor de β-hCG livre, o que se traduz na urina pela elevada concentração do fragmento β-core nessas pacientes. A β-hCG livre > 35% é diagnóstico de PSTT [associado a níveis imuno-histoquímicos elevados de hPL (> +++)], o que o diferencia da DTG quiescente e do coriocarcinoma. A cirurgia assume papel crítico nesses casos e, felizmente, na maioria das pacientes a doença está confinada ao útero e é curada por histerectomia, pois, comparado com outras neoplasias trofoblásticas, o PSTT é menos responsivo à quimioterapia.

Tumor trofoblástico epitelioide (ETT). O ETT é uma rara neoplasia, e representa a mais nova categoria dentre as neoplasias trofoblásticas gestacionais, relatada inicialmente como múltiplos nódulos uterinos de trofoblasto intermediário ou, ainda, como coriocarcinoma atípico (Figura 32.18). A denominação tumor trofoblástico epitelioide foi feita por Mazur e Kurman em 1994, e suas características clinicopatológicas foram delineadas em 1998. Em geral, acomete mulheres em idade reprodutiva, entre 15 e 48 anos, e é raro na pós-menopausa. A apresentação clínica comum dos ETT é sangramento transvaginal irregular após algum tipo de gravidez, notadamente gravidez de termo, abortamento espontâneo e MH, embora tenha sido relatado amenorreia. Metástases, geralmente em pulmões, ocorrem em 25% dos casos. Existe elevação persistente de β-hCG em praticamente todos os casos de ETT, mas com valores baixos (< 2.500 mUI/mℓ). Apesar de prognóstico favorável, evolução para óbito é observada em 10% das pacientes. O intervalo de tempo entre a gravidez precedente e a manifestação do tumor é variável, de 1 a 18 anos (média de 6,2). O diagnóstico diferencial do ETT é feito entre coriocarcinoma, PSTT e carcinoma de células escamosas, usando-se, além da avaliação clínica e ginecológica, o exame histopatológico e a imuno-histoquímica. O estudo imuno-histoquímico do ETT mostra imunoexpressão focal dos marcadores trofoblásticos hPL e hCG e positividade para citoqueratina 18, antígeno epitelial de membrana (EMA), p63, PLAP e inibina-a e taxa de proliferação celular (Ki-67) > 10%. Chamam a atenção relatos

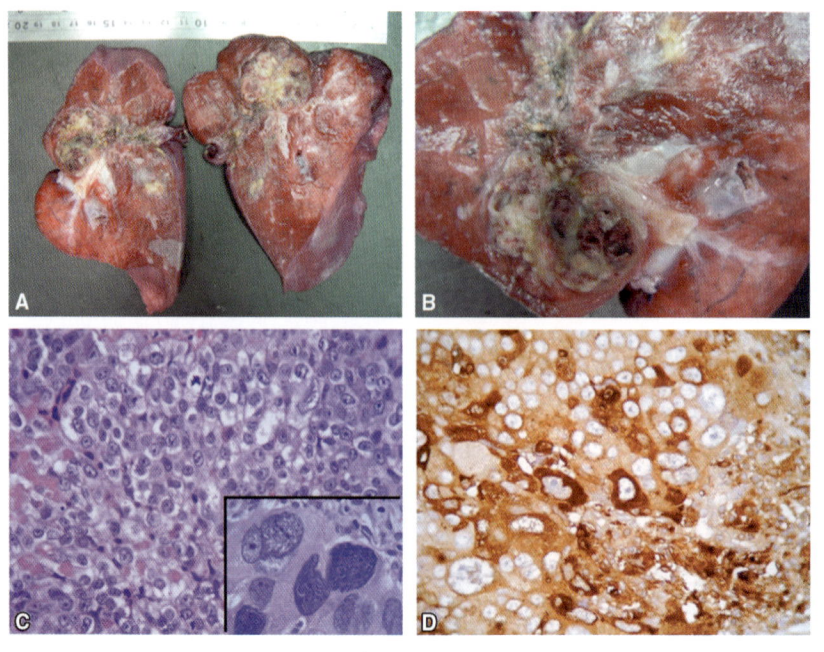

Figura 32.17 Lobo pulmonar com áreas necro-hemorrágicas (**A** e **B**), que à histopatologia exibe proliferação do trofoblasto intermediário (**C**) e que, pela imuno-histoquímica, foi provado ser tumor trofoblástico do sítio placentário (PSTT) ao se detectar o lactogênio placentário humano – hPL (**D**). (Foto gentilmente cedida pela Profa. Dra. Izildinha Maestá, da Faculdade de Medicina de Botucatu da Universidade Estadual Paulista.)

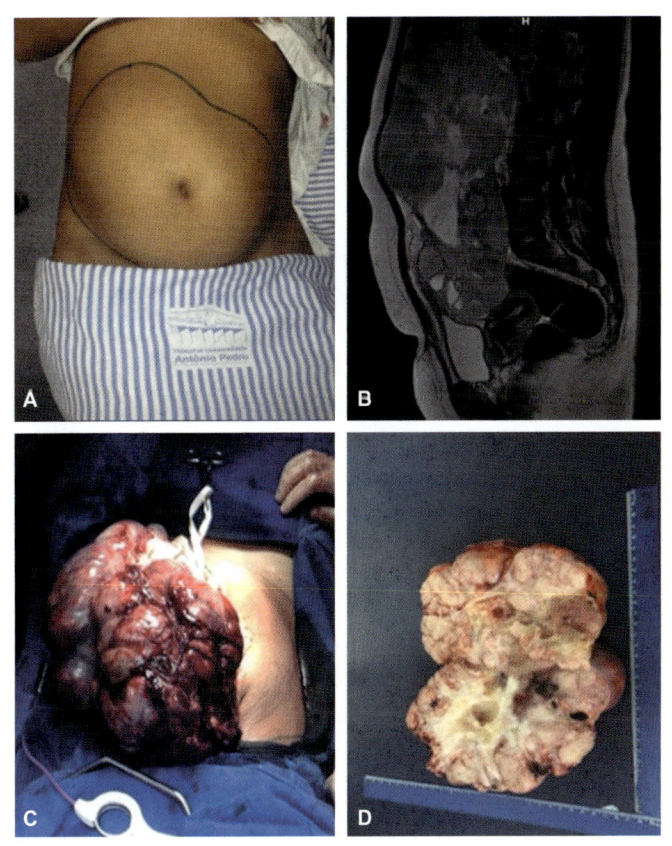

Figura 32.18 Tumor trofoblástico epitelioide. **A.** Pode-se observar paciente com grande massa abdominal, que ocupa todo o hipomesogastro, até o epigastro, com rápido desenvolvimento, após história de gravidez molar. **B.** Nota-se imagem dessa massa tumoral, à ressonância nuclear magnética. **C.** Pormenor da cirurgia de exérese da massa, feita após cateterização dos ureteres, incisão mediana, em que foi realizada histerectomia total, com anexectomia bilateral, omentectomia, tumorectomia e esvaziamento dos linfonodos pélvicos. **D.** É apresentado corte transversal do tumor. (Cortesia do Prof. Antonio Braga, diretor do Centro de Doenças Trofoblásticas do Rio de Janeiro na Maternidade-Escola da Universidade Federal do Rio de Janeiro e do Hospital Universitário Antonio Pedro, da Universidade Federal Fluminense.)

sobre pacientes com associação de ETT com focos de PSTT ou de coriocarcinoma, em metade das vezes. Nessas situações, considera-se que os elementos trofoblásticos epitelioides levam à persistência de doença localmente invasiva e de resistência ao tratamento quimioterápico. Por conta das semelhanças no comportamento biológico entre PSTT e ETT, o tratamento primário do ETT deve ser a cirurgia, com a quimioterapia considerada na falha do tratamento cirúrgico.

Diagnóstico clínico

A NTG pós-molar é diagnosticada habitualmente pelos níveis de hCG, que permanecem estabilizados ou ascendentes.

Mulheres com NTG após gestações não molares apresentam quadro clínico de difícil diagnóstico. Sangramento anormal por mais de 6 semanas após uma gravidez deve ser avaliado pela dosagem da hCG e por ultrassonografia para excluir nova gestação ou NTG. Metástases originárias do coriocarcinoma estão relatadas em qualquer lugar do organismo, embora as mais comuns sejam as de vagina, pulmão, fígado e cérebro; todavia, a biopsia nesses locais raramente está indicada e é causa de sangramento copioso. Metástases no sistema nervoso central podem produzir

sintomas neurológicos, hemorragias intracranianas ou lesões expansivas. O coriocarcinoma deve ser considerado em qualquer mulher em idade reprodutiva com doença metastática cujo local primário seja desconhecido. Nessas circunstâncias, a dosagem da hCG e a exclusão da gravidez são tudo o que se precisa para o diagnóstico da NTG metastática.

A apresentação clínica da NTG é variável, depende do evento gestacional que a originou, da extensão da doença e de seu diagnóstico anatomopatológico. Útero aumentado de volume, sangramento transvaginal irregular e persistência dos cistos tecaluteínicos nos ovários são sinais sugestivos. No entanto, mais de 50% das pacientes com NTG pós-molar não apresentam qualquer achado clínico e o diagnóstico é feito somente pelo platô ou aumento da hCG sérica, dosada durante o acompanhamento após o esvaziamento uterino. Quando o coriocarcinoma está associado a antecedente gestacional não molar, não há sinais e sintomas típicos, e estes são, em sua maioria, relacionados com a invasão tumoral no útero ou locais de metástases, notadamente nos pulmões e na pelve.

A disseminação da NTG ocorre por via hematogênica, mais frequentemente para pulmão (80%), vagina (30%), cérebro (10%) e fígado (10%). As metástases pulmonares são, em geral, assintomáticas; porém, quando extensas, podem provocar dispneia, tosse, hemoptise e dor torácica. Nódulos vaginais metastáticos ocorrem, mais frequentemente, nos fórnices e região suburetral, podem causar leucorreia purulenta e sangramento de difícil controle, uma vez que apresentam vascularização exuberante. Sangramento resultante de perfuração uterina ou lesões metastáticas cursa com dor abdominal, hemoptise, melena e sinais e sintomas de aumento da pressão intracraniana como cefaleia, convulsões, alterações na fala, distúrbios visuais e hemiplegia. A NTG perfundida por circulação anômala, aberrante, com vasos frágeis, é a que apresenta tendência ao sangramento. Pelo elevado risco de hemorragia, não são recomendadas biopsias de locais metastáticos. Em quase todas as pacientes com PSTT e ETT há sangramento uterino anormal, após longo período do evento gestacional anterior. São descritas também, ainda que em raras apresentações, virilização e síndrome nefrótica.

Uma vez que os sintomas podem ser mínimos ou até mesmo ausentes, e o antecedente gestacional remoto, o diagnóstico de NTG deve ser suspeitado em toda mulher em idade reprodutiva com sintomas pulmonares ou sistêmicos inexplicáveis, notadamente quando houver metástases com local desconhecido de neoplasia primária.

Estadiamento

A classificação da FIGO para a NTG foi criada em 2000, a partir da combinação do estadiamento anatômico com o sistema de contagem de fator de risco da OMS (1983) modificado (Kohorn et al., 2000; Kohorn, 2001). Espera-se que a combinação do sistema estadiamento/escore forneça descrição mais precisa da extensão da doença e dos fatores de risco presentes na DTG.

Estadiamento anatômico de 2000 da FIGO. O PSTT deve ser classificado como entidade separada de outras neoplasias trofoblásticas gestacionais. O termo neoplasia trofoblástica deve ser usado para o tumor trofoblástico maligno. É, portanto, apropriado considerar DTG o nome geral para a MH e a neoplasia trofoblástica. Em suma, o estadiamento anatômico (I, II, III e IV) (Figuras 32.19 a 32.23) refere-se apenas à NTG (Tabela 32.3). As pacientes que requerem quimioterapia ou cirurgia

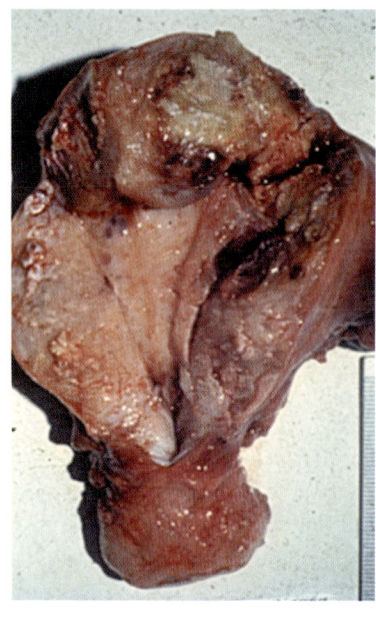

Figura 32.19 Estádio I. Neoplasia trofoblástica gestacional confinada ao útero. (Cortesia da Profa. Nazaré da Serra-Freire.)

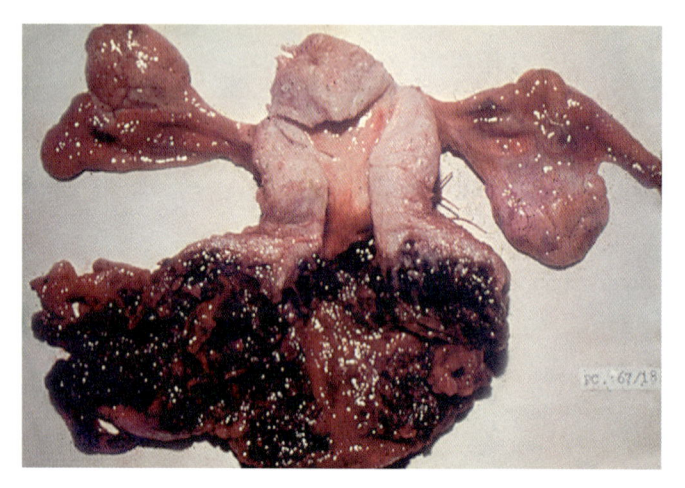

Figura 32.20 Estádio II. Neoplasia trofoblástica gestacional confinada aos lindes da pelve. (Cortesia da Profa. Nazaré da Serra-Freire.)

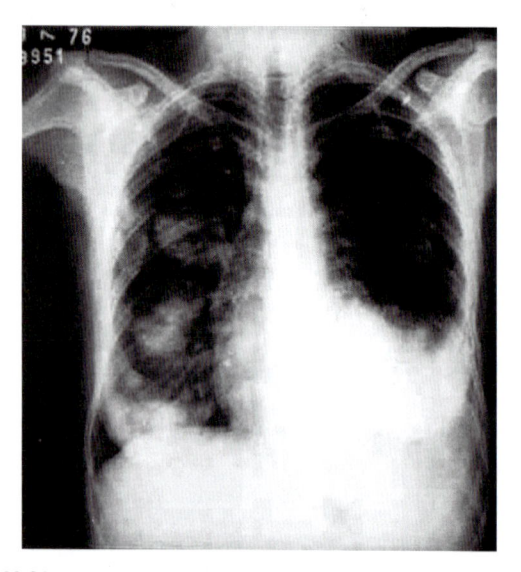

Figura 32.21 Estádio III. Radiografia de neoplasia trofoblástica gestacional com metástase pulmonar. (Cortesia do Prof. Antonio Braga, diretor do Centro de Doenças Trofoblásticas do Rio de Janeiro na Maternidade-Escola da Universidade Federal do Rio de Janeiro e do Hospital Universitário Antonio Pedro, da Universidade Federal Fluminense.)

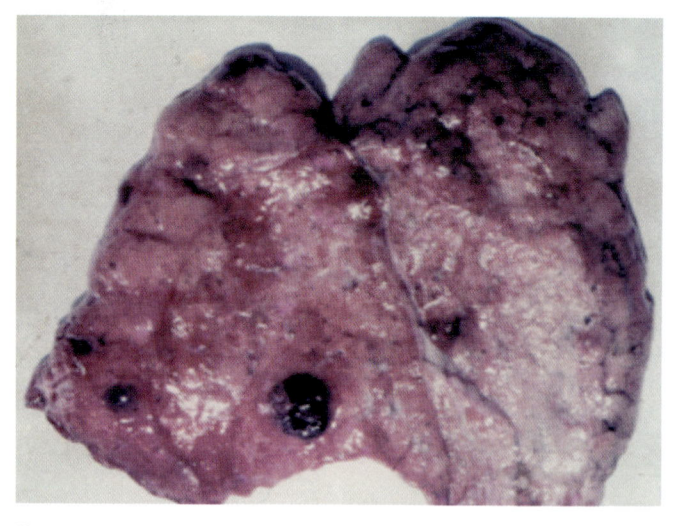

Figura 32.22 Estádio III. Necropsia de paciente com metástase pulmonar de neoplasia trofoblástica gestacional. (Cortesia da Profa. Nazaré da Serra-Freire.)

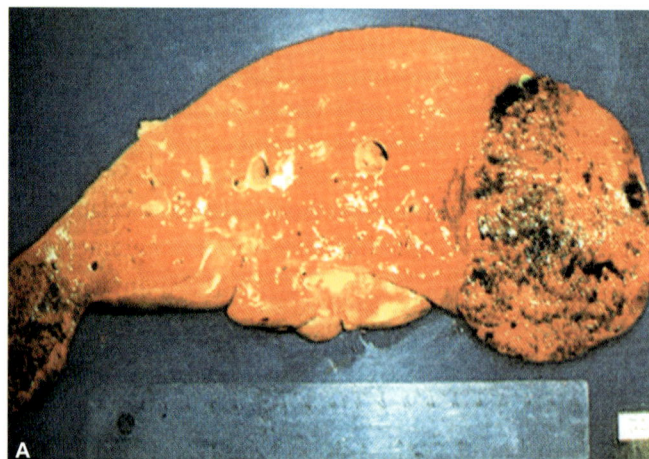

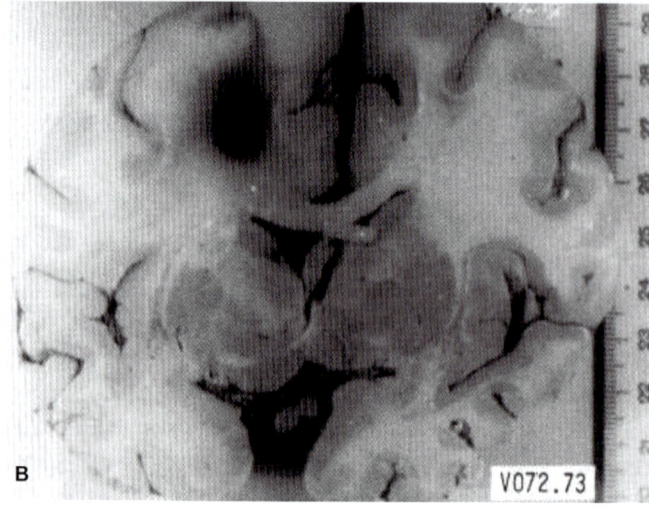

Figura 32.23 Estádio IV. Neoplasia trofoblástica gestacional com metástase para outros órgãos, notadamente fígado (A) e cérebro (B). (Cortesia da Profa. Nazaré da Serra-Freire.)

em virtude da persistência da hCG após o esvaziamento da mola e aquelas que apresentam metástases têm neoplasia trofoblástica.

Escore de risco de 2000 da FIGO. Os escores prognósticos dos fatores de risco de cada categoria são 0, 1, 2 e 4 (Tabela 32.4). As pacientes são divididas em dois grupos: baixo risco (0 a 6) e alto risco (≥ 7).

Tabela 32.3 Estadiamento anatômico da neoplasia trofoblástica gestacional.

Estádio	Características
I	Tumor confinado ao útero
II	Tumor estende-se a outras estruturas genitais: vagina, ovário, ligamento largo e tuba uterina (por metástase ou extensão direta)
III	Metástase para pulmão, com ou sem envolvimento do trato genital
IV	Outras metástases a distância (cérebro, fígado), com ou sem envolvimento pulmonar

FIGO, 2000.

Estadiamento: escore de 2000 da FIGO. É expresso por numeral em romano para o estadiamento e numeral em arábico para o escore de risco, separados por dois pontos (p. ex., II:7).

Diagnóstico da NTG após o esvaziamento molar. Requer os seguintes parâmetros:

- Quatro ou mais valores de estabilização (platô) de hCG em um prazo de, no mínimo, 3 semanas (dias 1, 7, 14 e 21)
- Aumento da hCG ≥ 10%, para três valores ou mais, em um prazo mínimo de 2 semanas (dias 1, 7 e 14)
- Diagnóstico de coriocarcinoma na anatomia patológica
- Persistência da hCG por 6 meses após o esvaziamento da mola.[b]

Diagnóstico das metástases. São pré-requisitos:

- Para metástases do pulmão, a radiografia do tórax é adequada, e a tomografia computadorizada (TC) é aceitável. Para contar o número de metástases, e assim definir o escore de risco, deve ser usada a radiografia
- Para o diagnóstico das metástases abdominais, a TC deve ser preferida; muitos recorrem à ultrassonografia para diagnosticar metástases no fígado
- Para o diagnóstico das metástases cerebrais, a ressonância magnética (RM) é o procedimento mais indicado.

Método da avaliação da hCG. O método laboratorial deve reconhecer todos os aspectos da molécula da hCG, o que inclui a *nicked* hCG clivada e a hCG hiperglicosilada, mas não a hCG fantasma (Cole et al., 2000).

---

[b]Esse critério foi retirado pela FIGO, 2018.

Tratamento

Neoplasia trofoblástica gestacional de baixo risco

As pacientes de baixo risco são tratadas por agente único. Em virtude de sua eficácia e segurança, o tratamento com metotrexato (MTX) e o resgate com o ácido folínico constituem o esquema mais usado (Tabela 32.5). Costuma ser preferida a dosagem de 1 mg/kg de peso de MTX nos dias 1, 3, 5 e 7; com alternância com ácido folínico 15 mg VO nos dias 2, 4, 6 e 8. A histerectomia é complementar à quimioterapia para mulheres mais idosas, que tenham completado sua família e se situem no estádio I.

Em pacientes de baixo risco resistentes ao MTX, a medicação de segunda linha é a actinomicina D (0,5 mg/dia IV, repetida por cinco vezes a cada 2 semanas ou 1,25 mcg/m², máximo de 2 mg, em pulsos quinzenais) ou o esquema EMA-CO (hCG > 300 mUI/mℓ).

Quando falta actinomicina-D, situação comum no Brasil nos últimos 5 anos, tem-se empregado aos casos de NTG resistente ao MTX, regimes com carboplatina AUC 6 a cada 21 dias, ou etoposídeo 100 mg/m² D1-5. Enquanto a carboplatina não se mostrou tão eficiente em relação aos resultados terapêuticos encontrados em Londres, o etoposídeo, embora eficaz, mostrou-se muito mais tóxico (Mora et al., 2019).

Prognóstico. A taxa de recidiva é < 5% em pacientes tratadas com êxito na NTG de baixo risco.

Neoplasia trofoblástica gestacional de alto risco

O esquema EMA-CO é mostrado na Tabela 32.6. Os ciclos são alterados dentro do menor intervalo possível, normalmente definido pela mielossupressão. Para se avaliar a resposta ao tratamento quimioterápico, a melhor orientação é a dosagem da hCG. A resposta ideal é a queda da hCG sérica de 10 vezes a cada ciclo completo. Os ciclos devem ser administrados até a normalização do hormônio, com recomendação do emprego de 2 a 3 ciclos adicionais, de acordo com o risco da paciente (quimioterapia de consolidação). As mulheres com níveis estáveis de hCG após a realização de três ciclos devem ser consideradas resistentes ao regime descrito, assim como as que exibem elevação durante a administração de um ciclo. Nessas situações, muda-se o esquema para outro mais agressivo (Tabela 32.7). As metástases cerebrais (intrameníngeas) podem ser tratadas com a administração intratecal do MTX (12,5 mg/ciclo) em substituição à radioterapia, esquema preconizado pelo grupo do Charing Cross Hospital, de Londres. Nessas condições, o MTX é recomendado em altas doses no regime EMA-CO. Após o término do tratamento quimioterápico, as pacientes são encaminhadas ao acompanhamento,

Tabela 32.4 Sistema de contagem revisado de 2000 da FIGO.

Fatores de risco	0	1	2	4
Idade (anos)	< 39	> 39	–	–
Gestação antecedente	Mola	Aborto	Gestação a termo	–
Intervalo da gravidez antecedente (meses)	< 4	4 a 6	7 a 12	> 12
Nível de hCG pré-tratamento (mUI/mℓ)	< 1.000	1.000 a 10.000	> 10.000 a 100.000	> 100.000
Tamanho do maior tumor com inclusão do útero (cm)	–	3 a 4	5	–
Local das metástases	Pulmão, vagina	Baço, rim	Gastrintestinal	Cérebro, fígado
Número de metástases	0	1 a 4	4 a 8	> 8
Falha na quimioterapia	–	–	Agente único	≥ 2 agentes

Índice total: 0 a 6 = baixo risco, ≥ 7 = alto risco.

Tabela 32.5 Esquema de metotrexato (MTX) para o tratamento da neoplasia trofoblástica gestacional de baixo risco.

Dia 1	MTX 50 mg IM às 12 h
Dia 2	Ácido folínico 15 mg VO às 12 h
Dia 3	MTX 50 mg IM às 12 h
Dia 4	Ácido folínico 15 mg VO às 12 h
Dia 5	MTX 50 mg IM às 12 h
Dia 6	Ácido folínico 15 mg VO às 12 h
Dia 7	MTX 50 mg IM às 12 h
Dia 8	Ácido folínico 15 mg VO às 12 h

IM, intramuscular; *VO*, via oral. Os ciclos são repetidos após intervalo de 6 dias até a normalização da hCG.

Tabela 32.6 Esquema EMA-CO para tratamento da neoplasia trofoblástica gestacional de alto risco.

Semana 1	
Dia 1	Etoposídeo 100 mg/m² em 30 min Metotrexato 100 mg/m² IV em *bolus* 200 mg/m² IV em 12 h Actinomicina D 0,5 mg IV em *bolus*
Dia 2	Etoposídeo 100 mg/m² em 30 min Actinomicina D 0,5 mg IV em *bolus* Ácido folínico, 15 mg VO ou IM a cada 12 h, por 4 doses, iniciando-se 24 h após o começo do metotrexato
Semana 2	
Dia 1	Ciclofosfamida 600 mg/m² IV em 30 min Vincristina 1,0 mg/m² em *bolus* (máximo de 2,0 mg)
Semana 3	
Dia 1	Inicie novo ciclo

IV, intravenoso; *VO*, via oral; *IM*, intramuscular. Repete-se o esquema até a negativação da hCG.

Tabela 32.7 Esquema EP-EMA para pacientes resistentes ao EMA-CO.

Semana 1	
Dia 1 (EP)	Etoposídeo 150 mg/m² em 30 min Cisplatina 25 mg/m² IV em 4 h Cisplatina 25 mg/m² IV em 4 h Cisplatina 25 mg/m² IV em 4 h
Semana 2	
Dia 1 (EMA)	Etoposídeo 100 mg/m² em 30 min Metotrexato 300 mg/m² em 12 h Actinomicina D 0,5 mg IV em *bolus*
Dia 2	Ácido folínico 15 mg VO ou IM a cada 12 h, total de 4 doses, iniciando-se 24 h após o começo de metotrexato
Semana 3	
Dia 1	Iniciar novo ciclo

IV, intravenosa; *IM*, intramuscular; *VO*, via oral. Repete-se o esquema até a negativação da hCG.

como nos casos não metastáticos, porém com a duração ampliada para 2 anos. Na verdade, elas devem ter atenção por toda a vida com dosagens periódicas de hCG.

Metástases hepáticas. O tratamento preferencial das metástases hepáticas, e em outros locais, não está estabelecido. Pode ser feita quimioterapia pelo sistema porta, embolização dos tumores ou mesmo hepatectomia. O prognóstico é desfavorável.

Evidências sugerem benefícios à paciente de alto risco que curse com hCG superior à 100.000 UI/ℓ e escore FIGO/OMS > 12 e seja submetida à quimioterapia de indução com EP (etoposídeo 100 mg/m² e cisplatina 20 mg/m²) por um a dois ciclos antes do início do EMA/CO, que promove aumento da sobrevida global e diminui óbitos precoces (Alifrangis et al., 2013).

Cirurgia complementar. Mesmo com a quimioterapia agressiva, a cirurgia complementar pode ser necessária para controlar hemorragias de metástases, remover focos quimiorresistentes ou tratar outras complicações.

PSTT. A doença localizada no útero deve ser tratada pela histerectomia. O PSTT metastático é conduzido pelo esquema EP-EMA, embora os resultados sejam incertos. A sobrevida das pacientes depende muito do intervalo entre o tratamento e a gestação de origem.

O esquema de tratamento da DTG encontra-se resumido na Figura 32.24.

Prognóstico. A despeito de testes sensíveis de hCG e da quimioterapia combinada, até 13% das pacientes com doença de alto risco desenvolvem recidiva após alcançarem a remissão. As taxas de sobrevida, relatadas pelos centros de doença trofoblástica, podem atingir 84% na versão de alto risco.

A quimioterapia combinada determina risco aumentado de tumores secundários: leucemia mieloide, câncer de colo e mama. A maioria das gestações subsequentes é normal. Tanto o esquema de agente único como o de agentes múltiplos antecipam a menopausa.

Neoplasia resistente ou recidivante

Quimiorresistência ocorre quando há platô ou aumento nos níveis de hCG, com ou sem desenvolvimento de novas metástases, frequentemente enquanto a paciente está recebendo terapia. Por outro lado, o diagnóstico de recidiva exige pelo menos duas elevações nos níveis hormonais na ausência de gestação, após alcançado um período de titulação normal. Ambas as condições são um desafio no tratamento da NTG.

Dados recentes relataram que o número de cursos de quimioterapia de consolidação administrados, o diagnóstico clinicopatológico de coriocarcinoma, o nível inicial alto de hCG, a extensão da doença (metástases em cérebro, fígado e sistema gastrintestinal) e o alto escore de risco da OMS são fatores de preocupação associados a taxas mais altas de doença resistente.

Aproximadamente 5% das pacientes com NTG de baixo risco sem metástases e 10 a 15% daquelas com metástases desenvolvem resistência à quimioterapia primária. Para doença de baixo risco, o tratamento de resgate com outro agente único (p. ex., actinomicina D após quimioterapia com MTX) costuma ser a opção se porventura a hCG estiver em platô. Quando há falha com a terapia sequencial com agente único, deve-se instituir poliquimioterapia, com o EMA-CO como regime de segunda linha mais comum.

Estudos recentes sugerem que o índice de pulsatilidade da artéria uterina ≤ 1 prediz aumento no risco de resistência ao MTX/AF em mulheres com NTG de baixo risco, e pode ser útil na estratificação das pacientes para terapia de primeira linha. Estudos prospectivos estão em andamento para confirmar esse achado.

Quimiorresistência e doença recidivante ocorrem mais frequentemente em pacientes com NTG de alto risco.

Cerca de 20 a 30% das pacientes de alto risco apresentam resposta incompleta à quimioterapia de primeira linha ou recidiva após remissão e necessitam de quimioterapia de resgate.

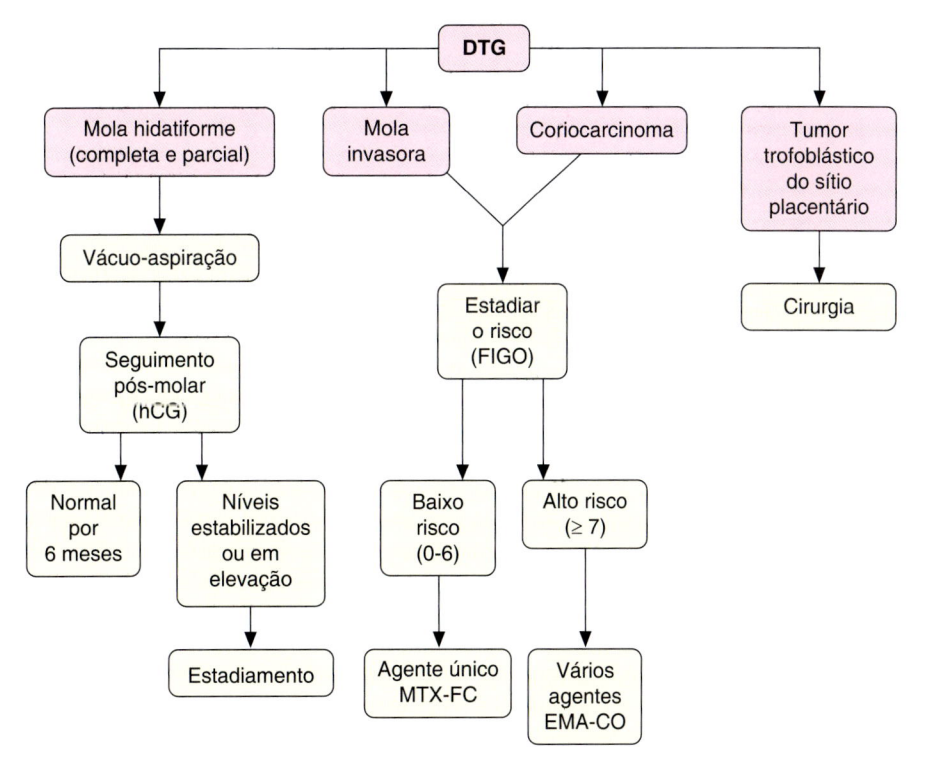

Figura 32.24 Sumário do tratamento da doença trofoblástica gestacional.

Geralmente, esquemas com agentes alternativos, especialmente que contenham cisplatina, são necessários após falha da quimioterapia inicial combinada.

Por conta das altas taxas de cura e poucos casos de resistência à quimioterapia, a maioria dos estudos nesse grupo de pacientes é retrospectiva e baseada em séries de casos. Vários esquemas de resgate são usados em todo o mundo e não está claro quais regimes são mais efetivos e menos tóxicos, porém o regime EP-EMA é o preferido e recomendado pela FIGO. Sua taxa de resposta completa é superior na resistência (81,8%) quando comparada às recidivas (42,9%) e os efeitos adversos mais comuns são mielossupressão, náuseas, vômitos e hepatotoxicidade.

Para predição de resistência à quimioterapia com EMA/CO, estudos recentes sugerem o uso de nomogramas de regressão de hCG e início de quimioterapia com agente platínico em vez de EMA-CO, quando a hCG pré-tratamento estiver acima do percentil 90.

Além da quimioterapia de resgate, procedimentos auxiliares, como histerectomia, ressecção cirúrgica de locais de doença resistente, radioterapia e técnicas de quimioembolização fazem parte do tratamento adjuvante para essas pacientes.

Powles et al. (2007) relataram sobrevida global em 5 anos de 93% para pacientes com recidivas, e 43% para aquelas com doença quimiorresistente.

Remissão

Após a remissão da DTG avaliada pela hCG, essas pacientes devem ter seus exames repetidos a cada 2 semanas durante os 3 primeiros meses e depois 1 vez/mês até completarem 1 ano de hCG normal. A taxa de recidiva após 1 ano de remissão é < 1%, mas raramente recorrências tardias podem ser observadas.

Aconselhamento

As pacientes são aconselhadas a usar anticoncepcionais hormonais durante o 1º ano de remissão.

Pacientes com MHC ou MHP têm chance 10 vezes maior de uma nova MH em gravidez subsequente. Como o risco de segunda gravidez molar é de 1 a 2%, a cada nova gravidez deve ser realizado exame ultrassonográfico no início do pré-natal (Belfort e Braga 2003). Parece não haver risco aumentado de malformações congênitas ou de outras complicações relacionadas com a gravidez. Esquemas que incorporem etoposídeo, com ou sem cisplatina, podem elevar o risco de leucemia nas sobreviventes.

Braga (2008) estudou a gravidez após a quimioterapia para a NTG por agente único ou múltiplo. Além do índice de abortamento 11 vezes maior naquelas que engravidaram nos primeiros 6 meses após a quimioterapia, nenhuma outra complicação foi citada. Conclui-se que se deve postergar a concepção por, pelo menos, 6 meses após a quimioterapia, ainda que seja desejável engravidar apenas após 12 meses do último ciclo de quimioterapia.

Situações especiais

Gravidez ectópica molar

A gravidez ectópica molar (GEM) é uma condição rara, com incidência estimada de 1 em cada 20.000 a 100.000 gestações. Uma revisão de 15 anos da casuística do GTD Sheffield Trophoblastic Disease Center mostrou que a GEM é ainda mais rara, afeta 1,5 em cada 1 milhão de nascimentos no Reino Unido. As análises de séries de casos de GEM que usam critérios estritos descritos para diagnosticar a gravidez molar intrauterina mostraram que essa entidade foi diagnosticada em excesso no passado, pois apenas 6 a 15% das pacientes que originalmente foram descritas como GEM receberam confirmação após a análise cuidadosa do material histopatológico.

Ao contrário da gravidez ectópica não molar, que em 98% dos casos afeta a tuba uterina, em uma revisão de 31 casos de GEM, houve envolvimento da tuba uterina em 61% dos casos, com o ovário acometido em 16%, corno uterino em 10%, peritônio em 6%, colo do útero em 3% e cicatriz de cesariana em 3% dos casos. Ainda assim, o acometimento tubário da GEM é o sítio mais comum, e o diagnóstico ultrassonográfico sempre diligente deve impor-se.

Em relação ao prognóstico de pacientes com GEM, parece ser semelhante ao de pacientes com gravidez molar intrauterina, mas são mais incomuns os casos de desenvolvimento de GTN. Todavia, o rígido seguimento pós-molar, nos mesmos moldes recomendados para a gravidez molar intrauterina, deve ser instaurado. As Figuras 32.25 a 32.29 ilustram um caso de GEM que evoluiu para NTG e foi tratada com quimioterapia, de modo semelhante aos de NTG oriundos de gravidez molar tópica (Lopéz et al., 2018).

Sítio placentário exagerado

O sítio placentário exagerado (SPE) é um achado histopatológico descrito recentemente, cuja lesão não representa uma NTG, que caracteriza tão somente a expressão morfológica residual da reação no local de implantação após uma recente gestação, que pode ser molar ou não molar. O SPE geralmente é diagnosticado em material obtido após curetagem. No exame microscópico, fragmentos de endomiométrio mostram-se infiltrados por células de trofoblásto intermediário, isoladamente ou com formação de ninhos trofoblásticos, com organização e características morfológicas do local de implantação normal, de onde vem seu nome – SPE. Nesse microambiente tecidual, não se observa crescimento celular confluente nem destruição da arquitetura miometrial subjacente. A presença de células gigantes de trofoblasto multinucleado uniformemente espaçadas, comumente encontrado no sítio de implantação, é um recurso diagnóstico útil para esses casos. Clinicamente, nada representam. Não é necessário haver vigilância hormonal típica da DTG.

Nódulo do sítio placentário

O nódulo do sítio placentário atípico (NSP) acomete mulheres no menacme e derivam do trofoblasto intermediário. Em geral, decorre de diagnóstico incidental obtido por material proveniente de curetagens endometriais realizadas para anormalidades hemorrágicas ou esfregaço cervical anormal.

Sob o ponto de vista patológico, o NSP acomete o endométrio, segmento uterino inferior e colo do útero, com ocorrência de casos raros na tuba uterina, ligamento largo e ovário. Pode ser vista como uma lesão única ou múltipla, normalmente de cor amarela a marrom e varia de 1 a 14 mm (média de 2 mm). O exame histológico revela nódulos pequenos e bem circunscritos, compostos por trofoblasto intermediário do tipo coriônico com hialinização central. As lesões são paucicelulares, principalmente com células únicas ou dispostas em pequenos aglomerados e cordões. Células multinucleadas ocasionais estão presentes. As mononucleares têm pequenos núcleos uniformes e abundante citoplasma eosinofílico. Figuras mitóticas e necrose não são vistas no NSP, que mantém a arquitetura lobular.

O principal diagnóstico diferencial deve ser feito com o PSTT e o ETT.

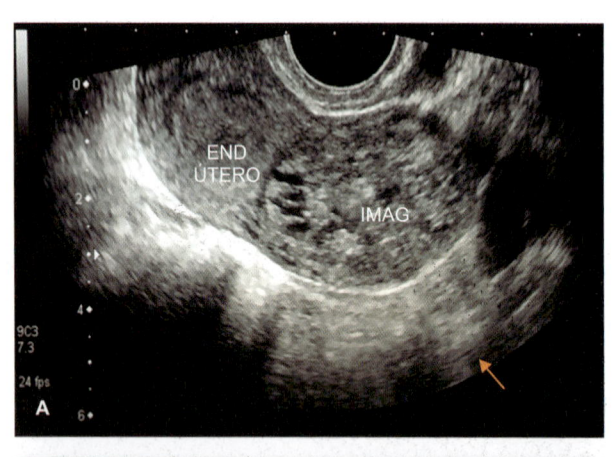

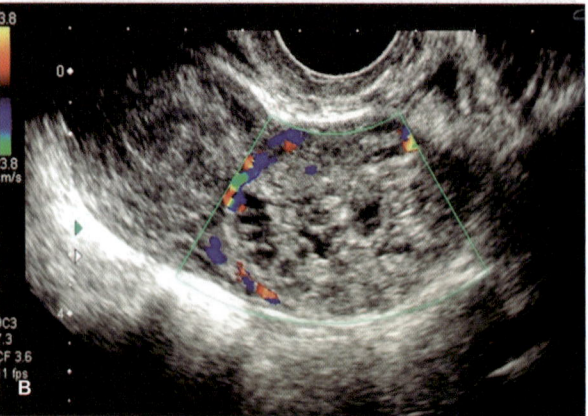

Figura 32.25 A. Ultrassonografia transvaginal que mostra uma massa anexial paraovariana heterogênea medindo 65 × 40 × 35 mm, preenchida por ecos amorfos, anecoicos e multicísticos. **B.** A ultrassonografia com Doppler colorido evidenciou que a massa anexial não apresentava vascularização exuberante.

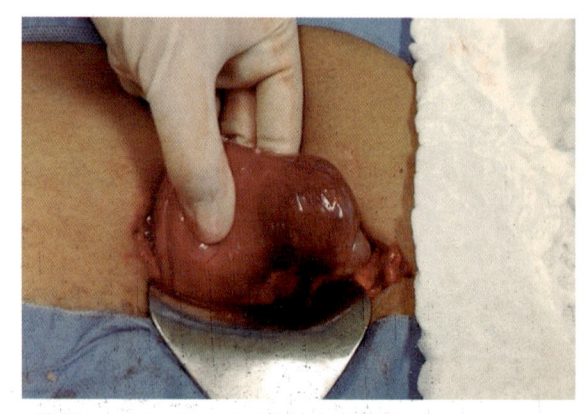

Figura 32.26 Laparotomia exploradora por incisão de Pfannenstiel, que evidencia na cavidade abdominal um útero amolecido com massa tubária à esquerda, com cor vinhosa, medindo aproximadamente 7,0 cm, acompanhada de hemoperitônio, sugestivo de gravidez ectópica.

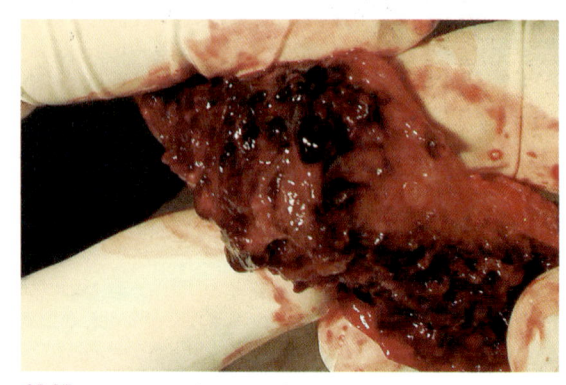

Figura 32.27 Macroscopia do material ovular preenchido com pequenas vesículas hidrópicas, sugestivas de mola hidatiforme na tuba uterina.

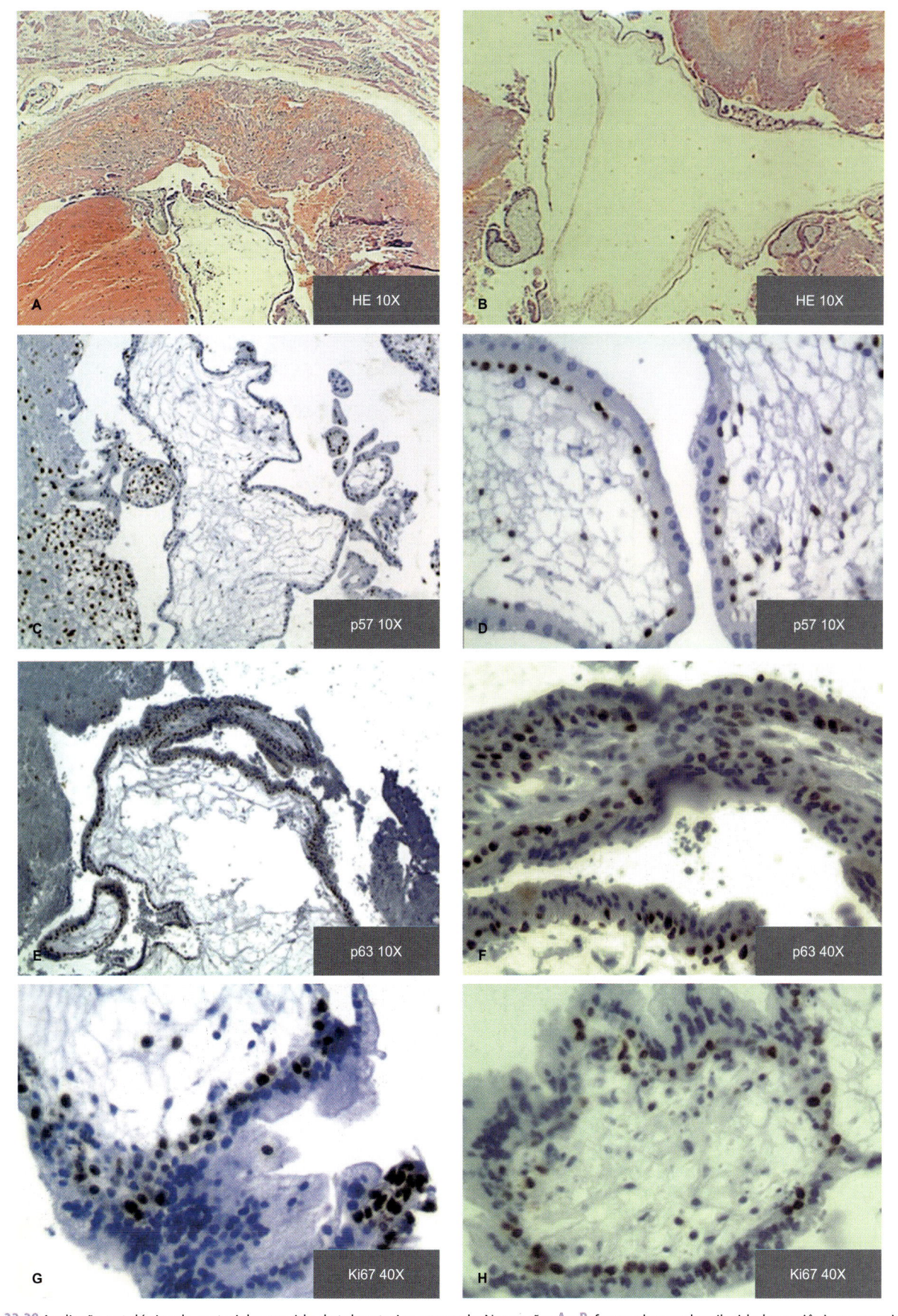

Figura 32.28 Avaliação patológica do material removido da tuba uterina esquerda. Nas seções A e B, foram observadas vilosidades coriônicas, com cisternas centrais, que exibem hiperplasia de trofoblastos com atipia moderada, além de membranas ovulares, reação inflamatória predominantemente aguda, áreas hemorrágicas na região parietal tubária e sangue de glóbulos vermelhos fetais em vilosidades, vasos (HE, 10 ×). Nas seções C e D, os resultados da avaliação imuno-histoquímica, com a marcação imunológica de p57 mostraram demarcação positiva no estroma das vilosidades, citotrofoblasto e decídua materna. Nas seções E e F, os resultados da avaliação imuno-histoquímica com a marcação imunológica de p63 mostraram reação moderadamente positiva no revestimento de trofoblasto. Nas seções G e H, os resultados da avaliação imuno-histoquímica com a marcação imunológica de Ki67 mostraram intensa coloração positiva no revestimento de trofoblasto.

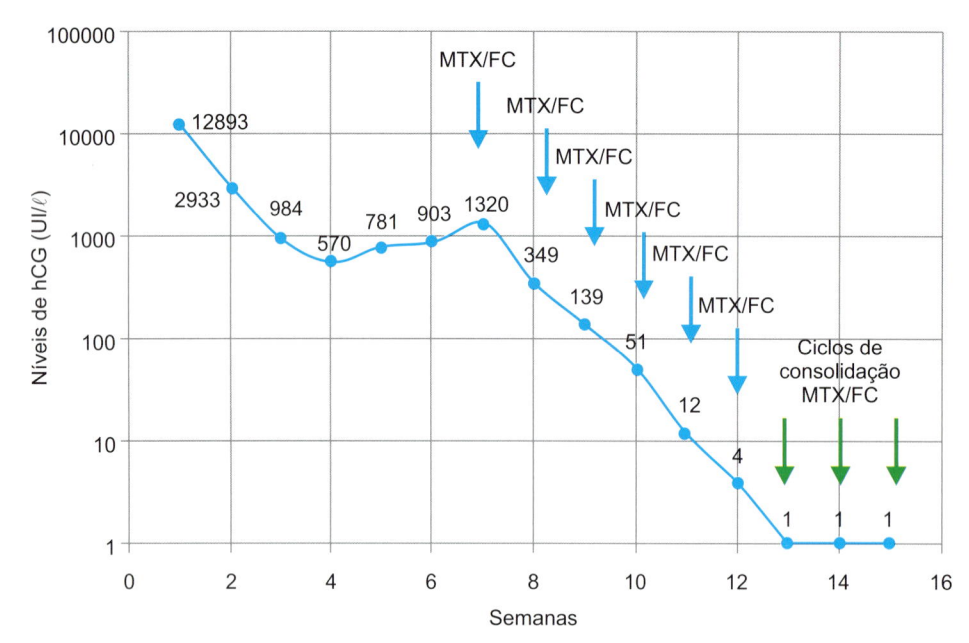

Figura 32.29 Gráfico que mostra o seguimento pós-molar com vigilância da gonadotrofina coriônica humana, bem como o tratamento quimioterapêutico da neoplasia trofoblástica gestacional pós-molar, com metotrexato com resgate de ácido folínico.

Nódulo do sítio placentário atípico

O nódulo do sítio placentário atípico (NSPA), rara lesão trofoblástica, apresenta grande desafio diagnóstico por não haver critérios histológicos objetivos bem estabelecidos para distinguir definitivamente o NSPA como entidade isolada, exceto a concordância geral de que eles representam lesões que parecem "atípicas" para histopatologistas experientes nessa área.

As lesões são, geralmente, maiores em tamanho do que as do NSP típicas (a maioria dos NSP foi descrita como < 5 mm e os NSPA > 5 mm de tamanho), além de apresentar maior celularidade, ninhos de trofoblasto intermediário mais coesos e cordões de células trofoblásticas viáveis, além do aumento na taxa de proliferação celular (> 5 %), em comparação com os casos de NSP típicas.

Não obstante os casos de NSP típicos não exijam acompanhamento, dados limitados sobre o NSPA mostraram possibilidade de progressão para NTG em cerca de 15% das situações. Ademais, pode ainda haver progressão do NSPA para PSTT e ETT, de modo que o seguimento hormonal com hCG seriado semanal deve ser instaurado assim que o diagnóstico foi feito ou suspeitado.

Especificidades em torno da gonadotrofina coriônica humana

hCG hiperglicosilada (hCG-H). A hCG é uma molécula heterogênea, com variantes detectáveis no soro e na urina na gravidez normal e na DTG. A hCG constituída por radicais laterais de açúcar mais complexos é denominada hCG hiperglicosilada (hCG-H) (EUA hCG Reference Service, 2008). A hCG produzida no coriocarcinoma é, basicamente, a hCG-H, que pode ser medida por teste comercial específico (Cole et al., 2006a). A hCG-H é um marcador tumoral absoluto (100% de sensibilidade e de especificidade) e discrimina o coriocarcinoma, que necessita

de quimioterapia, da doença pré-maligna (DTG quiescente). A hCG-H não é apenas a principal forma do hormônio produzido pelo coriocarcinoma, mas também o hormônio elaborado no início da gravidez durante a implantação e as 2 semanas posteriores. O citotrofoblasto é a principal célula do coriocarcinoma e do blastocisto ao tempo da implantação. As células citotrofoblásticas produzem a hCG-H, e as sinciciotrofoblásticas diferenciadas secretam a hCG regular. A função básica da hCG regular na gravidez é manter a produção de progesterona pelo corpo lúteo, ao atuar no receptor LH/hCG e a hCG-H – antígeno de invasão trofoblástica – associada apenas a fenômenos invasivos, como implantação do ovo e invasão do coriocarcinoma; a hCG é produzida pelo citotrofoblasto invasivo e não pelo sinciciotrofoblasto, um agente promotor de crescimento e de invasão (tumorigênico). Trata-se de um hormônio autócrino produzido pelo citotrofoblasto e age em si mesmo.

hCG clivada. A hCG intacta, quando partida entre os resíduos 47 e 48 da subunidade b, é denominada hCG clivada (EUA hCG Reference Service, 2008). A hCG clivada é instável e se dissocia na α-hCG livre e na β-hCG livre. A β-hCG livre é degradada, rapidamente removida da circulação, e excretada na urina como fragmento β-*core*. O fragmento β-*core* pode ser a única hCG encontrada no PSTT, no soro ou na urina.

Testes de hCG. Os testes de hCG comerciais básicos são listados a seguir:

- hCG total: mede todas as formas da molécula (calibrado em mUI/mℓ pelo 3º Padrão Internacional)
- hCG-H (resultado em % da hCG total)
- β-hCG livre (referido em % da hCG total)
- hCG total tratada com agente bloqueador de anticorpo heterofílico (para excluir resultados falso-positivos).

DTG quiescente. Por definição, pacientes com DTG quiescente apresentam níveis baixos persistentes de hCG (< 1.000 mUI/mℓ) por 3 meses ou mais, sem qualquer doença detectável pela clínica e por exame de imagem (Cole et al., 2006b). Esses casos não respondem à quimioterapia ou à cirurgia (histerectomia).

Trata-se de pacientes que apresentam células sinciciotrofoblásticas residuais (até 100.000 células com nenhuma ou mínima presença de células citotrofoblásticas invasivas) e, por isso, preenchem o quadro de doença ativa (pré-maligna). Em 10 a 25% desses casos, a concentração baixa persistente de hCG eleva-se em tempo variável. Na maioria dessas pacientes é identificado tumor, e a patologia costuma revelar coriocarcinoma, que denuncia que a DTG quiescente é uma síndrome pré-maligna, com a ocorrência de transformação maligna em certo número de casos.

No material de Cole et al. (2006b), os casos de DTG quiescente mostraram hCG total < 100 mUI/mℓ e hCG-H de 0%. O ponto de corte de separação do coriocarcinoma parece ser 0%.

O número de células citotrofoblásticas presentes na DTG quiescente é insuficiente para determinar níveis detectáveis de hCG-H, embora o sinciciotrofoblasto seja suficiente para produzir níveis baixos de hCG. Por certo, quando a DTG quiescente se torna ativa, o número de células citotrofoblásticas aumenta o necessário para produzir hCG-H detectável. Vale dizer, o percentual de hCG-H é representativo da razão entre as células citotrofoblásticas e as sinciciotrofoblásticas. Em pacientes com quadro de DTG quiescente, apenas 7,6% provaram ser malignas.

Malformação arteriovenosa uterina. Belfort et al. (2006) citam a malformação arteriovenosa uterina (MAVU) como uma complicação da NTG. Essas pacientes, geralmente após a cura da NTG, apresentam hemorragia vaginal, que pode ser copiosa, e a ultrassonografia transvaginal revela áreas anecoicas no miométrio, com turbulência vascular ao Doppler colorido e índice de resistência (IR) médio de 0,36 (Figuras 32.30 e 32.31).

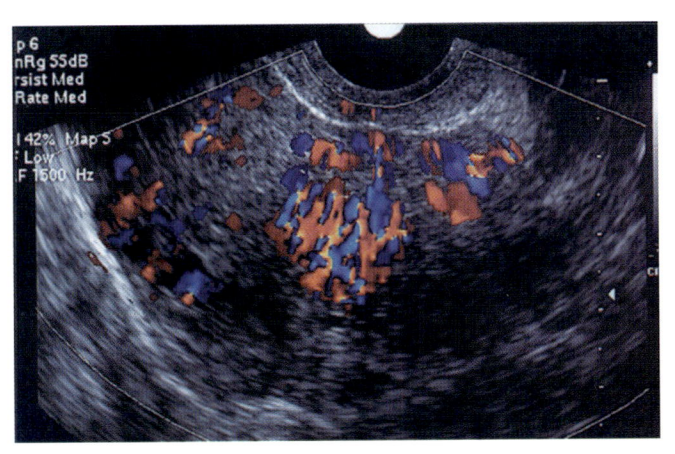

Figura 32.30 Malformação arteriovenosa uterina ao Doppler colorido.

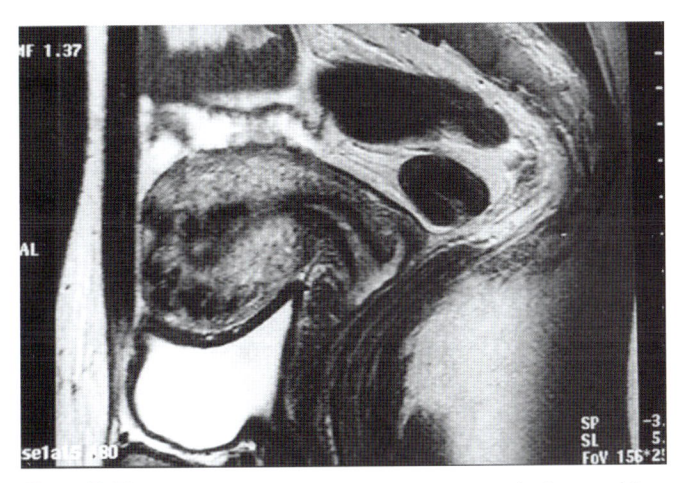

Figura 32.31 Malformação arteriovenosa uterina à ressonância magnética.

Se não houver β-hCG, lagos vasculares no útero após NTG selam o diagnóstico de MAVU. As opções terapêuticas vão desde embolização uterina, passando por tratamento medicamentoso hormonal, até a histerectomia. A curetagem uterina deve ser vedada, pois causa graves hemorragias.

Bibliografia

Agarwal A, Aponte-Mellado A, Premkumar BJ, Shaman A, Gupta S. The effects of oxidative stress on female reproduction: a review. Reprod Biol Endocrinol. 2012;10:49.

Agarwal R, Teoh S, Short D, Harvey R, Savage PM, Seckl MJ. Chemotherapy and human chorionic gonadotropin concentrations 6 months after uterine evacuation of molar pregnancy: a retrospective cohort study. Lancet. 2012;379(9811):130-5.

Alifrangis C, Agarwal R, Short D, et al. EMA/CO for high-risk gestational trophoblastic neoplasia: good outcomes with induction low-dose etoposide-cisplatina and genetic analysis. J Clin Oncol. 2013;31(2):280-6.

American College of Obstetricians and Gynecologists (ACOG). ACOG Practice Bulletin n°53. Diagnosis and treatment of gestational trophoblastic disease. Obstet Gynecol. 2004;103(6):1365-77.

Andrijono A, Kurnia K, Asikin N. A case-control study of vitamin A level in hydatidiform mole. Med J Indo. 1997;6(3):153-7.

Andrijono A, Muhilal M. Prevention of post-mole malignant trophoblastic disease with vitamin A. Asian Pac J Cancer Prev. 2010;11(2):567-70.

Bagshawe KD. Introduction. In: Hancock BW, Newlands ES, Berkowitz RS, Cole LA, editors. Gestational trophoblastic disease. 2nd ed. London: Chapman & Hall Medical; 2004. p. 1.

Bahasadri S, Kashanian M. Clinical presentation of molar pregnancy at a teaching hospital in Iran, 1996-2006. Int J Gynaecol Obstet. 2011;115(2):194-5.

Belfort P, Braga A, Freire NS. Malformação arteriovenosa uterina após doença trofoblástica gestacional. Rev Bras Ginecol Obstet. 2006;28(2):112-21.

Belfort P, Braga A. Mudanças nos parâmetros clínicos da gravidez molar. Rev Bras Ginecol Obstet. 2004;26(6):483-88.

Belfort P, Braga A. Doença trofoblástica gestacional recorrente. Rev Bras Ginecol Obstet 2003;25:61-6.

Belfort P, Viggiano M. Epidemiological features of gestational trophoblastic neoplasia in Rio de Janeiro and in Goiania – Brazil. In: Belfort P, Pinotti JA, Eskes TAB (eds.). Proceedings of the 12th World Congress of Gynecology and Obstetrics; 1990 October 23-28, Rio de Janeiro, Brazil. Cambridge: Parthenon; 1990. p. 227-32.

Biscaro A, Braga A, Berkowitz RS. Diagnosis, classification and treatment of gestational trophoblastic neoplasia. Rev Bras Ginecol Obstet. 2015;37(1):42-51.

Braga A, Growdon WB, Bernstein M, et al. Molar pregnancy in adolescents. J Reprod Med. 2012;57(5-6):225-30.

Braga A, Maestá I, Short D, Savage P, Harvey R, Seckl MJ. Hormonal contraceptive use before hCG remission does not increase the risk of gestational trophoblastic neoplasia following complete hydatidiform mole: a historical database review. BJOG. 2016 Jul;123(8):1330-5.

Braga A, Maestá I, Matos M, Elias KM, Rizzo J, Viggiano MG. Gestational trophoblastic neoplasia after spontaneous human chorionic gonadotropin normalization following molar pregnancy evacuation. Gynecol Oncol. 2015;139(2):283-7.

Braga A, Obeica B, Moraes V, Silva EP, Amim J, Rezende Filho J. Doença trofoblástica gestacional. Revista HUPE 2014;13(3):54-60.

Braga A, Uberti EMH, Fajardo MC, et al. Epidemiological report on the treatment of patients with gestational trophoblastic disease in 10 Brazilian referral centers: results after 12 years since International FIGO 2000 Consensus. J Reprod Med. 2014 May-Jun;59(5 a 6):241-7.

Braga A, Maestá I, Michelin OC, et al. Maternal and perinatal outcomes of first pregnancy after chemotherapy for gestational trophoblastic neoplasia in Brazilian women. Gynecol Oncol. 2009 Mar;112(3):568-71.

Braga A. Gravidez após quimioterapia para neoplasia trofoblástica gestacional. Memória laureada com o prêmio Madame Durocher, da Academia Nacional de Medicina. Rio de Janeiro; 2008.

Braga A, Torres B, Burlá M, et al. Is chemotherapy necessary for patients with molar pregnancy and human chorionic gonadotropina serum levels raised but falling at 6 months after uterine evacuation? Gynecol Oncol. 2016 Dec;143(3):558-64.

Chang TC, Yen TC, Li YT, et al. The role of 18F-fluorodeoxyglucose pósitron emission tomography in gestational trophoblastic tumours: a pilot study. Eur J Nucl Med Mol Imaging. 2006 Feb;33(2):156-63.

Christesen HT, Falkenberg T, Lamont RF, Jørgensen JS. The impact of vitamin D on pregnancy: a systematic review. Acta Obstet Gynecol Scand. 2012 Dec;91(12):1357-67.

Cole LA. Phantom hCG and phantom choriocarcinoma. Gynecol Oncol. 1998 Nov;71(2):325-9.

Cole LA, Butler SA, Khanlian SA, et al. Gestational trophoblastic diseases: 2. Hyperglycosylated hCG as a reliable marker of active neoplasia. Gynecol Oncol. 2006b Aug;102(2):151-9.

Cole LA, Dai D, Butler SA, Leslie KK, Kohorn EI. Gestational trophoblastic diseases: 1. Pathophysiology of hyperglycosylated hCG. Gynecol Oncol. 2006a Aug;102(2):145-50.

Cole LA, Khanlian SA, Muller CY, Giddings A, Kohorn E, Berkowitz R. Gestational trophoblastic diseases: 3. Human chorionic gonadotropina-free betassubunit, a reliable marker of placental site trophoblastic tumors. Gynecol Oncol. 2006b Aug;102(2):160-4.

Cole LA, Khanlian SA, Giddings A, et al. Gestational trophoblastic diseases: 4. Presentation with persistent low positive human chorionic gonadotropina test results. Gynecol Oncol. 2006 c Aug;102(2):165-72.

Cole LA, Khanlian SA, Sutton JM, Davies S, Stephens ND. Hyperglycosylated hCG (invasive trophoblast antigen, ITA) a key antigen for early pregnancy detection. Clin Biochem. 2003;36(8):647-55.

Cole LA, Laidler LL, Muller CY. EUA hCG reference service, 10-year report. Clin Biochem. 2010;43(12):1013-22.

Curry SL, Hammond CB, Tyrey L, Creasman WT, Parker RT. Hydatidiform mole: diagnosis, management, and long-term followup of 347 patients. Obstet Gynecol. 1975 Jan;45(1):1-8.

Dantas PR, Maestá I, Cortés-Charry R, et al. Influence of hydatidiform mole follow-up setting on postmolar gestational trophoblastic neoplasia outcomes: a cohort study. J Reprod Med. 2012 Jul-Aug;57(7 a 8):305-9.

Delmis J, Pfeifer D, Ivanisevic M, Forko JI, Hlupic L. Sudden death from trophoblastic embolism in pregnancy. Eur J Obstet Gynecol Reprod Biol. 2000 Oct;92(2):225-7.

Erbil Y, Tihan D, Azezli A, et al. Severe hyperthyroidism requiring therapeutic plasmapheresis in a patient with hydatidiform mole. Gynecol Endocrinol. 2006 Jul;22(7):402-4.

Erturk E, Bostan H, Geze S, Saracoglu S, Erciyes N, Eroglu A. Total intravenous anesthesia for evacuation of a hydatidiform mole and termination of pregnancy in a patient with thyrotoxicosis. Int J Obstet Anesth. 2007 Oct;16(4):363-6.

Escobar-Ponce LF, Arteaga-Gómez AC, Olguin-Ortega AA. Abdome agudo como complicación de un embarazo molar [Acute abdome as a complication of a molar pregnancy]. Ginecol Obstet Mex. 2013 Sep;81(9):541-4.

Feltmate CM, Genest DR, Wise L, Bernstein MR, Goldstein DP, Berkowitz RS. Placental site trophoblastic tumor: a 17-year experience at the New England Trophoblastic Disease Center. Gynecol Oncol. 2001 Sep;82(3):415-9.

Ferraz L, Burlá M, Lopes PF, Braga A. Impacto da ingestão dietética e do estresse oxidativo em pacientes com doença trofoblástica gestacional. Femina 2014 Mai-Jun;42(3):153-9.

Ferraz L, Lozoya C, Lopes P, et al. Mola hidatiforme parcial recorrente evoluindo para neoplasia trofoblástica gestacional. Femina 2015 Jan-Fev;43(1):45-52.

FIGO Oncology Committee. FIGO staging for gestational trophoblastic neoplasia 2000. FIGO Oncology Committee. Int J Gynaecol Obstet. 2002;77(3):285-7.

Gamer EI, Garrett A, Goldstein DP, Berkowitz RS. Significance of chest computed tomography findings in the evaluation and treatment of persistent gestational trophoblastic neoplasia. J Reprod Med. 2004 Jun;49(6):411-4.

Gillespie AM, Lidbury EA, Tidy JA, Hancock BW. The clinical presentation, treatment, and outcome of patients diagnosed with possible ectopic molar gestation. Int J Gynecol Cancer. 2004;14(02):366-9a.

Goldstein DP, Berkowitz RS. Current management of gestational trophoblastic neoplasia. Hematol Oncol Clin North Am. 2012 Feb;26(1):111-31.

Goldstein DP, Berkowitz RS. Current management of complete and partial molar pregnancy. J Reprod Med. 1994 Mar;39(3):139-46.

Hammond CB, Weed JC Jr, Currie JL. The role of operation in the current therapy of gestational trophoblastic disease. Am J Obstet Gynecol. 1980 Apr 1;136(7):844-58.

Hankins GD, Wendel GD, Snyder RR, Cunningham FG. Trophoblastic embolization during molar evacuation: central hemodynamic observations. Obstet Gynecol. 1987 Mar;69(3 Pt 1):368-72.

Harma M, Harma M, Kocyigit A, Yurtseven S, Demir N. Serum levels of folate, vitamin B12 and homocysteine in complete hydatidiform mole. J Reprod Med. 2004 Apr;49(4):285-8.

Homesley HD, Blessing JA, Schlaerth J, Rettenmaier M, Major FJ. Rapid escalation of weekly intramuscular methotrexate for nonmetastatic gestational trophoblastic disease: a Gynecologic Oncology Group study. Gynecol Oncol. 1990 Dec;39(3):305-8.

Huberman RP, Fon GT, Bein ME. Benign molar pregnancies: pulmonary complications. AJR Am J Roentgenol. 1982 Jan;138(1):71-4.

Hurteau JA. Gestational trophoblastic disease: management of hydatidiform mole. Clin Obstet Gynecol. 2003 Sep;46(3):557-69.

Kendall A, Gillmore R, Newlands E. Chemotherapy for trophoblastic disease: current standards. Curr Opin Obstet Gynecol. 2002 Feb;14(1):33-8.

Kim SJ, Bae SN, Kim JH, et al. Epidemiology and time trends of gestational trophoblastic disease in Korea. Int J Gynaecol Obstet. 1998 Apr;60 Suppl 1:S33-8.

Kim SJ. Epidemiology of gestational trophoblastic disease. In: Hancock BW, Newland ES, Berkowitz RS, editors. Gestational trophoblastic disease. London: Chapman & Hall Medical; 1997. p. 27.

Kohorn EI, Goldstein DP, Hancock BW, et al. Workshop Report: Combining the staging system of the International Federation of Gynecology and Obstetrics with the scoring system of the World Heath Organization for Trophoblastic Neoplasia. Report of the Working Committee of the International Society for the Study of Trophoblastic Disease and the International Gynecologic Cancer Society. Int J Gynecol Cancer. 2000 Jan;10(1):84-8.

Kohorn EI. The new FIGO 2000 staging and risk factor scoring system for gestational trophoblastic disease: description and critical assessment. Int J Gynecol Cancer. 2001 Jan-Feb;11(1):73-7.

Kokanali MK, Oztürkkan D, Unsal N, Möroy P, Güngör T, Mollamahmutoğlu L. Plasma homocysteine, vitamin B12 and folate levels in hydatidiform moles and histopathological subtypes. Arch Gynecol Obstet. 2008 Dec;278(6):531-4.

Kolusari A, Adali E, Kurdoglu M, et al. Catalase activity, serum trace element and heavy metal concentrations, vitamin A, vitamin D and vitamin E levels in hydatidiform mole. Clin Exp Obstet Gynecol. 2009;36(2):102-4.

Kurman RJ, Scully RE, Norris HJ. Trophoblastic pseudotumor of the uterus: an exaggerated form of "syncytial endometritis" simulating a malignant tumor. Cancer. 1976 Sep;38(3):1214-26.

Li MC, Hertz R, Spencer DB. Effect of methotrexate therapy upon choriocarcinoma and chorioadenoma. Proc Soc Exp Biol Med. 1956 Nov;93(2):361-6.

López CL, Lopes VGS, Resende FR, et al. Gestational Trophoblastic Neoplasia after Ectopic Molar Pregnancy: Clinical, Diagnostic, and Therapeutic Aspects. Rev Bras Ginecol Obstet. 2018 May;40(5):294-9.

Lurain JR, Brewer JI, Torok EE, Halpern B. Natural history of hydatidiform mole after primary evacuation. Am J Obstet Gynecol. 1983 Mar 1;145(5):591-5.

Maestá I, Braga A. Challenges of the treatment of patients with gestational trophoblastic disease. Rev Bras Ginecol Obstet. 2012 Apr;34(4):143-6.

Mangili G, Garavaglia E, Cavoretto P, Gentile C, Scarfone G, Rabaiotti E. Clinical presentation of hydatidiform mole in northern Italy: has it changed in the last 20 years? Am J Obstet Gynecol. 2008 Mar;198(3):302.e1-4.

Matos M, Ferraz L, Lopes PF, et al. Neoplasia trofoblástica gestacional após normalização espontânea da gonadotrofina coriônica humana em paciente com mola hidatiforme parcial. Rev Bras Ginecol Obstet. 2015 Jul;37(7):339-43.

Montz FJ, Schlaerth JB, Morrow CP. The natural history of theca lutein cysts. Obstet Gynecol. 1988 Aug;72(2):247-51.

Mora PAR, Sun SY, Velarde GC, et al. Can carboplatina or etoposide replace actinomycin-d for second-line treatment of methotrexate resistant low-risk gestational trophoblastic neoplasia? Gynecol Oncol. 2019 May;153(2):277-85.

Moraes VP, Marcolino LA, Sá RAM, et al. Complicações clínicas da gravidez molar. Femina 2014 Set-Out;42(5):229-34.

Narasimhan KL, Ghobrial MW, Ruby EB. Hyperthyroidism in the setting of gestational trophoblastic disease. Am J Med Sci. 2002 May;323(5):285-7.

Ngan HYS, Seckl MJ, Berkowitz RS et al. Update on the diagnosis and management of gestational trophoblastic disease. Int J Gynaecol Obstet. 2018;143 Suppl 2:79-85.

Orr JW Jr, Austin JM, Hatch KD, Shingleton HM, Younger JB, Boots LR. Acute pulmonary edema associated with molar pregnancies: a high-risk factor for development of persistent trophoblastic disease. Am J Obstet Gynecol. 1980 Feb 1;136(3):412-5.

Osborne R, Dodge J. Gestational trophoblastic neoplasia. Obstet Gynecol Clin North Am. 2012 Jun;39(2):195-212.

Özdemir S, Balcı O, Görkemli H, Koyuncu T, Turan G. Bilateral adnexal torsion due to postmenopausal hydatidiform mole. J Obstet Gynaecol Res. 2011 Apr;37(4):359-62.

Padrón L, Rezende Filho J, Amim Junior J, et al. Manual compared with electric vacuum aspiration for treatment of molar pregnancy. Obstet Gynecol. 2018 Apr;131(4):652-9.

Papadopoulos AJ, Foskett M, Seckl MJ, et al. Twenty-five years' clinical experience with placental site trophoblastic tumors. J Reprod Med. 2002 Jun;47(6):460-4.

Poen HT, Djojopranoto M. The possible etiologic factors of hydatidiform mole and choriocarcinoma: preliminary report. Am J Obstet Gynecol. 1965 Jun 15;92:510-3.

Powles T, Savage PM, Stebbing J, et al. A comparison of patients with relapsed and chemo-refractory gestational trophoblastic neoplasia. Br J Cancer. 2007 Mar 12;96(5):732-7.

Rauh-Hain JA, Growdon WB, Braga A, Goldstein DP, Berkowitz RS. Gestational trophoblastic neoplasia in adolescents. J Reprod Med. 2012 May-Jun;57(5 a 6):237-42.

Robinson DE, Garrett WJ, Kossoff G. The diagnosis of hydatidiform mole by ultrasound. ANZJOG. 1968;8(2):74-8.

Scully RE, Young RH. Trophoblastic pseudotumor: a reappraisal. Am J Surg Pathol. 1981 Jan;5(1):75-6.

Seckl MJ, Sebire NJ, Berkowitz RS. Gestational trophoblastic disease. Lancet. 2010 Aug 28;376(9742):717-29.

Seckl MJ, Sebire NJ, Fisher RA, Golfier F, Massuger L, Sessa C; ESMO Guidelines Working Group. Gestational trophoblastic disease: ESMO Clinical Practice Guidelines for diagnosis, treatment and follow-up. Ann Oncol. 2013 Oct;24 Suppl 6:vi39-50.

Semer DA, Macfee MS. Gestational trophoblastic disease: epidemiology. Semin Oncol. 1995 Apr;22(2):109-12.

Soto-Wright V, Bernstein M, Goldstein DP, Berkowitz RS. The changing clinical presentation of complete molar pregnancy. Obstet Gynecol. 1995 Nov;86(5):775-9.

Steigrad SJ. Epidemiology of gestational trophoblastic diseases. Best Pract Res Clin Obstet Gynaecol. 2003 Dec;17(6):837-47.

Sun SY, Melamed A, Goldstein DP, et al. Changing presentation of complete hydatidiform mole at the New England Trophoblastic Disease Center over the past three decades: does early diagnosis alter risk for gestational trophoblastic neoplasia? Gynecol Oncol. 2015 Jul;138(1):46-9.

Sung WJ, Shin HC, Kim MK, Kim MJ. Epithelioid trophoblastic tumor: clinicopathologic and immunohistochemical analysis of three cases. Korean J Pathol. 2013 Feb;47(1):67-73.

Suzuka K, Matsui H, Iitsuka Y, Yamazawa K, Seki K, Sekiya S. Adjuvant hysterectomy in low-risk gestational trophoblastic disease. Obstet Gynecol. 2001 Mar;97(3):431-4.

Szulman AE, Surti U. The clinicopathologic profile of the partial hydatidiform mole. Obstet Gynecol. 1982 May;59(5):597-602.

Tiezzi DG, Andrade JM, Candido dos Reis FJ, Lombardi W, Marana HRC. Risk factors for persistent gestational trophoblastic disease. Rev Bras Ginecol Obstet. 2005;27:331.

Tse KY, Ngan HY. Gestational trophoblastic disease. Best Pract Res Clin Obstet Gynaecol. 2012 Jun;26(3):357-70.

Twiggs LB. Nonneoplastic complications of molar pregnancy. Clin Obstet Gynecol. 1984 Mar;27(1):199 210.

Uberti EM, Fajardo MC, da Cunha AG, Frota SS, Braga A, Ayub AC. Treatment of low-risk gestational trophoblastic neoplasia comparing biweekly eight-day Methotrexate with folinic acid *versus* bolus-dose Actinomycin-D, among Brazilian women. Rev Bras Ginecol Obstet. 2015 Jun;37(6):258-65.

Uberti EM, Fajardo MC, da Cunha AG, et al. Prevention of postmolar gestational trophoblastic neoplasia using prophylactic single bolus dose of actinomycin D in high-risk hydatidiform mole: a simple, effective, secure and low-cost approach without adverse effects on compliance to general follow-up or subsequent treatment. Gynecol Oncol. 2009;114(2):299-305.

World Health Organization (WHO). World Health Organization Scientific Group on Gestational Trophoblastic Diseases. Technical Report Series n° 692. Geneve; 1983.

Wu Y, Wu X. A report of 300 cases using vacuum aspiration for the termination of pregnancy. Chin J Obstet Gynaecol. 1958;447-9.

33

Placenta Prévia, Acretismo Placentário e Vasa Prévia

Mário Dias Corrêa Júnior
Gabriel Costa Osanan

Placenta prévia

Placenta prévia é aquela que se insere, total ou parcialmente, no segmento inferior do útero, e localiza-se próximo ou sobre o orifício interno do colo uterino, a partir da 20ª semana de gestação. É a principal causa de sangramento no 3º trimestre, e pode levar também à hemorragia puerperal.

Essa condição era classificada tradicionalmente em quatro tipos:

- Placenta prévia central: quando a placenta recobre totalmente o orifício interno do colo uterino (Figura 33.1 A)
- Placenta prévia parcial: quando a placenta obstrui parcialmente o orifício interno do colo uterino (Figura 33.1 B)
- Placenta prévia marginal: quando a borda inferior da placenta atinge o orifício interno do colo uterino, sem ultrapassá-lo (Figura 33.1 C)
- Placenta de implantação baixa: quando a borda da placenta se encontra até 2 cm de distância do orifício interno do colo, sem atingi-lo (Figura 33.1 D).

No entanto, muitos consideram essa classificação difícil de ser avaliada na prática e sem correlação precisa com a conduta e o prognóstico. O advento da ultrassonografia endovaginal permitiu melhor análise do quadro, e o consenso atual sugere que a placenta seja classificada em apenas dois tipos (Figura 33.2):

- Placenta prévia: ultrapassa o orifício interno do colo em qualquer grau (Figura 33.2 A)
- Placenta de implantação baixa: distando menos de 2 cm do orifício interno do colo, sem ultrapassá-lo (Figura 33.2 B).

Importância

A placenta prévia está relacionada à morbimortalidade materna e fetal aumentadas. Acomete 1,8:1.000 as gestações simples e 3,9:1.000 as gestações múltiplas. Nos EUA, a mortalidade materna em pacientes com placenta prévia chega a 0,03% (em comparação com 0,011% na população obstétrica de maneira geral). Outras complicações associadas são hemorragia anteparto, intraparto e pós-parto, acretismo placentário, septicemia, tromboflebite, necessidade de transfusão sanguínea e histerectomia (Tabela 33.1).

Associa-se também a parto pré-termo e a aumento da morbimortalidade perinatal, com incidência de 2,3 a 37%.

Incidência e fatores de risco

A placenta prévia complica aproximadamente 0,28 a 1,96% das gestações.

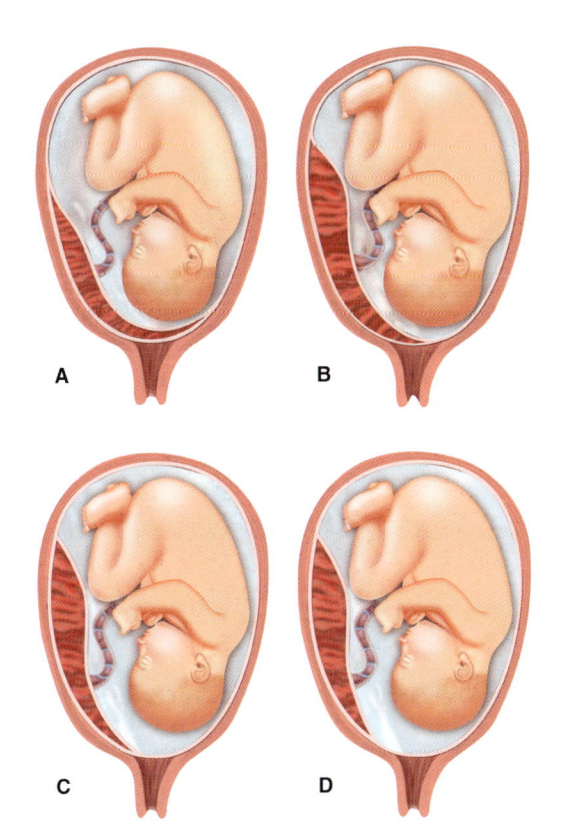

Figura 33.1 Tipos de placenta prévia. **A.** Placenta prévia central ou total. **B.** Placenta prévia parcial. **C.** Placenta prévia marginal. **D.** Placenta de implantação baixa.

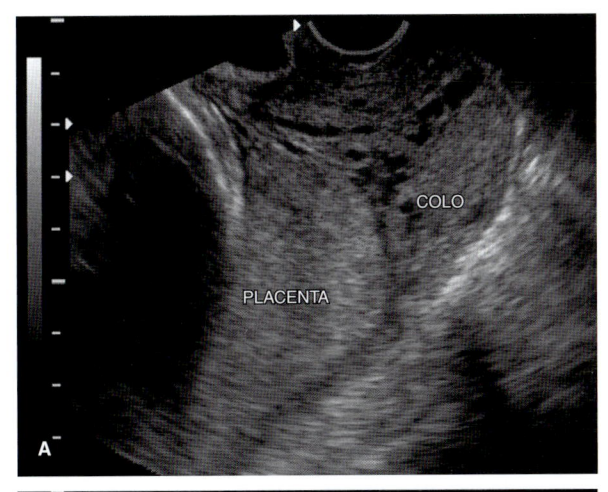

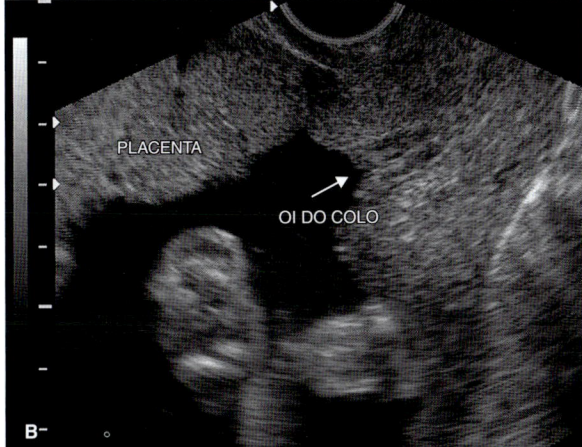

Figura 33.2 Imagem de ultrassonografia endovaginal. **A.** Placenta prévia. **B.** Placenta com implantação baixa.

Tabela 33.1 Morbidade materna associada à placenta prévia.

Complicação	Risco relativo	IC 95%
Hemorragia anteparto	9,81	8,92-0,79
Hemorragia intraparto	2,48	1,55-3,98
Hemorragia pós-parto	1,86	1,46-2,36
Septicemia	5,5	1,31-23,45
Tromboflebite	4,85	1,50-15,69
Necessidade de transfusão	10,05	7,45-13,55
Necessidade de histerectomia	33,26	18,19-60,89

IC 95%, intervalo de confiança de 95%.

A cesariana anterior constitui o fator de risco mais importante, e a taxa de implantação anômala da placenta é proporcional ao número de procedimentos (Tabela 33.2).

Outros fatores citados são tabagismo, multiparidade, uso de cocaína, curetagem ou cirurgia uterina prévias e gravidez múltipla.

Etiologia

O motivo pelo qual algumas placentas se implantam no segmento inferior do útero não é claro. Alguns autores acreditam que a hipoatividade e maturação tardia do ovo poderiam ser responsáveis, ao fazer com que ele alcançasse a fase de implantação (blastocisto) apenas quando já estivesse próximo ao segmento inferior do útero.

Outra hipótese é que deficiências na vascularização da região fúndica do útero, local habitual de implantação, poderiam levar a placenta a crescer em direção a um local onde a vascularização estivesse mais preservada. Tais deficiências podem ser provocadas por processos infecciosos, curetagens ou gestações anteriores.

Atualmente, sabe-se que a presença de cicatriz anterior predispõe a implantação da placenta no segmento inferior, provavelmente em decorrência da neovascularização que se desenvolve naquele local.

Com a progressão da gravidez, mais de 90% das placentas com implantação baixa, identificadas no início da gestação, vão distanciar-se do colo. Isso se explica pelo crescimento progressivo do tecido trofoblástico em direção a áreas mais vascularizadas, com atrofia e reabsorção do trofoblasto implantado sobre o colo, habitualmente menos vascularizado. Em alguns casos, essa reabsorção pode deixar apenas os vasos livres sobre a membrana e ocasionar, assim, a inserção velamentosa do cordão e a vasa prévia.

A "migração" aparente da placenta ao longo da gestação pode ainda ser explicada pela expansão do segmento uterino, com deslocamento do tecido trofoblástico.

Tabela 33.2 Associação entre placenta prévia e o número de cesarianas anteriores.

Número de cesarianas prévias	Razão de chances (*odds ratio*)	IC 95%
1	4,5	3,6-5,5
2	7,4	7,1-7,7
3	6,5	3,6-11,6
≥ 4	44,9	13,5-149,5

IC 95%, intervalo de confiança de 95%.

Fisiopatologia

A hemorragia, sinal mais comum da implantação baixa da placenta, ocorre por motivo de pequenos descolamentos placentários, com rompimento de seus lagos venosos, o que pode ser ocasionado pelo crescimento do útero, pelas contrações uterinas e pelo apagamento do colo.

Durante a gestação, os sangramentos são habitualmente de pequena monta, indolores e autolimitados. Já durante o trabalho de parto, na vigência de contrações uterinas e do apagamento do colo, ocorre descolamento de áreas maiores da placenta, o que acentua o volume do sangramento.

Diagnóstico

O quadro clínico típico da placenta prévia cursa com sangramento vermelho-vivo, rutilante e indolor, com tônus uterino normal e ausência de sofrimento fetal, o que o diferencia do descolamento prematuro de placenta, outra importante causa de hemorragia da segunda metade da gravidez.

O sangramento genital é o sintoma marcante da placenta prévia. Este se manifesta mais frequentemente no 3º trimestre, com início e cessar súbitos, é recorrente e, em geral, progressivo. É comum o relato de que o sangramento tenha iniciado após intercurso sexual.

Um terço das pacientes relatou o primeiro episódio de sangramento antes da 30ª semana; um terço, entre 30 e 36 semanas; e o restante, somente após a 36ª semana. Em apenas 10% dos casos, a paciente não apresentará nenhum tipo de sangramento até o parto.

O exame especular permite avaliar a intensidade do sangramento e as condições do colo. O toque vaginal não deve ser realizado quando há suspeita de placenta prévia, uma vez que pode provocar o descolamento de áreas mais extensas da placenta e desencadear hemorragia vultuosa.

A ultrassonografia endovaginal é atualmente o padrão-ouro no diagnóstico, pois permite avaliar com grande precisão as relações entre o colo uterino e a placenta (Figura 33.2).

Ressaltamos que o exame transvaginal é seguro em tais situações. A sonda ultrassonográfica é colocada em um ângulo sobre o colo uterino, e não diretamente no orifício (como o dedo durante o toque), o que não aumenta o risco de sangramento (Figura 33.3). Além disso, a distância ideal para a visualização do orifício interno da placenta é a cerca de 2 a 3 cm do colo, de maneira que a sonda não é introduzida a ponto de fazer contato com a placenta.

Atualmente, com a popularização da ultrassonografia obstétrica, grande parte das placentas prévias é passível de ser diagnosticada em um exame de rotina em pacientes assintomáticas. Esse achado deve ser valorizado, especialmente nos casos diagnosticados durante ou após o 2º trimestre, em razão da possibilidade de modificação do sítio placentário ao longo da gestação.

Uma boa política de rastreamento da placenta prévia seria oferecer a ultrassonografia endovaginal a todas as gestantes nas quais se suspeitasse de implantação baixa de placenta na ultrassonografia de rotina entre 20 e 24 semanas. A partir daí, as pacientes seriam divididas em três grupos (Figura 33.4):

- Pacientes com placenta distando mais de 2,0 cm do orifício interno do colo: afastada a placenta prévia; acompanhamento habitual
- Pacientes com placenta distando entre 2,0 cm do orifício interno do colo até aquelas que recobrem o colo: caso permaneçam as-

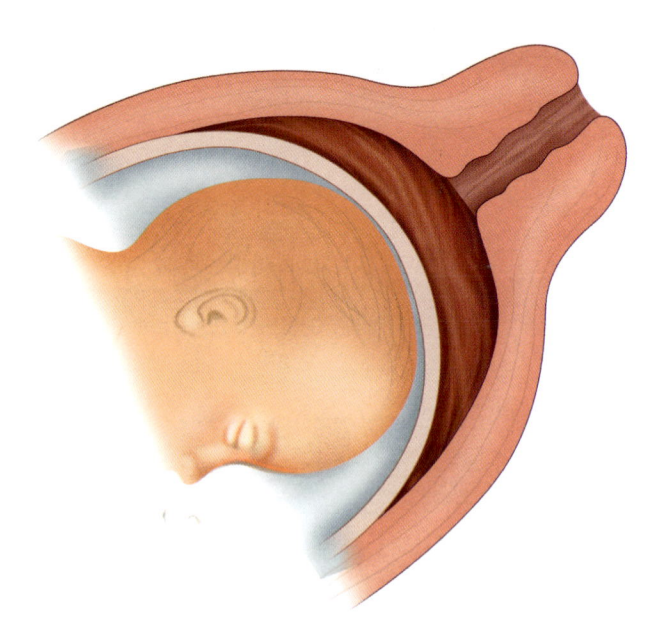

Figura 33.3 Relações entre o transdutor da ultrassonografia transvaginal, o colo uterino, a placenta e o feto. O transdutor fica a aproximadamente 2 cm do lábio anterior do colo. O ângulo entre o transdutor e o canal cervical é de aproximadamente 35°; observa-se que a sonda não entra no colo. *T*, transdutor; *A*, lábio anterior do colo; *P*, lábio posterior do colo.

sintomáticas, uma nova ultrassonografia transvaginal deve ser realizada entre 32 e 36 semanas, para reclassificação. Pacientes com sangramento necessitam de conduta individualizada
- Pacientes com placenta que ultrapasse o orifício interno do colo em mais de 2,0 cm: a recomendação é de que seja realizado US seriado. Os intervalos para ultrassonografia serão determinados pela idade gestacional, distância da borda placentária ao orifício interno e intercorrências clínicas. Nesses casos, é mais provável a persistência da placenta prévia até o parto; programar parto por via abdominal.

Acompanhamento da gestação

Gestantes assintomáticas, com o diagnóstico ultrassonográfico de placenta prévia, devem ser acompanhadas com exames seriados, conforme sugerido na seção anterior.

A condução das pacientes que apresentam sangramento deve levar em conta seu volume:

- Na paciente sem diagnóstico prévio de placenta prévia, o toque vaginal deve ser evitado, pois ele pode desencadear sangramento volumoso
- O acesso inicial deve ser feito pelo exame especular, a avaliar-se o volume do sangramento, a dilatação do colo e, se possível, a presença da placenta sobre o orifício do colo
- A ultrassonografia transvaginal confirma o diagnóstico de placenta prévia
- Pacientes com diagnóstico de placenta prévia e sangramento de pequena monta ou contrações uterinas devem ser hospitalizadas até a estabilização do quadro.

No pré-natal de pacientes assintomáticas, ou com sangramentos discretos, os níveis hematimétricos devem ser monitorados regularmente, e a suplementação de ferro, prescrita. Recomendação de repouso e abstinência sexual pode ser útil, mesmo sem haver estudos que avaliem especificamente a eficácia de tais medidas.

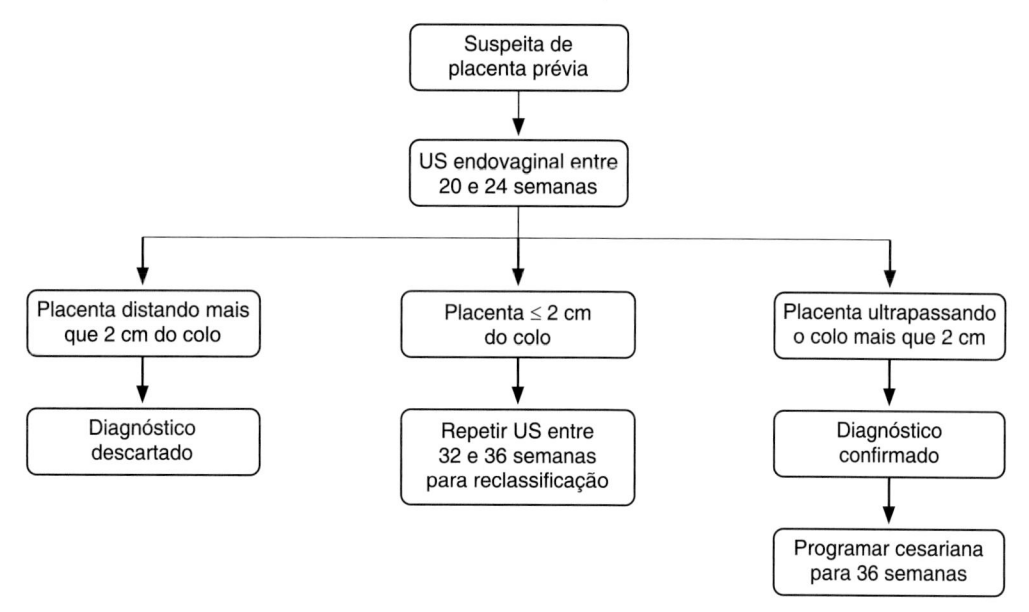

Figura 33.4 Fluxograma de diagnóstico e conduta na suspeita de placenta prévia. *US,* ultrassonografia.

Nas pacientes com hemorragia mais significativa, a hospitalização é recomendada, e as transfusões sanguíneas deverão ser utilizadas, caso necessário, para assegurar o prolongamento da gestação até a viabilidade fetal. Nas pacientes estáveis, após 48 h sem sangramento, o acompanhamento pode ser ambulatorial, desde que algumas normas sejam cumpridas. A paciente deve permanecer próxima ao hospital de referência, com acesso a meios de transporte que a permitam chegar rapidamente em caso de hemorragia. O banco de sangue do hospital de referência deve ser alertado e manter em estoque pelo menos quatro unidades de concentrado de hemácias reservadas para a paciente. Alguns autores recomendam que pacientes com placenta prévia total, ou que tenham apresentado sangramento importante, sejam hospitalizadas a partir de 32 a 34 semanas, para diminuir o risco de uma hemorragia aguda não assistida.

Acreditamos que os tocolíticos podem ser utilizados, como tentativa de prolongar a gestação, como medida complementar em pacientes que se apresentam com hemorragia e contrações uterinas em idade gestacional precoce. Entretanto, tocolíticos não estão indicados em pacientes assintomáticas, pois podem causar efeitos colaterais, e os benefícios não foram comprovados.

Os benefícios da cerclagem nos casos de placenta prévia foram avaliados em uma metanálise. Dois estudos foram incluídos, com um total de 64 pacientes randomizadas. O grupo que recebeu cerclagem teve menor chance de ter o parto abaixo de 34 semanas (RR: 0,45; IC 95%: 0,23-0,87) e de ter peso ao nascimento inferior a 2 kg (RR: 0,34; IC 95%: 0,14-0,83). No entanto, o autor chama atenção para o fato de que os estudos foram pequenos (114 pacientes no total) e que a análise não foi por *intention to treat*; ele conclui que mais estudos devem ser realizados para avaliar melhor o assunto. Até o presente momento, a cerclagem não deve ser utilizada rotineiramente em pacientes com placenta prévia.

Uma opção que atualmente vem sendo utilizada para diminuir o risco de parto pré-termo é a utilização da progesterona, 200 mg/dia durante via vaginal. Embora não haja estudos específicos sobre seu uso em pacientes com placenta prévia, acreditamos que, ao reduzir as modificações cervicais, o uso poderia trazer também redução do risco de sangramento, com baixa incidência de efeitos colaterais relatados.

Uma vez que a placenta acreta, por si só, não está associada a risco aumentado de morte fetal ou crescimento intrauterino restrito, o monitoramento fetal antenatal não é necessário, a não ser que haja outras indicações.

Via de parto

Nos casos em que a placenta recobre totalmente o orifício interno do colo, a opção é pela cesariana eletiva, em razão do risco de hemorragia e descolamento placentário. Nas pacientes estáveis, a cesariana pode ser agendada para 37 semanas. Cuidados especiais devem ser tomados nas placentas de implantação anterior, principalmente em pacientes com cesárea prévia, pelo risco de acretismo na cicatriz da histerotomia.

Em pacientes que demandem hospitalização e transfusão em decorrência de sangramento, a cesariana pode ser realizada de modo precoce, mas, se possível, após 34 semanas de gestação. Em casos de hemorragias maciças em idade gestacional inferior, a mãe deve ser estabilizada por pelo menos 48 h antes da cirurgia, tempo suficiente para que seja realizada a corticoterapia para amadurecimento pulmonar fetal.

Nos casos de placenta prévia marginal, diversos estudos tentaram estabelecer qual seria a distância segura entre a placenta e colo para a condução do parto vaginal. Se a placenta dista mais de 20 mm do orifício interno do colo, a taxa de sucesso no parto vaginal varia de 63 a 100%. Para distâncias inferiores a essa, as taxas de sucesso variam de 40 a 60%; a cesariana é indicada na maioria das vezes por hemorragia intraparto.

Portanto, acredita-se que o parto vaginal possa ser seguro sempre que a borda da placenta estiver a mais de 2,0 cm de distância do orifício interno do colo, na avaliação pela ultrassonografia transvaginal com 36 semanas de gestação. Para distâncias inferiores a essas, a cesariana estaria indicada.

Acretismo placentário

Uma das complicações mais graves da placenta prévia é o acretismo placentário. A FIGO tem utilizado o termo *espectro da placenta acreta* (EPA) para descrever essas condições patológicas, em que a inserção placentária ultrapassa a decídua basal e se insere nas camadas mais profundas.

Em circunstâncias normais, a placenta interrompe sua invasão ao atingir a camada de Nitabuch (esponjosa) na decídua, mas, nos casos de EPA, por motivos multifatoriais, a invasão prossegue além dessa camada (Figura 33.5).

Classificação

O EPA pode ser classificado segundo a profundidade da invasão placentária (mais utilizada) ou segundo a superfície placentária patologicamente aderida à parede uterina (Tabela 33.3).

Aspectos epidemiológicos

O aumento dos casos de acretismo placentário é um fenômeno mundial e, em alguns países, já apresenta proporções epidêmicas. Sua incidência vem se ampliando paralelamente ao aumento das taxas de cesariana, especialmente no Brasil. Autores descrevem uma ampliação da taxa de 1:4.027 gestações, na década de 1970, para 1:533 gestações no período de 1982-2002. Estima-se que ocorra uma elevação expressiva dos casos de EPA em 5 a 10 anos após aumentos importantes nas taxas de cesarianas de uma população.

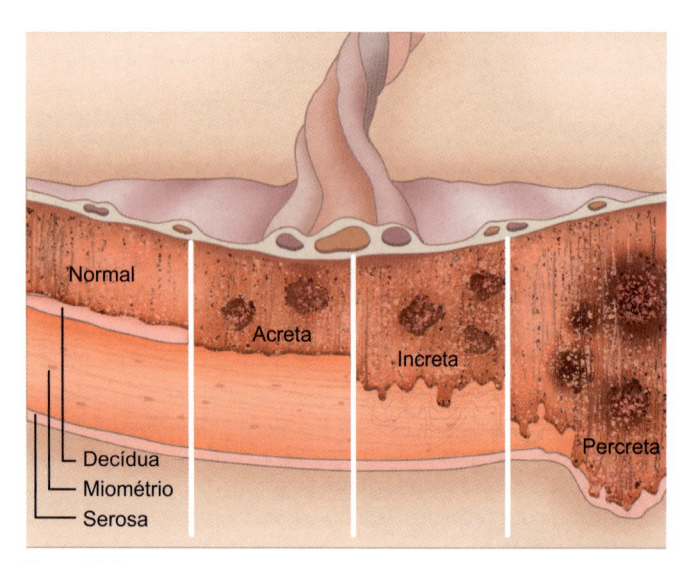

Figura 33.5 Graus de acretismo placentário. (Modificada de Silver e Branch, 2018.)

O acretismo placentário torna-se um problema especialmente importante durante o parto quando a placenta não se separa completamente da parede uterina, a ocasionar um quadro de hemorragia maciça que pode determinar alta morbimortalidade.

O EPA é considerado a principal causa de histerectomia e de hemotransfusões emergenciais em obstetrícia. Cerca de 60% das pacientes com acretismo placentário vão experimentar um quadro de morbidade materna grave, e mais de 50% delas necessitarão de transfusão maciça.

Além dessas intercorrências, um número expressivo de pacientes pode apresentar complicações relacionadas ao tratamento do EPA, tais como lesões de órgãos adjacentes (bexiga, ureteres, alças intestinais), coagulopatia, infecções, fístulas, necroses teciduais e lesões vasculares de complexidade variável.

No que se refere a mortalidade materna relacionada ao acretismo, estudos encontram taxas de mortalidade relacionadas ao EPA em torno de 7%. No Brasil, já existem regiões nas quais os casos de EPA são a principal causa de morte materna por hemorragia pós-parto.

Fatores de risco

A identificação de fatores de risco e sua relevância na incidência do acretismo placentário podem ser úteis no rastreamento clínico das pacientes de risco (Tabela 33.4).

Etiologia

Existem hipóteses que justificam o aparecimento do acretismo placentário em grupos específicos. Qualquer condição que cause dano endometrial-miometrial seguido por fibrose local e falha na decidualização (o que permite infiltração anormal do trofoblasto) é considerada fator de risco para EPA, incluindo miomas submucosos, miomectomia, curetagem uterina, ablação endometrial, embolização de artéria uterina prévias e, especialmente, cesarianas. A combinação de cesariana anterior com placenta prévia é particularmente perigosa, principalmente se a placenta estiver situada sobre o segmento uterino. Em estudo publicado em 2006, concluiu-se que, na presença de placenta prévia, o risco de placenta acreta foi de 3%, 11%, 40%, 61% e 67% para a primeira, segunda, terceira, quarta e quinta ou mais cesarianas, respectivamente.

Da mesma maneira, acredita-se que fatores que contribuem para surgimento de áreas desprovidas de decíduas, tais como ocorrem nas multíparas e nas pacientes com histerotomia em

Tabela 33.3 Classificação do espectro da placenta acreta.

Segundo o grau de invasão placentária		Segundo a superfície placentária aderida	
Grau 1 Acreta	Aderida de forma mais superficial ao miométrio (diretamente), mas sem invadi-lo	**Focal**	Comprometimento de apenas alguns cotilédones
Grau 2 Increta	Invade o miométrio sem ultrapassar a serosa	**Parcial**	Comprometimento ≤ 50% da superfície placentária
Grau 3 Percreta	Invasão ultrapassa a serosa e pode atingir estruturas extras uterinas	**Total**	Comprometimento > 50% da superfície placentária

Tabela 33.4 Fatores de risco nos casos de espectro da placenta acreta e sua relevância clínica.

Mais frequente	Frequente	Infrequente	Inespecífico
Cesariana anterior e placenta prévia	Placenta na parede anterior e cesariana(s) iterativas(s) prévia(s)	Ablação térmica do endométrio	Tabagismo
Curetagens (múltiplas e abrasivas)	Placenta inserida em área de cirurgia uterina prévia	Radiação	> 35 anos
Placenta prévia, cesariana e curetagens	Infecção endometrial pós-aborto	Placenta prévia e concepção assistida	–

Fonte: Jaraquemada, 2012.

região segmentar baixa, possam contribuir para o aumento do risco de acretismo placentário. Acredita-se também que fatores que comprometam a migração ovular e a capacidade invasiva intrínseca do trofoblasto podem predispor a EPA. Tais eventos poderiam justificar o aumento de casos de acretismo placentário em pacientes submetidas à fertilização *in vitro*, tabagistas ou com idade materna mais avançada.

Diagnóstico

O diagnóstico antenatal do EPA é fundamental para se reduzir a morbimortalidade relacionada a EPA, uma vez que permite a programação do parto com equipe especializada, em momento oportuno, em hospital com estrutura e fluxos assistenciais adequados.

O processo diagnóstico antenatal do EPA inicia-se com a avaliação do risco clínico, que consiste na investigação de fatores predisponentes (durante a anamnese), tais como a presença de histórico de cirurgias uterinas (cesarianas, miomectomias, curetagens uterinas de repetição), tabagismo, fertilização *in vitro*, dentre outros. As pacientes com acretismo placentário, em sua maioria, são assintomáticas, mas algumas poderão apresentar sangramentos vaginais, urinários ou mesmo intestinais.

Uma vez identificada a população de risco para EPA, deve-se realizar uma ultrassonografia obstétrica em busca de sinais sugestivos de acretismo placentário. Nos casos suspeitos de EPA (ou em situações em que não é possível excluí-lo), as gestantes devem ser encaminhadas para centros de referência para confirmação diagnóstica, acompanhamento pré-natal e abordagem adequados.

Deve-se destacar que apesar de o risco de acretismo placentário aumentar com o número de cesarianas, a presença de apenas um parto cesáreo pode associar-se a quadros graves de EPA. Assim, atualmente, recomenda-se que todas as gestantes com histórico de cesariana anterior devam realizar, durante o pré-natal, uma ultrassonografia para identificar a topografia placentária e estimar o risco de acretismo placentário. A identificação de uma placenta prévia ou de uma placenta inserida na região da cicatriz cirúrgica (ou seja, inserida na parede uterina anterior em região segmentar) deve gerar grande preocupação sobre a presença de quadro de acretismo placentário.

Ultrassonografia na EPA

A ultrassonografia é o método de escolha para o diagnóstico do acretismo placentário, com sensibilidade de 77 a 87% e especificidade de 96 a 98%. Por ser um exame operador-dependente, deve-se estimular e treinar tais profissionais para que reconheçam os sinais de EPA durante as ultrassonografias obstétricas de rotina.

O diagnóstico ultrassonográfico é possível desde o 1º trimestre de gestação. Seu valor preditivo positivo, nesse momento, é incerto, mas o principal achado sugestivo de EPA no 1º trimestre é a localização do saco gestacional próximo ao segmento uterino. Outro sinal precoce relevante é a presença de múltiplos espaços vasculares irregulares no leito placentário, prováveis precursores dos lagos placentários, que citaremos a seguir. Como tais achados têm baixa sensibilidade, a ultrassonografia de 1º trimestre ainda apresenta limitações no diagnóstico da EPA. Nos casos de alta suspeição, deve-se acompanhar a paciente por meio de ultrassonografias seriadas, preferencialmente em centros de especializados de diagnóstico do acretismo placentário.

A maioria dos diagnósticos de acretismo placentário ocorrem na ultrassonografia de 2º e 3º trimestres, mediante pesquisa minuciosa da presença dos principais sinais indiretos de acretismo placentário em pacientes de risco. A Dopplervelocimetria associada à ultrassonografia pode ser ferramenta útil para facilitar a identificação da circulação uteroplacentária (Tabela 33.5) (Figura 33.6).

Os lagos venosos placentários são constituídos por espaços vasculares múltiplos e irregulares no interior da placenta. A presença e o aumento progressivo do número dessas lacunas à ultrassonografia com 15 a 20 semanas de gestação se mostraram o melhor preditor de placenta acreta, com uma sensibilidade de 79% e um valor preditivo positivo de 92%.

A perda do espaço claro retroplacentário é definida como a obliteração de qualquer parte da área hipoecoica localizada entre o útero e a placenta. Esse seria o segundo sinal mais importante para o diagnóstico de acretismo placentário, com sensibilidade de 57%. Alguns estudos evidenciaram, porém, que esse achado pode ser apenas uma variação da normalidade, pois foi encontrado em várias pacientes com implantação placentária normal, especialmente no 3º trimestre, o que gerou um número aumentado (até 21%) de diagnósticos falso-positivos.

A interface da parede posterior da bexiga com o útero geralmente se apresenta como uma linha ecogênica contínua à ultrassonografia, mais bem visibilizada com a bexiga parcialmente cheia durante o exame transvaginal. Na presença de acretismo placentário, há perda de tal continuidade; observa-se uma linha intermitente, irregular ou altamente vascularizada.

Ressonância nuclear magnética na EPA

A ressonância nuclear magnética (RNM) é outro exame de imagem utilizado em casos específicos de EPA. Sua capacidade diagnóstica é similar à da ultrassonografia; contudo, seu alto custo e sua baixa disponibilidade limitam seu uso rotineiro no diagnóstico dessa patologia.

Assim, atualmente a RNM tem sido utilizada para: complementar a ultrassonografia quando os achados são duvidosos; quando há suspeita de acretismo em uma placenta de implantação posterior; em pacientes obesas; e quando há suspeita de invasão parametrial. Sua sensibilidade geral é de 80 a 85%, com especificidade de 65 a 100% no diagnóstico.

Em estudo prospectivo com 300 casos, publicado em 2005, foi comprovado que a RNM, em serviço de referência, é capaz de delimitar o contorno da invasão placentária, e relacioná-las, assim,

---

Tabela 33.5 Sinais ultrassonográficos de acretismo placentário.

1º trimestre
- Saco gestacional localizado no segmento inferior
- Múltiplos espaços vasculares irregulares no leito placentário
- Implantação do saco gestacional na cicatriz da cesárea anterior (ectópica em cicatriz de cesárea)

2º trimestre
- Múltiplas lacunas vasculares na placenta

3º trimestre
- Perda do "espaço claro" retroplacentário
- "Lagos placentários" múltiplos de aspecto irregular (aspecto de "queijo suíço")
- Adelgaçamento do miométrio retroplacentário (< 1 mm)
- Irregularidades na interface entre útero e bexiga
- Vascularização aumentada na interface entre serosa uterina e bexiga
- Aumento da vascularização subplacentária
- Fluxo turbulento ao Doppler nos "lagos placentários"
- Protrusão de tecido placentário para dentro da bexiga

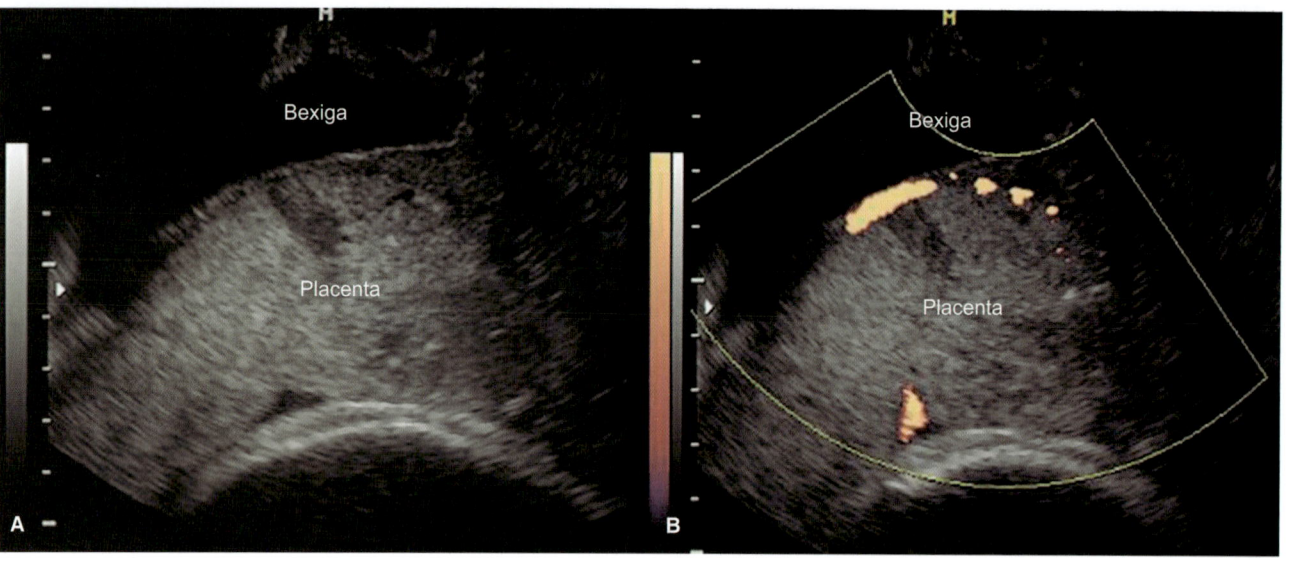

Figura 33.6 Imagem de ultrassonografia transvaginal demonstrando placenta prévia increta. **A.** Observa-se ausência de miométrio entre a placenta e a parede da bexiga, com presença de lago placentário atípico. **B.** Mesma imagem, com o auxílio do Power Doppler, demonstrando vascularização anômala entre a placenta e a bexiga.

às anastomoses do sistema vascular regional. O uso do contraste de gadolínio parece facilitar a avaliação, uma vez que melhora a diferenciação entre placenta e tecido miometrial, mas também apresenta baixa sensibilidade, e não há certeza sobre sua segurança durante a gestação, já que o produto é capaz de cruzar a placenta e atingir a circulação fetal.

A avaliação placentária por meio da RNM também exige experiência profissional e técnica adequada.

Tratamento

O tratamento dos casos de acretismo placentário é um grande desafio para a obstetrícia contemporânea. A abordagem poderá ocorrer de maneira eletiva ou emergencial, e a estratégia terapêutica poderá ser conservadora ou não (extirpativa) (Figura 33.7).

Abordagem eletiva

A principal estratégia de redução da mortalidade nos casos de EPA relaciona-se ao diagnóstico antenatal e à programação eletiva do parto em centro de referência.

A decisão de tratamento não conservador ou conservador dependerá principalmente do desejo reprodutivo da paciente, do quadro de invasão placentária e da presença de intercorrências intraoperatórias.

Tratamento extirpativo ou não conservador

O tratamento não conservador consiste na realização de histerectomia com a placenta *in situ*. Tal estratégia terapêutica é considerada o tratamento de escolha nos casos de acretismo placentário.

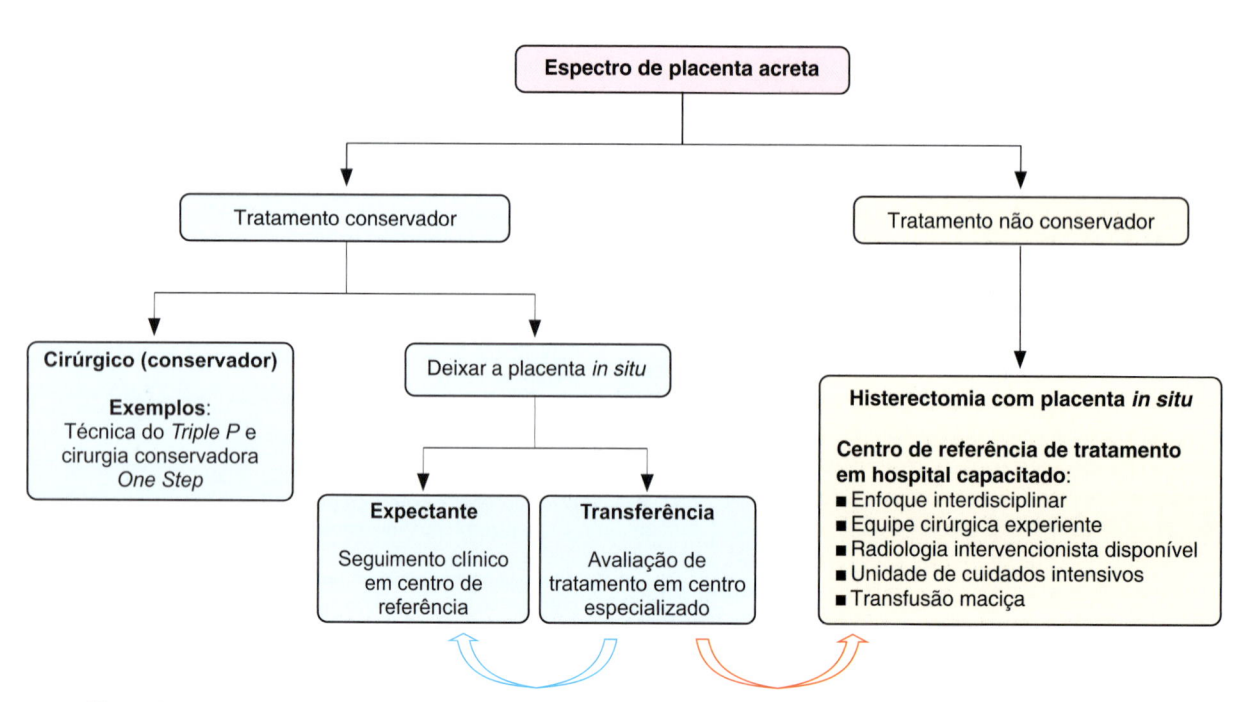

Figura 33.7 Fluxograma com estratégias de tratamento do espectro da placenta acreta. (Adaptada de Charry e Osanan, 2019.)

Contudo, em função das dificuldades técnicas encontradas na histerectomia dos casos de EPA (invasão em áreas de difícil acesso, especialmente à neovascularização), alguns cuidados devem ser seguidos para otimizar o resultado materno nessa abordagem (Tabela 33.6).

Local do parto. O parto deve ocorrer em hospital terciário de referência, com a presença de uma equipe multiprofissional que envolva obstetra, cirurgião geral, urologista, neonatologista, anestesista, hemodinamicista, intensivista e hematerapeuta. Uma avaliação pré-anestésica eletiva é recomendada, sempre que possível. Por motivo do risco de hemorragia grave, é essencial estabilizar os níveis de hemoglobina materna antes da cirurgia. Deve-se bem orientar a paciente quanto aos riscos cirúrgicos e à assinatura do termo de consentimento. Estudos sinalizam melhores resultados dos casos abordados em centros de referência para acretismo placentário.

Momento do parto. O momento da interrupção da gestação recomendado atualmente deve ocorrer preferencialmente entre 34 semanas e 0 dia e 35 semanas e 6 dias. A via de parto, nos casos eletivos, é abdominal. Não se recomenda a realização do parto após 36 semanas e 0 dia, uma vez que metade das pacientes acima dessa idade gestacional é abordada na urgência por ocorrência de sangramento. Por outro lado, em análise publicada em 2010, os autores afirmam que os resultados maternos e neonatais são melhores quando o parto é realizado após 34 semanas em pacientes estáveis, e a corticoterapia antenatal é avaliada individualmente. Assim, é importante individualizar as situações e basear-se nas condições maternas, fetais e de acesso a centros de referência.

Cuidados na cesariana e dequitação. Durante a cesariana, deve-se considerar incisões mais amplas no intuito de facilitar o acesso, como a laparotomia mediana infraumbilical. Tem-se proposto a realização de nova avaliação ultrassonográfica no pré-operatório imediato, com o objetivo de mapear o local exato de implantação placentária e de permitir a abertura uterina longe do sítio de implantação placentária. Retirar o feto, clampear o cordão umbilical próximo à placenta e não tentar retirar a placenta, pelo risco de hemorragia maciça. A média de perda sanguínea, ao manipular a placenta nesses casos, aproxima-se de 3.000 a 5.000 mℓ; ao passo que, ao deixar a placenta *in situ*, sem manipulá-la, o sangramento reduz-se pela metade. Realizar histerorrafia em plano único e iniciar procedimento de extirpação uterina (Figura 33.8).

Cuidados durante a histerectomia. É altamente recomendável que se identifiquem os ureteres bilateralmente, em função das altas taxas de lesão dessa estrutura na histerectomia por acretismo placentário. A distorção anatômica é frequente, e o sangramento aumentado predispõe a tais lesões. Deve-se avaliar a disponibilidade e indicação de controles vasculares por meio de procedimentos hemodinâmicos. O balão intra-aórtico tem sido uma boa opção para redução nos casos de acretismo. Apesar de seus efeitos colaterais, ele é eficiente na redução do sangramento nesses casos. A embolização de vasos uterinos deve ser avaliada com cautela, pois: a) pode não ser suficiente para o controle do sangramento (em função da vasta rede anastomótica nos casos de acretismo e da árvore de vascularização da porção inferior do útero, que tem origem distinta daquela que irriga o corpo uterino); e b) pode determinar embolização de órgão não alvos, em função da neovascularização exuberante da massa placentária. Deve-se sempre destacar a necessidade técnica anestésica adequada, a possibilidade de transfusão maciça para correção da acidose e coagulopatia, o uso racional dos cristaloides para evitar a coagulopatia dilucional e o combate à hipotermia ao manter a temperatura acima de 35°C (Figura 33.9).

Cuidados pós-operatórias. As pacientes, após a abordagem cirúrgica, precisam ser mantidas sob monitoramento rigoroso, com preferência a unidades de terapia intensiva, especialmente se ocorreram sangramentos volumosos ou intercorrências. Definitivamente, a cesariana-histerectomia tem-se mostrado a técnica mais efetiva para o tratamento dos casos de EPA (Figura 33.10).

Tabela 33.6 Preparo para a histerectomia nos casos de EPA.

Pré-operatório
- Otimizar os níveis de hemoglobina
- Programar parto e cirurgia em hospital terciário com equipe experiente
- Determinar a topografia de invasão placentária
- Planejar o momento ideal da cirurgia (34 a 36 semanas)
- Planejar a estratégia terapêutica para a paciente
- Discutir a possibilidade de apoio da hemodinâmica
- Reserva de sangue – alertar banco de sangue – protocolo: transfusão maciça
- Mapeamento ultrassonográfico da localização placentária
- Consentimento pré-informado para histerectomia e transfusão sanguínea

Intraoperatório
- Incisão ampla do abdome para garantir exposição uterina adequada
- Histerotomia evitando a implantação placentária
- Extração fetal com clampagem do cordão
- NÃO tentar remover a placenta
- Fechamento uterino com placenta *in situ*
- Identificação dos ureteres
- Reavaliação da área de invasão placentária e reavaliação da estratégia operatória
- Histerectomia com placenta *in situ* e com hemostasia rigorosa
- Atentar para o volume de cristaloides a serem infundidos
- Ativação de protocolo transfusional, se necessário

Pós-operatório
- Observação rigorosa para hemorragia pós-parto nas primeiras 24 h
- Internação em unidade de tratamento intensivo, se possível e necessário

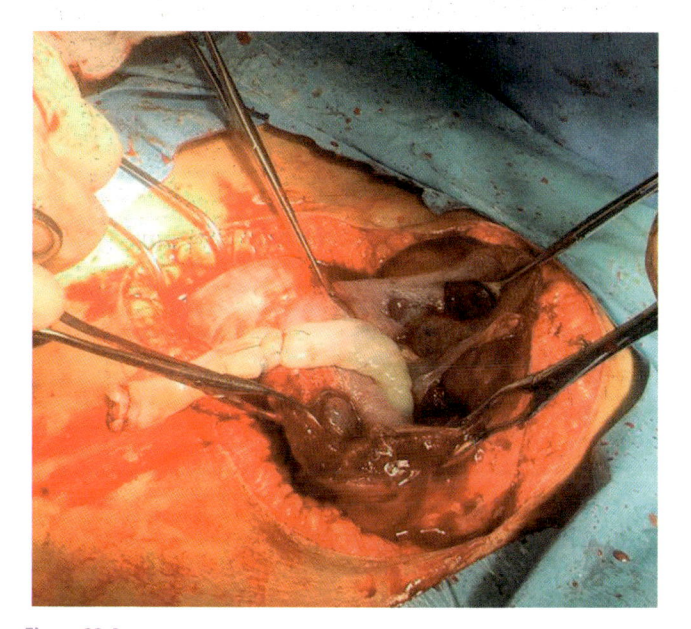

Figura 33.8 Histerotomia fúndica, pinçamento e ligadura do cordão umbilical próximo à placenta (placenta *in situ*). (Charry e Osanan, 2019.)

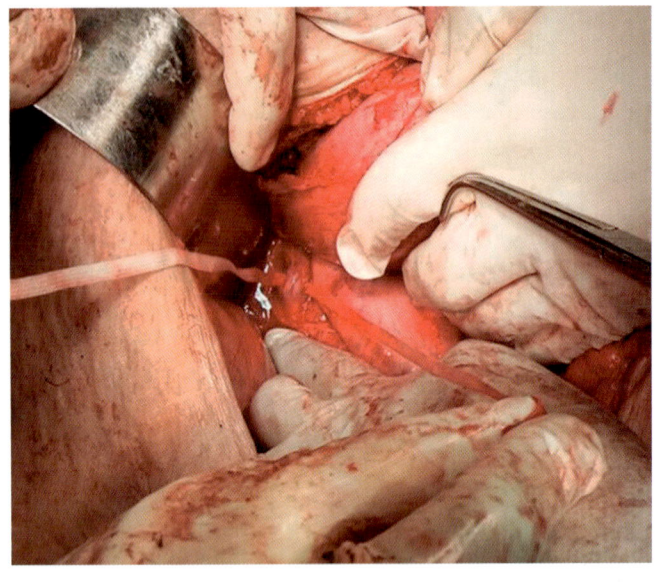

Figura 33.9 Identificação dos ureteres durante a abordagem cirúrgica. (Charry e Osanan, 2019.)

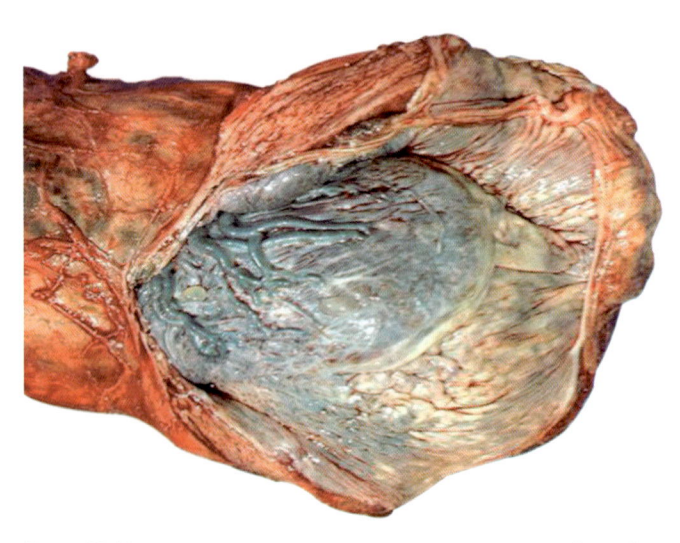

Figura 33.10 Peça cirúrgica de histerectomia por acretismo placentário. (Charry e Osanan, 2019.)

Tratamento conservador

Trata-se de uma estratégia terapêutica de exceção, que tem o objetivo de evitar a histerectomia e suas complicações, e que tenta preservar a fertilidade de pacientes que desejam gestações futuras. É condição essencial para sua realização a ausência de sangramento relevante que coloque em risco a saúde materna.

Existem diferentes estratégias para se evitar uma histerectomia; as mais utilizadas são a conduta expectante e a abordagem cirúrgica conservadora. Ambas apresentam indicações específicas e complicações importantes. Além disso, todas as pacientes que forem submetidas a essa modalidade de tratamento porque desejam gestações futuras devem ser orientadas sobre os elevados riscos de recorrência do novo quadro de acretismo, além das incertezas de que esses procedimentos irão garantir uma nova gestação.

O tratamento conservador também poderá ser proposto nos casos em que é necessário ou transferência, ou uma abordagem em segundo tempo, de uma paciente cujo diagnóstico de acretismo placentário foi realizado no intraparto. Nesse caso, a paciente precisa estar estável e sem sangramento ativo.

▶ Conduta expectante

A conduta expectante consiste em deixar a placenta *in situ* e aguardar sua reabsorção espontânea. As pacientes submetidas à conduta expectante devem estar cientes de que, em 30% dos casos, elas necessitarão de uma abordagem cirúrgica de emergência, principalmente em função de complicações hemorrágicas e/ou infecciosas. Essas pacientes devem ser acompanhadas em serviços de referência de abordagem de acretismo placentário.

Além disso, as pacientes submetidas à conduta expectante exigem um monitoramento contínuo e rigoroso por longos períodos, uma vez que a placenta pode levar mais de 6 meses para ser reabsorvida. Sugere-se que o monitoramento inicial seja realizado em regime hospitalar, especialmente em pacientes com acesso limitado ao serviço de saúde, a depender do risco de sangramento precoce e infecção da paciente. Alguns protocolos propõem o uso de antibiótico (ampicilina-ácido clavulânico) no pós-operatório dessas puérperas.

Se a abordagem ambulatorial for possível, deve-se realizar controle clínico (anamnese e exame físico), laboratorial (hemograma) e radiológico (ultrassonografia). Não está bem definida a periodicidade das avaliações, contudo se tem proposto consultas semanais nos dois primeiros meses (se sem intercorrências), e mensais até a absorção placentária completa. Os protocolos de acompanhamento ainda são heterogêneos.

O HCG de rotina não está recomendado na maioria dos protocolos, contudo a presença de elevações de HCG em dosagens iniciais pode sugerir associação com doença trofoblástica gestacional, o que certamente modifica o cenário clínico da paciente e sua abordagem.

O uso do metotrexato **não** está recomendado como tratamento adjuvante em pacientes que mantêm a placenta *in situ*. Atualmente, as evidências científicas consideram que seus riscos superam os benefícios. Existem descrições de mortes maternas em função de seu uso no acretismo placentário. Além disso, sua limitada efetividade nos casos de acretismo placentário é justificada pelo fato de o *turnover* das células trofoblásticas de 3º trimestre ser muito inferior ao daquelas encontradas na gravidez tubária e na doença trofoblástica gestacional.

Atualmente, apesar de necessitar melhores evidências, tem-se estudado o uso de outras terapias adjuvantes nos casos de conduta expectante de EPA, tais como embolização seletiva de vasos pélvicos, ressecção histeroscópicas e ligadura preventiva de vasos pélvicos.

▶ Procedimentos cirúrgicos conservadores

Os procedimentos cirúrgicos conservadores consistem em um grupo de técnica cirúrgica que tem o objetivo de evitar a histerectomia e preservar a fertilidade da paciente. Existem várias técnicas descritas, e uma parcela expressiva propõe a retirada do segmento placentário, seguida de reconstrução uterina. Os exemplos mais conhecidos dessas técnicas são a cirurgia conservadora de *one step* e o procedimento cirúrgico do triplo P. Esses procedimentos apresentam também complicações, e a efetividade em garantir novas gestações ainda merece maiores estudos.

Abordagem emergencial

A abordagem emergencial de um quadro de acretismo é um cenário clínico crítico que exige grande expertise e muita cautela nas decisões a serem tomadas. Manobras intempestivas, nesse momento, podem precipitar um sangramento incontrolável e letal.

Geralmente, a abordagem emergencial de um quadro de acretismo placentário está associada a um pré-natal inadequado, sem a realização de ultrassonografia (ou com exames de baixa qualidade); ou ainda à equipe assistencial que não se atenta para sinais preditores de alto risco de EPA, tais como a presença de placenta prévia ou de placenta inserida em parede anterior (especialmente se destacada uma inserção segmentar) em gestante com cesariana(s) prévia(s).

A abordagem do acretismo placentário no intraparto (seja vaginal, seja cesáreo) é uma condição de emergencial que exige treinamento apropriado da equipe.

Suspeita de EPA durante a cesariana

Se o diagnóstico de EPA é feito durante a cesariana, a melhor conduta é não tentar remover a placenta, realizar a extração fetal fora da área placentária e clampar o cordão rente à implantação placentária, deixando-se esta *in situ*.

Se estiver presente um sangramento ativo e importante, a histerectomia com placenta *in situ* deverá ser realizada imediatamente. A equipe deve se preparar para enfrentar um sangramento de difícil controle, com alta morbimortalidade. Infelizmente o diagnóstico de EPA diante de um quadro hemorrágico intraoperatório tem sido frequente em nosso meio. Por outro lado, se a cesariana transcorre sem outras intercorrências e não há presença de sangramento ativo, poder-se-á optar entre a abordagem imediata ou o tratamento em um segundo momento, na mesma instituição ou em outra com melhores condições.

Suspeita de EPA durante o parto vaginal

Caso a suspeita surja após o parto vaginal, o obstetra deve primeiro investigar sobre ocorrência de cesarianas prévias. Em caso afirmativo, a placenta deve ser deixada no local, após a clampagem do cordão, e a abordagem cirúrgica deve ser programada.

Caso a paciente não apresente cesarianas prévias, e não tenha ocorrido dequitação placentária após 30 minutos (nos casos não sangrantes), pode-se realizar uma tentativa de extração manual da placenta. Se, durante a extração manual, não se encontrar plano de clivagem, deve-se interromper o procedimento e conduzi-lo como um quadro de acretismo placentário.

Na vigência de suspeita de acretismo placentário, no parto vaginal associado a sangramento volumoso, estão indicadas a laparotomia e a abordagem imediata. Se não existe sangramento volumoso, deve-se avaliar uma conduta conservadora para viabilizar: a transferência da paciente para centro especializado ou uma melhor investigação da topografia do acretismo placentário.

Vasa prévia

Vasa prévia ocorre na presença de vasos placentários que correm livres sobre as membranas (sem aposição de tecido placentário) à frente da apresentação fetal. A incidência varia de 1:1.275 a 1:5.000 gestações. Ela pode ocorrer como consequência de uma inserção velamentosa do cordão na placenta ou quando os vasos que interligam a placenta a lobos acessórios se localizam sobre o canal cervical.

Nos casos em que há associação de implantação placentária no segmento uterino e inserção velamentosa de cordão, a incidência de vasa prévia chega a 1:50 gestações. A inserção velamentosa do cordão na placenta seria um pré-requisito para o surgimento de vasa prévia.

Nos casos em que a placenta apresenta implantação baixa no início da gestação, pode haver reabsorção fisiológica do tecido placentário próximo à região cervical sem atresia simultânea dos vasos sanguíneos, o que também propiciaria o surgimento da vasa prévia.

Caracteriza-se como condição importante em razão das possíveis complicações intraparto, com alta taxa de mortalidade fetal (até 73%) secundária a exsanguinação após ruptura dos vasos e/ou asfixia.

Os fatores de risco descritos são gestações resultantes de fertilização *in vitro* (risco relativo de 7,75), placenta prévia no 2º trimestre (OR 22,86) e placentas bilobuladas e suscenturiadas (OR 22,11). Pelo menos um desses fatores estaria presente em 89% dos casos de vasa prévia.

Deve ser pesquisada durante a ultrassonografia, por meio de insonação com Doppler, sempre que a placenta com implantação baixa for observada. A via transvaginal favorece a visibilização de vasos sanguíneos sobre o colo e à frente da apresentação fetal.

A redução da mortalidade fetal decorrente de ruptura de vasa prévia depende de alto índice de suspeição durante a avaliação ultrassonográfica.

As maiores séries de casos publicadas sugerem que seria razoável o parto por cesariana eletiva entre 35 e 36 semanas de gestação, antes da formação do segmento uterino inferior e, portanto, com menor risco de ruptura espontânea de membranas.

O sítio de inserção do cordão umbilical na placenta pode ser identificado em até 99% das ultrassonografias obstétricas entre 18 e 20 semanas de gestação. Na mesma idade gestacional, é possível ver com clareza, mediante ultrassonografia transvaginal, o principal achado para o diagnóstico de vasa prévia, que consiste na presença de uma área linear hipoecoica sobre o orifício interno do colo uterino, não recoberta pela geleia de Wharton.

Por isso, alguns autores defendem que apenas a combinação da ultrassonografia obstétrica via abdominal com a via transvaginal poderia proporcionar o diagnóstico adequado da classificação placentária, sua situação e local de inserção do cordão.

Oyelese et al. (2009) avaliaram 155 gestações com vasa prévia, comparando o desfecho daquelas em que o diagnóstico foi feito no período pré-natal com o daquelas em que o diagnóstico foi feito intraparto ou pós-parto. O achado foi uma taxa de sobrevivência de 97% dos fetos que tinham o diagnóstico prévio, contra apenas 44% do segundo grupo. A taxa de transfusão neonatal também foi menor no primeiro grupo (3,4%), em comparação ao segundo (58,5%). Os autores concluíram que, em razão da importância do diagnóstico, todas as ultrassonografias realizadas no 2º trimestre devem avaliar o sítio placentário de inserção do cordão umbilical. Recomendam, adicionalmente, que a ultrassonografia transvaginal seja realizada de modo sistemático em todas as gestações resultantes de fertilização *in vitro*, ou naquelas que apresentem outros fatores de risco para essa condição.

Apesar dos bons resultados descritos na literatura, é importante ressaltar que o diagnóstico pode ser dificultado caso a ultrassonografia não seja realizada sob condições ideais. O diagnóstico diferencial inclui descolamento de âmnio, alça de cordão, seio vascular placentário marginal, varicosidade uterina e banda amniótica.

Bibliografia

Allen L, Jauniaux E, Hobson S, Papillon-Smith J, Belfort MA; FIGO Placenta Accreta Diagnosis and Management Expert Consensus Panel. FIGO consensus guidelines on placenta accreta spectrum disorders: Nonconservative surgical management. Int J Gynaecol Obstet. 2018;140(3):281-90.

American College of Obstetricians and Gynecologists; Society for Maternal-Fetal Medicine. Obstetric Care Consensus No. 7: Placenta Accreta Spectrum. Obstet Gynecol. 2018;132(6):e259-75.

Ananth CV, Smulian JC, Vintzileos AM. The association of placenta previa with history of cesarean delivery and abortion: a metaanalysis. Am J Obstet Gynecol. 1997;177:1071-8.

Charry CR, Osanan GC. Acretismo placentário. In: Silva CHM, Bonomi IA, Osanan GC. Gravidez e puerpério de alto risco. Rio de Janeiro: Medbook; 2019. p. 251-9.

Committee on Obstetric Practice. Committee opinion nº 529: placenta accreta. Obstet Gynecol. 2012;120:207-11.

Gagnon R, Morin L, Bly S, et al.; Diagnostic Imaging Committee; Maternal Fetal Medicine Committee. SOGC Clinical Practice Guideline: guidelines for the management of vasa previa. Int J Gynaecol Obstet. 2010;108:85-9.

Jauniaux E, Alfirevic Z, Bhide AG, et al.; Royal College of Obstetricians and Gynaecologists. Placenta praevia and placenta accreta: diagnosis and management. Green-top Guideline No. 27a. BJOG. 2019;126:e1-48.

Jauniaux E, Alfirevic Z, Bhide AG, Burton GJ, Collins SL, Silver R; Royal College of Obstetricians and Gynaecologists. Vasa praevia: diagnosis and management: Green-top Guideline No. 27b. BJOG. 2019;126:e49:61.

Jauniaux E, Ayres-de-Campos D; FIGO Placenta Accreta Diagnosis and Management Expert Consensus Panel. FIGO consensus guidelines on placenta accreta spectrum disorders: Introduction. Int J Gynaecol Obstet. 2018;40(3):261-4.

Jauniaux E, Bhide A, Kennedy A, Woodward P, Hubinont C, Collins S; FIGO Placenta Accreta Diagnosis and Management Expert Consensus Panel. FIGO consensus guidelines on placenta accreta spectrum disorders: Prenatal diagnosis and screening. Int J Gynaecol Obstet. 2018;140(3):274-80.

Jauniaux E, Chantraine F, Silver RM, Langhoff-Roos J; FIGO Placenta Accreta Diagnosis and Management Expert Consensus Panel. FIGO consensus guidelines on placenta accreta spectrum disorders: Epidemiology. Int J Gynaecol Obstet. 2018;140(3):265-73.

Neilson JP. Interventions for suspected placenta previa. Cochrane Database Syst Rev. 2003;(2):CD001998.

Oppenheimer L; Maternal Fetal Medicine Committee. Diagnosis and management of placenta previa. J Obstet Gynaecol Can. 2007;29(3):261-6.

Organização Pan-Americana da Saúde (OPAS). Recomendações assistenciais para prevenção, diagnóstico e tratamento da hemorragia obstétrica. Brasília: OPAS; 2018. p. 72.

Oyelese KO, Turner M, Less C, Campbell S. Vasa previa: an avoidable obstetric tragedy. Obstet Gynecol Surv. 1999;54:138-45.

Oyelese Y, Smulian JC. Placenta previa, placenta accreta, and vasa previa. Obstet Gynecol. 2006;107:927-41.

Palacios-Jaraquemada JM. Placental adhesive disorders. Germany: Degruyer; 2012. p.161.

Palacios-Jaraquemada JM. How to reduce the incidence of placenta accreta spectrum independently of the number of cesarean? Maternal-Fetal Medicine. 2019;1(2):68-9.

Publications Committee, Society for Maternal-Fetal Medicine, Belfort MA. Placenta accreta. Am J Obstet Gynecol. 2010;203(5):430-9.

Reddy UM, Abuhamad AZ, Levine D, Saade GR; Fetal Imaging Workshop Invited Participants. Fetal imaging: Executive summary of a Joint Eunice Kennedy Shriver National Institute of Child Health and Human Development, Society for Maternal-Fetal Medicine, American Institute of Ultrasound in Medicine, American College of Obstetricians and Gynecologists, American College of Radiology, Society for Pediatric Radiology, and Society of Radiologists in Ultrasound Fetal Imaging Workshop. Am J Obstet Gynecol. 2014;210(5):387-97.

Robinson BK, Grobman WA. Effectiveness of timing strategies for delivery of individuals with placenta previa and accreta. Obstet Gynecol. 2010;116:835-42.

Sentilhes L, Kayem G, Chandraharan E, Palacios-Jaraquemada J, Jauniaux E; FIGO Placenta Accreta Diagnosis and Management Expert Consensus Panel. FIGO consensus guidelines on placenta accreta spectrum disorders: Conservative management. Int J Gynaecol Obstet. 2018;140(3):291-8.

Silver RM. Abnormal placentation: placenta previa, vasa previa, and placenta accreta. Obstet Gynecol. 2015;126(3):654-68.

Silver RM, Branch DW. Placenta Accreta Spectrum. N England J Med. 2018;378(16):1529-36.

34 Descolamento Prematuro da Placenta

Roseli Nomura
Nadia Stela Viega dos Reis
Jorge Rezende Filho

O descolamento prematuro da placenta (DPP) é definido como a separação da placenta normalmente implantada no corpo do útero, antes da expulsão fetal e após a 20ª semana de gestação. Incide em, aproximadamente, 1 para cada 100 a 120 gestações, e 2/3 dos casos são considerados graves, com grande aumento da morbidade materna, fetal e neonatal (Ananth et al., 2015; Downes et al., 2017).

Etiologia

A etiologia do DPP permanece obscura. Entretanto, acredita-se que a maioria dos casos está relacionada a alteração placentária crônica. No início da gestação, anormalidades na formação das artérias espiraladas levam à necrose decidual, inflamação da placenta e, possivelmente, infartos que, ao final, promovem ruptura vascular e sangramento.

Em pequena parte dos casos parece haver relação com eventos mecânicos repentinos (trauma) ou descompressão uterina rápida, como após o parto do primeiro gemelar, ou na ruptura de membranas no polidrâmnio (Ananth et al., 2016). O trauma materno grave está associado a um aumento de seis vezes no risco de DPP, e mesmo pequenos traumas podem resultar em descolamento placentário.

Fisiopatologia

A causa imediata da separação abrupta e prematura da placenta é a ruptura dos vasos maternos na decídua basal. Raramente o sangramento se origina nos vasos fetais placentários. O sangue acumulado provoca a separação entre a decídua e a superfície placentária. Separações placentárias completas ou quase completas são causadas pela pressão da hemorragia na área central da placenta, que leva à extensa dissecção no leito placentário.

A trombina desempenha papel fundamental nas repercussões clínicas do DPP. Ela se forma por duas vias: pelo sangramento decidual, que desencadeia a produção de fator tecidual (tromboplastina) pelas células deciduais; e pela hipoxia decidual, que induz à produção do fator de crescimento endotelial vascular (VEGF) e atua diretamente nas células endoteliais (Krikun et al., 2007). A trombina provoca a hipertonia e as contrações uterinas por ser potente agente uterotônico. Além disso, interfere na produção de metaloproteinases, na apoptose e na expressão de citocinas, como a interleucina-8, que leva, consequentemente, à necrose tecidual e degradação da matriz extracelular. Segue-se, então, um ciclo vicioso, com mais lesões vasculares, que podem desencadear o trabalho de parto e a ruptura das membranas. Além disso, há a liberação de quantidade maciça do fator decidual (tromboplastina), que penetra na circulação materna por um breve período de tempo e promove sobrecarga dos modos de controle hemostático, sem permitir tempo suficiente para a recuperação dos mecanismos compensatórios. Desse modo, pode ocorrer a diátese hemorrágica sistêmica profunda, pela deposição generalizada de fibrina intravascular, lesão isquêmica do tecido e anemia hemolítica microangiopática, que resulta na coagulação intravascular disseminada (CIVD) (Takeda e Takeda, 2019).

Fatores de risco

A ocorrência de DPP em gestação anterior é um dos principais fatores de risco. Pela quantificação da recorrência, observa-se aumento do risco de DPP de 10 a 15 vezes na gestação subsequente. Em pacientes com antecedente de duas gestações com descolamento, a possibilidade de recorrência eleva-se para mais de 20%.

O uso de cocaína e o fumo são fatores importantes, porém menos comum que o antecedente de DPP. O tabagismo está associado com um risco 2,5 vezes maior de descolamento grave, de modo que ele aumenta 40% para cada maço fumado por dia (Mbah et al., 2012). Cerca de 10% das mulheres que usam cocaína no 3º trimestre podem apresentar DPP. O efeito fisiopatológico envolvido com o tabagismo não é bem definido, mas acredita-se que esteja relacionado à vasoconstrição induzida pelo tabaco, uma vez que leva à isquemia, alteração da integridade vascular e separação prematura da placenta.

Nos casos de ruptura prematura das membranas, a ameaça de descolamento da placenta aumenta com a latência crescente, o que sugere que a inflamação subsequente à ruptura das membranas pode induzir a cascata de eventos que conduzem ao descolamento da placenta (Suzuki et al., 2012).

As mulheres hipertensas apresentam probabilidade 5 vezes maior de descolamento grave, em comparação com as normotensas. A terapia anti-hipertensiva não parece reduzir esse número em pacientes com hipertensão arterial crônica. A combinação de tabagismo e hipertensão tem efeito sinérgico para DPP.

Entre outros fatores de risco menores, podem ser citados: gravidez múltipla, polidramnia, idade materna avançada, multiparidade, placenta circunvalada, infecção intrauterina (corioamnionite) e trombofilias (Oyelese e Ananth, 2006).

Diagnóstico

Diagnóstico clínico

O diagnóstico de DPP é essencialmente clínico, mas achados como exames de imagem, de laboratório e o exame anatomopatológico da placenta no pós-parto podem ser usados para sustentar o diagnóstico clínico.

O quadro clássico é caracterizado pelo sangramento vaginal, dor abdominal, frequentemente acompanhada de contrações, e sensibilidade uterina. Geralmente, as contrações são de alta frequência e baixa amplitude, mas, do mesmo modo, é possível encontrar o padrão de contração típico de trabalho de parto. A dor lombar também pode estar presente, principalmente nos casos de placenta posterior.

Em 10 a 20% dos casos de DPP, as pacientes apresentam apenas dor abdominal acompanhada de contrações uterinas e nenhum ou pouco sangramento vaginal. O sangue coagulado fica retido atrás da placenta e forma o hematoma retroplacentário, que é eliminado somente após o parto (Figura 34.1 A). Quando isso acontece, é chamado de sangramento oculto, onde todo ou a maior parte do sangue fica retido entre as membranas fetais e decídua, em vez de exteriorizar-se pelo colo do útero e vagina (Oyelese e Ananth, 2006). O sangramento também pode descolar as membranas e o sangue fluir para o exterior. Nessas condições, configura-se o quadro de hemorragia externa, que ocorre em 80% dos casos de DPP (Figura 34.1 B).

Ocasionalmente, o sangue pode alcançar a cavidade amniótica, por soluções de continuidade das membranas, e causar o hemoâmnio (Figura 34.2 A). Quando as membranas permanecem íntegras e se encontram totalmente descoladas pelo sangue, o peso do hematoma retroplacentário e da própria placenta podem determinar um prolapso da placenta, que é bastante raro (Figura 34.2 B).

Nos casos de descolamento grande, com intensa hemorragia oculta, as hemácias e o soro, provenientes do coágulo retroplacentário, são impulsionados pelo miométrio e dissociam o sistema de miofibrilas. Trata-se do quadro da apoplexia uteroplacentária ou útero de Couvelaire (Figura 34.3). O útero, as tubas uterinas, os ovários e os ligamentos largos mostram coloração azulada marmórea característica, secundária às efusões sanguíneas ou equimoses. O útero de Couvelaire apresenta-se frequentemente em atonia e propenso à hemorragia pós-parto. Em geral, não responde às medidas para aumentar seu tônus, já padronizadas no atendimento para hemorragia pós-parto, de modo que é necessário, muitas vezes, realizar histerectomia para evitar a evolução para a CIVD (Takeda e Takeda, 2019).

Em casos de DPP recente, o exame da placenta delivrada revela o coágulo aderido a sua face materna (Figura 34.4); nos

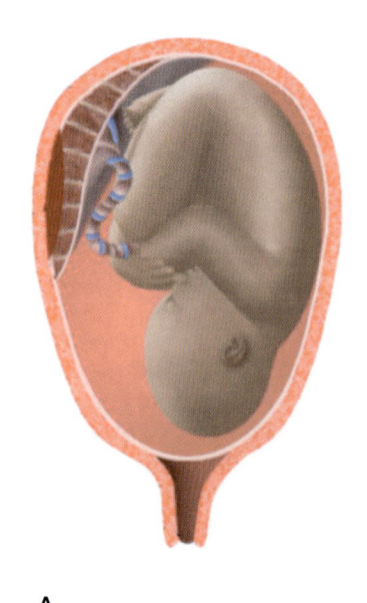
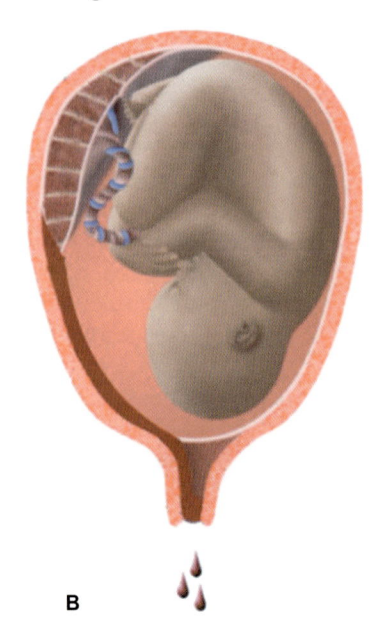

A   **B**

Figura 34.1 Tipos de descolamento prematuro da placenta (DPP): com hemorragia oculta (A) e com hemorragia externa (B).

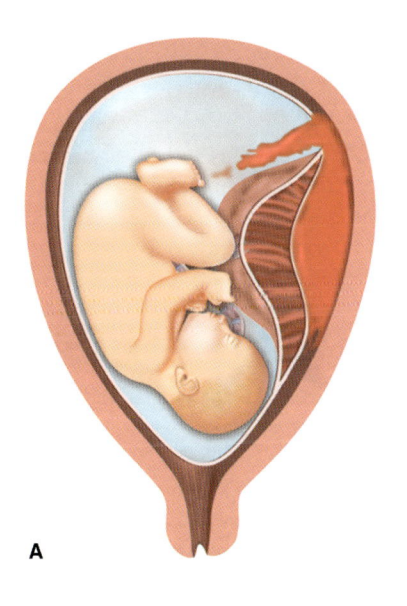 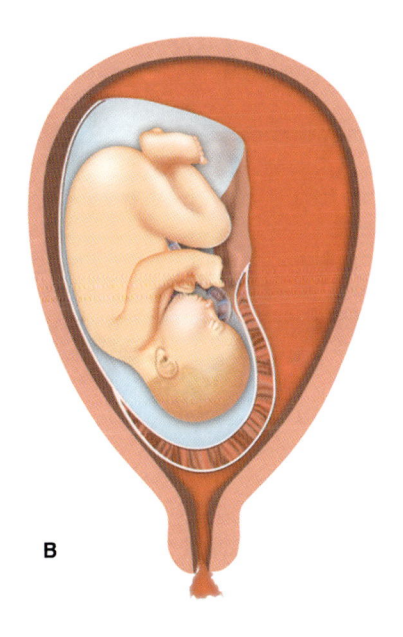

A   **B**

Figura 34.2 Modalidades anatomoclínicas do descolamento prematuro da placenta. **A.** Caso haja solução de continuidade nas membranas, o sangue materno pode se derramar na cavidade amniótica e configurar o hemoâmnio. **B.** O hematoma retroplacentário descolou as membranas e acarretou o prolapso da placenta.

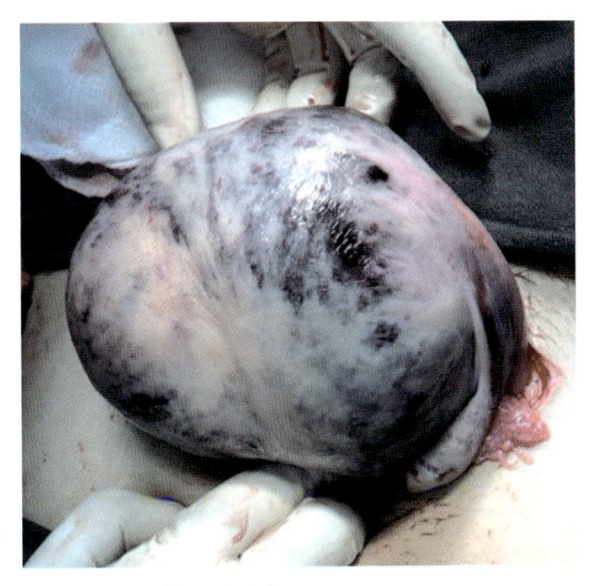

Figura 34.3 Útero de Couvelaire.

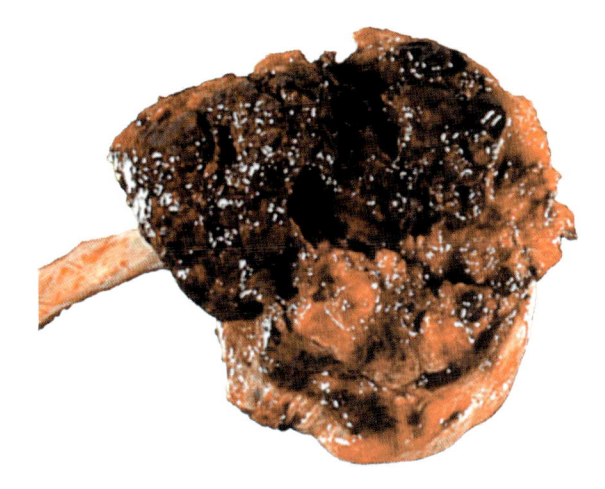

Figura 34.4 Coágulo fresco aderido à face materna da placenta.

casos antigos, no local do descolamento, há depósitos de fibrina, infartos e depressão característica, conhecida como cratera.

Por conta das ocorrências que cursam com sangramento oculto, a perda de sangue pela vagina pode subestimar a gravidade nos casos de DPP. Desse modo, a quantidade de sangramento vaginal pode não ser um bom parâmetro para se avaliar a extensão do descolamento placentário.

Entretanto, a dor abdominal, a hipotensão materna e as alterações da frequência cardíaca fetal sugerem descolamento clinicamente significativo, que podem resultar em morte fetal e morbidade materna grave (Kasai et al., 2015). Quando o descolamento da placenta é maior que 50% da área, geralmente os casos são graves e evoluem para CIVD e morte fetal.

O DPP pode ser classificado em 3°, ao se considerar os achados clínicos e laboratoriais (Feitosa et al., 2018):

- Grau I: assintomático ou com sangramento genital discreto, sem hipertonia uterina significativa e com vitalidade fetal preservada. Sem repercussões hemodinâmicas e coagulopatia materna. O diagnóstico é realizado após o nascimento, pela presença do coágulo retroplacentário
- Grau II: sangramento genital moderado com hipertonia uterina. Repercussões na hemodinâmica materna, com aumento de frequência cardíaca, hipotensão postural e queda do nível de fibrinogênio. Feto vivo, mas com vitalidade prejudicada
- Grau III: caracteriza-se pelo óbito fetal e alterações mais acentuadas, com hipotensão arterial materna e hipertonia uterina. Divide-se em: IIIA – com coagulopatia instalada; e IIIB – sem coagulopatia instalada.

Diagnóstico por imagem

Ultrassonografia (US)

A ultrassonografia é um método que pode auxiliar no diagnóstico do DPP. Entretanto, a não visualização do hematoma retrocoriônico não exclui o diagnóstico clínico. Isso porque o coágulo é visualizado em apenas 25 a 60% dos casos. Apesar da baixa sensibilidade, os achados de imagem, quando presentes, são altamente específicos para o descolamento (92 a 96%) (Boisrame et al., 2014).

A imagem do descolamento de placenta na ultrassonografia auxilia na classificação do hematoma quanto a sua localização (Figura 34.5): retroplacentária, atrás da placa basal; subcoriônico marginal, localizado perifericamente atrás da placa basal e com elevação do bordo da placenta; pré-placentário, atrás do âmnio e acima da placa coriônica; e intraplacentário, no meio da massa placentária e com resultado de sangramento no espaço interviloso. A localização mais frequente do hematoma é a subcoriônica (Fadl et al., 2018).

Na fase aguda, o hematoma costuma ser isoecoico (Figura 34.6), ao ser comparado com a ecogenicidade da placenta, o que dificulta seu diagnóstico. Também nessa fase, ele pode se apresentar com aspecto hiperecogênico, evoluir em 1 semana para aspecto hipoecoico e, após 2 semanas, para aspecto sonolucente.

Com um exame ultrassonográfico minucioso em pacientes sintomáticas, pode-se detectar algumas características como: coleções subcoriônicas de líquido, ainda que não localizadas na inserção da placenta; detritos ecogênicos no líquido amniótico; ou placenta espessada (> 5 cm), principalmente naquelas que se movem à manobra de empurrar a placenta com o transdutor (sinal da gelatina ou *jelly-like*).

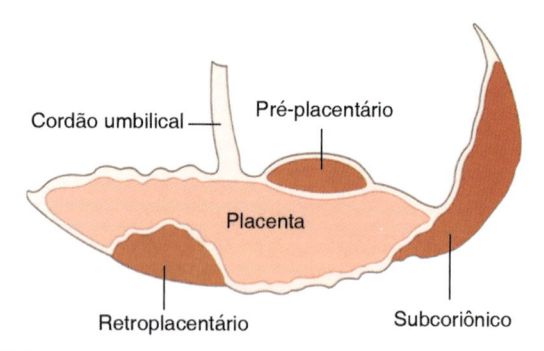

Figura 34.5 Esquema que mostra os principais locais do hematoma no descolamento prematuro da placenta. (Adaptada de Oyelese e Ananth, 2006.)

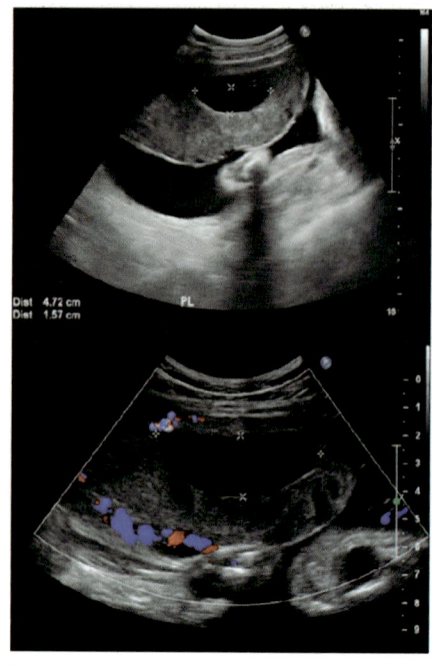

Figura 34.6 Hematomas retroplacentários anecoicos à ultrassonografia.

Tomografia computadorizada (TC)

A avaliação da placenta pela tomografia computadorizada não é realizada de rotina na gestação. Assim, em geral é indicada em casos de traumas, para avaliação de lesões maternas. Foram observadas alta sensibilidade e valor preditivo negativo de 10%, entretanto, com baixa especificidade para identificar o DPP. A tomografia computadorizada pode estimar a extensão (< 25%, 25-50%, > 50%) do descolamento da placenta (Jha et al., 2017).

Ressonância magnética (RM)

A ressonância magnética pode diagnosticar casos de DPP que não foram vistos no exame de ultrassonografia, com sensibilidade alta relatada de 95 a 100%, e alta especificidade de 100% (Masselli et al., 2011). A intensidade do sinal do hematoma pode ser correlacionada com o prognóstico clínico do DPP.

As imagens magnéticas podem ser classificadas em quatro tipos: hiperaguda, aguda, subaguda precoce e subaguda tardia. As imagens hiperaguda/aguda estão associadas aos quadros de DPP instável (graus 2 e 3) (Figura 34.7); e as imagens subagudas precoce/tardia, ao DPP retroplacentário estável grau 1. Entretanto, deve ser ponderada a relação custo-benefício para sua realização.

Alterações na cardiotocografia

Vários padrões patológicos podem ser observados: desacelerações tardias ou variáveis recorrentes, redução na variabilidade, bradicardia e padrão sinusoidal. As alterações de contratilidade também podem ser detectadas, tais como a taquissistolia, acompanhada ou não de períodos de relaxamento (Nomura e Zugaib, 2007).

Diagnóstico diferencial

Muitas vezes, o quadro de DPP inicia-se com dor abdominal, contrações leves e sangramento vaginal discreto. Assim, é essencial que se faça o diagnóstico diferencial com trabalho de parto, placenta prévia, ruptura uterina e hematoma subcoriônico. Portanto, mulheres grávidas, com dor abdominal e contrações uterinas,

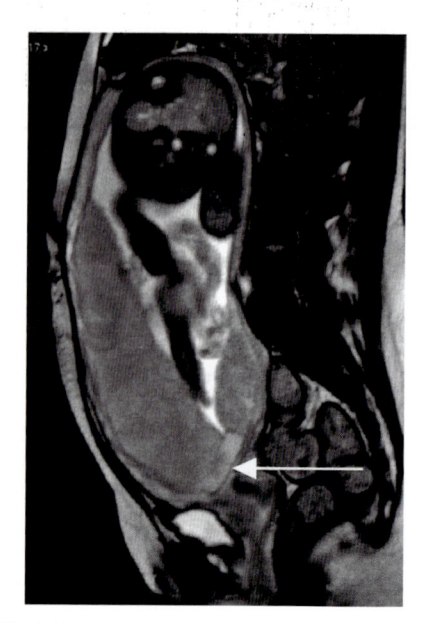

Figura 34.7 Sinal hiperintenso, que sugere um hematoma hiperagudo. (Adaptada de Masselli et al., 2011.)

mesmo com pequena quantidade de sangramento vaginal, necessitam de acompanhamento materno e fetal mais rigoroso, pois podem evoluir para o DPP.

Diagnóstico anatomopatológico

No pós-parto, a ausência de achados placentários característicos não exclui o diagnóstico. Em estudo multicêntrico, a avaliação normal e histopatológica da placenta só conseguiu confirmar o diagnóstico clínico em 30% dos casos. Os achados mais comuns foram a indentação da superfície materna da placenta e a hemorragia intravilosa (Chen et al., 2017).

Conduta

Cuidados gerais

As gestantes devem ser monitoradas, com avaliação do estado hemodinâmico materno e a vitalidade fetal. A avaliação laboratorial materna deve incluir: tipagem sanguínea, hemograma completo e coagulograma.

A qualquer sinal de hipotensão ou instabilidade hemodinâmica, deve-se instituir dois acessos venosos calibrosos com infusão de 1.000 mℓ de solução cristaloide, com velocidade de infusão de 500 mℓ nos primeiros 10 min, e manutenção com 250 mℓ/h, para se manter débito urinário > 30 mℓ/h (Feitosa et al., 2018).

Conduta obstétrica

A conduta obstétrica deve ser individualizada e depende da extensão e classificação do DPP, do comprometimento materno e fetal e da idade gestacional (Figura 34.8).

Em casos de feto viável (≥ 23 semanas), quando o parto vaginal não for eminente, deve-se indicar a interrupção imediata via alta. Se houver dúvida quanto à vitalidade e sem possibilidade de confirmação pela ultrassonografia, deve-se proceder com a interrupção.

Nas situações com o feto vivo, em gestação inviável, devem ser avaliadas as condições materna e fetal. Se estiverem preservadas, é possível adotar conduta expectante até 4 a 6 horas. Nesses casos, é primordial: vigilância rigorosa dos parâmetros maternos,

amniotomia imediata, sedação com meperidina, condução com ocitocina, se necessário. A amniotomia promove a descompressão do coágulo retroplacentário, reduz a hemorragia materna e impede a passagem de tromboplastina para a corrente sanguínea materna (Nomura e Zugaib, 2007).

Se o quadro apresentar evolução desfavorável, tanto do ponto de vista materno como fetal, deve-se realizar as correções dos distúrbios maternos e interromper a gestação pela via mais adequada. Em casos de óbito fetal, em qualquer idade gestacional, as condições maternas devem ser cuidadosamente avaliadas. Lembrar que situações que cursam com óbito fetal são de maior gravidade.

Repercussões maternas

Casos graves de DPP podem evoluir com excessiva perda de sangue e CIVD, que necessitam de reposição de hemoderivados, associados a choque hipovolêmico, falência renal, síndrome do desconforto respiratório agudo (SDRA), falência de múltiplos órgãos, histerectomia periparto e, raramente, morte (Takeda e Takeda, 2019).

O DPP é a causa mais comum de necrose cortical aguda na gravidez, e pode levar a oligúria temporária, com eventual recuperação. Manifestações graves, responsáveis pela anúria completa, são raras.

A síndrome de Sheehan, ou necrose hipofisária pós-parto (Figura 34.9), é outra complicação importante do DPP, principalmente nos casos com grande sangramento, choque e coagulação intravascular disseminada (CIVD). Nessas situações, após o parto, a mulher tem agalactia, amenorreia e, com o tempo, insuficiência da suprarrenal e hipotireoidismo. A ressonância magnética mostra imagem característica de "sela vazia".

Descolamento de placenta crônico

Pequenos descolamentos podem ocorrer sem repercussão aguda importante. Nesses casos, as manifestações clínicas ocorrem lentamente ao longo da gestação: sangramento leve intermitente, oligoidrâmnio e restrição de crescimento fetal, associados à redistribuição do fluxo sanguíneo cerebral, e são descritos por alguns como descolamento de placenta crônico.

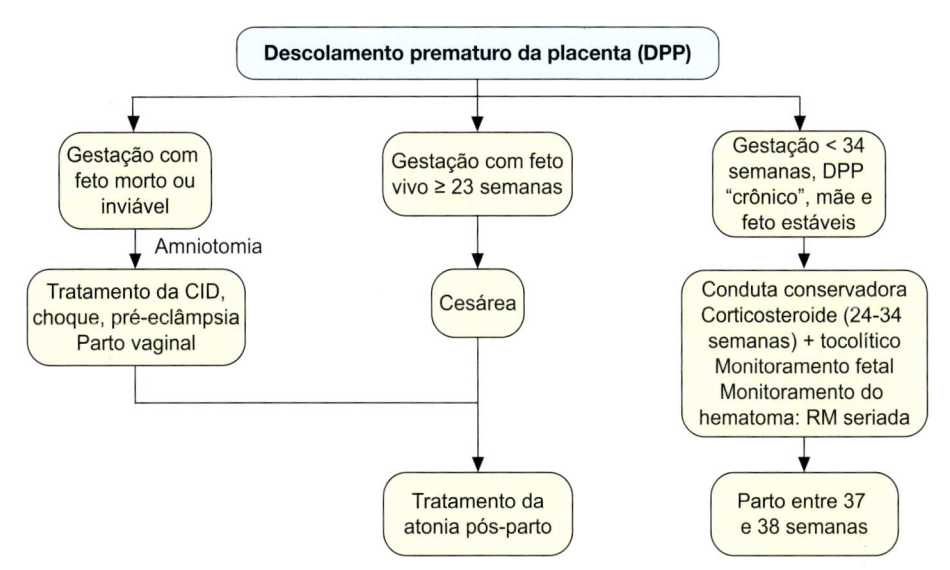

Figura 34.8 Tratamento do descolamento prematuro da placenta (DPP). *RM,* ressonância magnética; *CID,* coagulação intravascular disseminada.

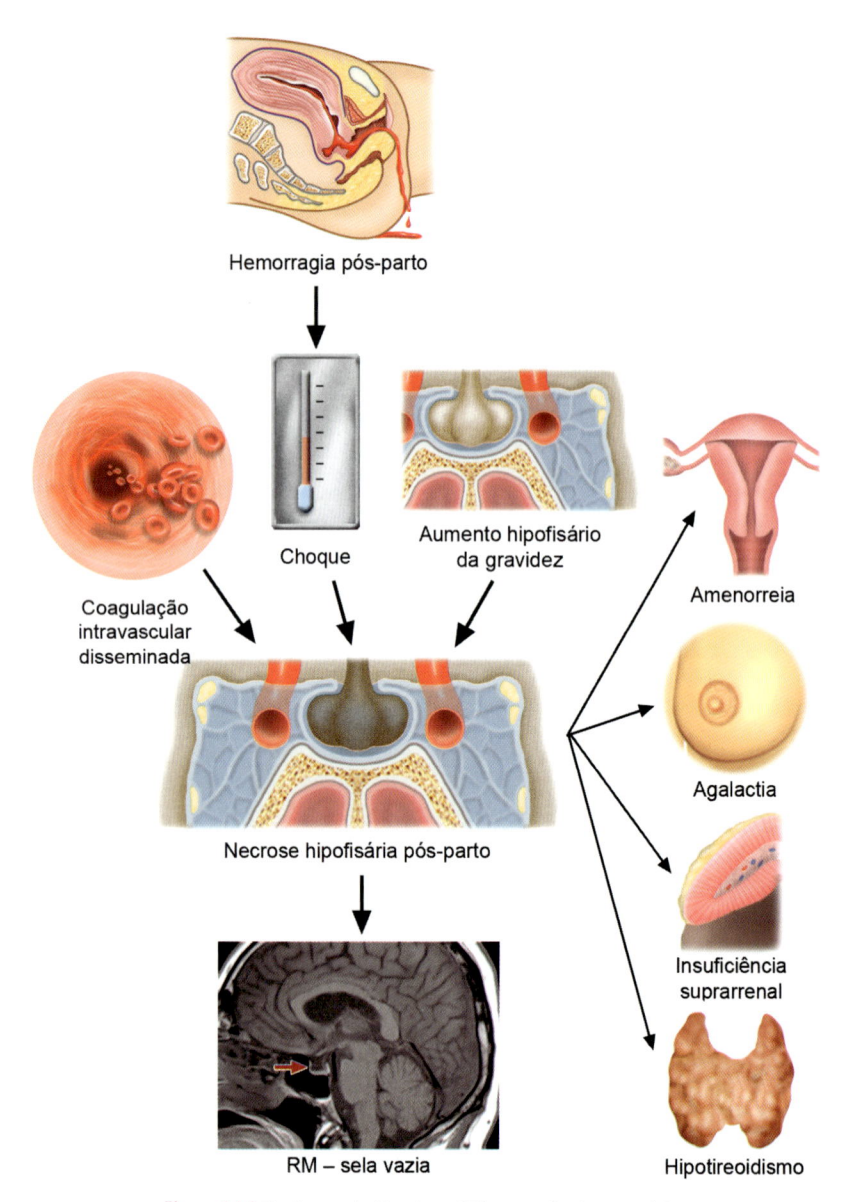

Hemorragia pós-parto

Coagulação intravascular disseminada

Choque

Aumento hipofisário da gravidez

Necrose hipofisária pós-parto

Amenorreia

Agalactia

Insuficiência suprarrenal

Hipotireoidismo

RM – sela vazia

Figura 34.9 Síndrome de Sheehan. *RM*, ressonância magnética.

Bibliografia

Ananth CV, Keyes KM, Hamilton A, et al. An international contrast of rates of placental abruption: an age-period-cohort analysis. PLoS One. 2015 May 27;10(5):e0125246.

Ananth CV, Lavery JA, Vintzileos AM, et al. Severe placental abruption: clinical definition and associations with maternal complications. Am J Obstet Gynecol. 2016 Feb;214(2):272.e1-272.e9.

Boisramé T, Sananès N, Fritz G, et al. Placental abruption: risk factors, management and maternal-fetal prognosis. Cohort study over 10 years. Eur J Obstet Gynecol Reprod Biol. 2014 Aug;179:100-4.

Chen AL, Goldfarb IT, Scourtas AO, Roberts DJ. The histologic evolution of revealed, acute abruptions. Hum Pathol. 2017 Sep;67:187-97.

Downes KL, Grantz KL, Shenassa ED. Maternal, Labor, Delivery, and Perinatal Outcomes Associated with Placental Abruption: A Systematic Review. Am J Perinatol. 2017 Aug;34(10):935-57.

Fadl SA, Linnau KF, Dighe MK. Placental abruption and hemorrhage-review of imaging appearance. Emerg Radiol. 2019 Feb;26(1):87-97.

Feitosa FE, Carvalho FH, Feitosa IS, Paiva JP. Descolamento prematuro de placenta. São Paulo: Federação Brasileira das Associações de Ginecologia e Obstetrícia (FEBRASGO); 2018. (Protocolo FEBRASGO – Obstetrícia, no. 27/Comissão Nacional Especializada em Urgências Obstétricas).

Jha P, Melendres G, Bijan B, et al. Trauma in pregnant women: assessing detection of post-traumatic placental abruption on contrast-enhanced CT versus ultrasound. Abdom Radiol (NY). 2017 Apr;42(4):1062-7.

Kasai M, Aoki S, Ogawa M, Kurasawa K, Takahashi T, Hirahara F. Prediction of perinatal outcomes based on primary symptoms in women with placental abruption. J Obstet Gynaecol Res. 2015 Jun;41(6):850-6.

Krikun G, Huang ST, Schatz F, Salafia C, Stocco C, Lockwood CJ. Thrombin activation of endometrial endothelial cells: a possible role in intrauterine growth restriction. Thromb Haemost. 2007 Feb;97(2):245-53.

Masselli G, Brunelli R, Di Tola M, Anceschi M, Gualdi G. MR imaging in the evaluation of placental abruption: correlation with sonographic findings. Radiology. 2011 Apr;259(1):222-30.

Mbah AK, Alio AP, Fombo DW, Bruder K, Dagne G, Salihu HM. Association between cocaine abuse in pregnancy and placenta-associated syndromes using propensity score matching approach. Early Hum Dev. 2012 Jun;88(6):333-7.

Nomura RMY, Zugaib M. Descolamento prematuro da placenta. In: Urbanetz AA, Luz SH, editores. PROAGO – Programa de atualização em Obstetrícia e Ginecologia. Porto Alegre: Artmed/Panamericana; 2007; 4(2):149-63.

Oyelese Y, Ananth CV. Placental abruption. Obstet Gynecol. 2006 Oct;108(4):1005-16.

Suzuki S. Clinical significance of preterm singleton pregnancies complicated by placental abruption following preterm premature rupture of membranes compared with those without p-PROM. ISRN Obstet Gynecol 2012; 2012:856971.

Takeda J, Takeda S. Management of disseminated intravascular coagulation associated with placental abruption and measures to improve outcomes. Obstet Gynecol Sci. 2019 Sep;62(5):299-306.

35

Coagulação Intravascular Disseminada e Embolia por Líquido Amniótico

Maria Lúcia da Rocha Oppermann

Coagulação intravascular

A Coagulação intravascular disseminada (CID) é a ruptura do delicado balanço entre coagulação e fibrinólise, que caracteriza a hemostasia. Também chamada de coagulopatia de consumo e síndrome de desfibrinação, ocorre pela ativação sistêmica da coagulação que resulta na geração e deposição de fibrina e formação de trombos microvasculares indiscriminadamente, consequente ativação da plasmina com fibrinólise, consumo de plaquetas e fatores de coagulação, levando à hemorragia e, finalmente, à disfunção de múltiplos órgãos.

A gestação é um estado pró-trombótico, em que há aumento marcante de alguns fatores de coagulação, ampliação da reatividade plaquetária, redução da anticoagulação endógena e da fibrinólise. Esse aparente desequilíbrio entre sistema hemostático e fibrinolítico visa prevenir hemorragia excessiva decorrente da dequitação placentária (Hellgren, 2003).

Para atualizar o conhecimento sobre a CID obstétrica, é necessário atualizar o conhecimento sobre a fisiologia da coagulação – a hemostasia.

Resumo do processo hemostático fisiológico

O processo hemostático fisiológico é dinâmico e entrelaça múltiplos processos, e pode ser dividido em quatro fases (Furie; Furie, 2008):

- Dano endotelial ou tecidual com formação do tampão plaquetário
- Propagação do processo de coagulação por meio da cascata da coagulação
- Término da coagulação por mecanismos antitrombóticos
- Remoção do coágulo pela fibrinólise.

Cascata da coagulação

O dano vascular leva à ativação local de plaquetas – o endotélio lesado expõe ao sangue circulante elementos subendoteliais, dos quais está normalmente protegido, formando um tampão, que é a resposta hemostática inicial. A ativação de células endoteliais amplia o recrutamento de plaquetas e de fatores pró-coagulantes.

Após a ativação, as plaquetas sofrem significantes alterações de forma e se tornam extremamente aderentes, processo primariamente mediado pela ligação do receptor de superfície plaquetário (complexo GPIb/IX/V) com o fator de von Willebrand (Shen et al., 2017).

O aspecto central da cascata da coagulação é a ativação sequencial de proenzimas inativas em enzimas ativas, resultando em amplificação gradual da resposta. Todos os fatores pró-coagulantes são sintetizados no fígado, exceto o fator de von Willebrand (sintetizado nos megacariócitos e células endoteliais) e fator VIII (produzido nas células endoteliais hepáticas, tecido linfático e glomérulos renais). O fator de von Willebrand estabiliza o fator VIII.

A clássica descrição da cascata de coagulação em vias intrínseca e extrínseca (Figura 35.1) é útil para a interpretação dos testes de coagulação *in vitro*, mas não é fisiologicamente precisa (Alves, 2013).

- A via intrínseca inicia com o contato do sangue com uma superfície de carga negativa (celite, caolin ou sílica para determinação do tempo de tromboplastina parcial ativada – TTPa)
- A via extrínseca é ativada pelo fator tecidual exposto ao sangue no local da lesão tecidual ou por material semelhante ao fator tecidual (tromboplastina para determinação do tempo de protrombina – TP)
- Ambas as vias convergem para ativar o fator X, que, como componente da trombobinase, converte protrombina em trombina, a enzima final da cascata da coagulação. A trombina converte o fibrinogênio de proteína plasmática solúvel em coágulo insolúvel de fibrina (tempo de trombina – TT).

A exposição do fator tecidual (FT) (Figura 35.2) no local da lesão endotelial e sua interação com fator VII ativado (fator VIIa) são o primeiro evento fisiológico na coagulação (Rapaport; Rao, 1995), gerando uma pequena quantidade de trombina, que então ativa o fator XI de maneira retroativa, propagando e ampliando a produção de trombina.

Quatro complexos macromoleculares têm papel de destaque nas rotas da coagulação: três complexos pró-coagulantes (X-ase extrínseca e intrínseca, ativadores do fator X e protrombinase, que produz trombina da protrombina) e um complexo anticoagulante. Esses complexos consistem de enzima, cofator proteico e substrato enzimático arranjados em uma superfície fosfolipídica aniônica (membrana celular) e são dependentes de cálcio (Krishnaswamy, 2013).

- X-ase extrínseca – fator VIIa como protease, fator tecidual como cofator, e fator X como substrato. A X-ase extrínseca ativa fatores X e IX
- X-ase intrínseca – fator IXa como protease, fator VIIIa como cofator, e fator X como substrato. Fator IXa pode ser gerado pela X-ase extrínseca ou pela ativação da rota intrínseca, direta ou indiretamente, via ativação induzida pela trombina
- Protrombinase – fator Xa como protease, fator Va como cofator e Fator II (protrombina) como substrato. A geração de trombina pelo complexo protrombinase é quase 300.000 vezes maior e mais eficiente que a gerada pelo fator Xa e protrombina isola-

dos. O efeito final é a produção dramaticamente aumentada de trombina na superfície das plaquetas ativadas, restrita aos sítios de dano vascular
- Complexo anticoagulante da proteína C – trombina (fator IIa) como enzima, trombomodulina como cofator e proteína C como substrato. Adicionalmente, o receptor endotelial da proteína C primariamente expresso no endotélio de grandes vasos funciona como receptor da proteína C e acelera a ativação da proteína C pelo complexo trombina/trombomodulina (Esmon, 2006).

Controle da fase terminal da coagulação

A regulação do término do processo de coagulação, que controla a extensão da formação de coágulos, é crítica, como se vê nos distúrbios trombóticos em indivíduos com deficiências nesses processos.

Os inibidores endógenos da coagulação são o inibidor da via do fator tecidual (TFPI) sintetizado no endotélio microvascular e o inibidor da estearase C1, membro dos inibidores da

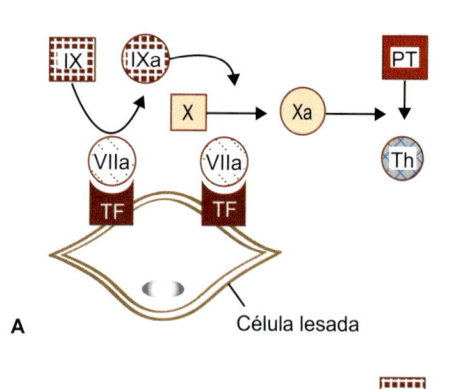

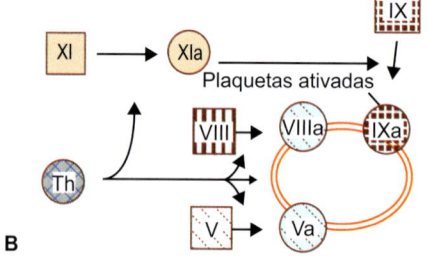

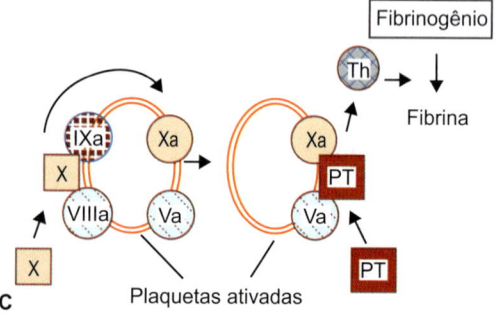

Figura 35.2 Cascata da coagulação ativada pela liberação do fator tecidual. **A.** Iniciação. Fator tecidual atua com fator VIIa formado no sítio da lesão tecidual – ativação fator X e fator IX gera pequena quantidade de trombina. **B.** Amplificação. Trombina ativa plaquetas e cofatores V e VIII. Fatores e cofatores são arranjados na superfície das plaquetas ativadas (VIIIa, Va, Ixa). Múltiplas ondas de retroalimentação amplificam o processo. **C.** Propagação. Complexos formados continuam a cascata na superfície de plaquetas ativadas. O complexo protrombinase converte protrombina em trombina, que então converte fibrinogênio em fibrina – estabilização do coágulo. *Quadrado*, fatores inativos; *círculos*, enzimas ativas.

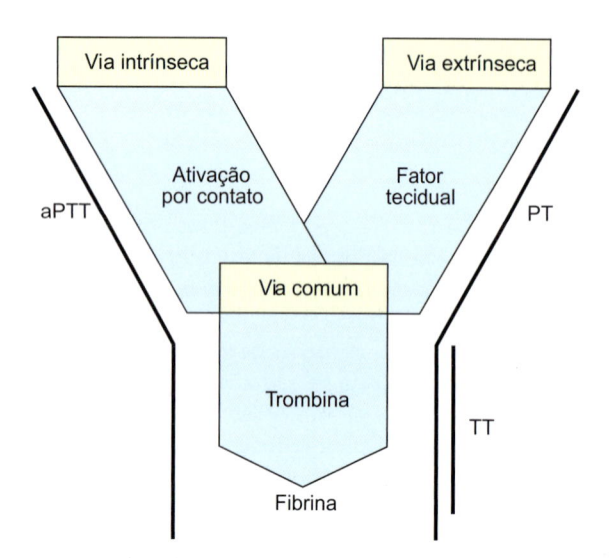

Figura 35.1 Testes de coagulação.

serina protease (Serpin) e sintetizado no fígado. A fase terminal da coagulação envolve inibidores circulantes da serina protease: antitrombina (chamada anteriormente de antitrombina III) e o complexo anticoagulante da proteína C ativado pela coagulação. Prostaciclina, tromboxano e óxido nítrico fazem a modulação vascular e da reatividade plaquetária.

Antitrombina. É um Serpin e neutraliza a maioria das enzimas atuantes na coagulação, especialmente o fator IIa (trombina), fator Xa e IXa, e fator XIIa e XIa ao formar com eles complexos equimolares irreversíveis. A antitrombina tem dois sítios funcionais ativos: o centro reativo e o centro de ligação com heparina (endógena ou exógena). A ligação da heparina à antitrombina acelera o poder de inativação dos fatores de coagulação em 1.000 a 1.000 vezes. Toda a superfície luminal do sistema vascular tem suas células endoteliais cobertas por antitrombina ativada para rapidamente inativar qualquer excesso de trombina na circulação sistêmica.

Proteína C ativada e proteína S. A ligação da trombina à trombomodulina (membrana proteica presente na superfície endotelial) provoca uma transformação molecular drástica de ação pró-coagulante da trombina para uma ação anticoagulante ao induzir a ativação da proteína C. A proteína C ativada em associação com proteína S inativa fatores Va e VIIIa, anulando a protrombinase e a X-ase intrínseca. A proteína S circula em duas formas: forma ativa como anticoagulante e inativa, ligada ao sistema de complemento C4. A C4 é uma proteína de fase aguda, e sua concentração aumenta em processos inflamatórios, a menor proporção de proteína S livre nessa situação estimula a trombogênese (Esmon, 2003).

Fator V de Leiden. Mutação em que a glutamina toma o lugar da arginina na posição 506 e se torna resistente à clivagem pela proteína C ativada; e, ao ser inativado mais lentamente, resulta em um estado de hipercoagulação.

Prostaciclina e tromboxano. Derivados da conversão do ácido araquidônico, fosfolipídio liberado da membrana celular de células endoteliais íntegras na proximidade do endotélio lesado, pela fosfolipase A2: a prostaciclina via enzima ciclo-oxigenase-2 (COX-2) no endotélio e o tromboxano, via COX-1 em plaquetas.

Tromboxano. É um potente estimulador da agregação plaquetária e produz vasoconstrição enquanto a prostaciclina bloqueia agregação plaquetária e antagoniza a vasoconstrição induzida pelo tromboxane. Ácido acetilsalicílico em baixa dose inibe irreversivelmente a COX-1 e a produção de tromboxane

durante toda a vida útil da plaqueta, enquanto a inibição da COX-2 exige ácido acetilsalicílico em doses altas.

Óxido nítrico. É conhecido como fator de relaxamento derivado do endotélio, é vasodilatador e inibe adesão e agregação plaquetária. As plaquetas são capazes de sintetizar óxido nítrico provendo uma retroalimentação negativa para limitar adesão plaquetária excessiva e vasoconstrição nos locais de lesão vascular. É rapidamente destruído pela hemoglobina e funciona como hormônio parácrino de meia-vida muito curta. A presença de hemoglobina livre na circulação, como na hemólise, causa rápida depleção local de óxido nítrico.

Trombospondina 5. É uma proteína de matriz extracelular presente na cartilagem e no tecido muscular liso que regula o tônus vascular. É liberada na ativação plaquetária e prolonga o tempo de trombina, assim como inibe a agregação plaquetária induzida pela trombina (Liang et al., 2015).

Fibrinólise

Com a finalização do processo de hemostasia, a remoção do coágulo para retorno à patência do vaso se dá via ação proteolítica da plasmina (Figura 35.3). O plasminogênio, precursor da plasmina, une-se à fibrina e ao ativador tecidual do plasminogênio (tPA) para formar um complexo de ativação da enzima plasmina, que cliva fibrina, fibrinogênio e vários outros fatores de coagulação, liberando os produtos de degradação da fibrina (PDF). Um dos maiores PDF é o D-dímero, monômeros de fibrina interligados ao fator XIII ativado. O sistema de ativação do plasminogênio é complexo, semelhante ao da coagulação (Kolev e Machovich, 2003).

A atividade da plasmina é regulada pelas células endoteliais que secretam ativadores do plasminogênio e inibidores da ativação do plasminogênio (PAI 1 e PAI 2). A amplificação da produção de plasmina pelo tPA é análoga à da trombina: ocorre na superfície do coágulo de fibrina que catalisa a interação do plasminogênio e tPA aumentando em centenas de vezes a eficiência catalítica do tPA.

O Inibidor da Fibrinólise Ativável pela Trombina (TAFI) circula no plasma. Fisiologicamente, a formação do complexo trombina-trombomodulina (trombina-TM) ativa a proteína C e amortece a cascata da coagulação; e ativa a TAFI protegendo o coágulo recém-formado da dissolução prematura. A concentração de

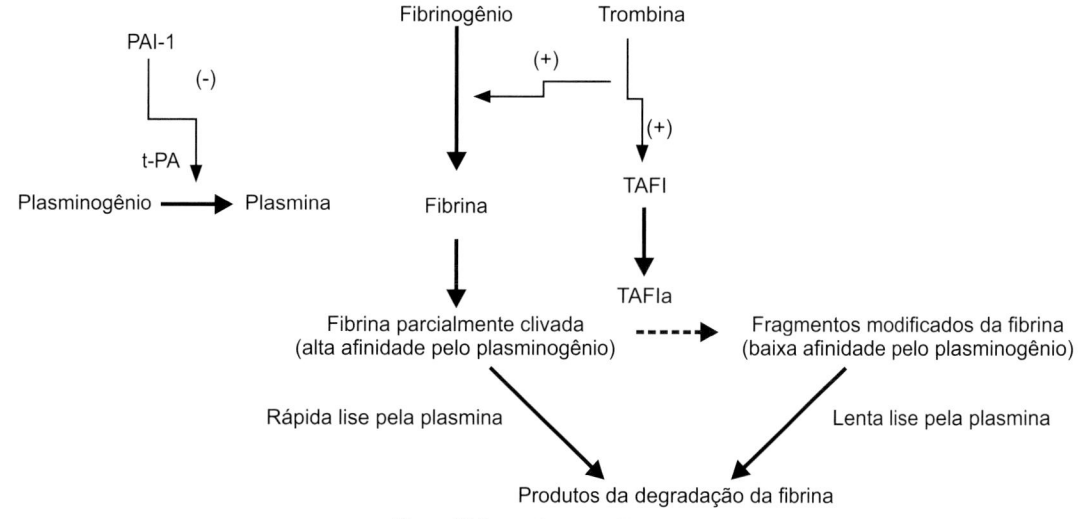

Figura 35.3 Regulação da fibrinólise.

trombina necessária para ativação do TAFI é muito maior que aquela exigida para a coagulação pelo fibrinogênio.

Interações complexas entre os fatores da coagulação e o sistema imune foram identificadas em várias etapas do processo de hemostasia e incluem contribuições dos fatores hemostáticos para defesa imune e ações de mediadores da imunidade na hemostasia (van der Poll e Levi, 2012).

Processo da coagulação intravascular disseminada (CID) na gestação

A CID não é, em si, uma doença, mas a manifestação secundária de uma condição que ativou descontroladamente a coagulação. A identificação dessa causa primária é crítica para o manejo da CID (Belfort, 2019).

Vários componentes, como trofoblasto, células deciduais, fibroblastos subendoteliais, monócitos e líquido amniótico, expressam fator tecidual (FT), funcionalmente inativo em condições normais. Entretanto, em locais de lesão endotelial ou placentária (descolamento prematuro) ou necrose feto-placentária (feto morto retido), o FT é ativado e serve como cofator para ativação do fator VII (VIIa) iniciando o processo de coagulação.

A coagulação é modulada principalmente por três complexos anticoagulantes naturais, que impedem a ampliação sem controle da coagulação.

- Proteína C, proteína S e Z
- Antitrombina
- Inibidor específico do fator tecidual (TFPI-2) sintetizado pelo trofoblasto (já em avaliação o TFPI-2 recombinante como fármaco anticoagulante).

A CID decorre da superexpressão do FT com geração rápida e amplificada da trombina, superando os inibidores naturais da coagulação (antitrombina e proteína C), levando ao estado de hipercoagulação. Como já visto, a trombina ativa a via intrínseca e as plaquetas, que, ativadas, retroalimentam a produção de trombina e ampliam o estado de hipercoagulação.

Partículas de fosfolipídios, derivadas de monócitos ativados, e complexos plaquetários propagam a produção de trombina ao facilitar o arranjo da protrombinase (fator Xa/Va/superfície fosfolipídica e cálcio) e da X-ase intrínseca (fator IXa/VIIa/superfície fosfolipídica e cálcio).

A produção sustentada de trombina leva à depleção dos fatores de coagulação, fibrinogênio e plaquetas, geração de produtos de degradação da fibrina e D-dímeros, que podem interferir na contratilidade miometrial. A exaustão dos anticoagulantes naturais resulta em hemorragia incontrolável, trombose microvascular e necrose tecidual, dano endotelial à rede capilar pulmonar e lesão da superfície das hemácias, com consequente hemólise, e falência de múltiplos órgãos. O choque reduz a perfusão tecidual impedindo a depuração dos anticoagulantes naturais e impactando no pH e temperatura tecidual.

A hemorragia isolada não causa CID, mas a hipoxia tecidual no choque pode resultar em liberação de FT pelas células lesadas (Hossain e Paidas, 2013). A hipoperfusão tecidual acelera a fibrinólise após hipotensão prolongada, aumentando a expressão do complexo trombomodulina-trombina na superfície endotelial, que ativa a proteína C: inibição dos fatores Va e VIIa que interferem na coagulação e bloqueiam o PAI-1, com resultado de hiperfibrinólise e dissolução precoce do coágulo.

Em condições de infecção ou inflamação, a interação entre CID e resposta sistêmica inflamatória (SIRS) tem sido descrita. Na sepse, o aumento nas citocinas pró-inflamatórias circulantes – fator de necrose tumoral alfa, interleucina-1 e interleucina-6 – leva à expressão exagerada do fator tecidual pelos leucócitos e células endoteliais, permitindo uma resposta de coagulação descontrolada que pode deteriorar em CID (Gando, 2010).

A prevalência da CID na gestação é baixa, em torno de 0,03 a 0,35% nos estudos populacionais ou 12,5/10.000 nascimentos hospitalares (0,13%). Entretanto, determinadas complicações da gestação elevam muito essa prevalência. Coagulopatia é descrita em 22 a 83% dos casos de embolia por líquido amniótico e em 21% das mulheres com síndrome HELLP, a maioria com descolamento prematuro de placenta. A CID, associada à gestação, ocorre em 1 a 5% de todos os casos de CID em países de alta renda, e essa proporção é maior em países de baixa renda (Levi, 2009).

As condições obstétricas mais frequentemente associadas à CID são as listadas a seguir.

Descolamento prematuro de placenta. A CID é mais grave nas mulheres com grande sangramento retroplacentário retido do que naquelas com hemorragia profusa visível.

Pré-eclâmpsia grave, eclâmpsia e síndrome HELLP. Apresentações clínicas diferentes da mesma doença de base podem levar à CID, possivelmente pelo dano endotelial.

Fígado gorduroso agudo da gestação. Pode impedir a produção hepática de fatores de coagulação e a depuração dos produtos de degradação da fibrina.

Embolia por líquido amniótico. Mecanismo ainda não determinado, mas semelhante ao da síndrome da resposta inflamatória sistêmica.

Aborto séptico. Possivelmente por associação à síndrome de resposta inflamatória sistêmica.

Hemorragia puerperal. Nessa situação, a real causa da CID é controversa: coagulopatia dilucional *versus* trauma tecidual e retenção de restos ovulares. Como citado, a hipoperfusão tecidual pode ativar a proteína C e resultar em fibrinólise precoce, enquanto o parto e a dequitação placentária podem liberar FT na circulação materna e consequente ativação da coagulação. Mulheres com hemorragia por atonia uterina, grandes lacerações ou algum grau de acretismo placentário devem ser consideradas de alto risco para CID, qualquer que seja o mecanismo subjacente (Lockwood, 2006).

Feto morto. Quando retido por longo tempo, é rara a causa de CID atualmente, pois o diagnóstico e o manejo da morte intrauterina ocorrem precocemente.

Condições não obstétricas. Podem, mais raramente, estar presentes na gestação: sepse, trauma e câncer, que são as causas mais comuns de CID na população.

Quadro clínico

Mulheres com CID podem apresentar sangramento uterino abundante e/ou gotejamento difuso de sangue pela pele (local de punção venosa) ou mucosa (sonda vesical). Sinais de choque (hipotensão, taquicardia, má perfusão, alteração de sensório) ou de disfunção orgânica aguda (renal, pulmonar ou neurológica) podem estar presentes. Ausência de hemorragia externamente visível não exclui CID, sangramento volumoso retroplacentário ou retroperitoneal, e grandes hematomas vaginais podem não ser visíveis inicialmente.

Achados laboratoriais

Não há teste laboratorial específico para CID, e os resultados precisam ser interpretados no contexto dos valores de referência para a gestação (Tabela 35.1). É indispensável a repetição dos testes para que se evidenciem as alterações dinâmicas próprias da evolução clínica da CID obstétrica.

Trombocitopenia. A queda progressiva das plaquetas pode ser um dos sinais iniciais de CID, mesmo que a contagem absoluta ainda esteja dentro do intervalo de referência. A trombocitopenia na gestação mais frequentemente está associada a outras condições que não a CID (Levi, 2009).

Alargamento do tempo de tromboplastina parcial ativada (TTPa) e tempo de protrombina (TP). Testes *in vitro* que medem o tempo de formação de fibrina, TP (INR) pela via extrínseca e TPP pela via intrínseca; ambos estão prolongados na CID, mas inicialmente podem estar dentro dos valores de referência.

Hipofibrinogenemia. Pode ser um achado tardio na CID. Níveis de fibrinogênio > 300 mg/dℓ são habituais no 3º trimestre (elevado em relação à não gestante). Queda em relação aos valores basais é preocupante, mesmo que ainda dentro do intervalo de referência. Estudo em mulheres com atonia uterina persistente mostrou que níveis de fibrinogênio < 200 mg/dℓ têm valor preditivo positivo de 100% para progressão à hemorragia maciça, enquanto níveis > 400 mg/dℓ têm valor preditivo negativo de 79%. Níveis < 100 mg/dℓ se acompanham de prolongamento do TP e TTPa (Charbit et al., 2007).

D-dímeros. O aumento ocorre na CID, mas, como fisiologicamente os valores são maiores na gestação e aumentam progressivamente até o termo da gestação, um teste positivo ou valores absolutos elevados de D-dímeros são difíceis de serem interpretados na gestação.

Leucocitose/leucopenia. Alterações ou contagem dentro dos valores de referência podem ser encontradas em quadros de CID.

Considerando as peculiaridades da gestação, foram propostas modificações do escore da International Society on Thrombosis and Haemostasis (ISTH) (Tabela 35.2) para diagnóstico de CID na gestação.

O emprego de tecnologia *point of care*, como a tromboelastografia (TEG) e tromboelastometria (ROTEM) em Obstetrícia, está incipiente e deve considerar as adaptações específicas da gestação; os resultados preliminares são encorajadores (Tanaka et al., 2013; Davis et al., 2018).

Tabela 35.1 Valores de referência dos testes de coagulação na gestação.

Valores de referência			
Teste	1º trimestre	2º trimestre	3º trimestre
Tempo de protrombina (seg.)	9,7 a 13,5	9,5 a 13,4	9,6 a 12,9
INR	0,86 a 1,08	0,83 a 1,02	0,80 a 1,09
TTPa (seg.)	23,0 a 38,9	22,9 a 38,1	22,6 a 35,0
Plaquetas (× 10⁹/ℓ)	174 a 391	155 a 409	146 a 429
Fibrinogênio (mg/dℓ)	244 a 510	291 a 538	301 a 696
D-dímeros (mcg/mℓ)	0,05 a 0,95	0,32 a 1,29	0,13 a 1,7

INR, índice internacional normalizado; *TTPa*, tempo de tromboplastina parcial ativada. (Adaptada de Cunningham et al., 2018.)

Tabela 35.2 Escore ISTH modificado pelo comitê científico de padronização em CID obstétrica.

Parâmetro	Pontuação
Plaquetas/mℓ	> 100.000 = 0 < 100.00 = 1 < 50.000 = 2
Tempo de protrombina ou INR	< 25% de aumento = 0 25 a 50% aumento = 1 > 50% aumento = 2
Fibrinogênio (mg/ℓ)	> 200 = 0 < 200 = 1
Total	≥ 3 compatível CID

ISTH, International Society on Thrombosis and Hemostasis; *CID*, coagulação intravascular disseminada; *INR*, índice internacional normalizado. (Adaptada de Clark et al., 2016.)

Manejo da CID obstétrica

A mulher com hemorragia aguda não precisa de escore para avaliação, mas da rápida infusão de hemoderivados, de acordo com os protocolos institucionais para manejo da hemorragia obstétrica.

Os princípios básicos se constituem em:

- tratamento da causa primária da CID
- medição da perda sanguínea tão precisa quanto possível
- suporte com hemoderivados e medidas de reanimação (aquecimento, oxigenação), com supervisão clínica e laboratorial intensivas
- busca precoce de auxílio por especialistas relevantes à condição da paciente.

Pacientes com hemorragia ativa ou que irão à intervenção cirúrgica necessitam de transfusão se apresentarem as situações descritas a seguir

- **Fibrinogênio** < 1,5 g/ℓ (2 unidades crioprecipitado elevam fibrinogênio em 1,0 g/ℓ na ausência de sangramento continuado) ou concentrado de fibrinogênio
- **Plaquetas** < 50 × 10⁹/ℓ se sangramento controlado ou < 75 × 10⁹/ℓ se sangramento persistente (1 a 2 unidades de concentrado de plaquetas)
- **TP e TTPa** fora do intervalo de referência ou em queda (15 a 30 mℓ/kg de plasma fresco congelado).

Evidências derivadas do tratamento de hemorragia maciça por trauma mostram que a reanimação com cristaloide pode agravar o sangramento antes do controle cirúrgico da hemorragia, aumentando a pressão hidrostática intravascular, favorecendo coagulopatia diluicional, além de desalojar coágulos recentes dos locais de lesão endotelial. Sugere-se a reposição de volume menos agressiva com cristaloide e a administração precoce de concentrado de hemácias, plasma fresco congelado e plaquetas nas situações de hemorragia aguda ainda sem sinais clínicos catastróficos. Ácido tranexâmico já faz parte da maioria dos protocolos de hemorragia pós-parto.

O uso de concentrado de complexos de protrombina é evitado pela possível promoção de trombose e por não repor todos os fatores de coagulação, especialmente o fator V.

O fator VII recombinante tem sido apontado como agente hemostático global, reduzindo mortalidade materna em hemorragia pós-parto maciça (dose média de 67,2 mg/kg). Algumas sociedades normativas recomendam seu uso antes de proceder à histerectomia por hemorragia pós-parto maciça (Collins et al., 2016).

Protocolos institucionais para manejo da hemorragia pós-parto com treinamento conjunto das equipes envolvidas (obstetras, anestesiologistas, enfermagem, banco de sangue e laboratório) para definição de tarefas e passos (quem, o que, quando) facilitam o rápido reconhecimento dos estágios iniciais da hemorragia e seu tratamento, de acordo com o estágio, reduzindo o risco de evolução para CID (Tabelas 35.3 e 35.4).

Tabela 35.3 Recomendações da ISTH no manejo da CID obstétrica.

- Monitorar hemostasia com TP/TTPa e fibrinogênio em medidas seriadas até controle completo do sangramento. TP/TTPa 1,5 vez o normal = falência hemostática.
- Monitorar contagem de plaquetas
- Manter fibrinogênio > 2 g/ℓ, mesmo com TP e TTPa normais. Não há benefício > 4 g/ℓ. Crioprecipitado (2 *pools*) ou concentrado de fibrinogênio (60 mg/kg) aumentam em 1 g/ℓ. Em casos de embolia por líquido amniótico, considerar infusão empírica de 2 *pools* de crioprecipitado.
- Plasma fresco congelado – protocolos baseados em trauma na proporção indicam manejo de 4 PFC após infusão de 4 CHAD e manter proporção de 1:1 até resultados dos testes. PFC 15 mℓ/kg se TP/TTPa prolongado para evitar a progressão 1,5 vez o normal.
- Plaquetas – devem ser transfundidas a partir de 75.000 x10⁹ na proporção 1 CHAD: 1 PFC: 1 unidade plaquetas
- Fator VIIa recombinante – 60 mcg/kg em hemorragia pós-parto irresponsiva a uterotônicos reduziu procedimentos invasivos em quase metade dos casos, apesar do risco de eventos trombóticos
- Concentrado de complexos de protrombina – associado a eventos trombóticos no uso fora da gestação, não é recomendado seu uso fora de ensaios clínicos
- Ácido tranexâmico IV 1 g nos primeiros 30 minutos
- Romboprofilaxia venosa deve ser iniciada logo após o controle do sangramento e correção da coagulopatia por, pelo menos, 10 dias.

Adaptada de Collins et al., 2016.

Tabela 35.4 Hemoderivados.

Conteúdo	Volume	Validade	Efeito
Concentrado de hemácias	300 mℓ	35 dias	1 unidade = 1 g/dℓ Hb
Concentrado de plaquetas	50 mℓ	5 dias	1 unidade = 5.000/mm³
Plasma fresco congelado (fatores de coagulação)	200 mℓ	1 ano	1 unidade = 500 mg/dℓ fibrinogênio
Crioprecipitado (fatores de coagulação)	10 a 15 mℓ	1 ano	1 unidade = 250 mg/dℓ fibrinogênio

Adaptada de Silla et al., 2017.

Embolia por líquido amniótico (ELA)

Apesar da grande imprecisão diagnóstica, a ELA é uma das principais causas de morte materna em países desenvolvidos. A fisiopatologia definida por Steiner e Luschbaugh em 1941 (Steiner e Luschbaugh, 1986), baseada na ideia da obstrução mecânica dos capilares pulmonares maternos por debris celulares de líquido amniótico, com consequente hipoxia, insuficiência cardíaca direita e morte, foi desafiada mais recentemente pelos sucessivos relatos de achados de grande volume de líquido amniótico na circulação central de humanos e primatas, aparentemente inócuos. A base fisiopatológica da sequência das alterações hemodinâmicas,

observadas nos casos suspeitos de embolia por líquido amniótico, apesar de não completamente entendida, parece muito similar à da síndrome da resposta inflamatória sistêmica da sepse: ativação anormal de sistemas pró-inflamatórios em par mãe-feto suscetível quando da entrada na circulação materna de antígenos fetais durante o parto, fenômeno quase universal (Clark, 2014).

A Sociedade de Medicina Materno-Fetal criou critérios diagnósticos para publicações científicas de casos suspeitos de ELA, com o objetivo de qualificar o conhecimento e a pesquisa dessa condição (Clark et al., 2016) (Tabela 35.5).

A apresentação característica do embolismo por líquido amniótico é a tríade de hipoxia e hipotensão agudas, seguida, em muitos casos, imediatamente por coagulopatia, e todos os eventos ocorrem durante o parto. O diagnóstico é clínico e baseado na presença dessas três condições e na ausência de outra causa provável.

O colapso hemodinâmico e a falência ventilatória, quase simultâneos, refletem os insultos primários, cardiovascular e pulmonar. A exigência da detecção de coagulopatia antes que a perda sanguínea seja suficiente para determinar uma coagulopatia dilucional ou por consumo, associada ao choque, visa distinguir ELA do choque hipovolêmico.

É curioso que as duas únicas situações em obstetrícia classicamente reconhecidas como causa de coagulopatia aguda não dilucional sejam o embolismo por líquido amniótico e o descolamento maciço da placenta, ambos possivelmente envolvendo liberação de tromboplastina placentária ou tecido fetal; ou ambos, na circulação materna.

Hipertermia, apesar de não ser critério necessário para diagnóstico de sepse (síndrome da resposta inflamatória sistêmica), ocorre praticamente em todas as gestantes/puérperas com condições infecciosas associadas à sepse e a colapso cardiovascular, cuja evolução, em geral, é menos aguda. Ao contrário, a hipertermia não é componente da síndrome da ELA, e o colapso cardiovascular abrupto é classicamente o evento inicial.

A apresentação característica do embolismo por líquido amniótico é a de colapso cardiorrespiratório (hipoxia e hipotensão agudas), seguida imediatamente por coagulopatia, com sangramento pelos acessos venosos ou ferida operatória, hematúria e sangramento vaginal, com ou sem a presença de atonia uterina. Entretanto, o sangramento por atonia uterina, seguido por choque hipovolêmico, com coagulopatia de consumo ou dilucional não pode ser atribuído à embolia amniótica.

Os fatores de risco para ELA parecem ser as situações que envolvem mais provável troca de líquidos entre os compartimentos materno e fetal, como a cesariana e o parto operatório, placenta prévia ou acreta, e o descolamento prematuro da placenta. A Tabela 35.6 apresenta critérios para o diagnóstico diferencial

Tabela 35.5 Critérios diagnósticos para registro de embolia por líquido amniótico (ELA) em pesquisa científica.

1. Início súbito de parada cardiorrespiratória ou de hipotensão (pressão sistólica < 90 mmHg) associada a comprometimento ventilatório (dispneia cianose, ou saturação de O_2 < 90%)
2. Sinais/sintomas claros de coagulação intravascular disseminada segundo o escore do Comitê Científico de padronização em CID da ISTH (Tabela 32.2). A coagulopatia deve ser detectada <u>antes</u> de perda sanguínea significativa, que possa determinar *per se* coagulopatia dilucional ou coagulopatia de consumo associada ao choque.
3. Início clínico no trabalho de parto ou dentro de 30 minutos da dequitação placentária.
4. Ausência de hipertermia (≥ 38°C) durante o trabalho de parto/parto.

CID, coagulação intravascular disseminada; ISTH, International Society on Thrombosis and Hemostasis. (Adaptada de Clark et al., 2016.)

Tabela 35.6 Diagnóstico diferencial da embolia por líquido amniótico (ELA).

	ELA	Hemorragia	Sepse	Acidente anestésico	Tromboembolismo pulmonar	Anafilaxia
Hipotensão	+++	+++	+++	+++	++	+++
Hipoxia	+++	+/-	+	+++	+++	+++
Coagulopatia	+++	+	+	não	Não	Não
Início súbito	Sim	Não	Não	Sim	Sim	Sim
Hipertermia	Não	Não	Sim	Não	Não	Não
Evento anterior conhecido	Não	Hemorragia	Corioamnionite	Administração de anestésico	Não	Administração de medicamento

Adaptada de Clark et al., 2016.

da ELA com hemorragia, sepse, acidente anestésico, anafilaxia e tromboembolismo pulmonar.

Pela prevalência muito baixa e por sua natureza imprevisível, a embolia por líquido amniótico não tem fatores de risco estabelecidos que justifiquem qualquer mudança nas recomendações atuais para atendimento obstétrico (SMFM, 2016).

Manejo de casos suspeitos de ELA

A ELA deve ser considerada no diagnóstico diferencial de colapso cardiorrespiratório súbito em qualquer gestante ou puérpera recente. O diagnóstico é clínico e não há testes laboratoriais específicos.

O tratamento é basicamente de suporte cardiovascular e hemodinâmico, independentemente da etiologia exata: a ação mais crítica é iniciar a reanimação cardiopulmonar de alta qualidade (Tabela 35.7).

Recomendações oficiais da Sociedade de Medicina Materno-Fetal guiam o manejo de casos suspeitos de ELA (SMFM, 2016; Pacheco et al., 2020). O manejo das sobreviventes envolve cuidado em unidade de tratamento intensivo.

A fase inicial da ELA consiste primariamente em insuficiência cardíaca direita. Ecocardiografia à beira do leito pode fornecer informações valiosas: ventrículo direito grandemente dilatado e hipocinético com desvio do septo interventricular para ventrículo esquerdo. Débito do ventrículo direito pode ser melhorado com dobutamina, que também provoca vasodilatação pulmonar.

Outras intervenções diminuem a resistência vascular pulmonar, como sildenafila e óxido nítrico inalado. Hipotensão deve ser tratada com norepinefrina. Minutos a horas depois da fase inicial,

a falência do ventrículo direito geralmente melhora, e então predomina a falência do ventrículo esquerdo com edema pulmonar cardiogênico. O manejo da coagulopatia foi descrito anteriormente neste capítulo.

A recorrência de ELA é indefinida, pela raridade da condição e por sua alta mortalidade.

Bibliografia

Alves MBF. Tromboelastografia e cirurgia cardíaca [Mestrado]. Hematologia e imuno-hemoterapia, Universidade Católica Portuguesa, Instituto de Ciências da Saúde do Porto; 2013. [Acesso em 01 mar. 2020]. Disponível em: https://repositorio.ucp.pt/bitstream/10400.14/16412/1/TROMBOELASTOGRAFIA%20E%20CIRUGIA%20CARDIACA%20-%20BRANCA%20ALVES.pdf.

Belfort M. Disseminated intravascular coagulation during pregnancy. In: Lockwood CJ, Kleinman S, Leung LLK (orgs.). Atualização 2019.

Charbit B, Mandelbrot L, Samain E, et al. The decrease of fibrinogen is an early predictor of the severity of postpartum hemorrhage. J Thromb Haemost. 2007;5(2):266-73.

Clark SL, Romero R, Dildy GA, et al. Proposed diagnostic criteria for the case definition of amniotic fluid embolism in research studies. Am J Obstet Gynecol. 2016;215(4):408-12.

Clark SL. Amniotic fluid embolism. Obstet Gynecol. 2014;123(2 Pt1):337-48.

Collins P, Abdul-Kadir R, Thachil J. Subcommittees on women's health issues in thrombosis and haemostasis and on disseminated intravascular coagulation. Management of coagulopathy associated with postpartum hemorrhage: guidance from the SSC of the ISTH. J Thromb Haemost. 2016;14:205-10.

Cunningham FG, Leveno KJ, Bloom SL, Hauth JC, Rouse DJ, Spong CY (eds.). Williams obstetrics. 25th ed. New York: McGraw Hill; 2018.

Davis JPE, Northup PG, Caldwell SH, Intagliata NM. Viscoelastic testing in liver disease. Ann Hepatol. 2018;17(2):205-13.

Esmon CT. The endothelial protein C receptor. Curr Opin Hematol. 2006;13(5):382-5.

Esmon CT. The protein C pathway. Chest. 2003;124(3 Suppl):26S-32S.

Furie B, Furie BC. Mechanisms of thrombus formation. N Engl J Med. 2008;359(9):938-49.

Febrasgo. Parada cardiorrespiratória na gGestação. Acesso em 12 dez. 2019. Disponível em: https://www.febrasgo.org.br/pt/noticias/item/125-parada-cardiorespiratoria-na-gestacao.

Ferguson JJ, Waly HM, Wilson JM. Fundamentals of coagulation and glycoprotein IIb/IIIa receptor inhibition. Eur Heart J. 1998;19(Suppl D):D3-9.

Gando S. Microvascular thrombosis and multiple organ dysfunction syndrome. Crit Care Med. 2010;38(2 Suppl):S35-42.

Hellgren M. Hemostasis during normal pregnancy and puerperium. Semin Thromb Hemost. 2003;29(2):125-30.

Hossain N, Paidas MJ. Disseminated intravascular coagulation. Semin Perinatol. 2013;37(4):257-66.

Kolev K, Machovich R. Molecular and cellular modulation of fibrinolysis. Thromb Haemost. 2003;89(4):610-21.

Krishnaswamy S. The transition of prothrombin to thrombin. J Thromb Haemost. 2013;11(Suppl 1):265-76.

Tabela 35.7 Reanimação cardiopulmonar de alta qualidade na gestação.

1. Realizar compressões torácicas de 100 a 120/min
2. Realizar compressões que atinjam profundidade mínima de 5 cm
3. Permitir retorno completo do tórax após cada compressão
4. Não interromper as compressões – a pressão rapidamente cai com a interrupção e é muito lentamente recuperada
5. Ventilação de resgate com O_2 a 100% ao ritmo de 2 ventilações para 30 compressões na presença de, pelo menos, 2 socorristas
6. Evitar checagem prolongada do pulso (< 5 a 10 s)
7. Retorno imediato das compressões após a desfibrilação
8. Substituir o massageador a cada 2 min para evitar perda de qualidade por fadiga
9. Deslocar o útero para a esquerda durante a reanimação
   Se em 4 min a gestante com útero acima da cicatriz umbilical não retornou à circulação espontânea, inicia-se a cesariana *perimortem* mantendo as manobras de reanimação.

Adaptada de Febrasgo, 2017.

Levi M. Disseminated intravascular coagulation (DIC) in pregnancy and the peripartum period. Thromb Res. 2009;123(Suppl 2):S63-4.

Liang Y, Fu Y, Qi R, et al. Cartilage oligomeric matrix protein is a natural inhibitor of thrombin. Blood. 2015;126(7):905-14.

Lockwood CJ. Pregnancy-associated changes in the hemostatic system. Clin Obstet Gynecol. 2006;49(4):836-43.

Murphy N, Broadhurst DI, Khashan AS, Gilligan O, Kenny LC, O'Donoghue K. Gestation-specific D-dimer reference ranges: a cross-sectional study. BJOG. 2015;122(3):395-400.

Pacheco LD, Clark SL, Klassen M, Hankins GDV. Amniotic fluid embolism: principles of early clinical management. Am J Obstet Gynecol. 2020;222:48-52.

Rapaport SI, Rao LV. The tissue factor pathway: how it has become a "prima ballerina". Thromb Haemost. 1995;74:7-17.

Shen J, Sampietro S, Wu J, et al. Coordination of platelet agonist signaling during the hemostatic response in vivo. Blood Adv. 2017;1(27):2767-75.

Silla LMR. Coagulopatias na gestação. In: Martins-Costa S, Ramos JGL, Magalhães J, Passos E, Freitas F (orgs.). Rotinas em obstetrícia. 7. ed. Porto Alegre: Artmed; 2017. p. 663-73.

Society for Maternal-Fetal Medicine (SMFM). Pacheco LD, Saade G, Hankins GD, Clark SL. Amniotic fluid embolism: diagnosis and management. Am J Obstet Gynecol. 2016;215(2):B16-24.

Steiner PE, Lushbaugh CC. Landmark article, Oct. 1941: Maternal pulmonary embolism by amniotic fluid as a cause of obstetric shock and unexpected deaths in obstetrics. By Paul E. Steiner and C. C. Lushbaugh. JAMA. 1986;255(16):2187-203.

Tanaka KA, Bader SO, Sturgil EL. Diagnosis of perioperative coagulopathy--plasma versus whole blood testing. J Cardiothorac Vasc Anesth. 2013;27(4 Suppl):S9-15.

van der Poll T, Levi M. Crosstalk between inflammation and coagulation: the lessons of sepsis. Curr Vasc Pharmacol. 2012;10(5):632-8.

36

Polidramnia e Oligoidramnia

Renato Augusto Moreira de Sá
Carolina Carvalho Mocarzel
Ana Carla Zanchietta Nicolielo

Fisiologia do líquido amniótico

O líquido amniótico (LA) é um componente importante do ambiente intrauterino para adequado desenvolvimento fetal. Sua composição muda de acordo com a idade gestacional. O LA é, no início da gravidez, o líquido isotônico em relação ao sangue materno e fetal e representa um transudato do trofoblasto ou feto. À medida que há queratinização da pele fetal, ao redor de 23 a 25 semanas de gestação, a passagem de líquido através da pele fetal fica bastante reduzida. Nesse período, a urina fetal é mais hipotônica do que no início da gestação, e o LA torna-se hipotônico em relação ao sangue fetal. Com o amadurecimento da função renal fetal, o LA torna-se progressivamente mais diluído, e a osmolaridade diminui.

Sua quantidade varia de acordo com a idade gestacional; aumenta progressivamente de 8 semanas até cerca de 33 a 34 semanas de gestação, e, após esse período, existe um leve declínio até o termo da gestação.

Entre suas principais, funções destacam-se: (1) crescimento fetal; (2) desenvolvimento normal dos sistemas respiratório, gastrintestinal e musculoesquelético; (3) barreira contra infecções; (4) impedimento de aderência entre o embrião/feto e o âmnio; (5) proteção contra traumatismos sofridos pela mãe; (6) termorregulação; (7) permitir movimentação fetal (8) prevenção da compressão do cordão umbilical.

A quantidade total de líquido amniótico durante a gravidez é resultado de um balanço entre sua produção e eliminação. A manutenção de seu volume é um processo dinâmico, dependente de diferentes fatores, em diferentes estágios da gravidez. O principal elemento a compor o líquido amniótico é a urina fetal, cuja produção se inicia com 11 semanas de gravidez. Já a principal via de absorção do líquido amniótico é a deglutição fetal, observada desde 15 a 16 semanas (Figura 36.1).

Com o estudo do LA podemos obter importantes informações sobre a integridade funcional, citogenética e estrutural do concepto. Ele é um importante indicador do estado da vitalidade fetal. O estudo do volume do LA tem fundamental importância na avaliação

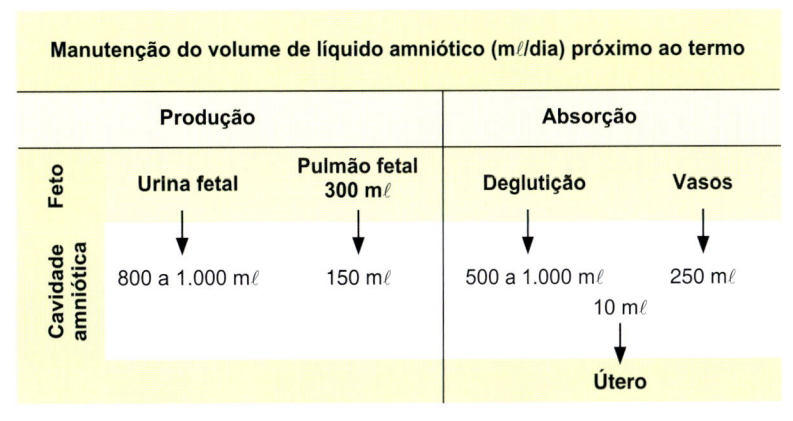

Figura 36.1 Manutenção do volume de líquido amniótico (mℓ/dia) próximo ao termo.

da morbidade e mortalidade perinatais, é peça-chave no estudo de anomalias congênitas, predição de crescimento intrauterino restrito e insuficiência placentária.

Estudo do líquido amniótico

A realização de ultrassonografia é a forma mais utilizada para estudo do LA; o maior bolsão vertical (MBV) e o índice de líquido amniótico (ILA) são as técnicas mais comuns para interpretação do exame. O líquido amniótico em excesso é definido como polidramnia, e a redução do líquido, oligoidramnia. Estima-se que 60% dos polidrâmnios sejam idiopáticos, quanto aos oligodrâmnios, 5%.

O método clinicamente ideal para avaliação do líquido amniótico deveria ser aquele que melhor define seu volume, associado a resultado perinatal adverso. Habitualmente, na prática clínica, os parâmetros para diagnóstico dos desvios do volume do líquido amniótico são assumidos conforme representados na Tabela 36.1.

Uma revisão sistemática de ensaios clínicos randomizados comparou o uso do ILA com o uso do MBV na predição de complicações perinatais e não observou vantagens do uso do ILA em prever resultados adversos em relação ao MBV.

O MBV é realizado ao se obter a máxima coluna vertical de LA, livre de partes fetais e de cordão. São consideradas normais as medidas de 2 a 8 cm antes de 20 semanas e de 2 a 10 cm a partir da semana 21. Essa técnica tem a vantagem de ser simples e reprodutível, e provavelmente é a melhor para avaliação do LA em gestações múltiplas. É o método de rastreamento para identificar oligoidramnia e polidramnia.

O ILA é o valor obtido mediante somatório das colunas verticais máximas de LA, livre de partes fetais e do cordão umbilical, dos quatro quadrantes do abdome materno. Em 1990, foi descrita uma curva de normalidade, com respectivos desvios-padrão para cada idade gestacional, em que o ILA maior que o percentil 95 indica polidrâmnio e, menor que o percentil 5, oligoidrâmnio (Figura 36.2) (Tabela 36.2).

Há ainda um terceiro método, o subjetivo. Este é totalmente dependente da experiência do ultrassonografista. É importante salientar que o valor clínico da ultrassonografia não é estimar o valor absoluto do LA, mas identificar quais pacientes estão fora dos valores de normalidade esperados para a idade gestacional e no seguimento dessas gestações.

Polidramnia

Sua incidência é estimada em 0,2 a 2% das gestações. As causas de polidramnia são listadas na Tabela 36.3.

As principais complicações associadas ao polidrâmnio são diretamente proporcionais à magnitude do aumento: dificuldade respiratória materna, rotura prematura de membranas ovulares, trabalho de parto prematuro, descolamento prematuro da

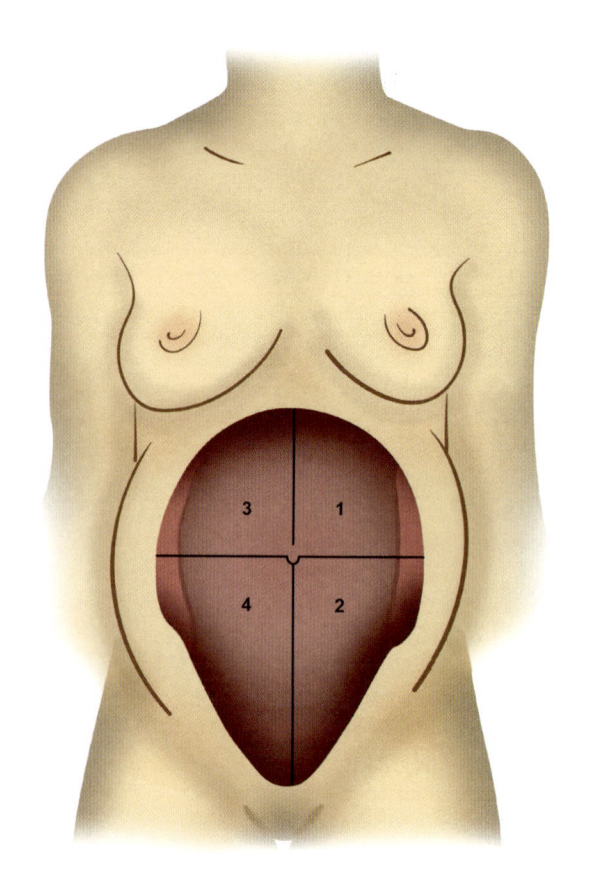

Figura 36.2 Figura ilustrativa dos quatro quadrantes uterinos para realização do estudo do líquido amniótico por meio do índice de líquido amniótico.

Tabela 36.2 Percentil do índice de líquido amniótico (ILA) em função da idade gestacional.

Idade gestacional (semanas)	ILA (mm)	
	P5	P95
16 a 19	80	200
20 a 23	90	220
24 a 27	100	230
28 a 31	90	240
32 a 35	90	250
36 a 38	80	240
39 a 42	70	189

Adaptada de Morre e Caylle, 1990.

placenta após rotura das membranas, parto prolongado com hipertonia, prolapso do cordão e hemorragias após dequitação. O polidrâmnio é decorrente de um desequilíbrio na produção (principal mecanismo é a produção renal fetal) e na absorção (principal mecanismo é a deglutição fetal). Na maioria dos casos, cerca de 60%, os polidrâmnios são de natureza idiopática, e em cerca de 40% é possível identificar uma causa materna, fetal ou placentária.

Tabela 36.1 Avaliação semiquantitativa do volume de líquido amniótico medida em centímetros.

Técnica	Polidramnia	Volume normal	Oligoidramnia leve	Oligoidramnia acentuada
Maior bolsão vertical (MBV)	> 8	2 a 8	1 a 2	< 1
Índice de líquido amniótico	> 25	8 a 25	5 a 8	< 5

Tabela 36.3 Condições maternas e fetais associadas à polidramnia.

Fetais

Anomalias gastrintestinais: onfalocele, gastrosquise, atresia (esôfago, duodeno, íleo, jejuno)

Anomalias do sistema nervoso central: anencefalia, defeitos do tubo neural, holoprosencefalia

Cardiopatias congênitas: arritmias, coarctação de aorta

Alterações torácicas: malformação adenomatóidea cística, sequestro broncopulmonar, hérnia diafragmática congênita, quilotórax

Alterações renais: tubulopatias renais

Alterações esqueléticas: acondroplasia, displasia tanatofórica, osteogênese imperfeita

Alterações orofaciais: fissura palatina

Alterações neuromusculares: distrofia neurotônica, artrogripose

Alterações cromossômicas: trissomia 18, trissomia 21, síndrome de Turner

Alterações metabólicas: doença de Gaucher, gangliosidose

Infecções: parvovírus, citomegalovírus, *Toxoplasma*, sífilis

Tumores fetais: teratoma sacrococcígeo, tumores intracranianos, teratomas cervicais, higroma cístico

Hidropisia fetal não imune

Maternas

Diabetes tipo I mal controlado, que parece ser responsável por aproximadamente 25% dos polidrâmnios de causa conhecida

Isoimunização Rh

Placentárias

Tumores como o corangioma placentário e a placenta circunvalada

Gestação gemelar monocoriônica com síndrome de transfusão feto-fetal

Malformações congênitas e anomalias estruturais representam 30% das causas de polidramnia. Quando se associa com malformações congênitas, a polidramnia tem início precoce e evolução rápida, e as mais frequentes são obstrução alta do tubo digestivo e anomalias do sistema nervoso central.

Por sua vez, os fetos macrossômicos, mesmo na ausência de diabetes materna, apresentam frequentemente um ILA no limite superior da normalidade sem a identificação de malformações associadas.

Avaliação e condução clínica da polidramnia

O polidrâmnio pode ser agudo (em poucos dias) ou crônico (semanas). A forma aguda é mais frequente no 2º trimestre, antes de 24 semanas de gestação, e constitui quadro grave. A forma crônica é diagnosticada com maior frequência no 3º trimestre da gestação, e a evolução fetal é mais favorável.

Clinicamente, suspeita-se de polidramnia se a altura uterina estiver acima do esperado para a idade gestacional. Ultrassonografia confirma a suspeita diagnóstica.

Na presença do polidrâmnio, sugere-se a seguinte conduta:

- Ultrassonografia obstétrica: anatomia detalhada para avaliação de malformações, avaliação de peso fetal estimado e seu percentil, Doppler de artéria cerebral média com avaliação de pico de velocidade sistólica (predição de anemia fetal)

- Ecocardiograma fetal
- Investigação de diabetes gestacional com realização de teste de tolerância oral à glicose
- Pesquisa de anticorpos irregulares para afastar a isoimunização
- Sorologias para toxoplasmose, sífilis, rubéola, citomegalovírus (CMV) e parvovírus B19
- Pesquisa de anemias hereditárias (alfatalassemia).

O risco de aneuploidias depende da presença de malformações associadas. Na suspeita de alteração do trato digestivo alto, cerca de 1/3 dos casos pode estar associado a anomalias dos cromossomos 13 e 18 (suspeita de atresia esofágica) e a alterações do cromossomo 21 (suspeita de estenose/atresia duodenal). A realização do cariótipo fetal deve ser oferecida ao casal.

No caso de polidrâmnios aparentemente idiopáticos, o risco de aneuploidias é de 0,2 a 1%, maior nos casos mais graves sem macrossomia fetal.

Na vigência de infecção materna por meio de diagnóstico por sorologia (p. ex., toxoplasmose, parvovírus B19), a realização de amniocentese com subsequente PCR do LA pode auxiliar na condução do caso para excluir/confirmar infecção fetal. O estudo detalhado da anatomia e a dopplerfluxometria de ACM fazem parte dessa propedêutica.

O prognóstico tem correlação direta com a causa da polidramnia. A polidramnia idiopática parece associar-se com maior morbidade perinatal, maior incidência de parto prematuro, ruptura prematura de membranas ovulares, DPP e maior taxa de cesariana, menor Apgar nos 5 minutos e maior taxa de admissão em UTI neonatal. A incidência de resultados perinatais adversos é maior nos casos de polidramnia grave e persistente.

O manejo e o seguimento vão depender da etiologia. Cabe ressaltar a importância da medida do colo uterino em casos graves com grande distensão uterina.

Tratamento da polidramnia

O tratamento pode ser etiológico (voltado diretamente para a causa do distúrbio de LA) ou sintomático.

A amniodrenagem é um linha de tratamento sintomático com dois objetivos: diminuir a sintomatologia materna e reduzir o risco de parto prematuro. É uma linha realizada até 35 semanas de gestação. A taxa de complicação está em torno de 3,1%; são mais comuns a rotura prematura de membranas ovulares (RPMO), sofrimento fetal agudo e descolamento prematuro de placenta (DPP). Está indicada, na polidramnia grave com comprimento cervical menor 15 mm, pela medida ultrassonográfica transvaginal, desconforto materno importante (dispneia e contrações dolorosas). Na presença de atividade uterina é recomendado o uso de tocólise pré-procedimento e corticoterapia. Embora a amniodrenagem seja eficaz na redução dos sintomas, o polidrâmnio pode refazer-se em poucos dias.

O tratamento medicamentoso pode ser realizado com inibidores das prostaglandinas como a indometacina, cuja passagem transplacentária para o feto é rápida. Esses diminuem a filtração glomerular fetal, com consequente redução da produção de urina fetal, e favorecem a reabsorção pulmonar e a passagem do líquido através das membranas; promovem, dessa maneira, uma diminuição na quantidade de líquido amniótico. O uso desses inibidores não está indicado após 32 semanas em razão de seus importantes efeitos colaterais fetais, como o fechamento precoce do *ductus* arterioso, enterocolite necrosante e insuficiência renal fetal. O uso desses inibidores deve sempre ser considerado um método de segunda linha, quando apesar das amniodrenagens, o polidrâmnio se mantém sintomático. Deve-se realizar controle ecocardiográfico fetal a cada 24 a 48 horas e antes de iniciar o tratamento, para detectar precocemente uma possível restrição do *ductus* arterioso.

Parto na polidramnia

Novamente, a etiologia do distúrbio do LA compõe um fator importante para definição do momento do parto. No caso de polidrâmnio idiopático, a interrupção pode ser indicada a partir de 37 semanas em função da sintomatologia materna. Em polidrâmnios idiopáticos assintomáticos, recomenda-se o parto a termo.

A melhor via de parto seguirá as indicações obstétricas, ao se levar em conta as condições disponíveis ao nascimento em cada serviço. A apresentação cefálica deverá ser verificada várias vezes durante o trabalho de parto, pois a alteração da apresentação pode modificar-se ao longo do processo nesses casos. A rotura prematura de membranas pode levar a uma descompressão uterina aguda, com o risco de ocorrência de prolapso de cordão ou descolamento de placenta.

Não há contraindicação formal para preparo do colo com prostaglandina e para indução de parto com ocitocina. Entretanto, esses devem ser feito com cautela, pois aumentam o risco de complicações como embolia amniótica e hemorragia pós-parto.

Vale lembrar que a polidramnia é fator de risco para hemorragia puerperal, associada à hipotonia uterina, discutida no Capítulo 97.

Oligoidramnia

A incidência de oligoidramnia varia de acordo com diferentes critérios diagnósticos adotados. De maneira geral, ocorre em aproximadamente 0,5 a 5,5% das gestações. As condições associadas à oligoidramnia estão listadas na Tabela 36.4.

Ao contrário da polidramnia, somente 5% das oligoidramnias têm etiologia idiopática. A RPMO representa 50% dos casos, seguidos por restrição de crescimento intrauterino (RCI) e malformações fetais, as quais representam 18 e 15%, respectivamente.

Avaliação e condução clínica da oligoidramnia

Clinicamente, suspeita-se de oligoidramnia se a altura uterina estiver abaixo do esperado para a idade gestacional. Ultrassonografia confirma a suspeita diagnóstica.

Na presença do oligoidrâmnio, sugere-se a seguinte conduta:

- Descartar RCI: ultrassonografia obstétrica com percentil de peso fetal abaixo do percentil 10 para idade gestacional e dopplervelocimetria
- Estudo detalhado da anatomia fetal (especialmente sistema urinário e tubo neural), e busca de achados associados à infecção fetal por citomegalovírus como microcefalia, ventriculomegalia e focos parenquimatosos hiperecogênicos
- Exames laboratoriais: sorologia para CMV (IgG e IgM)
- Oferecer amniocente para estudo de cariótipo fetal nos casos de restrição de crescimento que não estão associadas à insuficiência placentária ou para realização de PCR do LA para diagnóstico de infecção fetal por CMV

Tabela 36.4 Condições maternas e fetais associadas à oligoidramnia.

Maternas
Insuficiência uteroplacentária: pré-eclâmpsia, hipertensão arterial crônica, trombofilia, tabagismo
Medicações: anti-inflamatórios, inibidores da enzima conversora da angiotensina
Fetais
Restrição de crescimento
Pós-datismo
Infecção por citomegalovírus
Óbito fetal
Fetais associadas a malformações
Obstrução do trato urinário (VOP, obstrução uretral bilateral)
Patologias renais (agenesia renal bilateral, displasia tubular congênita, rins policístico bilaterais)
Defeitos do tubo neural
Aneuploidias
Placentárias e membranas
Síndrome da transfusão feto-fetal em gêmeos
Insuficiência placentária
Rotura prematura de membranas ovulares
Idiopática

- Descartar RPMO, mediante exame clínico cuidadoso. A RPMO é diagnosticada pelo exame vaginal de espéculo do colo do útero e da cavidade vaginal e será melhor discutida no Capítulo 39. O acúmulo de líquido na vagina ou o vazamento de líquido do colo do útero e a alcalinidade do conteúdo vaginal, conforme determinado pelo papel Nitrazina, confirmam o diagnóstico. A contaminação sanguínea e por esperma do papel Nitrazina podem produzir resultados falso-positivos, o que tem levado várias sociedades médicas a não recomendarem seu uso nos protocolos de RPMO. Novas evidências sugerem que o uso de marcadores bioquímicos para diagnosticar a RPMO em casos incertos pode ser apropriado e custo-efetivo
- Descartar uso de fármacos maternos que possam estar associados à oligoidramnia.

O prognóstico dos casos de oligoidramnia tem correlação direta com sua etiologia, gravidade e idade gestacional em que ela se instala.

A hipoplasia pulmonar (HP) é uma complicação grave dos casos de oligoidramnia grave e adramnia persistente. Quanto mais precoce a instalação do quadro, maior o risco de HP.

Tratamento da oligoidramnia

O tratamento vai depender da causa e idade gestacional do diagnóstico. Confirmar ou descartar RPMO e CIR; caso confirmado, é necessário seguir o protocolo de cada condição. Em caso de associação com uso de fármacos, interromper o uso e/ou substituir. Caso seja confirmado o diagnóstico de malformações, deve-se informar o prognóstico de forma direcionada e individualizada.

Nos casos idiopáticos, orientar a paciente que os resultados perinatais tendem a ser favoráveis. O manejo anteparto inclui a avaliação pela ultrassonografia obstétrica, cardiotocografia e dopplervelocimetria semanais, até 37 semanas, e a cada 72 h após 37 semanas, além da estimativa de peso fetal a cada 2 semanas.

Parto na oligoidramnia

Novamente, a etiologia do distúrbio do LA compõe um fator importante para definição do momento do parto. No caso de oligoidramnia idiopática, pode-se considerar interrupção a partir de 37 semanas ou conduta expectante até 40 semanas (com adequado monitoramento do bem-estar fetal).

Não há contraindicações para uso de prostaglandinas para indução do parto, porém deve ser realizado com monitoramento fetal contínuo.

Fluxogramas para condução da polidramnia e da oligoidramnia (Figuras 36.3 e 36.4)

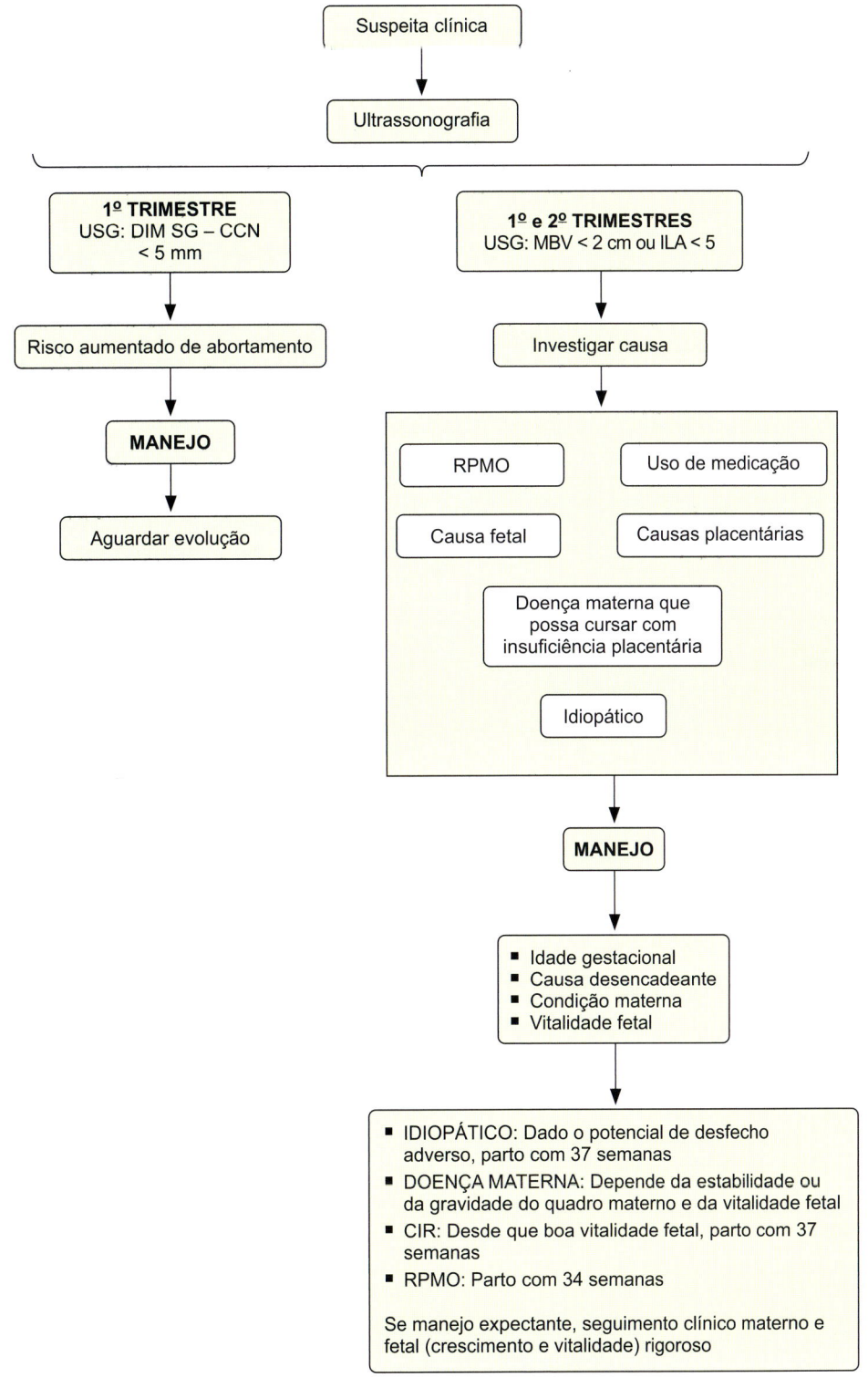

Figura 36.3 Fluxograma para condução da oligoidramnia.

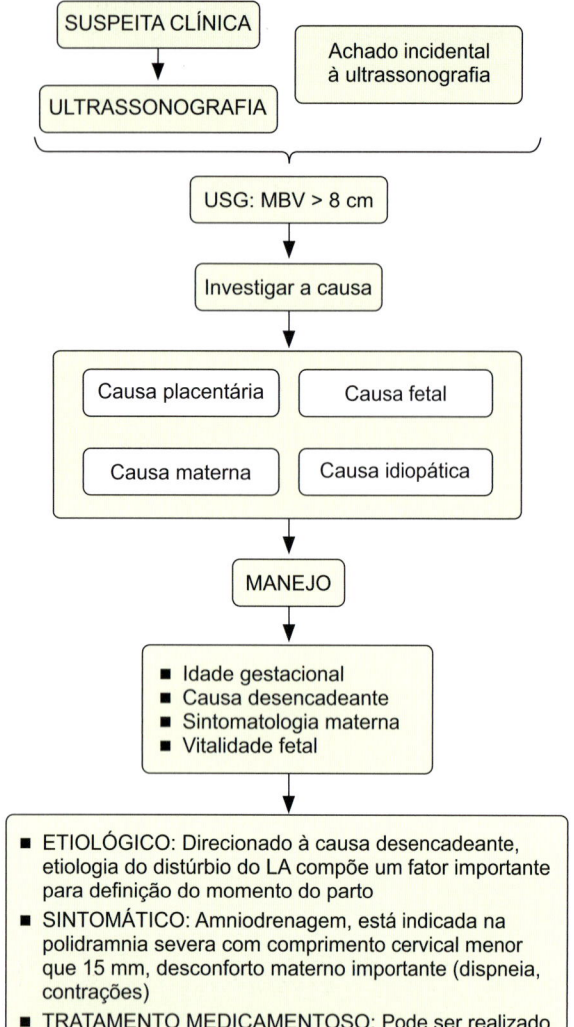

Figura 36.4 Fluxograma para condução da polidramnia.

Gestação múltipla

A estimativa do VLA é importante para a avaliação de risco em gestações únicas e é ainda mais importante em gestações gemelares, em razão do aumento do risco de anormalidades no crescimento e desvios do volume do líquido amniótico, associados a causas específicas dos gemelares.

A estimativa do VLA por técnicas de diluição de corantes não parece mudar significativamente no 3º trimestre de gravidez. A análise longitudinal parece seguir os modelos de regressão quadrática não linear propostos para gestações únicas, com um pico de 24 a 26 semanas de gestação e estabilização e declínio até o nascimento; portanto, os volumes medidos na bolsa de gêmeos diamnóticos são comparáveis às gestações únicas.

Avaliação ultrassonográfica do volume do líquido amniótico em gestações gemelares

A avaliação ultrassonográfica da biometria fetal, anatomia, dopplervelocimetria e VLA identificam e monitoram gestações gemelares com risco de resultados adversos, como síndrome da transfusão feto-fetal (STFF) e CIR.

As evidências atualmente disponíveis são insuficientes para se fazer uma recomendação formal sobre o melhor método de avaliação do líquido amniótico em gêmeos, mas a identificação da membrana entre gêmeos é vital para determinar o volume do líquido ao redor de cada gêmeo. Os métodos aceitos para a estimativa do VLA incluem: avaliação subjetiva, medição do MBV, ILA modificado e medidas bidimensionais das bolsas. Embora existam métodos diferentes para avaliar o volume de líquido amniótico em gêmeos, a abordagem mais utilizada é a medida do MBV.

Outro método é determinar a presença de líquido amniótico nas regiões caudal e rostral, determinar a qual feto pertence e estimar subjetivamente se é normal. Quando o volume de líquido amniótico aparece reduzido ou aumentado, é realizada a medição do MBV. Ao se utilizar esse método, oligoidrâmnio é definido como uma MVP menor que 2 cm, e polidrâmnio é definido como uma MVP maior que 8 cm. Essas definições correspondem aproximadamente ao percentil 2,5 e ao percentil 95 em todas as idades gestacionais. Esse também é um critério comum usado na definição da STFF e, por esses motivos, pode ser o método clinicamente útil para avaliar o líquido amniótico em gêmeos (Figura 36.5).

Condições específicas dos gemelares que cursam com alteração do volume do líquido amniótico

As medições por ultrassom das alterações no volume de líquido amniótico nas gestações gemelares são reprodutíveis e não dependem da experiência do ultrassonografista. No entanto, essa estimativa ultrassonográfica tem alta especificidade, mas pouca sensibilidade para detectar volume anormal (oligoidrâmnio ou polidrâmnio). Essas discrepâncias entre os métodos de avaliação do volume de líquido na identificação de volume anormal sugerem que se deve tomar cuidado ao interpretar os dados que o caracterizam, tanto na gravidez normal quanto na complicada.

Os estudos que avaliaram os resultados pré-parto, intraparto e perinatal associados a alterações no volume de líquido amniótico em gestações gemelares foram limitados e não são consistentes nos resultados avaliados. Estudos mais rigorosamente controlados precisam ser realizados para verificar a melhor estratégia de ultrassom que identifique gestações em risco de natimorto, parto prematuro e complicações perinatais.

Síndrome da transfusão feto-fetal

A STFF é uma complicação séria que afeta 10 a 15% de todas as gestações monocoriônicas. É caracterizada por anastomoses de vasos da placa corial que causam desequilíbrio do fluxo sanguíneo entre as duas áreas da placenta. Estima-se que 85% das placentas monocoriônicas apresentem conexões vasculares entre os fetos, mas apenas 5 a 10% desses têm desequilíbrios circulatórios capazes de causar a STFF.

O feto doador desenvolve hipovolemia e oligúria, o que geralmente leva à presença de oligoidrâmnio e, em casos mais graves, à aparência ultrassonográfica do sinal gêmeo "emparedado" – *stuck twin* (definido como uma posição fixa do feto em relação à parede uterina como resultado de grave oligoidrâmnio). Por outro lado, o feto receptor recebe um volume sanguíneo

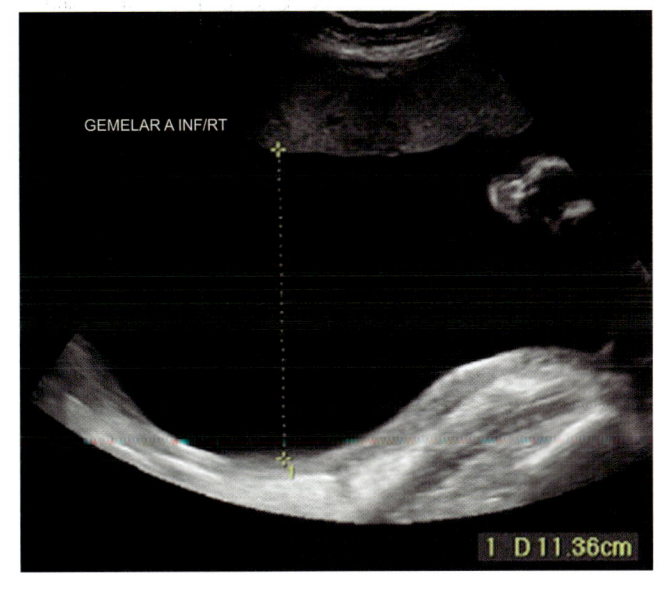 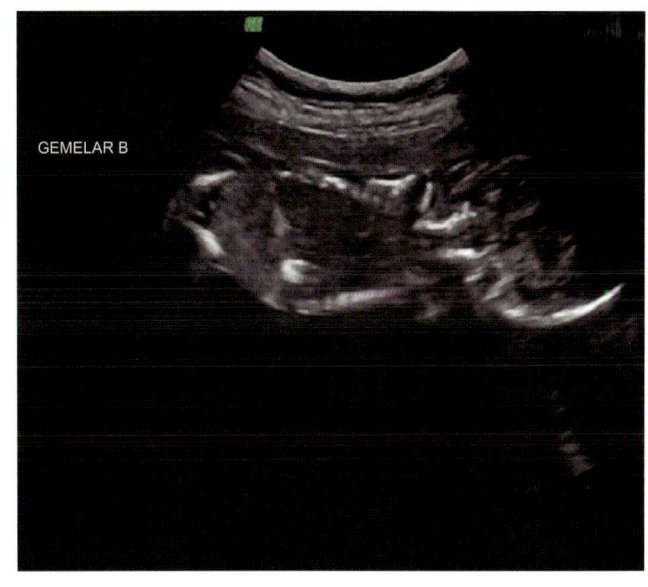

Figura 36.5 À esquerda, caso de polidramnia em gestação gemelar de 21 semanas com síndrome de transfusão feto-fetal, no qual o maior bolsão vertical do feto doador é de 11,3 cm. À direita, feto receptor com adramnia.

aumentado, associado à ativação do sistema renina-agiotensina-aldosterona e à transferência de angiotensina II, o que resulta no aumento da pós-carga, hipervolemia e poliúria, e leva a polidrâmnio, insuficiência cardíaca e hidropisia.

O diagnóstico pré-natal da STFF é feito por ultrassom, mediante determinação de gestação monocoriônica diamniótica com volumes discordantes de líquido amniótico nos dois sacos, polidrâmnio no gêmeo receptor (definido como MBV maior que 8 cm ou MBV maior que 10 cm após 20 semanas de gestação) e oligoidrâmnio no gêmeo doador (definido como o MBV menor que 2 cm). Esses critérios são essenciais para o diagnóstico da STFF. O diagnóstico diferencial consiste em restrição seletiva do crescimento intrauterino (RCI) ou na possibilidade de anomalia em um dos gêmeos, o que causa anormalidade no líquido amniótico.

Em gêmeos monocoriônicos que não atendem aos critérios para STFF, o desequilíbrio hemodinâmico como resultado de anastomoses vasculares da placenta pode causar oligoidrâmnio. As gestações gemelares com discordância de mais de 3,1 cm entre o MBV têm um risco de até 85,7% de desenvolver STFF e sensibilidade de 55%.

Restrição seletiva do crescimento intrauterino

O RCI é geralmente descrito como uma condição em que o peso fetal estimado é menor que o 10º percentil para a idade gestacional, e a discrepância de peso entre os gêmeos é maior que 25%. No entanto, um limite de 20% de discordância parece aceitável para distinguir gestações que estão em alto risco de efeitos adversos.

Mais recentemente, de acordo com um consenso de especialistas estabelecido em 2018, a RCI foi definida como um peso fetal estimado abaixo do percentil (P) 3 para a idade gestacional (IG) em uma única gestação gêmea monocoriônica ou dicoriônica ou mediante associação de pelo menos 2 dos 4 fatores: peso fetal estimado (PFE) < P10 para GA; discordância > 25% entre PFE; índice de pulsatilidade da artéria umbilical > P95 para GA; e circunferência abdominal < P10 para GA, medido na avaliação pré-natal por ultrassonografia.

O oligoidrâmnio é preditivo de morte perinatal em gestações únicas e aumenta a taxa de mortalidade em comparação às gestações com VLA normal. Nos casos de RCI, os oligoidrâmnios são induzidos pela disfunção placentária causada pela diminuição da perfusão renal, como resultado da redistribuição do débito cardíaco fetal e aumento da concentração do hormônio antidiurético. A significância dos oligoidrâmnios foi avaliada em relação ao prognóstico dos casos de RCI e oligoidrâmnio isolado, mas não foi identificado, no feto com RCI, fator prognóstico significativo. No entanto, o *stuck twin* está associado à morte fetal. *Stuck twin* isolado é um preditor secundário de mortalidade em fetos com RCI (OR = 14,5).

Bibliografia

American College of Obstetricians and Gynecologists (ACOG). Practice Bulletin No. 80: Premature Rupture of Membranes. Clinical Management Guidelines for Obstetrician-Gynecologists. Obstetrics and Gynecology. 2007;109:1007-19.

Beall MH, van den Wijngaard JPHM, van Gemert MJC, Ross MG. Regulation of Amniotic Fluid Volume. Placenta. 2007;28:824-32.

Calixto AC, Liao AW. Oligoâmnio. São Paulo: Federação Brasileira das Associações de Ginecologia e Obstetrícia (FEBRASGO), Comissão Nacional Especializada em Medicina Fetal; 2018. Protocolo FEBRASGO – Obstetrícia, nº 34.

Chalouhi GE, Stirnemann JJ, Salomon LJ, Essaoui M, Quibel T, Ville Y. Specific complications of monochorionic twin pregnancies: twintwin transfusion syndrome and twin reversed arterial perfusion sequence. Seminars in Fetal & Neonatal Medicine. 2010;15:349-56.

Ehsanipoor RM, Arora N, Lagrew DC, Wing DA, Chung JH. Twin *versus* singleton pregnancies complicated by preterm premature rupture of membranes. The Journal of Maternal-Fetal and Neonatal Medicine. 2012;25(6):658-61.

Esin S, Gyimadu A, Atak Z, et al. Preterm premature rupture of membranes in singleton vs twin pregnancies: The latency periods and the clinical outcomes revisited. J Obstet Gynaecol. 2014;34(7):593-7

Federação Brasileira das Associações de Ginecologia e Obstetrícia (FEBRASGO), Comissão Nacional Especializada em Medicina Fetal. São Paulo: FEBRASGO; 2018. Protocolo FEBRASGO – Obstetrícia, nº 34.

Fernandes TRMM, Carvalho PRN, Flosi FB, Baião AER, Junior SCG. Perinatal Outcome of Discordant Anomalous Twins: A Single-Center Experience in a Developing Country. Twin Research and Human Genetics. 2016;19(4):389-92.

Fonseca ES. Polidrâmnio. São Paulo: Federação Brasileira das Associações de Ginecologia e Obstetrícia (FEBRASGO), Comissão Nacional Especializada em Perinatologia; 2018. Protocolo FEBRASGO – Obstetrícia, n° 33.

Garrido AG, Silva Filho ET, Silva Netto JP, Ferreira AC. Avaliação ecográfica do líquido amniótico: técnicas e valores de referência. São Paulo: Federação Brasileira das Associações de Ginecologia e Obstetrícia (FEBRASGO), Comissão Nacional Especializada em Ultrassonografia em GO; 2018. Protocolo FEBRASGO – Obstetrícia, n° 82.

Hamza A, Herr D, Solomayer EF, Meyberg-Solomayer G. Polyhydramnios: Causes, Diagnosis and Therapy. Geburtshilfe Frauenheilkd. 2013;73(12):1241-6.

Hecher K, Gardiner HM, Diemert A, Bartmann P. Long-term outcomes for monochorionic twins after *laser* therapy in twin-to-twin transfusion syndrome.

Hernandez JS, Twickler DM, McIntire DD, Dashe JS. Hydramnios in twin gestations. Obstet Gynecol. 2012;120(4):759-65.

Ippolito DL, Bergstrom JE, Lutgendorf MA, Flood-Nichols SK, Magann EF. Amniotic Fluid Volume in Twins. J Ultrasound Med. 2014;33:1353-64.

Ishii K, Murakoshi T, Hayashi S, et al. Ultrasound predictors of mortality in monochorionic twins with selective intrauterine growth restriction. Ultrasound Obstet Gynecol. 2011;37:22-6.

Hara K, Kikuchi A, Miyachi K, Sunagawa S, Takagi K. Clinical features of polyhydramnios associated with fetal anomalies. Congenit Anom (Kyoto). 2006;46:177-9.

Khalil A, Rodgers M, Baschat A, et al. ISUOG Practice Guidelines: role of ultrasound in twin pregnancy. Ultrasound Obstet Gynecol. 2016;47:247-63.

Khalil A, Beune I, Hecher K, et al. Consensus definition and essential reporting parameters of selective fetal growth restriction in twin pregnancy: a Delphi procedure. Ultrasound Obstet Gynecol. 2019;53:47-54.

Kilby MD, Bricker L, on behalf of the Royal College of Obstetricians and Gynaecologists. Management of monochorionic twin pregnancy. BJOG. 2016;124:e1-e45.

Kobayashi S. Avaliação ultrassonográfica do volume do líquido amniótico. Radiol Bras. 2005 ;38(6):v-vi.

Magann EF, Chauhan SP, Whitworth NS, Anfanger p, Rinehart BK, Morrison JC. Determination of amniotic fluid volume in twin pregnancies: ultrasonographic evaluation versus operator estimation. Am J Obstet Gynecol. 2000;182:1606-9.

MoOre TR, Cayle JE. The amniotic fluid index in normal human pregnancy. Am J Obstet Gynecol. 1990;152:1168-73.

Morin L, Lin K. SOGC Clinical Practice Guideline. J Obstet Gynaecol Can. 2011;33(6):643-56.

Morris RK, Meller CH, Tamblyn J, et al. Association and prediction of amniotic fluid measurements for adverse pregnancy outcome: systematic review and meta-analysis. BJOG. 2014;121:686-99.

National Institute for Health and Clinical Excellence (NICE). Clinical guideline 129. Multiple pregnancy the management of twin and triplet pregnancies in the antenatal period. [internet]. London: NICE; Sept 2011 [Acesso em out. 2021]. Disponível em: www.nice.org.uk/guidance/CG129.

Naveiro-Fuentes M, Prieto AP, Ruíz RS, Badillo MPC, Ventoso FM, Vallejo JLG. Perinatal outcomes with isolated oligohydramnios at term pregnancy. J Perinat Med. 2016;44:793-8.

Norwitz ER, Edusa V, Park JS. Maternal Physiology and Complications of Multiple Pregnancy. Semin Perinatol. 2005;29:338-48.

Pakrashi T, Defranco EA. The Relative Proportion of Preterm Births Complicated by Premature Rupture of Membranes in Multifetal Gestations: A population-Based Study. Am J Perinatol. 2013;30:69-74.

RCOG. Preterm Prelabour Rupture of Membranes. Green-top Guideline No44. London: Royal College of Obstetricians and Gynaecologists; 2010.

Romero R, et al. Fetal plasma MMP-9 concentrations are elevated in preterm premature rupture of the membranes. AJOG. 2002;187:1125-30.

Sepulveda W, Sfeir D, Reyes M, Martinez J. Severe polyhydramnios in TRAP sequence. Ultrasound Obstet Gynecol. 2000;16:260-3.

Trentacoste SV, Jean-Pierre C, Baergen R, Chasen ST. Outcomes of Preterm Premature Rupture of Membranes in Twin Pregnancies. J Matern Fetal Neonatal Med. 2008;21:555-7.

37

Gravidez Gemelar

Cristos Pritsivelis
Jair Roberto da Silva Braga
Fábio Batistuta de Mesquita
Marianna Amaral Pedroso
Joffre Amim Junior
Jorge Rezende Filho

Introdução

A gravidez gemelar é definida pela presença simultânea de dois ou mais fetos, dentro do útero ou fora dele. Pode ser classificada em dupla, tripla e múltipla de elevada ordem: quádrupla, quíntupla, sêxtupla etc. (ACOG, 2014). Cada produto da gravidez gemelar é considerado um gêmeo.

As principais complicações da gravidez gemelar são o parto pré-termo e a elevada morbidade e mortalidade fetal e neonatal.

Há risco de natimortalidade aumentado em cinco vezes e de mortalidade neonatal em sete vezes, principalmente quando associada a complicações da prematuridade (ACOG, 2014). Comparadas a mulheres com gravidez única, aquelas com gravidez gemelar têm risco seis vezes maior de parto pré-termo e 13 vezes maior de o parto ocorrer antes de 32 semanas. Além disso, o risco de paralisia cerebral é maior nos nascidos antes de 32 semanas do que naqueles de mesma idade gestacional, mas provenientes de gestação única.

A morbidade e a mortalidade materna também estão elevadas na gravidez gemelar, assim como hiperêmese, diabetes melito gestacional (DMG), hipertensão, anemia, hemorragia, parto cesáreo e depressão pós-parto (ACOG, 2014). A pré-eclâmpsia na gravidez gemelar apresenta risco relativo 2,6 vezes maior do que na gravidez única, e a doença costuma ocorrer mais cedo.

A probabilidade de gestação gemelar aumenta com a idade materna. Assim, eleva-se, aproximadamente, de 16:1.000 nascidos vivos em mulheres jovens de 20 anos para 70:1.000 nascidos vivos em mulheres de 40 anos. Os maiores responsáveis, todavia, pela gravidez gemelar são a reprodução assistida, a hiperestimulação ovariana nos ciclos induzidos com gonadotrofinas e a fertilização *in vitro* (FIV). Em 2010, nos EUA, 26% das gestações após FIV foram gemelares e 1,3% foram multifetais de elevada ordem (ACOG, 2014).

Incidência – etiologia

Os gêmeos dizigóticos (DZ) originam-se a partir de dois óvulos na ovulação. A tendência para liberar mais de um óvulo espontaneamente pode ser familiar ou racial, e aumenta com a idade. Nas técnicas de fertilização assistida, dois ou mais embriões fertilizados em laboratório podem ser colocados no útero.

Os gêmeos DZ têm incidência média de 1:80 gestações, embora seja variável de acordo com os países. A incidência mais elevada é registrada na Nigéria, com 45:1.000 nascimentos, e a mais baixa, na população da Ásia, com 6:1.000 nascimentos. Nos EUA, é intermediária, de 12:1.000 nascimentos.

Ao contrário dos DZ, os gêmeos monozigóticos (MZ), ou idênticos, têm taxa mais ou menos constante de 1:250 nascimentos, e não está influenciada por raça, família ou idade. Evidências recentes sugerem aumento discreto dos MZ após FIV.

Rastreamento ecográfico

Rastreamento e diagnóstico

Suspeita-se de gravidez gemelar quando o tamanho uterino está muito aumentado em discordância com a idade da gestação. O diagnóstico clínico da gemelaridade está superado em face da precocidade e da certeza da ultrassonografia (US).

A US identifica os ecos fetais, assim como os batimentos cardíacos.

É trivial a associação de ovo anembrionado coexistindo com gestação normal (gêmeo evanescente). Apesar da maior frequência de sangramento no 1º trimestre, o prognóstico é bom. Em vista disso, embora a incidência clínica de gravidez gemelar no momento do parto seja de 1:90, a frequência real, obtida pela US no início da gravidez, parece ser de 1:60.

Aproximadamente 14% das gestações gemelares são reduzidas espontaneamente a gestação única até o fim do 1º trimestre. É estimado que apenas 50% das gestações gemelares diagnosticadas no 1º trimestre terminem em parto gemelar.

A US no acompanhamento das gestações gemelares, atualmente, é de fundamental importância. Entre as aplicações clínicas mais comuns estão a determinação de corioamnionicidade; a confirmação da idade da gravidez; o diagnóstico de anomalias e de complicações; o exame do colo; a avaliação do crescimento fetal e do volume do líquido amniótico (vLA); a localização da placenta; e a posição fetal para a conduta no parto.

Apesar da falta de evidência nível I, praticamente todos os gemelares são mais criteriosamente acompanhados pela US do que os fetos de gestações únicas.

Determinação da idade gestacional

O comprimento cabeça-nádega (CCN) no 1º trimestre, e o diâmetro biparietal (DBP) no 2º trimestre, indicam a idade da gravidez com erro de ± 7 dias. No 2º trimestre, ainda podem ser utilizados circunferência cefálica, circunferência abdominal e comprimento do fêmur.

Quando a gravidez resultar de FIV, ela deve ser datada pelo dia da transferência do embrião.

A recomendação é utilizar a primeira US para datação da gestação.

Quando houver discordância de tamanho entre os gêmeos, o melhor, para efeito de datação, é considerar o maior deles, para evitar que se omita possível diagnóstico de crescimento intrauterino restrito (CIR) precoce.

Classificação das gestações gemelares

A classificação da gravidez gemelar baseia-se nos seguintes aspectos:

- Quantidade de fetos: dupla, tripla, quádrupla etc.
- Quantidade de ovos fertilizados: zigosidade
- Quantidade de placentas: corionicidade
- Quantidade de cavidades amnióticas: amnionicidade.

Zigosidade

Em relação à quantidade de ovos fertilizados, os gêmeos podem ser MZ ou DZ (Figura 37.1). Os MZ, ou gêmeos verdadeiros, uniovulares ou univitelinos, cerca de um terço dos gemelares, resultam da fertilização de um óvulo por um único espermatozoide. Os MZ podem corresponder a qualquer tipo de placentação, monocoriônica (MC) ou dicoriônica (DC). Eles têm o mesmo genótipo: o sexo é obrigatoriamente igual, como também são os grupos sanguíneos, as características físicas e as tendências patológicas.

Os gêmeos DZ, ao contrário, são o resultado de dois ovos fertilizados por dois espermatozoides, e representam dois terços dos gemelares. São também denominados fraternos, biovulares ou bivitelinos. A placentação é, obrigatoriamente, DC, embora a placenta possa estar fusionada.

Corionicidade/amnionicidade (placentação)

No que se refere ao tipo de placentação (corionicidade), os gêmeos DZ são sempre DC: duas placentas, embora, como já referimos, possam estar fusionadas, uma só massa placentária.

A placentação nos MZ pode ser de qualquer tipo, e depende da época, em relação à fertilização, na qual ocorre a divisão do zigoto.

Quando a divisão ocorrer muito precocemente, durante os três primeiros dias após a fertilização, pela divisão da mórula, formam-se dois blastocistos e os gêmeos serão dicoriônicos diamnióticos (DCDA), cerca de 30% dos MZ.

Quando a divisão ocorre entre o 3º e o 8º dia após a fertilização, por divisão do embrioblasto, antes da formação do âmnio, o resultado será a placentação MCDA (70% dos MZ). Se a divisão suceder entre o 8º e o 13º dia após a fertilização, por divisão completa do disco embrionário, depois da formação do âmnio, a placentação é monocoriônica monoamniótica (MCMA), o que ocorre em 1% dos MZ.

Quando a divisão ocorrer após o 13º dia da fertilização, a separação do disco embrionário será incompleta, e resultará em gemelaridade imperfeita (rara); a placentação será obrigatoriamente MCMA.

▶ Determinação da corioamnionicidade

A fase ideal para se determinar a corioamnionicidade é o 1º trimestre da gravidez.

Antes de 10 semanas da gravidez há inúmeros sinais ultrassonográficos que tornam possível a determinação da corioamnionicidade. Todo esforço deve ser feito para diagnosticar a corioamnionicidade na gravidez gemelar antes de 14 semanas.

Número de sacos gestacionais (SG). Cada SG forma a própria placenta. Assim, a presença de dois SG implica uma gravidez DC, enquanto SG único, com visualização de dois batimentos cardíacos (BCF) identificados, atesta gemelaridade MC (Figura 37.2).

Número de cavidades amnióticas. Quando os gêmeos diamnióticos (DA) são identificados antes de 10 semanas, âmnios separados e distintos podem ser vistos pela US transvaginal. Antes de 10 semanas, os dois âmnios ainda não se expandiram o suficiente para entrarem em contato e criarem a membrana (ou septo) intergemelar. Os dois âmnios são extremamente finos e delicados, mas podem ser identificados como estruturas separadas na US transvaginal.

Número de vesículas vitelinas. O número de vesículas vitelinas (VV) é útil para o diagnóstico da amnionicidade. Quando duas VV são vistas, a gravidez é DA, enquanto uma única VV, na maioria dos casos, indica gêmeos MA. Uma única VV com dois embriões obriga a um seguimento ultrassonográfico para determinar definitivamente a amnionicidade.

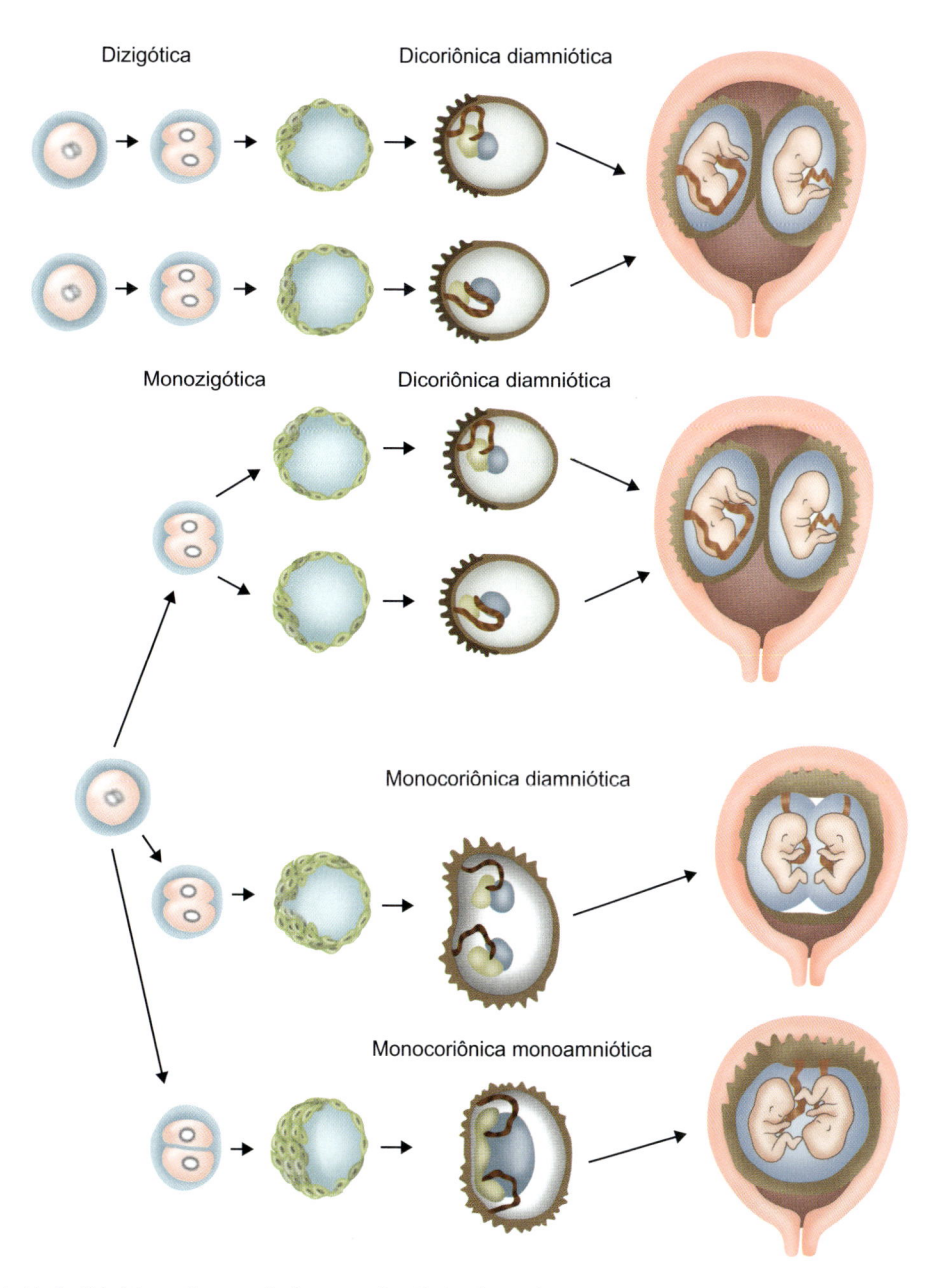

Dizigótica — Dicoriônica diamniótica

Monozigótica — Dicoriônica diamniótica

Monocoriônica diamniótica

Monocoriônica monoamniótica

Figura 37.1 Na gemelaridade dizigótica a placentação é sempre dicoriônica diamniótica, muito embora as placentas possam estar fusionadas. Na gemelaridade monozigótica pode haver qualquer tipo de placentação, a depender da época da divisão do zigoto. Entre o 1º e o 3º dia, a gemelaridade é dicoriônica diamniótica, entre o 3º e o 8º dia, monocoriônica diamniótica, entre o 8º e o 13º dia, monocoriônica monoamniótica, e entre os dias 13º e 15º, a gemelaridade é imperfeita.

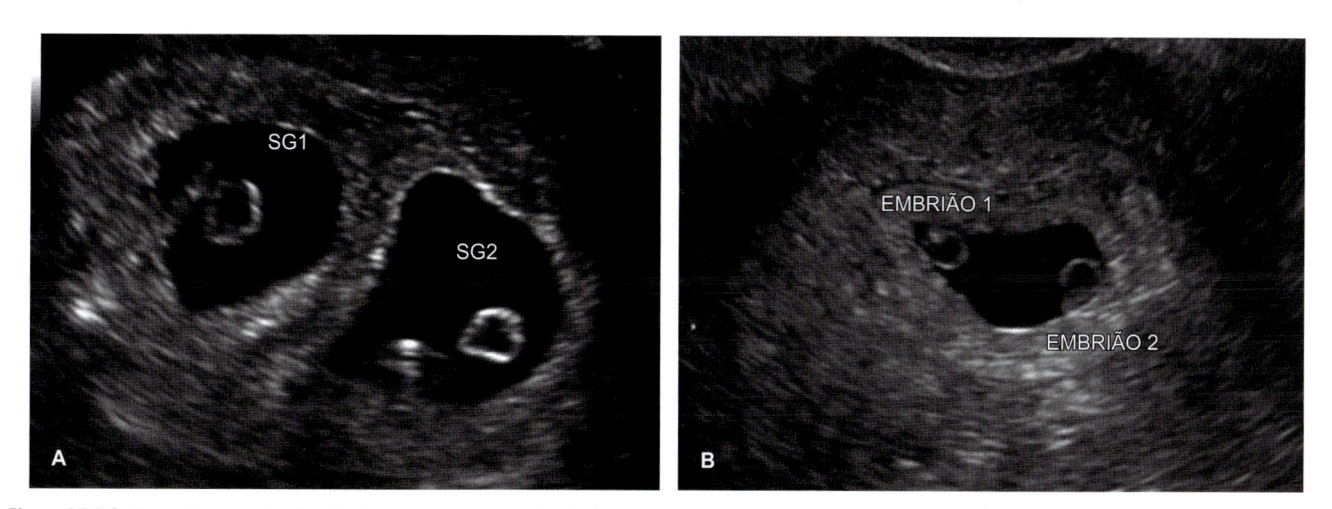

Figura 37.2 A. Gestação gemelar dicoriônica com 6 semanas de idade gestacional, na qual é possível ver, claramente, dois sacos gestacionais. **B.** Gestação monocoriônica/diamniótica, mas observe que ainda não é possível visualizar as membranas amnióticas.

Depois de 10 semanas, esses sinais ultrassonográficos já não estão mais presentes; os SG já não são mais distintamente separáveis, e a membrana intergemelar está formada. Nesse estágio, novos sinais ultrassonográficos para determinar amnionicidade/corionicidade são procurados: (1) genitália fetal; (2) número de placentas; (3) sinal lambda ou *twin peak*; e (4) características do septo intergemelar.

Discordância sexual. Não é rotineiramente utilizada na US de 10 a 14 semanas. A discordância entre os sexos identifica a dicorionicidade; mas a concordância não a afasta.

Número de placentas. Duas placentas separadas, distintas, sugerem dicorionicidade, mas uma única massa placentária pode ser indicativa de duas placentas fusionadas.

Sinal do lambda (*twin peak*). Esse sinal representa uma projeção do tecido coriônico placentário que se estende entre o septo intergemelar, junto à inserção na placenta, e caracteriza a gemelaridade DC. É denominado sinal lambda pela semelhança com essa letra grega. A monocorionicidade pode ser determinada pela sua ausência (mas também pela presença do sinal T) (Figura 37.3). O sinal lambda ausente após 16 a 20 semanas não exclui a dicorionicidade, daí a importância da sua caracterização no 1º trimestre da gravidez.

Características do septo intergemelar. O septo intergemelar da variedade dicoriônica é formado por quatro membranas, dois âmnios e dois córios, por certo mais ecogênico que o septo MCDA, constituído apenas por dois âmnios. A espessura do septo intergemelar > 2 mm identifica a dicorionicidade, com valor preditivo positivo de 95%, enquanto a espessura ≤ 2 mm tem valor preditivo positivo de 90% para a monocorionicidade.

Se não for detectado o septo intergemelar, há de se excluir a possibilidade de gravidez gemelar monoamniótica (MCMA), que é rara. Nessa eventualidade, o sinal mais definitivo de monoamnionicidade é o entrelaçamento dos cordões, mais bem identificado ao Doppler colorido. O uso da US transvaginal pode ajudar a visualizar septo muito fino despercebido na via abdominal.

Identificação de cada feto

É importante usar uma estratégia consistente para identificar e rotular cada gêmeo nos exames do 2º e 3º trimestres. Isso é relativamente fácil de fazer quando os gêmeos têm sexos diferentes. Em gêmeos do mesmo sexo, cada um pode ser identificado com base em sua orientação em relação ao outro: lateral esquerdo ou direito para gêmeos posicionados um ao lado do outro e superior ou inferior para gêmeos posicionados verticalmente. O gêmeo que está mais insinuado na pelve materna, quando ambos estão em orientação lateral, pode parecer mudar com o tempo, mas o gêmeo inferior, quando orientados verticalmente, provavelmente, continuará como o gêmeo que se insinua durante toda a gravidez.

Documentação dos locais de implantação placentária (anterior, posterior, lateral) e dos locais e tipos de inserção do cordão (p. ex., marginal *versus* central; normal *versus* velamentoso) também é útil.

No parto, pode acontecer do feto mais insinuado não ser aquele denominado na ecografia, principalmente, quando é por cesariana. Quando isso ocorre, chamamos de "*perinatal switch*".

Riscos e resultados gerais das gestações gemelares

Vanish twin (gêmeo desaparecido)

A redução espontânea precoce da gravidez gemelar para a gravidez única, quando há o "desaparecimento" de um dos gêmeos, é comum e ocorre em 15 a 36% das gestações gemelares por fertilização *in vitro*.

Óbito fetal e neonatal

O risco de morte fetal é afetado pela corioamnionicidade, pois quando ambos os fetos estão vivos às 12 semanas de gestação, um estudo relatou que a chance de ter pelo menos um feto vivo era de 98,2% para gêmeos dicoriônicos, 92,3% para gêmeos monocoriônicos diamnióticos e 66,7% para gêmeos monocoriônicos monoamnióticos. A chance de ter dois nascidos vivos foi de 96, 86,2 e 66,7%, respectivamente.

A mortalidade infantil em gêmeos é significativamente maior do que nas gestações únicas.

Parto prematuro

A prematuridade espontânea é o principal fator de risco para o aumento da morbidade e da mortalidade entre gêmeos. Mais da metade dos casos de trabalho de parto prematuro em gêmeos resultará em nascimentos prematuros.

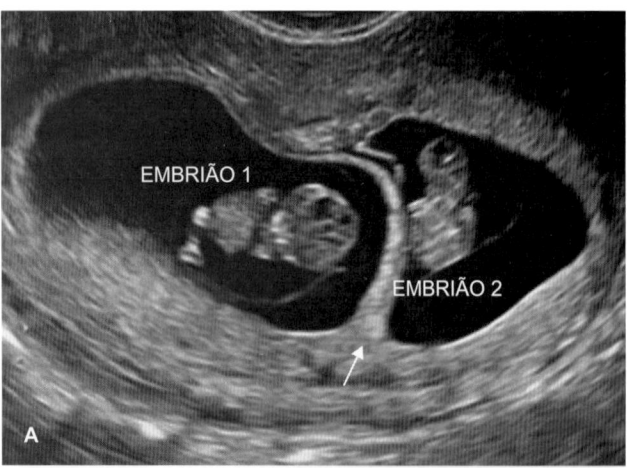

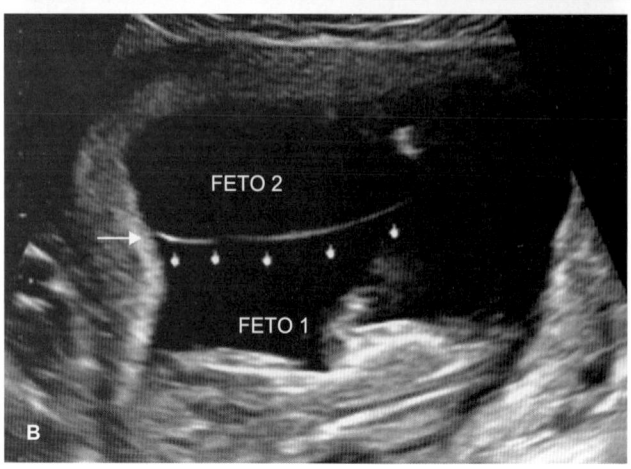

Figura 37.3 Sinal lambda (**A**) e sinal T (**B**); (*seta*).

O elevado risco de adversidades encontradas em gestações gemelares é largamente atribuído ao fato de que os índices de prematuridade entre gêmeos são cinco a seis vezes maiores que nas gestações únicas.

Cerca de 15% das gestantes de gêmeos apresentam um colo com comprimento ≤ 25 mm. Segundo uma revisão sistemática da literatura em 2010 (Conde-Agudelo et al., 2010), o colo curto (≤ 25 mm) associou-se ao parto prematuro e prematuro extremo entre gemelares, e a avaliação sistemática do seu comprimento tem se tornado o método de escolha para rastrear as gestações ≤ 24 semanas que apresentam maiores riscos para prematuridade e que são assintomáticas, tanto entre gestações únicas quanto entre gestações múltiplas.

Risco de pré-eclâmpsia

Hipertensão gestacional e pré-eclâmpsia são mais comuns em mulheres com gravidez gemelar. Em uma análise secundária de dados prospectivos de mulheres com gestações gemelares (n = 684) e gestações únicas (n = 2.946), recrutadas em ensaios multicêntricos para o uso profilático de ácido acetilsalicílico em baixa dose para prevenção de pré-eclâmpsia, as taxas de hipertensão gestacional e pré-eclâmpsia foram duas vezes maiores em gêmeos, quando comparadas com gestações únicas. A pré-eclâmpsia grave precoce e a síndrome HELLP (hemólise, enzimas hepáticas elevadas, baixa contagem de plaquetas) ocorreram com maior frequência em gestações múltiplas.

Tanto a zigosidade quanto a corionicidade não parecem afetar o risco de pré-eclâmpsia em gestações gemelares. O diagnóstico, o tratamento e a evolução da pré-eclâmpsia/hipertensão gestacional geralmente não são afetados pela gestação múltipla, exceto em algumas circunstâncias. Vários estudos relataram que a concentração materna de ácido úrico aumenta com o número de fetos nas gestações normotensas e pré-eclâmpticas, com valores típicos de 5,2 e 6,4 mg/dℓ, respectivamente. Além disso, relatos de casos descreveram a resolução de pré-eclâmpsia grave precoce após a morte de um gêmeo.

Risco de diabetes melito gestacional

Não está claro que o DMG seja mais comum em gestações gemelares. Triagem, diagnóstico e tratamento são semelhantes aos de uma gravidez única.

Gestações dicoriônicas
Restrição do crescimento fetal seletiva

Em 2019, um consenso entre *experts* (Khalil et al., 2019) que usaram a metodologia Delphi definiu os seguintes parâmetros como critérios de restrição de crescimento intrauterino em gestações dicoriônicas:

- Critério maior
  › Peso fetal estimado de um dos fetos < percentil 3.
- Critérios menores
  › Peso fetal estimado de um dos fetos < percentil 10
  › Discordância de peso entre os fetos ≥ 25%
  › Índice de pulsabilidade (IP) da artéria umbilical do feto menor > percentil 95.

A presença de dois dos três critérios menores, independentemente de quais sejam, caracteriza restrição seletiva do crescimento.

O manejo das gestações gemelares com um feto restrito é sempre um dilema, pois há sempre a dúvida entre realizar o parto prematuramente em benefício do gêmeo menor ou conduzir a gestação por mais tempo para evitar a prematuridade no maior. Em gestações dicoriônicas, a condução segue como se fosse uma gestação única.

Gestações monocoriônicas

Algumas complicações são exclusivas de gestações monocoriônicas como a síndrome da transfusão feto-fetal (STFF), sequência TRAP (*twin reversed arterial perfusion*), gestações monoamnióticas e a gemelaridade imperfeita.

Síndrome da transfusão feto-fetal

Em quase todas as gestações gemelares monocoriônicas, a placenta contém anastomoses vasculares que conectam as duas circulações fetais; podem ser do tipo arterioarteriais, venovenosas e arteriovenosas. A STFF afeta 10 a 15% das gestações gemelares monocoriônicas/diamnióticas e decorre de um desequilíbrio na troca sanguínea entre os gêmeos (doador × receptor) por meio dessas anastomoses placentárias arteriovenosas. Pode ocorrer em duas formas clínicas, a sequência oligo/polidrâmnio e a sequência anemia-policitemia.

Sequência oligo/polidrâmnio

O diagnóstico da sequência oligo/polidrâmnio (SOP) requer a presença de desequilíbrio significativo do líquido amniótico. O gêmeo doador tem maior bolsão < 2 cm (oligoidramnia) e o gêmeo receptor tem o maior bolsão > 8 cm (polidrâmnio) se ≤ 20 semanas e ≥ 10 cm após 20 semanas de idade gestacional. A discordância de tamanho é um achado comum, mas não é essencial para o diagnóstico (Figura 37.4).

A SOP tem apresentação clínica variável e Quintero et al. (1999) sugeriram classificá-la em estágios que variam do I ao V, em que o estágio V é o óbito de um ou de ambos os fetos (Tabela 37.1). Embora este sistema de classificação não indique a evolução cronológica dos estágios da transfusão feto-fetal, ele permanece como o sistema de classificação de escolha.

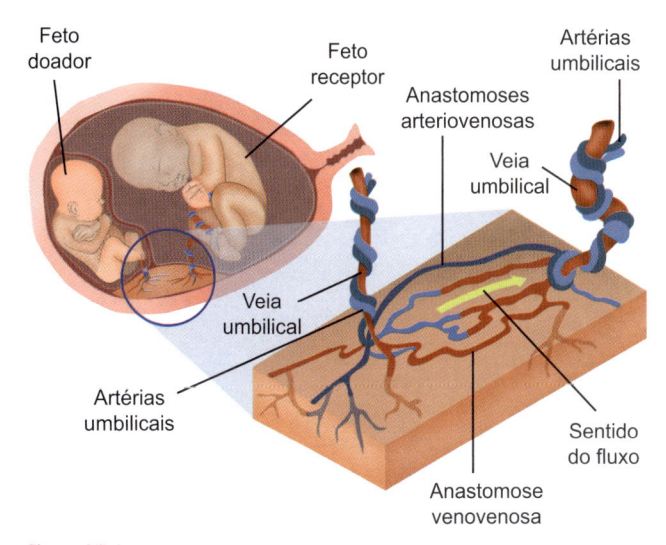

Figura 37.4 Síndrome da transfusão feto-fetal (STFF). Nota-se a presença de anastomoses arteriovenosas, nas quais o sangue flui do feto doador para o receptor. A sequência oligo/polidrâmnio é a forma mais comum da STFF. (Ilustração cedida por Dr. Fábio Batistuta e Dra. Marianna Pedroso.)

Tabela 37.1 Classificação de Quintero para sequência oligo/polidrâmnio (síndrome da transfusão feto-fetal – STFF).

		Estágios de STFF (SOP) com base em achados sonográficos e de Doppler			
Estágio	Polioligoidramnia*	Bexiga vazia no doador	Alterações de Doppler**	Hidropisia	Óbito fetal
I	+	–	–	–	–
II	+	+	–	–	–
III	+	+	+	–	–
IV	+	+	+	+	–
V	+	+	+	+	+

*Polidrâmnio: maior bolsão acima de 8 cm. Oligoidramnia: maior bolsão abaixo de 2 cm. **Artéria umbilical com diástole zero ou reversa, ducto venoso com onda A reversa ou veia umbilical com fluxo pulsátil. *SOP*, sequência oligo/poli-hidrâmnio.

Os estágios II, III e IV são considerados graves e, se a conduta expectante for adotada, ocorre óbito de, pelo menos, um dos gêmeos em 95% dos casos. O dano neurológico pode ocorrer em 50 a 100% dos sobreviventes, condição atribuída à hipoxia aguda cerebral decorrente da morte do par monocoriônico. O dano neurológico pode ser também agravado pela prematuridade.

As opções terapêuticas para SOP são a amniodrenagem seriada e a ablação dos vasos placentários com *laser*. A amniodrenagem seriada foi, por muito tempo, o tratamento de escolha para a SOP e ainda é utilizada em centros onde a ablação vascular com *laser* não está disponível. Proporciona a diminuição do poli-hidrâmnio e permite o prolongamento da gravidez, mas não elimina a causa da doença.

A ablação a *laser* dos vasos placentários é a principal opção terapêutica em casos de SOP grave (a partir do estágio II) que se desenvolve até a 26ª semana de gravidez. A técnica utilizada é denominada técnica de Solomon ou "dicorionização" da placenta, na qual é feita uma linha de coagulação com *laser* na placa corial, que liga os pontos inicialmente cauterizados de forma seletiva (Figura 37.5). Esse método reduz a ocorrência da sequência da anemia-policitemia pós-*laser* e está associada a menores taxas de recorrência de STFF.

Em 2021, Stirnemann et al. apresentaram os resultados preliminares do *Randomized Controled Trial Comparing a Conservative Management and laser Surgery* – TTTS1, que comparava a conduta expectante e a ablação a *laser* para o tratamento da SOP em gestações no estágio I (forma leve). Os resultados demonstraram maior taxa de rotura prematura das membranas em idades gestacionais inferiores a 32 semanas nos casos submetidos ao tratamento cirúrgico. Não houve diferença estatística em relação ao óbito fetal, dano cerebral e idade gestacional do parto. Até o momento, conclui-se que a conduta expectante seja a primeira linha de tratamento para gestações que evoluem com SOP estágio I, mas ainda é necessário aguardar os resultados finais do estudo.

Sequência anemia/policitemia

A sequência anemia/policitemia (SAP) é uma variante da STFF na qual um feto é anêmico e o outro policitêmico, mas sem discordância do volume de líquido amniótico (Figura 37.6). O diagnóstico pré-natal é realizado quando o pico da velocidade sistólica (PVS) da artéria cerebral média (ACM) do feto anêmico é > 1,5 MoM e no outro < 0,8 MoM. Esse distúrbio é causado por anastomoses placentárias de pequeno calibre que permitem um fluxo pequeno, de baixa velocidade, contínuo e unidirecional do feto doador para o receptor (Figura 37.7).

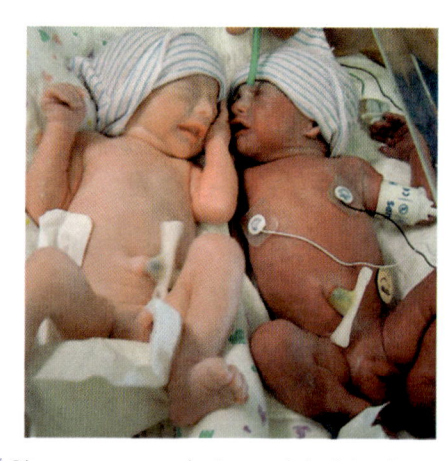

Figura 37.6 Gêmeos com a sequência anemia/policitemia, na qual um está anêmico (*esquerda*) e o outro policitêmico (*direita*). (Lopriore et al., 2008.)

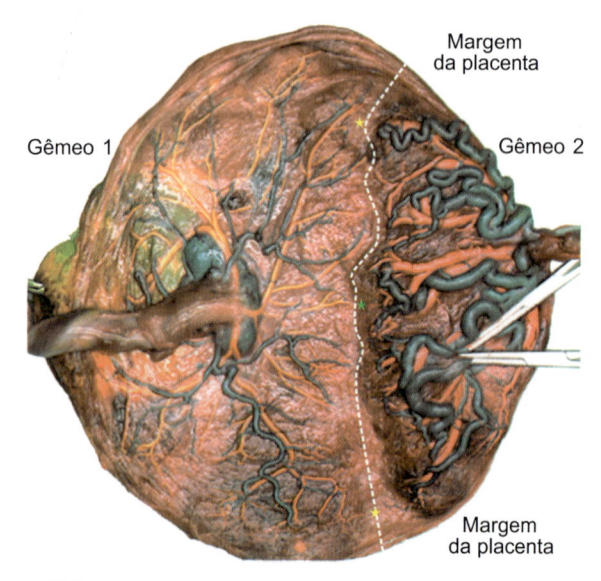

Figura 37.5 Placenta de gestação complicada por síndrome da transfusão feto-fetal e submetida a ablação vascular com *laser* com 17 semanas. Os traços brancos mostram o equador vascular. (Adaptada de Wagner et al., 2009.)

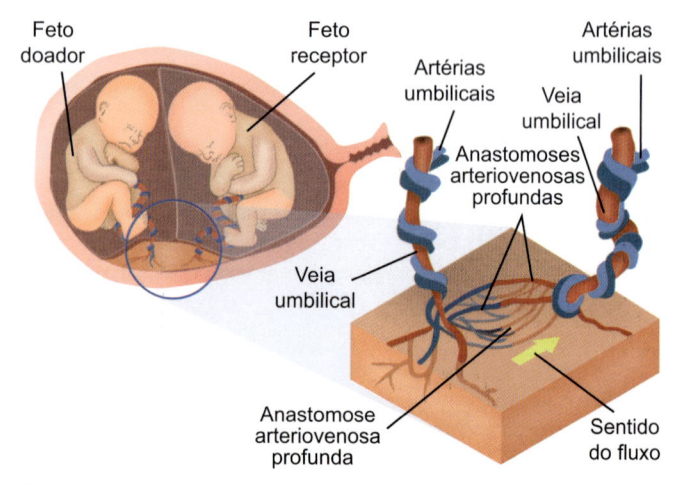

Figura 37.7 A sequência anemia/policitemia é uma forma mais rara de síndrome da transfusão feto-fetal, na qual se notam a presença de anastomoses arteriovenosas de fino calibre que permitem o fluxo constante e de baixa velocidade do feto doador para o receptor. (Adaptada da ilustração cedida por Dr. Fábio Batistuta e Dra. Marianna Pedroso.)

A SAP acontece espontaneamente em 5% das gestações monocoriônicas e é mais comum aparecer após ablação a *laser* dos vasos placentários nos casos de SOP, em decorrência dessas anastomoses de pequeno calibre permanecerem na profundidade da massa placentária.

O tratamento pode ser a transfusão intraútero de elementos figurados do sangue ou a ablação de vasos placentários por *laser*.

Sequência TRAP (*twin reversed arterial perfusion*)

A sequência TRAP é uma condição rara das gestações monocoriônicas. Acomete aproximadamente 1/35.000 gestações e 1/100 gestações monocoriônicas. Resulta da presença de anastomoses placentárias arterioarteriais, que ocasionam a formação de um feto anômalo, chamado gêmeo acárdico (Figura 37.8). O gêmeo acárdico não se desenvolve adequadamente, assemelha-se morfologicamente a massa tumoral e é perfundido de forma retrógrada com sangue desoxigenado pelo feto sadio denominado "feto bomba" (Figura 37.9). A sobrecarga circulatória que o feto acárdico impõe ao feto bomba pode levar ao óbito em 50 a 75% dos casos.

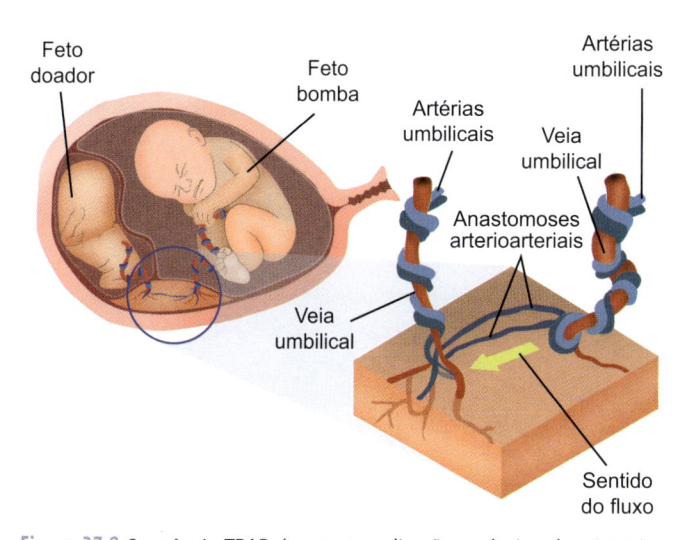

Figura 37.8 Sequência TRAP é uma complicação exclusiva de gestações monocoriônicas, em que se observa um feto acárdico que é nutrido pelo feto bomba através de anastomoses arterioarteriais. (Ilustração cedida por Dr. Fábio Batistuta e Dra. Marianna Pedroso.)

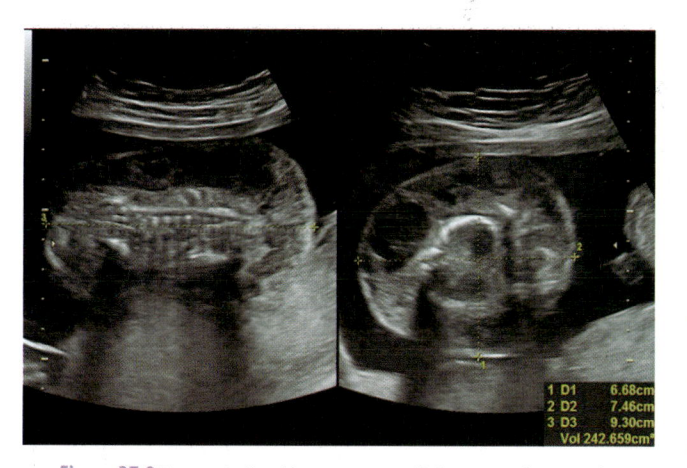

Figura 37.9 Feto acárdico. Nota-se massa disforme e edemaciada.

Fatores de pior prognóstico para a sobrevida do feto bomba incluem polidrâmnio, hidropisia, anormalidades hemodinâmicas evidenciadas ao estudo Doppler e feto acárdico com peso superior a 50% do peso do feto bomba. Na presença de, pelo menos, um desses fatores prognósticos, a intervenção uterina está indicada.

Esforços terapêuticos foram iniciados com o foco no tratamento das complicações, como a falência cardíaca congestiva do feto bomba, com uso de digoxina, associada a amniodrenagem para redução do polidrâmnio. Em 2006, Quintero et al. avaliaram o resultado da interrupção do fluxo entre os fetos. Foram incluídos 74 casos complicados pela sequência TRAP, e os autores identificaram os seguintes fatores de risco para óbito do feto bomba: circunferência abdominal do gêmeo acárdico igual ou maior ao feto bomba, polidrâmnio, Doppler alterado, hidropisia no feto bomba e gestação monoamniótica. A taxa de sobrevivência perinatal para o feto bomba (presença de pelo menos um fator de risco) diante da conduta expectante foi de 43% em comparação a 80 a 90% dos fetos submetidos à oclusão do cordão umbilical.

Desde então, os esforços terapêuticos para tratamento da sequência TRAP têm como objetivo interromper a ligação entre os gêmeos. Várias técnicas têm sido utilizadas, como oclusão do cordão por embolização, ligadura do cordão, fotocoagulação a *laser* e diatermia monopolar e bipolar. A modalidade terapêutica a ser instituída depende da disponibilidade técnica e experiência do cirurgião.

Atualmente, o questionamento em relação ao tratamento se baseia em que momento deve ser instituído, se apenas em fetos com fatores de risco identificáveis ou se a terapia deve ser instituída precocemente em todas as gestações que cursam com a sequência TRAP. Além disso, se a terapia for instituída a todas as gestações, qual deve ser a idade gestacional apropriada.

Na tentativa de obter essas respostas, está sendo realizado um estudo internacional multicêntrico, denominado *Trapist Trial*, para avaliar qual a idade gestacional adequada para a realização do tratamento da sequência TRAP com laserterapia. As pacientes serão randomizadas para serem incluídas no estudo com 13 ou 18 semanas de gestação. Os resultados desse estudo contribuirão para definir o momento adequado para o tratamento a *laser* da sequência TRAP.

Restrição do crescimento intrauterino seletiva

A restrição do crescimento intrauterino seletiva (RCIs) ocorre em 10 a 15% das gestações gemelares monocoriônicas. O diagnóstico baseia-se na presença de um feto com peso abaixo do percentil 3 ou na presença de pelo menos dois dos seguintes critérios: peso fetal abaixo do percentil 10, circunferência abdominal abaixo do percentil 10, discordância de peso entre os fetos ≥ 25% e Doppler da artéria umbilical com IP acima do percentil 95 no feto menor (Khalil et al., 2019). Resulta da divisão desigual da massa placentária, de modo que o feto menor é nutrido por menor área da placenta compartilhada (Figura 37.10). É importante ressaltar que a discordância do volume de líquido amniótico entre as cavidades não representa critério diagnóstico, pois a RCIs parece ser uma patologia distinta da sequência de transfusão feto-fetal, apesar de haver, com frequência, sobreposição das doenças.

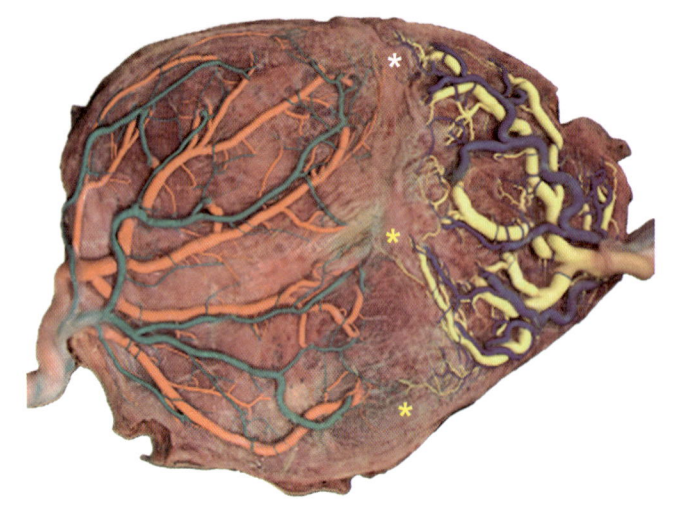

Figura 37.10 Placenta de gestação gemelar complicada por restrição do crescimento intrauterino seletiva. A divisão mostra 66% da massa placentária para o feto maior e 34% para o feto restrito. (Lopriore et al., 2008.)

O acompanhamento desses fetos representa um grande desafio, uma vez que estão conectados mediante as anastomoses placentárias e há o risco de transfusão feto-fetal aguda em casos de morte ou hipotensão profunda em um deles causar morte ou lesão neurológica no feto sobrevivente.

A classificação vigente atualmente foi descrita por Gratacós et al., em 2007, e baseia-se no estudo Doppler das artérias umbilicais do feto restrito. Na RCIs tipo I, o fluxo diastólico está presente na artéria umbilical; no tipo II o fluxo diastólico é ausente ou reverso; e no tipo III, observa-se um fluxo intermitente (Figura 37.11). Os três grupos estão associados a padrões de anastomoses placentárias, o que resulta em resultados clínicos distintos. A RCIs tipo I está relacionada com 97% de sobrevida, a RCIs tipo II com 50% e a RCIs tipo III com 80%.

A conduta expectante das gestações com RCIs tipo I parece ser a mais adequada, visto que os resultados perinatais são mais favoráveis. Nos tipos II e III, por apresentarem altas taxas de morbimortalidade, a terapia fetal está indicada. Uma opção é realizar a ablação fetoscópica das anastomoses vasculares com *laser*, semelhante ao procedimento feito nas gestações complicadas por transfusão feto-fetal, que leva a uma "dicorionização da placenta e uma separação funcional completa dos fetos. Essa técnica visa proteger o feto com crescimento adequado de possíveis lesões

neurológicas ou morte resultantes da morte espontânea no útero do gêmeo restrito.

O acompanhamento das gestações complicadas com RCIs é bastante complexo. Apesar de apresentar etiologia distinta da STFF, as duas doenças estão frequentemente associadas e o resultado do tratamento cirúrgico depende do estágio da forma clínica de cada uma. Estudos multicêntricos vêm sendo realizados com o objetivo de se definirem o acompanhamento fetal e os critérios para indicação do tratamento cirúrgico intrauterino. São necessários ainda melhor conhecimento dessas doenças e avaliação crítica das classificações clínicas vigentes.

Óbito de um feto

O risco de óbito de um feto nas gestações monocoriônicas é maior que em gestações únicas e dicoriônicas. A morte de um dos fetos do par monocoriônico pode causar morbidades e óbito no outro feto em decorrência das anastomoses que eles compartilham. Hipotensão aguda, anemia e isquemia podem ocorrer em virtude de exsanguinotransfusão pela baixa pressão vascular do gêmeo que veio a óbito, que resulta em mortalidade ou morbidades no outro gemelar.

Prejuízo no desenvolvimento neuropsicomotor pode ocorrer em até 29% dos casos no gêmeo sobrevivente e a chance de algum exame de imagem do sistema nervoso central (SNC) estar alterado ao longo da gravidez é de 20%. Quando o óbito ocorre após as 28 semanas de gestação, os riscos anteriormente citados são maiores.

O manejo ideal destas gestações, em que há decesso de um dos fetos, é ainda incerto. Nas gestações monocoriônicas, como as alterações hemodinâmicas são adjacentes ao óbito, o parto imediato para proteger o gêmeo sobrevivente parece não ter esse efeito desejado. Ressonância magnética ou US devem ser utilizadas para acessar possíveis lesões no SNC e podem ajudar a estabelecer um prognóstico quando alteradas.

Nas gestantes Rh-negativas, o uso de imunoglobulina anti-D é preconizado.

Gestações monoamnióticas

Entre os tipos de gemelaridade, a monocoriônica monoamniótica é a mais rara e a que apresenta os maiores índices de complicações, inclusive de morte fetal intraútero. Representa cerca de 1% de todas as gestações gemelares e 5% das gestações

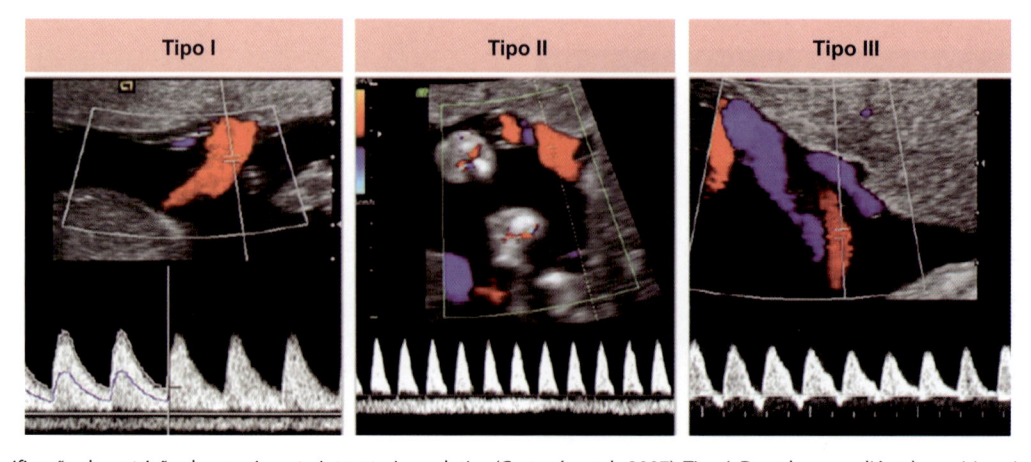

Figura 37.11 Classificação da restrição do crescimento intrauterino seletiva (Gratacós et al., 2007). Tipo I: Doppler com diástole positiva; tipo II: Doppler com diástole zero/reversa; tipo III: Doppler com padrão cíclico de diástole zero e reversa. (Van Klink et al., 2015.)

monocoriônicas. Há uma predominância do sexo feminino entre esse tipo de gestação. As complicações são as mesmas observadas nos outros tipos de gemelaridade; no entanto em uma incidência muito maior.

Caracteriza-se por apresentar placenta única, um único córion e uma bolsa amniótica dentro da qual cada feto está ligado à placenta por seu cordão umbilical, cujas inserções placentárias são próximas, distando não mais que 6 cm um do outro, habitualmente situados no centro da placenta e raramente localizados perifericamente ou de maneira velamentosa.

As anastomoses vasculares estão sempre presentes e tendem a ser com vasos de grosso calibre, que permitem um alto fluxo sanguíneo entre os gêmeos. A análise histológica evidencia apenas um âmnio contínuo, fato que a diferença de uma gestação dicoriônica-monoamniótica consequente a uma ruptura iatrogênica ou espontânea da membrana com seu córion, que separam ambos os gêmeos nesse tipo de gemelaridade. Outra característica da monoamniótica é que os fetos são do mesmo sexo, salvo as raríssimas exceções de dispermia monovular.

A gemelaridade imperfeita, ou gêmeos acolados, é um subtipo de gemelaridade monoamniótica e será abordado posteriormente neste capítulo. Decorre de uma divisão tardia do zigoto, após o 13º dia da fertilização, diferentemente da formação dos gêmeos monocoriônicos monoamnióticos que decorrem da divisão zigótica pós-fecundação entre o 8º e o 12º dia.

Técnicas de reprodução assistida, sobretudo as que manipulam a zona pelúcida, como a injeção de espermatozoide intracitoplasmática (ICSI), aumentam a frequência de gêmeos monoamnióticos.

O diagnóstico pré-natal é evolutivo, ou seja, as características observadas à US variam de acordo com o estágio evolutivo da gestação, com a combinação da não visualização da membrana que separa os gêmeos, a presença de um único disco placentário e a determinação inequívoca do mesmo sexo em ambos os fetos. O entrelaçamento de cordões, observado sobretudo com o auxílio do Doppler ainda no primeiro trimestre, é patognomônico dessa condição.

O número de vesículas vitelínicas antes da 8ª semana de gestação não é um fator confiável para se determinar o número de cavidades amnióticas, apesar de a visualização de apenas uma vesícula vitelínica e dois polos embrionários próximos ser fortemente sugestiva de monoamniótica.

Do ponto de vista materno, os desdobramentos da gestação monoamniótica são semelhantes aos das gestações dicoriônicas e monocoriônicas diamnióticas.

Do ponto de vista fetal e neonatal, as gestações monoamnióticas estão sujeitas a complicações comuns a qualquer tipo de gemelaridade, mais as complicações típicas das gestações monocoriônicas (STFF, TAPS, TRAPS) e as complicações que são exclusivas de quando se tem uma única cavidade amniótica.

Entrelaçamento de cordão

O entrelaçamento de cordão é comum a praticamente todas as gestações, podendo levar à interrupção intermitente do fluxo sanguíneo umbilical que, em tese, pode aumentar o risco de dano neurológico e até de morte fetal. No entanto, uma revisão sistemática não demonstrou diferenças significativas nas taxas de mortalidade entre fetos com entrelaçamento comparados às dos gêmeos sem entrelaçamento de cordão (Figura 37.12).

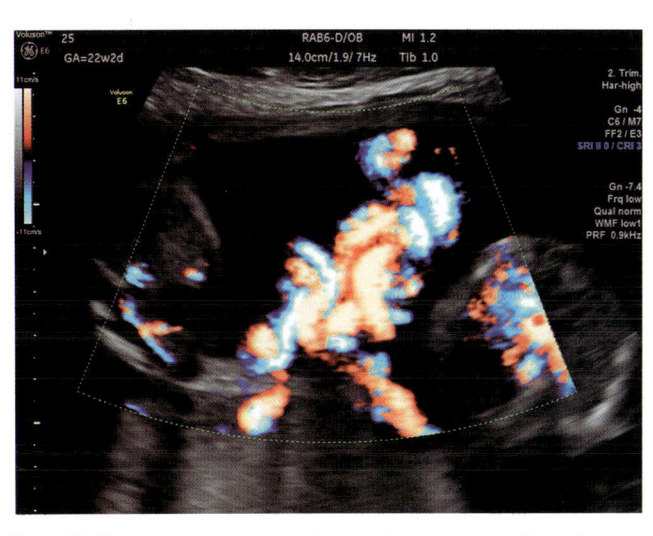

Figura 37.12 Entrelaçamento de cordão, condição patognomônica de gestação monoamniótica. Melhor diagnosticada com o uso do Doppler.

A mortalidade entre gêmeos monoamnióticos acomete cerca de 20% de todas as gestações com cavidade amniótica única, principalmente como consequência do entrelaçamento dos cordões, mas também porque somam-se a esse fato a possibilidade de haver todas as complicações típicas das gestações monoamnióticas (STFF, TRAP, RCIs), anomalias congênitas e parto prematuro.

Quanto à incidência de anomalias congênitas, estas são mais frequentes que em gestações simples e que em gestações diamnióticas. Anomalias maiores podem ser observadas entre 7 e 28% das gestações monoamnióticas. Dentre as anomalias observadas, as cardiopatias são as mais comuns. A alta incidência pode estar associada à clivagem tardia dos gêmeos e/ou aos desbalanceamentos circulatórios por meio das anastomoses vasculares placentárias. O risco de síndrome cromossômica em cada feto é praticamente o mesmo ou menor que nas gestações simples para mães de mesma idade. É possível que apenas um dos gêmeos do par monoamniótico seja afetado por uma anomalia genética, provavelmente desencadeada por mecanismos epigenéticos após a clivagem do embrião.

O rastreamento de aneuploidias em gêmeos monoamnióticos é bastante complexo e deverá ser realizado por profissional capacitado a realizar o aconselhamento genético. Métodos padrões para rastreamento para trissomia do cromossomo 21, como o *Cell Free DNA* (pesquisa do DNA livre na circulação materna) e o rastreio ultrassonográfico com múltiplos parâmetros, podem ser utilizados. No caso da medida da translucência nucal (TN), utiliza-se a média das medidas de ambos os fetos.

Recomenda-se o rastreamento ultrassonográfico de complicações específicas das gestações monocoriônicas, a partir da 16ª semana de gestação, quinzenalmente, até o fim da gestação, apesar de a incidência da STFF ser menor entre as gestações monoamnióticas que entre as monocoriônicas diamnióticas (2 a 6% *versus* 9 a 15%) (Hack et al., 2009).

Em razão do risco de morte súbita, principalmente entre fetos com entrelaçamento dos cordões, propõe-se empiricamente que eles sejam monitorados intensivamente. Não há consenso de quais seriam as melhores forma e frequência de avaliação fetal até o parto (Figura 37.13).

A interrupção da gestação por cesariana eletiva deverá ser proposta entre a 32ª e 34ª semana, por conta da alta incidência de mortalidade fetal súbita (D'Antonio et al., 2019).

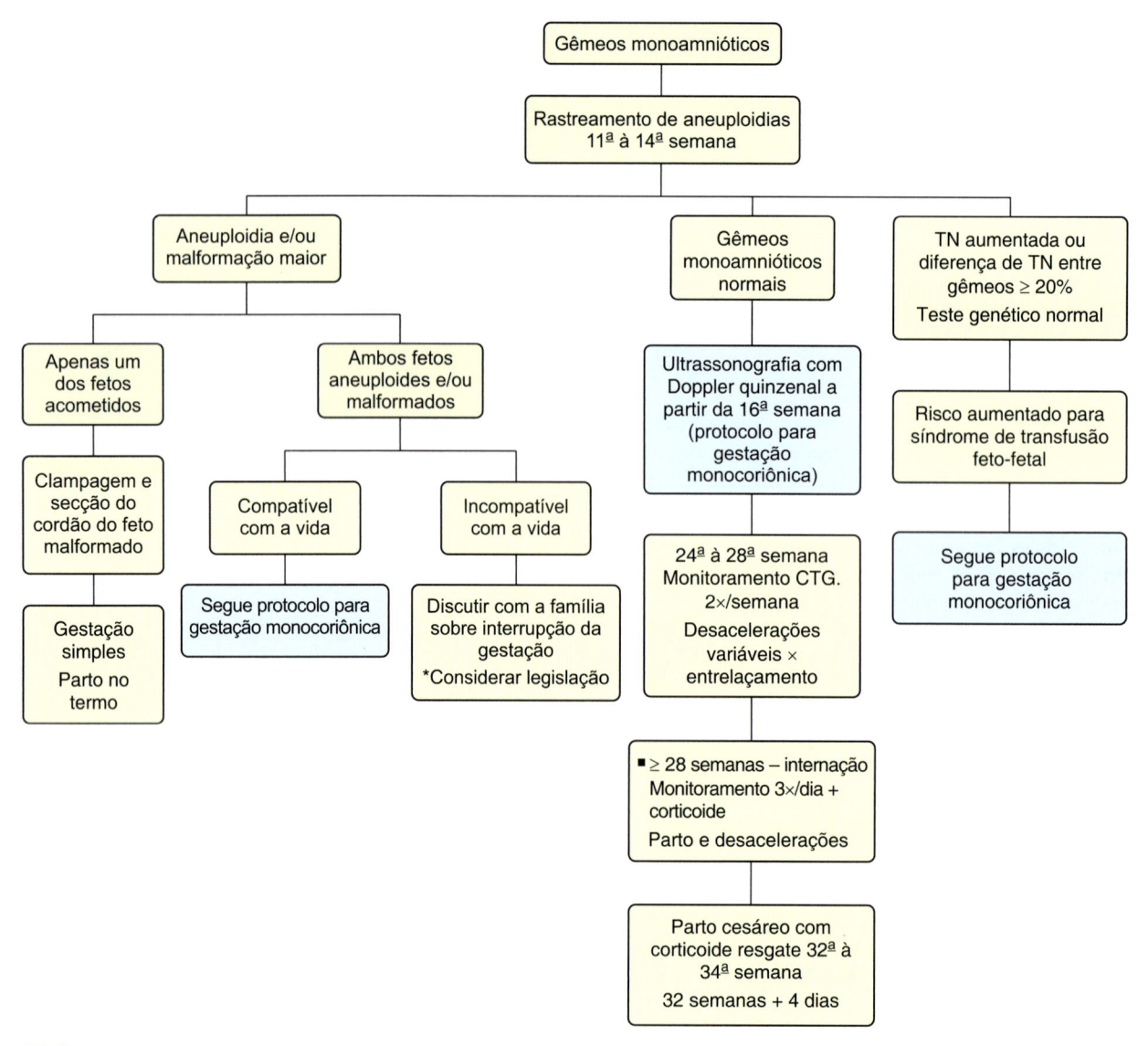

Figura 37.13 Sugestão de fluxograma de acompanhamento de gestações monocoriônicas/monoamnióticas. *CTG*, cardiotocográfico; *TN*, translucência nucal.

Gemelaridade imperfeita

A gemelaridade imperfeita, ou gêmeos acolados, é um tipo de gemelaridade monoamniótica extremamente rara, mais frequente entre crianças do sexo feminino, que ocorre na proporção de 1,5 caso a cada 100.000 nascimentos.

É classificada de acordo com a parte do corpo dos fetos que está acoplada. Podem ser cefalópagos (unidos centralmente pela face até o umbigo), toracópagos (unidos pelo tórax até o umbigo), isquiópagos (unidos por pelve e abdome inferior), parápagos (modo mais frequente, unidos lateralmente por pelve e abdome), craniópagos (unidos dorsalmente pelo crânio, e apresentam duas faces), raquiópagos (unidos dorsalmente pela coluna vertebral) e pigópagos (unidos por sacro e períneo).

O diagnóstico é suspeitado em US de 1º trimestre de gestação monoamniótica com fetos intimamente próximos um do outro, em que é possível ver a fusão de órgãos, a depender do local de acoplamento, e que não mudam a posição durante longo período de observação em vários exames consecutivos.

O estudo morfológico detalhado, realizado na segunda metade da gestação, poderá acrescentar informações definitivas de acordo com a localização e a extensão do acoplamento (Figura 37.14).

A definição exata de quais estruturas estão sendo compartilhadas, qual a extensão do acoplamento e se há anomalias congênitas associadas é imprescindível para classificar o subtipo, definir o prognóstico para a tomada de decisão pré e pós-natal, definir

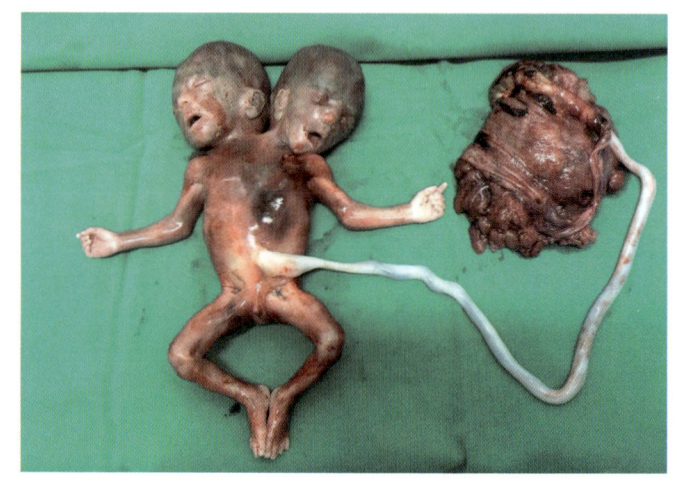

Figura 37.14 Gemelaridade imperfeita. Gêmeos acolados lado a lado com uma pelve comum. (Caso do Hospital Universitário Antonio Pedro, Universidade Federal Fluminense.)

o modo de nascimento e planejar a estratégia cirúrgica para separação dos fetos, quando possível. Para tal, deve-se utilizar de diversos recursos disponíveis como o color Doppler, a ecocardiografia fetal, a US em três dimensões, a ressonância magnética e o auxílio da prototipagem por impressão 3D.

Não há, na literatura, um guia de condutas baseado em evidências claras para o manejo da gestação de gêmeos acolados. As principais recomendações baseiam-se em relatos de casos, pequenas séries e opinião de especialistas. Visam à diminuição da incidência de morte fetal intrauterina e das complicações relacionadas com polidrâmnio e com o trabalho de parto prematuro. Recomenda-se a interrupção da gestação até 35 semanas, precedida de corticoterapia, por meio de cesariana através de incisão, que pode variar com o tipo de malformação, a posição dos fetos, o tamanho e a idade gestacional. O tipo de incisão abdominal e uterina no momento da cesariana deverá ter o tamanho suficiente para que se possa evitar tocotraumatismo. Apesar de relatos de partos vaginais bem-sucedidos, essa via deve ser preterida pelo alto risco de distocia, ruptura uterina, traumatismo materno, traumatismo fetal e morte fetal.

Gestação múltipla: trigêmeos e gêmeos de ordem superior

As gestações múltiplas, com três ou mais fetos, estão associadas a maiores riscos para a mãe e para os fetos, quando comparadas com gestações de feto único ou de gêmeos.

Para a mãe, representam a exposição a condições fisiológicas extremas, com grande aumento no volume sanguíneo, sobrecarga cardíaca e estresse não só físico, mas também psicológico. O aumento exacerbado do volume uterino leva a um grande risco de ruptura do órgão, descolamento de placenta e hemorragia perinatal. A gestação de múltiplos fetos também está associada ao aumento das taxas de pré-eclâmpsia e suas complicações.

Os riscos neonatais estão, primariamente, relacionados com o parto prematuro espontâneo e o iatrogênico. A idade gestacional média de nascimento para gestações de feto único, gêmeos e trigêmeos são, respectivamente, 39, 35 e 32 semanas. Estão relacionadas ao aumento de cinco vezes no risco de morte fetal intrauterina e de sete vezes no risco de morte neonatal.

Estão significativamente associadas com forte impacto psicossocial e com aumento dos custos assistenciais pré e pós-natais, sobretudo pela prematuridade, que isoladamente aumenta, em média, 10 vezes os custos para os pacientes internados e ambulatoriais.

Em regiões onde as técnicas de reprodução assistida são largamente aplicadas, sobretudo a fertilização *in vitro* e a hiperestimulação ovariana com gonadotrofinas, os índices de gestações triplas ou com mais fetos são muito maiores que os das gestações múltiplas de ocorrência natural (Figura 37.15). Em 1977, as gestações de múltiplos fetos correspondiam a uma taxa de 32,3:100.000 nascidos contra 101,6:100.000 nascidos, em 2017. A taxa máxima de múltiplos fetos de 193,5:100.000 nascidos foi alcançada em 1998, e após esta data houve uma queda de 48% com a introdução de critérios mais rigorosos nos tratamentos de reprodução assistida tais como: redução no número de embriões transferidos, seleção criteriosa dos melhores embriões, critério na determinação do número de embriões transferidos de acordo com a idade materna e a realização da redução seletiva deles. Outro importante fator para o aumento da incidência de gestações gemelares múltiplas naturais está relacionado à idade materna avançada na concepção.

Cuidados pré-natais em gestações múltiplas de grande ordem

As gestações de trigêmeos ou múltiplos fetos deverão ser acompanhadas intensivamente, intercalando-se as consultas pré-natais e os exames ultrassonográficos para se avaliarem o estado clínico materno e, sobretudo, o crescimento e o bem-estar de cada feto, principalmente após a 20ª semana de gestação. A incidência de complicações perinatais é diretamente proporcional ao número de fetos, como pode ser observado na Tabela 37.2.

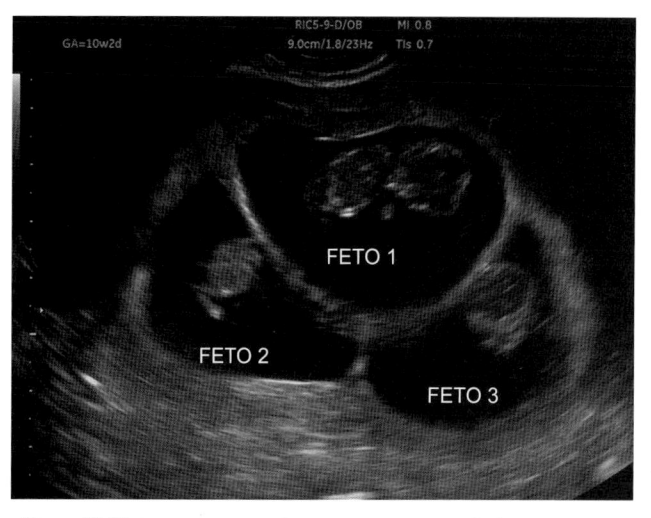

Figura 37.15 Gestação trigemelar. Notam-se três cavidades amnióticas.

Tabela 37.2 Tabela comparativa do desfecho neonatal das gestações únicas, gemelares e de múltiplas ordens.

Características	Única	Gêmeos	Trigêmeos	Quadrigêmeos
Peso médio ao nascimento	3.290 g	2.336 g	1.660 g	1.291 g
Idade gestacional média no parto	38,7 semanas	35,3 semanas	31,9 semanas	29,5 semanas
Percentual abaixo de 32 semanas	1,6	11,4	36,8	64,5
Percentual abaixo de 37 semanas	10,4	58,8	94,4	98,3
Taxa de paralisia cerebral/1.000 nascidos vivos	1,6	7	28	-
Taxa de mortalidade infantil/1.000 nascidos vivos	5,4	23,6	52,5	96,3

Fonte: Martin et al., 2011; Petterson et al., 1993; Luke e Brown, 2006.

Uma das informações mais importantes, se não a mais importante, é a determinação da corionicidade e da amniocidade, preferencialmente no 1º trimestre da gravidez. Os mecanismos para a determinação da corionicidade e do número de bolsas amnióticas é o mesmo utilizado na gestação gemelar.

O rastreamento de anomalias congênitas segue os mesmos princípios da gestação gemelar. No entanto, a detecção de um feto portador de uma anomalia congênita ainda no 1º trimestre poderá direcionar a realização do procedimento de seleção fetal mais precocemente em países em que a legislação permitir. Como nas gestações de gêmeos monocoriônicos, a medida da TN acima do percentil 95 poderá estar associada a aneuploidias (T21 e T18), algumas anomalias congênitas e a STFF. Nenhum marcador sérico ou teste para detecção de DNA livre no sangue materno foi validado para ser usado no rastreamento de aneuploidias em gestações de trigêmeos ou com múltiplos fetos.

A morfologia de cada feto deverá ser detalhadamente inventariada por volta da 20ª semana de gestação. Recomenda-se que o seguimento ultrassonográfico de gestações múltiplas seja realizado por profissionais mais experientes em serviços de medicina fetal. As cardiopatias e os defeitos de linha média (hérnias, onfalocele, defeitos de face, por exemplo) são os mais observados, sobretudo nos gêmeos monozigóticos, em decorrência do processo de clivagem dos embriões. A periodicidade com que as avaliações deverão ser feitas no 2º e 3º trimestre dependerá da corionicidade e da amniocidade.

Trigêmeos monocoriônicos triamnióticos e trigêmeos dicoriônicos triamnióticos. Qualquer gestação com múltiplos fetos que compartilham a mesma placenta está sob risco de STFF e RCIs. Portanto, recomenda-se seguir de acordo com um protocolo semelhante ao utilizado para se conduzir uma gestação de gêmeos monocoriônicos, a partir da 16ª semana de gestação.

Trigêmeos monocoriônicos monoamnióticos ou dicoriônicos diamnióticos. Qualquer gestação com múltiplos fetos que compartilham a mesma bolsa amniótica e, portanto, compartilham a mesma placenta, além dos riscos de STFF e RCIs, corre o risco de entrelaçamento de cordões e morte súbita. A condução ultrassonográfica segue o mesmo protocolo para gestações monocoriônicas, acrescido do Doppler de cordão umbilical para se detectarem sinais de entrelaçamento de cordões.

Trigêmeos tricoriônicos triamnióticos. Gestações com placentas separadas, independentemente do número de fetos, apresentam melhores resultados que gestações em que os fetos dividem a mesma placenta. Não há risco de STFF. A RCI pode acometer qualquer um dos fetos e o seguimento ultrassonográfico está indicado a cada 2 a 4 semanas, a partir da 20ª semana.

A sensibilidade da medida do colo uterino, realizada por volta da 20ª semana, para detecção da população de risco para parto prematuro é baixa. Não há nenhuma evidência robusta de que qualquer intervenção (uso de progesterona, pessário, cerclagem, tocólise profilática) em gestações com fetos múltiplos e com colo curto previna o nascimento prematuro.

O diagnóstico de RCIs segue os mesmos critérios utilizados para gestações gemelares. Para esse propósito, há curvas de normalidade para o ganho de peso específicas para gêmeos. Pesos discordantes também podem estar associados a anomalias genéticas, infecções, STFF ou doenças placentárias.

O uso de corticoide (betametasona), administrado mediante risco iminente (7 dias) de parto, e de sulfato de magnésio antes de alcançar as 32 semanas de gestação para neuroproteção fetal,

pode reduzir a morbidade neonatal relacionada à prematuridade. Intervalos maiores de 2 semanas entre a primeira dose de corticoide e o trabalho de parto em gestações múltiplas requer uma dose resgate da substância.

O prolongamento do intervalo entre o parto prematuro de um dos fetos em relação aos outros nas gestações triplas pode beneficiar os fetos que ainda não nasceram, sobretudo em partos ocorridos nos limites da viabilidade (abaixo da 24ª semana). Há evidências de que, em condições selecionadas (ausência de outros fatores de risco, como infecção), medidas como a realização de cerclagem e o uso de tocolíticos para interromper o trabalho de parto em curso possam prologar o período de latência da gestação em média de 18 a 19 dias, mas a literatura demonstra períodos de latência que podem variar de 1 até 152 dias. O aumento do período de latência aumenta a sobrevida neonatal e diminui a morbidade entre os fetos nascidos posteriormente.

Profilaxia para pré-eclâmpsia com o uso de 81 g de ácido acetilsalicílico (AAS) a partir da 12ª semana, preferencialmente antes da 16ª semana, demonstrou a diminuição da ocorrência de pré-eclâmpsia e suas complicações associadas.

Recomenda-se fazer o rastreamento para diabetes gestacional na primeira visita pré-natal e novamente às 24 semanas.

A via de parto recomendada é a cesariana. Recomenda-se a interrupção baseando-se no tipo de amnionicidade, independentemente da maturação pulmonar. Em gestações com múltiplos fetos monoamnióticos ou diamnióticos, interrompe-se a gestação até 32 semanas. Em gestações triamnióticas não complicadas a interrupção está indicada entre 35 e 36 semanas. Cada intervenção deverá ser particularizada, a depender do cenário apresentado.

Manejo e orientações na gestação gemelar

Ganho de peso durante a gestação

Em geral, as organizações que trabalham com o manejo de gravidez gemelar recomendam o seguinte ganho de peso até o termo:

- Índice de massa corporal (IMC) < 18,5 kg/m² (abaixo do peso ideal) – não há recomendações, em razão da insuficiência de dados
- IMC 18,5 a 24,9 kg/m² – ganho de peso entre 16,8 e 24,5 kg
- IMC 25 a 29,9 kg/m² – ganho de peso entre 14,1 e 22,7 kg
- IMC > 30 kg/m² (obesidade) – ganho de peso entre 11,4 e 19,1 kg.

Esses limiares representam os ganhos de peso entre os percentis 25 e 75 em mulheres que deram à luz gêmeos que pesaram, pelo menos, 2.500 g. Em estudos de coorte, mulheres com IMC pré-gestacional normal, que cumpriram essas diretrizes, tiveram menos partos prematuros e recém-nascidos com maiores pesos ao nascer, em comparação com aquelas que não atingiram o ganho de peso mínimo sugerido pelas diretrizes. Mas, ao exceder a orientação, aumentaram os riscos maternos de hipertensão gestacional/pré-eclâmpsia, eclâmpsia e parto cesáreo. O baixo ganho de peso gestacional após 20 semanas parece ter um impacto maior do que o baixo ganho de peso no 1º trimestre.

Para obter um ganho de peso gestacional adequado, a mulher com peso normal precisa aumentar sua ingestão alimentar em, aproximadamente, 300 kcal/dia acima daquela de uma gravidez única ou 600 kcal/dia acima da mulher não grávida. Após 20 semanas de gestação, o ganho de peso deve ser de aproximadamente 790 g/semana para mulheres com baixo peso e aproximadamente 680 g/semana para mulheres com peso normal. Em mulheres obesas ou com sobrepeso, o ganho de peso semanal deve ser menor que 680 g.

Atividade física

No início da gravidez, as mulheres com gestações múltiplas sem complicações geralmente podem seguir as mesmas recomendações de exercício/atividade física que as mulheres com gestações únicas. O clínico deve avaliar fatores de risco individuais para parto prematuro, e aconselhar a paciente conforme a situação. À medida que a gravidez avança, as mudanças físicas costumam limitar a duração e o tipo de exercício realizado. As recomendações devem ser individualizadas e podem depender de fatores como estado geral de saúde, regime de exercícios proposto e fatores osteomusculares.

Rastreamento de cromossomopatias

O rastreamento de cromossomopatias no 1º trimestre (11 a 13 semanas e 6 dias) pode ser realizado com o uso de teste combinado de marcadores como TN, osso nasal, ducto venoso, tricúspide e idade materna. O risco de cromossomopatias nas gestações monocoriônicas é calculado por gestação, baseado no risco médio de ambos os fetos, uma vez que compartilham o mesmo cariótipo. Nas gestações dicoriônicas o risco é calculado por feto, pois 90% dessas gestações são dizigóticas; portanto, os fetos têm cariótipo diferente.

O diagnóstico pré-natal de doenças genéticas é mais complexo em gestações gemelares. Os testes invasivos para análise genética devem ser realizados por profissionais habilitados em medicina fetal. A biopsia de vilo corial é preferida para esse tipo de pesquisa em gestações dicoriônicas. Em gestações monocoriônicas, é preferível a realização de amniocentese após a 16ª semana. Se ambos os fetos forem concordantes em crescimento e anatomia, é aceitável colher a amostra de líquido de apenas um dos sacos gestacionais. Caso contrário, ambas cavidades amnióticas devem ser puncionadas em decorrência da possibilidade de anomalias cromossômicas discordantes raras nas gestações monocoriônicas. Em caso de interrupção seletiva, em situações permitidas por lei, deve ser realizada após 16 semanas, com oclusão de cordão umbilical com taxas de sobrevivência de mais de 80% do gêmeo saudável.

É importante lembrar que a discordância de mais de 20% na medida da TN em gestações monocoriônicas aumenta a chance de desenvolvimento de STFF e/ou restrição seletiva do crescimento em aproximadamente 30%.

Manejo de gravidez discordante para anomalia fetal

De 1 a 2% das gestações gemelares terão uma anomalia que afeta apenas um feto, que leva à decisão desafiadora entre tratamento expectante e interrupção seletiva do gêmeo afetado, quando permitido por lei. Mesmo em gemelaridade monozigótica, é encontrada concordância para uma anomalia estrutural em menos de 20% dos casos. Essas gestações devem ser encaminhadas a um centro de medicina fetal para condução. Em gêmeos monocoriônicos, aneuploidias discordantes são muito raras (embora

não impossíveis). Nessas situações, é essencial uma avaliação ultrassonográfica especializada em um centro terciário, com testes genéticos ou cromossômicos fetais invasivos, se indicado, e uma discussão do provável prognóstico para o gêmeo afetado e o gêmeo normal. Para condições letais e com alto risco de morte intrauterina, o manejo conservador é preferido em gêmeos dicoriônicos, enquanto na gravidez monocoriônica isso justificaria uma intervenção para proteger o gêmeo saudável contra os efeitos adversos da morte espontânea do outro.

Rastreamento de parto prematuro

O rastreamento de parto prematuro é realizado com uma anamnese detalhada da história clínica e obstétrica da gestante, para identificar fatores de risco para prematuridade. Além disso, é realizada a medida do comprimento cervical no momento da ecografia morfológica de 2º trimestre (geralmente entre 20 e 24 semanas). O colo uterino é considerado curto quando ≤ 25 mm e a literatura atual suporta o uso de progesterona nestes casos.

Intervenções potenciais diante de risco aumentado de parto prematuro

Todos os métodos citados aqui foram avaliados como potenciais para reduzir o risco de parto prematuro em gestações gemelares assintomáticas. No entanto, em algumas situações clínicas vale o uso de alguns deles, como o uso de progesterona em gestantes com fatores de risco para prematuridade bem estabelecidos.

Progesterona

Não é recomendado o uso rotineiro de progesterona para reduzir o risco de parto prematuro ou morte em gestações gemelares na ausência de um parto prematuro espontâneo prévio.

Em mulheres com histórico de gravidez única e parto prétermo, o uso profilático da progesterona reduz a taxa de parto prematuro recorrente. No entanto, não se sabe se o caproato de hidroxiprogesterona é benéfico em mulheres com gravidez gemelar e parto prematuro espontâneo único.

Repouso no leito

A hospitalização ou o repouso domiciliar não demonstraram aumento na idade gestacional no parto. O repouso no leito pode ser prejudicial: um estudo de coorte de base populacional de mulheres grávidas relatou que a hospitalização pré-parto não relacionada ao parto estava associada a um risco aumentado de tromboembolismo venoso durante a hospitalização e nos 28 dias após a alta.

Cerclagem

Cerclagem profilática (baseada na história materna ou na gestação gemelar *per se*). Dada a baixa qualidade das evidências disponíveis, uma abordagem razoável é individualizar essa decisão com base na história da paciente e executar uma cerclagem se ela tiver um histórico clássico de insuficiência cervical em uma gravidez anterior única (perda de gravidez no 2º trimestre associada sem sintomas ou com sintomas leves).

Quanto à realização de cerclagem em mulheres com colo curto, metanálise de 2019 (D'Antonio et al., 2019) avaliou o benefício do procedimento indicado por US. Nas gestações gemelares com comprimento cervical ≤ 15 mm, a realização de cerclagem foi associada ao prolongamento da gravidez (diferença média de 3,89 semanas de gestação, IC 95% 2,19-5,59) e uma redução no parto prematuro < 37 semanas de gestação (RR 0,86; 95% IC 0,74 a 0,99), < 34 semanas (RR 0,57; IC 95% 0,43 a 0,75) e < 32 semanas (RR 0,61; IC 95% 0,41 a 0,90) em comparação com a não realização de cerclagem. Nenhum benefício foi observado em mulheres com comprimento cervical de 16 a 24 mm, e nenhuma melhora no resultado neonatal foi demonstrada.

Tocólise

A tocólise terapêutica tem sido recomendada em mulheres com trabalho de parto prematuro agudo, para permitir o curso de corticosteroides. As mulheres com gestações gemelares parecem estar em maior risco de edema pulmonar após a administração de agentes beta-adrenérgicos. Portanto, esses medicamentos devem ser utilizados criteriosamente. Bloqueadores dos canais de cálcio ou indometacina são preferidos.

Pessário

A literatura tem se mostrado bastante controversa quanto à adoção de medidas preventivas contra o parto prematuro que envolvam o pessário. Segundo um estudo multicêntrico, controlado e randomizado, de 2016 (PECEP-Twins), que arrolou 154 gestações gemelares com colo ≤ 25 mm, o uso do pessário cervical associou-se a uma redução significativa do índice de partos prematuros espontâneos (Goya et al., 2016). No entanto, um estudo controlado, randomizado de 2016 e conduzido por Nicolaides et al., com 1.180 gemelares, dentre as quais 590 submeteram-se ao uso do pessário profilático, não houve diferença significativa no índice de partos ≤ 34 semanas, nos índices de morte perinatal, achados neonatais adversos ou terapia neonatal. A análise complementar de um subgrupo de 214 gestantes com o colo ≤ 25 mm demonstrou não haver nenhum benefício com a inserção do pessário cervical.

Em relação ao uso profilático do pessário cervical para prevenção do parto prematuro em gestações gemelares com colo ≤ 25 mm, os familiares devem estar cientes dos resultados controversos na literatura.

Corticoterapia

Utiliza-se o esquema posológico padrão de corticosteroides pré-natais para gestações únicas e múltiplas que esejam sob um risco aumentado de parto prematuro dentro de 7 dias.

A administração profilática de rotina em todas as gestações gemelares deve ser evitada e pode ter efeitos adversos.

Sulfato de magnésio

O sulfato de magnésio parece reduzir a gravidade e o risco de paralisia cerebral em fetos, se administrado antes do nascimento prematuro < 32 semanas de gestação, independentemente do número de fetos.

Ruptura prematura de membranas

A ruptura prematura de membranas pré-termo geralmente ocorre no saco gestacional do feto que está mais próximo ao canal cervical (feto apresentador), mas pode ocorrer no saco gestacional mais distante, especialmente após procedimentos uterinos invasivos (p. ex., amniocentese). Alguns estudos compararam o resultado perinatal após ruptura de membranas entre gestações gemelares e únicas, e perceberam que o período médio de latência entre a ruptura e o parto foi estatisticamente menor nas gestações gemelares. A frequência de corioamnionite é maior no feto apresentador, especialmente nas gestações dicoriônicas.

Seguimento ultrassonográfico da gestação gemelar

As Figura 37.16 e 37.17 apresentam a proposta de seguimento ultrassonográfico das gestações dicoriônicas e monocoriônicas, respectivamente.

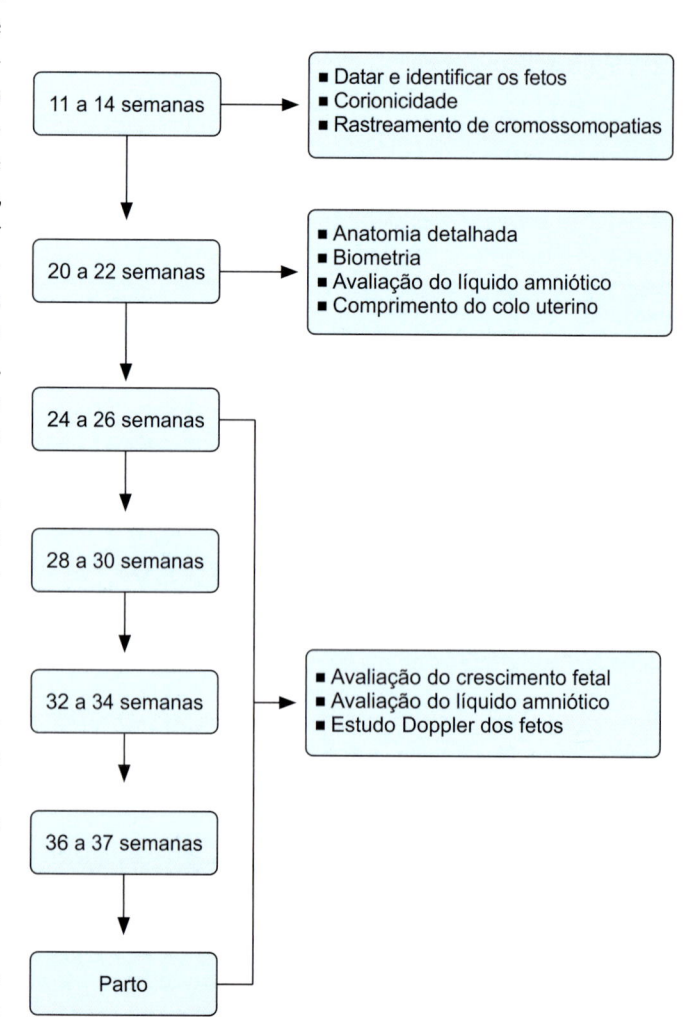

Figura 37.16 Proposta de seguimento ultrassonográfico das gestações dicoriônicas. (Adaptada de Khalil et al., 2016.)

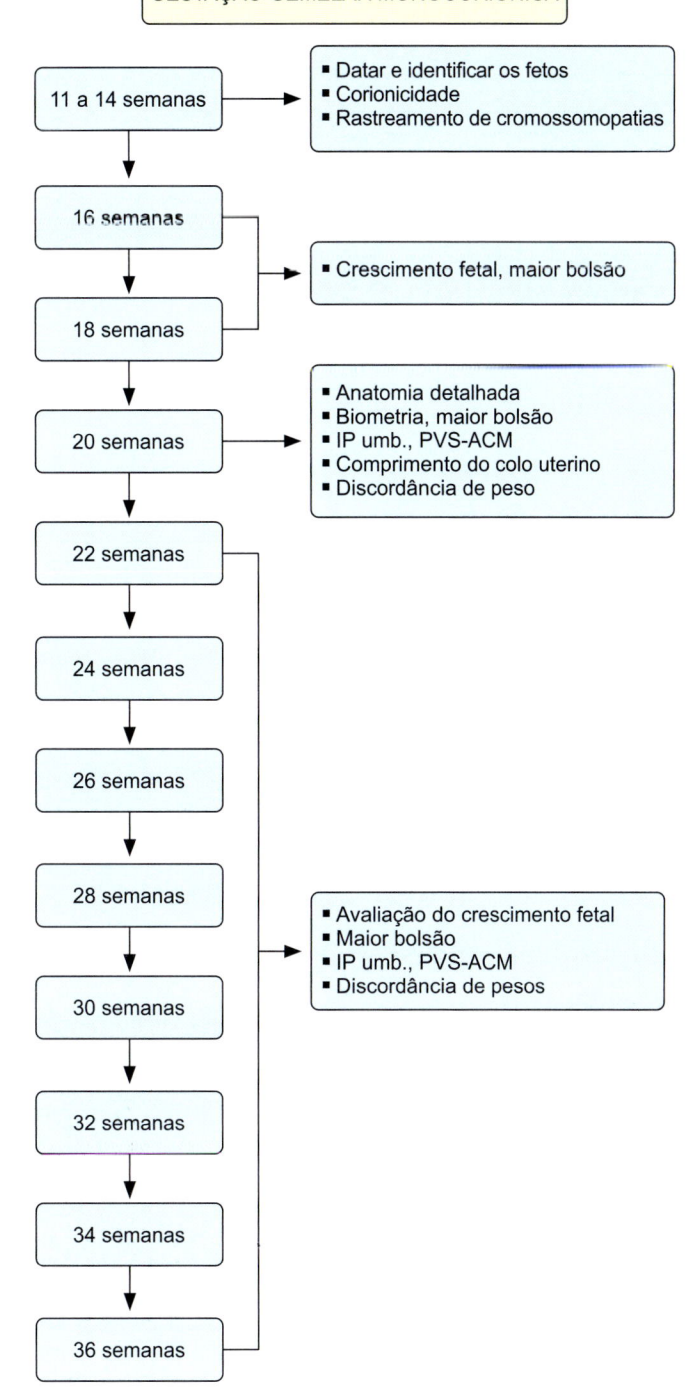

Figura 37.17 Proposta de seguimento ultrassonográfico das gestações monocoriônicas. *IP*, índice de pulsatilidade; *PVS-ACM*, pico de velocidade sistólica da artéria cerebral média. (Adaptada de Khalil et al., 2016.)

Parto

Via de parto

A via de parto em gemelares será definida primariamente de acordo com a amnionicidade e a apresentação dos fetos.

A via preferencial para gestações diamnióticas, cujo primeiro gemelar encontre-se em apresentação cefálica no começo do trabalho de parto, é a vaginal – desde que o médico assistente tenha *expertise*, caso necessário, na realização de manobras obstétricas como assistência ao parto pélvico, versão externa, versão interna e parto instrumental (Figura 37.18).

A cesariana deverá ser a primeira escolha para todas as gestações monoamnióticas e para as gestações diamnióticas cujo primeiro feto encontre-se em uma apresentação não cefálica no início do trabalho de parto.

A idade gestacional em que é recomendado o parto tem sido alvo de discussão. Em gestações dicoriônicas o parto deverá ser feito com 38 semanas. Nas gestações monocoriônicas diamnióticas sem complicações, o parto deverá ser feito entre 36 e 37 semanas. Já nas monocoriônicas diamnióticas complicadas por STFF ou restrição de crescimento o parto deverá ser adiantado a partir de 34 semanas. Nas gestações gemelares monocoriônicas monoamnióticas, por conta da alta mortalidade, o parto deverá ser realizado a partir de 32 semanas (Tabela 37.3)

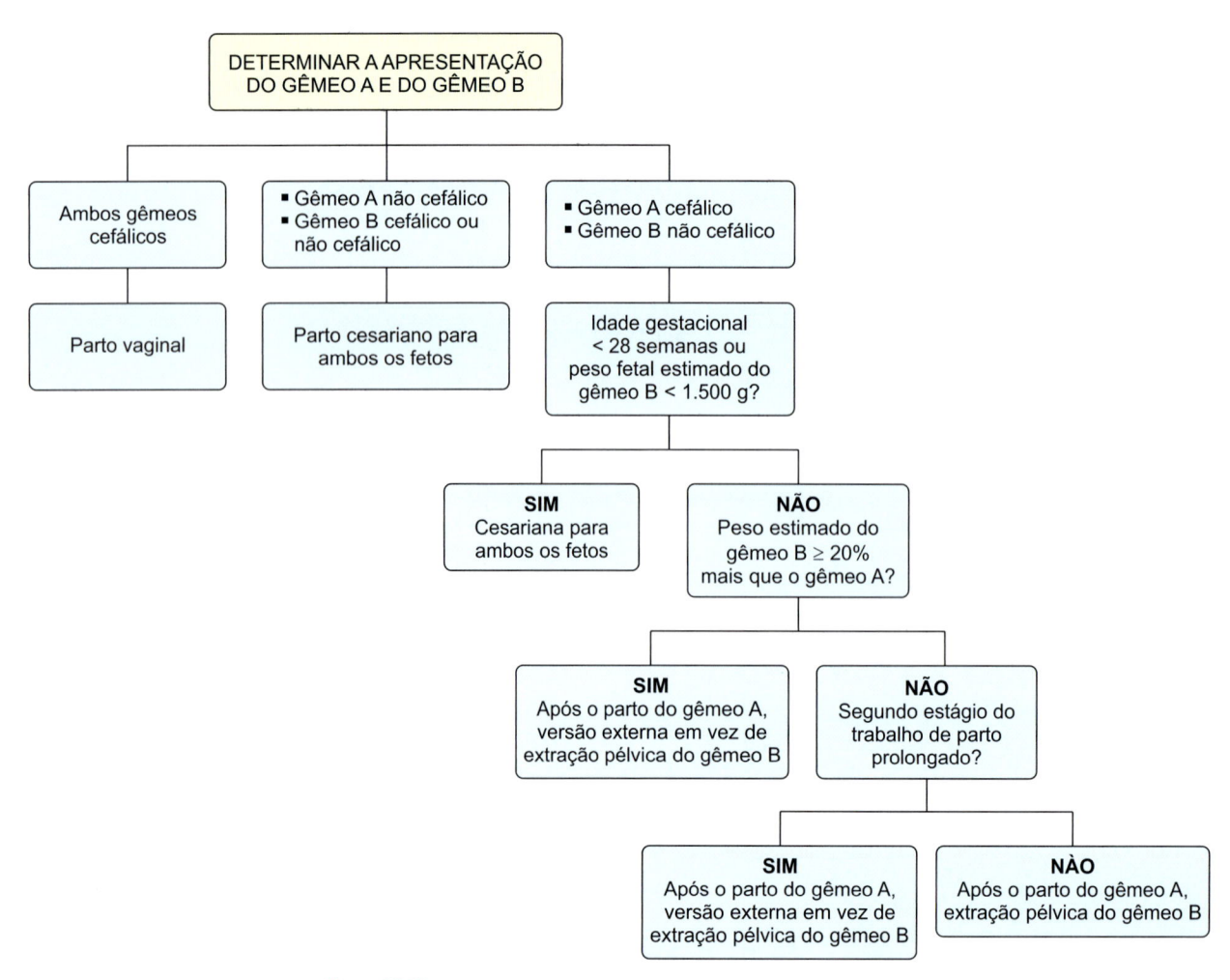

Figura 37.18 Determinação da via de parto para gestações dicoriônicas.

Tabela 37.3 Recomendação da idade gestacional para o parto das gestações gemelares.

Corionicidade/amnionicidade	Idade gestacional recomendada para o parto em gestações sem complicações	Evidência
Dicoriônica	38 semanas	Committee on Practice Bulletins—Obstetrics; Society for Maternal–Fetal Medicine. Practice Bulletin No. 169: Multifetal gestations: twin, triplet, and higher-order multifetal pregnancies. Obstet Gynecol. 2016 Oct;128(4):e131-46.
Monocoriônica/diamniótica	34 a 37 semanas e 6/7 dias	Committee on Practice Bulletins—Obstetrics; Society for Maternal–Fetal Medicine. Practice Bulletin No. 169: Multifetal gestations: twin, triplet, and higher-order multifetal pregnancies. Obstet Gynecol. 2016 Oct;128(4):e131-46.
Monocoriônica/monoamniótica	32 a 34 semanas 32 semanas e 4 dias	D'Antonio F, Odibo A, Berghella V et al. Perinatal mortality, timing of delivery and prenatal management of monoamniotic twin pregnancy: systematic review and meta-analysis. Ultrasound Obstet Gynecol. 2019 Feb;53(2):166-74. MONOMONO Working Group. (2019), Inpatient vs outpatient management and timing of delivery of uncomplicated monochorionic monoamniotic twin pregnancy: the MONOMONO study. Ultrasound Obstet Gynecol. 2019; 53:175-83.

Bibliografia

Allen VM, Windrim R, Barrett J, Ohlsson A. Management of monoamniotic twin pregnancies: a case series and systematic review of the literature. BJOG. 2001;108(9):931-6.

ACOG Practice Bulletin No 144: Multifetal gestations: twin, triplet, and higher-order multifetal pregnancies. Obstet Gynecol. 2014;123(5):1118-32.

Asztalos IV, Hannah ME, Hutton EK, et al. Twin Birth Study: 2-year neurodevelopmental follow-up of the randomized trial of planned cesarean or planned vaginal delivery for twin pregnancy. Am J Obstet Gynecol. 2016;214(3):371.e1-371.e19.

Baken L, Rousian M, Kompanje EJ, et al. Diagnostic techniques and criteria for first-trimester conjoined twin documentation: a review of the literature illustrated by three recent cases. Obstet Gynecol Surv. 2013;68(11):743-52.

Bahtiyar MO, Emery SP, Dashe JS, et al.; North American Fetal Therapy Network. The North American Fetal Therapy Network consensus statement: prenatal surveillance of uncomplicated monochorionic gestations. Obstet Gynecol. 2015;125:118-23.

Committee on Practice Bulletins – Obstetrics; Society for Maternal-Fetal Medicine. Practice Bulletin Nº 169: Multifetal Gestations: Twin, Triplet, and Higher-Order Multifetal Pregnancies. Obstet Gynecol. 2016;128(4):e131-46.

Conde-Agudelo A, Romero R, Hassan SS, Lami Yeo. Transvaginal sonographic cervical length for the prediction of spontaneous preterm birth in twin pregnancies: a systematic review and metaanalysis. American

Journal of Obstetrics and Gynecology. 2010;203(2):128.e1-128.e12. Doi https://doi.org/10.1016/j.ajog.2010.02.064.

D'Antonio F, Odibo A, Berghella V, et al. Perinatal mortality, timing of delivery and prenatal management of monoamniotic twin pregnancy: systematic review and meta-analysis. Ultrasound Obstet Gynecol. 2019;53(2):166-74.

Dias T, Mahsud-Dornan S, Bhide A, Papageorghiou AT, Thilaganathan B. Cord entanglement and perinatal outcome in monoamniotic twin pregnancies. Ultrasound Obstet Gynecol. 2010;35(2):201-4.

Easter SR, Taouk L, Schulkin J, Robinson JN. Twin vaginal delivery: innovate or abdicate. Am J Obstet Gynecol. 2017;216(5):484-8.e4.

Goya M, de la Calle M, Pratcorona L, et al. Cervical pessary to prevent preterm birth in women with twin gestation and sonographic short cervix: a multicenter randomized controlled trial (PECEP-Twins). Am J Obstet Gynecol. 2016;214(2):145-152.

Gratacós E, Lewi L, Muñoz B, et al. A classification system for selective intrauterine growth restriction in monochorionic pregnancies according to umbilical artery Doppler flow in the smaller twin. Ultrasound Obstet Gynecol. 2007;30:28-34.

Hack KE, Derks JB, Schaap AH, et al. Perinatal outcome of monoamniotic twin pregnancies. Obstet Gynecol. 2009;113(2 Pt 1):353-60.

Khalil A, Beune I, Hecher K, et al. Consensus definition and essential reporting parameters of selective fetal growth restriction in twin pregnancy: a Delphi procedure. Ultrasound Obstet Gynecol. 2019;53:47-54. Erratum in: Ultrasound Obstet Gynecol. 2020;56(6):967.

Khalil A, Rodgers M, Baschat A, et al. ISUOG Practice Guidelines: role of ultrasound in twin pregnancy. Ultrasound Obstet Gynecol. 2016;47(2):247-63. Erratum in: Ultrasound Obstet Gynecol. 2018;52:140.

Lopriore E, Deprest J, Slaghekke F, et al. Placental characteristics in monochorionic twins with and without twin anemia-polycythemia sequence. Obstet Gynecol. 2008;112(4):753-8.

Luke B, Brown MB. The changing risk of infant mortality by gestation, plurality, and race: 1989-1991 versus 1999-2001. Pediatrics. 2006;118(6):2488-97.

Martin JA, Hamilton BE, Ventura SJ, et al. Births: final data for 2009. Natl Vital Stat Rep. 2011;60:1-70.

Nicolaides KH, Syngelaki A, Poon LC et al. Cervical pessary placement for prevention of prevention of preterm birth in unselected twin pregnancies: a randomized controlled trial. Am J Obstet Gynecol. 2016;214:3.e1-9.

Petterson B, Nelson KB, Watson L, Stanley F. Twins, triplets, and cerebral palsy in births in Western Australia in the 1980 s. BMJ. 1993; 307(6914):1239-43.

Quintero RA, Morales WJ, Allen MH, Bornick PW, Johnson PK, Kruger M. Staging of twin-twin transfusion syndrome. J Perinatol. 1999;19(8 Pt 1):550-5.

Quintero RA, Chmait RH, Murakoshi T et al. Surgical management of twin reversed arterial perfusion sequence. Am J Obstet Gynecol. 2006;194(4):982-91.

Rossi AC, Profumo F. Impact of cord entanglement on perinatal outcome of monoamniotic twins: a systematic review of the literature. Ultrasound Obstet Gynecol. 2013;41(2):131-5.

Schmitz T, Korb D, Battie C, et al.; Jumeaux Mode d'Accouchement study group; Groupe de Recherche en Obstétrique et Gynécologie. Neonatal morbidity associated with vaginal delivery of noncephalic second twins. Am J Obstet Gynecol. 2018;218(4):449.e1-449.e13.

Stirnemann J, Slaghekke F, Khalek N, Winer N, Johnson A, Lewi L et al. Intrauterine fetoscopic laser surgery versus expectant management in stage 1 twin-to-twin transfusion syndrome: an international randomized trial. American Journal of Obstetrics & Gynecology. 2021.

Van Klink JM, van Steenis A, Steggerda SJ, et al. Single fetal demise in monochorionic pregnancies: incidence and patterns of cerebral injury. Ultrasound Obstet Gynecol. 2015;45(3):294-300.

Wagner MM, Lopriore E, Klumper FJ, Oepkes D, Vandenbussche FP, Middeldorp JM. Short- and long-term outcome in stage 1 twin-to-twin transfusion syndrome treated with laser surgery compared with conservative management. Am J Obstet Gynecol. 2009;201(3):286.e1-6.

38

Parto Pré-Termo

Eduardo Borges da Fonseca
Rievani de Sousa Damião
Daniela Aires Moreira

Definição, *406*

Classificação, *406*

Incidência, *407*

Fatores determinantes do parto
pré-termo, *408*

Fatores de risco, *410*

Testes preditivos para o parto
pré-termo, *412*

Medidas preventivas diante
do risco de trabalho de parto
pré-termo, *413*

Prognóstico do parto
pré-termo, *420*

Definição

O nascimento pré-termo é definido como aquele que ocorre antes da 37ª semana de gestação (< 259 dias) e é a principal causa de morbidade e de mortalidade neonatal, responsável por 75 a 95% de todos os óbitos neonatais não associados a malformações congênitas. Daqueles que sobrevivem, até 15% podem apresentar sequelas significativas, tais como alterações do desenvolvimento neuropsicomotor, doenças respiratórias crônicas, predisposição para doenças infecciosas e distúrbios oftalmológicos.

Antes de 1961, a Organização Mundial da Saúde (OMS) definia como prematuro todo recém-nascido (RN) vivo com peso inferior a 2.500 g. Tal conceito foi amplamente utilizado, até que ficou evidente que o peso ao nascimento não poderia ser a única medida de maturidade fetal e que o conceito deveria ser relacionado à idade gestacional. Assim, a OMS reformulou o conceito de prematuridade e passou a considerá-lo quando o recém-nascido vivo tem menos de 37 semanas completas de gestação (< 259 dias) contadas a partir do primeiro dia da última menstruação, com o limite inferior de 20/22 semanas completas ou peso inferior a 500 gramas (Tabela 38.1). Em relação ao peso, o recém-nascido com menos de 2.500 g passou então a ser denominado de **baixo peso** e pode ou não ser prematuro, a depender da idade gestacional; de **muito baixo peso** quando inferior a 1.500 gramas; e de **extremo baixo peso** quando inferior a 1.000 gramas (Tabela 38.1).

Aproximadamente 2/3 dos recém-nascidos de baixo peso são pré-termo. Os recém-nascidos a termo de baixo peso são chamados de pequenos para a idade gestacional (PIG), porque nascem com o peso abaixo do 10º percentil para a idade gestacional. Igualmente, os recém-nascidos pré-termo também podem ser PIG e têm o prognóstico agravado, particularmente, se sofreram restrição de crescimento fetal. Os problemas perinatais relacionados com restrição de crescimento fetal incluem: morte perinatal, sofrimento fetal crônico, síndrome de aspiração de mecônio, hipoglicemia/hiperviscosidade e hipotermia e serão discutidos em outros capítulos dessa obra.

Classificação

A prematuridade pode ser classificada, segundo sua evolução clínica, em espontânea ou eletiva. Na prematuridade espontânea, o parto ocorre após ser desencadeado por trabalho de parto prematuro (TPP), cuja etiologia geralmente é multifatorial, ou secundária à ruptura prematura das membranas ovulares (RPMO). Por outro lado, na prematuridade eletiva, a gestação é interrompida em virtude de complicações maternas (p. ex., doença hipertensiva específica da gestação [DHEG] e outras doenças maternas) e/ou fetais (p. ex., restrição de crescimento fetal [RCF] ou sofrimento fetal). O aumento da incidência de parto pré-termo deve-se muito ao parto pré-termo eletivo, sobretudo após 34 semanas de gestação (Figura 38.1). Outro fator contribuinte importante é a gravidez múltipla, que resulta de técnicas de reprodução assistida.

O conhecimento da idade gestacional é fundamental para caracterizar a prematuridade em relações a suas complicações. Para isso, a datação da gravidez deve levar em conta a

Tabela 38.1 Definições do parto pré-termo tardio (PTT), a termo precoce (TP) e a termo e classificação do peso ao nascimento.

Classificação do parto pré-termo por idade gestacional	
Pré-termo tardio	34^{+0} a 36^{+6} semanas
Pré-termo moderado	32^{+1} a 33^{+6} semanas
Muito pré-termo	28^{+0} a 32^{+0} semanas
Pré-termo extremo	$\leq 27^{+6}$ semanas
Classificação por Centers for Disease Control and Prevention (CDC)	
Pré-termo	< 37 semanas
Pré-termo tardio	34 a 36^{+6} semanas
Pré-termo precoce	< 34 semanas
Classificação do peso ao nascimento (OMS)	
Baixo peso	< 2.500 g
Muito baixo peso	< 1.500 g
Baixo peso extremo	< 1.000 g

A idade gestacional é determinada a partir do primeiro dia da data da última menstruação (DUM) confiável. O nascimento que ocorre com idade gestacional inferior a 20 semanas ou peso inferior a 500 g é considerado aborto.

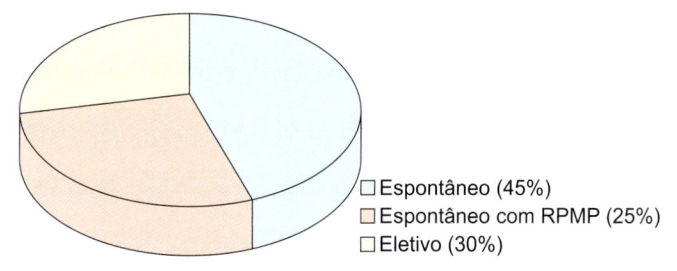

☐ Espontâneo (45%)
☐ Espontâneo com RPMP (25%)
☐ Eletivo (30%)

Figura 38.1 Etiologia do parto pré-termo tardio (≥ 34 semanas). *RPMO*, ruptura prematura das membranas ovulares. (Adaptada de Mohan e Jain, 2011.)

certeza da data da última menstruação (DUM) e sua concordância com a ultrassonografia obstétrica realizada até a 12ª semana ou, pelo menos, duas ultrassonografias concordantes até a 20ª semana de gestação.

Dessa maneira, o recém-nascido pré-termo (< 37 semanas, 259 dias) pode ser categorizado em 4 subgrupos, conforme a idade gestacional: (a) **pré-termo extremo** (< 28 semanas), que corresponde a cerca de 5% dos nascimentos; (b) **muito pré-termo** (28 a 32^{+0} semanas), 15% dos partos prematuros; (c) **pré-termo moderado** (32^{+1} a 33^{+6} semanas), 20% dos nascimentos prematuros; e (d) pré-termo tardio (34 a 36^{+6} semanas), 60% de todos os prematuros (ver Figura 38.1 e Tabela 38.1). A Tabela 38.2 descreve a sobrevida neonatal por idade gestacional de nascimentos entre 23 e 34 semanas; e a Tabela 38.3 apresenta a mortalidade neonatal entre nascimentos pré-termo tardio e a termo por idade gestacional. O recém-nascido pré-termo pode ser classificado pela adequação do peso por idade gestacional em percentis (Tabela 38.2).

Incidência

A incidência da prematuridade varia de acordo com as características da população. O parto pré-termo na Europa varia entre 5 e 8% e nos EUA corresponde a 10,8% dos nascidos vivos em 2018 (March of Dimes, 2021).

No ano de 2010, ocorreram 14,9 milhões de partos pré-termo no mundo, o que corresponde a 11,9% dos nascidos vivos; nos EUA, a incidência foi de 12% dos nascidos vivos e vem aumentando nas duas últimas décadas; no Brasil a incidência foi de 9,2%, e na América Latina/Caribe, a taxa foi de 8,6% dos nascidos vivos. O Brasil é o 10º país no mundo com o maior número de partos pré-termo.

Em 2017, as informações sobre os nascimentos prematuros na população brasileira publicadas pelo Ministério da Saúde (1991)

Tabela 38.2 Percentis para peso ao nascer em gramas para a idade gestacional entre 22 e 36 semanas de recém-nascidos americanos entre 2009 e 2010.

IG (sem)	Percentis							
	3º	5º	10º	50º	90º	95º	97º	N
22	308	330	375	499	621	658	686	1.999
23	349	381	436	586	717	761	790	2.420
24	395	434	497	675	819	868	902	3.189
25	444	488	561	771	941	996	1.037	3.620
26	495	546	629	883	1.087	1.154	1.204	4.007
27	553	614	706	1.010	1.246	1.329	1.390	1.000
28	628	699	802	1.149	1.422	1.520	1.590	5.128
29	731	809	924	1.302	1.625	1.737	1.817	5.902
30	860	944	1.068	1.475	1.850	1.978	2.067	7.696
31	1.008	1.097	1.231	1.670	2.094	2.239	2.335	10.218
32	1.176	1.271	1.415	1.888	2.357	2.517	2.620	14.790
33	1.371	1.473	1.627	2.127	2.639	2.808	2.920	22.509
34	1.590	1.697	1.859	2.381	2.933	3.107	3.224	40.764
35	1.827	1.938	2.105	2.641	3.216	3.390	3.512	73.875
36	2.076	2.187	2.355	2.895	3.481	3.654	3.782	158.574

IG, idade gestacional em semanas; *N*, número de recém-nascidos avaliados. (Adaptada de Talge et al., 2014.)

relatam incidência de prematuridade de 10,9 % (**317.862** prematuros para **2.923.535** nascidos vivos), sem variação significativa desde 2012 (Tabela 38.3).

Fatores determinantes do parto pré-termo

O determinismo do parto pré-termo espontâneo é o mesmo da parturição a termo, exceto pela idade da gravidez na qual ocorre. Assim, os componentes uterinos incluem exacerbação da contratilidade uterina, amadurecimento do colo do útero (apagamento e dilatação) e ativação da membrana/decidual. Admite-se que há mecanismos fisiopatológicos relacionados ao parto pré-termo que podem determinar contração e amadurecimento do colo do útero de forma prematura (Figura 38.2):

Ativação do eixo hipotálamo-hipófise-adrenal. Estresse fetal ou materno pode desencadear a liberação de hormônios hipotalâmicos (hormônio liberador da corticotropina, ocitocina) e adrenais (cortisol, epinefrina).

Inflamação e infecção. Processos inflamatórios e infecciosos (corioamnionite, cervicite) que promovem a liberação de endotoxinas e citocinas inflamatórias (IL-8, IL-1, IL-6 e TNF-α), e outros (fator ativador de plaquetas [PAF] e prostaglandinas) que estão implicados no parto pré-termo infeccioso. Por outro lado,

Tabela **38.3** Prevalência de partos pré-termos na população brasileira entre 2012 e 2017.

Ano	Nascidos vivos	Prematuros (%)
2017	2.923.535	317.862 (**10,8**)
2016	2.857.800	316.245 (**11,1**)
2015	3.017.668	325.365 (**10,8**)
2014	2.979.259	331.486 (**11,1**)
2013	2.904.027	331.871 (**11,4**)
2012	2.905.789	343.128 (**11,8**)

Informações sobre os nascimentos prematuros na população brasileira publicadas pelo Ministério da Saúde (1991).

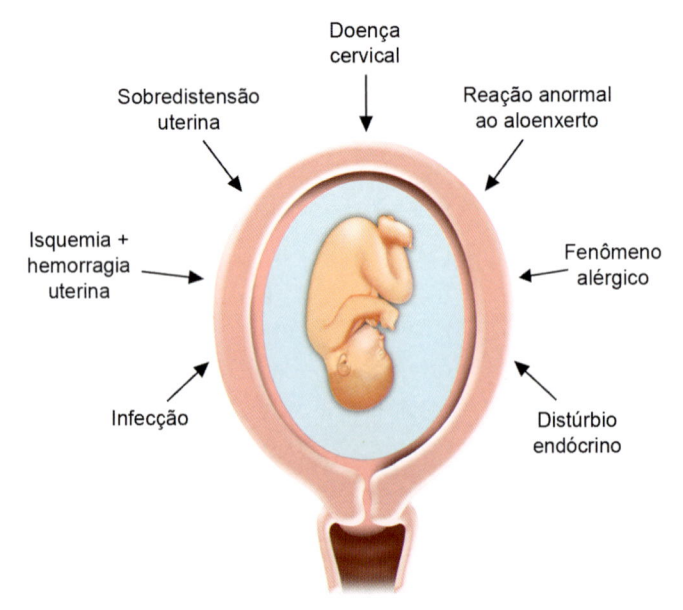

Figura **38.2** Desencadeamento do trabalho de parto pré-termo segundo Manuck et al. (2015). (Adaptada de Romero e Lockwood, 2009.)

a IL-10 tem papel importante na manutenção da gravidez, pois bloqueia a resposta inflamatória.

Sangramento decidual. Sangramento decidual predispõe à produção de trombina, que determina aumento da contratilidade uterina. O sangramento vaginal, especialmente o decorrente da placenta prévia ou do descolamento prematuro da placenta (DPP), está associado a risco muito alto de parto pré-termo.

Isquemia uteroplacentária. As características mais comuns na placenta de pacientes com parto pré-termo (< 28 semanas), mas sem alterações inflamatórias, são as lesões vasculares, que incluem remodelação defeituosa das arteríolas espiraladas, aterose aguda e trombose dessas artérias (vasculopatia decidual), diminuição da quantidade e trombose das arteríolas nas vilosidades coriônicas. Essas alterações vasculares também são típicas da pré-eclâmpsia e da restrição de crescimento fetal, e representam o substrato anatomopatológico das grandes síndromes obstétricas, tema discutido no Capítulo 29.

Distensão ou contração uterina patológica. Hiperdistensão uterina pode determinar aumento das contrações uterinas. Geralmente, ocorre em casos de malformações uterinas, polidrâmnio e gravidez gemelar, que ocorre para a exacerbação da contratilidade uterina, do amadurecimento do colo e da ruptura das membranas. Na gravidez gemelar, o mecanismo do parto pré-termo é, como já referido, a sobredistensão uterina, muito embora o parto pré-termo eletivo também seja um fator importante. Apesar de representar apenas 3% das gestações, a gravidez gemelar é responsável por 13 a 20% de todos os partos pré-termo.

Doença cervical, incluindo insuficiência cervical. A insuficiência cervical primária e/ou causada por cirurgia ou trauma do colo do útero determina abortamento tardio (entre 12 e 20 semanas) ou parto pré-termo extremo. A doença cervical pode resultar de alteração congênita (hipoplasia, exposição ao dietilestilbestrol *in utero*, útero septado), assim como de lesão traumática da estrutura cervical (conização, dilatações repetidas ou rudes para interrupção da gravidez).

Reação anormal ao aloenxerto.
Fenômenos alérgicos.

Distúrbios endócrinos. A progesterona é o hormônio central para a manutenção da gravidez, pois promove a quiescência uterina (bloqueio miometrial progesterônico), sub-regula a formação de junções comunicantes, inibe o amadurecimento do colo e diminui a produção de citocinas pelas membranas ovulares (corioâmnio), o que é importante para a não ativação da membrana/decidual.

O determinismo do parto pré-termo também está relacionado com colonização bacteriana coriodecidual, com liberação de endo e exotoxinas que iniciam o processo (Figura 38.3). A corioamnionite é responsável por cerca de 25% de todos os partos pré-termo (Gonçalves et al., 2002). A avalição histológica da placenta tem mostrado corioamnionite aguda no parto pré-termo < 28 semanas e corioamnionite crônica (subclínica) no parto pré-termo tardio. A cavidade amniótica normalmente é estéril. Na infecção intrauterina, ou corioamnionite, são encontrados microrganismos no líquido amniótico. A via de infecção mais comum é a ascendente (Figura 38.4) e os microrganismos mais encontrados na corioamnionite são *Mycoplasma hominis*, *Ureaplasma urealyticum* e *Fusobacterium* sp. (Gonçalves et al., 2002). Esses microrganismos são tipicamente de baixa virulência, o que explica, provavelmente, a cronicidade da infecção intrauterina e a ausência frequente de sinais clínicos de infecção no parto pré-termo.

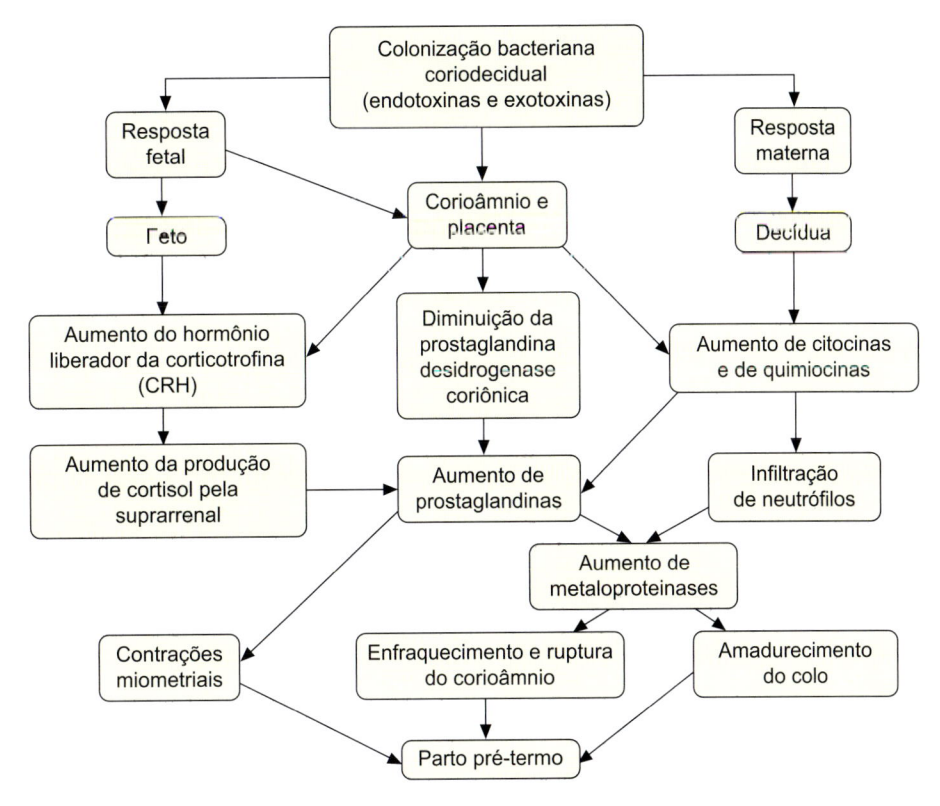

Figura 38.3 Colonização bacteriana coriodecidual e mecanismos envolvidos no desencadeamento do parto pré-termo. (Adaptada de Goldenberg et al., 2001.)

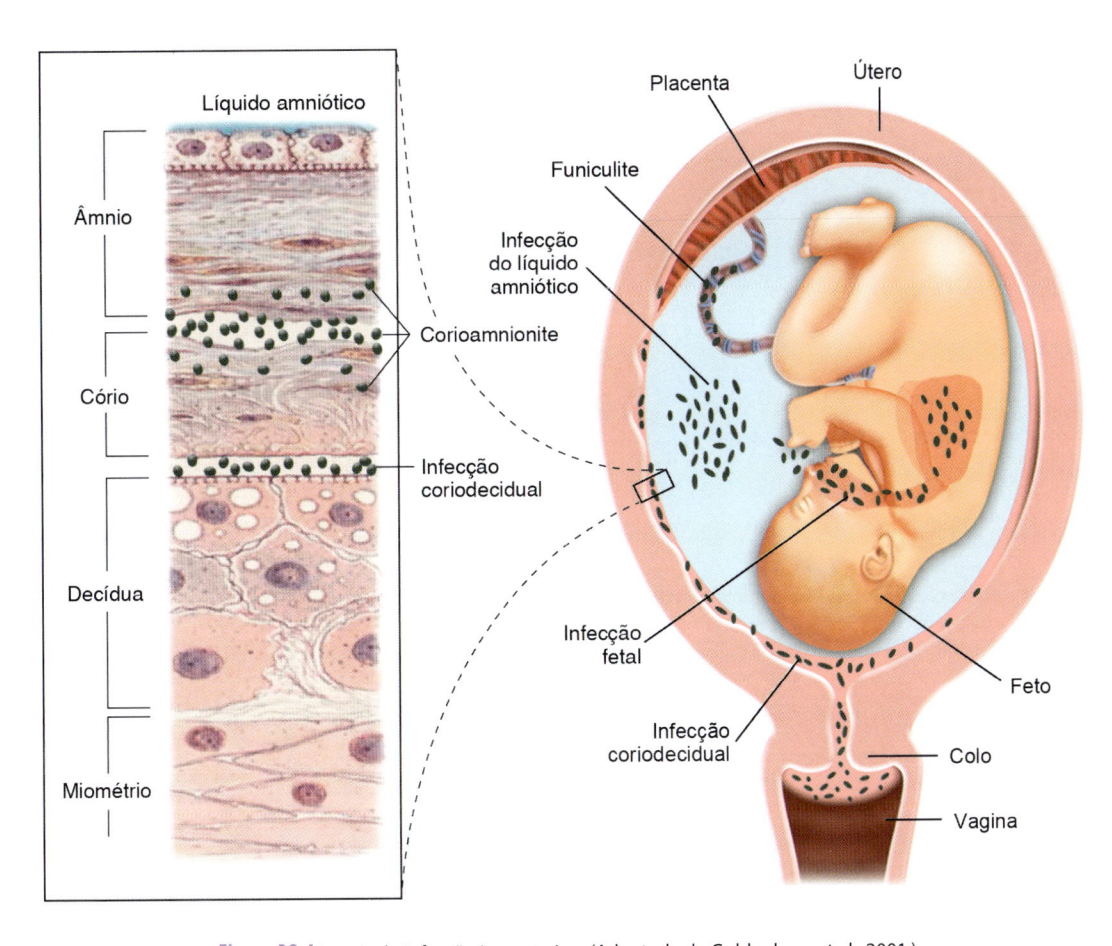

Figura 38.4 Locais de infecção intrauterina. (Adaptada de Goldenberg et al., 2001.)

Fatores de risco

Classicamente, o parto prematuro é considerado de etiologia desconhecida em cerca de 50% dos casos, mas, com frequência, ocorre uma associação de fatores de riscos maternos e fetais que podem ser classificados em: epidemiológicos, obstétricos, ginecológicos, clinicocirúrgicos, genéticos, iatrogênicos e desconhecidos (Tabela 38.4).

Fatores epidemiológicos

Socioeconômicos

O baixo nível socioeconômico está diretamente relacionado à elevada incidência de partos prematuros. Más condições de higiene, nutrição inadequada, gravidez na adolescência, gravidez indesejada, conflitos familiares, fumo, consumo de drogas ilícitas, estresse constante e falta de assistência pré-natal adequada constituem fatores agravantes.

Ambientais

A contaminação ambiental, com níveis elevados de dióxido de enxofre, dióxido de nitrogênio e monóxido de carbono, tem sido associada à prematuridade, assim como a outros resultados adversos da gestação.

Nutrição inadequada

Alguns autores têm relacionado a carência de alguns micronutrientes (como ferro, vitaminas A e C, ácido fólico, zinco etc.) com a prematuridade, embora as evidências ainda não sejam suficientes.

Idade materna

Há estudos que consideram a gravidez na adolescência fator associado a maior incidência de prematuridade. Porém, questiona-se se esse fato não está relacionado mais à gravidez indesejada, a conflitos familiares e à falta de assistência pré-natal adequada do que à faixa etária propriamente dita.

Tabela 38.4 Fatores de riscos para o parto pré-termo.

Epidemiológicos	Obstétricos	
Socioeconômicos	Alterações hormonais	
Ambientais	Incompetência cervical	
Nutrição inadequada	Sangramentos vaginais	
Idade materna	Placenta prévia e descolamento prematuro de placenta	
Estresse físico e psicológico	Polidrâmnio e gemelaridade	
Fumo	Ruptura prematura das membranas ovulares (RPMO)	
Drogas ilícitas	Malformações fetais	
	Restrição de crescimento fetal	
	História anterior de prematuros	
Ginecológicos	Clínicos e cirúrgicos	Genéticos
Amputação do colo uterino	Infecções	Polimorfismos de genes de FNT
Malformações uterinas	Doenças maternas	
Leiomiomas	Procedimentos cirúrgicos realizados na gestação	**Fatores iatrogênicos**
		Erro de datação

A maior prevalência de prematuridade em mulheres com idade superior a 35 anos é secundária à maior frequência de intercorrências clínicas e ao uso frequente das técnicas de reprodução assistida e gestação gemelar.

Estresse físico e psicológico

Trabalho físico extenuante é fator de risco para a prematuridade, assim como carga horária que excede 40 horas semanais e jornada noturna, que podem alterar a contratilidade uterina e podem associar-se ao parto prematuro. Várias são as situações de estresse psicológico envolvidas, com adaptação biológica crônica, como, a ansiedade oriunda de condições que ultrapassam a capacidade da mulher de adaptar-se a determinada situação. Todavia, os estudos que avaliaram o estresse psicológico apresentam resultados contraditórios em relação à maior frequência de parto pré-termo. Por outro lado, as condições que se associam ao estresse agudo apresentam maior liberação de catecolaminas, que estimulam alfarreceptores no útero e provocam aumento das contrações uterinas. Assim, mais importante que o laboral e o psicológico, é como esses fatores agem de forma aguda emocionalmente e assim determinam um estado de hipercontratilidade uterina.

Fumo

O risco de nascimento prematuro parece ter relação direta com o número de cigarros consumidos durante a gestação e não com o tabagismo antes de engravidar. Todavia, existem fatores de confusão, como a ansiedade por trás da prática, que torna difícil quantificar a importância individual desse costume no aumento do risco de parto pré-termo.

Drogas ilícitas

O risco de parto prematuro é particularmente alto com o uso de cocaína e derivados, situação em que a incidência de parto prematuro pode aumentar em até três vezes quando comparada ao grupo-controle.

Fatores obstétricos

Alterações hormonais

Na década de 1960, foi demonstrado o papel da progesterona sobre a dominância desse hormônio na gravidez, que determina, pelo menos em parte, um estado de quiescência uterina durante a gestação, e é desfeito apenas poucas semanas antes do trabalho de parto. Apesar de não haver queda na concentração plasmática de progesterona antes do trabalho de parto em seres humanos, o aumento da relação estrógeno/progesterona é considerado um dos principais fatores que determinam o aparecimento das contrações uterinas. Além disso, o aumento dessa relação associa-se à queda da atividade da enzima prostaglandina desidrogenase, cuja função é metabolizar as prostaglandinas deciduais e miometriais.

Entre os diversos efeitos da progesterona, destacam-se: (a) diminuição dos receptores de estrógenos, (b) inibição da síntese de ocitocina, (c) diminuição da síntese de conexinas (*gap-junctions*), (d) aumento da síntese de receptores beta-adrenérgicos, (e) diminuição do cálcio livre intracelular e (f) aumento do cálcio no retículo sarcoplasmático. O estrógeno associa-se com (a) síntese de receptores de ocitocina, (b) síntese de *gap-junctions*, (c) síntese de prostaglandinas, (d) alterações bioquímicas no tecido conjuntivo do colo do útero e (e) degradação do colágeno.

Incompetência cervical

A dilatação cervical precoce e indolor com a exteriorização das membranas, seguida por ruptura e/ou infecção, com consequente expulsão fetal, são as etapas que precedem essa enfermidade e determinam aborto tardio ou parto pré-termo extremo, ou abaixo de 34 semanas. O diagnóstico preciso e oportuno possibilita intervenção cirúrgica eficaz por meio de cerclagem do colo do útero.

Sangramentos vaginais

O sangramento no 1º trimestre eleva o risco relativo de parto prematuro em duas vezes. Quando ocorre também no 2º trimestre, o risco relativo eleva-se em três vezes.

Placenta prévia e descolamento prematuro de placenta

Além do sangramento decidual, as complicações maternas e fetais comuns nesses casos costumam resultar em partos prematuros eletivos.

Superdistensão uterina (polidrâmnio e gemelaridade)

Polidrâmnio e gestação múltipla associam-se com parto prematuro. Na gemelaridade, determina aumento do risco de partos prematuros espontâneo e eletivo. A incidência de parto espontâneo antes de 32, 34 e 35 semanas é de aproximadamente 5, 10 e 20%. A idade gestacional média de nascimento para dois fetos é de 36 semanas; de 33 semanas na presença de três fetos; e 31 semanas na presença de quatro fetos.

Ruptura prematura das membranas ovulares (RPMO)

A RPMO é fator de risco para o parto prematuro e está presente em cerca de 30 a 40% dos casos. Apesar de sua etiologia ser desconhecida na maioria das vezes, comprometimentos estruturais ou bioquímicos que causam perda de elasticidade das membranas e aumento da pressão intrauterina ou enfraquecimento das membranas, por conta da invasão bacteriana e reações inflamatórias, são fatores associados.

Malformações fetais

Algumas malformações, acompanhadas de aumento de líquido amniótico, podem associar-se com parto prematuro por hiperdistensão uterina.

Restrição de crescimento fetal

A restrição de crescimento fetal (RCF) associa-se com maior prevalência de parto pré-termo espontâneo e eletivo. Entre recém-nascidos (RN) pré-termo espontâneos, a prevalência de restrição de crescimento fetal é três a seis vezes maior do que em RN a termo. As alterações isquêmicas da placenta seriam responsáveis pelo estresse fetal crônico, o que provocaria a liberação de hormônios hipotalâmicos (liberador da corticotropina, ocitocina) e adrenais (cortisol) e promoveria o aumento da contratilidade uterina. Por outro lado, a restrição de crescimento fetal é uma das principais causas de prematuridade eletiva.

História anterior de prematuros

O fator de risco clínico mais importante para a prematuridade espontânea é o antecedente de parto prematuro. Quanto menor a idade gestacional do primeiro evento, maior será a chance de recorrência, que é, em média, de 30% para mulheres cuja primeira vez ocorreu antes de 32 semanas. Todavia, a recorrência sucede-se, na maioria das vezes, em idade gestacional mais avançada que o parto anterior. De forma geral, aproximadamente, uma em cada quatro mulheres com parto prematuro inferior a 37 semanas apresenta antecedente de prematuridade espontânea.

Fatores ginecológicos

Amputação do colo uterino

A amputação do colo uterino promove incompetência cervical, que provoca dilatação cervical precoce, expõe as membranas e favorece a infecção. Consequentemente, surgem as contrações uterinas.

Malformações uterinas

Admite-se que a prematuridade espontânea, ou eletiva, ocorra entre 25 e 50% dos casos de malformações uterinas. Entre elas, destacam-se o útero didelfo, o útero bicorno e o útero septado. Além do aparecimento de contrações uterinas mais frequentes, tais malformações constituem fator de risco para a incompetência cervical.

Leiomiomas

Leiomiomas volumosos podem ser responsáveis por sangramentos e se associar com RPMO. Os leiomiomas de pior prognóstico são os submucosos e os subplacentários.

Fatores clínicos e cirúrgicos

Infecções

Apesar de a etiologia do nascimento prematuro ser multifatorial, há evidências de que os fatores infecciosos estejam implicados em até 40% dos casos. Frente ao processo infeccioso/inflamatório das membranas fetais, da decídua ou do cérvice, há liberação de interleucinas (IL-1, IL-6, IL-8) e elemento de necrose tumoral (TNF), com ativação da produção de elastases e outras proteases que participam da degradação da matriz extracelular cervical. Isso leva ao esvaecimento do colo do útero. Além disso, as células deciduais, o âmnio e o citotrofoblasto, na presença da IL-1, sintetizam hormônio liberador da corticotropina que, por sua vez, estimula a produção de prostaglandinas (PGF2a, PGE1 e PGE3) local, que desencadeiam aumento da contratilidade uterina.

Em mulheres com parto prematuro espontâneo sem ruptura prematura de membranas ovulares, as bactérias mais frequentemente isoladas são as da flora vaginal (*Ureaplasma urealyticum*, *Mycoplasma hominis*, *Gardnerella vaginalis*, *Peptoestreptococci* sp. e *Bacteroides* sp.). *Chlamydia trachomatis*, *Trichomonas* sp., *E. coli* e o estreptococo do grupo B são menos frequentes.

Todavia, ainda existem controvérsias em relação às infecções vaginais como desencadeantes do trabalho de parto prematuro. Os estudos iniciais demonstravam associação entre vaginose bacteriana e parto prematuro, sobretudo quando era detectada no início da gestação. Entretanto, estudos randomizados não demonstraram a diminuição da taxa de partos prematuros em mulheres submetidas ao tratamento da vaginose bacterina e tricomoníase.

A bacteriúria assintomática deve ser tratada, pois é o principal fator de risco para o desenvolvimento de infecções sintomáticas do trato urinário, incluindo a pielonefrite aguda.

Estudos prospectivos demonstram que, na presença de periodontite, o risco de parto prematuro pode aumentar em até sete vezes. Todavia, tratar essas pacientes não diminuiu a prevalência de parto pré-termo.

Doenças maternas

Doenças sistêmicas crônicas como diabetes melito, hipertensão arterial, nefropatias, cardiopatias e hiper ou hipotireoidismo não compensados, e as que surgem com a gravidez, como a doença hipertensiva específica da gestação, podem resultar em parto prematuro espontâneo ou eletivo em função das complicações maternas ou fetais.

Procedimentos cirúrgicos realizados na gestação

Os procedimentos cirúrgicos na gravidez estão associados ao parto prematuro, principalmente quando realizados na esfera genital. Quando praticados em região extragenital, a ocorrência de prematuridade depende do quanto o ato influi no metabolismo e no estado geral da gestante.

Fatores genéticos

Apesar de haver uma relação entre história familiar de parto pré-termo (mulheres que nasceram de parto prematuro têm risco aumentado), a participação genética ainda necessita de estudos adicionais. Polimorfismos de genes relacionados ao fator de necrose tumoral e às interleucinas apresenta relação com parto pré-termo, porém em uma população muito pequena.

Fatores iatrogênicos

Embora o emprego da ultrassonografia no início da gravidez determine com precisão a idade gestacional, esse exame nem sempre é realizado, ou muitas vezes é solicitado em fase avançada da gestação, quando o erro do método é maior. Com isso, não é raro observar-se erros relacionados à determinação da idade gestacional e interrupções prematuras da gravidez, em geral por cesáreas eletivas.

As antecipações eletivas decorrentes de interpretações errôneas das provas de vitalidade fetal dão origem a intervenções desnecessárias e à prematuridade iatrogênica.

Entre os fatores de risco previamente citados, merece destaque a história de parto prematuro anterior, que aumenta duas vezes o risco de repetição no caso de um prematuro anterior, e em quatro vezes na presença de antecedentes de dois ou mais partos prematuros. Todavia, é mister ressaltar que a presença de fatores de risco, por si só, não indica necessariamente que ocorrerá novamente. Assim, testes preditivos (predição do parto prematuro) também podem ser utilizados para evitar tratamentos desnecessários e custos excessivos entre as pacientes previamente classificadas como de alto risco pela presença de fatores, ou mesmo pela ausência desses. Outrossim, a utilização de tais métodos não reduzirá, *per se*, a incidência de partos prematuros. É fundamental que, juntamente com a utilização desses recursos, o pré-natal seja mais cuidadoso, com consultas médicas mais frequentes (1 a cada 4 semanas até a 24ª semana e, a partir de então, quinzenais ou semanais nos casos de maior risco) com o objetivo de verificar eventuais queixas, diagnosticar e tratar infecções, avaliar as contrações uterinas e as condições cervicais pelo toque vaginal e pelo exame ultrassonográfico endovaginal, bem como instituir medicação específica capaz de evitar o trabalho e/ou o parto prematuro.

Testes preditivos para o parto pré-termo

Os testes preditivos (ou de rastreamento), além de sua capacidade de identificar uma população com maior risco de apresentar ou desenvolver uma enfermidade, devem ter baixos índices de falso-positivos e negativos, ser simples, de baixo custo e reprodutíveis. No rastreamento do parto prematuro, dentre os vários métodos, os mais estudados e que demonstraram ser mais efetivos e reprodutíveis são: (a) monitoramento das contrações uterinas, (b) avaliação do comprimento do colo uterino no 2º trimestre e (c) pesquisas de marcadores bioquímicos específicos.

Monitoramento das contrações uterinas

A atividade uterina está presente durante toda a gravidez. Quando é exacerbada, ou seja, quatro ou mais contrações por hora, em idade gestacional menor ou igual a 30 semanas, ou seis ou mais contrações por hora, em idade gestacional acima de 30 semanas, é preocupante. O monitoramento das contrações uterinas com a utilização de um tocodinamômetro externo é um dos métodos que permitem o rastreamento do parto prematuro. As gestantes predispostas ao trabalho de parto pré-termo (TPP) apresentam aumento da frequência das contrações uterinas nos dias ou semanas que antecedem o trabalho de parto.

Esse método apresenta elevado valor preditivo negativo e pode tranquilizar o obstetra e a gestante, evitando tratamentos e internações desnecessárias, embora apresente número elevado de falso-positivos. Impõe-se, portanto, frente ao resultado positivo, relacioná-lo a outros indicadores de parto prematuro. Assim, o monitoramento das contrações uterinas é mais eficaz em pacientes sintomáticas, podendo ser uma arma importante para excluir o verdadeiro trabalho de parto prematuro, evitando medidas e/ou internação desnecessária.

Avaliação do comprimento do colo uterino

Sabe-se que o encurtamento do colo e a abertura de seu orifício interno (OI) podem ter início semanas antes do TPP. Essas alterações resultam de modificações bioquímicas do tecido cervical, como a diminuição da quantidade de colágeno, o aumento do conteúdo de água e alteração na composição da matriz extracelular do colo do útero. Os mecanismos envolvidos nessas modificações são desconhecidos, mas supõe-se que haja a participação de contrações uterinas silenciosas ou de eventual processo inflamatório local. Sabe-se que a invasão de células inflamatórias locais (neutrófilos) causa a produção de colagenases, que provocam degradação do colágeno, principal componente do colo. No parto prematuro, o encurtamento do colo ocorre de maneira semelhante.

Avaliação do comprimento do colo do útero pelo toque vaginal seriado não apresenta acurácia na predição do parto pré-termo, pois tem baixa sensibilidade e baixo valor preditivo positivo. Tais resultados são decorrentes da impossibilidade de avaliar o orifício interno do colo do útero, da subjetividade do exame e da elevada variação interobservador.

A ultrassonografia endovaginal é método indicado para a avaliação do comprimento cervical, pois fornece uma visão real e completa do colo do útero e maior acurácia na predição do parto prematuro em comparação com o toque vaginal (Figura 38.5). A International Federation of Gynecology and Obstetrics (FIGO) sugere que a avaliação do colo do útero seja realizada de modo universal para todas as gestantes entre 22 e 24 semanas, na mesma ocasião em que se realiza a ultrassonografia morfológica fetal. Quando o comprimento do colo (CC) – medida linear entre o OI e o orifício externo (OE) – for inferior a 25 mm, considera-se que a gestante tem risco significativo de parto prematuro espontâneo. Embora consideremos o ponto de corte de 20 mm (valor encontrado em 5% da população) para gestações únicas sem antecedentes de parto pré-termo, há autores que admitem ser de 15 mm (valor encontrado em 1% da população), e outros utilizam 25 mm (valor encontrado em 10% da população) como ponto de corte, caso haja antecedentes de prematuridade espontânea ou a gestação atual seja múltipla.

Apesar de ser mais indicado em pacientes assintomáticas, alguns estudos em pacientes sintomáticas apresentaram resultados promissores. Todavia, ainda não há um consenso sobre as alterações dessas medidas em função da idade gestacional, tampouco em relação ao nível de corte ideal do CC abaixo do qual o risco de parto prematuro seja maior em pacientes sintomáticas.

De modo prático, a avaliação deve ser realizada no momento do exame morfológico fetal, entre 20 e 24 semanas. Quando a gestante não apresenta antecedentes de parto pré-termo, o ponto de corte para definir colo curto deve ser ≤ 20 mm. Caso haja história de parto prematuro em gestação anterior, sugerimos o ponto de corte < 25 mm para definir colo curto (Figura 38.6 e Figura 38.7).

Marcadores bioquímicos

Por estarem envolvidos diversos mecanismos fisiopatológicos, existem vários marcadores bioquímicos que podem ser utilizados. Porém, os mais empregados são a fibronectina fetal (fFN) e

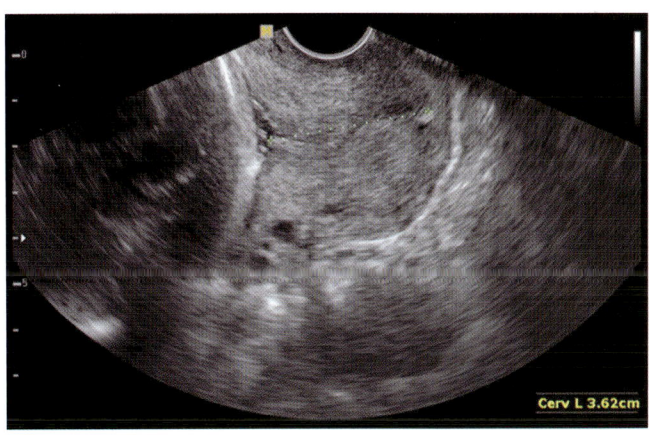

Figura 38.6 Colo do útero com comprimento normal, de aproximadamente 36 mm, à ultrassonografia endovaginal (colo longo).

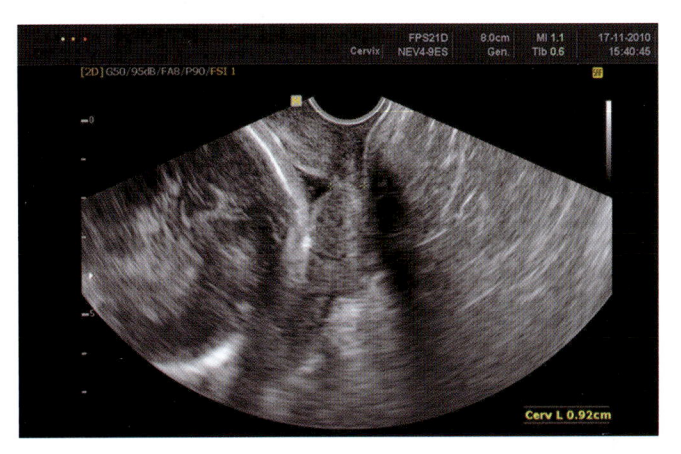

Figura 38.7 Colo do útero com comprimento extremamente curto à ultrassonografia endovaginal (colo curto, com 9 mm de comprimento).

a proteína-1 fosforilada, ligada ao fator de crescimento insulina-símile (phIGFBP-1).

A fFN é uma glicoproteína de alto peso molecular, produzida pelo trofoblasto, cuja função é assegurar a aderência das membranas fetais à decídua. Após a 22ª semana, quando há fusão completa do âmnio com o cório, a fFN não deve estar presente na secreção vaginal, de modo que só reaparece após a 36ª semana, quando inicia o processo bioquímico da parturição. Na população de risco para parto pré-termo, a fFN apresenta bons resultados de predição. Todavia, a melhor acurácia desse teste preditivo ocorre em gestantes sintomáticas e auxilia na diferenciação entre falso e verdadeiro trabalho de parto prematuro.

A phIGFBP-1 é uma proteína produzida pela decídua humana, cuja função ainda não está totalmente esclarecida. Porém, sua presença no conteúdo vaginal associa-se com maior chance de parto pré-termo. Infelizmente, ambos os marcadores bioquímicos não são encontrados facilmente no Brasil, o que dificulta sua utilização na prevenção do parto prematuro.

Medidas preventivas diante do risco de trabalho de parto pré-termo

Na condução dos casos de risco de TPP, adota-se a classificação de Hobel, que estabelece quatro estágios evolutivos. Nos estágios I, II e III as medidas preventivas são mais largamente utilizadas.

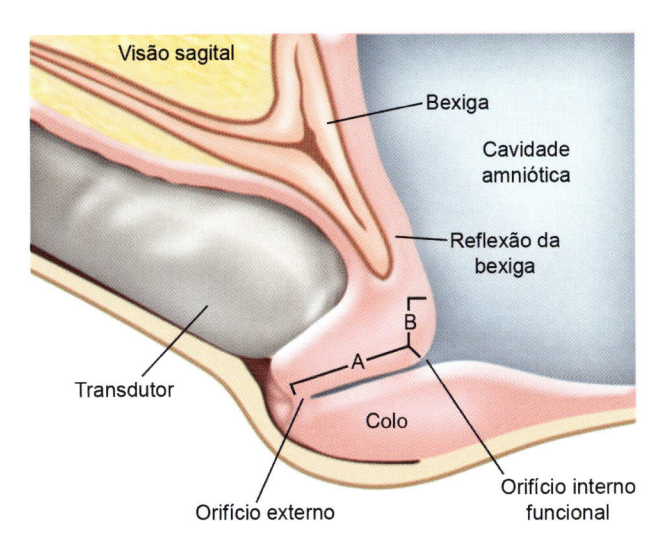

Figura 38.5 Medida do comprimento do colo do útero pela ultrassonografia endovaginal.

Estágio I

Nesse estágio, situam-se as gestantes com fatores de risco para o parto prematuro (ver Tabela 38.4). Em tais situações, o importante é a boa assistência pré-natal, que deve ser a mais completa possível, contando com a participação de profissionais da área de saúde relacionados aos problemas mais comuns. Assim, o ideal é que o obstetra atue como membro de uma equipe da qual participem profissionais de enfermagem, assistência social, nutrição e psicologia.

Desse modo, a gestante terá orientações sobre hábitos saudáveis de vida, incluindo higiene, nutrição e suporte emocional.

A ultrassonografia para definir a idade gestacional deve ser realizada precocemente, no 1º trimestre, a fim de se estabelecer com precisão a idade gestacional e diagnosticar situações de risco, como a presença de malformações uterinas, leiomiomas e gestação gemelar. O ideal seria a realização desse exame entre 11 e 13+6 semanas, para definir a idade gestacional e realizar a avaliação da transluscência nucal. Todavia, infelizmente, o Sistema Único de Saúde (SUS) não preconiza sua realização, e a maioria das gestantes no sistema público de saúde não pode realizá-lo.

Avaliação ultrassonográfica endovaginal em todas as gestantes entre 22 e 24 semanas deveria ser realizada por ocasião da ultrassonografia morfológica, com o intuito de avaliar o comprimento do colo do útero, conforme preconizado pela FIGO. Na população com história prévia de parto prematuro, o comprimento do colo menor que 25 mm deve ser considerado de altíssimo risco, necessitando cuidados pré-natais específicos (Figura 38.8 e Figura 38.9). Para as gestantes sem antecedentes de parto prematuro, seria prudente utilizar 20 mm como ponto de corte para definir colo do útero curto.

Infecções fora do trato genital devem ser investigadas e tratadas adequadamente, com destaque para a importância das infecções do trato urinário. Apesar de não haver uma definição de quando e quantas vezes realizá-la no pré-natal, sugere-se realizá-la por ocasião da primeira consulta, e repetir entre a 24ª e a 26ª semana de gestação, ou se houver sintomas sugestivos de infecções no local.

Nas anomalias uterinas congênitas (útero didelfo, bicorno e septado), nas portadoras de leiomiomas, na presença de colo curto detectado pela ultrassonografia transvaginal e nas gestantes com história de parto prematuro, a progesterona micronizada pode ser utilizada entre 16 e 36 semanas, em doses de 100 a 200 mg/dia pela via vaginal. Foi demonstrado que o uso

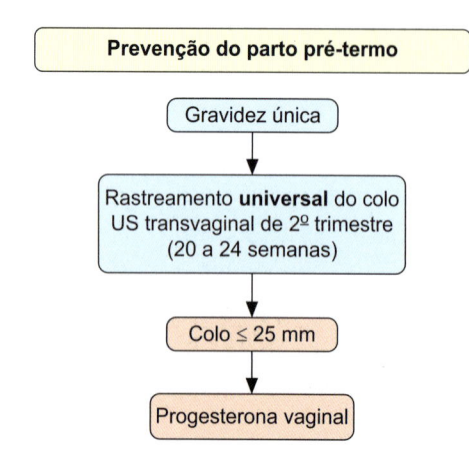

Figura 38.8 Recomendação da Federação Internacional de Ginecologia e Obstetrícia (FIGO) em relação à avaliação do colo do útero na prevenção do parto pré-termo para todas as gestantes (universal) entre 20 e 24 semanas. (FIGO, 2015.)

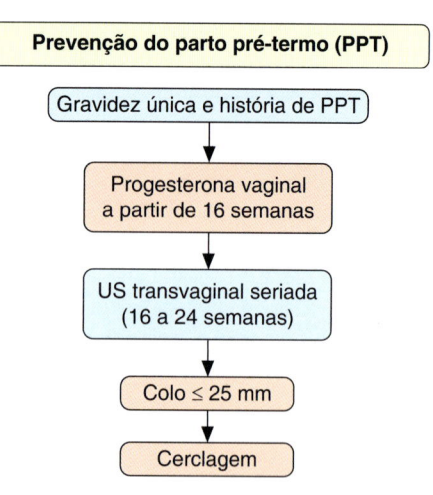

Figura 38.9 Prevenção do parto pré-termo em pacientes com história pregressa de parto pré-termo. *Cerclagem pode ser uma alternativa caso o comprimento do colo do útero seja inferior a 25 mm, mesmo com utilização de progesterona micronizada. (ACOG, 2012.)

do caproato de 17 alfa-hidroxiprogesterona, na dose de 250 mg/semana, intramuscular, entre a 16ª e a 36ª semana de gestação, também é eficaz em evitar a prematuridade. Entretanto, a forma injetável, além do desconforto e dor, aumenta o risco de diabetes gestacional. Ademais, não dispomos do produto no mercado nacional.

Nos casos de incompetência cervical, a cerclagem do colo do útero entre 12 e 16 semanas de gestação é a intervenção eficaz e recomendada. Essa cirurgia apresenta riscos e o bom senso deve prevalecer em sua indicação. Ela deve ser praticada apenas nas gestantes com história clássica de incompetência cervical e nos casos de cervicodilatação em que se indica a cirurgia de urgência, desde que não haja contraindicações. Não deve ser recomendada para o tratamento do colo curto rastreado pela ultrassonografia, nem como rotina na gestação gemelar.

Diante de situações mais específicas, como na gestação gemelar, a gestante é orientada a permanecer em repouso físico a partir da 25ª semana. Metanálises revelam que para essa população, a progesterona vaginal micronizada é eficaz naquelas cujo comprimento do colo do útero é ≥ 25 mm, entre 20 e 24 semanas. A dose preconizada é semelhante à de gestações únicas com colo curto.

É mister que todas as gestantes sejam orientadas quanto aos sintomas e sinais do trabalho de parto, como o aparecimento de contrações uterinas regulares durante, pelo menos, 1 hora – mesmo que indolores –, sensação de peso no baixo-ventre e alteração no fluxo vaginal.

Estágio II

Por se tratar do estágio em que ocorrem os eventos bioquímicos do TPP, a contratilidade uterina é anormal, mas as alterações cervicais podem ser pequenas ou mesmo ausentes. O aparecimento de contrações uterinas sem modificação cervical é definido com "**útero irritável**", situação em que a gestante deverá ser mantida em repouso, e submetida ao uso da progesterona micronizada vaginal (200 a 400 mg toda noite) e sedação (diazepam VO, 5 mg à noite), caso necessário. Aqui, é fundamental diferenciá-lo do verdadeiro trabalho de parto pré-termo (estágio III). Com esse objetivo, podemos avaliar o colo do útero com ultrassonografia e seguir a conduta esquematizada na Figura 38.10.

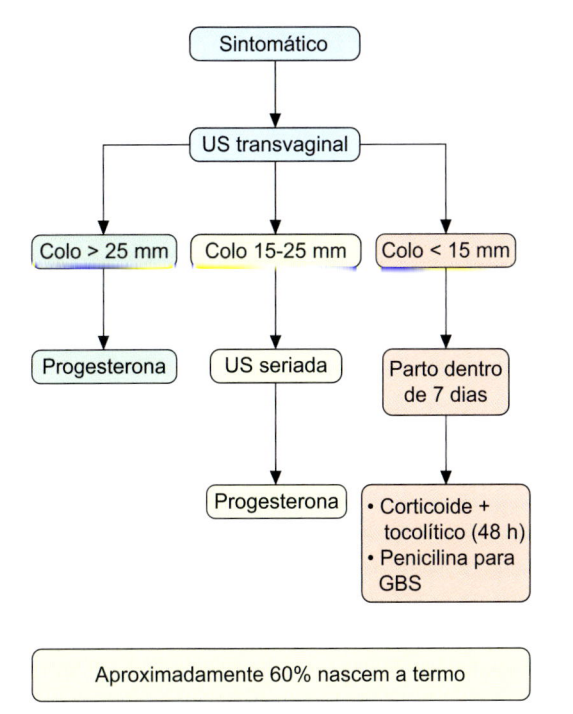

Figura 38.10 Prevenção do parto pré-termo em pacientes sintomáticas. (Adaptada das recomendações da European Association of Perinatal Medicine, de Di Renzo et al., 2017.)

As intercorrências clínicas, quando presentes, devem ser tratadas especificamente e, pela frequência elevada, as infecções urinárias e vaginais devem ser sempre investigadas.

Em gestantes sem ultrassonografia prévia, é imprescindível a realização do exame com a finalidade de avaliar a idade gestacional, as estruturas anatômicas e o crescimento fetal. Desde que haja viabilidade, ou seja, idade gestacional igual ou superior a 26 semanas, deve-se analisar a vitalidade fetal. Nesse estágio, podemos utilizar a ultrassonografia transvaginal e/ou a fFN para evitar internações, tocólise e corticoides para maturar o pulmão fetal desnecessariamente.

Beta-adrenérgicos não devem ser administrados profilaticamente VO; primeiro, por serem mal absorvidos no trato gastrintestinal; segundo, por terem, nas doses habitualmente utilizadas, mais efeito placebo do que terapêutico; e terceiro, pela possibilidade de taquifilaxia (necessidade de maiores doses para atingir o mesmo efeito), o que diminuiria a eficácia da inibição frente ao verdadeiro trabalho de parto prematuro. Assim, é mais importante manter a paciente em repouso e sob vigilância contínua e, diante do aumento das contrações uterinas e de mudança progressiva do colo, atuar como no estágio III.

Estágio III

Nesse estágio existem contrações rítmicas e eficazes para que ocorra a cervicodilatação, ou seja, é o clássico trabalho de parto prematuro. As medidas preventivas nesse estágio são a tocólise e a utilização de corticoide para maturação do pulmão fetal.

Os critérios utilizados para definir o verdadeiro trabalho de parto prematuro são:

- Contrações uterinas regulares a cada 5 minutos
- Dilatação cervical de, pelo menos, 1 cm
- Esvaecimento cervical e/ou
- Progressão das alterações cervicais.

No falso trabalho de parto não ocorre mudança progressiva do colo, e as contrações cessam espontaneamente após um período de repouso. Para o diagnóstico diferencial em casos duvidosos, é importante que a gestante permaneça em repouso durante 2 a 3 horas para observação clínica. Outro recurso que pode ser utilizado é o teste para detecção da fFN, ou mesmo a avaliação do comprimento cervical por via endovaginal.

Antes de se instituir a tocólise, deve-se estar atento a suas indicações e contraindicações (Tabela 38.5). A gestante deverá ser hospitalizada e mantida em repouso no leito, e as seguintes providências e avaliações deverão ser realizadas:

- *Vitalidade fetal*: desde que haja viabilidade fetal, ou seja, idade gestacional ≤ 26 semanas, realiza-se a cardiotocografia fetal. Com tal medida, também são monitoradas as contrações
- *Ultrassonografia* para confirmar a apresentação fetal, analisar o volume de líquido amniótico, estimar o peso fetal e a idade gestacional, e pesquisar possíveis malformações fetais
- *Pesquisa* vaginal e perianal para o estreptococo do grupo B
- *Acesso venoso* e *exames laboratoriais*: hemograma, urina tipo I e cultura de urina.

Caso se decida pela inibição das contrações uterinas, a gestante deve ser mantida em repouso no leito, com monitoramento, em intervalos regulares, das contrações e dos batimentos cardíacos fetais.

Uterolíticos

Há mais de 40 anos, os fármacos uterolíticos são empregados para inibir o TPP e evitar o nascimento prematuro. Os tocolíticos atualmente empregados podem ser divididos em (ver Figura 38.10; ver Tabela 38.3): (a) agonista do receptor β2-adrenérgico, (b) bloqueadores do canal de cálcio, (c) sulfato de magnésio ($MgSO_4$), (d) inibidores da ciclo-oxigenase, (e) antagonistas do receptor de ocitocina e (f) doadores de óxido nítrico.

Nos últimos anos, esses fármacos têm sido questionados, não só porque não conseguem diminuir as taxas de nascimentos prematuros, mas também por seus efeitos colaterais maternos e fetais. Deve ser salientado que, durante todos esses anos, apenas dois medicamentos foram desenvolvidos especialmente para inibir o TPP: a ritodrina (agonista do receptor β2-adrenérgico) e a atosibana (antagonista do receptor de ocitocina). Os outros foram adaptados para esse fim; ou seja, entre outras indicações, também inibem a contratilidade uterina. Várias dúvidas permanecem quando se comparam os resultados de trabalhos científicos sobre os diferentes tipos de uterolíticos. O diagnóstico do trabalho de parto é difícil, principalmente em sua fase inicial, e os critérios adotados para seu diagnóstico diferem entre os diversos

Tabela 38.5 Contraindicações para uso de tocólise na prevenção do parto pré-termo.

Óbito fetal
Sofrimento fetal agudo/crônico
Malformações fetais incompatíveis com a vida
Ruptura prematura das membranas ovulares (RPMO)
Infecção amniótica
Descolamento prematuro de placenta (DPP)
Placenta prévia
Síndromes hipertensivas graves
Diabetes insulinodependente instável
Cardiopatias graves
Anemia falciforme

autores. A maioria dos estudos não é realizada de maneira controlada e randomizada; os tamanhos amostrais são, em geral, pequenos e as comparações feitas entre os diferentes uterolíticos se baseiam em populações com riscos variados.

Agonista do receptor ß2-adrenérgico. Terbutalina, salbutamol, isoxsuprina, fenoterol e ritodrina, embora somente esta última tenha sido aprovada pela Food and Drug Administration (FDA), dos EUA, para inibir o trabalho de parto pré-termo. A ritodrina e a terbutalina são as que têm demonstrado maior eficácia em inibir as contrações por um determinado período e com menores efeitos colaterais. Assim, apesar de esses uterolíticos, quando utilizados por via intravenosa, praticamente não alterarem o coeficiente de prematuridade, eles são úteis por adiarem o parto em 2 ou 3 dias, tempo suficiente para o emprego dos corticosteroides, importantes por reduzirem as complicações pulmonares e neurológicas do recém-nascido.

O esquema terapêutico com a terbutalina é o seguinte: diluem-se cinco ampolas (1 amp = 0,5 mg) em soro glicosado a 5% (500 mℓ), que são infundidas por via intravenosa; inicia-se com 2,5 μg/min (10 gotas/min); a seguir, aumenta-se 10 gotas/min a cada 20 minutos até um máximo de 80 gotas/min; uma vez obtida a dose mínima capaz de cessar as contrações, mantém-se o gotejamento por 24 horas.

Caso as contrações não diminuam em 6 horas, ou se a tocólise for necessária por mais de 24 horas, deve-se pesquisar a presença de corioamnionite ou insuficiência placentária. Após as 24 horas de administração do fármaco, diminuem-se 10 gotas a cada 20 minutos, até sua suspensão total. A paciente deve ser mantida em repouso absoluto e sob vigilância por mais 24 horas e, caso ocorra o retorno das contrações, utiliza-se o esquema intravenoso mais uma vez. Os beta-agonistas não devem ser empregados VO após a infusão intravenosa, pois os estudos disponíveis não demonstraram sua eficácia em postergar o parto. É preferível utilizar a progesterona micronizada, 200 mg/dia, via vaginal, concomitantemente à tocólise, com a mesma posologia após a alta hospitalar.

Alguns cuidados devem ser tomados por ocasião do uso dos beta-agonistas: realizar eletrocardiograma materno prévio; controlar com cuidado o pulso e a pressão arterial, mantendo o pulso materno abaixo de 120 bpm; auscultar periodicamente os pulmões e coração; e monitorar os batimentos cardíacos fetais. Deve-se salientar que os efeitos colaterais cardiovasculares, como o edema agudo de pulmões, são mais frequentes em situações de hipervolemia materna, como no polidrâmnio, na gestação gemelar e em pacientes submetidas à infusão de grande quantidade de líquidos. É importante destacar que, diante da tocólise com beta-agonistas, a administração de líquidos não deve ultrapassar 2 ℓ em 24 horas.

Sulfato de magnésio. Compete com o cálcio e impede sua entrada pela membrana da célula miometrial. A dose utilizada é de 4 g, diluídos em soro glicosado a 10%, e infundidos por via intravenosa em 20 minutos, como dose de ataque, seguidos de 2 a 3 g/h até cessarem as contrações uterinas. Os estudos não demonstraram sua eficácia.

Inibidores de prostaglandinas. Inibem a prostaglandina sintetase e é o agente de escolha para TPP com idade gestacional abaixo de 32 semanas em muitos centros dos EUA. O esquema mais empregado é o de uma dose inicial de 100 mg VR ou oral, seguida de 25 mg VO, a cada 4 ou 6 horas, por um período máximo de 48 horas, para idades gestacionais inferiores a 32 semanas. As concentrações sanguíneas fetais representam 50% dos valores maternos, mas a meia-vida no recém-nascido é substancialmente mais longa que a da mãe (15 versus 2,2 horas). Dentre suas principais complicações citam-se: enterocolite necrosante, fechamento precoce do ducto arterioso, hipertensão pulmonar primária, oligoâmnio e hemorragia intracraniana. Por causa dos efeitos colaterais graves, esses medicamentos não são empregados rotineiramente para inibir o TPP.

Bloqueadores de canais de cálcio. Inibem a entrada do cálcio extracelular por meio da membrana citoplasmática, impedem a liberação do cálcio intracelular do retículo sarcoplasmático e aumentam a saída do cálcio da célula miometrial. É a segunda linha de escolha para TPP com idade gestacional > 32 semanas, e a primeira escolha após esse tempo em muitos centros norte-americanos. Habitualmente, é utilizado o nifedipino, e o esquema mais comumente empregado é o de uma dose inicial de 30 mg VO, seguida de 20 mg também VO, a cada 8 horas, por um período máximo de 48 horas. O efeito colateral materno mais comum é o enrubescimento facial, mas náuseas e cefaleia também podem ocorrer. De maneira geral, os estudos até aqui realizados concluem que os antagonistas do cálcio são tão efetivos quanto os beta-agonistas em adiar o parto, porém com menos efeitos colaterais. Entretanto, até o momento, não existem estudos placebo-controlados que avaliem a eficácia do nifedipino. Há apenas estudos comparativos com outros fármacos, que devem ser interpretados com cautela. Lamont et al., em revisão sistemática sobre o uso do nifedipino para inibir o TPP, identificaram 45 estudos; e foram incluídos 31, dos quais 77% apresentavam vieses de amostragem, de aferição, de seleção e confusão. Além disso, o próprio fabricante contraindica seu uso na inibição do TPP. Portanto, ainda há necessidade de estudos clínicos controlados para determinar com maior precisão a aplicabilidade desses medicamentos.

Antagonistas da ocitocina. A atosibana é um peptídio sintético que age em competição com a ocitocina em seu receptor da célula miometrial e reduz os efeitos fisiológicos desse hormônio. Nos estudos em que foi avaliada, observou-se diminuição significativa das contrações uterinas; quando utilizada por via intravenosa, apresenta efeitos colaterais maternos mínimos, como náuseas, cefaleias, vômitos, tonturas, taquicardia e hipotensão arterial. Os achados perinatais e neonatais até o momento foram semelhantes aos descritos para os beta-agonistas. O produto deve ser administrado em três etapas:

- Inicialmente, emprega-se uma dose de 0,9 mℓ (6,75 mg) injetada diretamente na veia, durante 1 minuto
- Manutenção: infundem-se duas ampolas de 5 mℓ em 90 mℓ de SG 5% (solução de 100 mℓ) IV, durante 3 horas, na velocidade de 24 mℓ/h (300 μg/min); posteriormente, infundem-se os 28 mℓ restantes da solução anterior em 3 horas e 30 minutos, na velocidade de 8 mℓ/h, totalizando 6 horas e 30 minutos. Antes de continuar com a administração do fármaco, deve-se monitorar as contrações uterinas
- Se as contrações persistirem, mantém-se a solução IV de 90 mℓ de SG 5% com duas ampolas de 5 mℓ de atosibana na velocidade de 8 mℓ/h. Na maioria dos casos, a administração do fármaco por um período total de 18 horas é suficiente para bloquear as contrações. Deve ser lembrado que a duração do tratamento não deve exceder 48 horas.

Em resumo, os agentes uterolíticos devem ser utilizados quando se pretende adiar o parto por, pelo menos, 48 horas, com o intuito de se administrar o corticoide, ou quando é necessária a transferência da parturiente para outro serviço com esse objetivo. Manuck et al. observaram efeitos benéficos do uterolítico, mesmo em mulheres com dilatação cervical avançada.

Não há segurança em relação aos efeitos colaterais maternos e fetais. Sendo assim, os riscos e benefícios devem ser avaliados em cada caso. Os beta-agonistas são eficazes, mas apresentam vários efeitos colaterais; já o sulfato de magnésio é ineficaz como uterolítico. Os antagonistas do cálcio são eficazes, mas ainda existem dúvidas em relação a sua posologia e a seus resultados. Os antagonistas da ocitocina também são eficazes e apresentam poucos efeitos colaterais, porém têm custo elevado.

A terapia de manutenção com uterolítico após inibição por 48 horas é ineficaz para prevenir o nascimento pré-termo e melhorar o prognóstico neonatal e, por isso, não é recomendada com esse propósito (ACOG, 2016a).

A idade gestacional mínima em que a inibição do trabalho de parto prematuro é uma intervenção razoável é controversa e baseada na opinião de especialistas. Nesse sentido, a viabilidade deve ser considerada e alguns autores recomendam 24 semanas como limite inferior. Nos EUA, todavia, um *workshop* de especialistas em obstetrícia e pediatria sugeriu 22 semanas como limite inferior para considerar a tocólise, caso o corticoide fosse administrado simultaneamente, uma vez que está no limite de viabilidade e eficácia dos corticosteroides. Por outro lado, o American College of Obstetricians and Gynecologists (ACOG) e a Sociedade de Medicina Fetal Materna (SMFM) recomendam não administrar tocólise antes de 24 semanas de gestação, mas consideram seu uso em 23 semanas com base em circunstâncias individuais.

Em relação ao limite superior da idade gestacional para o tratamento do parto prematuro, há maior consenso em relação até quando indicar tocólise. Concordamos com o ACOG e a SMFM que 34 semanas de gestação definem o limiar em que a morbimortalidade perinatal é muito baixa para justificar as possíveis complicações e custos maternos e fetais associados à inibição do trabalho de parto prematuro e atraso no parto a curto prazo.

Corticoterapia

Em 1972, Liggins e Howie demonstraram redução das complicações pulmonares em neonatos prematuros com a utilização de corticoide, por estimular a síntese e a liberação de surfactante mais estável no alvéolo pulmonar e por provocar estabilização lisossomal. Os glicocorticoides (betametasona e dexametasona) atravessam a barreira placentária e, por via intramuscular, são os corticoides preferidos para a corticoterapia antenatal. Assim, o corticoide antenatal é capaz de reduzir a incidência de síndrome da angústia respiratória (SAR), também de outras complicações no lactente, tais como hemorragia intraventricular, leucomalácia periventricular, retinopatia da prematuridade, enterocolite necrosante, persistência do canal arterial e, o que é mais importante, a taxa de mortalidade neonatal.

O uso de corticoide está consagrado em obstetrícia. Diversas investigações têm demonstrado os benefícios da terapêutica antenatal com corticosteroides, que, de maneira geral, incluem: redução de 40 a 60% de membrana hialina entre recém-nascidos de 28 a 34 semanas; menor gravidade da SAR, quando presente; menor incidência de hemorragia intracraniana; menor risco de enterocolite necrosante; maior sobrevida dos recém-nascidos prematuros com melhora na estabilidade circulatória e com necessidades reduzidas de oxigenação e de suporte ventilatório. Além disso, observam-se melhores respostas terapêuticas ao uso do surfactante neonatal quando a paciente faz uso de corticosteroide no período antenatal. Embora os corticosteroides antenatais não diminuam claramente a incidência de SAR em recém-nascidos entre 24 e 28 semanas, parecem reduzir a gravidade do

quadro e também o risco de hemorragias intraventriculares em mais de 50%.

Revisão sistemática da Cochrane recomenda um único curso de corticoide, que pode ser a betametasona, 12 mg IM repetida duas vezes com intervalo de 24 horas, ou dexametasona na dose de 6 mg intramuscular a cada 12 horas (quatro doses), sempre quando houver risco iminente de parto pré-termo dentro de 7 dias, o que inclui: (a) ruptura prematura das membranas ovulares abaixo de 32 semanas, (b) grávidas com risco de parto pré-termo eletivo nos próximos 7 dias e (c) trabalho de parto prematuro abaixo de 34 semanas. Atualmente, o ACOG sugere o uso do corticoide entre 34 e 36^{+6} semanas, na prematuridade eletiva, caso a gestante não tenha feito nenhum ciclo, e o parto ocorra nos próximos 7 dias. Todavia, essa indicação é controversa, sobretudo por alguns riscos neonatais, tal como hipoglicemia. Não há evidências de que a betametasona deva ser preferida em relação à dexametasona, e o esquema deve administrado em pacientes entre 24 e 34 semanas de gestação. O ACOG (2016b) considera a possibilidade de iniciar o corticoide com 23 semanas em situações especiais após discutir com o casal.

O efeito máximo se inicia após 24 horas e persiste por 7 dias. Em geral, utiliza-se apenas um ciclo de corticoide. Não se aconselha a repetição dos cursos da substância, porém curso de resgate pode ser considerado em gestações < 33 semanas, se o primeiro foi há mais de 7 dias e o parto é esperado dentro de 1 semana (ACOG, 2016b). Por fim, seu uso é contraindicado na presença de infecções maternas e ovulares, diabetes melito descompensado e úlcera péptica.

Profilaxia da infecção neonatal pelo estreptococo do grupo B

O estreptococo do grupo B (*Streptococcus agalactiae*) é, com frequência, encontrado na vagina e no reto da mulher grávida. Quando essa bactéria é transmitida da mãe para o feto, o que se dá na maioria das vezes durante o trabalho de parto e no parto, a infecção pode levar à septicemia neonatal, principalmente no prematuro. Recomenda-se que seja realizada a pesquisa do estreptococo do grupo B na vagina e no reto durante o 3º trimestre, entre 35 e 37 semanas. A bacteriúria pelo estreptococo também deve ser considerada de risco. O uso de antibióticos durante a gestação não impede a reinfecção e a transmissão vertical por ocasião do nascimento.

Os fatores de riscos mais importantes para a infecção neonatal pelo estreptococo do grupo B são parto prematuro, RPMO no prematuro, RPMO por mais de 18 horas, história de recém-nascido anterior com infecção pela mesma bactéria e febre durante o trabalho de parto. Durante o TPP, a menos que se disponha de cultura vaginal e retal negativa, realizada nas últimas 5 semanas anteriores ao TPP, a melhor maneira de se evitar a infecção neonatal é o tratamento profilático com antibiótico (Figura 38.11).

A profilaxia antibiótica intraparto (PAI) contra estreptococo do grupo B (GBS) é obrigatória, a menos que a cultura vaginorretal tenha sido negativa nas últimas 5 semanas: penicilina G cristalina, 5 milhões de unidades em *bolus*, seguida de 2,5 milhões de unidades IV, a cada 4 horas, ou ampicilina 2 g, seguida por 1 g a cada 4 horas até o parto ou a inibição do TPP (CDC, 2010) (Figura 38.12).

Estágio IV

O trabalho de parto irreversível constitui o estágio IV da classificação de Hobel (1984). Na assistência ao parto, deve-se ter em

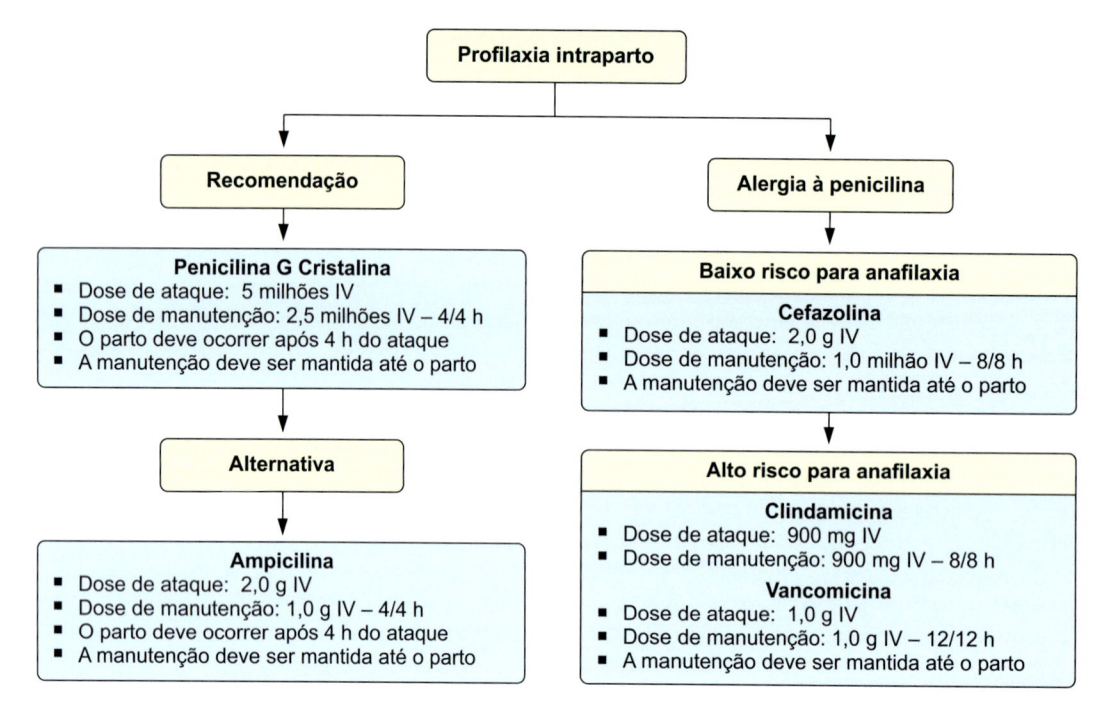

Figura 38.11 Prevenção da sepse neonatal pelos estreptococos do grupo B. Regime terapêutico preconizado por Centers for Disease Control and Prevention (CDC).

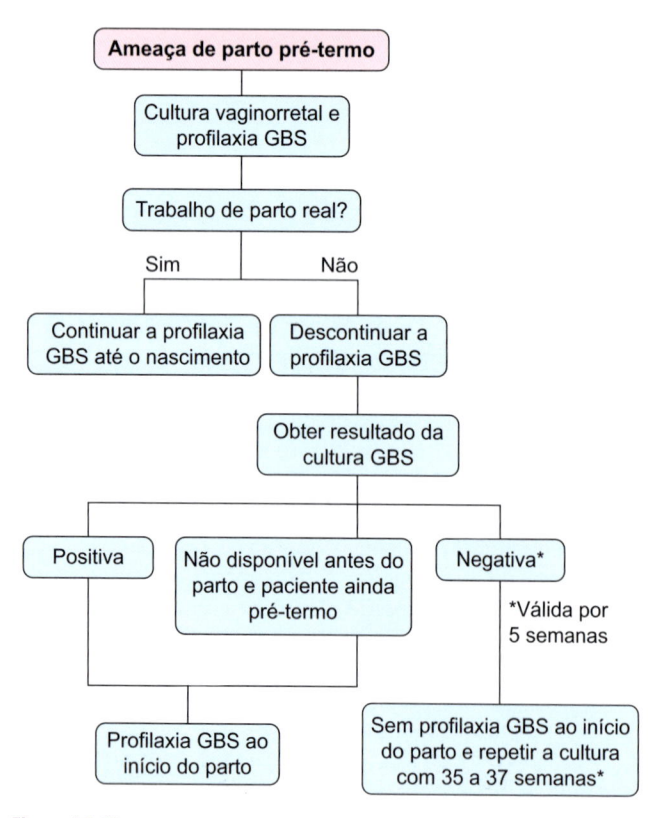

Figura 38.12 Profilaxia antibiótica intraparto (PAI) contra estreptococo do grupo B (GBS). (CDC, 2010.)

mente que as complicações neonatais são significativas para os prematuros com idade gestacional inferior a 32 semanas e, ainda mais graves, para aqueles considerados prematuros extremos, ou seja, abaixo de 28 semanas. Dessa maneira, a experiência da equipe médica responsável pela assistência ao parto e a infraestrutura hospitalar são determinantes para a obtenção dos melhores resultados.

Exceto pela profilaxia da paralisia cerebral com sulfato de magnésio ($MgSO_4$), nesse estágio, adota-se mais uma conduta assistencial ao parto prematuro das medidas preventivas propriamente ditas.

Profilaxia da paralisia cerebral

O sulfato de magnésio ($MgSO_4$) utilizado para a neuroproteção fetal está indicado na gestação entre 23 e 31^{+6} semanas, quando o parto é iminente ou a gravidez deve ser interrompida nas 24 h seguintes (Figura 38.13). No parto pré-termo com indicação clínica, o $MgSO_4$ deve ser iniciado 4 horas antes da interrupção. Revisão Cochrane publicada em 2009 demonstra redução significativa de paralisia cerebral.

A dose recomendada pela Society of Obstetricians and Gynaecologists of Canada é de 4 g de $MgSO_4$ por 20 minutos e uma dose de manutenção de 1 g/h. Recomendamos esse regime, pois acreditamos que tal dose, provavelmente, tenha um efeito colateral e perfil de segurança mais favorável do que o regime de doses mais altas, usados em outros estudos. Além disso, parece biologicamente plausível que os efeitos neuroprotetores do sulfato de magnésio sejam secundários a concentrações residuais do medicamento na circulação do neonato, apesar dos achados de um dos outros ensaios seminais que omitiram a dose de manutenção. O uso deve ser interrompido após o parto, ou após 24 horas se o parto não ocorrer. Não há recomendação para outro curso, caso seja iniciado novo episódio de trabalho de parto prematuro.

Assistência ao trabalho de parto pré-termo

O feto prematuro tem menor tolerância à acidose, maior frequência de apresentações anômalas e maior risco de traumas fetais, o que torna os procedimentos obstétricos mais difíceis de serem realizados. Portanto, os cuidados com a vitalidade fetal intraparto e a escolha criteriosa da via de parto fazem parte da rotina assistencial.

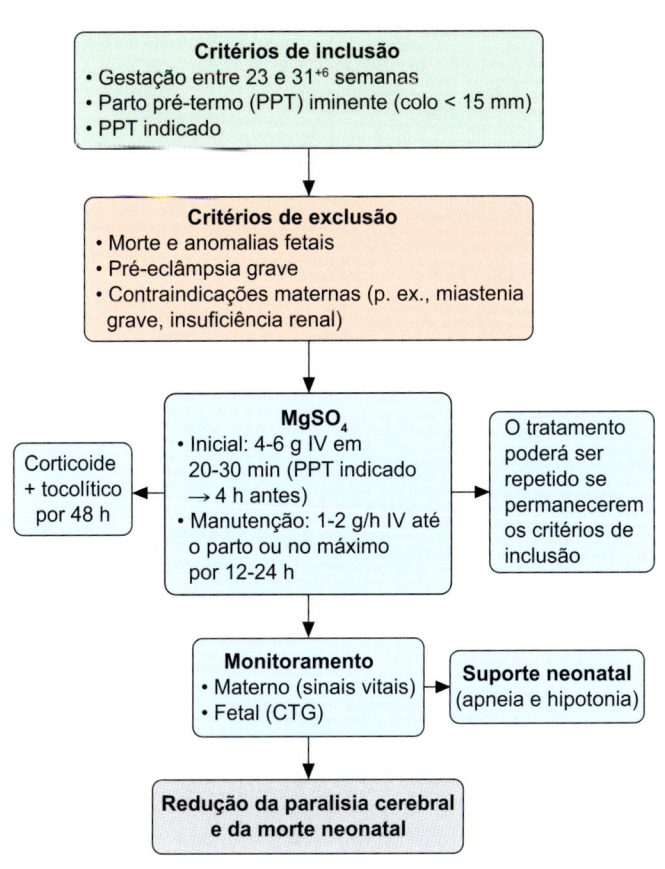

Figura 38.13 Sulfato de magnésio (MgSO$_4$) para a neuroproteção fetal (SOGC, 2011; Reeves et al., 2011).

Os anestesistas devem ter vivência com esses casos a fim de optarem pelo melhor tipo de anestesia. Não só a qualidade técnica da equipe é importante, mas sua integração entre os membros (obstetras, anestesistas, neonatologistas e enfermagem) deve ser a melhor possível. Uma unidade de terapia intensiva (UTI) neonatal adequada é obrigatória para que o trabalho de toda a equipe envolvida alcance o sucesso esperado. Tais cuidados são confirmados pela literatura; estudos epidemiológicos demostram que a mortalidade de RN prematuros com idade gestacional > 32 semanas diminui se o parto for conduzido em centros terciários devidamente capacitados.

Via de parto

Pacientes em trabalho de parto pré-termo têm maior probabilidade de terem fetos em apresentação pélvica do que aquelas a termo. Os recém-nascidos pré-termo, especialmente com menos de 32 semanas, estão mais sujeitos a lesões traumáticas e asfíxicas no parto pélvico. Faz parte da boa prática indicar a cesariana para todos os casos de parto pré-termo em apresentação pélvica. Por outro lado, os recém-nascidos pré-termo em apresentação cefálica devem ser submetidos à cesariana pelas mesmas indicações daqueles a termo. Na verdade, no pré-termo entre 24 e 34 semanas em apresentação cefálica, a cesariana aumenta o risco de SAR e de baixo índice de Apgar, quando comparada ao parto vaginal.

Muitas instituições com apropriada unidade de terapia intensiva (UTI) neonatal oferecem a cesariana para os fetos pré-viáveis na gestação de 24 semanas e a recomendam fortemente na

de 26 semanas. Contudo o prognóstico dos pré-viáveis, como já mencionado, é tão desalentador que essa rotina parece ser discutível. Os recém-nascidos pré-termo, especialmente aqueles extremamente pré-termo, são muito vulneráveis à lesão neurológica e à hemorragia intracraniana. O ACOG e a Sociedade de Medicina Materno-Fetal publicaram uma declaração de consenso sobre o manejo clínico de gestações com parto ameaçado ou iminente com 20^{+0} a 25^{+6} semanas de gestação, e recomendam cesárea após a 25ª semana de gestação, abaixo de 23 semanas recomendam a via baixo, e entre 23^{+0} e 24^{+6}, deveria ser considerada, porém discutida com o casal.

Anestesia e analgesia

A escolha da anestesia não tem particularidades. Assim, a analgesia/anestesia materna para o trabalho de parto e/ou parto deve ser orientada, principalmente, pelas necessidades maternas e pelo cenário clínico específico, dada a ausência de informações adequadas sobre a abordagem ideal para mulheres com feto com baixo peso ao nascer (< 2.500 g). Embora estudo epidemiológico prospectivo (EPIPAGE) tenha relatado um risco aumentado de mortalidade neonatal em recém-nascidos muito prematuros submetidos a cesariana sob raquianestesia em comparação com anestesia geral ou peridural, esse estudo teve várias limitações (p. ex., técnicas anestésicas confusas e não padronizadas) e deve ser avaliado com muita cautela.

Episiotomia

O uso profilático da episiotomia para o parto de feto com baixo peso ao nascer (< 2.500 g) não parece estar associado a um melhor resultado neonatal. O uso seletivo de episiotomia é razoável quando indicado clinicamente, como partos com alto risco de laceração perineal grave, ou necessidade de facilitar o parto de um feto possivelmente comprometido.

Vácuo extrator

O parto assistido por vácuo extrator é contraindicado antes de 34 semanas de gestação, pois pode aumentar o risco de hemorragia intraventricular (HIV) no feto prematuro de baixo peso. O fórceps deve ser usado quando um parto assistido por instrumento é necessário antes de 34 semanas de gestação.

Fórceps

O uso profilático de fórceps baixo não é indicado, pois a maior parte dos dados observacionais sugere que o risco de HIV não é reduzido pelo uso de fórceps baixo em comparação com nenhum procedimento. O uso de fórceps baixo, quando clinicamente indicado, parece razoável, uma vez que o risco de danos ao feto com baixo peso ao nascer não parece ser maior do que nos fetos a termo, cujo peso é apropriado para a idade gestacional. Estão disponíveis dois fórceps com dimensões menores que os fórceps padrão e que se destinam ao uso de fetos de baixo peso ou muito baixo peso (< 1.500 g).

Ligadura do cordão umbilical

Imediatamente após o parto, infantes pré-termo, assim como os de termo, que estão respirando e chorando podem esperar a ligadura tardia do cordão, cerca de 30 a 45 segundos. A revisão sistemática do International Liaison Committee on Resuscitation

(Perkins et al., 2017) confirmou que a ligadura tardia do cordão está associada a menor incidência de HIV, de qualquer grau, maior pressão e volume sanguíneos, menos transfusões ao nascimento e enterocolite necrosante. Todavia, a ordenha do cordão é ação proscrita da assistência pós-parto.

Assistência imediata ao recém-nascido pré-termo

É fundamental a presença de pediatra experiente na sala de parto à ocasião do nascimento. Exige-se delicadeza na manipulação do pré-termo e suavidade nas manobras de reanimação em face da fragilidade desses recém-nascidos, que devem ser cuidados em unidades terciárias.

Índice de Apgar. Na população de recém-nascido pré-termo, em face de sua imaturidade fisiológica, o índice de Apgar não tem importância clínica (ACOG, 2006).

A limpeza da orofaringe será imediata por meio de pera de borracha quando do desprendimento do polo cefálico. Após a secção do cordão, complementa-se o atendimento com aspiração gástrica, com a utilização de cateteres adequados. Ao se utilizarem aspiradores mecânicos, é recomendado não ultrapassar pressões negativas de 200 mmHg.

A sala deve estar aquecida, com temperatura igual ou superior a 26°C. Não deve ser utilizado ar-condicionado no momento do nascimento do pré-termo, que será imediatamente aquecido e colocado em incubadora à temperatura de 30°C.

Reanimação. É indicada para neonatos deprimidos. Os procedimentos podem ser vistos no Capítulo específico.

Prognóstico do parto pré-termo

A sobrevida dos recém-nascidos pré-termo, que nascem após 32 semanas de gravidez, é similar à de recém-nascidos a termo (Tabela 38.6 e Tabela 38.7). Todavia, eles também não estão isentos de complicações, como se verá adiante. A maioria dos problemas graves está associada àqueles que nascem antes de 32 semanas (1 a 2% do total de partos), principalmente aos nascidos antes de 28 semanas (0,4% do total de partos).

O atendimento moderno perinatal (corticoide, surfactante, centros terciários) foi importante para melhorar o prognóstico do prematuro. Todavia, o prognóstico permanece desalentador para aqueles pré-viáveis nascidos entre 23 e 25 semanas.

Pré-termo pré-viável. A taxa de sobrevida é de 0,7, 31,2 e 59,1%, respectivamente, para os recém-nascidos de 23, 24 e 25 semanas (Tabela 38.6). No levantamento tardio foram expressivas as alterações mentais, motoras, sensoriais (auditiva, visual) e cognitivas.

Tabela 38.6 Percentual de sobrevida (e sobrevida sem morbidade grave) em prematuros.

Idade gestacional (sem)	Sobrevida (%)	Sobrevida sem morbidade grave (%)
23	0,7	–
24	31,2	11,6
25	59,1	30,0
26	75,3	47,6
27 a 31+6	93,6	81,3
32 a 34	98,9	96,8

Tabela 38.7 Razão de mortalidade neonatal e risco de mortalidade neonatal de acordo com a idade gestacional ao nascimento.

Idade gestacional (sem)	Mortalidade neonatal/ 1.000 nascidos vivos	Risco relativo
34	7,1	9,5
35	4,8	6,4
36	2,8	3,7
37	1,7	2,3
38	1,0	1,4
39	0,8	1,0 (referência)
40	0,8	1,0
41	0,8	1,1

Pré-termo tardio e termo precoce. A despeito de documentada a maturidade pulmonar, quando comparados àqueles nascidos com 39 semanas ou mais, os pré-termos tardios e a termo precoces apresentam morbidade neonatal mais elevada. Por isso, o ACOG (2011) recomenda: a gestação não deve ser eletivamente interrompida antes de 39 semanas.

Em relação aos recém-nascidos pré-termo tardios, sua morbidade está elevada, quando comparada à dos recém-nascidos a termo, por sua imaturidade fisiológica e resposta compensatória limitada ao ambiente extrauterino, vale dizer, hipotermia, dificuldades alimentar e respiratória, apneia e hiperbilirrubinemia. Além da morbidade aumentada, também há elevação da mortalidade e das sequelas tardias.

Bibliografia

Alvarez H, Caldeyro-Barcia R. [The normal and abnormal contractile waves of the uterus during labour]. Gynaecologia. 1954;138(2):190-212.

American College of Obstetricians and Gynecologists; Committee on Practice Bulletins – Obstetrics. ACOG practice bulletin no. 127: Management of preterm labor. Obstet Gynecol. 2012;119(6):1308-17.

ACOG Committee Opinion No. 475: antenatal corticosteroid therapy for fetal maturation. Obstet Gynecol. 2011;117(2 Pt 1):422-4.

ACOG Practice Bulletin No. 144: Multifetal gestations: twin, triplet, and higher-order multifetal pregnancies. Obstet Gynecol. 2014;123(5):1118-32.

American College of Obstetricians and Gynecologists Committee on Obstetric Practice. ACOG Committee Opinion No. 402: Antenatal corticosteroid therapy for fetal maturation. Obstet Gynecol. 2008;111(3):805-7.

American College of Obstetricians and Gynecologists. ACOG Committee Opinion No. 394, December 2007. Cesarean delivery on maternal request. Obstet Gynecol. 2007;110(6):1501.

American College of Obstetricians and Gynecologists. ACOG Committee Opinion. Use of progesterone to reduce preterm birth. Obstet Gynecol. 2003a;102(5 Pt 1):1115-6.

American College of Obstetricians and Gynecologists. ACOG Practice Bulletin. Cervical insufficiency. Obstet Gynecol. 2003b;102(5 Pt 1):1091-9.

American Heart Association, International Liaison Committee on Resuscitation (ILCOR). 2020 American Heart Association Guidelines for Cardiopulmonary Resuscitation and Emergency Cardiovascular Care – Part 5: Neonatal Resuscitation [Internet]. Dallas (TX): American Heart Association, Inc; 2020. Disponível em: https://eccguidelines.heart.org/circulation/cpr-ecc-guidelines/part-13-neonatal-resuscitation/.

Arabin B, Alfirevic Z. Cervical pessaries for prevention of spontaneous preterm birth: past, present and future. Ultrasound Obstet Gynecol. 2013;42(4):390-9.

Asztalos IV, Murphy KE, Willan AR, et al.; MACS-5 Collaborative Group. Multiple courses of antenatal corticosteroids for preterm birth study: outcomes in children at 5 years of age (MACS-5). JAMA Pediatr. 2013;167(12):1102-10.

Berghella V, Daly SF, Tolosa JE, et al. Prediction of preterm delivery with transvaginal ultrasonography of the cervix in patients with high-risk pregnancies: does cerclage prevent prematurity? Am J Obstet Gynecol. 1999;181(4):809-15.

Berghella V, Keeler SM, To MS, Althuisius SM, Rust OA. Effectiveness of cerclage according to severity of cervical length shortening: a meta-analysis. Ultrasound Obstet Gynecol. 2010;35(4):468-73.

Berghella V, Mackeen AD. Cervical length screening with ultrasound-indicated cerclage compared with history-indicated cerclage for prevention of preterm birth: a meta-analysis. Obstet Gynecol. 2011;118:148-55.

Berghella V, Odibo AO, To MS, Rust OA, Althuisius SM. Cerclage for short cervix on ultrasonography: meta-analysis of trials using individual patient-level data. Obstet Gynecol. 2005;106:181-9.

Berghella V, Rafael TJ, Szychowski JM, Rust OA, Owen J. Cerclage for short cervix on ultrasonography in women with singleton gestations and previous preterm birth: a meta-analysis. Obstet Gynecol. 2011;117(3):663-71.

Berghella V, Roman A, Daskalakis C, Ness A, Baxter JK. Gestational age at cervical length measurement and incidence of preterm birth. Obstet Gynecol. 2007;110(2 Pt 1):311-7.

Berghella V, Seibel-Seamon J. Contemporary use of cervical cerclage. Clin Obstet Gynecol. 2007;50(2):468-77.

Berghella V, Tolosa JE, Kuhlman K, Weiner S, Bolognese RJ, Wapner RJ. Cervical ultrasonography compared with manual examination as a predictor of preterm delivery. Am J Obstet Gynecol. 1997;177(4):723-30.

Bittar RE, Yamasaki AA, Sasaki S, Galletta MA, Zugaib M. Determinação do risco para o parto prematuro através da detecção da fibronectina fetal na secreção cérvico-vaginal e da monitorização das contrações uterinas. Rev Bras Ginecol Obstet. 1996;18:165-70.

Bittar RE, Carvalho MHB, Zugaib M. Condutas para o trabalho de parto prematuro. Rev Bras Ginecol Obstet. 2005;27(9):561-6.

Bittar RE, da Fonseca EB, de Carvalho MH, Martinelli S, Zugaib M. Predicting preterm delivery in asymptomatic patients with prior preterm delivery by measurement of cervical length and phosphorylated insulina-like growth factor-binding protein-1. Ultrasound Obstet Gynecol. 2007;29(5):562-7.

Boots AB, Sanchez-Ramos L, Bowers DM, Kaunitz AM, Zamora J, Schlattmann P. The short-term prediction of preterm birth: a systematic review and diagnostic metaanalysis. Am J Obstet Gynecol. 2014;210:54.e1-54.e10.

Campbell S. Universal cervical-length screening and vaginal progesterone prevents early preterm births, reduces neonatal morbidity and is cost saving: doing nothing is no longer an option. Ultrasound Obstet Gynecol. 2011;38:1-9.

Canadian Preterm Labor Investigators Group. Treatment of preterm labor with the beta-adrenergic agonist ritodrine. N Engl J Med. 1992;327(5):308-12.

Carreras E, Arévalo S, Bello-Muñoz JC, et al. Arabin cervical pessary to prevent preterm birth in severe twin-to-twin transfusion syndrome treated by laser surgery. Prenat Diagn. 2012;32(12):1181-5.

Carvalho MH, Bittar RE, Brizot ML, Maganha PP, Borges da Fonseca ES, Zugaib M. Cervical length at 11-14 weeks' and 22-24 weeks' gestation evaluated by transvaginal sonography, and gestational age at delivery. Ultrasound Obstet Gynecol. 2003;21(2):135-9.

Carvalho MH, Bittar RE, Brizot ML, Bicudo C, Zugaib M. Prediction of preterm delivery in the second trimester. Obstet Gynecol. 2005;105(3):532-6.

Committee on Obstetric Practice; American College of Obstetricians and Gynecologists. Committee Opinion No 543: Timing of umbilical cord clamping after birth. Obstet Gynecol. 2012;120(6):1522-6.

Committee on Practice Bulletins – Obstetrics; The American College of Obstetricians and Gynecologists. Practice bulletin no. 130: prediction and prevention of preterm birth. Obstet Gynecol. 2012;120(4):964-73

Committee on Obstetric Practice, ACOG; American Academy of Pediatrics; Committee on Fetus and Newborn, ACOG. ACOG Committee Opinion. Number 333, May 2006 (replaces No. 174, July 1996): The Apgar score. Obstet Gynecol. 2006;107(5):1209-12.

Conde-Agudelo A, Romero R, Kusanovic JP. Nifedipine in the management of preterm labor: a systematic review and metaanalysis. Am J Obstet Gynecol. 2011;204(2):134.e1-20.

Conde-Agudelo A, Romero R, Nicolaides KH. Cervical pessary to prevent preterm birth in asymptomatic high-risk women: a systematic review and meta-analysis. Am J Obstet Gynecol. 2020;223:42-65.e2.

Conde-Agudelo A, Romero R, Da Fonseca E, et al. Vaginal progesterone is as effective as cervical cerclage to prevent preterm birth in women with a singleton gestation, previous spontaneous preterm birth, and a short cervix: updated indirect comparison meta-analysis. Am J Obstet Gynecol. 2018;219:10-25.

Crider KS, Whitehead N, Buus RM. Genetic variation associated with preterm birth: a HuGE review. Genet Med. 2005;7(9):593-604.

Crowther CA, Hiller JE, Doyle LW. Magnesium sulphate for preventing preterm birth in threatened preterm labour. Cochrane Database Syst Rev. 2002;(4).CD001060. Update in: Cochrane Database Syst Rev. 2014;8:CD001060.

Crowther CA, McKinlay CJ, Middleton P, Harding JE. Repeat doses of prenatal corticosteroids for women at risk of preterm birth for improving neonatal health outcomes. Cochrane Database Syst Rev. 2015;2015(7):CD003935.

Di Renzo GC, Cabero Roura L, Facchinetti F, et al. Preterm labor and birth management: recommendations from the European Association of Perinatal Medicine. J Matern Fetal Neonatal Med. 2017;30(17):2011-30.

Engle WA. Morbidity and mortality in late preterm and early term newborns: a continuum. Clin Perinatol. 2011;38(3):493-516.

European Atosiban Study Group. The oxytocin antagonist atosiban versus the beta-agonist terbutaline in the treatment of preterm labor. A randomized, double-blind, controlled study. Acta Obstet Gynecol Scand. 2001;80(5):413-22.

Figo Working Group on Best Practice in Maternal-Fetal Medicine; International Federation of Gynecology and Obstetrics. Best practice in maternal-fetal medicine. Int J Gynaecol Obstet. 2015;128:80-2. Erratum in: Int J Gynaecol Obstet. 2015;129:89.

Fonseca EB, Bittar RE, Damião R, Zugaib M. Prematurity prevention: the role of progesterone. Curr Opin Obstet Gynecol. 2009;21(2):142-7.

Fonseca EB, Bittar RE, Carvalho MH, Zugaib M. Prophylactic administration of progesterone by vaginal suppository to reduce the incidence of spontaneous preterm birth in women at increased risk: a randomized placebo-controlled double-blind study. Am J Obstet Gynecol. 2003;188(2):419-24.

Fonseca EB, Bittar RE, Zugaib M. Prevenção do nascimento prematuro: importância da monitorização das contrações uterinas. Rev Bras Ginecol Obstet. 1999;21(9):509-12.

Fonseca EB, Celik E, Parra M, Singh M, Nicolaides KH; Fetal Medicine Foundation Second Trimester Screening Group. Progesterone and the risk of preterm birth among women with a short cervix. N Engl J Med. 2007;357(5):462-9.

Fonseca EB, Damião R, Nicholaides K. Prevention of preterm birth based on short cervix: progesterone. Semin Perinatol. 2009;33(5):334-7.

Fonseca EB, Nishikawa AM, Paladini L, Clark OA. Cervical assessment with progesterone in the prevention of preterm birth: a strategy based on cost-effectiveness. Value Health. 2014;17(7):A510.

Gluck L, Kulovich MV, Borer RC Jr, Brenner PH, Anderson GG, Spellacy WN. Diagnosis of the respiratory distress syndrome by amniocentesis. Am J Obstet Gynecol. 1971;109(3):440-5.

Goldenberg RL. The management of preterm labor. Obstet Gynecol. 2002;100(5 Pt 1):1020-37.

Goldenberg RL, Culhane JF, Iams JD, Romero R. Epidemiology and causes of preterm birth. Lancet. 2008;371(9606):75-84.

Goldenberg RL, Iams JD, Mercer BM, et al.; Maternal-Fetal Medicine Units Network. The Preterm Prediction Study: toward a multiple-marker test for spontaneous preterm birth. Am J Obstet Gynecol. 2001;185(3):643-51. Erratum in: Am J Obstet Gynecol. 2008;199(2):e14-5.

Goldenberg RL, Iams JD, Mercer BM, et al. The preterm prediction study: the value of new vs standard risk factors in predicting early and all spontaneous preterm births. NICHD MFMU Network. Am J Public Health. 1998;88(2):233-8.

Gomez R, Romero R, Medina L, et al. Cervicovaginal fibronectina improves the prediction of preterm delivery based on sonographic cervical length in patients with preterm uterine contractions and intact membranes. Am J Obstet Gynecol. 2005;192(2):350-9. Erratum in: Am J Obstet Gynecol. 2005;193:308-9.

Gonçalves LF, Chaiworapongsa T, Romero R. Intrauterine infection and prematurity. Ment Retard Dev Disabil Res Rev. 2002;8:3-13.

Goya M, de la Calle M, Pratcorona L, et al.; PECEP-Twins Trial Group. Cervical pessary to prevent preterm birth in women with twin gestation and sonographic short cervix: a multicenter randomized controlled trial (PECEP-Twins). Am J Obstet Gynecol. 2016;214(2):145-52.

Goya M, Pratcorona L, Merced C, et al.; Pesario Cervical para Evitar Prematuridad (PECEP) Trial Group. Cervical pessary in pregnant women with a short cervix (PECEP): an open-label randomised controlled trial. Lancet. 2012;379(9828):1800-6. Erratum in: Lancet. 2012;379(9828):1790.

Gyamfi-Bannerman C, Thom EA, Blackwell SC, et al.; NICHD Maternal–Fetal Medicine Units Network. Antenatal Betamethasone for Women at Risk for Late Preterm Delivery. N Engl J Med. 2016;374(14):1311-20.

Hassan SS, Romero R, Vidyadhari D, et al.; PREGNANT Trial. Vaginal progesterone reduces the rate of preterm birth in women with a sonographic short cervix: a multicenter, randomized, double-blind, placebo-controlled trial. Ultrasound Obstet Gynecol. 2011;38:18-31.

Hobel CJ. Prevention of preterm delivery. In: Beard RW, Nathanielsz PW (eds.). Fetal phisiology and medicine: the basis of perinatology. New York: Marcel Dekker; 1984.

Houlihan C, Poon LC, Ciarlo M, Kim E, Guzman ER, Nicolaides KH. Cervical cerclage for preterm birth prevention in twin gestation with short cervix: a retrospective cohort study. Ultrasound Obstet Gynecol. 2016;48(6):752-6.

Iams JD, Goldenberg RL, Meis PJ, et al. The length of the cervix and the risk of spontaneous premature delivery. National Institute of Child Health and Human Development Maternal Fetal Medicine Unit Network. N Engl J Med. 1996;334(9):567-72.

Iams JD, Romero R, Culhane JF, Goldenberg RL. Primary, secondary, and tertiary interventions to reduce the morbidity and mortality of preterm birth. Lancet. 2008;371(9607):164-75.

Junqueira LC, Zugaib M, Montes GS, Toledo OM, Krisztán RM, Shigihara KM. Morphologic and histochemical evidence for the occurrence of collagenolysis and for the role of neutrophilic polymorphonuclear leukocytes during cervical dilation. Am J Obstet Gynecol. 1980;138(3):273-81.

Katz M, Newman RB, Gill PJ. Assessment of uterine activity in ambulatory patients at high risk of preterm labor and delivery. Am J Obstet Gynecol. 1986;154(1):44-7.

Khalifeh A, Berghella V. Universal cervical length screening in singleton gestations without a previous preterm birth: ten reasons why it should be implemented. Am J Obstet Gynecol. 2016;214(5):603.e1-5.

Kiefer DG, Vintzileos AM. The utility of fetal fibronectina in the prediction and prevention of spontaneous preterm birth. Rev Obstet Gynecol. 2008;1(3):106-12.

Kramer MS, Goulet L, Lydon J, et al. Socio-economic disparities in preterm birth: causal pathways and mechanisms. Paediatr Perinat Epidemiol. 2001;15(Suppl 2):104-23.

Kulkarni AD, Jamieson DJ, Jones HW Jr, et al. Fertility treatments and multiple births in the United States. N Engl J Med. 2013;369(23):2218-25.

Lamont RF. Setting up a preterm prevention clinic: a practical guide. BJOG. 2006;113(Suppl 3):86-92. Erratum in: BJOG. 2008;115(5):674-5.

Lamont RF. Can antibiotics prevent preterm birth--the pro and con debate. BJOG. 2005;112(Suppl 1):67-73.

Lamont RF, Nhan-Chang CL, Sobel JD, Workowski K, Conde-Agudelo A, Romero R. Treatment of abnormal vaginal flora in early pregnancy with clindamycin for the prevention of spontaneous preterm birth: a systematic review and metaanalysis. Am J Obstet Gynecol. 2011;205(3):177-90.

Lee J, Kim JS, Park JW, et al. Chronic chorioamnionitis is the most common placental lesion in late preterm birth. Placenta. 2013;34(8):681-9.

Lettieri L, Vintzileos AM, Rodis JF, Albini SM, Salafia CM. Does "idiopathic" preterm labor resulting in preterm birth exist? Am J Obstet Gynecol. 1993;168(5):1480-5.

Liem S, Shuit E, Bais J, et al. Pesaries in multiple pregnancy as a prevention of preterm birth (ProTWIN): a randomized controlled trial. Am J Obstet Gynecol. 2013;208(Suppl):S2.

Liem SM, van Baaren GJ, Delemarre FM, et al. Economic analysis of use of pessary to prevent preterm birth in women with multiple pregnancy (ProTWIN trial). Ultrasound Obstet Gynecol. 2014;44(3):338-45.

Liggins GC. Premature delivery of foetal lambs infused with glucocorticoids. J Endocrinol. 1969;45(4):515-23.

Liggins GC, Howie RN. A controlled trial of antepartum glucocorticoid treatment for prevention of the respiratory distress syndrome in premature infants. Pediatrics. 1972;50(4):515-25.

Lockwood CJ, Senyei AE, Dische MR, et al. Fetal fibronectina in cervical and vaginal secretions as a predictor of preterm delivery. N Engl J Med. 1991;325(10):669-74.

Magee L, Sawchuck D, Synnes A, von Dadelszen P; Magnesium Sulphate For Fetal Neuroprotection Consensus Committee; Maternal Fetal Medicine Committee. SOGC Clinical Practice Guideline. Magnesium sulphate for fetal neuroprotection. J Obstet Gynaecol Can. 2011;33(5):516-29.

Manuck TA, Esplin MS, Biggio J, et al.; Eunice Kennedy Shriver National Institute of Child Health and Human Development Genomics and Proteomics Network for Preterm Birth Research. The phenotype of spontaneous preterm birth: application of a clinical phenotyping tool. Am J Obstet Gynecol. 2015;212(4):487.e1-11.

Manuck TA, Herrera CA, Korgenski EK, et al. Tocolysis for women with early spontaneous preterm labor and advanced cervical dilation. Obstet Gynecol. 2015;126(5):954-61.

March of Dimes. PeriStats [Internet]. Arlington (VA): March of Dimes Foundation. [c2021] – [Acessado em dez. 2020. Disponível em: https://www.marchofdimes.org/Peristats/Peristats.aspx.

McKinlay CJ, Crowther CA, Middleton P, Harding JE. Repeat antenatal glucocorticoids for women at risk of preterm birth: a Cochrane Systematic Review. Am J Obstet Gynecol. 2012;206(3):187-94.

Meadow W. Ethics at the margins of viability. Neoreviews 2013;14(12):e588-91.

Meis PJ, Klebanoff M, Thom E, et al.; National Institute of Child Health and Human Development Maternal-Fetal Medicine Units Network. Prevention of recurrent preterm delivery by 17 alpha-hydroxyprogesterone caproate. N Engl J Med. 2003;348(24):2379-85. Erratum in: N Engl J Med. 2003;349(13):1299.

Mehler K, Oberthuer A, Keller T, et al. Survival among infants born at 22 or 23 weeks' gestation following active prenatal and postnatal care. JAMA Pediatr. 2016;170(7):671-7. Erratum in: JAMA Pediatr. 2020;174(9):913.

Miller ES, Sakowicz A, Grobman WA. The association between cervical dysplasia, a short cervix, and preterm birth. Am J Obstet Gynecol. 2015;213(4):543.e1-4.

Ministério da Saúde. Sistema de Informações sobre Nascidos Vivos (SINASC) [Internet]. Brasília (DF): DataSUS; 1991. Disponível em: http://tabnet.datasus.gov.br/cgi/tabcgi.exe?sinasc/cnv/nvuf.def.

Moore GP, Lemyre B, Barrowman N, Daboval T. Neurodevelopmental outcomes at 4 to 8 years of children born at 22 to 25 weeks' gestational age: a meta-analysis. JAMA Pediatr. 2013;167(10):967-74.

Nicolaides KH, Syngelaki A, Poon LC, et al. A Randomized trial of a cervical pessary to prevent preterm singleton birth. N Engl J Med. 2016;374(11):1044-52.

Novaes CEF. Diagnóstico do parto pré-termo pela medida do comprimento do colo uterino através da ultrassonografia transvaginal. Prêmio Madame Durocher. Academia Nacional de Medicina, 2010.

Novaes CEF. Medida sonográfica do comprimento do colo uterino em mulheres com ameaça de parto pré termo [dissertação de mestrado]. [Rio de Janeiro (RJ)]: UFRJ; 2010.

Novaes CEF, Koch HA, Montenegro CAB, Rezende Filho JF. Diagnóstico do parto pré-termo pela medida ultrassonográfica do comprimento do colo uterino. Radiol Bras. 2009;42(5):295-8.

Practice Bulletin No. 159: Management of preterm labor. Obstet Gynecol. 2016;127:e29-e38.

Obstetric Care Consensus No. 4: Periviable birth. Obstet Gynecol. 2016;127(6):e157-69.

Offenbacher S. Periodontal diseases: pathogenesis. Ann Periodontol. 1996;1:821-78.

Oliveira TA, Pinto de Carvalho CM, Souza E, et al. Avaliação do risco de parto prematuro: teste da fibronectina fetal e medida do colo uterino. Rev Bras Ginecol Obstet. 2000;22(10):633-9.

Osmundson SS, Garabedian MJ, Lyell DJ. Risk factors for classical hysterotomy by gestational age. Obstet Gynecol. 2013;122(4):845-50.

Raga F, Bauset C, Remohi J, Bonilla-Musoles F, Simón C, Pellicer A. Reproductive impact of congenital Müllerian anomalies. Hum Reprod. 1997;12(10):2277-81.

Raju TNK, Mercer BM, Burchfield DJ, Joseph GF Jr. Periviable birth: executive summary of a joint workshop by the Eunice Kennedy Shriver National Institute of Child Health and Human Development, Society for Maternal-Fetal Medicine, American Academy of Pediatrics, and American College of Obstetricians and Gynecologists. Obstet Gynecol. 2014;123(5):1083-96.

Reeves SA, Gibbs RS, Clark SL. Magnesium for fetal neuroprotection. Am J Obstet Gynecol. 2011;204(3):202.e1-4.

Roberts D, Dalziel S. Antenatal corticosteroids for accelerating fetal lung maturation for women at risk of preterm birth. Cochrane Database Syst Rev. 2006;(3):CD004454. Update in: Cochrane Database Syst Rev. 2017;3:CD004454.

Romero R. Prevention of spontaneous preterm birth: the role of sonographic cervical length in identifying patients who may benefit from progesterone treatment. Ultrasound Obstet Gynecol. 2007;30(5):675-86.

Romero R, Conde-Agudelo A, Da Fonseca E, et al. Vaginal progesterone for preventing preterm birth and adverse perinatal outcomes in singleton gestations with a short cervix: a meta-analysis of individual patient data. Am J Obstet Gynecol. 2018;218(2):161-80.

Romero R, Conde-Agudelo A, El-Refaie W, et al. Vaginal progesterone decreases preterm birth and neonatal morbidity and mortality in women with a twin gestation and a short cervix: an updated meta-analysis of individual patient data. Ultrasound Obstet Gynecol. 2017;49(3):303-14.

Romero R, Lockwood CJ. Pathogenesis of spontaneous preterm labor. In: Creasy, Resnick R, Iam JD, Lockwood CJ, Moore TR (eds.). Creasy & Resnik's Maternal fetal medicine. Principles and practice. 6th ed. Philadelphia (PA): Sauders; 2009. p. 521.

Romero R, Espinoza J, Kusanovic JP, et al. The preterm parturition syndrome. BJOG. 2006;113(Suppl 3):17-42. Erratum in: BJOG. 2008;115(5):674-5.

Royal College of Obstetricians and Gynaecologists (RCOG). Cervical cerclage. Green-top Guideline No. 60. London: RCOG; 2011a.

Royal College of Obstetricians and Gynaecologists (RCOG). Tocolysis for women in preterm Labour. Green-top Guideline No. 1b. London: RCOG; 2011b.

Saigal S, Doyle LW. An overview of mortality and sequelae of preterm birth from infancy to adulthood. Lancet. 2008;371(9608):261-9.

Salim R, Garmi G, Nachum Z, Zafran N, Baram S, Shalev E. Nifedipine compared with atosibana for treating preterm labor: a randomized controlled trial. Obstet Gynecol. 2012;120(6):1323-31.

Schuit E, Stock S, Rode L, et al.; Global Obstetrics Network (GONet) collaboration. Effectiveness of progestogens to improve perinatal outcome in twin pregnancies: an individual participant data meta-analysis. BJOG. 2015;122:27-37.

Schrag S, Gorwitz R, Fultz-Butts K, Schuchat A. Prevention of perinatal group B streptococcal disease. Revised guidelines from CDC. MMWR Recomm Rep. 2002;51(RR-11):1-22.

Sotiriadis A, Papatheodorou S, Kavvadias A, Makrydimas G. Transvaginal cervical length measurement for prediction of preterm birth in women with threatened preterm labor: a meta-analysis. Ultrasound Obstet Gynecol. 2010;35:54-64.

Spong CY. Prediction and prevention of recurrent spontaneous preterm birth. Obstet Gynecol. 2007;110(2 Pt 1):405-15.

Spong CY, Mercer BM, D'Alton M, Kilpatrick S, Blackwell S, Saade G. Timing of indicated late-preterm and early-term birth. Obstet Gynecol. 2011;118(2 Pt 1):323-33.

Talge NM, Mudd LM, Sikorskii A, Basso O. United States birth weight reference corrected for implausible gestational age estimates. Pediatrics. 2014;133(5):844-53.

To MS, Fonseca EB, Molina FS, Cacho AM, Nicolaides KH. Maternal characteristics and cervical length in the prediction of spontaneous early preterm delivery in twins. Am J Obstet Gynecol. 2006;194(5):1360-5.

Tsoi E, Akmal S, Geerts L, Jeffery B, Nicolaides KH. Sonographic measurement of cervical length and fetal fibronectina testing in threatened preterm labor. Ultrasound Obstet Gynecol. 2006;27(4):368-72.

Verani JR, McGee L, Schrag SJ; Division of Bacterial Diseases, National Center for Immunization and Respiratory Diseases, Centers for Disease Control and Prevention (CDC). Prevention of perinatal group B streptococcal disease--revised guidelines from CDC, 2010. MMWR Recomm Rep. 2010;59(RR-10):1-36.

Werner EF, Han CS, Savitz DA, Goldshore M, Lipkind HS. Health outcomes for vaginal compared with cesarean delivery of appropriately grown preterm neonates. Obstet Gynecol. 2013;121(6):1195-200.

Wood C, Bannerman RH, Booth RT, Pinkerton JH. The prediction of premature labor by observation of the cervix and external tocography. Am J Obstet Gynecol. 1965;91:396-402.

Workowski KA, Bolan GA; Centers for Disease Control and Prevention (CDC). Sexually transmitted diseases treatment guidelines, 2015. MMWR Recomm Rep. 2015;64(RR-03):1-137. Erratum in: MMWR Recomm Rep. 2015;64(33):924.

Worldwide Atosibana *versus* Beta-agonists Study Group. Effectiveness and safety of the oxytocin antagonist atosibana *versus* beta-adrenergic agonists in the treatment of preterm labour. The Worldwide Atosibana *versus* Beta-agonists Study Group. BJOG. 2001;108(2):133-42.

Wyckoff MH, Aziz K, Escobedo MB, et al. Part 13: Neonatal Resuscitation: 2015 American Heart Association Guidelines Update for Cardiopulmonary Resuscitation and Emergency Cardiovascular Care. Circulation. 2015;132(18 Suppl 2):S543-60.

Yang J, Baer RJ, Berghella V, et al. Recurrence of Preterm Birth and Early Term Birth. Obstet Gynecol. 2016;128(2):364-72.

Zephyrin LC, Hong KN, Wapner RJ, et al.; Eunice Kennedy Shriver National Institute of Child Health and Human Development Maternal–Fetal Medicine Units (MFMU) Network. Gestational age-specific risks vs benefits of multicourse antenatal corticosteroids for preterm labor. Am J Obstet Gynecol. 2013;209(4):330.e1-7.

Zilianti M, Azuaga A, Calderon F, Pagés G, Mendoza G. Monitoring the effacement of the uterine cervix by transperineal sonography: a new perspective. J Ultrasound Med. 1995;14(10):719-24.

39

Ruptura Prematura das Membranas Ovulares

Marco Aurélio Knippel Galletta
Rossana Pulcineli Vieira Francisco
Antonio Braga
Jorge Rezende Filho

A ruptura prematura das membranas ovulares (RPMO) é a ruptura espontânea das membranas ovulares (âmnio e cório) que ocorre antes do início do parto. A taxa global dessa ocorrência gira em torno de 10% – de 7 a 8% no termo; de 2 a 3% no pré-termo – antes da 37ª semana gestacional. A RPMO no pré-termo se responsabiliza por cerca de um terço dos partos prematuros, com taxas de 32,6% nos EUA (Mercer et al., 2000) e de 28,7% no Brasil (Passini Jr et al., 2014) – de acordo com alguns autores, a intercorrência mais comum na prematuridade (Maud Filho et al., 1995ACOG, 2016).

Quanto maior a idade gestacional, menor o período de latência, ou seja, o tempo entre a rotura e o parto, de tal maneira que, no termo, o período de latência costuma ser de poucas horas.

A RPMO pode, ainda, se relacionar com riscos maternos e neonatais. Para o lado materno, há morbidade associada à infecção intrauterina (corioamnionite) e ao descolamento prematuro da placenta (DPP). A morbimortalidade perinatal é consequência de infecção (sepse neonatal), sofrimento fetal (compressão do cordão umbilical pelo oligoidrâmnio), DPP e, principalmente, complicações da prematuridade, tais como síndrome de angústia respiratória, enterocolite necrosante, hemorragia intraventricular e encefaloleucomalácia periventricular.

Na avaliação inicial, é importante a correta determinação da idade gestacional, considerando-se também a magnitude dos riscos materno, fetal e neonatal – sobretudo o quadro infeccioso e os riscos ligados à prematuridade (ACOG, 2016).

Etiologia

Três grandes grupos de fatores etiológicos são associados à ocorrência de RPMO. O primeiro, relacionado ao aumento da pressão intra-amniótica, inclui situações como polidrâmnio, gravidez gemelar, aumento da contratilidade uterina, excesso de movimentação fetal, mioma, malformação mülleriana e macrossomia fetal. Outra possibilidade está relacionada com o processo inflamatório ou infeccioso e envolve vaginose bacteriana, cervicite e principalmente corioamnionite, presente em 30 a 50% dos casos de RPMO no pré-termo, com ativação de diversos mecanismos, como citocinas pró-inflamatórias (TNFα IL-1, IL-6), metaloproteinases da matriz e produção de prostaglandinas (PGE_2, PGF2α) pelas membranas fetais. Como resultado final, ter-se-ia aumento da contratilidade e decomposição do colágeno e da matriz extracelular. Outra via etiológica está relacionada diretamente à fraqueza intrínseca ou induzida das membranas e tem como exemplos a síndrome de Ehlers-Danlos (alteração no colágeno por doença genética), a deficiência de α-1-antitripsina, o tabagismo, o colo curto ou a incompetência cervical. Adicionalmente, ainda se apresentam possibilidades como sangramento na primeira metade da gravidez, baixo nível socioeconômico, desnutrição ou obesidade, além de abuso de substâncias como o *crack* e a cocaína (ACOG, 2016).

Embora na maioria dos casos não se identifique um fator etiológico, sabe-se que o antecedente de RPMO em outra gravidez aumenta o risco em cerca de 30%.

História natural

A RPMO pode seguir diversos cursos em sua história natural. Quando ocorre após 37 semanas, situação mais comum, presente em 7 a 8% das gestantes, o início do trabalho de parto se dá, em 90% das vezes, nas primeiras 24 horas, e a frequência de complicações é baixa. Estudo brasileiro (Silveira et al., 2014) com a maior parte dos casos a partir de 37 semanas demonstra um período de latência médio de 42 horas, com duração menor ou igual a 24 horas, em 65,5% da amostra.

Quando a rotura ocorre antes das 37 semanas, fato que ocorre em 2 a 3% das gestantes, o desfecho é outro. Em tal situação, a taxa de prematuridade preocupa, assim como a taxa de infecção, pois o período de latência é inversamente proporcional à idade gestacional e, quanto maior o tempo decorrido até o parto, maiores as taxas de corioamnionite.

Cerca de metade das gestantes com RPMO no pré-termo terá parto em até 1 semana. Por outro lado, a taxa de corioamnionite aumenta, podendo chegar a 15 a 25% dos casos. No Hospital das Clínicas da Faculdade de Medicina da Universidade de São Paulo (HC-FMUSP), há, na RPMO pré-termo, um período de latência médio de 9 dias, ≥ 3 dias em 48,5% das pacientes, com taxa de corioamnionite clínica de 10,8%. Outros pesquisadores brasileiros (Fernandes et al., 2012b; Gonçalves et al., 2009; Pierre et al., 2003) apresentam médias de período de latência entre 12 e 21 dias, com idades gestacionais menores. Na conduta expectante, poucas pacientes, cerca de 3 a 13%, podem diminuir ou até cessar a perda vaginal, com normalização da quantidade de líquido amniótico, a partir de repouso, com melhor prognóstico.

A corioamnionite histológica é mais frequente do que a corioamnionite clínica, podendo chegar a 45% dos casos prematuros. Embora haja evidências de infecção polimicrobiana, que envolveria bactérias comuns na vagina, como *Escherichia coli*, estreptococo do grupo B (GBS), ureaplasma, micoplasma, dentre outros agentes, há indícios de que o quadro inflamatório envolvido seja igualmente pernicioso, levando a um quadro inflamatório sistêmico fetal com graves consequências, tais como a encefaleucomalácia periventricular (Romero-Guzman e Lopez-Munoz, 2017).

Por não conseguir separar, muitas vezes, o quadro inflamatório do infeccioso, nem sempre sobreponíveis, alguns autores têm preferido usar "inflamação ou infecção intrauterina ou ambos", abreviado por Triplo I. Tal terminologia foi recentemente sugerida por um painel de especialistas reunidos em um *workshop* sobre saúde materna e neonatal do National Institute of Child Health and Human Development para substituir o termo corioamnionite. Os participantes desse *workshop* observaram que o uso do termo corioamnionite transmitia a ideia de uma etiologia infecciosa definitiva quando esse nem sempre é o caso. Os profissionais costumam usar esse termo mesmo quando o único sinal é uma febre materna. O painel de especialistas concordou que a febre materna sozinha não deve levar automaticamente ao diagnóstico de infecção (ou corioamnionite) e que seria melhor uma nova terminologia.

Sob a nova proposta, o triplo I seria diagnosticado quando a febre estiver presente com um ou mais dos seguintes sinais: taquicardia fetal (> 160 bpm por mais de 10 minutos), leucocitose materna (> 15.000), saída de líquido purulento pelo orifício externo do colo e resultados de exames bioquímico ou microbiológico do líquido amniótico consistentes com invasão microbiana da cavidade amniótica. Para ser confirmado, o triplo I deveria ser acompanhado por achados laboratoriais objetivos de infecção no líquido amniótico (p. ex., exame positivo para bactérias no Gram, baixa glicemia ou alta contagem de leucócitos ou cultura positiva no líquido amniótico) ou então evidência histopatológica de infecção ou inflamação ou ambos na placenta, membranas fetais ou vasos do cordão umbilical (funisite), obviamente obtida em momento posterior (Higgins et al., 2016; Peng et al., 2018). Outras complicações inerentes ao quadro de RPMO incluem DPP, presente em 2 a 5% dos casos de RPMO, além do sofrimento fetal e prolapso de cordão (ACOG, 2016).

Embora seja evidente o risco de infecção fetal pela corioamnionite, a complicação mais importante para o feto é a prematuridade, com síndrome da angústia respiratória, enterocolite necrosante, hemorragia intraventricular e paralisia cerebral (ACOG, 2016). Após a RPMO no pré-termo, a infecção e os acidentes do cordão umbilical são responsáveis por 1 a 2% das mortes no período antenatal.

Dentre os casos de RPMO no pré-termo, uma subdivisão merece destaque, a assim denominada RPMO pré-viável, ou seja, aquela que ocorreria antes da viabilidade fetal, definida por alguns como abaixo das 26 semanas; e por outros, abaixo da 24ª semana. Em levantamento no HC-FMUSP, considerando a RPMO antes da 26ª semana, notamos que essa situação ocorre em pouco mais de 1/3 (37%) de todos os casos de RPMO no pré-termo. Nesse grupo, notamos um tempo de latência médio de 13,6 dias e idade gestacional média no término da gravidez de 24,5 semanas, com média de peso ao nascimento de 796 g, demonstrando a gravidade desse quadro. A taxa de natimortalidade foi bastante elevada, de 42,4%, assim como a taxa de neomortalidade, que ficou em 12%, com 45,6% de recém-nascidos vivos. A taxa de corioamnionite clínica foi de 35,8%; e a de corioamnionite histológica, de 42,6%. Um terço desses casos na pré-viabilidade foi de rotura antes da 22ª semana, o que configuraria abortamento. Com conduta expectante nesses casos, pudemos observar resolução espontânea para abortamento em 63% da amostra, com baixa taxa de recém-nascido vivo (15%), mas que não seria zero, como alguns poderiam pensar.

Nesse subgrupo mais grave de RPMO, preocupa sobremaneira a possibilidade de hipoplasia pulmonar, principalmente quando a quantidade residual de líquido amniótico é pequena, pois o desenvolvimento pulmonar ainda precisa ser finalizado e necessita da pressão alveolar desse líquido para terminar sua diferenciação. Com uma incidência por volta de 10 a 20%, tal entidade se associa com morbimortalidade significativa.

A oligoidramnia prolongada que ocorre, em muitos desses casos, responsabiliza-se ainda por deformidades musculoesqueléticas e por fácies característicos, com implantação baixa das orelhas e prega nos epicantos (fácies de Potter). Tais deformidades podem ser temporárias (como a má posição dos membros inferiores) ou definitivas.

Uma última possibilidade é aquela relacionada com o vazamento de líquido amniótico após amniocentese, também conhecida como RPMO iatrogênica. A maior parte desses casos é por amniocentese para diagnóstico genético antenatal, com taxa próxima a 1% dos procedimentos, e conta com prognóstico um pouco melhor, pois não há no geral o envolvimento de uma fisiopatologia inflamatória. Além disso, as membranas podem resselar, com normalização do volume do LA em muitos casos.

Diagnóstico

Em aproximadamente 90% dos casos, o diagnóstico da RPMO é feito por meio da história e do exame físico da paciente. A história típica é de perda vaginal líquida de início abrupto, que molha as roupas da paciente, com aspecto e odor caracteristicos (Figura 39.1). Ao exame físico com espéculo vaginal estéril, pode-se visualizar a exteriorização de líquido através do orifício do colo, espontaneamente ou por meio da manobra de Valsalva. Na ausência desses sintomas e sinais, deve-se proceder a algumas provas diagnósticas. A primeira delas é a verificação da mudança de pH vaginal. Para tanto, pode-se usar o teste da nitrazina ou o teste do fenol. No primeiro, a fita assume a cor azul. No segundo, o fenol muda de cor, de amarelo para vermelho. Ambos denotam contaminação vaginal por substância mais alcalina, aumentando o pH vaginal para acima do esperado. Outra possibilidade é utilizar uma fita reagente de pH, que revela pH ≥ 7,0. Em todas essas circunstâncias, o diagnóstico seria indireto, considerando que o líquido amniótico poderia elevar o pH vaginal de seus 4,5 a 6,0 originais. Entretanto, outras substâncias poderiam incorrer no mesmo efeito, como o sangue, o esperma e algumas infecções vaginais.

Também se pode chegar ao diagnóstico de RPMO observando-se no microscópio óptico o conteúdo vaginal disposto em uma lâmina de vidro, em que se poderiam notar elementos fetais como escamas, pelos e células orangiófilas coradas pelo azul de Nilo a 1%. Além disso, poder-se-ia aquecer a lâmina e observar a cristalização do conteúdo vaginal como folha de samambaia, evento típico da desnaturação das proteínas do líquido amniótico. No entanto, a pesquisa dos elementos fetais não é útil em idades gestacionais mais precoces, porque depende da descamação das células epidérmicas, que ocorre por volta da 36ª semana.

Mais recentemente surgiram alguns testes imunocromatográficos, mais fidedignos e, no entanto, mais dispendiosos. Os dois principais são o AmniSure® (Figura 39.2), que detecta a presença da alfamicroglobulina placentária 1 (PAMG-1), e o ActimPROM®, que detecta a proteína de ligação do fator de crescimento insulina-símile 1 (IGFBP-1). Os dois testes são muito bons e bastante comparáveis entre si, com sensibilidade variando entre 68,4 e 100% e especificidade entre 75 e 100%. Em pesquisa recente, pudemos comparar o valor diagnóstico de ambos os testes, chegando à conclusão de que o IGFBP-1 apresentava sensibilidade (100 × 90,2%) e acurácia (98,7 × 93,9%) um pouco maiores; porém, o PAMG-1 parecia ter melhores especificidade (100 × 96,7%) e valor preditivo positivo (100 × 97,8%). Entretanto, tais índices foram indistintos do ponto de vista estatístico. Por outro lado, na comparação com os métodos tradicionais (Fenol e pH), o IGFBP-1 foi superior, enquanto o PAMG-1 foi estatisticamente semelhante (Galletta et al., 2019a). Isso nos chama a atenção para a boa aplicabilidade dos testes tradicionais na rotina de nossos serviços, a não ser na presença de contaminantes como sangue, situação em que o IGFBP-1 ou mesmo o PAMG-1 seriam mais bem aplicáveis.

A ultrassonografia pode ser útil na confirmação do quadro de RPMO, mas a presença de um índice de líquido amniótico (ILA) normal não afasta o diagnóstico de RPMO. Em levantamento recente no Hospital das Clínicas da FMUSP Amnisu, pudemos observar que apenas 28% das pacientes com RPMO tinham oligoâmnio na entrada, com mediana inicial do ILA de 7,30. E, mesmo pouco antes do parto, apenas 37,8% da amostra apresentava ILA < 5,0 (Galletta et al., 2019b). Por outro lado, a

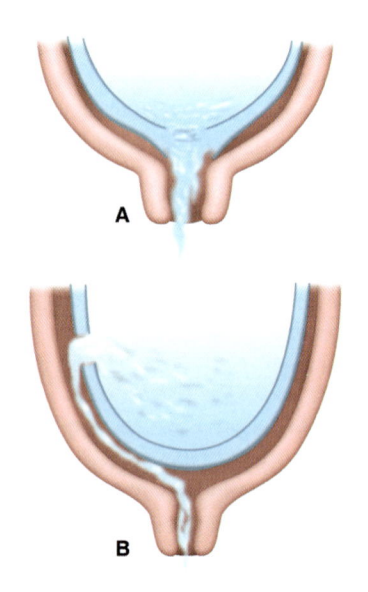

Figura 39.1 A. Ruptura habitual das membranas. **B.** Ruptura ou fissura das membranas.

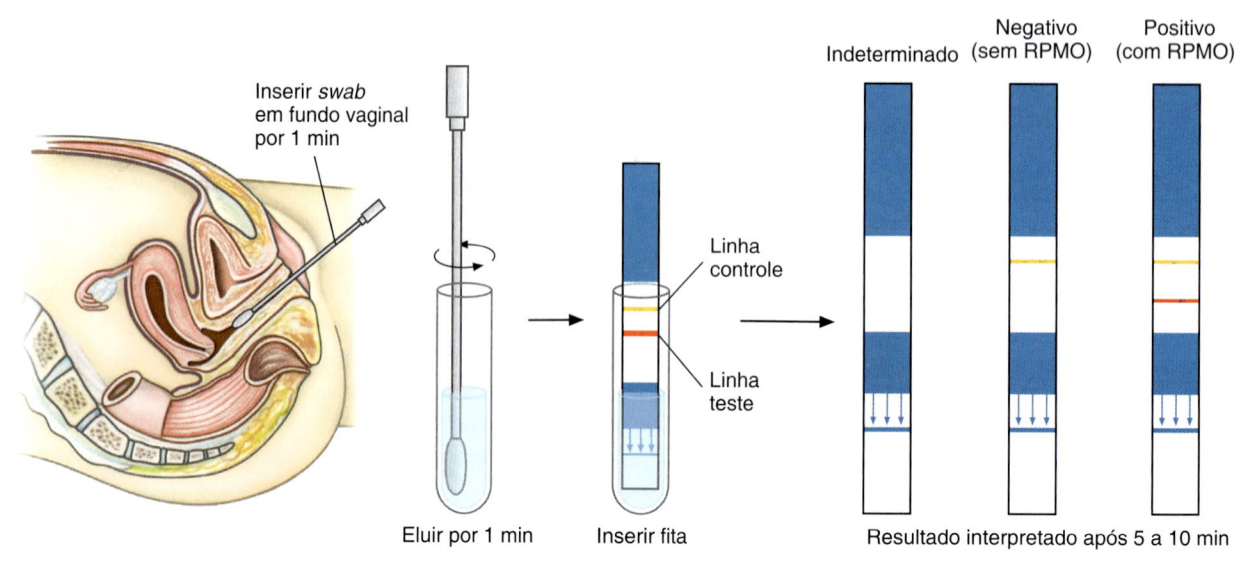

Figura 39.2 Interpretação do teste AmniSure®. *RPMO,* ruptura prematura das membranas ovulares.

ultrassonografia colabora bastante na avaliação inicial do quadro de RPMO, seja na confirmação da idade gestacional, além de estabelecer uma estimativa de peso fetal, seja avaliando o bem-estar fetal pelo perfil biofísico fetal. Também seria útil na confirmação da apresentação fetal e na avaliação morfológica, buscando outras possíveis causas de oligoâmnio, tais como malformações urinárias.

Tratamento

Abordagem inicial

Diante de um caso de RPMO, a primeira conduta que se impõe é a internação hospitalar da paciente, em que se poderá fazer uma avaliação inicial para confirmar o diagnóstico e verificar as condições de bem-estar fetal e avaliar a possibilidade de infecção intrauterina, mas muitas vezes este último diagnóstico não é claro. Mesmo na possibilidade de acompanhamento ambulatorial, faz-se mister uma avaliação mais criteriosa nas primeiras 48 horas.

Nessa avaliação inicial do quadro, também importa avaliar a presença de infecção intra-amniótica, com coleta de exames inflamatórios, tais como leucograma e proteína C reativa, que deverão ser repetidos com frequência, além da busca de infecções ativas, com pesquisa de clamídia, Neisseria e estreptococo do grupo B em secreção vaginal e perineal.

O acompanhamento dessas pacientes deverá ser feito com monitoramento das condições de bem-estar fetal e de marcadores de infecção intra-amniótica. Assim, após a viabilidade fetal, impõe-se o monitoramento diário da vitalidade fetal, pelo perfil biofísico fetal. Os sinais vitais também deverão ser verificados diariamente, pelo menos 4 vezes/dia. E exames laboratoriais, como hemograma com leucócitos e proteína C reativa, deverão ser colhidos a cada 2 dias.

Interrupção da gravidez

A conduta obstétrica em relação à RPMO dependerá basicamente da idade gestacional, além da abordagem de possíveis complicações, tais como o sofrimento fetal, o DPP e a infecção intra-amniótica.

Gestação de termo

Quando a gestação for de termo, com 37 semanas ou mais de gravidez, praticamente todos os serviços preconizam a interrupção, se possível com indução de trabalho de parto. Embora especialistas do Conitec do Ministério da Saúde preconizem que se possa aguardar 24 horas até o início espontâneo do trabalho de parto, revisão recente da Cochrane indica maior risco infeccioso, sem benefício na taxa de parto operatório (Middleton et al., 2017). A antibioticoterapia profilática para esses casos também não parece ser benéfica, com maior taxa de parto cesáreo e maior duração no tempo de hospitalização, sem benefício claro nas taxas de complicações infecciosas (Wojcieszek et al., 2014).

Gestação pré-viável

Em outro extremo, temos os casos com idade gestacional abaixo da viabilidade, que perfazem sério dilema assistencial. Nos EUA, o ACOG (2016) preconiza, para os casos com menos de 24 semanas, o aconselhamento individual de cada paciente, para decisão conjunta sobre a melhor conduta, após esclarecimento dos riscos inerentes. O Ministério da Saúde do Brasil, por meio de seu *Manual técnico sobre gestação de alto risco* (2012), estabelece conduta semelhante, enquanto alguns serviços brasileiros indicam interrupção de todos os casos quando a idade gestacional for menor do que 24 semanas (Rosas et al., 2016). Entretanto, a taxa de sobrevivência desses casos é bastante diversa, tanto no Brasil (entre 3,4 e 57,6%) quanto no exterior (entre 23 e 17%). Em que pese uma taxa de corioamnionite (entre 20 e 70%) maior, somos da opinião de que uma conduta expectante com monitoramento clínico atento seja a melhor possibilidade, considerando não só os aspectos técnicos como também os aspectos éticos e jurídicos (Galletta, 2019).

Idade gestacional entre 24 e 36 semanas

Entre os dois extremos de idade gestacional, ou seja, entre 24 e 36 semanas, embora alguns advoguem uma conduta ativa após o uso de corticoterapia antenatal, a conduta expectante tem ganhado força nos últimos anos (Morris et al., 2016). Na última revisão Cochrane sobre o assunto (Bond et al., 2017), estabelecia-se, na revisão sistemática de 12 trabalhos que a conduta ativa acarretava maior risco de desconforto respiratório, de suporte ventilatório, de UTI neonatal e de morte neonatal. Embora a taxa de corioamnionite tenha sido menor, as taxas de endometrite e de parto cesáreo foram maiores. Adicionalmente, como era de se esperar, a conduta ativa se relacionou com menor idade gestacional e peso ao nascimento, além de menor tempo de internação. Entretanto, apesar desse menor tempo de internação, com menor custo no anteparto, a conduta ativa se associa com maiores custos no intraparto e no pós-parto, apresentando maior custo total médio por paciente (8.094 euros × 7.340 euros), redundando em economia de 754 euros por paciente na conduta expectante (Vijgen et al., 2014).

Assim, parece claro que a conduta expectante seria a melhor abordagem. A dúvida que ainda resta é sobre qual seria a melhor época para se levar a interrupção de maneira eletiva. Alguns indicam resolução com 34 semanas (Rosas et al., 2016), outros com 35 semanas (Feitosa, 2000), alguns com 36 semanas (Galletta, 2015) e até com 37 semanas (Morris et al., 2016). No HC-FMUSP, acreditamos que a interrupção na 36ª semana seria a melhor conduta, por observarmos resultados neonatais e maternos discretamente melhores (Galletta, 2019).

Outras opções de resolução incluem o trabalho de parto prematuro (TPP), o sofrimento fetal agudo e a presença de infecção intra-amniótica, além de acidentes como o prolapso de cordão e o DPP. Em nosso último levantamento de casuística, notamos que 27% chega até a 36ª semana. As demais têm a gravidez interrompida principalmente por causa do TPP (55%), do sofrimento fetal (7%) e da corioamnionite (6%). Dessas intercorrências, vale a pena destacar a corioamnionite, cujo diagnóstico nem sempre é fácil.

Corioamnionite

Os critérios atualmente usados advêm de trabalho clássico de Gibbs da década de 1980 (Gibbs et al., 1982), realizado com 104 mulheres em trabalho de parto e gravidez de termo, com idade gestacional média de 40,3 semanas, comparando 52 com infecção intra-amniótica e 52 sem sinais de infecção, trabalho este questionado por muitos em sua extrapolação para casos prematuros e com RPMO.

Recente artigo de revisão (Sung et al., 2019) aponta que a maior parte dos autores aplica os critérios de Gibbs com modificações, sem consenso sobre qual seria a melhor maneira de se diagnosticar a corioamnionite. O Ministério da Saúde brasileiro (Brasil, 2012) estabelece a necessidade da presença de febre e dois dos seguintes sinais: útero doloroso, secreção vaginal com odor, taquicardia materna ou fetal e leucocitose (> 15.000). Não concordamos com tais critérios porque observamos frequentemente no dia a dia que a febre se configura como critério tardio, quando outros critérios já estão presentes e o quadro séptico já se avizinha. Falta em tais critérios aquele tido como o mais relevante nos últimos trabalhos internacionais, que é a proteína C reativa (Figura 39.3), com a melhor performance na curva ROC, em que concentrações ≥ 5 mg/ℓ na admissão da paciente seria o melhor indicador de infecção neonatal precoce (Popowski et al., 2011) – PCR está citada no manual do Ministério da Saúde apenas como opcional. Também não há referência a qualquer tipo de marcador biofísico do comprometimento inflamatório fetal, tal como a diminuição abrupta do ILA e a cessação dos movimentos respiratórios fetais.

No HC-FMUSP, consideramos a necessidade da presença concomitante de pelo menos dois dos seguintes critérios diagnósticos: taquicardia materna (> 100 bpm), taquicardia fetal (> 160 bpm), útero sensível, secreção purulenta, leucocitose (> 15.000) ou aumento de 20% na contagem leucocitária, aumento da proteína C reativa em 20%, diminuição abrupta no ILA e ausência de movimentos respiratórios fetais (Galletta, 2015). A febre (≥ 37,8°C) pode ser considerada critério único e maior, se não houver outro foco aparente, mas raramente é usada sozinha. Apesar de aparentemente usarmos um conjunto de critérios menores, com a intenção de se fazer diagnósticos precoces, nossa taxa de corioamnionite clínica percebida antes do parto foi de apenas 10,8%, subindo para 22,9% na análise retrospectiva dos casos, com dados clínicos e laboratoriais pós-parto, taxa esta próxima da taxa de corioamnionite histológica, que foi de 29% (Galletta et al., 2019b).

Quaisquer que sejam os critérios diagnósticos usados na presunção diagnóstica de corioamnionite, a conduta assistencial seria de interrupção, a princípio por indução, independentemente da idade gestacional. Adicionalmente, administrar-se-iam antibióticos por via parenteral. Os dois regimes mais utilizados são: 1) clindamicina, 900 mg IV a cada 8 horas + gentamicina, 1,5 mg/kg IV a cada 8 horas; 2) ampicilina, 2 g IV a cada 6 horas (ou penicilina G cristalina 5 milhões de ataque + 2,5 milhões IV a cada 4 horas) + gentamicina, 1,5 mg/kg IV a cada 8 horas + metronidazol, 500 mg IV a cada 8 horas. A antibioticoterapia deverá ser mantida por pelo menos 48 horas do parto ou do último pico febril (Galletta, 2015). Na eventualidade de se manter a febre, o esquema antibiótico deverá ser repensado; de preferência orientado pelo resultado das culturas.

Estreptococo do grupo B

Há uma infecção específica que necessita de cuidado especial, o GBS, potencialmente fatal para o recém-nascido, por várias décadas a primeira causa de sepse neonatal precoce (Figura 39.4), com diminuição importante a partir deste século, com a entrada em prática de protocolos assistenciais bem estabelecidos.

O protocolo mais reconhecido e utilizado em todo o mundo é o protocolo do Centers for Disease Control and Prevention (CDC) americano, publicado em novembro de 2010 (Verani et al., 2010), utilizado no HC-FMUSP desde maio de 2011 (Galletta, 2015) e ratificado por reunião de consenso de especialistas das SOGESP em 2012 (Fernandes et al., 2012a). De acordo com esse protocolo, todas as pacientes com RPMO deveriam se submeter à pesquisa de GBS na admissão, a menos que já tivessem pesquisa prévia durante o pré-natal. Enquanto não fosse disponível

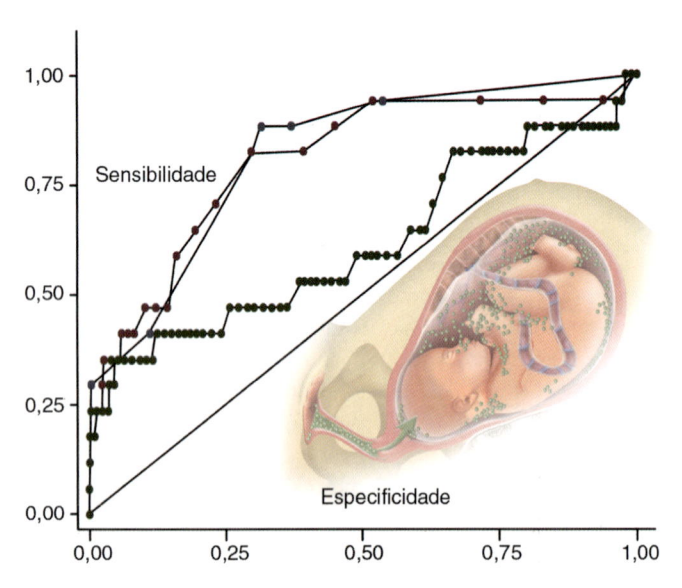

Figura 39.3 Curva ROC da proteína C reativa (PCR) como indicadora de infecção neonatal precoce na ruptura prematura de membranas pre-termo após 34 semanas. *Linha azul*, modelo preditivo com PCR e WBC (leucócitos) - AUC: 0,83. *Linha vermelha*, CRP - AUC: 0,80. *Linha verde*, WBC (leucócitos) - AUC: 0,62. *AUC*, área sob a curva (*area under curve*). (Adaptada de Popowski et al., 2011.)

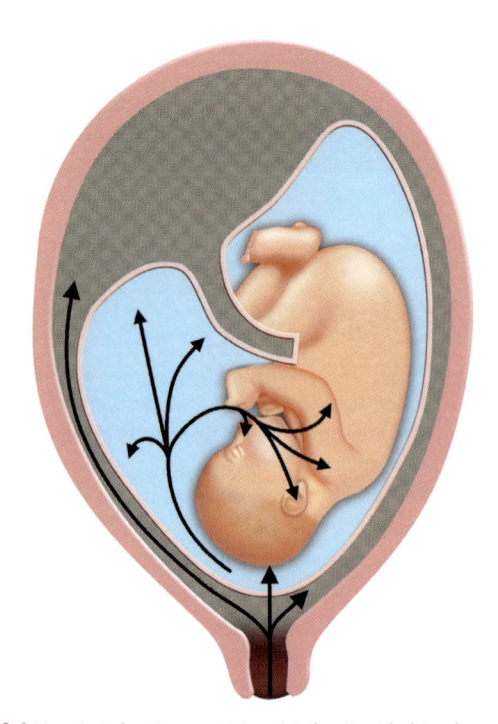

Figura 39.4 Vias da infecção amniótica. A infecção é habitualmente ascendente (*setas*). Nesse caso, há prévia deciduíte e, ocasionalmente, placentite (na borda inferior do órgão). O líquido infectado acarreta amnionite no âmnio membranoso, no placentário e no funicular. Os germes contidos no líquido amniótico também infectam o tegumento e os orifícios naturais do feto, provocando otites e conjuntivites. Ao alcançarem as vias respiratórias e os pulmões, assim como o tubo digestivo, surgem broncopneumonias, esofagites etc. (*setas*).

o resultado da pesquisa, tais pacientes receberiam antibiotico-profilaxia com penicilina ou ampicilina IV por 48 horas, tempo necessário para zerar a colonização vulvoperineal. Ao iniciar o trabalho de parto, a antibioticoterapia seria retomada se a cultura de GBS tivesse sido positiva ou se ainda não estivesse disponível. Com tal protocolo, o número de casos de sepse neonatal por GBS diminuiu sobremaneira (Figura 39.5).

Apesar do sucesso desse protocolo, outros protocolos alternativos têm surgido. O mais relevante são as diretrizes de 2017 do Royal College of Obstetricians and Gynaecologists (RGOG) do Reino Unido (Hughes et al., 2017), que deixou de recomendar o teste bacteriológico de detecção da colonização pelo GBS para mulheres com ruptura prematura de membranas, indicando a administração de antibioticoprofilaxia intraparto para todas as pacientes com RPMO em trabalho de parto. Apesar dessa posição alternativa, a maioria dos serviços continua optando pelo esquema do CDC americano.

Um detalhe desse protocolo do CDC é a possibilidade aventada de se pesquisar a presença do GBS no parto, por meio de exames de PCR, se disponível no serviço (Verani et al., 2010). Uma conferência de consenso europeia se posicionou, da mesma maneira, favoravelmente à utilização das técnicas de RT-PCR para a avaliação do *status* do GBS nas parturientes (Di Renzo et al., 2015). No entanto, essa ainda não é uma realidade para grande parte de nossos serviços no Brasil.

Antibioticoterapia para prolongar o período de latência

Outra discussão pertinente e bastante controversa no tópico da RPMO pré-termo é o uso de antibioticoterapia para aumento do período de latência. Tal conduta derivou de um trabalho do National Institute of Health do final do século passado, que demonstrava aumento do período de latência, com diminuição de algumas complicações neonatais, quando se administrava ampicilina + eritromicina intravenosos por 2 dias, seguidos por amoxicilina e eritromicina VO até completar 7 dias (Mercer et al., 1997). Entretanto, chamou a atenção o aumento do número de casos de enterocolite necrosante, possivelmente relacionada com o tipo de antibiótico (amoxicilina + clavulanato).

Outras pesquisas se somaram com outros tipos de antibiótico e resultados um tanto diversos. O esquema de antibiótico clássico não seria possível no Brasil, pela indisponibilidade da eritromicina na formulação injetável. Entretanto, mais recentemente, o grupo do UpToDate tem sugerido para esse fim o seguinte esquema: azitromicina 1 g VO + ampicilina IV, 2 g intravenoso 6/6 horas por 48 horas, seguido por amoxicilina 875 mg VO, 12/12 horas por mais 5 dias, totalizando 7 dias (Duff et al., 2020). A Cochrane, ao realizar uma revisão sistemática sobre o assunto, com 22 trabalhos e pouco mais de 6 mil gestantes arroladas, revelou que parecia haver mesmo um aumento do período de latência, diminuindo o risco de nascimento antes de 2 ou 7 dias, com menores taxas de infecção neonatal, de uso de surfactante, de oxigenoterapia e de alteração ultrassonográfica cerebral dos recém-nascidos (Kenyon et al., 2013), mas sem modificação na mortalidade perinatal. Apesar desses resultados alvissareiros, alguns pesquisadores têm levantado objeções ao uso rotineiro de antibiótico para aumentar o período de latência (Lamont, 2008), acreditando que o uso de antibiótico "às cegas" poderia selecionar flora bacteriana resistente, com piores resultados a médio prazo. Certamente já há relatos de que tem aumentado o número de casos de sepse neonatal por Gram-negativos resistentes (Stoll et al., 2002, 2011). Tais aspectos podem explicar por que grande parte dos serviços brasileiros ainda não recomenda o uso de antibiótico para aumentar o período de latência, tendo sido esse um dos pontos em que não houve consenso na reunião de especialistas da SOGESP, em 2012 (Fernandes et al., 2012a). Assim, apesar da opinião do ACOG de preconizar esse esquema, somos da opinião de não utilizá-lo.

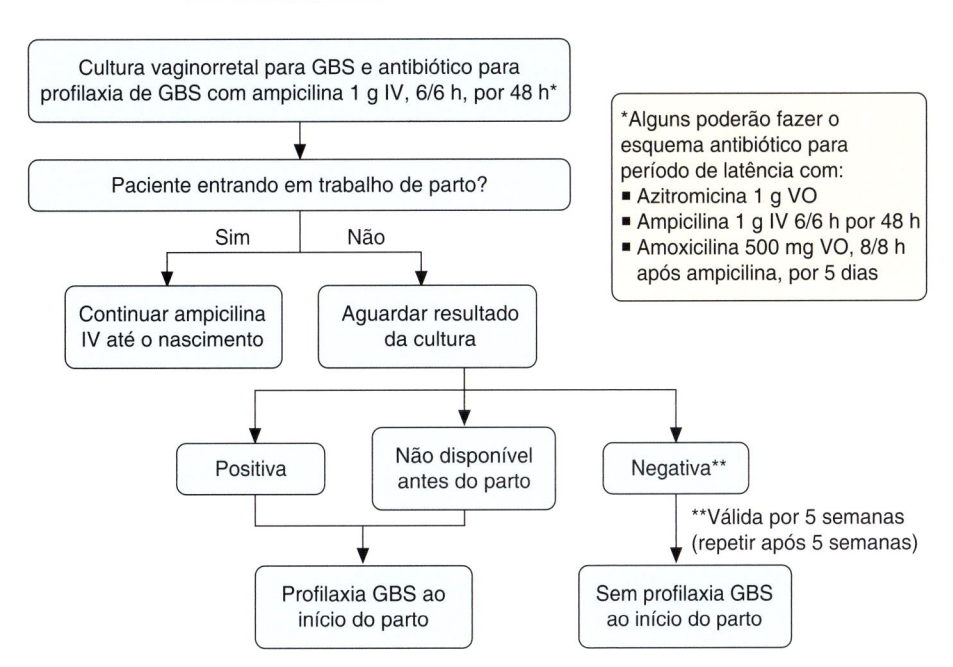

Figura 39.5 Profilaxia para estreptococo do grupo B (GBS) em pacientes com ruptura prematura das membranas ovulares pré-termo.

Corticoterapia antenatal

Outro aspecto importante é o uso de corticosteroide para aceleramento da maturidade pulmonar nessas pacientes. Certamente, a indicação de corticoterapia antenatal é adequada, pois a chance de parto prematuro é elevada e os recém-nascidos poderiam se beneficiar dessa conduta, com melhor resposta no berçário e menores taxas de mortalidade. Realmente, a literatura disponível apresenta menores taxas de desconforto respiratório, hemorragia intracraniana e enterocolite necrosante, além de menores taxas de morte perinatal e neonatal com o uso da corticoterapia antenatal. Entretanto, não há resposta adequada quanto a um possível maior risco de corioamnionite e quadro infeccioso neonatal, porque mesmo com a metanálise não se conseguiu vislumbrar diferença estatística (Roberts et al., 2017).

Com esses resultados, praticamente todos os serviços indicam tal procedimento na RPMO, incluindo o ACOG, que preconiza o uso do corticosteroide entre 24 e 34 semanas, abrindo margem em seu último UpToDate para talvez se fazer a corticoterapia em outras idades gestacionais (ACOG, 2017). No entanto, essa posição da sociedade se baseia apenas na opinião dos especialistas envolvidos na confecção do boletim, sem embasamento por pesquisa científica adequada. Outros autores, por exemplo, estabelecem que o melhor período para a realização da corticoterapia seria até 30 ou 32 semanas, entendendo que o risco infeccioso após essa idade gestacional seria superior ao risco inerente da prematuridade (Vidaeff e Ramin, 2011), opinião com a qual concordamos. Por outro lado, a repetição do ciclo ainda permanece controversa, podendo ser mais maléfica do que benéfica.

O que devemos entender em relação ao uso do corticosteroide na RPMO é que a dose utilizada é alta e pode comprometer em certa medida a resposta imunológica da paciente, principalmente se ela já estiver em um quadro de infecção intrauterina. Assim, é importante que se tenha uma clareza maior sobre a possibilidade de corioamnionite antes de se administrar o corticosteroide. É necessário lembrar que, ao se administrar tal medicamento, perde-se um dos mais importantes parâmetros laboratoriais de corioamnionite, que é a contagem de leucócitos, uma vez que é efeito direto do corticosteroide liberar para a periferia formas jovens dos glóbulos brancos, levando à leucocitose e a possível desvio à esquerda, efeitos que permanecem por volta de 1 semana. Logo, somos da opinião de administrar a corticoterapia com duas doses de betametasona 12 mg IM, com intervalo de 24 horas, perfazendo um ciclo completo, entre 24 e 32 semanas de gravidez, após pelo menos um ou dois exames laboratoriais (leucograma e PCR) para avaliar adequadamente a possibilidade de corioamnionite. Outra possibilidade seria o uso de dexametasona, cuja administração se constitui de quatro doses intramusculares de 6 mg a cada 12 horas (ACOG, 2017). Não vemos vantagem em administrar ciclos repetidos ou após a 34ª semana.

Hospitalização × home care

Em relação à hospitalização na RPMO, acreditamos ser a melhor conduta na grande maioria dos casos. Embora existam relatos de sucesso na conduta de home care (Dussaux et al., 2018; Garabedian et al., 2016), acreditamos que, em nossa realidade, seria uma conduta de exceção. ACOG também não recomenda o home care, uma vez alcançada a viabilidade fetal, podendo ser uma opção antes desse momento. Temos tido alguma experiência com a conduta

expectante ambulatorial no Hospital das Clínicas da FMUSP, com casos que preencham os seguintes pré-requisitos: gestação com menos de 26 semanas, feto em apresentação cefálica (para diminuir o risco de prolapso de cordão), com exames laboratoriais normais, sem dinâmica uterina; paciente orientada, com escolaridade adequada, que consiga fazer controle de pulso e temperatura em casa, com condições de retorno ao hospital semanalmente, e que habite perto do hospital. Compreensivelmente, tal perfil não se adapta à grande maioria de nossas pacientes.

Conduta na próxima gravidez

A história pessoal de RPMO em uma gravidez prévia eleva o risco de novo evento em uma gravidez subsequente, com risco relativo que poderia chegar até três vezes (Bouvier et al., 2019; Monson et al., 2016; Lee et al., 2003). Considerando esse risco, o ACOG tem preconizado cuidado adicional com essas pacientes em uma nova gravidez, utilizando progesterona vaginal, entre 16 e 24 semanas. Entretanto, não vemos necessidade de instituir essa conduta. Primeiro, porque o risco não parece assim tão elevado. Em nossos dados, apenas 6,6% das pacientes internadas com RPMO referem esse antecedente (Galletta et al., 2019b). Segundo, porque entendemos que a fisiopatologia da RPMO seja diferente do parto prematuro espontâneo, com maior relevância para as causas infecciosas e inflamatórias. Terceiro, porque o ACOG não apresenta dados de pesquisa que sustentem essa conduta de intervenção. Quarto, porque há pesquisas que notaram não haver diferença na latência e nos resultados de pacientes com RPMO, com a administração de progesterona via retal ou intramuscular (Quist-Nelson et al., 2018), indicando que tal medicamento não interferiria na fisiopatologia da doença instalada.

Por outro lado, acreditamos sim que uma nova gestação em paciente com RPMO prévia deva ser acompanhada com cuidado adicional, com monitoramento das condições do colo e de possíveis infecções vaginais.

Bibliografia

American College of Obstetricians and Gynecologists (ACOG). Practice Bulletin nº 172: Premature rupture of membranes. Obstet Gynecol. 2016;128(4):e165.

American College of Obstetricians and Gynecologists (ACOG). Committee Opinion nº 713: Antenatal corticosteroid therapy for fetal maturation. Obstet Gynecol. 2017;130(2):e102-e109.

Bond DM, Middleton P, Levett KM, et al. Planned early birth *versus* expectant management for women with preterm prelabour rupture of membranes prior to 37 weeks' gestation for improving pregnancy outcome. Cochrane Database Syst Rev. 2017;3:CD004735.

Bouvier D, Forest JC, Blanchon L, et al. Risk factors and outcomes of preterm premature rupture of membranes in a cohort of 6968 pregnant women prospectively recruited. J Clin Med. 2019;8:1987-99.

Brasil. Ministério da Saúde. Secretaria de Atenção à Saúde. Departamento de Ações Programáticas Estratégicas. Gestação de alto risco: manual técnico (Série A. Normas e Manuais Técnicos). 5. ed. Brasília: Ministério da Saúde; 2012. p. 79-84.

CONITEC. Comissão Nacional de Incorporação de Tecnologias no SUS. Diretrizes Nacionais de Assistência ao Parto Normal. Relatório de Recomendação nº 211. Brasília: Ministério da Saúde; 2016, p. 186-94.

Di Renzo GC, Melin P, Berardi A, et al. Intrapartum GBS screening and antibiotic prophylaxis: a European consensus conference. J Matern Fetal Neonatal Med. 2015;28:766-82.

Duff P, Lockwood CJ, Barss VA. Preterm prelabor rupture of membranes: Management. UpToDate at Jan 02, 2020. Disponível em: https://www.uptodate.com/contents/preterm-prelabor-rupture-of-membranes-management.

Dussaux C, Senat MV, Bouchghoul H, Benachi A, Mandelbrot L, Kayem G. Preterm premature rupture of membranes: is home care acceptable? J Matern Fetal Neonatal Med. 2018;31(17):2284-92.

Feitosa FEL. Amniorrexe prematura. In: Almeida FML, Feitosa FEL (eds.). Manual da Clínica Obstétrica da Maternidade Escola Assis Chateaubriand – MEAC-UFC. Fortaleza; 2000.

Fernandes GL, Souza E, Galletta MA, Francisco RPV. Recomendações SOGESP/Tema 6: Antibioticoterapia na conduta expectante da rotura prematura pré-termo das membranas ovulares. Disponível em: http://www.sogesp.com.br/associado/recomendacoes-sogesp/2012/tema--06-antibioticoterapia-na-conduta-expectante-da-rotura-prematura--pre-termo-das-membranas-ovulares.

Fernandes GL, Torloni MR, Hisaba WJ, et al. Premature rupture of membranes before 28 weeks managed expectantly: Maternal and perinatal outcomes in a developing country. J Obst Gynaec. 2012;32:45-9.

Galletta MAK, Bittar RE, Rodrigues AS, Francisco RPV, Zugaib M. Comparative analysis of Insulina-like growth factor binding protein-1, placental alpha-microglobulin-1, phenol and pH for the diagnosis of preterm premature rupture of membranes between 20 and 36 weeks. J Obstet Gynaecol Res. 2019;45(8):1448-57.

Galletta MAK. Rotura prematura das membranas ovulares. In: Zugaib M, Bittar RE, Francisco RPV. Protocolos assistenciais da Clínica Obstétrica da Faculdade de Medicina da Universidade de São Paulo. 5.ed. Barueri: Manole; 2015. p. 505-13.

Galletta MAK, Bittar RE, Agra I, Guerra ECL, Francisco RPV, Zugaib M. Epidemiological profile of patients with preterm premature rupture of membranes at a tertiary hospital in São Paulo, Brazil. Clinics. 2019;74:e1231.

Galletta MAK. Rotura prematura das membranas ovulares. In: Fernandes CE, de Sá MFS, Mariani Neto C. Tratado de obstetrícia FEBRASGO. Rio de Janeiro: Elsevier; 2019.

Garabedian C, Bocquet C, Duhamel A, et al. Rupture prématurée des membranes: peut-on proposer une prise en charge à domicile? [Preterm rupture of membranes: Is home care a safe management?]. J Gynecol Obstet Biol Reprod (Paris). 2016;45(3):278-84.

Gibbs RS, Blanco JD, St Clair PJ, et al. Quantitative bacteriology of amniotic fluid from women with clinical intra-amniotic infection at term. J Infect Dis. 1982;145:1-8.

Gonçalves LF, Silveira SK, Saab Neto JA. Descriptive study on the antibiotic profilaxy at preterm premature rupture of membranes. Arq Catarin Med. 2009;38(2):67-72.

Higgins RD, Saade G, Polin RA, et al. Evaluation and management of women and newborns with a maternal diagnosis of chorioamnionitis: summary of a workshop. Obstet Gynecol. 2016;127:426e36.

Hughes RG, Brocklehurst P, Steer PJ, Heath P, Stenson BM on behalf of the Royal College of Obstetricians and Gynaecologists. Prevention of early-onset neonatal group B streptococcal disease. Green-top Guideline Nº36. BJOG. 2017;124:e280-305.

Kenyon S, Boulvain M, Neilson JP. Antibiotics for preterm rupture of membranes. Cochrane Database Syst Rev. 2003;(2):CD001058.

Lamont RF. Antibiotics used in women at risk of preterm birth. Am J Obstet Gynecol. 2008;199(6):583-4.

Lee T, Carpenter MW, Heber WW, Silver HM. Preterm premature rupture of membranes: Risks of recurrent complications in the next pregnancy among a population-based sample of gravid women. Am J Obstet Gynecol. 2003;188:209-13.

Mauad Filho F, Araújo ACPF, Duarte G, Cunha SP, Nogueira AA, Jorge SM. Prematurity: obstetric and perinatal aspects. Rev Bras Ginecol Obstet. 1995;17(9):881-9.

Mercer BM, Goldenberg RL, Meis PJ, et al. The Preterm Prediction Study: prediction of preterm premature rupture of membranes through clinical findings and ancillary testing. The National Institute of Child Health and Human Development Maternal-Fetal Medicine Units Network. Am J Obstet Gynecol. 2000;183(3):738-45.

Mercer BM, Miodovnik M, Thurnau GR, et al. Antibiotic therapy for reduction of infant morbidity after preterm premature rupture of the membranes. A randomized controlled trial. National Institute of Child Health and Human Development Maternal-Fetal Medicine Units Network. JAMA. 1997;278:989-95.

Middleton P, Shepherd E, Flenady V, McBain RD, Crowther CA. Planned early birth versus expectant management (waiting) for prelabour rupture of membranes at term (37 weeks or more). Cochrane Database Syst Rev. 2017;1:CD005302.

Monson MA, Gibbons KJ, Esplin MS, Varner MW, Manuck TA. Pregnancy outcomes in women with a history of previable, preterm prelabor rupture of membranes. Obst Gynecol. 2016;128(5):976-82.

Morris JM, Roberts CL, Bowen JR, et al. Immediate delivery compared with expectant management after preterm pre-labour rupture of the membranes close to term (PPROMT Trial): a randomised controlled trial. Lancet. 2016;387(10017):444-52.

Passini R Jr, Cecatti JG, Lajos GJ, et al. Brazilian Multicentre Study on Preterm Birth (EMIP): Prevalence and Factors Associated with Spontaneous Preterm Birth. PLoS ONE 2014;9(10):e109069.

Peng CC, Chang JH, Lin HY, Cheng PJ, Su BH. Intrauterine inflammation, infection, or both (Triple I): A new concept for chorioamnionitis. Pediatr Neonatol. 2018;59(3):231-7.

Pierre AMM, Bastos GZG, Oquendo R, Alencar Júnior CA. Maternal and Perinatal Outcomes of Premature Rupture of the Membranes up to the 26th Week of Gestation. Rev Bras Ginecol Obstet. 2003;25(2):109-14.

Popowski T, Goffinet F, Maillard F, Schmitz T, Leroy S, Kayem G. Maternal markers for detecting early onset neonatal infection and chorioamnionitis in cases of premature rupture of membranes at or after 34 weeks of gestation. A two center prospective study. BMC Pregnancy Childbirth. 2011;11:26-35.

Quist-Nelson J, Parker P, Mokhtari N, Di Sarno R, Saccone G, Berghella V. Progestogens in singleton gestations with preterm prelabor rupture of membranes: a systematic review and metaanalysis of randomized controlled trials. Am J Obstet Gynecol. 2018;219(4):346-55.

Roberts D, Brown J, Medley N, Dalziel SR. Antenatal corticosteroids for accelerating fetal lung maturation for women at risk of preterm birth. Cochrane Database Syst Rev. 2017;3:CD004454.

Romero-Guzman GJ, Lopez-Munoz F. Prevalence and risk factors for periventricular leukomalacia in preterm infants. A systematic review.. Rev Neurol. 2017;65(2):57-62.

Rosas CF, Todorovic P, Sass N. Ruptura prematura das membranas ovulares. In: Sass N (org.). Protocolo de procedimentos diagnósticos e terapêuticos da clínica obstétrica. Hospital Municipal e Maternidade Escola Dr. Mário de Moraes Altenfelder Silva – Vila Nova Cachoeirinha. Prefeitura de São Paulo; 2016. p. 203-7.

Silveira ML, Caminha NO, Sousa RA, Pessoa SMF, Gurgel EPP, Cavalcante DMP. Neonatal outcome in pregnancies that presented premature rupture of membranes. Rev RENE. 2014;15(3):491-8.

Stoll BJ, Hansen N, Fanaroff AA, et al. Changes in pathogens causing early-onset sepsis in very-low-birth-weight infants. N Engl J Med. 2002;347(4):240-7.

Stoll BJ, Hansen NI, Sánchez PJ, et al. Early onset neonatal sepsis: the burden of group B Streptococcal and E. coli Disease Continues. Pediatrics. 2011;127:817-26.

Sung JH, Choi SJ, Oh SY, Roh CR. Should the diagnostic criteria for suspected clinical chorioamnionitis be changed? J Matern Fetal Neonatal Med. 2019;34(5):824-33.

Verani JR, McGee L, Schrag SJ, Division of Bacterial Diseases, National Center for Immunization and Respiratory Diseases, Centers for Disease Control and Prevention (CDC). Prevention of perinatal group B streptococcal disease – revised guidelines from CDC, 2010. MMWR Recomm Rep. 2010;59:1.

Vidaeff AC, Ramin SM. Antenatal corticosteroids after preterm premature rupture of membranes. Clin Obstet Gynecol. 2011;54(2):337-43.

Vijgen SMC, van der Ham DP, Bijlenga D, et al. Economic analysis comparing induction of labor and expectant management in women with preterm prelabor rupture of membranes between 34 and 37 weeks (PPROMEXIL Trial). Acta Obstet Gynecol Scand. 2014;93:374-81.

Wojcieszek AM, Stock OM, Flenady V. Antibiotics for prelabour rupture of membranes at or near term. Cochrane Database Syst Rev. 2014;1(10):CD001807.

40 Restrição de Crescimento Fetal

Jair Roberto da Silva Braga
Cristos Pritsivelis
Francisco Eduardo de Carvalho Lima
André Luiz Magdalena Dourado
Jorge Rezende Filho

A restrição de crescimento fetal (RCF) é uma condição obstétrica comum e uma das principais causas de morbimortalidade perinatal. É também um distúrbio complexo e multifatorial, que afeta o desenvolvimento fetal e, atualmente, representa um dos principais fatores de risco para atraso do desenvolvimento neurológico e cognitivo a longo prazo. Vários estudos mostram uma associação entre baixo peso ao nascer e desenvolvimento de doenças cardiovasculares e endócrinas, que incluem hipertensão arterial, diabetes, dislipidemia e distúrbios da coagulação em crianças e adultos.

A definição de RCF constitui-se um desafio. Nessa patologia gestacional, o feto não atinge seu potencial de crescimento biológico, como consequência da função placentária insuficiente, a qual pode ser em decorrência de múltiplas causas. A melhor maneira de identificação da RCF ainda está por ser determinada, e a pequena dimensão fetal continua a ser a melhor ferramenta para a prática clínica, já que identifica um grupo de fetos com pior resultado perinatal e a longo prazo. Para isso, são usados o peso fetal estimado e a medida da circunferência abdominal fetal, com ponto de corte mais utilizado o valor abaixo do 10º percentil para determinada idade gestacional, com base em uma tabela de intervalos de referência populacional. Por outro lado, fetos com medidas acima do 10º percentil podem não atingir seu potencial de crescimento e permanecer sem diagnóstico, apesar de estarem em risco aumentado de pior resultado perinatal. E ainda, há um percentual significativo de fetos com medidas abaixo do 10º percentil sem qualquer evidência de insuficiência placentária, os quais apresentam resultado perinatal normal, e reconhecidos como constitucionalmente pequenos.

Intervalos de referência expressos em tabelas apropriadas para a avaliação do crescimento fetal e do peso ao nascer são fundamentais para um bom seguimento clínico, principalmente em situações limítrofes, e se tornaram ainda mais importantes com evidências crescentes de que os resultados adversos relacionados ao crescimento inadequado são potencialmente evitáveis. As tabelas devem ser baseadas em evidências científicas, validadas em relação ao resultado perinatal e capazes de demonstrar utilidade e eficácia. Existem várias opções de tabelas de peso fetal para uso clínico, que variam de acordo com a população estudada e diferentes metodologias utilizadas na confecção de cada uma delas. Tabelas *customizadas*, que ajustam o peso calculado para determinada idade gestacional, com características da gestante como origem étnica, altura, peso e paridade, têm mostrado um resultado melhor na identificação de fetos de risco para resultados adversos.

Etiologia

São várias as causas da RCF, as quais podem ser classificadas em fetais, maternas, ambientais e placentárias. Tais causas podem ser divididas em dois grupos: restrição não mediada e restrição mediada pela placenta (Tabela 40.1).

Outros fatores de risco associados a neonatos com baixo peso são: idade materna ≥ 35 anos, raça negra ou etnia indiana/asiática, nuliparidade, índice de massa corporal < 20 ou > 25 kg/m², ingestão de bebidas alcoólicas, uso de drogas ilícitas, tabagismo e reprodução assistida.

Tabela 40.1 Causas de restrição de crescimento fetal.

Restrição não mediada pela placenta	Anomalias estruturais e cromossômicas/genéticas
	Infecções congênitas (sífilis, rubéola, citomegalovírus, toxoplasmose, herpes, zika, malária etc.)
	Erros inatos do metabolismo
Restrição mediada pela placenta	Pré-eclâmpsia, hipertensão crônica
	Diabetes pré-gestacional
	Doença vascular materna, trombofilia, doença autoimune
	Hipoxemia secundária a distúrbios cardíacos, respiratórios e hematológicos

Identificação de fetos pequenos

A correta datação da gestação é primordial para a identificação dos fetos pequenos, e causa comum de interpretação equivocada no diagnóstico. A data da última menstruação (DUM) continua a ser um excelente método de identificação, desde que mantenha uma correspondência com a ultrassonografia (US) de 1º trimestre por meio da medida do comprimento cabeça-nádegas (CCN), que apresenta uma variabilidade de 5 a 7 dias (Tabela 40.2). Na prática, quando há discordância de até 5 dias entre DUM e a idade indicada pelo CCN, elegemos a DUM como base de cálculo. Se a diferença é maior ou igual a 6 dias, utilizamos a idade pelo CCN (para idade gestacional abaixo de 8^{+6} semanas). Quando a paciente chega pela primeira vez no final do 2º trimestre em diante, e não há informações adequadas de DUM e US, a datação deve ser feita por meio de biometria média da cabeça e fêmur, e preferencialmente reavaliada em 2 semanas para verificação da curva do crescimento.

O rastreamento precoce para detectar a probabilidade de um feto desenvolver uma restrição de crescimento deve incluir história clínica e obstétrica, Doppler das artérias uterinas e parâmetros séricos maternos. O Doppler das artérias uterinas é o melhor preditor de deterioração fetal e tem taxa para detecção de RCF mais assertiva, se realizado no 2º trimestre, em vez do 1º trimestre. Entretanto, esse método tem melhor aplicabilidade para fetos que necessitam de parto antes de 34 semanas, e 60% deles são identificados pela instalação concomitante de pré-eclâmpsia materna. Em tempo, a restrição de crescimento no final da gestação frequentemente não é percebida, por conta da baixa sensibilidade dos métodos de rastreamento. Estudos populacionais mostram que a identificação pré-natal de fetos pequenos para a idade gestacional sucede em uma diminuição de resultados perinatais adversos e natimortos. Além disso, de acordo com estudos de auditorias, a maioria dos casos de natimortos evitáveis está relacionada a falha na detecção pré-natal de fetos pequenos para idade gestacional. Portanto, ressalta-se a importância da realização de biometria fetal com aferição de percentis de medidas e do Doppler das artérias uterinas no 2º trimestre, além de avaliação com US no 3º trimestre, entre 32 e 36 semanas. A medida

Tabela 40.2 Guia para datação da gestação pela ultrassonografia.

≤ 8 semanas e 6 dias	CCN	Mais de 5 dias
9 semanas até 13^{+6} semanas	CCN	Mais de 7 dias
14 semanas até 15^{+6} semanas	DBP, CC, CA, F	Mais de 7 dias

CCN, comprimento cabeça-nádegas; DBP, diâmetro biparietal; CC, circunferência cefálica; CA, circunferência abdominal; F, fêmur; DUM, data da última menstruação. (Adaptada de ACOG, 2014.)

clínica do fundo do útero detecta apenas 16% dos fetos pequenos para a idade gestacional em população de baixo risco.

O diagnóstico de um feto pequeno para a idade gestacional é realizado quando o **peso fetal estimado ou a circunferência abdominal estão abaixo do 10º percentil** em intervalos de referência populacional. A fórmula de Hadlock et al. (1985) é o método mais amplamente aceito para estimar o peso fetal, ao usar uma medida ultrassonográfica composta pela circunferência cefálica, circunferência abdominal e fêmur do feto. Tal sistema permite comparações entre diferentes trabalhos e traz excelente correlação com a maioria das curvas locais.

Diferenciação entre restrição de crescimento fetal e feto pequeno para a idade gestacional

Fetos pequenos representam uma população heterogênea, com os seguintes fenótipos principais:

- Aqueles causados por insuficiência placentária e considerados verdadeiros casos de RCF
- Aqueles em que não são detectados sinais de insuficiência placentária, que podem ser constitucionalmente pequenos ou representar outras causas a serem elucidadas
- Aqueles com malformações congênitas (que incluem cromossomopatias e doenças gênicas) ou infecções. Eles representam a menor proporção entre os casos de RCF.

Desse modo, a maioria dos fetos pequenos isolados se enquadra nas categorias clínicas de RCF ou pequeno para a idade gestacional (PIG).

Em uma proporção substancial de casos, a pequena dimensão fetal é causada por insuficiência placentária. No entanto, em outro subconjunto importante de fetos pequenos não há evidências de envolvimento da placenta. As evidências clínicas sugerem que os fetos pequenos com insuficiência placentária estão associados a piores resultados perinatais, enquanto o grupo não placentário tem resultados perinatais praticamente normais. Por convenção arbitrária, os casos de insuficiência placentária são geralmente definidos como RCF (verdadeiros), enquanto os casos "não placentários" restantes são referidos como PIG (ou constitucionalmente pequenos). Não sabemos se o grupo não placentário também sofre restrição de crescimento ou um modo mais brando de insuficiência placentária, mesmo que os resultados perinatais sejam normais. Do ponto de vista puramente obstétrico, na RCF, a função "respiratória" da placenta é prejudicada a ponto de causar hipoxia e acidose nas condições basais (em formas precoces/graves) ou sob o estresse das contrações uterinas (em formas tardias/leves), enquanto nos PIG não ocorrem tais complicações.

O uso de um algoritmo para diferenciar uma RCF de um PIG foi proposto por Figueras e Gratacós (2014), com taxas de detecção de 83% para resultados adversos. Nesse algoritmo, integram a estimativa do peso fetal, o Doppler da artéria umbilical, artéria cerebral média e artéria uterina. A RCF é definida quando um feto com peso estimado abaixo do 10º percentil é combinado com uma relação cerebroplacentária (RCP) abaixo do 5º percentil, índice de pulsatilidade médio das artérias uterinas acima do 95º percentil, ou peso fetal estimado (PFE) abaixo do 3º percentil (Figura 40.1). Esses critérios incluem todos os outros

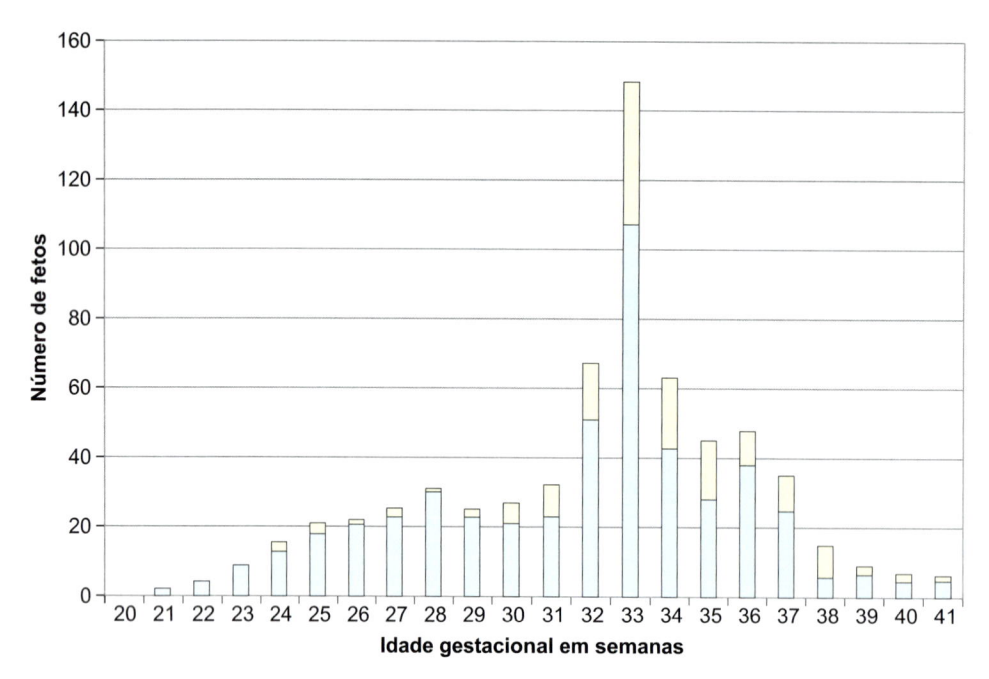

Figura 40.1 Distribuição de uma população de fetos com peso abaixo do 10º percentil entre restrição de crescimento fetal (RCF) e pequeno para a idade gestacional (PIG). RCF definido de acordo com o algoritmo composto pelo peso fetal estimado < 3º percentil, relação cerebroplacentária anormal e Doppler de artéria uterina anormal. *Amarelo*: todos os parâmetros normais, sem critério de RCF. *Azul*: um ou mais parâmetros alterados, com algum critério de RCF. (Adaptada de Figueras e Gratacós, 2014.)

(ou seja, a artéria umbilical anormal resulta em uma relação cerebroplacentária anormal). O algoritmo é mais útil nos casos de RCF do 3º trimestre da gestação, embora em casos de início antes de 32 semanas, o uso da artéria umbilical possa ser suficiente para o diagnóstico.

Diferenciação entre restrição de crescimento fetal de início precoce e tardio

A RCF apresenta-se sob dois padrões clínicos, conforme a idade gestacional de aparecimento. Uma idade gestacional de 32 semanas no diagnóstico, ou 34 semanas no parto, é o ponto de corte entre a RCF de início precoce e tardio. Na RCF de início precoce, a história natural da deterioração fetal progride da anormalidade no Doppler da artéria umbilical e ducto venoso até a anormalidade dos parâmetros do perfil biofísico fetal, e necessita de um parto prematuro. Além disso, há alta associação com pré-eclâmpsia e mortalidade perinatal. Por outro lado, a RCF de início tardio está associada à insuficiência placentária leve, com Doppler da artéria umbilical normal, ou minimamente elevado, mas uma relação cerebroplacentária anormal e nenhuma adaptação cardiovascular óbvia, além da circulação cerebral. A associação com pré-eclâmpsia é mínima. Todavia, casos individuais podem apresentar enorme sobreposição de características. A Tabela 40.3 mostra as principais diferenciações entre as formas clínicas de RCF, precoce e tardia.

Diagnóstico

Gordijn et al. (2016) contribuíram para a definição de critérios para RCF precoce e tardia, por meio de consenso de especialistas,

com o chamado procedimento Delphi (Tabela 40.4). Apesar de carecer de força de evidência (nível V), por se tratar de opinião de especialistas, pode ser usado como ferramenta na elucidação diagnóstica.

Tabela 40.3 Resumo das principais diferenças entre as formas de restrição de crescimento fetal (RCF) precoce e tardia.

RCF precoce	RCF tardia
DESAFIO: conduta	DESAFIO: diagnóstico
Prevalência: 1%	Prevalência 3 a 5%
Insuficiência placentária grave: Doppler de artéria umbilical anormal, alta associação com pré-eclâmpsia	Insuficiência placentária leve: Doppler de artéria umbilical normal, baixa associação com pré-eclâmpsia
Hipoxia grave. Adaptação cardiovascular sistêmica	Hipoxia leve. Adaptação cardiovascular central
Alta morbidade e mortalidade	Mortalidade mais baixa (causa comum de natimorto)

Tabela 40.4 Procedimento Dephi: definições baseadas em consenso para restrição de crescimento fetal (RCF) precoce e tardia, na ausência de anomalias congênitas.

RCF precoce	RCF tardio
IG < 32 semanas	IG ≥ 32 semanas
PFE/CA < P3 ou AU-diástole zero	PFE/CA < P3
Ou	Ou pelo menos dois de três dos seguintes
1. PFE/CA < P10 combinado com	1. PFE/CA < P10
2. IP-AUt > P95 e/ou	2. PFE/CA cruzando > 2 quartis no percentil de crescimento
3. IP-AU > P95	3. RCP < P5 ou IP-AU > P95

Os percentis não são de tabelas *customizadas*. *CA*, circunferência abdominal; *PFE*, peso fetal estimado; *AU*, artéria umbilical; *IP*, índice de pulsatilidade; *AUt*, artéria uterina; *RCP*, relação cerebroplacentária; *P*, percentil. (Adaptada de Gordijn et al., 2016.)

Em casos graves de restrição e de início antes de 24 semanas, especialmente na presença de malformações ou marcadores de cromossomopatias, ou que tenham dissociação entre crescimento, volume de líquido amniótico e Doppler, deve-se suspeitar de causa genética. Desse modo, é essencial discutir com os pais a possibilidade de teste invasivo para essas situações. Os casos graves e de início precoce, com sinais ultrassonográficos de infecções, sorologias maternas para sífilis, citomegalovírus, toxoplasmose, rubéola herpes simples etc. devem ser averiguados.

No futuro, biomarcadores no sangue materno (fatores angiogênicos) poderão ser usados como critério diagnóstico para RCF em algoritmos compostos. Os fatores angiogênicos comumente avaliados na RCF são sFlt-1 (*solube fms-like tyrosine quinase-1*) e PlGF (*placental growth factor*). Entre fetos com peso abaixo do 10º percentil, a dosagem desses biomarcadores prevê resultados adversos, com desempenho semelhante ao Doppler.

Conduta

O fator prognóstico mais importante na restrição de crescimento é a idade gestacional no parto. O principal desafio na condução dessas gestações é o parto oportuno, onde o risco de morte fetal deve ser ponderado contra o risco de mortalidade e morbidade neonatal. Assim, o parto não é indicado até que o de natimortalidade ultrapasse aquele provocado pela prematuridade. Nos casos de RCF precoce, a insuficiência placentária é comumente diagnosticada pela artéria umbilical alterada. Em casos extremos, essa insuficiência manifesta-se como velocidade diastólica final ausente ou reversa antes de 34 semanas, e como consequência da hipoxemia e desnutrição fetal, ocorrem alterações no ducto venoso e na cardiotocografia computadorizada. Diferentemente da RCF precoce, a RCF tardia não está associada à progressão de alterações hemodinâmicas e, excepcionalmente, os fetos apresentam alterações no Doppler da artéria umbilical ou do ducto venoso. No entanto, a deterioração fetal e a morte podem ocorrer rapidamente. Isso pode ser explicado pela menor tolerância à hipoxia no termo em comparação ao feto prematuro e à presença mais comum de contrações uterinas nessa época. Portanto, a estratégia na conduta da RCF tardia baseia-se, essencialmente, no estabelecimento da distinção entre RCF e PIG.

Protocolo baseado em estágios para conduta de casos de restrição de crescimento fetal

Embora não existam evidências sólidas que apoiem recomendações sobre o momento do parto, um protocolo que integre as melhores evidências disponíveis pode ajudar a reduzir a variação de condutas da prática clínica. Uma estratégia é agrupar os índices que estão associados a riscos fetais em estágios semelhantes, os quais indicam intervalos de seguimento e monitoramento e o momento do parto de maneira padronizada.

Os critérios mais utilizados para diagnóstico de RCF são o peso fetal e o Doppler da artéria umbilical, artéria cerebral média, relação cerebroplacentária, artéria uterina, ducto venoso e cardiotocografia computadorizada. Qualquer um dos critérios associados ao peso fetal < 10º percentil definem o diagnóstico:

Peso fetal. A biometria fetal deve ser realizada a cada 2 semanas no acompanhamento de fetos com restrição de crescimento. Todos os fetos com peso ou circunferência abdominal abaixo do 10º percentil são considerados pequenos. Se porventura o peso fetal encontrar-se abaixo do 3º percentil, é considerado critério isolado e mais que suficiente de RCF, independente do Doppler normal, em decorrência da alta probabilidade de se tratar de desvio patológico do crescimento.

Doppler da artéria umbilical. Considerado alterado quando o IP está acima do 95º percentil, diástole zero ou reversa (Figura 40.2).

Doppler da artéria cerebral média. Considerado alterado quando o IP está menor do 5º percentil (Figura 40.3).

PARÂMETROS QUE IDENTIFICAM FETOS PEQUENOS COM PIOR RESULTADO

Doppler da artéria umbilical (IP > P95)

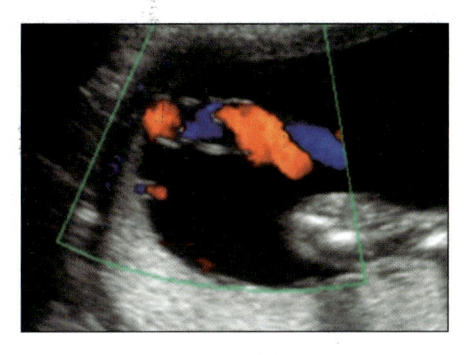

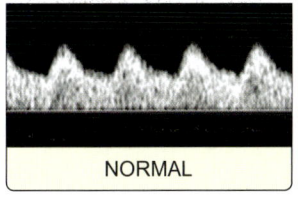
NORMAL

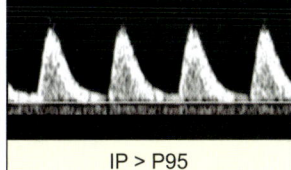
IP > P95

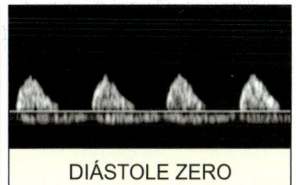
DIÁSTOLE ZERO

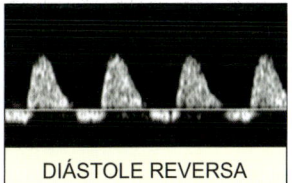
DIÁSTOLE REVERSA

Figura 40.2 Padrões da artéria umbilical. *IP*, índice de pulsatilidade.

PARÂMETROS QUE IDENTIFICAM FETOS PEQUENOS COM PIOR RESULTADO

Doppler da artéria cerebral média (IP > P95)

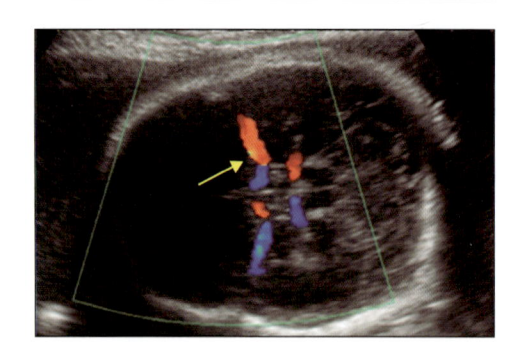

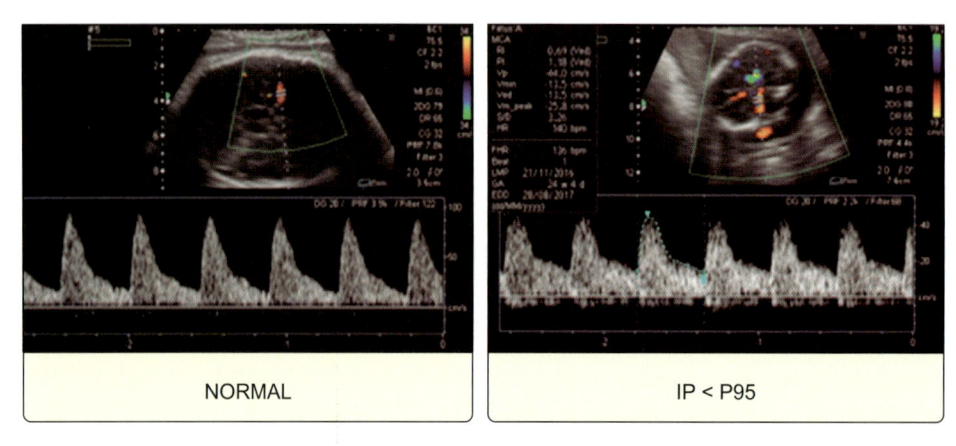

| NORMAL | IP < P95 |

Figura 40.3 Doppler da artéria cerebral média. *IP*, índice de pulsatilidade.

Relação cerebroplacentária. IP da artéria cerebral média/IP da artéria umbilical. Considerado alterado quando o valor está menor que o 5º percentil.

Doppler da artéria uterina. É composto pela média do IP da artéria uterina direita e esquerda. Considerado alterado quando o valor do IP médio está acima do 95º percentil (Figura 40.4).

Doppler do ducto venoso. Considerado alterado quando o IP está acima do 95º percentil; ou > 1,0; ou com onda A zero ou reversa (Figura 40.5).

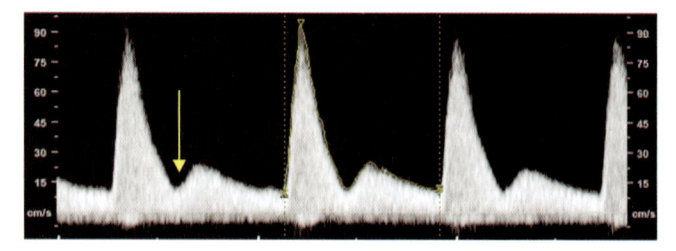

Figura 40.4 Doppler da artéria uterina.

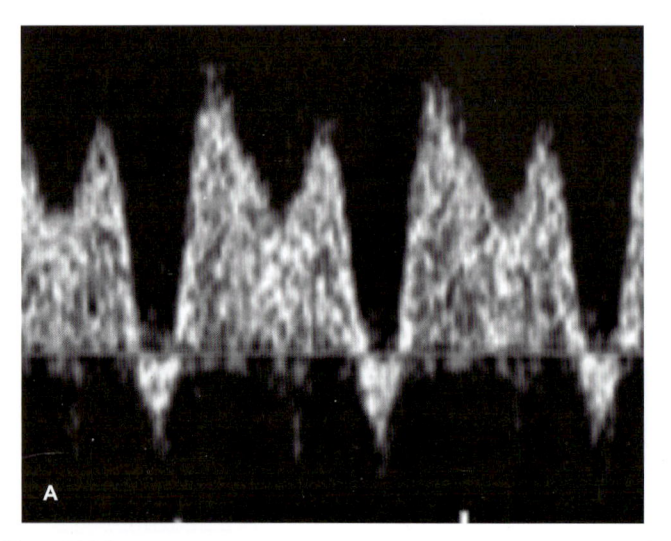

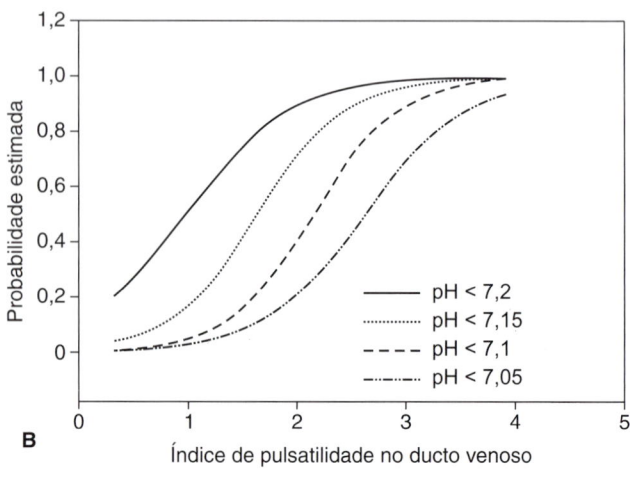

Figura 40.5 A. Doppler do ducto venoso com onda *A* reversa (*seta amarela*). **B.** Correlação do IP do ducto venoso com probabilidade estimada do pH fetal. (Adaptada de Francisco et al., 2006.)

Biometria fetal. A biometria fetal deve ser realizada a cada 2 semanas, para acompanhamento de fetos com restrição de crescimento.

Cardiotocografia fetal computadorizada. É sensível o suficiente para detectar acidose fetal, com valor semelhante a onda A reversa no ducto venoso, por meio da variação a curto prazo (*short-term variation* – STV) da frequência cardíaca fetal. Os valores alterados variam de acordo com a idade gestacional. Entre 26 e 28 semanas é considerada alterada quando o STV > 2,5 ms. Entre 28 e 32 semanas, STV > 3,0 ms, e em idades gestacionais acima de 32 semanas, STV > 4,0 ms.

Os estágios de RCF e recomendações estão resumidos na Tabela 40.5.

Nos casos de estágio 4 e com idade gestacional < 26 semanas, deve-se aconselhar os pais, com acompanhamento de equipe multiprofissional, quanto ao prognóstico reservado (a sobrevida é menor que 50%) (Figura 40.6).

O conhecimento acerca do diagnóstico e manejo da RCF evoluiu muito nos últimos 40 anos, e é foco de inúmeros estudos na busca dos melhores desfechos perinatais. Casos extremos constituem um desafio na prática clínica e devem ter discussão individualizada, não só com equipe multiprofissional, mas com participação dos pais na tomada de decisão após apresentadas as possibilidades.

Tabela 40.5 Classificação por estágios e manejo da restrição de crescimento fetal.

Estágio	Correlação fisiopatológica	Critério (um ou mais)	Monitoramento*	IG/via de parto
I	Baixo peso acentuado ou insuficiência placentária leve	PFE < p3	Semanal	37 semanas
		RCP < p5		Indução do parto ou cesárea
		IP-AU > p95		
		IP-ACM < p5		
		IP– AUT > p95		
II	Insuficiência placentária grave	AU com diástole zero	Bissemanal	34 semanas
				Cesárea
III	Baixa suspeita de acidose fetal	AU com diástole reversa	1 a 2 dias	30 semanas
		IP-DV > 1,0		Cesárea
IV	Alta suspeita de acidose fetal	IP-DV > 1,5 DV com onda A zero ou reversa	12 h	26 semanas**
		Desacelerações da FCF		Cesárea

Todos os sinais ao Doppler devem ser confirmados pelo menos 2 vezes, preferencialmente com intervalo de 12 horas. *IG*, idade gestacional; *p*, percentil; *PFE*, peso fetal estimado; *RCP*, relação cerebroplacentária; *IP*, índice de pulsatilidade; *AU*, artéria umbilical; *ACM*, artéria cerebral média; *AUT*: artéria uterina; *DV*, ducto venoso; *FCF*, frequência cardíaca fetal. *Intervalo recomendado na ausência de pré-eclâmpsia. Caso haja pré-eclâmpsia associada, é necessário monitoramento fetal estrito, independente do estágio. **Idade gestacional mais baixa recomendada, de acordo com os números da literatura atual que relatam pelo menos 50% de sobrevivência. O limite pode ser ajustado conforme os desejos dos pais ou as estatísticas locais de sobrevivência intacta. (Adaptada de Bilardo et al., 2017; Lees et al., 2015; Figueras e Gratacós, 2014; Francisco et al., 2006.)

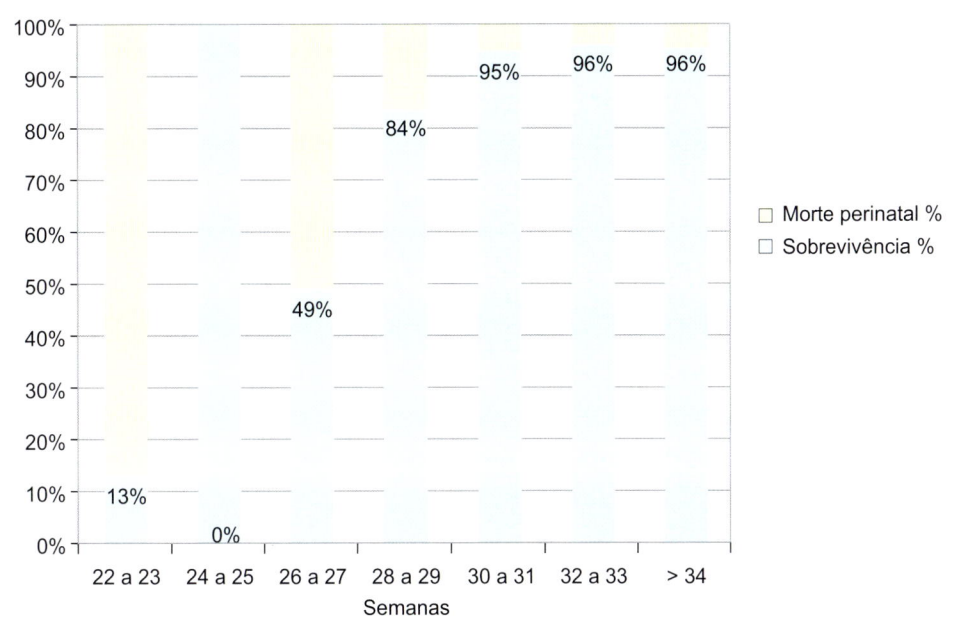

Figura 40.6 Sobrevida a curto prazo no parto. (Adaptada de Dall'Astra et al., 2017.)

Bibliografia

Barker DJ, Osmond C, Golding J, Kuh D, Wadsworth ME. Growth in utero, blood pressure in childhood and adult life, and mortality from cardiovascular disease. BMJ. 1989;298(6673):564-7.

Baschat AA. Neurodevelopment after fetal growth restriction. Fetal diagn Ther. 2014;36(2):136-42.

Bilardo CM, Hecher K, Visser GHA, et al.; TRUFFLE Group. Severe fetal growth restriction at 26-32 weeks: key messages from the TRUFFLE study. Ultrasound Obstet Gynecol. 2017;50(3):285-90.

Blue NR, Beddow ME, Savabi M, Katukuri VR, Mozurkewich EL, Chao CR. A comparison of methods for the diagnosis of fetal growth restriction between the Royal College of Obstetricians and Gynaecologists and the American College of Obstetricians and Gynecologists. Obstet Gynecol. 2018;131(5):835-41.

Cnossen JS, Morris RK, ter Riet G, et al. Use of uterine artery Doppler ultrasonography to predict pre-eclampsia and intrauterine growth restriction: a systematic review and bivariable meta-analysis. CMAJ. 2008;178(6):701-11.

Committee opinion no 611: method for estimating due date. Obstet Gynecol. 2014;124(4):863-6.

Dall'Asta A, Brunelli V, Prefumo F, Frusca T, Lees CC. Early onset fetal growth restriction. Matern Health Neonatol Perinatol. 2017;3:2.

Figueras F, Gratacós E. An integrated approach to fetal growth restriction. Best Pract Res Clin Obstet Gynaecol. 2017;38:48-58.

Figueras F, Gratacós E. Update on the diagnosis and classification of fetal growth restriction and proposal of a stage-based management protocol. Fetal Diagn Ther. 2014;36(2):86-98.

Francisco RP, Miyadahira S, Zugaib M. Predicting pH at birth in absent or reversed end-diastolic velocity in the umbilical arteries. Obstet Gynecol. 2006;107(5):1042-8.

Gardosi J, Francis A, Turner S, Williams M. Customized growth charts: rationale, validation and clinical benefits. Am J Obstet Gynecol. 2018;218(2S):S609-18.

Gordijn SJ, Beune IM, Thilaganathan B, et al. Consensus definition of fetal growth restriction: a Delphi procedure. Ultrasound Obstet Gynecol. 2016;48(3):333-9.

Hadlock FP, Harrist RB, Sharman RS, Deter RL, Park SK. Estimation of fetal weight with the use of head, body, and femur measurements – a prospective study. Am J Obstet Gynecol. 1985;151(3):333-7.

Lees CC, Marlow N, van Wassenaer-Leemhuis A, et al.; TRUFFLE study group. 2 year neurodevelopmental and intermediate perinatal outcomes in infants with very preterm fetal growth restriction (TRUFFLE): a randomised trial. Lancet. 2015;385(9983):2162-72. Erratum in: Lancet. 2015;385(9983):2152.

Lobmaier SM, Figueras F, Mercade I, et al. Angiogenic factors vs Doppler surveillance in the prediction of adverse outcome among late-pregnancy small-for- gestational-age fetuses. Ultrasound Obstet Gynecol. 2014;43(5):533-40.

Romero R, Tarca AL. Fetal size standards to diagnose a small- or a large-for-gestational-age fetus. Am J Obstet Gynecol. 2018 Fb;218(2S):S605-07.

Ruiz-Martinez S, Oros D. Re: ISUOG Practice Guidelines on ultrasound assessment of fetal biometry and growth: time to pay attention to bias in Doppler studies. Ultrasound Obstet Gynecol. 2019;54(3):419.

41 Macrossomia Fetal

Almir Antonio Urbanetz (in memorian)
Bruna Trevisan Vernizi
Natalia de Souza Costa
Lorena Ana Mercedes Lara Urbanetz

Definição

Dois termos são aplicados ao crescimento fetal excessivo: 1) grande para a idade gestacional (GIG); e 2) macrossomia. O termo GIG geralmente implica um peso ao nascer ≥ 90º percentil para uma determinada idade gestacional. O termo macrossomia fetal implica crescimento, além de um peso absoluto ao nascer, historicamente 4.000 g ou 4.500 g, independentemente da idade gestacional, embora estabelecer uma definição universalmente aceita tenha sido um desafio (ACOG, 2016).

A macrossomia fetal é, em geral, definida quando o recém-nascido pesa mais do que 4.000 g (Araújo Júnior et al., 2017), porém essa definição é controversa, pois alguns autores consideram macrossômico o neonato com peso > 4.500 g. O peso de nascimento é usado para classificar a macrossomia em classe I (4.000 a 4.499 g), classe II (4.500 a 4.999 g) e classe III (≥ 5.000 g) (Gaudet et al., 2014; ACOG, 2016).

No Brasil, cerca de 5% dos nascidos vivos pesam mais do que 4.000 g, já nos EUA, esse valor chega a 8% (Datasus, 2019). A incidência está relacionada à presença de fatores de risco como diabetes materna preexistente, diabetes gestacional não controlada, obesidade materna, gestação macrossômica prévia, gestação prolongada, multiparidade e estatura elevada dos pais (ACOG, 2016).

A macrossomia fetal está associada a maior risco de cesárea de emergência, trauma obstétrico e no nascimento, hemorragia pós-parto, distócia de ombro, lesão de plexo braquial, hipoglicemia e morte fetal (Gaudet et al., 2014). As complicações maternas que são frequentemente relacionadas à desproporção feto-pélvica incluem indução artificial do parto, trabalho de parto prolongado, maiores taxas de cesariana, hemorragia pós-parto e lacerações de tecidos moles. Também há maior risco para polidrâmnio, eventos tromboembólicos e acidentes anestésicos (Kersche et al., 2005; Clausen et al., 2005; Cromi et al., 2007).

Etiologia e classificação

O crescimento fetal é um processo complexo, regulado por fatores maternos e fetais, e abrange fatores genéticos e ambientais (Dai et al., 2018). O crescimento fetal caracteriza-se por sequência de crescimento de tecidos e órgãos, diferenciação e maturação, que são determinados pela oferta materna de substrato, pela transferência placentária desse substrato e pelo potencial de crescimento estabelecido pelo genoma. Apesar de muitos fatores estarem envolvidos na variação do potencial de crescimento fetal, ainda não se conhece a real contribuição de cada um deles. Acredita-se que, no início da vida fetal, o maior determinante do crescimento seja o genoma; já no final da gestação, tornam-se importantes o ambiente intrauterino, a nutrição e a influência hormonal (Holmes et al., 1998). Schaefer-Graf et al. (2003) analisaram diferentes etapas do crescimento fetal em gestantes com diagnóstico de intolerância à glicose. Com o objetivo de estabelecer os fatores maternos mais fortemente associados com o crescimento fetal em diferentes etapas de desenvolvimento, os autores concluíram que, no 1º e no 2º trimestres, o fator mais importante é a carga genética; no final do 2º e início do 3º trimestre, em que são verificadas as maiores taxas de crescimento, a maior influência é da glicemia materna. Entre as principais causas de macrossomia fetal, podem-se citar diabetes e obesidade materna.

A obesidade materna provavelmente contribui para macrossomia fetal, via mecanismos que abrangem aumento da resistência insulínica (mesmo em mulheres sem diabetes melito), que ocasiona níveis mais altos de glicose e insulina no feto (Ahlsson et al., 2010). Lipases placentárias metabolizam triglicerídeos no sangue materno e permitem que ácidos graxos livres sejam transferidos em excesso para o crescimento do feto (Lindegaard et al., 2006).

Obesidade e resistência à insulina alteram a função placentária que, durante as últimas semanas de gestação, aumenta a disponibilidade de glicose, ácidos graxos livres e aminoácidos para o feto (Murphy et al., 2006). Assim, hiperglicemia materna induz hiperglicemia fetal e, como consequência, hipertrofia/hiperplasia de pâncreas fetal e hiperinsulinemia. A insulina tem efeito direto na divisão celular e, assim, leva à macrossomia (Sirimi e Goulis, 2010). A obesidade materna também contribui para a macrossomia por meio de mecanismos que incluem aumento da resistência à insulina e consequentes níveis elevados de glicose e insulina fetal. No entanto, mesmo as mulheres obesas com tolerância normal à glicose têm maior incidência de macrossomia, pela aparente relação direta entre o índice de massa corporal (IMC) materno e o risco de gestações macrossômicas (Ehrenberg et al., 2004).

O diabetes materno, por meio do aumento da disponibilidade de glicose, aminoácidos e ácidos graxos livres para o feto, estimula a secreção fetal de insulina (Dai et al., 2018). A hiperinsulinemia tem efeito direto na divisão celular e leva à macrossomia (Sirimi e Goulis, 2010). A taxa de nascimentos macrossômicos é de 6% em mulheres com diabetes gestacional tratado e pode chegar a 19%, caso não seja tratado. Nesses casos, o recém-nascido apresenta maior acúmulo de gordura abdominal e escapular, e, dessa maneira, tem mais chance de sofrer distócia de ombro do que um neonato macrossômico de mãe não diabética (ACOG, 2016).

Atualmente, sabe-se que a ação da insulina não é o único fator responsável pelo crescimento anormal, e que existe relação muito mais complexa entre o metabolismo materno e o desenvolvimento fetal. Envolve-se grande variedade de fatores de crescimento insulina-*like* que desempenham outras funções de muita importância nesse processo, bem como a influência da leptina, produto de secreção do tecido adiposo, que parece controlar a transferência de nutrientes da mãe para o feto através da placenta (Beardsall et al., 2008; Grisaru-Granovsky et al., 2008). Além disso, a expressão elevada de leptina pela placenta no diabetes incrementa o transporte transplacentário de lipídios para o feto – e a expressão de IGF-1 –, o que promove crescimento fetal (Hauguel de Mouzon et al., 2006; Zhang et al., 2015).

Em relação a antecedentes obstétricos de macrossomia, uma mulher que deu à luz um neonato com mais de 4.000 g tem risco 5 a 10 vezes maior de ter o próximo filho com mais de 4.500 g (ACOG, 2016).

A classificação segundo o peso ao nascer é de grande importância na avaliação do recém-nascido para os desvios do crescimento. A macrossomia fetal é classificada em simétrica e assimétrica, e a identificação dos que são grandes por constituição (simétricos) entre aqueles que apresentam crescimento patológico exagerado (assimétricos) é fundamental para estimativa do risco e gravidade de complicações ao nascer. O índice ponderal de Roher (IP) é útil para classificar os recém-nascidos macrossômicos nesse sentido. O IP é obtido pela relação {peso (g)/altura (cm³)} × 10. Assim, classificam-se os recém-nascidos macrossômicos como assimétricos (IP acima de 3,1) ou adequados (IP ≤ 3,1) (Rudge, 2005; Santos et al., 2005). Em casuística (Amorim et al., 2009), a maior parte dos recém-nascidos macrossômicos (60%) do estudo foi classificada como assimétrica. A dissociação entre peso e estatura fetais, que é característica de alterações nutricionais intrauterinas, foi determinada pelo índice ponderal de Roher. Esse método é de grande valia na estimativa da massa de ecido mole e depósito de gordura fetais, particulares de feto para feto (Rudge, 2005).

Estudos demonstram que alguns macrossômicos apresentam anormalidades na composição corporal, com aumento da massa de gordura em relação à massa magra, e esses casos seriam mais frequentes em filhos de mães diabéticas (Halac et al., 2008). Os recém-nascidos assimétricos tendem a apresentar maior frequência de complicações neonatais, em possível decorrência da organomegalia abdominal, e há relatos sobre a estreita correlação entre índice ponderal e leptina (Lepercq et al., 1999). A distribuição de gordura anormal acarreta desproporção entre a circunferência craniana, o diâmetro biacromial e a circunferência abdominal (CA), responsáveis pelos tocotraumatismos, em especial a distócia de ombro (Sahu et al., 2007). Recém-nascidos macrossômicos simétricos, possivelmente constitucionais, não apresentam risco aumentado de tocotraumatismos e distúrbios no período neonatal (Calderon et al., 2006).

A dissociação entre peso e comprimento fetal pode ser determinada por meio de índices que correlacionam o peso e o comprimento do recém-nascido. A distribuição do tecido adiposo e o depósito de gordura fetal são peculiares de feto para feto, o que possibilita a divisão dos recém-nascidos em obesos, normais e desnutridos, e ainda informa quanto do peso do recém-nascido está discordante de seu comprimento (Caiza Sánchez et al., 2003). Essa classificação permite identificar que apresentam padrão assimétrico de crescimento e mais complicações, tanto no parto quanto no período neonatal.

Diagnóstico

Se a macrossomia fetal é clinicamente suspeitada, é de boa prática a realização de um exame ultrassonográfico para estimar o peso fetal. Para esse propósito, fórmulas de regressão foram desenvolvidas nas últimas quatro décadas. Elas combinam medidas de ultrassonografia (US) 2D fáceis e reprodutíveis (Landon et al., 1990). Em contraste com o elevado impacto clínico, a acurácia da estimativa de peso fetal em fetos macrossômicos é baixa. Vários estudos demonstraram erros que excedem 10% ou 500 g do peso desses fetos (Dudley et al., 2005; Melamed et al., 2009).

O diagnóstico preciso só é possível mediante pesagem do recém-nascido após o parto. No período gestacional, a suspeição de macrossomia ocorre por um dos três métodos de predição do peso fetal: análise de fatores de risco maternos; exame clínico, pela medida do fundo uterino; e medidas do feto por meio de US (ACOG, 2016). A medida do fundo de útero é um método de fácil realização; entretanto, se utilizado de maneira isolada, também apresenta baixa sensibilidade (em torno de 50%) para o diagnóstico da macrossomia fetal (Gonen et al., 1996).

Esse diagnóstico é impreciso, e a acurácia de estimativa do peso fetal que usa a biometria ultrassonográfica não é melhor do que a obtida por palpação clínica, nível de evidência A (ACOG, 2016).

O diagnóstico antenatal é difícil porque, apesar dos avanços na área da US obstétrica, a acurácia do peso fetal estimado (PFE) permanece em torno de 38 e 67%. Sugere-se, para aumentá-la, a associação de conhecidos fatores de risco maternos (peso pré-gestacional, ganho ponderal durante a gravidez), o adequado exame clínico e as corretas mensurações ultrassonográficas (incluindo, além dos parâmetros biométricos, análise do índice do líquido amniótico e da área seccional do cordão umbilical) (Cromí et al., 2007; Pats et al., 2008).

A US calcula o PFE por meio de um modelo de regressão que usa o diâmetro biparietal, a circunferência cefálica, a CA e o comprimento do fêmur. As estimativas baseadas em três ou quatro parâmetros biométricos performam melhor do que aquelas baseadas apenas na CA (ACOG, 2016). Suspeita-se de macrossomia fetal quando duas avaliações sucessivas do PEF ou da CA estão acima do 90º percentil. Se o PE ou CA estiver abaixo do 90º percentil em duas avaliações seguidas, não há necessidade de nova US com essa finalidade, pois o valor preditivo não aumenta (Araújo Júnior et al., 2017).

O momento ideal da gravidez para predizer o problema é o final do 3º trimestre, entre 34 e 37 semanas. Os melhores resultados, no entanto, são observados quando a US é realizada nos últimos 7 dias da gestação. Em casos de gestação pós-termo com suspeita de macrossomia, deve ser feito monitoramento rigoroso da vitalidade fetal (Araújo Júnior et al., 2017).

Estudo prospectivo – que incluiu 230 pacientes em risco de macrossomia fetal encaminhadas para biometria fetal entre 34 e 36 semanas e 6 dias – comparou o PFE ao utilizar a US 2D e 3D. Em uma população em risco de macrossomia fetal, o desempenho do US 3D é semelhante ao do US 2D para a avaliação do PFE e para a predição de macrossomia a termo; porém, propriedades diferentes foram observadas entre as duas técnicas. Tal descoberta sugere um potencial papel complementar das técnicas que merece avaliação em pesquisas futuras (Mazzone et al., 2019).

O uso de ressonância magnética (RM) para estimar o peso fetal mostra acurácia promissora para a predição de macrossomia ao nascimento, por ser mais específica do que a US. Em uma revisão sistemática e metanálise, foi avaliada a RM *versus* a US para predizer macrossomia neonatal. Foram identificadas 4.140 citações, das quais 459 foram consideradas para revisão dos textos; foram excluídos 401 artigos e analisados 58 estudos, que incluíram 34.367 gestantes. A maioria dos estudos (97%) relatou parâmetros da US 2D, e somente um deles avaliou a acurácia da US volumétrica 3D. A maioria dos estudos com US 2D calculou o PFE usando a fórmula de Hadlock. Os resultados mostraram que esse teste tem uma razoável especificidade (baixa de taxa de falso-positivo), porém baixa sensibilidade (alta taxa de falso-negativo). A RM volumétrica para estimar o peso fetal parece ser mais sensível que a US 2D para predizer macrossomia fetal. Contudo, esses resultados são baseados em poucos estudos e pequenos números. Essa revisão sistemática e metanálise trazem algumas implicações para a prática clínica: RM parece ser mais promissora para predizer macrossomia fetal, o que tem o potencial de melhorar o cuidado materno para mulheres com alto risco (com diabetes e obesidade) e com baixo risco. O custo e a viabilidade da RM utilizada em larga escala devem ser considerados. Futuras pesquisas que comparem RM, US 2D e 3D na mesma população são necessárias. US 2D, ao avaliar a CA > 35 cm, parece ter uma alta sensibilidade (baixa taxa de falso-negativo), maior do que

UD 2D ao avaliar o PFE. A utilização de RM para estimar o peso fetal mostra uma promissora acurácia para predizer macrossomia fetal. Porém, mais pesquisas são necessárias para que ela possa ser aplicada na prática clínica (Malin et al., 2016).

PREdict MACROsomia neonatal (estudo *PREMACRO*) é um estudo clínico observacional prospectivo, realizado em um único centro, na Bélgica, que incluiu 2.001 pacientes. Ele foi desenvolvido para determinar se a RM realizada entre 36^{+0} a 36^{+6} semanas de gestação, em comparação com a US 2D, pode melhorar a identificação de neonatos GIG ≥ 95º percentil. Esse estudo avaliou se RM era mais precisa do que US em estimar o peso fetal e em prever GIG e pequeno para idade gestacional (PIG). Determinar se a introdução da RM para a previsão de macrossomia ou PIG é rentável pode constituir a base para futuros estudos intervencionistas baseados em um método de PFE. Os resultados do estudo também poderiam ser usados para desenvolver novas recomendações para cesárea eletiva, nos casos de suspeita de macrossomia em gestações diabéticas e não diabéticas. Esse é o primeiro estudo prospectivo frente a frente da estimativa do peso fetal por US 2D e RM. Os exames foram realizados com intervalo de poucos minutos. Os resultados serão publicados em revistas especializadas e divulgados em conferências internacionais. É um estudo de centro único, e a extrapolação dos resultados em outros centros perinatais precisa de avaliação (Kadji et al., 2019).

Em recente estudo para examinar a função potencial da dosagem de adiponectina sérica materna, no 1º trimestre de gestação, como predição de macrossomia neonatal, detectaram-se menores níveis de adiponectina sérica materna no grupo de macrossomia neonatal. Assim, a dosagem sérica da adiponectina materna entre 11 e 13 semanas de gestação parece ser um biomarcador útil na predição precoce do problema (Nanda et al., 2011).

Complicações

A morbidade e a mortalidade perinatal estão elevadas tanto para o feto quanto para a mãe. São complicações maternas possíveis: risco aumentado de cesárea de emergência, hemorragia pós-parto, diabetes materno, laceração perineal, lesão do esfíncter anal, laceração vesical e lesão de uretra e rotura uterina. Estudos mostram que, com peso ao nascer > 4.500 g, o risco de parto cesáreo para mulheres que tentam um parto vaginal é pelo menos o dobro dos controles.

Os maiores riscos relacionados à macrossomia para a mãe e para o feto estão associados, principalmente, a eventos adversos no momento do parto. Entre as complicações que concernem à adaptação do recém-nato ao ambiente extrauterino, encontram-se distúrbios metabólicos como hipoglicemia, hiperbilirrubinemia e hipocalcemia, além de distúrbios respiratórios como síndrome de desconforto respiratório, síndrome de aspiração meconial e taquipneia transitória do recém-nascido (Rudge, 2005; Schwartz e Teramo, 2000). Segundo Gherman (2002), a morbidade materna decorrente do nascimento de fetos macrossômicos é traduzida por lesões no assoalho pélvico e na matriz uterina, causados por complicações relacionadas ao parto vaginal. Os principais danos são observados com a ocorrência da distócia de ombros, que causa aumento das hemorragias pós-parto, formação de hematomas no períneo e lesão direta da musculatura e de órgãos pélvicos, como a uretra e o reto. Lacerações vaginais e lesões cervicais são outros danos frequentemente observados

Doenças Próprias da Gravidez

no puerpério imediato. Deve-se considerar ainda o aumento das taxas de infecções intrauterinas e/ou da ferida operatória, secundárias ao dano tissular e à intensa manipulação no momento do parto (Gherman et al., 1997). Esses eventos podem ou não ser consequência direta de complicações nesse momento, das quais a mais temível é a distócia de ombros, que ocorre em função da discrepância de tamanho entre a cintura escapular do feto e a pelve materna. Sua incidência varia de 0,2 a 3,0% de todos os partos vaginais, e pode atingir valores de 9,0 a 21,0% na população de recém-nascidos com peso > 4.000 g (Nesbitt et al., 1998). A principal complicação da distócia de ombros é a lesão do plexo braquial, com associação a um terço dos casos de fratura óssea, principalmente a fratura de clavícula e de úmero. O dano causado pode ser permanente ou ainda transitório, como ocorre na maioria das vezes, com retorno total da função normal em 70 a 90% dos casos (Koderup et al., 1997; Mollberg et al., 2005).

Além disso, neonatos macrossômicos têm maior risco da necessidade de reanimação, Apgar < 7 no 5º minuto, distócia de ombro, lesão de plexo braquial, lesão de esqueleto, aspiração de mecônio, asfixia perinatal, hipoglicemia e morte fetal (Gaudet et al., 2014). Os casos de distócia de ombro que cursam com complicações não estão relacionados ao tempo de duração da distócia por si só, mas a outros fatores intraparto e mecanismos de lesão (Araújo Júnior et al., 2017). As consequências possíveis a longo prazo para o recém-nascido incluem obesidade, diabetes tipo 2, doença cardíaca e asma (Frick et al., 2016).

Uma revisão sistemática e metanálise incluiu 17 estudos prospectivos e retrospectivos em gravidezes com peso ao nascer > 4.000 g e/ou > 4.500 g. Em gravidezes com macrossomia com peso ao nascer > 4.000 g, ocorreu aumento de risco de complicações maternas: cesariana de emergência OR (intervalo de confiança de 95%) foi de 1,98 (1,80-2,18), hemorragia pós-parto 2,05 (1,90-2,22) e lesão do esfíncter anal 1,91 (1,56-2,33). Já para gravidezes com peso ao nascer > 4.500 g: cesariana de emergência 2,55 (2,33-2,78), hemorragia pós-parto 3,15 (2,14-4,63) e lesão de esfíncter anal 2,56 (1,97-3,32).

As complicações neonatais foram as seguintes para peso ao nascer > 4.000 g: distócia de ombro 9,54 (6,76-13,14), injúria do plexo braquial 11,03 (7,06-17,23) e fraturas ao nascimento 6,43 (3,67-11,28) respectivamente. Já as complicações para peso ao nascer > 4.500 g foram: distócia de ombro 15,64 (11,31-21,4), injúria do plexo braquial 19,87 (12,19-32,40) e fraturas ao nascimento 8,16 (2,75-24,23). Concluiu-se que a macrossomia fetal está associada a sérias complicações maternas e a desfecho neonatal adverso. Esse estudo fornece estimativas precisas desses riscos e pode ser utilizado para decisões no manejo dessas gravidezes (Beta et al., 2019).

No entanto, apesar da associação de macrossomia com complicações maternas e neonatais, além de sua ocorrência relativamente comum, não há recomendações claras por parte de órgãos profissionais sobre as informações que os obstetras e as parteiras devem fornecer às gestantes sobre um plano de parto. As possíveis explicações para a falta de recomendações em casos de complicações relativamente comuns desse tipo de gravidez podem ser: a ineficaz predição de macrossomia na assistência pré-natal, uma evidência incerta sobre opções apropriadas de manejo e a considerável variação na literatura da exata estimativa de complicações nesse tipo de gravidez.

Aconselhamento pré-concepcional e assistência pré-natal

O Brasil é um grande país em desenvolvimento, no qual a maioria das mulheres está na idade reprodutiva. Apesar da queda na taxa de fertilidade, o número absoluto de nascimentos ainda é alto no país. Portanto, orientações são necessárias para o ganho de peso adequado durante a gravidez, em razão do impacto neonatal e do futuro da saúde da mulher. Não existem recomendações padronizadas quanto a esse ganho baseadas em dados da população brasileira; as mais comuns são do Institute of Medicine (IOM), fundamentadas em dados da população norte-americana com diversas características étnicas e hábitos nutricionais. Um grande número de mulheres brasileiras apresenta sobrepeso ou obesidade no início da gravidez, o que leva a alto risco de ganho de peso excessivo e se associa com maior incidência de cesariana e macrossomia fetal. Orientações sobre adequado ganho de peso na gestação, estratégias para estimular a atividade física e recomendações nutricionais são ferramentas fundamentais, que podem diminuir o risco de permanência do peso durante o período pós-parto e de obesidade futura (Godoy et al., 2015).

O único modo de prevenção das complicações da gravidez de feto macrossômico é a intervenção para o controle de alguns fatores de risco reconhecidamente associados com seu desenvolvimento, como o diabetes e a obesidade materna prévios à gestação, bem como o ganho de peso excessivo durante esse período (Ehrenberg et al., 2004; Hedderson et al., 2006). É de fundamental importância que, ao manifestar o desejo de engravidar, a mulher receba informações quanto à necessidade de controle do peso não só no período anterior à concepção como durante todo o período pré-natal. Quanto ao peso materno, o ideal é que seja otimizado antes da gestação, o que se pode conseguir por meio de medidas individuais e de saúde pública. Durante o acompanhamento pré-natal, deve-se aferir o peso da gestante a cada consulta, oferecer orientação nutricional e estimular o desenvolvimento de atividade física, para auxílio no controle do ganho ponderal.

O diagnóstico de macrossomia fetal durante a gravidez é um desafio, pois, no pré-natal, métodos de diagnóstico baseados no exame clínico e na US são imprecisos para a estimativa de peso fetal. Um alto índice de suspeita deve ser mantido em mulheres com fatores de risco como: histórico de macrossomia, peso materno pré-gestacional alto, aumento excessivo do ganho de peso durante a gravidez, multiparidade, feto masculino, idade gestacional acima de 40 semanas, mães que nasceram com peso elevado, idade materna < 17 anos, diabetes pré-gestacional e diabetes melito gestacional. Além desses fatores, suspeita-se de macrossomia fetal após exame clínico, que pode estimar o peso com base na altura do fundo uterino maior do que o esperado para a idade gestacional, e palpação abdominal (manobras de Leopold) (Araújo Júnior et al., 2017).

Para diminuir complicações intraparto e sequelas neonatais, a equipe de atendimento da maternidade deve se atentar ao maior risco das mulheres obesas e garantir que elas recebam o suporte adequado. Em relação às pacientes diabéticas, a assistência pré-natal deve ser feita com avaliação ultrassonográfica do volume de líquido amniótico e do crescimento fetal a cada 4 semanas, a partir da 20ª semana. Da 28ª semana em diante, essa avaliação deve ser feita a cada 2 semanas. Em casos de controle glicêmico apenas com medidas comportamentais, o monitoramento pode ser menos rigoroso (Balsells et al., 2014).

Parto

Atualmente, a grande controvérsia que envolve a questão da macrossomia fetal está em torno de qual seria a via de parto ideal para reduzir as complicações perinatais. Há quem considere a cesariana a via preferencial de ultimação do parto em fetos com peso estimado ≥ a 4.500 g (Gonen et al., 2000; Spelacy et al., 1985). Outros seguem as diretrizes da ACOG, que preconiza a cesariana se o PFE ≥ 5.000 g (ACOG, 2016).

Estudos têm demonstrado que a chance de parto via vaginal é maior quando ocorre trabalho de parto espontâneo do que quando o parto é induzido (Sanchez-Ramos et al., 2002). Contudo, aguardar o trabalho de parto espontâneo começar é uma opção limitada pela idade gestacional. Se esta exceder 41 semanas de gestação, a morbidade materna e a mortalidade perinatal aumentam; assim, o cuidado com o momento oportuno para induzir o parto é necessário (Kamana et al., 2015).

Após 37 semanas de gestação, o feto continua a crescer em uma taxa de 230 g/semana (Ott, 1988). A indução eletiva do trabalho de parto, antes ou próxima do termo, tem sido proposta, a fim de prevenir a macrossomia e suas complicações (Cheng et al., 2012). No entanto, existem dois fatores necessários para a indução: a maturidade pulmonar fetal e o escore de Bishop. Fetos de mãe com diabetes têm mostrado maturidade pulmonar retardada. Esta, normalmente, ocorre em uma média de idade gestacional de 34 a 35 semanas; ao redor de 37 semanas, 99% dos fetos são maduros. Entretanto, nos fetos de mãe diabética, o pulmão pode não estar maduro até 38,5 semanas. O índice de Bishop deve ser ≥ 6, pois, caso contrário, existe aumento da taxa de falha de indução do trabalho de parto, e indica-se a cesariana (Kamana et al., 2015).

Como resultado da maior duração da gestação, a macrossomia fetal aumenta as probabilidades de distócia do bisacromial. Essa anormalidade, no período expulsivo do trabalho de parto, eleva o risco de traumas maternos e fetais (Zugaib, 2008). Segundo estatísticas recentes, o tipo mais frequente de lesão nesses casos é a fratura de clavícula (90,2%), seguida de paresia do plexo braquial (7,6%). Vale lembrar que essa distócia é encontrada em 2 a 3% dos casos (Zugaib, 2008).

Em 2012, os resultados de uma grande revisão de banco de dados demonstraram que mulheres com fetos cujo peso era > 4.000 g, e que fizeram indução com 39 semanas, tinham menos cesarianas do que as que tiveram o parto induzido ou espontâneo com 40 semanas ou mais (Cheng et al., 2012). Uma limitação da revisão é que a análise foi realizada após o conhecimento do peso ao nascer, e não do PEF (Boulvain et al., 2015).

Em estudo controlado randomizado, realizado em 19 centros terciários na França, Suíça e Bélgica, um grupo de 407 gestantes (peso 3.831 g DP 324) foi induzido ao parto; e 1 de 411 gestantes (peso 4.118 g DP 392) teve conduta expectante. O grupo de indução do trabalho de parto reduziu significativamente a distócia do ombro ou morbidade associada em comparação ao de conduta expectante, não aumentou o risco de cesariana e melhorou a probabilidade de parto vaginal espontâneo. Os resultados demonstraram que a conduta de induzir o parto com 37/38 semanas de gestação, para mulheres com feto grande para a idade gestacional, reduz o risco de distócia de ombro clinicamente significativa ou fratura óssea ao nascimento, sem aumentar o risco de cesariana (Boulvain et al., 2015).

Outro estudo, uma revisão sistemática e metanálise de estudos clínicos randomizados e controlados, abordou a indução do parto na suspeita de macrossomia em gestantes não diabéticas a termo.

Foram incluídos quatro ensaios clínicos randomizados que comparavam um grupo de 1.190 mulheres não diabéticas com suspeita de macrossomia fetal a termo a outro grupo com manejo expectante. O primeiro grupo teve uma incidência similar de cesariana (26,6%) *versus* 29,4%; o segundo, distócia de ombro 2,4% *versus* 4,2%, hemorragia intracraniana 0,6% *versus* 0,4%, paralisia do plexo braquial 0,0% *versus* 0,3%. Não houve casos de mortalidade perinatal nos dois grupos. Concluiu-se que a indução do parto ≥ a 38 semanas para suspeita de macrossomia fetal está associada com uma significativa diminuição de fraturas no feto, e esta deve ser considerada uma conduta aceitável. Há uma limitação no estudo, pois foram encontrados somente quatro trials para os critérios de inclusão. Dois desses trials – um publicado como resumo, e outro listado como protocolo de um estudo-piloto – têm dados não avaliáveis e baixo número de participantes. Somente com o aumento da amostra, o estudo aumentará seu poder estatístico e apresentará uma resposta mais completa sobre o manejo da macrossomia fetal próximo do termo (Magro-Malosso et al., 2017).

Apesar de o diagnóstico pré-natal de macrossomia ser impreciso, a cesariana profilática deve ser considerada se o PFE for de pelo menos 5.000 g em mulheres sem diabetes, ou de pelo menos 4.500 g em mulheres não diabéticas. Essa conduta diminui, mas não anula o risco de trauma ao nascimento e lesão de plexo braquial, nível de evidência C (ACOG, 2016).

Com peso PFE > 4.500 g, um trabalho de parto prolongado ou parada da descida no segundo estágio do trabalho de parto, é uma indicação de parto cesáreo, nível de evidência B (ACOG, 2016).

Mesmo em neonatos com menos de 4.500 g ao nascimento, cesarianas planejadas por causa de macrossomia foram associadas a menor risco de hemorragia pós-parto e a melhores resultados materno e neonatal (Vitner et al., 2019).

Bibliografia

Ahlsson F, Diderholm B, Jonsson B, et al. Insulina resistance, a link between maternal overweight and fetal macrosomia in nondiabetic pregnancies. Hormone Research in Pediatrics. 2010;74(4):267-74.

American College of Obstetricians and Gynecologists' Committee on Practice Bulletins–Obstetrics. Practice Bulletin No. 173: Fetal Macrosomia. Obstet Gynecol. 2016;128:e195-209.

Amorim MMR, Leite DFB, Gadelha TGN, Muniz AGV, Melo ASO, Rocha AM. Fatores de risco para macrossomia em recém-nascidos de uma maternidade-escola no Nordeste do Brasil. Rev Bras Ginecol Obstet. 2009;31(5):241-8.

Araújo Júnior E, Peixoto AB, Zamarian ACP, Elito Júnior J, Tonni G. Macrosomia. Best Pract Res Clin Obstet Gynaecol. 2017;38:83-96.

Balsells M, García-Patterson A, Gich I, Corcoy R. Ultrasound-guided compared to conventional treatment in gestational diabetes leads to improved birthweight but more insulina treatment: systematic review and meta-analysis. Acta Obstet Gynecol Scand. 2014;93:144-51.

Beardsall K, Vanhaesebrouck S, Ogilvy-Stuart AL, et al. Early insulina therapy in very-low-birth-weight infants. N Engl J Med. 2008;359(18):1873-84.

Beta J, Khan N, Khalil A, Fiolna M, Ramadan G, Akolekar R. Maternal and neonatal complications of fetal macrosomia systematic review and meta-analysis. Ultrasound Obstet Gynecol. 2019;54:308-18.

Bolvain M, Senat MV, Perrotin F, Winer N, Beucher G, Subtil D. Induction of labour *versus* expectant management for large-for-date fetuses: a randomized controlled trial. Lancet. 2015;385:2600-5.

Caia Sánchez ME, Díaz Rosselló JL, Simini F. Índice ponderal para calificar a una población de recién nacidos a término. An Pediatr (Barc). 2003;59:48.

Calderon IMP, Rudge MVC. Macrossomia fetal: um desafio obstétrico. Rev Bras Ginecol Obstet. 2006;28(4):211-3.

Cheng YW, Sparks TN, Laros RK, Nicholson JM, Caughey AB. Impending macrosomia: will induction of labour modify the risk of caesarean delivery? Br J Obstet Gynecol. 2012;119:402-9.

Clausen T, Burski TK, Oyen N, Godang K, Bollerslev J, Henriksen T. Maternal anthropometric and metabolic factors in the first half of pregnancy and risk of neonatal macrosomia in term pregnancies. A prospective study. Eur J Endocrinol. 2005;153:887-94.

Cromí A, Ghezzi F, Di Naro E, Siesto G, Bergamíni V, Raio L. Large cross-sectional área of the umbilical Cord as a predictor of fetal macrossomia. Ultrasound Obstet Gynaecol. 2007;47(5):399-401.

Dai R, He X-J, Hu C-L. Maternal pre-pregnancy obesity and the risk of macrosomia: a meta-analysis. Arch Gynecol Obstet. 2018;297:139-45.

Datasus [internet]. Brasília: Ministério da Saúde; 2019 [Acesso em nov. 2019]. Disponível em: <www.tabnet.datasus.gov.br>.

Dudley NJ. A systematic review of the ultrasound estimation of fetal weight. Ultrasound Obstet Gynecol. 2005;25:80-9.

Ehrenberg HM, Mercer BM, Catalano PM. The influence of obesity and diabetes on the prevalence of macrosomia. Am J Obstet Gynecol. 2004;191:964-8.

Frick AP, Syngelaki A, Zheng M, Poon LC, Nicolaides KH. Prediction of large for gestational age neonates: screening by maternal factors and biomarkers in the three trimesters of pregnancy: Screening for LGA. Ultrasound Obstet Gynecol. 2016;47:332-9.

Gaudet L, Ferraro ZM, Wen SW, Walker M. Maternal Obesity and Occurrence of Fetal Macrosomia: A Systematic Review and Meta-Analysis. Biomed Res Int. 2014;2014:640291.

Gherman RB, Goodwin TM, Souter I, Neumann K, Ouzounian JG, Richard P. The McRoberts' maneuver for the alleviation of shoulder dystocia: how successful is it? Am J Obstet Gynecol. 1997;176:656-61.

Gherman RB. Shoulder dystocia: an evidence-based evaluation of the obstetrical nightmare. Clin Obstet Gynecol. 2002;45:345-62.

Godoy A, Nascimento S, Surita F. A systematic review and meta-analysis of gestational weight gain recommendations and related outcomes in Brazil. Clinics. 2015;70:758-64.

Gonen R, Spiegel D, Abend M. Is macrosomia predictable, and are shoulder dystocia and birth trauma preventable? Obstet Gynecol. 1996;88:526-9.

Gen R, Bader D, Ajami M. Effects of a policy of elective cesarean delivery in cases of suspected fetal macrosomia on the incidence of brachial plexus injury and the rate of cesarian delivery. Am J Obstet Gynecol. 2000;183:1296-300.

Grisaru-Granovsky S, Samueloff A, Elstein D. The role of leptin in fetal growth: A short review from conception to delivery. Eur J Obstet Gynecol Reprod Biol. 2008;136:146-50.

Halac E, Olmas JM, Ottino CO, Paisani JM. El dilema Del hijo de madre diabética: evolución, pasado, presente y futuro. Arch Arg Pediatric. 2008;106:36-9.

Hauguel-de Mouzon S, Lepercq J, Catalano P. The known and unknown of leptin in pregnancy. American Journal of Obstetrics and Gynecology. 2006;194:1537-45.

Hederson M, Weiss N, Sacks D, et al. Pregnancy weight gain and risk of neonatal complications. Obstet Gynecol. 2006;108:1153-61.

Holmes RP, Holly JMP, Soothill PW. A prospective study of maternal serum insuline-like growth factor I in pregnancies with appropriately grown or growth restricted fetuses. Br J Obstet Gynecol. 1998;105:1273-8.

Kadji C, Cannie MM, Carlin A, Jani JC. Protocol for the prospective observational clinical study: estimation of fetal weight by MRI to PREdict neonatal MACROsomia (PREMACRO study) and small-for-gestational age neonates. BMJ Open. 2019;9(3):e027160.

Kamana KC, Shakya S, Zhang, H. Gestational diabetes mellitus and macrosomia: a literature review. Ann Nutr Metab. 2015;66(suppl 2):4-20.

Kersche LTRL, Abbade JF, Costa RAA, Rudge MVC, Calderon IMP. Fatores de risco para macrossomia fetal em gestações complicadas por diabetes ou hiperglicemia diária. Rev Bras Ginecol Obstet. 2005;27(10):580-7.

Koderup LB, Laros RK, Musci TJ. Incidence of persistent birth injury in macrosomic infants: Association with mode of delivery. Am J Obstet Gynecol. 1997;177:37-41.

Landon MB, Gabbe SG, Sachs L. Management of diabetes mellitus and pregnancy: a survey of obstetricians and maternal-fetal specialists. Obstet Gynecol. 1990;75:635-40.

Lepercq J, Lahlou N, Timsit J, Girard J, Mouzon SH. Macrosomia revisited: ponderal índex and leptin delineate subtypes of fetal overgrowth. Am J Obstet Gynecol. 1999;181(3):621-5.

Lindegaard MLS, Damm P, Mathiesen ER, Nielsen LB. Placental triglyceride accumulation in maternal type 1 diabetes is associated with increased lipase gene expression. J Lipid Res. 2006;47(11):2581-8.

Magro-Malosso ER, Saccone G, Chen M, Navathe R, Di Tommaso M, Berghella V. Induction of labour for suspected macrosomia at term in non-diabetic women: a systematic review and meta-analysis of randomized controlled trials. Br J Obstet Gynecol. 2017;124(3):414-21.

Malin G, Bugg G, Takwoingi Y, Thornton J, Jones N. Antenatal magnetic resonance imaging versus ultrasound for predicting neonatal macrosomia: a systematic review and meta-analysis. BJOG. 2016;123:77-88.

Mazzone E, Dall'Asta A, Kiener AJO, et al. Prdiction of fetal macrosomia using two-dimensional and three-dimensional ultrasound. Eur J Obstet Gynecol Reprod Biol. 2019;243:26-31.

Melamed N, Yogev Y, Meizner I, Mashiach R, Bardin R, Bem-Haroush A. Sonographic fetal weight estimation which model should be used? J Ultrasound Med. 2009;28:617-29.

Modanlou HD, Dorchester WL, Thorosian A, Freeman RK. Macrosomia-maternal, fetal, and neonatal implications. Obstet Gynecol. 1980;55:420-4.

Mollberg M, Hagberg H, Bager B, Lilja H, Ladfors L. High birthweight and shoulder dystocia: the strongest risk factors for obstetrical brachial plexus palsy in a Swedish population-based study. Acta Obstet Gynecol Scand. 2005;84:654-9.

Murphy VE, Smith R, Giles WB, Clifon VL. Endocrine regulation of human fetal growth. The role of the mother,placenta, and fetus. Endocr Rev. 2006;27:141-69.

Nanda S, Akolekar R, Sarquis R, Mosconi AP, Nicolaides KH. Maternal serum adiponectin at 11 to 13 weeks of gestation in the prediction of macrosomia. Prenat Diagn. 2011;31(5):479-83.

National Institute for Health and Clinical Excellence (NICE). Antenatal care: Routine care for the healthy pregnant woman. Clinical Guideline 62. London: NICE; 2008.

Nesbitt TS, Gilbert WM, Herrchen B. Shoulder dystocia and associated risk factors with macrosomic infants born in California. Am J Obstet Gynecol. 1998;179:476-80.

Ott WJ: The diagnosis of altered fetal growth. Obstet Gynecol Clin North Am 1988;15:237-63.

Pats JA, McIntire DD, Casey BM, Leveno KJ. Predicting macrossomia. J Ultrasound Med. 2008;27(6):299-300.

Pratice Bulletin No 178: Shoulder dystocia. Obstet Gynecol. 2017; 129:e123-33.

Royal College of Obstetricians and Gynaecologists (RCOG). The impact of Montgomery ruling. Shoulder dystocia. Green-top Guideline No. 42, March 2012. Disponível em: <http://www.rcog.org.uk/womens-health/clinical-guidance/shoulder-dystociagreen-top-42>.

Rudge MVC. Avaliação do peso dos recém-nascidos: o que é normal e anormal. Rev Bras Ginecol Obstet. 2005;27(6):299-300.

Sahu MT, Agarwal A, Das V, Pandey A. Impacto f maternal body mass índex on obstetric outcome. J Obstet Gynaeol Res. 2007;33(5):655-9.

Sanchez-Ramos L, Bernstein S, Kaunitz AM. Expectant management versus labor induction for suspected fetal macrosomia: a systematic review. Obstet Gynecol. 2002;100:997-1002.

Santos AMM, Thomaz ACP, Rocha JES. Crescimento intrauterino restrito diagnosticado pelo índice ponderal de Rohrer e sua associação com morbidade e mortalidade neonatal precoce. Rev Bras Ginecol Obstet. 2005;27(6):303-9.

Schaefer-Graf UM, Kjos SL, Kuavuz O, et al. Determinants of fetal growth at different periods of pregnancies complicated by gestational diabetes mellitus or impaired glucose tolerance. Diabetes Care. 2003;26:193-8.

Schwartz R, Teramo KA. Effects of diabetic pregnancy on the fetus and newborn. Semin in Perinatology. 2000;24:120-35.

Sirimi N, Goulis DG. Obesity in pregnancy. Hormones (Athens). 2010;9:299-306.

Spelacy WN, Miller S, Winegar A, Peterson PQ. Macrosomia – maternal characteristics and infant complications. Obstet Gynecol. 1985;66:158-61.

Vitner D, Bleicher I, Kadour-Peero E, Lipworth H, Sagi S, Gonen R. Does prenatal identification of fetal macrosomia change management and outcome? Arch Gynecol Obstet. 2019;299:635-44.

Zhang J, Wu K, Xu X, et al. Correlation of insulin-like growth factor I expression in placenta with DNA methylation and fetal macrosomia. Chin J Med Genet. 2015;32:36-9.

Zugaib M. Obstetrícia. Barueri: Manole; 2008.

42 Doença Hemolítica Perinatal

Cristos Pritsivelis
Jair Roberto da Silva Braga
Ana Paula Melo
Jorge Rezende Filho

A doença hemolítica perinatal (DHPN) ocorre em função da produção de anticorpos maternos contra antígenos presentes no sangue fetal, secundário a algum tipo de incompatibilidade sanguínea materno-fetal. Os antígenos ABO e Rh são os principais responsáveis por esse processo. Apesar de incompatibilidade ABO responder pela maioria dos casos, a doença decorrente da produção de anticorpos a partir do fator Rh, conhecida como aloimunização Rh, tem maior relevância, em decorrência de sua maior gravidade. Desde as primeiras publicações, já se assinalava que a incompatibilidade Rh era responsável por cerca de 95% dos casos de DHPN, o que se mantém. Outros antígenos presentes na superfície das hemácias fetais também podem ser responsáveis pelo desencadeamento da doença, porém em menor escala e, na maioria das vezes, de maneira branda. Os antígenos Kell, Duffy e Kidd são os mais encontrados (Tabela 42.1).

Incidência

A incidência da doença veio declinando com o passar dos anos, principalmente após a descoberta e a disseminação do uso da imunoglobulina anti-Rh em gestantes Rh−, a partir de 1968. Antes da introdução dessa medicação, a incidência de conceptos afetados podia chegar a 10% dessas gestações.

Apesar do desenvolvimento e da implementação da profilaxia com imunoglobulina anti-Rh, a doença hemolítica perinatal continua a ocorrer. Em um cenário ideal, gestações complicadas com aloimunização Rh devem ser encaminhadas a centros de referência capacitados a seguir e realizar procedimentos invasivos, diagnósticos e terapêuticos, que possam ser necessários. Com apropriado monitoramento da gestação, essa patologia pode ser tratada com sucesso e mínimas sequelas a longo prazo, na maioria dos casos.

Outro fator relevante que exerce influência na incidência da DHPN é a etnia. A seguir, observa-se a variação étnica na prevalência dos indivíduos fenotipicamente Rh−.

- Bascos – 30 a 35%
- Caucasianos – 15%
- Africanos – 4 a 6%
- Índios – 5%
- Japoneses – 0,5%
- Chineses – 0,3%.

Fisiopatologia

O sistema Rh

Mulheres Rh− que têm um feto Rh+ ou que são expostas de outra maneira a hemácias Rh+ estão sob o risco de desenvolver anticorpos anti-Rh. Portanto, esses fetos e recém-nascidos estão sob risco de desenvolver DHPN, que está associada a sério aumento de morbidade e

Tabela 42.1 Anticorpos eritrocitários de 110 gestantes aloimunizadas.

Especificidade de aloanticorpo	Número de mulheres
D	77
C	2
c	2
E	4
D e C	3
D e E	2
D e Kidd	1
D e Kell	1
Kell	14
Kell e M	1
Kell e E	1
Duffy	1
Kell, E, c	1

Adaptada de Mari, 2000.

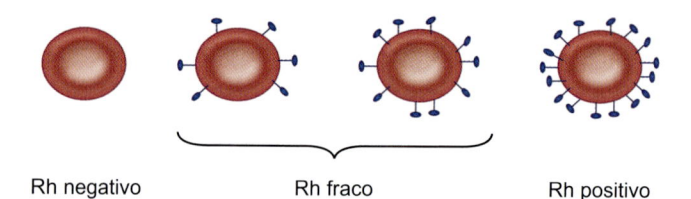

Rh negativo   Rh fraco   Rh positivo

Figura 42.1 Representação dos fenótipos sorológicos do sistema Rh nas hemácias.

mortalidade. Para falar sobre aloimunização, é necessário entender previamente o funcionamento do sistema Rh.

O sistema Rh é o mais complexo dos sistemas de grupos sanguíneos, pela grande importância clínica e dificuldade na interpretação de seus antígenos e anticorpos. É bastante amplo, composto aproximadamente por 45 antígenos, mas somente cinco deles estão envolvidos com formas clinicamente significativas da DHPN: D, C, E, c, e. Tais antígenos são codificados por dois genes, RhD e RhCE, situados no braço curto do cromossomo 1. O antígeno D, produzido a partir do gene RhD, é o mais comumente implicado nos casos de aloimunização, em razão de seu maior poder antigênico. Assim, a presença ou a ausência de D nas hemácias depende da existência do gene RhD, classificando os indivíduos como Rh+ ou Rh−. Aproximadamente 40% dos indivíduos Rh+ são homozigotos para o antígeno D (DD); e 60% são heterozigotos (Dd).

No sistema ABO, o aparecimento dos anticorpos ocorre de forma diferente. Ao passo que, no sistema Rh, é necessário haver aloimunização, no sistema ABO, os anticorpos surgem naturalmente após poucos meses do nascimento.

No pré-natal, devemos estar atentos aos diferentes fenótipos Rh e suas implicações clínicas. Há uma peculiaridade no sistema Rh que pode muitas vezes ser motivo de confusão e levar à administração equivocada da imunoglobulina anti-Rh. Alguns grupos étnicos classificados como Rh− podem ter o gene RhD; entretanto, o mesmo não é expresso ou codificado. Mais de 200 mutações foram associadas a alterações em sua expressão, mas a grande maioria dos casos serão de tipos 1, 2 e 3.

Dependendo do reagente utilizado para verificação do fator Rh, alguns indivíduos podem revelar-se "D fraco" inicialmente. Quando as hemácias desses indivíduos são testadas com reagente anti-Rh, conferem reação ausente ou fraca. Adicionando imunoglobulina anti-Rh humana, reação moderada a forte ocorre. Esses indivíduos são chamados de "fenótipo sorológico D fraco" (formalmente Rh+). Tal fato é justificado por duas situações: número reduzido de antígenos D na superfície da hemácia ("D fraco") ou perda de parte dos antígenos D expressos, os epítopos, responsáveis pelo desencadeamento da resposta imune ("D parcial") (Figura 42.1).

Indivíduos com esse fenótipo não são capazes de formar anticorpos anti-Rh ao entrar em contato com hemácias Rh+. O equívoco ocorre quando uma gestante é submetida à testagem em laboratórios diferentes, podendo levar a resultados não coincidentes. Essa gestante poderia, no caso, ser submetida a todo o protocolo de profilaxia para a DHPN, sem realmente ter indicação. Em casos de discrepância de resultados ou quando for detectado um D fraco, um grupo de trabalho sugere que o indivíduo seja submetido à genotipagem. Caso seja do tipo 1, 2 ou 3, pode ser considerada D+, dispensando a imunoglobulina anti-D.

Aloimunização

Aos 38 dias de gestação, o antígeno D é expresso na membrana das hemácias e, em contraste com a maioria dos outros antígenos, está presente somente na superfície da série vermelha. A aloimunização Rh materna se desenvolve como uma resposta do sistema imune, resultando no aparecimento de anticorpos anti-D na circulação de gestantes Rh−, em resposta aos antígenos D dos fetos Rh+ (Figura 42.2).

Alguns eventos podem causar aloimunização materna, tais como:

- Sangramento fetomaterno transplacentário durante a gestação (Tabela 42.2)
- Transfusão inadvertida de sangue Rh−
- Uso de agulhas contaminadas com sangue Rh+.

O sangramento feto-materno transplacentário é responsável, na prática, pela grande maioria dos casos de aloimunização Rh. Pequenas quantidades (0,1 mℓ) de hemácias fetais ganham acesso à circulação materna em quase todas as gestações e já são capazes de sensibilizar a gestante. A frequência e o volume do sangramento feto-materno espontâneo aumentam com o avanço da gestação e atingem seu máximo durante o parto. Também está associado a diversas outras situações. Há relatos de aloimunização em que não foi identificada exposição materna a hemácias Rh+. A justificativa para casos como esses é a perda gestacional precoce, incluindo decesso de um dos embriões em gestações gemelares, que muitas vezes não são clinicamente reconhecidas.

A resposta imune primária ocorre na dependência de alguns fatores, além do volume de sangue fetal ao qual a mãe é exposta. Essas variáveis incluem a frequência do sangramento feto-materno e se há incompatibilidade ABO.

A incompatibilidade ABO pode agir como um fator protetor contra a aloimunização materna, uma vez que as hemácias são prontamente destruídas, antes que haja sensibilização. A imunogenicidade das hemácias fetais e a capacidade de resposta imune materna também contribuem para a patogênese. Indivíduos com síndrome da imunodeficiência adquirida (AIDS) podem não formar aloanticorpos para o antígeno D, por exemplo.

A quantificação de hemácias fetais no sangue materno pode ser obtida por dois métodos diferentes: o teste de Kleihauer-Betke e a citometria de fluxo. Ambos são testes quantitativos de

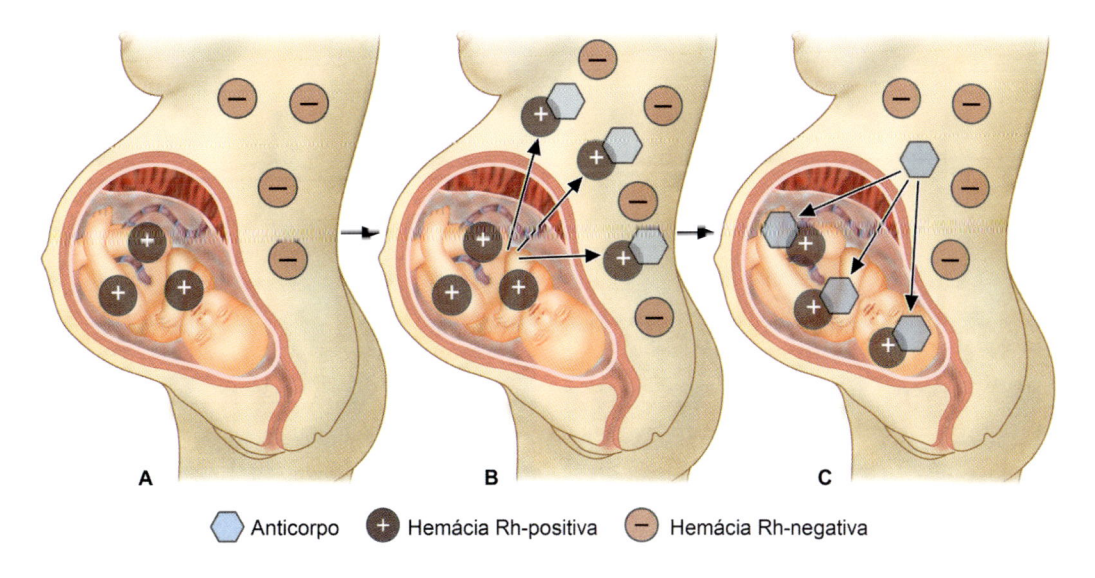

Anticorpo ● + Hemácia Rh-positiva ● − Hemácia Rh-negativa

Figura 42.2 Aloimunização Rh na gestante Rh−.

Tabela 42.2 Causas de hemorragia feto-materna.

Parto

Aborto induzido

Aborto espontâneo

Prenhez ectópica

Gestação molar

Biopsia de vilo corial

Cordocentese

Amniocentese

Procedimentos fetais percutâneos (p. ex., fetoscopia)

Versão cefálica externa

Descolamento prematuro de placenta

Placenta prévia

Trauma abdominal

Acretismo placentário

Extração manual da placenta

Curetagem pós-parto

Decesso fetal (p. ex., um dos gemelares)

Hemorragia puerperal

Idiopática

avaliação da hemoglobina fetal. No teste de Kleihauer, um reagente ácido é adicionado ao material, e a quantificação das hemácias é realizada manualmente por um técnico de laboratório. Já na citometria de fluxo, mais utilizada nos dias atuais, a quantificação é feita de forma automatizada, resultando em mais objetividade e precisão. Por meio do teste de Kleihauer, em pesquisas inicias, foi dosado o volume de células fetais no sangue materno, e foi encontrando 0,1 mℓ em 3%, 12% e 46% das gestantes nos três trimestres sucessivos, respectivamente. Essa é a quantidade suficiente de sangue fetal na circulação materna para que a aloimunização se desenvolva.

Inicialmente, os antígenos fetais são fagocitados pelos macrófagos maternos, processados e levados aos linfócitos, constituindo o que se chama de memória linfocitária, com consequente formação de anticorpos do tipo IgM. Estes têm peso molecular elevado e não atravessam a barreira placentária. A esse processo

dá-se o nome de resposta imune primária, que é limitada, de baixa intensidade e de curta duração, e, portanto, não é capaz de desencadear a doença (Figura 42.3). Por esse motivo, entre outros, postula-se que em primeiras gestações pode haver apenas sensibilização, e raramente se desenvolve a doença. Nas gestações seguintes, haverá nova passagem de hemácias Rh+ para a circulação materna, e, em função da memória linfocitária, há um reconhecimento antigênico, com consequente produção de anticorpos IgG (memória imunológica definitiva), que têm peso molecular baixo e podem atravessar a barreira placentária (Figura 42.4). Esse processo é passível de acontecer, mesmo em casos de hemorragias pequenas, e a presença de imunoglobulinas dessa classe pode ser detectada pelo teste de Coombs indireto. Estima-se que cerca de metade das mulheres se sensibiliza na primeira gravidez, e um terço delas na segunda gestação. Em 20% dos casos, a sensibilização ocorre após 28 semanas da gestação e, em 80% dos casos, no pós-parto.

Rastreio e diagnóstico

A identificação do tipo sanguíneo e do fator Rh deve ser solicitada na primeira consulta de pré-natal. Para mulheres Rh−, deve ser realizada a pesquisa de aloimunização com teste de Coombs indireto. Em uma gestação não complicada e com um teste inicialmente negativo, um novo teste poderá ser feito com 28 semanas e no parto. O teste de Coombs indireto é o teste padrão-ouro no diagnóstico de aloimunização. Caso seja positivo, o feto estará sob o risco de desenvolver a doença hemolítica perinatal.

Se o pai for Rh−, o feto não corre risco de complicações, uma vez que ele também será Rh−. É importante o registro das informações referentes à tipagem sanguínea paterna. Caso o pai seja Rh+, homozigoto, todos os filhos serão Rh+; portanto, sob risco. Cerca de 60 % dos Rh+ são heterozigotos; assim, 50% dos filhos serão Rh−. Nesses casos, a mãe não necessitará de cuidados adicionais, e o feto não correrá risco de DHPN. Quando o pai é heterozigoto, pode-se determinar o Rh fetal por meio da análise de DNA fetal livre no sangue materno ou pela avaliação de amniócitos colhidos por amniocentese. Fetos Rh− não necessitam de um seguimento diferenciado (Figura 42.5).

Nas situações em que não é possível a avaliação da zigoticidade paterna e/ou a tipagem sanguínea fetal, todos os fetos cujas

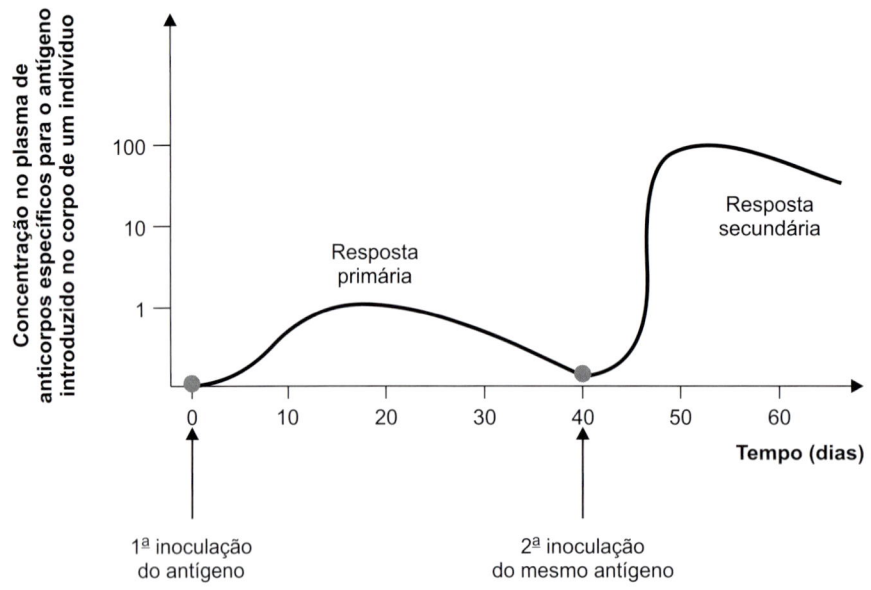

Figura 42.3 Resposta imune primária e secundária. (Adaptada de Lopes, 2002.)

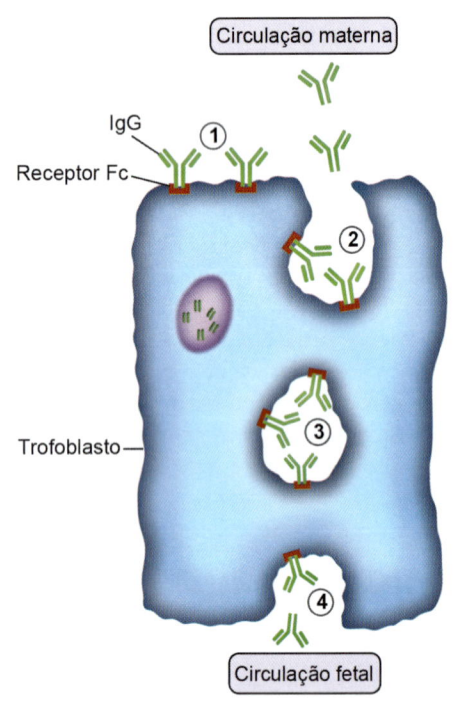

Figura 42.4 Passagem de anticorpos maternos IgG pelo trofoblasto por meio de endocitose receptor-mediada. No esquema ilustrado, são visualizadas as seguintes etapas: ligação do receptor de IgG e do receptor Fc; formação do vacúolo endocitário; transporte pelo trofoblasto; exocitose no lado fetal do trofoblasto.

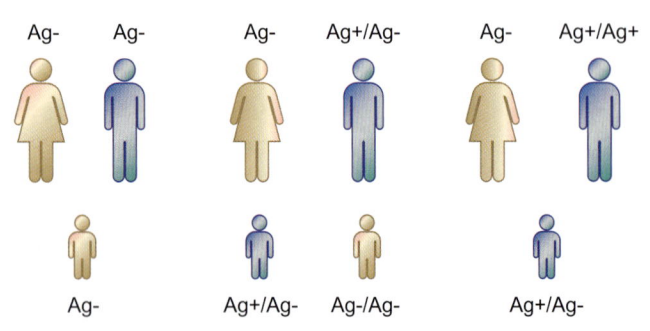

Figura 42.5 Incompatibilidade Rh. O feto do pai Rh+ heterozigoto tem 50% de chance de ser Rh+ e estar, portanto, sob risco de desenvolver DHPN. Na impossibilidade de saber a zigoticidade paterna e/ou Rh fetal, seguimento materno deve considerar feto Rh+.

mães são Rh− devem ser consideradas de risco para o desenvolvimento de DHPN e acompanhadas.

Vale ressaltar que gestantes que receberam imunoglobulina anti-Rh com 28 semanas podem apresentar teste de Coombs indireto positivo até o parto, no entanto, com titulações baixas (até 1:4). Acima disso, sugere-se a presença de aloanticorpo anti-Rh.

Conduta

A primeira gestação complicada com aloimunização Rh é diferente das subsequentes, uma vez que seus títulos anti-Rh são mais baixos, e a anemia fetal grave pode não se desenvolver – ou se desenvolve no final do 2º ou no 3º trimestre. Nas gestações subsequentes afetadas, a anemia fetal tende a ser mais grave e se desenvolver em idades gestacionais mais precoces. Portanto, o seguimento de gestações complicadas com aloimunização materna envolve:

- Determinação do Rh fetal (se possível)
- Monitoramento de anemia fetal.

É importante determinar se o feto está sob risco. Um feto Rh− não está sob risco de complicações. Caso a paternidade seja conhecida e o pai biológico seja Rh−, o feto será Rh−. A aloimunização materna pode ter ocorrido em gestação prévia com parceiro Rh+ ou outra fonte de hemácias Rh+. O feto Rh− dispensa, portanto, monitoramento posterior, exceto em casos de aloimunização envolvendo antígenos não Rh.

O monitoramento dessa gestação depende do cenário clínico. Uma gestante aloimunizada deve ter o teste de Coombs indireto avaliado mensalmente, desde que esteja com titulação estável. Títulos em ascensão devem ser checados a cada 2 semanas até que atinjam o nível crítico. Esse nível crítico foi historicamente definido como aquele associado ao risco de desenvolvimento de anemia grave ou hidropisia fetal. Abaixo deste, o feto está sob risco de desenvolver anemia leve a moderada. Atualmente, utiliza-se o ponto de corte entre 1:16 e 1:32, dependendo da instituição. Uma vez atingido nível crítico, faz-se necessário determinar se o feto está severamente anêmico.

Há mais de duas décadas, a avaliação do pico sistólico de velocidade na artéria cerebral média (VS$_{máx}$ ACM) foi proposta como um método acurado na detecção de anemia fetal (Figura 42.6). Desde os primeiros estudos publicados, pensou-se que o hematócrito fetal – e sua relação com a viscosidade sanguínea – fosse o determinante primário da elevação da VS$_{máx}$ ACM.

Antes do surgimento do Doppler, a realização de amniocentese para espectrofotometria do líquido amniótico (determinação do valor de ΔDO_{450}) era o instrumento utilizado. Baseia-se na detecção dos níveis de bilirrubina no líquido amniótico, que deriva de líquidos provenientes do pulmão e da traqueia, correspondendo ao grau de hemólise fetal. A conduta e o prognóstico fetal eram determinados, então, pela análise de gráficos a partir da ΔDO_{450} (ver Figura 42.6).

Por meio de estudos com cordocentese, foi estabelecido que a hemoglobina fetal é, em média, de 12 g/dℓ, com 20 semanas; e de 16 g/dℓ, com 40 semanas. Associado a isso, criou-se o conceito de déficit de hemoglobina, segundo o qual a definição de anemia seria fundamentada na diferença entre a hemoglobina média e a encontrada no feto. O percentil 2,5 corresponde a um déficit de 2 g/dℓ, independentemente da idade gestacional, e as anemias moderadas a graves seriam observadas com déficit de 5 e 7 g/dℓ, respectivamente.

As adaptações que o feto desenvolve para compensação estão de acordo com o grau de hemólise e anemia. Com déficit de 2 g/dℓ, o feto começa a apresentar alterações hemodinâmicas, como aumento do débito cardíaco. A diminuição da viscosidade sanguínea por conta da redução dos níveis hematimétricos, associada ao aumento do débito cardíaco, gera um estado hiperdinâmico que pode ser detectado ao Doppler. Assim, o estudo da velocidade do sangue no leito vascular fetal torna possível diagnosticar o grau de anemia. Com o déficit de hemoglobina maior que 5 g/dℓ, o feto começa a sofrer alterações hematológicas, como a eritropoese extramedular, no fígado e no baço, liberando formas imaturas, os eritroblastos, para a circulação.

Na ultrassonografia, o aumento do fígado e do baço podem ser detectados. Já com déficit maior que 7 g/dℓ, anemia grave,

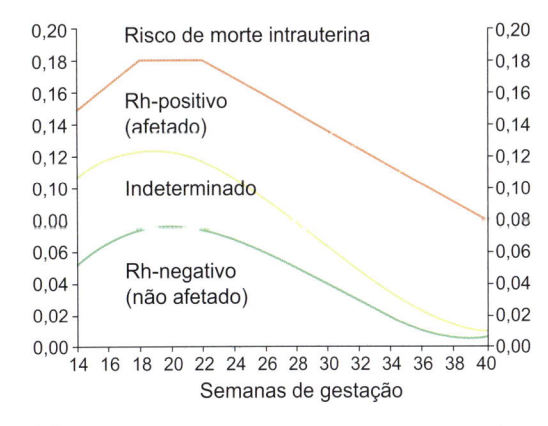

Figura 42.6 Valores de ΔDO_{450} na doença hemolítica perinatal – curva de Queenan. (Adaptada de Queenan et al., 1993.)

o feto começa a apresentar hipoalbuminemia, podendo então perder líquido para o espaço extravascular, com derrames em diversas cavidades, quadro que chamamos de hidropisia (a forma mais grave da doença) (Figura 42.7). A ultrassonografia detecta derrames cavitários (pleural, pericárdico e/ou ascite), edema de subcutâneo, aumento da espessura placentária e do volume de líquido amniótico e, em casos de maior gravidade, cardiomegalia (Figura 42.8).

Avaliação dopplerfluxométrica da artéria cerebral média pode ser iniciada entre 16 e 18 semanas de gestação e deve ser repetida no intervalo de 1 a 2 semanas (Figura 42.9). A técnica adequada consiste em o feto estar parado, sem movimentação respiratória; e a insonação do feixe de ultrassom não deve ser maior que um ângulo de 30°.

Em condições normais, a VS$_{máx}$ ACM pode aumentar com o avanço da gestação, e os valores devem ser ajustados. Calculadoras *online*, como as do www.perinatology.com/calculators podem ser utilizadas para converter o valor de cm/s da VS$_{máx}$ ACM em

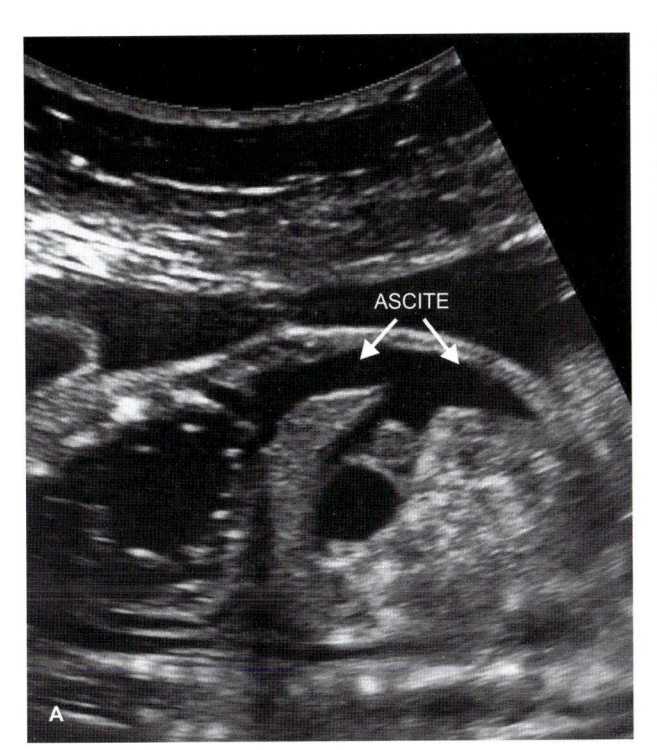

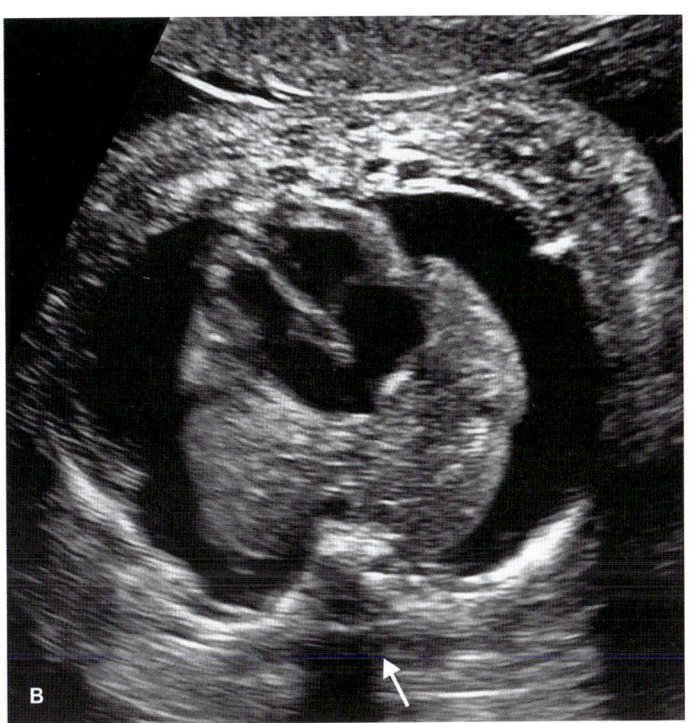

Figura 42.7 Hidropisia fetal. **A.** Ascite. **B.** Edema de subcutâneo e derrame pleural bilateral. (Cortesia do Dr. Franco Simões, MG.)

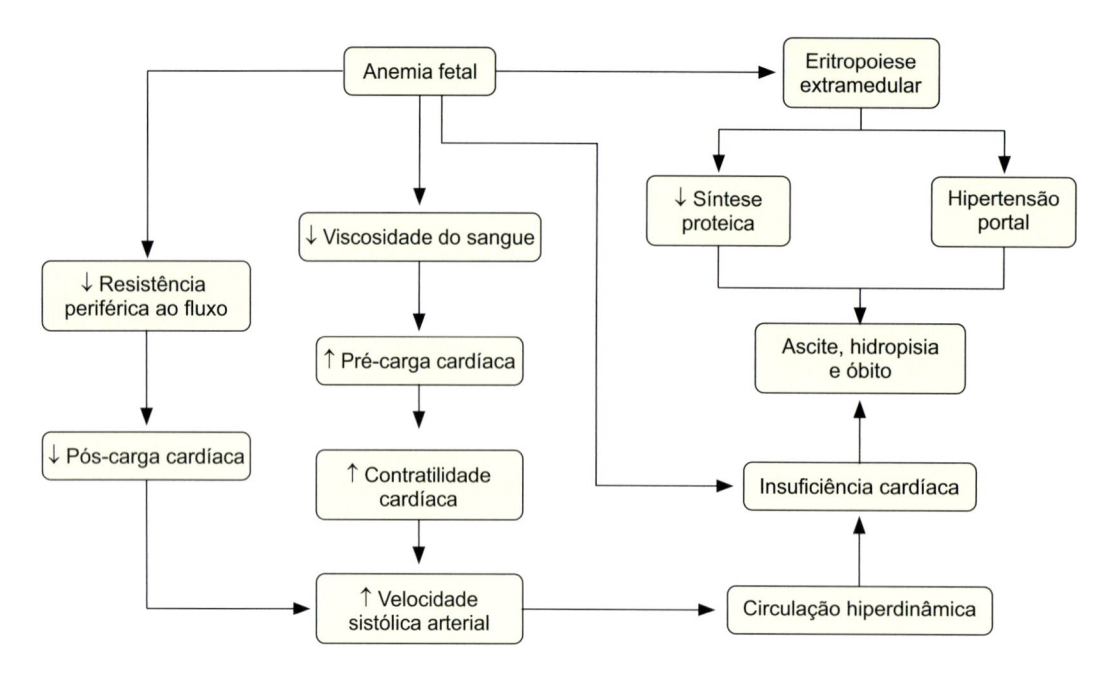

Figura 42.8 Alterações fisiológicas na anemia fetal.

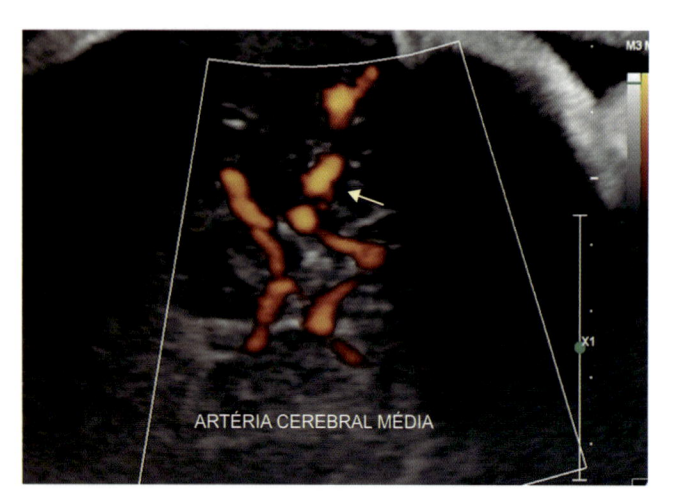

Figura 42.9 Polígono de Willis, ressaltando a artéria cerebral média (ACM) no local em que deve ser feita a insonação do vaso (Cortesia do Hospital dos Servidores do Estado/RJ.)

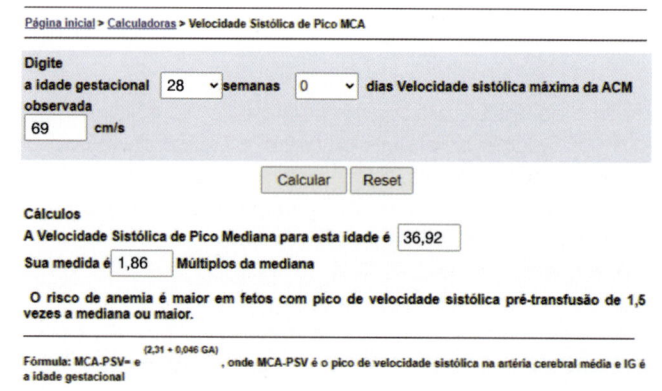

Figura 42.10 Calculadora *online* (www.perinatology.com/calculators), simulando uma gestação de 28 semanas com VS$_{máx}$ de ACM 69 cm/s, correspondendo a 1,86 MoM (anemia grave).

múltiplos da mediana (MoMs) e então avaliar a gravidade da anemia (Figuras 42.10 e 42.11). A partir de então, podemos ter dois cenários:

- V$_{máx}$ ACM ≤ 1,5 MoM: indica ausência de anemia moderada a grave. Caso a V$_{máx}$ ACM permaneça nesse patamar, programa-se o parto para 37ª semana
- V$_{máx}$ ACM > 1,5 MoM: indicada cordocentese para determinação da hemoglobina fetal e possível transfusão intrauterina. Esta deve ser realizada somente nos casos em que hemoglobina e níveis hematimétricos estiverem abaixo do nível crítico (hemoglobina fetal com dois desvios padrões abaixo da média ou hematócrito fetal abaixo de 30%).

A hemoglobina fetal deve sempre ser checada antes da transfusão, uma vez que valores dopplervelocimétricos elevados não são definitivos da presença de anemia fetal, e resultados falso-positivos podem ocorrer.

Em razão da ótima acurácia da VS$_{máx}$ ACM > 1,5 MoM na detecção da anemia fetal moderada a grave antes da primeira

transfusão intrauterina, pode-se concluir que é um bom método para determinar o momento de intervenção. Nas gestações mais precoces com indicação de transfusão, o procedimento pode ser desafiador, dado o pequeno calibre dos vasos do cordão umbilical. Nesses casos, a transfusão intraperitoneal é uma opção que tem sido usada empiricamente até que se atinja a idade gestacional para que o procedimento pela cordocentese seja mais exitoso.

A transfusão intrauterina está limitada, geralmente, a gestações entre 18 e 35 semanas. Antes da 18ª semana de gestação, a precocidade da idade gestacional impõe dificuldades técnicas ao procedimento. Após a 35ª semana, a transfusão intrauterina é considerada mais arriscada que o parto seguido de sua propedêutica e tratamento correspondentes ao recém-nascido.

Tratamento intrauterino

Uma vez com rastreamento positivo para anemia fetal moderada a grave, a paciente deve ser submetida a uma cordocentese para confirmação da anemia e realização de transfusão intrauterina.

As taxas de sobrevida geral variam de 76 a 94%. A sobrevida perinatal dos fetos não hidrópicos ultrapassa 90%; e,

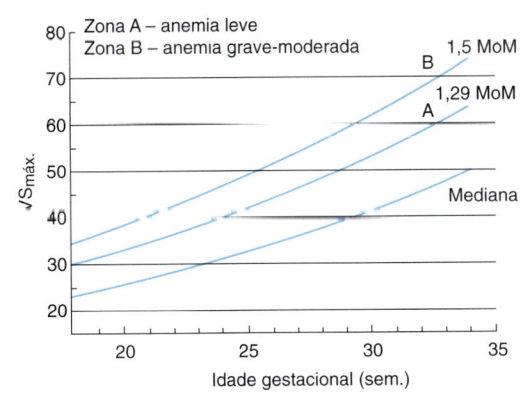

Figura 42.11 VS$_{máx}$ da ACM relacionado à idade gestacional. Zona A corresponde à anemia fetal leve; e zona B, anemia fetal moderada a grave. (Adaptada de Moise, 2002.)

aproximadamente, 75% dos hidrópicos sobrevivem após o tratamento. É um recurso de alta complexidade a ser adotado nos fetos gravemente comprometidos, só devendo ser realizado em centros de referência por equipe médica habilitada e experiente. A transfusão é realizada por cordocentese, por meio da veia umbilical, puncionada por uma agulha de 20 G guiada por ultrassonografia. Os locais mais indicados para punção são a inserção placentária, primeiro, ou abdominal do cordão umbilical (quando a inserção na placenta for de difícil acesso).

Punciona-se a veia umbilical, coleta-se uma amostra de sangue fetal, para dosagem de hemoglobina, hematócrito, usados para o cálculo do volume sanguíneo a ser transfundido. Em seguida, administra-se uma medicação paralisante no feto (pancurônio, por exemplo) na dosagem de 0,1 mg/kg de peso fetal. Confirmada a anemia fetal, infunde-se o sangue lentamente.

O sangue a ser transfundido é O negativo, devendo também ser negativo para anticorpos irregulares, infecções e com realização de prova cruzada com o sangue materno. A amostra deve ser lavada e irradiada para reduzir a chance de uma reação tipo enxerto *versus* hospedeiro. Além disso, deve ser um sangue concentrado, atingindo um hematócrito de 75 a 85%, para que um menor volume seja infundido, diminuindo as chances de descompensação cardiovascular por hipervolemia.

Para determinar a quantidade de volume a ser transfundido, utiliza-se a fórmula com a multiplicação do volume sanguíneo fetoplacentário (10% do peso fetal estimado), pela diferença entre o hematócrito esperado no final da transfusão e o hematócrito inicial, dividido pelo hematócrito da bolsa. Não se deve transfundir um volume maior do que 50% do volume sanguíneo fetoplacentário (para fetos com 1.000 g, há 100 mℓ de volume fetoplacentário, e a transfusão não deve exceder 50 mℓ).

Por exemplo, para um hematócrito inicial de 20%, em um feto cujo peso é 1.000 g (volume fetoplacentário de 100 mℓ), hematócrito final esperado de 45 % e uma bolsa de sangue com 75% de hematócrito, teremos a seguinte equação:

$$V = \frac{100\,(45 - 20)}{75} = 33 \text{ mℓ a ser transfundido}$$

$$V = \frac{VSFP\,(Htf - Hti)}{Ht\,B}$$

V = volume a ser transfundido
VSFP = volume sanguíneo fetoplacentário
Htf = hematócrito final (esperado)
Hti = hematócrito inicial
HtB = hematócrito da bolsa

O hematócrito fetal na cordocentese, a gravidade (presença de hidropisia fetal ou não, cardiomegalia) e a idade gestacional afetam o volume a ser transfundido. O objetivo final deve ser um hematócrito em torno de 40 a 50%.

Fetos severamente anêmicos entre 18 e 24 semanas apresentam maior risco de complicações com a transfusão intrauterina. Tem sido sugerido que o hematócrito final desses fetos após a primeira transfusão não ultrapasse 25%, para então, em um segundo procedimento, ser atingido o valor desejado.

As transfusões posteriores são programadas de maneira empírica, de acordo com a queda estimada de hemoglobina e hematócrito. Com o objetivo de manter o hematócrito em torno de 25%, é presumido o declínio da hemoglobina fetal de 0,4 g/dℓ/dia, 0,3 g/dℓ/dia e 0,2 g/dℓ/dia, após a primeira, segunda e terceira transfusão, respectivamente. Depois da terceira transfusão, o intervalo entre os procedimentos pode ser aumentado, uma vez que a eritropoese fetal é suprimida e o sangue fetal é composto basicamente de hemácias do doador, não estando sob risco de hemólise. A partir desse ponto, estima-se que a hemoglobina fetal caia 0,4 g/dℓ/d e o hematócrito reduza 1% ao dia.

O uso de fenobarbital materno pode ser considerado. Na dose de 30 mg VO, três vezes/dia durante 10 dias antes do parto, essa medicação pode auxiliar na maturação hepática, aumentando a capacidade de conjugar e eliminar bilirrubina, diminuindo assim, a hiperbilirrubinemia e a possibilidade de *kernicterus* (Figura 42.12).

Assistência a gestante não imunizada

Diante do risco de imunização durante a gravidez, é recomendada a administração, na 28ª semana, de imunoglobulina anti-Rh nas gestantes Rh−, com teste de Coombs indireto negativo. Essa dose deve ser repetida no puerpério, até 72 horas pós-parto, caso o recém-nascido seja Rh+. Se por algum motivo a profilaxia não for realizada nesse período de 72 horas, recomenda-se, ainda assim, a administração da imunoglobulina até o 28º dia pós-parto, desde que o teste de Coombs indireto materno permaneça negativo (Figura 42.13).

A dosagem de 300 μg neutraliza 30 mℓ de sangue ou 15 mℓ de hemácias fetais. Isso representa prevenção da imunização em cerca de 85 a 90% dos casos. Grandes hemorragias transplacentárias (descolamento prematuro de placenta, extração manual da placenta e placenta prévia) exigem doses maiores de imunoglobulina.

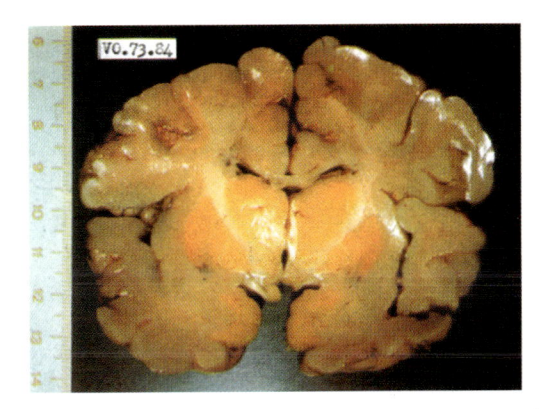

Figura 42.12 *Kernicterus*. Complicação da DHPN com impregnação de bilirrubina no SNC. (Arquivo da 33ª Enfermaria da Santa Casa da Misericórdia.)

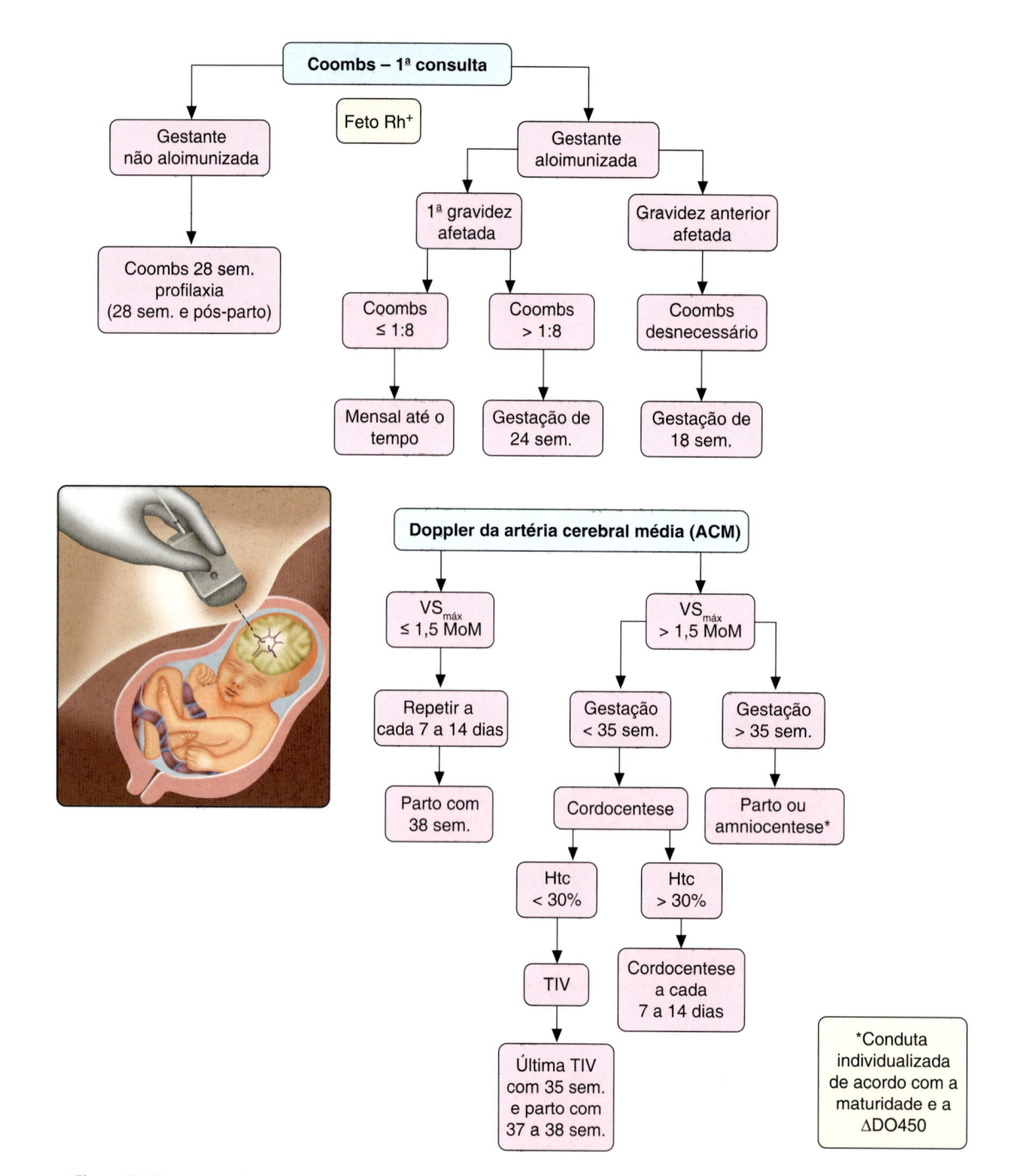

Figura 42.13 Esquema de acompanhamento das gestantes Rh–. *MoM*, múltiplos da mediana; *TIV*, transfusão intravascular.

O teste de Kleinhauer e a citometria de fluxo podem ser realizados para estimar a quantidade de sangue fetal na circulação materna. Um estudo que avaliou a dose de 300 µg de imunoglobulina administrada na 28ª semana de gestação e no pós-parto mostrou que a taxa de sensibilização no grupo que recebeu as duas doses foi de 0,32% contra 1,8% no grupo que recebeu apenas a profilaxia no pós-parto, ou seja, uma redução de 82%.

Profilaxia em outras situações

A circulação fetal se estabelece a partir da 4ª semana de gestação e o antígeno Rh já foi demonstrado na hemácia fetal no 38º dia após a concepção. Assim, desde o 1º trimestre existe risco de imunização nos casos de abortamento ou ameaça de aborto, estimado em 3 a 6%, aumentando com o avançar da idade gestacional.

Todas as mulheres Rh– não sensibilizadas devem receber 50 µg de imunoglobulina anti-Rh até 72 horas após o abortamento, induzido ou espontâneo, que aconteça no 1º trimestre. A partir de 13 semanas, deve-se administrar a dose total de 250 a 300 µg. Como no Brasil não se encontra disponível a dose de 50 µg, deve ser prescrita a dose habitual que usamos para idade gestacional mais avançada.

A imunoprofilaxia também é recomendada nos casos de prenhez ectópica e em mulheres que se submetem a laqueadura tubária (pelo risco de recanalização e acometimento de futuro concepto). Para os casos de mola hidatiforme, levando em consideração que a mola completa é avascular ou com vascularização incompleta, a imunoglobulina é dispensável, devendo ser realizada no caso de mola parcial. Não havendo certeza, a melhor conduta é proceder à imunoprofilaxia

Prognóstico

Com advento da transfusão intrauterina, a mortalidade caiu para menos de 10%. Em fetos hidrópicos, a mortalidade pode chegar a 20% e, na hidropisia grave, a 45%. O manejo do recém-nascido está centrado no tratamento da hiperbilirrubinemia com fototerapia, transfusão de troca para a prevenção do *kernicterus* (ou encefalopatia bilirrubínica).

Quando a bilirrubina excede 30 mg/dℓ, os núcleos da base do cérebro podem ficar impregnados, levando ao quadro de *kernicterus*. Os recém-nascidos com a barreira hematencefálica mais permeável à bilirrubina indireta podem evoluir para um quadro neurológico de extrema gravidade que começa com sintomas inespecíficos, como hipotonia e letargia, podendo progredir para opistótono, convulsão e morte.

Para a propedêutica do feto, deve ser solicitado grupo sanguíneo, fator Rh e teste de Coombs direto. As reações negativas não afastam, definitivamente, a doença. No caso de incompatibilidade ABO, elas costumam ser negativas e é comum a ocorrência de esferocitose. Normalmente, a hepatoesplenomegalia está presente.

Fetos submetidos a transfusão intravascular (TIV) podem nascer com ausência de reticulócitos, pela supressão da eritropoese. Como as exsanguinotransfusões raramente são necessárias, os anticorpos maternos passivamente adquiridos ficam na circulação neonatal por semanas. Como consequência, durante o período de 1 a 3 meses, o recém-nascido pode necessitar de várias transfusões complementares. Com relação à fototerapia, a molécula da bilirrubina é fotossensível e, quando exposta à luz (radiação de 420 a 460 mÅ), transforma-se na atóxica biliverdina. Em virtude da ação exclusiva sobre a bilirrubina, a fototerapia tem emprego menor no tratamento da DHPN, apenas coadjuvante. Na incompatibilidade ABO, a fototerapia reduz a necessidade de transfusão complementar.

Doença hemolítica perinatal não D

Mais de 50 diferentes antígenos hemáticos têm sido associados à doença hemolítica perinatal (DHPN) não D. Todavia, somente três anticorpos estão relacionados à doença grave: anti-D, anti-C e anti-Kell. O sistema Rh é responsável por 95% dos casos.

Foram identificados 24 antígenos hemáticos do sistema Kell, e o mais importante é o K_1. Cerca de 10% da população é K+. A anemia causada pela aloimunização Kell é imprevisível e independe da titulação do teste de Coombs. Postula-se que os anticorpos Kell causam supressão das células precursoras dos eritroides Kell+.

Diversos autores têm advertido que a DHPN grave pode ocorrer com títulos de anticorpos maternos menores do que na doença Rh. Assim, as alternativas mais recentes são a cordocentese e a avaliação da $VS_{máx}$ da ACM para acompanhar esses conceptos.

O tratamento adequado dessa aloimunização na gravidez depende da detecção precoce da anemia fetal e das TIV oportunas. As maiores séries referidas até então exibem sobrevida perinatal na aloimunização Kell de apenas 58%. Há recomendações para o teste de anticorpos irregulares para mulheres Rh+ com história de transfusões sanguíneas. Todavia, somente 50% das mulheres com doença anti-Kell têm história de transfusão. Até recentemente, a doença Kell fetal só era diagnosticada após manifestações clínicas, tais como a hidropisia ou a morte perinatal.

Atualmente, a maioria dos centros preconiza a pesquisa de anticorpos irregulares em todas as gestantes no primeiro trimestre.

Bibliografia

ACOG Practice Bulletin n. 192: Management of alluimmunization during pregnancy. Obstet Gynecol. 2018;131:e82-e90. Reaffirmed 2019.

Bhutani BK, Zipursky A, Blencowe H. Neo natal hyperbilirubunemia and *rhesus* disease of newborn: incidence and impairment estimates for 2010 at regional and global levels. Pediatr Res. 2013;74(Suppl 1):86-100.

Bianchi DW, Avent ND, Costa J-M, van der Schoot E. Noninvasive prenatal diagnosis of fetal *rhesus* D: ready for prime(r) time. Obstet Gynecol. 2005;106:841-4.

Cunningham FG, Leveno KJ, Bloom SL, Hauth JC, Gilstrap III L, Wentrom KD. Williams Obstetrics. 22.ed. New York: McGraw-Hill; 2005.

Garratty G. Do we need to be more concerned about weak D antigens? Transfusion 2005;45:1547-51.

Geifman-Holtzman O, Grotegut CA, Gaughan JP. Diagnostic accuracy of noninvasive fetal Rh genotyping from maternal blood – a meta-analysis. Am J Obstet Gynecol. 2006;195:1163-73.

Kumpel BM. On the immunologic basis of Rh imune globuline (anti-D) prophylaxis. Transfusion 2006;46:1652-6.

Lopes S. Bilogia. vol. 1. São Paulo: Saraiva; 2002.

Mari G, Hanif F, Kruger M, Cosmi E, Santolaya-Forgas J, Treadwell MC. Middle cerebral artery peak systolic velocity: a new Doppler parameter in the assessment of growth-restricted fetuses. Ultrasound Obstet Gynecol. 2007;29:310-6.

Mari G, Zimmermann R, Moise Jr KJ, Deter RL. Correlation between middle cerebral artery peak systolic velocity and fetal hemoglobina after a previous intrauterine transfusions. Am J Obstet Gynecol. 2005;193:1117-20.

Mari G. Noninvasive diagnosis by Doppler ultrasonography of fetal anemia due to maternal red-cell alloimmunization. Collaborative Group for Doppler Assessment of the Blood Velocity in Anemic Fetus. N Engl J Med. 2000;342:9-14.

Moise KJ, Argoti OS. Management and prevention of red cell alloimmunization in pregnancy: a sistematic review. Obstet Gynecol. 2012;120:1132-9.

Moise KJ. Fetal anemia due to non-Rhesus-D red-cell alloimmunization. Sem Fetal Neon Med. 2008;13:207-14.

Rezende Filho J, Chaves Netto H. Aspectos atuais da doença hemolítica perinatal. GO Atual. 1992;1:61.

Rezende Filho J, Montenegro CAB. Como diagnóstico – doença hemolítica perinatal. GO Atual. 1997;7:14.

Rezende Filho J, Montenegro CAB. Como trato – doença hemolítica perinatal. GO Atual. 1997;8:26.

Rezende Filho J. Protocolo minimamente invasivo para assistência às gestantes com aloimunização pelo fator Rh fundamentado no Doppler da artéria cerebral média. Tese de Docência, USP, 2002.

Rezende J, Coslovsky S. Experiência inicial com a imunoglobulina humana anti-Rh para prevenção da doença hemolítica perinatal. J Bras Gin. 1972;73:183.

Rezende J, Coslovsky S. Transfusão feto-materna e abortamento. J Bras Gin. 1973;76:187.

Rosenbloom JI, Bruno AM, Corner SN. Fetal thrombocytopenia in pregnancies complicated by fetal anemia due red-cell alloimmunization: cohort study and meta-analysis. J Perinatol. 2019;39:920-6.

Scheffer PG, van der Schoot CE, Page-Christiaens GCML, de Haas M. Noninvasive fetal blood group genotyping of *rhesus* D, c, E and K in alloimmunised pregnant women: evaluation of a 7-year clinical experience. BJOG. 2011;118:1340-8.

Zimmerman R, Carpenter Jr RJ, Durig P, et al. Longitudinal measurement of peak systolic velocity in the fetal middle cerebral artery for monitoring pregnancies complicated by red-cell alloimmunization: a prospective multicentric trial with intention-to-treat. BJOG. 2002;109:746-52.

43 Gravidez Prolongada

Maíra Libertad Soligo Takemoto
Mariane de Oliveira Menezes

Definição e Etiologia

A Organização Mundial da Saúde (WHO, 2019) define como gestação prolongada (ou pós-termo) aquela que excede as 42 semanas. É frequente na prática clínica, no entanto, encontrar a utilização do termo para definir gestações que ultrapassam as 40 ou 41 semanas, o que está em desacordo com a literatura mundial sobre o tema. Outros termos frequentemente utilizados para indicar gestações prolongadas são: gestação pós-data, pós-madura ou serotínea. Independente da terminologia, a atenção peculiar para essas gestações, na atualidade, diz respeito à antecipação de riscos perinatais associados a idades gestacionais mais avançadas, em particular após as 42 semanas.

As causas do prolongamento de determinadas gestações são desconhecidas. Reconhece-se, no entanto, que o principal fator relacionado a seu diagnóstico é a determinação adequada da idade gestacional. Uma revisão sistemática da Colaboração Cochrane, publicada em 2015, observou que a adoção rotineira de ultrassonografias obstétricas precoces (antes das 24 semanas) melhora a precisão da datação gestacional, e diminui consequentemente o número de induções do parto por gestações "pós-termo" (uma redução do risco da ordem de 41%, a partir das observações de 8 estudos que avaliaram 25.516 participantes) (Whitworth et al., 2015). Estudos observacionais de menor qualidade metodológica têm observado associação de maior duração da gestação com características parentais, como maior idade gestacional no próprio nascimento, maior altura, maior índice de massa corporal e consumo de suplementos minerais e vitamínicos, porém os mecanismos envolvidos nessas associações permanecem não esclarecidos (Morken et al., 2011; Myklestad et al., 2013; Stotland et al., 2007; McAlpine et al., 2016).

Incidência

A distribuição da idade gestacional ao nascimento (proporção de partos que ocorrem em cada semana de gestação) é muito dependente das práticas obstétricas em cada contexto, em particular políticas de indução do parto e realização de cesáreas fora de trabalho de parto. Análise conduzida por Zeitlin et al. (2007), com dados relativos a 13 países europeus, identificou que, na maioria deles, a idade gestacional em que ocorre o pico máximo de nascimentos é de 40 semanas (Zeitlin, 2007). No Brasil, no entanto, dados obtidos a partir do inquérito nacional "Nascer no Brasil" (que avaliou 23.940 puérperas em todo o país em serviços públicos e privados de maternidade) indicam que o pico de nascimentos ocorre nas semanas 38 e 39 (23,1% e 27,2%, respectivamente) (Pereira et al., 2014).

Uma possível explicação para essas diferenças é a alta proporção de partos e nascimentos iniciados pelo profissional de Obstetrícia observados no Brasil, em oposição a partos de início espontâneo. Conforme Leal et al. (2016), 40,7% do total de nascimentos entre 39 e 40 semanas no país é iniciado pelo profissional, ou seja, sem início espontâneo do trabalho de parto ou ocorrem por meio de cesarianas eletivas. No setor privado, a proporção de nascimentos de início espontâneo entre 39 e 40 semanas não ultrapassa 25% do total.

No que diz respeito às gestações prolongadas (acima de 42 semanas), mundialmente, a incidência relatada na literatura varia de 0,4% na Áustria e Bélgica, até 7,5% na Suécia, e

8,1% na Dinamarca (Zeitlin et al., 2007). No Brasil, estima-se que a proporção de gestações que ultrapassa as 42 semanas seja de, aproximadamente, 2,5% (Pereira et al., 2014).

Riscos

Debates e controvérsias relacionados à conduta na gestação que se aproxima ou ultrapassa a marca das 42 semanas baseiam-se largamente nos supostos riscos associados ao avanço da gestação semana a semana (Tabela 43.1). Historicamente, até o início dos anos 1990, políticas de interrupção rotineira de gestações a partir de 41 semanas não eram norma (Menticoglou e Hall, 2002). A partir daí, com a publicação do ensaio clínico randomizado (ECR) de Hannah et al., em 1992, os debates acerca da necessidade de induzir rotineiramente gestações após 41 semanas passaram a ganhar espaço no âmbito da Obstetrícia, e a consolidação dessa conduta se deu com a publicação da primeira revisão sistemática com metanálise da Colaboração Cochrane sobre o tema, no ano 2000 (Crowley, 2000). Os resultados indicavam que a conduta expectante após 41 semanas parecia aumentar o risco de mortalidade perinatal. Essa conclusão baseava-se significativamente nos dados do ECR de Hannah et al., que contribuiu com mais da metade do total de casos incluídos na metanálise. A publicação desses dois estudos direcionou a recomendação em favor da indução rotineira com 41 semanas em diretrizes clínicas em todo o mundo.

Menticoglou e Hall publicaram detalhada revisão crítica a respeito do suposto aumento do risco de mortalidade perinatal observado por Hannah et al. e referendado pela metanálise da Cochrane de 2000. Conforme os autores, nos dados agregados pela metanálise, foram relatados sete óbitos perinatais em 3.002 partos no grupo da conduta expectante *versus* um óbito em 3.071 partos no grupo da indução com 41 semanas. Em uma análise pormenorizada das causas de morte nos dois grupos, os autores identificaram que, das sete mortes no grupo expectante incluídas na metanálise: duas ocorreram na década de 1960 (provavelmente em contextos de práticas obstétricas/neonatais muito diversas da atualidade), com um óbito fetal em uma gestante com diagnóstico de diabetes gestacional (cuja indicação atual seria indução) e um óbito neonatal por síndrome de aspiração meconial (SAM), seguido de recusa materna de indução após documentação de líquido tinto de mecônio; um óbito ocorreu na China por pneumonia no período neonatal; um óbito ocorreu por SAM com idade gestacional de 43[+3] semanas; um óbito fetal

com 41[+5] semanas sem pré-natal adequado; um óbito intraparto de feto com 2.600 g às 42 semanas (com provável restrição do crescimento intrauterino, cuja indicação atual seria indução antes dessa idade gestacional).

A partir dessa revisão crítica, os autores concluíram que, das sete mortes em 3.002 mulheres randomizadas para conduta expectante, apenas duas ocorreram em mulheres com pré-natal adequado, antes de 43 semanas, com causas potencialmente relacionadas à idade gestacional – *versus* um óbito em 3.071 mulheres no grupo de indução. Desse modo, eles questionam a adequação dos dados para afirmar um aumento da mortalidade perinatal em decorrência exclusivamente da idade gestacional, em situações de risco habitual, sem outras complicações, com monitoramento adequado (Menticoglou e Hall, 2002). À altura da publicação do artigo, no entanto, diretrizes e guias de prática clínica em todo o mundo já haviam adotado a recomendação de indução rotineira na 41ª semana de gestação.

Mais recentemente, a referida revisão sistemática com metanálise da Colaboração Cochrane foi substituída por uma nova versão, cuja última atualização ocorreu em 2020 (Middleton et al., 2020). Foram incluídos 34 ECR, com dados de mais de 21.000 gestantes, classificados pelos autores como risco baixo a moderado de viés. Na maioria desses estudos, a indução foi recomendada a partir das 41 semanas de gestação. Quando comparada com uma política de manejo expectante, a indução rotineira do parto, a partir de 41 semanas, mostrou-se associada com risco menor de óbito perinatal por qualquer causa, com 0,4 óbito perinatal a cada 1.000 nascimentos no grupo da indução *versus* 3,5 óbitos a cada 1.000 no grupo da conduta expectante (risco relativo [RR] 0,26, intervalo de confiança de 95% [IC 95%] 0,11-0,64, análise de subgrupo para estudos com indução às 41 semanas). Com base em todos os estudos incluídos na metanálise, autores calcularam que seria necessário induzir 544 gestantes para prevenir um óbito perinatal (NNT 544, IC 95% 441 a 1042). Observou-se ainda uma redução de 70% no risco de óbito fetal isoladamente (0,2 óbito a cada 1.000 no grupo da indução *versus* 1,7 óbito a cada 1.000 no grupo do manejo expectante). O risco de admissão em UTI neonatal não foi significativamente diferente entre os grupos, mas o risco de Apgar menor do que 7 no 5º minuto foi menor no grupo da indução – 9,5 casos a cada 1.000 nascimentos no grupo da indução *versus* 13 casos a cada 1.000 no grupo da conduta expectante (RR 0,73, IC 95% 0,56-0,96). Não houve diferença significativa para os desfechos maternos, com exceção de um risco marginalmente menor de cesárea no grupo da indução (redução

Tabela 43.1 Desfechos perinatais relatados em ECR e revisões sistemáticas.

Estudo/desfecho	Desenho	Indução	Expectante	Significância estatística
Middleton et al.[13]	RS com metanálise			
Óbito perinatal		0,5/1.000	3/1.000	ES
Óbito fetal		0,2/1.000	1,7/1.000	ES
Apgar 5º minuto < 7		12/1.000	17/1.000	ES
Keulen et al.[14]	ECR			
Desfecho composto		17/1.000	31/1.000	ES
Óbito neonatal		0/1.000	0/1.000	NES
Óbito fetal		1/1.000	2/1.000	NES
Apgar 5º minuto < 7		12/1.000	26/1.000	ES
Rydahl et al.[15]	RS com metanálise*			
Óbito perinatal		0,4/1.000	2,4/1.000	NES
Apgar 5º minuto < 7		10/1.000	11/1.000	NES
pH < 7,10		84/1.000	44/1.000	ES

ECR, ensaio clínico randomizado; *ES*, estatisticamente significativo; *NES*, não estatisticamente significativo; *RS*, revisão sistemática. *Desfechos relatados apenas para estudos randomizados ou quase randomizados de 10%). Os autores concluem que, apesar de o risco de morte perinatal ser baixo em ambos os grupos, é apropriado oferecer aconselhamento para que gestantes tomem decisões informadas sobre induzir ou aguardar o trabalho de parto espontâneo (Middleton et al., 2020).

No início de 2019, foi publicado um ECR conduzido na Holanda, que incluiu 1.801 gestantes de baixo risco, com gestações não complicadas (900 randomizadas para indução com 41 semanas, e 901 para conduta expectante até 42 semanas). A idade mediana no momento do parto foi de 41 semanas no grupo da indução e de 41^{+2} semanas (intervalo interquartil 41^{+0} a 41^{+5}) no grupo da conduta expectante. A medida primária de eficácia foi um desfecho composto de mortalidade perinatal e morbidade neonatal, que somava qualquer um dos seguintes eventos como um desfecho negativo: Apgar < 7 no 5º minuto, pH arterial < 7,05, SAM, lesão de plexo braquial, hemorragia intracraniana ou admissão em UTI neonatal. No braço da indução, 15/900 (1,7%) dos casos tiveram um desfecho perinatal adverso *versus* 28/901 (3,1%) no braço do manejo expectante (diferença absoluta de −1,4%, IC 95% −2,9-0%). Apgar < 7 no 5º minuto ocorreu em 11 (1,2%) dos neonatos no grupo da indução *versus* 23 (2,6%) no grupo da conduta expectante. Um óbito fetal (0,1%) foi observado no grupo da indução *versus* dois (0,2%) no grupo da conduta expectante e nenhum óbito neonatal ocorreu no estudo. A taxa de admissão em UTI neonatal não ultrapassou 1% em nenhum dos dois braços, e 50% dos casos (6/11, 3 em cada braço do estudo) estavam associados a anomalias congênitas graves. Houve dois casos diagnosticados como SAM no estudo e ambos se recuperaram completamente. Não houve diferença estatisticamente significativa para desfechos maternos ou taxa de cesárea (Keulen et al., 2019).

Na mesma época, foi publicada uma nova revisão sistemática com metanálise de Rydahl et al. (2019) que incluiu tanto estudos randomizados, quanto quase experimentais e coortes. O objetivo da revisão foi comparar os desfechos associados à indução com 41^{+0-6} semanas (antes do pós-termo) *versus* 42^{+0-6} semanas (pós-termo) em gestações de risco habitual. A indução na semana 41 (quando comparada à indução na semana 42) mostrou-se associada com maior risco de cesárea por qualquer indicação (11% de aumento), cesárea por falha de progressão (43% de aumento), corioamnionite (13% de aumento), parto distócico (29% de aumento), ruptura uterina (97% de aumento), pH de cordão < 7,10 (aumento de 90%), e com risco reduzido de oligoidrâmnio (60% de redução) e líquido tinto de mecônio (redução de 18%) – todas diferenças estatisticamente significativas. O estudo não teve poder estatístico para avaliar o risco de morte perinatal e os autores observaram que, no grupo da conduta expectante, 70% das gestantes entraram em trabalho de parto espontâneo (Rydahl et al., 2019).

Observa-se, portanto, que evidências científicas mais recentes apontam na direção de um possível aumento do risco de mortalidade perinatal quando adotada uma conduta expectante após 41 semanas, porém o risco de mortalidade perinatal é de pequena magnitude, e não ultrapassa 3 a cada 1.000 óbitos perinatais no pior cenário. Quando estudos observacionais (e não apenas ECR) são considerados na análise, a indução com 41 semanas parece estar associada a risco maior de intervenções (em particular cesárea) e desfechos adversos maternos e neonatais, com poucos benefícios clínicos observáveis. Outros desfechos perinatais adversos, associados exclusivamente à idade gestacional além de 41 semanas, são igualmente raros nos estudos, tanto no grupo da indução quanto no grupo da conduta expectante.

Na Tabela 43.1 são sumariados os principais desfechos perinatais documentados em ECR e revisões sistemáticas.

Recomendações para a conduta na gravidez a partir de 41 semanas

Diversas são as diretrizes clínicas e protocolos que definem condutas a ser adotadas na gestação além de 41 semanas, tanto do ponto de vista de sua prevenção, quanto do monitoramento da vitalidade fetal, momento da indução do parto e métodos de preparo de colo e indução. Para orientar as discussões sobre o manejo adequado dessas gestações e partos, serão utilizadas as recomendações do American College of Obstetricians and Gynecologists (ACOG), Collège National des Gynécologues et Obstétriciens Français (CNGOF), National Institute for Health and Care Excelence (NICE) do Reino Unido, Society of Obstetricians and Gynaecologists of Canada (SOGC) e Organização Mundial da Saúde (OMS) (ACOG, 2014; Delaney e Roggensack, 2017; Vayssière et al., 2013; WHO, 2011; WHO, 2018; NICE, 2021). Na Tabela 43.2 estão resumidas as principais recomendações dessas diretrizes para gestações prolongadas.

Prevenção de gestações pós-termo

A recomendação de datação adequada da idade gestacional, com utilização de ultrassonografia de 1º trimestre, é unânime entre as diretrizes que tratam do tema (ACOG, 2014; Delaney e Roggensack, 2017; Vayssière et al., 2013; NICE, 2021). Essa intervenção baseia-se, em particular, no resultado da Revisão Sistemática com metanálise da Colaboração Cochrane sobre ultrassonografia obstétrica precoce (< 24 semanas) previamente mencionada, que identificou uma redução de 41% no risco de indução por gestação pós-termo (Whitworth et al., 2015). Idealmente, a ultrassonografia deveria ser realizada entre 11^{+0} e 13^{+6} semanas, e utilizar o comprimento cabeça-nádega para essa estimativa (que, nessa idade gestacional, espera-se que esteja entre 45 e 84 mm) (ACOG, 2014).

Monitoramento da vitalidade fetal

As diretrizes em geral recomendam início de um programa de monitoramento intensivo a partir de 41^{+0} semanas, com exceção do NICE, que recomenda início com 42^{+0} semanas (ACOG, 2014; Delaney e Roggensack, 2017; Vayssière et al., 2013; NICE, 2021). As diretrizes destacam a relativa falta de evidências científicas que respaldam estratégias específicas de monitoramento, porém adotam os protocolos de monitoramento em geral empregados nos ECR que avaliaram a conduta expectante a partir de 41 semanas (ACOG, 2014; Vayssière et al., 2013). Nesse sentido, de modo geral, recomenda-se a utilização de testes de avaliação da vitalidade fetal 2 vezes/semana até que ocorra o trabalho de parto espontâneo ou a indução do parto (ACOG, 2014; Delaney e Roggensack, 2017; Vayssière et al., 2013; NICE, 2021).

Entre os testes mencionados como opções para avaliação da vitalidade fetal após 41 semanas, apenas a ultrassonografia para avaliação do volume de líquido amniótico é consenso entre as diretrizes. Recomenda-se a adoção da medida do maior bolsão

Tabela 43.2 Recomendações para o manejo de gestações após as 41 semanas.

Intervenção	ACOG 2014	CNGOF 2013	NICE 2021	SOGC 2017	OMS 2018
Prevenção da gestação prolongada					
Ultrassonografia precoce para datação	X	X	X	X	–
Avaliação da vitalidade fetal na gestação prolongada					
Momento do aumento do monitoramento fetal	41^{+0} semanas	41^{+0} semanas	42^{+0} semanas	41^{+0} semanas	–
Contagem de movimentos fetais	Não recomenda	Não recomenda	Não recomenda	Não recomenda	–
Amnioscopia	Não recomenda	Não recomenda	Não recomenda	Não recomenda	–
Cardiotocografia	Não recomenda	Não recomenda	X	X	–
Ultrassonografia para avaliação do volume de LA	X	X	X	X	–
Dopplervelocimetria	Não recomenda	Não recomenda	Não recomenda	Não recomenda	–
Perfil Biofísico Fetal	Não recomendo	Não recomendo	Não recomendo	Não recomendo	–
Indução do parto na gestação prolongada					
Momento da indução do parto	Entre 41^{+0} e 42^{+6} semanas	Entre 41^{+0} e 42^{+6} semanas	Entre 41^{+0} e 42^{+0} semanas	Entre 41^{+0} e 42^{+0} semanas	41^{+0} semanas
Descolamento de membranas	X	X	X	X	X
Balão intracervical	–	X	X	–	X
Amniotomia isolada	–	Não recomenda	Não recomenda	–	Não recomenda
Prostaglandina E2 vaginal	–	X	X	–	–
Misoprostol vaginal	–	–	Não recomendo	–	X
Misoprostol oral	–	X	X	–	X
Ocitocina	–	X	X	–	X

ACOG, American College of Obstetricians and Gynecologists; *CNGOF*, Collège National des Gynécologues et Obstétriciens Français; *LA*, líquido amniótico; *NICE*, National Institute for Health and Care Excelence; *SOGC*, Society of Obstetricians and Gynaecologists of Canada; *OMS*, Organização Mundial da Saúde.

vertical para essa finalidade, uma vez que a utilização do índice de líquido amniótico (ILA, calculado pela da soma dos quatro quadrantes) está associada com maior frequência de diagnósticos de oligoidrâmnio, induções do parto e cesáreas por alteração da frequência cardíaca fetal, sem melhora do prognóstico neonatal (Delaney e Roggensack, 2017; Vayssière et al., 2013).

As diretrizes do NICE e da SOGC indicam ainda a realização de cardiotocografia anteparto a partir de 42 e 41 semanas, respectivamente, ainda que reconheçam a falta de evidências científicas obtidas a partir de ECR que corroborem essa recomendação (Delaney e Roggensack, 2017; NICE, 2021). Contagem de movimentos fetais, amnioscopia, ultrassonografia com dopplervelocimetria e perfil biofísico fetal (PBF) não são intervenções recomendadas no âmbito dessas diretrizes, em razão da falta de evidências que indiquem seu benefício.

Em relação especificamente à utilização da ultrassonografia com dopplervelocimetria e do perfil biofísico fetal, as diretrizes são unânimes em não recomendar seu uso. Conforme a diretriz do CNGOF, poucos estudos avaliaram a utilidade clínica da dopplervelocimetria umbilical, cerebral ou aórtica, e sua associação com desfechos adversos em gestações não complicadas após 41 semanas. Porém, não há justificativa para sua utilização e, adicionalmente, o valor diagnóstico desses índices nesse contexto clínico é muito baixo, de modo que não está recomendado seu uso rotineiro (Vayssière et al., 2013). A avaliação dos escores do PBF após 41 semanas, por sua vez, parece aumentar o número de diagnósticos de oligoidrâmnio e alterações do traçado da cardiotocografia, consequentemente aumentando as taxas de induções e cesáreas, sem demonstrar qualquer impacto na redução de desfechos neonatais negativos (ACOG, 2014; Delaney e Roggensack, 2017; Vayssière et al., 2013).

Indução do parto

No que diz respeito ao momento da indução do parto, as diretrizes do ACOG e CNGOF são mais liberais e recomendam que seja feita entre 41^{+0} e 42^{+6} semanas. A OMS indica com 41^{+0} semanas se houver certeza da idade gestacional, e NICE e SOGC recomendam que ocorra em algum momento entre 41^{+0} e 42^{+0} (ver Tabela 43.2). Todas as diretrizes mencionam o descolamento de membranas como intervenção eficaz para reduzir o número de induções farmacológicas por gestação prolongada, e deve ser empregado como primeira escolha quando se decide por intervir para evitar uma gestação pós-termo ou induzir o parto (ACOG, 2014; Delaney e Roggensack, 2017; Vayssière et al., 2013; WHO, 2011; NICE, 2021). O procedimento consiste na separação das membranas aderidas à cérvice e ao segmento inferior do útero, durante um exame de toque vaginal, pela inserção de um dedo através do orifício interno do colo, em um movimento de 360°, se possível. O procedimento tem como objetivo o estímulo à produção de prostaglandinas endógenas e tem como efeitos indesejáveis associados sangramento vaginal de pequena monta e desconforto materno, sem outras complicações clinicamente relevantes (ACOG, 2014; Delaney e Roggensack, 2017).

Em relação a outros métodos de preparo de colo e indução (mecânicos ou farmacológicos), não há consenso entre as diretrizes, com exceção da contraindicação ao uso da amniotomia isolada. São métodos citados para esse fim: balão intracervical, prostaglandina E2 vaginal, prostaglandina E1 (misoprostol) oral ou vaginal e ocitocina (esta última apenas nas condições em que o colo estiver favorável, com escore de Bishop de pelo menos 6) (ACOG, 2014; Delaney e Roggensack, 2017; Vayssière et al., 2013;

WHO, 2011; NICE, 2021). Para mais detalhes sobre indução do parto, remetemos ao Capítulo 23.

Gestação pós-termo não é *per se* indicação de cesariana, porém um requisito para indução do parto é a presença de vitalidade fetal favorável, de forma que a alteração das provas de vitalidade fetal vai levar à indicação de operação cesariana. Durante a indução, deve-se manter vigilância do bem-estar fetal, conforme recomendado por todos os protocolos (ver Capítulo 23).

Para além das intervenções e monitoramentos recomendados a partir das 41 semanas, é importante que o profissional prestador de cuidado reconheça os aspectos emocionais e culturais associados a ultrapassar a idade gestacional "esperada" para o parto. Dados qualitativos a esse respeito indicam que gestantes se sentem em uma espécie de "limbo" ao ultrapassarem as 41 semanas, um vazio caracterizado pela ambiguidade e pelo crescimento de sentimentos negativos, falta de controle sobre o processo, sensação de não ser vista ou reconhecida como sujeito, carência de informações concretas sobre opções e riscos e perda da confiança na própria habilidade de parir (Wessberg et al., 2017). Uma abordagem sensível dos profissionais pré-natalistas e da assistência intraparto pode ajudar a melhorar a experiência de gestantes nessa situação, ao garantir informações de qualidade, comunicação objetiva de riscos e benefícios e acolhimento. Ademais, cabe ressaltar que diretrizes internacionais, não raro, recomendam a oferta de indução após 41 semanas, porém contemplam a possibilidade de recusa informada e estabelecem protocolos específicos para essas situações, considerando-se as preferências e desejos de gestantes e famílias no processo de tomada de decisão clínica (Vayssière et al., 2013; NICE, 2021).

Bibliografia

Crowley P. Interventions for preventing or improving the outcome of delivery at or beyond term. Cochrane database Syst Rev. 2000;(2):CD000170.

Delaney M, Roggensack A. No. 214-Guidelines for the Management of Pregnancy at 41+0 to 42+0 Weeks. J Obstet Gynaecol Can. 2017;39(8):e164-74.

Hannah ME, Hannah WJ, Hellmann J, Hewson S, Milner R, Willan A. Induction of labor as compared with serial antenatal monitoring in post-term pregnancy. A randomized controlled trial. The Canadian Multicenter Post-term Pregnancy Trial Group. N Engl J Med. 1992;326(24):1587-92.

Keulen JK, Bruinsma A, Kortekaas JC, et al. Induction of labour at 41 weeks versus expectant management until 42 weeks (INDEX): multicentre, randomised non-inferiority trial. BMJ. 2019;364:l344.

Leal Mdo C, Esteves-Pereira AP, Nakamura-Pereira M, et al. Provider-initiated late preterm births in Brazil: Differences between Public and Private Health Services. PLoS One. 2016;11(5):e0155511.

McAlpine JM, Scott R, Scuffham PA, Perkins AV, Vanderlelie JJ. The association between third trimester multivitamin/mineral supplements and gestational length in uncomplicated pregnancies. Women Birth. 2016;29(1):41-6.

Menticoglou SM, Hall PF. Routine induction of labour at 41 weeks gestation: nonsensus consensus. BJOG. 2002;109(5):485-91.

Middleton P, Shepherd E, Morris J, Crowther CA, Gomersall JC. Induction of labour at or beyond 37 weeks' gestation. Cochrane Database Syst Rev. 2020;7(7): CD004945.

Morken NH, Melve KK, Skjaerven R. Recurrence of prolonged and post-term gestational age across generations: maternal and paternal contribution. BJOG. 2011;118(13):1630-5.

Myklestad K, Vatten LJ, Magnussen EB, Salvesen KÅ, Romundstad PR. Do parental heights influence pregnancy length?: a population-based prospective study, HUNT 2. BMC Pregnancy Childbirth. 2013;13:33.

National Institute for Health and Care Excellence. Inducing labour: Clinical Guideline. NICE: London; 2021.

Pereira AP, Leal Mdo C, da Gama SG, Domingues RM, Schilithz AO, Bastos MH. Determining gestational age based on information from the Birth in Brazil study. Cad Saude Publica. 2014;30 Suppl 1:S1-12.

Rydahl E, Eriksen L, Juhl M. Effects of induction of labor prior to post-term in low-risk pregnancies: a systematic review. JBI Database System Rev Implement Rep. 2019;17(2):170-208.

Stotland NE, Washington AE, Caughey AB. Prepregnancy body mass index and the length of gestation at term. Am J Obstet Gynecol. 2007;197(4):378.e1-5.

The American College of Obstetricians and Gynecologists. Practice bulletin no. 146: Management of late-term and postterm pregnancies. Obstet Gynecol. 2014;124(2 Pt 1):390-6.

Vayssière C, Haumonte JB, Chantry A, et al.; French College of Gynecologists and Obstetricians (CNGOF). Prolonged and post-term pregnancies: guidelines for clinical practice from the French College of Gynecologists and Obstetricians (CNGOF). Eur J Obstet Gynecol Reprod Biol. 2013;169(1):10-6.

Wessberg A, Lundgren I, Elden H. Being in limbo: Women's lived experiences of pregnancy at 41 weeks of gestation and beyond – A phenomenological study. BMC Pregnancy Childbirth. 2017;17:162.

Whitworth M, Bricker L, Mullan C. Ultrasound for fetal assessment in early pregnancy. Cochrane Database Syst Rev. 2015 Jul 14;2015(7): CD007058.

World Health Organization. Induction of labour. WHO recommendations for Induction of Labour. Geneve: WHO; 2011.

World Health Organization. International Classification of Diseases, 11th Revision (ICD-11). 11th ed. Geneve: WHO; 2019.

World Health Organization. WHO recommendations: Induction of labour at or beyond term. WHO recommendations: Induction of labour at or beyond term. Geneve: WHO; 2018.

Zeitlin J, Blondel B, Alexander S, Bréart G; PERISTAT Group. Variation in rates of postterm birth in Europe: reality or artefact? BJOG. 2007;114(9):1097-103.

44

Óbito Fetal

Roseli Nomura
Fábio Roberto Cabar

O óbito fetal é definido pela Organização Mundial da Saúde (OMS), conforme a Classificação Estatística Internacional de Doenças e Problemas Relacionados à Saúde – 10ª Revisão (CID-10), como a morte de um produto da concepção, antes da expulsão ou da extração completa do corpo da mãe, independentemente da duração da gravidez (WHO, 2004). É um dos prognósticos adversos mais comuns nos EUA, que complica 1 a cada 160 partos (ACOG, 2020).

Incidência

Em 2016, foram registrados 1,7 milhão de óbitos fetais no mundo. As taxas de natimortos foram mais altas entre os países da África Subsaariana central, que foi maior que 23 óbitos por 1.000 nascimentos. Apenas seis países da Europa ocidental tiveram taxa de óbito fetal abaixo de 1,5 por 1.000 nesse ano, número que não foi alcançado por nenhum país nas Américas. No Brasil, no período de 2000 a 2016, a taxa de óbitos fetais foi de 5,3 por 1.000 nascimentos (GBD, 2016; Mortality Collaborators, 2017). Em série temporal que analisou a taxa de mortalidade fetal entre 1996 e 2015 no Brasil, verificou-se quadro estacionário a partir do ano 2000, no país e em todas as regiões (Barros *et al.*, 2019).

A natimortalidade também pode ser dividida, de acordo com a idade gestacional, em precoce (até 28 semanas) e tardia (maior que 28 semanas), e de acordo com o momento em que ocorre em relação ao parto, em anteparto ou intraparto. Todavia, a maneira mais comum de classificar a natimortalidade está relacionada com a causa de sua ocorrência: fetal, materna ou placentária. Entre 24 e 27 semanas de gestação, as causas principais de natimortalidade são as infecções, o descolamento prematuro da placenta (DPP) (14%) e as malformações fetais (14%). Existem alguns agentes infecciosos claramente associados à natimortalidade, tais como parvovírus B19, citomegalovírus (CMV) e o toxoplasma. Após 28 semanas, as causas mais frequentes dos natimortos são as de origem desconhecida, que incluem o crescimento intrauterino restrito (CIR) idiopático, o qual representa cerca de 25 a 60% de todas as mortes fetais.

Segundo a literatura mundial, cerca de 30% dos casos de natimortos ocorreram durante o parto, a termo ou pré-termo. Ao contrário dos países desenvolvidos, em que a taxa de natimortalidade intraparto é baixa, com menos de 1 óbito por 1.000 nascimentos, essa taxa é elevada nos países em desenvolvimento, cerca de 10 casos por 1.000 nascimentos.

Fatores de risco

Parcela significativa dos óbitos fetais permanece sem causa desconhecida, mesmo após rigorosa avaliação.

Etnia. Nos EUA, a etnia afro-americana apresenta maiores taxas de natimortalidade, mesmo quando esses dados são controlados para a assistência pré-natal adequada. Essas mulheres apresentam elevada incidência de diabetes melito, hipertensão arterial, DPP, ruptura prematura das membranas, além de fatores sociodemográficos.

Obesidade. Definida como índice de massa corporal ≥ 30 kg/m^2, a obesidade é fator de risco independente de óbito fetal, mesmo após o controle de fatores como tabagismo, diabetes gestacional e pré-eclâmpsia; no entanto, o IMC ideal para minimizar o risco de natimortos permanece desconhecido (Aune *et al.*, 2014).

Doenças maternas. Muitas doenças maternas estão associadas a aumento do risco de natimortos (Tabela 44.1). A hipertensão arterial e o diabetes melito pré-gestacional são os fatores complicadores mais comuns associados à natimortalidade. Outras doenças relacionadas são: pré-eclâmpsia, trombofilias, lúpus eritematoso sistêmico, doença renal, doenças da tireoide e colestase da gestação. A síndrome antifosfolipídio é uma trombofilia adquirida que tem sido associada a natimortos. Por outro lado, trombofilias hereditárias não foram associadas a natimortos, e a investigação laboratorial como parte da avaliação não é recomendada (ACOG, 2018).

Gemelaridade. Atualmente, a elevada incidência de gravidez gemelar que pode ser observada é ocasionada, sem dúvida, pelo uso das técnicas de reprodução assistida. A natimortalidade na gravidez gemelar é 2,5 vezes maior do que na gravidez única (ACOG, 2020). O risco é maior nos gêmeos monocoriônicos quando comparados aos dicoriônicos, e aumenta com o avanço da idade gestacional. A taxa de natimortos para gestações triplas e múltiplos de ordem superior é relatada em 30,5 por 1.000 nascimentos. Outras complicações específicas também aumentam o risco: síndrome de transfusão feto-fetal; aneuploidias, anomalias congênitas e restrição de crescimento fetal (Cheong-See et al., 2016).

Idade materna. Os extremos de idade materna, menor que 15 anos e maior que 35 anos, estão associados à elevada natimortalidade. O maior risco para as gestantes adolescentes pode estar relacionado com as condições comportamentais e socioeconômicas menos favoráveis, assim como com a imaturidade biológica. A idade materna maior ou igual a 35 anos está associada a aumento de risco de morte fetal em nulíparas e multíparas. As anomalias congênitas e cromossômicas letais respondem por uma proporção significativa de mortes perinatais nesse grupo de gestantes. Grandes estudos observacionais demonstram que a idade materna avançada é fator de risco independente para natimortos, mesmo após o controle de fatores de confusão como hipertensão, diabetes, placenta prévia e gestação múltipla (Reddy et al., 2006).

História obstétrica. Mulheres com antecedente de natimorto apresentam maior chance de recorrência, quando em comparação com as mulheres sem esse histórico (2,5% vs. 0,4%, odds ratio combinada, 4,83; IC 95% 3,77-6,18), mesmo após o ajuste para fatores de confusão (Lamont et al., 2015). Mulheres com resultados adversos em gravidez anterior, como parto prematuro, restrição de crescimento fetal ou pré-eclâmpsia, apresentam maior risco de natimortalidade em gestações subsequentes (Smith et al., 2007).

Uso de substâncias. O uso de substâncias, ilícitas e lícitas, exerce influencia sobre a natimortalidade. O uso materno de cocaína, metanfetamina, outras drogas ilícitas e o tabaco contribuem significativamente para a ocorrência do descolamento prematuro da placenta e a morte fetal. O tabagismo durante a gravidez foi significativamente associado a um aumento de 47% na chance de natimortos (OR = 1,47; IC 95% 1,37-1,57; P = 0,0001) (Marufu et al., 2015).

Gestações no termo tardio e pós-termo. Em revisão da Cochrane (Middleton et al., 2018) de 30 ensaios clínicos randomizados que incluíram 12.479 mulheres, em que foi comparada a conduta expectante com a indução do parto em gestações de termo e pós-termo, a indução foi associada a menor risco de morte perinatal e de cesárea. Dessa forma, no consenso apresentado pelo ACOG, a indução do parto é recomendada após 42 0/7 semanas e pode ser considerada após 41 semanas 0/7 dias de gestação (ACOG, 2014). A Society of Obstetricians and Gynaecologists of Canada (SOGC) também recomenda que deve ser oferecida a indução do parto a mulheres com gestações entre 41s0d para 42s0d, pois as evidências revelam diminuição da mortalidade perinatal, sem o aumento do risco de cesariana (Delaney e Roggensack, 2017).

Tabela 44.1 Taxa estimada de morte fetal de acordo com as condições maternas ou fetais (ACOG, 2020).

Condição	Taxa estimada de morte fetal*
Todas as gestações	6,4/1.000
Diabetes	
Controlada com dieta (A1)	6 a 10/1.000
Controlada com uso de insulina	6 a 35/1.000
Hipertensão arterial sistêmica	6 a 25/1.000
Pré-eclâmpsia	
leve	9 a 51/1.000
grave	12 a 29/1.000
Restrição de crescimento fetal	10 a 47/1.000
Gestação múltipla	
gemelar	12/1.000
trigemelar	34/1.000
Oligo-hidrâmnio	14/1.000
Termo tardio (> 41 semanas)	14 a 40/1.000
Natimorto anterior	9 a 20/1.000
Diminuição de movimentos fetais	13/1.000
Lúpus eritematoso sistêmico	40 a 150/1.000
Doença renal	15 a 200/1.000
Colestase da gravidez	12 a 30/1.000
Idade materna	
35 a 39 anos	11 a 14/1.000
≥ 40 anos	11 a 21/1.000
Raça negra	12 a 14/1.000
Idade materna < 20 anos	7 a 13/1.000
Reprodução assistida	12/1.000
Obesidade pré-gestacional	
IMC ≥ 30 kg/m²	13 a 18/1.000
Tabagismo > 10 cigarros/dia	10 a 15/1.000

*Taxa por 1.000 nascimentos. (Fonte: ACOG, 2020.)

Potenciais causas de morte fetal

O estudo das causas de morte fetal tem sido dificultado pela falta de protocolos de investigação e pela diminuição das necropsias realizadas. A inspeção do feto, seu exame anatomopatológico e o cariótipo, a análise da placenta, a história clínica e os exames complementares da mãe são indispensáveis para o diagnóstico exato do óbito fetal. Ainda assim, uma proporção significativa de natimortos permanece inexplicável.

Restrição de crescimento fetal. Essa intercorrência obstétrica está associada a um aumento significativo do risco de morte fetal, especialmente quando o crescimento fetal está abaixo do percentil 2,5. O risco cumulativo de morte fetal é de aproximadamente 1,5% para fetos com percentil de peso menor que 10, e aumenta para 2,5% para aqueles com peso abaixo do percentil 5. São importantes causas de restrição de crescimento fetal: aneuploidias e infecções fetais, tabagismo, hipertensão arterial, doenças autoimunes (especialmente o lúpus eritematoso sistêmico), obesidade e diabetes melito.

Descolamento prematuro da placenta. O descolamento prematuro da placenta é identificado como causa de morte fetal em 5 a 10% dos casos (Stillbirth Collaborative Research Network Writing Group, 2011). Quando ocorre em idades gestacionais menores que 37 semanas (pré-termo) ou com o acometimento de maior área de superfície da placenta, é mais provável o decesso fetal. Os principais fatores que contribuem para sua ocorrência são: hipertensão arterial, tabagismo, uso de cocaína ou outras drogas ilícitas, e traumas.

Anomalias congênitas e cromossômicas fetais. As anomalias congênitas são causas significativas de natimortalidade: 15 a 20% de todos os natimortos apresentam uma malformação maior, de 6 a 13% apresentam anomalias cromossômicas, e 20% apresentam características dismórficas ou anormalidades esqueléticas. As malformações geralmente constituem padrões que permitem caracterizar a identificação das síndromes, o que é importante para prever o risco de recorrência e de anomalias associadas. Se um cariótipo anormal for encontrado em associação com o óbito fetal, as anormalidades mais comuns são trissomia 21 (31%), monossomia X (22%), trissomia 18 (22%) e trissomia 13 (8%) (80). Infelizmente, 50% das tentativas de realização de cariótipo por cultura de células realizadas após o parto não são bem-sucedidas; assim, a melhor estratégia para tal é a amniocentese realizada antes do parto. Para evitar um exame invasivo, uma porção da placenta, um segmento do cordão umbilical ou tecido fetal interno (não a pele) pode ser enviado para análise genética. A análise de *microarrays* não apenas detecta aneuploidia, mas também deleções e duplicações menores, sendo mais provável um diagnóstico genético, principalmente por ser possível com tecidos não viáveis. É especialmente útil na análise de casos de natimortos com anomalias congênitas em que os resultados de cariótipo não possam ser obtidos.

Infecções. Os agentes infecciosos podem resultar em natimortos ao provocar infecção fetal direta, disfunção placentária, doença materna grave ou desencadeando o parto prematuro espontâneo. Os agentes infecciosos mais associados à natimortalidade são o parvovírus B19, o treponema (sífilis), o citomegalovírus e a listeria; nos países subdesenvolvidos o agente causador da malária também é responsável pelo óbito fetal.

Diabetes. O diabetes materno aumenta o risco de natimorto, principalmente próximo ao termo. Nos EUA, a taxa de natimortos no termo em mulheres com diabetes no ano de 2011 era 300/100.000 nascimentos, significativamente maior que a taxa do ano de 2005 de 238/100.000 nascimentos, e mais do que o dobro da taxa observada na população geral de 130/100.000 nascimentos em 2011 (Little *et al.*, 2015). A hiperglicemia materna é fator importante como causa da natimortalidade em diabéticas, mas a obesidade materna, vasculopatia materna, idade materna avançada, anomalias congênitas, cardiomiopatia fetal e restrição de crescimento fetal também podem desempenhar papel relevante. O mecanismo fisiopatológico envolve: (1) o aumento do consumo de oxigênio fetal pela hiperglicemia e hiperinsulinemia fetais, o que pode induzir hipoxemia e acidose se as necessidades

de oxigênio não forem supridas; e (2) vasculopatia materna como causa de redução da perfusão uteroplacentária e restrição de crescimento fetal.

Anormalidades e acidentes do cordão. Embora as circulares cervicais sejam eventos muito comuns nas gestações e estejam presentes em até 30% dos partos, a constrição vascular suficientemente grave para levar à morte do feto raramente ocorre. A despeito disso, muitos natimortos são atribuídos a acidentes do cordão umbilical. Para que a morte fetal seja decorrente de acidente do cordão, é necessário identificar obstrução ou comprometimento na circulação umbilical e excluir outras causas. Outras complicações de cordão umbilical incluem: nó, torção, enovelamento (gêmeos monoamnióticos) e prolapso. Ruptura de vasa prévia é outra rara complicação de cordão umbilical que pode ser causa de óbito fetal.

Parto obstruído. O parto obstruído e prolongado e suas complicações decorrentes, como asfixia fetal, infecção e tocotraumatismos, são fatores de risco para o óbito fetal, especialmente nos países em desenvolvimento.

Causa desconhecida. Por vezes a morte fetal não pode ser atribuída a uma etiologia identificável por não haver informações suficientes (Aminu *et al.*, 2017). A morte fetal inexplicável foi a categoria principal da causa de morte na análise de sistemas de classificação, com estimativas combinadas de 31,2, 43,7 e 41,0%, para países de alta, média e baixa renda, respectivamente (Reinecrant *et al.*, 2018). A variação na proporção de natimortos relatados como inexplicáveis geralmente reflete (1) se houve avaliação detalhada da mãe, natimorto, cordão umbilical, placenta e eventos; (2) se o sistema de classificação permite que fatores de risco sejam incluídos como causas, (3) interpretação subjetiva e (4) as características da população. Os natimortos que ocorrem próximo ao termo têm maior probabilidade de serem inexplicáveis do que os que ocorrem na gestação mais precoce.

Conduta

A necessidade de investigação da natimortalidade deve ser discutida com a família, particularmente a importância da necropsia. Se a família não permitir a realização desta, outros procedimentos menos invasivos estão indicados, como a documentação fotográfica e as amostras de tecido (sangue ou pele). A identificação sindrômica pode ser importante para analisar os riscos na gravidez subsequente.

Após a morte fetal, a conduta apropriada inclui a obtenção completa da história obstétrica e familiar e dos diversos estudos laboratoriais. Os testes mais importantes são a necropsia fetal, o exame da placenta, do cordão e das membranas, bem como a avaliação do cariótipo, especialmente por *microarray*. O tecido mais viável para ser analisado após o parto é, em geral, a placenta ou o segmento do cordão mais próximo a ela, seguido pela cartilagem fetal obtida da junção costocondral ou da patela. Testes laboratoriais também podem ser realizados após a morte fetal.

Se a gestante for Rh− negativo, deve ser administrada imunoglobulina anti-D o mais precocemente após o diagnóstico.

O método e o momento para a realização do parto após a morte fetal dependem do período da gravidez no qual ocorre o óbito, da presença de cicatriz uterina e do desejo materno. A grande maioria das mulheres prefere a interrupção imediata da gravidez, logo após a morte fetal, pela elevada ansiedade materna. A espera não é crítica na maioria dos casos, pois são raros os distúrbios de coagulação e infecções advindos da ocorrência do óbito. As contraindicações para a conduta expectante são: ruptura das membranas ovulares, infecção ovular, descolamento prematuro de placenta, placenta prévia ou qualquer outro quadro hemorrágico grave, aloimunização Rh, coagulopatias instaladas e distúrbios psíquicos maternos.

Nos casos de conduta ativa, devem ser colhidos alguns exames: hemograma completo, coagulograma e, se desconhecida, tipagem sanguínea. Quando o óbito fetal ocorre no 2º trimestre, a dilatação e o esvaziamento por curetagem uterina podem ser oferecidos por equipes de saúde experientes. O procedimento pode limitar a eficácia da necropsia na detecção de anormalidades fetais pela macroscopia. Deve ser instituída inibição do aleitamento e a puérpera será referenciada à consulta de puerpério a ser realizada em 4 a 6 semanas após o parto.

Manejo do parto antes de 28 semanas

Antes de 28 semanas de gestação, o misoprostol vaginal parece ser o método mais eficiente de indução, independentemente do escore de Bishop cervical (Dickinson e Evans, 2002; Tang et al., 2004). A infusão de doses elevadas de ocitocina é relatada como conduta aceitável (Toaff et al., 1971; Nuthalapaty et al., 2005). Com base em evidências limitadas, antes das 28 semanas, as doses típicas para o misoprostol são de 400 a 600 mcg por via vaginal a cada 3 a 6 horas (Dodd e Crowther, 2010; Borgatta e Kapp, 2011). Doses inferiores a 400 mcg demonstram menor eficácia nesse período gestacional. A indução do parto no segundo trimestre muito frequentemente exige a curetagem para remoção da placenta ou restos placentários após o parto. As evidências disponíveis de estudos randomizados apoiam o uso do misoprostol vaginal como tratamento médico para interromper a gravidez não viável antes de 24 semanas de gestação (Lemmers et al., 2019).

Para as mulheres com cesárea prévia, o manejo da indução do parto é dificultado pelo risco de rotura uterina. Estudos avaliaram o uso do misoprostol na dose de 400 mcg a cada 6 horas em mulheres com feto morto no segundo trimestre e uma cicatriz uterina anterior (Dickinson, 2005; Daskalakis et al., 2005), e não houve associação a um aumento de complicações. Entretanto, mais pesquisas são necessárias para avaliar a eficácia e a segurança, a via ideal de administração e a dose, especialmente em mulheres entre 24 e 28 semanas, nas quais podem ser preferidas doses mais baixas de misoprostol (200 mcg por dose) (ACOG, 2020).

Manejo do parto após 28 semanas

Após 28 semanas de gestação, a indução do parto deve ser conduzida de acordo com os protocolos obstétricos habituais.

Para as mulheres com cesárea prévia, a indução do parto deve seguir os protocolos obstétricos padrão em vez de administração de misoprostol. O amadurecimento cervical com balão de Foley transcervical não foi associado a aumento no risco de ruptura uterina (Bujold et al., 2004), e é considerado método para pacientes com cicatriz uterina. Em geral, o parto cesáreo por morte fetal deve ser reservado para circunstâncias incomuns, pois está associado a potencial morbidade materna sem nenhum benefício fetal.

Existem dados limitados para orientar a prática clínica nos casos com cesariana clássica anterior ou várias cesarianas anteriores, e o parto deve ser individualizado com base nas circunstâncias individuais e na preferência da paciente.

Manejo do luto

Os componentes do cuidado com o manejo do luto após um natimorto incluem: boa comunicação; tomada de decisão compartilhada; reconhecimento da maternidade e paternidade; reconhecimento da tristeza do parceiro e família; reconhecimento de que o luto é individual; consciência do sepultamento, cremações e funerais; suporte emocional; treinamento dos profissionais de saúde com os cuidados de luto; e profissionais de saúde com acesso ao autocuidado (ACOG, 2020). Sentimentos de culpa ou raiva nos pais que sofreram um parto prematuro são comuns e podem ser ampliados quando o feto morto era malformado ou com defeito genético.

Bibliografia

ACOG Practice Bulletin No. 197: Inherited Thrombophilias in Pregnancy. Obstet Gynecol. 2018 Jul;132(1):e18-e34. Erratum in: Obstet Gynecol. 2018 Oct;132(4):1069.

American College of Obstetricians and Gynecologists; Society for Maternal-Fetal Medicine in collaboration with, Metz TD, Berry RS, Fretts RC, Reddy UM, Turrentine MA. Obstetric Care Consensus #10: Management of Stillbirth. Am J Obstet Gynecol. 2020;222(3): B2-20.

American College of Obstetricians and Gynecologists. Practice bulletin no. 146: Management of late-term and postterm pregnancies. Obstet Gynecol. 2014;124(2 Pt 1):390-6.

Aminu M, Bar-Zeev S, van den Broek N. Cause of and factors associated withstillbirth: a systematic review of classification systems. Acta Obstet Gynecol Scand. 2017 May;96(5):519-28.

Aune D, Saugstad OD, Henriksen T, Tonstad S. Maternal body mass index and the risk of fetal death, stillbirth, and infant death: a systematic review and meta-analysis. JAMA. 2014;311(15):1536-46.

Barros PS, Aquino ÉC, Souza MR. Mortalidade fetal e os desafios para a atenção à saúde da mulher no Brasil. Rev Saude Publica. 2019;53:12.

Borgatta L, Kapp N. Clinical guidelines. Labor induction abortion in the second trimester. Society of Family Planning. Contraception. 2011; 84:4-18.

Bujold E, Blackwell SC, Gauthier RJ. Cervical ripening with transcervical foley catheter and the risk of uterine rupture. Obstet Gynecol. 2004;103(1):18-23.

Cheong-See F, Schuit E, Arroyo-Manzano D, et al. Prospective risk of stillbirth and neonatal complications in twin pregnancies: systematic review and meta-analysis. BMJ. 2016 Sep 6;354:i4353.

Daskalakis GJ, Mesogitis SA, Papantoniou NE, Moulopoulos GG, Papapanagiotou AA, Antsaklis AJ. Misoprostol for second trimester pregnancy termination in women with prior caesarean section. BJOG. 2005;112:97-9.

Delaney M, Roggensack A. No. 214-Guidelines for the Management of Pregnancy at 41+0 to 42+0 Weeks. J Obstet Gynaecol Can. 2017;39(8):e164-74.

Dickinson JE, Evans SF. The optimization of intravaginal misoprostol dosing schedules in second-trimester pregnancy termination [published erratum appears in Am J Obstet Gynecol 2005;193:597]. Am J Obstet Gynecol. 2002;186:470-4.

Dickinson JE. Misoprostol for second-trimester pregnancy termination in women with a prior cesarean delivery. Obstet Gynecol. 2005; 105(2):352-6.

Dodd JM, Crowther CA. Misoprostol for induction of labour to terminate pregnancy in the second or third trimester for women with a fetal anomaly or after intrauterine fetal death. Cochrane Database Syst Rev. 2010;(4):CD004901.

GBD 2016 Mortality Collaborators. Global, regional, and national under-5 mortality, adult mortality, age-specific mortality, and life expectancy, 1970-2016: a systematic analysis for the Global Burden of Disease Study 2016. Lancet. 2017;390(10100):1084-150.

Lamont K, Scott NW, Jones GT, Bhattacharya S. Risk of recurrent stillbirth: systematic review and meta-analysis. BMJ. 2015;350:h3080.

Lemmers M, Verschoor MA, Kim BV, et al. Medical treatment for early fetal death (less than 24 weeks). Cochrane Database of Systematic Reviews 2019, Issue 6. Art. No.:CD002253.

Little SE, Zera CA, Clapp MA, Wilkins-Haug L, Robinson JN. A Multi-State Analysis of Early-Term Delivery Trends and the Association With Term Stillbirth. Obstet Gynecol. 2015;126(6):1138-45.

Marufu TC, Ahankari A, Coleman T, Lewis S. Maternal smoking and the risk of still birth: systematic review and meta-analysis. BMC Public Health. 2015;15:239.

Middleton P, Shepherd E, Crowther CA. Induction of labour for improving birth outcomes for women at or beyond term. Cochrane Database Syst Rev. 2018;5:CD004945.

Nuthalapaty FS, Ramsey PS, Biggio JR, Owen J. High-dose vaginal misoprostol *versus* concentrated oxytocin plus low-dose vaginal misoprostol for midtrimester labor induction: a randomized trial. Am J Obstet Gynecol 2005;193:1065-70.

Reddy UM, Ko CW, Willinger M. Maternal age and the risk of stillbirth throughout pregnancy in the United States. Am J Obstet Gynecol. 2006;195(3):764-70.

Reinebrant HE, Leisher SH, Coory M, et al. Making stillbirths visible: a systematic review of globally reported causes of stillbirth. BJOG. 2018;125(2):212-24.

Smith GC, Shah I, White IR, Pell JP, Dobbie R. Previous preeclampsia, preterm delivery, and delivery of a small for gestational age infant and the risk of unexplained stillbirth in the second pregnancy: a retrospective cohort study, Scotland, 1992-2001. Am J Epidemiol. 2007;165(2):194-202.

Stillbirth Collaborative Research Network Writing Group. Causes of death among stillbirths. JAMA. 2011;306(22):2459-68.

Tang OS, Lau WN, Chan CC, Ho PC. A prospective randomised comparison of sublingual and vaginal misoprostol in second trimester termination of pregnancy. BJOG. 2004;111:1001-5.

Toaff R, Ayalon D, Gogol G. Clinical use of high concentration oxytocin drip. Obstet Gynecol 1971;37:112-20.

World Health Organization. International Statistical Classification of Diseases and Related Health Problems, 10th ed, World Health Organization, Geneva; 2004.

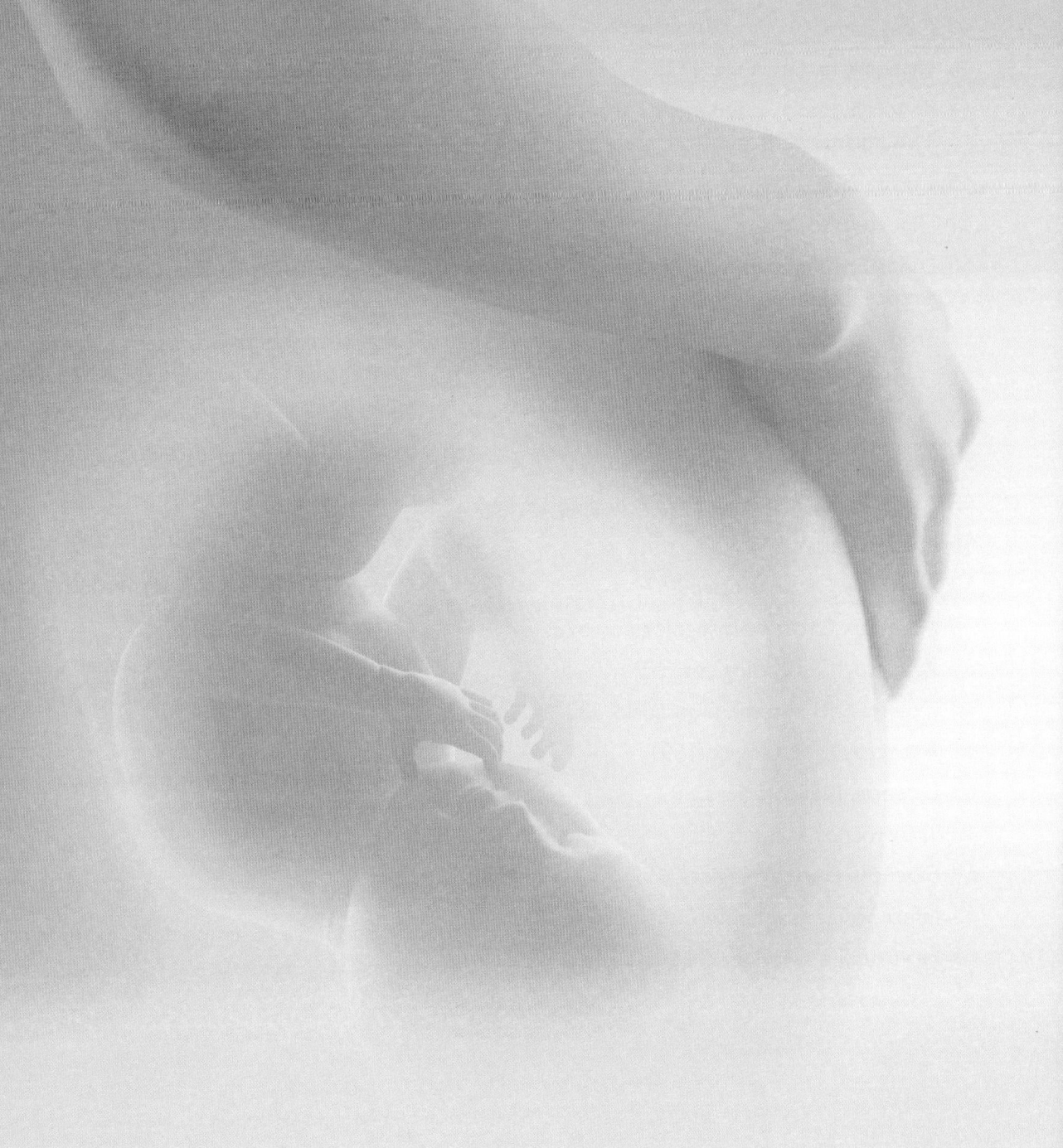

PARTE 5

Doenças Intercorrentes na Gravidez

45

Obesidade

Marcus Miranda
Fernanda Freitas Oliveira Cardoso
Lenita Zajdenverg
Jorge Rezende Filho

A obesidade na gestação é um importante desafio no cuidado obstétrico, e sua prevalência vem aumentando dramaticamente na maioria dos países desenvolvidos.

No mundo, os casos de obesidade triplicaram entre 1975 e 2016. Dados da OMS apontam 1,9 bilhão de adultos com sobrepeso em 2016, dos quais 40% são mulheres; e 650 milhões classificados como obesos (15% de mulheres). A obesidade e o sobrepeso estão associados a mais mortes do que a desnutrição. No entanto, a obesidade é passível de prevenção e tratamento (WHO, 2018).

De acordo com critério definido pela Organização Mundial da Saúde (OMS), a obesidade é definida como índice de massa corporal (IMC) de 30 kg/m² ou mais, enquanto sobrepeso é definido como IMC de 25 a 29,9 kg/m². Pode ser subclassificada em classe I (IMC de 30 a 34,9 kg/m²), classe II (IMC de 35 a 39,9 kg/m²) e classe III (IMC ≥ 40 kg/m²). Recentemente foi incluída a categoria da superobesidade (IMC ≥ 50 kg/m²).

Seu impacto adverso na gestação começa antes da concepção, uma vez que sabidamente está associada a uma redução da fertilidade resultante de oligoovulação ou anovulação. O aconselhamento pré-concepcional é altamente recomendado para mulheres obesas, visando informá-las sobre o risco da doença em determinar complicações maternas e fetais, assim como encorajá-las a adotar programas de redução de peso.

Na primeira consulta pré-natal, o IMC é calculado e revisto periodicamente em consultas subsequentes. Às obesas deve ser oferecida orientação nutricional com especialista e, se possível, um programa individualizado de exercícios.

Em 2009, o Institute of Medicine (IOM) dos EUA revisou recomendações para o ganho de peso na gravidez de acordo com o IMC (Tabela 45.1). Para a gravidez gemelar, o IOM recomenda ganho de peso gestacional de 16,8 a 24,5 kg para mulheres com peso normal; 14,1 a 22,7 kg para as com sobrepeso; e 11,3 a 19,1 kg para as obesas.

Tabela 45.1 Recomendações para o ganho de peso total na gravidez.

IMC pré-concepcional (kg/m²)	Ganho de peso corporal
Baixo peso (< 18,5)	12,5 a 18
Peso normal (18,5 a 24,9)	11,5 a 16
Sobrepeso (25 a 29,9)	7 a 11,5
Obeso (≥ 30)	5 a 9

IMC, índice de massa corporal. (Adaptada do Institute of Medicine, 2009.)

Complicações

Perda gestacional

Em mulheres obesas, há risco aumentado de abortamento espontâneo (*OR*, 1,2) e de repetição (*OR*, 3,5) (ACOG, 2015). Também têm risco elevado de gestações complicadas por defeitos do tubo neural (DTN), hidrocefalia e anomalia cardiovascular, orofacial e de redução de membros.

O risco de DTN entre as grávidas obesas é o dobro daquele de mulheres de peso normal, mesmo corrigido para diabetes. Embora se recomende que a dose de ácido fólico nesse caso deva ser maior que 400 mg/dia, isso não foi estudado em obesas sem diabetes (ACOG, 2013b).

Complicações anteparto

Há risco aumentado de doença cardíaca, doença hepática gordurosa não alcoólica, diabetes melito gestacional (DMG) e pré-eclâmpsia (ACOG, 2015). A incidência da natimortalidade está aumentada em 40%.

A mulher grávida que foi submetida à cirurgia bariátrica deve ser avaliada para deficiências nutricionais e necessidade de suplementação vitamínica (ACOG, 2015).

Complicações intraparto, pós-parto e tardias

A obesidade está associada a parto pré-termo espontâneo ou indicado, cesárea, indução do parto não exitosa, endometrite, ruptura e deiscência da ferida operatória, e doença tromboembólica venosa (DTV) (ACOG, 2015).

Há relatos de que aproximadamente 46% têm aumento de peso na gravidez acima das metas estabelecidas pelo IOM. O ganho de peso excessivo na gravidez é fator de risco para a retenção ponderal no pós-parto (ACOG, 2015). Isso aumenta o risco de disfunção metabólica e a obesidade pré-gestacional em futuras gestações. A obesidade na gravidez está associada com o término precoce do aleitamento, a anemia pós-parto e a depressão.

Complicações fetais e morbidade na infância

Fetos de grávidas obesas têm risco aumentado de macrossomia (com possível lesão no parto) e, paradoxalmente, de crescimento intrauterino restrito (CIR) (ACOG, 2015). Esses infantes têm maior gordura corporal do que aqueles de mulheres com peso normal.

O diagnóstico de macrossomia pela ultrassonografia é impreciso, especialmente na obesa, mas o parto cesáreo deve ser indicado se o peso fetal estimado for maior que 4.500 g (ACOG, 2013b).

A morbidade a longo prazo dos filhos de mulheres obesas inclui risco elevado de síndrome metabólica e de obesidade na infância, transtornos do espectro autista, déficit de atenção/hiperatividade e atraso no neurodesenvolvimento (ACOG, 2015).

Considerações clínicas

Controle da obesidade antes e depois da gravidez

O controle ideal da obesidade começa antes da concepção, seja por meio de métodos cirúrgicos ou não cirúrgicos, tendo por objetivo melhorar as comorbidades médicas. Mesmo pequenas perdas de peso (5 a 7% do peso corporal) têm um significativo impacto na saúde metabólica (ACOG, 2015).

Medicações para o controle de peso não são recomendadas ao tempo da concepção e durante a gravidez pela preocupação com seus efeitos adversos (ACOG, 2015). A metformina, utilizada para o tratamento do diabetes tipo 2, diminui a produção de glicose hepática e tem sido associada com a redução do ganho de peso quando empregada para tratar o DMG (ACOG, 2015). Entretanto, estudos com metformina em gestantes com obesidade e sem diabetes são escassos e sem resultados robustos em relação à eficácia em melhorar desfechos perinatais.

A estratégia principal do controle de peso é a mudança do estilo de vida, com dieta e exercícios (ACOG, 2015).

Ganho de peso na gravidez para mulheres com sobrepeso e obesas

A recomendação do controle do ganho de peso visa otimizar o prognóstico das mulheres grávidas e de seus infantes (ACOG, 2015). Na visita pré-natal inicial, deve ser calculado o IMC com o peso e a altura pré-gestacionais; se desconhecidos, utilizar os da primeira consulta pré-natal.

As diretrizes do IOM recomendam para mulheres com sobrepeso (IMC de 25 a 29,9) um ganho de peso total na gravidez de 6,8 a 11,3 kg; e, para grávidas obesas (≥ 30), um ganho total de 5,0 a 9,1 kg (ACOG, 2015).

Entre mulheres com obesidade extrema submetidas a perda de peso ou ganho muito restrito, o risco de concepto pequeno para a idade gestacional (PIG) contrasta com os benefícios, tais como diminuição na taxa de parto cesáreo, infante grande para a idade gestacional (GIG) e retenção de peso no pós-parto (ACOG, 2015).

Assistência pré-natal

Diagnóstico das anomalias congênitas

A mulher obesa tem risco aumentado de anomalias congênitas. O diagnóstico sonográfico dessas anomalias está significativamente reduzido em no mínimo 20%, pelo aumento do IMC materno, a despeito da ultrassonografia morfológica nível II (*targeted*) de 20 a 24 semanas (ACOG, 2015). A ressonância magnética (RM), por certo, contorna esse problema, mas por ser exame custoso e de difícil acesso, não é utilizada de rotina.

Entre os marcadores ultrassonográficos de aneuploidias, apenas as detecções da translucência nucal aumentada, do intestino hiperecogênico e do foco cardíaco ecogênico não são prejudicadas pelo IMC materno.

Distúrbios metabólicos

Mulheres obesas estão sob risco aumentado de síndrome metabólica (ACOG, 2015). A elevação da resistência à insulina durante a gravidez pode determinar que a disfunção cardiometabólica preexistente, mas ainda subclínica, emerja como pré-eclâmpsia, DMG e apneia obstrutiva do sono.

Em uma metanálise, Torloni et al. (2009) encontraram que o risco de DMG é 3,76 vezes maior em obesas do que não obesas (*OR*, 3,31 a 4,28); o risco de pré-eclâmpsia dobra a cada aumento de 5 a 7 kg/m² no IMC. Todas as pacientes grávidas devem ser rastreadas para o DMG, e aquelas com suspeita de apneia obstrutiva do sono (roncos, sonolência diurna, apneias presenciadas e hipoxia inexplicada) devem ser encaminhadas para o especialista.

Natimortalidade e avaliação fetal

Embora a taxa de natimortos esteja aumentada em grávidas obesas, não há evidências para recomendar a avaliação fetal anteparto (ACOG, 2015).

Parto

Numerosas investigações relatam aumento no risco de parto cesáreo entre as grávidas com sobrepeso e obesas (ACOG, 2015). Mulheres obesas têm risco aumentado de gravidez prolongada e maior taxa de indução do parto.

O aumento do IMC materno, particularmente em nulíparas, tem sido associado a um período de dilatação prolongado; por outro lado, o período expulsivo não é mais duradouro (ACOG, 2015).

Anestesia

As anestesias de condução são as recomendadas, embora cercadas de dificuldades, por vezes intransponíveis, decorrentes do excessivo tecido adiposo (ACOG, 2015). Do mesmo passo, o uso de anestesia geral pode ser problemático em face das dificuldades na intubação endotraqueal.

Operação cesariana

A profilaxia com antibióticos de largo espectro é recomendada, de 30 a 60 minutos antes da incisão na pele, para todos os partos cesáreos (ACOG, 2015). A dose do antibiótico profilático deve ser aumentada: vale dizer, 2 g de cefazolina para mulheres com peso acima de 80 kg; e 3 g para aquelas com peso maior que 120 kg.

Complicações operatórias ou pós-operatórias incluem perda excessiva de sangue, tempo de cirurgia maior que 2 horas, infecção de parede com deiscência da cicatriz, endometrite e apneia obstrutiva do sono (ACOG, 2013b).

Há que se dar especial atenção ao local da incisão abdominal para evitar o panículo adiposo excessivo, embora o sítio ideal ainda não tenha sido determinado (ACOG, 2013b).

Em mulheres obesas cesareadas, é recomendável a sutura do tecido subcutâneo com espessura maior do que 2 cm, o que diminui significativamente a deiscência da ferida operatória; mas a colocação de drenos não está respaldada pela literatura (ACOG, 2015).

Pós-parto

A obesidade é fator de risco para DTV na população geral (ACOG, 2015). No início da gravidez, também está associada a risco aumentado de DTV (*OR*, 5,3).

Em virtude do maior risco de DTV em mulheres obesas, são recomendados aparelhos de compressão pneumática antes da cesariana e continuados no pós-parto, além da deambulação precoce (ACOG, 2015).

Para a prevenção em grupos de muito elevado risco, a tromboprofilaxia farmacológica deve ser considerada, assim como os aparelhos de compressão pneumática (ACOG, 2015). Obesidade, imobilização, pré-eclâmpsia, CIR e cesárea de emergência estão entre as condições aventadas para aumentar o risco de DTV.

A tromboprofilaxia da DTV é iniciada 12 horas após o parto cesáreo, utilizando uma dose baseada no peso (0,5 mg/kg de enoxaparina a cada 12 horas) ou estratificada pelo IMC (IMC de 40 a 59,9 recebendo 40 mg de enoxaparina a cada 12 horas; e IMC ≥ 60 recebendo 60 mg de enoxaparina a cada 12 horas) (ACOG, 2015).

O risco de infecção no local da ferida operatória no parto cesáreo é de 18,4%; na grávida obesa esse risco está aumentado (*OR*, 1,43) (ACOG, 2015). O tratamento da infecção na ferida operatória após a cesárea inclui antibióticos, exploração e desbridamento. Se a infecção parece ser superficial, sem secreção purulenta, o tratamento conservador com apenas antibióticos pode ser considerado; todavia, a infecção operatória profunda pode requerer a exploração e o desbridamento da ferida. O resultado é uma ferida aberta que fechará por segunda intenção.

A perda de peso entre as gestações na mulher obesa tem mostrado diminuir o risco de infante GIG (*OR*, 0,61) (ACOG, 2015). O ganho de peso excessivo na gestação está associado a retenção de peso no pós-parto imediato e no tardio. O tratamento tradicional para diminuir o peso no pós-parto é a mudança no estilo de vida envolvendo dieta e atividade física.

Recomendações do ACOG, 2015

- Utilizar o IMC calculado na primeira consulta pré-natal para orientar a dieta e o exercício, segundo as recomendações do IOM para o ganho de peso na gravidez
- Não devem ser utilizados drenos subcutâneos, pois aumentam o risco de complicações da ferida operatória após a cesárea
- Incentivar mudança no estilo de vida envolvendo dieta e exercício para ajudar na perda de peso no pós-parto
- Mulheres obesas, mesmo aquelas com pequena redução de peso antes da concepção, podem ter o prognóstico da gravidez melhorado
- Permitir um primeiro período do parto mais longo antes de realizar a cesariana por parada de progressão deve ser considerado em mulheres obesas
- Tromboprofilaxia mecânica é recomendada antes e depois do parto cesáreo
- Tromboprofilaxia farmacológica após a cesárea com dose ajustada pelo peso é mais efetiva do que estratégias de dose estratificadas pelo IMC na obesidade grau III
- Perda de peso no intervalo entre as gestações em mulheres obesas pode diminuir o risco de recém-nascido GIG em uma gravidez subsequente
- Mulheres obesas devem ser aconselhadas sobre as limitações da ultrassonografia em identificar anomalias fetais
- Considerar consulta com anestesista para grávidas obesas com apneia obstrutiva do sono, pelo risco aumentado de hipoxia, hipercapnia e morte súbita
- Mesmo considerando que a taxa de natimortos é maior em grávidas obesas, não há evidências de que a avaliação anteparto melhore o prognóstico, por isso nenhuma recomendação pode ser dada.

Gestação em mulheres submetidas à cirurgia bariátrica e metabólica

A cirurgia bariátrica e metabólica (CBM) tem sido realizada com frequência cada vez maior na população feminina em idade fértil. Estima-se que aproximadamente 80% das CBM sejam realizadas em mulheres, das quais grande parte se encontra em idade fértil. Um grande estudo prospectivo não randomizado realizado na Suécia, avaliando o impacto da obesidade na mortalidade, mostrou que as mulheres superam os homens na procura pela CBM em 3:1, e aproximadamente 70% dessas mulheres estão em idade fértil.

Estudos demonstram ainda importante efeito da CBM na fertilidade das pacientes, havendo regularização dos ciclos menstruais e aumento da fertilidade na maioria dos casos. Essa melhora na fertilidade está relacionada à magnitude da perda de peso e ao IMC alcançado até a concepção. Em pacientes submetidas à reprodução assistida, a realização de CBM se associou a menor necessidade de gonadotrofina e maior número de folículos, oócitos e oócitos fertilizados, com consequente aumento das taxas de gestação.

Tipo de cirurgia realizada e intervalo de tempo

Gestantes submetidas à CBM são um grupo heterogêneo de pacientes, a depender da técnica utilizada no procedimento. A técnica essencialmente restritiva (gastrectomia vertical ou *sleeve*) é realizada em 49% dos casos; a técnica disabsortiva (*bypass* em Y de Roux) em 43%; e a banda gástrica em apenas 6%. Conhecer qual foi a técnica realizada é fundamental para compreender as principais carências nutricionais que podem se desenvolver, além das complicações maternas e fetais.

O intervalo de tempo decorrido entre a CBM e a gravidez é motivo de discussão, tanto em função da rápida perda de peso materno nos primeiros meses após a cirurgia quanto pelas repercussões fetais e carenciais que podem ocorrer. Alguns autores associam intervalo inferior a 2 anos a prematuridade, fetos pequenos para a idade gestacional e maior frequência de admissão em UTI. Outros apontam que intervalo superior a 2 anos se associa com maior deficiência de ferro, ganho de peso excessivo na gravidez e maior taxa de cesariana.

Por orientação inadequada ou ausente a respeito de métodos contraceptivos, não é incomum que pacientes submetidas à CBM engravidem pouco após a cirurgia, de maneira não planejada. Estudos apontam que 50% das gestações ocorrem antes de 18 meses após a cirurgia, 80% são não intencionais e 48% se dão apesar do uso de anticoncepcional oral.

Segundo o ACOG (2013), a recomendação seria esperar de 12 a 24 meses após a CBM para engravidar. O ACOG (2015) recomenda retardar a concepção até 12 a 18 meses após a cirurgia bariátrica, com base em riscos mais teóricos do que propriamente em evidências, havendo necessidade de uma abordagem mais personalizada que leve em consideração a idade materna e o risco nutricional.

Recentemente, foi publicado consenso acerca das recomendações periconcepcionais, pré-natais e pós-natais para pacientes submetidas à CBM. De acordo com seus autores, a gestação deve ser adiada até que seja obtida a estabilização do peso materno. Isso ocorreria após 1 ano, nos casos de gastrectomia vertical e *bypass* em Y de Roux, ou 2 anos nos casos de banda gástrica ajustável.

Contracepção

A obesidade muitas vezes se associa à infertilidade em função da síndrome metabólica. No entanto, a fertilidade aumenta rapidamente no pós-operatório com a perda rápida de peso. Por essa razão, é fundamental um aconselhamento contraceptivo adequado, evitando gestações não planejadas ou muito próximas da cirurgia. Idealmente, esse aconselhamento deve ser realizado antes da cirurgia, pois isso aumenta a adesão no pós-operatório.

A utilização de anticoncepcionais orais em pacientes submetidas à cirurgia bariátrica pode ser um método menos confiável em função das alterações de absorção que essas pacientes apresentam. Além disso, muitas dessas pacientes ainda se mantêm classificadas como obesas, devendo ser levado em consideração o incremento do risco de trombose nesse grupo.

Estudos mais recentes consideram os contraceptivos reversíveis de longa duração (*Long Acting Reversible Contraception* – LARC) a melhor opção para mulheres submetidas à cirurgia bariátrica, destacando-se o DIU e os implantes. Devem ser ainda considerados os anticoncepcionais injetáveis e os métodos de barreira não hormonais como alternativas aceitáveis.

Riscos maternos e fetais

Diante de quadro de dor abdominal em gestante que foi submetida à cirurgia bariátrica, deve-se sempre considerar a possibilidade de complicações relacionadas à cirurgia, tais como: hérnias internas (mais frequentes quando a técnica utilizada foi o *bypass* gástrico), obstrução intestinal e colelitíase. Hiperêmese também pode ocorrer nessas pacientes. No caso de a técnica cirúrgica ter sido a banda gástrica ajustável, podem ocorrer problemas com o posicionamento da banda.

Frequentemente, observam-se carências nutricionais nessas gestantes, em decorrência de redução da capacidade gástrica, intolerâncias alimentares e alteração da absorção intestinal de nutrientes. Adiante, será apresentada uma possibilidade de reposição de nutrientes e outros elementos.

Do ponto de vista clínico, gestantes submetidas à cirurgia bariátrica apresentam menor risco de desenvolver diabetes melito gestacional, desordens hipertensivas e macrossomia, quando comparadas a mulheres obesas sem história de cirurgia bariátrica.

Com relação ao feto, é importante monitorar a adequação do crescimento ao longo da gravidez. Estudos mostram maior ocorrência de fetos pequenos para a idade gestacional na população de mulheres submetidas a essa cirurgia. A frequência de malformações congênitas, parto prematuro e cesáreas não parece ser diferente nesse contexto.

Rastreio para diabetes melito gestacional

Não existem diretrizes específicas sobre o rastreio e o tratamento de diabetes durante a gravidez após cirurgia bariátrica. Em função das alterações fisiológicas associadas com o *bypass* gástrico em Y de Roux e a gastrectomia *sleeve*, não há validação quanto à tolerabilidade e acurácia do TOTG nessas mulheres. Alguns autores reportam até 60% de síndrome de *dumping* grave nesse grupo de pacientes.

Estudos têm sugerido o uso do perfil de glicemia capilar (7 pontos) ou do monitoramento contínuo de glicose por 1 semana, entre 24 e 28 semanas, como método mais apropriado para o rastreio do DMG nessa população.

Acompanhamento específico da gravidez

O monitoramento fetal inicial nas pacientes submetidas à cirurgia bariátrica é semelhante ao das gestantes em geral. A partir da viabilidade fetal, recomenda-se monitorar mensalmente o crescimento intrauterino.

Outro aspecto que merece especial atenção é a saúde mental da gestante pós-cirurgia bariátrica. Recomenda-se rastrear abuso de substâncias, ansiedade, depressão e outras desordens psíquicas, oferecendo acompanhamento, se necessário.

Recomendações dietéticas especiais e suplementação

As recomendações dietéticas devem ser avaliadas individualmente. Com base no IMC pré-gestacional e na meta de ganho ponderal recomendada, elabora-se plano alimentar apropriado. Entretanto, há pouca evidência na literatura sobre o acompanhamento dietético na gestante pós-bariátrica. Na prática, são combinadas orientações pós-cirúrgicas com recomendações próprias da gravidez.

Durante a gestação, níveis séricos de muitos micronutrientes e macronutrientes diminuem como resultado da expansão do volume sanguíneo materno e aumento da demanda do feto em crescimento. Consequentemente, é recomendado checar os seguintes parâmetros laboratoriais pelo menos uma vez por trimestre: vitamina B12, ferritina, cinética de ferro, hemograma completo, vitamina D, cálcio, fósforo, magnésio, PTH, vitamina A, tempo de protrombina, INR, vitamina K e proteína e albumina séricas.

As suplementações serão prescritas de acordo com as deficiências observadas. É fundamental a participação de equipe multiprofissional no cuidado a essas gestantes, tanto pelas especificidades desse grupo quanto para se obter maior adesão ao seguimento proposto.

A Tabela 45.2 apresenta recomendações diárias de suplementação para os períodos pré-concepcional e gestacional inicial.

Amamentação

A amamentação está recomendada em mulheres submetidas à cirurgia bariátrica. Seu *status* nutricional, porém, deve ser monitorado durante esse período, utilizando-se as suplementações de acordo com as necessidades.

Tabela 45.2 Dose de suplementação diária recomendada nos períodos pré-concepcional e gestacional.

Suplementos
Tiamina: > 12 mg
Ácido fólico: 0,4 mg/dia, pré-concepcional e 1º trimestre. Se obesa ou diabética, 4 a 5 mg/dia.
Cálcio: 1.200-1.500 mg (inclui ingesta dietética)
Vitamina D: > 40 mcg (1.000 UI)
Ferro: 45 a 60 mg de ferro elementar
Cobre: 2 mg
Zinco: 8 a 15 mg por 1 mg de cobre
Vitamina K: 90 a 120 mcg
Vitamina E: 15 mg
Vitamina A: 5.000 UI
Selênio 50: mcg diário

Adaptada de Shawe et al., 2019.

Bibliografia

ACOG. American College of Obstetricians and Gynecologists. Bariatric surgery and pregnancy. ACOG Practice Bulletin n.º 105. Obstet Gynecol. 2009:1405-13.

ACOG. American College of Obstetricians and Gynecologists. Committee Opinion n.º 548. Obstet Gynecol. 2013a;121:210.

ACOG. American College of Obstetricians and Gynecologists. Obesity in pregnancy. Committee Opinion n.º 549. Obstet Gynecol. 2013b;121:213.

ACOG. American College of Obstetricians and Gynecologists. Weigth gain during pregnancy. Practice Bulletin n.º 156. Obstet Gynecol. 2015;126:e112.

Institute of Medicine and National Research Council. Weight gain during pregnancy: reexamining the guidelines, Washington DC, The National Academic Press, 2009.

Johansson K, Stephansson O, Neovius M. Outcomes of pregnancy after bariatric surgery. N Engl J Med. 2015:814-24.

Johnson J, Clifton RG, Roberts JM, et al. Pregnancy outcomes with weight gain above or below the 2009 Institute of Medicine guidelines. Obstet Gynecol. 2013;121:969.

Ma RCW, Schmidt MI, Tam WH, McIntyre HD, Catalano PM. Clinical management of pregnancy in the obese mother: before conception, during pregnancy, and post partum. Lancet Diabetes Endocrinol. 2016;4(12):1037-49.

Machado SM, Pereira S, Saboya C, Saunders C, Ramalho A. Influence of Roux-en-Y gastric bypass on the nutritional status of vitamin A in pregnant women: a comparative study. Obes Surg. 2016;26:26-31.

Milone M, Fernandez LMS, Fernandez LVS, et al. Does Bariatric Surgery Improve Assisted Reproductive Technology Outcomes in Obese Infertile Women? Obes Surg. 2017;27(8):2106-12.

Musella M, Milone M, Bellini M, Fernandez LMS, Leongito M, Milone F. Effect of bariatric surgery on obesity-related infertility. Surg Obes Relat Dis. 2012;8(4):445-9.

National Center for Health Statistics. NCHS obesity data. Hyattsville (MD), NCHS; 2014.

National Institute for Health and Clinical Excellence. Obesity guidance on the prevention of overweight and obesity in adult and children. NICE Clinical Guideline 2015;43.

Nomura RM, Dias MCG, Igai AMK, Paiva LV, Zugaib M. Anemia during pregnancy after silastic ring Roux-en-Y gastric bypass: influence of time to conception. Obes Surg. 2011;21(4):479-84.

O'Brien TE, Ray JG, Chan WS. Maternal body mass index and the risk of preeclampsia: a systematic overview. Epidemiol. 2003;14:368-74.

Parent B, Martopullo I, Weiss NS, Khandelwal S, Fay EE, Rowhani-Rahbar A. Bariatric surgery in women of childbearing age, timing between an operation and birth, and associated perinatal complications. JAMA Surg. 2017;152:128-35.

Royal College of Obstetricians and Gynaecologists. The role of bariatric surgery in improving reproductive health. Scientific Impact Paper. 2015;17.

Santry HP, Gillen DL, Lauderdale DS. Trends in bariatric surgical procedures. JAMA 2005;294:1909-17.

Schauer PR, Mingrone G, Ikramuddin S, Wolfe B. Clinical outcomes of metabolic surgery: efficacy of glycemic control, weight loss, and remission of diabetes. Diabetes Care, 2016;39:902-11.

Shawe J, Ceulemans D, Akhter Z, et al. Pregnancy after bariatric surgery: consensus recommendations for periconception, antenatal and postnatal care. Obes Rev. 2019;20:1507-22.

Sjöström L. Review of the key results from the Swedish Obese Subjects (SOS) trial – a prospective controlled intervention study of bariatric surgery. J Intern Med. 2013;273:219-34.

Stentebjerg LL, Andersen LLT, Renault K, Støving RK, Jensen DM. Pregnancy and perinatal outcomes according to surgery to conception interval and gestational weight gain in women with previous gastric bypass. J Matern Fetal Neonatal Med. 2017;30:1182-8.

Torloni MR, Betran AP, Horta BL, Atallah AN, Moron AF, Valente O. Prepregnancy BMI and the risk of gestational diabetes: a systematic review of the literature with meta-analysis. Obes Rev. 2009;10:194-203.

Yi X, Li Q, Zhang J, Wang Z. A meta-analysis of maternal and fetal outcomes of pregnancy after bariatric surgery. Int J Gynecol Obstet. 2015;130:3-9.

46

Diabetes na Gravidez

Marilza Vieira Cunha Rudge
Iracema de Mattos Paranhos Calderon
Joelcio Francisco Abbade
Claudia Garcia Magalhães
Roberto Antonio de Araujo Costa

Introdução

Conceito e importância

O diabetes melito (DM) é um distúrbio metabólico, caracterizado por hiperglicemia persistente, que resulta de defeitos na secreção, sensibilidade da insulina, ou de ambos. Insulina é um hormônio produzido no pâncreas e necessário para transportar glicose da corrente sanguínea para as células do corpo, onde é usada como energia. Assim, com sua falta ou ineficácia, a glicose permanece livre e em taxas elevadas (hiperglicemia), em circulação no sangue e leva, em curto e longo prazo, a complicações na saúde e consequente risco à vida.

O DM é uma doença sorrateira, silenciosa, e o diagnóstico é confirmado, na maioria das vezes, a partir da investigação de uma das complicações graves, micro e macrovasculares, que incluem neuropatia, retinopatia e nefropatia, e comprometem a qualidade de vida dos pacientes. A DM é considerada uma doença não comunicável (NCD; do inglês, *non communicable diseases*), e foi incluída pela primeira vez na Agenda Global 2030 para o Desenvolvimento Sustentável, da Organização das Nações Unidas (ONU). Isso implica um consenso de que as NCD são problemas da pobreza, da desigualdade e da injustiça social, uma prioridade para o desenvolvimento sustentável no planeta. Sua incidência aumentou globalmente, e hoje é considerada a maior epidemia da história. Estima-se que existam 415 milhões de pessoas no mundo com DM e três em cada quatro casos vivem em países de baixa-média renda (LMIC; do inglês, *low-and-middle-income countries*). O Brasil está em 5º lugar no *ranking* dos 10 países com maior incidência de DM. Atualmente são 16,8 milhões de pessoas no país, e presume-se que serão 21,5 milhões em 2030. As altas taxas dessa doença crônica representam ônus substancial para o sistema de saúde, com elevada morbidade e mortalidade.

Em relação à gestação, o DM confere elevado risco materno e fetal, diretamente relacionado com a intensidade da hiperglicemia, mas que também decorre de complicações crônicas e comorbidades associadas à doença.

Tipos de diabetes associados à gestação

De acordo com a American Diabetes Association (ADA), os tipos mais comuns de DM são:

DM tipo 1 (DM1). Desenvolve-se pela destruição autoimune das células betapancreáticas, e resulta em insuficiência insulínica.

DM tipo 2 (DM2). Decorre da combinação de fatores genéticos e ambientais, que aumentam a resistência periférica à insulina.

DM gestacional (DMG). Definido como diabetes diagnosticado na gestação e origina-se da falta de reserva pancreática funcional para atender às demandas fisiológicas da gestação.

DM relacionado a outras causas. Entre eles, MODY (*Maturity-Onset Diabetes of the Young*), doenças do pâncreas exócrino (fibrose cística e pancreatite) ou induzido por medicamentos ou produtos químicos (uso de glicocorticoide tratamento de HIV/AIDS ou transplante de órgãos).

Alguns estudos evidenciaram formas mais leves de hiperglicemia associada à gestação que, apesar de não atenderem aos critérios diagnósticos de DMG, resultam em efeitos adversos para a mãe e o feto/recém-nascido. Há mais de 30 anos, no Centro de Investigação do Diabetes Perinatal da Faculdade de Medicina de Botucatu/Unesp (CIDP-FMB/Unesp), a associação do perfil glicêmico ao teste oral de tolerância à glicose (TOTG) de 100 g identificou um grupo de gestantes com TOTG normal e perfil glicêmico alterado, que apresentou hiperglicemia gestacional leve (HGL). Quando não tratada, a HGL foi associada a mortalidade perinatal de 4,16%, similarmente ao observado nas mulheres com DMG e 10 vezes maior que o grupo controle (não diabético). A HGL é tratada com o mesmo protocolo do DMG, mudança do estilo de vida e nos hábitos alimentares, associada à insulina quando necessário. De acordo com os nossos resultados, as mulheres com HGL têm disfunção de células beta e resistência insulínica, que persiste após o parto, de modo que representa risco elevado para desenvolver DM2 em médio e longo prazo.

Na Tabela 46.1 estão as principais características dos tipos de DM associados à gestação.

Classificação prognóstica e evolutiva do DM na gestação

Exclusiva do período gestacional, a classificação foi elaborada por Priscilla White (1949), a partir da revisão de 439 casos acompanhados por 15 anos, e a última versão foi publicada em 1980. Essa classificação tem como base a necessidade de insulina para controle da hiperglicemia materna e a presença de lesões vasculares (micro e macroangiopatias) em órgãos-alvo, entre eles, rins, retina e coração. Apesar de antiga, pode auxiliar na avaliação da gravidade do quadro clínico materno e do consequente risco materno e perinatal (Tabela 46.2).

A hiperglicemia na gestação está presente em 15,8% dos casos (razão de 1:6 gestações) e 83,6% são diagnosticados como DMG. Por essa razão, nossa ênfase será no DMG, com destaque para o conceito e definição, importância, epidemiologia, fisiopatologia e interação entre DMG e as consequências para a mãe e a prole em curto e longo prazo.

Tabela 46.1 Tipos de diabetes melito (DM) associados à gestação.

DM1 – destruição total das células β, completamente dependente de insulina

Autoimune

Idiopático

DM2 – graus variados de queda na produção e de aumento na resistência à insulina

DMG – hiperglicemia identificada pela primeira vez na gestação

DM na gestação*

DMG**

Outros tipos

Defeitos genéticos da função da célula β

Defeitos genéticos da ação da insulina

Doenças do pâncreas exócrino

Endocrinopatias

Indução por medicamentos ou produtos químicos

Infecções

Formas incomuns de diabetes imunomediado

*Diabetes melito na gestação (do inglês, *overt diabetes*): mulher sem diagnóstico prévio de DM, com hiperglicemia detectada na gravidez e níveis glicêmicos que atingem critérios diagnósticos de DM recomendados pela OMS fora do período gestacional.
**Diabetes melito gestacional (DMG): hiperglicemia detectada pela primeira vez na gravidez, com níveis de glicose elevados, que não atingem os critérios diagnósticos de DM recomendados pela OMS fora do período gestacional.

Diabetes melito gestacional

Conceito e definição

Durante muitos anos, DMG foi definido como qualquer grau de intolerância à glicose diagnosticado pela primeira vez na gravidez. Atualmente, a hiperglicemia detectada pela primeira vez na gestação é diferenciada em duas condições distintas: DM na gestação e DMG.

O DM na gestação é definido pela presença de hiperglicemia detectada pela primeira vez durante a gestação, com níveis glicêmicos que atingem critérios diagnósticos de DM recomendados pela OMS fora do período gestacional. DMG é a hiperglicemia detectada pela primeira vez na gestação, mas com níveis glicêmicos inferiores aos critérios diagnósticos de DM fora do período gestacional.

Tabela 46.2 Classificação prognóstica e evolutiva de Priscilla White.

Classes	Insulina	Início da doença (anos)			Duração da doença (anos)			Lesões em órgãos-alvo
		> 20	10 a 19	< 10	< 10	10 a 19	> 20	
A (A1)	Não	**Diabetes melito gestacional (DMG)**						
A/B (A2)	Sim							
B	Sim	Sim	–	–	Sim	–	–	NÃO
C	Sim	–	Sim	–	–	Sim	–	NÃO
D	Sim	–	–	Sim	–	–	Sim	Retinopatia simples
F	Sim	–	–	–	–	–	–	Nefropatia
R	Sim	–	–	–	–	–	–	Retinopatia proliferativa
H	Sim	–	–	–	–	–	–	Cardiopatia hipertensiva
T	Sim	–	–	–	–	–	–	Transplante renal

Adaptada de Sacks e Metzger, 2013.

O DM na gestação é diagnosticado no início ou até a 20ª semana e o DMG é mais tardio, comumente após a 20ª semana, na fase de resistência à insulina (RI). O DMG é mais prevalente que o DM na gestação, corresponde a cerca de 75 a 90% dos casos de hiperglicemia exclusivas do período gestacional.

Importância

Independentemente das controvérsias da literatura relativas à nomenclatura, definições e critérios diagnósticos, quatro fatores atestam a importância do DMG (e do DM na gestação):

- (i) tem risco aumentado para complicações na gravidez, tanto para a mãe como para o feto
- (ii) é o tipo de diabetes ou hiperglicemia mais frequente na gestação
- (iii) seu diagnóstico identifica um grupo de mães e filhos com risco de desenvolver complicações cardiometabólicas e mães com maior risco de incontinência urinária (IU), mesmo após parto por cesárea
- (iv) está associado ao aumento significativo nos custos, diretos e indiretos, da assistência à saúde, afeta mulheres em idade jovem, com repercussões em curto, médio e longo prazo na vida da mulher e de seus filhos.

Epidemiologia

Prevalência

A International Diabetes Federation (IDF) considera o diabetes como importante problema de saúde que atinge níveis alarmantes. Em 2019, estima-se que 463 milhões de pessoas adultas (20 a 79 anos) tenham DM, com projeção de alcançar os 578 e 700 milhões, respectivamente, nos anos de 2030 e 2045, ou seja, um aumento de 55% até 2045. Hoje, 32 milhões desses indivíduos vivem na América Central e América do Sul, e cerca de 11,4 milhões deles, no Brasil. Outro fator alarmante é que 50% dessas pessoas estão sem diagnóstico de DM (predominantemente DM2). Em 2019, dos 129,5 milhões de nascidos vivos de mulheres de 20 a 49 anos em todo o mundo, 20,4 milhões (15,8%) foram afetados pela hiperglicemia materna (1:6 gestações), com 83,6% diagnosticados como DMG, 8,5% como DM na gestação e 7,9% como DM prévio à gestação.

A prevalência de DMG varia em todo o mundo e está relacionado a:

- Falta de consenso e uniformidade no protocolo de rastreamento nos critérios diagnósticos
- Dificuldade em diferenciar o DM não diagnosticado do DMG
- Mudança nos critérios dos diagnósticos ao longo dos anos.

Fatores de risco

Vários estudos identificaram uma série de fatores de risco para a ocorrência de DMG. Os mais comuns são idade materna avançada, etnia, história prévia de DMG e história familiar de DM2, multiparidade, gestação múltipla, história obstétrica prévia de fetos macrossômicos, malformação fetal e óbito fetal de causa inexplicada, além de sobrepeso ou obesidade, condições epidêmicas e alarmantes na atualidade. Além desses, gestação de feto do sexo masculino, síndrome dos ovários policísticos, hábito alimentar não saudável e sedentarismo também foram incluídos na lista de possíveis fatores de risco para o DMG.

A American Diabetes Association (ADA) reconhece alguns fatores de risco para o diagnóstico de DM prévio ou no início da gestação (DM na gestação), e recomenda a antecipação do teste diagnóstico na presença de sobrepeso ou obesidade (índice de massa corporal [IMC] ≥ 25 ou ≥ 23 Kg/m² em asiáticos americanos) com um ou mais fatores de risco. O American College of Obstetrics and Gynecology (ACOG) acrescenta ainda o peso ao nascer ≥ 4.000 g (macrossomia).

Na Tabela 46.3 estão apresentados os principais fatores de risco associados ao DM2 e que devem ser valorizados na investigação do DM na gestação (DM2 não diagnosticado) ou de DMG.

O desempenho preditivo dos fatores de risco depende da população estudada e é influenciado por sua relação direta, com as taxas de prevalência e características dos protocolos diagnósticos utilizados. Resultados de uma coorte multicêntrica, que incluiu 1.008 nulíparas com gestação única, de cinco centros das regiões Sul, Sudeste e Nordeste do Brasil (*Preterm SAMBA study*), confirmaram alta incidência de hiperglicemia na gestação (14,9%), com 94,7% dos casos diagnosticados como DMG e 5,3% como DM na gestação. Vários fatores associados foram identificados, entre eles, SOP, disfunção tireoidiana e hipertensão arterial. Entretanto, IMC ≥ 26,3 kg/m² (sobrepeso/obesidade) na admissão ao estudo (19 a 20 semanas) (adjRR = 1,87; 1,66-2,10) e história familiar de DM (adjRR = 1,71; 1,37-2,15) foram fatores de risco independentes para essa condição. Uma outra coorte, que incluiu 569 mulheres (229 controles e 340 com hiperglicemia na gestação), avaliadas no CDIP-FMB/Unesp, evidenciou que idade ≥ 25 anos (adjRR = 1,83; 1,12-2,99), BMI pré-gestacional ≥ 25 kg/m² (adjRR = 2,88; 1,89-4,39), história familiar de DM (adjRR = 2,12; 1,42-3,17) e

Tabela 46.3 Fatores de risco associados a risco para DM2 e DMG.

Sobrepeso ou obesidade (IMC ≥ 25 kg/m²)
Idade > 25 anos
Multiparidade
Etnia (afrodescendência, descendência latina)
História familiar de DM (1º grau)
História prévia de DMG
História obstétrica de macrossomia (peso RN ≥ 4.000 g)
Óbito fetal sem causa aparente
Gestação múltipla
Feto masculino
Hipertensão arterial (níveis pressóricos de 140/90 mmHg ou em uso de anti-hipertensivos)
HDL-colesterol < 35 mg/dℓ
Triglicerídios > 250 mg/dℓ
Diagnóstico prévio de risco para hiperglicemia – HbA1C ≥ 5,7%, intolerância à glicose ou glicemia de jejum alterada
Outras condições clínicas associadas à resistência insulínica – IMC > 40 kg/m², acantose *nigricans*
História de doença cardiovascular (DCV)
Fatores genéticos
Síndrome de ovário policístico (SOP)
Tabagismo
Fatores psicossociais (depressão na gestação ou fora dela)
Hábitos alimentares não saudáveis
Sedentarismo (antes e durante a gestação)

DM, diabetes melito; *DMG*, diabetes melito gestacional; *HDL*, lipoproteína de alta densidade; *IMC*, índice de massa corporal; *RN*, recém-nascido.

multiparidade (adjRR = 2,07; 1,27-3,37) foram fatores de risco independentes para hiperglicemia na gestação.

Tradicionalmente, os fatores de risco clínicos detectados durante a gravidez receberam maior atenção na predição do DMG, mas a literatura ainda é controversa. Alguns autores atestam sua validade, seja de maneira independente ou em algoritmos variados, outros o contestam, ao alegar que o rastreamento por fator de risco pode perder até 30% das mulheres que teriam diagnóstico de DMG. A literatura contemporânea à busca de novos fatores de risco, destaca marcadores bioquímicos, biomoleculares e genéticos, identificados nos períodos peri e pré-concepcionais. Entretanto, ainda faltam evidências do custo-benefício deles na predição do DMG.

Fisiopatologia do DMG

A fisiopatologia do DMG requer o entendimento da adaptação metabólica materna na gestação para desenvolver intervenções racionais e estratégias preventivas adequadas no tratamento do DMG na gestação e a longo prazo.

Estímulo inicial do desenvolvimento do DMG

Durante a gravidez normal, o hormônio lactogênio placentário (hPL) e o hormônio humano de crescimento placentário (hPGH), associados aos autacoides (mediadores inflamatórios) diabetogênicos são liberados pela placenta e induzem à RI com a consequente resposta materna de hiperinsulinemia. Esse estado de RI fisiológico da gravidez causa tensão adicional nas células betapancreáticas para aumentar passagem de glicose ao feto. Trabalhos clássicos evidenciam que a causa básica do DMG é o defeito da célula betapancreática em responder à demanda fisiológica de RI da gestação. A RI e a falha das células betapancreáticas de aumentar a produção de insulina iniciam e mantêm elevados os níveis plasmáticos de glicose materna (Figura 46.1).

As gestantes que não têm reserva funcional pancreática adequada para responder a essa necessidade de aumento da produção de insulina mantém o nível basal, especialmente após 24 semanas, desse modo a glicemia aumenta e aparece o DMG. Além da glicose, também aumentam os níveis de lipídios e aminoácidos no compartimento materno (Figura 46.1).

As gestantes com DM clínico não alteram a produção de insulina ao longo da gestação, assim a glicemia cai um pouco até a 24ª semana e, depois, a hiperglicemia se agrava e o DM descompensa (Figura 46.1).

Em resumo, os conhecimentos atuais do estímulo inicial do DMG podem ser assim descritos: *"Indução placentária pelo hPL+ hPGH para o aumento fisiológico da RI na gestação + autacoides pré-gestacionais + falta de reserva funcional do pâncreas materno de aumentar a produção de insulina, com a consequente hiperglicemia materna".*

Consequências do DMG na gestante

Há aumento da prevalência de pré-eclâmpsia, polidrâmnio, cesárea, distocia de bisacromial e lacerações do canal do parto que são proporcionais aos níveis glicêmicos maternos.

No pós-parto de mulheres sem DMG prévio há aumento da sensibilidade à insulina e a volta das condições pré-gravídicas. Nas mulheres com DMG prévio, que não aumentam a sensibilidade à insulina, o peso, a composição corporal e os níveis de alguns

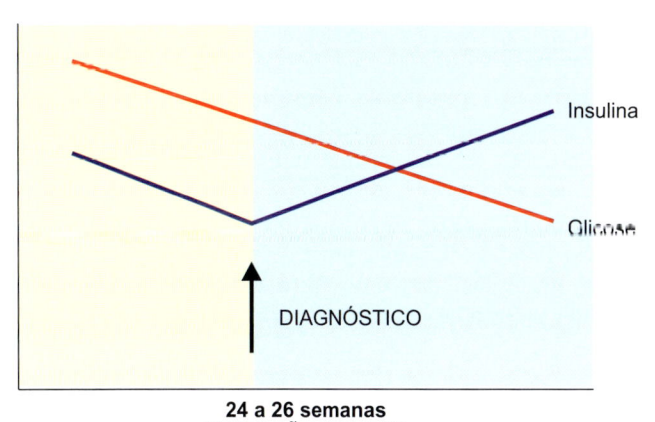

**24 a 26 semanas
GESTAÇÃO NORMAL**

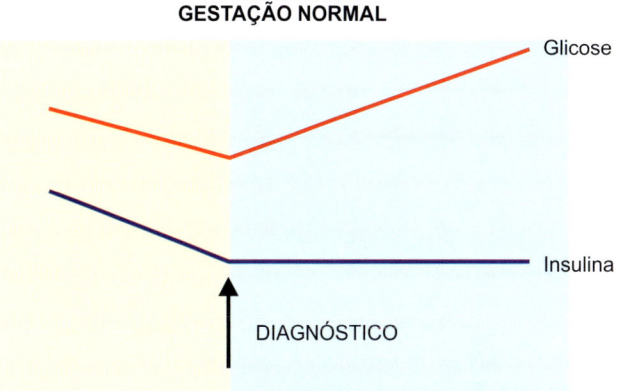

**24 a 26 semanas
DIABETES GESTACIONAL**

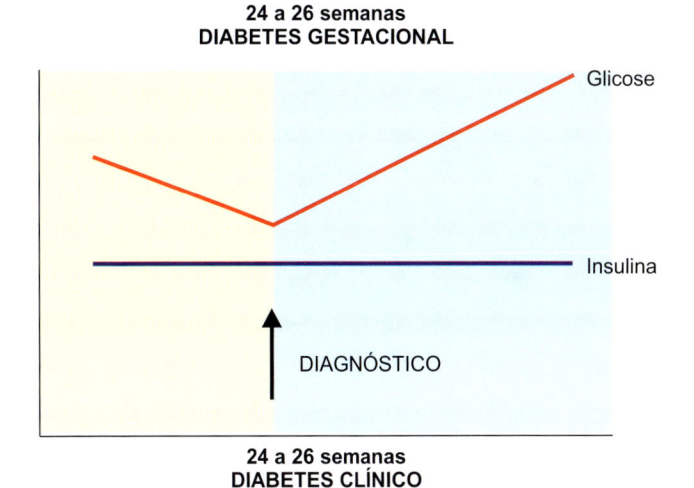

**24 a 26 semanas
DIABETES CLÍNICO**

Figura 46.1 Esquema da resistência à insulina na gestação normal e das consequências da falha de aumento da produção de insulina no tes melito gestacional (DMG) e no diabetes melito tipo 2 (DM2).

autacoides permanecem elevados. Esse estado de inflamação e de RI persistente representa risco significativo de desenvolvimento de DM2, obesidade e DCV.

Consequências do DMG na placenta e em sua capacidade adaptativa

Esse ambiente materno hiperglicêmico influencia o desenvolvimento placentário, sua estrutura e função. Essas alterações do órgão podem representar resposta protetora ou adaptativa ao ambiente materno, que altera o crescimento intrauterino do feto e sua vida a longo prazo. A placenta responde ao ambiente materno, ao ser considerada uma espécie de espelho metabólico que reflete o estado de saúde do feto e da mãe, porém sempre direcionada para manter a viabilidade fetal.

Ela está localizada na interface entre a mãe e o feto, é um órgão endócrino, transitório, funciona como barreira imunológica e é vital na vida intrauterina. É responsável pelo transporte de macro e micronutrientes, pelas trocas de oxigênio e CO_2 entre a mãe e o feto, pela absorção de nutrientes e eliminação de resíduos metabólicos.

Apesar de órgão transitório, a placenta é responsável pelo estímulo inicial da RI na mãe que está intimamente ligada com o andamento do DMG materno. Por outro lado, o meio materno no DMG altera o desenvolvimento e a função da placenta com consequências adversas na evolução e no crescimento fetal. A placenta está relacionada com o transporte adequado de glicose, lipídios e aminoácidos para o feto, mas não consegue protegê-lo dessa oferta exagerada de nutrientes do DMG.

A morfologia placentária é fundamental para entender as trocas de nutrientes entre a mãe e o feto. No DMG, e também nas outras formas de hiperglicemia na gestação, ocorrem várias alterações morfológicas como aumento do peso placentário, hipervascularização, aumento dos capilares intravilositários e dos depósitos de glicogênio. Também são descritas modificações na estrutura placentária caracterizadas por alterações na superfície de troca maternofetal, aumento do volume do espaço interviloso e dos vilos terminais, aumento no número e na espessura do sinciciotrofoblasto e dos depósitos de fibrina e glicogênio. Todas essas modificações têm impacto funcional nas trocas materno-fetais, alterando o bem-estar fetal.

No DMG, as alterações na estrutura placentária são inespecíficas e similares às relatadas em diferentes patologias da gravidez. Há má perfusão vascular, trombose fetal, desequilíbrio das moléculas vasoativas e aumento do estresse oxidativo. Essas variações dependem do período gestacional, dos níveis glicêmicos maternos e do tipo de diabetes. Nos casos de hiperglicemia gestacional leve há aumento de endarterite, que é uma lesão *postmortem* mesmo em fetos vivos.

Algumas dessas alterações estruturais placentárias têm relação direta com as repercussões do DMG na vida intrauterina. O exemplo mais estudado é a hipervascularização da vilosidade corial. Os níveis elevados de eritropoetina no sangue do cordão refletem certo grau de hipoxia. A placenta responde com aumento da angiogênese dentro da vilosidade para ampliar o aporte de oxigênio ao feto. Apesar de intensificar a vascularização intravilositária, o espessamento da membrana e as possíveis alterações vasculares alteram a queda fisiológica da Dopplervelocimetria umbilical ao longo da gestação.

A imaturidade do vilo terminal aumenta a distância entre o espaço interviloso e os capilares fetais, diminui a transferência de O_2 da mãe para o feto, e resulta em hipoxia fetal intrauterina. A placenta responde ao aumento da demanda de oxigênio fetal, ao aumentar sua superfície capilar. Baixo nível de oxigênio, hiperinsulinemia e alterações nos níveis de vários outros fatores angiogênicos na circulação fetal na DMG estimulam a angiogênese placentária.

Há maior número de capilares nas vilosidades terminais em placentas de mulheres com DM1, DM2 e DMG, conhecida como corangiose, que parece ser uma adaptação estrutural na tentativa de manter a eficiência normal do órgão. No entanto, essa normalização completa da estrutura não é alcançada pois a angiografia pós-parto da placenta mostra que a relação volume vascular feto-placentário/peso placentário está diminuída no DM1 e no DMG tratado com insulina.

Também há aumento de nós sinciciais, depósitos de fibrina perivilosa, espessamento da base membrana do trofoblasto, fibrose do estroma das vilosidades, edema, espessamento vascular e presença de eritrócitos fetais nucleados. No nível ultraestrutural, as placentas de mães com DMG apresentam redução de microvilosidades do sinciciotrofoblasto, que é hipervacuolizado e fino, e uma espessa camada de citotrofoblasto, que torna espessa a membrana basal trofoblástica.

No DMG, o peso ao nascer e o peso placentário são maiores em comparação com gestações normais; no entanto, a relação peso fetal/peso placentário é similar. Isso mostra que o DMG leva ao peso fetal excessivo e a placenta mantém sua eficiência para nutrir esse feto macrossômico.

O número de cotilédones da placenta também é maior na DMG em comparação com aquelas de gestações normais. Como a hiperglicemia é um fator que leva à resistência vascular arterial nos cotilédones, o crescimento exagerado do órgão pode ser uma resposta adaptativa para garantir transporte adequado de nutrientes para o feto. Entretanto, esse órgão não consegue proteger o feto da superoferta de nutrientes no DMG

A RI materna aumenta a transferência maternofetal de glicose, triglicerídios (TGs), ácidos graxos livres (AGLs) e aminoácidos (AA), que são os responsáveis do acúmulo de gordura e do crescimento fetal excessivo, o que caracteriza a macrossomia fetal. Além disso, o transcriptoma placentário é um alvo do ambiente alterado de gestações diabéticas. Genes para lipídios e transporte de AA são super-regulados (*upregulate*) na placenta de mulheres com DMG mais que os da glicose, assim como os genes para vias inflamatórias.

As informações são limitadas sobre o impacto e a relevância das alterações placentárias no DMG. Apesar de ela ser a indutora do DMG, as alterações histopatológicas encontradas parecem representar uma resposta adaptativa à doença, mas são a causa fisiopatológica das complicações maternas e fetais.

Consequências do DMG no feto/recém-nascido

A glicemia de jejum de 90 mg/dℓ está mais relacionada com o prognóstico perinatal adverso que as glicemias de 1 e 2 horas do TTG 75 g.

As repercussões observadas nos filhos de mães diabéticas são reconhecidas e a fisiopatologia está estabelecida desde o "Postulado de Pedersen" (1952). A supernutrição *in útero*, em decorrência da exposição a níveis elevados de glicose, aminoácidos e lipídios, causa a chamada "Teratogênese Mediada por Combustível", que altera a diferenciação e proliferação das células fetais com efeitos sobre a antropometria e funções metabólicas do feto. A dieta materna é fator determinante no epigenoma fetal e consequente fenótipo da criança.

A hiperglicemia materna aumenta a transferência placentária de glicose e secretagogos de células β para o feto, que leva à hiperglicemia e hiperinsulinemia fetal. A glicose atravessa a placenta por mecanismos de difusão facilitada por meio de transportador de glicose (GLUTs), que leva à hiperglicemia fetal. A glicose entra no compartimento fetal, estimula a produção de insulina que acelera o crescimento fetal e o excesso de glicose é estocado como gordura. Achados consistentes sugerem que a capacidade de transporte placentário no DMG está aumentado e a hiperglicemia materna e as excursões de hiperglicemia materna no pós-prandial aumentam a passagem de glicose ao feto.

Como o pâncreas fetal é normal, responde a essa hiperglicemia com o aumento da produção de insulina, que é considerada o hormônio de crescimento fetal. Os aminoácidos são ativamente transportados, o que leva a maior concentração no feto que na mãe.

A hiperinsulinemia fetal facilita a captação de glicose nas células periféricas teciduais e aumenta o gradiente de concentração. Nessas condições, o feto também puxa a glicose da circulação materna, fenômeno descrito como "roubo de glicose pelo feto", e intensifica a quantidade de glicose materna, que atinge a circulação fetal.

O crescimento fetal excessivo ocorre pela ampliação da oferta de nutrientes ao feto causada pela hiperglicemia materna, hiperleptinemia, hiperinsulinemia, dislipidemia, adiponectina reduzida e citocinas pró-inflamatórias, que induzem anormalidades estruturais da placenta e modificam o transporte de macronutrientes para o feto.

Essa macrossomia fetal dificulta o parto, predispõe à desproporção cefalopélvica e aumenta os riscos de toco-traumatismos e hipoxia no trabalho de parto.

A hiperinsulinemia fetal atrasa a produção do surfactante pulmonar e é importante fator na patogênese da síndrome de desconforto respiratório (SDR), mais frequente nessas crianças em comparação com os filhos de não diabéticas na mesma idade gestacional.

A hiperinsulinemia fetal é a causa da hipoglicemia neonatal. Após a ligadura do cordão, acaba a oferta de glicose materna ao concepto e a hiperinsulinemia circulante metaboliza rapidamente a glicose, e se instala a hipoglicemia na vida pós-natal.

Níveis elevados de glicose materna estão associados ao aumento da HbA1 c, que tem alta afinidade pelo oxigênio; assim, no espaço interviloso-vilosidade corial na placenta há dificuldade de passagem de O_2 da mãe ao concepto, que leva à hipoxia fetal crônica. Esta, por sua vez, estimula a eritropoese levando à policitemia pós-natal, e consequente hiperbilirrubinemia, icterícia pós-natal, e maior risco de trombose de veia renal. O aumento inicial no tamanho fetal em decorrência do hiperinsulinismo fetal dá origem ao desenvolvimento de hipoxemia, e a limitação na disponibilidade de oxigênio fetal altera a utilização diferencial de glicose nos tecidos, aumenta a síntese de alfaglicerofosfato nos adipócitos fetais e gera aumento adicional na adiposidade fetal.

A hipocalcemia neonatal tem uma base fisiopatológica não muito bem esclarecida: parece decorrer de um estado de hipoparatireoidismo fetal, consequente de uma alteração materna de paratireoide.

Os filhos de mães diabéticas têm duas a três vezes mais malformações que os da população geral. A etiologia parece ligada à hiperglicemia materna e ao desbalanço no metabolismo das espécies reativas do oxigênio (ROS). Essas crianças também têm aumento dos defeitos do desenvolvimento do esmalte dentário (DDE), tanto nos dentes decíduos (leite) como nos permanentes, entre os 3 e 12 anos, em comparação com os filhos de mães normoglicêmicas.

Todas essas características dos filhos de mães com DMG constituem a chamada "Programação Fetal" e reforçam o conceito que o meio materno intrauterino no DMG gera um fenótipo que não é explicado apenas pela herança genética, e reforçam a Hipótese de Barker (Figura 46.2).

Interação entre DMG e as consequências para a mãe e a prole a longo prazo

Mãe

Embora as evidências para apoiar essa interação já estejam publicadas desde 1978, o assunto recebeu mais atenção nas recentes pesquisas mundiais sobre a pandemia de diabetes e obesidade, nas chamadas doenças não comunicáveis (NCD). Nesse contexto, mulheres com história de DMG representam uma população-alvo nos esforços para prevenir o desenvolvimento futuro do DM2. Isso porque o DMG é uma "janela de oportunidade" para a gestante e sua prole alterar essa evolução.

As mulheres com DMG e com HGL têm risco aumentado para desenvolver DM2 após o parto, hiperinsulinemia, obesidade, hipertensão, dislipidemia, e doença cardiovascular (DCV). Uma revisão sistemática de 2009, com 20 estudos, 675.455 mulheres e 10.859 eventos de DM2, mostrou aumento do DM2 nas mulheres com DMG prévio em comparação com as normoglicêmicas. A metanálise evidenciou aumento de sete vezes no risco de DM2 nas mulheres com DMG prévio.

A linha do tempo (Figura 46.3) mostra que o DMG está temporalmente próximo do DM2. Isso porque a gravidez testa a reserva pancreática materna ao demandar crescimento da produção de insulina antes da ocorrência do DM2. As gestantes que não têm reserva pancreática adequada não conseguem atender à produção de insulina na gestação e o DMG se instala. Ou seja, anos antes de o DM2 ocorrer, as gestantes testam sua reserva

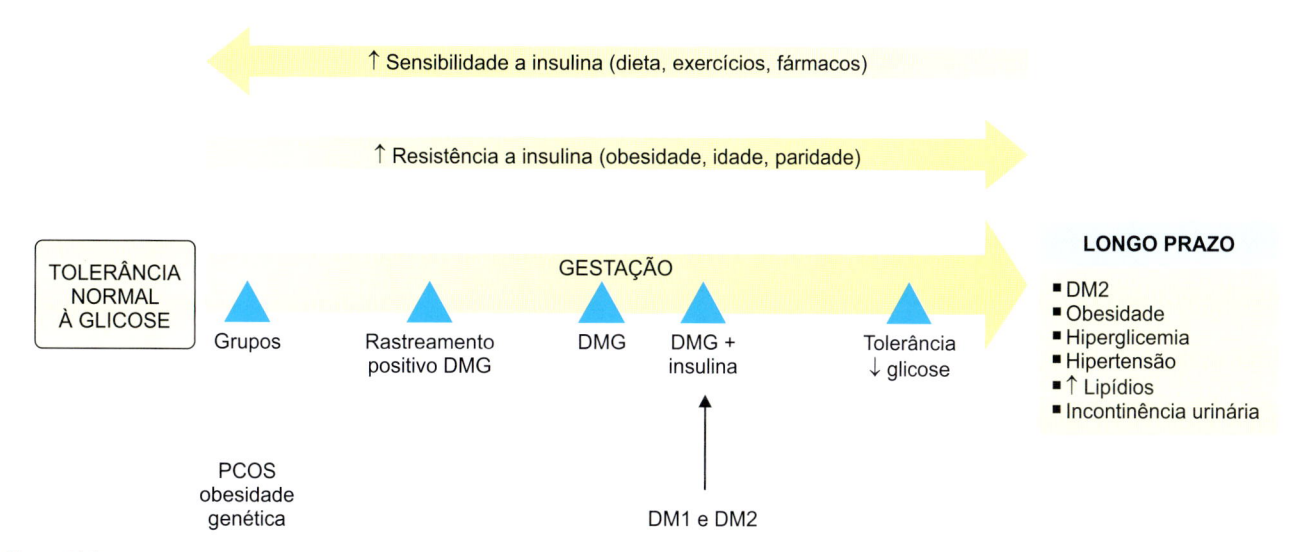

Figura 46.2 Fisiopatologia das consequências do diabetes melito gestacional (DMG) no feto, na placenta e no recém-nascido. Programação fetal no DMG.

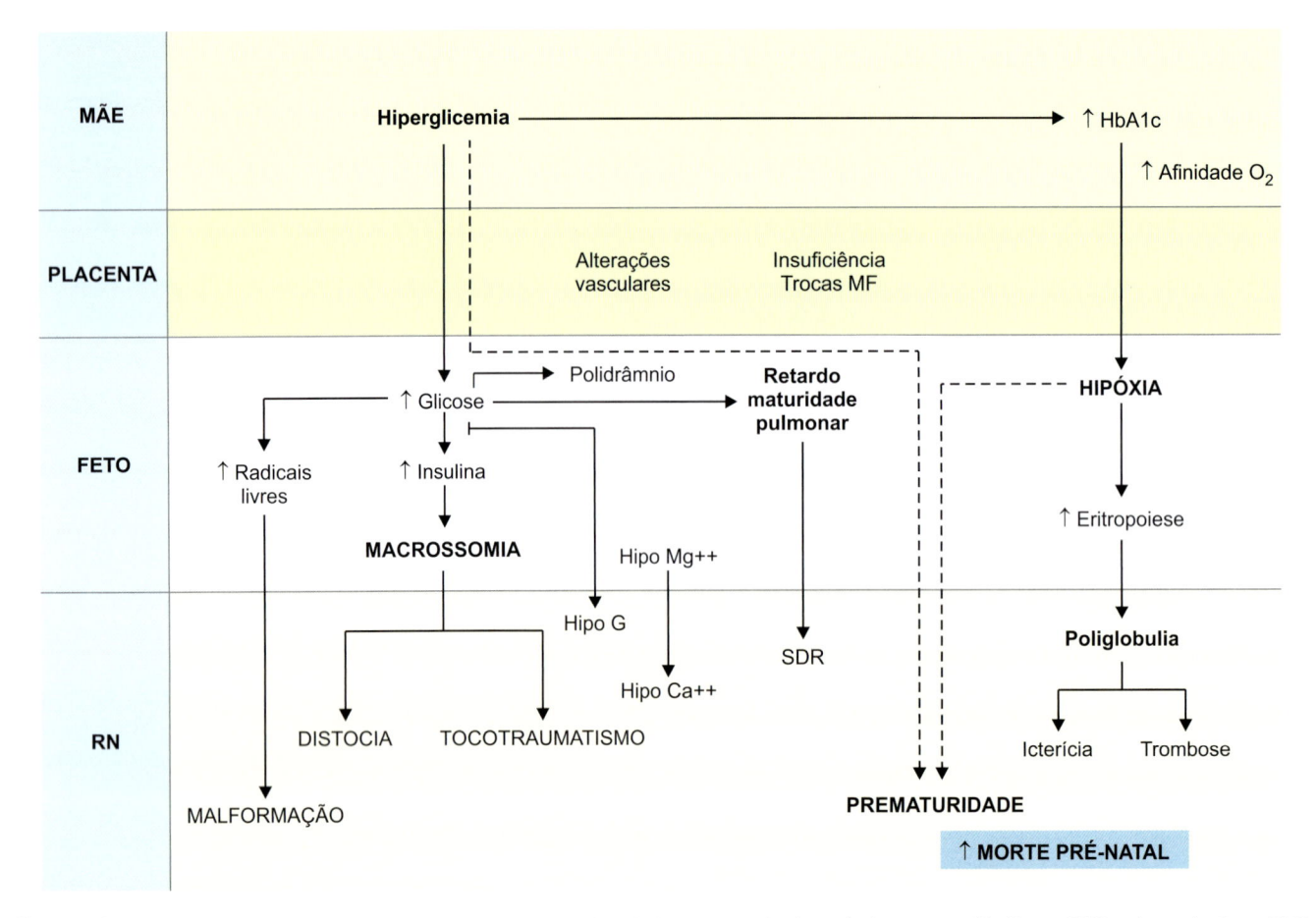

Figura 46.3 Linha do tempo da rota de insulinorresistência ao longo da vida da gestante, desde a tolerância normal à glicose, DMG, até a evolução ao DM2 e as possíveis formas de aumentar a sensibilidade ao hormônio.

pancreática de produção de insulina. Isso é da maior importância em termos de saúde pública, pois permite que a mulher, após a gestação, assuma o controle de sua saúde futura.

Os fatores que estão associados ao aumento da RI, como obesidade, paridade e envelhecimento, podem encurtar essa evolução, desde a tolerância normal à glicose até o aparecimento do DM2 (ver Figura 46.3). Por outro lado, fatores que aumentam a sensibilidade à insulina, como dieta balanceada, atividade física e alguns hipoglicemiantes, podem retardar ou desacelerar essa evolução: mais de 36 genes estão associados a essa progressão.

A literatura tem mostrado que as complicações de DCV são graves e a mortalidade dessas mulheres é alta se considerarmos que se trata de uma população relativamente jovem. No Centro de Investigação do Diabetes Perinatal da Faculdade de Medicina de Botucatu-UNESP, fomos negativamente surpreendidos com 10/308 óbitos de mulheres, 5 a 11 anos após DMG, e com 2/183 após gestação sem DMG. Dos 10 óbitos, seis foram por DCV, ao passo que, dos dois nas normoglicêmicas, um foi por acidente de carro. A Cox *hazard ratio* demonstrou que a hiperglicemia na gestação aumentou em 4,7 vezes o risco de morte nessas mulheres.

O DMG prévio também é fator de risco importante para a ocorrência de incontinência urinária e disfunção muscular do assoalho pélvico 2 anos pós-parto cesárea, causado por uma miopatia dos músculos do assoalho pélvico.

Prole

A interação do DMG materno e as consequências do DMG no feto e no recém-nascido constitui a chamada "programação fetal". É definida como "o fenômeno pelo qual um estímulo que ocorre durante um período crítico de desenvolvimento, intrauterino ou pós-natal precoce, pode causar mudanças ao longo da vida na estrutura e função do corpo".

Essa "programação fetal" que evidencia as repercussões do DMG na vida intrauterina, leva às complicações a longo prazo na vida dessas crianças. Estão no chamado "*Development Origin of Health and Disease*" (DOHaD), em que são estabelecidas novas redes de causa-efeito entre ajustes metabólicos precoces e desfechos mórbidos ao longo da vida.

Os filhos de mães com DMG têm alto risco de desenvolver doenças crônicas como obesidade, tolerância diminuída à glicose, DM2, neoplasia maligna, hipertensão arterial na vida adulta e mortalidade em idade mais precoce. A hiperinsulinemia fetal resulta em reprogramação metabólica, que leva à disfunção metabólica ao desenvolvimento de DM2, obesidade e síndrome metabólica a longo prazo.

Do lado do lactente, os trabalhos vêm demonstrando que o peso ao nascer tem relação em forma de U (*U shaped*), ou seja tanto o baixo peso ao nascer quanto o peso elevado (< 2.500 g e > 4.000 g). Tem relação com o desenvolvimento futuro de DMG e DM2 nas meninas e DM2 nos meninos.

Os mecanismos patogenéticos subjacentes a essas características metabólicas anormais não são conhecidos, mas alterações no DNA, induzidas pela hiperglicemia materna na metilação, também estão envolvidos nos conteúdos de microRNA (miRNA) no sangue fetal, músculo esquelético e tecido adiposo.

A fisiopatologia do DMG evidencia claramente que é uma doença da gestação, iniciada pela placenta, associada a alterações metabólicas na mãe, que refletem sua suscetibilidade de desenvolver DM2, e que repercutem no feto e na vida pós-natal dessas crianças (Figura 46.4). Demonstra claramente o significado temporal do DMG para a mãe e o comprometimento do produto da concepção na vida intrauterina e a longo prazo. Define a conduta ativa que deve ser realizada durante toda a vida da mulher e a necessidade de um papel novo da equipe de saúde no acompanhamento das mulheres portadoras de DMG e sua prole.

Diagnóstico da hiperglicemia na gestação e avaliação no pós-parto

Diagnóstico na gestação

A literatura traz controvérsias importantes no diagnóstico da hiperglicemia na gestação, relacionadas a:

- (i) realização em uma (diagnóstico universal) ou duas etapas (rastreamento e diagnóstico)
- (ii) idade gestacional para sua realização
- (iii) concentração de glicose (estímulo) a ser ministrada nos testes diagnósticos
- (iv) pontos de corte (limites) e critérios para diferenciar o resultado normal do alterado
- (v) o teste padrão-ouro para o diagnóstico do DMG.

O primeiro critério diagnóstico foi estabelecido por John B O'Sullivan e Claire Mahan (1964) com o uso do teste oral de tolerância à glicose (TOTG) de 100 g e os pontos de corte definidos pelo risco materno de desenvolver DM2 no pós-parto. De acordo com os autores, os valores de 90 mg/dℓ, 165 mg/dℓ, 145 mg/dℓ e 125 mg/dℓ (jejum de 1, 2 e 3 horas, respectivamente) foram identificados por dosagem de glicose em sangue total, arredondados para facilitar a prática clínica e, como critério diagnóstico de DMG, seriam necessários dois valores iguais ou

maiores que os limites propostos. Em 1979, o National Diabetes Data Group (NDDG) adaptou os critérios de O'Sullivan e Mahan para a dosagem de glicose no plasma, e recomendou os limites de 105, 190, 165 e 145 mg/dℓ, respectivamente para jejum de 1, 2 e 3 horas pós-sobrecarga.

Em 1982, Carpenter e Coustan, fizeram uma segunda correção em relação aos valores propostos em 1979, e recomendaram dois valores iguais ou superiores a 95 mg/dℓ no jejum; 180 mg/dℓ na 1ª hora; 155 mg/dℓ na 2ª hora e 140 mg/dℓ na 3ª hora. Na década de 1990, dois grandes eventos internacionais deixaram clara a necessidade de consenso no protocolo diagnóstico do DMG, agora com base nos resultados da gestação. No final dessa mesma década, a OMS passou a adotar os valores de glicemia plasmática de jejum iguais ou maiores que 126 mg/dℓ e/ou glicemia de 2 horas após sobrecarga de 75 g de glicose (teste oral de tolerância à glicose de 75 g; TOTG-75 g) iguais ou superiores a 140 mg/dℓ. Esses critérios foram recomendados pela OMS até o ano de 2013.

A última década trouxe mudanças importantes nos critérios diagnósticos de DMG e o estudo *Hyperglycemia and Adverse Pregnancy Outcomes* (HAPO) foi o marco inicial. Nesse estudo foram avaliadas mais de 23 mil mulheres submetidas ao TOTG-75 g, entre 24 e 32 semanas de gestação. Os resultados dos níveis plasmáticos de glicose no jejum de 1 e 2 horas pós-sobrecarga foram diretamente relacionados com peso ao nascer acima do percentil 90, necessidade de primeira cesárea, episódios de hipoglicemia neonatal e níveis elevados de peptídio C no cordão umbilical. A partir dos resultados, um grupo de especialistas, o International Association of Diabetes in Pregnancy Study Group (IADPSG) propôs um novo protocolo diagnóstico, pela primeira vez, considerou o risco de 1,75 vez para a ocorrência de desfechos adversos. Foram definidos os limites de 92, 180 e 153 mg/dℓ, respectivamente, para jejum, 1 e 2 horas pós-sobrecarga de 75 g de glicose, e apenas um valor, igual ou superior a esses pontos de corte, confirmaria o diagnóstico de DMG. Em janeiro de 2011, a ADA passou a recomendar esses novos limites e critérios. Entretanto, admite o potencial aumento na incidência de DMG

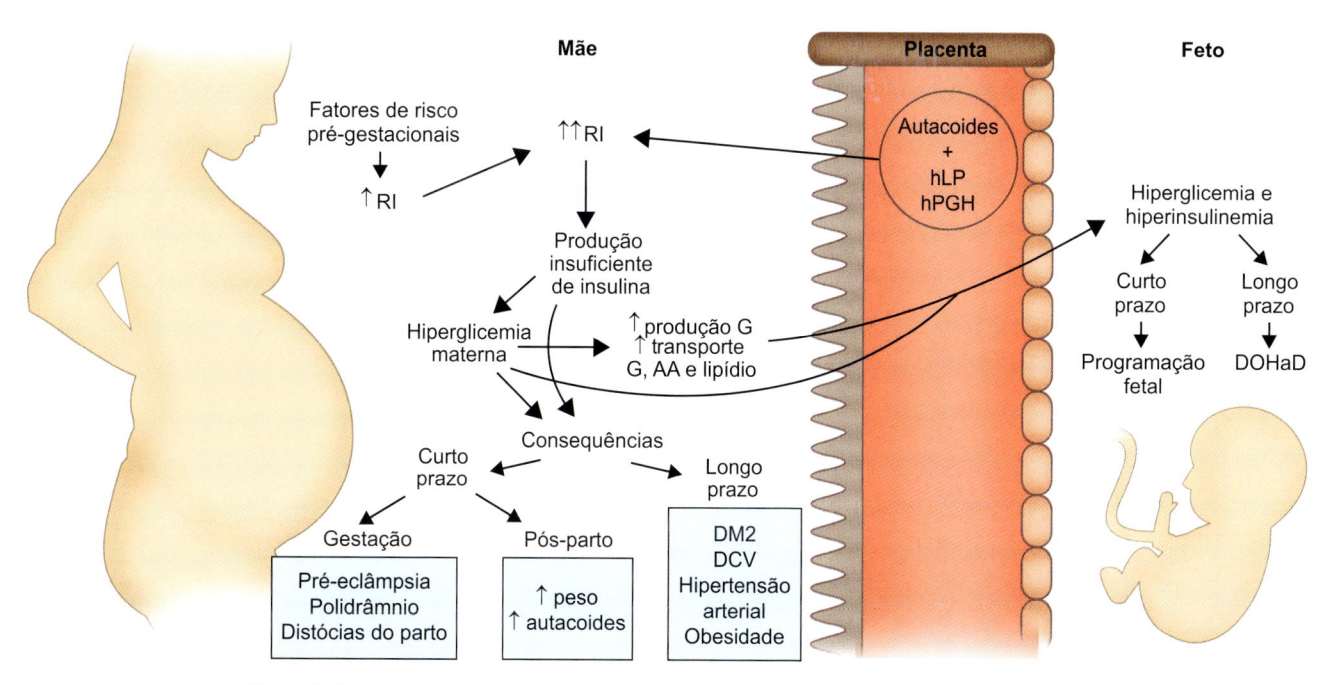

Figura 46.4 Interação entre a placenta, a mãe e o feto e as repercussões na gestação e a longo prazo.

e o risco de medicalização de gestações antes consideradas normais ou não diabéticas. Além disso, destaca que tais mudanças, associadas aos índices epidêmicos de obesidade e DM2 poderão otimizar os resultados maternos e perinatais dessas gestações.

Em 2013, a OMS, ao buscar consenso, reavaliou os dados do estudo HAPO e de mais dois estudos da literatura e referendou os pontos de corte para o diagnóstico de DMG propostos pelo IADPSG. Todavia, destaca três pontos:

- A hiperglicemia detectada pela primeira vez, a qualquer momento durante a gravidez, deve ser diferenciada em DM na gravidez (*overt diabetes*) e DMG
- O DM na gravidez deve ser diagnosticado pelos critérios da OMS de 2006, definidos por um ou mais dos seguintes critérios: glicose plasmática em jejum $\geq$ 7,0 mmol/ℓ (126 mg/dℓ) e/ou glicose plasmática de 2 horas, após 75 g de glicose VO, $\geq$ 11,1 mmol/ℓ (200 mg/dℓ) e/ou glicose plasmática aleatória $\geq$ 11,1 mmol/ℓ (200 mg/dℓ) na presença de sintomas de diabetes, sem valor estabelecido para a glicose plasmática de 1 hora pós-sobrecarga
- O DMG deve ser diagnosticado a qualquer momento da gravidez, na presença de um ou mais dos seguintes critérios: glicose plasmática em jejum entre 5,1 e 6,9 mmol/ℓ (92 a 125 mg/dℓ) e/ou 1 hora pós-75 g de glicose oral $\geq$ 10,0 mmol/ℓ (180 mg/dℓ) e/ou 2 horas pós-75 g de glicose oral entre 8,5 a 11,0 mmol/ℓ (153-199mg/dℓ).

A Figura 46.5 representa as propostas para o diagnóstico da hiperglicemia materna identificada pela primeira vez na gestação, de acordo com as recomendações do IADPSG (2010), ADA (2011) e OMS (2013).

O CIDP-FMB/Unesp adotou o protocolo diagnóstico do IADPSG em agosto de 2011, mas manteve o perfil glicêmico em paralelo ao TOTG-75 g. A comparação entre o velho (TOTG-100 g + perfil glicêmico; N = 193) e o novo protocolo (TOTG-75 g + perfil glicêmico; N = 289) evidenciou que, mesmo com os pontos de cortes mais baixos e os critérios menos rígidos propostos pelo IADPSG, a HGL ainda foi identificada em 17,3% das gestações. Esses resultados reforçam a necessidade de se manter o perfil glicêmico em nosso protocolo diagnóstico e alertam para o fato de que os critérios propostos pelo IADPSG, apesar de menos rígidos, ainda não são suficientes para prevenir a hiperglicemia na gestação.

O protocolo proposto pelo IADPSG resultou em aumento global na incidência de DMG, que passou de 5 a 6% para 15 a 20%, e dificuldades técnicas para sua implementação, com repercussões financeiras importantes, sobretudo nos países em desenvolvimento e de baixo poder econômico. Com isso, as divergências persistem e ainda faltam evidências do melhor protocolo para o diagnóstico do DMG – importantes órgãos e/ou associações internacionais apresentam propostas diferentes e, mais recentemente, a ADA passou a recomendar o diagnóstico em uma (*one-step*) ou duas etapas (*two-step*), ao considerar tanto o TOTG-100 g como o TOTG-75 g, com respectivos limites e critérios, para o diagnóstico desta condição (Figura 46.6).

Diagnóstico da hiperglicemia na gestação no Brasil

O nosso país está entre os oito responsáveis por 55% dos partos e 55% dos casos de DM no mundo; uma em cada seis gestações é complicada por alguma forma de hiperglicemia, e 84% dos casos estão relacionado ao DMG. Com isso, as principais sociedades médicas especializadas, instituições e organizações relacionadas à saúde da mulher, realizaram uma força tarefa e definiram um protocolo diagnóstico para a hiperglicemia materna, de consenso e de acordo com as condições financeiras e técnicas, bastante diversas em todo o Brasil.

Em condições financeiras e técnicas ideais, o diagnóstico deverá ser universal e oferecido a todas as gestantes que não tenham diagnóstico de DM1 ou DM2, prévios à gestação. Na primeira consulta de pré-natal, antes da 20ª semana, todas as mulheres deverão realizar uma dosagem plasmática de glicose no jejum (GJ) e aquelas com GJ normal (< 92 mg/dℓ) deverão realizar o TOTG-75 g entre 24 e 28 semanas de gestação. Se a primeira consulta de pré-natal ocorrer após a 20ª semana, a GJ será dispensada e o TOTG-75 g com três amostras (GJ, 1 e 2 horas) deverá ser realizado o mais breve possível. O diagnóstico universal deverá identificar 100% dos casos de mães com hiperglicemia na gestação (Figura 46.7).

Nos locais onde as condições financeiras e técnicas são restritas, o diagnóstico de hiperglicemia na gestação poderá ser feito pela GJ, para todas as gestantes que ainda não tenham diagnóstico de DM1 ou DM2 prévios à gestação. Nessas condições, todas as mulheres deverão realizar a GJ na primeira consulta de pré-natal (até 20 semanas) para diagnóstico de DMG (GJ entre 92 e 125 mg/dℓ) ou de DM na gestação (GJ $\geq$ 126 mg/dℓ). As gestantes com GJ inferior a 92 mg/dℓ (resultado normal, sem hiperglicemia) ou nos casos de pré-natal de início tardio (após

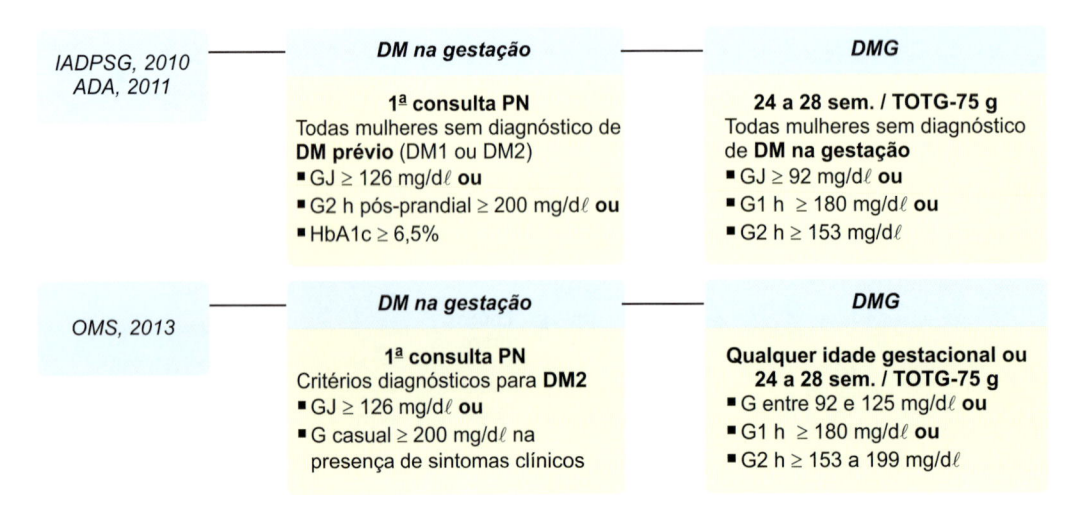

Figura 46.5 Hiperglicemia materna identificada pela primeira vez na gestação, de acordo com as recomendações do IADPSG (2010), ADA (2011) e OMS (2013).

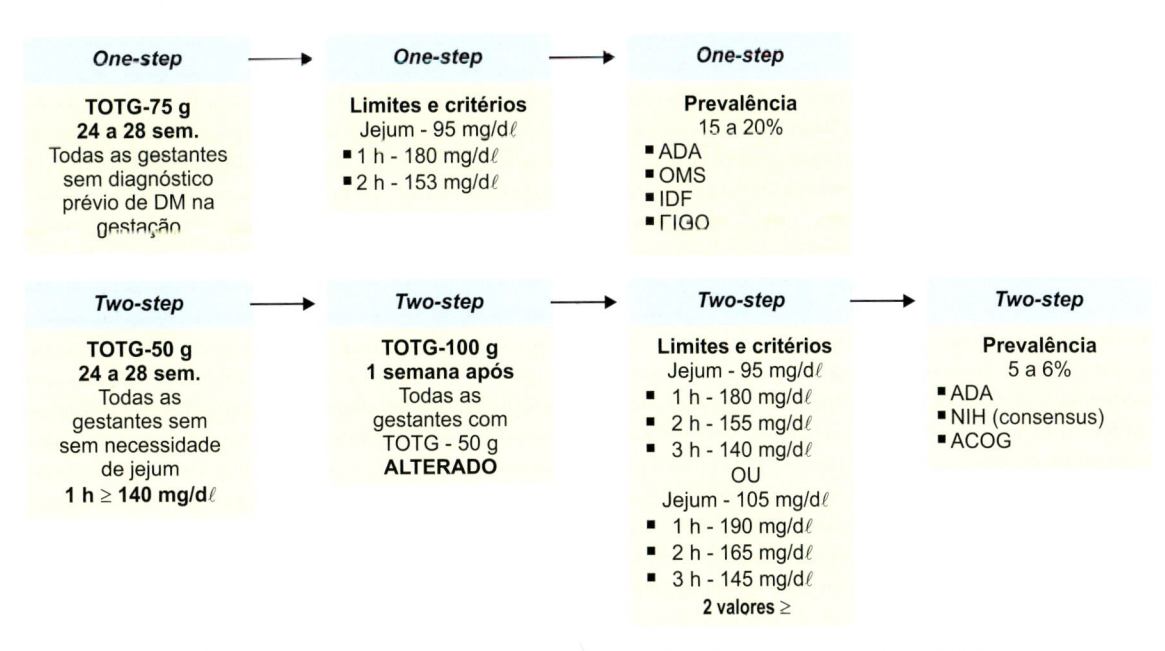

One-step

**TOTG-75 g
24 a 28 sem.**
Todas as gestantes
sem diagnóstico
prévio de DM na
gestação

One-step

Limites e critérios
Jejum - 95 mg/dℓ
- 1 h - 180 mg/dℓ
- 2 h - 153 mg/dℓ

One-step

Prevalência
15 a 20%
- ADA
- OMS
- IDF
- FIGO

Two-step

**TOTG-50 g
24 a 28 sem.**
Todas as
gestantes sem
sem necessidade
de jejum
1 h ≥ 140 mg/dℓ

Two-step

**TOTG-100 g
1 semana após**
Todas as
gestantes com
TOTG - 50 g
ALTERADO

Two-step

Limites e critérios
Jejum - 95 mg/dℓ
- 1 h - 180 mg/dℓ
- 2 h - 155 mg/dℓ
- 3 h - 140 mg/dℓ
OU
Jejum - 105 mg/dℓ
- 1 h - 190 mg/dℓ
- 2 h - 165 mg/dℓ
- 3 h - 145 mg/dℓ
2 valores ≥

Two-step

Prevalência
5 a 6%
- ADA
- NIH (consensus)
- ACOG

Figura 46.6 Recomendações atuais para o diagnóstico de diabetes melito gestacional (DMG).

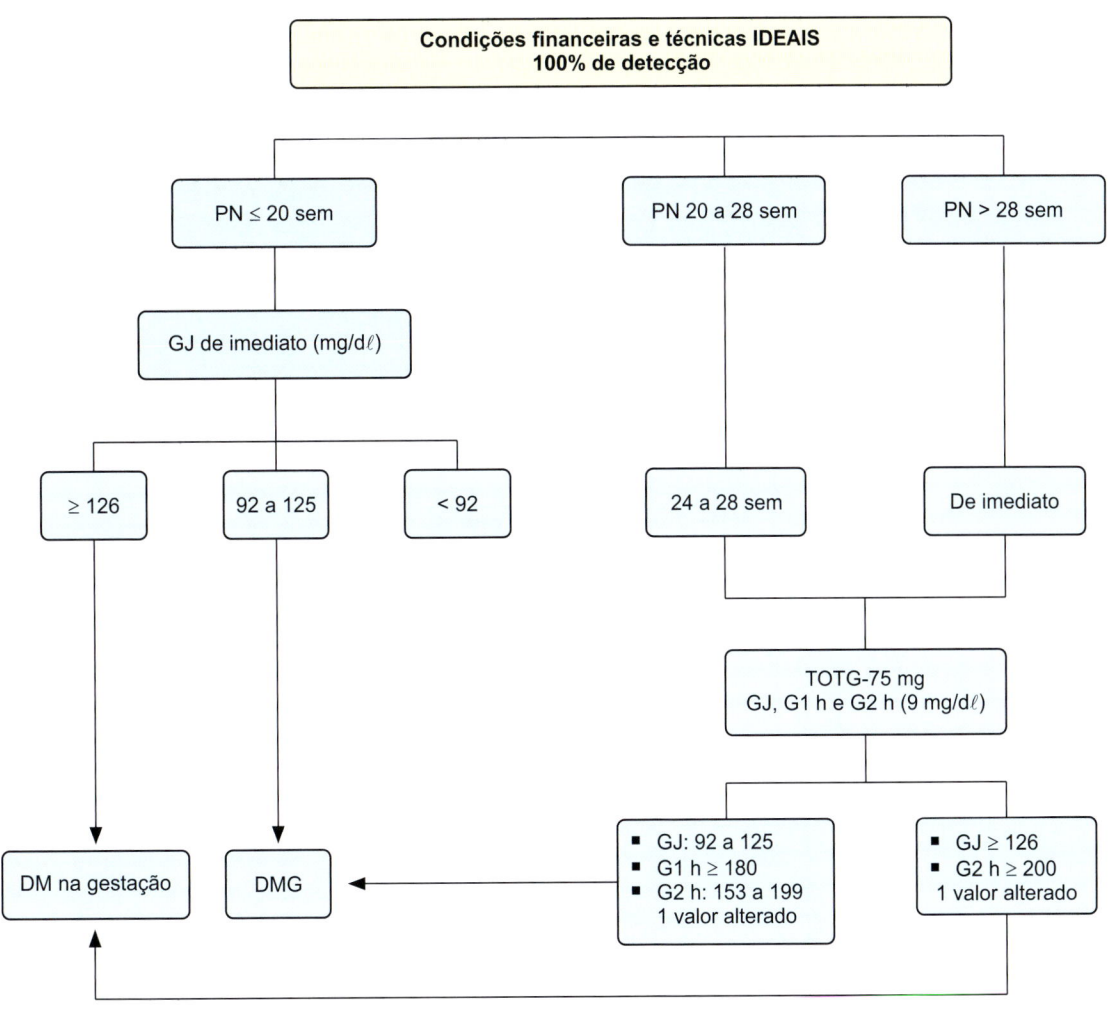

**Condições financeiras e técnicas IDEAIS
100% de detecção**

PN ≤ 20 sem

PN 20 a 28 sem

PN > 28 sem

GJ de imediato (mg/dℓ)

≥ 126

92 a 125

< 92

24 a 28 sem

De imediato

TOTG-75 mg
GJ, G1 h e G2 h (9 mg/dℓ)

DM na gestação

DMG

- GJ: 92 a 125
- G1 h ≥ 180
- G2 h: 153 a 199
1 valor alterado

- GJ ≥ 126
- G2 h ≥ 200
1 valor alterado

Figura 46.7 Protocolo diagnóstico de hiperglicemia na gestação, em condições financeiras e técnicas ideais, recomendado para o Brasil. *PN*, pré-natal; *sem*, semanas de gestação; *TOTG-75 g*, teste oral de tolerância à glicose com sobrecarga de 75 g; *GJ*, glicose de jejum; *G1 h*, glicose de 1 hora pós-sobrecarga; *G2 h*, glicose de 2 horas pós-sobrecarga; *DM*, diabetes melito; *DMG*, diabetes melito gestacional.

20 semanas) deverão realizar a GJ entre 24 e 28 semanas de gestação. Esse protocolo deverá identificar 86% dos casos de mães com hiperglicemia na gestação (Figura 46.8).

Avaliação no pós-parto

Resultados da literatura evidenciaram a ocorrência de até 60% de DM2 pós-DMG na 1ª década após o parto, além do risco cardiovascular elevado a longo prazo. Revisão sistemática com metanálise avaliou estudos de diagnóstico de DMG, desenvolvidos a partir de 2010, e confirmaram o risco aumentado para DM2 pós-DMG (RR = 7,42; IC95%: 5,99 a 9,19), que diferencia o protocolo recomendado pelo IADPSG (RR = 6,45; IC 95%: 4,74 a 8,77) de outros protocolos diagnósticos utilizados (RR = 9,08; IC95%: 6,96 a 11,85). O tempo de evolução pós-parto – aumento nos primeiros 6 anos e queda com o acompanhamento mais longo, a idade da mulher no seguimento (> 30 a 35 anos), o IMC durante a gravidez ($\geq$ 30 kg/m²) ou no período pós-parto ($\geq$ 25 kg/m²) e a etnia (branca ou mista) foram fatores associados a esse risco.

Assim, não há dúvida da importância da avaliação dos níveis glicêmicos no pós-parto em mulheres com DMG. O teste padrão-ouro para o diagnóstico de DM2 pós-DMG é o TOTG-75 g, com dosagens plasmáticas de glicose no jejum e 2 horas pós-sobrecarga, realizado entre 6 e 12 semanas após o parto. Os resultados identificam tanto o DM2 (GJ $\geq$ 126 mg/dℓ ou G2 h pós-sobrecarga $\geq$ 200 mg/dℓ), como as condições pré-diabéticas – intolerância à glicose (G2 h entre 140 e 199mg/dℓ) e glicemia de jejum alterada (GJ entre 100 e 125 mg/dℓ).

À semelhança do diagnóstico de DMG e DM na gestação, o Brasil também tem um protocolo para a avaliação pós-parto, que considera as condições técnicas e financeiras, tão diversificadas em nosso país, e os mesmos pontos de corte recomendados para o diagnóstico de DM2 e condições pré-diabéticas fora da gestação. Na viabilidade financeira e disponibilidade técnica ideal, deve-se realizar o TOTG-75 g, 6 semanas após o parto, com 100% de detecção diagnóstica. Nas condições financeiras e técnicas parciais, a GJ poderá substituir o teste padrão-ouro, com possibilidade de identificar 66% dos casos de DM2 (Figura 46.9 e Figura 46.10).

Conduta clínica na hiperglicemia associada à gestação
No período pré-concepcional

Há necessidade de incluir a saúde reprodutiva nos cuidados do DM e melhorar a captação na pré e pós-concepção e no pós-parto, ao otimizar os resultados de saúde das mulheres com DM.

O objetivo do cuidado pré-gestacional é reduzir o risco de efeitos adversos à saúde da mulher, do feto e do recém-nascido. Os cuidados nesse período devem priorizar a otimização da saúde da mulher, abordar fatores de risco modificáveis e fornecer conhecimento sobre a gravidez saudável e ideal.

Os cuidados pré-concepcionais para as mulheres com DM prévio (DM1 e DM2) incluem:

- Informar a mulher sobre a gravidez em planejamento
- Prescrever anticoncepção efetiva nesse período

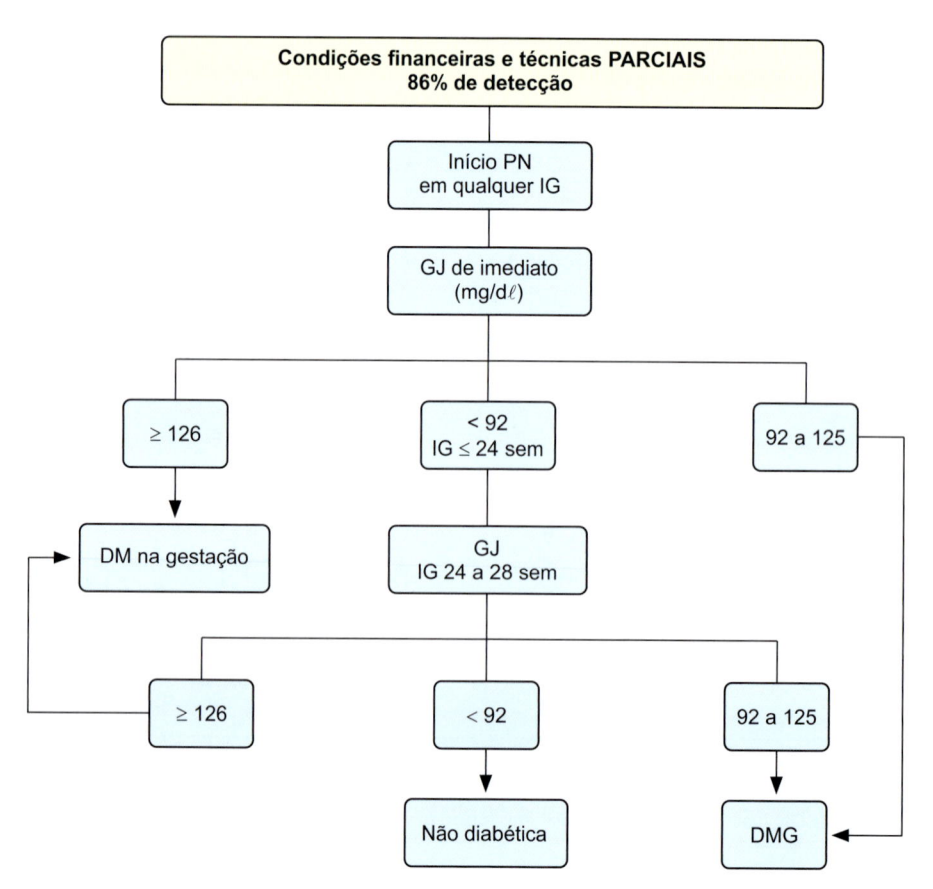

Figura 46.8 Protocolo diagnóstico de hiperglicemia na gestação, em condições financeiras e técnicas parciais, recomendado para o Brasil. *PN*, pré-natal; *sem*, semanas de gestação; *IG*, idade gestacional; *GJ*, glicose de jejum; *DM*, diabetes melito; *DMG*, diabetes melito gestacional.

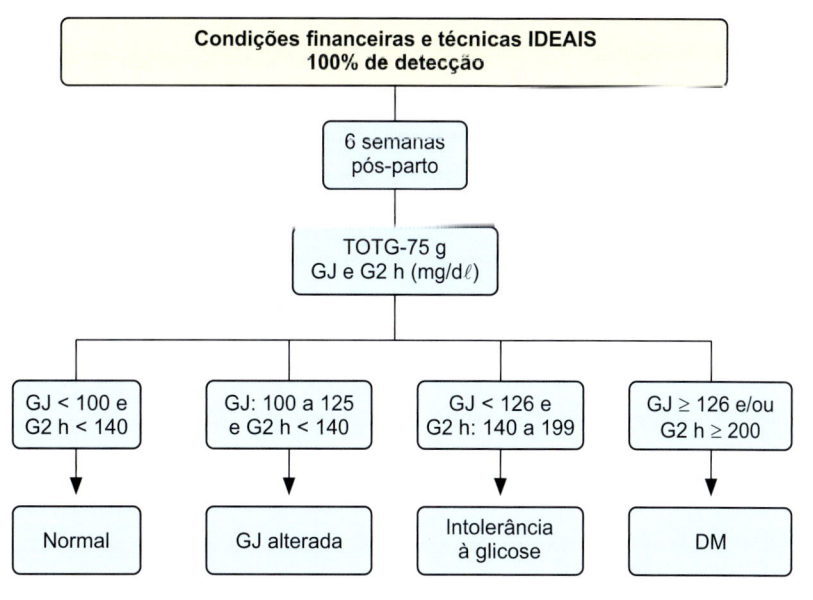

Figura 46.9 Reavaliação da hiperglicemia materna no pós-parto, em condições técnicas e financeiras ideais. *TOTG-75 g*, teste oral de tolerância à glicose com sobrecarga de 75 g; *GJ*, glicose de jejum; *G2 h*, glicose de 2 horas pós-sobrecarga; *DM*, diabetes melito – mais comum, DM2).

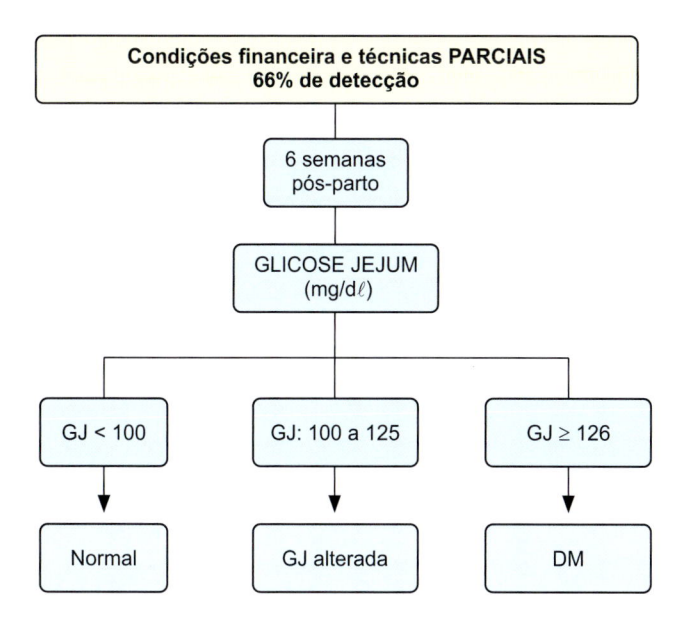

Figura 46.10 Reavaliação da hiperglicemia materna no pós-parto, em condições técnicas e financeiras parciais. *GJ*, glicose de jejum; *DM*, diabetes melito.

- Avaliar o estado nutricional, o controle glicêmico e possíveis repercussões da doença em órgãos-alvo: retina, rim, coração e tireoide
- Adequar os medicamentos em uso para o período gestacional
- Importante, também, é avaliar hábitos e comorbidades, como tabagismo, hipertensão arterial, periodontites e outras infecções
- Finalmente, programar a gravidez nas melhores condições clínicas e a assistência pré-natal em centro especializado.

Deve-se considerar, ainda, que a hiperglicemia do ambiente intrauterino aumenta significativamente o risco futuro do desenvolvimento fetal (DOHaD, Teoria da Origem do Desenvolvimento de Saúde e Doença de Barker).

Não há evidências sobre os limites glicêmicos ideais, tanto para a preconcepção como para a gestação. Entretanto, os limites recomendados são os mesmos definidos por consenso para a gestação: glicemia de jejum inferior a 95 mg/dℓ, 1 horas pós-prandial inferior a 140 mg/dℓ e 2 horas pós-prandial inferior a

120 mg/dℓ. Quando a glicemia é mantida em limites inferiores a 70 e 80 mg/dℓ há risco elevado para a ocorrência de recém-nascido pequeno para a idade gestacional (RN-PIG). Duas medidas de HbA1 c < 6,5% consecutivas e no período de 3 meses antes da concepção, associadas ao adequado controle glicêmico na gravidez melhoram os resultados da gestação. Isso requer intensificação do tratamento clínico, inclusive com introdução de insulina, quando a concepção é planejada.

DM2 e sobrepeso/obesidade são condições epidêmicas que têm em comum a resistência insulínica. Associadas à gestação, essas condições pré-gravídicas resultam em importantes implicações diagnósticas e terapêuticas. Assim, o peso e o correspondente IMC devem ser adequados no período pré-gestacional para favorecer o ganho de peso materno ideal na gestação. O IMC entre 18,5 e 24,9 Kg/m^2 (peso adequado) é o ideal para a gravidez e deve ser buscado no período pré-concepcional. As classes de IMC pré-gestacional, e correspondentes limites de ganho de peso na gestação, estão na Figura 46.11.

O controle da função renal e o tratamento das complicações retinianas devem ser feitos antes, durante e após a gravidez; a retinopatia, o aumento da excreção urinária de albumina e a insuficiência renal podem agravar-se com a gestação. O risco de piora da retinopatia proliferativa é elevado nas mulheres que não fizeram tratamento específico prévio à gestação; a cardiopatia isquêmica, quando não tratada, associa-se a elevados índices de mortalidade e pode ser indicativa de interrupção da gestação. A presença de doença renal diabética aumenta de maneira significativa os riscos de complicações perinatais, entre elas a pré-eclâmpsia, a restrição do crescimento fetal (RCF) e a prematuridade.

A seguir, uma síntese das principais recomendações-chave na avaliação clínica dos cuidados na preconcepção, ou no início da gestação, em mulheres com DM1 e DM2:

Avaliação multidisciplinar de possíveis lesões em órgãos-alvo. Decorrentes do DM preexistente por endocrinologista, especialista em medicina maternofetal, nutricionista e educador em diabetes (nível B de evidência).

Retinopatia diabética. Aconselhamento sobre o risco de desenvolvimento e/ou progressão dessa condição, com avaliação do fundo de olho por fundoscopia, idealmente, antes da gravidez

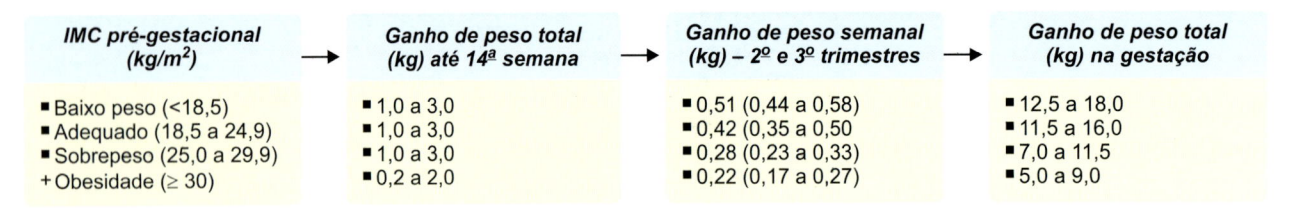

IMC pré-gestacional (kg/m²)	→	Ganho de peso total (kg) até 14ª semana	→	Ganho de peso semanal (kg) – 2º e 3º trimestres	→	Ganho de peso total (kg) na gestação
▪ Baixo peso (<18,5)		▪ 1,0 a 3,0		▪ 0,51 (0,44 a 0,58)		▪ 12,5 a 18,0
▪ Adequado (18,5 a 24,9)		▪ 1,0 a 3,0		▪ 0,42 (0,35 a 0,50)		▪ 11,5 a 16,0
▪ Sobrepeso (25,0 a 29,9)		▪ 1,0 a 3,0		▪ 0,28 (0,23 a 0,33)		▪ 7,0 a 11,5
+ Obesidade (≥ 30)		▪ 0,2 a 2,0		▪ 0,22 (0,17 a 0,27)		▪ 5,0 a 9,0

Figura 46.11 Classes de peso pré-gestacional e ganho de peso na gestação. *IMC,* índice de massa corporal.

ou, no máximo, no 1º trimestre, com reavaliação a cada trimestre da gestação e, a depender do caso, mantida até 1 ano após o parto. Quando necessária, a laserterapia deve ser realizada no período pré-gestacional; o controle da glicemia deve ser gradual, pelo risco de evolução da retinopatia (nível B de evidência).

Função cardíaca. Devem ser realizados ecocardiograma e análise do perfil lipídico. Idealmente, a mulher com DM deve engravidar com níveis de triglicerídios (TG) inferiores a 150 mg/dℓ e de LDL-colesterol inferiores a 100 mg/dℓ. Naquelas com hipertensão arterial crônica, os limites recomendados de pressão arterial sistólica de 120 a 160 mmHg e de pressão arterial diastólica de 80 a 105 mmHg devem otimizar a saúde materna a longo prazo e minimizar o risco de restrição do crescimento fetal (nível E de evidência).

Função renal. A nefropatia é caracterizada por níveis urinários de albumina > 300 mg/24 horas, hipertensão arterial e declínio progressivo na taxa de filtração glomerular (TFG). A microalbuminúria é a primeira manifestação da nefropatia diabética, definida como excreção repetida de albumina, de 30 a 299 mg/24 horas, após exclusão de outras causas de proteinúria, entre elas, infecção do trato urinário; creatinina sérica < 1,4 mg/dℓ, proteinúria < 1 g/24 horas e pressão arterial em níveis normais são critérios favoráveis ao prognóstico da gestação; creatinina sérica > 2,0 mg/dℓ, proteinúria > 3,0 g/24 horas e hipertensão arterial grave são critérios de mau prognóstico materno e fetal.

Além dessas, outras recomendações específicas merecem destaque:

- Avaliação da função tireoidiana pela dosagem plasmática do hormônio estimulante da tireoide (TSH): essa investigação deve ser feita em todas as mulheres com DM1 ou com desordens prévias, tanto hipo como hipertireoidismo, com idade superior a 30 anos, ou com IMC superior a 40 kg/m² (obesidade mórbida). O ideal é que os níveis de TSH sejam mantidos entre 2,5 e 3,0 mUI/ℓ
- Prevenção de malformações relacionadas a defeitos do fechamento do tubo neural, com administração de 5 mg de ácido fólico VO, da preconcepção até a 14ª semana de gestação
- Adequação dos medicamentos de uso rotineiro: fármacos potencialmente teratogênicos ou de uso contraindicado na gravidez, comumente utilizados para o controle da hipertensão arterial e da dislipidemia, como inibidores da enzima de conversão de angiotensina (ECA), bloqueadores dos receptores da angiotensina e estatinas devem ser evitados. Recomenda-se a suspensão ou a substituição por outras substâncias de uso possível na gravidez (nível B de evidência). Na gestação, deve-se suspender uso de metformina nos casos de ovário policístico (SOP), e administrar ácido acetilsalicílico (AAS) antes da 16ª semana de gestação para prevenção de pré-eclâmpsia nas mulheres com DM preexistente (nível A de evidência).

Na gestação

Atingir ou não o controle glicêmico depende de vários fatores, entre eles, o método de medição da glicose, os limites-alvo, o tipo de tratamento, o ganho de peso e a obesidade e,

sobretudo, a adesão ao tratamento. Todas essas variáveis são modificáveis e devem ser controladas para maximizar o prognóstico da gestação.

O impacto imediato do controle da hiperglicemia na gestação é a prevenção da macrossomia fetal, que incide entre 5 e 25% dessas gestações. A manutenção de níveis normais de glicose no sangue materno reflete na normalização de outros metabólicos, sobretudo lipídios, triglicerídios e aminoácidos. Assim, manter níveis normais de glicose e de outros metabólitos insulinossensíveis deverá favorecer a homeostase metabólica maternofetal no diabetes, importante para o adequado crescimento e desenvolvimento fetal.

A revisão de Langer (2013) discute o conceito de normalidade e a relação entre níveis glicêmicos e complicações da gestação, que inclui as micro e macrovasculares no DM1 (Teste de Controle e Complicações do Diabetes – DCCT) e no DM2 (Estudo Prospectivo de Diabetes do Reino Unido – UKPDS) e outras perinatais. De acordo com o autor, não é possível definir o limite de glicemia que diferencia o feto normal do feto de risco, mas é possível identificar limites de glicose para a maioria das complicações perinatais (Figura 46.12).

Com a epidemia global de DM e obesidade, a FIGO incluiu a hiperglicemia da gestação na rotina da assistência pré-natal e dos cuidados a longo prazo, e considerou recursos financeiros e prioridades em saúde dos países em desenvolvimento (*Low and Medium Human Development – LMHD index*). No Brasil, à semelhança do protocolo diagnóstico, a Federação Brasileira das Associações de Ginecologia e Obstetrícia (Febrasgo), a Sociedade Brasileira de Dermatologia (SBD), o Ministério da Saúde e a Organização Pan-Americana da Saúde (OPAS), se uniram e desenvolveram o Protocolo de Tratamento do Diabetes Melito Gestacional para padronizar o cuidado da gestante diabética e de seu filho, ao considerar as diversidades técnicas e financeiras do país.

Metas do controle glicêmico

Todas as mulheres diabéticas (DM1 e DM2) em idade fértil devem ser informadas sobre a importância de alcançar e manter a normoglicemia na preconcepção e na gestação. Estudos observacionais evidenciaram risco aumentado de embriopatia diabética (anencefalia, microcefalia, cardiopatia congênita, anomalias renais e regressão caudal), diretamente proporcional à concentração de HbA1c nas primeiras 10 semanas. Assim, níveis de HbA1c até 6,5% seriam recomendados nesse período, pelo menor risco de anomalias congênitas.

Na gestação, o risco hipoglicemia materna é maior no 1º trimestre, e em especial, nas mulheres com DM1, pelo aumento da sensibilidade à insulina no início da gravidez. No DM de longa evolução, as alterações no mecanismo de contrarregulação leva à menor percepção das crises de hipoglicemia. Por outro lado, o aumento da resistência à insulina no 2º e o 3º trimestres favorece

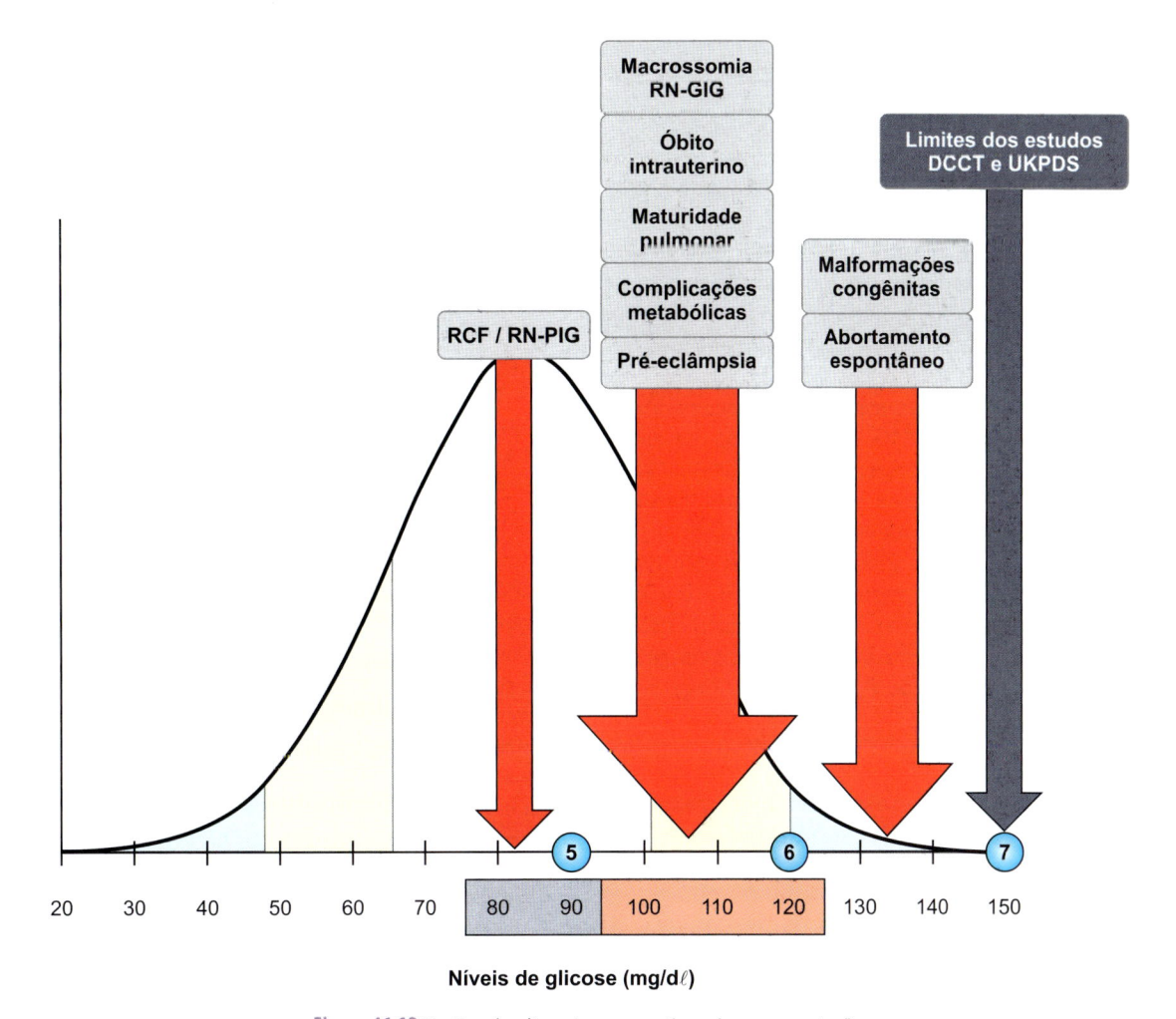

Figura 46.12 Limites de glicemia e respectivos riscos na gestação.

a hiperglicemia materna, com maior necessidade de insulina para o controle glicêmico.

Os limites recomendados pela literatura foram definidos por consenso. Apesar da falta de evidência, GJ < 95 mg/dℓ, 1 hora pós-prandial < 140 mg/dℓ e 2 horas pós-prandial < 120 mg/dℓ caracterizam as metas glicêmicas e definem a normoglicemia, tanto no período preconcepção como na gestação, independentemente, se DM1, DM2 ou DMG. Ainda, deve-se manter HbA1c < 6,5% e evitar níveis de glicose < 70 a 80 mg/dℓ, pelo risco de hipoglicemia, nas mulheres com DM prévio, e restrição do crescimento intrauterino (RN-PIG) (Figura 46.13).

Avaliação do controle glicêmico

Os níveis de glicose no jejum e após as refeições são os mais recomendados para o monitoramento da glicemia na gestação. De modo geral, as recomendações consistem em dosagens de glicose capilar (do inglês, *self-monitoring of blood glucose* – SMBG)

---

idealmente, de três a quatro vezes/dia (no jejum, 1 hora e 2 hora pós-prandial), contadas a partir do início da refeição. A frequência de SMBG pode ser reduzida nos casos de DMG tratado apenas com dieta e exercício, mas deve ser realizada pelo menos duas vezes/dia. A HbA1c é recomendada como medida secundária na avaliação do controle glicêmico na gestação se não houver hemoglobinopatia associada.

O automonitoramento da glicemia capilar, com fitas reagentes e leitura em um medidor digital (glicosímetro), é um dos métodos mais práticos e recomendados para uso na gestação, sobretudo para as mulheres com DMG. Alguns fatores podem influenciar os resultados:

- A prática com o método (fator dependente do usuário)
- As características do próprio método ou do instrumento de medição
- Presença de hematócrito < 30%, que pode superestimar, e de hematócrito > 55%, que pode subestimar os resultados.

No Brasil, há disponibilidade de fitas e medidores de glicose na rede pública, com impacto positivo no controle da hiperglicemia na gestação. A avaliação pré-prandial é recomendada para os casos de DM insulinodependente, em uso de bombas de insulina, ou de terapia com *bolus* basal, para o ajuste da insulina de ação rápida. Na prática, os limites recomendados são desafiadores para as mulheres com DM1 pelo risco de hipoglicemia, principalmente, para aquelas com hipoglicemia recorrente ou com menor percepção da complicação. Assim, se a hipoglicemia for significativa, deve-se buscar metas menos rigorosas, com base na experiência clínica e na individualização dos cuidados.

Metas

- GJ < 95 mg/dℓ
- G1 h pós-prandial < 140 mg/dℓ
- G2 h pós-prandial <120 mg/dℓ

MANTER HbA1c < 6,5%

Figura 46.13 Metas do controle glicêmico na gestação.

No país, o protocolo de avaliação do controle da hiperglicemia na gestação orienta a SMBG, ao considerar o tipo de tratamento (não farmacológico ou farmacológico) e a viabilidade financeira e técnica (Tabela 46.4).

Tratamento não farmacológico

A terapia nutricional, a prática de exercício e o controle de peso, adequado ao IMC pré-gestacional, compõem a tríade básica para o controle da hiperglicemia na gestação, denominada *Lifestyle modification* na literatura internacional e, para nós, "mudança no estilo de vida". Esse tipo de intervenção deve ser recomendado como o primeiro passo para o DMG, e reforçada ou reavaliada nas mulheres com DM prévio à gestação (DM1 e DM2). Muito importante é a adesão ao tratamento, em que gestante, família e equipe de saúde desempenham papel fundamental.

A depender da população, 70 a 85% das mulheres com DMG diagnosticadas pelos critérios de Carpenter e Coustan (TOTG-100 g) podem controlar a hiperglicemia apenas com a mudança no estilo de vida. Essa proporção deve ser ainda maior com os critérios diagnósticos mais amplos e menos rigorosos do IASDPG (TOTG-75 g).

Terapia nutricional

A adequação alimentar deve atingir níveis normais de glicose no sangue, prevenir cetose, adequar o ganho de peso materno e favorecer o crescimento e o desenvolvimento fetal. A literatura ainda é controversa em relação à adequação alimentar. Por exemplo, a ADA não faz recomendações dietéticas específicas, mas refere-se às *Dietary Reference Intakes* (DRI), e ingestões diárias de, pelo menos, 175 g de carboidratos, 71 g de proteína e 28 g de fibra. Outros protocolos são mais específicos, com ingestão de 35 a 45% de carboidratos do total de calorias diárias, distribuídas em três refeições principais de moderada quantidade e duas a quatro pequenas refeições (lanches), que inclui um lanche noturno. O ACOG, em sua última recomendação, limita em 33 a 40% de carboidratos, 20% de proteínas e 40% de gorduras, e justifica a menor proporção de carboidratos pelo risco de ganho de peso excessivo e de hiperglicemia pós-prandial. Da mesma maneira, são controversas as recomendações sobre a necessidade de nutricionista especializada para a adequação alimentar. A ADA recomenda a avaliação por nutricionista e o ACOG entende que o clínico deve ser capaz de fornecer orientações à gestante sobre aporte e distribuição calórica e, em especial, sobre a ingestão de carboidratos.

Tabela 46.4 Protocolo brasileiro para o monitoramento da glicose capilar na gestação.

Tratamento não farmacológico	
Viabilidade financeira e técnica TOTAL	**Viabilidade financeira e técnica PARCIAL**
PERFIL DIÁRIO – 4 pontos Jejum, pós-café, pós-almoço, pós-jantar	PERFIL DIÁRIO – 4 pontos – 3 vezes/semana Jejum, pós-café, pós-almoço, pós-jantar
Tratamento farmacológico	
Viabilidade financeira e técnica TOTAL	**Viabilidade financeira e técnica PARCIAL**
PERFIL DIÁRIO – 6 pontos Jejum, pós-café, pré-almoço, pós-almoço, pré-jantar e pós-jantar	PERFIL DIÁRIO – 4 pontos Jejum, pós-café, pós-almoço, pós-jantar

Os dados sobre o efeito de intervenções dietéticas específicas nos resultados maternos e fetais são escassos. Revisão sistemática com metanálise avaliou os resultados de quatro estudos randomizados sobre os efeitos de intervenções alimentares acerca dos resultados maternos e neonatais. À dieta com baixo índice glicêmico se associaram a menor necessidade de insulina (RR = 0,767) e o menor peso ao nascimento (−161,9 g), de modo que foi o único tipo de intervenção com resultados significativos. Não se observou diferença entre dietas de restrição energética total ou com baixa ingestão de carboidratos.

O protocolo de tratamento do diabetes no Brasil recomenda que a gestante deve ser orientada sobre os benefícios, a curto e longo prazo, da adequação alimentar. Idealmente, deve-se oferecer a ela o atendimento multidisciplinar. A seguir, uma síntese das principais recomendações alimentares e nutricionais desse protocolo.

- As recomendações nutricionais devem ser individuais, considerar o IMC pré-gestacional, a idade materna, a atividade física diária, o ganho de peso esperado, as condições socioeconômicas e as condições clínicas. Na ausência de informação acerca do peso pré-gestacional, o IMC pode ser calculado pelo peso atual, no momento da avaliação, e sua classificação deverá seguir a padronização de Atalah et al., proposta para cada semana de gestação

- Deve-se conhecer e avaliar a dieta habitual da gestante, incluir macro e micronutrientes, considerar o número de refeições, o valor energético total e qualidade/tipos de alimentos ingeridos no dia a dia; deve-se avaliar o consumo de refrigerantes, bebidas alcoólicas, infusões (café, chá e mate), alimentos com alto índice glicêmico, doces, produtos *diet* e *light*; avaliar o consumo de alimentos processados e ultraprocessados e de alimentos ricos em lipídios, que podem influenciar o controle glicêmico, o ganho de peso e a pressão arterial materna

- Deve-se estimular a alimentação saudável, com alimentos *in natura* ou minimamente processados, e a inclusão de grupos específicos como cereais, legumes, verduras e frutas, leites e derivados, carnes, peixes e ovos; óleos e gorduras vegetais

- Os métodos de orientação dietética/nutricional podem ser baseados na distribuição energética dos macronutrientes ou na contagem de carboidratos mais usada pelas gestantes com DM1; a escolha deve ser conjunta, entre a gestante e o profissional de saúde

- Independentemente do método de orientação dietética/nutricional, o cálculo do valor calórico total diário deve ser individualizado e a distribuição de macronutrientes deve ser feita ao considerar 40 a 55% de carboidratos, 15 a 20% de proteínas e 30 a 40% de lipídios (Tabela 46.5)

- Deve-se estimular o consumo de sementes (de girassol, gergelim, linhaça, abóbora e outras), adicionadas ao suco de frutas ou iogurtes, de nozes e castanhas (do Brasil, de caju, nozes, amendoim, amêndoas e outras), em pequenos lanches; esses alimentos são

Tabela 46.5 Recomendações nutricionais de macronutrientes: proporcionalidade em relação ao valor energético total (VET) diário.

Macronutrientes	Valor energético total (VET) Adequado para o ganho de peso recomendado
Carboidratos	40 a 55% do VET - Carboidratos: mínimo de 175 g/dia - Fibras: mínimo de 28 g/dia - Sacarose (açúcar) < 5%
Proteínas	15 a 20% do VET
Lipídios	30 a 40% do VET

ricos em energia, proteínas, minerais, fibras e gorduras de menor potencial aterogênico

- Os edulcorantes devem ser usados em substituição ao açúcar, mas de maneira moderada, sem ultrapassar a quantidade máxima de 6 sachês ou 15 gotas/dia. Aspartame, acesulfame de potássio, ciclamato, entre outros, podem ser usados na gestação
- A ceia (ou lanche noturno) é uma refeição importante para prevenir episódios de hipoglicemia nas usuárias de insulina no período noturno. São recomendados 25 g de carboidratos, além de proteínas ou lipídios.

Exercício

As gestantes, independentemente se diabéticas ou não, e na ausência de contraindicações, devem ser encorajadas a continuar ou a iniciar a prática de exercícios, em modalidades que assegurem segurança e conforto para a gestação.

Os benefícios da prática de exercício físico durante a gestação complicada por DMG, e por toda a vida, incluem redução nas concentrações de glicose de jejum e pós-prandiais, e possíveis repercussões positivas nos resultados perinatais, menor necessidade de insulina, e prevenção do DM2 e suas complicações a longo prazo.

As questões relativas a tipo, intensidade, frequência e duração dos programas de exercício ainda não estão definidas. Em termos práticos, o TIPO – exercícios aeróbicos, que envolvam grandes grupos musculares, preferencialmente, caminhadas, bicicleta ergométrica, natação e esportes aquáticos; a INTENSIDADE – aquela que permite à gestante que continue a conversa enquanto pratica o exercício (avaliada pelo Talk Test ou pela escala de percepção de Borg); a FREQUÊNCIA e a DURAÇÃO – nas mulheres sedentárias, deve ser iniciada gradativamente até atingir o mínimo de 150 min/semana (30 minutos, 5 dias na semana), e reservar 5 minutos iniciais para o aquecimento e 5 minutos finais para o relaxamento. Deve-se EVITAR exercícios com pesos ou resistência e os de risco de quedas, como esportes em altitude elevada e em submersão.

Algumas orientações importantes devem ser dadas à gestante, entre elas:

- (i) hidratação antes, durante e após o exercício
- (ii) a ingestão calórica prévia, necessária para prevenir episódios de hipoglicemia
- (iii) a adequação dos horários, ao considerar as glicemias alteradas no perfil glicêmico, o risco de hipertermia nos horários de sol quente, o pico de ação da insulina em uso e o horário da última refeição, os dois últimos, também, para prevenir a hipoglicemia.

Do mesmo modo, sangramento vaginal, contrações uterinas dolorosas e/ou regulares, perda de líquido amniótico, dispneia antes do exercício, vertigem, cefaleia, dor torácica e fraqueza muscular que afeta o equilíbrio e dor ou edema na panturrilha, são sinais de alerta para a interrupção do programa de exercícios.

As contraindicações, absolutas e relativas, para a prática de exercício na gestação e no pós-parto estão na Tabela 46.6.

No Brasil, o protocolo de tratamento do DM na gestação recomenda a caminhada orientada, exercício aeróbico de intensidade moderada, em 5 ou mais dias na semana, por 30 a 40 minutos (5 minutos iniciais para aquecimento e 5 minutos finais para relaxamento/desaceleração). A justificativa para essa recomendação baseia-se na acessibilidade, no baixo custo, além da facilidade da gestante em compreender e realizar o programa. Em condições técnicas e financeiras adequadas, a atividade pode ser realizada em grupos ou de modo individual, sob supervisão constante de

Tabela 46.6 Contraindicações para a prática de exercício na gestação e no pós-parto. (ACOG, 2015.)

Contraindicações absolutas	Contraindicações relativas
- Doença cardíaca hemodinamicamente significativa	- Anemia
- Doença pulmonar restritiva	- Arritmia cardíaca ainda não avaliada
- Incompetência istmocervical ou cerclagem	- Bronquite crônica
- Gestação múltipla em risco de parto prematuro	- DM1 mal controlado
- Hemorragia persistente na segunda metade da gestação	- Obesidade mórbida
- Placenta prévia (após 26ª semana)	- Baixo peso extremo (IMC < 12 kg/m²)
- Trabalho de parto prematuro	- Sedentarismo extremo
- Rotura prematura de membranas	- RCF na gravidez atual
- Pré-eclâmpsia	- Hipertensão arterial mal controlada
- Anemia grave (Hb < 10 g/dℓ)	- Limitações por condições ortopédicas
	- Transtorno convulsivo mal controlado
	- Hipertireoidismo mal controlado
	- Tabagismo intenso

Hb, hemoglobina; *DM*, diabetes melito; *IMC*, índice de massa corporal; *RCF*, restrição de crescimento fetal.

um profissional especializado. Em condições técnicas e financeiras parciais, a gestante poderá realizá-la em seu ambiente domiciliar, sob supervisão periódica dos profissionais de saúde.

Tratamento medicamentoso

Insulina

A insulina ainda é a primeira opção no tratamento medicamentoso do DMG: nas gestantes com DM2 não insulinodependentes, deve-se substituir os antidiabéticos orais (ADO) em uso prévio à gestação e a insulina deve ser mantida naquelas com DM1. A introdução da insulina no DMG está indicada sempre que o primeiro passo terapêutico, mudança no estilo de vida (dieta individualizada e exercício), não for suficiente para atingir as metas do controle glicêmico, ou na presença de níveis elevados de glicose já no início da gestação.

O protocolo de tratamento do DMG no Brasil recomenda 0,5 UI/Kg/dia para o cálculo da dose inicial de insulina. A escolha do tipo e dos horários de aplicação devem ser orientadas pelas alterações no perfil glicêmico e pela dinâmica de ação dos diferentes tipos do medicamento. A dose deve ser reavaliada e, se necessário, reajustada em intervalos máximos de 15 dias até a 30ª semana, e semanalmente, a partir daí até o parto, de acordo com os resultados dos perfis glicêmicos realizados no período. Lembrar que a necessidade de aumentar a dose de insulina após a 24ª semana tem ilação clínica com o funcionamento adequado da placenta.

Na gestação, as insulinas humanas NPH (de ação intermediária) e Regular (simples, de ação rápida) são as mais utilizadas. As análogas (Asparte e Lispro) apresentam potenciais vantagens sobre a Regular no controle da hipoglicemia pós-prandial. De uso mais comum nos casos de DM1, os resultados da insulina análoga de ação prolongada (Determir) são comparáveis aos observados na insulina NPH. As insulinas Regular, NPH, Lispro, Aspart e Determir estão liberadas para uso na gestação. Na Tabela 46.7, os tipos e a dinâmica de ação dos tipos mais comuns de insulina.

Nos casos de hiperglicemia no jejum e nos horários pós-prandiais, a insulina de ação intermediária (NPH) ou longa (Determir) está indicada, em aplicações múltiplas (duas a três injeções diárias), com a maior concentração pela manhã, em jejum (2/3 da dose) e à noite, ao deitar (*bed time*; 1/3 da dose) SC. Nos picos isolados de hiperglicemia no jejum, uma única dose de insulina NPH, às 22 horas SC, pode ser suficiente. A hiperglicemia isolada, após o café da manhã, pode ser controlada com insulina Regular, de ação rápida, aplicada SC, 30 a 40 minutos antes da refeição. Se, nesses casos, a opção for os análogos de ação ultrarrápida, Lispro ou Aspart, a aplicação deve ocorrer no início ou 15 minutos antes do café da manhã. Além dessas, as gestantes devem receber orientações sobre técnica de aplicação (locais, tipos de agulhas, preparo e descarte do material) e conservação e transporte de insulina.

Antidiabéticos orais

Os benefícios perinatais da mudança no estilo de vida (adequação alimentar e exercício) e do uso de insulina no controle da hiperglicemia no DMG são embasados por evidência científica. Além disso, a insulina não atravessa a placenta e não oferece risco ao feto e recém-nascido, o que justifica sua recomendação como medicamento de primeira escolha na gestação complicada pelo diabetes.

Ainda que alguns estudos controlados indiquem eficácia dos antidiabéticos orais (ADO) no controle da hiperglicemia no DMG, seu uso na gestação ainda é controverso. Metformina e glibenclamida são os ADO mais estudados na gestação; ambos atravessam a barreira placentária e atingem concentrações intrauterinas elevadas (50 a 70% da existente no sangue materno) e seus efeitos a longo prazo nos filhos dessas mulheres ainda não foram totalmente avaliados. Além disso, os índices de falha no controle glicêmico são elevados, 23 e 28%, respectivamente, para metformina e glibenclamida.

A gliburida é uma sulfonilureia de segunda geração que se liga aos receptores específicos nas células beta, estimula a secreção pancreática, reduz a produção de glicose hepática e melhora a sensibilidade à insulina nos tecidos periféricos (músculos e tecido adiposo). Comparada à insulina ou à metformina, a gliburida usada na gestação associou-se a maior risco de macrossomia e de hipoglicemia neonatal. Mais recentemente, não foi diferente da insulina quando se considerou o resultado composto por macrossomia, hipoglicemia ou hiperbilirrubinemia neonatal (presença de pelo menos um destes). Entretanto, ainda faltam evidências de seus efeitos na prole a longo prazo.

A metformina é uma biguanida com ação anti-hiperglicemiante, ou seja, inibe a gliconeogênese hepática e a absorção de glicose no trato gastrintestinal e estimula a captação de glicose nos tecidos periféricos. Suas indicações mais comuns são o controle da hiperglicemia em mulheres com DM2 e a redução da resistência à insulina na síndrome dos ovários policísticos (SOP) e consequente infertilidade. Alguns estudos revelaram efeitos benéficos da metformina em relação à insulina, como menor risco de hipoglicemia neonatal e menor ganho de peso materno. Estudos mais recentes sustentam a validade do uso da insulina: a avaliação de duas grandes coortes de mães com DMG, tratadas com insulina ou metformina (MiG TOFU), não encontrou diferença aos 7 anos de idade (coorte de Adelaide) nem aos 9 anos (coorte de Auckland). Os filhos de mães que usaram metformina apresentaram aumento no peso corporal, na relação cintura-estatura e na medida da circunferência da cintura. Além desses, outros resultados não desejáveis da metformina foram evidenciados no uso continuado na gestação de mulheres com SOP e no controle do DMG (comparado com o uso de insulina); o seguimento da prole aos 4 anos de idade demonstrou aumento no IMC e no percentual de obesidade; no acompanhamento de 5 a 10 anos, os filhos de mães tratadas com metformina apresentaram valores de IMC, relação peso/estatura e circunferência da cintura mais elevados, além de aumento limítrofe no índice de massa gorda.

A maioria das principais organizações internacionais recomenda a insulina como substância de escolha para o controle da hiperglicemia na gestação. Exceção feita ao National Institute for Health and Care Excellence (NICE), que considera a metformina como primeira linha no tratamento do DMG, as demais a recomendam como alternativa em condições específicas que dificultam o uso de insulina, ou como fármaco adjuvante em situações adversas à monoterapia com insulina.

No Brasil, a insulina é o fármaco de escolha para uso na gestação complicada pelo DM. A metformina não é recomendada como primeira escolha, e a glibenclamida é contraindicada pela tendência a piores resultados de eficácia e segurança. Apesar de classificada na categoria B, ainda não está liberada para uso na gestação, tanto pela Agência Federal do Departamento de Saúde e Serviços Humanos dos EUA (Food and Drug Administration – FDA) como pela Agência Nacional de Vigilância Sanitária (Anvisa). Assim, o uso de metformina na gestação deve ser considerado em situações específicas, como falta de acesso à insulina, dificuldade na administração de insulina, estresse importante pelo uso de insulina, com repercussões físicas e psicológicas, necessidade de altas doses diárias de insulina, sem resposta adequada e com excessivo ganho de peso, ou ainda onde a metformina atuaria como adjuvante. Em qualquer dessas condições, uma discussão sobre os riscos e a falta de resultados de segurança a longo prazo na prole, em conjunto com profissionais da saúde, gestante e familiares, deverá preceder a decisão final, devidamente registrada no prontuário médico e documentada pela assinatura da gestante no termo de consentimento livre e esclarecido.

Tabela 46.7 Tipos de insulina, início, pico e duração da ação.

Tipo	Início da ação	Pico da ação	Duração da ação
LONGA DURAÇÃO			
Glargina 1.000 UI/mℓ (Lantus®)	2 a 4 h	–	20 a 24 h
Detemir (Levemir®)	1 a 3 h	6 a 8 h	18 a 22h
AÇÃO ULTRALONGA			
Glargina 3.000 UI/mℓ (Toujeo®)	6 h	–	36 h
Degludeca (Treciba®)	21 a 41 min	–	42 h
AÇÃO INTERMEDIÁRIA			
Insulina NPH	**2 a 4 h**	**4 a 10 h**	**10 a 18 h**
AÇÃO RÁPIDA			
Insulina regular	**30 min a 1 h**	**2 a 3 h**	**5 a 8 h**
AÇÃO ULTRARRÁPIDA			
NPA – Asparte (Novorapid®)	5 a 15 min	30 min a 2 h	3 a 5 h
NPL – Lispro (Humalog®)	5 a 15 min	30 min a 2 h	3 a 5 h
Glulisina (Apidra®)	5 a 15 min	30 min a 2 h	3 a 5 h

No parto e pós-parto imediato

No trabalho de parto e parto, os níveis de glicose devem ser mantidos na faixa de normoglicemia, entre 72 e 126 mg/dℓ, como recomendam a ADA e a FIGO; ou entre 100 e 120 mg/dℓ, de acordo com o protocolo brasileiro. Níveis glicêmicos superiores a 140 mg/dℓ devem ser controlados com insulina regular SC ou intravenosa; níveis glicêmicos inferiores a 70 mg/dℓ devem ser corrigidos com infusão contínua de solução de glicose a 5 ou 10% IV.

No parto programado por cesárea, recomenda-se jejum por um período mínimo de 12 h, aplicação de 1/3 da dose basal diária de insulina, pela manhã, infusão contínua de glicose a 5% (125 mg/h) IV, e monitoramento da glicose capilar a cada 1 ou 2 horas. Na indução do trabalho de parto, a gestante está liberada para tomar o café da manhã e, se for o caso, a dose de insulina regular, mas deverá ser submetida ao mesmo protocolo do parto programado por cesárea, com aplicação de 1/3 da dose basal diária de insulina, infusão contínua de glicose a 5% (125 mg/h) IV, e monitoramento da glicose capilar a cada 1 ou 2 horas. No trabalho de parto de início espontâneo, com a dose basal de insulina já administrada, a infusão contínua de glicose a 5 ou 10% IV, deve ser iniciada de imediato, assim como o monitoramento contínuo da glicemia capilar, a cada 1 ou 2 horas, a depender da necessidade de cada caso.

No pós-parto, as mulheres com DMG dificilmente necessitarão de terapia insulínica; as DM2 não insulinodependentes deverão receber antidiabéticos orais (ADO), na dose usada antes da gravidez, e as insulinodependentes (DM1 ou DM2) deverão ter a dose diária de insulina ajustadas para metade da dose usada antes da gestação. Nas gestantes com DM prévio à gestação (DM1, DM2 ou DM na gestação) os níveis de glicose no jejum e, idealmente, no pós-prandial do café e almoço deverão ser avaliados por 24 a 48 horas pós-parto.

Conduta obstétrica

As gestantes com diagnóstico de diabetes clínico ou DMG são consideradas de alto risco e devem ser acompanhadas em serviços especializados de pré-natal que ofereçam acesso a equipe multiprofissional, disponibilidade de avaliação clínica e laboratorial de qualidade e livre acesso à internação.

Além do rigoroso controle clínico e metabólico da doença, essencial para o bom resultado perinatal, a atenção pré-natal e obstétrica exige atenção especial acerca do acompanhamento do crescimento, do desenvolvimento e da vitalidade fetal. Outro tópico importante desse seguimento é a determinação do melhor momento para a resolução de gravidez e a escolha da via de parto.

Avaliação do crescimento fetal

A avaliação dos distúrbios de crescimento fetal durante a gravidez se impõe, pois o diabetes interfere no potencial de crescimento fetal. Os fetos grandes para a idade gestacional (GIG) e macrossômicos são os desvios mais frequentemente encontrados, comum tanto aos quadros de DMG quanto aos casos de DM1 e DM2. Esse diagnóstico é importante porque influencia nas decisões como o momento e a via de parto. A macrossomia fetal ainda está associada, em especial, à distocia biacromial, paralisia de plexo braquial, fratura de clavícula, mesmo na cesárea, além de asfixia e óbito intraparto.

A avaliação do desenvolvimento e crescimento fetal durante a gravidez complicada pelo diabetes deve ser seguida de perto pela medição da altura uterina e pela avaliação ultrassonográfica do crescimento fetal. O CIDPN/FMB-Unesp recomenda às gestantes com diabetes a realização de, pelo menos, três exames de ultrassom durante a gravidez: um exame de ultrassom no 1º trimestre (11 a 13 semanas), outro no 2º trimestre (22 a 24 semanas) e um no 3º trimestre (36 a 39 semanas).

Apesar de o diagnóstico de macrossomia ser ultrassonográfico, a estimativa de peso fetal pelo ultrassom pode apresentar erro de até 10 a 20%. A macrossomia fetal associada ao diabetes tem pior prognóstico quando comparada à macrossomia de outra etiologia porque existe desproporcionalidade característica dessa complicação: o polo cefálico é menor que o ombro e tronco pela deposição de gordura causada pela hiperinsulinemia fetal. Essa desproporção aumenta o risco de distocia biacromial. O diagnóstico e a identificação da macrossomia desproporcional é importante para tomada de decisão, avaliação do risco de distocia e lesão de plexo braquial, que pode ter impacto sobre a qualidade da assistência obstétrica.

Apesar de a macrossomia fetal ser o distúrbio mais comumente associado ao diabetes, a restrição de crescimento fetal (RCF) também pode ser um achado. As gestações de risco para RCF são aquelas associadas aos quadros maternos de hipertensão arterial crônica e/ou pré-eclâmpsia e aos quadros de diabetes pré-gestacionais (DM1 e DM2) de longa duração ou associados a vasculopatias (classes C, D, F e R de Priscila White).

Avaliação do bem-estar fetal

Esse é um dos aspectos mais controversos da assistência pré-natal à gestante com diabetes. Decisões e recomendações do início e da frequência da avaliação fetal são influenciadas pela gravidade do quadro clínico e da qualidade do controle glicêmico materno. Além disso, não está bem definido qual a melhor maneira de se fazer essa avaliação.

O conhecimento da fisiopatologia da doença e das implicações do mau controle metabólico sobre a placenta e feto mostram risco importante de hipoxia intrauterina, corroborado pelo risco aumentado de policitemia neonatal e de óbito intraútero descrito nessa população. A maior dificuldade de se estabelecer um método de avaliação de vitalidade fetal direcionado para as gestações complicadas pelo diabetes deve-se às especificidades do tipo de hipoxia envolvido no quadro, que é mais metabólica do que vascular. Os principais métodos desenvolvidos e usados nessa propedêutica têm como modelo a hipoxia vascular, cujo principal exemplo são os quadros hipertensivos. Por isso, exames propedêuticos clássicos, como a cardiotocografia, e principalmente o estudo da Dopplervelocimetria dos vasos fetais, apresentam algumas limitações na avaliação do bem-estar fetal em gestantes diabéticas, de modo que não há consenso sobre qual a melhor para esse acompanhamento.

Apesar da falta de consenso e da variação de conduta entre os serviços, o CIDPN/FMB-Unesp orienta um protocolo de vigilância da vitalidade fetal que se intensifica a partir da 32ª semana de gravidez com:

Contagem de movimentação fetal (MF). A contagem diária dos movimentos fetais nas últimas 8 a 10 semanas da gestação. Sua diminuição é importante sinal de alerta.

Cardiotocografia (CTG). Deve ser realizada uma a duas vezes/semana, após 32 semanas.

Perfil biofísico fetal (PBF). O perfil biofísico fetal é um teste de difícil análise, visto que os fetos de mães diabéticas podem apresentar movimentos fetais e respiratórios excessivos, o que aumenta o risco de resultados falso-negativos. Hoje, é um exame reservado quando há suspeita de comprometimento fetal.

Doppler. Não existe uma recomendação na literatura para o uso rotineiro do Doppler no seguimento da gestante com diabetes, com exceção naquelas complicadas pelas síndromes hipertensivas ou RCF. Apesar de os índices de resistência na artéria umbilical normalmente estarem dentro dos limites de normalidade, Calderon et al. evidenciaram que a ausência de queda fisiológica desses índices ao longo da gestação é um importante sinal de alerta.

Momento e tipo de parto

A decisão sobre o momento ótimo do parto nas gestantes diabéticas é assunto complexo e delicado, que deve ser individualizada. Essa decisão deve levar em consideração o tipo do diabetes, a idade gestacional, o tratamento utilizado, o controle metabólico materno e a associação de complicações maternas (vasculopatias e outras doenças clínicas), gestacionais (pré-eclâmpsia, RPM etc.) e fetais (malformações, macrossomia, RCF etc.), o desejo da gestante quanto ao tipo de parto e o risco de cesárea. O fato de ter DM não é indicação de cesárea; nas gestações complicadas pelo DM a indicação da via de parto é obstétrica.

Uma coorte prospectiva de base populacional com mais de 2.700.000 gestantes, e mais de 150.000 gestantes diabéticas com parto acima de 36 semanas, mostrou que o parto antecipado nas gestantes diabéticas entre 36 e 37 semanas aumentou o risco de morbidade/mortalidade neonatal e que a conduta expectante com parto entre 38 e 40 semanas diminuiu esse risco. Os autores concluíram que a decisão clínica do momento do parto é complexa e que o procedimento deve ser realizado entre 38 e 40 semanas.

O CIDPN recomenda a resolução da gestação no termo. Nas gestantes diabéticas, clínicas ou com DMG, com controle glicêmico ruim ou que apresentem complicações clínicas ou gestacionais, recomendamos a resolução com 37 a 38 semanas; naquelas com bom controle glicêmico e sem complicações clínicas ou gestacionais recomendamos a indução a partir da 39ª semana. Não há consenso direcionado às gestantes com DMG bem controladas, com dieta e atividade física e sem outras complicações, em que a resolução pode ser postergada até a 40ª semana, sem piora do prognóstico.

Quanto a via de parto, um ponto importante a ser considerado é o peso fetal estimado. O ACOG recomenda a cesárea eletiva para as gestantes diabéticas com fetos cujo peso estimado é ≥ 4.500 g, e indica indução nos casos de peso inferior a 4.500 g. Recomendamos cesárea se peso fetal estimado ≥ 4.000 g.

Aleitamento

Todas as mulheres com diabetes clínico e DMG devem ser apoiadas e estimuladas a amamentar seus filhos, pelos benefícios nutricionais e imunológicos do aleitamento exclusivo para o recém-nascido a curto e longo prazo. Os benefícios da amamentação a longo prazo no desenvolvimento do DM2 ainda não estão claramente estabelecidos; porém, pelo menos um estudo prospectivo relatou que a amamentação diminuiu a incidência de DM2 2 anos após o diagnóstico de DMG, em comparação com a não amamentação. O aleitamento exclusivo, assim como o tempo de amamentação, foram inversamente associados ao risco de desenvolver DM2, independentemente da perda de peso e após o ajuste dos fatores de risco.

Deve-se chamar a atenção de que a lactação pode aumentar o risco de hipoglicemia noturna, e a dose de insulina precisa ser ajustada.

Anticoncepção

Há necessidade de planejamento reprodutivo nessa população e a contracepção é um pilar importante nesse cuidado. Para as mulheres que não desejam engravidar, as diretrizes da ADA estabelecem que a seleção de um método anticonceptivo deve seguir as mesmas diretrizes que se aplicam às mulheres sem diabetes. Entretanto, essa escolha é mais complexa nas mulheres com diabetes de longa duração ou com comprometimento vascular. Isso porque as alterações ou efeitos colaterais de alguns métodos contraceptivos podem aumentar o risco de morbidade ou mortalidade. Existe preocupação em relação ao risco de eventos tromboembólicos de contraceptivos hormonais combinados entre mulheres com diabetes. Entretanto, de acordo com pesquisas recentes, o risco de eventos trombóticos da maioria dos contraceptivos hormonais para mulheres com diabetes é relativamente baixo.

A contracepção de longa duração, como dos dispositivos intrauterinos (Cu-DIU e DIU-LNG) e o implante de etonogestrel, são tão eficazes quanto a contracepção definitiva, sem os riscos de um procedimento cirúrgico. Por isso, são recomendadas para mulheres com complicações do diabetes e que não desejam engravidar. Em 2016, o CDC (Centers for Disease Control and Prevention) publicou os critérios de elegibilidade médica para o uso de anticoncepcionais, que fornece recomendações com base em condições médicas ou características pessoais (Tabela 46.8).

Acompanhamento a longo prazo após DMG

Esta é uma estratégia que precisa ser introduzida na rotina dos Serviços de Saúde da Família, nos consultórios dos ginecologistas e obstetras, que fazem o parto e depois continuam a acompanhar essas mulheres ao longo da vida. A rotina de acompanhamento de mulheres com DMG prévio deve ser no pós-parto imediato, 60 dias pós-parto e depois anualmente, por toda a vida. A pandemia de diabetes e obesidade exige essa conduta.

Rastreamento pós-parto para DM2

Como apresentado anteriormente, o diagnóstico precoce do DM2 é a primeira estratégia a ser utilizada para mulheres com história de DMG, entretanto as taxas de rastreamento para DM2 entre essas mulheres são baixas.

Prevenção da evolução para DM2

Consciência de risco

As baixas taxas de diagnóstico precoce do DM2 pode ser atribuído a várias razões: (i) negligência com a própria saúde da mulher em razão das ocupações com o recém-nascido e sua primeira

Tabela 46.8 Critérios médicos de elegibilidade da OMS para uso de anticoncepcionais no diabetes.

	Cu-DIU	DIU-LNG	Implantes LNT/ETG	AMPD	PP	CHC
História de DMG	1	1	1	1	1	1
DM sem doença vascular	1	2	2	2	2	2
Nefropatia, retinopatia, neuropatia	1	2	2	3	2	3 a 4
Outras doenças vasculares ou DM com duração > 20 anos	1	2	2	3	2	3 a 4

Cu-DIU, dispositivo intrauterino de cobre; *DIU-LNG*, dispositivo intrauterino liberador de levonorgestrel; *implantes LNG/ETG*, levonogestrel e etonogestrel; *AMPD*, acetato de medro-xiprogesterona (trimestral); *PP*, pílula de progesterona; *CHC*, contracepção hormonal combinada (pílula, adesivo, anel).

Interpretação:
1. Pode ser usado sem restrição
2. Vantagens superam os riscos teóricos ou comprovados (podem ser utilizados)
3. Riscos teóricos ou comprovados geralmente superam as vantagens
4. Riscos de saúde inaceitável (método não deve ser utilizado).

infância; (ii) falta de tempo; (iii) inconvenientes com o teste diagnóstico (TOTG); (iv) indefinição de qual melhor exame utilizar e qual o momento ideal para repeti-lo; (v) não há diretrizes para se utilizar a HbA1 c para diagnóstico de diabetes após o parto em mulheres que desenvolveram DMG, apesar de ser um teste adequado para diagnosticar diabetes. Quatro possíveis estratégias que podem aumentar as taxas de rastreamento entre mulheres com história de diabetes gestacional com base nas evidências: (i) simplificar o teste; (ii) aumentar a conscientização geral; (iii) melhorar a organização do cuidado; e (iv) configurar lembretes automáticos, tanto para as equipes de saúde quanto para as mulheres.

Amamentação

A conscientização das mães sobre os altos benefícios da amamentação para seus filhos é estimulada tanto durante sua iniciação na maternidade quanto no acompanhamento no pós-parto. Entretanto, os benefícios para saúde da própria mulher a longo prazo são ignorados. A amamentação pode prevenir a síndrome metabólica e preservar a função das células beta, além de melhorar a perda de peso pós-natal, reduzir a obesidade e o risco de DM2. Estudos a longo prazo e de boa qualidade mostram que prolongar a amamentação por 3 meses ou mais reduz o risco de DM2 mesmo em mulheres com fatores de risco para desenvolver a doença. Também foi demonstrado que a amamentação retarda o início do DM2 em 10 anos, em comparação a períodos de amamentação mais curtos (< 3 meses).

Modificação do estilo de vida

As evidências sobre a modificação do estilo de vida mostram uma da incidência de DM2 em diversas populações. Sabe-se também que a atenção primária é a principal fonte de informações e cuidados nutricionais. Nesse contexto, o clínico geral, a equipe de saúde da família e os gineco-obstetras tornam-se o principal recurso para mulheres que normalmente usam o sistema de saúde para ter suporte na prevenção do diabetes, juntamente com os programas de saúde pública disponíveis na comunidade. Diante disso, esses profissionais são os que mais precisam de educação permanente para fornecimento de aconselhamento sobre mudança no estilo de vida, principalmente sobre nutrição para prevenção de diabetes.

▸ Perda de peso

A perda de peso é o fator de risco que explica a maior variação de risco e o mais passível de mudança e, como em todas as intervenções no estilo de vida, é difícil alcançar a perda de peso necessária e permanente. Foi demonstrado que o aumento de peso em mulheres no pós-parto eleva o risco de desenvolver DM2; entretanto, as mulheres que estavam acima do peso durante a gravidez e que reduziram seu peso após o parto diminuíram o risco de desenvolver a doença em quase 80%.

▸ Macronutrientes

Além da perda de peso, a composição da dieta é importante na prevenção de DMG e DM2. A redução de energia proveniente da gordura, e o aumento dos níveis de atividade física são preditivos, e contribuem para a perda de peso sustentada. Além da energia proveniente de gordura, recomenda-se redução da energia da gordura saturada e incremento da ingestão de fibra alimentar. Apesar de a composição da dieta não estar associada diretamente à incidência de DM2, é um importante mediador desse processo, pois seus efeitos contribuem para a redução de peso.

▸ Atividade física

A atividade física dentro das diretrizes para mulheres com história de DMG para redução da incidência de DM2 é conhecida e relativamente consistente. Bao et al. mostraram que mulheres que tiveram uma gravidez com DMG reduziram o risco de desenvolver DM2 de 9% (RR 0,91; IC 95% 0,88-0,94) a 47% (RR 0,53; IC 95% 0,38-0,75) a cada 100 e 150 minutos/semana de atividade física de intensidade moderada, respectivamente. Entretanto, foi observado que comportamento sedentário está associado ao aumento de risco, o que torna necessário levar em consideração ambos os aspectos dessa equação.

Em conclusão, apesar do avanço dos conhecimentos sobre DMG, ainda existem lacunas entre o conhecimento científico e a prática clínica. No Brasil, houve grande avanço com a elaboração do consenso do diagnóstico e da conduta na hiperglicemia na gestação, de acordo com as condições financeiras e técnicas de cada município. Todavia, o ótimo cuidado da mãe que teve DMG e de sua prole a longo prazo é a grande mudança que precisa ser implementada, tanto globalmente como no país. O percentual de mulheres com DMG que são avaliadas no pós-parto ainda está longe do ideal, varia de 19 a 73%. O DMG é uma "janela de oportunidade" a longo prazo para a mãe e sua prole e não pode ser perdida. Há necessidade de ampliação do cuidado do obstetra para além da gestação, ao transformá-lo no médico que cuida da mulher e de sua prole por toda vida. Esse foco coordenado e implantado em todo sistema de saúde levará a ganhos expressivos para a sociedade. Requer aumento do conhecimento acadêmico básico, das melhores certezas clínicas, do envolvimento do Sistema de Saúde como um todo e das Sociedades Médicas de Ginecologia e Obstetrícia e de Pediatria. O papel dos obstetras e do Programa de Saúde da Família é a chave na prevenção das chamadas doenças não comunicáveis (NCD), com implementação de estrutura de consultas periódicas, redes interdisciplinares e estratificando a prevenção primária para diminuir os riscos de DCV e metabólica e evitar desperdício de recursos da saúde.

Bibliografia

Aagaard-Tillery KM, Grove K, Bishop J, et al. Developmental origins of disease and determinants of chromatin structure: maternal diet modifies the primate fetal epigenome. J Mol Endocrinol. 2008;41(2):91-102.

ACOG Committee Opinion N°. 650: Physical activity and exercise during pregnancy and the postpartum period. Obstet Gynecol. 2015;126(6):e135-e142.

ACOG Committee Opinion N°. 762: Prepregnancy counseling. Obstet Gynecol. 2019;133:e78-e89.

American College of Obstetric and Gynecology (ACOG). ACOG Practice Bulletin N°. 190: Gestational diabetes melito. Obstet Gynecol. 2018;131(2):e49-e64.

American College of Obstetricians and Gynecologists' Committee on Practice Bulletins–Obstetrics. Practice Bulletin N°. 173: Fetal macrosomia. Obstet Gynecol. 2016;128(5):e195-e209.

American Diabetes Association. 2. Classification and diagnosis of diabetes. Diabetes Care. 2016;39(Suppl 1):S13-22.

American Diabetes Association. 2. Classification and diagnosis of diabetes: standards of medical care in diabetes-2018. Diabetes Care. 2018;41(Suppl 1):S13-S27.

American Diabetes Association. 2. Classification and diagnosis of diabetes: standards of medical care in diabetes-2020. Diabetes Care. 2020;43(Suppl 1):S14-S31.

American Diabetes Association. 14. Management of diabetes in pregnancy: standards of medical care in diabetes-2019. Diabetes Care. 2019;42(Suppl 1):S165-S172.

American Diabetes Association. Diagnosis and classification of diabetes melito. Diabetes Care. 2011;34(Suppl 1):S62-9.

American Diabetes Association. Diagnosis and classification of diabetes melito. Diabetes Care. 2014;37(Suppl 1):S81-90.

American Diabetes Association. Standards of medical care in diabetes-2015 abridged for primary care providers. Clin Diabetes. 2015;33(2):97-111.

Arabin B, Baschat AA. Pregnancy: an underutilized window of opportunity to improve long-term maternal and infant health-an appeal for continuous family care and interdisciplinary communication. Front Pediatr. 2017;5:69.

Arantes MA. Follow-up metabólico e biométrico de pacientes com hiperglicemia na gestação e seus conceptos [tese de doutorado]. Botucatu: FMB, UNESP; 2018.

Atalah E, Castillo C, Castro R, Aldea A. Proposal of a new standard for the nutritional assessment of pregnant women. Rev Med Chil. 1997;125(12):1429-36.

Aye IL, Jansson T, Powell TL. Interleukin-1β inhibits insulina signaling and prevents insulina-stimulated system A amino acid transport in primary human trophoblasts. Mol Cell Endocrinol. 2013;381(1-2):46-55.

Aye IL, Lager S, Ramirez VI, et al. Increasing maternal body mass index is associated with systemic inflammation in the mother and the activation of distinct placental inflammatory pathways. Biol Reprod. 2014;90(6):129.

Aye IL, Powell TL, Jansson T. Review: Adiponectin--the missing link between maternal adiposity, placental transport and fetal growth? Placenta. 2013;34(Suppl):S40-5.

Badon SE, Zhu Y, Sridhar SB, et al. A pre-pregnancy biomarker risk score improves prediction of future gestational diabetes. J Endocr Soc. 2018;2(10):1158-69.

Balsells M, García-Patterson A, Solà I, Roqué M, Gich I, Corcoy R. Glibenclamide, metformina, and insulina for the treatment of gestational diabetes: a systematic review and meta-analysis. BMJ. 2015;350:h102.

Bao W, Tobias DK, Bowers K, et al. Physical activity and sedentary behaviors associated with risk of progression from gestational diabetes melito to type 2 diabetes melito: a prospective cohort study. JAMA Intern Med. 2014;174(7):1047-55.

Barbosa AM, Dias A, Marini G, Calderon IM, Witkin S, Rudge MV. Urinary incontinence and vaginal squeeze pressure two years post-cesarean delivery in primiparous women with previous gestational diabetes melito. Clinics. 2011;66(8):1341-6.

Barker DJ. The fetal and infant origins of adult disease. BMJ. 1990;301(6761):1111.

Baumann MU, Deborde S, Illsley NP. Placental glucose transfer and fetal growth. Endocrine. 2002;19:13-22.

Belgium: International Diabetes Federation, 2013.

Bellamy L, Casas JP, Hingorani AD, Williams D. Type 2 diabetes melito after gestational diabetes: a systematic review and meta-analysis. Lancet. 2009;373(9677):1773-9.

Benhalima K, Lens K, Bosteels J, Chantal M. The risk for glucose intolerance after gestational diabetes melito since the introduction of the IADPSG Criteria: A Systematic Review and Meta-Analysis. J Clin Med. 2019;8(9):1431.

Bentley-Lewis R, Dawson DL, Wenger JB, Thadhani RI, Roberts DJ. Placental histomorphometry in gestational diabetes melito: the relationship between subsequent type 2 diabetes melito and race/ethnicity. Am J Clin Pathol. 2014;141(4):587-92.

Berggren EK, Presley L, Amini SB, Hauguel-de Mouzon S, Catalano PM. Are the metabolic changes of pregnancy reversible in the first year postpartum? Diabetologia. 2015;58(7):1561-8.

Bernstein J, Quinn E, Ameli O, et al. Onset of T2DM after gestational diabetes: what the prevention paradox tells us about risk. Prev Med. 2018;113:1-6.

Bernstein JA, Quinn E, Ameli O, et al. Follow-up after gestational diabetes: a fixable gap in women's preventive healthcare. BMJ Open Diabetes Res Care. 2017;5:e000445.

Bianchi C, Battini L, Aragona M, et al.; Tuscany working group on "Diabetes, Pregnancy and Exercise". Prescribing exercise for prevention and treatment of gestational diabetes: review of suggested recommendations. Gynecol Endocrinol. 2017;33(4):254-260.

Blank A, Grave GD, Metzger BE. Effects of gestational diabetes on perinatal morbidity reassessed. Report of the International Workshop on Adverse Perinatal Outcomes of Gestational Diabetes Melito. Diabetes Care. 1995;18:127-9.

Bloomgarden ZT. The 32nd Annual Meeting of the European Association for the Study of Diabetes. Macrovascular disease. Diabetes Care. 1997;20(7):1198-201.

Blumer I, Hadar E, Hadden DR, et al. Diabetes and pregnancy: an endocrine society clinical practice guideline. J Clin Endocrinol Metab. 2013;98(11):4227-49.

Bolognani CV, Reis LBSM, de Souza SS, Dias A, Rudge MVC, Calderon IMP. Waist circumference in predicting gestational diabetes melito. J Matern Fetal Neonatal Med. 2014;27(9):943-8.

Brown J, Ceysens G, Boulvain M. Exercise for pregnant women with gestational diabetes for improving maternal and fetal outcomes. Cochrane Database Syst Rev. 2017;6(6):CD012202.

Buchanan TA. Pancreatic B-cell defects in gestational diabetes: implications for the pathogenesis and prevention of type 2 diabetes. J Clin Endocrinol Metab. 2001;86(3):989-93.

Calderon IM, Damasceno DC, Amorin RL, Costa RA, Brasil MA, Rudge MV. Morphometric study of placental villi and vessels in women with mild hyperglycemia or gestational or overt diabetes. Diabetes Res Clin Pract. 2007;78:65-71.

Carpenter MW, Coustan DR. Criteria for screening tests for gestational diabetes. Am J Obstet Gynecol. 1982;144(7):768-73.

Carrasco-Wong I, Moller A, Giachini FR, et al. Placental structure in gestational diabetes melito. Biochim Biophys Acta Mol Basis Dis. 2020;1866(2):165535.

Cassettari BFN. Hyperglycemia in pregnancy: a secondary analysis of a multicentre Brazilian cohort study (PretermSAMBA) [tese de Doutorado em Ginecologia, Obstetrícia e Mastologia]. Franca: UNESP; 2019.

Castillo-Castrejon M, Powell TL. Placental nutrient transport in gestational diabetic pregnancies. Front Endocrinol (Lausanne). 2017;8:306.

Catalano PM, Huston L, Amini SB, Kalhan SC. Longitudinal changes in glucose metabolism during pregnancy in obese women with normal glucose tolerance and gestational diabetes melito. Am J Obstet Gynecol. 1999;180(4):903-16.

Cavassini AC, Lima SA, Calderon IM, Rudge MV. Care cost for pregnant and parturient women with diabetes and mild hyperglycemia. Rev Saúde Pública. 2012;46(2):334-43.

Cavassini AC, Lima SA, Calderon IM, Rudge MV. Cost-benefit of hospitalization compared with outpatient care for pregnant women with pregestational and gestational diabetes or with mild hyperglycemia, in Brazil. São Paulo Med J. 2012;130:17-26.

Cheung NW, Byth K. Population health significance of gestational diabetes. Diabetes Care. 2003;26(7):2005-9.

Clarson C, Tevaarwerk GJ, Harding PG, Chance GW, Haust MD. Placental weight in diabetic pregnancies. Placenta. 1989;10(3):275-81.

Classification and diagnosis of diabetes melito and other categories of glucose intolerance. National Diabetes Data Group. Diabetes. 1979;28(12):1039-57.

Clausen TD, Mathiesen ER, Hansen T, et al. High prevalence of type 2 diabetes and pre-diabetes in adult offspring of women with gestational diabetes melito or type 1 diabetes: the role of intrauterine hyperglycemia. Diabetes Care. 2008;31(2):340-6.

Clausen TD, Mathiesen ER, Hansen T, et al. Overweight and the metabolic syndrome in adult offspring of women with diet-treated gestational diabetes melito or type 1 diabetes. J Clin Endocrinol Metab. 2009;94(7):2464-70.

Cormier H, Vigneault J, Garneau V, et al. An explained variance-based genetic risk score associated with gestational diabetes antecedent and with progression to pre-diabetes and type 2 diabetes: a cohort study. BJOG. 2015;122(3):411-9.

Cosson E, Benbara A, Pharisien I, et al. Diagnostic and prognostic performances over 9 years of a selective screening strategy for gestational diabetes melito in a cohort of 18,775 subjects. Diabetes Care. 2013;36(3):598-603.

Cvitic S, Desoye G, Hiden U. Glucose, insulina, and oxygen interplay in placental hypervascularisation in diabetes melito. Biomed Res Int. 2014;2014:145846.

Dabelea D, Crume T. Maternal environment and the transgenerational cycle of obesity and diabetes. Diabetes. 2011;60(7):1849-55.

Dabelea D, Hanson RL, Lindsay RS, et al. Intrauterine exposure to diabetes conveys risks for type 2 diabetes and obesity: a study of discordant sibships. Diabetes. 2000;49(12):2208-11.

Dabelea D, Pettitt DJ. Intrauterine diabetic environment confers risks for type 2 diabetes melito and obesity in the offspring, in addition to genetic susceptibility. J Pediatr Endocrinol Metab. 2001;14(8):1085-91.

Daly B, Toulis KA, Thomas N, et al. Increased risk of ischemic heart disease, hypertension, and type 2 diabetes in women with previous gestational diabetes melito, a target group in general practice for preventive interventions: A population-based cohort study. PLoS Med. 2018;15:e1002488.

Damm JA, Asbjörnsdóttir B, Callesen NF, et al. Diabetic nephropathy and microalbuminuria in pregnant women with type 1 and type 2 diabetes: prevalence, antihypertensive strategy, and pregnancy outcome. Diabetes Care. 2013;36(11):3489-94.

Daskalakis G, Marinopoulos S, Krielesi V, et al. Placental pathology in women with gestational diabetes. Acta Obstet Gynecol Scand. 2008;87(4):403-7.

De Barros MC, Lopes MA, Francisco RP, Sapienza AD, Zugaib M. Resistance exercise and glycemic control in women with gestational diabetes melito. Am J Obstet Gynecol. 2010;203(6):556.e1-6.

De Luca AK, Nakazawa CY, Azevedo BC, Rudge MV, Costa RAA, Calderon IM. Influence of glycemic control on fetal lung maturity in gestations affected by diabetes or mild hyperglycemia. Acta Obstet Gynecol Scand. 2009;88(9):1036-40.

Desoye G, Nolan CJ. The fetal glucose steal: an underappreciated phenomenon in diabetic pregnancy. Diabetologia. 2016;59(6):1089-94.

Desoye G, Shafrir E. Placental metabolism and its regulation in health and diabetes. Mol Aspects Med. 1994;15(6):505-682.

Diabetes Canada Clinical Practice Guidelines Expert Committee; Feig DS, Berger H, Donovan L, et al. Diabetes and Pregnancy. Can J Diabetes. 2018;42(Suppl 1):S255-S282.

Diagnostic criteria and classification of hyperglycaemia first detected in pregnancy: a World Health Organization Guideline. Diabetes Res Clin Pract. 2014;103(3):341-63.

Dickens LT, Thomas CC. Updates in gestational diabetes prevalence, treatment, and health policy. Curr Diab Rep. 2019;19(6):33.

Dörner G, Mohnike A. Further evidence for a predominantly maternal transmission of maturity-onset type diabetes. Endokrinologie. 1976;68:121-4.

Dudley NJ. A systematic review of the ultrasound estimation of fetal weight. Ultrasound Obstet Gynecol. 2005;25:80-9.

Ericsson A, Säljö K, Sjöstrand E, et al. Brief hyperglycaemia in the early pregnant rat increases fetal weight at term by stimulating placental growth and affecting placental nutrient transport. J Physiol. 2007;581(Pt 3):1323-32.

Escudero C, Gonzlez M, Acurio J, Valenzuela F, Sobrevia L. The role of placenta in the fetal programming associated to gestational diabetes. In: Sobrevia L. Gestational diabetes – causes, diagnosis and treatment. London: InTech; 2013.

Farrar D, Simmonds M, Bryant M, et al. Risk factor screening to identify women requiring oral glucose tolerance testing to diagnose gestational diabetes: a systematic review and meta-analysis and analysis of two pregnancy cohorts. PLoS One. 2017;12(4):e0175288.

Fleming K. Pregnancy: window into women's future cardiovascular health. Can Fam Physician. 2013;59(10):1033-5, 1045-7.

Freinkel N. Banting Lecture 1980. Of pregnancy and progeny. Diabetes. 1980;29(12):1023-35.

Frias AE, Morgan TK, Evans AE, et al. Maternal high-fat diet disturbs uteroplacental hemodynamics and increases the frequency of stillbirth in a nonhuman primate model of excess nutrition. Endocrinology. 2011;152(6):2456-64.

Gallo LA, Barrett HL, Dekker Nitert M. Review: Placental transport and metabolism of energy substrates in maternal obesity and diabetes. Placenta. 2017;54:59-67.

Gauster M, Desoye G, Tötsch M, Hiden U. The placenta and gestational diabetes melito. Curr Diab Rep. 2012;12:16-23.

Geena Augustine, Mumtaz Pulikkathodi, Renjith S, Jithesh TK. A study of placental histological changes in gestational diabetes melito on account of fetal hypoxia. Int J Med Sci Public Health. 2016;5(12):2457-60.

Gluckman PD, Hanson MA. Living with the past: evolution, development, and patterns of disease. Science. 2004;305(5691):1733-6.

Grant WF, Gillingham MB, Batra AK, et al. Maternal high fat diet is associated with decreased plasma n-3 fatty acids and fetal hepatic apoptosis in nonhuman primates. PLoS One. 2011;6(2):e17261.

Guariguata L, Linnenkamp U, Beagley J, Whiting DR, Cho NH. Global estimates of the prevalence of hyperglycaemia in pregnancy. Diabetes Res Clin Pract. 2014;103(2):176-85.

Guerin A, Nisenbaum R, Ray JG. Use of maternal GHb concentration to estimate the risk of congenital anomalies in the offspring of women with prepregnancy diabetes. Diabetes Care. 2007;30(7):1920-5.

Gui J, Liu Q, Feng L. Metformina vs insulina in the management of gestational diabetes: a meta-analysis. PLoS One. 2013;8(5):e64585.

Gunderson EP, Hurston SR, Ning X, et al.; Study of women, infant feeding and type 2 diabetes after GDM pregnancy investigators. lactation and progression to type 2 diabetes melito after gestational diabetes melito: a prospective cohort study. Ann Intern Med. 2015;163(12):889-98.

Hanem LGE, Salvesen Ø, Juliusson PB, et al. Intrauterine metformina exposure and offspring cardiometabolic risk factors (PedMet study): a 5 a 10 year follow-up of the PregMet randomised controlled trial. Lancet Child Adolesc Health. 2019;3(3):166-74.

Hanem LGE, Stridsklev S, Júlíusson PB, et al. Metformina use in PCOS pregnancies increases the risk of offspring overweight at 4 years of age: follow-up of two RCTs. J Clin Endocrinol Metab. 2018;103(4):1612-21.

HAPO Study Cooperative Research Group; Metzger BE, Lowe LP, Dyer AR, et al. Hyperglycemia and adverse pregnancy outcomes. N Engl J Med. 2008;358(19):1991-2002.

HAPO Study Cooperative Research Group. The Hyperglycemia and Adverse Pregnancy Outcome (HAPO) Study. Int J Gynaecol Obstet. 2002;78:69-77.

Hare JW, White P. Gestational diabetes and the White Classification. Diabetes Care. 1980;3(2):394.

Harrison AL, Shields N, Taylor NF, Frawley HC. Exercise improves glycaemic control in women diagnosed with gestational diabetes melito: a systematic review. J Physiother. 2016;62(4):188-96.

Hartling L, Dryden DM, Guthrie A, Muise M, Vandermeer B, Donovan L. Benefits and harms of treating gestational diabetes melito: a systematic review and meta-analysis for the U.S. Preventive Services Task Force and the National Institutes of Health Office of Medical Applications of Research. Ann Intern Med. 2013;159(2):123-9.

Harville EW, Viikari JS, Raitakari OT. Preconception cardiovascular risk factors and pregnancy outcome. Epidemiology. 2011;22(5):724-30.

Hebert MF, Ma X, Naraharisetti SB, et al. Obstetric-Fetal Pharmacology Research Unit Network. Are we optimizing gestational diabetes treatment with glyburide? The pharmacologic basis for better clinical practice. Clin Pharmacol Ther. 2009;85(6):607-14.

Hedderson MM, Darbinian JA, Quesenberry CP, Ferrara A. Pregravid cardiometabolic risk profile and risk for gestational diabetes melito. Am J Obstet Gynecol. 2011;205:55.e1-7.

Heerwagen MJ, Miller MR, Barbour LA, Friedman JE. Maternal obesity and fetal metabolic programming: a fertile epigenetic soil. Am J Physiol Regul Integr Comp Physiol. 2010;299(3):R711-22.

Herrera E. Metabolic adaptations in pregnancy and their implications for the availability of substrates to the fetus. Eur J Clin Nutr. 2000;54(Suppl 1):S47-51.

Higgins M, Felle P, Mooney EE, Bannigan J, McAuliffe FM. Stereology of the placenta in type 1 and type 2 diabetes. Placenta. 2011;32(8):564-9.

Hjort L, Martino D, Grunnet LG, et al. Gestational diabetes and maternal obesity are associated with epigenome-wide methylation changes in children. JCI Insight. 2018;3(17):e122572.

Hod M, Kapur A, Sacks DA, et al. The International Federation of Gynecology and Obstetrics (FIGO) Initiative on gestational diabetes melito: a pragmatic guide for diagnosis, management, and care. Int J Gynaecol Obstet. 2015;131(Suppl 3):S173-211.

Hod M, Merlob P, Friedman S, Schoenfeld A, Ovadia J. Gestational diabetes melito. a survey of perinatal complications in the 1980 s. Diabetes. 1991;40(Suppl 2):74-8.

Holman RR, Paul SK, Bethel MA, Matthews DR, Neil HA. 10-year follow-up of intensive glucose control in type 2 diabetes. N Engl J Med. 2008;359(15):1577-89.

Holmes VA, Young IS, Patterson CC, et al.; Diabetes and Pre-eclampsia Intervention Trial Study Group. Optimal glycemic control, preeclampsia, and gestational hypertension in women with type 1 diabetes in the diabetes and pre-eclampsia intervention trial. Diabetes Care. 2011;34(8):1683-8.

Horvath K, Koch K, Jeitler K, et al. Effects of treatment in women with gestational diabetes melito: systematic review and meta-analysis. BMJ. 2010;340:c1395.

Houshmand-Oeregaard A, Hansen NS, Hjort L, et al. Differential adipokine DNA methylation and gene expression in subcutaneous adipose tissue from adult offspring of women with diabetes in pregnancy. Clin Epigenetics. 2017;9:37.

Houshmand-Oeregaard A, Hjort L, Kelstrup L, et al. DNA methylation and gene expression of TXNIP in adult offspring of women with diabetes in pregnancy. PLoS One. 2017;12(10):e0187038.

Institute of Medicine and National Research Council. Implementing guidelines on weight gain and pregnancy. Washington (DC): The National Academies Press; 2013.

Internation Diabetes Federation. IDF Diabetes Atlas Ninth [Internet]. Brussels: IDF; 2019. Disponível em: <https://www.diabetesatlas.org>.

International Association of Diabetes and Pregnancy Study Groups Consensus Panel; Metzger BE, Gabbe SG, Persson B, et al. International association of diabetes and pregnancy study groups recommendations on the diagnosis and classification of hyperglycemia in pregnancy. Diabetes Care. 2010;33(3):676-82.

International Diabetes Federation. IDF Diabetes Atlas. 6th ed. Brussels,

International Diabetes Foundation. IDF GDM Model of Care-Guidelines For Healthcare Professionals. 2015:20. Disponível em: <http://www.idf.org/women-and-diabetes/resource-centre>.

Jansson N, Greenwood SL, Johansson BR, Powell TL, Jansson T. Leptin stimulates the activity of the system A amino acid transporter in human placental villous fragments. J Clin Endocrinol Metab. 2003;88(3):1205-11.

Jensen DM, Damm P, Sørensen B, et al. Clinical impact of mild carbohydrate intolerance in pregnancy: a study of 2904 nondiabetic Danish women with risk factors for gestational diabetes melito. Am J Obstet Gynecol. 2001;185(2):413-9.

Jensen DM, Korsholm L, Ovesen P, et al. Periconceptional A1C and risk of serious adverse pregnancy outcome in 933 women with type 1 diabetes. Diabetes Care. 2009;32(6):1046-8.

Jiang YF, Chen XY, Ding T, Wang XF, Zhu ZN, Su SW. Comparative efficacy and safety of OADs in management of GDM: network meta-analysis of randomized controlled trials. J Clin Endocrinol Metab. 2015;100(5):2071-80.

Jirkovská M, Kučera T, Kaláb J, et al. The branching pattern of villous capillaries and structural changes of placental terminal villi in type 1 diabetes melito. Placenta. 2012;33(5):343-51.

Kapur A, McIntyre HD, Hod M. Type 2 Diabetes in pregnancy. Endocrinol Metab Clin North Am. 2019;48(3):511-31.

Kim C, Newton KM, Knopp RH. Gestational diabetes and the incidence of type 2 diabetes: a systematic review. Diabetes Care. 2002;25(10):1862-8.

Kirwan JP, Varastehpour A, Jing M, et al. Reversal of insulina resistance postpartum is linked to enhanced skeletal muscle insulina signaling. J Clin Endocrinol Metab. 2004;89(9):4678-84.

Klein J, Boyle JA, Kirkham R, et al. Preconception care for women with type 2 diabetes melito: a mixed-methods study of provider knowledge and practice. Diabetes Res Clin Pract. 2017;129:105-15.

Kleinberger JW, Maloney KA, Pollin TI. The Genetic Architecture of Diabetes in Pregnancy: Implications for Clinical Practice. Am J Perinatol. 2016;33(13):1319-1326.

Koivusalo SB, Rönö K, Klemetti MM, et al. Gestational Diabetes melito can be prevented by lifestyle intervention: the finnish gestational diabetes prevention study (radiel): a randomized controlled trial. Diabetes Care. 2016 ;39:24-30.

Kugishima Y, Yasuhi I, Yamashita H, et al. Risk factors associated with the development of postpartum diabetes in Japanese women with gestational diabetes. BMC Pregnancy Childbirth. 2018;18:19.

Lager S, Jansson N, Olsson AL, Wennergren M, Jansson T, Powell TL. Effect of IL-6 and TNF-α on fatty acid uptake in cultured human primary trophoblast cells. Placenta. 2011;32(2):121-7.

Lager S, Powell TL. Regulation of nutrient transport across the placenta. J Pregnancy. 2012;2012:179827.

Landon MB, Spong CY, Thom E, et al.; Eunice Kennedy Shriver National Institute of Child Health and Human Development Maternal-Fetal Medicine Units Network. A multicenter, randomized trial of treatment for mild gestational diabetes. N Engl J Med. 2009;361(14):1339-48.

Landon MB. Is there a benefit to the treatment of mild gestational diabetes melito? Am J Obstet Gynecol. 2010;202(6):649-53.

Langer O, Conway DL, Berkus MD, Xenakis EM, Gonzales O. A comparison of glyburide and insulina in women with gestational diabetes melito. N Engl J Med. 2000;343(16):1134-8.

Langer O. Glycemic targets for the optimal treatment of GDM. Clin Obstet Gynecol. 2013;56(4):788-802.

Lassance L, Miedl H, Absenger M, et al. Hyperinsulinemia stimulates angiogenesis of human fetoplacental endothelial cells: a possible role of insulina in placental hypervascularization in diabetes melito. J Clin Endocrinol Metab. 2013;98(9):E1438-47.

Lekva T, Roland MCP, Michelsen AE, et al. Large reduction in adiponectin during pregnancy is associated with large-for-gestational-age newborns. J Clin Endocrinol Metab. 2017;102(7):2552-9.

Lewis H, Egerman R, Kazory A, Sattari M. Diabetes and pregnancy: risks and opportunities. Cleve Clin J Med. 2018;85(8):619-628.

Linnenkamp U, Guariguata L, Beagley J, Whiting DR, Cho NH. The IDF Diabetes Atlas methodology for estimating global prevalence of hyperglycaemia in pregnancy. Diabetes Res Clin Pract. 2014;103(2):186-96.

Loegl J, Hiden U, Nussbaumer E, et al. Hofbauer cells of M2a, M2b and M2c polarization may regulate feto-placental angiogenesis. Reproduction. 2016;152(5):447-55.

Loegl J, Nussbaumer E, Hiden U, et al. Pigment epithelium-derived factor (PEDF): a novel trophoblast-derived factor limiting feto-placental angiogenesis in late pregnancy. Angiogenesis. 2016;19(3):373-88.

Macfarlane CM, Tsakalakos N. The extended Pedersen hypothesis. Clin Physiol Biochem. 1988;6(2):68-73

Malek R, Davis SN. Pharmacokinetics, efficacy and safety of glyburide for treatment of gestational diabetes melito. Expert Opin Drug Metab Toxicol. 2016;12(6):691-9.

Marini G, Barbosa AMP, Damasceno DC, et al. Morphological changes in the fast vs slow fiber profiles of the urethras of diabetic pregnant rats. Urogynaecol Int J. 2011;25:e9.

Marini G, Piculo F, Vesentini G, et al. Effects of short-term severe and long-term mild STZ-induced diabetes in urethral tissue of female rats. Neurourol Urodyn. 2017;36(3):574-9.

Martin-Montalvo A, López-Noriega L, Jiménez-Moreno C, et al. Transient PAX8 expression in islets during pregnancy correlates with β-cell survival, revealing a novel candidate gene in gestational diabetes melito. Diabetes. 2019;68:109-18.

Maso G, Piccoli M, Parolin S, Restaino S, Alberico S. Diabetes in pregnancy: timing and mode of delivery. Curr Diab Rep. 2014;14(7):506.

Matthews DR, Matthews PC. Banting Memorial Lecture 2010. Type 2 diabetes as an 'infectious' disease: is this the Black Death of the 21st century? Diabet Med. 2011;28:2-9.

McFarland MB, Trylovich CG, Langer O. Anthropometric differences in macrosomic infants of diabetic and nondiabetic mothers. J Matern Fetal Med. 1998;7(6):292-5.

McIntyre HD, Catalano P, Zhang C, Desoye G, Mathiesen ER, Damm P. Gestational diabetes melito. Nat Rev Dis Primers. 2019;5:47.

McMillan B, Easton K, Goyder E, et al. Reducing risk of type 2 diabetes after gestational diabetes: a qualitative study to explore the potential of technology in primary care. Br J Gen Pract. 2018;68(669):e260-e267.

Meigs JB, Cupples LA, Wilson PW. Parental transmission of type 2 diabetes: the Framingham Offspring Study. Diabetes. 2000;49(12):2201-7.

Meigs JB, Cupples LA, Wilson PW. Parental transmission of type 2 diabetes: the Framingham Offspring Study. Diabetes. 2000;49(12):2201-7.

Meng Q, Shao L, Luo X, et al. Ultrastructure of placenta of gravidas with gestional diabetes melito. Fertil Steril. 2014;102(3):e251.

Metzger BE, Buchanan TA, Coustan DR, et al. Summary and recommendations of the Fifth International Workshop-Conference on Gestational Diabetes melito. Diabetes Care. 2007;30(Suppl 2):S251-60.

Metzger BE, Coustan DR. Summary and recommendations of the Fourth International Workshop-Conference on Gestational Diabetes Melito. The Organizing Committee. Diabetes Care. 1998;21(Suppl 2):B161-7.

Miller RS, Devine PC, Johnson EB. Sonographic fetal asymmetry predicts shoulder dystocia. J Ultrasound Med. 2007;26(11):1523-8.

Moore TR. Fetal exposure to gestational diabetes contributes to subsequent adult metabolic syndrome. Am J Obstet Gynecol. 2010;202(6):643-9.

Moses RG, Calvert D. Pregnancy outcomes in women without gestational diabetes melito related to the maternal glucose level. Is there a continuum of risk? Diabetes Care. 1995;18(12):1527-33.

Murphy HR, Bell R, Dornhorst A, Forde R, Lewis-Barned N. Pregnancy in diabetes: challenges and opportunities for improving pregnancy outcomes. Diabet Med. 2018;35(3):292-9.

Nachum Z, Zafran N, Salim R, et al. Glyburide *versus* metformina and their combination for the treatment of gestational diabetes melito: A Randomized Controlled Study. Diabetes Care. 2017;40(3):332-7.

Negrato CA, Jovanovic L, Rafacho A, et al. Association between different levels of dysglycemia and metabolic syndrome in pregnancy. Diabetol Metab Syndr. 2009;1:3.

Negrato CA, Jovanovic L, Tambascia MA, et al. Association between insulina resistance, glucose intolerance, and hypertension in pregnancy. Metab Syndr Relat Disord. 2009;7:53-9.

NICE. National Institute for Health and Care Excellence (2015): Diabetes in pregnancy: management from preconception to the postnatal period (NG3). NICE Guidel [NG3]. 2015;63(2008):42.

Nielsen KK, Kapur A, Damm P, de Courten M, Bygbjerg IC. From screening to postpartum follow-up – the determinants and barriers for gestational diabetes melito (GDM) services, a systematic review. BMC Pregnancy Childbirth. 2014;14:41.

O'Sullivan J. Gestational diabetes: factors influencing rate of subsequente diabetes. In: Sutherland H, Stowers J (eds.). Carbohydrate metabolism in pregnancy and the newborn. New York: Springer-Verlag; 1978. p. 429.

O'Sullivan JB, Mahan CM. Criteria for the oral glucose tolerance test in pregnancy. Diabetes. 1964;13:278-85.

Oliveira JEP, Júnior RMM, Vencio S (eds.). Diretrizes da Sociedade Brasileira de Diabetes 2017-2018. São Paulo: Editora Clannad; 2017. Disponível em: <https://www.diabetes.org.br/profissionais/images/2017/diretrizes/diretrizes-sbd-2017-2018.pdf>.

OPAS, Ministério da Saúde, Febrasgo, Sociedade Brasileira de Diabetes. Rastreamento e diagnóstico de diabetes melito gestacional no Brasil. Brasília (DF): OPAS; 2017. Disponível em: <http://www.diabetes.org.br/profissionais/images/pdf/diabetes-gestacional-relatorio.pdf>.

OPAS, Ministério da Saúde, Federação Brasileira das Associações de Ginecologia e Obstetrícia, Sociedade Brasileira de Diabetes. Tratamento do diabetes melito gestacional no Brasil. Brasília (DF): OPAS; 2019. Disponível em: <https://www.diabetes.org.br/profissionais/images/pdf/Consenso_Brasileiro_Manejo_DMG_2019.pdf>.

O'Reilly SL. Prevention of diabetes after gestational diabetes: better translation of nutrition and lifestyle messages needed. Healthcare (Basel). 2014;2(4):468-91.

Organização Mundial da Saúde, Federação Brasileira das Associações de Ginecologia e Obstetrícia. Manual de critérios médicos de elegibilidade da oms para uso de métodos anticoncepcionais. 4ª ed. Genebra: OMS; 2009. Disponível em: <https://www.febrasgo.org.br/images/arquivos/manuais/Manuais_Novos/Manual-de-Criterios-Elegibilidade.pdf>.

Pascon T, Barbosa AMP, Cordeiro RCL, et al. Prenatal exposure to gestational diabetes melito increases developmental defects in the enamel of offspring. PLoS One. 2019;14(2):e0211771.

Pedersen J. Diabetes and pregnancy; blood sugar of newborn infants during fasting and glucose administration. Ugeskr Laeger. 1952;114(21):685.

Pedersen LM, Tygstrup I, Pedersen J. Congenital malformations in newborn infants of diabetic women. Correlation with maternal diabetic vascular complications. Lancet. 1964;1(7343):1124-6.

Pettitt DJ, Knowler WC, Baird HR, Bennett PH. Gestational diabetes: infant and maternal complications of pregnancy in relation to third-trimester glucose tolerance in the Pima Indians. Diabetes Care. 1980;3(3):458-64.

Piculo F, Marini G, Barbosa AM, et al. Urethral striated muscle and extracellular matrix morphological characteristics among mildly diabetic pregnant rats: translational approach. Int Urogynecol J. 2014;25(3):403-15.

Pietro L, Daher S, Rudge MV, et al. Vascular endothelial growth factor (VEGF) and VEGF-receptor expression in placenta of hyperglycemic pregnant women. Placenta. 2010;31(9):770-80.

Pimenta WP, Rudge MV, Aragon FF, Padovani CR. Pancreatic betacell defects in women at risk of type 2 diabetes. Diabetes Res Clin Pract. 2004;63(2):87-92.

Proceedings of the Third International Workshop-Conference on Gestational Diabetes Melito. November 8 a 10, 1990, Chicago, Illinois. Diabetes. 1991;40(Suppl 2):1-201.

Prudencio CB, Rudge MVC, Pinheiro FA, et al. Negative impact of gestational diabetes melito on progress of pelvic floor muscle electromyography activity: Cohort study. PLoS One. 2019;14(11):e0223261.

Radaelli T, Lepercq J, Varastehpour A, Basu S, Catalano PM, Hauguel-De Mouzon S. Differential regulation of genes for fetoplacental lipid pathways in pregnancy with gestational and type 1 diabetes melito. Am J Obstet Gynecol. 2009;201(2):209.e1-209.e10.

Reece EA, Coustan DR, Sherwin RS, et al. Does intensive glycemic control in diabetic pregnancies result in normalization of other metabolic fuels? Am J Obstet Gynecol. 1991;165:126-30.

Reece EA, Eriksson UJ. Congenital malformations: epidemiology, pathogenesis, and experimental methods of induction and prevention. In: Reece EA, Coustan DR, Gabbe SG (eds.). Diabetes & Obesity in Women : Adolescence, Pregnancy, and Menopause. 3rd ed. Philadelphia: Lippincott Williams & Wilkins; 2004. p. 169-204.

Reed LC, Estrada SM, Walton RB, Napolitano PG, Ieronimakis N. Evaluating maternal hyperglycemic exposure and fetal placental arterial dysfunction in a dual cotyledon, dual perfusion model. Placenta. 2018;69:109-16.

Rice MM, Landon MB; Eunice Kennedy Shriver National Institute of Child Health and Human Development Maternal–Fetal Medicine Units (MFMU) Network. What we have learned about treating mild gestational diabetes melito. Semin Perinatol. 2016;40(5):298-302.

Robert MF, Neff RK, Hubbell JP, Taeusch HW, Avery ME. Association between maternal diabetes and the respiratory-distress syndrome in the newborn. N Engl J Med. 1976;294(7):357-60.

Rönö K, Grotenfelt NE, Klemetti MM, et al. Effect of a lifestyle intervention during pregnancy-findings from the Finnish gestational diabetes prevention trial (RADIEL). J Perinatol. 2018;38(9):1157-64.

Rowan JA, Hague WM, Gao W, Battin MR, Moore MP. MiG trial investigators. Metformina *versus* insulina for the treatment of gestational diabetes. N Engl J Med. 2008;358(19):2003-15.

Rowan JA, Rush EC, Plank LD, et al. Metformina in gestational diabetes: the offspring follow-up (MiG TOFU): body composition and metabolic outcomes at 7 a 9 years of age. BMJ Open Diabetes Res Care. 2018;6:e000456.

Rudge MV, Calderon IM, Ramos MD, Abbade JF, Rugolo LM. Perinatal outcome of pregnancies complicated by diabetes and by maternal daily hyperglycemia not related to diabetes. A retrospective 10-year analysis. Gynecol Obstet Invest. 2000;50(2):108-12.

Rudge MV, Lima CA, Paulette TA, et al. Influence of lower cutoff values for 100-g oral glucose tolerance test and glycemic profile for identification of pregnant women at excessive fetal growth risk. Endocr Pract. 2008;14(6):678-85.

Rudge MV, Barbosa AMP, Sobrevia L, et al.; Perinatal Diabetes Research Group. Altered maternal metabolism during mild gestational

hyperglycemia as a predictor of adverse perinatal outcomes: A comprehensive analysis. Biochim Biophys Acta Mol Basis Dis. 2020;1866(2):165478.

Rudge MV, Calderon IMP, Ramos MD, et al. Hiperglicemia materna diaria diagnosticada pelo perfil glicemico: um problema de saúde pública materno e perinatal/Maternal daily hyperglycemia diagnosed by glycemic profile: a maternal and perinatal public health problem. Rev Bras Ginecol e Obs. 2005;27(11):691-7.

Rudge MV, Lima CP, Damasceno DC, et al. Histopathological placental lesions in mild gestational hyperglycemic and diabetic women. Diabetol Metab Syndr. 2011;3:19.

Rudge MV, Peraçoli JC, Berezowski AT, Calderon IM, Brasil MA. The oral glucose tolerance test is a poor predictor of hyperglycemia during pregnancy. Braz J Med Biol Res. 1990;23(11):1079-89.

Sacks DA, Greenspoon JS, Abu-Fadil S, Henry HM, Wolde-Tsadik G, Yao JF. Toward universal criteria for gestational diabetes: the 75-gram glucose tolerance test in pregnancy. Am J Obstet Gynecol. 1995;172(2 Pt 1):607-14.

Sacks DA, Hadden DR, Maresh M, et al.; HAPO Study Cooperative Research Group. Frequency of gestational diabetes melito at collaborating centers based on IADPSG consensus panel-recommended criteria: the Hyperglycemia and Adverse Pregnancy Outcome (HAPO) Study. Diabetes Care. 2012;35(3):526-8.

Sacks DA, Metzger BE. Classification of diabetes in pregnancy: time to reassess the alphabet. Obstet Gynecol. 2013;121(2 Pt 1):345-8.

Scifres CM, Parks WT, Feghali M, Caritis SN, Catov JM. Placental maternal vascular malperfusion and adverse pregnancy outcomes in gestational diabetes melito. Placenta. 2017;49:10-5.

Sénat MV, Affres H, Letourneau A, et al.; Groupe de Recherche en Obstétrique et Gynécologie (GROG). Effect of glyburide vs subcutaneous insulina on perinatal complications among women with gestational diabetes: a randomized clinical trial. JAMA. 2018;319(17):1773-80.

Sermer M, Naylor CD, Gare DJ, et al. Impact of increasing carbohydrate intolerance on maternal-fetal outcomes in 3637 women without gestational diabetes. The Toronto Tri-Hospital Gestational Diabetes Project. Am J Obstet Gynecol. 1995;173:146-56.

Serov AS, Salafia C, Grebenkov DS, Filoche M. The role of morphology in mathematical models of placental gas exchange. J Appl Physiol (1985). 2016;120:17-28.

Shargorodsky M, Kovo M, Schraiber L, Bar J. Does a first-degree family history of diabetes impact placental maternal and fetal vascular circulation and inflammatory response? J Clin Endocrinol Metab. 2017;102(9):3375-80.

Silva JC, Pacheco C, Bizato J, de Souza BV, Ribeiro TE, Bertini AM. Metformina compared with glyburide for the management of gestational diabetes. Int J Gynaecol Obstet. 2010;111(1):37-40.

Silva MR, Calderon IM, Gonçalves LC, Aragon FF, Padovani CR, Pimenta WP. Ocorrência de diabetes melito em mulheres com hiperglicemia em gestação prévia. Rev Saude Publica. 2003;37(3):345-50.

Silveira PP, Portella AK, Goldani MZ, Barbieri MA. Developmental origins of health and disease (DOHaD). J Pediatr (Rio J). 2007;83(6):494-504.

Simeoni U, Barker DJ. Offspring of diabetic pregnancy: long-term outcomes. Semin Fetal Neonatal Med. 2009;14(2):119-24.

Sirimarco MP, Guerra HM, Lisboa EG, et al. Diagnostic protocol for gestational diabetes melito (GDM) (IADPSG/ADA, 2011): influence on the occurrence of GDM and mild gestational hyperglycemia (MGH) and on the perinatal outcomes. Diabetol Metab Syndr. 2017;9:2.

Souza RT, Cecatti JG, Costa ML, et al.; The Preterm Samba Study Group. Planning, implementing, and running a multicentre preterm birth study

with biobank resources in brazil: the preterm SAMBA study. Biomed Res Int. 2019;2019:5476350.

Stupin JH, Arabin B. Overweight and Obesity before, during and after pregnancy: part 1: pathophysiology, molecular biology and epigenetic consequences. Geburtshilfe Frauenheilkd. 2014;74(7):639-45.

Sudha Madhuri KV, Jyothi IV. A study on placental morphology in gestational diabetes. J Evid Based Med Healthc. 2017;4(2):71-5.

Sullivan EL, Smith MS, Grove KL. Perinatal exposure to high-fat diet programs energy balance, metabolism and behavior in adulthood. Neuroendocrinology. 2011;93:1-8.

Suter MA, Chen A, Burdine MS, et al. A maternal high-fat diet modulates fetal SIRT1 histone and protein deacetylase activity in nonhuman primates. FASEB J. 2012;26(12):5106-14.

Suter MA, Takahashi D, Grove KL, Aagaard KM. Postweaning exposure to a high-fat diet is associated with alterations to the hepatic histone code in Japanese macaques. Pediatr Res. 2013;74(3):252-8.

Taricco E, Radaelli T, Rossi G, et al. Effects of gestational diabetes on fetal oxygen and glucose levels in vivo. BJOG. 2009;116(13):1729-35.

Tarry-Adkins JL, Aiken CE, Ozanne SE. Neonatal, infant, and childhood growth following metformina versus insulina treatment for gestational diabetes: a systematic review and meta-analysis. PLoS Med. 2019;16(8):e1002848.

Thunbo MØ, Sinding M, Bogaard P, et al. Postpartum placental CT angiography in normal pregnancies and in those complicated by diabetes melito. Placenta. 2018;69:20-5.

Tobias DK, Stuart JJ, Li S, et al. Association of history of gestational diabetes with long-term cardiovascular disease risk in a large prospective cohort of US women. JAMA Intern Med. 2017;177(12): 1735-42.

Van Leeuwen M, Opmeer BC, Zweers EJ, et al. Estimating the risk of gestational diabetes melito: a clinical prediction model based on patient characteristics and medical history. BJOG. 2010;117:69-75.

Vandorsten JP, Dodson WC, Espeland MA, et al. NIH consensus development conference: diagnosing gestational diabetes melito. NIH Consens State Sci Statements. 2013;29:1-31.

Varner MW, Rice MM, Landon MB, et al.; Eunice Kennedy Shriver National Institute of Child Health and Human Development (NICHD) Maternal-Fetal Medicine Units (MFMU) Network. Pregnancies after the diagnosis of mild gestational diabetes melito and risk of cardiometabolic disorders. Obstet Gynecol. 2017;129(2):273-80.

Verma R, Mishra S, Kaul JM. Cellular changes in the placenta in pregnancies complicated with diabetes. Int J Morphol. 2010;28:259-64.

Vernini JM, Moreli JB, Magalhães CG, Costa RAA, Rudge MVC, Calderon IMP. Maternal and fetal outcomes in pregnancies complicated by overweight and obesity. Reprod Health. 2016;13:100.

Vesentini G, Marini G, Piculo F, et al. Morphological changes in rat rectus abdominis muscle induced by diabetes and pregnancy. Braz J Med Biol Res. 2018;51(4):e7035.

Viana LV, Gross JL, Azevedo MJ. Dietary intervention in patients with gestational diabetes melito: a systematic review and meta-analysis of randomized clinical trials on maternal and newborn outcomes. Diabetes Care. 2014;37(12):3345-55.

Vilariño-García T, Pérez-Pérez A, Dietrich V, et al. Leptin upregulates aquaporin 9 expression in human placenta in vitro. Gynecol Endocrinol. 2018;34(2):175-7.

Visiedo F, Santos-Rosendo C, Mateos-Bernal RM, et al. Characterization of NO-induced nitrosative status in human placenta from pregnant women with gestational diabetes melito. Oxid Med Cell Longev. 2017;2017:5629341.

Wahabi H, Fayed A, Esmaeil S, Mamdouh H, Kotb R. Prevalence and complications of pregestational and gestational diabetes in saudi women: Analysis from Riyadh mother and baby cohort study (RAHMA). Biomed Res Int. 2017;2017:6878263.

Wang C, Wei Y, Zhang X, et al. A randomized clinical trial of exercise during pregnancy to prevent gestational diabetes melito and improve pregnancy outcome in overweight and obese pregnant women. Am J Obstet Gynecol. 2017;216(4):340-51.

Waters T, Minium J, Hagiac M, et al. 28: Does maternal insulina sensitivity improve immediately after delivery or do we need to wait until six weeks postpartum? Am J Obstet Gynecol. 2015;212:S20-S21.

White P. Life cycle of diabetes in youth. 50th anniversary of the discovery of insulin (1921-1971). J Am Med Womens Assoc. 1972;27(6):293-303.

White P. Pregnancy and Diabetes, Medical Aspects. Med Clin North Am. 1965;49:1015-24.

White P. Pregnancy complicating diabetes. Am J Med. 1949;7(5):609-16.

Wilkinson SA, McIntyre HD. Evaluation of the 'healthy start to pregnancy' early antenatal health promotion workshop: a randomized controlled trial. BMC Pregnancy Childbirth. 2012;12:131.

World Health Organization (WHO). Definition, diagnosis and classification of diabetes melito and its complications: report of a WHO consultation. Part 1, Diagnosis and classification of diabetes melito. Geneva: WHO/NCD/NCS/99.2; 1999.

World Health Organization (WHO). Medical eligibility criteria for contraceptive use. 5th ed. Geneva: WHO; 2015. Disponível em: <http://apps.who.int/iris/bitstream/10665/181468/1/9789241549158_eng.pdf?ua=1>.

World Health Organization. Diagnostic criteria and classification of hyperglycaemia first detected in pregnancy. Geneva: World Health Organization; 2013.

Yessoufou A, Moutairou K. Maternal diabetes in pregnancy: early and long-term outcomes on the offspring and the concept of "metabolic memory". Exp Diabetes Res. 2011;2011:218598.

Young FC, Pires ML, Marques LP, de Oliveira JE, Zajdenverg L. Effects of pregnancy on the onset and progression of diabetic nephropathy and of diabetic nephropathy on pregnancy outcomes. Diabetes Metab Syndr. 2011;5(3):137-42.

Zhang C, Rawal S, Chong YS. Risk factors for gestational diabetes: is prevention possible? Diabetologia. 2016;59(7):1385-90.

Zhu Y, Zhang C. Prevalence of gestational diabetes and risk of progression to type 2 diabetes: a global perspective. Curr Diab Rep. 2016;16:7.

47

Endocrinopatias e Doenças Tireoidianas*

Endocrinopatias

Lenita Zajdenverg
Adolpho Milech

As endocrinopatias são frequentemente observadas na gestação, como distúrbios da tireoide (Capítulo 47), diabetes (Capítulo 46) e obesidade (Capítulo 45), ou raras, incluindo doenças adrenais, das paratireoides e disfunção hipofisária. Com os avanços no tratamento das disfunções endocrinológicas, os quais permitem aumento do número de mulheres afetadas com fertilidade preservada e o desenvolvimento de técnicas de reprodução assistida, o número de gestações com essas condições aumentou. É necessário reconhecer os sintomas e corrigir o diagnóstico para um tratamento adequado, a fim de evitar efeitos colaterais adversos à mãe e ao feto.

Durante a gestação, são esperadas diversas alterações fisiológicas do sistema endócrino. A compreensão desses mecanismos de adaptação é essencial para a adequada abordagem de mulheres com endocrinopatias que precedem a gravidez e também para a correta interpretação e diagnóstico das patologias endócrinas que podem surgir durante a gestação.

A placenta tem a capacidade de secretar diversos hormônios biologicamente ativos, que contribuem para a adequação a esse estágio fisiológico (Tabela 47.1). Os hormônios somatogênicos e lactogênicos produzidos pela placenta e pela hipófise atuam em conjunto para integrar a resposta metabólica às demandas de desenvolvimento fetal e neonatal.

Hipófise

Alterações fisiológicas

O volume da hipófise anterior encontra-se aumentado durante a gestação, principalmente em virtude da hiperplasia das células lactóforas (lactotrofos) localizadas na adeno-hipófise. Após o parto, a adeno-hipófise pode demorar até 6 meses para voltar a seu tamanho normal. As concentrações das gonadotrofinas caem, em decorrência da progressiva diminuição da resposta ao hormônio liberador da gonadotrofina (GnRH) hipotalâmico, mediada pelos níveis elevados de estradiol e de progesterona na gravidez.

A secreção de hormônio do crescimento (GH) é estimulada durante o 1º trimestre da gestação pelo estrogênio e pela relaxina, que é originária do corpo lúteo. A placenta, a partir da 16ª-17ª semana, é capaz de secretar, independente do controle hipotalâmico, uma variante do GH – o GH placentário –, que difere do hipofisário em 13 aminoácidos, tem baixa atividade lactogênica e suprime a secreção hipofisária de somatrotofina. Com o avanço da gestação, apenas a variante placentária do GH é detectada e, após o 1º dia de puerpério, ela torna-se indetectável. O GH placentário estimula a produção do fator de crescimento semelhante à insulina (IGF). O IGF inibe as células somatotrópicas da hipófise, e a secreção do hormônio somatotrópico (STH) diminui.

---

*Diabetes, obesidade e anormalidades do eixo hipotálamo-hipófise-tireoide estão abordadas em capítulos separados.

Tabela 47.1 Principais hormônios secretados pela placenta.

Hormônio	Efeito
Gonadotrofina coriônica humana (hCG)	Estimula a permanência de corpo lúteo funcionante
	Diferenciação da genitália do feto masculino
	Modula a secreção do hormônio antidiurético
	Provável efeito imunossupressor
	Provável efeito estimulador da formação do sinciciotrofoblasto
	Lactogênio placentário humano (hPL)
	Regula a massa de células placentárias
	Inibe a ação da prolactina
	Estimula a lipólise e a manutenção de um quadro de resistência à insulina
	Facilita a captação de aminoácidos pelo feto
Progesterona	Adequação do miométrio para a gestação
	Substrato para síntese de glico e mineralocorticoide pelo feto
	Reduz a sensibilidade periférica a insulina
	Supressão de mecanismos de rejeição mediados pela célula T
Estrogênio	Estimula a captação de LDL colesterol para produção de esteroides
	Aumento do fluxo uteroplacentário
	Estimula a síntese placentária de prostaglandinas
	Adequação da glândula mamária para o aleitamento
Hormônio do crescimento (GH)	Aumenta a produção e a concentração do fator de crescimento IGF-1
	Efeito somatotrófico
Corticotrofina coriônica (ACTH coriônico)	Estimula a produção de cortisol pela suprarrenal
Hormônio liberador de gonadotrofinas (GnRH)	Estimula a secreção de gonadotrofina coriônica humana (hCG)
Hormônio liberador de corticotrofina (CRF)	Parece ter um papel estimulador da contratilidade uterina e da produção de ACTH fetal

A secreção de prolactina (PRL) é regulada por uma alça curta de *feedback* negativo entre a hipófise e os neurônios tuberoinfundibulares produtores de dopamina. A dopamina inibe a secreção de PRL e, durante a gestação, o hormônio lactogênio placentário também exerce papel inibitório, o que resulta na manutenção de níveis relativamente baixos de PRL até o início do 3º trimestre. No período final da gestação, apesar da presença do lactogênio placentário, a secreção dopaminérgica está reduzida, e os neurônios tornam-se não responsivos à PRL, ocasionando um importante aumento dos níveis de PRL. Essa hiperprolactinemia fisiológica é um importante mecanismo adaptativo, necessário para o desenvolvimento da glândula mamária no puerpério imediato. O hiperestrogenismo da gravidez exerce efeito estimulador da síntese e secreção de prolactina, e são esperados níveis séricos de PRL maiores do que fora da gestação, mesmo antes do início do aleitamento.

Os níveis plasmáticos de ACTH aumentam progressivamente, com pico que ocorre durante o trabalho de parto. O CRH placentário apresenta estrutura idêntica ao hipotalâmico e tem atividade biológica. O aumento da produção de ACTH pode ser resultado do efeito do CRH placentário ou de uma redução da resposta hipofisária ao cortisol ou, inversamente, de um aumento da resposta hipofisária ao CRH e à vasopressina.

Ao contrário das células lactotróficas, o restante das células no compartimento anterior da hipófise permanece no tamanho pré-gestacional ou até menor.

Adenomas hipofisários

Os adenomas hipofisários podem ser classificados como não funcionantes ou secretores. Os tumores secretores promovem quadros diversos de hiperprodução hormonal: a hiperplasia das células lactotróficas (prolactinomas) promove hiperprolactinemia; a das células somatotróficas (somatotropinomas) leva à acromegalia; e a das

células corticotróficas resulta na doença de Cushing. Outros tumores menos comuns são os adenomas tireotróficos e os gonadotróficos.

Frequentemente, esses tumores levam a um quadro de infertilidade tanto pela disfunção hormonal quanto pelo efeito de massa que pode provocar a compressão da haste (Figura 47.1), pela hiperprolactinemia e anovulação e pela destruição dos gonadotrofos. Apesar disso, tem-se verificado nos últimos anos um aumento significativo do número de gestações em mulheres com adenoma hipofisário, resultado do desenvolvimento de medicamentos e de cirurgias eficazes para o tratamento desses adenomas, além das técnicas modernas de fertilização.

Prolactinoma – adenoma produtor de prolactina

O crescimento tumoral durante a gestação pode se manifestar tipicamente com cefaleia, alterações visuais secundárias à compressão do nervo óptico e compressão da haste hipofisária.

A medida da PRL sérica tem baixa correlação com o tamanho tumoral durante a gestação. Mulheres com tumores menores que 10 mm de diâmetro (microprolactinoma) têm risco muito reduzido de evoluírem com o aumento significativo da lesão que resulte em complicações neurológicas. Nos casos de macroprolactinomas (tumores com mais de 10 mm de diâmetro), existe pequeno potencial de ocorrer um aumento do tumor, o que pode levar a sintomas neurológicos e risco de acometimento do quiasma óptico. Mulheres com macroprolactinoma precisam ser aconselhadas sobre o risco e tratadas, preferencialmente, antes da gestação.

Nos casos de microprolactinoma e nos macroprolactinomas sem expansão extrasselar, indica-se a interrupção do uso do agonista dopaminérgico quando confirmada a gravidez, por motivo do baixo risco de aumento do volume tumoral. Nos casos de macroadenomas, preferencialmente, deve-se indicar tratamento ainda antes da concepção, ao longo de 12 meses. A redução do

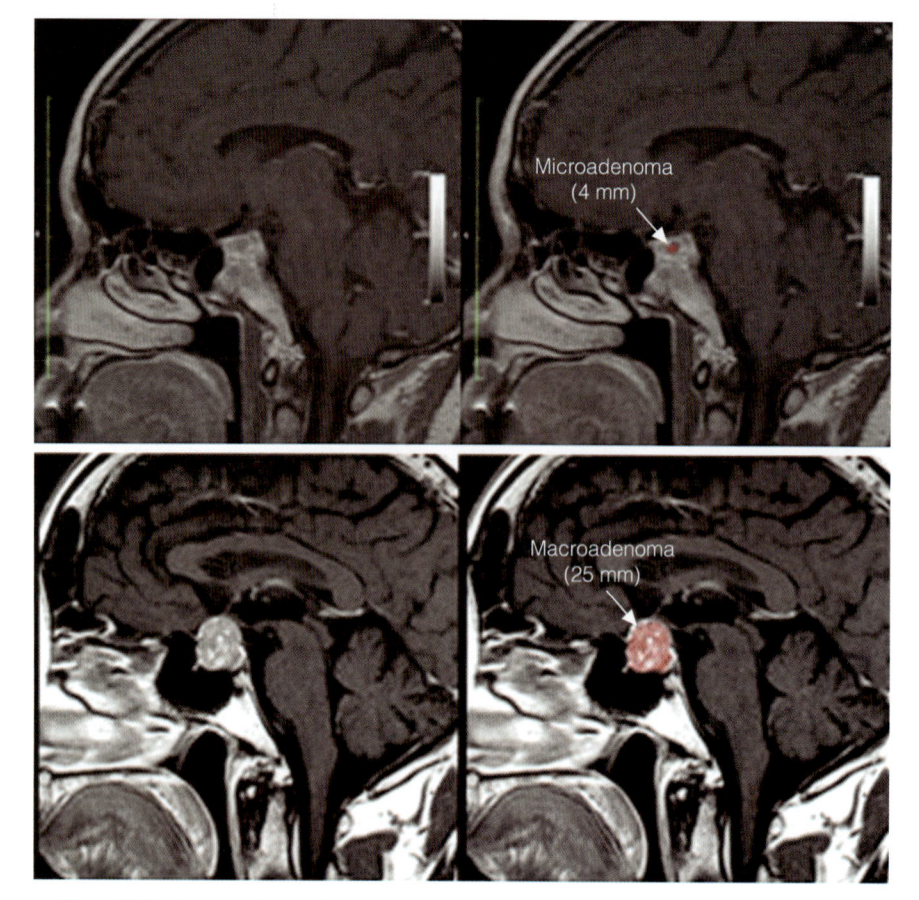

Figura 47.1 Adenomas de hipófise. Ressonâncias magnéticas e suas respectivas interpretações.

macroadenoma pode ser conseguida com o uso de medicações, e, nos casos em que não houver resposta, indica-se a cirurgia, embora o risco de aumento ou recidiva do tumor não possa ser descartado na gestante. Nos grandes tumores com expansão extrasselar e naqueles muito próximos à haste hipofisária que responderam à medicação, esta pode ser mantida durante o período da gravidez. A bromocriptina, um alcaloide semissintético derivado da ergotamina, é a mais utilizada pelos que optam por manter medicação, uma vez que seu uso no 1º trimestre da gestação se mostrou seguro em um grupo grande de mulheres. Outro medicamento indicado no tratamento dos adenomas produtores de prolactina é a cabergolina, também um alcaloide derivado da ergotamina, mas com ação mais prolongada e melhor tolerabilidade. Apesar de alguns relatos na literatura não revelarem complicações, os dados ainda não são suficientes para garantir a segurança do uso desse medicamento durante a gestação. Seu uso deve ser considerado nos casos de macroadenomas em gestantes que não toleram bromocriptina.

Durante toda a gestação, principalmente nos casos de macroadenomas, é importante manter a avaliação rotineira do surgimento de sintomas visuais com medidas de campimetria e de sintomas de compressão de haste com desenvolvimento de poliúria, que sugere quadro de diabetes insípido ou desenvolvimento de hipopituitarismo. A avaliação pela ressonância magnética (RM) do tamanho do adenoma, que deve retornar ao valor pré-gestacional, deve ser indicada entre 4 e 6 semanas pós-parto ou em qualquer momento durante a gestação; porém, sem uso de gadolínio, caso a paciente desenvolva algum sintoma neurológico. Na evidência de crescimento tumoral significativo, com sintomas compressivos, está indicado o início imediato do agonista

dopaminérgico. Nos casos sem resposta à medicação, a abordagem cirúrgica deve ser indicada.

Recomendações atuais para o acompanhamento de gestantes com prolactinoma:

- Mulheres em uso de agonistas dopaminérgicos devem suspender a medicação após a descoberta da gravidez. Em pacientes com macroadenoma em uso de agonistas dopaminérgicos, que não tenham sido submetidas à cirurgia ou radioterapia previamente, é prudente manter a terapia dopaminérgica, se o tumor é invasivo ou comprime o quiasma óptico
- Gestantes com microprolactinoma podem ser avaliadas por acompanhamento clínico trimestral
- Gestantes com tumores expansivos devem ter acompanhamento clínico mensal e avaliação oftalmológica trimestral
- A prolactina sérica não deve ser dosada durante a gestação
- Não realizar RM de sela de rotina em pacientes com microadenoma ou macroadenoma sem expansão extrasselar, somente no caso de ocorrerem sintomas compressivos, uma vez que tais tumores não levam a crescimento sintomático na gestação
- Para as pacientes que experimentam crescimento sintomático do prolactinoma, recomenda-se a bromocriptina, pois existe um maior número de estudos na literatura sobre o uso dessa medicação na gestação. Para as pacientes que não toleram a bromocriptina, pode-se tentar a cabergolina.

No puerpério, os níveis séricos de PRL frequentemente normalizam ou reduzem, mesmo em gestantes com prolactinoma. Uma hipótese para justificar esse fenômeno seria o processo de apoplexia do tumor hipofisário induzida pelo estrogênio. A taxa de remissão da hiperprolactinemia após a gravidez é de 10% e 68%. Recomenda-se que se realize nova avaliação de imagem e dos níveis de PRL após o parto, para avaliar se o retorno da medicação é ou não necessário. O aleitamento não está associado ao aumento tumoral e não deve ser contraindicado naquelas pacientes que não necessitaram utilizar agonista dopaminérgico na gestação. Não se deve indicar o uso de agonistas dopaminérgicos, durante o puerpério, nas mulheres que não fizeram uso durante a gestação, pois esses medicamentos podem dificultar a amamentação por reduzir a produção de leite materno.

Acromegalia – somatotropinomas

Mulheres com diagnóstico de acromegalia têm maior risco de serem inférteis. A infertilidade pode resultar da compressão da haste hipofisária, da cossecreção de prolactina pelo tumor, de secreção excessiva de androgênio estimulada pelo hormônio de crescimento (GH) ou pelo efeito de massa. Apesar da secreção placentária de GH, algumas mulheres com acromegalia podem manter hipersecreção de GH hipofisário de forma autônoma.

Existe uma elevação fisiológica de IGF-1, na segunda metade da gestação, decorrente da produção placentária de GH. No 1º trimestre, o GH é secretado predominantemente pela hipófise de forma pulsátil. Por volta da 15ª à 17ª semana de gestação, o GH é produzido pela placenta de forma contínua, não pulsátil. A partir daí, a produção placentária de GH aumenta progressivamente até o final da gestação. Por outro lado, apesar do aumento progressivo do GH durante a gestação, pode haver uma redução nos níveis de IGF-1 pela hiperestrogenemia. Mudanças nas concentrações séricas de GH e IGF-1 são variáveis durante a gestação, e indicam que o monitoramento rotineiro não é mandatório, se a gestação prosseguir sem intercorrências.

Idealmente, as mulheres com acromegalia decorrente de adenoma hipofisário devem ser submetidas à retirada cirúrgica do tumor antes de engravidarem. A possibilidade de aumento tumoral, apoplexia ou hemorragia hipofisária deve ser investigada nas gestantes ou nas lactantes com macroadenoma que se queixam de alterações visuais ou apresentam hipoglicemia e choque. Aumento no tamanho dos macroadenomas pode ocorrer durante a gestação. Pacientes com tumores com extensão suprasselar devem ser monitoradas por meio de exame clínicos, avaliações oftalmológicas e monitoramento da campimetria a cada trimestre, independentemente dos sintomas neurológicos. A avaliação do GH e/ou níveis séricos de IGF-1 durante a gravidez não é relevante para acompanhamento clínico e intervenção terapêutica, em razão da produção placentária de GH. Gestantes com acromegalia têm risco aumentado de ter diabetes pré-gestacional e hipertensão, ou podem desenvolver diabetes gestacional e desordens hipertensivas da gravidez. O desenvolvimento do feto, na maioria dos casos de mulher com acromegalia, ocorre de forma normal, embora existam relatos de restrição do crescimento uterino que pode estar associada com o uso de análogos da somatostatina. Ainda é motivo de controvérsia a manutenção do tratamento medicamentoso para suprimir a produção de GH durante a gestação. A bromocriptina é um agente, na maioria das vezes, pouco eficaz. O análogo da somatostatina (octreotida) é atualmente a terapêutica medicamentosa mais utilizada na acromegalia. A octreotida ultrapassa a barreira placentária, e ainda são, portanto, necessários mais estudos para garantir sua segurança. O uso de octreotida deve ser recomendado apenas em pacientes sintomáticas (cefaleia grave ou perda de campo visual). O tratamento da acromegalia pode ser interrompido após a concepção na maioria das pacientes.

Recomenda-se a suspensão do uso de octreotida LAR (longa duração) pelo menos 60 dias antes de a gestação ser planejada. Há relato do uso do pegvisomanto, um antagonista do receptor do GH, durante a gestação sem efeitos adversos; entretanto, o número de casos é escasso para determinar segurança de seu uso na gravidez. A cirurgia transesfenoidal durante a gestação fica reservada para situações de emergência, como perda de campo visual ou apoplexia hipofisária, e consideram-se também os riscos de perda fetal e prematuridade com o uso da anestesia geral. Nos casos em que a gestação transcorreu sem surgimento de sintomas neurológicos, o aleitamento deve ser estimulado. O uso de análogos da somatostatina está contraindicado durante a amamentação.

Diabetes insípido

Na gravidez ocorre aumento da água corporal total, o que leva à expansão do volume plasmático (mais de 1,5 vez maior que fora da gestação), e a osmolalidade sérica diminui aproximadamente 10 mOsm/kg em comparação com osmolalidade sérica em não grávidas. O limiar osmolar para alterações da secreção de arginina vasopressina (AVP) é mais baixo. Além disso, o limiar da sede também diminui durante a gravidez. A secreção de AVP e a sensação de sede ocorrem com uma osmolaridade plasmática menor.

O diabetes insípido (DI) gestacional é um estado raro caracterizado por poliúria hipotônica e polidipsia, que geralmente surge de forma aguda, no final do 2º ou do 3º trimestre da gestação, e que pode levar a quadro de náuseas, fadiga e desidratação grave. Nesses casos, há um aumento anormal da vasopressinase produzida pelos trofoblastos, e, na maioria dos casos, o quadro resolve-se após o parto. O DI gestacional está associado à disfunção hepática, que dificulta a metabolização da vasopressinase e a produção excessiva dessa enzima nas gestações múltiplas. Essas gestantes têm maior risco de apresentarem pré-eclâmpsia, esteatose hepática aguda da gestação (EHAG) e síndrome HELLP. O DI pode surgir também em mulheres que já apresentavam um distúrbio leve anterior, assintomático, fora da gestação.

A rápida degradação da AVP e o aumento do débito urinário, da produção renal de prostaglandina E2 e dos níveis de corticosteroides, progesterona e tiroxina, que podem antagonizar a AVP e desencadear um quadro de DI antes subclínico. O diagnóstico pode ser feito por meio da medida da osmolaridade sérica e urinária. O teste de privação da água, que avalia a velocidade de desidratação e compara a osmolaridade urinária antes e após a administração da AVP, não é recomendado durante a gestação por causa do risco de desidratação.

O diagnóstico de DI pode indicar a existência de craniofaringeoma e outros tumores menos comuns, além da hipofisite autoimune; assim, é indicada a realização de ressonância magnética, e raramente está associada à necrose hipofisária pós-parto (síndrome de Sheehan). Outras causas de poliúria devem ser investigadas, como glicosúria, insuficiência renal crônica, anemia falciforme, hipercalcemia e hiperpotassemia, além do uso de medicamentos como lítio, diuréticos, manitol e anticolinérgicos.

O tratamento do DI na gestação deve ser feito com o DDAVP (L-desamino-8-D-arginina vasopressina), que não é degradado pela vasopressinase e que pode ser utilizado por via intravenosa, subcutânea, oral ou nasal. O efeito antidiurético do DDAVP pode durar até 24 horas, e deve-se estar atento ao risco de hiponatremia, se utilizado em doses excessivas. O uso de líquidos por via parenteral durante o parto deve ser cuidadosamente monitorado nessas mulheres.

Hipopituitarismo

Quadro de pan-hipopituarismo pode ocorrer, durante a gestação, em mulheres sem patologias hipofisárias conhecidas previamente. A hipofisite linfocítica ou autoimune e a síndrome de Sheehan são causas de disfunção hipofisária que ocorrem, particularmente, durante a gestação e o puerpério. O diagnóstico diferencial deve incluir infarto/apoplexia de um adenoma hipofisário, que talvez exija descompressão cirúrgica. O hipopituitarismo também pode resultar de traumas, procedimentos cirúrgicos ou irradiação prévia na região hipotalâmica, tumores, autoimunidade, síndromes genéticas, dentre outras causas. Nas últimas décadas, o uso de técnicas de reprodução assistida vem permitindo a gestação nas mulheres que têm quadro de hipogonadismo hipogonadotrófico. Após a concepção, a reposição de progesterona deve ser garantida até a 12ª semana, quando a produção placentária já é suficiente. É importante ressaltar que a disfunção hormonal que essas mulheres apresentam geralmente não se restringe apenas ao eixo hipotálamo-hipofisário-gonadal. O diagnóstico e o tratamento das alterações da produção dos hormônios tireóideos e da suprarrenal são também necessários. A terapêutica deve ser feita pela reposição de levotiroxina (ver em *Hipotireoidismo*) e de glucocorticoides (ver em *Insuficiência suprarrenal*).

A necrose hipotalâmica pós-parto, ou síndrome de Sheehan, é uma complicação que pode manifestar-se desde um quadro de choque e hipoglicemia ainda na gestação ou durante o puerpério, com impossibilidade de produção de leite, até a amenorreia pósparto. Em torno de 20% dos casos há histórico de hemorragia periparto. Apesar de ainda ser a principal causa de hipopituitarismo relacionado com a gestação, nos últimos anos vem sendo documentada a redução do número de casos de síndrome de Sheehan, um provável resultado da melhora do acompanhamento obstétrico. A ressonância magnética, na maioria dos casos, revela imagem de sela vazia. Após garantir a adequada reposição de corticosteroides, deve-se avaliar a necessidade de reposição de levotiroxina.

O hipogonadismo deve ser tratado com estrogênio e progesterona em mulheres que estão na pré-menopausa, e a reposição de GH pode ser considerada.

A hipofisite linfocítica é uma desordem autoimune rara que tipicamente afeta mulheres em idade fértil. Cerca de 50% dos casos são diagnosticados entre o último mês de gestação e os dois primeiros meses após o parto. A apresentação clínica é bastante variável. Há relatos de quadros desde pan-hipopituitarismo e ganho de peso até diabetes insípido central. Sintomas neurológicos característicos de efeitos compressivos, como cefaleia de início agudo e alterações visuais, também podem manifestar-se. A evolução da doença é também variável. Remissões espontâneas são frequentes, mas há relatos de quadros graves e agudos de crise adrenal. A terapia imediata com glicocorticoides é recomendada nos casos de suspeita de crise adrenal. Não há consenso quanto à indicação de doses elevadas de corticoides como terapia imunossupressora.

O estudo da hipófise por RM sem gadolínio está indicado nos casos de hipopituitarismo durante a gestação para descartar a presença de macroadenomas e outros tumores que levam à compressão da haste. Na síndrome de Sheehan, verifica-se redução do volume hipofisário e imagem de sela vazia.

O hipopituitarismo anteparto é uma patologia relativamente rara, descrita em mulheres com diabetes melito tipo 1, que se apresenta inicialmente com quadro clínico semelhante ao da hemorragia subaracnoide, com cefaleia de início súbito. É uma condição potencialmente fatal, que pode levar à hipoglicemia grave e ao choque, se não for diagnosticada e tratada em tempo hábil.

Anormalidades do eixo hipotálamo-hipófise-suprarrenal

Alterações fisiológicas

Durante a gestação, há aumento da síntese e liberação, pela placenta, da corticotrofina (ACTH), do hormônio liberador da corticotrofina (CRF), biologicamente ativos, uma redução da resposta hipofisária à inibição do cortisol e um aumento dessa resposta aos fatores liberadores do ACTH. Além disso, o estrogênio placentário aumenta a produção hepática da globulina ligadora de corticosteroide (CBG). Esses eventos irão resultar na importante elevação dos níveis séricos de cortisol e ACTH, dificultando, muitas vezes, o diagnóstico do hipercortisolismo patológico.

Além do papel regulador do eixo hipotálamo-hipofisário, o CRH atua na gestação como facilitador do processo de decidualização e implantação do embrião e sobre a função ovariana. O CRH parece também ter algum papel durante o trabalho de parto, pois geralmente se encontra em níveis mais elevados nos casos de parto espontâneo, quando comparados àqueles em que a indução é necessária.

A progesterona atua como um antagonista dos receptores mineralocorticoides e leva à redução da reabsorção de sódio e da resistência vascular periférica e ao aumento do relaxamento da musculatura lisa. Por outro lado, o hiperestrogenismo característico da gestação está relacionado com o aumento das concentrações plasmáticas de renina. Há também aumento da liberação de renina pelo rim e pelos tecidos extrarrenais. O estrogênio estimula a secreção de angiotensinogênio e leva a um gradual aumento de 3 a 7 vezes na atividade de renina plasmática. Embora os níveis circulantes de angiotensina II estejam elevados, seu efeito vasoconstritor é compensado pela produção de prostaglandinas vasodilatadoras a partir da unidade uteroplacentária, o que resulta em diminuição na resistência vascular e pressão arterial sistêmica. Esses eventos são necessários para a manutenção de um balanço de sódio normal e para a homeostase volumétrica.

Síndrome de Cushing

O termo síndrome de Cushing (SC) é utilizado para descrever quadros de hipercortisolismo de qualquer etiologia, enquanto doença de Cushing (DC) se refere ao hipercortisolismo de origem hipofisária. As patologias que levam à SC são classificadas como ACTH dependentes ou independentes (Tabela 47.2). A SC de origem suprarrenal é encontrada em 40 a 50% dos casos diagnosticados na gestação, ao passo que, na população geral, a proporção é de 15%.

Com a redução da fertilidade provocada pelo hipercortisolismo e pelo hiperandrogenismo, não é frequente a associação entre doença de Cushing (DC) e gravidez. A proporção de casos de hipercortisolismo de origem hipofisária diagnosticada na gravidez

Tabela 47.2 Classificação etiológica da síndrome de Cushing.

ACTH-dependente	ACTH-Independente	Pseudocushing
Doença de Cushing (adenoma ou hiperplasia dos corticotrofos)	Adenoma de suprarrenal	Alcoolismo
Produção ectópica de ACTH	Carcinoma de suprarrenal	Depressão
Produção ectópica de CRH	Hiperplasia suprarrenal pigmentosa e síndrome de Carney	Obesidade
Hiperplasia suprarrenal macronodular	Síndrome de McCune-Albright	
Iatrogênica	Iatrogênica	

ACTH, hormônio adrenocorticotrófico; *CRH*, hormônio liberador de corticotrofina.

é de aproximadamente 33% menor que na população geral, de 63 a 72%. Existem relatos de casos de síndrome de Cushing induzida pela gestação, em virtude da presença de receptores de LH/HCG no córtex suprarrenal, que se revertem após o parto. O CRF e o ACTH produzidos pela placenta podem atuar como potentes estimuladores, resultando em um quadro de hipercortisolismo patológico. A SC materna aumenta o risco de hiperglicemia, hipertensão e eclâmpsia. Os conceptos de mulheres com hipercortisolismo têm risco aumentado de prematuridade, crescimento intrauterino retardado, hemorragia intraventricular, malformações e abortamento espontâneo. Quando não tratado, o hipercortisolismo pode resultar em 20% de mortalidade fetal.

Os sintomas de ganho de peso, fadiga, hiperglicemia e labilidade emocional não são específicos, mas o diagnóstico deve ser suspeitado nas mulheres que evoluem com ganho de peso excessivo, manifesto principalmente por obesidade central e face típica ("lua cheia"), hipertensão arterial, diabetes gestacional, hirsutismo, acne e equimoses; grandes estrias avermelhadas também podem ser observadas.

Para a confirmação laboratorial do hipercortisolismo durante a gestação, deve-se considerar o aumento fisiológico da globulina carreadora de corticosteroide (CBG), que é estimulado pelo estrogênio. Consequentemente, a concentração de cortisol plasmático pode estar até 3 vezes acima da população geral, principalmente a partir do 2º trimestre. Além disso, é também esperado um aumento do cortisol livre (não ligado à CBG), resultado do estímulo do CRH e ACTH placentários. O nível de cortisol plasmático e salivar encontra-se aumentado desde a 11ª semana nas gestações normais e eleva-se progressivamente, chegando a um platô no 3º trimestre.

A dosagem de cortisol livre urinário, considerado até o momento o padrão-ouro para diagnóstico de hipercortisolismo, pode estar até duas vezes maior que fora da gestação. Valores de cortisol livre urinário maiores que três vezes o limite superior da normalidade, no 2º e 3º trimestres da gestação, podem indicar síndrome de Cushing. A medida do cortisol noturno ou da meia-noite também pode auxiliar no diagnóstico de hipercortisolismo durante a gestação, já que, diferentemente da SC, durante a gravidez, o nadir noturno do cortisol encontra-se preservado. Valores de cortisol noturno maiores que 5 mg/dℓ ou 50% acima do valor do cortisol diurno sugerem presença de hipercortisolismo patológico. A medida do cortisol salivar noturno, apesar de não ter ainda um valor de corte estabelecido na gestação, é um bom parâmetro para o diagnóstico de SC. O uso do teste de supressão com 1 mg de dexametasona não está indicado, pois tem valor limitado na gestação por causa dos frequentes resultados falso-positivos.

Após a confirmação da existência de hipercortisolismo ou da síndrome de Cushing (SC), é necessário pesquisar sua etiologia, se de origem ACTH-dependente ou independente (ver Tabela 47.2). O nível de ACTH pode variar muito durante a gestação.

A presença de ACTH detectável não descarta o hipercortisolismo de origem suprarrenal, e, mesmo no caso de hipercortisolismo com ACTH em nível reduzido indicando etiologia suprarrenal, um exame de imagem deve ser solicitado. No caso de hipercortisolismo com ACTH normal ou alto, indica-se a realização de um teste de supressão com 8 mg de dexametasona (a presença de supressão favorece o diagnóstico de DC) ou estímulo do ACTH com CRH. Pela avaliação da resposta ao estímulo do CRH, é possível diferenciar a etiologia hipofisária (resposta presente) das causas adrenais ou por secreção ectópica de ACTH (resposta ausente). A indicação do uso do CRH ovino na gestante deve ser bastante criteriosa. Apesar de não haver relatos de efeitos adversos, o CRH ovino é classificado pela FDA como medicação classe C. Recomenda-se a realização do teste de estímulo com CRH com dose mais elevada (2 mg/kg), para evitar resultados falso-negativos que podem ser observados nas gestantes. Após a confirmação etiológica, são indicados métodos de imagem para a localização do adenoma suprarrenal ou hipofisário, nos casos de DC. A ultrassonografia abdominal pode detectar tumores na suprarrenal em 50% dos casos.

A RM é o método de escolha para a detecção de adenomas hipofisários, mas deve ser indicada, preferencialmente, após a 32ª semana, pois o aumento do volume da hipófise anterior e a contraindicação ao uso do gadolínio como meio de contraste durante a gestação podem dificultar sua interpretação.

Algumas vezes, são necessários procedimentos mais complexos para o diagnóstico. O cateterismo do seio petroso pode ser indicado nos casos em que os achados laboratoriais são discordantes da imagem.

O tratamento de escolha da SC durante a gestação, nos casos de origem hipofisária ou suprarrenal, é a cirurgia (hipofisectomiatransesfenoidal e adrenalectomia, respectivamente), que deve ser realizada, preferencialmente, durante o 2º trimestre. O tratamento com medicamentos que reduzem a produção de corticoides pode estar indicado nos casos em que se aguarda o momento adequado para a intervenção cirúrgica, mas são ainda escassos os relatos de eficácia e segurança. A metirapona tem o melhor perfil de segurança para uso durante a gestação, embora possa causar elevação dos níveis pressóricos e exista um relato de hipoadrenalismo fetal após o uso materno dessa medicação. O cetoconazol é capaz de ultrapassar a placenta de modelos animais, e seu uso na gestação não é considerado seguro. A cipro-heptadina não se mostrou eficaz. Há relato de um caso de doença de Cushing tratada com doses altas de cabergolina com evolução favorável. É contraindicada a aminoglutetimida, porque pode levar à virilização dos fetos femininos, bem como o mitotano, pelo potencial efeito teratogênico.

Insuficiência suprarrenal

A insuficiência suprarrenal primária, ou síndrome de Addison, pode ser de origem infecciosa (tuberculose é a etiologia mais frequente), autoimune, pós-cirúrgica, hemorrágica, metástases locais, dentre outras. O risco de desenvolver insuficiência suprarrenal deve ser observado nas mulheres que suspenderam o uso de corticosteroides utilizados cronicamente, ou seja, pelo menos 5 mg de prednisona ou seu equivalente diariamente por mais de 3 meses. Mulheres com diagnóstico de diabetes melito tipo I e tireoidite de Hashimoto também podem apresentar quadro de insuficiência suprarrenal associada, o que caracteriza um quadro de síndrome poliglandular tipo 2 ou síndrome de Schmidt.

As manifestações clínicas podem surgir de forma aguda, ou a paciente pode apresentar sintomatologia insidiosa. Durante a gestação, parece ocorrer a passagem placentária de aproximadamente 60% do cortisol produzido pelo feto; isso faz com que a sintomatologia inicial ou o agravamento do hipocortisolismo surjam somente durante o parto ou no puerpério.

O diagnóstico deve ser suspeitado quando há associação de vômitos, hipotensão arterial, hipoglicemia e intensa fadiga, e também pode ocorrer dor abdominal grave, confusão mental e sintomas psicóticos. A hiperpigmentação da pele, diferentemente do melasma, ocorre mesmo em áreas não expostas ao sol. A insuficiência suprarrenal primária pode ser diferenciada da secundária (hipofisária) e terciária (hipotalâmica) pela presença de déficit mineralocorticoide, que se manifestará com alteração hemodinâmica (hipotensão) e hiperpotassemia. Se não detectada e tratada durante a gestação, pode levar a quadros mais graves de náuseas e vômitos de difícil controle, hipoglicemia, hiponatremia, acidose metabólica e choque. Não é esperado um aumento do número de complicações em gestantes com insuficiência suprarrenal adequadamente tratada; entretanto, o crescimento intrauterino retardado e o sofrimento fetal foram descritos nos conceptos de mulheres não tratadas.

Os níveis de ACTH durante a gestação são muito variáveis. Na síndrome de Addison, são esperados níveis de ACTH acima de 22 nmol/ℓ. Para a correta interpretação do resultado do ACTH, é importante que a medida seja realizada com pelo menos duas coletas em tubo com EDTA, em dias diferentes, transportadas após imediata centrifugação, para separação e refrigeramento do plasma, em razão da possível flutuação ou das falsas reduções dos valores. Para a correta interpretação dos resultados do nível de cortisol no diagnóstico da síndrome de Addison, deve-se reconhecer que existe um incremento de até três vezes do cortisol plasmático durante a gestação normal, principalmente no 3º trimestre. Portanto, não é incomum que gestantes com hipocortisolismo clínico apresentem níveis de cortisol total dentro dos valores de normalidade de fora da gestação. O diagnóstico está confirmado, caso o cortisol total esteja abaixo de 83 nmol/ℓ. Entretanto, somente é possível descartá-lo quando forem encontrados níveis acima de 600 nmol/ℓ nos dois primeiros trimestres. Atualmente, aceita-se que níveis menores que 300 nmol/ℓ, 450 nmol/ℓ e 600 nmol/ℓ no 1º, 2º e 3º trimestres, respectivamente, devem indicar suspeita de insuficiência adrenal. Nos casos de medidas indeterminadas, os exames atualmente mais indicados para avaliar a função suprarrenal na gestante são o teste de estímulo com 250 mg de ACTH (categoria C pela FDA), intravenoso ou intramuscular, em que se mede o cortisol plasmático 30 e 60 min depois, embora ainda não haja consenso quanto aos valores de referência – valores abaixo de 828 nmol/ℓ são considerados suficientes para o diagnóstico. A medida do cortisol salivar tem sido empregada durante a gestação, pois independe da ligação do cortisol com a CBG, mas falta ainda a padronização do método, e não há valor diagnóstico estabelecido. Testes de estímulo com metirapona ou hipoglicemia provocada estão contraindicados na gestação. A interpretação das dosagens de aldosterona e de renina para avaliação da função mineralocorticoide não está estabelecida durante a gravidez. Redução do sódio sérico em até 5 mEq é esperada na gestação normal; hiponatremias mais graves devem ser investigadas.

O tratamento da insuficiência suprarrenal é feito com reposição de glicocorticoide em doses semelhantes às das não gestantes. É necessário o acompanhamento frequente e a orientação da paciente quanto à necessidade de imediata intervenção, e dobra-se a dose da medicação quando ocorrem situações de estresse (intercorrências infecciosas e trabalho de parto, por exemplo). Nos casos em que haja instabilidade hemodinâmica (crise suprarrenal), mesmo sem confirmação diagnóstica, está indicado o uso imediato de hidrocortisona 100 mg IV a cada 6 horas, além de reposição de solução salina isotônica até a estabilização. A terapêutica de manutenção deve ser então iniciada com hidrocortisona VO 15 a 20 mg pela manhã e 5 a 10 mg à tarde. No Brasil, em decorrência da não comercialização da hidrocortisona oral, recomenda-se, no período de manutenção, uso de prednisona 5 mg pela manhã e 2,5 mg à tarde. Doses excessivas podem provocar hipertensão e aumentar o risco de pré-eclâmpsia. A reposição de mineralocorticoides deve ser feita com fludrocortisona 0,05 a 0,2 mg/dia VO. A adequação da dose deve ser avaliada clinicamente, e não é indicado o monitoramento de cortisol ou renina séricos. Não são esperados efeitos adversos fetais com o uso materno de doses fisiológicas de gluco ou mineralocorticoides. Não há aumento de risco de alteração da função suprarrenal do recém-nascido no pós-parto. Menos de 0,5% da dose ingerida pela mãe é excretada por litro de leite, e a medicação deve ser mantida, conforme as doses anteriores, durante o aleitamento. As doses de estresse de glicocorticoides (50 a 100 mg de hidrocortisona IV a cada 6 a 8 horas) devem ser usadas durante o trabalho de parto e o parto.

Desordens genéticas da esteroidogênese adrenal: hiperplasia congênita da suprarrenal

Hiperplasia adrenal congênita (HAC) refere-se a um grupo de doenças genéticas autossômicas recessivas que resultam na falha da esteroidogênese e ocasionam produção reduzida de cortisol e hormônio adrenocorticotrófico (ACTH). As manifestações clínicas na HAC dependem da enzima envolvida e do grau de deficiência enzimática (total ou parcial). Mulheres com HAC podem apresentar insuficiência glicocorticoide, insuficiência mineralocorticoide e excesso ou insuficiência de androgênios.

A forma mais frequentemente observada de HAC é decorrente da deficiência de 21-hidroxilase, que pode se manifestar na forma clássica perdedora de sal ou virilizante, na forma não clássica. A forma não clássica apresenta graus variáveis de excesso de androgênio pós-natal, mas, às vezes, é assintomática. O comprometimento subclínico leve da síntese de cortisol na HAC não clássica (NCAH) geralmente não leva a crises addisonianas. A prevalência da NCAH, em determinados grupos populacionais, é grande. Com base em estudos de associação de haplótipos, estima-se que NCAH tenha uma prevalência de 1:500 a 1:1000 na população branca em geral, mas de 1:50 a 1:100 entre as populações com altas taxas de casamentos consanguíneos.

Mulheres com HAC clássica têm baixa fecundidade (0,25 nascidos vivos por mulher *versus* 1,8 na população em geral). Na NCAH, embora 72% das gestações resultem em nascidos vivos, entre 10 e 30% das mulheres em idade reprodutiva se queixam de infertilidade. A anovulação é a principal causa de subfertilidade na NCAH. Concentrações persistentes de progestógeno elevadas (por motivo de níveis circulantes excessivos de progesterona e 17-OHP de origem adrenal) também podem resultar em muco cervical desfavorável e endométrio hipotrófico ou atrófico.

Gestantes com forma clássica da HAC devem iniciar tratamento com dexametasona assim que a gravidez for confirmada, e, no mais tardar, 9 semanas após o último período menstrual, com o objetivo de reduzir o risco de masculinização genital fetal. Após descartar o risco sobre a genitália feminina do concepto, as pacientes precisam ser orientadas a manter o uso de hidrocortisona ou prednisolona e fludrocortisona, com ajustes posológicos se ocorrerem sintomas e sinais de insuficiência de glicocorticoides. A prednisona não é recomendada, uma vez que a conversão em prednisolona é insuficiente em pequenas doses. Recomenda-se avaliar a pressão arterial, em posição supina, os eletrólitos séricos e a excreção urinária de sódio ao longo da gestação. A medida da 17-OH-progesterona não é parâmetro adequado, pois se encontra elevada na gravidez normal e, portanto, não pode ser usada para monitorar o tratamento. É necessário avaliar a necessidade de um aumento da dose do glicocorticoide, durante o 2º ou 3º trimestre, e administrar doses de estresse durante o trabalho de parto e parto. Como a dexametasona atravessa a barreira fetoplacentária, e seu uso prolongado tem potencial de impactar, a longo prazo, o desenvolvimento intelectual fetal, recomenda-se indicar para a gestante com HAC a reposição de glicocorticoides, como hidrocortisona e prednisolona. Ambas são metabolizadas pela 11-beta-hidroxisteroide-desidrogenase tipo 2 placentária e, portanto, não ultrapassam a barreira. Por motivo de alta prevalência de cirurgia vaginal prévia e desproporção cefalopélvica, em mulheres com forma clássica de HAC a cesariana é a via de parto mais comum.

Não existem diretrizes sobre o tratamento da NCAH durante a gravidez. Estudos transversais sugerem que as perdas gestacionais precoces podem ser menores naquelas que estão em terapia com glicocorticoides, o que sugere a necessidade de uso contínuo do medicamento durante a gravidez.

Paratireoide

Durante a gestação ocorrem adaptações fisiológicas que impactam o metabolismo do cálcio e de seus hormônios reguladores (PTH e vitamina D). A demanda fetal de cálcio é suprida pelo aumento da absorção intestinal e da reabsorção óssea materna que ocorre na gestação. A absorção intestinal de cálcio é mediada pela 1,25(OH) vitamina D_3 (calcitriol) e pela ação da prolactina e do hormônio lactogênio placentário humano. O nível sérico de calcitriol, independentemente do estímulo do PTH, eleva-se em média duas vezes na gestação. Aumento da calciúria é esperado na segunda metade da desse período. Além disso, durante a gravidez, a albumina sérica diminui com a expansão do volume intravascular. Essa redução da albumina sérica resulta em uma redução no valor do cálcio ligado à albumina. Na gravidez normal, apesar de o cálcio sérico estar menor do que fora da gestação, a forma ionizada e o cálcio corrigido encontram-se normais, mesmo com o aumento da demanda para o feto e o aumento do volume plasmático. Mulheres com ingestão adequada de cálcio terão níveis normais ou baixos de PTH na gestação. Existe um mecanismo de transporte ativo de cálcio pela placenta, que leva à hipercalcemia fetal relativa. O desenvolvimento da paratireoide fetal ocorre somente após o 1º trimestre. A placenta produz PTH (PTHrP), que também entra na circulação fetal. A 25-hidroxivitamina D materna atinge o feto, mas, como o PTHrP apenas aumenta minimamente a 1-α hidroxilação, sua contribuição para a regulação do cálcio fetal é limitada, até que a produção de PTH fetal ocorra mais tarde na gestação. Como não há passagem de PTH materno pela placenta, o ambiente fetal caracteriza-se por um estado fisiológico favorável para a formação do esqueleto caracterizado por hipercalcemia, calcitonina elevada e PTH suprimido.

Hipoparatireoidismo

A retirada cirúrgica das paratireoides durante procedimento na tireoide é a principal causa de hipoparatireoidismo. Durante a gestação, geralmente são necessários pequenos incrementos das doses de reposição de cálcio e vitamina D, e é recomendada a dosagem do cálcio iônico a cada trimestre, para avaliar a adequação da reposição. A hipocalcemia materna aumenta o risco de hipertensão durante a gestação. A hipocalcemia fetal somente ocorre quando o cálcio sérico materno se encontra severamente reduzido. No hipoparatireoidismo grave, com hipocalcemia grave, o feto pode desenvolver hipocalcemia. Isso resultará na estimulação da paratireoide fetal e no desenvolvimento de hiperparatireoidismo no feto, o que pode ocasionar um quadro de desmineralização do esqueleto fetal. Casos de hipoparatireoidismo materno não tratado adequadamente podem provocar, no concepto, reabsorção óssea subperiosteal, deformidades ósseas, osteíte fibrosa cística, fraturas intrauterinas, baixo peso ao nascer, aborto espontâneo e morte fetal.

Deve-se ter cautela ao indicar uso de vitamina D nessas gestantes, pois há uma relativa "independência" do metabolismo do cálcio em relação ao PTH na gravidez. Doses excessivas de calcitriol estão relacionadas com hipercalcemia materna e supressão da função da paratireoide fetal. Após o parto e a retirada da placenta, a dose fornecida de vitamina D deve ser reduzida. A produção da peptídeo, relacionado ao PTH (PTHrP) pelas células mamárias, promove estímulo à produção endógena de calcitriol.

O objetivo do tratamento do hipoparatireoidismo na gestação é manter o nível de cálcio sérico ionizado, ou corrigido, no nível inferior do valor de referência do método. Assim, evitam-se efeitos adversos no desenvolvimento e função das paratireoides fetais e o agravamento das perdas renais de cálcio. Até a estabilização, o cálcio sérico deve ser monitorado a cada 1 a 2 semanas e, depois, a cada 3 a 4 semanas, para garantir que nem a hipercalcemia ou hipocalcemia se desenvolvam.

Hiperparatireoidismo

A prevalência de hiperparatireoidismo primário em mulheres em idade fértil é baixa. A etiologia mais frequente é a produção originária de adenoma da paratireoide, outras causas são a hiperplasia e o carcinoma de paratireoide. Na maioria dos casos, os sintomas estão ausentes, mas deve-se suspeitar do diagnóstico nas gestantes que apresentam nefrolitíase, alteração do psiquismo, fraqueza muscular, pancreatite, deformidades ósseas e hiperêmese persistente após o 1º trimestre. Pré-eclâmpsia é frequente nessas pacientes, e há risco aumentado de crise hipercalcêmica, após o parto, decorrente da retirada da placenta e da consequente suspensão do transporte de cálcio para o feto.

O diagnóstico pode ser dificultado durante a gestação, pelo efeito esperado de redução do PTH nessa fase. Níveis elevados de calcemia associados a PTH dentro da normalidade sugerem o diagnóstico. A dosagem de cálcio nos casos confirmados encontra-se maior que 10,1 mg/dℓ (2,52 mmol/ℓ), no 2º trimestre, e maior que 8,8 mg/dℓ (2,2 mmol/ℓ) no 3º trimestre. Estima-se que 80% dos fetos de mulheres com hiperparatireoidismo não tratado apresentem complicações, e são relatados casos de crescimento intrauterino retardado, prematuridade, tetania pós-parto e hipoparatireoidismo permanente.

O tratamento pode ser realizado com medidas para redução da calcemia, como garantir hidratação generosa após o fornecimento de furosemida. Entretanto, nos casos de adenoma e carcinoma, a excisão cirúrgica deve ser indicada ainda na gestação, com o cuidado para que se mantenha uma adequada reposição de cálcio no pós-operatório imediato. O cinacalcete, medicamento calcimimético, embora não tenha provocado efeitos teratogênicos em modelos animais, não foi testado em humanos. Portanto, seu uso pode ser considerado nos casos de hipercalcemia grave em que não houve resposta ao tratamento clínico e a abordagem cirúrgica não é viável. O uso de tiazídicos não é recomendado.

Nos casos assintomáticos e com hipercalcemia leve, a cirurgia pode ser adiada para após o parto. Há relatos de casos de gestantes com hipercalcemia grave e níveis muito altos de PTHrP que evoluíram com normalização da calcemia e do PTHrP após o parto e mastectomia bilateral. Tanto a placenta quanto o tecido mamário parecem ser uma fonte importante de PTHrP. Níveis altos de estradiol também podem aumentar o PTHrP.

Síndrome dos ovários policísticos

A síndrome dos ovários policísticos (SOP) é uma das principais doenças endocrinológicas que afetam as mulheres. Caracteriza-se pela presença de hiperandrogenismo e alterações ovarianas; está associada à presença de resistência à insulina. As manifestações clínicas da SOP são bastante variadas, assim como os critérios diagnósticos: oligomenorreia ou amenorreia, hiperandrogenismo clínico (hirsutismo e acne) e ultrassonografia que mostre pequenos cistos ovarianos são os sintomas mais característicos. Outras condições associadas são obesidade, dislipidemia e risco de desenvolver intolerância à glicose. Atualmente, recomenda-se utilizar o critério de Roterdã de 2003 para diagnosticar a SOP. Requer a presença de dois dos três seguintes achados:

- Disfunção ovulatória crônica
- Hiperandrogenismo clínico ou bioquímico
- Evidência à ultrassonografia de morfologia ovariana policística (PCOM), definida pela presença de 12 ou mais cistos ovarianos com 2 a 9 mm de diâmetro por ovário e/ou volume ovariano ≥ 10 cm³
- Desde que estejam descartadas outras causas de perturbação do ciclo menstrual

Apesar da associação entre SOP e infertilidade, um número crescente de mulheres com a síndrome é capaz de engravidar. Redução do peso corporal e citrato de clomifeno são medidas que se mostraram eficazes para promover fertilidade nessas mulheres.

Cuidados no acompanhamento da gestante com SOP

Gestantes com diagnóstico de SOP têm risco aumentado de evoluírem com diabetes tipo 2. Está indicado o rastreamento da disglicemia ainda no 1º trimestre. Doença hipertensiva da gestação e pré-eclâmpsia também são mais prevalentes nessas mulheres, e existem relatos de aumento do risco de parto prematuro, do número de admissões em UTI neonatal e de abortamento habitual. Mulheres com SOP têm uma prevalência duas vezes maior de IMC > 25 kg/m², primeira gestação acima dos 35 anos e complicações como doença hipertensiva, diabetes gestacional e pré-eclâmpsia. Além disso, há maior chance de parto cesáreo. Os recém-nascidos de mães com SOP têm maior risco de nascerem grandes para a idade gestacional (GIG), de apresentarem aspiração de mecônio e baixo Apgar aos 5 minutos. A abordagem precoce, de preferência antes mesmo da concepção, com orientações quanto à dieta hipocalórica e hipolipídica, tem-se mostrado eficaz para a prevenção das complicações maternas. A metformina, medicação que promove o aumento da sensibilidade à insulina, apesar de mostrar menor eficácia que o citrato de clomifeno, tem sido utilizada tanto para a indução de ovulação em mulheres inférteis com SOP que desejam engravidar quanto durante a gestação. Os benefícios relatados neste último caso incluem a redução do risco de perdas fetais no 1º trimestre, a redução da incidência do diabetes gestacional e de pré-eclâmpsia e o menor ganho de peso. No entanto, faltam estudos randomizados e controlados conclusivos nessa população.

A metformina ultrapassa a placenta. Apesar de não existir risco de efeitos teratogênicos, estudos apontam para aumento do IMC de fetos expostos à metformina intraútero. Portanto, é necessário ter cautela na indicação rotineira dessa medicação. As tiazolidinedionas, substâncias que aumentam a sensibilidade à insulina por sua ação sobre os receptores PPAR, também têm o potencial de estimular a ovulação em mulheres com SOP; entretanto, seu uso é contraindicado na gestante, pois também faltam estudos que comprovem a segurança. Medidas de mudança de estilo de vida e emagrecimento melhoraram os desfechos perinatais de mulheres com SOP e obesidade.

Doenças Tireoidianas na Gestação

Lenita Zajdenverg
Marcus Miranda
Nathalie Silva de Morais

A taxa metabólica basal aumenta na gravidez, com a tireoide materna desafiada a suprir essa nova demanda e manter o equilíbrio hormonal até o termo. Desordens tireoidianas são prevalentes entre mulheres grávidas e estão associadas a complicações maternas e fetais.

Estratégias para o diagnóstico, rastreamento e tratamento das disfunções tireoidianas diferem na gravidez, quando comparadas às mulheres não grávidas (Alexander et al., 2017).

Adaptações fisiológicas da função tireoidiana na gestação

O hormônio tireotrófico (TSH) é produzido na hipófise e liberado por ação de um peptídeo produzido no hipotálamo, o hormônio liberador de tireotrofina (TRH). O TSH age na glândula tireoide e estimula a captação de iodo circulante, elemento que participará da síntese dos hormônios tireoidianos. Os hormônios triiodotironina (T3) e tiroxina (T4) são armazenados na glândula tireoide sob a forma de coloide, e são liberados para a corrente sanguínea sob o estímulo do TSH. Os hormônios tireoidianos circulam na corrente sanguínea, em sua maior parte ligados à globulina carreadora de hormônios tireoidianos (TBG) ou à albumina. A glândula tireoide produz uma quantidade maior de T4 que de T3. No entanto, a maior parte do T4 produzido será convertida perifericamente em T3, sob ação da desiodinase tipo 2, e o restante é convertido em T3-reverso, um hormônio biologicamente inativo. O T3 é o hormônio metabolicamente ativo. As ações biológicas são, portanto, decorrentes do T3, que se liga a um receptor nuclear específico nas células-alvo.

No decorrer da gravidez, vários mecanismos adaptativos levam a alterações fisiológicas da função tireoidiana. A glândula tireoide aumenta em 10% seu tamanho durante a gestação, em locais com iodo suficiente, e 20-40% em áreas deficientes em iodo. A produção de T4 e T3 aumenta em 50%, assim como a demanda diária de iodo. Isso porque as demandas fetais de hormônios tireoidianos serão supridas exclusivamente pelas reservas maternas até a 12ª semana de gestação (Zimmermann, 2009).

O iodo é um micronutriente essencial à síntese do hormônio da tireoide. Ele é obtido principalmente da dieta e, em alguns países, é acrescentado ao sal de cozinha, como no Brasil. Durante a gestação, a demanda materna de iodo é significativamente maior que em mulheres não grávidas. Essa maior demanda da substância se deve a um aumento na produção materna de hormônio tireoidiano, à transferência materno-fetal de iodo e ao aumento do *clearance* de iodo materno (Zimmermann, 2009).

Existe uma semelhança estrutural entre a subunidade alfa do hCG e a do TSH, e também de seus respectivos receptores. Dessa maneira, no 1º trimestre da gestação, a tireoide é estimulada pelo hCG a secretar quantidades maiores de T4, enquanto observamos supressão do TSH.

Os níveis séricos totais de T3 e T4 se elevam durante a gestação em decorrência do aumento dos níveis da TBG. As concentrações plasmáticas da TBG atingem níveis máximos em torno de 20 semanas, e se mantêm elevadas até o termo. O aumento da TBG é atribuído ao efeito do estrogênio, que aumenta sua síntese hepática, além da redução de seu *clearance* (Alexander et al., 2017).

As alterações fisiológicas da função tireoidianas estão demonstradas no gráfico a seguir (Figura 47.2).

Testes de função tireoidiana na gestação

As adaptações ao aumento das necessidades metabólicas se refletem nos resultados das provas de função tireoidiana em gestantes. Desse modo, para se avaliar a função tireoidiana durante a gestação, devem-se utilizar os valores de referência específicos para essa fase da mulher.

Hormônio tireoestimulante

O valor de referência para o TSH é mais baixo durante a gestação quando comparado ao de mulheres não grávidas, tanto em seu limite inferior quanto no limite superior, com redução em aproximadamente 0,1 a 0,2 mUI/ℓ e 0,5 a 1,0 mUI/ℓ, respectivamente. Os níveis mais baixos de TSH são observados no 1º trimestre, com aparente relação com os níveis de hCG que estão mais

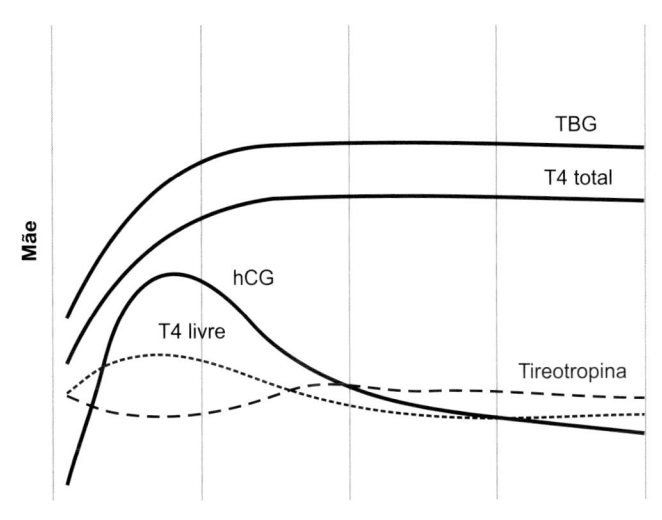

Figura 47.2 Função tireoidiana na gestação normal.

elevados nesse período. Da mesma maneira, os níveis de TSH são mais baixos em gestações múltiplas (se comparados aos de gestações com feto único), mola hidatiforme e coriocarcinoma.

Atualmente, a recomendação é utilizar os valores de referência do TSH específicos para cada trimestre e definidos para cada população. Caso o laboratório não forneça esses dados, os valores de normalidade do TSH na gestação podem ser definidos ao se reduzir 0,4 mUI/ℓ do limite inferior e 0,5 mUI/ℓ do limite superior nos valores de referência do TSH para não gestantes. Eles podem ser aplicados no 1º trimestre gestacional (entre 7 e 12 semanas), com um gradual retorno para os valores de não gestantes ao longo do 2º e 3º trimestres (Morais et al., 2018).

Tiroxina livre

Os ensaios para dosagem sérica do T4 livre, usados pela maioria dos laboratórios, não utilizam técnicas de separação física (como diálise de equilíbrio, ultrafiltração ou cromatografia líquida/espectrometria de massa em tandem). Dessa maneira, os resultados variam de acordo como os níveis séricos individuais das proteínas ligadoras dos hormônios tireoidianos (TBG e albumina) e representam apenas uma estimativa das concentrações reais de T4 livre. Outro modo de medida do T4 livre é por meio do índice do T4 livre, que se baseia na medida da captação de T3 e no T4 total estimado.

A solicitação de T4 livre durante a gestação pode ser indicada no acompanhamento das mulheres com doença tireoidiana, ou em uso de medicações que podem alterar os níveis de TSH, como os glicocorticoides. Os valores de referência para o T4 livre em gestantes, idealmente, devem ser método-específicos e trimestre-específicos (Alexander et al., 2017).

Tri-iodotironina e tiroxina

Durante a gestação, ocorre um aumento das concentrações séricas de T3 e T4 totais em decorrência do aumento dos níveis séricos de TBG. Há elevação do T4 total, principalmente entre a 7ª a 16ª semana de gestação, que atinge níveis 50% maiores que os valores de não gestantes, e se mantém assim até o termo. Dosagens feitas a partir da 16ª semana de gestação têm valor de referência maior, em torno de 1,5 vez em comparação com os valores de não gestantes. Quando essa dosagem é realizada entre a 7ª a 16ª semana de gestação, o limite superior de normalidade pode ser corrigido ao acrescentar 5% por semana a seu valor, a partir da 7ª semana (Alexander et al., 2017).

Rastreio de disfunção tireoidiana durante a gestação

O hipertireoidismo ocorre em 0,1 a 0,4% das mulheres grávidas. Por outro lado, 2 a 3% das gestantes têm algum grau de hipotireoidismo, com 0,3 a 0,5% portadoras de hipotireoidismo manifesto e o restante (2 a 2,5%), hipotireoidismo subclínico (Abalovich et al., 2002).

Apesar de muitos estudos sugerirem que o hipotireoidismo subclínico esteja associado a complicações obstétricas e prejuízo no desenvolvimento neuropsíquico de fetos gerados em ambiente

de risco, as recomendações de rastreio e tratamento continuam a motivar controvérsias. O hipertireoidismo subclínico, por outro lado, não tem sido associado a desfechos desfavoráveis.

A indicação de se realizar o rastreamento universal para disfunção tireoidiana preconcepcional, ou durante a gestação, atualmente não é recomendada pelas principais sociedades médicas (Tabela 47.3).

Apesar de a estratégia do rastreamento universal apresentar-se custo-efetiva para o diagnóstico do hipotireoidismo manifesto, quando comparada ao rastreamento de pacientes de alto risco, faltam dados que comprovem o real benefício do diagnóstico e tratamento das disfunções subclínicas na gestação (Vaidya et al., 2007).

A disfunção tireoidiana na gestação é uma condição clínica comum, e o não tratamento do hipotireoidismo e do hipertireoidismo manifestos está associado a desfechos obstétricos e fetais desfavoráveis (ACOG, 2015). O rastreio universal permitiria identificar e tratar todas as gestantes com hipotireoidismo manifesto, que podem ser assintomáticas em até 70% dos casos (Vaidia et al., 2007).

Além disso, o rastreio universal seria útil na identificação das pacientes com hipotireoidismo subclínico, que é a disfunção tireoidiana que prevalece.

Apesar de muitos estudos sugerirem uma associação do hipotireoidismo subclínico com desfechos obstétricos e fetais adversos, especialmente nas pacientes com autoimunidade tireoidiana, a efetividade da terapia com levotiroxina em reduzir complicações obstétricas nessas gestantes permanece controversa. Da mesma maneira, a associação do hipotireoidismo subclínico materno com déficits no desenvolvimento neurocognitivo fetal não foi completamente demonstrada pelos estudos até o momento (Alexander et al., 2017).

Assim, a recomendação atual é de se realizar o rastreamento de disfunção tireoidiana apenas naquelas pacientes de alto risco (Tabela 47.4).

Tabela 47.3 Recomendações das Sociedades Médicas para o rastreamento de disfunção tireoidiana na gestação.

Sociedades médicas	Recomendação
American Thyroid Association (ATA) (Alexander et al., 2017)	Evidências insuficientes para recomendar a favor ou contra o rastreamento universal Rastreio preconcepcional é recomendado para mulheres com ATPO positivo ou que planejam fertilização assistida
The Endocrine Society (De Groot et al., 2012)	Evidências insuficientes para recomendar a favor ou contra o rastreio universal Alguns membros acreditam que os dados atuais suportam a recomendação de rastreio universal
European Thyroid Association (ETA) (Lazarus et al., 2014)	Evidências insuficientes para recomendar a favor ou contra o rastreio universal Alguns membros acreditam que os dados atuais suportam a recomendação de rastreio universal
Sociedade Brasileira de Endocrinologia e Metabologia (SBEM) (Sgarbi et al., 2013)	Evidências insuficientes para recomendar a favor ou contra o rastreio universal
The American College of Obstetricians and Gynecologists (ACOG, 2015)	O rastreio universal para doença tireoidiana não é recomendado

ATPO, anticorpo antitireoperoxidase.

Tabela 47.4 Indicações de rastreamento de disfunção tireoidiana em pacientes de alto risco.

Fatores de risco para disfunção tireoidiana
História prévia de hipotireoidismo/hipertireoidismo ou presença de sinais/sintomas de disfunção tireoidiana
Presença de autoimunidade tireoidiana ou bócio
História de irradiação da cabeça ou pescoço ou cirurgia tireoidiana prévia
Idade maior que 30 anos
Diabetes tipo 1 ou outras desordens autoimunes
História de abortamento, parto prematuro ou infertilidade
Gestações gemelares prévias (≥ 2)
História familiar de autoimunidade tireoidiana ou disfunção tireoidiana
Obesidade grau III (IMC ≥ 40 kg/m²)
Uso de amiodarona ou lítio, ou administração recente de contraste radiológico iodado
Residir em área com insuficiência moderada a grave de iodo

Fonte: Alexander et al., 2017.

Na primeira consulta de pré-natal, todas as gestantes devem ser interrogadas quanto a história de doença tireoidiana, uso de levotiroxina ou de medicamentos antitireoidianos. Além disso, gestantes que realizaram tireoidectomia parcial, tratamento prévio com iodo radioativo ou radioterapia cervical devem ter a função tireoidiana monitorada, com dosagens séricas de TSH mensais, pelo maior risco de desenvolverem hipotireoidismo durante a gestação.

Autoimunidade tireoidiana na gestação

A prevalência de autoanticorpos tireoidianos em gestantes varia entre 2 e 17%, com influência da etnia e do *status* iódico. Uma avaliação da população americana mostrou que a autoimunidade tireoidiana foi mais frequente entre caucasianas e asiáticas, em comparação às afrodescendentes. A ingestão insuficiente, ou excessiva, de iodo parece estar associada à maior positividade de anticorpo antitireoperoxidase (ATPO) e anti-Tg entre as gestantes.

Mulheres eutireoidianas e com ATPO positivo têm maior chance de evoluir com hipotireoidismo durante a gestação. Desse modo, recomenda-se uma maior vigilância das gestantes com ATPO e/ou anti-Tg positivos, com medidas de TSH no momento da confirmação da gestação, e a cada 4 semanas até a metade do 2º trimestre (Alexander et al., 2017).

Além disso, existe uma maior associação entre autoimunidade tireoidiana com perda fetal e prematuridade. Possíveis mecanismos fisiopatológicos envolvidos seriam: hipofunção tireoidiana leve anticorpo-mediada; reação cruzada dos autoanticorpos com hCG; receptores para os autoanticorpos na zona pelúcida, presença de autoimunidade não órgão-específica concorrente e aumento dos níveis de citocinas endometriais em mulheres com autoimunidade tireoidiana. Outros possíveis desfechos obstétricos e fetais relacionados à autoimunidade tireoidiana materna são descolamento prematuro de placenta, depressão pós-parto, síndrome do desconforto respiratório neonatal e prejuízos neurocognitivos da prole (Thangaratinam et al., 2011).

Alguns estudos que avaliaram mulheres não grávidas demonstraram que o tratamento com selênio foi capaz de reduzir as concentrações de ATPO. No entanto, os resultados do tratamento com selênio em gestantes eutireoidianas com ATPO positivo foram conflitantes. Dessa maneira, as evidências atuais não suportam a suplementação de selênio em gestantes com ATPO positivo (Alexander et al., 2017).

O uso de levotiroxina tem sido utilizado para gestantes eutireoidianas com ATPO positivo e história prévia de abortamento. Por outro lado, os estudos não são conclusivos quanto à resposta de uma maior taxa de nascidos vivos. Portanto, até o momento, não existem evidências que suportem a recomendação de tratar com levotiroxina mulheres eutireoideanas com autoimunidade tireoideana positiva no período gestacional ou preconcepção (Alexander et al., 2017).

Insuficiência iódica na gestação

Durante a gestação, a demanda materna de iodo é significativamente maior que em mulheres não grávidas. Isso se deve a um aumento de cerca de 50% na produção materna de hormônio tireoidiano, à transferência materno-fetal de iodo e ao aumento do *clearance* de iodo materno. A deficiência iódica na gestação é frequente em todo o mundo, e está associada a prejuízos na função tireoidiana e bócio (Zimmerman, 2009).

A Organização Mundial da Saúde (OMS) recomenda que a ingestão de iodo pela gestante seja de 250 µg/dia, em contraposição aos 100 a 150 µg/dia necessários para a população geral (Tabela 47.5). O iodo é encontrado, principalmente, em alimentos de origem marinha como peixes, frutos do mar e algas marinhas, além de laticínios, ovos, carnes e alguns vegetais (agrião, couve).

A mediana da concentração urinária de iodo (CUI), obtida a partir de *spots* urinários, é o marcador bioquímico utilizado com mais frequência para avaliar a suficiência de iodo na população. No entanto, como a iodúria sofre muita variabilidade ao longo do dia, e dos dias, seu uso não é aplicado à prática clínica individualizada (Alexander et al., 2017).

A insuficiência iódica materna leva ao prejuízo da síntese dos hormônios tireoidianos materno e fetal. Os níveis baixos de hormônios tireoidianos estimulam uma maior produção de TSH pela hipófise que, por sua vez, estimula o crescimento da glândula, que resulta em bócio materno e fetal. O impacto de uma insuficiência da substância durante a gestação refere-se não só às possíveis desordens hormonais maternas, com risco de desfechos obstétricos desfavoráveis (abortamento, natimortos, prematuridade e mortalidade materna e perinatal), mas também prejuízos no desenvolvimento fetal e no coeficiente intelectual (QI) de recém-nascidos em ambiente de risco. Conceptos cujas mães apresentaram deficiência iódica grave durante a gestação podem desenvolver

Tabela 47.5 Recomendação da ingestão diária de iodo por faixa etária.

Grupo	Ingestão de iodo recomendada
Pré-escolares (0 a 59 meses)	90 µg/dia
Escolares (6 a 12 anos)	120 µg/dia
Adolescentes (> 12 anos)/adultos	150 µg/dia
Gestantes/lactantes	250 µg/dia

o cretinismo, caracterizado por déficit cognitivo grave, surdez e rigidez motora (Pearce et al., 2016).

Gestantes com deficiência leve/moderada de iodo apresentam maior risco de desenvolver bócio. A suplementação dessas gestantes mostrou redução do volume tireoidiano e dos níveis de tireoglobulina e TSH. Alguns estudos têm demonstrado um risco aumentado de transtorno de déficit de atenção e hiperatividade (TDAH) e prejuízo cognitivo na prole de mulheres com deficiência leve/moderada de iodo na gestação.

Apesar de o programa de iodação universal do sal para consumo humano ter sido implementado no Brasil desde 1953, há carência de informações sobre a situação nutricional de iodo das gestantes brasileiras. Estudos sugerem que a ingestão do mineral pela população brasileira esteja abaixo das recomendações da OMS. Uma pesquisa realizada em Salvador (BA) avaliou o *status* iódico de gestantes após a redução da faixa de iodação do sal utilizado no Brasil de 45 para 15 mg de iodo por kg de sal. Nesse estudo, foram avaliadas 241 grávidas, e foi encontrada deficiência iódica em 61,8% da população estudada. Anteriormente, outros dois estudos conduzidos nas cidades Ribeirão Preto e São Paulo (SP) também demonstraram uma frequência elevada de gestantes com deficiência iódica (57 e 52,2%, respectivamente). Por outro lado, um estudo recente demonstrou que o *status* iódico de gestantes no estado do Rio de Janeiro é adequado, apesar de ter sido observada uma grande variabilidade de resultados entre as amostras coletadas. Os dados revelaram que 48,2% demonstraram insuficiência iódica e 4,5% ingestão excessiva de iodo (Campos et al., 2015; Saraiva et al., 2018).

Atualmente, recomenda-se que gestantes, lactantes e mulheres que planejem engravidar ingiram, no mínimo, 250 µg/dia. Para alcançar essa meta, pode ser necessária a suplementação de iodo, especialmente em mulheres que vivem em países onde não se realiza iodação do sal.

Nesses locais, recomenda-se a suplementação, preferencialmente por iodeto de potássio, na dose de 150 µg/dia para gestantes e lactantes. Idealmente, essa suplementação deve ser iniciada 3 meses antes de a mulher engravidar (Alexander et al., 2017). Não há recomendação de uso de doses suplementares acima de 150 µg/dia. O consumo excessivo de iodo durante a gestação pode trazer prejuízos à função tireoidiana fetal e, por isso, as gestantes devem evitar uma ingestão maior que 500 µg/dia (Pearce et al., 2016).

Hipotireoidismo na gestação

O hipotireoidismo manifesto na gestação é definido como níveis séricos de TSH acima do valor de referência trimestre-específico e níveis baixos de T4L. Em alguns casos, observamos níveis elevados de TSH, com níveis normais de T4L (hipotireoidismo subclínico), ou níveis baixos de T4L, com níveis normais de TSH (hipotiroxinemia isolada). Os limites de normalidade do TSH devem, idealmente, ser definidos para cada população específica.

A prevalência de elevação do TSH entre mulheres em idade fértil é de 2 a 3%, e pode ser maior em áreas com insuficiência de iodo. A principal causa de hipotireoidismo, em locais suficientes em iodo, é autoimune (tireoidite de Hashimoto). Outras causas mais raras são tireotropinomas (tumores hipofisários secretores de TSH), resistência ao hormônio tireoidiano e hipotireoidismo central (Abalovich et al., 2002).

Os riscos maternos e fetais do hipotireoidismo manifesto não tratado já são bem estabelecidos. As complicações mais observadas incluem prematuridade, baixo peso ao nascimento, perda fetal, doença hipertensiva da gravidez e déficit cognitivo da prole (Abalovich et al., 2002). Por esse motivo, o tratamento do hipotireoidismo manifesto com levotiroxina (LT4) é sempre recomendado durante a gestação.

Muitos estudos têm demonstrado um risco aumentado de complicações obstétricas em gestantes com hipotireoidismo subclínico, especialmente nas com ATPO positivo (Abalovich et al., 2002). Dessa maneira, recomenda-se a dosagem de autoanticorpos tireoidianos (ATPO e anti-Tg) em todas que apresentarem níveis séricos de TSH > 2,5 mUI/ℓ. As recomendações para tratamento com levotiroxina em gestantes com hipotireoidismo subclínico estão resumidas no fluxograma a seguir (Figura 47.3).

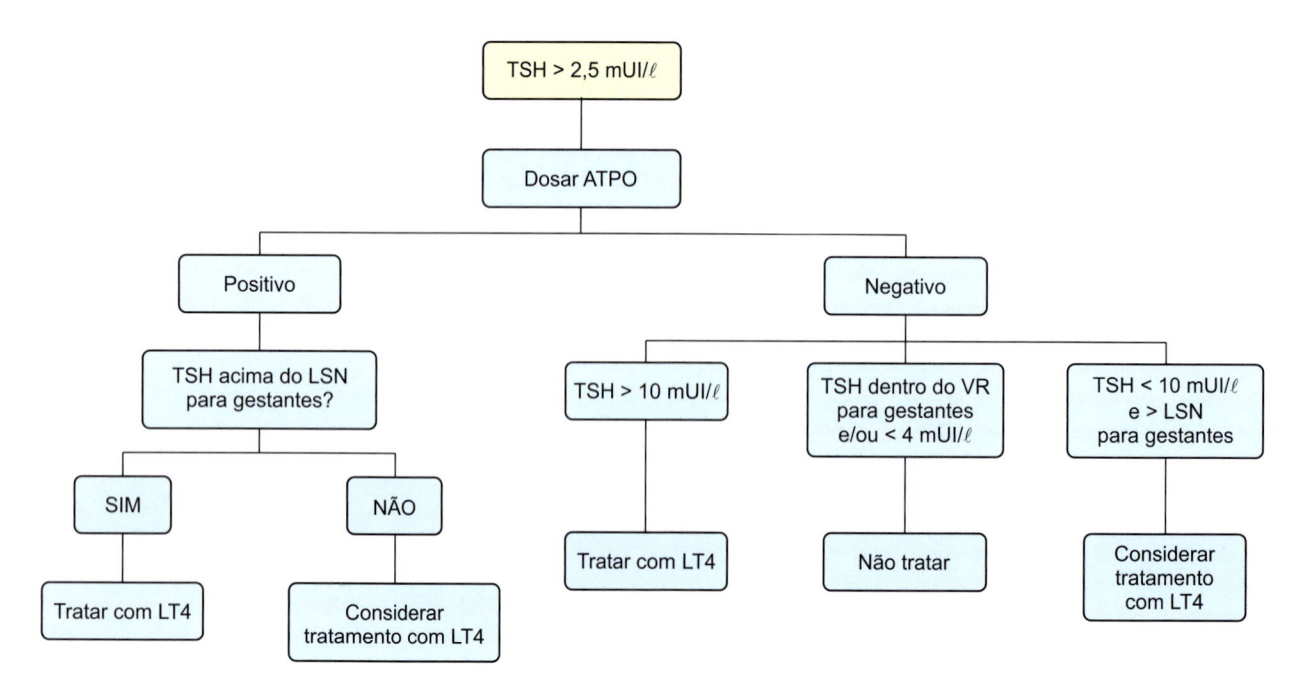

Figura 47.3 Recomendações atuais para o tratamento com levotiroxina de gestantes com hipotireoidismo subclínico. *TSH*, hormônio tireoestimulante; *ATPO*, anticorpo antitireoperoxidase; *LSN*, limite superior da normalidade; *VR*, valor de referência; *LT4*, levotiroxina. (Adaptada de Alexander et al., 2017)

O tratamento com levotiroxina em gestantes, quando indicado, deve ser mantido durante toda a gestação. No momento em que o hipotireoidismo é diagnosticado na gestação, recomenda-se iniciar a levotiroxina nas doses de 1,2 a 1,4 mcg/kg/dia, se hipotireoidismo subclínico, e 2,3 mcg/kg/dia, se hipotireoidismo manifesto (Abalovich et al., 2013). O alvo terapêutico deve ser o alcance de níveis de TSH na metade inferior do valor de referência para gestantes e/ou < 2,5 mUI/ℓ. Deve-se monitorar os níveis séricos de TSH a cada 4 semanas até a 30ª semana de gestação, uma vez que ajustes nas doses de LT4 são frequentemente necessários nesse período. Quando for necessário modificar as doses da medicação, deve-se realizar uma nova dosagem de TSH sérico após 4 semanas de cada ajuste (Alexander et al., 2017).

Pacientes com diagnóstico de hipotireoidismo pré-gestacional, que já faziam uso crônico de levotiroxina, devem ter sua dose ajustada o mais precocemente possível. Dessa maneira, orienta-se aumentar a dose da levotiroxina em 25 a 30% ou dois comprimidos/semana quando houver suspeita de gravidez, mesmo antes da confirmação laboratorial (Alexander et al., 2017).

Em mulheres com hipotireoidismo, em uso de levotiroxina, que planejam engravidar, deve-se dosar o TSH sérico junto aos exames preconcepcionais. Os níveis séricos de TSH preconcepcional devem estar dentro dos valores de normalidade, idealmente menores que 2,5 mUI/ℓ. Além disso, deve-se orientar a paciente a comunicar imediatamente o médico que a acompanha assim que houver suspeita de gravidez (Alexander et al., 2017).

Quando adequadamente tratado, o hipotireoidismo não acrescenta risco à gestação, de modo que não é necessária uma maior vigilância dessas pacientes pelos obstetras.

A hipotiroxinemia isolada é definida como a presença de níveis normais de TSH sérico e concentrações de T4L abaixo do percentil 2,5 a 5,0 no intervalo de referência. Diversos estudos têm demonstrado associação entre hipotiroxinemia isolada materna e prejuízos no desenvolvimento neurocognitivo da prole, que inclui menor quociente de inteligência (QI), atraso na linguagem, função motora prejudicada, menor perímetro cefálico e maior risco de autismo. Os dados que relacionam a hipotiroxinemia isolada materna com piores desfechos obstétricos são mais escassos, e sugerem uma associação com baixo peso ao nascimento e risco de prematuridade. No entanto, nenhum estudo foi capaz de demonstrar benefícios da reposição de levotiroxina nessas pacientes com relação aos desfechos obstétricos e fetais. Por esse motivo, o tratamento com levotiroxina em pacientes com hipotiroxinemia isolada não é recomendado rotineiramente (Casey et al., 2017).

Hipertireoidismo na gestação

O hipertireoidismo ocorre em 1 a 2 casos por 1.000 gestações e é definido como níveis séricos de TSH abaixo do valor de referência trimestre-específico e níveis séricos elevados de T3 e/ou T4L (Marx et al., 2008). O hipertireoidismo subclínico é definido por níveis séricos de TSH abaixo do valor de referência trimestre-específico, com níveis de hormônios tireoidianos normais.

As possíveis etiologias para o hipertireoidismo na gravidez estão demonstradas na Tabela 47.6.

Tireotoxicose transitória da gestação

A tireotoxicose gestacional é a causa mais frequente de hipertireoidismo no 1º trimestre e acomete 2 a 3% das gestações. É uma forma transitória de tireotoxicose que ocorre em decorrência dos níveis séricos elevados de hCG. Está frequentemente associada à hiperêmese gravídica, que é uma condição definida como náuseas e vômitos graves, com desidratação, perda de mais de 5% do peso corporal e cetonúria. Também é frequente em gestações gemelares, onde os níveis de hCG são elevados. Raramente, a tireotoxicose pode estar associada à doença trofoblástica (Marx et al., 2008).

No diagnóstico diferencial, deve-se excluir outras causas de tireotoxicose (ver Tabela 47.6). Na tireotoxicose transitória da gestação, os anticorpos antitireoidianos estão negativos.

Seu tratamento é de suporte, com sintomáticos e hidratação, e não é necessário o uso de medicamentos antitireoidianos na maioria das vezes. O quadro, em geral, resolve-se espontaneamente após a 10ª até a 12ª semana de gestação, quando os níveis de hCG costumam cair. Entretanto, casos graves podem necessitar de medicamento antitireoidiano e betabloqueadores.

Doença de Graves

A doença de Graves (DG) é a segunda causa mais comum de hipertireoidismo na gestação, e ocorre em 0,1 a 1% das gestações (0,4% hipertireoidismo clínico e 0,6% hipertireoidismo subclínico). É uma doença autoimune, mediada por anticorpos que mimetizam o TSH e estimulam a tireoide materna a produzir hormônios tireoidianos. Os autoanticorpos podem atravessar a barreira placentária e causar DG fetal.

Sintomas como fadiga, intolerância ao calor e taquicardia são comuns, tanto na gestação normal como nas pacientes com hipertireoidismo. A presença de história familiar ou pessoal de DG ou outras doenças autoimunes aumentam a suspeição para esse diagnóstico.

A DG pode ser diferenciada da tireotoxicose transitória da gestação pela presença de bócio difuso, oftalmopatia, mixedema pré-tibial ou início dos sintomas de hipertireoidismo anterior à gestação. Além disso, a presença de anticorpos positivos (TRAb e ATPO) corrobora o diagnóstico. A cintilografia de tireoide não deve ser realizada durante a gestação.

O hipertireoidismo clínico não controlado durante a gravidez está associado a aumento do risco de abortamento, natimortos, prematuridade, pré-eclâmpsia, baixo peso ao nascer, crescimento intrauterino restrito e falência cardíaca congestiva materna (Marx et al., 2008).

Tabela 47.6 Etiologia do hipertireoidismo na gestação.

Tireotoxicose transitória da gestação
Doença de Graves
Bócio uni ou multinodular tóxico
Tireoidite subaguda
Tumor trofoblástico
Hipertireoidismo induzido por medicamentos (amiodarona, lítio, iodo)
Struma ovarii
Carcinoma folicular de tireoide funcionante

Fonte: Marx et al., 2008.

O tratamento da DG na gestação deve ter como objetivo manter os níveis séricos de T4 ℓ no limite superior da normalidade, ou ligeiramente elevados, de acordo com os valores de referência de não gestantes. Os medicamentos antitireoidianos utilizados no tratamento do hipertireoidismo são o propiltiuracil (PTU) e o metimazol (MTZ) ou tapazol (TPZ), que bloqueiam a síntese dos hormônios tireoidianos. O PTU também inibe a conversão periférica de T4 em T3. A dose inicial de PTU é 100 a 150 mg a cada 8 h e a de MTZ 10 a 30 mg/dia, em dose única.

Pequenas quantidades de PTU e MTZ atravessam a placenta e podem levar à redução da função tireoidiana fetal. Durante muito tempo, o fármaco de escolha no tratamento de DG na gestação tem sido o PTU, por conta dos riscos de malformações com o uso de MTZ, tais como aplasia cútis, atresia de coanas e esofágica e anormalidades faciais. No entanto, estudos recentes têm demonstrado que o uso de PTU no 1º trimestre está também associado a algumas malformações, tais como defeitos do trato urinário, face e pescoço (Andersen et al., 2013). Mesmo assim, a Associação Americana de Tireoide (ATA) e a Endocrine Society recomendam o uso de PTU até o final do 1º trimestre de gestação, com a troca do MTZ pelo PTU, assim que seja confirmada a gravidez, nas pacientes que já faziam uso de medicamento antitireoidiano antes da gestação. Depois desse período, em razão do aumento do risco de hepatotoxicidade, PTU, deve ser trocado por MTZ. Ao longo da gestação, a dose dos medicamentos antitireoidianos deve ser reduzida sempre que possível, ou descontinuada se a paciente estiver eutireoidiana. Cerca de 1/3 das gestantes com DG entram em remissão espontaneamente no último trimestre da gestação, de modo que é possível a descontinuação dos medicamentos utilizados (De Groot et al., 2012; Alexander et al., 2017).

Durante o acompanhamento dessas pacientes, deve-se dosar TSH e T4L a cada 2 a 4 semanas até que os níveis de T4L estejam normais e, posteriormente, a cada 4 a 8 semanas. Os níveis de TSH podem demorar meses para normalizar e, por isso, não são utilizados para guiar o ajuste das doses dos medicamentos antitireoidianos.

Terapia adjuvante com betabloqueadores pode ser necessária para controle dos sintomas de tireotoxicose em algumas pacientes, mas deve ser descontinuada assim que possível pelo risco de complicações fetais, tais como restrição de crescimento intrauterino (CIR), hipoglicemia, depressão respiratória e bradicardia fetal (De Groot et al., 2012; Alexander et al., 2017).

Em pacientes que não toleraram o uso de medicamentos antitireoidianos, a tireoidectomia pode ser indicada e deve ser realizada, preferencialmente, no 2º trimestre de gestação. No preparo pré-operatório, pode ser indicado o uso de iodeto de potássio por 2 semanas antes da cirurgia, a fim de diminuir a vascularização da tireoide e reduzir a síntese hormonal.

O uso de radioiodo é absolutamente contraindicado na gestação, pelo risco de malformação tireoidiana fetal. Mulheres que fizeram uso de radioiodoterapia devem aguardar, pelo menos, 6 meses para engravidar.

Disfunção tireoidiana fetal ou neonatal pode ocorrer em gestantes com DG, por conta da transferência transplacentária do TRAb materno, mesmo em gestantes eutireoidianas previamente tratadas com medicamentos antitireoidianos ou radioiodo. A passagem do TRAb aumenta por volta da 26ª semana de gestação, de modo que é recomendada a dosagem sérica de TRAb materno entre 20 e 24 semanas de gestação em todas as mulheres com história de DG. Títulos elevados de TRAb (especialmente > 300%

o limite superior de referência) sugerem risco de hipertireoidismo fetal. A ultrassonografia fetal também pode identificar sinais de hipertireoidismo no feto (taquicardia, aceleração da maturação óssea, bócio, CIR, sinais de falência cardíaca congestiva) ou hipotireoidismo fetal (bócio, retardo da maturação óssea).

A crise tireotóxica é uma complicação grave, que acomete cerca de 10% das gestantes com hipertireoidismo por DG, não tratadas ou mal controladas, no curso da gestação. Pode ser desencadeada por situações de estresse, tais como trabalho de parto ou infecções, e apresenta alta taxa de mortalidade materna e fetal. Clinicamente, a paciente pode apresentar febre alta (superior a 40°C), arritmias, alteração do estado mental, convulsões, náuseas, diarreia, hipotensão e coma. Diante da suspeita clínica, em pacientes com hipertireoidismo previamente diagnosticado, deve-se instituir o tratamento antes da confirmação laboratorial pela dosagem de hormônios tireoidianos. O tratamento deve incluir medidas de suporte como oxigenoterapia, reposição hídrica e de eletrólitos, antitérmicos, medicamentos antitireoidianos (preferencialmente PTU), betabloqueadores e corticoide (Tabela 47.7). Iodeto de sódio ou potássio também podem ser utilizados para bloquear a síntese e liberação dos hormônios tireoidianos pela glândula, mas há o risco de causar bócio fetal induzido por iodo. O feto deve ser monitorado e a indução do parto ou término da gestação devem ser considerados (Bahn Chair et al., 2011).

Nódulos e câncer de tireoide

Nódulos e câncer de tireoide descobertos durante a gravidez são situações desafiadoras, uma vez que se deve pesar o risco/benefício entre realizar o diagnóstico definitivo e instituir o tratamento, e evitar intervenções que possam impactar na saúde fetal e manutenção da gestação.

A prevalência de nódulos tireoidianos diagnosticados durante a gestação varia entre 3 e 21%; e é maior nas mulheres mais velhas e com maior paridade.

Na avaliação de gestantes com nódulos tireoidianos, deve-se perguntar sobre história familiar de carcinoma medular de tireoide, carcinoma papilífero de tireoide, neoplasias endócrinas múltiplas tipo 2 (NEM2) ou polipose familiar. Também se deve averiguar história prévia de cirurgias ou irradiação de cabeça ou pescoço. A taxa de crescimento do nódulo e a presença de sintomas como disfonia ou dispneia podem sugerir malignidade. Durante o exame físico, deve-se pesquisar a presença de linfonodomegalias cervicais.

Tabela 47.7 Manejo da crise tireotóxica na gestação (Bahn Chair et al., 2011).

Internação em unidade de terapia intensiva
Reposição hídrica e correção de eletrólitos e glicose
Controle rigoroso da pressão arterial
Controle da temperatura corpórea – antitérmicos e agentes físicos
Iodeto de sódio: 0,5 a 1 g IV, 8/8 h
Propiltiouracil 600 a 1.200 mg (VO, enteral ou retal) 6/6 h
Propranolol 40 mg VO, 4/4 h ou betabloqueadores venosos
Dexametasona
Anticonvulsivantes: fenobarbital

A avaliação da função tireoidiana, com dosagem sérica de TSH e T4L maternos e a ultrassonografia de tireoide são os exames iniciais indicados para a investigação desses nódulos.

A ultrassonografia da tireoide é o método mais acurado para detectar nódulos, avaliar suas características, monitorar seu crescimento e avaliar a presença de linfonodos cervicais. As características ultrassonográficas sugestivas de malignidade incluem hipoecogenicidade, margens irregulares, nódulos mais altos do que largos (diâmetro anteroposterior maior que transverso), microcalcificações e vascularização central.

A punção aspirativa por agulha fina (PAAF), guiada por ultrassonografia, pode ser realizada em qualquer momento da gestação. Ela deve ser realizada em casos de nódulos maiores que 10 mm, que apresentem características suspeitas de malignidade. A investigação de nódulos tireoidianos que não apresentem características suspeitas de malignidade deve ser adiada para depois do parto (Alexander et al., 2017).

O uso de radioiodo diagnóstico ou terapêutico está contraindicado durante a gestação. No entanto, o uso inadvertido de radioiodo antes da 12ª semana parece não causar prejuízos à tireoide fetal. O tratamento prévio à gestação com radioiodo não parece acarretar riscos de desfechos maternos e fetais desfavoráveis. No entanto, recomenda-se não engravidar pelos 6 meses subsequentes a esse tratamento.

Tireoidectomia é o tratamento de escolha para o carcinoma bem diferenciado de tireoide (CDT), que inclui os carcinomas papilífero e folicular. A gestação parece não piorar o prognóstico de grávidas que diagnosticaram CDT. O risco de complicações cirúrgicas parece ser maior em gestantes submetidas à tireoidectomia no primeiro trimestre.

A American Thyroid Association (ATA) recomenda que pacientes diagnosticadas com carcinoma papilífero de tireoide no 1º trimestre realizem acompanhamento ultrassonográfico a cada trimestre para avaliar crescimento tumoral. Se houver crescimento substancial do tumor (50% do volume e 20% em diâmetro em duas dimensões) até a 4ª semana de gestação, o tratamento cirúrgico deve ser indicado. No entanto, se permanecer estável ou for diagnosticado na 2ª metade da gestação, a cirurgia deverá ser adiada para após o parto. Da mesma maneira, pacientes que se apresentem com doença avançada devem ser consideradas para cirurgia. Naquelas em que se optar por adiar o tratamento cirúrgico para após o parto, deve-se considerar a terapia supressiva com levotiroxina, com o objetivo de manter os níveis séricos maternos de TSH entre 0,1 e 1,5 mUI/ℓ (Alexander et al., 2017).

Para pacientes com diagnóstico de câncer de tireoide antes da gestação, recomenda-se manter o grau de supressão de TSH preconcepcional ao longo do período gestacional. A função tireoidiana deve ser avaliada a cada 4 semanas até a 16ª a 20ª semana de gestação, e semanalmente entre a 26ª e a 32ª semana gestacional, para o ajuste do medicamento utilizado, quando necessário.

A gestação não aumenta o risco de recorrência em mulheres tratadas para CDT que não apresentam doença prévia bioquímica ou estrutural aparente. No entanto, a gestação pode ser um estímulo ao crescimento do câncer de tireoide em pacientes com doença estrutural ou bioquímica aparente no momento da concepção. Em tal situação, a paciente deve ser esclarecida dos riscos provocados pela gestação. O impacto da gestação em mulheres com carcinoma medular de tireoide não é conhecido, de modo que é indicado o tratamento cirúrgico na gravidez nos casos de presença de tumores grandes ou metástases linfonodais extensas (Alexander et al., 2017).

Acompanhamento após o parto

Hipotireoidismo

Após o parto, a dose da levotiroxina deve ser reduzida para os valores preconcepcionais utilizados pela paciente, e uma nova dosagem de TSH sérico deve ser realizada em 6 semanas.

A maioria das gestantes que iniciaram levotiroxina durante a gestação não precisarão manter o tratamento após o parto, especialmente as que utilizaram doses menores que 50 mcg/dia. Quando se optar por descontinuar o tratamento, deve-se avaliar o TSH após 6 a 8 semanas.

O hipotireoidismo (subclínico ou manifesto) deve ser tratado em mulheres lactantes, uma vez que essas condições podem dificultar o aleitamento.

Uma pequena parcela do hormônio tireoidiano materno (endógeno e exógeno) é secretada no leite. Essa quantidade de hormônio transferida não exerce influência no *status* hormonal tireoidiano do lactente. Dessa maneira, o aleitamento materno é permitido para mulheres em uso de levotiroxina (Alexander et al., 2017).

Hipertireoidismo

O aleitamento materno é permitido para pacientes com hipertireodismo, mesmo que estejam em uso de medicamentos antitireoidianos (MTZ ou PTU). Os níveis de MTZ no leite materno são maiores que os de PTU, mas não se identificou risco de alteração da função tireoidiana do lactente. Em razão do risco de hepatotoxicidade, alguns autores recomendam a prescrição de MTZ no puerpério. Em todos os casos, deve-se orientar a paciente a tomar a medicação logo após a amamentação, e evitar a amamentação por 3 a 4 horas após ingerir a da medicação.

As pacientes com DG devem ser monitoradas no período pós-parto pelo risco de recidiva ou exacerbação da doença.

Fetos de mães que apresentaram DG na gestação devem ser acompanhados em decorrência do risco de DG neonatal. O hipertireoidismo neonatal é mais comum que o fetal, pois a desiodinase tipo 3 placentária converte T4 em T3 reverso, e protege, em parte, o feto do excesso de hormônio tireoidiano materno. Após o nascimento, os títulos de TRAb recebidos da mãe ainda se mantêm altos e estimulam a tireoide do recém-nascido a produzir hormônios tireoidianos (De Groot et al., 2012; Alexander et al., 2017).

Tireoidite pós-parto

A tireoidite pós-parto (TPP) é definida como uma disfunção tireoidiana que ocorre durante o primeiro ano após o parto, em mulheres que eram eutireoidianas anteriormente à gestação. Trata-se de uma desordem inflamatória autoimune, caracterizada por um período de tireotoxicose transitória, seguida de hipotireoidismo, e retorno ao estado eutireoidiano antes do final do 1º ano puerperal. Todavia, o curso clínico dessa desordem pode variar desde a forma clássica em três fases, até uma tireotoxicose ou hipotireoidismo isolado. Uma parte das pacientes (10 a 20%) pode evoluir com hipotireoidismo permanente. Em alguns casos, o hipotireoidismo permanente pode ressurgir após um período de resolução da TPP. Os principais fatores associados com o risco de hipotireoidismo permanente após a TPP são: multiparidade,

idade materna avançada, história de perda fetal, altos títulos de autoanticorpos tireoidianos, gravidade do hipotireoidismo e padrão de hipoecogenicidade na ultrassonografia de tireoide.

A prevalência da TPP varia entre 1,1 e 16,7%. Mulheres que apresentam positividade para autoanticorpos tireoidianos no 1º trimestre têm um risco aumentado de desenvolver TPP (entre 33 e 50%), e é maior quanto mais alto for o título dos anticorpos. Pacientes que apresentaram TPP têm um risco maior (cerca de 70%) de desenvolvê-la novamente em uma gestação futura. Acredita-se que a TPP seja decorrente de um rebote do sistema imunológico após um período de supressão imunológica relativa da gravidez.

O diagnóstico da TPP pode ser desafiador, visto que se confunde com o da DG. O tempo de início dos sintomas pode ajudar a diferenciar as duas patologias, uma vez que a maioria dos casos de TPP apresentará sintomas de tireotoxicose nos primeiros 3 meses após o parto, enquanto na DG costumam se apresentar mais tardiamente. Outras características clínicas e laboratoriais que auxiliam no diagnóstico diferencial dessas duas etiologias estão descritas na Tabela 47.8.

A TPP, frequentemente, apresenta-se de forma assintomática. Sintomas usuais durante a fase de tireotoxicose são: irritabilidade, intolerância ao calor, fadiga e palpitações. Durante a fase de hipotireoidismo, pode-se observar intolerância ao frio, pele seca, fadiga e dificuldade de concentração. Pacientes com diagnóstico de depressão pós-parto devem ser rastreadas para disfunção tireoidiana.

O tratamento da fase tireotóxica da TPP não deve ser realizado com medicamentos antitireoidianos, já que não ocorre aumento da síntese dos hormônios tireoidianos, mas uma descarga hormonal em decorrência da tireoidite destrutiva. Em casos muito sintomáticos, pode-se utilizar um betabloqueador (propranolol ou metoprolol) em doses baixas. Após a resolução da fase tireotóxica, deve-se monitorar o TSH a cada 4 a 8 semanas para diagnosticar a fase de hipotireoidismo, quando presente.

A fase de hipotireoidismo deve ser tratada com levotiroxina se a paciente estiver sintomática, amamentando ou planejando uma nova gestação. Se optar pelo não tratamento com levotiroxina, a função tireoidiana deve ser monitorada a cada 4 a 8 semanas, até a normalização dos níveis de TSH.

A função tireoidiana deve ser avaliada anualmente em todas as pacientes que apresentaram resolução da TPP pelo risco de recidiva (Stagnaro-Green et al., 2012).

Tabela 47.8 Características clínicas, laboratoriais e cintilográficas para o diagnóstico diferencial entre doença de Graves e tireoidite pós-parto.

	Doença de Graves	Tireoidite pós-parto
Bócio	Presente	Presente
Oftalmopatia	Presente ou ausente	Ausente
TRAb	Positivo (em geral)	Negativo (em geral)
Relação T4/T3	Baixa ou normal	Elevada
Captação I^{131} ou I^{123}*	Elevada ou normal	Baixa

TRAb, anticorpo antirreceptor de TSH. *Lactantes não devem receber I^{131}.

Bibliografia

Abalovich M, Gutierrez S, Alcaraz G, Maccallini G, Garcia A, Levalle O. Overt and subclinical hypothyroidism complicating pregnancy. Thyroid. 2002;12:63-8.

Abalovich M, Vázquez A, Alcaraz G, et al. Adequate levothyroxine doses for the treatment of hypothyroidism newly discovered during pregnancy. Thyroid. 2013;23(11):1479-83.

Alexander EK, Pearce EN, Brent GA, et al. 2017 Guidelines of the American Thyroid Association for the Diagnosis and Management of Thyroid Disease During Pregnancy and the Postpartum. Thyroid. 2017;27(3):315-89.

Aleksandrov N, Audibert F, Bedard MJ, Mahone M, Goffinet F, Kadoch IJ. Gestational diabetes insipidus: a review of an underdiagnosed condition. J ObstetGynaecol Can. 2010;32:225-31.

American College of Obstetricians and Gynecologists (ACOG). Practice Bulletin No. 148: Thyroid disease in pregnancy. Obstet Gynecol. 2015;125(4):996-1005.

Andersen SL, Olsen J, Wu CS, Laurberg P. Birth defects after early pregnancy use of antithyroid drugs: a Danish nationwide study. J Clin Endocrinol Metab. 2013;98(11):4373-81.

Araujo PB, Vieira Neto L, Gadelha MR. Pituitary tumor management in pregnancy. Endocrinol Metab Clin N Am. 2015;44:181-97.

Artini PG, Obino MER, Sergiampietri C, et al. PCOS and pregnancy: a review ofavailable therapies to improve the outcome of pregnancy in women with polycystic ovary syndrome. Expert Rev Endocrinol Metab. 2018;13(2):87-98.

Bahn Chair RS, Burch HB, Cooper DS, et al.; American Thyroid Association; American Association of Clinical Endocrinologists. Hyperthyroidism and other causes of thyrotoxicosis: management guidelines of the American Thyroid Association and American Association of Clinical Endocrinologists. Thyroid. 2011;21(6):593-646.

Bronstein MD, Machado MC, Fragoso MC. Management of pregnant patients with Cushing's syndrome. Eur J Endocrinol. 2015;173:R85-91.

Campos Rde O, Barreto Idos S, Maia LR, et al. Iodine nutritional status in Brazil: a meta-analysis of all studies performed in the country pinpoints to an insufficient evaluation and heterogeneity. Arch Endocrinol Metab. 2015;59:13-22.

Casey BM, Thom EA, Peaceman AM, et al.; Eunice Kennedy Shriver National Institute of Child Health and Human Development Maternal-etal Medicine Units Network. Treatment of Subclinical Hypothyroidism or Hypothyroxinemia in Pregnancy. N Engl J Med. 2017;376(9):815-25.

De Groot L, Abalovich M, Alexander EK, et al. Management of thyroid dysfunction during pregnancy and postpartum: an Endocrine Society clinical practice guideline. J Clin Endocrinol Metab. 2012;97(8):2543-65.

Glazer A, Jallad RS, Machado MC, Fragoso MCBV, Bronstein MD. Management of pituitary tumors during pregnancy and lactation. Curr Opin Endocr Metab Res. 2018,1:42-50.

Goodman NF, Cobin RH, Futterweit W, Glueck JS, Legro RS, Carmina E; America Association of Clinical Edocrinologists, American College of Endocrinology, Androgen excess and PCOS Society Disease. State Clinical Review. Guide to the best practices in the evaluation and tratment of polycystic ovary syndrome – Part 2. Endocr Pract. 2015;21:1415.

Haugen BR, Alexander EK, Bible KC, et al. 2015 American Thyroid Association Management Guidelines for Adult Patients with Thyroid Nodules and Differentiated Thyroid Cancer: The American Thyroid Association Guidelines Task Force on Thyroid Nodules and Differentiated Thyroid Cancer. Thyroid. 2016;26:1-133.

Husebye ES, Allolio B, Arlt W, et al. Consensus statement on the diagnosis, treatment and follow-up of patients with primary adrenal insufficiency. J Intern Med. 2014;275:104-15.

Kamoun M, Mnif MF, Charfi N, et al. Adrenal diseases during pregnancy: pathophysiology, diagnosis and management strategies. Am J Med Sci. 2014;347:64-73.

Khan AA, Clarke B, Rejnmark L, Brandi ML. Management of endocrine disease: Hypoparathyroidism in pregnancy: review and evidence-based recommendations for management. Eur J Endocrinol. 2019;180(2):R37-44.

Kovacs CS. Maternal mineral and bone metabolism during pregnancy, lactation, and post-weaning recovery. Physiological Reviews. 2016;96:449-547.

Lazarus J, Brown RS, Daumerie C, Hubalewska-Dydejczyk A, Negro R, Vaidya B. 2014 European thyroid association guidelines for the management of subclinical hypothyroidism in pregnancy and in children. Eur Thyroid J. 2014 Jun;3(2):76-94.

Marx H, Amin P, Lazarus JH. Hyperthyroidism and pregnancy. BMJ. 2008;336(7645):663-7.

Morais NAOES, Assis ASA, Corcino CM, et al. Recent recommendations from ATA guidelines to define the upper reference range for sérum TSH in the first trimester match reference ranges for pregnant women in Rio de Janeiro. Arch Endocrinol Metab. 2018;62(4):386-91.

Pearce EN, Lazarus JH, Moreno-Reyes R, Zimmermann MB. Consequences of iodine deficiency and excess in pregnant women: an overview of current knowns and unknowns. Am J Clin Nutr. 2016;104 Suppl 3(Suppl 3):918S-23S.

Practice Committee of the American Society for Reproductive Medicine. Role of Metformina for Ovulation Induction in Infertile Patients with Polycystic Ovary Syndrome (PCOS): A Guideline. Fertil Steril. 2017;108(3):426-41.

Rotterdam ESHRE/ASRM Sponsored PCOS Consensus Workshop Group. Revised 2003 consensus on diagnostic criteria and long-term health risks related to polycystic ovary syndrome. Fertil Steril. 2004;81:19-25.

Saraiva DA, Morais NAOES, Corcino CM, et al. Iodine status of pregnant women from a coastal Brazilian state after the reduction in recommended iodine concentration in table salt according to governamental requirements. Nutrition. 2018;53:109-14.

Sgarbi JA, Teixeira PF, Maciel LM, et al.; Brazilian Society of Endocrinology and Metabolism. The Brazilian consensus for the clinical approach and treatment of subclinical hypothyroidism in adults: recommendations of the thyroid Department of the Brazilian Society of Endocrinology and Metabolism. Arq Bras Endocrinol Metabol. 2013;57(3):166 83.

Soares DV, Spina LD, de Lima Oliveira Brasil RR, et al. Two years of grow th hormone replacement therapy in a group of patients with Sheehan's syndrome. Pituitary. 2006;9(2):127 35.

Speiser PW, Arlt W, Auchus RJ, et al. Congenital Adrenal Hyperplasia Due to Steroid 21-Hydroxylase Deficiency: An Endocrine Society Clinical Practice Guideline [published correction appears in J Clin Endocrinol Metab. 2019;104:39-40]. J Clin Endocrinol Metab. 2018;103(11): 404-88.

Stagnaro-Green A. Approach to the patient with postpartum thyroiditis. J Clin Endocrinol Metab. 2012;97(2):334-42.

Tan Ek, Tan EL. Alterations in physiology and anatomy during pregnancy. Best Pract Res Clin Obstet Gynaecol. 2013;27:791-802.

Thangaratinam S, Tan A, Knox E, Kilby MD, Franklyn J, Coomarasamy A. Association between thyroid autoantibodies and miscarriage and preterm birth: meta-analysis of evidence. BMJ. 2011;342:d2616.

Vaidya B, Anthony S, Bilous M, et al. Detection of thyroid dysfunction in early pregnancy: Universal screening or targeted high-risk case finding? J Clin Endocrinol Metab. 2007;92(1):203-7.

Yu HF, Chen HS, Rao DP, Gong J. Association between polycystic ovary syndrome and the risk of pregnancy complications: A PRISMA – compliant systematic review and meta – analysis. Medicine. 2016; 95(51):e4863.

Zimmermann MB. Iodine deficiency. Endocr Rev. 2009;30(4):376-408.

48

Cardiopatias

Claudio Domenico
Aline Vargas
Felipe Campos
Marianna Daibes

Alterações fisiológicas e fatores de risco

A gravidez normal está associada a diversas alterações hemodinâmicas que se iniciam entre a 5ª e a 8ª semana, com pico no final do 2º trimestre (20 a 24 semanas), e se mantêm constantes até o parto.

O débito cardíaco está aumentado cerca de 30 a 50%, principalmente por três fatores: elevação da pré-carga em função do acréscimo em 40 a 50% do volume sanguíneo, que se inicia já na 6ª semana, redução da pós-carga pela queda da resistência vascular periférica e aumento em 20% da frequência cardíaca materna basal, com encurtamento do tempo de enchimento diastólico. Além disso, no 2º trimestre, há maior queda da pressão arterial sistêmica, em função de menor resistência vascular periférica, vasodilatação e presença da circulação uteroplacentária. O aumento do volume plasmático é mais rápido do que o da massa eritrocitária e a concentração de hemoglobina cai gradualmente até a 30ª semana, o que resulta na *anemia fisiológica* da gravidez. A pressão venosa nas extremidades aumenta, motivo pelo qual 80% das grávidas saudáveis desenvolvem edema periférico.

Durante o trabalho de parto e o parto, as mudanças hemodinâmicas são abruptas: a cada contração uterina, mais de 500 mℓ de sangue é enviado à circulação, elevando assim o débito cardíaco e a pressão arterial sistêmica; no parto vaginal, são perdidos cerca de 400 mℓ de sangue, enquanto na cesariana a perda gira em torno de 800 mℓ, o que provoca maior sobrecarga hemodinâmica à parturiente; após o parto, há aumento do retorno venoso pela autotransfusão (desvio do sangue uterino para a circulação sistêmica) e pela descompressão da veia cava inferior.

Todos esses fatores podem contribuir para a descompensação de uma cardiopatia preexistente.

A doença cardiovascular ainda é a principal causa indireta de morte materna nos EUA, contando com cerca de 15% dos óbitos maternos, e afeta de 1 a 2% das gestações. O aumento da idade da mulher na primeira gestação, e o crescimento nas taxas de hipertensão arterial, diabetes, dislipidemia e de sobrevida das mulheres com cardiopatia congênita fizeram com que ocorresse aumento expressivo na incidência de doenças cardiovasculares na gestação.

Apesar da impressão de que o período do parto seria o de maior risco para eventos cardíacos, estudos recentes mostraram que os eventos são mais frequentes no anteparto ou no puerpério, dependendo da patologia envolvida. Por exemplo, arritmias são mais comuns no 2º trimestre de gestação, já a insuficiência cardíaca é mais comum de ocorrer no 3º trimestre ou puerpério. Dessa forma, os acompanhamentos no pré e no pós-parto também são fundamentais para a saúde.

Além de todas essas alterações hemodinâmicas, a gestação leva a um estado pró-coagulante com aumento no risco de eventos tromboembólicos durante esse período. Somado a isso, a farmacocinética de diversas medicações é alterada, diante do aumento do volume plasmático, mudança na ligação do fármaco a proteínas, aumento na taxa de filtração glomerular e aumento na função de enzimas hepáticas. Portanto, as alterações fisiológicas do organismo da mulher para receber o feto podem impactar diretamente diversas doenças preexistentes e necessitam de vigilância e ajustes terapêuticos.

A anamnese ainda é uma importante ferramenta para identificar os principais fatores de risco que servirão para estimar o risco cardiovascular da gestante. O risco de complicações está associado a eventos cardiovasculares pregressos, classe funcional atual, presença/ausência de cianose, história prévia de tabagismo, além de doenças musculoesqueléticas ou neurológicas que podem ser coexistentes. Exames complementares, como a dosagem de peptídeo natriurético (BNP), eletrocardiograma, teste ergoespirométrico e ecocardiograma também são úteis para a classificação de risco da paciente. O ecocardiograma é um exame de baixo custo e de grande valia, uma vez que fornece informações sobre função ventricular, lesões valvares, obstrução do trato de saída ventricular, avaliação de *shunts* ou cardiopatias congênitas e correção completa/incompleta de defeitos congênitos. Atualmente, também dispomos de escores de classificação de risco materno, como a classificação da Organização Mundial da Saúde modificada (Tabela 48.1), que alia tanto dados clínicos quanto ecocardiográficos para a estimativa do risco e orienta quanto ao tipo de aconselhamento e acompanhamento que deve ser feito no período.

A hipertensão arterial é a doença mais comum, acometendo 5 a 10% das gestações. Cardiopatias congênitas e doenças reumáticas valvares também são condições frequentes. Além disso, miocardiopatia periparto, doenças da aorta, arritmias e outras miocardiopatias secundárias são etiologias importantes de doenças cardiovasculares com grande impacto nas gestantes.

De forma geral, o parto vaginal segue como mais recomendado para a maior parcela das doenças cardíacas, uma vez que leva a menor perda sanguínea, menores taxas de infecção, menor risco de trombose e embolia.

Parto cesáreo deve ser considerado para pacientes com insuficiência cardíaca refratária, hipertensão pulmonar grave, doenças da aorta grave ou pacientes em uso de anticoagulantes.

Doenças valvares na gravidez

A doença valvar reumática é um problema grave de saúde pública em países subdesenvolvidos, e a causa mais frequente de regurgitação mitral e aórtica em grávidas.

A queda na resistência vascular sistêmica reduz a fração regurgitante, o que compensa em parte as consequências do aumento do volume sanguíneo e do débito cardíaco. Isso explica por que a gravidez é bem tolerada mesmo em pacientes com regurgitação valvar grave.

Tabela 48.1 Classificação modificada da Organização Mundial da Saúde (OMS) do risco cardiovascular materno.

Classificação	OMS I	OMS II	OMS II-III	OMS III	OMS IV

Diagnóstico	• Defeitos pequenos:
	  ° Estenose pulmonar
	  ° *Ductus arteriosus* patente
	  ° Prolapso mitral
	• Lesões simples corrigidas (defeito septo atrial ou ventricular, *Ductus arteriosus* patente, drenagem anômala de veias pulmonares)
	• Extrassístoles atriais ou ventriculares isoladas
		• Defeito septo atrial ou ventricular não corrigido
		• Tetralogia Fallot corrigida
		• Arritmias supraventriculares
		• Síndrome de Turner sem dilatação aórtica
			• Disfunção ventricular leve (FE > 45%)
			• Miocardiopatia hipertrófica
			• Válvula nativa ou biológica não considerada OMSI ou IV (estenose mitral leve, estenose aórtica moderada)
			• Marfan ou outras síndromes aórticas hereditárias sem dilatação
			• Diâmetro da aorta < 45 mm em portadores de válvula aórtica bicúspide
			• Coarctação aórtica corrigida
			• Defeito no septo atrioventricular
				• Disfunção ventricular moderada (FE 30 a 45%)
				• Miocardiopatia periparto prévia sem sequela
				• Prótese mecânica
				• Ventrículo direito como circulação sistêmica com função normal ou disfunção leve
				• Circulação de Fontan se paciente bem compensado
				• Cardiopatia cianótica não corrigida
				• Outras cardiopatias complexas
				• Estenose mitral moderada
				• Estenose aórtica grave assintomática
				• Dilatação aórtica moderada (Marfan 40 a 45 mm, Bicúspide 45 a 50 mm, Turner 20 a 25 mm/m² de tamanho indexado e Fallot < 50 mm)
				• Taquicardia ventricular
					• Hipertensão pulmonar
					• Disfunção ventricular grave (FE < 30% ou NYHA III ou IV)
					• Miocardiopatia periparto com qualquer sequela na função ventricular
					• Estenose mitral grave
					• Estenose aórtica grave sintomática
					• Ventrículo direito como circulação sistêmica com disfunção moderada ou grave
					• Dilatação aórtica grave (Marfan > 45 mm, Bicúspide > 50 mm, Turner > 25 mm de tamanho indexado, Fallot > 50 mm)
					• Síndrome de Ehler-Danlos
					• Coarctação grave
					• Circulação de Fontan com complicações

Risco	Não há aumento na mortalidade Discreto ou nenhum aumento na morbidade	Pequeno aumento na mortalidade Moderado aumento na morbidade	Risco moderado na mortalidade Aumento moderado a importante na morbidade	Aumento importante na mortalidade ou Morbidade grave	Altíssimo risco de mortalidade materna ou morbidade grave
Taxa de evento cardíaco materno	2,5 a 5%	5,7 a 10,5%	10 a 19%	19 a 27%	40 a 100%

Adaptada da *Diretriz Europeia de Doenças Cardiovasculares na Gravidez*, 2018.

O parto vaginal pode ser realizado até quando ocorre falência cardíaca transitória. A cirurgia de correção da doença valvar deve ser considerada apenas nos casos de refratariedade, em função do alto risco fetal. As doenças estenóticas, tanto aórtica quanto mitral, podem ser muito mal toleradas, principalmente a partir do 2º trimestre, em função do aumento do gradiente transvalvar (cerca de 50%) provocado pela elevação do débito cardíaco.

A estenose mitral é a cardiopatia valvar mais prevalente na gravidez. Diâmetros de área valvar medidos por meio do ecocardiograma abaixo de 1,5 cm^2 são considerados expressivos para levar a eventos clínicos. A mortalidade materna é rara, porém a incidência de complicações cardíacas maternas (edema agudo de pulmão, insuficiência cárdica congestiva e arritmias) e fetais (parto prematuro, crescimento intrauterino restrito) está diretamente relacionada à gravidade da estenose. Mulheres em idade fértil com estenose mitral devem ser avaliadas antes da gravidez quanto à necessidade de intervenção cirúrgica ou percutânea (valvuloplastia por balão).

A taxa de mortalidade materna aumenta de 1 a 5% em casos das classes funcionais III e IV da New York Heart Association (NYHA) (Tabela 48.2). Durante a gravidez, mesmo sem sintomas, o acompanhamento médico deve ser mais constante, com medidas ecocardiográficas do gradiente transmitral e pressão da artéria pulmonar. O parto vaginal é bem tolerado na maioria dos casos, porém o monitoramento hemodinâmico durante o trabalho de parto deve ser feito quando houver estenose mitral grave ou sintomas de falência cardíaca.

Nesse período, há elevação adicional de 50% do débito cardíaco a cada contração uterina. Após o parto, há aumento súbito da pré-carga por autotransfusão do sangue uterino para a circulação sistêmica e descompressão da veia cava inferior, o que pode persistir por mais de 6 semanas após o parto e ainda piorar os efeitos hemodinâmicos da estenose mitral.

O tratamento medicamentoso com betabloqueadores seletivos, preferencialmente bisoprolol ou metroprolol e diuréticos, pode ser necessário em caso de sintomas. Anticoagulação também pode ser iniciada em caso de fibrilação atrial permanente ou paroxística, trombo em átrio esquerdo ou átrio esquerdo de grande volume e com muita repercussão ao ecocardiograma. A valvotomia por balão é um método que deve ser considerado durante a gravidez nos casos refratários ao tratamento medicamentoso.

A estenose aórtica é bem menos frequente, e a maioria dos casos tem origem congênita (válvula aórtica bicúspide). Quando reumática, geralmente está associada à estenose mitral.

O parto vaginal é seguro quando há boa tolerância funcional. Em raros casos em que a gestante é gravemente sintomática (particularmente com sinais de falência cardíaca), a estenose aórtica deve ser tratada antes do parto, de preferência por valvotomia percutânea por balão. Em relação ao prolapso de valva mitral, o prognóstico é excelente, exceto quando há regurgitação mitral grave. Regurgitações agudas são muito mal toleradas.

Geralmente, as próteses valvares são bem toleradas hemodinamicamente durante a gravidez e o parto. Entretanto, existem alguns problemas decorrentes do tipo de prótese em questão. As próteses mecânicas estão associadas aos efeitos adversos dos tratamentos anticoagulantes (tanto maternos quanto fetais) e à maior incidência de eventos tromboembólicos, em função do estado de hipercoagulabilidade durante a gravidez. A varfarina é o fármaco de escolha nesses casos, uma vez que eventos embólicos acontecem mais frequentemente em vigência de terapia com heparina de baixo peso molecular (HBPM), apesar de estar em faixa terapêutica dosada pela atividade do fator X ativado. A heparina não fracionada (HNF) intravenosa teve desempenho ainda pior que a HBPM. Entretanto, deve ser esclarecido à gestante que a varfarina, apesar de conferir maior proteção quanto à trombose, também tem maior risco de anomalias fetais, hemorragias e perda fetal.

O controle do INR deve ser feito semanalmente, e a varfarina, substituída pela HBPM ou HNF a partir da 36ª semana. O uso da varfarina no 1º trimestre pode ser considerado em gestantes com doses abaixo de 5 mg/dia. Caso se utilizem doses maiores, recomenda-se a substituição por HBPM ou HNF entre as semanas 6 e 12 de gestação.

As bioproteses não requerem anticoagulação, mas as alterações hemodinâmicas durante a gestação aceleram a deterioração da prótese (ocorre degeneração dos folhetos e/ou calcificação progressiva), sete vezes mais frequente na posição mitral em relação à aórtica e à tricúspide. Existem poucos dados em relação à durabilidade da prótese pulmonar. Em condições normais, o parto vaginal sob anestesia raquidiana é seguro. O aleitamento materno deve ser encorajado mesmo com o uso de anticoagulante, pois a heparina não é secretada no leite e a quantidade de varfarina é pequena.

Endocardite infecciosa

É uma condição rara durante a gestação, porém casos graves têm sido relatados. A infecção por *Streptococcus viridans* é a causa mais comum e manifesta-se frequentemente de maneira subaguda, com sintomas presentes meses antes do diagnóstico.

As recomendações atuais de profilaxia antibiótica, conforme diretriz europeia publicada em 2018, seguem as mesmas orientações às mulheres não gestantes. Pela falta de evidência científica robusta, não se orienta antibioticoprofilaxia de rotina em partos vaginais ou cesarianas.

O diagnóstico precoce depende de alta suspeição clínica e é feito com base nos critérios de Duke, com hemoculturas positivas em 80% dos casos. O prognóstico é considerado melhor quando o tratamento com antibiótico eficaz é instituído precocemente. Se houver alta suspeição clínica, deve ser iniciada logo após a coleta das hemoculturas. As recomendações são semelhantes às prescritas a pacientes não grávidas. No entanto, deve-se considerar a possibilidade de efeitos adversos sobre o feto.

Os antibióticos que podem ser utilizados ao longo dos três trimestres da gestação são cefalosporinas, penicilina, amoxicilina, ampicilina, daptomicina, eritromicina e oxacilina. Aminoglicosídeos devem ser evitados em função do risco fetal e utilizados apenas em casos excepcionais.

Tabela 48.2 Classificação funcional da cardiopatia (New York Heart Association).

Classe funcional	Características clínicas
Classe I	Paciente assintomática, sem limitação da atividade física
Classe II	Paciente levemente comprometida, com limitação discreta da atividade física ordinária
Classe III	Paciente acentuadamente comprometida, confortável ao repouso, mas com grande limitação da atividade física, mesmo leve
Classe IV	Paciente sintomática mesmo no repouso com inabilidade de desempenhar qualquer atividade física sem desconforto

O tratamento cirúrgico, especialmente a troca valvar, fica reservado para as pacientes com insuficiência cardíaca refratária, choque cardiogênico e embolizações sistêmicas recorrentes. Abordagens individualizadas devem levar em consideração o risco materno do tratamento clínico apenas e o risco fetal em função da cirurgia. O feto viável deve ter o parto antecipado antes da cirurgia cardíaca.

Cardiopatias congênitas

A frequência das cardiopatias congênitas está aumentando em relação às adquiridas, principalmente nos países desenvolvidos, em função da redução da doença reumática e do aprimoramento das técnicas cirúrgicas, possibilitando que recém-nascidos com cardiopatia congênita alcancem a idade fértil. Apesar dos avanços, a doença cardíaca congênita é uma importante causa de morbimortalidade materna durante a gravidez, porém, raramente leva ao óbito materno.

Os principais determinantes do prognóstico são tipo de cardiopatia, correção cirúrgica paliativa, gravidade da cianose, função ventricular, presença de hipertensão arterial pulmonar e arritmias. Os preditores de risco fetal e neonatal são classes funcionais maternas NYHA III e IV e cianose materna (saturação de O_2 < 85%). As complicações fetais mais frequentes são abortamento (50%), parto pré-termo (30 a 50%) e baixo peso ao nascer.

Pacientes com lesões cardíacas corrigíveis devem ser orientadas quanto aos riscos da gravidez, considerando-se principalmente as seguintes variáveis: classe funcional, função ventricular e grau de hipertensão arterial pulmonar. Em geral, as mulheres portadoras de cardiopatias congênitas acianóticas e assintomáticas ou com sintomas leves apresentam boa evolução durante a gravidez e o parto.

O risco de doença cardíaca congênita está aumentado no concepto de mães portadoras da patologia, e a incidência relatada é de 4 a 8%. As cardiopatias congênitas acianóticas são as mais frequentes, e, dentre elas, a comunicação interatrial (CIA) e a comunicação interventricular (CIV) são as mais comuns, a saber:

- Comunicação interatrial (CIA) é a presença de um pequeno orifício comunicando os dois átrios, com fluxo esquerdo-direito por meio do septo interatrial que na vigência de hipertensão arterial pulmonar pode levar à inversão do *shunt*. A grande maioria das portadoras de CIA toleram bem a gravidez e o parto, e as principais complicações são as arritmias supraventriculares, eventos tromboembólicos e insuficiência cardíaca direita. Tem maior incidência de pré-eclâmpsia e crescimento intrauterino restrito em mulheres com defeito não corrigido
- Comunicação interventricular (CIV): é a presença de *shunt* esquerdo-direito por meio do septo interventricular. Pequenos CIV são geralmente bem tolerados, enquanto os grandes estão associados a maior frequência de insuficiência cardíaca, insuficiência aórtica, arritmias e hipertensão arterial pulmonar. As pacientes com correção cirúrgica têm evolução semelhante à das gestantes sem cardiopatia
- Persistência do canal arterial (PCA): é incomum durante a gravidez, mas bem tolerada. Entretanto, a presença de grande *shunt* esquerdo-direito pode levar à hipertensão arterial pulmonar, o que torna o prognóstico significativamente pior. As complicações mais comuns são insuficiência cardíaca, endocardite e arritmias. A interrupção da gravidez só se justifica quando há hipertensão pulmonar acentuada

- Estenose pulmonar: geralmente, a gestação é bem tolerada. A cirurgia corretiva ou valvoplastia por cateter-balão é indicada quando há um gradiente de pressão transvalvar máximo maior que 70 mmHg ou insuficiência cardíaca direita refratária
- Estenose aórtica congênita: associada às valvas aórticas bicúspides e pouco frequente na gravidez. A estenose grave tem alto índice de morbimortalidade materno-fetal, e é aconselhável a correção cirúrgica antes da gestação. Quando diagnosticada durante a gravidez, pode-se considerar a intervenção cirúrgica ou percutânea de acordo com a gravidade da lesão. As complicações mais frequentes incluem insuficiência cardíaca, angina, arritmias e morte súbita
- Tetralogia de Fallot: caracteriza-se pela associação de estenose pulmonar (infundibular, valvar ou supravalvar), CIV, acavalgamento da aorta e hipertrofia do ventrículo direito. É a malformação congênita cianótica mais encontrada no adulto. Após a correção cirúrgica total, o prognóstico é relativamente bom durante a gestação, porém é sombrio nos casos não corrigidos ou em gestantes que apresentem episódios de síncope, hematócrito superior a 60%, saturação arterial de oxigênio inferior a 80% e pressão do ventrículo direito maior que 100 mmHg. A queda da resistência vascular sistêmica durante a gravidez pode aumentar o *shunt* direito-esquerdo, levando a piora da cianose, eritrocitose e episódios de trombose. O trabalho de parto, o parto e o puerpério imediato são considerados de alto risco, já que qualquer perda sanguínea, queda da pressão arterial ou da resistência vascular sistêmica podem aumentar o *shunt* e levar a paciente ao óbito. Os cuidados nesses períodos incluem oxigenoterapia, monitoramento hemodinâmico e dos gases sanguíneos e evitar hipotensão arterial e sangramento
- Síndrome de Eisenmenger: é o termo utilizado para descrever as patologias com *shunt* esquerdo-direito (CIA, CIV, PCA etc.) que desenvolvem hipertensão arterial pulmonar importante, invertendo a direção desse *shunt* com aparecimento de cianose. Durante a gestação, pode ocorrer piora do *shunt* e da cianose e redução do débito cardíaco em virtude da vasodilatação sistêmica. A mortalidade materna é relatada entre 30 e 50%. Fenômenos tromboembólicos ocorrem em 43% de todas as mortes maternas. O abortamento é a escolha para as gestantes que desenvolvem hipertensão arterial pulmonar importante.

Cardiomiopatia hipertrófica

A cardiomiopatia hipertrófica é a doença cardíaca genética mais comum, com prevalência de 2%. Geralmente, pacientes com cardiomiopatia hipertrófica toleram bem a gestação e o parto. As complicações cardiovasculares podem ser previstas com consultas pré-natais direcionadas. As mulheres que apresentam indicação de tratamento e risco de complicações são aquelas sintomáticas antes da gestação ou as que exibem um perfil de alto risco: disfunção diastólica, obstrução grave da via de saída do ventrículo esquerdo e arritmias. O implante de desfibrilador automático antes da gestação deve ser considerado em mulheres com história de síncope, arritmias graves ou antecedente familiar de morte súbita. A cesariana deve ser ponderada para pacientes com obstrução grave do trato de saída do VE, partos prematuros em mulheres anticoaguladas, ou com insuficiência cardíaca grave. Métodos de bloqueio anestésico devem ser usados com cautela, especialmente nas formas obstrutivas, pela hipovolemia. Ocitocina e líquidos para reposição volêmica devem ser usados com moderação.

Cardiomiopatia periparto

A cardiomiopatia periparto (CMPP) é de etiologia idiopática, manifestando-se com insuficiência cardíaca secundária à disfunção ventricular esquerda no final da gravidez ou nos meses após o parto, sem outra causa identificada, portanto, é considerada um diagnóstico de exclusão. Fatores predisponentes incluem multiparidade, etnia africana, tabagismo, diabetes, pré-eclâmpsia, desnutrição e extremos de idade. É uma entidade rara, mas associada à alta mortalidade materna em função de insuficiência cardíaca, arritmias ou eventos embólicos. Apesar de a etiopatogenia ainda ser desconhecida, existem algumas hipóteses: miocardite viral, genética, imunológica, resposta inadequada ao estresse hemodinâmico, ativação de citocinas inflamatórias, tocólise prolongada, deficiências nutricionais (selênio), efeito deletério da prolactina 16 kDa (relacionada à apoptose celular), dentre outras.

O diagnóstico é baseado nos sinais e sintomas em combinação com exames complementares apropriados, como eletrocardiograma (ECG), radiografia de tórax, biomarcadores (BNP) e ecocardiograma. Os achados ecocardiográficos que se correlacionam com pior prognóstico são fração de ejeção do ventrículo esquerdo (FEVE) inicial menor que 30%, dilatação acentuada do VE (diâmetro diastólico final do VE maior que 6 cm) e envolvimento do ventrículo direito.

O período mais frequente de apresentação dos sintomas (principalmente insuficiência cardíaca aguda com importante síndrome edemigênica, arritmias e fenômenos embólicos) ocorre nos primeiros dias após o parto. O curso clínico é variado, e cerca de 30% das pacientes evoluem para a recuperação completa ou quase completa da função ventricular nos primeiros 6 meses, mais frequente naquelas cuja fração de ejeção (FE) é menor de 30% por ocasião do diagnóstico. As demais podem apresentar melhora progressiva em um período mais prolongado ou evoluir para insuficiência cardíaca crônica, necessidade de transplante cardíaco ou morte precoce.

O ecocardiograma deve ser repetido caso haja piora clínica ou a cada 6 meses para acompanhar a recuperação, que pode se estender por até 3 anos. A conduta terapêutica consiste no tratamento clássico da insuficiência cardíaca, devendo-se evitar medicamentos não seguros na gravidez, como os inibidores da enzima conversora de angiotensina, bloqueadores do receptor de angiotensina, inibidor de neprisilina e do receptor de angiotensina, atenolol e antagonistas da aldosterona. Deve ser considerado o tratamento com bromocriptina, um agonista dopaminérgico que bloqueia a secreção de prolactina na hipófise. A dose de bromocriptina (2,5 mg, 1 vez/dia durante pelo menos 1 semana) pode ser utilizada em casos simples, enquanto o tratamento prolongado (2,5 mg, 2 vezes/dia durante 2 semanas, depois 2,5 mg, 1 vez/dia durante 6 semanas) pode ser considerado em pacientes com FE < 25% e/ou choque cardiogênico. O tratamento com bromocriptina deve ser acompanhado por anticoagulação com heparina. A decisão sobre o implante CDI é particularmente difícil porque muitos poderão obter uma melhora da função do VE em vigência da terapia-padrão otimizada nos meses seguintes ao parto.

O parto vaginal com monitoramento hemodinâmico é sempre preferido em pacientes estáveis. E o parto precoce deve ser considerado por equipe interdisciplinar experiente, nos casos de falência cardíaca avançada e instabilidade hemodinâmica refratária ao tratamento clínico.

É importante que seja feito um aconselhamento familiar, visto que as gestações posteriores podem estar associadas à recorrência da disfunção ventricular, deterioração clínica e óbito. Quando o valor da fração de ejeção não se recupera para além de 50 a 55%, gestações subsequentes devem ser desencorajadas. A permanência de disfunção ventricular se associa a um risco maior de prematuridade e perdas fetais por abortamento espontâneo ou terapêutico.

Cardiomiopatia restritiva

É caracterizada por deficit de distensibilidade diastólica ventricular, com função sistólica preservada e sem hipertrofia das paredes. Pode ser primária (familiar ou não) ou secundária a doenças infiltrativas (amiloidose), de depósito (hemocromatose), endocárdicas (fibrose endomiocárdica), dentre outras. As gestantes podem ter boa evolução, mas apresentam taquicardia compensatória em função da restrição ao enchimento ventricular, além de aumento na pressão intra-atrial. As complicações mais frequentes são edema pulmonar e periférico, trombo intracavitário, arritmias e embolia pulmonar ou sistêmica. O tratamento consiste em repouso, oxigenoterapia, uso cauteloso de diuréticos, correção e profilaxia de arritmias supraventriculares e tromboprofilaxia. Algumas vezes, é necessária a antecipação do parto, de preferência com anestesia geral.

Cardiomiopatia dilatada: Insuficiência cardíaca congestiva

A cardiomiopatia dilatada (CMD) abrange várias condições, resultando em dilatação do ventrículo esquerdo e disfunção, e as etiologias incluem infecção viral prévia, drogas ilícitas, isquemia. Cerca de 50% dos casos são idiopáticos, dos quais 20 a 35% são hereditários.

É a complicação mais frequente nas grávidas cardiopatas (cerca de 12%) e pode se apresentar de maneira aguda ou como exacerbação de quadros crônicos. As manifestações de dispneia, edema periférico e fadiga são as mais presentes na insuficiência cardíaca descompensada, e na grávida podem não ser valorizadas por serem comuns em gestantes normais, principalmente no 3º trimestre.

O ecocardiograma transtorácico permite avaliação etiológica, anatômica e funcional, bem como a presença de complicações associadas, como, trombos, derrame pericárdico e vegetações. O ecocardiograma de estresse e a cintilografia miocárdica devem ser evitados durante a gestação.

No tratamento medicamentoso, devem ser considerados vários aspectos específicos, como a sobrecarga de volume própria da gravidez, a idade gestacional, o grau de desenvolvimento do concepto, a farmacocinética e a toxicidade das substâncias, sua influência na dinâmica uterina, seus efeitos adversos no fluxo placentário, a passagem para o leite materno e sua ação sobre o lactente. As metas de gerenciamento são semelhantes à insuficiência cardíaca aguda não gestacional, evitando medicamentos não seguros na gravidez como os inibidores da enzima conversora de angiotensina, bloqueadores do receptor de angiotensina, inibidor de neprisilina e do receptor de angiotensina, atenolol e antagonistas da aldosterona.

A hipercoagulabilidade da gestação e a que ocorre na insuficiência cardíaca são responsáveis pela alta incidência de tromboembolismo, maiores no puerpério, principalmente quando o parto é cirúrgico.

Os preditores de mortalidade materna são NYHA classe III/IV e fração de ejeção de menor de 40%. Pacientes com CMD que planejam gravidez requerem aconselhamento adequado e cuidados multidisciplinares, visto que existe um alto risco de deterioração irreversível da função ventricular, mortalidade materna e perda fetal.

Infarto agudo do miocárdio

Nas últimas décadas, o risco de eventos isquêmicos em mulheres jovens está crescendo, em função de mudanças no estilo de vida, diabetes, tabagismo, hipertensão e sedentarismo. Tais fatores de risco, juntamente com o fato de as mulheres estarem engravidando com mais idade, resultam no aumento do número de doenças cardiovasculares isquêmicas por aterosclerose durante a gravidez e puerpério. O infarto agudo do miocárdio (IAM) está provavelmente relacionado ao acréscimo do consumo de oxigênio pelo miocárdio em função do aumento fisiológico do volume sanguíneo, frequência cardíaca e débito cardíaco.

Outros mecanismos favorecedores seriam o estado fisiológico de hipercoagulabilidade, a redução do transporte de oxigênio e da pressão arterial diastólica e a consequente queda do fluxo sanguíneo coronariano. A aterosclerose coronariana é a principal causa de IAM na gestação, mas também pode estar relacionada com outros fatores: trombose coronariana, aneurismas, dissecção coronariana espontânea – esta última ocorre mais comumente durante o parto e no período pós-parto imediato e está associada com níveis elevados de progesterona durante a gestação, com consequente modificação do colágeno nas paredes dos vasos. Sangramento importante após o parto pode levar a um quadro de vasospasmo coronariano, acarretando um desbalanço entre oferta e demanda de oxigênio, e provocar IAM tipo II. É importante que o diagnóstico seja feito precocemente, o que nem sempre ocorre em função da baixa suspeição clínica ou à dificuldade em diferenciar os sintomas do IAM ou refluxo gastresofágico, doença também frequente durante a gestação.

Outras condições que cursam com dor torácica e dispneia devem ser descartadas, como a dissecção ou estenose aórticas, cardiomiopatia hipertrófica, doença pericárdica, tromboembolismo pulmonar e pré-eclâmpsia. O diagnóstico é confirmado com ECG e dosagem sérica de marcadores de necrose miocárdica como a troponina ultrassensível. O tratamento não difere muito do que é utilizado na não grávida, apenas levando em consideração as possíveis ações dos medicamentos ou procedimentos sobre o concepto. Quando a síndrome coronariana aguda for com supradesnivelamento do segmento ST, é aconselhada a angioplastia primária, e o acesso radial é preferido. É necessário manter a saturação de O_2 maior ou igual a 95% para garantir oxigenação fetal adequada. Na dissecção coronariana espontânea, caso o escore TIMI seja maior ou igual a 2, opta-se pela conduta conservadora.

Arritmias cardíacas

Podem se manifestar pela primeira vez na gestação ou ser exacerbadas no período gravídico. Mulheres com arritmias prévias e/ou cardiopatia estrutural têm maior chance de desenvolver arritmias na gravidez.

Pacientes com taquiarritmias prévias à gestação apresentam risco aumentado de eventos cardíacos (44%), como a recorrência de arritmias, AVE, edema agudo de pulmão e morte e eventos adversos fetais (20%) (prematuridade, baixo peso ao nascer e disfunção respiratória). Na gestação, as alterações hormonais, autonômicas e hemodinâmicas fisiológicas favorecem o surgimento das arritmias.

A palpitação é uma queixa frequente e geralmente está relacionada à taquicardia sinusal. Somente 10% dos episódios sintomáticos são acompanhados de arritmias.

Apesar de as arritmias sustentadas serem relativamente raras na gestação (três casos em 1.000 gestantes), pode ocorrer exacerbação da taquicardia supraventricular paroxística em cerca de 20% das grávidas.

Em pacientes com taquicardia supraventricular, a primeira linha de tratamento é a manobra vagal seguida de adenosina IV, que pode ser usada com segurança. Metoprolol e propranolol IV são segunda linha de tratamento. Verapamil IV pode causar hipotensão materna. A cardioversão elétrica é indicada para toda taquicardia com instabilidade hemodinâmica.

Nos casos de fibrilação atrial em grávidas hemodinamicamente estáveis, recomenda-se somente o controle da frequência cardíaca. A cardioversão elétrica é realizada nos casos de instabilidade hemodinâmica, em qualquer idade gestacional, com segurança. O feto pode apresentar bradicardia transitória com resolução espontânea; então, deve-se monitorar o ritmo fetal durante o procedimento. Episódios de *flutter* atrial geralmente não são bem tolerados em pacientes com cardiopatia congênita, portanto deve-se realizar a cardioversão elétrica para restaurar o ritmo sinusal.

Durante o trabalho de parto, pode ocorrer bradicardia sinusal. Alguns raros casos de bradicardia sinusal ao longo da gestação são atribuídos à síndrome da hipotensão supina da gravidez, que pode ser manejado mudando-se a posição da mãe. Em casos de sintomas de bradicardia persistente, o uso de marca-passo temporário pode ser necessário.

Nos transtornos de condução atrioventricular, as mulheres que apresentam bloqueio AV total congênito e assintomáticas geralmente toleram bem a gestação, principalmente se o complexo QRS for estreito. O parto vaginal não configura riscos adicionais. O uso de marca-passo temporário durante o trabalho de parto é recomendado para mulheres sintomáticas, com bloqueio atrioventricular completo.

As arritmias ventriculares mais frequentemente observadas são as extrassístoles ventriculares benignas, que não exigem tratamento específico.

As taquiarritmias ventriculares e a fibrilação ventricular são raras durante a gestação e geralmente estão associadas a cardiopatias estruturais. A taquicardia ventricular mais comum que ocorre na ausência de doença estrutural é a taquicardia ventricular do trato de saída do ventrículo direito. Essa arritmia foi primeiramente identificada durante a gestação porque é sensível as catecolaminas (a grávida apresenta alterações hormonais autonômicas com aumento da responsividade adrenérgica). O tratamento com betabloqueador ou verapamil está indicado.

Mulheres com a síndrome do QT longo estão suscetíveis ao desenvolvimento de taquicardia ventricular, especialmente no período pós-parto, e o tratamento é com betabloqueador durante a gravidez e puerpério. Em mulheres com doença estrutural cardíaca e taquicardia ventricular, deve-se ponderar com uma equipe cardiológica os riscos e benefícios da terapia com medicamentos antiarrítmicos, indicação de um CDI e ablação. Em geral, o implante de cardiodesfibrilador não está indicado durante a gestação, mas em casos extremos de risco de morte súbita o implante pode ser conduzido por ecocardiografia, o que reduz a exposição à irradiação.

Hipertensão arterial pulmonar

Condição clínica em que a gravidez é geralmente contraindicada em virtude da elevada morbimortalidade materno-fetal, que pode chegar a 40%. Nas pacientes assintomáticas ou oligossintomáticas, há dificuldade em se estabelecer um prognóstico definido. O diagnóstico é fundamental, uma vez que a prevenção da gestação ou o abortamento terapêutico precoce (no 1º trimestre) devem ser considerados em tempo hábil: a) pressão sistólica arterial pulmonar (PSAP) maior ou igual a 30 mmHg; b) pressão diastólica arterial pulmonar (PDAP) maior ou igual a 15 mmHg; c) pressão média arterial pulmonar (PMAP) maior ou igual a 25 mmHg no repouso ou 30 mmHg durante exercício.

As alterações hemodinâmicas fisiológicas da gravidez levam ao aumento do fluxo sanguíneo pulmonar, que é bem tolerado nas grávidas saudáveis. Porém, nas portadoras de hipertensão arterial pulmonar (HAP), em que a complacência pulmonar é reduzida, ocorre aumento da pressão pulmonar e consequente descompensação clínica.

O trabalho de parto e o parto são períodos críticos, quando a descompressão da veia cava inferior e o retorno do volume sanguíneo uterino para a circulação sistêmica provocam aumento do retorno venoso, elevação da resistência vascular pulmonar e da pressão arterial pulmonar, desencadeando insuficiência ventricular direita. O óbito costuma ocorrer de forma súbita no final da gestação.

As recomendações, portanto, para o manuseio da HAP durante a gestação são: a) restrição de atividade física; b) hospitalização a partir da 28ª semana até o 15º dia pós-parto; c) prevenção e tratamento da insuficiência cardíaca direita; d) controle de hipoxia e acidemia; e) nos casos sintomáticos, há indicação do aborto terapêutico precoce; f) diagnóstico e tratamento precoce de possíveis infecções, principalmente pulmonares; g) uso de anticoagulantes com base nos fatores de risco tradicionais para tromboembolismo; h) uso de sildenafila relacionado à melhora tanto da hemodinâmica pulmonar quanto da tolerância ao esforço, liberado pela FDA como risco B durante a gravidez, na dose de 25 a 75 mg a cada 8 horas; i) uso de óxido nítrico inalatório em situações de descompensação aguda.

Doenças da aorta

Diversas patologias hereditárias podem afetar a aorta sob a forma de aneurisma ou dissecção. Algumas delas são classificadas como sindrômicas, por exemplo: Marfan, Loeys-Dietz, Ehler-Danlos, e outras não sindrômicas em que se manifesta apenas pelo aneurisma de aorta. Por vezes, podem estar associadas a outras cardiopatias congênitas, por exemplo, tetralogia de Fallot. A gestação é considerada de alto risco para os pacientes com patologias da aorta, e muitas das mortes acontecem nas mulheres que desconheciam o diagnóstico. É recomendado que todas as mulheres com síndromes genéticas que levem ao acometimento da aorta tenham um exame de imagem de toda a aorta (RM ou TC) antes da gestação.

Síndrome de Marfan. É a alteração mais comum do tecido conectivo, relacionada à alteração autossômica dominante. O aconselhamento preconcepção é essencial na informação dos riscos quanto à transmissão para o feto e quanto aos riscos cardiovasculares maternos. As causas mais comuns de morte são dissecção e rotura de aneurisma da aorta; e os períodos de maior risco são o 3º trimestre gestacional e o pós-parto imediato. Mulheres com a síndrome e mínimo envolvimento cardíaco (diâmetro aórtico menor que 4 cm, regurgitação aórtica e mitral mínimas) devem ser informadas de que os riscos de dissecção, endocardite e insuficiência cardíaca durante a gravidez são de 1%. Contudo, em pacientes com diâmetro aórtico acima de 4 cm, pode chegar a 10%. Durante o trabalho de parto, a posição lateral esquerda ou semiereta é aconselhada para evitar estresse na aorta. A cesariana está indicada se o diâmetro aórtico for maior que 4,5 cm.

Dissecção aórtica. A dissecção do tipo A é considerada emergência cirúrgica e deve ser manejada em centro especializado com equipe multiprofissional. A interrupção imediata da gravidez por cesariana é realizada antes do reparo aórtico, caso o recém-nascido esteja viável. O manejo anestésico do parto deve minimizar a exposição fetal aos fármacos depressores, assim como manter o controle hemodinâmico materno. A dissecção tipo B não complicada pode ser tratada de maneira conservadora com controle estrito da pressão arterial. Nas dissecções tipo B complicadas, existem alguns relatos de caso com terapia endovascular, porém ainda não aprovada para uso em doenças hereditárias.

Fármacos

A passagem de qualquer fármaco pela placenta é dependente de seu peso molecular, lipossolubilidade, ligação a proteínas, fluxo sanguíneo placentário e ao pH dos líquidos fetais e maternos. Sabidamente os tecidos fetais iniciam sua diferenciação entre a 5ª e 10ª semana, e são mais suscetíveis a fármacos teratogênicos nesse período.

Substâncias antiarrítmicas

- Quinidina: pode estar associada a um aumento da mortalidade materna quando usada a longo prazo. É considerada de uso seguro durante curtos períodos de tratamento, tanto para arritmias maternas como fetais; em altas doses pode ocasionar fetos prétermos ou abortos; é secretada pelo leite materno em doses baixas, e é compatível com a amamentação
- Procainamida: o uso durante a gestação não está associado a anomalias congênitas ou efeitos fetais adversos; atravessa a barreira placentária e, apesar de ser secretada pelo leite materno, possibilita a amamentação
- Lidocaína: atravessa a barreira placentária, e a concentração plasmática fetal é de 50 a 60% da materna; seu uso é seguro durante a gestação, mas deve ser evitada em situações que provoquem acidose fetal, como trabalho de parto prolongado e sofrimento fetal; pequena quantidade é secretada no leite e é compatível com a amamentação
- Propafenona: tem sido mais usada para o tratamento das arritmias supraventriculares no 2º e 3º trimestres, tanto para indicação materna quanto para fetal; existem poucos relatos de uso na gestação e não há maiores informações sobre o risco na amamentação
- Betabloqueadores: todos atravessam a placenta, não são teratogênicos, e a concentração plasmática no recém-nascido é semelhante à materna; são secretados no leite, mas liberados para uso durante o aleitamento. O propranolol é muito usado durante a

gestação, e têm sido descritas complicações como crescimento intrauterino restrito, que parece estar relacionado com a dose e o tempo de uso; o recém-nascido deve ser observado por 24 a 48 horas em relação aos sintomas do betabloqueio. O metaprolol, por ser seletivo, não atuaria no tônus uterino e parece ter menos efeitos adversos sobre o feto; é eliminado em concentrações maiores no leite materno e, por isso, sugere-se que a amamentação seja realizada depois de 3 a 4 horas do uso do fármaco. O esmolol, por ser de ação rápida, é usado na gestação para controle de taquiarritmias supraventriculares e de hipertensão durante cirurgias; não há relatos de seu uso na amamentação. O sotalol não é teratogênico em animais, atravessa a barreira placentária, e o recém-nascido, quando exposto ao fármaco próximo ao parto, deve ser observado nas primeiras 24 a 48 horas; a concentração no leite é maior que no plasma materno, mas é compatível com a amamentação

- Amiodarona: com seus metabólitos, atravessa a barreira placentária e pode provocar complicações fetais, como hipotireoidismo e hipertireoidismo neonatal, bócio neonatal, peso pequeno para a idade gestacional, prematuridade, bradicardia transitória e prolongamento do intervalo QT; deve ser usada com cautela durante a gestação, e todo recém-nascido deve ter sua função tireoidiana monitorada; é excretada no leite em níveis maiores que os do plasma materno, não é recomendada durante a amamentação

- Adenosina: a dose efetiva em gestantes parece ser maior que a de não gestantes em decorrência da expansão do volume plasmático; como a meia-vida é muito curta, não é esperado que o fármaco passe para o leite

- Digitálicos: usados para tratamento da insuficiência cardíaca e taquicardia supraventricular tanto materna quanto fetal, em qualquer período da gestação, sem causar efeito adverso; o volume de distribuição encontra-se aumentado e os níveis séricos podem diminuir em até 50%. As dosagens séricas próximas ao termo podem estar falsamente elevadas em virtude da presença de substâncias semelhantes à digoxina; é excretada no leite em concentrações próximas à do plasma materno e seu uso é compatível com a amamentação.

Anticoagulantes

A heparina não fracionada e as de baixo peso molecular são os agentes de escolha durante a gestação.

- Heparina não fracionada (HNF): não atravessa a barreira placentária nem é excretada pelo leite materno, e é compatível com a amamentação; o ajuste da dose durante a gestação pode ser problemática em função do aumento de sua ligação com proteínas plasmáticas, alterações no volume plasmático, no clearance renal e nos índices de coagulação e degradação da heparina pela placenta. O monitoramento do efeito da HNF na gravidez é difícil principalmente no final da gestação, quando ocorre aparente resistência à heparina em função do aumento do fibrinogênio e do fator VIII, que influenciam no resultado do TTPa. Nessa situação, está indicada a determinação do nível do fator anti-Xa. Para anticoagulação profilática, a dose preconizada é de 7.500 a 10.000 U a cada 12 horas, dose esta maior do que em não grávidas. Para anticoagulação terapêutica, a dose preconizada é de 60 U/kg em bolus (máximo de 4.000 U), seguida de infusão venosa de 12 U/kg/h (máximo de 1.000 U/h), ajustando com base no TTPa 1,5 a 2 vezes o TTPa basal (entre 50 e 70 segundos). A infusão deve ser suspensa 4 horas antes do parto; em caso de parto prematuro, pode ser empregado o sulfato de protamina para reverter o efeito anticoagulante. As HNF apresentam como principais complicações: trombocitopenia (monitorar plaquetas 2 vezes/semana no 1º mês e posteriormente 1 vez/mês, quando usada a longo prazo), devendo ser suspensa se as plaquetas caírem mais de 50% do valor basal; osteoporose (indicada densitometria óssea quando o uso for por mais de 12 semanas); necrose de pele; anafilaxia

- Heparina de baixo peso molecular (HBPM): apresenta como vantagem a resposta anticoagulante mais previsível, melhor biodisponibilidade SC, maior meia-vida plasmática, menor risco de trombocitopenia e, possivelmente, risco menor de osteoporose. Entretanto, seu custo é mais elevado e a reversão de seu efeito é parcial com protamina. A mais utilizada é a enoxaparina, na mesma dose que se usa em não grávidas, 1 mg/kg, 2 vezes/dia. Devem ser suspensas 24 horas antes do parto

- Derivados cumarínicos: atravessam a placenta em função de seu baixo peso molecular e podem causar embriopatia varfarínica, caracterizada por anormalidades ósseas e de cartilagens, tais como condromalácia e hipoplasia nasal, quando utilizadas entre a 6ª e a 12ª semana. Outras complicações fetais são anomalias do sistema nervoso central, atrofia óptica, microcefalia, retardo mental, espasticidade e hemorragia cerebral. Há relação entre a dose de varfarina e os efeitos teratogênicos, independentemente do INR; mulheres em uso de doses iguais ou maiores que 5 mg/dia parecem apresentar um risco maior dessas complicações e, portanto, esses fármacos devem ser proscritos durante a gestação. Durante a amamentação, seu uso está liberado, visto que não há evidências de que a varfarina exerça efeito anticoagulante sobre o lactente. Mulheres em uso de anticoagulação oral e que desejem engravidar devem iniciar heparina (HNF ou HBPM) ou realizar teste de gravidez logo após o atraso menstrual, pois os riscos de embriopatia varfarínica são maiores nas primeiras semanas de gestação

- Novos anticoagulantes orais: o uso dos novos anticoagulantes orais tem aumentado na cardiologia, os dois grupos principais os inibidores diretos da trombina (p. ex., dabigatrana) e os inibidores do fator Xa (p. ex., rivaroxabana, edoxabana, apixabana). Ainda existem poucas informações sobre a segurança do uso desses fármacos na gravidez, tanto em relação à saúde materna quanto à do feto, não devendo ser indicados nesse contexto.

Antiagregantes plaquetários

- Ácido acetilsalicílico: é o antiagregante plaquetário de escolha, sobretudo nos casos de trombose coronariana, e é seguro tanto para a mãe quanto para o feto. Entretanto, seu uso crônico ou intermitente em altas doses (> 325 mg/dia) deve ser evitado, principalmente próximo ao termo, pois pode causar fechamento prematuro do ducto arterioso, comprometimento da coagulação tanto materna quanto neonatal, além de intoxicação congênita por salicilato. É excretada no leite em baixas doses, sem efeitos adversos descritos no lactente, mas seu uso durante a amamentação deve ser cauteloso

- Clopidogrel: deve ser utilizado pelo período mais curto possível, uma vez que estudos em humanos são muito escassos. Em modelos animais, não demonstrou efeitos adversos na gestação

- Ticagrelor, prasugrel e inibidores de gpIIb/IIIa: não são recomendados, pois não há estudos que comprovem a segurança na gestação.

Trombolíticos

Durante a gestação, têm sido utilizados para tratamento de trombose venosa profunda proximal, tromboembolia pulmonar, trombose de prótese valvar, de veia axilar, embolia arterial cerebral e infarto agudo do miocárdio. Não há comprovação de que sejam teratogênicos, mas se sabe que podem causar hemorragia materna; para diminuir esse risco, seu uso deve ser evitado até 10 dias após os partos cesáreos. A possibilidade do uso durante a amamentação e a consequente exposição do lactente são mínimas, mas não se sabe se passam para o leite materno.

Bibliografia

ACOG Practice Bulletin No. 212: Pregnancy and Heart Disease. Obstet Gynecol. 2019;133(5);e320-56.

Avila WS, Grinberg M. Gestação em portadoras de afecções cardiovasculares. experiência com 1.000 casos. Arq Bras Cardiol. 1993;60:5:11.

Bonow. Braunwald's heart disease – a textbook of cardiovascular medicine. 9th ed. 2011.

Candice KS, Jasmine G, Jennifer M, et al. Pregnancy outcomes in women with heart disease. J Am Coll Cardiol. 2018;71(21):2419-30.

Cardiac disease in pregnancy. ACOG technical bulletin number 168--June 1992. Int J Gynaecol Obstet. 1993;41:298:306.

Dan GH, Catherine R. Weinberg, Rebecca Pinnelas, Shilpi Mehta-Lee, Katherine E. Economy, Anne Marie Valente. Use of medication for cardiovascular disease during pregnancy. J Am Coll Cardiol. 2019;73(4):457-76.

Ferreira C, Póvoa R. Cardiologia para o clínico geral. São Paulo: Atheneu; 1999.

Maron BJ, McKenna WJ, Danielson GK, et al., American College of Cardiology Foundation Task Force on Clinical Expert Consensus Documents; European Society of Cardiology Committee for Practice Guidelines. American College of Cardiology/European Society of Cardiology Clinical Expert Consensus Document on Hypertrophic Cardiomyopathy. A report of the American College of Cardiology Foundation Task Force on Clinical Expert Consensus Documents and the European Society of Cardiology Committee for Practice Guidelines. Eur Heart J. 2003;24(21):1965-91.

Tedoldi CR, Freire CMV, Bub TF, et al. Sociedade Brasileira de Cardiologia. Diretriz da Sociedade Brasileira de Cardiologia para Gravidez na Mulher Portadora de Cardiopatia. Arq Bras Cardiol. 2009;93(6 supl1):e110.

Vera R-Z, Jolien WR-H, Johann B, Carina B-L, Renata C, Michele DB;. Scientific Document Group, 2018. ESC Guidelines for the management of cardiovascular diseases during pregnancy: the task force for the management of cardiovascular diseases during pregnancy of the European Society of Cardiology (ESC). Eur Heart J. 2018;39(34): 3165-241.

Waksmonski CA. Pregnancy in women with congenital heart disease: general principles. [Internet]. UpToDate 2020. Disponível em: www.uptodate.com/contents/pregnancy-in-women-with-congenital-heart.

49

Hipertensão Arterial Crônica

José Geraldo Lopes Ramos
Sérgio Hofmeister Martins Costa
Edimárlei Gonzales Valério
Janete Vettorazzi

A hipertensão crônica na gestação está associada com morbidade e mortalidade maternas e perinatais aumentadas, em geral secundárias à ocorrência de pré-eclâmpsia sobreposta, descolamento prematuro da placenta (DPP) e crescimento intrauterino restrito (CIR) (ACOG, 2019). Sua incidência na gestação varia em diferentes populações; todavia, é maior em mulheres negras e entre obesas. Em uma coorte de 4.892 gestantes brasileiras, 198 (4%) apresentaram hipertensão arterial crônica (HAC) (Gaio, 2001). Nos EUA, foi registrado um aumento de 67% na incidência de HAC na gestação de 2000 para 2009, com o maior crescimento (87%) entre as afro-americanas. Isso se deve, em grande parte, à epidemia de obesidade e ao aumento da idade média das gestantes (ACOG, 2019).

Definição e diagnóstico

A hipertensão na gestação é a ocorrência de níveis de pressão arterial sistólica (PAS) maiores ou iguais a 140 mmHg, ou pressão arterial diastólica (PAD) maiores ou iguais a 90 mmHg, registrados em repouso e confirmados em, pelo menos, duas medidas. Em geral, recomenda-se que a segunda aferição da PA seja feita após um intervalo de 4 horas de repouso, embora nos casos de hipertensão grave, que necessite de tratamento imediato, não se deva esperar esse tempo. Define-se a hipertensão arterial como crônica ou não gestacional, quando for identificada antes da gestação, ou na primeira metade (até a 20ª semana), ou ainda se persistir após 12 semanas de puerpério (Peraçoli et al., 2019).

Muitas vezes, quando a paciente não tem história prévia de hipertensão e é vista pelo médico pela primeira vez durante a gestação, o diagnóstico pode se tornar problemático. A diminuição fisiológica dos níveis pressóricos que ocorre nas gestantes já a partir da 7ª semana é ainda maior naquelas com HAC, de tal sorte que mulheres com HAS grave prévia podem ter níveis pressóricos normais no 2º trimestre (Sibai, 1983). Portanto, quando não se conhece os níveis pressóricos pré-gestacionais, deve-se estar atento para outros sinais sugestivos de doença hipertensiva crônica, tais como alterações retinianas na fundoscopia ocular, aumento cardíaco no raios-X ou no eletrocardiograma, função renal comprometida e multiparidade com história de HAS em gestação prévia.

Etiologia e classificação

Na maioria dos casos (90%), a hipertensão arterial crônica é essencial, em geral associada à história familiar de hipertensão e frequentemente acompanhada de sobrepeso ou obesidade. A hipertensão será secundária quando sua origem repousa em doenças maternas não gestacionais (Tabela 49.1). Pela faixa etária das gestantes, quando secundária, em geral, deve-se à doença renal parenquimatosa subjacente, como glomerulonefrite e/ou nefropatia de refluxo. Na síndrome de Cushing, no feocromocitoma, e em algumas doenças do colágeno (principalmente o escleroderma e a poliarterite nodosa), o prognóstico é mais desfavorável. Nos casos de hipertensão arterial secundária por estenose da artéria renal, a gestação pode temporariamente reduzir a PA em razão do hiperaldosteronismo e da maior resistência ao efeito pressor da angiotensina presente durante a gestação.

Tabela 49.1 Classificação da hipertensão arterial crônica na gravidez.

Hipertensão primária (90%)	Hipertensão secundária (10%)			
	Nefropatias	**Colagenoses**	**Endocrinopatias**	**Vasculopatias**
Essencial	Renovascular	LES	Diabetes	Coartação da aorta
	Nefrite intersticial	Escleroderma	Hipertireoidismo	Vasculite
	Refluxo	Poliarterite nodosa	Síndrome de Cushing	
	Glomerulonefrite		Feocromocitoma	

Adaptada de Sibai e Chames, 2008.

A HAC na gestação é classificada como leve se a PAS estiver entre 140 e 159 mmHg e a PAD sistólica entre 90 e 109 mmHg, e como grave quando a PAS for ≥ 160 mmHg ou a PAD for ≥ 110 mmHg. Além disso, as gestantes devem ser classificadas como pacientes que têm HAS de baixo ou de alto risco. Gestantes com HAS essencial leve, sem outras complicações, são consideradas de baixo risco. Por outro lado, pacientes com HAS grave, ou mesmo leve, associadas a fatores complicadores (Tabela 49.2), são classificadas como de alto risco (Ramos, 2017).

Aferição da pressão arterial

Para aferição correta da pressão arterial na grávida, é fundamental que a paciente esteja em repouso, na posição sentada (para evitar a compressão aortocava pelo útero aumentado), com os pés apoiados, e com o manguito no braço colocado na altura do coração. Em relação aos esfigmomanômetros, deve-se dar preferência aos automáticos, com manguito de braço, uma vez que os aneroides são considerados menos precisos, pois necessitam de calibração frequente. Os aparelhos devem ser calibrados anualmente, segundo as orientações do INMETRO (Portaria Inmetro nº 24 de 22/2/1996 para os aneroides, e nº 96 de 20/3/2008 para os digitais). O manguito do esfigmomanômetro deve ser de tamanho adequado à circunferência do braço da gestante e, na falta desses, deve-se proceder ao desconto nos valores pressóricos de acordo com a circunferência do braço em cm (Tabelas 49.3 e 49.4).

Risco materno e fetal

A prevenção das complicações da HAC na gestação inicia-se com o diagnóstico precoce, idealmente antes da concepção, e o encaminhamento da gestante hipertensa para um médico especialista em acompanhamento de gestações de alto risco, seguida pelo tratamento judicioso da hipertensão e resolução da gestação no momento mais apropriado.

O uso de medicação anti-hipertensiva de maneira adequada diminui o risco de danos em órgãos-alvo e protege a gestante da ocorrência de acidentes vasculares, tais como acidente vascular encefálico e descolamento prematuro da placenta. O estudo CHIPS demonstrou que o controle rigoroso da hipertensão arterial, com tratamento anti-hipertensivo a partir de níveis de 140/90 mmHg, melhora o peso fetal, diminui as taxas de prematuridade, a ocorrência de HAS grave, de plaquetopenia e de necessidade de transfusão (Magee et al., 2015).

Tabela 49.3 Adequação do manguito do esfigmomanômetro, de acordo com a circunferência do braço da paciente.

Circunferência de braço (cm)	Denominação do manguito	Largura do manguito (cm)	Comprimento da bolsa (cm)
≤ 6	Recém-nascido	3	6
6 a 15	Criança	5	15
16 a 21	Infantil	8	21
22 a 26	Adulto pequeno	10	24
27 a 34	Adulto	13	30
35 a 44	Adulto grande	16	38
45 a 52	Coxa	20	42

Adaptada de Malachias et al., 2016.

Tabela 49.4 Orientação para correção nos valores pressóricos de acordo com a circunferência do braço, no caso de inadequação do manguito.

Circunferência (cm)	Fator de correção (mmHg)	
	PAS	**PAD**
26	−5	+3
28	−3	+2
30	0	0
32	−2	−1
34	−4	−3
36	−6	−4
38	−8	−6
40	−10	−7
42	−12	−9
44	−14	−10
46	−16	−11
48	−18	−13

PAS, pressão arterial sistólica; PAD, pressão arterial diastólica (Adaptada de Toledo et al., 2017).

Tabela 49.2 Critérios diagnósticos para a hipertensão arterial sistêmica (HAS) crônica na gravidez em baixo ou alto risco.

HAS crônica de baixo risco	HAS crônica de alto risco
HAS crônica leve: - PAS 140 a 160 mmHg e - PAD 90 a 110 mmHg na ausência de fatores complicadores	HAs crônica grave: - PAS > 180 mmHg e - PAD > 110 mmHg Ou HAS crônica leve + pelo menos um dos seguintes fatores: - HAS > 4 anos - Idade materna > 40 anos - Cardiomiopatia - Coarctação da aorta - Retinopatia - Diabetes (classes B a F) - Colagenose - SAAF com perda perinatal - PE prévia com morte perinatal

HAS, hipertensão arterial sistêmica; PAS, pressão arterial sistêmica; PAD, pressão arterial diastólica (Adaptada de Sibai e Chames, 2008).

A administração de pequenas doses diárias (50 a 170 mg) de ácido acetilsalicílico (AAS) a partir da 12ª semana pode diminuir o risco de ocorrência de pré-eclâmpsia sobreposta (Mallampati et al., 2019). A suplementação de cálcio (1.000 a 1.500 mg/dia), em populações com baixa ingestão desse elemento, também diminui o risco de pré-eclâmpsia.

Além da ocorrência com maior frequência de pré-eclâmpsia, DPP e CIR, as gestantes com HAC estão mais sujeitas à hemorragia puerperal, hemorragia cerebral, edema pulmonar e insuficiência renal. Em relação ao feto, com necessidade mais frequente de resolução pré-termo dessas gestações, pode haver incremento nas taxas de prematuridade e internação em UTI neonatal. Além do CIR, a mortalidade fetal intraútero e perinatal também é mais incidente, mormente nas gestantes hipertensas e tabagistas.

Avaliação pré-concepcional

Idealmente, toda mulher com HAC deveria ser submetida a uma avaliação médica pré-concepcional, tanto para identificação de riscos, como para adaptação do tratamento anti-hipertensivo. Deve-se realizar uma anamnese direcionada para os fatores de risco gestacionais, como os eventos em gestações anteriores (pré-eclâmpsia, DPP, CIR etc.), e a ocorrência de possível comprometimento de órgãos-alvo. Uma avaliação dos níveis de creatinina sérica, de proteinúria e de glicose plasmática auxilia na detecção de comprometimento da função renal, da presença de glomerulopatia e de diabetes. Principalmente as mulheres com HAC de longa data e de idade mais avançada devem realizar fundoscopia ocular na busca de alterações na microcirculação e um eletrocardiograma ou um ecocardiograma para detectar sinais de doença coronariana e/ou miocardiopatia.

Mulheres em uso de inibidores da enzima conversora de angiotensina (iECA) ou dos antagonistas do receptor de angiotensina II precisam ter seus medicamentos trocados por outros hipotensores. Os betabloqueadores, principalmente se usados junto a diuréticos, também devem ser substituídos, pois seu uso está mais associado à restrição do crescimento fetal.

Naquelas gestantes com sobrepeso ou obesidade, o período pré-concepcional é ideal também para a adoção de medidas comportamentais, tais como exercício físico e correção nutricional, os quais podem impactar positivamente nos desfechos da futura gestação.

Escolha do anti-hipertensivo

Mulheres com hipertensão de longa duração devem ser investigadas para lesões em órgãos-alvo (eletrocardiograma, ecocardiograma, exame oftalmológico e função renal). Proteinúria deve ser rastreada na primeira consulta (para excluir o dano renal prévio) e ao longo da gestação, após 20 semanas, para diagnosticar sobreposição de pré-eclâmpsia.

Medicações

O propranolol deve ser evitado, por conta da diminuição significativa do fluxo placentário e da associação ao CIR. O atenolol apresenta melhores resultados em relação aos demais betabloqueadores, e deve ser evitado no 1º trimestre. Os betabloqueadores do tipo beta-2 seletivos (pindolol, labetalol) podem ser uma boa alternativa à metildopa em alguns casos, e até na associação, quando necessária. O uso de betabloqueadores, associados ou não a α-bloqueadores, pode ser necessário nos casos de hipertensão refratária ao tratamento com metildopa. A hidralazina e o nifedipino, para uso continuado, têm a desvantagem de produzirem efeitos colaterais maternos desagradáveis (cefaleia, taquicardia). O verapamil pode também ser uma boa alternativa à metildopa. Os inibidores da enzima conversora da angiotensina (captopril, enalapril) e os bloqueadores dos receptores da angiotensina (losartana) estão associados à redução significativa do fluxo sanguíneo uteroplacentário, malformações congênitas, morte fetal, CIR, oligoidrâmnio, morte neonatal e insuficiência renal em recém-nascidos, de modo que são contraindicados na gestação e devem ser trocados quando a paciente decidir tentar uma gestação. O uso e a indicação do anlodipino tem crescido como uma alternativa eficaz e segura. Embora não sejam contraindicados na gestação, o uso de diuréticos é controverso, pois potencialmente podem prejudicar o aumento plasmático fisiológico da gestação e, com isso, contribuir para o nascimento de recém-nascidos de menor peso. Na presença de PE e/ou CIR, o medicamento deve ser descontinuado. Os diuréticos podem ser úteis nas gestantes com hipertensão sensível à retenção salina ou com disfunção ventricular esquerda, mas devem ser evitados na primeira metade da gestação, já que tiazídicos podem estar relacionados a malformações congênitas e complicações neonatais (NICE 2019). Os fármacos indicados para tratamento da hipertensão crônica estão listados na Tabela 49.5. Os medicamentos sugeridos nas crises hipertensivas e disponíveis no Brasil encontram-se na Tabela 49.6.

Tabela 49.5 Tratamento da hipertensão arterial sistêmica crônica.

Medicamento	Dose/dia	Intervalo	Observação
Metildopa	500 a 3000 mg	12/12 h ou 8/8 h	PRIMEIRA OPÇÃO Riscos: sonolência, bradicardia, alteração hepática, plaquetopenia, positivação do teste de Coombs
Nifedipino Retard	20 a 120 mg	12/12 h ou 8/8 h	Cefaleia no uso crônico
Anlodipino	5 a 20 mg	12/12 h ou 24/24 h	Sem estudos a longo prazo
Propranolol	40 a 240 mg	12/12 h ou 8/8 h	Evitar o uso por risco de CIR, exacerbação da insuficiência cardíaca e cautela em diabéticas
Atenolol	50 a 100 mg	12/12 h	Risco de CIR entre 12 e 24 semanas
Carvedilol	12,5 a 50 mg	12/12 h ou 24/24 h	
Metoprolol	50 a 200 mg	12/12 h ou 24/24 h	
Hidralazina	50 a 100 mg	12/12 h ou 6/6 h	Pode causar plaquetopenia no recém-nascido
Verapamil	240 a 320 mg	8/8 h	Náuseas, tonturas e constipação intestinal

FDA, Food and Drug Administration; *CIR*, crescimento intrauterino restrito. (Adaptada de Martins-Costa et al., 2017.)

Tabela 49.6 Tratamento da hipertensão arterial sistêmica aguda.

Medicamento	Dose	Início da ação	Comentários
Nifedipino	10 a 20 mg oral e, se necessário, repetir em 20 min; depois 10 a 20 mg a cada 2 a 6 h Dose máxima 180 mg/dia	5 a 10 min	Pode apresentar taquicardia reflexa e cefaleia
Hidralazina	5 a 10 mg IV a cada 20 min. Máximo 30 mg	10 a 20 min	Podem apresentar cefaleia, hipotensão, alteração dos batimentos cardíacos fetais

IV, intravenoso. (Adaptada de Martins-Costa et al., 2017.)

Avaliação fetal

A ecografia seriada a partir da viabilidade é usada para o diagnóstico correto da idade gestacional no início da gravidez, e para rastrear CIR a partir da 16ª semana. Quando houver CIR, ou sobreposição de pré-eclâmpsia, deve-se associar a dopplerfluxometria. A dopplerfluxometria pode ser utilizada para se verificar o risco de pré-eclâmpsia superajuntada no final do 2º trimestre.

Interrupção da gestação

Não há estudos randomizados que avaliem o momento ideal para o parto em mulheres com hipertensão preexistente não complicada (na ausência de RCI, pré-eclâmpsia sobreposta, hipertensão de difícil controle e histórico de descolamento prematuro de placenta). O American College of Obstetricians and Gynecologists sugeriu a seguinte abordagem para o parto de mulheres com hipertensão crônica (ACOG, 2019):

- ≥ 38^{+0} a 39^{+0} semanas de gestação para mulheres que não necessitam de medicação
- ≥ 37^{+0} a 39^{+0} semanas para mulheres com hipertensão controlada com medicação
- Parto prematuro tardio (34^{+0} a 36^{+6} semanas) para mulheres com hipertensão grave de difícil controle.

O melhor momento para interrupção deve ser avaliado caso a caso, ao se considerar fatores como controle pressórico, crescimento e bem-estar fetal.

Conduta no pós-parto

Derivados do ERGOT não devem ser usados para controle de sangramento aumentado, pois podem agravar a hipertensão. Para controle de sangramento pós-parto recomendam-se ocitocina, misoprostol e ácido tranexâmico. Atentar, nos casos graves, para o maior risco de complicações, como edema agudo de pulmão, encefalopatia hipertensiva, acidente vascular encefálico, infarto agudo do miocárdio e insuficiência renal. O controle da pressão deve ser rigoroso. Em função da amamentação, o fármaco ideal ainda é a metildopa, pois é mais seguro por ser excretado no leite em baixas concentrações, embora possam ser utilizados praticamente todos os anti-hipertensivos. Não está contraindicado o uso de inibidores da ECA nesse período.

Bibliografia

ACOG Committee Opinion No. 743: Low-dose aspirin use during pregnancy. Obstet Gynecol. 2018;132:e44-52.

American College of Obstetricians and Gynecologists' Committee on Practice Bulletins–Obstetrics. ACOG Practice Bulletin No. 203: Chronic Hypertension in Pregnancy. Obstet Gynecol. 2019;133:e26-50.

Gaio DS, Schmidt MI, Duncan BB, Nucci LB, Matos MC, Branchtein L. Hypertensive disorders in pregnancy: frequency and associated factors in a cohort of Brazilian women. Hypertens Pregnancy. 2001;20(3):269-81.

Magee LA, von Dadelszen P, Rey E, et al. Less-tight *versus* tight control of hypertension in pregnancy. N Engl J Med. 2015;372(5):407-17.

Malachias MVB, Souza WKSB, Plavnik FL, et al. 7ª Diretriz Brasileira de Hipertensão Arterial. Rev Bras Hipertens. 2017;24:12-91.

Malachias MB, Souza WK, Plavnik FL, et al. 7ª Diretriz Brasileira de hipertensão arterial. Arq Bras Cardiol. 2016;107(3 Suppl 3):1-83

Mallampati D, Grobman W, Rouse DJ, Werner EF. Strategies for prescribing aspirin to prevent preeclampsia: a cost-effectiveness analysis. Obstet Gynecol. 2019;134(3):537-44.

Martins-Costa SH, Ramos JGL, Magalhães JA, Passos EP, Freitas F. Rotinas em Obstetrícia. Porto Alegre (RS): Artmed; 2017.

National Institute for Health and Care Excellence (NICE). Guideline on hypertension in pregnancy: Diagnosis and management [Internet]. London (UK): NICE; 2019 Jun. 25 [citado 2019]. Disponível em: https://www.nice.org.uk/guidance/ng133/resources/hypertension-in-pregnancy-diagnosis-and-management-pdf-66141717671365.

Peraçoli JC, Borges VTM, Ramos JGL, et al. Pré-eclâmpsia/Eclâmpsia. Rev Bras Ginecol Obstet. 2019;41(5):318-32.

Ramos JGL, Sass N, Costa SHM. Preeclampsia. Rev Bras Ginecol Obstet. 2017;39(9):496-512.

Sibai BM, Abdella TN, Anderson GD. Pregnancy outcome in 211 patients with mild chronic hypertension. Obstet Gynecol. 1983;61(5):571-6.

Sibai, B, Chames, M, Glob. libr. women's med., (ISSN: 1756-2228) 2008; DOI 10.3843/GLOWM.10156. Update due 2019..

50 Lúpus Eritematoso Sistêmico e Artrite Reumatoide

Guilherme Ribeiro Ramires de Jesus
Flávia Cunha dos Santos
Nilson Ramires de Jesus
Marcela Ignacchiti Lacerda
Roger Abramino Levy

O sistema imune da mulher adapta-se durante a gestação, de modo a manter sua capacidade de defesa e, ao mesmo tempo, proteger o feto de rejeição imunológica. Essa profunda mudança pode influenciar de diversas maneiras as mulheres com doenças autoimunes que engravidam ou as predispostas ao desenvolvimento dessas doenças. Uma dessas maneiras é a eclosão da doença no período gestacional, outra é o agravamento de uma doença preexistente.

Para a mulher com lúpus eritematoso sistêmico (LES), artrite reumatoide (AR) ou outra doença autoimune sistêmica, a gravidez é uma situação importante e, se ela for planejada adequadamente, é possível evitar uma série de complicações. Tanto o LES como a AR são enfermidades inflamatórias crônicas, multifatoriais e com alterações imunológicas significativas, caracterizadas por autoanticorpos ou células imunologicamente competentes que reagem contra constituintes do próprio indivíduo, com posterior dano a vários órgãos e tecidos. Essas doenças são mais frequentes nas mulheres em idade fértil, por isso é fundamental a avaliação da influência da doença autoimune e de seu tratamento sobre a gestante e o feto. A equipe obstétrica deve estar em sintonia com a equipe da reumatologia responsável pela paciente, e as decisões devem ser tomadas em conjunto.

A atividade sexual precoce e a gravidez em adolescentes com doenças autoimunes são assuntos a serem considerados na rotina do atendimento dessas pacientes, pois há um número elevado de gestações em adolescentes com doenças autoimunes.

Lúpus Eritematoso Sistêmico

O lúpus eritematoso sistêmico (LES) é uma doença autoimune inflamatória crônica que pode afetar vários órgãos e sistemas. Evolui habitualmente, com períodos de atividade e remissão, e pode ter um curso relativamente benigno; porém os pacientes apresentam sobrevida menor, se comparados à população geral. A doença afeta predominantemente mulheres, e é comum que ela apareça durante a menacme, entre a 2ª e 3ª década de vida, o que justifica seu estudo durante a gravidez. O lúpus é mais comum entre negros do que em brancos, e existe uma tendência, ainda não muito clara, de aumento na prevalência do LES ao longo dos últimos anos. Porém, os avanços no tratamento e acompanhamento permitiram que a gravidez, que chegou a ser proscrita no passado, seja não só permitida como também bem-sucedida em muitos casos.

Para a ocorrência de bons resultados gestacionais, o ideal é que a concepção ocorra no período de completa remissão do LES, e que a gravidez seja acompanhada por equipe multiprofissional, dentro de um centro de referência com suportes necessários para mãe e recém-nascido. Os resultados gestacionais podem ser adversos, com altas taxas de morbidade, mortalidade e lesões permanentes de órgãos-alvo quando a concepção acontece em períodos de atividade grave da doença, principalmente em pacientes com nefrite, alteração da função renal, lesão renal terminal, hipertensão pulmonar, doença pulmonar restritiva e cardiomiopatia. A morte materna também pode ocorrer, embora hoje em dia seja considerado um evento raro. As consequências para os recém-nascidos não são menos danosas, com altas taxas de prematuridade, mortalidade e malformações, decorrentes do uso de fármacos teratogênicos utilizados no tratamento do lúpus em atividade, as quais são contraindicados no período gestacional, principalmente no embrionário.

Existem vários fatores identificados como predisponentes para o desenvolvimento do LES: predisposição genética; fatores ambientais, entre os quais a exposição à luz ultravioleta é a mais conhecida; exposição a fármacos; tabagismo; infecções; e fatores hormonais, que têm relevância para a investigação no período gestacional. Alguns estudos relacionaram a gravidez com exacerbações da doença, mas tal observação não se confirmou em outras publicações.

As manifestações clínicas típicas do LES são fadiga, febre, artralgias, artrite, eritema malar (Figura 50.1), fotossensibilidade, dor torácica pleurítica, fenômeno de Raynaud, glomerulonefrite, vasculite e alterações hematológicas, tais como trombocitopenia, leucopenia e anemia hemolítica autoimune. Também podem ocorrer manifestações neurológicas, dentre elas convulsões, psicose e coreia; essas ocorrências são consideradas um espectro mais grave da doença. Alguns sintomas podem ocorrer como primeira manifestação do LES durante a gestação ou surgir como atividade da doença no período gestacional. O mais importante é lembrar que muitas queixas e manifestações clínicas observadas podem confundir-se com alterações fisiológicas, decorrentes das modificações adaptativas do organismo na gravidez.

O critério diagnóstico de LES foi atualizado recentemente por American College of Rheumatology (ACR) e European League Against Rheumatism (EULAR). Nesse novo critério classificatório, que tem por objetivo incluir pacientes em estudos e ensaios

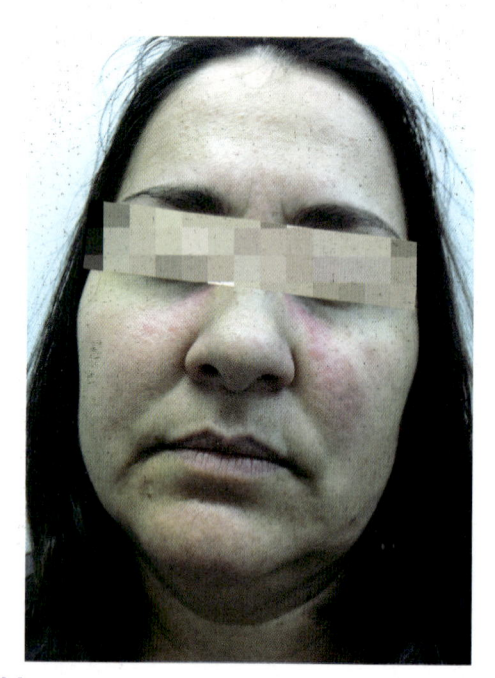

Figura 50.1 Eritema malar do lúpus eritematoso cutâneo subagudo (fortemente relacionado com anti-Ro/SSA). Caracteriza-se por eritema infiltrado, porém sem pápulas ou pústulas, na região malar que poupa o sulco nasolabial.

clínicos, é obrigatório um fator antinuclear (FAN) positivo (1/80), ao menos uma vez, como critério de entrada. As manifestações clínicas do LES foram divididas em sete grupos clínicos (constitucional, hematológico, neuropsiquiátrico, mucocutâneo, seroso, musculoesquelético e renal) e três imunológicos (anticorpos antifosfolipídios, proteínas do complemento e anticorpos específicos para LES). Cada domínio pode pontuar entre dois e dez pontos, e são necessários ao menos dez pontos para classificar a paciente como portadora de LES (Tabela 50.1).

A doença, principalmente se estiver associada à síndrome antifosfolipídio (SAF), aumenta o risco de aborto espontâneo, óbito fetal intrauterino, pré-eclâmpsia, crescimento intrauterino restrito e prematuridade. Este último evento é resultante de parto indicado ou espontâneo; quando ocorre de maneira espontânea, é por consequência principalmente de rotura prematura de membranas ovulares (RPMO), a maior causa de parto prematuro no LES, que traz grande impacto no resultado gestacional.

Quando a doença cutânea é isolada, como no lúpus discoide ou no lúpus cutâneo crônico, não há repercussões em órgãos internos. O uso de certos medicamentos pode desencadear a síndrome do lúpus induzido por fármaco; os mais implicados nessa situação são a hidralazina, a hidantoína, a lamotrigina e a isoniazida. Em geral, esses medicamentos estimulam a produção de anticorpos anti-histonas, que apresentam um padrão homogêneo no teste dos anticorpos antinucleares (FAN). Este capítulo irá discutir a doença crônica sistêmica, o LES, que se caracteriza pelo envolvimento de vários órgãos e tecidos.

Fertilidade

Na fase inicial da evolução do LES, assim como em outras doenças autoimunes sistêmicas, a fertilidade pode ser considerada normal. Entretanto, ao longo dos anos, em particular nas pacientes portadoras de nefrite associada ao LES, a fertilidade pode ser reduzida pelo uso de ciclofosfamida para indução de remissão da doença renal ou neurológica. A falência ovariana prematura ocorre em 60% das mulheres com mais de 30 anos de idade submetidas ao protocolo de 6 meses de tratamento com ciclofosfamida, mas o uso concomitante de análogos de GnRH exerce efeito protetor sobre a função ovariana.

O tratamento da nefrite com micofenolato de mofetila não impõe esse risco à fertilidade feminina e pode ser uma alternativa de eficácia não inferior à ciclofosfamida, ao apresentar melhor perfil de segurança. Os anti-inflamatórios não hormonais (AINH) não alteram a ovulação, mas impedem a ruptura do folículo, bem como os inibidores específicos de ciclo-oxigenase 2 (COX-2), que têm ação comprovada em modelo animal e prejudicam o período pré e pós-implantação.

Cuidados pré-concepcionais

A paciente com LES precisa ser tranquilizada quanto à transmissão da enfermidade à geração seguinte, ao se esclarecer devidamente que as doenças autoimunes são multifatoriais e dependem de fatores genéticos, imunológicos, endócrinos e ambientais. De qualquer maneira, não se deve ocultar que, embora apenas 2% dos filhos de pacientes com LES desenvolvam a doença no futuro, sua incidência familiar é superior à da população em geral. Essa situação deve ser diferenciada do lúpus neonatal, que é decorrente da passagem de autoanticorpos anti-Ro/SSA e/ou anti-La/SSB maternos para o feto.

Tabela 50.1 Critérios classificatórios para lúpus eritematoso sistêmico. (ACR e EULAR, 2019.)

Critério de entrada: fator antinuclear (FAN) ≥ 1:80			
Domínios clínicos	Pontos	Domínios imunológicos	Pontos
Constitucional		*Anticorpos antifosfolipídios*	
Febre	2	Anticorpos anticardiolipina ou anticorpos antiβ2 glicoproteína I ou lúpus anticoaqulante	2
Hematológico		*Proteínas do complemento*	
Leucopenia	3	Baixo C3 ou baixo C4	3
Trombocitopenia	4	Baixo C3 e baixo C4	4
Anemia hemolítica autoimune	4		
Neuropsiquiátrico		*Anticorpos específicos do LES*	
Delirium	2	Anticorpo anti-DNA ou anticorpo anti-SM	6
Psicose	3		
Convulsão	5		
Mucocutâneo			
Alopecia não cicatricial	2		
Úlcera oral	2		
Cutâneo subagudo ou lúpus discoide	4		
Lúpus cutâneo agudo	6		
Serosa			
Derrame pleural ou pericárdico	5		
Pericardite aguda	6		
Musculoesquelético			
Envolvimento articular	6		
Renal			
Proteinúria > 0,5 g/24 h	4		
Biopsia renal: Nefrite lúpica Classes II ou V	8		
Biopsia renal: Nefrite lúpica Classes III ou IV	10		
Classificar como lúpus eritematoso sistêmico se pontuação ≥ 10*			

*Dentro de um mesmo domínio, apenas o critério de maior pontuação será considerado para o diagnóstico.

A gravidez em pacientes com LES deve ser planejada com antecedência, o que significa que a paciente deve usar contracepção até que a doença esteja controlada e a medicação esteja adequada à concepção e à gravidez (Tabela 50.2). Recomenda-se que a paciente aguarde ao menos 6 meses de remissão clínica e laboratorial, sobretudo da doença renal e do sistema nervoso central, para engravidar. Em pacientes com doença renal prévia, recomenda-se concepção após ao menos 6 meses com número de proteinúria menor que 500 mg/24 horas, mesmo tempo de espera recomendado após um evento trombótico. A gravidez deve ser contraindicada nos casos de insuficiência renal avançada (creatinina > 2,8 mg/dℓ), insuficiência cardíaca grave, síndrome de restrição volumétrica pulmonar (capacidade vital forçada < 1 ℓ), hipertensão arterial pulmonar grave (pressão sistólica de artéria pulmonar > 50 mmHg) e de miocardite.

A gestação também está contraindicada em pacientes em uso de ciclofosfamida, clorambucila, micofenolato de mofetila, leflunomida e metotrexato, pois esses medicamentos estão relacionados com complicações fetais (ver Tabela 50.2). Nessas situações, deve-se ressaltar à paciente a importância da contracepção.

Os corticosteroides (CE) devem ser usados de modo criterioso em pacientes que pretendem engravidar, com o objetivo de minimizar os eventos adversos. A azatioprina é um imunossupressor seguro para as pacientes que necessitam de altas doses de CE, por possibilitar a redução da dose de prednisona ou a manutenção de tratamento de LES grave em mulheres em idade fértil que pretendem engravidar. A pressão arterial deve estar bem controlada, e o uso dos inibidores da enzima conversora de angiotensina (iECA), bloqueadores dos receptores da angiotensina II e inibidores diretos da renina deve ser suspenso assim que o diagnóstico da gravidez for confirmado; o mesmo é válido para as estatinas. A suspensão dessas medicações pode acarretar aumento da proteinúria e possível descontrole da pressão arterial, o que é indesejável, porém inevitável. A paciente em uso crônico de diurético tiazídico pode mantê-lo durante a gestação, mas os diuréticos de alça devem ser evitados.

Aconselhamento e contracepção

Ao orientar a paciente fértil com LES sobre gravidez, o mais importante é deixar claro que a melhor estratégia é se programar com antecedência, e o método anticoncepcional a ser usado deve ser escolhido com base nos riscos e na preferência da paciente. Por muito tempo se questionou se os estrogênios usados em contraceptivos seriam fatores de agravamento da atividade do LES, até que o estudo *The Safety of Estrogen in Lupus Erythematosus: National Assessment* (SELENA) foi delineado para esclarecer essa controvérsia. Mulheres em contexto anterior ao da menopausa, com LES quiescente ou com atividade estável, foram randomizadas para receber contraituceptivo oral com baixa dose de estrogênio ou placebo por 1 ano; pacientes com anticorpos antifosfolipídios (anticardiolipina ou lúpus anticoagulante) foram excluídas. Não houve aumento de atividade do LES no grupo exposto aos estrogênios, e o grupo placebo apresentou maior número de atividade renal da doença. Portanto, a prática atual recomenda evitar contraceptivos que contenham estrogênios apenas nas mulheres com LES e risco trombótico elevado (como portadoras de anticorpos antifosfolipídios), com doença renal ou com história de trombose. Vale ressaltar que o micofenolato de

Tabela 50.2 Uso dos principais analgésicos, imunossupressores e fármacos modificadores da resposta biológica durante a gravidez em pacientes com doenças reumáticas. (Adaptada de Schaefer et al., 2007.)

Fármaco	Risco fetal	Considerações clínicas	Fontes dos dados
Ácido acetilsalicílico (baixa dose)	Não	Prevenção de pré-eclâmpsia em grupos de alto risco, recomendado em síndrome antifosfolipídio (SAF)	Grandes estudos prospectivos em humanos
Paracetamol	Não	Hepatotoxicidade em altas doses	Estudos observacionais em humanos
Anti-inflamatório não esteroide (AINE) e inibidor da COX-2	Fechamento do ducto arterioso no 3º trimestre, redução da função renal fetal	Antiagregante plaquetário, redução da função renal	AINE: Estudos observacionais em humanos Inibidor da COX-2: sem estudos
Hidroxicloroquina	Não	Recomendada em lúpus eritematoso sistêmico (LES), síndrome de Sjögren e anti-Ro/SSA(+) Hiperpigmentação cutânea materna	Pequenas séries de casos em humanos, vasta experiência clínica, revisões sistemáticas
Corticosteroides (CE)	Não. Passagem transplacentária é menor do que 10% da dose materna	Hipertensão, diabetes gestacional, osteopenia, imunossupressão, estrias, retenção hídrica, catarata	Ausência de risco fetal em estudos prospectivos em humanos
Azatioprina	Não. O fígado fetal humano não metaboliza o medicamento	Usado como poupador de CE na paciente bem monitorada	Série de casos (1.000 casos) Experiência clínica
Sulfassalazina	Não. Risco aumentado de *kernicterus* no recém-nascido se usada 2 semanas antes do parto	Mielotoxicidade em pacientes com deficiência de glicose-6-fosfato (G6 PD)	Estudo prospectivo controlado em humanos
Ciclofosfamida	Sim. Abortamento, múltiplas malformações	Infertilidade Mielotoxicidade Cistite hemorrágica	Relatos de caso; estudos em animais
Metotrexato	Sim. Abortamento, anomalias no sistema nervoso central, calvária, membros, restrição de crescimento e retardo mental Dose-dependente	Mielotoxicidade Hepatotoxicidade Usar 10 mg/dia de ácido fólico na gravidez inadvertida e monitorar saúde fetal	Estudos observacionais em humanos; relatos de caso; estudos em animais
Leflunomida	Sim. Abortamento, malformação no esqueleto, hidrocefalia	Mielotoxicidade Hepatotoxicidade Usar colestiramina em gravidez inadvertida	Relatos em humanos
Micofenolato de mofetila	Sim. Embriopatia do micofenolato: microtia e atresia do canal auditivo, fendas orofaciais, micrognativa, hipertelorismo	Mielotoxicidade Alterações gastrintestinais	Dados em animais, séries em humanos. Relato de malformações cardiovasculares, renais, do SNC e membros
Anti-TNF	Não são teratogênicos (certolizumabe e etanercepte têm menor transferência placentária)	Usados nas doenças inflamatórias intestinais Se usados após 32 semanas, o recém-nascido só pode ser vacinado para BCG depois de 6 meses)	Relatos de caso, grande experiência em doença inflamatória intestinal; bancos de dados de artrite reumatoide (AR) e espondiloartrites
Rituximabe	Não é teratogênico, mas pode induzir linfopenia neonatal	Usado em casos de agravamentos clínicos de LES, AR, SAF e esclerose sistêmica	Bancos de dados, relatos de caso e séries. Usado em outras indicações além de AR e LES: linfoma, esclerose múltipla, Castleman

mofetila apresenta interação com o estrogênio e com a progesterona, o que pode reduzir sua eficácia.

Uma boa opção contraceptiva para as pacientes com LES são os métodos que contêm apenas progesterona, principalmente nos casos associados a SAF e doença renal, nos quais o uso de estrogênios é contraindicado. As opções mais utilizadas são o desogestrel oral e a medroxiprogesterona injetável trimestral. A Food and Drug Administration (FDA) recomenda que a medroxiprogesterona seja usada por um período máximo de 2 anos, em razão do risco de osteoporose resultante do uso prolongado. Aparentemente não há um maior risco trombótico nas pacientes que utilizam métodos que contêm apenas progesterona, apesar de haver resultados controversos com a progesterona injetável.

Havia uma preocupação sobre um maior risco de infecção nas pacientes usuárias de dispositivo intrauterino (DIU) e que fazem uso crônico de imunossupressores, no entanto esse risco não foi confirmado, e seu uso é permitido. Apesar de poucos dados em pacientes com doenças reumatológicas, também não parece haver restrição do uso do implante de etonogestrel.

Efeitos da gestação na atividade do lúpus eritematoso sistêmico

Existem algumas manifestações que ocorrem na gravidez que podem simular manifestações do LES, como anemia hemolítica e plaquetopenia, encontradas na síndrome HELLP; hipertensão arterial e proteinúria na pré-eclâmpsia, convulsão associada à eclâmpsia; lesão cutânea de face do melasma gravídico; e a alopecia característica do período puerperal.

Os estudos continuam sendo controversos em relação à influência da gravidez na atividade do LES, por questões de tamanho amostral, heterogeneidade dos estudos, variações nos índices de avaliação da atividade da doença ou diferenças populacionais. De qualquer maneira, muitas publicações evidenciaram aumento da atividade da doença durante a gestação.

Na maioria dos casos, a reatividade do LES se apresenta com manifestações brandas da doença, predominantemente cutâneas, articulares ou hematológicas leves, mas existe uma tendência à repetição do quadro clínico apresentado antes do período gestacional. Apesar disso, reativações mais graves podem ocorrer. Os principais fatores de risco para reativação do LES durante a gravidez são: LES em atividade nos 6 meses que precedem a concepção, múltiplas ativações da doença antes da gestação, história de nefropatia prévia, nefrite lúpica em atividade e suspensão da hidroxicloroquina ou da prednisona durante o pré-natal.

A nefropatia é a manifestação do LES que mais frequentemente se associa ao pior prognóstico materno, e pode evoluir com diminuição progressiva da depuração da creatinina e com insuficiência renal crônica, caso não seja tratada adequadamente. Dois trabalhos realizados com 102 gestações de 75 pacientes que tinham história de nefrite lúpica, mas que estavam em remissão no momento da concepção, mostraram taxas de atividade com aumento da proteinúria entre 45 e 50% e piora da função renal entre 17 e 21% dos casos.

Um estudo conduzido na coorte de gestantes com LES do Hospital Universitário Pedro Ernesto, da UERJ, demonstrou que pacientes com nefrite proliferativa (classes III e IV) apresentaram maior frequência de resultados maternos adversos, como maior reativação da doença, maior necessidade de hospitalização e maior incidência de pré-eclâmpsia. Por outro lado, pacientes com nefrite mesangial (classe II) e membranosa (classe V) apresentaram resultados gestacionais similares às pacientes com LES sem nefrite.

A diferenciação entre glomerulonefrite relacionada com o LES e pré-eclâmpsia a partir de dados clínicos e laboratoriais é fundamental para melhores resultados gestacionais, uma vez que, no primeiro caso, o tratamento é feito com imunossupressores; já na pré-eclâmpsia se recomenda a interrupção da gestação. Entretanto, isso ainda é um desafio na atualidade. Exames laboratoriais que sugerem reativação do LES são o anticorpo anti-DNA de dupla-hélice, redução dos níveis séricos de complemento, sedimento urinário com hematúria dismórfica e/ou cilindros hemáticos, piocitários ou granulosos. Quanto ao quadro clínico, sugerem reativação do LES: febre, lesão discoide, lesões de lúpus subagudo, vasculite cutânea, úlceras orais, polisserosite, linfadenomegalia, miocardite e pneumopatia. Outros indicadores de nefrite ativa são o surgimento de alterações urinárias antes da metade da gestação e/ou a falta de melhora do quadro no término da gravidez. Por outro lado, a falta dos achados clínicos e laboratoriais descritos e a refratariedade do quadro à corticoterapia fortalecem o diagnóstico de pré-eclâmpsia.

A maior dificuldade é que nem sempre esses achados relacionados à atividade do LES estarão presentes, e o complemento sérico, normalmente reduzido na glomerulonefrite, pode estar aumentado fisiologicamente na gravidez. Um estudo recente demonstrou que pacientes com LES e pré-eclâmpsia apresentavam o mesmo perfil angiogênico que pacientes sem LES, isto é, elevação do sFlt-1 e redução do PlGF e VEGF, o que indica que esses marcadores podem ser utilizados para auxiliar no diagnóstico diferencial com nefrite do LES.

A glomerulopatia microangiopática com substrato trombótico também pode ocorrer em pacientes com síndrome antifosfolipídio (SAF) associada ao LES, e deve ser considerada parte do diagnóstico diferencial quando a paciente com LES apresenta proteinúria, hipertensão e edema, além de poder estar sobreposta à pré-eclâmpsia ou à nefrite do LES.

A síndrome HELLP é uma complicação relacionada à pré-eclâmpsia que pode ser confundida com LES em atividade hematológica, mas que pode ser diferenciada por presença de esquizócitos no esfregaço de sangue periférico e por alterações de enzimas hepáticas e bilirrubinas que não são frequentes no LES.

As manifestações neurológicas do LES, apesar de potencialmente mais graves, são menos frequentes que o acometimento renal, e aparentemente não há maior atividade durante a gestação; já o resultado gestacional adverso está relacionado diretamente com a manifestação renal concomitante. Vale ressaltar que a convulsão do LES é um diagnóstico diferencial importante com eclâmpsia, mas que, no primeiro caso, não há associação com hipertensão e proteinúria.

Efeitos do lúpus eritematoso sistêmico nos resultados obstétricos

Existem diversos fatores de risco conhecidos para complicações na gestação em mulheres com LES. Entre eles estão a presença de anticorpos antifosfolipídios ou SAF, nefrite lúpica, hipocomplementenemia, hipertensão, doses de corticoide acima de 20 mg/dia e atividade da doença no período da concepção. Pacientes com LES são consideradas de alto risco gestacional, por apresentarem maiores taxas de abortamentos, perdas fetais, crescimento intrauterino restrito (CIR) e prematuridade, além de complicações maternas.

A pré-eclâmpsia é mais prevalente em gestantes com LES e naquelas com nefrite lúpica em atividade do que nas gestantes previamente saudáveis, e são fatores de risco adicionais para essa complicação a hipertensão arterial prévia, a SAF e a nefropatia.

A prematuridade foi associada ao LES em diversos trabalhos, principalmente em casos de atividade da doença no período gestacional. Uma revisão sistemática feita com 2.751 gestações, entre as quais estavam 1.842 pacientes com LES, encontrou taxa de prematuridade de 39,4%. Os partos prematuros podem ser indicados como modo de proteção da saúde da mãe e/ou do feto ou espontâneos, principalmente quando há relação com a rotura prematura de membranas ovulares.

O sofrimento fetal crônico causado pela insuficiência placentária, que resulta em fetos com baixo peso ao nascer ou pequenos para a idade gestacional, é bastante comum em pacientes com LES e pode variar entre 6 e 35%.

Os anticorpos antifosfolipídios pioram consideravelmente o prognóstico da gestação, o que justifica sua investigação em todas as gestantes com LES. Cabe lembrar que anticorpos antifosfolipídios, em pacientes com LES sem eventos obstétricos (abortamento recorrente, perda fetal) ou trombóticos (trombose venosa profunda, trombose arterial), não conferem o diagnóstico de SAF nem mesmo indicam anticoagulação com heparina. A maioria dos autores recomenda o uso de ácido acetilsalicílico (AAS) em baixa dose para esses casos.

A doença renal ativa na concepção costuma ser preditora de resultados adversos maternos e fetais em muitos casos. Na coorte Johns Hopkins, independentemente da atividade clínica, tanto o complemento baixo como o anti-DNA no 2º trimestre foram associados à perda fetal e ao parto pré-termo. Quando combinados com a atividade clínica, esses parâmetros foram ainda mais preditores de resultados gestacionais adversos.

Um grande estudo multicêntrico e prospectivo, chamado *Predictors of Pregnancy Outcome: BioMarkers in Antiphospholipid Antibody Syndrome and Systemic Lupus Erythematosus* (PROMISSE), avaliou mensalmente 385 gestantes que se apresentaram para acompanhamento pré-natal no 1º trimestre em uso de menos de 20 mg/dia de prednisona, menos de 1 g/dia de proteinúria e/ou menos de 1,2 mg/dℓ de creatinina sérica. As reativações leves/moderadas ou graves foram definidas pelo índice de atividade de doença *SLE Pregnancy Disease Activity Index* (SLEPDAI), que exclui alterações fisiológicas da gestação e incorpora componentes do índice de atividade de doença (SELENA-SLEPDAI), assim como as mudanças clínicas da medicação e a avaliação pelo médico assistente. As pacientes com atividade grave da doença foram excluídas do estudo. Foram registrados resultados gestacionais adversos em 19% das gestantes, e as variáveis preditoras para esses eventos foram: lúpus anticoagulante (OR [*odds ratio*]: 8,32), uso de medicamentos anti-hipertensivos (OR: 7,05), plaquetopenia (OR: 1,33) e alteração na avaliação pelo médico assistente (OR: 4,02).

Embora tenha havido presença de resultados gestacionais adversos, o melhor entendimento da doença e, principalmente, a melhora do tratamento antes e durante a gestação resultaram em redução das perdas gestacionais nas últimas décadas. Um dos grandes avanços quanto ao tratamento do LES é o uso da hidroxicloroquina no período gestacional, que se mostrou seguro e eficaz em termos de estabilização do LES e teve resultados gestacionais favoráveis.

Síndrome do lúpus neonatal e os anticorpos anti-Ro/SSA e anti-La/SSB

A síndrome do lúpus neonatal é definida por bloqueio atrioventricular congênito irreversível ou eritema cutâneo fotossensível no recém-nascido. Este último é autolimitado e desaparece em torno do 6º mês de vida, período em que a IgG materna é substituída pela do lactente. Outras alterações do sistema de condução cardíaco, assim como alterações hepáticas e hematológicas, também estão relacionadas com a síndrome do lúpus neonatal.

O FAN no padrão pontilhado é sugestivo de anticorpos contra antígenos extraíveis do núcleo (ENA), que são polipeptídios associados a pequenas partículas de RNA. Fazem parte dos ENA as proteínas Ro/SSA, La/SSB, Sm e RNP. Os anticorpos anti-Ro/SSA, acompanhados ou não de anticorpos anti-La/SS-B, são encontrados em algumas formas de LES com fotossensibilidade cutânea no lúpus cutâneo subagudo, na síndrome de Sjögren primária ou secundária e na síndrome do lúpus neonatal.

A maioria das mães de filhos com bloqueio atrioventricular congênito ou dermatite do lúpus neonatal, que têm invariavelmente anticorpos anti-Ro/SSA e/ou anti-La/SSB, nunca tiveram manifestações clínicas das doenças associadas a esses autoanticorpos. No entanto, quase metade desenvolve LES ou síndrome de Sjögren nos anos que se seguem ao nascimento do filho com a doença.

Aparentemente existe um subtipo de anticorpo anti-Ro/SSA que é patogênico e, mesmo entre as pacientes que tiveram filhos com bloqueio atrioventricular congênito, a probabilidade de recorrência é de apenas 16%. Além disso, existem vários relatos na literatura de discordância entre gemelares. A ação patogênica dos anticorpos anti-Ro/SSA é fortemente sugerida pela relação temporal entre o desaparecimento da dermatite e a diminuição da IgG materna da circulação do feto. A ação direta do anticorpo é reforçada pela observação de que a maioria das IgG anti-Ro/SSA são da subclasse IgG1, que atravessa a barreira placentária. No primeiro estudo em modelo experimental de bloqueio atrioventricular induzido por anticorpos anti-Ro/SSA, demonstrou-se o papel patogênico desses anticorpos nos canais de cálcio de fluxo lento do tipo L. Esses achados foram confirmados em outros centros, o que expõe a ação patogênica do anticorpo anti-Ro/SSA. A indução de bloqueio cardíaco *in vitro* é determinada por anticorpos contra a proteína Ro/SSA de 52 kDa, mas provavelmente algum outro fator participa, já que nem todos os anticorpos anti-Ro/SSA de 52 kDa testados foram capazes de induzir o bloqueio.

Mesmo diante de anti-Ro/SSA, a frequência de lúpus neonatal é baixa, acometendo em torno de 2% das portadoras desse autoanticorpo. Por outro lado, o lúpus neonatal é responsável por 80 a 95% dos bloqueios atrioventriculares diagnosticados em fetos ou recém-nascidos.

O período mais vulnerável de ocorrência de bloqueio atrioventricular para o feto é entre 18 e 24 semanas e, dentre as várias técnicas descritas para detecção precoce do BAV, a ecocardiografia fetal é a mais usada. Classicamente, o estudo ultrassonográfico das quatro câmaras e do ritmo cardíaco é recomendado para gestantes com anticorpos anti-Ro/SSA e anti-La/SSB semanalmente, a partir da 16ª até 26ª semana; posteriormente, é realizado a cada 2 semanas, até 32 semanas de gestação.

Nos últimos anos, o rastreamento semanal ou quinzenal com ecocardiograma durante o acompanhamento de uma gestante com anticorpo anti-Ro positivo passou a ser questionado por alguns autores. O primeiro fato que se deve considerar é que parece haver uma transição entre o bloqueio AV incompleto para o bloqueio AV de terceiro grau, transição que pode ocorrer em algumas horas ou dias. Isso significa que a detecção por ecocardiograma semanal pode ser ao acaso ou mesmo incapaz de detectá-la. O outro fato é que o fenótipo do lúpus neonatal com acometimento cardíaco é variável, pode ocorrer desde o bloqueio AV de primeiro grau silencioso que não progride, até o bloqueio AV de terceiro grau com cardiomiopatia que progride para hidropisia e morte fetal em menos de 1 semana. Além disso, os intervalos AV e PR neonatais são mutáveis. Um intervalo AV considerado bloqueio AV de primeiro grau pode não progredir para um bloqueio de segundo ou de terceiro grau, mesmo na ausência de tratamento. Desse modo, um intervalo AV prolongado em humanos pode representar um processo patológico causado pelo anticorpo anti-Ro/SSA, ou pode haver um mecanismo protetor em alguns casos, ainda não identificado, que mantém as lesões sob controle.

Assim, a melhor estratégia de vigilância para pacientes que têm os anticorpos anti-Ro/SSA positivos permanece indefinida. Há necessidade de mais estudos para que se possa elaborar um protocolo com boa eficácia e baixo custo, no acompanhamento de uma patologia com baixa taxa de ocorrência. A proposta atual de assistência com ecocardiograma semanal parece ser pouco custo-efetiva diante da possibilidade de vigilância frequente do BCF de forma ambulatorial, com encaminhamento apenas dos casos anormais para estudo ecocardiográfico. É importante notar que há necessidade de sedimentação desses novos conhecimentos, elaboração de estratégias e adaptação dos serviços, se a necessidade de mudança for realmente implementada.

O tratamento do BAV congênito depende do grau. Nos bloqueios atrioventriculares de primeiro grau, os resultados encontrados na literatura são conflitantes, e não há evidências claras de que ocorra progressão para bloqueio atrioventricular total sem tratamento. Desse modo, o tratamento deve ser discutido com a família e considerar principalmente os efeitos colaterais possíveis. A administração de corticosteroides fluorados (betametasona 3 mg/dia ou dexametasona 4 mg/dia) pode ser benéfica apenas em fetos com bloqueio cardíaco de segundo grau e deve ser iniciada no momento do diagnóstico, com manutenção até o fim da gestação, caso haja boa resposta. Outra situação em que o uso desses CE deve ser considerado é na cardiomiopatia relacionada com o lúpus neonatal. No entanto, a eficácia para esses casos ainda não está bem estabelecida (Figura 50.2).

Apesar de diversos tratamentos propostos, como corticoterapia e imunoglobulina intravenosa, não é possível que se reverta o bloqueio atrioventricular fetal de 3º grau, e a maioria desses fetos necessitará de marca-passo ao nascer. Muitos autores questionam o tratamento intraútero nesse estágio avançado, diante da falta de eficácia e do grande número de efeitos colaterais.

Estudos retrospectivos sugerem que o uso de hidroxicloroquina 400 mg/dia durante toda a gestação parece ter um papel protetor no desenvolvimento do bloqueio. Além disso, um estudo comprovou que a hidroxicloroquina foi capaz de reduzir a recorrência do bloqueio atrioventricular fetal em 65% dos casos. O uso de corticoide ou imunoglobulina intravenosa de maneira preventiva, entretanto, não é recomendado, pelos riscos significativos e pela ineficácia na prevenção do bloqueio.

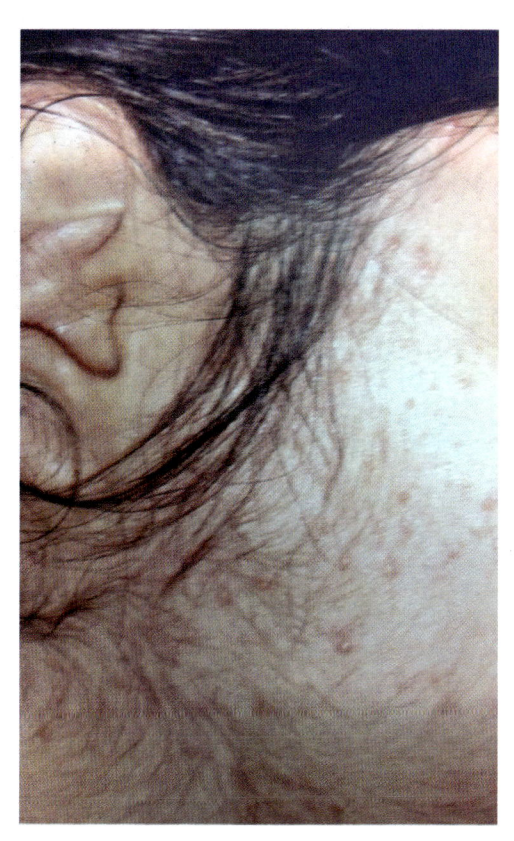

Figura 50.2 Hipertricose e acne em gestante anti-Ro/SSa positivo em uso de doses altas de betametasona em função de bloqueio atrioventricular fetal.

Acompanhamento da gestante

O acompanhamento da gestante com LES deve acontecer em um centro terciário, com unidade de terapia intensiva (UTI) neonatal e suporte de assistência clínica com recursos de terapia intensiva para a gestante. Além disso, é necessário envolver equipe multiprofissional, com presença de obstetra treinado em gestação de alto risco e reumatologista. As consultas devem ser mensais até a 28ª semana gestacional, quinzenais até a 34ª; e semanais dessa época até o parto. O intervalo entre as consultas pode ser reduzido diante da presença ou suspeita de atividade da doença ou de pré-eclâmpsia. Na consulta inicial, devem ser solicitados os seguintes exames:

- Hemograma completo
- Coagulograma
- Pesquisa de anticoagulante lúpico (LA), anticorpo anticardiolipina IgG e IgM, anti-β2 glicoproteína I IgG e IgM
- Anti-Ro/SSA, anti-La/SSB
- Anti-DNA, C3, C4, CH50
- Glicose, ureia, creatinina, ácido úrico, AST, ALT, LDH
- Sedimento urinário, proteinúria de 24 horas ou *spot test* (relação entre proteína e creatinina em amostra única urinária)
- Pesquisa do dismorfismo eritrocitário, se for indicado
- Urinocultura
- EAS.

Para as consultas trimestrais, recomendam-se os seguintes exames:

- Hemograma completo
- anti-DNA, C3, C4, CH50
- Glicose, ureia, creatinina, ácido úrico, AST, ALT, LDH
- Proteinúria de 24 horas ou *spot test*, se for indicado, assim como a pesquisa do dismorfismo eritrocitário, se for indicado.

Os exames laboratoriais devem ser interpretados de acordo com o conhecimento das alterações impostas pela própria gestação. Apesar de ser usada como marcador de atividade de doença inflamatória, a velocidade de hemossedimentação (VHS) eleva-se pela própria gestação e, portanto, não deve ser utilizada na gestante com LES. Os níveis de complemento sérico tendem a aumentar na gravidez, e a queda deve ser avaliada em relação a um valor basal. A trombocitopenia incidental pode ocorrer em cerca de 10% das gestantes, e torna-se difícil diferenciá-la da relacionada com a atividade do LES.

As proteínas urinárias normalmente se elevam durante a gestação, e um resultado de 300 mg/24 horas, isoladamente, pode não ter significado clínico. Além disso, grávidas tendem a ter mais infecções do trato urinário, e o uso de imunossupressores pode inibir a leucocitose e o desvio celular. A função renal deve ser avaliada mesmo em pacientes sem história de nefrite, pois esta pode ser assintomática ou iniciar durante a gestação; também é necessário um valor basal para comparação, no caso de envolvimento renal durante a evolução da gestação. O acometimento hepático é incomum em pacientes com LES. No entanto, a avaliação de sua função é necessária, principalmente em pacientes em uso de azatioprina, em razão da hepatotoxicidade da substância; é necessário repetir os exames, no mínimo, a cada 3 meses. Em relação aos anticorpos solicitados, os anticorpos antifosfolipídios (LA, anticardiolipina e anti-β2glicoproteína I) são marcadores de resultados gestacionais adversos e auxiliam no caso de evento trombótico na gestação. A SAF será discutida separadamente no Capítulo 51, *Trombofilias*. Conforme descrito, o anti-DNA e o complemento (C3, C4, CH50) são indicativos de atividade da doença e auxiliam na avaliação clínica. O FAN, anti-Ro/SSA, anti-La/SSB, anti-Sm e anti-RNP não se alteram com a atividade da doença e, portanto, não precisam ser repetidos durante o acompanhamento.

O sofrimento fetal crônico, na gestação de pacientes com LES, segue o modelo obstrutivo placentário, e recomenda-se o acompanhamento com ultrassonografia e Doppler mensalmente, a partir de 24 a 26 semanas, para avaliação do crescimento fetal, líquido amniótico e fluxo fetoplacentário. A conduta frente a alteração do Doppler da artéria umbilical deve ser semelhante à da gestante sem LES; já um resultado normal desse exame tem alto valor preditivo negativo.

Tratamento

Existem medicações usadas para o tratamento do LES que são contraindicadas no período gestacional e que devem ser substituídas logo no início, caso a gravidez não tenha sido planejada. Nas gestações com planejamento, essas medicações já foram suspensas para que a paciente fosse liberada para engravidar. Os medicamentos proscritos no período gestacional são: ciclofosfamida, clorambucila, micofenolato de mofetila, leflunomida e metotrexato. A adequada administração dos antirreumáticos é fundamental (conferir *Antirreumáticos e seu uso na gestação e lactação*, mais adiante, e Tabela 50.2).

A hidroxicloroquina é usada não somente no tratamento do LES como na prevenção da reativação da doença. Ela também é recomendada na gestação de mulheres com LES e em casos específicos, como a síndrome de Sjögren e artrite reumatoide. O consenso atual é de que seu uso é aceito e recomendado para todas as gestantes com LES; ela é segura para o feto e deve ser continuada ou iniciada, naquelas gestantes com LES que ainda não estiverem em uso. A utilização da hidroxicloroquina durante a gravidez reduz o número de episódios de reativação da doença e de desordens hipertensivas. Levy e colaboradores (2001), em um estudo duplo-cego randomizado com placebo, demonstraram menor incidência de atividade do LES e pré-eclâmpsia no grupo da hidroxicloroquina, além de não identificarem complicações nos conceptos expostos até 3 anos de idade. Apesar de ser secretada no leite materno, não há relatos de efeitos adversos no lactante cujas mães estão em uso de hidroxicloroquina.

Os anti-inflamatórios não esteroides usados para o alívio da artralgia devem, na medida do possível, ser substituídos por analgésicos comuns. Se, mesmo assim, houver benefício em seu uso, devem ser usados pelo menor tempo possível com a menor dose possível e devem ser completamente interrompidos na 32ª semana. Após esse tempo, há um risco maior de hemorragia materna e fetal, além de disfunção renal fetal, que leva a oligoidramnia e fechamento prematuro do canal arterial.

A azatioprina é uma opção terapêutica plausível de utilização no caso de ativação do LES na gravidez; é o imunossupressor de escolha nos casos de doença grave ou refratária ao uso isolado de corticoides. Essa medicação, além de seu efeito imunossupressor, é utilizada como poupadora de corticoide e não está associada à teratogenicidade em humanos, pois o fígado fetal não é capaz de metabolizá-la na forma ativa.

Os corticosteroides constituem o grupo de medicações de escolha como terapia no caso de reativação do LES durante a gestação. As formas de administração são preferencialmente a prednisona e a prednisolona, inativadas na placenta pela 11-beta-desidrogenase, o que reduz a exposição fetal para menos de 10% da dose materna. Por esse motivo, não podem ser escolhidas para uso no amadurecimento pulmonar fetal; para isso, indicam-se a betametasona e a dexametasona.

Sempre que se utiliza o corticoide no tratamento do LES na gestação, deve-se pensar na menor dose necessária ao tratamento, a fim de minimizar os efeitos adversos. As complicações relacionadas a seu uso são as mesmas que podem ocorrer em pacientes não grávidas, principalmente em doses superiores a 10 mg/dia, como necrose avascular de ossos, osteopenia, imunossupressão, retenção hídrica, estrias, catarata, dislipidemia e complicações gestacionais (hiperglicemia materna e hipertensão arterial). Já doses maiores que 40 mg/dia supostamente predispõem à rotura prematura de membranas ovulares. Nos casos graves de reativação da doença, é possível usar metilprednisolona venosa, por ter ação mais rápida em comparação com a prednisona. Por não haver evidências do uso de corticosteroides de forma profilática na gestação, o uso com esse objetivo está contraindicado.

É necessária a suplementação de cálcio para aquelas pacientes com uso prolongado de corticosteroides. Para as gestantes que tenham usado mais de 5 mg/dia de prednisona (ou equivalente), por mais de 3 semanas no último ano, também se recomendam doses de hidrocortisona para cirurgias de emergência, cesariana e trabalho de parto, para prevenção de insuficiência da suprarrenal. Nenhum efeito teratogênico foi relatado com o uso em estudos a longo prazo.

O LES não é, por si só, indicação de cesariana; a via de parto deve ter indicações obstétricas. Nos casos em que o bem-estar do binômio materno-fetal está preservado, indica-se parto espontâneo sob monitoramento. A suspensão do AAS às vésperas do parto não é necessária para prevenção de sangramento, pois sua ação não ocorre sobre a fibrinólise que regula o sangramento uterino. O manejo do parto e as complicações inerentes ao procedimento devem seguir condutas semelhantes às indicadas para as gestantes sem LES.

Puerpério e aleitamento

A mulher com LES precisa ser acompanhada no puerpério imediato, uma vez que é possível haver reativação da doença nesse período, e, por isso, devem ser realizados novos exames complementares para avaliar atividade da doença. Existe maior taxa de complicações puerperais, incluindo infecções da ferida operatória e do sistema urinário, principalmente naquelas que fazem uso de mais de 10 mg/dia de prednisona. O estresse excessivo também pode contribuir para agravamento do LES e deve ser minimizado por meio de informações tranquilizadoras.

Durante o aleitamento, alguns medicamentos são considerados seguros, como paracetamol, AAS 100 mg/dia, prednisona em dose inferior a 20 mg/dia, azatioprina, cumarínico e heparinas, além dos antimaláricos. A recomendação atual é de que a hidroxicloroquina deve ser mantida, assim como a azatioprina, caso necessário. Mulheres que usam doses maiores que 20 mg de corticoide e que estão amamentando devem aguardar 4 horas após a administração da medicação para amamentar, como intuito de diminuir a concentração da medicação no leite.

Substâncias citotóxicas são encontradas em grandes concentrações no leite materno e, por isso, o aleitamento é contraindicado para mulheres que necessitam de ciclofosfamida, clorambucila, micofenolato de mofetila, leflunomida ou metotrexato.

Artrite Reumatoide

Da mesma maneira que o LES, a artrite reumatoide (AR) tende a ocorrer mais em mulheres do que em homens, especialmente no período reprodutivo. Porém, de forma contrária ao LES, a AR parece dificultar a concepção. Alguns trabalhos apontam que a doença ativa e o uso de determinadas medicações para o tratamento podem levar a um aumento de tempo para que a concepção aconteça. Além disso, também já foi estabelecido que pacientes com AR podem entrar na menopausa mais precocemente do que a população geral.

A atividade da artrite reumatoide melhora durante a gravidez. Uma recente revisão sistemática e metanálise mostraram que a doença entra em remissão em 60% dos casos, com taxas de atividade de 46,7% no puerpério. Por outro lado, outros estudos expõem que as chances de eclosão dos sintomas estão aumentadas no período de 6 meses a 1 ano pós-parto. Além da ação dos hormônios esteroidais, as alterações imunológicas, monocitárias e de níveis de galactosilação de IgG parecem ter um papel importante na melhora clínica durante a gestação. Barrett et al. (1999) publicaram um estudo prospectivo de gestantes com AR, incluindo 140 mulheres, e mostraram que a maioria delas apresentou piora da dor e edema articular 1 a 6 meses após o parto. A influência de hormônios endógenos na AR é reforçada pelo fato de que o uso de anticoncepcionais orais tem papel protetor na incidência da doença. Outra explicação para a melhora da atividade da AR durante a gravidez seria a tolerância imunológica aumentada durante o período. Acredita-se que as alterações imunológicas relacionadas com a gravidez sejam induzidas pela exposição materna a antígenos fetais (paternos).

O acompanhamento da AR melhorou muito nos últimos 25 anos, após a introdução das medicações biológicas, com novas e efetivas opções de tratamento. Assim, as pacientes têm maior controle da doença, e menor chance de engravidar enquanto esta estiver ativa.

Pacientes com AR em remissão têm resultados gestacionais comparáveis aos da população geral, entretanto aquelas que engravidam em atividade podem ter um desfecho gestacional discretamente pior do que a população geral.

Considerada a incidência de pré-eclâmpsia, os resultados são conflitantes. Um estudo que analisou os registros de nascimentos da Suécia e da Dinamarca mostrou risco de 5% de desenvolvimento de pré-eclâmpsia comparado ao risco de 3,4% das mulheres sem a doença. Entretanto, outras publicações não confirmam esses achados. Publicações recentes apontam para a maior possibilidade de essas mulheres terem recém-nascidos pequenos para a idade gestacional, e expõem um risco de 10%, comparado ao risco de 3% da população geral. Além disso, o risco para a restrição de crescimento intrauterino é quase o dobro da população geral (OR 1,93; IC 95% 1,81-2,05). Esses mesmos estudos também mostraram um risco aumentado para parto prematuro e rotura de membranas ovulares.

Pacientes com AR também têm um risco aumentado de cesariana, associado à atividade da doença. Por outro lado, não foi encontrado um aumento de risco de malformações nos conceptos de mulheres com AR em comparação com mulheres saudáveis.

A eclosão da AR durante a gestação, assim como de espondiloartrites, pode ser tratada com baixas doses de prednisona, sulfassalazina, hidroxicloroquina ou anti-TNF, caso necessário.

As opções atualmente disponíveis para o tratamento da AR resultaram em melhores controles da doença, o que refletiu em melhores desfechos gestacionais. Atualmente se tem como opções terapêuticas os medicamentos antirreumáticos tradicionais (*conventional disease modifying anti-rheumatic drugs* c-DMARD) e os medicamentos biológicos (*biologic disease modifying anti-rheumatic drugs* b-DMARD), que têm os agentes anti-TNF como melhores representantes. Nem todas as opções terapêuticas fornecem dados definitivos de segurança sobre o uso na gravidez e lactação, e muitos estudos e relatos de utilização no período perinatal ainda precisarão ser apresentados para que se liberem alguns medicamentos. Além das medicações já conhecidas e citadas no tratamento do LES, outras que compõem o algoritmo de tratamento da AR serão citadas a seguir.

O tratamento com metotrexato, indicado isoladamente ou em combinação com as terapias biológicas, deve ser suspenso pelo menos 3 meses antes da concepção ou trocado por azatioprina em pacientes que estejam planejando conceber, em razão do risco aumentado de malformações fetais. Se a paciente engravidar inadvertidamente em uso de metotrexato, deve-se administrar alta dose de ácido fólico (> 10 mg/dia). Os casos mais graves de teratogenia tendem a evoluir para abortamento espontâneo. Nos casos de pacientes em uso de leflunomida, a colestiramina deve ser administrada desde a detecção de níveis séricos do fármaco até sua ausência completa na circulação. O banco de dados OTIS registra 9,3% de anomalias congênitas relacionadas com o uso de leflunomida, o que não difere da população-controle com AR (13%), mas é maior do que o número da população saudável (3,5%). O reinício do imunossupressor como o metotrexato logo no puerpério imediato pode reduzir o risco de reativação no período pós-parto.

Em 2016, a força-tarefa da European League Against Rheumatism (EULAR) publicou algumas considerações sobre a utilização de medicamentos antirreumáticos. Entre tais considerações, aponta-se a segurança da sulfassalazina na dose máxima de 2 g/dia.

Os anti-TNF são os agentes biológicos mais bem estudados durante a gravidez, e os dados de segurança desses medicamentos são os mais tranquilizadores. Tais agentes têm estruturas diferentes, e é isso que irá determinar, além da passagem pela placenta, o nível de detecção na circulação fetal por meio da análise do sangue do cordão. Adalimumabe, infliximabe e golimumabe são anticorpos IgG1 monoclonais inteiros. O etanercepte só tem uma parte da região Fcy da IgG, e o certolizumabe não tem a região Fc. O transporte ativo dos anti-TNF através da placenta ocorre a partir de 18 semanas de gestação e aumenta ao longo da gravidez, necessitando da ligação da região Fcy ao receptor Fcy da placenta. O certolizumabe, por não ter a região Fc, não atravessa a barreira placentária.

A força-tarefa da EULAR recomenda a interrupção de adalimumabe e infliximabe com 20 semanas de gestação e, o etanercepte, com 30 a 32 semanas. Já o uso do certolizumabe é considerado seguro nesse período. O uso do golimumabe não é recomendado por falta de maiores informações de segurança no período gestacional.

Quando todos os dados sobre os anti-TNF foram avaliados, não houve indícios de aumento de malformações fetais. Uma coorte de 30 mulheres com AR, expostas a adalimumabe durante a gestação, revelou nascidos vivos em 90% das gestações, prematuridade em 11% e dois casos de anomalias congênitas (microencefalia e ausência de migração dos testículos), o que foi semelhante a um grupo-controle de pacientes com AR sem exposição a agentes biológicos. Os resultados do banco de dados do infliximabe, com um número ainda maior de pacientes, não demonstraram risco aumentado.

Dados sobre segurança de outros agentes biológicos como tocilizumabe, anakinra, abatacepte, tofacitinibe e rituximabe não são suficientes para garantir o uso durante esse período.

Existem poucos estudos, alguns com dados conflitantes, sobre o risco de ativação da AR após interrupção dos agentes anti-TNF até 20 semanas de gestação.

Os filhos de mães que usaram agentes anti-TNF durante o 2º e 3º trimestres de gestação não devem ser vacinados com vacinas de vírus vivos atenuados até 6 meses de vida. Os lactentes de mães que interromperam a medicação até 22 semanas de idade gestacional podem ser vacinados inclusive com vacinas de vírus atenuados.

A amamentação é segura e está liberada com o uso de infliximabe, adalimumabe, etanercepte e certolizumabe.

Antirreumáticos e seu uso na gestação e lactação

Ácido acetilsalicílico e paracetamol

O AAS é usado unicamente durante a gravidez e o puerpério em baixas doses (80 a 150 mg/dia), como antiagregante de plaquetas na prevenção de perdas fetais relacionadas com SAF e para pacientes com alto risco de pré-eclâmpsia. O paracetamol pode ser usado durante toda a gestação e aleitamento, na menor dose possível, embora exista um trabalho recente que associe seu uso ao transtorno de déficit de atenção e hiperatividade (TDAH) e autismo. Entretanto, mais investigações são necessárias.

Anti-inflamatórios não esteroides e inibidores da ciclo-oxigenase 2

Quando usados na gravidez, devem ser empregados na menor dose possível e suspensos em torno da 32ª semana, em razão de riscos de sangramento fetal e materno, além de relatos de disgenesia renal, oligoidramnia e fechamento prematuro do ducto arterioso. Os anti-inflamatórios com meia-vida mais curta e metabólitos inativos podem ser usados com mais segurança (p. ex., ibuprofeno e diclofenaco) nos dois primeiros trimestres. Alguns deles foram considerados seguros pela American Academy of Pediatrics e podem ser usados durante o aleitamento, como o ibuprofeno, a indometacina e o naproxeno. Deve-se considerar, antes da administração dessas medicações, o paracetamol para controle da dor. O inibidor da COX-2 celecoxibe pode influenciar a formação renal, e seu uso deve ser evitado na gravidez.

Antimaláricos

Antimaláricos são amplamente empregados em reumatologia há muitas décadas. Apesar de, como se sabe, atravessarem a placenta, nunca foram observados defeitos fetais relacionados com essas substâncias. A hidroxicloroquina é amplamente usada no tratamento de LES na gravidez, em todo o mundo. Por essa ser uma substância de depósito, sua suspensão ao início da gestação não impede a exposição fetal e, por isso, não se justifica. Na coorte do Johns Hopkins, não se demonstrou nenhum risco associado ao uso de hidroxicloroquina no período gestacional. Não há descrição de malformações, comprometimento ocular ou restrição no crescimento do concepto, apesar de haver exposição fetal prolongada à hidroxicloroquina em inúmeros estudos.

Uma revisão sistemática que incluiu estudos clínicos randomizados e observacionais avaliou a segurança de antimaláricos na função ocular nos filhos de mulheres expostas, com o sistema GRADE na avaliação dos trabalhos. Doze estudos, com um total de 558 nascidos vivos de mães tratadas com cloroquina ou hidroxicloroquina durante a gestação, preencheram critérios de inclusão. Cinco estudos, com um total de 251 fetos expostos, não relataram nenhuma anomalia ocular. Em um estudo clínico controlado e randomizado, a acuidade visual normal foi relatada em todos os casos. Portanto, as evidências atuais sugerem ausência de toxicidade ocular pela exposição fetal aos antimaláricos. Apesar de uma pequena quantidade de hidroxicloroquina ser detectada no leite de mães que usam a medicação, ela é considerada compatível com a amamentação, e não há relatos de efeitos adversos no lactente.

Corticosteroides

As complicações relacionadas com seu uso são as mesmas que podem ocorrer em pacientes não grávidas, como necrose avascular de ossos, osteopenia, imunossupressão, retenção hídrica, hiperglicemia, estrias (ver Figura 50.2) e catarata. Podem também precipitar complicações da gravidez, como diabetes gestacional, hipertensão arterial e ruptura prematura de membranas. Recomenda-se o uso de agentes de curta ação (prednisona, prednisolona), na menor dose possível, que são metabolizados na placenta pela 11-betadeidrogenase, e a exposição fetal é reduzida para cerca de 10% da dose materna. A suplementação de cálcio (até 1.200 mg de carbonato de cálcio) e de vitamina D (até 4.000 U/dia) é necessária para pacientes em uso prolongado de corticosteroides, assim como de anticoagulantes. Elas precisam receber suplementação com hidrocortisona para cirurgia de emergência, parto cesáreo e trabalho de parto prolongado. Nenhum efeito teratogênico foi comprovado em estudos a longo prazo. Os corticosteroides podem ser administrados livremente durante a lactação, em doses menores que 20 mg/dia de prednisona, ou equivalente. Em doses maiores, a mãe deve amamentar somente 4 horas após sua ingesta, a fim de reduzir sua concentração no leite materno.

Azatioprina

Este imunossupressor e poupador de corticoide não está associado à teratogênese em humanos. Existem relatos de teratogenias em animais, mas o fígado fetal humano não é capaz de metabolizá-lo para sua forma ativa. Por isso, vários centros que tratam gestantes de alto risco optam pela azatioprina quando se necessita de imunossupressão segura e eficiente. A azatioprina (até 200 mg/dia) é o agente de escolha nos casos em que se impõe o uso de imunossupressor para tratamento de doença materna de difícil controle ou que necessite de dose maior do que 20 mg de corticoide por mais de 1 mês. O tratamento com azatioprina é compatível com o aleitamento, sem riscos para o lactente, já que a concentração do metabólito ativo no leite é muito baixa.

Sulfassalazina

Essa medicação pode ser mantida ou iniciada com segurança durante a gravidez, em doses de até 2 g/dia, e é a primeira escolha em pacientes com AR ou espondiloartropatias, incluindo doenças inflamatórias intestinais, em mulheres que pretendem engravidar ou que tiveram a doença agravada durante a gravidez. Um estudo observacional com 300 mulheres que usaram sulfassalazina durante a gestação não revelou maior risco de teratogenicidade, mas não se recomenda sulfassalazina nas 2 semanas que antecedem o parto, para evitar icterícia neonatal prolongada. Níveis detectáveis de sulfassalazina podem ser encontrados no leite de mães que fazem uso da medicação durante a amamentação, e houve um relato de caso de diarreia sanguinolenta em lactente de uma mãe que estava em uso da medicação. Portanto, as pacientes devem usar essa medicação com cautela durante o período.

Ciclofosfamida

Este agente imunossupressor é contraindicado para o tratamento de doenças reumáticas na gravidez e lactação, por isso, a mulher fértil em uso de ciclofosfamida deve ser bem orientada quanto aos riscos, uma vez que o uso pode acarretar menopausa precoce. Preconiza-se a realização do teste de gravidez antes de cada pulsoterapia de ciclofosfamida venosa, e esta deve ser suspensa pelo menos 3 meses antes da concepção planejada. Em pacientes extremamente graves, o uso da substância já foi considerado no 2º e 3º trimestres, mas a maioria dos autores sugere a interrupção da gestação para o tratamento adequado da paciente. A ciclofosfamida não deve ser usada durante a amamentação porque, além de ser detectada no leite materno, há relatos de alterações hematológicas no lactente.

Metotrexato

O metotrexato é um agente antimetabólito que interfere na síntese das purinas, também induz ao abortamento e a efeitos teratogênicos, por isso não pode ser empregado em mulheres que desejem engravidar. Mulheres férteis que irão usar a substância precisam ser adequadamente orientadas, pois essa medicação é embriotóxica e deve ser suspensa pelo menos 3 meses antes da gestação. Em caso de gravidez acidental em uso de metotrexato, são recomendadas doses elevadas de ácido fólico (10 mg/dia) e a realização de ultrassonografia morfológica detalhada, para avaliação de defeitos de fechamento do tubo neural. Também é contraindicado o uso de metotrexato durante a lactação e, por isso, se houver indicação desse tratamento no puerpério, a amamentação deve ser suspensa nos dias de uso (é usado semanalmente). Algumas publicações recentes sugerem que a concentração do fármaco excretado no leite não seja tão prejudicial, porém mais estudos são necessários para confirmar essa informação.

Leflunomida

A leflunomida induz efeitos fetais semelhantes aos do metotrexato, mas com a possibilidade de ter esse efeito revertido com a administração de colestiramina (8 g VO, 3 vezes/dia, durante 11 dias). Em seguida, dois testes separados são realizados para verificar se os níveis plasmáticos de leflunomida estão indetectáveis. Caso permaneçam elevados, deve-se administrar mais colestiramina. Se não houver um processo de eliminação da substância, deve-se aguardar até 3 meses para concepção. A experiência relatada pelo banco de dados OTIS, que inclui 63 gestações expostas à leflunomida comparadas com 108 pacientes não expostas, não mostrou diferença em relação à frequência de microcefalia ou outras formas de embriopatia, embora malformações esqueléticas e craniofaciais tenham sido observadas em estudos animais. Seu emprego é contraindicado durante o aleitamento.

Micofenolato de mofetila

O micofenolato de mofetila é um medicamento usado para tratamento principalmente da nefrite lúpica, por ter perfil de segurança mais favorável que a ciclofosfamida. Estudos em gestações humanas comprovaram a teratogenicidade do medicamento, que causa uma síndrome caracterizada por malformações craniofaciais, com acometimento da cavidade oral e orelhas, e por anomalias oculares. Alterações nos membros, cardiovasculares, renais e do sistema nervoso central também foram identificadas quando as mães foram expostas no 1º trimestre. Na paciente que planeja conceber, o uso deve ser interrompido pelo menos 6 semanas antes da concepção, e a substância não deve voltar a ser administrada durante a gravidez nem durante a amamentação. A troca do micofenolato para azatioprina para pacientes que desejam gestar não parece estar associada à maior atividade do LES.

Agentes biológicos

Os chamados modificadores da resposta biológica, ou agentes biológicos, são anticorpos monoclonais ou proteínas de fusão bloqueadoras de receptores que interferem na resposta imune. Os alvos podem ser citocinas, como TNF, IL-1 e IL-6, sinalizadores de apresentação e sobrevida celular, como o CTLA4 e o BLyS, ou ainda sinalizadores celulares, como CD20. Em sua maioria, os agentes biológicos são moléculas de IgG1, ligam-se ao receptor Fcγ da placenta e são transportados ativamente para o feto durante o 2º e 3º trimestres. Isso leva à preocupação de maior risco de infecções oportunistas no recém-nascido e decorrentes do uso de vacinas vivas. Por outro lado, por suas grandes estruturas complexas, é pouco provável que eles cruzem a placenta durante o 1º trimestre e causem efeitos teratogênicos.

Vários novos agentes estão em fase de estudo e devem chegar ao mercado em breve. Esses agentes foram introduzidos no final do século 20 após muitos anos de estudos clínicos controlados e randomizados, que não incluíram gestantes.

Os dados disponíveis são de relatos de caso, séries de caso e de bancos de registro. Não existem relatos de teratogenicidade associada a essas medicações até o momento, mas a precaução do uso é justificada pelo desconhecimento dos efeitos a longo prazo. Provavelmente eles não são excretados no leite materno, mas há poucos dados sobre seu uso na lactação, por isso devem ser evitados nesse período. É importante lembrar que, como essas medicações, na verdade são proteínas, elas seriam digeridas no estômago do lactente, sem risco de absorção e efeitos adversos.

Anti-TNF

Os seguintes medicamentos têm como função bloquear a atividade do fator de necrose tumoral: infliximabe (a cada 8 semanas, intravenoso), adalimumabe (a cada 2 semanas, subcutâneo), etanercepte (semanal, subcutâneo), golimumabe (mensal, subcutâneo) e certolizumabe (quinzenal, subcutâneo). Nenhum deles demonstrou risco aumentado de teratogenicidade. O etanercepte tem pequena passagem placentária, enquanto o certolizumabe não atravessa a barreira placentária, em razão de sua conformação diferenciada em relação às outras medicações. Isso faz com que esta última medicação seja o anti-TNF de escolha para o uso durante a gestação, segundo alguns autores. Embora evidências não indiquem a presença de malformações após exposição ao golimumabe, outras medicações devem ser consideradas de modo alternativo, para substituí-lo durante a gravidez e lactação.

A escolha do uso de medicações anti-TNF durante a gestação deve ser cautelosamente individualizada, ao se considerar a ausência de dados a longo prazo para grande parte dessas medicações. Estudos não demonstraram maior risco de infecção neonatal para recém-nascidos expostos a anti-TNF no 3º trimestre, mas as vacinas de vírus e bactérias atenuadas devem ser postergadas por, pelo menos, 6 meses após o nascimento.

Rituximabe

O rituximabe é um anticorpo monoclonal contra o CD20, expresso em uma fase intermediária de proliferação das células B, e cruza a placenta. Em decorrência da falta de dados sobre efeitos adversos com o uso antes da concepção e no 1º trimestre, e como seu uso no 2º e 3º trimestres parece causar depleção transitória nas células B do feto, o rituximabe, durante a gravidez, pode ser justificado em casos de AR de difícil controle, nefrite do LES ou nas vasculites associadas ao ANCA, além das formas graves de SAF, com trombocitopenia, anemia hemolítica e microangiopatia renal. Da mesma maneira, a força-tarefa da EULAR ratifica que, como não foram encontradas evidências de aumento de risco de malformações, o rituximabe pode ser usado, em situações excepcionais, durante o 1º trimestre da gestação. Por outro lado, o risco de citopenias, infecções, hipogamaglobulinemia e baixa resposta vacinal dos lactentes contraindicam o uso no 2º e 3º trimestres. A British Society of Rheumatology recomenda evitar o uso durante a gravidez e preconiza a suspensão do rituximabe 6 meses antes da concepção planejada.

Belimumabe

O belimumabe é um anticorpo monoclonal que inibe o fator de ativação da célula B (BAFF/BLyS), e é um tratamento biológico aprovado para o tratamento do LES. Os dados com uso de belimumabe na gestação não são suficientes para que seja recomendado na gravidez. Quando administrado em doses supraterapêuticas para macacas, o único achado foi linfopenia transitória neonatal; por isso, há recomendação de interromper o tratamento na 32ª semana. Dos estudos clínicos, os 95 casos que ocorreram tiveram resultados semelhantes aos da população normal. A

experiência clínica com uso de belimumabe na gestação ainda é escassa. A força-tarefa da EULAR e a British Society of Rheumatology sugerem que o belimumabe seja evitado durante a gravidez.

Bibliografia

Andreoli L, Bertsias GK, Agmon-Levin N, et al. EULAR recommendations for women's health and the management of family planning, assisted reproduction, pregnancy and menopause in patients with systemic lupus erythematosus and/or antiphospholipid syndrome. Ann Rheum Dis. 2017;76(3):476-85.

Aringer M, Costenbader K, Daikh D, et al. 2019 European League Against Rheumatism/American College of Rheumatology Classification Criteria for Systemic Lupus Erythematosus. Arthritis Rheumatol. 2019;71(9):1400-12.

Balbi GGM, Domingues V, Balbi GGM, De Jesús GR, Levy RA. Use of synthetic and biologic DMARDs during pregnancy. Expert Rev Clin Immunol. 2019;15:27-39.

Barrett JH, Brennan P, Fiddler M, Silman AJ. Does rheumatoid arthritis remit during pregnancy and relapse postpartum? Results from a nationwide study in the United Kingdom performed prospectively from late pregnancy. Arthritis Rheum. 1999;42(6):1219-27.

Borella E, Lojacono A, Gatto M, et al. Predictors of maternal and fetal complications in SLE patients: a prospective study. Immunol Res. 2014;60(2-3):170-6.

Buyon JP, Kim MY, Guerra MM, et al. Predictors of pregnancy outcomes in patients with lupus: a cohort study. Ann Intern Med. 2015;163(3):153-63.

Clowse ME, Jamison M, Myers E, James AH. A national study of the complications of lupus in pregnancy. Am J Obstet Gynecol. 2008;199(2):127.e1-6.

Clowse ME. Managing contraception and pregnancy in the rheumatologic diseases. Best Pract Res Clin Rheumatol. 2010;24(3):373-85.

Costenbader KH, Kim DJ, Peerzada J, et al. Cigarette smoking and the risk of systemic lupus erythematosus: a meta-analysis. Arthritis Rheum. 2004;50(3):849-57.

Cuneo BF, Buyon JP. Keeping upbeat to prevent the heartbreak of anti-Ro/SSA pregnancy. Ultrasound Obstet Gynecol. 2019;54:7-9.

de Jesus GR, Mendoza-Pinto C, de Jesus NR, et al. Understanding and Managing Pregnancy in Patients with Lupus. Autoimmune Dis. 2015;2015:943490.

de Jesus GR, Rodrigues BC, Lacerda MI, et al. Gestational outcomes in patients with neuropsychiatric systemic lupus erythematosus. Lupus. 2017;26(5):537-42.

de Man YA, Hazes JM, van der Heide H, et al. Association of higher rheumatoid arthritis disease activity during pregnancy with lower birth weight: results of a national prospective study. Arthritis Rheum. 2009;60(11):3196-206.

Flint J, Panchal S, Hurrell A, et al.; BSR and BHPR Standards, Guidelines and Audit Working Group. BSR and BHPR guideline on prescribing drugs in pregnancy and breastfeeding-Part I: standard and biologic disease modifying anti-rheumatic drugs and corticosteroids. Rheumatology (Oxford). 2016;55(9):1693-7.

Friedman DM, Kim MY, Copel JA, et al.; PRIDE Investigators. Utility of cardiac monitoring in fetuses at risk for congenital heart block: the PR Interval and Dexamethasone Evaluation (PRIDE) prospective study. Circulation. 2008;117(4):485-93.

Jain V, Gordon C. Managing pregnancy in inflammatory rheumatological diseases. Arthritis Res Ther. 2011;13:206.

Kim MY, Buyon JP, Guerra MM, et al. Angiogenic factor imbalance early in pregnancy predicts adverse outcomes in patients with lupus and antiphospholipid antibodies: results of the PROMISSE study. Am J Obstet Gynecol. 2016;214:108.e1-4.

Kishore S, Mittal V, Majithia V. Obstetric outcomes in women with rheumatoid arthritis: results from Nationwide Inpatient Sample Database 2003-2011. Semin Arthritis Rheum. 2019;49(2):236-40.

Lateef A, Petri M. Managing lupus patients during pregnancy. Best Pract Res Clin Rheumatol. 2013;27(3):435-47.

Levy RA, Vilela VS, Cataldo MJ, et al. Hydroxychloroquine (HCQ) in lupus pregnancy: double-blind and placebo-controlled study. Lupus. 2001;10(6):401-4.

Lockshin MD, Reinitz E, Druzin ML, Murrman M, Estes D. Lupus pregnancy. Case-control prospective study demonstrating absence of lupus exacerbation during or after pregnancy. Am J Med. 1984;77(5): 893-8.

Noviani M, Wasserman S, Clowse ME. Breastfeeding in mothers with systemic lupus erythematosus. Lupus. 2016;25(9):973-9.

Ostensen M, Brucato A, Carp H, et al. Pregnancy and reproduction in autoimmune rheumatic diseases. Rheumatology (Oxford). 2011;50(4):657-64.

Petri M, Kim MY, Kalunian KC, et al.; OC-SELENA Trial. Combined oral contraceptives in women with systemic lupus erythematosus. N Engl J Med. 2005;353(24):2550-8.

Petri M. The Hopkins Lupus Pregnancy Center: ten key issues in management. Rheum Dis Clin North Am. 2007;33(2):227-35.

Rodrigues BC, Lacerda MI, de Jesús GRR, et al. The impact of different classes of lupus nephritis on maternal and fetal outcomes: a cohort study of 147 pregnancies. Lupus. 2019;28(4):492-500.

Sammaritano LR. Contraception and preconception counseling in women with autoimmune disease. Best Pract Res Clin Obstet Gynaecol. 2020;64:11-23.

Schaeter C, Peters P, Miller RK. Drugs during pregnancy and lactation. 2nd ed. London: Elsevier; 2007.

Skorpen CG, Hoeltzenbein M, Tincani A, et al. The EULAR points to consider for use of antirheumatic drugs before pregnancy, and during pregnancy and lactation. Ann Rheum Dis. 2016 ;75(5):795-810.

Smeele HTW, Dolhain RJEM. Current perspectives on fertility, pregnancy and childbirth in patients with Rheumatoid Arthritis. Semin Arthritis Rheum. 2019;49(3S):S32-5.

51

Trombofilias

Nilson Ramires de Jesus
Marcela Ignacchiti Lacerda
Guilherme Ribeiro Ramires de Jesus
Flávia Cunha dos Santos
Roger Abramino Levy

Durante o ciclo gravídico-puerperal, o organismo materno passa por diversas modificações fisiológicas. Entre essas, as alterações da coagulação sanguínea, como o aumento da produção dos fatores de coagulação (fator I fibrinogênio, II protrombina, VII proconvertina, VIII globulina anti-hemofílica, X fator Stuart, XII fator de Hageman), a redução da atividade fibrinolítica levando à inibição da fibrinólise e a diminuição da atividade da proteína S. Tais mudanças ocasionam na gestação um estado de hipercoagulabilidade fisiológica que pode aumentar em cinco a 10 vezes as chances de eventos trombóticos, quando comparamos as mulheres grávidas com as não grávidas na mesma faixa etária.

Somado a isso, existem ainda, os casos de gestantes com riscos de eventos tromboembólicos, adicionais aos intrínsecos da gravidez, como aquelas com trombofilias, com próteses valvares metálicas, eventos recentes de tromboses arteriais ou venosas, embolia pulmonar, fibrilação atrial crônica, dilatação atrial e acidente vascular encefálico (AVE).

As trombofilias podem ser divididas em hereditárias e adquiridas, estas últimas representadas pela síndrome antifosfolipídio (SAF) (Tabela 51.1).

Trombofilias hereditárias

As trombofilias hereditárias podem ser identificadas em aproximadamente 10% da população caucasiana e são responsáveis por cerca de 50% das doenças tromboembólicas venosas (DTV) durante a gestação, o que torna relevante a detecção dessas mutações para que sejam tomadas medidas profiláticas adequadas (Louis-Jacques et al., 2016) (Figura 51.1).

Preconiza-se o rastreamento caso a paciente tenha história de evento tromboembólico ou história familiar de parente de 1º grau (pais, irmãos) com trombose ou trombofilia hereditária de alto risco, se o resultado dos exames laboratoriais modificar o tratamento clínico.

A associação entre as trombofilias hereditárias e a trombose uteroplacentária, a perda fetal, a pré-eclâmpsia, o crescimento intrauterino restrito (CIR) e o descolamento prematuro da placenta (DPP), ainda é controversa e, portanto, nesses casos, o rastreamento não é recomendado (ACOG, 2018).

As trombofilias hereditárias podem ser divididas de acordo com a gravidade, em de baixo risco e de alto risco (Figura 51.2), o que é fundamental para estabelecer seu potencial trombogênico e sua tromboprofilaxia na gravidez.

Tabela 51.1 Trombofilias hereditárias e adquirida.

Hereditárias	Mutação do fator V (G1691A)
	Mutação do gene da protrombina (G20210A)
	Deficiência de proteína S (dPS)
	Deficiência de proteína C (dPC)
	Deficiência de antitrombina (dAT)
Adquirida	Síndrome antifosfolipídio (SAF)

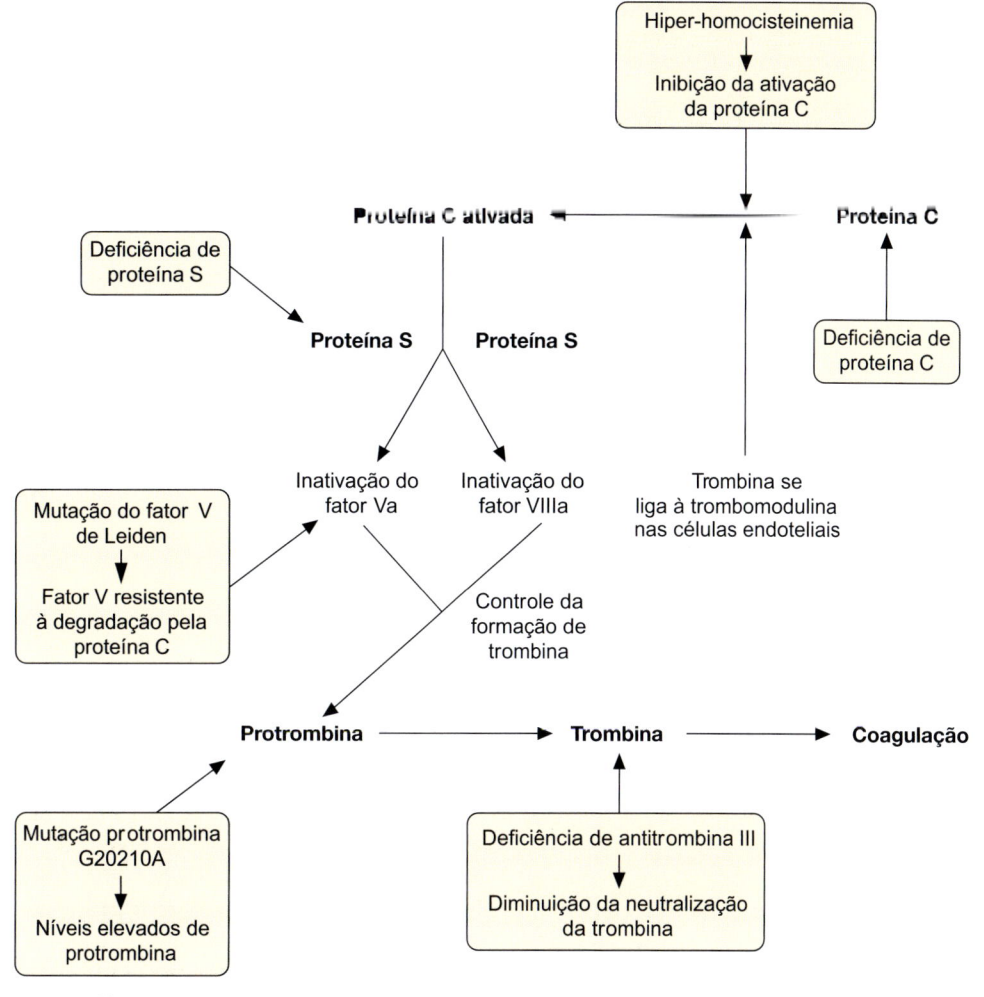

Figura 51.1 Visão geral das trombofilias hereditárias e seus efeitos na cascata de coagulação.

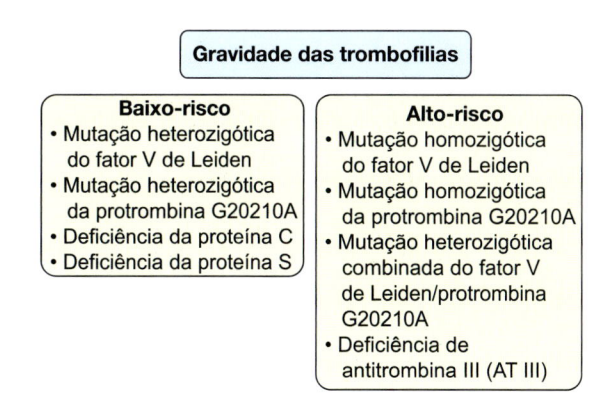

Figura 51.2 Gravidade das trombofilias hereditárias: de baixo e alto risco. (Adaptada do ACOG, 2018.)

Esse grupo é composto por mutações genéticas autossômicas dominantes que levam a um estado de hipercoagulabilidade, como o do fator V de Leiden e do gene da protrombina (mGP), além de deficiências de anticoagulantes naturais, como as proteínas C (dPC) e S (dPS) e a antitrombina (dAT).

O fator V de Leiden é a causa mais comum de DTV na gravidez, representando cerca de 40 a 50% de casos. Mutação do gene da protrombina, deficiências em proteína S, proteína C e antitrombina são as responsáveis pela maior parte dos casos restantes.

Mutação do fator V (G1691A). Entre as trombofilias hereditárias, a mutação do fator V (forma heterozigótica ou homozigótico) é a mais prevalente e encontrada em 1 a 15%

na população – 5% dos caucasianos; 2,21% dos latino-americanos; 1,23% dos afro-americanos; 0,45% dos asiático-americanos; 1,25% dos norte-americanos. A mutação, descrita na Universidade de Leiden, na Holanda, ficou conhecida também com seu nome e ocorre por meio da substituição da glutamina por arginina na posição 506 do gene do fator V e resulta na dificuldade de sua degradação pela proteína C ativada, configurando a chamada resistência à proteína C ativada. O fator V, então, continua na circulação, mantém sua ação pró-coagulante e predispõe à trombose.

Mutação do gene da protrombina (G20210A). A transição G para A no último nucleotídio 20210 da região não transcrita 3' do DNA complementar do gene do fator II da coagulação (protrombina) aumenta a estabilidade do RNA mensageiro da protrombina, resultando, assim, na elevação dos níveis plasmáticos de protrombina. Os indivíduos com mutações heterozigóticas apresentam níveis plasmáticos de protrombina aproximadamente 30% maiores que os não portadores. Tem prevalência de 1 a 3% na população: 3,6% dos europeus caucasianos; 3,5% dos hispânicos; 0 a 1,7% dos afro-americanos.

Deficiência de proteína S (dPS). A proteína S é uma glicoproteína dependente de vitamina K que atua como um cofator da proteína C, e é sintetizada no fígado. Sua deficiência é herdada de forma autossômica dominante e já foi descrita em várias famílias que apresentavam tromboembolismo recorrente. A homozigose parece ser incompatível com a vida humana, assim como em modelos animais. A dPS pode se manifestar em decorrência de redução quantitativa (menor que 50% do antígeno S total, menor ainda que a proteína S livre), deficiência clássica ou do tipo I, redução qualitativa (proteína S total e livre normais, atividade da proteína S funcional diminuída), deficiência do tipo II e atividade funcional reduzida, e baixo nível de proteína S livre-deficiência do tipo III. A prevalência na população é de 0,03 a 1,3%.

Deficiência de proteína C (dPC). A proteína C é produzida no fígado e dependente da vitamina K, exercendo sua ação anticoagulante após ativação. O principal efeito da proteína C ativada é inibir os fatores de coagulação Va e VIIIa, potencializado pela proteína S. A heterozigose é transmitida de maneira autossômica dominante. Assim como a dPS, a dPC pode ser quantitativa (mais comum) ou qualitativa. O pico de incidência de eventos trombóticos é em torno de 45 anos, e 60% dos pacientes com essa deficiência irão desenvolver eventos recorrentes. A prevalência na população é estimada em 0,2 a 1,5%, mais comum entre os descendentes de asiáticos ou africanos.

Deficiência de antitrombina (dAT). A antitrombina é um anticoagulante não dependente da vitamina K, um dos principais inibidores da trombina e outros fatores coagulantes, como os fatores Xa e IXa. A dAT foi a primeira trombofilia hereditária identificada e é transmitida de maneira autossômica dominante, com penetrância clínica variável, afetando ambos os sexos igualmente. A deficiência pode ser quantitativa, com redução de 50% do valor plasmático normal no heterozigoto, ou qualitativa, com uma redução da atividade funcional plasmática. Mais de 250 polimorfismos diferentes já foram descritos, a maioria em heterozigotos. Avaliando-se apenas a deficiência quantitativa, a prevalência dessa deficiência varia entre 1/2.000 até 1/5.000, mas, incluindo-se estudos de análise funcional, a prevalência pode chegar a uma em cada 500 pessoas. Aproximadamente 60% dos indivíduos com essa deficiência irão desenvolver episódios trombóticos recorrentes, iniciando entre 15 e 35 anos. A prevalência na população é de 0,02 a 0,20%.

Polimorfismos da metilenotetraidrofolato redutase (pMTHFR). A MTHFR é uma das três enzimas envolvidas no metabolismo do ácido fólico. Na célula hepática, a MTHFR reduz 5,10-metilenotetra-hidrofolatos para 5-metiltetra-hidrofolatos, que por remetilação convertem a homocisteína em metionina. O gene MTHFR está localizado no cromossomo 1, posição 1 p36.3, e sua mutação tem característica autossômica recessiva. A mutação homozigota da metilenotetraidrofolato redutase para os polimorfismos C677T e A1298C pode ser encontrada em 10 a 16% e 4 a 6% da população europeia, respectivamente. Igualmente, a mutação heterozigótica é bastante frequente, com uma prevalência de até 49% em populações assintomáticas. A presença de qualquer mutação da MTHFR, seja ela homozigota ou heterozigota, não aumenta o risco de tromboembolismo venoso ou mesmo de eventos gestacionais adversos, e o rastreamento desses polimorfismos, portanto, não é recomendado. A hiperomocisteinemia, que pode ser decorrente do polimorfismo homozigótico da MTHFR, não parece apresentar risco significativo para DTV e não deve ser investigada de rotina.

Outras trombofilias

Existem outras trombofilias descritas, como as mutações alternativas no gene do fator V, a mutação promotora no gene PAI-1, a deficiência de proteína Z e as mutações que aumentam a atividade em vários genes do fator de coagulação. Parecem exercer pouco risco independente de DTV, porém podem aumentar o risco entre pacientes com as mutações mencionadas

anteriormente. No entanto, não há, até o momento, evidências científicas suficientes para recomendar esse rastreio, mesmo no cenário de DTV diagnosticada.

Doença tromboembólica venosa

Cerca de 80% dos eventos trombóticos ocorridos no período gravídico-puerperal são venosos, com prevalência de 0,5 a 2,0 por 1.000 gestantes. As alterações fisiológicas ocorridas no sistema de coagulação durante o ciclo gravídico-puerperal habitualmente persistem por 6 a 8 semanas após o parto, e o tromboembolismo venoso (TEV) está entre os principais motivos de mortalidade materna por causas não obstétricas no mundo.

A DTV, como causa de morte materna, pode ser potencialmente evitada em cerca de 2/3 das mulheres, já que, na maior parte dos casos, é possível identificar os fatores de risco e fazer a tromboprofilaxia adequada.

Na Tabela 51.2, estão apresentadas as prevalências de trombofilias na população, os riscos de DTV em mulheres com e sem história pessoal de trombose e a probabilidade de DTV durante a gravidez, segundo estudos retrospectivos.

Complicações obstétricas

Estudos preliminares observacionais, com um pequeno número de casos, demonstraram associação positiva entre as trombofilias hereditárias e as complicações obstétricas mediadas pela placenta – abortamento de repetição, perda fetal tardia, CIR, pré-eclâmpsia e descolamento prematuro da placenta. No entanto, as evidências atuais baseadas em estudos prospectivos, metanálises e revisões sistemáticas não confirmam essa associação, uma vez que o risco absoluto é pequeno e varia consideravelmente entre os relatos.

Robertson et al. (2006) analisaram 79 estudos sobre o risco de complicações obstétricas nas pacientes com trombofilia e concluíram que, apesar de um pequeno aumento no risco relativo, o risco absoluto de complicações é baixo e não justifica o rastreamento clínico dessas alterações. Além disso, estudos prospectivos avaliando o uso de anticoagulantes em pacientes com trombofilias hereditárias não foram capazes de prevenir resultados gestacionais adversos.

Rastreamento das trombofilias hereditárias

Na população geral, não é recomendado o rastreamento de trombofilias hereditárias para prevenção de DTV, em função da baixa frequência de doença sintomática e da ausência de profilaxia a longo prazo que seja segura e custo-efetiva. O rastreio universal demandaria submeter aos testes cerca de 400.000 mulheres para prevenir uma morte por embolia pulmonar. O rastreamento de trombofilias hereditárias deve, então, ser realizado apenas quando o resultado for influenciar a conduta, e não é recomendado quando o resultado não modificar o tratamento.

As situações mais comuns de rastreamento de trombofilias hereditárias são história pessoal de DTV associada a um fator de risco não recorrente (fratura, cirurgia, imobilização prolongada) e parente de 1º grau com história de evento trombótico ou diagnóstico de trombofilia de alto risco (Tabela 51.3).

Tabela 51.2 Prevalência e riscos de DTV das trombofilias hereditárias.

Trombofilias hereditárias	Prevalência na população geral (%)	Risco de DTV por gravidez (sem história) (%)	Risco de DTV por gravidez (com história) (%)	Percentual de todas as DTVs na gravidez (%)
Fator V (heterozigótico)	1 a 15	0,5 a 3,1	10	40
Fator V (homozigótico)	< 1	2,2 a 14,0	17	2
Mutação do gene protrombina (heterozigótico)	2 a 5	0,4 a 2,6	> 10	17
Mutação do gene protrombina (homozigótico)	< 1	2 a 4	> 17	0,5
Duplo heterozigótico fator V/protrombina	0,01	4 a 8,2	> 20	1 a 3
Deficiência da antitrombina	0,02	0,2 a 11,6	40	1
Deficiência da proteína C	0,2 a 0,4	0,1 a 1,7	4 a 17	14
Deficiência da proteína S	0,03 a 0,13	0,3 a 6,6	0 a 22	3

Adaptada do ACOG, 2018.

Embora o ACOG, em sua última atualização sobre trombofilias hereditárias e gravidez (2018), recomende o rastreamento de todas as pacientes com qualquer história prévia de DTV, tal procedimento não é recomendado por outras instituições. Consideramos que essa rotina não é custo-efetiva, uma vez que não mudaria a conduta, tanto na gravidez quanto no puerpério.

O rastreamento para trombofilias hereditárias em gestantes com resultado gestacional adverso anterior não é justificável. O American College of Chest Physicians (ACCP, 2012), o ACOG (2018) e a Society of Obstetricians and Gynaecologists of Canada (SOGC, 2014) contraindicam o rastreamento de trombofilias hereditárias em mulheres com história de descolamento prematuro da placenta, CIR, pré-eclâmpsia ou perda gestacional recorrente, em função da falta de evidência de associação e/ou de intervenção terapêutica efetiva.

Da mesma maneira, não é recomendada a investigação de trombofilia hereditária em pacientes com história de trombose arterial ou de insucesso após terapia de reprodução assistida.

Além de selecionar as pacientes que devam ser submetidas ao rastreamento, alguns fatores devem ser considerados na interpretação dos testes. Na gravidez normal, há redução significativa dos níveis de proteína S total e livre, aumento do fator VIII e aumento da resistência à proteína C ativada. Outro fato importante é que os anticoagulantes podem interferir na interpretação dos resultados, pois a heparina reduz os níveis de antitrombina, e o cumarínico diminui as concentrações das proteínas C e S. Considerando essas modificações, os testes de investigação de deficiências dos anticoagulantes naturais devem ser realizados, idealmente, em momento afastado de qualquer evento trombótico (pelo menos 6 semanas), quando a paciente não estiver grávida ou puérpera (até 12 semanas) e não estiver recebendo anticoagulantes ou terapia hormonal.

Tabela 51.3 Recomendações para rastreio de trombofilias hereditárias.

SIM	• Mulheres em idade reprodutiva com história pessoal de trombose venosa associada a um fator de risco não recorrente (como fratura do fêmur, grandes cirurgias, imobilização prolongada) • Mulheres assintomáticas (sem DVT prévia) planejando uma gravidez que tenha um parente de primeiro grau com TEV antes dos 50 anos e uma trombofilia de alto risco
NÃO	• Mulheres com história de perda fetal precoce recorrente ou não recorrente, descolamento prematuro de placenta, restrição do crescimento fetal ou pré-eclâmpsia • Casais com falha na fertilização *in vitro*

Recomendações para o rastreamento

- Todas as pacientes com história pessoal de DTV associada a um fator de risco não recorrente (imobilização prolongada, grande cirurgia, fraturas) ou parente de 1º grau com história de evento trombótico ou diagnóstico de trombofilia de alto risco devem ser submetidas ao rastreamento de trombofilias hereditárias. As principais trombofilias hereditárias são: fator V de Leiden, mutação do gene da protrombina, deficiência de antitrombina, deficiência de proteína C e deficiência de proteína S
- Pacientes com história pessoal de DTV também devem ser investigadas para síndrome antifosfolípide. Em outras situações, o teste de trombofilia não é recomendado rotineiramente. Especificamente, o rastreamento de trombofilias hereditárias não é recomendado para mulheres com história de perda fetal ou resultados adversos na gravidez, incluindo descolamento de placenta, pré-eclâmpsia ou restrição do crescimento fetal, porque não há evidências clínicas suficientes de que profilaxia pré-parto com heparina não fracionada ou heparina de baixo peso molecular previnem a recorrência nessas pacientes, e uma associação causal não foi estabelecida
- Não está recomendada a pesquisa de deficiência de antitrombina, proteína C e S em pacientes em uso de anticoagulantes ou de terapia hormonal, já que a heparina pode induzir à diminuição nos níveis de antitrombina e a varfarina à diminuição nas concentrações de proteína C e proteína S, dificultando a interpretação dos resultados
- Não deve ser realizada a pesquisa de proteína S durante a gravidez, em função das alterações fisiológicas desse período. Essas alterações podem levar ao aumento da resistência à proteína C ativada nos ensaios de coagulação de "primeira geração" em função do aumento dos níveis de fator VIII e da diminuição dos níveis de proteína S
- Pacientes com história de complicações obstétricas não devem ser investigadas para trombofilias hereditárias em razão da falta de evidência de associação e/ou de intervenção terapêutica efetiva.

Profilaxia e tratamento de eventos tromboembólicos

Em comparação com indivíduos sem história de DTV, pacientes com eventos anteriores apresentam maior risco de futuros episódios de DTV. A tromboprofilaxia durante a gravidez envolve o uso de heparina parenteral a longo prazo, tratamento que tem custo elevado. Dada a distribuição de DTV em todos os 3 trimestres, a profilaxia anteparto, quando indicada, deve ser realizada precocemente desde o primeiro trimestre (Tabela 51.4).

As pacientes com história de DTV ou que apresentem um evento agudo durante a gravidez deverão receber anticoagulação durante a gestação e o puerpério de acordo com as recomendações a seguir, independentemente do diagnóstico de trombofilia hereditária.

As pacientes com trombofilia hereditária, mas sem história pessoal de DTV, deverão receber profilaxia de acordo com o tipo de trombofilia e com a história familiar de DTV.

Recomendações para profilaxia e tratamento

- Para pacientes portadoras de trombofilia hereditária de baixo risco sem DTV prévia, recomenda-se, durante a gestação, apenas vigilância sem terapia anticoagulante. No pós-parto, vigilância sem terapia anticoagulante ou anticoagulação em dose profilática se a paciente apresentar fatores de risco adicionais (obesidade, cesariana, imobilização prolongada)
- Para pacientes portadoras de trombofilia hereditária de baixo risco com história familiar (parente de primeiro grau) de DTV, recomenda-se durante a gestação apenas vigilância sem terapia de anticoagulante. No pós-parto vigilância sem terapia anticoagulante ou anticoagulação em dose profilática se a paciente apresentar fatores de risco adicionais (obesidade, cesariana, imobilização prolongada)
- Para pacientes portadoras de trombofilia hereditária de baixo risco com episódio único prévio de DTV que não estão recebendo terapia anticoagulante a longo prazo, recomenda-se terapia anticoagulante em dose profilática durante a gestação e no pós-parto com HBPM/HNF
- Para pacientes portadoras de trombofilia hereditária de alto risco sem DTV prévia, recomenda-se vigilância sem terapia de anticoagulante. No pós-parto, anticoagulação em dose profilática com HBPM/HNF
- Para pacientes portadoras de trombofilia hereditária de alto risco com episódio único prévio de DTV ou história familiar de 1º grau de DTV que não estão recebendo terapia de anticoagulante a longo prazo, recomenda-se terapia anticoagulante em dose *profilática* com HBPM/HNF durante a gestação e no pós-parto durante 6 semanas
- Para pacientes com ou sem trombofilia hereditária, com dois ou mais episódios de DTV que não estão recebendo terapia de anticoagulante a longo prazo, recomenda-se terapia anticoagulante em dose *terapêutica* com HBPM/HNF durante a gestação e no pós-parto durante 6 semanas

- Para pacientes com ou sem trombofilia hereditária, com dois ou mais episódios de DTV que estão recebendo terapia de anticoagulante a longo prazo, recomenda-se terapia anticoagulante em dose terapêutica com HBPM/HNF durante a gestação e no pós-parto durante 6 semanas ou retorno à anticoagulação a longo prazo. A varfarina pode ser considerada no pós-parto, com base na duração planejada da terapia e preferência da paciente.

Finalmente, merece ser citada a publicação de Rodger et al. (2014), mostrando que o uso profilático de dalteparina em mulheres trombofílicas, sem história prévia de DTV, não foi capaz de reduzir a ocorrência de acidentes tromboembólicos, perdas gestacionais, pré-eclâmpsia, CIR e descolamento prematuro da placenta.

Síndrome antifosfolipídio

Definição

A síndrome antifosfolipídio (SAF) é um distúrbio autoimune sistêmico definido por características clínicas como trombose venosa ou arterial e/ou morbidade na gravidez, associadas a evidências laboratoriais, a presença persistente dos anticorpos antifosfolipídios (aPL). Pode ocorrer como condição primária clínica e ou obstétrica (SAF clínica e/ou SAF obstétrica) ou na presença de doenças autoimunes sistêmicas, como o lúpus eritematoso sistêmico (LES).

Como aproximadamente 70% dos indivíduos com SAF são do sexo feminino, a doença é bastante prevalente em mulheres em idade de conceber.

Os aPL constituem uma classe diversa de anticorpos com especificidade de ligação a fosfolipídios de carga negativa encontrados nas superfícies das células.

Existem evidências de que o elemento antigênico dos aPL é a anti-β_2-glicoproteína I (anti-β_2 GPI), uma proteína plasmática com afinidade para fosfolipídios de carga negativa (Figura 51.3), com papel regulatório em coagulação, fibrinólise e outros sistemas fisiológicos.

Tabela 51.4 Doses recomendadas para anticoagulação com heparina.

Profilática	HNF: 5.000 U 12/12 h no primeiro trimestre 7.500 U 12/12 h no segundo trimestre 10.000 U 12/12 h no terceiro trimestre HBPM: enoxaparina 40 mg/dia; dalteparina 5.000 U/dia
Terapêutica	HNF: aplicação a cada 12 h até que a relação do TTPa seja alargada 1,5 a 2,5 vezes o basal HBPM: enoxaparina 1 mg/kg/12 h; dalteparina 100 mg/kg/12 h

HNF, heparina não fracionada; *HBPM*, heparina de baixo peso molecular. (Adaptada de Bates et al., 2012.)

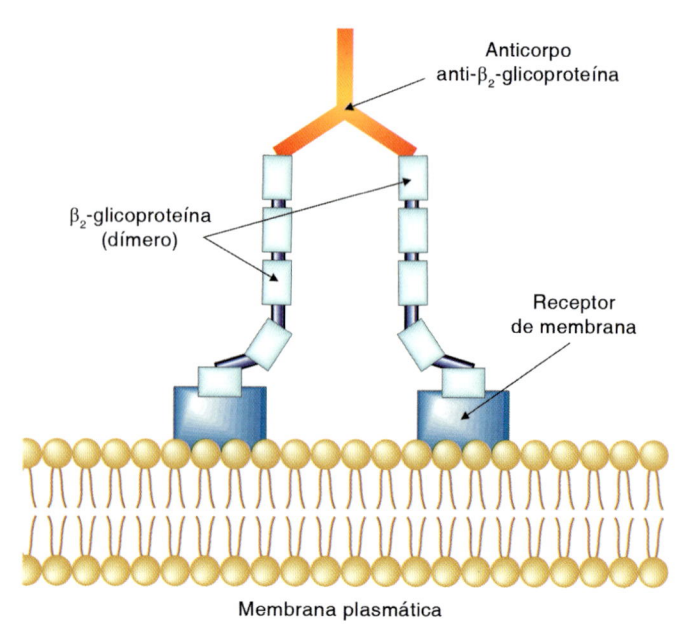

Figura 51.3 β_2-glicoproteína I dimérica ligada aos receptores de membrana. (Adaptada de Branch & Eller, 2006.)

Os aPL podem estar associados a diversas manifestações clínicas, incluindo trombose arterial e venosa, isquemia cerebral, acidente vascular encefálico, ataque isquêmico transitório, trombocitopenia autoimune e algumas complicações obstétricas, como perda fetal, pré-eclâmpsia, insuficiência placentária, CIR e parto pré-termo.

Anticorpos antifosfolipídios

Anticorpos antifosfolipídios (aPL) é um grupo heterogêneo de anticorpos direcionados contra proteínas de ligação a fosfolipídios.

São três os aPL que contribuem para o diagnóstico da SAF: anticoagulante lúpico (LAC), anticardiolipina (aCL) e anti-β_2-glicoproteína I (anti-β_2 GPI).

Os testes de detecção de aPL incluídos nos critérios internacionais de classificação da SAF são imunoenzimas ligadas à enzima anticorpo aCL (imunoglobulina G [IgG] ou IgM) (ELISA), anticorpo anti-β_2-glicoproteína I (aβ_2 GPI) (IgG ou IgM) (ELISA), e LAC (testes funcionais de coagulação).

Embora a cardiolipina seja um fosfolipídio, a maioria dos anticorpos clinicamente relevantes detectados está ligada às proteínas de ligação ao fosfolipídio, frequentemente β_2-GP I, que se ligam à cardiolipina. Existem outros aPL que não estão incluídos nos critérios de classificação da APS (p. ex., anticorpos direcionados contra protrombina, fosfatidilserina ou fosfatidilinositol) que não são rastreados rotineiramente em razão da falta de testes padronizados e da incerteza quanto a seu significado clínico.

Muitas pacientes com SAF têm os três anticorpos. Os testes positivos para esses anticorpos podem ser transitórios e, por isso, o diagnóstico de SAF requer dois testes positivos espaçados de, no mínimo, 12 semanas.

Anticoagulante lúpico

O anticoagulante lúpico (LAC) pode ser encontrado em muitos indivíduos com LES e está associado à trombose, e não à anticoagulação, como sugere seu nome.

Qualquer que seja o teste utilizado para sua identificação, e todos eles são indiretos, o LAC não pode ser quantificado e o resultado é expresso como positivo ou negativo.

Anticardiolipina

Os aCL, comumente identificados por meio de métodos imunoenzimáticos, constituem os dois isótipos – imunoglobulina G e imunoglobulina M.

Historicamente, pela pouca concordância entre os laboratórios, foi difícil estabelecer a padronização desses anticorpos. Por isso, os resultados eram expressos em negativo, baixo, médio e alto. Atualmente, os resultados dos testes são apresentados em unidades padronizadas internacionais, designadas como GPL para o IgG e MPL para o IgM. A despeito de divergências na interpretação dos testes, diretrizes recentes identificam como positivo o resultado > 40 GPL ou MPL (i. e., > 99º percentil).

Anti-β_2-glicoproteína I

Assim como para os anticorpos anticardiolipina, os anti-β_2-glicoproteína I são comumente detectados por meio de técnica imunoenzimática, e os resultados são fornecidos para os dois isótipos, os da IgG em unidades internacionais padronizadas SGU

e os da IgM em SMU. O resultado positivo é aquele maior que 40 GPL ou MPI, respectivamente, ou um título maior que 99º percentil.

Demais achados laboratoriais "significativos ou de alerta"

Determinados achados laboratoriais somados às manifestações clínicas compatíveis com SAF (p. ex., trombose ou resultado gestacional adverso) podem reforçar a suspeita diagnóstica. São eles: trombocitopenia sem etiologia estabelecida, prolongamento do teste de coagulação sanguínea, tempo parcial de tromboplastina ativado (aPTT) ou história de teste sorológico falso-positivo para sífilis. Essa anormalidade pode ocorrer porque o antígeno usado no Laboratório de Pesquisa em Doenças Venéreas (VDRL) e nos testes rápidos de reagina plasmática (RPR) contém cardiolipina.

Complicações maternas

As complicações mais comuns e sérias associadas à SAF são as tromboses venosas e as arteriais. A maioria das tromboses (65 a 70%) é venosa. Embora o local mais frequente da trombose venosa seja a extremidade inferior, ela pode ocorrer em qualquer vaso sanguíneo do organismo.

Em pacientes com SAF, o risco de trombose está aumentado na gestação. Até 25% dos acidentes trombóticos associados à SAF ocorrem durante a gravidez e o pós-parto.

O AVE isquêmico é a consequência mais frequente da oclusão arterial. Indivíduos com episódios de trombose arterial inexplicada, livedo reticular (Figura 51.4), AVE, amaurose *fugax* ou isquemia transitória devem ser rastreados para aPL.

Uma condição denominada SAF "catastrófica" ocorre em algumas pacientes que desenvolvem trombose progressiva e insuficiência multissistêmica. Outras apresentam doença grave no pós-parto, insuficiência cardiopulmonar, insuficiência renal, febre e múltiplas tromboses.

Complicações obstétricas

O efeito negativo da SAF na gravidez, em casos de perda fetal, muito provavelmente está relacionado com a função placentária anormal – estreitamento das artérias espiraladas, espessamento

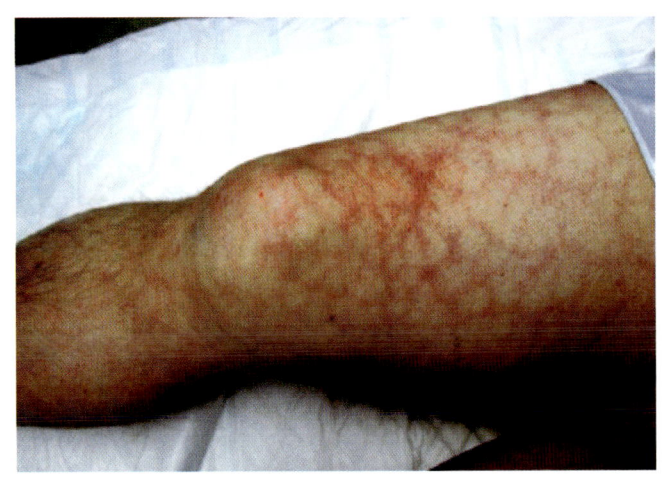

Figura 51.4 Livedo reticular em caso de síndrome antifosfolipídio (SAF).

intimal, aterose aguda, necrose fibrinoide. Extensas tromboses, infartos e necroses placentárias também podem ocorrer pontualmente.

O mecanismo patogênico do CIR – sofrimento fetal crônico, perdas fetais e parto pré-termo – está associado à insuficiência placentária resultante de múltiplas tromboses e infartos concomitantes à vasculopatia das artérias espiraladas, já descrita.

Perdas fetais recorrentes. Grande proporção de perdas fetais relacionadas com aPL ocorre no período fetal (após 10 semanas da gravidez). Níveis elevados de aPL estão associados a aumento de três a cinco vezes na natimortalidade. Por outro lado, mulheres com abortamento recorrente exibem teste positivo para aPL em 5 a 20% dos casos.

Pré-eclâmpsia. A pré-eclâmpsia está associada à SAF, de maneira que cerca de 11 a 17% das mulheres com pré-eclâmpsia apresentam resultado positivo para aPL e a associação é maior com a pré-eclâmpsia grave precoce (antes de 34 semanas).

Crescimento intrauterino restrito. Cerca de 15 a 30% dos casos de SAF cursam com CIR.

Diagnóstico

Anamnese

- História pessoal de eventos tromboembólicos (localização, frequência/número de eventos, natureza – súbita ou associação com fatores de risco transitórios ou adquiridos como imobilização prolongada, fratura de ossos longos, uso de contraceptivos hormonais contendo estrógenos e outros)
- História de sintomas que podem estar associados ao lúpus eritematoso sistêmico, como fotossensibilidade, úlceras orais, perda de cabelo irregular (alopecia) e fenômeno de Raynaud
- História familiar de parente de 1º grau (pais, irmãos) com trombose ou trombofilia hereditária de alto risco

Exame físico

- Não há achados patognomônicos de SAF; no entanto, algumas alterações podem ser relacionadas a trombose, isquemia ou infarto da pele, vísceras ou sistema nervoso central, como o livedo reticular (principalmente o livedo racemoso) (ver Figura 51.4), isquemia digital, gangrena, trombose venosa profunda, sopro cardíaco ou anormalidades neurológicas sugestivas de acidente vascular encefálico.

Exames complementares

- Exames de imagem comprobatórios do evento tromboembólico (imagem inequívoca) ou evidência histológica de trombose.

Exames laboratoriais

- Os aPL – LAC, aCL (IgG e IgM) e aβ_2 GPI (IgG e IgM). O teste positivo inicial deve ser confirmado após 12 ou mais semanas; a persistência do resultado positivo confirma a síndrome. O teste positivo para LAC é fator de risco mais importante para o prognóstico adverso na gravidez do que a positividade do aCL e da aβ_2 GPI (Lockshin et al., 2012).

Para fechar o diagnóstico de SAF, de acordo com os Critérios de Classificação Sapporo revisados (também chamados de critérios de Sydney), são necessários ao menos um critério clínico e um critério laboratorial, listados respectivamente nas Tabelas 51.5 e 51.6.

Diagnóstico diferencial

Outras causas de tromboembolismo, como obstrução vascular anatômica, hemoglobinúria paroxística noturna, trombocitopenia induzida por heparina (HIT) e neoplasias mieloproliferativas, se necessário, devem ser investigadas.

É importante salientar que as anormalidades cromossômicas são responsáveis por aproximadamente 50% dos abortamentos recorrentes em mulheres com menos de 35 anos e por 70% nas mulheres com mais de 35 anos. Outras causas de abortamentos recorrentes podem ser anormalidades anatômicas do útero e distúrbios endócrinos, como hipotireoidismo e diabetes.

Tratamento

Mulheres com SAF são consideradas de alto risco para pré-eclâmpsia e por isso devem receber ácido acetilsalicílico em baixa dose (100 mg/dia), iniciado no momento do diagnóstico comprobatório da gestação (ultrassonografia obstétrica com batimentos cardíacos embrionários presentes) e antes de 12 semanas de gravidez.

Concomitantemente, as pacientes com SAF obstétrica, devem ser tratadas com heparina profilática (enoxaparina 40 mg SC por dia), durante toda a gravidez e por 6 semanas do pós-parto. As mulheres com história de trombose venosa (SAF clínica) devem ser tratadas da mesma maneira, à exceção da heparina, que deve ser administrada em dose terapêutica (enoxaparina 1 mg/kg SC 12/12 horas) (ACOG, 2018).

Tabela 51.5 Critério laboratorial para o diagnóstico da síndrome antifosfolipídio (SAF).

1. Lúpus anticoagulante no plasma em duas ou mais ocasiões espaçadas de, no mínimo, 12 semanas.
O resultado é apresentado como positivo ou negativo.
O teste deve ser, idealmente, realizado antes do tratamento anticoagulante.

2. Anticorpo anticardiolipina IgG e/ou IgM no soro ou no plasma em títulos médio-altos (*i. e.*, > 40 GPL ou MPL, ou > 99º percentil), em duas ou mais ocasiões espaçadas de, no mínimo, 12 semanas.

3. Anti-β_2-glicoproteína I IgG e/ou IgM no soro ou no plasma (em títulos > 99º percentil), em duas ou mais ocasiões espaçadas de, no mínimo, 12 semanas.

Adaptada do ACOG, 2018.

Tabela 51.6 Critério clínico para o diagnóstico da síndrome antifosfolipídio (SAF).

1. Trombose vascular
- Um ou mais episódios clínicos de trombose venosa, arterial ou de pequenos vasos, em qualquer tecido ou órgão.

2. Morbidade obstétrica
- Uma ou mais mortes inexplicadas de feto morfologicamente normal, com 10 ou mais semanas de gestação, morfologia documentada por ultrassonografia de 2º trimestre ou por exame após o nascimento
- Um ou mais nascimentos prematuros de fetos morfologicamente normais antes de 34 semanas da gestação, em virtude de pré-eclâmpsia grave/eclâmpsia ou com características consistentes de insuficiência placentária
- Uma ou mais perdas fetais consecutivas inexplicadas antes de 10 semanas de gestação, excluídas causas maternas anatômicas ou hormonais, assim como anomalias cromossômicas no casal.

Adaptada do ACOG, 2018.

Avaliação materna e fetal

A SAF aumenta o risco de pré-eclâmpsia, CIR e de morte fetal. O acompanhamento pré-natal deve ser individualizado e manejado em acordo com os protocolos de gestações de alto risco, considerando-se o menor intervalo entre as consultas, a atenção as medidas da pressão arterial (PA), a medida do fundo uterino (curvas de crescimento) e as ultrassonografias seriadas. A avaliação ultrassonográfica seriada permite surpreender precocemente o CIR e desencadear a avaliação da vitalidade, por meio do Doppler da artéria umbilical, antes do comprometimento grave do bem-estar fetal (ver Capítulo 40).

Anticoncepção pós-parto

As pílulas com estrogênio estão proibidas, e as preparadas com progesterona, permitidas. Métodos alternativos de contracepção, como dispositivos intrauterinos (incluindo aqueles que contêm levonorgestrel), implantes de etonogestrel e de barreira devem ser considerados.

Prognóstico tardio

Cerca de 50% das mulheres com SAF desenvolvem trombose no período de 3 a 10 anos; e 10%, LES (ACOG, 2018). Essas mulheres devem ser encaminhadas a um especialista para serem tratadas e acompanhadas.

Pontos-chave

Os pontos-chave sublinhados sobre as trombofilias são os seguintes:

- As trombofilias são distúrbios da hemostasia que predispõem a pessoa a um evento trombótico
- As trombofilias hereditárias e as adquiridas levam a um aumento no risco de DTV durante a gravidez e o pós-parto
- A relação entre trombofilias hereditárias com resultados gestacionais adversos ainda é controversa. Mesmo que haja pequeno aumento de risco, as evidências demonstram que o tratamento com anticoagulantes para essas pacientes não é capaz de prevenir resultados adversos
- Em razão da falta de associação entre heterozigosidade ou homozigose para o polimorfismo MTHFR C677T e quaisquer resultados negativos na gravidez, incluindo qualquer risco aumentado de DTV, não é recomendado o rastreamento com análises de mutações na MTHFR ou com níveis de homocisteína em jejum
- As trombofilias adquiridas estão associadas a prognóstico adverso da gravidez
- O rastreamento universal da mulher grávida não é custo-efetivo ou indicado pela baixa incidência de DTV na gravidez
- Trombose venosa superficial não atende aos critérios de trombose para SAF
- Varfarina, heparina de baixo peso molecular e heparina não fracionada não se acumulam no leite materno e não induzem efeito anticoagulante no recém-nascido; portanto, esses anticoagulantes podem ser usados em mulheres que amamentam.

Bibliografia

American College of Obstetricians and Gynecologists' Committee on Practice Bulletins–Obstetrics. ACOG Practice Bulletin nº 197: Inherited thrombophilias in pregnancy. Obstet Gynecol. 2018;132:e18-e34.

Bates SM, Greer IA, Middeldorp S, Veenstra DL, Prabulos AM, Vandvik PO. VTE, thrombophilia, antithrombotic therapy, and pregnancy: Antithrombotic therapy and prevention of thrombosis, 9th ed. American College of Chest Physicians Evidence-Based Clinical Practice Guidelines. Chest. 2012;141(Suppl 2):e691S-e736S.

American College of Obstetricians and Gynecologists. Antiphospholipid syndrome. ACOG Practice Bulletin nº 132. Obstet Gynecol. 2012;120:1514-21.

American College of Obstetricians and Gynecologists Women's Health Care Physicians. ACOG Practice Bulletin No. 138: Inherited thrombophilias in pregnancy. Obstet Gynecol. 2013;122:706-17.

Bertolaccini ML, Amengual O, Artim-Eser B, et al. Clinical and prognostic significance of non-criteria antiphospholipid antibody tests. In: Antiphospholipid syndrome: current research highlights and clinical insights, Erkan D, Lockshin MD, editors. New York; Springer International Publishing; 2017. p. 171.

Branch DW, Eller AG. Antiphospholipid syndrome and thrombosis. Clin Obstet Gynecol. 2006;49:861-74.

Chan WS, Rey E, Kent NE, et al.; Society of obstetricians and Gynaecologists of Canada. Venous thromboembolism and antithrombotic therapyin pregnancy. J Obstet Gynaecol Can. 2014;36:527-53

De Jesús GR, dos Santos FC, Oliveira CS, Mendes-Silva W, de Jesus NR, Levy RA. Management of obstetric antiphospholipid syndrome. Curr Rheumatol Rep. 2012;14:79-86.

De Jesús GR, Rodrigues G, de Jesús NR, Levy RA. Pregnancy morbidity in antiphospholipid syndrome: what is the impact of treatment? Curr Rheumatol Rep. 2014;16:403.

De Jong PG, Kaandorp S, Di Nisio M, Goddijn M, Middeldorp S. Aspirin and/or heparina for women with unexplained recurrent miscarriage with or without inherited thrombophilia. Cochrane Database Syst Rev. 2014;2014:CD004734.

Fogerty AE, Connors JM. Management of inherited thrombophilia in pregnancy. Curr Opin Endocrinol Diabetes Obes. 2009;16:464-9.

Khamashta MA. Antiphospholipid syndrome: overview of pathogenesis, diagnosis, and management. In: Rheumatology, 6, Hochberg MC, Silman AJ, Smolen JS, Weinblatt ME, Weisman MH, editors. Philadelphia: Elsevier; 2015. p. 1144.

Levy RA, Jesús GR, Jesús NR. Obstetric antiphospholipid syndrome: still a challenge. Lupus 2010;19:457-9.

Lockshin MD, Kim M, Laskin CA, et al. Prediction of adverse pregnancy outcome by the presence of lupus anticoagulant, but not anticardiolipin antibody, in patients with antiphospholipid antibodies. Arthritis Rheum. 2012;64:2311-8.

Louis-Jacques AF, Maggio L, Romero ST. Prenatal screening for thrombophilias. Indications and controversies, an update. Clin Lab Med. 2016;36:421-34.

Myiakis S, Lockshin MD, Atsumi T, et al. International consensus statement on an update of the classification criteria for definite antiphospholipid syndrome (APS). J Thromb Haemost. 2006;4:295-306.

Robertson L, Wu O, Langhorne P, et al. Thrombophilia in pregnancy: a systematic review. Br J Haematol. 2006;132:171-96.

Rodger MA, Hague WM, Kingdom J. Antepartum dalteparina versus non antepartum dalteparina for the prevention of pregnancy complications in pregnant women with thrombophilia (TIPPS): a multinational open-label randomized trial. Lancet. 2014;384:1673-83.

Rodger MA, Walker MC, Smith GN, et al. Is thrombophilia associated with placenta-mediated pregnancy complications? A prospective cohort study. J Thromb Haemost. 2014;12:469-78.

Ruiz-Irastorza G, Crowter M, Branch W, Khamashta MA. Antiphospholipid syndrome. Lancet. 2010;376:1498-509.

Silver RM, Parker CB, Reddy UM, et al. Antiphospholipid antibodies in stillbirth. Obstet Gynecol. 2013;122:641-57.

Simcox LE, Ormesher L, Tower C, Greer IA. Thrombophilia and pregnancy complications. Int J Mol Sci. 2015;16:28418-28.

52

Doença Tromboembólica Venosa

Vera Therezinha Medeiros Borges

A doença tromboembólica venosa (DTV), que inclui a trombose venosa profunda (TVP) e a embolia pulmonar (EP), acomete 0,5 a 2,2 por 1.000 gestações. De acordo com a Organização Mundial da Saúde (OMS), é uma das principais causas de morbidade e mortalidade materna no mundo, principalmente em países desenvolvidos (Creanga et al., 2015).

Epidemiologia

A gestação, por si só, é um grande fator de risco para o desenvolvimento dessa doença. Estima-se que, durante o ciclo gravídico-puerperal, há um aumento de quatro a 50 vezes na incidência de desenvolvimento de uma DTV, quando comparado com as não gestantes. Os eventos tromboembólicos ocorrem na mesma frequência nos 3 trimestres da gestação, entretanto no puerpério esse risco é duas a cinco vezes maior se comparado ao período anteparto. O maior risco é nas primeiras 6 semanas de pós-parto, embora permaneça até 12 semanas após o parto. Durante a gestação, a maioria das TVP ocorre nos membros inferiores e do lado esquerdo (Heit et al., 2005).

Os principais fatores de risco associados a DTV no anteparto são: trombofilias (fator V de Leiden), história prévia de trombose, síndrome antifosfolipídio, lúpus sistêmico, doença cardíaca ou anemia falciforme. Outros fatores de risco independentes são: idade materna ≥ 35 anos, nuliparidade, cesárea de emergência, obesidade, infecção urinária, presença de veias varicosas, diabetes, internação prolongada, pré-eclâmpsia, índice de massa corpórea ≥ 25 kg/m², hemorragia obstétrica, óbito fetal, infecção puerperal e parto prematuro (James et al., 2006).

Etiopatogenia

A gestação promove estado protrombótico no organismo materno, onde todos os componentes da tríade de Virchow (estase venosa, lesão endotelial e hipercoagulabilidade) estão presentes. A estase venosa em membros inferiores ocorre em razão de dois fatores: (1) mudanças na complacência venosa pela ação da progesterona na parede das veias e (2) compressão das veias cava e ilíacas pelo útero gravídico, que diminui o retorno venoso. Aproximadamente metade dessa redução ocorre nos membros inferiores, entre a 25ª e 29ª semana, e permanece até, aproximadamente, 6 semanas após o parto (Macklon e Greer, 1997). Nas gestantes e puérperas, o local mais comum da TVP é o membro inferior esquerdo (82%), provavelmente em decorrência da compressão da veia ilíaca comum esquerda pela artéria ilíaca comum direita, por conta do aumento do útero. Além disso, a lesão endotelial nos vasos da pelve pode ocorrer no parto, o que aumenta o risco de trombose no pós-parto imediato.

O estado de hipercoagulabilidade surge desde o início da gestação, associado ao aumento progressivo de vários fatores de coagulação, que inclui os fatores pró-coagulantes (fatores I, II, VII, VIII, IX e X), juntamente com diminuição da proteína S. O crescimento progressivo da resistência da proteína-C ativada é observado no 2º e 3º trimestres. A ativação hemostática é demonstrada pela ampliação dos marcadores de ativação hemostática, tais como protrombina e dímero D.

Quadro clínico

Trombose venosa profunda

Os sintomas durante a gravidez são idênticos ao de mulheres não grávidas. Os mais frequentes são: edema de membros inferiores; dor no membro inferior, que pode ser localizada em arco plantar, panturrilha, face interna da coxa, região inguinal ou baixo ventre (a depender da localização do trombo). Além disso, a paciente pode referir dificuldade para caminhar, eritema e aumento da temperatura do membro afetado (perna esquerda em 85 a 90% dos casos). Na TVP em panturrilha, a dor pode ser provocada pela dorsiflexão passiva do pé (sinal de Homans). As gestantes têm maior propensão a desenvolver trombose do lado esquerdo e trombose da veia ilíaca. A extensão da lesão é variável, pode atingir as pequenas veias tributárias ou as veias safenas nos membros inferiores. A estase e o edema nas pernas podem ocorrer pela compressão mecânica dos vasos e das veias linfáticas, por conta do aumento do útero. Portanto, o edema é um sinal menos confiável de TVP na gestação.

Nas tromboflebites pélvicas, quando acometem a puérpera, além da dor à palpação no baixo ventre e ao toque vaginal, podem ocorrer disúria, retenção de urina, tenesmo e desconforto à evacuação.

Embolia pulmonar

A intensidade dos sintomas depende da localização e do tamanho do trombo. Não há sintomas ou sinais específicos para EP e, muitas vezes, podem ser confundidos com queixas comuns durante a gestação (p. ex., a dispneia ocorre em até 70% das gestações normais). Os três principais sintomas são: dispneia de início súbito, dor torácica e hemoptise. Além desses, a gestante pode ainda apresentar taquicardia, sudorese e mal-estar (Gherman et al., 1999).

Diagnóstico laboratorial

Alguns exames podem dar subsídios para o diagnóstico laboratorial:

Dímero D. É um produto de degradação da fibrina reticulada. Os níveis do dímero D aumentam durante a gestação e reduzem lentamente no pós-parto. A interpretação desse exame durante o ciclo gravídico puerperal é complexo pela falta de valores de referência, o que limita seu uso para o diagnóstico de DTV durante a gestação (James, 2011).

Gasometria arterial. Na suspeita de EP, a gasometria arterial apresenta sensibilidade e especificidade baixa para a confirmação diagnóstica, pois é frequente a alcalose respiratória, tanto na gestação normal quanto na EP. Entretanto, deve-se suspeitar de EP quando houver hipoxemia na ausência de alterações na radiografia do tórax.

Exames de imagem

Trombose venosa profunda

Os dados que apoiam o uso de exames de imagem para o diagnóstico da TVP na gestação foram obtidos a partir de grandes estudos em não gestantes, mas demonstram eficácia semelhante na gravidez.

Ultrassonografia com Doppler colorido (ultrassonografia dúplex compressiva). É um exame altamente sensível e específico para o diagnóstico da TVP superficial, pois possibilita a visualização direta do trombo no sistema venoso superficial e sua relação de proximidade com o sistema venoso profundo, bem como permite avaliar a extensão ou o acometimento simultâneo. Entretanto, apresenta menor sensibilidade para o diagnóstico da trombose nas veias pélvicas, que é mais comum na gravidez, e da trombose da veia da panturrilha, mais rara nesse período. Nos casos em que é negativo, a suspeita de trombose da veia pélvica pode ocorrer quando há diminuição de fluxo no vaso, durante a respiração ou na manobra de Valsalva (Osol e Mandala, 2009).

Ressonância magnética (RM). É uma opção para o diagnóstico de tromboflebite pélvica e de veia femoral na gestante, quando outros exames não invasivos são inconclusivos (James, 2011).

Embolia pulmonar

O diagnóstico de EP necessita de exame de imagem confirmatório:

Radiografia de tórax. Embora o exame tenha baixa acurácia, deve ser realizado na suspeita de EP, pois avalia outros diagnósticos e permite interpretação precisa dos resultados da cintilografia de ventilação/perfusão.

Cintilografia de ventilação/perfusão. Nas pacientes com radiografia de tórax normal, o exame de cintilografia é o teste de escolha para diagnóstico de EP na gestação. A varredura ventilação/perfusão positiva demonstra um padrão definitivo de incompatibilidade entre as imagens de ventilação e perfusão do pulmão. O exame classifica as pacientes em cinco categorias: probabilidade normal, muito baixa, baixa, moderada ou alta. Em geral, apenas as varreduras de probabilidade normal ou muito baixa e as de alta probabilidade são consideradas diagnósticas. Os estudos em gestantes com suspeita de EP sugerem que a cintilografia de ventilação/perfusão tem alta acurácia quando a radiografia de tórax é normal. A grande maioria dos exames em gestantes com suspeita de EP tem probabilidade normal/muito baixa e valor preditivo negativo alto para descartar o diagnóstico de EP na gravidez.

Angiotomografia helicoidal (angio TC). É um teste de elevada sensibilidade e especificidade para o diagnóstico de EP, além de ser prático e menos trabalhoso (James, 2011). Apesar de ser utilizada radiação ionizante, as evidências clínicas confirmam que os riscos fetais são mínimos com as técnicas radiológicas atuais, de forma que a gestante não deve ser privada dos benefícios do diagnóstico (Hurwitz et al., 2006). Tanto a ângio TC quanto a cintilografia expõem o feto a doses similares de radiação, bem abaixo dos níveis associados à teratogênese (James, 2011).

Tratamento

Durante a gestação

O tratamento inicial da DTV depende do grau de suspeita clínica de EP, da contraindicação para anticoagulação, e se há TVP:

- Se houver forte suspeita clínica de EP, deve ser instituída a terapia anticoagulante de forma empírica antes da confirmação diagnóstica. Caso seja excluído o diagnóstico de DTV, interrompe-se a terapia anticoagulante

- Se a suspeita clínica de EP for baixa ou moderada, o início da terapia anticoagulante antes da confirmação diagnóstica deve ser determinado caso a caso
- Se houver suspeita de EP, mas a terapia anticoagulante for contraindicada, deve-se agilizar a avaliação diagnóstica, pois outros tipos de terapia (como filtro de veia cava) podem ser indicados
- Se houver suspeita apenas de TVP, a terapia anticoagulante deve ser iniciada apenas após a confirmação diagnóstica.

Uma vez diagnosticada a DTV, deve ser iniciada a terapia de anticoagulação. O fármaco de escolha é a heparina, preferencialmente, de baixo peso molecular (HBPM) SC. Na maioria das pacientes, a HBPM é escolhida à heparina não fracionada IV (HNF IV) ou subcutânea, por ser mais fácil de usar, além de costumar ser mais eficaz e mais segura. Todavia, esses resultados são extrapolados de ensaios clínicos realizados em não gestantes. Entretanto, em pacientes com risco elevado de sangramento, ou hipotensão persistente pela EP, é preferível a utilização da HNF IV, que apresenta meia-vida curta. Isso facilita a interrupção do efeito anticoagulante quando há sangramento, na programação de procedimentos invasivos, ou cirurgia. Além disso, é possível a reversão quase completa com uso da protamina. A HNF (IV ou subcutânea) também é preferível à HBPM subcutânea em pacientes com insuficiência renal grave.

Em geral, na gravidez, o esquema terapêutico preconizado é a enoxaparina, 1 mg/kg de peso, a cada 12 horas, ajustados de acordo com os níveis de anti-Xa, que devem estar entre 0,6 e 1,0 U/mℓ. A anticoagulação plena deve ser mantida por toda gestação, e por até 6 semanas de puerpério e completar um período mínimo de 3 meses de tratamento.

Nos casos em que há contraindicação ao uso da HBPM, deve ser utilizada a HNF, em *bolus* intravenoso inicial, na dose de 5.000 UI ou 80 UI/kg, seguido da administração de 18 UI/kg/h, em infusão contínua, por meio de bomba, para manter o tempo de tromboplastina parcial ativada (TTPa) de 1,5 a 2,5 vezes o padrão. Após atingir o nível desejado, pode haver a mudança gradativa para a HNF subcutânea, a cada 12 horas, em doses ajustadas para manter o TTPa, após 6 horas, na faixa terapêutica. Nessa situação, a posologia inicial diária pode ser na dose de 200 UI/kg (para pacientes com menos de 70 kg), de 225 UI/kg (para pacientes entre 71 e 84 kg) e de 250 UI/kg (para pacientes acima de 85 kg), com divisão em duas tomadas, e não deve ser ultrapassada a dose total de 20.000 UI/dia. Ao atingir a posologia ideal, o monitoramento do TTPa pode ser feito a cada 1 ou 2 semanas (Bates et al., 2012; ACOG, 2018; Konstantinides et al., 2019).

No parto

Por ocasião da programação do parto, a heparina deve ser suspensa, pelo menos, 24 horas antes do procedimento. Essa medida permite a realização da anestesia regional com maior segurança. A via de parto é obstétrica, e não há contraindicação para o preparo de colo uterino e a indução de parto (Bates et al., 2008). O TTP deve ser verificado antes do parto, para confirmar sua normalização com a interrupção da HNF. Se estiver 1,5 acima do controle, o efeito da HNF pode ser revertido com o sulfato de protamina (1 mg neutraliza 1.000 UI de HNF). A infusão intravenosa de HNF pode ser iniciada após a interrupção da versão subcutânea em pacientes de alto risco para DTV. Essa infusão deve ser interrompida de 4 a 6 horas antes do momento previsto para o parto, com a expectativa de que o TTP esteja dentro dos limites normais no momento necessário. As pacientes devem ser mantidas em anticoagulação plena por toda gestação, e permanecer assim até 6 semanas de puerpério, e completar um período mínimo de 3 meses de tratamento.

No puerpério

Após o parto, anticoagulação deve ser reiniciada pelo regime de heparina (HBPM subcutânea, HNF IV ou HNF subcutânea), 12 horas após o parto cesárea ou 6 horas após o parto vaginal. Após o parto, a opção mais segura é a introdução da varfarina, e nos primeiros dias deve ser mantido o anticoagulante oral associado à heparina até que a razão normalizada internacional (INR) esteja dentro da faixa terapêutica (geralmente 2 a 3) por 2 dias consecutivos (Bates et al., 2012; ACOG 2018; Konstantinides et al., 2019). A varfarina é considerada segura durante a lactação, pois não se acumula no leite materno em grande quantidade.

A terapia anticoagulante geralmente continua por, pelo menos, 6 semanas após o parto, mas sua duração ideal é desconhecida e deve ser individualizada em cada caso. Na maioria das vezes, deve ser de, pelo menos, 3 a 6 meses nas mulheres com os fatores de risco transitórios (p. ex., gravidez ou cesariana) e pacientes com risco de tromboembolismo venoso podem exigir uma maior duração da terapia.

Complicações da anticoagulação

A heparina tem vários efeitos colaterais, que incluem sangramento, trombocitopenia, osteoporose e plaquetopenia (Bates et al., 2012). Na impossibilidade do seu uso, a alternativa com o anticoagulante oral, conhecido como varfarina, durante a gestação, pode acarretar várias complicações tais como: descolamento prematuro da placenta, embriopatia, anormalidades do sistema nervoso central (SNC) e sangramento fetal. A embriopatia varfarínica é caracterizada por hipoplasia nasal, e está associada à exposição ao medicamento entre a 6ª a 12ª semana de gestação. As anormalidades do SNC incluem displasia da linha média dorsal com agenesia do corpo caloso, atrofia da linha média cerebelar, displasia da linha média ventral com atrofia óptica, amaurose e hemorragia. Ao contrário da embriopatia varfarínica, as anormalidades do SNC podem ocorrer por exposição em qualquer fase da gestação (Bates et al., 2012).

O estímulo à deambulação e o uso de meias elásticas de compressão graduada são medidas adicionais a serem adotadas logo que a paciente tiver condições de executá-las.

Bibliografia

American College of Obstetricians and Gynecologists (ACOG). ACOG Practice Bulletin nº 196: Thromboembolism in pregnancy. Obstet Gynecol. 2018;132(1):e1-e17.

American College of Obstetricians and Gynecologists (ACOG). Practice bulletin nº 123: Thromboembolism in pregnancy. Obstet Gynecol. 2011;118(3):718-29.

Bates SM, Greer IA, Middeldorp S, Veenstra DL, Prabulos AM, Vandvik PO. VTE, thrombophilia, antithrombotic therapy, and pregnancy: Antithrombotic therapy and prevention of thrombosis, 9th ed: American College of Chest Physicians Evidence-Based Clinical Practice Guidelines. Chest. 2012;141(2 Suppl):e691S-e736S.

Creanga AA, Berg CJ, Syverson C, Seed K, Bruce FC, Callaghan WM. Pregnancy-related mortality in the United States, 2006-2010. Obstet Gynecol. 2015;125(1):5-12.

Gherman RB, Goodwin TM, Leung B, Byrne JD, Hethumumi R, Montoro M. Incidence, clinical characteristics, and timing of objectively diagnosed venous thromboembolism during pregnancy. Obstet Gynecol. 1999;94(5 Pt 1):730-4.

Heit JA, Kobbervig CE, James AH, Petterson TM, Bailey KR, Melton LJ 3rd. Trends in the incidence of venous thromboembolism during pregnancy or postpartum: a 30-year population-based study. Ann Intern Med. 2005;143(10):697-706.

Hurwitz LM, Yoshizumi T, Reiman RE, et al. Radiation dose to the fetus from body MDCT during early gestation. AJR Am J Roentgenol. 2006;186(3):871-6.

James AH, Jamison MG, Brancazio LR, Myers ER. Venous thromboembolism during pregnancy and the postpartum period: incidence, risk factors, and mortality. Am J Obstet Gynecol. 2006;194(5):1311-5.

Konstantinides SV, Meyer G, Becattini C, et al.; The Task Force for the diagnosis and management of acute pulmonary embolism of the European Society of Cardiology (ESC). 2019 ESC Guidelines for the diagnosis and management of acute pulmonary embolism developed in collaboration with the European Respiratory Society (ERS): the task Force for the diagnosis and management of acute pulmonary embolism of the European Society of Cardiology (ESC). Eur Respir J. 2019;54(3):1901647.

Macklon NS, Greer IA. The deep venous system in the puerperium: An ultrasound study. Br J Obstet Gynaecol 1997;104:198-200.

Osol G, Mandala M. Maternal uterine vascular remodeling during pregnancy. Physiology (Bethesda). 2009;24:58-71.

53

Doenças Hematológicas

Rodrigo Doyle Portugal

Alterações fisiológicas da gestação

Destacamos inicialmente as alterações dos parâmetros relacionados a hemácias, leucócitos, plaquetas e fatores de coagulação que ocorrem na fisiologia gestacional. Espera-se um aumento do volume plasmático, durante a gestação, de cerca de 30 a 50%. Em contrapartida, há também aumento na produção de hemácias, de 18 a 25%. Embora o volume sanguíneo total se eleve, o aumento na produção de hemácias é desproporcional ao do volume plasmático, o que ocasiona uma anemia dilucional ou anemia fisiológica da gravidez. Em consequência, espera-se redução dos níveis de hemoglobina e do hematócrito à medida que a gravidez avança. Essa redução na viscosidade sanguínea pode ser importante para aumentar o fluxo sanguíneo aos diversos órgãos. As necessidades maternas de ferro, elemento essencial na síntese de hemoglobina, aumentam, e cerca de 1.000 mg de ferro elementar são necessários durante a gestação. A anemia verdadeira pode surgir como resultado de aporte inadequado de suplementação de ferro e causar complicações obstétricas tais como parto pré-termo e abortamento tardio.

Durante a gravidez, há uma leucocitose, por elevação da quantidade de neutrófilos, mediada pelos corticoides das suprarrenais e redução de apoptose. Uma contagem superior a $10.000/mm^3$ é esperada e pode atingir $30.000/mm^3$ no período do parto e no puerpério. Cerca de 4 semanas após o parto, a contagem inclina-se a valores habituais. A contagem de linfócitos tende a reduzir no 1º e 2º trimestres e elevar-se no 3º trimestre. Os monócitos encontram-se discretamente elevados.

A contagem de plaquetas fica reduzida, particularmente no 3º trimestre. A albumina plasmática também diminui, e altera a farmacocinética dos fármacos que são altamente ligados à proteína.

A gravidez está caracterizada por um estado pró-trombótico, com aumento do risco de tromboembolismo venoso de quatro a cinco vezes. Alguns fatores de coagulação (fibrinogênio, VII, VIII, IX, X e XII) e o fator von Willebrand (vWfF) aumentam significativamente à medida que a gestação progride. Além disso, a atividade da proteína S diminui, e há maior resistência à proteína C ativada. Todas essas alterações pró-trombóticas, em conjunto com a estase venosa e o retorno venoso prejudicado pelo útero grávido, tornam a mulher grávida mais suscetível ao tromboembolismo venoso.

Anemia nutricional

Anemia é um problema de saúde global capaz de causar sérias consequências do ponto de vista médico, social e econômico. Anemia significa redução da massa eritrocitária, e sua presença pode ser indicada, com segurança, pela redução dos valores do hematócrito e da hemoglobina. Considera-se que o problema está presente em mulheres cujos valores de hemoglobina são inferiores a 12 g/dℓ ou cujo hematócrito seja inferior a 36%. A prevalência global de anemia é estimada em aproximadamente 25%, mas, entre as gestantes, ultrapassa 40%. Na gravidez, como consequência da hemodiluição fisiológica, os valores de referência para anemia são 11 g/dℓ e 31%, respectivamente, para a hemoglobina e o hematócrito. Considera-se, no 2º e 3º trimestres, o valor de 10,5 g/dℓ para hemoglobina. A anemia nutricional ou carencial é resultante principalmente da deficiência de ferro, vitamina B12 (cobalamina) ou ácido fólico.

A anemia ferropriva é a mais comum. Já a que ocorre por deficiência de ácido fólico, embora seja frequente na gravidez, em virtude das necessidades aumentadas de folato, tende a ocorrer juntamente com a ferropriva e permanece não diagnosticada. Presume-se que, em países em desenvolvimento, ocorra em 20 a 25% das grávidas. A anemia por carência de vitamina B12 tem menor incidência.

Etiologia

A elevada incidência de anemia nos países em desenvolvimento resulta dos efeitos combinados e aditivos em que podem estar presentes dieta inadequada, outras doenças crônicas e infestações recorrentes, multiparidade e pequeno intervalo interpartal. As necessidades de ferro e de ácido fólico são seis vezes maiores no último trimestre da gravidez. Essas elevadas demandas de ferro não podem ser cobertas exclusivamente pela dieta, por isso são supridas parcialmente pelas reservas maternas. Como estas costumam ser repostas tão somente fora da gravidez, as mulheres que têm pequenos intervalos entre os partos sofrem de anemias crônicas e progressivas.

A anemia por deficiência de ferro na gravidez pode ser definida pela hemoglobina < 10 g/dℓ e ferritina < 10 a15 mcg/ℓ. Ela é tipicamente microcítica com volume corpuscular médio (VCM) < 80 fℓ.

Os fatores de risco para a anemia ferropriva incluem dieta pobre em alimentos ricos em ferro (carne vermelha, fígado, camarão, ostra, cereais enriquecidos, feijão, linhaça), carente em facilitadores da absorção de ferro (suco de laranja e de limão, morango, brócolis, pimenta) e rica em alimentos que dificultam a absorção de ferro (soja, chocolate, café, chá). Além da influência da dieta, incluem-se distúrbios gastrintestinais, hipermenorreia, curto intervalo interpartal e perda sanguínea após o parto normal.

Verminoses e malária também são causas expressivas. Estima-se, por exemplo, que, na ancilostomose, as perdas sanguíneas variem entre 2 e 100 mℓ/dia.

Complicações na gravidez

A anemia reduz a resistência da grávida a infecções, aumenta as taxas de hemorragias ante e pós-parto e de parto pré-termo e eleva o risco de mortalidade materna.

Profilaxia e tratamento

A reposição diária de ferro reduz a probabilidade de anemia no período do parto em 70%. Existem variações quanto à quantidade necessária de reposição de ferro, e optamos pela recomendação da Organização Mundial da Saúde (WHO, 2012): 30-60 mg/dia de ferro elementar na gravidez.

Contudo, a suplementação dietética no pré-natal é o principal fator profilático; é relevante o uso de proteína animal e de vegetais ricos em ferro. O planejamento pré-natal também é importante, com espaçamento de 2 anos dos intervalos interpartais, e até 3 anos quando a paciente é malnutrida. Os anticoncepcionais orais merecem considerações especiais em anêmicas crônicas, pela prevenção da gravidez e pela redução do sangramento menstrual.

Opcionalmente, pode-se orientar a reposição de ferro elementar pelos valores de ferritina: > 70 mcg/ℓ, não repor; entre 30 e 70 mg/dℓ, reposição de 50 mg/dia; e < 30 mg/dℓ, reposição de 80 a 100 mg/dia.

A preparação mais utilizada para tratamento ou para profilaxia da deficiência de ferro é o sulfato ferroso. Geralmente, este contém 20% de ferro elementar. Portanto, um comprimido de 300 mg de sulfato ferroso contém 60 mg de ferro; no tratamento de gestantes anêmicas, estão indicadas duas a três doses diárias e, na profilaxia, uma dose seria suficiente para a maioria.

Outras opções que podem ser utilizadas, principalmente nos casos de intolerância ao sulfato ferroso: ferripolimaltose (333 mg), fumarato ferroso (200 mg), gliconato ferroso (300 mg) e ferro quelato glicinato (150 a 300 mg). A posologia desses produtos é de 12/12 horas a 8/8 horas. O custo dessas preparações é mais elevado.

A resposta ao tratamento é considerada adequada quando se constata incremento de 50% ou mais dos valores iniciais da hemoglobina, após 30 dias de administração de ferro. Há necessidade de continuar a reposição para garantir a manutenção das reservas maternas.

Em aproximadamente 10 a 40% dos pacientes, a intolerância é tão intensa que inviabiliza o tratamento VO. O tratamento das verminoses é igualmente importante.

Se existir a necessidade de reposição de ferro parenteral, as preparações disponíveis são o sacarato de hidróxido férrico e a carboximaltose férrica. Ambos são utilizados por via venosa e não devem ser prescritos no 1º trimestre da gestação.

Quando a hemoglobina for < 6 g/dℓ, a transfusão de concentrado de hemácias deverá ser considerada.

Anemia macrocítica

A anemia macrocítica caracteriza-se pelo VCM > 100 fℓ. As anemias macrocíticas mais relevantes, as megaloblásticas, incluem a por deficiência de folato ou de vitamina B_{12}. O diagnóstico pode ser confirmado pela avaliação da concentração sérica de ácido fólico e de vitamina B_{12}. Reduções de plaquetas e leucócitos, além de elevação da desidrogenase láctica (LDH), podem ser encontradas na anemia megaloblástica.

A anemia por deficiência de ácido fólico está associada à dieta pobre em vegetais folhosos frescos, legumes e proteínas animais. Na gravidez, as necessidades de ácido fólico diárias aumentam de 50 para 400 mg. O tratamento é feito com alimentos ricos em ácido fólico e suplementação oral de 1 mg/dia. Importante salientar que essa é a única substância de uso universal na gravidez, para evitar especialmente os defeitos do tubo neural, tema amplamente abordado no Capítulo 14.

A anemia por deficiência de vitamina B_{12} não é comum, mas pode ser encontrada em mulheres submetidas à gastrectomia total, após cirurgia bariátrica, mulheres com doença de Crohn ou outras alterações de absorção ileal. Nos casos em que a absorção está prejudicada, há necessidade de reposição de vitamina B_{12} por via intramuscular. Existem vários esquemas de reposição, geralmente se utilizam 1.000 mcg em intervalos curtos nas primeiras semanas (p. ex., dias 1, 3, 7, 14 e 21), e, posteriormente, há manutenção mensal. Após correção da anemia, pode-se tentar reposição por via oral (1.000 a 2.000 mcg/dia).

Hemoglobinopatias hereditárias

Anemia falciforme

A hemoglobina é formada pela fusão de quatro cadeias peptídicas, e a hemoglobina mais prevalente (hemoglobina A) é formada por duas cadeias do tipo alfa e duas do tipo beta (2α, 2β). Na anemia falciforme, a presença de uma mutação leva ao surgimento de uma cadeia β anômala, não ocorre a síntese da hemoglobina A e observa-se predomínio da hemoglobina S.

A anemia falciforme é a doença hematológica hereditária mais comum no mundo. No Brasil, estima-se que cerca de 2% da população apresente o traço falcêmico (forma heterozigótica AS) e que aproximadamente 0,1 a 0,3% da população negra seja portadora da anemia falciforme (forma homozigótica SS).

A gestação em uma paciente com essa anemia não deve ser considerada um evento raro. Espera-se, atualmente, que todos os seus portadores recebam o diagnóstico por testes de triagem, e que os pacientes não sejam diagnosticados na idade adulta. O diagnóstico deve ser feito pela eletroforese de hemoglobina que mostra a presença de hemoglobina S, na forma homozigótica (SS), em combinação com a hemoglobina C (hemoglobinopatia SC) ou com a betatalassemia (SβThal). Uma paciente típica de anemia falciforme tem, na eletroforese, 0% de hemoglobina A, hemoglobina S em torno de 90% e um percentual variável de hemoglobina F (fetal).

A complicação aguda mais frequente da anemia falciforme é a crise vasoclusiva (CVO). Ela caracteriza-se principalmente por dor óssea intensa, em um ou múltiplos locais, que pode associar-se à febre e, muitas vezes, requer a internação hospitalar para tratamento. Durante a gestação, há maior probabilidade de ocorrência da crise vasoclusiva, particularmente no último trimestre. Recomenda-se admissão hospitalar nos casos de CVO para hidratação e tratamento da dor. Nos casos de dor refratária, a morfina poderá ser utilizada.

Algumas complicações gestacionais também têm elevada prevalência entre as pacientes com anemia falciforme. Destacam-se bacteriúria assintomática, infecção urinária, hematúria, pré-eclâmpsia, síndrome HELLP, placenta prévia, abortamento, parto pré-termo, infecções no pós-parto, crescimento intrauterino restrito (CIR) e baixo peso ao nascer.

As pacientes precisam receber reposição de ácido fólico (5 mg/dia). Os casos com importante piora da anemia (queda de 30% dos níveis basais de hemoglobina) ou níveis de hemoglobina inferiores a 6 g/dℓ devem ser transfundidos. O benefício das transfusões de troca com objetivo de evitar as complicações gestacionais não é claro, e não há recomendação para generalização dessa prática. Como não existem estudos consistentes em relação à segurança da manutenção do tratamento com hidroxiureia, essa medicação deve ser suspensa. O tipo de parto deve ser escolhido de acordo com as indicações obstétricas. Profilaxia de tromboembolismo venoso é recomendada após o parto com heparina de baixo peso molecular.

O uso de anticoncepcionais que contenham derivados de progesterona pode elevar o nível de hemoglobina F e reduzir a quantidade de crises das pacientes que não desejam engravidar.

Talassemia

As talassemias caracterizam-se por alterações da síntese das cadeias de hemoglobina. As alterações quantitativas na produção dessas cadeias levam à α-talassemia e à β-talassemia. Existem descritas cerca de 400 alterações genéticas capazes de produzi-las.

Alguns tipos de talassemia são extremamente graves, com complicações na infância. As gestantes adultas apresentam geralmente os tipos leves da doença, como o traço talassêmico α ou a β-talassemia *minor*.

Muitas vezes o diagnóstico é feito nas gestantes, previamente assintomáticas, quando elas realizam exames de rotina. O hemograma revela a anemia microcítica, e a cinética de ferro não confirma a deficiência deste micronutriente. A eletroforese de hemoglobina mostra elevação da hemoglobina A_2 (2α, 2δ) nos casos de β-talassemia. Como essa alteração da eletroforese não ocorre na α-talassemia, o diagnóstico dessa condição é mais complexo e pode ser feito com precisão somente pelas técnicas de biologia molecular, que por vezes são de difícil realização na prática clínica.

Nas gestantes com traço talassêmico α ou com β-talassemia *minor*, não são esperadas complicações gestacionais decorrentes da anemia. Recomenda-se suplementação com ácido fólico. Em relação ao ferro, algumas pacientes podem apresentar sobrecarga, e a reposição deve ser realizada após se verificarem os valores de ferritina.

A morte intrauterina pode ser observada quando, no feto, há ausência da produção da cadeia α (inatividade dos quatro genes responsáveis pela síntese da cadeia α). Nessa condição, não há formação da hemoglobina fetal (2α, 2γ); as cadeias γ combinam-se e formam a hemoglobina de Bart (4γ). O feto é profundamente anêmico, apresenta hepatoesplenomegalia e anasarca – hidropisia fetal não imune (HFNI) (ver Capítulo 110).

Distúrbios da hemostasia

Hemostasia é um conjunto de processos que tem como finalidade principal interromper localmente o sangramento. Participam da hemostasia o endotélio vascular, as plaquetas, os fatores de coagulação e o sistema fibrinolítico. Serão abordadas algumas alterações que são de interesse para o obstetra.

Trombocitopenia gestacional

A redução da contagem de plaquetas para menos de 150.000/mm^3 ocorre em cerca de 5 a 10% das gestações ou no período pós-parto. Em 75% dos casos, a redução das plaquetas é atribuída à trombocitopenia gestacional. Geralmente, as gestantes são previamente saudáveis, e a contagem de plaquetas na trombocitopenia gestacional fica acima de 70.000/mm^3. Nos casos com trombocitopenia inferior a 70.000/mm^3, outros diagnósticos devem ser considerados. A etiologia não é clara, a condição ocorre geralmente no 2º ou no 3º trimestre, não causa risco maternofetal significativo, e uma investigação exaustiva da causa não é necessária. A resolução é esperada entre 4 e 8 semanas após o parto.

Púrpura imune

A púrpura imune, ou púrpura trombocitopênica imune (PTI), é responsável por cerca de 5% das trombocitopenias que ocorrem na gestação. Seu reconhecimento e tratamento são fundamentais para evitar complicações maternofetais. Pode-se observá-la em gestantes que desenvolvem a doença ou em pacientes jovens com histórico de PTI que se tornam gestantes. Por definição, uma contagem de plaquetas inferior a 100.000/mm^3 é necessária para diagnóstico.

O mecanismo é autoimune e caracterizado principalmente pela produção de anticorpos contra as plaquetas. Ocorrem destruição periférica excessiva destas e da medula óssea com hiperproliferação dos megacariócitos, porém sem produção compensatória, em razão dos baixos níveis de trombopoetina.

Não existem testes diagnósticos definidores da PTI, e os anticorpos contra plaquetas, embora presentes, não são específicos da doença. Ao contrário da trombocitopenia gestacional, a PTI ocorre mais precocemente na gestação, no 1º trimestre ou no início do 2º trimestre. Os níveis de plaquetas são classicamente inferiores a 70.000/mm³; em casos com trombocitopenia importante, níveis inferiores a 10.000/mm³ não são incomuns.

Na investigação diagnóstica, a realização do esfregaço de sangue periférico deve ser feita para afastar a ocorrência de grumos plaquetários (pseudotrombocitopenia) e descartar fragmentação eritrocitária, que sugeriria o diagnóstico de púrpura trombocitopênica trombótica (PTT) ou pré-eclâmpsia com síndrome HELLP. As sorologias para HIV e hepatites B e C também devem ser solicitadas. A princípio, a avaliação da medula óssea não é necessária e deve ser reservada para casos duvidosos, nos quais existam outros achados que tornem outras doenças hematológicas mais prováveis, como presença de febre, alterações leucocitárias, esplenomegalia ou linfonodomegalia.

Em razão da complexidade dessa associação, a gestante com PTI precisa ser observada por especialistas na área da obstetrícia e hematologia. Recomendamos o tratamento nas seguintes situações: (1) plaquetas < 10.000/mm³; (2) plaquetas < 30.000/mm³ com sangramento; (3) plaquetas < 30.000/mm³ no 2º ou 3º trimestres. O tratamento de primeira linha deverá ser com prednisona 1 mg/kg (considera-se o peso anterior à gestação). Complicações como ganho de peso, hipertensão arterial, hiperglicemia e osteoporose são possíveis durante o tratamento.

Outro tratamento capaz de elevar rapidamente a contagem plaquetária e oferecer menos risco à gestante é a administração de imunoglobulina humana intravenosa. A dose habitual é de 400 mg/kg/dia durante 5 dias (2 g/kg de dose total). A dose total pode ser administrada em 2 dias (1 g/kg/dia), também com eficácia comprovada. Uma única dose de 1 g/kg pode ser suficiente para elevar contagem plaquetar em 24 horas. As desvantagens dessa estratégia são a transitoriedade do efeito e o elevado custo da medicação.

A esplenectomia, incluindo a esplenectomia laparoscópica, pode ser realizada nas pacientes que não respondem ao tratamento com corticoide e imunoglobulina. Ela deve ser realizada no 2º ou 3º trimestres.

Agentes citotóxicos, como os alcaloides da vinca e a ciclofosfamida, estão contraindicados. O anticorpo monoclonal rituximabe e os agentes trombopoéticos (eltrombopag e romiplostim) têm sido utilizados em alguns casos de PTI refratária, mas a segurança durante a gestação ainda é incerta.

Para realização do parto, recomenda-se contagem de plaquetas de 50.000/mm³ ou superior. Um nível ainda maior de plaquetas (superior a 80.000/mm³) é sugerido para realização da anestesia de condução. Como, na PTI, são produzidos anticorpos do tipo IgG, existe a possibilidade de trombocitopenia fetal causada por anticorpos que cruzam a barreira placentária. A trombocitopenia neonatal ocorre em cerca de 20% dos casos, mas o advento de sangramentos graves (em especial, hemorragia intracraniana) é raro.

O tipo de parto deverá ser escolhido ao se considerarem as condições maternas, e não ao se tentar prevenir complicações para o feto. Como existe risco de complicações na tentativa de determinar a contagem plaquetária fetal (por cordocentese), esse procedimento não deve ser realizado. O nível baixo de plaquetas não protege contra trombose venosa profunda, e anticoagulação profilática pode ser realizada se a contagem for superior a 30.000/mm³.

Púrpura trombocitopênica trombótica

Trombocitopenia, anemia hemolítica microangiopática (fragmentação eritrocitária), insuficiência renal, sintomas neurológicos e febre são característicos da púrpura trombocitopênica trombótica (PTT). Entretanto, em cerca de 70% dos casos, não ocorrem febre e insuficiência renal. A PTT surge geralmente a partir do 2º trimestre da gestação. A associação de trombocitopenia, anemia hemolítica microangiopática e insuficiência renal, com ocorrência no período do pós-parto, são características da síndrome hemolítico-urêmica (SHU).

Tanto na PTT quanto na SHU nota-se, em razão da hemólise, elevação da enzima desidrogenase láctica (LDH) e redução da haptoglobina, fatores que auxiliam no diagnóstico e servem como parâmetro de acompanhamento. Na PTT, a atividade da ADAMTS13 encontra-se tipicamente reduzida. No entanto, nessas síndromes, não são esperadas a elevação de transaminases, edema pulmonar e a hipertensão arterial, que sugerem o diagnóstico da síndrome pré-eclâmpsia/HELLP.

Essas duas condições denotam gravidade, com necessidade de admissão hospitalar para tratamento específico. O tratamento padrão é a realização de sessões de plasmaférese, com reposição de plasma, em um volume de troca diária de 40 a 60 mℓ/kg. A troca deverá ser mantida diariamente até resolução dos sintomas neurológicos e normalização dos níveis de plaquetas e LDH por 2 a 3 dias. A princípio, a transfusão de plaquetas deve ser evitada, pois há risco de agravar o quadro trombótico. A reposição de ácido fólico deverá ser mantida diariamente.

A taxa de resposta para a PTT é de aproximadamente 75%, um pouco mais baixa em relação à doença tratada fora da gestação. O risco de recorrência da PTT em nova gestação é de cerca de 50%. A resposta à plasmaférese com reposição de plasma tem sido também relatada na SHU, porém a frequência é incerta.

Doença de von Willebrand

O fator de von Willebrand (FvW) é uma glicoproteína com propriedade adesiva, presente no plasma, nas plaquetas e no endotélio dos vasos sanguíneos (corpúsculos de Weibel-Palade). Tem participação ativa na adesão das plaquetas ao endotélio e liga-se ao fator VIII da coagulação, a retardar a degradação desse fator. O gene do FvW localiza-se no cromossomo 12, e diversas modificações já identificadas nesse gene (mutações, deleções e inserções) são responsáveis pelo surgimento da doença. As alterações causam distúrbios hereditários quantitativos (doença de von Willebrand tipo I e tipo III) ou qualitativos (doença de von Willebrand tipo II).

O tipo mais prevalente é o I, responsável por cerca de 60 a 80% dos casos. Este se caracteriza por deficiência quantitativa do FvW; o quadro clínico é variável em relação aos distúrbios hemorrágicos, na dependência da capacidade de síntese do FvW.

História de sangramento nasal ou gengival recorrentes, aumento do fluxo menstrual e sangramento em procedimentos invasivos anteriores podem estar presentes e devem ser investigados. Entretanto, algumas pacientes não apresentam qualquer sintoma prévio. Embora seja uma doença genética, a história familiar geralmente não é esclarecedora. O diagnóstico laboratorial baseia-se na combinação de alterações dos seguintes exames: alargamento do PTT, redução dos níveis de fator VIII (que, na circulação sanguínea, é ligado ao FvW), diminuição do antígeno do FvW (FvW:Ag) e redução da função plaquetária mediada pelo FvW (o teste mais empregado é a atividade do cofator da ristocetina – FvW:RCo). Em virtude da complexidade diagnóstica e terapêutica dessa condição, recomenda-se que casos suspeitos sejam reavaliados por especialistas na área de hematologia/hemostasia.

Os níveis dos fatores VIII e FvW, bem como de outros fatores de coagulação, tendem à elevação tanto nas gestantes saudáveis quanto nas portadoras de alteração do FvW. Desse modo, os sintomas habituais de sangramento podem até melhorar no período gestacional. O sangramento excessivo e o risco de abortamento ou de outras complicações obstétricas são incomuns, mesmo nos tipos mais graves, como o tipo III da doença. Porém, no período do parto e no pós-parto, sangramentos significativos podem ocorrer, especialmente se já documentados em gestações anteriores. Se ocorrerem complicações obstétricas, como placenta prévia ou abortamento, há maior risco de sangramento em relação às pacientes sem alteração da hemostasia.

É necessário que a paciente receba medicamentos específicos em caso de sangramento ou no período do parto. O tipo de parto deverá ser escolhido de acordo com as condições obstétricas. A princípio, a terapia profilática está indicada para a anestesia espinal, antes do parto e nos 3 a 4 primeiros dias de puerpério (período em que os níveis de fator VIII e FvW diminuem). Os agentes mais utilizados na gestante são o DDAVP (análogo sintético da vasopressina) e os concentrados de fator VIII/FvW. Recomenda-se um nível de fator VIII superior a 50 UI/dℓ antes de qualquer procedimento obstétrico, e níveis superiores a 100 UI/dℓ são considerados seguros até para grandes cirurgias. É importante considerar que as pacientes sabidamente portadoras da doença de von Willebrand são geralmente cadastradas e acompanhadas por um centro de tratamento específico, capaz de fornecer os medicamentos necessários e orientar a prescrição em cada caso.

Trombofilias

Por sua grande importância, constituíram o Capítulo 51.

Neoplasias hematológicas malignas

Embora a incidência das neoplasias hematológicas malignas durante a gestação seja baixa, elas estão entre as mais frequentemente diagnosticadas nas gestantes. No tratamento das neoplasias, os agentes quimioterápicos são de uso rotineiro. Porém, existe risco de malformações fetais, que é mais elevado no 1º trimestre (10% com uso de um único agente quimioterápico, e 15 a 25% em protocolos de múltiplos fármacos). Após o 1º trimestre, o risco de malformações aproxima-se ao da população geral.

Linfomas

O linfoma de Hodgkin tem pico de prevalência entre pessoas de 20 a 40 anos; assim, coincide com o período fértil e possibilita o diagnóstico ocasional da doença durante a gestação. As informações disponíveis sobre a associação entre gestação e linfoma de Hodgkin são limitadas e constituem um desafio para o obstetra e para o hematologista.

No estadiamento da doença, deve-se preferir a ressonância magnética (RM) como método de imagem, para evitar a exposição à radiação da tomografia computadorizada (TC) e da PET-TC (que utiliza glicose marcada com flúor radioativo).

Nas pacientes que apresentam estágios iniciais da doença, o tratamento poderá ser adiado para o pós-parto. Já em pacientes com necessidade imediata de tratamento, uma opção é a monoterapia com vimblastina (6 mg/m^2), com intervalo de 2 a 3 semanas. A quimioterapia com múltiplos medicamentos (geralmente se utiliza o protocolo ABVD: doxorrubicina, bleomicina, vimblastina e dacarbazina) poderá ser iniciada após o parto ou caso se observe progressão com a monoterapia.

Nos estágios avançados, o tratamento não deve ser adiado. Nessa situação, a interrupção da gravidez precoce (1º trimestre) deverá ser considerada. O tratamento deverá ser realizado com o protocolo padrão ABVD, após interrupção da gestação ou no 2º e 3º trimestres.

É importante notar que, sempre que a bleomicina for utilizada, o uso de oxigênio no parto deverá ser evitado. Após o parto, o estadiamento com PET-TC, se disponível, pode ser realizado, especialmente nas pacientes ainda não tratadas. Nesse caso, a mãe não deverá ter contato com o recém-nascido por 24 horas nem amamentar por 72 horas após o exame.

Se a radioterapia for planejada, deverá ser realizada após o parto.

Vários relatos sugerem que o linfoma não é especialmente mais agressivo na gestação, há resposta ao tratamento e a probabilidade de complicações fetais é baixa. Assim, o diagnóstico de linfoma de Hodgkin não é indicativo da necessidade de abortamento terapêutico.

A ocorrência de linfoma não Hodgkin na gestação é rara, e há poucas informações disponíveis. Pacientes com linfomas indolentes (baixo grau de malignidade) podem ter o tratamento adiado. No tratamento dos linfomas agressivos, há necessidade do uso de agentes alquilantes (p. ex., a ciclofosfamida), que podem causar malformação e morte fetal no 1º trimestre. O tratamento após o 1º trimestre tem sido realizado com algum sucesso. Em razão da grande heterogeneidade dos linfomas, a análise pormenorizada do tratamento está fora dos objetivos deste livro.

Leucemias

A associação entre gestação e leucemias é rara, estima-se que ocorra em uma a cada 100.000 gestações. As mais frequentes são as leucemias agudas (mieloide e linfoide); já as crônicas, habitualmente mais prevalentes em indivíduos acima de 40 anos, são ainda mais raras.

As leucemias agudas demandam tratamento imediato com quimioterapia, e há risco de teratogenicidade, sobretudo se medicamentos quimioterápicos forem administrados no 1º trimestre. Entretanto, existem relatos de tratamentos realizados após o 1º trimestre, em que complicações fetais ou obstétricas não foram observadas, e foram obtidas taxas de remissão superiores a 70%.

Nas gestações muito precoces, há risco tanto no início do tratamento quanto em seu atraso, e a interrupção da gestação deve ser fortemente considerada. No diagnóstico realizado no 2º ou 3º trimestre, o tratamento padrão para leucemias agudas poderá ser instituído, e dois medicamentos merecem consideração especial: o metotrexato (MTX) e o ácido all-transretinoico (ATRA).

O MTX está presente na maioria dos protocolos de tratamento da leucemia linfoblástica aguda. É utilizado como profilaxia do sistema nervoso central e no tratamento após a remissão da doença. Sugerimos a seguinte abordagem, de acordo com o período gestacional: (1) antes de 20 semanas, considerar um período de 2 semanas apenas com corticoterapia até atingir a 20ª semana, ou a interrupção da gestação em alguns casos; (2) de 20 semanas até o 3º trimestre, protocolos de quimioterapia sem utilizar o MTX; (3) no 3º trimestre, utilizar o protocolo da instituição.

O ATRA é um medicamento essencial utilizado precocemente no tratamento da leucemia promielocítica aguda (presença do PML/RARA). O risco de teratogenicidade chega a 85% no 1º trimestre, e a interrupção da gestação nessa situação deve ser considerada. Caso a opção seja por manter a gestação, o tratamento com antraciclina (preferência para daunorrubicina) de maneira isolada, com introdução do ATRA no 2º trimestre, é uma possibilidade. Se o tratamento for iniciado no 2º trimestre, pode-se tentar o uso isolado de ATRA, sobretudo nos casos que não são de alto risco (leucócitos < 10.000/mm³). O parto das pacientes com leucemias agudas deve ser planejado para um período em que a grávida não esteja com citopenias.

A leucemia mieloide crônica (LMC) é responsável por cerca de 10% das leucemias da gestação. O tratamento atualmente utilizado em não gestantes é com os inibidores da tirosinoquinase (imatinibe, dastinibe, nilotinibe e ponatinibe), porém a segurança em gestantes não está bem documentada. Recomenda-se que mulheres em idade fértil em uso desses medicamentos utilizem métodos contraceptivos. O uso da interferona (categoria de risco: C) para controle dessa doença durante a gestação parece oferecer mais segurança em relação a possíveis complicações fetais. Pacientes com diagnóstico recente de LMC deverão utilizar interferona até o parto. Nos casos em que o inibidor da tirosinoquinase já foi iniciado, não há uma recomendação específica.

O uso de antieméticos faz parte dos protocolos de tratamento das leucemias agudas e dos linfomas. A metoclopramida e a ondansetrona têm sido utilizadas com segurança.

Bibliografia

American College of Obstetricians and Gynecologists (ACOG). ACOG Practice Bulletin nº 95: Anemia in pregnancy. Obstet Gynecol. 2008;112(1):201-7.

Chandra S, Tripathi AK, Mishra S, Amzarul M, Vaish AK. Physiological changes in hematological parameters during pregnancy. Indian J Hematol Blood Transfus. 2012;28(3):144-6.

Choudry MA, Moffett BK, Laber DA. Pure red-cell aplasia secondary to pregnancy: characterization of a syndrome. Ann Hematol. 2007;86:233-7.

Cines DB, Levine LD. Thrombocytopenia in pregnancy. Blood. 2017;130(21):2271-7.

Dauphin-McKenzie N, Gilles JM, Jacques E, Harrington T. Sickle cell anemia in the female patient. Obstet Gynecol Surv. 2006;61:343-52.

De Benoist B, McLean E, Egli I, Cogswell M. Worldwide prevalence of anaemia 1993-2005. WHO Global Database on Anaemia. Geneva: World Health Organization; 2008.

Haider BA, Olofin I, Wang M, Spiegelman D, Ezzati M, Fawzi WW. Anemia, prenatal iron use, and risk of adverse pregnancy outcomes: systematic review and meta-analysis. BMJ. 2013;346:f3443.

Jain D, Atmapoojya P, Colah R, Lodha P. Sickle cell disease and pregnancy. Mediterr J Hematol Infect Dis. 2019;11(1):e2019040.

Koren G, Lishner M. Pregnancy and commonly used drugs in hematology practice. Hematology. 2010;2010:160-5.

Lipe BC, Dumas MA, Ornstein DL. Von Willebrand disease in pregnancy. Hematol Oncol Clin North Am. 2011;25:335-58.

Loureiro MM, Rozenfeld S. Epidemiology of sickle cell disease hospital admissions in Brazil. Rev Saúde Pública. 2005;39:943-9.

Milojkovic D, Apperley JF. How I treat leukemia during pregnancy. Blood. 2014;123(7):974-84.

Peña-Rosas JP, Viteri FE. Effects and safety of preventive oral iron or iron+folic acid supplementation for women during pregnancy. Cochrane Database Syst Rev. 2009;(4):CD004736.

Qassim A, Mol BW, Grivell RM, Grzeskowiak LE. Safety and efficacy of intravenous iron polymaltose, iron sacarose and ferric carboxymaltose in pregnancy: A systematic review. Aust N Z J Obstet Gynaecol. 2018;58(1):22-39.

Rizack T, Mega A, Legare R, Castillo J. Management of hematological malignancies during pregnancy. Am J Hematol. 2009;84:830-41.

Royall College of Obstetricians and Gynecologists (RCOG). Blood transfusion in obstetrics. RCOG Green-top Guideline No. 47. Londres: Royall College of Obstetricians and Gynecologists; 2015.

Stoltzfus RJ, Dreyfuss ML. Guidelines for the use of iron supplements to prevent and treat iron deficiency anemia. International Nutritional Anemia Consultative Group (INACG). Washington, DC: Ilsi Press; 1998.

Stabler SP. Clinical practice. Vitamin B12 deficiency. N Engl J Med. 2013;368(2):149-60.

Tan EK, Tan EL. Alterations in physiology and anatomy during pregnancy. Best Pract Res Clin Obstet Gynaecol. 2013;27:791-802.

Wilson RD, Johnson JA, Wyatt P, Allen V, Gagnon A, Langlois S. Genetics Committee of the Society of Obstetricians and Gynaecologists of Canada and The Motherrisk Program. Pre-conceptional vitamin/folic acid supplementation 2007: the use of folic acid in combination with a multivitamin supplement for the prevention of neural tube defects and other congenital anomalies. J Obstet Gynaecol Can. 2007;29:1003-13.

World Health Organization (WHO). WHO Guideline: Daily iron and folic acid supplementation in pregnant women. Genebra: World Health Organization; 2012.

54

Doenças Renais e Gravidez

Priscilla Cardim Fernandes
José Hermógenes Rocco Suassuna

Alterações funcionais e anatômicas renais durante a gravidez

A gravidez normal é acompanhada por profundas alterações cardiovasculares, em parte mediada pelo hormônio relaxina. O volume plasmático aumenta, a resistência vascular sistêmica diminui e o débito cardíaco se eleva. A pressão arterial (PA) diminui nos 2 trimestres iniciais retorna gradualmente à linha de base quando a gravidez se aproxima do termo. Ao acompanhar a expansão volêmica, ocorre aumento da massa de glóbulos vermelhos e do volume dos rins. A combinação de eventos repercute diretamente sobre a função renal, eleva o fluxo sanguíneo renal em cerca de 50% e a taxa de filtração glomerular (TFG) em, aproximadamente, 30%. Em decorrência disso, a creatinina sérica, que é o principal biomarcador da função renal, diminui fisiologicamente para até 80% do seu valor pré-gestacional, notadamente durante o 2º trimestre. Uma creatinina sérica de 0,9 mg/dℓ, que seria aceitável para uma mulher saudável em idade fértil, configura-se suspeita depois da 8ª semana de gestação.

As equações utilizadas na população adulta para cálculo da taxa de filtração glomerular não são validadas e não devem ser utilizadas durante a gravidez. Alternativamente, a função renal durante o período pode ser estimada pelo *clearance* de creatinina medido na urina de 24 horas. Uma nova alternativa é o biomarcador cistatina C, que aguarda validação como possível opção para avaliação da TFG durante a gravidez. Adaptações hemodinâmicas a nível glomerular e alterações da função tubular determinam ainda elevação da excreção urinária de proteínas, acima do limiar usual de 150 mg/dia.

Por mediação hormonal, principalmente pela progesterona, ocorre diminuição generalizada do tônus muscular do sistema urinário. Há relaxamento muscular ureteral e vesical, o que resulta em frequência, urgência e incontinência urinárias. O tônus diminuído, em associação com a compressão dos ureteres pelo útero gravídico, causa distensão do sistema urinário, mais proeminentemente à direita do que à esquerda.

Infecções do trato urinário (ITU)

As alterações estruturais e imunológicas que ocorrem durante a gravidez aumentam a ocorrência de infecções do trato urinário (ITU). Esses eventos são tradicionalmente divididos como bacteriúria assintomática, infecção urinária baixa (cistite) e infeção urinária alta (pielonefrite aguda). Cistites ocorrem em cerca 1 a 2% das gestações, enquanto a incidência de pielonefrite aguda durante a gravidez é de 0,5 a 2%. A maioria dos casos de pielonefrite ocorre a partir do 2º trimestre.

Bacteriúria assintomática

Define-se bacteriúria assintomática como uma urinocultura positiva para germe uropatogênico, com > 100.000 unidades formadoras de colônias/mℓ, na ausência de sintomas urinários. Sua incidência varia de 2 a 10%, em mulheres grávidas e não grávidas sexualmente ativas.

Durante a gravidez, 12 a 30% das mulheres com bacteriúria assintomática não tratada evoluem para pielonefrite aguda, com aumento da morbidade maternofetal. A pielonefrite aguda pode desencadear contrações uterinas e prematuridade. Quando é tratada, o risco de pielonefrite diminui para ≤ 1%. Após tratamento, preconiza-se a obtenção de urinocultura de rastreamento mensal, pois o risco de recorrência atinge 30%. O rastreamento deve começar 1 semana após o término do tratamento antimicrobiano.

Infecção urinária baixa

Mais de ¾ das infecções do trato urinário baixo são causadas por *Escherichia coli*, geralmente sensível à nitrofurantoína, sulfametoxazol/trimetoprima, ampicilina e derivados ou cefalosporinas orais. No entanto, é sempre importante conhecer o perfil local de sensibilidade antimicrobiana para melhor escolha terapêutica.

Em geral, considera-se que a melhor custo-efetividade para bacteriúria assintomática ou primeiro episódio de cistite durante a gravidez recai sobre a nitrofurantoína (100 mg, duas vezes/dia, por 3 dias) ou o sulfametoxazol/trimetoprima (800/160 mg, duas vezes/dia, por 3 dias). Para infecções recorrentes, o tempo de tratamento aumenta para 7 a 10 dias.

A nitrofurantoína deve ser evitada após o início do trabalho de parto em pacientes com deficiência de glicose-6-fosfato desidrogenase. Sulfametoxazol/trimetoprima deve ser evitado no 1º trimestre, pois a trimetoprima bloqueia o metabolismo do ácido fólico e pode causar defeitos de fechamento do tubo neural. Também se desencoraja usar sulfametoxazol depois da 32ª semana de gestação em razão do risco de hiperbilirrubinemia, em virtude do deslocamento da bilirrubina da albumina e risco de icterícia neonatal.

Em gestações com dois ou mais episódios de bacteriúria assintomática ou ITU baixa, deve-se considerar profilaxia pelo restante da gravidez, com extensão até 4 a 6 semanas após o parto. Na medida do possível, guia-se a profilaxia por testes prévios de sensibilidade a antimicrobianos. Regimes adequados, com dose única noturna, incluem nitrofurantoína (100 mg), amoxicilina (250 mg), cefalexina (250 mg) ou sulfametoxazol/trimetoprima (400/80 mg). Também deve ser realizado exame de imagem, como ultrassonografia (US), a fim de investigar anormalidades estruturais do trato urinário ou litíase renal.

Infecção urinária alta

Sintomas de pielonefrite aguda ocorrem em até 80% das pacientes e incluem dor lombar, febre, rigidez e sensibilidade do ângulo costovertebral, além de náuseas, vômitos e sintomas urinários baixos. O risco de bacteriemia é alto, da ordem de 15 a 20%, mas só uma proporção pequena evolui para choque séptico. A pielonefrite aguda deve ser inicialmente tratada com medicação intravenosa, e possível conversão para medicação oral depois da certeza de uma resposta satisfatória, em geral, após 72 horas de tratamento.

Efeito sobre a gravidez

Há uma correlação estabelecida entre ITU materna, especialmente bacteriúria assintomática, e resultados adversos da gravidez. Bacteriúria não tratada é associada a aumento do risco de parto prematuro, baixo peso gestacional, mortalidade perinatal e, talvez, pré-eclâmpsia.

Existe pouca correlação entre cistite e eventos adversos, talvez porque pacientes com ITU baixa sintomática são facilmente identificadas e tratadas. A pielonefrite associa-se a risco materno de anemia, sepse, angústia respiratória e parto prematuro, mas não a mortalidade neonatal.

Nefrolitíase

A incidência de nefrolitíase na gravidez é de 0,03 a 0,35%. A maioria dos cálculos sintomáticos aparece a partir do 2º trimestre de gestação, com localização ureteral preferencial em vez do rim. Embora a incidência se assemelhe à de mulheres não grávidas em idade fértil, os fatores que levam à formação dos cálculos são distintos e sofrem influência direta das alterações fisiológicas da gravidez. A hidronefrose fisiológica, que causa estase urinária e favorece a agregação de cristais, ocorre em até 90% das gestações no sistema urinário direito, e em cerca de 2/3 das grávidas no esquerdo. Atribui-se a hidronefrose a fatores mecânicos (compressão extrínseca do ureter na borda pélvica pelo útero gravídico) e hormonais (diminuição do tônus muscular urinário).

Os eventos fisiológicos renais típicos da gravidez também são associados a aumento da excreção urinária de sódio, cálcio e ácido úrico. A hipercalciúria ainda é influenciada pela produção placentária de 1,25-di-hidroxicolecalciferol. Outra mudança notável é o aumento do pH urinário, que favorece a cristalização do fosfato de cálcio, em oposição ao oxalato de cálcio, mais comum na população geral.

A ultrassonografia é o método diagnóstico preferencial na gravidez, pois é rápida, não invasiva, econômica e não usa radiação ionizante. Tem sensibilidade baixa, mas alta especificidade, de modo que é capaz de detectar cálculos na pelve renal, na junção ureteropélvica e no ureter distal. A US transvaginal pode ser usada de modo complementar para identificação de cálculos em ureter distal.

A tomografia computadorizada (TC), sem contraste, é considerada o padrão-ouro para diagnóstico de nefrolitíase na população geral, porém procura-se evitar a exposição fetal à radiação ionizante, principalmente no 1º trimestre. Ressalte-se que, de acordo com o American College of Obstetricians and Gynecologists (ACOG), não há associação entre doses de radiação < 50 mGy e anomalias fetais ou perdas gestacionais. Uma TC de abdome e pelve sem contraste fornece dose de radiação estimada em 8 a 10 mGy. A ressonância magnética (RM) é uma alternativa, por não utilizar radiação ionizante. Apresenta sensibilidade e especificidade semelhantes à TC e tem benefício particular na distinção entre a hidronefrose fisiológica e obstrutiva.

A maioria dos cálculos urinários da grávida são eliminados de modo espontâneo (70 a 80% durante a gestação e 50% logo após o parto). O manejo preferencial é conservador, com hidratação adequada e analgesia; deve-se evitar anti-inflamatórios não esteroides. Indicações de tratamento conservador incluem cálculos únicos e pequenos (< 0,6 cm) em pacientes estáveis, com dor controlada, sem sinais de infecção e com ingesta oral preservada. A terapia expulsiva com bloqueadores α-adrenérgicos ou bloqueadores dos canais de cálcio facilita a passagem espontânea dos cálculos. O benefício pode ser menor nas grávidas, já que os ureteres já estão fisiologicamente dilatados.

Diante de falha do tratamento conservador, rim único, excesso de cálculos, anatomia complexa, complicações obstétricas ou apresentação em idades gestacionais extremas, deve-se recorrer à desobstrução armada, com passagem de cateter duplo J, de preferência sob anestesia local, e monitoramento por US. Os riscos são calcificação, desposicionamento, dor e infeção. Em grávidas, o cateter duplo J deve ser trocado a cada 4 a 6 semanas. A nefrolitotomia endoscópica é reservada para cálculos maiores ou mais complexos, mas trata-se de conduta individualizada, a ser analisada em conjunto com as equipes urológica e obstétrica.

Doenças glomerulares

Cerca de 1/3 das doenças glomerulares afetam adultos entre 15 e 50 anos, compreendem o período fértil feminino e não são incomuns durante a gravidez. Embora haja influência regional, as glomerulopatias mais comumente encontradas em grávidas são a nefrite lúpica, a nefropatia por IgA e a esclerose segmentar e focal glomerular.

Glomerulopatias podem estar ativas à época da concepção, expressarem-se pela primeira vez na gravidez (*doença de novo*) ou sofrerem reativação durante a gestação. A relação entre doença glomerular e gravidez é complexa e envolve os pontos de vista recíprocos dos efeitos da gravidez sobre a doença materna e os da doença renal sobre a evolução da gravidez.

Desfechos adversos maternos (atividade da glomerulopatia, pré-eclâmpsia, progressão da doença renal crônica) e fetais (abortamento, prematuridade, retardo de crescimento intrauterino) são comuns, principalmente em pacientes com proteinúria elevada e/ou com disfunção renal avançada. Quando possível, recomenda-se controlar a glomerulopatia e esperar um período de remissão de, pelo menos, 6 meses antes de buscar a concepção.

Uma preocupação particular ocorre nas portadoras de lúpus eritematoso sistêmico, em razão do risco de exacerbação por influências hormonais, tanto durante a gravidez quanto no puerpério. Grávidas com lúpus têm maior risco de eventos fetais adversos, de complicações renais e de manifestações sistêmicas graves, exacerbados quando existe síndrome antifosfolipídio associada.

É importante atentar que o risco de desfechos adversos aumenta em pacientes com disfunção renal e proteinúria significativa. Assim, o risco tende a se elevar quando a creatinina sérica supera 1,4 mg/dℓ (vale lembrar que ela diminui durante a gestação). O mesmo ocorre com proteinúria em faixa nefrótica.

Um desafio clínico peculiar é o diagnóstico diferencial de proteinúria nefrótica a partir da metade do 2º trimestre. Nem sempre é possível definir tratar-se de uma doença glomerular em atividade ou de pré-eclâmpsia. Nessas ocasiões, é preciso recorrer a uma biopsia renal que, em pacientes com pressão arterial sob controle e sem distúrbios graves da coagulação, pode ser realizada com relativa segurança até cerca de 32 semanas de gestação.

Quando a doença se manifesta ativa durante a gravidez, muitos imunossupressores e medicamentos adjuvantes são contraindicados. Corticoides são considerados a opção de tratamento com melhor perfil de segurança. Outros imunossupressores podem ser usados sopesando risco e benefício.

Hipertensão crônica e hipertensão gestacional

Distúrbios hipertensivos afetam 6 a 10% das gestações, na dependência de perfis genéticos e socioeconômicos. O diagnóstico diferencial inclui hipertensão crônica, hipertensão gestacional e pré-eclâmpsia. A hipertensão crônica é definida como hipertensão diagnosticada previamente à gravidez ou PA ≥ 140/90 mmHg antes da 20ª semana. Em decorrência da diminuição fisiológica normal da PA na gestação, pacientes sem história conhecida de hipertensão podem apresentar pressão arterial normal até o início do 3º trimestre, o que marca o diagnóstico de hipertensão preexistente. Mulheres com hipertensão crônica têm maior risco para pré-eclâmpsia superposta, que pode ocorrer em até 1/3 dessas gestações.

A hipertensão gestacional ocorre a partir da 2ª metade da gravidez em pacientes sem hipertensão preexistente. Pode ser difícil definir se uma hipertensão diagnosticada nesse período decorre de hipertensão gestacional genuína ou de hipertensão oculta pela diminuição natural da pressão arterial nos meses iniciais. Algumas vezes, somente a persistência da hipertensão arterial além da 12ª semana pós-parto é que permitirá estabelecer o diagnóstico correto.

Conquanto abordada em outro capítulo, é importante ressaltar que a pré-eclâmpsia é a principal doença hipertensiva da gravidez. Seus critérios definidores incluem PA ≥ 140/90 mmHg além da 20ª semana de gravidez, em uma paciente previamente normotensa, aferida em duas ocasiões, com intervalo mínimo de 4 horas, em associação com proteinúria (≥ 0,3 g/dia ou relação proteína/creatinina ≥ 0,3 mg/g). Certos casos de elevada gravidade podem cursar com disfunção orgânica significativa, de modo que não é necessário preencher o critério de proteinúria. Importante ressaltar que a presença de doença renal aumenta a suscetibilidade à pré-eclâmpsia, que pode ocorrer com maior precocidade e gravidade.

A visão tradicional de que os riscos das doenças hipertensivas da gravidez se encerram após o puerpério tem sido revisada. Evidências recentes, advindas de grandes bases de dados, indicam que o risco futuro de doença renal crônica aumenta em mulheres com pré-eclâmpsia e também com hipertensão gestacional, e apontam para a necessidade de vigilância no longo-prazo.

Os principais anti-hipertensivos usados durante a gravidez são metildopa, hidralazina e bloqueadores de canal de cálcio, nifedipino e anlodipino. O labetalol também é uma excelente opção, mas não se encontra disponível no país. Diuréticos tiazídicos não são isentos de risco, mas podem ser mantidos em pacientes com uso prévio à concepção. Betabloqueadores não são em geral recomendados e têm utilização calcada em relação risco-benefício. Quando empregados, dá-se preferência ao metoprolol. Medicamentos com ação contra angiotensina/aldosterona são contraindicados.

O controle inadequado da hipertensão crônica ou gestacional aumenta o risco de acidentes vasculares cerebrais na gestante, mas a diminuição excessiva da PA com medidas farmacológicas pode causar hipoperfusão placentária e sofrimento fetal. O limiar de PA diastólica, a justificar a introdução de medicação anti-hipertensiva, varia entre diferentes diretrizes, desde 80 até 110 mmHg. Um estudo que buscou comparar dois alvos de PA diastólica (85 *versus* 100 mmHg) não detectou efeitos adversos do controle mais estrito sobre a incidência de complicações maternas e fetais. Em contrapartida, o grupo com controle mais liberal apresentou maior frequência de hipertensão materna grave.

Injúria renal aguda (IRA)

A injúria renal aguda (IRA) permanece como uma causa importante de morbidade e mortalidade na gravidez, tanto materna quanto fetal, compreende as causas usuais comuns à faixa etária (sepse, trauma, glomerulopatias, cirurgias etc.), acrescidas de complicações específicas relacionadas ao período (Tabela 54.1). Alguns autores utilizam o termo IRA relacionada à gravidez (IRA-RG) para nomear casos que ocorrem durante a gravidez, trabalho de parto, parto e período pós-parto. O pico de incidência da IRA-RG ocorre entre a 32ª semana e as primeiras 2 semanas após o parto.

O perfil etiológico da IRA-RG (Tabela 54.1) varia geograficamente e de acordo com a disponibilidade de recursos de saúde. Por exemplo, abortamentos sépticos praticamente desapareceram em economias mais desenvolvidas, mas ainda são significativos em países de baixa renda. É interessante notar que, embora a IRA-RG seja muito mais prevalente nas economias em desenvolvimento, esses países apresentam incidência decrescente, enquanto o oposto acontece em economias mais desenvolvidas. Essa contradição epidemiológica parece estar relacionada com a extensão dos limites de aceitabilidade para a gravidez em países com mais recursos, mesmo com fatores de risco como idade mais avançada, reprodução assistida e comorbidades como obesidade, diabetes, hipertensão e doença renal crônica.

Em linhas gerais, os princípios do tratamento da IRA-RG não diferem dos de uma paciente não gestante, que compreende estabilização da paciente, tratamento da patologia subjacente e prevenção da extensão do dano renal. Embora a saúde materna seja prioritária, na medida do possível, também se atenta para o bem-estar fetal. Medidas específicas de tratamento, como imunossupressão, plasmaférese ou modulação da atividade do sistema complemento podem ser necessárias, na dependência da etiologia subjacente. Toxinas renais potenciais, como os anti-inflamatórios não esteroides e antibióticos nefrotóxicos, devem ser evitados ou usados com extrema cautela. Específico para a gravidez, a indução ou aceleração do parto é fundamental para a resolução de muitos casos de IRA-RG.

Deve-se atentar para a necessidade de início oportuno da terapia de suporte renal (TRS). Suas indicações não diferem

Tabela 54.1 Causas específicas de injúria renal aguda na gravidez.

Pré-renal	Hiperêmese gravídica
	Hemorragia
	Insuficiência cardíaca
	Desidratação
	Pré-eclâmpsia/síndrome HELLP
Intrarrenal	Necrose tubular aguda séptica
	Necrose tubular aguda hemorrágica
	Necrose cortical
	Púrpura trombocitopênica trombótica
	Síndrome hemolítico-urêmica
	Esteatose hepática aguda da gravidez
	Pielonefrite aguda
	Nefrite lúpica
	Nefrite intersticial aguda
	Distensão excessiva (útero grávido)
	Nefrolitíase
Pós-renal	Trauma em cesariana (ureter, bexiga)
	Obstrução infravesical

daquelas da população não gestante e incluem uremia, hipervolemia, acidose e distúrbios eletrolíticos graves. Não existem dados consistentes sobre momento ideal, modalidade e dose de TRS para a paciente grávida. Existem propostas para utilizar um critério mais permissivo para início da TRS, com vista a diminuir os efeitos indesejados da IRA sobre o feto. No entanto, como a TRS não é inócua, são necessárias evidências concretas para substanciar essa conduta. A opção entre hemodiálise intermitente e diálise peritoneal não parece produzir desfechos diferentes, desde que adequadamente realizadas. Pacientes criticamente enfermas podem necessitar de métodos contínuos de TRS.

Doença renal crônica (DRC)

A DRC é definida como uma anormalidade funcional e/ou estrutural renal, presente por mais de 3 meses. A DRC apresenta amplo espectro de manifestações, desde alterações mínimas, como hematúria microscópica ou proteinúria, até a perda total da função renal excretora. Por essa razão, é classificada em estágios progressivos, conforme demostra a Figura 54.1. Estima-se que a doença renal crônica (DRC) afete até 6% das mulheres em idade fértil em países de alta renda e até 4% das mulheres grávidas.

A nefropatia diabética é a causa mais comum de doença renal em mulheres grávidas. Outras etiologias frequentes incluem lúpus eritematoso, nefropatia por IgA e pielonefrite crônica por refluxo vesicoureteral. Essas doenças podem impor riscos adicionais específicos, além da DRC.

Gestações em portadoras de DRC são consideradas de alto risco, pois expõem tanto a mãe quanto o feto a graves efeitos adversos potenciais, que não se encerram com o período puerperal (Tabela 54.2). Toda gestação no contexto da DRC deve ser considerada de alto risco e requer monitoramento pré-natal rigoroso, idealmente por equipe multiprofissional especializada.

Na maioria das mulheres, a DRC leve não costuma ser uma barreira à concepção, mas, mesmo nessas pacientes, o risco de resultados adversos é elevado. Idealmente, portadoras de DRC que planejam engravidar, devem ser avaliadas e aconselhadas previamente por um obstetra e um nefrologista com experiência em gestações de alto risco.

O resultado materno e fetal costuma ser favorável para pacientes com DRC leve a moderada (TFG > 45 mℓ/min; creatinina sérica < 1,4 mg/dℓ). Mulheres com DRC mais avançada (TFG 25 a 45 mℓ/min; creatinina sérica 1,4 a 2,9 mg/dℓ) apresentam risco elevado de complicações. Quando a TFG é inferior a 25 mℓ/min ou a creatinina ≥ 3,0 mg/dℓ, além do risco fetal, há grande risco de perda permanente da função renal.

A previsão é que a prevalência de DRC na gravidez aumente no futuro, por conta do aumento da idade materna e da obesidade crescente da população. A sobrevida do concepto tem melhorado, provavelmente em decorrência dos avanços na neonatologia, mas ainda há grande preocupação com os riscos futuros, na vida adulta.

Diálise

Antes excepcional, o número de gestações em mulheres sob hemodiálise (HD) tem aumentado, com melhora em desfechos fetais. Toda mulher em idade fértil, mantida com TRS, deve ser advertida sobre a possibilidade de engravidar, orientada de forma individualizada sobre métodos contraceptivos mais indicados e esclarecida sobre riscos à saúde maternofetal caso engravide. Na

Classificação e estadiamento da DRC*			Categorias de albuminúria persistente Relação albumina:creatinina (mg/g) Descrição e faixa		
☐ Risco baixo (RB) ☐ Risco moderado (RM) ☐ Risco elevado (RE) ☐ Risco muito elevado (RME)			A1	A2	A3
			Normal ou leve aumento < 30	Aumento moderado 30 a 300	Aumento severo > 300
Estágio da função renal (TFG em mℓ/min/1,72 m²)	G1	Normal ou elevada**	≥ 90	RB	RM	RE
	G2	Perda leve	60 a 89	RB	RM	RE
	G3a	Perda leve/moderada	45 a 59	RM	RE	RME
	G3b	Perda moderada/grave	30 a 44	RE	RME	RME
	G4	Grave perda	15 a 29	RME	RME	RME
	G5	Falência renal	< 15	RME	RME	RME

Figura 54.1 Classificação e estadiamento da doença renal crônica. *Doença renal crônica definida como injúria estrutural renal ou redução da TFG (< 60 mℓ/min/1,73 m²) por 3 ou mais meses. **Lesões estruturais renais definidas pela presença de alterações patológicas ou de marcadores de injúria renal, identificados nos exames laboratoriais ou de imagem (cicatrizes corticais, hematúria glomerular etc.).

Tabela 54.2 Desfechos adversos potenciais em gestações de pacientes com doença renal crônica.

Maternos	Deterioração funcional renal (mudança de estágio de DRC/início de diálise)
	Reativação da doença de base
	Hipertensão gestacional
	Pré-eclâmpsia/síndrome HELLP
	Parto prematuro
	Efeitos adversos dos fármacos para controle da doença de base
	Abortamento
	Natimortalidade
	Morte neonatal
Fetais	Prematuridade
	Retardo do crescimento uterino/baixo peso ao nascer
	Predisposição a doenças metabólicas e renal na vida adulta

diálise peritoneal, a taxa de gravidez é menos documentada, mas aparenta ser inferior à da hemodiálise.

Uma vez estabelecida a gravidez, é necessário aumentar o tempo de tratamento semanal com HD, minimamente acima de 20 horas por semana, mas idealmente até 36 horas. Somente com a intensificação da terapia dialítica torna-se possível alcançar metas satisfatórias de controle da uremia, anemia, pressão arterial e ganho de peso interdialítico durante a gestação. O aumento da frequência de diálise é associado a menor necessidade de ultrafiltração (UF) por sessão e menor risco de hipotensão intradialítica. A simples extensão do tempo de diálise resulta em períodos gestacionais mais longos, maior peso ao nascer e menor risco de pré-eclâmpsia e de polidramnia.

A manutenção de uma paciente grávida em diálise requer uma série de ajustes, que incluem prescrição dietética e suplementação com vitaminas, minerais e outros elementos perdidos no procedimento, ajustes no controle da anemia da doença renal, manutenção da pressão arterial e prevenção da hipotensão intradialítica, adaptação da prescrição da diálise para minimizar o estresse fetal e controle do equilíbrio acidobásico e hidreletrolítico da gestante com DRC.

É difícil determinar o peso seco ideal (estado de euvolemia imediatamente após a diálise) em uma mulher grávida. O ganho de peso esperado nos primeiros trimestres é mínimo (0,5 a 1,5 kg/trimestre), mas a partir da 24ª semana de gestação deve aumentar em até 0,5 kg/semana, com monitoramento ultrassonográfico para ajuste mais preciso. Uma mulher com peso corporal ideal chega ao termo com 11 a 16 kg de ganho de peso.

A maior parte do ganho de peso interdialítico é representada por acúmulo de sal e água. A vasodilatação da gravidez geralmente mascara o desenvolvimento de hipertensão relacionada com o volume, com a observação desse ganho entre as sessões de diálise de extrema importância para evitar subestimar ou superestimar o estado volêmico da grávida. Por conta do risco de estresse circulatório e hipotensão, é essencial evitar a ultrafiltração excessiva, que pode induzir má perfusão tecidual, lesões isquêmicas placentárias, prematuridade, crescimento intrauterino restrito e aumento do risco de tromboses. A paciente grávida com DRC deve ser cuidadosamente avaliada a cada semana, com especial atenção para sinais de sobrecarga hídrica. A UF máxima recomendada por sessão é de até 6 mℓ/kg/h. Ao longo de toda a gravidez, o peso seco deve ser reavaliado e definido em toda primeira diálise da semana.

Transplante renal

A incidência aproximada de gravidez entre mulheres transplantadas renais é de 2 a 5%. Mulheres com DRC avançada são frequentemente aconselhadas a esperar até após o transplante renal bem-sucedido para tentar engravidar, uma vez que a fertilidade melhora após o transplante e os riscos de complicações são mais baixos. A gravidez também pode ser um evento sensibilizante, com formação de anticorpos anti-HLA, o que pode dificultar a compatibilidade com um futuro doador, e isso contraindica ou atrasa o transplante, ou ainda reduz sua sobrevida.

Recomenda-se aguardar de 1 a 2 anos após o transplante para uma gravidez planejada. Em grávidas transplantadas, a taxa de nascimentos vivos é semelhante àquela da população em geral, mas as taxas de pré-eclâmpsia, diabetes gestacional e parto prematuro são superiores. O regime imunossupressor precisa ser modificado para medicamentos seguros para o período, geralmente uma combinação de corticoide, azatioprina e inibidor da calcineurina (tacrolimo/ciclosporina). Alguns fármacos utilizados na transplantação são fetotóxicos (derivados do ácido micofenólico, sirolimo) e devem ser substituídos ainda na fase de planejamento da gravidez.

Há risco potencial de perda da função do enxerto em razão de eventos hemodinâmicos e intercorrências da gravidez. A gravidez é segura se os níveis de creatinina forem inferiores a 1,4 mg/dℓ e a proteinúria mínima. Existe uma maior probabilidade de disfunção do enxerto após o parto, que pode ser amplificada se houver pré-eclâmpsia sobreposta.

Bibliografia

Almaani SJ. Placental growth factor in pre-eclampsia: friend or foe? Kidney Int. 2019;95(4):730-2.

Barrett PM, McCarthy FP, Kublickiene K, et al. Adverse pregnancy outcomes and long-term maternal kidney disease: a systematic review and meta-analysis. JAMA Netw Open. 2020;3(2):e1920964.

Brunskill NJ. Renal disease in pregnancy. Obst, Gynaec & Rep Med. 2019;29:15-20.

Fakhouri F, Vercel C, Fremeaux-Bacchi V. Obstetric nephrology: AKI and thrombotic microangiopathies in pregnancy. Clin J Am Soc Nephrol. 2012;7(12):2100-6.

Gonzalez Suarez ML, Kattah A, Grande JP, Garovic V. Renal disorders in pregnancy: core curriculum 2019. Am J Kidney Dis. 2019;73:119-30.

Haseler E, Melhem N, Sinha MD. Renal disease in pregnancy: fetal, neonatal and long-term outcomes. Best Pract Res Clin Obstet Gynaecol. 2019;57:60-76.

Hladunewich M, Schatell D. Intensive dialysis and pregnancy. Hemodial Int. 2016;20(3):339-48.

Khashan AS, Evans M, Kublickas M, et al. Preeclampsia and risk of end stage kidney disease: a Swedish nationwide cohort study. PLoS Med. 2019;16(7):e1002875.

Magee LA, von Dadelszen P, Rey E, et al. Less-tight versus tight control of hypertension in pregnancy. N Engl J Med. 2015;372(5):407-17.

Payne BA, Hanson C, Sharma S, Magee LA, von Dadelszen P. Epidemiology of the hypertensive disorders of pregnancy. In: Magee LA, von Dadelszen P, Stones W, Mathai M (eds.). The FIGO textbook of pregnancy hypertension. London: Global Library of Women's Medicine; 2016. p. 63-74.

Sarwar A. Drugs in renal disease and pregnancy. Best Pract Res Clin Obstet Gynaecol. 2019;57:106-19.

Shah S, Venkatesan RL, Gupta A, et al. Pregnancy outcomes in women with kidney transplant: Metaanalysis and systematic review. BMC Nephrol. 2019;20:24.

Tangren J, Nadel M, Hladunewich MA. Pregnancy and end-stage renal disease. Blood Purif. 2018;45(1-3):194-200.

Tangren JS, Powe CE, Ecker J, Bramham K, Ankers E, Karumanchi SA, Thadhani R. Metabolic and hypertensive complications of pregnancy in women with nephrolithiasis. Clin J Am Soc Nephrol. 2018;13(4):612-9.

Valovska MI, Pais VM Jr. Contemporary best practice urolithiasis in pregnancy. Ther Adv Urol. 2018;10(4):127-38.

Vijayan M, Avendano M, Chinchilla KA, Jim B. Acute kidney injury in pregnancy. Curr Opin Crit Care. 2019;25(6):580-90.

Webster P, Lightstone L, McKay DB, Josephson MA. Pregnancy in chronic kidney disease and kidney transplantation. Kidney Int. 2017;91(5): 1047-56.

Wiles K, de Oliveira L. Dialysis in pregnancy. Best Pract Res Clin Obstet Gynaecol. 2019;57:33-46.

Williams DJ, Davison JM. Renal Disorders. In: Creasy RK, Resnik R, Iams JD (eds.). Creasy & Resnik's maternal-fetal medicine: Principles and practice. 6. ed. Philadelphia: Saunders/Elsevier; 2009. p. 905-21.

55

Asma, Rinite e Dermatoses Pruriginosas

Mario Geller
Priscila Geller Wolff

As doenças alérgicas, como a asma, a rinite, e as dermatoses pruriginosas são condições frequentes na população, e a asma é uma das principais patologias crônicas da gestação, afetando cerca de 8% das gestantes.

O monitoramento da função pulmonar e os cuidados pré-natais apropriados são essenciais para a prevenção dos estados emergenciais e para o reconhecimento precoce do feto em risco (Geller et al., 2015). O tratamento da asma durante a gestação deve ser conduzido com os mesmos recursos diagnósticos, terapêuticos e cuidados ambientais existentes para a asma da não gestante, com o objetivo principal da intervenção precoce, visando prevenir as exacerbações asmáticas.

Nas últimas décadas, houve um enorme foco de interesse científico no estudo dos eosinófilos. Em indivíduos saudáveis, os eosinófilos são encontrados em número significativo na medula óssea, no timo, no sistema digestório, no útero e nas glândulas mamárias. Essas células orquestram reações homeostáticas e pró-inflamatórias, exercendo papel importante na modulação alérgica. Novas funções dos eosinófilos incluem seu papel no monitoramento neoplásico, no remodelamento tecidual, tanto na puberdade como na gravidez (Chusid, 2019).

No mundo moderno, muito tem sido estudado sobre o aumento da prevalência das doenças alérgicas, incluindo a asma. Uma das principais linhas de elucidação para tal aspecto é a exposição aos poluentes, principalmente partículas derivadas da exaustão do diesel. Demonstrou-se que a exposição pré-natal e ainda pré-concepcional ao diesel está vinculada à asma em recém-nascidos, por meio da estimulação de IL-1β e IL-17A (Lenberg et al., 2018); e, especialmente em meninos, com o estresse materno como cofator (Lee et al., 2018).

Asma

A asma é a doença respiratória crônica mais frequente na gravidez, ocorrendo em até 8% das grávidas, e sua etiologia deve ser investigada segundo a classificação apresentada na Tabela 55.1. A atividade asmática durante a gestação está associada a prematuridade, baixo peso ao nascimento e pré-eclâmpsia; portanto, o tratamento antiasmático deve ser, sempre, muito eficaz na gravidez.

Um terço das gestantes asmáticas melhora, um terço piora e um terço permanece estável. De modo geral, a asma grave tende a piorar, e a asma leve, a melhorar. Há uma tendência para a repetição dos padrões asmáticos de gestações anteriores com as exacerbações ocorrendo, geralmente, entre 24 e 36 semanas da gestação. São raras nas quatro últimas semanas e durante o trabalho de parto. Cerca de dois terços das gestantes asmáticas retornam a seu padrão prévio dentro de 3 meses após o parto.

O tabagismo materno durante a gestação é fator de risco importante para a ocorrência de asma nos filhos. Estudos evidenciaram o aumento do risco de asma e rinite alérgica em grávidas que foram expostas à fumaça de cigarro (ativa ou passiva). Quando a asma é bem controlada durante a gravidez, os resultados obstétricos são semelhantes aos observados com as gestantes saudáveis.

Tabela 55.1 Asma: etiologias.

A. Alérgica

• Extrínseca

• Aspergilose broncopulmonar alérgica

B. Infecciosa (etiologia viral ou bacteriana por clamídia ou micoplasma)

C. Ocupacional

• Irritantes

• Alergênios

D. Química ou medicamentosa

• Anti-inflamatórios não esteroides e ácido acetilsalicílico

• Sulfitos

• Betabloqueadores (atualmente questionável)

E. Induzida por exercícios

F. Vasculites (p. ex., vasculite de Churg-Strauss, agora denominada de poliangeite granulomatosa eosinofílica)

G. Idiopática (intrínseca)

Tabela 55.2 Categorias de risco no tratamento da asma durante a gravidez.

Medicamentos	Categorias
Broncodilatadores (SABA, LABA e LAMA)	
Albuterol	C
Pirbuterol	C
Levalbuterol	C
Salmeterol	C
Formoterol	C
Metaproterenol	C
Terbutalina	B
Ipratrópio	B
Tiotrópio	C
Glicopirrônio	C
Umeclidínio	C
Epinefrina	C
Fenoterol	C
Bambuterol	C
Indacaterol	C
Vilanterol	C
Cromonas	
Cromoglicato	B
Nedocromila	B
Corticoides inaláveis	
Budesonida	B
Beclometasona	C
Fluticasona	C
Triancinolona	C
Flunisolida	C
Ciclesonida	C
Mometasona	C
Fluticasona/salmeterol	C
Fluticasona/vilanterol	C
Budesonida/formoterol	B/C
Mometasona/formoterol	C
Antileucotrienos	
Zafirlucaste	B
Montelucaste	B
Zileuton	C
Medicações sistêmicas	
Prednisolona	C
Prednisona	D
Teofilina	C
Imunobiológicos	
Omalizumabe	B
Anti-IL-5 (mepolizumabe, benralizumabe, reslizumabe)	*
Anti-IL-4/IL-13 (dupilumabe)	*

*Não há classificação de risco disponível ainda pela FDA.

O medo de tratar a asma durante a gravidez aumenta a morbimortalidade, tanto materna quanto fetal. Há corticofobia por parte de muitos médicos e das pacientes, o que aumenta o risco de exacerbações asmáticas, do *status asmaticus* e de hospitalizações prolongadas.

Na gravidez normal, há aumento da ventilação/minuto de repouso, efeito da estimulação central respiratória pela progesterona, podendo então ocorrer a alcalose respiratória, compensada pela excreção renal de bicarbonato. Clinicamente pode haver sensação dispneica sem a presença de asma, porém não são detectadas alterações fisiológicas nas espirometrias obtidas durante o ciclo gestatório.

Na asma ativa da gestante, a diminuição do PCO_2 associada à hiperventilação induz à hipoperfusão sanguínea uteroplacentária, com consequente hipoxia fetal. O feto se adapta constantemente às modificações cardiovasculares gestacionais, porém a obtenção de espirometria seriada é essencial para o bom manejo terapêutico da asma gestacional.

Há correlação entre a alergia a baratas e a gravidade da asma na gravidez, por isso o controle ambiental durante a gestação pode ser útil, tanto para a gestante atópica como para a diminuição da incidência de atopia respiratória na prole gerada. A farmacoterapia adequada é fundamental para o controle clínico da grávida asmática. Como podemos observar, o tripé controle ambiental/medicamentos antiasmáticos/imunoterapia específica é a base da proposta terapêutica na asma gestacional.

A farmacoterapia da asma durante a gravidez é norteada pela classificação de risco da Food and Drugs Administration (FDA) (Tabela 55.2). Consensos interdisciplinares também contribuem para a estratégia antiasmática na gestante atópica (Tabela 55.3). Por motivos éticos, não há estudos duplo-cegos controlados com placebo durante a gravidez. Dados epidemiológicos e acompanhamentos populacionais, com análise científica e crítica retroativa, são frequentemente utilizados. Há uma tendência, de prática universal e generalizada, de se empregarem os medicamentos mais antigos e familiarizados, em que já haja um perfil de segurança aceitável. A maioria dos medicamentos antiasmáticos existentes pertence às categorias B e C da FDA.

Segundo recomendação do National Asthma Education and Prevention Program (NAEPP) e do Global Initiative for Asthma (GINA), o controle adequado da asma durante a gestação é importante para a saúde materna e a fetal, e o uso de corticosteroides inalatórios, a terapêutica preferencial a longo prazo.

Os corticosteroides tópicos inalatórios devem ser considerados na asma persistente, em todas as categorias. As experiências publicadas nos EUA com a beclometasona e, na Suécia, com a budesonida, utilizadas no primeiro trimestre gestacional, confirmaram sua segurança quanto a malformações congênitas. A budesonida é classificada como categoria B, o corticosteroide de escolha na gestação, incluindo sua segurança na utilização durante a lactação. Os antileucotrienos zafirlucaste e montelucaste pertencem à categoria

567

Tabela 55.3 Recomendações do ACAAI-ACOG* para o tratamento da asma durante a gravidez.

Medicamentos	Comentários
Salmeterol/ Formoterol	Utilizar na asma moderada/grave nas pacientes que apresentaram resposta muito boa antes da gravidez e que não estão adequadamente controladas com doses médias dos corticoides inaláveis
Budesonida	Utilizar nas pacientes que apresentaram resposta boa antes da gravidez ou que necessitem iniciar corticoide inalável na gravidez; ou mesmo que necessitem de doses altas dos corticoides inaláveis durante a gravidez para o controle adequado da asma
Fluticasona	Utilizar nas pacientes que apresentaram resposta boa antes da gravidez
Zafirlucaste	Utilizar na asma resistente quando houve resposta individual favorável antes da gravidez
Montelucaste	Utilizar na asma resistente quando houve resposta individual favorável antes da gravidez

*American College of Allergy, Asthma and Immunology – American College of Obstetricians and Gynecologists.

B, e seu uso na gestação não foi associado a malformações fetais ou a eventos adversos perinatais. O uso de beta-agonistas inalados de curta ação durante a gestação está associado a menor risco de pré-eclâmpsia, seguros nessa população.

A asma intermitente e a asma leve persistente devem ser tratadas com a combinação formoterol-budesonida, de ação broncodilatadora rápida e segura (Beasley et al., 2019). Os beta-agonistas de ação prolongada são utilizados em associação com os corticoides inaláveis para o controle da asma moderada e grave persistentes. Documentou-se, recentemente, que a combinação de beta-agonistas de ação prolongada e corticoides inaláveis, e mesmo a monoterapia com corticoides inaláveis em altas doses, não estão associadas a malformações (Eltonsy et al., 2015), e estudo recente de coorte mostrou segurança dos broncodilatadores de longa duração para doença hipertensiva gestacional, incluindo seu uso no último trimestre da gravidez (Blais et al., 2018). A corticoterapia oral, quando necessária para a asma grave, aguda ou persistente, é segura, principalmente quando empregada por períodos curtos (1 a 2 semanas).

Há um discreto aumento na incidência de lábio leporino e fenda palatina quando seu uso se dá no primeiro trimestre (0,1% na população normal e 0,3% em mulheres que receberam corticosteroides orais). Se seu uso for prolongado, deve-se ficar atento para diabetes melito, hipertensão arterial, baixo peso ao nascimento, prematuridade e pré-eclâmpsia, condições associadas à morbimortalidade materna e fetal.

As teofilinas apresentam efeitos colaterais e podem agravar as frequentes náuseas e o refluxo gastresofágico gestacionais. Em razão de a dose terapêutica da teofilina ser muito próxima de sua dose tóxica, quando esta é empregada, os seus níveis séricos devem ser monitorados. A epinefrina deve ser sempre administrada nos quadros de anafilaxia, embora sua segurança quanto à teratogênese seja bastante controversa. Análise recente da incidência de anafilaxia na gravidez demonstrou que esse é um evento raro durante o período, entretanto tem elevada morbidade materna e fetal. Os antibióticos betalactâmicos foram implicados como os mais importantes desencadeadores de anafilaxia durante o período gestacional.

Estudos recentes evidenciaram que a exposição materna pré-natal às medicações antiácidas (inibidores da bomba de prótons e antagonistas dos receptores H2) aumenta o risco de desenvolvimento de asma na infância (Yen et al., 2008), e sibilância recorrente em crianças com história de bronquiolite grave (Robinson et al., 2019). A ausência de acidez gástrica dificulta a digestão proteica, possibilitando maior sensibilização aos alergênios alimentares. Há uma maior predisposição à sensibilização alérgica, com maior expressão de citocinas Th2 e uma alteração do microbioma (disbiose) em decorrência da supressão ácida. Em contrapartida, a exposição transmaternal ao *Helicobacter pylori* reduz a inflamação alérgica nos recém-nascidos, indicando proteção por meio das células T reguladoras (Kyburz et al., 2018).

O aumento recente da prevalência de asma levou à condução de estudos sobre o impacto da dieta materna e a consequente sensibilização alérgica em crianças. Alguns estudos não demonstraram correlação entre a dieta materna gestacional e a sibilância recorrente em crianças. No entanto, houve evidência de associação dose-dependente entre ingestão materna de amendoim durante a gestação e alta sensibilização a esse alimento nas crianças com alergia a leite e ovo (Sicherer et al., 2010). Estudo recente correlacionou a dieta materna rica em gordura *trans* presente em alimentos industrializados processados e ricos em açúcar, com maior prevalência de alergia alimentar na prole (Kim et al., 2019).

Documentou-se pela primeira vez em um estudo de coorte que níveis altos de IgG alergênio-específicos em plasma materno durante o 1º trimestre gestacional, em sangue do cordão umbilical e em leite materno, parecem proteger o recém-nascido da sensibilização alérgica aos 5 anos (Lupinek et al., 2019), implicando linhas de investigação para prevenção das doenças alérgicas (Schroeder et al., 2019).

Nessa estratégia preventiva de ocorrência de asma na infância, há evidências científicas robustas de que a exposição à vitamina D durante o desenvolvimento fetal influencia na prevenção de asma e de infecções nos primeiros anos de vida (Hornsby et al. 2018). Níveis baixos maternos de vitamina D, associados à asma materna e à asma não controlada durante a gestação, foram implicados em risco aumentado de pré-eclâmpsia, havendo um possível benefício na suplementação de vitamina D nas gestantes com esse risco (Mirzakhani et al., 2018).

A asma grave e mal controlada na gestação associa-se ao risco aumentado de asma persistente nos recém-nascidos, portanto o controle adequado da asma durante a gravidez está implicado na possível prevenção de fenótipos específicos de asma (Liu et al., 2018).

Ganho excessivo de peso durante o 1º trimestre gestacional (> 5 kg) igualmente é um fator de risco para a exacerbação da asma durante a gravidez, estando diretamente proporcional a este: quanto maior for o ganho de peso, maior o risco de piora da asma na gravidez (Ali et al., 2018). De acordo com o GINA (2017) e o NAEPP, o tratamento adequado é fundamental para o bom resultado gestacional e a saúde do recém-nascido (Gold et al., 2018). Há um risco aumentado de depressão pós-parto entre as mulheres asmáticas, havendo necessidade de atenção especial dessas gestantes desde o pré-natal (Blais et al., 2019).

Há uma tendência na valorização dos fatores ambientais gestacionais e nos primeiros anos de vida e seu impacto na ocorrência de doenças alérgicas na fase pediátrica, especialmente a influência de fatores como febre materna, parto prematuro, parto cesáreo, uso de antibióticos e de antiácidos na infância e sua associação com esofagite eosinofílica. A presença de um animal doméstico mostrou-se protetora (Jensen et al., 2018).

Asma aguda

Na asma aguda grave durante a gestação, há um consenso terapêutico a ser seguido (Tabela 55.4). Podem ser utilizados os agentes β_2-agonistas de curta duração e de longa duração, mas de efeito rápido (formoterol), corticosteroides intravenosos (metilprednisolona), aminofilina intravenosa, medicações anticolinérgicas e, na ausência de resposta favorável a esses fármacos, a epinefrina intramuscular (região anterolateral da coxa). A terbutalina é o agente β_2-agonista mais seguro do ponto de vista da teratogênese.

Na asma aguda, pode ocorrer alcalose respiratória compensada com PO_2 elevado (102 a 106 mmHg) e PO_2 baixo (28 a 30 mmHg). A gasometria arterial deve considerar as alterações nas trocas gasosas em razão da elevação dos níveis de progesterona, característica da gravidez, que induz à hiperventilação fisiológica da gestação. A corticoterapia inalatória e a sistêmica devem ser empregadas na asma aguda de gestantes, a fim de evitar as complicações respiratórias maternas e, consequentemente, o prejuízo à saúde fetal. Recomenda-se que o tratamento para a asma aguda em gestantes seja tão agressivo quanto o tratamento da asma aguda em não gestantes.

Parto

No parto podem ser administrados os mesmos medicamentos utilizados durante a gestação. Nos casos em que foi empregada a corticoterapia prolongada, sistêmica ou inalatória, é necessário prevenir a insuficiência suprarrenal aguda no trabalho de parto, mediante a administração parenteral de 100 mg de hidrocortisona cerca de 8 horas antes, durante e 8 horas após o parto. Essa recomendação terapêutica é segura e eficaz.

Quanto maior a intensidade da asma materna durante o parto, maior deve ser o grau de monitoramento fetal. A avaliação da gestante na fase expulsiva inclui a ausculta pulmonar, a determinação do *peak-flow* (pico de fluxo expiratório) e a oximetria. Na indução do parto, a medicação de preferência é a ocitocina. O misoprostol também pode ser utilizado. Os opiáceos, como fentanila, utilizados com moderação são seguros.

Com relação à anestesia, deve-se priorizar a anestesia regional que é bem mais vantajosa do que a anestesia geral, pois torna a intubação traqueal desnecessária, reduzindo também o consumo de oxigênio e a ventilação/minuto durante o parto.

Se houver necessidade de anestesia geral, é preciso pré-administrar os β_2-agonistas por via inalatória, visando ao maior grau de broncodilatação. Tanto a atropina como o brometo de ipratrópio podem ser utilizados para prevenir a broncoconstrição induzida pela intubação. Na indução anestésica, a cetamina é a medicação de eleição, pois diminui a resistência das vias respiratórias e pode prevenir o broncospasmo. O propofol pode reduzir a incidência de broncospasmo na indução anestésica.

A hemorragia pós-parto pode aumentar a mortalidade materna, e a medicação de escolha para preveni-la é a ocitocina. Tanto a ergonovina quanto a metilergonovina devem ser evitadas, pois podem causar broncospasmo. Misoprostol pode reduzir o sangramento uterino sem, no entanto, causar broncoconstrição.

Durante uma crise asmática, pode haver contrações uterinas que, geralmente, não progridem. Caso seja necessária a terapia tocolítica para prevenção do parto prematuro, deve-se evitar o uso de mais de um tipo de beta-agonistas.

A suplementação com oxigênio pode ser necessária, uma vez que os broncodilatadores alteram o equilíbrio ventilação/perfusão, podendo agravar a hipoxemia preexistente.

O parto cesáreo se correlacionou com rinite alérgica e sensibilização alérgica nas crianças com história parental de atopia. Essa correlação poderia ser explicada pela ausência de contato do recém-nascido com a flora vaginal/fecal, característica do parto cesáreo. Recentemente, um estudo de coorte com mais de 1 milhão de crianças suecas demonstrou que o parto cesáreo associa-se ao risco aumentado de alergia alimentar, enquanto partos muito prematuros demonstram redução desse risco (Mitselou et al., 2018).

Rinite

Os sintomas de rinite ocorrem em mais de 20% das gestações. As apresentações mais prevalentes são a rinite alérgica, a rinite vasomotora, a rinite medicamentosa e a rinossinusite viral e bacteriana (Tabela 55.5). Um terço das mulheres com rinite piora com a gravidez. A rinite tem impacto negativo na qualidade de vida das gestantes, fator de risco para a asma associada, e também condição predisponente para o surgimento da sinusite. O tratamento da rinite deve, portanto, ser precoce e otimizado durante toda a gestação.

Tabela 55.4 Tratamento farmacológico da asma aguda grave na gestação.

1. Nebulização com agonistas beta$_2$ (podendo ser repetida a cada 20 a 30 min), e com budesonida

2. Metilprednisolona/hidrocortisona intravenosa

3. Possível utilização de aminofilina intravenosa (5,6 mg/kg; manutenção inicial com 0,5 mg/kg/h, monitorando os níveis séricos de teofilina)

4. Anticolinérgicos inalatórios

5. Epinefrina intramuscular (0,3 mg), caso não se obtenha resposta com as medicações anteriores

6. Corticoterapia oral e inalatória

7. Acompanhamento ambulatorial sequencial

Tabela 55.5 Diagnóstico diferencial de rinite.

A. Infecciosa

B. Alérgica

C. Eosinofílica não alérgica

D. Medicamentosa

E. Vasomotora

F. Vasomotora da gravidez

G. Ocupacional

H. Outros fatores associados a alterações na função nasal
- Discinesia ciliar
- Hipotireoidismo
- Síndrome de Horner
- Corpo estranho
- Polipose nasal
- Desvio de septo nasal
- Hipertrofia de amígdalas e adenoides
- Mastocitose nasal
- Sinusite
- Tumores ou granulomas
- Rinorreia liquórica
- Hipersensibilidade ao ácido acetilsalicílico
- Estresse

Há um tipo peculiar de rinite gravídica que é uma variante da rinite vasomotora. Essa patologia pode iniciar-se no começo da gravidez e decorre do aumento do fluxo sanguíneo nos cornetos nasais, da maior atividade das glândulas da submucosa produtoras do muco nasal e do relaxamento da musculatura lisa dos vasos sanguíneos nasais, quadro associado à elevação usual dos níveis de estrogênio e progesterona na gravidez. A rinite gestacional piora a partir do segundo trimestre e atinge seu pico no último trimestre do ciclo gestatório, desaparecendo em geral dentro de 1 semana após o parto, tendo, portanto, bom prognóstico.

O tratamento da rinite na gravidez consiste no controle ambiental, evitando-se a exposição aos aeroalergênios específicos (ácaros da poeira domiciliar, fungos, polens, antígenos de animais domésticos, baratas etc.) e aos irritantes inespecíficos da mucosa nasal (fumaça, odores fortes, materiais de limpeza, perfumes etc.).

O uso abusivo dos descongestionantes tópicos nasais deve ser sempre desencorajado, uma vez que pode complicar o quadro com o aparecimento da rinite medicamentosa. Deve-se evitar a utilização de fármacos no 1º trimestre da gestação, quando o risco de anomalias fetais é maior.

As categorias de risco estabelecidas pela FDA para o tratamento da rinite durante a gravidez estão listadas na Tabela 55.6.

Tabela 55.6 Categorias de risco no tratamento da rinite durante a gravidez.

Medicamentos	Categorias
Corticoides intranasais	
Budesonida	B
Beclometasona	C
Fluticasona (proprionato e furoato)	C
Proprionato de fluticasona/azelastina	C
Triancinolona	C
Flunisolida	C
Mometasona	C
Ciclesonida	C
Cromoglicato	B
Anti-histamínicos	
Fexofenadina	C
Desloratadina	C
Loratadina	B
Cetirizina	B
Levocetirizina	B
Clorfeniramina	B
Difenidramina	B
Clemastina	B
Tripelenamina	B
Hidroxizina	C
Rupatadina	B
Bilastina	B
Descongestionantes	
Pseudoefedrina	C
Anti-histamínicos/descongestionantes	
Loratadina/pseudoefedrina	B/C
Fexofenadina/pseudoefedrina	C
Cetirizina/pseudoefedrina	B/C
Desloratadina/pseudoefedrina	C
Outros sprays nasais	
Azelastina	C
Ipratrópio	B
Oximetazolina	C

O posicionamento interdisciplinar sobre a relação risco/benefício no tratamento das alergias e da asma durante a gravidez foi estabelecido por uma comissão conjunta do American College of Allergy, Asthma and Immunology/American College of Obstetricians and Gynecologists (ACAAI/ACOG).

A imunoterapia não aumenta o risco de complicações perinatais, embora as reações anafiláticas pós-imunoterápicas sejam potencialmente perigosas para o binômio mãe-feto. As doses imunoterápicas de manutenção podem ser mantidas ou, preferencialmente, reduzidas na gravidez. O aumento nas doses e concentrações imunoterápicas, quando realmente necessário, deverá ser sempre muito cauteloso, levando-se em consideração a razão risco/benefício de sua prescrição. Existe consenso entre os autores de que a imunoterapia não deve ser iniciada na gravidez. Apesar de não causar teratogênese, toda imunoterapia deve ser revista e individualizada na gestante alérgica. Definitivamente não se aumenta a dose imunoterápica durante a gestação.

Não foram demonstradas anomalias fetais com os anti-histamínicos, mesmo quando utilizados no 1º trimestre da gravidez. Estudos recentes em humanos mostraram a segurança dos anti-histamínicos pouco ou não sedantes de segunda geração, como a cetirizina e a loratadina. Em estudo no qual a cetirizina foi utilizada em mulheres alérgicas grávidas, não houve teratogênese. Até o momento não foi documentada a existência de anomalias fetais com a azelastina tópica nasal.

Casos raros e isolados de anomalias fetais foram relatados com os descongestionantes orais. A corticoterapia intranasal deve ser contemplada para o controle adequado da rinite crônica. Recomenda-se a budesonida como corticosteroide de escolha na gravidez. A fluticasona mostrou-se segura e eficaz no tratamento da rinite vasomotora gestacional.

As sinusites são seis vezes mais frequentes na gravidez, assintomáticas em 50% dos casos e, portanto, devem ser consideradas em casos de rinite e asma de difícil controle. O tratamento deve basear-se na anamnese, no exame físico e na citologia nasal, visto que os métodos radiológicos investigativos devem ser evitados durante a gravidez.

Dermatoses pruriginosas

A urticária e o angioedema podem ocorrer na gestação e ser limitados ao período gestacional. A patogênese da urticária gravídica é desconhecida. Questiona-se a participação da progesterona nessa dermatose gestacional pruriginosa, como se fosse um processo de autossensibilização. Mais recentemente tem-se valorizado o aspecto emocional (ansiedade) como fator causal ou de exacerbação do prurido gestacional.

O tratamento com anti-histamínicos leva em consideração os mesmos critérios mencionados para o tratamento da rinite alérgica. O corticoide deve ser empregado quando necessário e, em caso de edema laríngeo, disponibilizar epinefrina para uso intramuscular emergencial na face anterolateral da coxa.

Podem ocorrer erupções polimórficas na gravidez, principalmente em primíparas (76%) e nas últimas 5 semanas da gestação; e ainda surgem as seguintes dermatoses: herpes *gestationis*, foliculite pruriginosa da gravidez, prurido gestacional, impetigo herpetiforme e *pruritus gravidarum*.

O angioedema hereditário é, geralmente, bem tolerado durante o ciclo gestatório. Em virtude do risco de virilização fetal, o uso de esteroides masculinos como danazol e estanozolol está contraindicado na gravidez, portanto o controle do angioedema hereditário durante a gestação deve contemplar o afastamento de fatores predisponentes, como, por exemplo, trauma, manipulações dentárias e estresse. Em caso de episódio agudo de angioedema hereditário, deve-se instituir o tratamento com o antagonista do receptor II da bradicinina (icatibanto), classe C na gravidez, e o uso intravenoso do inibidor de C1-esterase. Em breve estará disponível no Brasil um fármaco profilático para o angioedema hereditário, lanadelumabe, ainda sem classificação pela FDA para uso na gravidez.

Bibliografia

Ali Z, Nilas L, Ulrik CS. Excessive gestational weight gain in first trimester is a risk factor for exacerbation of asthma during pregnancy: A prospective study of 1283 pregnancies. J Allergy Clin Immunol. 2018;141:761-7.

Beasley R, Holliday M, Reddel HK, et al. Controlled trial of budesonide-formoterol as needed for mild asthma. N Engl J Med. 2019;380:2020-30.

Blais L, Salah Ahmed SI, Beauchesne MF, Forget A, Kettani FZ, Lavoie KL. Risk of postpartum depression among women with asthma. J Allergy Clin Immunol Pract. 2019;7(3):925-933.e2.

Blais L, Kettani F-Z, Forget A, et al. Long-acting β2-Agonists and risk of hypertensive disorders of pregnancy: a cohort study. J Allergy Clin Immunol Pract 2018;6:1439-44.

Bunyavanich S, Rifas-Shiman SL, Platts-Mills TA, et al. Peanut, milk, and wheat intake during pregnancy is associated with reduced allergy and asthma in children. J Allergy Clin Immunol. 2014;133(5):1373-82.

Chusid MJ. Eosinophils: friends or foes? J Allergy Clin Immunol Pract. 2018;6:555-61.

Cuello-Garcia CA, Brożek JL, Fiocchi A, et al. Probiotics for the prevention of allergy: a systematic review and meta-analysis of randomized controlled trials. J Allergy Clin Immunol. 2015;136(4):952-61.

Eltonsy S, Forget A, Beauchesne MF, et al. Risk of congenital malformations for asthmatic pregnant women using a long-acting beta-2-agonist and inhaled corticosteroid combination versus higher-dose inhaled corticosteroid monotherapy. J Allergy Clin Immunol. 2015;135:123-30.

Geller M, Geller Wolff P. Alergia e gravidez. In: Diagnóstico e tratamento das doenças imunológicas. 2.ed. Rio de Janeiro: Elsevier; 2015. p. 140.

Gold DR, Litonjua AA. Long-term benefits of optimal asthma control in pregnancy. J Allergy Clin Immunol. 2018;141:882-83.

Guxens M, Sonnenschein-van der Voort A, Tiemeier H, et al. Parental psychological distress during pregnancy and wheezing in preschool children: The generation R study. J Allergy Clin Immunol. 2014;133:59-67.

Haggerty CL, Ness RB, Kelsey S, Waterer GW. The impact of estrogen and progesterone on asthma. Ann Allergy Asthma Immunol. 2003;90:284-91.

Hartwig IRV, Sly PD, Schmidt LA, et al. Prenatal adverse life events increase the risk for atopic diseases in children, which is enhanced in the absence of a maternal atopic predisposition. J Allergy Clin Immunol. 2014;134:160-9.

Hong X, Tsai HJ, Liu X, et al. Does genetic regulation of IgE begin in utero? Evidence from Th1/Th2 gene polymorphisms and cord blood total IgE. J Allergy Clin Immunol. 2010;126:1059-67.

Hornsby E, Pfeffer PE, Laranjo N, et al. Vitamin D supplementation during pregnancy: Effect on the neonatal immune system In a randomized controlled trial. J Allergy Clin Immunol. 2018;141:269-78.

Jensen ET, Kuhl JT, Martin LJ, et al. Prenatal, intrapartum, and postnatal factors are associated with pediatric eosinophilic esophagitis. J Allergy Clin Immunol. 2018;141:214-22.

Kim YH, Kim KW, Lee, S-Y, et al. Maternal perinatal dietary patterns affect food allergy development in susceptible infants. J Allergy Clin Immunol Pract. 2019;7(7):2337-47.

Kyburz A, Fallegger A, Zhang X, et al. Transmaternal Helicobacter pylori exposure reduces allergic airway inflammation in offspring through regulatory T cells. J Allergy Clin Immunol 2019;143:1496-512.

Lee A, Hsu H-HL, Chiu Y-HM, et al. Prenatal fine particulate exposure and early childhood asthma: effect of maternal stress and fetal sex. J Allergy Clin Immunol. 2018;141:1880-6.

Lenberg J, Qian Q, Sun, Z, et al. Pre-pregnancy exposure to diesel exhaust predisposes offspring to asthma through IL-1β and IL-17 A. J Allergy Clin Immunol. 2018;141(3):1118-22.

Liu X, Agerbo E, Schlünssen V, et al. Maternal asthma severity and control during pregnancy and risk of offspring asthma. J Allergy Clin Immunol. 2018;141:886-92.

Lupinek C, Hochwallner H, Johansson C, et al. Maternal allergen-specific IgG might protect the child against allergic sensitization. J Allergy Clin Immunol. 2019;144:536-48.

Mirzakhani H, Carey VJ, McElrath TF, et al. The association of maternal asthma and early pregnancy vitamin D with risk of preeclampsia: an observation from vitamin D antenatal asthma reduction trial (VDAART). J Allergy Clin Immunol Pract. 2018;6:600-8.

Mitselou N, Hallberg J, Stephansson O, et al. Cesarean delivery, preterm birth, and risk of food allergy: Nationwide Swedish cohort study of more than 1 million children. J Allergy Clin Immunol. 2018;142:1510-4.

Robinson LB, Arroyo AJC, Dantas MAS, et al. Prenatal exposure of acid-suppressant medications and the risk of recurrent wheeze at 3 years of age in children with a history of severe bronchiolitis. J Allergy Clin Immunol Pract. 2019;7(7):2422-24.

Schroeder HW Jr. A role for maternal IgG in protecting infants from allergen-specific IgE sensitization. J Allergy Clin Immunol. 2019;144:410-2.

Sicherer SH, Wood RA, Stablei D, et al. Maternal consumption of peanut during pregnancy is associated with peanut sensitization in atopic infants. J Allergy Clin Immunol. 2010;126:1191-7.

Yen EH, Dehlink E, Huh S, et al. Acid blocking therapy during pregnancy increases the odds for childhood asthma. J Allergy Clin Immunol. 2008;121:794.

56

Pneumopatias

Carlos Alberto de Barros Franco

O aparelho respiratório materno, ao longo da gestação, passa por diversas alterações, desde sua anatomia até seu sistema imunológico. Essas mudanças geram sintomas que podem ser considerados normais do período gestacional.

Além disso, algumas patologias pulmonares podem sofrer variações no comportamento, enquanto outras apresentam abordagem e tratamento específicos. Este capítulo aborda as alterações fisiológicas que ocorrem na respiração materna e algumas patologias que merecem atenção especial nesse período.

Alterações fisiológicas

A respiração normal ocorre por meio da expansão e da contração dos pulmões, resultantes da ação de diferentes grupos musculares. O diafragma é, em situações fisiológicas, o principal músculo envolvido no processo respiratório.

Durante uma respiração normal, a contração do diafragma traciona as porções inferiores dos pulmões. Ocorre então um aumento do volume crâniocaudal do tórax, com consequente aumento da pressão negativa intrapleural. Isso faz com que o ar seja "sugado" para dentro do tórax.

Na expiração, o processo inverso acontece. Com o relaxamento do diafragma, as dimensões da caixa torácica diminuem, e o tecido pulmonar tende a retornar a seu volume normal, força conhecida com retração elástica do tecido pulmonar; esses mecanismos expulsam o ar dos pulmões.

Com a evolução da gestação, o diafragma é deslocado em direção cefálica em razão do aumento do volume uterino. A diminuição das medidas longitudinais do tórax é parcialmente compensada pelo aumento de seus diâmetros anteroposterior e transverso. Esse aumento é possível por meio da mudança de angulação dos arcos costais (Figura 56.1).

O novo formato da caixa torácica da gestante faz com que a capacidade residual funcional (CRF), composta pela soma do volume de reserva expiratório (VRE) e o volume residual (VR), diminua entre 20 e 30%. Os demais volumes pulmonares mantêm-se inalterados ou sofrem variação ao longo do tempo.

O metabolismo materno aumenta com a gravidez, e a demanda de oxigênio pode chegar a 20% acima do valor basal no final do período gestacional. Para suprir esse aumento de consumo, o organismo aumenta a frequência respiratória, para garantir um volume-minuto (volume corrente × frequência respiratória) adequado. Os altos níveis de progesterona parecem também participar desse mecanismo, por aumentarem a sensibilidade do centro respiratório do cérebro ao dióxido de carbono.

Em função de uma maior frequência respiratória, a gasometria arterial das gestantes é caracterizada por uma redução expressiva da PCO_2 (hipocapnia) e consequente alcalose respiratória.

Em termos práticos, a redução da CRF e o aumento do consumo de oxigênio tornam as grávidas muito suscetíveis à rápida dessaturação, se expostas a condições que promovam hipoventilação ou apneia.

O conjunto de alterações respiratórias pode levar a uma condição denominada dispneia fisiológica da gravidez, presente em até 70% das mulheres ao final de 30 semanas de gestação. É importante ressaltar que a dispneia fisiológica, por definição, não deve de maneira isolada ser responsável por limitações nas atividades de vida diária. Caso isso ocorra, uma condição patológica deve ser investigada.

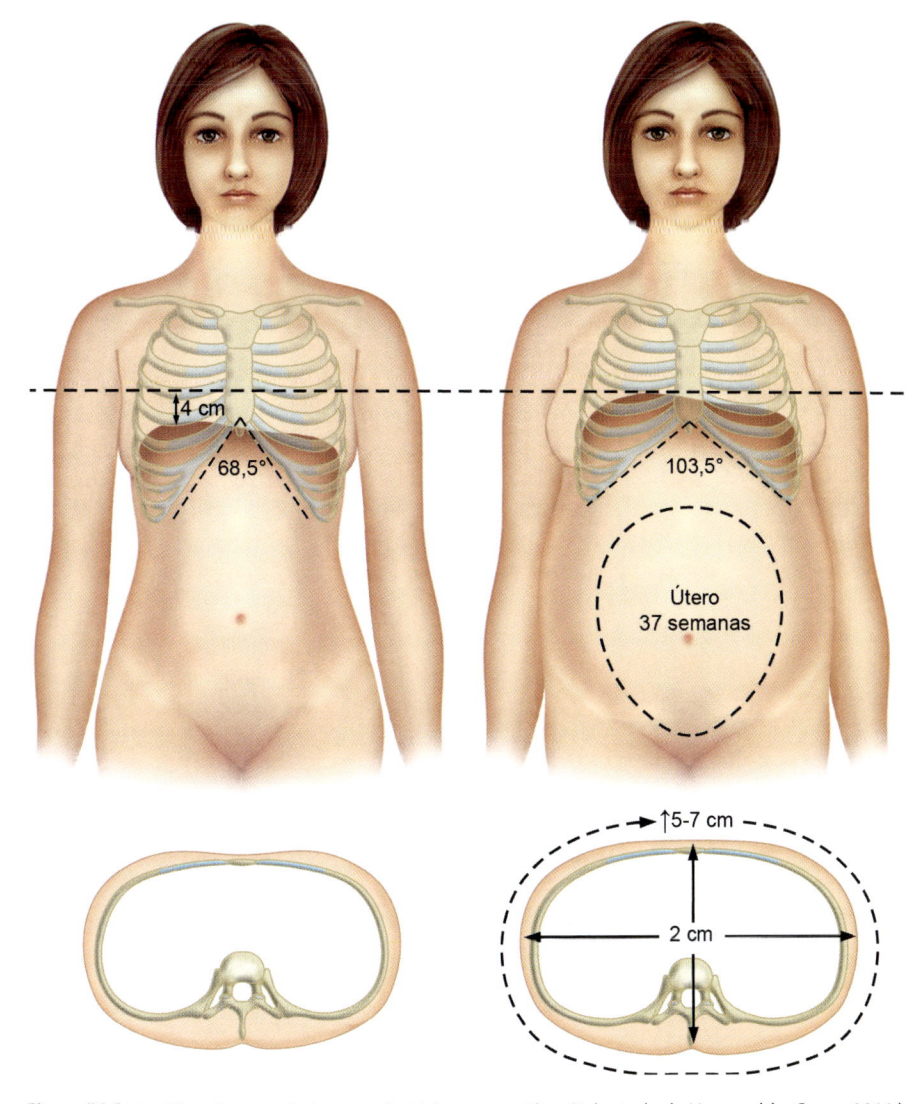

Figura 56.1 Modificações anatômicas respiratórias na gravidez. (Adaptada de Hegewald e Crapo, 2011.)

Embolia pulmonar

A embolia pulmonar (EP) aguda é a principal causa de morte materna nos países desenvolvidos. O risco de tromboembolismo venoso (TEV) aumenta com o decorrer da gestação e atinge o pico de incidência no puerpério.

A gravidez é considerada, isoladamente, um fator de risco baixo para a ocorrência de TEV (razão de risco < 2). Entretanto, quando associada a condições como obesidade, pré-eclâmpsia, hemorragia pós-parto e parto cesariano, esse risco se torna mais elevado.

O diagnóstico da EP na gestante é um desafio particular. É necessário lembrar que a dispneia e o edema dos membros inferiores são achados comuns e fisiológicos nesse período.

A dosagem sérica do D-dímero, considerado exame inicial nos casos de probabilidade clínica pré-teste baixa ou moderada, pode estar aumentada em até 25% das mulheres no 3º trimestre e deve ser analisada com cautela.

Os algoritmos propostos nos consensos internacionais para investigação de EP em gestantes e puérperas incluem a realização de angiotomografia de tórax (ângioTC) ou cintilografia pulmonar de perfusão quando a probabilidade clínica pré-teste (baseada nos scores de Wells ou Geneva) for alta.

Nos casos de probabilidade clínica intermediária ou baixa, porém com D-dímero elevado, o fluxo deve ser o mesmo.

Estudos demonstram que, com o emprego de aparelhos e técnicas modernas, a radiação absorvida pelo feto e pela mãe está dentro da faixa de segurança para ambos. A escolha do método (angiotomografia × cintilografia) deve seguir a disponibilidade e experiência de cada centro, uma vez que não existem trabalhos definindo superioridade de um deles.

O exame negativo consegue excluir, com segurança, o diagnóstico de EP. Entretanto, os exames de imagem podem ser inconclusivos em até um terço das pacientes, principalmente em gestações mais avançadas.

A arteriografia pulmonar expõe o feto a níveis mais elevados de radiação e não deve ser realizada como método de investigação em gestantes.

O fármaco de escolha para o tratamento de gestantes com EP é a heparina de baixo peso molecular (HBPM). Em comparação com os inibidores de vitamina K e os novos anticoagulantes orais, a HBPM tem a vantagem de não atravessar a placenta.

A anticoagulação deve ser suspensa pelo menos 24 horas antes do parto.

O tratamento da EP deve ser mantido por pelo menos 6 semanas após o parto, ao completar um período total mínimo de 3 meses de anticoagulação.

Nos casos de EP de alto risco (casos com instabilidade hemodinâmica) o uso de trombolíticos e trombectomia deve ser considerado, ao se levar em conta a alta taxa de mortalidade nessas situações.

Tabagismo

O cigarro é composto por mais de 4.000 substâncias, muitas delas comprovadamente deletérias ao organismo humano, incluindo monóxido de carbono, benzeno, formol, metais pesados, entre outros. O tabagismo é um dos principais fatores de risco modificáveis durante a gestação. O consumo do tabaco está associado a maior incidência de parto prematuro, baixo peso ao nascer e síndrome da morte súbita do recém-nascido. O cigarro também é considerado isoladamente um fator de redução na fertilidade. O tabaco aumenta o risco de complicações obstétricas como, por exemplo, placenta prévia e gravidez ectópica.

Por serem altamente lipossolúveis, a nicotina e seu metabólito (cotinina) atravessam rapidamente a barreira placentária e ganham a circulação fetal. Estudos que dosaram a nicotina no líquido amniótico e no plasma do feto mostraram níveis mais elevados do que os encontrados no sangue materno.

A exposição in útero à nicotina pode alterar o desenvolvimento dos pulmões e reduzir a capacidade funcional pulmonar; há maior chance de esses lactentes desenvolverem doenças respiratórias crônicas ao longo da vida. Podem ocorrer alterações cognitivas e comportamentais e mesmo dependência de nicotina no recém-nato.

Considerando que, na gravidez, as mulheres apresentam maior grau de motivação para a cessação do tabagismo, um plano de ação baseado em orientação, informação e apoio familiar e médico deve ser formulado, ao se considerarem as opções terapêuticas disponíveis.

A terapia de reposição de nicotina (TRN) na gestante é controversa, pois a nicotina é o principal agente responsável pelos danos causados ao feto. Nesse caso, o uso da TRN manteria a agressão fetal, mesmo se a gestante parasse de fumar. Outro ponto a ser destacado é que não existe dose segura para essa exposição.

Entretanto, o uso dessa estratégia, em tese, expõe o feto a níveis controlados e decrescentes de nicotina. Para isso é fundamental que a gestante cesse o uso de cigarros no momento que a TRN for iniciada. Caso contrário, a oferta de nicotina ao feto será ainda maior com danos consequentemente mais importantes.

Atualmente, o conceito aceito e defendido pela maioria dos estudos e órgãos de promoção à saúde é de que a TRN expõe a mãe e o feto "apenas" à nicotina, enquanto o cigarro, além da nicotina, contém inúmeras outras substâncias nocivas. A TRN pode ser usada em casos selecionados, com acompanhamento adequado e esclarecimento à gestante sobre os riscos e possíveis benefícios. Quando empregada, deve-se dar preferência a apresentações de liberação rápida, por períodos curtos, como as gomas e pastilhas. Não existem estudos com padronização e número de pacientes adequados para avaliar a reposição de nicotina durante o período de amamentação.

A bupropiona é um antidepressivo atípico que também pode ser utilizado mesmo por fumantes sem história clínica de depressão. Ela atua por meio da inibição da recaptação de dopamina e norepinefrina e de serotonina em intensidade menor.

Sua eficácia e segurança não estão comprovadas pela literatura para uso em grávidas. Apesar de estudos em modelos animais não terem observado efeitos teratogênicos, a gravidez e a lactação são consideradas contraindicações formais ao fármaco.

A vareniclina é um agonista parcial dos receptores nicotínicos no cérebro. Ao se ligar a esses receptores, o fármaco produz efeitos semelhantes à nicotina e alivia os sintomas, de abstinência e fissura. Esse é considerado um fármaco seguro e eficaz na população geral, mas infelizmente sua utilização não está aprovada para gestantes.

Asma

Asma é uma doença caracterizada por inflamação crônica das vias respiratórias associada a sintomas como dispneia, sibilância e tosse. A doença apresenta elevada prevalência mundial, com estimativas de aproximadamente 300 milhões de pacientes em todo o mundo.

No período gestacional, o comportamento da asma é bastante variado. Enquanto um terço das pacientes irá experimentar piora dos sintomas, um terço não apresentará mudança, e o terço restante poderá cursar com melhora no controle da doença.

Os casos de piora parecem estar relacionados com ações hormonais, maior suscetibilidade a infecções virais e eventuais interrupções no tratamento.

O tratamento da gestante baseia-se na utilização de corticoides inalatórios (CI) e beta-agonistas de ação prolongada (LABA). Ambos são considerados seguros para a mãe e para o feto. O controle adequado da asma, com diminuição do número de exacerbações, contribui para diminuir o risco de complicações fetais (p. ex., prematuridade e baixo pelo ao nascer) e maternas (pré-eclâmpsia).

As medicações para controle da asma devem seguir as mesmas recomendações que na população geral, ao obedecer a um escalonamento de fármacos ("step-up") em função da gravidade e persistência dos sintomas.

A vacinação contra o vírus influenza é recomendado para todas as gestantes e esse cuidado deve ser reforçado nas mulheres com asma.

Caso ocorra exacerbação da asma, deve ser tratada de maneira rápida e intensa, de modo a prevenir a hipoxemia fetal. O uso de beta-agonistas de curta duração (SABA), corticoides sistêmicos e oxigênio são as terapias de escolha. No caso de suspeita de exacerbação infecciosa, antibióticos com cobertura para vias respiratórias são recomendados sem demora.

É importante, em gestantes, atentar para a presença de condições que possam desencadear e/ou que perpetuem uma crise de asma. O refluxo gastresofágico, que acontece com maior frequência na gestação, é sabidamente um fator associado à piora no controle da asma. Doenças das vias respiratórias superiores, como rinites e sinusites, também devem ser lembradas e rotineiramente verificadas.

Durante o trabalho de parto, as medicações de uso habitual devem ser mantidas. Broncospasmo secundário à hiperventilação não é uma complicação frequente, porém pode ocorrer. Nessas situações, o uso de SABA é recomendado.

Hipoglicemia neonatal pode ocorrer em gestantes que necessitem de doses elevadas de broncodilatadores nas horas que antecedem o parto.

Por fim, é necessário que as gestantes asmáticas entendam que os riscos de uma exacerbação da doença respiratória são muito mais elevados do que qualquer possível efeito colateral dos medicamentos. O reconhecimento precoce dos sintomas, e a existência de um plano de ação para esses momentos são essenciais. O acompanhamento mensal com pneumologista é recomendado para todas as gestantes com asma.

A suspensão do tratamento regular da asma brônquica ao ser identificada a gravidez é um grande erro, pois pode causar prejuízos para a mãe e para o feto.

Tuberculose

A tuberculose pulmonar (TB) continua sendo um importante problema saúde pública, que exige medidas rígidas de controle e tratamento. O Brasil é um dos 22 países que concentram 80% dos casos mundiais de TB. Em 2017, estima-se que 10 milhões de pessoas adoeceram por TB, e que a doença tenha causado 1,3 milhão de mortes no mundo, o que mantém a TB entre as 10 principais causas de morte no planeta. Nos casos de gestantes com TB, a preocupação inclui não apenas o tratamento da mãe, mas também a prevenção do desenvolvimento de tuberculose congênita. Essa prevenção é feita por meio de diagnóstico e tratamento precoces.

O diagnóstico de TB nas gestantes pode ser mais tardio, em função da relutância de muitas mulheres (e de alguns médicos) na realização de exames de imagem do tórax nos casos suspeitos. A prova tuberculínica (PPD) apresenta maior porcentagem de falso-negativos se comparada ao grupo de mulheres não grávidas, mas pode ser usada, desde que seja interpretada em um contexto clínico. É importante sempre buscar a confirmação bacteriológica da TB, e o método mais preconizado é a pesquisa do bacilo (BAAR) em três amostras de escarro espontâneo.

O tratamento da gestante é igual ao da população geral. O esquema básico inclui atualmente quatro fármacos – rifampicina (R), isoniazida (H), pirazinamida (P) e etambutol (E). O tempo de tratamento também não sofre alterações, é indicado o uso de RHZE por 2 meses – fase intensiva –, seguida de 4 meses de RH – fase de manutenção. As doses também devem seguir os protocolos gerais de tratamento com o ajuste de peso (Tabela 56.1).

Os comprimidos devem ser tomados em dose única diária, preferencialmente de manhã, em jejum (1 hora antes ou 2 horas após a alimentação). Nos casos de intolerância digestiva, como náuseas, por exemplo, o medicamento pode ser tomado com a refeição.

As gestantes estão sujeitas aos mesmos efeitos colaterais que os outros pacientes. As condições listadas a seguir estão associadas

Tabela 56.1 Esquema básico de tratamento para tuberculose em adultos.

Medicamento	Faixa de peso	Dose	Meses
RHZE 150/75/400/275 mg Dose fixa combinada	20 a 35 kg	2 comprimidos	2
	36 a 50 kg	3 comprimidos	
	> 50 kg	4 comprimidos	
RH 300/200 mg ou 150/100 mg	20 a 35 kg	1 comprimido de 300/200 mg	4
	36 a 50 kg	1 comprimido de 300/200 mg + 1 comprimido de 150/100 mg	
	> 50 kg	2 comprimidos de 300/200 mg	

Adaptada de MS, 2011.

à maior incidência de efeitos adversos, com necessidade de modificação no tratamento:

- Idade (a partir da 4ª década de vida)
- Alcoolismo
- Desnutrição
- Doença hepática prévia
- Coinfecção pelo vírus HIV.

No caso das gestantes, é recomendado o uso de piridoxina (50 mg/dia) durante toda a gestação, em função do risco maior de toxicidade neurológica ao feto, induzida pela isoniazida.

O aleitamento materno pode ser realizado normalmente, com exceção em mulheres que apresentarem mastite tuberculosa. No caso da tuberculose pulmonar, é recomendável o uso de máscara cirúrgica durante o aleitamento até a negativação do exame de escarro.

É importante ressaltar que a rifampicina pode afetar a ação dos contraceptivos orais. As mulheres que estiverem em tratamento após o parto devem ser orientadas sobre a utilização de outro método de contracepção.

Pneumonia

Pneumonias adquiridas na comunidade (PAC) são responsáveis por cerca de 1,6 milhão de mortes em todo o mundo a cada ano. Essa é a principal causa de óbito por infecção não obstétrica.

As alterações imunológicas que decorrem da gestação, como a diminuição da imunidade mediada por linfócitos T, associada a alterações na fisiologia pulmonar, como aumento do consumo de oxigênio e diminuição da reserva ventilatória, estão associadas a uma maior gravidade das infecções.

O diagnóstico de pneumonia é baseado no tripé anamnese, exame físico e radiografia do tórax. Estudos mostram que menos de 40% dos casos de pneumonia são diagnosticados de maneira correta, baseada apenas no exame físico.

O receio dos efeitos teratogênicos da radiação e de alguns antibióticos faz com que o diagnóstico de pneumonia em gestantes ocorra de maneira menos ágil em relação ao restante da população. É importante ressaltar que a quantidade de radiação ionizante presente na radiografia simples do tórax está dentro da faixa de segurança, e medidas adicionais, como o uso de cinta abdominal ou avental de chumbo sobre o abdome, diminuem ainda mais a exposição.

Uma alternativa diagnóstica é a ultrassonografia de tórax, que apresenta excelente sensibilidade e acurácia. Adicionalmente a ultrassonografia permite o diagnóstico de complicações como o derrame pleural e definição quanto à presença de loculações no líquido. Infelizmente, o método não está disponível em muitos centros, e há uma carência de profissionais capacitados para realizá-lo.

Os principais patógenos envolvidos na PAC são o *Streptococcus pneumoniae*, *Haemophilus influenza*, *Staphylococcus aureus*, *Mycoplasma pneumoniae*, *Chlamydia pneumoniae* e *Legionella*. A escolha do tratamento antimicrobiano deve então ser baseada em fármacos com espectro de cobertura para esses agentes.

Em casos de pneumonias não complicadas, sem necessidade de hospitalização e sem fatores de risco para germes resistentes, a coleta rotineira de culturas, sejam hemoculturas, sejam materiais de vias respiratórias inferiores, não estão recomendadas.

O papel dos vírus respiratórios na PAC tem sido estudado com maior atenção mediante testes moleculares. A presença de vírus, entre os quais o influenza é o mais frequente, é encontrada em até um terço dos pacientes com PAC. Outros agentes também podem ser encontrados, como rinovírus, vírus sincicial respiratório, vírus parainfluenza e metapneumovírus.

Os vírus respiratórios podem ser o agente causador direto da infecção ou atuar como um copatógeno, ou mesmo como um colonizador das vias respiratórias. Outra conhecida forma de ação é a interferência nos mecanismos de defesa das vias respiratórias superiores, que facilita a penetração e o desenvolvimento de outro microrganismo no trato respiratório inferior.

Atualmente é recomendado que pacientes com PAC (incluindo grávidas) sejam testados para a presença do vírus influenza, mediante testes moleculares, sobretudo em casos de maior gravidade.

O tratamento da PAC ambulatorial deve levar em conta os patógenos mais prevalentes, o uso recente de antibióticos e os fatores de indivíduo com alergias e doenças associadas. No Brasil, o tratamento empírico, proposto pela Sociedade Brasileira de Pneumologia, para casos não graves, sem comorbidades importantes e sem fatores de risco para germes resistentes, é a monoterapia com um betalactâmico ou macrolídeo. O tempo de tratamento varia de 5 a 7 dias, e não há, na literatura, dados que suportem o prolongamento, salvo condições específicas.

Os betalactâmicos são fármacos considerados seguros, que podem ser utilizados durante a gestação. A associação de inibidores de betalactamase deve ser evitada em mulheres com risco de parto prematuro, em razão da incidência maior de enterocolite necrosante neonatal.

No grupo dos macrolídeos, a azitromicina e a eritromicina são liberadas para uso em gestantes. A claritromicina deve ser evitada, pois estudos em modelos animais sugerem defeitos na embriogênese.

A vacinação para o vírus influenza é recomendado para todas as gestantes, lactantes e mulheres em idade fértil, que não apresentem história de reação alérgica grave aos componentes da vacina ou síndrome de Guillain Barré. Para a vacina pneumocócica, devem ser considerados os casos de mulheres com doenças crônicas graves, deficiências do sistema imune, imunossupressão adquirida ou uso de fármacos imunossupressores.

Bibliografia

Berg CJ, Callaghan WM, Syverson C, Henderson Z. Pregnancy-related mortality in the United States, 1998 to 2005. Obstet Gynecol. 2010;116:1302-9.

Cohen H, Arachchillage DR, Middeldorp S, Beyer-Westendorf J, Abdul-Kadir R. Management of direct oral anticoagulants in women of childbearing potential: guidance from the SSC of the ISTH. J Thromb Haemost. 2016;14:1673-6.

Ercan S, Ozkan S, Yucel N, Orcun A. Establishing reference intervals for D-dimer to trimesters. J Matern Fetal Neonatal Med. 2015;28(8):983-7.

Fagerström KO. Measuring degree of physical dependence to tobacco smoking with reference to individualization of treatment. Addict Behav. 1978;3(3-4):235-41.

Fiore MC, Jaén CR, Baker TB, et al. 2008 PHS Global Initiative for Asthma. Global Strategy for Asthma Management and Prevention 2017. Disponível em: <www.ginasthma.org>.

Guideline Update Panel, Liaisons, and Staff. Treating tobacco use and dependence: 2008 update U.S. Public Health Service Clinical Practice Guideline executive summary. Respir Care. 2008;53(9):1217-22.

Konstantinides SV, Meyer G, Becattini C, et al. 2019 ESC Scientific Document Group. 2019 ESC Guidelines for the diagnosis and management of acute pulmonary embolism developed in collaboration with the European Respiratory Society (ERS). Eur Heart J. 2020;41(4):543-603.

Ministério da Saúde. Secretaria de Vigilância em Saúde. Departamento de Vigilância Epidemiológica. Manual de recomendações para o controle da tuberculose no Brasil. Brasília: Ministério da Saúde; 2011.

Murin S, Rafii R, Bilello K. Smoking and smoking cessation in pregnancy. Clin Chest Med. 2011;32:75-91.

Nelson-Piercy C. Asthma in pregnancy. Thorax. 2001;56(4):325-8.

Regitz-Zagrosek V, Roos-Hesselink JW, Bauersachs J, et al. 2018 ESC Guidelines for the management of cardiovascular diseases during pregnancy. Eur Heart J. 2018;39(34):3165-241.

US Center for Chronic Disease Prevention and Health Promotion. The Health benefits of smoking cessation: a report of the Surgeon General. DHHS publication, no. (CDC) 90-8416. Rockville: U.S. Dept. of Health and Human Services, Public Health Service, Centers for Disease Control, Center for Chronic Disease Prevention and Health Promotion, Office on Smoking and Health; 1990.

World Health Organization (WHO). Global Tuberculosis Report 2018 [Internet]. Geneva: WHO; 2018 [cited 2021 Feb 22]. Disponível em: <http://wwwwho.int/iris/handle/10665/274453>.

57

Aspectos Oftalmológicos

Heloisa Nascimento
Olivia Araujo Zin
Rubens Belfort Jr.

Os olhos e a visão, tanto na gravidez fisiológica quanto na patológica, desenvolvem importantes mudanças a serem conhecidas para ajudar a garantir o melhor para a gestante e o concepto.

As alterações oculares fisiológicas geralmente são decorrentes da retenção líquida e melhoram no pós-parto. O leve edema gestacional da córnea pode ocasionar mudança do grau dos óculos ou das lentes de contato e, diante das flutuações esperadas nesse período, não se indicam cirurgia refrativa ou mudança do grau dos óculos ou lentes durante a gestação. Também a produção de lágrima diminui durante a gravidez, o que costuma levar à sensação de corpo estranho e ressecamento ocular, aliviada por colírios hidratantes e lubrificantes. A pressão intraocular reduz cerca de 10%; portanto, pacientes com glaucoma podem ter menor necessidade de controle medicamentoso, pois alguns medicamentos antiglaucomatosos (hipotensores oculares) podem causar iatrogenia fetal.

Entre as doenças infecciosas, há necessidade absoluta da investigação sorológica para sífilis e toxoplasmose, causas importantes de cegueira permanente e bilateral fetal. Dengue e chikungunya também podem causar diferentes tipos de uveíte e alterações oculares na gestante, mas não há descrição na forma congênita. Manifestações oculares por zika na gestante são muito raras – ao contrário da zika congênita, importante causa de fetopatias, inclusive cegueira bilateral. Gestantes com HIV podem apresentar retinite por citomegalovírus, toxoplasmose e herpes simples ou herpes-zóster. Assim, todas as gestantes HIV-positivas, com ou sem quadro clínico de AIDS, necessitam de acompanhamento oftalmológico, bem como aquelas que apresentem uveítes, infecciosas ou não. Também o puerpério é fase de maior risco para uveítes não infecciosas, como as relacionadas com sarcoidoses e síndromes meningoencefálicas.

Doenças crônico-metabólicas, como diabetes e hipertensão, exigem observação por seu possível agravamento e constituem biomarcadores de complicações fetais e maternas. A gravidez é fator de risco para o desenvolvimento e a progressão de retinopatia diabética; a chance de complicações visuais aumenta exponencialmente com a idade materna. Assim, nas diabéticas, o exame oftalmológico deve ser realizado no início da gravidez, e o acompanhamento oftalmológico regular deve ser orientado de acordo com os achados. As alterações fundoscópicas oculares na hipertensão gravídica devem ser identificadas pelo oftalmologista e analisadas em conjunto com o obstetra, uma vez que as alterações vasculares retinianas são relevantes biomarcadores por sua semelhança com as da placenta.

É importante ressaltar o uso de medicamentos oftalmológicos durante a gravidez. Apesar de os colírios apresentarem menor absorção sistêmica, alguns são contraindicados nesse período. Colírios lubrificantes, antibióticos e corticosteroides são considerados seguros; por outro lado, diversas classes de colírios antiglaucomatosos devem ter seu uso reavaliado de acordo com o trimestre da gestação. Gestantes com uveítes crônicas graves, frequentemente controladas com imunossupressores e biológicos, também necessitam de reavaliação terapêutica por possíveis iatrogenias medicamentosas.

A discussão da indicação oftalmológica para uma cesárea eletiva é relevante, porém nenhum estudo foi capaz de associar glaucoma ou descolamento de retina ao parto vaginal. Portanto, não há indicação oftalmológica formal de cesárea eletiva em casos de glaucoma, miopia, degenerações retinianas periféricas ou após cirurgia de retina.

Este capítulo está disponível, online, no Ambiente de aprendizagem do GEN.

58 Aspectos Otorrinolaringológicos

Jair de Carvalho e Castro
Majoy Gonçalves Couto da Cunha
Luciana Balester Mello de Godoy
André de Paula Fernandez

As alterações metabólicas, hormonais e fisiológicas apresentadas na gravidez afetam diversos sistemas, e muitas mudanças podem levar à sintomatologia otorrinolaringológica. As manifestações otorrinolaringológicas mais comuns são descritas neste capítulo.

A *otosclerose* ou otospongiose é uma osteodistrofia primária da cápsula ótica labiríntica. A ocorrência de otosclerose é bastante comum no pós-parto e no período de aleitamento. O tratamento deve ser conservador, adiando-se a possibilidade cirúrgica para o pós-parto/amamentação. A *surdez súbita* é o surgimento ou piora da perda auditiva sensorineural prévia, de início abrupto, com duração de minutos a poucos dias, de causas multifatoriais. É pouco comum na gravidez, mas tem sido associada à toxemia gravídica. O schwannoma vestibular é um diagnóstico diferencial que deve ser lembrado. *Disfunção da tuba auditiva* decorre da obstrução tubária ou da tuba patente; afeta entre 4 e 30% das grávidas e tem sintomas variados, desde a sensação de pressão nos ouvidos, estalos e diminuição da audição de leve intensidade. Na tuba patente (tuba aberta), há autofonia. Tonturas na gravidez podem ocorrer em virtude de inúmeros fatores; entretanto, o *sistema vestibular* fica mais vulnerável e seu principal sintoma é a tontura de natureza rotatória (vertigem).

Na *doença de Ménière* há distensão progressiva do espaço endolinfático no labirinto membranoso, por aumento da pressão dos líquidos intralabirínticos. O pico de incidência é entre 20 e 50 anos, porém sua estimativa nas gestantes ainda é incerta. A apresentação clínica mais comum é a tríade surdez, zumbidos e tonturas.

Durante a gravidez, pode ocorrer um aumento na incidência de *paralisia facial periférica unilateral do nervo facial*, e a taxa de recuperação pode ser mais lenta ou menor.

A *rinite gestacional* pode acometer até 40% das grávidas e se caracteriza pela congestão da mucosa nasal em decorrência de fatores hormonais. Essa alteração não é causada por alergia e infecção respiratória; entretanto, as grávidas que têm rinite alérgica apresentam sintomatologia mais exuberante. *Distúrbio do olfato* é frequentemente relatado durante a gestação, com evidências relacionadas a obstrução nasal ou outros fatores. Há descrição tanto de diminuição quanto de aumento da sensibilidade, que devem ser avaliadas dependendo do desconforto causado à gestante. *Epistaxe* pode ocorrer em até 20% das grávidas, pelo aumento da vascularização, mais frequente na parte anterior do septo nasal, zona de Kisselbach, e pode estar associado com granuloma gravídico e hemangioma nasal. A *rinossinusite* é a inflamação da mucosa que reveste a cavidade nasal e os seios paranasais. A rinite gravídica produz obstrução do complexo ostiomeatal e diminui a drenagem das cavidades paranasais, levando ao acúmulo de secreções nas cavidades paranasais e consequente infecção por agentes bacterianos.

As manifestações faringolaríngeas mais comuns na gravidez são *distúrbios respiratórios do sono* (roncos noturnos e apneia do sono secundários às alterações hormonais da gestação), *hipertrofia gengival* (manifestação comum da gravidez, relacionada ao aumento do estrogênio e da progesterona na mucosa oral) e refluxo gastresofágico (presente em 30 a 50% das gestações, com diminuição da pressão do esfíncter esofágico inferior, secundário à ação da progesterona, e aumento da pressão abdominal associado ao retardo do esvaziamento gástrico).

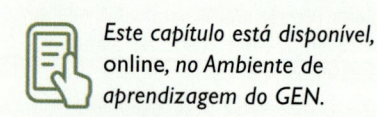
Este capítulo está disponível, online, no Ambiente de aprendizagem do GEN.

59
Aspectos Odontológicos

John de La Fontaine
Manuela Cunha Bastos Netto
Pedro Garcia de Luca
Beatriz dos Anjos

Gengivite, periodontite e cárie são as doenças orais mais comuns em gestantes. Este capítulo aborda o impacto das modificações hormonais desse período em sua etiologia, tratamento e prevenção. Também são discutidos tópicos como influência da saúde bucal no diabetes gestacional, partos prematuros e recém-nascidos de baixo peso, além dos cuidados na prescrição medicamentosa em odontologia para esse grupo de mulheres, segurança em radiação e uso de contraceptivos orais.

As estruturas bucais mais afetadas durante a gestação são os dentes e o periodonto, que é o conjunto de tecidos de suporte e proteção dos elementos dentários. A gengivite gravídica é a doença mais prevalente nas mulheres grávidas; acredita-se que a exacerbação da inflamação na gengiva esteja associada a diversos fatores, como alterações hormonais, metabolismo celular, características microbiológicas e resposta imunológica. Receptores para progesterona e estrogênio, que sofrem aumento de até 30 vezes nos níveis sanguíneos, estão presentes nos tecidos gengivais e, por isso, podem ter importante papel no aumento da gravidade da gengivite gravídica. O estrogênio induziria a gengivite gestacional pela expressão elevada de óxido nítrico endotelial, que simula a resposta do periodonto a bactérias patogênicas.

Hoje entende-se que a periodontite é uma doença inflamatória crônica que tem inter-relação de fator de risco com diversas doenças sistêmicas como diabetes, doenças cardiovasculares, doenças pulmonares, entre outras. Estudos têm mostrado também a relação entre periodontite e partos prematuros e recém-nascidos de baixo peso, apesar de ainda não haver consenso na literatura.

Sabendo da limitação do uso de medicações em gestantes, da etiologia bacteriana das principais doenças orais e do impacto das condições socioeconômicas na saúde bucal e geral das pacientes, é fundamental o foco na prevenção. Assim, do mesmo modo que é necessário realizar o pré-natal para assegurar a saúde fetal, o pré-natal odontológico deveria ser obrigatório para diagnosticar alterações iniciais antes de causarem maiores prejuízos. Em geral, isso não é realizado justamente por crenças em mitos de que os medicamentos utilizados nos atendimentos ou a radiação odontológica teriam efeitos maléficos ao feto. Entretanto, seguindo os cuidados necessários, o acompanhamento da saúde bucal da mãe durante a gravidez traz somente benefícios a ambos e, portanto, deve ser estimulado pela equipe de médicos e profissionais da saúde durante esse período.

Este capítulo está disponível, online, no Ambiente de aprendizagem do GEN.

60

Doenças do Sistema Digestório

Bruna Cerbino
José Galvão Alves
Jorge Rezende Filho

Sintomas gastrintestinais são bastante comuns durante a gravidez, decorrentes de alterações fisiológicas funcionais e anatômicas, as quais podem ocasionar o agravamento de queixas preexistentes, levar ao desenvolvimento de um novo quadro ou mesmo mascarar situações clínicas potencialmente graves, como veremos adiante. É fundamental que o profissional conheça as mudanças intrínsecas do período gestacional, reconheça sintomas comuns e seus significados, saiba identificar com rapidez as condições ameaçadoras à vida da mãe e concepto e tratá-las de maneira eficaz e segura.

Alterações fisiológicas

A maioria das alterações funcionais do trato digestório durante a gravidez resulta de mudanças hormonais e estruturais inerentes ao período gestacional, e são exemplos náuseas e vômitos, dispepsia e constipação intestinal (Figura 60.1).

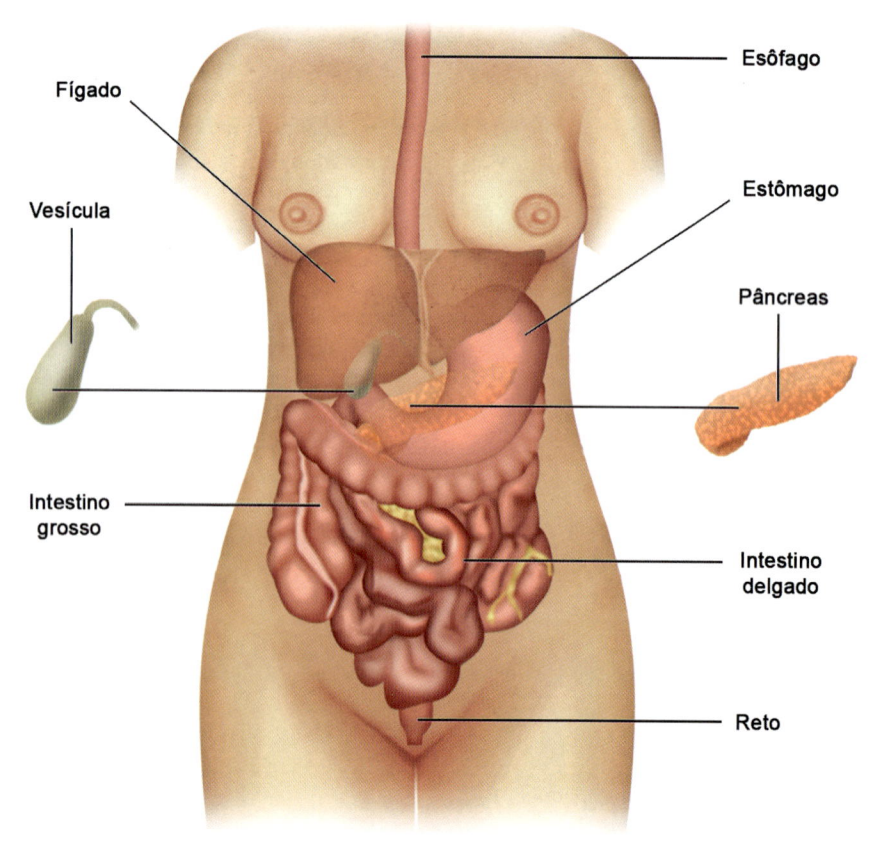

Figura 60.1 Sistema digestório.

À medida que a gestação avança, o útero se expande e desloca os órgãos digestórios, como o estômago, e pode ainda alterar o gradiente pressórico entre o tórax e a cavidade abdominal. O aumento de pressão intra-abdominal possibilita que o conteúdo gástrico se desloque retrogradamente, de modo a atingir a mucosa esofágica, causar sintomas, além de acentuar eventual hérnia hiatal preexistente e agravar a doença do refluxo gastresofágico (DRGE). Além dos efeitos mecânicos, níveis elevados de progesterona e reduzidos de motilina contribuem para a diminuição do tônus do esfíncter esofágico inferior, retardo no esvaziamento gástrico e aumento no tempo do trânsito intestinal, exacerbando os sintomas gastrintestinais.

A circulação sanguínea torna-se hiperdinâmica, com aumento da volemia, do débito e da frequência cardíaca, e o retorno venoso, dificultado pela compressão da veia cava inferior. No trato gastrintestinal (TGI), a consequência é a hipertensão portal e o surgimento de hemorroidas..

No cólon, o aumento do útero gravídico suscita dificuldades mecânicas em seu esvaziamento que, juntamente com a maior absorção de água e sódio secundária ao aumento dos níveis de aldosterona acarreta um menor volume fecal e o prolongamento do tempo de trânsito intestinal. A gravidez afeta a motilidade da vesícula biliar e a secreção de colesterol, elevando o risco para a formação de cálculos, o qual pode ser ainda maior quando associado a multiparidade. Tal efeito está associado aos níveis elevados de progesterona, cuja ação na vesícula biliar resulta em estase, e que, em conjunto com o hiperestrogenismo, levam à supersaturação e nucleação dos cristais de colesterol, favorecendo o desenvolvimento de colelitíase. A despeito da maior ocorrência de cólica biliar, a qual acomete mais de 28% das gestantes, a incidência de colecistite aguda é rara, em torno de 0,3%.

Além disso, a alta concentração de estrógenos pode propiciar o surgimento de aranhas vasculares e eritema palmar, habitualmente considerados estigmas de insuficiência hepática, os quais podem estar presentes em até 70% das mulheres, e cujo desaparecimento ocorre naturalmente após o parto e são isentos de significado patológico durante o período gestacional.

Em relação aos testes bioquímicos, aqueles que se correlacionam com a produção placentária encontram-se habitualmente elevados, como é o caso da alfafetoproteína (AFP), cujo aumento decorre de sua geração pelo fígado fetal e fosfatase alcalina (FA), em decorrência de sua origem placentária, secundária ao desenvolvimento ósseo do concepto e ao aumento do *turnover* ósseo materno. Em contrapartida, os níveis de albumina e hemoglobina diminuem em virtude de hemodiluição. A análise de outros parâmetros laboratoriais, como alanina-aminotransferase (ALT) e aspartato-aminotransferase (AST), bilirrubinas, gamaglutamil-transpeptidase (GGT) e tempo de protrombina (TP) não sofre interferência na gravidez e, diante de valores alterados, investigação diagnóstica é imperativa.

Doença do refluxo gastresofágico

A DRGE é a entidade nosológica que mais frequentemente acomete grávidas, relatada em torno de 40 a 85% das gestações. Tipicamente, inicia-se ao final do 1º trimestre, piora com o avançar dos meses, e persiste até o parto. A despeito do grande incômodo provocado pelos sintomas, esofagite erosiva grave, estenoses e hemorragias são eventos incomuns. Os fatores de risco incluem multiparidade, idade gestacional e DRGE prévia.

Fisiopatologia

Sua fisiopatologia é multifatorial, combina as alterações decorrentes de modificações hormonais com efeitos mecânicos exercidos pelo útero gravídico.

O fator mais importante relacionado ao surgimento de DRGE na gravidez é a redução da pressão basal do esfíncter esofágico inferior (EEI), além da elevação progressiva dos níveis de estrogênios e progesterona circulantes. Diante do estado de hiperestrogenismo, a progesterona promove o relaxamento da musculatura lisa e, ao atuar sobre o EEI e sobre a capacidade de esvaziamento do estômago, contribui para a DRGE.

O aumento da pressão intra-abdominal, decorrente da expansão do útero gravídico, parece atuar como um cofator para o surgimento da DRGE, capaz de agravar os sintomas, porém não pode ser considerado o mecanismo principal, haja vista que a sintomatologia da DRGE com frequência é relatada nas fases iniciais da gestação.

Outros fatores descritos que podem contribuir para o surgimento do problema são a ocorrência de motilidade esofágica ineficaz, que reduz o tempo de clareamento esofágico, a diminuição do esvaziamento gástrico e o alentecimento do trânsito do intestino delgado.

Quadro clínico

A apresentação clínica da DRGE na gravidez não difere da população em geral. Os sintomas típicos de refluxo, isto é, pirose e regurgitação, são facilmente identificados por meio de boa anamnese. No entanto, pode apresentar-se de forma atípica, caracterizada pelo surgimento de dor torácica de origem indeterminada, sintomas otorrinolaringológicos (pigarro, disfonia e rouquidão) ou pulmonares (tosse crônica, asma), o que requer minuciosa atenção para correta identificação e manejo, para melhorar a qualidade de vida.

Os sintomas geralmente pioram após as refeições e em posição supina e, quando intensos, podem levar algumas pacientes a realizar apenas uma refeição ao dia e a dormir sentadas.

Complicações da DRGE, tais como estenose, úlcera, esofagites graves e Barrett, não são comuns durante a gravidez, uma vez que a doença tem curta duração. Quando presentes, refletem a existência de DRGE prévia complicada.

Diagnóstico

Na maioria das grávidas com DRGE, o diagnóstico é estabelecido clinicamente, e a realização de exames complementares deve ser individualizada e restrita aos casos que não respondem às medidas terapêuticas instituídas, ou naqueles em que a suspeita de complicações é aventada. A endoscopia digestiva alta é o método de escolha e, quando realizada com monitoramento adequado de mãe e feto e criteriosa sedação, é considerada segura. A esofagomanometria e a pHmetria prolongada, embora isentas de danos, raramente são necessárias, e o estudo radiológico contrastado do esôfago está contraindicado em virtude de seu potencial teratogênico.

Tratamento

O manejo inicial da DRGE deve ser pautado nas modificações de estilo de vida e mudanças dietéticas. As pacientes devem ser orientadas a realizar pequenas refeições sem ingestão de líquidos concomitante, e evitar a posição de decúbito até 3 horas após seu término. Também deve ser sugerido que elevem a cabeceira da cama, que aumentem a atividade física e, certamente, que cessem o tabagismo. Algumas recomendações dietéticas podem ser feitas, ao considerar trabalhos que identificaram o consumo de tais alimentos como potenciais gatilhos para a DRGE. Assim, devem evitar alimentos gordurosos e apimentados, chocolates, mentol, bebidas carbonatadas, cafeinadas, frutas cítricas e álcool. As gestantes carecem de estímulo para adesão ao diário alimentar, pois dessa forma a identificação individualizada de alimentos provocadores de sintomas é facilitada. A despeito da adoção da terapia conservadora, muitas pacientes não atingem a remissão sintomática e, desse modo, a terapia farmacológica pode ser instituída ao se ter em mente os potenciais efeitos teratogênicos dos medicamentos a serem utilizados. Desde junho de 2015, a Food and Drug Administration (FDA) vem facilitando esse processo por meio da classificação de fármacos e produtos biológicos em categorias – A, B, C, D e X – de acordo com seus riscos e potenciais efeitos adversos durante a gestação e lactação:

- A: isento de riscos
- B: estudos realizados em animais não demonstraram risco, mas não há evidência suficiente em mulheres grávidas, de modo que se deve considerar risco × benefício
- C: não existem estudos suficientes para recomendar seu uso, tanto em animais quanto em humanos
- D: evidências positivas de risco em humanos, mas os benefícios potenciais para a mulher podem, eventualmente, justificar seu uso
- X: fármaco provocou anomalias fetais e não deve ser utilizado.

Por conta do rápido início de ação e a natureza não sistêmica dos antiácidos, eles constituem boas opções no alívio sintomático da DRGE nas gestantes, uma vez que atuam mediante tamponamento do ácido clorídrico. Tanto as formulações que contêm hidróxido de alumínio quanto as de hidróxido de magnésio são consideradas categoria B pela FDA, e geralmente seguras nas doses usuais. As fórmulas baseadas em bicarbonato de sódio devem ser evitadas, pois podem provocar sobrecarga hídrica e alcalose metabólica, tanto na mãe quanto no feto. Suas desvantagens consistem na possível ocorrência de diarreia nas formulações que contêm magnésio, e constipação intestinal naquelas com alumínio, além de um efeito fugaz, o que exige frequentes ingestões ao longo do dia.

O alginato forma uma barreira mecânica local e bloqueia o refluxo de conteúdo ácido/alimentar do estômago para o esôfago. Ao entrar em contato com o ácido clorídrico, precipita-se e forma um gel, o qual ocupa a porção proximal do estômago, por cima do conteúdo alimentar, que é impedido de refluir. A formação do gel ocorre rapidamente e garante alívio sintomático eficaz, como o alcançado pelos antiácidos, porém de modo mais duradouro (cerca de 4 horas). Sua posologia recomendada é de 10 mℓ, 30 minutos após as refeições. Estudo multicêntrico prospectivo avaliou seu uso por 4 semanas, na dose de 80 mℓ/dia, em 144 gestantes. Efeitos adversos relacionados à substância, como náuseas e diarreia, foram observados em somente três mulheres, enquanto as taxas de morbimortalidade perinatal relacionadas ao feto foram similares àquelas encontradas na população controle.

O sucralfato, um dissacarídeo sulfatado, é minimamente absorvido pelo TGI, e seu efeito consiste na proteção mecânica da mucosa. Classificado como categoria B pela FDA, apresenta bom perfil de segurança para uso em gestantes. Estudo clínico controlado e randomizado avaliou seu uso na dose de 1 g, três vezes/dia,

e concluiu ser mais eficaz no alívio sintomático que as mudanças de estilo de vida, sem efeitos prejudiciais para mãe e seu feto.

Os antagonistas do receptor de histamina do tipo 2, em nosso meio representados pela ranitidina, são usados há mais de 30 anos em gestantes, o que demonstra um bom perfil de segurança e eficácia no alívio sintomático, e considerados categoria B pela FDA. Esses medicamentos bloqueiam os receptores de histamina-2, presentes na membrana basolateral da célula parietal, e reduzem a secreção ácida. São particularmente mais eficazes na inibição ácida durante o período noturno, quando apresentam maior duração antissecretora. Porém, seu uso é limitado pelo desenvolvimento de taquifilaxia, ou tolerância, como foi demonstrado em vários estudos e pode ocorrer a partir da 2ª semana de tratamento, o que reduz a eficácia desses medicamentos no controle da DRGE a longo prazo.

Os inibidores de bomba de prótons (IBP) são, atualmente, amplamente utilizados em todo o mundo para o tratamento da DRGE, pois, além de promover alívio dos sintomas, seu potencial de cicatrização de mucosa é superior aos bloqueadores do receptor H2. No entanto, ao contrário desses últimos, não costumam ser empregados na gestação, uma vez que, mesmo que não tenham sido documentadas malformações congênitas com seu uso, são fármacos mais recentes e com pesquisas ainda não tão robustas.

Seu potente efeito antissecretor se justifica por atuarem no bloqueio da via final da secreção ácida, isto é, a enzima H+/K+ ATPase, localizada na membrana apical da célula parietal. São ingeridos como profármacos, que sofrem ativação após a acidificação do pH do canalículo secretor durante a ativação da célula parietal, a qual se liga irreversivelmente. Portanto, esses medicamentos devem ser administrados preferencialmente antes das refeições, quando atingirão níveis séricos que coincidirão com a ativação das células parietais. Se for necessário o uso de dose dupla, a 2ª dose deve ser administrada antes do jantar em vez de ao se deitar.

Omeprazol, rabeprazol e esomeprazol são considerados categoria C pela FDA e devem ser evitados. Já o lansoprazol e sua forma mais recente, o dexilansoprazol, são classificados como categoria B. Recomenda-se o emprego de IBP apenas para gestantes que sabidamente apresentem DRGE complicada, ou que não obtenham alívio sintomático com nenhuma outra terapia. Nesses casos, o lansoprazol tem sido o medicamento de escolha, pelo maior volume de evidências científicas a seu favor (Figura 60.2).

Todos os representantes dessa classe de medicamentos podem apresentar, quando administrados em dose única matinal, um fenômeno chamado escape ácido noturno, em que ocorre recuperação da secreção ácida (pH < 4 por, pelo menos, 1 hora contínua) no período noturno. Seu significado clínico permanece desconhecido, de modo que foi superestimado por alguns autores, já que apenas 15% dos pacientes que apresentam esse fenômeno apresentarão refluxo esofágico. Talvez seja importante naquelas com DRGE grave/complicada ou com esôfago de Barrett, que é controlado com a adição de uma dose noturna de antagonista H2 ou do próprio IBP.

Outro fenômeno raro descrito nos IBP é o de resistência, que representa reação idiossincrásica capaz de reduzir seu poder antissecretor. Essa condição deve ser considerada em pacientes que falham no controle sintomático e de cicatrização, mesmo após atingirem o máximo na hierarquia antissecretora, ao excluir o escape ácido noturno, e que pode ser solucionada com a troca do IBP.

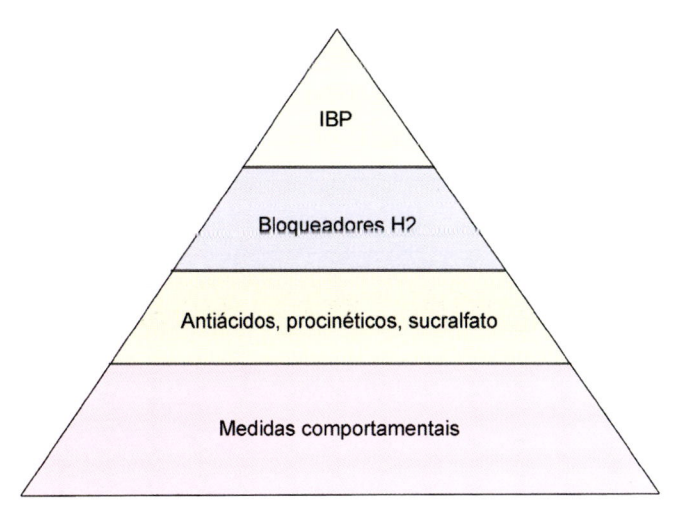

Figura 60.2 Pirâmide do tratamento de DRGE na grávida. *IBP*: inibidores da bomba de prótons.

Os procinéticos, cujos representantes mais frequentemente utilizados são a metoclopramida e a bromoprida, atuam na aceleração do esvaziamento gástrico ao aumentar a pressão basal do esfíncter inferior e melhorar o clareamento esofágico, efeitos teoricamente desejáveis no tratamento da DRGE. Os poucos ensaios clínicos disponíveis que empregam isoladamente os procinéticos atualmente no tratamento da DRGE demonstraram apenas discreto benefício no alívio dos sintomas, à custa de fortes efeitos colaterais, portanto, esses fármaco não são empregados rotineiramente no controle dessa condição.

Náuseas e vômitos

Náuseas e vômitos são sintomas de alta prevalência na gestação, com taxa de prevalência de cerca de 50 a 80% das grávidas e 50% das gestantes, respectivamente. Em geral, iniciam-se entre a 4ª e 6ª semana, desaparecem por volta da 20ª semana e, normalmente, não acarretam consequências deletérias. No entanto, casos graves, como os de hiperêmese gravídica, podem levar a desidratação e desequilíbrio hidreletrolítico, e requerem internação hospitalar. Embora raras, a síndrome de Mallory-Weiss, que se caracteriza por laceração da junção gastresofágica secundária a vômitos incoercíveis (Figura 60.3), e a síndrome de Boerhaave, que representa a ruptura espontânea do esôfago, habitualmente precedida por vômitos intensos, são entidades que requerem alto grau de suspeição, em decorrência da pouca especificidade dos sintomas e ágil manejo, por conta de suas potenciais complicações para mãe e concepto. Diante de quadros exuberantes, é imprescindível também que se estabeleça o diagnóstico diferencial com outras condições patológicas, a exemplo: litíase biliar e/ou renal, úlcera péptica, pancreatite aguda, apendicite, hepatite, pielonefrite, cetoacidose diabética, pseudotumor cerebral, causas vestibulares.

Fisiopatologia

Diversos estudos demonstram o efeito inibitório da progesterona sobre a musculatura lisa, tanto do piloro quanto do intestino delgado, e resultam em um decréscimo na contratilidade do TGI. Assim, tanto a gastroparesia quanto o alentecimento do trânsito intestinal contribuem para a ocorrência de náuseas.

Tratamento

As náuseas e os vômitos associados à gestação podem ser controlados com o fracionamento das refeições. Também é importante evitar alimentos gordurosos ou muito ricos em fibras (vegetais frescos), os quais podem retardar o esvaziamento gástrico já comprometido. Para prevenir a desidratação, as gestantes devem ser aconselhadas a ingerir 2 ℓ de água/bebidas isotônicas diariamente. Além disso, estudos recentes mostraram que o consumo de tiamina (vitamina B_1) 100 mg/dia e piridoxina (vitamina B_6) 10 a 25 mg, 8/8 horas são eficazes em reduzir os sintomas. Alguns estudos não controlados relatam o benefício no consumo de gengibre (1 g/dia), o qual teria propriedades antieméticas. A terapia medicamentosa consiste no emprego de fármacos antieméticos, os quais devem ser utilizados com cautela, especialmente antes das 12 semanas de gestação. As fenotiazinas, representadas em nosso meio pela prometazina e clorpromazina, devem ser evitadas

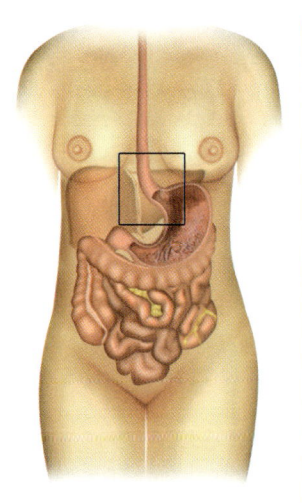

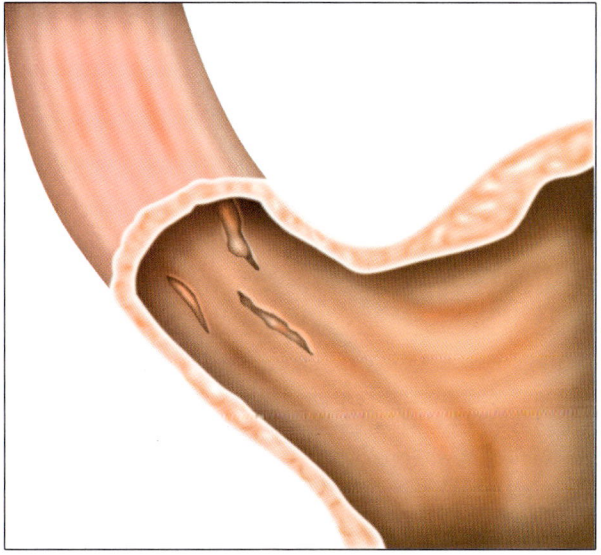

Figura 60.3 A laceração de Mallory-Weiss ocorre na mucosa da junção entre o estômago e o esôfago.

durante a gravidez, pois, além de atravessar a barreira placentária, sua excreção pelo feto é alentecida, e é considerada categoria C na gestação. A ondansetrona, um antagonista 5-HT3, que apresenta uma potente ação antiemética e baixos efeitos colaterais, é empregada na dose de 4 mg, 8/8 horas. No entanto, alguns estudos identificaram aumento no risco de malformação cardíaca/defeitos orofaciais em filhos de mães que utilizaram o medicamento no 1º trimestre da gravidez, motivo que levou a Agencia Española de Medicamentos y Productos Sanitarios (AEMPS) a emitir nota de proibição do uso de ondansetrona por gestantes. No entanto, diante dos resultados conflitantes dos estudos, a Federação Brasileira das Associações de Ginecologia e Obstetrícia (Febrasgo) emitiu nota em 04 de outubro de 2019, com orientação quanto ao uso do fármaco diante da não resposta a medidas não farmacológicas prévias. O FDA considera a ondansetrona categoria C na gravidez. Metoclopramida, um antagonista dopaminérgico de categoria B, pode ser empregado na posologia de 10 mg, 8/8 horas. Apesar de cruzar a barreira placentária, nenhum efeito teratogênico foi identificado, tanto em humanos quanto em animais. Todavia, pode apresentar alguns paraefeitos desagradáveis, como sedação, vertigem, agitação e reação extrapiramidal. Outro antagonista do receptor dopaminérgico é a bromoprida que, no entanto, é considerada categoria C, e deve ser preterida em relação à metoclopramida, se estiver disponível.

Hiperêmese gravídica

A hiperêmese gravídica (HG) constitui uma forma mais grave de náuseas e vômitos e que, felizmente, é rara, ao acometer até 2% das gestantes no 1º trimestre. Associa-se a desfechos clínicos adversos, como prematuridade e baixo peso ao nascimento, e seus fatores relacionados incluem: gravidez molar, feto do sexo feminino, idade materna jovem, multiparidade e hiperêmese gravídica em gestação prévia.

Fisiopatologia

A fisiopatogenia da HG parece estar relacionada à alta concentração da gonadotropina coriônica humana (hCG) circulante, pois sintomas mais graves são identificados em gravidez molar e gemelar, condições sabidamente associadas a níveis mais elevados do hCG. No entanto, o mecanismo exato pelo qual o hCG pode propiciar o surgimento da HG permanece desconhecido.

Quadro clínico

Além dos sintomas característicos, podem ser encontrados também perda ponderal não intencional, desidratação com ou sem distúrbios hidreletrolíticos, adinamia.

Diagnóstico

O diagnóstico é estabelecido com base nas manifestações clínicas. Porém, anormalidades laboratoriais podem corroborar essa condição, como elevação dos níveis de ureia e creatinina, hipofosfatemia, hipomagnesemia e hipopotassemia. Aumento de transaminases (ALT, AST) podem ocorrer em até 50% dos casos, acompanhados de hiperbilirrubinemia leve, que geralmente não ultrapassa 4 mg/dℓ. Nesse contexto, é essencial que se execute uma ultrassonografia de abdome para excluir causas obstrutivas,

bem como a variante obstétrica, a fim de detectar possível mola hidatiforme ou gravidez gemelar. Os achados laboratoriais costumam retornar aos valores normais alguns dias após o manejo adequado.

Tratamento

Em razão da sintomatologia exuberante, é prudente que a gestante seja mantida sob observação para receber suporte apropriado, com hidratação venosa vigorosa, correção dos eventuais distúrbios hidreletrolíticos e suplementação com tiamina, para prevenir encefalopatia de Wernicke. Como já descrito anteriormente, antieméticos podem ser prescritos com segurança, e a metoclopramida é nossa primeira opção, salvo os casos de reação medicamentosa a esse componente. Aporte nutricional adicional, via nasogástrica ou enteral, pode ser recomendado para os casos graves, caracterizados pela intolerância prolongada ao uso da via oral.

Constipação intestinal

A constipação intestinal é condição prevalente entre mulheres, e acomete mais de 25% em algum período da gestação. Pode ser definida pela presença de menos de três evacuações por semana, eliminação de fezes duras ou ressecadas (Bristol 1-2) ou sensação de evacuação incompleta. Tipicamente, os sintomas surgem entre o 1º e 2º trimestres. Fatores predisponentes incluem sedentarismo, baixa ingestão de fibras e líquidos.

Fisiopatologia

O estabelecimento da constipação intestinal na gestação é multifatorial, mas parece ter seu mecanismo principal pautado na influência hormonal. A progesterona é capaz de inibir a contratilidade gástrica, do intestino delgado e colônica, via regulação dose-dependente do cálcio intracelular que, junto com as oscilações nos níveis séricos de motilina, afetam a motilidade gastrintestinal. Ademais, a progesterona em altos níveis induz o aumento na concentração de aldosterona que, por sua vez, acarreta maior absorção de água pelo cólon e favorece a formação de fezes duras, desidratadas, em cíbalos. Com o avançar da gestação, a pressão adicional exercida pelo aumento uterino sobre o cólon reduz a habilidade de manejar o aumento da pressão intra-abdominal para o ato evacuatório. Outro elemento contribuinte é o fato de que a gestante, em virtude da pressão exercida pelo feto sobre os órgãos abdominais, acaba por se alimentar menos e repousar mais, o que reduz o volume do bolo fecal e o estímulo à peristalse.

Diagnóstico

O passo inicial para o diagnóstico da constipação intestinal é a coleta de boa história clínica, de modo a identificar possíveis comorbidades, história familiar de doenças colorretais, hábitos de vida e uso regular de medicamentos. Durante a gravidez, é comum a suplementação com sulfato ferroso e o uso de hidróxido de alumínio para alívio sintomático da DRGE, os quais podem favorecer o surgimento dessa condição. Atenção especial deve ser dada à presença de sinais de alarme, como: perda ponderal não intencional, sangramento retal, anemia grave, dor abdominal intensa, febre e tenesmo, os quais requerem investigação complementar minuciosa. Assim, antes de se atribuir a causa da constipação intestinal como intrínseca à gestação, é necessário excluir possíveis motivos secundários, como doenças endocrino-metabólicas (DM, hipotireoidismo, uremia, hipopotassemia, hipomagnesemia, hipercalcemia).

Tratamento

O manejo inicial da constipação intestinal na gravidez não difere do proposto para a população geral e envolve mudanças dietéticas e de estilo de vida. As pacientes devem ser orientadas quanto a necessidade de aumentar a ingestão de líquidos (> 2 ℓ/dia) e o consumo de fibras (> 20 a 35 g/dia) e acerca dos efeitos benéficos da prática de exercícios físicos sobre a motilidade intestinal. Além disso, a obediência ao estímulo evacuatório, geralmente após as refeições, favorece a reeducação do hábito intestinal. O ajuste posológico da suplementação de sulfato ferroso, administrado em intervalos, em vez de diariamente, pode ser tão eficaz no tratamento da anemia e reduzir a constipação intestinal.

Fibras são parcelas da ingesta alimentar que escapam à digestão e podem ser solúveis ou insolúveis. Em geral, as fibras dos cereais têm uma parede celular que resiste à digestão e retêm água dentro de sua estrutura celular, enquanto as oriundas de frutas cítricas e legumes estimulam o crescimento da flora colônica e aumentam o bolo fecal.

As fibras e laxativos incrementadores de bolo fecal, tais como psyllium (categoria C) e metilcelulose (categoria B), quando ingeridos com volume adequado de água, são mais fisiológicos e saudáveis na terapêutica da constipação intestinal. No entanto, apresentam a inconveniência da demora no alívio sintomático (3 a 5 dias) e a possibilidade de causar efeitos não desejáveis como distensão e cólicas abdominais.

Já os laxativos osmóticos, representados pela lactulose (categoria B) e pelo polietilenoglicol, o PEG (categoria C), estimulam o acúmulo de líquido no lúmen colônico por efeito osmótico e, em geral, produzem fezes amolecidas e moldadas. Não são teratogênicos e constituem boas opções na gravidez.

Embora existam ainda laxativos osmóticos solúveis (sais de sódio e magnésio), são pouco recomendados, pois seu uso a longo prazo pode induzir hipermagnesemia, hiperfosfatemia e desidratação.

Os laxativos estimulantes, como sene e bisacodil (categoria C), a despeito de serem minimamente absorvidos, podem provocar dor abdominal, diarreia e distúrbios hidreletrolíticos, então devem ser postergados ou empregados a curto prazo.

Os óleos minerais devem ser evitados na gravidez, pois se associam a déficits na absorção de vitaminas lipossolúveis, podem provocar hemorragias e, em razão disso, são considerados categoria X pela FDA.

Diarreia aguda

A diarreia representa uma condição muito menos frequente na gestação, quando comparada à constipação intestinal. Estudos antigos, da década de 1970, relatam uma prevalência de 34% em mulheres grávidas, e o quadro diarreico que se instaura ao final da gestação pode ser um precursor do trabalho de parto. Em nosso meio, porém, a etiologia mais comum dos episódios agudos em gestantes é a infecciosa, à semelhança da população geral, com os vírus os patógenos mais frequentes. Na sequência surgem

as bactérias, principalmente *Escherichia coli*, *Shigella*, *Salmonella* e *Campylobacter* responsáveis por boa parte dos casos relacionados à ingestão de alimentos contaminados. Nos casos em que se detecta uso prévio de antibióticos, *Clostridioides difficile* surge como suspeita plausível que deve ser afastada. Nos países em desenvolvimento, é maior a incidência de diarreia causada por protozoários, e *Giardia lamblia*, *Entamoeba histolytica* e *Cryptosporidium* tornam-se agentes corriqueiros.

Fisiopatologia

De acordo com a literatura médica atual, a única alteração fisiológica gestacional que poderia favorecer o estabelecimento do quadro diarreico seria a ação das prostaglandinas sobre a musculatura lisa, que causam sua contração e aumentam a força de propagação intestinal.

Diagnóstico

Na grande maioria dos quadros agudos de origem infecciosa, os episódios são autolimitados, e requerem apenas cuidados como suporte hídrico e sintomáticos. No entanto, nos casos graves persistentes, que cursam com desidratação intensa, perda ponderal, febre, desnutrição ou associados à internação hospitalar recente ou ao emprego de antibioticoterapia, investigação diagnóstica se faz necessária.

Para uma avaliação adequada, determinar as características das evacuações (frequência, número, volume, presença de sangue e/ou muco), sintomas concomitantes e dados epidemiológicos (viagens recentes, contato com pessoas com a mesma condição, história alimentar) é imprescindível. Análise laboratorial básica, com hemograma, eletrólitos e função renal, fornece dados importantes, e investigação complementar com estudo das fezes nos permite uma terapêutica mais específica e poupa a gestante do uso de fármacos desnecessários. Recentemente surgiu em nosso meio um método de biologia molecular capaz de identificar 22 patógenos envolvidos nas diarreias agudas, e isso eleva a capacidade de diagnóstico etiológico acima de 95%. Esse método agrega ainda a vantagem da rapidez de informação, cerca de 4 horas. Esses testes, em forma de painel, designados para pesquisa etiológica de agentes causadores de diarreia, detectam a presença de ácidos nucleicos, de múltiplos microrganismos, entre bactérias, vírus e parasitas (Tabela 60.1).

Tratamento

As gestantes devem ser monitoradas quanto ao risco de desidratação, com avaliações periódicas de sinais vitais. Aquelas cuja capacidade de uso da via oral encontra-se preservada devem ser estimuladas quanto à ingestão abundante de líquidos e, para as que não toleram essa via, hidratação venosa com cristaloide a 20 mℓ/kg/h deve ser instituída. Em caso de cólicas abdominais persistentes, o uso de antiespasmódicos pode ser indicado, com a hioscina (categoria C) nossa primeira escolha. Diversos antimicrobianos habitualmente empregados no tratamento de diarreias infecciosas são contraindicados na gestação, que inclui quinolonas, sulfametoxazol/trimetoprima, metronidazol e tetraciclina. Nos casos infecciosos comprovados, as melhores opções para o tratamento na gravidez são representadas pela eritromicina e ampicilina.

Tabela 60.1 Relação de microrganismos detectados pelo teste BioFire Film Array GI Panel (BioFire Diagnostics, EUA).

Bactérias	Vírus
Campylobacter (C. jejuni, C. coli, C. upsaliensis)	Adenovírus F 40/41
Clostridium difficile (produtor de toxina A/B)	Astrovírus
Plesiomonas shigelloides	Norovírus GI/GII
Salmonella sp.	Rotavírus A
Vibrio (V. parahaemolyticus/V. vulnificus/V. cholerae)	Sapovírus (genogrupos I, II IV e V)
Vibrio cholerae	
Yersinia enterocolitica	
Escherichia coli e *Shigella* causadoras de diarreia	**Parasitas**
E. coli enteroagregativa (EAEC)	*Cryptosporidium*
E. coli enteropatogênica (EPEC)	*Cyclospora cayetanensis*
E. coli enterotoxigênica (ETEC) *lt/st*	*Entamoeba histolytica*
E. coli produtora de shigatoxinas (STEC) *stx1/stx2*	*Giardia lamblia*
E. coli 0157	
Shigella/E. coli enteroinvasora (EIEC)	

Excluídas causas infecciosas, quadros muito graves podem requerer o uso de antidiarreicos, com a loperamida considerada categoria C e a melhor opção disponível, a despeito de estudos que mostram um aumento no risco de hipospadia e placenta prévia. Subsalicilato de bismuto não deve ser empregado na gestação, por ser teratogênico.

Doença ulceropéptica

A doença ulceropéptica é condição incomum durante a gravidez, e alguns autores consideram que a diminuição de secreção ácida nesse período seria, até mesmo, fator de redução e controle dos sintomas (Figura 60.4).

Os dois fatores etiológicos mais importantes, assim como na população geral, são a *Helicobacter pylori* e o uso de anti-inflamatórios não esteroides (AINEs), esses últimos pouco utilizados na gestação. Tabagismo e alcoolismo são condições que contribuem para a eclosão da doença ulceropéptica, agravam seu prognóstico e aumentam as chances de recorrência.

Clinicamente, as manifestações são similares às da não grávida, ou seja, dispepsia, dor epigástrica, náuseas, vômitos e azia. Hemorragia digestiva alta é rara, e ocorre, de modo geral, próximo ao parto ou no puerpério, assim como a perfuração que, apesar de infrequente, deve fazer parte do diagnóstico diferencial diante de um quadro de abdome agudo em gestante. A endoscopia digestiva alta (EDA), como já mencionado anteriormente, é segura nesse período, desde que seja realizada sob monitoramento contínuo e emprego judicioso de sedação. Atualmente, nenhum sedativo é considerado categoria A pela FDA; os benzodiazepínicos são classificados como categoria D, e devem ser evitados pelo risco de malformações. Opções a esses fármacos na gestação incluem a meperidina (categoria C) e o propofol (categoria B).

Os bloqueadores H2 de histamina (ranitidina e famotidina) são os fármacos de primeira escolha na gestação. Embora os inibidores da bomba de prótons possam ser utilizados e tenham maior potencial de cicatrização, devem ser reservados para os casos não responsivos aos bloqueadores H2, pela maior experiência com esses últimos.

A erradicação de *H. pylori* deve ser feita após a gestação e lactação, pois os fármacos envolvidos são relativamente contraindicados para o uso durante a gravidez.

Doenças hepáticas

As doenças hepáticas são complicações raras durante o período gestacional. Entretanto, quando ocorrem, é fundamental reconhecê-las e tratá-las precocemente, pois podem implicar prognóstico ruim, tanto para a mãe quanto para o feto. Algumas doenças hepáticas são específicas da gravidez; outras podem ocorrer em não gestantes, mas nas grávidas merecem atenção especial, por serem capazes de seguir curso evolutivo diferente.

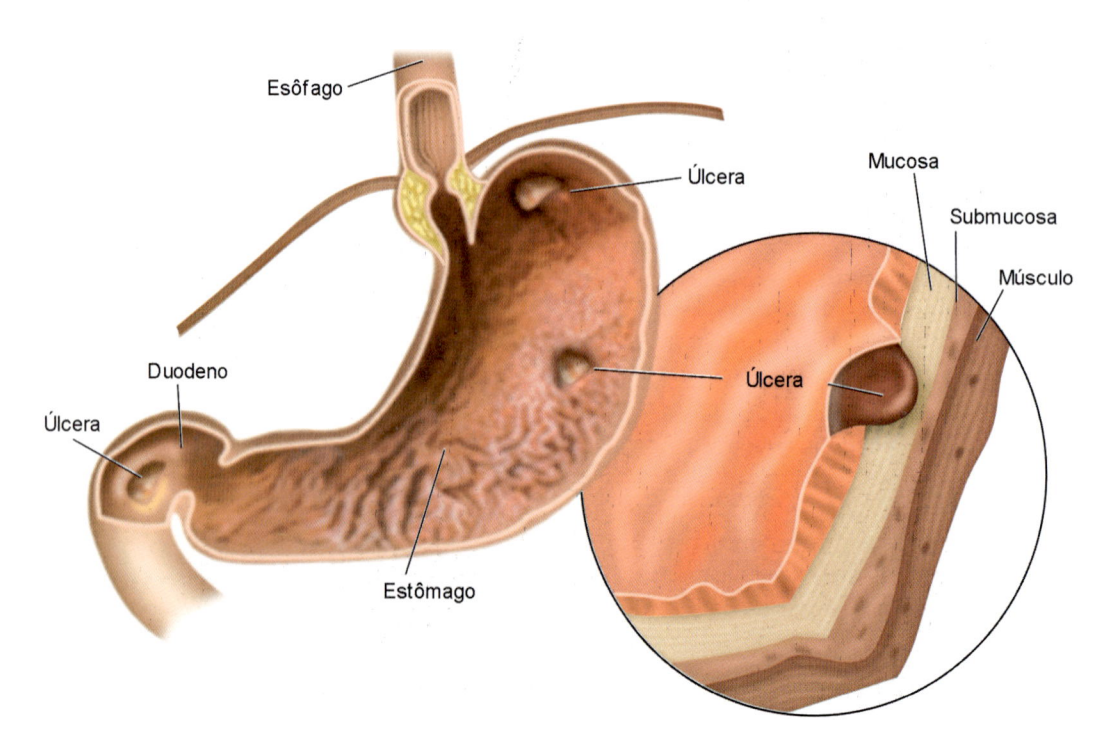

Figura 60.4 Úlcera péptica.

A idade gestacional é grande divisor de águas na avaliação da doença hepática. Auxilia no diagnóstico diferencial, já que as doenças específicas da gravidez costumam aparecer com maior ou menor frequência, de acordo com o trimestre no qual a gestante se encontra. Além disso, a conduta terapêutica pode exigir o parto imediato, de modo que a idade fetal é fundamental nessa decisão.

Em geral, o acometimento hepático na gravidez pode ser dividido em três grandes grupos:

- Doenças hepáticas específicas da gravidez, ou seja, que ocorrem exclusivamente na gestante. Esse grupo é o foco deste capítulo e inclui a colestase intra-hepática da gravidez (CIHG), a pré-eclâmpsia/síndrome HELLP e a esteatose hepática aguda da gravidez (EHAG)
- Doenças hepáticas não específicas da gravidez, mas que podem representar intercorrência médica na evolução da gestação. As hepatites virais agudas são exemplos e, em geral, têm curso semelhante ao verificado na não gestante. São exceções a hepatite E e a hepatite por herpes simples, que podem evoluir de modo fulminante em grávidas. Além disso, por ação do estrogênio na gestante, a bile torna-se mais espessa e litogênica, o que aumenta a probabilidade de doença litiásica das vias biliares, como a colecistite aguda
- Doenças hepáticas crônicas preexistentes, que podem ser diagnosticadas durante a gestação ou ter seu curso evolutivo alterado no período. Na prática clínica, essa situação não é tão frequente, já que as hepatopatias crônicas avançadas, como a cirrose hepática, cursam com baixa fertilidade. Entretanto, em casos em que o tratamento é possível, como na hepatite autoimune e na doença de Wilson, a fertilidade pode ser recuperada. Nas hepatites crônicas causadas por vírus B e C, cuidados especiais devem ser tomados, principalmente no que diz respeito à possibilidade de transmissão vertical (ver Capítulo 69).

A maioria das doenças hepáticas específicas da gravidez cursa com morbidade e mortalidade significativas para mãe e feto. Por outro lado, a maior parte das doenças hepáticas não específicas da gravidez costuma evoluir sem efeito deletério para a gestação propriamente dita.

Colestase intra-hepática da gravidez

A colestase intra-hepática da gravidez (CIHG) é a doença no fígado mais comum associada à gestação, com uma prevalência estimada de 0,3 a 5,6%. Costuma manifestar-se entre o 2º e 3º trimestres e é mais comum em mulheres com gestação múltipla, ou que tenham recebido tratamento para fertilidade. Outros fatores de risco incluem idade materna avançada, história pregressa de colestase secundária ao uso de anticoncepcional oral, história pessoal ou familiar de CIHG. Clinicamente, caracteriza-se pela presença de prurido persistente, que pode ser generalizado, mas acomete principalmente as regiões palmar e plantar, com maior intensidade no período noturno. Lesões escoriadas podem ser encontradas no exame físico. A icterícia está presente em aproximadamente 10 a 20% dos casos e, em geral, surge até 1 mês após o início do prurido. Os sintomas e as alterações sorológicas, tipicamente, desaparecem em 4 a 6 semanas após o parto.

Laboratorialmente, costuma haver elevação de aminotransferases, com valores que variam de duas a 10 vezes o limite superior da normalidade, embora padrão colestático possa estar presente, com elevação leve a moderada no nível sérico de bilirrubinas (em geral, no máximo, 6 mg/dℓ). Entretanto, o mais marcante e característico é a elevação dos ácidos biliares. Pode ser expressiva (10 a 100 vezes o limite superior da normalidade), e é, por vezes, a primeira e única alteração laboratorial encontrada.

Assim como nas demais doenças hepáticas específicas da gravidez, a biopsia hepática não costuma ser necessária. Entretanto, quando realizada, mostra sinais de colestase – dilatação de canalículos intra-hepáticos – com alterações inflamatórias parenquimatosas mínimas ou inexistentes. Faz-se necessária também investigação complementar para afastar outros diagnósticos, com sorologias para excluir hepatites virais e ultrassonografia de abdome para descartar colelitíase.

A patogênese ainda não está totalmente elucidada, mas fatores hormonais, genéticos e exógenos parecem desempenhar importante papel. A função do estrogênio está clara, em virtude de seu efeito colestático. Além disso, anormalidades no metabolismo da progesterona também parecem estar envolvidas. Da mesma maneira, são descritos casos de ocorrência familiar e associação a mutações genéticas. A doença pode recorrer em 40 a 60% das gestações futuras. Exceto pelo fato de o prurido afetar significativamente a qualidade de vida, o prognóstico materno é bom. Entretanto, é considerada gestação de risco, por haver significativo aumento na incidência de prematuridade, estresse e óbito fetal.

Uma vez firmado o diagnóstico de CIHG, baseado nos achados clínicos e laboratoriais, seu tratamento deve ser instituído, com o ácido ursodesoxicólico (UDCA) o fármaco de primeira linha, na dose de 10 a 15 mg/kg de peso materno. É considerado categoria B pela FDA, e promove o alívio sintomático, melhora dos níveis de transaminases e possivelmente melhores desfechos para o feto, por meio do aumento na expressão das bombas exportadoras de sais biliares e dos transportadores placentários de bile. UDCA é mais eficaz no controle do prurido do que a colestiramina (categoria C) ou dexametasona (categoria C); no entanto, esta última pode ser empregada, caso seja necessário, com intuito adicional de acelerar a maturidade pulmonar fetal, uma vez que as taxas de prematuridade na CIHG são altas. É importante lembrar que a doença só se resolve com o nascimento. Assim, o monitoramento fetal constante é primordial e a realização do parto deve ser indicada o quanto antes, assim que houver maturidade pulmonar.

Esteatose hepática aguda da gravidez

A esteatose hepática aguda da gravidez (EHAG) é de ocorrência rara (1:7.000 a 1:16.000 partos), mas pode determinar mau prognóstico materno e fetal, com mortalidade aproximada de 20% para ambos. Trata-se de doença hepática específica da gravidez que se caracteriza por infiltração gordurosa microvesicular dos hepatócitos, predominantemente pericentral e nas zonas 2 (região intermediária) e 3 (região periacinar, próximo à veia centrolobular, área de maior hipoxia) capaz de evoluir para falência hepática grave. Manifesta-se no 3º trimestre e acomete principalmente primíparas, gravidezes gemelares e com recém-nascidos de baixo peso. Inicialmente, os sintomas são leves e inespecíficos, como náuseas e vômitos, dor abdominal (principalmente epigástrica, mas também no quadrante superior direito), astenia e anorexia. A insuficiência hepática pode se manifestar por meio de encefalopatia, coagulopatia e hipoglicemia. Disfunção renal e pancreatite podem acompanhar o quadro. Laboratorialmente, há elevação moderada das aminotransferases (300 UI/ℓ) e da bilirrubina (< 5 mg/dℓ). Nos casos mais graves, evidencia-se alteração do tempo de tromboplastina parcial ativada (TAP) e redução do fibrinogênio, com consequente aumento dos produtos de degradação da fibrina, hipoglicemia e aumento de ureia e creatinina. A ultrassonografia abdominal, com frequência, exibe hiperecogenicidade difusa do parênquima hepático, que corrobora o diagnóstico. RM de abdome, especialmente para avaliação quanto à presença de hematomas ou ruptura hepática. O diagnóstico diferencial há de ser feito, especialmente com a pré-eclâmpsia, com ou sem síndrome HELLP, mas também com a CIHG e hepatites virais.

Sua fisiopatologia não está completamente elucidada, porém defeitos no metabolismo de ácidos graxos estão implicados. Tais pacientes apresentam uma citopatia mitocondrial causada por alteração molecular, que acarreta deficiência enzimática e implica a oxidação dos ácidos graxos. Esses ácidos graxos de cadeia longa, não metabolizados, são capazes de atingir a circulação materna e provocar hepatotoxicidade. A falha na betaoxidação dos ácidos graxos se manifesta mais pronunciadamente no final da gestação, momento em que o organismo materno é mais dependente de ácidos graxos como fonte primária de energia. Estudos recentes observaram que grávidas com fetos portadores de deficiência de enzima oxidativa, em especial da 3-hidroxiacil-CoA desidrogenase de cadeia longa (LCHAD) têm 18 vezes mais chances de desenvolver a EHAG.

O diagnóstico é pautado nos achados clínicos, laboratoriais e de imagem e, apesar de a biopsia hepática ser considerada o padrão-ouro para confirmação, raramente é realizada diante da gravidade do quadro e da necessidade de se estabilizar a gestante para antecipar o parto. Visando aumentar a acurácia diagnóstica e identificar mulheres acometidas mais precocemente, a fim de melhorar os desfechos clínicos, os critérios de Swansea foram desenvolvidos e validados em uma grande coorte no Reino Unido, e confirmaram sua boa correlação com o diagnóstico clínico de EHAG (Tabela 60.2).

A presença de, pelo menos, seis critérios se faz necessária para o diagnóstico, na ausência de outra causa concomitante.

O tratamento é de suporte, pode incluir administração de plasma fresco congelado, crioprecipitado, concentrado de hemácias e plaquetas e, nos casos que cursam com hipoglicemia grave, infusão contínua de dextrose a 10 ou 50%.

Na maioria das vezes, é necessária a interrupção imediata da gravidez, pois mesmo os casos mais brandos podem ter piora

rápida e súbita do quadro clínico. A escolha entre o parto vaginal e a cesárea não é consenso, e deve ser avaliada individualmente. O parto vaginal pode representar esforço exagerado para a mãe já debilitada e para o feto, em sofrimento. Por outro lado, a cesárea traz risco de sangramento intenso e incontrolável, em especial nas gestantes com distúrbio da coagulação e trombocitopenia.

Em geral, a recuperação da lesão hepática é vista cerca de 1 a 2 semanas após o parto. Na ausência de melhora, a avaliação para o transplante hepático deve ser iniciada para garantir melhores chances de sobrevivência. A recorrência da EHAG em gestações subsequentes está estimada em 25%.

Pré-eclâmpsia/síndrome HELLP

A pré-eclâmpsia é distúrbio multissistêmico grave, no qual o fígado também pode ser acometido, especialmente na síndrome HELLP. Por sua enorme importância em Obstetrícia foi tratada no Capítulo 29.

Doenças das vias biliares
Colelitíase e suas complicações

Os sintomas dispépticos causados pela colelitíase nas gestantes podem ser confundidos com os decorrentes da esofagite, com ou sem hérnia do hiato esofágico. Quando associados à ingesta de alimentos colecistocinéticos, ou acompanhados de crises dolorosas, com irradiação própria da cólica biliar, deve-se suspeitar da etiologia litiásica, e buscar comprová-la pela ultrassonografia abdominal.

Na litíase biliar com sintomatologia discreta, justifica-se a contemporização até que se termine a gravidez, com utilização dos recursos dietéticos e medicamentos convencionais: dieta hipolipídica e antiespasmódicos. Caso não ocorra remissão dos sintomas e haja persistência de febre, de vesícula palpável, leucocitose com ou sem neutrofilia, pode-se caracterizar a colecistite aguda, segunda causa mais comum de indicação de procedimento cirúrgico não obstétrico durante a gravidez (ver Capítulo 83).

A coledocolitíase pode levar à icterícia na gestação, com colangite, icterícia, febre, calafrios e leucocitose. A ultrassonografia é importante para o diagnóstico. A colangiografia pela ressonância magnética é diagnóstica. Na persistência do quadro clínico, a colangiopancreatografia retrógrada endoscópica pode ser indicada com objetivo de desobstruir a árvore biliar.

Os cálculos vesiculares podem migrar por entre a árvore biliar e, assim, a colelitíase representa papel patogênico relevante em alguns casos de pancreatite surgidos na gravidez. O quadro clínico inicia-se com dor intensa no epigástrio, a qual se irradia para hipocôndrios, dorso e precórdio, e adquire o caráter em barra. Náuseas, vômitos, distensão abdominal e febre podem acompanhar o quadro.

Os exames laboratoriais exibem leucocitose, e a amilase e lipase séricas são fundamentais para o diagnóstico, embora o grau de elevação em seus níveis não se correlacione com a gravidade da pancreatite aguda. Sódio, potássio, cálcio e magnésio se mostram alterados, e valores de cálcio abaixo de 7 mg/dℓ indicam prognóstico ruim.

A ultrassonografia abdominal permanece como o método mais sensível para avaliação da árvore biliar na pancreatite aguda.

Tabela 60.2 Critérios de Swansea para esteatose hepática aguda da gravidez.

- Náuseas e vômitos
- Dor abdominal
- Polidipsia/poliúria
- Encefalopatia
- Ascite ou fígado brilhante à ultrassonografia
- Disfunção renal
- Esteatose microvesicular à biopsia hepática
- Leucocitose
- Aumento dos níveis séricos de amônia
- Aumento de transaminases (ALT, AST)
- Hiperbilirrubinemia
- Hipoglicemia
- Hiperuricemia
- Coagulopatia

ALT, alanina-aminotransferase; *AST*, aspartato-aminotransferase.

Entretanto, tem sua limitação em virtude da presença excessiva de gases nas alças jejunais, e os exames ultrassonográficos devem ser repetidos para a obtenção de melhores imagens.

A radiografia simples do abdome, a tomografia computadorizada e a ressonância magnética, que delineiam o pâncreas, bem como determinam a gravidade e as complicações da pancreatite, devem ter suas indicações devidamente avaliadas.

O tratamento clínico consiste em dieta zero e hidratação venosa vigorosa (1.000 a 2.000 mℓ na 1ª hora e 200 a 300 mℓ/hora nas primeiras 24 horas), pois é capaz de prevenir isquemia pancreática, reduzindo a mortalidade e promovendo analgesia, preferencialmente com paracetamol (categoria B) ou dipirona (categoria D). O emprego de antibióticos deve ser feito somente sob indicação estrita, ao evitar as quinolonas, pelo potencial teratogênico.

Doenças Inflamatórias Intestinais

Medicamentos biológicos

O tratamento das DII com o emprego de medicamentos biológicos (inicialmente agentes anti-TNF), provocou uma dramática melhoria da qualidade de vida dos pacientes. Em razão dessa incidência em indivíduos jovens, não é de surpreender que grávidas tenham sido, inadvertidamente, expostas a tal tratamento.

Os resultados foram semelhantes aos obtidos na população normal no que concerne a abortamentos, partos prematuros e complicações durante o parto, e os autores consideram seguro o uso de infliximabe durante a gravidez. Em seis mulheres com doença de Crohn, o tratamento com infliximabe foi prescrito de modo intencional, e a segurança do medicamento foi confirmada.

Em 2005, Mahadevan et al. realizaram estudo retrospectivo em 10 gestantes, que intencionalmente receberam o medicamento como indutor de remissão, ou como fármaco de manutenção durante a gestação, e todas tiveram o período de gravidez sem intercorrências e filhos saudáveis.

Em estudo posterior (2008), Mahadevan et al. investigaram oito recém-nascidos de mães com DII (sete com doença de Crohn e uma com retocolite ulcerativa). Desses neonatos, sete mães usaram infliximabe como fármaco de manutenção, e uma como fármaco de indução da remissão, e todos cujas mães estavam em uso do medicamento receberam o ciclo de vacinas padrão nos primeiros 6 meses; amostras de sangue desses lactentes foram colhidas mensalmente até o 6º mês de vida. Os valores obtidos para as imunoglobulinas A, G e M, os títulos de anticorpos antitétano e os títulos de anticorpos anti-*Haemophilus influenzae* foram normais. Nenhum lactente apresentou qualquer tipo de déficit imunológico.

Em relação ao uso de adalimumabe, foi observado que os resultados referentes a abortamentos e defeitos congênitos não diferem dos ocorridos em população de mulheres não expostas ao medicamento.

Desde que os níveis de anti-TNF são detectados no recém-nascido, a vacina com vírus vivo deve ser evitada, no mínimo, pelos primeiros 6 meses. O tempo no qual a última dose de anti-TNF será administrada deve levar em consideração a atividade da doença materna e a transferência da substância através da placenta. No geral, os agentes anti-TNF serão descontinuados por volta de 24 a 26 semanas de gestação.

Medicamentos biológicos disponíveis

Infliximabe – anticorpo monoclonal anti-TNFα

Esse medicamento atravessa a barreira placentária e é detectado no sangue fetal até 6 meses após o parto. Agranulocitose tem sido observada em recém-nascidos que foram expostos ao infliximabe na vida intrauterina. Por essas razões, deve ser suspenso até a 30ª semana de gestação, assim como vacinas com agentes vivos só devem ser administradas nos lactentes expostos ao medicamento durante a gestação, 6 meses após o parto.

Amamentação. Pequenas concentrações de infliximabe foram notadas no leite materno em três pacientes submetidas ao tratamento com a medicação até a 24ª semana de gravidez. A maior concentração da substância foi observada 12 horas após a infusão do medicamento e até 3 dias depois.

Adalimumabe – anticorpo monoclonal anti-TNFα

Esse medicamento cruza a barreira placentária e pode ser detectado no sangue do cordão umbilical em concentrações maiores do que as observadas no soro do sangue materno. O adalimumabe pode ser medido no sangue do recém-nascido em até 11 semanas após o parto. Se o tratamento para DII é necessário durante a gestação, o adalimumabe deve ser descontinuado em até 30 semanas para diminuir a exposição do recém-nascido ao medicamento.

Amamentação. O adalimumabe é encontrado no leite materno, mas provavelmente, pouco absorvido pelo recém-nascido. A decisão sobre seu uso durante a amamentação deve ser considerada de acordo com: risco para o lactante, os benefícios da amamentação para o lactente e os benefícios do tratamento para a mãe.

Ustequinumabe – anticorpo monoclonal inibidor da antileucina 12 e interleucina 23, anticorpo monoclonal

Não há dados relativos ao uso desse medicamento durante a gestação. Estudos em animais não mostram eventos deletérios.

Amamentação. Não há dados sobre a presença do ustequinumabe no leite materno.

Vedolizumabe – anticorpo monoclonal, inibidor de molécula de adesão

Não há registros de efeitos adversos do uso de vedolizumabe em animais durante gestações. Entretanto, observa-se o transporte dos anticorpos monoclonais durante a gravidez, com o máximo atingido no 3º trimestre. Assim, a probabilidade de eventos adversos ocorrerem será maior no 2º ou 3º trimestre.

Amamentação. Não há dados relativos a concentrações de vedolizumabe no leite materno.

Bibliografia

Body C, Christie JA. Gastrointestinal diseases in pregnancy: nausea, vomiting, hyperemesis gravidarum, gastroesophageal reflux disease, constipation, and diarrhea. Gastroenterol Clin North Am. 2016;45(2):267-83.

Boregowda G, Shehata HA. Gastrointestinal and liver disease in pregnancy. Best Pract Res Clin Obstet Gynaecol. 2013;27(6):835-53.

Cullen G, O'Donoghue D. Constipation and pregnancy. Best Pract Res Clin Gastroenterol. 2007;21(5):807-18.

Dağlı Ü, Kalkan IH. Treatment of reflux disease during pregnancy and lactation. Turk J Gastroenterol. 2017;28(Suppl 1):S53-6.

Frey HA. Liver Disease in Pregnancy. Clin Obstet Gynecol. 2019;110(3):103-13.

Galvão-Alves J, Rzetelna H, Rodrigues RHR. Diarreia Aguda. In: Galvão-Alves J, Dani R (orgs.). Temas de atualização em gastroenterologia. Rio de Janeiro: Guanabara Koogan; 2018. p. 323-39.

Goel A, Jamwal KD, Ramachandran A, Balasubramanian KA, Eapen CE. Pregnancy-related liver disorders. J Clin Exp Hepatol. 2014;4(2): 151-62.

Ma K, Berger D, Reau N. Liver diseases during pregnancy. Clin Liver Dis. 2019;23(2):345-61.

Mikolasevic I, Filipec-Kanizaj T, Jakopcic I, et al. Liver disease during pregnancy: a challenging clinical issue. Med Sci Monit. 2018;24:4080-90.

Thukral C, Wolf JL. Therapy insight: drugs for gastrointestinal disorders in pregnant women. Nat Clin Pract Gastroenterol Hepatol. 2006;3(5): 256-66.

Tran TT, Ahn J, Reau NS. ACG clinical guideline: liver disease and pregnancy. Am J Gastroenterol. 2016;111(2):176-94; quiz 196.

Westbrook RH, Dusheiko G, Williamson C. Pregnancy and liver disease. J Hepatol. 2016;64(4):933-45.

Williamson C. Drugs in pregnancy. Gastrintestinal disease. Best Pract Res Clin Obstet Gynaecol. 2001;15(6):937-52.

61

Aspectos Proctológicos

Pedro Basílio

Neste capítulo são discutidas as principais doenças proctológicas que frequentemente constituem fator de grande desconforto às grávidas e puérperas.

A *doença hemorroidária* é a afecção anal mais frequente. Acomete cerca de 70% de toda a população em algum período da vida e, na gravidez, tem sua incidência aumentada. A constipação intestinal, o maior esforço evacuatório e a dificuldade do retorno venoso pélvico pelo aumento do útero gravídico são fatores de risco para a doença. A trombose hemorroidária atinge até 20% das puérperas. Na gravidez, o tratamento consiste basicamente em medidas conservadoras. O tratamento com agentes venotônicos mostrou-se seguro para mãe e concepto. Quando esses cuidados não resultam em alívio do quadro e a paciente persiste sintomática, a opção é um pequeno procedimento que pode ser realizado sob anestesia local, conhecido como trombectomia. Em geral, os sintomas regridem após o puerpério, não necessitando de tratamento cirúrgico suplementar.

Fissuras anais costumam causar dor incisiva e localizada. Surgem após evacuação difícil, de fezes com consistência endurecida, e se manifestam por meio de ardor e sangramento. São definidas como uma rachadura ou laceração no ânus. Em geral, sangram menos do que as hemorroidas e ardem mais. Podem estar acompanhadas de prurido, especialmente no período subagudo ou cicatricial. A fissura anal é incomum na gravidez; no período pós-parto, porém, ela incide em cerca de 9% das mulheres. De modo geral, a hipertonia esfincteriana se apresenta como substrato etiológico das fissuras anais, em coexistência com evacuações mais endurecidas e desidratadas.

A infecção sexualmente transmissível mais prevalente ocorre pelo papiloma-vírus humano (HPV), acometendo de 10 a 60% das mulheres com vida sexual ativa. Na gestação, a incidência de *condilomas anais* varia entre 11,6 e 51,7%. Alterações vaginais próprias da gravidez, como aumento da concentração de glicogênio e estrogênio local, criam um ambiente propício à proliferação do HPV. O tratamento químico mais indicado nessa fase é o ácido tricloroacético. A excisão cirúrgica ou a eletrocauterização nas lesões mais extensas são os métodos mais seguros e eficientes. As lesões menores são bem controladas com tratamento tópico.

Abscessos perianais surgem da conjunção da depleção da imunidade do indivíduo com um processo infeccioso que se origina nas criptas anais e atinge os planos gordurosos subjacentes, formando lojas com conteúdo purulento. Dor perineal e febre são os sintomas mais frequentes. O tratamento é invariavelmente cirúrgico. Antibióticos devem ser utilizados com critério, conforme a gravidade do caso. A drenagem desses abscessos pode resultar em perpetuação de trajeto fistuloso, convertendo-se em uma fístula anorretal. Nesse caso, o tratamento definitivo deve ser postergado.

Episiotomias e lesão esfincteriana merecem atenção por parte dos obstetras. Nos EUA, ainda se pratica com frequência a episiotomia mediana, responsável por um elevado número de lesões esfincterianas. Nos casos em que a lesão ocorre, se faz mister a reconstrução esfincteriana imediata ou tardia. Os resultados, bem como o diagnóstico, devem ser estudados principalmente por ultrassonografia endoanal e manometria anorretal.

As *doenças inflamatórias intestinais* são responsáveis por significativos problemas durante a gravidez, com aumento nas taxas de prematuridade, recém-nascidos de baixo peso, partos cesáreos e anomalias congênitas. Não se pode negligenciá-las no momento de planejar uma gestação.

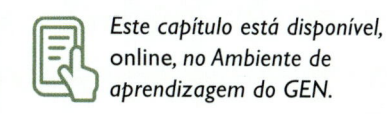

Este capítulo está disponível, online, no Ambiente de aprendizagem do GEN.

62

Doenças Neurológicas

Sergio Pereira Novis
Ricardo Novis
Maria Lucia Vellutini Pimentel

Epilepsias

As epilepsias constituem frequente alteração neurológica encontrada em obstetrícia, ocorrendo de três a cinco vezes em cada 1.000 gestantes. Antiga e útil é a subdivisão das epilepsias em dois grupos: sintomáticas e essenciais. As primeiras, também chamadas secundárias, geralmente estão relacionadas a foco lesional (p. ex., tumores e hematomas), e são, algumas vezes, passíveis de tratamento cirúrgico. As essenciais, conhecidas como primitivas ou criptogenéticas, são resultantes de disfunção paroxística de determinadas estruturas do sistema nervoso central, em especial da *formatio reticularis*, daí serem denominadas centrencefálicas.

Em face de paciente com crises convulsivas, a conduta clínica deve ser a seguinte:

- Anamnese rigorosa, indagando a doente e seus familiares sobre os pormenores das crises: de quanto tempo datam, como se iniciam, sua exteriorização, a evolução, a duração, o término, os eventuais pródromos, os sintomas associados, o periodismo e as manifestações intercríticas
- Exame neurológico apurado, procurando desvendar eventual alteração do sistema nervoso; seguir completa investigação clínica
- Exames complementares pertinentes: eletroencefalogramas, tomografia computadorizada do crânio, ressonância magnética, *SPECT*.

Em cerca de 25% dos casos de epilepsias, o eletroencefalograma poderá ter resultado normal nos períodos intercríticos, mesmo após a sensibilização da paciente, e poderá revelar ondas de amplitude e frequência anormais sem que a mulher sofra de qualquer manifestação epiléptica. Não obstante, esse exame complementar é de grande valia clínica, pois há certos padrões eletroencefalográficos que correspondem a formas clínicas peculiares de epilepsias.

É importante distinguir, no ciclo gravídico-puerperal, entre as convulsões da eclâmpsia e as das epilepsias. Sem dúvida, a existência de crises anteriores e de alterações eletroencefalográficas prévias facilita a diferenciação. Na eclâmpsia, as crises devem estar acompanhadas dos outros sintomas componentes da síndrome.

No que se refere à influência da gravidez sobre as epilepsias, são contraditórias as opiniões. Existem estudos que mostram aumento da incidência das crises na gestação, enquanto outros revelam redução. O aumento de frequência poderia ser em virtude do uso inadequado das doses dos anticonvulsivantes, ou sua total supressão, motivados pelo receio de que tais fármacos possam exercer efeitos teratogênicos no concepto. Além disso, pode haver aumento do *clearance* dos fármacos, com redução de seus níveis séricos. Por outro lado, a menor incidência de crises poderia decorrer da maior regularidade com que a grávida se impõe no uso dos medicamentos antiepilépticos. Para os casos em que as manifestações epilépticas se tornem mais comuns durante a gestação, mesmo que o esquema terapêutico não tenha sido modificado, a explicação do fato poderia estar na maior retenção de água e de sódio, com baixa das cifras de magnésio e cálcio no sangue, certa tendência à hiperventilação e alterações hormonais.

Habitualmente, as epilepsias não interferem na gravidez, a não ser que ocorra estado de mal epiléptico, situação rara, porém potencialmente grave, capaz de causar anoxia intensa, com eventual sofrimento do feto. Mesmo assim, não há, em geral, indicação para interromper a gestação, nem risco de enfermidade congênita; ademais, os fetos gerados em tais circunstâncias nascem inteiramente normais.

Admite-se que o maior risco para o concepto não decorra, diretamente, das crises convulsivas, e sim da terapêutica. Entre os fármacos desaconselhados, o ácido valproico demonstra o maior risco. O uso de carbamazepina e lamotrigina é considerado de risco menor. A lamotrigina, contudo, tem maior risco de alterações de sua concentração sanguínea.

Sempre que possível, deve-se tratar a grávida epiléptica apenas com um anticonvulsivante, o que diminui a possibilidade de riscos para o produto conceptual. Estudos de revisão concluem que a politerapia apresenta risco duas vezes maior de malformações em comparação com a monoterapia. Acredita-se que os recém-nascidos cujas mães foram tratadas com barbitúricos e/ou fenilidantoínas apresentem tendência a sangramento, o que decorreria da redução dos níveis de vitamina K, razão pela qual se aconselha que, em tais casos, sejam aplicadas injeções da referida vitamina, na mãe e no recém-nato, para diminuir o risco de hemorragia. Se essa complicação ocorrer mesmo com a reposição de vitamina K, deve-se tratar o recém-nato com transfusões de plasma fresco congelado.

Cumpre lembrar, como indispensável, que se faça periodicamente a avaliação dos níveis sanguíneos dos anticonvulsivantes usados, a fim de evitar que sejam ingeridas doses excessivas, o que aumentaria o risco de toxicidade assim como a administração de subdoses carrega risco iminente de crises. O risco de malformação é dose-dependente. É imperioso, também, que a paciente seja submetida, mensalmente, a exames de sangue (hemograma) e, a cada 3 meses, à prova de função hepática. Recomenda-se que, além do monitoramento periódico do nível sérico do anticonvulsivante, sejam realizadas pesquisas laboratoriais de marcadores bioquímicos de anormalidades fetais, tais como alfafetoproteína, e que sejam feitos exames ultrassonográficos reveladores de alterações do desenvolvimento adequado do concepto. O emprego concomitante de ácido fólico por via oral, na dose de 5 a 10 mg/dia, durante toda a gestação, contribui para reduzir o risco de malformações fetais induzidas pelos anticonvulsivantes. Nas mulheres epilépticas em idade fértil, tal reposição deve anteceder a concepção. O ideal é que se consiga obter da paciente epiléptica adequado planejamento familiar, para que se possa, em tempo hábil, adequar a terapêutica.

Todos os medicamentos antiepilépticos são teratogênicos (fenitoína, carbamazepina, valproato). Embora o período de maior risco de teratogenicidade seja o 1º trimestre, a exposição aos anticonvulsivantes impacta o desenvolvimento fetal e o neurodesenvolvimento durante toda a gravidez (Tomson et al., 2019). É oportuno lembrar que os barbitúricos foram considerados, por muito tempo, praticamente desprovidos de ação teratogênica, o que, na realidade, não ocorre. Ultimamente, vem sendo descrito número crescente de casos nos quais foi usada monoterapia com barbitúricos, do que resultou o aparecimento de diversos tipos de anomalias fetais. Os efeitos teratogênicos estão relacionados à presença de malformações maiores ou menores, alterações dismórficas possivelmente associadas ao crescimento intrauterino restrito (CIR) e retardo no desenvolvimento, além de comprometimento cognitivo e comportamental.

As malformações estão localizadas no coração, sistema urinário e lábio (fenda labial e palatina). Os maiores riscos estão associados ao valproato (síndrome do valproato), quando utilizado em altas doses e em esquemas de politerapia. O valproato e a carbamazepina apresentam risco de defeitos do tubo neural (DTN), por isso a recomendação de utilizar altas doses de ácido fólico (4 a 5 mg/dia) no início da gravidez, embora não haja evidência de que essa profilaxia reduza a incidência da malformação. As taxas de hemorragia neonatal estão aumentadas nos fetos expostos *in utero* a antiepilépticos como fenitoína, carbamazepina, valproato e fenobarbital.

Dos fármacos recentes (lamotrigina, gabapentina, oxcarbazepina, topiramato e levetiracetam), os mais bem estudados na gravidez são a lamotrigina e a oxcarbazepina, que apresentam boa tolerância e controle eficiente da convulsão. A oxcarbazepina está relacionada à ocorrência de hiponatremia, e a dosagem periódica do sódio se faz necessária. Por vezes, a suspensão do fármaco se impõe em caso de hiponatremia persistente. O risco de malformação é baixo na monoterapia com a lamotrigina (1,8 a 3,0%) e na monoterapia com o levetiracetam (0,7 a 2,9%), quando comparado ao valproato (6,7 a 10,3%) ou ao fenobarbital. A associação de baixa dose de valproato com outro medicamento antiepiléptico acarreta menor risco de malformação fetal em comparação a doses altas de valproato em monoterapia (Tomson et al., 2019). Medicamentos antiepilépticos de segunda geração, como lamotrigina, levetiracetam e oxcarbazepina, durante a gestação, estão associados a menor risco de efeitos fetais adversos, e seu uso está mais indicado diante dos riscos maiores causados pelo valproato.

Em conclusão, recomendações para reduzir o risco de teratogênese com os antiepilépticos incluem: (1) sempre abordar o tema da gravidez em mulheres epilépticas em idade fértil; (2) avaliar, antes da gravidez, a possibilidade de reduzir ou suspender o tratamento; (3) esquema terapêutico monoterápico, com a menor dose possível; (4) evitar o uso de valproato, usá-lo apenas se não houver outro fármaco adequado e, se for o mais apropriado, planejar dose inferior a 1.000 mg/dia; (5) doses elevadas de suplementação com ácido fólico (5 a 10 mg/dia), com início antes da gravidez e uso nos primeiros meses; (6) vitamina K por via oral diária nas últimas 4 semanas da gravidez e injeção intramuscular de vitamina K no recém-nascido.

A gestação só ocorreria quando houvesse correto controle das crises, mantido diálogo com o obstetra, o neurologista e a paciente.

Cefaleia

A cefaleia é sintoma extremamente frequente na população em geral, e não é diferente nas gestantes. Devem-se diferenciar as cefaleias primárias (enxaquecas, cefaleia de tensão, *cluster* etc.) das secundárias (relativas a outras doenças que se manifestam por dor de cabeça, como tumores intracranianos, sinusopatias etc.).

A enxaqueca é prevalente entre as mulheres e costuma existir antes da gravidez – crises anteriores semelhantes são relatadas pela paciente, o que facilita o diagnóstico. Na gestação, costuma haver diminuição na frequência das crises. Serva et al. (2011), após a observação de 686 gestantes com diagnóstico prévio de enxaqueca com e sem aura, concluíram que as crises com aura diminuíram 20,7% no 1º trimestre, 58,6% no 2º trimestre e 65,5% no 3º trimestre. Entre as pacientes com enxaqueca sem aura, a redução foi de 35,4%, 76,8% e 79,3%, respectivamente, em cada trimestre. Porém, algumas grávidas sofrem com aumento da frequência e intensidade das crises de dor, assim como a gestação pode, em algumas mulheres, ser a única fase da vida em que ocorre dor de cabeça. No início do puerpério pode haver um aumento na frequência das crises, que se normalizam após as primeiras semanas. A amamentação não interfere na quantidade de crises.

A enxaqueca é a principal causa de cefaleia intensa em grávidas. A dor caracteriza-se por ser pulsátil, hemicraniana, embora as dores holocranianas não sejam raras e são acompanhadas de náuseas/vômitos, foto e fonofobia, piorando com a movimentação e o esforço físico. A duração média das crises é de 4 a 72 horas. Algumas são acompanhadas de sintomas neurológicos focais (visuais, motores ou sensoriais) transitórios, com 5 a 60 minutos de duração, conhecidos como aura. A aura da enxaqueca é a principal causa de sintoma neurológico focal na grávida.

O surgimento de cefaleia inédita, de forte intensidade ou de caráter progressivo, que fuja dos padrões das cefaleias primárias, é importante sinal de alerta e deve ser investigado com exames de neuroimagem. Ressonância magnética sem contraste pode ser realizada com pouco risco durante a gestação, já tomografia computadorizada deve ser evitada, assim como o uso de gadolínio, por motivo de efeitos embriocidas (Burch, 2019).

Robbins et al. (2015) relataram que 35% das grávidas investigadas para enxaqueca apresentavam cefaleia secundária. A enxaqueca é um fator de risco para o desenvolvimento de trombose venosa cerebral, acidente vascular encefálico (AVE) e pré-eclâmpsia. A pré-eclâmpsia pode, também, ter como primeira manifestação a cefaleia. Os tumores intracranianos e as tromboses venosas cerebrais são importantes causas de cefaleia secundária em gestantes. Na gravidez, a cefaleia de tensão é prevalente, porém de intensidade menor. As crises devem ser tratadas, preferencialmente, com analgésicos (paracetamol) e/ou anti-inflamatórios, observada a segurança de uso durante a gestação. A sumatriptana é um agonista serotoninérgico com potente ação nas crises de enxaqueca. Inicialmente contraindicado em grávidas, foi classificado pela FDA como categoria C; estudos recentes mostram segurança em seu emprego durante a gestação. Os antieméticos (metoclopramida, por exemplo) ajudam na melhora da crise.

Quando as crises se tornam frequentes e/ou incapacitantes, deve-se fazer tratamento preventivo. Nas grávidas e nas mulheres em fase de amamentação, os bloqueadores de canais de cálcio são boa opção, em especial a flunarizina. A dose recomendada é de 5 a 10 mg/dia. Os betabloqueadores são de igual eficácia e segurança; deve-se observar, porém, o risco de hipotensão.

No pós-parto, a cefaleia provocada pela hipotensão liquórica, pós-raquianestesia, caracteriza-se por ser, eminentemente, ortostática. A dor costuma desaparecer com o decúbito. Quando o repouso absoluto associado à hidratação vigorosa não resolve o sintoma, o *blood patch* é a melhor opção. A hipotensão liquórica provocada pela raquianestesia pode complicar-se com crises convulsivas e deve fazer parte do diagnóstico diferencial de eclâmpsia tardia, principalmente em puérperas que não desenvolveram hipertensão arterial e/ou edema. Exames de neuroimagem podem, em casos mais graves, revelar hematoma subdural bilateral.

Tumores intracranianos

Primitivos ou secundários, os tumores intracranianos não são comuns no período etário em que a gravidez geralmente ocorre. Figura como a quinta causa de morte por câncer nas mulheres entre 20 e 39 anos. Estatísticas mostram, em média, três casos de tumores cerebrais malignos para cada 100.000 nascidos vivos. Não obstante, qualquer tipo histopatológico de tumor cerebral pode coexistir com a gestação. Os tipos de tumores cerebrais mais encontrados na grávida são, em ordem decrescente de frequência: gliomas, 32%; meningiomas, 29%; neurinoma do acústico, 15%; astrocitomas do cerebelo, 6%. As demais variedades são raras.

A sintomatologia clássica desses tumores, com síndrome de hipertensão intracraniana (cefaleia, vômitos, edema de papila), não costuma ser modificada pela gravidez. Os vômitos, que muitas vezes iniciam o quadro clínico das neoformações intracranianas, e também as convulsões e as alterações fundoscópicas resultantes podem ser considerados, erroneamente, decorrentes da gravidez. Vômitos prolongados, em gestação normal, podem levar à suspeita de hipertensão intracraniana sucundária a um tumor cerebral. É importante fazer o diagnóstico precoce da lesão cerebral no curso da gravidez, e deixar de atribuir-lhe fenômenos que são independentes.

Vômitos e náuseas podem surgir na grávida. Os que decorrem da gestação geralmente são mais acentuados nas primeiras semanas e desaparecem em seguida, enquanto os que estão relacionados com a hipertensão intracraniana não têm preferência por qualquer fase da gravidez e costumam intensificar-se durante sua evolução.

Do mesmo modo, podem surgir crises convulsivas decorrentes da eclâmpsia ou da existência de tumor cerebral. As crises focais ou localizadas são mais frequentes em casos de tumores e, geralmente, são acompanhadas de outros sintomas e sinais de hipertensão intracraniana. Em pacientes com eclâmpsia, coexistem edema, hipertensão arterial e proteinúria.

O exame neurológico minucioso, na maioria dos casos, esclarece o problema, mas os exames de neuroimagem, em especial a ressonância magnética, devem ser realizados em toda suspeita clínica de tumor intracraniano. O uso de gadolínio na gravidez deve ser evitado, em virtude do possível efeito teratogênico, a não ser que a indicação clínica seja essencial.

A gestação pode exercer influência sobre alguns tumores intracranianos. A gravidez e o puerpério são suscetíveis de agravar ou influenciar a evolução desses tumores, em decorrência da hipervascularização que acompanha a gestação (p. ex., hemorragia intratumoral). Isso ocorreria especialmente em tumores muito vascularizados, como é o caso dos meningiomas, padrão esse não observado em mulheres não grávidas. Outros tipos de tumor, os neurinomas do acústico, angiomas, adenoma da hipófise e craniofaringeomas, cujo crescimento se processa habitualmente durante vários anos, podem aumentar ou diminuir de volume, respectivamente, na segunda metade da gravidez e no puerpério, com a correspondente intensificação e atenuação dos sintomas neurológicos. Admite-se que isso está relacionado à coexistência de maior ou menor edema cerebral, bem como ao predomínio de determinados hormônios femininos no período da gestação ou do puerpério. No que concerne a tumores de evolução mais rápida, como ocorre em certos tipos de gliomas, a gravidez pode acelerar seu crescimento e transformá-los em gliomas de maior grau e, portanto, de pior prognóstico.

A existência de neoplasma intracraniano geralmente não interfere na evolução da gravidez nem influencia o desenvolvimento do feto, a não ser que sua localização e tamanho comprometam a vida materna. Um estudo inglês recente relaciona o tempo de abordagem dos tumores com a idade gestacional. Lesões malignas diagnosticadas no 2º ou início do 3º trimestre devem ser operadas, com o intuito de levar a gestação a termo após o procedimento. A partir da 34ª semana, interrompe-se a gestação, por meio de cesariana, e aborda-se a lesão cerebral em seguida. No 1º trimestre de gestação o aborto deve ser considerado, respeitadas as leis de cada país. O mesmo estudo ressalta, porém, a necessidade de avaliar cada caso de maneira individualizada e multidisciplinar.

Em uma grávida com tumor intracraniano, neurologista e obstetra devem, em conjunto, decidir sobre os métodos de propedêutica neurocirúrgica e sobre a necessidade de intervir durante a gestação. O mesmo raciocínio aplica-se aos tratamentos adjuvantes.

Com relação ao tratamento medicamentoso das neoplasias cerebrais em pacientes grávidas, cabe lembrar que a ocorrência frequente de crises convulsivas como manifestação clínica desses tumores obriga ao uso de fármacos antiepilépticos, que seguem os mesmos cuidados descritos no tópico sobre as epilepsias. O edema cerebral que acompanha os tumores cerebrais costuma responder bem ao uso de corticosteroides. Seu emprego, além de aliviar os sintomas de hipertensão intracraniana, possibilita, por vezes, aguardar tempo hábil para que a gestação chegue ao momento adequado para interrupção, com concepto viável. Não se pode, no entanto, menosprezar a possibilidade de efeitos colaterais da corticoterapia, como hipertensão arterial, hiperglicemia, miopatia, insônia, ganho de peso, osteoporose, úlcera péptica e alterações fisiológicas.

A radioterapia é o método terapêutico utilizado no tratamento de tumores malignos cerebrais e eventualmente de alguns tumores benignos. Seus malefícios para o feto são muito importantes se realizada no 1º trimestre da gestação. Em muitos países, onde a interrupção da gestação é prevista não somente quando há risco materno, mas também na eventualidade de deformidades fetais, esse seria motivo de abortamento terapêutico. Técnicas mais modernas de radiocirurgia com aplicação de doses menores e mais concentradas (*gammaknife*) permitem, por vezes, seu emprego na gestação com baixo risco para o feto. Seu uso, porém, só deve ser realizado em casos específicos, com interação permanente do oncologista, obstetra e médico nuclear.

Lynch et al. (2007), entre nós, apresentam série de 10 casos de tumor cerebral e gravidez. O momento mais adequado para a realização da craniotomia para a remoção do tumor irá depender da gravidade do quadro neurológico, do tipo histológico presumível da lesão e da idade gestacional (Figuras 62.1 e 62.2).

Hemorragia intracraniana

Embora rara durante a gravidez, 0,002 a 0,05% de todas as gestações, a hemorragia intracraniana (hemorragia subaracnóidea e/ou hemorragia parenquimatosa) acarreta elevada morbidade e mortalidade e ocorre preferencialmente no final da gestação e nas primeiras semanas do puerpério (Lynch et al., 2007). A mortalidade materna é elevada, varia entre 35 e 80% e corresponde

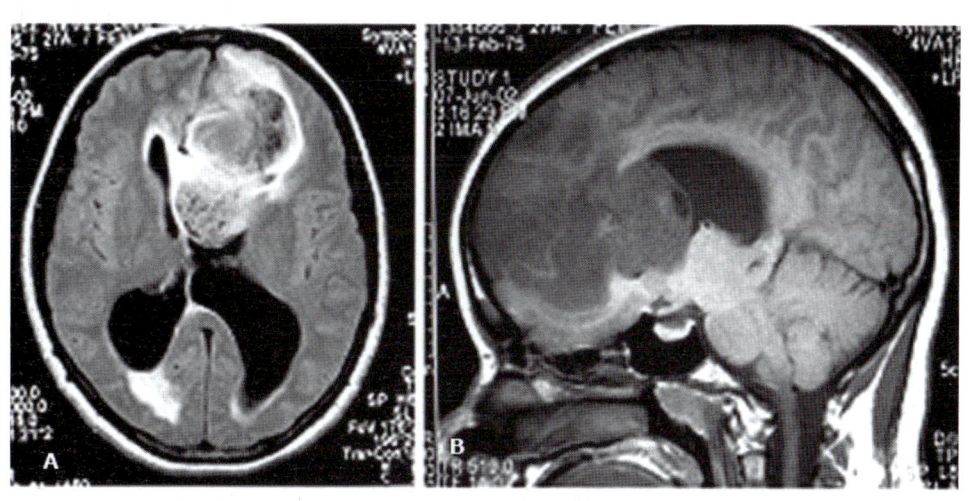

Figura 62.1 RM com corte axial em *flair* e sagital em T1 com contraste: volumosa formação expansiva intra-axial no lobo frontal esquerdo, invadindo a metade do ventrículo lateral homolateral e estendendo-se ao *genu* do corpo caloso, caracterizada por hipossinal heterogêneo em T1 (A) e heterogêneo no *flair* (B). Pouca captação após injeção do meio contraste.

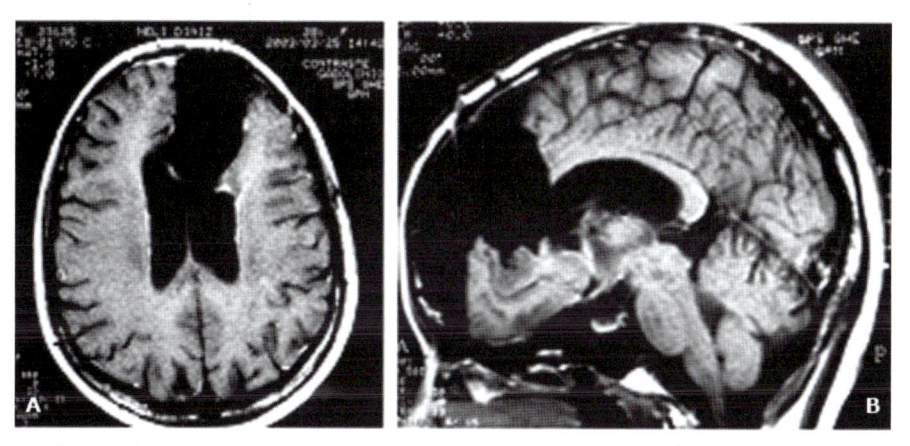

Figura 62.2 RM após a ressecção cirúrgica. Sequência em T1 com contraste. Cortes axial (A) e sagital (B). Observa-se volumosa cavidade, com densidade liquórica ocupando o lobo frontal esquerdo e sugerindo remoção cirúrgica total da lesão previamente descrita. Recidiva após 2 anos.

a 4 a 12% de todos os óbitos maternos. Lynch et al. (2007) descreveram uma série de quinze pacientes grávidas, das quais treze apresentaram sangramento durante a gravidez e duas, no puerpério. Sete pacientes desenvolveram hemorragia subaracnóidea (HSA); três, hemorragias parenquimatosas; e as outras cinco, a combinação de ambas. Em cinco pacientes, o sangramento era proveniente de aneurisma e, em seis, de malformação arteriovenosa (MAV). Quatro gestantes desenvolveram eclâmpsia. A mortalidade materna foi de 20%, e a fetal, de 33%. Concluíram que, quando a causa do sangramento é proveniente de ruptura de aneurisma, deve-se realizar a oclusão cirúrgica ou embolização endovascular durante a gravidez; se a hemorragia decorrer de MAV, o melhor tratamento ainda não está estabelecido, e a decisão deve ser multidisciplinar, ao envolver neurologista, anestesista, neurocirurgião e neurorradiologista.

Trombose venosa cerebral

A trombose venosa cerebral é uma condição rara na população em geral, com uma incidência anual de 5:1.000.000 pessoas, que ocorre em 0,004 a 0,001% das gestações. Está relacionada, por vezes, a hemorragias cerebrais decorrentes da estase venosa com aumento da pressão intracraniana.

O aparecimento de cefaleia súbita, acompanhada de sinais de hipertensão intracraniana e, por vezes, de crises convulsivas ou de sinais neurológicos focais, obriga a investigação da trombose venosa cerebral. A angiorressonância de crânio serve como método inicial; a angiografia digital pode ser utilizada em casos selecionados. Por ser uma condição clínica rara e ter uma apresentação clínica variada, a demora no diagnóstico pode acarretar um pior prognóstico. É importante pensar nessa possibilidade nas gestantes que evoluem com cefaleia no puerpério como diagnóstico diferencial de eclâmpsia ou cefaleia pós-raquianestesia, condições muito mais comuns.

Feito o diagnóstico, a anticoagulação deve ser iniciada, com heparina de baixo peso molecular, que não atravessa a placenta e evita efeitos adversos teratogênicos. A resolução costuma ocorrer de maneira satisfatória. Nos casos em que a anticoagulação não seja eficaz, e o quadro neurológico evolua com deterioração, está indicada a trombólise. As pacientes devem permanecer anticoaguladas pelo período de 6 meses e serem acompanhadas, por motivo do risco de sangramento. Felizmente, é raro o risco de recorrência em gravidez subsequente (Shah et al., 2014).

Apesar da possibilidade de etiologia hormonal, os eventos trombóticos durante a gestação, parto ou puerpério imediato estão muito relacionados às trombofilias hereditárias, especialmente à resistência à proteína C ativada. Ao se estudarem mulheres que sofreram trombose venosa durante a gestação ou o puerpério, 40% apresentaram a presença dessa anormalidade, em comparação a somente 5% na população em geral. Essa pesquisa é necessária para que sejam julgados os casos que deverão permanecer anticoagulados além do prazo padrão.

Tromboflebites intracranianas

São raras, com uma ocorrência em cada 1.000 partos. As que aparecem durante a gestação são bem menos frequentes do que as que ocorrem no puerpério.

Na verdade, a explicação de muitas crises convulsivas e hemiplegias observadas após o parto depende de embolias arteriais e de eclâmpsias tardias.

As tromboflebites intracranianas de maior interesse em Obstetrícia, que representam as habitualmente encontradas durante a gravidez e o puerpério, são a trombose primitiva do seio sagital (ou seio longitudinal superior) e das veias corticais do cérebro.

As tromboflebites intracranianas são classificadas em três grupos: (1) as do seio lateral ou transverso, que geralmente decorrem de infecção crônica da orelha média, da mastoide ou do osso temporal e que se iniciam com dores no ouvido e na mastoide, seguidas de cefaleia e, às vezes, de edema de papila; (2) as do seio cavernoso, que habitualmente decorrem da infecção do osso etmoide, do esfenoide, dos seios maxilares ou da pele em torno do olho e do nariz e cursam, em geral, com febre, sinais de toxemia, proptose, edema de pálpebra e do nariz e oftalmoplegia; e (3) as do seio longitudinal superior, que se manifestam clinicamente por convulsões unilaterais, perturbações do campo visual e síndrome de hipertensão intracraniana.

Ao aparecerem em um período que, habitualmente, varia de algumas horas a várias semanas após o parto, as tromboflebites cerebrais do puerpério manifestam-se por sintomas inespecíficos e por sintomas e sinais propriamente neurológicos. Os primeiros são representados por febre, cefaleia, vômitos, transtornos mentais e turvação da consciência que pode chegar ao coma. Os últimos podem ser de caráter uni ou bilateral, às vezes "em báscula" (quando é acometido o seio longitudinal superior), ou de natureza focal. Entre eles estão as hemiplegias, as monoplegias, as disfasias, as apraxias e a hemianopsia homônima.

Muitas vezes, existem crises convulsivas, em geral localizadas, do tipo parcial motora, abrindo o quadro clínico. Não é raro que as convulsões se apresentem generalizadas desde o início. O exame do fundo dos olhos pode revelar edema de papila.

Dentre os exames complementares, os de maior importância são os seguintes: líquido cefalorraquidiano (que se apresenta hipertenso, e pode ser hemorrágico ou xantocrômico), eletroencefalograma e ressonância magnética, especialmente a angiorressonância.

O tratamento atual resume-se em três itens:

- Uso de antibióticos, quando houver infecção concomitante, feito de modo racional, ao se escolherem os mais eficientes contra a infecção em causa. Quando esta não puder ser identificada, devem-se utilizar os chamados "antibióticos de largo espectro"
- Emprego de anticoagulantes; o que deve ser feito especialmente se coexistir flebite em membros inferiores e pelve
- Uso de anticonvulsivantes; nos casos de crises convulsivas subentrantes, deve-se utilizar a hidantalização por via venosa, com rigoroso controle do nível sérico do anticonvulsivante.

A importância do emprego concomitante de antibiótico e anticoagulantes está bem definida nos estudos. A mortalidade foi de 70% nos pacientes não tratados, caindo para 37% nos que usaram apenas antibióticos e para apenas 7% nos que também receberam medicação anticoagulante.

O advento do estudo dos vasos arteriais e venosos intracranianos pela angiorressonância, método inócuo durante a gravidez, facilitou sobremodo o diagnóstico preciso dessa condição.

Coreias gravídicas

As coreias são hipercinesias caracterizadas pelo aparecimento de movimentos involuntários, arrítmicos, irregulares, rápidos, mais ou menos amplos, sem finalidade, ilógicos, desordenados, conscientes e sem localização precisa que se exteriorizam no repouso ou durante a execução de atos voluntários e desaparecem durante o sono. Elas exacerbam, porém, com as emoções, a bipedestação e a marcha e podem surgir nas extremidades, mormente em seus segmentos proximais, na face e até mesmo no tronco.

Nos pacientes coreicos, é comum a coexistência de diminuição do tônus muscular.

A par dos movimentos involuntários e da hipotonia muscular, são encontrados distúrbios do comportamento, indocilidade e desatenção.

É hábito subdividir as coreias em generalizadas ou localizadas, conforme surgem em todo o corpo ou predominam apenas certas regiões. Entre as coreias, há as chamadas hemicoreias, que se apresentam em apenas uma metade do corpo, e as monocoreias, confinadas unicamente a um membro, com as subdivisões braquial e crural.

É praxe, também, classificar as coreias, de acordo com sua evolução, em agudas e crônicas. Dentre as primeiras, sobressaem, por sua importância, a coreia de Sydenham e a coreia gravídica; das últimas, a mais importante é a coreia familiar de Huntington.

A coreia de Sydenham é de natureza infecciosa. Acredita-se que ela ocorra pelos mesmos tipos de estreptococos causadores da febre reumática, uma vez que há íntimas relações entre as duas enfermidades. É síndrome que acomete, sobretudo, crianças, e que ocorre em mais de 80% dos casos entre as idades de 5 e 14 anos; é duas a três vezes mais frequente no sexo feminino que no masculino.

Chama-se coreia gravídica ao aparecimento de hipercinesias em apreço nas grávidas. Tal eventualidade, de observação rara (1:3.000), manifesta-se principalmente em jovens primigestas, geralmente durante os primeiros meses de gravidez. Entretanto, há casos em que a sintomatologia surge na segunda gestação ou mesmo em gestações subsequentes; também pode iniciar-se na última metade da gravidez.

A expressão coreia gravídica significa a variedade de coreia que aparece durante a gravidez, e não tipo especial, de causa determinada. Durante longo tempo, discutiu-se a etiologia da *chorea gravidarum*. Admite-se haver relações estreitas entre ela e a coreia de Sydenham, porquanto essa variedade seja referida como antecedente em cerca de 30 a 70% dos casos de coreia gravídica. Existem casos em que a síndrome aparece pela primeira vez durante a gestação. Mesmo assim, pode ser considerada variante de coreia de Sydenham, especialmente se coexistirem manifestações articulares ou cardíacas da febre reumática.

Cerca de 20% das pacientes com coreia da gravidez são adolescentes (menos de 19 anos); essa faixa etária é relevante no desenvolvimento da doença. Uma vez que a gravidez na adolescência é evento frequente em nossos dias, poder-se-ia esperar um aumento na incidência de coreia na gravidez, não fosse a diminuição drástica da febre reumática no século XIX.

As coreias que se apresentam na gestação decorrem de infecções, toxinas, certos medicamentos (p. ex., metoclopramida), distúrbios vasculares, alterações imunológicas e distúrbios endócrinos. Elas constituem o grupo que se denomina *coreias secundárias*. Aqui se salientam, pela frequência, as causadas por estreptococos do grupo A, o que justifica sua incursão em pacientes com manifestações articulares e/ou cardíacas da febre reumática. Entre os medicamentos que podem causar o aparecimento de coreia estão os anticonvulsivantes, as pílulas anticoncepcionais, as anfetaminas, os sais de lítio e os antidepressivos tricíclicos.

A sintomatologia dessa modalidade de hipercinesia é a mesma da coreia de Sydenham, porém, de regra, mais acentuada. São comuns, na variedade gravídica, perturbações mentais. No que concerne à evolução da *chorea gravidarum*, certos fatos merecem ser referidos: a elevada incidência do chamado estado de mal coreico, a maior probabilidade de recidivas em futuras gestações e a frequente ocorrência de abortamentos.

Um relato de caso mostra que a coreia pode ser manifestação inicial de síndrome de anticorpo antifosfolípido. Tal condição deve ser pesquisada nas gestantes que desenvolvem esse movimento involuntário.

O prognóstico da coreia gravídica geralmente é favorável, os sintomas desaparecem espontaneamente, antes do término da gravidez, em cerca de 1/3 dos casos, ou após o parto, nos 2/3 restantes. O feto, habitualmente, nada sofre. O tratamento consiste em repouso, sedativos, antibióticos e corticosteroides. Os tranquilizantes do grupo das fenotiazidas (clorpromazina) costumam dar bons resultados. Entre os antibióticos, a penicilina deve ser usada de preferência, porquanto é o mais ativo contra o estreptococo beta-hemolítico. Na atualidade, tem sido empregado, com bom resultado, o ácido valproico para remissão do movimento anormal. Cabe, no entanto, advertir sobre os eventuais riscos para o feto, decorrentes do uso desse fármaco, sabidamente teratogênico (defeitos do tubo neural, cardiovasculares, vias urinárias, dismorfismo facial, hidrocefalia e braquicefalia). Boa opção pode estar no uso de baixas doses de um bloqueador de receptor dopaminérgico (haloperidol 0,5 mg/dia). Só em casos excepcionais é indicado o abortamento terapêutico.

O futuro reprodutivo dessas pacientes deve ser abordado por ocasião da revisão puerperal. Sabe-se que a coreia pode desenvolver-se em decorrência das alterações hormonais, possivelmente de natureza estrogênica, vigentes na gravidez. Assim, poder-se-ão encontrar coreias recorrentes em novas gestações.

Ghanem (1995) relatou caso de uma paciente com quatro episódios de coreia na gravidez, cujo único comemorativo desfavorável foi o desenvolvimento de quadro psicótico agudo na recorrência, o que também foi recentemente relatado por Brockington (2006) e Caviness e Muenter (1991), que descreveram interessante caso de paciente que apresentou coreia na gravidez quando jovem e recorrência aos 61 anos, após uso de creme vaginal contendo estrogênio conjugado tópico, o que ilustra a mediação do estrogênio na gênese da doença. Em mulheres que desejarem contracepção efetiva, deve-se evitar uso de anovulatórios hormonais, pelo risco aumentado de coreia recidivante; o mesmo raciocínio vale para a terapia hormonal no climatério.

Ao se considerar que em 50% dos casos de coreia gravídica há uma etiologia definida, como febre reumática, síndrome do anticorpo antifosfolípido, lúpus eritematoso sistêmico, vasculite do sistema nervoso central, AVE, malformação arteriovenosa, tireotoxicose, uso de drogas ilícitas, doença de Wilson e coreia de Huntington, ampla investigação diagnóstica deve ser realizada nessas pacientes, para que a causa subjacente seja tratada adequadamente (Robottom e Weiner, 2011).

Outros movimentos anormais

As pacientes gestantes podem apresentar movimentos anormais de modalidade diversa sem que o fato esteja relacionado com a gestação, como o espasmo hemifacial, o torcicolo espasmódico e as distonias focais tarefa-específicas, como a mogigrafia. Na atualidade, o tratamento dessas condições é feito com a infiltração local de toxina botulínica. Não há contraindicação para seu emprego em gestantes.

A síndrome das pernas inquietas, caracterizada por importante desconforto dos membros inferiores associado à necessidade de sua mobilização quando em repouso, representa relevante causa de distúrbios do movimento na grávida. Sua incidência varia de 10 a 34% em diferentes séries. A diminuição dos níveis de ferro/ferritina, elevados níveis de estrogênios, alterações do metabolismo do cálcio e vitamina D estão entre as principais hipóteses do aumento dessa condição no período gestacional. Não é rara a presença de casos semelhantes na família. Os sintomas estão relacionados com o repouso e são significativa causa de insônia. O médico deve questionar as gestantes com queixa de insônia sobre a presença de dores e cãibras em membros inferiores no período noturno. Manconi et al. (2004), em um longo estudo em grávidas e puérperas, observaram que os sintomas surgem ou se exacerbam no 3º trimestre da gravidez e remitem no 9º mês ou após o parto. O tratamento, quando indicado, deve levar em consideração os riscos para o feto. Nos casos de deficiência de ferro, a reposição venosa traz resultados promissores. A pregabalina na dose de 75 mg tem importante papel sintomático.

Movimentos distônicos caracterizados por contração muscular involuntária repetitiva, que acarretam movimentos de torção ou posturas anormais, são o resultado da co-contração dos músculos agonistas e antagonistas. Na gravidez, o surgimento de movimentos distônicos pode estar associado ao uso de medicamentos antieméticos, principalmente no 1º trimestre da gravidez. Na maioria dos casos, esses sintomas são de curta duração e se resolvem espontaneamente. *Distonia gravidarum* refere-se à distonia que surge durante a gravidez, sem causa aparente, e que desaparece logo antes ou logo após o parto. O tratamento se faz com agentes dopaminérgicos; o uso de levodopa/carbidopa na gravidez é classificado como classe C. A toxina botulínica também está indicada no tratamento das distonias focais, porém não há estudos controlados em humanos que validem sua segurança. Em ratos, o uso de altas doses de toxina botulínica acarretou baixo peso ao nascimento e atraso na ossificação. O tratamento com estimulação cerebral profunda (DBS) não demonstrou riscos às mulheres grávidas.

Poli e mononeuropatias

As polineuropatias são síndromes decorrentes de causa geral (distúrbios metabólicos, intoxicações, infecções etc.) caracterizadas pelo comprometimento de vários nervos periféricos, simultaneamente, com sintomatologia bilateral, habitualmente simétrica. É corrente classificá-las: (1) segundo a evolução, em agudas, subagudas e crônicas; (2) consoante o predomínio dos sintomas, em motoras, sensitivas e mistas; (3) segundo o sítio predominante da lesão, em axonais, desmielinizantes ou mistas.

A eletroneuromiografia é importante ferramenta diagnóstica, e deve ser realizada em todos os casos suspeitos de acometimento do sistema nervoso periférico. Atualmente, diz-se que nenhum paciente com sintomas sugestivos de acometimento periférico está totalmente examinado sem a eletroneuromiografia.

A sintomatologia resulta de distúrbios, em grau maior ou menor, das funções dos nervos: perturbações motoras, sensitivas e reflexas, hipotonia muscular, alterações tróficas, vasomotoras, da excitabilidade elétrica e da velocidade de condução motora e/ou sensitiva dos nervos lesados.

Não obstante haver, na literatura neurológica antiga, referências a polineuropatias no curso da gravidez, pode-se afirmar que, na realidade, elas são raras, sobretudo em países onde se dá cuidadosa assistência às gestantes, ao proporcionar-lhes dieta adequada e suplementação vitamínica. As polineuropatias acometem, principalmente, grávidas desnutridas, alcoólatras, diabéticas e carentes de vitaminas, sobretudo do complexo B. A reposição vitamínica é imperativa nesses casos; opta-se preferencialmente pela via parenteral, com aplicações intramusculares periódicas.

Não existe um tipo de polineuropatia que se possa considerar específico ou dependente da gestação. Prefere-se denominá-las polineuropatias na gravidez em vez de polineuropatias da gravidez.

A polineuropatia diabética, por exemplo, é uma forma comum de acometimento neurológico em pacientes diabéticos. Sua incidência é tempo-dependente, e ela ocorre em 7% dos pacientes no 1º ano de doença, enquanto 50% dos diabéticos apresentam tal condição após 25 anos do diagnóstico. Logo, o diabetes gestacional não costuma evoluir com polineuropatia. Em contrapartida, as pacientes previamente diabéticas, no período gestacional, podem evoluir com agravamento dos níveis glicêmicos e consequente agravamento neuropático.

A síndrome de Guillain-Barré é forma grave de polirradiculoneuropatia aguda, inflamatória, imunomediada, de predomínio motor, simétrico, com fraqueza ascendente, que acomete os quatro membros e pode levar à tetraplegia. Os nervos cranianos e a musculatura respiratória podem, também, ser envolvidos, com necessidade de intubação orotraqueal, ventilação mecânica e passagem de sonda enteral para alimentação. Cerca de 2/3 dos pacientes relatam um quadro infeccioso 2 a 4 semanas antes, com sintomas gripais e gastrintestinais. Os agentes mais frequentemente relacionados à síndrome de Guillain-Barré são *Mycoplasma pneumoniae*, *Campylobacter jejuni*, *Cytomegalovirus* e Epstein Bar vírus. Atualmente, com a epidemia do Zika vírus, houve um aumento importante da incidência de Guillain-Barré, porém não se sabe se as gestantes são mais suscetíveis a manifestar a doença. O exame do liquor tem aspecto característico, com aumento das proteínas, sem alterações da celularidade (dissociação albuminocitológica). É rara entre as gestantes, com uma incidência de 1,2 a 1,9/100.000 casos/ano. Ocorre principalmente no 3º trimestre e nas primeiras 2 semanas do pós-parto. Entretanto, pode acarretar graves sintomas maternos; foi registrada mortalidade de 7% entre as mulheres grávidas, comparada a menos de 5% entre as não grávidas. A demora do diagnóstico durante a gestação ou no pós-parto imediato relaciona-se à inespecificidade dos sintomas, e o diagnóstico deve ser considerado nas gestantes com queixas de fraqueza, cansaço, formigamento nos dedos e falta de ar. As grávidas apresentam problemas respiratórios mais sérios, e, se houver a necessidade de ventilação mecânica, o risco de parto prematuro é maior.

Saliente-se que a síndrome de Guillain-Barré pode ter como fatores desencadeantes procedimentos cirúrgicos. Assim, o parto cesáreo pode aumentar a chance de ocorrência da síndrome. A interrupção da gestação não produz melhora no quadro clínico. Não há riscos evidentes para o concepto, por isso não é necessário o aborto terapêutico. O tratamento consiste na realização de plasmaférese ou infusão de imunoglobulina humana intravenosa. A eficácia dos métodos é semelhante, e dá-se preferência pela última nas gestantes, pela maior facilidade e menor índice de complicações. Trabalhos mostram baixo ou nenhum risco para o feto relacionado ao tratamento.

A par das polineuropatias, a gestante está sujeita a sofrer duas outras neuropatias: a síndrome do túnel do carpo e a meralgia parestésica. Trata-se, habitualmente, de mononeuropatia, embora por vezes possam apresentar-se bilateralmente. A primeira decorre de compressão do nervo mediano no nível do punho e manifesta-se por dores e parestesias na área cuja sensibilidade é dada pelo nervo. Podem coexistir fraqueza na oponência do polegar correspondente e discreta atrofia da região do tenar. As perturbações sensitivas predominam à noite e frequentemente acordam as pacientes. O uso de imobilizadores de punho pode reduzir os sintomas. Toda sintomatologia, habitualmente, desaparece com o término da gravidez. Se não ocorrer melhora, a cirurgia descompressiva pode ser indicada. Já a meralgia parestésica resulta da compressão do nervo femorocutâneo em qualquer segmento de seu longo trajeto. Caracteriza-se por dores, parestesia e hipoestesia objetiva no território de distribuição sensitiva do referido nervo, isto é, na face lateral da coxa. A sintomatologia também costuma desaparecer após o parto.

Entre as neuropatias cranianas que ocorrem durante a gestação, a mais frequentemente encontrada é a paralisia facial periférica, ou paralisia de Bell. Esta acomete a musculatura de toda uma hemiface. Atualmente, recomenda-se o tratamento com corticoide oral. Até pouco tempo, recomendava-se o uso de antivirais como aciclovir e valaciclovir, pela possibilidade de etiologia herpética. Entretanto, seu uso hoje restringe-se a pacientes com lesões herpéticas associadas à paralisia ou com história prévia de infecção pelo vírus.

Vale ressaltar a possibilidade de ocorrência das plexopatias lombossacras, decorrentes do parto vaginal, em especial naqueles com passagem de fórceps. A paciente apresenta, no pós-parto, fraqueza na distribuição do ciático, em especial no trajeto dos fibulares, com dificuldade na marcha e pé caído. Os sintomas costumam desaparecer após 2 semanas. Estima-se a ocorrência de um caso a cada 2.000 partos.

A fisioterapia motora é indispensável em todas as formas de neuropatias com sintomas motores citadas neste capítulo.

Esclerose múltipla

A esclerose múltipla (EM) é uma doença crônica desmielinizante e degenerativa do sistema nervoso central (SNC) que predomina em adultos jovens, entre 20 e 40 anos de idade, período que coincide com o de maior número de gestações. A doença é a principal causa de incapacidade de origem não traumática nessa faixa etária, é mais frequente em mulheres que em homens (2:1) e mais comum em brancos; é rara entre negros e asiáticos. Ela prevalece em regiões de clima temperado e cursa com diferentes graus de incapacidade. Portanto, fatores genéticos e ambientais estão envolvidos em sua etiopatogenia.

No Brasil, sua prevalência é baixa, 5 a 20/100.000 habitantes. Estima-se, no mundo, a presença de 2,3 milhões de pacientes afetados.

A EM é doença imunológica, com características autoimunes; as células T e as células B estão envolvidas em sua fisiopatologia. O meio ambiente exerce fator de gatilho em indivíduo geneticamente predisposto a essa condição. Os avanços na genética revelaram uma associação da esclerose múltipla com antígeno leucocitário humano (HLA)-DRB1 e com fatores ambientais, o que demonstra que a exposição ao vírus Epstein-Barr, o fumo, a deficiência de vitamina D, a obesidade e a alimentação estão associadas à maior prevalência da doença.

Caracteriza-se patologicamente pela presença de placas de desmielinização no SNC e, clinicamente, pela ocorrência de surtos,

com sintomas e sinais que decorrem da disfunção de nervos e vias ópticas, do cérebro, cerebelo, do tronco cerebral e da medula espinal, bem como pela progressão do comprometimento neurológico. Embora a doença seja de curso crônico, três fases evolutivas são descritas: a fase de alto risco, a fase remitente recorrente e a fase progressiva. A maioria dos pacientes (85%) apresenta a forma recorrente-remitente, caracterizada por disfunção neurológica intercalada com períodos de inatividade, e 15% apresentam a forma progressiva primária, com piora gradual dos sintomas, com ou sem surtos, que está associada a menos inflamação. Em 2013, Lublin et al. definiram novos fenótipos da esclerose múltipla com relação à evolução, ao considerar a atividade da doença com base na taxa de surtos e lesões à ressonância magnética e sua progressão, facilitando o entendimento da doença em cada indivíduo. Portanto, o acompanhamento desses pacientes deve ser feito com ressonância magnética anual.

Muito variável é a exteriorização clínica da EM; há, entretanto, certos sintomas e sinais que são mais frequentemente observados: diplopia, nistagmo, disartria, ataxia, paraplegia, tremores, paresia de nervo craniano, dores e distúrbios esfincterianos. Raramente existem convulsões, bem como outros sintomas decorrentes de disfunção da substância cinzenta, embora atualmente seja bem conhecido o comprometimento da substância cinzenta na esclerose múltipla, deixando de ser uma doença exclusivamente da substância branca do SNC. O comprometimento da substância cinzenta profunda está relacionado e contribui significativamente para o acúmulo da incapacidade clínica, e esse processo de degeneração anterógrada e retrógada é observado em áreas de maior concentração de ferro.

Desde 1868, quando Charcot descreveu o primeiro caso de EM, diferentes critérios diagnósticos foram definidos. Com o melhor conhecimento da doença, esses critérios favoreceram o diagnóstico mais precoce e o pronto início do tratamento específico, o que diminui a evolução da incapacidade. Nos critérios diagnósticos de 2017, são considerados as manifestações clínicas, os achados da ressonância magnética do crânio e a presença de bandas oligoclonais no líquido cefalorraquidiano. O diagnóstico da esclerose múltipla é feito, habitualmente, pelo aparecimento, em adultos jovens, de sintomas visuais, cerebrais, cerebelares, tronculares, medulares, em combinações variáveis, que evoluem por surtos na maioria das vezes. Não existem exames de laboratório cujos resultados confirmem ou neguem o diagnóstico. O exame de imagem padrão-ouro para o diagnóstico de esclerose múltipla é a ressonância magnética. A tomografia computadorizada do crânio, feita com aparelhos de última geração, mais sensíveis, se usado o dobro da quantidade de contraste habitual, pode revelar a presença de placas de desmielinização em alguns casos. Na ressonância magnética, as lesões localizam-se preferencialmente nas regiões periventriculares, com distribuição característica, perpendicular aos ventrículos, denominadas dedos de Dawson (Figura 62.3).

Outras áreas de acometimento se localizam nas regiões justacortical, infratentorial, medular e cortical. O diagnóstico por imagem é feito quando se pode observar distribuição no tempo e no espaço, isto é, quando houver lesões típicas da esclerose múltipla localizadas em duas ou mais áreas preferenciais, sintomáticas ou não, e quando houver, dentre elas, lesões captantes de gadolínio. Estudos dos potenciais evocados sensoriais, visuais e auditivos são capazes de revelar a existência de importantes disfunções neurológicas em casos incipientes, oligossintomáticos ou duvidosos, de esclerose múltipla. Ampla investigação dos possíveis diagnósticos diferenciais é imprescindível para a conclusão diagnóstica.

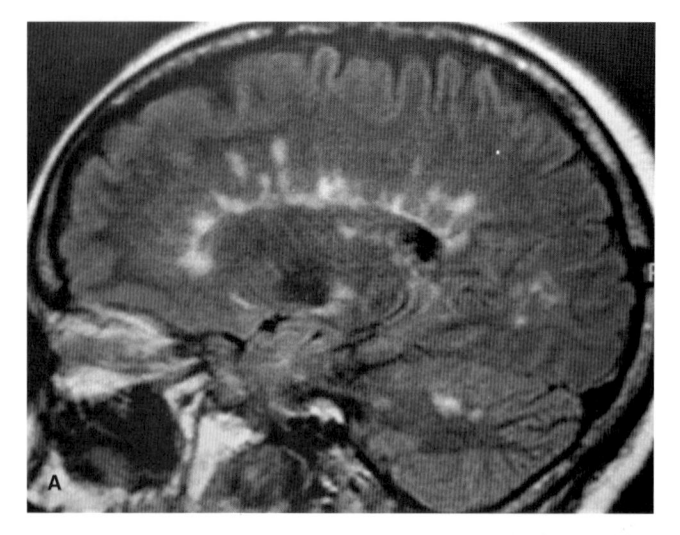

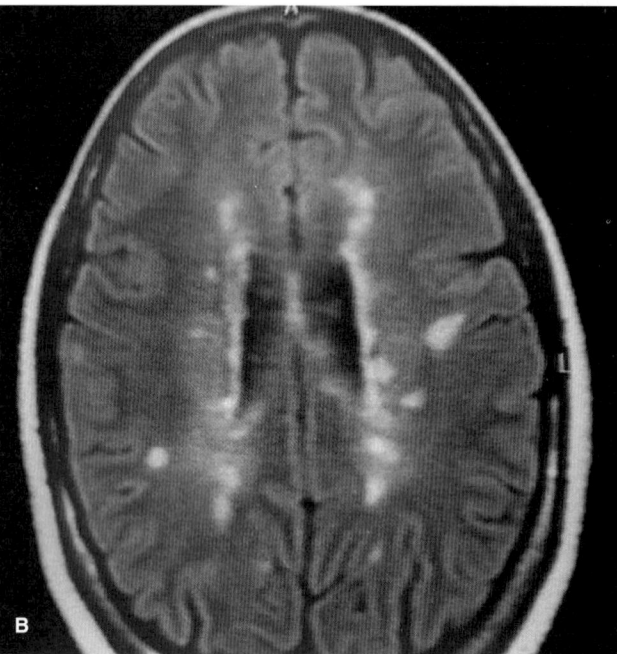

Figura 62.3 Ressonância magnética do crânio nos planos sagital e axial, em *flair*, com inúmeras lesões hiperintensas, periventriculares, com aspecto levemente ovalado, localizadas na interface calosa septal, perpendiculares ao corpo caloso (dedos de Dawson), características das lesões desmielinizantes, perivenulares da esclerose múltipla. Observam-se lesões infratentoriais no corte sagital.

O tratamento divide-se entre a terapêutica dos surtos, a prevenção de novos surtos e o retardo na evolução da doença. Nos períodos de surtos, utilizam-se habitualmente corticosteroides. A forma mais eficaz é a pulsoterapia com metilprednisolona venosa, na dose de 1 g/dia durante 3 dias; repete-se o procedimento após 4 dias de intervalo. Podem ser feitos quatro a cinco pulsos de metilprednisolona, na dependência da remissão ou não dos sintomas. A pulsoterapia é, sempre que possível, a primeira opção terapêutica dos surtos. Nos casos resistentes aos corticosteroides, ou nas contraindicações a seu uso, a escolha recai sobre a imunoglobulina humana intravenosa, na dose de 0,4 g/kg/dia, durante 5 dias consecutivos. Em alguns casos específicos de alta frequência de surtos, alguns autores defendem o uso profilático da imunoglobulina no puerpério imediato.

As primeiras substâncias modificadoras da história natural da doença surgiram na década de 1990, para a forma recorrente-remitente da doença e, desde então, várias outras medicações, de maior eficácia, foram aprovadas pela FDA e, no Brasil, pela Anvisa. Os primeiros fármacos injetáveis, interferonas IA, beta-interferonas Ia e Ib e acetato de glatirâmer, com mais de 20 anos de uso, são eficazes na redução do número de surtos por ano, na proporção de cerca de 30%. Sua segurança na gravidez é desconhecida, e elas devem ser descontinuadas durante a gestação. Anticorpos monoclonais de aplicação intravenosa têm sido utilizados nos casos de falha terapêutica aos imunomoduladores. O natalizumabe é o primeiro anticorpo monoclonal aprovado para as formas recorrentes-remitentes. Seu uso na gestação está contraindicado, mas não é necessário, porém, aborto em mulheres que tenham descoberto a gravidez durante o uso da medicação. Outro anticorpo monoclonal, aprovado mais recentemente, foi o ocrelizumabe, o primeiro medicamento indicado para o tratamento das formas secundariamente progressivas da EM. Seu uso é intravenoso, com ciclos a cada 6 meses. O alentuzumabe, um anticorpo monoclonal para uso intravenoso a cada ano (geralmente são necessárias apenas duas doses), está indicado para as formas graves da doença como tratamento de escalonamento, nos casos de falha terapêutica a outras substâncias, ou como tratamento indutor, nas formas agressivas da doença; depois é substituído por medicamentos menos potentes. O fingolimode é a primeira medicação de uso oral para a doença. Seu mecanismo de ação se baseia na diminuição de linfócitos circulantes, ao mantê-los armazenados nos linfonodos. Em estudo comparativo com a betainterferona, o fingolimode teve maior eficácia. Por falta de estudos de segurança, esse fármaco não deve ser usado na gestação. Outras medicações orais aprovadas posteriormente são a teriflunomida (14 mg/dia), como primeira linha, o fumarato de dimetila (240 mg, 2 vezes/dia), como segunda linha e, mais recentemente, a cladribina (3,5 mg/kg, dois ciclos curtos de 5 dias, com intervalo de 1 ano entre eles), como fármaco indutor e para os casos agressivos de EM. Cada medicação oral tem suas peculiaridades e indicações, que não cabem neste capítulo. Entretanto, é importante salientar que embora para uso oral, essas são medicações que necessitam de um acompanhamento clínico e laboratorial. É importante saber que a primeira dose do fingolimode precisa ser administrada em uma unidade fechada, com monitoramento cardíaco durante 6 horas e uma equipe de cardiologia presente, em razão dos riscos de alterações importantes do ritmo cardíaco, e é necessário um período de *wash-out* de 2 a 3 meses. A teriflunomida pode persistir no sangue por até 2 anos, e, em caso de gravidez, o *wash-out* é feito com colestiramina ou carvão ativado. Em relação à cladribina, é importante salientar que homens que fazem uso dessa medicação somente poderão engravidar mulheres 6 meses após a suspensão do tratamento. Pacientes em idade fértil portadoras de esclerose múltipla, que serão submetidas a um dos tratamentos descritos anteriormente, são orientadas a manter eficiente tratamento contraceptivo, de preferência com anovulatórios orais associados à contracepção de barreira.

Em certos casos, podem-se empregar imunossupressores, como a azatioprina ou a ciclofosfamida, para evitar a ocorrência de surtos graves. Não se deve, no entanto, esquecer de que o emprego desses fármacos em gestantes é sempre acompanhado de risco para o concepto. A azatioprina parece ter menor teratogenicidade, por isso deve ser o fármaco de escolha nas gestantes com indicação de imunossupressão.

Tratamentos sintomáticos para as sequelas neurológicas, incluindo o tratamento reabilitador, devem fazer parte do acompanhamento dessas pacientes.

A esclerose múltipla não altera a evolução da gravidez nem perturba o trabalho de parto. Não há evidências de que a gravidez seja fator desencadeante da doença, nem que agrave sua evolução. Durante o período da gestação, as recidivas são menos frequentes; o início e a piora do quadro clínico podem ocorrer nos primeiros 3 meses após o parto. Apesar desse aumento da incidência de surtos no puerpério, acompanhamentos a longo prazo não revelam influência da gestação na evolução da doença. A amamentação não interfere na incidência de surtos e, nos dois primeiros meses do puerpério, diminui o risco de recidivas. No caso da retomada da medicação por pacientes em tratamento prévio, algumas medicações são contraindicadas. Deve-se avaliar cada caso com relação à gravidade da doença e a necessidade da reintrodução do tratamento para orientar as mães quanto à amamentação.

Miastenia *gravis*

A miastenia *gravis* é condição mórbida importante. Trata-se de doença autoimune, decorrente da produção de anticorpos antir-receptores pós-sinápticos de acetilcolina, que agem diretamente na placa motora dos músculos esqueléticos e levam à fraqueza muscular evidenciada aos esforços. Após período de repouso do músculo, habitualmente a força retorna ao normal. A fraqueza pode ser limitada a grupos musculares específicos (músculos oculares, faciais e bulbares) ou ser generalizada. É muito grave quando se instala a insuficiência respiratória, que necessita de su-porte ventilatório, com atendimento especializado em unidades de terapia intensiva. A gravidez é sempre intercorrência signifi-cativa na mulher miastênica. O curso da doença pode alterar-se durante a gestação e ser diferente nas gestações subsequentes. Aproximadamente 1/3 das pacientes sofre aumento da fraque-za muscular durante o ciclo gravídico-puerperal. Habitualmente, ocorre piora no 1º trimestre, com melhora nos dois últimos. Re-gistram-se casos de pacientes que obtêm completa remissão dos sintomas no último trimestre; não é raro, no entanto, o agrava-mento dos sintomas após o parto. Esses fatos indicam que a mu-lher miastênica, ao engravidar, precisa receber atenções especiais no pré-natal, e o parto há de ser feito em ambiente adequado para o atendimento imediato às complicações que possam ocor-rer, especialmente a insuficiência respiratória causada por crise miastênica.

Apesar de não haver envolvimento da musculatura uteri-na no processo miastênico, o esforço desenvolvido durante o parto pode aumentar a fraqueza da musculatura esquelética e precipitar situações graves de insuficiência respiratória. O parto transpélvico é viável, mas deve-se ponderar, em alguns casos, a indicação de cesariana. Uma preocupação importante é a mias-tenia neonatal transitória decorrente da transferência passiva dos anticorpos antirreceptores de acetilcolina através da placenta.

O tratamento da *miastenia gravis* na gestante é mais com-plexo. Os anticolinesterásicos, úteis no combate ao fenômeno miastênico, podem ser usados, pois interferem pouco na contra-ção uterina. A ocorrência da êmese gravídica pode, no entanto, prejudicar sua adequada absorção. A dose empregada, bem como o momento adequado de sua administração, varia de paciente a paciente, na busca do melhor resultado. Na maior parte dos casos, associam-se a esses fármacos agentes imunossupressores, o que deve ser feito com critérios na gestante. A corticoterapia e a azatioprina são os agentes de escolha. Nas crises miastênicas, a imunoglobulina humana intravenosa e a plasmaférese são as melhores opções.

A pesquisa de timoma e/ou a presença de hiperplasia tímica deve ser feita com tomografia ou ressonância de mediastino. A timectomia, se indicada, deve ser realizada após o parto. Exceção deve ser feita nos casos de timomas malignos.

Em resumo, pode-se dizer que haverá tratamento para cada paciente, tão mais agressivo quanto mais graves os sintomas. Com vigilância permanente para as complicações e atenção para os efeitos colaterais dos medicamentos, as grávidas com miastenia poderão completar a gestação, o trabalho de parto e o puerpério com segurança.

Síndrome leucoencefalopática posterior reversível

A síndrome leucoencefalopática posterior reversível ocorre em razão de edema vasogênico, nas regiões posteriores do encé-falo, por falência na autorregulação da circulação arterial, em virtude de crises agudas de hipertensão arterial. Na gravidez, o quadro tem sido descrito junto a episódios agudos de eclâmp-sia. O quadro clínico caracteriza-se pelo aparecimento súbito de cefaleia, confusão mental, crises convulsivas e dificuldade visual, caracterizada por cegueira cortical; é grave e necessita de ime-diato reconhecimento para tratamento adequado. O exame de imagem, especialmente a ressonância magnética do crânio, é esclarecedor da possibilidade diagnóstica. A presença de edema da substância branca, distribuída, sobretudo, nos territórios pos-teriores, sugere fortemente a hipótese diagnóstica. A presença de áreas hiperintensas em T2 e *flair* nas regiões subcorticais dos lobos occipitais e parietais posteriores e isointensas em difusão caracteriza a condição (Figura 62.4). Após 2 semanas de tratamento adequado, há redução significativa das lesões, e a paciente evolui para a cura.

Essa síndrome tem sido descrita também como relacionada ao uso de substâncias citotóxicas ou quimioterápicas, como a ciclosporina, muito usada para a prevenção da síndrome de re-jeição em pacientes submetidos a transplante de órgãos. A en-cefalopatia hipertensiva é também responsável por alguns casos da síndrome.

O tratamento consiste no emprego de medicamentos que combatam adequadamente a crise hipertensiva, diuréticos os-móticos e anticonvulsivantes. Seu adequado reconhecimento é fundamental, a fim de possibilitar a reversão do quadro clínico ao corrigir o fator causal. O tratamento da eclâmpsia contribui para a resolução do quadro neurológico.

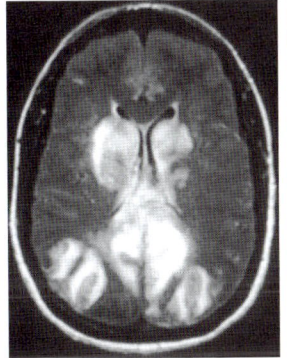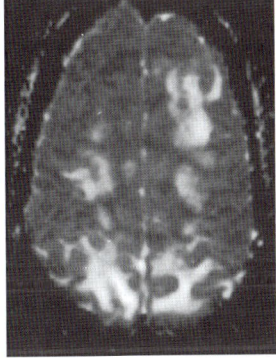

Figura 62.4 Mulher de 30 anos com confusão mental, cefaleia e crises con-vulsivas. Crise hipertensiva grave. (Cortesia do Dr. Romeu Domingues, Multi-Imagem.)

Bibliografia

Acheson J, Malik A. Cerebral venous sinus thrombosis presenting in the puerperium. Emerg Med J. 2006;23:e44.

Airas L, Jalkanen A, Alanen A, Pirttilä T, Marttila RJ. Breast-feeding, post-partum and prepregnancy disease activity in multiple sclerosis. Neurology. 2010;75(5):474-6.

Airas L, Saraste M, Rinta S, et al. Finnish Multiple Sclerosis and Pregnancy Study Group. Immunoregulatory factors in multiple sclerosis patients during and after pregnancy: relevance of natural killer cells. Clin Exp Immunol. 2008;151:235-43.

Alberti A, Venti M, Biagini S. Headache and cerebral vein and sinus thrombosis. Front Neurol Neurosci. 2008;23:89-95.

Bahrami MH, Rayegani SM, Fereidouni M, Baghbani M. Prevalence and severity of carpal tunnel syndrome (CTS) during pregnancy. Electromyogr Clin Neurophysiol. 2005;45:123-5.

Battino D, Tomson T. Management of epilepsy during pregnancy. Drugs. 2007;67:2727-46.

Bhuiyan MS, Chapman M, Chan KG. Epidural blood patch for post dural puncture headache in early pregnancy. Int J Obstet Anesth. 2008;17:89-90.

Bordelon YM, Smith M. Movement disorders in pregnancy. Semin Neurol. 2007;27:467-75.

Boughammoura-Bouatay A, Hizem Y, Chebel S, Frih-Ayed M. Guillain-Barré syndrome and pregnancy. Rev Med Interne. 2005;26:325-6.

Brandes JL. Headache related to pregnancy: management of migraine and migraine headache in pregnancy. Curr Treat Options Neurol. 2008;10:12-9.

Briember HR. Neuromuscular diseases in pregnancy. Semin Neurol. 2007;27:460-6.

Brockington I. Psycosis complicating chorea gravidarum. Arc Womens Ment Health. 2006;9:113-4.

Brodkorb E, Reimers A. Seizure control and pharmacokinetics of antiepileptic drugs in pregnant women with epilepsy. Seizure. 2008;17:160-5.

Bronstein MD. Prolactinomas and pregnancy. Pituitary 2005;8:31-8.

Buraga I, Popovici RE. Multiple sclerosis and pregnancy: current considerations. ScientificWorldJournal. 2014:513160.

Burch R. Epidemiology and treatment of menstrual migraine and migraine during pregnancy and lactation: a narrative review. Headache. 2019;60:200-16.

Cardoso F. Chorea gravidarum. Arch Neurol. 2002;59:868-70.

Caviness JN, Muentner MD. An unusual cause of reccurrent chorea. Mov Disord. 1991;6:355-7.

Dahl J, Myhr KM, Daltveit AK, Gilhus NE. Pregnancy, delivery and birth outcome in different stages of maternal multiple sclerosis. J Neurol. 2008;255:623-7.

De Las Heras V, De Andrés C, Téllez N, Tintoré M; EMPATIE Study Group. Pregnancy in multiple sclerosis patients treated with immunomodulators prior to or during part of the pregnancy: a descriptive study in the Spanish population. Mult Scler. 2007;13:981-4.

Ducray F, Colin P, Cartalat-Carel S, et al. Rev Neurol (Paris). 2006;162(3):322-9.

Eisenchenk S. Treatment with oxcarbazepine during pregnancy. Neurologist. 2006;12:249-54.

Elwatidy S, Jamjoom Z, Elgamal E, Abdelwahab A. Management strategies for acute brain lesions presenting during pregnancy: a case series. Br J Neurosurg. 2011;25:478-87.

Ephross SA, Sinclair SM. Final results from the 16-year sumatriptan, naratriptan, and treximet pregnancy registry. Headache. 2014;54:1158-72.

Ertresvg JM, Stovner LJ, Kvavik LE, et al. Migraine aura or transient ischemic attacks? A five-year follow-up case-control study of women with transient central nervous system disorders in pregnancy. BMC Med. 2007;5:19.

Ferrero S, Esposito F, Biamonti M, Bentivoglio G, Ragni N. Myasthenia gravis during pregnancy. Expert Rev Neurother. 2008;8(6):979-88.

Ferrero S, Esposito F, Pretta S, Ragni N. Fetal risks related to the treatment of multiple sclerosis during pregnancy and breastfeeding. Expert Rev Neurother. 2006;6:1823-31.

Frota ERC, Mendes MF, Vasconcellos CCF, et al. Recomendações no tratamento da esclerose múltipla e neuromielite óptica. São Paulo: Omnifarma; 2016.

Ghanem Q. Recurrent chorea gravidarum in four pregnancies. Can J Neurol Sci. 1995;12(2):136-8.

Giovannoni G, Butzkueven H, Dhib-Jalbut S, et al. Brain health: time matters in multiple sclerosis. Mult Scler Relat Disord. 2016;9 Suppl 1:S5-S48.

Girault A, Dommergues M, Nizard J. Impact of maternal brain tumours on perinatal and maternal management and outcome: a single referral centre retrospective study. Eur J Obstet Gynecol Reprod Biol. 2014;183:132-6.

Gupta R, Dhyani M, Kendzerska T, et al. Restless legs syndrome and pregnancy: prevalence, possible pathophysiological mechanisms and treatment. Acta Neurol Scand. 2016;133(5):320-9.

Harden CL. Pregnancy and epilepsy. Semin Neurol. 2007;27:453-9.

Hellwig K, Haghikia A, Gold R. Pregnancy and natalizumabe: results of an observational study in 35 accidental pregnancies during natalizumabe treatment. Mult Scler. 2011;17:958-63.

Houtchens MK. Pregnancy and multiple sclerosis. Semin Neurol. 2007;27:434-41.

Kal HB, Struikmans H. Radiotherapy during pregnancy: fact and fiction. Lancet Oncol. 2005;6:328-33.

Kalidindi M, Ganpot S, Tahmesebi F, Goving A, Okolo S, Yoong W. Myasthenia gravis and pregnancy. J Obstet Gynaecol. 2007;27:30-2.

Kantarci O, Wingerchuck D. Epidemiology and natural history of multiple sclerosis: new insights. Curr Opin Neurol. 2006;19:248-54.

Kaplan PW, Norwitz ER, Ben-Menachem E, et al. Obstetric risks for women with epilepsy during pregnancy. Epilepsy Behav. 2007;11(3):283-91.

Kashkoush AI, Ma H, Agarwal N, et al. Cerebral venous sinus thrombosis in pregnancy and puerperium: A pooled, systematic review. J Clin Neurosci. 2017;39:9-15.

Katz IB, Lublin FD. Diagnosis and different diagnosis of multiple sclerosis. Continuum (Minneap Minn). 2013;19(4):922-43.

Klein AM, Loder E. Postpartum headache. Int J Obstet Anesth. 2010;19:422-30.

Kranick SM, Mowry EM, Colcher A, Horn S, Golbe LI. Movement disorders and pregnancy: a review of the literature. Mov Disord. 2010;25(6):665-71.

Kvisvik EV, Stovner LJ, Helde G, Bovim G, Linde M. Headache and migraine during pregnancy and puerperium: the MIGRA-study. J Headache Pain. 2011;12(4):443-51.

Kyle PM. Drugs and the fetus. Curr Opin Obstet Gynecol. 2006;18:93-9.

Lockhart EM, Baysinger CL. Intracranial venous thrombosis in the parturient. Anesthesiology. 2007;107:652.

Loder E. Migraine in pregnancy. Semin Neurol. 2007;27:425-33.

Long TR, Hein BD, Brown MJ, Rydberg CH, Wass CT. Posterior reversible encephalopathy syndrome during pregnancy: seizures in a previously healthy parturient. J Clin Anesth. 2007;19:145-8.

Lublin FD, Reingold SC, Cohen JA, et al. Defining the clinical course of multiple sclerosis. The 2013 revision. Neurology. 2014;83(3):278-86.

Lynch JC, Andrade R, Pereira C. Hemorragia intracraniana na gravidez e no puerpério. Experiência com quinze casos. Arq Neuropsiquiatr. 2002;60:264.

Lynch JC, Emmerich JC, Kislanov S, et al. Tumor cerebral e gravidez [Brain tumors and pregnancy]. Arq Neuropsiquiatr. 2007;65(4B):1211-5.

Lynch JC, Gouvêa F, Emmerich JC, et al. Management strategy for brain tumour diagnosed during pregnancy. Br J Neurosurg. 2011;25(2):225-30.

Mabie WC. Peripheral neuropathies during pregnancy. Clin Obstet Gynecol. 2005;48:57-66.

Mackenzie AP, Levine G, Garry D, Figueroa R. Glioblastoma multiforme in pregnancy. J Matern Fetal Neonatal Med. 2005;17:81-3.

Manconi M, Govoni V, De Vito A, et al. Restless legs syndrome and pregnancy. Neurology. 2004;63:1065-9.

Marchenko A, Etwel F, Olutunfese O, Nickel C, Koren G, Nulman I. Pregnancy outcome following prenatal exposure to triptan medications: a meta-analysis. Headache. 2015;55(4):490-501.

Marcus DA. Managing headache during pregnancy and lactation. Expert Rev Neurother. 2008;8:385-95.

Meems M, Truijens S, Spek V, Visser LH, Pop VJ. Prevalence, course and determinants of carpal tunnel syndrome symptoms during pregnancy: a prospective study. BJOG. 2015;122(8):1112-8.

Menon R, Bushnell CD. Headache and pregnancy. Neurologist. 2008;14:108-19.

Miasaki JM, Aldakheel A. Movement disorders in pregnancy. Continuum (Minneap Minn). 2014;20:148-61.

Moussa HN, Ontiveros AE, Haidar ZA, Sibai BM. Safety of anticonvulsant agents in pregnancy. Expert Opin Drug Saf. 2015;14(10):1609-20.

Narbone MC, Musolino R, Granata F, Mazzù I, Abbate M, Ferlazzo E. PRES: posterior or potentially reversible encephalopathy syndrome? Neurol Sci. 2006;27:187-9.

O'Neal MA, Chang IY, Salajegheh MK. Postpartum spinal cord, plexus and peripheral nerve injuries involving the lower extremities: a practical approach. Anesth Analg. 2015;120:141-8.

Padua L, Di Pasquale A, Pazzaglia C, Liotta GA, Librante A, Mondelli M. Systematic review of pregnancy-related carpal tunnel syndrome. Muscle Nerve. 2010;42(5):697-702.

Palanivelu LM. Chorea gravidarum. J Obstet Gynaecol. 2007;27:310.

Payne D, McPherson KM. Becoming mothers. Multiple sclerosis and motherhood: a qualitative study. Disabil Rehabil. 2010;32:629-38.

Pennell PB. EURAP Outcomes for seizure control during pregnancy: useful and encouraging data. Epilepsy Curr. 2006;6:186-8.

Pennell PB, Gidal BE, Sabers A, Gordon J, Perucca E. Pharmacology of antiepileptic drugs during pregnancy and lactation. Epilepsy Behav. 2007;11:263-9.

Portaccio E, Ghezzi A, Hakiki B, et al. Breastfeeding is not related to postpartum relapeses in multiple sclerosis. Neurology. 2011;77:145-50.

Powell ES, Goldman MJ. Posterior reversible encephalopathy syndrome (PRES) in a thirty-six-week gestation eclamptic. J Emerg Med. 2007;33:377-9.

Prosperetti C, Manconi M. Restless legs syndrome/Willis-Ekbom disease and pregnancy. Sleep Med Clin. 2015;10:323-9.

Prout RE, Tuckey JP, Giffen NJ. Reversible posterior leucoencephalopathy syndrome in a peripartum patient. Int J Obstet Anesth. 2007;16:74-6.

Prunty MC, Sharpe L, Butow P, Fulcher G. The motherhood choice: a decision aid for women with multiple sclerosis. Patient Educ Couns. 2008;71:108-15.

Ramirez C, de Seze J, Delrieu O, et al. Myasthénie auto-immune et grossesse: évolution clinique, accouchement et post-partum [Myasthenia gravis and pregnancy: clinical course and management of delivery and the postpartum phase]. Rev Neurol (Paris). 2006;162(3):330-8.

Robbins MS, Farmakidis C, Dayal AK, Lipton RB. Acute headache diagnosis in pregnant women: A hospital-based study. Neurology. 2015;85: 1024-30.

Saraste M, Väisänen S, Alanen A, Airas L. Finnish Multiple Sclerosis and Pregnancy Study Group. Clinical and immunologic evaluation of women with multiple sclerosis during and after pregnancy. Gend Med. 2007;4:45-55.

Serva WAD, Serva VMSBP, de Caminha MFC, et al. Course of migraine during pregnancy among migraine sufferers before pregnancy. Arq Neuropsiquiatr. 2011;69(4):613-9.

Shah M, Agarwal N, Gala NB, Prestigiacomo CJ, Gandhi CD. Management of dural venous sinus thrombosis in pregnancy. EJVES Short Reports. 2014;27(5):e41-2.

Shneyder N, Borazanci A, Reddy A, et al. Neurological Disorders and Pregnancy. Movement Disorders in Pregnancy. Amsterdã: Elsevier; 2011. p. 123-33.

Sprigge JS, Harper SJ. Accidental dural puncture and post dural puncture headache in obstetric anaesthesia: presentation and management: a 23-year survey in a district general hospital. Anaesthesia. 2008;63:36-43.

Tettenborn B. Management of epilepsy in women of childbearing age: practical recommendations. CNS Drugs. 2006;20:373-87.

Titze K, Koch S, Helge H, Lehmkuhl U, Rauh H, Steinhausen HC. Prenatal and family risks of children born to mothers with epilepsy: effects on cognitive development. Dev Med Child Neurol. 2008;50:117-22.

Tomson T, Battino D. Pharmacokinetics and therapeutic drug monitoring of newer antiepileptic drugs during pregnancy and the puerperium. Clin Pharmacokinet. 2007;46:209-19.

Tomson T, Battino D, Bonizzoni E, Craig J, Lindhout D, Sabers A. Dose-dependent risk of malformations with antiepileptic drugs: an analysis of data from the EURAP epilepsy and pregnancy registry. Lancet Neurol. 2011;10(7):609-17.

Tomson T, Battino D, Perucca E. Teratogenicity of antiepileptic drugs. Curr Opin Neurol. 2019,32:246-52.

Vaduva C, de Seze J, Volatron AC, et al. Severe Guillain-Barre' syndrome and pregnancy: Two cases with rapid improvement post-partum. Rev Neurol. 2006;162:358-62.

Vajda FJ, Hitchcock A, Graham J, O'Brien T, Lander C, Eadie M. Seizure control in antiepileptic drug-treated pregnancy. Seizure control in antiepileptic drug-treated pregnancy. Epilepsia. 2008;49:172-6.

Verrotti A, Mencaroni E, Castagnino M, Zaccara G. Foetal safety of old and new antiepileptic drugs. Expert Opin Drug Saf. 2015;14(10):1563-71.

Yust-Katz S, de Groot JF, Liu D, et al. Pregnancy and glial brain tumors. Neuro Oncol. 2014;16(9):1289-94.

63

Transtornos Mentais

Patrícia Cirillo

Laiana A. Quagliato

Antonio E. Nardi

Quase metade da população mundial terá algum transtorno mental durante a vida, e uma em cada quatro pessoas experimenta um distúrbio psiquiátrico em um determinado ano. Como a maioria desses transtornos tem início antes ou durante a idade fértil das mulheres, muitas gestantes apresentam comorbidades psiquiátricas. A saúde mental afeta o momento do parto ou o crescimento fetal, de modo que uma grande variedade de transtornos mentais pode representar um risco com resultados adversos na gravidez, como o parto prematuro e o baixo peso ao nascer.

Os psicotrópicos atravessam a placenta, realizam uma equiparação sérica entre a concentração materna e a fetal, acarretando os seguintes riscos ao feto: malformações congênitas (risco elevado nas primeiras 12 semanas), síndromes perinatais (exposição a psicotrópicos no período próximo ao parto pode resultar em sintomas de abstinência no feto) e alterações tardias do desenvolvimento, como prejuízos neuropsicomotores. Dessa maneira, para tomar decisões apropriadas sobre se e como tratar os sintomas psiquiátricos durante a gravidez, os profissionais devem entender sobre o impacto de transtornos mentais não tratados na gravidez e pesar esses riscos em relação aos agravantes potenciais dos medicamentos psiquiátricos no desenvolvimento fetal.

Transtorno depressivo maior pré-natal

A depressão pré-natal materna tem sido altamente correlacionada com parto prematuro e baixo peso ao nascer. Além dessas complicações, a depressão tem associações significativas com aborto espontâneo, sangramento durante a gravidez, maior resistência da artéria uterina e maior risco durante o parto.

Os fetos de mães deprimidas têm comportamentos *in utero* e respostas biológicas particulares: mães deprimidas são mais propensas a ter um feto mais ativo no 2º trimestre e menos responsivos à estimulação vibratória no 3º trimestre. Esses fetos também têm diferentes padrões de frequência cardíaca fetal em comparação com os de mães não deprimidas. É necessário elucidar se essas variações têm um impacto significativo no desenvolvimento fetal, ou apenas refletem pequenas alterações no ambiente intrauterino.

Desse modo, um diagnóstico precoce de transtorno depressivo maior (TDM) durante o pré-natal é fundamental para antecipar possíveis complicações para a mãe e o concepto. Para isso, é necessário que a paciente apresente a seguinte clínica: humor deprimido, perda de interesse ou prazer em todas ou quase todas as atividades cotidianas, alterações no sono, apetite e/ou peso corporal. Existem fatores clínicos que podem mimetizar uma sintomatologia depressiva, como a anemia, o hipotireoidismo e o diabetes melito gestacional. Os sintomas que sugerem fortemente um episódio depressivo na gestação são: perda de interesse ou prazer em suas atividades, falta de esperança, culpa e ideação suicida.

A prevalência de depressão na gestação é de 10 a 16%, proporção igual ou superior à população geral, e sua ocorrência é mais comum em mulheres desempregadas, sem suporte familiar, com baixo nível socioeducacional e em mães solteiras e mais jovens, bem como naquelas com gravidez indesejada ou que vivenciam conflitos conjugais.

Deve-se estar atento para diagnosticar uma gestante com depressão, avaliar a intensidade de seu quadro e definir a conduta terapêutica em conjunto com a paciente e a família. O tratamento envolve orientações para reduzir estressores psicossociais e devem-se avaliar as opções de psicoterapia e tratamento psicofarmacológico com antidepressivos. Antes da decisão sobre o tratamento psicofarmacológico, é preciso expor seus riscos e benefícios. Também é necessário considerar que a depressão não tratada aumenta o risco de complicações gestacionais.

Tratamento da depressão pré-natal

Pacientes com história prévia de TDM, ou que já fazem tratamento, devem se planejar e se submeter a uma avaliação antes de engravidar. Pacientes com quadros graves ou com ideação suicida devem ser aconselhadas a aguardar melhora do quadro antes de engravidar.

Pacientes com quadros leves a moderados podem ser tratadas com psicoterapia. Pacientes com ou sem sintomas leves há, pelo menos, 6 meses podem ser candidatas a redução gradativa e até a suspensão das medicações. Entretanto, para avaliar a viabilidade dessa conduta, deve-se analisar sua história psiquiátrica, como a quantidade de episódios durante a vida e sua gravidade, assim como o suporte familiar. A redução dos psicotrópicos não deve ser tentada em pacientes com quadros graves, depressão recorrente, depressão com sintomas psicóticos ou com tentativa prévia de suicídio. Gestantes com depressão recorrente que interrompem o tratamento apresentam risco de recaída seis vezes maior que aquelas que continuam o tratamento.

No caso de paciente estável que optar por manter o tratamento psicofarmacológico durante a gestação, o obstetra e o psiquiatra devem discutir os riscos e benefícios de manterem o tratamento e documentar essas informações, a decisão da paciente e sua história. As mulheres que continuam o tratamento psicofarmacológico durante a gestação podem necessitar de aumento da dose de medicamentos metabolizados nos citocromos P450 2D6 e P450 3A4 no 2º trimestre.

O uso da paroxetina deve ser evitado durante a gestação. Todavia, as mulheres em uso dessa medicação durante o 1º trimestre de gestação devem realizar ecocardiografia fetal em virtude do risco de malformações congênitas.

O uso de fluoxetina e citalopram na gestação é bastante estudado, mas há menos informações sobre o efeito teratogênico de antidepressivos mais novos, como a mirtazapina e a duloxetina. Nos casos de pacientes consideradas aptas para tentar a suspensão do tratamento, deve-se fazer uma redução de 25% da dose a cada 1 a 2 semanas, avaliando se não há retorno dos sintomas.

Alterações como baixo peso ao nascer podem ser causadas tanto pelo transtorno psiquiátrico, a exemplo de uma depressão refratária, quanto pelo uso de antidepressivos como a fluoxetina. Entre os antidepressivos tricíclicos, a nortriptilina é preferível por causar menos hipotensão ortostática e ser menos anticolinérgica.

Existem poucos dados sobre outros antidepressivos, como bupropiona, mirtazapina, venlafaxina, duloxetina. A taxa de prematuridade mostrou-se aumentada, enquanto as taxas de complicações neonatais respiratórias, baixo índice de Apgar, convulsões neonatais e hipoglicemia foram similares às das gestantes que usam inibidores seletivos da recaptação da serotonina (ISRS). É importante ressaltar que filhos de pais com transtornos depressivos e ansiosos podem ter maior risco de distúrbios do desenvolvimento, independentemente da exposição aos psicotrópicos. A Figura 63.1 evidencia alguns psicotrópicos considerados seguros no 1º trimestre da gestação.

Transtornos de humor puerperais

Blues e depressão pós-parto

O risco de transtornos de humor no puerpério é maior no 1º mês do pós-parto, mas continua alto até 1 ano. A maioria das mulheres apresenta alteração transitória e leve do humor, conhecida como *blues* e considerada uma experiência normal. O *blues* começa no 4º ou 5º dia pós-parto e dura de horas a, no máximo, 2 semanas.

O *blues* é um quadro de duração curta e resolução espontânea, que não compromete a habilidade da mãe de cuidar do recém-nascido nem de si. Geralmente, a mulher necessita apenas de intervenções psicossociais, maior suporte e reforço de sua capacidade.

Entretanto, se os sintomas persistirem e causarem prejuízos à mãe e ao cuidado com o recém-nascido, deve-se avaliar a existência de um quadro depressivo. O início da depressão pós-parto costuma ser insidioso, mas também pode ser abrupto, e a mãe questiona sua capacidade de cuidar do filho. Antes de diagnosticar uma paciente com depressão pós-parto, é necessário excluir causas orgânicas, como hipotireoidismo e anemia.

O diagnóstico da depressão pós-parto baseia-se nos mesmos critérios do TDM não relacionado com o ciclo reprodutivo. Entretanto, a experiência da maternidade pode causar sintomas que são inerentes ao TDM. É comum a puérpera experimentar sentimentos de ansiedade, raiva e ter a sensação de estar no limite. Assim como também são frequentes os sintomas de comprometimento cognitivo, em decorrência de alteração do sono secundário à amamentação, ou por inversão do ciclo sono-vigília do recém-nascido. Outro fator que pode impactar o humor da puérpera é vivenciar uma realidade não condizente com suas expectativas.

Tratamento da depressão peri e pós-parto

O uso de ISRS no fim da gestação está relacionado com complicações pós-natais transitórias. Estudos estimaram que a prevalência da síndrome de má adaptação neonatal (taquipneia, hipoglicemia,

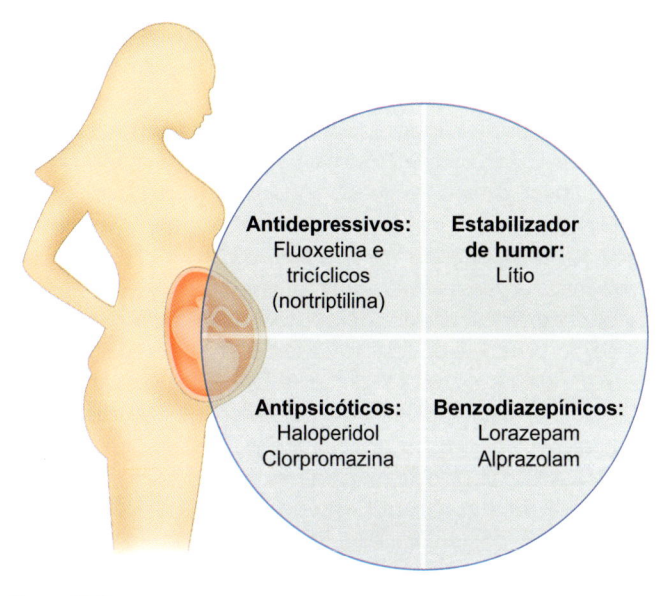

Figura 63.1 Estudos de caso e relatos de casos asseguram o uso dos psicotrópicos no 1º trimestre da gestação.

instabilidade da temperatura, irritabilidade, choro fraco ou ausente e convulsões) foi de 15 a 30% em gestantes que tomaram ISRS. Não houve predomínio de complicações relacionadas com o período de exposição durante a gestação. Os sintomas neonatais foram transitórios, remitiram em até 2 semanas e raramente necessitaram de intervenções médicas. A fisiopatologia dessas complicações ainda não foi determinada.

Também existem relatos de eventos adversos pela exposição aos ISRS na lactação, com o mais grave a apneia transitória ocasionada por citalopram.

Em quadros leves a moderados de depressão puerperal, tratamentos não farmacológicos, como psicoterapia, podem ser suficientes. Caso seja necessária a terapia farmacológica, o manejo é o mesmo do TDM, optando-se apenas por medicamentos mais seguros para a amamentação, como a sertralina e a imipramina. De modo geral, os inibidores seletivos da recaptação da serotonina (ISRS) e os inibidores da recaptação da serotonina e norepinefrina (IRSN) são a escolha de primeira linha, por sua boa tolerabilidade e não serem sedativos. Os benzodiazepínicos podem ser usados como adjuvantes para ansiedade e/ou insônia durante a lactação. Mulheres com depressão grave, e com risco de suicídio, devem ser hospitalizadas. Nesses casos, a eletroconvulsoterapia (ECT) é uma opção a ser considerada.

Psicose puerperal

Os sintomas de psicose puerperal começam no 1º mês após o parto, com ocorrência de metade dos casos nos primeiros 3 dias, e, geralmente, associados ao diagnóstico de transtorno bipolar. A sintomatologia psicótica costuma estar relacionada com o recém-nascido: a mãe acredita que ele pode morrer, que é defeituoso ou tem poderes especiais, enquanto as alucinações auditivas ordenam agressões a si ou ao filho. Dessa maneira, há grande risco de infanticídio ou suicídio.

Mulheres com história prévia de psicose puerperal ou transtorno bipolar podem fazer uso do lítio com objetivo de prevenir um novo episódio em gestações subsequentes. O uso do lítio pode ser iniciado da 36ª semana até 48 horas após o parto.

Transtornos de ansiedade

A gravidez é um período de incerteza, que pode causar sentimentos de ansiedade e angústia, em algum momento, em toda mulher que está grávida. No entanto, em até 27% das gestações, ocorrem sintomas elevados de ansiedade. Há evidências de que altos níveis de ansiedade pré-natal podem ter um impacto negativo na saúde de mães e filhos. Estudos relataram que a ansiedade pré-natal está associada a altos índices de depressão e ansiedade pós-parto, angústia dos pais, prejuízos na interação pai-filho, problemas no desenvolvimento infantil ou emocionais.

Quando se fala em transtornos ansiosos, englobam-se transtorno do pânico, agorafobia, transtorno de ansiedade generalizada, transtorno de ansiedade social (fobia social) e transtornos fóbicos. Os transtornos de ansiedade estão intimamente ligados a alterações no eixo hipotálamo-hipófise-adrenal (HPA), que é um dos principais sistemas reguladores para lidar com o estresse. Níveis elevados de cortisol materno em resposta ao estresse podem afetar o funcionamento do eixo HPA da prole, que gera, a longo prazo, um risco aumentado de problemas de desenvolvimento nos filhos. Mulheres grávidas com transtornos ansiosos apresentam maior prevalência de anemia e maior proporção de

nascimentos prematuros. Ademais, gestantes com diagnóstico de transtornos ansiosos também apresentam maiores índices de complicações: pré-eclâmpsia, contrações prematuras, medo do parto, parto prematuro, cesárea eletiva, aumento da morbidade neonatal, dar à luz um recém-nascido pequeno para a idade gestacional (PIG) e aumento do tempo de permanência hospitalar pós-natal.

Assim como a gestação, o puerpério também pode exacerbar a ansiedade, em razão dos estressores biológicos e psicossociais, de modo que é importante avaliar quando se torna patológica. Além disso, gestantes com ansiedade patológica apresentam risco quatro vezes maior de episódio depressivo no puerpério.

Tratamento dos transtornos de ansiedade

Os casos mais leves de transtornos de ansiedade podem ser tratados com psicoterapia apenas. Pacientes em tratamento psicofarmacológico anterior à gestação e que apresentem quadros mais leves podem avaliar a suspensão gradual dos psicotrópicos durante a gravidez. Entretanto, as medicações devem ser reiniciadas ou retomarem-se as doses anteriores em caso de recidiva dos sintomas. Os fármacos de primeira linha para o tratamento dos transtornos de ansiedade são os benzodiazepínicos e antidepressivos.

Benzodiazepínicos na gestação

O uso de benzodiazepínicos no 1º trimestre não é recomendado, mas seu emprego pode ser efetuado nos 2º e 3º trimestres da gestação. Ainda assim, recomenda-se reduzir ou suspender os benzodiazepínicos no parto, principalmente os de meia-vida longa, por causa de hipotonia, apneia neonatal, baixo índice de Apgar, dificuldade de sucção, desregulação de temperatura e síndrome de retirada.

O diazepam durante a gestação aumenta a possibilidade de fenda palatina, mas o risco absoluto continua baixo (0,01%). Ainda assim, é considerado categoria D de risco durante a gestação segundo a Food and Drug Administration (FDA). Além disso, uso de benzodiazepínicos próximo ao parto está relacionado com síndrome do *floppy baby*, que consiste em hipotonia, letargia, dificuldade respiratória e de sucção.

Benzodiazepínicos no puerpério

Fetos expostos a alprazolam, clordiazepóxido ou diazepam durante a gestação podem permanecer com síndrome de abstinência por meses após o nascimento. De modo geral, lactentes que apresentam sedação e dificuldade de sucção em decorrência da exposição a benzodiazepínicos têm capacidade reduzida de metabolizar esses medicamentos.

Os benzodiazepínicos de meia-vida curta são preferíveis na lactação por serem mais seguros. Entretanto, seu uso deve ser por curto período, de modo intermitente, e em baixas doses. Além disso, o uso de benzodiazepínicos na lactação só deve ser iniciado após a 1ª semana do pós-parto.

Transtornos alimentares

A prevalência de transtornos alimentares na gestação e no puerpério não é conhecida. Um dos principais motivos para isso é que, normalmente, as pacientes não relatam os sintomas se não forem inquiridas. Além do mais, os sintomas e as complicações do transtorno alimentar não costumam ser diagnosticados no início da gestação, por também haver alterações fisiológicas no padrão alimentar das gestantes. De qualquer modo, gestantes com história pregressa de transtorno alimentar apresentam maior risco de comprometimento clínico por desnutrição, uso abusivo de laxantes e diuréticos; de complicações obstétricas; de prematuridade; e de mortalidade perinatal.

Estudos indicam que pacientes anoréxicas que não ganharam quantidade adequada de peso durante a gestação apresentaram hiperêmese gravídica com maior frequência. Pacientes com anorexia nervosa que não ganharam quantidade adequada de peso durante a gestação tiveram complicações como recém-nascidos prematuros e de baixo peso. O índice de massa corporal baixo e a ingesta inadequada de nutrientes pela gestante são preditores de gravidez de risco, com maior prevalência de complicações na gestação e no puerpério, como prematuridade e risco de mortalidade materna. Além de transtorno alimentar, essas pacientes podem ter comorbidade com depressão pós-parto, o que pode prejudicar a relação mãe-filho.

Tratamento dos transtornos alimentares

A paciente com diagnóstico de transtorno alimentar prévio à gestação necessita de acompanhamento especializado e multidisciplinar, inclusive antes de engravidar. O tratamento visa a educação nutricional; evitar vômitos e a utilização de medicamentos para emagrecer como laxantes e diuréticos; a restrição de exercícios físicos excessivos; e o tratamento psicofarmacológico.

Dependência de substâncias

A utilização de álcool, drogas ilícitas e tabaco durante a gestação aumenta o risco de complicações para o feto. O álcool e seu metabólito, acetaldeído, são agentes teratogênicos. O consumo de bebidas alcoólicas durante a gestação é responsável por várias repercussões diretas para o feto, e a mais grave é a síndrome alcoólica fetal (SAF). A SAF é caracterizada por retardo do crescimento, atraso do desenvolvimento neuropsicomotor, alterações do comportamento e do quociente de inteligência, dismorfismo facial (microcefalia, microftalmia e/ou fissura palpebral pequena, filtro nasal hipoplásico com lábio superior fino e hipoplasia do maxilar). Já o consumo de tabaco durante a gestação está relacionado com abortamentos espontâneos, retardo do crescimento intrauterino, bem como maior risco de morte súbita. Esta também se relaciona com o consumo de opioides na gestação.

A prevalência de uso de substâncias ilícitas na gestação é estimada em 4,4%. É importante destacar que a cocaína pode causar malformações do trato geniturinário e redução do fluxo sanguíneo em razão da vasoconstrição, com consequente descolamento prematuro da placenta.

Gestantes com dependência de opiáceos, muitas vezes, procuram assistência pré-natal tardiamente e apresentam baixa adesão. Além de ganho de peso abaixo do esperado, podem apresentar sedação, sintomas de intoxicação ou abstinência e comportamento inadequado. Ao exame físico, é possível observar marcas de faixa de injeção, lesões por injeções intradérmicas, abscesso ou celulite, e deve-se realizar testes sorológicos para HIV e hepatites B e C. Testes de urina podem ser usados para identificar as substâncias.

O tabagismo na gravidez é responsável por 20% dos casos de fetos com baixo peso ao nascer, 8% dos partos prematuros e 5% de todas as mortes perinatais. O álcool aumenta o risco de descolamento prematuro da placenta e de natimortalidade. O uso de codeína no 1º trimestre está relacionado com malformações cardíacas. O de heroína, por sua vez, está associado à síndrome de abstinência perinatal, caracterizada por irritabilidade, má alimentação, dificuldades respiratórias e tremores.

Tratamento da dependência de substâncias

Os benzodiazepínicos são empregados no tratamento da abstinência do álcool em gestantes e puérperas. Essas pacientes e seus familiares devem ser orientados sobre intervenções psicossociais para reduzir o consumo da substância, assim como para manutenção da abstinência.

A gestante com dependência de opiáceos deve ser aconselhada a seguir o pré-natal, fazer terapia familiar e acompanhamento nutricional. A administração de um antagonista, como a naloxona, é contraindicada em gestantes pelo risco de trabalho de parto prematuro ou de sofrimento fetal. A naloxona deve ser usada somente em casos de superdosagem materna, com o objetivo de salvar a vida da mulher. A metadona é o tratamento mais estabelecido para grávidas dependentes de opiáceos, embora resultados recentes indiquem algumas vantagens de buprenorfina, metadona oral de liberação lenta, e diamorfina, em comparação com metadona.

Esquizofrenia

Mulheres com diagnóstico de esquizofrenia apresentam altas taxas de gravidez indesejada. Pacientes com esse transtorno podem não saber identificar que estão grávidas, nem saber interpretar os sintomas somáticos, que inclui a identificação do trabalho de parto.

Em comparação com mulheres saudáveis, as gestantes com diagnóstico de esquizofrenia apresentam risco elevado de complicações obstétricas, como descolamento prematuro da placenta e malformações cardiovasculares. Elas apresentam pior adesão ao pré-natal, além de estarem mais predispostas ao uso de álcool e drogas ilícitas, o que também pode influenciar o curso da gestação e a formação fetal.

As taxas de natimortalidade, prematuridade, baixo peso e de recém-nascido PIG são mais altas em gestantes com esquizofrenia. Filhos de mães com esse diagnóstico também apresentam maiores taxas de circunferência cefálica menor que os de mães saudáveis.

Por conta do próprio comprometimento afetivo desse transtorno, existe prejuízo no relacionamento mãe-filho, que pode ocasionar alterações no desenvolvimento da criança a longo prazo.

Tratamento com antipsicóticos

Em razão do maior risco de complicações neonatais, gestantes em uso de antipsicóticos na última semana de gestação devem ter o parto em clínica com unidade de cuidado neonatal.

A olanzapina aumenta o risco de complicações metabólicas gestacionais, como ganho de peso e diabetes materno. Além disso, está relacionada com uma taxa de malformações congênitas de mais de 1%. A clozapina também apresenta essa associação.

Existem mais dados sobre a segurança dos antipsicóticos típicos na gestação, e não há relatos de efeitos teratogênicos com o haloperidol e a clorpromazina.

Os dados sobre o uso dos antipsicóticos atípicos na gestação são restritos, mas sabe-se que quetiapina, risperidona, olanzapina e clozapina estão associadas a maior risco de baixo peso e de abortamento. A clozapina também está associada a convulsões neonatais, malformações congênitas e à síndrome do *floppy baby* (hipotonia, letargia e dificuldade respiratória e de sucção).

Além disso, está relacionada com uma taxa de abortamento de 12,5% e de parto prematuro de 2,1%. A clozapina apresenta associação com aumento do risco para a síndrome do *floppy baby* e de convulsões neonatais. Portanto, não é recomendável o uso de antipsicóticos atípicos na lactação.

Um estudo pequeno com a substância na lactação não identificou déficits de desenvolvimento em crianças até os 5 anos. Entretanto, um estudo com clorpromazina e haloperidol identificou déficits do desenvolvimento em crianças de 12 a 18 meses. Recomenda-se a redução da dose do antipsicótico típico no periparto para evitar a necessidade de medicamentos que melhorem os efeitos extrapiramidais.

Transtorno de humor bipolar

No caso de pacientes com transtorno de humor bipolar (THB) leve a moderado, que permanecem longos períodos eutímicas, pode-se avaliar a suspensão gradual dos psicotrópicos no 1º trimestre e reiniciá-los no 2º trimestre. Devem ser mantidas consultas regulares para reavaliação da paciente mesmo em casos de suspensão da psicofarmacoterapia. A paciente deve estar ciente de que há risco de recaída.

Nos casos de pacientes com THB grave, com alterações de humor frequentes, ou que permanecem com sintomas subsindrômicos, é recomendável a manutenção do tratamento psicofarmacológico.

Em ambos os casos, podem ser realizados ajustes ao substituir psicotrópicos com maior risco de malformações congênitas por outros com menor risco. Deve-se optar sempre pelo menor número de medicamentos, na menor dose terapêutica eficaz para cada paciente. A continuidade do tratamento com estabilizadores do humor na gestação reduz a taxa de recorrência de 81 para 29%.

Até o momento, não há evidências de influência da gestação no THB. Entretanto, no período puerperal, existe um aumento da taxa de internação de pacientes com esse diagnóstico. Estima-se que o risco de recaída do THB no puerpério seja de 25 a 67%, com 36% das mulheres com THB que apresentam o primeiro episódio no pós-parto.

Deve-se considerar o diagnóstico de THB em pacientes com psicose puerperal, quadro que deve ser acompanhado de perto por conta do risco para a criança. Além disso, gestantes com THB e história familiar de psicose puerperal apresentam maior risco de episódios puerperais que outras mulheres com THB.

Tratamento com estabilizadores do humor na gestação

Lítio

O uso de lítio na gestação está relacionado com malformações cardíacas, arritmias fetais e neonatais, hipoglicemia e parto prematuro. O risco relativo de cardiopatia congênita com a exposição ao lítio aumenta de 10 a 20 vezes (0,05 a 0,1%) em relação à população geral. Entre essas malformações, está incluída a anomalia de Ebstein (malformação da válvula tricúspide).

A litemia deve ser monitorada com frequência em razão das alterações fisiológicas da gestação. O manuseio do lítio nesse período deve seguir os critérios apresentados a seguir:

- Mulheres com episódios leves e pouco frequentes: reduzir gradualmente a dose antes da fecundação
- Mulheres com episódios graves e risco moderado de recaída: reduzir a dose antes da fecundação e aumentar gradualmente
- Mulheres com episódios graves e frequentes: continuar com o tratamento e alertar sobre os riscos
- Mulheres em uso de lítio no 1º trimestre: realizar ecocardiografia fetal.

No caso de pacientes que suspendam o lítio no 1º trimestre, esse pode ser reintroduzido no 2º trimestre ou na 36ª semana de gestação até 48 horas após o parto. E pacientes que usaram lítio no 1º trimestre devem realizar ultrassonografia de alta resolução e ecocardiografia entre a 18ª e 20ª semana de gestação.

Pacientes que mantêm o uso do lítio na gestação necessitam de ajuste da dose em razão das alterações da filtração glomerular da gestante. No início da gestação costuma ser necessário aumentar a dose pela aceleração da excreção do lítio; já ao fim, existe risco de intoxicação materna e fetal em decorrência da redução repentina da filtração glomerular da gestante. O ajuste do lítio deve basear-se na dosagem sérica.

Ao fim da gestação, a litemia deve ser dosada semanalmente e, próximo ao parto, a cada 2 dias. Além disso, 2 a 3 dias antes do parto a dose do lítio deve ser reduzida de 50 a 75%. Caso o parto se prolongue, é importante manter a gestante hidratada para evitar aumento da concentração sérica do lítio e alterações da função renal.

Ácido valproico

Aumento do risco de defeitos do tubo neural e anormalidades craniofaciais e cardiovasculares, restrição do crescimento fetal e déficit cognitivo.

Carbamazepina

O uso de carbamazepina na gestação pode causar dismorfismo facial e hipoplasia das unhas. Pacientes que usaram a substância no 1º trimestre necessitam de alguns cuidados, como a realização de ultrassonografia morfológica (20 a 24 semanas).

Lamotrigina

A lamotrigina não foi associada ao aumento de malformações congênitas maiores por conta da exposição no 1º trimestre. Segundo o Registro Internacional de Gestação, a prevalência de malformações maiores em 430 crianças expostas à lamotrigina foi de 2,8% após um acompanhamento de 18 anos, que a caracterizou como uma opção de tratamento na gestação.

Durante esse período, o nível sérico de lamotrigina diminui e é necessário avaliar o reajuste da dose, observando-se o nível sérico de lamotrigina a cada 4 a 5 semanas. Caso haja queda do nível sérico, a dose deve ser aumentada em 20 a 25% e se ultrapassar o anterior à gestação, a dose também deve ser reduzida de 20 a 25%. Se não houver alteração do nível sérico em relação ao anterior à gestação, a dose não deve ser ajustada.

Entretanto, após o parto, o nível sérico desse estabilizador do humor retorna ao nível anterior à gestação em 3 a 4 semanas. Portanto, é importante reduzir a dose da lamotrigina para evitar intoxicação (diplopia, náuseas, tontura e ataxia). No pós-parto, existem duas propostas para o acompanhamento da lamotrigina. Uma opção seria reduzir dose de 20 a 25% no dia após o parto e reavaliar o nível sérico a cada 1 a 2 semanas. Outra opção é reduzir a dose da lamotrigina no 3º, 7º e 10º dia pós-parto.

Estabilizadores do humor no puerpério

É necessário monitorar recém-nascidos expostos a estabilizadores do humor. Caso ocorram eventos adversos, deve-se interromper a amamentação e dosar o nível sérico do medicamento no recém-nascido.

A maioria dos dados sobre as consequências do uso de anticonvulsivantes na gestação e no puerpério é oriunda de mulheres epilépticas, sem se saber a influência da epilepsia nos efeitos teratogênicos. De qualquer modo, o ácido valproico e a carbamazepina devem ser evitados durante a gestação.

Todas as mulheres que usarem anticonvulsivantes na gestação devem tomar ácido fólico 4 mg/dia, de 4 semanas antes da gestação até a 12ª semana.

Lítio

Há apenas 10 casos estudados nos quais ocorreram letargia, hipotonia, hipotermia, cianose e alterações eletrocardiográficas.

Ácido valproico

Há poucos casos estudados, mas apenas um apresentou trombocitopenia e anemia. O ácido valproico é considerado seguro na lactação pela Organização Mundial da Saúde (OMS).

Carbamazepina

É considerada "provavelmente" segura na lactação. Eventos adversos raros são hiperbilirrubinemia e hepatite colestática transitória.

Lamotrigina

O nível sérico da lamotrigina no lactente é de 23 a 33% do nível sérico da mãe. Portanto, o recém-nascido deve ser monitorado para possíveis eventos adversos, como *rash* cutâneo, sedação e dificuldade de sucção.

A Figura 63.2 evidencia alguns psicotrópicos considerados seguros durante a lactação.

Eletroconvulsoterapia

A eletroconvulsoterapia (ECT) em gestantes, especialmente naquelas com quadro resistente a tratamento ou com risco à vida, é efetiva. Mas tanto a gestante quanto o feto precisam ser cuidadosamente monitorados.

São candidatas a ECT, aquelas com episódio maníaco, ideação suicida, sintomas psicóticos, as gravemente incapacitadas, ou as que não responderam a antidepressivos. A ECT também pode ser uma escolha da paciente com depressão grave, por sua resposta mais rápida.

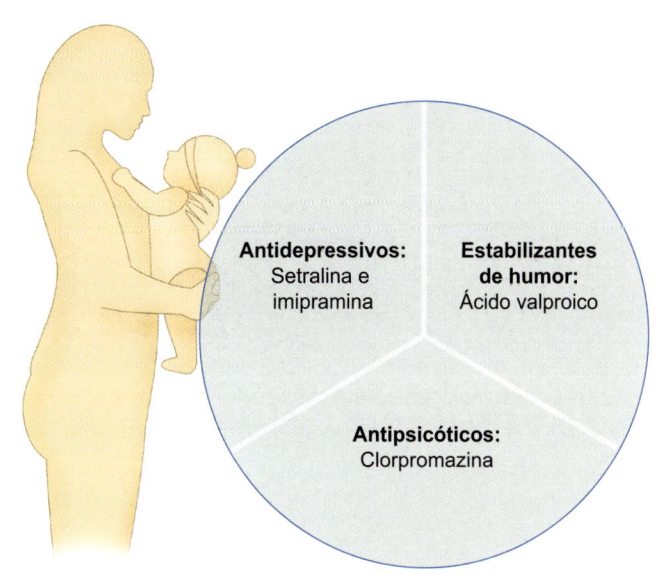

Figura 63.2 Estudos de caso e relatos de casos asseguram o uso dos psicotrópicos no período de lactação.

Considerações finais

É importante avaliar as vantagens e os riscos de se manter o tratamento psicofarmacológico na gestação e no puerpério. Ao se optar pelo uso de psicotrópicos na lactação, é importante balancear as vantagens de manter o aleitamento materno em relação à opção de fórmulas lácteas. A exposição do lactente pode ser reduzida ao evitar amamentá-lo nos horários de pico plasmático dos medicamentos.

O uso de psicotrópico na gestação e no puerpério deve ser realizado, sempre que possível, em monoterapia na dose mais baixa eficaz. Em relação ao uso de estabilizadores do humor, enquanto na gestação, a carbamazepina e o ácido valproico devem ser evitados, na lactação eles são considerados compatíveis. Já os benzodiazepínicos não devem ser administrados no 1º trimestre da gestação. Mas seu uso ocasional ou por curto período pode ser compatível com a amamentação. A exceção é o diazepam, cujo uso deve ser evitado, dado o risco de sedação da criança. Caso o uso de benzodiazepínicos se prolongue, é importante observar uma possível dificuldade de sucção e sedação no lactente.

Esses exemplos mostram como o uso de psicotrópicos nesses períodos do ciclo reprodutivo feminino é complexo e relativo. Além disso, também é importante diferenciar sintomas comuns entre os transtornos psiquiátricos e os decorrentes da experiência da gestação e da lactação. A paciente deve receber todas as informações necessárias para tomar a melhor decisão sobre seu tratamento, em conjunto com seus profissionais de referência e sua família.

Bibliografia

ACOG Committee on Practice Bulletins – Obstetrics. ACOG Practice Bulletin: Clinical management guidelines for obstetrician-gynecologists number 92, April 2008 (replaces practice bulletin number 87, November 2007). Use of psychiatric medications during pregnancy and lactation. Obstet Gynecol. 2008;111(4):1001-20.

ACOG Committee on Health Care for Underserved Women; American Society of Addiction Medicine. ACOG Committee Opinion N°. 524: Opioid abuse, dependence, and addiction in pregnancy. Obstet Gynecol. 2012;119(5):1070-6.

American Psychiatric Association. Diagnostic statistical manual. 5th ed. Washington (DC): American Psychiatric Publishing; 2013.

Chambers CD, Johnson KA, Dick LM, Felix RJ, Jones KL. Birth outcomes in pregnant women taking fluoxetine. N Engl J Med. 1996;335(14):1010-5.

Clark CT, Klein AM, Perel JM, Helsel J, Wisner KL. Lamotrigine dosing for pregnant patients with bipolar disorder. Am J Psychiatry. 2013;170(11):1240-7.

Dunker KLL, Alvarenga MdS, Alves VPdO. Transtornos alimentares e gestação – uma revisão. J Bras Psiquiatr. 2009;58:60-8.

Goodwin GM; Consensus Group of the British Association for Psychopharmacology. Evidence-based guidelines for treating bipolar disorder: revised second edition--recommendations from the British Association for Psychopharmacology. J Psychopharmacol. 2009;23(4):346-88.

Hasan A, Falkai P, Wobrock T, et al.; WFSBP Task force on Treatment Guidelines for Schizophrenia. World Federation of Societies of Biological Psychiatry (WFSBP) guidelines for biological treatment of schizophrenia, part 2: update 2012 on the long-term treatment of schizophrenia and management of antipsychotic-induced side effects. World J Biol Psychiatry. 2013;14:2-44.

Heberlein A, Leggio L, Stichtenoth D, Hillemacher T. The treatment of alcohol and opioid dependence in pregnant women. Curr Opin Psychiatry. 2012;25(6):559-64.

Huybrechts KF, Palmsten K, Avorn J, et al. Antidepressant use in pregnancy and the risk of cardiac defects. N Engl J Med. 2014;370(25):2397-407.

Huybrechts KF, Hernández-Díaz S, Patorno E, et al. Antipsychotic use in pregnancy and the risk for congenital malformations. JAMA Psychiatry. 2016;73(9):938-46.

Kanba S, Kato T, Terao T, Yamada K; Committee for Treatment Guidelines of Mood Disorders, Japanese Society of Mood Disorders, 2012. Guideline for treatment of bipolar disorder by the Japanese Society of Mood Disorders, 2012. Psychiatry Clin Neurosci. 2013;67(5):285-300.

Kim J, Riggs KW, Misri S, et al. Stereoselective disposition of fluoxetine and norfluoxetine during pregnancy and breast-feeding. Br J Clin Pharmacol. 2006;61(2):155-63.

Simoila L, Isometsä E, Halmesmäki E, et al. Skitsofreniapotilaan raskaus ja äitiys [Pregnancy and maternity of a schizophrenic patient]. Duodecim. 2016;132(3):241-6.

64

Doenças Dermatológicas

David Rubem Azulay
Mônica Manela Azulay

As alterações cutâneas observadas na gravidez, assim como as medidas terapêuticas nessa fase, podem ser didaticamente enquadradas em cinco grupamentos:

- Alterações fisiopatológicas
- Dermatoses essencialmente associadas à gravidez
- Tumores
- Dermatoses influenciadas pela gravidez
- Medicamentos de uso dermatológico na gestação e na lactação.

Alterações fisiopatológicas. A placenta pode ser considerada um novo órgão endócrino. É possível observar maior atividade da hipófise, da tireoide e das suprarrenais na gestação. É frequente o aparecimento de hipercromia genitália, mamilos e aréolas. A *linea alba* torna-se *nigra*. Melasma ou cloasma gravídico ocorre em até 70% das gestantes. Os cabelos se tornam mais avolumados no 3º trimestre; já no puerpério, ocorre queda intensa. As unhas crescem mais rapidamente e podem vir acompanhadas de onicólise, espessamento e fragilidade. As alterações vasculares são decorrentes do aumento de estrógenos, que leva ao aparecimento de angiomas, granuloma piogênico e eritema palmar. Varicosidades e hemorroidas são comuns. O aparecimento de estrias é a regra, e doenças genéticas do tecido conjuntivo, como *cútis hiperelástica*, *doença de Ehlers-Danlos* e *pseudoxantoma elástico*, aumentam o risco de complicações na gestação e no parto.

Dermatoses essencialmente associadas à gravidez. Diversas doenças compõem o grupo: penfigoide gestacional, erupção polimórfica da gravidez, impetigo herpetiforme, prurido gravídico, prurigo gestacional e foliculite pruriginosa da gravidez. São doenças de etiopatogenias diversas, mas que têm em comum o surgimento essencialmente na gestação.

Tumores. Além do aumento de lesões vasculares, há maior pigmentação nas efélides; também pode ocorrer aumento no número de nevos melanocíticos. No entanto, a gravidez não exerce efeito no prognóstico do melanoma. Na neurofibromatose ocorre aumento de número e tamanho dos neurofibromas, assim como nos neurofibromas plexiformes, que, por serem volumosos, podem levar à hemorragia intratumoral. Dependendo da localização, podem causar distocia. As clássicas manchas *café au lait* tornam-se mais pigmentadas.

Dermatoses influenciadas pela gravidez. A gravidez pode favorecer a melhora ou a piora de algumas dermatoses, ou mesmo seu aparecimento. Dermatite atópica, donovanose, condiloma acuminado, eritema nodoso, eritema multiforme, lúpus eritematoso sistêmico, porfiria cutânea tarda, pênfigo vulgar e síndrome de Sweet tendem a piorar na gestação, enquanto sarcoidose e doença de Fox-Fordyce costumam melhorar. A psoríase melhora em 50%, permanece inalterada em 25% e piora em 25% dos casos.

Medicamentos de uso dermatológico na gestação e na lactação. O ideal é não empregar medicamentos nesses períodos, mesmo sabendo que podem ser inócuos ao concepto ou ao lactente. Por outro lado, é sabido que certas substâncias, assim como a radioterapia, têm contraindicação absoluta. Se imprescindíveis, a relação risco/benefício deve ser considerada antes do uso. Há algumas classificações quanto ao risco do emprego de fármacos durante a gestação e a lactação.

Este capítulo está disponível, online, no Ambiente de aprendizagem do GEN.

65 Infecções Sexualmente Transmissíveis

Mauro Romero Leal Passos
José Eleutério Junior
Edilbert Pellegrini Nahn Junior
Paulo César Giraldo
Renato de Souza Bravo
Renata de Queiroz Varella
Mariana Dinau Leal Passos
Philippe Godefroy

As infecções sexualmente transmissíveis (IST), no curso da gravidez, podem ter efeitos devastadores no concepto, na grávida e em seu parceiro. No pré-natal, o casal deve ser avaliado para a possibilidade de IST, aconselhado sobre a possibilidade e importância da infecção perinatal e estimulado ao tratamento, caso seja necessário.

Estudo do Departamento Nacional de DST e AIDS do Ministério da Saúde, entre 2004 e 2007, no qual foram feitos testes de sífilis, gonorreia, clamídia, HIV, hepatite B e papilomavirose humana genital (HPV) em mais de 9.000 pessoas, das quais 3.303 eram gestantes, revelou que 42% das grávidas tinham pelo menos uma das IST analisadas – 11% infecção bacteriana e 37%, viral. Destacamos, ainda, que por problemas técnicos laboratoriais, esse estudo não apresentou os resultados relacionados à tricomoníase. Em publicação de 2019, a Secretaria de Vigilância em Saúde, do Ministério da Saúde, demonstrou que, no Brasil, de 2000 até junho de 2019 foram notificadas 125.144 gestantes infectadas com HIV. Já a sífilis tem tido um comportamento preocupante. Foi observado que, entre 2010 e 2018, a taxa de incidência de sífilis congênita aumentou 3,8 vezes, passando de 2,4 para 9,0 casos por mil nascidos vivos, e a taxa de detecção de sífilis em gestantes aumentou 6,1 vezes, passando de 3,5 para 21,4 casos por mil nascidos vivos.

O atendimento às IST/infecções genitais deve contemplar ações imediatas, que não podem ser banalizadas. Com dados epidemiológicos de publicações brasileiras, a abordagem sindrômica das IST, com o uso empírico de vários antibióticos, não encontra suporte na medicina baseada em evidências científicas.

Aspectos relevantes

Não se deve postergar

- Excelente anamnese
- Exame físico satisfatório e exames complementares
- Aconselhamento (educação em saúde)
- Disponibilização de VDRL, anti-HIV e marcadores para hepatites, especialmente anti-HBs, HBsAg e anti-HCV
- Ênfase na adesão ao tratamento (terapia supervisionada na consulta, ou seja, disponibilizar o medicamento no momento do atendimento)

- Ênfase na importância da consulta e/ou do tratamento dos parceiros sexuais
- Ênfase na importância de exames periódicos (ginecológico/próstata)
- Ênfase na importância dos esquemas vacinais disponíveis no país (hepatite B, hepatite A, HPV)
- Disponibilização de preservativos (masculino/feminino)
- Agendamento de retorno
- Notificação dos casos aos órgãos de saúde pública para adequada vigilância epidemiológica.

Principais síndromes na atenção às IST

- Feridas genitais (herpes genital, sífilis, lesões não IST)
- Corrimento uretral (gonorreia, clamídia)
- Corrimento vaginal (vaginose bacteriana, candidíase, tricomoníase)
- Endocervicite/dor pélvica (gonorreia, clamídia)
- Edema/dor testicular (gonorreia, clamídia)
- Proctites (gonorreia, clamídia)
- Oftalmia (gonorreia, clamídia).

Observações

- Pode existir mais de um agente e/ou mais de uma infecção ao mesmo tempo
- Às vezes, as sintomatologias confundem-se, por exemplo, feridas cervicovaginais que causam corrimento vaginal ou balanite gonocócica ulcerada
- Muitas alterações genitais, mesmo algumas infecciosas, não são IST
- Mais de 20% das feridas genitais, embora se utilizem de bons recursos laboratoriais, ficam sem diagnóstico. Vários casos são doenças autoimunes
- Deve-se ter cautela e bom senso para não exagerar no uso de antibióticos, principalmente em associações
- O uso indiscriminado de antibióticos seleciona microrganismos resistentes e conduz à resistência bacteriana.

Importante

Pessoas com imunodeficiência (AIDS, neoplasias malignas, uso de imunossupressores) podem ter respostas atípicas e/ou exageradas a muitas infecções. Nessas pessoas, o tratamento pode requerer aumento da dose, do tempo e até alteração da via de administração do anti-infeccioso. Não raro é necessária a repetição do esquema e/ou a internação hospitalar.

Mulheres na adolescência e na perimenopausa são as que, nos últimos anos, apresentaram o maior avanço proporcional na incidência da infecção pelo HIV.

O corrimento vaginal (por processo inflamatório ou desequilíbrio do microbioma) coloca a mulher em grande vulnerabilidade para a aquisição do HIV (se ela for negativa, aumenta a suscetibilidade) e para a transmissão do vírus (se ela for positiva, eleva a transmissibilidade).

Sensibilidade

Mede a capacidade do exame de detectar a infecção, quando presente. É a preocupação máxima comparada à população com alta prevalência da doença, como acontece nas clínicas de IST.

A sensibilidade mede a proporção de indivíduos com exame positivo com relação a todos os pacientes infectados.

Calcula-se com a fórmula: verdadeiro-positivos/verdadeiro-positivos + falso-negativos.

Especificidade

Mede a capacidade do teste de excluir corretamente o indivíduo não infectado. É a preocupação máxima no exame de população com baixa prevalência da doença, como acontece nas clínicas de planejamento familiar e clínicas particulares em geral.

A especificidade mede a proporção de indivíduos não infectados, com exame negativo.

Calcula-se com a fórmula = verdadeiro-negativos/verdadeiro-negativos + falso-positivos.

Atenção

Caso ainda não tenha pleno domínio dos conhecimentos médicos para saber o que fazer no cuidado a uma pessoa com, ou com hipótese de, IST/infecção genital, deve-se saber, pelo menos, o que NÃO fazer:

- Ter atitude preconceituosa sobre a sexualidade
- Emitir diagnósticos baseados em suposições, sem averiguar os dados epidemiológicos, clínicos e laboratoriais
- Deixar de convidar o paciente para uma atitude reflexiva e não fornecer a ele as informações básicas sobre o problema
- Adotar atitude de juiz (emitir julgamentos sobre o paciente e/ou as situações que envolvem o caso)
- Ignorar toda a trama emocional e existencial envolvida no caso
- Supervalorizar publicações sobre custo-efetividade, geralmente com estudos feitos em ambientes diferentes dos nossos, pois a prática médica, embora tenha visão ampla e coletiva, é ação personalizada. E, pelo menos para nós, autores deste capítulo, quantificar o valor do ser humano (de seu bem-estar e de sua família) a quem estamos atendendo é tarefa que não temos capacidade de exercer e nem queremos.

Sífilis (Figuras 65.1 a 65.9)

Sinonímia

Lues, cancro duro, protossifiloma.

Conceito

Doença infectocontagiosa, de evolução sistêmica (crônica), que ocorre por transmissão sexual e por outros contatos íntimos (sífilis adquirida). Pode ser transmitida da mãe para o feto (intraútero) ou pelo contato do recém-nascido com as lesões maternas durante o parto (sífilis congênita).

Estima-se que mais de 900 mil novos casos ocorram por ano no Brasil. No mundo, são mais de 12 milhões por ano.

Período de incubação

De 21 a 30 dias, após contato infectante; porém, pode variar de 10 a 90 dias, dependendo do número e virulência de bactérias infectantes e da resposta imunológica do hospedeiro.

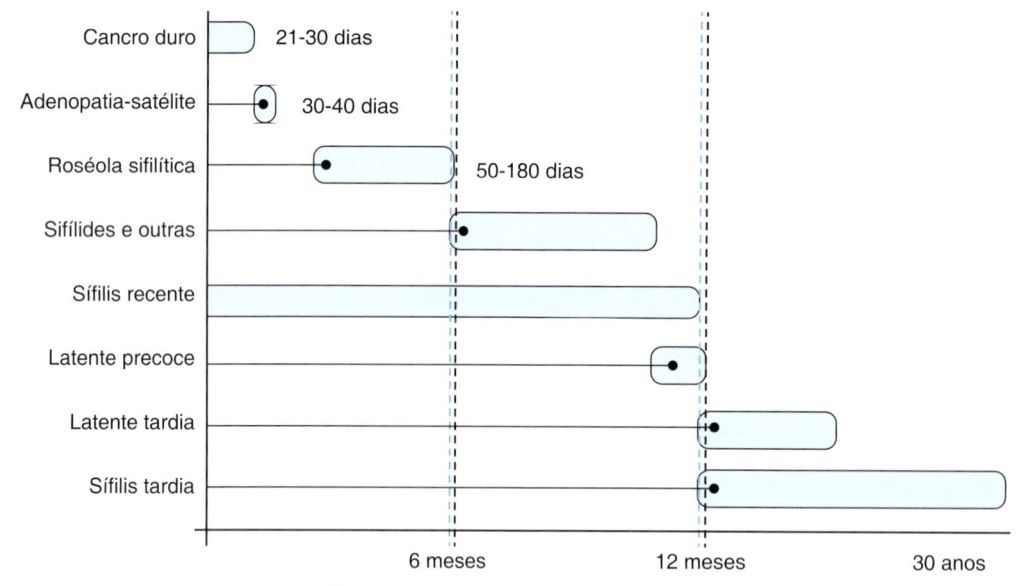

Cancro duro — 21-30 dias

Adenopatia-satélite — 30-40 dias

Roséola sifilítica — 50-180 dias

Sifílides e outras

Sífilis recente

Latente precoce

Latente tardia

Sífilis tardia

6 meses | 12 meses | 30 anos

Figura 65.1 Cronologia das lesões da sífilis.

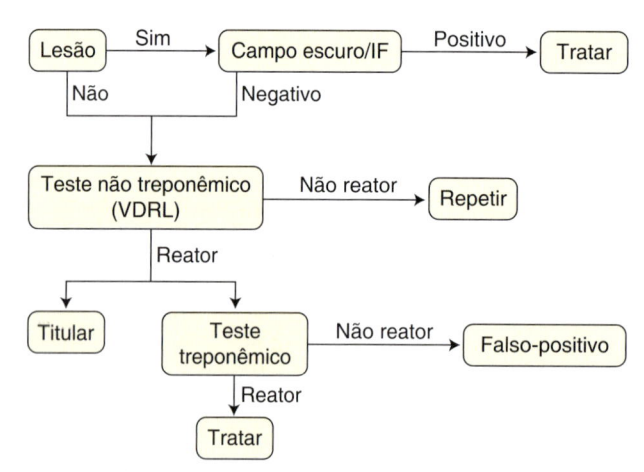

Lesão — Sim → Campo escuro/IF — Positivo → Tratar

Não / Negativo

Teste não treponêmico (VDRL) — Não reator → Repetir

Reator

Titular

Teste treponêmico — Não reator → Falso-positivo

Reator

Tratar

Figura 65.2 Esquema para o diagnóstico da sífilis.

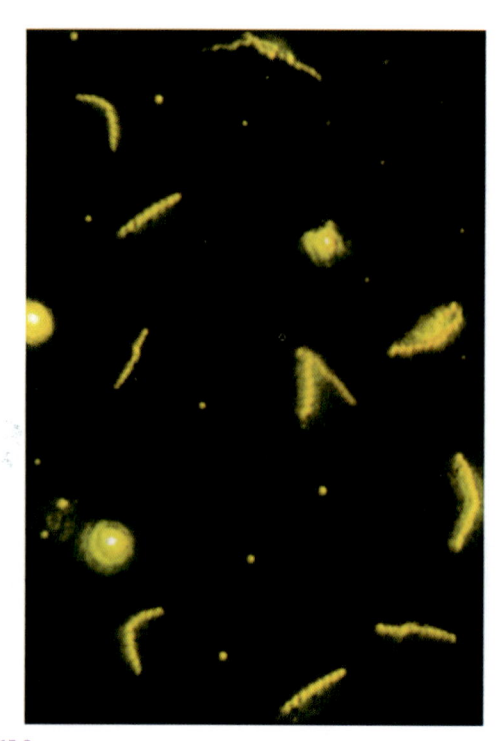

Figura 65.3 *Treponema pallidum* visualizado por meio de bacterioscopia direta de lesões recentes de sífilis pela técnica de campo escuro.

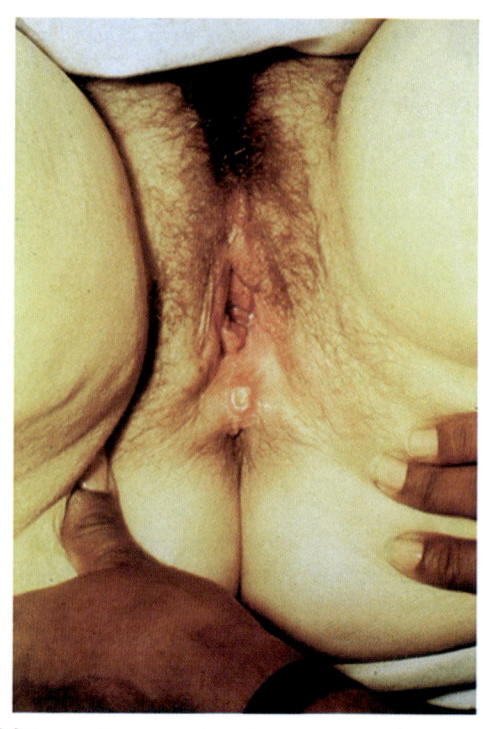

Figura 65.4 Cancro duro no períneo. Destaca-se que diagnosticar a lesão inicial da sífilis (protossifiloma) em mulher é raro.

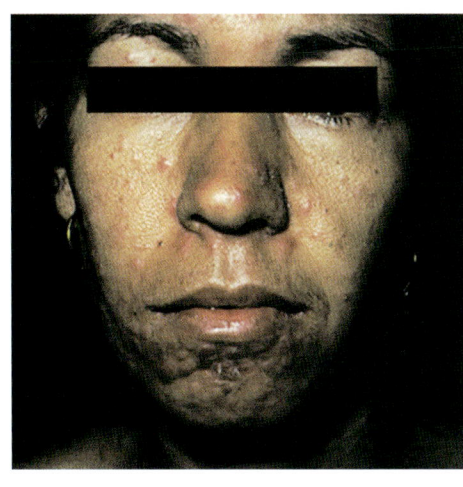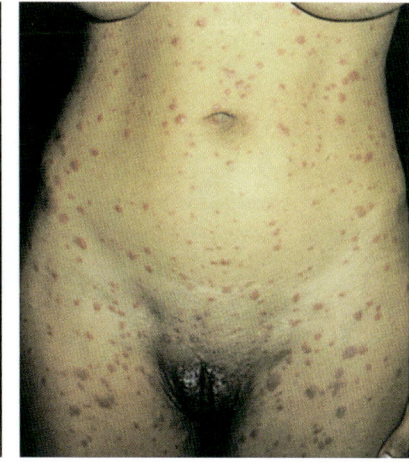

Figura 65.5 Roséolas sifilíticas na face e em todo o corpo. Embora essas lesões sejam habitadas por treponemas, a transmissibilidade através da pele não é usual.

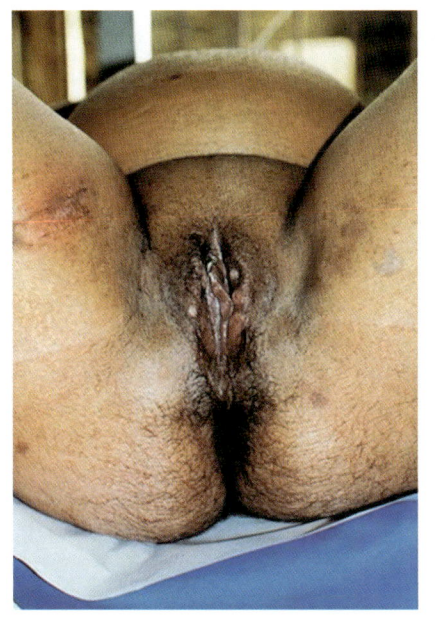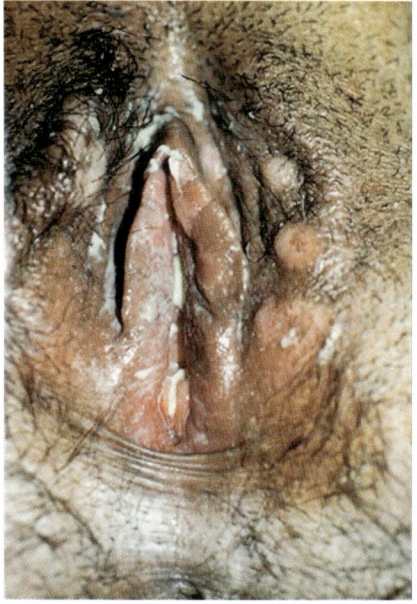

Figura 65.6 Lesões de condiloma plano (sifílides papulosos) em gestante. Notar quadro de candidíase vulvovaginal associado.

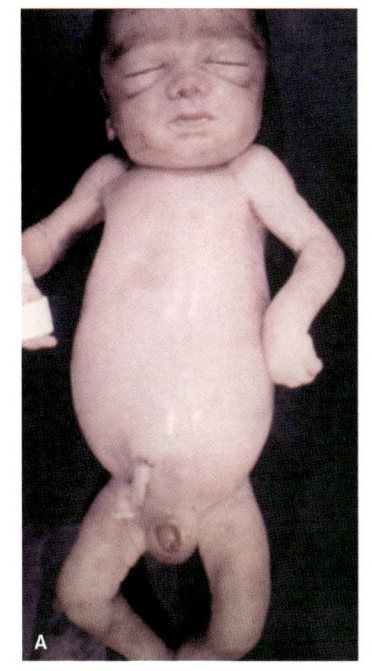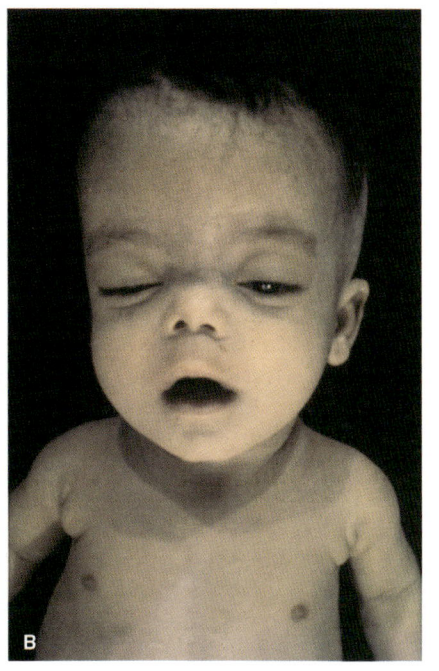

Figura 65.7 A. Recém-nascido com sífilis congênita apresentando palidez e anasarca, edema facial, escrotal e distensão abdominal. **B.** Recém-nascido com sífilis congênita apresentando nariz em sela e fronte olímpica.

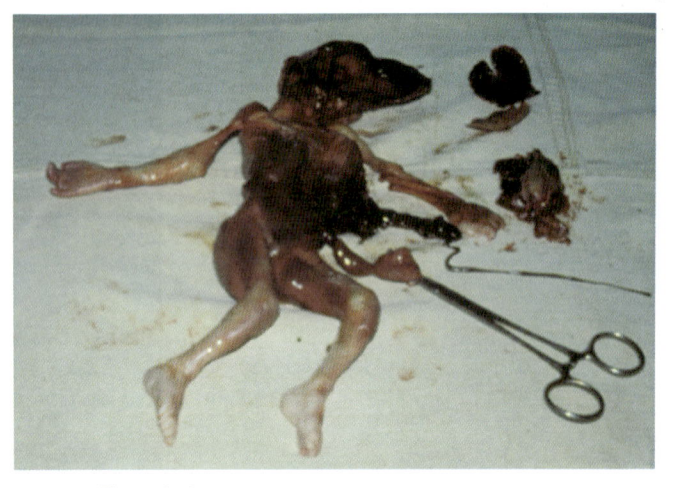

Figura 65.8 Feto morto necrosado por infecção sifilítica.

Agente etiológico

Treponema pallidum, subespécie *pallidum*. É uma bactéria espiroqueta que não se cora pela técnica de Gram nem cresce em meios de cultivo artificiais. É sensível ao calor, a detergentes, aos antissépticos, e frágil para sobreviver em ambientes secos. É patógeno exclusivo do ser humano.

Classificação clínica

Sífilis adquirida

Recente. Lesões infectantes transitórias, ricas em bactérias, com menos de 1 ano de evolução após o contágio.

Latente. Ausência de manifestações clínicas mantendo-se as sorologias reatoras; precoce se até 1 ano de evolução, e tardia após 1 ano do contágio.

Tardia. Lesões destrutivas com poucos ou sem treponemas após o primeiro ano de infecção.

Sífilis congênita

Recente. Quando se manifesta até o 2º ano de vida do lactente.

Tardia. Quando se manifesta após o 2º ano de vida da criança.

Manifestações clínicas

Sífilis adquirida

▶ Sífilis recente

- *21-30 dias*: cancro duro ou cancro de inoculação – lesão única (pode ser múltipla em raros casos), com bordas endurecidas pelo processo inflamatório linfoplasmocitário. É mais comum ser visível no homem, no sulco balanoprepucial, que na mulher. Junto com a lesão inicial, sempre existe adenite-satélite (micropoliadenomegalia). O cancro duro e a adenite-satélite são conhecidos como sífilis primária. O cancro duro, se não for tratado, pode persistir por 30 a 90 dias e sofrer involução espontaneamente. Na mulher, muito raramente se observa lesão na vulva
- *30 dias*: adenopatia-satélite – é bilateral, indolor e não inflamatória. A micropoliadenomegalia pode ser generalizada
- *30-40 dias*: sorologia positiva
- *50-180 dias*: lesões exantemáticas, maculares e papulosas, na pele e/ou mucosas genitais ou bucais. O treponema entra na circulação e multiplica-se, tornando visível a fase exantemática (roséola) dispersa pelo corpo. Precedendo as roséolas, aparecem as máculas e pápulas, assumindo vários aspectos (sifílides). Essa fase também é chamada de sífilis secundária. Como as lesões são variadas, vale considerar que qualquer lesão genital tem chance de ser sífilis e que pensar sifiliticamente ainda é correto.

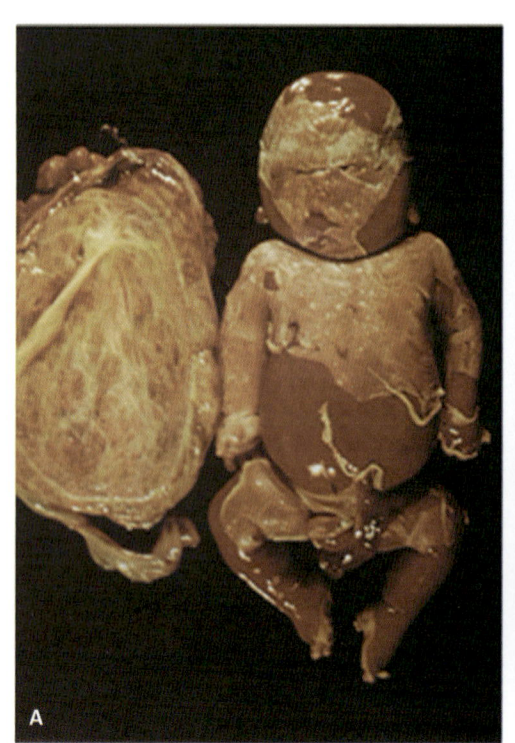
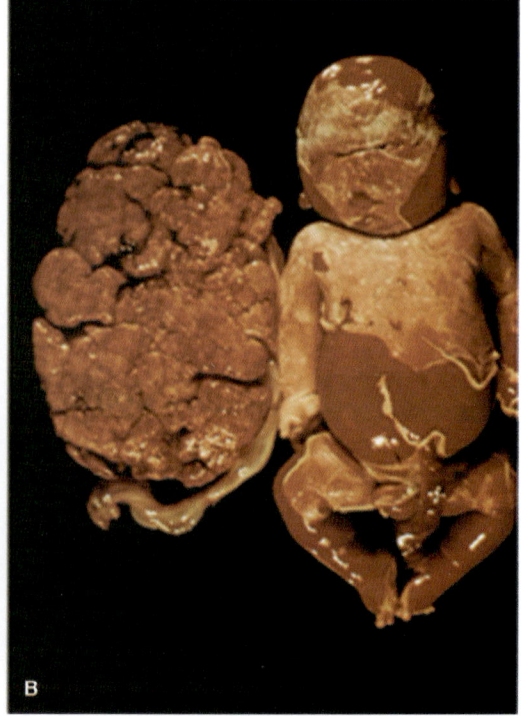

Figura 65.9 Sífilis congênita – feto macerado. **A.** Placenta – face fetal: opalescente no trajeto dos vasos coriônicos. **B.** Placenta – face materna: aumentada de volume e edemaciada.

▶ Sífilis latente

- *1-2 anos*: é conhecida como fase de "silêncio clínico". Divide-se em latente precoce (até 1 ano) e latente tardia.

Cabe, entretanto, dizer que é muito difícil fazer a classificação de sífilis latente com até 1 ano e sífilis latente com mais de 1 ano de infecção.

É citado que, em caso de exames sorológicos **não reatores** (VDRL, RPR, FTA-Abs, MHATP, quimioluminescência, teste rápido) no ano anterior e no momento de um atendimento de paciente sem história clínica declarada de sífilis, mas que apresente teste sorológico não treponêmico e teste treponêmico reatores, o(a) paciente pode ser "classificado(a)" como sífilis latente até 1 ano. Caso essa situação ultrapasse 1 ano ou não se tenha qualquer teste sorológico para sífilis anterior, tal paciente deverá ser "classificado" como sífilis latente tardia/sífilis tardia.

Outra situação é, se um indivíduo com uma nova sorologia VDRL/RPR positiva for relatado como um contato recente para um caso conhecido de sífilis recente (primária ou secundária), pode-se supor que essa é, provavelmente, uma infecção com duração inferior a 1 ano.

Todavia, identificar com certeza o tempo de infecção de uma pessoa com sífilis em fase latente, na maioria absoluta das vezes, é muito difícil. Então, havendo qualquer dúvida no que concerne ao tempo de infecção, o(a) paciente, especialmente a gestante, deve ser classificada com sífilis com mais de 1 ano e receber tratamento para essa fase.

Tudo isso deve receber especial atenção em mulheres grávidas, uma vez que sífilis latente é, na nossa experiência clínica, a forma que mais frequentemente ocorre nas gestantes.

▶ Sífilis tardia

Pode ter início já no final da fase latente e estender-se por vários anos. Suas manifestações podem ser divididas em:

- *Tegumentares*: gomas, sifílides tuberosas, nodosidades justarticulares e eritema terciário
- *Extrategumentares*: oculares, ósseas, cardiovasculares e sistema nervoso.

Diagnóstico laboratorial

Nas *lesões recentes,* pesquisa de treponema, com bacterioscopia em campo escuro, ainda é o padrão-ouro e deve ser realizada no momento da consulta, quando se observam as bactérias vivas e móveis; imunofluorescência direta é excelente técnica, pois pode ser encaminhada para laboratório central; impregnação pela prata ou técnica de Fontana-Tribondeaux, embora seja grosseira e sujeita a mais erros, pode ser realizada depois da consulta. Mais recentemente, a pesquisa de *T. pallidum* tem sido realizada por técnica de biologia molecular, precisamente por reação em cadeia da polimerase (PCR), em alguns centros.

Sorologia, não treponêmica: VDRL, RPR; treponêmica: FTA-Abs, MHA-TP, ELISA (Tabela 65.1).

Atualmente nos ambulatórios de referência para DST e, particularmente, na rotina do pré-natal, empregam-se testes treponêmicos imunocromatográficos para triagem, denominados testes rápidos, por serem de fácil execução e possibilitarem resultado em cerca de 30 minutos.

O VDRL pode dar falso-positivo em títulos baixos, por causa de reações cruzadas, e falso-negativo, principalmente nas fases primária e latente tardia. O mesmo pode ocorrer com exames treponêmicos, porém, com menor frequência.

Efeito prozona é quando ocorre excesso de anticorpos com relação ao antígeno durante a realização do VDRL, apresentando resultado falso-negativo. Com a diluição do soro, podem-se observar títulos finais altos. O paciente normalmente estará na fase secundária.

Tabela 65.1 Avaliação dos métodos laboratoriais para a sífilis.

Exame	Sensibilidade (%)	Especificidade (%)
Campo escuro*	85 a 95	100
Imunofluorescência*	90 a 95	> 98
VDRL	71 a 100[†]	79 a 98[‡]
FTA-Abs/ELISA	85 a 100[†]	95 a 100[‡]
MHA-TP	70 a 100	95 a 100
PCR	> 95	> 98

*Varia com o profissional; [†]varia com o estágio da doença; [‡]varia com a população.

Tratamento e controle de cura (Tabela 65.2)

- *Critério de cura*: VDRL 3, 6, 12 e 18 meses após o tratamento. Deverá haver queda de quatro títulos da sorologia ou sua negativação em 6 meses a 1 ano. Deve-se acompanhar as gestantes mensalmente. Deve ser feito um novo tratamento se a sorologia aumentar quatro títulos. O esperado é a diminuição de um título por mês. Deve-se acompanhar os pacientes tratados com esquema alternativos clínica e sorologicamente em intervalos mais curtos
- *Medicamentos alternativos*: para os casos de neurossífilis, indica-se a ceftriaxona 2 g IM ou IV, 1 vez/dia, durante 10 a 14 dias
- *Gestantes*: usar os mesmos esquemas com penicilina G benzatina. São contraindicadas tetraciclinas, doxiciclina e estolato de eritromicina. O acompanhamento deve ser mensal.

A hipersensibilidade grave à penicilina é muito menos frequente do que advogam os mitos populares, e quem pensar diferente deve procurar informações bem documentadas. Mulheres alérgicas à penicilina devem ser dessensibilizadas.

A toda paciente com sífilis ou outra IST, deve-se ofertar a sorologia anti-HIV e para hepatite B e C, assim como o marcador anti-HBs.

Tabela 65.2 Esquema terapêutico para sífilis (MS, 2015; CDC, 2015).

	Esquema recomendado*	Esquema alternativo
Sífilis recente	Penicilina G benzatina 2.400.000 UI IM (1.200.000 UI em cada região glútea), dose única	Doxiciclina 100 mg VO 12/12 h por 15 dias; *ou* ceftriaxona 1 g IM ou IV 1 vez/dia, durante 8 a 10 dias; *ou* eritromicina 500 mg VO 6/6 h, durante 20 dias; *ou* tetraciclina 500 mg VO 6/6 h, durante 20 dias
Sífilis latente ou tardia	Penicilina G benzatina 2.400.000 UI IM (1.200.000 UI em cada região glútea por semana, durante 3 semanas	Doxiciclina 100 mg VO, 12/12 h, por 30 dias; *ou* ceftriaxona 1 g IM ou IV, 1 vez/dia, durante 8 a 10 dias; *ou* eritromicina 500 mg VO, 6/6 h, durante 40 dias; *ou* tetraciclina 500 mg VO, 6/6 h, durante 40 dias

*Se houver qualquer dúvida, por menor que seja, sobre o tempo de latência, tratar como sífilis latente tardia. *MS*, Ministério da Saúde; *CDC*, Centers for Disease Control and Prevention; *VO*, via oral; *IM*, via intramuscular; *IV*, via intravenosa.

Como este último marcador tem resultado não reagente com HBsAg também não reagente, a vacinação contra hepatite B fica mandatória.

Dado muito importante, e quase nunca citado em textos científicos como este, é o fato de que as titulagens de VDRL não são sempre idênticas às titulagens de RPR. Em alguns casos, as diluições por sorologia RPR são inferiores às por VDRL. Assim, o controle sorológico deve ser com o mesmo tipo de sorologia usado no diagnóstico.

Outro dado para o qual cabe chamar a atenção é a data da coleta do material para a sorologia não treponêmica VDRL/RPR. Em muitos casos, pacientes com quadro clínico de sífilis recente (primária ou secundária) apresentam titulagem de 1:64 em uma data – por exemplo, 6 de janeiro –, e o início do tratamento foi 10 de fevereiro (é muito comum isso ocorrer no sistema público de saúde brasileiro e até em medicina suplementar/privada). É bem possível que, no tratamento, a sorologia já esteja em 1:128 ou até 1:256. Então, a diminuição da titulagem no corpo do paciente partirá dessa última titulagem. Porém, o documento que teremos dirá que a titulagem era 1:64.

Outra situação para a qual devemos chamar a atenção diz respeito ao fato de que as titulações podem não ser EXATAMENTE os números/quantificação que aparecem no resultado. Por exemplo, na diluição 1:32, o exame está claramente REAGENTE; já na diluição 1:64, o observador reconhece como NÃO REAGENTE. Acontece que, se a quantidade/diluição for, na realidade, 1:50, o observador, ao ler na diluição 1:64, concluirá que o exame é NÃO REAGENTE. Então, em um exame de acompanhamento/controle de cura, a titulação pode baixar, mas essa diminuição pode não ser tão expressiva na visão prática do técnico que está executando o exame.

Para problematizar mais ainda essas situações, em muitos laboratórios públicos e privados, há alternância de técnicos para execução e leitura dos exames de VDRL/RPR, os quais são altamente dependentes da análise visual sobre esses exames, usando ou não microscópio.

Na nossa prática médica de conversar rotineiramente com os diretores técnicos de laboratórios e de visitá-los no ambiente de trabalho, com frequência detectamos que, para realizar os exames de VDRL/RPR, os laboratórios escalam técnicos de menor capacitação/qualificação e até mesmo estagiários. Raramente, os melhores técnicos da linha de execução/bancada dos exames vão para a realização de VDRL. É a vida como ela é.

Finalmente, sobre esse assunto, sorologias para sífilis, há diversos fabricantes desses exames e nem sempre as titulações são iguais entre as diferentes marcas. Não é raro, na filosofia de diminuição de custos, comprar o teste que, naquele momento, esteja mais barato. No âmbito das licitações públicas, essa é a prática rotineira. E, como muitos sabem, nem sempre o mais barato tem rendimento e qualidade iguais aos dos produtos mais caros.

É de boa conduta que os profissionais saibam desses detalhes para decidir qual atitude tomar frente a um resultado de sorologia para sífilis.

Na nossa prática, com frequência, se houver dúvidas, solicitamos realização de outros testes, em laboratório no qual confiamos e de equipe técnica com a qual temos condições de conversar, para dirimir dúvidas.

Diagnóstico diferencial

Herpes simples, cancro mole, cancro misto de Rollet (cancro duro + cancro mole), donovanose, farmacodermias, viroses exantemáticas, fissuras e ulcerações traumáticas.

Observações

- A gestante deve efetuar pelo menos dois testes sorológicos, um na primeira visita e outro na 34ª a 36ª semana. Na ocorrência de lesões genitais, investigar rapidamente
- Não há indicação de solicitação de sorologia imediatamente após o tratamento
- Nos casos de hipersensibilidade à penicilina, a dessensibilização só deve ser feita em ambiente seguro e com profissionais experientes
- A sorologia pode permanecer reatora em títulos baixos (1:4) por toda a vida, mesmo após tratamento correto (cicatriz imunológica)
- Falhas terapêuticas podem ocorrer em qualquer esquema terapêutico, embora não exista relato de resistência treponêmica à penicilina
- A reação de Jarish-Herxheimer pode ocorrer após a primeira dose de qualquer treponemicida. Expressa-se como exacerbação das lesões cutâneas, febre, cefaleia e artralgias. Ocorre mais na fase exantemática; cede com analgésico/antitérmico. Há quem indique 12 mg de betametasona intramuscular (IM) e ácido acetilsalicílico 500 mg VO antes da primeira dose de antibiótico.

Sífilis e gravidez

Deve-se considerar *caso suspeito*: gestante que, durante o pré-natal, apresente evidência clínica de sífilis ou teste não treponêmico reagente com qualquer titulação.

Deve-se considerar *caso confirmado*: (1) gestante que apresente teste não treponêmico reagente com qualquer titulação e teste treponêmico reagente, independentemente de qualquer evidência clínica de sífilis, realizados durante o pré-natal; (2) gestante com teste treponêmico reagente e teste não treponêmico não reagente ou não realizado sem registro de tratamento prévio.

Para o Centers for Disease Control and Prevention (CDC) dos EUA, as mulheres grávidas devem ser tratadas com os mesmos esquemas de penicilina indicados segundo o estágio da infecção. O mesmo se aplica para os protocolos do nosso Ministério da Saúde.

Considera-se tratamento inadequado:

- Tratamento realizado com qualquer medicamento que não seja a penicilina
- Tratamento incompleto, mesmo tendo sido feito com penicilina
- Tratamento inadequado para a fase clínica da doença
- Tratamento instituído no prazo de até 30 dias antes do parto
- Parceiro(s) sexual(is) com sífilis não tratado(s) ou tratado(s) inadequadamente.

Mesmo em caso de gestante adequadamente tratada para sífilis, o recém-nascido deve ser investigado para a doença. Existe, ainda que pouco frequente, a possibilidade de sífilis congênita em recém-nascido de mãe adequadamente tratada.

Destacamos que o ideal no tratamento de gestantes com sífilis é efetuar o tratamento até a 28ª semana de gestação. Jamais deve-se postergar o tratamento, nem por 1 semana.

A(s) parceria(s) sexual(is) da gestante/mãe não deve(m) ser esquecido/a(s); são imperiosos e urgentes os exames clínico e sorológico, com o objetivo de interromper a transmissão para o feto.

Lembramos que quem mais tem IST é quem já tem uma IST. Assim, rastreio para outras IST é fundamental.

Sífilis congênita

A sífilis congênita, recente e tardia, é doença-sentinela e, quando existe, reflete erros grosseiros no sistema de saúde e na qualidade do pré-natal. É uma doença de notificação compulsória em todos os países, entretanto, no Brasil, desde 1986, a subnotificação é frequente.

A OMS estabelece que não deve existir mais de um caso para cada 1.000 nascidos vivos. No Brasil, em 2013, foi documentada uma taxa de detecção de 7,4 casos de sífilis em gestantes para cada 1.000 nascidos vivos. Já em 2018, foram notificados 62.599 casos de sífilis em gestantes (taxa de detecção de 21,4/1.000 nascidos vivos) e 26.219 casos de sífilis congênita (taxa de incidência de 9,0/1.000 nascidos vivos), com 241 óbitos por sífilis congênita (taxa de mortalidade de 8,2/100.000 nascidos vivos).

Sabe-se que pelo menos 40% dos conceptos de mães com sífilis não tratada durante a gestação terão graves problemas ou serão levados a óbito. Portanto, caso de gestante com sífilis ou com suspeita de sífilis deve ser encarado como urgência médica.

Os números da sífilis congênita no Brasil refletem o descaso, ou a negligência, de toda a sociedade (gestores, profissionais de saúde, população e mídia) com uma doença para a qual existe diagnóstico e tratamento eficientes.

Na avaliação de um caso suspeito de sífilis congênita, deve-se contemplar excelente história clínica, exames clínicos e sorológicos da mãe, sorologias e radiologia óssea do recém-nascido, além de exame clínico e sorológico de parceiro/a(s) sexual(is) da mãe.

Em 2015, o Ministério da Saúde reviu as normas técnicas que caracterizam um caso de sífilis congênita. A ausência da informação de tratamento de parceiro/a(s) sexual(is) deixa de ser um dos critérios de notificação de sífilis congênita.

▶ Definição de caso de sífilis congênita

Primeiro critério

- Recém-nascido cuja mãe apresente, durante o pré-natal ou no momento do parto, teste para sífilis não treponêmico reagente com qualquer titulação e teste treponêmico reagente, sem ter sido tratada ou ter recebido tratamento adequado
- Recém-nascido cuja mãe não foi diagnosticada com sífilis durante a gestação e, na impossibilidade de a maternidade realizar o teste treponêmico, apresenta teste não treponêmico reagente com qualquer titulação no momento do parto
- Recém-nascido cuja mãe não foi diagnosticada com sífilis durante a gestação e, na impossibilidade de a maternidade realizar o teste não treponêmico, apresente teste treponêmico no momento do parto
- Recém-nascido cuja mãe apresente teste treponêmico reagente e teste não treponêmico não reagente no momento do parto sem registro de tratamento prévio.

Segundo critério

Todo indivíduo com menos de 13 anos com pelo menos uma das seguintes evidências sorológicas:

- Titulações ascendentes (testes não treponêmicos)
- Testes não treponêmicos reagentes após 6 meses de idade (exceto em situação de seguimento terapêutico)
- Testes treponêmicos reagentes após 18 meses de idade
- Títulos em teste não treponêmico maiores do que os da mãe, em lactantes
- Teste não treponêmico reagente, com pelo menos uma das alterações: clínica, liquórica ou radiológica de sífilis congênita.

Terceiro critério

Aborto ou natimorto cuja mãe apresente testes para sífilis não treponêmicos reagentes com qualquer titulação ou teste treponêmico reagente, realizados durante o pré-natal, no momento do parto ou curetagem, sem ter sido tratada ou ter recebido tratamento adequado.

Quarto critério

Toda situação de evidência de infecção pelo *Treponema pallidum* em placenta ou cordão umbilical e/ou amostra da lesão, biopsia ou necropsia de recém-nascidos, aborto ou natimorto.

Gonorreia (Figuras 65.10 a 65.15)

Sinonímia

Doença gonocócica, blenorragia, pingadeira, gota matinal, estrela da manhã, fogagem, esquentamento e escorrimento.

Conceito

Doença infectocontagiosa de mucosas, clássica DST, cuja contaminação acidental ou por fômites é excepcional. Estima-se que mais de 60 milhões de casos ocorram no mundo a cada ano. No Brasil, são mais de 1,5 milhão de novos casos por ano.

Período de incubação

Dois a 10 dias, após contato infectante. Contudo, leem-se relatos de casos cujo período de incubação foi de 24 horas e outros em que ultrapassou 20 dias.

Agente etiológico

Neisseria gonorrhoeae é uma bactéria diplococo Gram-negativa, intracelular em polimorfonuclear. Todavia, ela pode ter suas características morfotintoriais alteradas nos processos crônicos ou após o uso de antibióticos. Em fase bem inicial, os gonococos podem também ser encontrados extracelularmente.

São sensíveis à maioria dos antissépticos e morrem facilmente fora de seu hábitat.

Com frequência, têm sido detectadas cepas com resistência antimicrobiana, plasmidial e cromossômica.

Manifestações clínicas

Homens. Início com sensação de formigamento ou prurido intrauretral, com disúria. Em seguida, surge o fluxo uretral mucoso, que rapidamente se torna mucopurulento, com eliminação abundante e espontânea ou à mais leve pressão. As bordas do meato uretral tornam-se edemaciadas e eritematosas.

Mulheres. A uretrite gonocócica não apresenta a exuberância dos sintomas como no homem, e o quadro clínico é composto de disúria, urgência urinária e, menos frequentemente, secreção amarelada. Em geral, os casos são explicados apenas por endocervicite que, associada a dados da anamnese, torna possível suspeitar-se de infecção gonocócica. Estas são assintomáticas em

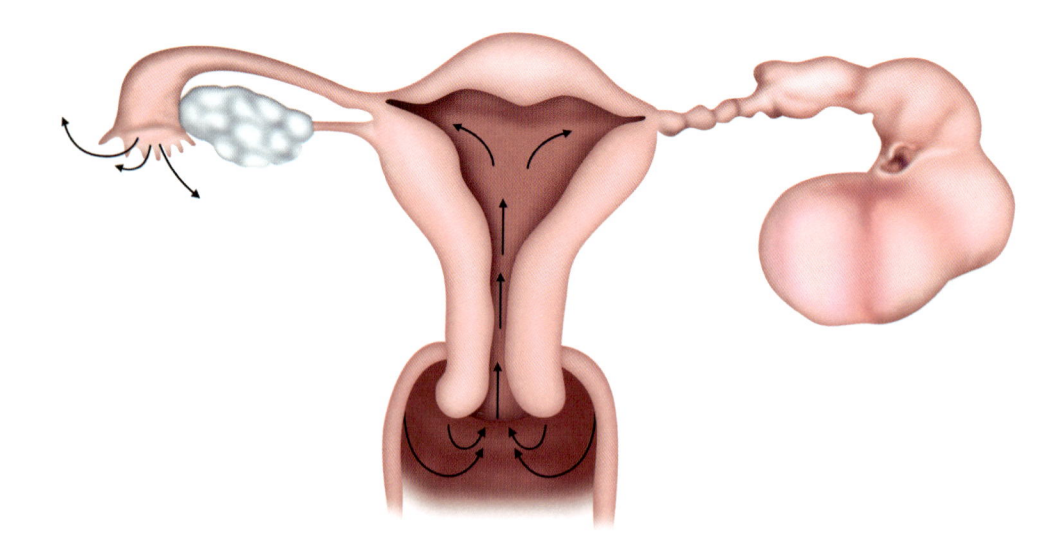

Figura 65.10 Gonorreia do fundo de saco vaginal e do canal cervical. Gonococos e clamídias ascendem para causar infecção do sistema genital superior feminino.

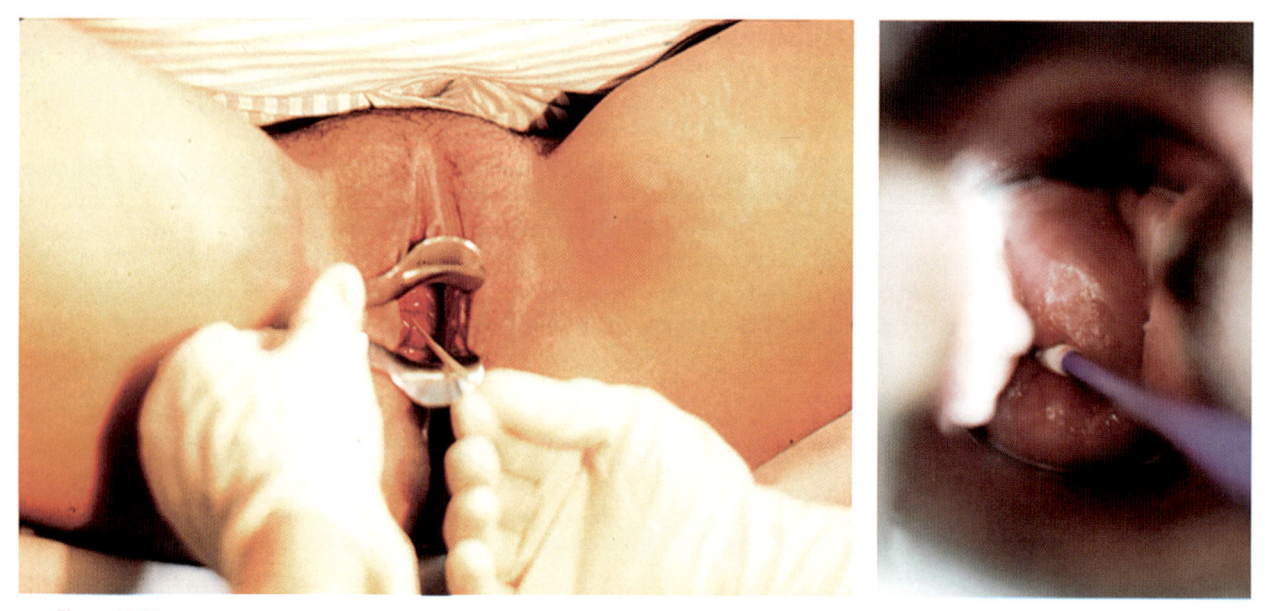

Figura 65.11 Coleta de material para bacterioscopia e/ou cultura em busca do agente etiológico da gonorreia deve ser do canal cervical.

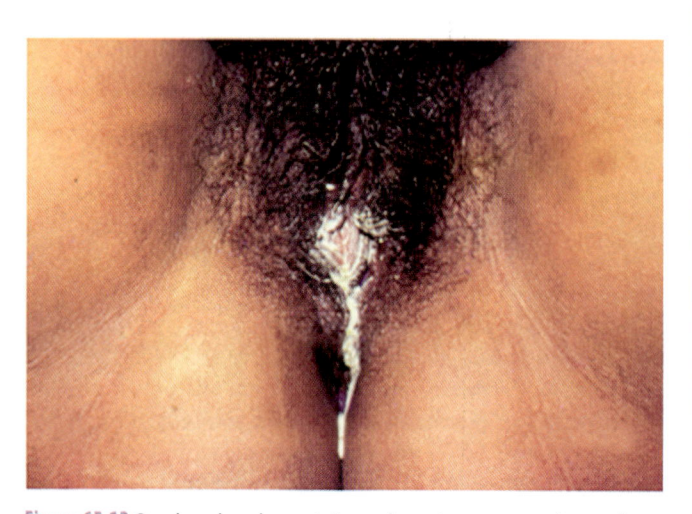

Figura 65.12 Quadros de vulvovaginite exuberante com secreção purulenta tendo a gonorreia como causa são raros.

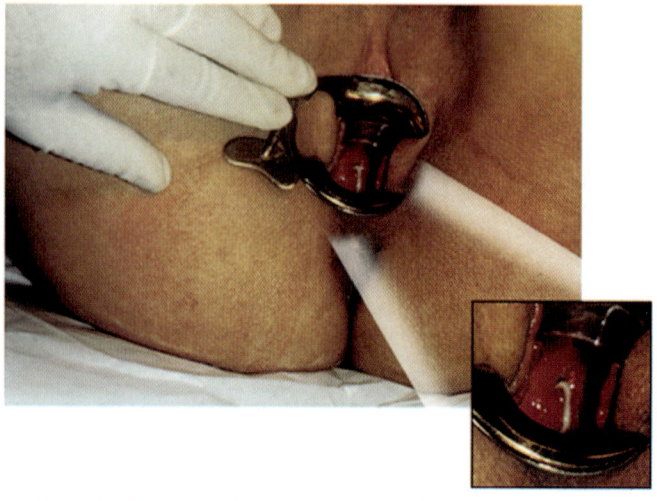

Figura 65.13 Endocervicite purulenta causada por *N. gonorrhoeae*.

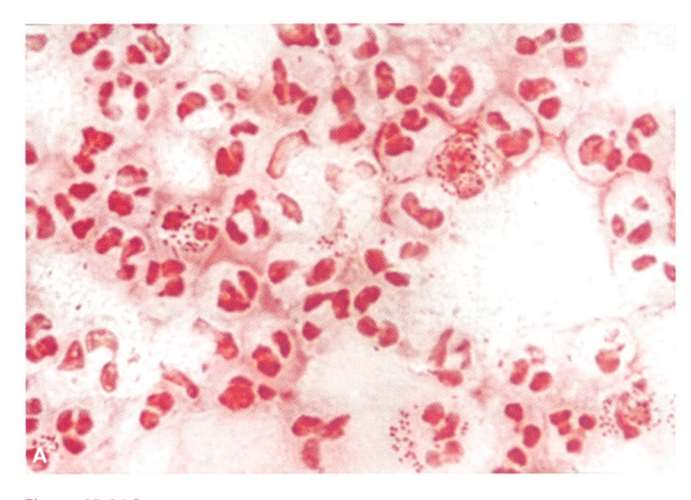

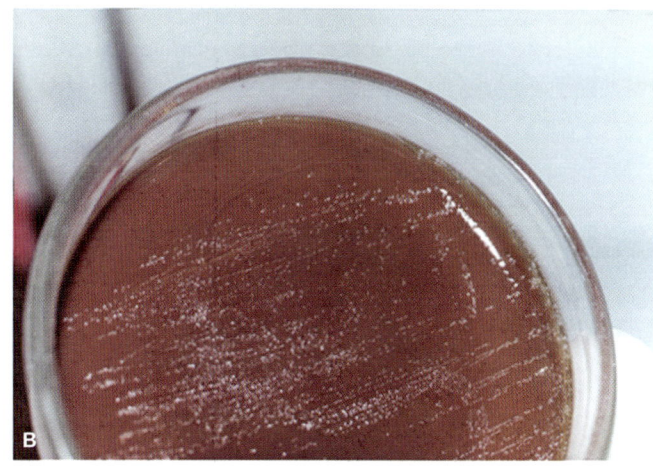

Figura 65.14 A. Bacterioscopia pelo Gram, visualizando diplococos gram-negativos intracelulares em polimorfonucleares. **B.** Cultura, em meio de Thayer-Martin, visualizando colônias de gonococos transparentes, brilhantes e pequenas.

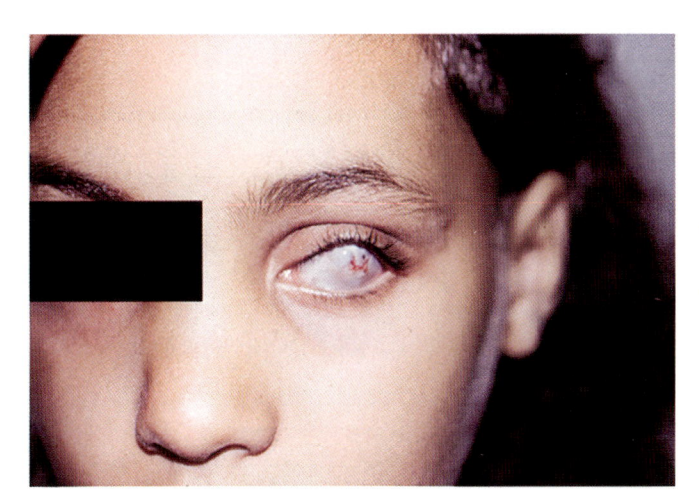

Figura 65.15 Criança nascida por parto normal de mãe com gonorreia não submetida ao método de Credê apresentou oftalmia não prontamente diagnosticada e tratada. Complicação: cegueira.

70 a 80% dos casos. Nos restantes, apresentam corrimento vaginal, sangramento intermenstrual, dispareunia e disúria.

Ao exame físico, podem-se observar dor à mobilização do colo uterino, material mucopurulento no orifício externo do colo e sangramento ao toque da espátula ou *swab*.

Em mulher com muco cervical turvo ou purulento, que apresente queixa de dor pélvica ou toque vaginal combinado doloroso, impõe-se investigação para gonococo e clamídia.

Quadros de vulvovaginites purulentas por gonococo, embora raros, são mais frequentes em: vítimas de estupro; crianças; adultas que, na primeira relação da vida, entram em contato com o gonococo, ou em mulheres menopausadas.

Outros sítios de manifestações. Podem ocorrer isolada ou concomitantemente:

- *Anorretal*: pode ser encontrada em mulheres, em razão da contaminação direta (sexo anal sem proteção) ou indireta (pelo exsudato cervicovaginal), mas particularmente é observada em homens que fazem sexo com homens (HSH). Caracteriza-se por prurido, dor retal, constipação intestinal, tenesmo e exsudato purulento ou sanguinolento. Apenas 10% dos pacientes apresentam sintomatologia, e é necessária a realização de cultura de amostra retal ou PCR para o diagnóstico
- *Oftálmica*: rara nos adultos e, quando ocorre, dá-se por inoculação acidental. No neonato, a conjuntivite gonocócica (oftalmia neonatal)

representa a principal afecção no recém-nascido. A infecção ocorre durante o parto transvaginal ou no período pós-parto e apresenta-se com exsudato purulento conjuntival bilateral, 2 a 3 dias após o parto, e o atraso no tratamento pode acarretar cegueira
- *Faringe*: acomete 10 a 20% dos indivíduos que praticam sexo oral sem proteção, é assintomática na maioria dos casos
- *Cutânea*: é rara e, quando ocorre, dá-se por inoculação acidental ou por solução de continuidade da pele da região genital
- *Disseminada*: ocorre em 0,5 a 3,0% dos pacientes e afeta principalmente a pele, as articulações e, com menor frequência, coração e cérebro.

Diagnóstico laboratorial

Bacterioscopia. O Gram da secreção uretral evidencia a presença de diplococos Gram-negativos no interior de polimorfonucleares (Tabela 65.3). Em muitos casos, deve ser confirmado com métodos mais sensíveis e específicos, como a captura de híbridos e reação em cadeia da polimerase (PCR).

Cultura | Meio seletivo de Thayer-Martin. Nos casos de uretrites agudas no homem, a bacterioscopia é um bom método. Na mulher, a cultura de material de canal cervical é a melhor opção. Todavia, se estiverem disponíveis técnicas de biologia molecular, PCR ou captura híbrida (CH), estes passam a ser os exames padrão-ouro. As técnicas de biologia molecular têm importante vantagem prática sobre as demais, uma vez que, em uma mesma amostra, pode-se dispor de testagem também para *Chlamydia trachomatis* e outras IST ou não.

Tabela 65.3 Avaliação dos métodos laboratoriais para gonorreia.

Exame	Sensibilidade (%)	Especificidade (%)
Gram		
Uretra	90 a 95	95 a 99
Endocérvice	45 a 65	90 a 99
Vagina, ânus	Não recomendado	
Cultura		
Uretra	94 a 98	> 99
Endocérvice	85 a 95	> 99
Biologia molecular		
PCR/captura híbrida	95 a 98	> 99

Em mulheres, pesquisar em dois sítios simultaneamente, uretra e endocérvice, é uma boa conduta, pois aumenta as chances de resultados positivos em pessoas infectadas por gonococo. Outra possibilidade é a coleta em vestíbulo e mesmo a autocoleta.

Tratamento e controle de cura

Outros esquemas terapêuticos podem ser empregados com resultados variáveis de acordo com a resistência regional à *Neisseria gonorrhoeae*. Recordamos ainda que a disponibilidade imediata de alguns antibióticos em detrimento de outros, em falta ou não disponíveis, também deve influenciar na escolha, a fim de não postergar o início do tratamento (Tabela 65.4).

- Infecção não complicada: ceftriaxona 250 mg intramuscular em dose única + azitromicina 1 g VO, dose única
- Alternativa: cefixima 400 mg dose única + azitromicina 1 g VO, dose única.

Nas infecções crônicas, extragenitais e/ou complicadas, os esquemas não devem ser com doses únicas, mas sim com doses e intervalos clássicos e por tempo não menor que 10 dias.

Em virtude da lenta absorção, níveis séricos baixos e altos índices de resistência, não existe indicação para uso de penicilina benzatina no tratamento de qualquer forma de gonorreia.

Na vigência do correto tratamento e remissão da sintomatologia, e se o parceiro sexual também for adequado e concomitantemente tratado, não há indicação de controle de cura com nova testagem, a menos que os sinais e sintomas reapareçam ou o parceiro sexual não tenha sido medicado corretamente.

Entretanto, na mulher e em casos de faringite, alguns advogam a necessidade de cultura do material de endocérvice em 7 a 10 dias após o término do tratamento ou PCR após 3 meses, principalmente se o tratamento foi com dose única.

A infecção gonocócica da grávida deverá ser tratada com cefalosporina. Mulheres que não puderem utilizar esse fármaco poderão ter, como alternativa, dose única IM (2 g) de espectinomicina. Tanto azitromicina quanto amoxicilina (com ou sem clavulanato) poderão ser utilizadas se o diagnóstico for concomitante ou presuntivo de clamídia.

Complicações

Homens. Balanopostite, litrite, cowperite, prostatite, epididimite e estenose de uretra.

Mulheres. Bartolinite, salpingite (doença inflamatória pélvica – DIP), pelviperitonite e peri-hepatite.

A disseminação da gonorreia ocorre em 0,3 a 3% dos casos e afeta principalmente a pele (dermatite), articulações (artrite) e, com menor frequência, as válvulas cardíacas (endocardites) e o cérebro (meningite). Gonococcemias são casos raros.

Diagnóstico diferencial

Homens. Uretrites não gonocócicas (*Chlamydia trachomatis*, *Mycoplasma hominis*, *Ureaplasma urealyticum* ou *Trichomonas vaginalis*) principalmente; uretrite química (introdução de substâncias irritantes na uretra com finalidades profiláticas ou curativas); uretrite traumática (pelo hábito de expressão da glande – ordenha – para evidenciar secreção). Homens com dor e/ou aumento testicular podem ter tumor ou torção de testículo.

Mulheres. Endocervicites, bartolinites e salpingites por clamídia.

Observações

- O insucesso terapêutico pode ser decorrente da resistência bacteriana
- Muitos casos em vários países de gonococos resistentes ao ciprofloxacino inviabilizam o uso desse antibiótico
- No Brasil, não há monitoramento da *Neisseria gonorrhoeae* produtora de penicilinase, apenas trabalhos isolados apontam no sentido de que ainda é seguro o uso de quinolona para tratamento de infecção gonocócica
- O risco de transmissão nas parceiras de homens com gonorreia uretral é de 90 a 97%; nos parceiros de mulheres acometidas por gonorreia, o risco é de 50 a 60%
- Após tratamento de uretrite gonocócica masculina, se houver persistência de secreção, sensação de fisgada e/ou prurido no meato uretral, deve-se instituir medicação para tricomoníase
- Já foi relatado que 5 a 10% de homens e mulheres com gonorreia também são portadores de tricomoníase
- Quadros de artrite infecciosa no adulto jovem têm no gonococo e na clamídia os principais agentes etiológicos.

Gonorreia e gravidez

A gonorreia na gravidez pode estar associada a alto risco de prematuridade, ruptura prematura das membranas, perdas fetais, crescimento intrauterino retardado e febre no puerpério. Bartolinite pós-parto, peri-hepatite, artrite, endometrite e endocardite podem ocorrer.

Tabela 65.4 Esquema terapêutico para gonorreia.

	MS 2015*	CDC 2015	UK 2011
Esquema recomendado	Ciprofloxacino 500 mg VO, dose única, + azitromicina 1 g VO, dose única; *ou* ceftriaxona 500 mg IM, dose única, + azitromicina 1 g VO, dose única	Ceftriaxona 250 mg IM, dose única + azitromicina 1 g VO, dose única	Ceftriaxona 250 mg IM, dose única + azitromicina 1 g VO, dose única
Esquema alternativo	Cefotaxima 1 g IM, dose única	Ceftizoxima 500 mg IM, dose única; *ou* cefoxitina 2 g IM, com probenecida 1 g VO, dose única; *ou* cefotaxima 500 mg IM, dose única	Cefixima 400 mg VO, dose única; *ou* espectinomicina 2 g IM, dose única; *ou* cefpodoxima 200 mg VO, dose única

*O uso do ciprofloxacino está contraindicado nos estados do Rio de Janeiro, Minas Gerais e São Paulo, em consequência da circulação de cepas de gonococos com taxas de resistência antimicrobiana iguais ou maiores que 5%. *MS*, Ministério da Saúde; *CDC*, Centers for Disease Control and Prevention; *UK*, United Kingdom Guideline; *VO*, via oral; *IM*, intramuscular.

As complicações no recém-nascido incluem conjuntivite neonatal, pneumonia intersticial atípica, bronquite e otite média. A transmissão ocorre no canal de parto.

Infecção por *Chlamydia trachomatis* (Figuras 65.16 a 62.19)

Sinonímia

Uretrite não gonocócica (UNG), cervicite, doença inflamatória pélvica (DIP).

Conceito

DST que se apresenta sob a forma de uretrite, endocervicite, oftalmia subaguda ou quadro de DIP.

Período de incubação

Duas semanas, podendo estender-se até 1 mês ou mais.

Agente etiológico

Principalmente a *Chlamydia trachomatis*, cepas D, E, F, G, I, J e K. São bactérias intracelulares obrigatórias, principalmente de células epiteliais cilíndricas. Só se desenvolvem em cultivos celulares tipo células de McCoy. No citoplasma, multiplicam-se em mitocôndrias ou inclusões, que envolvem o núcleo e levam à lise celular em 72 horas. Pelo pequeno tamanho e crescimento apenas em meio celular, as clamídias foram confundidas com vírus.

Em casos de uretrite não gonocócica, outros agentes menos frequentes são: *Mycoplasma hominis*, *Mycoplasma genitalium*, *Ureaplasma urealyticum*, *Ureaplasma parvum*, *Candida albicans*, *Trichomonas vaginalis*, HSV-2 e 1.

Manifestações clínicas

Homens. Principal quadro é uretrite com secreção clara e mucoide, raramente purulenta, acompanhada de disúria leve ou moderada.

Mulheres. Endocervicites com muco cervical igual ao da uretrite masculina, que, aliás, pode ocorrer também no sexo feminino. Quadros de ectopia e friabilidade com sangramento fácil da mucosa cervical não são raros.

Mais da metade dos homens e das mulheres infectados por clamídia é oligossintomática ou assintomática.

Diagnóstico laboratorial

Só quem pesquisar clamídia efetuará seu diagnóstico (Tabela 65.5). Como a maioria dos casos de cervicite por *Chlamydia* são assintomáticos, é essencial a realização de rastreio do patógeno com métodos de alta sensibilidade, como PCR e captura híbrida (CH), em especial em mulheres com menos de 25 anos e aquelas com novos parceiros sexuais. Dos locais suspeitos (principalmente

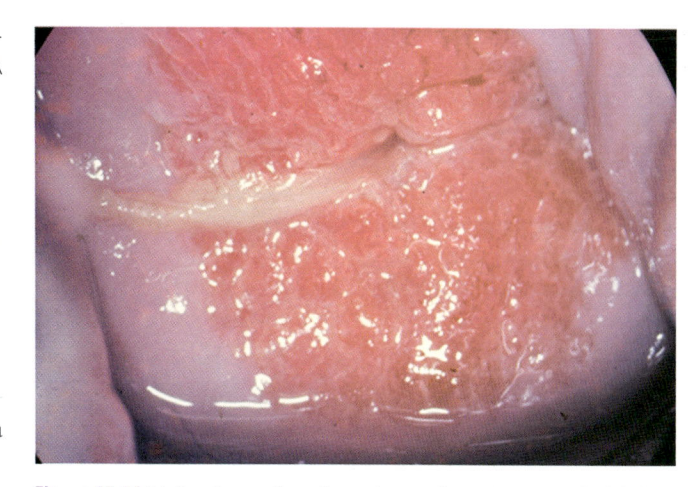

Figura 65.16 A infecção por *C. trachomatis* no colo uterino causa friabilidade e muco turvo ou purulento, embora possa ser assintomática.

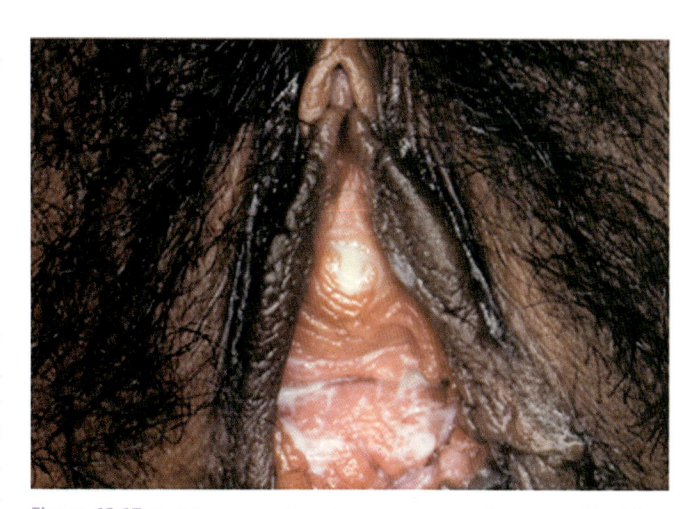

Figura 65.17 Uretrite em mulher tem como causa frequente clamídia e gonococo.

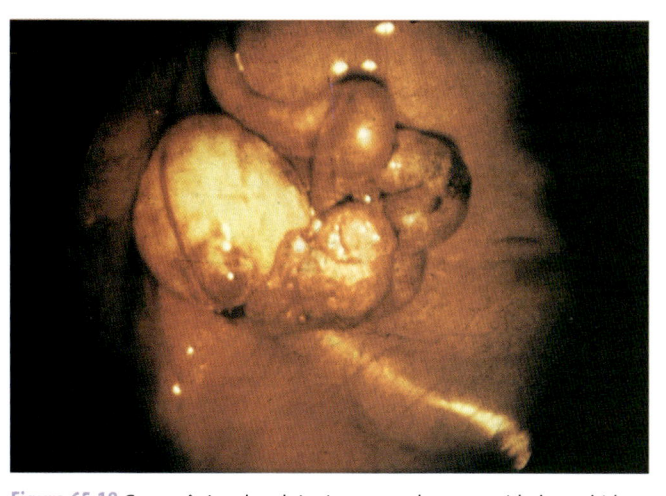

Figura 65.18 Caso crônico de salpingite, no qual a tortuosidade e a hidrossalpinge estão evidentes.

uretra e canal cervical) deverá ser coletado material, por *swab* ou escovinha, acondicionado segundo as normas do conjunto *(kit)* fornecido pelo laboratório. Caso a técnica seja por PCR ou CH, pequena quantidade da primeira urina também pode ser utilizada, assim como a coleta em vestíbulo e a autocoleta. A sorologia só tem indicação nos casos de infecção complicada, como salpingite (DIP), artrite, pneumonia ou linfogranuloma venéreo.

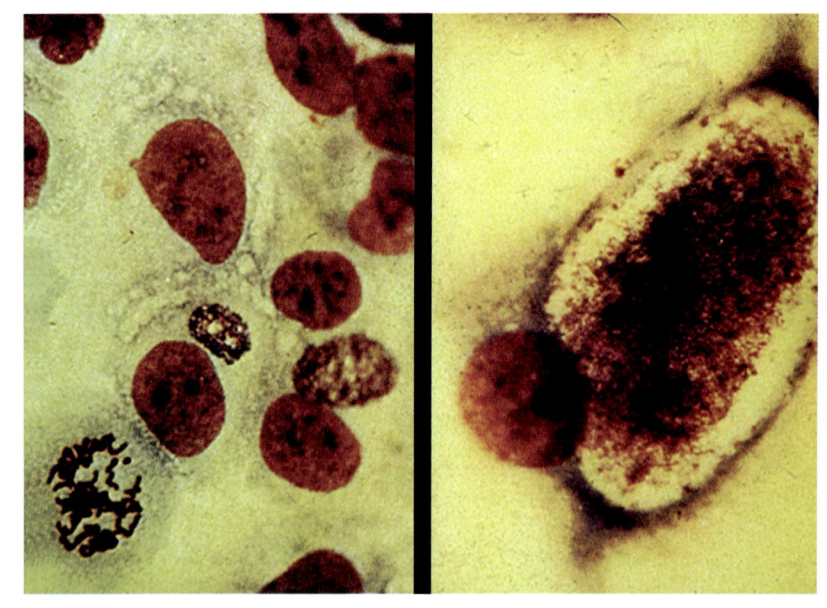

Figura 65.19 Visualização, pela técnica e coloração citológica de Giemsa, de corpúsculos de Gamma-Miyagawa contendo inúmeros corpúsculos reticulares, forma de replicação intracelular de clamídia.

Tabela 65.5 Avaliação dos métodos laboratoriais para *Chlamydia*.

Exame	Sensibilidade (%)	Especificidade (%)
Giemsa	45	95
Papanicolaou	62	96
ELISA	70 a 80	> 99
Imunofluorescência	80 a 92	> 99
PCR, captura híbrida	85 a 95	> 99
Sorologia	40 a 50	85

As sorologias serão consideradas positivas se forem iguais ou maiores do que 1:32. Embora a cultura ainda seja considerada padrão-ouro, hoje está restrita a algumas pesquisas científicas.

No diagnóstico de clamídia, não cabem improvisações. Necessariamente, deve-se ter recursos para coleta, transporte e armazenamento de espécimes clínicos adequados, bem como execução correta das técnicas laboratoriais.

Tratamento e controle de cura

O teste de cura é recomendado preferencialmente com pesquisa de clamídia por PCR 3 a 4 semanas após o término do tratamento, uma vez que graves sequelas podem ocorrer na mulher e no concepto se a infecção persistir.

Doxiciclina, ofloxacino e levofloxacino são contraindicados na gravidez, assim como a eritromicina (estolato) é contraindicada na gestação por sua hepatotoxicidade.

Complicações

Epididimite, orquite, prostatite, salpingite, pelviperitonite, peri-hepatite, infertilidade, esterilidade e artrite.

Diagnóstico diferencial

Em todos os quadros clínicos em que há suspeita de infecção por gonococo ou micoplasma e vice-versa.

Homens com dor e/ou aumento testicular podem ter tumor ou torção de testículo.

Observações

- A infecção por clamídia tem elevada incidência e prevalência em todo o mundo. Admite-se que, no Brasil, ocorram quase 2 milhões de novos casos por ano. A maioria absoluta dos casos é em mulheres, e a maior parte delas é assintomática. No mundo, são mais de 90 milhões de casos a cada ano. Um terço das mulheres com clamídia terá DIP
- Rotinas empregadas em vários países desenvolvidos, de pesquisar, anualmente, clamídia em adolescentes sexualmente ativas revelam taxas importantes de positividade. Isso propicia diagnóstico e tratamento precoces e tende a prevenir complicações e sequelas no trato genital superior (Tabela 65.6).

Tabela 65.6 Esquema terapêutico para infecção por *Chlamydia*.

	MS 2015	CDC 2015	UK 2015
Esquema recomendado	Azitromicina 1 g VO, dose única; *ou* doxiciclina 100 mg VO, 2 vezes/dia, 7 dias; *ou* amoxicilina 500 mg VO, 3 vezes/dia, 7 dias	Azitromicina 1 g VO, dose única; *ou* doxiciclina 100 mg VO, 2 vezes/dia, 7 dias	Doxiciclina 100 mg VO, 2 vezes/dia, 7 dias; *ou* azitromicina 1 g VO, dose única
Esquema alternativo		Eritromicina (base) 500 mg VO, 4 vezes/dia, 7 dias; *ou* eritromicina (etilsuccinato) 800 mg VO, 4 vezes/dia, 7 dias; *ou* levofloxacino 500 mg VO, dose única diária, 7 dias; *ou* ofloxacino 300 mg VO, 2 vezes/dia, 7 dias	Eritromicina 500 mg VO, 2 vezes/dia, 10 a 14 dias; *ou* ofloxacino 200 mg VO, 2 vezes/dia ou 400 mg VO, dose única diária, 7 dias

MS, Ministério da Saúde; *CDC*, Centers for Disease Control and Prevention; *UK*, United Kingdom Guideline; *VO*, via oral.

Clamídia e gravidez

A infecção por clamídia na gravidez pode levar à ruptura prematura das membranas, parto pré-termo, endometrite puerperal e conjuntivite, e pneumonia no recém-nascido.

Linfogranuloma venéreo (Figuras 65.20 e 65.21)

Sinonímia

Linfogranuloma inguinal, doença de Nicolas-Favre-Durand, adenite climática, quarta moléstia, poroadenite supurativa benigna. Popularmente é conhecida como "mula".

Conceito

Doença de transmissão exclusivamente sexual, caracterizada pela presença de grande bubão inguinal na fase aguda.

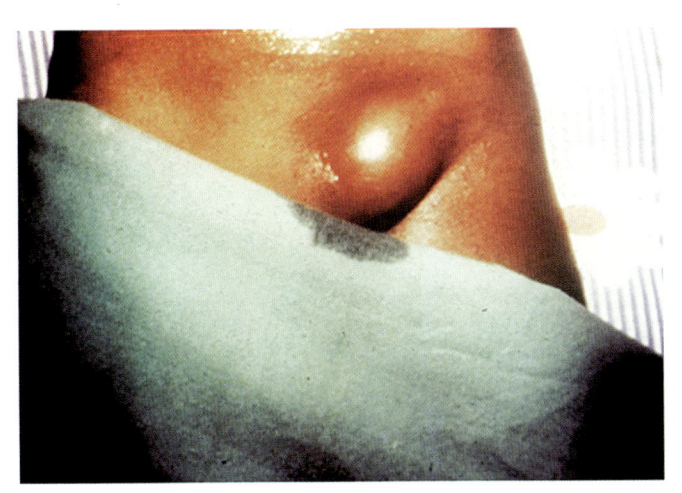

Figura 65.20 Caso raro de linfogranuloma venéreo (LGV) em criança do sexo feminino. Observar a extensa adenite (bubão) na região inguinal.

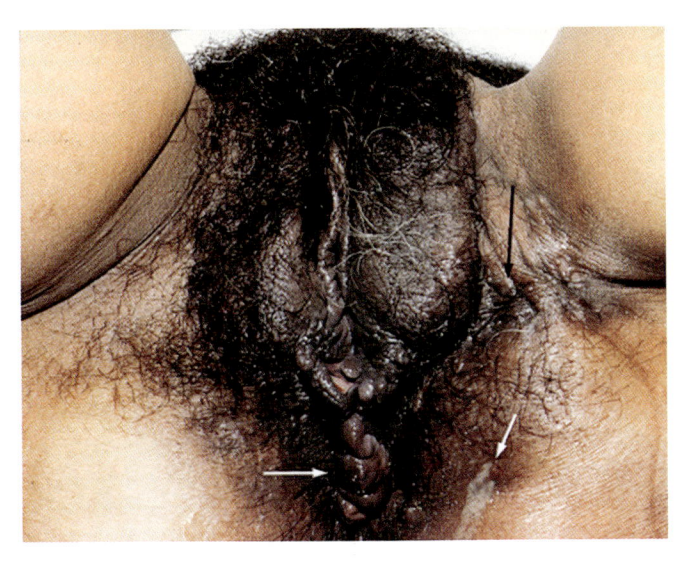

Figura 65.21 Quadro de estiomene (elefantíase, fístulas e retrações) na vulva. Representa a fase genitorretal crônica do linfogranuloma venéreo.

Período de incubação

De 3 a 30 dias.

Agente etiológico

Chlamydia trachomatis, cepas L_1, L_2 e L_3.

Manifestações clínicas

A adenite inguinal inflamatória e dolorosa (bubão) domina o quadro clínico. As lesões podem ser genitoinguinais (fase aguda) ou genitorretais (fase crônica).

A fase aguda pode evoluir com fistulização multifocal, que é reconhecida como supuração tipo bico de regador. Nessa fase, mal-estar geral, tipo gripe, pode ocorrer.

A fase crônica pode acometer os linfonodos pararretais e causar estenose do reto. Na genitália, pode evoluir para estiomene (elefantíase com fístulas e úlceras).

A sintomatologia aguda é mais comum nos homens; já, nas mulheres, observam-se as complicações da fase crônica.

Em HSH em mulheres que praticam o sexo anal desprotegido, a lesão retal manifesta-se em uma proctite hemorrágica ou proctocolite, com dor ou prurido anal, tenesmo, constipação intestinal ou diarreia, além de secreção mucoide, sanguinolenta ou mucopurulenta. Numerosos registros desse quadro clínico vêm sendo relatados na Europa, particularmente em HSH.

Lesões extragenitais são raras.

Diagnóstico laboratorial

O diagnóstico é feito em bases clínicas, mas a comprovação pode ser com exame direto por coloração de Giemsa ou Papanicolaou, detecção de *C. trachomatis* por ELISA, imunofluorescência, biologia molecular (PCR, captura híbrida) de materiais coletados das lesões ou do bubão (Tabela 65.7). A sorologia terá importância se o título for maior ou igual a 1:32.

Tratamento e controle de cura

O esquema terapêutico pode ser visto na Tabela 65.8.

Complicações

O tratamento inadequado facilita as manifestações tardias, estiomene, ulceração vulvar, retite estenosante, elefantíase da vulva, pênis, escroto e períneo.

Tabela 65.7 Avaliação dos métodos laboratoriais para linfogranuloma venéreo.

Exame	Sensibilidade (%)	Especificidade (%)
Giemsa	45	95
Papanicolaou	62	96
ELISA	70 a 80	> 99
Imunofluorescência	80 a 92	> 99
PCR, captura híbrida	85 a 95	> 99
Sorologia	40 a 50	85

Tabela 65.8 Esquema terapêutico para linfogranuloma venéreo.

	MS 2015	CDC 2015	UK 2013
Esquema recomendado	Doxiciclina 100 mg VO, 2 vezes/dia, 21 dias	Doxiciclina 100 mg VO, 2 vezes/dia, 21 dias	Doxiciclina 100 mg VO, 2 vezes/dia, 21 dias; *ou* tetraciclina 500 g VO, 4 vezes/dia, 21 dias; *ou* minociclina 200 mg VO, 2 vezes/dia, 21 dias
Esquema alternativo	Azitromicina 1 g VO, 1 vez/semana, 21 dias (preferencial para gestantes)	Eritromicina (base) 500 mg VO, 4 vezes/dia, 21 dias	Eritromicina 500 mg VO, 4 vezes/dia, 21 dias; *ou* azitromicina 1 g VO, semanal, 3 semanas

MS, Ministério da Saúde; *CDC*, Centers for Disease Control and Prevention; *UK*, United Kingdom Guideline; *VO*, via oral.

Diagnóstico diferencial

Deve-se considerar principalmente: cancro mole, sífilis, tuberculose ganglionar/vulvar, doença da arranhadura do gato (linforreticulose benigna) e doença de Hodgkin.

Observações

- A antibioticoterapia não apresenta efeito dramático na duração da linfadenopatia inguinal, mas os sintomas agudos são frequentemente erradicados de modo rápido. O tratamento também não reverte as sequelas da fase crônica
- A adequação terapêutica é associada ao declínio do título de anticorpos
- Em gestantes, a azitromicina pode ser a melhor opção, enquanto a doxiciclina está contraindicada
- Considerar a opção de punção para esvaziamento do bubão com agulha de grosso calibre. Todavia, incisão e drenagem cirúrgica são formalmente contraindicadas
- Não é doença de alta incidência/prevalência em nosso meio e não é considerada, no Brasil, problema de saúde pública.

Linfogranuloma venéreo e gravidez

Aparentemente, o LGV não é diretamente associado à lesão ao feto. Sua importância obstétrica está no fato de que pode estar relacionado com outras DST, além de tornar o parto vaginal de mulheres com lesões perineais estenosantes mais difícil. Entretanto, atualmente, o diagnóstico de LGV é extremamente raro.

Cancro mole (Figuras 65.22 e 65.23)

Sinonímia

Cancroide, cancrela, cancro venéreo simples, úlcera mole, cancro de Ducreyi, cavalo.

Conceito

DST aguda, localizada, fagedênica e autoinoculável.

Período de incubação

De 2 a 5 dias. Períodos mais longos são raros.

Agente etiológico

Haemophilus ducreyi: cocobacilo Gram-negativo, agrupado em cadeias (estreptobacilo). Cultivado em meios artificiais enriquecidos; todavia, sua cultura é de difícil sucesso.

Manifestações clínicas

Lesões ulceradas, geralmente múltiplas, com bordas irregulares, autoinoculáveis, fagedênicas, inflamadas e acompanhadas, em geral, de adenite regional unilateral (bubão), que evolui frequentemente para supuração em orifício único.

No homem, os locais mais frequentes são: frênulo e sulco balanoprepucial; na mulher: fúrcula e face interna dos pequenos e grandes lábios da vulva. São relatados cerca de 20 casos em homens para um caso em mulher.

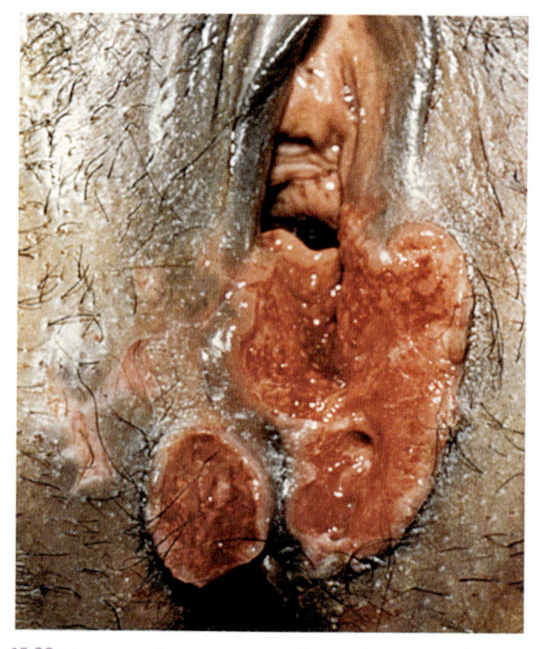

Figura 65.22 Cancro mole: extenso quadro de úlceras genitais dolorosas, irregulares e de evolução aguda.

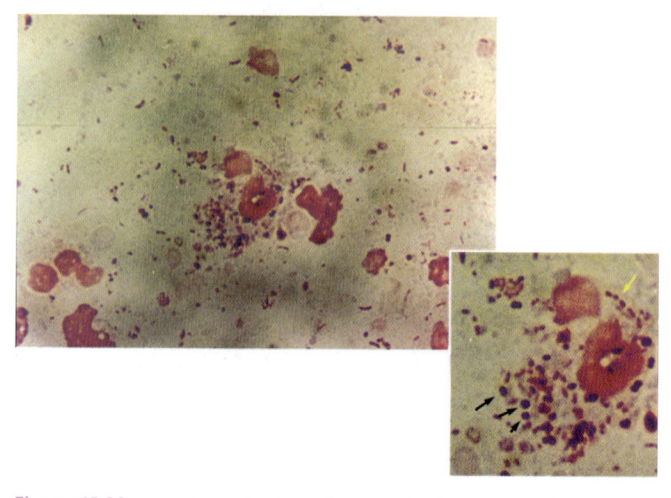

Figura 65.23 Bacterioscopia de esfregaço de úlcera genital mostrando cocobacilos em cadeia típicos de *H. ducreyi* (*setas*).

Diagnóstico laboratorial

- *Exame direto das lesões*: bacterioscopia pelo método de Gram. O preparo do esfregaço na lâmina deve ser em único sentido, para não alterar o arranjo das bactérias. Coletar material das bordas e evitar o pus superficial (Tabela 65.9)
- *Cultura*: para melhor rendimento do método, semear imediatamente após a coleta
- *PCR*: já existe conjunto para análise de DNA de *Treponema pallidium*, *H. ducreyi* e herpes-vírus passível de ser usado em casos de úlceras genitais; todavia, ainda é mais usado em pesquisas científicas.

Tratamento e controle de cura

O esquema terapêutico pode ser visto na Tabela 65.10.

Complicações

Deformações locais e sequelas por cicatrizações (baixa gravidade).

Diagnóstico diferencial

Cancro duro, herpes simples (principalmente em imunodeprimidos), linfogranuloma venéreo, donovanose, erosões traumáticas e infectadas secundariamente.

Observações

- Não é doença de alta incidência/prevalência em nosso meio, portanto não é problema de saúde pública no Brasil
- Trata-se de doença facilitadora da transmissão de HIV, herpes genital e sífilis
- Ciprofloxacino é contraindicado durante a gestação e lactação
- Não há relatos de complicações da gestação por efeito dessa doença
- Considerar manifestações clínicas com lesão única
- O achado clínico é muito mais comum em homens do que em mulheres
- Em nosso meio, não existem estudos de resistência bacteriana.

Tabela 65.9 Avaliação dos métodos laboratoriais para cancro mole.

Exame	Sensibilidade (%)	Especificidade (%)
Gram	> 50	50 a 70
Cultura	30 a 70	> 98
PCR	80 a 90	> 99

Cancro mole e gravidez

Não foram relatadas alterações fetais causadas exclusivamente por infecção pelo *Haemophilus ducreyi* durante a gravidez. Quando ocorrem complicações como amniorrexe prematura, é mais comum existir coinfecção com gonococo, estreptococo do grupo B, clamídia e/ou vaginose bacteriana. Entretanto, atualmente, o diagnóstico de cancro mole é extremamente raro.

Papilomavirose humana genital (Figuras 65.24 a 65.27)

Sinonímia

Condiloma acuminado, verrugas anogenitais, *thymus*, fícus, crista-de-galo, figueira e HPV.

Conceito

Causada pelo HPV, é a virose mais comum transmitida por via sexual. Todavia, nem sempre se pode definir o modo e o momento em

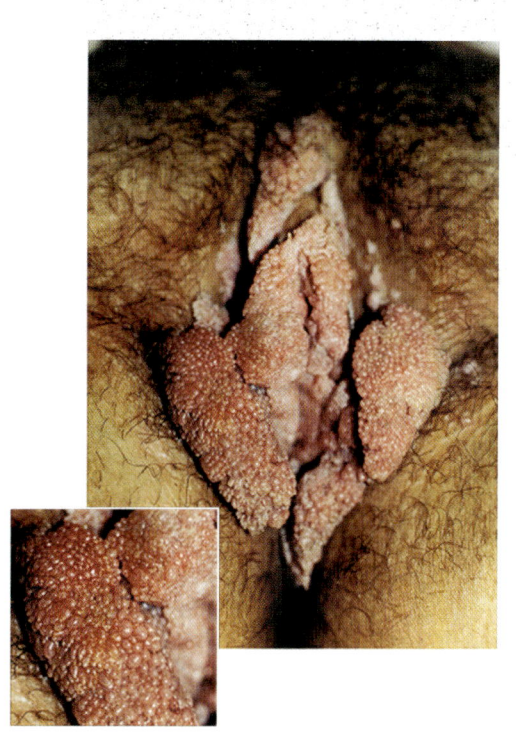

Figura 65.24 Condilomatose e gravidez. Esta paciente só obteve cura clínica depois do parto.

Tabela 65.10 Esquema terapêutico para o cancro mole.

	MS 2015	CDC 2015	UK 2014
Esquema recomendado	Azitromicina 1 g VO, dose única; *ou* ceftriaxona 500 mg IM, dose única	Azitromicina 1 g VO, dose única; *ou* ceftriaxona 250 mg IM, dose única; *ou* ciprofloxacino 500 mg VO, 2 vezes/dia, 3 dias; *ou* eritromicina (base) 500 mg VO, 3 vezes/dia, 7 dias	Azitromicina 1 g VO, dose única; *ou* ceftriaxona 250 mg IM, dose única; *ou* ciprofloxacino* 500 mg VO, 2 vezes/dia, 3 dias; *ou*, 500 mg VO, dose única; *ou* eritromicina 500 mg, 4 vezes/dia, 7 dias; *ou* 500 mg VO, 3 vezes/dia, 7 dias; *ou* 250 mg VO, 3 vezes/dia, 5 dias
Esquema alternativo	Ciprofloxacino* 500 mg VO, 2 vezes/dia, 3 dias		

*Contraindicada para gestantes, nutrizes e crianças. *MS*, Ministério da Saúde; *CDC*, Centers for Disease Control and Prevention; *UK*, United Kingdom Guideline; *VO*, via oral; *IM*, via intramuscular.

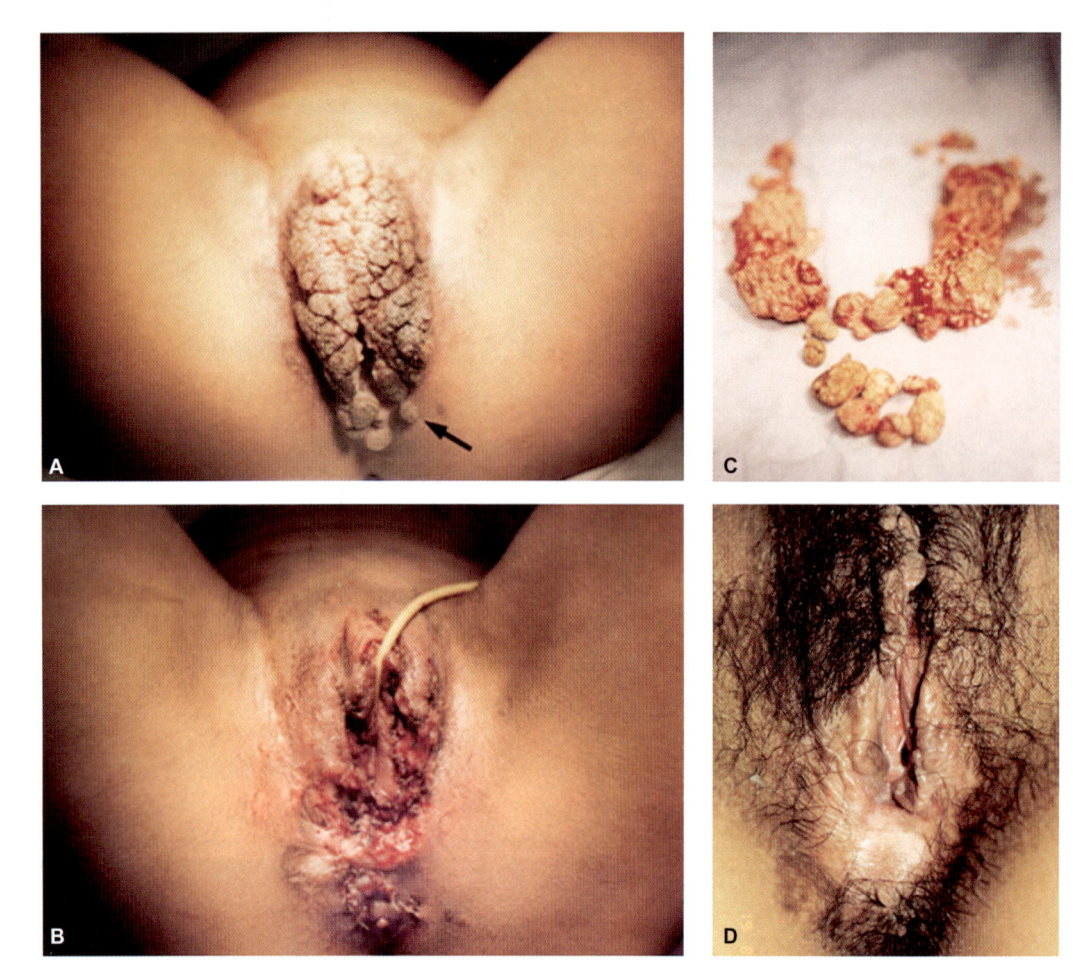

Figura 65.25 Gestante adolescente com extensa condilomatose, que dificultava, inclusive, a deambulação. Foi efetuada exérese cirúrgica da massa de condiloma, que pesava cerca de 500 g. Notar em D o aspecto da genitália externa 5 meses depois do parto normal.

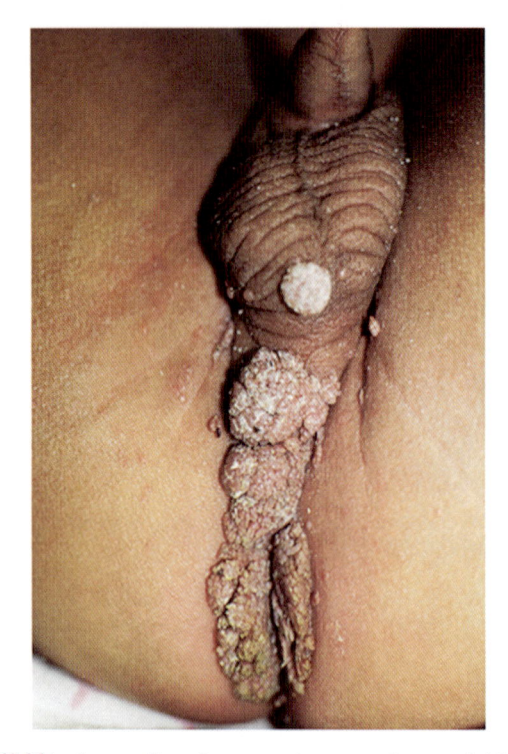

Figura 65.26 Lesões condilomatosas em criança com 6 meses de idade, nascida de parto normal, de mãe com condiloma acuminado desde o início da gestação. Depois de várias e diferentes abordagens feitas por diversos profissionais, não foi identificado qualquer indício de abuso sexual. A primeira lesão de condiloma acuminado na criança foi notada aos 2 meses de vida. Em razão das dificuldades para o tratamento, o quadro evoluiu.

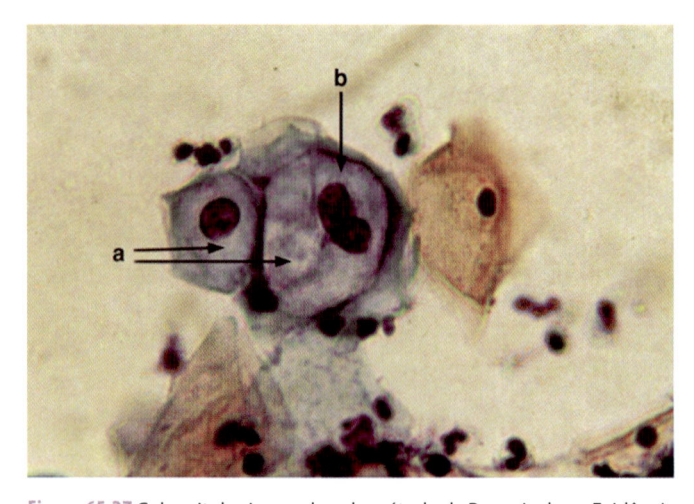

Figura 65.27 Colpocitologia corada pelo método de Papanicolaou. Evidência de coilocitose (a). Evidência de binucleação com discariose (b). Ambas as alterações são típicas em lesões clássicas de HPV.

que a contaminação ocorreu. É mais prevalente nas mulheres e está ligada às neoplasias intraepiteliais do colo uterino. Sua patogenia baseia-se na indução da multiplicação celular (hiperplasia celular).

Período de incubação

Três semanas a 8 meses (em média 3 meses). Essa variabilidade pode estar relacionada com a competência imunológica do indivíduo. Contudo, o tempo pode ser indeterminado.

Agente etiológico

HPV são DNA-vírus não cultiváveis *in vitro*. Existem mais de 200 tipos, e 45 deles são específicos para o epitélio anogenital. Os tipos mais frequentes, de acordo com o aumento de risco para lesão intraepitelial escamosa (SIL), são:

- *Baixo risco*: HPV 6, 11, 42, 43, 44. São encontrados, comumente, não integrados ao genoma da célula hospedeira. Estão mais presentes em lesões condilomatosas (verrugas)
- *Alto risco*: HPV 16, 18, 31, 33, 35, 39, 45, 51, 52, 56, 58, 59, 68. Têm a capacidade de se integrarem ao genoma da célula hospedeira. Estão associados às lesões intraepiteliais escamosas, em especial as de alto grau e ao carcinoma invasor
- *Importante*: as lesões intraepiteliais escamosas de baixo ou alto grau não dependem exclusivamente do tipo viral, mas sim de um complexo, ainda não totalmente decifrado, sistema de mecanismos de agressão (patógeno) e defesa (hospedeiro). Existem lesões benignas causadas pelos tipos de alto risco e lesões malignas causadas pelos de baixo risco, ou até com os dois tipos.

Manifestações clínicas

Trabalhar com a medicina por evidência científica permite, atualmente, afirmar que estudos genéticos com HPV demonstraram que essas infecções podem seguir três cursos:

- Apresentar-se como infecções transitórias, em cerca de 50% dos casos, com completa eliminação do vírus, caso o organismo esteja imunologicamente competente
- Determinar o aparecimento de lesões que, por sua vez, podem regredir espontaneamente em 30 a 50% dos casos
- Evoluir para lesões que, mesmo após tratamento, não conduzem à eliminação viral, estabelecendo infecções persistentes, resistentes aos tratamentos convencionais; são consideradas de alto risco para o desenvolvimento de câncer.

Quando das lesões condilomatosas, estas podem ser únicas ou múltiplas. Ainda podem desaparecer espontaneamente ou evoluir em número e tamanho até formarem grandes massas vegetantes com o aspecto de "couve-flor". Podem expressar-se de forma clínica ou subclínica (mais bem visualizadas com a ajuda de instrumentos – colposcópio).

A gravidez parece facilitar expressão clínica tanto de infecção adquirida recentemente quanto da latente de longo tempo. Pode haver rápido crescimento de lesões associadas ao HPV. O aumento na detecção de HPV no 1º trimestre persiste até o 3º trimestre sem grandes mudanças, mas cai cerca de 1/3 dentro de 4 a 12 semanas do parto.

Localizações mais comuns

Homens. Glande, prepúcio, frênulo, sulco balanoprepucial, meato uretral e bolsa escrotal.

Mulheres. Vulva, períneo, meato uretral e colo do útero. Quase sempre há concomitância de corrimento vaginal.

Na grávida, comumente, as lesões exacerbam-se no curso da gravidez e tendem a diminuir, e até desaparecer, após o parto.

Ambos os sexos. Em ambos os sexos, ocorre, com frequência, envolvimento de ânus, períneo e boca.

Para auxiliar na visualização de lesões subclínicas, utiliza-se o ácido acético a 3 a 5%, que torna a área suspeita esbranquiçada (acetobranca). Entretanto, tal acetorreação não é patognomônica de infecção por HPV. Inúmeras razões podem conferir reação branca ao ácido acético sem significar doença por HPV.

Diagnóstico laboratorial

Citologia e histologia podem apontar o efeito citopático mais característico: coilocitose, bem como consequências maiores da ação viral. Para caracterizar a presença viral dentro das células, podem ser utilizadas microscopia eletrônica, hibridização *in situ* e técnicas de biologia molecular – captura híbrida ou PCR.

Resultados de colpocitologias com relato sugestivo de HPV devem ser encarados com prudência e exigem análises conjuntas com dados clínicos e colposcópicos.

Avaliação dos métodos laboratoriais

O uso rotineiro do teste de HPV por biologia molecular tem sido cada vez mais difundido em todo o mundo, e hoje a pesquisa de DNA-HPV, associada ou não à citologia, é considerada para efeito de rastreio em alguns países, como EUA e México. Em outros protocolos, inclusive no Brasil, esse método é considerado para triagem de casos como ASC-US, células escamosas atípicas de significado indeterminado. Entretanto a conduta clínica é determinada pelo grau de alteração celular, não pela presença/ausência de HPV. Outro uso da pesquisa de DNA-HPV consagrado é o controle pós-conização ou exérese de zona de transformação em pacientes com lesão intraepitelial escamosa de alto grau.

Tratamento e controle de cura

Aplicação pelo próprio paciente

- Imiquimode (creme a 5%), uso tópico. Não é indicado para uso interno (vaginal). A aplicação deve ser feita em cada lesão, 3 vezes/semana, por um período de 4 a 16 semanas. Efeito colateral como irritação/queimadura no local não é raro. Não há estudos que mostrem segurança em gestantes
- Podofilotoxina a 0,5%, usada em ciclos de 2 vezes/dia durante 3 dias, com um intervalo sem aplicação por 4 dias. Não deve ser usada por mais de quatro ciclos. Irritações locais são frequentes. Deve-se orientar o paciente para cessar o uso quando isso acontecer. *Não deve ser usada em grávidas*.

Aplicação pelo médico

- Podofilina a 25% (em tintura de benjoim), teratogênica, não é indicada para mucosas nem em gestantes. Deve-se lavar a região 4 horas após a aplicação. Cuidado com os excessos: repetir a aplicação a cada semana. *Não deve ser usada em grávidas*
- Ácido tricloroacético (40 a 90%) realiza coagulação das proteínas, repetir a aplicação semanalmente
- A remoção das lesões pode ser o método mais simples e eficaz. Várias são as maneiras de proceder à excisão das lesões. Por exemplo, *shaving* seguido de cauterização das bases, *laser* ou bisturi elétrico. A exérese excisional com margem cirúrgica é desaconselhada, em virtude da frequente recidiva na cicatriz cirúrgica
- Crioterapia com nitrogênio líquido em cada lesão, repetir a aplicação a cada semana

- Interferona, uso sistêmico ou intralesional; apresenta efeitos colaterais tipo mal-estar geral gripal. Isolado não é melhor que os tratamentos anteriores. Não é usado em gestantes.

Para alguns, a combinação de tratamentos pode diminuir as recidivas. Todavia, ela pode aumentar as complicações.

Aconselhamento de medidas adjuvantes: higiene geral e genital, tratamento das patologias associadas.

Após 6 meses sem apresentar manifestação clínica da doença, o paciente deve receber alta.

Vacina contra HPV

A vacina contra o HPV tem como base uso de proteína recombinante criada por engenharia genética que simula o capsídio viral. São as partículas tipo virais ou *virus like particle* (VLP). Em sua estrutura, não há componente de DNA, portanto, não há qualquer possibilidade de ação infectante. No princípio do século XXI, os estudos sobre o uso dessa tecnologia na prevenção de câncer e lesões associadas ao HPV ganharam grande impulso, culminando com a disponibilidade da vacina contra HPV a partir de 2006.

Hoje, mais de cinquenta países adotam a vacina contra HPV como prevenção primária do câncer cervical. No entanto, outras situações são preveníeis, tais como alguns cânceres de vulva, pênis, vagina, cabeça e pescoço e ainda tem sido demonstrada sua alta efetividade contra câncer de ânus. Não esquecer que as vacinas quadrivalente e nonavalente ainda previnem o condiloma acuminado, que está associado a cerca de 90% das vezes com HPV 6 e 11.

Atualmente, no Brasil, estão disponíveis duas vacinas: a bivalente contra HPV 16 e 18 (Cervarix® – GSK) e a quadrivalente contra HPV tipos 6, 11, 16 e 18 (Gardasil® – MSD). A eficácia, medida pela detecção sérica de anticorpos HPV específicos, e a efetividade, avaliada pelo diagnóstico de doenças associadas aos HPVs vacinais, foram evidenciadas como altas (> 95%).

O Ministério da Saúde (MS) do Brasil adotou a vacina contra HPV no calendário vacinal do Sistema Único de Saúde (SUS) desde de 2014, quando iniciou uma campanha com um esquema estendido, no qual as doses seriam feitas em 0, 6 e 60 meses; meninas de 11 a 13 anos eram população-alvo (Tabela 65.11). Em 2015, foi ampliado para meninas de 9 a 13 anos. No entanto, após resultados de alguns estudos, o MS passou a considerar o uso de apenas duas doses da vacina como suficientes.

Atualmente, após uma luta das entidades médicas de especialidade, em especial da Sociedade Brasileira de Doenças Sexualmente Transmissíveis e da Associação Brasileira de Patologia do Trato Genital Inferior, a vacina está disponibilizada pelo Ministério da Saúde para meninas de 9 a 14 anos e meninos de 11 a 14 anos.

A vacina nonavalente, contra os HPV 6, 11, 16, 18, 31, 33, 45, 52, 58, foi aprovada pela Food and Drug Administration (FDA) dos EUA em dezembro de 2014 e recomendada em fevereiro de 2015 pelo Advisory Committee on Immunization Practices (ACIP). Espera-se que seja aprovada no Brasil em breve.

Complicações

O HPV está muito relacionado com lesões intraepiteliais do colo uterino. Em menor frequência, também com as de vagina, vulva, pênis e ânus.

A maioria dos cânceres tem etiologia multifatorial. O HPV parece ser insuficiente para produzir sozinho a transformação maligna. Vários fatores podem estar envolvidos, principalmente coinfecção com clamídia. Fumantes também apresentam risco aumentado para evolução maligna da infecção pelo HPV.

Grandes massas condilomatosas podem exigir largas cirurgias, assim, deformidades podem ocorrer.

Condiloma gigante é entidade conhecida como tumor de Buschke-Löwenstein e significa manifestação por HPV 6/11 fortemente agressiva local, relacionada com o comprometimento da região genital. Histopatologicamente, não é maligno.

Diagnóstico diferencial

Condiloma latum (condiloma plano/sifílides papulosas – sífilis secundária), molusco contagioso, tumores benignos, malignos e neoplasias de origem não viral.

Observações

- Em 1 a 5% dos casos de lesão intraepitelial não se encontra HPV
- Tratamento de infecções secundárias locais e sistêmicas favorece a remissão das lesões. O mesmo acontece no pós-parto
- Quando existem inúmeras terapias, é porque nenhuma delas é suficiente para um ótimo controle. Todas, para lesões associadas ao HPV, sem exceção, apresentam altos índices de recidiva (> 50%)
- Com os conhecimentos atuais, não é possível afirmar que uma vez com HPV, sempre com HPV
- As lesões intraepiteliais, principalmente as de baixo grau, em sua maioria tendem a sofrer involução
- Pensar sempre em parto cesáreo se as lesões obstruírem o canal de parto, impossibilitarem qualquer tipo de episiotomia ou forem lesões cervicais de alto grau ou vegetantes com alto risco de lacerações e hemorragia
- Reexaminar o paciente 3 meses após o desaparecimento das lesões é uma boa conduta
- Por acreditar na transmissão sexual e na associação de DST, somos favoráveis à consulta dos parceiros sexuais, diferente de apenas proceder a "peniscopia"
- As agressões emocionais por verbalização de conceitos inverídicos ou ultrapassados podem ser maiores do que as lesões clínicas
- É vedado ao médico exagerar a gravidade do diagnóstico ou prognóstico, complicar a terapêutica, exceder-se no número de visitas, consultas ou quaisquer outros procedimentos médicos (Código de Ética Médica, art. 37).

Tabela 65.11 Vacinas contra HPV.

Característica	Vacina bivalente (contra HPV 16 e 18)	Vacina quadrivalente (contra HPV 6,11,16 e 18)	Vacina nonavalente (contra HPV 6, 11, 16, 18, 31, 33, 45, 52, 58)
Fabricante	GlaxoSmithKline (GSK)	Merck Sharp & Dohme (MSD)	Merck Sharp & Dohme (MSD)
Esquema vacinal	0, 1, 6 meses	0, 2, 6 meses	0, 2, 6 meses
População	Feminina de 11 a 45 anos	Feminina de 9 a 45 anos Masculina de 9 a 26 anos	Feminina e masculina de 9 a 26 anos

HPV e gravidez

Algumas modificações e adaptações que ocorrem no organismo materno durante a gravidez facilitam o aparecimento e a exacerbação das manifestações da infecção pelo HPV. Portanto, acredita-se que o diagnóstico clínico do HPV na gestação possa ser facilitado, e, frequentemente, observa-se regressão dessas lesões no puerpério.

O *status* imune temporariamente alterado e o aumento dos níveis de hormônios esteroides durante a gestação podem ter efeito sobre a replicação do HPV e subsequente progressão ao desenvolvimento de doença.

Do ponto de vista obstétrico, ressalta-se a possibilidade de transmissão vertical do HPV, que pode ocorrer por contaminação por via ascendente ou no canal do parto, potencialmente causando a complicação mais temida, porém rara, da infecção pelo HPV, a papilomatose de laringe.

Há crescente evidência que liga a infecção por HPV a complicações na gestação, tais como pré-termo e pré-eclâmpsia. Os mecanismos ainda não estão adequadamente esclarecidos.

Em um estudo de coorte retrospectivo, realizado por McDonnold *et al.* (2014), foi observado que mulheres que tinham teste de DNA-HPV positivo no 1º trimestre apresentaram 2 vezes mais risco de ter pré-eclâmpsia no 3º trimestre da gravidez.

Herpes genital (Figuras 65.28 a 65.31)

Sinonímia

Herpes febril.

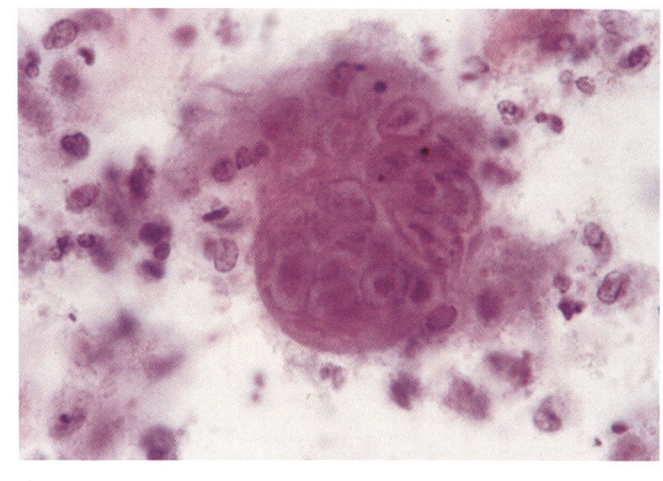

Figura 65.29 Citologia de esfregaço de lesão de herpes genital visualizando o efeito citopático típico, a multinucleação.

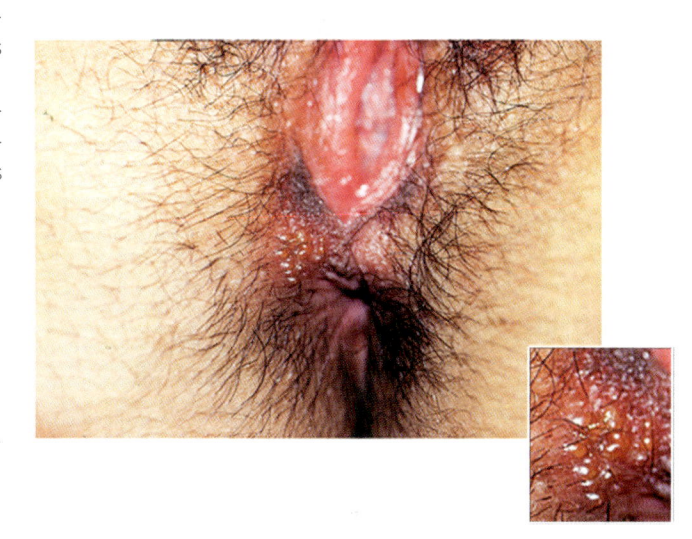

Figura 65.30 Lesões tipo vesículas agrupadas em base hiperemiada, típicas de herpes genital.

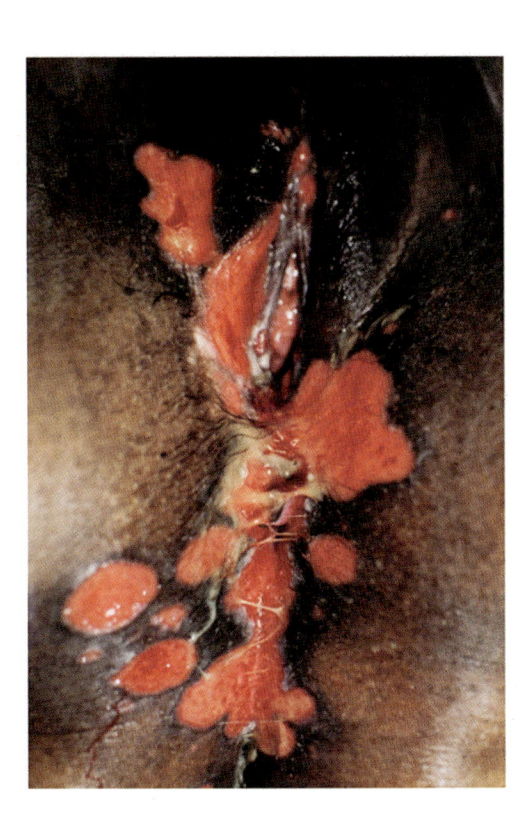

Figura 65.28 Paciente infectada pelo HIV com quadro grave de herpes genital. Tais lesões não cedem com medicação oral. Em geral, é necessário haver hospitalização e administração de aciclovir venoso.

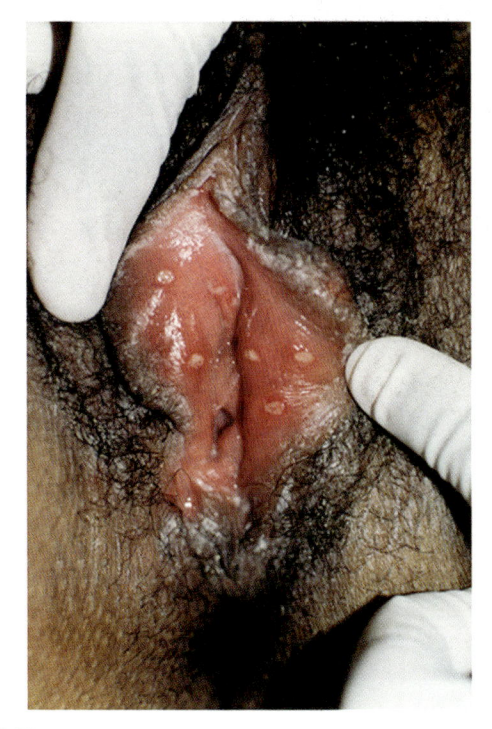

Figura 65.31 Lesões múltiplas exulceradas com halos de hiperemia, características de herpes genital.

Conceito

Doença infectocontagiosa sujeita a crises de repetição. Pode ser transmitida por relação sexual ou através do canal do parto em gestantes infectadas. Em muitos casos, a fonte de contaminação não é definida.

Período de incubação

De 1 a 26 dias (média de 7 dias) após o contágio.

O contato com lesões ulceradas ou vesiculadas é a via mais comum, mas a transmissão também pode se dar por meio de paciente assintomático. Em vários casos o período pode ser bem mais longo, de difícil precisão.

Agente etiológico

O herpes-vírus simples é causado por dois tipos antigênicos: HSV-1 e HSV-2.

O HSV-1 ocorre mais em lesões dos lábios, face e regiões expostas à luz solar. O HSV-2 predomina na região genital.

São DNA-vírus, termolábeis, sensíveis ao éter, fenol e formol. Também são parcialmente inativados pela radiação ultravioleta e resistem bem ao resfriamento.

Manifestações clínicas

- *Primomanifestação*: é precedida de sintomas subjetivos. Em cerca de 24 horas, surgem as primeiras manifestações, como eritema, ardor, prurido e dor. Sobre a base eritematosa, aparecem vesículas agrupadas, que permanecem por 4 a 5 dias e depois erosam. Todo esse processo dura de 2 a 3 semanas. A primomanifestação genital pode ser acompanhada de febre, cefaleia, mal-estar e mialgias. Adenopatias inguinais ou femorais ocorrem em 75% dos casos
- *Infecção recorrente*: como o HSV fica latente na bainha de mielina de nervos periféricos, novos surtos são esperados, porém tendem a ser menos intensos do que o primeiro. No paciente com imunossupressão (AIDS ou outra situação), as lesões, em geral, são maiores e mais dolorosas.

Diagnóstico laboratorial

O material retirado por raspado das lesões (de preferência do fundo das vesículas) pode seguir para: (a) citodiagnóstico (Papanicolaou ou Giemsa); (b) cultura em meio celular; ou (c) biologia molecular (PCR) (Tabela 65.12). Sorologia para herpes só é útil se for realizada por técnica específica (glicoproteína G).

Tabela 65.12 Avaliação dos métodos laboratoriais para herpes genital.

Exame	Sensibilidade (%)	Especificidade (%)
Teste de Tzanck	40 a 50	> 99
Papanicolaou	30 a 40	> 95
IF direta	70 a 80	> 95
Cultura viral	25 a 90	> 95
PCR	> 95	> 95

Tratamento

O esquema terapêutico pode ser visto na Tabela 65.13.

Complicações

Infecção no sistema nervoso central (meningite/encefalites) ou doença disseminada.

A infecção neonatal é a de mais alta frequência, com acometimento visceral e do SNC. Cerca de 70% dos recém-nascidos com herpes neonatal nascem de mães assintomáticas no momento do parto.

Além de malformações congênitas como hidroanencefalia e coriorretinite, as manifestações fetais envolvem abortamento, prematuridade e restrição ao crescimento intrauterino nos casos de transmissão vertical.

São fatores que aumentam a transmissão intrauterina: primomanifestação na gestante; lesões herpéticas múltiplas; ruptura prematura de membranas; introdução de eletrodos para monitoramento fetal em gestante com história de herpes genital recidivante.

Estudos têm revelado que terapia de supressão com 400 mg de aciclovir, de 8 em 8 horas, a partir da 36ª semana, e cesárea eletiva trazem alto benefício para evitar a infecção no concepto em casos de gestantes com herpes recidivante ou naquelas que apresentam a primeira manifestação nessa época da gestação.

Herpes simples recorrente está associado ao desenvolvimento de eritema multiforme de repetição. O HSV-1 é mais comumente ligado ao fenômeno de hipersensibilidade.

Tabela 65.13 Esquema terapêutico para herpes genital.

	MS 2015	CDC 2015
Primeiro episódio	Aciclovir 400 mg VO, 3 vezes/dia, 7 dias; *ou* aciclovir 200 mg VO, 5 vezes/dia, 7 dias	Aciclovir 400 mg VO, 3 vezes/dia, 7 dias; *ou* aciclovir 200 mg VO, 5 vezes/dia, 7 dias; *ou* valaciclovir 1 g VO, 2 vezes/dia, 7 a 10 dias; *ou* fanciclovir 250 mg VO, 3 vezes/dia, 7 dias
Episódios recorrentes	Aciclovir 400 mg VO, 3 vezes/dia, 5 dias; *ou* aciclovir 200 mg VO, 5 vezes/dia, 5 dias	Aciclovir 400 mg VO, 3 vezes/dia, 5 dias; *ou* aciclovir 800 mg VO, 2 vezes/dia, 5 dias; *ou* aciclovir 800 mg VO, 3 vezes/dia, 2 dias; *ou* valaciclovir 500 mg VO, 2 vezes/dia, 3 dias; *ou* valaciclovir 1 g VO, dose única diária, 5 dias; *ou* fanciclovir 125 mg VO, 2 vezes/dia, 5 dias; *ou* fanciclovir 1 g VO, 2 vezes/dia, 1 dia; *ou* fanciclovir 500 mg VO, 1 dia, seguido de 250 mg, 2 vezes/dia, 2 dias
Terapia de supressão	Aciclovir 400 mg VO, 2 vezes/dia, por até 6 meses, e o tratamento pode ser prolongado por até 2 anos	Por tempo indeterminado: aciclovir 400 mg VO, 2 vezes/dia; *ou* valaciclovir 500 mg VO, 1 vez/dia; *ou* valaciclovir 1 g VO, 1 vez/dia; *ou* fanciclovir 250 mg VO, 2 vezes/dia.

MS, Ministério da Saúde; *CDC*, Centers for Disease Control and Prevention; *VO*, via oral. Em casos graves indica-se: aciclovir 5 a 10 mg/kg de peso intravenoso (IV), a cada 8 horas, por 2 a 7 dias, ou até grande melhora clínica, quando se transfere para VO até completar pelo menos 10 dias de tratamento.

Diagnóstico diferencial

Cancro duro, cancro mole, esfoliações traumáticas, eritema polimorfo em genital e aftas genitais de origem desconhecida ou causadas pelo *rush* cutaneomucoso na primeira infecção do HIV.

HSV e gravidez

A infecção genital pelo HSV é mais comum com o HSV-2, mas a doença primária pelo HSV-1 está aumentando de frequência. As implicações para a mãe e para o feto/recém-nascido são diferentes, dependendo se a infecção é primária ou recorrente.

Incidência. Em mulheres com testes sorológicos negativos para HSV, a incidência de infecção primária para HSV-1 ou HSV-2 durante a gravidez é de aproximadamente 2%. Assim como ocorre na não grávida, a maioria das infecções primárias na gravidez é assintomática. Entre mulheres com HSV genital recorrente, cerca de 75% podem apresentar no mínimo um episódio da infecção na gravidez, e aproximadamente 14% das pacientes exibirão recorrência clínica ou pródromos (dor/queimação vulvar) no momento do parto (ACOG, 2007).

Infecção primária. As manifestações clínicas típicas incluem lesões vesiculares, com base eritematosa, localizadas na área do dermátomo sacro (em geral S2 e S3), que podem ser a genitália ou locais adjacentes. Elas frequentemente evoluem para pústulas, ulcerações e, finalmente, no caso da pele queratinizada, para crostas. É importante destacar que muitos indivíduos jamais apresentam manifestações clínicas da doença, mas podem exibir episodicamente a eliminação do vírus. As lesões clínicas evidentes são precedidas em aproximadamente 80% das vezes de estágio prodrômico (prurido, eritema mínimo, dor/queimação vulvar). Durante esse estágio, o vírus já está presente na pele ou na mucosa.

O risco de infecção neonatal parece ser maior quando ocorre a infecção primária materna no 3º trimestre. Nessa eventualidade, a mãe adquiriu a infecção, mas é incapaz de desenvolver soroconversão IgG completa antes do parto, e o feto nasce sem a proteção passiva da IgG de proveniência materna. Nesses casos, o risco de infecção herpética neonatal é de 30 a 50%. Raramente há passagem transplacentária resultando em infecção congênita *in utero*. As manifestações são, em geral, muito graves e incluem microcefalia, hepatoesplenomegalia, crescimento intrauterino restrito (CIR) e natimortalidade.

Tratamento da infecção primária. O tratamento com antivirais, inclusive no 1º trimestre da gravidez, pode ser apropriado se os sintomas maternos forem muito intensos (Tabela 65.14). O aciclovir e o valaciclovir são seguros em qualquer época da gestação. A supressão antiviral também pode ser oferecida ao parceiro com infecção genital pelo HSV (em associação com o uso do condom), para diminuir o risco de transmissão à grávida.

Tipo de parto na infecção primária. A infecção primária genital, seja do tipo 1 ou 2, no 3º trimestre da gravidez, constitui-se no mais elevado risco (30 a 50%) ao feto. A operação cesariana está indicada (Figura 65.32). Cultura ou PCR para HSV no recém-nascido deve ser realizada, e ele será observado para sinais da infecção.

Há indicação de parto cesáreo na vigência de lesão genital ou se esta tiver acontecido até 1 ou 2 semanas antes do início do trabalho de parto, especialmente se for primomanifestação.

Muitos autores indicam a terapia de supressão, com aciclovir, para gestantes com herpes de repetição, ocorridos na gestação, da 36ª semana até o parto. A finalidade é diminuir a infecção e suas complicações no concepto.

Infecção recorrente. A apresentação clínica da infecção recorrente varia desde a eliminação viral assintomática e não reconhecida até a recorrência clínica declarada, em geral mais branda do que na infecção primária e de evolução mais rápida.

Infecção recorrente na gravidez. A grávida que adquiriu a infecção antes da gravidez terá anticorpos IgG contra o herpes simples e os passará com certeza para o feto, por via transplacentária. Por causa dessa proteção imunológica passiva, é incomum o recém-nascido desenvolver a infecção herpética quando se trata de doença materna recorrente. Todavia, se a lesão genital pelo HSV estiver presente ao tempo do parto vaginal, o risco de infecção neonatal será de 2 a 5% (ver Figura 65.32). Além do mais, mulher com doença recorrente sem lesão evidente no momento do parto ainda tem risco muito pequeno de eliminação assintomática (aproximadamente 1%), e o risco de infecção neonatal está calculado em 0,02 a 0,05%.

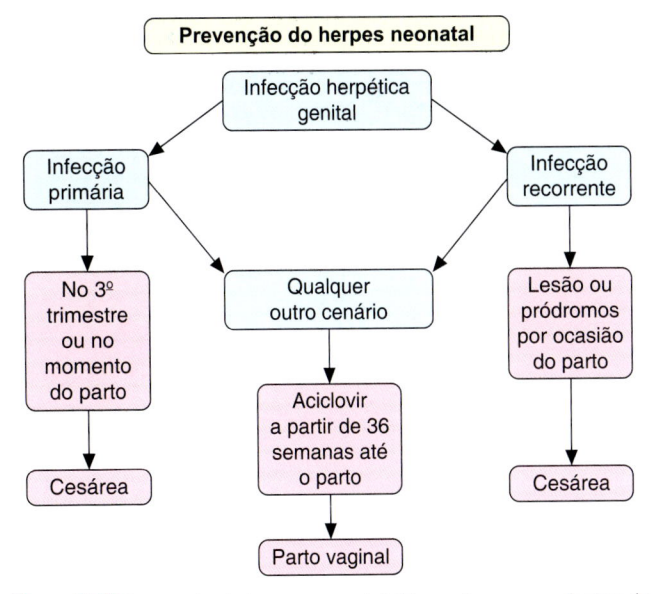

Figura 65.32 Prevenção do herpes neonatal. (Segundo recomendações do ACOG, 2007 e da SOGC, 2008.)

Tabela 65.14 Doses recomendadas da medicação antiviral para o herpes na gravidez (ACOG, 2007).

Indicação	Aciclovir	Valaciclovir
Infecção primária	400 mg VO, 3 vezes/dia, por 7 a 10 dias	1 g VO, 2 vezes/dia, por 7 a 10 dias
Infecção recorrente sintomática	400 mg VO, 3 vezes/dia, por 5 dias, ou 800 mg VO, 2 vezes/dia, por 5 dias	500 mg VO, 2 vezes/dia, por 3 dias, ou 1 g VO, diariamente, por 5 dias
Supressiva	400 mg VO, 3 vezes/dia, a partir de 36 semanas até o parto	500 mg VO, 2 vezes/dia, a partir de 36 semanas até o parto
Doença grave ou disseminada	5 a 10 mg/kg IV, cada 8 h por 2 a 7 dias, depois terapia oral para infecção primária até completar 10 dias	

Mulheres com surtos recorrentes durante a gravidez não têm indicação de terapia antiviral antes de 36 semanas de gestação, exceto se as manifestações da doença forem acentuadas. O uso de supressores antivirais com 36 semanas de gestação reduz o risco de eliminação viral, lesões herpéticas por ocasião do nascimento, e, por isso, não há necessidade de operação cesariana. Mulheres com herpes genital ativo recorrente deverão usar terapia antiviral supressiva a partir de 36 semanas até o parto (ACOG, 2007).

As doses de aciclovir e de valaciclovir estão indicadas na Tabela 65.8.

Tipo de parto na infecção recorrente. A operação cesariana está indicada se a lesão pelo HSV ou pródromos estiverem presentes no momento do parto (ACOG, 2007; SOGC, 2008) (ver Figura 65.32). Embora o risco de transmissão neonatal seja pequeno, a doença é de extrema gravidade. Conduta igual deverá ser tomada se as lesões estiverem longe da área genital, como nádegas e coxas, pois ainda haverá o risco concomitante de eliminação do vírus pela cérvice ou pela vagina (Money e Steben, 2008). O ACOG (2007) não recomenda a cesárea nessas condições. Para prevenir o herpes neonatal, a cesárea deverá ser realizada até 4 horas após a ruptura das membranas.

Por outro lado, a cesárea não está indicada em mulheres com história de HSV na ausência de lesão genital ativa ou de pródromos no momento do parto, uma vez que o risco de transmissão é de apenas 2:10.000.

Eliminação assintomática. A eliminação assintomática tanto do HSV-2 como do HSV-1 da área genital ou oral pode ser possível.

Ruptura prematura das membranas. No contexto da ruptura prematura das membranas (RPM), no qual esteja indicado o tratamento conservador, o aciclovir será recomendado até o parto. O uso de corticoide pode agravar a infecção (ACOG, 2007). Pacientes com HSV ativo e RPM próxima ou no termo terão a gravidez interrompida por cesárea (ACOG, 2007). A qualquer época após a RPM, a gravidez deve ser terminada por operação cesariana.

Procedimentos invasivos. Em mulheres com história de HSV recorrente, estão contraindicados os eletrodos no escalpo e a microanálise do sangue fetal (SOGC, 2008). Diferentemente, procedimentos transabdominais, como a biopsia de vilo corial, amniocentese e cordocentese, podem ser realizados mesmo na presença de lesões genitais.

Amamentação. A menos que haja lesão herpética ativa na mama, o aleitamento natural não está contraindicado (ACOG, 2007; SOGC, 2008).

Tricomoníase (Figuras 65.33 a 65.35)

Sinonímia

Corrimento, leucorreia, escorrimento.

Conceito

Infecção causada pelo protozoário *Trichomonas vaginalis* no trato geniturinário da mulher e do homem. Representa, em conjunto com a candidíase e com a vaginose bacteriana, um dos principais

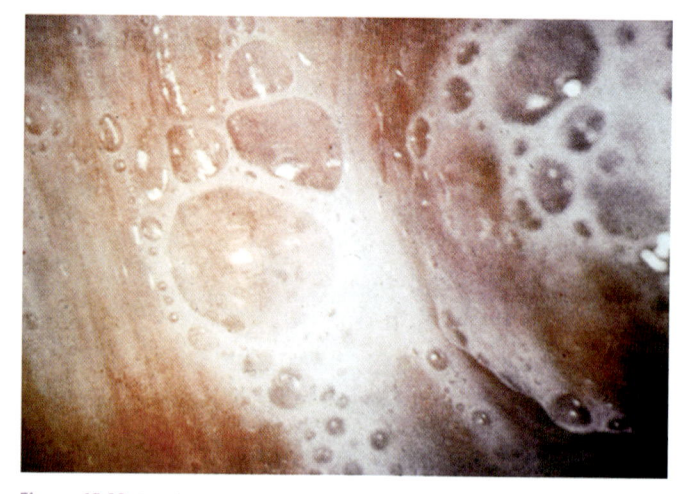

Figura 65.33 Quadro de colpite com conteúdo branco-amarelado, além de muitas bolhas provenientes do catabolismo de bactérias anaeróbias associadas à infecção por *T. vaginalis*.

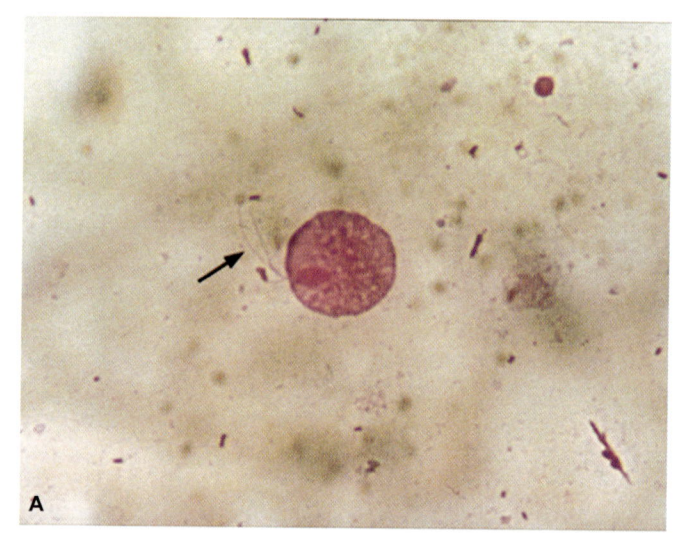

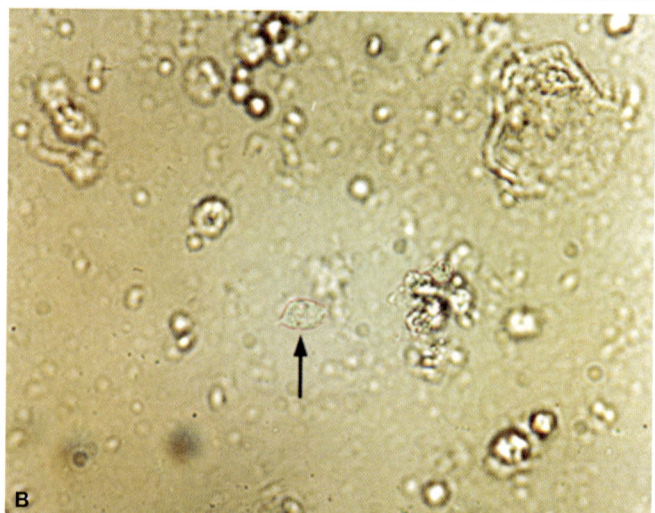

Figura 65.34 A. *Trichomonas vaginalis* corado pelo método de Gram. A *seta* indica os flagelos. **B.** *Trichomonas vaginalis* visualizado pelo exame a fresco do conteúdo vaginal.

tipos de infecção vaginal. É classificada, junto com sífilis, gonorreia e clamídia, como clássica DST curável.

Estima-se que ocorram, no mundo, mais de 170 milhões de casos a cada ano. No Brasil, são mais de 4,3 milhões de casos novos por ano.

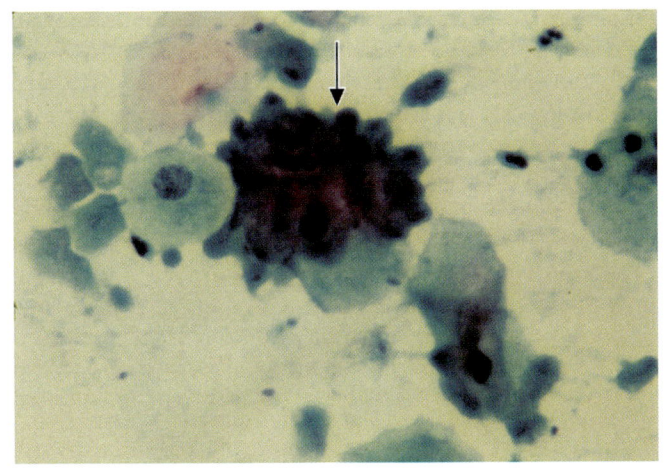

Figura 65.35 Esfregaço de conteúdo vaginal corado pela técnica de Papanicolaou mostrando típico processo inflamatório por *T. vaginalis*: célula em banquete, ou seja, aglomeração dos protozoários ao redor da célula epitelial (*seta*).

Período de incubação

T. vaginalis é patógeno exclusivo dos humanos; assim, quase não existem estudos pormenorizados. Admite-se que, após a inoculação do *T. vaginalis* na vagina, a sintomatologia ocorra em 1 a 2 semanas. Todavia, dependerá da quantidade do inóculo, virulência do parasita e imunidade local.

Agente etiológico

Trichomonas vaginalis: protozoário ovoide de grande motilidade, em virtude de seus quatro flagelos. Seu tamanho é um pouco maior do que um leucócito e menor do que uma célula epitelial vaginal.

É morto facilmente pela dessecação e exposição prolongada à luz solar. Contudo, material vaginal misturado com soro fisiológico pode manter o parasita ativo por mais de 5 horas. Já foram descritos raros casos de transmissão não sexual por fômites, inclusive em crianças.

Manifestações clínicas

As mulheres são as principais pessoas com a doença, embora muitas (50%) sejam oligossintomáticas ou assintomáticas. Nelas podem ocorrer corrimento amarelo-esverdeado, bolhoso, com odor desagradável, ardência ao coito e colpite difusa, também chamada de colpite "tigroide" (multifocal). Muitas mulheres apresentam prurido vulvar. A maioria dos homens infectados é assintomática.

Diagnóstico laboratorial

No exame a fresco/salina da material vaginal, é possível visualizar o protozoário movendo-se ativamente entre as células epiteliais e os leucócitos (Tabela 65.15). A bacterioscopia pelo Gram e a colpocitologia corada também podem evidenciar o parasita com menor sensibilidade.

A cultura em meio de Diamond oferece ótimos resultados, as técnicas de biologia molecular (PCR) estão disponíveis e são mais sensíveis.

Tabela 65.15 Avaliação dos métodos laboratoriais para tricomoníase.

Exame	Sensibilidade (%)	Especificidade (%)
Exame a fresco	50 a 70	> 99
Cultura	80 a 90	> 99
Sondas de DNA	> 95	> 99

O pH vaginal está > 4,5, e o teste das aminas geralmente é positivo (decorrente da associação a outros germes anaeróbios).

Como na vaginose bacteriana, nos quadros de tricomoníase existe microbiota exuberante de bactérias anaeróbias; assim, o teste das aminas (KOH a 10%) do conteúdo vaginal frequentemente é positivo.

Tratamento e controle de cura

- Metronidazol 2 g VO, dose única, ou 250 mg VO, de 8/8 horas, por 7 dias
- Secnidazol 2 g VO, dose única
- Tinidazol VO, dose única.

O controle de cura pode ser feito com os mesmos exames usados no diagnóstico, 1 a 2 semanas após o tratamento. O parceiro, mesmo que não apresente sintomas, deve ser chamado para orientações e tratamento.

Já foi documentada resistência ao metronidazol usado em dose única. Nesses raros casos, indicam-se metronidazol 500 mg VO de 8/8 horas + metronidazol vaginal por 10 dias.

As recidivas ocorrem mais por falta de tratamento dos parceiros e/ou pelo uso incompleto do tratamento primário. Embora os esquemas com dose única apresentem maior adesão, eles têm maior recidiva. Repetir a dose após 1 semana pode melhorar sua eficácia.

A gestante poderá ser tratada com 2 g de metronidazol. Esse fármaco é classificado como "B" na gravidez (estudos em animais não mostram danos ao feto; estudos com maior controle deverão ser feitos). Múltiplos estudos e metanálises não demonstraram consistente associação do metronidazol usado durante a gravidez a efeitos teratogênicos e mutagênicos nos recém-nascidos. O tinidazol é um fármaco, na gravidez, de categoria "C" (estudos em animais mostraram efeitos adversos; sua segurança ainda não está estabelecida).

Complicações

Homens. Prostatite e epididimite, o agravante maior é a oligospermia, determinante, por vezes, de infertilidade conjugal.

Mulheres. *Trichomonas vaginalis* pode ser um dos vetores de microrganismos da DIP. A tricomoníase está associada a complicações na gestação: ruptura prematura de membranas, parto pré-termo e baixo peso. Entretanto, não existem dados disponíveis de que o tratamento com metronidazol acarrete diminuição na morbidade perinatal. Alguns estudos mostram a possibilidade de aumento na prematuridade e baixo peso com o uso dessa substância, mas trata-se de estudos que não permitem conclusão definitiva sobre os riscos com o tratamento. Entretanto, o tratamento, além do alívio da sintomatologia, previne a infecção respiratória do recém-nascido e a transmissão sexual. Os riscos e benefícios deverão ser discutidos com a paciente.

Diagnóstico diferencial

Vaginose bacteriana, gonorreia, candidíase, vaginite atrófica (que também faz quadro de colpite multifocal) e vaginite inflamatória descamativa (causada por estreptococos do grupo B).

Observações

- As vulvovaginites, como todas as lesões genitais, favorecem a transmissão de outras DST, incluindo o HIV
- Após tratamento pela abordagem sindrômica de uretrite gonocócica masculina, se houver persistência de secreção, sensação de fisgada e/ou prurido no meato uretral, deve-se medicar para tricomoníase
- Já houve relatos de que 5 a 10% dos homens com gonorreia também são portadores de tricomoníase
- É considerada uma epidemia negligenciada
- Embora estejam sendo diagnosticados cada vez menos casos de tricomoníase, vários trabalhos nacionais e internacionais apontam para o encontro de mais de 3% de tricomoníase em rastreio por Papanicolaou, lâmina a fresco, cultura seletiva ou por pesquisa por biologia molecular (PCR) de conteúdo vaginal de mulheres atendidas em clínicas ginecológicas.

Candidíase (Figuras 65.36 e 65.37)

Sinonímia

Corrimento, leucorreia, flores brancas.

Conceito

Infecção causada por fungo do gênero *Candida* no sistema geniturinário da mulher (principalmente vulva e vagina) e do homem. Sua presença em cavidade oral está relacionada com imunodeficiência. Embora alguns parceiros também apresentem infecção por cândida no pênis, não se considera uma DST clássica.

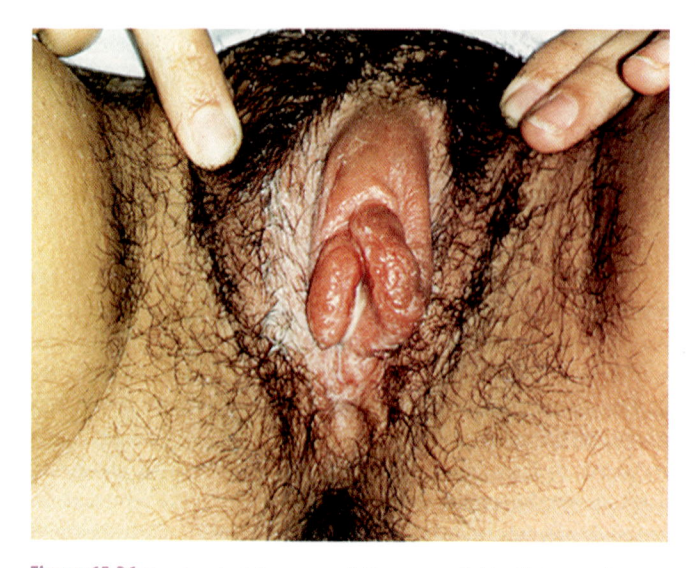

Figura 65.36 Quadro de intensa candidíase em grávida. Notar o edema, a hiperemia e a secreção branca em grumos, característicos de candidíase vulvovaginal durante a gestação.

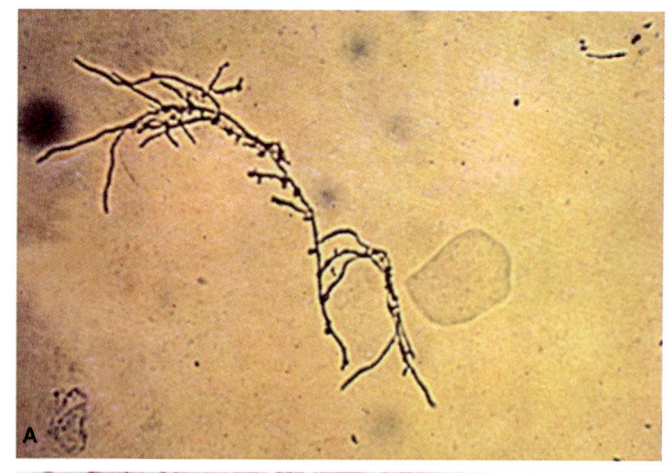

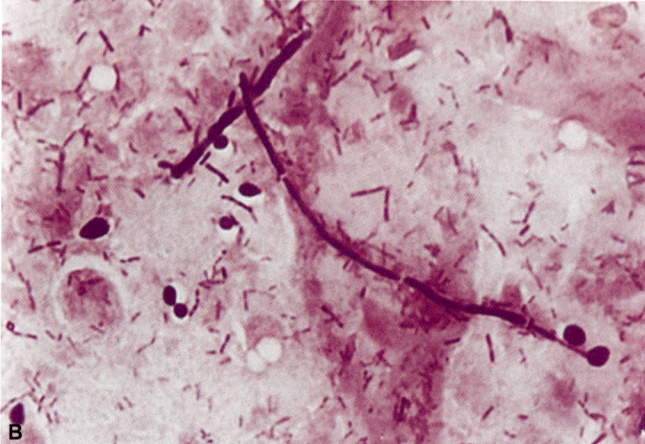

Figura 65.37 A. Hifas de *Candida* sp. visualizadas no exame a fresco de conteúdo vaginal. **B.** Hifas de *Candida* sp. visualizadas no exame de conteúdo vaginal corado pela técnica de Gram.

Período de incubação

Uma vez admitido que a cândida pode fazer parte da microbiota vaginal, o desequilíbrio da ecologia local propicia o crescimento do fungo e o estabelecimento de sinais e sintomas. Não se tem definido o período de incubação da candidíase.

Agente etiológico

Candida albicans é a responsável por mais de 90% dos quadros de candidíase. O restante é decorrente da infecção por outras cândidas não *albicans*. A cândida é fungo oportunista, que vive como comensal na mucosa do aparelho digestivo e da vagina. É levedura desprovida de clorofila, Gram-positiva, que se desenvolve melhor em pH ácido (< 4,0) e se apresenta de duas formas: uma vegetativa, ou de crescimento (pseudo-hifa/pseudomicélio); e outra de reprodução (blastoconídio/blastósporo).

Manifestações clínicas

Não complicada. Candidíase esporádica, leve ou de moderada intensidade, por *C. albicans* e em imunocompetente.

Complicada. Candidíase recorrente (≥ 4 surtos/ano), grave intensidade, não *C. albicans*, imunodeprimidos, diabetes não controlado na grávida.

Mulheres. Corrimento tipo leite talhado, inodoro, com prurido, hiperemia e edema vulvar (maior nas grávidas). Há relatos de ardência ao coito, disúria ou polaciúria.

Homens. Balanopostite com maior ou menor intensidade de eritema, edema e acúmulo de secreção de cor esbranquiçada no sulco balanoprepucial. O prurido também é frequente.

Diagnóstico laboratorial

- Exame a fresco (KOH a 10%) de esfregaço do conteúdo vaginal pode visualizar as pseudo-hifas/pseudomicélios e blastoconídios/blastósporos do fungo. A bacterioscopia pelo Gram também pode ser utilizada (Tabela 65.16)
- pH vaginal < 4,0
- Cultura em meios próprios, tipo Sabouraud
- O Gram ou a colpocitologia corada de Papanicolaou pode evidenciar tanto pseudo-hifas/pseudomicélios como blastoconídios/blastósporos
- Uma vez que 10 a 15% das mulheres colonizadas são completamente assintomáticas, recuperar cândida na vagina não representa, necessariamente, doença e consequente necessidade de tratamento. A clínica deve ser sempre valorizada.

Tratamento e controle de cura

Casos não complicados. Cremes, pomadas ou óvulos vaginais de tioconazol, clotrimazol, isoconazol, miconazol, terconazol, nistatina em dose única ou até 10 dias; ou oral: fluconazol 150 mg dose única, itraconazol 200 mg + 200 mg após 12 horas, e cetoconazol 400 mg/dia durante 5 dias.

Casos complicados. Fluconazol 100 a 150 mg/dia VO, em intervalos de 3 dias por 3 doses. Quando for não *albicans*: ácido bórico 600 mg/dia (óvulo ou gel vaginal), por 2 semanas.

Tabela 65.16 Avaliação dos métodos laboratoriais para candidíase.

Exame	Sensibilidade (%)	Especificidade (%)
Exame a fresco (KOH a 10%)	40 a 60	> 99
Cultura	70 a 80	> 99

Na grávida, não usar medicações orais. Uma aplicação vaginal, ao deitar-se, de nistatina durante 14 dias é considerada a melhor opção terapêutica.

Complicações

A forma disseminada é representada por endocardite, meningite e septicemia, comumente fatal. A disseminação ocorre por via hemática. Em pacientes diabéticos e imunocomprometidos, a candidíase é a infecção mais constante, que aparece precocemente assim que começa o comprometimento da imunidade celular. Além da candidíase vulvovaginal recorrente, a infecção pode localizar-se na orofaringite ou disseminar-se, nos estágios mais avançados da imunossupressão, causando esofagites, abscessos pulmonares e lesões do trato digestório até o ânus.

Para pacientes com quadro de candidíase vulvovaginal recorrente, impõe-se o oferecimento, com ênfase, de sorologia anti-HIV.

Diagnóstico diferencial

Outras vulvovaginites como vaginose bacteriana, tricomoníase, vaginite hipotrófica, vaginite inflamatória esfoliativa, processos alérgicos, líquen e doença de Paget vulvar.

Observações

- A maioria das mulheres tem pelo menos um surto de candidíase durante a vida
- Candidíase vulvovaginal ocorre frequentemente durante a gestação
- Os variados esquemas de tratamento (local e/ou oral) apresentam eficácias semelhantes, que raramente ultrapassam os 90%
- Em casos recidivos (mais de três episódios/ano) ou graves, impõem-se as pesquisas de diabetes e de anticorpos anti-HIV
- Casos complicados e em gestantes devem receber medicação vaginal por 12 a 14 dias
- Nem todo prurido vulvovaginal é decorrente de candidíase.

Vaginose Bacteriana

Ana Aurélia Salles Campos
Eduardo de Souza
Rosiane Mattar
Luiz Camano (in memoriam)

Conceito

Um agente etiológico da então denominada vaginite inespecífica recebeu o nome de *Haemophilus vaginalis* por Gardner e Dukes, em 1955, caracterizado como microrganismo de superfície, gram-negativo para Gram-variável, que mede de 0,3 a 0,5 micrômetro de largura e 1,0 a 3,0 de comprimento. Esses autores observaram

também a presença de poucos leucócitos e a ausência de *Lactobacillus* sp., o que justifica, dessa maneira, a inflamação ser um achado infrequente, e já questiona o termo vaginite inespecífica.

Nos anos seguintes, foi sugerido *Corynebacterium vaginalis* como nome específico e mais tarde, quando se esclareceram pormenores sobre a taxonomia da bactéria, passaram a chamá-la de *Gardnerella vaginalis*.

A *Gardnerella vaginalis* é constituinte relativamente comum do conteúdo vaginal, pois apenas pequeno número de mulheres que tem a bactéria apresenta queixa de corrimento vaginal. O ecossistema vaginal normal está predominantemente composto por espécies de *Lactobacillus* produtores de peróxido de hidrogênio, com ou sem *Gardnerella vaginalis*. Desse modo, a presença da bactéria não significa alteração vaginal.

O termo vaginose bacteriana passou a ser usado, nos anos seguintes, por refletir alteração complexa da microbiota bacteriana vaginal com a presença de conteúdo local aumentado, mas sem resposta inflamatória.

Nos dias atuais, a vaginose bacteriana é considerada resultante da proliferação maciça de microbiota mista, incluindo *Peptostreptococcus*, *Bacteroides* sp., *Gardnerella vaginalis*, *Prevotella* sp., *Porphyromonas*, *Mobiluncus* sp., *Mycoplasma* e *Atopobium vaginae*, o mais recente microrganismo identificado associado a essa patologia, que é acompanhada por perda de *Lactobacillus* sp. Essa diminuição dos lactobacilos leva ao aumento da concentração de bactérias gram-negativas e anaeróbias. Essa alteração representa desequilíbrio da microbiota vaginal, e esses microrganismos, quando há a ocorrência da doença, estão presentes em concentrações 100 a 1.000 vezes maiores do que na microbiota normal.

Prevalência na gestação

A prevalência de vaginose bacteriana sofre modificações em várias populações no mundo, é mais frequente nas grávidas com níveis socioeconômicos menos favorecidos, e as mulheres afrodescendentes têm maiores tendências a serem assintomáticas. Há muita variação, também, em função do tipo de atendimento específico do serviço e do método diagnóstico.

A vaginose bacteriana, mesmo nas gestantes assintomáticas, está relacionada com a ocorrência de parto pré-termo. Quando detectada antes de 20 semanas, aumenta quatro vezes o risco de parto pré-termo (Genc e Schantz-Dunn, 2007).

O possível mecanismo entre gestantes assintomáticas com vaginose bacteriana e parto pré-termo está relacionado com a composição anormal da microbiota vaginal, um dos principais fatores de risco para infecção intra-amniótica. É o que acontece com a liberação de prostaglandinas e citocinas inflamatórias, estimuladas pelas toxinas bacterianas, que ascendem pela vagina e são introduzidas no líquido amniótico, desencadeando assim o trabalho de parto (Melissa *et al.*, 2011).

No final da gestação, a prevalência é mais baixa, sugerindo que ocorra remissão espontânea até o termo em aproximadamente metade dos casos. O surgimento de vaginose bacteriana no decorrer da gestação é rara e é mais associado com o hábito de fumar, a presença de bactérias anaeróbicas e a elevação do pH vaginal.

Em estudo realizado com oito instituições, distribuídas em vários continentes, todas com a mesma padronização diagnóstica, foram obtidas as mais diversas prevalências, demonstrando, assim, que as diferenças regionais devem ser consideradas. Por esse estudo, na África (Zimbábue), apurou-se a mais elevada incidência (24,4%); nos EUA, a mais baixa, 5,8% (Tolosa *et al.*, 2006).

No Brasil, em Alagoas, encontra-se prevalência elevada, de 33,5% (Campos, 2008); em outros estudos nacionais, os índices apontados são menores. Nas Tabelas 65.17 e 65.18 estão expostas as prevalências de vaginose bacteriana, segundo alguns autores estrangeiros e nacionais.

Aspectos clínicos e diagnósticos

Entre os sintomas mais frequentes da vaginose bacteriana, destacamos o odor desagradável (cheiro de peixe podre) como a reclamação mais característica, presente em 49% das mulheres;

Tabela 65.17 Quadro sinóptico da prevalência de vaginose bacteriana em gestantes.

Autor	Ano	Método diagnóstico	Número de gestantes	Prevalência (%)
Krohn *et al.*	1989	Critérios de Amsel *et al.*	593	21
Hay *et al.*	1994	Gram	718	12
Cristiano *et al.*	1996	Critérios de Amsel *et al.*	1.441	5
McDonald *et al.*	1997	Cultura vaginal	2.490	26,5
King *et al.*	2000	Critérios de Amsel *et al.*	701	13,0 a 18,9
Oakeshott *et al.*	2002	Escore de Nugent *et al.*	1.201	14,5
Goffinet *et al.*	2003	Escore de Nugent *et al.*	354	6,8
Begum *et al.*	2003	Escore de Nugent *et al.*	284	17,7
Oakeshott *et al.*	2004	Escore de Nugent *et al.*	925	13
Vogel *et al.*	2006	Critérios de Amsel *et al.*	229	17
Svare *et al.*	2006	Schimit *et al.*	3.540	16
Tolosa *et al.*	2006	Escore de Nugent *et al.*	1.466	5,8 a 24,4
Guerra *et al.*	2006	Escore de Nugent *et al.*	242	39,3

Tabela 65.18 Quadro sinóptico da prevalência de vaginose bacteriana em gestantes, segundo alguns autores nacionais.

Autor	Ano	Método diagnóstico	Número de gestantes	Prevalência (%)
Haddad	1991	Gram, exame a fresco, cultura e colpocitologia	133	13,5
Simões *et al.*	1998	Gram	328	9,5
Carvalho *et al.*	2001	Gram	611	19
Camargo *et al.*	2005	Escore de Nugent *et al.*	785	16,1

outra queixa importante é a presença de conteúdo vaginal aumentado, líquido homogêneo, bolhoso, esbranquiçado, acinzentado ou amarelado, que se acentua após o coito e a menstruação; outros sintomas incluem dor abdominal, ardor à micção, menorragia e metrorragia (Figura 65.38).

Amsel *et al.* (1983) propuseram, para o diagnóstico da vaginose bacteriana, a presença de três dos quatro itens: corrimento vaginal líquido, homogêneo, em quantidade moderada; medida do pH vaginal maior ou igual a 4,5; presença de odor fétido à adição de uma gota de hidróxido de potássio (KOH) a 10% no conteúdo vaginal; e a presença de células-chave (*clue-cells*) pelo exame a fresco. Dessa maneira, reduziu-se a subjetividade do diagnóstico e possibilitou-se a confirmação em mulheres assintomáticas (Figura 65.39).

Outro método de diagnóstico foi proposto por Nugent *et al.* (1991). Eles estabeleceram escore na lâmina corada pelo Gram, avaliaram a quantidade de anaeróbios e a ausência de *Lactobacillus* sp. O resultado variou de 0 a 10, e é considerado vaginose bacteriana quando o escore for maior ou igual a 7 (Figura 65.40). Atualmente, aceita-se também o Nugent modificado, que é positivo para vaginose bacteriana com escore (4 a 6) em vigência de *clue cells*. Esse método facilitou a pesquisa, promovendo a graduação das alterações do conteúdo vaginal.

Repercussões na gravidez

Com a incidência elevada no período gestacional, surgiram, na década de 1990, grandes correlações da vaginose bacteriana com a ocorrência de trabalho de parto pré-termo. Vários estudos demonstram íntima relação entre parto pré-termo e vaginose bacteriana, conforme fisiopatologia descrita anteriormente, e essa associação tem sido bastante explorada na literatura. Há consenso

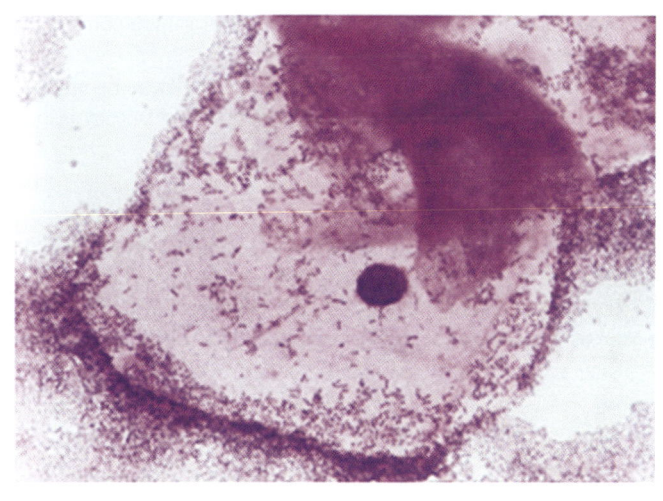

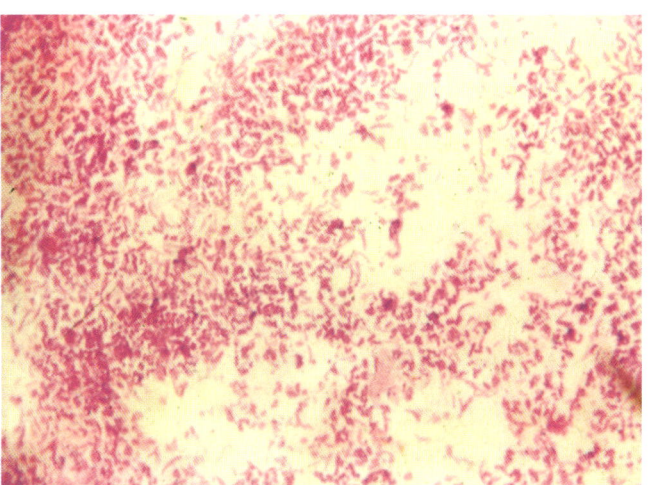

Figura 65.39 Ambas as lâminas são de conteúdo vaginal corado pela técnica de Gram, nas quais é facilmente observada a enorme quantidade de bactérias, cocobacilos ou bacilos em vírgula, típica de desequilíbrio da ecologia vaginal.

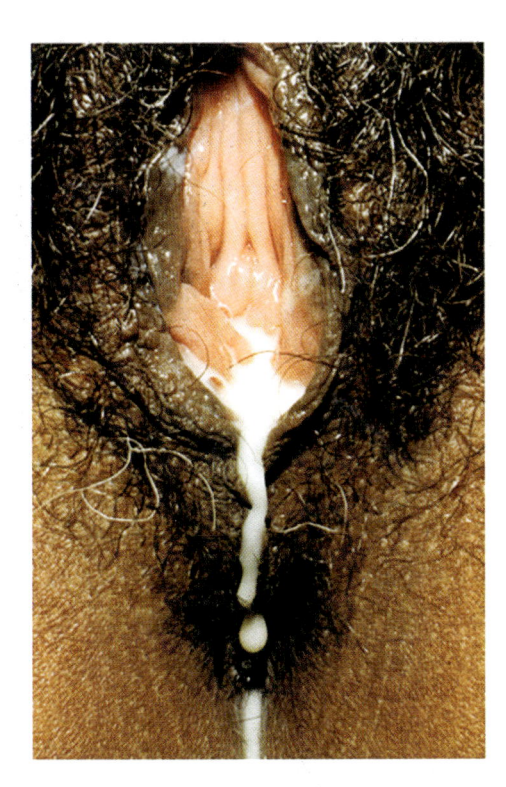

Figura 65.38 Vulva com grande quantidade de secreção, inclusive com bolhas. Embora algumas mulheres com vaginose bacteriana possam ser assintomáticas, com frequência elas apresentam quadros de corrimento vaginal branco ou branco-acinzentado com bolhas.

Escore	Lactobacilos	*G. vaginalis*	*Mobiluncus* spp.
0	4+	0	0
1	3+	1+	1-2+
2	2+	2+	3-4+
3	1+	3+	–
4	0	4+	–

Escore	Interpretação
0-3	Normal
4-6	Intermediário
7-10	Positivo para vaginose bacteriana

Figura 65.40 Sistema de escore para diagnóstico laboratorial de vaginose bacteriana proposto por Nugent, em 1991.

pleno de que a vaginose bacteriana foi caracterizada como fator de risco para trabalho de parto pré-termo, ruptura prematura de membranas, com consequente aumento da incidência de internações em UTI neonatal, e morbimortalidade perinatal, com grande ônus ao sistema de saúde.

O rastreamento universal na gestação de 15 a 20 semanas, em uma população geral de grávidas assintomáticas, consegue reduzir, em cerca de 50%, a incidência de parto pré-termo e de abortamento tardio (Kiss *et al.*, 2004).

Esses dados valorizam a tendência atual para tratamento de todas as gestantes, mesmo as assintomáticas, principalmente as consideradas de maior risco para a prematuridade.

Tratamento

Acreditava-se que algumas classes de medicamentos, como os imidazólicos (metronidazol), poderiam ser utilizadas e apresentariam alta efetividade.

Em 1998, o American College of Obstetricians and Gynecologists (ACOG) padronizou, para tratamento da vaginose bacteriana na gestação, após o 1º trimestre, o uso de metronidazol VO, 250 mg, 3 vezes/dia (ou 500 mg, 2 vezes/dia), por 7 dias, e, como alternativa de tratamento, o metronidazol 2 g, dose única VO, ou a clindamicina 300 mg, 2 vezes/dia, por 7 dias. No entanto, atualmente, sabemos que o fármaco de escolha é a clindamicina por via vaginal, principalmente se utilizada antes de 22 semanas, quando reduz acentuadamente os índices de parto pré-termo.

A Revisão Cochrane (McDonald *et al.*, 2005), sugeriu que o tratamento com antibiótico em grávidas com vaginose bacteriana foi efetivo para erradicar a infecção. A efetividade foi semelhante quando o antibiótico foi usado por via oral ou vaginal.

A clindamicina, se administrada por via vaginal, aumenta a concentração do antibiótico no sítio de infecção, uma vez que a vaginose bacteriana está associada à endometrite subclínica. Porém, se os microrganismos ascenderem à região coriodecidual, pode-se fazer necessária a utilização de tratamento medicamentoso por via oral.

A clindamicina é um excelente macrolídio, que tem largo espectro de ação, incluindo *Mobiluncus* e micoplasmas, além de ter propriedades anti-inflamatórias. Quando utilizada por via oral, pode estar associada à colite pseudomembranosa. No entanto, vários outros antibióticos têm o mesmo risco, mas somente 4% são reabsorvidos sistematicamente, por isso é considerada um fármaco seguro (Lamont *et al.*, 2011).

A posologia deve ser: clindamicina gel 2%, aplicar 7 noites na vagina, quando necessário utilizar 300 mg VO, 12/12 horas, por 5 a 7 dias (Kiss *et al.*, 2004). O teste diagnóstico para vaginose bacteriana deve ser feito 1 mês após o tratamento.

Bibliografia

Alencar Júnior CA, Feitosa FEL, Carvalho FHC, et al. Intervenções antenatais para redução da morbimortalidade neonatal devido a prematuridade. Femina. 2005;33(2):127.

American College of Obstetricians and Gynecologists (ACOG). Management of herpes in pregnancy. ACOG Practice Bulletin No 82. Obstet Gynecol. 2007;109:1489.

Amsel R, Totten PA, Spiegel CA, Chen KCS, Eschenbach D, Holmes KK. Nonspecific vaginitis. Diagnostic criteria and microbial and epidemiologic associations. Am J Med. 1983;74:14.

Arias E, MacDorman MF, Strobino DM, Guyer B. Annual summary of vital statistics 2002. Pediatrics. 2003;112:1215.

Begum A, Nilufar S, Akther K, Rahman A, Khatun F, Rahman M. Prevalence of selected reproductive tract infections among pregnant women attending an urban maternal and childcare unit in Dhaka, Bangladesh. J Health Popul Nutr. 2003;21:112.

Beigi RH, Austin MN, Meyn LA, Krohn MA, Hillier SL. Antimicrobial resistance associated with the treatment of bacterial vaginosis. Am J Obstet Gynecol. 2004;191:1124.

Bignell C, FitzGerald M. UK national guideline for the management of gonorrhoea in adults, [2011 Internet]. Inter J STD & AIDS. 2011[cited 2019 Feb 21]; 22:541. Disponível em: http://www.bashh.org/documents/3920.pdf.

Buhimschi CS, Weiner CP. Medications in pregnancy and lactation: part 1. Teratology Obstet Gynecol. 2009;113:166.

Camargo RP, Simões JA, Cecatti JG, Alves VM, Faro S. Impact of treatment for bacterial vaginosis on prematurity among Brazilian pregnant women: a retrospective cohort study. Sao Paulo Med J. 2005 May 2;123(3):108-12.

Campos AAS. Prevalência de vaginose bacteriana em gestantes e eficácia do tratamento com dose única de metronidazol [tese]. São Paulo, Universidade Federal de São Paulo, 2008.

Carey JC, Klebanoff MA, Hauth JC, et al. Metronidazol to prevent preterm delivery in pregnant women with asymptomatic bacterial vaginosis. National Institute of Child Health and Human Development Network of Maternal-Fetal Medicine Units. N Engl J Med. 2000 Feb 24;342(8):534-40.

Carvalho MHB, Bittar RE, Maganha PPAS, Pereira SV, Zugaib M. Associação da vaginose bacteriana com o parto prematuro espontâneo. Rev Bras Ginecol Obstet. 2001;23:529.

CDC Fact Sheet. Bacterial vaginosis, 2007. Disponível em: https://www.cdc.gov/std/bv/stdfact-bacterial-vaginosis.htm.

Centers for Disease Control and Prevention (CDC). 2015 Guidelines for treatment of sexually transmitted diseases[Internet]. MMWR. 2015 [cited 2019 Feb 21];64(RR-3). Disponível em: http://www.cdc.gov/std/tg2015/.

Cristiano L, Rampello S, Noris C, Valota V. Bacterial vaginosis: prevalence in an Italian population of asymptomatic pregnancy women and diagnostic aspects. Eur J Epidemiol. 1996;12:383.

Duarte G. Diagnóstico e conduta nas infecções ginecológicas e obstétricas. Ribeirão Preto: Funpec; 2004.

Duarte G. Doenças sexualmente transmissíveis e gravidez. In: Linhares IM, Duarte G, Giraldo PC, Bagnoli VR. Manual de Orientação, DST/AIDS. São Paulo: Frebasgo; 2004. p. 118.

Eschenbach DA, Hillier S, Critchlow C, Stevens C, DeRouen T, Holmes KK. Diagnosis and clinical manifestations of bacterial vaginosis. Am J Obstet Gynecol. 1988;158:819.

Fachini AM, Giraldo Jr P, Eleutério J, Jacyntho C, Gonçalvez AK, Linhares I. Vaginose bacteriana e trabalho de parto prematuro: Uma associação não bem compreendida. J Bras Doenças Sex Transm. 2005;17:149.

Flynn CA, Helwig AL, Meurer LN. Bacterial vaginosis in prematurity: a meta-analysis. J Fam Pract. 1999;48:885.

Gardner HL, Dukes CD. Haemophilus vaginalis vaginitis. A newly defined specific infection previously classified nonspecific vaginitis. Am J Obstet Gynecol. 1955;69:962.

Gayet-Ageron A, Sednaoui P, Lautenschlager S, et al. Use of Treponema pallidum PCR in testing of ulcers for diagnosis of primary syphilis. Emerg Infect Dis [Internet]. 2015 Jan [2019 Feb 21]. http://dx.doi.org/10.3201/eid2101.140790.

Gloss B, Bernard HU, Seedorf K, Klock G. The upstream regulatory region of the human papilloma virus-16 contains an E2 protein-independent enhancer which is specific for cervical carcinoma cells and regulated by glucocorticoid hormones. EMBO J. 1987;6(12):3735-43.

Guerra B, Ghi T, Quarta S, et al. Pregnancy outcome after early detection of bacterial vaginosis. Eur J Obstet Gynecol Reprod Biol. 2006;128(1 a 2):40-5.

Haddad M. Estudo clínico e laboratorial da Gardnerella vaginalis na gestação [tese]. São Paulo, Universidade Federal de São Paulo, 1991.

Harper DM, Franco EL, Wheeler C, et al. Efficacy of a bivalent L1 virus-like particle vaccine in prevention of infection with human papillomavirus types 16 and 18 in young women: a randomised controlled trial. Lancet. 2004;364(9447):1757-65.

Hay PE, Morgan DJ, Ison CA, et al. A longitudinal study of bacterial vaginosis during pregnancy. Br J Obstet Gynaecol. 1994;101(12):1048-53.

Holmes KK, Sparling PF, Mardh PA, et al. Sexually transmitted diseases. 4th ed. New York: McGraw-Hill; 2008.

Jacobsson B, Pernevi P, Chidekel L, Platz-Christensen JJ. Bacterial vaginosis in early pregnancy may predispose for preterm birth and postpartum endometritis. Acta Obstet Gynecol Scand. 2002;81:1006.

King EA, Britt R, McFarlane JM, Hawkins C. Bacterial vaginosis and Chlamydia trachomatis among pregnancy abused and nonabused hispanic women. JOGNN. 2000;29:606.

Kiss H, Petricivic L, Husslein P. Prospective randomized controlled trial of an infection screening program to reduce preterm delivery. BMJ. 2004;329:371.

Klebanoff MA, Hauth JC, MacPherson CA, et al. Time course of the regression of asymptomatic bacterial vaginosis in pregnancy with and without treatment. Am J Obstet Gynecol. 2004;190(2):363-70.

Krohn MA, Hillier SL, Eschenbach DA. Comparison of methods for diagnosing bacterial vaginosis among pregnant women. J Clin Microbiol. 1989;27:1266.

Kwon JY, Romero R, Mor G. New insights into the relationship between viral infection and pregnancy complications. Am J Reprod Immunol. 2014;71:387.

Lamont R, Chang C, Sobel J, Workowski K, Agudelo A, Romero R. Treatment of abnormal vaginal flora in early pregnancy with clindamycin for the prevention of spontaneous preterm birth. Am J Obstet Gynecol. 2011;205:177.

Leitich H, Brunbaue M, Bodner-Adler B, Kaider A, Egarter C, Husslein P. Antibiotic treatment of bacterial vaginosis in pregnancy: A meta-analysis. Am J Obstet Gynecol. 2003;188:752.

Linhares IM, Miranda SD, Halbe HW. Vaginose bacteriana, candidíase e tricomoníase. In Halbe HW. Tratado de Ginecologia, 3rd ed. São Paulo: Roca; 2000. p. 1059.

Mancuso M, Figueroa D, Szychowski Jeff, Paden M, Owen J. Midtrimester bacterial vaginosis and cervical lengh in women at risk for preterm birth. Am J Obstet Gynecol. 2011;204:342.

McDonald H, Brocklehurst P, Parsons J. Antibiotics for treating bacterial vaginosis in pregnancy (Cochrane Review). In The Cochrane Library, Issue 1, 2005. Oxford: Update Software.

McDonald HM, O'Loughlin JA, Vigneswaran R, et al. Impact of metronidazol therapy on preterm birth in women with bacterial vaginosis flora (Gardnerella vaginalis): a randomized, placebo controlled trial. BJOG. 1997;104:1391.

McDonnold M, Dunn H, Hester A, et al. High risk human papillomavirus at entry to prenatal care and risk of pré-eclâmpsia. Am J Obstet Gynecol. 2014;210(2):138.e1-5.

Ministério da Saúde do Brasil (MS). Protocolo clínico e diretrizes terapêuticas para atenção integral às pessoas com infecções sexualmente transmissíveis. Ministério da Saúde, Secretaria de Vigilância em Saúde, Departamento de DST, AIDS e Hepatites Virais. Brasília: Ministério da Saúde; 2015.

Ministério da Saúde do Brasil (MS), Secretaria de Vigilância em Saúde, Departamento de DST, AIDS e Hepatites Virais. Transmissão xertical do HIV e sífilis: estratégias para redução e eliminação. Brasília: Ministério da Saúde; 2014.

Money D, Steben M. Guidelines for the management of herpes simples virus in pregnancy. SOGC Clinical Guidelines No 208. J Obstet Gynaecol Can. 2008;30:514.

Morales JW, Schorr S, Albritton J. Effect of metronidazol in patients with preterm birth in preceding pregnancy and bacterial vaginosis: A placebo-controlled, double-blind study. Am J Obstet Gynecol. 1994; 171:345.

Morse AS, Moreland AA, Holmes KK. Atlas de DST e AIDS. Porto Alegre: Artes Médicas; 1997.

Nwokolo NC, Dragovic B, Patel S, Tong CY, Barker G, Radcliffe K. 2015 UK national guideline for the management of infection with Chlamydia trachomatis. Int J STD AIDS. 2016;27(4):251-67.

Nugent RP, Krohn MA, Hillier SL. Reliability of diagnosing bacterial vaginosis is improved by a standardized method of gram stain interpretation. J Clin Microbiol. 1991;29:297.

Oakeshott P, Hay P, Hay S, Steinke F, Rink E, Kerry S. Association between bacterial vaginosis or chlamydial infection and miscarriage before 16 weeks' gestation: prospective community based cohort study. BMJ. 2002;325:1334.

O'Farrell N, Lazaro N. UK National Guideline for the management of chancroid 2014. Inter J STD & AIDS. 2014;25:975.

Pappas PG, Kauffman CA, Andes DR, et al. Clinical Practice Guideline for the Management of Candidiasis: 2016 Update by the Infectious Diseases Society of America. Clin Infect Dis. 2016;62(4):e1-50.

Passos MRL. Deessetologia, DST. 5. ed. Rio de Janeiro: Cultura Médica; 2011.

Passos MRL, Almeida Filho GL. Atlas de DST e diagnóstico diferencial. 2nd ed. Rio de Janeiro: Revinter; 2012.

Passos MRL, Nahn Jr EP. Cancro mole. In: Tavares W, Marinho LAC. Rotinas de diagnóstico e tratamento das doenças infecciosas e parasitárias. 4th ed. São Paulo: Atheneu; 2015. p. 160.

Passos MRL, Nahn Jr EP. Sífilis. In: Tavares W, Marinho LAC. Rotinas de Diagnóstico e Tratamento das Doenças Infecciosas e Parasitárias. 4th ed. São Paulo: Atheneu; 2015. p. 990.

Paz LC, Pereira GF, Pinto VM, et al. Nova definição de casos de sífilis congênita para fins de vigilância epidemiológica no Brasil. DST – J Bras Doenças Sex Transm. 2005;17:79.

Pereira GFM, Cunha ARC, Pinto FKA, Taniguch LFB, Ribeiro RA, Coelho RA. HIV AIDS 2019. Boletim epidemiológico AIDS. 2019;1:1-72.

Pereira GFM, Cunha ARC, Pinto FKA, Taniguch LFB, Ribeiro RA, Coelho RA. HIV AIDS 2019. Boletim Epidemiológico AIDS. 2019;1:1-72.

Petrosky E, Bocchini JA Jr, Hariri S, et al.; Centers for Disease Control and Prevention (CDC). Use of 9-valent human papillomavirus (HPV) vaccine: updated HPV vaccination recommendations of the advisory committee on immunization practices. MMWR Morb Mortal Wkly Rep. 2015 Mar 27;64(11):300-4.

Rodriguez JM, Collins MD, Sjoden B, Falsen E. Characterization of a novel Atopobium isolate from the human vagina: description of Atopobium vaginae sp. Nov. Int J Syst Bacteriol. 1999;49:1573.

Simões JA, Giraldo PC, Cecatti JG, Camargo RPS, Faúndes A. Complicações perinatais em gestantes com e sem vaginose bacteriana. Rev Bras Ginecol Obstet. 1998;20:437.

Skarin AC, Sylvan J. Vaginal lactobacilli inhibiting growth of G. vaginallis, mobiluncus and other bacterial species cultured from vaginal content of women with bacterial vaginosis. Acta Pathol Microbiol Scand B. 1986;94:399.

Svare JA, Schmidt H, Hansen BB, Lose G. Bacterial vaginosis in a cohort of Danish pregnant women: prevalence and relationship with preterm delivery, low birthweight and perinatal infection. BJOG. 2006;113:1419.

Tavares W. Antibióticos e quimioterápicos para o clínico. 3rd ed. São Paulo: Atheneu; 2014.

Tolosa JE, Chaithongwongwatthana S, Daly S, et al. The International Infections in Pregnancy (IIP) study: variations in the prevalence of bacterial vaginosis and distribution of morphotypes in vaginal smears among pregnant women. Am J Obstet Gynecol. 2006;195(5):1198-204.

Villa LL, Costa RL, Petta CA, et al. Prophylactic quadrivalent human papillomavirus (types 6, 11, 16, and 18) L1 virus-like particle vaccine in young women: a randomised double-blind placebo-controlled multicentre phase II efficacy trial. Lancet Oncol. 2005;6(5):271-8.

Vogel I, Thorsen P, Jeune B, et al. Acquisition and elimination of bacterial vaginosis during pregnancy: a Danish population-based study. Infect Dis Obstet Gynecol. 2006;ID94646:1.

White J, O'Farrell N, Daniels D. 2013 UK National Guideline for the management of lymphogranuloma venereum. Inter J STD & AIDS. 2013;24:593.

Yudin MH, Money DM. Screening and management of bacterial vaginosis in pregnancy. J Obstet Gynaecol Can. 2008;30:702.

66

HIV/AIDS e Gravidez

Geraldo Duarte

Desafios da infecção HIV/AIDS

Em 1981, Gottlieb et al. descreveram a síndrome da imunodeficiência adquirida (AIDS), a qual foi reconhecida como entidade clínica distinta das várias afecções descritas até aquela época. Embora seja uma doença de descrição recente, é considerada a principal pandemia dos tempos modernos, visto sua importância clínica, antropológica e social.

Causada pelo vírus da imunodeficiência humana (HIV), essa virose vem desafiando continuamente e impondo crescentes desafios em todos os campos do conhecimento científico. Um deles foi lançado pela UNAIDS em 2014, ao estabelecer a meta 90-90-90 até 2020, logicamente sem condições de ser cumprida. Desse modo, esperava-se que 90% de todas as pessoas que vivem com HIV fossem diagnosticadas, 90% de todas as pessoas diagnosticadas estivessem sob terapia antirretroviral (TARV) e 90% de todas as pessoas em tratamento estivessem com a carga viral suprimida. Para ajudar a alcançar esses objetivos, em 2016 a Organização Mundial da Saúde recomendou que todos os indivíduos infectados pelo HIV iniciassem a TARV logo após o diagnóstico, e assim fossem todos tratados, independente da contagem de linfócitos T-CD4 ou da carga viral. Estimularam a profilaxia pós-exposição (PEP) e também a profilaxia pré-exposição (PrEP) para pessoas em alto risco de se infectarem pelo HIV, medida ainda tímida entre a população mais exposta. No entanto, não se pode esquecer que essa liberdade de uso dos ARV pode criar um desafio adicional caracterizado pela resistência do HIV a esses fármacos.

Ao considerar os aspectos reprodutivos da infecção pelo HIV, sob todos os aspectos, os cuidados ininterruptos dos infectologistas, obstetras e neonatologistas de todo o mundo continuam a sublimar os aspectos médicos da doença na tentativa de inverter as curvas ascendentes da infecção entre as mulheres, controlar a transmissão vertical (TV) desse vírus e também reduzir os agravos maternos. Outra variável que demanda olhar atento é o elevado percentual de repetição não programada da gravidez entre essas mulheres, que chega a 9,2% na América Latina.

No conjunto de informações deste capítulo serão contemplados os aspectos de maior relevância acerca da infecção HIV no ciclo gravídico-puerperal, visando embasar teoricamente o cuidado prestado à gestante/puérpera portadora desse vírus.

Etiologia

Classifica-se o HIV como um retrovírus da subfamília *Lentivirus*, cujo isolamento foi realizado na França em 1983. Apresenta envelope lipídico bilaminar originado da célula hospedeira, que contém glicoproteínas (gp) próprias do vírus, denominadas gp120 e gp41, as quais emergem de sua superfície e são importantes no processo de infecção celular. Imediatamente abaixo do envelope está o nucleocapsídio viral, no qual estão as proteínas (p). Dentro do nucleocapsídio encontra-se o *core* viral, em cuja parede se localiza a p24, importante marcador da presença do vírus. No interior do *core* observa-se o material genético do vírus (RNA), várias proteínas e a transcriptase reversa. O HIV apresenta três genes que codificam suas proteínas estruturais (*gag, pol* e *env*). O *gag (group antigen)* codifica as proteínas da estrutura interna; o *pol (polymerase)*, a enzima transcriptase reversa; e o *env (envelope)* codifica as proteínas do envelope viral. Para que ocorra a expressão funcional do vírus são necessárias a presença e a ação de fatores reguladores (inibitórios ou facilitadores), também codificados pelo genoma viral, inadequadamente chamados de genes, pois não codificam a formação de substâncias e apenas regulam a função gênica. Já foram descritos seis fatores reguladores: fator de transativação (*tat*), fator de regulação da expressão viral (*rev*), fator negativo da expressão viral (*nef*), fator de regulação da infectividade (*vif*), fator de regulação da liberação do vírion (*vpu*) e fator regulador inespecífico da interação entre o vírus e a célula infectada (*vpr*). Em sintonia com os genes virais, esses fatores coordenam a infectividade, mutação e replicação do vírus até o estabelecimento e a manutenção de sua latência.

Com a utilização de técnicas de sequenciamento genético de cepas do HIV obtidas em diferentes partes do mundo, foi possível fazer sua primeira classificação filogenética, já que a possibilidade de troca de material genético entre esses microrganismos fomentará, continuamente, novas classificações. Até o momento, já foram descritos dois tipos de retrovírus causadores da AIDS, o HIV-1 e o HIV-2, os quais apresentam diferenças estruturais, epidemiológicas e fisiopatológicas (Clavel et al., 1986). Segundo dados da literatura, existem relatos da ocorrência no Brasil apenas do HIV-1, que apresenta nove subtipos virais (A, B, C, D, F, G, H, J e K). Em nosso meio, o subtipo B é o mais frequente. Essas diferenças são extremamente importantes para o rastreio de eventuais diferenças fisiopatogênicas, de padrões de resistência aos ARV e para a síntese de vacinas.

Mecanismo de infecção e replicação viral

Apesar de outras células do organismo também apresentarem receptores CD4 (macrófagos, células do intestino delgado e do sistema nervoso), a fisiopatologia dessa infecção fundamenta-se na redução do número e disfunção de linfócitos T-CD4, elementos básicos do sistema imunológico humano. O HIV apresenta tropismo seletivo pelos linfócitos T-auxiliares (células da defesa), nos quais existem receptores específicos para o vírus (CD4) que se combinam com a gp120. Após essa interação molecular entre o microrganismo e o receptor linfocitário CD4, a gp41 completa a fusão do vírus com a membrana celular do hospedeiro, que utiliza os receptores secundários do HIV, chamados *b-chemokine receptors*. Na realidade, são os receptores secundários que possibilitam a entrada do material genômico do HIV no linfócito (preferencialmente CXCR4) ou no macrófago (preferencialmente CCR5), para estabelecer a infecção.

Após a penetração do nucleocapsídio do HIV na célula a ser infectada, ocorre a liberação do RNA viral no citoplasma. Na sequência, o vírus libera a enzima transcriptase reversa, responsável pela tradução do código genético na direção oposta da usual em todos os seres vivos (reversa). Dessa maneira, o RNA viral origina o DNA pró-viral, que cria condições de replicar seu próprio código genético. Com a interveniência das proteases, as várias partes do vírus são cortadas (enzimaticamente) e organizadas, que lhe dá a conformação de partícula viral com todos os seus componentes estruturais. A ação das proteases inicia-se dentro do citoplasma do linfócito e se completa fora da célula. Ao serem liberadas da célula infectada, por meio da membrana citoplasmática, as novas partículas virais adquirem os componentes específicos para formar seu envelope.

Fisiopatologia

Após a entrada do HIV no organismo, ocorre seu reconhecimento pelo sistema imunológico, que promove a resposta imune mediante produção de anticorpos. A replicação viral, que consequentemente acomete e destrói os novos linfócitos, compromete a defesa imunológica da pessoa infectada. As mutações constantes do vírus limitam a efetividade dessa resposta humoral ao longo do tempo, fato que aponta para a necessidade de se conhecerem os limites que a característica mutacional desse vírus acarreta. De acordo com os postulados de Ho et al., divulgados em 1995, o HIV causa redução progressiva das células responsáveis pela defesa orgânica que, consequentemente, prejudicam seu potencial de resposta imunológica. O mecanismo pelo qual o HIV provoca a morte do linfócito não é completamente conhecido e baseia-se, na maioria das vezes, em hipóteses. Uma das principais é a produção anormal de quimiocitocinas (entre elas TNF e IL-6) induzida por ação do HIV, que é responsabilizada pelo dano celular. Nesse caso, a produção de quimiocitocinas pelo próprio linfócito promoveria sua morte, acarretando o fenômeno da apoptose celular (Simon et al., 2006).

Em razão de o acometimento provocado pelo HIV no organismo materno ser gradativo, torna-se fácil deduzir que a infecção se traduz clínica (AIDS) e laboratorialmente na dependência desses fatores. Basicamente, a redução de linfócitos T-CD4 é o marcador laboratorial que indica o estado imune celular do hospedeiro diante da infecção ou sua imunodeficiência. A técnica mais bem padronizada para a contagem dos linfócitos T-CD4 é a citometria de fluxo, considerada na atualidade o principal marcador laboratorial para a indicação ou não de profilaxia da pneumocistose causada pelo *Pneumocystis jirovecii*, obrigatória em contagens abaixo de 200 células/mℓ.

Aferir a concentração de RNA do HIV no plasma também é um excelente recurso laboratorial e marcador importante da dinâmica do vírus no organismo, o que é possível ao se utilizar técnicas de biologia molecular. Sabe-se que o número de partículas virais é mais elevado durante a infecção primária, e mais baixo na fase crônica assintomática, uma vez que existe relação direta entre a quantidade de HIV detectada e a rapidez com que a infecção progride e deteriora o sistema imune. Portanto, de maneira geral, a aferição da quantidade de cópias de RNA viral no plasma é útil para avaliar a progressão da doença e para determinar a eficácia desses fármacos no acompanhamento das pacientes. Para o obstetra também apresenta valor indiscutível, pois é utilizada para a definição da via de parto, profilaxia intraparto e uso diferenciado de ARV para o recém-nascido (RN). A contagem do número de cópias de RNA do HIV no plasma é denominada carga viral, definida pelo número de cópias do microrganismo por mℓ de plasma. Todas as técnicas para aferir a carga viral (Amplicor, NASBA, Nuclisens, *branched*-DNA) evoluíram e apresentam limites mínimos de detecção em torno de 40 cópias/mℓ de plasma.

Diagnóstico clínico e laboratorial

Para o diagnóstico da infecção pelo HIV, utiliza-se da anamnese, exame físico e exames subsidiários laboratoriais. Apontam-se algumas particularidades limitantes da anamnese e a necessidade de exames complementares específicos, que são utilizados para aferir a evolução tanto da infecção quanto do comprometimento sistêmico da paciente. Dentro do diagnóstico, é importante também ressaltar a necessidade de reconhecer as complicações impostas pelo vírus ao organismo, denominadas infecções oportunistas.

Diagnóstico clínico

Deve-se ter ciência da limitação do diagnóstico clínico (anamnese e exame físico) da infecção do vírus na gestante portadora assintomática do HIV. Nem sempre a anamnese consegue determinar mulheres expostas a maior risco da infecção, seja pelo desconhecimento real ou pelo temor de que seus hábitos e comportamentos, presentes ou passados, não encontrem a confidencialidade necessária por parte da equipe de saúde. Sabe-se que o diagnóstico de outras infecções sexualmente transmissíveis (IST), em qualquer período da vida, constitui importante marcador de risco para a infecção HIV, mas essa parte "epidemiológica" da anamnese é inconstante para a contribuição efetiva do diagnóstico. Avaliação realizada no Hospital das Clínicas da Faculdade de Medicina de Ribeirão Preto da Universidade de São Paulo (HC-FMRPUSP) demonstrou que a anamnese conseguiu identificar fatores de risco para a infecção HIV em apenas 50,5% das gestantes portadoras do vírus.

Na infecção aguda são poucos os casos que apresentam sintomas, mas quando sintomáticas, manifestam-se como síndrome mononucleose-*like*. Na realidade, só quando a paciente começa a exibir sinais da síndrome (emagrecimento, adenomegalia persistente e diarreia, entre outros), a anamnese colabora definitivamente para o diagnóstico.

Sabe-se que o exame físico presuntivo do acometimento pelo HIV também é restrito na fase inicial da infecção, frequentemente assintomática. Quando presentes, as manifestações clínicas são extremamente inespecíficas e, como dito, caracterizadas como síndrome mononucleose-*like*. Por questões óbvias, no período assintomático da infecção, não é possível inferir nem presumir seu diagnóstico. Linfoadenomegalia generalizada e persistente, acompanhada de perda discreta de peso, caracterizam o início da fase sintomática da doença na grande maioria dos casos.

Dentre as manifestações clínicas mais comuns em pacientes nos estágios mais avançados da infecção (AIDS), observam-se emagrecimento intenso, fadiga, presença de infecções oportunistas, sudorese noturna e diarreia. Úlceras aftosas bucais e de orofaringe, sinusopatia, leucoplasia pilosa oral e infecções herpéticas também são frequentes, mas não são tão constantes. Felizmente, o sarcoma de Kaposi é raro entre mulheres.

Diagnóstico laboratorial

Um dos princípios para o diagnóstico laboratorial da infecção pelo HIV é sua característica bifásica, a primeira de triagem e a segunda confirmatória. Em decorrência do custo relativamente baixo e de sua elevada sensibilidade, para a primeira fase do diagnóstico da infecção pelo HIV (triagem), preferem-se os ensaios imunoenzimáticos (ELISA; do inglês, *enzyme-linked immunosorbent assay*) e suas variações (quimioluminescência, quimioluminescência magnética, fluorescência, eletroquimioluminescência e a detecção de micropartículas). Detalhes podem ser encontrados no curso Telelab, recurso oficial de difusão do conhecimento científico. A evolução experimentada pelos testes ELISA nos últimos anos melhorou tanto sua sensibilidade quanto sua especificidade,

ampliando a eficácia diagnóstica mesmo em períodos considerados críticos para o diagnóstico sorológico da infecção. Sua evolução foi de primeira para a quarta geração, possibilitando diagnóstico até 2 a 3 semanas após o processo infectivo. Entre a 1ª e a 2ª semanas do evento infectivo, só as técnicas de biologia molecular conseguem fazer o diagnóstico laboratorial dessa infecção, obviamente porque nessa fase ainda não existem anticorpos contra o HIV. Apesar de não haver documentado o HIV tipo 2 no Brasil, todos os testes comercializados no país detectam anticorpos contra ambos os tipos de vírus.

Atualmente, considera-se que o teste de diagnóstico rápido da infecção por HIV seja um dos mais importantes recursos de triagem e diagnóstico dessa infecção. Importante para populações de difícil acesso, para gestantes que chegam tardiamente ao pré-natal ou na maternidade, já em trabalho de parto ou mesmo para atendimento rotineiro em que o ELISA não seja uma opção operacionalmente fácil. Caracteriza-se por ser técnica de simples execução (pode ser executada à beira do leito), com elevada sensibilidade e especificidade adequada para essa finalidade. O teste de diagnóstico rápido do HIV torna possível que a gestante não testada no pré-natal (portanto, sem uso de ARV) tenha acesso à zidovudina (AZT) intravenosa durante o trabalho de parto e seu RN possa utilizar esse fármaco no período neonatal. Além disso, permite orientá-la para o aleitamento artificial, importante fonte de contaminação para esses lactentes. Deve ficar claro que a melhor aceitação da suspensão do aleitamento natural ocorre quando essa orientação é efetivada durante o pré-natal.

Por tratar-se de um diagnóstico cujas implicações psicológicas e sociais são extremamente importantes, o diagnóstico da infecção pelo HIV precisa de uma segunda fase, chamada de confirmatória. Deve-se ter o cuidado de aferir a positividade dessa reação em duas amostras séricas e distintas, cuja confirmação demanda recursos laboratoriais de especificidade mais elevada (*Western-blot*, aglutinação, imunofluorescência ou testes de biologia molecular), destacando que a mais utilizada é o *Western-blot*. De modo geral, se essa reação detecta anticorpos contra a gp41 e a p24, ela é considerada positiva.

O elevado custo operacional e a complexidade técnica dos exames que detectam diretamente o HIV ou suas partículas (biologia molecular) limitam sua utilização no atendimento clínico de rotina, de modo que encontram indicações apenas em algumas situações, dentre elas: diagnóstico precoce da infecção, *Western-blot* com resultado indeterminado, difícil acesso ao *Western-blot* e infecção perinatal.

Apesar de estarem intimamente ligadas ao atendimento da mulher portadora do HIV, a contagem de linfócitos T-CD4 e a carga viral são exames obrigatórios nos cuidados a essas gestantes, mas não para diagnóstico da infecção.

Transmissão vertical do HIV

Para efeito didático, as várias formas de transmissão do HIV podem ser agrupadas em três grandes categorias. A primeira considera a exposição sexual ao vírus (homossexual, heterossexual e bissexual). A segunda, a exposição parenteral ou de mucosas a sangue/hemoderivados, instrumentos e tecidos contaminados pelo vírus. Por sua vez, a terceira é representada pela transmissão vertical (TV) desse vírus. Para atender aos objetivos deste capítulo, será enfatizada a transmissão perinatal e as estratégias para sua redução.

Basicamente, a TV do HIV pode ocorrer em três momentos: durante a gravidez (via transplacentária), no parto e durante a amamentação natural. Sabe-se que a infecção fetal pelo HIV ocorre com maior frequência no final da gravidez ou no momento do parto. Entretanto, cerca de 30 a 35% das transmissões acontecem durante a gravidez e têm maior risco em mulheres cuja doença pelo HIV está avançada e/ou a carga viral está elevada. Por essa razão, as medidas profiláticas para evitar a transmissão são extremamente importantes em todos os momentos em que há possibilidade de ocorrer a TV, e não se deve ater apenas ao período de maior risco.

Até o momento não se conseguiu comprovar nenhum efeito de HIV em causar malformações fetais. O temor da sua TV não é pelo potencial histotóxico do vírus, mas para evitar infecção de prognóstico ainda desfavorável, que, apesar dos claros e inequívocos avanços terapêuticos, ainda não tem cura.

Fatores que influenciam a transmissão vertical

Sem dúvida, o conhecimento dos fatores que aumentam o risco de TV do HIV foi passo fundamental para reduzir essas taxas ao longo do tempo, o que possibilitou a implementação de estratégias objetivas visando seu controle. Na realidade, a importância do reconhecimento e da identificação desses fatores transcende sua aplicação imediata, uma vez que, além de possibilitar a adoção de condutas para o controle dos riscos passíveis de intervenção, estimula a pesquisa na busca de respostas para aquelas situações ainda sem estratégias assistenciais claramente definidas.

Fatores maternos

Dentre os fatores maternos associados ao aumento da TV do HIV, destaca-se a carga viral elevada, que ocorre na fase aguda e na fase avançada da infecção. A despeito de não ser infalível na predição dessa forma de transmissão, até o momento, considera-se a carga viral o mais importante preditor de risco para a transmissão perinatal do vírus. No entanto, apesar de existir associação direta entre os valores da carga viral e a probabilidade de ocorrência da TV do HIV, ela não é absoluta. Não existe carga viral tão baixa na qual o risco de TV seja nulo, nem carga viral tão elevada que permita afirmar risco de transmissão na totalidade dos casos. O que se demonstrou até o presente é que, com carga viral abaixo de 1.000 cópias/mℓ, a TV do HIV é evento possível, mas extremamente raro.

A possibilidade de algumas infecções genitais não ulcerativas induzirem a produção de quimiocitocinas, que atuam tanto alterando a permeabilidade placentária ao vírus e linfócitos infectados, quanto induzindo a replicação do HIV, abriu um novo campo de preocupações. Em 2000, Landers et al. mostraram que a *Prevotella bivia* e os *Lactobacillus* não produtores de peróxido de hidrogênio (H_2O_2) aumentavam a replicação do HIV, ao passo que o *Lactobacillus crispatus* inibia sua replicação. Também se demonstrou que o sorotipo D da *Chlamydia trachomatis* aumenta a velocidade de replicação desse retrovírus, ao passo que o sorotipo L não apresenta essa característica. Também já foi demonstrado que, in vitro, *Neisseria gonorrhoeae* aumenta a replicação do HIV em até 133 vezes.

Estudos de observação epidemiológica têm indicado que gestantes infectadas pelo HIV e portadoras de vaginose bacteriana apresentam maiores taxas de TV do vírus. Como na vaginose bacteriana há notável redução do *Lactobacillus crispatus* produtor de H_2O_2 (principal lactobacilo da flora vaginal normal), atribui-se esse parâmetro como responsável pelo aumento da TV do HIV.

Durante o pré-natal, o tabagismo e a parceria sexual múltipla, com relações sexuais não protegidas por preservativos, aumentam a TV do HIV. Também são frequentes os relatos que apontam a associação entre o uso materno de drogas ilícitas IV e o aumento de até três vezes da TV. Tal fato tem explicação tanto na imunodepressão materna (com consequente aumento da carga viral) quanto na imunodepressão fetal, que aumenta a suscetibilidade à infecção. Com relação ao uso específico da cocaína, seja inalatório ou intravenoso, além dos efeitos citados (*up-regulation* da replicação do HIV e imunodepressão materna, fetal e neonatal), sabe-se que ela aumenta os microinfartos placentários que franqueiam a passagem transplacentária do vírus e a eliminação cervical do HIV, e representa importante incremento da carga viral no conteúdo vaginal. Para explicar o aumento da replicação viral na presença de cocaína e seus derivados, deve-se considerar os mecanismos epigenéticos, os quais são fundamentados nas hipóteses de Pandhare e Dash (2011). Essas drogas ilícitas também predispõem ao descolamento prematuro de placenta normalmente inserida e à prematuridade, ambas situações que aumentam a TV do HIV. Enfim, sob o efeito de vários mecanismos fisiopatológicos, o uso de drogas ilícitas pela mãe aumenta o risco de transmissão perinatal.

Ganho de peso materno insuficiente é outro fator que tem sido implicado com o aumento da transmissão perinatal do HIV, reforçando o papel do pré-natalista no sentido de evitar essa complicação.

Fatores obstétricos e anexiais

De acordo com os resultados divulgados na literatura, a corioamniorrexe prolongada aumenta as taxas de TV do HIV. No entanto, na prática, não há comprovação de que o tempo de rotura da bolsa tenha influência tão clara sobre a taxa de TV nos partos vaginais, mas por cuidado adicional, posterga-se ao máximo a rotura artificial das membranas na condução do trabalho de parto.

Procedimentos invasivos da cavidade amniótica (amniocentese) ou da circulação fetal (cordocentese) estão contraindicados em gestantes infectadas pelo HIV. Ao se passar a agulha através dos tecidos maternos ocorre a contaminação desse instrumento, crescendo os riscos de infecção fetal. Se houver necessidade imperativa desses procedimentos, aconselha-se iniciar o uso de ARV previamente. Também está proscrita a aferição do pH fetal (coleta por micropunção da apresentação fetal) durante o trabalho de parto.

De modo geral, a placenta funciona como barreira e evita a passagem de microrganismos da circulação materna para a circulação fetal. Com o HIV, a integridade física da placenta não é suficiente para evitar a infecção por esse vírus, já que algumas células expressam CD4, receptor específico desse microrganismo. Sabe-se que a contaminação fetal pelo HIV pode ocorrer tanto pela passagem do vírus através da placenta, veiculado pelo linfócito materno (portanto, sem infectá-la), como secundariamente à placentite viral.

Os estudos sobre o papel da cesárea na redução das taxas de TV do HIV começaram no final dos anos 1990. Resultados de importantes relatos da literatura indicaram interação positiva entre o AZT e a cesárea na redução da TV do HIV em gestantes. Em 1999, em uma avaliação metanalítica de 15 trabalhos científicos,

The International Perinatal HIV Group concluiu que, entre mulheres americanas e europeias, a TV do HIV observada em recém-nascidos de cesárea eletiva foi menor que naquelas nascidas de partos vaginais, notadamente naqueles instrumentalizados com fórceps ou vácuo-extração, realizados em mulheres com elevada carga viral. Hoje, a literatura não deixa dúvidas do efeito positivo do uso dos ARV na redução objetiva das taxas de transmissão perinatal do HIV, bem como da cesárea em parturientes com carga viral acima de 1.000 cópias/mℓ.

Fatores fetais

Algumas variáveis constitucionais do feto e/ou do RN são importantes fatores de risco para a TV do HIV. Entre eles, a integridade da pele, a resposta imune celular e a presença constitucional de genes que irão expressar os receptores secundários do vírus. Parece que a resposta imune deficiente do RN, manifestada por reduzida atividade celular citotóxica, também tem papel significativo acerca do aumento das taxas de TV.

O padrão genético de certas células fetais as define como mais ou menos suscetíveis à infecção, a exemplo da mutação homozigótica no gene que expressa o CCR5, receptor secundário do HIV. A presença dessa mutação no feto associa-se à proteção contra a TV desse vírus. Infelizmente, a frequência da deleção gênica hetero ou homozigótica desses receptores é baixa na população geral.

Prematuridade espontânea associada à infecção HIV tem sido motivo de inúmeras pesquisas e confirmada por alguns autores. Além do estado crítico de saúde dessas mulheres, frequentes infecções genitais se somam no desencadeamento do trabalho de parto pré-termo, que pode chegar a 70% nos casos de mães com a síndrome já instalada.

Fatores virais

A taxa de replicação do HIV, sua capacidade de induzir a formação de sincício e seu tropismo por macrófagos, tanto em fetos quanto em RN, são variáveis que se associam a percentuais aumentados de TV. Apesar de alguns dados conflitantes, parece que tanto as taxas de TV do HIV quanto os mecanismos envolvidos nessa transmissão podem ser influenciados pela elevada variação genética desse vírus. Essas informações sinalizam o cuidado necessário com o uso de ARV com fraca barreira contra mutação viral durante a gravidez, e o papel fundamental do uso de ARV combinado evitando mutações ligadas à resistência viral.

Fatores pós-natais

Ao avaliar praticamente a questão dos fatores pós-natais que aumentam as taxas de TV do HIV, considera-se a amamentação natural como o principal mecanismo de transmissão desse vírus no período pós-natal. Negada inicialmente, a transmissão do HIV através do aleitamento natural foi convincentemente demonstrada, em 1991, por Van de Perre et al. Hoje, não há mais dúvida da presença do vírus nesse líquido, nem de seu potencial infectivo, responsável por 14% dos casos de TV do HIV na amamentação natural prolongada em gestantes com infecção crônica. O fato de a mãe utilizar ARV não controla adequadamente a eliminação do HIV pelo leite. Por sua vez, em casos de infecção aguda, o aleitamento natural aumenta a TV do vírus para 29%. Esses dados reforçam a ideia de que o cuidado com a TV não se encerra com o parto, mas continua no período puerperal.

Estratégias que reduzem a transmissão vertical do HIV

Ao compilar os dados sobre a TV do HIV entre gestantes brasileiras, observou-se que, em 1991, a TV foi de 34,5%, quando não se conhecia nenhuma intervenção profilática. Com a adoção paulatina de estratégias que exibiam efetividade sobre a redução das taxas de TV do HIV, houve queda dessas taxas ao longo do tempo, que atingiu 0,9% em diferentes populações da América Latina, inclusive no Brasil. Algumas cidades brasileiras já comemoraram o total controle dessa forma de transmissão do HIV, a exemplo de Umuarama e Curitiba, ambas no estado do Paraná. Apesar dos bons resultados obtidos com esse conjunto de intervenções, a medida de maior impacto na redução da TV do HIV foi a utilização da TARV.

Diante dessas assertivas, torna-se óbvio afirmar que o sucesso na redução da TV é diretamente proporcional à capacidade de implementação do conjunto de intervenções já conhecidas, independentemente do período gestacional em que serão adotadas. A seguir, apresenta-se a síntese destas estratégias.

Estratégias pré-natais

Atualmente existe consenso no sentido de globalizar as estratégias pré-natais para gestantes portadoras do HIV, oferecendo-lhes atendimento pré-natal diferenciado e a adoção de uma série de medidas que, seguramente, resulta em benefícios maternos e perinatais.

Identificação de gestantes portadoras do HIV

Sem saber quais gestantes são portadoras da infecção HIV é impossível viabilizar estratégias de controle, tanto da saúde da gestante quanto da redução das taxas de TV do vírus. A identificação de gestantes portadoras do vírus talvez seja a principal medida que deflagra o processo e permite a efetivação desses benefícios.

Sabe-se que a utilização de questionários estruturados com o objetivo de identificar gestantes infectadas ou expostas ao risco de infecção pelo HIV, por melhor que sejam, apresentam falhas que os inviabilizam. Pesquisa realizada em nosso meio buscando a caracterização do risco elevado em puérperas, utilizando questionário estruturado e exame físico, mostrou que tais recursos apresentaram sensibilidade de apenas 54,5%, ao lastrear cientificamente a necessidade de alternativas mais eficientes para identificação dessas gestantes, como o exame sérico materno. No entanto, a anamnese é útil quando consegue detectar situação ou comportamento que envolve algum risco de exposição repetitiva ao vírus, tanto nas pacientes contaminadas como naquelas soronegativas. Nas duas situações, é imperativo orientar o afastamento (ou controle) das situações de risco, evitar a reexposição ao vírus (nas gestantes portadoras do vírus) e a fase aguda da infecção durante a gravidez ou puerpério em mulheres não infectadas. Atualmente, na assistência pré-natal do HC-FMRPUSP, a infecção pelo HIV durante a gravidez é pesquisada sorologicamente a cada 3 meses, além de ser instituída estratégia de incluir o parceiro na assistência pré-natal, ao solicitar a pesquisa consentida da infecção HIV também para ele na primeira consulta de pré-natal.

Com relação à triagem e diagnóstico da infecção HIV em parturientes, o *teste de diagnóstico rápido* deve ser considerado importante recurso para identificação de parturientes infectadas.

Utilização de TARV em gestantes

Os principais objetivos da TARV são inibir a replicação viral, evitar o aparecimento de resistência e retardar a progressão da doença e a imunodeficiência. Atualmente, considera-se TARV a denominada *highly active anti-retroviral therapy*, uma combinação de fármacos ARV que agem em diferentes pontos da replicação viral. Com o tempo, vários esquemas de ARV foram testados, mas com muitas variações entre os países, o que dificulta, inclusive, comparações de efetividade e de resistência do vírus a esses medicamentos.

Em 2010, a OMS lançou duas alternativas para esquemas de TARV em gestantes, a "Opção A" e a "Opção B", cujas escolhas seriam feitas de acordo com a contagem de linfócitos T-CD4 e com o poder aquisitivo dos diversos países. Ao longo do tempo criou-se uma terceira opção chamada "Opção B+", agora com o uso de ARV, independentemente da contagem de linfócitos T-CD4. No Brasil, ao longo do tempo, foi adotada a "Opção B+", que consiste na administração de esquemas de TARV com três fármacos com início a partir de 14 semanas (ou logo que possível, quando o diagnóstico for retardado) até o parto, independente da contagem de linfócitos T-CD4 ou da carga viral. Nos casos e países com opção para amamentação natural, a TARV continua até 1 semana após o término de toda a exposição infantil ao leite materno. O Brasil adotou a estratégia da "Opção B+", com ótimos resultados. Não há dúvida de que a medida mais eficiente para reduzir a TV do HIV é a redução da carga viral, a despeito de não ser a única.

Atualmente, o uso de TARV não é suspenso após o parto, e indica-se uso contínuo para redução sustentada da carga viral, o que diminui objetivamente a transmissão do HIV.

Desde o início do uso dos ARV para reduzir a TV do HIV, o tempo testemunhou uma série de mudanças e adaptações nos esquemas de ARV utilizados com esse objetivo. Buscas incessantes de estratégias que aumentassem a adesão ao uso desses medicamentos têm sido uma preocupação constante dos cientistas da área, que inclui buscar posologias mais adequadas e medicamentos com o mínimo de efeitos adversos. Todas essas assertivas fizeram com que o Departamento de Condições Crônicas e Infecções Sexualmente Transmissíveis considerasse esquema TARV de primeira linha para gestantes o uso de dois inibidores nucleosídicos da transcriptase reversa (tenofovir, 300 mg/dia + lamivudina, 300 mg/dia). Essa associação já existe em coformulação disponível para uso e um inibidor da integrasse (raltegravir, 400 mg, 2 vezes/dia). Esse é considerado atualmente o esquema TARV de primeira linha para uso em gestantes.

Quando houver limitação do uso de qualquer um dos medicamentos de primeira linha, indicam-se esquemas de segunda linha, os quais consideram que o tenofovir pode ser substituído pela zidovudina (300 mg de 12/12 horas). Se a limitação se referir à lamivudina, utilizar o abacavir (600 mg em dose única). Se a gestante não puder utilizar o raltegravir, indica-se o uso de inibidores da protease, a associação atazanavir/ritonavir (300/100 mg/dia VO, dose única diária). Não havendo condições de uso do atazanavir/ritonavir (efeitos adversos são frequentes), a opção recai sobre a combinação de outra dupla de inibidores da protease, agora o lopinavir/ritonavir (comprimidos de 200 mg de lopinavir + 50 mg de ritonavir), com administração de dois comprimidos VO, 2 vezes/dia. A nevirapina apresenta importantes efeitos adversos sobre a função hepática, principalmente em gestantes com contagem de CD4 maior que 250 células/mℓ. Hoje, é uma medicação de exceção para uso em gestantes no Brasil.

Se houver problemas de adesão ao uso da TARV, uma alternativa válida é a associação do tenofovir, lamivudina e efavirenz (300/300/600 mg/dia VO), em um comprimido único, que demanda apenas uma ingestão diária. O efavirenz é um inibidor não nucleosídico da transcriptase reversa (INNTR). Apesar de a genotipagem ter indicação de anteceder o início de todo esquema antirretroviral em gestantes, no caso do efavirenz, essa conduta é mandatória. Ressalta-se que o estudo desses fármacos é evolutivo, visto que são todos relativamente novos, sem o julgamento histórico de seus efeitos adversos funcionais, com manifestações a longo prazo.

Por vários anos, o temor de que o uso do efavirenz durante a gravidez provocasse o aparecimento de defeitos congênitos tanto em primatas (anencefalia, microftalmia e fenda palatina) quanto em humanos (defeitos de tubo neural) contraindicou seu uso nesse período. Também limitou seu uso entre mulheres que manifestavam desejo de engravidar. A mudança de paradigma se baseou na publicação de Ford et al. (2014) de uma metanálise sobre o uso desse medicamento no 1º trimestre da gravidez em gestantes vivendo com o HIV/AIDS. Nessa publicação foram avaliados 23 estudos, em um total de 2.026 nascidos vivos expostos ao efavirenz nas primeiras 12 semanas da gravidez. Os resultados não mostraram nenhuma diferença no aumento de risco de anomalias congênitas entre os grupos expostos e não expostos a esse ARV (RR: 0,78; IC95%: 0,56-1,08). Os defeitos no tubo neural ocorreram em 0,05% dos casos (IC95%: 0,01-0,28), similar à frequência dessa malformação na população geral de gestantes. Como resultado final, concluiu-se que o efavirenz não se ligou a risco aumentado de anomalias associadas ao sistema nervoso central quando utilizado por gestantes vivendo com HIV/AIDS, no 1º trimestre gestacional.

A detecção de defeitos de fechamento do tubo neural com uso de dolutegravir (inibidor da integrase) no início da gravidez tem limitado sua prescrição em mulheres na idade reprodutiva e durante o trimestre inicial da gravidez. No entanto, novas avaliações, publicadas em dezembro de 2019, orientam que o dolutegravir (50 mg/dose única diária) possa substituir o raltegravir, principalmente por sua melhor barreira de resistência ao HIV. Portanto, é possível que, em breve, haja consenso na substituição do raltegravir pelo dolutegravir.

Na Tabela 66.1 essas informações estão sistematizadas e podem facilitar o entendimento do texto.

Na Tabela 66.2 estão resumidas as informações dos medicamentos ARV utilizados em gestantes. Estão dispostos de acordo com o local de atuação no vírus e a classificação para uso na gravidez, segundo a Food and Drug Administration (FDA) dos EUA.

Tabela 66.1 Resumo dos antirretrovirais utilizados durante a gravidez, ao considerar primeira e segunda linha de indicação e eventual necessidade de substituição (MS, 2019).

Inibidores nucleosídicos da transcriptase reversa (INTR)	Inibidor não nucleosídico da transcriptase reversa (INNTR), inibidor da integrase (InI) ou inibidores da protease (IP)
Tenofovir + lamivudina (INTR)	Raltegravir (InI), esquema de primeira linha
Zidovudina + lamivudina (INTR)	Raltegravir (InI)
Abacavir + lamivudina (INTR)	Raltegravir (InI)
Tenofovir + lamivudina (INTR)	Atazanavir/ritonavir (IP)
Tenofovir + lamivudina (INTR)	Lopinavir/ritonavir (IP)
Tenofovir + lamivudina (INTR)	Efavirenz (INNTR)

Tabela 66.2 Antirretrovirais utilizados em gestantes portadoras do HIV.

Classe	Agente(s)	Sigla(s)	Passagem placenta [taxa de medicamento recém-nascido/mãe]	Estudos carcinogenéticos	Estudos teratogênicos	Categoria FDA
Inibidores nucleosídicos da transcriptase reversa (INTR)	Azidotimidina/ Zidovudina	AZT ZDV	Humanos [0,85]	Positivo (em roedores, tumores epiteliais vaginais não invasivos)	Positivo (em roedores, em doses próximas das letais)	(C)
	Lamivudina	3TC	Humanos [cerca de 1,0]	Negativo	Negativo	(C)
	Abacavir	ABC	Sim Ratos	Positivo Tumores malignos e benignos de fígado, tireoide e do trato genital	Positivo (em roedores, anasarca e malformações esqueléticas)	(C)
	Tenofovir	TDF	Sim Ratos e macacos	Positivo Adenoma de fígado em fêmeas de ratos	Negativo (porém, osteomalacia em animais jovens)	(B)
Inibidores não nucleosídicos da transcriptase reversa (INNTR)	Nevirapina	NVP	Humanos [cerca de 1,0]	Positivo Adenoma de fígado em ratos	Negativo	(C)
	Efavirenz	EFV	Em macacos, ratos, coelhos [cerca de 1,0]	Positivo Adenoma e carcinoma de fígado em ratos	Positivo (em macacos, anencefalia, anoftalmia e microftalmia)	(C)
Inibidores de protease (IP)	Ritonavir	RTV	Humano (Baixa)	Positivo (adenoma hepático e carcinomas em camundongos machos)	Negativo (porém, criptorquidismo em roedores)	(B)
	Darunavir	DRV	Humano (Baixa)	Ratos Adenoma hepático Não em humanos	Negativo	(C)
	Atazanavir/ Ritonavir	ATV/r	Humano [10%]	Incompleto	Poucos estudos	(B)
	Lopinavir/ Ritonavir	LPV/r	Desconhecida	Positivo Tumores hepáticos malignos e benignos em ratos e camundongos machos	Negativo (porém, ossificação incompleta e aumento da variação esquelética em ratos)	(C)
Inibidores da integrase	Raltegravir	RAL	Humanos Elevada	Sem evidências	Negativo	(C)
	Dolutegravir	DTG	Humanos Elevada	Sem evidências	Negativo em animais. Em estudo para humanos	-

Mesmo ao considerar os benefícios inegáveis do uso combinado de medicações ARV (TARV) na redução da TV do HIV, os efeitos indesejáveis desses fármacos lideram as preocupações e o cuidado em sua prescrição. Dentre os efeitos adversos maternos decorrentes do uso dos ARV, os mais frequentes são as alterações gastrintestinais, hepáticas, pancreáticas e a anemia. Além disso, com o uso dos inibidores da protease, observam-se as dislipidemias e as alterações sobre o metabolismo glicídico, que predispõe ao aparecimento do diabetes gestacional e de hiperlipidemia. Dado relevante que também deve ser lembrado nesse contexto é o risco de resistência do HIV aos ARV.

Uma visão objetiva acerca da utilização de ARV durante a gravidez aponta para a importância da vigilância constante da ocorrência dos efeitos colaterais, mas que são claramente compensados pelos efeitos positivos na redução da TV do HIV. Entretanto, isso não isenta os pesquisadores dedicados ao estudo deste tópico da responsabilidade de buscarem alternativas realmente seguras para controle definitivo dessa forma de transmissão do vírus.

Dentre os efeitos adversos fetais e neonatais decorrentes do uso dos ARV, os mais temidos são as alterações mitocondriais e a acidose láctica, observadas com o uso dos inibidores da transcriptase reversa. Felizmente, as alterações mitocondriais são raras, visto que seu prognóstico é extremamente desfavorável. Dos

efeitos fetais indesejáveis referentes ao uso dos inibidores da protease, os mais relatados são a anemia, a prematuridade e o crescimento intrauterino restrito (CIR), porém não existe consenso sobre a prevalência maior de tais alterações entre conceptos.

Apesar de ser opção teoricamente simples e efetiva para evitar a TV do HIV o uso de substâncias específicas para o bloqueio farmacológico dos receptores secundários do vírus (chamados inibidores de fusão), ainda não existem dados de segurança sobre a utilização dessa medicação em gestantes.

Além de TARV, a quimioprofilaxia para infecções oportunistas, como pneumocistose e toxoplasmose, deve ser indicada sempre que a contagem de linfócitos T-CD4 estiver próxima ou abaixo de 200/mm³, ou quando houver condição clínica sugestiva de imunodeficiência associada. Para essa profilaxia, recomenda-se utilizar a associação de sulfametoxazol e trimetoprima na dose de 800/160 mg/dia VO.

Controle das infecções do trato genital

Todas as informações disponíveis na literatura indicam a detecção e o controle de outras infecções genitais no período gestacional para promover o retorno da normalidade biológica desse meio (vaginose bacteriana, clamidíase genital, gonorreia e infecção pelo papiloma humano, além das infecções que causam lesões ulceradas), constituindo fator de excepcional importância na redução da carga viral do HIV. Uma vez que a TV do HIV se associa ao aumento da carga viral, e ela se relaciona com a presença de outras infecções, há necessidade da adoção de estratégias adicionais no sentido de reduzi-las, a exemplo do controle das infecções genitais, que além de aumentarem a replicação do vírus, elevam também as taxas de corioamniorrexe prematura.

Merece destaque o fato de que a maioria das infecções genitais é transmitida ou facilitada pela prática sexual desprotegida e, na presença de uma delas, todas as outras devem ser lembradas e pesquisadas. Para o tratamento daquelas transmitidas sexualmente, não se esquecer de envolver a parceria sexual. Sem esse envolvimento (comportamental e farmacológico), o insucesso é a única garantia.

Dieta e suplementação da vitamina A

Em razão de o ganho de peso insuficiente se relacionar com o aumento da TV do HIV, as orientações sobre os cuidados com a dieta assumem importância também nesse contexto. Independentemente dos resultados conflitantes sobre o papel da vitamina A na redução da TV do vírus, sua suplementação é indicada (5.000 UI/dia), ao considerar seus baixos níveis entre gestantes em nosso meio.

Evitar procedimentos invasivos

Ao considerar a literatura pertinente, conclui-se que durante o pré-natal e o parto estão formalmente contraindicados os procedimentos invasivos para avaliação da maturidade e vitabilidade fetal (cordocentese, amniocentese, cardiotocografia interna e microincisão tissular para avaliação do pH sanguíneo fetal), sob o risco de elevar o percentual de TV do HIV, que abre importante precedente ético.

Se houver necessidade imperativa de invasão âmnica, a exemplo da drenagem de polidrâmnio, a utilização de 2 mg/kg de peso materno de AZT intravenoso antes da punção pode reduzir o risco de TV do vírus. Para o diagnóstico da anemia fetal na isoimunização Rh, a amniocentese pode ser substituída pela avaliação da velocidade do pico sistólico da artéria cerebral média fetal ao utilizar a dopplervelocimetria. Fica claro, no entanto, que essas condutas devem ser exaustivamente discutidas com os familiares.

Fumo, drogas ilícitas e sexo sem proteção

Com o objetivo de complementar as estratégias adotadas para controle dos fatores maternos, com vista na redução da TV do HIV, enfatizam-se as orientações sobre os efeitos das drogas recreativas (ilícitas) de uso intravenoso e do fumo nesse período, no sentido de evitá-los, uma vez que aumentam a transmissão transplacentária do HIV. Também devem ser reforçadas as orientações sobre o uso do preservativo em todas as relações sexuais (mesmo nos casos de parceria sexual fixa), para evitar exposição repetitiva ao vírus.

Estratégias ligadas ao parto

Via de parto

Avaliações de metanálise mostraram que entre mulheres americanas e europeias a TV do HIV observada em recém-nascidos de cesárea eletiva foi menor que nos de partos vaginais, notadamente naqueles instrumentalizados com fórceps ou vácuo-extração, realizados em mulheres com carga viral acima de 1.000 cópias/mℓ.

Uso de zidovudina intraparto

Não existem dúvidas do papel importante do uso da zidovudina (AZT) injetável no período intraparto, quando a carga viral é detectável ou desconhecida. Nos casos de cargas virais indetectáveis, parece não haver benefício dessa estratégia e grande parte dos serviços do mundo não a indica nessa situação. Nesses casos lembra-se que, em caso de cesárea, o uso do AZT intravenoso deve ser iniciado 3 horas antes da cirurgia, na dose de 2 mg/kg de peso (dose de ataque), seguido de infusão contínua na dose de 1 mg/kg/hora até a laqueadura do cordão umbilical. Pode ser feito também em forma de repiques nas mesmas doses, e são necessários três repiques de 1 mg/kg/hora). Para gestantes liberadas para o parto vaginal, os procedimentos se repetem: dose de ataque e infusão intravenosa contínua do AZT até o nascimento. Ao optar-se pelos repiques horários, eles são repetidos até o nascimento. Na Tabela 66.3 estão representadas as diluições e doses do AZT de acordo com o peso materno.

Manobras invasivas sobre o feto

Na condução do trabalho de parto, deve-se evitar as intervenções invasivas sobre o feto durante o procedimento, uma vez que aumentam o risco de TV do HIV. Neste item estão incluídas a cardiotocografia interna e a obtenção de amostras de sangue fetal para aferição do pH.

Estratégias pós-natais

Hoje, entende-se que o fato de indicar, liberar ou contraindicar o aleitamento natural em puérperas portadoras do HIV varia

Tabela 66.3 Preparo da solução de zidovudina para infusão intravenosa durante o trabalho de parto.

Considerando que cada mℓ da ampola de AZT tem 10 mg da medicação, diluir 100 mℓ de soro glicosado/fisiológico de acordo com o peso da gestante e a concentração desejada para a solução intravenosa de zidovudina (MS-Brasil, 2019).

		Peso da gestante					
		40 kg	50 kg	60 kg	70 kg	80 kg	90 kg
Primeira dose (2 mg/kg IV) Correr 1ª hora	nº de mℓ de AZT	8 mℓ	10 mℓ	12 mℓ	14 mℓ	16 mℓ	18 mℓ
Velocidade de infusão		36 gts/min	37 gts/min	37 gts/min	38 gts/min	39 gts/min	39 gts/min
Manutenção (1 mg/kg IV) Contínuo	nº de mℓ de AZT	4 mℓ	5 mℓ	6 mℓ	7 mℓ	8 mℓ	9 mℓ
Velocidade de infusão		35 gts/min	35 gts/min	35 gts/min	36 gts/min	36 gts/min	36 gts/min

mais pela dependência de fatores econômicos (poder aquisitivo) e condições psicológicas/culturais da mãe do que pela descrença na efetividade dessa forma de transmissão do vírus. Todavia, os dados da literatura indicam que o aleitamento materno natural deve ser sistematicamente contraindicado. A persistência do HIV no leite materno, mesmo após a instituição dos ARV, confirma inequivocamente a correção dessa medida.

Assistência pré-natal, obstétrica e pós-natal da mulher portadora do HIV

Assistência pré-natal

Indubitavelmente, o melhor momento para a orientação holística de gestantes contaminadas pelo HIV é no pré-natal precoce. Além das orientações comuns do pré-natal, essas mulheres requerem informações adicionais, que atingirão melhor seus objetivos se forem comunicadas em linguagem simples, com o foco no diagnóstico, prognóstico, risco de TV, efeitos deletérios de drogas recreativas (ilícitas) por via intravenosa e de outras doenças sexualmente transmissíveis, uso do preservativo (evitar exposição repetitiva ao vírus), tipo de aleitamento e anticoncepção futura. As informações devem ser prestadas, preferencialmente, por equipe multiprofissional treinada (tocoginecologista, infectologista, pediatra, enfermeira, assistente social e psicólogo), para evitar dados contraditórios. O aspecto holístico do atendimento é primordial, aumentando as chances de a paciente recuperar a autoestima, enfrentando melhor seu problema de saúde e promovendo elevadas taxas de adesão às orientações e aos tratamentos propostos. Gestantes com infecção diagnosticada durante a gravidez chegam ao parto com parte de seus problemas familiares já discutidos. Aquelas diagnosticadas no momento do parto vivenciam intensas crises emocionais, algumas de difícil controle.

Aspectos práticos da assistência pré-natal

Um dos avanços para a assistência pré-natal da gestante portadora do HIV é a possibilidade de realizar a genotipagem pré-tratamento, indicada para todas as gestantes infectadas pelo HIV, de modo a orientar o esquema terapêutico inicial. Esse exame para gestantes é considerado prioritário dentro da rede de assistência, uma vez que a escolha de um esquema ARV eficaz tem impacto direto na transmissão do vírus. Entretanto, deve-se ter como premissa que o início do tratamento não deve ser retardado em razão da não obtenção do resultado desse exame.

O exame físico geral e especial segue os passos rotineiros do pré-natal da paciente não infectada (entre outros parâmetros, a ausculta pulmonar, ganho de peso, edema e pressão arterial), com acréscimo apenas da palpação das cadeias ganglionares periféricas. O exame especular e a citologia cervicovaginal deverão ser realizados no início da gravidez e repetidos entre a 28ª e a 32ª semanas, para o diagnóstico precoce de lesões condilomatosas ou outras infecções genitais. Do ponto de vista laboratorial, estão indicadas a aferição trimestral da carga viral, CD4/CD8, hemograma, função hepática e renal, lipidograma e avaliação do metabolismo glicídico. Com o objetivo de detectar a viragem precoce, estão indicadas as reações sorológicas contra toxoplasmose, VDRL, hepatites B e C a cada 3 meses.

A realização do PPD está entre as orientações, principalmente em regiões com elevada prevalência de tuberculose. No estado de São Paulo está indicada também a pesquisa do HTLV I/II em gestantes que apresentam os mesmos riscos para a infecção pelo HIV, visto que a epidemiologia de transmissão é semelhante. Se houver programa de vacinação contra rubéola no puerpério para as soronegativas, tem indicação aferir a condição imune dessa gestante para a virose.

A partir da 32ª semana de gravidez orienta-se a realização quinzenal da avaliação do bem-estar fetal (perfil biofísico, dopplervelocimetria ou cardiotocografia). Se necessário, esses intervalos devem ser encurtados.

Em torno da 34ª semana de gravidez indica-se a aferição da carga viral. Acima de 1.000 cópias/mℓ orienta-se a cesárea eletiva (membranas corioamnióticas íntegras, fora de trabalho de parto e gestação com mais de 38 semanas). Com cargas virais abaixo desse limite, a cesárea não reduz a TV do HIV e é desnecessária para essa finalidade.

▶ Imunização da gestante portadora do HIV

Para uma abordagem segura dos aspectos profiláticos relacionados à imunização da gestante vivendo com o HIV/AIDS, é necessário considerar, além dos aspectos gestacionais, suas condições imunológicas. Na infecção HIV, quanto mais acentuada for a imunossupressão, mais reduzida será a possibilidade de resposta imune consistente ao processo vacinal.

Nos casos em que a gestante apresenta sinais/sintomas de AIDS, presença de infecções oportunistas ou imunossupressão com contagem de CD4 inferior a 200 células/mm³, preferencialmente se deve adiar a administração de vacinas e iniciar o uso de TARV. O processo vacinal estará liberado até que um grau satisfatório de reconstituição imune seja obtido com o uso dos ARV. Essa estratégia potencialmente melhora a resposta vacinal e reduz o risco de complicações.

De forma geral, o esquema vacinal da gestante vivendo com o HIV/AIDS contempla tanto as vacinas básicas indicadas para todas as grávidas (hepatite B, influenza, difteria, tétano e coqueluche) quanto outras que são indicadas ou sugeridas apenas para aquelas portadoras do HIV. No esquema de vacinação básico são 4 doses da vacina contra a hepatite do tipo B em dose dupla (esquema pode ser iniciado ou concluído em qualquer período da gravidez), uma dose da vacina contra influenza (pode ser administrada em qualquer período da gravidez) e a associação da vacina contra difteria/tétano com a vacina contra a coqueluche (pertussis acelular). Essa vacina é conhecida por suas iniciais DTPa, e deve ser administrada após a 20ª semana de gravidez. Além desse esquema básico de imunização, na gestante vivendo com HIV/AIDS estão indicadas também as vacinas contra o Streptococcus pneumoniae, contra o Haemophilus influenzae tipo b, vacina meningocócica conjugada (MncC) e vacina contra o vírus da hepatite A (duas doses).

Após qualquer vacina em gestantes portadoras do HIV existe tendência de aumento da carga viral, por estimulação do sistema imune. Por isso, o início do uso dos ARV deve anteceder o processo vacinal.

As imunizações passivas (administração de anticorpos) podem ser feitas durante a gravidez dessas mulheres, sempre com a avaliação do custo/benefício dessa estratégia de profilaxia pós-exposição. Se houver indicação, podem ser administradas a imunoglobulina humana anti-hepatite B (até 14 dias após a exposição) e a imunoglobulina antivírus da varicela-zóster.

Assistência ao parto

Ao ser definido que a via de parto será vaginal (carga viral menor que 1.000 cópias/mℓ), mas com carga viral ainda detectável, estará indicado o uso de AZT intravenoso, na dose de 2 mg/kg de peso (dose de ataque), seguido de infusão contínua na dose de 1 mg/kg de peso/hora até o parto. Nos casos de cesárea eletiva, orienta-se iniciar a infusão de AZT 3 horas antes de começar a cirurgia, com dose de ataque e 3 repiques horários (PTHIV-IPW, 2015). Com carga viral materna indetectável, o uso de AZT injetável não reduz a TV do HIV.

Evitar a corioamniorrexe precoce na condução do trabalho de parto da gestante portadora do HIV para reduzir a taxa de TV desse vírus é medida já consagrada na literatura. Também devem ser evitadas a cardiotocografia interna e a obtenção de amostras de sangue fetal para aferição do pH, uma vez que aumentam o risco de TV do HIV.

Como a episiotomia parece associar-se ao aumento da TV do HIV, orienta-se avaliação obstétrica judiciosa para decidir sobre sua indicação. Se houver necessidade, é melhor realizá-la em tempo hábil, que permita hemostasia criteriosa. No momento da expulsão fetal, a episiotomia deve ser protegida por compressas embebidas na solução utilizada para degermação com o propósito de reduzir o contato do feto/RN com o sangue materno. O cordão umbilical deve ser clampeado rapidamente (independentemente da via de parto) e o RN deve ter suas vias respiratórias limpas de modo extremamente suave e delicado. Inicialmente, deve-se avaliar a necessidade de aspiração, que precisa ser processada de maneira a evitar traumatismos da mucosa orofaríngea (aspirações com tubo rígido estão proscritas). Completada essa fase de cuidados, o banho do RN em água corrente deve ser realizado tão logo seja possível.

Apesar de haver grande pressão para indicar o parto cesáreo em todas as gestantes portadoras do HIV, a opção por cesárea eletiva contempla apenas aquelas com carga viral acima de 1.000 cópias/mℓ, conduta ratificada pelo Departamento de Condições Crônicas e Infecções Sexualmente Transmissíveis e pelo Panel on Treatment of HIV-Infected Pregnant Women and Prevention of Perinatal Transmission of the United States of America. A aferição da carga viral deve ser efetivada em torno da 34ª semana, e orientar a gestante com carga viral acima de 1.000 cópias/mℓ para a cesárea, que é a melhor forma de terminar a gravidez nessa situação. Por outro lado, nas gestantes com carga viral abaixo de 1.000 cópias/mℓ, a cesárea não reduz as taxas de TV do HIV, e indica-se o parto vaginal. No entanto, a decisão final é tomada somente com 38 semanas de gravidez, de modo que se deve considerar se a gestante chega à unidade obstétrica com as membranas íntegras e fora de trabalho de parto (de preferência).

Subsequente à demonstração da eficácia e efetividade da cesárea eletiva (realizada antes do trabalho de parto e da rotura das membranas amnióticas) na prevenção da TV do HIV, a atenção desviou-se para o estudo da morbidade puerperal ligada a essa intervenção em mulheres portadoras do vírus. Mesmo sem consenso, as principais publicações sobre o assunto indicam maior morbidade entre mulheres submetidas à cesárea. Estudo internacional coordenado pelo National Institute of Child Health and Human Development (NICHD), dos EUA, avaliou a frequência da morbidade puerperal em mulheres portadoras do HIV na Argentina, Bahamas, Brasil e México, e concluiu que a morbidade puerperal na cesárea eletiva foi de 3,3%, 3,4% no parto vaginal e 8,7% na cesárea não eletiva, com morbidade geral de 4,4%.

Considerando que a morbidade da cesárea é mais comum e mais grave em pacientes contaminadas do que naquelas imunologicamente normais, são inquestionáveis as evidências da redução da TV do HIV com o procedimento eletivo nas situações previstas. Além disso, precisam ser analisados os potenciais efeitos protetores da cesárea em relação à TV do HIV, e levar em consideração todos os riscos advindos dessa medida. Segundo dados dos conhecimentos derivados da experiência mundial embasada em resultados, a cesárea eletiva para essas pacientes estaria indicada nos seguintes casos: a) carga viral acima de 1.000 cópias/mℓ; b) gestante fora de trabalho de parto; c) bolsa íntegra, e d) gestação acima de 38 semanas. No entanto, acredita-se que cesáreas realizadas no início do trabalho de parto ainda tragam algum benefício para a redução da TV do HIV. Diante dessa assertiva prática, aceita-se que o item "fora de trabalho de parto" não seja completamente observado e que trabalho de parto ainda em sua fase inicial (2 a 3 cm de dilatação cervical) não contraindica a cesárea como medida profilática da TV do HIV.

Quanto ao melhor tipo de parto para as mulheres contaminadas com o HIV, ainda não existe consenso global para todas as situações. Sabe-se que é difícil compatibilizar técnica que reduza a TV do vírus, apresente relação custo/benefício aceitável e seja de baixa morbidade materna, principalmente infecciosa. Assim, a decisão sobre a via de parto para essas gestantes não está definitivamente resolvida, e pode-se dizer que, para o feto, o melhor é a cesárea, e para a mãe o melhor é o parto vaginal.

Para gestantes contaminadas pelo HIV na fase assintomática da infecção, a antibioticoprofilaxia está indicada em casos de cesárea, parto por fórceps ou curagem. Naquelas sintomáticas (AIDS) orienta-se tal medida também em casos de parto normal. Os fármacos indicados são as cefalosporinas de primeira geração, com preferência para a cefazolina (2 g IV, em dose única, logo após a ligadura do cordão umbilical).

Assistência pós-natal

Na enfermaria, o RN fica junto à mãe, que é orientada para evitar o contato de seus lóquios com o concepto. Se não existirem condições seguras para a instituição do aleitamento artificial, é dever da equipe de saúde buscá-las, ao juntar todas as forças institucionais e da comunidade para viabilizá-las. Soma-se a esses cuidados a preocupação para que a paciente não se infecte também no período de amamentação, ao ser orientada do risco da infecção aguda pelo HIV, que eleva o risco de TV do vírus para mais de 30%. Essa orientação é para todas as puérperas, mas principalmente para as lactantes expostas ao risco de infecção aguda, independentemente da categoria de exposição. Para elas, o preservativo tem indicação absoluta. Essas informações indicam, imperativamente, que o cuidado com a TV do HIV não se encerra com o parto, mas continua no período puerperal. Nesse sentido, a estratégia de incluir o parceiro na atenção pré-natal é de valor inquestionável. O Brasil de hoje não comporta atendimento em saúde com padrão de países não desenvolvidos.

Tão logo seja possível, deve ser iniciado o uso do AZT xarope VO para o RN, por período de 6 semanas. A dose varia de acordo com a idade gestacional do nascimento, e será de 4 mg/kg/dose, de 12/12 horas, em recém-nascidos após 35 semanas. Para elas, se as mães tiveram supressão mantida da carga viral durante a gravidez e parto, esse período pode ser reduzido para 4 semanas. Para RN entre 30 e 35 semanas, a dose é de 2 mg/kg/dose, de 12/12 horas, por 14 dias e após, 3 mg/kg/dose, de 12/12 horas, a partir do 15º dia. Os RN com menos de 30 semanas tomarão 2 mg/kg/dose, de 12/12 h, até 4 semanas após o parto, com progressão para 3 mg/kg/dose, de 12/12 horas, da 4ª até a 6ª semana de vida.

Adicionalmente, para RN de mães que não tiveram acesso ao esquema antirretroviral durante a gravidez, estará indicado também o uso de três doses de nevirapina, a 1ª dose logo após o nascimento; a 2ª, após 48 horas da 1ª dose; e a 3ª dose, administrada 96 horas após a 2ª dose. A quantidade de nevirapina em cada vez varia em função do peso ao nascer. Se entre 1,5 e 2 kg, administrar 8 mg/dose; se for acima de 2 kg, administrar 12 mg por dose.

A prática já demonstrou que uma das intervenções mais efetivas para evitar o escape para a amamentação natural é iniciar a orientação para o aleitamento artificial durante o pré-natal. A decisão e a comunicação à puérpera da necessidade de suprimir a lactação logo após o parto são consideradas tardias, com resultados que não são os mais adequados. Portanto, para mulheres identificadas tardiamente, ou mesmo durante o trabalho de parto (frequentemente com o teste rápido), a conduta ideal não é possível. A inibição da lactação é obtida com bons resultados com a utilização de cabergolina 1 g VO, em dose única (2 comprimidos de 0,5 mg VO). Uma das limitações mais importantes com o uso da bromoergocriptina (2,5 mg VO, 1 a 2 vezes/dia) é o tempo necessário para se obter bons resultados e a irritação gástrica. Injeções intramusculares de estrogênio em altas doses são contraindicadas em decorrência do risco adicional de tromboembolismo. As estratégias que envolvem o enfaixamento torácico para inibir a lactação apresentam resultados inconsistentes, e constituem importante causa de falha do desmame, por isso têm indicação limitada, principalmente em regiões de clima quente, onde a adesão é baixa.

Em comunidades onde o aleitamento materno é sinônimo de sobrevida, preocupações adicionais surgem nos casos de lesões mamilares sangrantes, mastite clínica e subclínica (aumento da concentração do sódio no leite), que aumentam a carga viral no leite, tanto intracelular como fora da célula.

Com base nas novas orientações profiláticas referentes à infecção pelo HIV, a opção de continuar o uso de ARV no puerpério não depende mais apenas da necessidade de tratamento, e é primariamente indicado para todas as puérperas. A fim de reduzir o risco de transmissão horizontal e vertical da infecção em uma próxima gravidez, a orientação é pela continuidade do uso dos ARV. No entanto, essa decisão dependerá muito da disposição da puérpera em assumir essa continuidade, pois se não for adequadamente orientada, a adesão será pífia, pior cenário quando se pensa em resistência do HIV aos ARV. Para assumir essa mudança de paradigma, o ideal é envolver o infectologista nessa decisão, visto que será ele o profissional que cuidará da saúde dessa mulher, assim que terminar a gravidez. Além de avaliação refinada do quesito referente à adesão da paciente, nessa decisão deverão ser considerados parâmetros como a evolução da contagem de CD4, da carga viral e se o parceiro não é portador da retrovirose. Como visto, não é uma decisão fácil de ser tomada, são envolvidos vários fatores e orienta-se claramente que se utilizem todos os recursos disponíveis para evitar falha na adesão, a exemplo da visitadora e o apoio do serviço de assistência social.

No contexto das orientações referentes à assistência puerperal de mulheres infectadas pelo HIV, é necessário abordar as orientações anticoncepcionais, adequar-se ao melhor método para a situação em pauta, mas sempre priorizar eficácia e promover adesão às medidas propostas. Atualmente, há uma maior demonstração de que os anticoncepcionais hormonais podem ser utilizados

sem maiores riscos tanto para a saúde dessas mulheres quanto pela eliminação viral no lavado vaginal. Uma boa opção é o uso de métodos de longa duração representado pelos implantes, pois além de bons resultados anticonceptivos, evita o esquecimento das versões orais. É importante destacar que, independentemente do método escolhido (temporário ou definitivo), o casal deve utilizar o preservativo para impedir a transmissão sexual do HIV ou evitar exposições repetitivas ao vírus, fator associado com a progressão da doença.

Em termos objetivos, para reduzir a transmissão vertical do HIV entre mulheres já portadoras da infecção, deve-se considerar como estratégia mais adequada investir na informação e na anticoncepção, priorizar a eficácia e promover a adesão às medidas propostas. Considera-se justo, moral e ético orientar essas mulheres no sentido de adiarem projetos de futuras gestações na esperança de métodos mais seguros de profilaxia da TV, assim como é incorreta sua proibição sistemática. Atualmente, com a utilização de todos os recursos disponíveis e a adesão materna às estratégias conhecidas, a taxa de TV do HIV está abaixo de 1%, objetivamente mais baixa que os 34% observados no início da epidemia.

Intercorrências clínicas e obstétricas em gestantes vivendo com o HIV

O atendimento conjunto do infectologista e do obstetra é de fundamental importância para o manejo da gestante que vive com HIV/AIDS. Isso possibilita que tanto as complicações clínicas como as complicações obstétricas possam ser diagnosticadas em tempo oportuno e o manejo seja adequado. Em relação às infecções oportunistas, o concurso do infectologista é imprescindível, visto que demanda conhecimento específico.

Para a hipertensão e o diabetes gestacional, o manejo não difere da gestante infectada ou não infectada pelo vírus, independentemente da sua condição imunológica. No entanto, vale o alerta de que a pré-eclâmpsia, a síndrome HELLP, a colestase hepática e a insuficiência hepática aguda são distúrbios associados à gestação e podem ser confundidos com os efeitos adversos dos ARV. Portanto, é imperativo que o diagnóstico diferencial dessas doenças seja feito com os possíveis efeitos adversos associados ao uso desses medicamentos. Gestantes em uso de IP apresentam maior taxa de diabetes gestacional e de distúrbios hiperlipidêmicos, que potencialmente agravam as alterações metabólicas glicídicas e lipídicas preexistentes.

Dados consistentes da literatura indicam estreita associação entre a infecção HIV e a infecção puerperal, uma complicação objetivamente ligada ao aumento das taxas de mortalidade materna. Deve ser lembrado que a infecção puerperal é multifatorial e, dentre outros fatores, depende também das condições imunológicas maternas ao término da gravidez. Por isso, além dos cuidados pré/intra e pós-operatórios, o uso de ARV e os cuidados pós-natais também são importantes.

Trabalho de parto pré-termo

De maneira geral, a abordagem de gestantes infectadas pelo HIV em trabalho de parto pré-termo (TPPT) é muito próxima daquelas não infectadas pelo vírus. Os fatores associados ou predisponentes são os mesmos, com destaque para infecções (trato urinário, genitais e sistêmicas) e doenças intercorrentes (história de TPPT prévio, prematuridade prévia, anemia, síndromes hipertensivas, diabetes melito, malformações uterinas, entre outras). Dentre as causas fetais, destacam-se as malformações, restrição de crescimento intrauterino, infecção fetal e doenças genéticas, entre outras.

Para a abordagem de gestantes que vivem com o HIV e em TPPT, a única diferença de gestantes não infectadas pelo HIV em trabalho de parto é o uso de AZT injetável (doses preconizadas na Tabela 66.3) durante todo o período de inibição medicamentosa desse trabalho de parto, cujo uso deverá ser suspenso assim que o TPPT for inibido. Esse cuidado é fundamental, visto que a prematuridade é uma das causas de aumento das taxas de TV do HIV.

Para a inibição do TPPT, não existem diferenças da abordagem medicamentosa. Preferencialmente, utiliza-se a atosibana, mas podem ser usados os betamiméticos, inibidores de prostaglandinas, nifedipino ou sulfato de magnésio, na dependência dos protocolos locais para essa finalidade. De modo geral, se o TPPT ocorrer antes da 34ª semana de gravidez, deve-se atentar para o uso da corticoprofilaxia (que visa reduzir as taxas de hemorragia fetal parenquimatosa e desconforto respiratório neonatal) e uso do sulfato de magnésio (para a proteção do encéfalo fetal). O corticosteroide está indicado até a 34ª semana de gravidez e o sulfato de magnésio, até a 32ª semana.

Como em todo protocolo assistencial para cuidado de gestantes em TPPT, deve-se considerar o bem-estar fetal, e a idade gestacional. Se houver comprometimento do bem-estar fetal, as condutas serão pautadas na resolução da gravidez, ao se questionar se a urgência das condições fetais permitiria o uso do corticosteroide e do sulfato de magnésio. No entanto, em condições de urgência, deve-se tentar fazer pelo menos a dose de ataque da zidovudina. Sem comprometimento do bem-estar fetal, todas as condutas aqui citadas devem ser realizadas, inclusive a pesquisa (vaginal e endoanal) do estreptococo do grupo B.

Nos casos de falha da inibição do TPPT, a escolha da via de parto deve considerar a carga viral materna, as condições obstétricas e a colonização pelo estreptococo do grupo B. Lembrar que, se a carga viral for maior que 1.000 cópias/mℓ e as condições obstétricas permitirem, o ideal é que o nascimento seja por cesárea. No entanto, deve-se ponderar que o trabalho de parto em fase avançada e/ou ruptura das membranas corioamnióticas reduzem efetivamente o benefício da cesárea na redução da TV do HIV. Caso a gestante não tenha aferido sua condição de portadora do estreptococo do grupo B, indica-se a profilaxia com penicilina cristalina intravenosa no seguinte esquema: dose de ataque com 5 milhões UI e repiques de 2,5 milhões UI a cada 4 h de trabalho de parto até o nascimento.

Com base na maioria das orientações vigentes, independentemente de gestante ser ou não portadora da infecção pelo HIV, a inibição do TPPT está indicada até a 34ª semana de gravidez. No entanto, por condições ligadas a recursos de infraestrutura, no HC-FMRPUSP a inibição é indicada até a 36ª semana.

Hiperêmese gravídica

Ao considerar que as náuseas e vômitos gestacionais (NVG) acometem cerca de 70% das gestantes, esses percentuais são verdadeiros também para as gestantes infectadas pelo HIV. Na presença de NVG, é melhor adiar o início da terapia ARV até que o quadro emético seja controlado. Sem esse controle, tanto a adesão aos ARV (piora do quadro clínico) quanto sua absorção

pelo tubo digestório será prejudicada. Deve ser lembrado que as NVG podem ser responsáveis por até 5,6% dos casos de não adesão aos ARV.

Para evitar que o quadro de NVG evolua para a hiperêmese gravídica, é essencial que o diagnóstico e o controle dessas alterações sejam prontamente assumidos. Além da abordagem geral (fracionamento de dieta, evitar alimentos mornos e suplementação de vitaminas do complexo B, entre outras estratégias), é fundamental que as estratégias farmacológicas sejam adotadas precocemente. Considerando-se a efetividade, comodidade posológica e taxa de efeitos adversos dos antieméticos, prefere-se a ondansetrona. A resposta à metoclopramida para o controle da hiperêmese gravídica é adequada, mas apresenta risco de liberação de sistema extrapiramidal, que demanda muito cuidado com seu uso nessas mulheres.

Gestantes com quadro emético refratário ao manejo farmacológico inicial devem ser internadas em ambiente hospitalar para melhor manejo clínico, que inclui o uso intravenoso de antieméticos. Nesses casos, deve-se considerar a suspensão dos ARV durante o período em que houver limitação da VO para uso regular dessas medicações, as quais devem prontamente ser reiniciadas após a resolução do quadro emético. Essa medida evita piora do quadro clínico e a possibilidade de resistência viral.

Ruptura prematura das membranas corioamnióticas

A única diferença na assistência à gestante infectada pelo HIV complicada por ruptura prematura das membranas corioamnióticas em relação àquela não infectada é a utilização do AZT intravenoso em caso de resolução da gravidez. Como uma das principais complicações da ruptura prematura das membranas é a prematuridade, consideram-se aqui cuidados próximos daqueles dispensados às gestantes com TPPT, ao considerar-se a idade gestacional, a presença de infecção intrauterina e a vitalidade fetal.

Em gestações abaixo de 34 semanas, sem sinais de infecção, fora de trabalho de parto e vitalidade fetal preservada, recomenda-se a conduta expectante controlada. Nessas situações, indica-se hidratação oral, uso de corticosteroides para redução de hemorragias parenquimatosas e angústia respiratória neonatal. Nos casos em que a gestante apresenta sinais e sintomas de trabalho de parto, ou de infecção intrauterina, deve ser instituído o uso de sulfato de magnésio para proteção encefálica do feto, uma vez que nessas situações a conduta deve ser resolutiva. Inicia-se também a utilização do AZT intravenoso, se a carga viral for detectável. Como a gestação tem menos de 34 semanas, é provável que não se conheça sua condição de ser ou não portadora do estreptococo do grupo B. Desse modo, e com o risco de prematuridade e septicemia de início precoce, indica-se a profilaxia com penicilina cristalina intravenosa no seguinte esquema: dose de ataque com 5 milhões UI e repiques de 2,5 milhões UI a cada 4 horas de trabalho de parto até o nascimento. A via de parto deverá considerar se a carga viral é maior que 1.000 cópias/mℓ. Nesse caso, se a dilatação cervical não estiver avançada, é indicada sua resolução por cesárea, ainda que se saiba da proteção limitada da cesárea contra a TV do HIV nessa situação. O uso profilático de outros antibimicrobianos não está indicado. No entanto, ao confirmar-se o quadro clínico e/ou laboratorial de corioamnionite, estará indicado o uso imediato de clindamicina intravenosa (900 mg, 3 vezes/dia) e gentamicina intravenosa

(60 mg, 3 vezes/dia), que se inicia logo após o clampeamento do cordão umbilical. Lembrar do uso de ocitocina para profilaxia do sangramento pós-parto. Alguns serviços associam a eritromicina ou azitromicina ao esquema para controle do micoplasma e da clamídia, mas os resultados ainda não permitem sua inclusão em protocolos assistenciais.

Para gestantes portadoras do HIV, com mais de 34 semanas e complicadas com ruptura prematura das membranas, a resolução da gravidez deve entrar na agenda. Nessas situações, também se considera a presença do trabalho de parto, valor da carga viral e presença de infecção intrauterina. Carga viral acima de 1.000 cópias/mℓ indicará a via de parto, e a presença de infecção intrauterina sustentará a indicação de antimicrobianos para tratar a corioamnionite (para esquema de medicamentos e doses, ver parágrafo anterior). Caso não haja infecção, e a gestante seja portadora do estreptococo do grupo B ou não conheça sua condição, estará indicada a profilaxia da septicemia de início precoce com penicilina cristalina nas doses referidas previamente. Independente da vida de parto, é indicado o uso de AZT intravenoso se a carga viral for detectável.

Ao decidir-se pela resolução da gravidez, e a opção for pelo parto via vaginal, está liberado o uso de ocitocina e de misoprostol para induzir ou estimular o trabalho de parto.

Hemorragia puerperal

Na vigência de hemorragia pós-parto decorrente de hipotonia/atonia uterina, deve ser evitado o uso de derivados ergotínicos em puérperas que tenham utilizado previamente medicamentos inibidores da enzima citocrômica P (CYP) 450 3A4, a exemplo dos IP e de antibióticos do grupo dos macrolídeos. Nesses casos, cresce o risco de ocorrência de respostas vasoconstritoras exacerbadas que predispõem isquemias e graves necroses periféricas e centrais. Se houver condições clínicas, preferir o uso de ocitocina ou do misoprostol. Por sua vez, em puérperas com uso prévio de indutores da CYP3A4 (nevirapina, efavirenz), não é raro que seja necessário o uso de medicações uterotônicas para corrigir eventual hipotonia/atonia uterina puerperal.

Bibliografia

ACOG Committee Opinion No. 751: Labor and Delivery Management of Women With Human Immunodeficiency Virus Infection. Obstet Gynecol. 2018;132(3):e131-7.

Ahmad N. Molecular mechanisms of HIV-1 mother-to-child transmission and infection in neonatal target cells. Life Sci. 2011;88(21-22):980-6.

Alimenti A, Burdge DR, Ogilvie GS, Money DM, Forbes JC. Lactic acidemia in human immunodeficiency virus-uninfected infants exposed to perinatal antiretroviral therapy. Pediatr Infect Dis J. 2003;22(9):782-9.

American College of Obstetricians and Gynecologists' Committee on Practice Bulletins–Obstetrics. Practice Bulletin No. 171: Management of Preterm Labor. Obstet Gynecol. 2016;128(4):e155-64.

Anderson JR. A guide to the clinical care of women with HIV/AIDS. Rockville (MD): Department of Health and Human Services of the USA; 2005.

Assembleia Legislativa do Estado de São Paulo. Obrigatoriedade de realização de Exame sorológico de pré-natal em mulheres grávidas. Lei nº 11.973, de 25 de agosto de 2005.

Barouch DH, Baden LR, Dolin R. Vaccine for human immunodeficiency virus infection. In: Bennett JE, Dolin R, Blaser MJ. Mandell, Douglas and Bennett's principles and practice of infections diseases. Philadelphia: Elsevier, Saunders; 2015. p. 1666.

Barré-Sinoussi F, Chermann JC, Rey F, et al. Isolation of a T-lymphotropic retrovirus from a patient at risk for acquired immune deficiency syndrome (AIDS). Science. 1983;220(4599):868-71.

Beymer MR, Holloway IW, Pulsipher C, Landovitz RJ. Current and future PrEP medications and modalities: on-demand, injectables, and topicals. Curr HIV/AIDS Rep. 2019;16(4):349-58.

Brasil. Ministério da Saúde. Departamento de Condições Crônicas e Infecções Sexualmente Transmissíveis. Protocolo Clínico e Diretrizes Terapêuticas para Prevenção da Transmissão Vertical de HIV, Sífilis e Hepatites Virais. Brasília (DF); 2019.

Brasil. Ministério da Saúde. Departamento de Vigilância, Prevenção e Controle das Infecções Sexualmente Transmissíveis, do HIV/AIDS e das Hepatites Virais. Manual Técnico Para Diagnóstico da Infecção Pelo HIV. Brasília (DF); 2018.

Brasil. Ministério da Saúde. Departamento Nacional de DST/AIDS. Protocolo clínico e diretrizes terapêuticas para manejo da infecção pelo HIV em adultos. Brasília (DF); 2018.

Bulterys M, Chao A, Dushimimana A, et al. Multiple sexual partners and mother-to-child transmission of HIV-1. AIDS. 1993;7(12):1639-45.

Bulterys M, Landesman S, Burns DN, Rubinstein A, Goedert JJ. Sexual behavior and injection drug use during pregnancy and vertical transmission of HIV-1. J Acquir Immune Defic Syndr Hum Retrovirol. 1997;15:76-82.

Burns DN, Landesman S, Muenz LR, et al. Cigarette smoking, premature rupture of membranes, and vertical transmission of HIV-1 among women with low CD4+ levels. J Acquir Immune Defic Syndr (1988). 1994;7(7):718-26.

Calvert C, Ronsmans C. HIV and the risk of direct obstetric complications: a systematic review and meta-analysis. PLoS One. 2013;8(10):e74848.

Centers for Disease Control and Prevention (CDC). Updated recommendations for use of VariZIG--United States, 2013. MMWR Morb Mortal Wkly Rep. 2013;62(28):574-6.

Clavel F, Guétard D, Brun-Vézinet F, et al. Isolation of a new human retrovirus from West African patients with AIDS. Science. 1986;233(4761):343-6.

Clutter DS, Jordan MR, Bertagnolio S, Shafer RW. HIV-1 drug resistance and resistance testing. Infect Genet Evol. 2016;46:292-307.

Cohn SE, Clark RA. Human immunodeficiency virus infection in women. In: Bennett JE, Dolin R, Blaser MJ. Mandell, Douglas and Bennett's principles and practice of infections diseases. Philadelphia: Elsevier, Saunders; 2015. p. 1590.

Connor EM, Sperling RS, Gelber R, et al. Reduction of maternal-infant transmission of human immunodeficiency virus type 1 with zidovudine treatment. Pediatric AIDS Clinical Trials Group Protocol 076 Study Group. N Engl J Med. 1994;331(18):1173-80.

Cook JA. Associations between use of crack cocaine and HIV-1 disease progression: research findings and implications for mother-to-infant transmission. Life Sci. 2011;88(21-22):931-9.

Dangor Z, Nunes MC, Kwatra G, Lala SG, Madhi SA. Vaccination of HIV-infected pregnant women: implications for protection of their young infants. Trop Dis Travel Med Vaccines. 2017;3:1.

Davies G, Wilson RD, Désilets V, et al.; Society of Obstetricians and Gynaecologists of Canada. Amniocentesis and women with hepatitis B, hepatitis C, or human immunodeficiency virus. J Obstet Gynaecol Can. 2003;25(2):145-52.

Delicio AM, Lajos GJ, Amaral E, Cavichiolli F, Polydoro M, Milanez H. Adverse effects in children exposed to maternal HIV and antiretroviral therapy during pregnancy in Brazil: a cohort study. Reprod Health. 2018;15:76.

Duarte G, Cosentino LA, Gupta P, Mietzner TA, Landers DV. Aumento da replicação do vírus da imunodeficiência humana tipo 1 induzida por Neisseria gonorrhoeae. J Bras Doenças Sex Transm. 2003;15:5-10.

Duarte G, Figueiró-Filho EA, El Beitune P, et al. Controle de polidrâmnio recorrente em gestante portadora do HIV-1: relato de caso. Rev Bras Ginecol Obstet. 2004;26(3):241-5.

Duarte G, Mussi-Pinhata MM, Del Lama J, et al. Valor de questionário específico na identificação de parturientes de risco para infecção pelo Vírus da Imunodeficiência Humana (HIV). J Bras Ginecol. 1991; 101:169.

Duarte G, Quintana SM, Coutinho CM, Melli PPS. HIV/AIDS e gravidez. In: Urbanetz AA. Ginecologia e Obstetrícia Para o Médico Residente. São Paulo: Manole; 2017. p. 557.

Duarte G, Quintana SM, El Beitune P, Melli PPS. Infecção pelo vírus da imunodeficiência humana tipo 1 em mulheres. In: Peixoto S. Infecção genital na mulher. São Paulo (SP): Roca; 2008. p. 134.

Duarte G, Quintana SM, El Beitune P. Estratégias que reduzem a transmissão vertical do vírus da imunodeficiência humana tipo 1. Rev Bras Ginecol Obstet. 2005;27(12):768-78.

Duarte G, Quintana SM, El Beitune P. Fatores que influenciam a transmissão vertical do vírus da imunodeficiência humana tipo 1. Rev Bras Ginecol Obstet. 2005;27(11):698-705.

Duarte G, Read JS, Gonin R, et al.; NISDI Perinatal Study Group. Mode of delivery and postpartum morbidity in Latin American and Caribbean countries among women who are infected with human immunodeficiency virus-1: the NICHD International Site Development Initiative (NISDI) Perinatal Study. Am J Obstet Gynecol. 2006;195:215-29.

Duarte G. Diagnóstico e conduta nas infecções ginecológicas e obstétricas. Ribeirão Preto (SP): FUNPEC Editora; 2004.

Duarte G. Extensão da assistência pré-natal ao parceiro como estratégia de aumento da adesão ao pré-natal e redução da transmissão vertical de infecções. Rev Bras Ginecol Obstet. 2007;29(4):171-4.

Dunn DT, Newell ML, Ades AE, Peckham CS. Risk of human immunodeficiency virus type 1 transmission through breastfeeding. Lancet. 1992;340(8819):585-8.

El Beitune P, Duarte G, Foss MC, et al. Effect of antiretroviral agents on carbohydrate metabolism in HIV-1 infected pregnant women. Diabetes Metab Res Rev. 2006;22:59-63.

Feng Y, Broder CC, Kennedy PE, Berger EA. HIV-1 entry cofactor: functional cDNA cloning of a seven-transmembrane, G protein-coupled receptor. Science. 1996;272(5263):872-7.

Ferreira FG, Pinto JA, Kakehasi FM, et al. Prevalence of primary drug resistance-associated mutations among HIV type 1 vertically infected children in Belo Horizonte, Brazil. AIDS Res Hum Retroviruses. 2010;26(2):229-32.

Fiebig EW, Wright DJ, Rawal BD, et al. Dynamics of HIV viremia and antibody seroconversion in plasma donors: implications for diagnosis and staging of primary HIV infection. AIDS. 2003;17(13):1871-9.

Ford N, Mofenson L, Shubber Z, et al. Safety of efavirenz in the first trimester of pregnancy: an updated systematic review and meta-analysis. AIDS. 2014;28(Suppl 2):S123-31.

Friedman H, Newton C, Klein TW. Microbial infections, immunomodulation, and drugs of abuse. Clin Microbiol Rev. 2003;16(2):209-19.

Funk MJ, Belinson SE, Pimenta JM, Morsheimer M, Gibbons DC. Mitochondrial disorders among infants exposed to HIV and antiretroviral therapy. Drug Saf. 2007;30(10):845-59.

Gagnon A, Davies G, Wilson RD; Genetics Committee. Prenatal invasive procedures in women with hepatitis B, hepatitis C, and/or human immunodeficiency virus infections. J Obstet Gynaecol Can. 2014;36(7):648-53.

German Advisory Committee Blood (Arbeitskreis Blut), Subgroup 'assessment of pathogens transmissible by blood'. Human Immunodeficiency Virus (HIV). Transfus Med Hemother. 2016;43(3):203-22.

Gottlieb MS, Schroff R, Schanker HM, et al. Pneumocystis carinii pneumonia and mucosal candidiasis in previously healthy homosexual men: evidence of a new acquired cellular immunodeficiency. N Engl J Med. 1981;305(24):1425-31.

Ho DD, Neumann AU, Perelson AS, Chen W, Leonard JM, Markowitz M. Rapid turnover of plasma virions and CD4 lymphocytes in HIV-1 infection. Nature. 1995;373(6510):123-6.

Hurst SA, Appelgren KE, Kourtis AP. Prevention of mother-to-child transmission of HIV type 1: the role of neonatal and infant prophylaxis. Expert Rev Anti Infect Ther. 2015;13(2):169-81.

International Perinatal HIV Group; Andiman W, Bryson Y, de Martino M, et al. The mode of delivery and the risk of vertical transmission of human immunodeficiency virus type 1 – a meta-analysis of 15 prospective cohort studies. N Engl J Med. 1999;340(13):977-87.

Ioannidis JP, Abrams EJ, Ammann A, et al. Perinatal transmission of human immunodeficiency virus type 1 by pregnant women with RNA virus loads < 1000 copies/mℓ. J Infect Dis. 2001;183(4):539-45.

Joint United Nations Programme on HIV/AIDS (UNAIDS). 90-90-90 An ambitious treatment target to help end the AIDS epidemic. Geneva: UNAIDS; 2014.

Joint United Nations Programme on HIV/AIDS (UNAIDS). Global AIDS update 2019: Communities at the Centre. Geneva: UNAIDS; 2019.

Kadima N, Baldeh T, Thin K, Thabane L, Mbuagbaw L. Evaluation of non-adherence to anti-retroviral therapy, the associated factors and infant outcomes among HIV-positive pregnant women: a prospective cohort study in Lesotho. Pan Afr Med J. 2018;30:239.

Karchava M, Pulver W, Smith L, et al. Prevalence of drug-resistance mutations and non-subtype B strains among HIV-infected infants from New York State. J Acquir Immune Defic Syndr. 2006;42(5):614-9.

Kreitchmann R, Megazzini K, Melo VH, et al. Repeat pregnancy in women with HIV infection in Latin America and the Caribbean. AIDS Care. 2015;27(10):1289-97.

Landers DV, Duarte G, Cosentino LA, et al. Hydrogen peroxide-producing vaginal lactobacilli supress HIV-1 expression in vitro. Infect Dis Obstet Gynecol. 2000;8:199.

Landers DV, Duarte G. HIV interactions with other sexually transmitted diseases. In: Mead PM, Hager WD, Faro S. Protocols for infectious diseases in obstetrics and gynecology, 2nd edition. Malden (MA): Blackwell Science; 2000. p. 298.

Lehman DA, Chung MH, John-Stewart GC, et al. HIV-1 persists in breast milk cells despite antiretroviral treatment to prevent mother-to-child transmission. AIDS. 2008;22(12):1475-85.

Levy JA. HIV pathogenesis: knowledge gained after two decades of research. Adv Dent Res. 2006;19:10-6.

Little BB, Snell LM, Trimmer KJ, et al. Peripartum cocaine use and adverse pregnancy outcome. Am J Hum Biol. 1999;11(5):598-602.

López M, Coll O. Chronic viral infections and invasive procedures: risk of vertical transmission and current recommendations. Fetal Diagn Ther. 2010;28:1-8.

Magder LS, Mofenson L, Paul ME, et al. Risk factors for in utero and intrapartum transmission of HIV. J Acquir Immune Defic Syndr. 2005;38:87-95.

Maiques V, García-Tejedor A, Perales A, Navarro C. Intrapartum fetal invasive procedures and perinatal transmission of HIV. Eur J Obstet Gynecol Reprod Biol. 1999;87:63-7.

Majangara R, Chirenje ZM, Gidiri MF. The association of puerperal sepsis with HIV infection at two tertiary hospitals in Zimbabwe. Int J Gynaecol Obstet. 2019;144:67-72.

Mandelbrot L, Le Chenadec J, Berrebi A, et al. Perinatal HIV-1 transmission: interaction between zidovudine prophylaxis and mode of delivery in the French Perinatal Cohort. JAMA. 1998;280:55-60.

Mari G. Middle cerebral artery peak systolic velocity: is it the standard of care for the diagnosis of fetal anemia? J Ultrasound Med. 2005;24(5):697-702.

Mehta R, Sundaravaradan V, Ahmad N. Mutations generated in human immunodeficiency virus type 1 long terminal repeat during vertical transmission correlate with viral gene expression. Virology. 2008;375:170-81.

Mehta S, Manji KP, Young AM, et al. Nutritional indicators of adverse pregnancy outcomes and mother-to-child transmission of HIV among HIV-infected women. Am J Clin Nutr. 2008;87(6):1639-49.

Misrahi M, Teglas JP, N'Go N, et al. CCR5 chemokine receptor variant in HIV-1 mother-to-child transmission and disease progression in children. French Pediatric HIV Infection Study Group. JAMA. 1998;279(4):277-80.

Mofenson LM, Lambert JS, Stiehm ER, et al. Risk factors for perinatal transmission of human immunodeficiency virus type 1 in women treated with zidovudine. Pediatric AIDS Clinical Trials Group Study 185 Team. N Engl J Med. 1999;341(6):385-93.

Moir S, Connors M, Faucy AS. The immunology of immunodeficiency virus infection. In: Bennett JE, Dolin R, Blaser MJ. Mandell, Douglas and Bennett's Principles and Practice of Infections Diseases. Philadelphia: Elsevier, Saunders; 2015. p. 1526.

Money D, Tulloch K, Boucoiran I, Caddy S; Infectious Diseases Committee; Special Contributors. Guidelines for the care of pregnant women living with HIV and interventions to reduce perinatal transmission: executive summary. J Obstet Gynaecol Can. 2014;36(8):721-4.

Neely MN, Benning L, Xu J, et al. Cervical shedding of HIV-1 RNA among women with low levels of viremia while receiving highly active antiretroviral therapy. J Acquir Immune Defic Syndr. 2007;44:38-42.

Ometto L, Zanotto C, Maccabruni A, et al. Viral phenotype and host-cell susceptibility to HIV-1 infection as risk factors for mother-to-child HIV-1 transmission. AIDS. 1995;9(5):427-34.

Pandhare J, Dash C. A prospective on drug abuse-associated epigenetics and HIV-1 replication. Life Sci. 2011;88(21-22):995-9.

Read JS, Cahn P, Losso M, et al.; NISDI Perinatal Study Group. Management of human immunodeficiency virus-infected pregnant women at Latin American and Caribbean sites. Obstet Gynecol. 2007;109(6):1358-67.

Read JS, Newell MK. Efficacy and safety of cesarean delivery for prevention of mother-to-child transmission of HIV-1. Cochrane Database Syst Rev. 2005;(4):CD005479.

Read JS, Tuomala R, Kpamegan E, et al.; Women and Infants Transmission Study Group. Mode of delivery and postpartum morbidity among HIV-infected women: the women and infants transmission study. J Acquir Immune Defic Syndr. 2001;26(3):236-45.

Richman DD, Whitley RJ, Hayden FG. Clinical virology. Editors. Washington (DC): ASM Press; 2016.

Rowland-Jones SL, Nixon DF, Aldhous MC, et al. HIV-specific cytotoxic T-cell activity in an HIV-exposed but uninfected infant. Lancet. 1993;341(8849):860-1.

Sanabani SS, Pastena ER, Neto WK, Martinez VP, Sabino EC. Characterization and frequency of a newly identified HIV-1 BF1 intersubtype circulating recombinant form in São Paulo, Brazil. Virol J. 2010;7:74.

Shalekoff S, Gray GE, Tiemessen CT. Age-related changes in expression of CXCR4 and CCR5 on peripheral blood leukocytes from uninfected infants born to human immunodeficiency virus type 1-infected mothers. Clin Diagn Lab Immunol. 2004;11:229-34.

Siegfried N, van der Merwe L, Brocklehurst P, Sint TT. Antiretrovirals for reducing the risk of mother-to-child transmission of HIV infection. Cochrane Database Syst Rev 2011;7:CD003510.

Simon V, Ho DD, Abdool Karim Q. HIV/AIDS epidemiology, pathogenesis, prevention, and treatment. Lancet. 2006;368(9534):489-504.

Somigliana E, Bucceri AM, Tibaldi C, et al.; Italian Collaborative Study on HIV Infection in Pregnancy. Early invasive diagnostic techniques in pregnant women who are infected with the HIV: a multicenter case series. Am J Obstet Gynecol. 2005;193(2):437-42.

Telelab. Curso online do Ministério da Saúde do Brasil [Internet]. UFSC; 2011 [acesso 2019 Nov 30]. Disponível em: https://telelab.AIDS.gov.br/index.php/component/k2/item/111.

Tess BH, Rodrigues LC, Newell ML, Dunn DT, Lago TD. Breastfeeding, genetic, obstetric and other risk factors associated with mother-to-child transmission of HIV-1 in Sao Paulo State, Brazil. Sao Paulo Collaborative Study for Vertical Transmission of HIV-1. AIDS. 1998;12(5):513-20.

Tubiana R, Le Chenadec J, Rouzioux C, et al. Factors associated with mother-to-child transmission of HIV-1 despite a maternal viral load < 500 copies/ml at delivery: a case-control study nested in the French perinatal cohort (EPF-ANRS CO1). Clin Infect Dis. 2010;50(4):585-96.

Tuomala RE, O'Driscoll PT, Bremer JW, et al.; Women and Infants Transmission Study. Cell-associated genital tract virus and vertical transmission of human immunodeficiency virus type 1 in antiretroviral-experienced women. J Infect Dis. 2003;187(3):375-84.

United States Public Health Service Task Force. Perinatal HIV Guidelines Working Group Members. Public Health Service Task Force recommendations for use of antiretroviral drugs in pregnant HIV-1-infected women for maternal health and interventions to reduce perinatal HIV-1 transmission in the United States (revised November 3, 2000). HIV Clin Trials. 2001;2:56-91. [acesso 2019 Dez 12]. Disponível em: http://aidsinfo.nih.gov/contentfiles/PerinatalGL.pdf.

Van de Perre P, Simonon A, Msellati P, et al. Postnatal transmission of human immunodeficiency virus type 1 from mother to infant. A prospective cohort study in Kigali, Rwanda. N Engl J Med. 1991;325(9):593-8.

Vieira CS, Bahamondes MV, de Souza RM, et al. Effect of antiretroviral therapy including lopinavir/ritonavir or efavirenz on etonogestrel-releasing implant pharmacokinetics in HIV-positive women. J Acquir Immune Defic Syndr. 2014;66(4):378-85.

Wells KH, Poiesz BJ. Biology of retroviruses. Detection, molecular biology, and treatment of retroviral infection. Obstet Gynecol Clin North Am. 1990;17(3):489-521.

World Health Organization (WHO). Antiretroviral Drugs for Treating Pregnant Women and Preventing HIV Infection in Infants: Recommendations for a Public Health Approach: 2010 Version. Geneva: WHO; 2010.

World Health Organization (WHO). Consolidated Guidelines on the Use of Antiretroviral Drugs for Treating and Preventing HIV Infection: Recommendations for a Public Health Approach. 2nd ed. Geneva: World Health Organization; 2016.

World Health Organization (WHO). Use of antiretroviral drugs for treating pregnant women and preventing HIV infection in infants Programmatic update. Geneva: WHO; 2012.

Zash R, Makhema J, Shapiro RL. Neural-tube defects with dolutegravir treatment from the time of conception. N Engl J Med. 2018;379(10):979-81.

67

Rubéola

Marianna Facchinetti Brock
Jorge Roberto Di Tommaso Leão
Roseli Nomura

Patogenia das infecções congênitas

O conhecimento de etiologia, patogenia, diagnóstico e tratamento das doenças infecciosas, na gestação e no parto, é importante para evitar ou minimizar eventuais prejuízos, tanto para o feto quanto para o recém-nascido. As infecções podem ser adquiridas durante a gestação (pré-natais) ou o parto (paranatais).

As infecções congênitas de transmissão materno-fetal são denominadas de transmissão vertical, e as decorrentes da vida extrauterina são chamadas de transmissão horizontal.

Infecção pré-natal

As infecções congênitas se dão principalmente por duas maneiras:

- Hematogênica transplacentária: os microrganismos que estão no sangue materno cruzam a placenta e chegam à circulação fetal levando à infecção (Figura 67.1 A)
- Transamniótica: os germes da vagina e do colo uterino ascendem à cavidade amniótica acometendo o feto. Geralmente associada à ruptura de membranas. (Figura 67.1 B).

Ambas serão pormenorizadas no texto.

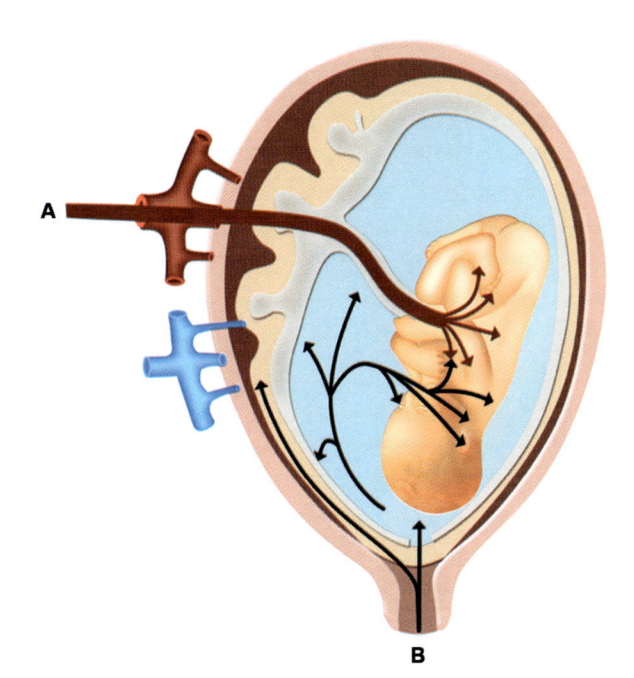

Figura 67.1 A. Infecção transplacentária. **B.** Infecção transamniótica. Ambas pormenorizadas no texto.

Infecção paranatal

É a que ocorre durante o trabalho de parto, pela ascensão de microrganismos para a cavidade amniótica, pela aspiração de líquido amniótico contaminado ou pelo contato da pele e das mucosas do recém-nascido com secreções genitais, sangue ou fezes do organismo materno (Abuali e Domachowske, 2019).

Repercussões da infecção congênita

As consequências da infecção fetal dependerão do estado imunitário materno, das características do agente infeccioso e da idade gestacional. Quanto mais precoce, de maneira geral, mais grave é a infecção e maior o risco de óbito embrionário ou fetal (Wang et al., 2019). Quanto mais próximo do termo, é mais frequente a passagem transplacentária do microrganismo, no entanto, maior é a probabilidade de infecção ser inaparente ou latente.

- Período pré-implantação (da fertilização à nidação) – se o número de células infectadas for grande, ocorrerá o abortamento; caso seja pequeno, as células não afetadas protegem o embrião, e a gestação transcorre sem malformações. Trata-se da regra do "tudo ou nada"
- Período embrionário – período mais vulnerável, em que o produto da concepção está sujeito a mais anomalias. Cada órgão tem seu período crítico de formação, durante o qual qualquer interferência, principalmente por infecção ou fármacos, pode levar à anomalia de desenvolvimento (Figura 67.2)
- Período fetal – nessa fase ocorrem as anomalias congênitas menores e os defeitos funcionais, especialmente do sistema nervoso central (SNC). Caso a infecção seja muito grave, pode haver óbito fetal. Se a infecção materna ocorrer próximo ao parto, o recém-nascido pode apresentar quadro clínico agudo.

Diagnósticos da infecção

- Diagnóstico clínico – pouco fidedigno, pois a gestante pode ser assintomática, os sintomas podem ser discretos ou inespecíficos
- Diagnóstico laboratorial – pela pesquisa de anticorpos específicos. Em geral, os títulos de IgM aumentam a partir de 5 dias da infecção aguda, alcançam um máximo com 1 a 2 semanas e, depois, declinam; ocasionalmente, no entanto, podem permanecer positivos anos após a infecção aguda. Os anticorpos IgG aparecem mais tarde e são detectados 1 a 2 semanas após a infecção, alcançam um máximo com 12 semanas a 6 meses; e podem ser detectados por anos e, em geral, por toda a vida. A interpretação da sorologia é realizada da seguinte maneira:
  - IgG e IgM negativos significam ausência de infecção
  - IgG positivo e IgM negativo indicam infecção antiga (há mais de 1 ano)
  - IgG e IgM positivos significam infecção recente ou o resultado do teste IgM é falso-positivo, o que é comum. A repetição da sorologia em 2 a 3 semanas confirma a infecção aguda quando os títulos de IgG se elevam, no mínimo, 4 vezes.

A soroconversão de mulheres com a sorologia negativa na primeira consulta pré-natal atesta a infecção primária em bases mais sólidas.

O teste de avidez da IgG baseia-se na maior força de ligações iônicas entre antígeno e anticorpo nas infecções antigas, quando comparada com as recentes. Em caso de infecção recente (menos de 4 meses), a avidez é baixa; e, na infecção antiga (mais de 4 meses), a avidez é elevada, acima de 60%.

A reação em cadeia de polimerase (PCR) no líquido amniótico é o padrão-ouro para o diagnóstico de infecção fetal. Geralmente está indicada após 18 a 21 semanas de gestação, decorridas 4 a 6 semanas da infecção materna (Khalil et al., 2020).

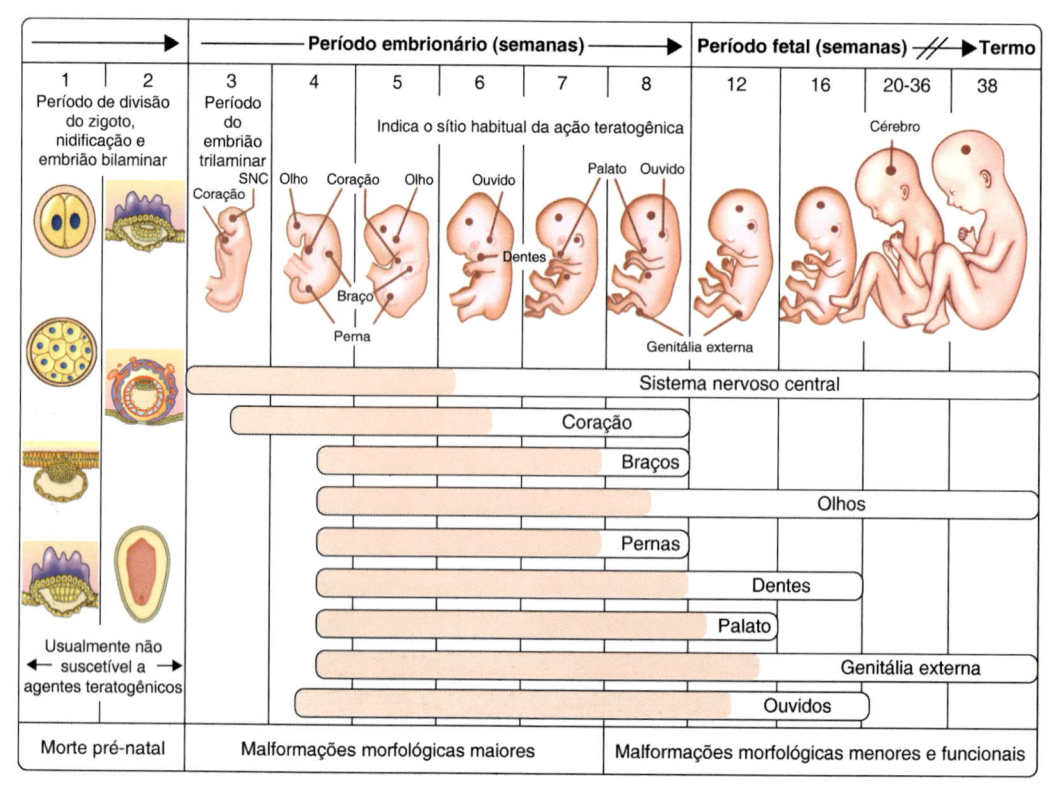

Figura 67.2 Fases cíclicas no desenvolvimento humano. Retângulos coloridos indicam os períodos mais sensíveis aos agentes teratogênicos (fármacos, infecção etc.); retângulos claros, estágios menos sensíveis. A idade da gravidez é contada a partir da fecundação. (Adaptada de Moore e Persaud, 2004.)

A ultrassonografia é útil para avaliar a gravidade da doença, mas não é diagnóstica. As seguintes anormalidades podem ocorrer: restrição de crescimento fetal, calcificações cerebral e hepática, hepatoesplenomegalia, intestino hiperecogênico, ventriculomegalia, hidrocefalia, microcefalia, ascite, hidrotórax, derrame pericárdico isolado, hidropisia fetal não imune e placentomegalia. A cordocentese, para o diagnóstico de infecção fetal, é procedimento ultrapassado.

Rubéola

A rubéola, inicialmente conhecida como sarampo alemão, é uma doença viral exantemática, extremamente contagiosa, com repercussões clínicas frustras que passam desapercebidas na maioria das vezes (Yazigi et al., 2017). Quando é adquirida na gestação, principalmente no 1º trimestre, há grande impacto na saúde da população, pois pode causar aborto, óbito fetal e uma gama de malformações fetais (Grant et al., 2019). A vacinação pode efetivamente prevenir a infecção.

Nótula histórica

A primeira descrição da rubéola ocorreu no século XVIII, pelo relato de uma doença semelhante à rubéola, que foi considerada uma variante da escarlatina. Em 1814, médicos alemães a classificaram como uma patologia distinta e a denominaram sarampo alemão.

Em 1941, Sir Norman Mc Alister Gregg (1892-1966), um oftalmologista pediátrico australiano, descobriu que a rubéola na mãe poderia causar defeitos congênitos. Durante a epidemia de rubéola em Sydney, na Austrália, em 1941, dos 68 neonatos afetados com catarata congênita, todos foram expostos à rubéola no período intrauterino.

Montenegro, em 1966, faz uma ampla revisão na literatura mundial sobre rubéola e gravidez, inclusive atualizando conceitos.

Patogênese

A rubéola é causada por um RNA vírus da família *Togaviridae*, gênero Rubivírus, e o ser humano é o único hospedeiro. O vírus é transmitido pelo contato direto com secreções da nasofaringe, replica-se no tecido linfático do trato respiratório superior e se dissemina por via hematogênica. A infecção congênita ocorre quando há propagação do vírus por vias hematogênica e transplacentária (Lambert et al., 2015). O período de incubação é de 14 a 18 dias, podendo variar de 12 a 23 dias. O doente pode ser infectante por mais de 2 semanas, pois a excreção do vírus pode ser detectada de 7 dias antes do exantema até 12 dias após seu início (Shukla e Maraqa, 2019) (Figura 67.3).

Quadro clínico

As manifestações clínicas geralmente são leves e muitas vezes subclínicas ou assintomáticas. Incluem exantema maculopapular puntiformes e rosadas, que se iniciam no rosto e posteriormente se estendem caudalmente para o tórax e tronco; febre baixa, linfadenopatia pós-auricular (que pode preceder 5 dias do exantema), conjuntivite leve não exsudativa, manchas no palato mole (manchas de Forchheimer), tireoidite aguda e artralgia.

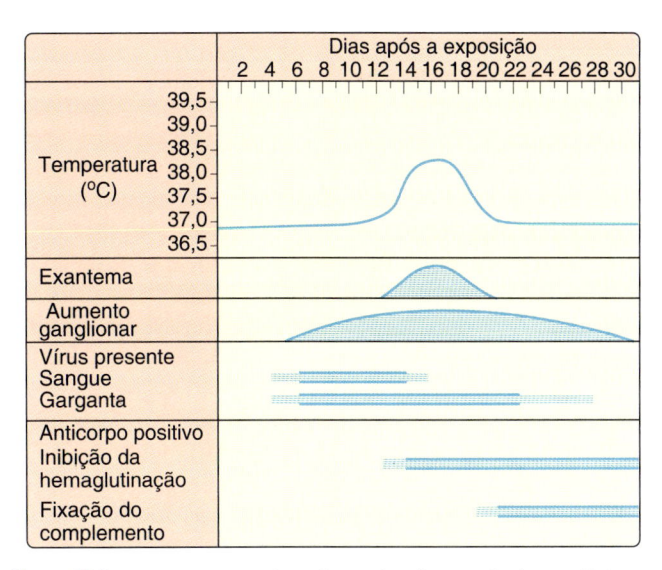

Figura 67.3 Diagrama esquemático do quadro clínico, achados virológicos e respostas imunológicas na infecção por rubéola. (Adaptada de Horstmann, 1975.)

Em 20 a 50% dos casos de rubéola, o paciente não apresenta exantema, o que dificulta o diagnóstico (Figura 67.4). As complicações decorrentes da infecção são raras e incluem encefalite pós-infecciosa, cujo prognóstico é favorável. As hemorragias e a panecefalite têm prognóstico reservado.

Rubéola congênita

A infecção congênita inclui todos os resultados adversos provenientes da infecção intrauterina por rubéola, tais como: aborto espontâneo, defeitos congênitos, parto pré-termo, restrição de crescimento fetal, morte fetal e até mesmo infecção fetal assintomática (Leung et al., 2019).

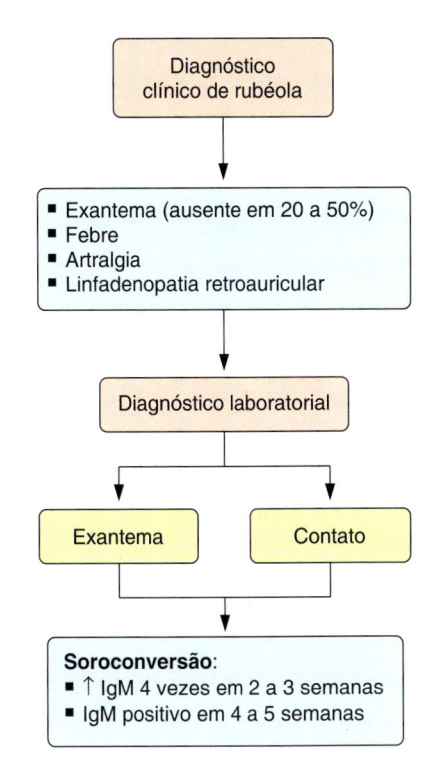

Figura 67.4 Diagnóstico de rubéola na grávida. (Adaptada de SOGC, 2008.)

A síndrome da rubéola congênita (SRC) se refere aos defeitos congênitos decorrentes da infecção pelo vírus da rubéola. Catarata, defeitos cardíacos e surdez compõem a tríade clássica da SRC e geralmente acontecem quando a infecção ocorre nas primeiras 11 semanas de gestação (Figura 67.5). Entretanto, o vírus pode infectar qualquer órgão.

A taxa de infecção é de 81% no 1º trimestre, 25% no 2º, 35% no 3º trimestre e, após 36 semanas, pode chegar a 100%. O risco de defeitos congênitos ocorre basicamente nas gestações até 16 semanas. Os defeitos oculares e cardíacos acontecem quando a infecção materna se dá antes de 8 semanas, e a perda auditiva está relacionada a infecções até 18 semanas. Após 20 semanas, há pouco risco de SRC. No 3º trimestre, eventualmente, pode haver restrição de crescimento. A infecção fetal é crônica e persiste durante a gestação e após o nascimento no período neonatal.

Diagnóstico da infecção materna

A sorologia para rubéola não está incluída no rol de exames de rotina no pré-natal (Ministério da Saúde, 2012). Em 2010, o Brasil foi certificado junto à Organização Pan-Americana da Saúde (OPAS) como país sem circulação do vírus da rubéola por mais de 12 meses.

O diagnóstico laboratorial é indicado para as grávidas com manifestações clínicas e/ou vínculo epidemiológico (Figura 67.4). É efetuado pela pesquisa de anticorpos IgM específicos para rubéola, que podem ser detectados até 4 dias após o início da erupção cutânea, até 6 a 8 semanas após. O diagnóstico de infecção recente pode ser realizado também pela baixa avidez de IgG. Deve ser feito na suspeita de SRC e quando há suspeita de complicações decorrentes da rubéola, como artrite, púrpura hemorrágica e doença do SNC.

Diagnóstico da infecção fetal

As alterações decorrentes da SRC são de difícil diagnóstico ao exame de ultrassonografia. O diagnóstico da SRC é realizado por PCR no líquido amniótico. Para reduzir os resultados falso-negativos, é necessário esperar 6 semanas após a infecção materna e 21 semanas de gestação, quando a excreção urinária fetal é maior (Bouthry et al., 2014). A infecção congênita pode também ser confirmada pelo isolamento do vírus nas secreções no recém-nascido (Figura 67.6).

Diagnóstico diferencial

O diagnóstico diferencial inclui toxoplasmose, citomegalovírus, herpes-vírus, sífilis e Zika congênitos; glaucoma infantil, cardiopatias congênitas de outras etiologias.

Tratamento

Não há tratamento específico para rubéola, devendo ser oferecido o tratamento sintomático de suporte. Quando a infecção ocorre antes de 12 semanas, é alta a possibilidade de o feto ser acometido em seu desenvolvimento, podendo apresentar sequelas a longo prazo após o nascimento. O encaminhamento a um centro terciário especializado em Medicina Fetal para

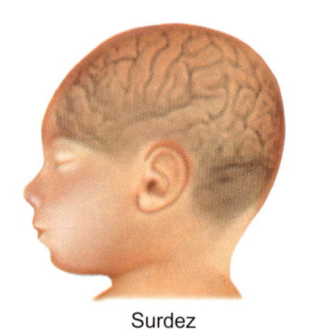

Surdez

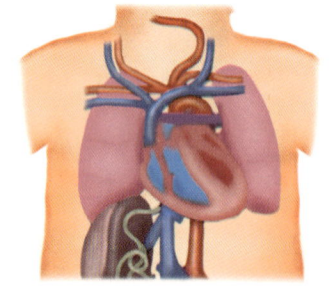

Defeito cardíaco

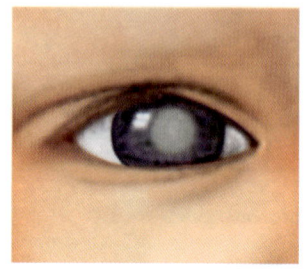

Catarata

Figura 67.5 Síndrome da rubéola congênita.

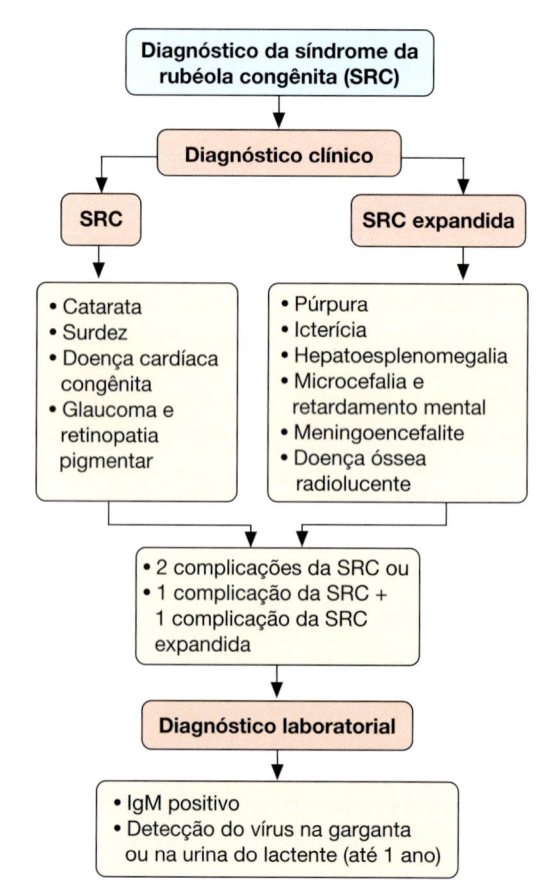

Figura 67.6 Diagnóstico da síndrome da rubéola congênita (SRC). (Adaptada de Strebel et al., 2009.)

investigação do comprometimento fetal é recomendado. O conhecimento de que, após 16 a 20 semanas de gestação, o risco de acometimento fetal reduz, é importante para o aconselhamento aos pais, podendo-se oferecer, então, seguimentos ultrassonográfico e de vitalidade fetal necessários (Febrasgo, 2020).

Vacina

No Brasil, a vacina contra rubéola faz parte do calendário vacinal do Sistema Único de Saúde (sarampo/caxumba/rubéola/varicela). A imunização em lactentes com 1 ano com reforço entre 4 e 6 anos reduziu drasticamente as taxas de rubéola congênita. A taxa de soroconversão é de aproximadamente 95% após uma dose de vacina, mas a persistência da imunidade apresenta resultados controversos: 75 a 90%.

A vacinação é recomendada para mulheres suscetíveis em idade fértil e no pós-parto, e está proibida na gravidez. Mulheres vacinadas devem aguardar 1 mês para engravidar. No entanto, caso engravidem antes desse período, não há indicação de interrupção da gestação (Febrasgo, 2020).

Bibliografia

Abuali M, Domachowske J. Congenital and perinatal infections. In: Domachowske J (ed.). Introduction to clinical infectious diseases. USA: Springer; 2019. p. 213-24.

Bouthry E, Picone O, Hamdl G, Grangeot-Keros L, Ayoubi J-M, Vauloup-Fellous C. Rubella and pregnancy: diagnosis, management and outcome. Prenat Diagn. 2014;34:1246-53.

Brasil. Ministério da Saúde. Secretaria de Atenção à Saúde. Departamento de Atenção Básica. Atenção ao pré-natal de baixo risco. Brasília: Editora do Ministério da Saúde; 2012. 318 p.

Dontigny L, Arsenault MY, Martel MJ, Clinical Practice Obstetrics Committee. Rubella in pregnancy. SOGC. J Obstet Gynaecol Can. 2008;30:152-8.

Federação Brasileira das Associações de Ginecologia e Obstetrícia (FEBRASGO). Rubéola na gestação. São Paulo: FEBRASGO; 2020. (Protocolo FEBRASGO-Obstetrícia, n. 22/Comissão Nacional Especializada em Medicina Fetal).

Grant GB, Desai S, Dumolard L, Kretsinger K, Reef SE. Progress toward rubella and congenital rubella syndrome control and elimination. Worldwide, 2000-2018. MMWR Morbidity and Mortality Weekly Report. 2019;68(39):855-9.

Khalil A, Sotiriadis A, Chaoui R, et al. ISUOG Practice Guidelines: role of ultrasound in congenital infection. Ultrasound Obstet Gynecol. 2020;56:128-51.

Lambert N, Strebel P, Orenstein W, Icenogle J, Poland GA. Rubella. Lancet. 2015;385(9984):2297-307.

Leung AKC, Hon KL, Leong KF. Rubella (german measles) revisited. Hong Kong Med J. 2019;25(2):134-41.

Montenegro CAB. Rubéola e gestação. Atualização de conceitos. Rev Gin Obst. 1966;9:186.

Shukla S, Maraqa NF. Congenital rubella. Treasure Island (FL): StatPearls Publishing; 2020 Jan. Disponível em: http://www.ncbi.nlm.nih.gov/books/NBK507879/.

Wang Y, Li S, Ma N, et al. The association of ToRCH infection and congenital malformations: a prospective study in China. Eur J Obstet Gynecol Reprod Biol. 2019;240:336-40.

Yazigi A, De Pecoulas AE, Vauloup-Fellous C, Grangeot-Keros L, Ayoubi JM, Picone O. Fetal and neonatal abnormalities due to congenital rubella syndrome: a review of literature. J Matern Fetal Neonatal Med. 2017;30(3):274-8.

68

Citomegalovírus

Maria Laura Costa
Arthur Antolini-Tavares
Jorge Rezende Filho

O citomegalovírus (CMV) é um vírus de DNA dupla-hélice da família do herpes-vírus, que geralmente causa infecção assintomática, mas com consequências potencialmente graves em grupos vulneráveis, como mulheres grávidas. A soroprevalência do CMV é alta, com taxas de positividade que variam globalmente de 40 a 90%, em exames de sorologia. No Brasil, a taxa de soroprevalência é de cerca de 97%, principalmente em regiões menos favorecidas (Mussi-Pinhata e Yamamoto, 2020). A prevalência é maior conforme idade crescente, maior paridade, condição socioeconômica desfavorável e maior contato com pré-escolares com menos de 3 anos.

O CMV é a segunda causa mais comum de infecção viral em humanos, depois do vírus da gripe, e a causa mais comum de infecção congênita, que atinge 2,2% dos recém-nascidos em todo o mundo, com consequências a curto e longo prazo (Figura 68.1). A infecção por CMV, em especial no 1º trimestre, tem maior taxa de transmissão fetal e resulta em danos substanciais ao desenvolvimento cerebral e em perda de audição, além de risco aumentado de óbito fetal.

Infecção materna

A transmissão do CMV pode ocorrer através do contato com sangue, saliva, urina ou contato sexual com indivíduos infectados. A infecção primária em adultos é geralmente assintomática, e pode ocorrer sintomatologia *flue-like*, com febre, mialgia, mal-estar, acometimento cutâneo e também leucocitose, linfocitose e alteração da função hepática. A reativação da infecção viral por CMV pode ocorrer em até 15% dos casos, e, em geral, são assintomáticos (Buxmann et al., 2017; Manicklal et al., 2013).

A soroconversão é comumente usada como o marcador da infecção primária pelo CMV, com identificação de imunoglobulina M (IgM) em média por 30 a 60 dias. Como limitação, pode haver positividade estendida de IgM, por até 1 ano após infecção aguda, ou ainda falso-positivo em casos de outras infecções virais, como Epstein-Barr. Na ausência de documentada soro-conversão, o diagnóstico diferencial entre infecção primária, reativação, reinfecção (por outra cepa viral) ou doença latente é muito difícil. O teste de avidez de IgG pode auxiliar na avaliação da infecção aguda. Alta avidez de IgG sugere infecção há mais de 6 meses, e baixa avidez sugere infecção recente (entre 2 e 4 meses); diferentes testes disponíveis e, portanto, cautela na interpretação de tais achados são fundamentais.

Não há recomendação para rastreamento universal de CMV durante a gestação (SMFM et al., 2016). Deve-se realizar sorologia nos casos de suspeita clínica ou diante de achados ultrassonográficos sugestivos de infecção fetal. O tratamento durante a gestação é de suporte e para controle dos sintomas (Febrasgo, 2021). Embora exista medicação para o tratamento de casos com acometimento grave por CMV (como ganciclovir e foscarnete), não há comprovação de qualquer redução na transmissão vertical, e os riscos fetais são ainda pouco estudados (Rawlinson et al., 2016).

Infecção placentária

O CMV tem tropismo epitelial e pode estar latente em linfócitos T, macrófagos, endotélio, parede vascular, decídua e trofoblastos. Nas vilosidades coriônicas, provoca um processo de

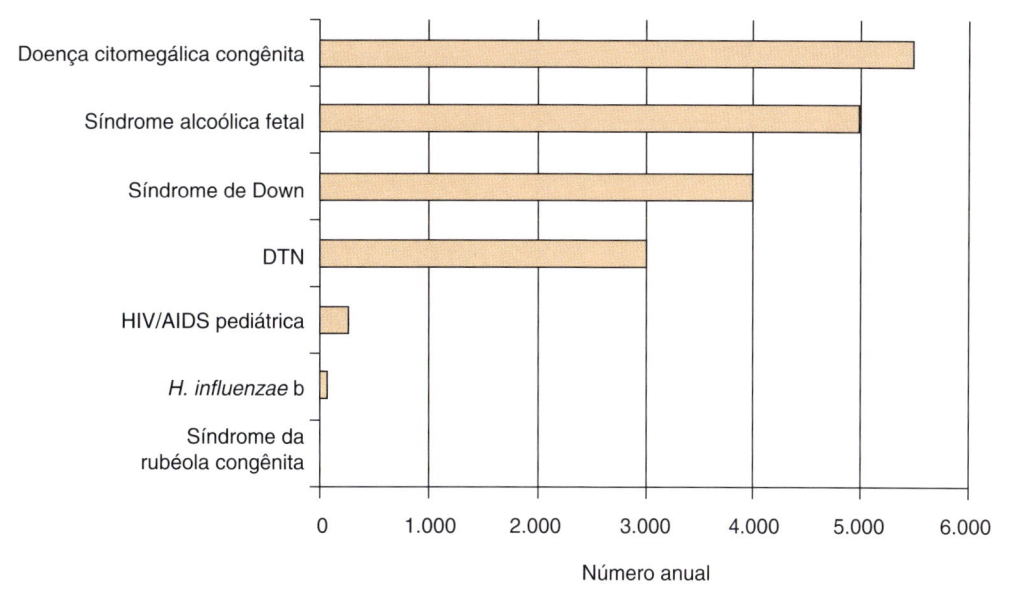

Figura 68.1 Impacto da infecção congênita por citomegalovírus. (CDC, 2010.)

lise celular de intensidade variável, com vilosite que se acompanha frequentemente de vasculite. Esse fenômeno pode desencadear obliteração vascular por trombose, e pode ou não se associar às características inclusões virais citomegálicas, ou em "olho de coruja", nos capilares e nas células estromais, sobretudo próximo ao estroma subtrofoblástico.

A cronificação das lesões evidencia depósitos de hemossiderina e repercussões com vilos com calcificações estromais, de aspecto desvitalizado ou escleróticos, pela ausência de capilares (avasculares). Nesse estágio terminal, nem sempre é possível observar as inclusões virais, porém fragmentos de proteínas virais podem ser observados à imuno-histoquímica nos detritos celulares acumulados no interior das vilosidades afetadas, geralmente com intenso infiltrado linfoplasmocitário (vilosite crônica difusa). Essa condição geralmente está associada a casos de óbito fetal. Em placentas e tecidos fetais de natimortos, pode haver detecção de CMV viral em até 15% dos casos (Iwasenko et al., 2011). Portanto, é fundamental realizar investigação anatomopatológica em casos de óbito fetal (com avaliação criteriosa do material placentário).

Infecção fetal por citomegalovírus

O maior risco de transmissão viral materno-fetal ocorre nos casos de soro-conversão durante a gestação (infecção primária), com aumento na taxa de transmissão conforme idade gestacional mais avançada (transmissão de 36,5% no 1º trimestre e de 65% no 3º trimestre).

O risco individual de infecção congênita em gestantes previamente soropositivas para CMV é baixo (< 2,0%), no entanto, como o número total de mulheres soropositivas na população é muito alto, acaba sendo frequente que casos de infecção congênita por CMV sejam diagnosticados nesse grupo.

Embora o risco de transmissão viral seja diferente (maior) entre casos de primoinfecção e reinfecção por CMV, uma vez que ocorre a infecção, a frequência de acometimento e sequelas de curto e longo prazo é semelhante.

Os achados ecográficos sugestivos de infecção fetal são: restrição de crescimento fetal, calcificações periventriculares,

microcefalia, intestino hiperecogênico (Figura 68.2), ascite e/ou líquido plural, hepatoesplenomegalia, calcificações hepáticas, hipoplasia cerebelar, hidropisia e placentomegalia (Guerra et al., 2008). Ressalta-se que menos de um quarto dos fetos infectados apresenta tais alterações, e que muitos são achados inespecíficos e, portanto, podem demandar investigação complementar, para a definição do prognóstico (Figura 68.3) e do momento do parto (Ornoy e Diav-Citrin, 2006). Pode-se oferecer amniocentese para realização de PCR para detecção de CMV, como propedêutica diagnóstica em casos suspeitos (com uma sensibilidade que varia de 70 a 100%).

Diagnóstico da infecção no recém-nascido

A infecção congênita pode ser sintomática (com pior desfecho a longo prazo) ou assintomática, e a maioria é assintomática no período neonatal. Os principais achados em recém-nascidos sintomáticos são: microcefalia, ventriculomegalia, pequeno para

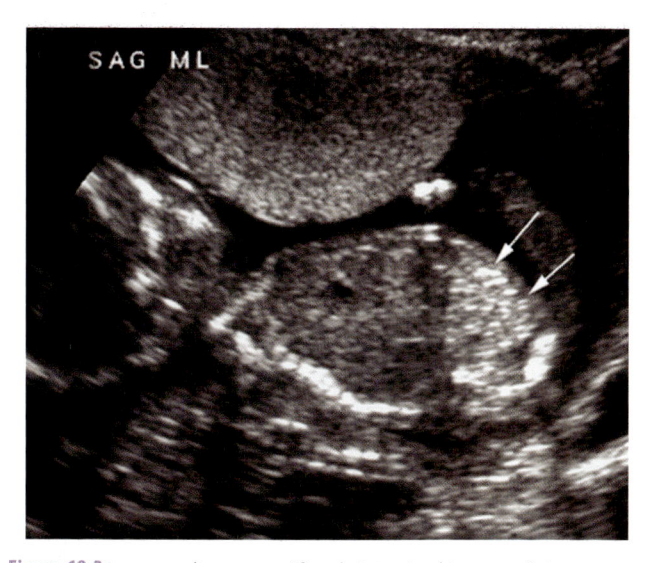

Figura 68.2 Imagem ultrassonográfica de intestino hiperecogênico em caso de infecção congênita por citomegalovírus.

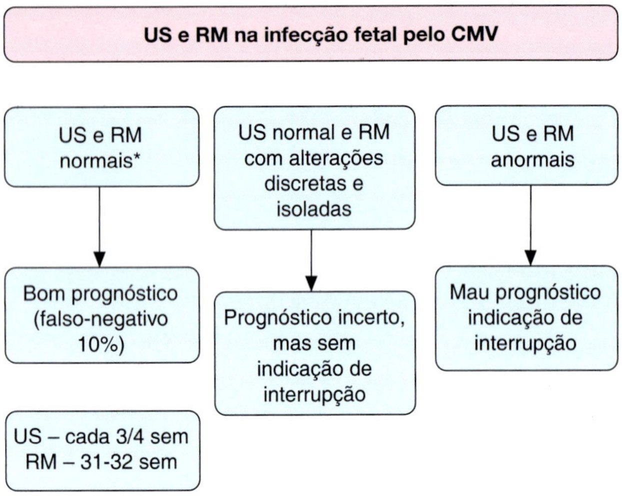

Figura 68.3 Prognóstico da infecção fetal por citomegalovírus de acordo com o resultado da ultrassonografia (US) e da ressonância magnética (RM).

idade gestacional, icterícia, hepatoesplenomegalia, trombocitopenia, coriorretinite e petéquias.

Aproximadamente 5 a 10% dos recém-nascidos com infecção congênita são sintomáticos ao nascimento, principalmente nos casos decorrentes de infecção primária materna. O risco de sequela neurológica grave varia de 30 a 40%, e é pior quando a infecção ocorre no 1º trimestre. Aparentemente, o risco é bastante inferior quando a infecção materna ocorre no 2º ou 3º trimestre da gestação (Faure-Bardon et al., 2019).

A infecção congênita por CMV é mais bem identificada ao se isolar o vírus CMV da urina ou saliva do neonato, na 1ª semana de vida, ou até 3 semanas após o parto. A avaliação de sorologia do recém-nascido deve valorizar a presença de IgM, uma vez que a IgG atravessa a barreira placentária (imunidade passiva).

Prevenção

Atualmente não há vacina disponível para CMV, e as recomendações gerais de prevenção têm o objetivo de reduzir o contato com secreções contaminadas, em especial nos grupos de risco, como gestantes em contato com pré-escolares. Dessa maneira, orienta-se lavagem frequente e adequada das mãos, sempre que houver contato com objetos expostos à saliva ou urina de lactentes, após troca de fraldas, alimentação, limpeza do nariz etc. (Leruez-Ville et al., 2020).

Bibliografia

Buxmann H, Hamprecht K, Meyer-Wittkopf M, Friese K. Primary human cytomegalovirus (HCMV) infection in pregnancy. Dtsch Arztebl Int. 2017;114(4):45-52.

Faure-Bardon V, Magny JF, Parodi M, et al. Sequelae of congenital cytomegalovirus following maternal primary infections are limited to those acquired in the first trimester of pregnancy. Clin Infect Dis. 2019;69(9):1526-32.

Federação Brasileira das Associações de Ginecologia e Obstetrícia (Febrasgo). Citomegalovírus e gravidez. São Paulo: Febrasgo; 2021. (Protocolo Febrasgo-Obstetrícia, n. 16/Comissão Nacional Especializada em Medicina Fetal).

Guerra B, Simonazzi G, Puccetti C, et al. Ultrasound prediction of symptomatic congenital cytomegalovirus infection. Am J Obstet Gynecol. 2008;198(4):380.e1-7.

Iwasenko JM, Howard J, Arbuckle S, et al. Human cytomegalovirus infection is detected frequently in stillbirths and is associated with fetal thrombotic vasculopathy. J Infect Dis. 2011;203(11):1526-33.

Leruez-Ville M, Foulon I, Pass R, Ville Y. Cytomegalovirus infection during pregnancy: state of the science. Am J Obstet Gynecol. 2020;223(3): 330-49.

Manicklal S, Emery VC, Lazzarotto T, Boppana SB, Gupta RK. The "silent" global burden of congenital cytomegalovirus. Clin Microbiol Rev. 2013;26:86-102.

Mussi-Pinhata MM, Yamamoto AY. Natural history of congenital cytomegalovirus infection in highly seropositive populations. J Infect Dis. 2020;221(Suppl 1):S15-22.

Ornoy A, Diav-Citrin O. Fetal effects of primary and secondary cytomegalovirus infection in pregnancy. Reprod Toxicol. 2006;21:399-409.

Rawlinson WD, Hamilton ST, van Zuylen WJ. Update on treatment of cytomegalovirus infection in pregnancy and of the newborn with congenital cytomegalovirus. Curr Opin Infect Dis. 2016;29(6):615-24.

Society for Maternal-Fetal Medicine (SMFM), Hughes BL, Gyamfi-Bannerman C. Diagnosis and antenatal management of congenital cytomegalovirus infection. Am J Obstet Gynecol. 2016;214(6):B5-11.

69

Hepatites Virais no Ciclo Grávido-Puerperal

Carlos Eduardo Brandão-Mello

As hepatites virais são consideradas, desde os idos tempos, um dos nossos maiores problemas de saúde pública. Hipócrates, no século V a.C., ao descrever um quadro epidêmico de icterícia, tornou-se o responsável por um dos primeiros relatos de surtos de hepatites virais que se tem notícia. Posteriormente, outros registros surgiram, muitos associados a guerras, ou a condições de saneamento básico inadequado ou inexistente.

Muitas eras depois de Hipócrates, já no final do século IX, surgiram os primeiros registros de casos de hepatites transmitidas por via percutânea, que foram descritos por Lurman e colaboradores. Nas décadas seguintes, diversos autores registraram casos de hepatites transmitidas desse modo, embora somente em meados do século passado (1943), surgiram as primeiras associações desses casos com transfusão de sangue e derivados.

Com relação à identificação dos vírus e seus marcadores, as últimas décadas do século passado foram bastante profícuas. Em meados dos anos 1960, Blumberg identificou o antígeno de superfície (HB_sAg), o qual foi, inicialmente, denominado antígeno Austrália (Au), por ter sido identificado a partir de estudos realizados em aborígenes australianos.

Praticamente uma década se passou até que Steven Feinstone, em estudos utilizando fezes de humanos, identificasse, por meio de imunomicroscopia eletrônica, o vírus A da hepatite (HAV). A identificação do vírus delta (HDV), em 1977, mediante estudos de Mario Rizzeto, também ocupou lugar de destaque na década de 1970, tornando mais amplas as possibilidades de estudos das hepatites virais. O vírus E, cujas características epidemiológicas se assemelham às do vírus A, foi identificado na década de 1980, por intermédio de imunomicroscopia eletrônica, tendo sido clonado somente em 1990, quando recebeu a denominação atualmente em uso.

Alguns anos se passaram até que outro vírus pudesse ser identificado. Em 1989, Choo et al. identificaram o vírus da hepatite C (HCV), um dos vírus de transmissão parenteral pertencente ao grupo dos agentes não A, não B, permitindo com sua descoberta a redução drástica das infecções por transfusões de sangue e/ou derivados.

A identificação desses agentes permitiu o desenvolvimento dos marcadores sorológicos das hepatites virais, tornou o diagnóstico laboratorial mais preciso e o acompanhamento clínico mais detalhado. A Tabela 69.1 apresenta, de forma sumarizada e esquemática, as principais características dos vírus das hepatites.

O impacto da gravidez em mães infectadas com as hepatites virais e a implicação dessas doenças sobre os fetos e recém-natos não é a mesma nos diferentes tipos de hepatites virais. Um dos objetivos deste capítulo é oferecer uma visão atualizada e de fácil entendimento das hepatites virais no ciclo grávido-puerperal, possibilitando diagnóstico e manejo clínico mais preciso.

Hepatites A e E

Dentre os vírus causadores de hepatite viral atualmente conhecidos, dois deles (A e E) caracterizam-se por transmissão fecal-oral e por não se associarem à infecção crônica. No Brasil, estudos no início dos anos 1980 mostraram índices de positividade para o anti-HAV superiores a 95%. Nas cidades do Rio de Janeiro e São Paulo, a taxa de prevalência para o anti-HAV alcançava 98% dos indivíduos avaliados, quando se consideravam as faixas etárias

Hepatite	A	B	C	D	E
Vírus	HAV	HBV	HCV	HDV	HEV
Família	Picornavírus	Hepadna	Flavivírus	Deltaviridae	Herpeviridae
Tamanho	27 nm	42 nm	30/60 nm	40 nm	32 nm
Genoma	$_{ss}$RNA	$_{DS}$DNA	$_{ss}$RNA	$_{ss}$RNA	$_{ss}$RNA
Envelope	Não	Sim	Sim	Sim	Não
Antígeno	HAV Ag	HB$_s$Ag, HB$_c$Ag, HB$_e$Ag	–	HD Ag	HEV Ag
Anticorpo	Anti-HAV	Anti-HB$_s$, Anti-HB$_c$, Anti-HB$_e$	Anti-HCV	Anti-HDV	Anti-HEV
Transmissão	Fecal/oral	Parenteral, sexual, perinatal	Parenteral, sexual, perinatal	Parenteral, sexual, perinatal	Fecal/oral
Mortalidade	0,2%	0,2 a 1%	0,2%	2 a 20%	0,2%
Cronicidade	Não	Sim	Sim	Sim	Não
Risco de câncer	Não	Sim	Sim	Sim	Não

até 40 e 60 anos, respectivamente. É importante destacar que, no país, como em outras regiões em desenvolvimento, a infecção é mais prevalente entre crianças em idade escolar. Entretanto, apesar de essa apresentação epidemiológica ser praticamente uma constante em países do terceiro mundo, no Brasil já existem áreas onde as taxas de prevalência do vírus A se apresentam como em países desenvolvidos. Nessas regiões, com saneamento básico adequado, a infecção pode ocorrer na fase adulta, gerando doença ictérica, sintomática e prolongada.

A gravidez parece não alterar o curso natural da infecção aguda pelo vírus HAV. Embora a hepatite aguda A seja autolimitada, pode ser acompanhada de ruptura prematura de membranas na segunda metade da gestação. Os estudos hoje disponíveis sobre a hepatite E apontam, em semelhança à hepatite A, para clara correlação entre as más condições sanitárias e os surtos epidêmicos causados por esse agente em certas regiões do mundo. Importa saber que isso tem ocorrido principalmente no continente asiático, em particular no sudeste, principalmente na Índia, Paquistão, Cachemira, bem como na África e no México, e que em nosso país não há, até aqui, relatos que caracterizem tais surtos.

A classificação do HEV continua controversa. Estudos iniciais o consideravam um RNA de hélice simples da família Picornavírus, posteriormente foi classificado como Calicivírus e, recentemente, pesquisadores encontraram semelhanças com o vírus da herpes (herpes-vírus). Por esse motivo, o HEV foi removido da família dos calicivírus e está na família Herpeviridae. A hepatite E pode ser também relacionada à ingestão de carne de porco mal passada e o contato com alguns animais, como suínos.

Até o momento foram identificados vários genótipos do HEV. O genótipo 1 foi identificado em cepas isoladas na Ásia e norte da África. O genótipo 2 foi identificado no México. Os genótipos 3 e 4 foram identificados em isolados de suínos e humanos nos EUA, com o genótipo 4 isolado de indivíduos da China e Taiwan. Outros possíveis genótipos estão em fase de identificação.

A hepatite aguda A e E é autolimitada na maioria dos casos, sem deixar sequelas para a mãe e feto. Todavia, há relatos de casos de hepatite aguda E durante a gestação que evoluíram para formas graves, e de hepatite aguda fulminante, especialmente quando comprometia a gestante no 3º trimestre da gravidez,

ocasionando mortalidade de até 16 a 20%, como descrito na Cachemira. O mecanismo dessa forma grave de hepatite fulminante em mulheres grávidas permanece desconhecido, mas especula-se o papel desempenhado por fatores hormonais, como altos níveis de esteroides ou a redução da imunidade celular. A hepatite E durante o ciclo grávido-puerperal é associada a prematuridade, baixo peso e maior mortalidade perinatal.

Imunização ativa com a vacina para a hepatite A já está disponível e é recomendável para crianças no programa nacional de imunização. O CDC recomenda a imunoglobulina anti-HAV para os neonatos, caso a infecção materna pelo HAV ocorra dentro das últimas 2 semanas antes do parto (Ma et al., 2019). A vacina contra a hepatite E já foi desenvolvida, mas não está disponível na maioria dos países.

Hepatite B

O vírus da hepatite B (HBV) pertence à família dos hepadnavírus (Hepadnaviridae), que compreende além dele, outros semelhantes, que infectam marmotas (WHV), esquilos (GSHV) e patos-de-pequim (DHBV). Dentre as características comuns dos hepadnavírus, destacam-se o fato de serem predominantemente hepatotrópicos, de modo que tanto o HBV quanto o WHV estão relacionados com o desenvolvimento do carcinoma hepatocelular. Existem algumas semelhanças entre os retrovírus e os hepadnavírus, como a forma de transmissão, preferencialmente sexual e vertical, a replicação intracelular, a possibilidade de integração do genoma viral ao genoma do hospedeiro e o tropismo por células do sistema imunológico, principalmente linfócitos e células mononucleares periféricas.

O HBV pode ser transmitido por via parenteral, por meio da inoculação de sangue ou derivados infectados, por via sexual, perinatal e intradomiciliar. Seu período de incubação varia de 42 a 180 dias, podendo estar presente na saliva, sêmen e outros líquidos biológicos, como líquor e secreção vaginal.

O HBV apresenta elevada prevalência em indivíduos com diversos parceiros sexuais (homo e heterossexuais) e em usuários de drogas ilícitas injetáveis. Outro grupo de risco para a aquisição do HBV inclui os profissionais da área de saúde, como dentistas, enfermeiros, médicos, funcionários de banco de sangue e de laboratórios.

A transmissão vertical do HBV de mães HB$_s$Ag e HB$_e$Ag positivo para o recém-nato durante o trabalho de parto é a principal via de contaminação observada em regiões de alta endemicidade, como no Sudeste Asiático e na África subsaariana, de modo que o risco de cronificação, nesses casos, pode atingir de 60 a 90%. A lesão provocada pelo HBV está intimamente relacionada com a resposta imunológica do hospedeiro, envolvendo mecanismos humoral e celular. A resposta imune seria desencadeada pela presença de antígenos virais ou pelos produzidos nos hepatócitos, a partir da incorporação do genoma viral. Esses antígenos promoveriam a resposta imunológica com consequente efeito citotóxico e citolítico, provavelmente mediada pelos linfócitos T supressores. A resposta imune humoral é representada por imunocomplexos e anticorpos contra as partículas virais, além de ser responsável por muitas das manifestações extra-hepáticas da doença.

O diagnóstico dessa infecção baseia-se nos testes imunoenzimáticos que visam à identificação de antígenos e anticorpos no soro, os quais podem sugerir a fase da infecção: aguda, crônica ou resolução (Tabela 69.2).

Cerca de 80 a 90% dos indivíduos adultos infectados pelo HBV evoluem para a cura, com positividade para o anti-HB$_s$ após a fase aguda da doença. Durante a fase aguda da infecção, o HB$_e$Ag é rapidamente eliminado, antes mesmo do desaparecimento do HB$_s$Ag. A persistência por mais de 6 meses do HB$_e$Ag evidencia tendência à evolução crônica, podendo persistir por anos e até mesmo décadas. A presença do HBV-DNA no sangue periférico, identificado por técnicas de biologia molecular, é o marcador mais confiável de replicação do vírus. A detecção e quantificação desempenham importante papel no diagnóstico da infecção, na decisão e estratégia terapêutica e na avaliação da resposta ao tratamento.

Nos pacientes que evoluem para a forma crônica, os níveis de HBV-DNA não são estáveis ao longo do tempo e variam conforme a fase da infecção: na fase de imunotolerância os títulos de HBV-DNA são elevados, na de *imunoclearance*, os títulos são habitualmente flutuantes e baixos. Quando o paciente está na fase de latência clínica, os títulos são muito baixos ou indetectáveis, a depender da sensibilidade do método empregado. Durante as fases de reativação, muitas vezes facilitada pelo emprego de terapias de imunossupressão, a replicação viral atinge os mais elevados títulos.

O HBV é atualmente classificado em sete genótipos principais (A-G), baseado em divergências na sequência completa de nucleotídios do HB$_s$Ag. A distribuição geográfica dos genótipos do HBV é variável, com o tipo A mais comum no norte da Europa e nos EUA, os tipos B e C mais comuns na Ásia e o genótipo D no sul da Europa e na Índia. A distribuição dos genótipos E, F, G e o mais recentemente identificado H é pouco clara. O genótipo E é encontrado na África, o tipo F na América Central, em particular na Amazônia Peruana, associada a surtos graves de hepatite B e Delta. O genótipo G prevalece em 10% dos casos na França e nos EUA. No Brasil foram encontrados os genótipos A, D e F no Rio de Janeiro, muitas vezes com mutações na região pré-S, e os A, B, C, D e F em São Paulo.

Transmissão materno-infantil da hepatite B

A hepatite aguda e crônica B durante o ciclo grávido-puerperal habitualmente não predispõe a risco para o desenvolvimento fetal, porém exarcebações (*flare*) da hepatite B podem ocorrer durante a gravidez e no pós-parto. A prevalência dessas exacerbações durante a gestação é relatada de ocorrer entre 6 e 14% e de 10 a 50% no período puerperal, dependendo da população estudada. Essas exacerbações costumam ser de apresentação clínica leve e, em algumas ocasiões, podem ser acompanhadas de soroconversão do antígeno HB$_e$Ag. Existem relatos da associação de hepatite crônica B e diabetes gestacional, hemorragia no período pré-parto e prematuridade. Gestantes com cirrose hepática pelo HBV apresentam risco mais elevado de mortalidade fetal e materna. Desse modo, aquelas com fibrose hepática avançada devem ser monitoradas em conjunto por hepatologistas e obstetras.

A transmissão materno-infantil (perinatal) da infecção pelo HBV resulta na cronificação da hepatite B em mais de 90% dos recém-natos, tornando dessa maneira a triagem sorológica de toda mulher gestante para o HB$_s$Ag obrigatória na primeira visita de pré-natal. Em verdade, cerca de 50 milhões de novos casos de hepatite B surgem a cada ano em todo o mundo, a maioria no Sudeste Asiático e predominantemente por transmissão vertical (Lamberth et al., 2015). Na ausência de profilaxia passiva ou ativa, o risco de transmissão materno-fetal da infecção pelo HBV é altíssima, cerca de 90%, e esse risco é maior no caso de a mãe ser replicante HB$_e$Ag positivo e de apresentar elevadas cargas virais do HBV-DNA (> 10 UI/ℓ). A melhor maneira de se prevenir essa transmissão é por meio da triagem sorológica no pré-natal e no 3º trimestre de gestação. Naqueles casos confirmados ou

Tabela 69.2 Interpretação dos marcadores sorológicos.

Hb$_s$Ag	HB$_e$Ag	Anti-HB$_c$ IgM	Anti-HB$_c$	Anti-Hb$_e$	Anti-HB$_s$	
+	–	–	–	–	–	Fase de incubação
+	+	+	+	–	–	Fase aguda
+	+	–	+	–	–	Portador com replicação viral
+	–	–	+	+	–	Portador sem replicação viral*
–	–	–	+	–	–	Provável cicatriz sorológica (HB$_s$Ag ou anti-HB$_s$ em título baixos?)
–	–	–	+	+	+	Imunidade pós-hepatite B
–	–	–	+	–	+	Imunidade pós-hepatite B
–	–	–	–	–	+	Imunidade pós-vacina da hepatite B
–	–	–	–	–	–	Ausência de contato prévio

*Estado de portador assintomático ou doença crônica.

suspeitos para a infecção pelo HBV, recomenda-se o emprego da imunoprofilaxia passiva com a gamaglobulina hiperimune (HBIg) nas primeiras 12 horas de vida e a imunoprofilaxia ativa com a vacinação contra a hepatite B, com a 1ª dose aplicada nas primeiras 12 horas de vida, seguido do esquema vacinal completo de mais duas doses, com a 2ª com 1 mês de vida e a 3ª dose com 6 meses e não mais de 9 meses de vida.

A imunoprofilaxia passiva e ativa reduz a chance de transmissão vertical da hepatite B em mais de 90%, havendo ainda 5 a 10% de chances de transmissão vertical. Os principais fatores de risco para a falha da imunoprofilaxia são os altos títulos de viremia do HBV-DNA materno e a presença de replicação viral caracterizada pela presença do HB$_e$Ag e de atividade de doença. Nos casos de gestantes infectadas pelo HBV previamente ou durante o ciclo grávido-puerperal e com altos títulos de viremia recomenda-se, também, a possibilidade de utilização de análogos nucleosídicos orais, no 3º trimestre de gravidez até a 4ª semana pós-parto.

Quem, quando e como deve ser o tratamento da hepatite B no ciclo grávido-puerperal

O principal objetivo desta estratégia é a redução da carga viral do HBV-DNA da mãe infectada e a diminuição da atividade replicativa e inflamatória da doença hepática. Dessa maneira, embora ainda controverso, vem ganhando corpo nos últimos anos a recomendação do emprego de medicamentos antivirais orais, como os análogos nucleosíd(t)icos, de menor potencial teratogênico e consideradas classes B, como a telbivudina e o tenofovir, em gestantes HB$_s$Ag positivo e HB$_e$Ag positivo com carga viral elevada acima de 200.000 UI/mℓ e aminotransferases elevadas.

Estudos de registro com o emprego de medicamentos antirretrovirais, como a lamivudina e o tenofovir, em gestantes HIV positivo, mesmo no 1º trimestre, não resultaram em maior incidência de casos de malformações congênitas e outro defeitos.

Desse modo, na profilaxia da transmissão materno-infantil, os medicamentos antivirais orais podem ser usados por curto período de tempo entre a 29ª e 32ª semana até a 4ª semana pós-parto. Desses, o tenofovir é o medicamento de escolha com o objetivo de minimizar a possibilidade de resistência viral, como no caso da lamivudina, que é um medicamento de classe C, e a telbivudina, que é de classe B, ambos frequentemente associados à resistência viral ao final do 1º ano de emprego. Estudo duplo-cego, randomizado, avaliou a utilização de 100 mg de lamivudina e imunoprofilaxia ativa-passiva em mulheres chinesas, com idade gestacional de 32 semanas até 12 semanas pós-parto, em comparação com um grupo que recebeu apenas a imunoprofilaxia ativa-passiva. Ao final do estudo, os recém-natos de mães do grupo lamivudina apresentaram menor positividade para o HB$_s$Ag de 18% versus 39% no grupo placebo.

A telbivudina também foi estudada na prevenção da transmissão materno-infantil da hepatite B. Estudo aberto com 135 gestantes HB$_s$Ag positivo, com títulos elevados de HBV-DNA (> 10), receberam 600 mg de telbivudina desde a 20ª até a 32ª semana, versus 94 gestantes que serviram como controles. Todas receberam imunoprofilaxia ativa-passiva. Passados 7 meses do parto, a transmissão vertical do HBV ocorreu em 0% no grupo telbivudina versus 8% no grupo controle. Nenhuma anomalia congênita foi observada (Cryer, 2019; Kushner, 2018; Shahnaz, 2019).

Do mesmo modo, as chances de transmissão materno-infantil com o emprego de tenofovir, na dose de 300 mg, para gestantes HB$_s$Ag positivo com altos títulos de HBV-DNA foi de 2% versus 20% no grupo controle, quando administrados por uma média de 58 dias antes do trabalho de parto.

Dessa maneira, embora não exista um consenso na literatura, acumulam-se evidências científicas de segurança e eficácia para o emprego dos análogos nucleos(t)ídicos, quer sejam eles a lamivudina a telbivudina e preferencialmente o tenofovir, na prevenção da transmissão materno-infantil; recomenda-se que esses medicamentos sejam iniciados no 3º trimestre, a partir da 29ª à 32ª semana de gestação até a 4ª semana pós-parto, ou até a amamentação.

Quanto ao tipo de trabalho de parto a ser realizado, as análises ainda são conflitantes, apesar de que a cesariana possa, teoricamente, reduzir o risco de transmissão vertical do HBV. Dados sobre o risco de transmissão do vírus com procedimentos invasivos, como amniocentese e coleta de vilosidade coriônica, são limitados, embora em um único estudo tenha havido uma chance de transmissão significativamente maior (50% versus 4,5% [P = 0,006]) entre as mulheres que se submeteram à amniocentese, comparadas com aquelas que não realizaram o procedimento.

Ainda que a presença do HB$_s$Ag não seja uma contraindicação para a amamentação, uma vez que o risco de transmissão é baixo, existem poucos dados na literatura sugerindo que a amamentação seja permitida para as mães infectadas recebendo tenofovir e/ou lamivudina.

Recentemente, o banco de dados LactMed analisou a segurança do emprego desses antivirais na amamentação, e não a desaconselhou quando do emprego de lamivudina e tenofovir, em razão das mínimas exposições do medicamento em recém-natos. Dados sobre o emprego de telbivudina durante a amamentação são ainda muito escassos, sugerindo o uso dos outros antivirais citados na gestação e no pós-parto. ACOG, CDC e OMS concordam que a amamentação é segura em infantes que receberam a profilaxia pós-exposição para o HBV. Uma grande metanálise demonstrou que a amamentação não aumentou o risco de transmissão materno-infantil da hepatite B. Cuidados especiais devem ser tomados para se evitar feridas e rupturas nas mamas e mastites.

Nos casos de mulheres infectadas pelo HBV e que se descobrem grávidas, a decisão de tratar a hepatite B deve ser individualizada. Naquelas com doença hepática crônica pelo HBV significativa, avançada, em que o risco de interrupção da medicação antiviral é preocupante, a conduta é de se manter o antiviral durante a gestação inteira. Naqueles casos em que a hepatite pelo HBV é leve, branda, sem comprometer a saúde da gestante, com viremias baixas, pode-se optar e aguardar pelo término da gestação para se dar início a qualquer manejo terapêutico mais apropriado. Atualmente, com a disponibilidade nos arsenais terapêuticos de antivirais eficazes e seguros, como o tenofovir, o manejado do tratamento – seja no período gestacional ou fora dele – ficou bem mais fácil.

Hepatite delta

O vírus da hepatite delta (HDV) foi originalmente descrito em 1977, por Mario Rizzetto, como um antígeno presente no fígado de portadores crônicos do HB$_s$Ag. O genoma do HDV é constituído de uma única molécula de RNA, circular, de diminutas dimensões (35 a 37 nm de diâmetro), pesando cerca de 1,7 kilobase, de configuração linear, pertencente a uma família de viroides capazes de infectar o homem e animais, como chimpanzés, marmotas, esquilos e plantas de tabaco e de tomate.

O vírus delta é defectivo, híbrido e compreende uma molécula de RNA de hélice única, o antígeno delta (HDAg), na porção central do nucleocapsídio e o envelope constituído das proteínas do HB$_s$Ag (22 nm de diâmetro), configurando, dessa maneira, a função auxiliar provida pelo HBV. Uma importante propriedade do HDV é seu elevado potencial patogênico, uma vez que foi observada hepatite em todos os pacientes com biopsia positiva para o HDAg intra-hepático.

Análise filogenética de isolados virais de várias partes do mundo revelou a presença de, pelo menos, oito diferentes genótipos com distribuição geográfica e padrão evolutivo próprio. O genótipo I, que é o mais difundido, foi identificado em isolados na América do Norte, Europa, África, Sudeste Asiático e Pacífico Sul, com amplo espectro de apresentação clínica. Os genótipos II e IV são encontrados no Leste Asiático e são associados com formas mais brandas de doença. O genótipo III é exclusivamente encontrado na região norte da América do Sul e Bacia Amazônica, onde a hepatite delta assume apresentação epidêmica e, na maioria das vezes, grave e fulminante. Os genótipos de V a VIII são encontrados na África.

Em virtude da presença obrigatória do HBV, as formas de transmissão do HDV são semelhantes às do HBV, ou seja, por via parenteral, por transfusão de sangue e derivados; uso de agulhas e seringas contaminadas pelos usuários de drogas injetáveis; e por contágio direto através de líquidos biológicos (saliva, sêmen), justificando, nesses casos, a transmissão sexual e vertical. Estima-se que 5% dos portadores crônicos do HBV possam se infectar com o HDV, caracterizando a superinfecção.

O emprego da imunoprofilaxia ativa, com a vacina contra o HBV com resposta imune humoral eficaz, impedirá o aparecimento e desenvolvimento da infecção pelo HDV.

A infecção pelo delta é endêmica na bacia do Mediterrâneo, afetando predominantemente crianças e adultos jovens, por disseminação percutânea aparente ou permucosa (inaparente). No continente africano e no Sudeste Asiático, onde existe elevada prevalência da infecção pelo HBV, a prevalência do HDV é baixa, ocorrendo por transmissão sexual e entre usuários de drogas injetáveis. Na América do Norte, a prevalência é baixa e restrita aos usuários de drogas e, em passado recente, nos hemofílicos. A infecção pelo HDV ocorre, também, sob a forma de surtos epidêmicos em certas regiões da Bacia Amazônica, onde foram descritos casos de hepatite fulminante entre tribos indígenas Yucpa, na Venezuela, em Sierra Marta, na Colômbia e na Amazônia ocidental brasileira, principalmente na região de Lábrea. Na região sudeste e sul do Brasil, a prevalência da infecção pelo HDV é praticamente nula, uma vez que os casos isolados registrados foram importados da região amazônica.

A infecção pelo HDV pode se exteriorizar clinicamente através de três modalidades:

- A *coinfecção* com o HBV, em um indivíduo normal, suscetível, não exposto previamente ao HBV (HB$_s$Ag e anti-HB$_s$ negativo)
- A *superinfecção* em um indivíduo portador crônico do HB$_s$Ag
- A *infecção latente*, descrita principalmente em transplantados.

Nesta última, o enxerto é reinfectado com o HDV, porém não com o HBV. O antígeno delta pode ser detectado no fígado, porém o HDV-RNA não é detectado no soro. Nessa fase, não há evidências de doença hepática, a não ser que o enxerto seja reinfectado também com o HBV (Hadziyannis, 1999; Rizzetto, 1983).

A hepatite crônica delta é caracterizada morfologicamente por intensa atividade histológica, com cerca de 70% dos pacientes afetados desenvolvendo hepatite crônica ativa, 20% cirrose e uma minoria de casos, hepatite crônica leve ou mínima.

Hepatite C

O vírus da hepatite C (HCV) é o principal responsável por mais de 90% dos casos de hepatite pós-transfusional não A não B (NANB) e por 50 a 60% dos casos de hepatite NANB esporádica ou comunitária (Choo et al., 1989). O HCV é encontrado no sangue, sêmen, saliva e tecidos, e predominantemente transmitido por exposição ao sangue e seus derivados, por inoculação percutânea aparente e inaparente, como nas transfusões de sangue, nos viciados em drogas ilícitas injetáveis e nos profissionais de saúde, respectivamente, e mais raramente por contato sexual, domiciliar e perinatal. Parcela considerável dos indivíduos infectados pelo HCV (> 50%) não apresenta qualquer fator de risco para a aquisição da infecção.

O vírus da hepatite C afeta os mesmos grupos de risco para a aquisição do HIV, como os viciados em drogas ilícitas injetáveis, os hemofílicos e, em menor escala, os homossexuais masculinos e nascidos de mães portadoras de infecção pelo HCV (Forns & Bukh, 1999). A prevalência da infecção pelo HCV é alta entre os viciados e hemofílicos (80 a 96%), intermediária nos homossexuais masculinos (14 a 36%) e baixa nas parceiras sexuais de indivíduos portadores do HCV (5 a 10%).

Admite-se que, no momento, mais de 71 milhões de indivíduos em todo o mundo estejam infectados pelo vírus. Embora a hepatite aguda C seja, em sua maioria, assintomática e as formas fulminantes extremamente raras, admite-se que o HCV cronifique em mais de 80% dos casos e possa evoluir, em 20% desses, para cirrose ao final de 20 anos.

Existem, no mínimo, seis sequências genômicas diferentes do HCV, denominadas genótipos (1 a 6), os quais podem ser divididos em subtipos (a, b e c) e inúmeras quasispécies.

A transmissão vertical do vírus da hepatite C (HCV) é fenômeno raro e que é descrito de ocorrer em cerca de 5% dos casos de recém-natos filhos de mães monoinfectadas. O risco de transmissão vertical aumenta, quase triplica (15%), se a mãe é coinfectada com os vírus da hepatite C e HIV, ou com títulos de viremia elevada do HCV-RNA. Naqueles casos de transmissão materno-infantil, o diagnóstico de infecção pelo HCV no recém-nato deve ser feito pela pesquisa do HCV-RNA, caso o anticorpo anti-HCV esteja positivo, preferencialmente após o 1º ano de vida.

Naqueles casos confirmados de infecção verdadeira pelo HCV, as chances de cronificação são elevadas e superiores a 80%.

Na prática clínica, a abordagem e triagem do anti-HCV no pré-natal não é rotineira, e é muito provável que a maioria das gestantes infectadas pelo HCV não tenham sido identificadas. A triagem sorológica baseada nos fatores de risco é imprecisa, uma vez que pelo menos 40% dos pacientes infectados desconhecem a presença de qualquer fator de risco.

A prevalência da infecção pelo HCV em gestantes varia de 0,7 a 2,4% na Europa, de 0,6 a 0,9% na América Latina, e de 0,2 a 4% nos EUA. No mundo, estima-se que a transmissão vertical do HCV seja responsável anualmente por 10.000 a 60.000 neonatos infectados. Os principais fatores de risco para a aquisição dessa infecção entre gestantes foram o uso de drogas ilícitas injetáveis, a infecção pelo HIV e histórico de transfusão de sangue no passado.

A história natural da infecção pelo HCV no ciclo grávido-puerperal não parece ser diferente daquela adquirida fora do período gestacional e que é de elevada tendência a cronificação. Por outro lado, o impacto da infecção pelo HCV sobre a gestação parece ser acompanhado de maior risco de desenvolvimento de diabetes gestacional, uma vez que esse vírus desempenha papel importante na síndrome metabólica e aumenta o risco de resistência insulínica e de colestase intra-hepática da gravidez. Diminuição dos títulos de ALT podem ser observados no 2º e 3º trimestre da gravidez, mas que retornam aos títulos habituais do período pré-gestacional após o parto. Admite-se que essas oscilações sejam decorrentes dos efeitos da imunossupressão do próprio período.

Não existem evidências científicas para a escolha de parto cesáreo ou de contraindicação ao aleitamento materno, uma vez que as concentrações do HCV no leite humano e no colostro são muito inferiores às observadas na corrente sanguínea.

Não existem ainda vacina nem gamaglobulina específica para imunoprofilaxia ativa e passiva na prevenção da infecção pelo HCV. O tratamento antiviral deve ser oferecido após o ciclo grávido-puerperal, uma vez que os medicamentos outrora empregados, como a ribavirina e a alfainterferona, de classe C, são considerados teratogênicos. Inexistem, ainda, estudos e dados sobre o emprego dos novos agentes antivirais de ação direta (DAAs), inibidores da protease, região NS5a e NS5b em gestantes.

Bibliografia

Brandão-Mello CE, Figueiredo Mendes CG. Diagnóstico imunossorológico das hepatites virais. In: Coelho HSM, Soares JAS, Brandão-Mello CE, Nabuco LC. Hepatites. Rio de Janeiro (RJ): Rubio; 2006.

Chan HLY, Lok ASF. Hepatitis B in adults: a clinical perspective. Clin Liver Dis. 1999;3(2):291-308.

Choo QL, Kuo G, Weiner AJ, Overby LR, Bradley DW, Houghton M. Isolation of a cDNA clone derived from a blood-borne non-A, non-B viral hepatitis genome. Science. 1989;244(4902):359-62.

Cryer AM, Imperial JC. Hepatitis B in pregnant women and their infants. Clin Liver Dis. 2019;23(3):451-62.

Esposti SD. Pregnancy in patients with advanced liver disease. Clin Liver Dis (Hoboken). 2014;4(3):62-8.

Focaccia R, da Conceição OJ, Sette H Jr, et al. Estimated prevalence of viral hepatitis in the general population of the municipality of São Paulo, measured by a serologic survey of a stratified, randomized and residence-based population. Braz J Infect Dis. 1998;2(6):269-84.

Focaccia R. Tratado de hepatites virais e doenças associadas. São Paulo (SP): Atheneu; 2013.

Forns X, Bukh J. The molecular biology of hepatitis C virus. Clinics in Liver Disease 1999;3(4):693-716.

Hadziyannis SJ. Hepatitis D. Clin Liver Dis. 1999;3(2):309-25.

Hoofnagle JH, Di Bisceglie AM. Serologic diagnosis of acute and chronic viral hepatitis. Semin Liver Dis. 1991;11(2):73-83.

Krawczynski K. Hepatitis E. Hepatology. 1993;17(5):932-41.

Kuo G, Choo QL, Alter HJ, et al. An assay for circulating antibodies to a major etiologic virus of human non-A, non-B hepatitis. Science. 1989;244(4902):362-4.

Kushner T, Sarkar M. Chronic hepatitis B in Pregnancy. Clin Liver Dis (Hoboken). 2018;12(1):24-8.

Kwon H, Lok AS. Viral hepatitis and pregnancy. Clin Liver Dis (Hoboken). 2014;4(3):55-7.

Lamberth JR, Reddy SC, Pan JJ, Dasher KJ. Chronic hepatitis B infection in pregnancy. World J Hepatol. 2015;7(9):1233-7.

Ma K, Berger D, Reau N. Liver diseases during pregnancy. Clin Liver Dis. 2019;23(2):345-61.

Nelson NP, Jamieson DJ, Murphy TV. Prevention of perinatal hepatitis B virus transmission. J Pediatric Infect Dis Soc. 2014;3 Suppl 1:S7-12.

Rizzetto M. The delta agent. Hepatology. 1983;3(5):729-37.

Ryan JM, Henneghan MA. Pregnancy and the liver. Clin Liver Dis. 2014;4(3):51-4.

Sali S, Darvishi M, GhasemiAdl M, et al. Comparing the efficacy and safety of treating chronic hepatitis B infection during pregnancy with lamivudine, telbivudine, and tenofovir: a meta-analysis. J Clin Transl Hepatol. 2019;7:197-212.

Society for Maternal-Fetal Medicine (SMFM), Dionne-Odom J, Tita AT, Silverman NS. #38: Hepatitis B in pregnancy screening, treatment, and prevention of vertical transmission. Am J Obstet Gynecol. 2016;214:6-14.

Souza Lima MP. Hepatite C e gravidez. In: Focaccia R. Tratado de hepatites virais e doenças associadas. São Paulo: Atheneu; 2013.

Tran TT. Hepatitis B virus and pregnancy. Clin Infect Dis. 2016;62(Suppl 4):S314-7.

Wei Y, Tiollais P. Molecular biology of hepatitis B virus. Clin Liver Dis. 1999;3:189-219.

70

Parvovirose

Roseli Nomura
Silvia Regina Piza Ferreira Jorge

Os parvovírus são pequenos vírus de DNA, não envelopados, que infectam uma variedade de animais. Em humanos, o parvovírus humano B19 é o tipo predominante. A parvovirose B19 também é chamada de a quinta doença, por ser a quinta de um grupo de doenças muito semelhantes (rubéola, sarampo, escarlatina e catapora). Esse vírus apresenta um tropismo para as células eritroides e tem sido detectado em eritrócitos, eritroblastos, megacariócitos e células endoteliais, além de células placentárias, do fígado e coração fetais. Sua afinidade pelas células progenitoras dos eritrócitos (hemangioblastos) é dependente do antígeno P de superfície. A infecção e a distribuição dos hemangioblastos levam à anemia fetal grave.

A prevalência da infecção pelo parvovírus B19 varia de acordo com a idade e distribuição geográfica. A prevalência pode ser maior nos países em desenvolvimento e menor em comunidades isoladas. A incidência de infecção aguda pelo parvovírus na gravidez é de 1 a 2%; as taxas mais elevadas são em professoras e donas de casa (Attwood et al., 2020).

Quadro clínico

As múltiplas maneiras que o parvovírus pode apresentar-se estão descritas a seguir e sumarizadas na Figura 70.1 (SOGC, 2014):

- Assintomática – até 50% das mulheres não grávidas que desenvolvem a infecção pelo parvovírus B19 e até 70% das mulheres grávidas infectadas serão assintomáticas
- Eritema infeccioso – crianças e adultos podem apresentar 1 a 4 dias de sintomas sistêmicos, febre e cefaleia, antes do aparecimento do eritema infeccioso. Pode haver um exantema na face (*slapped cheek*) que, após 1 semana, espalha-se para o tronco e para os membros. Adultos em geral apresentam exantema reticular no tronco, o aparecimento coincide com o início dos anticorpos IgM contra o parvovírus B19
- Artropatia – afeta as articulações das mãos, pulsos, joelhos e tornozelos; pode ocorrer, mais comumente, em adultos. Os sintomas articulares também podem preceder a erupção cutânea em adultos. A artropatia normalmente dura de 1 a 2 semanas. A artropatia periférica afeta até 50% das mulheres grávidas com a infecção pelo parvovírus e pode durar semanas a meses
- Anemia e crise aplásica transitória – o parvovírus B19 tem afinidade para as células do sistema hematopoético, incluindo os eritrócitos progenitores. O vírus ataca a linhagem de células vermelhas sanguíneas na medula óssea, causando hemólise e aplasia dos eritrócitos. O declínio

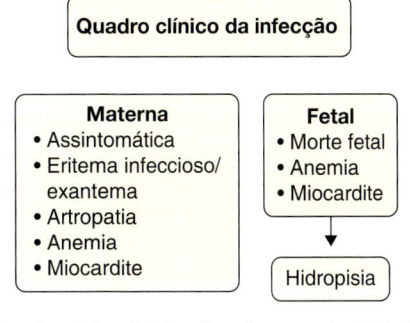

Figura 70.1 Quadro clínico da infecção pelo parvovírus B19. (SOCG, 2014.)

no nível de hemoglobina é, em geral, mínimo. A apresentação dos sintomas prodrômicos não específicos transitórios da crise aplásica inclui a palidez e a fadiga

- Miocardite – existe uma rara associação entre a infecção pelo parvovírus B19 e a miocardite aguda, o que leva à insuficiência cardíaca
- Infecção fetal por parvovírus B19 – a taxa de transmissão para o feto é de 17 a 33% (Figura 70.2) (SOGC, 2014). A maioria dos fetos infectados apresenta resolução espontânea sem prognóstico adverso.

Efeitos fetais da infecção pelo parvovírus B19

A infecção pelo parvovírus pode determinar abortamento e natimortalidade. A taxa espontânea de morte fetal por essa causa, antes de 20 semanas de gestação, é de 13%, e, após 20 semanas, de 0,5% (Figura 70.2). A infecção por esse vírus parece não estar associada a anomalias congênitas (Enders et al., 2004).

O parvovírus B19 é causa importante de hidropisia fetal não imune (HFNI), em geral detectada 2 a 4 semanas após a infecção (Figura 70.3). A HFNI caracteriza-se pelo edema fetal generalizado, acúmulo anormal de líquido nos tecidos moles fetais e nas cavidades serosas. Sua taxa global é de 2,9%, mas o risco é maior se a infecção ocorre no início da gravidez. Estima-se que a infecção pelo parvovírus B19 seja responsável por 8 a 10% dos casos de HFNI. Possíveis mecanismos para a hidropisia incluem: anemia grave, hipoxia e insuficiência cardíaca por alto débito.

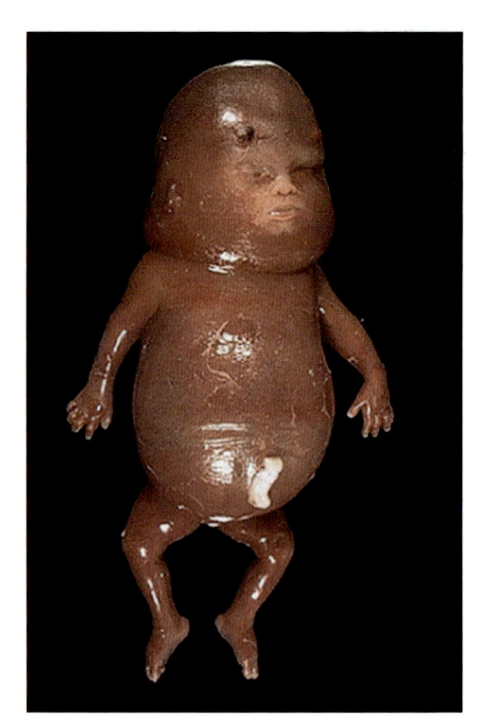

Figura 70.3 Feto hidrópico.

Outras causas possíveis seriam a miocardite, levando à insuficiência cardíaca e à insuficiência hepática (Prefumo et al., 2019).

Em uma revisão sistemática da infecção pelo parvovírus fetal B19, que incluiu 314 casos com hidropisia, a resolução espontânea foi relatada em 5% (Bascietto et al., 2018). Entre os casos de hidropisia grave, a resolução espontânea é provavelmente um evento raro, e o óbito fetal é frequente quando não é efetuada a transfusão intrauterina.

A trombocitopenia grave foi observada em 37% dos fetos hidrópicos infectados com parvovírus B19, o que pode levar a complicações na transfusão intrauterina de hemácias, com exsanguinação fetal. Por esse motivo, nessas situações, a contagem de plaquetas fetais deve ser determinada, e deve haver plaquetas disponíveis para transfusão no momento de qualquer procedimento fetal (Bonvicini et al., 2017).

O parvovírus, por si só, na ausência de hidropisia e anemia fetal significativa, parece não determinar morbidade neurológica tardia. No entanto, a anemia grave e a hidropisia constituem fatores de risco importantes, que demandam estudos de imagens cerebrais nesses neonatos. Além disso, a miocardite pelo parvovírus B19 pode levar à cardiomiopatia dilatada grave, inclusive, por isso, pode haver necessidade de transplante cardíaco.

Diagnóstico

A maior possibilidade de infecção por parvovírus B19 na gravidez ocorre em grávidas expostas a crianças com a doença. Os sintomas comuns da infecção na mãe incluem poliartralgia, exantema inespecífico e febre. Suspeita-se de parvovirose quando é diagnosticada a hidropisia fetal.

O diagnóstico laboratorial da infecção materna pelo parvovírus depende principalmente da sorologia com pesquisa de anticorpos IgG e IgM específicos (Figura 70.4), que deve ser solicitada se houver suspeita clínica. Ensaios de reação em cadeia da polimerase (PCR) também podem ser úteis em determinadas situações. Esse vírus é difícil de ser cultivado. Os anticorpos IgM são detectáveis cerca de 2 a 3 dias após o início dos sintomas e podem persistir

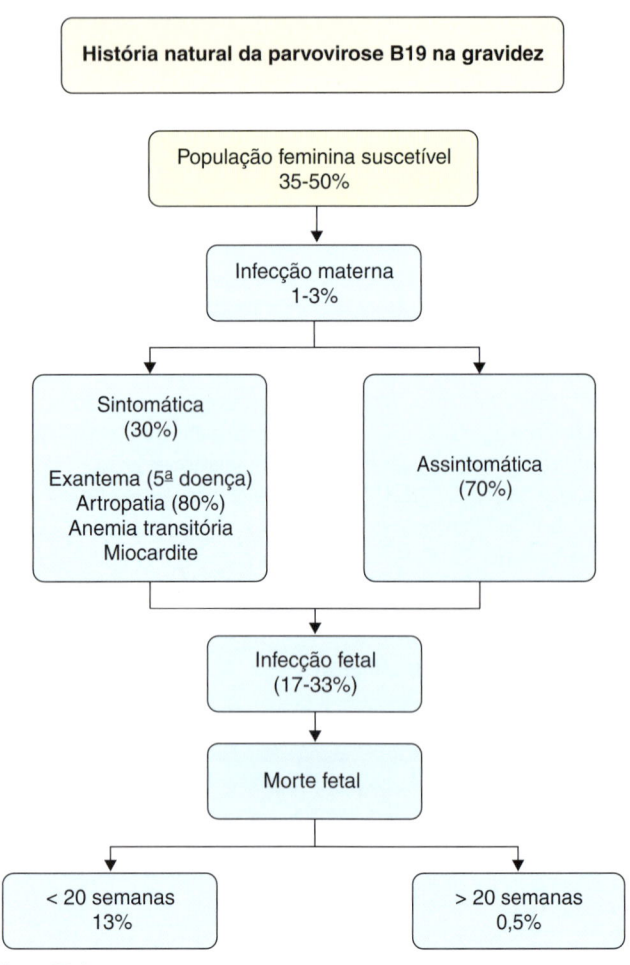

Figura 70.2 História natural da parvovirose B19 na gravidez. (SOGC, 2014.)

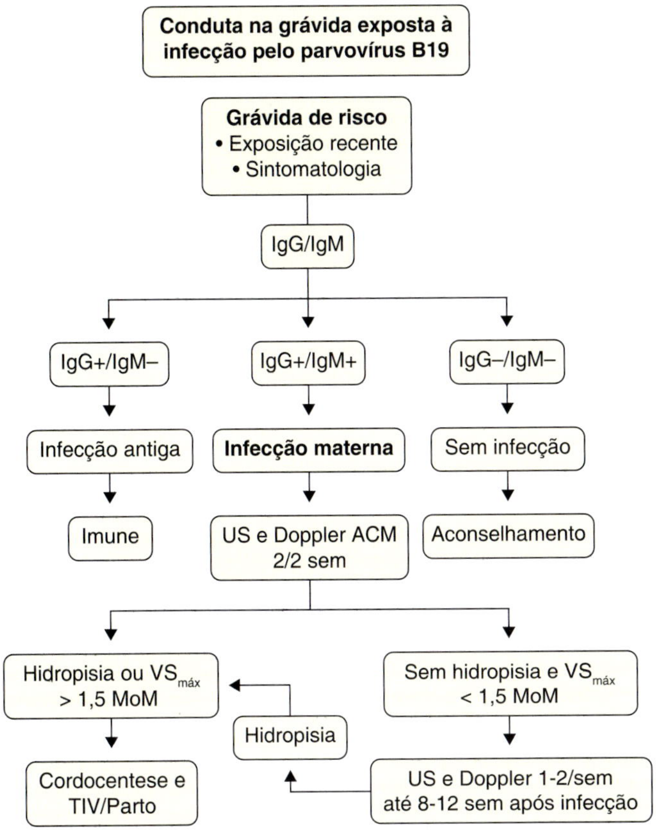

Figura 70.4 Conduta na parvovirose B19. *US*, ultrassom; *ACM*, artéria cerebral média; *PVS*, pico de velocidade sistólica; *MoM*, múltiplo da mediana; *TIV*, transfusão intravascular. (Adaptada de SOGC, 2014.)

por 6 meses. Os anticorpos IgG permanecem elevados por vários meses e podem persistir por anos, conferindo imunidade por muito tempo.

A presença de IgG e a ausência de IgM indicam imunidade. A positividade do anticorpo IgM, qualquer que seja o estado IgG, deve ser monitorada para infecção fetal (ACOG, 2015). Se tanto IgG quanto IgM forem negativas, a mulher é suscetível à infecção, e, caso tenha sido exposta à infecção, a sorologia deve ser repetida após 4 semana. As IgG e IgM positivas atestam a infecção materna.

O diagnóstico da infecção fetal pode ser efetuado pela PCR no líquido amniótico, método sensível para detectar pequenas quantidades de DNA B19. A pesquisa de IgM em sangue fetal obtida por cordocentese apresenta uma taxa de perda fetal de 1% e é indicada apenas quando já existe a programação para a transfusão intrauterina.

Conduta na hidropisia/ anemia fetal

Mulheres grávidas expostas ou com quadro clínico sugestivo de infecção por parvovírus devem ser investigadas, solicitando-se as sorologias para parvovírus B19, IgG e IgM. Uma vez diagnosticada a infecção aguda na primeira metade da gravidez, devem-se avisar as gestantes de que não há risco comprovado de anomalias congênitas, mas há risco de hidropisia e perda fetal. A única intervenção potencialmente eficaz é a transfusão fetal intrauterina para tratamento de anemia fetal grave (Xiong et al., 2019).

Para investigação da anemia fetal, estão indicados a ultrassonografia e o Doppler da artéria cerebral média (ACM). O monitoramento pela ultrassonografia permite detectar hidropisia, ascite, cardiomegalia, placentomegalia e crescimento intrauterino restrito. O Doppler da ACM indica a presença da anemia fetal (Figura 70.4) pelo aumento do pico de velocidade sistólica (PVS). O acompanhamento do feto pela ultrassonografia semanal deve estender-se por 8 a 12 semanas após a infecção, período em que é possível ocorrer a hidropisia (ACOG, 2015).

Anemia leve a moderada geralmente é bem tolerada pelo feto e desaparece sem sequelas. A anemia grave pode levar à hidropisia fetal e à morte. Como a anemia induzida pelo parvovírus é um processo transitório, a determinação da hemoglobina fetal é necessária apenas quando existe a suspeita de anemia fetal grave, pelos sinais ultrassonográficos: edema cutâneo, ascite ou derrame pleural ou pericárdico. O Doppler da ACM com PVS > 1,5 múltiplo da mediana está associado à anemia fetal moderada/grave e também é indicação para a cordocentese, com objetivo de determinar a hemoglobina fetal e a contagem de plaquetas.

O tratamento da anemia fetal é efetuado pela transfusão intravascular, quando o hematócrito fetal for < 30% ou a hemoglobina < 10 g/dℓ. Quando o feto está a termo ou próximo dele, o parto pode ser cogitado. O uso do corticosteroide para acelerar a maturidade pulmonar pode ser indicado, de acordo com a idade gestacional.

Bibliografia

American College of Obstetricians and Gynecologists. Practice Bulletin Nº 151: Cytomegalovirus, parvovirus B19, varicella zoster, and toxoplasmosis in pregnancy. Obstet Gynecol. 2015;125:1510-25.

Attwood LO, Holmes NE, Hui L. Identification and management of congenital parvovirus B19 infection. Prenat Diagn. 2020;40(13):1722-31.

Bascietto F, Liberati M, Murgano D, et al. Outcome of fetuses with congenital parvovirus B19 infection: systematic review and meta-analysis. Ultrasound Obstet Gynecol. 2018;52(5):569-76.

Bonvini F, Bua G, Gallinella G. Parvovirus B19 infection in pregnancy-awareness and opportunities. Curr Opin Virol. 2017;27:8-14.

Crane J, Mundle W, Boucoiran I; Maternal Fetal Medicine Committee. Parvovirus B19 infection in pregnancy. J Obstet Gynaecol Can. 2014;36:1107-16.

Enders M, Weidner A, Zoellner I, Searle K, Enders G. Fetal morbidity and mortality after acute human parvovirus B19 infection in pregnancy: prospective evaluation of 1018 cases. Prenat Diagn. 2004;24(7):513-8.

Prefumo F, Fichera A, Fratelli N, Sartori E. Fetal anemia: diagnosis and management. Best Pract Res Clin Obstet Gynaecol. 2019;58:2-14.

Xiong YQ, Tan J, Liu YM, et al. The risk of maternal parvovirus B19 infection during pregnancy on fetal loss and fetal hydrops: A systematic review and meta-analysis. J Clin Virol. 2019;114:12-20.

71

Varicela-Zóster

Roseli Nomura
Lia Cruz Vaz da Costa Damásio

O vírus da varicela-zóster (VVZ) é um herpesvírus humano tipo alfa que causa varicela (catapora, *chickenpox*) e herpes-zóster (cobreiro, *shingles*). A primeira vez que o vírus da varicela-zóster infecta o hospedeiro, causa varicela. Depois que essa infecção inicial é resolvida, o vírus permanece adormecido nos gânglios da raiz dorsal, mais frequentemente nos nervos espinais, um processo semelhante ocorre após a vacinação. Existe somente um sorotipo do vírus VVZ. Ele é facilmente isolado do líquido das lesões vesiculares na varicela e no herpes-zóster (Kennedy et al., 2018).

O VVZ pode ser reativado à medida que a imunidade diminui (naturalmente com a idade ou em imunossupressão), e a maioria (71%) dos casos ocorrem em indivíduos imunodeprimidos ou com idade superior a 50 anos. Quando isso acontece, o vírus se manifesta como herpes-zóster.

Não há dados consistentes sobre a incidência de varicela no Brasil, uma vez que somente os casos graves internados e óbitos são de notificação compulsória. Entretanto, a estimativa é de cerca de 3 milhões de casos ao ano. A infecção por varicela é incomum na gravidez. É estimada ocorrer em 0,4 a 0,7 por 1.000 mulheres grávidas, nos EUA, em virtude da alta prevalência da imunidade natural (ACOG, 2015). No Reino Unido, a incidência de infecção primária por varicela na gravidez é de 2 a 3 por 1.000 (Nanthakumar et al., 2021).

A infecção na gravidez apresenta relevância, pois o vírus da varicela atravessa a barreira placentária, dissemina-se no feto por via hematogênica e, tal como no adulto, após a viremia inicial, permanece latente nos gânglios periféricos. A infecção primária no 1º trimestre não aumenta o risco de aborto espontâneo. No entanto, a viremia nas primeiras 20 semanas de gestação pode causar a síndrome da varicela congênita. O risco de incidência é de 0,4% antes das 13 semanas e aumenta para 2% entre 13 e 20 semanas (Tan e Koren, 2006). É muito rara a síndrome da varicela congênita caso a infecção primária ocorra além das 20 semanas e nenhum caso foi relatado além das 28 semanas de gestação

São sinais de síndrome da varicela congênita: restrição do crescimento fetal (quase uma constante), lesões cutâneas cicatriciais (é característica a distribuição por dermátomos), anomalias esqueléticas (hipoplasia dos membros, clavícula, costelas, omoplata, dedos; diminuição da motilidade), anomalias do sistema nervoso central (microcefalia, atrofia cortical, calcificações cerebrais, ventriculomegalia), anomalias oftalmológicas (cataratas, microftalmia, coriorretinite, atrofia óptica, estrabismo) e anomalias gastrintestinais e geniturinárias. A mortalidade, nesses indivíduos, é de 30% nos primeiros 5 meses de vida (Figura 71.1) (Lamont et al., 2011).

A ocorrência de herpes-zóster durante a gravidez não tem repercussões sobre o feto.

Quadro clínico

Na manifestação clínica como varicela, mais frequente em crianças, após um período prodrômico com manifestações discretas, como febre baixa, cefaleia e anorexia, vêm as lesões cutâneas com prurido, que evoluem de máculas eritematosas para pápulas e, depois, vesículas claras, repletas de líquido. Caracteristicamente, as lesões apresentam polimorfismo regional, com presença simultânea de lesões em diferentes estágios evolutivos, em uma mesma região, distribuição centrípeta e apresentação irregular das formas, contornos e dimensões das vesículas: com parede fina e conteúdo seroso, cercadas por halo eritematoso, aspecto este denominado "gota de orvalho em pétala de rosa" (Lamont et al., 2011).

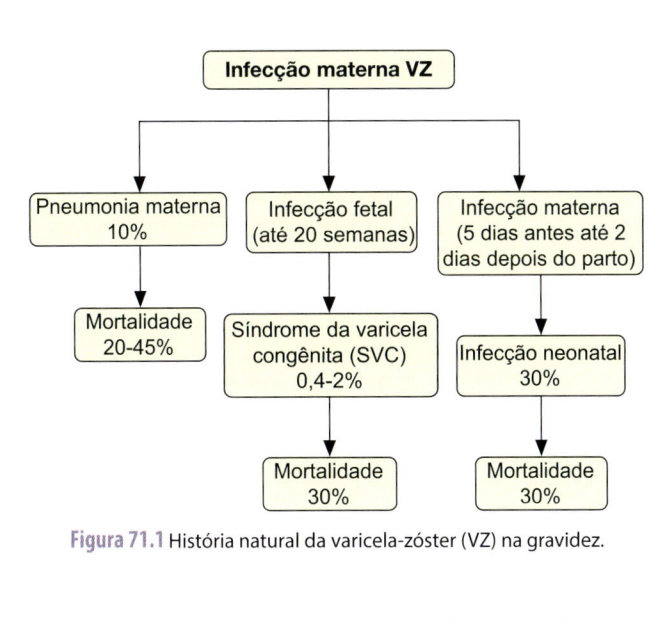

Figura 71.1 História natural da varicela-zóster (VZ) na gravidez.

Em pessoas adultas, grávidas ou não, os sintomas mais comuns do herpes-zóster são erupções cutâneas papulovesiculares eritematosas, mais frequentes no tronco ou nas costas. Tipicamente, as lesões do herpes-zóster são unilaterais e não cruzam a linha média, é mais comum que acometam apenas um dermátomo e podem, em casos mais graves, atingir múltiplos dermátomos adjacentes (Figura 71.2) (Enders et al., 1994).

Os dermátomos mais atingidos são os do tórax, da cabeça ou do pescoço, e, nas gestantes, são mais comumente afetadas as áreas da região escapular e intercostal. Nos casos mais graves, podem ser afetados nervos cranianos ou centrais, levando a complicações neurológicas ou oculares.

Na progressão típica, há um período prodômico (80% dos casos) com prurido, formigamento ou queimação, alguns dias depois surgem as lesões ativas, e, então, há resolução gradual com ressecamento das lesões, e a dor é o último sintoma a desaparecer. As lesões ativas contêm líquido com o vírus vivo da varicela-zóster que, se contactado diretamente por um indivíduo não imune à varicela, pode levar a uma infecção primária pela varicela. Durante um período de 7 a 12 dias, essas vesículas evoluem para lesões pustulares, depois passam para ulceração e crosta e, quando ressecadas, não transmitem mais o vírus (Arvin, 2003).

A principal complicação do herpes-zóster é a nevralgia pós-herpética, definida como dor persistente em mais de 4 a 6 semanas após a erupção cutânea (Schafer et al., 2019).

Diagnóstico

O diagnóstico é essencialmente clínico. Reservam-se os exames laboratoriais (PCR e ELISA) aos casos de dúvida diagnóstica, casos graves ou às pesquisas.

Tratamento

O tratamento em geral se limita a sintomáticos (analgésicos, antitérmicos e cuidados de higiene). A utilização dos antibióticos fica restrita àqueles casos em que haja complicações como infecções secundárias da pele e pneumopatias bacterianas associadas. Na ausência de complicações, uma grávida com varicela deve fazer o tratamento sintomático e seguir o pré-natal. A neuropatia pós-herpética pode ser um desafio terapêutico multidisciplinar, principalmente na gravidez.

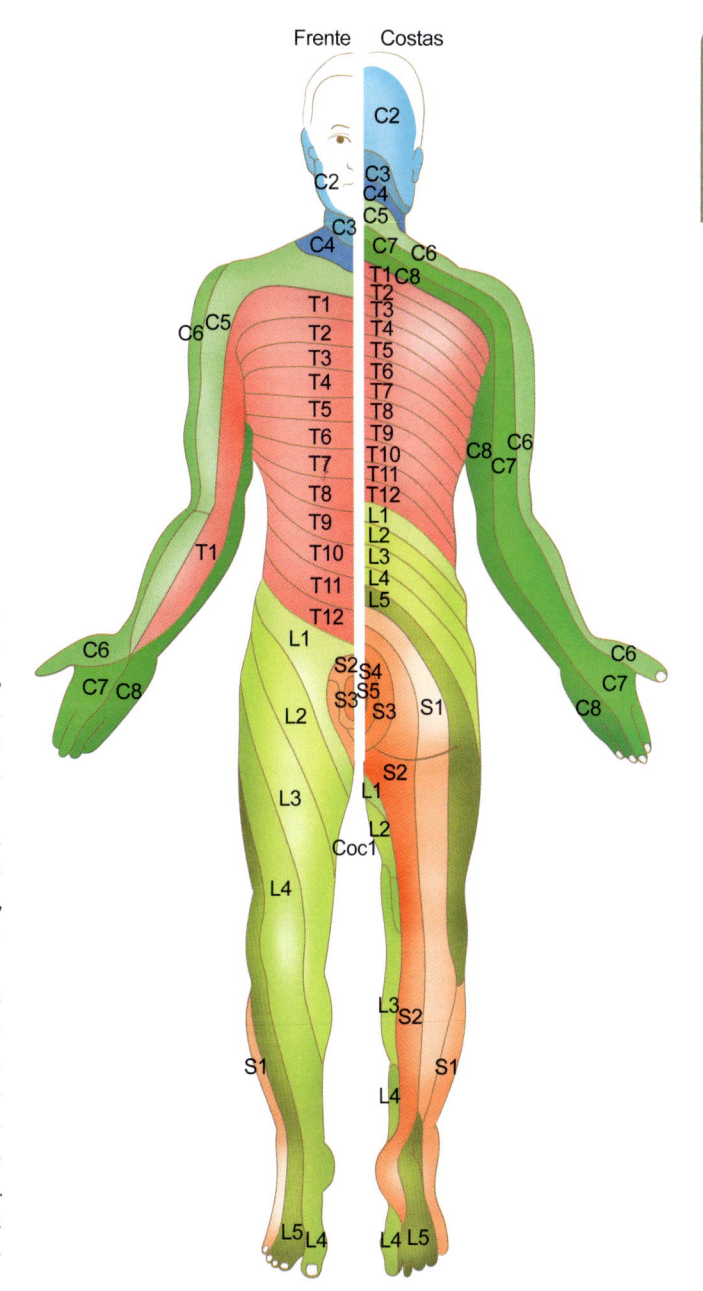

Figura 71.2 Mapa dos dermátomos.

O tratamento específico é com o aciclovir (Figura 71.3). Nos casos de varicela, o aciclovir oral 800 mg, cinco vezes/dia durante 7 dias pode ser prescrito para grávidas entre 20 e 40 semanas, e é indicado no período de 24 horas após o início da erupção. (RCOG, 2015; SGOC, 2012; Nanthakumar et al., 2021). Normalmente, não está indicado para adultos saudáveis, mas há indicação absoluta para pacientes imunocomprometidos, HIV positivos, com quadros de pneumonia ou encefalite associados. No entanto, uma vez que o aciclovir é seguro durante a gravidez, esse tratamento pode ser adotado para grávidas suscetíveis, para as quais a imunoprofilaxia padrão não está disponível. O aciclovir não protege o feto da síndrome da varicela congênita ou da varicela neonatal. No entanto, pode haver algum benefício para o feto, uma vez que o fármaco atravessa a placenta e foi encontrado nos tecidos fetais e no líquido amniótico. O aciclovir pode inibir a replicação viral durante a viremia materna, reduzindo assim a transmissão transplacentária do vírus (Nanthakumar et al., 2021). Existem riscos

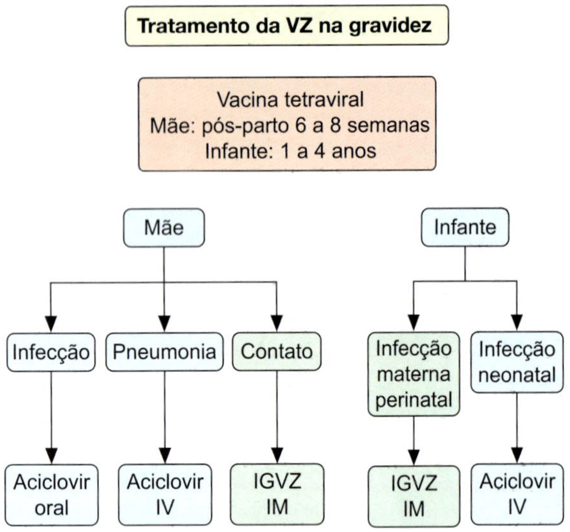

Tratamento da VZ na gravidez

Vacina tetraviral
Mãe: pós-parto 6 a 8 semanas
Infante: 1 a 4 anos

Mãe			Infante	
Infecção	Pneumonia	Contato	Infecção materna perinatal	Infecção neonatal
Aciclovir oral	Aciclovir IV	IGVZ IM	IGVZ IM	Aciclovir IV

Figura 71.3 Tratamento da varicela-zóster na gravidez. *IM*, via intramuscular; *IV*, via intravenosa; *IGVZ*, imunoglobulina para varicela-zóster. (SOGC, 2012.)

teóricos de teratogênese com o uso de aciclovir no 1º trimestre, mas isso não foi confirmado em registros de recém-nascidos expostos ao aciclovir no período intrauterino.

A infecção materna que ocorre entre 5 dias antes e 2 dias após o parto traz o risco de varicela neonatal grave. O Royal College of Obstetricians and Gynaecologists (RCOG) recomenda que imunoglobulina seja administrada a todos os recém-nascidos de mães que tiveram varicela no período de 7 dias antes a 7 dias após o parto (RCOG, 2015).

Nos casos de herpes-zóster, o aciclovir é efetivo em pacientes saudáveis e imunocomprometidas, deve ser administrado por um total de 7 dias ou por até 2 dias após o fim da formação de novas lesões (Hayward et al., 2018).

Para a varicela, a vacina de vírus vivo é recomendada para administração de rotina em crianças com 12 a 18 meses de idade. Para a prevenção do herpes-zóster, a vacina está recomendada em dose única para indivíduos não imunocomprometidos acima de 60 anos.

Ambas as vacinas são absolutamente contraindicadas durante a gestação. No entanto, se administradas inadvertidamente, não há indicação para a interrupção. Grávidas suscetíveis no pós-parto recebem duas doses espaçadas, de 6 a 8 semanas, e deverão esperar 3 meses para nova gravidez. Não há contraindicação para o uso da vacina durante a amamentação.

Profilaxia pós-exposição

A profilaxia pós-exposição pode ser feita por meio da vacina ou da imunoglobulina específica contra varicela-zóster (Lachiewicz e Srinivas, 2019). A profilaxia com a vacina pode ser fornecida para pacientes imunocompetentes, com contato com varicela até 72 horas antes. Para pacientes imunocomprometidos, mulheres grávidas e recém-nascidos expostos à varicela materna, está indicada a imunoglobulina específica contra varicela-zóster.

Em uma grávida que desconheça seu estado imunitário e que tenha tido um contato de risco significativo, na ausência ou dúvida sobre a imunidade, deve ser administrada imunoglobulina específica intravenosa até 96 horas após a exposição (SGOC, 2012; Nanthakumar et al., 2021).

Os recém-nascidos cujas mães desenvolvem varicela no período de 5 dias antes até 2 dias após o parto devem receber uma ampola de imunoglobulina específica contra varicela-zóster, medida profilática que pode diminuir o risco de aquisição de doença e a respectiva gravidade caso adquirida, mas não elimina a possibilidade de doença progressiva.

Bibliografia

Arvin AA. Varicella-zoster virus in long: principles and practice of pediatric infectious diseases. 3rd ed. Amsterdam: Elsevier; 2003. p. 1021-8.

Enders G, Miller E, Cradock-Watson J, Bolley I, Ridehalgh M. Consequences of varicella and herpes zoster in pregnancy: prospective study of 1739 cases. Lancet. 1994;343(8912):1548-51.

Hayward K, Cline A, Stephens A, Street L. Management of herpes zoster\ (shingles) during pregnancy. J Obstet Gynaecol. 2018;38(7):887-94.

Kennedy PGE, Mogensen TH, Cohrs RJ. Recent issues in varicella-zoster virus latency. Viruses. 2021;13(10):2018.

Lachiewicz AM, Srinivas ML. Varicella-zoster virus post-exposure management and prophylaxis: A review. Prev Med Rep. 2019;16:101016.

Nanthakumar MP, Sood A, Ahmed M, Gupta J. Varicella zoster in pregnancy. Eur J Obstet Gynecol Reprod Biol. 2021;258:283-287.

Practice Bulletin No 151: Cytomegalovirus, parvovirus B19, varicella zoster, and toxoplasmosis in pregnancy. Obstet Gynecol. 2015;125:1510-25.

Royal College of Obstetricians and Gynaecologists (RCOG). Chickenpox in pregnancy. RCOG Green-top Guideline No 13. London: RCOG; 2015.

Schafer R, Davis M, Phillippi JC. Herpes Zoster in Pregnancy. J Midwifery Womens Health. 2019;64(2):230-5.

Shrim A, Koren G, Yudin MH, Farine D. Maternal Fetal Medicine Committee. Management of varicella infection (chickenpox) in pregnancy. J Obstet Gynaecol Can. 2012;34:287-92.

Tan MP, Koren G. Chickenpox in pregnancy: revisited. Reprod Toxicol. 2006;21(4):410-20.

72 Arboviroses na Gravidez: Dengue, Chikungunya e Zika

Dengue, 677
Chikungunya, 681
Zika, 684
Conclusão, 685

Joffre Amim Junior
Antonio José Ledo Alves da Cunha
Arnaldo Prata Barbosa
Jorge Rezende Filho

As arboviroses são doenças infecciosas emergentes que ganharam importância nos últimos 50 anos por sua capacidade de expansão geográfica e rápido acometimento de grandes proporções populacionais. Sua disseminação na população humana ocorre pela introdução do patógeno no ambiente, associada a outros fatores como mudanças ecológicas e comportamento humano.

Essas viroses são assim designadas por se tratar de infecções essencialmente transmitidas por artrópodes, predominantemente mosquitos. Existem mais de 100 tipos de arbovírus capazes de causar infecção humana, e a grande maioria é de RNA vírus.

No Brasil, em 2019, foram notificados mais de 1,5 milhão de casos prováveis de infecção pelo vírus da dengue (DENV), com uma taxa de incidência de 735,2/100 mil habitantes. Destacam-se os estados de Minas Gerais, São Paulo e Goiás, que concentram 67,9% dos casos prováveis do país. Em relação ao vírus Chikungunya (CHIKV), foram relatados 132.205 casos prováveis, com uma taxa de incidência de 62,9/100 mil habitantes; 75,6% dos casos ocorreram nos estados do Rio de Janeiro e Rio Grande do Norte. O vírus Zika (ZIKV) está mais concentrado na região Nordeste, com 10.768 casos notificados no mesmo período e uma taxa de incidência de 5,1 casos/100 mil habitantes.

Neste capítulo serão abordadas as infecções pelos arbovírus endêmicos em nosso meio urbano, os quais têm repercussões específicas na gravidez: dengue, Chikungunya e Zika.

Dengue

Histórico

Apesar de inúmeras epidemias com características semelhantes à dengue terem sido descritas em uma enciclopédia chinesa datada do ano de 610, o primeiro sorotipo do vírus (DENV-1) foi isolado no período da Segunda Guerra Mundial, concomitantemente, por japoneses e norte-americanos. O segundo sorotipo (DENV-2) foi isolado logo em seguida, ainda durante a guerra, após análise do soro de soldados norte-americanos provenientes de Nova Guiné, em 1944.

A expansão do vetor, o mosquito *Aedes aegypti*, criou um ambiente favorável à transmissão do vírus, que atingiu *status* de pandemia após a Segunda Guerra Mundial.

Nas Américas, o vírus circulou desde o século XIX até as primeiras décadas do século XX, quando foi controlado por meio de uma campanha realizada pela Organização Pan-Americana de Saúde, em 1947, que visava ao controle do mosquito. Após um período de silêncio epidemiológico, nos anos 1970, a região foi reinfestada e a dengue se tornou endêmica no continente. Além das Américas, a doença é endêmica na Ásia, no Mediterrâneo Oriental e Pacífico Ocidental, atingindo 50 a 100 milhões de pessoas anualmente.

Transmissão

Transmissão por vetores

O DENV pertence à família Flaviviridae, gênero *Flavivírus*, e sua principal forma de transmissão é pelo vetor *Aedes aegypti*.

Os arbovírus têm um ciclo de transmissão entre o mosquito e o hospedeiro humano, com períodos de incubação extrínseco e intrínseco. A incubação extrínseca refere-se ao período que decorre entre a infecção do vetor e a disseminação do vírus para a saliva do mosquito, que então infectará novo hospedeiro. O período de incubação intrínseco é o intervalo de tempo entre a inoculação no hospedeiro humano até atingir a corrente sanguínea.

São conhecidos quatro sorotipos do vírus: DENV-1, DENV-2, DENV-3 e DENV-4. A infecção primária por um sorotipo confere imunidade contra a reinfecção pelo vírus homólogo, mas, quando ocorre infecção por outro sorotipo, fato comum em áreas endêmicas, o risco de doença grave aumenta. O mecanismo exato que acarreta a maior gravidade ainda não está estabelecido, mas evento semelhante parece acontecer nas pacientes com infecção por ZIKV que já tiveram dengue anteriormente.

Transmissão vertical

A infecção da gestante pelo DENV está associada a risco de abortamento, óbito fetal, prematuridade, baixo peso ao nascer e infecção sintomática do recém-nato. Apesar de a gestação ser considerada um fator de risco para a evolução clínica da doença, não foi observada associação entre a gravidade da infecção materna e a enfermidade do neonato.

Quadro clínico

O período de incubação intrínseco varia de 4 a 10 dias. Em torno de 50% das infecções são sintomáticas e podem ter amplo espectro clínico, variando desde formas oligossintomáticas até quadros graves, que podem evoluir para óbito. Três fases clínicas podem ocorrer: febril, crítica e de recuperação.

Fase febril

A fase febril tem duração de 2 a 7 dias e a primeira manifestação é a febre, geralmente alta (39°C a 40°C) e de início abrupto, associada a cefaleia, mialgia, artralgia e dor retro-orbitária. Exantema está presente em 50% dos casos, predominantemente maculopapular, atingindo face, tronco e membros, com ou sem prurido. Pode haver perda de apetite, náuseas, vômitos e diarreia, que habitualmente não é volumosa. A maioria dos pacientes apresenta melhora do estado geral e retorno do apetite, mas 5% evoluem para a fase crítica.

Fase crítica

Tem início com a defervescência da febre, entre o 3º e o 7º dia do início da doença, acompanhada do aparecimento de sinais de alarme. O processo que determina a progressão da infecção para formas graves parece ser multifatorial e envolve *status* imunológico individual e fatores relacionados ao vírus. *As gestantes são consideradas grupo de risco e têm maior probabilidade de evolução para formas mais graves da doença e óbito.* Os sinais de alarme (Figura 72.1) devem ser pesquisados rotineiramente. A maioria deles resulta do aumento da permeabilidade vascular, o que representa a piora clínica dos pacientes.

Sinais de alarme na dengue

a) Dor abdominal intensa (referida ou à palpação) e contínua
b) Vômitos persistentes
c) Acúmulo de líquidos (ascite, derrame pleural, derrame pericárdico)
d) Hipotensão postural e/ou lipotimia
e) Hepatomegalia > 2 cm abaixo do rebordo costal
f) Sangramento da mucosa
g) Letargia e/ou irritabilidade
h) Aumento progressivo do hematócrito

Figura 72.1 Sinais de alarme. (Adaptada de Ministério da Saúde, 2016.)

A doença pode evoluir para dengue grave, decorrente do extravasamento plasmático, que pode levar a acúmulo de líquidos, choque, sangramento grave e disfunção de órgãos como coração, pulmões, rins, fígado e sistema nervoso central. O período de extravasamento e choque leva de 24 a 48 horas e, dependendo da intensidade da perda, pode ocorrer derrame pleural e ascite, além de evoluir para choque quando um volume crítico de plasma é perdido.

O choque na dengue é de rápida instalação, curta duração e pode levar o paciente a óbito em 12 a 24 horas. O choque prolongado pode levar a acidose metabólica e coagulação intravascular disseminada, com consequente quadro de hemorragia grave.

Em alguns casos, ocorre hemorragia sem choque prolongado, que pode ser decorrente da ingestão de ácido acetilsalicílico (AAS), anti-inflamatórios não esteroides (AINE) e anticoagulantes.

As disfunções graves de órgãos, que se manifestam como hepatites, miocardites e encefalites, podem ocorrer sem extravasamento plasmático e choque. Poderão ser observadas alterações do ritmo cardíaco e do eletrocardiograma, elevação das enzimas cardíacas, elevação das enzimas hepáticas, elevação do hematócrito e redução dos níveis de albumina.

Fase de recuperação

A fase de recuperação dura de 3 a 5 dias, quando ocorre melhora clínica progressiva dos pacientes que passaram pela fase crítica. Nessa fase ocorre a normalização do débito urinário, pode ocorrer bradicardia e alterações no eletrocardiograma; alguns pacientes podem apresentar *rash* cutâneo, acompanhado ou não de prurido generalizado. Atenção deve ser dada às possíveis complicações relacionadas com a hiper-hidratação e à possibilidade de ocorrência de infecções bacterianas.

Dengue na gestação

Algumas modificações fisiológicas do organismo materno devem ser lembradas nos casos de infecção pelo DENV:

- Aumento do volume sanguíneo total em, aproximadamente, 40%
- Aumento da frequência cardíaca (FC) e do débito cardíaco (DC)
- Queda do hematócrito por hemodiluição
- Queda da resistência vascular periférica e da pressão sanguínea
- Hipoproteinemia por albuminemia
- Leucocitose
- Aumento dos fatores de coagulação.

Assim, manifestações como taquicardia, hipotensão postural e hemoconcentração, decorrentes do extravasamento plasmático, poderão ser percebidas mais tardiamente durante a gestação. Pode ocorrer hemorragia no parto ou pós-parto, e as complicações são mais graves nas cesarianas, que devem ter indicação criteriosa.

Diagnóstico

Apresentação clínica

Em razão da semelhança entre os sintomas das arboviroses (Tabela 72.1) e a possibilidade de rápida evolução para formas graves, recomenda-se que a infecção pelo DENV seja considerada o principal diagnóstico diferencial em pacientes que estiveram em áreas endêmicas.

Diagnóstico laboratorial específico

Em regiões de situação endêmica de múltiplas arboviroses, que apresentam sobreposição de sintomas como febre, exantema, mialgia e artralgia, é recomendada a avaliação laboratorial específica de forma direta, mediante pesquisa do DENV, CHIKV e ZIKV, ou indireta por meio de pesquisa de anticorpos específicos.

Detecção de antígenos virais. RT-PCR (*reverse-transcription polymerase chain reaction*), NS1, isolamento viral e imuno-histoquímica. O RT-PCR proporciona um diagnóstico rápido e sensível; deve ser solicitado até o 5º dia do início dos sintomas. Se o resultado for positivo, confirma o caso; se for negativo, uma nova amostra para a realização da sorologia deve ser coletada para confirmação ou descarte.

Sorologia IgM. Método ELISA (*enzyme-linked immuno sorbent assay*). Deve ser solicitada a partir do 6º dia do início dos sintomas. Em virtude de reação cruzada, uma sorologia positiva (IgM) para dengue ou Zika apenas indica uma infecção recente por flavivírus, de modo que não é possível distinguir o tipo de vírus. Em caso de IgM positivo, é necessário realizar o teste de neutralização por redução de placas (*plaque reduction neutralization test* – PRNT) para confirmar o diagnóstico. Pacientes que receberam vacina contra febre amarela no passado também podem apresentar reação cruzada na sorologia.

Tratamento

O tratamento das arboviroses é sintomático, com base no estágio clínico e na presença de sinais de alarme. A gestação, por ser considerada condição de risco na infecção pelo DENV, indica acompanhamento em leito de observação em maternidade ou unidade de saúde.

É contraindicado o uso de ácido acetilsalicílico ou outros anti-inflamatórios não esteroides na suspeita de qualquer arbovirose, já que o diagnóstico diferencial entre a dengue e as demais infecções poderá ser difícil em uma fase inicial. O uso dessas medicações, em vigência de infecção por DENV, poderá agravar um quadro hemorrágico.

Os fármacos recomendados são:

- Dipirona sódica: 20 gotas ou 1 comprimido (500 mg), até de 6/6 horas.
- Paracetamol: 40 a 55 gotas ou 1 comprimido (500 a 750 mg), até de 6/6 horas.

Desfecho fetal e neonatal

Dois possíveis mecanismos podem ser responsáveis pela morbidade e mortalidade fetal e neonatal decorrente da infecção pelo DENV durante a gestação: a presença de alterações hemodinâmicas maternas, que podem comprometer a placenta e causar hipoxia fetal, e o efeito direto da infecção sobre o feto.

Em uma revisão sistemática e metanálise dos desfechos fetais adversos decorrentes da infecção por DENV durante a gestação foram incluídos 16 estudos, entre os quais oito foram elegíveis para a metanálise, totalizando 292 mulheres expostas ao DENV durante a gestação. A revisão mostrou associação de dengue na gestação com abortamento (OR 3,51), óbito fetal (RR 6,7), parto prematuro (OR 1,71) e baixo peso ao nascer (OR 1,41).

Tabela 72.1 Comparação dos sintomas entre dengue, Zika e Chikungunya nas apresentações sintomáticas.[a]

Sinais/sintomas	Dengue	Zika	Chikungunya
Febre (duração)	Acima de 38°C (4 a 7 dias)	Sem febre ou subfebril ≤ 38°C (1 a 2 dias)	Acima de 38°C (2 a 3 dias)
Manchas na pele (frequência)	Surge a partir do 4º dia em 30 a 50% dos casos	Surge no 1º ou 2º dia em 90 a 100% dos casos	Surge entre o 2º e o 5º dia em 50% dos casos
Dor muscular (frequência)	+++/+++	++/+++	+/+++
Dor articular (frequência)	+/+++	++/+++	+++/+++
Intensidade da dor articular	Leve	Leve/moderada	Moderada/intensa
Edema articular	Raro	Frequente e de leve intensidade	Frequente, de moderado a intenso
Conjuntivite	Rara	50 a 90% dos casos	30%
Cefaleia (frequência e intensidade)	+++	++	++
Prurido	Leve	Moderado/intenso	Leve
Hipertrofia ganglionar	Leve	Intensa	Moderada
Discrasia hemorrágica	Moderada	Ausente	Ausente
Acometimento neurológico	Raro	Mais frequente que dengue e Chikungunya	Raro (predominante em neonatos)

[a]Apresentação sintomática em 50% das infecções pelo vírus da dengue, 20% pelo vírus Zika e 80% pelo vírus Chikungunya.

Em outro estudo, que analisou o desfecho fetal e neonatal de gestantes com infecção por dengue, laboratorialmente confirmada, foi observado o aumento da incidência de abortamento (20,8%), óbito fetal (8,3%) e prematuridade (12,5%). Após o nascimento, 29% dos recém-nascidos apresentaram sintomas da doença.

O DENV é endêmico em muitas localidades, e a prevalência da infecção durante a gestação, com consequente comprometimento fetal, pode apresentar variações de acordo com o cenário local e o período cumulativo de exposição ao vírus. A análise de prevalência e incidência de dengue na gestação, durante um período de grande epidemia na região central do Brasil, mostrou incidência da doença de 2,8%, diagnosticada mediante presença de IgM materna, e prevalência de 53,9%, identificadas por IgG materna. Quando analisado o sangue de cordão umbilical, observou-se que nas gestantes IgG-positivo, a transferência de anticorpos maternos para o feto foi de 99,3%.

Quanto mais próximo ao parto a paciente for infectada, maior será a chance de o recém-nato apresentar quadro de infecção por DENV.

Protocolo

Por se encontrarem em uma condição clínica especial as gestantes, são classificadas como grupo B, se não apresentarem sinais de alarme.

Conduta no grupo B

- Solicitar exames complementares:
  - Hemograma completo (avaliar a hemoconcentração)
  - Amostra para exames específicos
  - Outros exames deverão ser solicitados de acordo com a condição clínica associada ou a critério médico
- O paciente deve permanecer em acompanhamento e observação até o resultado dos exames
- Prescrever hidratação oral até o resultado dos exames
- Prescrever paracetamol e/ou dipirona
- Seguir conduta conforme reavaliação clínica e resultados laboratoriais
  - Paciente com hematócrito normal
    - Tratamento em regime ambulatorial com reavaliação clínica diária
    - Agendar o retorno para reclassificação do paciente, com reavaliação clínica e laboratorial diária, até 48 horas após a queda da febre ou imediata, na presença de sinais de alarme
    - Orientar o paciente para não se automedicar, permanecer em repouso e procurar imediatamente o serviço de urgência em caso de sangramentos ou sinais/sintomas de alarme
  - Paciente com surgimento de sinais de alarme
    - Seguir conduta do grupo C
- Notificar o caso
- Os exames específicos para confirmação não são necessários para condução clínica. Sua realização deve ser orientada de acordo com a situação epidemiológica.

Conduta no grupo C – presença de algum sinal de alarme

- Reposição volêmica imediata (com 10 mℓ/kg de soro fisiológico na primeira hora)
- Devem permanecer em acompanhamento em leito de internação até estabilização: mínimo 48 horas
- Realizar exames complementares obrigatórios
  - Hemograma completo
  - Dosagem de albumina sérica e transaminases

- Os exames de imagem recomendados são radiografia de tórax (PA, perfil e incidência de Laurell) e ultrassonografia de abdome
- Outros exames poderão ser realizados conforme necessidade: glicemia, ureia, creatinina, eletrólitos, gasometria e ecocardiograma
- Proceder à reavaliação clínica (sinais vitais, PA, avaliar diurese: desejável 1 mℓ/kg/h) após 1 h, manter a hidratação de 10 mℓ/kg/h na segunda hora, até a avaliação do hematócrito, que deverá ocorrer em 2 h (após a etapa de reposição volêmica). O total máximo de cada fase de expansão é 20 mℓ/kg em 2 horas, para garantir administração gradativa e monitorada
- Se não houver melhora do hematócrito ou dos sinais hemodinâmicos, repetir a fase de expansão até três vezes. Seguir a orientação de reavaliação clínica (sinais vitais, PA, avaliar diurese) após 1 hora, e de hematócrito em 2 horas (após conclusão de cada etapa)
- Se houver melhora clínica e laboratorial após a(s) fase(s) de expansão, iniciar a fase de manutenção
  - Primeira fase: 25 mℓ/kg em 6 horas. Se houver melhora, iniciar segunda fase
  - Segunda fase: 25 mℓ/kg em 8 horas, com 1/3 com soro fisiológico e 2/3 com soro glicosado
- Se não houver melhora clínica e laboratorial, conduzir como grupo D
- Exames para confirmação de dengue são obrigatórios para os pacientes do grupo C, mas não são essenciais para conduta clínica
- Prescrever paracetamol e/ou dipirona
- Notificar o caso
- Após preencher critérios de alta, o retorno para reavaliação clínica e laboratorial segue orientação conforme grupo B.

Conduta no grupo D – presença de sinais de choque, sangramento grave ou disfunção grave de órgãos

- Reposição volêmica: iniciar imediatamente fase de expansão rápida parenteral, com solução salina isotônica: 20 mℓ/kg em até 20 minutos, em qualquer nível de complexidade, inclusive durante eventual transferência para uma unidade de referência. Caso necessário, repetir por até três vezes, de acordo com avaliação clínica
- Reavaliação clínica a cada 15 a 30 minutos e de hematócrito em 2 horas. Esses pacientes necessitam ser continuamente monitorados
- Repetir fase de expansão até três vezes
- Se houver melhora clínica e laboratorial após fases de expansão, retornar para a fase de expansão do grupo C e seguir a conduta recomendada para o grupo
- Esses pacientes devem permanecer em acompanhamento em leito de UTI até estabilização (mínimo 48 horas), e após estabilização permanecer em leito de internação
- Realizar exames complementares obrigatórios, exames de imagem e exames de confirmação de dengue, descritos no grupo C
- Notificar o caso
- No caso de persistência do choque, deve-se avaliar:
  - Se o hematócrito estiver em ascensão, após a reposição volêmica adequada: utilizar expansores plasmáticos (albumina 0,5 a 1 g/kg); preparar solução de albumina a 5% (para cada 100 mℓ dessa solução, usar 25 mℓ de albumina a 20% e 75 mℓ de SF a 0,9%); na falta desta, usar coloides sintéticos, 10 mℓ/kg/hora
  - Se o hematócrito estiver em queda e houver persistência do choque: investigar hemorragias e avaliar a coagulação
  - Na presença de hemorragia, transfundir concentrado de hemácias (10 a 15 mℓ/kg/dia)

- Na presença de coagulopatias, avaliar necessidade de uso de plasma fresco (10 mℓ/kg), vitamina K intravenosa e crioprecipitado (1 U para cada 5 a 10 kg)
- Considerar a transfusão de plaquetas nas seguintes condições: sangramento persistente não controlado, depois de corrigidos os fatores de coagulação e do choque, e com trombocitopenia e INR maior que 1,5 vez o valor normal.

A Figura 72.2 apresenta um fluxograma para a classificação de risco da dengue.

Prevenção

A estratégia preventiva considerada mais eficiente é o controle do vetor, por meio do uso de repelentes e de roupas de mangas compridas, colocação de telas nas casas, dormir em quartos com ar-condicionado e evitar acúmulo de água parada, que serve como criadouro dos mosquitos. A Organização Mundial da Saúde recomenda o uso de repelentes contendo DEET, IR3535, aminopropionico ou icaridina.

A vacina da dengue foi recentemente licenciada, mas ainda permanece pouco utilizada. É uma vacina tetravalente de vírus vivo atenuado, com eficácia média de 60%, mas está contraindicada durante a gestação e amamentação. Até o momento, não existem estudos que tenham avaliado os efeitos do uso inadvertido em gestantes.

Chikungunya

Histórico

O CHIKV foi relatado pela primeira vez na Tanzânia, em 1952. Após a primeira epidemia, o vírus tornou-se endêmico na África. Em 1958, atingiu a Ásia e foi responsável por diversos surtos nos anos subsequentes.

O vírus manteve-se restrito aos continentes africano e asiático até o ano de 2013, quando foi introduzido na ilha de Saint Martin e estabelecido o primeiro ciclo em humanos nas Américas. Posteriormente, casos de transmissão autóctone foram relatados na América do Sul, Central e Flórida.

Em setembro de 2014, foi confirmado o primeiro caso autóctone no Brasil, no estado do Amapá, região Norte. Após 7 dias, foram identificados novos casos na região Nordeste e, em apenas 1 mês, o Ministério da Saúde já havia confirmado 682 casos de infecção pelo Chikungunya. Desde então, tornou-se endêmico no país.

Meios de transmissão

Transmissão por vetores

O CHIKV é um Alphavirus da família Togaviridae, transmitido pela picada dos mosquitos infectados *Aedes aegypti* e *Aedes alpobictus*. Desde sua descoberta, foram identificados quatro diferentes

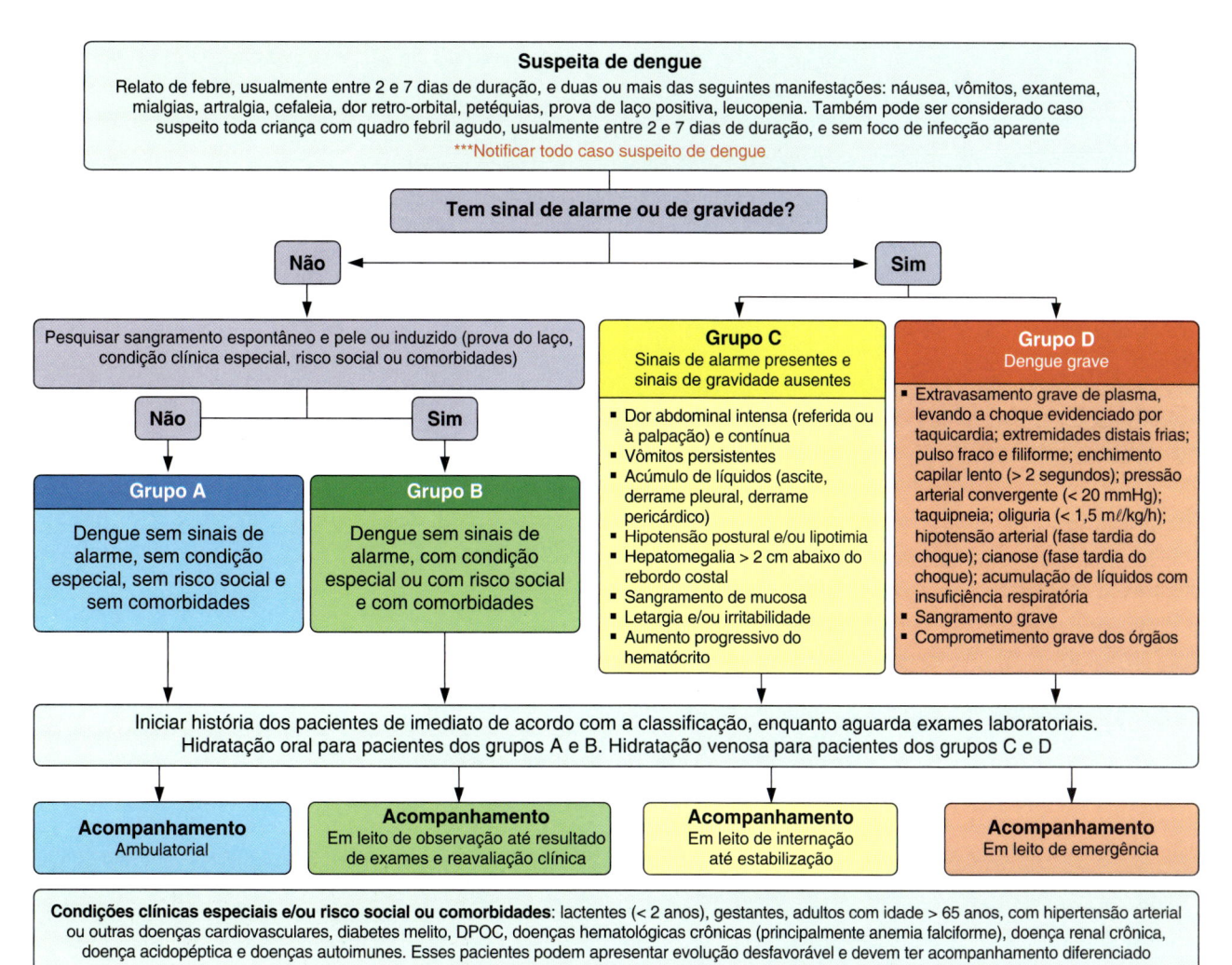

Figura 72.2 Fluxograma para classificação de risco da dengue. (Adaptada de Ministério da Saúde, 2016a).

genótipos do vírus: East-Central-South-African (ECSA), West African, Asian e Indian Ocean lineage (IOL).

Transmissão vertical

A transmissão vertical do CHIKV é de, aproximadamente, 50% quando a viremia materna coincide com o momento do parto. Porém, a via de parto não mostrou relação com a incidência de doença congênita.

Quadro clínico

O período de incubação intrínseco é em geral de 3 a 7 dias (podendo variar de 1 a 12 dias), e o período de viremia no ser humano pode durar até 10 dias, com início, geralmente, 2 dias antes da apresentação dos sintomas.

Alguns estudos mostram que entre 70 e 80% dos casos são sintomáticos, superando os valores encontrados nas demais arboviroses. A doença pode evoluir em três fases: aguda, subaguda e crônica.

Fase aguda

A fase aguda pode ter duração de até 14 dias e é caracterizada por febre tipicamente elevada, de início súbito, associada a intensa poliartralgia, que acomete 90% dos pacientes. A dor articular é normalmente simétrica e pode ser incapacitante. É mais intensa pela manhã e melhora com exercício moderado. As articulações mais frequentemente envolvidas são tornozelo, punho e dedos das mãos.

Em torno de 50% dos pacientes apresentam exantema macular ou maculopapular, que atinge principalmente o tronco e as extremidades (incluindo palmas e plantas), 25% dos quais podem apresentar prurido. Ocasionalmente, lesões vesiculobolhosas, úlceras orais, dermatite esfoliativa e hiperpigmentação podem ser observadas.

Outros sinais e sintomas descritos nessa fase são cefaleia, dor retro-orbitária, mialgia, conjuntivite sem secreção, náuseas e vômitos.

As manifestações tipicamente se resolvem em 7 a 10 dias, porém alguns pacientes podem permanecer com sintomas reumatológicos por longos períodos após a infecção inicial.

Fase subaguda

Com duração de até 3 meses, nessa fase a febre normalmente desaparece e persiste ou se agrava a artralgia, que pode estar acompanhada por edema de intensidade variável e astenia. Também pode haver recorrência da febre, do exantema e do prurido generalizado, além do surgimento de lesões purpúricas, vesiculares e bolhosas. Se os sintomas persistirem por mais de 3 meses após o início da doença, configura-se a fase crônica.

Fase crônica

Os fatores de risco para doença crônica são: idade acima de 45 anos, sexo feminino, doença articular preexistente e maior intensidade dos sintomas na fase aguda. Habitualmente, esse período cursa com dor articular, musculoesquelética e/ou neuropática, podendo se apresentar de modo intermitente. Alguns trabalhos descrevem que a fase crônica pode durar de 3 a 6 anos.

Manifestações atípicas e graves

Alguns pacientes apresentam formas atípicas da doença, podendo evoluir para óbito. Acometem, com maior frequência, aqueles com comorbidades, crianças e idosos, mas também pode haver gravidade independente de doenças ou condições associadas.

As manifestações ocorrem no sistema nervoso (síndrome de Guillain-Barré, meningoencefalite, encefalopatia, neuropatias), cardiovascular (miocardite, pericardite, arritmia), olho (neurite óptica, retinite, uveíte) e pele (dermatoses, hiperpigmentação por fotossensibilidade).

Diagnóstico laboratorial específico

Método direto – pesquisa do RNA viral

Apesar do período de maior viremia ser do 1º ao 5º dia do início dos sintomas, a pesquisa do RNA viral poderá ser realizada em diferentes amostras clínicas até o 8º dia após o aparecimento dos sintomas. O diagnóstico é rápido e sensível, quando realizado por meio das técnicas moleculares RT-PCR e qRT-PCR (*real time RT-PCR*).

Testes sorológicos

Para a pesquisa de anticorpos específicos, as principais técnicas disponíveis são: o ELISA e o teste imunocromatográfico do tipo *point-of-care* (POC). Os testes sorológicos permitem a detecção de anticorpos específicos do tipo IgM, que podem ser identificados a partir do 2º dia após o aparecimento dos sintomas (o período mais indicado para essa investigação sorológica é a partir do 5º dia) e do tipo IgG, a partir do 6º dia.

Outra estratégia para confirmação sorológica é a sorologia pareada. Nesse caso, duas amostras devem ser coletadas, a primeira na fase aguda da doença e a segunda, aproximadamente, 15 dias após a primeira. O aumento de quatro vezes no título dos anticorpos demonstra a reatividade específica.

Tratamento

A terapia utilizada é de suporte sintomático, hidratação e repouso. Não existe tratamento antiviral específico para CHIKV.

É contraindicado o uso de ácido acetilsalicílico ou outros anti-inflamatórios não esteroides na suspeita de qualquer arbovirose.

Os medicamentos recomendados são:

- Dipirona sódica: 20 gotas ou 1 comprimido (500 mg) até de 6/6 horas
- Paracetamol: 40 a 55 gotas ou 1 comprimido (500 a 750 mg) até de 6/6 horas.

Desfecho fetal e neonatal

A infecção pelo CHIKV não está relacionada a efeitos teratogênicos e há raros relatos de abortamento espontâneo. A transmissão materno-fetal ocorre, principalmente, quando existe viremia materna no período intraparto. O recém-nascido é assintomático nos primeiros dias, com início dos sintomas neonatais entre 3 e 7 dias após o nascimento.

As principais manifestações clínicas nos recém-nascidos sintomáticos são: febre, irritabilidade, recusa da mamada, edema de extremidades, hiperalgesia e alterações cutâneas como exantema, descamação e hiperpigmentação.

Algumas expressões mais graves podem evoluir com complicações neurológicas (edema cerebral, meningoencefalite, encefalopatia neonatal), hemorrágicas e miocárdicas (miocardiopatia hipertrófica, disfunção ventricular, pericardite).

O acompanhamento, por 2 anos, de uma coorte de crianças expostas ao vírus, durante o período perinatal, mostrou atraso no neurodesenvolvimento global, com baixos quocientes de desenvolvimento dos expostos em relação aos controles negativos para a infecção.

Protocolo

A Figura 72.3 mostra o protocolo a ser seguido segundo a classificação de risco do paciente com suspeita de Chikungunya.

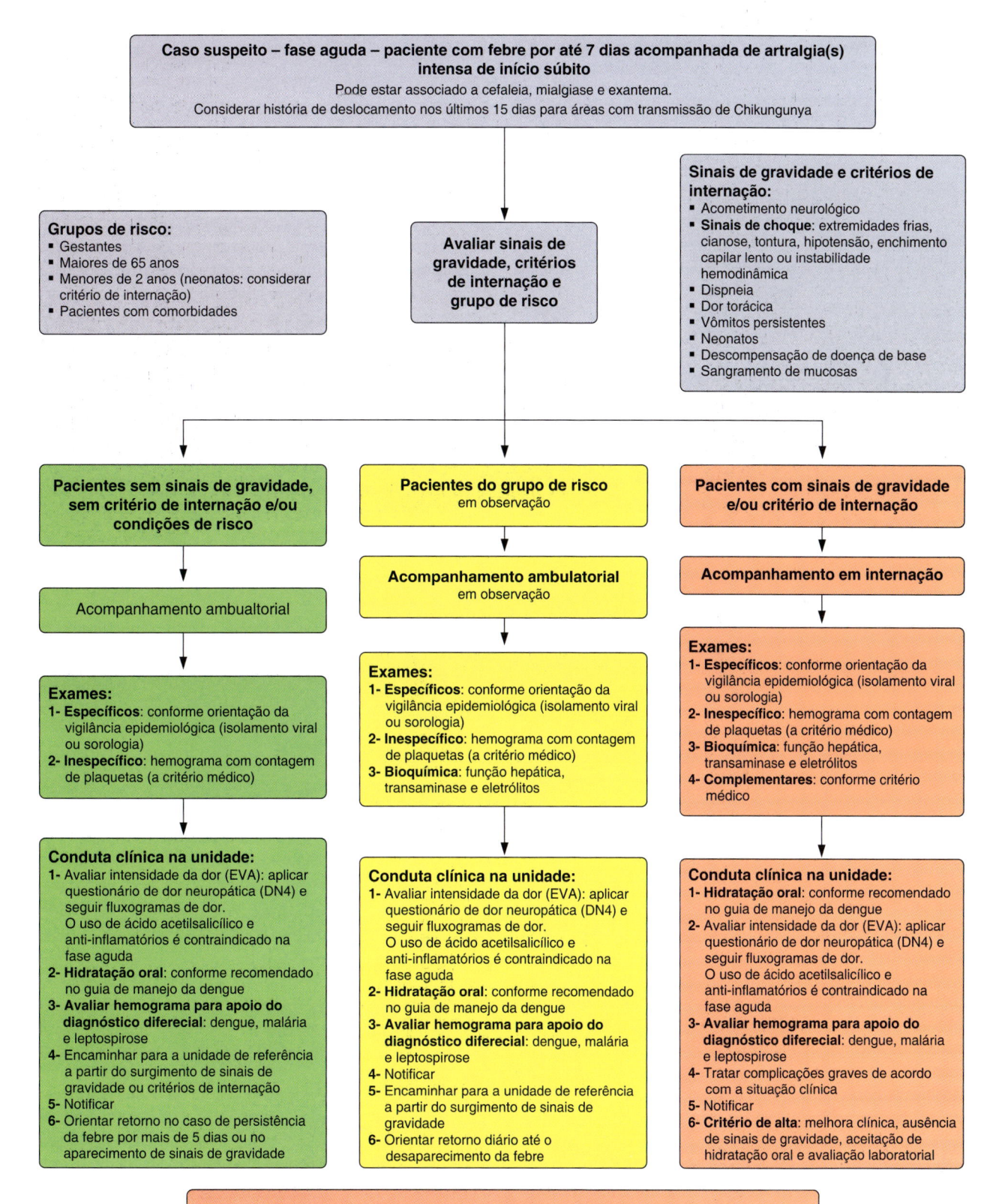

Figura 72.3 Classificação de risco do paciente com suspeita de Chikungunya. (Adaptada de SVS/MS, 2017.)

Prevenção

A estratégia preventiva considerada mais eficiente é o controle do vetor, por meio do uso de repelentes e de roupas de mangas compridas, colocação de telas nas casas, dormir em quartos com ar-condicionado e evitar acúmulo de água parada, que serve como criadouro dos mosquitos. A Organização Mundial da Saúde recomenda o uso de repelentes contendo DEET, IR3535, aminopropionico ou icaridina.

Até o momento, não existe vacina disponível contra o CHIKV.

Zika

Histórico

O ZIKV foi inicialmente isolado em 1947, no sangue de macaco *Rhesus*, durante estudos epidemiológicos de febre amarela na Floresta de Ziika, em Uganda. Em 1954, foi isolado pela primeira vez em humanos na Nigéria e, em 1969, foi identificado fora do continente africano, em mosquito *Aedes aegypti*, na Malásia.

O primeiro grande surto ocorreu na Ilha de Yap, na Micronesia, em 2007, seguido de um surto de maiores proporções, entre outubro de 2013 e março de 2014, na Polinésia Francesa.

Em 2015, o ZIKV atingiu as Américas, identificado inicialmente no Brasil, onde a análise filogenética demonstrou ser originário da linhagem asiática do vírus. Foram relatados casos de transmissão autóctone em outros 48 países ou territórios do continente americano, totalizando mais de 200 mil casos confirmados e, aproximadamente, 2.800 casos de síndrome congênita associada à infecção por Zika.

A epidemia causada pelo ZIKV nas Américas levou a Organização Mundial da Saúde a declarar estado de emergência internacional, dando visibilidade global à questão, que se tornou uma prioridade para a saúde pública.

Meios de transmissão

Transmissão por vetores

Os ZIKV, assim como o vírus dengue e o vírus da febre amarela, pertencem à família Flaviviridae, gênero *Flavivírus*, e são transmitidos pelos mosquitos *Aedes aegypti* e *Aedes Alpobictus*.

Transmissão sexual e transfusão sanguínea

A transmissão sexual do ZIKV, por meio do sêmen infectado, já está bem estabelecida. Além da identificação do RNA do vírus no sêmen, podendo persistir por mais de 60 dias após o início dos sintomas, alguns estudos confirmaram a doença em pessoas que não estiveram em áreas endêmicas, porém tiveram contato sexual com aquelas infectadas. Até o momento, não foi descrita transmissão sexual do vírus da DENV ou CHIKV.

Em estudo realizado no estado do Rio de Janeiro, foi ressaltada a contribuição da via sexual na transmissão do vírus Zika, sugerida pela maior incidência da infecção no grupo de mulheres em idade sexualmente ativa. Foram registrados 90% mais casos em mulheres entre 15 e 65 anos em relação aos homens da mesma faixa etária, o que não se repetiu nos grupos < 15 anos e > 65 anos.

As arboviroses podem ser transmitidas mediante transfusão de hemocomponentes de doadores infectados, assintomáticos no momento da doação.

Transmissão materno-fetal

A ocorrência de arboviroses durante a gestação é motivo de preocupação adicional por conta da possibilidade de transmissão vertical e acometimento fetal.

Em 2015, foi observado um aumento significativo do número de recém-nascidos com diagnóstico de microcefalia, em regiões do Brasil com alta incidência desse vírus, e foi comprovada a transmissão materno-fetal do ZIKV em qualquer fase da gestação.

Quadro clínico

A mulher grávida pode ser infectada pelo ZIKV em qualquer trimestre, e os sintomas relatados durante a gravidez são similares aos apresentados por não grávidas. Não há evidências de que a mulher grávida seja mais suscetível à infecção, nem que seja mais gravemente afetada pela doença. Em geral, a infecção cursa de modo oligossintomático, e apenas 20% são sintomáticos.

A infecção pelo ZIKV provoca uma doença febril aguda e autolimitada, com raras ocorrências de formas graves que determinem a hospitalização e o óbito. Dentre as características da versão sintomática, observam-se: exantema maculopapular (90%) no 1º ou 2º dia; ausência de febre ou febre baixa (65%) por 1 a 2 dias; mialgia leve; dor nas articulações de intensidade leve a moderada (65%); edema articular leve; prurido e conjuntivite não purulenta (55%). A doença é definida clinicamente por dois ou mais dos sinais e sintomas.

Os sinais e sintomas do ZIKV, em comparação aos de outras doenças exantemáticas por flavivírus (DENV, CHIKV), incluem um quadro exantemático mais acentuado e hiperemia conjuntival, sem alteração significativa na contagem de leucócitos e de plaquetas. Os sintomas tendem a desaparecer em 3 a 7 dias; no entanto, em alguns pacientes a artralgia pode persistir por cerca de 1 mês.

O vírus apresenta um tropismo pelo sistema nervoso central, podendo levar a manifestações graves como a síndrome de Guillain-Barré em adultos e a microcefalia fetal.

A síndrome de Guillain-Barré é a mais comum e a mais grave paralisia flácida aguda, que acomete cerca de 100.000 pessoas por ano no mundo. Pode evoluir para insuficiência respiratória em 20 a 30% dos casos.

Diagnóstico laboratorial específico

Fase aguda

Coletar sangue materno até o 5º dia do início dos sintomas, ou urina até o 8º dia, para a pesquisa do RNA do vírus mediante teste RT-PCR. O resultado negativo não exclui a infecção, e é necessária a realização de teste sorológico para a pesquisa de anticorpos IgM.

Além de amostras de soro e urina, o RT-PCR também pode ser realizado em amostras de saliva. Musso et al. analisaram amostras de saliva de pacientes sintomáticos durante a epidemia na Polinésia Francesa, entre outubro de 2013 e março de 2014. Apesar de não haver aumento da janela de detecção do vírus, a amostra de saliva aumentou a taxa de detecção molecular do RNA viral.

Fase de convalescência

Na fase de convalescência, deve-se realizar o teste ELISA para a pesquisa de anticorpos IgM para DENV, ZIKV e CHIKV, que em geral estão detectáveis entre 2 e 12 semanas após a infecção.

Entretanto, em razão da reação cruzada, uma sorologia positiva (IgM) para dengue ou Zika apenas indica uma infecção recente por flavivírus, de modo que não é possível distinguir seu tipo. Em caso de IgM positivo, é necessário realizar o PRNT para confirmar o diagnóstico. Pacientes que receberam vacina contra febre amarela no passado também podem apresentar reação cruzada na sorologia.

As evidências laboratoriais de infecção materna pelo ZIKV são:

- RNA do vírus Zika detectado por RT-PCR em qualquer amostra biológica (sangue, urina, líquido amniótico etc.)
- Sorologia IgM positiva para Zika e negativa para dengue, com PRNT ≥ 10 para Zika e < 10 para dengue
- IgM positiva para o vírus Zika, confirmada por aumento dos anticorpos neutralizantes (IgG) ≥ 4 vezes em relação aos títulos desses anticorpos contra o vírus da dengue. O teste é considerado inconclusivo se a IgG contra o vírus Zika estiver < 4 vezes ao IgG contra o vírus da dengue.

Tratamento

Não há tratamento específico para o ZIKV. O manejo clínico inclui repouso, hidratação e tratamento sintomático. Para o controle da febre e dor, é recomendado o uso de dipirona ou paracetamol, e contraindicado o uso de ácido acetilsalicílico e anti-inflamatórios. No caso de prurido, anti-histamínicos podem ser utilizados.

Desfecho fetal e neonatal

O ZIKV é um vírus neurotrópico por excelência, que atinge particularmente células progenitoras neuronais, mas também, em menor intensidade, células neuronais em todos os estágios de maturidade. A cerebrite viral produz uma disrupção da embriogênese cerebral, resultando em microcefalia ou outras anormalidades neurológicas. Também podem ser afetados os sistemas geniturinário, cardíaco e digestório.

A transmissão materno-fetal do ZIKV pode provocar microcefalia, atrofia cerebral, ventriculomegalia, calcificações intracranianas, lissencefalia, paquigiria e agenesia cerebelar, principalmente quando a exposição ao ZIKV ocorre no 1º trimestre. Além das alterações cerebrais, há registros de pé torto congênito e artrogripose.

A microcefalia congênita pode ser detectada durante o período pré-natal, no fim do 2º trimestre ou início do 3º, mas o diagnóstico mais comum é após o nascimento. Diversas outras infecções podem determinar microcefalia, incluindo rubéola, CMV, toxoplasmose e sífilis. Assim, é importante fazer o diagnóstico diferencial diante do diagnóstico. Recém-nascidos com microcefalia grave podem apresentar convulsões, problemas na visão ou na audição e retardo no neurodesenvolvimento, incluindo comprometimento cognitivo e paralisia cerebral. Estima-se que o risco de microcefalia após a infecção materna por ZIKV no 1º trimestre da gravidez é de, aproximadamente, 1 a 13%.

Brasil et al. estudaram gestantes com suspeita de infecção pelo ZIKV no Rio de Janeiro, entre setembro de 2015 e maio de 2016. Das 125 gestantes com diagnóstico confirmado, 46,4% apresentaram resultados adversos no período. A infecção aguda ocorreu entre 6 e 39 semanas de gestação e as complicações foram observadas em 55% dos casos quando a infecção aconteceu no 1º trimestre, 52% no 2º trimestre e 29% quando as gestantes foram infectadas no último trimestre. Os casos de abortamento representaram 25% dos desfechos de 1º trimestre, 3% dos desfechos

de 2º trimestre e houve dois óbitos fetais entre as 34 gestantes com exame positivo no 3º trimestre.

Dos 117 neonatos, 42% apresentaram achados anormais no 1º mês de vida, e praticamente todos com anormalidades do sistema nervoso central. Foi diagnosticada microcefalia em 3,4% dos casos, e restrição do crescimento fetal em 9%. As alterações encontradas foram: calcificação cerebral, atrofia cerebral, ventriculomegalia, hipoplasia das estruturas cerebrais e hemorragia do parênquima cerebral.

Protocolo

Assistência pré-natal e parto

A assistência pré-natal deve seguir a rotina habitual e não há recomendações especiais para a assistência ao parto e puerpério imediato. A suspeita de infecção pelo ZIKV ou o diagnóstico de microcefalia fetal não são, por si só, indicação de cesariana.

▶ Exames de imagem

A ultrassonografia (US) fetal pode não detectar microcefalia ou alterações cranianas e cerebrais até o final do 2º ou início do 3º trimestre de gravidez.

Além da rotina habitual, recomenda-se uma primeira avaliação ultrassonográfica entre a 18ª e a 20ª semana de gestação, podendo ser realizadas avaliações seriadas após essa idade gestacional, quando houver casos suspeitos ou confirmados de infecção pelo ZIKV durante a gestação.

Para o diagnóstico de microcefalia fetal é utilizado o seguinte protocolo:

- Caso a circunferência cefálica (CC) fetal na ultrassonografia pré-natal seja < 2 desvios-padrão (DP) da média para a idade gestacional, está indicada uma avaliação cuidadosa da anatomia intracraniana do feto. Se a anatomia intracraniana for normal, recomenda-se o acompanhamento com US a cada 4 semanas
- A microcefalia isolada deve ser definida como a CC < 3 DP da média para a idade gestacional.

Prevenção

Como já descrito anteriormente em relação a dengue e Chikungunya, recomenda-se o controle do vetor, mediante uso de repelentes e de roupas de mangas compridas, colocação de telas nas casas, dormir em quartos com ar-condicionado e evitar acúmulo de água parada, que serve como criadouro dos mosquitos. A Organização Mundial da Saúde indica ainda o uso de repelentes contendo DEET, IR3535, aminopropionico ou icaridina.

No caso específico da infecção pelo ZIKV, com comprovada transmissão sexual, o CDC recomenda abstinência sexual, ou uso de preservativos para homens com suspeita de infecção pelo ZIKV, durante um período de 6 meses. Para aqueles que residam ou estejam retornando de uma região com transmissão ativa do vírus, mas que não apresentem sintomas, deve-se adotar tais medidas por, pelo menos, 8 semanas após o retorno. Até o momento, não existe vacina disponível contra o ZIKV.

Conclusão

As arboviroses são doenças infecciosas emergentes, que se apresentam de maneira endêmica em diversas localidades, mas com potencial imprevisível e devastador, como visto recentemente com a epidemia do ZIKV nas Américas.

Apesar das recentes publicações sobre o tema, abordando as repercussões da infecção congênita pelo ZIKV, as pesquisas nessa área ainda são modestas, e muitos aspectos das arboviroses carecem de esclarecimento, especialmente no que tange a infecção no período gestacional.

Algumas questões sobre o tema que merecem foco: o aprimoramento dos testes diagnósticos, incluindo testes moleculares específicos e sensíveis, associados ao rastreio ultrassonográfico; estimativas mais precisas do risco materno, fetal e neonatal; e o desenvolvimento de vacinas preventivas e outras opções terapêuticas.

Somente após o avanço nessas questões será possível desenvolver estratégias efetivas de intervenção, visando a prevenção ou erradicação das infecções por arbovírus e seu deletério desfecho materno-fetal.

Bibliografia

Adam I, Jumaa AM, Elbashir HM, Karsany MS. Maternal and perinatal outcomes of dengue in PortSudan, Eastern Sudan. Virol J. 2010;7:153.

Alvarenga CF, Silami VG, Brasil P, Boechat MEH, Coelho J, Nogueira RMR. Dengue during pregnancy: a study of thirteen cases. Am J Infect Dis. 2019;5(4):288-93.

Argolo AF, Féres VC, Silveira LA, et al. Prevalence and incidence of dengue virus and antibody placental transfer during late pregnancy in central Brazil. BMC Infect Dis. 2013;13:254.

Atkinson B, Hearn P, Afrough B, et al. Detection of Zika virus in semen. Emerg Infect Dis. 2016;22(5):940.

Bentlin MR, Almeida RAB, Coelho KI, et al. Perinatal transmission of yellow fever, Brazil, 2009. Emerg Infect Dis. 2011;17(9):1779-80.

Brasil P, Pereira JP Jr, Moreira ME, et al. Zika virus infection in pregnant women in Rio de Janeiro. N Engl J Med. 2016;375(24):2321-34.

Busch MP, Sabino EC, Brambilla D, et al.; International Component of the NHLBI Recipient Epidemiology and Donor Evaluation Study-III (REDS-III). Duration of dengue viremia in blood donors and relationships between donor viremia, infection incidence and clinical case reports during a large epidemic. J Infect Dis. 2016;214:49-54.

Cao-Lormeau VM, Roche C, Teissier A, et al. Zika virus, French polynesia, South pacific, 2013. Emerg Infect Dis. 2014;20(6):1085-6.

Cavalcanti DP, Salomão MA, Lopez-Camelo J, Pessoto MA; Campinas Group of Yellow Fever Immunization during pregnancy. Early exposure to yellow fever vaccine during pregnancy. Trop Med Int Health. 2007;12(7):833-7.

Centers for Disease Control and Protection (CDC). Chikungunya: Information for Healthcare Providers [Internet]. Versão Jul 22 2014. [local desconhecido]: CDC; 2014 – [citado 2017 Mar 23]. Disponível em: www.cdc.gov/chikungunya/pdfs/CHIKV_Clinicians.pdf.

Centers for Disease Control and Prevention (CDC). Dengue Laboratory Guidance and Diagnostic Testing [Internet]. Versão Jan 24 2020 – [citado 2017 Abr 08]. Disponível em: www.cdc.gov/dengue/clinicallab/laboratory.html.

Centers for Disease Control and Prevention (CDC). Guidance for U.S. Laboratories Testing for Zika Virus Infection [Internet]. Versão Oct 12 2018 – [citado 2017 Abr 08]. Disponível em: www.cdc.gov/zika/laboratories/lab-guidance.html.

Centers for Disease Control and Prevention (CDC). Transfusion-related transmission of yellow fever vaccine virus – California, 2009. MMWR Morb Mortal Wkly Rep. 2010;59(2):34-7.

Coelho FC, Durovni B, Saraceni V, et al. Higher incidence of Zika in adult women than adult men in Rio de Janeiro suggests a significant contribution of sexual transmission from men to women. Int J Infect Dis. 2016;51:128-32.

D'Acremont V, Tremblay S, Genton B. Impact of vaccines given during pregnancy on the offspring of women consulting a travel clinic: a longitudinal study. J Travel Med. 2008;15(2):77-81.

Dick GW, Kitchen SF, Haddow AJ. Zika virus. I. Isolations and serological specificity. Trans R Soc Trop Med Hyg. 1952;46(5):509-20.

D'Ortenzio E, Matheron S, Yazdanpanah Y, et al. Evidence of sexual transmission of Zika virus. N Engl J Med. 2016;374(22):2195-8.

Duffy MR, Chen TH, Hancock WT, et al. Zika virus outbreak on Yap Island, Federated States of Micronesia. N Engl J Med. 2009;360(24):2536-43.

Faria NR, Azevedo RDSDS, Kraemer MUG, et al. Zika virus in the Americas: early epidemiological and genetic findings. Science. 2016; 352(6283):345-9.

França GV, Schuler-Faccini L, Oliveira WK, et al. Congenital Zika virus syndrome in Brazil: a case series of the first 1501 livebirths with complete investigation. Lancet. 2016;388(10047):891-7.

Friedman EE, Dallah F, Harville EW, et al. Symptomatic dengue infection during pregnancy and infant outcomes: a retrospective cohort study. PLoS Negl Trop Dis. 2014;8(10):e3226.

Gardner CL, Ryman KD. Yellow fever: a reemerging threat. Clin Lab Med. 2010;30:237-60.

Gérardin P, Sampériz S, Ramful D, et al. Neurocognitive outcome of children exposed to perinatal mother-to-child Chikungunya virus infection: the CHIMERE cohort study on Reunion Island. PLoS Negl Trop Dis. 2014;8(7):e2996.

Gubler DJ. Human behaviour and cultural context in disease control. Trop Med Int Health. 1997;2(11):A1-2.

Gubler DJ. The global emergence/resurgence of arboviral diseases as public health problems. Arch Med Res. 2002;33(4):330-42.

Imbert P, Moulin F, Mornand P, Méchaï F, Rapp C. Should yellow fever vaccination be recommended during pregnancy or breastfeeding? Med Trop (Mars). 2010;70(4):321-4.

Kariyawasam S, Senanayake H. Dengue infections during pregnancy: case series from a tertiary care hospital in Sri Lanka. J Infect Dev Ctries. 2010;4(11):767-75.

Lanteri MC, Kleinman SH, Glynn SA, et al. Zika virus: a new threat to the safety of the blood supply with worldwide impact and implications. Transfusion. 2016;56(7):1907-14.

Leparc-Goffart I, Nougairede A, Cassadou S, Prat C, de Lamballerie X. Chikungunya in the Americas. Lancet. 2014;383(9916):514.

MacNamara FN. Zika virus: a report on three cases of human infection during an epidemic of jaundice in Nigeria. Trans R Soc Trop Med Hyg. 1954;48(2):139-45.

Machado CR, Machado ES, Rohloff RD, et al. Is pregnancy associated with severe dengue? A review of data from the Rio de Janeiro surveillance information system. PLoS Negl Trop Dis. 2013;7(5):e2217.

Marchette NJ, Garcia R, Rudnick A. Isolation of Zika virus from Aedes aegypti mosquitoes in Malaysia. Am J Trop Med Hyg. 1969;18(3):411-5.

Martines RB, Bhatnagar J, de Oliveira Ramos AM, et al. Pathology of congenital Zika syndrome in Brazil: a case series. Lancet. 2016; 388(10047):898-904.

Mayer SV, Tesh RB, Vasilakis N. The emergence of arthropod-borne viral diseases: A global prospective on dengue, Chikungunya and Zika fevers. Acta Trop. 2017;166:155-63.

Messina JP, Brady OJ, Scott TW, et al. Global spread of dengue virus types: mapping the 70 year history. Trends Microbiol. 2014;22(3):138-46.

Ministério da Saúde. Chicungunya: manejo clínico. Brasília (DF): Ministério da Saúde; 2017.

Ministério da Saúde. Dengue: diagnóstico e manejo clínico: adulto e criança. 5.ed. Brasília (DF): Ministério da Saúde; 2016a.

Ministério da Saúde. Protocolo de atenção à saúde e resposta à ocorrência de microcefalia. Plano Nacional de Enfrentamento à Microcefalia. Brasília (DF): Ministério da Saúde; 2016b.

Mlakar J, Korva M, Tul N, et al. Zika virus associated with microcephaly. N Engl J Med. 2016;374(10):951-8.

Monath TP, Vasconcelos PF. Yellow fever. J Clin Virol. 2015;64:160-73.

Moro ML, Gagliotti C, Silvi G, et al.; Chikungunya Study Group. Chikungunya virus in North-Eastern Italy: a seroprevalence survey. Am J Trop Med Hyg. 2010;82(3):508-11.

Morse SS. Factors in the emergence of infectious diseases. Emerg Infect Dis. 1995;1:7-15.

Motta IJ, Spencer BR, Cordeiro da Silva SG, et al. Evidence for transmission of Zika virus by platelet transfusion. N Engl J Med. 2016;375(11): 1101-3.

Musso D, Nilles EJ, Cao-Lormeau VM. Rapid spread of emerging Zika virus in the Pacific area. Clin Microbiol Infect. 2014;20(10):O595-6.

Musso D, Roche C, Nhan TX, Robin E, Teissier A, Cao-Lormeau VM. Detection of Zika virus in saliva. J Clin Virol. 2015;68:53-5.

Nasidi A, Monath TP, Vandenberg J, et al. Yellow fever vaccination and pregnancy: a four-year prospective study. Trans R Soc Trop Med Hyg. 1993;87(3):337-9.

Nishioka SA, Nunes-Araújo FR, Pires WP, Silva FA, Costa HL. Yellow fever vaccination during pregnancy and spontaneous abortion: a case-control study. Trop Med Int Health. 1998;3:29-33.

Nunes MR, Faria NR, de Vasconcelos JM, et al. Emergence and potential for spread of Chikungunya virus in Brazil. BMC Med. 2015;13:102.

Oster AM, Brooks JT, Stryker JE, et al. Interim Guidelines for Prevention of Sexual Transmission of Zika Virus – United States, 2016. MMWR Morb Mortal Wkly Rep. 2016;65(5):120-1.

Paixão ES, Teixeira MG, Costa MDCN, Rodrigues LC. Dengue during pregnancy and adverse fetal outcomes: a systematic review and meta-analysis. Lancet Infect Dis. 2016;16(7):857-65.

Pan American Health Organization (PAHO); World Health Organization (WHO). Zika Epidemiological Update, 2017 Feb 6 [Internet]. [citado 2017 Mar 04]. Washington (DC): PAHO/WHO; 2017. Disponível em: www.paho.org.

Paules CI, Fauci AS. Yellow fever – once again on the radar screen in the Americas. N Engl J Med. 2017;376(15):1397-9.

Pouliot SH, Xiong X, Harville E, et al. Maternal dengue and pregnancy outcomes: a systematic review. Obstet Gynecol Surv. 2010;65(2):107-18.

Ribeiro CF, Lopes VG, Brasil P, Coelho J, Muniz AG, Nogueira RM. Perinatal transmission of dengue: a report of 7 cases. J Pediatr. 2013;163(5):1514-6.

Ribeiro CF, Lopes VGS, Brasil P, Pires ARC, Rohloff R, Nogueira RMR. Dengue infection in pregnancy and its impact on the placenta. Int J Infect Dis. 2017;55:109-12.

Robert E, Vial T, Schaefer C, Arnon J, Reuvers M. Exposure to yellow fever vaccine in early pregnancy. Vaccine. 1999;17(3):283-5.

Sabino EC, Loureiro P, Lopes ME, et al.; International Component of the NHLBI Recipient Epidemiology and Donor Evaluation Study-III. Transfusion-transmitted dengue and associated clinical symptoms during the 2012 epidemic in Brazil. J Infect Dis. 2016;213(5):694-702.

Schrag SJ, Wiener P. Emerging infectious disease: what are the relative roles of ecology and evolution? Trends Ecol Evol. 1995;10(8):319-24.

Staples JE, Gershman M, Fischer M; Centers for Disease Control and Prevention (CDC). Yellow fever vaccine: recommendations of the Advisory Committee on Immunization Practices (ACIP). MMWR Recomm Rep. 2010;59(RR-7):1-27.

Sudeep AB, Parashar D. Chikungunya: an overview. J Biosci. 2008;33(4):443-9.

Suwanmanee S, Luplertlop N. Dengue and Zika viruses: lessons learned from the similarities between these Aedes mosquito-vectored arboviruses. J Microbiol. 2017;55(2):81-9.

Suzano CE, Amaral E, Sato HK, Papaiordanou PM; Campinas Group on Yellow Fever Immunization during Pregnancy. The effects of yellow fever immunization (17DD) inadvertently used in early pregnancy during a mass campaign in Brazil. Vaccine. 2006;24(9):1421-6.

Tan PC, Soe MZ, Si Lay K, Wang SM, Sekaran SD, Omar SZ. Dengue infection and miscarriage: a prospective case control study. PLoS Negl Trop Dis. 2012;6(5):e1637.

Torres JR, Falleiros-Arlant LH, Dueñas L, Pleitez-Navarrete J, Salgado DM, Castillo JB. Congenital and perinatal complications of chikungunya fever: a Latin American experience. Int J Infect Dis. 2016;51:85-8.

Weaver SC, Forrester NL. Chikungunya: evolutionary history and recent epidemic spread. Antiviral Res. 2015;120:32-9.

Wilder-Smith A, Gubler DJ, Weaver SC, Monath TP, Heymann DL, Scott TW. Epidemic arboviral diseases: priorities for research and public health. Lancet Infect Dis. 2017;17(3):e101-6.

World Health Organization (WHO). Dengue guidelines for diagnosis, treatment, prevention and control: new edition. Geneva (SWI): WHO; 2009 – [citado 2017 Abr 08]. Disponível em: https://apps.who.int/iris/handle/10665/44188.

World Health Organization (WHO). Zika Virus Fact Sheet [Internet]. World Health Organization, 2016. Disponível em: http://www.who.int/mediacentre/factsheets/zika/en/.

Zanluca C, Melo VC, Mosimann AL, Santos GI, Santos CN, Luz K. First report of autochthonous transmission of Zika virus in Brazil. Mem Inst Oswaldo Cruz. 2015;110(4):569-72.

73

Assistência às Gestantes e Puérperas Frente à Pandemia de Covid-19

 Este capítulo está disponível, online, no Ambiente de aprendizagem do GEN.

Antonio Braga

Rosiane Mattar

Adriana Gomes Luz

Alan Roberto Hatanaka

Alberto Moreno Zaconeta

Cristina A. F. Guazzelli

Evelyn Traina

Fernanda Spadotto Baptista

Gabriel Costa Osanan

Geraldo Duarte

José Geraldo Lopes Ramos

Rossana Pulcineli Vieira Francisco

Sigrid Maria Loureiro de Queiroz Cardoso

Silvana Maria Quintana

Vera Therezinha Medeiros Borges

A pandemia de Covid-19, causada pelo SARS-CoV-2, emergiu no fim de 2019 em Wuhan, província de Hubei, na China, disseminando-se por todos os continentes, infectando um grande número de pessoas e ocasionando milhões de mortes no mundo.

Chamou a atenção, desde o início da pandemia, a existência de grupos de risco especialmente vulneráveis à infecção, principalmente idosos e portadores de comorbidades, que apresentavam elevados índice de letalidade. Dentre esses grupos de maior risco para desfechos desfavoráveis estavam as gestantes e puérperas, com todas as modificações próprias da gestação empiorando os desfechos maternos e, ato contínuo, perinatais.

Ainda que a maioria dos relatos de literatura mostre que grande parte das gestantes apresenta quadros clínicos leves ou moderados, 1 a 5% necessitam de suporte ventilatório e/ou cuidados em unidade de terapia intensiva, principalmente no último trimestre da gravidez e no puerpério.

No Brasil, a principal causa de morte materna nos anos de 2020 e 2021 foi a associação entre covid-19 e gestação/puerpério, mostrando a importância do tema para nossa especialidade.

Não obstante tenha havido importante redução da gravidade dos casos na população obstétrica, mercê da vacinação sistemática das gestantes e puérperas, esse tema é o mais palpitante dentre as intercorrências obstétricas recentes e merece do leitor cuidadoso toda a devida atenção.

74

Malária em Gestantes

Flor Ernestina Martinez-Espinosa
Marianna Facchinetti Brock
Camila Helena Bôtto-Menezes
Paola Marchesini

Definições

A **malária** é uma doença parasitária causada ao homem por uma ou mais espécies do gênero *Plasmodium* sp. (*P. falciparum, P. vivax, P. malariae, P. ovale, P. knowlesi*), transmitidas, de maneira natural, por vetores do gênero *Anopheles* sp. O *Plasmodium falciparum* causa a maior parte das infecções, especialmente no continente africano, e é associado a maior morbidade e mortalidade por malária (WHO, 2019). No ciclo biológico do parasita são necessários dois hospedeiros: um invertebrado – o vetor –, especificamente algumas espécies do gênero *Anopheles* (é nesse hospedeiro que ocorre a **fase sexuada do ciclo**); e um vertebrado (nesse caso, o homem, quando ocorre a **fase assexuada**). O ciclo biológico desse protozoário inicia-se quando a fêmea do vetor se infecta com gametócitos circulantes no sangue periférico do indivíduo gametóforo, iniciando, assim, o ciclo sexuado, que ocorre no tecido gástrico do anofelino.

Os gametócitos podem ser femininos (macrogametócito) ou masculinos (microgametócitos). Quando esses gametas se unem, forma-se o **zigoto**, que dá lugar ao **oocineto**; este, ao **oocisto**; e, por último, ao **esporozoíta**, uma forma parasitária que, ao migrar para as glândulas salivares, será inoculada durante o novo processo de alimentação da fêmea e completará o ciclo no hospedeiro invertebrado.

O ciclo assexuado do parasita ocorre no ser humano, uma vez que os esporozoítos são inoculados, atingindo a corrente sanguínea até o tecido hepático, no qual se desenvolvem dentro dos hepatócitos durante a **esquizogonia tecidual** ou **ciclo pré-eritrocítico**. Assim, dá-se lugar às novas formas parasitárias, chamadas **merozoítos**, que têm duração média de 6 dias para *P. falciparum*, 8 dias para *P. vivax*, 9 dias para *P. ovale* e 12 a 16 dias para *P. malariae*.

Depois da esquizogonia hepática, as formas parasitárias (**merozoítos**) são liberadas à corrente sanguínea, na qual cada uma invade uma hemácia e inicia, assim, o ciclo eritrocítico. Esse ciclo tem 36 a 48 horas de duração para *P. falciparum*, 48 horas para *P. vivax* e *P. ovale* e 72 horas para *P. malariae*, dando lugar à esquizogonia eritrocitária, que se repete a cada 48 horas, em média.

A esquizogonia eritrocitária ocorre preferencialmente em capilares profundos. No caso de *P. vivax*, algumas formas em estado de latência permanecem no tecido hepático na forma conhecida como **hipnozoíta**. Ao saírem do estado de latência, elas produzem uma nova esquizogonia tecidual com produção de merozoítos que invadem diferentes hemácias e reiniciam uma outra parasitemia, conhecida como recaída (Rey, 1991; Coura e Pereira, 2019; Suárez-Mutis e Martinez-Espinosa, 2019).

A virulência de *P. falciparum* decorre de sua capacidade de infectar qualquer hemácia, de sua potencialidade de atingir elevada densidade parasitária e do fenômeno de **sequestro** eritrocitário, no qual hemácias parasitadas aderem ao endotélio vascular (**citoaderência**), a hemácias não parasitadas (*rosseting*) e a outras hemácias parasitadas (**autoaglutinação**). Esses fenômenos, se presentes na malária *vivax*, ocorrem com menor frequência e intensidade (Anstey et al., 2009). *Plasmodium falciparum* também produz uma maior quantidade de formas parasitárias tanto na esquizogonia tecidual quanto na eritrocítica, dentre outras características de virulência (Anstey et al., 2009).

Plasmodium vivax é o causador de malária com maior distribuição geográfica e está associado à maioria dos casos da doença no continente americano (WHO, 2019). Embora seja menos associado à mortalidade, se comparado com o anterior, estudos mais recentes mostram que *P. vivax* está longe de ser uma espécie benigna, como já foi considerado (Lacerda et al., 2012). Esse parasita pode permanecer na célula hepática após o ciclo tecidual em uma forma denominada hipnozoíto, responsável por recorrências parasitárias posteriores – até 2 anos após o inóculo primário (Imwong et al., 2007).

De acordo com as características climáticas, a recorrência pode ser rápida (3 a 6 semanas), como ocorre em locais cálidos, ou mais tardia, como em locais temperados. Quanto mais precoces as recorrências, menos sintomáticas elas se apresentam (Battle et al., 2014). A potencial densidade parasitária, no caso da malária por *P. vivax*, é limitada pela capacidade de a espécie parasitar somente hemácias jovens (reticulócitos), que compõem entre 1 e 2% das hemácias circulantes no sangue periférico. Mesmo assim, a resposta inflamatória na malária por *P. vivax* pode ser mais intensa do que a causada por *P. falciparum* (Anstey et al., 2009).

Na malária *vivax* não há uma relação direta entre densidade parasitária e febre. Concentrações plasmáticas de citocinas pró-inflamatórias, como TNF-α e o IFN-γ, estão associadas à gravidade da doença (Andrade et al., 2010) e induzem inflamação placentária. Existe diferença entre infecção ou a presença do parasita no hospedeiro e a malária propriamente dita, na qual há uma variedade de manifestações clínicas desde formas leves a muito graves e letais.

Para o entendimento da malária, é necessária a elucidação de alguns termos, que se organizam cronologicamente do seguinte modo:

- **Infecção** ou presença do parasita em qualquer uma de suas formas evolutivas no hospedeiro
- **Período de incubação** ou o tempo que transcorre entre a inoculação do esporozoíto pelo vetor e sua liberação em sangue periférico após a esquizogonia tecidual dentro do hepatócito
- **Período prepatente**, que vai desde o momento em que a infecção ocorre até o início das primeiras manifestações clínicas. Nesse momento, a infecção ainda não é clínica, nem parasitologicamente diagnosticada
- **Período patente**, quando há manifestações clínicas e densidade parasitária de formas assexuadas passíveis de diagnóstico
- **Período subpatente**, o qual ocorre depois de um primeiro episódio e no qual o diagnóstico parasitológico ainda não é possível nem há sintomas
- **Recrudescência**, quando parasitas reaparecem no sangue periférico e as manifestações clínicas podem estar presentes ou não
- **Latência**, o período assintomático que transcorre entre um primeiro episódio e o segundo, originado pelos hipnozoítos
- **Recaída**, o último episódio, caracterizado pela presença de novas formas assexuadas no sangue
- **Reinfecção**, a nova densidade parasitária que se origina de uma nova inoculação de esporozoítos por um vetor
- **Recorrência**, por fim, é a presença de nova densidade parasitária que ocorre após a depuração parasitária de uma parasitemia assexuada inicial, em que a origem da nova parasitemia não pode ser identificada com certeza como uma reinfecção, recrudescência ou recaída (Battle et al., 2014).

A malária representa risco tanto para a continuidade da gestação quanto para a vida da gestante e do concepto. A gestação é um fator de risco para a infecção por plasmódios e para a evolução para um quadro de malária grave, que pode levar a óbito materno. Por sua vez, a malária é um fator de risco para a evolução da gestação – há aumento da atividade uterina, sangramento vaginal e risco de aborto ou parto prematuro (**PPT**). Para o concepto, a doença é um fator de risco para retardo no crescimento intrauterino, que representa indivíduos pequenos para a idade gestacional (**PIG**) e para óbito fetal; para o recém-nascido (RN) exposto à malária, há risco de infecção congênita e baixo peso ao nascer (**BPN**). Ademais, a malária representa risco para a vida da criança com menos de 5 anos que tenha sido exposta *in utero*, bem como risco para seu desenvolvimento neurocognitivo (Ngai et al., 2020). A complexidade da interação do binômio gravidez e malária pode ser observada na Figura 74.1.

Epidemiologia

Suscetibilidade. Quando comparados dois hospedeiros em condições similares de imunidade e exposição, em que um deles seja uma gestante, esta última tem mais risco de contrair malária. Em um mesmo contexto epidemiológico, observam-se discrepâncias entre primigrávidas e multigrávidas; as primeiras são mais suscetíveis à infecção malárica, embora essa última observação seja mais comum em locais altamente endêmicos, nos quais a mulher tenha recebido frequentes inóculos infectantes ao longo da vida, o que se atribui ao contato com parasitas que infectem especificamente gestantes (Okoko et al., 2003). Estudos mostram que anticorpos contra eritrócitos infectados são importantes na proteção da placenta, e tais anticorpos estariam ausentes durante a primeira gestação (Rogerson et al., 2007). Em áreas de elevada endemicidade, a resistência adquirida pelas gestantes está associada à produção de anticorpos dirigidos contra eritrócitos infectados por *P. falciparum* com capacidade de aderir ao receptor condrointina de sultato A (CSA) (Fried e Duffy, 2017).

A gestante e sua imunidade. A gravidez é o desafio imunológico que exige à mulher "tolerar" um indivíduo (o feto) geneticamente diferente. As mudanças imunológicas e hormonais que ocorrem nesse período favorecem um redirecionamento da resposta imune de um predomínio celular para um humoral, e a gestante torna-se mais suscetível a patógenos intracelulares como vírus, bactérias intracelulares e parasitas (Jamieson et al., 2006; Robinson e Klein, 2012).

A gestante e o vetor. Diferenças fisiológicas e comportamentais explicam que as gestantes sejam mais atraentes como fonte de alimento para uma fêmea anofelina do que homens ou mulheres não gestantes da mesma idade e área de procedência. Mulheres no 3º trimestre de gestação têm frequência respiratória até 20% superior a uma mulher não gestante; em cada expiração há mais de uma centena de substâncias que atraem mosquitos para uma potencial fonte de alimento. A umidade da pele e uma relativa elevação da temperatura corporal levam ao aumento do fluxo sanguíneo para dissipar o calor, propiciando a eliminação de substâncias voláteis que também podem atrair os mosquitos.

Além disso, com o avanço da gestação, há um aumento da frequência urinária, que obriga a gestante a sair da proteção do mosquiteiro durante a noite, o que eleva sua exposição. Embora os papéis da imunidade e do estado nutricional sejam determinantes no desenvolvimento de uma infecção, a atração aumentada dos mosquitos às gestantes explica, parcialmente, o risco de

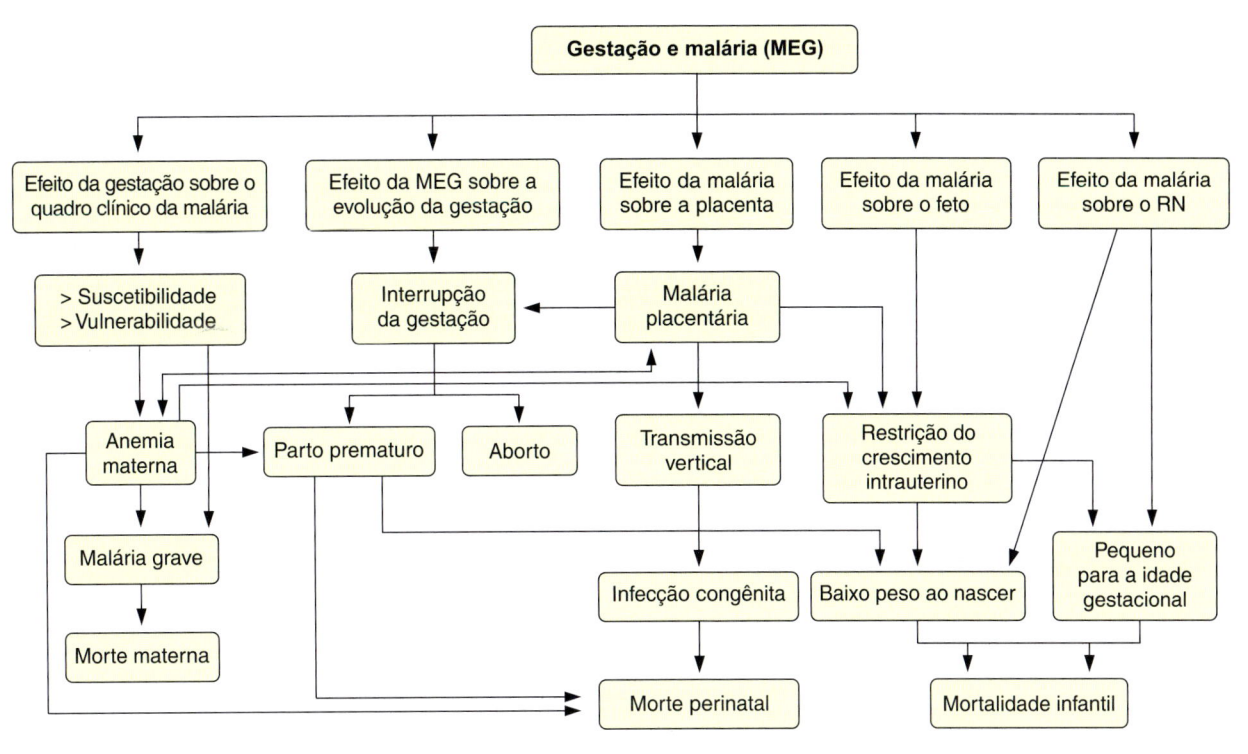

Figura 74.1 Possíveis desfechos da interação gravidez e malária. *RN*, recém-nascido.

esse grupo contrair malária (Lindsay et al., 2000; Martínez-Espinosa et al., 2000; Ansell et al., 2002).

A gestante e a espécie parasitária. Dados sugerem que, mesmo em locais onde *P. falciparum* não é o principal causador de malária, a proporção com que essa espécie se apresenta é maior em gestantes do que em mulheres não gestantes da mesma faixa etária e área de procedência (Martinez-Espinosa et al., 2004; Almeida et al., 2010). Uma possível explicação para a manutenção da infecção por *P. falciparum* é o sequestro de hemácias parasitadas na microvasculatura placentária, onde encontraria receptores específicos de adesão, como o CSA, pouco presentes em outros tecidos (Okoko et al. 2003). Eritrócitos infectados por *P. falciparum* encontrados em gestantes se diferenciam de eritrócitos infectados de outros indivíduos pela maior capacidade de aderir a receptores como CSA e pela menor adesão a receptores como CD-36 e ICAM-1 (Rogerson et al., 2007). Um receptor específico para *P. vivax* na placenta ainda não foi identificado.

Efeito da paridade no risco de malária na gravidez. Esse efeito tem sido mais bem estudado na malária por *P. falciparum*. Mesmo em locais altamente endêmicos, onde as mulheres têm elevada exposição a antígenos maláricos ao longo da vida e adquirem imunidade importante, a gestação torna-se um fator de risco para malária. Isso é particularmente evidente na primeira gestação, pois as gestantes nunca foram expostas a proteínas de adesão específicas da placenta e, portanto, não têm anticorpos dirigidos a elas. O risco diminui em sucessivas gestações, com o desenvolvimento de anticorpos que bloqueiam a adesão de hemácias parasitadas ao receptor específico placentário CSA (Fried e Duffy, 1998; Robinson e Klein, 2012). Quanto mais alta a concentração de anticorpos dirigidos a esse antígeno, maiores a concentração de hemoglobina materna, a duração da gestação e o peso ao nascer. Da mesma maneira, um título de anticorpos anti-CSA elevado está associado a menor frequência de baixo peso e PPT, o que faz deste um importante objetivo para o desenvolvimento de uma vacina específica para gestantes

(Rogerson et al., 2007). Em condições de baixa ou instável endemicidade, a suscetibilidade à malária independe da idade e da paridade.

Tamanho da população exposta. Em 2007, a carga de malária em gestantes foi estimada, com base em dados demográficos de sexo e idade e em taxas de fertilidade, em 125,2 milhões nos países do mundo onde há transmissão de malária por *P. falciparum*, *P. vivax* ou por ambos (Dellicour et al., 2010). A maior carga de malária ainda ocorre nos países da África Subsaariana, embora o número de casos venha caindo gradativamente nos últimos anos em quase todos os territórios onde há transmissão de malária. Atualmente, há mais de 400 mil óbitos por essa causa, a maioria de indivíduos com menos de 5 anos.

Plasmodium vivax causa pouco mais de 3% dos casos de malária no mundo, mas é o causador de 75% dos casos no continente americano, onde ocorre cerca de 1 milhão de casos/ano (WHO, 2019). No Brasil, o diagnóstico e o tratamento precoces são pilares para o controle da doença e para evitar os efeitos adversos, quando associada à gravidez (Marchesini et al., 2014). Um estudo multicêntrico de áreas endêmicas desenvolvido no Brasil, Colômbia, Guatemala, Índia e Papua-Nova Guiné estimou uma prevalência de infecção de 7% por *P. vivax* no sangue periférico de gestantes, de 3,7% na placenta e de 2,6% no RN por RT-PCR (Bardaji et al., 2017). Em 2017, nos 25 municípios brasileiros com maior número de casos de malária, mais de 2.000 episódios primários (sem considerar recorrências parasitárias) foram diagnosticados em cerca de 85 mil gestações em risco. Isso resulta em uma incidência parasitária anual de 24,1 casos em gestantes por 1.000 nascidos vivos – ou seja, é uma população com alto risco de transmissão (estimativas feitas a partir de dados do Ministério de Saúde).

Vulnerabilidade. A intensidade da transmissão de malária é estimada pela taxa de inoculações entomológicas infectantes (EIR; do inglês, *entomologic inoculation rate*), que é o número de vezes em que o vetor se alimenta do sangue humano multiplicado pela proporção de mosquitos infectados. Assim, uma área é considerada de elevada endemicidade se sua população sofre mais de 10 picadas infectantes por ano, e é considerada de baixa endemicidade quando o número de picadas infectantes por pessoa exposta por ano é menor que 1 (Beier et al., 1999).

Em áreas de elevada endemicidade, episódios repetidos de malária levam à imunidade clínica, chamada **premunição**, em que não há sintomatologia. Mesmo na vigência de parasitemia, essas densidades parasitárias costumam ser baixas e, com frequência, são evidenciadas apenas em condições de pesquisa com métodos sensíveis de diagnóstico, dispendiosos e custosos, como a reação em cadeia da polimerase (PCR). A premunição é considerada a capacidade do hospedeiro de controlar a infecção e resistir aos eventos adversos desta (Rogerson et al., 2007). Recentemente, tem sido descrito que, em áreas de elevada endemicidade, tal imunidade clínica ocorre mais precocemente para *P. vivax* do que para *P. falciparum*, embora o mecanismo de como isso ocorre não seja suficientemente entendido (Mueller et al., 2013).

Efeito da gestação sobre a apresentação clínica da malária

Desde a inoculação de um parasita em hospedeiro suscetível, há progressão natural a infecção, parasitemia assintomática, doença não complicada, malária grave e morte por malária. O que determina em que ponto se interrompe essa progressão é a resposta imune do hospedeiro, inata e adquirida, a qual, por sua vez, depende da intensidade de transmissão a que esse hospedeiro esteve exposto ao longo da vida, da virulência do parasita infectante e da precocidade com que o diagnóstico e o tratamento ocorrem. A evolução pode ser muito rápida e, em menos de 24 horas, levar do início dos sintomas até o óbito em pacientes sem imunidade (WHO, 2014).

A infecção assintomática ainda é pobremente entendida – um desafio para o controle da malária –, e a maneira como ela influencia a dinâmica de transmissão ainda não está suficientemente elucidada (Laishram et al., 2012). Em áreas de transmissão elevada, a anemia é uma das formas clínicas mais comuns na mulher grávida, com consequências adversas especialmente para o concepto, pois a sintomatologia do quadro na gestante pode ser escassa ou ausente. Em áreas onde a transmissão não é elevada, a mulher não desenvolve imunidade ao longo da vida e, ao infectar-se durante a gestação, faz sintomatologia de quadro agudo de malária, conhecido como **paroxismo malárico**, precedido por um **período prodrômico**. Essas gestantes têm maior probabilidade de evoluir com uma forma de **malária grave**, havendo risco para sua vida e a de seu concepto.

Período prodrômico. Caracteriza-se pela presença de sintomas inespecíficos como mialgia, mal-estar geral, astenia, anorexia, náuseas, vômitos e, ocasionalmente, febre. Esses sintomas podem permanecer e até se exacerbar durante o paroxismo malárico.

Paroxismo malárico. O paroxismo clássico tem três fases: escalafrio, efervescência e defervescência. A primeira fase tem duração estimada de 15 a 60 minutos, nos quais o paciente apresenta calafrios marcados por tremores generalizados decorrentes do aumento súbito da temperatura. A segunda fase, ou fase febril, tem duração de 2 a 6 horas e segue a etapa anterior. Podem

ocorrer convulsões, especialmente em crianças. A terceira fase caracteriza-se por sudorese profusa e sensação de cansaço. A duração média do paroxismo malárico é de 6 a 12 horas, e a situação repete-se a cada 48 horas no caso do ciclo de *P. falciparum* e *P. vivax*, coincidindo com a esquizogonia sanguínea.

Sintomas específicos de gestantes. Como parte dos sintomas referidos pelas pacientes, estão as contrações uterinas, o sangramento vaginal ou ambos. Esses sintomas ocorrem em uma a cada quatro gestantes com malária. Um maior tempo sem diagnóstico e tratamento pode fazer com que essas contrações se tornem regulares, modifiquem o colo uterino e desencadeiem uma perda parcial ou total de conteúdo uterino, a despeito da idade gestacional. As contrações costumam diminuir com o início do tratamento antimalárico, mas pode ser necessária uma avaliação obstétrica para decidir sobre a necessidade de inibição do trabalho uterino (Chagas et al., 2009).

A **malária grave** foi descrita para caracterizar epidemiologicamente a infecção por *P. falciparum* e, mais recentemente, a mesma definição tem sido adotada para os casos de malária causados por *P. vivax* que não se apresentam de forma benigna, desconsiderando o critério de elevada densidade parasitária. As manifestações clínicas de malária grave são: alteração do estado de consciência (Glasgow < 11), dispneia – respiração acidótica (rápida, profunda e difícil) –, convulsões, prostração, choque, edema pulmonar (confirmado por raio X ou saturação de oxigênio < 92% em ambiente com frequência respiratória superior a 30 por minuto), sangramentos (espontâneos e abundantes por nariz, gengivas ou locais de venopunção, hematêmese ou melenas) e/ou icterícia. Os achados laboratoriais de malária grave são: anemia grave (Hb < 7 g/dℓ ou Hto < 20%), hipoglicemia (< 40 mg/dℓ), hiperlactatemia (lactato plasmático venoso > 5 mM), acidose (déficit de base > 8 mEq/ℓ ou bicarbonato plasmático de < 15 mM), insuficiência renal (creatinina > 3 mg/dℓ ou nitrogênio urético > 20 nM) e icterícia (bilirrubina > 3 mg/dℓ) acompanhada de hiperparasitemia (> 100.000/mℓ de sangue ou densidade parasitária por *P. falciparum* superior a 10%). Define-se como malária grave a presença de algum achado clínico ou laboratorial previamente descritos, na vigência de parasitemia assexuada no sangue periférico e na ausência de outra causa que explique clinicamente o quadro (Martinez-Espinosa et al., 2004; Lacerda et al., 2012; WHO, 2014).

A dificuldade no manejo do caso e a fatalidade do quadro de malária na gravidez estão mais associados à segunda metade da gestação e podem requerer a participação de clínicos, obstetras e pediatras (WHO, 2014). Embora todas as formas de malária grave possam ocorrer na mulher grávida, é necessário destacar as formas mais frequentes que intensificam condições preexistentes associadas à gestação.

- A **anemia** grave da malária é definida em adultos como uma concentração de hemoglobina < 7 g/dℓ na presença de uma densidade parasitária > 10.000 parasitas/μℓ. Essa definição descreve bem a condição em regiões altamente endêmicas de malária *falciparum*, como a África Subsaariana, mas não é muito apropriada para locais menos endêmicos, onde a letalidade pode preceder essa condição. O mecanismo de produção de anemia ocorre tanto por um aumento na destruição de hemácias, estejam estas parasitadas ou não, quanto por uma diminuição de sua produção (Anstey et al., 2009). A recuperação do tecido eritrocitário ainda pode demorar cerca de 5 semanas, mas pode intensificar-se pelas recorrências parasitárias (Dayananda et al., 2018). A anemia grave da malária na gestação é fator de risco para maior morbidade materna, hemorragia puerperal e mortalidade neonatal (WHO, 2014). A intensidade da anemia aumenta na coinfecção com HIV (White, 2018)

- A **hipoglicemia** da malária soma-se à causada pela gravidez e pode ainda ser agravada nos casos em que o quinino é o antimalárico usado. O artesunato, usado na malária grave, reduz a mortalidade em 35% e não produz hipoglicemia, motivo pelo qual é o antimalárico de preferência em todos os trimestres para paciente gestante com esse quadro (WHO, 2014). Hipoglicemia pode ocorrer de maneira isolada ou associada à acidose láctica na doença multissistêmica fulminante; pode ser assintomática ou sintomática, com sudorese e mudanças de comportamento de consciência ou com convulsões. No concepto, pode produzir sofrimento fetal e bradicardia
- O risco de evolução para **edema pulmonar** é maior em gestantes com malária *falciparum* no final da gestação, no puerpério imediato e na 1ª semana de puerpério. A dispneia costuma preceder os achados radiológicos. Os principais fatores de risco para o edema pulmonar são a anemia grave e a reposição de líquidos.

Embora não faça parte da definição formal, a morte do concepto não pode deixar de ser considerada malária grave e pode ocorrer como consequência de aborto, natimorto ou por PPT.

Coinfecções da malária durante a gravidez. A malária coexiste territorialmente com outros dois grandes problemas de saúde pública, HIV e tuberculose, especialmente em populações de risco socioeconômico e humano. Quando a tripla infecção acontece durante a gravidez, espera-se uma elevada densidade parasitária por malária, elevada carga viral pelo HIV, anemia materna, BPN por PPT ou por crescimento intrauterino restrito (CIR), elevada morbidade e mortalidade materna e fetal. Nesses casos, também estão descritas a falha terapêutica à quimioprofilaxia da malária e a elevada incidência de efeitos adversos dos antirretrovirais (Ezechi et al., 2012).

A coinfecção malária-HIV tem alta possibilidade de ocorrência em locais onde ambas são muito prevalentes. Essa associação potencializa os efeitos deletérios das duas infecções na gestante e no concepto e aumenta a transmissão vertical do HIV, a malária placentária (MP) e a mortalidade materna (Menendez et al., 2008). O HIV aumenta a suscetibilidade da gestante à malária, dificulta sua capacidade para controlar a densidade parasitária, faz a doença predominar sobre a infecção, com mais episódios febris e de anemia grave, e é um fator de risco para infecção placentária, para alta densidade parasitária, para doença sintomática (pois afeta a imunidade adquirida pela gestante à malária ao longo da vida), gravidade da anemia e BPN. Por sua vez, a multiplicação viral é aumentada durante o episódio agudo da malária. Não há evidências suficientes de interação medicamentosa entre antirretrovirais e antimaláricos (Kovacs et al., 2015). Resultados não são contundentes em mostrar um aumento na transmissão vertical (Ladner et al., 2002; ter Kuile et al., 2004; Brentlinger et al., 2006; Desai et al., 2007; Naniche et al., 2008; Young et al., 2019).

Mortalidade materna. Está especialmente associada à ocorrência de infecção por *P. falciparum*, anemia grave, MP, primigestação e gestação em adolescentes com acesso limitado à atenção pré-natal (Granja et al., 1998; McGready et al., 2012). A mortalidade por malária mostra-se maior que a mortalidade materna pelo HIV (Singh et al., 2014), e essas duas condições são as principais causas não diretas de mortalidade materna em áreas de elevada endemicidade (Bailey et al., 2015).

Efeito da malária sobre o tecido placentário

A saúde placentária é fundamental tanto para o crescimento quanto para o desenvolvimento fetal. A placenta não só exerce função de barreira de proteção para o feto como também o provê de hormônios e de fatores de crescimento indispensáveis para o progresso e a manutenção da gestação. Além disso, a placenta age como órgão de troca de nutrientes e oxigênio por detritos fetais. A vasculatura placentária sofre modificações ao longo da gestação para propiciar seu andamento e a evolução fetal. Ela requer vasos sanguíneos de alto fluxo e baixa resistência em um complexo processo de angiogênese e vasculogênese, que fazem necessária a produção de um delicado balanço de substâncias químicas reguladoras. Esse balanço pode ser alterado com resposta inflamatória induzida por infecções como a malária e resultar em insuficiência vascular placentária (Ngai et al., 2020).

A infecção placentária pode acontecer a partir do momento em que o sangue materno passa a perfundir a placenta, o que ocorre em torno das semanas 8 a 9 e torna-se mais frequente entre as semanas 9 a 12, fazendo com que o último mês do 1º trimestre seja o de maior risco para a MP (Feeney, 2020). Embora infecção placentária tenha sido descrita tanto com *P. vivax* quanto com *P. falciparum*, a biologia e a histopatologia da MP são mais bem abordadas. *Plasmodium falciparum* tem como um de seus principais fatores de virulência a capacidade de sequestro de eritrócitos parasitados (trofozoítos e esquizontes), acumulados, especialmente, na área vascular materna da placenta – espaço interviloso. A presença de eritrócitos infectados estimula células mononucleares maternas para a produção de quemoquinas. Estas, por sua vez, são quimiotáticas para monócitos e macrófagos maternos e induzem resposta imune local e sistêmica com consequentes graus variáveis de inflamação, que pode resultar em eventos adversos da gestação e do parto (Ndao et al., 2009; Feeney, 2020; Ngai et al., 2020). Histologicamente, a MP caracteriza-se por solução de continuidade no sinciciotrofoblasto com infiltração de monócitos maternos, sequestro de hemácias parasitadas, depósito de pigmento hemozoína (pigmento malárico resultado da digestão de hemoglobina) e outros produtos também inflamatórios (Feeney, 2020).

Segundo o grau de acometimento histopatológico, a MP classifica-se em: **sem infecção**, com ausência de hemácias parasitadas e de hemozoína; **infecção ativa aguda**, com presença de hemácias parasitadas e pouco ou ausente depósito de pigmento ou de fibrina; **infecção crônica**, com presença de parasitas e de abundantes depósitos de pigmento ou de fibrina; e **infecção passada**, em que não há parasitas, mas sim depósitos de fibrina.

Há uma relação direta entre infecção placentária e BPN (Brabin et al., 2004). A infecção ativa aguda é mais associada ao BPN por interrupção da gestação com PPT; já a infecção ativa crônica é relacionada a BPN por CIR. Além disso, a infecção placentária crônica também é associada à anemia materna com baixos níveis de hemoglobina (Rogerson et al., 2007). Durante o evento agudo, estudos ultrassonográficos com Doppler são importantes para observar a resistência vascular placentária e o aumento da densidade do tecido placentário (Machado Filho et al., 2014; Brock et al., 2015). Tais achados têm sido encontrados na histopatologia de placentas de mulheres que apresentaram malária *vivax* durante a gravidez na região da Amazônia brasileira (Souza et al., 2013).

Efeito da malária sobre o curso ou a evolução da gestação

Ameaça de interrupção da gestação. Um estudo que avaliou mais de 500 episódios de malária na região Amazônica brasileira mostrou alterações do curso da gestação em 26,2% dos episódios, com contrações uterinas, sangramento vaginal e amniorrexe. Essas alterações cedem com o início do tratamento antimalárico; entretanto, se este for negligenciado, o quadro leva ao aborto e ao PPT (Chagas et al., 2009).

Aborto. A liberação de FNT está associada à perda fetal, mas aparentemente tal perda não está associada com apoptose (Clark e Chaudhri, 1988; Sarr et al., 2015).

Parto prematuro. No ano de 2010, estima-se que houve, no mundo, 14,9 milhões de recém-nascidos antes da semana 37 (259 dias desde o 1º dia da última menstruação materna até o dia do parto), 11,1% de todos os nascidos vivos para o ano (Lee et al., 2013). Infecções como a do trato urinário, sífilis ou malária são causas frequentes de interrupção da gestação (Blencowe et al., 2013). Na malária sintomática pode haver atividade uterina que leve à antecipação do parto. A atividade uterina ocorre mais frequentemente durante o acesso febril e pode associar-se a sofrimento fetal. Nessas condições, o parto eleva o risco de mortalidade para o RN (Noble et al., 2005; WHO, 2014; Fried et al., 2017). O risco de PPT é diretamente relacionado à anemia materna ao momento do recrutamento e é inversamente proporcional à idade materna, à paridade materna e ao número de atendimentos no pré-natal (Botto-Menezes et al., 2015). PPT também está relacionado com quadro febril na semana que precede o parto (Luxemburger et al., 2001).

Efeito da malária sobre o feto

Crescimento intrauterino restrito. O CIR foi definido pela Organização Mundial da Saúde (OMS) como o peso abaixo do percentil 10 estimado para a idade gestacional. Em 2010, 32,4 milhões de recém-nascidos eram pequenos para a idade gestacional estimada (**PIG**), medida que representa o CIR em países de baixos ou médios ingressos, representando 27% dos nascidos vivos nesses locais; 13,7 milhões de recém-nascidos eram a termo, porém com baixo peso em 184 países com dados (Lee et al., 2013).

Efeito da exposição à malária na gravidez sobre o recém-nascido e o lactente

Baixo peso ao nascer. A cada ano, no mundo, 20 milhões de recém-nascidos têm peso < 2.500 g como consequência de PPT ou por CIR (Brabin et al., 2004; Lee et al., 2013).

Malária congênita. A malária congênita ocorre quando formas parasitárias assexuadas atingem a circulação fetal e dão início ao ciclo eritrocítico. O evento é passível de acontecer sem que se conheça sua frequência e pode ocorrer durante a gravidez ou o parto, com parasitemia nos primeiros 7 dias de vida. Sua prevalência varia muito segundo a definição usada, a intensidade de transmissão na região, o material examinado (se sangue do cordão ou sangue do RN) e a sensibilidade do método diagnóstico (gota espessa ou PCR).

Um fator de risco para a transmissão vertical é a infecção placentária e a infecção pelo HIV. O quadro clínico manifesta-se com síndrome febril, irritabilidade, hepatoesplenomegalia, icterícia e hiporexia, de 10 a 30 dias de vida, e deve ser suspeitada em recém-nascidos com quadro clínico sugestivo de mãe que tenha apresentado malária durante a gravidez ou que proceda de área endêmica (Brabin, 2007; Menendez e Mayor, 2007).

Mortalidade neonatal. BPN é um dos maiores fatores de risco para morte neonatal, e a malária é uma importante causa de BPN, assim como o PPT. Isso ocorre tanto na malária por *P. falciparum* quanto por *P. vivax*; portanto, durante a gravidez, a doença é um fator de risco relevante para morte durante o 1º ano de vida (Luxemburger et al., 2001). A mortalidade infantil diminuiu na primeira década do milênio, mas vem crescendo novamente. A malária é uma das primeiras causas de mortalidade na infância nas áreas onde há transmissão (Liu et al., 2016)

Manejo da suspeita ao acompanhamento do caso

O manejo da malária associada à gravidez pode requerer participação de clínicos, obstetras e pediatras (WHO, 2014) (Figura 74.2).

Diagnóstico etiológico

Gota espessa. Continua sendo o padrão-ouro no diagnóstico de malária, é um método barato e relativamente acessível e sensível (tem como principal limitante a necessidade de um microscopista treinado e de condições técnicas para a microscopia). Em condições de baixa parasitemia, pode ser falso-negativo (Fried e Duffy, 2017).

Testes rápidos. Os testes rápidos são métodos imunocromatográficos para detectar antígenos solúveis dos plasmódios, como as enzimas lactato desidrogenase ou aldolase; não são muito sensíveis a *P. vivax* e têm limitação para detectar densidades parasitárias inferiores a 100 parasitas/$\mu\ell$ de sangue. Os testes rápidos mostram melhor desempenho para o diagnóstico da MP, se comparados à gota espessa (Singer et al., 2004).

Para ser considerado um método aceitável, segundo orientações da OMS, o teste rápido deve superar a gota espessa em sensibilidade e especificidade, detectar densidades parasitárias de, no mínimo, 100 formas parasitárias/$\mu\ell$ de organismos vivos e permitir avaliar eficácia antimalárica. Para o contexto brasileiro, são preferíveis os métodos diagnósticos que discriminam *P. falciparum* de outras espécies (Brasil, 2009; Glória et al., 2018).

Métodos sorológicos. Estão baseados na detecção de anticorpos dirigidos a antígenos parasitários da fase assexuada utilizando métodos como o de *enzyme-linked immunosorvent assay* (ELISA). Esses métodos são altamente sensíveis e específicos, mas não são aplicáveis em condições de serviço, uma vez que, em razão do tempo que demandam entre coleta e liberação de resultado, refletem uma exposição que pode ser antiga e difícil de

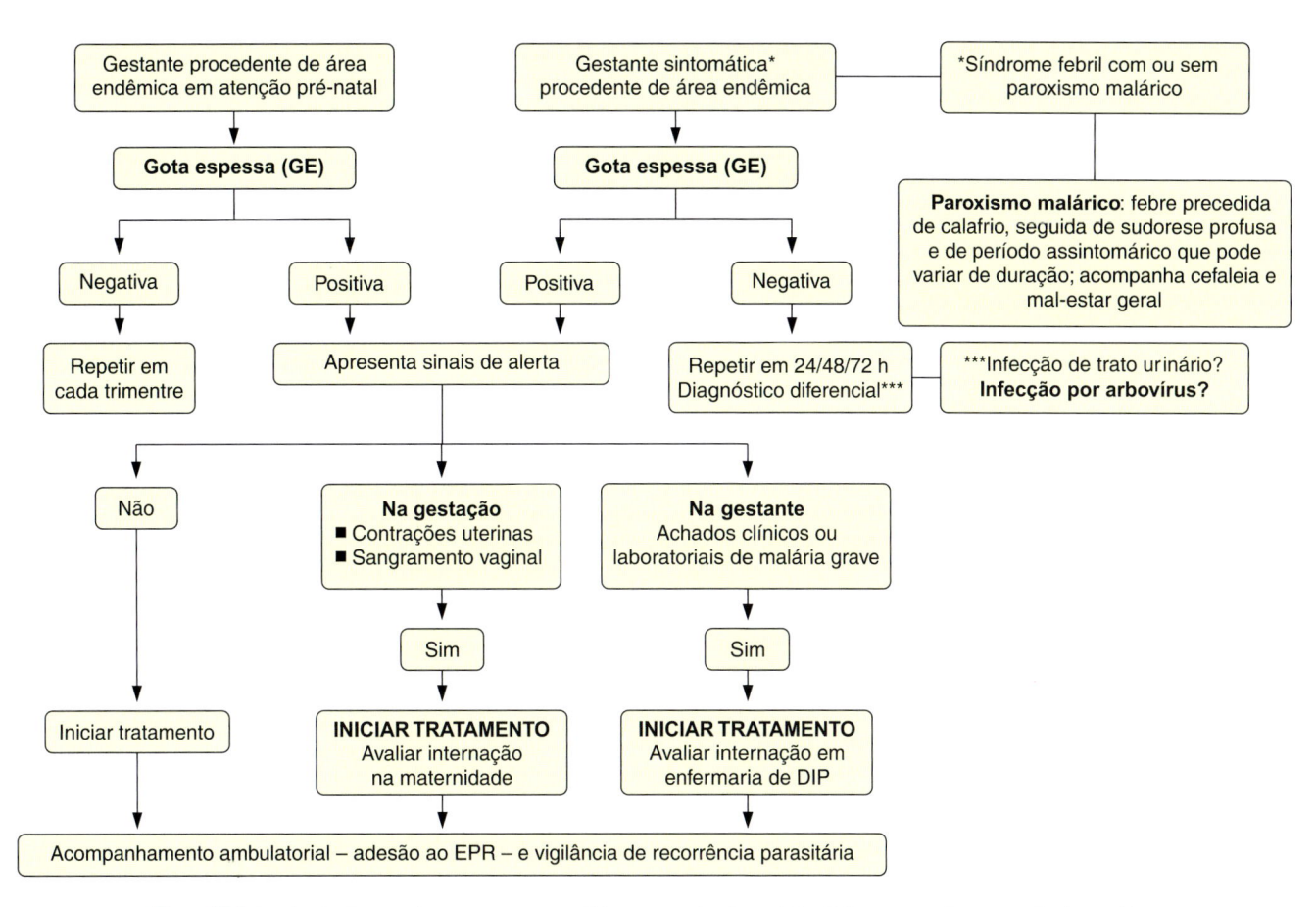

Figura 74.2 Condução de caso de gestante com malária ou suspeita de malária. *EPR,* esquema de prevenção de recaídas.

ser interpretada como nexo causal de um quadro agudo; portanto, têm mais valor em pesquisa (Glória et al., 2018).

Métodos moleculares de diagnóstico. PCR é altamente sensível para detectar baixas densidades parasitárias para a infecção por malária. Esses métodos são mais aplicáveis à pesquisa, em decorrência de seu custo e complexidade de realização. O PCR é pouco aplicável a condições de diagnóstico endêmico por custo e complexidade de elaboração (Dayananda et al., 2018), além de ser pouco eficiente como método de testagem (Fried e Duffy, 2017; Glória et al., 2018).

Terapêutica

Durante a gestação e o aleitamento, os antimaláricos são usados para tratar e prevenir a malária, mas alguns deles podem desencadear respostas adversas tanto para a gestante quanto para o concepto. Ao considerar os potenciais efeitos que a malária causa em ambos, a equipe que atende o caso faz o balanço risco-benefício para usar o melhor antimalárico à disposição, assim como pondera sobre o risco de subestimar ou superestimar a dosagem que deve ser administrada, em razão da alteração farmacocinética que a gravidez pode causar sobre o medicamento.

A embriotoxicidade e teratogenicidade dos antimaláricos é uma preocupação a ser levada em consideração. A mais eficiente medicação antimalárica atualmente é a terapia combinada com artemisininas, que se tem mostrado embriotóxica em animais de experimentação, uma vez que seu uso por gestantes, especialmente no 1º trimestre, tem sido contraindicado por um longo período (Saito et al., 2018).

Cloroquina. Este é um antimalárico considerado seguro para ser administrado durante a gravidez e o aleitamento. A cloroquina (CQ) é usada principalmente para o tratamento de malária *vivax,* já que *P. falciparum* é amplamente resistente a essa medicação. Seu uso, no tratamento preventivo intermitente em áreas hiperendêmicas, não mostrou diferença significativa na queda dos eventos adversos da gravidez. No Brasil, a CQ também é utilizada como prevenção da recorrência parasitária esperada em pacientes com malária *vivax* que não fazem tratamento contra hipnozoítos por terem contraindicação absoluta de primaquina. O conteúdo de CQ no leite materno (LM) é menor que as doses consideradas seguras nos neonatos e, por isso, é liberado no aleitamento (Saito et al., 2018).

Primaquina e tafenoquina. São antimaláricos usados para o tratamento de cura radical da malária por *P. vivax* e de *P. ovale* com eliminação das formas hepáticas e de gametócitos de *P. falciparum*. Esses dois medicamentos têm contraindicação absoluta durante a gravidez, pelo risco potencial de causar hemólise fetal por deficiência da enzima G6 PD. Por essa razão, seu emprego também não é recomendado às mães durante o aleitamento materno, nem aos lactentes nos primeiros 6 meses de vida. Embora estudos mostrem que o efeito hemolítico seja dose-dependente e que a concentração encontrada no LM seja baixa, ainda não há evidência suficiente para recomendar seu uso (Ward et al., 2007; Saito et al., 2018).

Quinino. Esquizonticida de ação menos rápida que a terapia combinada de artemisinas (ACT). No Brasil, seu uso é associado à clindamicina. O efeito adverso do quinino é o cinconismo (tinitus, náuseas, vômito), e a gestante ainda apresenta maior risco de hipoglicemia, especialmente na administração parenteral. O risco de atividade uterina, embora referido em estudos descritivos, não se confirmou em estudos analíticos. Sem estudos recentes, a literatura mostra que a concentração de quinino no LM é muito baixa, mas sua toxicidade não é dose-dependente e, em consequência, seu uso só deve ser recomendado se não houver disponibilidade de outro esquizonticida mais apropriado (Ward et al., 2007; Saito et al., 2018).

Derivados de artemisinas – artesunato, arteméter e di-hidroartemisina. São esquizonticidas de ação rápida que se usam associados a um esquizonticida de ação prolongada para diminuir o surgimento de resistência. É indicação absoluta em malária grave. Em geral, é um medicamento bem tolerado, apesar de estar associado a esporádicos casos de hemólise e alergia. Estudos desenvolvidos em animais, incluídos primatas, mostram embriotoxicidade e teratogenicidade (defeitos cardiovasculares e musculoesqueléticos). Exposições incidentais a ACT durante o 1º trimestre de gestação não têm mostrado teratogênese em estudos de metanálise. O aborto foi mais frequente em mulheres que fizeram uso de ACT, se comparadas às não expostas; mas não há diferença no risco quando comparadas às mulheres que fizeram uso de quinino ou outros antimaláricos (Dellicour et al., 2015). Mínimas quantidades de ACT têm sido encontradas no LM, porém sua meia-vida curta faz com que esses medicamentos sejam uma terapia considerada segura durante o aleitamento (Ward et al., 2007; Saito et al., 2018).

Lumefantrina. É um antimalárico de ação prolongada que se usa associado a arteméter na malária *falciparum* não grave. Pode ser usado no 1º trimestre, caso o esquema quinino + clindamicina não esteja disponível. A concentração sanguínea do medicamento é menor em gestantes, e alguns estudos sugerem que sua eficácia seja menor que outras associações de ACT nas doses usadas atualmente. A associação com arteméter é bem tolerada, e vômito e dor abdominal se apresentam raramente. Essa associação é a mais frequente dos ACT que têm sido administrados inadvertidamente durante o 1º trimestre de gestação, sem que perdas fetais ou anormalidades congênitas tenham sido relatadas. No 2º e 3º trimestres, o uso de lumefantrina está associado a menos efeitos adversos da gravidez se comparado ao esquema quinino + clindamicina (Manyando et al., 2012). Também, quando comparado ao segundo esquema, o primeiro mostrou-se mais eficaz (Saito et al. 2017). Não há informações disponíveis sobre eliminação no LM (Saito et al., 2017; Justina et al., 2018; Saito et al., 2018; Cross et al., 2016; Kovacs et al., 2016; Dellicour et al., 2017; Ward et al., 2007; Manyando et al., 2012; Dellicour et al., 2015).

Mefloquina. Usada como esquizonticida de ação prolongada e associada aos ACT no tratamento da malária *falciparum* não complicada durante o 2º e 3º trimestres de gestação, ela é mais bem tolerada que o quinino, porém menos bem tolerada que a lumefantrina. Vômito, câmbios de conduta e insônia têm sido referidos como paraefeitos, e sintomas neuropsiquiátricos têm sido relatados a seu uso como quimioprofilático. Esse medicamento está contraindicado para pacientes com histórico de doenças neuropsiquiátricas ou síndrome convulsiva. Não há dados que sugiram associação entre uso de mefloquina e perda fetal ou embriotoxicidade, mesmo durante o 1º trimestre de gestação. No Brasil, esse medicamento não é usado como quimioprofilático. Como a mefloquina é um antimalárico de vida longa, suas concentrações no LM diminuem em 40%, 56 dias depois do início do tratamento, e, mesmo assim, é considerado um antimalárico seguro durante o aleitamento (Ward et al., 2007; Saito et al., 2018).

Clindamicina. É um antibiótico considerado seguro durante a gravidez, inclusive durante o 1º trimestre, usado na malária por *P. falciparum* como esquizonticida eritrocítico de ação prolongada, e deve ser associado a um esquizonticida de ação rápida, como a um ACT ou a quinino. A segurança de seu uso durante o aleitamento tem resultados conflitantes (Ward et al., 2007; Saito et al., 2018).

No Brasil, o tratamento etiológico para malária obedece a critérios técnicos regidos pelo Programa de Prevenção e Controle da Malária do Ministério de Saúde. O fornecimento do medicamento é gratuito e liberado com a notificação do caso. Os esquemas de tratamento etiológicos na gravidez aparecem nas Tabelas 74.1 a 74.3. A decisão médica de tratamento etiológico está limitada pela disponibilidade do medicamento no local em que o caso foi diagnosticado. A opção de tratamento com quinino + clindamicina nas gestantes com malária *falciparum* durante o 1º trimestre de gestação é um bom exemplo, pois é cada vez mais difícil encontrar.

O uso de esquema de prevenção de recaídas com CQ semanal só deve ser instaurado se, na malária mista, um dos parasitas for o *P. vivax*.

Prevenção

Atualmente, a OMS recomenda três medidas de prevenção da malária em gestantes que se aplicam, em maior e menor grau, segundo a intensidade de transmissão no local: busca ativa ou testagem rotineira, com tratamento precedido de diagnóstico; o uso de mosquiteiros impregnados de inseticidas; e presunção de

Tabela 74.1 Tratamento de malária não grave por *P. vivax* ou *P. ovale* em gestantes no Brasil.

Tipo de malária	
P. vivax	Cloroquina (CQ) 25 mg/dose total VO D0: 10 mg/kg ou 4 comprimidos, dose única D1: 7,5 mg/kg ou 3 comprimidos, dose única D2: 7,5 mg/kg ou 3 comprimidos, dose única **Contraindicação absoluta de primaquina ou tafenoquina durante toda a gravidez**
P. vivax Esquema alternativo (usar quando há recorrência parasitária na vigência de esquema de prevenção de recaídas com CQ semanal)	ACT Arteméter-lumefantrina (AL) 4 comprimidos, 12/12 h durante 3 dias ou Artesunato-mefloquina (ASMQ) 2 comprimidos, 24/24 h por 3 dias
Após tratamento com CQ, usar esquema de prevenção de recaídas (EPR) por *P. vivax*	CQ (VO) 5 mg/kg/semana (300 mg, dose máxima) ou 2 comprimidos, dose única, que se inicia no D7, e é administrado 1 vez/semana, durante toda a gravidez e até o 1º mês de puerpério

CQ, cloroquina; VO, via oral; D0, dia zero, corresponde ao dia do diagnóstico e ao primeiro dia de tratamento; D1, dia seguinte ao diagnóstico e segundo dia de tratamento; D2, terceiro dia de tratamento; D7, dia de início de esquema de prevenção de recaídas; CQ, comprimidos de 150 mg; ACT, terapia combinada com uso de artemisininas; AL, comprimidos com 20 mg de arteméter e 120 mg de lumefantrina; AS-MQ, comprimidos com 100 mg de artesunato e 200 mg de mefloquina. (Adaptada de Brasil, 2019.)

Tabela 74.2 Tratamento da malária não grave por *P. falciparum* ou mista (P. *falciparum* + P. *vivax*) em gestantes no Brasil.

Tipo de malária	
P. falciparum	ACT Arteméter-lumefantrina (AL) 4 comprimidos, 12/12 h durante 3 dias ou Artesunato-mefloquina (ASMQ) 2 comprimidos, 24/24 h por 3 dias
Esquema de prevenção de recaídas por *P. vivax*	CQ (VO) 5 mg/kg/semana (300 mg, dose máxima) ou 2 comprimidos, dose única, que se inicia no D7, e é administrado 1 vez/semana durante toda a gravidez e até o 1º mês de puerpério

ACT, terapia combinada com derivados de artemisininas; *A*, arteméter; *L*, lumefantrina; *AS*, artesunato; *MQ*, mefloquina; *CQ*, cloroquina; *D7*, 7 dias depois do início do tratamento. (Adaptada de Brasil, 2019.)

Tabela 74.3 Tratamento da malária grave em gestantes no Brasil.

Tipo de malária	
Infecção por *P. falciparum* ou *P. vivax* com sinais de gravidade	Artesunato: 2,4 mg/kg IV 10 mg/mℓ ou IM 20 mg/mℓ, observando as orientações de diluição do fabricante por 3 doses parenterais nas horas 0, 12 e 24. Avaliar VO. Se não houver possibilidade de via enteral, manter as doses parenterais a cada 24 h até completar 7 dias. Se houver VO disponível, iniciar o esquema recomendado para *P. falciparum* não grave com ACT VO

VO, via oral; *IV*, intravenosa; *IM*, intramuscular. (Adaptada de Brasil, 2019.)

infecção com tratamento por duas e, mais recentemente, três vezes durante a gestação. A quimioprofilaxia – uso de antimaláricos para evitar a infecção em áreas de elevado risco de transmissão – e, no contexto amazônico, o esquema de prevenção de recaídas fornecido a pessoas que não fazem tratamento radical da malária por *P. vivax*, por contraindicação da primaquina, são outros exemplos de estratégias de controle medicamentoso da malária nas gestantes. A quimioprofilaxia protege as gestantes de áreas altamente endêmicas da anemia moderada e grave, que está associada a BPN, PPT e mortalidade perinatal e infantil, bem como ao incremento de resistência aos antimaláricos (Fried e Duffy, 2017).

Testagem intermitente e tratamento (ISTp – *intermitent screening e treatment*). A testagem rotineira ou busca ativa seguida de tratamento precoce de gestantes infectadas é a medida mais importante a ser implementada em áreas endêmicas de baixa ou instável transmissão (Fried e Duffy, 2017). Em áreas de elevada transmissão, como as africanas, os testes rápidos predominam como método diagnóstico, mas a baixa sensibilidade torna essa medida pouco menos ou tão eficiente quanto os tratamentos preventivos intermitentes para a malária, com seus desfechos adversos (Rogerson, 2017). No Brasil, a recomendação do Ministério da Saúde é de que a testagem para malária por gota espessa seja realizada em gestantes das áreas endêmicas, mesmo quando elas se apresentarem assintomáticas, ao menos duas vezes durante a gestação e sempre que houver sintomatologia sugestiva de infecção.

Mosquiteiros impregnados com inseticidas. O uso de mosquiteiros impregnados, na África, mostra redução da malária e da anemia durante a gravidez. Entretanto, poucos estudos têm sido conduzidos em outras áreas endêmicas, onde os vetores sejam diferentes ou onde predomine a malária causada por *P. vivax* (Gamble et al., 2006; Rogerson, 2017). O uso de mosquiteiros impregnados está relacionado a menor mortalidade infantil, menor frequência de anemia materna, menor prevalência de parasitemia e de episódios clínicos de malária não complicada e malária grave (Pryce et al., 2018).

Tratamento preventivo intermitente. A administração de três tratamentos de malária durante a gravidez com sulfadoxina-pirimetamina mostra-se eficiente na diminuição da anemia materna e do BPN, mesmo com a crescente resistência ao esquema. Outras combinações de antimaláricos têm sido testadas, como o uso de mefloquina, que é pobremente tolerado, ou de CQ com azitromicina, que não mostrou efetividade (Mosha et al., 2014; Rogerson, 2017; Bahizire et al., 2018). Esse esquema é recomendado pela OMS para locais de elevada endemicidade e deve ser administrado a partir da 13ª semana de gestação, pelo menos 3 vezes durante a gravidez, com no mínimo 1 mês de intervalo entre tratamentos (White, 2018).

Esquema de prevenção de recaídas. A CQ tem sido usada como quimioprofilaxia semanal para prevenir infecções. No Brasil, seu uso é necessário nos pacientes com malária por *P. vivax* que tenham contraindicação para tomar primaquina ou tafenoquina, como é o caso das gestantes. A finalidade é evitar as recorrências parasitárias esperadas em razão do não tratamento dos hipnozoítos hepáticos. Deve ser administrado até depois do parto, segundo recomendações do Ministério de Saúde.

Controle

Em países de baixos ingressos ou em desenvolvimento, o cuidado pré-natal costuma ser iniciado quando a mulher tem percepção da gravidez, o que, de modo geral, acontece tardiamente (entre o 3º e 4º mês de gestação); uma primigestante pode tardar ainda mais a suspeitar da condição (Feeney, 2020).

Em regiões do mundo com alta endemicidade e predomínio de transmissão de *P. falciparum* (como na África Subsaariana), a OMS recomenda o uso de esquema de tratamento intermitente presuntivo (**TIP**), com uma associação de sulfadoxina-pirimetamina, pelo menos 3 vezes durante a gravidez, para limitar os efeitos da MP. Mais recentemente, com o surgimento de resistência, tem sido incluída uma associação com ACT. No Brasil, a frequência de inóculos infectantes pode não ser tão alta a ponto de causar o desenvolvimento de premunição, embora, sob certas circunstâncias, isso ocorra.

Nesse contexto, a maior parte dos diagnósticos ocorre por **busca passiva**, quando o paciente apresenta sintomas, procura por atendimento, e o diagnóstico é feito. Na gestante procedente de área endêmica, a principal estratégia é a **busca ativa**. É indispensável a integração do Programa de controle de malária aos

Programas de atendimento a gestantes (Marchesini et al., 2014). Embora as coberturas de atenção ao pré-natal sejam elevadas em todo o território brasileiro, e o número de atendimentos em cada gestação esteja também aumentando, a atenção ao pré-natal esbarra em duas dificuldades: a primeira é o início tardio do atendimento; e a segunda, a insuficiente cobertura de testagem de doenças infecciosas que deve ser realizada durante o período.

Nas áreas endêmicas, a busca ativa durante os exames de rotina ainda é muito limitada. As pacientes diagnosticadas com malária *vivax* precisam ser seguidas durante toda a gravidez, para que se diagnostiquem precocemente possíveis recorrências parasitárias e se se evitem as consequências que afetem o curso da gestação e o concepto. Entretanto, não há dados que mostrem com que frequência isso é feito, qual é a cobertura do esquema de prevenção de recaídas com CQ e nem qual é a adesão a ele.

Perspectivas terapêuticas

Recentes estudos evidenciam papel importante de alterações na biogênese do sistema L-arginina-óxido nítrico, do sistema complemento e do eixo da heme nos efeitos adversos associados à malária durante a gestação. A desregulação desses mecanismos está associada à resposta pró-inflamatória, à angiogênese placentária disfuncional e à insuficiência placentária – que leva a PPT, indivíduos PIG, abortos e óbito fetal. Essas vias, então, são potenciais pontos de ação para inibição desses desfechos (Ngai et al., 2020).

Vacinas. Uma boa vacina para evitar os efeitos adversos da malária sobre a placenta, o concepto e o RN deveria conter antígenos de *P. falciparum* e *P. vivax* e estimular tanto a imunidade celular quanto a humoral das espécies causadoras do maior número de casos de malária em gestantes.

Vacina específica para impedir MP causada por *P. falciparum*. A capacidade de sequestro permite a *P. falciparum* evadir-se do sistema imune, que provocaria sua depuração e remoção pelo filtro esplênico. No caso da gestante, o sequestro placentário é possível porque os eritrócitos infectados apresentam, em sua superfície, uma proteína denominada VAR2CSA, que permite a adesão desse eritrócito infectado em um receptor do endotélio vascular placentário chamado CSA. Anticorpos produzidos contra a VAR2CSA impediriam essa adesão, e, com isso, a maior parte dos efeitos adversos da MP. Hoje, há ensaios clínicos que testam uma vacina que tem essa finalidade (NCT02647489 e NCT02658253, https://www.clinicaltrials.gov) (Rogerson, 2017).

O título de anticorpos inibitórios da proteína *P. vivax Duffy binding protein* (PvDBP) tem associação positiva com o peso ao nascer, o que sugere que a resposta imune, montada a partir da exposição ao longo da vida em áreas com diferentes intensidades de transmissão, confere algum grau de proteção aos efeitos adversos da malária *vivax* na gestação (Requena et al., 2017).

Bibliografia

Almeida LB, Barbosa MD, Martinez-Espinosa FE. Malária em mulheres de idade de 10 a 49 anos, segundo o SIVEP – Malária, Manaus, Amazonas, 2003-2006. Rev Soc Bras Med Trop. 2010;43(3):304-8.

Andrade BB, Reis-Filho A, Souza-Neto SM, et al. Severe Plasmodium vivax malaria exhibits marked inflammatory imbalance. Malar J. 2010;9:13.

Ansell J, Hamilton KA, Pinder M, Walraven GE, Lindsay SW. Short-range attractiveness of pregnant women to Anopheles gambiae mosquitoes. Trans R Soc Trop Med Hyg. 2002;96(2):113-6.

Anstey NM, Russell B, Yeo TW, Price RN. The pathophysiology of vivax malaria. Trends Parasitol. 2009;25(5):220-7.

Bahizire E, Dramaix M, Bigirinama R, et al. Prevention against malaria before the first antenatal visit and absence of anaemia at the first visit were protective from low birth weight: results from a South Kivu cohort, Democratic Republic of the Congo. Trans R Soc Trop Med Hyg. 2018;112(8):383-92.

Bailey PE, Keyes E, Moran AC, Singh K, Chavane L, Chilundo B. The triple threat of pregnancy, HIV infection and malaria: reported causes of maternal mortality in two nationwide health facility assessments in Mozambique, 2007 and 2012. BMC Pregnancy Childbirth. 2015;15:293.

Bardají A, Martínez-Espinosa FE, Arévalo-Herrera M, et al. Burden and impact of Plasmodium vivax in pregnancy: A multicentre prospective observational study. PLoS Negl Trop Dis. 2017;11(6):e0005606.

Battle KE, Karhunen MS, Bhatt S, et al. Geographical variation in Plasmodium vivax relapse. Malar J. 2014;13:144.

Beier JC, Killeen GF, Githure JI. Short report: entomologic inoculation rates and Plasmodium falciparum malaria prevalence in Africa. Am J Trop Med Hyg. 1999;61:109-13.

Blencowe H, Cousens S, Chou D, et al. Born too soon: the global epidemiology of 15 million preterm births. Reprod Health. 2013;10 Suppl 1(Suppl 1):S2.

Bôtto-Menezes C, Silva dos Santos MC, Lopes Simplício J, et al. Plasmodium vivax malaria in pregnant women in the Brazilian Amazon and the risk factors associated with prematurity and low birth weight: a descriptive study. PLoS One. 2015;10(12):e0144399.

Brabin BJ. Congenital malaria – a recurrent problem. Ann Trop Paediatr. 2007;27(2):95-8.

Brentlinger PE, Behrens CB, Micek MA. Challenges in the concurrent management of malaria and HIV in pregnancy in sub-Saharan Africa. Lancet Infect Dis. 2006;6(2):100-11.

Brock MF, Miranda AE, Bôtto-Menezes C, Leão JR, Martinez-Espinosa FE. Ultrasound findings in pregnant women with uncomplicated vivax malaria in the Brazilian Amazon: a cohort study. Malar J. 2015;14:144.

Chagas ECS, Nascimento CT, Santana Filho FS, Menezes CHB, Martinez-Espinoza FE. Malária durante a gravidez: efeito sobre o curso da gestação na região amazônica. Rev Panam Salud Publica/Pan Am J Public Health. 2009;26(3):203-8.

Clark IA, Chaudhri G. Tumor necrosis factor in malaria-induced abortion. Am J Trop Med Hyg. 1988;39(3):246-9.

Coura JR, Pereira NG. Fundamentos das doenças infecciosas e parasitárias. Amsterdam: Elsevier; 2019.

Cross R, Ling C, Day NP, McGready R, Paris DH. Revisiting doxycycline in pregnancy and early childhood time to rebuild its reputation? Expert Opin Drug Saf. 2016;15(3):367-82.

Dayananda KK, Achur RN, Gowda DC. Epidemiology, drug resistance, and pathophysiology of Plasmodium vivax malaria. J Vector Borne Dis. 2018;55:1-8.

Dellicour S, Desai M, Aol G, et al. Risks of miscarriage and inadvertent exposure to artemisinina derivatives in the first trimester of pregnancy: a prospective cohort study in western Kenya. Malar J. 2015;14:461.

Dellicour S, Sevene E, McGready R, et al. First-trimester artemisinina derivatives and quinine treatments and the risk of adverse pregnancy outcomes in Africa and Asia: a meta-analysis of observational studies. PLoS Med. 2017;14(5):e1002290.

Dellicour S, Tatem AJ, Guerra CA, Snow RW, ter Kuile FO. Quantifying the number of pregnancies at risk of malaria in 2007: a demographic study. PLoS Med. 2010;7(1):e1000221.

Desai M, ter Kuile FO, Nosten F, et al. Epidemiology and burden of malaria in pregnancy. Lancet Infect Dis. 2007;7(2):93-104.

Ezechi O, Odberg Petterson K, Byamugisha J. HIV/AIDS, tuberculosis, and malaria in pregnancy. J Pregnancy. 2012;2012:140826.

Feeney ME. The immune response to malaria in utero. Immunol Rev. 2020;293:216-29.

Fried M, Duffy PE. Maternal malaria and parasite adhesion. Journal of Molecular Medicine. 1998;76:162-71.

Fried M, Duffy PE. Malaria during Pregnancy. Cold Spring Harb Perspect Med. 2017;7(6):a025551.

Fried M, Kurtis JD, Swihart B, et al. Systemic inflammatory response to malaria during pregnancy is associated with pregnancy loss and preterm delivery. Clin Infect Dis. 2017;65(10):1729-35.

Gamble C, Ekwaru JP, ter Kuile FO. Insecticide-treated nets for preventing malaria in pregnancy. Cochrane Database Syst Rev. 2006;2006(2):CD003755.

Glória JC, Almeida MEM, Alves KSC, et al. Métodos para diagnóstico de Malária: Atualização e desafios. Scientia Amazonia. 2018;7(2):B24-31.

Granja AC, Machungo F, Gomes A, Bergström S, Brabin B. Malaria-related maternal mortality in urban Mozambique. Ann Trop Med Parasitol. 1998;92(3):257-63.

Imwong M, Snounou G, Pukrittayakamee S, et al. Relapses of Plasmodium vivax infection usually result from activation of heterologous hypnozoites. J Infect Dis. 2007;195(7):927-33.

Jamieson DJ, Theiler RN, Rasmussen SA. Emerging infections and pregnancy. Emerg Infect Dis. 2006;12(11):1638-43.

Justina VD, Gonçalves JS, David FL, Giachini FR, Lima VV. Evaluation of drug prescriptions for pregnant women in the Legal Amazon Region. Rev Bras Saúde Mater Infant. 2018;18(4):9.

Kovacs SD, Rijken MJ, Stergachis A. Treating severe malaria in pregnancy: a review of the evidence. Drug Saf. 2015;38(2):165-81.

Kovacs SD, van Eijk AM, Sevene E, et al. The safety of artemisinina derivatives for the treatment of malaria in the 2nd or 3rd trimester of pregnancy: a systematic review and meta-analysis. PLoS One. 2016;11(11):e0164963.

Lacerda MV, Mourão MP, Alexandre MA, et al. Understanding the clinical spectrum of complicated Plasmodium vivax malaria: a systematic review on the contributions of the Brazilian literature. Malar J. 2012;11:12.

Ladner J, Leroy V, Simonon A, et al. HIV infection, malaria, and pregnancy: a prospective cohort study in Kigali, Rwanda. Am J Trop Med Hyg. 2002;66:56-60.

Laishram DD, Sutton PL, Nanda N, et al. The complexities of malaria disease manifestations with a focus on asymptomatic malaria. Malar J. 2012;11:29.

Lee AC, Katz J, Blencowe H, et al. National and regional estimates of term and preterm babies born small for gestational age in 138 low-income and middle-income countries in 2010. Lancet Glob Health. 2013;1:e26-36.

Lindsay S, Ansell J, Selman C, Cox V, Hamilton K, Walraven G. Effect of pregnancy on exposure to malaria mosquitoes. Lancet. 2000;355(9219):1972.

Liu L, Oza S, Hogan D, et al. Global, regional, and national causes of under-5 mortality in 2000-15: an updated systematic analysis with implications for the Sustainable Development Goals. Lancet. 2016;388(10063):3027-35.

Luxemburger C, McGready R, Kham A, et al. Effects of malaria during pregnancy on infant mortality in an area of low malaria transmission. Am J Epidemiol. 2001;154(5):459-65.

Machado Filho AC, da Costa EP, da Costa EP, et al. Effects of vivax malaria acquired before 20 weeks of pregnancy on subsequent changes in fetal growth. Am J Trop Med Hyg. 2014;90(2):371-6.

Manyando C, Kayentao K, D'Alessandro U, Okafor HU, Juma E, Hamed K. A systematic review of the safety and efficacy of artemether-lumefantrine against uncomplicated Plasmodium falciparum malaria during pregnancy. Malar J. 2012;11:141.

Marchesini P, Costa FT, Marinho CR. A decade of malaria during pregnancy in Brazil: what has been done concerning prevention and management. Mem Inst Oswaldo Cruz. 2014;109(5):706-8.

Martinez-Espinosa F, Alecrim WD, Daniel-Ribeiro CT. Attraction of mosquitoes to pregnant women. Lancet. 2000;356(9230):685.

Martínez-Espinosa F, Daniel-Ribeiro CT, Alecrim WD. Malária durante a gravidez em um centro de referência na Amazônia brasileira: aumento inesperado na frequência de infecções por Plasmodium falciparum. Mem Inst Oswaldo Cruz. 2004;99:19-21.

McGready R, Boel M, Rijken MJ, et al. Effect of early detection and treatment on malaria related maternal mortality on the north-western border of Thailand 1986-2010. PLoS One. 2012;7(7):e40244.

Menéndez C, Mayor A. Congenital malaria: the least known consequence of malaria in pregnancy. Semin Fetal Neonatal Med. 2007;12(3):207-13.

Menéndez C, Romagosa C, Ismail MR, et al. An autopsy study of maternal mortality in Mozambique: the contribution of infectious diseases. PLoS Med. 2008;5(2):e44.

Mosha D, Chilongola J, Ndeserua R, Mwingira F, Genton B. Effectiveness of intermittent preventive treatment with sulfadoxine-pyrimethamine during pregnancy on placental malaria, maternal anaemia and birth-weight in areas with high and low malaria transmission intensity in Tanzania. Trop Med Int Health. 2014;19(9):1048-56.

Mueller I, Galinski MR, Tsuboi T, Arevalo-Herrera M, Collins WE, King CL. Natural acquisition of immunity to Plasmodium vivax: epidemiological observations and potential targets. Adv Parasitol. 2013;81:77-131.

Naniche D, Lahuerta M, Bardaji A, et al. Mother-to-child transmission of HIV-1: association with malaria prevention, anaemia and placental malaria. HIV Med. 2008;9(9):757-64.

Ndao CT, Dumont A, Fievet N, Doucoure S, Gaye A, Lehesran JY. Placental malarial infection as a risk factor for hypertensive disorders during pregnancy in Africa: a case-control study in an urban area of Senegal, West Africa. Am J Epidemiol. 2009;170(7):847-53.

Ngai M, Weckman AM, Erice C, et al. Malaria in pregnancy and adverse birth outcomes: new mechanisms and therapeutic opportunities. Trends Parasitol. 2020;36(2):127-37.

Noble A, Ning Y, Woelk GB, Mahomed K, Williams MA. Preterm delivery risk in relation to maternal HIV infection, history of malaria and other infections among urban Zimbabwean women. Cent Afr J Med. 2005;51(5-6):53-8.

Okoko BJ, Enwere G, Ota MO. The epidemiology and consequences of maternal malaria: a review of immunological basis. Acta Trop. 2003;87(2):193-205.

Pryce J, Richardson M, Lengeler C. Insecticide-treated nets for preventing malaria. Cochrane Database Syst Rev. 2018;11(11):CD000363.

Requena P, Arévalo-Herrera M, Menegon M, et al. Naturally acquired binding-inhibitory antibodies to Plasmodium vivax duffy binding protein in pregnant women are associated with higher birth weight in a multicenter study. Front Immunol. 2017;8:163.

Rey L. Parasitologia. Rio de Janeiro: Guanabara Koogan; 1991.

Robinson DP, Klein SL. Pregnancy and pregnancy-associated hormones alter immune responses and disease pathogenesis. Horm Behav. 2012;62(3):263-71.

Rogerson SJ. Management of malaria in pregnancy. Indian J Med Res. 2017;146(3):328-33.

Rogerson SJ, Hviid L, Duffy PE, Leke RF, Taylor DW. Malaria in pregnancy: pathogenesis and immunity. Lancet Infect Dis. 2007;7(2):105-17.

Saito M, Gilder ME, McGready R, Nosten F. Antimalarial drugs for treating and preventing malaria in pregnant and lactating women. Expert Opin Drug Saf. 2018;17(11):1129-44.

Saito M, Gilder ME, Nosten F, McGready R, Guérin PJ. Systematic literature review and meta-analysis of the efficacy of artemisinina-based and quinine-based treatments for uncomplicated falciparum malaria in pregnancy: methodological challenges. Malar J. 2017;16:488.

Sarr D, Bracken TC, Owino SO, et al. Differential roles of inflammation and apoptosis in initiation of mid-gestational abortion in malaria-infected C57BL/6 and A/J mice. Placenta. 2015;36(7):738-49.

Singer LM, Newman RD, Diarra A, et al. Evaluation of a malaria rapid diagnostic test for assessing the burden of malaria during pregnancy. Am J Trop Med Hyg. 2004;70(5):481-5.

Singh K, Moran A, Story W, Bailey P, Chavane L. Acknowledging HIV and malaria as major causes of maternal mortality in Mozambique. Int J Gynaecol Obstet. 2014;127:35-40.

Souza RM, Ataíde R, Dombrowski JG, et al. Placental histopathological changes associated with Plasmodium vivax infection during pregnancy. PLoS Negl Trop Dis. 2013;7(2):e2071.

Suárez-Mutis MC, Martinez-Espinosa FE. Malária. Fundamentos das doenças infecciosas e parasitárias. Rio de Janeiro: Elsevier; 2019.

ter Kuile FO, Parise ME, Verhoeff FH, et al. The burden of coinfection with human immunodeficiency virus type 1 and malaria in pregnant women in sub-saharan Africa. Am J Trop Med Hyg. 2004;71(2 Suppl):41-54.

Ward SA, Sevene EJ, Hastings IM, Nosten F, McGready R. Antimalarial drugs and pregnancy: safety, pharmacokinetics, and pharmacovigilance. Lancet Infect Dis. 2007;7(2):136-44.

White NJ. Anaemia and malaria. Malar J. 2018;17:371.

World Health Organization (WHO). Severe malaria. Trop Med Int Health. 2014;19(Suppl 1):7-131.

World Health Organization (WHO). World malaria report 2019. Genebra: WHO; 2019.

Young N, Taetgmeyer M, Zulaika G, et al. Integrating HIV, syphilis, malaria and anaemia point-of-care testing (POCT) for antenatal care at dispensaries in western Kenya: discrete-event simulation modelling of operational impact. BMC Public Health. 2019;19:1629.

75

Doença de Chagas e Gravidez

Jorge Augusto Oliveira Guerra
Karina López Rodríguez
José Alejandro Lazo Diéguez
Maria das Graças Vale Barbosa Guerra

A tripanossomíase americana ou doença de Chagas (DC) é uma zoonose causada pelo *Trypanosoma cruzi* (*T. cruzi*), um protozoário hemoflagelado, heteróxeno, cujo ciclo de vida se realiza, além do homem, em várias espécies de mamíferos e insetos hematófagos (Hemiptera: Triatominae) conhecidos como barbeiros (WHO, 2019). Esse caráter eclético do parasito resulta em diversificação genética e classificação do *T. cruzi* em unidades discretas de tipagem (Tcl a TcVI e Tcbat), denominadas DTUs (Zingales et al., 2009). Descoberta em 1909 por Carlos Chagas, foi reconhecida em 2005 pela Organização Mundial de Saúde (OMS) como uma doença negligenciada. Originária da América Latina, dispersou-se para outros continentes, estimando-se infecção entre 6 e 7 milhões de pessoas no mundo (WHO, 2019), das quais mais de 1 milhão são mulheres latino-americanas em idade fértil. O homem pode ser infectado pelo contato com fezes e urina de triatomíneos contaminados com *T. cruzi*. Entretanto, outras formas de transmissão podem ocorrer, como por transfusão de hemoderivados, transplantes de órgãos de doadores contaminados, acidental, oral e vertical ou congênita. A doença apresenta duas fases (aguda e crônica) com diferentes formas de manifestação, podendo ser assintomática ou sintomática (Dias et al., 2016; WHO, 2019).

Doença de Chagas congênita

O primeiro relato sobre a possibilidade de ocorrência da doença de Chagas congênita (DCc) foi feito por Carlos Chagas em 1911, após encontrar formas tripomastigotas no sangue de um lactente de 2 meses, filho de mãe infectada (Chagas, 1911). Novos registros dessa forma de transmissão foram relatados em várias regiões endêmicas e não endêmicas do mundo, com variações nas taxas de prevalência (Oliveira et al., 2010).

Entre as mulheres infectadas com *T. cruzi*, não há como identificar antecipadamente aquelas que transmitirão a infecção a seus filhos. A transmissão congênita de DC pode ocorrer em qualquer fase da doença materna (Carlier e Truyens, 2017), dependendo do *status* imunológico, história obstétrica, linhagem do *T. cruzi* ou carga parasitária (Cevallos e Hernández, 2014). Na América Latina, estima-se que 9.000 crianças/ano nasçam infectadas com DC (Kemmerling et al., 2019).

Manifestações clínicas da doença de Chagas

Efeitos sobre as grávidas

Em grávidas, tanto na fase aguda quanto na fase crônica, as manifestações são iguais às demais pacientes e estão ligadas ao grau de exposição, às formas clínicas e ao tempo de evolução da doença (Dias et al., 2016).

▸ **Formas agudas**

- Febre, geralmente constante, não superior a 39°C, mal-estar, cefaleia, astenia e hiporexia
- Chagoma de inoculação: formação cutânea pouco saliente, endurecida, avermelhada, pouco dolorosa e circundada por edema elástico

- Sinal de Romaña: edema elástico das pálpebras unilateral, indolor, com reação de linfonodo satélite (principalmente pré-auricular), com edema frequentemente se propagando à hemiface correspondente
- Edema (generalizado ou localizado na face ou nos membros inferiores), de consistência elástica ou mole, geralmente se apresentando após a 2ª semana, sem relação com sinais de porta de entrada
- Linfonodos com aumento discreto a moderado no volume
- Hepatomegalia e/ou esplenomegalia pequena a moderada
- Miopericardite
- Encefalite
- Anemia, linfócitos com presença de linfócitos atípicos, plasmocitose e neutropenia relativa
- Alterações eletrocardiográficas: diminuição da voltagem do complexo QRS, bloqueio atrioventricular de primeiro grau, alteração primária da repolarização ventricular e aumento da sístole elétrica.

▶ Formas crônicas

A suspeita nessa fase é baseada em aspectos clínicos e na história epidemiológica. Em geral, a doença é assintomática e, nesse caso, ter uma boa definição de contextos epidemiológicos de risco e vulnerabilidade para DC é de suma importância, tema que será tratado no tópico concernente a prevenção e controle.

Efeitos sobre o concepto

Em recém-nascidos (RN), as manifestações clínicas da DCc podem aparecer precocemente após o nascimento, caracterizando um infectado agudo, ou tardiamente, como paciente crônico, dependendo do tempo de transmissão transplacentária. De modo geral, a maioria dos casos é assintomática ou oligossintomática. Os sinais e sintomas não são específicos; em geral, são semelhantes aos relatados em outras infecções congênitas comuns, como o citomegalovírus e o herpes-vírus simples (comumente identificados na sigla TORCH) (Carlier e Truyens, 2017). Quando ocorre infecção congênita de mãe coinfectada com HIV, o quadro clínico é bastante grave, com elevada morbimortalidade.

Diagnóstico e manejo da infecção por *T. cruzi*

O diagnóstico para DCc tanto em mulheres grávidas quanto no concepto segue as recomendações para os demais pacientes (Dias et al., 2016; 2019; 2012) e deve ser realizado por métodos parasitológicos e sorológicos. A identificação de antígenos parasitários ou DNA no sangue pode sugerir a presença de infecção.

Os métodos parasitológicos podem ser diretos (exame a fresco, micro-hematócrito, creme leucocitário e/ou método de Strout) ou indiretos (xenodiagnóstico, hemocultura ou técnicas moleculares).

A sorologia deve ser realizada por diferentes métodos, pelo menos com dois testes anti-*T. cruzi* – o ensaio de imunoabsorção enzimática (ELISA) e imunofluorescência ou hemaglutinação indireta. Em casos de sorodiscordâncias, nova avaliação diagnóstica deve ser realizada, podendo repetir um dos testes realizados anteriormente, ou novo teste como Western-blot (WB) ou quimiluminescência (CLIA).

Testes rápidos vêm sendo sugeridos como estratégia para avaliação diagnóstica em gestantes com suspeita da doença, tanto durante o pré-natal quanto durante o trabalho de parto. Essa estratégia pode ser considerada uma alternativa para busca ativa de casos em áreas remotas.

Resultados negativos podem ser utilizados para descartar o diagnóstico da doença.

Detecção de infecção em mulheres grávidas. Em mulheres grávidas, a OMS recomenda que a qualquer momento durante a gravidez, inclusive no momento do parto (no sangue do cordão umbilical), e em novas situações de gravidez, devem ser realizados testes sorológicos. Confirmada a infeção, deve-se fazer um acompanhamento de pré-natal de alto risco, com avaliação clínica e eletrocardiográfica, para detectar o grau de comprometimento da paciente.

Diagnóstico e manejo em recém-nascidos expostos. Para diagnóstico de RN exposto, filho de mãe infectada, apresentando ou não alterações clínicas sugestivas da doença congênita, deve ser feita investigação seguindo o fluxo recomendado pelo II Consenso Brasileiro para DC (Dias et al., 2016; Brasil, 2019). Os casos de RN com exame parasitológico negativo e sem sintomatologia compatível com doença de Chagas aguda (DCA) devem retornar ao serviço de saúde aos 9 meses para pesquisa de anticorpos anti-*T. cruzi* da classe IgG. A sorologia convencional reagente nesse período é fortemente indicativa de transmissão congênita. Se ambas as sorologias forem negativas, descarta-se a possibilidade de transmissão vertical.

No caso de gestantes que residem em locais de difícil acesso e apresentam baixa adesão ao atendimento pós-natal, pode-se realizar a testagem mais precocemente, entre 6 e 9 meses do lactente. Se a mãe tiver diagnóstico de DCA, ou coinfecção *T. cruzi* + HIV, recomenda-se a pesquisa do parasito até 2 meses após o nascimento.

Além dos exames diagnósticos, são recomendados hemograma completo, bioquímica sérica, exame de urina, radiografia de tórax, ECG, ecocardiograma, além de ultrassonografia cerebral e abdominal como avaliações de rotina nas crianças com indícios clínicos de DCc.

Definição de caso da doença de Chagas por transmissão congênita

O II Consenso Brasileiro para DC (Dias et al., 2016) define como caso confirmado de DC por transmissão vertical recém-nascidos de mãe com exame parasitológico positivo ou sorológico reagente para *T. cruzi* e que apresente exame parasitológico positivo a partir do nascimento; ou exame sorológico reagente a partir do 9º mês de nascimento (antes disso, os anticorpos maternos ainda podem estar presentes no recém-nascido) e sem evidência de infecção por outras formas de exposição a *T. cruzi*.

Tratamento

Para o tratamento etiológico da DC, existem dois medicamentos principais: benznidazol e nifurtimox (Dias et al., 2016; Brasil, 2018). No Brasil, a distribuição do benznidazol é feita pelo Ministério da Saúde, mediante solicitação das Secretarias Estaduais de Saúde no Sistema de Informação de Insumos Estratégicos (SIES), e o nifurtimox é dispensado pelo Grupo Técnico de Doença de

Chagas, da Secretaria de Vigilância em Saúde do Ministério da Saúde.

Doença aguda. Gestantes na fase aguda não grave, diagnosticadas no 1º trimestre, devem aguardar o 2º trimestre de gestação para realizar o tratamento, quando o risco de malformações parece ser menor. Em gestantes com quadro clínico agudo e grave de DC (miocardite ou meningoencefalite), independentemente da idade gestacional, o tratamento deve ser realizado em razão da alta morbimortalidade materna. A mulher deve ser adequadamente informada sobre riscos e benefícios da abordagem e participar da decisão. Também é justificável o não tratamento nesses casos.

Doença crônica. Em gestantes com DC na fase crônica sem comprometimento cardíaco e sem comorbidades, o tratamento não deve ser realizado (risco baixo de transmissão congênita).

Informações adicionais sobre o tratamento da DCc:

- Em nutrizes, é desaconselhado o tratamento antiparasitário
- Todos os casos de neonatos com infecção congênita devem ser tratados
- Recém-nascidos de mãe chagásica e sintomatologia sugestiva de DCc, embora tenham pesquisa de *T. cruzi* negativa, devem iniciar o tratamento.

Efeitos adversos

Embora ambos antiparasitários sejam efetivos em reduzir a duração e a gravidade clínica da doença, estão associados a vários eventos adversos, geralmente sem necessidade de interromper o tratamento etiológico. O controle e registro do uso desses medicamentos são fundamentais para o monitoramento de eventos adversos e tolerabilidade (Brasil, 2018).

Benznidazol. Frequência de cerca de 53%; destacam-se: parestesias (10,3%), artralgias (8,1%) e intolerância gastrintestinal (13,3%); alopecia (0,9%), dermatites e *rash* cutâneo (30 a 44%). Alguns sintomas, como parestesias (polineuropatia periférica), podem ter importante impacto sobre a funcionalidade e a qualidade de vida, com chance de persistir por alguns meses após a interrupção do tratamento. Também podem ocorrer complicações mais graves, como depressão da medula óssea com neutropenia, de modo que é oportuna a realização de hemograma 3 semanas após o início do tratamento.

Nifurtimox. Frequência de 85%; os mais comuns são: intolerância gastrintestinal (61%), eventos reumatológicos (artralgias) (33%) e acometimento dermatológico (15%).

Notificação

No Brasil, a Portaria nº 264, de 17 de fevereiro de 2020, recomenda que além da DC aguda, a doença crônica também seja notificada dentro das ações de vigilância epidemiológica, e prontamente informada às autoridades de saúde. O registro da notificação deve ser feito por meio da Ficha de Investigação de Doença de Chagas Aguda do Sistema de Informação de Agravos de Notificação (Sinan). Ressalta-se que os casos de transmissão vertical identificados até 2 anos de idade também devem ser notificados como DCA (Brasil, 2018).

Acompanhamento

Os casos de DCc devem ser avaliados clínica e laboratorialmente, periodicamente durante o tratamento (início, 30º, 60º e 90º dias), com especial atenção aos eventos adversos (Dias et al., 2016). Os casos agudos da DCc devem ser acompanhados a longo prazo, com exames sorológicos convencionais (IgG) anualmente, por 5 anos, devendo-se encerrar a pesquisa quando dois exames sucessivos forem não reagentes.

A PCR para o controle da parasitemia pós-tratamento pode ser mais exequível que os métodos parasitológicos de enriquecimento. É recomendado o controle clínico evolutivo de alterações cardíacas e digestivas para orientação ao paciente sobre a evolução de sua doença.

Não existem critérios clínicos que possibilitem definir com exatidão a cura de pacientes. O único método tradutor de cura após o tratamento antiparasitário da DC é a negativação da sorologia em dois exames consecutivos. O tempo necessário para que isso ocorra é variável e depende da fase e do tempo da doença, a partir de 1 ano para a infecção congênita.

Prevenção e controle

Na transmissão vertical, a gestante deve adotar medidas para prevenir a infecção por outros modos de contágio (Dias et al., 2016; Brasil, 2019).

Não devem oferecer amamentação: a) nutrizes com diagnóstico de DCA (em virtude da elevada parasitemia); e b) portadoras da fase crônica de DC com sangramento por fissura mamária (possibilidade de contato do sangue materno infectado com a mucosa oral do lactente).

No Brasil, especialmente em regiões endêmicas para infecção por *T. cruzi*, recomenda-se a inclusão do teste sorológico com pesquisa de IgG para *T. cruzi* no Programa Nacional de Triagem Neonatal ("teste do pezinho"), representando estratégia útil e de baixo custo.

Entre os fatores de risco para rastreamento de gestantes sem sorologia prévia (WHO, 2019; Dias et al., 2016) estão:

- Ter residido na infância ou residir em área com relato de presença de vetor transmissor da DC ou ainda com reservatórios animais (silvestres ou domésticos) com registro de infecção por *T. cruzi*
- Ter ocorrido o convívio com o ciclo domiciliar do vetor transmissor (principalmente casas de estuque, taipa, sapê, pau a pique, madeira, entre outros modos de construção que permitam a colonização por triatomíneos)
- Residir ou ser procedente de área com registro de transmissão ativa de *T. cruzi* ou com história epidemiológica sugestiva de ocorrência da transmissão da doença no passado
- Ter realizado transfusão de sangue ou hemocomponentes antes de 1992
- Ter familiares ou pessoas do convívio habitual ou rede social com diagnóstico de DC, em especial ser filho(a) de mãe com infecção comprovada por *T. cruzi*.

Populações-alvo para rastreamento, prevenção e controle da transmissão congênita de *T. cruzi*: para a prevenção e controle da transmissão da DCc, os esforços devem ser concentrados em cinco grupos populacionais que vivem, ou não, na América Latina (Carlier e Truyens, 2017): a) meninas e adolescentes (fase pré-conceptual); b) mulheres ainda não grávidas (idade fértil) – detectar e tratar a infecção por *T. cruzi*; c) mulheres grávidas – triagem pré-natal para infecção realizada antes ou mesmo ao entrar na maternidade; d) neonatos/nascidos de mães infectadas – investigar a infecção congênita, tratando e acompanhando todos os casos positivos detectados; e) parentes e indivíduos nascidos de mães infectadas (irmãos) – investigar seu *status* de infecção e tratar todos os casos positivos (com o objetivo de reduzir o número de pessoas infectadas dos casos-índice).

Considerações finais

A transmissão congênita da DC vem se tornando um problema de saúde mundial. O diagnóstico correto e precoce propicia a oportunidade de efetivar o tratamento específico, com boa probabilidade de atingir a cura total da infecção, e deve ser acompanhado a longo prazo. No entanto, em países não endêmicos ou em regiões emergentes para a DC, em virtude da ausência de sintomas e da falta de programas de vigilância bem estabelecidos, os lactentes infectados correm risco de não serem reconhecidos por profissionais não familiarizados com a doença (Verani et al., 2010).

O número crescente de casos agudos de transmissão por via oral (Brasil, 2018; Santana et al., 2019), inclusive com registros de transmissão congênita (Pinto et al,. 2011), fortalece a possibilidade de transmissão da DCc em áreas da América Latina consideradas emergentes para a DC, como a Amazônia.

No estado do Amazonas, em um serviço de referência para DC (Fundação de Medicina Tropical Dr. Heitor Vieira Dourado), casos agudos, isolados ou em surtos por transmissão oral, e inquéritos sorológicos (Magalhães et al., 2011) têm registrado mulheres grávidas. Observa-se que, após o diagnóstico e/ou tratamento da infecção, essas pacientes não retornam ao serviço para realizar o seguimento clínico, principalmente em virtude das dificuldades de logística e distâncias na região. Durante os surtos, uma importante quantidade de pessoas expostas, principalmente mulheres jovens com ou sem manifestações clínicas, não é avaliada em períodos pós-surtos.

Se, para a prevenção e o controle da transmissão da DCc, os esforços devem ser concentrados em grupos populacionais, há de se avaliar que entre as principais medidas de diagnóstico, tratamento e seguimento de casos é preciso, além de incluir mulheres oriundas ou moradoras de áreas endêmicas (ou emergentes), pensar em DC no seguimento de pré-natal, bem como nas medidas de prevenção para aquelas em idade fértil, a fim de reduzir a importante morbimortalidade dos casos de DC em grávidas e no concepto.

Bibliografia

Brasil. Ministério da Saúde. Protocolo Clínico e Diretrizes Terapêuticas Doença de Chagas. Brasília (DF): CONITEC Comissão Nacional de Incorporação de Tecnologias no Sistema Único de Saúde; 2018.

Brasil. Ministério da Saúde. Secretaria de Vigilância em Saúde. Guia de Vigilância em Saúde. 3. ed. Brasília; 2019.

Carlier Y, Truyens C. Maternal-fetal transmission of Trypanosoma cruzi. In: Telleria J, Tibayrenc M. American trypanosomiasis Chagas disease: one hundred years of research. 2nd ed. Elsevier; 2017. p. 517-559.

Cevallos AM, Hernández R. Chagas' disease: pregnancy and congenital transmission. Biomed Res Int. 2014;2014:401864.

Chagas C. Nova entidade mórbida do homem. Resumo geral de estudos etiológicos e clínicos. Mem Inst Oswaldo Cruz. 1911;3:219-75.

Dias JC, Ramos Jr AN, Gontijo ED, et al. II Consenso Brasileiro em Doença de Chagas, 2015. Epidemiol Serv Saude. 2016;25(spe):7-86.

Kemmerling U, Osuna A, Schijman AG, Truyens C. Congenital transmission of Trypanosoma cruzi: a review about the interactions between the parasite, the placenta, the maternal and the fetal/neonatal immune responses. Front Microbiol. 2019;10:1854.

Magalhães BM, Coelho LI, Maciel MG, et al. Serological survey for Chagas disease in the rural areas of Manaus, Coari, and Tefé in the Western Brazilian Amazon. Rev Soc Bras Med Trop. 2011;44(6):697-702.

Oliveira I, Torrico F, Muñoz J, Gascon J. Congenital transmission of Chagas disease: a clinical approach. Expert Rev Anti Infect Ther. 2010;8(8):945-56.

Pinto AYN, Valente VC, Valente SAS, Figueiras ACM. Congenital Chagas disease due to acute maternal Trypanosoma cruzi infection transmitted by the oral route. Rev Pan-Amaz Saúde. 2011;2:89-94.

Santana RAG, Guerra MGVB, Sousa DR, et al. Oral transmission of Trypanosoma cruzi, Brazilian Amazon. Emerg Infect Dis. 2019;25:132-5.

Verani JR, Montgomery SP, Schulkin J, Anderson B, Jones JL. Survey of obstetrician-gynecologists in the United States about Chagas disease. Am J Trop Med Hyg. 2010;83(4):891-5.

World Health Organization (WHO). Chagas disease (American trypanosomiasis) [Internet]. Geneva: World Health Organization; 2019 – [citado 2019 Dec 08]. Disponível em: http://www.who.int/mediacentre/factsheets/fs340/en/.

World Health Organization (WHO). Chagas disease in Latin America: an epidemiological update based on 2010 estimates. Wkly Epidemiol Rec. 2015;90(6):33-43.

World Health Organization (WHO). Neglected tropical diseases, hidden successes, emerging opportunities [Internet]. Geneva: World Health Organization; 2009 – [citado 2020 Dec 9]. Disponível em: <https://apps.who.int/iris/bitstream/handle/10665/44214/9789241598705_eng.pdf>.

Zingales B, Andrade SG, Briones MR, et al.; Second Satellite Meeting. A new consensus for Trypanosoma cruzi intraspecific nomenclature: second revision meeting recommends TcI to TcVI. Mem Inst Oswaldo Cruz. 2009;104(7):1051-4.

76

Estreptococo do Grupo B

Tatiana de Castro Abreu Pinto
Ana Caroline Nunes Botelho
Lúcia Martins Teixeira
Sergio Eduardo Longo Fracalanzza

Streptococcus agalactiae, comumente referido como estreptococo beta-hemolítico do grupo B de Lancefield e pela sigla GBS (do inglês, *group B Streptococcus*), é uma espécie bacteriana habitualmente encontrada na microbiota intestinal e geniturinária de adultos. Sua colonização é mais frequente em gestantes. Considerado comensal até o final da era pré-antibiótica, sua importância clínica em perinatologia surgiu com o reconhecimento de que algumas infecções puerperais e neonatais graves eram, já à época, causadas por esse agente. Com participação crescente como agente etiológico de sepse neonatal precoce (< 7 dias de vida) observada a partir dos anos 1960, esse microrganismo acabou por ultrapassar o *Escherichia coli*, na década seguinte, e tornou-se a maior causa de infecção neonatal precoce nos EUA.

Nas duas décadas seguintes, a incidência de infecção neonatal por GBS manteve-se constante, acometendo 1 a 5,4 em cada 1.000 nascidos vivos nos EUA. Atualmente, GBS é a causa mais importante de sepse e meningite neonatal nos EUA e em outros países desenvolvidos. Com exceção da África, a doença neonatal causada por GBS parece permanecer menos prevalente em países de baixa e média renda, por motivos ainda desconhecidos. Em nível global, GBS é responsável, anualmente, por cerca de 319.000 casos de doença e 90.000 óbitos em crianças. Além disso, embora os dados sejam mais limitados nesses casos, estima-se que GBS ocasione em torno de 57.000 natimortos e 33.000 casos de sepse materna por ano no mundo.

Ensaios clínicos realizados nos anos após sua emergência demonstraram o valor da administração de antibióticos durante o trabalho de parto na prevenção de infecção neonatal por GBS. O acúmulo de evidências da eficácia dessa medida impulsionou, em 1996, a publicação pelo American College of Obstetricians and Gynecologists (ACOG, 1996), pelo Centers for Disease Control and Prevention (CDC, 1996) e, mais tarde, pela American Academy of Pediatrics (AAP, 1997), de diretrizes de consenso sobre antibioticoterapia intraparto para prevenção dessa infecção neonatal precoce. Inicialmente construídas com duas estratégias de prevenção, uma baseada na presença de fatores de risco e a outra em cultura vaginal e anorretal materna positiva para o agente, as diretrizes foram submetidas a várias atualizações desde então. As últimas recomendações do CDC, publicadas em 2010, preconizam a pesquisa de GBS em culturas de triagem, a partir de material clínico coletado da vagina e do reto, em todas as mulheres grávidas entre 35 e 37 semanas de gestação, e aplicação da antibioticoterapia intraparto naquelas positivas para a colonização, assim como em gestantes com histórico de bacteriúria por GBS durante a gravidez atual ou de gestação anterior afetada por GBS. A despeito da redução de cerca de 80% na incidência de sepse neonatal precoce causada por GBS, consequência da adesão crescente a essas diretrizes, o CDC reconhece que diversos fatores têm contribuído para que um número ainda inquietante de crianças continue vítima de infecção sistêmica precoce e grave por esse agente.

Enquanto a imunização ativa das futuras parturientes contra os sorotipos mais prevalentes de GBS não se torna realidade, o que resulta na passagem transplacentária de imunoglobulinas G protetoras para o feto, a estratégia baseada em cultura genital e anorretal universal e a antibioticoterapia intraparto para os casos de cultura positiva, de acordo com as atuais diretrizes do CDC, continua sendo a prática de prevenção recomendada.

Em 2018, a responsabilidade pela atualização do protocolo de prevenção de doenças causadas por GBS foi transferida do CDC para o ACOG e AAP, que publicaram suas recomendações mais recentes sobre o tema em 2019, indicando a cultura de triagem da vagina e do reto em todas as gestantes entre $36^{0/7}$ e $37^{6/7}$ semanas, e antibioticoterapia intraparto naquelas positivas na triagem ou com histórico de bacteriúria por GBS na gravidez atual, assim como para as gestantes com resultado de cultura desconhecido que apresentem fatores de risco. Essas novas recomendações se encontram em análise pelo CDC para possivelmente compor uma futura publicação atualizada sobre o tema.

Colonização materna

Streptococcus agalactiae (GBS) é um microrganismo frequentemente encontrado estabelecendo relação comensal nos tratos geniturinário e gastrintestinal de mulheres. No caso de gestantes, a colonização de um ou ambos os sítios representa o pré-requisito para infecção precoce em neonatos, e é, portanto, de fundamental importância a pesquisa do estado da portadora para orientar a conduta de profilaxia intraparto.

De acordo com a Organização Mundial da Saúde (OMS), GBS pode causar cerca de 60.000 mortes fetais e 90.000 óbitos neonatais em todo o mundo, apesar da eficácia da profilaxia intraparto. Números expressivos como esses ressaltam ainda mais a importância desse microrganismo.

Diversos estudos em diferentes partes do mundo demonstram que as taxas de colonização pelo microrganismo nos sítios mencionados são variáveis, e essa variação, em geral, está associada com a região geográfica onde se encontra a população estudada e com os aspectos socioeconômicos a ela relacionados. Em relatório recentemente publicado, as taxas de colonização por GBS em gestantes variavam de 6 a 36% na Europa, 19 a 22% na África, e em torno de 14% nas Américas. A taxa de colonização em mulheres não grávidas também varia em todo o mundo.

No Brasil, que tem dimensões continentais e fatores socioeconômicos altamente variáveis, é possível observar, também, diferentes números. Estudos realizados na região Nordeste apontaram taxas de colonização variando de 8,9 a 20,4%. Já na região Sudeste, mais especificamente no estado de São Paulo, onde há maior número de estudos nessa temática, as diferenças entre taxas podem ser ainda mais notórias, variando de apenas 2,33 até 28,29% de colonização em gestantes. No Rio de Janeiro, um artigo recentemente publicado relatou taxa de colonização de 26,32%. Nesse mesmo estudo, não foram observadas flutuações significativas na prevalência ao longo dos anos abrangidos no trabalho, o que significa que as taxas de colonização foram altas desde o início, reforçando a necessidade da aplicação de estratégias de triagem e profilaxia. Além disso, de alguns aspectos clínicos coletados, como parto prematuro, infecção do trato urinário em geral, histórico de infecção anterior por GBS, uso de antibióticos durante a gestação e presença de corrimento vaginal, apenas o último foi significativamente associado à colonização por GBS. Estudos realizados recentemente na região Sul também evidenciaram flutuações no percentual de colonização, variando de 25 até 33,75%.

Patogênese e epidemiologia

Estreptococos do grupo B constituem a segunda causa mais comum de sepse em mulheres grávidas e puérperas e a causa mais comum de meningite e sepse em neonatos nos EUA. Essas doenças invasivas graves estão associadas a altas taxas de mortalidade e morbidade. Uma maior incidência de doença invasiva por GBS é observada em mulheres grávidas. Em estudo realizado nos EUA, de 2007 a 2009, a incidência de doença invasiva por GBS foi duas vezes maior em mulheres grávidas (0,04/1.000 mulheres ao ano) em comparação com mulheres não grávidas (0,02/1.000 mulheres ao ano). Embora a maioria das infecções por GBS seja detectada durante o trabalho de parto e o parto em si, as mulheres no período pós-parto também apresentam maior risco, mesmo na ausência de outras condições predisponentes. Em nível global, a incidência de doença invasiva por GBS em mulheres grávidas é estimada em 0,38 casos por 1.000 gestações, com uma taxa de mortalidade de 0,2%.

A infecção neonatal por GBS pode ser precoce, quando manifestada na 1ª semana de vida, ou tardia, entre 7 dias e 3 meses (mais comumente entre 3 e 4 semanas). As estimativas de casos de síndrome precoce em nível mundial são de 0,49 caso por 1.000 nascidos vivos, com grandes variações de país para país. Em geral, a incidência de síndrome precoce é mais alta na África e mais baixa na Ásia. Em relação à síndrome tardia, é estimado 0,26 caso por 1.000 nascidos vivos no mundo todo. Cerca de 60 a 70% dos casos de infecções neonatais por GBS são de início precoce, atribuído à transmissão vertical de GBS de mãe para feto, que pode ocorrer por infecção ascendente deste, ao aspirar líquido amniótico contaminado a partir do trato genital, ou durante a passagem do neonato pelo canal vaginal no momento do parto, levando a eventual colonização das superfícies cutâneas e mucosas do recém-nascido, por onde o agente infeccioso ganha acesso para a corrente sanguínea, pulmões e liquor. Estima-se que aproximadamente 50% dos nascidos de mães carreadoras de GBS acabam colonizados pelo microrganismo, e 1 a 2% deles progridem para doenças invasivas. A doença de início tardio é atribuída à transmissão horizontal de GBS por fontes hospitalares, comunitárias e até maternas. De forma rara, a infecção tardia também tem sido atribuída à transmissão de GBS pelo leite humano em mulheres com mastite por GBS.

A doença invasiva neonatal por GBS apresenta taxas de mortalidade entre 1 e 8,4% em neonatos nascidos a termo e entre 5 e 20% em prematuros. Para infecções de início precoce em países com recursos, o risco estimado de mortalidade é de 5%, mas um risco muito maior, de até 27%, foi observado na África. Já as infecções de início tardio são associadas a taxas de mortalidade em torno de 7% em nível mundial. Além das infecções de início precoce e tardio, GBS responde por aproximadamente 1% dos natimortos em todo o mundo e até 4% dos natimortos na África.

Embora essa seja tradicionalmente considerada uma doença que afeta lactentes e mulheres grávidas, sua incidência vem aumentando também entre adultos, passando de 3,6 casos/100.000 pessoas, em 1990, para 7,3 casos/100.000 pessoas em 2007, nos EUA. Além da idade avançada, as comorbidades estão presentes na maioria dos adultos com doença invasiva por GBS, entre as quais estão doenças cardíacas, distúrbios neurológicos, doença renal, doença hepática, abuso de álcool, tabagismo, obesidade, câncer e condições de imunocomprometimento. As síndromes mais comuns causadas por GBS em adultos são a bacteriemia sem foco primário e as infecções de pele e tecidos moles. A bacteriemia também pode ocorrer de forma secundária a uma fonte inicial de infecção, e a bacteriemia de etiologia polimicrobiana, mais comumente com *Staphylococcus aureus*, pode ser observada em 26 a 45% dos casos.

Estreptococo do grupo B apresenta uma cápsula de natureza polissacarídica, que representa seu principal fator de virulência e permite ao microrganismo sobreviver a alguns elementos de ataque do sistema imunológico do hospedeiro, tais como a fagocitose. Os polissacarídeos que compõem essa estrutura não são idênticos em todas as cepas de GBS, há uma variabilidade química e antigênica que permite a identificação de dez diferentes tipos capsulares, ou sorotipos, denominados Ia, Ib, II, III, IV, V, VI, VII, VIII e IX. Cada tipo capsular leva à produção de anticorpos sorotipo-específicos, e gestantes colonizadas que deram à luz neonatos saudáveis exibem níveis plasmáticos de anticorpos antipolissacarídicos capsulares mais elevados do que aquelas cujos fetos desenvolveram doença invasiva. Apesar de haver variabilidade na distribuição dos sorotipos entre cepas oriundas de diferentes regiões do mundo, cinco deles (Ia, Ib, II, III e V) são associados com cerca de 98% das cepas isoladas de colonização materna e infecção neonatal mundialmente. Os sorotipos Ia e III são responsáveis por mais da metade dos casos de infecção materna por GBS, seguidos pelos sorotipos V, Ib e II. Em relação às infecções neonatais, o sorotipo III destaca-se, pois é responsável por quase metade (43%) das síndromes de início precoce e por 73% das síndromes de início tardio.

Quadro clínico e diagnóstico

A idade de surgimento da enfermidade, sua sintomatologia e os sorotipos mais envolvidos são distintos nas formas precoce e tardia da estreptococcia neonatal, como mostra a Tabela 76.1.

Manifestações típicas da infecção precoce incluem bacteriemia e pneumonia; já meningite, infecção dos ossos e de articulações e infecções de tecidos moles são menos comuns. Na forma precoce, o início dos sintomas é geralmente observado dentro de 24 horas após o nascimento (dificuldade respiratória, apneia, perfusão periférica diminuída e choque) e pode manifestar-se, inicialmente, com sinais inespecíficos, tais como hipo ou hipertermia, letargia ou irritabilidade, bradicardia, apneia ou taquipneia, cianose, gemidos, batimentos de asas de nariz e tiragem. Em poucas horas, o quadro define-se como septicêmico, pneumônico ou meningítico. Ocasionalmente, há evolução fulminante para choque e falência de múltiplos órgãos. Em outras vezes, o quadro pneumônico é muito semelhante clínica e radiologicamente, em um prematuro, ao de doença de membrana hialina e, em um recém-nascido a termo, pode complicar-se com a síndrome de hipertensão pulmonar persistente. Sinais neurológicos podem estar ausentes na fase inicial da meningite. Essa é a manifestação

Tabela 76.1 Características das infecções estreptocócicas neonatais.

Idade de manifestação (dias)	0 a 6	7 a 90
Via de transmissão principal	Vertical (momento do parto)	Horizontal (nosocomial, contato com pessoas e ambiente, leite materno)
Manifestação clínica mais comum	Bacteriemia, pneumonia	Meningite, bacteriemia
Sorotipos mais comuns	III, Ia, II, Ib	III
Mortalidade em nível global (%)	5	7

Adaptada de Schrag et al., 2016; Madrid et al., 2017.

clínica mais comum na infecção tardia, embora também possa apresentar-se como bacteriemia, infecção do trato urinário, infecção óssea/articular, pneumonia ou infecções de tecidos moles.

A ocorrência de sinais clínicos iniciais inespecíficos torna difícil o diagnóstico diferencial de ambas as formas com outras enfermidades neonatais, como doença de membrana hialina, síndrome de hipertensão pulmonar persistente, hemorragia intracraniana, cardiopatia congênita grave, persistência de canal arterial, algumas infecções perinatais crônicas, distúrbios metabólicos e erros inatos de metabolismo. Na ausência de fatores de risco e de colonização materna positiva, pode haver significativo atraso na suspeita diagnóstica e pronto estabelecimento de terapêutica antimicrobiana específica. Embora o hemograma completo e alguns exames bioquímicos e de imagem possam eventualmente ajudar no esclarecimento diagnóstico, o "padrão-ouro" é o isolamento do estreptococo em líquidos corporais estéreis, como sangue, liquor e urina. Isolamento em culturas de superfícies cutaneomucosas não significa infecção, apenas colonização. Outras infecções sistêmicas causadas por diferentes patógenos são indistinguíveis da causada pelo estreptococo.

O isolamento do agente etiológico, na identificação tanto de colonização materna quanto de infecção neonatal, demanda alguns cuidados adicionais. Há significativo aumento da sensibilidade e especificidade da transmissão vertical se as culturas maternas forem obtidas entre 35 e 37 semanas de idade gestacional, do introito vaginal ou da região anorretal, e semeadas em meio seletivo capaz de inibir o crescimento de outras bactérias intestinais. Recomendações adicionais quanto à técnica de processamento do material podem ser obtidas do CDC (https://www.cdc.gov/mmwr/preview/mmwrhtml/rr5910a1.htm), da ACOG (https://www.acog.org/clinical/clinical-guidance/committee-opinion/articles/2020/02/prevention-of-group-b-streptococcal-early-onset-disease-in-newborns), e da AAP (https://pediatrics.aappublications.org/content/144/2/e20191881).

Diretrizes de prevenção

Na década de 1970, nos EUA, a taxa de mortalidade por doença de início precoce era de 50%, e um percentual significativo dos sobreviventes apresentava sequelas graves, como retardo mental e perda de audição e visão. Em função disso, a prevenção da doença causada por GBS no recém-nascido tornou-se uma prática frequente na pediatria. Em 1992, a AAP divulgou uma estratégia que se baseava na pesquisa de colonização e observação de fatores de risco nas gestantes (como parto prematuro por ruptura de membranas ou infecção urinária por GBS durante a gestação). Em 1996, o CDC dos EUA publicou o primeiro manual a descrever os fatores de risco para essa infecção, bem como orientações quanto à pesquisa do microrganismo e quanto à conduta terapêutica a ser adotada no caso de gestante colonizada. Com a adoção desses procedimentos, a taxa de ocorrência de infecções por GBS nos EUA declinou de 1,8/1.000 nascidos, em 1990, para 0,26/1.000 nascidos em 2010, caracterizando uma redução de 80% no período. Como os recém-nascidos de mães colonizadas têm maior probabilidade de desenvolver síndrome precoce, e, já que os neonatos que adquirem uma grande carga bacteriana durante o parto têm maiores chances de desenvolver tanto a síndrome precoce quanto a tardia, a detecção de mães colonizadas tornou-se o ponto central das estratégias de prevenção. A detecção e a eliminação de *S. agalactiae* do trato geniturinário e gastrintestinal através da profilaxia antibiótica intraparto (PAI) na gestante têm como objetivo quebrar a cadeia de transmissão, de maneira a diminuir a incidência da doença. A melhor época para a detecção de colonização seria durante o último trimestre, uma vez que, nessa fase da gestação, detecta-se um aumento na prevalência de colonização em relação ao 2º trimestre. Embora esse procedimento profilático possa prevenir cerca de 80% dos casos de síndrome precoce, não tem efeito aparente sobre a ocorrência da síndrome tardia.

Duas estratégias foram inicialmente recomendadas pelo CDC (1996) para a adoção da PAI visando à diminuição dos quadros infecciosos em neonatos. A primeira proposta recomendava a avaliação de fatores de risco, incluindo parto prematuro (< 37 semanas), temperatura superior a 38°C durante o trabalho de parto, ruptura de membranas por mais de 18 horas, ou antecedente de feto acometido por GBS. A segunda estratégia de triagem pré-natal envolvia a pesquisa da presença desse microrganismo no trato vaginal e anorretal durante a gestação.

Em uma versão revisada de 2002, decidiu-se pela exclusão da primeira estratégia, visto que metade dos casos de sepse precoce ocorria sem a presença de fatores de risco e que se conseguia uma melhor adesão à profilaxia pelos profissionais de saúde quando o resultado da cultura era disponibilizado. Alguns estudos corroboram a preferência pela adoção da triagem de colonização em detrimento da abordagem baseada em fatores de risco como medida mais sensível para detecção de risco associado à infecção por GBS. Em estudo de Botelho et al. (2018), realizado no Rio de Janeiro, 14% das mulheres que tiveram cultura vaginal e/ou anorretal positiva para GBS não apresentavam nenhum dos fatores de risco elencados. Certamente, os aspectos clínicos devem ser levados em consideração; contudo, não são suficientes se utilizados de maneira isolada e independente. As recomendações mais atuais do CDC mantêm a estratégia de observação dos fatores de risco entre gestantes, mas também reforçam a importância da realização da pesquisa de colonização pelo microrganismo, seja por meio de métodos baseados em cultura, seja na detecção de ácidos nucleicos ou de antígenos específicos do patógeno (CDC, 2010). Em 2019, a AAP publicou sugestões de atualizações dessas recomendações, as quais se encontram ainda em análise pelo CDC e por outras instituições especialistas no tema. Entre as principais mudanças, está o momento de triagem das gestantes que, de acordo com as novas sugestões, deveria ser executado entre a 36ª e a 37ª semana gestacional. Cabe ressaltar que o resultado da cultura vaginorretal teria validade por até 5 semanas como indicativo da necessidade de PAI. Assim, resultados de cultura obtidos na 36ª semana de gestação podem ser utilizados se o parto ocorrer até a 41ª semana de gestação, pois estariam incluídos na janela de acurácia do exame. Caso o parto ocorra mais de 5 semanas após a realização da cultura vaginorretal, as gestantes que apresentaram resultados de cultura negativos anteriormente devem ser avaliadas novamente. A atenção à janela de acurácia do exame de rastreamento é necessária, pois sabe-se que a colonização vaginal e anorretal por GBS é intermitente. Atenção especial também deve ser dada à presença de GBS em qualquer urinocultura da gestante, realizada em qualquer momento da gravidez e sem valorizar a contagem bacteriana, pois esse achado pode ser indicativo de colonização vaginal-retal intensa por GBS. Outra recomendação reforça ainda a necessidade de se adicionar à solicitação de cultura para GBS a informação sobre a possibilidade de alergia à penicilina da gestante examinada, no intuito de alertar o laboratório quanto à necessidade de se avaliar a sensibilidade à clindamicina da cepa de GBS isolada e

o relato desse resultado ao médico. Para as cepas sensíveis, esse antibiótico é atualmente recomendado para a profilaxia intraparto em casos de gestantes com alergia grave à penicilina, depois de ter substituído recentemente a eritromicina para esse propósito, uma vez que as taxas de resistência a eritromicina em cepas de GBS pode chegar a 50%, dependendo da população estudada. Nos casos em que há baixo risco de desencadeamento de uma reação alérgica a penicilina, a cefazolina pode ser empregada.

Em outros locais do mundo, contudo, a estratégia baseada na observação de fatores de risco para aplicação PAI mantém-se como recomendação nacional oficial. É o caso do Reino Unido, onde o Royal College of Obstetricians and Gynaecologists (RCOG, 2012) não recomenda o rastreamento bacteriológico para GBS em todas as mulheres grávidas. As indicações para a PAI estão reservadas a mulheres com bacteriúria por GBS na gravidez atual, recém-nascido com doença por GBS na gravidez anterior, temperatura intraparto > 38°C (antibiótico de largo espectro) ou eventual cultura de GBS positiva, indicada por motivos clínicos na gravidez atual.

No Brasil, não há consenso ou recomendação técnica oficial sobre o tema. No projeto "Diretrizes da Associação Médica Brasileira", entretanto, é recomendada a realização de cultura no 3º trimestre de gravidez, caso a gestante apresente fatores de risco, proposta diferente das que constam na literatura internacional. Os percentuais altamente variáveis de colonização observados nos diferentes estudos brasileiros podem ser também, pelo menos em parte, explicados pelas diferentes metodologias aplicadas para a detecção do GBS, em função de uma não uniformização de protocolos de detecção do microrganismo.

Uma vez que a PAI se baseia na administração de antibióticos na gestante para prevenção da estreptococcia, é de extrema importância saber e monitorar as taxas de resistência antimicrobiana em cepas de GBS. Até 1994, *S. agalactiae* era considerado uniformemente sensível aos betalactâmicos. Contudo, desde então, a diminuição na sensibilidade à penicilina vem sendo esporadicamente relatada em diferentes estudos. A penicilina, no entanto, permanece como o antimicrobiano de escolha para a profilaxia na gestante. Frente a índices cada vez mais frequentes de diminuição da suscetibilidade à penicilina e à dificuldade de uso desse antibiótico em pacientes alérgicos aos betalactâmicos, os macrolídeos e as lincosamidas apresentam-se como alternativas. No entanto, em razão dos crescentes índices de resistência à eritromicina (macrolídeo) e a clindamicina (lincosamida) entre as amostras de GBS, as orientações mais recentes do CDC incluem a realização de testes de suscetibilidade aos antimicrobianos em amostras de GBS isoladas de gestantes. Percentuais de resistência a macrolídeos e lincosaminas crescentes vêm sendo relatados mundialmente desde a década de 1990. Nos EUA, cerca de 50% das cepas de GBS isoladas entre 2012 e 2016 apresentaram-se resistentes a esses fármacos, o que foi configurado pelo CDC como uma ameaça preocupante naquele país. No Brasil, os índices de resistência a esses antimicrobianos mantêm-se relativamente discretos se comparados aos índices internacionais. Estudos realizados no Rio de Janeiro apontaram percentuais de resistência à eritromicina em torno de 14%. Percentuais de resistência à eritromicina inferiores (8,1%) também foram relatados. Já em relação à clindamicina, os percentuais de resistência são menores, variando de 2 a 5%.

A Figura 76.1 exibe doses e esquemas recomendados tanto para esses fármacos quanto para outros em caso de alergia à penicilina.

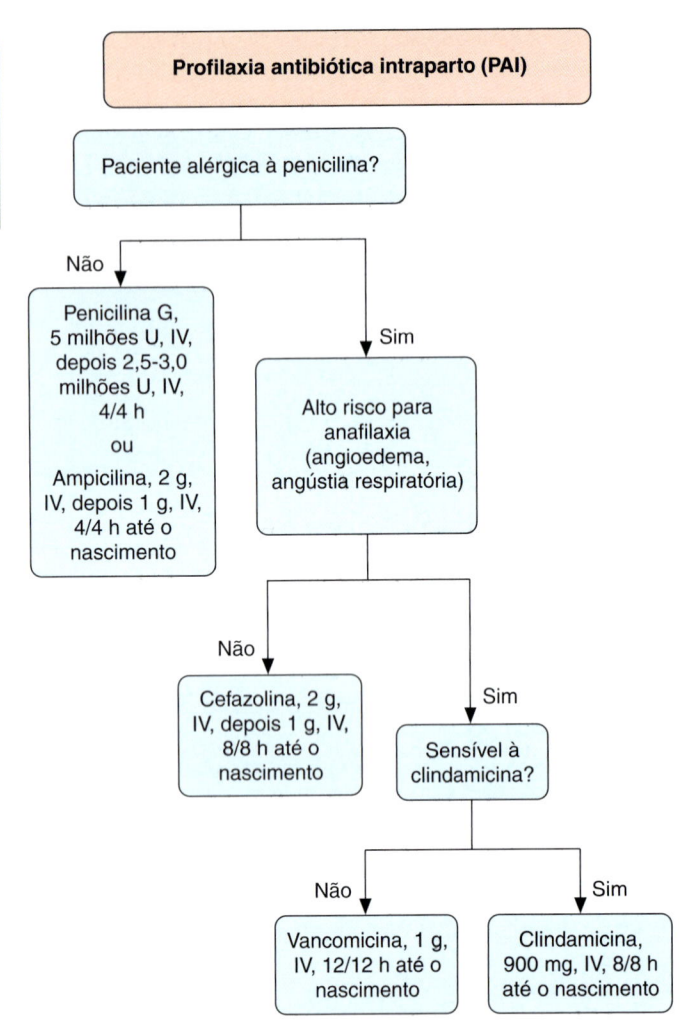

Figura 76.1 Profilaxia antibiótica intraparto. (Adaptada de CDC, 2010; ACOG, 2020.)

Tabela 76.2 Indicações e contraindicações da profilaxia antibiótica intraparto (PAI) para a prevenção da infecção pelo estreptococo do grupo B (GBS) precoce (CDC, 2010).

Indicações

Feto de gestação anterior com doença por GBS invasiva

Bacteriúria por GBS em qualquer trimestre da gravidez

Rastreamento de GBS vaginorretal positivo entre 35 e 37 semanas

Estado GBS desconhecido ao início do parto (cultura não realizada, incompleta ou resultado desconhecido) e qualquer um dos fatores de risco:
- Parto < 37 semanas
- Amniorrexe ≥ 18 h
- Temperatura intraparto ≥ 38°C

Contraindicações

Colonização por GBS em gravidez anterior (a menos que haja indicação na gravidez atual)

Bacteriúria por GBS em gravidez anterior (a menos que haja indicação na gravidez atual)

Cultura vaginorretal de GBS negativa entre 35 e 37 semanas na gravidez atual, qualquer que sejam os fatores de risco intraparto

Cesárea realizada antes do início do parto em mulher com membranas íntegras, qualquer que seja o estado da colonização GBS na gravidez atual

Vacinas contra estreptococos do grupo B

Vacinas contra GBS estão em fases avançadas de desenvolvimento e cada vez mais perto de se tornarem realidade. O desenvolvimento de vacinas contra GBS adequadas para imunização materna, especialmente durante o 3º trimestre de gestação, e de fácil acesso para países em desenvolvimento, foi identificado como prioridade pela Organização Mundial da Saúde. Estima-se que uma vacina contra GBS com 80% de eficácia e 90% de cobertura das cepas circulantes em gestantes poderia prevenir até 107.000 mortes neonatais no mundo. Diversos estudos, desde a década de 1970, mostram que níveis mais altos de anticorpos contra polissacarídeos capsulares são geralmente encontrados em mães de fetos saudáveis, em comparação com mães de fetos com doença invasiva por GBS. Por esse e outros motivos, os polissacarídeos capsulares são os alvos mais cogitados para uma vacina contra GBS. Os ensaios iniciais nesse sentido, realizados na década de 1980, baseavam-se nos polissacarídeos capsulares não conjugados e apresentavam imunogenicidade moderada. Respostas mais robustas foram desencadeadas com propostas vacinais que conjugavam os polissacarídeos capsulares de GBS com proteínas imunogênicas, como o toxoide tetânico, e proteínas presentes na superfície celular de GBS, como as proteínas Rib e Cα.

Vacinas conjugadas que incorporam cada um dos cinco principais polissacarídeos capsulares (Ia, Ib, II, III e V) já foram avaliadas em ensaios clínicos de fase 1 e 2, demonstrando imunogenicidade e tolerância. Entre as propostas mais avançadas e promissoras, está uma vacina trivalente (incluindo os sorotipos Ia, Ib e III conjugados a proteína recombinante CRM197, um mutante não tóxico da toxina diftérica), cujos ensaios de fase I e II foram realizados em mais de 600 mulheres não grávidas e mais de 500 mulheres grávidas em quatro países. Estes foram realizados para avaliar a dose ideal, necessidade de adjuvante, imunogenicidade em gestantes (incluindo aquelas portadoras de vírus HIV), transferência placentária e persistência em lactentes. A vacina trivalente demonstrou ser bem tolerada e imunogênica.

Algumas situações especiais, tais como a cesariana eletiva, bacteriúria positiva para GBS e ameaça de parto prematuro, merecem abordagem diferenciada. Desse modo, a Tabela 76.2 mostra as indicações e contraindicações da PAI. A ameaça de parto prematuro, por seu turno, impõe também conduta diversa da proposta na diretriz de prevenção. Ao mesmo tempo em que a colonização genital por GBS está associada a maior risco de parto prematuro, este, por sua vez, é também fator de risco para a estreptococcia neonatal precoce. O CDC (2010) propõe o uso da PAI em mulheres com ameaça de parto pré-termo (PPT) (Figura 76.2) e ruptura prematura das membranas pré-termo (RPMP) (Figura 76.3). A Figura 76.4 exibe o algoritmo proposto pelo CDC para tratamento dos recém-nascidos expostos à profilaxia intraparto, sujeito a modificações dependendo do caso e da instituição. Na eventualidade de a PAI não ter sido realizada, mesmo quando indicada, alguns serviços recomendam a administração de penicilina por via intramuscular em até 1 hora após o parto para os recém-nascidos assintomáticos. A despeito do grande sucesso da profilaxia intraparto na prevenção de estreptococcia neonatal precoce, alguns casos escapam e evoluem para a infecção. Mais ainda, amplo estudo retrospectivo demonstrou que a profilaxia intraparto, quando falha, não retarda a instalação do quadro clínico nem altera sua gravidade. A necessidade de obtenção de culturas vaginais e anorretais para GBS em todas as gestantes e consequente PAI para a prevenção da sepse neonatal precoce poderá ser eliminada com o advento de vacinas seguras e imunogênicas, atualmente em fases avançadas de investigações clínicas.

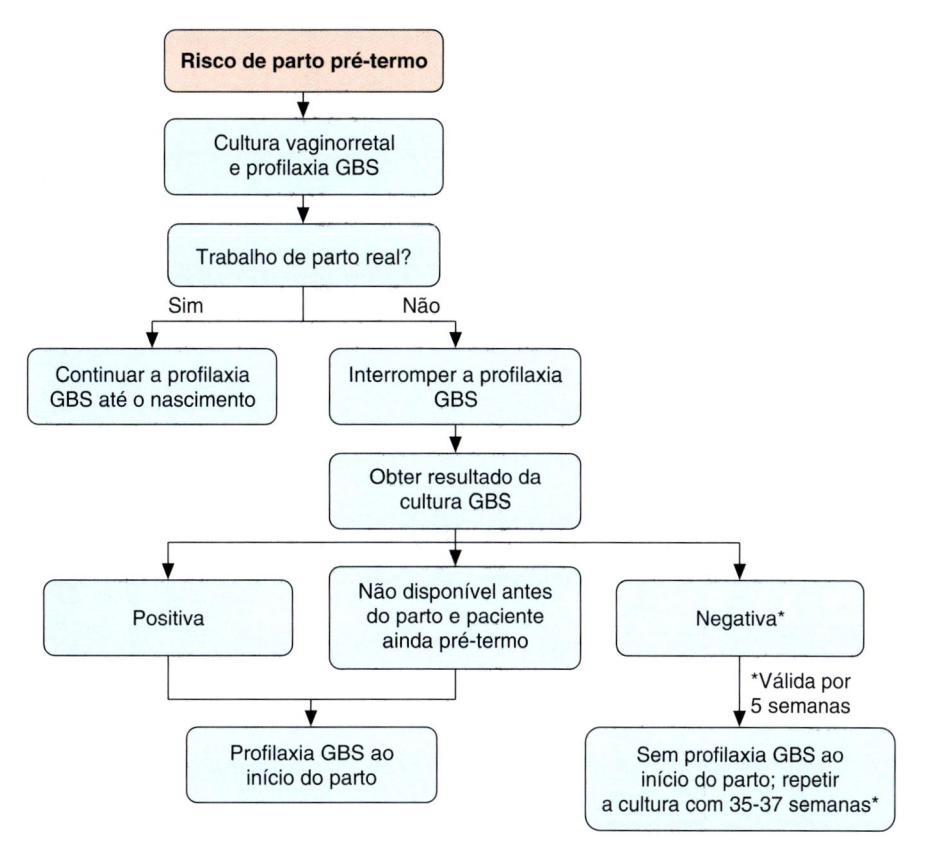

Figura 76.2 Rastreamento de estreptococo do grupo B (GBS) e o uso da profilaxia antibiótica intraparto (PAI) em mulheres com ameaça de parto pré-termo (PPT). (Adaptada de CDC, 2010; ACOG, 2020.)

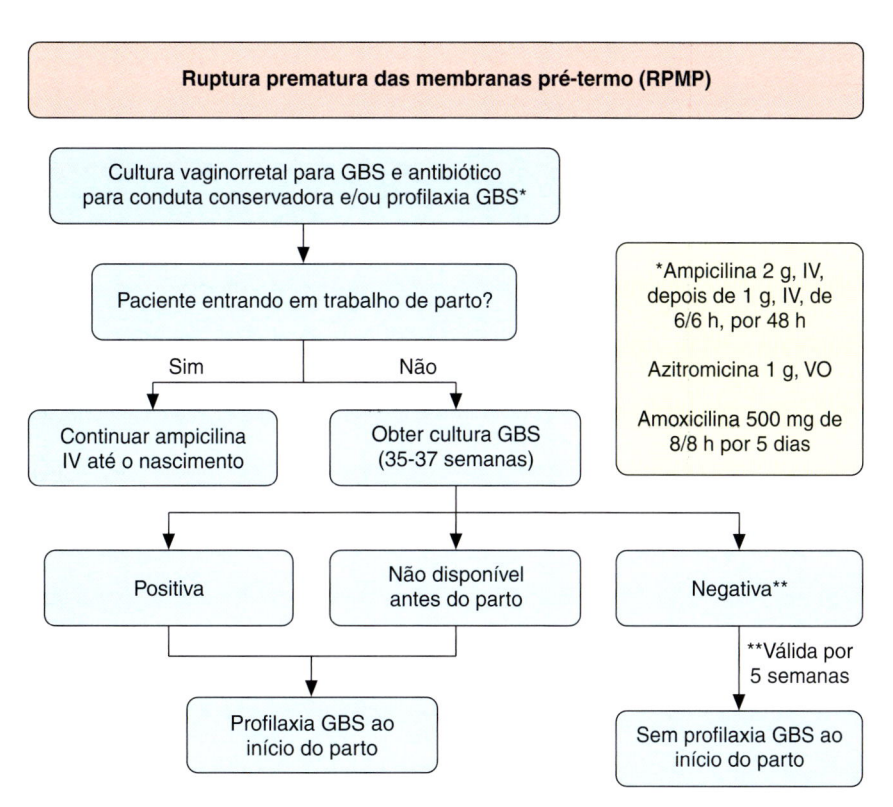

Figura 76.3 Rastreamento de estreptococo do grupo B (GBS) e o uso da profilaxia antibiótica intraparto (PAI) em mulheres com ruptura prematura das membranas pré-termo (RPMP). (Adaptada de CDC, 2010; ACOG, 2020.)

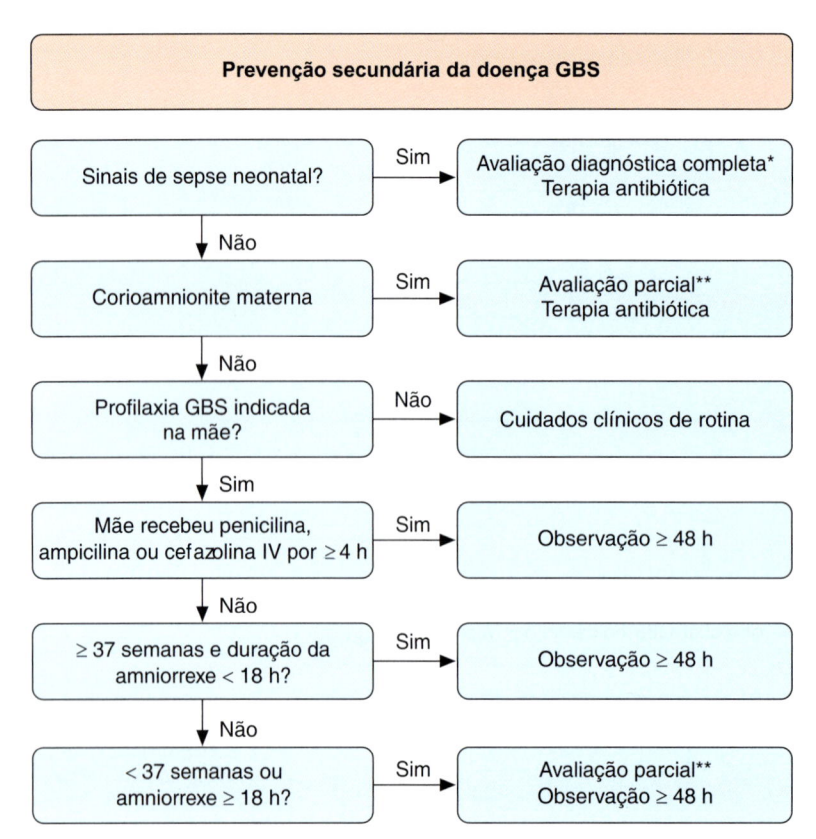

Prevenção secundária da doença GBS

Sinais de sepse neonatal? → **Sim** → Avaliação diagnóstica completa*
Terapia antibiótica

↓ **Não**

Corioamnionite materna → **Sim** → Avaliação parcial**
Terapia antibiótica

↓ **Não**

Profilaxia GBS indicada na mãe? → **Não** → Cuidados clínicos de rotina

↓ **Sim**

Mãe recebeu penicilina, ampicilina ou cefazolina IV por ≥ 4 h → **Sim** → Observação ≥ 48 h

↓ **Não**

≥ 37 semanas e duração da amniorrexe < 18 h? → **Sim** → Observação ≥ 48 h

↓ **Não**

< 37 semanas ou amniorrexe ≥ 18 h? → **Sim** → Avaliação parcial**
Observação ≥ 48 h

*Avaliação completa: cultura de sangue, hemograma completo, radiografia de tórax (se houver sintomas respiratórios) e punção lombar (se houver suspeita de sepse e feto instável).

**Avaliação parcial: cultura de sangue (ao nascimento) e hemograma completo (ao nascimento e/ou com 6-12 h do parto).

Figura 76.4 Prevenção secundária da doença causada pelo estreptococo do grupo B (GBS). (Adaptada de CDC, 2010; ACOG, 2020.)

Um dos problemas relacionados a vacinas baseadas em polissacarídeos capsulares de GBS é a marcante variabilidade na distribuição dos sorotipos, que é observada entre diferentes locais do mundo. Ao considerar-se o melhor custo-benefício, a vacina ideal deve incluir sorotipos que são predominantes em nível mundial; contudo, em certas regiões, observa-se a circulação predominante de sorotipos que são considerados raros em nível global, e, em muitos países em desenvolvimento, ainda não se têm dados epidemiológicos suficientes para determinar que sorotipos são os mais prevalentes.

Por essa e outras razões, outras estruturas do microrganismo, cuja ocorrência é independente de sorotipo, também vêm sendo avaliadas como possíveis alvos vacinais. Vários grupos identificaram diferentes proteínas de superfície que ocorrem em todos os sorotipos de GBS capazes de induzir anticorpos com atividade de opsonização e, recentemente, uma vacina composta apenas por proteínas entrou em fase de ensaios clínicos. Uma empresa de biotecnologia dinamarquesa de capital fechado iniciou, recentemente, um ensaio clínico de fase I com uma vacina contendo apenas proteínas de superfície de GBS (Rib e Cα), as quais parecem ter ampla distribuição entre as cepas, independentemente de sorotipo. Além disso, usando uma abordagem de vacinologia reversa, foi possível demonstrar que uma combinação de proteínas expostas na superfície celular de GBS (componentes da estrutura de *pilus* presente na superfície desta bactéria) pode representar uma alternativa interessante de vacina universal contra esse microrganismo. Esses antígenos se mostraram capazes de induzir a produção de altos títulos de anticorpos com atividade de opsonização e, portanto, favorecem a atuação de células fagocíticas em

modelos animais de imunização ativa e passiva, mas os ensaios clínicos em humanos ainda não começaram.

Bibliografia

Amaral E. Estreptococo do grupo B: rastrear ou não rastrear no Brasil? Eis a questão. Rev Bras Ginecol Obstet. 2005;27:165.

American College of Obstetricians and Gnecologists (ACOG). Prevention of Group B Streptococcal Early-Onset Disease in Newborns: ACOG Committee Opinion, Number 797. Obstet Gynecol. 2020;135(2):e51-72.

Anthony BF, Okada DM. The emergence of group B streptococci in infections of the newborn infant. Annu Rev Med. 1977;28:355.

Arias-Camison JM. Late onset group B streptococcal infection from maternal expressed breast milk in a very low birth weight infant. J Perinatol. 2003;23:691.

Baker CJ, Barret FF. Group B streptococcal infection in infants: the importance of the various serotypes. J Am Med Assoc. 1974;230:1158.

Baker CJ, Kasper DL. Vaccination as a measure for prevention of neonatal GBS infection. Antibiot Chemother. 1985;35:281.

Betriu C, Gomez M, Sanchez A, Cruceyra A, Romero J, Picazo JJ. Antibiotic resistance and penicillin tolerance in clinical isolates of group B streptococci. Antimicrob Agents Chemother. 1994;38(9):2183-6.

Botelho ACN, Oliveira JG, Damasco AP, et al. Streptococcus agalactiae carriage among pregnant women living in Rio de Janeiro, Brazil, over a period of eight years. PLoS One. 2018;13(5):e0196925.

Boyer KM, Gotoff SP. Prevention of early-onset neonatal group B streptococcal disease with selective intrapartum chemoprophylaxis. NEJM. 1986;314:1665.

Bromberger P, Lawrence JM, Braun D, Saunders B, Contreras R, Petitti DB. The influence of intrapartum antibiotics on the clinical spectrum of early-onset group B streptococcal infection in term infants. Pediatrics. 2000;106(2 Pt 1):244-50.

Burns G, Plumb J. GBS public awareness, advocacy, and prevention – what's working, what's not and why we need a maternal GBS vaccine. Vaccine. 2013;31(Suppl 4):D58-65.

Centers for Disease Control and Prevention (CDC). Prevention of perinatal group B streptococcal disease: a public health perspective. MMWR. 1996;45(RR-7):1.

Centers for Disease Control and Prevention (CDC). Prevention of perinatal group B streptococcal disease: revised guidelines from CDC. MMWR. 2002;51(RR-11):1.

Centers for Disease Control and Prevention (CDC). Prevention of perinatal group B streptococcal disease. Revised Guidelines from CDC, 2010. MMWR. 2010;59(RR-10):1.

Corrêa AB, Silva LG, Pinto TC, et al. The genetic diversity and phenotypic characterisation of Streptococcus agalactiae isolates from Rio de Janeiro, Brazil. Mem Inst Oswaldo Cruz. 2011;106(8):1002-6.

Dangor Z, Kwatra G, Izu A, et al. Association between maternal Group B Streptococcus surface-protein antibody concentrations and invasive disease in their infants. Expert Rev Vaccines. 2015;14(12):1651-60.

Deutscher M, Lewis M, Zell ER, et al. Incidence and severity of invasive Streptococcus pneumoniae, group A Streptococcus, and group B Streptococcus infections among pregnant and postpartum women. Clin Infect Dis. 2011;53(2):114-23.

Doare L, Heath PT. An overview of global GBS epidemiology. Vaccine. 2013;31:7.

Franciosi RA, Knostman JD, Zimmerman RA. Group B streptococcal neonatal and infant infections. J Pediatr. 1973;82:707.

Hall J, Adams NH, Bartlett L, et al. Maternal Disease With Group B Streptococcus and Serotype Distribution Worldwide: Systematic Review and Meta-analyses. Clin Infect Dis. 2017;65(suppl 2):S112-24.

Higashi AB, Silva IR, Goldman RE. Prevalence of Streptococcus of group B in pregnant women and the relation with neonatal infection. Rev Enferm Atenção Saúde. 2016;5:24.

Joao EC, Gouvêa MI, Menezes JA, et al. Group B Streptococcus in a cohort of HIV-infected pregnant women: prevalence of colonization, identification and antimicrobial susceptibility profile. Scand J Infect Dis. 2011;43(9):742-6.

Kimura K, Suzuki S, Wachino J, et al. First molecular characterization of group B streptococci with reduced penicillin susceptibility. Antimicrob Agents Chemother. 2008;52(8):2890-7.

Kiss FS, Rossato JS, Graudenz MS, Gutierrez LP. Prevalência da colonização por Streptococcus agalactiae em uma amostra de mulheres grávidas e não grávidas de Porto Alegre, estado do Rio Grande do Sul. Sci Med (Porto Alegre). 2013;23(3):169.

Kwatra G, Cunnington MC, Merrall E, et al. Prevalence of maternal colonisation with group B streptococcus: a systematic review and meta-analysis. Lancet Infect Dis. 2016;16(9):1076-84.

Lachenauer CS, Wessels MR. Group B Streptococcus. In: Kliegman RM, Behrman RE, Jenson HB, Stanton BF (ed.). Nelson Textbook of pediatrics, 18th ed. Philadelphia: Saunders Elsevier; 2007.

Le Doare K, Kampmann B, Vekemans J, et al. Serocorrelates of protection against infant group B streptococcus disease. Lancet Infect Dis. 2019;19(5):e162-71.

Linhares JJ, Neto PGC, Vasconcelos JLM, et al. Prevalência de colonização por Streptococcus agalactiae em gestantes atendidas em maternidade do Ceará, no Brasil, correlacionando com os resultados perinatais. Rev Bras Ginecol e Obs. 2011;33(12):395.

Longtin J, Vermeiren C, Shahinas D, et al. Novel mutations in a patient isolate of Streptococcus agalactiae with reduced penicillin susceptibility emerging after long-term oral suppressive therapy. Antimicrob Agents Chemother. 2011;55(6):2983-5.

Madrid L, Seale AC, Kohli-Lynch M, et al. Infant Group B Streptococcal Disease Incidence and Serotypes Worldwide: Systematic Review and Meta-analyses. Clin Infect Dis. 2017;65(suppl 2):S160-72.

Melo SCCS, Costa AB, Silva FTRD, et al. Prevalence of Streptococcus agalactiae colonization in pregnant women from the 18th Health Region of Paraná State. Rev Inst Med Trop Sao Paulo. 2018;60:e2.

Melo SC, Santos NC, Oliveira M, et al. Antimicrobial Susceptibility of Streptococcus agalactiae Isolated From Pregnant Women. Rev Inst Med Trop Sao Paulo. 2016;58:83.

Nagano N, Nagano Y, Toyama M, et al. Nosocomial spread of multidrug-resistant group B streptococci with reduced penicillin susceptibility belonging to clonal complex 1. J Antimicrob Chemother. 2012;67(4):849-56.

Nakamura PA, Schuab RB, Neves FP, Pereira CF, Paula GR, Barros RR. Antimicrobial resistance profiles and genetic characterisation of macrolide resistant isolates of Streptococcus agalactiae. Mem Inst Oswaldo Cruz. 2011;106(2):119-22.

Noya FJD, Baker CJ. Prevention of group B streptococcal infection. Infect Dis Clin North Am. 1992;6:41.

Ohlsson A, Shah VS. Intrapartum antibiotics for known maternal Group B streptococcal colonization (Review) intrapartum antibiotics for known maternal Group B streptococcal colonization. 2016;6:2014.

Oliveira MV, Teles MF, Viana TA. Prevalência e fatores de risco associados à colonização por Streptococcus agalactiae em gestantes atendidas no hospital municipal Esaú Matos em Vitória da Conquista-BA. C&D-Revista Eletrônica da Fainor. 2013;6:172.

Puopolo KM, Lynfield R, Cummings JJ; American Academy of Pediatrics, Committee on Fetus and Newborn, Committee on Infectious Diseases. Management of Infants at Risk for Group B Streptococcal Disease. Pediatrics. 2019;144(2):e20191881.

Puopolo KM. Neonatal sepsis evaluation across the pond. Arch Dis Child Fetal Neonatal Ed. 2020;105:116.

Raabe VN, Shane AL. Group B Streptococcus (Streptococcus agalactiae). Microbiol Spectr. 2019;7:1.

Regan JA, Klebanoff MA, Nugent RP. The epidemiology of group B streptococcal colonization in pregnancy. Vaginal Infections and Prematurity Study Group. Obstet Gynecol. 1991;77(4):604-10.

Rezende C, Azeredo A, Silveira DG, Malta RCG, Castro VO, Miziara RC. Pesquisa de Streptococcus agalactiae na secreção vaginal e anal de gestantes de um município do noroeste paulista. Rev Uniara. 2010;13:194.

Rocchetti TT, Marconi C, Rall VL, Borges VT, Corrente JE, da Silva MG. Group B streptococci colonization in pregnant women: risk factors and evaluation of the vaginal flora. Arch Gynecol Obstet. 2011;283(4):717-21.

Royal College of Obstetricians and Gynaecologists (RCOG). Prevention of early onset neonatal group B streptococcal disease. RCOG Greentop Guideline No. 36. 2nd ed. London: RCOG; 2012.

Russell NJ, Seale AC, O'Driscoll M, et al. Maternal colonization with group B Streptococcus and serotype distribution worldwide: systematic review and meta-analyses. Clin Infect Dis. 2017;65(suppl 2):S100-1.

Schrag SJ, Verani JR. Intrapartum antibiotic prophylaxis for the prevention of perinatal group B streptococcal disease: experience in the United States and implications for a potential group B streptococcal vaccine. Vaccine. 2013;31:20.

Schrag SJ, Farley MM, Petit S, et al. Epidemiology of invasive early-onset neonatal sepse, 2005 to 2014. Pediatrics. 2016;138(6):e20162013.

Seale AC, Bianchi-Jassir F, Russell NJ, et al. Estimates of the burden of group b streptococcal disease worldwide for pregnant women, stillbirths, and children. Clin Infect Dis. 2017;65(suppl 2):S200-19.

Senger FR, Alves IA, Pellegrini DCP, Prestes DC, Souza EF, Corte ED. Prevalência da colonização por Streptococcus agalactiae em gestantes atendidas na rede pública de saúde de Santo Ângelo/RS. Rev Epidemiol e Control Infecção. 2015;6:1.

Skoff TH, Farley MM, Petit S, et al. Increasing burden of invasive group B streptococcal disease in nonpregnant adults, 1990-2007. Clin Infect Dis. 2009;49:85-92.

Tumbaga PF, Philip AGS. Perinatal group B streptococcal infections and the new guidelines: an update. NeoReviews. 2006;7:e524.

Ventura MSM, Rodrigues JLN, Feitosa FEL, et al. Colonização por Streptococcus do grupo B em gestantes com trabalho de parto prematuro e/ou ruptura prematura das membranas. Arq Med. 2011;25:61.

Verani JR, Spina NL, Lynfield R, et al. Early-onset group B streptococcal disease in the United States: potential for further reduction. Obstet Gynecol. 2014;123(4):828-37.

Willems RJ, Hanage WP, Bessen DE, Feil EJ. Population biology of Gram-positive pathogens: high-risk clones for dissemination of antibiotic resistance. FEMS Microbiol Rev. 2011;35(5):872-900.

World Health Organization (WHO). Group B Streptococcus infection causes an estimated 150,000 preventable stillbirths and infant deaths every year. Immunization, Vaccines Biol; 2017.

Yook JH, Kim MY, Kim EJ, et al. Risk factors associated with group B Streptococcus resistant to clindamycin and erythromycin in pregnant korean women. Infect Chemother. 2013;45:299-307.

77

Toxoplasmose na Gestação

Helaine Milanez

Aspectos gerais da infecção

A toxoplasmose ainda é, hoje em dia, um problema de saúde pública de dimensões globais, e infecta mais de 1/3 da população mundial. Está entre as mais graves doenças infecciosas com risco de transmissão vertical. Ao alcançar o feto, o agente pode causar uma grande devastação no seu organismo. Um dos grandes desafios na prevenção da doença congênita é a falta de manifestações clínicas na gestante com infecção aguda, o que, muitas vezes, leva ao subdiagnóstico materno e à dificuldade na identificação dos fetos que estão sob risco de transmissão vertical. Como a maior parte dos fetos infectados não é sintomática ao nascer, as formas graves neonatais eventualmente também não são identificadas e podem levar a surdez, retardo mental, cegueira e outros comprometimentos neurológicos, gerando enormes custos na atenção à saúde dessas crianças.

Nos EUA, a toxoplasmose é a principal causa de morte atribuída a doenças de transmissão alimentar e, no Brasil, é a principal causa de cegueira congênita. Ainda hoje, estima-se que, a cada ano, nasçam ao redor de 4.000 crianças com toxoplasmose nos EUA, a maioria com sequelas e necessidades de terapias especiais com altos custos associados.

As diferentes entidades de saúde pública do mundo (Organização Mundial da Saúde [OMS], Organização Pan-Americana da Saúde [OPAS], Centers for Disease Control and Prevention [CDC]) consideram a toxoplasmose umas das infecções parasitárias negligenciadas (CDC, 2016). A infecção aguda geralmente é autolimitada e com baixas incidências.

Etiologia

A toxoplasmose é causada por um parasita, o *Toxoplasma gondii*, assim chamado pelo fato de uma de suas formas se apresentar como um arco (do grego *toxon*, que significa arco). Ele foi descoberto por Nicolle e Manceaux em 1908, ao identificarem o agente parasitando células mononucleares de fígado e baço de roedores no norte da África. Inicialmente, o nome dado foi *Ctenodactylus gondi*, posteriormente *Leishmania gondii* e, apenas em 1908, teve sua denominação de toxoplasma, com a identificação em coelhos pelo brasileiro Splendore (*Toxoplasma cuniculi*).

Em 1923, o oftalmologista Janku descreveu o primeiro caso da doença em humanos, em uma criança com manifestações clínicas diversas, como hidrocefalia, microftalmia e coloboma de retina, na qual ele identificou cistos do parasita na retina. Posteriormente, apenas em 1937, foi reconhecida como uma doença com repercussões clínicas graves em humanos, com o agente identificado como o causador de encefalite granulomatosa e infecção intrauterina.

O primeiro teste sorológico foi desenvolvido em 1948, por Sabin e Feldman, o que facilitou seu estudo. Ela é uma das doenças parasitárias mais frequentes no mundo, principalmente em sua forma assintomática, e pode desencadear um grande número de manifestações clínicas, principalmente em fetos acometidos e em indivíduos com condições associadas à imunossupressão.

Ciclo do parasita

Existem três formas do coccídeo *Toxoplasma gondii* fora do intestino do gato: o oocisto, no qual os esporozoítas são formados; a forma proliferativa, chamada trofozoíta ou taquizoíta; e os cistos teciduais, nos quais existem as formas intracísticas, os bradizoítas.

O hospedeiro definitivo é o gato, que apresenta o ciclo intestinal do parasita, eliminando grande quantidade do agente na forma de oocistos. O oocisto é infectivo quando ingerido e, após a ação de enzimas digestivas, libera os taquizoítas, formas circulantes que sobrevivem pouco fora do ambiente celular. Elas podem invadir qualquer tecido de mamíferos ou serem fagocitadas pelas células teciduais e gerar os cistos teciduais, que podem permanecer com parasitas viáveis por toda a vida do animal infectado. Os locais mais frequentemente acometidos são a musculatura estriada, o cérebro e o coração.

Durante a fase inicial da infecção, a forma predominante é a dos taquizoítas, que são responsáveis pela parasitemia e pela infecção sistêmica. Quando o hospedeiro desenvolve a resposta imune, a infecção alcança seu estado latente ou crônico, na qual os cistos estão presentes em vários tecidos. Em indivíduos imunocompetentes, ao alcançar esse estágio, a parasitemia e a infecção sistêmica são contidas pela resposta imune do hospedeiro.

O modo mais comum de transmissão do toxoplasma ao homem é pela ingestão de carnes de animais (suína, bovina etc.) que contêm os oocistos ou por meio de alimentos ou mãos que tenham tido contato com o solo infectado por fezes de animais ricas em oocistos. Após a ingesta desses oocistos, sua parede é digerida pelo suco gástrico e, então, os parasitas são liberados. Em estudos com animais, esses parasitas persistem infectivos por período de 2 a 6 horas (Figura 77.1).

Outras maneiras de aquisição do agente também são a ingesta de diferentes tipos de alimentos infectados, como vegetais, leite e frutas. Além desses, o contato com solo infectado com oocistos nas fezes de gato e a não adoção de medidas de higiene podem favorecer a ingestão e a contaminação pelo agente (Figura 77.1).

Epidemiologia

A prevalência da doença é muito variável no mundo, predominando em áreas pobres e rurais. Mas, tem-se observado queda em seus números, tanto em países europeus quanto nos EUA. Encontrava-se soroprevalência ao redor de 60% na Europa Central, 51 a 72% nos países da América do Sul, e 54 a 77% em países africanos, nas últimas décadas. Mais recentemente, países que anteriormente eram os recordistas mundiais vêm apresentando

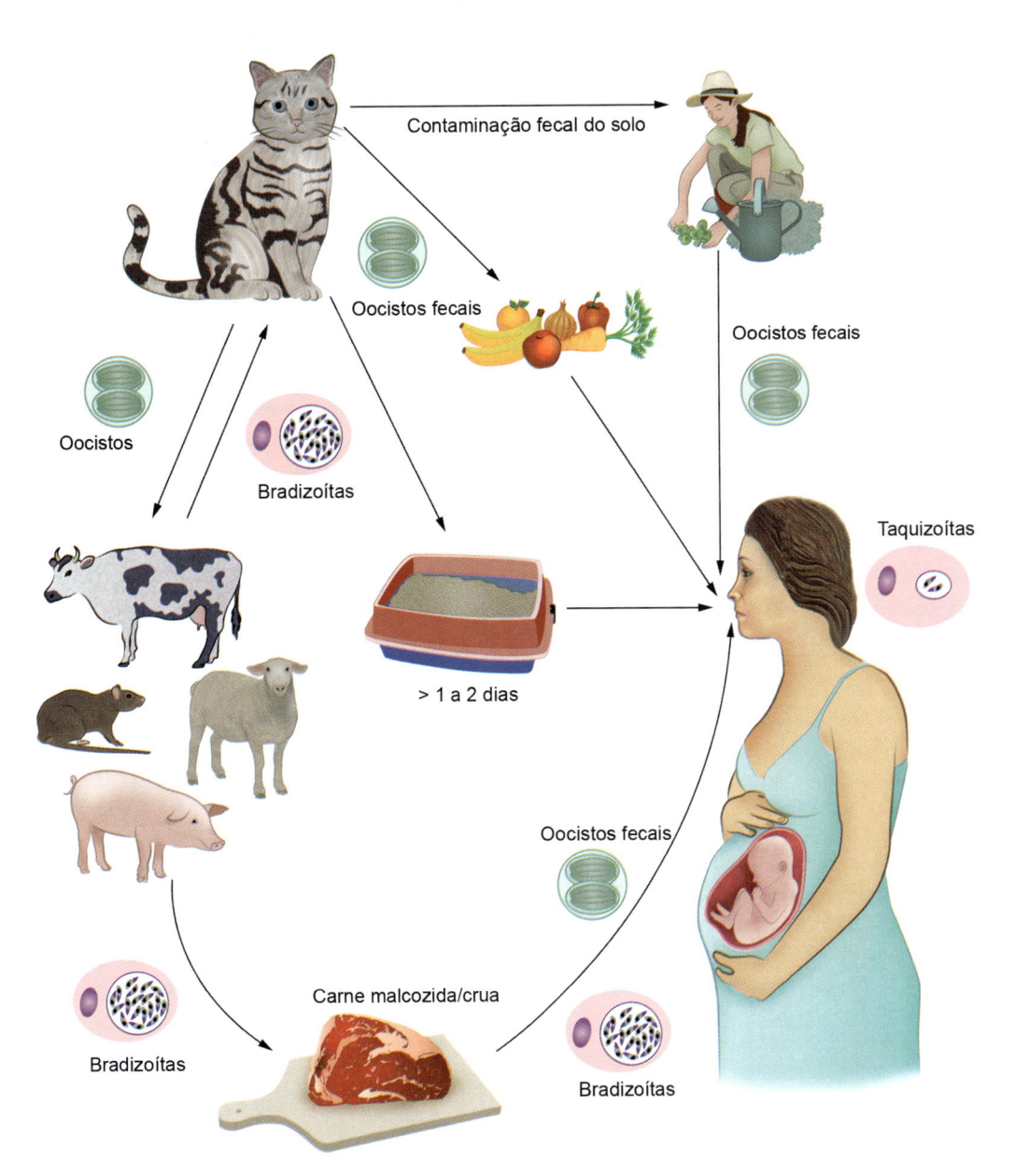

Contaminação fecal do solo

Oocistos fecais

Oocistos fecais

Oocistos

Bradizoítas

Taquizoítas

> 1 a 2 dias

Oocistos fecais

Carne malcozida/crua

Bradizoítas

Bradizoítas

Figura 77.1 Ciclo evolutivo da infecção toxoplasmose.

redução nesses dados. Um exemplo é a França, que em 1965 apresentava taxa de 85% da população com evidência de contato prévio com o agente e, em 2010, apresentou taxa próxima a 40% (Wallon et al., 2016).

Avaliação recente de dados de mais de 1 milhão de mulheres grávidas em 91 países mostrou prevalência global de toxoplasmose latente de 33,8%; a América do Sul teve a maior prevalência média (56,2%), enquanto a região do Pacífico Oeste teve a menor (11,8%). As taxas mais elevadas estiveram significativamente associadas a países com baixa renda e baixos índices de desenvolvimento humano (Rostami et al., 2020).

Dados nacionais demonstram que as regiões de maior prevalência são as que apresentam grandes rebanhos bovinos e o hábito de ingerir carne fresca, crua ou malcozida. Nesses locais podem ser observadas cifras acima de 75% e, em algumas delas, de mais de 90%, como nos estados de Mato Grosso e Rio Grande do Sul.

A variação de prevalência nas diferentes populações apresenta importância na ocorrência de doença congênita. Por exemplo, na década de 1990, a incidência de doença congênita na França e Bélgica era de 2 a 3 casos a cada 1.000 nascidos vivos, marcadamente maior que nos EUA, que era de 1 em 10.000 a 1 em 1.000 nascidos vivos na mesma época. Recentemente, dados nacionais evidenciam uma incidência de 6 em cada 10.000 recém-nascidos no Rio Grande do Sul.

Transmissão

A primeira forma conhecida de transmissão da doença foi a da mãe para o filho, podendo ser resultado da infecção aguda na gestação ou reagudização da forma crônica (latente) em mulheres com estados de comprometimento da imunidade, associadas a parasitemia local ou sistêmica. A infecção fetal depende de muitas variáveis: características genéticas do hospedeiro, estágio da infecção, tamanho do inóculo, sorotipo da cepa, idade gestacional no momento da infecção aguda materna e tratamento ou não durante a gestação.

A infecção placentária é passo obrigatório para o modo congênito, já que é nas células da placenta que ocorre a multiplicação do agente e, a partir daí, pode alcançar a circulação fetal. Nos anos 1960, alguns trabalhos demonstraram a presença de lesões na placenta sempre que a infecção aguda ocorreu durante a gestação, não se encontrando essas alterações quando a infecção aconteceu previamente à gravidez (Remington et al., 2015).

O intervalo de tempo entre a aquisição da infecção materna e o início da parasitemia e sua duração não são bem conhecidos. Também têm sido descritos casos de parasitemia periódica recorrente em indivíduos imunocomprometidos.

Se a infecção for adquirida durante a gravidez, a identificação de achados placentários é dependente do momento no qual a soroconversão ocorreu; quanto mais avançada a idade gestacional maior será esse risco (SYROCOT, Study Group et al., 2007) (Figura 77.2). Na infecção adquirida nas últimas semanas de gestação, o isolamento do parasita ocorre em até 80% dos casos. As cifras variam ao redor de 5% de acometimento fetal na infecção adquirida no 1º trimestre, e entre 40 e 80% nas infecções adquiridas nos 2º e 3º trimestres. Entretanto, a gravidade desse acometimento será maior na infecção de 1º trimestre, por impactar diretamente a embriogênese. As crianças acometidas nesse período geralmente são aquelas que apresentam as formas mais graves da infecção congênita (SYROCOT, Study Group et al., 2007) (Figura 77.3).

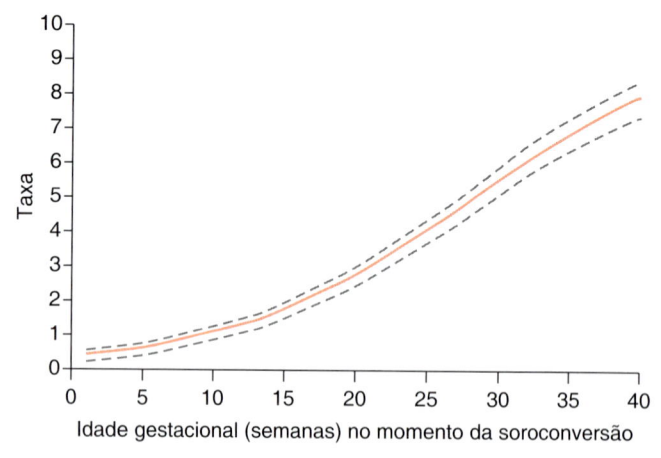

Figura 77.2 Risco de toxoplasmose congênita, de acordo com a idade gestacional no momento que a infecção materna foi adquirida. (Adaptada de SYROCOT, Study Group et al., 2007.)

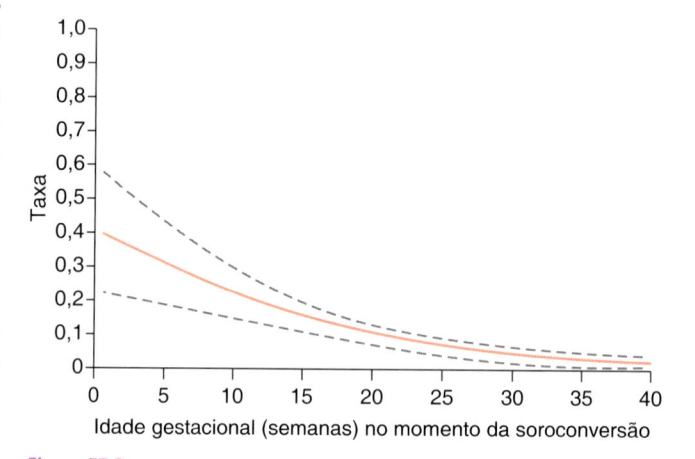

Figura 77.3 Risco do aparecimento de sinais clínicos de toxoplasmose congênita até os 3 anos, de acordo com a idade gestacional na qual ocorreu a soroconversão materna. (Adaptada de SYROCOT, Study Group et al., 2007.)

Sabe-se que o acometimento ocular é bem mais frequente nos recém-nascidos brasileiros quando comparados aos de outros países. Isso demonstra que a cepa nacional tem alta afinidade pelo globo ocular. A presença de retinocoroidite parece estar ao redor de 20 a 30%, e não depende da idade gestacional na soroconversão materna (SYROCOT, Study Group et al., 2007) (Figura 77.4). No estudo europeu que comparou uma coorte de 30 recém-nascidos no Brasil e 281 na Europa seguidos até os 4 anos a retinocoroidite foi significativamente maior nos casos brasileiros, com 50% das crianças apresentando lesões oculares, enquanto nas europeias, a lesão ocorreu em apenas 10% (Gilbert et al., 2008).

Na infecção crônica, com títulos estáveis de anticorpos, não se identificou infecção placentária. Remington et al. (2015) realizaram um estudo com 112 placentas de mulheres com títulos de anticorpos estáveis, e em nenhuma houve a identificação do parasita. Assim, confirma-se que a infecção crônica (latente) não leva à lesão placentária.

A reativação de uma doença latente em mulheres com estados de imunossupressão pode desencadear a ocorrência de infecção congênita. O mesmo acontece em situações como doença sintomática pelo HIV (AIDS), lúpus em atividade e outras doenças autoimunes com utilização de imunossupressores que também podem levar à reativação da doença crônica e ao acometimento fetal (Remington et al., 2015).

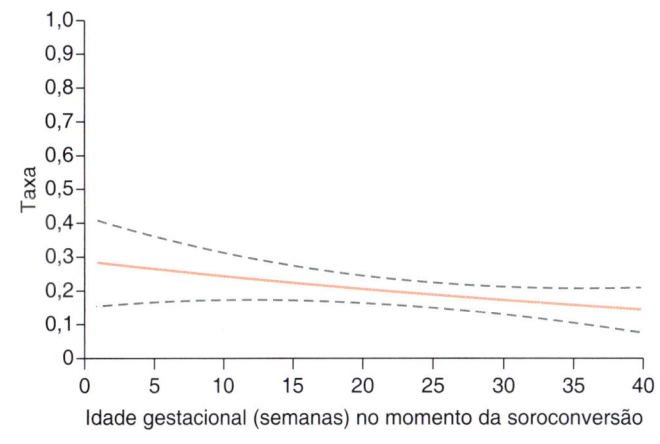

Figura 77.4 Risco do aparecimento de retinocoroidite por toxoplasmose congênita até os 3 anos, de acordo com a idade gestacional da soroconversão materna. (Adaptada de SYROCOT, Study Group et al., 2007.)

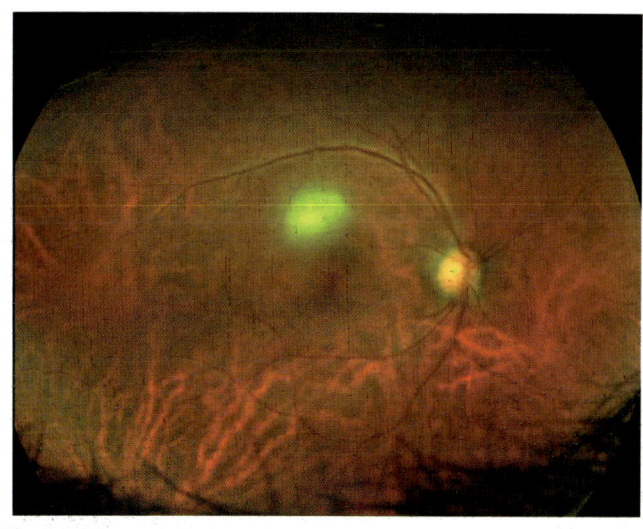

Figura 77.5 Imagem de fundo de olho com lesão de retinocoroidite por toxoplasmose aguda. (Fonte: Dr. Luiz Lima, Dr. Gabriel Andrade, Dr. André Maia, Dr. Eduardo Rodrigues, Dr. Michel Farah, Grupo de Retina da Escola Paulista de Medicina/Unifesp.)

O intervalo até a 10ª semana de gestação constitui-se de baixo risco e com a infecção fetal rara. Um estudo francês realizado por Hohlfeld et al. (1994), analisando casos de toxoplasmose materna até a 10ª semana de gestação, evidenciaram infecção em apenas 1,8% dos fetos. Já o período com risco de infecção fetal mais grave é entre 10 e 24 semanas. Embora entre 26 e 40 semanas o risco de transmissão seja bem maior, a infecção que ocorre nesse intervalo geralmente leva a uma doença de manifestação mais leve.

Apresentação clínica

Indivíduos imunocompetentes

O modo assintomático é o mais comum na infecção pelo toxoplasma, ocorrendo em mais de 90% dos indivíduos. Perto de 10% dos infectados podem apresentar doença autolimitada, que raramente necessita de tratamento. As manifestações como linfadenomegalia cervical e occipital, que geralmente persistem por 4 a 6 semanas, podem ser acompanhadas de mialgia, cefaleia e fadiga, além de febrícula, o que geralmente sugere o diagnóstico diferencial com mononucleose. Também existe a versão crônica da toxoplasmose, com linfadenomegalia, que pode perdurar por meses. Em indivíduos saudáveis, raramente podem ocorrer: miocardite, pneumonite, polimiosite, hepatite ou encefalite. Em gestantes, é usual a variedade subclínica e assintomática, em que a maioria é identificada a partir de rastreamento sorológico.

Toxoplasmose ocular

A doença ocular, incluindo a retinocoroidite (Figura 77.5) e outras manifestações de doença retiniana, pode ocorrer na infecção congênita ou adquirida, como resultado da infecção aguda ou da reativação. Observam-se sinais de intensa atividade inflamatória e grande reação no vítreo; lesões recorrentes podem ser vistas na periferia da retina com áreas cicatriciais. A retinocoroidite em adultos sempre foi interpretada como doença de manifestação tardia ou recorrente da infecção congênita, mas, atualmente, têm sido observados relatos frequentes da sua ocorrência na versão aguda em adultos. Existe muita dificuldade em determinar se o acometimento ocular no adulto é agudo ou decorrente da forma crônica da doença.

Indivíduos imunodeprimidos

Geralmente, nos indivíduos em imunossupressão, pode ocorrer a reativação da doença na forma crônica. O sistema nervoso central é o local mais comum de acometimento, com a presença de sinais clínicos da encefalite, que pode permanecer por semanas e levar a estados de confusão mental, com ou sem déficits neurológicos. Outras manifestações clínicas incluem: alterações mentais, convulsões, sinais de doença cerebelar, alterações sensoriais e motoras, além de manifestações psiquiátricas. A irritação meníngea é muito rara, assim como febre e sintomas gerais. Outros modos de manifestação da doença em imunodeprimidos são: miocardite, pneumonia, retinocoroidite, e até estados de grave comprometimento hemodinâmico, similar ao choque séptico.

Infecção congênita

O organismo fetal pode ser devastado pela doença congênita. O efeito dessa infecção e seu grau de acometimento depende de vários fatores como: virulência da cepa, o número de organismos envolvidos, a idade gestacional na qual a infecção ocorreu e o estágio de maturidade do sistema imune do feto. De maneira geral, sabe-se que essa infecção sucede a versão placentária, e que a principal via de disseminação para o feto é a hematogênica.

Na infecção congênita, o acometimento do sistema nervoso central leva ao processo inflamatório nas leptomeninges do cérebro e medula, que apresentam congestão vascular e grande afluxo de polimorfonucleares e eosinófilos. São observadas alterações arquiteturais do parênquima cerebral, com necrose pelo envolvimento vascular, além da formação de nódulos gliais. As áreas de necrose podem progredir para a formação de cistos, além do aparecimento de calcificações. A extensão e a intensidade dessas calcificações dependerão da gravidade da reação inflamatória e do tempo de instalação da infecção. A vasculite periventricular e periaqueductal são lesões típicas que ocorrem apenas na toxoplasmose. Pode haver autólise do tecido cerebral necrótico e expansão dos ventrículos cerebrais. Se o aqueduto de Sylvius for obstruído pelo processo inflamatório, em razão da ependimite, o liquor fortemente rico em toxoplasma acumula-se nos ventrículos laterais e terceiro ventrículo, e ocorre a hidrocefalia pela obstrução da sua drenagem adequada.

O acometimento ocular depende do estágio de desenvolvimento do feto no momento da sua infecção. A lesões principais e iniciais são encontradas na retina e na coroide; outras lesões possíveis são consideradas como secundárias à retinocoroidite. A inflamação intraocular pode levar à microftalmia.

Os pulmões podem ser acometidos, desencadeando broncopneumonia. O parasita também é frequentemente encontrado no tecido cardíaco, na forma de cistos, nas fibras miocárdicas. Numerosos focos de processo inflamatório também podem envolver baço, fígado e rins. A depender do grau de acometimento hepático e da falência do órgão, a ocorrência de ascite e hidropsia podem ser observadas.

O acometimento clínico mais clássico, quando se pensa em toxoplasmose congênita, é a associação de retinocoroidite, hidrocefalia, calcificações intracranianas e síndrome convulsiva. Entretanto, várias outras manifestações clínicas podem ser observadas, incluindo também a microcefalia (Figura 77.6).

A maioria dos fetos infectados (85%) pode não apresentar doença clínica ao nascer, de modo que ela pode passar despercebida. Essas crianças acabam por ser apenas identificadas pela presença de cicatrizes na retina. Quando presentes, as manifestações clínicas podem aparecer no período neonatal, ou ao longo dos primeiros meses de vida. Com isso, podem surgir sequelas apenas na adolescência, ou na idade adulta. Esses sinais podem ser o aparecimento de hidrocefalia, convulsões, surdez e cegueira, além de retardo no desenvolvimento psicomotor.

Sequelas tardias são muito frequentes na toxoplasmose congênita não tratada. Mesmo entre recém-nascidos assintomáticos ao nascimento, estima-se que 85% apresentarão cicatrizes de retinocoroidite nas primeiras décadas de vida, e 50% evoluirão com anormalidades neurológicas. Mais de 70% desses neonatos poderão desenvolver novas lesões oftalmológicas ao longo da vida.

Diagnóstico

O diagnóstico da infecção pelo *Toxoplasma gondii* pode ser feito pelo isolamento do parasita nos tecidos infectados, incluindo a placenta com a presença de cistos, ou em tecidos ou líquidos feto-neonatais, pela demonstração do parasita por biologia molecular (PCR; do inglês, *polimerase chain reaction* – reação de cadeia amplificada do DNA), ou ainda por testes sorológicos.

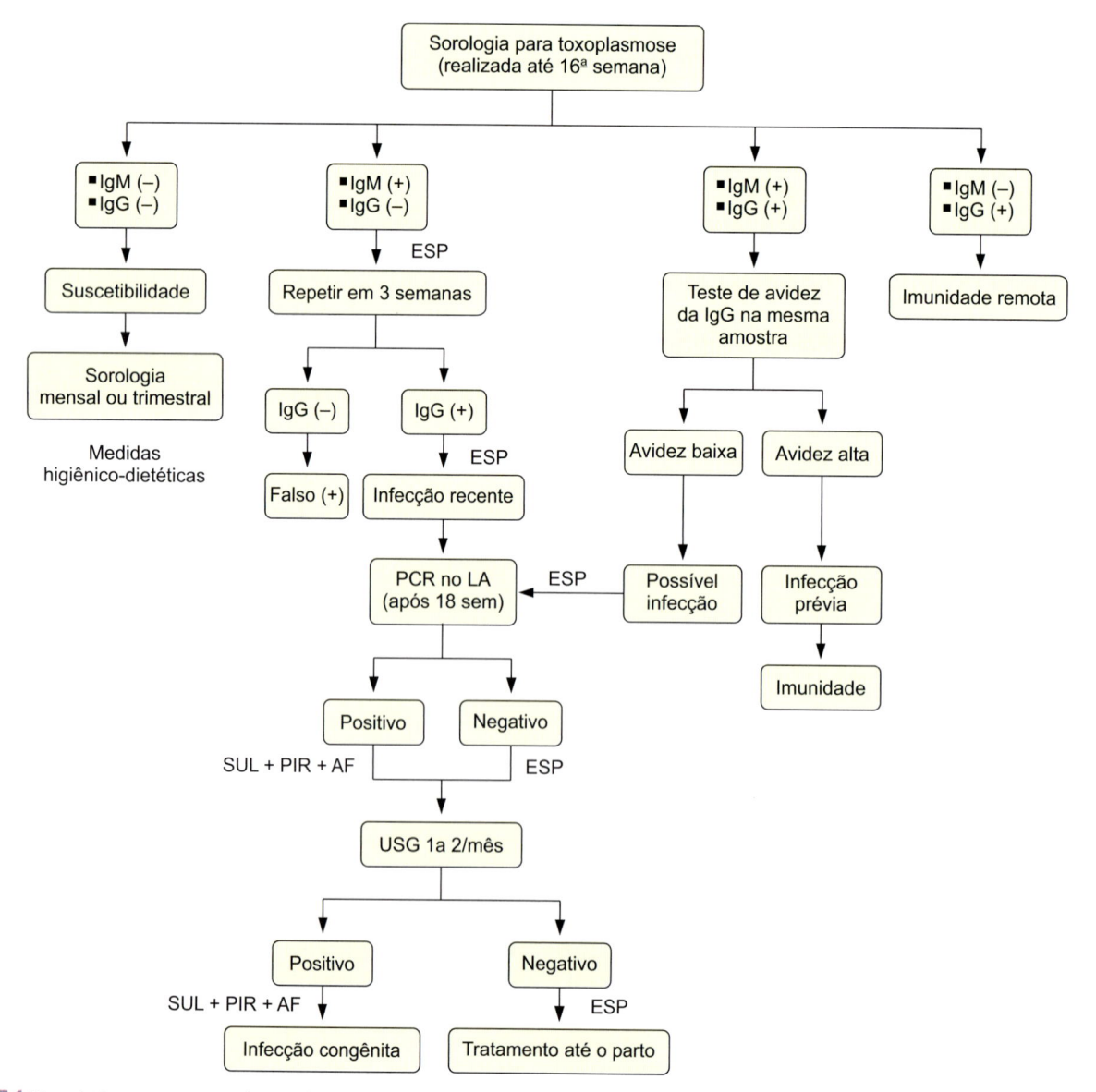

Figura 77.6 Diagnóstico e tratamento da toxoplasmose na gravidez. *AF*, ácido folínico; *ESP*, espiramicina; *IgG*, imunoglobulina G; *IgM*, imunoglobulina M; *PCR*, reação de cadeia amplificada do DNA; *PIR*, pirimetamina; *SUL*, sulfadiazina; *US*, ultrassonografia.

Como a maioria dos adultos imunocompetentes com infecção primária, incluindo as gestantes, não apresenta sintomatologia, o diagnóstico da infecção se faz principalmente com a utilização das técnicas sorológicas. As mais comuns incluem a reação de Sabin-Feldman, a hemaglutinação indireta (IHA), a imunofluorescência indireta (IFI) e as técnicas enzimáticas de ELISA (*enzyme linked immunosorbent assay*), ELFA (*enzyme-linked fluorescent assay*) e ISAGA (*immunosorbent agglutination assay*)

A reação de Sabin-Feldman é pouco utilizada e realizada com o parasita vivo. A IFI apresenta desempenho similar à reação de Sabin-Feldman, mas os exames são realizados individualmente, o que ocasiona maiores custos e maior tempo para sua realização. Por esse motivo, as técnicas mais utilizadas atualmente são os ensaios imunoenzimáticos automatizados (ELISA, ISAGA, ELFA), que são de fácil execução e bem precisos na identificação de anticorpos de classes IgM e IgG, apresentando altas sensibilidade e reprodutibilidade.

A intenção do rastreamento sorológico no pré-natal é a identificação das gestantes suscetíveis, e aquelas com possível infecção aguda e, consequentemente, sob risco de transmissão vertical. Nas situações em que a sorologia é totalmente negativa, de preferência no 1º trimestre, a recomendação é orientar as medidas higiênico-dietéticas e a realização de exames periódicos (sorologias com intervalos mensais ou a cada 3 meses), para identificar a soroconversão compatível com infecção aguda. O intervalo recomendado entre a realização dos diferentes testes, a partir de um exame inicial negativo, irá depender da prevalência da infecção na população: quanto maior a prevalência, mais alto o risco de soroconversão. Assim, é indicada maior frequência de exames ao longo da gravidez (Milanez, 2008).

O grande problema é identificar a infecção aguda, já que a detecção de anticorpos de classe IgM persiste positiva nos ensaios mais sensíveis durante longos períodos de tempo. De maneira geral, a IgM pode ser detectada por até 2 anos após a infecção aguda, além de frequentemente apresentar reação cruzada com anticorpos de imunomodulação da gestação, ou ainda com o fator reumatoide, levando a falso-positivos. O maior valor da pesquisa de IgM é que sua ausência afasta a infecção recente.

Assim, a detecção de IgM positiva pode ser decorrente de doença pregressa, já que esse anticorpo persiste positivo por, em média, 1 ano. Nas situações em que a sorologia identificar apenas a presença de IgM, deve ser realizado novo exame em um curto intervalo, aproximadamente depois de 14 dias, pois é o tempo médio descrito para aparecimento do anticorpo de classe IgG após a detecção da IgM. Se não houver registro de anticorpo de classe IgG nessa repetição, provavelmente, trata-se de IgM falso-positiva, situação não tão incomum na gestação. Se o anticorpo de classe IgG aparecer posteriormente à presença de uma IgM positiva, trata-se de infecção aguda verdadeira (Liesenfeld et al., 2001a,b).

Em mulheres grávidas com detecção de IgM e IgG positivas, devem ser realizados outros métodos de confirmação sorológica que possam auxiliar a definir melhor o tempo de infecção, pois a IgM pode persistir por longo período. Nessa situação, recomenda-se o teste de avidez de anticorpos da classe IgG.

O teste de avidez de anticorpos de classe IgG é principalmente útil para afastar a presença de infecção recente nos últimos 4 meses. Assim, se realizado abaixo dessa idade gestacional e apresentar resultado elevado, podemos afirmar que a infecção foi adquirida previamente à gestação. O problema surge na identificação de alta avidez em idades gestacionais maiores que 16 semanas. Nessa situação não se pode descartar totalmente a ocorrência da infecção durante o período gestacional, o que leva ao diagnóstico de uma possível infecção recente, devendo ser conduzida com seguimento fetal e tratamentos compatíveis com a situação.

Frente à baixa avidez, a interpretação é de doença nas últimas 16 semanas, o que autoriza a condução como infecção recente durante a gestação. Entretanto, sabe-se que, em até 50% dos casos, a avidez pode persistir com valores baixos por mais de 4 meses e, eventualmente, por até 1 ano. Assim, não existem técnicas sorológicas que consigam confirmar com precisão uma infecção recente verdadeira após a identificação de uma sorologia com IgM e IgG positivas e baixa avidez. A única situação na qual é possível ter essa confirmação é soroconversão, ou seja, uma gestante que apresente sorologia negativa no rastreamento inicial e que depois se torne positiva ao longo da gravidez.

As recomendações para conduta frente aos diferentes resultados de sorologia na gestação estão demonstradas na Tabela 77.1.

Com relação à pesquisa da infecção fetal, vários métodos já foram utilizados para a identificação de sinais indiretos da infecção, tais como: hemograma fetal, sorologias com identificação de IgM, ou ainda a inoculação de materiais fetais (sangue, líquido amniótico) para cultura ou para técnicas de biologia molecular (PCR). A demonstração do parasita em líquidos e tecidos fetais estabelece o diagnóstico de toxoplasmose, porém a demonstração direta do agente nem sempre é fácil. Atualmente, para o diagnóstico da infecção fetal, as técnicas de biologia molecular têm sido preferidas pela sua facilidade e pelo menor risco da amniocentese quando comparada à cordocentese. A preferência é pela pesquisa de PCR em líquido amniótico como a melhor técnica de identificação. Esse exame deve ser realizado, no mínimo, 4 semanas após a infecção materna e, preferencialmente, após 18 semanas de gestação.

A sensibilidade da PCR de líquido amniótico pode ser afetada por problemas com a amostra, como condições de estocagem e coleta; além disso, pode ser influenciada pelo tratamento prévio à realização do exame. Estudos têm demonstrado sensibilidades variando entre 60 e 100% para a biologia molecular do líquido amniótico. Estudo inicial de Hohlfeld et al. de 1994, evidenciou uma sensibilidade próxima a 100%. Já outros estudos posteriores estimaram valor preditivo negativo de 87%, e especificidade e valor preditivo positivo de 100%. A sensibilidade varia enormemente de acordo com a idade gestacional, e é maior em infecções adquiridas entre 17 e 21 semanas. De maneira geral, frente a uma gestante com infecção aguda confirmada, indica-se a amniocentese para PCR de líquido amniótico com o objetivo de diagnosticar a infecção fetal e determinar mudança no esquema de tratamento habitual.

Tratamento

O tratamento durante a gravidez tem sido empregado na tentativa de reduzir a incidência e a gravidade da doença congênita. Um dos objetivos é minimizar a disseminação do agente para o feto à medida que a terapia com espiramicina (Tabela 77.2) é administrada à gestante com infecção recente. Quando a investigação fetal for negativa, a administração deverá ser mantida apenas com espiramicina, pois a intenção é tratar a placenta potencialmente infectada e evitar que possíveis cistos placentários eclodam e o

Tabela 77.1 Conduta recomendada de acordo com resultados de sorologias de IgM e IgG para toxoplasmose, realizadas durante o período gestacional.

Situação	Resultados		Interpretação
	IgG	IgM	
Sorologia realizada até 16 semanas	Reagente	Não reagente	Imunidade remota Gestante com doença antiga ou toxoplasmose crônica
	Não reagente	Não reagente	Suscetibilidade Reforçar medidas de prevenção
	Reagente	Reagente	Possibilidade de infecção durante a gestação. Realizar teste de avidez de IgG na mesma amostra: – Se avidez alta: infecção prévia à gestação – Se avidez baixa: possibilidade de infecção na gestação
	Não reagente	Reagente	Infecção muito recente ou falso-positivo Repetir sorologia em 3 semanas; se IgG positivar é infecção aguda confirmada
Sorologia após as 16 semanas	Reagente	Não reagente	Imunidade remota Gestante com doença antiga ou toxoplasmose crônica
	Não reagente	Não reagente	Suscetibilidade
	Reagente	Reagente	Possibilidade de infecção na gestação
	Não reagente	Reagente	Infecção muito recente ou falso-positivo Repetir sorologia em 3 semanas; se IgG positivar é infecção aguda confirmada
Sorologias posteriores, realizadas na gestante com sorologia inicialmente negativa	Reagente	Não reagente	Possibilidade de IgG falso-positivo na amostra anterior. Provável imunidade remota
	Não reagente	Não reagente	Suscetibilidade
	Reagente	Reagente	Infecção durante a gestação
	Não reagente	Reagente	Infecção muito recente ou IgM falso-positiva Repetir sorologia em 3 semanas; se IgG positivar é infecção aguda confirmada

Adaptada de Manual do Ministério da Saúde sobre toxoplasmose na gestação, 2018. *IgG*, imunoglobulina G; *IgM*, imunoglobulina M.

agente alcance o interior, com risco de acometimento do feto. Os primeiros trabalhos analisando dados de tratamento com espiramicina, em gestantes na França, demonstraram que essa proposta foi eficaz em reduzir a ocorrência da infecção, mas não houve modificação no quadro clínico dos fetos já infectados.

Na presença de infecção fetal, ou seja, com alterações ecográficas fetais ou pesquisa de líquido amniótico positiva, o tratamento deverá ser realizado com a associação de sulfadiazina, pirimetamina e ácido folínico durante toda a gravidez. Pela toxicidade e teratogenicidade, a associação sulfadiazina-pirimetamina somente deve ser empregada após 14 semanas de gestação.

Apesar de os diferentes trabalhos na literatura não levarem a conclusões definitivas, o tratamento durante a gestação parece ser eficiente. Além disso, como a espiramicina retarda a transmissão do agente ao feto, deve também reduzir a gravidade da doença, já que a posterga para um momento no qual ele tem maior maturidade imunológica. Assim, na falta de estudos controlados, e frente à observação de redução da infecção congênita em 60 a 70%, é prudente informar esses dados às gestantes infectadas durante a gravidez. A dose de espiramicina a ser utilizada é de

3 g/dia. O tratamento com espiramicina deve ser iniciado imediatamente após a realização do diagnóstico de infecção recente na gestante e mantido até o nascimento.

Como a infecção materna não necessariamente implica infecção fetal, a presença do acometimento do feto deve se basear na pesquisa de PCR em líquido amniótico. Caso a PCR seja negativa, a administração de espiramicina deve ser mantida até o parto, além da realização de seguimento ecográfico mensal ou bimensal.

O ácido folínico deve ser utilizado para prevenir aplasia de medula decorrente da toxicidade da pirimetamina; também deve ser realizada a investigação de anemia materna e fetal. O rastreamento da anemia materna deve ser feito por hemogramas seriados e, para a avaliação no feto, preconiza-se o seguimento ecográfico mensal com avaliação pelo Doppler da artéria cerebral média.

A análise de dados retrospectivos em países que realizam rastreamento sistemático durante a gestação evidencia melhor resultado perinatal quando o tratamento é introduzido logo após o diagnóstico da infecção materna. Quanto mais cedo o início do tratamento, menor o risco de sequelas fetais. Trabalho francês de 2013 evidencia que o tratamento durante a gestação está associado a menor taxa de transmissão e menor ocorrência de sequelas (Wallon et al., 2013). Metanálise de 2016 sobre tratamento durante a gestação demonstra que a taxa de transmissão reduz significativamente à metade quando o tratamento é introduzido 3 a 8 semanas após a provável infecção materna (Wallon et al., 2016).

Na maior parte dos países, o tratamento fetal é seguido pelo tratamento do recém-nascido durante o 1º ano de vida. Entretanto, a duração do tratamento neonatal varia entre os centros especializados nos diferentes países.

Tabela 77.2 Esquemas e doses dos tratamentos para toxoplasmose durante a gestação.

Feto não acometido
Espiramicina 500 mg – 2 cp. VO, 8/8 h

Feto acometido
Sulfadiazina 500 mg – 2 cp. VO, 8/8 h
Pirimetamina 25 mg – 2 cp. VO/dia
Ácido folínico 15 mg – 1 cp. VO/dia

cp, comprimido; *VO*, via oral.

Prevenção

A toxoplasmose congênita é uma doença prevenível, e é responsabilidade dos profissionais de saúde oferecer estratégias de prevenção a essas mulheres durante a atenção pré-natal.

Nas gestante soronegativas e naquelas imunossuprimidas, as estratégias de prevenção alcançarão os melhores resultados. Medidas higiênico-dietéticas são muito eficazes na prevenção primária da doença. Essas medidas incluem: ingerir apenas carnes muito bem cozidas; evitar contato de carne crua com mucosas e mãos; lavar intensamente as mãos após esse contato; limpar as superfícies de bancadas de cozinha após manipular carnes cruas; lavar frutas e verduras antes do consumo; evitar contato com materiais potencialmente contaminados como fezes de gatos ou terra em jardinagem ou usar luvas quando estiver manipulando esses materiais.

A prevenção secundária da doença congênita inclui a identificação das mulheres sob risco de infecção congênita por meio de rastreamento sorológico apropriado, tratando aquelas identificadas como possíveis infecções adquiridas durante a gestação. Essas medidas poderão alcançar uma redução de até 60% na doença congênita. Essas estratégias são altamente recomendadas já que apenas aproximadamente 50% das mães de crianças acometidas pela toxoplasmose congênita sabem identificar os fatores de risco para a aquisição da infecção.

Um grande exemplo da eficácia da prevenção secundária é a comparação da ocorrência de toxoplasmose congênita grave nos EUA e na França. Isso porque a doença grave ainda ocorre nos EUA, onde não é realizado o rastreamento sistemático no pré-natal, e é rara na França onde é rotina.

Bibliografia

Brasil. Ministério da Saúde. Protocolo de notificação e investigação: toxoplasmose gestacional e congênita. Brasília: Ministério da Saúde; 2018.

Centers for Disease Control and Prevention (CDC). Parasites – Parasitic Infections in the United States [Internet]. Page last reviewed: Nov 20, 2020. CDC; 2016. Disponível em: http://www.cdc.gov/parasites/npi.

Dunn D, Wallon M, Peyron F, Petersen E, Peckham C, Gilbert R. Mother-to-child transmission of toxoplasmosis: risk estimates for clinical counselling. Lancet. 1999;353(9167):1829-33.

Gilbert R, Gras L; European Multicentre Study on Congenital Toxoplasmosis (EMSCOT). Effect of timing and type of treatment on the risk of mother to child transmission of Toxoplasma gondii. BJOG. 2003;110(2):112-20.

Gilbert RE, Freeman K, Lago EG, et al.; European Multicentre Study on Congenital Toxoplasmosis (EMSCOT). Ocular sequelae of congenital toxoplasmosis in Brazil compared with Europe. PLoS Negl Trop Dis. 2008;2(8):e277.

Hohlfeld P, Daffos F, Costa JM, Thulliez P, Forestier F, Vidaud M. Prenatal diagnosis of congenital toxoplasmosis with a polymerase-chain-reaction test on amniotic fluid. N Engl J Med. 1994;331(11):695-9.

Liesenfeld O, Montoya JG, Kinney S, Press C, Remington JS. Effect of testing for IgG avidity in the diagnosis of Toxoplasma gondii infection in pregnant women: experience in a US reference laboratory. J Infect Dis. 2001a;183(8):1248-53.

Liesenfeld O, Montoya JG, Tathineni NJ, et al. Confirmatory serologic testing for acute toxoplasmosis and rate of induced abortions among women reported to have positive Toxoplasma immunoglobulin M antibody titers. Am J Obstet Gynecol. 2001b;184(2):140-5.

Milanez H. Toxoplasmose na gestação. In: Madi MJ, Araújo BF, Zatti H. Doenças infecciosas na prática obstétrica e neonatal. Rio de Janeiro: Rubio; 2008.

Montoya JG, Liesenfeld O. Toxoplasmosis. Lancet. 2004;363(9425):1965-76.

Olariu TR, Press C, Talucod J, Olson K, Montoya JG. Congenital toxoplasmosis in the United States: clinical and serologic findings in infants born to mothers treated during pregnancy. Parasite. 2019;26:13.

Remington JS, McLeod R, Thulliez P, Desmonts G. Toxoplasmosis. In: Remington JS, Klein JO, Wilson CB, Baker CJ. (eds). Infectious diseases of the fetus and the newborn infant. Philadelphia (PA): Elsevier Saunders; 2015. p. 947-1091.

Romand S, Wallon M, Franck J, Thulliez P, Peyron F, Dumon H. Prenatal diagnosis using polymerase chain reaction on amniotic fluid for congenital toxoplasmosis. Obstet Gynecol. 2001;97(2):296-300.

Rostami A, Riahi SM, Gamble HR, et al. Global prevalence of latent toxoplasmosis in pregnant women: a systematic review and meta-analysis. Clin Microbiol Infect. 2020;26(6):673-83.

SYROCOT (Systematic Review on Congenital Toxoplasmosis) study group, Thiébaut R, Leproust S, Chêne G, Gilbert R. Effectiveness of prenatal treatment for congenital toxoplasmosis: a meta-analysis of individual patients' data. Lancet. 2007;369(9556):115-22.

Wallon M, Peyron F. Effect of Antenatal Treatment on the Severity of Congenital Toxoplasmosis. Clin Infect Dis. 2016;62(6):811-2.

Wallon M, Peyron F, Cornu C, et al. Congenital toxoplasma infection: monthly prenatal screening decreases transmission rate and improves clinical outcome at age 3 years. Clin Infect Dis. 2013;56(9):1223-31.

Woodhall D, Jones JL, Cantey PT, Wilkins PP, Montgomery SP. Neglected parasitic infections: what every family physician needs to know. Am Fam Physician. 2014;89(10):803-11.

78

Câncer e Gravidez – Aspectos Gerais

Antonio Braga
Andreia Cristina de Melo
Angélica Nogueira-Rodrigues
Jorge Rezende Filho

Ainda que rara, a associação entre câncer e gravidez é uma ocorrência devastadora. Embora acometa cerca de 0,02 a 0,1% de todas as gestações, augura-se, de forma desafortunada, que essa condição aumente mercê da postergação da maternidade. Somente nos EUA são esperados cerca de 5 mil casos novos de câncer por ano durante o ciclo gravídico-puerperal – essa é a segunda causa de morte materna durante a gravidez no país.

Todas as mulheres com potencial de engravidar devem fazer um teste de gravidez antes do início de qualquer tratamento oncológico. O diagnóstico de câncer na gestação, momento especial na vida da mulher e da família, torna o tema desafiador para a assistência médica moderna.

Vale salientar que os tumores mais comumente diagnosticados durante esse período são o câncer de mama, do colo do útero, da tireoide, de ovário, linfoma de Hodgkin e não Hodgkin, leucemia e melanoma.

São poucos os estudos que avaliam o prognóstico dos diversos tipos de câncer durante a gestação, mas algumas revisões sugerem que seja pior quando acontece durante esse período. Isso pode decorrer de atrasos no diagnóstico ou de diferenças na decisão terapêutica.

O objetivo deste capítulo é rever as linhas gerais para a atuação de obstetras e oncologistas na condução desses casos que, embora infrequentes, mobilizam toda a equipe de saúde.

Este capítulo está disponível, online, no Ambiente de aprendizagem do GEN.

79

Ginecopatias

Marcelo Trindade Alves de Menezes
Plínio Tostes Berardo Carneiro da Cunha

Infecções comuns do trato genital inferior

Vaginose bacteriana

Na vaginose bacteriana ocorre a substituição da microbiota protetora de lactobacilos por uma flora bacteriana mista anaeróbia, composta pela *Gardnerella vaginalis*, entre outras. Pode ser assintomática em grande parte das pacientes, mas com frequência é causa de colpite sintomática. O critério de Amsel para o diagnóstico da vaginose bacteriana exige a presença de 3 dos 4 parâmetros abaixo:

- Secreção vaginal branca ou amarela e homogênea
- Presença de *clue cells* no exame a fresco da secreção vaginal ao microscópio
- PH da parede vaginal acima de 4,5
- Liberação de odor de peixe ao adicionar hidróxido de potássio a 10% sobre a secreção, chamado de *whiff test*.

Atualmente, já está disponível um teste quantitativo de *polymerase chain reaction* (PCR) para vaginose bacteriana.

O uso de antibióticos como o metronidazol ou a clindamicina, seja tópico, na forma de creme vaginal, ou oral, para tratar esse tipo de infecção com a intenção de prevenir parto prematuro, tem resultados conflitantes na literatura.

O metronidazol e a clindamicina são fármacos classificados na categoria B pela Food and Drug Administration (FDA).

Candidíase

Aproximadamente 10% das gestantes apresentam candidíase vulvovaginal.

A sintomatologia típica é a sensação de prurido, ardência e queimação, com secreção vaginal branca e grumosa, mas podendo ser mais fluida. A presença de edema e fissuras no introito vaginal e na vulva não são raros. O diagnóstico é feito pela anamnese e exame físico, além da avaliação do pH da parede vaginal lateral (< 4,5), exame a fresco da secreção vaginal ao microscópio, pesquisa direta de fungos pela coloração de Gram e cultura da secreção em meio próprio.

Os antifúngicos azoles (clotrimazol, cetoconazol, miconazol, tioconazol, fluconazol e itraconazol) são muito utilizados e a via vaginal é a recomendada como primeira linha de tratamento. Contudo, em casos mais graves, são utilizados por via oral.

Tem sido descrito um risco aumentado de abortamento de 1º trimestre e malformações cardíacas fetais, relacionados ao uso do fluconazol oral em doses acima de 150 mg, de modo que seu uso deve ser reservado aos casos mais graves e refratários ao tratamento tópico.

O fluconazol é um fármaco classificado na categoria C pela FDA, enquanto o clotrimazol tópico vaginal é categoria B.

Bartholinite

A incidência de abscesso da glândula de Bartholin durante a gravidez é baixa (0,13%) e o comprometimento é, habitualmente, unilateral. Determina um quadro de dor intensa na região vulvar, com aumento de volume local, porém não costuma trazer maiores complicações para a gestação. O tratamento mais usual, sempre que houver área de flutuação para isso, é a drenagem por meio de uma incisão com extensão suficiente para o esvaziamento e lavagem da glândula. Pode-se optar pela marsupialização no momento da drenagem, o que evita a recorrência do abscesso.

A taxa de positividade de culturas oriundas de abscessos de glândula de Bartholin é de 60 a 75%, e *Escherichia coli* é a principal bactéria encontrada, representando 25 a 43% dos casos de culturas positivas. A realização de cultura para germes anaeróbios exige meios de cultura próprios, o que pode levar à subnotificação da presença de tais patógenos.

Os antibióticos devem ser prescritos preferencialmente de acordo com o perfil de sensibilidade antimicrobiana. A amoxicilina com ácido clavulânico é o antimicrobiano mais indicado como medicamento de primeira linha, e é classificada como categoria B na gestação. Sua indicação deve levar em conta a fase da gravidez, a impossibilidade de se realizar a drenagem cirúrgica do abscesso e sinais de complicações clínicas decorrentes da infecção.

Malformações genitais congênitas

A prevalência das anomalias uterinas congênitas na população geral está em torno de 5,5%. É maior entre mulheres inférteis (8%), com história de abortamento espontâneo (13,3%) e naquelas com infertilidade e abortamento (24,5%).

A apresentação clínica pode variar desde mulheres totalmente assintomáticas e com achado incidental da anomalia, até casos extremamente sintomáticos e complexos, com importante impacto reprodutivo.

O sistema de classificação das malformações uterinas mais utilizado é o da American Society of Reproductive Medicine (ASRM), desenvolvido em 1988, e que apresenta sete grupos: (1) agenesia e hipoplasia, (2) útero unicorno, (3) útero didelfo, (4) útero bicorno, (5) útero septado, (6) útero arqueado, (7) anomalias associadas à exposição ao dietilestilbestrol (Figura 79.1).

As malformações uterinas estão, com muita frequência, associadas a malformações do sistema urinário.

A maioria não tem impacto negativo na concepção, exceto aquelas que dificultam a função sexual, como o septo vaginal e a síndrome de Mayer-Rokitansky-Küster-Hauser (MRKH). As complicações obstétricas relacionadas a elas envolvem a dificuldade na manutenção e no adequado desenvolvimento da gestação, tais como abortamentos espontâneos, prematuridade, descolamento de placenta, crescimento intrauterino restrito, apresentações fetais anômalas, parto operatório, retenção placentária e mortalidade fetal. As principais teorias para os resultados obstétricos desfavoráveis são a redução da massa miometrial, o fluxo sanguíneo uterino anormal e a incompetência cervical. Contudo, os dados na literatura são conflitantes e há uma carência de estudos clínicos bem desenhados e conduzidos no sentido de avaliar os desfechos obstétricos e os tratamentos cirúrgicos disponíveis, sobretudo pela baixa prevalência dessas malformações.

A cirurgia mais comumente utilizada para correção dos defeitos de malformação uterina em que existem duas cavidades é a metroplastia ou cirurgia de Strassman. Consiste em realizar uma plástica uterina, transformando as duas cavidades em apenas uma, e é normalmente indicada apenas para as mulheres que apresentam abortamentos de repetição e/ou parto prematuro extremo, nos quais a malformação uterina foi a causa e desejam tentar nova gestação.

A ressecção cirúrgica do septo uterino é habitualmente indicada nas pacientes com história de abortamento de repetição, ou que vão realizar tratamento de infertilidade com técnicas de reprodução assistida. A via histeroscópica é a mais recomendada e a secção do septo pode ser feita com tesoura, energia monopolar, bipolar ou *laser*.

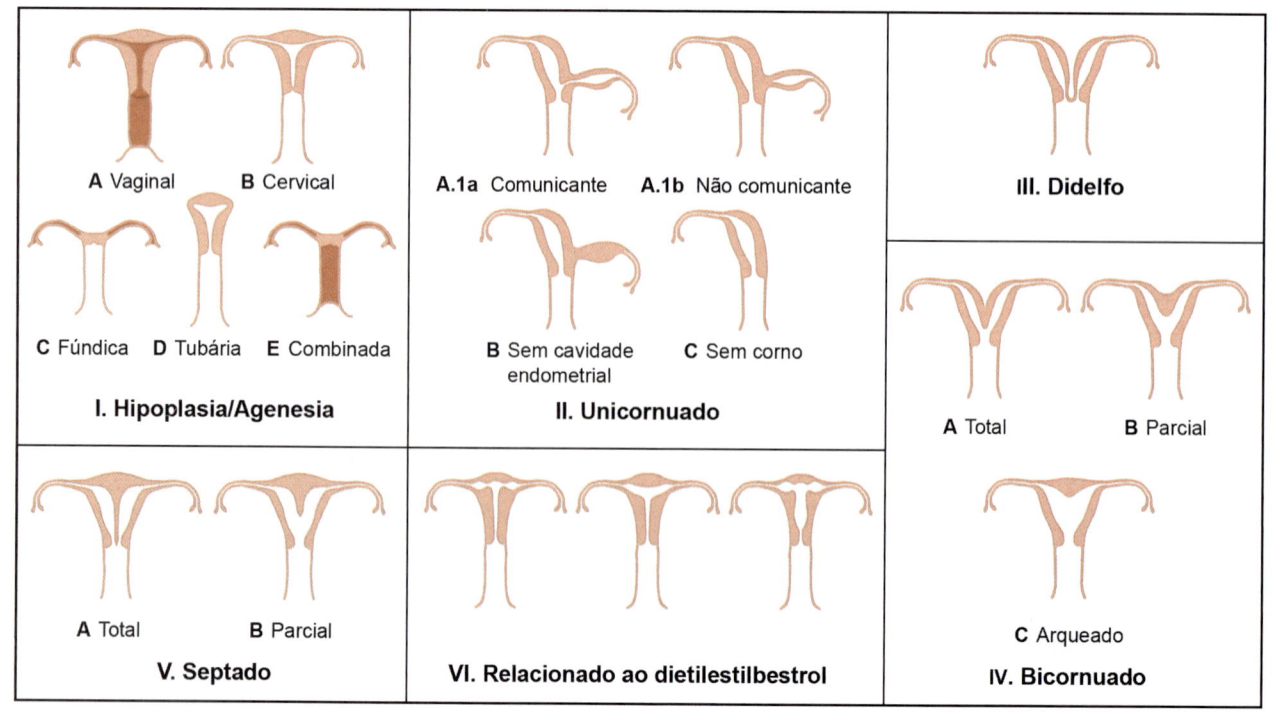

Figura 79.1 Classificação das anormalidades müllerianas, segundo a American Fertility Society (1988).

Agenesia ou hipoplasia

A síndrome de Mayer-Rokitansky-Küster-Hauser (MRKH) é a forma mais comum de aplasia ou hipoplasia de estruturas derivadas dos ductos de Müller. Tem uma prevalência de 0,1% e responde por 5 a 10% de todas as anomalias müllerianas. Habitualmente, a mulher não tem o terço superior da vagina, o colo e o corpo uterino, mas permanecem os ovários e a parte mais externa da vagina. O quadro clínico usual é o de uma adolescente com amenorreia primária e desenvolvimento sexual secundário normal. Algumas vezes, um útero rudimentar pode ser identificado na pelve, eventualmente com endométrio funcional, o que pode causar quadro de dor pélvica cíclica secundária ao hematométrio. É causa de infertilidade, cujas opções são a adoção, "barriga de aluguel" e, mais recentemente, o transplante uterino, que vem sendo realizado desde o ano 2000, com o primeiro caso de recém-nascido vivo relatado em 2013. É um procedimento ainda questionado do ponto de vista ético, em função da exposição aos riscos associados a um transplante de órgãos, em uma situação que envolve um órgão não vital. Com a ressalva de existirem poucos casos descritos na literatura, parece haver um aumento na incidência de hipertensão arterial, pré-eclâmpsia, abortamento, parto prematuro, natimorto, neomorto e baixo peso ao nascer.

Útero unicorno

É resultado da falha no desenvolvimento de um dos ductos de Müller no embrião feminino. Sua prevalência aproximada é de 0,03 a 0,1% e representa de 5 a 20% de todas as anomalias müllerianas. A ASRM divide o grupo de útero unicorno em quatro subgrupos: útero unicorno isolado, útero unicorno com outro corno rudimentar sem cavidade, útero unicorno com outro corno rudimentar com cavidade não comunicante e útero unicorno com outro corno rudimentar com cavidade comunicante. Essa malformação não é causa isolada de infertilidade, porém está associada ao aumento do risco de abortamento no 1º trimestre e parto prematuro. Pode ocorrer gravidez na cavidade do corno rudimentar, com risco elevado de rotura uterina.

Útero bicorno

É resultado da fusão incompleta dos dois ductos de Müller. Tem uma prevalência de 0,3% e representa 10% de todas as anomalias müllerianas. O útero bicorno também não é causa de infertilidade, porém determina um aumento no risco de abortamentos de 1º e 2º trimestres, apresentações anômalas, restrição de crescimento fetal e partos prematuros. Tais complicações obstétricas parecem estar diretamente relacionadas à extensão da separação uterina.

Útero didelfo

Decorre de uma falha completa na fusão dos ductos de Müller, que resulta na presença de duas cavidades uterinas, com dois colos totalmente separados. Sua prevalência é de 0,03 a 0,1%, e responde por 5% de todas as anomalias müllerianas. As taxas de gravidez são comparáveis às da população geral, mas estudos retrospectivos sinalizam para um aumento nas taxas de partos abaixo de 37 semanas e recém-nascidos pequenos para a idade gestacional (PIG).

Útero septado

Tem prevalência geral de 0,9 a 2%, e representa 55% de todas as anomalias müllerianas, de modo que é a mais comum delas. Como o nome indica, constitui-se em uma separação da cavidade uterina, que pode variar em extensão do fundo até o canal cervical. Apesar de alguns estudos sinalizarem um aumento nas taxas de abortamento (principalmente de 1º trimestre), partos prematuros, crescimento intrauterino restrito, descolamento de placenta e má apresentação fetal, é difícil determinar o número de mulheres com útero septado que nunca fizeram o diagnóstico e engravidaram sem problemas.

Útero arqueado

É, de modo geral, considerada uma anomalia mülleriana, mas, por alguns, apenas uma variante da normalidade. O contorno externo do órgão tem sua convexidade habitual, mas existe um abaulamento para a cavidade uterina em seu fundo, semelhante a um septo uterino. Tem uma prevalência de 0,7 a 5%, e responde por 5 a 10% de todas as anomalias müllerianas.

Não existem estudos que indiquem, com alguma segurança estatística, um impacto reprodutivo negativo do útero arqueado. Logo, não se deve indicar tratamento cirúrgico até que se prove haver algum benefício real.

Septo vaginal transverso

É uma anomalia infrequente, com uma incidência de 1:70.000, na qual existe a presença de um septo habitualmente fibromembranoso, que pode ser perfurado ou imperfurado. Neste último, a paciente costuma apresentar sintomas de dor pélvica secundária ao acúmulo de sangue menstrual e secreções uterinas, necessitando de cirurgia precocemente para ressecção do septo. No caso do septo perfurado, pode ser assintomática ou se apresentar com dispareunia, dismenorreia e infertilidade. A ressecção do septo deve ser realizada em ambas as apresentações.

Septo vaginal longitudinal

É consequência de uma fusão incompleta dos ductos de Müller e, frequentemente, está associada a outras anomalias, como o útero didelfo. Pode apresentar-se na forma obstrutiva ou não obstrutiva, ambas podendo determinar dispareunia, dificuldade de usar absorvente interno, sangramento vaginal após relações sexuais e dismenorreia nos casos de obstrução de uma hemivagina.

A ressecção ou secção do septo é indicada nos casos sintomáticos das apresentações não obstrutivas e em todas as apresentações obstrutivas. Em casos de septos mais fibrosos, pode ser causa de dificuldade na progressão da apresentação fetal durante o trabalho de parto.

Endometriose

Em pacientes com endometriose, independentemente do método como a gravidez foi concebida, natural ou por meio de técnicas de reprodução assistida, o risco de abortamento é 30% maior do que naquelas sem a doença.

A endometriose está associada a um aumento de 38 a 50% no risco para parto prematuro, três vezes mais risco de placenta prévia, aumento de 87% no risco de descolamento de placenta, duas vezes mais risco de internação em UTI neonatal após o parto e aumento de 25% no risco de morte intraútero.

Adenomiose

O risco de abortamento em pacientes com adenomiose em gestação por fertilização *in vitro* (FIV) é três vezes maior, e as taxas de gravidez e de nascido vivo estão reduzidas em 50%. Todavia, esses resultados não são encontrados em pacientes com gravidez espontânea.

Pacientes com adenomiose têm um risco 2,7 vezes maior de parto prematuro e 3,9 vezes maior de recém-nascido PIG.

Miomatose uterina

A prevalência de miomas durante a gravidez é de aproximadamente 2%, variando de acordo com a etnia e idade das pacientes. Estima-se que 10 a 30% vão desenvolver complicações durante a gestação, parto ou puerpério. Os fatores mais importantes na determinação do risco de complicações são o número, tamanho, localização e a relação dos miomas com a área de implantação placentária. O crescimento deles durante a gravidez parece estar concentrado no 1º trimestre da gestação, com média de aumento volumétrico de 12%, e pouquíssimos casos maiores que 25%. Caso seja observado um desenvolvimento grande e rápido, é mandatório excluir malignidade.

Os miomas submucosos podem influenciar a implantação, placentação e desenvolvimento normal da gestação, de modo que é recomendada sua retirada em caso de infertilidade ou perdas recorrentes.

Os miomas retroplacentários estão associados a aumento da incidência de abortamento, crescimento intrauterino restrito, morte intrauterina, parto prematuro, descolamento de placenta e sangramento aumentado no período pós-parto. Quanto maior seu tamanho, aumenta também a chance de complicações. No entanto, mesmo em casos de miomas volumosos, não existe um consenso quanto à indicação de uma miomectomia em pacientes assintomáticas, sem história de infertilidade ou complicação obstétrica anterior.

Os miomas cervicais são raros e responsáveis por causar complicações como parto obstruído, apresentações anômalas e hemorragias graves. Já os miomas subserosos não costumam causar prejuízo à gestação.

Nos casos de cesariana em gestantes com miomas uterinos, é prudente conferir sua localização, número e tamanho, reservar hemoderivados e estar preparado para procedimentos hemostáticos de urgência, como a ligadura das artérias ilíacas internas. Idealmente, a histerotomia deve ser segmentar, evitando-se a proximidade dos miomas. Caso eles estejam obstruindo a região ístmica, pode ser realizada uma incisão corporal ou a miomectomia antes da extração fetal, o que aumenta muito os riscos de sangramento de difícil controle. Cada situação deve ser analisada individualmente, e a paciente e seus familiares precisam ser informados dos riscos inerentes ao procedimento, inclusive da necessidade eventual de histerectomia puerperal.

Miomas grandes (> 5 cm) podem sofrer isquemia e necrose central decorrente de aumento de seu volume, principalmente no 1º trimestre e início do 2º, podendo causar dor, febre e infecção. Os miomas subserosos pediculados podem sofrer torção de seu pedículo, causando isquemia e necrose. A miomectomia durante a gestação pode ser necessária na dependência do quadro clínico. Pode-se lançar mão da ultrassonografia com dopplerfluxometria e da ressonância nuclear magnética para melhor avaliação.

Durante o puerpério, os miomas maiores também estão sujeitos a sofrerem degeneração isquêmica (rubra), causando dor e infecção.

Miomectomia prévia

Como a incidência de miomas tende a aumentar acima dos 35 anos, e as mulheres atualmente estão retardando a idade para engravidar, não são infrequentes gestações em mulheres com cicatrizes de miomectomia prévia.

A maior preocupação nessa situação é o risco de rotura uterina durante a gravidez, principalmente no 3º trimestre e no trabalho de parto, como também nas gravidezes múltiplas, onde o útero se encontra mais distendido. Assim como as cicatrizes de cesariana, as decorrentes de miomectomia constituem áreas mais frágeis do miométrio e menos distensíveis, estando sob maior risco de se romperem. A presença de hematoma no sítio de sutura da miomectomia e uso excessivo de corrente elétrica são os principais fatores de risco para uma cicatriz mais frágil e consequente rotura durante a gestação e o parto. A prevalência é difícil de ser estimada, mas gira em torno de 0,2 a 3,7%. Por se tratar de uma situação de grande risco para a gestante e o feto, a paciente deve ser muito bem orientada e acompanhada por equipe experiente, com hospital capacitado como referência.

Habitualmente, fica a critério da equipe obstétrica a indicação do momento e da via de parto. De modo geral, recomenda-se a cesariana como via de parto de eleição. Não existe um consenso em relação a um intervalo considerado mais seguro entre a miomectomia e a gestação, bem como sobre um método de avaliação eficaz da cicatriz uterina.

Neoplasias

Ovário

Os tumores ovarianos durante a gestação podem variar de um cisto de corpo lúteo a neoplasias malignas. Os dados epidemiológicos sobre sua incidência são muito imprecisos, podendo variar de 1:15.000 a 1:32.000 gestações, no caso de tumores malignos. Estes estão entre os cinco principais cânceres diagnosticados durante a gravidez.

Os principais tumores benignos de ovário diagnosticados na gestação são os cistos dermoides, cistoadenomas, cisto funcional de corpo lúteo e endometrioma. Durante o 1º trimestre deve-se afastar a possibilidade de gestação ectópica ou abscesso tubo-ovariano.

Os exames de imagem mais indicados são a ultrassonografia e a ressonância nuclear magnética. A tomografia computadorizada não deve ser indicada, salvo em situações muito especiais, em que os outros exames não estejam disponíveis, sempre avaliando a relação do potencial risco × benefícios.

A maioria dos marcadores séricos tumorais utilizados em casos de tumores de ovário, como o CA-125, alfafeto-proteína e hCG, encontram-se alterados nesse período, reduzindo sua eficácia na avaliação dessas neoplasias durante a gestação.

Em decorrência do risco de abortamento, uma conduta conservadora deve ser adotada nos casos de massas descobertas incidentalmente no 1º trimestre por meio de ultrassonografia de rotina pré-natal. Quando houver sintomas ou sinais de suspeição de malignidade mediante ultrassonografia ou ressonância magnética, a cirurgia deve ser indicada, devendo ser feita no 2º trimestre. Se não houver sintomas ou sinais de malignidade nos exames de imagem iniciais, um novo exame deve ser feito em torno da 20ª semana. Quando o tumor for detectado no 3º trimestre e sem sinais de malignidade, deve ser revisto no momento da cesariana ou 6 semanas após o parto.

As complicações mais comuns são a torção, rotura e sangramento. Se porventura houver indicação cirúrgica, o 2º trimestre é a fase ideal para ser realizada, reduzindo o risco de abortamento e ainda com espaço suficiente para visualização das estruturas com segurança. A via laparoscópica é a recomendada em razão do retorno mais rápido da função intestinal, menor dor pós-operatória, menos manipulação do útero gravídico, deambulação mais precoce e retorno mais rápido às atividades. A cirurgia proposta vai depender de cada caso, desde uma ooforoplastia até a salpingo-ooforectomia. Em situações de suspeição de malignidade, um estudo perioperatório por congelação do tumor é indicado. O uso de tocolítico no per e pós-operatório é controverso na literatura, ficando essa decisão a critério da equipe obstétrica assistente.

Os tumores malignos epiteliais respondem por 50% dos casos durante a gravidez, enquanto os derivados das células germinativas e estromais, por 30%.

Não existe um protocolo definido para o tratamento desses casos, que deve ser individualizado e conduzido em centros especializados, levando em consideração o estadiamento da doença, a idade gestacional, o desejo da paciente em relação à continuidade da gestação e à extensão de possíveis metástases. O parto vaginal é permitido em casos de câncer de ovário.

As maiores preocupações ao se indicar quimioterapia durante a gestação são referentes aos riscos de abortamento, malformações e resultados neonatais. No 1º trimestre deve ser evitada, por ser o período em que observamos os maiores índices de abortamento e indução de malformações. Havendo necessidade, deve-se aguardar o 2º ou 3º trimestre para iniciar a quimioterapia, não devendo ser realizada após a 35ª semana em razão da imunossupressão durante o parto e pós-parto imediato.

Colo uterino

É o câncer ginecológico mais comum nas gestantes, muitas vezes detectado durante o rastreio citológico da rotina pré-natal. Os sintomas, quando existem, envolvem o sangramento vaginal sem causa aparente, sangramento após relações sexuais ou queixas de dor pélvica e/ou lombar.

Nas alterações citológicas, deve ser observada a mesma conduta de mulheres não grávidas. Contudo, as biopsias do colo uterino só devem ser realizadas em situações de suspeita de doença invasiva. Uma revisão colposcópica deve ser feita 3 meses após o parto, quando a biopsia poderá ser realizada se for necessária.

A ultrassonografia e a ressonância magnética são exames que podem ajudar no estadiamento da doença invasiva.

O acompanhamento e o tratamento devem ser feitos em centro especializado e a conduta terapêutica, individualizada, levando em consideração o estadiamento da doença, a idade gestacional e o desejo da paciente em prosseguir com a gestação. Geralmente, a cesariana é a via de parto mais indicada para evitar laceração do tumor cervical.

Mama

Qualquer lesão palpável nas mamas deve ser investigada durante a gravidez, e a ultrassonografia é o exame inicial de escolha seguido pela ressonância magnética. Se houver necessidade, a mamografia também pode ser realizada, uma vez que a quantidade de radiação é muito reduzida.

O tratamento de casos confirmados deve ser muito semelhante ao preconizado para não gestantes. Contudo, a quimioterapia deve ser evitada no 1º trimestre e nas 3 semanas que antecedem ao parto. A radioterapia, os anticorpos monoclonais e o tratamento com fármacos antiestrogênicos, como o tamoxifeno, não devem ser prescritos. A gravidez parece não influenciar negativamente no prognóstico da doença.

Bibliografia

Akhtar MA, Saravelos SH, Li TC, Jayaprakasan K; Royal College of Obstetricians and Gynaecologists. Reproductive implications and management of congenital uterine anomalies: scientific impact paper No. 62 November 2019. BJOG. 2020;127(5):e1-13.

Amant F, Berveiller P, Boere IA, et al. Gynecologic cancers in pregnancy: guidelines based on a third international consensus meeting. Ann Oncol. 2019;30(10):1601-12.

Bérard A, Sheehy O, Zhao JP, et al. Associations between low- and high-dose oral fluconazol and pregnancy outcomes: 3 nested case-control studies. CMAJ. 2019;191(7):e179-87.

Bhagavath B, Ellie G, Griffiths KM, et al. Uterine malformations: an update of diagnosis, management, and outcomes. Obstet Gynecol Surv. 2017;72(6):377-92.

Boujenah J, Le SNV, Benbara A, Bricou A, Murtada R, Carbillon L. Bartholin gland abscess during pregnancy: report on 40 patients. Eur J Obstet Gynecol Reprod Biol. 2017;212:65-8.

Brasil, Ministério da Saúde, Instituto Nacional de Câncer José Alencar Gomes da Silva (INCA). Diretrizes Brasileiras para o Rastreamento do Câncer do Colo do Útero. 2. ed. Rio de Janeiro: INCA; 2016.

Gonçalves B, Ferreira C, Alves CT, Henriques M, Azeredo J, Silva S. Vulvovaginal candidiasis: epidemiology, microbiology and risk factors. Crit Rev Microbiol. 2016;42(6):905-27.

Haahr T, Ersbøll AS, Karlsen MA, et al. Treatment of bacterial vaginosis in pregnancy in order to reduce the risk of spontaneous preterm delivery − a clinical recommendation. Acta Obstet Gynecol Scand. 2016;95(8):850-60.

Horton J, Sterrenburg M, Lane S, Maheshwari A, Li TC, Cheong Y. Reproductive, obstetric, and perinatal outcomes of women with adenomyosis and endometriosis: a systematic review and meta-analysis. Hum Reprod Update. 2019;25(5):592-632.

Kessous R, Aricha-Tamir B, Sheizaf B, Shteiner N, Moran-Gilad J, Weintraub AY. Clinical and microbiological characteristics of Bartholin gland abscesses. Obstet Gynecol. 2013;122(4):794-9.

Knabben L, Mueller M. Breast cancer and pregnancy. Horm Mol Biol Clin Investig. 2017;32:20170026.

Li X, Peng P, Liu X, et al. The pregnancy outcomes of patients with rudimentary uterine horn: a 30-year experience. PLoS One. 2019;14:e0210788.

Milazzo GN, Catalano A, Badia V, Mallozzi M, Caserta D. Myoma and myomectomy: Poor evidence concern in pregnancy. J Obstet Gynaecol Res. 2017;43(12):1789-804.

Mukhopadhyay A, Shinde A, Naik R. Ovarian cysts and cancer in pregnancy. Best Pract Res Clin Obstet Gynaecol. 2016;33:58-72.

Ono A, Kisu I, Iijma T, et al. Application of saline infusion sonocolpography in diagnosis and treatment of perforated transverse vaginal septum. Case Rep Obstet Gynecol. 2019;2019:6738380.

Rebouças KF, Eleutério J Jr, Peixoto RC, Costa APF, Cobucci RN, Gonçalves AK. Treatment of bacterial vaginosis before 28 weeks of pregnancy to reduce the incidence of preterm labor. Int J Gynaecol Obstet. 2019;146(3):271-6.

Reichman DE, Laufer MR. Congenital uterine anomalies affecting reproduction. Best Pract Res Clin Obstet Gynaecol. 2010;24(2):193-208.

Reichman D, Laufer MR, Robinson BK. Pregnancy outcomes in unicornuate uteri: a review. Fertil Steril. 2009;91(5):1886-94.

Sangkomkamhang US, Lumbiganon P, Prasertcharoensuk W, Laopaiboon M. Antenatal lower genital tract infection screening and treatment programs for preventing preterm delivery. Cochrane Database Syst Rev. 2015;2015(2):CD006178.

Zhang Z, Zhang X, Zhou YY, Jiang CM, Jiang HY. The safety of oral fluconazol during the first trimester of pregnancy: a systematic review and meta-analysis. BJOG. 2019;126(13):1546-52.

80

Lesões Precursoras e Câncer do Colo Uterino na Gravidez

Yara Lucia Mendes Furtado de Melo
Paulo Alexandre Ribeiro Mora
Gustavo Guitmann
Antonio Braga
Gutemberg Almeida

Aproximadamente 30% das mulheres com diagnóstico de câncer de colo uterino estão na idade reprodutiva, e cerca de 3% dessas lesões invasoras são diagnosticadas na gestação. O câncer do colo do útero é a doença maligna mais frequentemente diagnosticada nesse período, com uma taxa de incidência de 0,1 a 12/10.000 gestações, e o tipo epidermoide é o mais comum (Germann et al., 2005). Por outro lado, a lesão intraepitelial de alto grau, que envolve o tipo escamoso e glandular (lesão precursora do câncer do colo uterino), assim como a gestação, tem um pico de incidência na 3ª década da vida, variando de 1,3 a 2,7/1.000 gestações (Ciavattini et al., 2018).

Em função da raridade do câncer de colo uterino na gestação e da complexidade de todos os fatores que devem ser levados em conta, a padronização do tratamento é muito difícil. Durante o período, o tratamento dessa doença é sempre desafiador, uma vez que o útero é um órgão que precisa ser totalmente preservado para que a gestação possa evoluir normalmente, e a conduta eficaz do câncer de colo durante a gestação deve ser oferecida, em princípio, sem comprometer a gravidez, já que essas mulheres não serão mais férteis após o procedimento definitivo – cirúrgico ou não (Germann et al., 2005).

Por influência do aumento hormonal (estrogênio e progesterona), o colo uterino sofre modificações próprias da fisiologia gestacional e adapta-se às diferentes fases desse evento. Algumas modificações na mucosa do colo uterino, como aumento da vascularização, hiperplasia e hipertrofia de papilas glandulares endocervicais, ocorrem com mudanças em sua imagem (Figura 80.1). As células também demonstram mudanças fisiológicas tais como

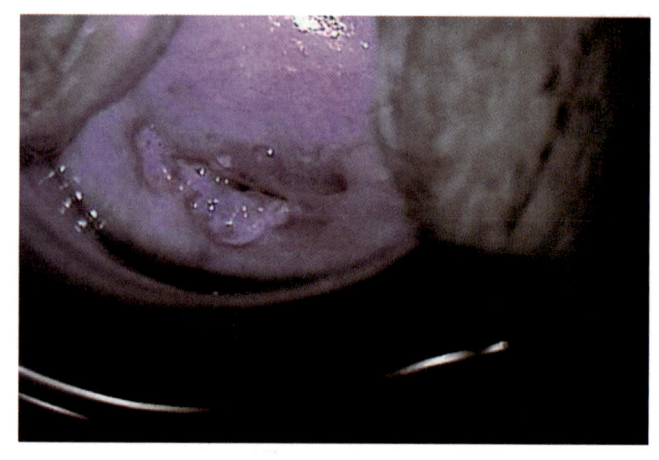

Figura 80.1 Gestante com 28 anos, com colposcopia normal, sem achados, mostrando deciduose. (Foto de colposcopia da Profa. Yara Furtado.)

degeneração de células deciduais (fenômeno de Arias-Stella) e células trofoblásticas com coloração variada e aumento nuclear. Essas alterações podem trazer dificuldades no exame colposcópico e mimetizar lesões intraepiteliais escamosas ou glandulares de alto grau na citologia (Ciavattini et al., 2018).

A realização periódica do exame citopatológico continua sendo a estratégia mais amplamente adotada para o rastreamento desse tumor. Atingir alta cobertura da população definida como alvo é o componente mais importante para que se tenha significativa diminuição da incidência e da mortalidade do câncer do colo uterino.

Dessa maneira, segundo as recomendações das Diretrizes Brasileiras para Rastreamento do Câncer do Colo Uterino, publicadas em 2011 e revistas em 2016, o método de rastreamento é o exame citopatológico, que deve ser realizado a cada 3 anos, após dois exames negativos, com intervalo de 1 ano. Quanto à população-alvo, o rastreio deve iniciar aos 25 anos de idade, nas mulheres que já tiveram ou têm atividade sexual, e seguir até os 64 anos de idade nas que já tiverem pelo menos dois exames negativos nos últimos 5 anos. As gestantes estão na categoria de situações especiais, e, apesar disso, recomenda-se que, nelas, o rastreamento deva seguir a mesma periodicidade e faixa etária que nas demais mulheres. Considera-se sempre uma oportunidade de rastreamento as mulheres que estão à procura do serviço público para o pré-natal, ao se levar em conta o padrão oportunístico do rastreio no Brasil (Ministério da Saúde, 2016).

Na literatura, existem vários estudos publicados sobre prognóstico e manejo em câncer de colo uterino na gestação, mas muitas perguntas ainda são feitas na prática clínica: o prognóstico do câncer de colo é diferente na gestação? Se for aguardada a maturidade fetal, haverá comprometimento do prognóstico? Sob quais condições se poderá aguardar a maturidade fetal? Quais são os tratamentos e a via de parto mais adequados? (Germann et al., 2005).

A maioria dos estudos não relata mudança de prognóstico do câncer de colo uterino na gestação. Zemlickis et al. (1991) compararam 34 mulheres grávidas com câncer de colo com 89 mulheres não grávidas, avaliando estadiamento, tipo histológico e idade. Nesse estudo, mostrou-se que não houve diferença na evolução e no prognóstico das mulheres grávidas. Bokhman et al. (1997) mostraram que não houve diferenças no que diz respeito à doença avançada, ao tamanho do tumor, à invasão de espaço linfovascular e às metástases linfonodais. Em relação à sobrevida, estudos demonstram menor sobrevida nas mulheres com diagnóstico no 3º trimestre, e é ainda menor a sobrevida nas mulheres com o diagnóstico do câncer do colo uterino no pós-parto. É provável que essa menor sobrevida seja por maior tamanho do tumor, mais metástases linfonodais e maior avanço da doença (Sood et al., 2000).

Adiar o tratamento do câncer do colo uterino para aguardar a maturidade fetal tem sido, há muitos anos, a abordagem estudada. Entretanto, é difícil concluir o tempo seguro de adiamento da resolução do parto, por serem casuísticas pequenas, porém a maior parte demonstra segurança nos estádios iniciais. German et al. (2005) observaram que adiar o tratamento não influenciou a sobrevida. Nesse estudo, com 21 mulheres grávidas, em que o tratamento foi adiado, 66,6% (14/21) delas ficaram livres da doença em média de seguimento de 64 meses.

A via de parto, nos casos de câncer do colo uterino, parece não influenciar o prognóstico ou a sobrevida e pode ficar a critério do obstetra. Khalil et al. (1993) descreveram implantes tumorais nos sítios da episiotomia com prognóstico obscuro.

As mulheres grávidas com câncer do colo uterino precisam ser assistidas por equipe multiprofissional, composta por ginecologista oncológico, neonatologista, obstetra, radioterapeuta, oncologista clínico e psicólogo com experiência oncológica. Pelo largo expectro das opções oncológicas, uma equipe multiprofissional pode recomendar um plano terapêutico consensual individualizado, de acordo com a intenção da paciente, estádio do tumor e idade gestacional no momento do diagnóstico. O objetivo primário da recomendação do plano terapêutico é segurança oncológica para a mulher, assim como a sobrevida sem morbidade ou sequelas fetais (Amant et al., 2019).

Lesão intraepitelial de alto grau e gravidez
Diagnóstico e conduta

A prevalência da lesão intraepitelial de alto grau (tanto de células escamosas quanto de células glandulares – adenocarcinoma *in situ*) na população de mulheres grávidas é de cerca de 1%. Apesar disso, é recomendado o rastreamento do câncer do colo uterino nas gestantes como parte de uma rotina pré-natal, por ser frequente a infecção persistente pelo papilomavírus humano (HPV) nas mulheres jovens (faixa etária de 20 a 25 anos), e, dessa maneira, o desenvolvimento da lesão precursora do câncer do colo uterino ocorre em mulheres na idade de gestar (Mailath-Pokorny et al., 2016).

As *Diretrizes Brasileiras para o Rastreamento do Câncer do Colo do Útero* recomendam a realização do exame citopatológico na gestação com periodicidade e faixa etária semelhante para as demais mulheres, como já relatado anteriormente. Vasques e colaboradores (2020) fizeram levantamento de exames citopatológicos colhidos em gestantes da Maternidade-Escola da Universidade Federal do Rio de Janeiro (ME-UFRJ), e, de um total de 5.818 citologias colhidas entre janeiro de 2010 e maio de 2016, 1.822 eram de mulheres com idade igual ou inferior a 24 anos, ou seja, fora da população-alvo recomendada. Desse total, 74 exames mostravam alterações, a maioria constituída por lesão intraepitelial escamosa de baixo grau (LSIL – representa a infecção por HPV) e 0,16% (3/1.822), lesão intraepitelial escamosa de alto grau (HSIL). Houve alta regressão de alterações citológicas, e apenas uma mulher do grupo foi submetida a procedimento (conização do colo uterino), com idade de 26 anos. A taxa de regressão das lesões foi de 34,32%, considerando todas as alterações diagnosticadas. A conclusão dos autores em relação ao rastreio de gestantes fora da faixa etária recomendada pelo Ministério da Saúde é de que as alterações citopatológicas, principalmente HSIL, têm baixa prevalência nessa faixa etária, e o levantamento mostrou altas taxas de regressão, não gerando impacto na mortalidade do câncer do colo uterino e motivando gastos públicos desnecessários.

A coleta é realizada da mesma maneira que nas mulheres não grávidas, e, apesar de a junção escamocolunar no ciclo gravídico-puerperal encontrar-se exteriorizada na ectocérvice na maioria das vezes – o que teoricamente dispensaria a coleta endocervical –, a coleta do espécime endocervical não parece aumentar o risco sobre a gestação, se utilizada uma técnica adequada (Kärrberg et al., 2013).

A gestação não influencia a progressão da lesão intraepitelial para lesão invasora, e essa taxa de progressão, durante esse curto período de tempo da gestação, é mínima (Yost et al., 1999). Estudos mostram dados variados sobre taxas de regressão em mulheres grávidas: de 32 a 69% para LSIL e de 16,7 a quase 70% para HSIL, enquanto as taxas de persistência variam, nos estudos, de 38,4 a 70%, o que tem levado a recomendações de seguimentos cuidadosos no pós-parto (Vlahos et al., 2002; Palle et al., 2000). Como os estudos mostram essa frequência de regressão, a tendência do manejo das lesões intraepiteliais do colo uterino durante a gestação tem mudado, ao longo dos anos, de cirurgias mais agressivas a condutas conservadoras (Coppolillo et al., 2013; Kärrberg et al., 2013).

Mailath-Pokorny et al. (2016) publicaram estudo no qual compararam a história natural de lesões intraepiteliais de 51 mulheres grávidas com 51 mulheres não grávidas. Foi observada, nas mulheres grávidas, uma regressão da neoplasia intraepitelial cervical grau II (NIC II) em 71% e NIC III em 37% no pós-parto. Em termos de progressão, houve 14%, considerando NIC II, e nenhuma progressão nas mulheres com diagnóstico de NIC III. Ao se comparar com o grupo de mulheres não grávidas, a regressão de NIC, considerando todos os casos, foi de 56,9% e de 31,4% nas mulheres grávidas e não grávidas, respectivamente. Os autores compararam com dados da literatura e mostraram que a regressão nas mulheres grávidas variou, nos estudos, de 25 a 77,4%, persistência que varia de 22,6 a 70% e progressão de 0 a 28%. Eles concluíram que o manejo conservador das HSIL é seguro em razão das maiores taxas de regressão e baixas taxas de progressão.

Segundo as *Diretrizes Brasileiras para o Rastreamento do Câncer do Colo Uterino*, as mulheres grávidas devem ser encaminhadas à unidade de referência de colposcopia (exame de visão da vagina e do colo uterino com magnificação da imagem e uso de reagentes biotintoriais que reagem com o epitélio), com resultados citológicos de células atípicas de significado indeterminado, quando não se pode excluir lesão intraepitelial de alto grau (ASC-H), células glandulares atípicas de significado indeterminado (AGC), lesão intraepitelial escamosa de alto grau (HSIL), lesão intraepitelial de alto grau não podendo excluir microinvasão ou carcinoma epidermoide invasor e adenocarcinoma *in situ* (AIS) ou invasor (Figuras 80.2 a 80.4).

Na colposcopia, observam-se modificações fisiológicas que são dependentes do aumento da produção hormonal. Existem duas modificações estromais essenciais: vascularização e decidualização. O colo torna-se hiperemiado, e essa modificação se traduz por uma congestão. A deciduose acomete 10 a 40% dos colos gravídicos e provoca o surgimento de aspectos particulares e específicos da gestação. É um fenômeno que ocorre em concomitância à implantação do ovo, a partir do endométrio, preparado pela progesterona (Furtado et al., 2020). O colposcopista precisa ser experiente, de modo a não confundir essas alterações fisiológicas com achados maiores do epitélio que levem à suspeita de HSIL ou invasão.

Segundo recomendações das Diretrizes Brasileiras, deve ser realizada biopsia, guiada pela colposcopia, nos achados sugestivos de invasão, e, se não houver suspeita colposcópica, aguardar o término da gestação e reavaliar em 90 dias do pós-parto. Caso a biopsia confirme câncer, a conduta será de acordo com a idade gestacional, o estadiamento e o desejo da mulher. Caso a biopsia revele neoplasia intraepitelial cervical grau II/III (NIC II/III), reavaliar em 90 dias do pós-parto. Não há contraindicação ao parto vaginal para estas gestantes.

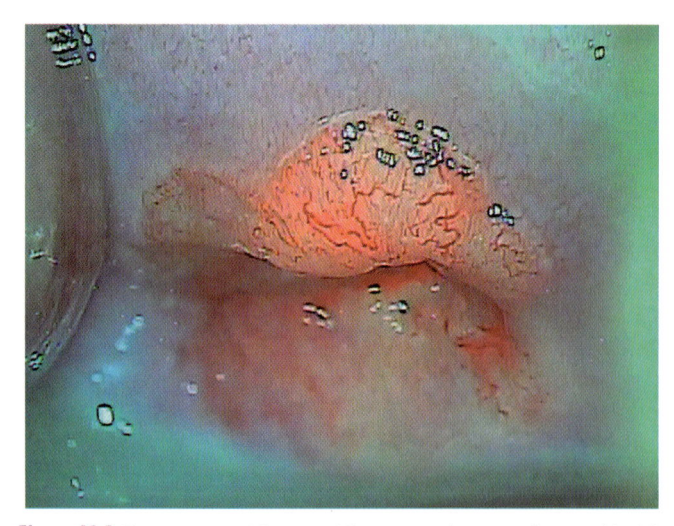

Figura 80.2 Gestante com 34 anos e 15 semanas de gestação, com história de tratamento de doença de Crohn, apresenta citologia de LSIL e colposcopia adequada, junção escamocolunar visível, zona de transformação anormal com vasos atípicos em lábio anterior. Biopsia: carcinoma escamoso invasor. (Foto de colposcopia cedida pela Dra. Maria José de Camargo.)

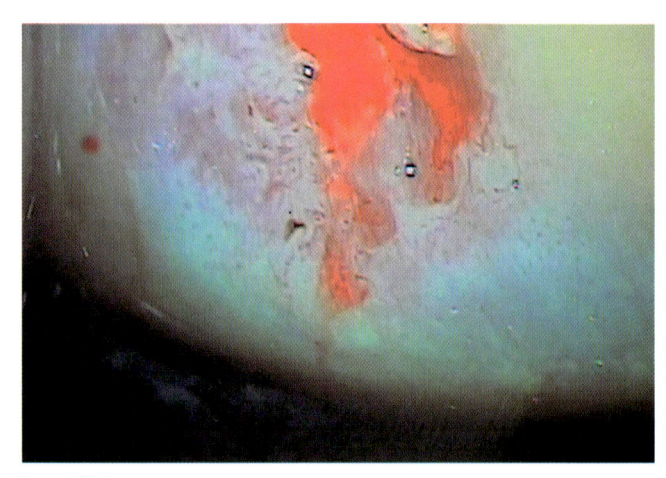

Figura 80.3 Mesmo caso da Figura 80.2, com imagem de lábio posterior do colo uterino mostrando epitélio friável, vasos atípicos e orifícios glandulares espessados. (Foto de colposcopia cedida pela Dra. Maria José de Camargo.)

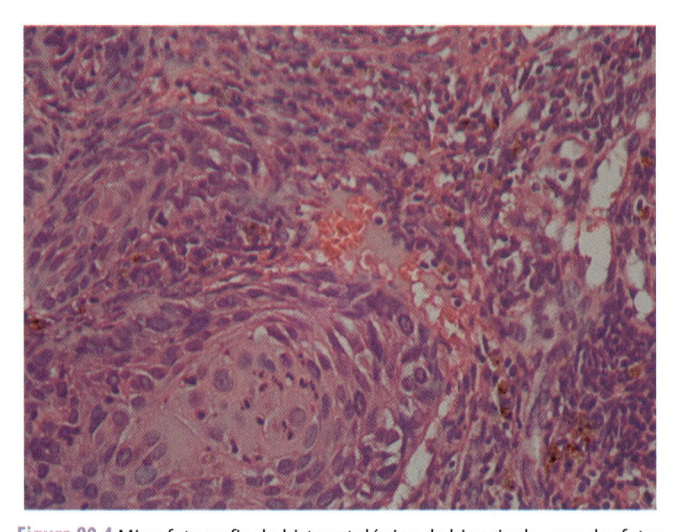

Figura 80.4 Microfotografia do histopatológico da biopsia do caso das fotos anteriores com linhagem escamosa de neoplasia, com pérola córnea na base do epitélio, compatível com carcinoma escamoso invasor do colo uterino. (Foto cedida pela Dra. Maria José de Camargo.)

Câncer do colo uterino e gravidez

Uma vez feito o diagnóstico de câncer do colo em pacientes não grávidas, deve-se programar a terapêutica mais adequada de acordo com o estadiamento da doença. Esta pode ser a cirurgia, a radioterapia ou a quimioterapia, exclusivas ou combinadas. Em mulheres grávidas, não é diferente; porém, a presença do concepto impõe planejamento cuidadoso para que se evitem efeitos adversos importantes. Aqui, além do estadiamento da doença, a idade da gestação tem um papel fundamental para que seja obtido o maior êxito com o menor dano possível. Na gravidez, quando se deseja preservá-la, a radioterapia é contraindicada em razão dos conhecidos efeitos deletérios sobre o feto.

O diagnóstico da neoplasia, na presença de gravidez, obriga a ter-se em mente a possibilidade de postergar a terapêutica até que seja atingida a maturidade fetal. Isso é possível no 2º e no 3º trimestres; porém, é praticamente impossível no 1º trimestre. Vale lembrar que a maturidade fetal pode ser induzida por corticoterapia a partir do 2º trimestre.

Há controvérsias sobre a presença da gestação poder impactar o prognóstico materno do câncer do colo, piorando-o. Retardar a interrupção da gestação parece também não piorar o prognóstico do câncer cervical nos estádios iniciais. Por outro lado, parece não haver dúvidas de que o câncer do colo não cause qualquer efeito deletério direto sobre o concepto.

Na associação de gestação e câncer do colo, o tratamento gera dilemas éticos importantes, sobretudo quando a mãe é beneficiária da terapêutica em detrimento do feto. Por outro lado, a terapêutica cirúrgica (histerectomia) impossibilita nova gestação e atinge frontalmente a paciente. A postergação do tratamento até que se atinja a maturidade fetal, sem alteração do prognóstico materno, favorece o binômio mãe-feto. O tratamento deve ser individualizado, requer equipe multiprofissional e obriga ao diálogo franco entre a gestante, os familiares e a equipe médica em todas suas etapas.

Exames de estadiamento

Os exames usados em mulheres não grávidas para estadiamento do tumor são importantes para o planejamento terapêutico adequado (Tabela 80.1). Nas grávidas, os exames de imagem que usam técnicas de radiação ionizante, como tomografia computadorizada (TC) e a tomografia com emissão de pósitron (PET/CT), devem ser evitados. A ultrassonografia (US) e a ressonância magnética (RM) são os exames preferenciais. A US é usada para determinar a idade gestacional correta e excluir a preexistência de anomalias fetais, e a RM é usada para determinar volume do tumor, invasão do estroma, invasão vaginal, invasão parametrial e, sobretudo, presença de infiltração linfonodal (La Russa e Jeyarajah, 2016). Não há relatos documentados de efeitos deletérios causados ao feto pela RM em qualquer trimestre da gestação (Kanal et al., 2007).

A linfadenectomia pélvica estadiadora, laparotômica ou laparoscópica é o procedimento mais importante no planejamento do tratamento do câncer de colo na gravidez, quando se deseja preservá-la. O procedimento mostrou-se seguro durante o período. A idade ideal de gestação para a realização da linfadenectomia é entre 13 e 22 semanas, quando se consegue isolar o

Tabela 80.1 Estadiamento do câncer do colo uterino (FIGO, 2018).

Estádio I	O carcinoma é estritamente confinado à cérvice (a extensão ao corpo deve ser descartada)
Estádio IA	Microinvasor – carcinoma invasor somente diagnosticado microscopicamente, com invasão até 5 mm
Estádio IA1**	Invasão estromal ≤ 3 mm em profundidade
Estádio IA2**	Invasão estromal > 3 mm e não > 5 mm
Estádio IB	Lesões clinicamente visíveis limitadas à cérvice uterina ou cânceres pré-clínicos maiores que o estádio IA
Estádio IB1	Lesões > 5 mm e clinicamente visíveis < 2 cm em maior dimensão
Estádio IB2	Lesões clinicamente visíveis ≥ 2 e < 4 cm em maior dimensão
Estádio IB3	Lesões clinicamente visíveis ≥ 4 cm
Estádio II	Carcinoma cervical invade além do útero, mas não a parede pélvica ou o terço inferior de vagina
Estádio IIA	Sem envolvimento parametrial evidente
Estádio IIA1	Lesão clinicamente visível ≤ 4 cm em maior dimensão
Estádio IIB	Com envolvimento parametrial evidente
Estádio III	O tumor estende para a parede pélvica e/ou envolve o terço inferior da vagina e/ou causas de hidronefose ou rins não funcionantes
Estádio IIIA	Tumor envolve o terço inferior de vagina sem extensão à parede pélvica
Estádio IIIB	Extensão à parede pélvica e/ou hidronefrose ou rim não funcionante
Estádio IIIC	Envolvimento de linfonodos pélvicos e paraórticos, independente do tamanho e extensão do tumor (com anotações de "r" e "p")***
Estádio IIIC1	Envolvimento de linfonodos pélvicos
Estádio IIIC2	Envolvimento de linfonodos paraórticos
Estádio IV	Carcinoma estende-se além da pelve verdadeira ou tem envolvimento (biopsia comprovada) da mucosa da bexiga ou reto. O edema bolhoso da mucosa do reto ou bexiga não nos permite considerar estádio IV
Estádio IVA	Alcança órgãos adjacentes
Estádio IVB	Alcança órgãos a distância

*Imagem e patologia podem ser usadas, quando disponíveis para complementar os achados clínicos em relação ao tamanho e extensão do tumor, em todos os estádios. **O envolvimento dos espaços vasculares/linfáticos não altera o estadiamento. A extensão lateral da lesão não é mais considerada. ***Adição de "r" (imagem) e "p" (patologia) para indicar os achados usados para alocar o caso ao estádio IIIC (IIIC1r ou IIIC1 p, por exemplo). O tipo de modalidade de imagem ou técnica de patologia utilizada deve sempre ser documentada. (Bhatla et al., 2018.)

número adequado de linfonodos, e quinze parece ser o número recomendado de linfonodos a serem isolados e analisados. Todavia, quanto mais avançada a gravidez, mais difícil a abordagem e menor o número de linfonodos isolados (Alouini et al., 2008; Favero et al., 2010).

Conduta

Cirurgia

O tratamento do câncer do colo na gravidez deveria ser igual ao das mulheres não grávidas, mas o útero aumentado de volume, a presença do feto e a idade da gestação demandam individualizações. A cirurgia é parte fundamental no tratamento do câncer do colo na gravidez. Se a data do parto é conhecida, a operação pode ser retardada e realizada no pós-parto. Todavia, às vezes, a operação pode ser realizada logo em seguida à cesariana.

A anestesia, de maneira geral, é segura durante o período. O monitoramento da gestante, como atenção à estabilidade dos parâmetros hemodinâmicos, evita a hipoxia, a hipotensão e a hipoglicemia, garantindo o bem-estar fetal. No pós-operatório, é recomendável a analgesia e o uso regular de antieméticos e de agentes tocolíticos. O uso profilático de heparina de baixo peso molecular deve ser considerado, por motivo de risco aumentado de tromboembolismo (Maggen et al., 2019).

A linfadenectomia pélvica deverá ser realizada no 2º trimestre, quando o volume do útero ainda permite bom acesso e a possibilidade de abortamento é menor. O procedimento pode ser laparotômico ou laparoscópico. Segundo as Diretrizes da European Society of Gynecologic Oncology (ESGO), a opção pela laparoscopia requer alguns pré-requisitos para evitar riscos fetais: tempo máximo de laparoscopia de 90 minutos, introdução aberta, pneumoperitônio com pressão intra-abdominal máxima entre 10 e 13 mmHg e cirurgião experiente (Amant et al., 2014).

As operações utilizadas no tratamento cirúrgico são a conização, a traquelectomia simples ou a histerectomia radical tipo II ou tipo III. A traquelectomia radical não é recomendada durante a gravidez em razão do alto índice de complicações (Amant et al., 2019).

A conduta depende do tempo de gestação, do estádio da doença e do desejo de preservação da gravidez. Como a experiência nesse assunto é limitada, utilizaremos, neste capítulo, a conduta baseada nas *Diretrizes do Terceiro Consenso Internacional da ESGO* (Amant et al., 2019).

Conduta com preservação da gravidez

O tratamento do câncer do colo do útero na gravidez, quando se pretende preservá-la, não está bem estabelecido. A linfadenectomia pélvica é um procedimento minimamente invasivo e seguro durante a gravidez. O *status* linfonodal é o melhor fator prognóstico da neoplasia. Quando não há metástases linfonodais, o prognóstico é bom, e pode-se retardar o tratamento oncológico. O prognóstico é ruim quando os linfonodos são metastáticos e indicam a interrupção imediata da gestação (Alouini et al., 2008). Desse modo, o tratamento com preservação da gravidez só deverá ser oferecido em casos selecionados a pacientes motivadas, após explicação de que a experiência nesse assunto é ainda limitada (Figura 80.5).

▶ Estádios IA1, IA2 e IB1

Em caso de suspeita colposcópica de invasão, a conização diagnóstica deve ser realizada entre 12 e 20 semanas. Nas pacientes com estádio clínico IA1 sem invasão linfovascular, a conização é terapêutica, suficiente e relativamente segura de ser realizada na gestação.

Nos estádios mais avançados, a linfadenectomia pélvica é proposta para selecionar a doença de alto risco, isto é, com linfonodos positivos, que necessita de interrupção da gestação seguida de tratamento oncológico convencional.

Nos estádios IA1 com invasão do espaço linfovascular, IA2 e IB1, com menos de 22 semanas de gestação, realiza-se a linfadenectomia. Em caso de linfonodos positivos, estão indicadas a interrupção da gestação e a aplicação do mesmo tratamento oncológico de fora da gestação. Em caso de linfonodos negativos, está indicada a traquelectomia simples. Alternativamente, nesses casos, podem-se aguardar a maturidade fetal e o parto e complementar o tratamento oncológico no pós-parto.

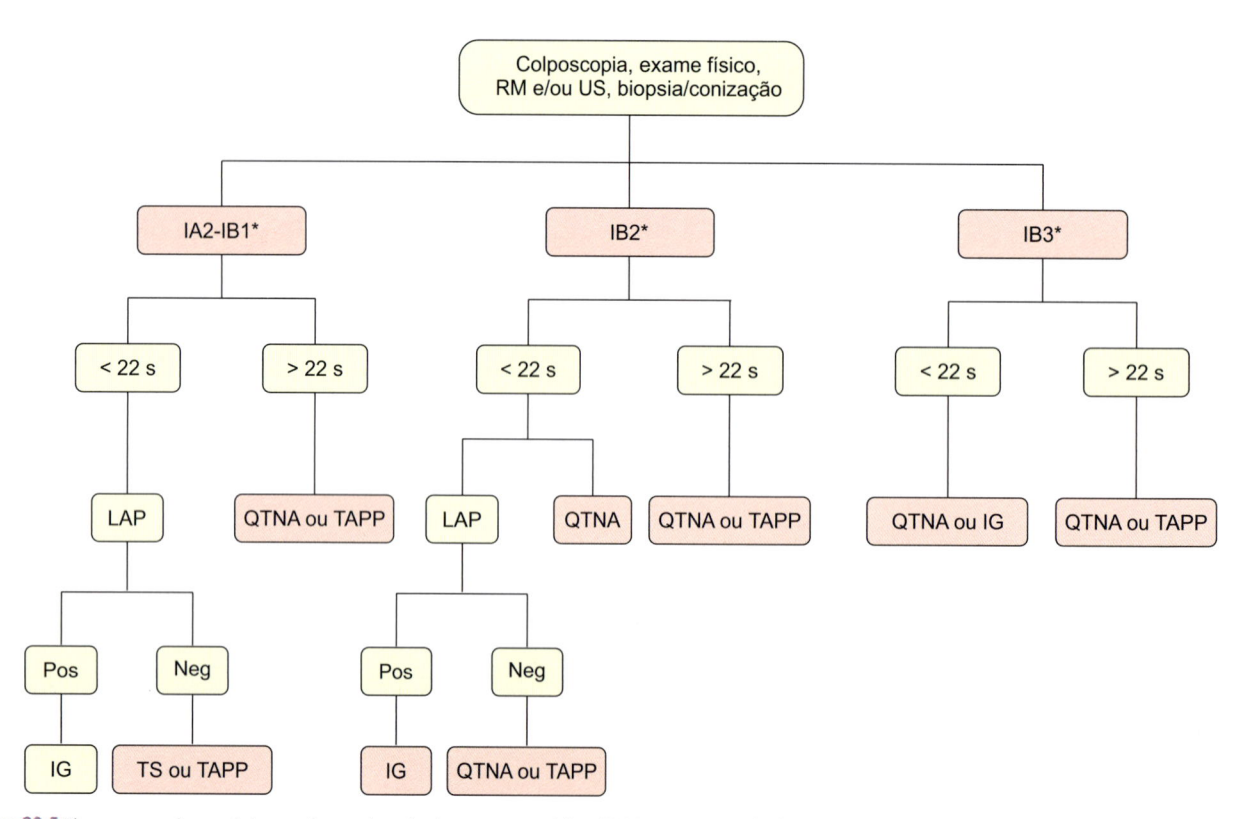

Figura 80.5 Fluxograma da conduta no câncer do colo durante a gravidez. (FIGO, 2018.) *LAP*, linfadenectomia pélvica; *QTNA*, quimioterapia neoadjuvante; *IG*, interrupção da gestação; *TS*, traquelectomia simples; *TAPP*, tratamento adiado pós-parto.

Como a possibilidade de infiltração linfonodal fora da gravidez é menor que 1% e a possibilidade de abortamento é da ordem de 32%, não é recomendada a traquelectomia radical durante o período.

Nos estádios IA1 com invasão do espaço linfovascular, IA2 e IB1, com mais de 22 semanas de gestação, não se realiza a linfadenectomia, mas institui-se a quimioterapia neoadjuvante (QTNA) ou retarda-se o tratamento oncológico para após o parto. A finalidade da QTNA é estabilizar o tumor e evitar a disseminação da doença.

▶ Estádio IB2

Nos tumores IB2, com menos de 22 semanas de gestação, realiza-se a linfadenectomia pélvica. Em caso de linfonodos positivos, recomendam-se interrupção da gestação e complementação do tratamento oncológico. Em caso de linfonodos negativos, propõe-se a QTNA ou o retardo do tratamento oncológico para após o parto. Alternativamente, a QTNA pode ser administrada, sem que a linfadenectomia seja realizada.

Nos tumores IB2, com mais de 22 semanas de gestação, institui-se a QTNA ou retarda-se o tratamento oncológico para após o parto.

▶ Estádio IB3

No estádio IB3, o papel da linfadenectomia pélvica é controverso. Nesse estádio, com menos de 22 semanas de gestação, a única maneira de preservar a gestação é instituir a QTNA. Caso contrário, é necessário interromper a gestação e realizar o tratamento oncológico igual ao fora da gestação.

No estádio IB3, com mais de 22 semanas de gestação, institui-se a QTNA ou retarda-se o tratamento oncológico para após o parto.

Nos estádios clínicos mais avançados, a administração da QTNA preserva a gravidez enquanto se aguarda a maturidade fetal.

Conduta sem preservação da gravidez

Nos tumores avançados (estádio IIB, ou maior, ou em casos de linfonodos metastáticos) ou quando a preservação da gravidez não for o objetivo, o tratamento do câncer do colo é o mesmo das mulheres não grávidas. Nos casos de tumores operáveis (estádios IA2-IB2), realiza-se a histerectomia radical com o feto no útero (1º trimestre ou início do 2º trimestre) ou faz-se histerotomia corporal e esvaziamento uterino (no final do 2º trimestre), com a finalidade de diminuir o volume uterino e facilitar o procedimento oncológico.

No estádio IB3 ou maior, a radioquimioterapia pode ser aplicada no 1º trimestre, mas, no 2º trimestre, a histerotomia corporal com esvaziamento uterino deve preceder a radioquimioterapia, para reduzir o risco de complicações obstétricas e o impacto psicológico na paciente.

▶ Radioterapia

A radioterapia é contraindicada para o tratamento dos estágios iniciais do câncer do colo, se o objetivo for preservar a gestação, em função dos efeitos deletérios sobre o feto. Doses terapêuticas de irradiação podem causar microcefalia, microftalmia, retardo mental, anomalias ósseas e morte fetal (Amant et al., 2014). Todavia, a radioterapia pode ser usada com finalidade terapêutica ou de esvaziamento do útero antes da histerectomia radical, se o objetivo não for a preservação da gravidez. A radioterapia, se utilizada no 1º trimestre, causa abortamento e, no 2º trimestre, morte e expulsão fetal.

Quimioterapia neoadjuvante na gestação

O tratamento e o prognóstico do câncer de colo uterino diagnosticado durante a gestação não são diferentes da população em geral, porém a estratégia inicial de tratamento dependerá de questões éticas, religiosas/espirituais, risco para a gestante e experiência de cada centro de tratamento, além dos dados clínicos de idade gestacional, estágio, tipo histológico, expectativa de manutenção da fertilidade e qualidade de vida (Morice et al., 2012). Por sua incidência incomum, as evidências são retiradas principalmente de dados retrospectivos; além disso, a população em questão dificilmente poderia participar de ensaios clínicos de intervenção (Bigelow et al., 2017).

Os tumores em estágios iniciais são conduzidos com uma variação entre condutas expectantes e procedimentos cirúrgicos, dependendo da fase da gestação. Se a intervenção cirúrgica determinar indicação de adjuvância, em geral ela é adiada até o término da gestação.

A quimioterapia antes do tratamento definitivo/de escolha (neoadjuvante) tem sido testada desde a década de 1980, com o objetivo de melhorar a ressecabilidade, o controle e a erradicação de micrometástases e oferecer uma alternativa de tratamento em locais de pouco acesso à radioterapia. Uma metanálise de 2012 mostrou ganhos significativos de sobrevida global (SG) e sobrevida livre de progressão (SLP) com o uso de quimioterapia neoadjuvante, apesar de haver um número pequeno de estudos incluídos e heterogeneidade nos tratamentos utilizados (Rydzewska et al., 2012).

O grupo britânico de metanálises – MRC Clinical Trials Unit – publicou, com o grupo Cochrane, uma revisão de seis estudos clínicos que avaliaram a estratégia de quimioterapia neoadjuvante seguida de cirurgia *versus* a cirurgia, com a inclusão de diferentes perfis de extensão de doença (estágios IA a IIIB). Apesar das diferenças esperadas nesse tipo de compilação (esquemas de QT, estágios incluídos), houve diferença significativa de sobrevida global e sobrevida livre de progressão para a estratégia neoadjuvante. O mesmo grupo publicou anteriormente uma comparação em duas etapas entre quimioterapia neoadjuvante e tratamento definitivo – cirurgia ou radioterapia; não alcançaram uma conclusão definitiva, em virtude da grande heterogeneidade dos estudos incluídos, porém concluíram que a intensidade de dose da cisplatina fez a diferença significativa na sobrevida desse grupo de pacientes (Rydzewska et al., 2012).

Entretanto, a estratégia neoadjuvante para o câncer de colo uterino durante a gestação é de oportunidade e tenta combinar dois objetivos com tratamento: (1) controlar a doença oncológica local e (2) aguardar o tempo de gestação para o parto a termo ou o mais próximo disso. Nesse cenário, a neoadjuvância é utilizada para proteger a mãe e o feto simultaneamente (Zagouri et al., 2019). O tratamento deve ser multidisciplinar, pois envolve aspectos e estratégias que raramente são contempladas em uma mesma área de atuação. A preservação de uma gestação em curso, ou mesmo da atividade ovariana de uma paciente jovem, envolve adiamentos ou adaptações cujo impacto para o desfecho não são claros; portanto, esses aspectos devem ser amplamente esclarecidos com a paciente (Karunaratne et al., 2016).

O tratamento de escolha para o câncer de colo uterino entre os estágios IB2 a IVA, desde 1999, é a radioquimioterapia com cisplatina semanal seguida por braquiterapia. Não é possível utilizar a radioterapia com segurança durante a gestação. Até a 12ª semana, o tratamento com radiação induz o aborto em praticamente todos os casos, e, após esse prazo, os efeitos teratogênicos e deletérios para a gestação em si também são impeditivos para o uso terapêutico. Da mesma maneira, não é possível utilizar quimioterapia nesse período inicial, pelo risco elevado de interferência na organogênese (Weisz et al., 2004). Após a 14ª semana, diferentes quimioterápicos foram usados com bom perfil de tolerabilidade em gestantes, como os taxanes (Zagouri et al., 2019), compostos de platina, bleomicina, antracíclicos e etoposídeo. Por outro lado, é recomendado que haja um intervalo de 3 semanas entre o término da quimioterapia e o parto, para que haja recuperação medular materna e o *clearance* adequado dos quimioterápicos (Amant et al., 2019). Assim, o limite sugerido do tratamento com quimioterapia neoadjuvante deve ser (até) a 35ª semana de gestação (La Russa et al., 2016). Não existem dados de segurança para o uso de antiangiogênicos, imunoterapia ou terapia-alvo durante a gestação; esta não é, assim, uma opção atual nesse cenário (Amant et al., 2019).

As taxas de resposta, as toxicidades e o controle de doença são similares entre pacientes gestantes ou não. As diferenças ocorrem pela necessidade de manutenção do equilíbrio entre os desfechos oncológicos e obstétricos, além da combinação de fatores clínicos que podem contribuir para toxicidades multifatoriais, como anemia por sangramento vaginal, mielotoxicidade ou deficiência de ferro, náuseas/vômitos, constipação intestinal secundária ao uso de inibidores 5-HT3 ou diarreia secundária à quimioterapia, fadiga e infecções secundárias.

Um dos estudos mais recentes sobre neoadjuvância incluiu pacientes com estágios IB2 a IIB, com taxas de controle de doença em 5 anos acima de 70%, porém sem vantagem relevante para essa estratégia (Kenter et al., 2019). Em uma grande coorte internacional publicada recentemente, foram avaliadas 1.170 pacientes com diagnóstico de câncer durante a gestação, entre 1996 e 2016, entre as quais 147 com câncer de colo uterino; destas, apenas 25% foram submetidas à quimioterapia, enquanto 56% não receberam nenhum tratamento oncológico. Nessa amostra, pouco mais de 80% das pacientes apresentavam doença em estágio I, o que pode explicar o "não tratamento" (de Haan et al., 2018).

Existe também a possibilidade do uso de quimioterapia neoadjuvante no estágio IB1 com doença menor que 2 cm em pacientes submetidas à linfadenectomia, com doença entre 2 e 4 cm, também a partir do 2º trimestre, para preservação da gestação até que o parto possa ser realizado, em cenários nos quais a cirurgia não pôde ser realizada (Ilancheran et al., 2016). Outra situação cuja decisão é complexa, mas, felizmente, rara, é aquela na qual há doença metastática a distância (IVB) na apresentação inicial. Por se tratar de uma doença incurável, a decisão sobre a melhor conduta deve ser compartilhada, destacando que a prioridade deve ser o tratamento da paciente (Karunaratne et al., 2016).

Apesar da relativa segurança para o uso de carboplatina, além de seu perfil de toxicidade mais palatável em combinação com taxanos, alguns trabalhos sugerem uma concentração maior do fármaco no líquido amniótico e no feto, com maior potencial de toxicidade (Zagouri et al., 2013). Entretanto, ao se considerarem dados de vida real e experiência da maioria dos centros, o *guideline* mais recente, liderado pela International Network on Cancer, Infertility and Pregnancy (INCIP), inclui os esquemas de carboplatina e paclitaxel, semanal ou a cada 3 semanas, como opções preferenciais para a neoadjuvância de pacientes com gestação em curso (Amant et al., 2019). A maioria dos centros de referência também utiliza a cisplatina isolada ou combinada com o paclitaxel como opção nesse cenário, com resultados/desfechos semelhantes ao tratamento combinado. Novamente, é importante ressaltar que as evidências disponíveis vêm de estudos retrospectivos, relatos de casos e painéis de especialistas, o que limita as comparações àquelas possíveis com esses dados publicados (Pereg et al., 2008).

Mesmo com ocorrência infrequente, não é simples a tarefa de combinar dois objetivos distintos, como levar a termo com segurança uma gestação e controlar uma doença de comportamento incerto, evitando comprometer o bom prognóstico de ambos. Os dados disponíveis permitem ao menos oferecer uma alternativa que vem sendo testada com uma taxa de sucesso perfeitamente aceitável dentro da prática corrente. Todas as pacientes consideradas inadequadas para o tratamento cirúrgico definitivo, que tenham ultrapassado o limite do 1º trimestre de gestação, podem ser submetidas a tratamento com mono ou poliquimioterapia neoadjuvante baseada em platina, sempre sob atenção multidisciplinar, com monitoramento próximo da evolução oncológica e obstétrica (Figura 80.6).

Parto

A idade de interrupção da gestação é preferencialmente após 37 semanas. Porém, quando se alcançam 34 semanas completas, o prognóstico fetal é comparável com recém-nascidos a termo. Se for usada a QTNA, é preferível que o intervalo entre o último ciclo e o parto seja de 3 semanas, para evitar as complicações determinadas pela supressão hematopoética materna e a presença de fármacos citotóxicos no feto (Amant et al., 2014).

O parto vaginal é a via preferível nos estádios iniciais e, nas pacientes oncológicas, tem as mesmas vantagens que nas não oncológicas. A episiotomia deve ser evitada em função do risco de implantes metastáticos (Van Calsteren et al., 2005).

A cesariana está indicada em casos de doença metastática dos ossos longos (risco de fratura) e cerebrais (aumento da pressão intracraniana) (Amant et al., 2014). Por outro lado, a cesariana, se indicada, permite a realização de tratamento cirúrgico complementar no mesmo ato. A histerotomia corporal é preferível para evitar hemorragia e implantes metastáticos na parede abdominal (Van Calsteren et al., 2005). Embora sejam raros os implantes metastáticos, a placenta deverá ser examinada microscopicamente. Fetos nascidos de placentas metastáticas apresentam alto risco para câncer e devem ser seguidos atentamente (Pavlidis e Pentheroudakis, 2008).

A amamentação durante a quimioterapia não é de todo contraindicada. A orientação depende da substância usada, mas, em caso de dúvida, é melhor não recomendá-la (Amant et al., 2014).

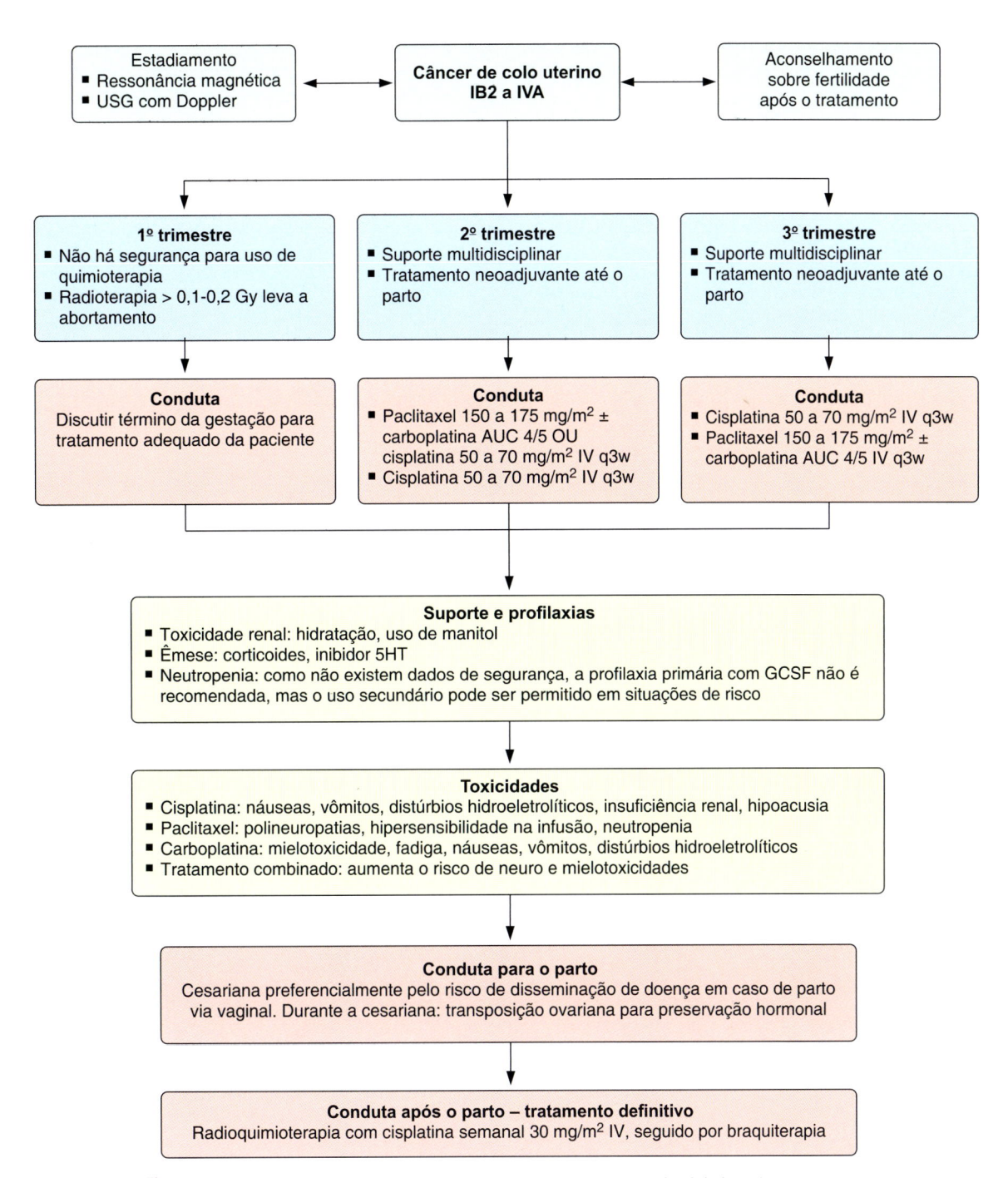

Figura 80.6 Fluxograma de processo alternativo. Aconselhamento sobre fertilidade após o tratamento.

Bibliografia

Alouini S, Rida K, Mathevet V. Cervical cancer complicating pregnancy: implications of laparoscopic lynphadenectomy. Gynecol Oncol. 2008;108(3):472-7.

Amant F, Berveiller P, Boere IA, et al. Gynecologic cancers in pregnancy: guidelines based on a third international consensus meeting. Ann Oncol. 2019;30:1601-12.

Amant F, Halaska MJ, Fumagalli M, et al. Gynecologic cancers in pregnancy: guidelines of a second international consensus meeting. Int J Gynecol Cancer. 2014;24(3):394-403.

Bhatla N, Aoki D, Sharma DN, Sankaranarayanan R. Cancer of the cervix uteri. Int J Gynecol Obstet. 2018;143(suppl 2):22-36.

Bigelow CA, Horowitz NS, Goodman A, Growdon WB, Del Carmen M, Kaimal AJ. Management and outcome of cervical cancer diagnosed in pregnancy. Am J Obstet Gynecol. 2017;216:276.e1-6.

Bokhman JV, Bakidoze EV, Ourmancheeva AF. Fertility, pregnancy and cancer. Acta Obstet Gynecol Scand suppl. 1997;164:14-8.

Ciavattini A, Serri M, Giuseppe JD, et al. Reliability of colposcopy during pregnancy. Euro J Obst Gynecol Reprod Biol. 2018:76-81.

Coppolillo EF, De Ruda Vega HM, Brizuela J, Eliseht MC, Barata A, Perazzi BE. High-grade cervical neoplasia during pregnancy: diagnosis, management and postpartum findings. Acta Obstet Gynecol Scand. 2013;92:293-7.

de Haan J, Verheecke M, Van Calsteren K, et al. Oncological management and obstetric and neonatal outcomes for women diagnosed with cancer during pregnancy: a 20-year international cohort study of 1170 patients. Lancet Oncol. 2018;19:337-46.

Favero G, Chiantera V, Oleszczuk A, et al. Invasive cervical cancer during pregnancy: laparoscopic nodal evaluation before oncologic treatment delay. Gynecol Oncol. 2010;118(2):123-7.

Furtado YL, Quintana S, Eleutério J. Achados colposcópicos normais. In: Speck NMG. Atlas de colposcopia. Rio de Janeiro: Grupo Editorial S.A; 2020. v. 1, p. 23-5.

Germann N, Haie-Meder C, Morice P, et al. Management and clinical outcomes of pregnant patients with invasive cervical cancer. Ann Oncol. 2005;16:397-402.

Ilancheran A. Neoadjuvant chemotherapy in cervical cancer in pregnancy. Best Prac. Res Clin Obstet Gynaecol. 2016;33:102-7.

Kanal E, Barkovich AJ, Bell C, et al. ACR guidance document for safe MR practices: 2007. AJR Am J Roentgenol. 2007;188(6):1447-74.

Kärrberg C, Brännström M, Strander B, Ladfors L, Rådberg T. Colposcopically directed cervical biopsy during pregnancy; minor surgical and obstetrical complications and high rates of persistence and regression. Acta Obstet Gynecol Scan. 2013;92:692-9.

Karunaratne K, Premaratne S, Hapuachchige C, Ihalagama H. Counselling pregnant women with cancer. Best Pract Res Clin Obstet Gynaecol. 2016;33:117-23.

Kenter G, Greggi S, Vergote I, et al. Results from neoadjuvant chemotherapy followed by surgery compared to chemoradiation for stage Ib2-IIb cervical cancer, EORTC 55994. J Clin Oncol. 2019;37:5503.

Khalil AM, Khatib RA, Mufarrij AA, Tawil AN, Issa PY. Squamous cell carcinoma of the cervix implanting in the episiotomy site. Gynecol Oncol. 1993 Dec;51(3):408-10.

La Russa M, Jeyarajah AR. Invasive cervical cancer in pregnancy. Best Pract Res Clin Obst and Gynaecol. 2016;33:44-57.

Maggen C, van Gerwen M, Van Calsteren K, Vandenbroucke T, Amant F. Management cancer during pregnancy and current evidence of obstetric, neonatal and pediatric outcome: a review article. Int J Gynecol Cancer. 2019;29:404-16.

Mailath-Pokorny M, Schwameis R, Grimm C, Reinthaller A, Polterauer S. Natural history of cervical intraepithelial neoplasia in pregnancy: postpartum histopathologic outcome and review of the literature. BMC. 2016;16:74.

Ministério da Saúde, Instituto Nacional de Câncer (MS/Inca). Diretrizes Brasileiras para o Rastreamento do Cancer do Colo do Útero [Internet]. Brasília: Ministério da Saúde; 2016. Disponível em: www.inca.gov.br/publicacoes/livros/diretrizes-brasileiras-parao-rastreamento-do--cancer-do-colo-do-utero.

Morice P, Uzan C, Gouy S, Verschraegen C, Haie-Meder C. Gynaecological cancers in pregnancy. Lancet. 2012;379:558-69.

Palle C, Bangsboll S, Andreasson B. Cervical intraepithelial neoplasia in pregnancy. Acta Obste Gynecol Scand. 2000;79:306-10.

Pavlidis N, Pentheroudakis G. Metastatic involvement of placenta and foetus in pregnant women with cancer. Recent Results Cancer Res. 2008;178:183.

Pereg D, Koren G, Lishner M. Cancer in pregnancy: gaps, challenges and solutions. Cancer Treat Rev. 2008;34:302-12.

Rydzewska L, Tierney J, Vale CL, Symonds PR. Neoadjuvant chemotherapy plus surgery *versus* surgery for cervical cancer. Cochrane Database Syst Rev. 2012;(1):CD007406.

Sood AK, Sorosky JI, Mayr N, Anderson B, Buller RE, Niebyl J. Cervical cancer diagnosed shortly after pregnancy: prognostic variables and delivery routes. Obstet Gynecol. 2000;95:832-8.

Van Calsteren K, Vergote I, Amant F. Cervical neoplasia during pregnancy: diagnosis, management and prognosis. Best Pract Res Clin Obstet Gynaecol. 2005;19:611.

Vasques RB, Carramenha LL, Basílio I, et al. Evaluation of uterine cervical cancer in pregnancy: a cross-sectional study. Euro J Obstetr Gynecol Repro Biol. 2020;246:35-9.

Vlahos G, Rodolakis A, Diakomanolis E, et al. Conservative management of cervical intraepithelial neoplasia (CIN 2-3) in pregnant women. Gynecol Obstet Invest. 2002;54:78-81.

Weisz B, Meirow D, Schiff E, Lishner M. Impact and treatment of cancer during pregnancy. Expert Rev Anticancer The. 2004;4:889-902.

Yost NP, Santoso JT, Mcintire DD, Iliya FA. Postpartum regression rates of antepartum cervical intraepithelial neoplasia II and III lesions. Obstet Gynecol. 1999;93:359-62.

Zagouri F, Korakiti AM, Zakopoulou R, et al. Taxanes during pregnancy in cervical cancer: A systematic review and pooled analysis. Cancer Treat Rev. 2019;79:101885.

Zagouri F, Sergentanis TN, Chrysikos D, Bartsch R. Platinum derivatives during pregnancy in cervical cancer: a systematic review and meta-analysis. Obstet Gynecol. 2013;121:337-43.

Zemlickis D, Lishner M, Degendorfer P, Panzarella T, Sutcliffe SB, Koren G. Maternal and fetal outcome after invasive cervical cancer in pregnancy. J Clin Oncol. 1991;9(11):1956-61.

81

Câncer de Mama

Maurício Magalhães Costa

O câncer de mama é a patologia maligna mais frequente nos países desenvolvidos. A estimativa global é de que, em 2019, mais de 2,08 milhões de novos casos serão diagnosticados (23% de todos os casos de câncer em mulheres) (IARC, Globocan, 2018). Essa é uma tendência que tem crescido na maioria das regiões do mundo. Na América Latina também se observa aumento progressivo em sua incidência, com a previsão de que 1 em cada 18 mulheres desenvolverá câncer de mama até os 79 anos. Segundo a Organização Mundial da Saúde (OMS), estimou-se que, em 2020, 70% dos casos novos ocorreram em países emergentes.

Para o Brasil, em 2019, estimaram-se 59.700 casos novos de câncer de mama, com um risco de 56,33 casos a cada 100 mil mulheres. Já nos países altamente desenvolvidos, a incidência atingiu uma estabilidade seguida de queda na última década. Ainda nesses locais, as taxas de mortalidade apresentaram uma tendência de declínio desde o final da década de 1980 e início de 1990, refletindo uma combinação de melhoria na detecção precoce, por meio de rastreamento populacional e intervenções terapêuticas mais eficazes (Stewart et al., 2014). Em contrapartida, no Brasil, em 2015, ocorreram 15.403 óbitos por câncer de mama (Inca, 2017).

Antigamente, a maior incidência era verificada em mulheres com mais de 50 anos, mas os índices cresceram em pacientes mais jovens. Essas modificações são atribuídas não só a fatores socioculturais, como também à migração de mulheres de áreas de baixo risco para locais de alto risco. Os estudos sugerem que fatores ambientais têm substancial efeito no risco do câncer de mama (Inca, 2014).

Os cânceres de mama e cervical constituem as doenças malignas mais comuns durante a gravidez. Em mulheres com menos de 50 anos diagnosticadas com câncer de mama, aproximadamente 0,2 a 3,8% o são durante a gestação. Quando o câncer de mama é diagnosticado em mulheres com menos de 30 anos de idade, 10 a 20% dos casos ocorrem durante a gravidez ou no período pós-parto (Litton e Theriault, 2013).

O câncer de mama associado à gravidez (CMAG) é definido como aquele diagnosticado durante a gestação, a lactação ou durante o 1º ano após o parto (Baker et al., 1987; Barnavon e Wallack, 1990), mesmo pouco frequente, porém de extrema gravidade.

Apesar de não termos dados seguros quanto à casuística brasileira de CMAG, o fato de termos 10% dos casos de câncer de mama em idade inferior aos 40 anos, quando comparados aos 5% da literatura internacional, acrescidos ao conhecimento de que a prole das brasileiras costuma ser mais numerosa que a das norte-americanas e europeias, isso nos permite cogitar que ele é mais frequente aqui que naquelas regiões.

A doença põe em risco a vida da mãe e do concepto, ocasionando, na maioria das vezes, problemas de ordem clínica, ética e psicológica, além de dúvidas quanto ao diagnóstico e tratamento.

Tipicamente, é considerado de prognóstico sombrio e de tratamento pouco eficaz, em função do agravamento promovido pela gestação. Entretanto, o câncer de mama, atualmente, é avaliado com menos pessimismo e estudado de maneira mais clara, com base em dados menos alarmantes, mesmo que estudos retrospectivos mostrem um prognóstico em mulheres que tiveram gravidez recente, em até 2 anos, com um risco relativo de 3,1 (Olson et al., 1998, Durrani et al., 2018).

Histórico

Klotz, em 1869, fez a primeira citação a respeito do CMAG. A partir desse marco, uma série de autores dedicou-se ao estudo da doença, quase sempre ressaltando o péssimo prognóstico apresentado pelas pacientes.

Kilgores, em 1929, foi o primeiro a atribuir pouca importância ao período gestacional ou de lactação, contrapondo-se à ideia do quadro invariavelmente desesperador da doença.

Em 1943, Haagensen e Stout acompanharam 29 casos de câncer de mama diagnosticados durante a gestação e o puerpério, realizando 20 mastectomias radicais. Como não houve cura ou sobrevida longa, o CMAG passou a ser considerado um critério de inoperabilidade (Haagensen, 1967).

Westberg, em 1946, avaliou 224 casos diagnosticados na Suécia como CMAG, concluindo que a gestação não influenciava o prognóstico, e sim o retardo do diagnóstico. No mesmo estudo, observou-se que a interrupção da gestação não aumentava as chances de cura.

Em 1967, Haagensen reviu sua posição inicial com relação à inoperabilidade atribuída a esses casos. A partir daí, a maior parte dos autores sugere que a evolução da doença depende muito mais de seu estadiamento e do comprometimento da axila no momento do diagnóstico do que da associação com a gestação ou a lactação.

Epidemiologia

Nos países em desenvolvimento ou subdesenvolvidos, as cifras de incidência de câncer de mama variam de baixa a moderada (20 a 40 por 100.000 mulheres), com tendência à elevação. Essa incidência vem aumentando anualmente, e a International Agency for Research on Cancer (IARC) estima a ocorrência de 120.000 novos casos por ano, na América Latina.

O CMAG é pouco frequente. Revendo a literatura mundial por período aproximado de 100 anos, White (1954) encontrou 2,8% de CMAG em 45.000 casos avaliados. Em 1983, Wallack reviu 32 séries de relatos de câncer de mama, encontrando de 0,2 a 3,8% de CMAG, e incidência de 10 a 39 casos por 100.000 nascimentos.

Estima-se uma incidência variando de 1:3.000 a 1:10.000 gestações, com um número maior de casos diagnosticados durante esse período em comparação com o pós-parto (Baker et al., 1987). Como a faixa etária média das gestantes tem aumentado, essa incidência também parece estar em crescimento (Amant et al., 2012).

A paciente mais jovem de que se tem registro, 16 anos, teve seu caso relatado por Birks, em 1973. Richards, em 1984, referiu paciente de 18 anos com doença disseminada.

A princípio, em todos os casos de gestante com adenocarcinoma metastático deve-se suspeitar de um local primário na mama.

Diagnóstico

O diagnóstico de CMAG é sempre difícil e postergado. A turgência e as irregularidades no parênquima mamário durante esse período dificultam o exame clínico, retardando as indicações de biopsia e, consequentemente, o diagnóstico final. Max (1983) refere que o atraso médio na detecção da doença durante a gestação é de 5 a 15 meses em relação a não gestantes. Isso causa um grave impacto, visto que 1 mês de atraso pode aumentar o risco de metástase linfonodal de 1 a 2% (Matias, 1994).

A maioria das anormalidades encontradas nas mamas de mulheres grávidas são nódulos palpáveis de natureza benigna, por vezes de crescimento rápido, em mama que também aumentou muito de volume. Entretanto, isso dificulta a distinção clínica das lesões malignas e, portanto, necessita investigação diagnóstica.

Para estimular a detecção do CMAG, torna-se importante o autoconhecimento do corpo por parte das gestantes e lactantes, para que possam identificar alterações e relatar ao obstetra que, por sua vez, deve realizar, de rotina no pré-natal o exame das mamas.

O câncer de mama na gravidez apresenta-se como um tumor palpável e indolor (Amant et al., 2012). Embora 80% das lesões na mama durante a gravidez sejam benignas, a ultrassonografia e a mamografia são exames complementares no diagnóstico de imagem do CMAG. Nessa situação, a ultrassonografia é o exame inicial de eleição, por sua sensibilidade e inocuidade. Após o diagnóstico do câncer por ultrassonografia, realiza-se a mamografia.

A ultrassonografia 3D é notável para o diagnóstico do câncer de mama (Montenegro et al., 2001; Fernandes, 2002), e a mamografia realizada com proteção do abdome expõe o feto a níveis mínimos de radiação, cerca de 0,4 mGy, muito inferior ao nível de 5 cGy associado à malformação fetal (Figura 81.1).

A core biopsia conduzida pela ultrassonografia sob anestesia local é a técnica preferida para o diagnóstico histológico.

A mamografia também parece não diminuir o retardo no diagnóstico. Em pacientes jovens, não gestantes, com menos de 35 anos, o exame pode mostrar-se falso-negativo em até 50% dos casos. Esse valor parece mais elevado no caso de gestantes. A ultrassonografia também pode ser considerada valiosa no diagnóstico, além de auxiliar na melhor caracterização do tumor mamário, e de ser útil na investigação de metástases abdominais.

Os exames que envolvem radiação, como radiografias e cintilografias usadas no rastreamento de lesões a distância, são contraindicados na maioria das vezes. Porém, acredita-se que suas doses sejam abaixo do nível de perigo, e parecem ser razoavelmente seguras em grávidas.

Se considerada essencial, a cintilografia pode ser empregada, mas é importante manter hidratação adequada e cateter de Foley vesical para prevenir retenção de irradiação. Nas pacientes em estágio II ou acima deste, impõe-se o rastreio de metástases. Esse estudo incluiu radiografia de tórax com proteção abdominal, ultrassonografia do fígado e ressonância magnética sem contraste da coluna torácica e lombar (Amant et al., 2012).

A ressonância magnética mamária tem sido empregada durante a gestação e pode ser indicada em casos em que a ultrassonografia não seja conclusiva. Nenhum efeito nocivo foi encontrado, porém o National Radiological Protection Board aconselha que esse exame não seja realizado no 1º trimestre, dada a ausência de informações suficientes que corroborem seu uso com segurança durante o período da organogênese. A ressonância magnética da

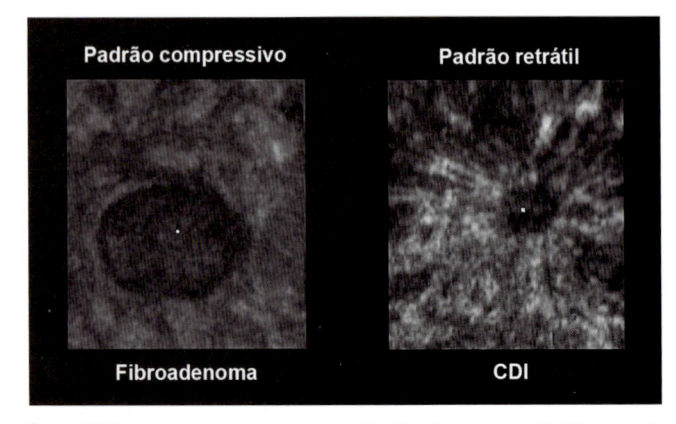

Figura 81.1 Carcinoma ductal invasivo (CDI) à ultrassonografia 3D – padrão retrátil. O fibroadenoma apresenta padrão compressivo. (Montenegro et al., 2001.)

mama com gadolínio é particularmente importante no período pós-parto, quando a mamografia e a ultrassonografia têm menor sensibilidade. O gadolínio só pode ser usado em situações especiais, em que o resultado compense os riscos, e seja fundamental para mudança de conduta terapêutica, uma vez que ultrapassa a barreira placentária, e trabalhos experimentais demonstraram malformações em murinos (Loib et al., 2015). Assim, a contraindicação a seu uso desfavorece a indicação da RM das mamas durante a gestação. Já no puerpério, a RM das mamas com contraste pode ser realizada, inclusive sem necessidade de interromper a amamentação.

A aspiração com agulha fina (AAF) é outro método diagnóstico, mas a citologia mamária tem sua indicação diminuída durante a gestação e a lactação, pelos fenômenos hiperplásicos e inflamatórios próprios desses períodos que diminuem a acurácia do exame (Amant et al., 2012).

O diagnóstico definitivo é obtido somente com o exame histopatológico. A realização da biopsia cirúrgica durante a gestação pode ser feita com segurança, seja sob anestesia local ou geral, com *core* biopsia ou mamotomia.

Com relação aos aspectos patológicos, assim como nas mulheres não grávidas, a maior parte é de carcinoma ductal infiltrante (70 a 100%) (Amant et al., 2012), predominantemente pouco diferenciado e diagnosticado em estágios mais avançados.

A expressão de receptores de estrogênio (RE) e/ou progesterona (RP) é frequentemente reduzida na CMAG contra a coorte de pacientes com câncer de mama em geral. As investigações realizadas em 797 pacientes com CMAG *versus* 4.177 com idade não CMAG revelaram porções significativamente maiores de tumores RE-negativos (39,3 *vs.* 28%, P < 0,01) e PR-negativos (39,7 *vs.* 28,4%, P < 0,01) no CMAG. Em consenso, 2 outros grupos demonstraram frequência suficientemente maior de tumores de RE-negativos (54,4 *vs.* 37,4%, P = 0,02; 59 *vs.* 31%, P < 0,001) e RP-negativos (54,6 *vs.* 26,9%, P = 0,0001; 72 *vs.* 40%, P < 0,001) no CMAG (Polivka, 2018).

Mulheres com histórico familiar ou portadoras de mutação genética BRCA1 e BRCA2 apresentam maior risco de desenvolver câncer de mama mais jovens, período no qual a gestação é comum.

Alguns estudos revelaram um comportamento diferenciado dessas mutações em relação à gravidez. Aquelas com BRCA1 apresentam menor risco de câncer de mama, enquanto as mulheres com mutação BRCA2, risco elevado. Além disso, observou-se que portadoras de BRCA2 apresentam aumento da incidência do câncer de mama nos dois primeiros anos após o parto (Litton e Theriault, 2013).

Tratamento

O diagnóstico do CMAG produz forte impacto emocional em todos os envolvidos, pois acomete pacientes jovens, em período especial de suas vidas.

É necessária, desde o início, uma avaliação multidisciplinar, com ênfase à assistência psicológica, e surgem várias questões relacionadas com os efeitos da terapêutica sobre feto e, principalmente, o prognóstico materno.

O câncer de mama, sobretudo em seus estágios iniciais, não interfere no curso da gravidez. Porém, nos estágios avançados, pode levar à caquexia, que determina crescimento intrauterino restrito e parto pré-termo.

O tratamento do CMAG deve considerar a idade da gestação e o estágio da doença. Em linhas gerais, segue a mesma orientação

dos casos fora do ciclo gestacional, pois não há evidências de que seja biologicamente diferente daquele que acomete não grávidas. A interrupção da gravidez não melhora a sobrevida e, no Brasil, só encontra amparo médico-legal nos casos de risco comprovado à vida materna. Os possíveis riscos teratogênicos da terapêutica, isoladamente, não justificam sua interrupção.

Tratamento cirúrgico

Em 1943, Haagensen afirmou: "câncer de mama associado à gravidez e à lactação é tão maligno e a cirurgia tão pouco curativa, que não via justificativa para sua indicação". Na ocasião, ele defendia a radioterapia paliativa como única terapêutica, apesar do risco fetal. Posteriormente, Haagensen modificou seus critérios e passou a tratar cirurgicamente o CMAG.

A cirurgia pode ser empregada com segurança durante toda a gravidez, mas os cirurgiões geralmente preferem esperar até 12 semanas de gestação, em razão do risco de abortamento. A anestesia geral empregada na cirurgia é relativamente segura para a mãe e para o feto. Estudos indicam que não há aumento de mortalidade e de trabalho de parto pré-termo em procedimentos cirúrgicos extra-abdominais.

Atualmente, se não houver evidência de doença metastática, o conceito terapêutico inicial é cirúrgico. A mastectomia radical modificada (MRM) é a técnica mais preconizada (Gentilini et al., 2005).

A cirurgia conservadora não é indicada mesmo em tumores pequenos, uma vez que não pode ser associada à radioterapia. Estudos de Gallenberg e Loprinzi (1989) e Willemse et al. (1990) comprovaram que seu adiamento diminui a sobrevida. Entretanto, em pacientes no 3º trimestre, com tumores menores que 4 cm e que prefiram o tratamento conservador, é possível realizar segmentectomia com dissecção axilar após a interrupção da gravidez complementada com radioterapia (Gallenberg e Loprinzi, 1989).

Atualmente, considera-se a técnica do linfonodo-sentinela com radiotraçador em tumores iniciais com axila clinicamente negativa (Merkel, 1996). O uso do tecnécio tem se revelado seguro, pois a dose de irradiação fetal é muito abaixo do limite de segurança (dose fetal menor que 0,014 mGy) e tem sido o método indicado pelas principais diretrizes. Aconselha-se a administração do coloide a mais próxima possível do horário cirúrgico, para minimizar a exposição ao radiofármaco (Pandit et al., 2006). Não é indicada em pacientes com menos de 30 semanas de gestação, e a lactação é contraindicada por alguns dias após o procedimento em razão da excreção da substância radioativa coloide pelo leite materno. O azul patente está contraindicado, pois se mostrou teratogênico em animais de laboratório, e também existe o risco de reação anafilática, que, apesar de pouco frequente (1%), no caso de gestantes seria muito perigoso.

As pacientes com doença inicialmente sistêmica podem ser submetidas à ressecção tumoral com objetivo paliativo de citorredução. Os tumores localmente avançados e inflamatórios são tratados com uma combinação de quimioterapia, radioterapia e cirurgia. Nesses casos, a cirurgia tem finalidade higiênica (Barnavon e Wallack, 1990).

As operações de reconstrução devem ser adiadas até o período após o nascimento, no que diz respeito às alterações relacionadas à gravidez na outra mama e aos subsequentes efeitos cosméticos indesejados. Pode-se colocar um expansor provisório retromuscular objetivando uma reconstrução futura.

Radioterapia

A radioterapia deve ser desencorajada, exceto nos casos em que pode ser adiada para após o parto, pois a irradiação da técnica padrão no campo mamário é inaceitavelmente alta para o feto. O tratamento completo expõe o concepto a doses de 20 a 100 cGy, dependendo do campo e da altura uterina, e sabe-se que o risco de malformações aumenta quando a dose de irradiação é superior a 10 cGy (Gallenberg e Loprinzi, 1989). A sensibilidade fetal máxima ocorre durante o período de organogênese, até a 20ª semana de gestação. Porém, no último trimestre, dada a proximidade do feto aos campos de radioterapia, há considerável risco de efeitos adversos. As sequelas da radioterapia são: perda de gestação, malformação, distúrbios do crescimento e desenvolvimento, efeitos mutagênicos e carcinogênicos no feto.

A dose completa de radioterapia de elétrons intraoperatória (ELIOT) resultou em uma dose fetal estimada de 0,84 mGy (0,004% da dose prescrita de ELIOT). Embora a regra geral bem aceita seja evitar o procedimento durante a gravidez, a menos que o tumor esteja ameaçando a vida materna, esse valor pode ser considerado relativamente baixo e, portanto, aceitável, considerando a estimativa de risco relatada na literatura científica sobre os efeitos biológicos da mãe.

Radiação. Esse estudo dosimétrico sugere que o ELIOT pode ser uma opção razoável para mulheres grávidas submetidas à cirurgia conservadora durante o final do 1º e início do 2º trimestre (Leonardi, 2017).

Quimioterapia

Os quimioterápicos antineoplásicos têm como principal característica a ação sobre células em crescimento, ou seja, tecidos com uma fração celular em divisão são mais sensíveis. O embrião tem sua população celular em permanente expansão, tornando-o extremamente vulnerável.

O risco de teratogênese depende da época da gravidez em que é administrada a quimioterapia e o tipo de substância. As malformações mais frequentes ocorrem em pacientes expostas a agentes alquilantes e antimetabólitos no 1º trimestre da gestação. Metotrexato, 5-FU e 6-mercaptopurina são os quimioterápicos mais teratogênicos.

A quimioterapia neoadjuvante pode ser indicada nos casos de doença sistêmica, tumores localmente avançados/inflamatórios e adjuvante ao tratamento primário. Nos dois primeiros casos, a quimioterapia é obrigatória, pré-operatória e associada à radioterapia. Há urgência de se iniciar a terapêutica e qualquer adiamento pode representar maior morbidade. Um atraso de 3 a 6 meses pode aumentar o risco de metástase em 5 a 10% (Matias, 1994). O cuidado com a mãe prevalece e o risco fetal é secundário, pois a vida materna está ameaçada. Nesse cenário, pode-se considerar a interrupção da gravidez.

A quimioterapia adjuvante está indicada em pacientes tratadas cirurgicamente e com maior risco de desenvolver metástases. São fatores de mau prognóstico: linfonodos comprometidos, tumor maior que 2 cm, receptores hormonais negativos, tumores indiferenciados e aneuploides.

Na gravidez, está indicada a quimioterapia com antraciclina e doxorrubicina/ciclofosfamida (regime AC) (Krishna e Lindsayz, 2013). Há estudos relatando que a administração semanal de doxorrubicina é capaz de promover resultados satisfatórios, sem riscos fetais adicionais de sofrimento ou malformações, quando usada no 2º e 3º trimestres (Bodner-Adler et al., 2007).

A administração de qualquer agente quimioterápico durante o 1º trimestre da gravidez deve ser desencorajada, e seu uso nos 2º e 3º trimestres, provavelmente, induz poucas anormalidades (Krishna e Lindsayz, 2013).

O metotrexato é contraindicado em todas as fases da gravidez, por seu efeito abortivo e teratogênico (White, 1954).

O câncer de mama metastático pode ser tratado efetivamente durante a gravidez. A quimioterapia com antraciclina e taxano administrada no período é eficaz para as pacientes e segura para os fetos. Por outro lado, trastuzumabe, pertuzumabe e terapia endócrina são contraindicados, pois podem causar danos fetais (Krishna e Lindsayz, 2013).

Terapia-alvo

A expressão do receptor 2 do fator de crescimento epidérmico humano (HER2) é alta nos tecidos embrionários, sugerindo que tem um papel no desenvolvimento embrionário. Ele se expressa de forma acentuada nos nefrócitos durante o período fetal, assim como no sistema nervoso e miocárdico. A transferência placentária de trastuzumabe e pertuzumabe foi observada em estudos com animais. O trastuzumabe não pode ser administrado durante a gestação, por conta do risco de oligo e anidrâmnio (efeito adverso descrito também com outros anticorpos monoclonais) (Zagouri et al., 2013).

Bisfosfonatos

O uso de pamidronato foi relatado em três pacientes com hipercalcemia associada à malignidade. Dois neonatos desenvolveram hipocalcemia transitória, mas sem nenhum problema de desenvolvimento. É possível que essa hipocalcemia tenha resultado da supressão da paratireoide nos neonatos em decorrência da hipercalcemia materna, e não um efeito direto do pamidronato no feto. Portanto, recomenda-se que, quando os bisfosfonatos forem utilizados em mulheres grávidas, os níveis de cálcio neonatal sejam monitorados cuidadosamente (Duhani, 2018).

Hormonoterapia

A gravidez pode diminuir os níveis de receptores hormonais no citoplasma das células do câncer de mama, culminando em resultados falso-negativos. Isso porque os altos teores de estrogênio circulante nas gestantes causam translocação dos receptores dentro do núcleo e ocupam todos os citoplasmáticos.

A dificuldade de definir se o tumor é hormonal positivo ou negativo é mais um entrave à hormonoterapia, pois não se sabe se o tumor responderá ou não à manipulação hormonal. Em pacientes jovens, independentemente da gravidez, os tumores costumam ser indiferenciados e os receptores hormonais, negativos.

A relativa alta incidência de malformações, abortamentos e perdas fetais sugere que o uso do tamoxifeno durante a gravidez não deve ser recomendado. As principais malformações encontradas são: genitália ambígua, hipertrofia do clitóris e fenda palatina (White, 1955).

Recomendações para o tratamento na gravidez

Estádios I e II

São tumores operáveis. A mastectomia radical modificada é a terapia de escolha, e a ressecção segmentar com dissecção axilar e radioterapia restringe-se aos tumores até 4 cm e diagnosticados próximo ao termo. Estudo do linfonodo-sentinela pode ser indicado quando a axila for clinicamente negativa (Pandit-Taskar et al., 2006), preferencialmente com radiotraçador.

A quimioterapia adjuvante pode ser administrada em pacientes com linfonodos comprometidos, mas após 20 semanas e sem agentes antimetabólitos (metotrexato e 5-FU). Deve ser iniciada, preferencialmente, depois do parto.

Estádios III e IV

São tumores localmente avançados ou doença sistêmica. O tratamento inicial é clínico, com quimioterapia e/ou hormonoterapia, podendo ser considerada a imunoterapia. A cirurgia indicada, mastectomia higiênica ou tumorectomia, depende da resposta ao tratamento clínico e radioterápico.

Resultados

Uma revisão da literatura mais antiga demonstra que o CMAG apresenta pior prognóstico quando comparado com mulheres não grávidas (Birks et al., 1973). Estudos posteriores evidenciaram que comparando grupos de mesmo estadiamento os resultados foram semelhantes. O que difere é o fato de o diagnóstico do câncer de mama em gestantes geralmente ser mais tardio e obtido em estádios mais avançados (Birks, 1985). Considerando os diversos estágios, a sobrevivência no CMAG é de 50%.

Efeitos sobre a gestação e o feto

Agravos à gestação no período embrionário resultam em abortamento ou malformações significativas, enquanto, no período fetal, predominam deficiências de crescimento e desenvolvimento.

Metástases para o concepto são raras. Um estudo demonstrou nenhum caso de metástase de câncer de mama para o feto, mas 4 para a placenta (Moran et al., 2005).

Os estágios I e II não interferem no curso da gravidez. Nos casos avançados e metastáticos pode haver comprometimento do estado geral, com caquexia e, consequentemente, crescimento intrauterino restrito.

O tipo de parto não interfere na evolução da doença. Os critérios devem ser rigorosamente obstétricos. Em caso de quimioterapia, recomenda-se um intervalo de pelo menos 2 a 3 semanas entre a última dose e o parto.

Lactação

Não há evidências de que a supressão da lactação melhore o prognóstico de pacientes com câncer de mama no ciclo grávido-puerperal, de modo que a lactação parece ser segura e possível.

Nas pacientes submetidas a cirurgia conservadora e radioterapia posterior, a produção de leite pode ser afetada na mama tratada. O aleitamento não é recomendado nas mamas irradiadas, pelo maior risco de desenvolver mastites, mas o aleitamento na mama contralateral não é afetado.

A maioria das substâncias (principalmente os agentes alquilantes) é excretada no leite humano. De modo geral, a lactação deve ser evitada durante a quimioterapia e a terapia endócrina (White, 1955).

Fertilidade e gravidez subsequente

Certos medicamentos quimioterápicos podem afetar a fertilidade de uma mulher, mas muitas ainda poderão engravidar após o tratamento. A porcentagem de pacientes com gravidez a termo após um diagnóstico de câncer de mama é pequena. Entre as mulheres com menos de 45 anos no diagnóstico, apenas 3% dão à luz um recém-nascido vivo e, entre as mulheres com menos de 35 anos, 8% têm gravidez a termo. Vários fatores podem contribuir para a baixa taxa de gravidez e, entre eles, está o aumento da chance de abortos espontâneos, ocorrendo em quase 25% das gestações (Durrani, 2018).

O desenvolvimento de tratamentos modernos de tumores malignos vem promovendo longa sobrevivência e preservação da função gonadal (Geschickter, 1954).

O efeito da quimioterapia na função ovariana é similar ao da radioterapia, e a probabilidade de insuficiência ovariana é proporcional à dose acumulativa e à idade da paciente, de maneira que as jovens são menos propensas a apresentar insuficiência ovariana permanente. A administração de agonistas do hormônio liberador de gonadotrofinas (GNRH) foi avaliada como um meio de preservar a função ovariana entre mulheres submetidas à quimioterapia (fora do período grávido-puerperal). Comparado apenas à quimioterapia, o uso de um GnRH reduziu significativamente a taxa de insuficiência ovariana prematura (POI, 14% *vs.* 30,9%; OR ajustado = 0,38; IC 95%, 0,26-0,57). Além disso, o número de pacientes que alcançou, pelo menos, uma gravidez pós-tratamento foi maior no grupo que recebeu um GnRH (37 *vs.* 20, P = 0,03), mas não houve diferenças significativas relatadas nos resultados de sobrevida (Lopresti, 2018).

Muitas mulheres tratadas de câncer de mama desejam futura gravidez. Acreditava-se que gestações poderiam favorecer recidivas tumorais, em função dos altos níveis hormonais. Porém, estudos de Souza (1986), Hoover (1990) e Vange e Dongen (1991) comprovaram que uma nova gestação não influenciaria o prognóstico. Petrek et al. (1991) demonstraram maior sobrevida em grupo de pacientes que engravidaram do que em grupo-controle. O prognóstico não melhora em pacientes grávidas que abortaram e receberam tratamento padrão para a doença.

Embora gestação subsequente não altere o prognóstico, recomenda-se que as pacientes evitem nova gravidez por 3 a 5 anos após o diagnóstico, pois o maior risco de recidiva ocorre nos 2 primeiros anos, e a recorrência do câncer em uma grávida representaria uma dificuldade para a terapêutica. Nesse período, recomenda-se uso de anticoncepcional de barreira ou dispositivo intrauterino não hormonal.

Criopreservação de embriões

A criopreservação embrionária envolve a administração de hormônios exógenos para estimulação ovariana (EO), coleta de oócitos que são fertilizados usando técnicas *in vitro* e subsequente congelamento dos embriões. Apesar de uma taxa de sucesso relativamente menor (comparada ao uso de embriões frescos no momento do implante), verificou-se que as taxas de sucesso são semelhantes naquelas com câncer de mama em comparação aos controles da mesma idade. Para as mulheres submetidas à EO, o fato de isso representar um risco para o prognóstico tem sido uma das principais preocupações das pacientes e de seus médicos.

Estudos relataram que os dados disponíveis apoiavam a coadministração de um inibidor da aromatase no 2º dia da hiperestimulação e que não estavam associados a um aumento da incidência de recorrência do câncer de mama em comparação com mulheres que não foram submetidas à EO (5% em ambos os braços, com acompanhamento médio de 5 e 6,9 anos, respectivamente) (Lopresti, 2018). Além disso, a administração concomitante resultou na supressão dos níveis de estradiol sem redução no rendimento de oócitos.

Também foi levantada uma preocupação sobre o potencial de atrasar o início da terapia sistêmica em 2 a 6 semanas. No entanto, pelo menos um estudo retrospectivo sugeriu que, nas pacientes programadas para iniciar a quimioterapia neoadjuvante, não houve diferença significativa no tempo entre o diagnóstico e o início do tratamento para aquelas submetidas à EO, quando comparadas às que não o fizeram.

Para as mulheres que têm uma mutação genética conhecida e que confere risco pessoal de câncer de mama, está disponível a opção de diagnóstico genético pré-implantável. Esse teste permite avaliar os embriões quanto a mutações nos genes BRCA e pode auxiliar na seleção daqueles mais saudáveis antes de um eventual implante.

Criopreservação de ovócitos. A criopreservação de ovócitos é um método alternativo disponível em vários centros, é favorável para mulheres que não têm parceiros e uma opção para aquelas que têm preocupações éticas com a criopreservação de embriões. O processo consiste na maturação folicular hormonal com subsequente coleta e congelamento. No entanto, parece ser menos eficaz do que a criopreservação embrionária na obtenção de uma gravidez clínica (Lopresti, 2018).

Aconselhamento genético

O aconselhamento genético é recomendado para todas as pacientes grávidas com câncer de mama, pois um estudo de controle de caso mostrou que o histórico familiar foi 3 vezes mais comum em mulheres grávidas e lactantes do que em mulheres não grávidas com o mesmo diagnóstico. Mais estudos são necessários para explorar a relação potencial entre mutações de genes individuais de suscetibilidade ao câncer de mama e seu subsequente desenvolvimento durante gravidez. Nas portadoras das mutações nos genes 1 e 2 (BRCA1/BRCA2) de suscetibilidade ao câncer de mama, a gravidez também aumenta o risco. Recomenda-se fornecer aconselhamento genético a todos os pacientes com câncer de mama associado à gravidez para servir como um guia para futuras gestações (Durrani, 2018).

Interrupção da gravidez

A interrupção da gravidez era rotineiramente indicada como parte do tratamento do câncer de mama, pois acreditava-se que os hormônios placentários estimulavam o crescimento das células tumorais. Entretanto, estudos de Max et al. (1983), Ribeiro et al. (1986) e Hoover (1990) demonstraram que a interrupção da gestação não influi no prognóstico, mas o parto pré-termo iatrogênico deve ser evitado (Krishna e Lindsayz, 2013).

Conclusões

O tratamento do CMAG deve incluir uma abordagem de equipe multiprofissional com ativa participação de obstetra, mastologista, oncologista, rádio-oncologista e psicólogo.

Em face de suspeita clínica de tumor mamário durante a gravidez e a lactação, não se deve jamais postergar o diagnóstico. Ultrassonografia e mamografia podem ser úteis, porém, quando negativas, não excluem a necessidade de biopsia cirúrgica.

Uma vez diagnosticada a doença, seu estadiamento deve ser procedido com rapidez, sempre tendo em mente as dificuldades causadas pela gestação.

O tratamento frequentemente se depara com entraves de ordem clínica e ética. A idade gestacional influencia as opções terapêuticas e constantemente modifica condutas e retarda procedimentos.

O tratamento cirúrgico pode ser realizado em qualquer fase da gravidez. A quimioterapia, talvez, possa ser efetuada no 2º ou 3º trimestres. A radioterapia é reservada para o período pós-parto (Tabela 81.1).

As indicações de quimioterapia seguem a mesma lógica das não gestantes. Os esquemas utilizados espelham os das demais pacientes, com certas particularidades. Algumas considerações gerais: a quimioterapia não deve ser administrada durante o 1º trimestre de gravidez (risco de aborto e malformação). Pode ser iniciada a partir da 13ª semana. Na medida do possível, deve-se evitar sua administração nas 4 semanas que precedem o parto, em razão do risco de mielotoxicidade do feto, que estará então exposto a um ambiente não estéril.

Tabela 81.1 Pontos-chave do câncer de mama associado à gravidez.

O câncer de mama é um dos tumores malignos mais comuns na gravidez e espera-se que sua incidência aumente, pois as mulheres têm optado por engravidar cada vez mais tarde.

O câncer de mama associado à gravidez (CMAG) é definido como o tumor diagnosticado durante a gestação ou no 1º ano pós-parto.

O diagnóstico do CMAG está dificultado pelas alterações fisiológicas da gestação. Costuma apresentar-se como massa palpável, e qualquer tumor com mais de 2 semanas deve ser avaliado por exames de imagem e biopsia.

O tratamento do CMAG deve seguir as mesmas recomendações gerais feitas à mulher não grávida.

A cirurgia pode ser realizada com segurança em qualquer estágio da gravidez, com mínimas complicações. A quimioterapia com antraciclina deve ser realizada no 2º e no 3º trimestre, e a radioterapia adiada para o pós-parto.

A época do parto deve considerar o estado materno, a necessidade de tratamento adicional e o prognóstico fetal. O parto pré-termo iatrogênico deve ser evitado.

Adaptada de Krishna e Lindsay, 2013.

Bibliografia

Amant F, Deckers S, Van Calsteren K, Loibl S, Halaska M, Brepoels L et al. Breast cancer in pregnancy: recommendations of an international consensus meeting. Eur J Cancer. 2010;46(18):3158-68.

Amant F, Loibl S, Neven P, Van Calsteren K. Breast cancer in pregnancy. Lancet. 2012;379(9815):570-9.

American College of Obstetricians and Gynecologists' Committee on Obstetric Practice. Committee Opinion No. 656: Guidelines for Diagnostic Imaging During Pregnancy and Lactation. Obstet Gynecol. 2016;127(2):e75-80.

Andersson TM, Johansson ALV, Hsieh CC, Cnattingius S, Lambe M. Increasing incidence of pregnancy-associated breast cancer in Sweden. Obstet Gynecol. 2009;114(3):568-72.

Azim HA Jr, Bellettini G, Gelber S, Peccatori FA. Breast-feeding after breast cancer: if you wish, madam. Breast Cancer Res Treat. 2009;114(1):7-12.

Baker J, Ali A, Groch MW, Fordham E, Economou SG. Bone scanning in pregnant patients with breast carcinoma. Clin Nucl Med. 1987;12(7):519-24.

Barnavon Y, Wallack MK. Management of the pregnant patient with carcinoma of the breast. Surg Gynecol Obstet. 1990;171(4):347-52.

Barni S, Ardizzoia A, Zanetta G, Strocchi E, Lissoni P, Tancini G. Weekly doxorubicin chemotherapy for breast cancer in pregnancy. A case report. Tumori. 1992;78(5):349-50.

Barron WM. The pregnant surgical patient: medical evaluation and management. Ann Intern Med. 1984;101(5):683-91.

Berwart J, Peccatori FA. Chemotherapy and anti-HER2 therapy in metastatic breast cancer in pregnancy followed by surgical treatment. Ecancermedicalscience. 2019;13:930.

Birks DM, Crawford GM, Ellison LG, Johnstone FR. Carcinoma of the breast in women 30 years of age or less. Surg Gynecol Obstet. 1973;137:21-5.

Bodner-Adler B, Bodner K, Zeisler H. Breast cancer diagnosed during pregnancy. Anticancer Res. 2007;27(3B):1705-7.

Bottles K, Taylor RN. Diagnosis of breast masses in pregnant and lactating women by aspiration cytology. Obstet Gynecol. 1985;66(3 Suppl):76S-8S.

Braems G, Denys H, De Wever O, Cocquyt V, Van den Broecke R. Use of tamoxifen before and during pregnancy. Oncologist. 2011;16(11):1547-51.

Danforth DN Jr. How subsequent pregnancy affects outcome in women with a prior breast cancer. Oncology (Williston Park). 1991;5(11):23-30; discussion 30-1, 35.

Dequanter D, Hertens D, Veys I, Nogaret JM. Breast cancer and pregnancy. Review of the literature. Gynecol Obstet Fertil. 2001;29:9-14.

Dominici LS, Kuerer HM, Babiera G, et al. Wound complications from surgery in pregnancy-associated breast cancer (PABC). Breast Dis. 2010;31:1-5.

Donegan WL. Mammary carcinoma and pregnancy. Major Probl Clin Surg. 1967;5:170-8.

Durrani S, Akbar S, Heena H. Breast cancer during pregnancy. Cureus. 2018;10(7):e2941.

Edelman S, Wetchler BB, Parnes IH. Carcinoma of the breast associated with pregnancy. J Mt Sinai Hosp N Y. 1961;28:62-9.

Elledge RM, Ciocca DR, Langone G, McGuire WL. Estrogen receptor, progesterone receptor, and HER-2/neu protein in breast cancers from pregnant patients. Cancer. 1993;71(8):2499-506.

Epstein RJ. Adjuvant breast cancer chemotherapy during late-trimester pregnancy: not quite a standard of care. BMC Cancer. 2007;7:92.

Fernandes SS. Estudo comparativo entre ultrassonografia tridimensional e mamografia na definição das características das lesões sólidas da mama [dissertação de mestrado]. Rio de Janeiro: Universidade Federal do Rio de Janeiro; 2002.

Filippakis GM, Zografos G. Contraindications of sentinel lymph node biopsy: are there any really? World J Surg Oncol. 2007;5:10.

Gallenberg MM, Loprinzi CL. Breast cancer and pregnancy. Semin Oncol. 1989;16(5):369-76.

Garber JE. Long-term follow-up of children exposed in utero to antineoplastic agents. Semin Oncol. 1989;16(5):437-44.

Gemignani ML, Petrek JA, Borgen PI. Breast cancer and pregnancy. Surg Clin North Am. 1999;79(5):1157-69.

Gentilini O, Cremonesi M, Toesca A, Colombo N, Peccatori F, Sironi R et al. Sentinel lymph node biopsy in pregnant patients with breast cancer. Eur J Nucl Med Mol Imaging. 2010;37:78-83.

Gentilini O, Cremonesi M, Toesca A, Colombo N, Peccatori F, Sironi R et al. Sentinel lymph node biopsy in pregnant patients with breast cancer. Eur J Nucl Med Mol Imaging. 2010;37:78-83.

Gerber B, Dieterich M, Müller H, Reimer T. Controversies in preservation of ovary function and fertility in patients with breast cancer. Breast Cancer Res Treat. 2008;108:1-7.

Geschickter CF. Enfermedades de la mama. 2 ed. Buenos Aires (AR): Ediciones la Fragua; 1954.

Haagensen CD. Cancer of the breast in pregnancy and during lactation. Am J Obstet Gynecol. 1967;98:141-9.

Haagensen CD, Stout AP. Carcinoma of the breast: II-Criteria of Operability. Ann Surg. 1943;118(5):859-70.

Herceptin [bula]. São Francisco (CA): Genentech; 2010. Disponível em: https://www.accessdata.fda.gov/drugsatfda_docs/label/2019/761106s000lbl.pdf.

Inbar MJ, Ron IG. Breast-conserving surgery and adjuvant chemotherapy in pregnancy. Acta Obstet Gynecol Scand. 1996;75(8):765-7.

Instituto Nacional de Câncer José Alencar Gomes da Silva (Inca) [Internet]. Câncer de Mama. Rio de Janeiro (RJ): INCA; [data desconhecida] – [modificado 2021 Set 02; citado 2016 Jun 24]. Disponível em: https://www.inca.gov.br/tipos-de-cancer/cancer-de-mama.

Ishida T, Yokoe T, Kasumi F, et al. Clinicopathologic characteristics and prognosis of breast cancer patients associated with pregnancy and lactation: analysis of case-control study in Japan. Jpn J Cancer Res. 1992;83(11):1143-9.

Kal HB, Struikmans H. Radiotherapy during pregnancy: fact and fiction. Lancet Oncol. 2005;6(5):328-33.

Keinan-Boker L, Lerner-Geva L, Kaufman B, Meirow D. Pregnancy-associated breast cancer. Isr Med Assoc J. 2008;10(10):722-7.

Keleher AJ, Theriault RL, Gwyn KM, et al. Multidisciplinary management of breast cancer concurrent with pregnancy. J Am Coll Surg. 2002;194:54-64.

Kelly H, Graham M, Humes E, et al. Delivery of a healthy baby after first-trimester maternal exposure to lapatinib. Clin Breast Cancer. 2006;7(4):339-41.

Kilgore AR. Tumors and tumor-like lesions of the breast in association with pregnancy and lactation. Arch Surg. 1954;18:2086.

King RM, Welch JS, Martin JK Jr, Coulam CB. Carcinoma of the breast associated with pregnancy. Surg Gynecol Obstet. 1985;160(3):228-32.

Krishna I, Lindsay M. Breast cancer in pregnancy. Obstet Gynecol Clin North Am. 2013;40(3):559-71.

Leonardi M, Cecconi A, Luraschi R, et al. Electron beam intraoperative radiotherapy (ELIOT) in pregnant women with breast cancer: from in vivo dosimetry to clinical practice. Breast Care (Basel). 2017;12(6):396-400.

Leyendecker JR, Gorengaut V, Brown JJ. MR imaging of maternal diseases of the abdome and pelvis during pregnancy and the immediate postpartum period. Radiographics. 2004;24(5):1301-16.

Litton JK, Theriault RL. Diseases of the breast. Breast cancer during pregnancy and subsequent pregnancy in breast cancer survivors. 2013, p. 808.

Loibl S, von Minckwitz G, Gwyn K, et al. Breast carcinoma during pregnancy. International recommendations from an expert meeting. Cancer. 2006;106(2):237-46.

Loibl S, Schmidt A, Gentilini O, et al. Breast cancer diagnosed during pregnancy: adapting recent advances in breast cancer care for pregnant patients. JAMA Oncol. 2015;1(8):1145-53.

Lopresti M, Rizack T, Dizon DS. Sexuality, fertility and pregnancy following breast cancer treatment. Gland Surg. 2018;7(4):404-10.

Lund E. Childbearing and breast cancer. Lancet. 1993;341(8843):502-3.

Malamos NA, Stathopoulos GP, Keramopoulos A, Papadiamantis J, Vassilaros S. Pregnancy and offspring after the appearance of breast cancer. Oncology. 1996;53(6):471-5.

Matias M. Epidemiologia. In: Magalhães Costa M, Novais Dias E, Salvador Silva H, et al. Câncer de mama para ginecologistas. Rio de Janeiro: Revinter; 1994.

Merkel DE. Pregnancy and breast cancer. Semin Surg Oncol. 1996;12(5):370-5.

Middleton LP, Amin M, Gwyn K, Theriault R, Sahin A. Breast carcinoma in pregnant women: assessment of clinicopathologic and immunohistochemical features. Cancer. 2003;98(5):1055-60.

Mir O, Berveiller P, Goffinet F, et al. Taxanes for breast cancer during pregnancy: a systematic review. Ann Oncol. 2010;21(2):425-6.

Montenegro CAB, Rezende Filho J, Lima MLA. Ultrassom tridimensional – atlas comentado. Rio de Janeiro: Guanabara Koogan; 2001.

Moran MS, Colasanto JM, Haffty BG, Wilson LD, Lund MW, Higgins SA. Effects of breast-conserving therapy on lactation after pregnancy. Cancer J. 2005;11(5):399-403.

Nettleton J, Long J, Kuban D, Wu R, Shaefffer J, El-Mahdi A. Breast cancer during pregnancy: quantifying the risk of treatment delay. Obstet Gynecol. 1996;87(3):414-8.

Noyes RD, Spanos WJ Jr, Montague ED. Breast cancer in women aged 30 and under. Cancer. 1982;49(6):1302-7.

Nugent P, O'Connell TX. Breast cancer and pregnancy. Arch Surg. 1985;120(11):1221-4.

Pandit-Taskar N, Dauer LT, Montgomery L, St Germain J, Zanzonico PB, Divgi CR. Organ and fetal absorbed dose estimates from 99mTc-sulfur colloid lymphoscintigraphy and sentinel node localization in breast cancer patients. J Nucl Med. 2006;47(7):1202-8.

Petrek JA, Dukoff R, Rogatko A. Prognosis of pregnancy-associated breast cancer. Cancer. 1991;67(4):869-72.

Polivka J Jr, Altun I, Golubnitschaja O. Pregnancy-associated breast cancer: the risky status quo and new concepts of predictive medicine. EPMA J. 2018;9:1-13.

Potter JF, Schoeneman M. Metastasis of maternal cancer to the placenta and fetus. Cancer. 1970;25(2):380-8.

Reed W, Hannisdal E, Skovlund E, Thoresen S, Lilleng P, Nesland JM. Pregnancy and breast cancer: a population-based study. Virchows Arch. 2003;443:44-50.

Ribeiro G, Jones DA, Jones M. Carcinoma of the breast associated with pregnancy. Br J Surg. 1986;73(8):607-9.

Richards SR, Chang F, Moynihan V, O'Shaughnessy R. Metastatic breast cancer complicating pregnancy. A case report. J Reprod Med. 1984;29(3):211-3.

Rocha AC, Oliveira HC, Magalhães Costa M. Câncer de mama no ciclo grávido-puerperal. In: Magalhães Costa M, Novais Dias E, Salvador Silva H, et al. Câncer de mama para ginecologistas. Rio de Janeiro: Revinter; 1994.

Rosemond GP. Carcinoma of the breast during pregnancy. Clin Obstet Gynecol. 1963;30:994-1001.

Saber A, Dardik H, Ibrahim IM, Wolodiger F. The milk rejection sign: a natural tumor marker. Am Surg. 1996;62(12):998-9.

Shellock FG, Crues JV. MR procedures: biologic effects, safety, and patient care. Radiology. 2004;232(3):635-52.

Shrim A, Garcia-Bournissen F, Maxwell C, Farine D, Koren G. Trastuzumabe treatment for breast cancer during pregnancy. Can Fam Physician. 2008;54:31-2.

Smith LH, Danielsen B, Allen ME, Cress R. Cancer associated with obstetric delivery: results of linkage with the California cancer registry. Am J Obstet Gynecol. 2003;189(4):1128-35.

Stensheim H, Møller B, van Dijk T, Fosså SD. Cause-specific survival for women diagnosed with cancer during pregnancy or lactation: a registry-based cohort study. J Clin Oncol. 2009;27:45-51.

Stewart BW, Wildil CP, editors. World Cancer Report 2014. Lyon (FR): IARC; 2014.

Sutton R, Buzdar AU, Hortobagyi GN. Pregnancy and offspring after adjuvant chemotherapy in breast cancer patients. Cancer. 1990;65(4):847-50.

Usmani K, Moran EM, Haider W, Afzal H, Ahmad N. Breast cancer in pregnant and lactating women. J Environ Pathol Toxicol Oncol. 1995;14(3-4):227-34.

van der Vange N, van Dongen JA. Breast cancer and pregnancy. Eur J Surg Oncol. 1991;17:1-8.

Wallack MK, Wolf JA Jr, Bedwinek J, et al. Gestational carcinoma of the female breast. Curr Probl Cancer. 1983;7(9):1-58.

Westberg SV. Prognosis of breast cancer for pregnant and nursing women. Acta Obstet Gynecol Scand. 1946;25:1.

White TT. Carcinoma of the breast and pregnancy; analysis of 920 cases collected from the literature and 22 new cases. Ann Surg. 1954;139:9-18.

White TT. Carcinoma of the breast in the pregnant and the nursing patient; review of 1,375 cases. Am J Obstet Gynecol. 1955;69(6):1277-86

Woo JC, Yu T, Hurd TC. Breast cancer in pregnancy: a literature review. Arch Surg. 2003;138:91-8; discussion 99.

World Health Organization [Internet]. Breast Cancer. Geneva (CH): WHO; c2021 [atualizado 2021 Mar 26; citado 2016 Jun 24]. Disponível em: https://www.who.int/news-room/fact-sheets/detail/breast-cancer.

Yang WT, Dryden MJ, Gwyn K, Whitman GJ, Theriault R. Imaging of breast cancer diagnosed and treated with chemotherapy during pregnancy. Radiology. 2006;239:52-60.

Zagouri F, Sergentanis TN, Chrysikos D, Papadimitriou CA, Dimopoulos MA, Bartsch R. Trastuzumabe administration during pregnancy: a systematic review and meta-analysis. Breast Cancer Res Treat. 2013;137(2):349-57.

82

Uso de Medicamentos e Drogas na Gravidez

Luiz Kulay Junior
Mary Uchiyama Nakamura
Roseli Nomura
Walter Tavares

De acordo com a derrogada teoria de Hammon, o útero era considerado uma "torre de marfim", na qual o feto encontrava-se totalmente protegido. Entretanto, sabe-se que alterações no meio ambiente e a exposição materna a agentes físicos e químicos relacionam-se com malformações. Este capítulo tem o objetivo de apresentar as repercussões do uso de medicamentos e drogas lícitas e ilícitas na gravidez, suas especificidades e seus efeitos no concepto.

As alterações fisiológicas na gravidez exercem efeitos na farmacocinética. Nos medicamentos utilizados por via oral, a ação da progesterona provoca redução da motilidade gastrintestinal e faz o fármaco permanecer por mais tempo no sistema digestório, com absorção mais lenta, porém mais eficaz. Quanto à distribuição, ela depende da ligação do fármaco a proteínas plasmáticas e da lipossolubilidade da substância. Além disso, o metabolismo hepático dos fármacos é influenciado pelas alterações no sistema enzimático, provocando acúmulo de medicamentos na circulação materna.

A passagem dos fármacos pela "barreira placentária" está subordinada às condições das membranas, ao peso molecular e à lipossolubilidade das substâncias. A par disso, a placenta atua como complemento ao metabolismo hepático, pois tem enzimas encontradas no fígado materno.

A teratogênese ocorre em três períodos: (1) período de fertilização e nidação, que corresponde às três primeiras semanas do desenvolvimento, chamado de "tudo ou nada"; (2) período embrionário, de 4 a 9 semanas do desenvolvimento pós-fecundação, fase de organogênese e estágio mais sensível à teratogênese; e (3) período fetal, a partir de 10 semanas, que é a fase de desenvolvimento menos exposta aos efeitos teratogênicos.

O uso de antimicrobianos na gravidez deve fundamentar-se no diagnóstico clínico e/ou laboratorial de infecção por agente suscetível à sua ação. A escolha do fármaco é condicionada pela sensibilidade do agente infeccioso, pela localização do processo infeccioso, pela comodidade de uso pela paciente, pelo custo do medicamento e pela farmacocinética do fármaco, preferindo-se aqueles que provoquem menos danos ao feto.

As substâncias antimicrobianas que circulam na gestante podem atravessar a barreira placentária, bem como ter circulação e concentração no feto e no líquido amniótico. Quando a infecção é restrita à gestante, a passagem dos antimicrobianos para o concepto não apresenta relevância terapêutica, mas devem ser considerados os riscos de efeitos nocivos para o feto. Em outras condições, quando o processo infeccioso alcança também a cavidade uterina e o concepto, essa distribuição materno-fetal dos antibióticos e quimioterápicos tem importância terapêutica.

Na prática clínica, o uso de antibióticos e quimioterápicos antimicrobianos em uma gestante deve ter indicações bastante precisas, dando-se preferência às substâncias cuja potencialidade nociva seja mínima.

Há, ainda, casos em que a gravidade da infecção – para a mãe e para o feto – torna necessária a utilização de outro medicamento, o qual deve ser usado, pois o benefício a ser obtido ultrapassa o risco de seu emprego.

Este capítulo está disponível, online, no Ambiente de aprendizagem do GEN.

83 Indicações de Cirurgia Não Obstétrica

Orlando Marques Vieira
Mauricio Magalhães Costa
Jorge Rezende Filho

Neste capítulo serão abordados temas específicos das indicações de cirurgia não obstétrica em gestantes. Essas indicações estão limitadas, no geral, às síndromes abdominais agudas, pois as operações eletivas foram afastadas, por consenso, em virtude de possíveis danos ao concepto. Apendicite, colecistite e obstrução intestinal constituem os problemas cirúrgicos não obstétricos mais comuns nas pacientes grávidas. Nesses casos é importante não retardar o diagnóstico e escolher a conduta adequada. Acidentes sofridos pela gestante são um assunto à parte, cuja prevalência é ascensional em todo o mundo e exige quase sempre intervenção médica de urgência. O tratamento de miomas, os tumores mais comumente associados à gravidez, é essencialmente conservador, mesmo no mioma com degeneração: analgésicos, anti-inflamatórios e uterolíticos. No quadro abdominal agudo (dor intratável) decorrente de degeneração acentuada com necrose, infecção ou torção, a cirurgia é obrigatória. Para a condução da massa anexial na gravidez, o primeiro passo é caracterizar a lesão como sintomática ou assintomática. Para grávidas sintomáticas, a intervenção – aspiração percutânea ou cirurgia – e o tratamento médico serão imediatos em qualquer época da gravidez. Por outro lado, as massas complexas suspeitas de malignidade devem ser seguidas por uma equipe multiprofissional e a época preferencial para a cirurgia será no 2º trimestre ou no pós-parto. A cirurgia robótica é uma opção de procedimento minimamente invasivo que atende a diversas patologias. A cirurgia laparoscópica assistida por robótica não obstétrica (CLRA) em pacientes grávidas é infrequente. Embora não tenham sido relatados resultados materno-fetais adversos, não há casos suficientes publicados para determinar sua segurança.

Este capítulo está disponível, online, no Ambiente de aprendizagem do GEN.

84

Sepse

Samira El Maerrawi Tebecherane Haddad
Antonio Francisco de Oliveira Neto
João Paulo Dias de Souza

A sepse ocorre quando há invasão por um agente infeccioso e reação desordenada de defesa do hospedeiro, a qual acarreta disfunção orgânica ameaçadora à vida. Determinantes de má evolução envolvem o perfil do agente agressor, características individuais de modulação da resposta inflamatória, comorbidades e adequação do tratamento instituído. Diversos fatores parecem contribuir para a ocorrência de sepse materna, como resistência a antibióticos, idade materna, fatores socioeconômicos, raça, comorbidades e fatores microbiológicos, como aumento da incidência de infecções por *Escherichia coli* (*E. coli*) e estreptococos do grupo A (EGA).

As infecções maternas têm incidência de 70/1.000 nascidos vivos e 10,9/1.000 nascidos vivos apresentam desfecho materno grave (morte materna ou *near miss* materno) relacionado à infecção. Em um estudo realizado em 52 países, a incidência da infecção materna foi maior nos países de baixa renda que nos de alta renda (70,6 *versus* 38,6/1.000 nascidos vivos), porém foi ainda maior nos países de renda média-alta (106,4/1.000 nascidos vivos), tais como o Brasil. A incidência de desfechos maternos graves associados à infecção segue essa mesma lógica, sendo muito inferior em países de alta renda em comparação aos de renda baixa e média-alta (0,6 *versus* 15,1 *versus* 15,0/1.000 nascidos vivos) (WHO Global Maternal Sepsis Study, 2020).

As infecções representam atualmente a terceira causa direta de morte materna no mundo e contribuem para 11% do total de óbitos. De acordo com estudos realizados em países de alta renda, entre os casos de mortes maternas decorrentes da sepse, aproximadamente 63% poderiam ser evitadas se a sepse tivesse sido reconhecida precocemente e/ou tratada adequadamente.

Adicionalmente, as causas infecciosas podem estar relacionadas a quase metade dos óbitos maternos, como complicações indiretas adicionais de outras causas primárias. No entanto, a predição real dessa complicação na população obstétrica ainda é uma tarefa difícil, por motivo de disparidades de critérios para identificação e da escassez de recursos diagnósticos, especialmente em locais de menor desenvolvimento.

Os estudos para definir sepse e seu manejo foram realizados com a exclusão do grupo de gestantes de suas amostras. Os protocolos obstétricos de sepse disponíveis hoje seguem, com algumas adaptações, os protocolos clínicos gerais. Estes, porém, podem apresentar baixa sensibilidade para identificação dos estágios iniciais de sepse em obstetrícia.

Modificações fisiológicas, imunológicas e mecânicas da gestação, além de tornarem a mulher suscetível à infecção, particularmente no puerpério, podem dificultar e atrasar o reconhecimento dos sinais de sepse. Como consequência, atrasos na identificação e no tratamento da sepse na gestação são os principais determinantes da alta mortalidade materna. Assim, qualquer quadro de infecção na gestação deve ser interpretado como potencialmente grave, e torna-se imperativa a manutenção de alta vigilância para todo caso de ocorrência desse quadro, independentemente de haver ou não disfunção orgânica e sepse.

Fisiopatologia e marcadores de sepse

Todos os tipos de microrganismos podem causar sepse; no entanto, as bactérias parecem ser as mais invasivas. Durante a sepse, os microrganismos invadem a corrente sanguínea, proliferam localmente e liberam fatores virulentos. Esses produtos estimulam a liberação de mediadores endógenos a partir de células endoteliais, monócitos, macrófagos, neutrófilos e células precursoras.

A resposta inflamatória à sepse ocorre quando o organismo tenta neutralizar os patógenos, por exemplo, por meio da liberação de citocinas, marcadores celulares, receptor de biomarcadores e ativação da coagulação, com consequente dano endotelial e vasodilatação. Sintomas e sinais clínicos dessa resposta incluem taquicardia, taquipneia, febre e leucocitose.

Marcadores inflamatórios convencionais, não específicos para sepse, são a proteína C reativa (PC-R), células brancas, fator de necrose tumoral alfa (TNF-α) e interleucinas (IL-1, IL-6). A procalcitonina (PCT), por sua vez, é um biomarcador que se eleva rapidamente em quadros infecciosos, tornando-se um sinalizador precoce de sepse.

Diante de um quadro séptico, ocorre um pico muito precoce de PCT, e, se o paciente responder adequadamente ao tratamento, os níveis retornam ao normal mais rapidamente que o PCR. Dessa maneira, a PCT tem-se mostrado um promissor biomarcador de infecção tanto para diagnóstico diferencial de sepse quanto para nortear a terapia antimicrobiana.

Causas e medidas preventivas

A sepse materna pode ocorrer a partir de infecções em qualquer período da gestação. A apresentação clínica depende do amplo espectro de diferentes fontes e sítios de infecção. A definição inclui infecção do trato genital, extragenital e incidental (malária, HIV).

Durante o pré-natal, as principais causas são pielonefrite, aborto séptico, corioamnionite e pneumonia (por pneumococo, influenza e coronavírus). No período pós-parto, prevalecem endometrite, infecção de sítio cirúrgico, fasciíte necrosante e tromboflebite pélvica.

Dentre as causas mais comuns, *E. coli* é o patógeno prevalente, responsável por 37% dos casos de sepse materna. Entretanto, as infecções do trato genital ocasionadas pelo EGA podem, com maior frequência, progredir para choque séptico. Cerca de 50% dos pacientes com infecções por EGA evoluem para choque séptico e apresentam desfecho menos favorável que as infecções causadas por outros microrganismos.

As infecções pelo vírus influenza, bem como o coronavírus, contribuem significativamente para a incidência de sepse materna, principalmente durante os anos de pandemia. Os sintomas da gripe são mais graves na gravidez (entre quatro e cinco vezes) e provocam maior necessidade de hospitalização. A infecção pelo vírus influenza é mais comum no 2º e 3º trimestres e no período pós-parto. Em 30% dos casos de sepse materna, o foco não é identificado.

Na pesquisa realizada pela Organização Mundial da Saúde (OMS), as causas mais prevalentes de infecção foram infecção do trato urinário (27,9%), endometrite (15,1%), corioamnionite (14,9%), de pele/subcutâneo (14,8%) e as respiratórias (9,0%). No entanto, as causas que mais frequentemente estiveram associadas a desfecho materno grave foram endometrite (23,8%), as respiratórias (20,7%), infecção do trato urinário (18,2%) e de pele/subcutâneo (14,2%) e as relacionadas ao aborto (13,9%) (WHO Global Maternal Sepsis Study, 2020).

Existem medidas preventivas capazes de reduzir a incidência das principais complicações infecciosas na gestação, com consequente redução da ocorrência de sepse materna. Algumas estão listadas a seguir:

- Pesquisa e tratamento de bacteriúria assintomática
- Controle de cura pós-tratamento de infecção urinária
- Vacinação
- Uso de técnica asséptica na assistência ao parto e aborto
- Profilaxia antibiótica na cesariana e em procedimentos invasivos
- Embrocação vaginal com polivinil-iodopovidona (PVPI) antes da cesariana
- Redução do número de toques vaginais
- Episiotomia seletiva
- Indicação criteriosa de cesariana
- Controle adequado de comorbidades
- Reparo imediato de lacerações profundas e controle hemostático rigoroso
- Uso de fios monofilamentares.

Definição

O Terceiro Consenso Internacional (SEPSIS 3) trouxe algumas modificações para o diagnóstico da sepse. Antes de 2016, sempre que uma pessoa com infecção (confirmada ou suspeita) apresentava dois ou mais critérios da síndrome de resposta inflamatória sistêmica (SIRS), estabelecia-se o diagnóstico de sepse.

Se o indivíduo com sepse apresentasse sinais de disfunção orgânica, tinha-se o diagnóstico de sepse grave. E, se o indivíduo com sepse grave apresentasse hipotensão, apesar de reposição volêmica adequada, isso caracterizava o quadro de choque séptico (Figura 84.1).

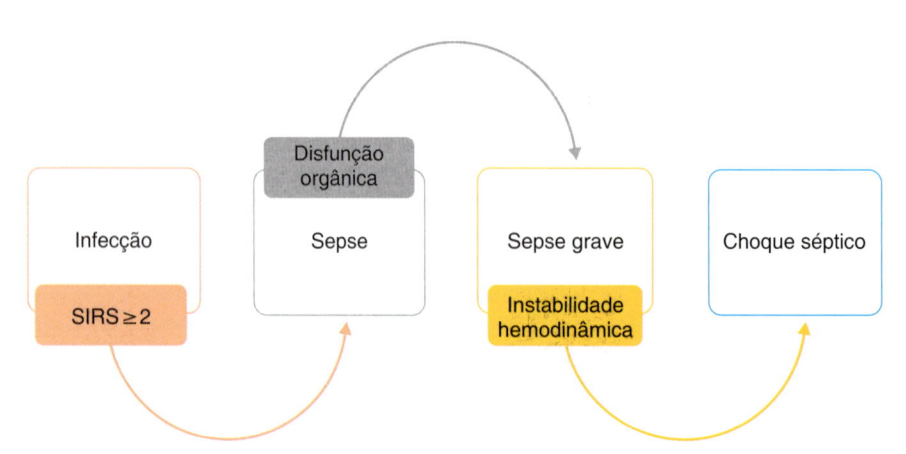

Figura 84.1 Fluxo para definição de sepse segundo o SEPSIS 2. *SIRS,* síndrome de resposta inflamatória sistêmica. (Adaptada de Levy et al., 2003.)

Atualmente, define-se sepse como uma disfunção orgânica ameaçadora à vida, causada por uma resposta desregulada do hospedeiro à infecção. Os critérios de SIRS e sepse grave foram suprimidos, e a disfunção orgânica é estratificada pelo escore *Sequential Organ Failure Assessment* (SOFA), como mostra a Figura 84.2.

Disfunção orgânica ameaçadora à vida foi definida, em 2016, como uma variação aguda de dois ou mais pontos do escore SOFA (escore ≥ 2). Vale ressaltar que o SOFA é um escore de disfunção orgânica, e não um critério para o diagnóstico de sepse.

O SOFA não diferencia os quadros cuja disfunção orgânica seja decorrente de um processo infeccioso daqueles decorrentes de outra natureza. Assim, ele apenas auxilia na identificação dos pacientes que potencialmente têm maior risco de evoluir para morte nos casos de disfunção orgânica de etiologia infecciosa.

O choque séptico é um tipo de choque distributivo. É definido como a sepse acompanhada de alterações circulatórias, celulares e metabólicas que apresentam maior risco de mortalidade do que a sepse. Clinicamente, inclui pacientes que preencham os critérios para sepse que, apesar da reanimação volêmica adequada, necessitam de vasopressores para manter a pressão arterial média (PAM) maior ou igual a 65 mmHg, e o lactato sérico permanece > 2 mmol/ℓ (> 18 mg/dℓ).

Uma definição clara do quadro de sepse em obstetrícia é imprescindível para o rápido reconhecimento e o início de ações elementares de cuidado, como administração de antibióticos, fluidos, suporte às funções orgânicas vitais e referenciamento para nível adequado de complexidade.

Em 2017, em consonância com a definição do SEPSIS 3, a OMS conceituou sepse materna como uma condição ameaçadora da vida definida como disfunção orgânica resultante de infecção durante a gestação, parto, pós-aborto ou pós-parto.

Ainda naquele ano, a OMS realizou estudo com objetivo de identificar um conjunto de critérios/instrumentos capaz de predizer sinais precoces de sepse materna, assim como particularidades de seu manejo. Os resultados dessa avaliação aguardam publicação.

Manejo da sepse

Idealmente, a identificação e o tratamento da sepse devem estar contidos em um processo simultâneo para: (1) reconhecer o quadro provável de sepse; (2) iniciar reanimação volêmica e monitoramento hemodinâmico; (3) responder à infecção propriamente dita; (4) reavaliar constantemente a evolução do quadro para identificar situações de instabilidade ou maior gravidade que necessitem de terapia adicional (Figura 84.3).

Reconhecimento

O reconhecimento de provável sepse é feito, inicialmente, mediante avaliação de fatores de risco e identificação de sinais e sintomas de infecção. As diretrizes das sociedades de medicina intensiva (Society of Critical Care Medicine [SCCM]/European Society of Intensive Care Medicine [ESICM]) enfatizam a necessidade da identificação precoce dos casos de infecção (condição potencialmente ameaçadora à vida) que possam evoluir para sepse (condição ameaçadora à vida) como forma de diminuir a mortalidade associada ao problema.

Dessa maneira, a força-tarefa SCCM/ESICM de 2016 elegeu uma ferramenta para ser utilizada fora do ambiente da terapia intensiva, como instrumento de avaliação, para facilitar a identificação dos casos com risco de morte em decorrência da sepse.

Esse escore é uma versão modificada do escore SOFA, denominado *quick* SOFA (qSOFA) (Tabela 84.1). Uma pontuação maior ou igual a 2 está associada com piores prognósticos nos casos de sepse (mortalidade de 24%).

Nas últimas duas décadas, o uso cada vez maior dos escores de alerta precoce tem contribuído para redução da morbimortalidade. O objetivo desses escores é identificar os pacientes com maior risco de evoluir de maneira desfavorável que provavelmente se beneficiem de uma estratégia mais agressiva e sistematizada de atendimento.

Esses escores fazem parte de um conjunto de ferramentas clínicas, composto por pacotes de intervenção, protocolos e *checklists*, desenhados para aumentar a segurança do paciente por meio do emprego de intervenções baseadas em evidência.

Importante ressaltar que o qSOFA, como qualquer outro escore de alerta, não define sepse; trata-se apenas de uma ferramenta para identificar, de maneira rápida, aqueles pacientes que

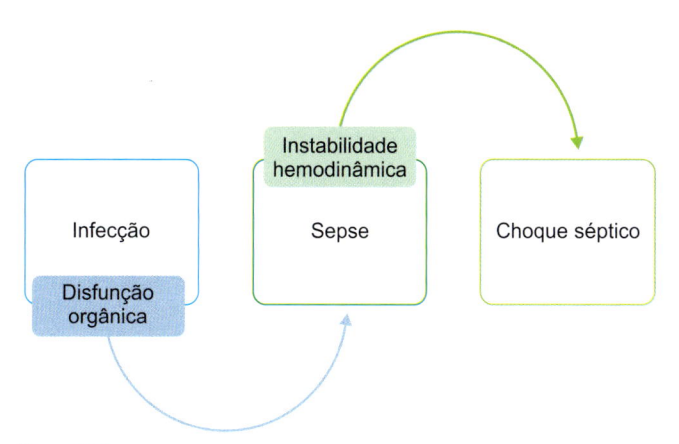

Figura 84.2 Fluxo para definição de sepse segundo o SEPSIS 3. (Adaptada de Singer et al., 2016.)

Tabela 84.1 Parâmetros avaliados no qSOFA.

Frequência respiratória ≥ 22 irpm
Glasgow < 15
Pressão arterial sistólica < 100 mmHg

irpm, incursões respiratórias por minuto.

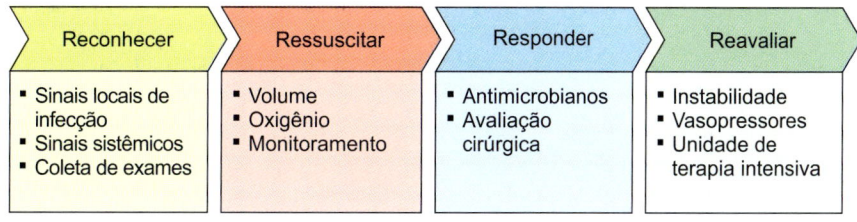

Figura 84.3 Manejo da sepse.

apresentam maior risco de evoluir desfavoravelmente e que irão necessitar de cuidados e tratamento imediatos.

Quando houver uma triagem positiva, ou seja, qSOFA ≥ 2, deve-se aplicar o escore de SOFA completo (Tabela 84.2), com a realização de exames laboratoriais capazes de avaliar as funções respiratória, hepática, cardiovascular, renal e coagulação, além da avaliação do sistema nervoso central.

Nesse momento, iniciam-se as medidas de reanimação hemodinâmica, enquanto aguardam-se os exames laboratoriais. Com os resultados dos exames, a presença de um escore ≥2 indica disfunção orgânica e sepse, dando seguimento ao manejo intensivo.

Reconhecimento da sepse na gestação

Da maneira como se recomenda hoje, a definição de sepse ocorre quando já existe disfunção orgânica instalada. Ou seja, na prática, aguardar que a sepse seja conceitualmente definida para início de medidas corretivas pode levar a atrasos no manejo clínico, sequelas graves e aumento da mortalidade, especialmente durante a gestação e o puerpério.

Ainda não existe evidência bem definida dos parâmetros para diagnóstico de sepse na gestação. As adaptações fisiológicas da gestação alteram os parâmetros de normalidade para a maior parte dos critérios e, também, muitas vezes, não há um achado desviado, apesar de haver uma infecção grave.

Com os instrumentos disponíveis atualmente, os escores de alerta precoce ganham relevância em obstetrícia. No entanto, ainda há necessidade de validação desses instrumentos como ferramentas capazes de identificar precocemente mulheres com sepse.

O escore SOFA já foi validado como capaz de identificar mulheres com condições potencialmente ameaçadoras à vida e *near miss* materno. No entanto, seus critérios não são habitualmente utilizados para identificar casos de sepse na população obstétrica.

Até que exista evidência robusta para identificação e manejo específicos, há recomendação para que a disfunção orgânica em obstetrícia seja pesquisada em duas etapas:

- Inicialmente, identificação de mulheres com infecção materna grave possível, ou seja, sinais precoces de infecção com repercussão sistêmica
- Após, definição de sepse para os casos confirmados como graves.

Ainda nesse sentido, apesar de o consenso atual retirar os critérios de SIRS e sepse grave do fluxograma de sua identificação, alguns estudos mostram que a utilização dos critérios de SIRS, em obstetrícia, pode identificar, de maneira precoce, aquelas mulheres que necessitam de internação em unidades de tratamento intensivo ou unidades de alta vigilância obstétrica.

Dessa maneira, as mulheres com possibilidade de infecção materna grave apresentam sinais locais de infecção, associados a manifestações sistêmicas, e podem ser identificadas por diferentes critérios (qSOFA adaptado para obstetrícia, SIRS etc.) (Tabela 84.3). Para essas mulheres, o escore de SOFA deve ser aplicado para a confirmação de sepse (Figura 84.4).

Para exemplificar a importância de valorização de sinais locais e sistêmicos de infecção na gestação, à parte dos sinais de disfunção orgânica propriamente ditos, há a verificação de hipertermia ou relato de febre na gestação.

De todos os parâmetros fisiológicos da gravidez que podem ser confundidos com infecção (como aumento da frequência cardíaca e leucocitose), a hipertermia é uma exceção. A elevação da temperatura maior que 38°C representa dois desvios padrões acima da média térmica encontrada no 2º e 3º trimestres e durante o trabalho de parto.

Habitualmente, durante estados inflamatórios/infecciosos na população geral, a liberação de IL-1, IL-6, TNF-α e interferona estimula o centro termorregulador do hipotálamo, acarretando elevação da temperatura. No entanto, existem adaptações gestacionais que tendem a reduzir a ocorrência de febre durante a gravidez.

Tabela 84.2 Escore de SOFA.

| Sistema | SOFA | | | | |
	0	1	2	3	4
Respiratório					
Pa$_{O_2}$/F$_{I_{O_2}}$ mmHg	≥ 400	< 400	< 300	< 200 com suporte ventilatório	< 100 com suporte ventilatório
Coagulação					
Plaquetas × 10³	≥ 150	< 150	< 100	< 50	< 20
Hepático					
Bilirrubinas mg/dℓ	< 1,2	1,2 a 1,9	2,0 a 5,9	6,0 a 11,9	> 12
Cardiovascular					
Hipotensão	PAM ≥ 70 mmHg	PAM < 70 mmHg	Dopa < 5 ou dobu (qualquer dose)*	Dopa > 5,1 a 15 ou epi ≤ 0,1 ou nora ≤ 0,1	Dopa > 15 ou epi > 0,1 ou nora > 0,1
Neurológico					
Escala de coma de Glasgow	15	13 a 14	10 a 12	6 a 9	< 6
Renal					
Creatinina (mg/dℓ)	< 1,2	1,2 a 1,9	2,0 a 3,4	3,5 a 4,9	> 5
Débito urinário				< 500	< 200

*, dose de catecolaminas em mg/kg/min por pelo menos 1 h; *Dobu*, dobutamina; *Dopa*, dopamina; *Epi*, epinefrina; *F$_{I_{O_2}}$*, fração inspirada de oxigênio; *PAM*, pressão arterial média; *Nora*, norepinefrina; *Pa$_{O_2}$*, pressão parcial de oxigênio.

Tabela 84.3 Sinais e sintomas para suspeita de infecção materna grave possível.

Sinais e sintomas infecciosos	Sinais sistêmicos
História de febre ou calafrios	FR ≥ 25 irpm
Tosse, expectoração, falta de ar	FC ≥ 100 bpm
Sintomas de gripe	BCF > 160 bpm
Dor abdominal inexplicada/ distensão abdominal, vômito/ diarreia	Temperatura < 36° ou ≥ 38°C
Disúria, dor lombar	Alteração do nível de consciência
Mialgia, cansaço, cefaleia	Saturação O_2 < 95%
Celulite, secreção perineal, em ferida operatória ou mama	PAS < 90 mmHg
	Leucocitose < 4.000 ou > 16.000/mm³

BCF, batimentos cardíacos fetais; *FC*, frequência cardíaca; *FR*, frequência respiratória; *PAS*, pressão arterial sistólica.

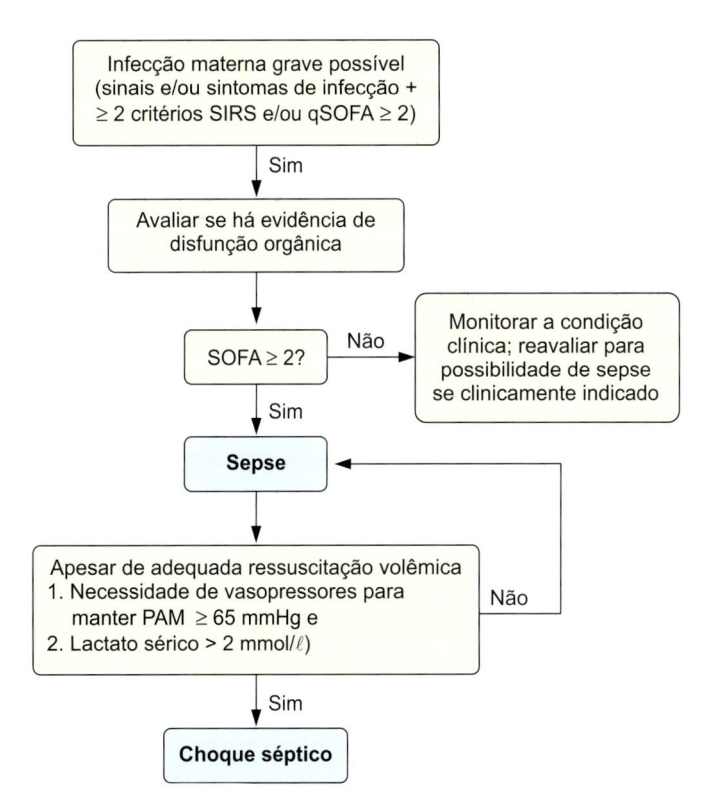

Figura 84.4 Reconhecimento e definição da sepse na gestação. *PAM*, pressão arterial média; *qSOFA, quick Sequential Organ Failure Assessment; SOFA, Sequential Organ Failure Assessment; SIRS,* síndrome de resposta inflamatória sistêmica. (Adaptada de Sepsis-3 – Singer et al., 2016.)

Fisiologicamente, ocorre aumento progressivo dos níveis de IL-1, IL-6, TNF-α ao longo da gestação, os quais retornam aos níveis basais após o parto. Essa elevação estimula a produção de prostaglandina E2 (PGE2), envolvida no preparo do colo para o parto.

Existe, ainda, a vasodilatação periférica materna por ação hormonal. O aumento da temperatura local nos termorreceptores da pele estimula o centro hipotalâmico (*feedback* negativo) e promove resfriamento da temperatura corporal.

Desse modo, o aumento progressivo dos níveis de citocinas maternas pode ser responsável por uma dessensibilização térmica hipotalâmica e, quando há febre na gestação, provavelmente há elevação dos níveis de marcadores inflamatórios muito acima dos limiares habituais de hipertermia.

Além de poder ser um relevante indicador de dano celular infeccioso, a hipertermia na gestação está relacionada a desfechos perinatais desfavoráveis, o que reforça a necessidade de alta vigilância materna em caso de ocorrência.

Pelos efeitos da hipertermia na inibição da síntese de proteína e proliferação celular, a ocorrência de febre, especialmente no 1º trimestre, pode levar a alterações fetais como defeitos do tubo neural, lábio leporino e defeitos cardíacos congênitos.

A febre intraparto está associada à acidose fetal e ao aumento da incidência de encefalopatia neonatal. Além disso, a elevação dos níveis de PGE2 aumenta o risco de trabalho de parto prematuro e ruptura prematura de membranas ovulares.

Reanimação hemodinâmica e resposta à infecção

Na suspeita clínica de um quadro de sepse (qSOFA positivo ou infecção materna grave possível), inicia-se o manejo por meio do "pacote de 1 hora" (Tabela 84.4), segundo as recomendações dos protocolos clínicos gerais.

O pacote de 1 hora deve ser disparado e cronometrado considerando o momento da apresentação do quadro, ou seja, o momento da triagem no pronto atendimento de emergência ou, se o paciente estiver internado, a partir da anotação mais precoce consistente com as alterações dos elementos que caracterizam sepse.

Além de hemocultura, outras culturas devem ser coletadas de acordo com o foco presumido, guiado pelos sinais e sintomas iniciais (urocultura, cultura de secreção de ferida operatória etc.). Ainda de acordo com o foco, o antibiótico deve ser instituído com base nas recomendações das comissões de controle de infecção e perfil microbiológico locais.

O tempo de início do antimicrobiano tem correlação inversamente proporcional com a mortalidade. Ainda que as culturas devam ser coletadas antes de seu início, este não deve ser atrasado pela indisponibilidade momentânea para coleta. Ou seja, iniciar o antibiótico o mais precocemente possível é uma medida capaz de reduzir, de maneira significativa, a mortalidade por sepse de qualquer causa.

A avaliação da instituição de vasopressores deve ser realizada dentro da primeira hora. Com isso, se houver manutenção de hipotensão por 30 a 40 minutos, mesmo durante a expansão volêmica, o uso de vasopressores deve ser considerado para recuperação da perfusão tecidual.

Nesse sentido, a norepinefrina é o fármaco de primeira escolha. A administração de vasopressor é feita preferencialmente em acesso venoso central exclusivo, porém pode ser iniciada em veia periférica momentaneamente, caso seja necessário, para que não haja atraso no início da terapia.

Tabela 84.4 Pacote de 1 hora.

Medir lactato sérico. Se lactato > 2 mmol/ℓ, reavaliar em 2 a 4 h
Coletar hemoculturas antes da administração de antibióticos
Administrar antibióticos de amplo espectro
Iniciar administração rápida de 30 mℓ/kg de cristaloide em caso de hipotensão (PAS < 90 mmHg, PAM < 65 mmHg ou queda ≥ 40 mmHg da PAS basal) ou lactato ≥ 4 mmol/ℓ (ou 2 vezes o valor de referência institucional)
Infundir vasopressores, se paciente hipotensão durante ou após a reanimação volêmica para manter PAM ≥ 65 mmHg

PAM, pressão arterial média; *PAS*, pressão arterial sistólica.

A responsividade ao volume normalmente é estimada com uma elevação de 10 a 15% no volume sistólico ou débito cardíaco após infusão de 500 mℓ de fluidos. Quando as câmaras cardíacas estiverem funcionando adequadamente (sem disfunção miocárdica), o aumento na pré-carga (expansão volêmica) irá levar ao aumento similar no volume sistólico.

Por outro lado, quando um ou ambos os ventrículos não estão operando com sua capacidade natural, um aumento da pré-carga não irá acarretar aumento similar do volume sistólico. Essa variação pode ser estimada por meio da manobra de elevação passiva das pernas, quando ocorre recrutamento de 300 a 500 mℓ de volume das pernas e do compartimento esplâncnico para a circulação central.

Essa manobra é realizada mediante avaliação contínua, durante 30 a 90 s, do índice cardíaco, débito cardíaco, volume sistólico, pressão sistólica, pressão de pulso e curva de pressão arterial invasiva (monitoramento invasivo, não invasivo, eco-Doppler). Quando houver variação de 9 a 12% da pressão de pulso da artéria radial, há indicação de responsividade ao volume.

Com relação ao controle infeccioso, faz-se necessária a avaliação da pertinência de tratamento cirúrgico adicional à terapia antimicrobiana como, por exemplo, drenagem de abscesso, retirada de corpo estranho e correção de perfuração de alça intestinal. Para isso, assim que for estabelecida melhor condição hemodinâmica, pode ser necessária a realização de exames complementares para esse fim.

Reavaliação

O paciente com sepse confirmada ou suspeita precisa ser continuamente avaliado em busca de sinais de gravidade ou instabilidade. Dentre os indicadores de gravidade estão oligúria (diurese menor que 0,5 mℓ/kg/h), insuficiência respiratória (frequência respiratória maior que 22, saturação de O_2 menor que 92%) e alteração do nível de consciência.

Instabilidade hemodinâmica após reposição volêmica adequada define choque séptico. Ou seja, um indivíduo com choque séptico mantém hipotensão (com necessidade de vasopressores para manter PAM ≥ 65 mmHg) e lactato > 2 mmol/ℓ. Nesses casos, a transferência para unidade de cuidados intensivos é prioritária para que haja seguimento adequado.

Terapêutica complementar

Nas próximas horas, a terapêutica deve seguir com a avaliação da necessidade de:

- Uso de inotrópicos (choque refratário associado a baixo débito cardíaco)
- Ventilação mecânica e sedação
- Transfusão de hemoderivados
- Tromboprofilaxia
- Profilaxia de úlcera de estresse
- Uso de corticosteroides (deficiência suprarrenal relativa)
- Realização de métodos de imagem complementares
- Controle glicêmico
- Terapia substituição renal precoce
- Novas culturas e descalonamento antibiótico.

Particularidades do manejo na gestação

Os protocolos obstétricos de sepse disponíveis hoje seguem os protocolos clínicos gerais. No entanto, existem algumas particularidades de condução na gestante que devem ser cuidadosamente avaliadas pela equipe assistente.

Além dos valores de normalidade de parâmetros clínicos gestacionais, existem os padrões clínicos necessários para manutenção da homeostase materno-fetal. Entre eles, como exemplo, estão os valores gasométricos fisiológicos da gestação (Tabela 84.5).

Na gestação, existe aumento do volume corrente pulmonar e da excreção renal de bicarbonato, com consequente alcalose respiratória, compensada por acidose metabólica. A redução da pressão parcial de CO_2 materna possibilita o *clearance* de CO_2 fetal.

Elevações da concentração desse gás na corrente sanguínea materna, ainda que transitórias, podem ser responsáveis por acidemia e óbito fetal. Com isso, a hipercapnia na gestação deve ser evitada (P_{CO_2} acima de 45 mmHg), incluindo a hipercapnia permissiva nas estratégias ventilatórias protetoras, e sua ocorrência de maneira refratária pode ser indicativa de resolução da gestação.

Também, para manter Pa_{O_2} acima de 70 mmHg, a saturação materna deve ser mantida acima de 95%, limiar ideal para adequada oxigenação materna e fetal. Assim, considerando a maior tendência à hipoxemia materna em decorrência da redução da capacidade de reserva funcional, a suplementação de oxigênio é de suma importância na gestação, devendo ser avaliada a intubação precoce em situações de hipoxemia não corrigida, assim como manutenção da hemoglobina materna acima de 8 g/dℓ.

Com relação à expansão volêmica, 30 mℓ/kg podem ser muito agressivos na gestação se administrados de maneira impetuosa. O aumento fisiológico da frequência cardíaca materna acarreta redução do tempo de enchimento diastólico ventricular e, com isso, aumento do risco de edema agudo pulmonar.

Dessa maneira, é recomendado que, na gestante, seja avaliada a chance de responsividade à infusão de fluidos com a administração de alíquotas de soro (reavaliação a cada 250 a 500 mℓ infundidos). Adicionalmente, podem ser realizadas a manobra de elevação dos membros inferiores e a observação da ocorrência de melhora hemodinâmica.

Uma outra estratégia pode ser iniciar a infusão de 10 a 20 mℓ/kg de cristaloides e estabelecer o decúbito lateral como forma de recrutamento de volume endógeno não estressado. Também, no seguimento terapêutico, deve-se evitar infusão excessiva de fluidos e dar preferência para balanço hídrico negativo ou zerado.

Nesse mesmo sentido, o uso de vasopressores para manter PAM ≥ 65 mmHg pode ser muito elevado para mulheres jovens e previamente hígidas. Na gestação, o ideal seria utilizar outros parâmetros de perfusão tecidual. Uma possibilidade é a avaliação do traçado da cardiotocografia, pois a perfusão placentária

Tabela 84.5 Valores de normalidade – gasometria arterial.

pH 7,40 a 7,47
Pa_{O_2} 65 a 107 mmHg
Pa_{CO_2} de 30-32-40 mmHg
HCO_3 20 a 24 mEq/ℓ

apresenta relação com a perfusão materna. Alterações do traçado, por isso, não são indicação de interrupção imediata antes da estabilização da paciente, a não que o risco de óbito fetal seja iminente. A interrupção da gestação em mulheres com sepse não estabilizada pode aumentar a probabilidade de morte materna. A não ser nos casos nos quais a causa da sepse seja intrauterina (corioamnionite) não há indicação de interrupção da gestação apenas pelo estado séptico (Escobar et al., 2020). A cesariana está associada ao aumento de seis vezes no risco de internação de UTI em gestantes com sepse grave (Acosta et al., 2016). No seguimento da terapêutica complementar, o manejo deve seguir os protocolos clínicos gerais, com atenção à avaliação do melhor momento para resolução obstétrica, que deve ser individualizado, assim como da necessidade de histerectomia como medida para controle de foco infeccioso (nos casos de sepse de foco uterino).

Até que novas evidências estejam disponíveis para melhor definição e manejo de sepse na gestação, os protocolos clínicos devem ser seguidos mantendo-se o olhar obstétrico crítico. Devem-se valorizar as queixas das pacientes, ainda que subjetivas, assim como os sinais precoces de comprometimento orgânico. É recomendado que, em caso de dúvidas, a mulher seja observada com rigor até que o quadro seja elucidado.

Dada sua relevância, a suspeita de infecção e sepse deve entrar como diagnóstico diferencial e/ou complementar das principais complicações obstétricas, como as hipertensivas e hemorrágicas.

Bibliografia

Acosta CD, Harrison DA, Rowan K, Lucas DN, Kurinczuk JJ, Knight M. Maternal morbidity and mortality from severe sepsis: a national cohort study. BMJ Open. 2016;6(8):e012323.

Acosta CD, Kurinczuk JJ, Lucas DN, Tuffnell DJ, Sellers S, Knight M; United Kingdom Obstetric Surveillance System. Severe maternal sepsis in the UK, 2011-2012: a national case-control study. PLoS Med. 2014;11(7):e1001672.

Ali A, Lamont RF. Recent advances in the diagnosis and management of sepsis in pregnancy. F1000Res. 2019;8:F1000.

Arora KS, Shields LE, Grobman WA, D'Alton ME, Lappen JR, Mercer BM. Triggers, bundles, protocols, and checklists-what every maternal care provider needs to know. Am J Obstet Gynecol. 2016;214(4):444-51.

Bauer ME, Bauer ST, Rajala B, et al. Maternal physiologic parameters in relationship to systemic inflammatory response syndrome criteria: a systematic review and meta-analysis. Obstet Gynecol. 2014;124(3):535-41.

Bonet M, Nogueira Pileggi V, Rijken MJ, et al. Towards a consensus definition of maternal sepsis: results of a systematic review and expert consultation. Reprod Health. 2017;14:67.

Burlinson CEG, Sirounis D, Walley KR, Chau A. Sepsis in pregnancy and the puerperium. Int J Obstet Anesth. 2018;36:96-107.

Dreier JW, Andersen AM, Berg-Beckhoff G. Systematic review and meta-analyses: fever in pregnancy and health impacts in the offspring. Pediatrics. 2014;133(3):e674-88.

Edwards MJ, Saunders RD, Shiota K. Effects of heat on embryos and foetuses. Int J Hyperthermia. 2003;19(3):295-324.

Escobar MF, Echavarría MP, Zambrano MA, Ramos I, Kusanovic JP. Maternal sepsis. Am J Obstet Gynecol MFM. 2020;2(3):100149.

Impey LW, Greenwood CE, Black RS, Yeh PS, Sheil O, Doyle P. The relationship between intrapartum maternal fever and neonatal acidosis as risk factors for neonatal encephalopathy. Am J Obstet Gynecol. 2008;198:49.e1-6.

Knight M, Kenyon S, Brocklehurst P, Neilson J, Shakespeare J, Kurinczuk JJ (eds.). Saving Lives, Improving Mothers' Care Lessons learned to inform future maternity care from the UK and Ireland Confidential Enquiries into Maternal Deaths and Morbidity 2009-2012. National Perinatal Epidemiology Unit, University of Oxford, 2014.

Leite FRM, Enevold C, Bendtzen K, Baelum V, López R. Pattern recognition receptor polymorphisms in early periodontitis. J Periodontol. 2019;90(6):647-54.

Levy MM, Evans LE, Rhodes A. The Surviving Sepsis Campaign bundle: 2018 update. Intensive Care Med. 2018;44(6):925-8.

Levy MM, Fink MP, Marshall JC, et al. 2001 SCCM/ESICM/ACCP/ATS/SIS International Sepsis Definitions Conference. Crit Care Med. 2003;31(4):1250-6.

Martin SR, Foley MR. Intensive care in obstetrics: na evidence-based review. Am J Obstet Gynecol. 2006;195(3):673-89.

Quinn AC, MeeK T, Waldmann C. Obsteric early warning systems to prevent bad outcome. Current Opinion. 2016;29(3):268-72.

Rhodes A, Evans LE, Alhazzani W, et al. Surviving Sepsis Campaign: International Guidelines for Management of Sepsis and Septic Shock: 2016. Intensive Care Med. 2017;43(3):304-77.

Royal College of Physicians. National Early Warning Score (NEWS): standardising the assessment of acute-illness severity in the NHS. Report of a working party. London: RCP; 2012.

Seymour CW, Liu VX, Iwashyna TJ, et al. Assessment of clinical criteria for sepsis: for the Third International Consensus Definitions for Sepsis and Septic Shock (Sepsis-3). JAMA. 2016;315:762-74.

Singer M, Deutschman CS, Seymour CW, et al. The Third International Consensus Definitions for Sepsis and Septic Shock (Sepsis-3). JAMA. 2016;315(8):801-10.

Vincent JL, Moreno R, Takala J, et al. The SOFA (Sepsis-related Organ Failure Assessment) score to describe organ dysfunction/failure. Intensive Care Med. 1996;22(7):707-10.

WHO Global Maternal Sepsis Study (GLOSS) Research Group. Frequency and management of maternal infection in health facilities in 52 countries (GLOSS): a 1-week inception cohort study. Lancet Glob Health. 2020;8(5):e661-e671.

Zeeman GG. Obstetric critical care: A blueprint for improved outcomes. Crit Care Med. 2006;34:208-14.

85

Choque e Reanimação Cardiopulmonar

Leila Katz
Mário Diego Teles Correia
Melania Maria Ramos de Amorim

Choque

Definição

Choque pode ser definido como um estado de hipoxia celular e tecidual em decorrência da oferta inadequada de oxigênio e/ou aumento do consumo ou, ainda, utilização inadequada do oxigênio (Cecconi et al., 2014). É uma condição grave de falência circulatória. Seus efeitos são reversíveis inicialmente, mas podem tornar-se rapidamente irreversíveis, levando, caso não seja reconhecido e tratado imediatamente, a disfunção múltipla de órgãos e sistemas (DMOS) e morte. Por sua extrema gravidade, quando ocorre na gestante é fator de risco para perda fetal (Cartin-Ceba et al., 2008).

Classificação e etiologia

Existem basicamente quatro tipos de choque:

- Hipovolêmico
- Distributivo
- Cardiogênico
- Obstrutivo.

Considerando as especificidades do ciclo gravídico-puerperal, existem situações clínicas que acometem mais comumente as mulheres em cada um dos tipos de choque durante esse período da vida. A Tabela 85.1 resume essas situações que são detalhadas a seguir.

Choque hipovolêmico. Acontece em razão do volume intravascular reduzido (redução da pré-carga) que, por sua vez, diminui o débito cardíaco (DC). Pode ser dividido em hemorrágico e não hemorrágico.

- **Hemorrágico:** quando o volume intravascular reduzido é decorrente da perda de sangue. Causas principais em obstetrícia: gravidez ectópica rota, descolamento prematuro de placenta (DPP), placenta prévia/acreta, ruptura uterina, lacerações do trajeto, retenção placentária, inversão uterina
- **Não hemorrágico:** resulta da perda de outros fluidos, que não o sangue. Podem ser gastrintestinais (hiperêmese gravídica), pela pele (queimaduras, síndrome de Stevens-Johnson), renais (diurese induzida excessiva, hipoaldosteronismo), ou para o terceiro espaço e cavidades corporais (pós-operatório, trauma, obstrução intestinal, pancreatite, cirrose).

Distributivo. É caracterizado por vasodilatação periférica grave. Pode ser causado por diversos mecanismos.

Tabela 85.1 Classificação do choque e suas principais causas no ciclo gravídico-puerperal.

Hipovolêmico	Hemorrágico	HPP, gravidez ectópica rota, hemorragia vaginal e uterina
	Não hemorrágico	Diarreia, perdas renais, queimadura, hiperêmese
Distributivo	Séptico	Infecções puerperais, endometriose, abscessos, pielonefrite, corioamnionite, DIPA
	Não séptico	Inflamatório (pancreatite, queimadura, trauma); Neurogênico (inversão uterina, TRM) Anafilático (fármacos, anestésicos)
Cardiogênico	Cardiomiopatia	Miocardiopatia periparto, miocardite, ICC
	Arritmia	Taquiarritmias, bradiarritmias
	Mecânico	Doenças valvar, ruptura de cordoalha
Obstrutivo	Vascular pulmonar	TEP, hipertensão pulmonar
	Mecânico	Pneumotórax hipertensivo, tamponamento pericárdico
Misto/causas diversas		Endócrino (insuficiência suprarrenal, tireotoxicose, coma mixedematoso) Envenenamento

DIPA, doença inflamatória pélvica aguda; *HPP*, hemorragia puerperal; *ICC*, insuficiência cardíaca congestiva; *TEP*, tromboembolismo pulmonar; *TRM*, trauma raquimedular.

- **Choque séptico:** a sepse, definida como resposta desregulada do hospedeiro à infecção (Capítulo 84), é a causa mais comum de choque distributivo (Singer et al., 2016). O choque séptico é identificado quando a paciente, além de apresentar infecção presumida, necessita do uso de vasopressores e tem lactato maior que 2 mmol/ℓ, apesar de reanimação hídrica adequada (Shankar-Hari, 2016)
- **Choque neurogênico:** causado por uma interrupção das vias autonômicas, resultando em diminuição da resistência vascular e alteração do tônus vagal. Ocorre tipicamente após trauma raquimedular, mas, na população obstétrica, é descrito principalmente na fase inicial de uma inversão uterina (Nag et al., 2015)
- **Choque anafilático:** decorrente de uma reação de hipersensibilidade tipo I, mediada por imunoglobulina E (IgE), principalmente em pessoas com alergia conhecida ou não a comida, picada de insetos e substâncias.

Além dos subtipos anteriormente descritos temos ainda choques distributivos induzidos por alterações endocrinológicas, como insuficiência suprarrenal, hipo ou hipertireoidismo.

Cardiogênico. Ocorre em razão da falência da bomba cardíaca, com consequente redução do débito cardíaco, e pode ser dividido em três categorias:

- **Cardiomiopatia:** depressão miocárdica em razão do choque séptico, miocardiopatia dilatada (periparto), miocardite, além de miocárdio atordoado pós-parada cardíaca são as causas mais comuns na população obstétrica
- **Arritmia:** quando o débito cardíaco é comprometido por um distúrbio de ritmo grave (bloqueio atrioventricular total ou taquicardia ventricular sustentada, por exemplo)
- **Mecânica:** as principais causas, nesta situação, são insuficiência mitral e aórtica graves, defeitos valvares agudos decorrentes da

ruptura de músculo papilar ou cordas tendíneas (defeito da valva mitral), ou dissecção da aorta ascendente em direção ao anel aórtico, ou abscesso no anel aórtico.

Obstrutivo. Ocorre em razão de causas extracardíacas de falência de bomba cardíaca e, frequentemente, é associado ao baixo débito do ventrículo direito. Pode ser dividido em duas categorias:

- **Obstrução vascular pulmonar:** as duas principais causas são o tromboembolismo pulmonar (TEP) e, com frequência menor, a hipertensão pulmonar (HP) grave. Nesses casos, o ventrículo direito falha porque não consegue gerar pressão suficiente para vencer a resistência vascular pulmonar associada ao TEP ou à HP, advindo daí o colapso hemodinâmico
- **Mecânico:** pacientes nesta categoria se apresentam clinicamente como um choque hipovolêmico porque o distúrbio fisiológico primário é a diminuição da pré-carga, não havendo falha da bomba cardíaca *per se*, como pneumotórax hipertensivo, tamponamento pericárdico, pericardite constritiva, cardiomiopatia restritiva.

Na embolia por líquido amniótico, embora o termo sugira embolia pulmonar, os distúrbios fisiopatológicos se assemelham aos da anafilaxia.

Importante no contexto da paciente grávida (a partir de 20 semanas) é a compressão que o útero gravídico exerce sobre a veia cava, diminuindo a pré-carga, o que pode agravar ainda mais o quadro.

Com frequência, vários mecanismos de choque podem ocorrer em uma mesma paciente; por isso, muitas vezes não é fácil distinguir qual é o componente preeminente. Exemplos:

- Hemorragia pós-parto grave, levando a choque hemorrágico e distributivo (síndrome da resposta inflamatória sistêmica – SIRS)
- Paciente com miocardiopatia periparto, miocardite ou miocardiopatia dilatada grave (cardiogênico), que apresenta sangramento (hipovolêmico) ou infecção (distributivo) no decorrer de uma internação
- Sepse ou pancreatite causando choque distributivo (resposta inflamatória associada a vasodilatação periférica), vinculado a componente hipovolêmico (inapetência, diarreia, vômitos), e ainda componente cardiogênico (depressão miocárdica relacionada à inflamação)
- Hemorragia (choque hipovolêmico) e inversão uterina (choque neurogênico).

As principais causas desse estado na população obstétrica são o choque hipovolêmico em razão de hemorragias e o choque distributivo decorrente de infecções. Consequentemente, são causas importantes e principais de óbitos materno no mundo (WHO, 2019). É fundamental, no entanto, ter em mente os fatores menos frequentes a fim de evitar atrasos no tratamento, que podem levar a disfunções orgânicas irreversíveis e até óbito.

Fisiopatologia e patogenia

Mecanismos de choque

A hipoxia celular acontece a partir de uma redução da perfusão tecidual/oferta de O_2 e/ou aumento do consumo ou utilização inadequada do oxigênio (Angus e van der Poll, 2013). A disfunção celular que decorre daí manifesta-se em nível sistêmico com acidose, disfunção endotelial e estímulo de cascatas inflamatórias, que levam às manifestações clínicas do choque (Levi e van der Poll, 2010).

O lactato sérico, quando elevado, tradicionalmente tem sido usado como marcador de hipoperfusão e hipoxia tecidual. O *rationale* advém de essa molécula ser, em grande parte, produto de metabolismo anaeróbio, em situações de hipoxemia absoluta ou relativa. Apesar disso, o metabolismo do lactato é complexo, e seu aumento pode decorrer tanto da produção exagerada (situação não hipóxica, em que sua produção é estimulada por outros mecanismos como catecolaminas, fármacos, disfunção mitocondrial), quanto do *clearance* diminuído (lesão hepática) (Hernández et al., 2019; Marik, 2019).

Fisiopatologia

Os principais determinantes da perfusão tecidual e da pressão arterial (PA) são o débito cardíaco (DC) e a resistência vascular sistêmica (RVS), resumidos na equação:

$$PA = DC \times RVS$$

O débito cardíaco é o produto da frequência cardíaca (FC) pelo volume sistólico (VS):

$$DC = FC \times VS$$

Os determinantes do DC são:

- Pré-carga
- Contratilidade
- Pós-carga.

A resistência vascular sistêmica depende dos seguintes fatores:

- Comprimento do vaso
- Diâmetro do vaso (tônus vascular)
- Viscosidade sanguínea.

Assim, alterações em quaisquer dessas variáveis podem resultar em hipotensão e choque. O perfil hemodinâmico medido por meio de cateter de artéria pulmonar (Swan-Ganz) ajuda a distinguir cada classe (Figura 85.1). A despeito de ainda ser considerado o padrão-ouro, seu uso rotineiro não está justificado, já que é um método invasivo e sua instalação e manutenção estão associadas a riscos importantes (arritmias, infecções, sangramentos). Além disso, atualmente existem maneiras menos invasivas de se fazer o diagnóstico diferencial de choque, que serão mostradas mais adiante (Magder, 2012; ARDSnet, 2016; Monnet e Teboul, 2017).

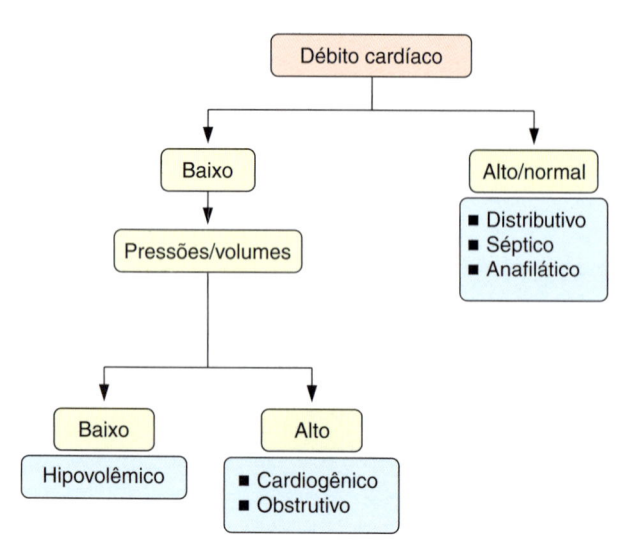

Figura 85.1 Algoritmo para caracterização dos diferentes tipos de choque. (Adaptada de Correia e Katz, 2020.)

Além das medidas macro-hemodinâmicas anteriormente citadas (PA, FC, DC e pressão venosa central [PVC]), pode-se adicionalmente utilizar medidas micro-hemodinâmicas, como o lactato, saturação venosa central de oxigênio ($SvcO_2$) e *gap* de CO_2. Essas variáveis podem ajudar no diagnóstico e no monitoramento da resposta ao tratamento (De Backer, 2017).

Avaliação da causa do choque

A história e o contexto clínico são cruciais para o raciocínio diagnóstico. Por exemplo, se a mulher saudável desenvolve choque no pós-parto com uma fração de ejeção (FE) de 25%, é provável que estejamos diante de um choque cardiogênico por miocardiopatia periparto. Por outro lado, se uma paciente com uma cardiopatia prévia compensada, FE de base de 25%, desenvolve choque hipovolêmico (mantendo a mesma FE), esse estado não deve ser em razão apenas da disfunção cardíaca sistólica.

Como ele pode se apresentar de várias maneiras, nem sempre seu diagnóstico é tão simples. Mesmo tipicamente associado a hipotensão e DC baixo, pode também manifestar-se com PA e DC normais ou até mesmo altos.

O diagnóstico preciso é baseado em miríade de parâmetros clínicos, bioquímicos e hemodinâmicos. Se ainda for indeterminado, sugerem-se os seguintes diagnósticos:

- Coletar história clínica
  - Sangramento importante durante assistência ao parto ou peroperatório, procedimentos recentes ou trauma, vômitos incoercíveis
  - Febre, toxemia, outros sinais de infecção, imunossupressão, uso de dispositivos invasivos
  - História de tromboembolismo venoso
  - História cardíaca: dispneia de início recente (durante gravidez ou puerpério), ortopneia, informação prévia sobre função e estrutura cardíaca, eletrocardiograma (ECG), ecocardiograma
  - Medicações atuais, alergias e mudanças recentes na lista de medicações
- Exame físico minucioso
  - Avaliar sensório, mucosas, veias, pulmões, coração e abdome, pele e genitália interna e externa (de acordo com a história clínica).

Sinais de alerta

Pelo menos dois desses sinais sugerem o diagnóstico:

- Hemodinâmica
  - Hipotensão: pressão arterial média (PAM) < 65 mmHg ou queda importante em relação à PA de base
  - Taquicardia e índice de choque alto: o índice de choque ou IC (FC/pressão arterial sistólica [PAS]) é um modo conveniente de entender a taquicardia no contexto da PA. Índice > 0,8 sugere instabilidade importante e possível choque (Al Jalbout, 2019)
  - Bradicardia: o DC é diretamente proporcional à FC. Bradicardia grave (< 45 bpm) deve sempre ser motivo de preocupação como causa de choque. Mesmo que a pressão seja mantida pela vasoconstrição compensatória, o DC e a perfusão podem não ser adequados
  - Baixo débito urinário (urina escura):
    - Débito urinário abaixo de 0,5 mℓ/kg/hora chama atenção para possível hipoperfusão renal
    - Perfusão da pele

- Mãos e joelhos frios são um sinal precoce de vasoconstrição com baixo débito
- Pele mosqueada (*mottling*) é menos sensível, porém mais específica para hipoperfusão e alta mortalidade (Dumas et al., 2019). Esse sinal sugere uma vasoconstrição endógena, e que talvez o paciente possa se beneficiar de aumento do DC (p. ex., dobutamina) mas não de vasoconstritores adicionais (Ait-Oufella, 2013). Para avaliação do mosqueamento da pele pode-se utilizar o *Mottling score*, em que um escore mais elevado em pacientes em choque é preditor de maior mortalidade (Figura 85.2)
- Urticária, *flushing* e prurido são sugestivos de anafilaxia. Na dúvida, tratar empiricamente de modo imediato
- Alteração do estado mental: sonolência, rebaixamento do nível de consciência e *delirium* também podem ser manifestações de choque.

O choque deve, em seguida, ser avaliado de forma multimodal. Assim, a junção do quadro clínico com a avaliação hemodinâmica da paciente e a causa do estado atual deve ser feita de forma conjunta. Observa-se na Figura 85.3 um resumo conjunto de todos esses pontos.

Testes laboratoriais básicos

- Gasometria, lactato, Scv_{O_2} (reflete o balanço entre oferta e consumo de O_2)
- Hemograma, coagulograma, culturas
- Eletrólitos, função renal e hepática, troponinas, peptídeo natriurético (BNP)
- Outros: cortisol, hormônio tireoestimulante (TSH) e tiroxina (T_4) livre.

Deve-se, adicionalmente:

- Realizar radiografia de tórax, ECG e ultrassonografia (US) à beira do leito
- Garantir acesso venoso central e linha arterial
- Medidas hemodinâmicas obtidas de cateter de artéria pulmonar ou monitoramento minimamente invasiva com ecocardiografia

à beira do leito ou por meio de análise de contorno de onda de pulso e termodiluição transpulmonar (PICCO®, LIDCO®) (Grensemann, 2018) (Figura 85.4)

- A US à beira leito, atualmente, é bastante utilizada no diagnóstico diferencial do choque e no monitoramento de resposta terapêutica. Serve, inclusive, para guiar procedimentos, como drenagem pericárdica por tamponamento (Shokoohi et al., 2015).

Uma sugestão atual no atendimento de pacientes em choque é integrar exame físico, monitoramento minimamente invasivo e US à beira do leito (Figura 85.5). Essa abordagem funciona melhor em pacientes previamente saudáveis e com um único mecanismo de choque. Aquelas com múltiplas comorbidades, ou com choque multifatorial, podem ser difíceis de se categorizar.

Abordagem inicial e estabilização

O rápido manejo é extraordinariamente importante, uma vez que a maioria das doenças graves pode causar choque. Esse estado é um *continuum* fisiopatológico que começa com um evento inicial e pode progredir ao longo de vários estágios (pré-choque, choque e disfunção de órgãos). Essa progressão pode ser irreversível e levar à morte.

Não se deve retardar o tratamento do choque, mesmo enquanto ainda se está procurando a causa. É deletério esperar que a paciente fique hipotensa para se iniciar o tratamento já que, em uma fase inicial, trata-se, em obstetrícia, de mulheres jovens, em geral previamente hígidas, com alguma reserva fisiológica, podendo ter um choque "compensado". Nessa fase, alterações como taquicardia, sonolência e tempo de enchimento capilar aumentado (maior que 3 segundos) são sinais de alerta para uma abordagem precoce e diligente.

Apesar disso, todos os esforços devem ser feitos para identificar a origem e tratá-la. Em algumas situações a etiologia é clara

Mottling score em pacientes em choque

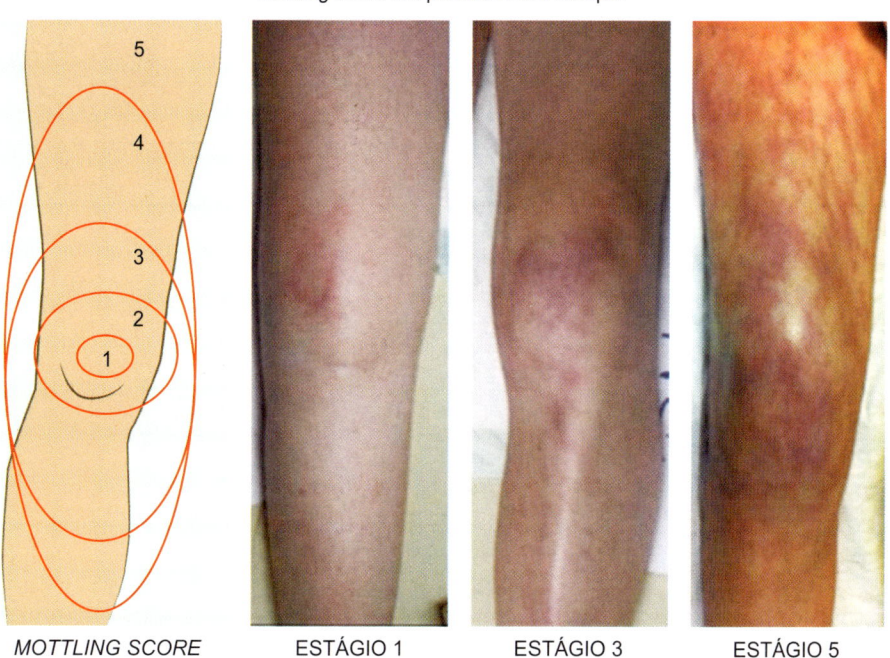

MOTTLING SCORE   ESTÁGIO 1   ESTÁGIO 3   ESTÁGIO 5

Figura 85.2 *Mottling* score (escore de mosqueamento da pele). Quanto maior o escore, maior a probabilidade de óbito em pacientes em choque. (Adaptada de Ait-Oufella et al., 2013.)

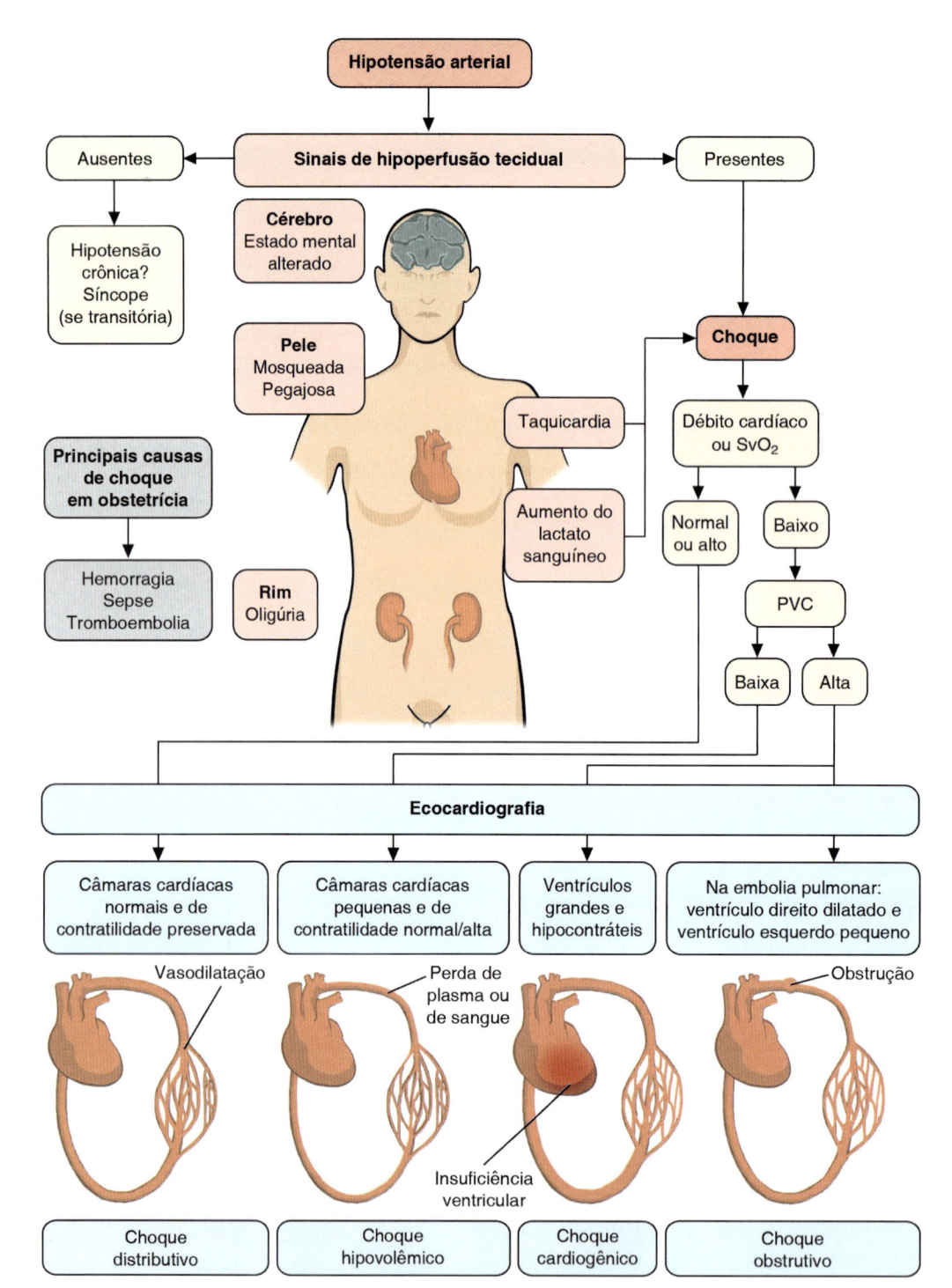

Figura 85.3 Avaliação dos estados de choque: avaliação inicial da paciente, principais causas de choque em obstetrícia e representação esquemática dos quatro principais tipos de choque. *PVC*, pressão venosa central. (Adaptada de Vincent e De Backer, 2013.)

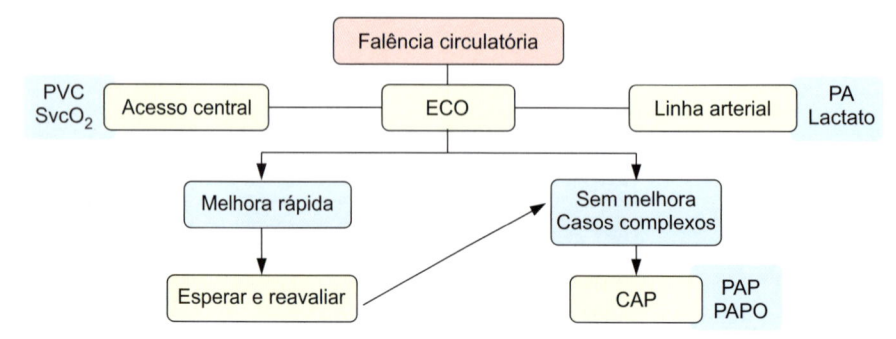

Figura 85.4 Avaliação e estratégia de monitoramento de um paciente em choque usando desde ecografia ECO; (não invasivo) até cateter de artéria pulmonar (CAP). *PA*, pressão arterial; *PAP*, pressão de artéria pulmonar; *PAPO*, pressão de artéria pulmonar oclusiva; *PVC*, pressão venosa central; *SvcO2*, saturação venosa central de oxigênio.

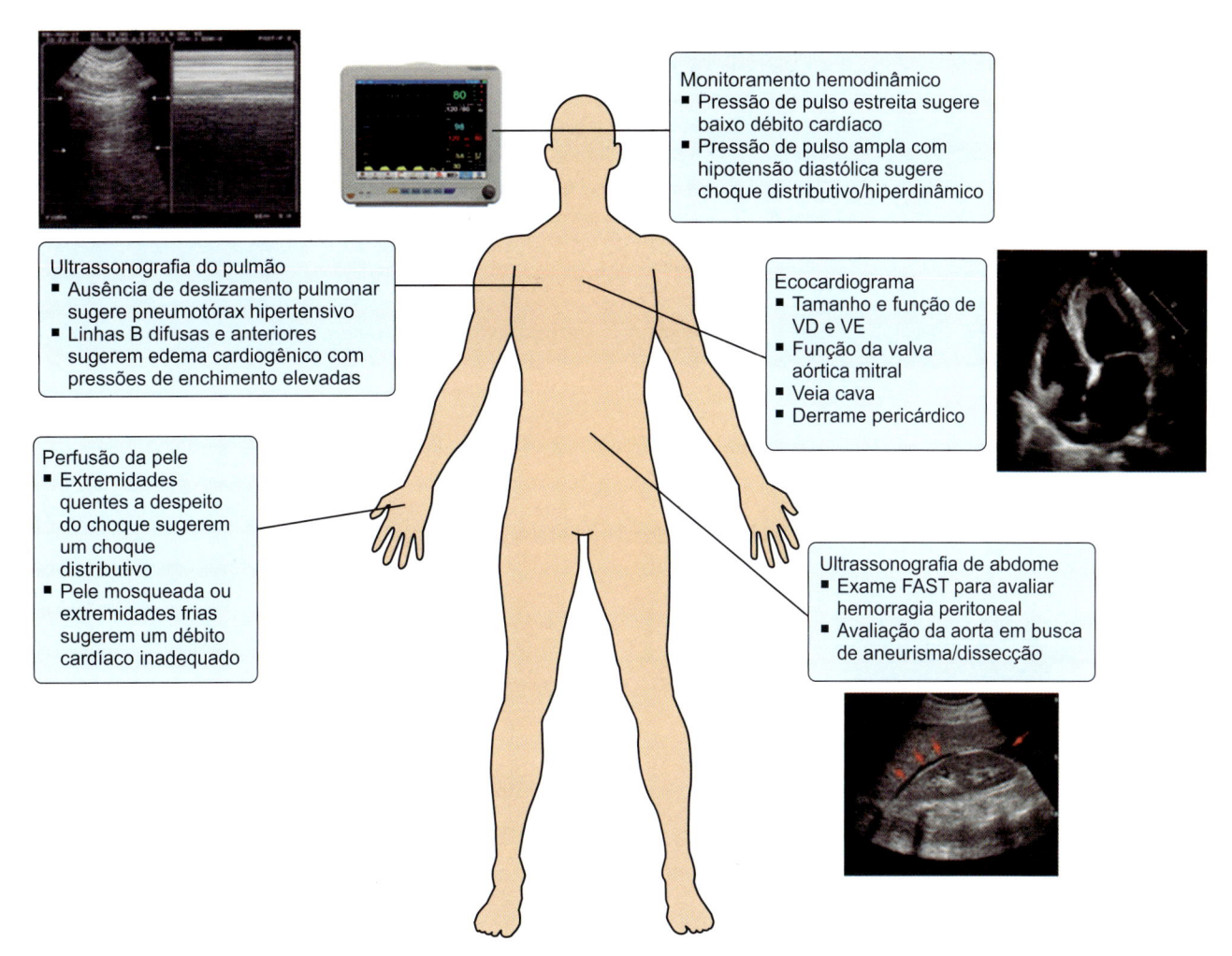

Figura 85.5 Avaliação do choque à beira do leito com auxílio da ultrassonografia. *FAST, Focused Abdominal Sonography for Trauma; VD,* ventrículo direito; *VE,* ventrículo esquerdo.

(p. ex., choque hemorrágico por hemorragia pós-parto), mas em outras é menos óbvia, como no choque obstrutivo por TEP maciço. Uma vez feito o diagnóstico, deve-se usar estratégias específicas e monitorar a resposta ao tratamento (p. ex., PA, débito cardíaco, débito urinário, nível de consciência, valor de lactato).

- **Modificações do organismo materno e manejo no choque:** a despeito das modificações fisiológicas que acontecem durante a gravidez, a abordagem diagnóstica e terapêutica segue os mesmos princípios da paciente não grávida. As reservas fisiológicas, de certa forma comprometidas com a gestação (anemia, diminuição da capacidade residual funcional pulmonar e da pré-carga pela compressão da veia cava pelo útero gravídico), quando exacerbadas pelo choque, podem acelerar o surgimento de anoxia, hipoxia e acidose.

Estabilização

A estabilização deve começar imediatamente, de preferência antes mesmo que a causa do choque seja conhecida. As seguintes intervenções devem ser consideradas:

- **Suporte ventilatório:** administrar oxigênio, tentando manter saturação entre 93 e 94% e lembrando que a oximetria pode não ser confiável. Garantir ventilação adequada, realizando intubação orotraqueal, principalmente daquelas pacientes com dispneia grave, hipoxemia ou acidose grave

- **Reanimação volêmica:** garantir acesso venoso calibroso (dois acessos). Pacientes com suspeita de choque sem etiologia definida devem receber infusão de cristaloides. Sempre que possível, deve-se fazer avaliação de fluidorresponsividade, visando determinar o benefício de expansões subsequentes e limitar o risco de efeitos adversos. A paciente é considerada fluidorresponsiva quando há um aumento do volume sistólico ou do débito cardíaco de 10 a 15% após expansão volêmica. Há inúmeros métodos para essa avaliação, alguns mais invasivos (cateter de artéria pulmonar), outros menos, como variação pulso pressão ou deltaPP, medida de integral tempo velocidade ou Vti com ecocardiografia após *passive leg raising* ou, ainda, elevação passiva de membros inferiores (Monnet et al., 2016).

Situações que merecem cautela durante a reanimação hídrica:

- Pacientes com sinais de congestão na radiografia (Rx) ou à ausculta pulmonar ou linhas B bilateralmente na US de pulmão
- Pacientes com pressões de enchimento elevadas (p. ex., cava inferior dilatada sem variação durante o ciclo respiratório) provavelmente não têm benefício.

Fluidos devem ser administrados em *bolus* (p. ex., 250 a 500 mℓ) com atenção à resposta da paciente. A quantidade total, em geral, deve se limitar a 1 a 2 ℓ na ausência de história que sugira depleção volêmica substancial, como gastrenterite grave com diarreia profusa.

Importante salientar que a reanimação hídrica deve ser feita, preferencialmente, com soluções balanceadas (lactato de Ringer e Plasmalyte®), já que são mais "fisiológicas" que o próprio soro fisiológico. Este, quando infundido em grande volume, predispõe à acidose metabólica hiperclorêmica, além de estar associado a piores desfechos renais, como hemodiálise (Self et al., 2018; Semler et al., 2018).

Evidências de boa qualidade têm mostrado que o uso de coloides ou "starches", como o hidroxietilamido (HES) ou o Voluven®, principalmente na população de doentes críticos, sépticos e com disfunção renal, está associado com efeitos adversos graves, a exemplo de lesão renal e coagulopatia, sem trazer nenhum efeitos positivos (Myburgh et al., 2012; Sossdorf et al., 2009; Haase et al., 2013). Desta maneira, o benefício teórico de expansões volêmicas com efeitos mais duradouros com menores volumes, em que o líquido infundido (coloide) se manteria mais tempo dentro do vaso em relação aos cristaloides, quando testado no "mundo real" não se comprovou.

Outro coloide, a albumina, é tão seguro quanto os cristaloides. Porém, em razão do alto custo no nosso país, e por não demonstrar benefício em termos de mortalidade, é de uso mais restrito (The SAFE study Investigators, 2004; Charpentier et al., 2011; Caironi et al., 2014; Safe Study Investigators, 2011).

A administração de fluidos pode ser diagnóstica e terapêutica em situações em que se suspeita de hipovolemia:

- Se o choque se resolve apenas com reanimação hídrica, apoia o diagnóstico de hipovolemia
- Se a reanimação falha, sugere um diagnóstico alternativo. Isso é especialmente verdade se a reanimação hídrica resultar em pressões de enchimento adequadas (p. ex., veia cava repleta) sem a resolução do choque.

Administração de vasopressores e inotrópicos

- A administração de vasopressores deve ser iniciada imediatamente caso persista hipotensão e má perfusão, a despeito da reanimação volêmica. Como não está claro qual seria a pressão de perfusão ideal para cada paciente, sugere-se manter PAM > 65 a 70 mmHg, já que um alvo mais alto pode ser danoso (Hylands et al., 2017)
- A primeira escolha é a norepinefrina. Outros vasopressores podem ser associados, como a vasopressina, que age em receptores diferentes dos adrenérgicos, ou a epinefrina, que apresenta um efeito inotrópico adicional, principalmente em choques refratários (norepinefrina > 0,5 mcg/kg/minuto) (Russell, 2019). Norepinefrina pode ser administrada em acesso periférico, com monitoramento cuidadoso do sítio de inserção, e por períodos limitados de tempo (Cardenas-Garcia et al., 2015)
- Inotrópicos devem ser administrados, principalmente, quando houver suspeita de baixo débito cardíaco (Schumann et al., 2018).

Manejo específico dos principais tipos de choque na paciente obstétrica

Após abordagem inicial e estabilização, o tratamento empírico deve ser administrado precocemente (p. ex., antibióticos no choque séptico). A resposta deve ser monitorada e a terapia refinada assim que um diagnóstico mais claro for definido.

Choque hipovolêmico/hemorrágico

- O manejo do choque hipovolêmico baseia-se na reposição de fluidos com o objetivo de repor o déficit hídrico daquela paciente que, por vezes, pode se resolver com a reanimação inicial
- No caso da paciente obstétrica, como a hemorragia é a principal causa de choque hipovolêmico, a abordagem prioritária deve incluir o controle do sangramento
- O manejo detalhado da hemorragia pós-parto será apresentado no Capítulo 97, relacionado com sua causa (atonia uterina é a razão mais frequente) e deve incluir:
  - Reanimação inicial com cristaloides com a menor alíquota possível, seguida de hemoderivados, visando diminuir a exacerbação da tríade letal (hipotermia, acidose e hemodiluição), associada à reanimação e que leva à coagulopatia (Lier et al., 2018). Sugere-se ainda tolerar PA mais baixa (hipotensão permissiva), já que o aumento da pressão pode contribuir para o sangramento (Nevin e Brohi, 2017)
  - Massagem uterina
  - Uso de medicações específicas (ocitocina, metilergonovina, misoprostol, ácido tranexâmico)
  - Tamponamento uterino com balão ou "packing"
  - Correção de lacerações do trajeto, quando presentes
  - Cirurgia/radio intervenção (suturas compressivas, embolização, histerectomia).

Choque séptico

- Em qualquer choque em que a sepse (abordada em detalhes no Capítulo 84) seja uma provável causa, é fundamental iniciar antibióticos (ATB) o mais rapidamente possível. O espectro antibiótico deve ser amplo, baseado em aspectos de cada paciente (sítio provável de infecção, uso recente de ATB, imunossupressão, comorbidades) e epidemiologia local (comunidade versus hospital). Sugere-se a coleta de culturas antes da administração dos medicamentos, desde que não postergue sua utilização. A seguir apresentamos as recomendações da Campanha Sobrevivendo à Sepse (Surviving Sepsis Campaign – SSC) (Rhodes et al., 2017) que podem ser observadas na Figura 85.6.
  - Abordar prontamente o foco infeccioso (abscessos pélvicos, fasceítes necrosantes, aborto infectado) cirurgicamente ou mediante procedimentos menos invasivos (p. ex., drenagens percutâneas, curetagem)
  - Apesar de alguns estudos demonstrarem que corticoide facilita o desmame de vasopressores, apenas um trabalho de boa qualidade sugere que eles possam diminuir a mortalidade, principalmente no subgrupo de pacientes mais graves (Venkatesh et al., 2018; Annane et al., 2018).

PACOTE DA PRIMEIRA HORA
RESSUSCITAÇÃO INICIAL DA SEPSE E DO CHOQUE SÉPTICO (COMEÇAR IMEDIATAMENTE):
1) Medir o lactato sérico*
2) Obter culturas antes de administrar os antibióticos
3) Administrar 30 ml/kg de cristaloide para hipotensão ou lactato ≥ 4 mmol/l
4) Vasopressores se hipotensão durante ou após ressuscitação hídrica para manter PAM ≥ 65 mmHg

*Repetir a medida do lactato se estiver elevada (> 2 mmol/l)

Figura 85.6 Pacote da primeira hora da Campanha Sobrevivendo à Sepse (2018). *PAM*, pressão arterial média.

Choque obstrutivo

O tratamento específico desse choque vai depender da causa da obstrução:

- TEP: diferentemente do TEP sem sinais de instabilidade hemodinâmica/choque, neste caso é imprescindível que seja realizada a trombólise mecânica (preferencialmente) ou química
- Pneumotórax hipertensivo: drenagem torácica o mais rápido possível. Se for demorar, sugere-se descompressão com agulha (cateter venoso calibroso), introduzida no segundo espaço intercostal, na linha hemiclavicular do lado acometido
- Tamponamento cardíaco: a drenagem pericárdica é considerada um procedimento salvador. Deve ser realizada o quanto antes, de preferência guiada por ecocardiografia.

Choque cardiogênico

Quando esse tipo de choque aparece na gestante (miocardiopatia periparto, miocardite, infarto), o manejo deve ser feito com uso de inotrópicos e, em caso de refratariedade, suporte mecânico (balão intra-aórtico, oxigenação por membrana extracorpórea [ECMO]) deve ser instalado (Lescouflair et al., 2018). Sugere-se encaminhar a paciente para unidades habituadas com esse tipo de procedimento e suporte de equipe de cardiologia, inclusive de transplante cardíaco.

Choque anafilático

O medicamento essencial para tratar o colapso hemodinâmico e respiratório (edema de glote e hipoxemia) desse tipo de choque é a epinefrina. Apesar de dramático, se prontamente tratado, tem altas chances de reversão (LoVerde et al., 2018).

A embolia amniótica (Capítulo 35), considerada eminentemente em um choque anafilático pelos seus mecanismos fisiopatológicos, apresenta, além do comprometimento hemodinâmico e respiratório, um distúrbio de coagulação (coagulação intravascular disseminada [CIVD]) bastante característico e que piora o prognóstico. Além do suporte orgânico, o tratamento da coagulopatia nesses casos é essencial (Fitzpatrick et al., 2019).

Reanimação Cardiopulmonar

Introdução: incidência e importância

A parada cardiorrespiratória (PCR) é um evento raro na gestação, e é descrita classicamente como uma frequência de parada cardíaca de 1:20.000 a 1:30.000 partos (Lewis, 2007; Beckett et al., 2017). Outros estudos, realizados no Reino Unido e no Canadá, têm mostrado que paradas cardíacas na gestação têm ocorrido mais frequentemente, em até 1:12.000 partos (Mhyre et al., 2014; Balki et al., 2017). Possivelmente, o envelhecimento da população, com consequente aumento da frequência de fatores de risco como hipertensão, cardiopatias, obesidade e cesarianas (que cursam com maior risco de acidentes anestésicos, doenças tromboembólicas), tem aumentado essa incidência (Mander e Smith, 2008).

As alterações gravídicas da gestação, já descritas no Capítulo 7, tornam a reanimação mais difícil (Jeejeebhoy et al., 2015). Nenhum profissional reúne experiência suficiente em reanimações nessas circunstâncias, o que torna o treinamento e o uso de protocolos e fluxogramas fundamental para otimizar o processo e melhorar o prognóstico das pacientes e de seus fetos (Schaap et al., 2019).

É de fundamental importância que todo profissional que atende em urgências, mesmo que não obstétricas, esteja familiarizado com as peculiaridades da reanimação da paciente gestante. Nesses casos, ela envolve desde as pequenas modificações que precisam ser feitas até mesmo a decisão e a realização em tempo adequado da cesárea *perimortem*, pois essa medida faz parte das manobras de reanimação da mulher gestante e todo profissional deve estar preparado para isso, se necessário.

As causas mais comuns relatadas de parada cardiorrespiratória (PCR) na gravidez são hemorragia, TEP, embolia por líquido amniótico (ELA), doença cardíaca, sepse, complicações anestésicas e traumatismo. A taxa de sobrevivência materna e fetal é variável, de acordo com a causa da PCR. A sobrevivência materna alterna entre 17 e 59% e a fetal de 61 a 80%, com aproximadamente 88 a 100% dos neonatos sobreviventes neurologicamente intactos (Rose et al., 2015; Beckett et al., 2017; Balki et al., 2017; Zelop et al., 2018; Schaap et al., 2019).

Em algumas séries, o aumento de casos de PCR na gestação tem sido acompanhado por melhora do prognóstico das mulheres, com aumento da frequência de retorno à circulação espontânea e mesmo sobrevivência e alta hospitalar (Mhyre et al., 2014; Balki et al., 2017; Beckett et al., 2017; Schaap et al., 2019). É possível que a melhora do prognóstico reflita, principalmente, o proporcional aumento das causas de PCR relacionadas a complicações anestésicas que têm aumentado muito nos últimos anos e que são responsáveis por PCR não apenas testemunhadas, como mais fáceis de serem revertidas. Esse resultado não é uniforme e tem sido sugerido que, além da causa da PCR, a qualidade da reanimação cardiopulmonar (RCP), que é influenciada diretamente pelo treinamento adequado da equipe, modifica sua taxa de sucesso (Zelop et al., 2018).

Durante a RCP, deve-se buscar mentalmente as principais causas tratáveis e, além da regra dos 5H e 5T, que se utiliza em pacientes em geral, sugere-se usar um mnemônico com causas relacionadas à gestação (Tabela 85.2).

Não existem ensaios clínicos nem estudos que avaliem gestantes de forma separada, ou mesmo que as incluam em um contexto de parada. Toda a descrição dos procedimentos, desde o diagnóstico até o retorno ao ritmo sinusal (RSS) ou finalização das manobras de reanimação, será feita de acordo com as diretrizes da American Heart Association (AHA) publicadas em 2010 (AHA, 2010), atualizadas em 2015 (AHA, 2015) e, posteriormente, em 2019 (AHA, 2019). Chamamos a atenção para a edição de 2015 da diretriz que apresentou um direcionamento especial para a paciente gestante e para a RCP nesse período. Um material complementar direcionado especificamente para a PCR na gestante foi publicado pela AHA, por Farida Jeejeebhoy (Jeejeebhoy et al., 2015), e que se destaca com diversas reflexões sobre o tema.

Tabela 85.2 Busca por causa tratável.

Etiologia da parada cardíaca	
A	**A**nestesia/**A**cidentes
B	Sangramentos (**B**leeding)
C	**C**ardiovascular
D	**D**rogas
E	**E**mbolias
F	**F**ebre
G	Causas **G**erais (não obstétricas)
H	**H**ipertensão

Causas gerais => 5H e 5T	
• Hipovolemia	• Pneumotórax hipertensivo (tórax)
• Hipoxia	• Tamponamento
• Hipercalcemia	• Toxinas
• Hipotermia	• Trombose (embolia)
• H + íons (acidose)	• Trombose (infarto)

Adaptada de Jeejeebhoy et al., 2015

Diagnóstico

- Desde a diretriz de 2015, o diagnóstico de PCR é realizado dentro de um ambiente hospitalar, em pessoas não contactantes, com respiração agônica ou ausente, após três chamados com estímulo esternal.[a] Diante dessa situação, deve-se imediatamente iniciar RCP com a massagem cardíaca externa (MCE).

Conduta

Pontos-chave:

- **Ajuda:** como toda emergência, é necessária uma equipe completa para reanimar uma paciente e, assim que o diagnóstico for estabelecido, todos devem ser convocados para a reanimação de forma clara e precisa
- **Comando:** em uma PCR, um membro da equipe deve tomar a frente e assumir o comando da parada, coordenando toda a reanimação e controlando a situação. Esse membro, habitualmente, é

---

[a]Profissionais de saúde podem, durante os estímulos (10 segundos), buscar pulso central, mas não retardar a reanimação cardiopulmonar tentando localizá-los.

o mais experiente e deve designar tarefas aos demais, mantendo a calma e garantindo que o protocolo seja seguido

- **Trabalho em equipe:** sem um trabalho em equipe coordenado, com cada membro desempenhando uma função de forma ordenada, não existirá uma boa resposta a um evento de PCR. Dentro da equipe, alguém deve ser designado pelo coordenador para **cronometrar o tempo** da PCR e os tempos dos ciclos de massagem, fármacos e desfibrilação
- **Resposta em cadeia fechada:** todo comando dado pelo coordenador da PCR deve ser respondido ao coordenador em cadeia fechada, de modo que se confirme que aquele procedimento tenha sido efetivamente realizado.

Posicionamento

- Útero: para fins de RCP, não é necessário estabelecimento rigoroso da idade gestacional, pois o mais importante é o efeito hemodinâmico que o útero gravídico causa na mulher. Desta maneira, desde a diretriz de 2015, simplificou-se a avaliação uterina, definindo-se que se o órgão se encontra acima da cicatriz umbilical, ele é grande o suficiente para causar alterações hemodinâmicas e compressão aortocava e merece ser desviado para a esquerda (Figura 85.7). Não se recomenda mais o uso de inclinação da própria paciente com pranchas, compressas ou equipamentos, pois esses métodos diminuem a eficiência da massagem cardíaca
- Membros inferiores: alguém da equipe deve providenciar a elevação dos membros inferiores (MMII). Essa medida é muito importante, pois um volume significativo de sangue fica represado nos MMII na gestante em decorrência da dificuldade de retorno venoso, e essa elevação permite a otimização das manobras de reanimação. O ideal é que seja providenciado um suporte com algum equipamento que pode ser a elevação do próprio leito, o uso de almofadas triangulares, ou até mesmo de uma bola de Bobat (bola suíça), se disponível, para que o membro da equipe possa voltar a colaborar em outra função da RCP.

Mnemônico de reanimação: CABD

- **C:** a letra "C" representa a MCE (*compressions*), e é o ponto mais importante de toda a RCP. Deve ser iniciada imediatamente após o diagnóstico e mantida com interrupções mínimas, a fim de garantir uma perfusão adequada miocárdica substancialmente mais elevada. As compressões torácicas devem ser realizadas com as mãos, uma posicionada sobre a outra no esterno, entre o terço

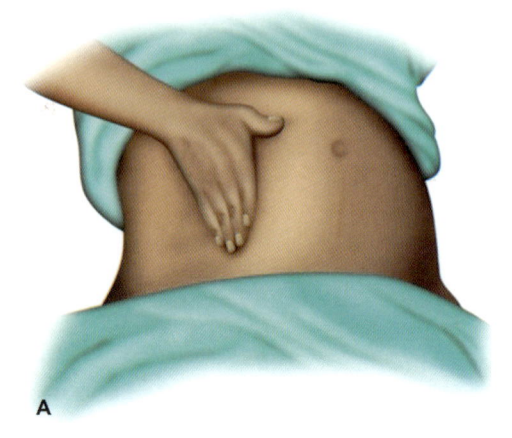
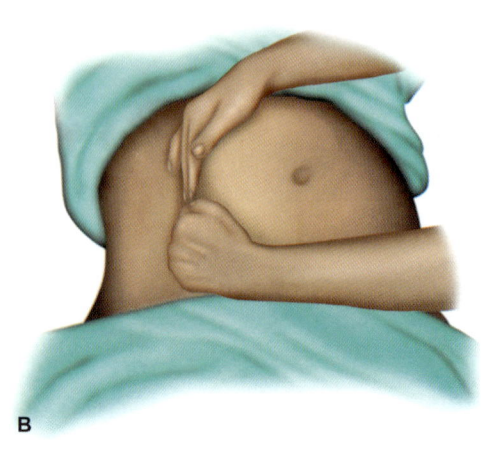

A   B

Figura 85.7 Deslocamento manual uterino. **A.** Técnica com uma das mãos. **B.** Técnica com duas mãos. (Adaptada de AHA, 2015.)

médio e o terço inferior. Na gestante, principalmente no fim da gestação, recomenda-se que as mãos, sejam colocadas um pouco mais altas (Figura 85.8). As compressões devem ser feitas em uma **frequência de 100 a 120 por minuto** e com uma **profundidade de 5 a 6 cm**, permitindo-se que o tórax retorne e se expanda após cada compressão. Manter essa velocidade e essa profundidade é fundamental para que o coração se encha novamente após cada massagem, garantindo um débito cardíaco adequado. As compressões devem ser mantidas e somente interrompidas para checar o ritmo da parada e desfibrilação, se necessário. Aproveita-se esse momento para checar pulsos e trocar o massageador, já que após 2 minutos de massagem, a eficiência do massageador começa a diminuir.

- **A:** manter a permeabilidade das vias respiratórias (*airways*) deve ser a medida inicial, enquanto o material de RCP chega ao local de reanimação. O **posicionamento** da cabeça deve ser realizado com a manobra de leve extensão e suspensão da mandíbula (Figura 85.9). Em seguida, deve-se iniciar utilizar a **cânula de Guedel** para

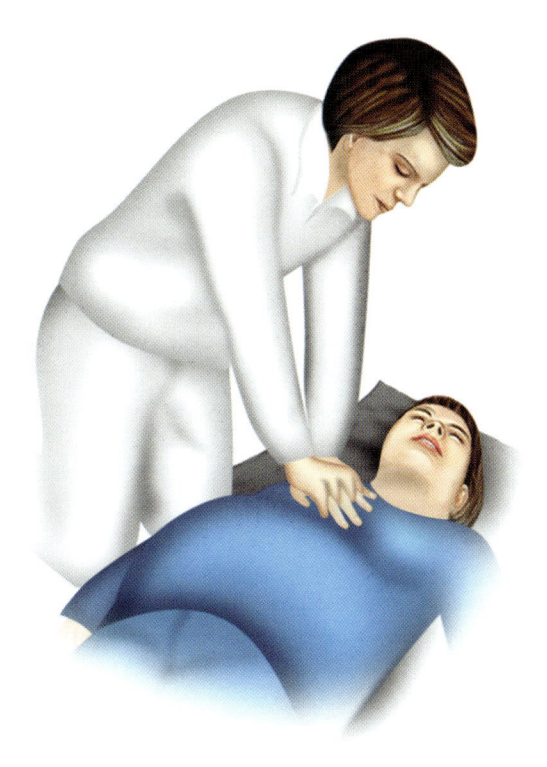

Figura 85.8 Massagem cardíaca externa. (Adaptada de MS, 2000.)

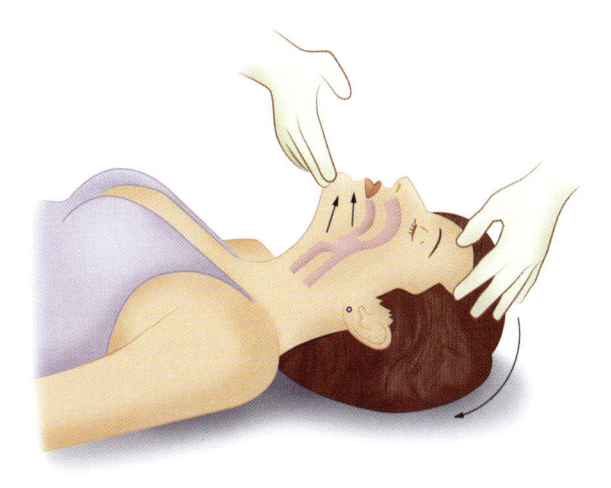

Figura 85.9 Posicionamento da cabeça com hiperextensão do pescoço.

estabelecer uma via respiratória provisória e iniciar ventilação **ambu-máscara**, enquanto se estabelece via respiratória definitiva.

A via respiratória na gestante é um grande desafio. Se por um lado existe um risco de dessaturação mais precoce e menor tolerância a hipoxia, o que privilegiaria a conduta mais agressiva em relação ao estabelecimento da via respiratória definitiva, toda gestante é considerada uma paciente com via respiratória difícil. A diretriz de 2015 do AHA indica que, considerando que muitas vezes os primeiros socorristas de gestantes, geralmente obstetras, não têm grande experiência com via respiratória, devem privilegiar a ventilação ambu-máscara e solicitar ajuda de um laringoscopista experiente que, habitualmente, no plantão de obstetrícia, é o anestesista. Existe a recomendação de que não sejam feitas mais que duas tentativas de laringoscopias, pois levariam a traumatismos e sangramento em via respiratória e interrupções na RCP. Preferir a máscara laríngea como instrumento de resgate, de fácil utilização. Nas diretrizes mais recentes do AHA, de 2019, as recomendações gerais de via respiratória, não especificando o estado gestacional, colocam como opcional o uso de ambu-máscara ou ambu-TOT para RCP

- **B:** para ventilação (*breathing*) na PCR, recomenda-se a suplementação com oxigênio a 100%, o que tem especial importância na gestação, já que existe uma propensão a mais rápida dessaturação. Enquanto não for estabelecida a via respiratória definitiva, deve-se manter duas ventilações para cada 30 massagens cardíacas (2:30). Após o estabelecimento da via respiratória, a contagem de ventilações e massagens se dá de forma independente e se mantêm 8 a 10 ventilações

- **D** (desfibrilação): a desfibrilação é prioridade precoce na RCP. Porém, exceto na rara eventualidade em que a PCR é flagrada no monitor, reconhecendo-se um ritmo chocável e o desfibrilador já esteja pronto para descarregar, deve-se sempre iniciar a RCP com massagem cardíaca, preparar toda a desfibrilação (carregar o desfibrilador, deixando-o pronto para utilização caso seja necessário) e, nesse momento, checar o ritmo, realizando a desfibrilação, se indicada. Os ritmos em que a desfibrilação está indicada são a **fibrilação ventricular** (FV) e a **taquicardia ventricular** sem pulso (TV), chamados de **ritmos chocáveis**. Os **ritmos não chocáveis** são a **atividade elétrica sem pulso** (AESP) e a **assistolia** (Figura 85.10). Deve-se utilizar os desfibriladores bifásicos; a cada ciclo os choques são únicos e utilizam-se cargas de 120 a 200 J. A posição das pás é a mesma das pessoas não gestantes.

Fármacos

- Acesso venoso: não é uma prioridade inicial, mas deve ser providenciado enquanto a RCP começa a ser realizada por algum membro da equipe multiprofissional, e deve estar disponível após o fim do estabelecimento do ritmo. Isso porque pode ser necessário para administração de medicamentos. O acesso venoso deve ser estabelecido com **cateter calibroso** em **veia de membro superior**; como **segunda opção** recomenda-se a **via intraóssea** (IO). Caso não estejam disponíveis, uma veia central é a última opção. Não é recomendável o uso de veias abaixo do diafragma. Após a administração de cada dose de medicação, lembrar de

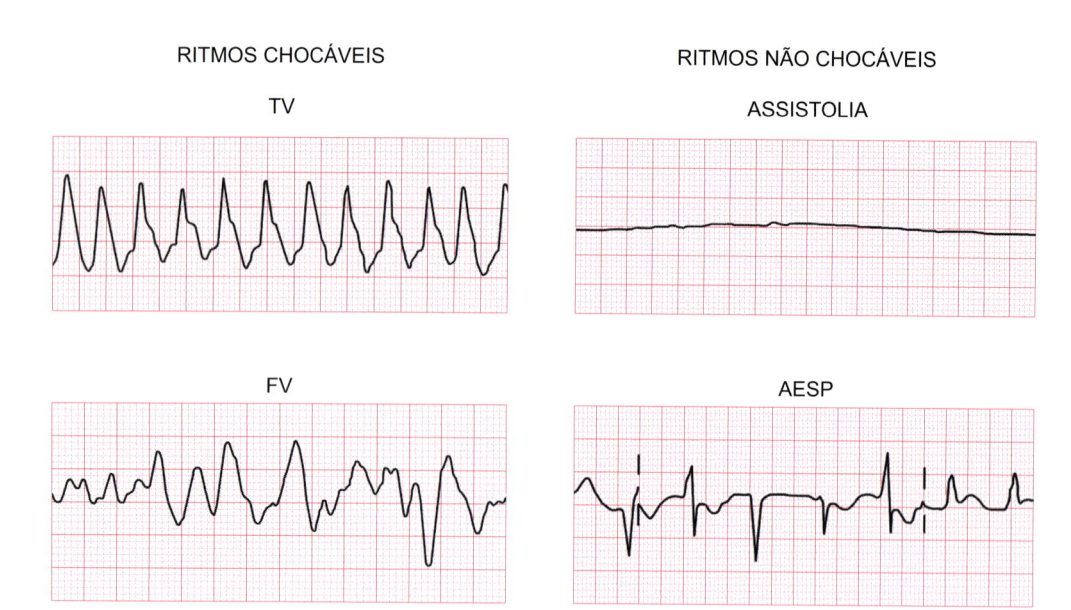

RITMOS CHOCÁVEIS	RITMOS NÃO CHOCÁVEIS
TV	ASSISTOLIA
FV	AESP

Figura 85.10 Ritmos cardíacos na parada cardíaca. *AESP*, atividade elétrica sem pulso; *FV*, fibrilação ventricular; *TV*, taquicardia ventricular.

administrar 20 mℓ de solução salina e elevar o membro superior onde for administrada a solução para garantir que o medicamento chegue à circulação central

- **Epinefrina:** é de fundamental importância identificar o ritmo da PCR. Isso porque seu prognóstico é influenciado com o uso da substância. Logo após o reconhecimento desse ritmo, em caso não chocável, deve-se utilizar epinefrina intravenosa (IV). Já em casos de ritmo chocável, a epinefrina deve ser utilizada após falha dos primeiros choques sem retorno ao ritmo, logo após o segundo choque. Ela deve ser administrada na dose de 1 mg IV ou IO, a cada 3 a 5 min. Não existe vantagem no uso da vasopressina na PCR
- **Amiodarona:** a amiodarona deve ser administrada em casos de ritmo chocável resistente sem retorno ao normal, logo após a terceira tentativa. A dose deve ser 300 mg IV em *bolus*, podendo ser repetida com mais 150 mg.

O ciclo

- Um ciclo de RCP (Figura 85.11) tem a duração de dois minutos e inclui:
  - MCE de alta qualidade
    - 100 a 120 compressões/minuto
    - 5 a 6 cm de profundidade
    - Retorno do tórax
  - Ventilação adequada
    - 2 ventilações/30 massagens (caso não haja via respiratória definitiva)
    - 8 a 10/minutos (caso haja via respiratória definitiva)
- Durante o ciclo, preparar para desfibrilação e deixar fármacos prontos
- Ao fim de cada ciclo
  - Checar ritmo da PCR
    - Se chocável (TV/FV) → choque 200 J (após desligar O_2 e pedir para todos se afastarem)
      - Após segundo choque → epinefrina 1 mg IV a cada 3 a 5 min
      - Após terceiro choque → amiodarona 300 mg
    - Se não chocável (AESP/assistolia) → epinefrina 1 mg a cada 3 a 5 min
  - Checar pulsos

Cesárea *perimortem*

- A cesárea *perimortem* (Katz et al., 1986; Katz, 2005; Katz, 2012; Jeejeebhoy et al., 2015; AHA, 2015) atualmente faz parte dos procedimentos de reanimação da gestante, e todos aqueles que trabalham em urgências e estão expostos a receber gestantes em PCR precisam estar preparados para realizar o procedimento. Desde um estudo clássico que se baseou na chance de sobrevivência intacta de fetos, e no qual se observou também aumento da sobrevivência materna, determinou-se que, se até 4 min de reanimação a gestante não apresentasse retorno ao ritmo sinusal, deveria-se iniciar uma cesariana para retirada do concepto até o 5º minuto. Isso ficou conhecido como "regra dos 4 minutos"
- Em 2015, a diretriz da AHA ressaltou a importância do procedimento em todo útero acima da cicatriz umbilical, independentemente da vitalidade do feto, pois os efeitos mais importantes seriam o alívio da compressão aortocava e a autotransfusão materna com a retirada do feto. Isso otimiza a reanimação da mãe, melhorando as chances de RSS
- A diretriz enfatiza que essa intervenção deve ser realizada no local onde ocorreu a PCR (intra-hospitalar), sem necessidade de procedimentos antissépticos, ou, se feitos, devem ser bastante abreviados (p. ex., derramar solução de clorexedina sobre a parede abdominal) e sem necessidade instrumental, exceto um bisturi
- É necessário apenas equipe para que a reanimação prossiga durante o procedimento. A técnica é simplificada, com incisão mediana infraumbilical, incisão corporal do útero (6 a 7 cm), remoção do concepto e da placenta, e sutura posterior realizada por planos (Figura 85.12).
- Lembrar de realizar antibioticoterapia profilática e ocitocina profilática.

Posteriormente, um estudo chamou a atenção que, quando as pessoas se fixam na regra dos 4 minutos, muitas vezes o procedimento só começa a ser feito mais tarde. Assim, os autores propõem que a intenção de realizar a cesárea *perimortem* já seja pensada e decidida a partir do momento da PCR. Uma vez que a equipe toda seja mobilizada até o local, provavelmente se conseguirá efetivamente realizar a retirada fetal com o tempo recomendado (Benson et al., 2016).

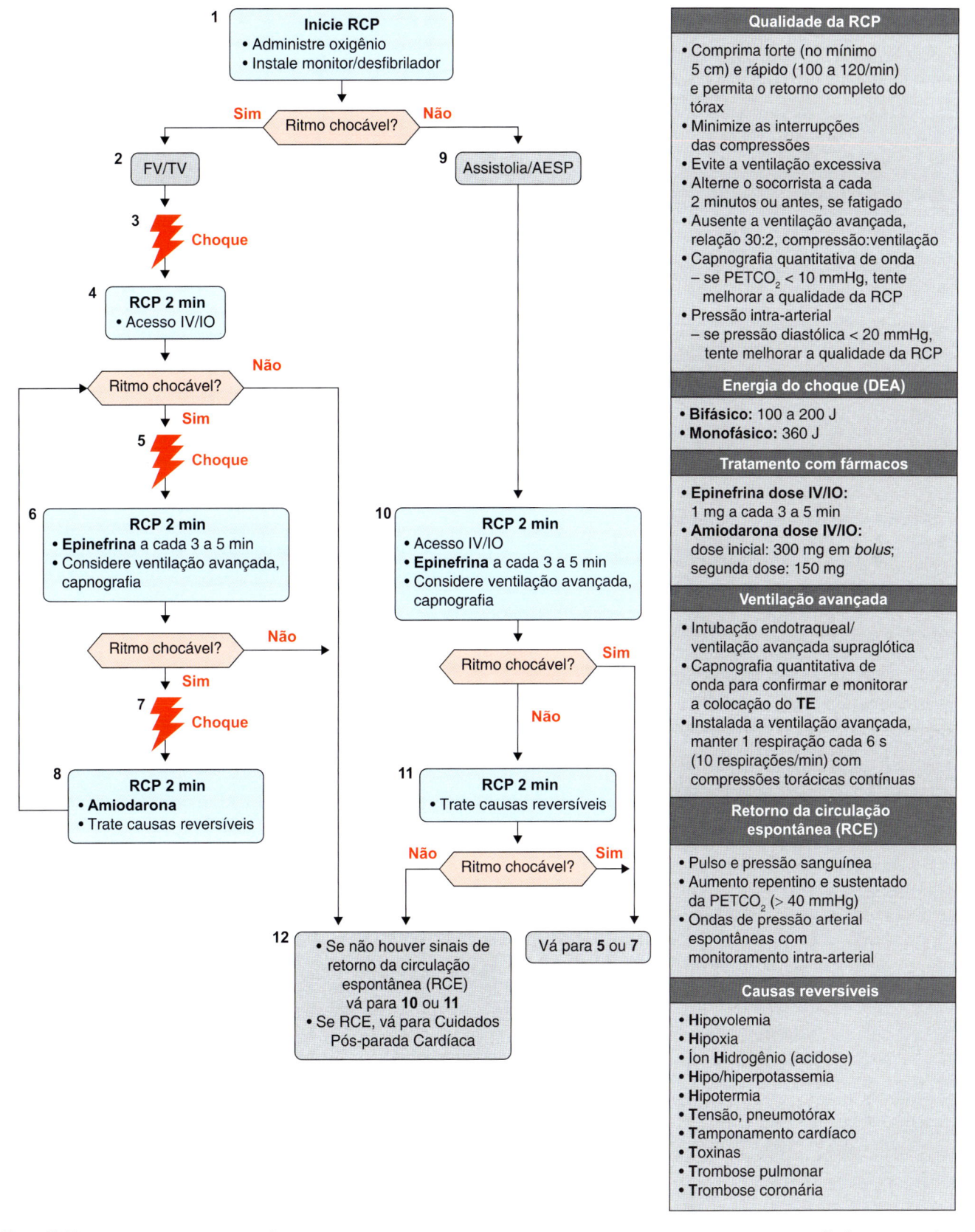

Figura 85.11 Algoritmo do suporte avançado de vida. *AESP,* atividade elétrica sem pulso; *DEA,* desfibrilador externo automático; *FV,* fibrilação ventricular; *IO,* via intraóssea; *IV,* via intravenosa; *PETCO₂,* pressão parcial de dióxido de carbono ao fim da expiração; *RCP,* reanimação cardiopulmonar; *TE,* tubo endotraqueal; *TV,* taquicardia ventricular. (Adaptada de AHA, 2015).

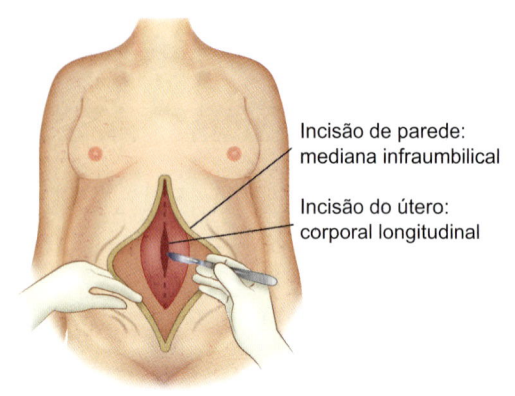

Incisão de parede:
mediana infraumbilical

Incisão do útero:
corporal longitudinal

Figura 85.12 Cesária *perimortem*.

Unindo o ciclo de RCP da AHA já apresentado na Figura 85.11 com as alterações próprias da gestação, apresentamos o fluxograma que inclui adaptações para esse momento da vida e prevê a realização da cesárea *perimortem* (Figura 85.13).

Limite de terapêutica

- Após 30 min de RCP, se a paciente não apresentar retorno da circulação espontânea o prognóstico neurológico é muito desfavorável. Por isso, persistir com as manobras de reanimação pode ser um procedimento fútil
- A decisão de suspender a reanimação, no entanto, é difícil por se tratar geralmente de mulheres jovens com filhos pequenos.

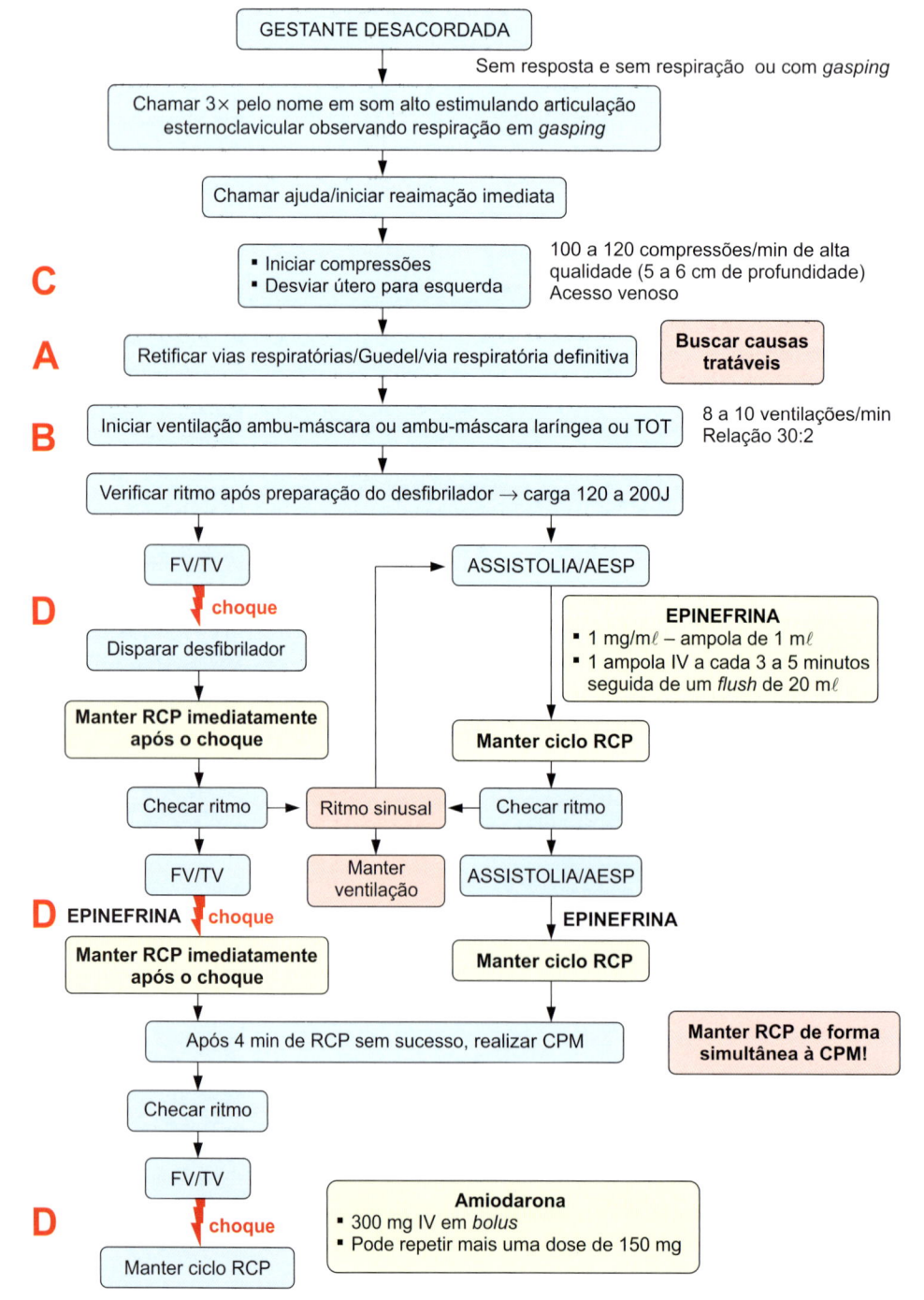

Figura 85.13 Algoritmo do suporte avançado de vida na gestante do Instituto de Medicina Integral Prof. Fernando Figueira (IMIP). *AESP*, atividade elétrica sem pulso; *CPM*, cesariana perimortem; *FV*, fibrilação ventricular; *IO*, via intraóssea; *IV*, via intravenosa; *RCP*, reanimação cardiopulmonar; *TOT*, tubo orotraqueal; *TV*, taquicardia ventricular.

Registro

Toda reanimação deve ser minunciosamente registrada no prontuário, incluindo horário de início e término. Assim como todos os procedimentos realizados, medicamentos e doses, número de choques e ritmos da PCR.

Bibliografia

Ait-Oufella H, Bourcier S, Alves M, et al. Alteration of skin perfusion in mottling area during septic shock. Ann Intensive Care. 2013;3:31.

Al Jalbout N, Balhara KS, Hamade B, Hsieh YH, Kelen GD, Bayram JD. Shock index as a predictor of hospital admission and inpatient mortality in a US national database of emergency departments. Emerg Med J. 2019;36(5):293-7.

Angus DC, van der Poll T. Severe sepsis and septic shock. N Engl J Med. 2013;369(9):840-51.

Annane D, Renault A, Brun-Buisson C, et al.; CRICS-TRIGGERSEP Network. Hydrocortisone plus fludrocortisone for adults with septic shock. N Engl J Med. 2018;378(9):809-18.

Balki M, Liu S, León JA, Baghirzada L. Epidemiology of cardiac arrest during hospitalization for delivery in Canada: a nationwide study. Anesth Analg. 2017;124(3):890-7.

Beckett VA, Knight M, Sharpe P. The CAPS Study: incidence, management and outcomes of cardiac arrest in pregnancy in the UK: a prospective, descriptive study. BJOG. 2017;124(9):1374-81.

Benson MD, Padovano A, Bourjeily G, Zhou Y. Maternal collapse: Challenging the four-minute rule. EBioMedicine. 2016;6:253-7.

Caironi P, Tognoni G, Masson S, et al.; ALBIOS Study Investigators. Albumina replacement in patients with severe sepse or septic shock. N Engl J Med. 2014;370(15):1412-21.

Callaway CW, Donnino MW, Fink EL, et al. Part 8: Post-Cardiac Arrest Care: 2015 American Heart Association Guidelines Update for Cardiopulmonary Resuscitation and Emergency Cardiovascular Care. Circulation. 2015;132(18 Suppl 2):S465-82.

Cardenas-Garcia J, Schaub KF, Belchikov YG, Narasimhan M, Koenig SJ, Mayo PH. Safety of peripheral intravenous administration of vasoactive medication. J Hosp Med. 2015;10(9):581-5.

Cartin-Ceba R, Gajic O, Iyer VN, Vlahakis NE. Fetal outcomes of critically ill pregnant women admitted to the intensive care unit for nonobstetric causes. Crit Care Med. 2008;36(10):2746-51.

Cecconi M, De Backer D, Antonelli M, et al. Consensus on circulatory shock and hemodynamic monitoring. Task force of the European Society of Intensive Care Medicine. Intensive Care Med. 2014;40(12):1795-815.

Charpentier J, Mira JP. EARSS Study Group: Efficacy and tolerance of hyperoncotic albumina administration in septic shock patients: the EARSS study [abstract]. Intensive Care Med. 2011;37(Suppl 2):S115-0438.

De Backer D. Detailing the cardiovascular profile in shock patients. Crit Care. 2017;21(Suppl 3):311.

Dumas G, Lavillegrand JR, Joffre J, et al. Mottling score is a strong predictor of 14-day mortality in septic patients whatever vasopressor doses and other tissue perfusion parameters. Crit Care. 2019;23:211.

Finfer S, Bellomo R, Boyce N, French J, Myburgh J, Norton R; SAFE Study Investigators. A comparison of albumin and saline for fluid resuscitation in the intensive care unit. N Engl J Med. 2004;350(22):2247-56.

Fitzpatrick KE, van den Akker T, Bloemenkamp KWM, et al. Risk factors, management, and outcomes of amniotic fluid embolism: A multicountry, population-based cohort and nested case-control study. PLoS Med. 2019;16(11):e1002962.

Grensemann J. Cardiac output monitoring by pulse contour analysis, the technical basics of less-invasive techniques. Front Med (Lausanne). 2018;5:64.

Haase N, Perner A, Hennings LI, et al. Hydroxyethyl starch 130/0.38-0.45 versus crystalloid or albumin in patients with sepsis: systematic review with meta-analysis and trial sequential analysis. BMJ. 2013;346:f839.

Hernández G, Ospina-Tascón GA, Damiani LP, et al.; The ANDROMEDA SHOCK Investigators and the Latin America Intensive Care Network (LIVEN). Effect of a resuscitation strategy targeting peripheral perfusion status vs serum lactate levels on 28-day mortality among patients with septic shock: The ANDROMEDA-SHOCK Randomized Clinical Trial. JAMA. 2019;321(7):654-64.

Hylands M, Moller MH, Asfar P, et al. A systematic review of vasopressor blood pressure targets in critically ill adults with hypotension. Can J Anaesth. 2017;64(7):703-15.

Jeejeebhoy FM, Zelop CM, Lipman S, et al.; American Heart Association Emergency Cardiovascular Care Committee, Council on Cardiopulmonary, Critical Care, Perioperative and Resuscitation, Council on Cardiovascular Diseases in the Young, and Council on Clinical Cardiology. Cardiac Arrest in Pregnancy: A Scientific Statement From the American Heart Association. Circulation. 2015;132(18):1747-73.

Katz VL. Perimortem cesarean delivery: its role in maternal mortality. Semin Perinatol. 2012;36:68-72.

Katz V, Balderston K, DeFreest M. Perimortem cesarean delivery: were our assumptions correct? Am J Obstet Gynecol. 2005;192(6):1916-20; discussion 1920-1.

Katz VL, Dotters DJ, Droegemueller W. Perimortem cesarean delivery. Obstet Gynecol. 1986;68(4):571-6.

Lavonas EJ, Drennan IR, Gabrielli A, et al. Part 10: Special Circumstances of Resuscitation: 2015 American Heart Association Guidelines Update for Cardiopulmonary Resuscitation and Emergency Cardiovascular Care. Circulation. 2015;132(18 Suppl 2):S501-18.

Lescouflair T, Figura R, Tran A, Kilic A. Adult veno-arterial extracorporeal life support. J Thorac Dis. 2018;10(Suppl 15):S1811-8.

Levi M, van der Poll T. Inflammation and coagulation. Crit Care Med. 2010;38(2 Suppl):S26-34.

Lewis G, editor. The Confidential Enquiry into Maternal and Child Health (CEMACH) Saving Mothers' Lives: Reviewing Maternal Deaths to Make Motherhood Safer- 2003–2005. The Seventh Report of the Confidential Enquiries into Maternal Deaths in the United Kingdom. London (UK): CEMACH; 2007.

Lier H, von Heymann C, Korte W, Schlembach D. Peripartum haemorrhage: haemostatic aspects of the new German PPH guideline. Transfus Med Hemother. 2018;45(2):127-35.

Link MS, Berkow LC, Kudenchuk PJ, et al. Part 7: Adult Advanced Cardiovascular Life Support: 2015 American Heart Association Guidelines Update for Cardiopulmonary Resuscitation and Emergency Cardiovascular Care. Circulation. 2015;132(18 Suppl 2):S444-64.

LoVerde D, Iweala OI, Eginli A, Krishnaswamy G. Anaphylaxis. Chest. 2018;153(2):528-43.

Magder S. Bench-to-bedside review: An approach to hemodynamic monitoring--Guyton at the bedside. Crit Care. 2012;16(5):236.

Mander R, Smith GD. Saving Mothers' Lives (formerly Why Mothers die): reviewing maternal deaths to make motherhood safer 2003-2005. Midwifery. 2008;24:8-12.

Marik PE. Lactate guided resuscitation-nothing is more dangerous than conscientious foolishness. J Thorac Dis. 2019;11(Suppl 15):S1969-S1972.

Mhyre JM, Tsen LC, Einav S, Kuklina EV, Leffert LR, Bateman BT. Cardiac arrest during hospitalization for delivery in the United States, 1998-2011. Anesthesiology. 2014;120(4):810-8.

Monnet X, Marik PE, Teboul JL. Prediction of fluid responsiveness: an update. Ann Intensive Care. 2016;6:111.

Monnet X, Teboul JL. Transpulmonary thermodilution: advantages and limits. Crit Care. 2017;21:147.

Myburgh JA, Finfer S, Bellomo R, et al.; CHEST Investigators; Australian and New Zealand Intensive Care Society Clinical Trials Group. Hydroxyethyl starch or saline for fluid resuscitation in intensive care. N Engl J Med. 2012;367(20):1901-11.

Nag DS, Datta MR, Samaddar DP, Panigrahi B. Cardiac arrest following acute puerperal uterine inversion. BMJ Case Rep. 2015;2015:bcr2014207175.

National Heart, Lung, and Blood Institute Acute Respiratory Distress Syndrome (ARDS) Clinical Trials Network, Wiedemann HP, Wheeler AP, Bernard GR, et al. Comparison of two fluid-management strategies in acute lung injury. N Engl J Med. 2006;354(24):2564-75.

Neumar RW, Shuster M, Callaway CW, et al. Part 1: Executive Summary: 2015 American Heart Association Guidelines Update for Cardiopulmonary Resuscitation and Emergency Cardiovascular Care. Circulation. 2015;132(18 Suppl 2):S315-67.

Nevin DG, Brohi K. Permissive hypotension for active haemorrhage in trauma. Anaesthesia. 2017;72(12):1443-8.

Panchal AR, Berg KM, Hirsch KG, et al. 2019 American Heart Association focused update on advanced cardiovascular life support: use of advanced airways, vasopressors, and extracorporeal cardiopulmonary resuscitation during cardiac arrest: an update to the American Heart Association guidelines for cardiopulmonary resuscitation and emergency cardiovascular care. Circulation. 2019,140(24):e881-c894.

Rhodes A, Evans LE, Alhazzani W, et al. Surviving Sepsis Campaign: international guidelines for management of sepsis and septic shock: 2016. Intensive Care Med. 2017;43(3):304-77.

Rose CH, Faksh A, Traynor KD, Cabrera D, Arendt KW, Brost BC. Challenging the 4- to 5-minute rule: from perimortem cesarean to resuscitative hysterotomy. Am J Obstet Gynecol. 2015;213(5):653-6, 653.e1.

Russell JA. Vasopressor therapy in critically ill patients with shock. Intensive Care Med. 2019;45(11):1503-17.

SAFE Study Investigators, Finfer S, McEvoy S, Bellomo R, et al. Impact of albumin compared to saline on organ function and mortality of patients with severe sepsis. Intensive Care Med. 2011;37:86-96.

Schaap TP, Overtoom E, van den Akker T, Zwart JJ, van Roosmalen J, Bloemenkamp KWM. Maternal cardiac arrest in the Netherlands: A nationwide surveillance study. Eur J Obstet Gynecol Reprod Biol. 2019;237:145-50.

Schumann J, Henrich EC, Strobl H, et al. Inotropic agents and vasodilator strategies for the treatment of cardiogenic shock or low cardiac output syndrome. Cochrane Database Syst Rev. 2018;1:CD009669.

Self WH, Semler MW, Wanderer JP, et al.; SALT-ED Investigators. Balanced crystalloids versus saline in noncritically ill adults. N Engl J Med. 2018;378(9):819-28.

Semler MW, Self WH, Wanderer JP, et al.; SMART Investigators and the Pragmatic Critical Care Research Group. Balanced crystalloids versus saline in critically ill adults. N Engl J Med. 2018;378(9):829-39.

Shankar-Hari M, Phillips GS, Levy ML, et al.; Sepsis Definitions Task Force. developing a new definition and assessing new clinical criteria for septic shock: for the Third International Consensus Definitions for Sepsis and Septic Shock (Sepsis-3). JAMA. 2016;315(8):775-87.

Shokoohi H, Boniface KS, Pourmand A, et al. Bedside ultrasound reduces diagnostic uncertainty and guides resuscitation in patients with undifferentiated hypotension. Crit Care Med. 2015;43(12):2562-9.

Singer M, Deutschman CS, Seymour CW, et al. The Third International Consensus Definitions for Sepsis and Septic Shock (Sepsis-3). JAMA. 2016;315(8):801-10.

Sossdorf M, Marx S, Schaarschmidt B, Otto GP, Claus RA, Reinhart K. HES 130/0.4 impairs haemostasis and stimulates pro-inflammatory blood platelet function. Crit Care. 2009;13(6):R208.

The National Heart, Lung, and Blood Institute Acute Respiratory Distress Syndrome (ARDS) Clinical Trials Network. Comparison of two fluid-management strategies in acute lung injury. N Engl J Med. 2006;Suppl:S26-S34.

Travers AH, Rea TD, Bobrow BJ, et al. Part 4: CPR overview: 2010 American Heart Association Guidelines for Cardiopulmonary Resuscitation and Emergency Cardiovascular Care. Circulation. 2010;122(18 Suppl 3):S676-84.

Vanden Hoek TL, Morrison LJ, Shuster M, et al. Part 12: cardiac arrest in special situations: 2010 American Heart Association Guidelines for Cardiopulmonary Resuscitation and Emergency Cardiovascular Care. Circulation. 2010;122(18 Suppl 3):S829-61.

Venkatesh B, Finfer S, Cohen J, et al.; ADRENAL Trial Investigators and the Australian–New Zealand Intensive Care Society Clinical Trials Group. Adjunctive glucocorticoid therapy in patients with septic shock. N Engl J Med. 2018;378(9):797-808.

Vincent JL, De Backer D. Circulatory shock. N Engl J Med. 2013;369(18):1726-34.

World Health Organization. Trends in maternal mortality 2000 to 2017: estimates by WHO, UNICEF, UNFPA, World Bank Group and the United Nations Population Division: executive summary. Geneva: World Health Organization; 2019.

Zelop CM, Einav S, Mhyre JM, et al.; American Heart Association's Get With the Guidelines-Resuscitation Investigators. Characteristics and outcomes of maternal cardiac arrest: A descriptive analysis of Get with the guidelines data. Resuscitation. 2018;132:17-20.

86

Trauma

Yara Lucia Mendes Furtado de Melo
Gutemberg Almeida
Maria Cristina Araujo Maya
Alessandra Lourenço Caputo Magalhães
Alberto Schanaider

Estima-se que, nas mulheres grávidas, possa ocorrer um trauma durante a gestação em uma frequência de 5 a 8%, causado, na maioria das vezes, por um mecanismo contundente. O trauma complica uma em cada 12 gestações e consiste na principal causa de morte materna de origem não obstétrica. Os acidentes automobilísticos ocorrem em maior proporção (48%), seguidos por quedas (25%), violência doméstica (17%) e acidentes por arma de fogo (4%).

As complicações do trauma incluem abortamento, contrações uterinas que evoluem para trabalho de parto prematuro, hemorragia feto-materna, rotura prematura de membranas ovulares, descolamento prematuro de placenta, rotura uterina, lesão fetal direta, fratura pélvica e embolia amniótica.

Os principais mecanismos do trauma na gravidez são: não penetrante (incluindo acidente automobilístico – colisão e atropelamento) e penetrante (lesão por arma de fogo e arma branca, agentes perfurantes ou perfurocontusos).

O entendimento das modificações no organismo materno é relevante para reconhecer a resposta da grávida ao trauma, assim como para estabelecer a conduta. Algumas alterações são: aumento do débito cardíaco, diminuição da pressão sanguínea, aumento do volume corrente respiratório, diminuição da hemoglobina, aumento do volume sanguíneo, deslocamento do intestino para o abdome superior, dilatação dos ureteres (principalmente o direito) e deslocamento da bexiga.

Na abordagem primária do atendimento à gestante, recomenda-se rápida análise dos sinais vitais (vias respiratórias, respiração, circulação e nível de consciência) e inclusão da investigação ultrassonográfica de hemoperitônio. Recomenda-se avaliar se há choque hemorrágico, dada a alta probabilidade de hemorragia intra-abdominal. Há de se considerar o aumento fisiológico do volume sanguíneo da gestante e que pode, mesmo sob condições de perdas sanguíneas expressivas, manter a estabilidade hemodinâmica, ocasião em que o feto já poderá estar em sofrimento, em regime de hipoperfusão. As gestantes só apresentarão evidências de choque ao perderem mais de 30% ou mais de 2.000 mℓ de volume sanguíneo. Aumento da frequência cardíaca acima de 100 bpm deve ser considerado suspeito.

Posteriormente ao atendimento materno, a equipe obstétrica é acionada para avaliação fetal, na qual será calculada a idade gestacional, bem como serão analisadas a localização placentária, a apresentação e a viabilidade fetal. Serão tomadas decisões em relação à gestação e/ou ao parto. Seguimento e vigilância da gestante devem ser mantidos, de preferência a partir da abordagem primária, quando assegurada a estabilidade hemodinâmica, uma vez que o choque cardiovascular materno lidera as causas de morte fetal no trauma.

Em casos de sangramento vaginal com idade gestacional ≥ 23 semanas, o toque vaginal deve ser evitado até que o exame ultrassonográfico exclua placenta prévia; entretanto, o exame especular poderá ser realizado.

A transferência para uma maternidade é recomendada quando o trauma não ameaçar a vida materna e caso o feto seja viável (≥ 23 semanas).

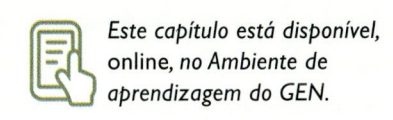

Este capítulo está disponível, online, no Ambiente de aprendizagem do GEN.

PARTE 6

Parto e Puerpério Patológicos

87

Parto Distócico (Discinesias, Distocias, Desproporção Cefalopélvica)

Aline Veras Morais Brilhante
Francisco Edson de Lucena Feitosa
Liduína de Albuquerque Rocha e Sousa

Parto distócico é aquele que difere do eutócico em razão de alguma perturbação nos mecanismos e nas fases do trabalho de parto. A condução, nesses casos, deve ser oportuna; ou seja, nem tardia, a ponto de culminar em um desfecho trágico, nem precoce, ancorada em intervenções desnecessárias, o que pode comprometer a segurança e os resultados do nascimento, aumentar as morbidades em curto e longo prazo e majorar o custo dos cuidados. Vale ressaltar que a prática baseada em evidências leva em consideração o cenário clínico completo, as evidências científicas disponíveis e a experiência do profissional e tem como cerne as preferências e os valores da mulher. O diagnóstico oportuno da distocia é, portanto, indissociável de uma avaliação consistente e atenta do progresso do trabalho de parto, aliada à comunicação efetiva com a mulher, de modo a fomentar a tomada de decisão compartilhada sobre seu plano de cuidados.

Nesse sentido, cabe a quem se propõe a prestar assistência obstétrica a responsabilidade de conhecer amplamente o processo fisiológico do trabalho de parto. O Consórcio sobre Trabalho de Parto Seguro (*Consortium on Safe Labor*), pesquisa de Zhang et al. (2010), foi um estudo observacional retrospectivo multicêntrico que abstraiu informações detalhadas sobre os partos ocorridos em 12 centros clínicos (com 19 hospitais), em nove distritos dos Estados Unidos entre 2002 e 2008, analisando dados referentes a 62.415 parturientes, que contribuiu para atualizar o entendimento sobre os limites do trabalho fisiológico na era moderna. Diversos outros estudos contribuíram para a moderna compreensão das curvas de evolução do trabalho de parto (Abalos et al., 2018), ao demonstrarem padrões diversos dos estudos publicados por Friedman na década de 1950 (Friedman, 1954; 1955).

As evidências mais atuais apontam que a caracterização clínica do parto disfuncional, bem como as condutas a serem adotadas, devem respeitar o estágio do trabalho de parto no qual se apresenta a distocia, e não em diagnósticos que ignorem o parto como evento dinâmico. O papel de quem assiste o parto é conhecer e respeitar o fisiológico, identificar o atípico oportunamente e intervir no patológico respeitando as evidências.

A crescente frequência de intervenções obstétricas, como o aumento do uso de ocitocina e a disseminação da operação cesariana, levantou preocupações para os profissionais e o público. Embora se ensine há décadas que o trabalho de parto normal deve progredir a uma velocidade de pelo menos 1 cm de dilatação cervical por hora, iniciando com 3 a 4 cm de dilatação, as pesquisas mais recentes (Zhang et al., 2010; Abalos et al., 2018) evidenciam que o parto pode progredir em uma velocidade mais lenta, de modo que os padrões anteriores podem não ser aplicáveis a um número substancial de parturientes. Desse modo, compreender o padrão fisiológico do trabalho de parto é um passo fundamental em direção a um gerenciamento ideal, que permita a identificação oportuna do parto disfuncional.

Prolongamento do primeiro estágio do trabalho de parto

Um primeiro estágio do trabalho de parto longo introduz riscos maternos e neonatais. Contudo, é importante destacar que as definições tradicionais de progressão anormal e parada do trabalho de parto foram atualizadas. Segundo a Organização Mundial da Saúde (OMS), recomenda-se o uso das seguintes definições do primeiro estágio do trabalho de parto e suas fases latente e ativa (WHO, 2018):

- Fase latente é um período de tempo caracterizado por contrações uterinas dolorosas e alterações variáveis do colo do útero, incluindo algum grau de apagamento e progressão mais lenta da dilatação, até atingir 5 cm. Uma duração padrão da fase latente não foi estabelecida e pode variar amplamente de uma mulher para outra

- Fase ativa é um período de tempo caracterizado por contrações uterinas dolorosas regulares, grau substancial de apagamento cervical e dilatação cervical maior que 5 cm de dilatação. A duração da fase ativa geralmente não se estende além 12 horas nas primíparas e além 10 horas nas multíparas.

Segundo o Consórcio sobre Trabalho de Parto Seguro (Zhang et al., 2010), o trabalho de parto pode levar mais de 6 horas para progredir de 4 a 5 cm e mais de 3 horas para progredir de 5 a 6 cm de dilatação. Nulíparas e multíparas progrediram em um ritmo semelhante até os 6 cm. No entanto, após 6 cm, o trabalho de parto acelera-se muito mais rápido nas multíparas do que nas nulíparas. A Figura 87.1 mostra os achados do Consórcio sobre Trabalho de Parto Seguro (Zhang et al., 2010), com as curvas médias de trabalho de parto por paridade em parto único, gestações a termo com início espontâneo de parto, parto vaginal e resultados neonatais normais. Desse modo, para o Consórcio sobre Trabalho de Parto Seguro (Zhang et al., 2010), como a fase ativa do trabalho de parto não começa até 6 cm de dilatação cervical, os padrões para o progresso do trabalho de parto na fase ativa não podem ser aplicados em dilatações cervicais menores, e um diagnóstico de parada do primeiro estágio do trabalho de parto não pode ser feito até esse momento.

Vale ressaltar que os dados obtidos pelo Consórcio sobre Trabalho de Parto Seguro indicam que, entre as nulíparas em trabalho de parto espontâneo, 65% das cesarianas por distocia ocorreram antes do segundo estágio do parto, e 28%, antes dos 6 cm de dilatação, ou seja, na fase latente. Entre as nulíparas com trabalho de parto induzido, 81% das cesarianas ocorreram antes do segundo estágio, e 53%, antes dos 6 cm (fase latente). Esses dados indicam a necessidade de cautela na indicação de cesarianas por trabalho de parto supostamente prolongado. É importante observar que o trabalho de parto lento, porém progressivo, pode ser eutócico, e não é uma indicação para cesariana (Hamilton et al., 2016; Bonet et al., 2019).

Em termos práticos, embora não seja consensual, o partograma ainda é a ferramenta recomendada para uma avaliação mais objetiva da evolução e parada do trabalho de parto (ver Capítulo 22) (WHO, 2018; Zhang et al., 2010). Contudo, dados do Consórcio sobre Trabalho Seguro (Zhang et al., 2010) sugerem que o tempo do trabalho de parto deve ser individualizado. A Figura 87.2 apresenta os percentis 95 da duração acumulada do trabalho de parto na admissão entre mulheres nulíparas a termo único com início espontâneo do trabalho de parto, parto vaginal e resultados neonatais normais encontrados por Zhang et al. (2010). Cada dilatação específica na admissão (2, 3, 4 ou 5 cm) teria, segundo Zhang et al. (2010), sua própria linha correspondente. A qualquer momento, no primeiro estágio, se o trabalho de parto de uma mulher cruza seu percentil 95 correspondente limite para o lado direito da curva, este poderia ser considerado como prolongado. No entanto, cabe lembrar que, no estudo original, todas as mulheres tiveram parto vaginal, mesmo quando a duração do trabalho de parto ultrapassou o percentil 95.

Um estudo, realizado a fim de avaliar a precisão da linha de alerta de partograma da OMS na identificação de mulheres em risco de desenvolver resultados adversos graves ao nascimento, evidencia que o trabalho de parto é um fenômeno extremamente variável, e a avaliação da dilatação cervical ao longo do tempo é um mau preditor de resultados adversos graves ao nascimento (Souza et al., 2018). A Figura 87.3 ilustra o progresso do trabalho de parto na população estudada. No painel superior, cada linha cinza representa o progresso de uma mulher individual sem resultados adversos graves ao nascimento, e cada linha vermelha representa o progresso de uma mulher individual com resultados adversos. No painel inferior, as curvas de trabalho para as mulheres no percentil 95 da curva de Zhang et al. (2010), sem aumento do trabalho de parto, são exibidas por grupo obstétrico. Dessa

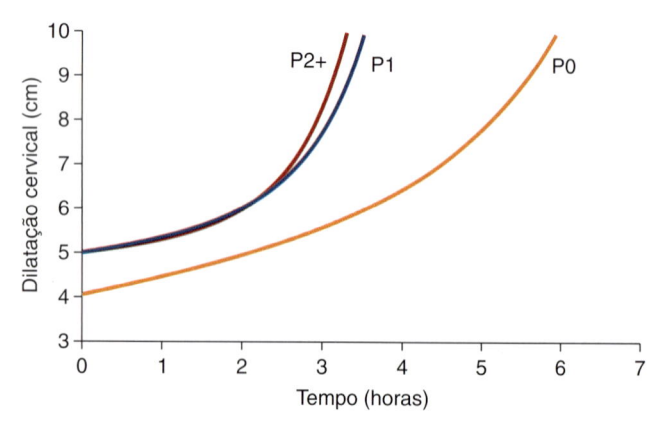

Figura 87.1 Curvas médias de trabalho de parto por paridade em parto único, gestações a termo com início espontâneo de parto, parto vaginal e resultados neonatais normais. *P0*, nulíparas; *P1*, mulheres de paridade 1; *P2 +*, mulheres com paridade 2 ou superior. (Adaptada de Zhang et al., 2010.)

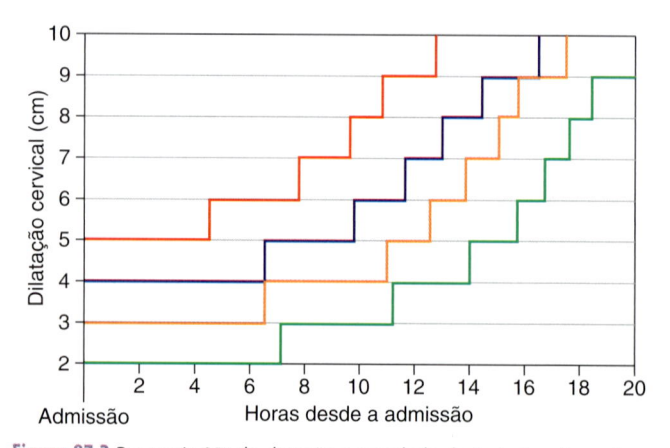

Figura 87.2 Percentis 95º da duração acumulada do trabalho de parto na admissão entre mulheres nulíparas a termo único com início espontâneo do trabalho de parto, parto vaginal e resultados neonatais normais. (Adaptada de Zhang et al., 2010.)

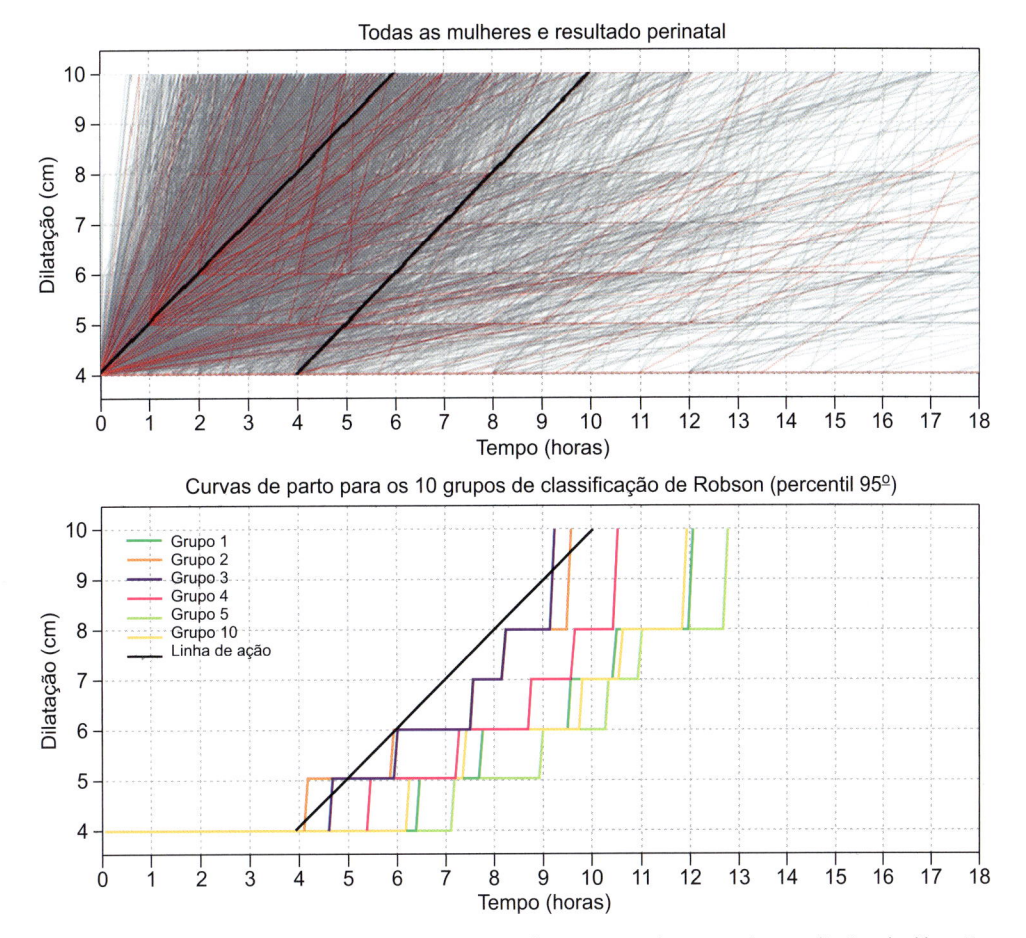

Figura 87.3 *Painel superior*: dilatação cervical ao longo do tempo (todas as mulheres, com pelo menos duas avaliações de dilatação cervical, entre 4 cm e parto). *Linhas cinza* denotam progresso no trabalho de mulheres sem resultados adversos graves ao nascimento; *linhas vermelhas* denotam o progresso do trabalho de mulheres com graves resultados adversos ao nascimento. *Painel inferior*: curvas de trabalho para grupos selecionados da classificação de Robson (percentil 95º).

maneira, a validade de uma linha de alerta de partograma que tenha base na regra "um centímetro por hora", deve ser reavaliada, e a OMS não mais recomenda que se tracem as linhas de alerta e ação do partograma.

Reconhecendo a falta de consenso universal sobre a definição de diagnóstico e condutas no atraso no trabalho de parto, a OMS publicou 20 recomendações (WHO, 2014). Em 2018, a OMS publicou 56 recomendações para cuidados intraparto para uma experiência positiva no nascimento, entre as quais algumas atualizaram dados da publicação de 2014. A Tabela 87.1 sintetiza as recomendações concernentes ao primeiro estágio do trabalho de parto, segundo o documento de 2014, incorporando as atualizações do documento de 2018.

Discinesias

As discinesias, distocias funcionais ou distocias dinâmicas são caracterizadas por anomalias da contração uterina e podem ser ineficientes para dilatar o colo ou exacerbadas ao ponto de conduzir a um parto precipitado.

Contratilidade uterina anormal

As alterações na contratilidade uterina podem ser quantitativas ou qualitativas. Nas alterações quantitativas, o triplo gradiente descendente está mantido, porém em níveis hipo ou hiperativos. As alterações qualitativas são caracterizadas por ondas generalizadas com o gradiente invertido ou ondas localizadas assincrônicas ou incoordenadas. Desse modo, antes de discorrermos sobre os distúrbios de contratilidade, vale abordar a inversão do gradiente e a incoordenação.

▶ Inversão do gradiente

Caracteriza-se por uma anomalia qualitativa da onda contrátil, na qual a atividade das partes baixas do útero é mais intensa em detrimento da contratilidade do corpo (Figura 87.4). A inversão pode ser total ou parcial.

Na inversão total, os três componentes do triplo gradiente descendente (intensidade, duração e propagação) estão comprometidos. As contrações nascem na parte inferior do útero, propagam-se para cima (ondas ascendentes) e são mais fortes, e a duração é maior no istmo que no corpo. Essas metrossístoles são ineficientes para dilatar o colo (Figura 87.5).

Na inversão parcial, alteram-se um ou dois dos componentes do triplo gradiente descendente. A inversão isolada de intensidade e a que afeta ambos os gradientes de propagação e duração são mais comuns. Nessa oportunidade, as ondas contráteis apresentam certo efeito dilatador.

▶ Incoordenação

Na incoordenação, partes distintas do útero contraem-se de maneira independente e assincrônica. As incoordenações podem ser de primeiro e de segundo grau.

Tabela 87.1 Recomendações formuladas e aprovadas pelos participantes da consulta técnica da OMS sobre prolongamento do trabalho de parto, atualizadas de acordo com as *Recomendações para cuidados intraparto para uma experiência positiva no nascimento*.

Objetivo	Recomendações
Diagnóstico de atraso no primeiro estágio (fase ativa) do trabalho de parto	1. Para gestantes com início espontâneo de parto, o limiar de velocidade de dilatação cervical de 1 cm/h durante a fase ativa do período de dilatação (como mostrado na linha de alerta do parto) não é necessário para identificar a mulheres em risco de desfechos adversos ao nascimento e, portanto, não é recomendado para esse fim.[a]
	2. O exame vaginal digital em intervalos de 4 h é recomendado para avaliação de rotina e identificação de atraso no trabalho de parto ativo.
Prevenção do atraso no primeiro estágio (fase ativa) do trabalho de parto	3. Um pacote de cuidados para o manejo ativo do trabalho de parto, para evitar atrasos, não é recomendado.
	4. O uso de amniotomia com aumento precoce de ocitocina para prevenção de atraso no trabalho de parto não é recomendado.
	5. O uso de ocitocina para prevenção de atraso no trabalho de parto em mulheres que recebem analgesia peridural não é recomendado.
	6. O uso de amniotomia isolada para prevenção de atraso no trabalho de parto não é recomendado.
	7. O uso de agentes antiespasmódicos para prevenção de atraso no trabalho de parto não é recomendado.
	8. O alívio da dor com a finalidade exclusiva de prevenir atrasos e acelerar o trabalho de parto não é recomendado.
	9. O uso de líquidos intravenosos com o objetivo de reduzir a duração do trabalho de parto não é recomendado.
	10. Para mulheres com baixo risco, recomenda-se a ingestão de líquidos VO e alimentos durante o trabalho de parto.
	11. Recomenda-se incentivar a adoção de mobilidade e posição vertical durante o trabalho de parto em mulheres com baixo risco.
	12. Recomenda-se presença de acompanhante durante o trabalho de parto para melhorar os resultados deste.
	13. A administração de enema não é recomendada.
Tratamento do atraso no primeiro estágio (fase ativa) do trabalho de parto	14. Recomenda-se o uso de ocitocina isoladamente para o tratamento de atraso no trabalho de parto.
	15. Ocitocina intravenosa antes da confirmação do atraso no trabalho de parto não é recomendada.
	16. Doses iniciais elevadas ou aumentos substanciais da dose de ocitocina não são recomendados para correção do atraso do trabalho de parto.
	17. O uso de misoprostol oral para condução do trabalho de parto não é recomendado.
	18. O uso de amniotomia isoladamente para o tratamento de atraso no trabalho de parto não é recomendado.
	19. Recomenda-se o uso de amniotomia e ocitocina para o tratamento de atraso confirmado no trabalho de parto.
Acompanhamento durante a correção da distocia	20. Não se recomenda o uso de tocodinamometria interna, em comparação com a tocodinamometria externa.

[a]Recomendação atualizada de acordo com as recomendações de 2018. (Adaptada de WHO, 2014; 2018; tradução nossa.)

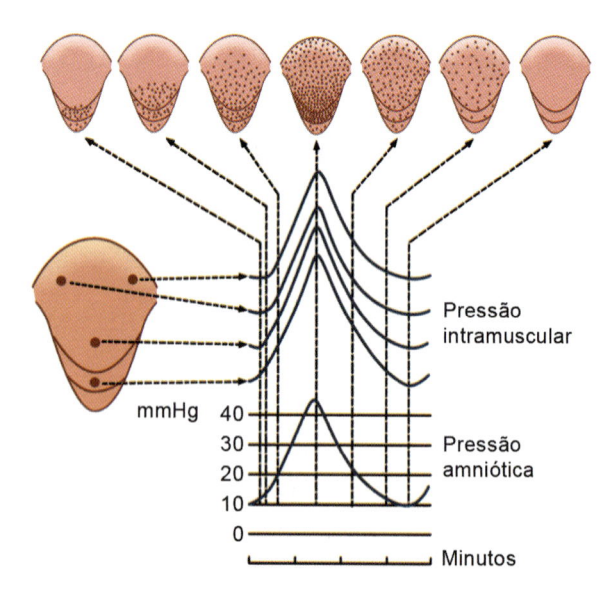

Figura 87.4 Onda contrátil com inversão total de gradiente. O útero à esquerda indica os quatro pontos em que a pressão intramiometrial é registrada mediante microbalões. Os úteros menores, na parte superior, ilustram como a onda contrátil se inicia e se propaga, aumenta de intensidade, para logo decrescer até o desaparecimento. As relações cronológicas de cada um dos úteros menores com os traçados de pressão estão indicadas pelas linhas verticais tracejadas. (Adaptada de Montenegro et al., 2016.)

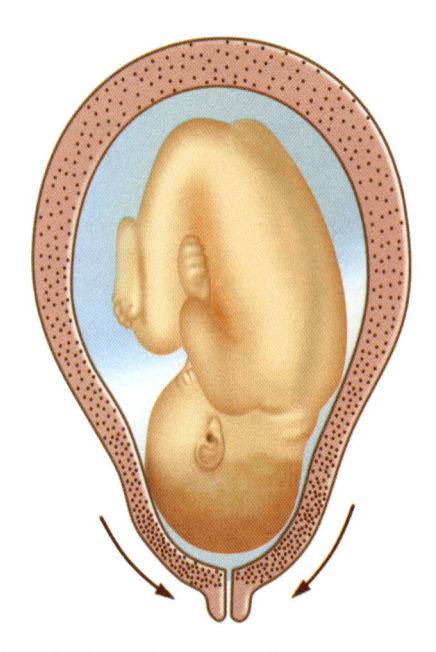

Figura 87.5 Inversão de gradiente. Corte frontal do útero, esquemático. A *densidade do pontilhado* indica a intensidade da contração. O istmo contrai-se com maior intensidade que o corpo uterino; por esse motivo, a contração é insuficiente para distendê-lo e dilatar o colo, tendendo a cerrá-lo. (Adaptada de Montenegro et al., 2016.)

Incoordenação de primeiro grau. Caracteriza-se pela interferência entre a ação dos dois marca-passos normais do útero, culminando em atividades assincrônicas. A contração de uma área começa frequentemente antes de concluído o relaxamento da outra. O parto progride mais lentamente que o habitual.

Incoordenação de segundo grau. O útero está funcionalmente dividido em regiões que se contraem de maneira independente, assincrônica e completamente desordenada. O tônus geralmente é elevado (hipertonia por incoordenação) e, sobre ele, inscrevem-se contrações de ritmo muito irregular, pequena intensidade e frequência alta (hipossistolia e taquissistolia por incoordenação). À palpação, tem-se a impressão clínica de um útero de tônus aumentado, sem metrossístoles. Quando a incoordenação de segundo grau se associa à hipertonia autêntica (por elevação do tônus primário), configura a chamada distocia de Demelin. Das discinesias, a incoordenação de segundo grau é mais associada à parada de progressão do parto.

Hipoatividade uterina

A hipoatividade uterina é caracterizada por contração de intensidade inferior a 25 mmHg (hipossistolia), frequência menor que duas em 10 minutos (bradissistolia) e atividade uterina inferior a 200 unidades Montevidéu (UM) na fase ativa do trabalho de parto. Já a hipotonia uterina caracteriza-se por tônus inferior a 8 mmHg em trabalho de parto ativo. Sua ocorrência isolada é um evento raro, está frequentemente associada à hipoatividade. Suas causas não estão bem esclarecidas.

A hipoatividade em si não acarreta prejuízo materno e fetal. Vale ainda reforçar que o trabalho de parto lento, porém progressivo, pode ser eutócico (Hamilton et al., 2016; Bonet et al., 2019). Na maioria das vezes, o útero é capaz de se contrair normalmente quando se perfunde ocitocina intravenosa em doses fisiológicas (1 a 8 mU/min). A utilização de ocitocina intravenosa deve, contudo, ser discutida com a mulher. Revisão sistemática publicada na Biblioteca Cochrane encontrou que, embora a ocitocina esteja associada a uma redução no tempo de trabalho de parto de aproximadamente 2 horas, não houve redução das taxas de cesariana (Bugg et al., 2013). Além disso, o uso de ocitocina pode associar-se à cascata de intervenções que incluem imposição de analgesia de parto, parto instrumental (com fórceps ou vácuo-extração) e cesariana intraparto (Rossignol et al., 2014).

Hiperestimulação uterina

A síndrome de hiperestimulação uterina é definida como uma alteração da contratilidade uterina (taquissistolia ou hipertonia) que pode ocasionar alteração na frequência cardíaca fetal (RCOG, 2017). As contrações uterinas, no trabalho de parto eutócico, resultam em uma redução de 60% na perfusão uteroplacentária, causando hipoxia transitória fetal e placentária. Um feto saudável a termo, com uma placenta normalmente desenvolvida, é capaz de acomodar essa hipoxia transitória, desde que haja tempo adequado para a reperfusão placentária e fetal entre as contrações. A hiperestimulação uterina, contudo, pode culminar em um tempo de reperfusão inadequado e em comprometimento fetal intraparto (Turner et al., 2020). Vale ressaltar que o uso inadequado de ocitocina na condução do trabalho de parto pode culminar em hiperestimulação uterina iatrogênica.

Taquissistolia uterina é definida como mais de cinco contrações uterinas em 10 minutos, detectadas por duas vezes consecutivas (20 minutos). A hipertonia ou hipersistolia, por sua vez, é caracterizada pelo aumento do tônus uterino e contração com duração maior que 2 minutos. De acordo com o mecanismo de produção, as hipertonias são classificadas em quatro tipos, descritos a seguir.

Hipertonia por sobredistensão. Ocorre quando o aumento do conteúdo uterino não é acompanhado pelo incremento progressivo do tecido miometrial. O estiramento das fibras uterinas acima do limite fisiológico, como o observado no polidrâmnio, limita sua capacidade de adaptar-se a variações de comprimento, culminando em hipertonia. No caso do polidrâmnio, a hipertonia é acompanhada de hipossistolia. Nas gestações gemelares, ao contrário, tanto o tônus quanto a intensidade das contrações guardam valores normais.

Hipertonia por incoordenação. Como as diferentes partes do útero relaxam em tempos diversos, a pressão amniótica nunca pode descer ao nível do tônus normal, havendo sempre área em contração.

Hipertonia por taquissistolia. O aumento anormal da frequência das contrações, acima de cinco em 10 minutos, encurta o intervalo entre as metrossístoles e culmina em elevação do tônus.

Hipertonia autêntica ou essencial. Caracteriza-se por um aumento do tônus primário, que não pode ser explicado por nenhum dos mecanismos mencionados anteriormente. As hipertonias são fortes e geralmente estão associadas ao descolamento prematuro da placenta, à perfusão de ocitocina em doses maciças e à hipertonia por incoordenação.

As hipertonias autêntica, taquissistólica e por incoordenação são chamadas hipertonias ativas, são as que mais reduzem o afluxo de sangue à placenta e estão mais associadas à hipoxia fetal. A hipertonia passiva, ou por sobredistensão, reduz em menor grau a circulação uteroplacentária e tem menor potencial deletério.

A gênese das incoordenações, de ambos os graus, parece estar ligada à secreção aumentada dos hormônios elaborados pela medula suprarrenal (epinefrina e norepinefrina), vigente nas situações em que a dor, o medo, a emoção e a ansiedade dominam. Nesse sentido, vale recordar que, segundo a OMS, a maioria das mulheres deseja alguma forma de alívio da dor durante o trabalho de parto. Esses métodos, contudo, não devem ser compulsórios nem indicados ou acatados com o único intuito de evitar atrasos. Evidências qualitativas divulgadas pela própria OMS em 2018 indicam que métodos não farmacológicos, como apoio contínuo, técnicas de relaxamento, imersão na água, massagem ou aplicação de calor podem reduzir o desconforto no trabalho, aliviar a dor e melhorar a experiência do parto para a mulher. Analgesia peridural e opioides parenterais, como fentanila, diamorfina e petidina, também podem ser efetivos, mas deve-se ter a ciência de que aumentam a possibilidade de efeitos adversos e de que podem desencadear uma cascata de intervenções. O uso de meperidina não é indicado pelas Diretrizes Brasileiras de Assistência ao Parto Normal (2017).

O Royal College of Obstetricians and Gynaecologists (RCOG, 2017) recomenda algumas medidas diante de anormalidades na contratilidade uterina. Nas gestantes com hipercontratilidade uterina por uso de prostaglandinas, incluindo o misoprostol, a remoção da parte não absorvida do medicamento pode ajudar a reduzir o tônus e o número de contrações. No entanto, a irrigação vaginal com solução fisiológica não é recomendada. Se a alteração tiver ocorrido com a utilização da ocitocina, em geral a

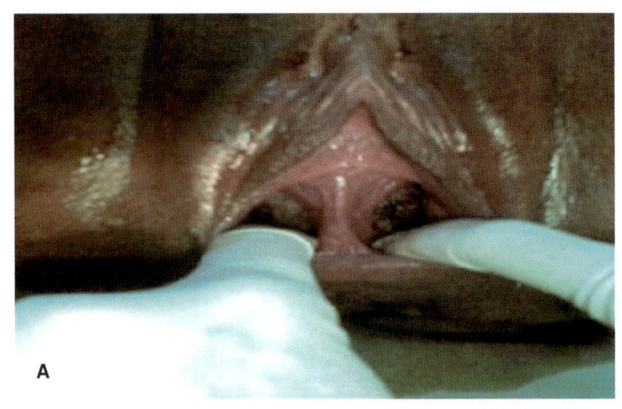

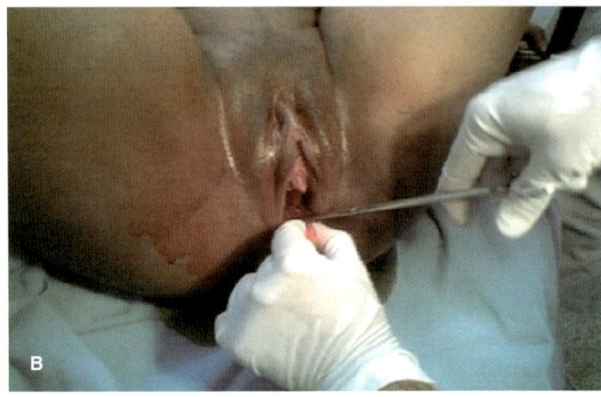

redução ou suspensão da infusão resolve o problema. Caso não seja solucionado e, principalmente, se ocorrer alteração na frequência cardíaca fetal, a tocólise poderá ser adotada, ministrando-se terbutalina na dose de 0,25 mg por via subcutânea. Nos casos confirmados de comprometimento fetal agudo, o parto deve ser antecipado dentro de um tempo que não ultrapasse 30 minutos (RCOG, 2017).

Algumas medidas continuam sendo sugeridas a despeito da ausência de evidências científicas conclusivas que as sustentem: procedimentos de ressuscitação fetal intrauterina (RCOG, 2017); hidratação materna (Garite et al., 2000); decúbito lateral esquerdo e a oxigenoterapia materna (Fawole e Homeyr, 2012). Para mais detalhes, ver Capítulo 88.

Distocias do trajeto

Descartadas alterações relativas a falhas na contratilidade uterina, os fatores mecânicos emergem como possiblidades diagnósticas, como distocias de trajeto e desproporção cefalopélvica (DCP) – esta última será abordada no item referente ao prolongamento do segundo estágio do trabalho de parto. As distocias do trajeto podem ser classificadas em distocia do trajeto mole (quando localizadas nas porções do canal do parto – colo, vagina, vulva – ou relacionadas a tumorações prévias, genitais ou extragenitais) ou distocia do trajeto duro (quando as alterações encontram-se no arcabouço ósseo da pelve ou associadas a vícios pélvicos).

Antes de discorrer sobre as distocias de trajeto, é importante reforçar que mudança nos diâmetros internos da pelve feminina pode ser alcançada com a modificação de postura assumida pelas pacientes. Quando os diâmetros internos mudam, os externos também mudam e vice-versa, e podem estar relacionados aos resultados obstétricos. As atividades dinâmicas e as posições alternativas podem gerar maior mobilidade pélvica do que a postura estática comparável (Siccardi et al., 2019). O método *Spinning Babies,* que foi proposto pela parteira estadunidense Gail Tully, propõe uma sequência de movimentos adotados pela parturiente que facilitam o encaixamento correto do feto no canal de parto e que contribuem, assim, para o parto e para a redução da dor. Baseado no conhecimento apurado da anatomia e da fisiologia, o método ajuda a flexibilizar a pelve da mulher e facilitar a rotação do concepto (Tully, 2018).

Distocia de tecido mole

Anormalidades dos tecidos moles na pelve ocasionalmente podem resultar em distocia. Os miomas uterinos são as massas pélvicas mais frequentemente associadas a essa condição. Outras causas possíveis de distocia do trato genital superior incluem: tumores ovarianos, distensão vesical, rim pélvico, excesso de tecido adiposo, posições uterinas atípicas, estenose ou neoplasia cervical, atresia vaginal ou vulvar parcial, edema ou inflamação grave, cistos do ducto de Bartholin ou Gartner, condiloma gigante de Buschke-Lowenstein (apenas quando determinam obstrução do canal de parto), hematomas, neoplasias (Drennan et al., 2008) e septos vaginais. Estes últimos são geralmente congênitos e passíveis de ressecção durante o parto, conforme exemplificado na Figura 87.6 A e B.

Deve-se reforçar que todas essas causas só são passíveis de diagnóstico durante o trabalho de parto em sua fase ativa, e que, na ausência de contrações uterinas, não se pode falar em "falta de dilatação" ou "distocia de colo", uma vez que elas são necessárias para o processo de dilatação cervical. A Figura 87.7 ilustra um

Figura 87.6 A. Septo longitudinal detectado durante o trabalho de parto (período expulsivo). **B.** Ressecção intraparto do septo realizada com tesoura. (Adaptada de França Neto et al., 2014.)

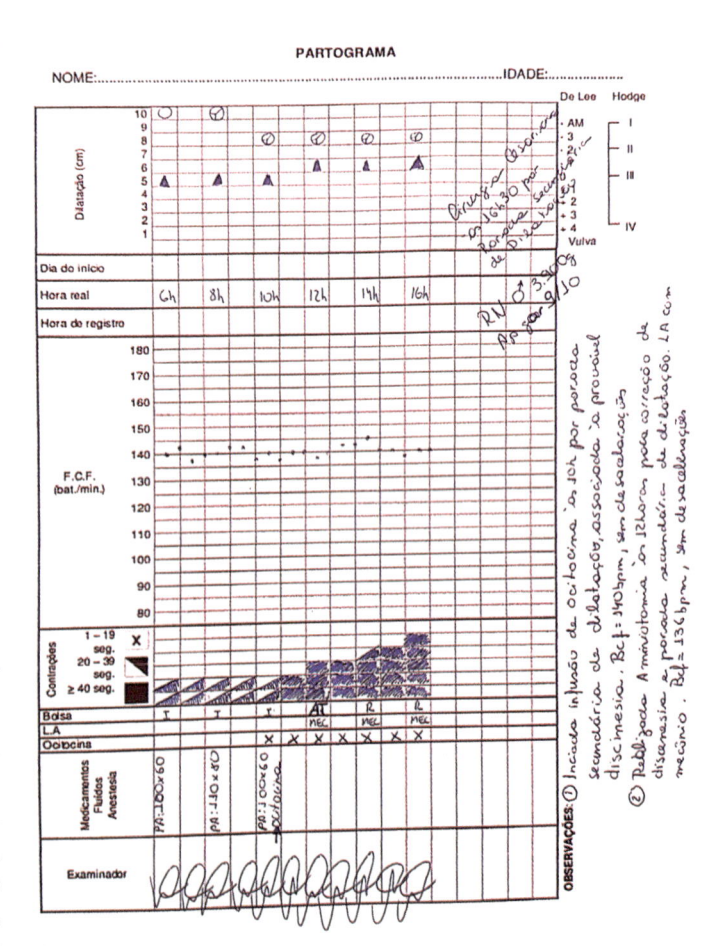

Figura 87.7 Partograma ilustrando parada secundária de dilatação. O diagnóstico é efetuado apenas após correção de possível discinesia com infusão de ocitocina e amniotomia.

partograma com parada secundária de dilatação. O diagnóstico é efetuado apenas após correção de possível discinesia com infusão de ocitocina e amniotomia.

Distocias do trajeto duro

As distocias de trajeto duro caracterizam-se por alterações nas estruturas ósseas, culminando em acentuada redução de um ou mais dos diâmetros pélvicos. Conquanto as distocias mais significativas sejam facilmente diagnosticadas pela pelvimetria externa ou à simples inspeção, alterações mais discretas são rastreáveis apenas no decurso do trabalho de parto, pela ausência de progressão, apesar da correção de possíveis discinesias. O tamanho reduzido do feto, a plasticidade da cabeça (em caso de apresentação cefálica) e uma boa cinética uterina são bons preditores para o parto, mesmo na vigência de alterações distócicas discretas do trajeto duro. Alterações maiores, contudo, aventam a possibilidade de cesárea.

Prolongamento do segundo estágio do trabalho de parto

Os padrões de duração ideais para o segundo estágio do trabalho de parto também foram atualizados, e são mais longos do que se pensava anteriormente. Conforme a OMS, o segundo estágio é o período de tempo entre a dilatação cervical total e o nascimento, durante o qual a mulher tem urgência de fazer força involuntária (puxos), como resultado de contrações uterinas expulsivas (WHO, 2018). As recomendações enfatizam que a duração do segundo estágio varia de uma mulher para outra. Nas primíparas, o nascimento geralmente é concluído em três horas, enquanto, nas multíparas, geralmente é realizado em duas horas. A duração do período expulsivo em si não deve ser a única indicação para intervenção operatória, se houver progresso, mesmo lento, na presença de um estado materno e fetal tranquilizador (Spong et al., 2012; Caughey et al., 2014).

Muitos fatores clínicos podem influenciar o progresso do segundo estágio do trabalho de parto. Esses fatores incluem características maternas como idade, paridade, tamanho e forma da pelve, altura e peso, exaustão, forças contráteis uterinas, resistência dos tecidos moles, esforço de expulsão. As características fetais incluem peso ao nascer, grau de flexão e posição fetal na dilatação cervical completa (Cheng e Caughey, 2017). Mulheres com primeiro estágio prolongado de trabalho de parto parecem estar mais propensas a também apresentar um segundo estágio prolongado (Nelson et al., 2013).

Desse modo, as disfunções no segundo estágio estão associadas à desproporção cefalopélvica absoluta (tamanho de polo cefálico maior que a bacia) ou relativa (posições anômalas: defletidas, transversas, posteriores).

Desproporção cefalopélvica

A DCP ocorre quando há incompatibilidade entre o tamanho da cabeça fetal e o tamanho da pelve materna, resultando em "falha no progresso" no trabalho de parto por motivos mecânicos. A DCP pode decorrer do tamanho aumentado ou de atitude viciosa da cabeça.

Aspectos clínicos da descida da apresentação

Embora a descida da cabeça fetal pela pelve possa ser obstruída pela incompatibilidade relativa entre a cabeça fetal e a pelve materna, a contratilidade uterina deve ser avaliada primariamente. Segundo o American College of Obstetricians and Gynecologists (ACOG), a DCP não pode ser diagnosticada antes da fase ativa do trabalho de parto e da persistência de falha de progressão do trabalho de parto após correção de uma possível discinesia.

Segundo uma revisão sistemática publicada na Cochrane (Pattinson et al., 2017), reforçada pelas Diretrizes brasileiras de atenção à gestante: a operação cesariana (2016), a pelvimetria clínica não é recomendada para predizer a ocorrência de falha de progressão do trabalho de parto ou definir a forma de nascimento (Pattinson et al., 2017).

O trabalho de parto normal geralmente envolve uma descida lenta, mas sustentada, da cabeça fetal no primeiro estágio do trabalho de parto, com aceleração tardia no primeiro estágio e mais ainda no segundo estágio. Em nulíparas, a DCP é mais provável quando o vértice permanece em uma estação alta durante o primeiro e o segundo estágios e/ou há um padrão de trabalho de parto disfuncional. Nas multíparas, no entanto, a cabeça fetal geralmente permanece alta por mais tempo, encaixando-se no período expulsivo, e não tem significado maior sua persistência, alta e móvel, no início do trabalho de parto.

Considera-se a apresentação cefálica insinuada quando o vértice alcança ou ultrapassa o plano "0" (zero), estabelecido na altura das espinhas ciáticas. Durante o trabalho de parto, a descida da apresentação é acompanhada e registram-se os centímetros que se distanciam do plano zero. Acima, marca-se numeração negativa ("–1", "–2" etc.), e abaixo, numeração positiva ("+1", "+2" etc.) (ver Capítulo 12).

Desse modo, pode-se estabelecer a suspeita de DCP se:

- O progresso do parto for lento e arrastado, apesar da eficiente contratilidade uterina
- Não houver insinuação da cabeça fetal (nas primíparas)
- O toque vaginal revelar moldagem acentuada da cabeça e bossa serossanguínea
- A cabeça estiver em apresentação anômala.

O partograma é uma ferramenta importante para monitorar o progresso do parto, desde que usado de maneira individualizada a partir da fase ativa, favorecendo a identificação de anormalidades, bem como as intervenções oportunas. Para tanto, deve-se observar no cervicograma tanto a dilatação quanto a descida da apresentação, mesmo que não seja traçada a linha de alerta de 1 cm/hora. Apesar do uso da tecnologia de imagem na tentativa de predizer a DCP, existe pouca correlação entre a pelvimetria radiológica e o resultado clínico do trabalho de parto. A Figura 87.8 exibe um partograma característico de parada secundária de descida da apresentação, apesar da contratilidade uterina adequada, que culminou em resolução por cirurgia cesariana.

Conduta na parada de progressão

Na prática, após o diagnóstico da parada de progressão, a primeira medida deve ser corrigir possíveis falhas na contratilidade, otimizando a atividade uterina com amniotomia e ocitocina (Figura 87.9). Caso o parto permaneça distócico, apesar da otimização

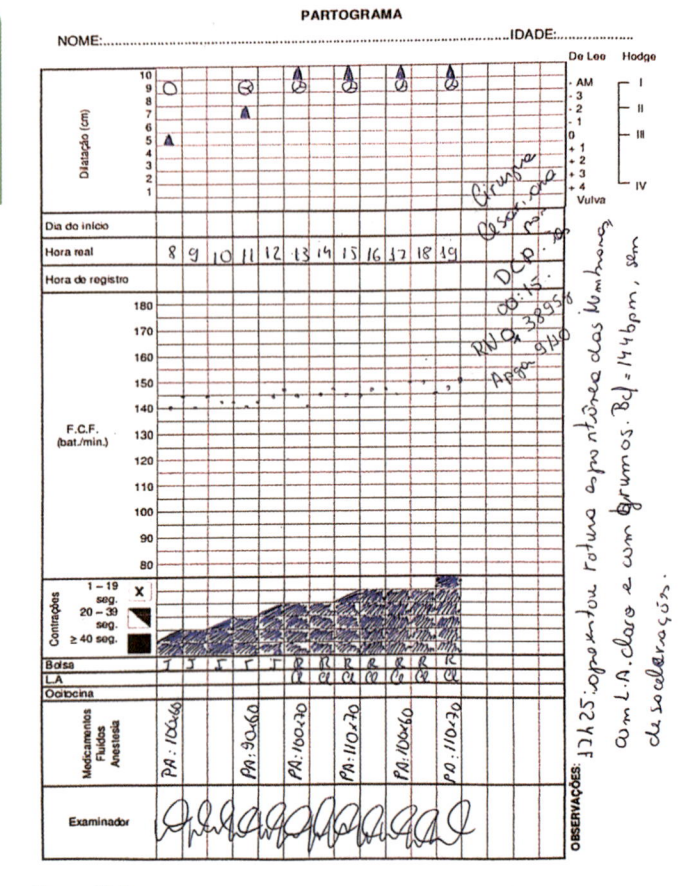

Figura 87.8 Partograma característico de parada secundária de descida da apresentação por desproporção cefalopélvica, apesar da contratilidade uterina adequada, culminando em resolução por cirurgia cesariana.

da contratilidade uterina, devem ser implicadas causas mecânicas, entre as quais se incluem as distocias de trajeto e a DCP (ver Figuras 87.7 e 87.8). Evidenciada a obstrução mecânica do trabalho de parto por DCP, a conduta é a cirurgia cesariana.

Bibliografia

Abalos E, Oladapo OT, Chamillard M, et al. Duration of spontaneous labour in "low-risk" women with "normal" perinatal outcomes: a systematic review. Eur J Obstet Gynecol Reprod Biol. 2018;223:123-32.

Bonet M, Oladapo OT, Souza JP, Gülmezoglu AM. Diagnostic accuracy of the partograph alert and action lines to predict adverse birth outcomes: a systematic review. BJOG. 2019;126:1524-33.

Bugg GJ, Siddiqui F, Thornton JG. Oxytocin versus no treatment or delayed treatment for slow progress in the first stage of spontaneous labour. Cochrane Database of Systematic Reviews. 2013;6:CD007123.

Caughey AB, Cahill AG, Guise JM, Rouse DJ. Safe prevention of the primary cesarean delivery. Am J Obstet Gynecol. 2014;210(3):179-93.

Cheng YW, Caughey AB. Defining and managing normal and abnormal second stage of labor. Obstet Gynecol Clin North Am. 2017;44(4):547-66.

de França Neto AH, Nóbrega BV, Clementino Filho J, do Ó TC, de Amorim MM. Intrapartum diagnosis and treatment of longitudinal vaginal septum. Case Rep Obstet Gynecol. 2014;2014:108973.

Drennan, KJ, Blackwell S, Sokol RJ. Abnormal labor: diagnosis and management. Glob Libr Womens Med. 2008:1756-2228.

Fawole B, Hofmeyr GJ. Maternal oxygen administration for fetal distress. Cochrane Database of Systematic Reviews. 2012;12:CD000136.

Friedman EA. Primigravid labor: a graphicostatistical analysis. Obstet Gynecol. 1955;6:567.

Friedman EA. The graphic analysis of labor. Am J Obstet Gynecol. 1954;68:1568.

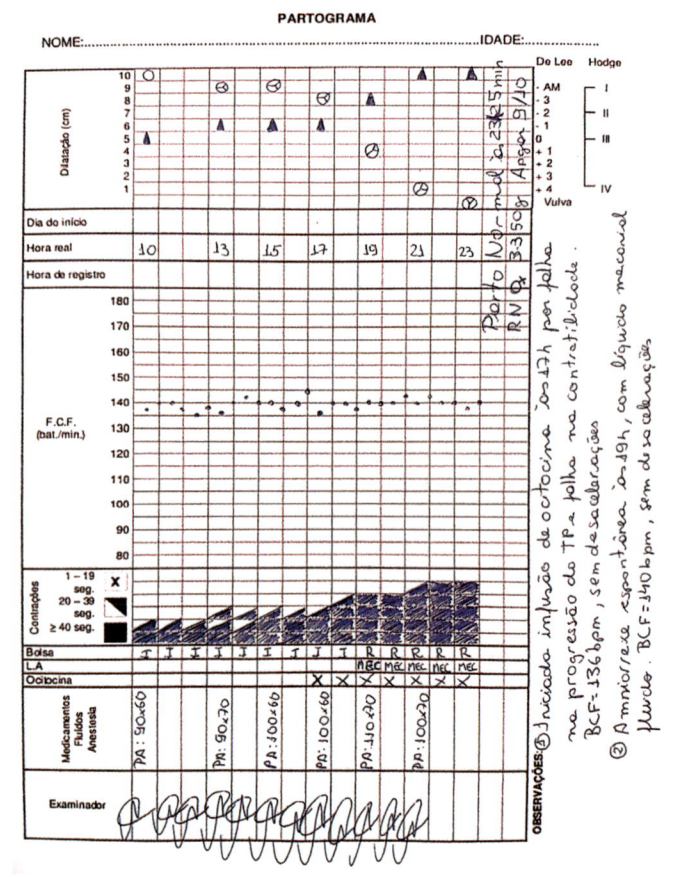

Figura 87.9 Partograma ilustrando parada de progressão do trabalho de parto. São adotadas medidas a fim de se corrigirem possíveis falhas na contratilidade, otimizando a atividade uterina com amniotomia e ocitocina. Ressalte-se que o aspecto meconial do líquido amniótico não é, por si, indicativo de gravidade.

Garite TJ, Weeks J, Peters-Phair K, Pattillo C, Brewster WR. A randomized controlled trial of the effect of increased intravenous hydration on the course of labor in nulliparous women. Am J Obstet Gynecol. 2000;183(6):1544-8.

Hamilton EF, Warrick PA, Collins K, Smith S, Garite TJ. Assessing first-stage labor progression and its relationship to complications. Am J Obstet Gynecol. 2016;214:358.e1-8.

Harper LM, Caughey AB, Roehl KA, Odibo AO, Cahill AG. Defining an abnormal first stage of labor based on maternal and neonatal outcomes. Obstet Gynecol Surv. 2014;69:575-7.

Maharaj D. Assessing cephalopelvic disproportion: back to the basics. Obstet Gynecol Surv. 2010;65:387-95.

Ministério da Saúde. Secretaria de Ciência, Tecnologia e Insumos Estratégicos. Departamento de Gestão e Incorporação de Tecnologias em Saúde. Diretrizes Nacionais de Assistência ao Parto Normal: versão resumida [Internet]. Brasília: Ministério da Saúde; 2017 [Acesso em 11 fev. 2019]. Disponível em: https://bvsms.saude.gov.br/bvs/publicacoes/diretrizes_nacionais_assistencia_parto_normal.pdf.

Ministério da Saúde. Secretaria de Ciência, Tecnologia e Insumos Estratégicos. Departamento de Gestão e Incorporação de Tecnologias em Saúde. Diretrizes de atenção à gestante: a operação cesariana. Brasília: Ministério da Saúde; 2016.

Montenegro CAB, Rezende Filho J. Rezende obstetrícia fundamental. 13. ed. Rio de Janeiro: Guanabara Koogan; 2016.

Montenegro CAB, Rezende Filho J. Rezende obstetrícia fundamental. 14. ed. Rio de Janeiro: Guanabara Koogan; 2018.

Neal JL, Lowe NK, Schorn MN, et al. Labor dystocia: a common approach to diagnosis. J Midwifery Women's Health. 2015;60:499-509.

Neal JL, Ryan SL, Lowe NK, et al. Labor dystocia: uses of related nomenclature. J Midwifery Women's Health. 2015;60:485-98.

Nelson DB, McIntire DD, Leveno KJ. Relationship of the length of the first stage of labor to the length of the second stage. Obstet Gynecol. 2013;122:27-32.

Pattinson RC, Cuthbert A, Vannevel V. Pelvimetry for fetal cephalic presentations at or near term for deciding on mode of delivery. Cochrane Database of Systematic Reviews. 2017;3:CD000161.

Rhoades JS, Cahill AG. Defining and Managing Normal and abnormal first stage of labor. Obstet Gynecol Clin North Am. 2017;44:535-45.

Rossignol M, Chaillet N, Boughrassa F, Moutquin JM. Interrelations between four antepartum obstetric interventions and cesarean delivery in women at low risk: a systematic review and modeling of the cascade of interventions. Birth. 2014;41:70-8.

Royal College Obstetricians and Gynecologists (RCOG). Induction of labour NICE Guideline 70. London: RCOG; 2017.

Siccardi M, Valle C, Di Matteo F, Angius V. Uma abordagem postural dos diâmetros pélvicos da obstetrícia: o teste dinâmico de pelvimetria. Cureus. 2019;11:e6111.

Souza JP, Oladapo OT, Fawole B, et al. Cervical dilatation over time is a poor predictor of severe adverse birth outcomes: a diagnostic accuracy study. BJOG. 2018;125:991-1000.

Spong CY, Berghella V, Wenstrom KD, Mercer BM, Saade GR. Preventing the first cesarean delivery: summary of a joint Eunice Kennedy Shriver National Institute of Child Health and Human Development, Society for Maternal-Fetal Medicine, and American College of Obstetricians and Gynecologists Workshop. Obstet Gynecol. 2012;120:1181-93.

Tully G. Spinning babies – guia de consulta rápido. São Paulo: Lexema Editora; 2018.

Turner JM, Mitchell MD, Kumar SS. The physiology of intrapartum fetal compromise at term. Am J Obstet Gynecol. 2020;222:17-26.

World Health Organization Health (WHO). Department of Reproductive Health and Research. WHO recommendations for augmentation of labour. Geneva, Switzerland: World Health Organization; 2014.

World Health Organization Health (WHO). WHO recommendations: intrapartum care for a positive childbirth experience. Geneva: World Health Organization; 2018.

Zhang J, Landy HJ, Branch DW, et al. Contemporary patterns of spontaneous labor with normal neonatal outcomes. Obstet Gynecol. 2010;116:1281-7.

88

Sofrimento Fetal Agudo

Cristiane Alves de Oliveira
Antonio Braga
Jorge Rezende Filho

O sofrimento fetal agudo (SFA) ocorre durante o parto e é bioquimicamente caracterizado por hipoxia, acidose e hipercapnia. Em contraposição, existe o sofrimento fetal crônico, que se desenrola durante a gestação e agrega grande número de disfunções fetais que têm em comum alguma alteração da homeostase e do desenvolvimento do concepto, e não são, em sua maioria, consequentes à asfixia aguda, mas a um processo crônico (ver Capítulo 43).

No SFA ocorre asfixia fetal, definida como prejuízo da troca dos gases arteriais entre mãe e feto, que, quando persistente, leva a progressiva hipoxia, hipercapnia e estado de acidose metabólica fetal. A asfixia, se grave e persistente, pode levar a encefalopatia neonatal e comprometimento do desenvolvimento neurológico permanente.

Durante o parto vaginal, as contrações maternas causam redução temporária na troca de gases materno-fetais. Após a contração há recuperação fetal, seguida por perfusão normal até que ocorra nova contração. No entanto, se esses mecanismos fisiológicos compensatórios forem sobrepujados, estabelece-se acidemia hipóxica. Há situações de aumento de risco de redução de fluxo sanguíneo materno-fetal, que acometem o concepto desde o período gestacional, como prematuridade, infecção e sofrimento crônico, e intensificam o risco de insuficiência placentária durante o trabalho de parto, aumentando, portanto, o risco de SFA.

A hipoxia intrauterina é a segunda causa das mortes fetais, as quais, na maioria dos casos, são evitáveis. A incidência de morbidade e mortalidade por hipoxia perinatal é variável em todo o mundo, atingindo 33:1.000 nascidos vivos nos países em desenvolvimento. No Brasil, ocorreram 188.972 mortes fetais no período de 2000 a 2004 relacionadas a essa causa. Entre 1998 e 2008, a asfixia perinatal foi causa de morte em 23% dos óbitos neonatais no país, de acordo com a Organização Mundial da Saúde (OMS).

Em estudo tipo coorte realizado com todos os nascidos vivos de 35 maternidades das capitais brasileiras em setembro de 2003, dentre 11.924 recém-nascidos, 9.729 eram a termo sem malformações congênitas, dos quais 18 morreram até o 6º dia de vida. Desses 18, em 14 (78%) a causa da morte estava associada à asfixia perinatal. Assim, a taxa de mortalidade neonatal por asfixia em recém-nascidos a termo foi de 1,85:1.000 nascidos vivos, chamando atenção sua comparação com a taxa de mortalidade neonatal precoce por todas as causas e todas as idades gestacionais de 2:1.000 nascidos vivos na Europa Ocidental no ano 2000. Ressalta-se que as 35 maternidades públicas estudadas apresentavam condições adequadas em termos de infraestrutura física, de equipamentos e de recursos humanos para a reanimação neonatal.

Fisiopatologia

As trocas metabólicas existentes entre o sangue materno e o fetal, realizadas na placenta, são indispensáveis para manter a homeostase do concepto. O oxigênio e a glicose são as principais fontes de produção de energia pelo feto, e indispensáveis a todos as células do corpo humano. Enquanto a glicose pode ser armazenada e mobilizada em situações de privação, a falta de oxigênio por alguns minutos é suficiente para acarretar graves danos e óbito. O suprimento de oxigênio para o feto depende inteiramente da respiração e circulação maternas, perfusão placentária, trocas gasosas na placenta e circulação fetal. As complicações que ocorrem em qualquer um desses níveis podem resultar na diminuição da sua concentração no sangue arterial fetal (hipoxemia) e, finalmente, nos tecidos (hipoxia), gerando, portanto, sofrimento fetal.

Durante o trabalho de parto, ocorre algum grau de hipoxemia em todos os fetos, em razão da redução do aporte sanguíneo que acontece durante as contrações. O consequente aumento de dióxido de carbono (CO_2) resultará em aumento de ácido carbônico (H_3CO_2) – pela ligação do CO_2 com a H_2O –, ocasionando acidemia respiratória. Esse processo é rapidamente revertido mediante a eliminação do CO_2 pela placenta. Não existe evidência de lesão por acidemia respiratória isolada.

No entanto, a capacidade individual de cada feto para lidar com a hipoxemia, associada à intensidade e à duração da redução de aporte de oxigênio gerado no trabalho de parto, determinará a ocorrência da hipoxia e sua gravidade.

Quando ela ocorre, a produção de energia celular ainda pode ser mantida por um tempo limitado, por meio de metabolismo anaeróbio, mas esse processo produz 19 vezes menos energia, resulta em acúmulo de ácido láctico intracelular com dispersão no líquido extracelular e circulação fetal, gerando acidemia metabólica (acúmulo de íons hidrogênio na circulação fetal) e acidose metabólica (aumento de íons hidrogênio nos tecidos).

Na placenta ocorrem mecanismos tamponantes por bases circulantes, compostas principalmente por bicarbonato, hemoglobina e proteínas plasmáticas. O esgotamento desses agentes (aumento do déficit de base) indica a crescente incapacidade de neutralizar os íons hidrogênio, e sua produção contínua acabará por levar à lesão tecidual.

Qualquer fator que interfira nas trocas materno-fetais no trabalho de parto, levando o feto a estado transitório, ou permanente, de carência de oxigênio, será causa do sofrimento fetal agudo.

Insuficiência uteroplacentária aguda

O fluxo de sangue materno que chega aos espaços intervilosos pelos vasos uteroplacentários depende, fundamentalmente, da relação entre dois fatores: *pressão arterial média materna* (a força que impulsiona o sangue) e *resistência encontrada pelo sangue nos vasos uteroplacentários* (elemento inversamente proporcional ao calibre desses vasos que, por sua vez, depende do tônus vasomotor intrínseco e das contrações uterinas, que comprimem, extrinsecamente, os vasos nutridores da placenta, quando eles atravessam o miométrio, ou seja, da pressão intramiometrial).

Em determinado momento, o fluxo que chega aos espaços intervilosos é diretamente proporcional à diferença entre a pressão arterial média materna e a pressão intramiometrial (supondo-se constante o tônus vasomotor) (Figura 88.1). Deve ser salientado que uma contração uterina, ao produzir 40 mmHg na pressão amniótica, exerce pressão intramiometrial entre 80 e 120 mmHg, valores que alcançam ou mesmo ultrapassam a pressão arterial média da mãe.

Assim, no vértice da contração uterina normal, a circulação de sangue pelo útero e pela placenta está muito reduzida, às vezes totalmente abolida (Figura 88.2 A). Afortunadamente, na contração fisiológica, essa situação é temporária, dura poucos segundos; ao relaxar-se o útero, a pressão miometrial vai decrescendo e os vasos, concomitantemente, vão reabrindo, aumentando, assim, de modo progressivo, o fluxo de sangue. A circulação sanguínea atinge seu máximo durante o relaxamento uterino total, quando unicamente o tônus comprime os vasos.

A insuficiência uteroplacentária aguda, responsável pela hipoxia fetal no parto, deve-se à redução excessiva do afluxo de sangue materno, que supre os espaços intervilosos, e é determinada pela hiperatividade uterina ou pela hipotensão materna.

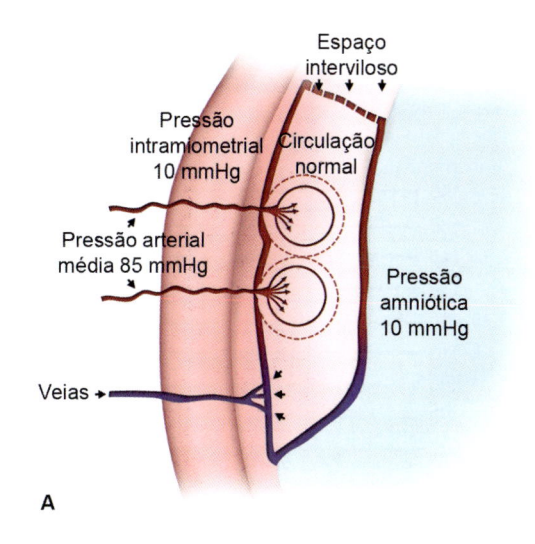

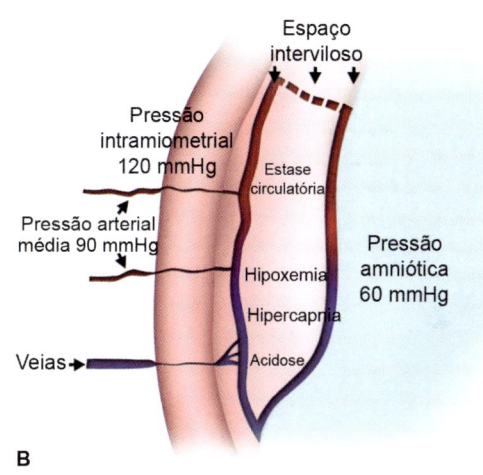

Figura 88.1 A. Representação esquemática das condições circulatórias quando o útero está relaxado. O sangue flui livremente pelo espaço interviloso. **B.** Estase circulatória quando o útero está contraído. (Adaptada de Poseiro et al., 1969.)

Hipersistolia uterina. Em cada contração, a pressão intramiometrial ultrapassa, em muito, o valor da pressão arterial média materna (e mesmo da pressão sistólica), pelo que o decréscimo circulatório uteroplacentário é mais acentuado e de maior duração do que se as contrações tivessem intensidade normal (Figura 88.2 B).

Taquissistolia uterina. A elevada frequência das contrações encurta os intervalos entre elas e reduz o tempo que o sangue dispõe para circular (Figura 88.2 C).

Hipertonia uterina. Exerce compressão persistente sobre os vasos sanguíneos e se mantém entre as contrações. Dessa maneira, reduz acentuadamente o gasto de sangue pela placenta. Seu efeito é maior nas hipertonias autênticas (Figura 88.2 D) ou por taquissistolia, do que naquelas por sobredistensão ou incoordenação.

Hipotensão materna. A hipotensão arterial materna diminui a força que impulsiona o sangue pelos vasos uteroplacentários e permite sua maior compressão e da aorta, pelo miométrio, reduzindo também o afluxo de sangue à placenta (Figura 88.2 E).

Nos casos de insuficiência placentária crônica, como os que cursam com crescimento intrauterino restrito (ver Capítulo 43), mesmo ausentes contrações uterinas anômalas ou hipotensão materna, pode haver desequilíbrio da homeostase fetal, com piora aguda do comprometimento do concepto.

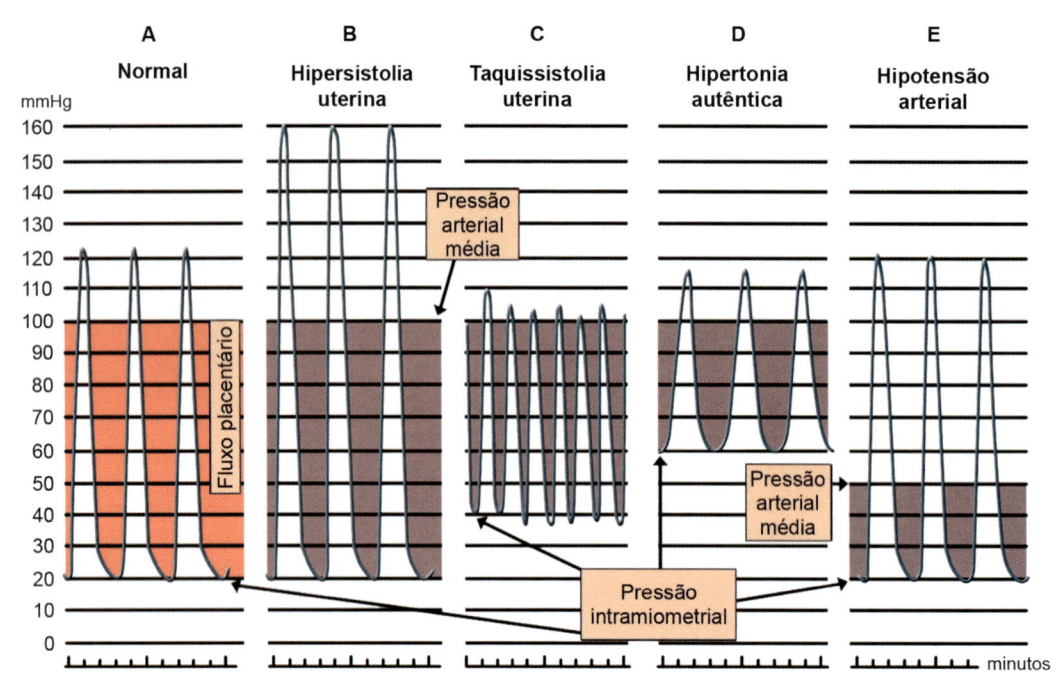

Figura 88.2 Influência das contrações uterinas sobre o fluxo de sangue pelos vasos uteroplacentários. O gasto é proporcional à diferença entre a pressão arterial média e a pressão intramiometrial. A superfície da *área colorida* ilustra o fluxo de sangue por um período de 10 minutos. As condições são normais (A). A diminuição do fluxo de sangue pela placenta acontece caso ocorra hipersistolia uterina (B), taquissistolia uterina (C), hipertonia uterina, principalmente a autêntica (D), hipotensão arterial materna (E). (Adaptada de Alvarez et al., 1954.)

Insuficiência fetoplacentária aguda

A circulação fetoplacentária é veiculada pelo cordão umbilical, outro elemento fundamental na realização das trocas metabólicas entre a mãe e o concepto.

Certos aspectos patológicos do cordão, representados, principalmente, pelas circulares justas, prolapsos, nós verdadeiros, além da oligodramnia (que compromete o fluxo no cordão – pela sua compressão – mesmo na ausência de patologia funicular), predispõem ou motivam a compressão dos vasos umbilicais quando da contração uterina, o que constitui obstáculo ao trânsito sanguíneo feto-placentário. Compressão umbilical mantida repercute, pela repetição, desfavoravelmente na homeostase fetal.

Fatores reguladores da frequência cardíaca fetal

Atualmente, existem diferentes métodos para realizar a avaliação do feto durante o trabalho de parto, e a análise da frequência cardíaca fetal (FCF), sem dúvida, é a técnica mais utilizada e estudada.

A FCF, assim como a do adulto, está subordinada à atividade intrínseca dos marca-passos cardíacos – nódulos sinoatrial e atrioventricular, dos feixes de condução do estímulo produzido nos marca-passos – feixe de *His* e as fibras de *Purkinje*, inervação autonômica (simpática e parassimpática), fatores humorais intrínsecos (catecolaminas), fatores extrínsecos (medicamentos) e fatores locais (cálcio, potássio). Uma FCF basal normal reflete a ausência de condições patológicas nos seus fatores reguladores.

Mecanismos defensivos fetais

Basicamente, os mecanismos defensivos fetais são de dois tipos: alterações cardiovasculares e alterações metabólicas.

Importantes aspectos cardiovasculares ocorrem durante a hipoxia (ou asfixia) para preservar a oxigenação de certos órgãos nobres ou "prioritários".

Inicialmente, há vasodilatação seletiva do cérebro, coração, suprarrenal e vasoconstrição de outros, o que resulta em acréscimo de fluxo de sangue nos primeiros e diminuição nos restantes; a placenta mantém seu fluxo de sangue na hipoxia aguda. O rendimento cardíaco total permanece estável em níveis moderados de hipoxia, mas diminui em graus acentuados. A FCF é taquicárdica, de modo a aumentar o intercâmbio metabólico entre a mãe e o concepto.

O consumo de oxigênio se reduz a 50% do normal e, nessas condições, o feto pode permanecer durante cerca de 45 minutos sem lesões irreversíveis. Em consequência da acentuada redução do fluxo de oxigênio a diversos órgãos nesses leitos vasculares, entra em jogo a respiração anaeróbia, via vicariante de liberação de energia. Se persistir a carência de O_2, o processo de respiração anaeróbia, além de liberar pouca energia, leva à acidose metabólica, em decorrência do acúmulo de radicais ácidos (Figura 88.3). Assim, quando há queda na oxigenação fetal, qualquer deterioração ocorre em uma sequência lógica que progride da hipoxia, a qual, se grave e de duração suficiente, pode levar à acidose metabólica. Dependendo da sua gravidade e duração, pode ocorrer lesão tecidual e orgânica e, finalmente, morte.

Na vigência das contrações uterinas, interrompidas as trocas metabólicas, ocorrem diminuições da FCF (desacelerações), que poupam o gasto energético armazenado no miocárdio sob a forma de glicogênio.

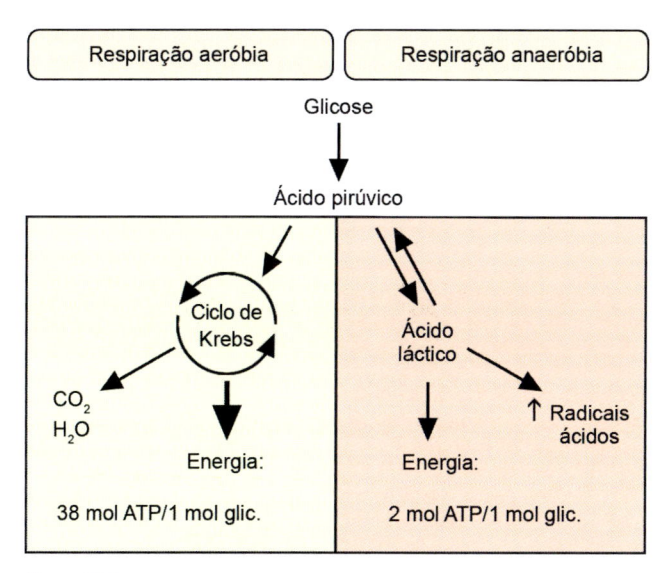

Figura 88.3 Respiração aeróbia e anaeróbia. *ATP*: trifosfato de adenosina.

Com o progredir da hipoxia fetal se superpõe o acúmulo de gás carbônico, impondo componente respiratório à acidose. É esse tipo de acidose, além da hipoxia e da hipercapnia, que vai constituir o "substrato bioquímico" do sofrimento fetal agudo.

Por meio da centralização, que favorece órgãos vitais como o cérebro e o coração, o feto reduz o consumo total de oxigênio e a glicólise anaeróbia. Isso lhe permite sobreviver por períodos moderados de carência de oxigênio sem descompensação do coração e lesão cerebral.

Durante a hipoxia fetal, o tônus vagal está aumentado em três a cinco vezes e a atividade beta-adrenérgica dobra, o que resulta na diminuição da FCF. É essa atividade beta-adrenérgica elevada que mantém o débito cardíaco e o fluxo umbilical. A atividade alfa-adrenérgica, nessas condições, é importante para assegurar a redistribuição do fluxo sanguíneo pela vasoconstrição seletiva de pulmões, intestinos, rins, membros etc.

Etiologia

- *Discinesias uterinas*: hipersistolia, taquissistolia e hipertonia (acarretam diminuição do fluxo sanguíneo para o espaço interviloso ou abreviam o tempo de repouso uterino, comprometendo o restabelecimento das reservas de oxigênio do concepto). Podem ser consequentes à administração intempestiva e imprudente de ocitócicos, ou decorrentes de complicações no trabalho de parto, como parto obstruído, descolamento prematuro da placenta, pré-eclâmpsia, polidramnia e período expulsivo prolongado
- *Hipovolemia e hipotensão maternas*: provocada pela anestesia de condução (raquianestesia, peridural etc.), hemorragias, decúbito dorsal (compressão da veia cava inferior e da aorta)
- Ruptura uterina intraparto
- *Insuficiência placentária crônica:* como no crescimento intrauterino restrito por insuficiência placentária (ver Capítulo 43), quando o comprometimento das reservas fetais dificultam ao concepto adaptar-se à sobrecarga imposta pelo trabalho de parto
- *Patologia funicular* (circulares justas, nós, prolapsos): por causarem obstáculo mecânico ao transporte de sangue para o concepto. O cordão umbilical pode ser comprimido durante o parto, especialmente após a ruptura das membranas ou nos casos de oligodramnia, levando ao sofrimento fetal agudo

- *Parto prolongado:* ocasiona, eventualmente, acidose metabólica materna, que acaba por comprometer o concepto
- *Acidose metabólica materna e cetonemia:* alteração metabólica materna, no geral, decorrente de trabalho de parto prolongado, que aumenta a oferta placentária de radicais ácidos, comprometendo o equilíbrio ácido-base do concepto.

Diagnóstico do sofrimento fetal agudo

Existem diferentes meios para realizar a avaliação fetal durante o trabalho de parto. O monitoramento eletrônico por meio da cardiotocografia (CTG) é, sem dúvida, o método mais utilizado e estudado.

No entanto, a CTG tem alta sensibilidade, mas especificidade limitada na predição de hipoxia-acidose fetal. Ou seja, uma CTG normal associa-se a oxigenação fetal normal; no entanto, um grande número de fetos com padrões não tranquilizadores na CTG não terá hipoxia-acidose clinicamente importante. Para reduzir esses casos de falsos-positivos e intervenções médicas desnecessárias, foram propostas tecnologias adjuvantes para avaliar melhor a oxigenação fetal, incluindo estimulação fetal, monitoramento do pH e lactato fetais (em amostra de sangue do couro cabeludo fetal), ausculta intermitente e eletrocardiograma fetal, de modo a melhorar o resultado neonatal diante da alteração da FCF.

Cardiotocografia – monitoramento eletrônico fetal contínuo

A técnica foi descrita no Capítulo 10.

Em 2008, o National Institute of Child Health and Human Development (NICHD) (Macones et al., 2008) propôs as normas para a definição dos traçados de frequência cardíaca fetal que foram adotadas pelo American College of Obstetricians and Gynecologists (ACOG), em 2010. O principal objetivo dessas normas é estabelecer os padrões da FCF intraparto, pois informam sobre o estado ácido-base fetal.

As alterações da FCF são categorizadas em basais, periódicas e episódicas. As alterações periódicas são decorrentes das contrações uterinas, e as episódicas não estão associadas à atividade contrátil.

O número de contrações uterinas é avaliado em "janelas" de 10 minutos. Considera-se taquissistolia a presença de mais de 5 contrações em 10 minutos, em dois períodos sucessivos de 10 minutos, ou em um período de 30 minutos (FIGO, 2015). A taquissistolia deve também ser classificada de acordo com a presença ou ausência de desacelerações da FCF. Importante ressaltar que a avaliação das contrações uterinas necessita da presença do avaliador durante seu registro, uma vez que o transdutor externo pode não permanecer sobre o abdome materno conforme posicionado em sua instalação, podendo prejudicar, nesses casos, o apontamento. O exame físico materno, com avaliação do tônus e contrações uterinas, não pode ser substituído pelo registro tocográfico.

Em relação à FCF, os padrões são definidos pelas características da linha de base, variabilidade, acelerações e desacelerações.

A CTG de gemelares deve ser feita em monitores com canais para monitoramento simultâneo de ambas as FCFs, de maneira a não incorrer ao erro de avaliar duplamente o mesmo feto.

Frequência cardíaca fetal basal

Os limites normais da FCF situam-se entre 110 e 160 bpm (Figura 88.4).

FCF > 160 bpm por mais de 10 minutos é considerada taquicardia. Febre materna é a principal causa de taquicardia fetal, podendo ser de origem extrauterina ou por infecção intrauterina. A analgesia peridural também pode causar um aumento na temperatura materna, resultando em taquicardia fetal. Outras causas menos frequentes são a administração de substâncias agonistas beta à gestante (i. e., salbutamol, terbutalina), bloqueadores parassimpáticos (atropina, escopolamina) e arritmias fetais. Nos estágios iniciais da hipoxemia fetal, a secreção de catecolaminas pode resultar em taquicardia.

É considerada bradicardia fetal a presença de FCF < 110 bpm por mais de 10 minutos. Valores entre 100 e 110 bpm podem ser observados em fetos normais, especialmente em gestações acima de 40 semanas. Outras causas de bradicardia incluem: hipotermia materna, administração de betabloqueadores à gestante e arritmias fetais. Pode decorrer também da hipoxia fetal.

Variabilidade ou oscilação da linha de base

A classificação da variabilidade da FCF proposta pelo ACOG (2017) e pela Society of Obstetrics and Gynaecologists of Canada (SOGC; Liston et al., 2007) está descrita a seguir:

- *Ausente*: amplitude indetectável
- *Mínima*: amplitude ≤ 5 bpm, por > 50 minutos ou por > 3 minutos durante a desaceleração (FIGO, 2015)
- *Moderada*: amplitude entre 6 e 25 bpm
- *Acentuada ("saltatória")*: amplitude > 25 bpm, por > 30 minutos (Ayres-de-Campos et al., 2015b).

A presença de variabilidade moderada indica boa oxigenação do sistema nervoso central e prediz, com segurança, ausência de acidemia metabólica fetal induzida por hipoxia.

A variabilidade mínima, isoladamente, não é parâmetro confiável de hipoxemia ou acidemia metabólica. É muito improvável que, na sequência de uma CTG inicialmente normal, ocorra variabilidade reduzida em razão da hipoxia durante o trabalho parto sem que haja desacelerações precedentes ou concomitantes e um aumento na linha de base.

A fisiopatologia da variabilidade acentuada não é compreendida completamente, e presume-se que esse padrão seja causado por uma instabilidade ou hiperatividade no sistema autonômico fetal. A variabilidade acentuada padrão pode ser vista associada a desacelerações recorrentes, quando a hipoxia e a acidose evoluem muito rapidamente.

Há ainda o *padrão sinusoidal* da FCF, o qual é definido como presença de padrão ondulatório, com amplitude de 5 a 15 bpm e frequência de três a cinco ciclos por minuto, que persiste por mais de 30 minutos e coincide com as acelerações ausentes. A base fisiopatológica do padrão sinusoidal é compreendida completamente, mas ocorre em associação com anemia fetal grave, como a encontrada na aloimunização anti-D, hemorragia feto-materna, síndrome da transfusão feto-fetal e ruptura de *vasa previa*. No entanto, esse padrão também foi descrito em casos de hipoxia fetal aguda, infecção, malformações cardíacas, hidrocefalia e gastrósquise (Ayres-de-Campos et al., 2015b).

Alterações periódicas ou episódicas – acelerações da FCF

Acelerações da FCF são aumentos periódicos da frequência cardíaca do feto, induzidos por atividade motora do concepto ou por contrações uterinas. Representam uma resposta do concepto sadio ao estímulo e ao estresse. Todo concepto hígido, quando se movimenta, acelera sua FCF (amplitude ≥ 15 bpm, duração ≥ 15 segundos, mas < 10 minutos). Para fetos com menos de 32 semanas, a aceleração esperada é a de 10 bpm por, pelo menos, 10 segundos.

O desaparecimento de acelerações da FCF à movimentação fetal é a primeira ocorrência observada à CTG quando da hipoxia fetal.

Importante lembrar que o feto em seu período fisiológico de sono ou sob a ação de substância sedativa administrada à mãe não realiza movimentação ativa e, portanto, não acelera sua FCF mesmo estando hígido. Os ciclos de sono/vigília do feto são de, aproximadamente, 50 minutos (não ultrapassando, normalmente, 90 minutos), e apenas 40% dos fetos com CTG sem acelerações após 50 minutos de exame correspondem àqueles, de fato, comprometidos.

Alterações periódicas ou episódicas – desacelerações da FCF

As desacelerações são quedas temporárias da FCF ≥ 15 bpm, duração ≥ 15 segundos, mas < 10 minutos (Ayres-de-Campos et al., 2015b) e podem ser classificadas em tardia, precoce, variável ou prolongada. Dependendo de suas características, as desacelerações podem ou não ter significado patológico. Qualquer desaceleração que dure mais de 10 minutos é considerada uma mudança na linha de base.

Quando presente a contração uterina, as desacelerações podem ser classificadas como precoces ou tardias.

- *Desacelerações precoces*: desacelerações rasas, de curta duração, com variabilidade normal dentro da desaceleração e coincidentes com contrações (o nadir e a recuperação da FCF basal são coincidentes com o início e o pico das contrações uterinas). Acredita-se que sejam causadas por compressão da cabeça fetal durante o trabalho de parto e não indicam hipoxia-acidose fetal (Figura 88.5)
- *Desacelerações tardias* (em forma de U e/ou com variabilidade reduzida): quando o nadir da desaceleração ocorre 30 segundos após o pico da contração uterina. São desacelerações com início gradual e/ou um retorno gradual à linha de base e/ou variabilidade reduzida dentro da desaceleração. São indicativas de uma resposta à hipoxemia fetal mediada por quimiorreceptores. Na presença de um traçado sem acelerações e variabilidade reduzida, consideram-se desacelerações tardias também aquelas com uma amplitude entre 10 e 15 bpm (Figura 88.6)

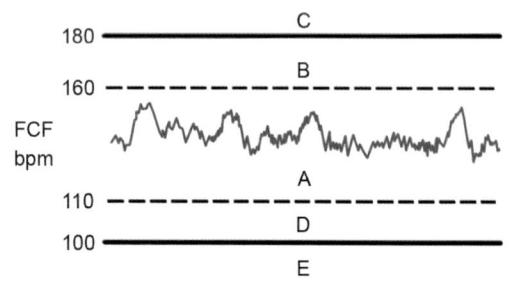

Figura 88.4 Alterações da FCF basal (por definição duram, no mínimo, 10 minutos). **A.** FCF normal (110 a 160 bpm). **B.** Taquicardia (superior a 160 bpm). **C.** Bradicardia (inferior a 110 bpm). (Adaptada de Hon, 1968.)

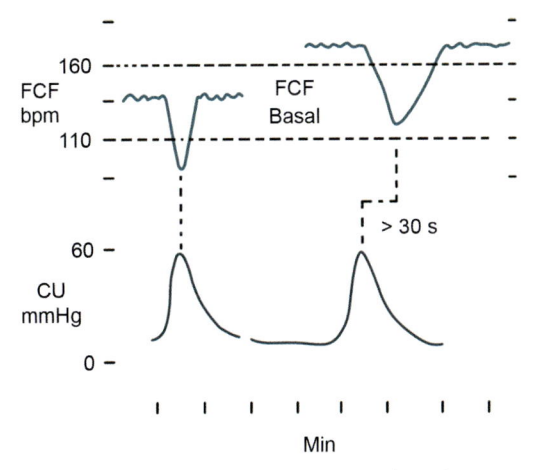

Figura 88.5 Distinção entre *desaceleração precoce* e *desaceleração tardia* por meio do intervalo entre o nadir (fundo) da *desaceleração* e o pico da contração. Considera-se *desaceleração tardia* aquela com intervalo > 30 segundos entre o nadir e o pico.

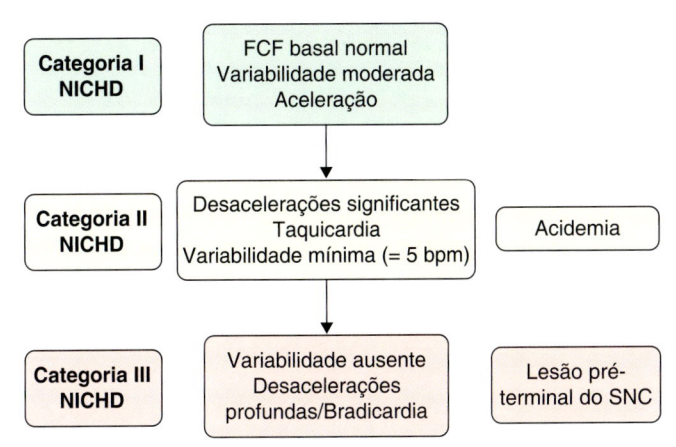

Figura 88.6 Progressão dos padrões da frequência cardíaca fetal (FCF) no feto em sofrimento. *FCF*, frequência cardíaca fetal; *NICHD*, National Institute of Child Health and Human Development; *SNC*, sistema nervoso central. (Simplificada de Vintzileos e Smulian, 2016.)

As *desacelerações variáveis* não têm relação com a contração uterina. Constituem a maioria das desacelerações observadas durante o trabalho de parto e traduzem uma resposta mediada por barorreceptores ao aumento da pressão arterial que ocorre com a compressão do cordão umbilical.

- *Desacelerações variáveis (em forma de V)*: exibem uma queda rápida (alcançam o nadir da desaceleração em menos de 30 segundos após o pico da contração uterina), boa variabilidade dentro da desaceleração, recuperação rápida da linha de base, tamanho, forma e relação variados com as contrações uterinas.

Raramente estão associadas a grau importante de hipoxia-acidose fetal, a menos que evoluam para exibir um componente em forma de U ou bifásico, menor variabilidade na desaceleração e/ou tenham duração individual > 3 minutos e/ou regresso lento à linha de base em nível inferior ao presente antes da desaceleração ou em nível de taquicardia ou bradicardia fetal (descritas, nesses casos, por alguns autores como *desacelerações variáveis complicadas ou, ainda, como desacelerações desfavoráveis*).

Há, ainda, as desacelerações classificadas como prolongadas, que apresentam grande associação com hipoxia fetal.

- *Desacelerações prolongadas*: apresentam duração maior que 3 minutos e incluem, provavelmente, componente mediado por hipoxemia fetal. Desacelerações > 5 minutos, com a FCF mantida

abaixo de 80 bpm e variabilidade reduzida dentro da desaceleração são frequentemente associadas à hipoxia-acidose fetal aguda e requerem intervenção emergente.

As desacelerações podem ainda ser classificadas como recorrentes, se acontecerem em 50% ou mais das contrações em uma janela de 20 minutos.

Indicações do monitoramento eletrônico fetal (CTG) intraparto

O monitoramento contínuo intraparto por CTG deve ser considerado em todas as situações em que exista um alto risco de hipoxia-acidose fetal.

Constituem indicações para a realização de monitoramento contínuo intraparto (RCOG, 2001; Ayres-de-Campos et al., 2015b):

- Condições antenatais associadas ao aumento do risco de complicações intraparto: comorbidades maternas, crescimento intrauterino restrito, insuficiência placentária, oligo ou polidramnia, gestação prolongada, cicatriz uterina prévia, parto pré-termo, pré-eclâmpsia, gestação gemelar
- Presença de fatores de risco intraparto: febre materna, hemorragia, líquido meconial, analgesia de parto, indução ou aceleração do trabalho de parto e/ou alterações na ausculta fetal intermitente (como taquicardia, bradicardia ou desaceleração à ausculta clínica).

Classificação da CTG intraparto

O ACOG (2009, *reafirmed* 2017), referendando o NICHD Workshop Report on Electronic Fetal Monitoring (2008), estabeleceu diretrizes para a interpretação e a classificação dos traçados da FCF no parto monitorado. A Tabela 88.1 descreve a classificação da CTG em três categorias e a conduta a ser tomada frente a cada uma delas.

Vintzileos e Smulian (2016) enfatizaram a necessidade de avaliar a progressão dos padrões da FCF longitudinalmente para diagnosticar o grau de hipoxia fetal intraparto e a intervenção oportuna (ver Figura 88.6). A progressão desses padrões durante o trabalho de parto pode ser repentina da categoria I para a categoria III na presença de eventos agudos, como descolamento da placenta, ruptura uterina, ruptura de *vasa previa* ou prolapso do cordão umbilical. No entanto, com mais frequência, a progressão dos padrões da categoria I para a categoria II ou III é gradual, desenvolvendo-se ao longo de muitas horas.

Condutas nas categorias II e III da CTG intraparto

Na suspeita de hipoxia-acidose fetal, é necessário ação para evitar resultados neonatais adversos. Isso não significa, necessariamente, uma cesariana imediata ou parto vaginal instrumental. Deve-se buscar identificar causas reversíveis e revertê-las, de forma a restabelecer o traçado normal.

- *Atividade uterina excessiva*: é a causa mais frequente de hipoxia-acidose fetal, podendo ser identificada mediante exame físico materno. Geralmente, pode ser revertida reduzindo ou interrompendo a infusão de ocitocina, removendo as prostaglandinas administradas, se possível, e/ou iniciando a tocólise aguda com agonistas beta-adrenérgicos (salbutamol, terbutalina, ritodrina) ou antagonista da ocitocina (atosibana), reposicionando o útero (facilitar o fluxo em veia cava inferior) e hidratação materna (especialmente em caso de baixa ingestão hídrica/hipotensão materna). Durante o

Tabela 88.1 Classificação da cardiotocografia, interpretação e conduta recomendada.

	Categoria I normal	Categoria II indeterminada (suspeita)	Categoria III anormal
Linha de base	110 a 160 bpm	Ausência de pelo menos uma característica associada à normalidade, mas sem características patológicas	< 100 bpm
Variabilidade	5 a 25 bpm		Variabilidade reduzida, variabilidade aumentada ou padrão sinusoidal
Desacelerações	Ausência de desacelerações repetitivas (= em > 50% das desacelerações)		Desacelerações repetitivas tardias ou prolongadas durante > 30 min ou 20 min, se houver variabilidade reduzida, ou uma desaceleração prolongada com > 5 min
Interpretação	Feto sem hipoxia-acidose	Feto com baixa probabilidade de ter hipoxia-acidose	Feto com alta probabilidade de ter hipoxia-acidose
Conduta	Nenhuma intervenção necessária para melhorar oxigenação fetal	Ações para corrigir causas reversíveis, se identificadas, monitoramento rigoroso e/ou métodos adicionais para avaliar a oxigenação fetal	Ação imediata para corrigir causas reversíveis, métodos adicionais para avaliar a oxigenação fetal ou, se isso não for possível, agilizar o parto. Em situações agudas (prolapso do cordão umbilical, ruptura uterina ou descolamento da placenta), deve ser realizado imediatamente o parto

A presença de acelerações associa-se com ausência de hipoxia-acidose; no entanto, a ausência de acelerações tem significado incerto. (Adaptada de Ayres-de-Campos et al., 2015b.)

2º estágio do trabalho de parto, os puxos maternos podem contribuir para a hipoxia-acidose fetal e pode ser solicitado sua redução até que a situação seja revertida

- *Hipotensão materna repentina:* também pode ocorrer durante o trabalho de parto, normalmente após analgesia peridural. Geralmente é reversível pela administração rápida de líquido e/ou por um *bolus* de efedrina intravenoso
- Outras complicações menos frequentes que afetam a respiração materna, a circulação materna, a placenta, o cordão umbilical ou a circulação fetal também podem resultar em hipoxia-acidose fetal e, caso identificadas, deve ser avaliada a possibilidade de revertê-las.

A administração de oxigênio à parturiente é amplamente utilizada com o objetivo de melhorar a oxigenação fetal e, consequentemente, normalizar o CTG. No entanto, não há evidências em ensaios clínicos randomizados de que essa intervenção, quando realizada isoladamente, seja eficaz quando a oxigenação materna é adequada.

Estimulação fetal

A estimulação do couro cabeludo fetal (FSS) pode ser realizada por meio da estimulação digital do couro cabeludo ou com pinça de metal (i. e., pinça de Allis). Alternativamente, pode-se usar a estimulação vibro-acústica aplicada ao abdome da mãe.

O objetivo é obter uma resposta nervosa simpática com aceleração normal da FCF, o que pode indicar normoxemia fetal (após essa manobra, espera-se que ocorra aceleração da FCF nos próximos 20 minutos). Admite-se que uma resposta com a aceleração da frequência cardíaca do feto está associada com pH sanguíneo acima de 7,25. No entanto, deve-se notar que, apesar de uma aceleração da FCF estar relacionada com alta probabilidade de bem-estar do concepto, sua ausência não prediz seu comprometimento. Deve-se usar a técnica adequada para evitar o estímulo agressivo, que pode produzir bradicardia vagal.

A estimulação digital do couro cabeludo fetal é recomendada quando o traçado da cardiotocografia for categoria II. Na ausência de uma resposta positiva à esta estimulação digital é recomendada a microanálise de sangue do concepto, quando disponível. Se a amostra de sangue do couro cabeludo fetal não estiver disponível, considerar a interrupção da gravidez, dependendo da situação clínica geral.

Microanálise do sangue fetal – medida de pH e lactato

A microgota, obtida por meio de incisão praticada na apresentação fetal, permite diagnosticar as alterações metabólicas presentes na hipoxia-acidose fetal. Avaliações de pH e de lactato podem ser realizadas, e é necessário menos sangue para a medição do último. Um teste não apresenta desempenho melhor do que o outro.

Coleta de amostra de sangue do couro cabeludo fetal para a avaliação do estado ácido-base é recomendada para mulheres com traçados cardiotocográficos indeterminados ou anormais, com idade gestacional ≥34 semanas de gestação, quando o parto não for iminente ou a estimulação digital do couro cabeludo do feto não gerar uma resposta de aceleração da FCF.

Este método está contraindicado em pacientes com história familiar de hemofilia, suspeita de anomalia de coagulação fetal (p. ex., trombocitopenia), apresentação de face ou infecção materna (HIV, hepatites virais, herpes ou suspeita de corioamnionite).

Existem divergências quanto aos valores considerados para determinar acidemia fetal ou não. A presença de pH ≤ 7,20 é descrita como indicativa de parto, pelo risco de acidemia fetal. Embora a avaliação de pH em uma amostra de sangue obtida a partir do couro cabeludo fetal seja considerada, na maioria dos estudos, o padrão-ouro na determinação da condição fetal intraparto, o resultado negativo, entretanto, não assegura o bem-estar do concepto, havendo estudo multicêntrico que demonstrou uma sensibilidade de 40% para o método.

A coleta de sangue de escalpo fetal pode reduzir as taxas de intervenção cirúrgica em fetos com traçados categoria II ou categoria III na CTG. No entanto, é exame invasivo que exige conhecimentos técnicos adicionais, cria desconforto materno e é demorado, com um intervalo médio de 18 minutos entre a decisão de executar a coleta e seu resultado. Outro ponto relevante é que, em razão da natureza dinâmica da hipoxia-acidose fetal durante o trabalho de parto, as informações fornecidas pela microanálise do sangue fetal rapidamente tornam-se obsoletas, exigindo repetições do método. O apoio laboratorial necessário para avaliar pH e lactato sanguíneos em tempo hábil para não prolongar o possível sofrimento fetal também é descrito como limitante. Além disso, há diferenças de opinião sobre a interpretação e a ação diante dos valores do pH obtidos. Por esses motivos, o exame está praticamente em desuso, e praticamente abandonado em alguns países por essas limitações e pela literatura científica sugerir que uma avaliação correta da CTG pode ser igual ou superior a ele na previsão de resultados adversos neonatais.

Ausculta intermitente

Ausculta fetal intermitente é a avaliação da FCF, no período de dilatação a cada 30 minutos em pacientes de baixo risco, e a cada 15 minutos naquelas de alto risco; e cada 5 minutos na segunda fase do trabalho de parto, para ambos os grupos. O uso desse método para monitoramento do bem-estar fetal em gestações sem fatores de risco para resultados perinatais adversos é recomendado. Seu uso em gestações com fatores de risco para resultados perinatais adversos é controverso. A utilização segura da ausculta intermitente como método de monitoramento fetal é estabelecida em uma relação médico-paciente de 1:1, fato associado com baixa adesão, pois leva a elevados níveis de estresse e sobrecarga de trabalho.

Na ausculta intermitente intraparto, a FCF é avaliada durante e imediatamente após uma contração uterina, com maior precisão quando é determinada por 60 segundos. Alguns parâmetros da frequência cardíaca fetal como variabilidade, características das desacelerações e padrões sinusoidais não podem ser identificados de maneira confiável com a ausculta intermitente. Não há nenhum estudo que ateste a superioridade clínica do sonar Doppler sobre o estetoscópio de *Pinard* no seguimento clínico das pacientes.

Eletrocardiograma fetal

A análise do eletrocardiograma fetal (ECG) fetal foi proposta como método para monitoramento do bem-estar do feto durante o trabalho de parto com base no princípio de que sua hipoxemia possa resultar em elevação ou depressão do segmento ST. No entanto, embora sua prática seja comum em algumas instituições, o uso da análise ST não parece resultar em melhorias significativas no resultado da gravidez.

A associação de ECG fetal com monitoramento contínuo da FCF (CTG) foi proposta como ferramenta para fornecer informações adicionais sobre a oxigenação cardíaca fetal em casos de traçados suspeitos ou patológicos de CTG. No entanto, quando a variabilidade da FCF está reduzida e as acelerações estão ausentes na CTG, as informações de ST não podem ser usadas com segurança para indicar a hipoxia-acidose. Dessa maneira, diante de um traçado anormal de CTG, uma ação imediata deve ser realizada com ou sem a ocorrência de eventos ST. Por esses motivos, até agora, não se recomenda o uso do ECG fetal para essa avaliação durante o trabalho de parto.

Conclusões sobre os métodos diagnósticos de monitoramento fetal intraparto

Atualmente, o monitoramento eletrônico fetal contínuo (CTG) é usado na maioria das unidades obstétricas, e é considerado a base para a avaliação clínica do estado fetal intraparto em gestações de alto risco. No entanto, enquanto os registros anormais da FCF não apresentam boa correlação com o estado de hipoxia fetal, os achados normais predizem bem-estar do concepto em grande porcentagem dos casos. Mesmo no pior cenário de anormalidades na CTG, hipoxia e acidose fetais verdadeiras podem ser confirmadas em apenas 50 a 60% dos casos.

A CTG contínua apresenta limitações bem documentadas, e é necessário estar ciente delas para o uso seguro da tecnologia. Foi demonstrado que a análise CTG está sujeita a considerável desacordo intra e interobservadores, mesmo quando clínicos experientes usam diretrizes amplamente aceitas.

Quando testes adicionais para avaliar o bem-estar fetal no trabalho de parto estiverem indicados, nos fetos com traçados categoria II ou categoria III na CTG, a microanálise de sangue de escalpo fetal pode reduzir as taxas de intervenções cirúrgicas desnecessárias. No entanto, além das limitações apresentadas pelo método, que incluem desconforto materno, demora de execução e necessidade de repetições de coleta decorrentes da natureza dinâmica da hipoxia-acidose fetal durante o trabalho de parto, há diferenças de opinião sobre a interpretação e a ação diante dos valores obtidos na análise. Por esses motivos, a microanálise de sangue fetal tem uso muito limitado na prática clínica atual.

A estimulação digital do couro cabeludo fetal, durante um exame vaginal, proporciona uma avaliação indireta do estado ácido-base fetal, e é recomendada quando o traçado da cardiotocografia é categoria II. No entanto, deve-se notar que, apesar de uma aceleração da FCF após essa estimulação estar relacionada com alta probabilidade de bem-estar fetal, a ausência não prediz comprometimento fetal.

A ausculta intermitente é o método recomendado para monitoramento fetal durante o trabalho de parto espontâneo nas gestações de baixo risco. No entanto, exige a presença contínua do profissional da obstetrícia em uma relação médico/paciente de 1:1, o que pode limitar seu uso correto na prática.

O ECG do feto poderia reduzir a taxa de intervenções desnecessárias durante o parto, frente a resultados anormais do monitoramento eletrônico fetal contínuo. No entanto, quando a CTG está alterada, as variações do segmento ST não podem ser usadas com segurança para indicar hipoxia-acidose fetal. Não há recomendação atual para uso do ECG fetal na avaliação do concepto durante o trabalho de parto.

Embora não exista um método ideal, sem limitações para assegurar o bem-estar fetal intraparto, o monitoramento contínuo e estrito da FCF é obrigatório, já que resultados normais permitem manutenção da conduta previamente determinada e padrões anormais alertam para possibilidade de hipoxia fetal.

Asfixia fetal e encefalopatia hipóxico-isquêmica

A asfixia perinatal é uma das principais causas de óbito em recém-nascidos (RNs), e também causa importante de encefalopatia hipóxico-isquêmica (EHI) e lesão cerebral permanente em neonatos.

A asfixia perinatal envolve um evento hipóxico agudo, resultando em acidose metabólica. O escore de Apgar baixo e a acidemia do sangue de cordão umbilical não podem ser utilizados isoladamente como critério para o diagnóstico de asfixia perinatal (MS, 2012). De acordo com o Ministério da Saúde (2012), há dois a quatro RNs com EHI para cada 1.000 nascimentos vivos a termo, e a taxa de mortalidade dos RNs com asfixia perinatal que desenvolvem EHI é de 15 a 25%. Entre os sobreviventes, 25 a 30% apresentam a sequela mais importante, que é a paralisia cerebral (PC). Outras sequelas são retardo mental, déficit de aprendizado em níveis variados e epilepsia.

Os critérios considerados essenciais para definir um evento agudo intraparto como fator suficiente para causar dano cerebral (asfixia intraparto grave) são listados a seguir. Para serem considerados etiologicamente associados à paralisia cerebral, devem estar todos presentes.

- Sinais neonatais consistentes com um evento periparto ou intraparto agudo (ACOG, 2014)
  - Escore de Apgar < 5 nos 5º e 10º minutos
  - Acidemia metabólica ou mista profunda (pH < 7,0) em sangue arterial de cordão umbilical ou déficit de base ≥ 12 mmol/ℓ ou ambos
  - Neuroimagem com evidência de lesão cerebral aguda consistente com hipoxia-isquemia (a lesão cerebral hipóxico-isquêmica significativa peri ou intraparto é improvável **se** não houver evidências de lesão cerebral em imagem após > 24 horas)
  - Disfunção orgânica multissistêmica, ou seja, alterações nos sistemas cardiovascular, gastrintestinal, pulmonar, hematológico ou renal.

Os termos "sofrimento fetal" e "asfixia fetal intraparto" devem ser evitados em situações outras que não se encaixem nos parâmetros descritos anteriormente. É preferido o termo "possível alteração do bem-estar fetal", ou deve ser descrita a alteração encontrada que motivou sua suspeita (desacelerações variáveis recorrentes, ausência de variabilidade, bradicardia etc.). O uso de terminologia inadequada, além de motivar condutas inadequadas, pode caracterizar um feto como "asfíxico" e, ao nascimento, ele se apresente com boa vitalidade.

A International Cerebral Palsy Task Force (2000), que compreende 16 organizações, incluindo o ACOG, concorda que o excesso de base (BE) −12 mEq/ℓ é o nível crítico para caracterizar a lesão aguda hipóxica fetal induzida no parto.

Jonsson et al. (2014) referem que 54% (0,6:1.000) das EHI neonatais, em recém-nascidos > 34 semanas, são atribuídas à asfixia no parto, uma vez que se associam a padrões anormais da CTG e bioquímica do sangue da artéria umbilical compatível com acidemia metabólica fetal.

Prevenção da asfixia intraparto

Uma assistência obstétrica de qualidade é aquela capaz de identificar precoce e corretamente as gestações complicadas e intervir oportunamente, utilizando todo o benefício do conhecimento científico e da tecnologia para o bem de todos. É manter sempre vigilância constante durante todo o trabalho de parto, pois, quando se fizer necessário, utilizar a habilidade em assistir de maneira particularizada um período expulsivo complicado, realizar uma cesariana de emergência e/ou receber um recém-nascido deprimido farão a diferença a longo prazo.

Dentro dos conhecimentos atuais, parece claro que a melhor vigilância pré-natal, a prevenção do parto pré-termo e a adequada assistência ao trabalho de parto são fatores decisivos na prevenção da paralisia cerebral, expressão maior da asfixia perinatal.

Eventos agudos no trabalho de parto e no parto representam cerca de 6 a 10% dos casos de paralisia cerebral, justificando atenção especial para essa assistência. Em que pesem algumas controvérsias sobre a necessidade de o monitoramento eletrônico ser incluído na rotina do acompanhamento do trabalho de parto, não sobram dúvidas de que a presença constante do profissional de saúde habilitado junto à parturiente reduz, de modo significativo, a ocorrência de asfixia perinatal.

A seguir são listadas algumas medidas clínicas pertinentes à profilaxia do sofrimento fetal agudo, recomendadas pelo Centro Latinoamericano de Perinatología y Desarrollo Humano (CLAP):

- Não romper artificialmente as membranas ovulares (a amniotomia facilita a oclusão dos vasos umbilicais durante as contrações uterinas, aumentando o risco de desacelerações da FCF e comprometimento do aporte sanguíneo ao feto pela compressão funicular)
- Não acelerar o parto que progride normalmente
- Só utilizar a ocitocina quando a evolução do parto se detiver ou se retardar por motivo de deficiência na contratilidade uterina
- Se houver indicação médica para a indução do parto, convém utilizar a menor dose de ocitocina capaz de o fazer iniciar e progredir
- Não induzir o parto quando comprometida a vitalidade fetal
- Nas pacientes com colo uterino desfavorável, comprovado o bem-estar fetal, a indução do parto deve ser feita após o amadurecimento do colo
- Monitorar todos os partos induzidos
- Monitorar todos os partos de alto risco
- Corrigir prontamente hipovolemia, hipotensão, hipoglicemia e os distúrbios eletrolíticos maternos.

Tratamento durante o parto

Garite e Simpson (2011) descrevem diversas medidas de reanimação intrauterina durante o parto direcionadas a resolver o problema fisiopatológico do sofrimento fetal agudo: oxigenação materna, hidratação intravenosa, reposicionamento materno, descontinuação da ocitocina (especialmente na taquissistolia uterina, > 5 contrações/10 minutos), administração de tocolítico, amnioinfusão, elevação da apresentação fetal.

Os objetivos da reanimação intrauterina são reverter qualquer hipoxia que possa levar à deterioração adicional ou, pelo menos, evitar períodos de padrões tocométricos indeterminados ou anormais que possam causar preocupação desnecessária a médicos e pacientes, levando a operações evitáveis, ganhar tempo e otimizar o estado fetal na preparação para o parto operatório.

Várias dessas medidas foram criticadas na revisão de Bullens et al. (2015). Procedimentos considerados efetivos foram a tocólise e o reposicionamento materno; necessitam ainda de comprovação a hiperoxigenação e a amnioinfusão.

Reanimação do recém-nascido

Aproximadamente 10% dos recém-nascidos necessitam de alguma assistência ao nascimento, mas apenas 1% exige reanimação cardiovascular avançada (Wyckoff et al., 2015).

Inúmeros fatores são responsáveis pelo recém-nascido apneico, que não respira logo após o nascimento:

- Depressão dos centros respiratórios por asfixia de qualquer causa
- Substâncias administradas à mãe (narcóticos, anestésicos)
- Imaturidade fetal (centros respiratórios e musculatura torácica)
- Obstrução da via respiratória superior
- Pneumotórax
- Outras anormalidades pulmonares, intrínsecas (p. ex., hipoplasia) ou extrínsecas (p. ex., hérnia diafragmática)
- Aspiração de líquido amniótico tinto de mecônio
- Anormalidade de desenvolvimento do sistema nervoso central
- Septicemia
- Tocotraumatismos.

A reanimação do recém-nascido deprimido será tratada no Capítulo 89.

Bibliografia

Alfirevic Z, Devane D, Gyte GM, Cuthbert A. Continuous cardiotocography (CTG) as a form of electronic fetal monitoring (EFM) for fetal assessment during labour. Cochrane Database Syst Rev. 2017;2:CD006066.

American Academy of Pediatrics, American College of Obstetricians and Gynecologists. Guidelines for Perinatal Care. 8th ed. Washington (DC): ACOG; 2017. p. 240.

American College of Obstetricians and Gynecologists (ACOG). ACOG Practice Bulletin No. 106: Intrapartum fetal heart rate monitoring: nomenclature, interpretation, and general management principles. Obstet Gynecol. 2009;114:192-202.

American College of Obstetricians and Gynecologists (ACOG). Executive summary: Neonatal encephalopathy and neurologic outcome, second edition. Report of the American College of Obstetricians and Gynecologists' Task Force on Neonatal Encephalopathy. Obstet Gynecol. 2014;123(4):896-901.

American College of Obstetricians and Gynecologists (ACOG). Practice bulletin no. 116: Management of intrapartum fetal heart rate tracings. Obstet Gynecol. 2010;116(5):1232-40.

Ayres-de-Campos D, Arulkumaran S; FIGO Intrapartum Fetal Monitoring Expert Consensus Panel. FIGO consensus guidelines on intrapartum fetal monitoring: Physiology of fetal oxygenation and the main goals of intrapartum fetal monitoring. Int J Gynaecol Obstet. 2015a;131:5-8.

Ayres-de-Campos D, Spong CY, Chandraharan E; FIGO Intrapartum Fetal Monitoring Expert Consensus Panel. FIGO consensus guidelines on intrapartum fetal monitoring: Cardiotocography. Int J Gynaecol Obstet. 2015b;131:13-24.

Bullens LM, van Runnard Heimel PJ, van der Hout-van der Jagt MB, Oei SG. Interventions for intrauterine resuscitation in suspected fetal distress during term labor: a systematic review. Obstet Gynecol Surv. 2015;70(8):524-39.

Buttigieg GG, Vella M. Neonatal hypoxic ischaemic encephalopathy: demolishing the cerebral palsy myth and enlightening court litigation. Austin Pediatr. 2016;3(4):1044.

Campanile M, D'Alessandro P, Della Corte L, et al. Intrapartum cardiotocography with and without computer analysis: a systematic review and meta-analysis of randomized controlled trials. J Matern Fetal Neonatal Med. 2020;33(13):2284-90.

Clark SL, Nageotte MP, Garite TJ, et al. Intrapartum management of category II fetal heart rate tracings: towards standardization of care. Am J Obstet Gynecol. 2013;209(2):89-97.

Cordoba AMG, Oliveira CA, Braga A, França BC, Sa RAM. Métodos de vigilância fetal intraparto. Femina. 2011;39(12):555-61.

East CE, Begg L, Colditz PB, Lau R. Fetal pulse oximetry for fetal assessment in labour. Cochrane Database Syst Rev. 2014;2014(10):CD004075.

East CE, Leader LR, Sheehan P, Henshall NE, Colditz PB, Lau R. Intrapartum fetal scalp lactate sampling for fetal assessment in the presence of a non-reassuring fetal heart rate trace. Cochrane Database Syst Rev. 2015;(5):CD006174.

Eden RD, Evans MI, Evans SM, Schifrin BS. The "Fetal Reserve Index": re-engineering the interpretation and responses to fetal heart rate patterns. Fetal Diagn Ther. 2018;43(2):90-104.

Executive summary: Neonatal encephalopathy and neurologic outcome, second edition. Report of the American College of Obstetricians and Gynecologists' Task Force on Neonatal Encephalopathy. Obstet Gynecol. 2014;123(4):896-901.

Furley PR. Cardiotocografia prática: Anteparto e intraparto. 3. ed. Rio de Janeiro: Rubio; 2012.

Garite TJ, Simpson KR. Intrauterine resuscitation during labor. Clin Obstet Gynecol. 2011;54:28-39.

INFANT Collaborative Group. Computerised interpretation of fetal heart rate during labour (INFANT): a randomised controlled trial. Lancet. 2017;389(10080):1719-29.

Jonsson M, Ågren J, Nordén-Lindeberg S, Ohlin A, Hanson U. Neonatal encephalopathy and the association to asphyxia in labor. Am J Obstet Gynecol. 2014;211(6):667.e1-8.

Liston R, Sawchuck D, Young D; Society of Obstetrics and Gynaecologists of Canada; British Columbia Perinatal Health Program. Fetal health surveillance: antepartum and intrapartum consensus guideline. J Obstet Gynaecol Can. 2007;29(9 Suppl 4):S3-56. Erratum in: J Obstet Gynaecol Can. 2007;29(11):909.

Macones GA, Hankins GD, Spong CY, Hauth J, Moore T. The 2008 National Institute of Child Health and Human Development workshop report on electronic fetal monitoring: update on definitions, interpretation, and research guidelines. Obstet Gynecol. 2008;112(3):661-6.

Miller DA. Intrapartum fetal heart rate definitions and interpretation: evolving consensus. Clin Obstet Gynecol. 2011;54:16-21.

Ministério da Saúde. Atenção à saúde do recém-nascido: guia para os profissionais de saúde. 2. ed. Brasília (DF): Ministério da Saúde; 2012.

Oliveira H, Pereira IP, Nunes MH. Evolução da mortalidade fetal no Brasil. 2000-2004. CBIS 2006 – Anais e Programação do X Congresso Brasileiro de Informática em Saúde; 2006 Out 14-18; Florianópolis (SC), Brasil. Disponível em: <www.sbis.org.br/cbis/arquivos/282.doc>.

O'Mahony F, Hofmeyr GJ, Menon V. Choice of instruments for assisted vaginal delivery. Cochrane Database Syst Rev. 2010;(11):CD005455.

Poseiro JJ, Méndez-Bauer C, Pose SV. Nuevo enfoque para el tratamiento del sufrimento fetal agudo intraparto. Actas de la Sesión Especial que tuvo lugar durante la VIII Reunión del Comité Asesor de la OPS sobre Investigaciones Médicas. Factores perinatales que afectan el desarrollo humano. Publicación Científica n. 185. Organización Panamericana de la Salud. 1969. p. 158-68.

Royal Australian and New Zealand College of Obstetricians and Gynaecologists (RANZCOG). Intrapartum fetal surveillance clinical guidelines. Melbourne (AU): RANZCOG; 2006.

Royal College of Obstetricians and Gynaecologists (RCOG). The use of electronic fetal monitoring: the use and interpretation of cardiotocography in intrapartum fetal surveillance. London (UK): RCOG; 2001.

Vintzileos AM, Smulian JC. Decelerations, tachycardia, and decreased variability: have we overlooked the significance of longitudinal fetal heart rate changes for detecting intrapartum fetal hypoxia? Am J Obstet Gynecol. 2016;215(3):261-4.

Visser GH, Ayres-de-Campos D; FIGO Intrapartum Fetal Monitoring Expert Consensus Panel. FIGO consensus guidelines on intrapartum fetal monitoring: Adjunctive technologies. Int J Gynaecol Obstet. 2015;131:25-9.

Wyckoff MH, Aziz K, Escobedo MB, et al. Part 13: Neonatal resuscitation: 2015 American Heart Association guidelines update for cardiopulmonary resuscitation and emergency cardiovascular care. Circulation. 2015;132(18 Suppl 2):S543-60.

89 Reanimação Neonatal

Marlos Melo Martins

A transição da vida intrauterina para a extrauterina, que ocorre no momento do nascimento, requer adaptações anatômicas e fisiológicas para a completa conversão da troca gasosa via placenta para a respiração pulmonar. Fisiologicamente, esse processo se inicia a partir do início da respiração espontânea do recém-nascido no momento do nascimento e após a interrupção da circulação placentária.

Aproximadamente 10% dos recém-nascidos requerem algum tipo de assistência para iniciar essa transição. Menos de 1% demanda manobras de reanimação, como a realização de massagem cardíaca e a utilização de medicamentos. A necessidade de procedimentos de reanimação é maior quanto menores forem a idade gestacional e/ou o peso ao nascer. Apesar de 90% dos recém-nascidos conseguirem realizar a transição da vida intrauterina para a extrauterina sem qualquer tipo de auxílio especial, um grande número de recém-nascidos necessita de manobras de reanimação secundariamente ao nascimento.

A reanimação neonatal deve seguir as recomendações mais recentes da International Liaison Committee on Resuscitation (ILCOR) Neonatal Task Force. Mesmo na ausência de fatores de risco identificáveis, em todo parto deve haver, pelo menos, um profissional habilitado e treinado capaz de realizar as manobras iniciais de reanimação neonatal. Quando, na anamnese, identificam-se fatores de risco perinatais, podem ser necessários dois a três profissionais treinados e capacitados, com pelo menos um profissional apto a intubar e indicar a massagem cardíaca e o uso de medicações. Além disso, a atuação coordenada da equipe, com adequada comunicação entre seus participantes, conferirá qualidade ao atendimento e segurança ao paciente.

As mortes neonatais são predominantes na primeira semana de vida, muitas vezes associadas à assistência materna antes e durante o trabalho de parto. Portanto, o conhecimento das diretrizes sobre as práticas de reanimação em sala do parto por parte dos profissionais de saúde envolvidos na assistência do parto pode auxiliar no processo de transição e oxigenação intrauterina para extrauterina. Além de prevenir complicações perinatais, como a asfixia perinatal, isso pode ajudar no processo mais complexo dessa transição nos recém-nascidos pré-termo e, consequentemente, reduzir as taxas de mortalidade neonatal precoce.

Este capítulo está disponível, online, no Ambiente de aprendizagem do GEN.

90

Distocia de Ombros

Mariane de Oliveira Menezes
Maíra Libertad Soligo Takemoto

Definição e diagnóstico

A distocia de ombros (DO) é uma emergência obstétrica imprevisível (Cluver et al., 2015; The Royal Women's Hospital, 2019). Ela ocorre depois do desprendimento do polo cefálico, a partir do impacto dos ombros fetais no diâmetro anteroposterior da pelve materna (Figura 90.1) (Cluver et al., 2015). Teoricamente, a impactação mais frequente é do ombro anterior na sínfise púbica, mas ela também pode ser do ombro posterior no promontório sacral (The Royal Women's Hospital, 2019; ACOG, 2017) ou até mesmo em virtude de uma falta de rotação interna do ovoide córmico, permanecendo o diâmetro biacromial do feto no diâmetro transverso da pelve. Sua incidência tem registros variáveis de 0,2 a 3,0% na população obstétrica geral, e essa diferença é em geral atribuída a variações na definição de DO, nas características das populações estudadas e no julgamento clínico do profissional de saúde (ACOG, 2017; Michelotti et al., 2018);

A emergência é diagnosticada quando, após o desprendimento do polo cefálico, não há nenhum progresso adicional (Cluver et al., 2015) observado, por exemplo, pela falta de rotação externa ou do distanciamento da cabeça fetal do períneo (RCOG, 2012) (Figura 90.2). A literatura (The Royal Women's Hospital, 2019; RCOG, 2012; Amorim et al., 2013) indica ainda que a DO também pode ser diagnosticada ao se utilizarem os seguintes critérios:

- Quando existe a necessidade de manobras para a retirada dos ombros
- Quando acontece o sinal da tartaruga – durante a contração, o feto tenta progredir e, ao não conseguir, se retrai na direção do períneo ou realiza movimentos de ir e vir
- Quando há dificuldade no nascimento da face e do queixo (em particular, quando não é possível visualizar e palpar o queixo fetal)
- Quando a cabeça se desprende, mas permanece firmemente afundada no períneo/vulva.

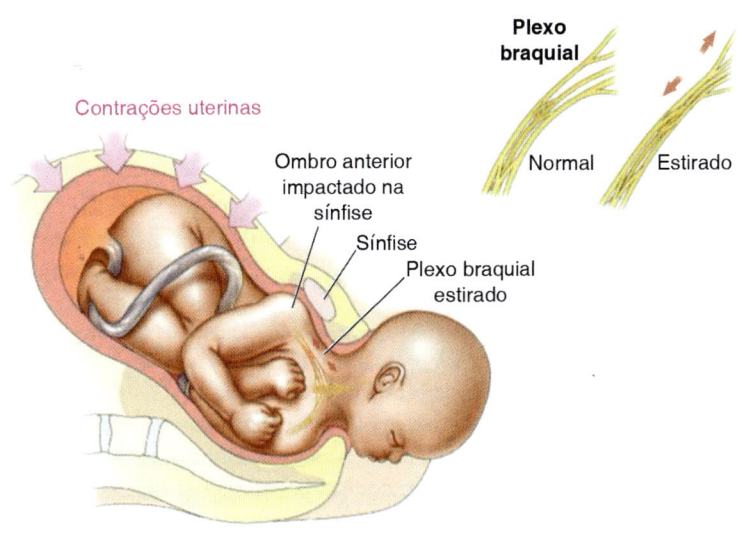

Figura 90.1 Impactação dos ombros e estiramento do plexo braquial por distocia de ombros.

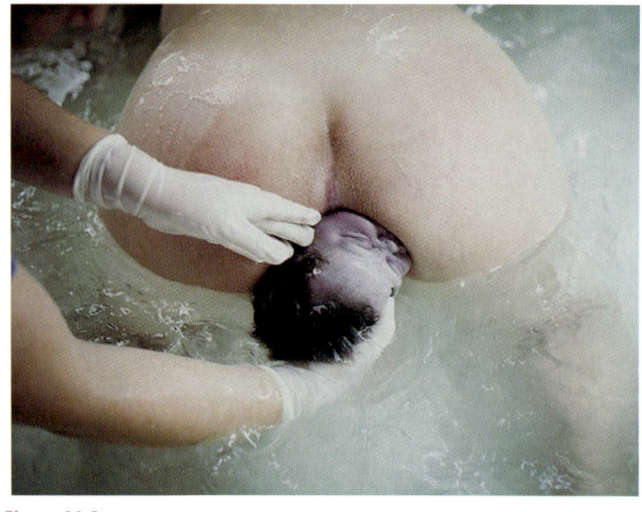

Figura 90.2 Distocia de ombros com queixo não palpável e polo cefálico firmemente apoiado na vulva. (Foto: arquivo pessoal Takemoto, 2020.)

Em geral, intervalo de tempo entre a saída da cabeça e a do corpo igual a 60 segundos ou mais tem sido indicado como critério para diagnóstico de DO. No entanto, estudos mais recentes (Locatelli et al., 2011; Stallings et al., 2001; Leung et al., 2011) têm demonstrado que o tempo médio entre o desprendimento do polo cefálico e o desprendimento do ovoide córmico é superior a esse em situações fisiológicas. Locatelli et al. analisaram 789 partos e observaram um intervalo médio entre a saída da cabeça e a do corpo de 88 segundos ± 61 segundos; em apenas 20% dos partos o nascimento da cabeça e do corpo se deu em somente uma contração. Esse mesmo estudo apontou que apressar a saída do corpo após o nascimento do polo cefálico possivelmente aumenta a probabilidade de uma DO. O estudo teve três casos de DO (0,38%) e, embora o intervalo entre a cabeça e o corpo tenha sido significativamente correlacionado com o pH da artéria umbilical (p = 0,02), o declínio do pH não foi clinicamente significativo (0,0078 unidade por cada minuto adicional de intervalo). Na análise multivariada, alterações deletérias do pH umbilical estavam significativamente associadas com alterações da frequência cardíaca fetal durante o segundo estágio (p = 0,012) e o parto vaginal operatório (p = 0,045), mas não com intervalo da cabeça-ombros (p = 0,25).

Como a DO é uma emergência obstétrica com riscos e complicações que serão mais amplamente discutidos a seguir, o diagnóstico rápido e o início precoce do manejo reduzem os desfechos negativos mais graves. Em uma série de casos com 44 DO, não houve relação linear estatisticamente significativa entre intervalo cabeça-corpo e pH arterial fetal (r^2 = 0,0004) quando o nascimento completo ocorreu em até cinco minutos após a saída da cabeça (Stallings et al., 2001).

Predição e prevenção

Poucas DO podem ser antecipadas e evitadas, pois a maioria ocorre na ausência de fatores de risco. Apesar disso, um risco aumentado deve ser sempre antecipado em gestantes com diagnóstico de diabetes (gestacional ou prévio), em particular naquelas cujo peso fetal estimado for aumentado para a idade gestacional (Amorim et al., 2013). Outros fatores de risco importantes descritos na literatura são: macrossomia fetal, obesidade materna, indução do parto, partos instrumentais, gestação prolongada, altura do fundo uterino elevada, história de DO em parto anterior, desaceleração da progressão do trabalho de parto, segundo estágio do parto prolongado e descida fetal demorada (Michelotti et al., 2018; Amorim et al., 2013). No entanto, nenhum estudo disponível até o momento demonstrou associação entre a correção desses fatores de risco e a redução do risco de DO, com exceção do controle adequado dos quadros de hiperglicemia gestacional (Sentilhes et al., 2016).

A maioria dos fetos com macrossomia nascidos por via vaginal não evolui com DO, de modo que indicar a cirurgia por esse motivo aumentaria a taxa de cesárea desproporcionalmente à redução da taxa de DO (ACOG, 2017). Atualmente, diretrizes clínicas recomendam que a cesárea eletiva deve ser considerada apenas para gestantes com diabetes cujo peso fetal seja estimado em pelo menos 4.500 g e para gestantes sem diabetes com suspeita de macrossomia cujo peso fetal seja estimado em pelo menos 5.000 g (ACOG, 2017; Amorim et al., 2013; Sentilhes et al., 2016).

Em razão da imprevisibilidade da DO, todos os profissionais de saúde que prestam assistência ao parto (médicos da família habilitados, médicos obstetras, enfermeiras obstetras e obstetrizes) devem conhecer os critérios diagnósticos e saber realizar manobras para resolução, se necessário, com agilidade e calma (Sentilhes et al., 2016).

Complicações

Complicações maternas relacionadas à DO envolvem lacerações de terceiro ou quarto graus, fístula retovaginal, hemorragia pósparto, diátese de sínfise, ruptura uterina e endometrite. Convém destacar que essas complicações parecem decorrer mais do manejo obstétrico da DO do que do evento em si. Dentre as complicações fetais, destacam-se a paralisia do plexo braquial e a paralisia de Erb (ver Figura 90.1), as quais podem ocorrer espontaneamente pelos puxos maternos durante a vigência da DO, mas têm risco de ocorrência aumentado quando é realizada tração excessiva do polo cefálico ou pressão fúndica (RCOG, 2012; Amorim et al., 2013).

É possível também ocorrer fratura de clavícula, fratura do úmero, diferentes graus de asfixia perinatal e morte fetal ou neonatal (Amorim et al., 2013). Em casos de diagnóstico de DO, evidências indicam que há um declínio linear gradual no pH arterial do cordão, porém o risco de acidose, desenvolvimento de encefalopatia hipóxico-isquêmica ou fatalidade é muito baixo se o tempo entre a saída completa da cabeça e a posterior saída do tronco for de até 5 minutos (Leung et al., 2011).

Um resumo das complicações maternas e perinatais é apresentado na Tabela 90.1.

Tabela 90.1 Complicações maternas e fetais da distocia de ombros.

Complicações maternas	Complicações fetais
Lacerações graves (3º ou 4º grau)	Paralisia temporária do plexo braquial
Fístula retovaginal	Paralisia de Erb
Hemorragia pós-parto	Fratura de clavícula
Diátese de sínfise	Fratura de úmero
Ruptura uterina	Asfixia fetal
Endometrite	Morte fetal ou neonatal

Manejo

Ao diagnosticar-se uma DO, as manobras devem ser imediatamente iniciadas e realizadas em sequência ininterrupta até o nascimento completo do concepto. As manobras têm como objetivos o aumento do tamanho da pelve funcional, a redução do diâmetro biacromial do feto e a modificação da relação entre feto e pelve para corrigir a impactação dos ombros e permitir a saída do concepto. Esses objetivos, de modo geral, podem ser alcançados por meio de manobras que alteram a posição da gestante ou manipulam a posição do feto, realizadas, sempre que possível, ao se adotar uma abordagem racional, da menos invasiva para a mais invasiva.

Durante as manobras, não é indicado o clampeamento do cordão umbilical, pois ainda que os riscos de acidose e morte sejam baixos quando a DO é resolvida em até 5 minutos, o fluxo do cordão intacto é a única fonte de oxigênio do feto até que haja expansão pulmonar e transição para a circulação neonatal (Amorim et al., 2013).

Mnemônicos

Apresentamos três diferentes algoritmos para resolução de DO (ALEERTA, A SAÍDA e FlipFLOP, Tabela 90.2). A utilização de mnemônicos é comum em emergências, e acredita-se que seu uso favoreça a memorização dos passos, aumentando a adesão aos algoritmos. Os três mnemônicos compartilham entre si algumas etapas, de modo que as manobras serão detalhadas individualmente após a apresentação de cada um deles.

Historicamente, o mnemônico ALEERTA (Gobbo et al., 2000) tem sido o padrão de cuidado na Obstetrícia contemporânea. Ele está descrito em inúmeros livros-texto e compõe a maioria das diretrizes clínicas para DO. Apesar de sua disseminação na prática clínica, é importante contextualizar que ALEERTA foi descrito e desenvolvido pressupondo partos atendidos em posições supinas. Seria racional iniciar com a manobra de McRoberts, por exemplo, em situações em que a parturiente esteja em litotomia. No entanto, atualmente há fartas evidências disponíveis demonstrando que as posições supinas para o período expulsivo trazem malefícios clinicamente significativos para a parturiente e para o concepto, como maior risco de parto instrumental e alterações da frequência cardíaca fetal (Gupta et al., 2017).

A partir dessas observações e do crescimento significativo de boas práticas de assistência ao parto, as quais estimulam a liberdade de posição no período expulsivo, especialmente posições mais verticalizadas, novas abordagens têm sido propostas. Nesse contexto é que surgem os mnemônicos A SAÍDA e FlipFLOP. A SAÍDA foi desenvolvido no Brasil, com foco em partos em posições verticais (p. ex., de cócoras ou na baqueta de parto), inicialmente publicado em 2013 (Amorim et al., 2013). FlipFLOP foi proposto pela parteira norte-americana Gail Tully e não pressupõe uma posição específica da parturiente no início do manejo, podendo ser aplicado em qualquer contexto. Outro ponto favorável do mnemônico FlipFLOP é que ele é composto por apenas quatro manobras sequenciais, o que facilita a memorização e a adesão à ordem predefinida (Tully, 2012).

A seleção do mnemônico de escolha pelo profissional de Obstetrícia deve considerar preferências individuais, modelo de cuidado obstétrico no contexto de práticas (p. ex., proporção de partos em posições supinas e verticais) e posição original da parturiente no período expulsivo. Recomenda-se que os profissionais

Tabela 90.2 Mnemônicos para resolução de distocia de ombros.

Letra	Manobra
ALEERTA – ALSO Brasil	
A	Chamar **A**juda; **A**visar a parturiente; **A**nestesista a postos
L	**L**evantar os membros inferiores em hiperflexão (manobra de McRoberts)
E	Pressão suprapúbica **E**xterna (manobra de Rubin I)
E	Considerar **E**pisiotomia
R	**R**emover o braço posterior
T	**T**oque para manobras internas: Manobra de Rubin II Manobra de Wood Manobra do parafuso invertido
A	**A**lterar a posição: quatro apoios (manobra de Gaskin)
A SAÍDA	
A	**A**visar a parturiente; Chamar **A**juda; **A**nestesista a postos **A**umentar o Agachamento (McRoberts modicada)
S	Pressão **S**uprapúbica externa (manobra de Rubin I)
A	**A**lterar a posição: quatro apoios (manobra de Gaskin)
Í	Manobras **I**nternas: Manobra de Rubin II Manobra de Wood Manobra do parafuso invertido
D	**D**esprender o ombro posterior
A	**A**valiar manobras de resgate
FlipFLOP	
F	*Flip the mother over (Gaskin's)*	Alterar posição da parturiente para quatro apoios (manobra de Gaskin)
L	*Lift the leg (running start)*	Levantar a perna do lado do dorso fetal – posição de início de corrida
O	*Rotate the shoulder to the **o**blique*	Rotação do ombro posterior para oblíquo (manobras internas)
P	*Bring out the **p**osterior arm*	Retirada do braço posterior

ALSO, Advanced Life Support in Obstetrics. Adaptada de Amorim et al., 2013; Gobbo et al., 2000; Tully, 2012.

de assistência ao parto conheçam todas as manobras disponíveis para resolução da DO e que possam utilizar, de modo racional, tantas quantas forem necessárias até o nascimento completo do concepto.

Recomenda-se que, após cada manobra, proceda-se à checagem da resolução da DO, com o objetivo de diminuir o tempo total de manejo. Essa checagem pode ser feita tanto pela verificação da progressão do polo cefálico (p. ex., o distanciamento a partir do períneo) quanto pela aplicação de leve tração ao polo cefálico ou orientação de puxos maternos.

Descrição das etapas e manobras de cada mnemônico

Avisar a parturiente. Avisar, de maneira objetiva, a parturiente e seu acompanhante de que os profissionais de saúde precisarão intervir para auxiliar na saída dos ombros e que, para isso, realizarão manobras com ela e com o feto.

Chamar ajuda. Chamar equipe de apoio, pedir para que avisem um segundo profissional de assistência (se possível alguém com mais experiência) e um anestesista, enquanto se iniciam as primeiras manobras. É importante contar com equipe ampliada, uma vez que algumas das manobras requerem auxílio de outra pessoa. Profissional capacitado para reanimação neonatal, bem como material completo e checado, devem estar disponíveis, pelo risco aumentado de reanimação neonatal.

Manobra de McRoberts. Na posição supina, realizar hiperflexão do quadril da parturiente por meio da elevação dos membros inferiores em direção aos peitorais maternos (Figura 90.3). A manobra tem como objetivo ampliar o espaço funcional na pelve pelo aumento da mobilidade do sacro, ao mesmo tempo que a contranutação do sacro aumenta o estreito superior da pelve (onde estão impactados os ombros na maior parte dos casos de DO).

Manobra de McRoberts modificada (aumentar agachamento). Em posições verticalizadas, os mesmos objetivos obtidos com a manobra de McRoberts convencional podem ser alcançados pelo aprofundamento do agachamento, por exemplo, ao se remover a banqueta de parto para reduzir a altura do quadril materno em relação ao solo.

Manobra de Rubin I (pressão suprapúbica externa). Pressão suprapúbica com melhores resultados quando associada à manobra de McRoberts (original ou modificada), com a intenção de fletir o acrômio anterior (púbico) em direção ao ventre fetal, ou seja, em uma direção diagonal partindo do dorso fetal. A direcionalidade da manobra favorece, ainda, a resolução da impactação do ombro anterior, deslocando o diâmetro biacromial do diâmetro anteroposterior da pelve materna para o diâmetro oblíquo. A manobra pode ser realizada com punho fechado ou mão em posição de parada cardiorrespiratória, de modo contínuo (por até 30 segundos) ou em leves pulsos, como no ritmo de uma massagem cardíaca (por até 30 segundos) (Figura 90.4).

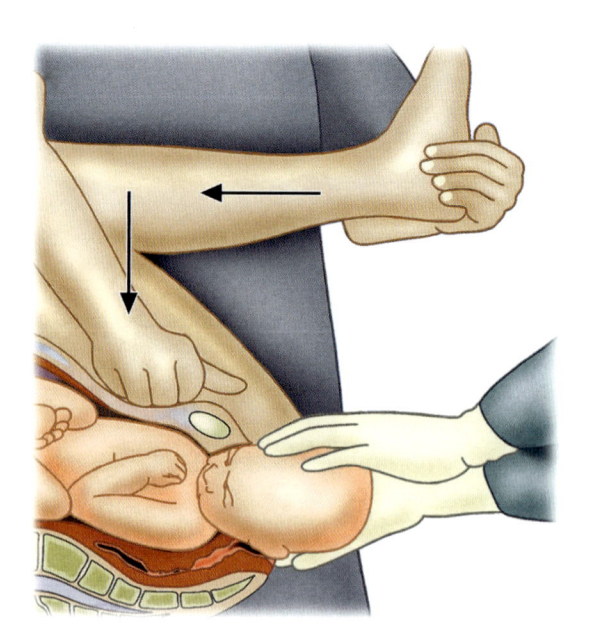

Figura 90.4 Rubin I (pressão suprapúbica).

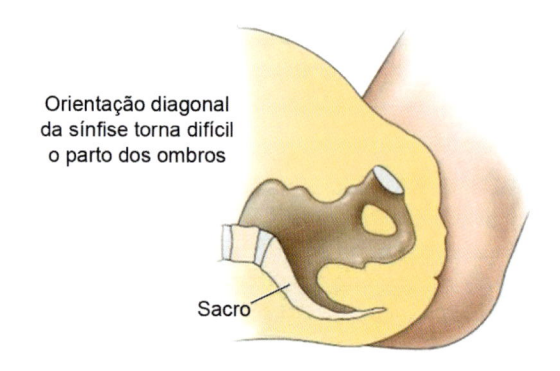

Antes da posição de McRoberts

Orientação diagonal da sínfise torna difícil o parto dos ombros

Sacro

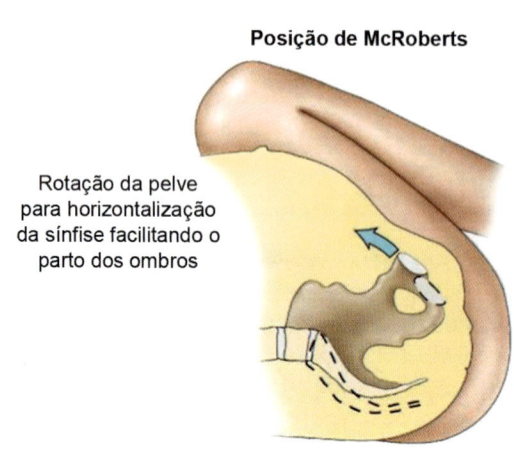

Posição de McRoberts

Rotação da pelve para horizontalização da sínfise facilitando o parto dos ombros

Figura 90.3 Manobra de McRoberts.

Manobra de Gaskin (alterar a posição para quatro apoios). A manobra foi nomeada em homenagem à parteira norte-americana Ina May Gaskin, quem primeiro a descreveu. Deve-se auxiliar a parturiente na mudança de posição para quatro apoios, independentemente da posição original em que estava (Figura 90.5 A e B). A mudança por si só é uma manobra com alta resolutividade da DO (cerca de 80%), por aumentar tanto o diâmetro anteroposterior da pelve quanto a mobilidade do ombro posterior, que, por vezes, pode ser retirado com simples tração do polo cefálico (Bruner et al., 1998). Além disso, a posição de quatro apoios cria maior espaço para as manobras internas subsequentes, caso sejam necessárias, uma vez que o feto estará apoiado sobre a sínfise púbica, liberando maior espaço posterior na região do sacro.

Posição de início de corrida ou do corredor (levantar a perna do lado do dorso fetal). Auxiliar a parturiente, que está originalmente em quatro apoios, a fletir o joelho apoiando o pé no chão, como na posição do corredor no início de corrida. Se não houver nenhum impeditivo, escolher por levantar a perna do lado do dorso fetal, simultaneamente aumentando a mobilidade da pelve e auxiliando que o feto rode o diâmetro biacromial para o diâmetro oblíquo da pelve materna (Figura 90.5 C e D). Além disso, caso sejam necessárias manobras internas, a posição de início de corrida aumenta a distância entre as tuberosidades isquiáticas, criando maior espaço para acessar as partes fetais (Tully, 2012).

Manobras internas de Rubin II, Wood, parafuso invertido (rotação do ombro para oblíquo). Todas as manobras internas têm os mesmos objetivos que a manobra de Rubin I (fletir o diâmetro biacromial e deslocá-lo para o diâmetro oblíquo da pelve materna); contudo, elas são realizadas internamente, no canal vaginal. Na manobra de Rubin II (Figura 90.6), são inseridos os dedos indicador e médio do profissional em direção à escápula fetal, para ajudar a fletir o acrômio na direção dorso-ventre, levando o biacromial para o diâmetro oblíquo. Na manobra de Wood, mantendo os dedos da mão dominante na posição de Rubin II, são inseridos os dedos indicador e médio da outra mão na clavícula do acrômio contrário, para ter mais apoio ao tentar levar o feto para o diâmetro oblíquo da pelve materna.

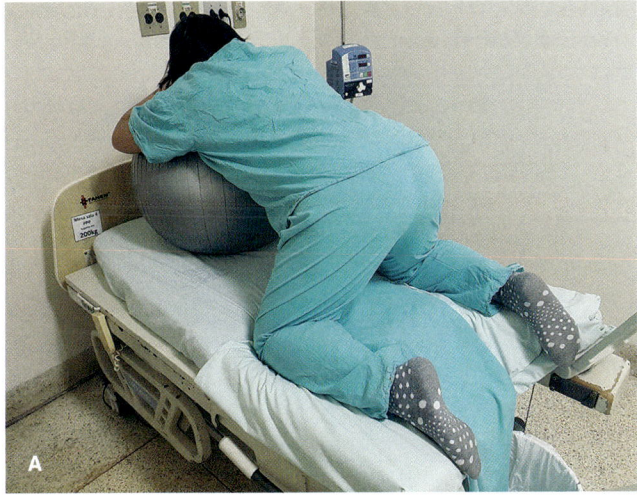
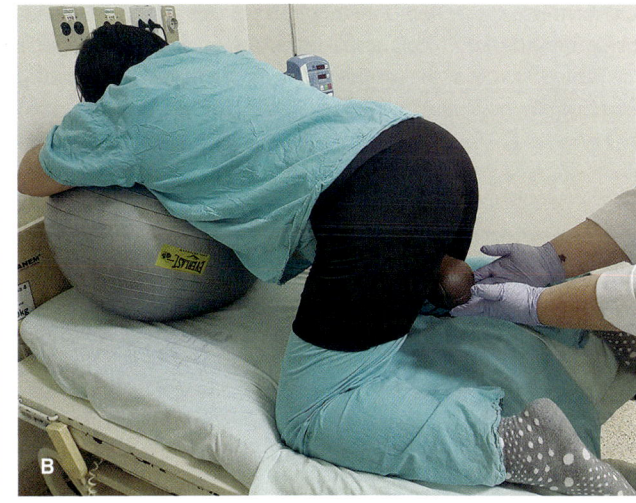
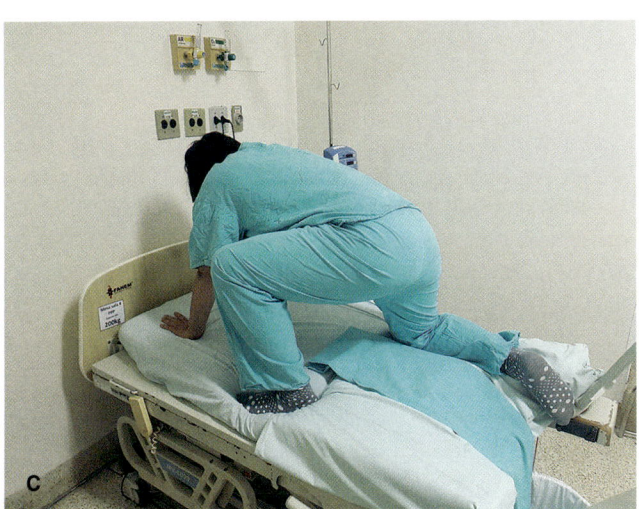
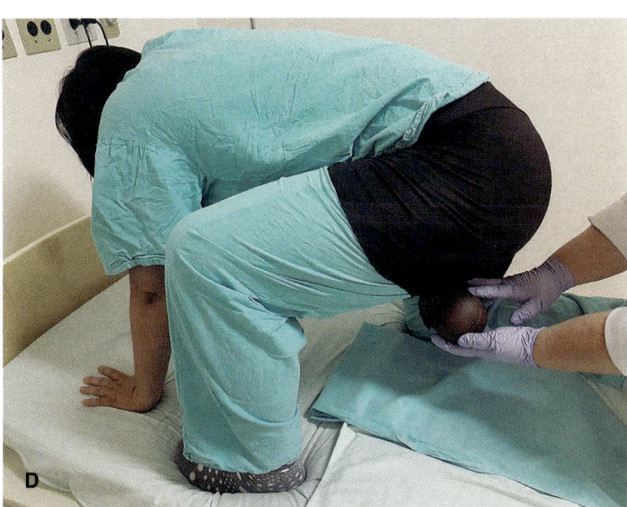

Figura 90.5 A, B. Manobra de Gaskin. **C, D.** Posição de início de corrida. (Arquivo pessoal de Takemoto, 2020.)

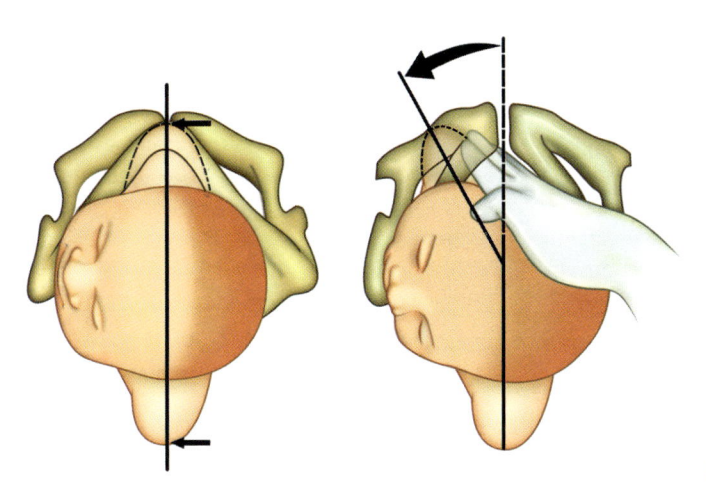

Figura 90.6 Manobra de Rubin II.

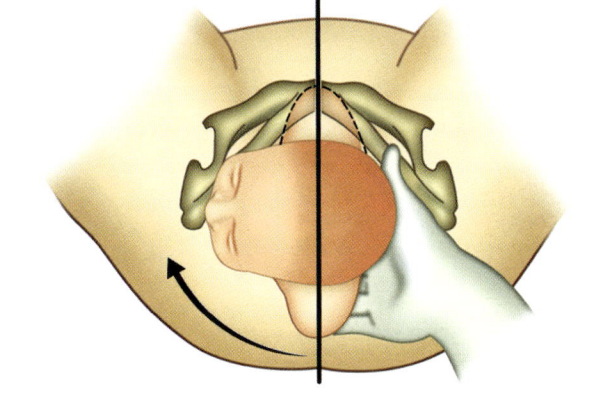

Figura 90.7 Manobra de Wood reversa. A pressão é exercida sobre a face posterior do ombro posterior do feto, tentando realizar rotação de 180°.

Na manobra do parafuso invertido (Wood reversa), a tentativa é levar o diâmetro biacromial para o oblíquo oposto da tentativa da manobra de Wood (Figura 90.7). Para tal, os dedos que estão na manobra anterior na escápula deslizam para a clavícula do ombro oposto, e os dedos da clavícula deslizam para a escápula do ombro oposto, aplicando a pressão em direção à rotação contrária. A rotação do ombro posterior para oblíquo (no mnemônico FlipFLOP) é composta pelas manobras de Rubin II e Wood, que,

se por si sós não resolverem a DO, podem criar maior espaço na região do dorso fetal para a inserção da mão para a manobra de retirada do ombro posterior. Convém destacar que quaisquer manobras internas para resolução da DO são facilitadas por sua realização com a parturiente na posição de quatro apoios, pelo maior espaço no estreito inferior e menor tensão do períneo (quando comparada à posição de McRoberts, por exemplo), favorecendo a progressão dos dedos ou mão pelo canal de parto.

Considerar episiotomia. No mnemônico ALEERTA, sugere-se considerar a realização de episiotomia ao diagnosticar uma DO, para possível auxílio na realização de manobras internas, com maior espaço para a inserção de dedos ou mão no canal vaginal. Contudo, com o desprendimento e deflexão do polo cefálico, a realização do procedimento torna-se delicada e, inclusive, perigosa para o feto. Adicionalmente, é importante ressaltar que a DO é causada por impactação dos ombros fetais no estreito superior da pelve materna, e não há papel significativo dos tecidos moles do períneo em sua etiologia ou mesmo na resolução. Uma revisão sistemática sobre o papel da episiotomia em prevenção e manejo da DO (Sagi-Dain e Sagi, 2015) analisou 9.769 casos de distocias. Os autores observaram efeito não significativo do procedimento sobre o risco de ocorrência de DO e ausência de evidências que dessem suporte à eficácia no manejo. Além disso, eles identificaram maior risco de lesão neonatal e lesões perineais graves maternas e concluíram que não existem evidências que deem suporte a qualquer alegação de eficácia, ou mesmo segurança, da episiotomia no contexto clínico da DO.

Retirada do braço posterior. A retirada do ombro posterior é também manobra interna, realizada por meio da inserção da mão do profissional no canal vaginal. Ela pode ser realizada tanto pelo ventre fetal (manobra de Jacquemier), mediante preensão da mão fetal e conseguinte tração da mesma em direção à face fetal, como também a partir do dorso fetal, encontrando o cotovelo fetal e auxiliando sua flexão em direção ao ventre (Figura 90.8). A escolha pela realização de uma ou outra fica a critério do profissional, considerando, por exemplo, a facilidade da progressão da mão pelo canal ou ainda sua mão dominante. Assim como previamente discutido para as manobras internas, a retirada do braço posterior é favorecida pela posição materna de quatro apoios, ainda que possa ser realizada também em posição supina (conforme descrito para o mnemônico ALEERTA).

Tração axilar e manobra de encolher os ombros (*shoulder shrug maneuver*). Essas manobras têm similaridades entre si quanto ao local de apoio para realização de manobra (na axila do ombro posterior). Em ambas, introduz-se a mão no canal vaginal, em direção ao sacro materno, e alcança-se o ombro posterior, envolvendo a axila fetal com os dedos (em posição similar a um sinal de "OK"). Na manobra de tração axilar (manobra de Menticoglu), é realizada tração contínua da axila em direção à saída, acompanhando o formato do sacro e cóccix, para liberação do braço posterior (Figura 90.9 A) (Ansell et al., 2019). Na manobra de encolher os ombros, com os dedos na mesma posição de preensão da axila, é realizada uma rotação interna do feto em 180°, posicionando o acrômio posterior no diâmetro oblíquo, com posterior progressão à saída com leve tração (Figura 90.9 B e C) (Sancetta et al., 2019). Ambas as manobras foram originalmente descritas para realização em posição supina; não há, no entanto, impeditivo para que seja realizada em posição de Gaskin. Ao contrário, antecipa-se maior facilidade na progressão da mão, localização dos ombros e axila, rotação e tração, com a parturiente em posição não supina.

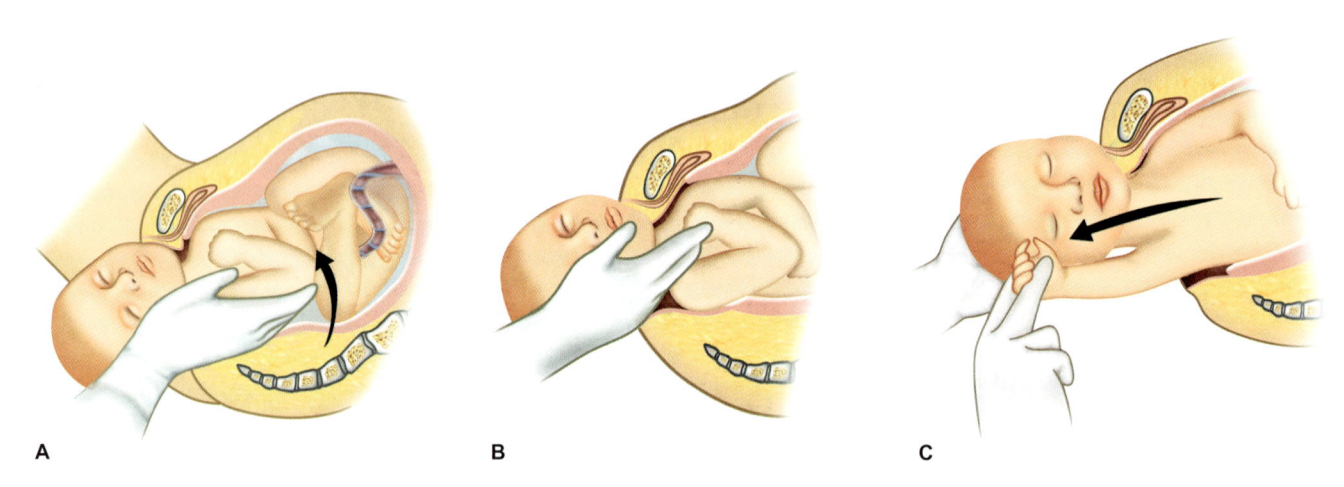

A   **B**   **C**

Figura 90.8 Remoção do ombro posterior (manobra de Jaquemier).

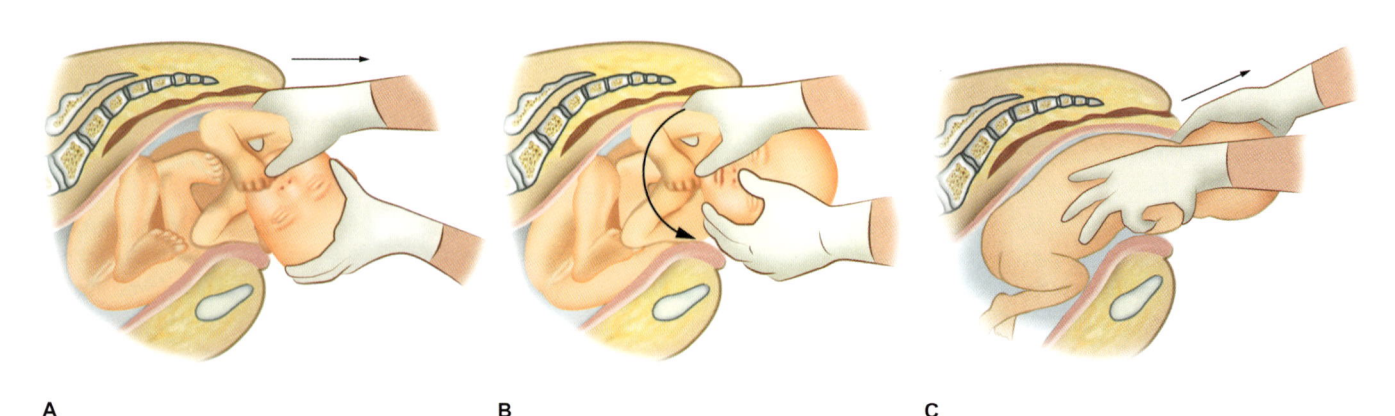

A   **B**   **C**

Figura 90.9 A. Manobra de tração axilar em posição de Gaskin. **B, C.** Manobra de encolher os ombros. (Adaptada de Sancetta et al., 2019.)

Tração com *sling* da axila posterior (PAST). A manobra foi descrita como uma alternativa às manobras de resgate mais invasivas, se as técnicas anteriormente descritas falharem. Nesta manobra, é sugerido o uso auxiliar de uma sonda nasogástrica ou cateter urinário para criar uma alça (um *loop*), inserida entre indicador e dedo médio da mão dominante do profissional de saúde pelo canal vaginal. O laço entra por trás da escápula posterior fetal e, com o auxílio do indicador, dá a volta pela axila fetal. Então, uma da pontas do cateter é liberada para que a mão auxiliar a puxe, pela parte anterior do feto, para fora do canal vaginal. A união das pontas do cateter forma um *sling* ao redor da axila fetal posterior e, então, uma pinça é colocada transversalmente para a junção das pontas. A tração é realizada com ajuda da pinça, no sentido da retirada do braço posterior (acompanhando o formato do sacro e cóccix) (Figura 90.10). Assim como as demais manobras internas, a tração com *sling* da axila posterior pode ser realizada sem dificuldades na posição de quatro apoios (Whittington e Poole, 2018).

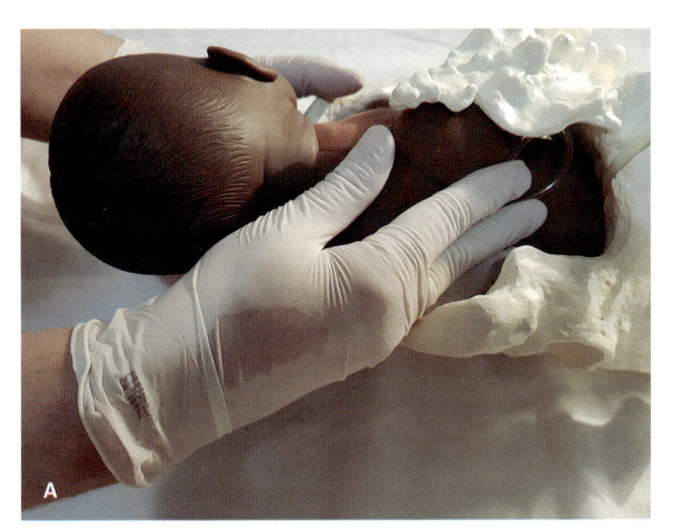
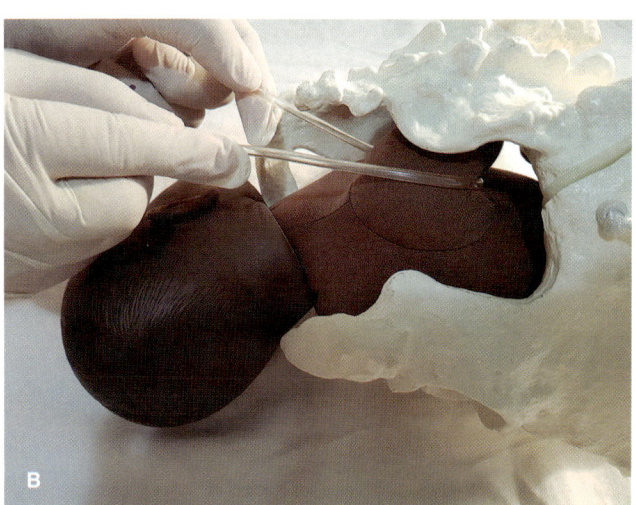
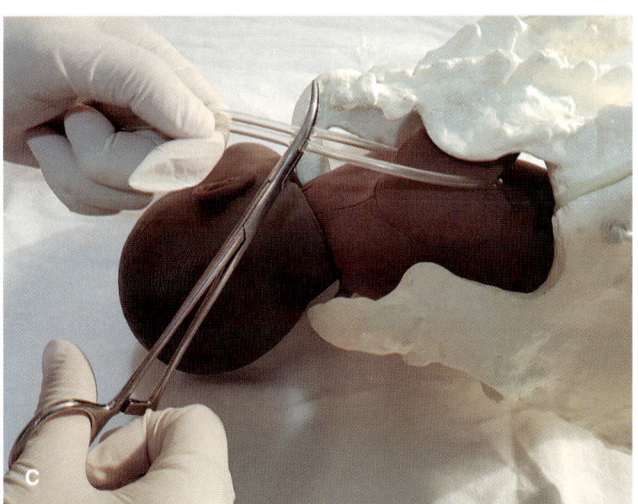
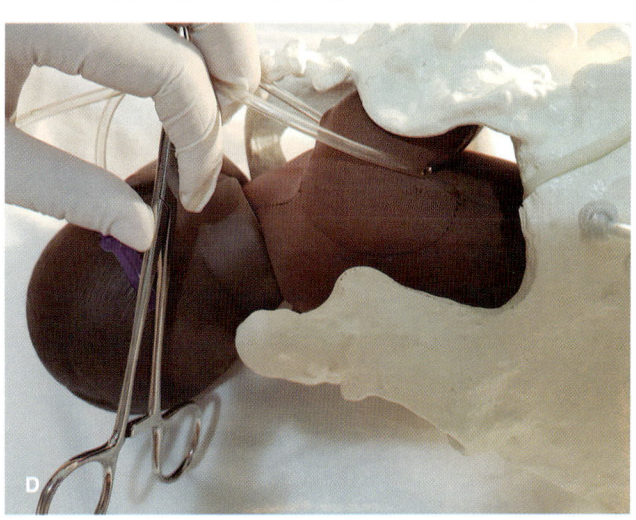
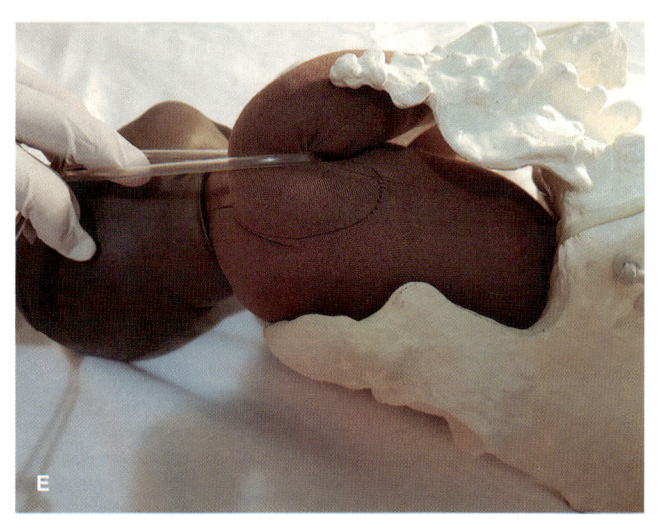

Figura 90.10 Tração com *sling* da axila posterior. (Arquivo pessoal de Takemoto, 2020.)

Manobras de resgate muito invasivas, ao ser avaliado o risco-benefício. Compreender fratura intencional de clavícula fetal (uma ou ambas); realização de cirurgia de resgate abdominal, em que, depois da histerotomia, o cirurgião efetua a correção interna da impactação do ombro e o nascimento ocorre por via vaginal; e manobra de Zavanelli (recolocação cefálica), em que, sob anestesia geral, é realizada a retificação da cabeça fetal para o diâmetro anteroposterior, sua flexão e reintrodução do polo cefálico no canal de parto para extração superior. Por constituírem recursos extremos, utilizados na falha de todas as outras manobras, há de se esperar que já tenha ocorrido comprometimento da vitalidade fetal e que seja elevado o risco de asfixia perinatal.

Não é indicada a repetição das mesmas manobras; caso a primeira tentativa não tenha obtido sucesso, recomenda-se partir imediatamente para uma nova manobra. Quando um profissional, por exemplo, é chamado para auxiliar na resolução de uma DO já em andamento, convém considerar que os profissionais anteriores já tentaram as manobras menos invasivas, e que está justificado iniciar com manobras mais invasivas (manobras internas de rotação, retirada do braço posterior, tração axilar).

A Figura 90.11 apresenta as manobras previamente descritas, utilizando uma abordagem racional das menos invasivas para as mais invasivas, sem se restringir a mnemônicos específicos.

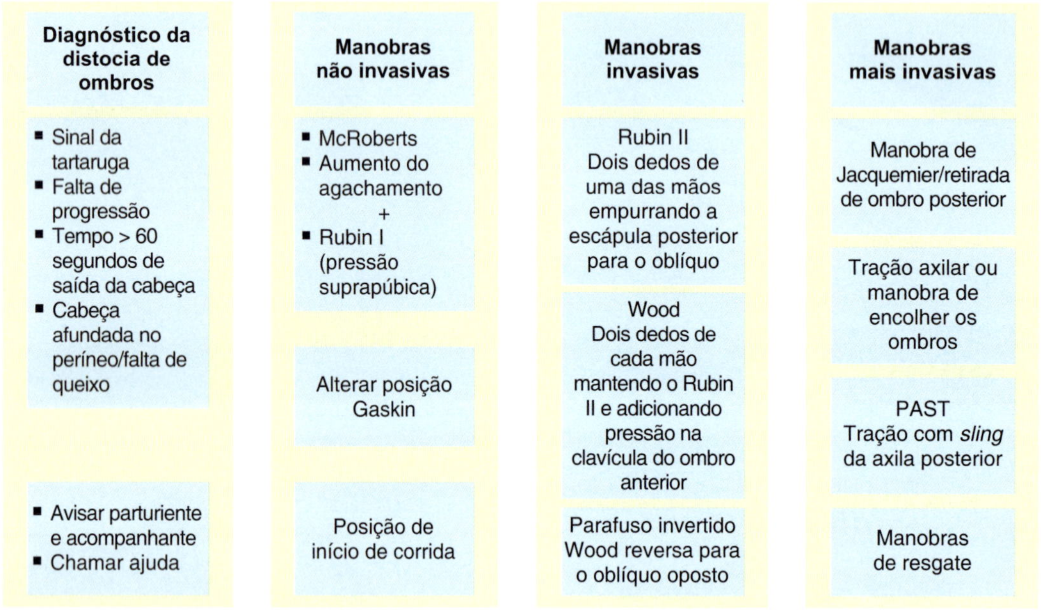

Figura 90.11 Algoritmo para o tratamento da distocia de ombros.

Bibliografia

Amorim MMR, Duarte AC, Andreucci CB, Knobel R, Takemoto MLS. Distocia de ombro: proposta de um novo algoritmo para conduta em partos em posições não supinas. FEMINA. 2013;41(3):115-24.

Ansell L, Ansell DA, McAra-Couper J, Larmer PJ, Garrett NKG. Axillary traction: An effective method of resolving shoulder dystocia. Aust New Zeal J Obstet Gynaecol. 2019;59(5):627-33.

Bruner JP, Drummond SB, Meenan AL, Gaskin IM. All-fours maneuver for reducing shoulder dystocia during labor. J Reprod Med. 1998;43(5):439-43.

Cluver CA, Hofmeyr GJ. Posterior axilla sling traction for shoulder dystocia: case review and a new method of shoulder rotation with the sling. Am J Obstet Gynecol. 2015;212(6):784.e1-7.

Gobbo B, Baxley E. Distocia de ombro. ALSO BRASIL – Advanced Life Support in Obstetrics. 4. ed. São Paulo: American Academy of Family Phisicians; 2000.

Gupta JK, Sood A, Hofmeyr GJ, Vogel JP. Position in the second stage of labour for women without epidural anaesthesia. Cochrane Database Syst Rev. 2017;(5):CD002006.

Leung T, Stuart O, Sahota D, Suen S, Lau T, Lao T. Head-to-body delivery interval and risk of fetal acidosis and hypoxic ischaemic encephalopathy in shoulder dystocia: a retrospective review. BJOG. 2011;118(4):474-9.

Locatelli A, Incerti M, Ghidini A, et al. Head-to-body delivery interval using "two-step" approach in vaginal deliveries: Effect on umbilical artery pH. J Matern Neonatal Med. 2011;24(6):799-803.

Michelotti F, Flatley C, Kumar S. Impact of shoulder dystocia, stratified by type of manoeuvre, on severe neonatal outcome and maternal morbidity. Aust New Zeal J Obstet Gynaecol. 2018;58(3):298-305.

Royal College of Obstetricians and Gynaecologists (RCOG). Shoulder Dystocia – Green–top Guideline No. 42. London: RCOG; 2012. p. 18.

Sagi-Dain L, Sagi S. The role of episiotomy in prevention and management of shoulder dystocia: A systematic review. Obstet Gynecol Surv. 2015;70(5):354-62.

Sancetta R, Khanzada H, Leante R. Shoulder shrug maneuver to facilitate delivery during shoulder dystocia. Obstet Gynecol. 2019;133(6):1178-81.

Sentilhes L, Sénat MV, Boulogne AI, et al. Shoulder dystocia: guidelines for clinical practice from the French College of Gynecologists and Obstetricians (CNGOF). Eur J Obstet Gynecol Reprod Biol. 2016;203:156-61.

Stallings SP, Edwards RK, Johnson JWC, Stallings SP. Correlation of head-to-body delivery intervals in shoulder dystocia and umbilical artery acidosis. Am J Obstet Gynecol. 2001;185(2):268-74.

The American College of Obstetricians and Gynecologists (ACOG). Practice Bulletin No. 178 Summary: Shoulder dystocia. Obstet Gynecol. 2017;129(5):961-2.

The Royal Women's Hospital. Clinical guidelines. Shoulder dystocia [Internet]. Melbourne: The Royal Women's Hospital; 2019 [Acesso em 21 dez. 2019]. p. 1-10. Disponível em: https://www.thewomens.org.au/health-professionals/clinical-resources/clinical-guidelines-gps.

Tully G. FlipFLOP: Four steps to remember. Midwifery Today Int Midwife. 2012;(103):9-11.

Whittington JR, Poole AT. Introduction of posterior axilla sling traction in simulated shoulder dystocia. AJP Rep. 2018;8(4):E247-50.

91 Apresentação Pélvica

Alexandre J. B. Trajano
Flávio Monteiro de Souza
Jorge Rezende Filho

Introdução, conceitos, etiologia

Dizemos que o feto está em apresentação pélvica (AP) quando, em situação longitudinal na cavidade uterina, o polo pélvico ocupa a área do estreito superior da bacia. Isso ocorre em cerca de 4% dos partos a termo. Na 28ª semana, a frequência da AP é em torno de 25%, o que evidencia que a maioria deles irá rodar espontaneamente para apresentação cefálica (versão interna espontânea). A AP é considerada condição de maior risco tanto pelas dificuldades intrínsecas do parto pélvico quanto pelas circunstâncias desfavoráveis, mais comumente associadas a essa apresentação.

Além da idade gestacional, parecem predispor ou associar-se à AP multiparidade, gravidez múltipla, polidramnia, oligoidramnia, anomalias congênitas, crescimento intrauterino restrito, parto pélvico anterior, anomalias uterinas (tumores e anomalias congênitas), inserção viciosa ou cornual da placenta, vício pélvico e tumores pélvicos. Entretanto, os fatores etiológicos não são identificados na maioria as vezes.

O entendimento e o manejo das complicações mais comuns no parto pélvico constituem importantes competências do obstetra e, de acordo com a complexidade, de outros profissionais de saúde que atendam as gestantes. Mesmo nos casos em que a operação cesariana é indicada e planejada, a assistência do parto por via vaginal pode se impor, quando o profissional assume o caso já no período expulsivo ou quando a cesariana não está imediatamente disponível. Observe-se também que atender a mulher que chega à maternidade ou a outra unidade de saúde já em período expulsivo é ocorrência trivial nesse campo.

Tipos de apresentação pélvica

- *AP completa ou pelvipodálica* (Figura 91.1 A): quando as coxas e as pernas estão fletidas, com os pés junto às nádegas. É menos frequente (10%) e apresenta o maior risco de prolapso do cordão (5%) que, com maior facilidade, pode descer por entre as pernas assim que acontece a ruptura das membranas. É a que menos se associa com prematuridade (12%)
- *AP simples* (Figura 91.1 B): quando as coxas estão fletidas sobre a bacia e as pernas estendidas sobre a face anterior do tronco, protegendo o cordão umbilical, e os pés se localizam próximo à cabeça. É o tipo de AP mais frequente (cerca de 65%) e o que apresenta menor chance de prolapso de cordão (0,5%). Está associada com prematuridade em 38% dos casos
- *AP modo de joelhos ou de pés* (Figura 91.1 C, D e E): quando essas regiões ocupam o estreito superior da bacia. Ocorre em cerca de 25% dos casos de AP e está mais associada com prematuridade (50%) e com prolapso de cordão (16%).

Na AP, a linha de orientação é o sulco interglúteo, e o ponto de referência fetal é o sacro. Sua variedade de posição é indicada pela letra S (SEA, SET, SEP, SDP, SDT e SDA, conforme o sacro esteja voltado para a esquerda, para a direita, para frente ou para trás). A posição mais frequente é à esquerda, e as variedades mais encontradas são as anteriores (Figura 91.2).

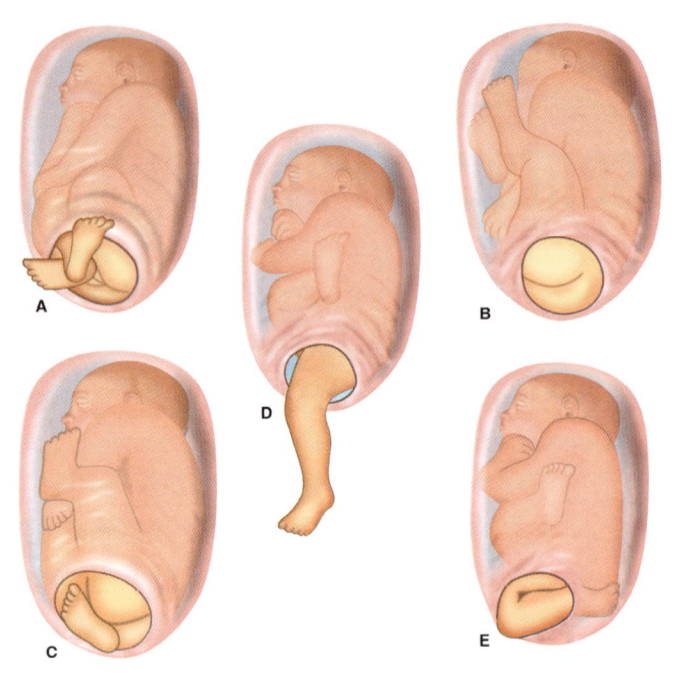

Figura 91.1 Tipos de apresentação pélvica: completa (A) e incompletas (B-E).

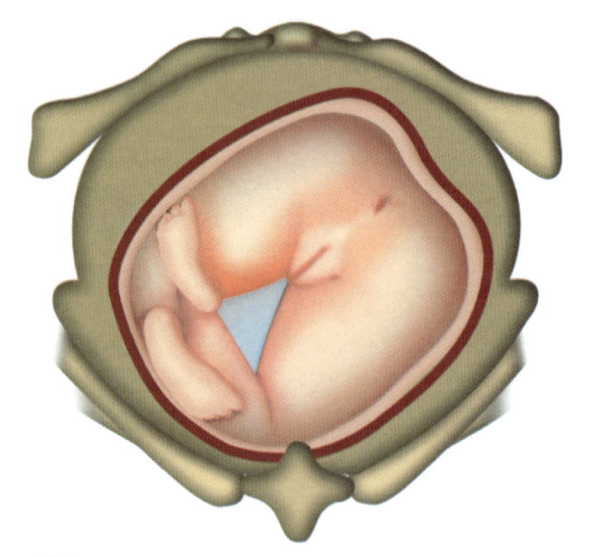

Figura 91.2 Apresentação pélvica na variedade de posição sacro-esquerda-anterior (SEA).

Diagnóstico

Exame clínico

Manobra de Leopold. No primeiro tempo dessa manobra, o polo cefálico encontra-se no fundo uterino, que se diferencia do polo pélvico por sua forma arredondada, consistência dura e presença de rechaço. No terceiro tempo, se a insinuação ainda não tiver ocorrido, a nádega é móvel e encontrada acima do estreito superior. Após a insinuação, o quarto tempo mostra a nádega fixa quando se tenta explorar a escavação.

Ausculta dos batimentos cardíacos fetais. Observa-se som de maior intensidade do lado do dorso fetal, porém nos quadrantes superiores do útero. À medida que o parto evolui, vão sendo percebidos mais inferiormente.

Toque vaginal. Evidencia a consistência mais macia da nádega, quando se compara com a da cabeça fetal na apresentação

cefálica. Deve-se tentar identificar as tuberosidades isquiáticas fetais, o sacro, o sulco interglúteo e o ânus.

A AP pode ser confundida com a apresentação de face, uma vez que o ânus pode ser confundido com a boca, e as tuberosidades isquiáticas com as eminências malares. Nesse sentido, deve-se levar em conta que a boca e as eminências malares formam um triângulo, enquanto as tuberosidades isquiáticas e o ânus estão em linha reta.

Exames complementares

A ultrassonografia é exame de grande importância para o diagnóstico e para a avaliação da AP. Além de confirmar a suspeita clínica, possibilita o rastreamento de anomalias congênitas, a estimativa do peso fetal, a adequação pélvica e o volume e a atitude da cabeça. Constitui, dessa maneira, mais um elemento para a decisão da via do parto, como no caso da identificação de deflexão da cabeça fetal – distocia de Torpin –, que contraindica o parto vaginal. O achado ultrassonográfico de AP antes de 25 semanas não se correlaciona com sua maior frequência no fim da gravidez. Entretanto, quando presente após 25 semanas, há maior chance de parto pélvico.

Mecanismo do parto pélvico

Quando observamos o parto pélvico, verificamos que, diferentemente do que ocorre na apresentação cefálica, é necessário que menores diâmetros passem pelo canal do parto antes da passagem de diâmetros maiores. Assim, a expulsão desses segmentos fica cada vez mais difícil, pois o trajeto é solicitado por segmentos fetais cada vez maiores: a pelve fetal (diâmetro bitrocanteriano), o ombro (diâmetro biacromial) e, finalmente, a cabeça (diâmetro biparietal) (Figura 91.3). O mecanismo é essencialmente o mesmo, tanto nas apresentações pélvicas completas quanto nas incompletas.

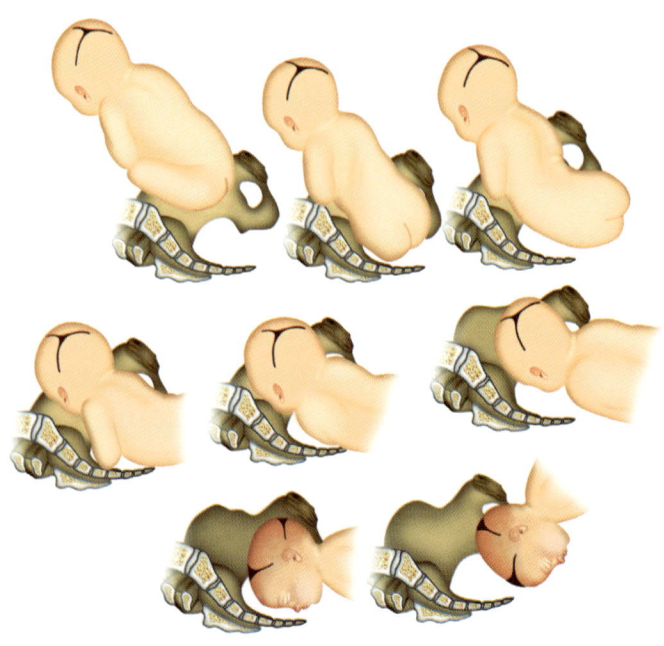

Figura 91.3 Mecanismo de parto na apresentação pélvica completa em sacro-direita-anterior (SDA). (Adaptada de Beck e Rosenthal, 1955.)

Desprendimento da cintura pélvica do feto

O polo pélvico geralmente se mantém alto durante quase todo o período de dilatação, enquanto a bolsa permanecer íntegra. De modo geral, o diâmetro bitrocanteriano é disposto em um dos diâmetros oblíquos da bacia materna, e a insinuação termina quando o bitrocanteriano passa pelo estreito superior. Na AP incompleta, na insinuação, o vértice da apresentação está cerca de 2 cm acima do plano das espinhas isquiáticas, diferindo assim da insinuação da apresentação cefálica, em que o vértice está na altura das espinhas (zero de DeLee).

Após a insinuação, a apresentação progride até o estreito inferior. A descida é acompanhada pela rotação interna de 45°, ficando o feto em variedade de posição transversa (SET ou SDT). Desprende-se primeiramente o trocanter anterior e, em seguida, o posterior.

Desprendimento da cintura escapular

O diâmetro biacromial, por compressão, reduz sua dimensão e se insinua com os braços fletidos diante do tórax. Os membros atravessam o estreito superior com o biacromial no mesmo diâmetro oblíquo utilizado pelo bitrocanteriano.

À medida que desce, o biacromial roda para o diâmetro anteroposterior da bacia, desprendendo-se primeiro a espádua anterior e, em seguida, a posterior.

Desprendimento da cabeça fetal (cabeça derradeira)

Em geral, a cabeça insinua-se com o biparietal no mesmo diâmetro usado pelo biacromial e pelo bitrocanteriano. Durante a descida, ela roda no sentido de colocar o occipital sob o púbis e se desprende, girando em torno do púbis, sendo expulsos mento, boca, nariz, fronte e, por último, occipital.

Conduta na gestação – versão cefálica externa

Em face dos maiores riscos do parto na AP, uma alternativa é a transformação da AP em cefálica por meio de manobras externas, o que constitui a versão cefálica externa (VCE) (Figura 91.4). É um procedimento relativamente simples e que deve ser oferecido para as gestantes que se aproximem do termo. O Royal College of Obstetricians & Gynaecologists (RCOG), em 2017, e o American College of Obstetricians and Gynecologists (ACOG), em 2018, recomendam que a VCE, uma vez aceita pela gestante, seja programada após a 36ª semana, para as nulíparas e, para as demais gestantes, após a 37ª semana.

Embora tenham sido relatadas complicações da VCE como descolamento prematuro da placenta, ruptura uterina, hemorragia feto-materna, isoimunização, parto prematuro e sofrimento fetal, as gestantes devem ser informadas que, com os cuidados apropriados, o procedimento apresenta taxa muito pequena de complicações, que não contraindica sua tentativa. Em 2015, a metanálise conduzida por Hofmeyr et al. indicou que a VCE não implicou aumento significativo de complicações maternas e/ou fetais.

Embora não haja claro consenso sobre suas contraindicações, a VCE geralmente é evitada em casos de gemelidade, oligoidramnia, comprometimento do bem-estar fetal, anomalia fetal importante, placenta prévia, anomalias uterinas ou tumores prévios e, obviamente, quando houver outra condição que indique a operação cesariana.

A versão externa deve ser feita, preferencialmente, em ambiente hospitalar, com condições de realizar cesariana de urgência caso ocorra algum acidente ou complicação. Em 2017, o RCOG propôs um conjunto de recomendações em relação à VCE, resumidas na Tabela 91.1.

Newman et al. (1993) propuseram um modelo para avaliar a predição do êxito da VCE (Tabela 91.2). Mulheres com o escore ≤ 4 não seriam candidatas para a versão, e aquelas com escore ≥ 8 seriam ótimas candidatas. O RCOG, embora contemple essa previsibilidade, não indica que se empreguem modelos preditivos de modo rotineiro.

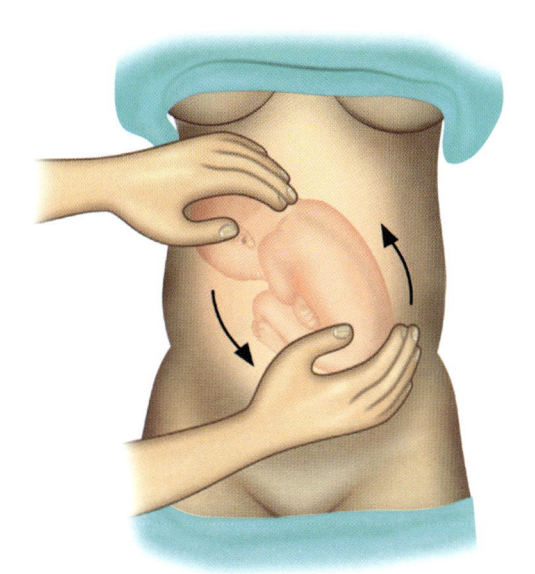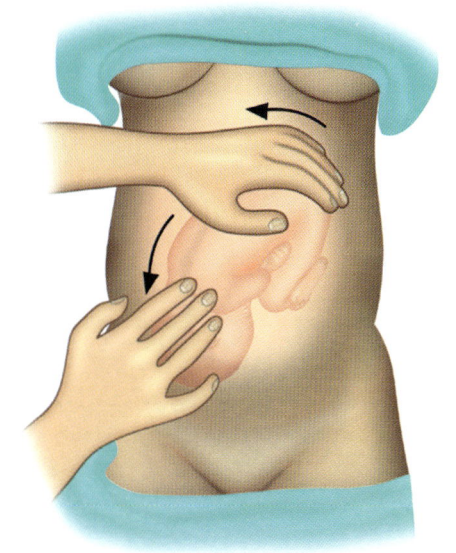

Figura 91.4 Versão cefálica externa. Elevação do polo pélvico e movimento do polo cefálico no sentido occipito-fronte.

Tabela 91.1 Diretrizes do RCOG em relação à versão cefálica externa, 2017.

	Evidência*
A que gestantes deve ser oferecida a VCE?	
Para nulíparas, a partir da 36ª semana	5
Para as demais gestantes, a partir da 37ª semana	3
Quais as contraindicações da VCE?	
Não há consenso sobre a elegibilidade e/ou contraindicações da VCE	2
Devem ser informadas que parece não haver contraindicação para VCE para mulheres que tenham cesariana prévia	2
Quais os riscos da VCE?	
As mulheres devem ser informadas de que, com os cuidados apropriados, a VCE tem uma taxa muito pequena de complicações	3
Quais os cuidados com o bem-estar fetal?	
A VCE deve ser realizada em ambiente que permita o monitoramento fetal e a cesariana de emergência	5
Entretanto, não é necessário preparo pré-operatório para as pacientes submetidas à VCE	5
O monitoramento fetal deve ser mantido após o procedimento	5
Em gestantes Rh-negativas, após VCE, deve ser testada a transfusão feto-materna e avaliada a administração de imunossupressão específica	2
Quem deve realizar a VCE?	
A VCE deve ser realizada por um profissional treinado ou por um profissional em treinamento sob supervisão	5
Quais as informações a serem prestadas sobre a efetividade da VCE?	
A taxa de êxito da VCE é de cerca de 50%	4
Após uma tentativa sem sucesso de VCE, somente apenas alguns fetos irão, espontaneamente, passar para a apresentação cefálica	3
Alguns fetos irão reverter espontaneamente para a apresentação pélvica, nos casos de VCE exitosa	3
A VCE exitosa reduz a chance de a gestante ser submetida à cesariana	4
É possível predizer o êxito da VCE?	
Até certo ponto é possível predizer o êxito da VCE, mas a decisão de tentar ou não a VCE não deve ser baseada em modelos e escores	3
Que métodos podem favorecer o êxito da VCE?	
O uso de tocólise com betamiméticos	4
Deve ser empregada a analgesia?	
Embora a maioria das gestantes tolere a VCE, devem ser alertadas de que o procedimento pode ser doloroso	2
O uso rotineiro de analgesia ou bloqueio neuroaxial não é recomendado. A analgesia, entretanto, pode ser considerada em uma segunda tentativa de VCE para mulheres que não foram capazes de tolerar o procedimento sem analgesia	2

*Grau de evidência da recomendação: menor 1, maior 5. VCE, versão cefálica externa.

Tabela 91.2 Sistema de escore proposto para avaliação do sucesso da versão cefálica externa.

Pontuação	0	1	2
Paridade	0	1	≥2
Dilatação	≥3 cm	1 a 2 cm	0 cm
Peso estimado fetal	<2.500 g	2.500 a 3.000 g	>3.500
Placenta	Anterior	Posterior	Lateral ou fúndica
Altura da apresentação (DeLee)	≥-1	-2	≤-3

Adaptada de Newmann et al, 1993.

A técnica da VCE é relativamente simples. A gestante deve estar em decúbito dorsal, com a colocação de travesseiro sob a cabeça e a parte superior do tronco para reduzir a tensão dos músculos retos abdominais; as coxas discretamente fletidas e em abdução. O reto e a bexiga devem estar vazios. O uso de anestesia é evitado, pois a versão deve ser efetuada com manobras suaves. Entretanto, a analgesia pode ser considerada no caso de nova tentativa para gestantes que não toleraram o procedimento na primeira abordagem. A administração prévia de tocolíticos é admissível, e parece favorecer o processo. Os batimentos cardíacos fetais devem ser monitorados durante e após o procedimento. A VCE deve ser sempre precedida por avaliação materna e fetal (clínica e ultrassonográfica). Deve também ser administrada imunoglobulina anti-Rh às mulheres Rh-negativas.

Escolha da via do parto

Hannah et al. (Term Breech Trial Collaborative Group – TBTCG) conduziram, em 2000, estudo multicêntrico e randomizado que analisou 2.088 casos de AP em 21 países, e que mostrou pequeno, porém significativo, aumento da morbimortalidade fetal no grupo em que o parto foi vaginal em comparação ao grupo em que se realizou a cesariana programada. Ao longo dos 20 anos seguintes houve aumento da opção pela cesariana na AP, o ACOG recomendou, em 2001, que programar parto vaginal em casos de feto único, a termo em AP não seria mais uma opção apropriada.

Diversos trabalhos que se seguiram ao TBTCG levaram à revisão desse posicionamento e, em 2018, o ACOG estatuiu que a programação de parto vaginal em casos de feto único, em AP e a termo, pode constituir uma opção aceitável, devendo ocorrer em instituições que adotem protocolos baseados em recomendações consistentes tanto no que diz respeito à elegibilidade do caso para a via vaginal quanto ao treinamento da equipe para a assistência ao parto. Essa proposta é semelhante à feita pelo RCOG, que em 2017 também apresentou um conjunto de recomendações quanto à via do parto.

Entendemos que, presentemente, os aspectos mais importantes para essa escolha sejam:

■ Considerar a vontade da gestante, que deve ser orientada de maneira clara em relação à via do parto e sobre os riscos a curto e longo prazos do parto vaginal e da cesárea programada nas situações de AP. Nesse sentido, é importante que se evitem os vieses de qualquer natureza

■ Programar que o parto ocorra em ambiente hospitalar com recursos para, se necessário, a realização de procedimentos cirúrgicos e adequada assistência neonatal

■ Que a opção pela via vaginal contemple a presença de circunstâncias que favoreçam a evolução satisfatória do parto, tanto no que se refere a sua progressão quanto à saúde do feto e do recém-nascido. Entre elas, destacamos:

 ◆ Gravidez a termo ou próxima do termo
 ◆ Feto morfologicamente normal e com boa vitabilidade
 ◆ Bacia sem vícios evidentes
 ◆ Peso fetal estimado entre 2.500 e 3.800 g

- Boa atividade uterina
- Ausência de deflexão da cabeça (distocia de Torpin)
- Equipe treinada no manejo das manobras extrativas dos ombros e da cabeça, assim como na aplicação do fórceps.

Em que pese a relevância da discussão sobre a via do parto, reiteramos que todos os obstetras devem estar treinados para assistir o parto pélvico pela via vaginal, uma vez que, mesmo nos casos em que foi programada a cesariana, é possível que o profissional se defronte com um procedimento em que, pela rápida progressão ou pela indisponibilidade de condições cirúrgicas, a única alternativa seja acompanhar o parto pélvico pela via vaginal.

Assistência ao parto pélvico por via vaginal

Assistência ao período de dilatação

A bolsa das águas deve ser mantida íntegra até o período expulsivo e, caso ocorra amniorrexe, o exame vaginal deverá ser imediatamente efetuado para descartar a possibilidade de prolapso do cordão umbilical.

É muito frequente a eliminação de mecônio no parto da AP, tanto durante o período de dilatação quanto no período expulsivo, o que não deve ser considerado, necessariamente, como sinal de sofrimento fetal agudo.

A operação cesariana deve ser indicada com liberalidade logo que ocorram complicações, mesmo durante o fim do período de dilatação ou início do período expulsivo. De modo geral, considera-se que não será mais possível optar-se pela cesariana quando a pelve fetal houver se desprendido.

Na AP é aceitável a instalação de acesso venoso, no fim do período de dilatação, devendo-se, no período expulsivo, administrar ocitocina caso a atividade uterina não seja satisfatória.

Assistência ao período expulsivo

A melhor assistência ao período expulsivo na AP está associada a diversos cuidados e alternativas terapêuticas que são descritos a seguir e apresentados sob a forma de um algoritmo na Figura 91.5.

Posição da parturiente

O canal do parto é curvo, com a pequena curvatura em torno do púbis e a maior curvatura na linha do sacro. Estando a parturiente em decúbito dorsal, não fosse pela ação da força da gravidade, o tronco fetal iria se desprender, circundando o púbis materno, até ficar perpendicular ao solo, facilitando a expulsão da cabeça. Como a gravidade está sempre presente, se a posição da parturiente for decúbito dorsal, ou mesmo semiverticalizada, a força da gravidade faz com que, uma vez exteriorizado, o corpo do feto penda, dificultando o desprendimento da cabeça. Por esse motivo, à medida que o tronco fetal é desprendido, é importante que seu corpo seja artificialmente inclinado até 90°, ou pouco mais, em relação ao canal do parto, ficando assim perpendicular ao chão.

Por esse motivo, acreditamos que a posição mais adequada para o período expulsivo na AP seja manter a parturiente em quatro apoios (punhos e joelhos – "de quatro"). Nessa posição, à medida que se desprende, o tronco fetal fica naturalmente perpendicular ao canal do parto. Entendemos ser importante salientar as vantagens da opção por essa posição da parturiente, uma vez que é pouco empregada no Brasil, embora seja usada com frequência em importantes centros obstétricos do primeiro mundo. Estando a parturiente "de quatro", a gravidade facilitará a expulsão espontânea, favorecendo naturalmente a rotação da cabeça em torno do púbis. Quando não são necessárias manobras extrativas, essa posição parece ser mais adequada que o decúbito dorsal para a assistência ao parto pélvico.

Cuidados gerais

A pelve fetal é desprendida em variedade de posição transversa e, à medida que é exteriorizada, o dorso naturalmente gira, levando o occipital a se posicionar sob o púbis. Se acontecer de o dorso não girar em direção ao púbis, ou começar a girar em direção ao sacro, o obstetra deve garantir que a rotação se dê para o púbis, uma vez que a expulsão fetal com o dorso em relação ao sacro é muito mais difícil.

O cordão umbilical poderá ser submetido a maiores graus de compressão do que em relação ao parto na apresentação cefálica. Assim, o ideal é que o tempo entre a exteriorização do umbigo fetal e o desprendimento da cabeça seja menor que 8 minutos e, após o aparecimento na vulva do ângulo inferior da escápula, a cabeça se desprenda em menos de 5 minutos.

Deve-se ter fácil acesso à válvula de Doyen, fórceps de Piper e material para incisões no colo, instrumentos cujo emprego será descrito adiante.

A paciente deve ser instruída a, se possível, não fazer força antes que a dilatação cervical seja completa. Às vezes, o polo pélvico atinge a vulva sem que a dilatação seja total. Se, nessas circunstâncias, a paciente fizer esforços expulsivos, a borda do colo uterino poderá dificultar a passagem dos ombros e da cabeça.

Não se deve puxar o feto. A tração fetal pode ocasionar a subida dos membros superiores para as regiões ao lado ou atrás da cabeça (braços "rendidos" ou "nucais", respectivamente). Se os membros superiores não permanecerem fletidos, em frente ao tórax, aumenta consideravelmente o risco da necessidade de manobras extrativas e, consequentemente, de traumatismo fetal.

Após a exteriorização do umbigo fetal, o obstetra deve atentar para a possibilidade de o cordão estar muito tensionado. Se esse for o caso, pode-se fazer discreta tração do cordão, a menor possível para que ocorra descompressão. A esse procedimento emprega-se a expressão: "fazer a alça de cordão".

Durante todo o processo de expulsão deve-se evitar a perda de calor pelo feto, envolto em compressa. A temperatura ambiente deve estar acima de 25°.

Estando a parturiente em posição de quatro apoios, o obstetra deve limitar-se a observar o desprendimento da pelve e dos ombros fetais e, caso não ocorra o pronto desprendimento da cabeça, deverá levar o tronco fetal um pouco mais à frente (15 a 20°), "empurrando" o feto na direção do ventre materno. Caso o desprendimento não se dê, a parturiente deverá ser colocada em decúbito dorsal para melhor avaliação da progressão e, se necessário, à realização de manobras extrativas.

Se por algum motivo não for adotada a posição "de quatro" e a expulsão for acompanhada com a parturiente em decúbito dorsal, o tronco materno deverá estar semiverticalizado e as coxas bem fletidas sobre o ventre (manobra de McRoberts). Nesses casos, no prosseguimento da assistência, recomendamos a manobra de Bracht, descrita a seguir.

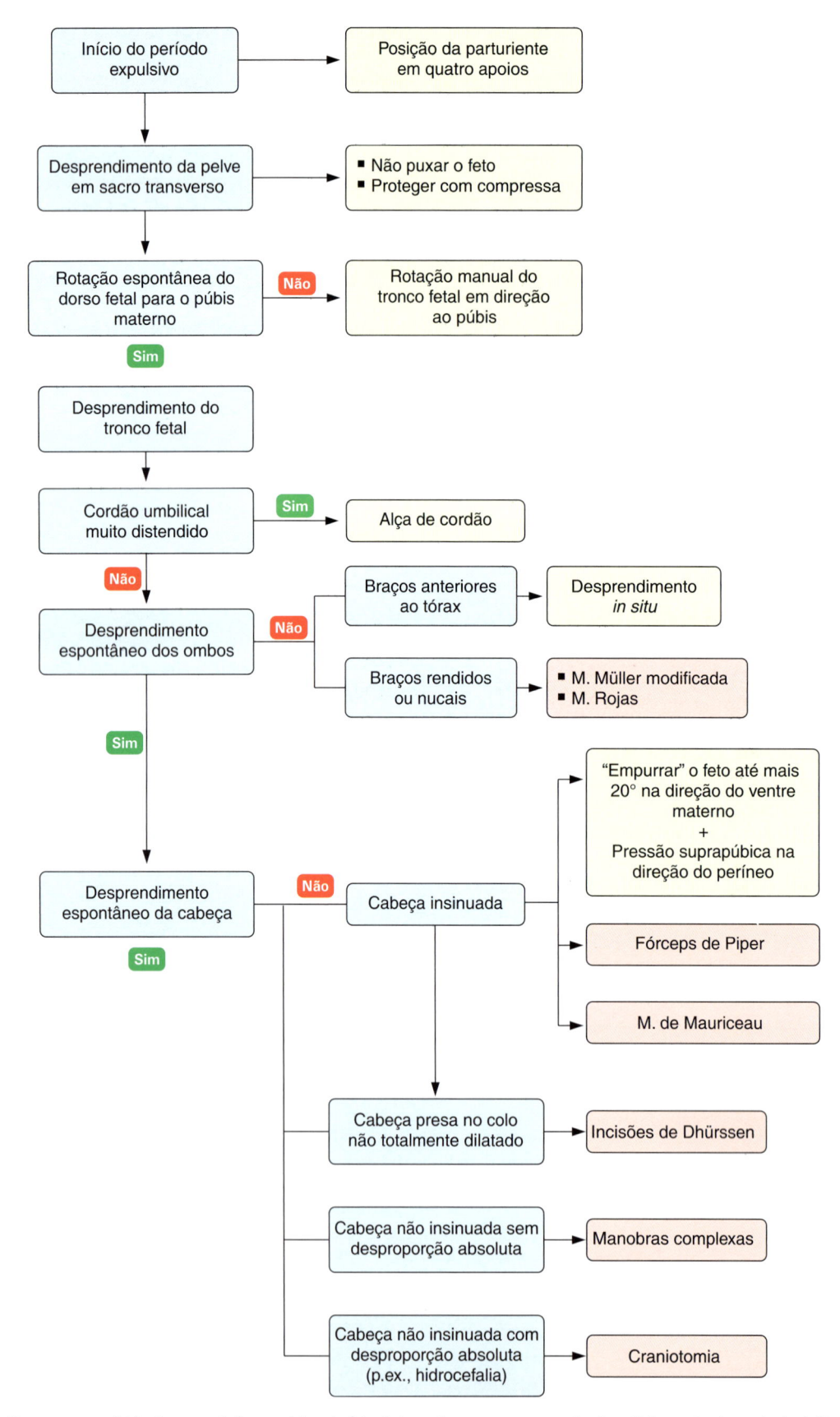

Figura 91.5 Algoritmo para a assistência ao período expulsivo de feto único, a termo, em apresentação pélvica, pela via vaginal, eletiva ou imposta pelas circunstâncias.

Ao verificar o desprendimento completo da pelve fetal, para realizar a manobra de Bracht, o operador apreende o corpo do feto, oferecendo um apoio que representa a "continuação do períneo", com a finalidade de manter o encurvamento para cima do tronco do recém-nato. *Não se deve tracionar o feto*, mas apenas tentar anular a força da gravidade que puxa o corpo para o chão. Quando o ângulo inferior da escápula aflora à vulva, o operador acentua o encurvamento do feto, apreendendo-o com os polegares ao longo das coxas e os quatro dedos restantes de cada mão aplicados sobre a região lombossacra (Figura 91.6). O giro do tronco fetal em torno do púbis não deve ultrapassar 110° (15 a 20° para além da vertical), evitando-se a hiperextensão da cabeça. Complementando-se a manobra de Bracht, para facilitar a expulsão do polo cefálico, um auxiliar pode, com a palma das mãos, exercer pressão suprapúbica moderada sobre o polo cefálico, na direção do períneo. Dessa maneira, divide-se a pressão dos vetores que atuam sobre a cabeça fetal, reduzindo a possibilidade de trauma. A abordagem do desprendimento natural ou não da cabeça fetal na AP é descrita adiante.

Manobras extrativas

Em relação às manobras de auxílio manual, destinadas a facilitar o desprendimento dos ombros e/ou da cabeça derradeira, deve-se optar pelas que impliquem menor trauma. Quanto maior a manipulação do feto, maior o risco de lesões. Assim, as manobras deverão ser executadas em ordem crescente de trauma potencial, com suavidade e firmeza.

Nos casos de manobras mais complexas, pode-se considerar a realização de episiotomia. Caso opte-se por esse procedimento, deverá preferencialmente ser médio-lateral e precedida por anestesia locorregional do períneo. A bexiga deve estar vazia.

Para a realização das manobras extrativas descritas a seguir, a parturiente deve sair da posição "de quatro" e ser colocada em decúbito dorsal com o tronco semiverticaizado.

Manobras para facilitar o desprendimento dos ombros

Caso os ombros não se desprendam espontaneamente, qualquer que seja a posição da parturiente, deve-se explorar a face anterior do tórax. Encontrando-se os braços do feto fletidos sobre o tórax, na maioria das vezes, eles podem ser extraídos sem maiores dificuldades. É o que denominamos desprendimento "in situ".

Caso os braços não estejam na face anterior do tórax fetal, estarão para cima, ao lado da cabeça (braços rendidos) ou atrás do pescoço fetal (braços nucais). O levantamento dos braços geralmente não se observa nos partos espontâneos, pois as contrações uterinas e a prensa abdominal os mantêm em sua atitude fisiológica. Conforme já mencionado, a principal causa da deflexão dos braços é a tração intempestiva, precoce, efetuada sem indicação e, em especial, se for realizada no intervalo das contrações uterinas.

Estando os braços rendidos ou nucais, o parto torna-se mais difícil e, para a execução das manobras descritas a seguir, a parturiente deve ficar em decúbito dorsal com o tronco semiverticalizado e as coxas bem fletidas.

▸ Manobra de Rojas

Indicada principalmente quando os braços estão nucais, podendo também ser empregada quando estão rendidos. Consiste na realização de rotação axial do feto com a expectativa de que os braços, por meio do atrito contra a parede do canal do parto, sejam levados para a face anterior do corpo. Para tal, o feto é apreendido pela cintura pélvica e submetido a um tríplice movimento simultâneo, de rotação sobre seu eixo, leve tração contínua e "translação" (rotação ampla das partes mais distais do feto). O movimento seria, assim, helicoidal. A rotação se faz no sentido do dorso. Dessa maneira, o braço posterior desce o bastante para ser desprendido sob a sínfise púbica. O feto é novamente rodado em sentido oposto para o desprendimento do outro braço, também sob a sínfise púbica (Figura 91.7).

▸ Manobra de Deventer-Müller

Indicada, principalmente, quando os braços estão rendidos, podendo também ser empregada quando estão nucais. Consiste em fazer um ombro se encaixar antes do outro, o que se consegue por meio de movimentos alternados de abaixamento e elevação do tronco fetal, promovendo o assinclitismo do diâmetro biacromial.

O operador deve apreender o polo pélvico com ambas as mãos, colocando os polegares sobre o sacro e os outros dedos rodeando as coxas. Com algum vigor, traciona as nádegas para baixo, quase verticalmente, enquanto um auxiliar comprime o útero. O ombro anterior se encaixa e a raiz do braço correspondente aparece sob a sínfise. Se não sair espontaneamente, o braço fetal poderá ser trazido para fora, pela frente do tórax. Em seguida, eleva-se o tronco fetal, para favorecer o desprendimento do ombro posterior.

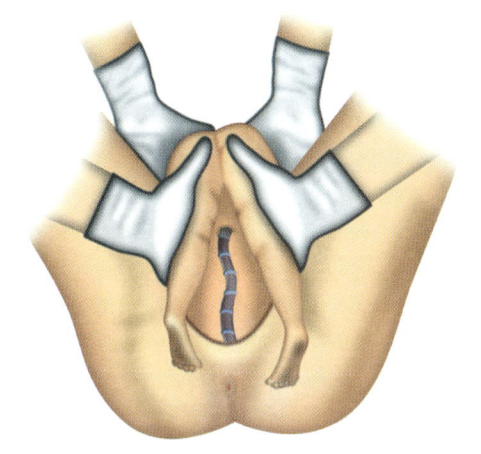
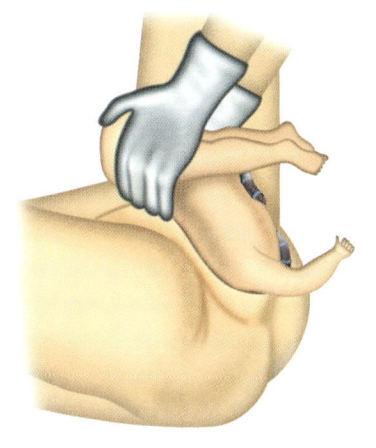

Figura 91.6 Manobra de Bracht. Note a maneira correta de manipular o concepto.

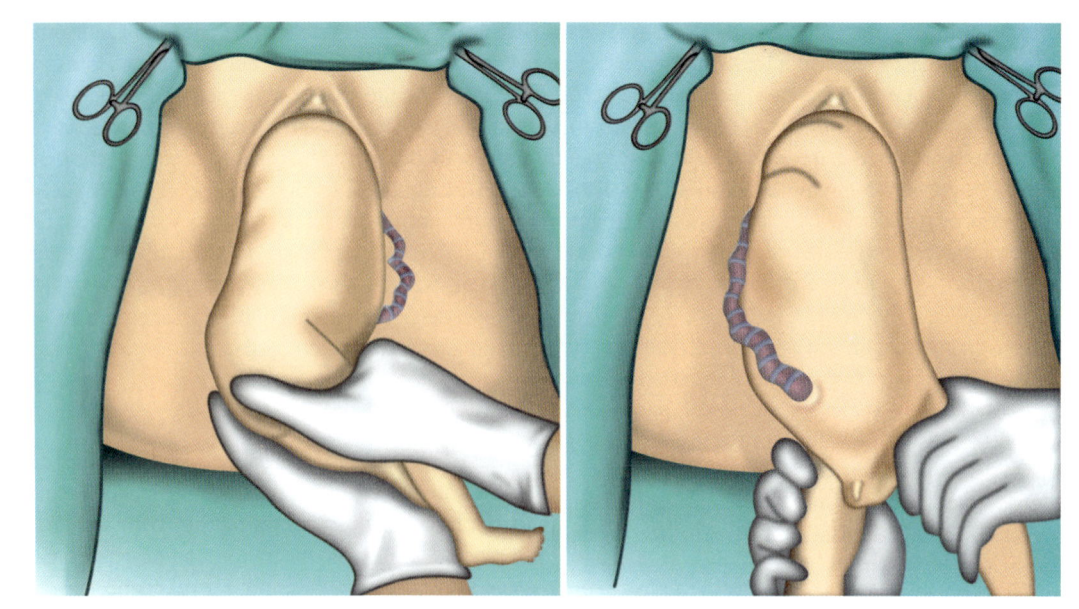

Figura 91.7 Manobra de Rojas. Abaixamento, tração e rotação axial do concepto.

Caso os ombros estejam no diâmetro anteroposterior da bacia, propomos que, concomitantemente à manobra de Müller, ao fazer o movimento pendular para baixo, o operador associe movimento de rotação do ombro, com o intuito de posicionar o diâmetro biacromial em relação ao diâmetro oblíquo ou transverso da bacia, que são maiores que o anteroposterior (Figura 91.8).

Manobras e procedimentos para facilitar o desprendimento da cabeça derradeira

O parto da cabeça derradeira pode se dar espontaneamente ou com o auxílio de manobras simples. A cabeça pode estar ocupando a escavação, faltando apenas o desprendimento por simples deflexão. Entretanto, pode também constituir o momento mais difícil e perigoso do parto pélvico.

As causas de dificuldade nesse desprendimento, quando já insinuada, são decorrentes de obstáculos nas partes moles (colo incompletamente dilatado ou espástico, resistência exagerada da vulva e do períneo) ou de obstáculo das partes ósseas (vício

pélvico do estreito inferior da bacia, falta de mobilidade do cóccix). A cabeça não insinuada, retida no estreito superior, pode resultar de desproporção, com ou sem anomalias congênitas. Essa situação é agravada pela falha em manter-se o dorso fetal bem orientado, na direção do púbis.

Enquanto se lida com a cabeça derradeira, em especial na circunstância de aguardar a entrada em campo de obstetra mais experiente, pode-se tentar ganhar tempo, possibilitando que o feto possa respirar, criando-se um espaço entre a face fetal e a parede vaginal posterior, tornando possíveis e efetivos eventuais movimentos respiratórios do feto. Idealmente deve-se empregar uma válvula de Doyen para criar o espaço pelo qual é possível a colocação de cateter de oxigenação e de aspiração (Figura 91.9).

▶ Fórceps de Piper

Não ocorrendo a expulsão da cabeça, espontaneamente ou por meio de manobras simples já descritas, o emprego do fórceps constitui uma das melhores alternativas. O fórceps de Piper foi

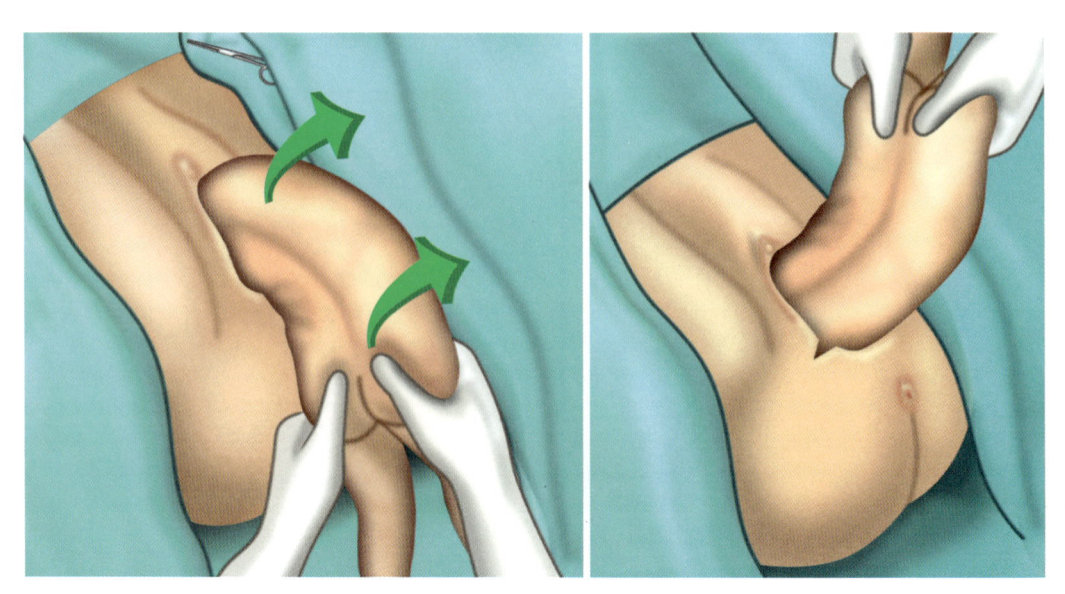

Figura 91.8 Manobra de Deventer-Müller, modificada. Movimentos vigorosos, pendulares e repetitivos, tracionando-se o ombro para baixo e, ao mesmo tempo, girando para o diâmetro oblíquo da bacia.

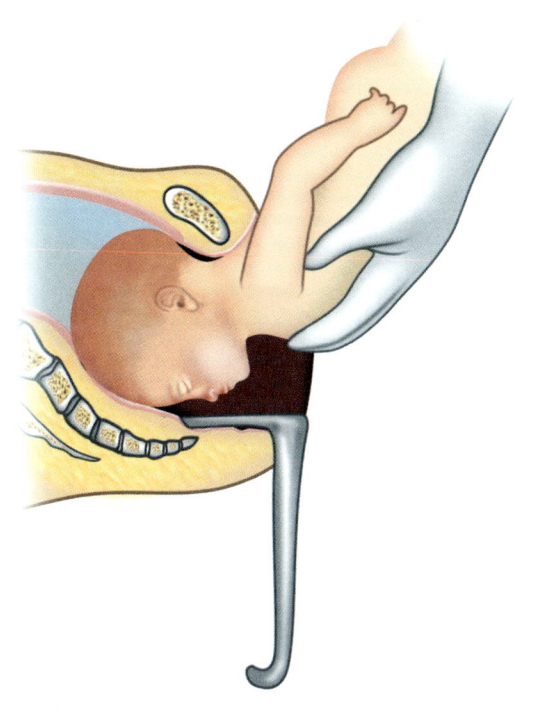

Figura 91.9 Colocação de válvula de Doyen na parede vaginal posterior.

desenhado especialmente para o auxílio ao desprendimento da cabeça derradeira, com longos pedículos que facilitam sua aplicação e a extração do feto. A técnica de aplicação é relativamente simples, e a tração se faz, geralmente, sem maiores dificuldades. Um auxiliar eleva os pés do recém-nascido apenas até pouco acima da horizontal. O ramo esquerdo do instrumento é passado por baixo do tronco fetal e, em seguida, o ramo direito. O ramo esquerdo costuma ser aplicado sem dificuldade, por se tratar de uma execução direta, que não demanda realização de movimento em espiral (o que aconteceria se fosse empregado o fórceps de Simpsom). A utilização do ramo direito pode ser um pouco dificultada pela presença do ramo esquerdo, mas geralmente também não oferece maiores problemas. A pegada deve ser simétrica, com o grande eixo das colheres coincidindo com o grande eixo da cabeça. A tração é exercida a princípio para fora e para baixo, até que a região suboccipital se coloque sob a sínfise púbica, elevando-se gradualmente os cabos do instrumento, até a posição horizontal, quando deverá ocorrer o desprendimento da cabeça (Figura 91.10). Na ausência do fórceps de Piper, pode-se recorrer, com resultados menos satisfatórios, ao fórceps de Simpson.

▶ Manobra de Mauriceau

Caso não seja possível a aplicação do fórceps de Piper por falta do instrumento ou de treinamento do operador, pode-se empregar a manobra de Mauriceau (Figura 91.11). Tem o objetivo de flexionar o polo cefálico, acomodá-lo ao estreito superior no sentido anteroposterior e desprendê-lo.

O corpo do feto deve "cavalgar" o antebraço direito do operador, a mão direita deve explorar a face fetal, os 2º e 4º dedos buscando apoio nas arcadas malares ou no maxilar, abaixo do nariz, e o 3º dedo pode ser introduzido na boca até a base da língua, tudo com a finalidade de fletir a cabeça fetal. Os 2º e 3º dedos da outra mão apreendem, em forquilha, o pescoço do feto, apoiando-se sobre as clavículas. Esses dedos devem estar bem estendidos, retos (e não em gancho, fletidos) para evitar a pressão nas fossas supraclaviculares, que pode lesar o plexo braquial.

A ação da mão direita, que flete a cabeça, deve ser conjugada à ação da mão esquerda que traciona o feto para baixo, para fora e, finalmente, para cima. O surgimento da região suboccipital sob a arcada púbica indica que se deve proceder ao levantamento do corpo do feto, impulsionado pelo antebraço.

Toda a liberação da cabeça deverá ser feita suavemente com tração leve. Do mesmo modo que na manobra de Bracht, o desprendimento da cabeça deverá ser facilitado por pressão abdominal suprapúbica realizada por auxiliar.

▶ Incisões de Dührssen

Excepcionalmente, a cabeça pode ficar retida pelo colo uterino, nos casos em que a pelve e o tronco fetal são exteriorizados

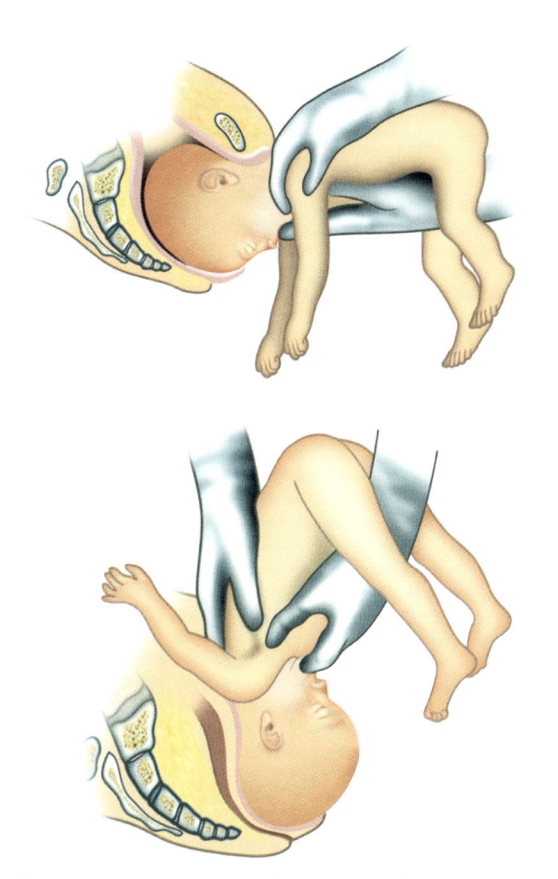

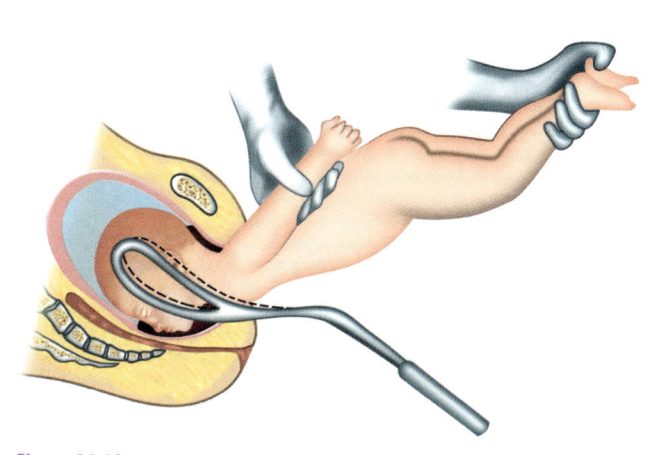

Figura 91.10 Fórceps de Piper aplicado sob cabeça derradeira encravada.

Figura 91.11 Manobra de Mauriceau. Note os dedos indicador e médio da mão ventral introduzidos na boca, enquanto os dedos indicador e médio da outra mão furculam o pescoço.

antes da dilatação total. Nessa circunstância, uma possibilidade terapêutica é a realização pequenas incisões no colo, em sentido horário, nas regiões correspondentes às extremidades da letra Y, à 1h30min, às 10h30min e, se necessário, às 6h (ilustrado na Figura 91.12).

Atendimento emergencial de parturiente com retenção da cabeça derradeira

Por vezes, o médico é chamado para atender uma parturiente que não teve assistência durante a expulsão e se encontra no leito ou na mesa de parto com o feto pendurado, a cabeça presa no canal do parto. Nesses casos, a única ação necessária é apreender o feto pelos calcanhares e elevá-los na direção do teto, descrevendo um amplo arco e possibilitando o desprendimento da cabeça. Caso o polo cefálico não se desprenda facilmente, deve-se realizar, com a outra mão, pressão suprapúbica na direção do períneo. Nesses casos, antes de executar qualquer manobra, o obstetra deve avaliar a vitalidade fetal pela palpação do cordão. Persistindo a retenção da cabeça, deve-se empregar as técnicas descritas anteriormente – fórceps de Piper ou manobra de Mauriceau.

Polo cefálico retido no estreito superior.

Quando não houver desproporção absoluta, são ainda possíveis manobras extrativas mais complexas e de indicação extraordinária que fogem ao escopo deste capítulo (manobras de Wieggand Martin e de Champetier des Ribes).

Quando a desproporção for absoluta, como nos casos de hidrocefalia fetal grave, a história natural costuma ser o óbito do concepto e, para a liberação da cabeça, na maioria das vezes, é necessário o esvaziamento craniano por meio de embriotomia.

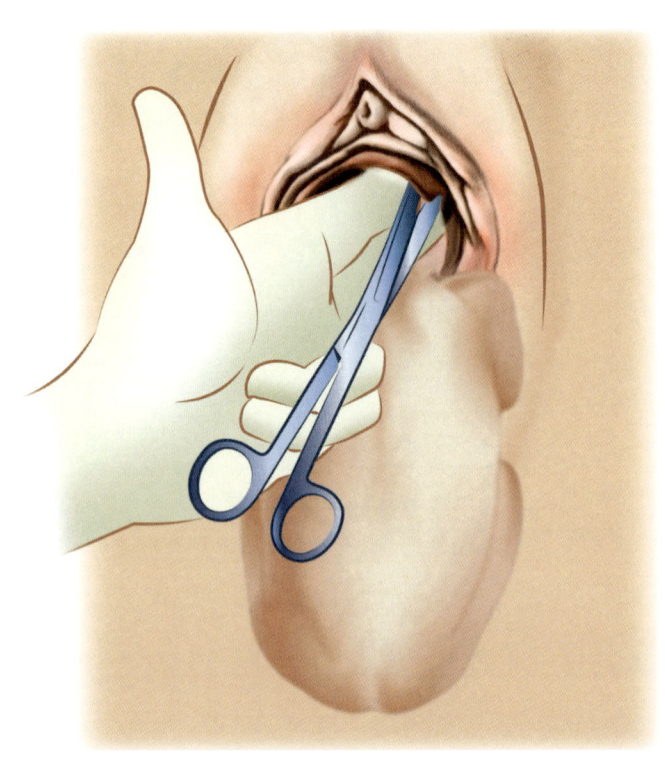

Figura 91.12 Incisões de Dührssen: pequenas incisões no colo, em regiões correspondentes às extremidades da letra Y, à 1h30min, às 10h30min e, se necessário, às 6h. (Adaptada de Cunningham et al., 2009, p. 420.)

Bibliografia

Alarab M, Regan C, O'Connell MP, Keane DP, O'Herlihy C, Foley ME. Singleton vaginal breech delivery at term: still a safe option. Obstet Gynecol. 2004;103(3):407-12.

American College of Obstetricians and Gynecologists (ACOG). ACOG committee opinion no. 745: mode of term singleton breech delivery. Obstet Gynecol. 2018;132(2):e60-3.

Beck AC, Rosenthal AH. Obstetrical practice. 6th ed., Baltimore: Williams & Wilkins; 1955.

Berhan Y, Haileamlak A. The risks of planned vaginal breech delivery versus planned caesarean section for term breech birth: a meta-analysis including observational studies. BJOG. 2016;123:49-57.

Bjellmo S, Andersen GL, Martinussen MP, et al. Is vaginal breech delivery associated with higher risk for perinatal death and cerebral palsy compared with vaginal cephalic birth? Registry-based cohort study in Norway. BMJ Open. 2017;7(4):e014979.

Cunningham F, Leveno K, Bloom S, Hauth J, Rouse D, Sponge C. Williams obstetrics. 23. ed. New York: McGraw-Hill, 2009.

External Cephalic Version and Reducing the Incidence of Term Breech Presentation: Green-top Guideline No. 20a BJOG. 2017;124(7):e178-92.

Gaillard T, Girault A, Alexander S, Goffinet F, Le Ray C. Is induction of labor a reasonable option for breech presentation? Acta Obstet Gynecol Scand. 2019;98(7):885-93.

Goffinet F, Azria E, Kayem G, Schmitz T, Deneux-Tharaux C. Re: The risks of planned vaginal breech delivery versus planned caesarean section for term breech birth: a meta-analysis including observational studies: let's avoid simplistic radicalism when reality is complex. BJOG. 2016;123:145-7.

Hannah ME, Hannah WJ, Hewson SA, Hodnett ED, Saigal S, Willan AR. Planned caesarean section versus planned vaginal birth for breech presentation at term: a randomised multicentre trial. Term Breech Trial Collaborative Group. Lancet. 2000 Oct 21;356(9239):1375-83.

Hofmeyr GJ. Interventions to help external cephalic version for breech presentation at term. Cochrane Database Syst Rev. 2004;(1):CD000184.

Hofmeyr GJ, Hannah ME. Planned caesarean section for term breech delivery. Cochrane Database Syst Rev. 2003;(3):CD000166.

Hofmeyr GJ, Kulier R, West HM. External cephalic version for breech presentation at term. Cochrane Database Syst Rev. 2015;2015(4):CD000083.

Hofmeyr GJ, Kulier R. Cephalic version by postural management for breech presentation. Cochrane Database Syst Rev. 2012;10(10):CD000051.

Hutton EK, Hofmeyr GJ, Dowswell T. External cephalic version for breech presentation before term. Cochrane Database Syst Rev. 2015;(7):CD000084.

Impey LWM, Murphy DJ, Griffiths M, Penna LK on behalf of the Royal College of Obstetricians & Gynaecologists. Management of breech presentation: green-top guideline no. 20b. BJOG. 2017;124(7):e151-77.

Kessler J, Moster D, Albrechtsen S. Intrapartum monitoring with cardiotocography and ST-waveform analysis in breech presentation: an observational study. BJOG. 2015;122(4):528-35.

Kotaska A, Menticoglou S. No. 384-management of breech presentation at term. J Obstet Gynaecol Can. 2019;41(8):1193-205.

Newman RB, Peacock BS, VanDorsten JP, Hunt HH. Predicting success of external cephalic version. Am J Obstet Gynecol. 1993;169(2 Pt 1):245-9; discussion 249-50.

Salim R, Zafran N, Nachum Z, Edelstein S, Shalev E. Employing nifedipine as a tocolytic agent prior to external cephalic version. Acta Obstet Gynecol Scand. 2008;87(4):434-7.

Schutte JM, Steegers EA, Santema JG, Schuitemaker NW, van Roosmalen J; Maternal Mortality Committee of The Netherlands Society of Obstetrics. Maternal deaths after elective cesarean section for breech presentation in the Netherlands. Acta Obstet Gynecol Scand. 2007;86(2):240-3.

Vendittelli F, Rivière O, Crenn-Hébert C, Rozan MA, Maria B, Jacquetin B; AUDIPOG Sentinel Network. Is a breech presentation at term more frequent in women with a history of cesarean delivery? Am J Obstet Gynecol. 2008;198(5):521.e1-6.

Vlemmix F, Bergenhenegouwen L, Schaaf JM, et al. Term breech deliveries in the Netherlands: did the increased cesarean rate affect neonatal outcome? A population-based cohort study. Acta Obstet Gynecol Scand. 2014;93(9):888-96.

Weiniger CF, Ginosar Y, Elchalal U, Sharon E, Nokrian M, Ezra Y. External cephalic version for breech presentation with or without spinal analgesia in nulliparous women at term: a randomized controlled trial. Obstet Gynecol. 2007;110(6):1343-50.

Yamamura Y, Ramin KD, Ramin SM. Trial of vaginal breech delivery: current role. Clin Obstet Gynecol. 2007;50(2):526-36.

92

Outras Apresentações Anômalas

Alexandre J. B. Trajano
Flávio Monteiro de Souza

Apresentações Cefálicas Anômalas

Em mais de 95% dos partos a termo a apresentação é cefálica e, no momento da expulsão, a cabeça fetal se encontra na variedade de posição occipitopubiana (OP), que é mais favorável que a occipitossacra (OS) e, em geral, possibilita que o desprendimento aconteça espontaneamente, sem a necessidade de nenhuma intervenção para facilitar a expulsão.

Todavia, cerca de 5% das apresentações cefálicas podem ser consideradas anômalas, geralmente decorrentes da inadequação do polo cefálico ao trajeto e que geralmente se manifestam por:

- Persistência da cabeça em variedade de posição posterior
- Parada de progressão em transversa
- Insinuação em OP ou OS (diretas)
- Apresentações cefálicas defletidas.

Occipitoposteriores

Em mais de 60% dos partos em apresentação cefálica, a insinuação se dá em variedade de posição occípito-esquerda-anterior (OEA) ou occípito-esquerda-transversa (OET) e, nesses casos, praticamente todas as rotações internas da cabeça fetal serão no sentido anti-horário (45 a 90°), levando a cabeça fetal para a variedade de posição occipitopubiana (OP) no momento da expulsão.

Nos demais casos, a insinuação geralmente se dá em occípito-direita-posterior (ODP) ou, mais raramente, em occípito-esquerda-posterior (OEP). As variedades posteriores, em cerca de 90% das vezes, também rotam para OP. Assim, o desprendimento em OS é condição rara que complica 3 a 5% dos partos em apresentação cefálica e, provavelmente, está associado a alguma anormalidade da bacia, em especial à redução dos diâmetros anteroposteriores em relação aos transversos, como ocorre nas bacias androides e antropoides.

O desprendimento em OS é significativamente mais distócico que em OP. Demanda mais tempo, maior moldagem da cabeça e tem maior potencial de lesionar os tecidos maternos. Conforme ilustrado na Figura 92.1, a articulação da cabeça com o pescoço é representada por uma "dobradiça", que é de grande valia em OP, mas praticamente sem utilidade nos desprendimentos em OS (Figura 92.2).

Assim, na expulsão em OS, a cabeça, que já está fletida, acentua a flexão e expõe primeiramente a pequena fontanela. O desprendimento continua se processando sem maiores movimentos de flexão ou deflexão até que o suboccipital é liberado. Em seguida ocorre a deflexão, que libera o restante da cabeça.

A parte do desprendimento que ocorre com a cabeça total ou parcialmente fletida distende e, frequentemente, traumatiza o períneo posterior. Esse potencial traumático do desprendimento em OS justifica as manobras e os procedimentos propostos para auxiliar a expulsão da cabeça, descritos a seguir.

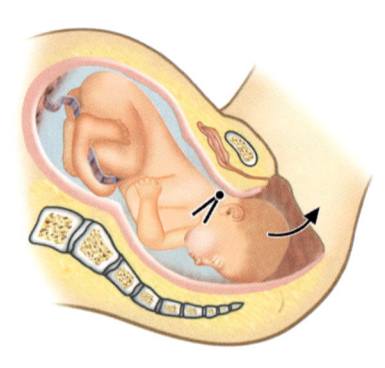 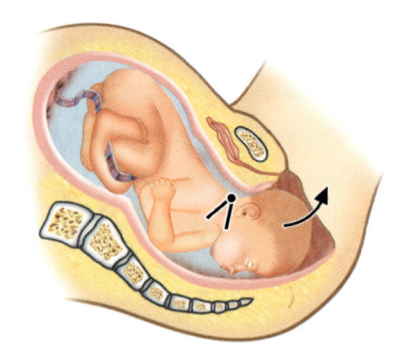 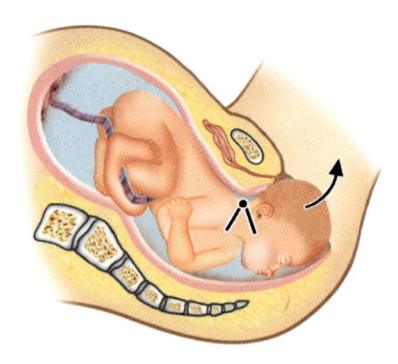

Figura 92.1 Desprendimento em OP: a "dobradiça" do pescoço se abre, facilitando o desprendimento por deflexão.

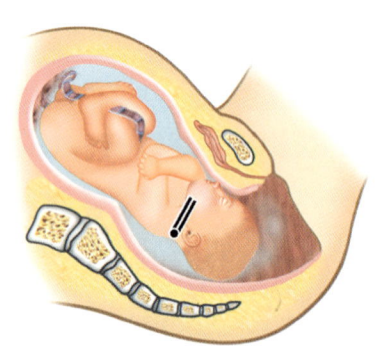 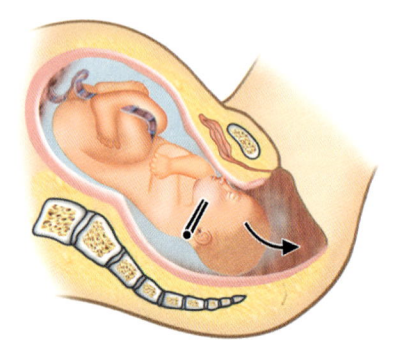 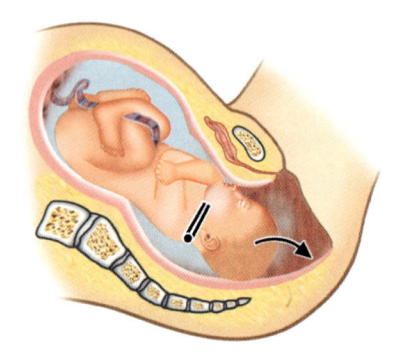

Figura 92.2 Desprendimento em OS: a "dobradiça" do pescoço não pode abrir-se e a saída da cabeça pode traumatizar o períneo posterior.

Conduta no desprendimento em OS

Durante o período expulsivo, quando se encontra a variedade de posição OS ou as oblíquas posteriores (ODP ou OEP) persistentes, justifica-se a tentativa de realizar a rotação manual ou instrumental da cabeça para variedades de posição anterior.

A rotação manual pode ser feita usando-se dois dedos de cada mão ou apreendendo-se a cabeça com uma das mãos: o polegar em um parietal e os outros dedos sobre o outro parietal (Figura 92.3). O operador, na mesma ação, deve tentar rotar e fletir a cabeça, devendo a rotação ser realizada para o lado do dorso fetal para evitar traumatismo raquimedular.

Nunca é demais enfatizar que esses movimentos devem ser precisos e delicados. Jamais se deve forçar a rotação. Se houver dificuldade em realizar a manobra, o obstetra deve desistir do procedimento e aguardar por mais algum tempo o desprendimento espontâneo, sob estrita vigilância do bem-estar materno e fetal, ou optar pela terminação do parto por meio da aplicação do fórceps ou pela cesariana.

O fórceps de Kielland é o instrumento tradicionalmente recomendado para realizar rotações e pode ser empregado nessas circunstâncias. O fórceps de Simpson também pode ser utilizado nas variedades de posição posteriores, tendo-se o cuidado de, após realizar a rotação, retirar as colheres e optar por aguardar o desprendimento espontâneo em OP, ou reaplicar o fórceps em variedade de posição anterior e, em seguida, proceder à extração (dupla pegada de Scanzoni). Em 2016, Cigna e Gaba propuseram o emprego do fórceps de Tucker-McLane (preferencialmente o modelo com "falsa fenestra"), que tem menor risco de traumatizar os tecidos maternos e fetais pelo fato de o instrumento apresentar pedículos superpostos (como os do fórceps de Kielland) e pela "falsa fenestra".

Aplicar o fórceps de Simpson em variedade de posição posterior, seguida de rotação para OS e extração em OS, implica maior risco de traumatismo ao períneo posterior.

Parada de progressão em transversa

Após a cabeça ter-se insinuado em variedade de posição transversa ou oblíqua, pode ocorrer, em alguns casos, parada de progressão da descida, caracterizada pela permanência da cabeça em variedade de posição occipitotransversa, direita ou esquerda (ODT ou OET), sem progredir.

Nessas circunstâncias o obstetra deve avaliar cuidadosamente a existência de desproporção cefalopélvica (DCP), que pode ser evidenciada pela identificação de vício pélvico no exame clínico da bacia, por assinclitismo intenso e/ou persistente, ou pela deflexão da cabeça (ver adiante). Se confirmado o diagnóstico de DCP, o obstetra deve desistir da via transpélvica e realizar a operação cesariana.

Nos casos de parada em transversa, em que o polo cefálico estiver profundamente insinuado (+2 ou abaixo), a aplicação do fórceps de Kielland pode constituir boa alternativa para promover a rotação para anterior, o que, facilitando a progressão da cabeça, possibilitaria o parto transpélvico. Entretanto, é essencial afastar a DCP pela evidenciação de bacia sem anormalidades e pela ausência de deflexão e de assinclitismo intenso e/ou persistente.

Nos procedimentos tococirúrgicos descritos neste capítulo, como alternativa à aplicação do fórceps, pode-se considerar o

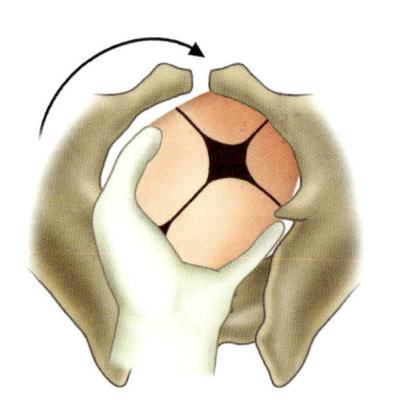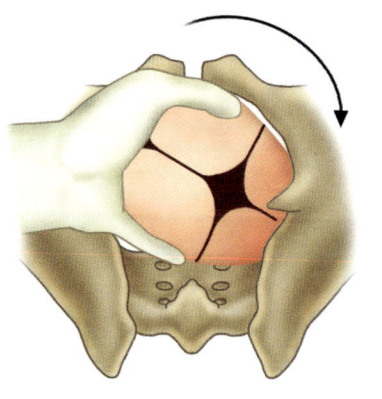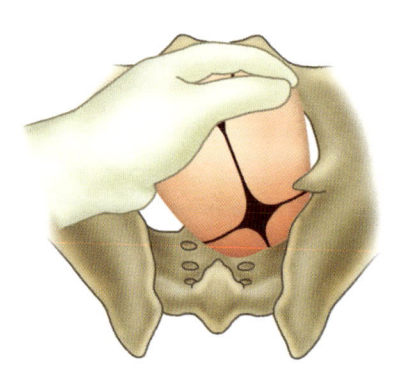

Figura 92.3 Rotação manual da cabeça de ODP para ODA.

emprego da extração a vácuo. Revisão recente (O'Mahony et al., 2010) apresenta extensa discussão comparativa sobre o emprego dos dois métodos.

Insinuação em OP ou OS (diretas)

Quando a cabeça se insinua em variedade de posição direta (OP ou OS), esse fato, por si só, não constitui distocia. Entretanto, como essa condição é praticamente exclusiva dos casos em que há vício pélvico, pode-se esperar que a progressão do parto seja bastante dificultada.

Embora a insinuação em variedade de posição direta seja indício de mau prognóstico para a evolução do parto, nas apresentações que se insinuaram em OP o obstetra pode acompanhar cuidadosamente a progressão, uma vez que, em alguns casos, a cabeça pode evoluir pelo canal do parto sem sofrer rotação interna e se desprender naturalmente. Raramente, também, a cabeça que se insinua em OS pode progredir sem maiores dificuldades, rotando para OP ou desprendendo-se em OS. Nesta última possibilidade, devem-se considerar as dificuldades do desprendimento em OS descritas anteriormente.

Apresentações cefálicas defletidas

A flexão da cabeça constitui importante mecanismo redutor que faz com que os maiores diâmetros anteroposteriores da cabeça – occipitofrontal (12 cm) ou occipitomentoniano (13 cm) – sejam substituídos pelo diâmetro suboccipitobregmático, que tem 9,5 cm. Assim, a ausência de flexão adequada da cabeça frequentemente leva à DCP.

Tradicionalmente o diagnóstico do grau de deflexão é feito pelo exame clínico (toque obstétrico identificando a pequena e a grande fontanela. O diagnóstico clínico pode ser complementado pela avaliação ultrassonográfica do ângulo occipitoespinal, durante o período de dilatação. Quando o ângulo é < 125° caracteriza as apresentações defletidas com maior chance de parto operatório. A limitação desse índice proposto por Ghi et al. (2016) é a de que o ângulo occipitoespinal não pode ser medido nas posições posteriores (Figura 92.7).

Deflexão de 1º grau ou apresentação de bregma

Dentre as apresentações cefálicas defletidas, as de primeiro grau têm melhor prognóstico. Nesses casos, a grande fontanela ocupa o centro do canal do parto, evidenciando a deflexão de 1º grau. O mecanismo de parto e a evolução da progressão se assemelham aos da cefálica fletida; a duração do trabalho é mais prolongada.

É frequente a evolução distócica, podendo ocorrer, conforme já salientado, parada de progressão. Por outro lado, a progressão pode evoluir sem problemas e, nesses casos, é possível contemplar o parto pela via vaginal e, se necessário, empregar os procedimentos (manobras ou extração instrumental) já descritos para as apresentações cefálicas fletidas.

Deflexão de 2º grau ou apresentação de fronte

São as mais raras dentre as apresentações defletidas (cerca de 1:2.000 partos), e as que têm pior prognóstico, uma vez que, na tentativa de insinuar-se, apresentam o maior diâmetro anteroposterior da cabeça, que é o occipitomentoniano. Na maioria das vezes, a apresentação de fronte é transitória e, com a evolução do parto, se transforma em cefálica fletida ou em apresentação de face. O ponto de referência é o naso, que corresponde à raiz do nariz ou glabela. O toque também permite a identificação da grande fontanela, da sutura metópica, das órbitas oculares, das tuberosidades malares e do nariz. A boca e o queixo não são atingidos. A Figura 92.4 ilustra as diversas variedades de posição dessa apresentação.

A apresentação de fronte, se persistente, constitui indicação de cesárea, uma vez que o parto transpélvico somente é possível se coincidentemente encontrarmos feto pequeno e canal do parto muito amplo.

Deflexão de 3º grau ou apresentação de face

Corresponde à deflexão completa da cabeça fetal que ocorre em cerca de 1:1.000 partos. São fatores associados: gravidez múltipla, grande multiparidade, malformações fetais, prematuridade e

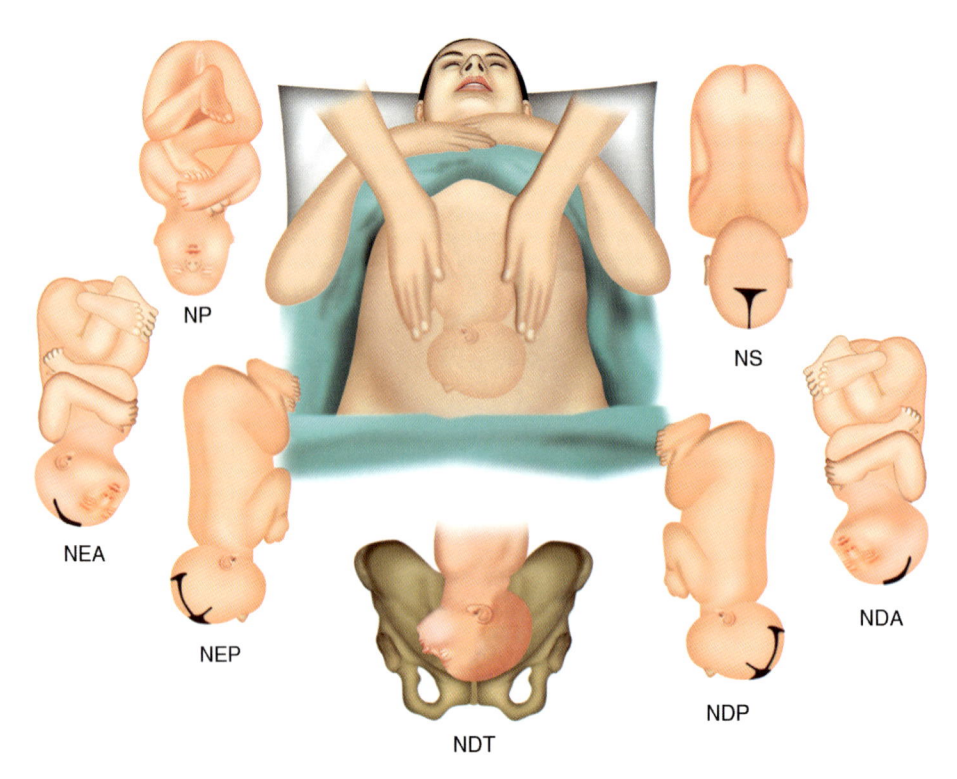

Figura 92.4 Representação de sete das oito variedades de posição da apresentação de fronte. (Adaptada de Wilson, 1961.)

DCP, e, na maioria dos casos, pelo menos um desses fatores está presente.

Pelo toque, o obstetra identifica as diversas estruturas da face fetal: nariz, proeminência malar, boca e queixo; o mento é o ponto de referência. A apresentação de face pode ser confundida com a apresentação pélvica simples, uma vez que a boca pode se parecer com o ânus e as bochechas sobre as proeminências malares com as nádegas do feto sobre as tuberosidades isquiáticas. Para o diagnóstico diferencial deve-se observar que o ânus e as tuberosidades ciáticas estão na mesma linha, diferentemente da boca

e dos malares, que formam um triângulo. A Figura 92.5 ilustra as diversas variedades de posição da apresentação de face.

A deflexão total da cabeça oferece ao estreito superior o diâmetro submentobregmático ou hiobregmático, que apresenta o mesmo tamanho do suboccipitobregmático, observado nas apresentações cefálicas fletidas. Esse fato, entretanto, não impede que o parto na apresentação de face seja mais distócico.

A insinuação, na maioria das vezes, ocorre em variedades de posição anteriores que geralmente rotam para mentopúbica. Quando a insinuação ocorre em variedades de posição

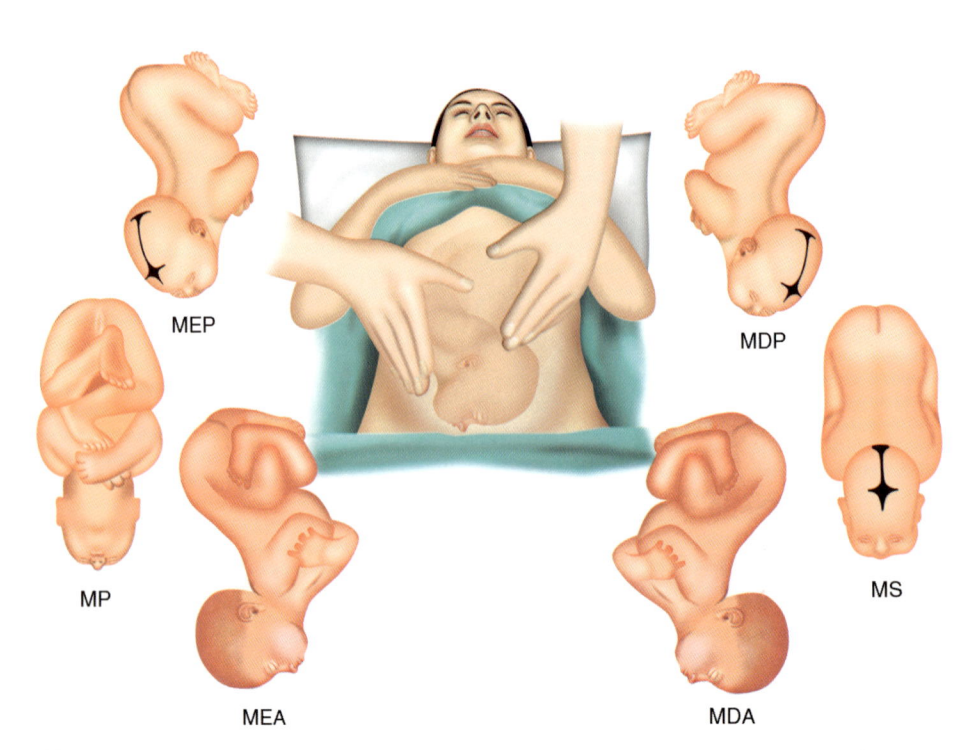

Figura 92.5 Representação de seis das oito variedades de posição da apresentação de face. (Adaptada de Wilson, 1961.)

posteriores, o mecanismo se processa mais lentamente e, em geral, a rotação interna também se dá para mentoanterior. Nesses casos, o desprendimento se dá pela flexão da cabeça. Quando a variedade de posição é a mentoposterior, o desprendimento é especialmente difícil.

A insinuação da apresentação de face, assim como a apresentação fletida, é definida pela passagem do maior diâmetro transverso, o biparietal, pelo estreito superior. Entretanto, na apresentação de face, a distância entre o biparietal e o ponto de maior declive é significativamente maior que na apresentação cefálica fletida. Assim, quando o ponto de maior declive na apresentação de face atinge o plano 0 (zero) de De Lee, o biparietal ainda não ultrapassou o estreito superior (Figura 92.6). Só podemos inferir que a apresentação de face está insinuada quando a face fetal já está bem baixa, em contato com o períneo.

Embora mais traumática e demorada, a evolução espontânea do parto vaginal é possível em especial quando, no período expulsivo, a cabeça está em variedade de posição mentoanterior. O monitoramento fetal não deve empregar transdutores internos em virtude do risco de trauma ocular fetal. Procedimentos tococirúrgicos, como aplicação do fórceps, vacuoextração, rotação manual ou instrumental, assim como a tentativa de flexão manual da cabeça, não devem ser empregados na apresentação de face.

Como decorrência da alta frequência de vício pélvico, associado a mais de 40% dos casos, e do risco de trauma fetal, a cesariana parece ser a melhor opção quando identificamos a apresentação de face em trabalho de parto.

Apresentação Córmica

A apresentação córmica, ocorre quando o feto está em situação transversa. A parte fetal em contato com o estreito superior é o ombro, daí ser também denominada apresentação de ombros ou de espáduas. Ocorre em cerca de 0,3% dos partos. Quando diagnosticada em trabalho de parto, configura uma emergência obstétrica demandando, em praticamente todos os casos, a realização de cesariana de urgência.

Etiologia

Pode estar associada a situações como a placenta prévia, os tumores pélvicos e as anomalias uterinas. Entretanto, na maioria das vezes não se consegue identificar a causa.

Estática fetal

A situação transversa corresponde à apresentação córmica. É "apresentação", como sabido, da região fetal que se localiza na área do estreito superior – portanto, é impropriedade dizer-se "apresentação transversa".

A apresentação córmica tem como ponto de referência o acrômio.

Há quatro posições: acromiodireita-anterior (ADA), acromioesquerda-anterior (AEA), acromiodireita-posterior (ADP) e acromioesquerda-posterior (AEP). A primeira letra simboliza o acrômio (A); a segunda, a orientação dele na bacia, podendo ser direita (D) ou esquerda (E); a terceira indica a orientação do dorso, anterior (A) ou posterior (P). Outra forma de classificar a situação transversa é utilizando a nomenclatura: dorso-anterior, dorso-posterior, dorso-superior e dorso-inferior (Figura 92.8).

Diagnóstico

A *palpação* revela ausência do polo fetal na área do estreito superior, como no fundo uterino (Figura 92.8). Em compensação,

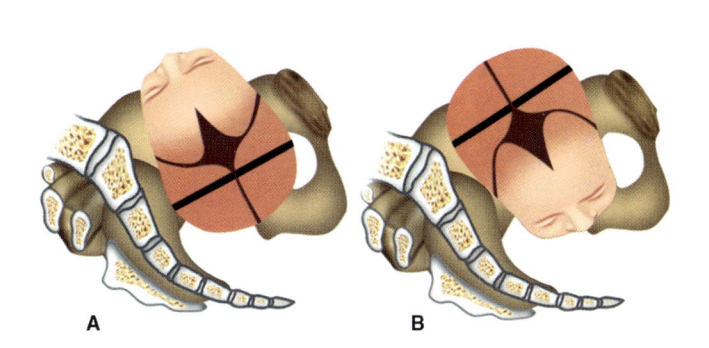

Figura 92.6 A. Nas apresentações cefálicas fletidas, de occipital, quando o ápice alcança o plano das espinhas ciáticas, está completada a insinuação. **B.** Na face, atingido esse ponto, o maior diâmetro da cabeça ainda não ultrapassou o estreito superior. (Adaptada de Eastman, 1961.)

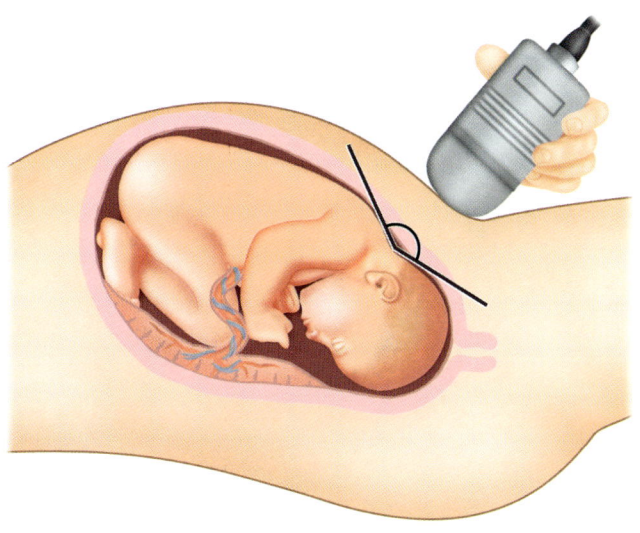

Figura 92.7 Técnica para a medida do ângulo occipitoespinal pela ultrassonografia transabdominal no primeiro período do parto. (Adaptada de Ghi et al., 2016.)

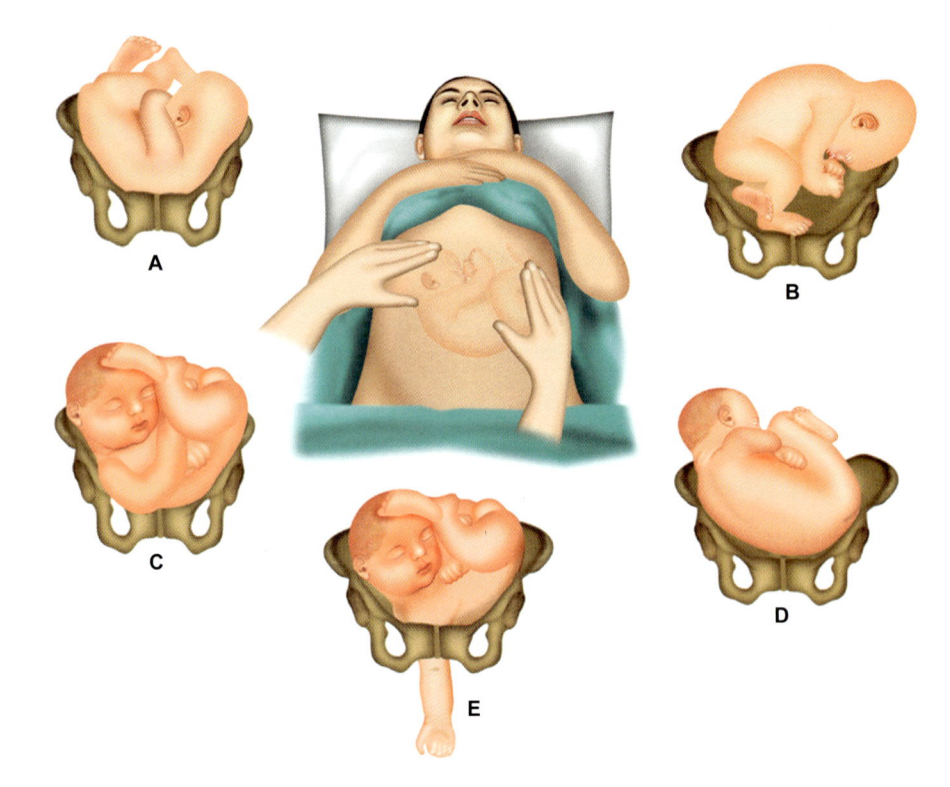

Figura 92.8 Algumas das posições da apresentação córmica. **A.** Acromioesquerda-anterior (AEA). **B.** Acromioesquerda-superior (AES). **C.** Acromiodireita-posterior (ADP). **D.** Acromiodireita-inferior (ADI). **E.** Acromiodireita-posterior (ADP); prolapso do braço direito. (Adaptada de Wilson, 1961.)

cabeça e pelve são reconhecidos nos dois flancos, ao mesmo nível em situação transversa (e em alturas diferentes na oblíqua).

O *toque* é de menor utilidade na gravidez e no início do parto. Após a amniorrexe, descida a espádua e com dilatação suficiente, o toque é característico: tanto a espádua como o patognomônico gradeado costal são reconhecidos; o tórax dá a sensação de pequenas traves paralelas orientadas no sentido anteroposterior; nos raros casos de dorso-inferior podem ser identificadas as apófises espinhosas. Distinguem-se o braço, a espádua (com pequena saliência óssea, acrômio), o côncavo axilar, e, nos casos mais favoráveis, podem ser encontradas a clavícula e a omoplata (Figura 92.9). É importante identificar esses elementos, que indicam a direção da cabeça e a orientação do dorso.

A *ultrassonografia* confirma o diagnóstico.

Mecanismo do parto

Durante a gravidez ou iniciado o trabalho de parto, pode haver retificação espontânea do eixo fetal, transmutando-se na apresentação cefálica ou pélvica, o que ocorre em cerca de 35% dos casos. Havendo a persistência da espádua, o encravamento costuma ser a evolução natural, pela impossibilidade da progressão.

Excepcionalmente, a apresentação pode evoluir e encontrar solução espontânea, em parturientes com bacia grande e feto pequeno, prematuro, morto, flácido e macerado. No entanto, não podemos contar com isso na prática.

No caso de solução espontânea por via vaginal, o parto pode ocorrer por três mecanismos distintos. O mais comum é o mecanismo de Douglas, no qual a cabeça se apoia na fossa ilíaca interna, o pescoço do feto é distendido, o feto se dobra em V e a curvatura da coluna desloca-se até que ocorre o desprendimento da nádega. O segundo mecanismo em frequência é o chamado mecanismo em *conduplicato corpore* (mecanismo de Röederer, Figura 92.10), quando a progressão através do canal do parto ocorre pelo concepto dobrar-se sobre si mesmo e desprender-se em forma de V. O mecanismo menos frequente é, na realidade, uma versão espontânea que ocorre no fim do trabalho de parto, terminando o parto em apresentação pélvica (mecanismo de Denmann).

Conduta

Durante a gravidez, quando é feito o diagnóstico de situação transversa persistente, após a 36ª semana, o caso merece cuidados especiais em face da maior possibilidade da coexistência de complicações como anomalias fetais e/ou uterinas, placentação anormal ou, do surgimento de condições como a amniorrexe prematura e o prolapso de cordão, este último 20 vezes mais

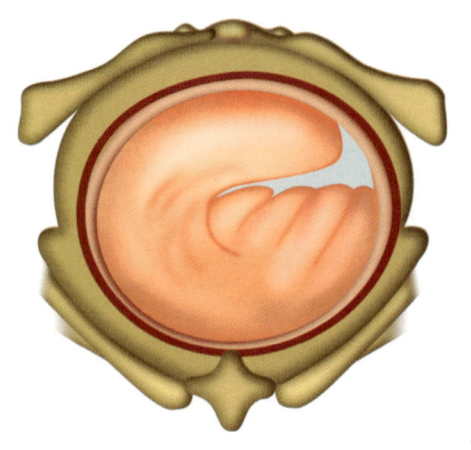

Figura 92.9 O toque vaginal permite reconhecer a espádua, com o acrômio, o gradeado costal, o braço e a axila. O esquema é de posição acromiodireita-posterior.

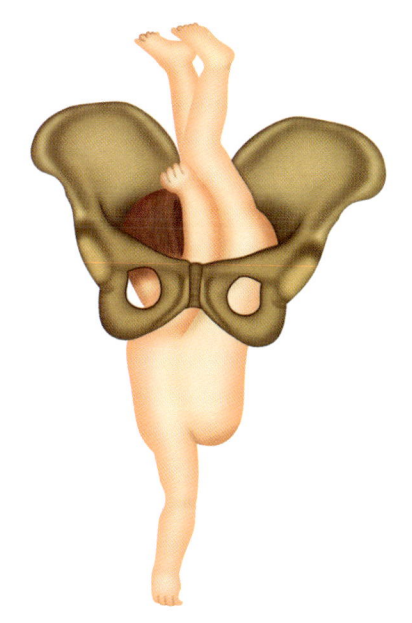

Figura 92.10 Parto em *conduplicato corpore*.

comum na situação transversa que na apresentação cefálica. Assim, atingida a 37ª semana, embora não se configure uma imediata necessidade de intervenção, duas medidas devem ser consideradas: a cesariana eletiva e, quando não houver qualquer contraindicação para o parto vaginal, e a versão externa.

Na linguagem obstétrica, *versão* significa a transformação de uma apresentação em outra, por meio de manobras internas ou externas. A *versão externa*, também chamada de *versão cefálica*, consiste na transformação da apresentação pélvica ou da situação transversa em apresentação cefálica e constitui alternativa a ser considerada nos casos de situação transversa. As indicações, técnicas e cuidados para realizar a versão externa estão detalhados no Capítulo 91. Vale observar que a versão externa na situação transversa é mais efetiva que na apresentação pélvica, chegando à taxa de sucesso de 90%, enquanto na apresentação pélvica, é em torno de 65%, conforme referido por Cunningham et al. (2010).

A cesariana, além de poder ser programada eletivamente, conforme mencionado anteriormente, é largamente empregada como operação de urgência, quando o diagnóstico da situação transversa é feito durante o trabalho de parto. Em parto de feto único e já na fase ativa, a indicação é inquestionável. Entretanto, pode-se optar por conduta diferente no caso do parto do segundo gemelar em situação transversa. Nesse caso, pode-se realizar a *versão interna*, quase sempre seguida de *extração podálica*. Essa possibilidade é detalhada no Capítulo 102, Versão e Extração Podal e Parto Gemelar.

A extração fetal durante a cesariana nos casos de situação transversa pode ser difícil, em especial nos casos associados a ruptura das membranas. A histerotomia segmentar transversal (Kerr) geralmente é o procedimento de eleição na maioria das cesarianas. Entretanto, quando a situação é transversa, em cerca de 25% dos casos a incisão precisará ser estendida. Dessa forma, quando da cesariana com feto em situação transversa, bolsa rota e segmento inferior pouco desenvolvido, deve-se considerar a realização de histerotomia vertical. Vale ressaltar que a cesariana, quando o feto está em situação transversa, deve ser realizada pela equipe mais treinada.

Prognóstico

A evolução espontânea do parto nos casos de situação transversa persistente terá quase sempre como desenlace a morte da mãe e do feto. Daí a importância do diagnóstico oportuno e de intervenções precisas, em especial no manejo dos casos complicados por, amniorrexe prematura, prolapso de cordão, infecção e ruptura uterina.

Bibliografia

Acker DB, Sachs BP, Friedman EA. Risk factors for shoulder dystocia. Obstet Gynecol. 1985;66:762-8.

American College of Obstetricians and Gynecologists. Featal macrosomia. ACOG Practice Bulletin No. 22. Washington, DC, 2000.

Araujo JO, Guariento A, Sawaya C. Considerações sobre a situação transversa. Arq Cir Cl Exper. 1953;16:1.

Benedetti TJ, Lowensohn RL, Truscott AM. Face presentation at term. Obstet Gynecol. 1980; 55:199-202.

Borell U, Fernström I. The mechanism of labour. Radiol Clin N Am. 1967;5:73-85.

Borrell U, Fernström I. The mechanism of labour in face and brow presentation. A radiological study. Acta Obstet Gynaecol Scand. 1960;39: 626-44.

Bryant RD. Appraisal of malpresentation. Cl Obstet Gynecol. 1959;2:304.

Bumm E. Grudriss zum Studium der Geburtshilfe. 5th. ed. Wiesbaden: JF Bergmann; 1908.

Calkins LA, Pearce EWJ. Bregma presentation. Am J Obstet Gynecol. 1957;73:288.

Cruikshank DP, Cruikshank JE. Face and brow presentation: a review. Cl Obstet Gynecol. 1981;24:333.

Cruikshank DP, White CA. Obstetric malpresentations: twenty years' experience. Am J Obstet Gynecol. 1973;116:1097-104.

Cucco UP. Face presentation. Am J Obstet Gynecol. 1966;94:1085-91.

Duff P. Diagnosis and management of face presentation. Obstet Gynecol. 1981; 57:105-12.

Eastman NJ. Williams obstetrics. 12nd ed. New York: Appleton; 1961.

Gareis LC, Ritzenthaler JC. Transverse presentation. Am J Obstet Gynecol. 1952;63:583-91.

Ghi T, Bellussi F, Azzarone C, et al. The "occiput spine angle": a new sonographic index of fetal head deflexion during the first stage of labor. Am J Obstet Gynecol. 2016;215:84.e1-7.

Hankins GDV, Clark SL, Cunningham FG, Gilstrap LC. Operative obstetrics: forceps delivery. Norwalk, Connecticut: Appleton & Lange; 1995. p.168.

Harris Jr. BA, Epperson JW. An analysis of 131 cases of transverse presentation. Am J Obstet Gynecol. 1950;59:1105-11.

Hellman LM, Epperson JWW, Connally F. Face and brow presentation: the experience of the Johns Hopkins Hospital, 1896 to 1948. Am J Obstet Gynecol 1953;66:67-74.

Jemmali M, Dufour D, Vinatier N, et al. Présentation de la face. Revue de la littérature, à propos de 10 observations. Rev Fr Gynécol Obstet. 1997;92:255.

Johnson JH, Figueroa R, Garry D. Immediate maternal and neonatal effects of forceps and vacuum assisted deliveries. Obstet Gynecol. 2004;103:513-8.

Kovacs SG. Brown presentation, Royal Hospital for Women, Paddington, 1950 1965, and review of literature. Med J Australia. 1970;2:820-4.

Lauer AK, Rimmer SO. Eyelid laceration in a neonate by fetal monitoring spiral electrode. Am J Ophthalmol. 1998;125:715-7.

Merger R, Lévy J, Melchior J. Précis d'obstetrique. Quatriènne edition. Paris: Masson; 1974.

Miyashiro MJ, Mintz Hittner HA. Penetrating ocular injury with a fetal scalp monitoring spiral electrode. Am J Ophthalmol. 1999;128:526-8.

O'Mahony F, Hofmeyr GJ, Menon V. Choice of instruments for assisted vaginal delivery. Cochrane Database Syst Rev. 2010;(11):CD005455.

Posner AC, Friedman S, Posner LB. Modern trends in the management of face and brow presentation. Surg Gynecol Obstet. 1957;104: 485-90.

Prevedourakis CN. Face presentation. An analysis of 163 cases. Am J Obstet Gynecol. 1966;94:1092-7.

Reinke T. Face presentation. Am J Obstet Gynecol 1953;66:1185-90.

Rezende J. O mecanismo do parto e a escola obstétrica brasileira. Rev Gin Obst. 1944;38:9.

Salzmann B, Soled M, Gilmour T. Face presentation. Obstet Gynecol. 1960;16:106-12.

Scheer K, Nubar J. Variation of fetal presentation with gestational age. Am J Obstet Gynecol. 1976;125:269-70.

Schitz HE, Cucco U, Pavlic RS. Face presentation. Obstet Gynecol. 1959;13:641-7.

Schwartz Z, Dgani R, Lancet M, Kessler I. Face presentation. Aust N Z J Obstet Gynaecol. 1986;26:172-6.

Seeds JW, Cefalo RC. Malpresentations. Clin Obstet Gynecol. 1982;25:145-56.

Shaffer BL, Cheng YW, Vargas JE, Laros RK Jr, Caughey AB. Face presentation: predictors and delivery route. Am J Obstet Gynecol. 2006;194:e10-2.

Sherline DM. Transverse and oblique lie. In: Sciarra JJ, Gerbie AG. Gynecology and obstetrics. V. 2. Hagerstown: Harper & Row; 1984.

Stevenson CS. Certain concept in oblique handling of breech and transverse presentation in late pregnancy. Am J Obstet Gynecol. 1951;62:488-505.

Stevenson CS. Transverse or oblique presentation of the fetus in the last ten weeks of pregnancy: its causes, general nature and treatment. Am J Obstet Gynecol. 1949;58:432-46.

Thornton Jr. WN. The management of transverse presentation. Cl Obstet Gynecol. 1969;3:39-44.

Vartan K. The presentation of the foetus. In Bowes K. Modern trends in obstetrics and gynaecology. London: Butterwoth; 1950.

White TG. Defl exion attitudes of foetus "in utero", with special reference to the aetiology and diagnosis of face and brow presentation. J Obst Gynaec Br Empr. 1954;61:302-17.

Wilson JR. Atlas of Obstetric technique. St. Louis: Mosby; 1961.

Wilson Jr LA, Thornton Jr WN, Brown Jr DT. The management of transverse presentation. Am J Obstet Gynecol. 1957;74:1257-65.

Winkler EG, Cangello VW. Transverse presentation: management by vaginal delivery. Am J Obstet Gynecol. 1960;79:1096-102.

Wood EC, Forster FMC. Oblique and transverse foetal lie. J Obst Gynaec Br Emp. 1959;66:75-81.

93

Distocias do Cordão Umbilical

Beatriz Ribeiro Torres Dutra
Marcos Nakamura Pereira
Jorge Rezende Filho

As anomalidades do cordão umbilical são causa significativa de morte fetal. Em análise de 512 natimortos ocorridos em centros americanos entre 2006 e 2009, as anomalidades do cordão (circulares, nós, torções, estrangulamentos, prolapso e *vasa previa*) responderam por 10% dos casos (The Stillbirth Collaborative Research Network Writing Group, 2011). Estudo sueco, que incluiu 1.618 óbitos fetais, identificou as complicações do cordão umbilical como responsáveis por 15% das mortes, e essa proporção é maior nas gestações ≥ 37 semanas (18,8%) que nas pré-termo (13,1%) (Stormdal Bring et al., 2014). Recentemente, pesquisadores da Stillbirth Collaborative Research Network expandiram a definição de anomalidades do cordão, a fim de incluir as causas relacionadas ao comprometimento da microcirculação fetal (tromboembolismo da veia umbilical, de grandes vasos fetais ou tromboembolismo de capilares fetais e vilos avasculares com evidência de obstrução) (Hammad et al., 2020), que praticamente dobram os casos de óbitos fetais relacionados ao cordão umbilical.

A ultrassonografia (US) é capaz de detectar a maioria das anomalidades de cordão antes do parto, mas, para muitas situações, ainda não existe conduta bem estabelecida diante do achado. Neste capítulo, abordaremos algumas das anomalidades do cordão umbilical, especialmente aquelas relacionadas a desfechos perinatais desfavoráveis.

Alterações do comprimento do cordão – cordões curto e longo

O comprimento do cordão umbilical no termo, na maioria dos casos, tem em torno de 50 cm, mas considera-se comprimento normal entre 35 e 89 cm. As medidas fora dessa faixa significam cordão curto ou longo (Linde et al., 2018).

O cordão curto está associado a inserção marginal e velamentosa de cordão, placenta pequena (peso < percentil 10), recém-nascido pequeno para idade gestacional (peso < percentil 10), oligodramnia, placenta prévia e malformação fetal. Observa-se também que o cordão curto tem maior chance de apresentações anômalas, especialmente apresentação pélvica. Ele aumenta o risco de descolamento prematuro de placenta, extração manual da placenta, cesariana de emergência, Apgar < 7 no 5º minuto e internação em UTI neonatal. A mortalidade perinatal está elevada em cerca de 50%, enquanto a de óbito intraútero, em cerca de 37% (Linde et al., 2018).

Já o cordão longo está associado à obesidade materna, ao diabetes gestacional e pré-gestacional, à placenta grande (peso > percentil 90), ao recém-nascido grande para idade gestacional (peso > percentil 90), à polidramnia e à oligodramnia. Não há risco aumentado de cesárea de emergência, mas o desfecho perinatal está igualmente comprometido, com maior chance de Apgar < 7 no 5º minuto e internação em UTI neonatal. O cordão longo também está fortemente associado ao óbito anteparto, cujo risco está elevado em mais de duas vezes (Linde et al., 2018), provavelmente porque favorece as procidências, os nós e as circulares.

O diagnóstico das alterações do comprimento do cordão, no entanto, é difícil de ser realizado no pré-natal, a não ser em casos extremos.

Circulares de cordão

As circulares de cordão são habitualmente cervicais, mas também podem ser encontradas no tronco e nos membros. As circulares cervicais de cordão são encontradas em cerca de 14 a 35% dos partos. Elas são propiciadas principalmente pelo comprimento exagerado do cordão. Inserção marginal e velamentosa do cordão e oligodramnia encontram-se associadas às circulares (Linde et al., 2018). Contudo, ao contrário do que se supunha no passado, sua frequência é menor no pré-termo e aumenta conforme a idade gestacional se aproxima do termo (Clapp et al., 2003).

As implicações das circulares de cordão e sua relação com desfechos perinatais adversos são controversas. Na maioria dos casos, elas não causarão nenhuma alteração no bem-estar fetal, mas, ocasionalmente, se estiverem muito justas ou forem múltiplas, podem provocar desfechos adversos por compressão da circulação funicular, favorecida pela contração uterina.

Clapp et al. (2003) verificaram que fetos com circular cervical de cordão tiveram significativa maior incidência de alterações da frequência cardíaca fetal, porém não houve aumento de ocorrência de mecônio nem de cesariana, bem como os escores de Apgar e pH da artéria umbilical não foram diferentes dos de infantes que não tinham circular. Estudo israelense, que incluiu mais de 200 mil partos, não identificou diferença na incidência de mortalidade perinatal, de paralisia cerebral, tampouco de morbidade respiratória e cardíaca nos recém-nascidos com circular cervical, comparados àqueles que não apresentavam essa condição (Masad et al., 2020; Gutvirtz et al., 2019).

A presença de mais de uma circular já é evento menos comum, que ocorre entre 2,5 a 3,7% dos partos. Três ou mais circulares são raras, com frequência que fica em torno de 0,5%. Alguns estudos apontam aumento de desfechos adversos com múltiplas circulares, especialmente com mais de três (Schreiber et al., 2019) identificaram mais ocorrência de crescimento intrauterino restrito na presença de duas ou três circulares cervicais de cordão; esse é o único evento adverso da dupla circular. Já a presença de três voltas de cordão esteve associada à maior incidência de parto vaginal operatório, Apgar baixo e óbito fetal intraútero; porém, após ajuste estatístico, somente o parto vaginal operatório e o Apgar baixo de 1º minuto mantiveram associação. Kong et al. (2015) também só identificaram maior risco associado a três ou mais circulares, com maior incidência de mecônio, suspeita de sofrimento fetal, cesariana de emergência e internação em UTI neonatal. Entretanto, os escores de Apgar não foram diferentes.

Ainda que, em estudos de caso-controle, as circulares sejam apontadas como responsáveis por cerca de 5% dos natimortos, esses dados não são confirmados por estudos de coorte, de maneira que essa relação permanece controversa.

O diagnóstico de circular de cordão por meio da US pode ser facilmente obtido com corte longitudinal e transversal do pescoço fetal, com sensibilidade de 70% à US, que sobe para 80 a 93% com associação do uso da dopplerfluxometria colorida (Figura 93.1). No entanto, não há evidência clara de que o conhecimento prévio dessa condição altere o desfecho neonatal, e é considerado um achado normal à US. A presença de circular por si só não justifica alteração do acompanhamento fetal intraparto; sua descrição pode levar à ansiedade materna e motivar a realização de exames adicionais desnecessários.

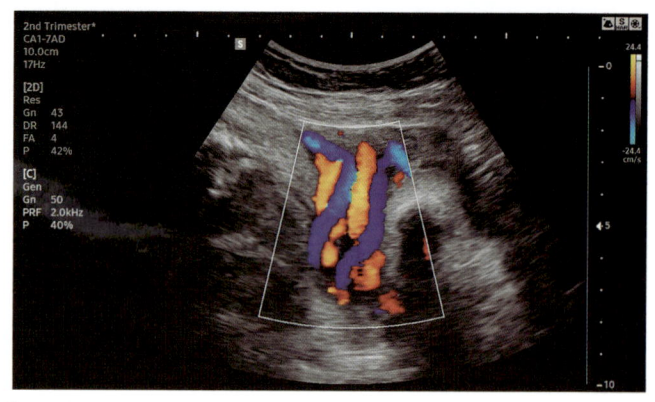

Figura 93.1 Ultrassonografia com Doppler evidenciando uma circular dupla de cordão. (Imagem cedida pelo Dr. Fernando Maia.)

Nós

A frequência dos nós verdadeiros (Figura 93.2), que se distinguem dos falsos (veias varicosas ou acumulação localizada da geleia de Wharton) (Figura 93.3), varia de 0,4 a 1,5%. Essa condição contribui para cerca de 5% dos natimortos nos EUA (Hammad et al., 2020).

Diabetes gestacional e pré-gestacional, placenta grande (peso > percentil 90) e polidramnia favorecem a ocorrência dos nós verdadeiros (Linde et al., 2018). Sua presença está fortemente associada ao óbito intraútero e eleva, em cinco vezes, a chance de natimorto a termo e, em quase duas vezes, a de natimorto pré-termo. Também aumentam as chances de óbito perinatal, índices baixos de Apgar e internação em UTI neonatal (Linde et al., 2018).

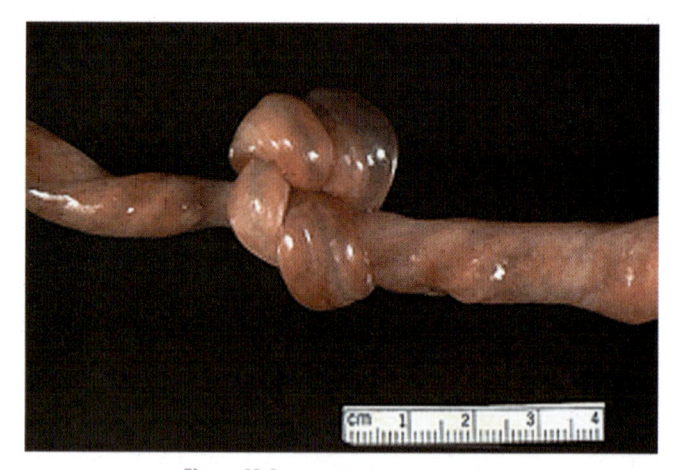

Figura 93.2 Nó verdadeiro de cordão.

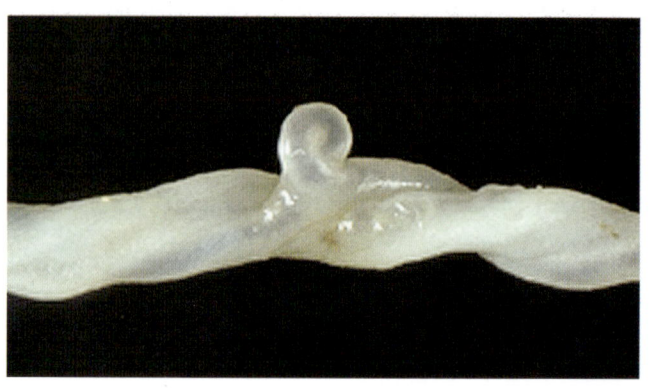

Figura 93.3 Nó falso de cordão.

Os nós provavelmente derivam de circulares, em especial as ocorridas precocemente, em que o feto de pequeno volume conseguiu desvencilhar-se, produzindo, então, um nó do cordão. Não se sabe exatamente, no entanto, por qual mecanismo os nós produzem o óbito intraútero. Caso fosse somente a interrupção do fluxo sanguíneo pelo nó apertado, esperaríamos mais problemas intraparto, motivados pela tensão do cordão durante a expulsão, em vez de óbitos anteparto, que ocorrem com maior frequência (Sørnes, 2000).

O diagnóstico pré-natal é raro, e não há consenso do manejo a ser adotado caso ele seja realizado longe do termo. Algumas características sonográficas, como padrão de "trevo de quatro folhas", padrão multicolorido não habitual e sinal de *hanging noose*, têm sido descritas como altamente suspeitas de nó verdadeiro; porém, esses achados não são específicos (Ramón y Cajal e Martinez, 2004).

A maioria dos casos de nó verdadeiro não determina desfecho perinatal adverso.

Procidência e prolapso do cordão

Chama-se procidência ou procúbito a presença do cordão antes da apresentação, em que o saco amniótico está íntegro; e chama-se prolapso do cordão a situação em que este se apresenta após a amniorrexe. A localização do funículo ao lado da apresentação configura a laterocidência (Figura 93.4).

Parece ter havido, em tempos recentes, uma redução na incidência do prolapso de cordão. Casuística do National Maternity Hospital de Dublin, entre 1940 e 2009, mostrou redução de 0,64% para 0,17% nessa incidência, entre a primeira e a última década analisadas, o que os autores atribuíram à redução da grande multiparidade (Gibbons et al., 2014). Estudo com dados de hospitais americanos, entre 2003 e 2005, encontrou incidência similar, de 0,16% (Behbehani et al., 2016).

Os principais fatores de risco associados ao prolapso de cordão são a multiparidade, a apresentação pélvica e outras apresentações anômalas, a polidramnia, a gestação múltipla, especialmente do segundo gêmeo, e a prematuridade (Behbehani et al., 2016). É importante atentar que, a despeito de esses fatores de risco serem relevantes, a maioria dos casos de prolapso de cordão ocorre em gestações a termo, únicas e em apresentações cefálicas. Behbehani et al. (2016), por exemplo, encontraram que, de todos os casos de prolapso de cordão, 78% ocorreram a termo, e 22%, em gestações antes de 37 semanas, que representavam 12% dos partos na população em que não ocorreu prolapso. Outras condições frequentemente associadas ao prolapso do cordão incluem amniorrexe prematura, baixo peso fetal (< 2.500 g), placenta baixa, apresentação não insinuada e anomalias congênitas.

Cerca de 50% dos casos de prolapso de cordão ocorrem após alguma intervenção obstétrica. Estão associadas a maior risco de procidência e prolapso: amniotomia, versão cefálica externa, rotação manual da apresentação fetal, versão podálica interna do segundo gemelar e indução do parto com balão (Chebsey et al., 2014). Na amniotomia, em casos de bolsas tensas e volumosas, de apresentação mal adaptada ao estreito superior sem solicitar o colo, deve-se moderar o deflúvio do líquido para evitar que o cordão prolabe. O dedo permanece na vagina por algum tempo, até que o feto desça e obstrua o canal cervical.

O diagnóstico precoce é fundamental para evitar o óbito do recém-nascido. Na procidência, se a bolsa estiver íntegra, os dedos poderão identificar, através das membranas, pequeno corpo móvel e pulsátil. O diagnóstico do prolapso é mais fácil: palpa-se o cordão na vagina, e, às vezes, ele ultrapassa a vulva e é reconhecido até pela paciente. Durante o exame, é necessário não aumentar o prolapso, ao tracionar o funículo na ânsia de facilitar a palpação e o reconhecimento do pulso das artérias umbilicais.

A alteração do padrão da frequência cardíaca fetal durante o acompanhamento do trabalho de parto, principalmente após a ruptura das membranas, espontânea ou por amniotomia, também deve provocar suspeita quanto à possibilidade de prolapso de cordão. Recomenda-se a realização do toque vaginal para averiguar a presença do prolapso nos casos de amniorrexe espontânea intraparto com fatores de risco associados, grandes multíparas, apresentação alta, apresentação pélvica, segundo gemelar, polidramnia e prematuridade extrema.

A laterocidência só é reconhecida eventualmente pelo toque intrauterino. O sofrimento do feto, agravado a cada contração, poderá sugerir o diagnóstico, mas, na maioria das vezes, não é o cordão comprimido, e a laterocidência é fase que antecede a procidência e o prolapso; ou, inversamente, quando desce somente a apresentação, ocorre cura espontânea.

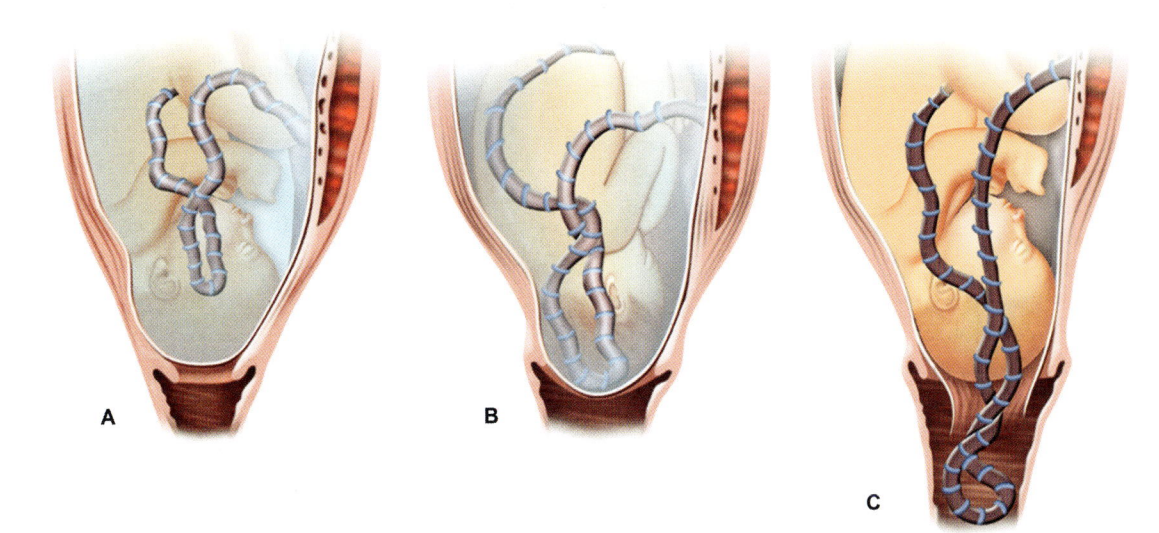

Figura 93.4 A. Laterocidência do cordão umbilical (bolsa íntegra). **B.** Procidência do cordão umbilical (bolsa íntegra). **C.** Prolapso do cordão umbilical (bolsa rota). (Adaptada de Greenhill, 1966.)

Em teoria, a determinação da procidência por meio de US indica a cesárea, que previne o prolapso. No entanto, um estudo que tentou avaliar a predição de prolapso de cordão com US, avaliando procidência no 3º trimestre, mostrou que apenas dois de 16 casos, que cursaram com prolapso de cordão, apresentaram procidência no exame de imagem. O mesmo estudo também verificou que, em quatro de sete exames, que mostravam procidência de cordão previamente, não foram confirmados em US subsequente (Ezra et al., 2003). Dessa maneira, o diagnóstico de procidência de cordão à US exige confirmação posterior ou mesmo no momento do parto.

O prognóstico no prolapso de cordão é sempre reservado e depende da cronologia do acidente, da compressão ocorrida, do comprimento da alça prolabada, das complicações concomitantes, da conduta e da possibilidade de intervenção sem demora. O prejuízo à circulação feto-placentária não se liga apenas à compressão. A simples perda do ambiente intrauterino, fluido e morno, mesmo sem obstáculos mecânicos, basta para reduzir consideravelmente o débito sanguíneo.

A conduta varia conforme o estado do feto, vivo ou morto. Em caso de dúvida, deve-se agir considerando que ele esteja vivo. A intervenção é de grande urgência. Como norma, procidência e prolapso de cordão indicam imediata cirurgia cesariana, que é recurso rápido, independentemente das condições do colo, do volume e da apresentação do feto, e que contorna todas as distocias associadas sem contraindicação alguma. Quando o parto vaginal, no entanto, é iminente, os desfechos são similares ou até melhores que os subsequentes à cesariana (Chebsey et al., 2014). Pode-se, a juízo do operador, recorrer ao fórceps ou vácuo-extrator, a fim de ultimar o parto mais rapidamente. Por outro lado, se houver prolapso de cordão com comprovação de óbito fetal, a complicação perde sua importância, e pode-se aguardar o parto espontâneo.

A cesariana foi, sem dúvida, a mais importante intervenção responsável pela redução da mortalidade perinatal nos casos de prolapso de cordão (Gibbons et al., 2014). O intervalo entre a decisão pela interrupção e o nascimento é importante marcador do prognóstico perinatal. Intervalos maiores que 60 minutos estão associados a elevada mortalidade em países de baixa renda e intervalos maiores que 30 minutos a baixos escores de Apgar de 5º minuto em contextos com mais recursos (Wong et al., 2021). Na realidade, Wong et al. (2021) advogam que o grau de urgência no prolapso de cordão depende da presença de bradicardia persistente, quando o tempo entre a decisão e o nascimento guarda estreita relação com prognóstico. Nesses casos, o nascimento deve ser o mais rápido possível, preferencialmente em menos de 20 minutos. Quando, porém, a frequência cardíaca fetal é normal ou há desacelerações recorrentes, é desejável que o nascimento ocorra em até 30 minutos, permitindo-se, por exemplo, realização de bloqueio regional em vez de anestesia geral (Wong et al., 2021).

Enquanto se ultimam os preparativos para a cesariana, deve-se reduzir a possibilidade de compressão do cordão, o que geralmente é mais rapidamente obtido por meio da inserção de dois dedos na vagina, recalcando o polo de apresentação. É necessário tomar cuidado para não elevar demasiadamente a apresentação e piorar o prolapso. Pode-se adotar também a posição genupeitoral ou de Trendelenburg com acentuado cefalodeclive (Chebsey et al., 2014). Outra posição é elevar as nádegas da parturiente com travesseiros ou outro tipo de suporte. Essas opções têm a vantagem de não requererem um profissional apenas dedicado a elevar a apresentação. A elevação das nádegas e a posição de Trendelenburg têm efeito modesto na elevação da apresentação, inferior à da posição genupeitoral, que deve ser a posição de escolha, sempre que possível, para transporte até a sala cirúrgica e até momento em que se iniciam os procedimentos anestésicos (Wong et al., 2021). Assim a parturiente permanece até o último minuto; quando tudo estiver preparado, ela se deita na mesa de operação e, em ato contínuo, é anestesiada e operada, quando a posição de Trendelenburg ou elevação das nádegas podem ser utilizadas. Uma opção, sobretudo nos casos em que há expectativa de que o tempo até o começo da cirurgia seja longo, é o enchimento vesical com 500 mℓ, porém é procedimento que necessita de tempo para infusão do soro na bexiga e depois para esvaziamento imediatamente antes da extração fetal. Tocólise também pode ser utilizada como medida contemporizadora enquanto se aguarda a cesárea.

Reposição manual do cordão pode ser uma alternativa em casos selecionados: com a paciente nas posições descritas anteriormente, faz-se ascender a apresentação e tenta-se levar o cordão, com delicado manuseio, a um nível superior a ela (Figura 93.5). Essa manobra geralmente não é recomendada caso haja acesso rápido à cesariana, ainda que haja relatos de caso de bom êxito.

A conduta no prolapso do cordão pode ser resumida pelo mnemônico CORD (Tabela 93.1).

Na maternidade de Dublin, o percentual de natimortalidade decaiu de 48%, na década de 1940, para 2,1%, nos anos 2000; a mortalidade neonatal também diminuiu de 7,2% para 4,2%, resultando em sobrevida de 94% no último período avaliado (Gibbons

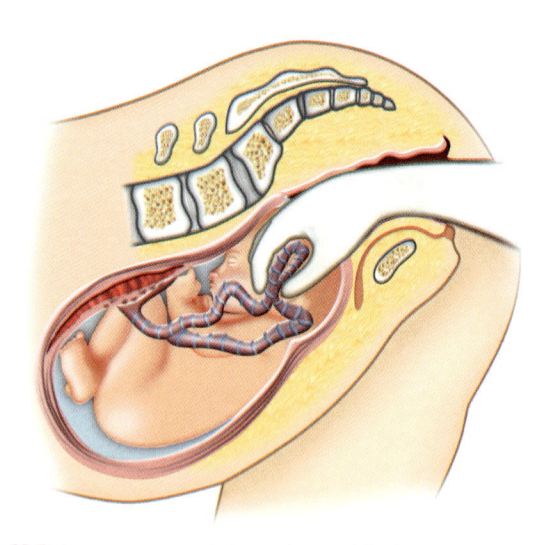

Figura 93.5 Reposição manual do cordão prolabado, com a paciente em posição genupeitoral.

Tabela 93.1 Conduta resumida para o prolapso de cordão.

Considerar	Considerar prolapso de cordão quando houver ruptura das membranas associada a fatores de risco ou alterações da frequência cardíaca fetal
Organizar	Organizar ajuda, convocando auxílio de obstetras, enfermeiras, anestesistas e pediatras. Solicitar preparo de sala cirúrgica
Reduzir	Reduzir pressão sobre cordão umbilical por meio da elevação da apresentação pelo toque vaginal, auxiliada pela posição de Trendelenburg ou genupeitoral. Considerar enchimento vesical e, eventualmente, tocólise
Decidir	Decidir pela via de parto mais rápida

Adaptada de Chebsey et al., 2014.

et al., 2014). Ainda que a maioria dos casos ocorra em multíparas, nulíparas têm maior chance de morte perinatal (Hehir et al., 2017). Em um terço dos casos de óbitos atendidos nesse hospital entre 1991 e 2010, já havia óbito na chegada ao local. Nos EUA, o prolapso de cordão contribui com cerca de 1% dos natimortos (Hammad et al., 2020).

Inserção velamentosa

Na inserção velamentosa, o cordão estende-se do feto a um ponto no âmnio, distante da borda placentária, e os vasos umbilicais, serpeando entre as membranas, alcançam a placenta por trajetos mais ou menos sinuosos (Figura 93.6). Sua incidência oscila entre 1 e 2,5% em gestações únicas, mas pode ser muito mais frequente em gestações múltiplas, com incidência de cerca de 15% em gestações gemelares monocoriônicas. A placenta prévia também está associada à maior frequência da inserção velamentosa do cordão.

Essa condição está associada ao maior risco de parto prematuro e desfechos perinatais adversos, como necessidade de admissão na UTI neonatal, feto pequeno para a idade gestacional e morte perinatal. Há também risco aumentado de necessidade de remoção manual da placenta e de hemorragia pós-parto. Entre as gestações gemelares, a presença de inserção velamentosa de um dos fetos está associada à maior frequência de discordância de crescimento entre eles e ao crescimento intrauterino restrito.

Em razão da falta de proteção da geleia de Wharton, esses vasos são mais suscetíveis a compressão e ruptura, com maior importância clínica quando eles, em seu trajeto extraplacentário, percorrem o polo inferior do ovo e formam os vasos prévios (*vasa previa*). As rupturas do funículo podem ser parciais (incompletas) ou totais (completas); no primeiro caso, íntegro o revestimento amniótico, resultam hematomas; nos outros, derrama-se o sangue na cavidade ovular, e o feto dessangra.

A US, especialmente se for associada à dopplerfluxometria, tem sensibilidade e especificidade altas para o diagnóstico. Ainda assim, é importante lembrar que não há evidências suficientes para determinar manejo diferente do habitual em casos de gestações únicas com inserção velamentosa sem *vasa previa* nem crescimento restrito. No entanto, parece razoável maior atenção ao risco de restrição de crescimento com US no 3º trimestre; cardiotocografia após 36 semanas, em função do maior risco de compressão, e recomendação para avaliação médica assim que a paciente apresentar os primeiros sinais de início do trabalho de parto. Alguns autores recomendam indução com 40 semanas e monitoramento contínuo intraparto. Deve-se ter especial cuidado na dequitação da placenta, em razão do maior risco de ruptura, que leva à retenção placentária e à necessidade de extração manual da placenta.

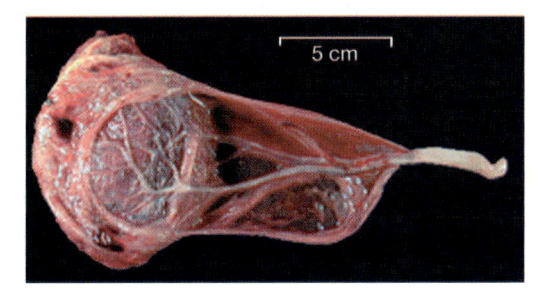

Figura 93.6 Inserção velamentosa.

Vasa previa

É condição rara, mas que coloca a vida do feto em grande risco. Caracteriza-se pela presença do cordão umbilical ou de um de seus vasos sobre o orifício interno do colo, à frente da apresentação fetal. Ocorre basicamente em duas situações: na inserção velamentosa de cordão ou quando há um lobo acessório localizado no lado oposto ao orifício interno em relação à massa placentária principal.

A incidência descrita na literatura varia entre 1:2.000 e 1:6.000 partos. São fatores de risco a placentação baixa no 2º trimestre, placentas bilobadas ou sucenturiadas, gestação gemelar e gravidez por reprodução assistida. A mortalidade nos casos sem diagnóstico pré-natal é em torno de 60%. O diagnóstico pré-natal, motivando vigilância e realização de cesariana antes do início de trabalho de parto, reduz a mortalidade para cerca de 5%.

O diagnóstico durante o trabalho de parto inicial pode ocorrer ao se detectarem vasos fetais pulsando através do orifício interno do colo. Com a ruptura de membranas, a progressão do trabalho de parto, ou até ainda em fase inicial, a apresentação fetal desce, e o cordão pode se romper, causando a chamada hemorragia de Benckinser. A presença de sangramento vermelho-escuro e comprometimento fetal agudo após ruptura das membranas, espontânea ou artificial, deve motivar suspeita. Como se trata de vaso fetal, sua ruptura resulta em exsanguinação do feto rapidamente, com sinais de sofrimento fetal agudo à cardiotocografia. O volume de sangue fetal no termo é em torno de 80 a 100 ml/kg, o que significa que um sangramento aparentemente pequeno pode representar toda a volemia do feto, com ocorrência de morte fetal, caso não haja intervenção rápida e ultimado o nascimento. Mesmo nos casos com rápida intervenção e nascimento de feto vivo, são frequentes os baixos escores de Apgar e a necessidade de transfusão do recém-nascido.

Os achados sonográficos da *vasa previa* foram descritos pela primeira vez em 1987, por Gianopoulos, e originalmente era constatada sensibilidade baixa da US. A recomendação para avaliação de rotina da inserção placentária do cordão, no exame obstétrico de 2º trimestre, pode permitir o diagnóstico pré-natal. Há estudos recentes que relatam sensibilidade de 90% associando-se à realização de US transvaginal com Doppler da região imediatamente acima do colo (Figura 93.7). Ocasionalmente o cordão umbilical pode ser visualizado na frente do polo fetal e próximo ao colo, simulando *vasa previa*. Reexaminar a paciente em outras ocasiões pode permitir o diagnóstico adequado, ao se

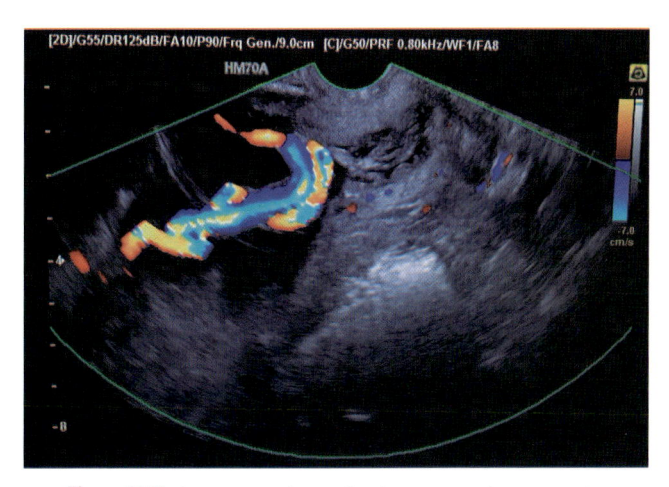

Figura 93.7 Ultrassonografia revelando presença de *vasa previa*.

verificar eventual alteração da posição do cordão ou sua manutenção sugerindo estrutura fixa e confirmando o diagnóstico de *vasa previa*.

Nos casos com diagnóstico pré-natal, a cesariana eletiva previne a mortalidade fetal. Algumas autoridades recomendam a administração de corticoide para maturação pulmonar fetal com 28 a 32 semanas e hospitalização com 30 a 34 semanas, para monitoramento de qualquer sinal de início de trabalho de parto e para que seja possível a realização rápida de cesariana; também se recomenda a programação da cesariana eletiva com 34 a 36 semanas. Como não há evidência elevada para justificar hospitalização precoce, cada caso deve ser individualizado, considerando o risco de parto prematuro, a logística para chegada ao hospital e os riscos associados à hospitalização. As pacientes devem ser bem orientadas quanto à condição e seus riscos e, nos casos sem hospitalização precoce, quanto à importância de buscar rapidamente o hospital em caso de sinais de trabalho de parto, ruptura prematura de membranas e/ou sangramento vaginal.

Bibliografia

Behbehani S, Patenaude V, Abenhaim HA. Maternal risk factors and outcomes of umbilical cord prolapse: a population-based study. J Obstet Gynaecol Can. 2016;38:23-8.

Carey JC, Rayburn WF. Nuchal cord encirclements and risk of stillbirth. Int J Gynaecol Obstet. 2000;69(2):173-4.

Catanzarite V, Cousins L, Daneshmand S, et al. Prenatally diagnosed vasa previa: a single-institution series of 96 cases. Obstet Gynecol. 2016; 128(5):1153-61.

Chebsey CS, Fox R, Draycott TJ, Siassakos D, Winter C. RCOG Greentop Guideline: Umbilical cord prolapse. London: RCOG Press; 2014.

Clapp JF 3rd, Stepanchak W, Hashimoto K, Ehrenberg H, Lopez B. The natural history of antenatal nuchal cords. Am J Obstet Gynecol. 2003;189(2):488-93.

de Los Reyes S, Henderson J, Eke AC. A systematic review and meta-analysis of velamentous cord insertion among singleton pregnancies and the risk of preterm delivery. Int J Gynaecol Obstet. 2018;142: 9-14.

Ebbing C, Kiserud T, Johnsen SL, Albrechtsen S, Rasmussen S. Prevalence, risk factors and outcomes of velamentous and marginal cord insertions: a population-based study of 634,741 pregnancies. PLoS One. 2013;8(7):e70380.

Ebbing C, Kiserud T, Johnsen SL, Albrechtsen S, Rasmussen S. Third stage of labor risks in velamentous and marginal cord insertion: a population-based study. Acta Obstet Gynecol Scand. 2015;94(8):878-83.

Esakoff TF, Cheng YW, Snowden JM, Tran SH, Shaffer BL, Caughey AB. Velamentous cord insertion: is it associated with adverse perinatal outcomes? J Matern Fetal Neonatal Med. 2015;28(4):409-12.

Ezra Y, Strasberg SR, Farine D. Does cord presentation on ultrasound predict cord prolapse? Gynecol Obstet Invest. 2003;56:6-9.

Gibbons C, O'Herlihy C, Murphy JF. Umbilical cord prolapse: changing patterns and improved outcomes. BJOG. 2014;121:1705-9.

Greenhill JP. Obstetrics, 13th ed., Philadelphia: Saunders, 1966.

Gutvirtz G, Wainstock T, Masad R, Landau D, Sheiner E. Does nuchal cord at birth increase the risk for cerebral palsy? Early Hum Dev. 2019;133:1-4.

Hammad IA, Blue NR, Allshouse AA, et al. Umbilical cord abnormalities and stillbirth. Obstet Gynecol. 2020;135(3):644-52.

Hasegawa J. Ultrasound screening of umbilical cord abnormalities and delivery management. Placenta. 2018;62:66-78.

Hehir MP, Hartigan L, Mahony R. Perinatal death associated with umbilical cord prolapse. J Perinat Med. 2017;45(5):565-70.

Jauniaux ERM, Alfirevic Z, Bhide AG, et al. Vasa praevia: diagnosis and management: Green-top Guideline No 27b. BJOG. 2019;126:e49-e61.

Kesrouani A, Daher A, Maoula A, Attieh E, Richa S. Impact of a prenatally diagnosed nuchal cord on obstetrical outcome in an unselected population. J Matern Fetal Neonatal Med. 2017;30(4):434-6.

Kong CW, Chan LW, To WW. Neonatal outcome and mode of delivery in the presence of nuchal cord loops: implications on patient counselling and the mode of delivery. Arch Gynecol Obstet. 2015;292(2):283-9.

Linde LE, Rasmussen S, Kessler J, Ebbing C. Extreme umbilical cord lengths, cord knot and entanglement: Risk factors and risk of adverse outcomes, a population-based study. PLoS One. 2018;13(3):e0194814.

Masad R, Gutvirtz G, Wainstock T, Sheiner E. The effect of nuchal cord on perinatal mortality and long-term offspring morbidity. J Perinatol. 2020;40(3):439-44.

Oyelese Y, Catanzarite V, Prefumo F, et al. Vasa previa: the impact of prenatal diagnosis on outcomes. Obstet Gynecol. 2004;103(5 Pt 1): 937-42.

Ramón y Cajal CL, Martínez RO. Prenatal diagnosis of true knot of the umbilical cord. Ultrasound Obstet Gynecol. 2004;23:99-100.

Ruiter L, Kok N, Limpens J, et al. Systematic review of accuracy of ultrasound in the diagnosis of vasa previa. Ultrasound Obstet Gynecol. 2015;45(5):516-22.

Schreiber H, Daykan Y, Arbib N, Markovitch O, Berkovitz A, Biron-Shental T. Adverse pregnancy outcomes and multiple nuchal cord loops. Arch Gynecol Obstet. 2019;300(2):279-283.

Society of Maternal-Fetal (SMFM) Publications Committee, Sinkey RG, Odibo AO, Dashe JS. #37: Diagnosis and management of vasa previa. Am J Obstet Gynecol. 2015;213(5):615-9.

Sørnes T. Umbilical cord knots. Acta Obstet Gynecol Scand. 2000; 79(3):157-9.

Stillbirth Collaborative Research Network Writing Group. Causes of death among stillbirths. JAMA. 2011;306(22):2459-68.

Stormdal Bring H, Hulthén Varli IA, Kublickas M, Papadogiannakis N, Pettersson K. Causes of stillbirth at different gestational ages in singleton pregnancies. Acta Obstet Gynecol Scand. 2014;93:86-92.

Wong L, Kwan AHW, Lau SL, Sin WTA, Leung TY. Umbilical cord prolapse: revisiting its definition and management. Am J Obstet Gynecol. 2021;225(4):357-66.

94 Ruptura Uterina e Laceração do Trajeto

Carla Betina Andreucci Polido
Roxana Knobel

As síndromes hemorrágicas associadas ao ciclo gravídico-puerperal são razões frequentes de morte materna evitável. Os traumas obstétricos (lacerações de trajeto, hematomas, inversão e rotura uterina) são causas específicas de hemorragia pós-parto em cerca de 20% dos casos. O tratamento adequado nessas situações depende do rápido diagnóstico e controle da fonte de sangramento.

Ruptura Uterina

A ruptura ou rotura uterina durante a gravidez é evento raro, porém dramático, que necessita de diagnóstico e condutas terapêuticas imediatas. A complicação pode acontecer em nulíparas; entretanto, é tipicamente uma intercorrência associada a cicatrizes uterinas prévias.

A incidência global de ruptura uterina em mulheres com cesarianas prévias é de 0,3% em todas as gestações, independentemente da via de parto. Já a ruptura de um útero sem cicatrizes prévias é ainda mais rara, estimada de maneira variável entre 0,004% das gestações (EUA) até 0,007% das gestações (Holanda). Essa situação está associada ao trabalho de parto obstruído; portanto, é mais frequente em países de baixa renda, onde o acesso à cesariana é restrito e os dados estatísticos, limitados. Já em países de média e alta renda, as causas de ruptura de um útero sem cirurgias prévias incluem o uso de fármacos uterotônicos na indução ou condução do parto, que pode levar a exaustão muscular do miométrio (causa iatrogênica), traumatismos abdominais diretos (como os que acontecem em acidentes de trânsito), ou ainda fragilidade congênita do miométrio associada a malformações uterinas ou síndrome de Ehlers-Danlos (tipo IV).

Além de procedimentos cirúrgicos uterinos prévios como cesarianas, miomectomias e salpingectomias cornuais, fatores de risco associados à incidência do rompimento agudo do útero incluem multiparidade, variados graus de acretismo placentário e assistência obstétrica intempestiva.

A medida da espessura da cicatriz uterina prévia durante a gravidez não se mostrou ser método eficiente para predizer o risco da ocorrência da complicação. Uma revisão sistemática com 21 estudos revelou que não existe um valor de corte para determinação de maior ou menor risco de uma possível ruptura iminente da cicatriz uterina (Kok et al., 2013). Assim, a indicação rotineira da medida ecográfica da espessura da cicatriz uterina não é recomendada durante o cuidado pré-natal.

A ruptura uterina pode ser aguda ou subclínica. A ruptura subclínica, também chamada de deiscência uterina, geralmente é achado diagnóstico inesperado durante cesarianas, e refere-se ao adelgaçamento do miométrio sem rompimento completo de sua serosa (camada externa ou peritônio visceral). Nesse caso, o diagnóstico é retrospectivo, e geralmente não está associado com quadros clínicos de maior gravidade. O foco do presente capítulo é a ruptura uterina aguda, que compõe o espectro de hemorragias da gestação.

Ruptura uterina na gravidez

Atualmente, é uma ruptura com ocorrência rara. Refere-se ao episódio que acontece durante a gravidez, mais frequentemente em sua segunda metade, mas não é exclusiva desse período.

Etiologia

As rupturas uterinas traumáticas são determinadas por quedas sobre o abdome, traumatismos diretos ou indiretos resultantes de acidentes de trânsito, ferimentos penetrantes de armas brancas ou de fogo (ou seja, associados à violência de gênero), manuseio da cavidade uterina (dilatação do colo e curetagem, uso de diversos objetos/instrumentos para fins abortivos ou propedêutico), versão fetal cefálica externa em apresentações córmicas ou pélvicas (nesse caso, complicação extremamente rara). Destaca-se aqui o abortamento inseguro como causa importante de morbidade e mortalidade maternas, que pode estar relacionado com a ruptura uterina traumática e que tem expressão epidemiológica no Brasil em razão das restrições legais para interrupção de gestação.

Outras vezes, pode também ocorrer ruptura espontânea, geralmente mediante processo lento e progressivo, que evolui de modo assintomático e ocorre no fim da gestação, em cicatriz de cesariana, de miomectomia, de salpingectomia (quando ressecada a porção intramural da tuba uterina), de operação para corrigir útero bicorno ou septado, ou em zonas patológicas da matriz com resistência diminuída (inflamação, necrose, endometriose, adenomiose, acretismo placentário).

Em geral, esses rompimentos acontecem no fundo uterino, excluindo-se as deiscências de cicatriz de cesárea no segmento inferior ou na face ventral do corpo (a última é rara, visto que são excepcionais as indicações para histerotomia clássica).

Quadro clínico

As rupturas uterinas que ocorrem no início da gravidez têm quadro clínico semelhante ao da gravidez ectópica, e o diagnóstico só é confirmado após laparotomia ou laparoscopia. Os sintomas incluem dor intensa e sinais de choque hemorrágico de diferentes graus, podendo haver irritação peritoneal e sangramento vaginal. A ultrassonografia pode contribuir para o diagnóstico pela identificação de sangue em cavidade abdominopélvica e solução de continuidade na parede uterina.

Na segunda metade da gravidez, a sintomatologia de ruptura uterina costuma ser mais discreta. A evolução é lenta e, mesmo quando completa, a extrusão do feto para a cavidade abdominal é progressiva e pode não ser abrupta. A paciente relata dores no ventre e sangramento vaginal; a palpação abdominal pode revelar duas massas distintas (o útero e o feto) e normalmente o batimento cardíaco fetal estará inaudível. O choque hemorrágico materno instala-se gradativamente. O prognóstico fetal é o óbito, e o materno, muito grave e relacionado ao choque hemorrágico.

Tratamento

O tratamento deve ser feito com laparotomia imediata. Em casos de incerteza diagnóstica, uma videolaparoscopia para inventário da cavidade abdominal pode ser factível, mediante punção alta sob visualização direta, dependendo de disponibilidade da técnica e experiência do obstetra.

Caso a paciente deseje ter mais filhos, pode-se tentar a regularização das bordas da ferida e a sutura ulterior, em dois planos, com chuleio. Nas multíparas, pratica-se a histerectomia subtotal ou total, com preservação de anexos. Antibioticoterapia profilática e hemotransfusão completam o esquema terapêutico.

Ruptura uterina no parto

Etiopatogenia

Rupturas espontâneas ocorrem por fatores alheios a intervenções obstétricas diretas, mas podem decorrer de cuidados inadequados, como no caso da impossibilidade de realização de cesariana em uma desproporção cefalopélvica. As rupturas provocadas decorrem, especialmente, da tocurgia transpélvica (versão cefálica interna, extração podal em apresentação fetal pélvica, fórceps, embriotomia, dequitação manual ou dirigida intempestiva). Há ainda aquelas consequentes ao aumento exagerado da contratilidade uterina pela administração de ocitócicos ou prostaglandinas para indução ou condução do trabalho de parto. O quadro clínico de ambos os tipos de ruptura é semelhante.

Nas rupturas espontâneas, é necessário considerar os fatores predisponentes e determinantes. Os primeiros são os que enfraquecem a parede do útero: multiparidade, processos infecciosos, adenomiose, penetração excessiva do trofoblasto (acretismo placentário, neoplasia trofoblástica), cicatrizes (cesárea, miomectomia etc.). Os segundos configuram o parto obstruído ou bloqueado: desproporção cefalopélvica (raros vícios pélvicos, deflexões cefálicas fetais levando a distocias, macrossomia fetal), apresentações anômalas, tumores ginecológicos ou fetais prévios, malformações uterinas.

Afastada a circunstância rara de acentuada fragilidade da parede miometrial (Ehlers-Danlos tipo IV), em que a ruptura pode ocorrer na vigência de contração normal, costumam ser observadas contrações uterinas intensas que tentam vencer a passagem obstruída. Na tentativa de superar o obstáculo, o útero redobra esforços com metrossístoles cada vez mais potentes em tônus e duração. Excede-se sua dinâmica, e o segmento inferior, muito solicitado, distende-se até alcançar limite perigoso.

Local e tipo de ruptura. Com relação ao local, a ruptura uterina será corporal, segmentária ou segmento-corporal (Figura 94.1). Completa, quando alcançar a parede uterina em todas suas camadas; incompleta, na hipótese de permanecer intacta uma estrutura (p. ex., o revestimento peritoneal ou serosa uterina), quando pode ser rotulada também de deiscência, como descrito anteriormente. No que se refere à propagação, poderá alcançar órgãos conviizinhos (como a bexiga, a vagina, o reto e o ureter) e, nessas hipóteses, será classificada como ruptura complicada.

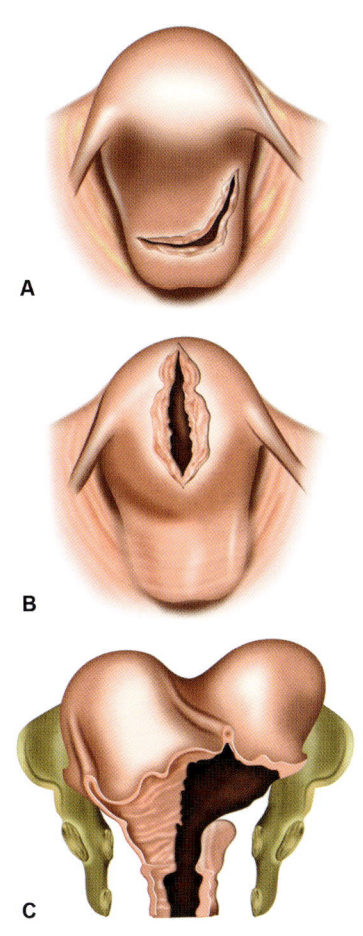

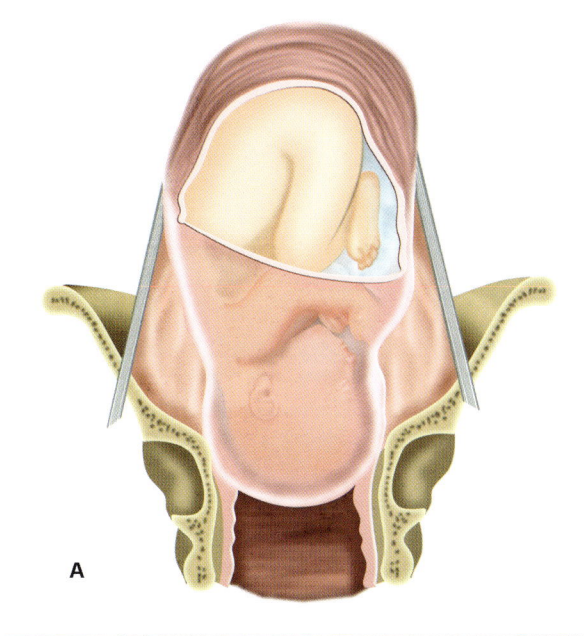

Figura 94.1 A. Ruptura completa segmentária. **B.** Ruptura completa corporal. **C.** Ruptura incompleta, com grande hematoma distendendo o ligamento largo.

Quadro clínico

Síndrome de distensão segmentária (ou de Bandl-Frommel)

É a iminência de ruptura. A gestante apresenta quadro de ansiedade e agitação, as contrações uterinas são enérgicas e excessivamente dolorosas, subintrantes (com diminuição de intervalo entre elas), geralmente com dor mais acentuada em localização preferentemente hipogástrica. Muito comumente, a gestante refere que não percebe alívio da dor mesmo na ausência de contrações. Esse fato faz com que a parturiente realize o movimento inconsciente de colocar as mãos no segmento inferior do útero, cada vez que o órgão se contrai. A inspeção do abdome materno mostra o relevo do anel que separa o corpo uterino do segmento inferior (sinal de Bandl), distante da borda superior da sínfise, próximo ou já à altura da cicatriz umbilical. Adicionalmente palpam-se, retesados, os ligamentos redondos, geralmente desviados para a face ventral do útero (sinal de Frommel), imprimindo ambos ao quadro clínico as características da síndrome de distensão segmentária (Figura 94.2).

As anormalidades nos traçados de frequência cardíaca fetal são os sinais precoces de iminência de ruptura uterina mais encontrados (em torno de 55 a 87% das vezes). Não existe um padrão típico de traçado cardiotocográfico associado. A alteração mais frequente é a bradicardia sustentada, precedida ou não de desacelerações.

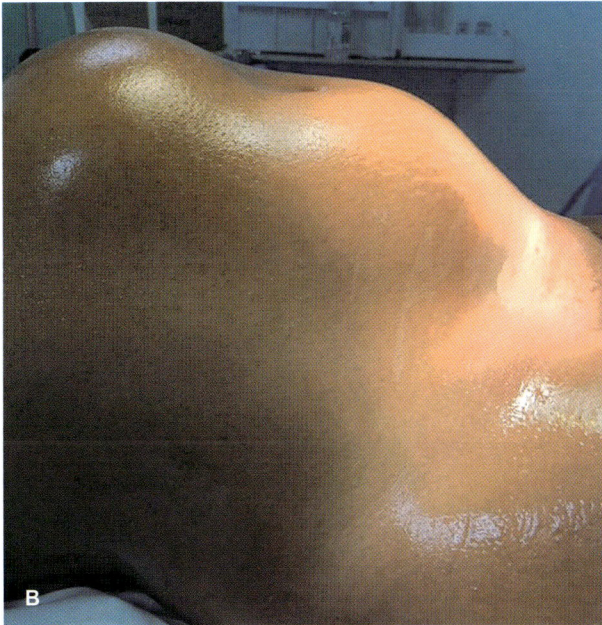

Figura 94.2 A. Síndrome de distensão segmentária. Retração patológica do anel de Bandl, com excessivo adelgaçamento do segmento inferior. Os ligamentos redondos estão retesados (sinal de Frommel). **B.** Distensão segmentária com retração patológica do anel de Bandl. (Foto, arquivo pessoal; Knobel, 2020.)

Nessa emergência, caso o socorro profissional não favoreça a parturiente com terapêutica rápida e eficiente, ou o trabalho de parto não se paralise espontaneamente, quando o miométrio se esgotar completamente, acontecerá a ruptura uterina. Geralmente o quadro é dramático; mais raramente pode ser insidioso, com sinais e sintomas surgindo apenas tardiamente.

▸ Ruptura uterina consumada

A ruptura uterina consumada pode ser identificada por sinais e sintomas característicos.

Dor. Na sequência de contrações uterinas cada vez mais fortes, a ocorrência de dor súbita, de violência maior que as anteriores, lancinante, localizada na região hipogástrica, denuncia o acidente. No caso de parturientes sob analgesia farmacológica, pode-se observar necessidade de doses progressivamente maiores de anestésicos.

Paralisação do trabalho de parto. Útero roto não se contrai. Trata-se de um sintoma precoce na ordem cronológica e segue-se à dor penetrante provocada pela ruptura. Nas lesões completas, com extrusão do feto para a cavidade abdominal, o útero, na sequência a seu rompimento, retrai-se como no pós-parto. De certa maneira, o parto terminou, com o feto e a placenta tendo sido expulsos para o abdome (Figura 94.3). Nas rupturas incompletas, o quadro não aparece de maneira tão clara, e o órgão pode continuar a esboçar contrações quase imperceptíveis.

Hemorragia. Pode ser de graus variados, mas geralmente é maciça. Pode haver perda vaginal, mas o sangramento "oculto" é muito comum. Nesse caso, a hemorragia permanece oculta, mascarada nos hematomas dissecantes dos ligamentos largos, ou nas coleções intracavitárias que enchem os fundos de saco e espalham-se acima da pelve, de permeio com as vísceras abdominais. O choque hemorrágico segue-se rapidamente na sequência. É fundamental a classificação do choque para o manejo adequado do quadro (detalhado no Capítulo 85).

A avaliação clínica permite a identificação e a confirmação da ruptura uterina consumada.

Inspeção. Pode ser possível observar duas saliências no abdome materno: uma representada pelo útero vazio, e outra constituída pelo feto em situação indiferente.

Palpação. Essa técnica pode confirmar e detalhar a presença das duas massas no abdome materno. Além disso, em alguns casos, possibilita que se perceba a crepitação produzida pela passagem de ar para o peritônio, em contiguidade com o tecido subcutâneo da parede abdominal (sinal de Clark), por entre a vagina e a solução de continuidade uterina. Nas hemorragias profusas, intracavitárias, o hemoperitônio pode denunciar-se pela percussão maciça nos flancos, que varia com a mudança de decúbito.

Toque vaginal. Possibilita a revisão da cavidade uterina quando está vazia e evidencia a sede e a extensão da lesão,

confirmando o diagnóstico. Contrastando com os exames vaginais precedentes, nos quais se consignava a apresentação fixada à área do estreito superior ou encaixada, ela não é mais perceptível, consumada a ruptura. A pelve está vazia. A ascensão do polo apresentado é sinal patognomônico da rotura uterina.

Ausculta. Eventualmente, logo após o acidente, identificam-se os batimentos cardíacos do feto. Esse é um fato mais frequente nos casos de simples deiscência e naqueles em que o ovo se conserva na cavidade uterina. Nas rupturas de grande extensão, com extrusão do feto para o abdome ou lesões importantes comprometendo as artérias uterinas, a ausculta estará ausente.

▶ Ruptura uterina pós-cesárea

Atualmente, a ruptura uterina ocorre mais frequentemente em mulheres anteriormente cesareadas que se submetem à prova de trabalho de parto.

A ruptura uterina sintomática é aquela que acomete todas as camadas do útero, com sequelas adversas para a mãe ou para o feto (hemorragia, histerectomia, lesão de bexiga, extrusão de qualquer parte do feto, cordão ou placenta, asfixia ou morte fetal). A ruptura de cicatriz uterina prévia, assintomática, completa ou incompleta, sem sequelas para a mãe e para o concepto, é rotulada como deiscência uterina (Figura 94.4).

Elevam o risco da ruptura uterina durante o trabalho de parto vaginal de mulheres que se submeteram anteriormente à cesárea: antecedente de três ou mais cesáreas anteriores, principalmente com intervalo < 18 a 24 meses, idade gestacional > 41 semanas, peso fetal > 4.500 g, amadurecimento do colo com prostaglandinas, indução de parto e anomalias uterinas.

Destaca-se que a indução e/ou condução do trabalho de parto aumentam de duas a cinco vezes o risco de ruptura uterina, em comparação com mulheres cujo início do trabalho de parto foi espontâneo, com ou sem cesariana prévia. De acordo com estudos anteriores, os pesquisadores sugerem que os agentes de indução, tais como prostaglandinas e ocitocina, utilizados para aumentar as contrações uterinas, podem resultar em hiperestimulação do útero e enfraquecimento de cicatrizes de cesarianas anteriores, tornando-as mais suscetíveis à ruptura.

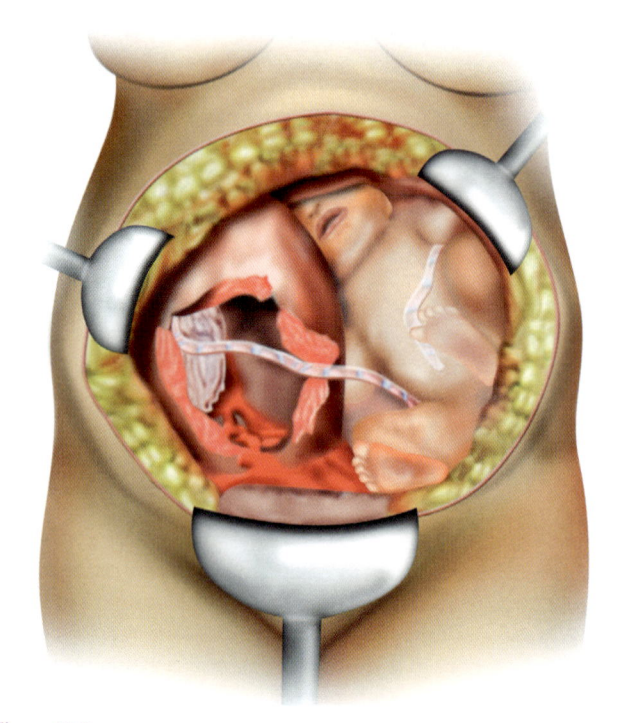

Figura 94.3 Ruptura completa com expulsão do feto para a cavidade abdominal.

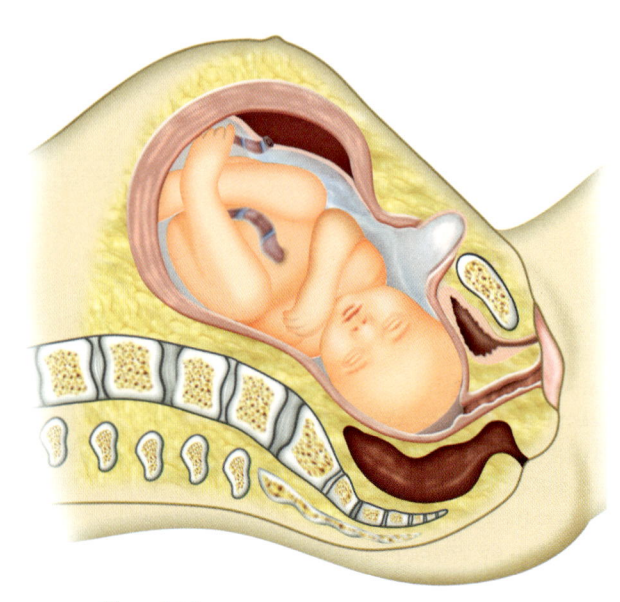

Figura 94.4 Ruptura uterina na cicatriz da cesárea.

Apesar do maior risco de ruptura, a indução/condução com ocitocina, desde que realizadas com cautela, não são contraindicadas. A ruptura uterina é um evento clínico raro, e o parto vaginal após cesariana é desejável na maioria das situações, por menor chance de complicações gerais para mulher e concepto. O uso de misoprostol parece aumentar o risco de ruptura uterina, apesar de as evidências que documentam esse fato serem de qualidade baixa. O risco maior, nesses casos, é a consequência da ruptura para o concepto, e a medicação pode ser usada em gestações de fetos mortos.

Mulheres submetidas previamente a uma ou duas cesarianas apresentam risco de ruptura uterina durante o trabalho de parto (risco absoluto de 1,59 e 1,36%, respectivamente). Deve-se considerar que optar por repetir a cesariana também tem complicações graves, tanto para a gestação atual (como o risco de transfusão, histerectomia) quanto para as futuras (aumento de chance de placentação anômala). É muito importante que riscos e benefícios de ambas as condutas sejam analisados individualmente, e sejam discutidos com as mulheres para uma decisão informada sobre sua via de parto.

Contraindicações para uma prova de trabalho de parto em mulheres com cesariana anterior incluem incisão corporal (cesariana clássica), ruptura uterina prévia, cicatriz uterina em "T" invertido, miomectomia transmural e outras contraindicações ao trabalho de parto, tais como placenta prévia e apresentação fetal córmica. Duas cesarianas prévias, diabetes, gestação múltipla e macrossomia não são contraindicações ao trabalho de parto em mulheres com cesárea anterior.

O principal diagnóstico diferencial é o descolamento prematuro de placenta, e a laparotomia exploratória permite a distinção entre as etiologias do quadro hemorrágico.

Prognóstico

A mortalidade perinatal é variável, e estimada de 5 a 26% ou entre 45 e 70%, em estudos realizados em diferentes cenários. A gravidade do quadro depende da extensão da ruptura, com o óbito fetal quase certo quando de sua extrusão para a cavidade abdominal materna. A síndrome hipóxico-isquêmica neonatal ocorre em aproximadamente 6% dos casos (excluídos os óbitos). A morte materna associada à ruptura uterina é estimada em torno de 5%, e até por volta de 35% das mulheres que apresentam o quadro podem manifestar algum grau de morbidade associado.

Tratamento

Profilático. É fundamental a vigilância atenta de todas as pacientes durante o parto para surpreender a síndrome de distensão segmentária e, assim, evitar a ruptura uterina. Prostaglandinas devem ser usadas com cautela e sob rígido monitoramento em mulheres com cesárea anterior. É essencial que o uso de uterotônicos (prostaglandinas e ocitocina) seja restrito aos casos em que realmente há necessidade de indução ou o trabalho de parto não está progredindo satisfatoriamente, levando em consideração as mais modernas curvas de evolução do trabalho uterino, como a curva de Zhang. Todas as intervenções obstétricas tempestuosas devem ser evitadas, a não ser que sejam estritamente necessárias, como versões, parto instrumental ou grandes extrações podálicas. Toda intervenção obstétrica deve ser realizada por professional experiente, habilitado e credenciado para sua prática.

Curativo. A terapêutica do choque será imediata ao acidente (ver Capítulo 85). Concomitantemente, procede-se à intervenção abdominal. Paralelamente à estabilização hemodinâmica da paciente, ela deve ser transferida imediatamente para o centro cirúrgico. Em hospitais com esse recurso, o acionamento do time de resposta rápida pode ser muito útil. A equipe ampliada com obstetras experientes, obstetrizes e enfermeiras obstetras, neonatologistas, enfermeiras pediátricas e anestesiologistas devem integrar o quadro de profissionais que atendem a essa emergência. O acionamento do banco de sangue do hospital e da unidade de terapia intensiva adulta/obstétrica e neonatal deve ser imediato.

No centro cirúrgico, a escolha pela técnica anestésica dependerá da estabilidade hemodinâmica da parturiente e da urgência ou emergência da extração fetal. Muito frequentemente, a anestesia geral estará indicada.

A paciente deve ser submetida a uma laparotomia exploradora. A escolha pelo tipo de incisão depende da hipótese diagnóstica principal, e a incisão transversal apenas permite acesso ao segmento inferior do útero. O obstetra pode optar pela incisão mediana, a depender da gravidade do caso e necessidade de acesso mais rápido ao sítio cirúrgico, ou a localização da lesão (p. ex., suspeita de ruptura após miomectomia fúndica ou salpingectomia). Depois da abertura do ventre, o diagnóstico é confirmado pela presença de hemoperitônio e pela visualização de partes fetais em cavidade abdominal. Procede-se à extração do feto e ao clampeamento do cordão umbilical. Na sequência, é necessário realizar uma descrição pormenorizada das lesões: sede, extensão, propagação a bexiga, ureter, artéria uterina etc. Deve-se observar o estado da parede posterior do segmento inferior e o do fundo de saco vaginal. Pequenas soluções de continuidade ali locadas poderiam permanecer inaparentes.

É preciso desembaraçar a cavidade abdominal de todo o sangue, coágulo, líquido amniótico e induto sebáceo do feto. A lavagem deve ser feita com solução fisiológica morna, não deixando de estender esses cuidados às bordas da lesão, que, se bem identificadas, poderão indicar a orientação cirúrgica mais conveniente.

Histerorrafia ou histerectomia. A indicação depende das condições das paredes uterinas lesadas, da sede da ruptura e do estado da paciente, considerando também sua idade e paridade.

No tratamento da ruptura do útero, o obstetra poderá ser obrigado a complementar a intervenção realizando sutura de bexiga e de ureter, eventualidades que agravam o prognóstico e exigem participação de outros cirurgiões. A ligadura bilateral do ramo ascendente da artéria uterina, que, na sutura, engloba o tecido da própria matriz a fim de fortalecê-la, quando houver condições que lhe possibilitem a execução, pode estar indicada para contenção da hemorragia. Em casos extremos, a desvascularização pélvica progressiva pode ser necessária.

No caso de preservação do útero, é necessário que se redobre a atenção no pós-parto, em razão da incidência aumentada de atonia uterina associada ao quadro.

Ruptura uterina pós-parto

Em raras ocasiões, rupturas uterinas que aconteceram no trabalho de parto podem manifestar-se clinicamente apenas no puerpério. Geralmente, nesses casos, a complicação ocorreu no período expulsivo, e a apresentação fetal bem insinuada não permitiu sua extrusão para a cavidade abdominal materna, ocorrendo o tamponamento da hemorragia pela presença do neonato no canal de parto.

O quadro clínico pode manifestar-se como dor abdominal persistente no puerpério, em especial, mas não exclusivamente durante o 4º período, associado à hemorragia vaginal persistente mesmo após administração de fármacos uterotônicos e contratilidade uterina aparentemente eficiente. As mulheres podem também apresentar sinais e sintomas de abdome agudo, causados pelo hemoperitônio. Portanto, a presença de descompressão abdominal brusca positiva, dor em região do ombro (sinal de Lafond) ou hematoma periumbilical (sinal de Cullen) podem auxiliar no diagnóstico. No caso de grandes lacerações de parede uterina, com extensão da lesão para a bexiga urinária, pode haver hematúria associada.

O tratamento assemelha-se ao recomendado no caso de ruptura durante o trabalho de parto, com reanimação hemodinâmica e laparotomia diagnóstica e terapêutica.

Manejo de gestações subsequentes após uma ruptura uterina

Dados de estudos observacionais sugerem que mulheres com antecedente pessoal de ruptura uterina sejam submetidas a uma cesariana eletiva em gestação subsequente, entre 36 e 37 semanas, com individualização de casos.

Lacerações do Trajeto

Anatomia do períneo

A anatomia da genitália feminina externa foi descrita no Capítulo 2. Qualquer de suas estruturas pode ser lesada pelo parto vaginal. Os músculos do períneo anterior que podem ser comprometidos no parto compreendem o músculo bulbocavernoso, o transverso superficial do períneo e, raramente (apenas quando realizada episiotomia), fibras do elevador do ânus. O centro tendíneo do períneo, ou corpo perineal, pode ser comprometido e deve ser conhecido do obstetra. Trata-se de massa fibroelástica de formato piramidal, com cerca de 2 cm de diâmetro, situada em posição mediana, no limite entre os trígonos urogenital e anal.

Inferiormente ao períneo está o complexo do esfíncter anal, que se estende para cima do canal anal por uma distância de aproximadamente 4 cm (Figura 94.5). Esse complexo inclui os esfíncteres externo e interno, que circundam o ânus distal. O esfíncter anal

externo é composto de músculo esquelético, e está sob controle voluntário, provendo a pressão de compressão do canal anal. O esfíncter anal interno corresponde ao espessamento distal da camada muscular lisa circular da parede do ânus, que está sob controle autonômico e fornece 80% da pressão de repouso do canal anal; portanto, tem grande papel na continência fecal.

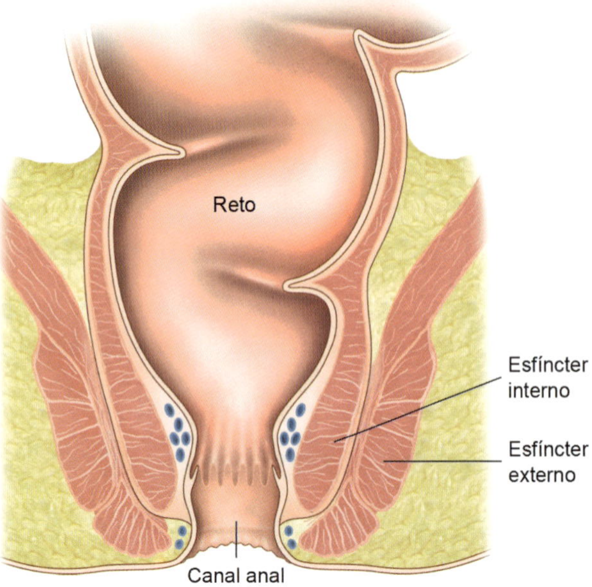

Prevalência e definições

As lesões traumáticas da vulva e do períneo podem ocorrer espontaneamente no parto vaginal, e são mais frequentes em primíparas. Os dados sobre prevalência variam desde 44 a 85% dos partos. A maioria dos estudos inclui nessas taxas as mulheres submetidas a episiotomia e não apenas as lacerações espontâneas. No entanto, quando se avaliam apenas lesões espontâneas, os números parecem ser menores.

A episiotomia é uma incisão cirúrgica realizada na vagina e no períneo que visa aumentar o tamanho do canal vaginal no parto. Por si só, constitui-se em uma laceração de 2º grau, e pode estender-se para o esfíncter e a mucosa retal. De fato, uma política de uso de episiotomia seletiva comparada ao seu uso de rotina resulta em menos trauma perineal grave. O uso rotineiro da episiotomia na assistência ao parto não apresenta benefícios maternos em curto ou longo prazo, e não apresenta nenhum benefício para o concepto. Portanto, sua prática não é recomendada (ver Capítulo 22).

A classificação das lacerações perineais pode ser vista na Tabela 94.1. Por definição, as lacerações perineais graves são as de 3º e

Figura 94.5 Anatomia do esfíncter anal. (Adaptada de ACOG, 2018.)

Tabela 94.1 Classificação das lacerações perineais.

1º grau: lesão da pele do períneo e/ou da mucosa vaginal

2º grau: lesão do períneo envolvendo os músculos, mas não o esfíncter anal

3º grau: lesão do períneo envolvendo o esfíncter anal
• 3a: Menos de 50% da espessura do esfíncter anal externo rompida
• 3b: Mais de 50% da espessura do esfíncter anal externo rompida
• 3c: Ambos os esfíncteres anais, externo e interno, lesionados

4º grau: lesão do períneo envolvendo o esfíncter anal (externo e interno) e a mucosa anorretal

Adaptada de ACOG, 2018.

4º graus, que comprometem o esfíncter anal. A prevalência dessas lacerações também é variável na literatura, com taxas envolvendo o esfíncter anal de 3,3 a 11%. Dentro dessa porcentagem, encontram-se as lesões de esfíncter anal descobertas apenas por meio de ecografia endoanal; portanto, em mulheres assintomáticas. As lacerações de 4º grau são mais raras (cerca de 1% dos casos).

Outras lacerações não têm essa denominação, mas podem colocar em risco a vida e a saúde da mulher. Por exemplo, lacerações dos fundos de saco que costumam resultar de aplicação defeituosa do fórceps; por vezes, há desinserção da vagina, culporrexe, que pode se propagar até a cavidade peritoneal, alcançando órgãos convizinhos como o reto e a bexiga.

Se uma laceração envolver a mucosa retal com o esfíncter anal intacto, não é, por definição, uma laceração de 4º grau. Tem sido documentada como uma laceração retal em "casa de botão". Se não for reconhecida ou reparada, esse tipo de laceração pode levar a uma fístula retovaginal.

Fatores de risco para as lacerações perineais

Os fatores de risco mais significativos e citados, tanto para lacerações perineais quanto para lacerações perineais graves, são a primiparidade e o parto operatório.

Outros fatores de risco também citados são: peso fetal maior que 4 kg, distocia de ombros, occipitoposteriores, segundo período do parto prolongado e uso de ocitocina.

A episiotomia já é, por si só, uma laceração perineal de 2º grau e constitui um fator de risco para laceração perineal grave. Os principais fatores associados à sua prática são parto assistido por profissional médico, parto em posição supina ou de litotomia e, novamente, primiparidade e parto instrumental.

As evidências sobre a necessidade de realizar episiotomias em um parto instrumental não são claras e carecem de ensaios clínicos randomizados. Em nulíparas, seu uso com técnica adequada (sempre mediolateral e com angulação correta) parece reduzir as chances de trauma perineal grave – embora a qualidade da evidência seja fraca. Em multíparas, esse efeito não é notado, e pode até aumentar o risco de lesões graves.

Reparo das lacerações

Não há evidências que sustentem a prática de suturar toda laceração vaginal. Lacerações de 1º e 2º graus podem cicatrizar sem necessidade de sutura. Lacerações graves, aquelas que apresentam sangramento ativo e as que distorcem a anatomia devem sempre ser suturadas. Para os demais casos, devem ser levadas em conta a experiência clínica do assistente e a preferência da mulher.

Frente a qualquer laceração perineal, o assistente deve manter a calma, avisar a mulher (obtendo seu consentimento para o procedimento) e/ou a família, e fazer os preparativos para a sutura. Antes de realizar o procedimento, checar o material de sutura e posicionar a parturiente de maneira a permitir ao mesmo tempo seu conforto e a visualização completa da laceração. Deve ainda checar a iluminação, propiciar anestesia adequada e proceder à antissepsia e, se necessário, à colocação de campos estéreis.

Para a sutura de lacerações perineais, o fio preferencial é a poliglactina de absorção rápida, que causa menos dor e tem menor necessidade de remoção. Quando não estiver disponível, pode

ser utilizado o fio de poliglactina normal, que tem necessidade de remoção mas causa menos dor e reação de corpo estranho quando comparado ao categute.

Nas lesões extensas e/ou profundas, a técnica escolhida deve ser de sutura contínua, que causa menos dor no pós-parto e menor necessidade de remoção dos pontos, com resultados estéticos e funcionais iguais à técnica de camadas separadas. É importante seguir os princípios de sutura, não colocando muita tensão no fio e suturando com o menor número de pontos possíveis para aproximar o tecido. A tensão excessiva isquemia o tecido e cada ponto provoca um pequeno trauma tecidual.

Em um primeiro momento, aproxima-se a mucosa com pontos contínuos sem ancorar (pontos ancorados podem ser necessários em caso de sangramento ativo). Sem encerrar a sutura, a agulha é passada para o plano muscular (ponto de transição) e o mesmo fio é utilizado para aproximá-la – no caso de uma laceração mediana, devem-se aproximar os feixes musculares do bulbocavernoso e do corpo perineal. A sutura da camada muscular termina próximo à pele e distal à mucosa. Sem interromper a sutura, e com o mesmo fio, procede-se à aproximação da pele com pontos intradérmicos. O uso de pontos subcutâneos para aproximar as bordas da derme, sem fechá-la, cursa com menos dor e menos necessidade de analgésicos no pós-parto, quando comparado à sutura da pele com pontos separados (Figura 94.6).

Reparo de lacerações graves

Para sutura de lacerações que envolvem o esfíncter anal, alguns cuidados adicionais devem ser tomados:

- Dose única de antibiótico (cefalosporina de segunda geração ou clindamicina) administrada no momento da sutura parece diminuir a chance de deiscência e complicações. A anestesia adequada deve levar em consideração a necessidade de tração do músculo do esfíncter externo. Bloqueio regional ou anestesia geral estão indicados
- A mulher deve estar em posição ginecológica e a iluminação adequada do campo cirúrgico deve ser garantida para permitir a visualização de todas as estruturas. Nesses casos, além da antissepsia, a colocação de campos estéreis é sempre necessária. Alguns autores sugerem a utilização de uma sonda vesical de demora nesse procedimento, que deve ser retirada no dia seguinte ao parto
- Para a sutura, além do material de síntese comum da sutura de lacerações, serão utilizadas, ao menos, duas pinças Kelly e duas pinças Allis. Na sequência, deve-se reconhecer os planos anatômicos e realizar a sutura (Figura 94.7).
- A mucosa retal deve ser suturada com pontos contínuos, buscando não transfixá-la por completo. Pontos separados podem ser utilizados, mas têm a tendência de fazer mais reação de corpo estranho. Fios recomendados: poliglactina 3-0 ou 4-0 ou poliglecaprone 25 3-0 ou 4-0, com agulha cilíndrica
- O esfíncter anal interno deve ser identificado (é um tecido mais espesso, rosa pálido e brilhante, localizado logo acima da mucosa anal) e suturado como uma camada separada, com pontos contínuos simples. Fios recomendados: poliglactina 3-0 ou poliglecaprone 25 3-0 ou 4-0, com agulha cilíndrica. A sutura dessa estrutura é importante para melhorar as chances de continência de flatos e fezes
- O esfíncter anal externo deve, então, ser identificado e suturado. Frente a uma ruptura de 3º grau a ou b, que não comprometa todo o feixe muscular, a sutura borda a borda é indicada. Frente a

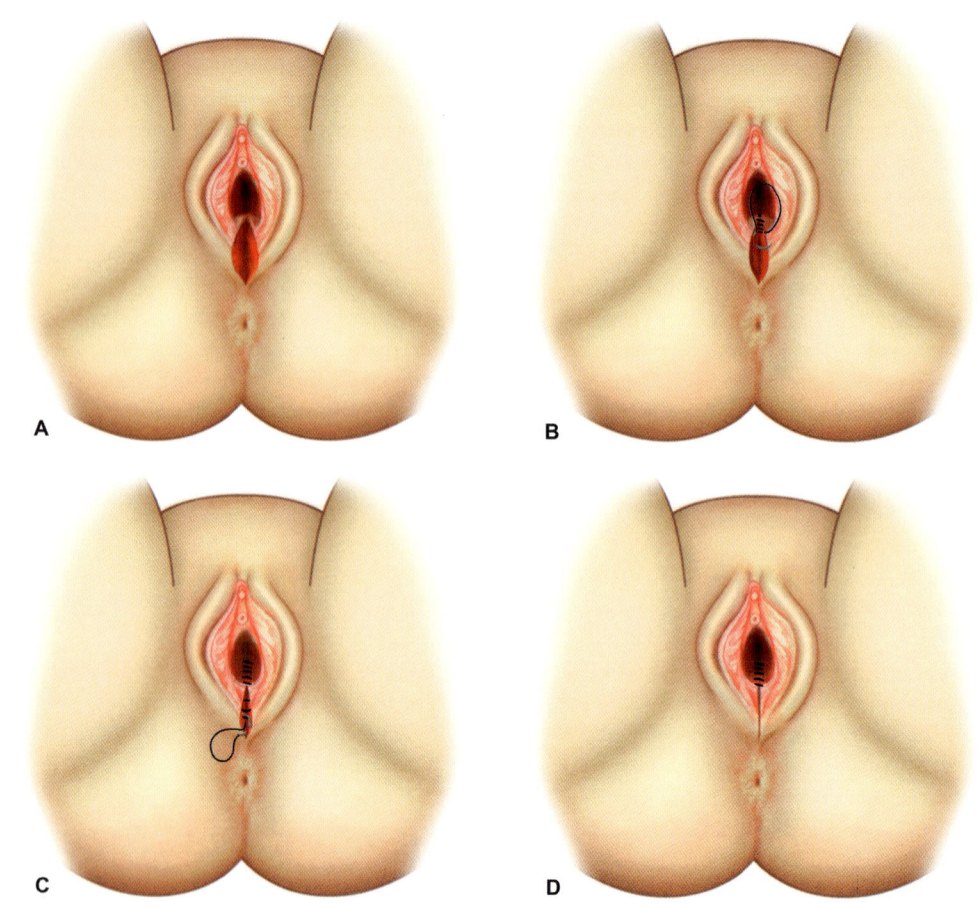

Figura 94.6 Sutura de laceração perineal de 2º grau. **A.** Aspecto de laceração mediana. **B.** Sutura de mucosa com pontos contínuos não ancorados e ponto de transição para o plano muscular. **C.** Aproximação dos planos musculares com pontos contínuos e início da sutura da pele com pontos intradérmicos. **D.** Aspecto pós-sutura.

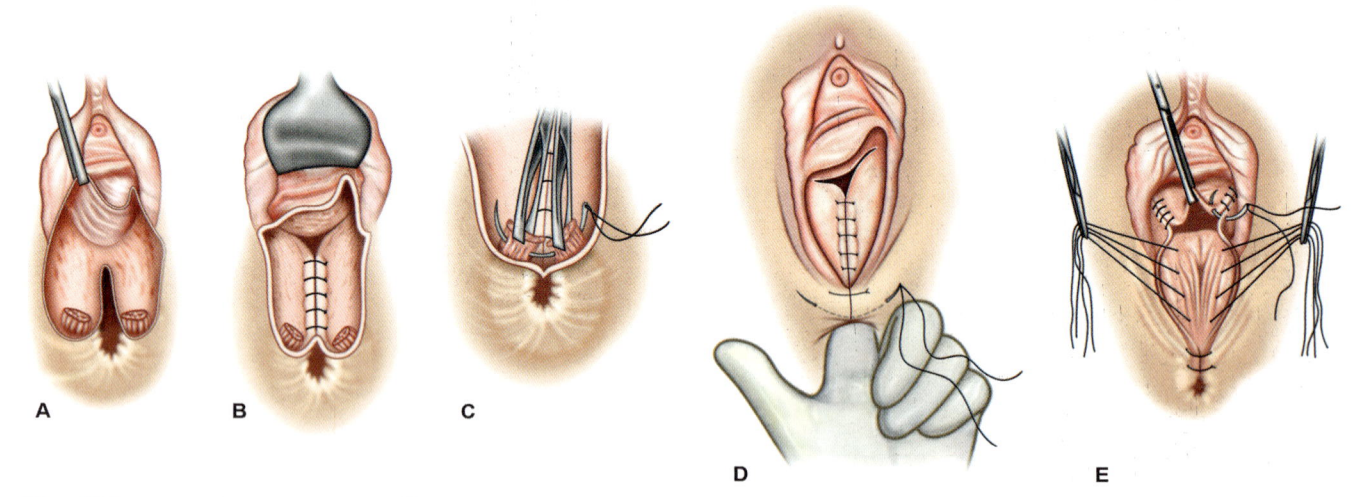

Figura 94.7 Laceração de 4º grau do períneo. **A.** Aspecto após o parto. O desenho faz sobressair o esfíncter que, geralmente, não é visível, retraído sob a pele. **B.** Sutura da mucosa retal, com pontos separados, fios 3-0 ou 4-0 de poliglactina, montados em agulha delicada. Os fios não atravessam a mucosa, não penetram no reto, apenas aproximam, cuidadosamente, as bordas de laceração. **C.** Síntese do esfíncter com 2 ou 3 pontos de poliglatina 3-0. **D.** Inserido um dedo no ânus, coloca-se ponto de reforço à sutura do esfíncter. **E.** Sutura das lacerações da mucosa vaginal; os músculos levantadores do ânus são aproximados. A reconstituição deverá prosseguir pela síntese do plano subcutâneo e da pele.

uma ruptura total do esfíncter, as duas bordas do feixe muscular devem ser identificadas e aproximadas com pinças Allis, já que é provável que estejam retraídas e devam ser tracionadas para permitir a aproximação. Nesses casos, a sutura pode ser tanto borda a borda como com sobreposição. Por falta de evidências claras de melhores resultados de uma ou outra técnica, a forma de sutura pode ser escolhida caso a caso, segundo habilidade do cirurgião.

É recomendado aproximar com 4 ou 5 pontos simples, ou em X. Os fios recomendados são poliglactina 2-0 ou polidioxanona 2-0 ou 3-0. O uso de categute cromado não é recomendado para essa sutura.

Após a sutura do esfíncter, é importante suturar o corpo perineal com pontos simples ou em X, de poliglecaprone 25 2-0 e, posteriormente, prosseguir a sutura como nas lacerações de 2º grau.

Lacerações cervicais

Lacerações discretas e assintomáticas do colo são extremamente frequentes e não exigem reparo. No entanto, caso sejam mais profundas e sangrantes podem ocorrer, principalmente após um parto operatório com fórceps. Também devem ser investigadas em puérperas que apresentam sangramento abundante no pós-parto com o útero contraído. Nesses casos, é necessário fazer o diagnóstico e a correção de lacerações cervicais ou vaginais profundas (de fundo de saco).

A revisão deve ser feita após o secundamento, e a paciente deve ter anestesia adequada. Depois do correto posicionamento da puérpera, garantir iluminação adequada e prosseguir à revisão do colo e dos fundos de saco. Para isso, os lábios anteriores e posteriores do colo devem ser tracionados com pinças coração e as paredes vaginais afastadas com valvas tipo Doyen. A lesão é exposta e a síntese é feita com pontos contínuos ou separados de fio absorvível, incorporando toda a espessura do colo. É importante visualizar e iniciar a sutura no ângulo cranial da lesão, para garantir hemostasia adequada (Figura 94.8).

Cuidados pós-parto

Após lacerações graves ou extensas envolvendo musculatura, prescrever analgesia com anti-inflamatórios não hormonais, por exemplo, ibuprofeno. Analgésicos simples como paracetamol também podem ser associados. O uso de gelo perineal está relacionado com menos dor e desconforto (compressas tipo gel são mais bem toleradas).

Em casos de retenção urinária (mais frequentes após episiotomias ou lacerações graves), a sondagem vesical de alívio está indicada.

A higiene local deve ser cuidadosamente orientada à puérpera.

Após lacerações graves, o ideal é manter um trânsito intestinal com fezes amolecidas, mas não diarreia. Fezes endurecidas atrasam o trânsito intestinal, provocam dor e podem cursar com dor intensa e retenção na primeira evacuação. Por isso, sugere-se a dieta rica em fibras e, se necessário, um laxativo oral (preferencialmente osmótico) até obter a regularidade do trânsito intestinal com fezes amolecidas. Não é necessário prolongar a internação se não houver sinais de infecção ou outra complicação, nem é preciso manter a mulher internada até a primeira evacuação.

Após lacerações graves ou extensas, orientar a paciente a retornar à unidade de saúde de atendimento em caso de percepção de hematomas, deiscências ou sinais de infecção. Também é importante o seguimento ambulatorial da paciente, em 7 a 10 dias após o parto, para avaliar a cicatrização, a presença de hematomas e/ou de infecções.

Complicações

A complicação mais frequente das lacerações perineais é o sangramento, que geralmente é bem controlado com medidas conservadoras e compressão. Nos casos graves, o uso do ácido tranexâmico está indicado e ajuda a diminuir morbidade e mortalidade maternas. Quando ocorre a formação de hematomas é necessária a exploração cirúrgica.

Uma complicação não tão rara após sutura de lacerações obstétricas é a presença de corpo estranho vaginal (compressas ou gazes). Por isso, é importante, durante o reparo, seguir os princípios para cirurgias abertas: contar o número de compressas, não utilizar gazes soltas (sempre com pinças) e utilizar material que possa ser identificado aos raios X.

Infecções localizadas tendem a ser resolvidas com cuidados locais da ferida perineal. Infecções com comprometimento sistêmico devem ser tratadas com antibioticoterapia. As infecções mais graves são raras, mas devem ser precocemente diagnosticadas e tratadas, já que podem determinar o óbito da paciente. Se houver abscesso, deve ser drenado e a terapia em casos de fasciite necrosante deve ser rápida e agressiva.

A deiscência da sutura de laceração perineal é outra complicação possível. Quando envolve o esfíncter ou o reto, deve ser sempre ressuturada. As evidências são escassas quanto à melhor conduta nos demais casos. Tanto a cicatrização por segunda intenção quanto a ressutura são condutas aceitáveis e devem ser avaliadas caso a caso.

Eventualmente, o reparo inadequado de lacerações pode levar à formação de fístula retovaginal. Mulheres com história de laceração do esfíncter anal têm um risco aumentado de desenvolverem incontinência retal (queixa de perda involuntária de

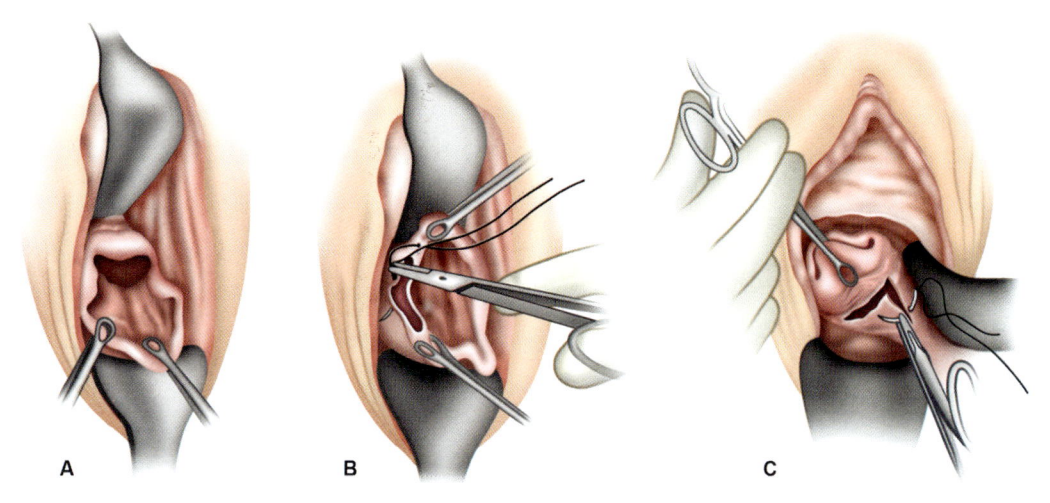

Figura 94.8 Revisão do colo e da vagina. **A.** Exposição da cérvice, com valvas e pinças atraumáticas. **B.** Laceração no ângulo direito. A sutura deve começar pouco além do vértice e ser feita em pontos separados. **C.** Laceração da conexão cervicovaginal. Lesão habitualmente instrumental. (Adaptada de Wilson, 1961.)

gases/fezes). No seguimento, deve-se perguntar sobre queixas específicas para encaminhamento ao especialista e realização de tratamento adequado.

Pacientes que tiveram uma laceração grave têm um risco maior que outras multíparas de terem novamente essa complicação em um parto subsequente, mas devem ser informadas que o risco absoluto é muito baixo (cerca de 3%). Portanto, não há indicação de cesariana por laceração grave em parto anterior.

Alguns fatores podem piorar o prognóstico em futuras gestações: incontinência de flatos e/ou fezes, necessidade de ressutura (ou outra abordagem cirúrgica) e intenso sofrimento psíquico após a laceração. Os riscos devem ser discutidos (os riscos da cirurgia cesariana também devem ser colocados) e a opinião da mulher deve ser considerada.

Bibliografia

American College of Obstetricians and Gynecologists (ACOG). ACOG practice bulletin no. 198: prevention and management of obstetric lacerations at vaginal delivery. Obstet Gynecol. 2018;132(3):e87-e102.

American College of Obstetricians and Gynecologists (ACOG). ACOG practice bulletin no. 205: vaginal birth after cesarean delivery. Obstet Gynecol. 2019;133(2):e110-e127.

Al-Zirqi I, Daltveit AK, Vangen S. Infant outcome after complete uterine rupture. Am J Obstet Gynecol. 2018;219:109.e1-109.e8.

Amorim MM, Franca-Neto AH, Leal NV, Melo FO, Maia SB, Alves JN. Is it possible to never perform episiotomy during vaginal delivery? Obstet Gynecol. 2014;123:38S.

Ayres AW, Johnson TR, Hayashi R. Characteristics of fetal heart rate tracings prior to uterine rupture. Int J Gynaecol Obstet. 2001;74(3): 235-40.

Braga GC, Clementino STP, Da Luz PFN, Scavuzzi A, Neto CN, Amorim MMR. Risk factors for episiotomy: a case-control study. Rev Assoc Med Bras. 2014;60(5):465-72.

Dudley LM, Kettle C, Ismail KM. Secondary suturing compared to non-suturing for broken down perineal wounds following childbirth. Cochrane Database Syst Rev. 2013;(9):CD008977.

Elharmeel SM, Chaudhary Y, Tan S, Scheermeyer E, Hanafy A, van Driel ML. Surgical repair of spontaneous perineal tears that occur during childbirth versus no intervention. Cochrane Database Syst Rev. 2011;(8):CD008534.

Fitzpatrick KE, Kurinczuk JJ, Alfirevic Z, Spark P, Brocklehurst P, Knight M. Uterine rupture by intended mode of delivery in the UK: a national case-control study. PLoS Med. 2012;9(3):e1001184.

Harvey MA, Pierce M, Alter JE, et al.; Society of Obstetricians and Gynaecologists of Canada. Obstetrical anal sphincter injuries (OASIS): prevention, recognition, and repair. J Obstet Gynaecol Can. 2015;37(12):1131-48.

Jiang H, Qian X, Carroli G, Garner P. Selective versus routine use of episiotomy for vaginal birth. Cochrane Database Syst Rev. 2017;2(2):CD000081.

Kaczmarczyk M, Sparén P, Terry P, Cnattingius S. Risk factors for uterine rupture and neonatal consequences of uterine rupture: a population-based study of successive pregnancies in Sweden. BJOG. 2007;114(10):1208-14.

Kettle C, Dowswell T, Ismail KM. Continuous and interrupted suturing techniques for repair of episiotomy or second-degree tears. Cochrane Database Syst Rev. 2012;11(11):CD000947.

Kok N, Wiersma IC, Opmeer BC, de Graaf IM, Mol BW, Pajkrt E. Sonographic measurement of lower uterine segment thickness to predict uterine rupture during a trial of labor in women with previous cesarean section: a meta-analysis. Ultrasound Obstet Gynecol. 2013;42(2):132-9.

Macones GA, Cahill A, Pare E, et al. Obstetric outcomes in women with two prior cesarean deliveries: is vaginal birth after cesarean delivery a viable option? Am J Obstet Gynecol. 2005;192(4):1223-8; discussion 1228-9.

Meister MR, Rosenbloom JI, Lowder JL, Cahill AG. Techniques for repair of obstetric anal sphincter injuries. Obstet Gynecol Surv. 2018;73:33-9.

Rossi AC, Prefumo F. Pregnancy outcomes of induced labor in women with previous cesarean section: a systematic review and meta-analysis. Arch Gynecol Obstet. 2015;291(2):273-80.

Tahseen S, Griffiths M. Vaginal birth after two caesarean sections (VBAC-2)-a systematic review with meta-analysis of success rate and adverse outcomes of VBAC-2 versus VBAC-1 and repeat (third) caesarean sections. BJOG. 2010;117:5-19.

95

Tocotraumatismo Perinatal

Antonio Braga

"Rien en accouchement remplace lees mains adroites."
Baudelocque, 1776

Os diferentes atos tocúrgicos, as operações e as manobras obstétricas, a simples parturição, prolongada ou excessivamente rápida, a demora no período expulsivo condicionam, tanto na gestante quanto no concepto, lesões diversas. Constituem-se todas em *tocotraumatismos*. Foi o vocábulo, de começo, criado para nomeá-las apenas no recém-nascido. A semântica e a etimologia da palavra permitem, no entanto, e sem violência, estender o conceito do tocotraumatismo aos danos da genitália materna motivados pela passagem do feto. São essas lesões fugazes, habituais, quase obrigatórias em certos casos. Noutras oportunidades, graves, irreparáveis, marcando a mulher e o produto indelevelmente, alto gravame atribuído às funções de reprodução.

Em repetidos lanços desta obra foram estudados traumatismos, dilaniações, soluções de continuidade e contusões que a gravidez, o parto e o puerpério causam ao organismo materno.

Trataremos, no presente capítulo, dos tocotraumatismos do concepto, na acepção acolhida pelos principais tratadistas: os havidos pelo feto durante o parto (espontâneo, dirigido ou operatório), período transicional, ao cabo do qual se transmuda em recém-nascido.

A despeito de o tocotraumatismo evocar a inferência de causa mecânica ou de entraves desse tipo (p. ex., distocias pélvicas, operações e manobras extrativas), seu sentido atual está vinculado também à anoxia intrauterina do concepto. Morstard (1970) o define como o conjunto de circunstâncias desfavoráveis, exteriores ou intrínsecas, que produzem, na criança, distúrbios funcionais, temporários ou definitivos.

Crothers (1953), expressando o ponto de vista do neurólogo em face do tocotraumatismo, critica, como tantos outros, a nomenclatura adotada em inglês, *birth injury*, que lhe parece infeliz, e, malgrado ter sido duramente profligada por clínicos e investigadores, está firmemente estabelecida. Seu uso seria aceitável apenas para os casos em que tudo indica terem os danos sucedido entre o começo do trabalho e o estabelecimento de vida autônoma extrauterina. É, porém, inconveniente, quando se ocupa das consequências deletérias do suprimento inadequado de oxigênio durante o parto, e dos efeitos de hemorragias, por síndromes de discrasias do nascituro, impossíveis de diferençar das ocasionadas por fatores genuinamente traumáticos.

Goldenberg (1980) entende como *birth injuries* as lesões sofridas pelo concepto durante o trabalho e a expulsão, classificando-as em *hipóxicas* e *mecânicas*, essas comumente associadas a fatores maternos e fetais (macrossomia, desproporção cefalopélvica, apresentações anômalas, atos tocúrgicos, parto pélvico, monitoramento eletrônico e bioquímico).

Os tocotraumatismos, calculados em 1% de todos os partos, são responsáveis por 8% dos óbitos das crianças a termo (Valdes-Dapena, 1970). Para cada decesso por tocotraumatismo, pelo menos 20 neonatos sofreram *birth injury major* (Gersham, 1975).

Dizem Fanaroff et al. (1989), para quem os tocotraumatismos estão presentes em 2 a 7% dos nascidos vivos, que eles não podem ser inteiramente inevitáveis e consignam-se mesmo após a assistência obstétrica mais hábil e qualificada. E as lesões do feto, longe de privativas do parto, ocorrem também no decurso da prenhez. A biopsia do vilo corial, a embriofetoscopia, a amniocentese, a cordocentese, as intervenções cirúrgicas, as versões por manobras externas, as transfusões intrauterinas, o monitoramento interno do coração fetal, com os eletrodos diretamente aplicados sobre seu couro cabeludo – em todos esses métodos semióticos ou terapêuticos há risco imanente para o produto conceptual. Mais vulneráveis, sobretudo, os macrossômicos, prematuros ou em apresentação anômala, e, do mesmo passo, muito ominosos o trabalho prolongado, as distocias, a desproporção cefalopélvica, que predispõem a tocotraumatismos. O fórceps e a vácuo-extração são temível gravame; a cesárea não isenta, tampouco, o concepto de possíveis danos, ainda presentes nas manobras de reanimação.

A incidência das lesões mecânicas nos neonatos de termo aumenta na proporção direta do peso ao nascer, e a frequência das hipóxicas diminui à medida que o índice ponderal se eleva.

É ainda Crothers quem sublinha terem as controvérsias, entre tocólogos e outros especialistas, dois pontos principais de desacordo: os obstetras recebem o diagnóstico de traumatismo do parto como crítica à maneira pela qual o conduziram e objetam contra o direito a que se arrogam os que veem a criança, anos depois, de interpretar episódios de uma parturição por eles não assistida. Todavia, os tocotraumatismos aparecem porque o feto é incapaz de suportar os obstáculos do parto natural. Tem o obstetra dois pacientes e não pode prever e prover, sempre, a todas as dificuldades. Cada caso de tocotraumatismo (afastados, naturalmente, os ocasionados pela agressão do instrumento e a inabilidade do profissional rude, canhestro ou de agilidade entorpecida) deve ser encarado como o malogro do processamento fisiológico do parto.

Illingworth (1979), ao referir-se às acusações injustas que pesam sobre os parteiros, ante qualquer deficiência apresentada pelas crianças (paralisia cerebral, anormalidades mentais, lesões encefálicas, paralisia facial, torcicolo congênito, acompanhado ou não de tumores esternomastoides), recorda pleito judiciário na Inglaterra: o obstetra responsabilizado por lesão torácica de um infante – *pectus excavatum* (tórax de sapateiro) – sabidamente uma deformação hereditária, com frequência familiar.

Há antiga tendência ao erro de atribuir ao parto alguns defeitos genéticos, outros ligados a fatores sociais e de diversa índole. Muitos pediatras ainda vinculam a paralisia facial do neonato ao fórceps, ignorando os estudos, que se tornaram clássicos, de Herpner (1951), mostrando ser nela irrelevante o parto instrumental. Quando, ocasionalmente, é a paralisia irreversível, pelo geral há agenesia do núcleo do facial.

Discute Illingworth situações em que o obstetra é crucificado: o torcicolo congênito, com tumoração esternomastoide; criança mentalmente deficiente, que apresentou convulsões no período neonatal; natimortos, a despeito do alto porcentual, entre eles, de defeitos cromossômicos, incompatíveis com a vida, de anomalias congênitas e de subdesenvolvimento encefálico.

A paralisia cerebral e o retardo mental costumam ser imputados ao parto pélvico, na opinião de Illingworth sem qualquer razão, em muitos casos. Outros fatores têm aqui representação mais efetiva. É seu risco seis ou sete vezes maior na gemelidade, à conta de algumas circunstâncias também associadas à prenhez múltipla (toxemia, polidramnia, deformidades congênitas, *pequenos para a data*, insuficiência placentária, hemorragias durante a prenhez, fatores genéticos), sem esquecer que um terço das crianças com paralisia cerebral nasceu pré-termo.

Convém mencionar que se as infecções intercorrentes na prenhez raramente determinam paralisia cerebral e é ainda controverso o efeito teratogênico da hipertermia, sabe-se, de ciência certa, de uma substância tóxica capaz de provocar paralisia cerebral no homem – o metil-mercúrio, responsável pelas centenas de casos de doença de Minamata. As gestantes foram contaminadas ao ingerir peixes envenenados pelo mercúrio do efluente de uma fábrica da ilha, o que se repetiu no Iraque e alhures.

A importância dos tocotraumatismos tem sido exagerada. A má qualidade da assistência obstétrica, outrora acerbamente incriminada, só é hoje responsável por 3 a 5% dos casos de paralisia cerebral e de subnormalidade mental. Na experiência de Durkin et al. (1976), havia a usual história de infertilidade, prematuridade, pós-maturidade, mas em um terço dos pacientes não se anotou trabalho parturiente anômalo e em outro terço, somente dificuldades triviais.

É a etiologia prevalente na paralisia cerebral e nos óbitos perinatais a anoxia, estudada no Capítulo 88.

Ehrenfest escreveu (1953), com propriedade, que nossos conhecimentos atuais atinentes à frequência e às características de todos os tipos de tocotraumatismos não se devem subordinar ao estudo de estatísticas que não se apoiem em necropsias sistemáticas e bem conduzidas por técnicos especializados. Não se dispensa o exame do conteúdo craniano, a dissecção de toda a coluna vertebral e a apreciação pormenorizada dos órgãos parenquimatosos. Esses procedimentos, assim apurados, reduzem o número de decessos rotulados de *prematuridade, asfixia, debilidade congênita*, e demonstram que as lesões apresentadas pelo feto e sofridas durante o parto, muitas de natureza traumática, são mais comuns do que se pensa. Sobre terem significação na mortalidade e na morbidade perinatais, configuram-se de monta no surgimento de ulteriores deficiências físicas e mentais da criança. Sua prevenção e diagnóstico precoce, indispensável ao bom êxito do tratamento, que deve ser imediato, constituem problemas obstétricos.

Generalizando, todas as maneiras conhecidas de tocotraumatismo foram já sinaladas no parto espontâneo. "Quem não conhece", pergunta Fernando Magalhães, "os malefícios dos partos rápidos, quem não tem visto os inconvenientes da inércia secundária, os desastres da tetania, as lesões do feto na parturição espontânea através da distocia?"

Em qualquer tipo de parto, pélvico ou cefálico, é o conteúdo craniano traumatizado, em maior ou menor grau, e, embora as compressões cerebrais e meníngeas não ultrapassem os limites fisiológicos, não é raro averiguar, nos infantes bem examinados, sintomas que sugerem as lesões havidas (demora em instalar-se a respiração, espasticidade, opistótono, nistagmo).

Na experiência de Ehrenfest, os métodos finos de diagnóstico necroscópico revelam, em mais de 50% de nati e neomortos, sinais de traumatismo intracraniano. Sem embargo, em somente 25% dos casos as lesões descobertas respondem satisfatoriamente pela morte. É de presumir que esses números, por se relatarem exclusivamente aos decessos, teriam correção, ampliando-se, e fora possível rastrear igualmente as lesões, mínimas que sejam, dos recém-nascidos vivos, especialmente as dos primogênitos. Assintomáticas em sua maioria, ou se exibindo por sinais transitórios, são muito tênues os elementos a serviço do diagnóstico clínico. Tênues, inconstantes e efêmeros, passando o infante, em pouco tempo, a reagir normalmente; seu desenvolvimento posterior vem atestar a importância do tocotraumatismo sofrido. Ehrenfest separa-os em dois grupos:

- Os sintomas se manifestam gradativamente; a respiração vai apresentar distúrbios, instalam-se sonolência e quietude, surgindo convulsões; fica o bregma mais tenso ou se afunda. A morte sobrevém. Ocorreu, habitualmente, pequena hemorragia, originária de vaso pouco calibroso atingido, que se continuou por coagulopatia

- Sintomas imediatos benignos e desaparecem, mesmo depois de ter havido piora transitória. Rodados meses ou anos, surge a incapacidade física (paralisia espástica, debilidade mental) a incriminar o tocotraumatismo.

Traduziria despautério responsabilizar o obstetra por todos os tocotraumatismos, mas não se nega a influência, em número, extensão e gravidade deles, das decisões do parteiro. Tirocínio, cultura, habilidade e preparo técnico são decisivos. A obstetrícia é a "arte do diagnóstico exato, do prognóstico lúcido, da intervenção diligente". Pode-se obtemperar que certas manobras e intervenções, reclamadas pelos partos distócicos, demandam o inalienável emprego da força, sempre perigosa aos órgãos e tecidos fetais. Pode ela, contudo, ser amenizada, nos resultados, pela destreza e brandura. Magalhães advertia em ser com a "força que se chega às grandes tragédias clínicas, onde tudo desaparece, a existência do feto, a vida da parturiente, a boa fama do profissional". *Non vis sed arte*, o aforismo de Hamilton, inscrito na portada de seu livro, de 1775, permanece mandatório, e "tão soberano que o castigo da desobediência é inevitável".

A incidência real de tocotraumatismo não pode ser precisada, em virtude de dificuldades várias, algumas insuperáveis, por Crothers enumeradas, e que resumimos:

- Falta de uniformidade da técnica obstétrica e dos procedimentos de necropsia. Estatísticas coligidas em clínicas altamente qualificadas podem falsear a incidência geral. Lesões encefálicas peculiares não se evidenciam ao patologista pouco versado em certas minúcias. A medula espinal não é jamais exposta nos exames cadavéricos efetuados pelos não especializados em patologia perinatal
- Não há unidade de vistas na apreciação dos tocotraumatismos subsecutivos à anoxia, dos que surgem no período neonatal e dos tardios
- É inegável a atitude defensiva do obstetra diante do tocotraumatismo, tema que tem, para ele, ressonância pejorativa. O médico (pediatra, neurólogo, neurocirurgião) que vê a criança muito depois do parto tem, para análise, problema quase puramente intelectual, e pode, ao discuti-lo, criar fantasias, dando aos pais a impressão de ter havido culpabilidade do parteiro. Os obstetras conduzem com prudência e sem rancor as lesões tocotraumáticas perineais. Se os tocotraumatismos do concepto pudessem ser encarados com o mesmo espírito, chegaríamos a conclusões razoáveis.

A asfixia, a prematuridade, as operações obstétricas (fórceps, vácuo-extrator, manobras diversas para a libertação do feto no parto pélvico, versão por manobras internas) têm sido repetidamente incriminadas na *etiologia* do tocotraumatismo. A transformação e os progressos experimentados pela clínica obstétrica reduziram, consideravelmente, os traumatismos *evidentes* causados pelos atos tocúrgicos. Os *ocultos*, inerentes ao próprio parto (espontâneo ou operatório), permanecem, e os obstetras estão conclamados a abrandá-los. "Contam-se três fases históricas em tocologia cirúrgica: a antiga, a fase de extirpação; a moderna, a da extração; a contemporânea, a da libertação", dizia Magalhães. E, depois dele, tão reprovado, mais se acentuaram as tendências da arte: reduzir ao mínimo os atos extrativos, proscrever as manobras de força, recorrendo à operação cesariana. Há indiscutível subordinação entre a incidência da cesárea e a mortalidade perinatal. Ampliam-se as indicações profiláticas do fórceps, decorrência da generalização da analgotocia e do desejo de proteger o concepto da anoxia. É aqui o fórceps apenas de desprendimento, quase inócuo; preserva-se, com a episiotomia, a estrutura dos tecidos maternos e subtrai-se o concepto à ominosa permanência no andar inferior da bacia, a sofrer os embates da resistência perineal.

E aqui há oportunidade de atualizar o emprego do vácuo-extrator moderno, com ventosa maleável, de fácil aprendizado e execução, que em nada lembra os instrumentos metálicos que, em mãos canhestras, escalpelavam as cabeças mal insinuadas do clímax do atrevimento de aprendizes. Se a tocurgia vaginal se faz necessária em 5% dos partos nos EUA (ACOG, 2015), observa-se cada vez maior predileção no emprego do vácuo-extrator em relação ao fórceps. Demais do vácuo-extrator apresentar uma curva de aprendizagem mais suave em relação ao fórceps, dados publicados sugerem que o uso do fórceps está associado com maior morbidade materna, enquanto os vácuo-extratores estariam mais incriminados nas lesões neonatais. Metanálise de 10 ensaios clínicos concluiu que os partos assistidos por vácuo-extrator estavam associados com trauma materno significativamente menor que o fórceps, incluindo menor taxa de lesão perineal grave (*odds ratio* [OR], 0,41; intervalo de confiança de 95% [IC], 0,33 a 0,50) (Johnson e Menon, 2000). Todavia, essa metanálise encontrou maior risco de lesão no couro cabeludo e céfalo-hematoma nos partos com préstimos do vácuo-extrator.

Com Lepage, distinguiremos dois tipos de tocotraumatismos do feto e do recém-nascido:

- O *operatório* ou *terapêutico*, decorrente de manobras (versão interna, bipodal, grande extração, distocia escapular, libertação da cabeça derradeira) ou de intervenções instrumentais (fórceps, vácuo-extrator), efetuadas em desobediência a suas condições de praticabilidade (cabeças que ocupem o andar superior da bacia ou deformadas por fenômenos plásticos). Completa-se esse grupo com as lesões do feto subsequentes ao *emprego imoderado* ou *intempestivo de preparados retroipofisários* ou de *ocitocina sintética*, que encurtam ou suprimem a pausa contratural, motivando polissistolias e hipertonias, e ao *uso da tocoanalgesia* e de *anestésicos*, fármacos que, ao transitarem à circulação fetal, provocam depressão cardiovascular do concepto, com intoxicação do centro bulbar. Alguns deles acarretam baixa do oxigênio no sangue materno, outros determinam hipotensão, fatores importantes na gênese da asfixia fetal
- O *fisiológico*, representado pela parturição espontânea, através das vias naturais, habitualmente bem suportada. Os vagidos do recém-nascido, Lepage os interpreta como anunciadores do bom êxito na transição subitânea da vida fetal à extrauterina, inaugurada a respiração pulmonar.

Não é menos que surpreendente a facilidade de adaptação do organismo do concepto, vencido o estresse do parto, às novas funções. Despertado inopinadamente do sono letárgico entrecortado por pequenas vigílias em que jazera no claustro materno, como um ferido ou chocado vem à luz, reagindo e suplantando os fenômenos da adaptação ou a eles sucumbido.

Os partos transpelvinos, embora ultimados sem interferência operatória, quando prolongados ou hipercinéticos são causa de tocotraumatismos diversos, alguns irreversíveis, e é o prognóstico ensombrado pela anoxia, fruto aqui da atividade uterina patológica.

Não são despiciendos alguns *prismas médico-legais do tocotraumatismo*. Ehrenfest os enfocou:

- Ao obstetra pode ser solicitado decidir, em laudo pericial, se as lesões manifestas apresentadas pelo natimorto foram, por acidente, sofridas durante o parto ou intencionalmente infringidas com o propósito de infanticídio

- Nas sociedades modernas, é o médico com frequência acoimado. O obstetra, em particular, há de defender-se da acusação de incompetente, indicação errônea na assistência do caso, imoderação ou negligência, predicados negativos que tenham culminado na morte ou na invalidez da criança.

Malpractice, nos EUA, está sempre relacionada a pedidos de indenização, muito comuns, odiosos recursos em que o parteiro é injustamente responsabilizado até por defeitos congênitos. Na Alemanha, *Kunstfehler* é crime de ação pública: médicos e parteiras, não raro, comparecem diante do juiz acusados por imperícia, o que dá lugar a intermináveis controvérsias, entretidas pela audiência opinativa de peritos, recrutados entre os professores universitários.

As secções de membros, como a deliberada amputação de braço para possibilitar a extração de feto vivo, execrável intervenção mencionada em textos antepassados, não se justifica mais, nem se pratica. Daí a ressonância de caso divulgado em 1928, em que a amputação de braço se fez, intrauterina, em concepto que o obstetra supunha morto, infausta história clínica em que a culpabilidade do profissional é inquestionável.

Mais delicados de julgar eventos outros, avulsões acidentais de órgãos no decurso de operações obstétricas. A luxação do olho sucedeu a Gerdes (1924) após aplicação fácil de fórceps e foi reduzida com felicidade. O arrancamento da cabeça no feto morto não é excepcional, e, à conta de maceração, pode se configurar inevitável, como mostra a Figura 95.1. Na observação citada por Ehrenfest, o perito devia decidir se, quando a decapitação ocorreu, o feto estava vivo ou morto, resposta divinatória, impossível, sem evidência anatomopatológica. A falta de movimentos fetais ou de batimentos cardíacos não constitui sinal certo de passamento do concepto. Nos casos dúbios, o obstetra deve considerar o produto vivo e abster-se de praticar qualquer operação mutiladora ou embriotômica se não dispuser dos procedimentos eletrônicos modernos, de extrema fidelidade nessas oportunidades.

Não se omitirá, ainda, que certas doenças maternas, infecciosas ou parasitárias, podem se transmitir ao concepto e ao recém-nascido, com lesões cutâneas e cranioencefálicas que simulam tocotraumatismos (Figuras 95.1 e 95.2).

Reflexionando sobre o problema dos tocotraumatismos, aqui como em tantos outros domínios da obstetrícia, seria de importância fundamental a prevenção deles, se o propósito não constituísse ainda, como na fase desencadeada de Cefalo (1997), "*a laudable but elusive goal*". O encorpado estudo de Perlow et al. (1996) comprovaria, se necessário, o afirmado. No total de

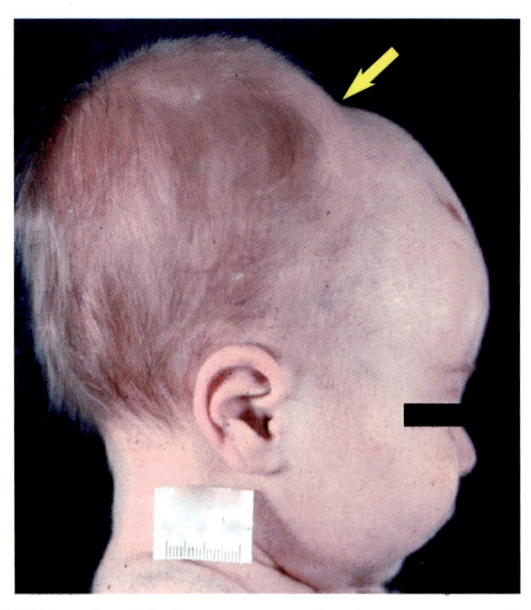

Figura 95.2 Grande céfalo-hematoma com borda proeminente e bem delimitada, como bem demonstra a *seta*, não ultrapassando as linhas da sutura craniana. (Collins e Popek, 2018.)

19.370 partos vaginais em apresentação cefálica, eles analisaram os fatores perinatais associados a fraturas de clavícula, lesões do nervo facial e do plexo braquial, diagnosticados antes da alta hospitalar. Comparados com grupo-testemunha, os números mostraram que as lesões estiveram associadas a inúmeras causas, e a análise logística regressiva mostrou a previsão possível em 44,2% das fraturas claviculares, em nenhum caso de lesão do nervo facial e somente em 19% das lesões do plexo braquial, levando os autores a concluir que o poder preditivo desses tocotraumatismos é muitíssimo limitado.

Cefalo salienta que, se o estudo de grande número de variáveis for efetuado em larga escala, os tocotraumatismos não são previsíveis. Muitos trabalhos retrospectivos não são aqui prestimosos e continuamos a ter o julgamento clínico como o único ponto de apoio.

Tocotraumatismo no recém-nascido

Pele, tecido conjuntivo frouxo, subcutâneo e músculos

Os traumatismos cutâneos são de caráter benigno. Quando a pele é atingida por soluções de continuidade, torna-se porta de entrada de germes ou facilita a perda de sangue, nos casos de doença hemorrágica do recém-nascido. Esses tipos de lesões devem merecer todos os cuidados de assepsia. A contaminação é comum nos recém-nados, que não apresentam defesas contra infecções.

Sufusões podem surgir, horas depois do parto, causadas por pressões prolongadas nas zonas de apresentação do feto, durante o trabalho. O aparecimento de petéquias traumáticas enseja o diagnóstico diferencial com outras enfermidades capazes de dar sintomatologia semelhante: a doença hemolítica perinatal, a púrpura trombocitopênica congênita e a doença citomegálica do recém-nascido.

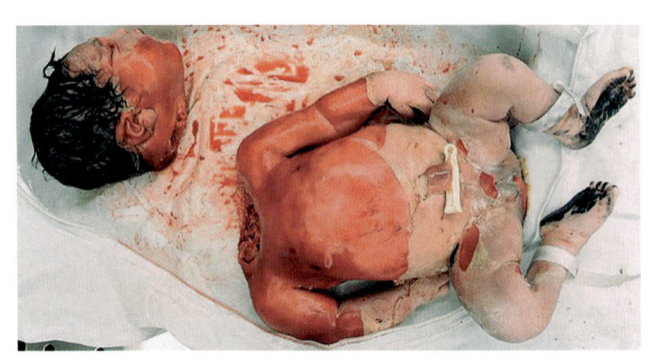

Figura 95.1 Decapitação em feto morto, macrossômico, de mãe diabética, com maceração discreta. Tocotraumatismo fetal ocorrido durante o parto vaginal, na vigência de distocia de ombro, mercê de tração excessiva, inapropriadamente feita pelo obstetra. (Collins e Popek, 2018.)

Bossa serossanguínea. A pressão contínua e prolongada sofrida por certos segmentos do feto no canal parturitivo produz estase circulatória regional e edema por infiltração pseudo-hemorrágica. A localização é variada (cabeça, nádega, face, braço, mão) e mais frequente no couro cabeludo, por ser a apresentação cefálica a de maior incidência. Pela falsa aparência conferida de dupla abóbada craniana, a bossa serossanguínea nessa região, quando volumosa, toma o nome de *caput succedaneum*. Tem, pelo geral, consistência mole e limites mal definidos, evolvendo favoravelmente, sem tratamento, em poucos dias. O *caput succedaneum* é relativamente frequente nos partos cefálicos e produz-se pela diferença de tensão entre o interior do útero e a atmosfera externa, após a amniorrexe. É derrame superficial.

Céfalo-hematoma. Acúmulo de sangue entre a superfície dos ossos do crânio e o periósteo, causado pelas roturas vasculares em consequência a fricções da cabeça do feto contra as proeminências da pelve materna. Essas pequenas hemorragias emanam dos vasos que vão do arcabouço craniano ao periósteo, e são por ele detidas, não cruzando as linhas de sutura. Os céfalo-hematomas encontram-se em 1 a 2% de todos os partos e, virtualmente traumáticos, não se anotam nas cesáreas eletivas (Goldenberg, 1980). Em geral são solitários, às vezes múltiplos, com consistência mole no centro, endurecida nas bordas, contornos nítidos; por não excederem os limites do osso craniano em que se encontram, essas características permitem diferençá-los do *caput succedaneum*. A localização depende do tipo de apresentação, porém a parietal é mais comum. O diagnóstico separativo faz-se com a encefalocele. Nesses casos, é a tumoração mole, e sua tensão interna aumenta com o choro. Múgica (1976) separa céfalo-hematomas *externos*, que podem coexistir com fratura de crânio, linear ou em bola de borracha, como mostra a Figura 95.2, sugerindo exame radiográfico nos casos dúbios, e céfalo-hematomas *internos*, variedade de costume associada a fissuras ou fraturas cranianas. O derrame vai-se coletar entre a abóbada e a dura-máter, como mostra a Figura 95.3, com sintomatologia focal, sob a forma de crises convulsivas nos membros do lado oposto. É comum, não obstante, serem assintomáticos, com evolução favorável.

O céfalo-hematoma é reabsorvido espontaneamente em poucas semanas. Não há necessidade de tratamento especial. Há quem faça a punção, condenável, por serem perigosas as infecções secundárias.

Lesões vinculadas ao monitoramento intraparto. Resultam da inserção de eletrodos e da realização de punções em zonas adequadas da apresentação, para o monitoramento eletrônico interno ou bioquímico do sangue fetal, durante o trabalho parturiente. A cardiotocografia externa pôde substituir os métodos invasivos, mas a indagação bioquímica reclama ainda o recolhimento de amostras do sangue do concepto. Abrasões, lacerações, hematomas, hemorragia e infecções são a sequência dos acidentes e complicações, afortunadamente excepcionais. Ocasionalmente, têm-se registrado perdas sanguíneas de maior vulto, em alguns casos exigindo transfusão. De outras feitas consignaram-se abscessos, posteriormente drenados e até infecções sistêmicas, obrigando à prescrição de antibióticos.

Hematoma do esternocleidomastóideo. Caracteriza-se por tumoração endurecida na parte média do músculo. Ocorre mais vezes nos partos pélvicos, e não se torna aparente nos primeiros anos de vida, surgindo à 2ª semana. Não requer tratamento; é muito raro vir a ser causa de torcicolo permanente, necessitando intervenção cirúrgica.

Lacerações cutâneas. Produzidas no concepto pelos descaminhos do bisturi, ao momento da histerotomia, durante a cesárea. Consoante o tipo de apresentação e a posição do feto, essas lesões, geralmente feridas incisas de pequena extensão, não carecem ser suturadas. Há relatos, porém, de outras mais sérias, do globo ocular, nas occípito-posteriores, quando a face está voltada para cima, do pavilhão da orelha com amputação parcial do órgão, e dos vasos funiculares, produzindo exsanguinotransfusão rápida no nascituro. Há ainda lacerações cutâneas espontâneas, feitas pela tração desmedida e afoita, que terá ainda maior impacto nos casos de fetos mortos, como mostra a Figura 95.4.

Fraturas e luxações

Clavícula. É o primeiro osso, dos membros, a começar a ossificação, que é membranosa, ocorre no tecido conjuntivo e se processa a partir de 5 semanas do desenvolvimento fetal (Múgica, 1976). É também o que se fratura com maior frequência durante o parto. Calcula-se a ocorrência de 0,5 a 3,5% dos nascidos vivos, 3,2% para Múgica, que estima que sejam as fraturas da clavícula 90% de todas as de tipo obstétrico, mui raras as bilaterais.

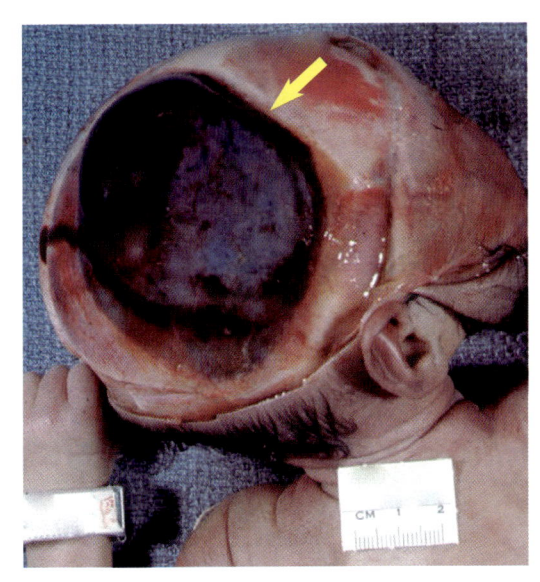

Figura 95.3 Volumoso céfalo-hematoma sobre o osso parietal direito, primorosamente delimitado pela linha de sutura do osso frontal e sutura sagital, como mostra a *seta*. A resolução de um hematoma dessa magnitude pode levar muitos meses e geralmente se organiza e calcifica. (Collins e Popek, 2018.)

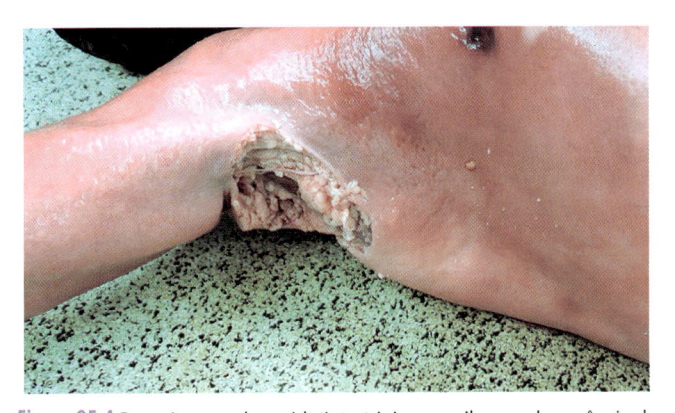

Figura 95.4 Rompimento do tecido intertriginoso axilar em decorrência de tração excessiva no período expulsivo. Por certo, o feto macerado contribuiu para o desfecho, mercê de sua maior fragilidade tecidual. (Collins e Popek, 2018.)

A avaliação da incidência, que sofre tão largas variações nos trabalhos publicados, foi objeto de pesquisa de Turnpenny et al. (1993), que atribuem as divergências a numerosos fatores: erros inerentes aos estudos retrospectivos, sinais físicos sutis das fraturas incompletas e falhas na repetição dos exames. Todos os autores salientam, igualmente, que a verdadeira incidência é subestimada, e, na análise procedida por Turnpenny et al., em recém-nascidos com clavícula fraturada, isso se confirma: incidência de 18,7:1.000 partos vaginais de fetos vivos. Apesar de forma benigna de tocotraumatismo, crianças macrossômicas com peso elevado são o maior risco. Em grande número de casos as fraturas da clavícula sucedem nos partos espontâneos; a ação do parteiro pode determiná-las ao tracionar a cabeça, procedendo à libertação dos ombros, ou, na apresentação pélvica, ao fazer a manobra de Pajot. A expressão do útero tipo Kristeller, especialmente quando a clavícula se encontra atrás do pube, é, por igual, causa de fratura.

Na maioria das vezes, o terço médio é o atingido; o diagnóstico se faz ao primeiro exame do recém-nascido, que se apresenta com os movimentos diminuídos no braço correspondente ao lado da lesão. Nos infantes de termo, e quando a solução de continuidade é completa, pode-se notar crepitação óssea à palpação da região. O reflexo de Moro exibe-se unilateral (desencadeia-se apenas do lado não fraturado), embora possa estar normal, excepcionalmente.

Tem-se consignado que sejam as fraturas completas somente suspeitadas pelos movimentos assimétricos dos membros superiores ou pela dor à movimentação passiva do ombro afetado.

Nos prematuros, o diagnóstico pelo exame físico não é fácil. Eles apresentam pouca motilidade, têm reflexos naturalmente diminuídos e as fraturas, geralmente, são em "galho verde", pois os ossos não estão calcificados; só a radiografia pode fornecer o diagnóstico exato, pelo calo formado 2 a 3 semanas depois do parto. São comumente assintomáticas.

O diagnóstico diferencial deve cogitar da patologia obstétrica das articulações da clavícula, que ensombrece o prognóstico, em geral, bom. A cura se dá em pouco tempo, sem deixar deformidades até mesmo nos casos não tratados. A imobilização torna-se necessária se houver grande separação dos fragmentos ósseos.

Bowes Jr. (1993) insiste em que a maioria das fraturas ocorre em partos espontâneos: o osso lesado exprimiria, para alguns, manobras traumáticas e assistência mal conduzida, o que os achados de Turnpenny et al. desmentem. É lícito afirmar, ao revés, que as fraturas da clavícula não evidenciam inépcia do tocólogo. Tem-se registrado, concomitantemente, a alta frequência de distocias da espádua (17%) refletindo a associação, bastante comum, entre a macrossomia e o acidente.

Entretanto, o conceito da macrossomia fetal deve ser vinculado à etnia da população especulada. A maioria dos autores considera macrossômicos os recém-nascidos pesando ≥ 4.000 g, independentemente da idade gestacional, o que tem menos precisão que defini-los como os conceptos com o peso acima do 90º percentil, para a idade da gravidez (Bochner et al., 1987; Rey, 1990; Mikulandra et al., 1993), pondo-se sempre sublinha no risco acrescido de tocotraumatismo e de asfixia neles imanente.

Reconhecer, com oportunidade, os obstáculos intransponíveis pelas espáduas, em particular pelos macrossômicos, na generalidade dos casos, impedirá trações excessivas e inúteis sobre o plexo braquial, que se consubstanciam, além das fraturas, em estiramentos e paralisias. As vigorosas expressões suprapúbicas promovem fratura da clavícula do ombro anterior, enquanto a liberação do membro posterior, sobretudo na extração podal, contribui para a seriedade desses tocotraumatismos. Consoante a experiência de Bowes Jr., quando as paralisias de Erb acompanham as distocias de espádua, elas se assentam no lado oposto da lesão neurológica, embora Donn Faix (1993) afirmem exatamente o contrário.

Úmero e fêmur. Depois da clavícula, o úmero é o osso mais predisposto à fratura, que sucede, pelo geral, no terço superior. Sua ossificação tem começo entre 6 e 7 semanas, no centro da diáfise, e a termo está completada. A incidência de fraturas obstétricas umerais é de 2,7 por 10.000 nascidos vivos (Múgica, 1976). O diagnóstico, ao exame físico, é singelo: crepitação óssea, angulação, falta de mobilidade do braço e reflexo de Moro unilateral. O tratamento consiste na imobilização do braço, pela técnica de Velpeau, que favorece a reconstituição, sem deformidades. Essas fraturas têm sido confundidas com a paralisia braquial; a radiologia dirime as incertezas do diagnóstico diferencial. A fratura do fêmur é rara e seu diagnóstico não apresenta dificuldades. No recém-nascido, toda a diáfise está consolidada, enquanto o ponto de ossificação da cabeça do fêmur só se inicia contemporaneamente ao fim da prenhez. O tratamento se torna complicado com a dificuldade de imobilização correta do membro afetado, em aparelho de gesso. A rápida formação de calo ósseo e o crescimento corrigem as irregularidades residuais.

Crânio. A fratura cranial raramente é observada. A calota é pouco ossificada, mole e se deixa facilmente comprimir. Durante o parto, o feto está parcialmente protegido pelos fenômenos plásticos de moldagem e pela elasticidade dos ossos da abóbada. Entretanto, aplicação incorreta do fórceps, manobras extremamente enérgicas de liberação da cabeça derradeira e anomalias ósseas da pelve materna são capazes de determinar fraturas. Podem aparecer como simples afundamentos dos ossos cranianos ou lesões lineares e estelares. O afundamento costuma ser de prognóstico bom, mas as fraturas genuínas serão sempre encaradas com reserva, pela possibilidade de hemorragia intracraniana, a agravar o prognóstico. Nos afundamentos persistentes, indica-se o levantamento ósseo por meio da cirurgia. Da existência de fratura, não se infere, todavia, a coexistência obrigatória de lesão encefálica (Loeser, 1976). Merecem alusão os traumatismos do concepto *in utero*, subsecutivos a agressões sofridas pela gestante, tiros e facadas, quedas sobre o ventre, acidentes de trânsito, de que tem resultado a fratura dos ossos do crânio fetal.

Vértebras. Fraturam-se excepcionalmente. As mais predispostas são a sexta e a sétima cervicais e a primeira torácica. As fraturas vertebrais dão origem a hemorragias que, quando pequenas, não causam dano importante, mas, se extensas e intradurais, ao se organizarem produzem síndromes de secção medular com paralisia flácida abaixo da região atingida. Dá-se, por vezes, a absorção espontânea da hemorragia ou do edema e o quadro da paralisia desaparece parcial ou totalmente.

Ossos do nariz. Fraturas e luxações dos ossos do nariz anotam-se em partos distócicos em que se usa o fórceps. É o traumatismo mais importante a luxação da cartilagem nasal de seu apoio no sulco vomeriano, caso em que se deve fazer logo a redução: o edema poderá trazer complicações respiratórias sérias para o recém-nascido.

Luxações. Mais comuns as do ombro e as do maxilar inferior. Nas primeiras, o braço do recém-nascido fica em abdução e rotação interna e haverá dificuldade no diagnóstico diferencial com a paralisia braquial ou a fratura do úmero. Os raios X trarão o esclarecimento desejado. A terapêutica consiste na imobilização do braço, colocando-o, posteriormente, em abdução, no ângulo reto, dirigindo-o para trás o máximo possível. A luxação da mandíbula é causada pelo obstetra ao tracioná-la, com o dedo na boca do feto, em manobras que o exijam (de Mauriceau ou de Champetier de Ribes, no parto pélvico e na cesárea segmentária, quando alguns puxam pelo maxilar inferior, após rodar a face do concepto para a brecha histerotômica). Não é grave; manifesta-se por desvio do queixo e dificuldade na sucção. Eventualmente, sinalam-se *separações epifisárias*, acompanhadas ou não de luxações. Os estiramentos e a torção do feto, em manobras obstétricas, são-lhe a etiologia principal e, mais comuns, as separações da epífise femoral e umeral superiores. É a radiografia negativa nos primeiros 5 dias para depois mostrar calo ósseo na região. Não há necessidade de tratamento especial.

Paralisias

O nervo facial e os do plexo braquial são os mais frequentemente atingidos no momento do parto. Raras, as paralisias por lesões de nervos periféricos ou de outras regiões do corpo do recém-nascido. No entanto, poderão aparecer, e comumente causadas por compressões de hematomas ou subsequentes a lesões de ossos fraturados. Veem-se, mais raramente, paralisias dos membros inferiores, nos traumatismos medulares.

Embora não seja tocotraumatismo, mas por vezes com ele confundido, deve ser citada a paralisia de um dos membros inferiores (*paralisia do nervo ciático*) consequente à injeção intramuscular na região glútea, durante o atendimento do recém-nascido na sala de parto ou berçário. Norma geral, toda injeção dever ser aplicada na porção anterolateral do quadrícipe.

Paralisia facial

É a mais corrente das produzidas por tocotraumatismo. Geralmente unilateral, é motivada por compressão do nervo ou pelas posturas fetais anômalas, intrauterinas, em que o ombro do concepto fica encostado no maxilar inferior e na região mastóidea; pressões exercidas pelas proeminências ósseas maternas durante a expulsão, e as consequentes a tumores uterinos são causas mais raras.

Vincular as lesões ao fórceps é muito discutível, depois do trabalho de Herpner (1951), provando não ser a incidência de paralisia facial maior nos fetos extraídos pelo instrumento do que nos nascidos de parto espontâneo. Em suas observações, ele pôde demonstrar que o lado da paralisia coincidia com a modalidade de apresentação cefálica (paralisia esquerda, posição OEA ou OET, ocorrendo o mesmo com o lado direito), fazendo assim supor que as lesões podem se originar da pressão suportada pela cabeça, de encontro ao promontório, durante sua passagem pela fieira pélvica.

A paralisia facial será de origem *central* (hemorragia intracraniana) ou *congênita* (agenesia dos núcleos do facial), e é observada, no geral, logo após o parto. Quando a criança chora, nota-se que apenas um lado da face se enruga, e o outro, atingido pela paralisia, permanece imóvel. O sulco nasolabial está ausente no ofendido, enquanto o olho permanece aberto, à conta da paralisia da pálpebra. As paralisias faciais de origem *periférica* diferenciam-se das *centrais* pela extensão da zona lesada. Nas primeiras, são alcançados o ramo superior e o inferior do facial. Nas segundas, apenas o inferior e há paralisia de outros nervos cranianos. Se o tocotraumatismo foi a etiologia exclusiva, não requerem

tratamento, desaparecendo ao fim da 2ª semana, sem sequelas. Nas paralisias centrais, deve-se considerar a possibilidade de serem determinadas por lesões asfíxicas.

Para Shapiro et al. (1996), a paralisia congênita do nervo facial é, pelo geral, de origem traumática, e o fórceps comumente citado na etiologia, embora o promontório materno e os ombros do feto possam também causar a compressão intrauterina do nervo. A paralisia facial, subordinada ao desenvolvimento do concepto, foi descrita, principalmente, em crianças com manifestações craniofaciais outras como as síndromes de Mobius e de Goldenhar, ou com pseudoparalisia envolvendo unilateralmente o lábio inferior.

A paralisia facial congênita de etiologia atraumática ocorre em indivíduos saudáveis e tem sido subestimada, a despeito da incidência de 8 a 25% de todas as lesões do nervo anotadas na população. Cefalo (1996) insiste em que a paralisia congênita do nervo facial pode manifestar-se após parto normal, secundariamente à lesão do nervo por compressão prolongada contra o promontório materno ou em seguida à pressão exercida pelas colheres do fórceps sobre as terminações nervosas do *forame* estilomastóideo. Recuperação espontânea sucede decorridos poucos dias, na maioria dos casos, por motivo da notável capacidade regeneradora dos tecidos nervosos neonatais. Paralisia permanente vê-se com numerosas anormalidades do desenvolvimento, relacionadas a síndromes específicas e cariotípicas.

O número cada vez menor de atos extrativos vaginais vem fazendo desaparecer esses tipos de tocotraumatismos, fenômeno atribuído à segurança da cesárea e, sobretudo nos EUA, para evitar o alude de processos judiciais contra os médicos, receosos do alto custo das indenizações pleiteadas.

Ausente a remissão dos sintomas (não importa o tipo da paralisia) ao cabo de 10 dias, impõem-se os testes de eletrodiagnóstico para precisar o grau de lesão do nervo, que pode ser reparada cirurgicamente (Goldstein et al., 1980).

Paralisia braquial

A paralisia braquial é causada, habitualmente, pelo traumatismo direto sobre o plexo braquial nas manobras obstétricas durante a tração cefálica para o desprendimento do ombro e ao executar-se o abaixamento de braço elevado na apresentação pélvica. Edema ou hematoma junto ao plexo também podem condicionar paralisia, em geral unilaterais.

As paralisias braquiais constituem lesão obstétrica trivial, com frequência que as coloca imediatamente após as fraturas claviculares, cerca de 1% de todos os nascidos vivos. Conforme o local de acometimento das diferentes raízes do plexo braquial, as paralisias adquirem formas clínicas diversas.

Paralisia de Duchenne-Erb

É ocasionada pelas lesões da 5ª e 6ª raízes cervicais, facilmente reconhecida pela posição característica que o membro adquire: espádua caída, o braço em adução, inerte, com rotação interna e pronação. Não são possíveis os movimentos de abdução, de flexão e de supinação do membro, mas estão presentes os de extensão das mãos. O reflexo de Moro é unilateral (aparece do lado não afetado), e o de pressão permanece intacto.

A *paralisia do diafragma*, associada, é comum e liga-se à origem do nervo frênico, que provém das 3ª, 4ª e 5ª raízes cervicais, a última atingida no tipo de Duchenne-Erb. A paralisia do frênico pode aparecer isolada. A criança tem crise de cianose; a radioscopia esclarece o diagnóstico, mostrando a existência de elevação paradoxal do diafragma no lado afetado durante a inspiração. Na expiração, dá-se o contrário, e ficam os movimentos alternados de cada lado.

Paralisia de Klumpke

A lesão da 7ª e da 8ª raízes cervicais determina paralisia da mão e dos dedos, com reflexo de preensão ausente. A parte superior do membro é respeitada. Quando o dano é também da 1ª raiz torácica, abrangendo fibras do simpático, caracteriza-se a *síndrome de Horner*: ptose da pálpebra e miose da pupila do lado idêntico ao da paralisia da mão. A íris atingida permanece por longo tempo com deficiência de pigmentação, fica azulada, diferente da coloração do olho indene.

Paralisia braquial total

Surge nas lesões extensas do plexo braquial, que alcançam até a medula, motivando a ausência de todos os reflexos do braço. Confunde-se, nos primeiros dias, com as paralisias de origem central, no início flácidas, depois espásticas. As centrais vêm quase sempre acompanhadas de diminuição funcional da perna do mesmo lado.

Qualquer dos três tipos descritos de paralisia braquial poderá ser confundido com as fraturas da clavícula ou do úmero. A radiografia elucidará o diagnóstico.

Na paralisia de Duchenne-Erb, o prognóstico é bom, com regressão total em poucas semanas; na de Klumpke, é reservado; e na braquial total, o prognóstico é mau.

O princípio fundamental do tratamento é manter relaxados os músculos paralisados, deixando em tensão os antagonistas. No tipo Duchenne-Erb, o braço deve ficar em abdução e rotação externa, com o cotovelo dobrado em 90°, posição de esgrimista, fácil de ser obtida pela fixação, por meio de ataduras, do punho do recém-nato à cabeceira do berço. Na paralisia de Klumpke, braço, mão e dedos serão aparelhados e contidos em extensão.

Hemorragia intracraniana

Constitui o mais importante dos tocotraumatismos, pela gravidade imediata e possíveis transtornos neurológicos futuros, quando a criança consegue sobreviver. Imputa-se-lhe a responsabilidade pela morte de 25 a 40% dos recém-nascidos vitimados por tocotraumatismos. Necropsias sistemáticas documentam que 25 a 30% da mortalidade perinatal estão associados à hemorragia intracraniana.

É difícil saber a verdadeira incidência, uma vez que nos sobreviventes estatui-se diagnóstico apenas presuntivo. Por outro lado, diversas afecções simulam o quadro clínico de hemorragia intracraniana e há, além disso, a hipótese de que fique assintomática e passe inapercepta. Goldenberg (1980), no entanto, avalia sua incidência em 1% de todos os partos de nascidos vivos (5 a 10 vezes mais frequentes nos pélvicos), separando-as em *hipóxicas* e *mecânicas*.

McDonald et al. (1984) encontraram, em 40 a 60% dos recém-nascidos com menos de 32 semanas de gestação, alguma forma de hemorragia intracraniana. Na metade deles, era do tipo intraventricular. Na opinião de Beverley et al. (1984), muitos episódios de hemorragia intraventricular manifestam-se logo depois do nascimento, o que sugere a importância de fatores perinatais

em sua origem. Pitkin e Zlatnik (1986) apoiam-se nesses dados para justificar o uso do fórceps na libertação dos prematuros: peso baixo ao nascer e gestação abreviada são fatores predisponentes às hemorragias intraventriculares e tão importantes como a presença ou gravidade do sofrimento fetal. O índice de Apgar, nos infantes pré-termo, não parece fiel se há hipoxia.

Fanaroff et al. (1989) estimam que as hemorragias cerebrais, presentes em 50% dos conceptos de peso muito baixo, representam, neles, causa substancial de mortalidade e de morbidade. Entre os fatores etiológicos potenciais, incluem fragilidade capilar, anomalias do fluxo sanguíneo cerebral e alterações em sua gasometria. Estudos diversos indicam que a leucomalacia e as lesões parenquimatosas rastreáveis pela ultrassonografia podem surgir independentemente de hemorragia intraventricular: são o resultado de necrose, secundária à isquemia, com mau prognóstico para o desenvolvimento normal subsequente (Guzzetta et al., 1986).

A hemorragia intracraniana de origem traumática é hoje inaceitável e, ocorrente, obriga sempre à revisão criteriosa da conduta obstétrica que foi seguida (Reid et al., 1972).

Fatores de risco

A assistência cuidadosa ao trabalho de parto impõe ao obstetra, na avaliação admissional da parturiente, a estimativa do risco de tocotraumatismo fetal.

Devem chamar atenção para esse desfecho ominoso a expectativa de concepto com peso estimado maior que 4.500 g ou que esteja em apresentação pélvica. Durante o trabalho de parto, a realização de tocurgia vaginal, quer pela grande extração ou, notadamente, pelo emprego de instrumentos (fórceps ou vácuo-extrator), além da maior dinâmica uterina, são fatores de risco bem estabelecidos para a ocorrência de tocotraumatismo fetal.

O reconhecimento do trauma requer cuidadosa avaliação física e neurológica do recém-nascido para determinar se há lesões adicionais. A simetria da estrutura e sua função devem ser avaliadas, os nervos cranianos devem ser examinados e detalhes como amplitude de movimento articular individual e integridade do couro cabeludo/crânio devem ser avaliados.

Ocasionalmente, lesões traumáticas no concepto podem resultar de reanimação neonatal, em nada relacionada ao parto. A avaliação judiciosa não permitirá equívoco ou tergiversão.

Etiologia

Várias são as causas. Demais da hemorragia produzida pela ação mecânica, a anoxia cria condições de extravasamento sanguíneo a caracterizar as hemorragias por "traumatismo químico". No cérebro, pode motivar hemorragias petequiais e, em certas ocasiões, bem extensas.

Os efeitos de forças antagônicas sobre a cabeça durante sua migração através do canal parturitivo, produzindo a moldagem do crânio, com movimentos dos ossos propiciados pelas suturas culminam, eventualmente, no deslocamento das veias da pia-máter. A pressão exercida sobre um diâmetro da cabeça é compensada pelo aumento de outros; o parto distócico favorece as possibilidades de hemorragia intracraniana. Síndromes hemorrágicas, em certos casos, poderão ser fator etiológico, e também a fragilidade capilar, comum nos prematuros.

Welch e Bottoms (1986) examinaram a relação entre a compressão sofrida pela cabeça fetal e a ocorrência de hemorragia intraventricular nos fetos de peso muito baixo (500 a 1.500 g) nascidos em apresentação cefálica. Não encontraram vinculação entre a paridade, a amniorrexe, a duração do trabalho, a episiotomia, o uso do fórceps, a cesárea e aquele tipo de hemorragia. Ao contrário, houve associação significativa se, além do peso inferior a 1.250 g, estavam presentes a depressão (Apgar de 1 minuto < 7), o sofrimento fetal e a mortalidade neonatal, fazendo supor que a compressão da cabeça nos conceptos de peso muito baixo não é a causa maior da hemorragia intraventricular.

No trabalho de Morales e Koerten (1986) também se procurou determinar os efeitos da assistência obstétrica na incidência da hemorragia intraventricular nos conceptos de peso muito baixo. Foram estudados, em 4 anos, 488 nascidos vivos pesando entre 500 e 1.500 g, monitorados eletronicamente durante o parto e acompanhados, nos primeiros 3 dias de vida, com ecoencefalogramas. A incidência de hemorragia intraventricular foi de 43% (das quais 40% eram graves), e a mortalidade atingiu 21%. Houve 76% de sobreviventes e 32% com formas importantes daquele tipo de hemorragia, evidenciadas pela ultrassonografia seriada, e no geral associadas à insuficiência motora e ao retardo mental.

Low et al. (1986) não averbaram relação entre as complicações maternas e obstétricas, a duração do trabalho, o tipo de parto e as hemorragias intracranianas. Tampouco a hipoxia foi fator coadjuvante nessa série de 220 recém-nascidos com diferentes tipos de complicações. A maturidade mostrou-se, porém, fator de relevo, bem como os distúrbios respiratórios importantes e as infecções.

Anatomia patológica

Pode ser encontrado sangue que extravase em qualquer parte da cavidade craniana. Estará distribuído, em forma de petéquias, no próprio tecido cerebral, ou derramado pela superfície e nos ventrículos. Consoante a localização anatômica, a hemorragia pode ser assim classificada (Painter, 1980):

- Subdural
  - Supratentorial
  - Fossa craniana posterior
- Dural
  - Veias cerebrais internas
  - Veia de Galeno
  - Veia de Galeno na junção com o grande seio longitudinal superior
  - Confluência do tentório com os seios
- Intracerebral
- Subaracnóidea.

As lacerações da tenda do cerebelo acarretam hemorragias subdurais e subtentoriais por lesão do seio transverso. Em alguns casos, observa-se rotura da veia de Galeno.

Nos prematuros, as localizações mais frequentes são as intraventriculares e as subaracnóideas.

As hemorragias consequentes à hipoxia ocorrida durante o trabalho, ou combinadas à síndrome de angústia respiratória, dão-se na zona do plexo coroide, intraventriculares ou subaracnóideas. As mais comuns e mais graves originam-se na região subependimária, entre o núcleo caudal e o tálamo. Acumulado aí o sangue, penetra ulteriormente no sistema ventricular, atravessa os forames de Luschka e de Magendie, invadindo o espaço subaracnóideo.

É tipo de hemorragia quase peculiar aos prematuros. Aos que escapam à morte remanescem danos neurológicos (hidrocefalia, retardo mental, paralisia cerebral). Goldenberg (*loc. cit.*) salienta que o trauma mecânico costuma ser invocado na etiologia, quando o infante é de termo, partejado a fórceps ou por extração podal. Por motivo da localização da veia de Galeno, as zonas convizinhas ficam suscetíveis às lacerações traumáticas que aparecem em seguida ao aumento subitâneo do diâmetro anteroposterior do crânio (compressão pelo fórceps ou resultado das manobras de libertação da cabeça derradeira).

Os hematomas subdurais – exemplo de hemorragia intracraniana traumática – intercorrem em seguida à rotura de uma veia cerebral e são de gravidade extrema, por destruírem o tecido cerebral, com lesão neurológica e decesso do recém-nascido. Quando há apenas suspeição de hematoma subdural, o diagnóstico não pode prescindir da tomografia computadorizada ou da ressonância magnética, métodos não invasivos e de grande precisão. Situados na fossa posterior, esses hematomas podem apresentar-se com os sintomas de hidrocefalia progressiva: fraqueza da musculatura servida pelos 6º e 7º nervos cranianos, vômitos e respiração irregular, sugerindo comprometimento infratentorial. Não é raro que as coleções na fossa posterior do recém-nascido estejam associadas aos hematomas intercerebelares (Painter, 1980).

As roturas dos grandes seios venosos do cérebro são apanágio dos partos pélvicos. Painter explica que os vetores da força na cabeça derradeira alongam-na no sentido anteroposterior, e, como a dura-máter não tem elasticidade, acomoda-se pouco ao estiramento e se rompe, com a instalação de hemorragia maciça. O óbito do infante é a regra nesses casos.

Sintomatologia

Pode estar presente logo após o parto. Em 75% dos casos, os sinais aparecem nas primeiras 24 horas; em outros, surgem durante os dias imediatos. O hematoma subdural é capaz de permanecer silencioso por vários meses.

Oski (1979) alerta para a frequência de hemorragias ventriculares, surgidas em crianças de baixo peso ao nascer, e completamente assintomáticas. Papile et al. (1978) usaram a tomografia computadorizada para determinar a incidência dessas hemorragias cerebrais intraventriculares, avaliando-as em 43%, com mortalidade de 55%.

É um quadro clínico muito variável, mas sempre se anota grande sonolência ou acentuada excitação motora do recém-nascido. Durante o sono normal, a criança reage prontamente à pesquisa dos reflexos de Moro, de preensão e sucção, o que não faz no sono patológico. Havendo predominância da excitação motora, verificam-se abalos musculares, de outras feitas convulsões repetidas, espasmos, que se traduzem por trismo, nistagmo, estrabismo e opistótono. Nas crianças nascidas em apresentação de face, a posição em opistótono é passageira e normal. Podem ocorrer paralisias dos membros, anisocoria e vômitos.

Outros sintomas extremamente variáveis acompanham o quadro clínico, dependentes da sede e intensidade das lesões e de fatores pulmonares, como cianose, respiração tipo Cheyne-Stokes, pulso rápido de início e lento posteriormente, hipotermia e, às vezes, hipertermia. O choro fraco trasmuda-se, a espaços, em gemidos agudos e súbitos (*choro cefálico*). As fontanelas estão tensas e abauladas.

Calcula-se que 50% dos recém-nados com hemorragia intracraniana faleçam nos primeiros dias. Os que se salvam melhoram paulatinamente, embora 15% dessas crianças apresentem posteriormente retardo mental e espasticidade.

É opinião de Volpe (1986) que as hemorragias periventriculares e as intraventriculares constituem as variedades mais conspícuas de derrames intracranianos neonatais, não somente pela frequência como à conta da importância das sequelas. As necropsias documentam que de 50 a 70% dos prematuros não sobrevivem a elas, e a tomografia computadorizada as encontra em 45% de todos os infantes com menos de 1.500 g.

Os sintomas começam de surgir 24 a 48 horas após episódio grave de hipoxia ou de asfixia perinatal, distintos em duas formas clínicas: a deterioração neurológica fulminante e a síndrome saltatória, mais comum, compatível com a sobrevida do infante.

A mortalidade foi orçada por Volpe em 25% nos tipos leves e moderados, 65% nos graves, vinculada às sequelas neurológicas relacionadas ao insulto hipóxico-isquêmico que prenuncia o derrame. Seguem-se-lhe a destruição da substância cerebral e a hidrocefalia pós-hemorrágica, essa ligada à aracnoidite obliterante da fossa posterior que bloqueia a saída do líquido cefalorraquidiano, para fora do 4º ventrículo ou pela fossa posterior (menos comum a estenose do aqueduto).

Diagnóstico

Quando o quadro clínico se instala com todos os sinais, é o diagnóstico evidente. Nos prematuros de baixo peso, não ocorre o mesmo porque certos sintomas da hemorragia intracraniana existem normalmente nessas crianças: respiração irregular, cianose, crises de apneia, hipo e hipertermia, abolição de reflexos, choro fraco, hipotonia e sonolência.

A destrinça com possível *edema cerebral* só pode ser feita pela evolução. Os sintomas aparecem depois de horas, e o reflexo de Moro costuma estar presente no início. Se ausente no edema cerebral, reaparecerá no 2º ou no 3º dia, enquanto na hemorragia intracraniana continuará negativo pelo decorrer de 1 semana ou mais.

A tomografia axial computadorizada e a ressonância magnética trouxeram ao diagnóstico das hemorragias intracranianas contribuição de tal vulto que não podem mais ser dispensadas. Além de precisarem a localização do derrame, sua extensão e características, nelas se apoia também o prognóstico.

Szymonowicz et al. (1984) compararam a precisão da ultrassonografia para o diagnóstico das hemorragias periventriculares em crianças pré-termo (tendo 30 semanas ou menos e peso < 1.500 g), com os dados necroscópicos. Apenas 33% desses recém-nascidos em que o exame anatomopatológico encontrou hemorragia periventricular tinham sinais de hemorragia intracrânica. As imagens ultrassônicas foram fiéis em 91% dos casos, a justificar emprego rotineiro do método em todos os neonatos de baixo peso.

A punção lombar, de pouco valor para o diagnóstico da sede da hemorragia, algumas vezes é usada para avaliar sintomas (convulsões generalizadas) e, geralmente, nos casos em que há hipertensão intracraniana evidente, com fontanelas tensas.

O líquido cefalorraquidiano ictérico ou hemorrágico pode ser encontrado em recém-nascidos normais. Límpido, não exclui a hipótese de hemorragia intracraniana.

A *tetania* do recém-nascido simula a hemorragia intracraniana: convulsões e abalos musculares são sintomas comuns. Os teores baixos de cálcio e elevações de fósforo, no sangue, e a resposta terapêutica à ministração parenteral de sal de cálcio contribuem para o diagnóstico.

As *malformações congênitas cerebrais* podem prestar-se a confusões diagnósticas, a despeito de não existirem aqui sinais de hipertensão craniana.

A *hemorragia das suprarrenais* determina quadro clínico com choque que pode confundir o diagnóstico. Quando for palpável a tumoração abdominal produzida pelo hematoma das suprarrenais, a diferenciação torna-se mais singela.

Tratamento

O tratamento é, quase sempre, expectante. A criança deve ser manuseada o mínimo possível, fornecendo-lhe assim repouso absoluto. As incubadoras são ótimo recurso para o tratamento por terem calor apropriado e oxigênio. As mucosidades devem ser frequentemente aspiradas. A alimentação será iniciada depois de 48 horas e ministrada por meio de sonda gástrica, ante qualquer dificuldade de sucção ou de deglutição.

Recomenda-se o uso da vitamina K em dose única de 1 a 2 mg, por via intramuscular.

É aconselhável o emprego de antibióticos, com o fim de prevenir possíveis infecções respiratórias. Nas excitações motoras e nas convulsões, devem ser usados barbitúricos pela via muscular. As injeções intravenosas de solução glicosada, a 50%, podem melhorar o edema cerebral, e as punções lombares, repetimos, mesmo com toda a cautela, ficam indicadas somente para amenizar a pressão intracraniana nos casos de fontanelas tensas e convulsões iterativas.

A cirurgia tem, para alguns, indicação obrigatória nas fraturas do crânio com afundamento (Natelson e Sayers, 1973; Loeser, 1976), embora a tendência seja empregá-la apenas quando haja evidência radiológica de esquírolas no interior da massa encefálica, sinais de lesão neurológica e de elevação da tensão intracraniana, com evasão subaponeurótica do líquido cefalorraquidiano, indiciando laceração dural (Painter, 1980).

Prognóstico

O prognóstico depende da localização e da extensão da hemorragia. Quando intraventricular, quase sempre é fatal. A hemorragia subdural, pelo comum, é grave; e de outras feitas, passa despercebida durante algum tempo. Na hipótese, mais rara, de ser também subtentorial, poderá determinar hidrocefalia. Nesse caso a cirurgia se impõe.

Muitas crianças falecem no período neonatal por hemorragia cerebral. Quando sobrevivem, e a espoliação foi intensa, constituem casos trágicos, com vida puramente vegetativa, espásticas, paupérrimo e lento desenvolvimento psicomotor.

Natelson e Sayers (1973) observaram, por longo período, grupo de infantes com tocotraumatismos cranianos graves e puderam verificar que apenas cerca de um terço deles cresceu normalmente; os demais morreram ou exibiram graus variáveis de sequelas neurológicas.

Prevenção. A hemorragia é, na hora presente, o mais importante problema neurológico do recém-nascido (Kenny et al., 1988), e sua prevenção constitui preocupação magna (Volpe, 1986; Fanaroff et al., 1989). Reduzindo a prematuridade e impedindo a asfixia perinatal, evita-se a maioria dos insultos isquêmico-hipóxicos pós-natais (Goldenberg 1980). O sistema nervoso central e o periférico do feto e do recém-nascido estão em risco durante o trabalho e no momento do parto por motivo de asfixia, trauma e intoxicação, e é Painter (1980) quem o afirma, aduzindo que os achados clínicos na asfixia são pouco característicos por sua variedade. A prevenção reflete-se, de modo auspicioso, na amenização da mortalidade e da morbidade perinatais.

Traumatismos viscerais

Suprarrenais

As hemorragias das glândulas suprarrenais são propiciadas por sua extraordinária vascularização e tamanho, proporcionalmente grande, no recém-nascido. Pode haver pequenas hemorragias que passam inaceptas, por serem assintomáticas. Outras, maciças, são mais frequentes nos partos laboriosos e nos pélvicos, o que faz inculpar a ação mecânica de fator etiológico importante. As síndromes hemorrágicas do recém-nascido e a infecção septicêmica são elementos causais sugeridos por algumas observações. A macrossomia fetal e a conhecida predisposição dos filhos de diabéticos em terem trombose intravascular são fatores etiológicos considerados em trabalhos recentes.

Certas dificuldades opõem-se a seu estudo satisfatório: a impossibilidade de distinguir, entre si, com razoável precisão, a anoxia, o tocotraumatismo, a infecção ou as síndromes hemorrágicas, entidades patológicas tão interdependentes na patologia perinatal que o diagnóstico diferencial é quase dialético e muito especioso.

A incidência relativamente elevada de hemorragias nas suprarrenais indica a importância do tema. Em trabalho anterior, apoiado em 713 necropsias de nati e neomortos, encontramos 27 casos de lesões hemorrágicas dessas glândulas, excluídas as calcificações, decorrentes possivelmente de antigos focos de sangramento. A incidência nos natimortos foi de 2,9%, e nos neomortos alcançou 4%. Em sete histórias clínicas havia tocotraumatismos diversos.

A sintomatologia está relacionada com o quadro da insuficiência suprarrenal aguda e da anemia. O feto pode falecer durante o parto, mas, em grande número de casos, os sintomas surgem horas ou dias após o nascimento. O infante se apresenta em estado de choque, pálido, com cianose labial e ungueal, reflexos diminuídos, às vezes convulsões e petéquias na pele; o nitrogênio não proteico e o potássio estão elevados no sangue; sódio e glicose estão baixos. A hemorragia é eventualmente bilateral e extensa, quando é então possível palpar a tumoração da glândula ao examinar o abdome. Nas perdas sanguíneas grandes estabelece-se o quadro anêmico, que progride rapidamente. Não percebida a tumoração, o diagnóstico é difícil e torna-se necessário o discrime com a hemorragia intracraniana, septicemia, pneumopatias e hemorragias viscerais em outros órgãos.

O tratamento consiste em combater a insuficiência suprarrenal, o estado de choque e anemia; proteger a criança de desidratação, da hipopotassemia e da hipoglicemia, ministrando-lhe, por via venosa, soluções salinas, glicosadas e sangue. São imperativos o emprego de doses altas de cortisona e de desoxicorticosterona, a correção do equilíbrio eletrolítico e o tratamento do choque (hemotransfusão e oxigênio). A cirurgia presta serviços nas histórias clínicas em que o diagnóstico foi bem rastreado e tem salvo alguns conceptos.

Fígado

A rotura hepática é de ocorrência rara. Produzida, geralmente, durante o parto, pode antecedê-lo ou sucedê-lo. O acidente é mais comum durante a prática de versões por manobras internas e nas extrações podais. Pelas roturas pós-natais, respondem as manobras violentas de reanimação. Os fetos macrossômicos estão mais sujeitos a esse gênero de tocotraumatismo.

A superfície anterior do lobo direito do fígado é a zona atingida na maior parte das observações. Inicialmente, a cápsula não se rompe, formando-se hematoma de tamanho variável que se abre no decurso do exame, ou espontaneamente, quando a hemorragia aumenta.

Em certas oportunidades, a espoliação é violenta, motivando a morte fetal intraparto ou logo a seguir. Descobre-se tumoração hepática no exame do recém-nascido; menos pontual, o quadro é de lactente que vinha progredindo normalmente e, no 2º, 3º ou 4º dia, entra em choque, apresenta anemia com palidez, hipotermia, respostas diminuídas aos estímulos, cianose, vômitos, pulso rápido e pequeno, respiração entrecortada. O abdome se distende e apresenta macicez no flanco direito. Há baixa de hemoglobina e de hemácias no sangue. A paracentese abdominal confirma o diagnóstico.

A transfusão de sangue é a medida de urgência, produzindo melhora rápida e até bastante para determinar a cura. A conduta mais indicada, porém, é a intervenção cirúrgica, com objetivo de reparar a ferida hepática.

Medula

As lesões medulares são exceção e parecem estar com a incidência em declínio. Em 32.000 partos, durante os 5 anos anteriores à sua publicação, Painter (1980) viu apenas um caso. Posto que a maioria de crianças com lesão medular foi partejada por via vaginal, em apresentação pélvica, o emprego do fórceps na cabeça derradeira e a operação cesariana, cada vez mais praticados, explicam a raridade relativa dos registros.

Acompanham-se ou não de fraturas vertebrais produzidas, no geral, por tração exagerada ou canhestra de cabeça derradeira, nas apresentações pélvicas. Apesar de certa elasticidade, a medula pode romper-se, provocando hemorragias de extensão variável.

A sintomatologia depende da região atingida. Alta e com hemorragia extensa, a morte é quase imediata; baixa, pode permitir a sobrevivência da criança, malgrado paralisia e perda de sensibilidade abaixo da lesão.

É um prognóstico sempre mau, e os infantes ficam sujeitos a frequentes infecções (respiratórias, urinárias) e à morte consequente.

Bibliografia

Acker VD, Sachs BP, Friedman EA. Risk factors for shoulder dystocia. Obst. Gynec. 1985;66:762.

American College of Obstetricians and Gynecologists. Fetal macrosomia. ACOG technical bulletin nº 159. Washington DC: American College of Obstetricians and Gynecologists; 1991.

American College of Obstetricians and Gynecologists. Operative vaginal delivery. Practice Bulletin n. 154. Obstet Gynecol. 2015;126:e56-65.

Avery JB, Anderson GW. Pathology of the Newborn. In Greenhill JP, organization. Obstetrics. 13.: ed. Philadelphia: Saunders; 1966.

Berard J, Dufour P, Vinatier D, et al. Fetal macrosomia: risk factors and outcome. A study of the outcome concerning 100 cases > 4.500 g. Eur J Obst Gynec Reprod Biol. 1998,77:51.

Berendes HW. Proceedings of the International Congress on the Scientific Study of Mental Retardation. Copenhagen; 1964.

Bergman I, Bauer RE, Barmada MA, et al. Intracerebral hemorrhage in the full-term neonatal infant. Pediatrics. 1985;75(3):488-96.

Beverley DW, Chance GW, Coates CF. Intraventricular haemorrhage-timing of occurrence and relationship to perinatal events. Br J Obstet Gynaecol. 1984;91(10):1007-13.

Bowes Jr W. Editorial comment. Obst Gynec Survey. 1993;48:660.

Brann AW Jr, Dykes FD. The effects of intrauterine asphyxia on the full-term neonate. Clin Perinatol. 1977;4:149-61.

Carlus C, Pacault A, Gamarra E, et al. Le nouveau-né macrosome em maternité: attitudes pratiques. J Gynec Obst Biol Reprod. 2000;29:25.

Cefalo, RC. Editorial comment. Obst Gynec Survey. 1996;51:524.

Cefalo RC. Editorial comment. Obst Gynec Survey. 1997;52:340.

Chamberlain G. Turnbull's obstetrics. 2. ed. Churchill Livingstone: Edinburgh; 1995.

Chaney RH, Givens CA, Watkins GP, Eyman RK. Birth injury as the cause of mental retardation. Obstet Gynecol. 1986;67(6):771-5.

Chauhan SP, Hendrix NW, Magann EF, Morrison JC, Kenney SP, Devoe LD. Limitations of clinical and sonographic estimates of birth weight: experience with 1034 parturients. Obstet Gynecol. 1998;91:72-7.

Chauhan SP, West DJ, Scardo JA, Boyd JM, Joiner J, Hendrix NW. Antepartum detection of macrosomic fetus: clinical versus sonographic, including soft-tissue measurements. Obstet Gynecol. 2000;95(5):639-42.

Cheung TH, Leung A, Chang A. Macrosomic babies. Aust N Z J Obstet Gynaecol. 1990;30(4):319-22.

Collins KA, Popek E. Birth injury: birth asphyxia and birth trauma. Acad Forensic Pathol. 2018;8(4):788-864.

Crothers B. Birth injuries, from the viewpoint of the neurologist. In: Davis CH, Carter B. Gynecology and obstetrics. vol. II. Hagerstown: W.F. Prior; 1953.

Cruikshank DP, Pitkin RM. Delivery of the premature breech. Obst Gynec. 1977;50:367.

Cunningham FG, MacDonald PC, Gant FN, et al. Williams obstetrics. 21th. edition. Stamford: Connecticut, Appleton & Lange; 2001.

Dar P, Gross SJ. Macrosomia: a genetic perspective. Clin Obstet Gynecol. 2000;43(2):298-308.

Daw E. Management of the hyperextended fetal head. Am J Obst Gynec. 1976;124:113.

Divon MY. Fetal macrosomia. Cl Obst Gynec. 2000;43:255.

Donn SM, Faix RG. Long-term prognosis for the infant with severe birth trauma. Clin Perinatol. 1983;10(2):507-20.

Ecker JL, Greenberg JA, Norwitz ER, Nadel AS, Repke JT. Birth weight as a predictor of brachial plexus injury. Obstet Gynecol. 1997;89(5 Pt 1):643-7.

Eden RD, Boehm FH, Haire M. Assessment and care of the fetus. Connecticut: Prentice-Hall International Inc.; 1990.

Ehrenfest H. Birth injuries of the newborn. From the viewpoint of the obstetrician. In Davies CH, Carter B. Gynecology and obstetrics. vol. II. Hagerstown: W.F. Prior; 1953.

Falk C, Falk S, Strobel E. Overweight newborn infants-incidence, causes and clinical significance. Geburtshilfe Frauenheilkd. 1989;49(6):536-41.

Fanaroff AA, Martin RJ, Miller MJ. Identification and management of high-risk problems in the neonate. In Creasy RK, Resnik R. Maternal-fetal medicine: principles and practice. 2. ed. Philadelphia: W.B. Saunders; 1989.

Fanaroff AA, Martin RJ, Miller MJ. Identification and management of high-risk problems in the neonate. In Creasy RK, Resnik R. Maternal-fetal medicine: principles and practice. 3. ed. Philadelphia: W.B. Saunders; 1994.

Ferber A. Maternal complications of fetal macrosomia. Cl Obst Gynec. 2000;43:355.

Ferguson JE, Sistrom CL. Can fetal-pelvic disproportion be predicted. Clin Obstet Gynecol. 2000;43(2):247-64.

Fitzhardinge PM, Flodmark O, Fitz CR, Ashby S. The prognostic value of computed tomography of the brain in asphyxiated premature infants. J Pediatr. 1982;100(3):476-81.

Flodmark O, Becker LE, Harwood-Nash DC, Fitzhardinge PM, Fitz CR, Chuang SH. Correlation between computed tomography and autopsy in premature and full-term neonates that have suffered perinatal asphyxia. Radiology. 1980;137(1 Pt 1):93-103.

Fox H. Haines and Taylor obstetrical and gynecological pathology. 3. ed. Edinburgh: Churchill Livingstone; 1989.

Gabbe SG, Niebyl JR, Simpson JL. Obstetrics. Normal & Problem Pregnancies. 4. ed. New York: Churchill Livingstone; 2002.

Gersham EL. Birth trauma. Pediatr Cl North Am. 1975;22:317.

Gladjke E, Bremer D, Fuhmann U, Heinisch A. Nekrose in Gesässbereich und Lähmung des Nervus ischiaticus bein Neugeborenen. Gebustsh Frauenh. 1972;32:457.

Goffinet F. Les dificultés de la reconnaissance anténatale de la macrosomie foetale. J Gynec Obst Biol Reprod. 2000;29:13.

Goldenberg RL. Birth trauma. In: Sciarra JJ, Depp R, Eschenbach DA. Gynecology and obstetrics. Vol. 3. Hagerstown: Harper & Row; 1980.

Gonen R, Spiegel D, Avenid M. Is macrosomia predictable, and are shoulder dystocia and birth trauma preventable? Obst Gynec. 1996;88:526.

Grassi AE, Giuliano MA. The neonate with macrosomia. Cl Obst Gynec. 2000;43:340.

Habib A, McCarthy JS. Effects on the neonate of propranolol administered during pregnancy. J Pediatr. 1977;91:808.

Haesslein HC, Niswander KR. Fetal distress in term pregnancies. Am J Obstet Gynecol. 1980;137(2):245-53.

Haller ES, Nesbitt Jr. REL, Anderson GW. Clinical and pathological concepts of gross intracranial hemorrhage in perinatal mortality. Obst Gynec Surv. 1956;11:179.

Hensleigh PA, Fainstat T, Spencer R. Perinatal events and cerebral palsy. Am J Obst Gynec. 1986;154:978.

Herpner Jr. WR. Some observation on facial paresis in the newborn infant: etiology and incidence. Pediatrics, 1951;8:494.

Horbar JD, Pasnick M, McAuliffe TL, Lucey JF. Obstetric events and risk of periventricular hemorrhage in premature infants. Am J Dis Child. 1983;137(7):678-81.

Illingworth R. Why blame the obstetrician? A review. Br Med J. 1979;1:797.

James DK, Steer PJ, Weiner CR, et al. High risk pregnancy. Management Options. London: W.B. Saunders; 1994.

Jesurun CA, Levin GS, Sullivan WR, Stevens D. Intracranial hemorrhage in utero re thrombocytopenia. J Pediatr. 1980;97(4):695-6.

Johanson RB, Menon BK. Vacuum extraction versus forceps for assisted vaginal delivery. Cochrane Database Syst Rev. 2000;(2):CD000224.

Kendall N. Clinical aspects of perinatal hemorrhagic incidents. In Iffy L, Charles D. Operative Perinatology. New York: MacMillan Publish; 1984.

Kenny JD, Garcia-Prats JA, Hilliard JL, Corbet AJ, Rudolph AJ. Hypercarbia at birth: a possible role in the pathogenesis of intraventricular hemorrhage. Pediatrics. 1978;62(4):465-7.

Kolben M, Schneider KT, Thieme C, Schöffel J, Graeff H. Macrosomia of the fetus and clinical relevance. Geburtshilfe Frauenheilkd. 1990;50(4):270-7.

Kolderup LB, Laros RK Jr, Musci TJ. Incidence of persistent birth injury in macrosomic infants: association with mode of delivery. Am J Obstet Gynecol. 1997;177:37-41.

Kudrjavcev T, Schoenberg BS, Kurland LT, Groover RV. Cerebral palsy-trends in incidence and changes in concurrent neonatal mortality: Rochester, MN, 1950-1976. Neurology. 1983;33(11):1433-8.

Langer O. Fetal macrosomia: etiologic factors. Cl Obst Gynec. 2000;43:283.

Lazzara A, Ahmann P, Dykes F, Brann AW Jr, Schwartz J. Clinical predictability of intraventricular hemorrhage in preterm infants. Pediatrics. 1980;65:30-4.

Lepercq J, Timsit J, Hauguel-de Mouzon S. Etiopathogénie de la macrosomie foetale [Etiopathogeny of fetal macrosomia]. J Gynecol Obstet Biol Reprod (Paris). 2000;29(1 Suppl):6-12.

Leviton A, Gilles F, Strassfeld R. The influence of route of delivery and hyaline membranes on the risk of neonatal intracranial hemorrhages. Ann Neurol. 1977;2(6):451-4.

Leviton A, Gilles F. Periventricular hemorrhage in the newborn. Neurology (NY). 1980;30:677.

Lou HC. Perinatal hipoxic-ischemic brain damage and intraventricular hemorrhage. A pathogenetic model. Arch Neurol. 1980;37:585.

Lou HC. Perinatale cerebral ischemia and development neurologic disorders. Acta Paed Scand. 1983;311:28.

Low JA, Galbraith RS, Muir D, Killen H, Karchmar J, Campbell D. Intrapartum fetal asphyxia: a preliminary report in regard to long-term morbidity. Am J Obstet Gynecol. 1978;130(5):525-33.

Low JA, Galbraith RS, Muir DW, et al. The relationship between perinatal hypoxia and newborn encephalopathy. Am J Obst Gynec. 1985;152:256.

Magalhães F. Clínica obstétrica (novas lições). Rio de Janeiro: Guanabara; 1933.

Magalhães F. Non vis sed arte. In Lições de clínica obstétrica. Rio de Janeiro: Castilho; 1917.

Maisels MJ, Rees R, Marks K, Friedman L. Elective delivery of terms fetus: Obstetric hazard. JAMA. 1977;238:2036.

Martin RJ, Miller MJ, Carlo WA. Pathogenesis of apnea in preterm infants. J Pediatr. 1986 Nov;109(5):733-41.

McDonald MM, Koops BL, Johnson ML, et al. Timing and antecedents of intracranial hemorrhage in the newborn. Pediatrics. 1984;74:32-6.

McManus F, Rang M, Chance G, Whittaker J. Is cerebral palsy a preventable disease? Obstet Gynecol. 1977;50:71-7.

Mikulandra F, Stojnić E, Perisa M, Merlak I, Sikić D, Zenić N. Fetal macrosomia--pregnancy and delivery. Zentralbl Gynakol. 1993;115(12): 553-61.

Miller JA, Miller FS. Studies on prevention of brain damage in asphyxia. Develop Med Child Neurol. 1965;7:607.

Morales WJ, Koerten J. Obstetric management and intraventricular hemorrhage in very-low-birth-weight infants. Obst Gynec. 1986;68:35.

Múgica DBE. Traumatología y ortopedia de las lesiones obstétricas en el niño. Madrid: Ed. Marban; 1976.

Natelson SE, Sayers MP. The fate of children sustaining severe head trauma during birth. Pediatrics. 1973;51(2):169-74.

Nelson KB, Ellenberg JH. Obstetric complications as risk factors for cerebral palsy or seizure disorders. JAMA. 1984;251(14):1843-8.

Neme B. Obstetrícia básica. 2. ed. São Paulo: Sarvier; 2000.

Niswander KR. Asphyxia in the fetus and cerebral palsy. Chicago: Year Book. Med. Publis.; 1983.

O'Reilly-Green C, Divon M. Sonographic and clinical methods in the diagnosis of macrosomia. Clin Obstet Gynecol. 2000;43(2):309-20.

Orlandi OV. O prematuro. Rio de Janeiro: Capitólio; 1954.

Ouzounian JG, Korst LM, Phelan JP. Permanent Erb palsy: a traction-related injury? Obstet Gynecol. 1997;89(1):139-41.

Painter MJ. Neurologic sequelae of birth. In: Sciarra JJ, Depp R, Eschenbach DA. Gynecology and obstetrics. Vol. 3. Hagerstown: Harper & Row; 1980.

Papile LA, Burstein J, Burstein R, Koffler H. Incidence and evolution of subependymal and intraventricular hemorrhage: a study of infants with birth weights less than 1,500 gm. J Pediatr. 1978;92(4):529-34.

Paul RH, Yonekura ML, Cantrell CJ, Turkel S, Pavlova Z, Sipos L. Fetal injury prior to labor: does it happen? Am J Obstet Gynecol. 1986;154(6):1187-93.

Perlow JH, Wigton T, Hart J, Strassner HT, Nageotte MP, Wolk BM. Birth trauma. A five-year review of incidence and associated perinatal factors. J Reprod Med. 1996;41(10):754-60.

Pettitt DJ, Baird HR, Aleck KA, Bennett PH, Knowler WC. Excessive obesity in offspring of Pima Indian women with diabetes during pregnancy. N Engl J Med. 1983;308(5):242-5.

Pettitt DJ, Knowler WC, Bennett PH, Aleck KA, Baird HR. Obesity in offspring of diabetic Pima Indian women despite normal birth weight. Diabetes Care. 1987;10:76-80.

Pitkin RM, Zlatnik FJ. Editorial comment. The year book obst gynec. 1986. Chicago: Year Book Med. Publishers; 1986.

Polak M. Conséquences à long terme de la macrosomie foetale. J Gynec Obst Biol Reprod. 2000;29:6.

Potter EL. Pathology of the fetus and infant. 2. ed. Chicago: The Year Book Publ.; 1961.

Rajasekar D, Hall M. Urinary tract injuries during obstetric intervention. Br J Obst Gynaec. 1997;104:731.

Raman S, Urquhart R, Yusof M. Clinical versus ultrasound estimation of fetal weight. Aust N Z J Obstet Gynaecol. 1992;32(3):196-9.

Ranitch MM. Congenital deformation of the chest wall. Philadelphia: Saunders; 1977.

Reid DE, Ryan KJ, Benirschke K. Principles and management of human reproduction. Philadelphia: Saunders; 1972.

Rey E. Macrosomie et insulinemic maternelle dans le diabete gestationel. J Gynéc Obst Biol Reprod. 1990;19:471.

Rezende J., Nahoum LR, Nahoum JC, Costa LM. As hemorragias das glândulas supra-renais em patologia fetal e neonatal. Rev Ginec Obst. 1958;102:89.

Romaña MC. La paralysie obstétricale du plexus brachial. J Gynec Obst Biol Reprod. 2000;29:33.

Romoff A. Shoulder dystocia: lessons from the past and emerging concepts. Cl Obst Gynec. 2000;43:226.

Rouse DJ, Owen J, Goldenberg RL, Cliver SP. The effectiveness and costs of elective cesarean delivery for fetal macrosomia diagnosed by ultrasound. JAMA. 1996;276(18):1480-6.

Rouse DJ, Owen J. Sonography, suspected macrosomia, and prophylactic cesarean: a limited partnership. Cl Obst Gynec. 2000;43:326.

Schaffer AJ. Diseases of newborn. 3. ed. Philadelphia: Saunders; 1971.

Sciarra JJ. Gynecology and obstetrics. Revised edition. Philadelphia: Lippincott-Raven; 2003.

Scott H. Outcome of very severs birth asphyxia. Arch Dis Child. 1976;51:1976.

Shapiro NL, Cunningham MJ, Parikh SR, Eavey RD, Cheney ML. Congenital unilateral facial paralysis. Pediatrics. 1996;97(2):261-4.

Shennan AT, Milligan JE, Hoskins EM. Perinatal factors associated with death or handicap in very preterm infants. Am J Obstet Gynecol. 1985;151(2):231-8.

Sims ME, Turkel SB, Halterman G, Paul RH. Brain injury and intrauterine death. Am J Obstet Gynecol. 1985;151(6):721-3.

Sood AK, Yancey M, Richards D. Prediction of fetal macrosomia using humeral soft tissue thickness. Obstet Gynecol. 1995;85(6):937-40.

Stern L. Birth asphyxia and birth injuries. In: Iffy L, Charles D. Operative perinatology. New York: Macmillan Publish.; 1984.

Swift GW. Birth injuries. From the viewpoint of the neurosurgeon. In Davis CH, Carter B. Gynecology and obstetrics. vol. II. Hagerstown: W.F. Prior; 1953.

Sykes GS, Molloy PM, Johnson P, et al. Do Apgar scores indicate asphyxia? Lancet. 1982;1(8270):494-6.

Szymonowicz W, Schafler K, Cussen LJ, Yu VY. Ultrasound and necropsy study of periventricular haemorrhage in preterm infants. Arch Dis Child. 1984;59(7):637-42.

Tejani N, Rebold B, Tuck S, Ditroia D, Sutro W, Verma U. Obstetric factors in the causation of early periventricular-intraventricular hemorrhage. Obstet Gynecol. 1984;64(4):510-5.

Tooley WH, Phibbs RH, Sohlenter MA. Intrauterine asphyxia and the developing fetal brain. Chicago: Year Book Med. Pubs.; 1977.

Towbin A. Spinal cord brain stem injury at birth. Arch Path. 1964;77:620.

Turnpenny PD, Nimmo N. Fractured clavicle of the newborn in a population with a high prevalence of grand-multipary. Br J Obst Gyneac. 1993;100:338.

Verspyck E, Goffinet F, Hellot MF, Milliez J, Marpeau L. Newborn shoulder width: a prospective study of 2222 consecutive measurements. Br J Obstet Gynaecol. 1999;106(6):589-93.

Volpe JJ. Neurology of the newborn. 2. ed. Philadelphia: W.B. Saunders; 1986.

Walther FJ, Ramaekers LHJ. The ponderal index as a measure of the nutritional status at birth and its relation to some aspects of neonatal morbidity. J Perinat Med. 1982;10:42.

Welch R, Bottoms SF. Reconsideration of head compression and intraventricular hemorrhage in the vertex very-low-birht-weight fetus. Obst Gynec. 1986;68:29.

Wigglesworth JS, Davies PA, Keith IH, Slade SA. Intraventricular hemorrhage in the preterm infant without hyaline membrane disease. Arch Dis Child. 1977;52:447.

Williams MC, Knuppel RA, O'Brien WF, Weiss A, Spellacy WN, Pietrantoni M. Obstetric correlates of neonatal retinal hemorrhage. Obstet Gynecol. 1993;81(5 (Pt 1)):688-94.

Winn HN, Holcomb W, Shumway JB, al-Malt A, Amon E, Hobbins JC. The neonatal bisacromial diameter: a prenatal sonographic evaluation. J Perinat Med. 1997;25(6):484-7.

Worthington D, Davis LE, Grausz JP, Sobocinski K. Factors influencing survival and morbidity with very low birth weight delivery. Obstet Gynecol. 1983;62(5):550-5.

Zalneraitis EL, Young RS, Krishnamoorthy KS. Intracranial hemorrhage in utero as a complication of isoimmune thrombocytopenia. J Pediatr. 1979;95(4):611-4.

Zelop CM. Prediction of fetal weight with the use of three-dimensional ultrasonography. Cl Obst Gynec. 2000;43:321.

Zelson C, Lee SJ, Pearl M. The incidence of skull fractures underlying cephalhematomas in newborn infants. J Pediatr. 1974;85:371.

96 Secundamento Patológico

Ana Pereira Nunes Fialho
Caroline Chiarelli
Fernanda Brião Vaz

Retenção placentária

O conhecimento da fisiologia do secundamento possibilita considerar retida a placenta em que o 3º estágio não se completou decorridos 30 minutos do nascimento do concepto. Essa é uma definição aceitável para partos ocorridos no 3º trimestre, e em que a dequitação é gerenciada ativamente, com administração de agentes uterotônicos, tração controlada do cordão umbilical, entre outras medidas já descritas no Capítulo 22. Nesse cenário, 98% das placentas serão expelidas nos 30 minutos iniciais.

O manejo expectante do 3º período, sem a utilização de manobras ou medicamentos para acelerar a dequitação, cursa com um aumento da frequência de casos classificados como retenção placentária, visto que nos primeiros 30 minutos apenas 80% das placentas serão expelidas. Para completar os mesmos 98% do 3º estágio com manejo ativo, serão necessários 60 minutos. Partos ocorridos no 2º trimestre também são frequentemente seguidos por retenção placentária, com a maioria dos secundamentos se completando somente após 90 a 120 minutos.

É importante o diagnóstico e a resolução oportuna das retenções placentárias para evitar as principais complicações decorrentes desse quadro: hemorragia pós-parto, endometrite e, mais raramente, a inversão uterina.

Fatores de risco

- Retenção placentária prévia
- Parto pré-termo
- Uso de ergometrina
- Anormalidades uterinas
- Pré-eclâmpsia, natimorto e recém-nascido pequeno para a idade gestacional
- Inserção velamentosa do cordão
- Idade materna ≥ 30 anos
- Parto em hospital-escola.

Causas de retenção placentária

Se a placenta não se descola espontaneamente da parede uterina nos 30 minutos subsequentes ao parto, deve-se considerar a etiologia dessa condição para direcionar a ação. Constituem dois grandes grupos de alterações patológicas do descolamento placentário: alterações da contratilidade uterina e anormalidades anatômicas na adesão placentária ao endométrio.

Alterações de contratilidade

Hipotonia/atonia. Quando o útero não contrai efetivamente, é comum a placenta manter-se presa ao local de implantação. Percebe-se o fundo uterino elevado e de consistência amolecida, além de não serem visualizados os sinais clínicos de separação placentária fisiológica (sangramento súbito e de pequena monta, alongamento do cordão umbilical à saída do introito vaginal, enrijecimento e elevação do fundo uterino). Enquanto a placenta ainda está totalmente aderida, geralmente não se evidencia sangramento transvaginal e, nesses casos, a massagem do fundo uterino pode auxiliar no processo de contratilidade e acelerar o descolamento placentário. Porém, é de grande importância reconhecer e agir rapidamente, em vigência de hipotonia/atonia uterina, para que não evolua para um quadro hemorrágico grave (ver Capítulo 97).

Encarceramento placentário. Acontece em casos de perturbações da contração uterina localizadas no segmento, com a formação de anéis de constrição a partir da incoordenação motora da fibra uterina. Em alguns casos, a contração espasmódica do orifício cervical logo após o parto aprisiona a placenta no corpo uterino. O diagnóstico é feito quando se observam sinais de separação placentária sem a posterior exteriorização e ao toque vaginal percebe-se a borda da placenta por meio do orifício cervical que, ao exame, se apresenta como um anel espessado e tenso.

Anormalidades anatômicas da adesão placentária à parede uterina

Prematuridade. Trata-se, na verdade, de uma imaturidade, e não uma anormalidade, da decídua basal. Isso ocorre porque ainda não se estabeleceu na camada esponjosa da placenta o processo de degeneração hialina e de calcificação, presente nas gestações a termo e que leva à dequitação. A prevalência de retenção placentária em partos prematuros atinge 21% dos nascimentos.

Aderência placentária. Ocorre quando a placenta permanece aderida à parede uterina, porém pode ser facilmente separada manualmente. Os sinais clínicos são os mesmos do espectro do acretismo e poderão ser diferenciados somente no momento da tentativa de descolamento manual.

Acretismo placentário. Define-se placenta acreta como uma invasão trofoblástica anormal do miométrio, em consequência da ausência de decídua basal e da formação deficiente da camada fibrinoide, ou camada de Nitabuch. O espectro do acretismo inclui também a placenta percreta e a placenta increta (Figura 96.1) e será abordado no Capítulo 33. Entretanto, cabe ressaltar que o aumento na incidência de acretismo está intimamente ligado ao número crescente de cesarianas no mundo, chegando a 56% do total de nascimentos no Brasil. Cesarianas repetidas também influenciam a frequência de casos de acretismo placentário, com taxas variando de 3% em mulheres com uma única cesariana prévia até 67,4% em mulheres com três ou mais cesarianas anteriores.

Retenção de fragmentos placentários. Caracteriza-se pela retenção de membranas ou de cotilédones. Quando a dequitação ocorre pelo mecanismo de Baudelocque-Schultze, não é raro que membranas permaneçam aderidas à parede uterina. Cabe ao profissional assistente reconhecer a iminência da laceração das membranas e o posterior manejo da extração placentária completa. Já a retenção de cotilédones surge com mais frequência quando há a extração manual da placenta e associa-se também a zonas de acretização. Não se deve olvidar da possibilidade de retenção de cotilédones aberrantes (lobos acessórios, placentas bilobadas ou sucenturiadas). É fundamental o exame cuidadoso da placenta após a dequitação para assegurar sua integridade.

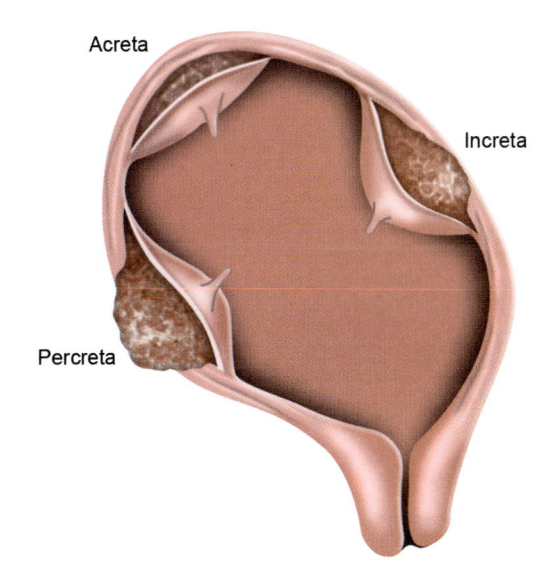

Figura 96.1 Anomalias da inserção da placenta: *acreta*: a decídua basal está ausente e o trofoblasto adere diretamente no miométrio; *increta*: o tecido corial penetra no miométrio; *percreta*: é a invasão mais profunda, alcançando a serosa peritoneal e chegando, por vezes, a perfurá-la. (Adaptada de Beubecker et al., 1977.)

Tratamento

É importante diferenciar o tratamento da hemorragia e o da retenção placentária. A ação do profissional assistente será norteada por umas das duas situações, descritas a seguir.

Pacientes com sangramento grave. Esta é uma emergência médica e necessita de intervenção imediata para extração da placenta, além das demais medidas para manejo da hemorragia pós-parto (ver Capítulo 97).

Pacientes sem sangramento ativo. Nos casos em que a placenta permanece retida por mais de 30 minutos e a paciente segue estável, a decisão sobre o melhor momento de agir cabe ao profissional assistente (OMS, 2012). Considera-se seguro aguardar até 1 hora para o secundamento, sob estímulo do útero com massagem suave e ocitócicos. Em caso de persistência da retenção após este período, estão disponíveis as seguintes medidas:

- Tração controlada do cordão: ação cuidadosa para que o cordão não se rompa. Preferencialmente, realizar a *manobra de Brandt-Andrews* que consiste em posicionar uma das mãos no útero, pressionando-o para cima, para impedir a inversão uterina, enquanto a outra mão traciona o cordão de forma sustentada, paralelamente ao introito vaginal (Figura 96.2)
- Nitroglicerina *spray* sublingual (2 doses de 400 mcg/jato) ou nitroglicerina intravenosa (IV) em *bolus* (50 mcg até obter relaxamento uterino, no total de 200 mcg): utilizar nos casos de encarceramento placentário com anel de constrição. A nitroglicerina relaxa a musculatura lisa de miométrio e cérvice, facilitando a dequitação. É importante atentar para os níveis pressóricos da puérpera após a administração desta medicação, pois pode ocorrer uma queda abrupta
- Extração manual: por ser um procedimento doloroso, deve ser realizado sob analgesia. É importante que se garantam assepsia e um ambiente preparado para as possíveis complicações, como hemorragia, acretismo ou perfurações. A Organização Mundial da Saúde (OMS) recomenda que, em casos de extração manual da placenta, pelo elevado risco de endometrite, seja feita profilaxia com antibióticos de amplo espectro (p. ex., ampicilina, clindamicina). O cateterismo vesical também é realizado preventivamente

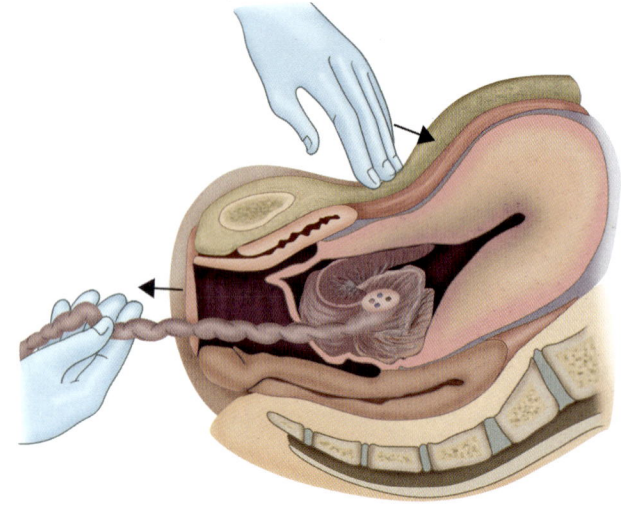

Figura 96.2 Manobra de Brandt-Andrews para tração controlada do cordão.

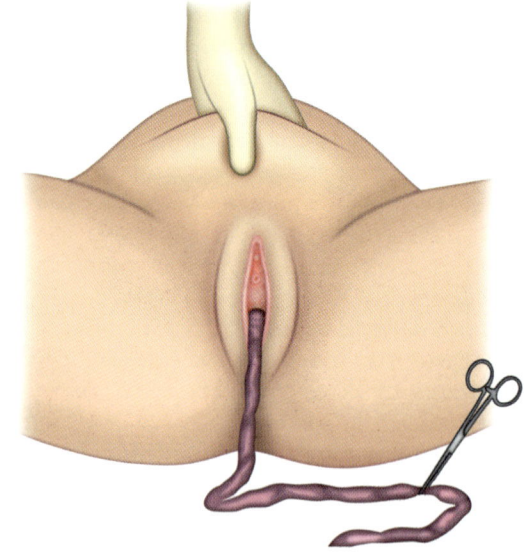

Figura 96.3 Manobra de Credé para o descolamento artificial da placenta. (Adaptada de Kerr e Moir, 1949.)

› Para a *manobra de Credé* (Figura 96.3), o operador coloca-se à direita da puérpera e, com a mão esquerda sob o abdome, apreende o fundo uterino, guiando e auxiliando a extração da placenta por meio de movimentos cautelosos de expressão. Se após duas a três tentativas não ocorrer o desprendimento placentário, a insistência na manobra de Credé aumentará o risco de dequitação incompleta, com retenção de cotilédones ou de membranas, inversão uterina e choque hemorrágico

› Progride-se então para a extração manual propriamente dita. Sem alterar seu posicionamento, o operador introduz a mão direita na vagina até penetrar o útero e atingir a zona de inserção placentária, seguindo-se para isso o cordão umbilical (Figura 96.4). Identificada a borda da massa placentária, inicia-se o descolamento no plano de clivagem, em direção ascendente. Mantendo-se a perfeita coordenação entre os movimentos das mãos externa, apoiada sob o fundo uterino, e interna, insinuam-se progressivamente os dedos para cima, até separar completamente a placenta de toda superfície inserida, para então extraí-la

› Nem sempre a manobra é fácil ou exitosa. Na presença de anéis de contratura, formados em seguida às manipulações, o aprofundamento da anestesia pode ser empregado. Se houver aderências anômalas parciais ou totais (sinais típicos de placenta acreta), pode ser impossível completá-la. Diante dessa eventualidade, deve-se interromper a manobra e prosseguir para a histerectomia que, embora radical, torna-se a intervenção mais indicada nesta situação. A curagem digital e a pinça de ovo devem ser empregadas nos casos de dúvida após o descolamento, quando surgem suspeitas de retenção de restos placentários ao exame da placenta delivrada.

Curetagem ou aspiração uterina após extração manual da placenta não devem ser realizadas de rotina, pois há um aumento no risco de perfuração uterina e síndrome de Asherman. Avaliação com ultrassonografia de rotina após extração manual também tem se mostrado desnecessária.

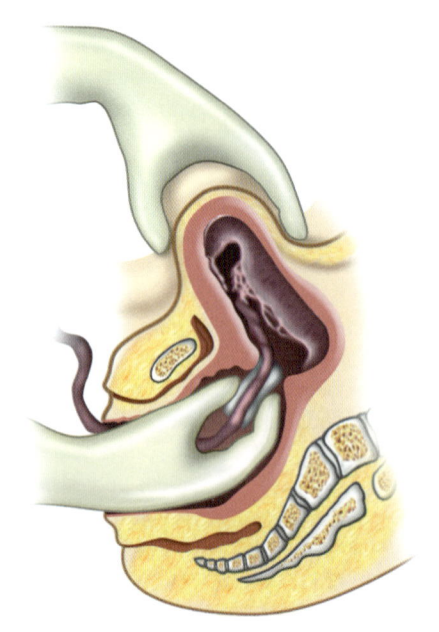
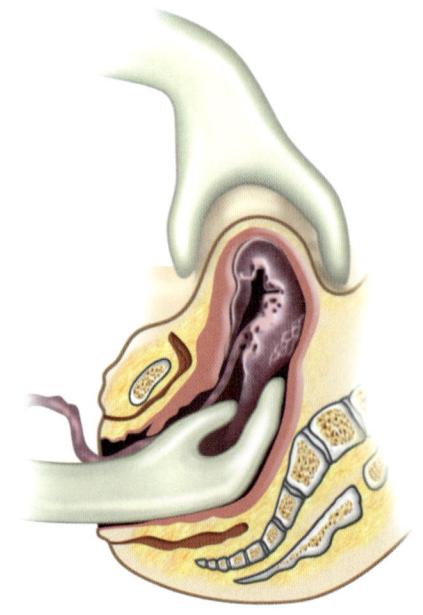

Figura 96.4 Extração manual da placenta. Guiada pelo cordão, a mão ascende na cavidade uterina; alcançada a placenta, procura sua borda e inicia a desinserção, desapegando-a do útero pelo plano de clivagem. O tempo seguinte, não representado, é a apreensão da placenta, dequitadura ultimada, completando a extração.

Inversão uterina aguda

Considerada uma rara emergência obstétrica, a inversão uterina aguda ocorre quando o fundo uterino invagina pela cavidade endometrial e o órgão é exposto por meio da cérvice ou do introito vaginal. A rapidez em diagnosticar e manejar corretamente essa complicação pós-parto previne hemorragia, choque e morte.

Fatores de risco

Os riscos associados à inversão uterina são relacionados a tração excessiva do cordão umbilical, implantação placentária atípica, macrossomia fetal, placenta fúndica, anormalidades anatômicas do útero, primiparidade e cordão umbilical curto. Algumas dessas causas estão presentes em 50% dos casos, porém a inversão uterina pode acontecer também sem nenhum fator predisponente.

Reconhecendo-se a iatrogenia (tração excessiva do cordão) como fator predisponente, foi proposto o mnemônico **PUT** para etiologia da inversão uterina aguda:

Placenta aderida
Útero hipotônico
Tração excessiva do cordão.

Classificação

Os graus de inversão do útero estão representados na Figura 96.5.

1º grau (incompleta). O fundo do útero se desloca mas não ultrapassa a cavidade endometrial.

2º grau (completa). O fundo do útero protrai pelo canal cervical.

3º grau (prolapso). O fundo uterino se projeta por entre o introito vaginal.

4º grau. O útero se exterioriza totalmente, invertendo inclusive as paredes vaginais.

Diagnóstico

Clinicamente, a inversão do útero se manifesta por instabilidade hemodinâmica, sangramento exacerbado ou não, dor pélvica e choque hipovolêmico ou neurogênico. Na maioria das vezes, ao exame físico observa-se massa azul-acinzentada no canal vaginal e, por outras, confirma-se por exame de imagem, desde que a paciente esteja estável para ser submetida a essa avaliação.

É importante salientar que, diante do diagnóstico de inversão uterina, sem que a dequitação placentária tenha acontecido, não se realizem manobras para removê-la, pois há risco de piorar a perda sanguínea.

Tratamento

Imediatamente após identificado o quadro de inversão uterina, o assistente deverá realizar a *manobra de Johnson*, tradicionalmente chamada de manobra de Taxe (Figura 96.6), que consiste em

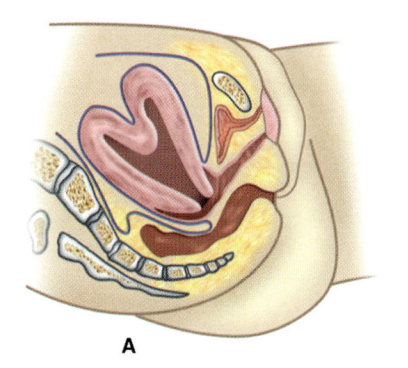 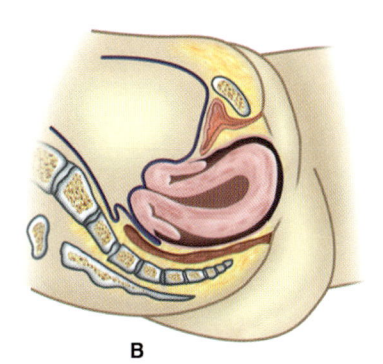 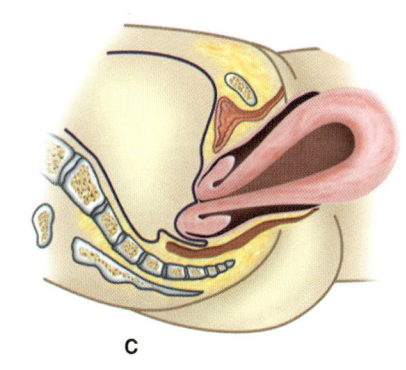

A   **B**   **C**

Figura 96.5 Graus de inversão do útero. **A.** Depressão do fundo. **B.** Inversão parcial; o órgão não ultrapassa a fenda vulvar. **C.** Inversão completa.

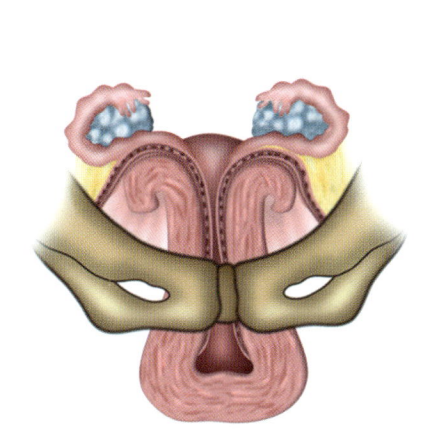 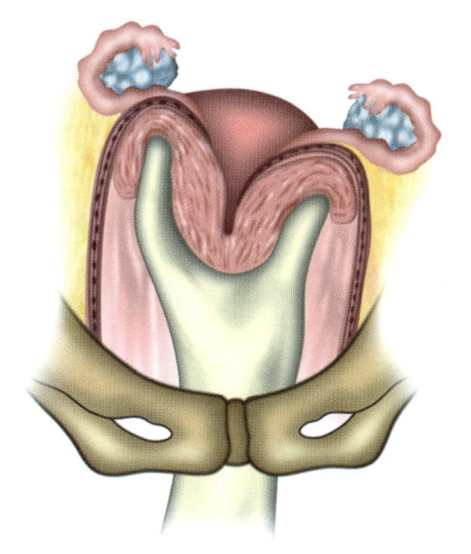

Figura 96.6 Inversão do útero e manobra de Taxe para sua correção. (Adaptada de Anderson e Etches, 2007.)

introduzir a mão em punho na cavidade endometrial, corrigindo essa inversão para a posição anatômica na pelve. Simultaneamente, deverá ter apoio de equipe transdisciplinar para garantir acesso venoso, reposição volêmica, oferta de oxigênio, infusão de fármacos uterolíticos até que se tenha certeza de que o órgão esteja devidamente realocado.

Caso o anel de constrição tenha se formado, é importante que, mediante anestesia geral, se promova o máximo de relaxamento, a fim de vencer a resistência dessa estrutura fibrosa, facilitando, assim, a manobra de Johnson.

Na sequência, com a certeza de que o útero esteja corretamente posicionado, são administrados medicamentos uterotônicos pode ser utilizado o balão de Bakri. Ou então, o sistema de tamponamento com sonda Foley e preservativo é uma alternativa para a manutenção do útero em sua posição adequada. Deve-se manter infusão de ocitocina e antibioticoterapia (cefazolina 1 g IV, 8/8 horas), esvaziando-se paulatinamente o balão entre 12 e 24 horas, sempre sob vigilância de equipe experiente e observando a quantidade de sangramento ou recidiva do quadro (ver Capítulo 97).

Frente ao insucesso dessa manobra, é recomendada a *operação de Huntington* (Figura 96.7), cuja técnica cirúrgica consiste em recolocar o órgão pela retração do fundo com o auxílio de pinças atraumáticas, direcionando os ligamentos e desfazendo a invaginação, via laparotomia. Se houver dificuldade no reposicionamento por essa abordagem, a *técnica de Haultain* deverá ser

considerada, que consiste em incisar a parede posterior do útero, desfazer o anel de constrição e repará-la posteriormente com sutura cuidadosa.

Bibliografia

American College of Obstetricians and Gynecologists (ACOG). Committee on Practice Bulletins-Obstetrics. Practice Bulletin No. 183: Postpartum Hemorrhage. Obstet Gynecol. 2017;130(4):e168-86.

Anderson JM, Etches D. Prevention and management of postpartum hemorrhage. Am Fam Physician 2007; 75:875.

Chongsomchai C, Lumbiganon P, Laopaiboon M. Prophylactic antibiotics for manual removal of retained placenta in vaginal birth. Cochrane Database Syst Rev. 2014;2014(10):CD004904.

Cummings K, Doherty DA, Magann EF, Wendel PJ, Morrison JC. Timing of manual placenta removal to prevent postpartum hemorrhage: is it time to act? J Matern Fetal Neonatal Med. 2016;29(24):3930-3.

Duffy JMN, Mylan S, Showell M, Wilson MJA, Khan KS. Pharmacologic intervention for retained placenta: a systematic review and meta-analysis. Obstet Gynecol. 2015;125(3):711-8.

Edwards HM, Svare JA, Wikkelsø AJ, Lauenborg J, Langhoff-Roos J. The increasing role of a retained placenta in postpartum blood loss: a cohort study. Arch Gynecol Obstet. 2019;299(3):733-40.

Endler M, Saltvedt S, Cnattingius S, Stephansson O, Wikström AK. Retained placenta is associated with pre-eclampsia, stillbirth, giving birth to a small-for-gestational-age infant, and spontaneous preterm birth: a national register-based study. BJOG. 2014;121(12):1462-70.

Favilli A, Tosto V, Ceccobelli M, Bini V, Gerli S. Risk factors analysis and a scoring system proposal for the prediction of retained placenta after vaginal delivery. Eur J Obstet Gynecol Reprod Biol. 2018;228:180-5.

Greenbaum S, Wainstock T, Dukler D, Leron E, Erez O. Underlying mechanisms of retained placenta: Evidence from a population based cohort study. Eur J Obstet Gynecol Reprod Biol. 2017;216:12-7.

Kerr JM, Moir JC. Operative Obstetrics. 5th ed. London: Ballière, 1949.

Linehan LA, Walsh J, Morris A, et al. Neonatal and maternal outcomes following midtrimester preterm premature rupture of the membranes: a retrospective cohort study. BMC Pregnancy Childbirth. 2016;16:25.

Marshall NE, Fu R, Guise JM. Impact of multiple cesarean deliveries on maternal morbidity: a systematic review. Am J Obstet Gynecol. 2011;205(3):262.e1-8.

Mullen C, Battarbee AN, Ernst LM, Peaceman AM. Occult placenta accreta: risk factors, adverse obstetrical outcomes, and recurrence in subsequent pregnancies. Am J Perinatol. 2019;36(5):472-5.

Perlman NC, Carusi DA. Retained placenta after vaginal delivery: risk factors and management. Int J Womens Health. 2019;11:527-34.

Smorgick N, Ayashi N, Levinsohn-Tavor O, Wiener Y, Betser M, Maymon R. Postpartum retained products of conception: Retrospective analysis of the association with third stage of labor placental complications. Eur J Obstet Gynecol Reprod Biol. 2019;234:108-11.

Soleymani Majd H, Pilsniak A, Reginald PW. Recurrent uterine inversion: a novel treatment approach using SOS Bakri balloon. BJOG. 2009;116(7):999-1001.

World Health Organization (WHO). Recommendations for the prevention and treatment of postpartum haemorrhage. Geneva: World Health Organization; 2012.

Zmora I, Bas-Lando M, Armon S, et al. Risk factors, early and late postpartum complications of retained placenta: A case control study. Eur J Obstet Gynecol Reprod Biol. 2019;236:160-5.

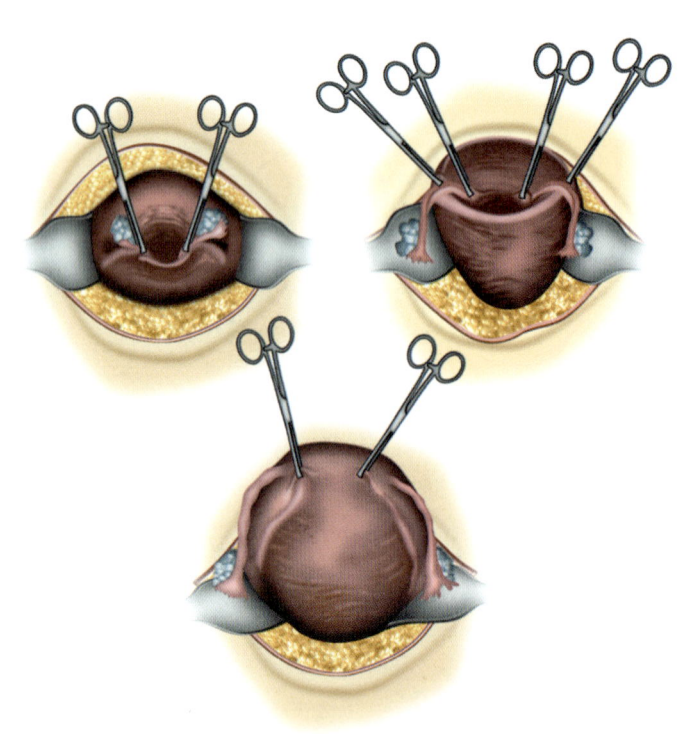

Figura 96.7 Operação de Huntington para a correção da inversão do útero.

97 Hemorragia Pós-Parto

Rodolfo de Carvalho Pacagnella
Anderson Borovac-Pinheiro

A hemorragia pós-parto (HPP) é a principal causa de mortalidade materna em todo o mundo há pelo menos 30 anos. Cerca de 90% das mortes maternas ocorrem em países de baixa e média renda. Dessa maneira, para se alcançar o objetivo do desenvolvimento sustentável das Nações Unidas no ano de 2030, que visa reduzir a mortalidade materna em dois terços, o principal foco deverá ser reduzir a mortalidade materna por HPP.

Além de alta mortalidade, a HPP é responsável por uma significativa parcela da morbidade materna no mundo. Sua incidência varia de 1 a 10% de todos os partos. Estima-se que para cada caso de óbito materno por HPP ocorram entre 50 e 100 casos de morbidade materna grave decorrente de complicações da hemorragia. Além disso, a HPP é a principal causa de *near miss* materno com comprometimento significativo de órgãos-alvo.

Há um esforço mundial para a redução das mortes por hemorragia. A diretriz mais recente para orientação do tratamento da HPP da Organização Mundial da Saúde (OMS) é do ano de 2012, com atualizações em 2013 e 2017. Na América Latina, a Organização Pan-Americana da Saúde (OPAS) implementou o programa Zero Morte Materna por Hemorragia (0 MMxH) para tentar reduzir o problema, especialmente nos contextos de maior vulnerabilidade (OPAS, 2018). No entanto, nos últimos anos tem-se notado um aumento da incidência no mundo, incluindo em países com alta renda.

A HPP é imprevisível. Portanto, requer diagnóstico precoce e intervenção imediata para o sucesso do tratamento sem gerar desfechos desfavoráveis. O objetivo deste capítulo é orientar o reconhecimento precoce dos quadros de HPP, discutir suas causas e orientar as opções de tratamento disponíveis.

Identificação de risco e prevenção

Podemos identificar uma grande variedade de fatores de risco para HPP. Os mais conhecidos e descritos são: idade materna avançada, multiparidade, cirurgia uterina prévia, antecedente de HPP, miomatose uterina, doença hipertensiva (hipertensão crônica, hipertensão gestacional ou pré-eclâmpsia), obesidade, anemia materna, uso de anticoagulante, coagulopatia, além de condições intraparto, como trabalho de parto prolongado, parto taquitócico, parto induzido, laceração de trajeto, retenção placentária, parto vaginal operatório (fórceps ou vácuo-extrator), cesariana, inversão uterina e anestesia geral (Tabela 97.1). No entanto, de maneira geral, a identificação de fatores de risco consegue predizer somente 40% dos casos. Desse modo, a OMS recomenda a profilaxia medicamentosa universal em todas as situações, seja parto vaginal (natural ou instrumental) ou cesariana.

A Figura 97.1 mostra os medicamentos e as doses para profilaxia de HPP. Pelo custo, alta eficácia e facilidade de aplicação, a OMS recomenda que seja realizada, preferencialmente, com ocitocina, quando possível. A ocitocina pode ser administrada por via intramuscular (IM) ou intravenosa (IV), e é recomendada a dose de 10 UI. Ainda não está bem estabelecida a superioridade de uma via sobre a outra para profilaxia. Contudo, um ensaio clínico randomizado publicado recentemente, envolvendo 1.075 mulheres, verificou redução significativa da incidência de HPP grave ($\geq$ 1.000 mℓ) e de transfusão sanguínea com uso da ocitocina intravenosa (10 UI em 1 minuto) (Adnan et al., 2018). Desse modo, caso a mulher já esteja com acesso venoso, pode-se dar preferência à via IV. Recomenda-se administração lenta, diluída em soro fisiológico, em 3 a 5 minutos.

Tabela 97.1 Fatores de risco para hemorragia pós-parto (HPP).

Condições clínicas e gestacionais	Condições do nascimento e parto
• Idade materna avançada	• Descolamento prematuro de placenta
• Multiparidade	• Uso de fármacos relaxantes uterinos (p. ex., sulfato de magnésio)
• Gestação múltipla	
• Fertilização *in vitro*	
• Cirurgia uterina prévia	• Trabalho de parto prolongado
• Antecedente de HPP	• Parto taquitócico
• Obesidade	• Parto induzido
• Miomatose uterina	• Laceração de canal de parto
• Doença hipertensiva (gestacional ou crônica)	• Retenção placentária
	• Parto vaginal operatório (fórceps ou vácuo-extrator)
• Placenta prévia	• Cesariana
• Anemia materna	• Inversão uterina
• Uso de anticoagulante	• Anestesia geral
• Coagulopatia	
• Macrossomia	
• Polidramnia	
• Corioamnionite	
• Acretismo placentário	

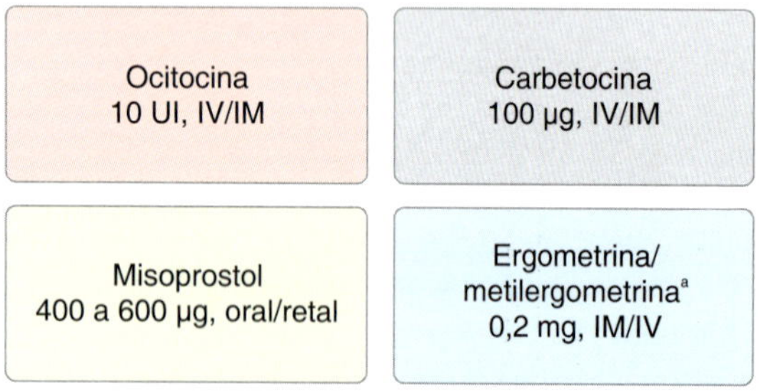

Figura 97.1 Medicamentos e doses para profilaxia de HPP. *IM*, via intramuscular; *IV*, via intravenosa. ^aContraindicado em casos de hipertensão, doença vascular oclusiva (inclusive cardiopatia isquêmica) e sepse.

A profilaxia com uso de uterotônicos é um entre os quatro componentes do manejo ativo do 3º período do parto (em inglês, *active management of the third stage labor* – AMTSL). As outras estratégias que visam à redução do sangramento pós-parto são clampeamento precoce do cordão umbilical, tração controlada do cordão umbilical e massagem uterina.

Estudos recentes têm demonstrado que esses últimos três componentes influenciam minimamente o sangramento pós-parto, e sua realização deve ser individualizada conforme indicação clínica e experiência do profissional. Atualmente, a OMS recomenda o clampeamento oportuno do cordão (entre 1 e 3 minutos pós-parto), não havendo efeito sobre o sangramento, porém com benefícios para o recém-nascido. Em relação à tração controlada do cordão, quando realizada, há diminuição do tempo de dequitação. Porém, esse procedimento deverá ser realizado apenas por profissional treinado. E, mesmo sem influenciar o volume sanguíneo perdido após o parto, a OMS recomenda que a massagem uterina seja realizada a cada 15 minutos nas primeiras 2 horas após o parto. Essa atividade ajuda no diagnóstico precoce de HPP, principalmente quando a causa for atonia uterina.

Em todas as parturientes, deve-se estimular a presença do acompanhante para ajudar a detectar sinais de alerta. Nas pacientes de alto risco para HPP, além da utilização de uterotônicos de rotina para prevenção do sangramento aumentado, sugere-se que se adotem algumas medidas que visam facilitar o manejo no caso de um sangramento mais intenso, como a manutenção de acesso venoso periférico com calibre 16 ou maior, coleta de hemograma, tipagem sanguínea, prova cruzada e reserva de sangue (duas bolsas de concentrado de hemácias).

Definição e diagnóstico

A HPP pode ser primária, quando ocorre nas primeiras 24 horas após o parto, ou secundária, quando ocorre entre 24 horas e 12 semanas após o parto. Atualmente, a OMS define HPP como a estimativa visual de perda sanguínea pós-parto acima de 500 mℓ, e HPP grave como estimativa visual de perda sanguínea pós-parto acima de 1.000 mℓ.

Por carecer de acurácia para o diagnóstico preciso, algumas entidades internacionais vêm questionando o método diagnóstico (estimativa visual) e o valor limite de perda sanguínea considerado normal. A estimativa visual de perda sanguínea tem uma tendência a subestimar a perda em até 50%, e é ainda maior quanto maior a perda de sangue (Tabela 97.2). Além disso, a perda média sanguínea pós-parto em mulheres normais e sem o diagnóstico de hemorragia pode se aproximar de 500 mℓ e até mesmo ultrapassar esses valores. Por conta dessas inconsistências, algumas sociedades internacionais têm adotado diferentes definições para HPP. Algumas aumentaram o ponto limite de corte para 1.000 mℓ e outras acrescentaram ao diagnóstico alterações clínicas e de sinais vitais.

Embora haja propostas de classificação de graus de choque para os casos de HPP, não há nenhum critério com embasamento em evidências robustas para a correlação entre os sinais clínicos e o volume de sangue perdido em gestantes, e não devem servir como ponto de referência para o tratamento. Recentemente, tem-se observado que alterações do índice de choque (IC) – calculado pela divisão da frequência cardíaca (FC) pela pressão arterial sistólica – têm associação com desfecho materno grave decorrente de HPP. Nesse sentido, tem-se sugerido o IC como um adjuvante para o reconhecimento da HPP, melhorando a árvore de decisão para tratamento. IC de 0,965 entre 41 e 60 minutos após o parto identifica perda sanguínea ≥ 500 e ≥ 1.000 mℓ dentro de 2 horas com 95% de especificidade. A Figura 97.2 mostra uma sugestão de diagnóstico e orientação para início de tratamento.

A FC também tem se mostrado um marcador com boa correlação com a perda sanguínea. Ponto de corte de 105 bpm entre 21 e 40 minutos após o parto identifica sangramento ≥ 1.000 mℓ

Tabela 97.2 Estimativa visual de perda sanguínea segundo observação do volume disperso.

Avaliação visual	Estimativa de volume
Compressa pequena saturada (gaze) (10 × 10 cm)	60 mℓ
Compressa grande (45 × 45 cm) 50% molhada	25 mℓ
Compressa grande (45 × 45 cm) 75% molhada	50 mℓ
Compressa grande (45 × 45 cm) 100% molhada	75 mℓ
Compressa grande (45 × 45 cm) saturada (pingando)	100 a 350 mℓ
Poça de 50 cm de diâmetro no piso	500 mℓ
Poça de 75 cm de diâmetro no piso	1.000 mℓ
Poça de 100 cm de diâmetro no piso	1.500 mℓ
Sangramento vaginal limitado ao leito	Em geral não excede 1.000 mℓ
Sangramento vaginal pelo leito e pelo chão	Provavelmente superior a 1.000 mℓ

Adaptada de Bose et al., 2006; Dildy et al., 2004.

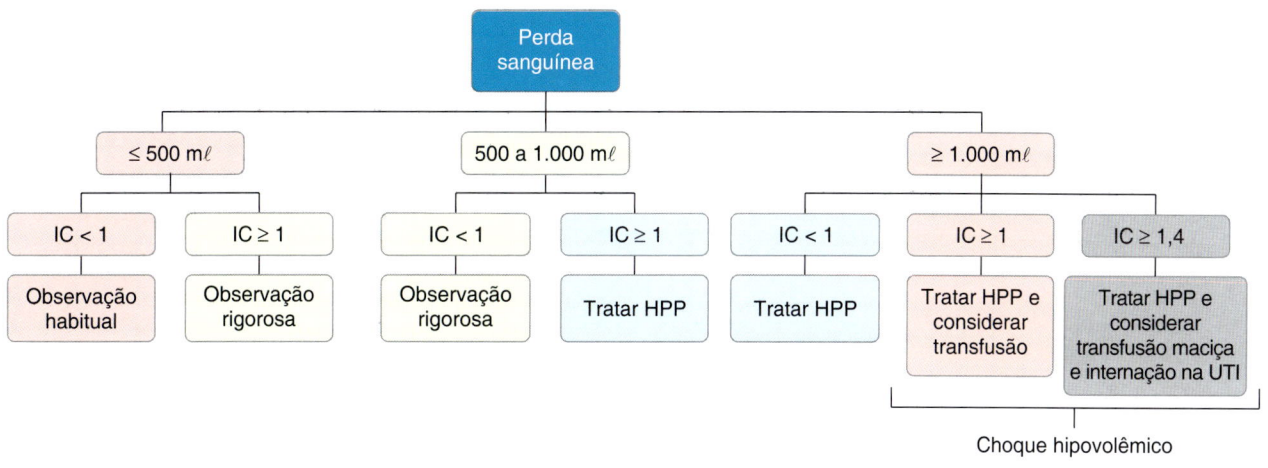

Figura 97.2 Diagnóstico e abordagem inicial da HPP a partir da estimativa de perda sanguínea e do índice de choque. (Adaptada de Pacagnella e Borovac-Pinheiro, 2019.)

com 90% de especificidade. Esses dados sugerem que o melhor momento de avaliação do IC e da FC é 40 minutos após o parto, quando a "Regra dos 1" deve indicar as mulheres que devem receber vigilância rigorosa e/ou tratamento: FC > 100 bpm ou IC ≥ 1 ou perda sanguínea estimada > 1.000 mℓ.

Causas

A HPP apresenta, basicamente, quatro causas principais que são resumidas por meio do método mnemônico "4 Ts": tônus, tecido, trauma e trombina. A causa principal e mais comum é a atonia uterina (tônus), responsável por aproximadamente 70% dos casos de hemorragia. O segundo "T" (tecido) representa a segunda causa mais frequente de HPP e engloba os casos de retenção placentária, além da retenção de coágulos e as variações de acretismo placentário. O terceiro "T" (trauma) engloba as lacerações de trajeto do canal de nascimento, de colo uterino, perineais e ainda inclui os casos de ruptura e inversão uterina. E, finalmente, o quarto "T" (trombina) descreve os casos de alterações hematológicas que diminuem a capacidade de coagulação do sangue. A Figura 97.3 apresenta as principais causas de HPP e suas frequências.

Tratamento

Como toda condição de emergência em medicina, a abordagem inicial da mulher com HPP deverá ser com estabilização geral do quadro. Desse modo, preconiza-se que, após chamar ajuda, deve-se proteger as vias respiratórias da paciente, ofertar oxigênio por meio do uso de máscara de O_2 e iniciar massagem ou compressão bimanual uterina (manobra de Hamilton). É muito importante também assegurar dois acessos venosos calibrosos, esvaziar a bexiga e manter a paciente aquecida. Deve-se aproveitar o momento para coletar exames de sangue que incluem: tipagem sanguínea com prova cruzada, coagulograma, dosagem de fibrinogênio, concentração de hemoglobina, hematócrito e plaquetas. A Figura 97.4 resume essa abordagem inicial.

De acordo com recente diretriz da OMS, o tratamento inicial da HPP deve ser realizado na forma de um *bundle*, ou seja, um conjunto de intervenções que devem ser administradas de maneira simultânea, independentemente da causa da hemorragia pós-parto. O primeiro *bundle* é composto por uterotônicos, ácido tranexâmico, massagem uterina e administração de líquidos. Para facilitar sua memorização, criamos o método mnemônico MORT (massagem uterina, ocitocina, reposição volêmica, tranexâmico; Figura 97.5).

O ácido tranexâmico deve ser administrado na dose de 1 g em 10 minutos. Após 30 minutos, caso o sangramento se mantenha, essa dose poderá ser repetida. A reposição volêmica deverá ser realizada com cristaloides.

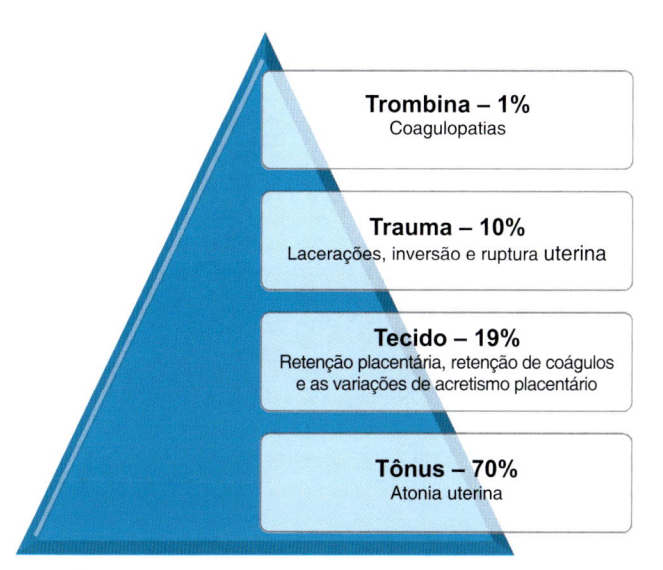

Figura 97.3 Causas de hemorragia pós-parto e frequências.

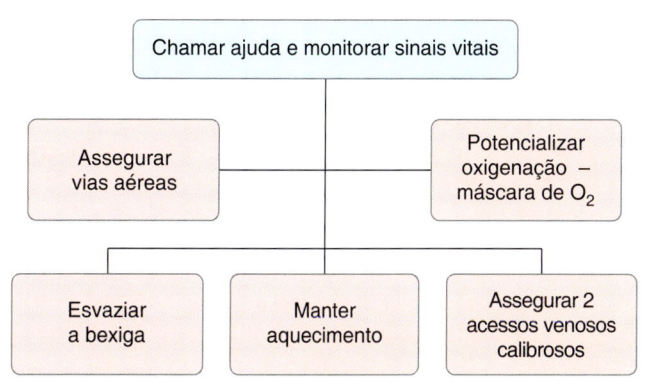

Figura 97.4 Abordagem inicial da mulher com hemorragia pós-parto.

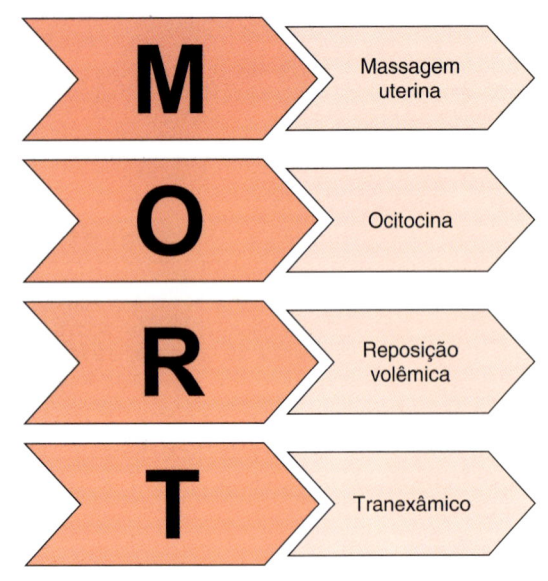

Figura 97.5 Método mnemônico MORT para tratamento de HPP.

<table>
<tr><td colspan="2">Ocitocina
5UI IV lenta (3 minutos) +
20 a 40 UI IV, diluídas em
500 mℓ de SF, administrados
na velocidade 250 mℓ/h</td><td>Carbetocina
100 μg, IV , durante 1 minuto</td></tr>
<tr><td colspan="2">Misoprostol
800 μg, oral/retal</td><td>Ergometrina/
metilergometrina[a]
0,2 mg, IM/IV</td></tr>
</table>

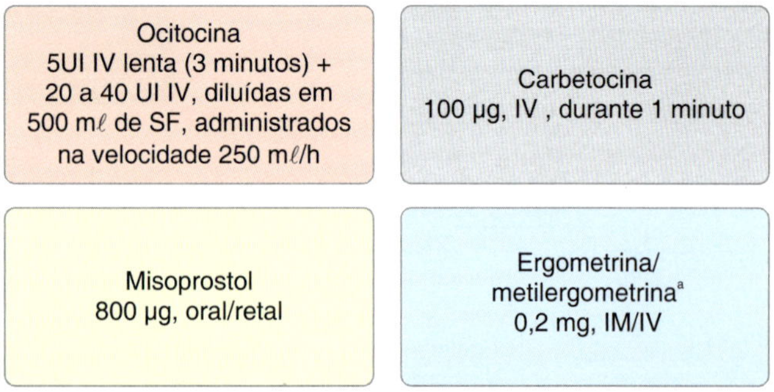

Figura 97.6 Uterotônicos e doses para tratamento de hemorragia pós-parto. *IM,* via intramuscular; *IV,* via intravenosa. [a]Contraindicado em casos de hipertensão, doença vascular oclusiva (inclusive cardiopatia isquêmica) e sepse.

Estudos mais recentes têm apontado para a reposição volêmica controlada, ou seja, em *bolus* de 500 mℓ de solução cristaloide (preferencialmente aquecido), para manter a pressão arterial estável, com sistólica ≥ 80 mmHg. Evita-se reposição volêmica mais agressiva para não gerar coagulopatia dilucional e piorar o quadro de hemorragia. Ao fim da infusão de cada solução de 500 mℓ, deve-se reavaliar os sinais vitais e avaliar se é necessário infundir mais volume. Alguns protocolos sugerem limitar a infusão a 2 ℓ de solução cristaloide, podendo-se recorrer a mais 1,5 ℓ de solução coloide caso os hemoderivados ainda estejam indisponíveis.

Os medicamentos e suas respectivas doses para tratamento de HPP estão resumidos na Figura 97.6. A ocitocina intravenosa é o medicamento de eleição para o tratamento, mesmo quando tiver sido utilizada para profilaxia. Alguns protocolos empregam uma dose de ataque de ocitocina, em geral 5 UI em *bolus* lento, podendo ser repetida até contração uterina. Como dose de manutenção, pode-se usar 20 UI de ocitocina, diluídas em 500 mℓ de SF 0,9% por 4 horas (125 mℓ/hora). Alternativamente, pode-se administrar dose maior nas primeiras horas (20 UI em 500 mℓ, na velocidade de 250 mℓ/hora). Ainda pode-se utilizar a regra dos 3: 3 UI de ocitocina IV em *bolus* lento, por 30 segundos, e observar resposta uterina. Em caso de hipotonia/atonia, após 3 minutos, aplicar mais 3 UI de ocitocina IV em *bolus* lento e aguardar outros 3 minutos até uma terceira dose. Um problema com relação ao uso da ocitocina é sua termolabilidade, o que exige cadeia fria de distribuição e armazenamento.

Caso haja falha na resposta do útero à ocitocina, não há evidência de qual seria o melhor medicamento de segunda linha. Caso a placenta já tenha sido removida e não haja contraindicações ao seu uso, a ergometrina 0,2 mg IM ou IV é frequentemente recomendada, tanto no *bundle* inicial como em sequência à ocitocina. O misoprostol, no entanto, parece não ter benefício como fármaco adjuvante em mulheres que receberam tratamento com ocitocina.

Após a realização do primeiro *bundle* para tratamento da HPP, deve-se pesquisar a possível causa do sangramento para iniciar seu tratamento específico. Dessa maneira, deve-se, a critério clínico, avaliar se o tratamento foi causado por atonia uterina e fazer sua correção (frequentemente é preciso remover coágulos), ou se foi retenção de produtos da concepção intraútero,

e promover seu esvaziamento, ou se há lacerações que devam ser suturadas (ver Capítulo 94), ou ainda inversão uterina, a qual deve ser corrigida (ver Capítulo 96).

O tratamento para casos refratários inclui a inserção de balões de tamponamento, compressão vascular, uso de traje antichoque, embolização de artérias uterinas e procedimento cirúrgico. Compressão bimanual uterina (manobra de Hamilton), compressão aórtica externa e trajes antichoque são recomendados como medidas contemporizadoras até que o tratamento definitivo se estabeleça.

Compressão bimanual uterina

Manobra cujo intuito é reduzir a perda sanguínea originada do útero. Procede-se com a introdução de uma das mãos na vagina e, pelo fundo de saco anterior, impulsiona-se o útero de encontro à mão oposta que, externamente, pelo abdome, massageia o órgão, trazendo-o vigorosamente em sentido oposto (Figura 97.7).

Compressão aórtica externa

É medida contemporizadora para reduzir o fluxo sanguíneo para o útero e o períneo a fim de diminuir a perda sanguínea enquanto as medidas definitivas estão sendo providenciadas. Faz-se uma compressão com o punho cerrado na região abdominal, logo

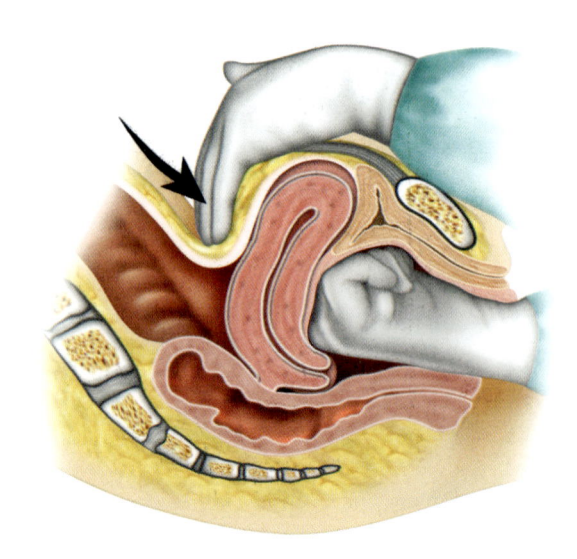

Figura 97.7 Compressão bimanual do útero. Manobra de Hamilton. (Adaptada de Heller, 1981.)

acima da cicatriz umbilical, de modo a comprimir a artéria aorta no nível de sua bifurcação. É a manobra contemporizadora de escolha nos casos de hemorragia por lacerações de trajeto, quando a compressão bimanual não tem préstimo.

Balões de tamponamento

Os balões de tamponamento são, como o próprio nome diz, balões que são inseridos dentro do útero e funcionam como um tampão. Podem ser inseridos tanto após parto vaginal quanto depois da cesariana. Estudos têm demonstrado que sua efetividade é superior a 85% para tratar casos de HPP refratários ao tratamento inicial, com efetividade maior após partos vaginais cuja causa da HPP seja atonia uterina. No entanto, mesmo para os casos de acretismo placentário, com abordagem por operação cesariana, sua efetividade supera 70%. Os balões de tamponamento deverão ficar intraútero de 3 a 24 horas, e é sempre necessária antibioticoproflaxia.

Há diversos tipos de balões de tamponamento. Alguns foram desenhados especificamente para uso intrauterino, como é o caso dos balões Bakri®, Ebb® e Elavi®. Há outros que foram desenvolvidos para indicações diversas, porém há estudos demonstrando eficácia para tratamento de HPP, como é o caso do Rusch® *balloon* e a própria sonda Foley. É possível também improvisar um balão de tamponamento com preservativo, sonda Foley e fios de sutura. Para isso, deve-se unir o preservativo à sonda Foley utilizando-se os fios de sutura não agulhados. Insere-se o dispositivo intrauterino e, a seguir, introduz-se soro fisiológico dentro do preservativo por meio da sonda Foley. A efetividade desse dispositivo improvisado é semelhante à dos balões de tamponamento comerciais.

Embolização de artérias uterinas

Quando o serviço de saúde tiver disponibilidade, e as condições da mulher permitirem, é possível a realização de embolização das artérias uterinas. Sua efetividade para tratamento de HPP é semelhante à de outros tratamentos invasivos, porém tem as vantagens de preservar a fertilidade e ser minimamente invasivo.

Tratamentos cirúrgicos

A abordagem cirúrgica da HPP deverá ser realizada em casos refratários, que não respondam aos tratamentos não invasivos ou minimamente invasivos. A efetividade dos diferentes tratamentos é semelhante; portanto, a escolha do método utilizado deve ser baseada em experiência do profissional, equipe e condições do hospital.

Torniquete ou garrote uterino

Os torniquetes têm sido usados para controlar o sangramento na miomectomia, mas podem ser úteis como medida de contemporização no sangramento por HPP. Pode-se utilizar um dreno de Penrose ou um cateter urinário colocado o mais baixo possível em torno do segmento uterino inferior sem incorporar a bexiga e, em seguida, as duas extremidades são puxadas em direções opostas e o mais firmemente possível em torno do corpo (podendo ser mantido no lugar com um *clamp*) para ocluir mecanicamente o suprimento vascular. Essa estratégia pode reduzir o sangramento enquanto se decide por outras medidas cirúrgicas.

Ligaduras vasculares

A desvascularização do território uterino pode ser uma maneira de tratamento de HPP (Figura 97.8). Os três principais modos são as ligaduras das artérias uterinas, dos ramos uterinos das artérias ovarianas e das artérias ilíacas internas. A efetividade é também superior a 80%, e sua realização depende da experiência do cirurgião, assim como da equipe e das condições hospitalares.

Suturas de compressão

As suturas de compressão são realizadas para unir as paredes anterior e posterior uterinas com o objetivo de diminuir o sangramento pós-parto. Agem, principalmente, diminuindo o suprimento sanguíneo das artérias uterinas e ovarianas, além de diminuírem fisicamente a área uterina exposta suscetível a sangramento. As suturas compressivas compartilham da mesma efetividade do balão de tamponamento, ou seja, superior a 80%. Há diversas suturas de compressão descritas na literatura, e não há evidência de resultado superior em nenhum dos métodos.

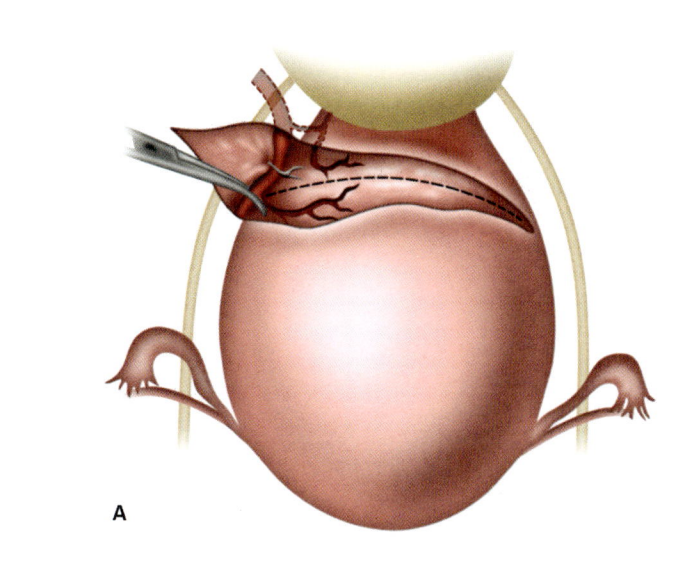

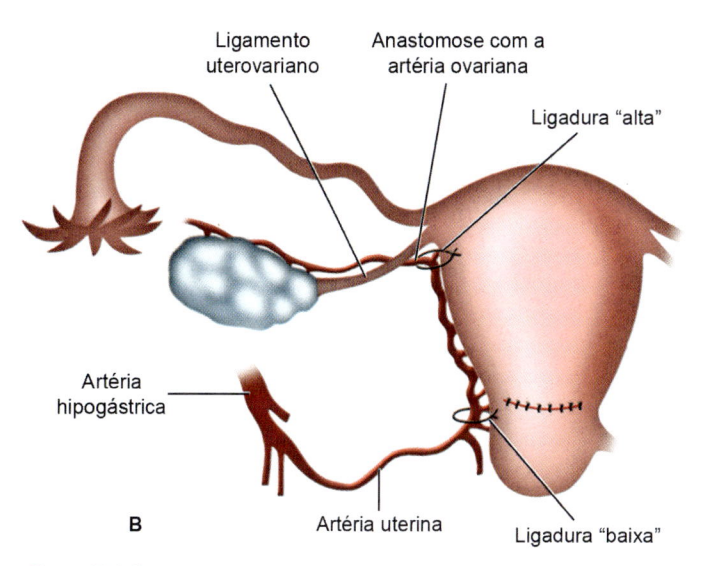

Figura 97.8 A. Ligadura do ramo da artéria uterina, incluindo porção substancial do miométrio. (Adaptada de O'Leary e O'Leary, 1974.) **B.** A ligadura dupla é: um dos pontos da sutura, baixo, colocado como se indica, visando impedir o fluxo sanguíneo ascendente por meio da artéria uterina; o outro, mais alto, fica onde ela se anastomosa com a artéria ovariana. (Adaptada de Phelan e Clark, 1988.)

A primeira técnica descrita e mais comumente utilizada é a sutura de B-Lynch (Figura 97.9). Utiliza-se fio absorvível e resistente para melhores resultados cirúrgicos. Há preservação da fertilidade, e os raros efeitos adversos podem ser piometra, necrose uterina e sinequias.

Histerectomia

A retirada cirúrgica do útero é o tratamento final para os casos de HPP refratários aos tratamentos descritos anteriormente. Preconiza-se que seja realizado por cirurgião experiente e em tempo oportuno, ou seja, antes que a mulher desenvolva coagulopatia decorrente do sangramento já estabelecido. De modo geral, a histerectomia deverá ser subtotal, ou seja, preservando o colo uterino, com exceção de casos em que a fonte do sangramento seja no segmento uterino baixo ou em casos de placenta prévia com acretismo, quando então deverá ser total.

A histerectomia (ver Capítulo 107) apresenta a desvantagem de não preservar a fertilidade, assim como de associar morbidade materna importante ao pós-operatório, mas não deve ser postergada, uma vez que é conduta salvadora nos casos de difícil controle do sangramento.

Suporte transfusional

Embora a necessidade de suporte transfusional seja pouco frequente na HPP, os objetivos dessa terapia são repor a perda volêmica, garantir a oxigenação tecidual e tratar a coagulopatia. Na maioria dos casos, apenas a transfusão de concentrados de hemácias (CH), com base em parâmetros clínicos (repercussão clínica do sangramento, valores de hemoglobina [Hb]/hematócrito [Ht], presença de comorbidades, entre outros) é suficiente. Importante lembrar que cada unidade de CH deve elevar a Hb em 1 g/dℓ e o Ht em 3% em um adulto de 70 kg.

Em algumas situações, a reposição de fatores de coagulação também é necessária. Os critérios para iniciar protocolo de transfusão maciça em HPP devem incluir qualquer uma das situações a seguir:

- Reposição volêmica > 50% da volemia nas primeiras 2 horas
- Queda da hemoglobina > 4 g/dℓ na vigência do sangramento
- Transfusão maior ou igual a 4 unidades CH na vigência do sangramento
- Instabilidade hemodinâmica na vigência de sangramento
- Coagulopatia laboratorial.

Um fator crucial para um desfecho adequado das mulheres com sangramento intenso é a administração precoce de fatores de coagulação presentes no plasma fresco congelado (PFC). Demoras na administração de CH e PFC associam-se com aumento da mortalidade; nesse sentido, as pacientes com HPP com indicação de transfusão maciça devem receber antifibrinolíticos, transfusão precoce de CH e PFC na relação 1:1, crioprecipitado e plaquetas de acordo com a condição laboratorial e correção de distúrbios metabólicos.

Na indicação de transfusão maciça, devem-se corrigir a acidose metabólica, a hipotermia e a hipocalcemia, garantindo o tratamento adequado da coagulopatia, e utilizar:

- PFC na dose de 10 a 20 mℓ/kg de peso corporal
- Crioprecipitado na dose de 1 unidade/10 kg de peso corporal (manter fibrinogênio acima 150 mg/dℓ)
- Plaquetas na dose de 1 unidade/10 kg de peso corporal (manter acima 50.000/mm^3).

Pacientes que receberam altos volumes transfusionais e antifibrinolíticos apresentam redução da fibrinólise com elevação do risco de eventos tromboembólicos. Desse modo, assim que houver controle da hemorragia, devem-se adotar medidas de prevenção de trombose (meias elásticas, deambulação precoce e heparina profilática).

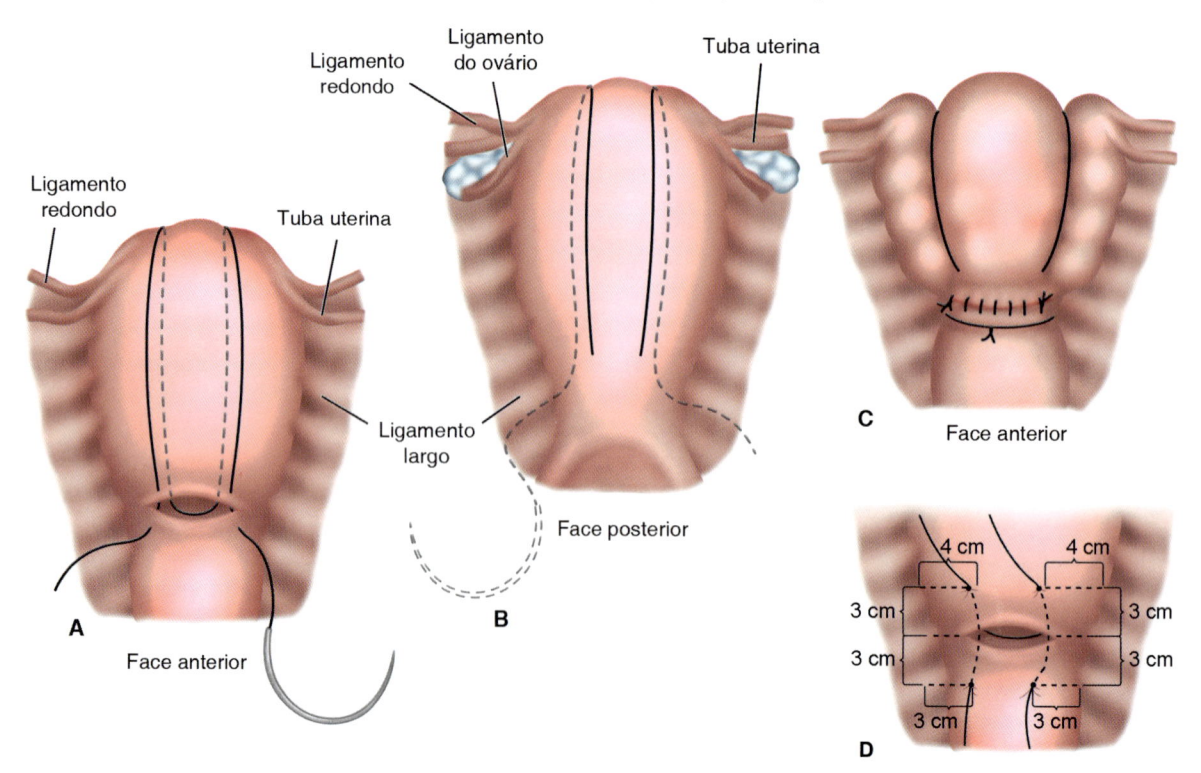

Figura 97.9 As partes **A** e **B** demonstram as visões anterior e posterior do útero mostrando a aplicação da sutura B-Lynch. A parte **C** exibe o resultado final após terminado o procedimento. **D.** Pormenor da face anterior da sutura de B-Lynch. (B-Lynch et al., 1997.)

Bibliografia

Adnan N, Conlan-Trant R, McCormick C, Boland F, Murphy DJ. Intramuscular versus intravenous oxytocin to prevent postpartum haemorrhage at vaginal delivery: randomised controlled trial. BMJ. 2018;362:k3546.

Bateman BT, Berman MF, Riley LE, Leffert LR. The epidemiology of postpartum hemorrhage in a large, nationwide sample of deliveries. Anesth Analg. 2010;110(5):1368-73.

B-Lynch C, Coker A, Lawal AH, Abu J, Cowen MJ. The B-Lynch surgical technique for the control of massive postpartum haemorrhage: an alternative to hysterectomy? Five cases reported. Br J Obstet Gynaecol. 1997;104(3):372-5.

Borovac-Pinheiro A, Pacagnella RC, Cecatti JG, et al. Postpartum hemorrhage: new insights for definition and diagnosis. Am J Obstet Gynecol. 2018;219(2):162-8.

Bose P, Regan F, Paterson-Brown S. Improving the accuracy of estimated blood loss at obstetric haemorrhage using clinical reconstructions. BJOG. 2006;113(8):919-24.

Burke TF, Danso-Bamfo S, Guha M, Oguttu M, Tarimo V, Nelson BD. Shock progression and survival after use of a condom uterine balloon tamponade package in women with uncontrolled postpartum hemorrhage. Int J Gynaecol Obstet. 2017;139:34-8.

Dildy GA 3rd, Paine AR, George NC, Velasco C. Estimating blood loss: can teaching significantly improve visual estimation? Obstet Gynecol. 2004;104(3):601-6.

Goffman D, Nathan L, Chazotte C. Obstetric hemorrhage: A global review. Semin Perinatol. 2016;40(2):96-8.

Federação Brasileira das Associações de Ginecologia e Obstetrícia (Febrasgo). Hemorragia pós-parto. São Paulo: Febrasgo; 2019.

GBD 2015 Maternal Mortality Collaborators. Global, regional, and national levels of maternal mortality, 1990-2015: a systematic analysis for the Global Burden of Disease Study 2015. Lancet. 2016;388(10053):1775-812.

Heller L. Emergencies in Gynecology and Obstetrics. Stuttgart: George Thieme Verlag; 1981.

Kramer MS, Berg C, Abenhaim H, et al. Incidence, risk factors, and temporal trends in severe postpartum hemorrhage. Am J Obstet Gynecol. 2013;209(5):449.e1-7.

O'Leary JL, O'Leary LA. Uterine artery ligation for control of postcesarean section hemorrhage 1974;43:849-53.

Organização Pan-Americana da Saúde. Manual de orientação para o curso de prevenção de manejo obstétrico da hemorragia: Zero Morte Materna por Hemorragia. Brasília: OPAS; 2018.

Pacagnella RC, Borovac-Pinheiro A. Assessing and managing hypovolemic shock in puerperal women. Best Pract Res Clin Obstet Gynaecol. 2019;61:89-105.

Pacagnella RC, Souza JP, Durocher J, et al. A systematic review of the relationship between blood loss and clinical signs. PLoS One. 2013;8(3):e57594.

Pacagnella RC, Borovac-Pinheiro A, Silveira C, et al. The golden hour for postpartum hemorrhage: Results from a prospective cohort study. Int J Gynaecol Obstet. 2022;156(3):450-8.

Phelan JP, Clark SL. Caesarean Delivery. New York: Elsevier; 1988.

Prevention and management of postpartum haemorrhage: green-top guideline no. 52. BJOG. 2017;124(5):e106-e149.

Say L, Chou D, Gemmill A, et al. Global causes of maternal death: a WHO systematic analysis. Lancet Glob Health. 2014;2(6):e323-33.

Sentilhes L, Merlot B, Madar H, Sztark F, Brun S, Deneux-Tharaux C. Postpartum haemorrhage: prevention and treatment. Expert Rev Hematol. 2016;9(11):1043-61.

Tunçalp O, Souza JP, Gülmezoglu M; World Health Organization. New WHO recommendations on prevention and treatment of postpartum hemorrhage. Int J Gynaecol Obstet. 2013;123(3):254-6.

Widmer M, Blum J, Hofmeyr GJ, et al. Misoprostol as an adjunct to standard uterotonics for treatment of post-partum haemorrhage: a multicentre, double-blind randomised trial. Lancet. 2010;375(9728):1808-13.

WOMAN Trial Collaborators. Effect of early tranexamic acid administration on mortality, hysterectomy, and other morbidities in women with post-partum haemorrhage (WOMAN): an international, randomised, double-blind, placebo-controlled trial. Lancet. 2017;389(10084):2105-16.

WHO Recommendations for the Prevention and Treatment of Postpartum Haemorrhage. Geneva: World Health Organization; 2012.

98

Infecção Puerperal

Roxana Knobel
Patricia Moretti Rehder
Fernanda Garanhani de Castro Surita

Cerca de 10% das mortes maternas no mundo são atribuídas à sepse, que é considerada a terceira causa direta de mortalidade nessa parte da população, superada apenas pelas complicações hemorrágicas e pela hipertensão. Estima-se que a sepse puerperal seja responsável por cerca de 75.000 mortes maternas ao ano, especialmente nos países de baixa renda. A sepse é um tema abordado no Capítulo 84; entretanto, as infecções pós-parto, quando não causam a morte, podem levar a outras complicações, como doença pélvica inflamatória e infertilidade.

A recomendação da Organização Mundial da Saúde (OMS/WHO, 2015) é utilizar a denominação *infecções maternas periparto*, definidas como "uma infecção bacteriana do trato genital ou tecidos subjacentes em qualquer momento entre a ruptura das membranas ovulares ou o início do trabalho de parto e o 42º dia pós-parto com dois ou mais dos seguintes critérios: dor pélvica, febre, corrimento vaginal anormal, corrimento vaginal fétido ou com odor anormal e demora na involução uterina".

Entende-se por infecção puerperal qualquer infecção do trato genital ocorrida durante o puerpério. A morbidade febril puerperal ou febre puerperal é definida como temperatura axilar maior ou igual a 38°C com duração mínima de 2 dias e entre 24 horas e 10 dias depois do parto. As infecções do trato genital incluem endometrite, infecções de lacerações perineais ou episiotomias, infecção da ferida cirúrgica da cesariana, tromboflebite pélvica, anexite, parametrite e peritonite.

As rápidas adaptações do organismo da mulher, somadas ao trauma tecidual do parto ou da cesariana recentes, às demandas da amamentação (se presentes) e aos cuidados com o recém-nascido (ou do luto e ansiedade quando há um óbito neonatal), tornam as infecções no puerpério mais passíveis de complicações graves. Por isso, é importante reconhecê-las e tratá-las prontamente.

Por outro lado, o abuso do uso de antibióticos é um problema sério na medicina atual, pela possibilidade de aumento de germes multirresistentes. Nas mulheres que amamentam, especial atenção deve ser dada ao uso de antibióticos, porque podem causar alterações e ter efeitos deletérios na formação da microbiota intestinal do neonato.

Diagnóstico diferencial

A puérpera pode ter infecções provenientes de outros sítios, tanto as que podem ter sido adquiridas na comunidade, prévias ao parto, quanto as que podem ser secundárias a complicações cirúrgicas. Outra infecção que pode ocorrer nesse período é a mastite, que não é uma infecção puerperal por definição, mas também é uma doença febril do puerpério.

Febre nas primeiras 24 horas após o parto

Aumento de temperatura nem sempre necessita de tratamento. Nas primeiras 24 horas após o parto, uma febre baixa é comum e geralmente tem resolução espontânea. Nessas 24 horas iniciais, após parto vaginal, apenas 20% das mulheres que apresentam quadros febris têm infecção puerperal; todavia, após a operação cesariana, 70% das mulheres febris são adequadamente diagnosticadas como portadoras de infecção puerperal. É necessário enfatizar que uma febre alta, nessas primeiras 24 horas, deve ser, sim, valorizada, investigada e tratada, pois pode ser causada por bactérias especialmente virulentas.

Alterações mamárias

Durante a apojadura (que corresponde ao período em que se inicia a produção de leite e ocorre em torno de 48 a 72 horas após o parto), pode haver um aumento de temperatura axilar sem representar morbidade febril. Nesse período, as mamas aumentam de tamanho e temperatura, tornam-se dolorosas, e esse fenômeno dura, em média, 3 a 4 dias. O ingurgitamento mamário é comum, mesmo após a apojadura, geralmente é bilateral e pode causar aumento de temperatura, principalmente se sua aferição for axilar.

A mastite durante o aleitamento geralmente é mais tardia, e manifesta-se como uma área hiperemiada, quente e inchada em uma das mamas, acompanhada de febre, e podem ocorrer queda do estado geral e sintomas como sensação de mal-estar, mialgia e tremores.

O germe mais comumente associado é o *Staphylococcus aureus*, com aumento da prevalência de mastites causadas por *S. aureus* resistentes à meticilina (MRSA). O tratamento para casos não graves pode ser cefalexina por via oral (VO; 500 mg a cada 8 horas) ou clindamicina (300 mg a cada 8 horas). Em caso de suspeita ou confirmação de germe MRSA, sulfametoxazol-trimetoprima pode ser utilizado (800/160 mg a cada 12 horas). Para casos graves, considerar drenar abscessos e iniciar tratamento empírico com vancomicina (15 a 20 mg/kg/dose a cada 12 horas – não exceder 2 g por dose).

Complicações respiratórias

Complicações respiratórias são mais frequentes em mulheres que foram submetidas à anestesia geral em função da possibilidade de atelectasias e pneumonia aspirativa. As infecções de vias respiratórias superiores e as pneumonias adquiridas em comunidade são também diagnósticos diferenciais para febre no período puerperal.

Especial atenção deve ser dada às mulheres puérperas com quadros gripais (sintomas de início abrupto, como febre, mal-estar, fadiga, dor de cabeça, tosse, secreção nasal, dor de garganta), pela possibilidade de infecção viral por *influenza*. Algumas cepas dessa infecção apresentam pior prognóstico em gestantes e puérperas, que devem ser tratadas com antivirais.

Pielonefrite

Não é comum que a pielonefrite se manifeste pela primeira vez no puerpério. No entanto, uma infecção urinária alta pode ser de difícil diferenciação das infecções puerperais propriamente ditas. Sintomas específicos e exame de urina e urocultura ajudarão no diagnóstico e tratamento.

Incidência

No âmbito internacional, as infecções puerperais apresentam índices que oscilam entre 3 e 20%, com valores médios de 9%. No Brasil, ainda existem poucos dados sobre sepse puerperal, com base em estudos descritivos de alguns poucos centros isolados. A cesariana, por se tratar de um procedimento cirúrgico, tem maiores chances de infecção em comparação aos partos vaginais. Dados do Sistema Único de Saúde (SUS) mostram que há risco 4,35 vezes maior de infecção puerperal e 3 vezes maior de morte materna após uma cesariana do que após um parto normal ou abortamento.

Atualmente, o Brasil é o segundo país no mundo com maior proporção de nascimentos por cesariana, com 55,5% dos nascimentos por via abdominal em 2016. O grande número de cirurgias cesarianas tem contribuído para o aumento das taxas de infecção puerperal no país.

Etiopatogenia

A infecção puerperal geralmente é polimicrobiana, e isso facilita o sinergismo bacteriano. Os agentes etiopatogênicos são microrganismos anaeróbios e aeróbios da flora do trato geniturinário e intestinal.

Normalmente, a infecção inicia-se no local da implantação placentária, na laceração da episiotomia ou na ferida operatória da cesariana. Embora a cérvice e a vagina normalmente tenham bactérias, a cavidade uterina comumente é estéril antes da ruptura da membrana amniótica. Em consequência do trabalho de parto e do nascimento, assim como de procedimentos obstétricos (necessários ou não), o líquido amniótico e o útero geralmente são contaminados por bactérias anaeróbias e aeróbias. A atividade contrátil normal do útero depois da dequitação, e a involução puerperal, além da reação leucocitária e da hemóstase trombótica na zona de implantação da placenta, representam os mecanismos de defesa contra a infecção. Por isso, a parte superior da matriz, no pós-parto, é provavelmente estéril na maioria das mulheres sem febre ou outros sinais de infecção. Os fatores que determinam uma colonização ou infecção dependem de uma complexa interação do hospedeiro com os microrganismos, como sistema imunológico, número e potencial patogênico das bactérias existentes.

Após o parto vaginal, a infecção puerperal afeta principalmente o local de implantação da placenta, a decídua e o miométrio adjacente, ou as lacerações cervicovaginais. Depois da cesariana, a colonização é de proliferação das infecções em incisões cirúrgicas. Mulheres submetidas a cesarianas intraparto têm os dois mecanismos de colonização. Essas bactérias (as que colonizam a cérvice e a vagina e/ou as do sítio cirúrgico), depois do nascimento, invadem os tecidos uterinos desvitalizados. A progressão é para celulite parametrial com infecção do tecido conjuntivo fibroareolar retroperitoneal pélvico.

Assim, tanto após uma cesariana quanto após um parto vaginal, pode haver penetração de germes pelas portas de entrada. Vencida a barreira leucocitária, ela alastra-se, propagando-se ou generalizando-se (Figura 98.1).

Antes do evento dos antibióticos, a incidência de morte materna secundária à infecção era, em 75% das vezes, determinada por estreptococos beta-hemolíticos do grupo A. Após a introdução da penicilina e de técnicas mais apuradas de antissepsia, reduziu-se ao mínimo a infecção exógena por esse germe. As endógenas, determinadas pelos anaeróbios e por gram-negativos aeróbios, provenientes da microbiota normal da vagina, da cérvice e dos intestinos, ao contrário, passaram a ser as principais responsáveis pela infecção puerperal. Atualmente, a maioria das infecções é de etiologia polimicrobiana, constituída por aeróbios e anaeróbios, e, entre os principais, figuram os descritos na Tabela 98.1.

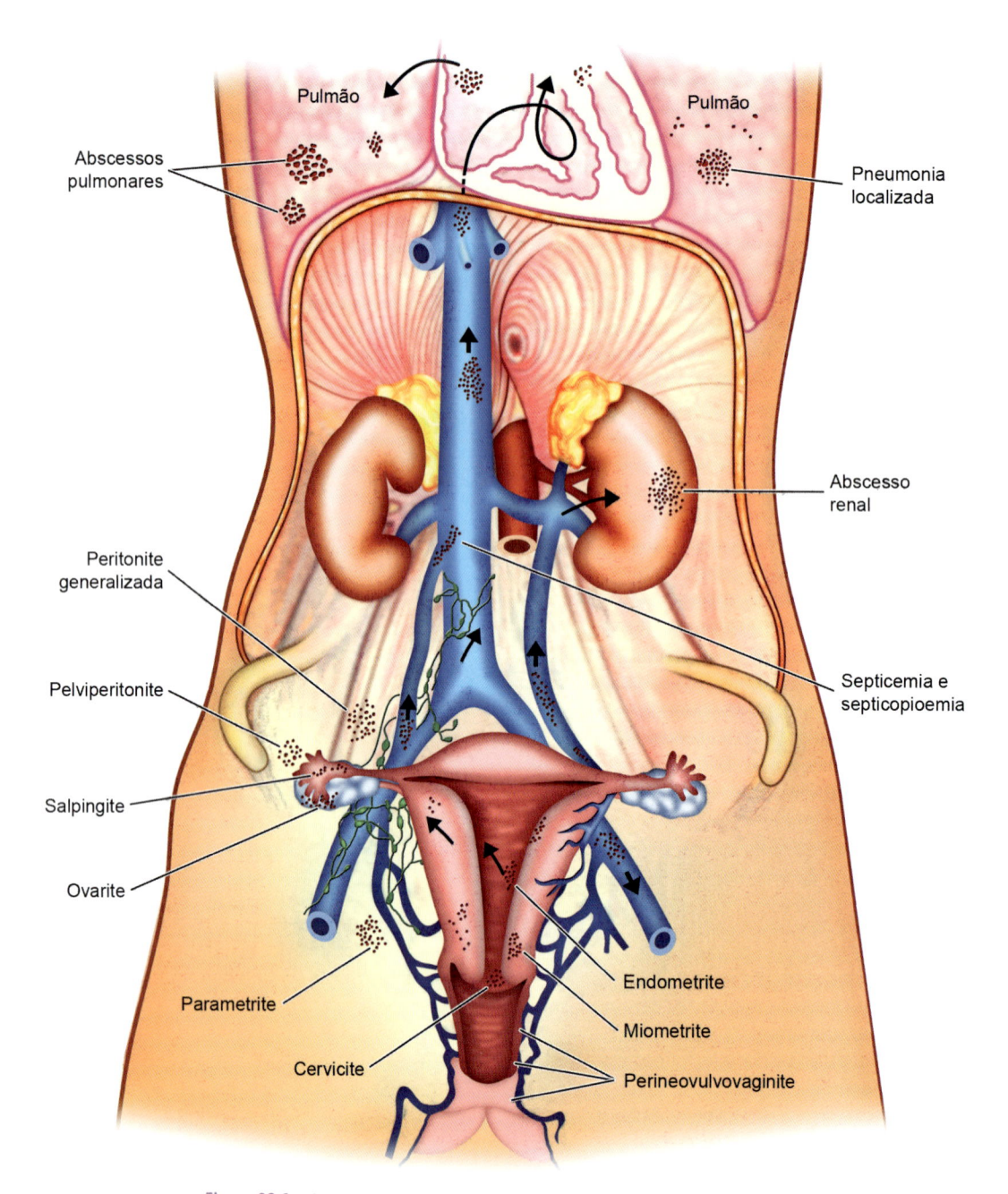

Figura 98.1 Diferentes tipos de infecção puerperal e as vias de sua propagação.

Tabela 98.1 Bactérias mais comuns nas infecções genitais femininas.

Germes comuns em infecções pós-parto
Aeróbios
Estreptococos dos grupos A, B e D
Enterococcus
Bactérias gram-negativas: *Escherichia coli, Klebsiella, Proteus* sp.
Anaeróbios
Peptococcus sp.
Peptostreptococcus sp.
Bacteroides bivius, B. fragilis, B. disiens
Clostridium sp.
Fusobacterium sp.
Outros
Mycoplasma hominis
Chlamydia trachomatis

Adaptada de van Dillen et al., 2010.

Fatores predisponentes e prevenção

Alguns importantes fatores de risco devem ser considerados, já que muitos deles podem ser prevenidos. Entre os fatores maternos, destacam-se: imunodeficiências, obesidade, desnutrição, comorbidades preexistentes (diabetes, anemia), infecção genital não tratada, tabagismo, idade avançada, desnutrição e baixo nível socioeconômico.

A operação cesariana é o fator predisponente mais importante, que aumenta significativamente a morbimortalidade puerperal. Em relação aos partos vaginais, a cesariana eleva o risco de endometrite em 5 a 30 vezes, de bacteriemia de 2 a 10 vezes, de abscesso ou de tromboflebite pélvica em 2 vezes, e de morte por infecção, até 80 vezes. A cesariana de urgência é um fator de risco para infecção se comparada à cesariana eletiva; atribui-se risco ainda maior à cesariana realizada no período expulsivo.

Inúmeras circunstâncias podem explicar a notável incidência de infecção após a cesariana: presença de bactérias em áreas de tecido cirurgicamente desvitalizado, vasos e linfáticos intramiometriais expostos à invasão bacteriana, contaminação do peritônio com germes existentes na cavidade amniótica, perda moderada de sangue e diminuição da resposta imunitária (especialmente se tiver sido utilizada anestesia geral).

Dentre os fatores relacionados aos procedimentos, destacam-se: retenção de restos placentários e sua extração manual, uso de fórceps, ruptura prolongada de membranas, trabalho de parto prolongado, múltiplos toques vaginais durante o trabalho de parto, manipulação uterina e monitoramento fetal intrauterino. Também há aumento do risco de infecção pós-parto na presença de corioamnionite, hemorragia pós-parto e trauma tecidual extenso. Hematomas e tecidos desvitalizados aumentam a gravidade dos quadros infecciosos.

Dessa maneira, para prevenção da infecção puerperal, sugere-se reduzir o número de toques vaginais durante o acompanhamento ao trabalho de parto (recomendações da OMS sugerem toques de 4 em 4 horas, evitando-se múltiplos toques por vários provedores, sobretudo no contexto de hospitais-escola e na presença de bolsa rota) e somente utilizar procedimentos invasivos e cirúrgicos em situações com indicação precisa.

Na cirurgia cesariana, algumas técnicas são protetoras contra as complicações infecciosas: profilaxia com antibióticos antes da incisão na pele, aparagem dos pelos pubianos com máquina elétrica somente na área de incisão (em vez de raspar com lâmina de barbear), uso de clorexidina para antissepsia de pele, técnica cirúrgica adequada, remoção placentária com tração do cordão (evitando a extração manual) e aproximação de tecido celular subcutâneo se sua espessura for maior que 2 cm. O uso de embrocação vaginal com solução aquosa de iodo ou clorexidina logo antes do procedimento cirúrgico também parece reduzir a chance de endometrite, particularmente para aquelas mulheres que têm bolsa rota e/ou estão em trabalho de parto ativo.

Importantes fatores de prevenção e segurança da paciente são a antissepsia em procedimentos cirúrgicos e a esterilização adequada de todo o material utilizado. A presença de corpos estranhos e de tecidos desvitalizados favorece a proliferação de organismos anaeróbios, e sugere-se especial cuidado em procedimentos vaginais com sangramento abundante, durante os quais gazes e compressas podem ser inadvertidamente esquecidas.

O uso de antibiótico profilático antes da incisão da pele na cesariana é medida eficaz para a redução de infecções pós-cirurgia. Deve ser feita com cefalosporina de primeira geração – por exemplo, cefazolina 2 g por via intravenosa (IV; ser 3 g se a mulher tiver peso > 120 kg). O American College of Obstetricians and Gynecologysts (ACOG), desde 2003, recomenda profilaxia às mulheres sob o risco de desenvolver infecção puerperal. A revisão sistemática disponível na Biblioteca Cochrane demonstra uma redução de 60 a 70% de infecção de parede, endometrite e complicações infecciosas graves com o uso de antibioticoprofilaxia. Nos últimos 30 anos, essa profilaxia antimicrobiana em dose única antes da incisão da pele na cesariana reduziu mais a incidência e a gravidade das infecções pós-cesarianas que qualquer outra medida.

Assim como o uso de antibióticos profiláticos antes da cesariana protege a mulher de infecções puerperais, ressalta-se novamente que o uso indiscriminado de antibióticos não só não tem efeito protetor, como pode ter efeito deletério. Situações em que o uso de antibióticos profiláticos está ou não indicado estão resumidas na Tabela 98.2.

Tabela 98.2 Situações para o uso de antibiótico profilático para redução de infecções puerperais.

Recomendado	Não recomendado
Remoção manual da placenta	Uso universal (todas as gestantes e/ou puérperas)
Lacerações perineais graves (3º ou 4º grau)	Trabalho de parto prematuro
Necessidade de balão intrauterino	Ruptura prematura de membranas a termo
Antes da incisão da pele na cesariana	Líquido amniótico meconial
	Parto operatório
	Episiotomia

Adaptada de WHO, 2015.

Quadro clínico e tratamento inicial

A febre é o critério mais importante do diagnóstico da endometrite puerperal. As temperaturas geralmente oscilam entre 38 e 39°C. Os calafrios associados à febre sugerem bacteriemia. Em geral, as mulheres queixam-se de dor abdominal, e os exames abdominal e bimanual desencadeiam hipersensibilidade. Pode haver loquiação de odor fétido.

No hemograma, leucocitose pode ser um achado normal em puérperas, e leucocitose entre 15.000 e 30.000 células/$\mu\ell$ deve chamar a atenção. A presença de formas jovens de leucócitos (desvio à esquerda) é sugestiva de infecção. Exames para avaliar o funcionamento de outros órgãos e sistemas podem ser necessários, principalmente em pacientes graves.

Solicitar bilirrubinas, creatinina, gasometria e lactato (elevação do lactato é indicativa de infecções graves). Demais exames devem ser solicitados conforme o quadro clínico.

A coleta de cultura é fundamental na vigência de infecção, preferencialmente antes do início da antibioticoterapia. As culturas de secreção cervical, vaginal, de secreção de ferida operatória ajudarão no diagnóstico, tratamento e seguimento do caso. A urocultura permitirá o diagnóstico diferencial com infecções do trato urinário. A hemocultura só terá valor em casos de quadros sépticos sem foco definido; nos casos de endometrite, tem baixa positividade e pouca relação com a gravidade do caso. Somente 10 a 20% das pacientes apresentam exames positivos. Hemocultura positiva só deve ser considerada se ocorrer crescimento da mesma bactéria em dois frascos; se o crescimento ocorrer em um só, pode-se considerar contaminação.

Os exames de imagem podem ajudar, dependendo do local e tipo de infecção.

Após a coleta das culturas, iniciar antibiótico empírico conforme o tipo de infecção. Ressalta-se que os agentes etiológicos mais prevalentes e a resistência bacteriana podem variar entre os locais e conforme o passar do tempo. Se possível, discutir as rotinas para cada quadro em cada serviço.

Analgésicos e antitérmicos devem ser prescritos conforme a necessidade da mulher e a gravidade do caso. Em casos graves, além da antibioticoterapia de amplo espectro, iniciar infusão de cristaloides até 30 mℓ/kg de peso. Avaliar a necessidade de medicamentos vasoativos (ver Capítulo 84).

Principais afecções
Endometrite

Endometrite é a infecção puerperal mais frequente, que surge em área de implantação da placenta, miométrio e tecidos parametriais, e pode ocorrer celulite pélvica. Isoladamente, o tipo de parto (cesariana) é o fator de risco mais significativo para o desenvolvimento da endometrite. Os índices de reinternação por endometrite são significativamente maiores entre as mulheres submetidas a cesarianas (mesmo as planejadas) em comparação com as mulheres que evoluíram para parto vaginal. Após partos vaginais, a ocorrência incide em 1 a 3% dos casos e pode aumentar para 5 a 6% se houver alto risco para infecção, como ruptura prematura de membranas, trabalho de parto prolongado e exames cervicais repetidos. Quando há corioamnionite intraparto, o risco de infecção puerperal aumenta para 13%. A profilaxia antimicrobiana intraoperatória em dose única administrada nos partos cesarianos, recomendada pelo ACOG desde 2003, reduziu a incidência de infecções endometriais graves.

Quadro clínico

Como é a infecção mais frequente, sempre que houver febre pós-parto, a endometrite deve ser a principal hipótese diagnóstica. Habitualmente, instala-se no quarto ou quinto dia pós-parto; o aparecimento mais precoce sugere maior virulência. A temperatura pode variar entre febrícula (em infecções menos graves, restritas ao endométrio e miométrio superficial) e 38 e 39°C.

A tríade uterina que ocorre em casos de endometrite puerperal caracteriza-se por:

- Subinvolução uterina
- Dor em baixo-ventre e à palpação uterina (abdominal e ao toque bimanual)
- Colo amolecido e pérvio.

A loquiação em mulheres com endometrite pode ser inodora (estreptococos beta-hemolíticos do grupo A) ou fétida (enterococos, *E. coli, Bacteroides fragilis*).

A mulher mantém-se em bom estado geral, a não ser nas formas graves. A endometrite, após parto vaginal, geralmente tem prognóstico benigno; poucos casos se complicam por abscesso pélvico, peritonite generalizada e tromboflebite pélvica. Após a cesariana, a infecção pode estender-se para as tubas uterinas e o peritônio pélvico, bem como para dentro das bordas da incisão no miométrio uterino.

Exames

Solicitar hemograma e demais exames conforme gravidade (lactato, bilirrubinas, creatinina, gasometria). Embora seja difícil isolar o agente etiológico nas endometrites, culturas de secreção cervical devem ser coletadas, e, caso sejam encontrados *Streptococcus* do grupo A ou B ou *Neisseria gonorrhoeae*, a notificação ao pediatra torna-se necessária.

A ultrassonografia (US) pélvica endovaginal auxilia no diagnóstico de retenção dos produtos da concepção, abscessos, hematomas intracavitários e de parede abdominal.

A utilização da tomografia computadorizada (TC) ou da ressonância magnética (RM) fica reservada para mulheres que não respondam de maneira adequada ao tratamento antimicrobiano.

Tratamento

Antes de escolher a via do antibiótico, é importante classificar a gravidade da endometrite, para avaliar a necessidade de internação. Se a infecção for leve, indicando febre baixa e branda após o parto vaginal, o tratamento com antibiótico oral, em geral, é

suficiente; nesse caso, clavulanato e amoxicilina. Para infecções moderadas e graves, especialmente após cesariana, o tratamento intravenoso com antibióticos de largo espectro é obrigatório. A melhora após 48 a 72 horas ocorre em cerca de 90% das mulheres. A persistência de febre após esse prazo faz pensar em complicações: abscesso de parâmetrio, de parede ou pélvico e tromboflebite pélvica séptica.

O esquema antibiótico usual é a clindamicina (900 mg IV a cada 8 horas) associada à gentamicina (5 mg/kg IV a cada 24 horas). A ampicilina (2 g IV a cada 6 horas) e o metronidazol (500 mg IV a cada 8 horas) podem ser adicionados para prover cobertura contra anaeróbios, se necessário. Esquemas alternativos incluem piperacilina com tazobactam 4,5 g (4 g de piperacilina e 0,5 g de tazobactam IV a cada 8 horas) e ampicilina-sulbactam 3 g (2 g de ampicilina e 1 g de sulbactam IV a cada 6 horas). Em pacientes com cultura positiva para estreptococo beta-hemolítico (durante a gestação), associar ampicilina ao esquema de clindamicina e gentamicina ou usar ampicilina-sulbactam, pois há um aumento de casos de estreptococos resistentes à gentamicina.

O tratamento deve ser mantido até a melhora do quadro clínico, com a paciente mantendo-se afebril por 24 a 48 horas. Não há necessidade de continuar antibiótico oral após a alta hospitalar. Em casos específicos, o tratamento pode ser continuado com clindamicina VO (600 mg a cada 8 horas) associada à gentamicina intramuscular (4,5 mg/kg a cada 24 horas) ou amoxicilina-clavulanato 875 mg a cada 12 horas.

A intervenção na cavidade da matriz infectada só estará indicada na suspeita de retenção de restos ovulares ou sangramento anormal e persistente. Ela deve ser feita por curetagem, associada ao uso de antibiótico e uterotônico.

Complicações

Complicações podem ocorrer, como sepse, abscessos, hematomas, fasciíte necrosante e tromboflebite séptica pélvica, com incidência de 4% das endometrites pós-cesariana. Caso os sintomas regridam, e persista apenas a febre, deve-se pensar em resistência bacteriana. O abscesso pode ser suspeitado em casos de persistência da febre e dor e diagnosticado pela US pélvico-abdominal. Nesses casos, o tratamento consiste em drenagem cirúrgica, com envio da amostra para cultura, e antibioticoterapia de amplo espectro deve ser iniciada.

Em casos de peritonite ou sepse, pode-se considerar a histerectomia, se o foco for o útero infectado e o quadro for grave.

Infecção do sítio cirúrgico

É definida como infecção de ferida operatória, ou de qualquer parte da anatomia que tenha sido manipulada durante o processo cirúrgico, que aparece nos primeiros 30 dias pós-operatórios. É classificada, de acordo com a profundidade da infecção em superficial (apenas pele e subcutâneo), profunda (acometimento de fáscia e músculos) e de órgãos (com acometimento de útero e cavidade abdominal) (Figura 98.2).

Pode ser consequente à ferida cirúrgica da cesariana, da episiotomia ou de laceração e é um importante fator de risco para descontinuidade da amamentação. Os agentes mais comuns envolvidos em infecções de ferida operatória são: bastões gram-positivos, *Streptococcus* do grupo B, *Staphylococcus aureus* e agentes anaeróbios. Após cirurgias, a presença de microrganismos hospitalares não pode ser descartada.

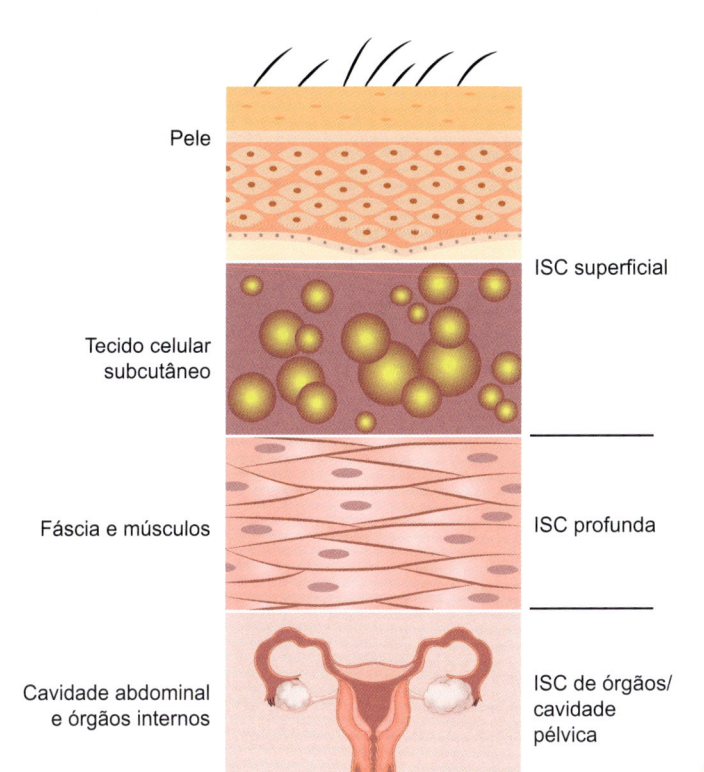

Figura 98.2 Classificação de infecção de sítio cirúrgico (ISC) conforme a profundidade. ISC superficial (pele e tecido celular subcutâneo), ISC profunda (músculos e fáscia) e ISC de órgãos e/ou cavidade pélvica. (Desenho de Knobel, 2020.)

Os rótulos da figura: Pele, Tecido celular subcutâneo, Fáscia e músculos, Cavidade abdominal e órgãos internos; ISC superficial, ISC profunda, ISC de órgãos/cavidade pélvica.

Soma-se aos fatores de risco gerais para infecção puerperal a antissepsia inadequada no local da incisão. Outro importante fator é a formação de hematomas, seja por hemostasia inadequada, seja por coagulopatias ou uso de anticoagulantes. Dentre os fatores obstétricos, destacam-se a corioamnionite e a cesariana intraparto, especialmente durante o período expulsivo; e, dentre os fatores maternos, a obesidade, a desnutrição, o diabetes, a necessidade de transfusão e a imunossupressão.

Quadro clínico

Nos quadros típicos, a febre costuma ser baixa (até 38,3°C), a qual surge entre o quarto e o sétimo dia pós-operatório (quadros mais precoces e com febre alta sugerem *Streptococcus* beta-hemolítico do grupo A ou B). Há eritema e edema locais e secreção purulenta pela cicatriz. Pode haver deiscência da sutura e dor de intensidade variável em região de ferida operatória.

Exames

Culturas da secreção da cicatriz são importantes e eficazes em determinar o microrganismo causador, mas podem ser contaminadas por microrganismos da pele adjacente e agentes não patogênicos. A US da parede abdominal ajuda a determinar a presença de abscessos e hematomas que podem necessitar de drenagem. Outros exames de imagem (TC/RM) geralmente não são necessários e ficam restritos a casos específicos.

Tratamento

O tratamento inclui retirada da sutura, desbridamento de tecidos desvitalizados e lavagem exaustiva (Figura 98.3). Geralmente a cicatrização ocorre por segunda intenção, mas a ressutura pode

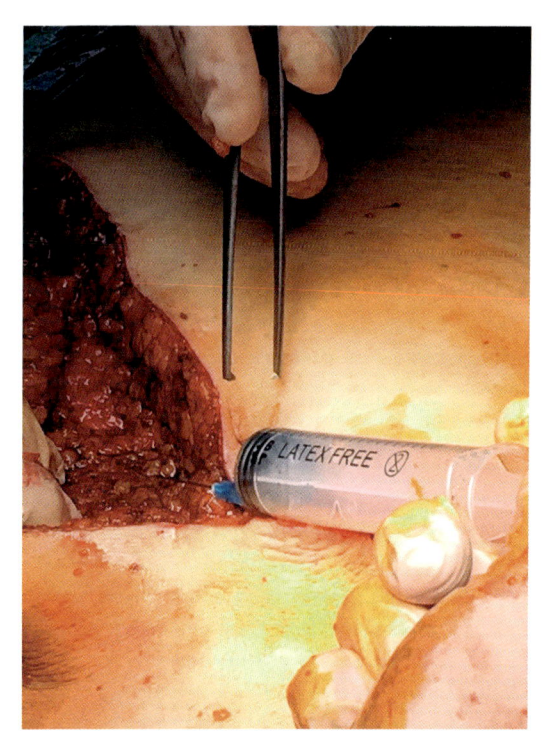

Figura 98.3 Infecção de sítio cirúrgico – parede abdominal – desbridamento e coleta de material para cultura com seringa + agulha.

ser indicada quando a infecção estiver controlada e for possível observar tecido de granulação saudável.

Antibióticos devem ser administrados conforme o resultado das culturas. A antibioticoterapia empírica sugerida é:

- Para infecções superficiais e sem necessidade de internação, usar cefalexina (500 mg VO a cada 6 horas). Infecções em feridas perineais podem responder à amoxicilina + clavulanato (500 + 250 mg VO a cada 8 horas). Se não houver melhora do quadro, ou houver grande suspeita de o germe ser MRSA, pode ser utilizado sulfametoxazol-trimetoprima (800/160 mg VO a cada 12 horas)
- Para infecções superficiais com necessidade de internação, podem ser utilizadas a cefazolina (1 a 2 g IV a cada 6 horas) ou a ceftrixona (2 g IV a cada 24 horas).

Quando a infecção for profunda, outros esquemas podem ser utilizados:

- Clindamicina (900 mg IV cada 8 horas) associada à gentamicina (5 mg/kg IV a cada 24 horas)
- Clindamicina (900 mg IV cada 8 horas) e ceftrixona (2 g IV a cada 24 horas)
- Ampicilina (2 g IV cada 4 horas), gentamicina (5 mg/kg IV a cada 24 horas) e metronidazol (500 mg IV a cada 8 horas) ou clindamicina (900 mg IV a cada 8 horas)
- Em casos de MRSA, associar vancomicina (20 mg/kg/dose a cada 12 horas – não exceder 2 g por dose).

Complicações

Uma das complicações mais importantes da infecção de ferida operatória, com alta taxa de mortalidade (13 a 48%), é a fasciite necrosante. É uma infecção rara, porém muito grave, que ocorre após cirurgias obstétricas ou ginecológicas. Tem como principais agentes etiológicos *Streptococcus* sp., anaeróbios (*Clostridium perfringens*) e bacilos gram-negativos.

A condição é caracterizada por febre progressivamente alta que não responde à antibioticoterapia, extensão da infecção com edema, eritema, fáscia endurecida (em consistência de madeira), crepitações e sinais de comprometimento sistêmico. A avaliação pode mostrar a presença de dor grave, frequentemente unilateral, e eritema desproporcional às condições esperadas.

O diagnóstico pode ser feito por radiografia, que mostra gás em subcutâneo. No diagnóstico diferencial, é necessário incluir a infecção da ferida. O tratamento é feito com desbridamento cirúrgico radical do tecido infectado e antibioticoterapia agressiva.

Os antibióticos IV de primeira escolha incluem: ceftriaxona (2 g IV a cada 24 horas) associado a metronidazol (500 mg IV a cada 6 horas). Um tratamento alternativo é o uso de piperacilina/tazobactam (4,5 g a cada 8 horas).

Infecção de episiotomia

A despeito de ser ferida em região contaminada, a infecção da episiotomia não é comum, vigente em menos de 0,5% dos casos. A maioria não é grave, e raramente é letal.

Essas infecções podem ser classificadas em cinco tipos, de acordo com a profundidade e a gravidade do processo inflamatório.

- Infecção simples – limitada à pele e à fáscia superficial adjacente. O local apresenta edema, eritema e, posteriormente, deiscência da zona suturada
- Infecção da fáscia superficial – essa fáscia tem continuidade com as da parede abdominal, região glútea e pernas, o edema e o eritema costumam estender-se, atingindo total ou parcialmente os sítios nomeados
- Necrose da fáscia superficial – infecção muito grave, com manifestações cutâneas tardias. Há, inicialmente, edema e eritema. A pele toma, mais tarde, cor azulada ou castanha, aspecto francamente gangrenoso, com formação de vesículas e bolhas
- Fasciite necrosante – é a infecção das duas camadas da fáscia superficial (fáscias de Camper e Colles). Infecção muito grave, com manifestações cutâneas tardias. Há, inicialmente, edema e eritema. A pele toma, mais tarde, cor azulada ou castanha, aspecto francamente gangrenoso, com formação de vesículas e bolhas. Pode evoluir para a fáscia da parede abdominal. Sinais tóxicos de sepse são evidentes em todas as pacientes; pode ocorrer choque. Se não houver tratamento cirúrgico, a mortalidade atinge 100% dos casos; os antibióticos e a cirurgia oportuna reduzem os óbitos para 50%
- Mionecrose – atinge os músculos do períneo e, na maioria das vezes, é consequente à infecção por *Clostridium perfringens*; ocasionalmente pode ser consequente à fasciite necrosante. A dor é desproporcionada aos sinais físicos.

A terapêutica das lacerações infectadas consiste na administração de antibióticos sistêmicos, como os descritos anteriormente, e antissépticos locais. Abscessos devem ser abertos e drenados. A episiotomia infectada merecerá abertura cirúrgica e exploração instrumental sob anestesia geral, não se dispensando, concomitantemente, o uso de antibióticos sistêmicos.

Pacientes com infecção de episiotomia e manifestações tóxicas que não respondam à terapia antibiótica em 24 a 48 horas e mostrem edema e eritema em áreas que ultrapassem a região perineal (abdome, coxas e região glútea) devem ser submetidas, obrigatoriamente, à exploração cirúrgica, pois é quase certa a possibilidade de necrose da fáscia superficial.

A maioria das feridas de episiotomia exploradas irá cicatrizar bem por segunda intenção. Lacerações que atingem o esfíncter anal externo e/ou a mucosa retal devem ser reparadas após a resolução da infecção local. Isso também vale para lacerações de grande extensão de segundo grau, nas quais a ressutura pode ser considerada.

Tromboflebite pélvica séptica

É uma das complicações menos comuns da endometrite, representando apenas 1% dos casos, porém tem alta mortalidade. Essa situação ocorre porque o puerpério é caracterizado por um período de hipercoagulabilidade e ainda está associado à presença de bactérias, na corrente sanguínea, que levam a uma hiper-reatividade dos vasos. Pode ocorrer também após abortos sépticos. É, em geral, o ponto de partida da piemia (êmbolos sépticos), determinando abscessos renais, pulmonares e de outros órgãos. Não provoca embolia pulmonar maciça mortal.

Trombose da veia ovariana. A trombose da veia ovariana complica menos de 0,05% dos partos vaginais e até 1 a 2% dos partos cesáreos. É importante notar que a trombose da veia ovariana pós-parto afeta a veia direita em mais de 90% dos casos, à conta da dextrorrotação fisiológica do útero durante a gravidez, a qual leva à compressão do vaso desse lado.

É difícil determinar os agentes infecciosos, já que as hemoculturas são negativas em quase todos os casos. Geralmente o diagnóstico é de exclusão. Os agentes infecciosos são similares às demais infecções puerperais: estreptococos, enterobactérias e anaeróbios.

Quadro clínico

Os sintomas mais comuns são febre, dor pélvica e massa abdominal palpável (nem sempre presente). Há duas apresentações clínicas mais frequentes.

Tromboflebite de veia ovariana. Paciente pode apresentar febre e dor abdominal (geralmente do lado afetado – mais comum o direito). A febre aparece antes da primeira semana após a cesariana ou parto. Náuseas e outros sintomas gastrintestinais, leves a moderados, podem estar presentes. Os achados de exame físico são inespecíficos. Em grande parte dos casos, a trombose da veia ovariana não é diagnosticada até que a febre que não responde aos antibióticos após 48 horas faça suspeitar da afecção.

Tromboflebite pélvica profunda. Os sintomas são mais leves, com febre que se inicia mais precocemente (dentro de 3 a 5 dias no pós-operatório, mas pode ser até 3 semanas). O quadro é menos ostensivo, com febre persistente – apesar dos antibióticos –, paciente ambulatorial, dor ausente ou mal localizada. Exame pélvico e abdominal: achados mínimos e vagos.

Exames

Hoje o método de preferência para o diagnóstico da trombose da veia ovariana é a angiografia por RM; a TC com contraste também pode ser utilizada (Figura 98.4). A US traz poucos subsídios; afasta apenas a possibilidade de abscessos pélvicos ou tubo-ovarianos decorrentes da infecção puerperal.

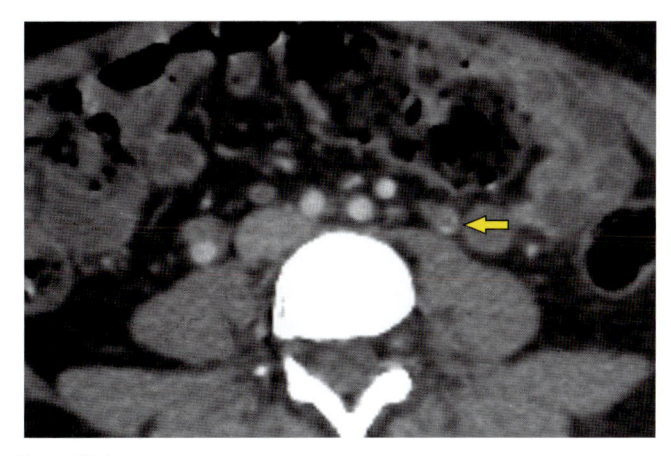

Figura 98.4 Tomografia computadorizada com contraste mostrando trombose de veia ovariana esquerda.

Tratamento

O melhor tratamento para a tromboflebite pélvica séptica, inclusive para trombose da veia ovariana, é o antibiótico (seguir o esquema da endometrite) em combinação com o anticoagulante. Inicia-se com a heparina de baixo peso molecular (HBPM), no caso a enoxaparina, em dose terapêutica: 1 mg/kg, 12/12 horas; ou 1,5 mg/kg, 24/24 horas, por injeção subcutânea. Após o curso inicial com a enoxaparina, associa-se o anticoagulante oral varfarina (10 mg/dia), e, depois, suspende-se a heparina. Nesse período, a razão normalizada internacional (INR) deve ficar entre 2,0 e 3,0, e a dose de varfarina deve ser ajustada para esse objetivo. Muitos autores recomendam continuar os antibióticos por 48 a 72 horas e os anticoagulantes por 7 a 10 dias, no mínimo, após a resolução da febre. Se o trombo se estender à veia renal ou à veia cava inferior, a varfarina deve ser mantida por 3 meses. A colocação de filtro na veia cava inferior pode estar indicada em situações de embolização pulmonar, apesar da anticoagulação adequada.

Complicações

O trombo pode levar a outras complicações, das quais a mais comum é a embolia pulmonar, que pode ocorrer em mais de 10% dos casos. Infarto ovariano, obstrução ureteral e até o óbito da paciente também podem ocorrer.

Anexite (salpingite e ovarite)

As anexites são representadas por infecção e inflamação das tubas uterinas e dos ovários. Elas surgem após abortamentos infectados e partos vaginais prolongados, e, entre elas, são mais frequentes as salpingites do que as ovarites.

Na fase aguda (endossalpingite), as tubas uterinas inicialmente se apresentam endurecidas, tumefeitas, com precoce acolamento das fímbrias e obliteração tubária, daí a retenção da exsudação purulenta que forma a piossalpinge. A salpingite pode evoluir para absorção do material com recuperação parcial do órgão (comumente, deixa a sequela de obstrução tubária) ou evoluir para a forma subaguda, em que o processo se organiza e forma o tumor inflamatório anexial. A seguir, a condição progride para a cronicidade, que pode deixar como sequela hidrossalpinge, ou continua a prosperar, de maneira aguda, como nas formas sépticas, atingindo a serosa peritoneal (peritonite). Além disso, a infecção pode alcançar os ovários e desencadear a ovarite. Clinicamente,

inicia-se com dor abdominal aguda predominando nas fossas ilíacas, febre alta (39 a 39,5°C) e discreta defesa abdominal. O toque genital revela grande sensibilidade dos anexos. A palpação de tumoração anexial é notada, mais tarde, na evolução da moléstia.

O tratamento é feito por antibióticos e analgésicos. Em raros casos, por motivo da possibilidade de ruptura de piossalpinge, há necessidade de realizar a salpingectomia.

Parametrite

A parametrite é a inflamação do paramétrio, tecido que circunda o útero. O paramétrio mais comumente afetado é laterocervical (unilateral em 70% dos casos); pode haver, todavia, invasão anterior (paracistite) ou posterior (pararretite), além da incursão ao ligamento largo. É a infecção do tecido conjuntivo fibroareolar, parametrial, decorrente, na maioria das vezes, de lacerações do colo e da vagina, em que o germe se propaga pela via linfática.

A clínica é caracterizada por temperatura elevada que persiste por mais de 10 dias. Esse achado sugere parametrite. A temperatura aumenta gradativamente e, em pouco tempo, atinge 39 a 39,5°C, com remissões matutinas. O toque vaginal desperta dor intensa, o que revela endurecimento dos paramétrios. Se não for tratado em tempo, o processo evolui para a supuração e a flutuação, transformando-se em abscesso do paramétrio ou do ligamento largo. O prognóstico, habitualmente, é favorável.

O tratamento baseia-se no emprego de antibióticos e anti-inflamatórios. Quando houver formação de abscessos, a necessidade de drenagem deverá ser considerada (ver "Peritonite").

Peritonite

A pelviperitonite acompanha muitas formas de infecção puerperal localizada: endomiometrite, salpingite, parametrite.

Clinicamente, surgem dor intensa e defesa muscular no baixo-ventre, febre alta (40°C), perturbação funcional dos intestinos, com retenção de gases e fezes (íleo paralítico), pulso acelerado e sinal de Blumberg positivo (dor à compressão e à descompressão da parede abdominal). O toque desperta intensa dor no fundo de saco vaginal posterior. Quando há coleção purulenta, nota-se abaulamento.

Quando houver formação de abscessos, a abordagem deverá ser cirúrgica, principalmente se o quadro clínico for desfavorável (presença de abdome agudo e/ou queda do estado geral e/ou quadro de sepse), ou se o abscesso for grande (> 8 cm), ou se não houver resposta adequada à antibioticoterapia, ou se o quadro clínico for desfavorável (quadro de sepse ou dor abdominal sugestiva de ruptura/abdome agudo).

A drenagem pode ser feita por via abdominal, guiada por US ou TC ou por via vaginal, que também pode ser auxiliada por US. Os abscessos localizados no fundo de saco posterior podem ser resolvidos com colpotomia e drenagem (Figura 98.5). Essa abordagem só deve ser utilizada se não houver comprometimento sistêmico (bom estado geral, com o abdome flácido, ruídos intestinais presentes); em outros casos, a laparotomia está indicada.

O uso de drenos nas cirurgias abdominais é muito difundido, mas as evidências científicas para quando, como e que tipo de dreno utilizar são escassas. Seu uso está indicado quando houver necessidade de drenagem de pus ou seroma. Lembrar que o uso de drenos não é isento de riscos e que pode causar contaminação retrógrada, formação de fístulas e lesões vasculares, além de

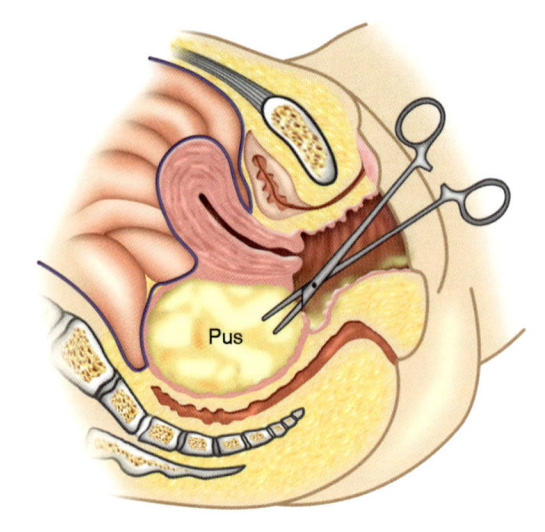

Figura 98.5 Colpotomia em abscesso de fundo de saco de Douglas.

possíveis complicações, como deslocamento ou fragmentação do dreno. Seu uso deve ser avaliado caso a caso. Se o dreno for utilizado após culdocentese, deve ser retirado após 2 a 3 dias, quando a saída de material purulento ou seroso for escassa ou ausente. Se as melhoras não se acentuarem (queda da temperatura e do pulso, melhora do estado geral), suspeitar de generalização do processo, possível formação de lojas purulentas em outras regiões da cavidade abdominal, tromboflebite pélvica séptica e septicemia. Nesses casos, a laparotomia está indicada.

O tratamento da peritonite generalizada há muito se baseia na laparotomia, que permite aspirar o exsudato livre, a fim de reduzir a absorção tóxica. Os focos sépticos devem ser incisados pela via abdominal; a colpotomia é insuficiente, porque lojas purulentas podem surgir até no espaço subdiafragmático. Antes de se fechar a cavidade abdominal, é conveniente proceder à lavagem peritoneal exaustiva com solução fisiológica. Dependendo do estado geral da paciente e da precocidade da laparotomia, pode-se considerar a retirada do útero, se nele estiver o foco septicêmico.

Nota histórica

A infecção ou febre puerperal é conhecida desde Hipócrates, que a estudou e descreveu sua sintomatologia. Plater, em 1573, considerou-a como decorrente de inflamação do útero, conceito adotado por Hoffmann (1742), Denman (1768) e muitos outros.

Sua incidência era muito elevada e ela era temida pela alta mortalidade que provocava. As epidemias observadas em Lião (1750), Londres (1760), Edimburgo (1772) e França (1800) possibilitaram vislumbrar causas comuns, que os progressos posteriores da bacteriologia e Pasteur confirmaram.

Tenon, em 1775, averiguou que a mortalidade por infecção atingia 70% dos casos. Denman, na Inglaterra, em 1768, aventou a possibilidade de que a febre puerperal seria transmitida por médicos e parteiras. Watson (1842), em Londres, recomendava a higiene com água clorada, e Holmes (EUA) recomendava a profilaxia, proibindo médicos e parteiras de participarem de necropsias, vislumbrada a possibilidade de contágio.

Ignaz Philipp Semmelweis, em 1847, aventou a causa da febre puerperal e pôs em evidência a fonte de contágio. Assistente de uma clínica obstétrica em Budapeste, notou grande disparidade na mortalidade comparada das duas seções do serviço: em uma seção frequentada por médicos e estudantes, a letalidade por infecção puerperal subia a 11,4%; na outra, gerida por parteiras, a taxa era de 2,7%. Os recém-nascidos apresentavam-se igualmente atingidos, em proporções semelhantes.

A situação permaneceu inalterada por muito tempo e chegara ao conhecimento geral, e as gestantes e suas famílias se recusavam a serem assistidas pelos médicos do hospital. Um colega de Semmelweis, Kolletschka, morreu vítima de septicemia após se contaminar ao realizar uma necropsia. Semmelweis percebeu grande analogia das lesões encontradas no exame pós-morte desse colega com as comumente observadas em pacientes vitimadas por febre puerperal.

Ele percebeu que as mãos dos médicos e estudantes carregavam os detritos dos cadáveres em decomposição às parturientes, e isso ocasionava a doença. Instituiu, como norma, medidas profiláticas que constavam de lavagem das mãos, limpeza das unhas e uso de água clorada; experimentalmente, conseguiu reproduzir o quadro da febre puerperal em animais de laboratório.

Conservando o mesmo pessoal, depois de adotadas as medidas profiláticas, Semmelweis fez baixar a mortalidade da seção dos médicos para 1,5% e diminuiu, igualmente, a morbidade e a mortalidade dos recém-nascidos.

Depois de Semmelweis, com ideias inéditas para o século XIX, passou-se a considerar que a febre puerperal era causada pela introdução, no canal genital das parturientes e puérperas, de "matéria orgânica em decomposição" ou de partículas infectadas ou gangrenadas, levadas ao sistema genital pelos dedos do parteiro, instrumentos e água das lavagens. As teorias de Semmelweis não foram aceitas pacificamente; sua definição, no entanto, seria perfeita ainda nos dias de hoje se as palavras "matéria orgânica em putrefação" fossem substituídas por "germes patogênicos".

Pasteur (1879) completou o extraordinário ciclo de descobertas com a teoria microbiana; Koch incriminou o estreptococo como principal responsável pela febre puerperal, e Lister, em 1876, chamou a atenção para o "ar contaminado".

Desenvolvendo os métodos de cultura de Koch, Fränkel, em 1884, encontrou, nos lóquios de puérperas febris, estreptococo semelhante àquele que determina a erisipela. Numerosos autores procuraram identificar os germes dos lóquios de pacientes com febre puerperal, confirmando-lhe a etiologia microbiana.

Em 1923, Eden (Londres), que pode ser considerado o fundador das investigações confidenciais sobre morte materna, estimou que a taxa de mortalidade materna era de 4:1.000 e que a sepse puerperal era responsável por 20 a 50% de todas as mortes maternas. Foi observada uma queda drástica na mortalidade materna após a introdução da sulfonamina em 1936.

Atualmente, apesar de um bom conhecimento sobre a fisiopatologia da infecção puerperal, ainda há mortes por essa causa. O uso indiscriminado de antibióticos e a resistência bacteriana são problemas que tendem a piorar o prognóstico.

Bibliografia

American College of Obstetricians-Gynecologists (ACOG). Practice bulletin no. 120: use of prophylactic antibiotics in labor and delivery. Obstet Gynecol. 2011;117:1472-83.

Bratzler DW, Dellinger EP, Olsen KM, et al. Clinical practice guidelines for antimicrobial prophylaxis in surgery. Am J Heal Pharm. 2013;70:195-283.

Contro E, Jauniaux E. Puerperal sepsis: what has changed since Semmelweis's time. BJOG. 2017;124:936.

Durai R, Mownah A, Ng PCH. Use of drains in surgery: a review. J Perioper Pract. 2009;19:180-6.

Haas DM, Morgan S, Contreras K, Enders S. Vaginal preparation with antiseptic solution before cesarean section for preventing postoperative infections. Cochrane Database Syst Rev. 2018;7(7):CD007892.

Karsnitz DB. Puerperal infections of the genital tract: a clinical review. J Midwifery Womens Health. 2013;58:632-42.

Lachiewicz MP, Moulton LJ, Jaiyeoba O. Pelvic surgical site infections in gynecologic surgery. Infect Dis Obstet Gynecol. 2015;2015:614950.

Lazenby GB, Soper DE. Prevention, diagnosis, and treatment of gynecologic surgical site infections. Obstet Gynecol Clin North Am. 2010;37:379-86.

Levy MM, Evans LE, Rhodes A. The Surviving Sepsis Campaign Bundle update. Intensive Care Med. 2018;44:925-8.

Lima S, Sartori PE, Souza HP. Drenos abdominais: indicações e utilização na prática cirúrgica. Acta Med (Porto Alegre). 2013;34:20130.

Mackeen AD, Packard RE, Ota E, Berghella V, Baxter JK. Timing of intravenous prophylactic antibiotics for preventing postpartum infectious morbidity in women undergoing cesarean delivery. Cochrane Database Syst Rev. 2014;(12):CD009516.

Mackeen AD, Packard RE, Ota E, Speer L. Antibiotic regimens for postpartum endometritis. Cochrane Database Syst Rev. 2015;2015(2):CD001067.

National Institute for Clinical Excellence (NICE.) Caesarean section guidelines (282). London: NICE; 2011.

Nogacka A, Salazar N, Suárez M, et al. Impact of intrapartum antimicrobial prophylaxis upon the intestinal microbiota and the prevalence of antibiotic resistance genes in vaginally delivered full-term neonates. Microbiome. 2017;5:93.

Say L, Chou D, Gemmill A, et al. Global causes of maternal death: a WHO systematic analysis. Lancet Glob Health. 2014;2:e323-33.

Soares VMN, de Souza KV, de Azevedo EMM, Possebon CR, Marques FF. Causas de mortalidade materna segundo níveis de complexidade hospitalar. Rev Bras Ginecol Obstet. 2012;34:536-43.

Temming LA, Raghuraman N, Carter EB, et al. Impact of evidence-based interventions on wound complications after cesarean delivery. Am J Obstet Gynecol. 2017;217:449.e1-449.e9.

Van Dillen J, Zwart J, Schutte J, Van Roosmalen J. Maternal sepsis: epidemiology, etiology and outcome. Curr Opin Infect Dis. 2010;23: 249-54.

World Health Organization. WHO recommendations for prevention and treatment of maternal peripartum infections. Geneva: WHO/HRP; 2015. p.80.

World Health Organization. WHO guidelines for safe surgery. Geneva: WHO; 2009. p.133.

99

Patologia da Lactação

Corintio Mariani Neto
Márcia Maria Auxiliadora de Aquino

Traumatismos mamilares, *868*

Problemas anatômicos, *869*

Moniliíase areolomamilar, *869*

Fenômeno de Raynaud, *869*

Ingurgitamento mamário, *869*

Hipogalactia, *869*

Hipogalactia e mamoplastia, *870*

Fármacos para hipogalactia, *870*

Mastite aguda puerperal e ducto lactífero bloqueado, *870*

Mastite crônica e fístula láctea, *872*

Considerações finais, *872*

A amamentação traz inúmeros benefícios para o recém-nascido, a mulher, a família, a instituição e a sociedade; ao tocoginecologista cabe papel fundamental no incentivo ao aleitamento materno, desde o planejamento familiar, pré-natal, durante o trabalho de parto, parto e puerpério, especialmente porque a mulher não amamenta como ato instintivo – amamentar é aprendido. Todos os profissionais de saúde devem estar aptos a manejar as técnicas de amamentação, que têm como base posicionamento, pega e sucção corretos e efetivos. Essas medidas constituem as principais ações preventivas das patologias mamárias da lactação, que, uma vez identificadas, devem ser tratadas, a fim de evitar complicações e sempre com o objetivo de manter o aleitamento materno (Mariani Neto & Myiashita, 2018).

Traumatismos mamilares

De modo geral, os traumatismos mamilares constituem a causa mais frequente de desmame e decorrem de mau posicionamento e/ou técnica inadequada de aleitamento. O trauma mais comum é a fissura (rachadura ou rágade), solução de continuidade linear, de extensão e profundidade variáveis, que pode atingir a derme, localizada na ponta do mamilo ou na área da junção areolomamilar. Outros traumatismos incluem escoriações, erosões, lacerações, bolhas e vesículas mamilares, sempre como causa básica, o recém-nascido mal posicionado ou a má técnica para amamentar (Bueno e Teruya, 2008).

Especificamente, a fissura ocorre na base do mamilo quando as gengivas do recém-nascido pressionam e ferem essa região (pega incorreta) ou pelo uso inadequado de bombas esvaziadoras (pressão negativa exagerada). Lesões apicais acontecem quando a língua do recém-nascido atrita a ponta do mamilo, em casos de mamas cheias, ingurgitadas, mamilos umbilicados, freio lingual curto ou língua posteriorizada. A interrupção brusca da mamada e a moniliíase oral do recém-nascido também são causas de traumatismos. O sintoma mais comum é a dor, tanto mais intensa quanto mais profundo e extenso for o traumatismo.

A melhor prevenção é o posicionamento adequado (cabeça e corpo do lactente alinhados; corpo de frente e encostado ao da mãe; boca em frente à região areolomamilar; nuca apoiada no antebraço da mãe) e a pega correta, com a boca bem aberta, lábio inferior voltado para fora, queixo tocando a mama e a aréola mais visível acima do lábio superior do recém-nascido (Souza et al., 2015).

Quando a mama estiver cheia e, principalmente, ingurgitada, massageá-la previamente e extrair o excesso de leite também ajudam a prevenir as fissuras. Grávidas e puérperas não devem usar produtos químicos sobre os mamilos, nem sabonete no banho – apenas enxaguá-los, uma vez que tais produtos contribuem para despigmentação, remoção da camada hidrolipídica fisiológica e diminuição da espessura mamilar natural (Hill, 2005).

Constitui conceito comum que a alta prevalência de traumatismo e dor papilares sejam decorrentes da delicadeza e sensibilidade do epitélio dessa região, de modo que o tegumento mais claro possa favorecer a ocorrência de fissuras. Recente pesquisa comparou 101 casos de fissuras mamilares com 101 outros sem fissuras e apontou como fatores de risco com significância estatística pele clara, antecedente de fissura mamilar, primiparidade, sobrepeso e obesidade (Berger, 2019).

Mesmo assim, não há pesquisa que recomende a prática da fricção mamilar com buchinha ou toalha felpuda durante a gestação com a finalidade de aumentar a resistência do tegumento mamilar. Faltam, ainda, estudos randomizados e controlados que comprovem a utilidade de cremes, loções, pomadas, infusões, tinturas ou mesmo protetores de mamilos, especialmente para prevenir os traumatismos mamilares, e não é indicado uso rotineiro (Enkin et al., 2005).

O uso do leite materno ordenhado após as mamadas para tratamento das fissuras tem sido recomendado, graças a suas propriedades anti-infecciosas, que ajudariam a prevenir a ocorrência da mastite puerperal (Dennis et al., 2014). Por outro lado, a lanolina altamente purificada, com finalidade analgésica e cicatricial de fissuras, mostrou resultados favoráveis, quando comparada ao leite materno ordenhado (Coca & Abrão, 2008; Abou-Dakn et al., 2011; Mariani Neto et al., 2018).

Com a mesma finalidade, mais recentemente, tem sido utilizado o *laser* de baixa intensidade, com resultados bastante animadores, incluindo redução dos índices de desmame precoce (Coca et al., 2016). Sem dúvida, o principal fator realmente indispensável e efetivo para evitar e tratar o trauma mamilar é a técnica de amamentação correta com o recém-nascido bem posicionado (Enkin et al., 2005).

Problemas anatômicos

Mamilos invertidos (umbilicados) são aqueles com aderência na base, o que dificulta a correta preensão do complexo areolomamilar pelo recém-nascido. Quando a região areolar é flexível (mamilos pseudoinvertidos), o problema é minimizado.

Nesses casos, é fundamental a intervenção de profissional especializado para reduzir a insegurança e a ansiedade maternas e promover sua autoconfiança. Há que se oferecer ajuda nas primeiras mamadas no sentido de que o recém-nascido consiga abocanhar a região areolar. Posições alternativas (invertidas) podem facilitar o processo, bem como estímulo mamilar prévio com toque, pano frio, bomba manual ou vácuo com seringa (Abrão et al., 2015).

Os exercícios de Hoffman para protrusão e alongamento de mamilos planos ou invertidos, outrora bastante indicados durante o pré-natal, carecem de embasamento científico e não são mais recomendados (Enkin et al., 2005). Além de não mostrarem nenhum benefício sobre a duração da amamentação, podem lesionar os mamilos e, em alguns casos, provocar contrações uterinas (King, 2001).

Moniquemainilíase areolomamilar

Infecção do mamilo por fungo (monília ou *Candida albicans*), comum no puerpério, geralmente transmitida pelo recém-nascido. Sua ocorrência é facilitada por umidade local, traumatismo mamilar, antibióticos, contraceptivos hormonais e uso de chupeta contaminada (Giugliani, 2004).

A mulher refere prurido local, ardor e dor em pontada, durante e após as mamadas. À inspeção, observam-se hiperemia e descamação da pele da região areolomamilar. Podem ser identificadas placas brancas na cavidade oral do recém-nascido, por vezes, de difícil remoção. Confirmado o diagnóstico, o tratamento é feito com fungicida local (nistatina, cetoconazol, miconazol, clotrimazol), tanto na mãe quanto no recém-nascido, independentemente de ele apresentar sintomatologia. Não raro, a mãe também apresenta monilíase vaginal que, do mesmo modo, deverá ser tratada, por exemplo, com fluconazol 150 mg VO, em dose única.

Fenômeno de Raynaud

É uma isquemia intermitente nos mamilos causada por vasospasmo, a exemplo do que pode acontecer em dedos das mãos e dos pés. Costuma ocorrer como resposta ao frio, compressão

anormal dos mamilos na boca do recém-nascido ou traumas mamilares intensos. A dor local é persistente, não apenas durante as mamadas (Martin, 2001; Abrão et al., 2015).

À inspeção, os mamilos inicialmente estão pálidos (em função da falta de sangue), depois cianóticos e, finalmente, hiperemiados. Por vezes, a mãe também sente ardor local, confundindo com monilíase que, por si só, pode desencadear o fenômeno (Giugliani, 2004).

A principal consequência é o desmame precoce. Intervenções locais não costumam surtir efeito, exceto a correção da pega e da técnica de amamentação. Excepcionalmente, pode ser necessário tratamento sistêmico específico, por exemplo, com nifedipino 5 mg a cada 8 horas ou com a formulação de liberação lenta, 30 a 60 mg/dia, durante 1 ou 2 semanas (Abrão et al., 2015).

Ingurgitamento mamário

O ingurgitamento mamário é consequência da retenção de leite e distensão alveolar, levando à compressão dos ductos e obstrução do fluxo de leite, acompanhados de edema, decorrente da congestão vascular e linfática (Giugliani, 2004; Nascimento et al., 2015). É mais comum em primíparas, na primeira semana após o parto, mas pode ocorrer posteriormente. O ingurgitamento pode se restringir à região areolar ou afetar completamente uma ou ambas as mamas. O mamilo tende a se retrair e o leite sai com dificuldade. O recém-nascido não consegue pegar adequadamente.

Entre as causas mais frequentes do ingurgitamento, destacamos esvaziamento incompleto das mamas, início tardio da amamentação, mamadas com horários rígidos quanto ao intervalo e/ou duração, sucção incorreta, obstrução de ductos lactíferos, malformação mamilar e prematuridade.

As mamas ingurgitadas provocam preocupação, ansiedade e estresse na nutriz, em função da dor e do desconforto locais, dificuldade para o recém-nascido fazer a pega adequada, interrupção da lactopoese e traumatismo mamilar, que será porta de entrada para futura mastite.

Nessas situações, a mãe necessita de apoio emocional e adoção de medidas de relaxamento. Em geral, o ingurgitamento é eliminado por meio de massagens suaves com movimentos circulares, especialmente nas áreas mais enrijecidas e dolorosas, para tornar o leite mais fluido, o que deve ser repetido antes de cada mamada para maior flexibilidade da aréola. O leite será extraído preferencialmente por técnica manual até se obter o conforto. Recomenda-se o estímulo à posição invertida de amamentar para auxiliar a saída do leite das áreas mais dolorosas.

Analgésicos comuns podem ser necessários. É fundamental o uso de sutiã firmemente ajustado ao tamanho das mamas de modo a mantê-las horizontalizadas. Não se recomenda uso de conchas, nem calor local. A amamentação não deve ser interrompida, pois isso pode acentuar o ingurgitamento. Ao contrário, amamentar de modo irrestrito, com livre demanda de horário, é o que proporciona os melhores resultados, superiores aos obtidos com o uso da ocitocina (Renfrew et al., 2000).

Hipogalactia

As causas mais comuns de hipogalactia ou insuficiência láctea são pega inadequada, baixa estimulação mamária, utilização de mamadeiras ou chupetas, insegurança, desmotivação, cansaço e estresse maternos, além do ingurgitamento mamário. Nesses casos, as melhores soluções são orientação sobre posicionamento correto do recém-nascido, boa pega, intervalo entre mamadas e evitar bico artificial, que pode levar à "confusão de bico", realizadas por meio de suporte prático e emocional à mãe por um profissional capacitado. Esse profissional também orientará o tratamento do ingurgitamento mamário, o qual impede a sucção efetiva do recém-nascido, com consequente diminuição da produção láctea (OMS, 2001).

Também são causas de hipogalactia o consumo materno de álcool e tabaco; prematuridade; retenção placentária; hemorragias do segundo e terceiro período; uso de alguns fármacos (agonistas da dopamina); cesárea; e cirurgias mamárias. Nos casos de cesárea fora do trabalho de parto e de retenção placentária, a hipogalactia é decorrente da manutenção dos níveis de esteroides placentários, com consequente impedimento da ação galactopoética da prolactina. Nissen et al. (1996) estudaram os padrões de ocitocina, prolactina e cortisol em primíparas no segundo dia após uma cesárea de emergência. Verificaram que essas mulheres não tinham um aumento significativo da prolactina cerca de meia hora após terem iniciado a mamada. Concluíram que o contato precoce entre mãe e recém-nascido é até mais importante depois de um parto cirúrgico que depois de um parto vaginal, no sentido de melhorar a resposta endócrina alterada.

Hipogalactia e mamoplastia

Tanto a cirurgia redutora como a de implante podem ter consequências negativas em relação ao aleitamento materno (Andrade & Segre, 2015). Tanto os mecanismos envolvidos no início da produção de leite, mas também em sua retirada pelo recém-nascido e manutenção da produção em volume suficiente, são afetados. Felizmente, os procedimentos menores, que não envolvem os mamilos, não costumam influenciar a lactação, pois atingem pequenos segmentos mamários. Nas cirurgias maiores, pode haver lesão de ductos, secção de unidades produtoras de leite, ou mesmo a via de acesso pode influenciar no fluxo de leite e dificultar a produção e/ou retirada do leite. Apesar disso, na quase totalidade dos casos, não se deve afirmar que a mulher não conseguirá amamentar até atingir 5 a 10 dias após o parto, quando deverá ser avaliada definitivamente a capacidade de produzir e garantir um fluxo adequado de leite para o recém-nascido. Devemos então manter um otimismo responsável, estimulando a paciente a tentar, mas, ao mesmo tempo, procurando prepará-la para a possibilidade de insucesso, de maneira que não haja frustração e sentimento de culpa no caso de insucesso (Lages & Barros, 2015).

Vários estudos têm mostrado a possibilidade de ocorrer produção insuficiente de leite. Neifert et al. (1990) estudaram o sucesso da lactação (medido pelo ganho do peso do recém-nascido) em mulheres com e sem qualquer cirurgia mamária prévia e concluíram que o risco para lactação não suficiente é três vezes maior em mulheres com cirurgia mamária comparativamente às mulheres sem cirurgia, com significância estatística.

Estudo brasileiro conduzido por Andrade et al. (2010), comparando mulheres sem cirurgia com mamoplastia redutora e com implante mamário, concluiu que o risco de um lactente estar em aleitamento não exclusivo no fim do 1° mês é cinco vezes maior no grupo das mulheres com cirurgia, comparativamente ao grupo sem cirurgia, de modo significativo.

Souto et al. (2003) acompanharam, durante 1 ano, mulheres com e sem cirurgia redutora mamária e concluíram, após regressão logística, que o risco de descontinuar o aleitamento exclusivo no primeiro mês após o parto é quase nove vezes maior no

grupo com cirurgia e quase 12 vezes no mesmo grupo, quando a avaliação é sobre o risco de parar o aleitamento no final do 4º mês, com significância estatística.

Chamblin, em 2006, comenta que qualquer tipo de mamoplastia pode afetar o sucesso da lactação, na dependência da técnica cirúrgica e da quantidade de tecido glandular retirado. Interferem, ainda, fatores associados aos implantes mamários, como dor mamária, contratura capsular, pressão do implante sobre a mama e, finalmente, comprometimento da inervação e do suprimento sanguíneo da unidade areolomamilar, com possível perda de sensibilidade papilar e do reflexo de sucção com consequente diminuição da produção do leite.

Revisão sistemática com 51 estudos realizados em todo o mundo, envolvendo 31 técnicas distintas de redução de mama, mostrou que mamoplastias redutoras que preservam a coluna do parênquima subareolar parecem ter uma maior probabilidade de amamentação bem-sucedida (Kraut et al., 2017). Revisão sistemática anterior sobre esse tema havia mostrado que, mais que a técnica cirúrgica empregada ou a insuficiência de leite, as razões mais importantes para essas puérperas não iniciarem o aleitamento ou para seu insucesso foram desencorajamento pessoal, relutância e/ou falta de incentivo dos profissionais de saúde (Thibaudeau et al., 2010).

Portanto, pode-se inferir que a mamoplastia pode interferir no sucesso da lactação. Nesses casos, a motivação da mulher, a orientação adequada e a assistência, com acompanhamento rigoroso de profissional com habilidades em aleitamento materno, são imprescindíveis para um bom resultado. Todas as mulheres com mamoplastia que estão motivadas conseguem aleitar, mesmo que em parte, de maneira não exclusiva (Lages, 2018).

Fármacos para hipogalactia

Em algumas situações de hipogalactia, quando todas as medidas em relação à adequada técnica de aleitamento com sucção e ordenha adequadas, suporte emocional, motivação, acompanhamento e suspensão de fármacos que afetam a lactação não surtem efeito, poderiam ser utilizados os fármacos galactagogos. Não são tão efetivos quando a quantidade de tecido mamário é muito pequena, principalmente em casos de mamoplastia redutora, com retirada de grande quantidade de tecido ou quando a taxa de prolactina sérica já está elevada, mas podem ser úteis nos casos de prematuridade.

Apesar dos potenciais efeitos colaterais, os fármacos mais utilizados para esse fim são metoclopramida e domperidona (Lamounier & Chaves, 2015). Deve ser lembrado que a sulpirida é formalmente contraindicada como galactagoga (Mariani Neto, 2019). Outro tipo de tratamento é a utilização das técnicas de relactação (Murahovschi et al., 2000) ou lactação induzida (Zingler et al., 2017).

Mastite aguda puerperal e ducto lactífero bloqueado

Mastite é uma condição inflamatória da mama, em geral associada à lactação, e, nesse caso, é denominada mastite puerperal. Em geral, a partir do ingurgitamento mamário, pode ocorrer inicialmente uma obstrução de ductos, posteriormente mastite, e até formação de abscessos mamários, nas mais diversas regiões da mama; raramente pode evoluir para septicemia.

Estudo populacional na Austrália mostrou incidência de 15 a 20% em mulheres durante os seis primeiros meses depois do parto, enquanto um estudo de coorte em mulheres norte-americanas encontrou incidência de 10% nos três primeiros meses que se seguiram ao parto. Em relação à recorrência, estudo da Nova Zelândia mostrou uma taxa de recorrência de 8,5% em mães lactando. Mais prevalente em primíparas, na grande maioria dos casos, é unilateral (Shayesteh et al., 2011).

A prevenção e o tratamento precoce de fissuras, ducto bloqueado e ingurgitamento mamário podem prevenir a ocorrência da mastite. A etiologia pode ser diversa; *Staphylococcus aureus* e *Staphylococcus albus* são os microrganismos mais comumente encontrados em investigação laboratorial e que estão presentes habitualmente na nasofaringe do lactente. *Escherichia coli* e estreptococo são achados menos frequentes. Tipos graves de mastite puerperal podem estar associadas a *E. coli*, *Pseudomonas*, *Serratia* ou anaeróbios (Martins, 2002; Shayesteh et al., 2011).

Estando íntegro o mamilo, os germes patogênicos podem introduzir-se pelos canais galactóforos, que se infectam (galactoforite), e por esse caminho atingem os ácinos glandulares (mastite parenquimatosa) (Figura 99.1). Quando a penetração se faz pela ferida mamilar, é atingido o tecido conjuntivo diretamente, alcançando, de imediato, as vias linfáticas, o que dá origem à mastite intersticial. Em estágio posterior, as duas infecções podem se combinar, importando tão somente a localização dos abscessos resultantes.

Segundo os critérios de Vinha, as mastites são, ainda, classificadas em lobar (acomete uma região ou um lóbulo, e é a mais comum), ampolar (acomete parte ou toda a aréola) e glandular (toda mama é afetada). O ducto lactífero bloqueado difere da mastite lobar por não haver comprometimento sistêmico da mãe. Geralmente se associa à compressão de ducto com roupas muito apertadas ou dedos da mãe em um determinado ponto. A orientação para evitar essa compressão e a realização de massagem e ordenha, em geral, resolvem o caso (King, 2001).

No quadro clínico da mastite aguda puerperal, as manifestações gerais mais comuns são mal-estar, hipertermia (superior a 38°C), calafrios, náuseas e vômitos. As locais são dor, calor, vermelhidão, endurecimento, edema, retração papilar e, com a evolução, áreas de flutuação, celulite, necrose e até drenagem espontânea (Figura 99.2). Bacterioscopia, cultura e antibiograma do

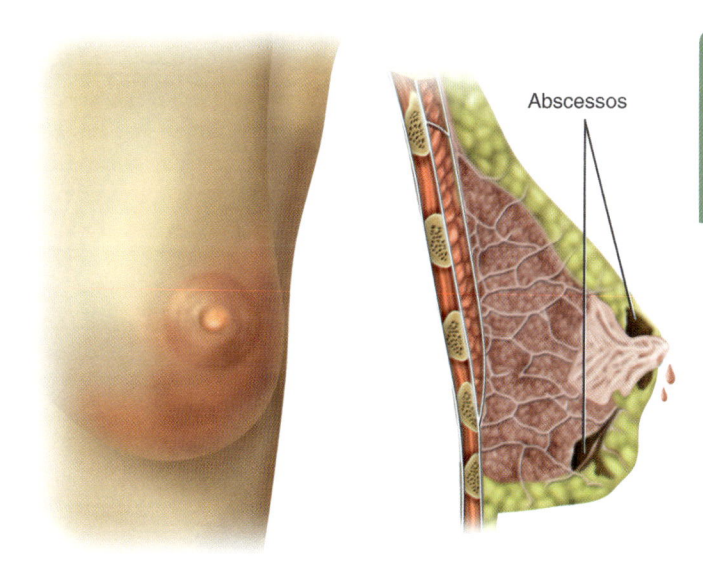

Figura 99.2 Mastite.

leite devem ser realizados, principalmente em tipos mais graves, na recorrência ou na ausência de resposta ao antibiótico após 48 horas.

A ultrassonografia mamária é útil para localizar e dimensionar eventuais abscessos. Nesses casos, tradicionalmente, procede-se à drenagem com incisão cutânea, respeitando as linhas de tensão, porém, distante da aréola, com utilização de dreno por 24 a 48 horas. Entretanto, revisão sistemática recente sobre o tratamento do abscesso mamário em lactantes selecionou quatro estudos, envolvendo 325 mulheres, e avaliou o tratamento por meio de incisão/drenagem *versus* aspiração por agulha. Concluiu que a evidência é insuficiente para determinar se a opção por incisão e drenagem é mais efetiva que aspiração por agulha para abscessos mamários na lactação e mesmo se a antibioticoterapia deve ser utilizada rotineiramente nas mulheres que são submetidas a incisão e drenagem para o tratamento desses abscessos (Irusen et al., 2015).

O tratamento da mastite não complicada (ausência de abscesso) é clínico, internando-se a princípio a paciente, com amamentação mantida em ambas as mamas e sempre iniciada pela mama sadia, assegurando o completo esvaziamento da mama inflamada por meio de ordenha, administração de analgésico (paracetamol), anti-inflamatório (ibuprofeno, piroxicam) e antibioticoterapia. Com a ressalva anterior, esses procedimentos são do mesmo modo recomendados quando se realiza o tratamento cirúrgico para drenagem de abscesso (Martins, 2002).

Quanto à antibioticoterapia, como a bactéria mais prevalente é *S. aureus*, procura-se usar antibióticos para germes penicilinase-resistentes ou cefalosporinas que atuem sobre *S. aureus* produtor de betalactamase. Assim, pode-se usar cefalexina 500 mg VO, a cada 6 horas, durante 14 dias; amoxicilina 500 mg VO, 8/8 horas, 14 dias; ou, nos casos mais graves, iniciar com cefoxitina 1 g associada à oxacilina 500 mg, ambas IV, 6/6 horas (Nascimento et al., 2015).

Apesar de a antibioticoterapia ser praticamente unanimidade no tratamento da mastite puerperal, esse uso é muito diverso no mundo todo e há quem use somente quando a cultura do leite identifica quantidade significativa de bactérias patogênicas, visto que pode haver inflamação mamária sem infecção instalada (nesses casos, observam-se mais de 100 mil leucócitos/mℓ de leite e menos do que 10 mil bactérias/mℓ: é a mastite inefectiva).

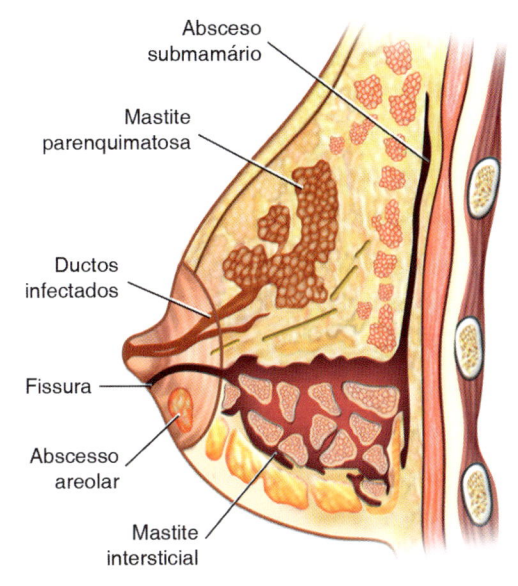

Absceso submamário

Mastite parenquimatosa

Ductos infectados

Fissura

Abscesso areolar

Mastite intersticial

Figura 99.1 Tipos de mastite.

As pesquisas não asseguram um consenso em relação a esse tema, mas a mastite inefectiva poderia ser tratada somente com esvaziamento mamário, manutenção do aleitamento, analgésicos e anti-inflamatórios. Kvist et al. (2004) trataram apenas 9% dos processos inflamatórios das mamas com antibióticos; já um estudo australiano utilizou os antibióticos em 85% das mulheres com mastite (Shayesteh et al., 2011).

Revisão sistemática sobre antibióticos para mastite em mulheres em aleitamento concluiu que a evidência é insuficiente para confirmar ou refutar a efetividade da antibioticoterapia para tratamento universal da mastite da lactação. Concluiu também que é necessário conduzir estudos de boa qualidade metodológica para definir esse tema (Jahanfar et al., 2013).

Outra revisão sistemática, abordando intervenções para prevenir mastite após o nascimento, avaliou que os estudos sobre o tema são pequenos, limitados e com amostras pequenas de maneira que mais estudos são necessários. Concluiu que não há evidência para mostrar efetividade de intervenções como educação, tratamento farmacológico e terapias alternativas na ocorrência de mastite e também em relação à amamentação exclusiva e duração da lactação (Crepinsek et al., 2013).

Mastite crônica e fístula láctea

Trata-se de intercorrência tardia e rara, que se instala meses após um quadro de mastite puerperal aguda e/ou abscesso mamário tratados de maneira inadequada. Caracteriza-se pela presença de tecido conjuntivo e fenômeno exsudativo no parênquima mamário. Após várias recidivas, drena espontaneamente em diversos pontos da mama, formando fístulas lácteas. O diagnóstico é clínico, com a observação da drenagem espontânea do exsudato seroso ou substância láctea, podendo apresentar necrose tecidual em uma ou mais áreas.

O tratamento é cirúrgico, com ressecção completa da fístula e de todo o sistema ductal envolvido. Dependendo da extensão do processo, pode ser necessária também mamoplastia reparadora. O material retirado será sempre encaminhado para exame histopatológico, que é fundamental para diagnóstico diferencial com neoplasia maligna de mama (Nascimento et al., 2015).

Considerações finais

Na prevenção das doenças mamárias da lactação, os profissionais de saúde devem estar atentos às orientações pré e pós-natais, avaliando a pega, orientando a livre demanda, o oferecimento alternado das mamas, a extração manual do leite e, ainda, esclarecendo que se devem evitar lavagem das mamas antes e após as mamadas, assim como o uso de sabonetes, cremes ou pomadas nas aréolas e mamilos, mantendo o banho diário como higiene pessoal. Uma vez identificada uma das doenças mamárias, devem-se constatar os fatores predisponentes e realizar a assistência específica.

Diagnosticado o processo inflamatório agudo da mama, de origem infecciosa, associado à lactação, deve-se iniciar o tratamento medicamentoso, sem interromper a lactação. A mastite puerperal pode evoluir com retração papilar, áreas de flutuação, celulite e necrose, daí a necessidade do diagnóstico precoce e de tratamento efetivo.

Bibliografia

Abou-Dakn M, Fluhr JW, Gensch M, Wöckel A. Positive effect of HPA lanolina versus expressed breastmilk on painful and damaged nipples during lactation. Skin Pharmacol Physiol. 2011;24:27.

Abrão ACFV, Coca KP, Abuchaim ESV. Queixas comuns das nutrizes. In Mariani Neto C. Federação Brasileira das Associações de Ginecologia e Obstetrícia – Manual de aleitamento materno. 3.ed. São Paulo: Febrasgo; 2015. p. 80.

Andrade RA, Coca KP, Abrão ACFV. Breastfeeding pattern in the first month of life in women submitted to breast reduction and augmentation. J Pediatr. 2010;86:239.

Andrade RA, Segre CAM. Aleitamento materno. In: Segre CAM, Costa HPF, Lippi UG, organizadores. Perinatologia fundamentos e prática. 3.ed. São Paulo: Sarvier; 2015. p. 676.

Branger B, Breastfeeding Commission of the Pays de la Loire Birth Safety Network (France). Description of 101 cases of nipple cracks and risk factors via case-control study in eight units of a perinatal network. Arch Pediatr. 2020;27:45-50.

Bueno LGS, Teruya KM. Maternidade. In: Issler H, editor. O aleitamento materno no contexto atual: políticas, prática e bases científicas. São Paulo: Sarvier; 2008, p. 317.

Chamblin C. What nurses & moms need to know after breast reduction. AWHONN Lifelines. 2006;10:42.

Coca KP, Abrão ACFV. Avaliação do efeito da lanolina na cicatrização dos traumas mamilares. Acta Paul Enferm. 2008;21:11.

Coca KP, Marcacine KO, Gamba MA, Corrêa L, Aranha ACC, Abrão ACFV. Efficacy of low-level laser therapy in relieving nipple pain in breastfeeding women: a triple-blind, randomized, controlled trial. Pain Manag Nurs. 2016;17(4):281-9.

Crepinsek M, Crowe L, Michener K, Smart NA. Interventions for preventing mastites after childbirth. Cochrane Database Syst Rev. 2012;10:CD007239.

Dennis CL, Jackson K, Watson J. Interventions for treating painful nipples among breastfeeding women. Cochrane Database Syst Rev. 2014;(12):CD007366.

Enkin M, Keirse MJNC, Neilson J. Guia para atenção efetiva na gravidez e no parto. 3.ed. Rio de Janeiro: Guanabara Koogan; 2005. p. 234.

Giugliani ERJ. Problemas comuns na lactação e seu manejo. J Pediatr. 2004;80: S147.

Hill MS. J Prevention of and therapies for nipple pain: a systematic review. Obstet Gynecol Neonatal Nurs. 2005;34:428.

Irusen H, Rohwer AC, Steyn DW, Young T. Treatments for breast abscesses in breastfeeding women. (Abstract). Cochrane Database Syst Rev. 2015;8:CD010490.

Jahanfar S, Ng CJ, Teng CL. Antibiotics for mastitis in breastfeeding women. Cochrane Database Syst Rev. 2013;(2):CD005458.

King FS. Como ajudar as mães a amamentar. Trad. Zuleika Thomson e Orides Navarro Gordon. 4. ed. Brasília: Ministério da Saúde; 2001. p. 189.

Kraut RY, Brown E, Korownyk C, et al. The impact of breast reduction surgery on breastfeeding: Systematic review of observational studies. PLoS One. 2017;12(10):e0186591.

Kvist LJ, Wilde Larsson B, Hall-Lord ML, Rydhstroem H. Effects of acupuncture and care interventions on the outcome of inflammatory symptoms of the breast in lactating women. Int Nurs Rev. 2004;51:56.

Lages AF, Barros CN. Complicações da amamentação pós-mamoplastia. In Mariani Neto C. Federação Brasileira das Associações de Ginecologia e Obstetrícia – Manual de aleitamento materno. 3. ed. São Paulo: Febrasgo; 2015. p. 59.

Lages AF. Mamoplastias e amamentação. São Paulo: Febrasgo; 2018. p. 72-9. (Série Recomendações Febrasgo, n. 6/Comissão Especializada em aleitamento materno.)

Lamounier JA, Chaves RG. Uso de medicamentos durante a lactação. In: Mariani Neto C, organizador. Federação Brasileira das Associações de Ginecologia e Obstetrícia – Manual de aleitamento materno. 3. ed. São Paulo: Febrasgo; 2015. p. 99.

Mariani Neto C. Aleitamento materno. In: Programa de Atualização em Ginecologia e Obstetrícia (Proago) da Federação Brasileira das Associações de Ginecologia e Obstetrícia. Ciclo 9; vol. 1. Porto Alegre: Artmed/Panamericana; 2012. p. 133.

Mariani Neto C, Albuquerque RS, Souza S, Giesta R, Fernandes A, Mondin B. Comparative study of the use of HPA lanolin and breast milk for treating pain associated with nipple trauma. Rev Bras Ginecol Obstet. 2018;40:664-72.

Mariani Neto C, Myiashita NT. O papel do obstetra no incentivo ao aleitamento materno. In: Amamentação. São Paulo: Febrasgo; 2018. p. 1-8. (Série Orientações e Recomendações Febrasgo, n. 6/Comissão Nacional Especializada em Aleitamento Materno.)

Mariani Neto C. Nota da Comissão Nacional Especializada (CNE) em Aleitamento Materno da Febrasgo sobre uso de medicamentos contendo sulpirida durante a amamentação. Comissão Nacional de Aleitamento Materno da Febrasgo, 2019. [Internet]. Disponível em: https://www.febrasgo.org.br/pt/noticias/item/764.

Martin C. Guia prático de amamentação: soluções práticas de A a Z. 2. ed. Rio de Janeiro: Campus; 2001. p. 318.

Martins MS. Mastopatias benignas. In: Mariani Neto C, Tadini V, organizadores. Obstetrícia e ginecologia: manual para o residente. São Paulo: Roca; 2002. p. 743.

Murahovschi J, Teruya KM, Bueno LGS, Baldin PEA. Amamentação: da teoria à prática – manual para profissionais de saúde. Santos: Fundação Lusíada; 2000. p. 280.

Nascimento MS, Aquino MMA, Souza GN. Principais intercorrências maternas locais. In: Mariani Neto C, organizadora. Federação Brasileira das Associações de Ginecologia e Obstetrícia – Manual de aleitamento materno. 3. ed. São Paulo: Febrasgo; 2015. p. 45.

Neifert M, DeMarzo S, Seacat J, Young D, Leff M, Orleans M. The influence of breast surgery, breast appearance, and pregnancy-induced breast changes on lactation sufficiency as measured by infant weight gain. Birth. 1990;17:31-8.

Nissen E, Uvnäs-Moberg K, Svensson K, Stock S, Widström AM, Winberg J. Different patterns of oxytocin, prolactin but not cortisol release during breastfeeding in women delivered by caesarean section or by the vaginal route. Early Hum Dev. 1996;45(1-2):103-18.

Organização Mundial da Saúde. Evidências científicas dos dez passos para o sucesso no aleitamento materno. Tradução de Maria Cristina Gomes do Monte. Brasília: Organização Pan-Americana da Saúde; 2001.

Organização Mundial da Saúde. UNICEF. Manejo e promoção do aleitamento materno: curso de 18 horas para equipes de maternidades. Brasília: Ministério da Saúde; 2003.

Renfrew MJ, Lang S, Woolridge M. Oxytocin for promoting successful lactation. Cochrane Database Syst Rev. 2000;(2):CD000156.

Shayesteh J, Chirk-Jenn NG, Lient TC. Antibiotics for mastitis in breastfeeding women. Cochrane Database Syst Rev. 2009;(1):CD005458.

Souto GC, Giugliani ERJ, Giugliani C, Schneider MA. The impact of breast reduction surgery on breastfeeding performance. J Hum Lact. 2003;19:43.

Souza AI, Guerra GVQL, Serva VMSBD. Técnicas em aleitamento. In: Mariani NC, organizadora. Federação Brasileira das Associações de Ginecologia e Obstetrícia – Manual de aleitamento materno. 3. ed. São Paulo: Febrasgo; 2015. p. 38.

Thibaudeau S, Sinno H, Williams B. The effects of breast reduction on successful breastfeeding: a systematic review. J Plast Reconstr Aesthet Surg. 2010;63(10):1688-93.

Zingler E, Amato AA, Zanatta A, et al. Lactation Induction in a commissioned mother by surrogacy: effects on prolactin levels, milk secretion and mother satisfaction. Rev Bras Ginecol Obstet. 2017;39(2):86-9.

100

Ginecopatias de Causa Obstétrica

Marcelo Trindade Alves de Menezes
Plínio Tostes Berardo Carneiro da Cunha

A *disfunção do assoalho pélvico* é um importante problema de saúde da mulher. Suas manifestações envolvem as incontinências urinária e anal (fecal e de gases) e os prolapsos de órgãos pélvicos.

Vários investigadores associaram as lacerações do tecido conectivo, o estiramento e a hipoxia da musculatura e a lesão neurológica ao dano ao assoalho pélvico. Os fatores obstétricos no parto vaginal, associados ao desenvolvimento de lesões no músculo elevador do ânus, incluem o período expulsivo prolongado, o uso de fórceps, a episiotomia e a laceração parcial ou completa do esfíncter anal, além da idade materna avançada.

As estratégias de prevenção da lesão e da consequente disfunção do assoalho pélvico envolvem a limitação das extrações fetais instrumentais e maior preferência pelo uso do vácuo, bem como a fisioterapia e os exercícios da musculatura do assoalho pélvico, durante o pré-natal e após o parto. Por fim, parece apropriada a indicação alargada e prudente da cesariana eletiva quando fatores de risco para lesão do assoalho pélvico forem identificados.

As *fístulas obstétricas* são consideradas complicações do parto nas quais uma comunicação anormal é formada entre a vagina e a bexiga ou o reto. As mais frequentes são as fístulas urinárias, como as vesicovaginais. Elas surgem por um mecanismo diferente das fístulas vesicovaginais pós-histerectomias, e estão associadas ao parto obstruído.

A cabeça fetal determina uma pressão contínua dos tecidos moles maternos contra a estrutura óssea da pelve. Quando a pressão é breve, não tem significância; porém, se for prolongada, pode determinar necrose tecidual seguida de perfuração e formação da fístula.

A *disfunção sexual* feminina no período pós-parto (DSFPP) é um importante e frequente problema de saúde da mulher, que apresenta sérias consequências psicológicas e sociais. Desejo sexual hipoativo, transtornos de excitação e orgasmo e distúrbios dolorosos são as principais categorias da DSFPP.

Dispareunia é a disfunção sexual mais comum no período pós-parto recente. O desejo sexual hipoativo (perda de libido) nas primeiras 6 a 8 semanas de pós-parto é considerado normal. Sua persistência além desse prazo indica uma disfunção.

O diagnóstico precoce e o manejo adequado das disfunções sexuais são essenciais para a prevenção de sequelas tardias na vida sexual e reprodutiva.

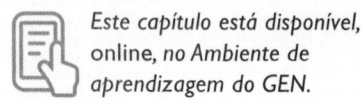

Este capítulo está disponível, online, no Ambiente de aprendizagem do GEN.

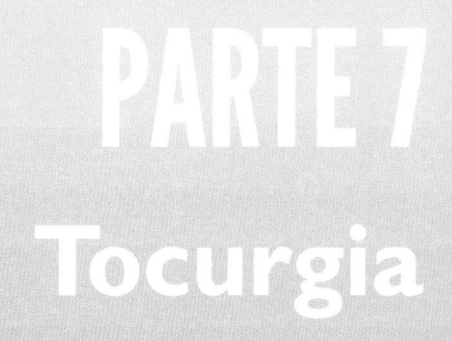

PARTE 7

Tocurgia

101 Fórceps e Vácuo-Extrator

Fórceps

Roberto Benzecry
Marcos Nakamura Pereira
Jorge Rezende Filho

O fórceps obstétrico é um instrumento destinado a apreender a cabeça fetal e extraí-la através do canal do parto. O fórceps e o vácuo-extrator são frequentemente designados sob a terminologia *parto vaginal operatório* ou *parto vaginal instrumental*.

Houve declínio do parto vaginal operatório em todo o mundo nas últimas décadas, especialmente com uso do fórceps. Múltiplas são as razões apontadas como causa para esse fato, entre elas: o ensino restrito da técnica nas escolas médicas, o receio dos processos por imperícia e o aumento da frequência da operação cesariana. A segurança da cesárea, cristalizada durante a segunda metade do século XX, fez com que o parto vaginal operatório fosse progressivamente abandonado, em especial nas situações em que a morbidade materna e/ou fetal era elevada, como nas apresentações altas e nas grandes rotações.

Entretanto, como bem escrito por Yeomans e Gilstrap (1994), "a operação cesariana não é panaceia para todos os problemas obstétricos". A cesárea realizada no período expulsivo também carreia morbidade significativa, além de ter implicações para gestações futuras. Não se pode ignorar, além disso, o fato de que o parto vaginal operatório pode ser realizado de maneira mais rápida que a cesariana. Portanto, para fetos que mostram sinais de possível comprometimento, o parto vaginal operatório exitoso pode encurtar o tempo adicional do trabalho de parto e reduzir ou prevenir o efeito do insulto (ACOG, 2020).

Atualmente, o parto vaginal operatório continua a ser utilizado com frequência superior a 10% em alguns países desenvolvidos, especialmente nas primíparas. No Reino Unido, estima-se que os partos operatórios sejam realizados em 10 a 13% das mulheres (RCOG, 2011), e na França, em 2016, 12% dos nascimentos ocorreram por meio do parto operatório. Na Holanda, 10% do total de nascimentos e 20% de todos os partos em primíparas ocorrem por fórceps ou vácuo-extrator (Zhang et al., 2016). Nos EUA, entretanto, a utilização do parto operatório ocorre somente em 3,3% dos partos (ACOG, 2020) e, no Brasil, estima-se que em apenas 1,5% dos nascimentos.

Observa-se, portanto, que países desenvolvidos que continuam mantendo taxas de cesariana relativamente baixas, entre 17 e 25%, apresentam percentual maior de parto vaginal operatório. Por outro lado, nos EUA, por exemplo, houve um declínio acentuado do parto operatório, de 9% em 1992 para 3,3% em 2013, e praticamente um abandono do uso do fórceps, que em 2006 já respondia por menos de 1% dos partos. Certamente esse fenômeno decorre das implicações médico-legais do parto vaginal operatório, substituído pela cesariana como forma de resolução das intercorrências do 2º período. No entanto, não há nenhum estudo clínico randomizado que tenha sido desenhado para comparar o fórceps ou o vácuo-extrator com a cesárea quando há indicação de resolução do parto, materna ou fetal, no período expulsivo. Análise retrospectiva que incluiu mais de meio milhão de partos únicos, publicada em 1999, não encontrou diferença nos desfechos neonatais de infantes nascidos de fórceps, vácuo ou cesárea intraparto (Towner et al., 1999).

É inegável, portanto, que o parto vaginal operatório continua a ser instrumento valioso na prática obstétrica atual, desde que bem indicado e utilizado de maneira criteriosa, com técnica adequada.

Histórico

Embora o fórceps moderno tenha se originado de instrumento de morte, ele foi concebido para salvar vidas. Os fórceps antigos eram usados para mutilar o feto, embriótomos, mas tinham como objetivo salvar a vida materna.

Nos escritos de Hindu, 1.000 anos a.C., há referências a uma faca e um gancho usados em partos laboriosos para perfurar e extrair o feto morto. Hipócrates, 400 anos a.C., também faz referência a instrumentos para mutilação e extração de feto morto. Não há evidências muito claras de que o fórceps tenha sido usado em fetos vivos antes dos Chamberlen. Alguns escritos provocam reflexões sobre essa possibilidade. Por exemplo, escreve Solanus, eminente obstetra grego, em seu livro *Ginecologia*, no século II a.C.: "Se o feto não responde à tração manual, por causa de seu tamanho ou qualquer forma de impactação, deve-se proceder à extração com ganchos e embriotomia. Entretanto, perdido o feto, é ainda necessário tomar cuidado com a mãe."

No século I a.C., Avicena escreveu, em uma sequência de condutas na assistência ao parto: "Se a tração manual não for bem-sucedida, forçar a descida com faixa amarrada à cabeça do feto. Se falhar esta manobra, aplicar o fórceps. Não conseguindo, fazer incisão." Nessa sequência, observa-se que o fórceps é usado antes da última alternativa – embriotomia. Seria em feto vivo? Entretanto, à época, se havia algum instrumento para aplicação em feto vivo, não foi trazido ao conhecimento, já que era conhecido o fórceps de Albucasis, denteado, altamente mutilante. Quanto ao fórceps de Rueff, de 1554, por sua estrutura pesada, também é pouco provável que tenha sido usado em feto vivo.

A história relata que o fórceps foi inventado pelo cirurgião-barbeiro Peter Chamberlen (Peter I), francês que habitava a Inglaterra e que viveu de 1560 a 1631; ele foi parteiro da rainha Ana, esposa de Jaime I, e possivelmente da rainha Henriqueta, esposa do rei Carlos I. Seu pai, William Chamberlen, fugira da França pela perseguição sofrida por Catarina de Médici. Peter I faleceu precocemente, mas tinha um irmão, Peter II (1572-1626), também cirurgião-barbeiro, que teve um filho, Peter III (1601-1683), médico, parteiro da corte inglesa, que estudou em Pádua, Oxford e Cambridge. Peter III teve três filhos: Hugh, Paul e John, também médicos. Durante essas gerações, os Chamberlen utilizaram o fórceps, mantendo-o, porém, em segredo. Foi Hugh Chamberlen (1630-1705) quem rompeu esse segredo, mostrando-o a Mauriceau em 1670, a quem o venderia por 10.000 escudos, afirmando que o instrumento seria capaz de resolver qualquer dificuldade obstétrica. Mauriceau reservou-lhe, entretanto, uma paciente com bacia altamente viciada, que culminou em óbito após 3 horas de tentativa.

De volta à Inglaterra, em 1672 Hugh traduziu o livro de Mauriceau para o inglês e inseriu, no prefácio, o segredo guardado por ele, seus irmãos, pai e tio-avô. O insucesso levou o instrumento ao esquecimento por, pelo menos, duas décadas.

Em 1693, em Amsterdã, Hugh Chamberlen vendeu o fórceps a Henri Van Roonhuysen, e, segundo se conta, entregou apenas um dos ramos. A alavanca de Van Roonhuysen passou a outras mãos por seu filho Rogier, que a vendia a colegas, e foi amplamente utilizada na Holanda.

Foi em Woodham, em uma antiga propriedade de Peter Chamberlen, na Inglaterra, que diversos modelos de fórceps de Chamberlen foram encontrados acidentalmente em uma caixa sob o soalho de um *closet*, juntamente com coleções de moedas e joias. Essa descoberta ocorreu em junho de 1831, uns 200 anos após sua invenção. Os Chamberlen foram censurados pelos historiadores por terem guardado o instrumento de maneira tão "zelosa" e por tanto tempo. Dizem outros historiadores que era comum, à época, serem mantidos segredos comerciais, já que não havia patente formalizada.

A anatomia desse secreto instrumento era simples, mas efetiva: colheres fenestradas com curvatura cefálica. Os ramos, com cerca de 12 polegadas de comprimento, cruzados como tesoura, podiam ser separados para inserção, um de cada vez, e juntados e amarrados com uma tira de couro (Figura 101.1). Essa separação dos ramos foi a chave do sucesso do fórceps.

Palfyn, em 1720, sem ter conhecido o instrumento de Chamberlen, apresentou, na Academia de Paris, um instrumento que consistia em dois ramos paralelos com laço ligado aos cabos, denominado por ele "mãos de ferro". Foi Chapman quem o descreveu pela primeira vez e criou a articulação francesa, encaixe com parafuso, o qual foi posteriormente dispensado. Dusée introduziu melhoramentos: achatou os pedículos, nos quais ficam a articulação, e colocou parafuso removível. Essas foram consideradas as mais importantes inovações instituídas nesse instrumento. A articulação fixa com parafuso inspirou os futuros modelos franceses e alemães. Depois disso, os dois Gregoire fizeram janelas nas colheres.

Até essa época, a evolução desse tipo de instrumento foi considerada um ciclo pré-científico, que teve como único mérito a invenção da pinça. Surgiu o ciclo científico, no qual destacam-se os notáveis André Levret (1747) e William Smellie. Levret criou, em 1747, a curvatura pélvica e a articulação com parafuso móvel. Ele foi o primeiro a dar ao público conhecimento sobre essas modificações, diante da Academia Real de Cirurgiões de Paris, nesse mesmo ano. Segundo ele, o objetivo da curvatura pélvica era proteger o períneo. Foi a primeira preocupação com a mãe.

Smellie, em 1751, criou a articulação por encaixe, que se mantém ainda nos modelos atuais. Verdadeiro gênio da Obstetrícia, ele ditou valiosas regras para a aplicação do fórceps, ao realçar o valor diagnóstico da localização das fontanelas e suturas. Seu objetivo era ter um instrumento que pudesse alcançar a cabeça fetal em uma altura elevada da pelve. Pugh, em 1754, criou a curvatura perineal.

Essas modificações do fórceps de Chamberlen, as quais colocaram cabos, pedículos e curvaturas pélvica e cefálica nas colheres, além de mecanismo de articulação, praticamente desenharam o fórceps moderno. Observa-se mesmo que, nos 100 anos seguintes, nenhuma modificação significativa foi introduzida.

Na Dinamarca, Bing inventou um fórceps retilíneo, cruzado, com articulação francesa, e, juntamente com seu discípulo Saxtorph, apresentou um modelo desmontável, com articulação inglesa e curvatura pélvica. Saxtorph fez as primeiras referências sobre as trações combinadas no intuito de obedecer à curvatura pélvica.

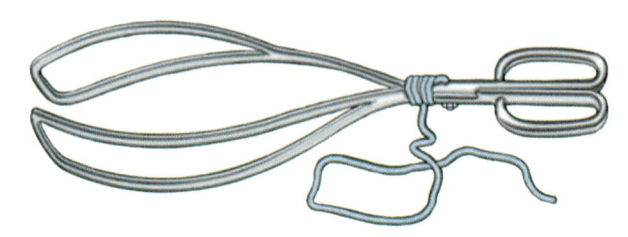

Figura 101.1 Fórceps de Chamberlen.

Até então, o fórceps tinha exclusivamente as ações preensora e compressora.

James Simpson, de Edimburgo, reconhecido mundialmente por ter empregado o clorofórmio, descreveu em 1848 o fórceps longo e o fórceps curto, enfatizando a tração, e não a compressão (Figura 101.2).

Grande passo foi dado por Tarnier, cuja preocupação maior foi a tração. Ele apresentou o primeiro modelo em 1877, com trator independente, que permitia a descida da cabeça na linha do eixo do estreito superior. Tarnier punha em prática cada pormenor que imaginava, construindo novos modelos. Alcançou assim três dezenas. Isso estimulou outros parteiros a construírem seus próprios modelos e, inspirados nesses modelos primitivos, foram surgindo outras centenas, que, entretanto, não resistiram ao tempo, senão alguns poucos, ainda hoje usados.

O fórceps mais engenhoso e um dos mais empregados hoje foi construído em 1915 por Kielland, especialmente idealizado para cabeça profundamente encravada em transversa. É instrumento que tem articulação por deslizamento – o que permite corrigir o assinclitismo –, botões nos cabos, identificadores da face voltada para o occipúcio e ausência de curvatura pélvica, conferindo ao instrumento a forma de baioneta (Figura 101.3).

O fórceps de Barton (Figura 101.4), como o de Kielland, também idealizado para cabeça retida em transversa, tem uma dobradiça em uma das colheres. As colheres têm angulação de 50°, e a articulação também é deslizante. Consta que, quando Barton construiu seu instrumento, ele desconhecia o modelo de Kielland.

Piper foi o único criador de um fórceps específico para cabeça derradeira. É um fórceps longo, com colheres afiladas, pedículos paralelos e acentuada curvatura perineal (Figura 101.5).

Nas últimas décadas, não se tem tido notícia de surgimento de um novo modelo que tenha trazido significante avanço na tocurgia.

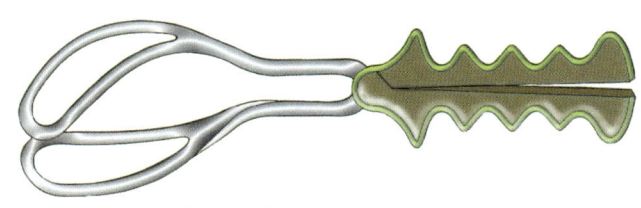

Figura 101.2 Fórceps de Simpson.

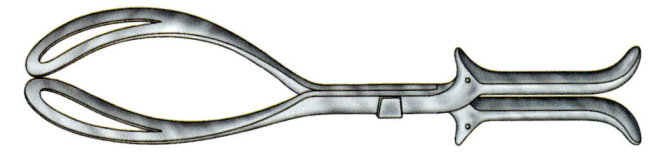

Figura 101.3 Fórceps de Kielland.

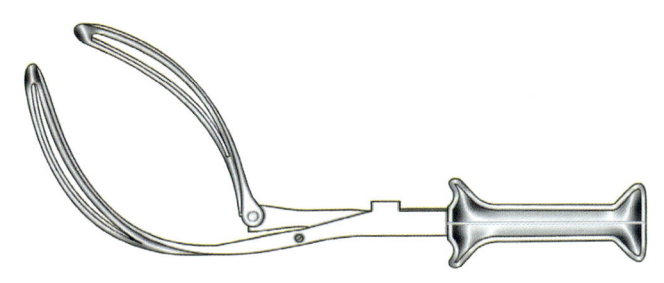

Figura 101.4 Fórceps de Barton.

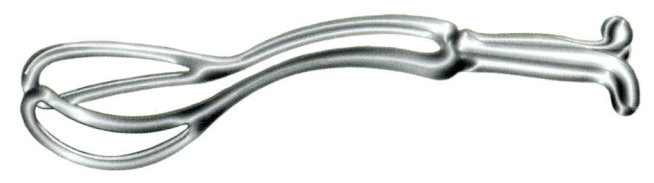

Figura 101.5 Fórceps de Piper.

Anatomia do fórceps

Não se pode precisar quantos modelos de fórceps foram construídos, talvez centenas, ou, talvez, mais de um milhar. Poucos, entretanto, sobreviveram ao tempo e são hoje utilizados nas maternidades. Neste capítulo, descreveremos os modelos de Simpson e de Kielland.

Fórceps de Simpson

O fórceps de Simpson é, para nós, o instrumento símbolo, pois faz parte da história e é ainda, talvez, o mais empregado nas maternidades brasileiras, o que o torna indispensável. Modificações foram propostas por vários autores, que, entretanto, não lhe alteraram as características básicas. Citamos Braum, Barnes e outros.

O fórceps de Simpson é composto de dois ramos cruzados. O ramo esquerdo, que entra em contato com o lado esquerdo da pelve, apresenta reentrância na articulação e, por isso, é chamado ramo fêmea. O ramo direito, que entra em contato com o lado direito da pelve, é o ramo macho, que se articula por encaixe com o esquerdo. Essa articulação é do tipo fixo, chamada *articulação inglesa* (Figura 101.6). Cada ramo tem, além da articulação, o *cabo* e a *colher*. Unindo o cabo à colher, há um segmento chamado *pedículo* ou *haste*.

O cabo, no modelo original de Simpson, apresenta digitações, para facilitar a pega (o termo "pegada" também é aceito), e uma aleta ou guia de apoio, junto à articulação, para orientar a aplicação e facilitar a tração. A colher tem duas curvaturas: a curvatura pélvica, convexa, para se adaptar à curvatura da bacia; e a curvatura cefálica, côncava, que se adapta à cabeça fetal. A colher apresenta fenestra formada pelos segmentos anterior e posterior, chamados jumélios. A ponta da colher representa a extremidade distal do instrumento e une os dois jumélios, fechando o arco, enquanto na outra extremidade – a cauda – os jumélios se unem formando o pedículo. Entre as duas colheres fica o espaço coclear, que será ocupado pela cabeça fetal. A face anterior do fórceps apresenta o jumélio anterior para cima.

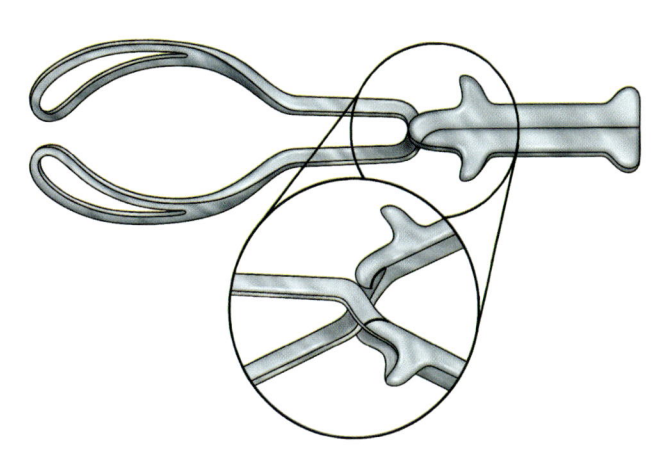

Figura 101.6 Articulação por encaixe, inglesa.

Fórceps de Kielland

O fórceps de Kielland também é constituído de ramos cruzados. O ramo esquerdo, fêmea, apresenta uma chanfradura no pedículo que permite a articulação por deslizamento do ramo direito, macho, cujo pedículo é liso. A finalidade da articulação por deslizamento é a pega assimétrica nos casos de assinclitismo, pois permite sua correção. Cada ramo tem cabo liso e guia de apoio. A face anterior do cabo apresenta um *botão* que a identifica. Na extremidade distal de cada ramo há a colher, que praticamente não tem curvatura pélvica, outra característica desse modelo, o que torna o instrumento reto. A colher apresenta o jumélio anterior e o jumélio posterior, convexos lateral, mas não posteriormente. Entre os jumélios, há a fenestra, que tem por finalidade possibilitar a adaptação da cabeça e evitar o deslize; é uma curvatura cefálica pequena e côncava que, diante do outro ramo, forma o espaço coclear. As bordas das colheres são lisas e arredondadas, para reduzir a possibilidade de cortar os tecidos moles; mesmo assim, no uso incorreto do instrumento, essa complicação não está afastada.

Indicações

A extração a fórceps é das operações obstétricas mais comuns, e suas indicações se podem distribuir em maternas, fetais e profiláticas. A indicação mais comum da aplicação de fórceps é a parada de progressão durante o segundo estágio do parto (parada secundária da descida). Ela pode ocorrer por inércia uterina, má posição do feto ou configuração anormal do canal do parto. Frequentemente, estão associados vários fatores: inércia uterina; falta de prensa abdominal, que pode ocorrer por excessiva anestesia de condução; e resistência de partes moles. A parada de progressão em posterior ou transversa pode prolongar-se, principalmente por estar a cabeça defletida, e a correção desta precisa ser feita com o fórceps antes da rotação.

Deve-se evitar o esforço secundário em pacientes portadoras de certas doenças cardíacas; enfermidades pulmonares ou neuromusculares são consideradas indicações profiláticas. Na verdade, o fórceps profilático foi proposto por De Lee, em 1920, e empregado mesmo sem haver indicação materna ou fetal, com o objetivo de proteger a ambos – o feto, por motivo do prolongado impacto da cabeça sobre o períneo, e a mãe, não só pela exaustão, mas pela distensão desnecessária do assoalho pélvico e dos tecidos adjacentes; essa indicação hoje parece desarrazoada. Também é considerada fórceps profilático a aplicação em cabeça derradeira, vista por alguns como menos traumático que as manobras convencionais para o parto pélvico.

Quando já estiver presente o sofrimento fetal, desde que haja condições de praticabilidade, a indicação será soberana. Indicações raras, mas possíveis, são o prolapso de cordão com dilatação total, a eclâmpsia e a morte súbita da paciente, fato que pode ocorrer por embolia amniótica.

A aplicação do fórceps nas desproporções cefalopélvicas relativas é condição de grande dificuldade. Se ocorrer por parada de rotação ou apresentação anômala, que, quando corrigidas, eliminam a desproporção, a indicação é indiscutível; mas, se a capacidade pélvica for limite, o parto evoluirá com dificuldade e a cabeça estará grandemente moldada, então a melhor opção é a cesariana.

Na situação limite, muitos optam pelo "fórceps de prova", que só deve ser tentado após judiciosa avaliação semiótica, analgesia e anestesia adequadas, e, mesmo entre os profissionais mais experientes, deve-se ouvir outra opinião. O fórceps de prova pode ser bem-sucedido quando resulta em parto transpélvico sem dano para a mãe ou para o feto. É falha do fórceps se houver lesão ou se for interrompido para reverter para via alta.

Devemos atentar para o fato de que, quando o fórceps está indicado, são desfavoráveis as condições para cesariana. Na operação cesariana com a cabeça no estreito médio ou inferior, estando o colo completamente dilatado, a extração da cabeça é difícil, e o útero está sujeito a rupturas que podem ir até a lesão de grandes vasos, cuja solução é de extrema dificuldade.

Ações do fórceps

Excluídas sem comentários as antigas ações do fórceps – ocitócica, redutora e de alavanca –, estudaremos as ações que resistiram ao tempo e que hoje podem ser consideradas atuais: preensão, rotação e tração.

Preensão

A preensão ocorre por mecanismo de compressão, como alavanca de primeiro grau. Resumidamente, os cabos são o braço da potência, a articulação é o fulcro e as colheres são a resistência. A força aplicada nos cabos reflete-se na compressão das colheres. Vários autores tentaram quantificar a compressão cefálica fetal empregando dinamômetros de várias naturezas. Dentre eles, podemos citar Jacobson, no século XIX, e Wylie, Fleming, Pearse e Ullery, no século XX.

Nas ações de rotação e tração, também existe compressão, necessária para não ocorrer deslizamento ou transvio das colheres. A preensão correta distribui a compressão sobre a cabeça fetal uniformemente por toda a superfície das colheres.

Verifica-se, assim, a importância da pega ideal descrita por Laufe, a saber: (1) a sutura sagital deve estar perpendicular e equidistante em relação aos pedículos; (2) a pequena fontanela deve ficar a um dedo de largura do plano dos pedículos; (3) nas colheres fenestradas, deve caber apenas a polpa digital entre a cabeça fetal e a cauda das colheres.

A compressão mal distribuída, por exemplo, maior na ponta das colheres, irá provocar trauma, até mesmo com solução de continuidade dos tecidos.

A preensão correta ou ideal ocorre no diâmetro occipitomentoniano da cabeça fetal. Os ramos do fórceps ficam na posição biparietomalomentoniana, isto é, apoiados nos parietais e malares, e terminam na arcada zigomática do mento (Figura 101.7).

Por não ser a pega ideal, deixamos de analisar a pega frontomastóidea (Figura 101.8).

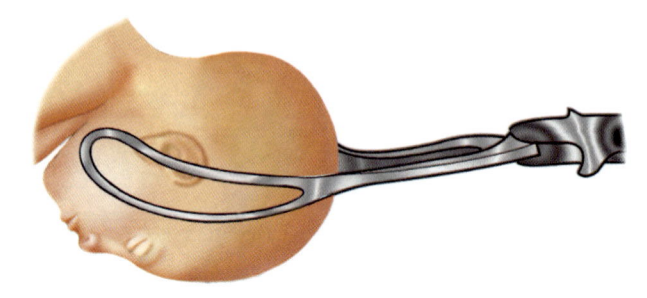

Figura 101.7 A pega ideal, biparietomalomentoniana.

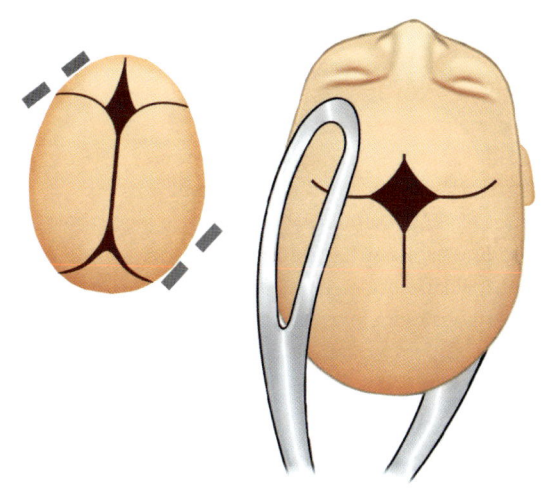

Figura 101.8 Pega frontomastóidea. A obliquidade e as particularidades anatômicas da cabeça do feto impedem a adesão completa das colheres, apoiadas somente por um dos jumélios à frente e à mastoide.

Nas occipitoanteriores, estão em relação com a face fetal os jumélios posteriores, enquanto, nas occipitoposteriores, são os jumélios anteriores, em consequência da deflexão, sempre presente nas occipitoposteriores (Figura 101.9).

Rotação

O fórceps, como instrumento rotatório, foi usado pela primeira vez por Smellie, em 1752. Cem anos mais tarde, Scanzoni apresentou a manobra que leva seu nome e que consiste na rotação das variedades oblíquas posteriores para anteriores, complementada pela segunda pegada em anterior nos fórceps com grande curvatura pélvica. Tarnier, em 1881, idealizou e definiu o movimento de circundução nas rotações com os fórceps de grande curvatura pélvica, que consiste no amplo movimento dos cabos e pequeno movimento na ponta das colheres, para evitar traumatismos maternos, principalmente a ruptura dos fundos de sacos vaginais (Figura 101.10).

Com o fórceps de Kielland, praticamente destituído de curvatura pélvica, a rotação dispensa o movimento de circundução. O giro dos cabos é feito como uma "chave na fechadura", razão pela qual ele é chamado fórceps rotatório. Vários fatores influenciam a maior ou menor facilidade de rotação: volume do polo cefálico, resistência da pelve óssea e dos tecidos moles maternos, tipo de instrumento e força aplicada.

Dependendo da altura do canal do parto em que se encontra o polo cefálico, é necessário deslocá-lo para cima ou para baixo em busca de área de maior diâmetro para se efetuar a rotação. Por exemplo: com a cabeça moldada, profundamente insinuada, a rotação é facilitada em um plano mais alto.

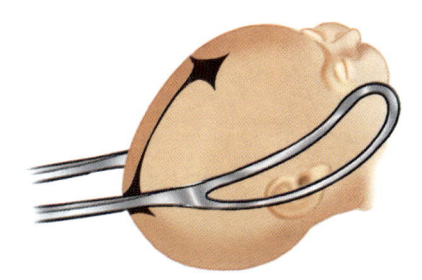

Figura 101.9 Nas posições occipitoposteriores, os jumélios anteriores, côncavos, devem ficar em relação com a face.

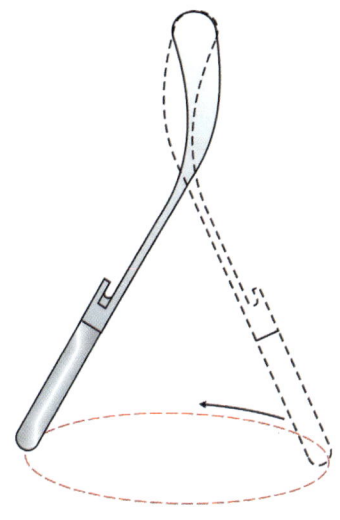

Figura 101.10 A boa maneira de executar a rotação da cabeça fetal com o fórceps. Circundução segundo o eixo das colheres e atuando a força sobre os cabos, em movimento amplo. A base do cone corresponde à extremidade manual do instrumento.

O fórceps de Kielland tem função única, brindada por sua articulação por deslizamento, a correção do assinclitismo. Ao insinuar-se no estreito superior em transversa, a cabeça fetal inclina-se lateralmente sobre o ombro, caracterizando o assinclitismo. Enquanto um fórceps de grande curvatura pélvica, com articulação fixa, só permite pega simétrica, o fórceps de Kielland permite pega assimétrica e, com o deslizamento da articulação, avalia o grau de assinclitismo e corrige-o, pela tração de um dos ramos, e o transforma em pega satisfatória.

Com tantas variáveis em jogo, o tirocínio do obstetra, que envolva o conhecimento da bacia e do mecanismo de parto e que indique e aplique corretamente o instrumento, é decisivo para o bom êxito operatório.

Tração

É a principal ação do fórceps. Esta deve ser feita na linha central da bacia e na linha de direção de Selheim, isto é, obedecendo à curvatura pélvica. A melhor maneira de realizá-la quando a cabeça ainda está na escavação é utilizando a manobra de Saxtorph-Pajot (Figura 101.11), isto é, tração axial exercendo força para baixo com uma das mãos sobre os pedículos e tração com a outra.

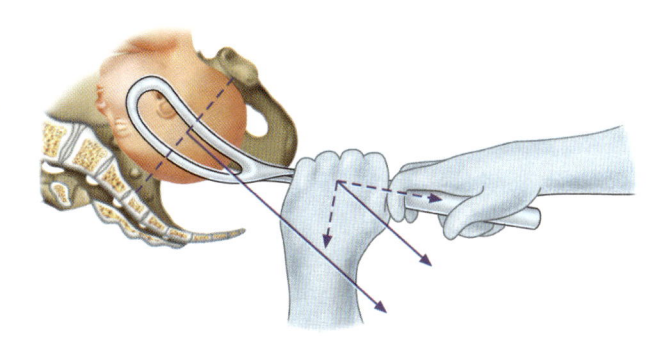

Figura 101.11 Modificação da manobra de Saxtorph-Pajot, aconselhada na tração das cabeças médias. Uma das mãos, à esquerda, apoiada na articulação de fórceps cruzado, ou um pouco acima, próximo à vulva, traciona para baixo, verticalmente; a mão direita, em pronação, puxa o instrumento na horizontal, direção indicada pelas *setas*. Alguns sugerem, para reduzir o vigor das trações, que a mão direita fique em supinação. Ameniza-se, assim, reduzida a força, a compressão cefálica. (Adaptada de Douglas e Stromme, 1976.)

No momento da tração, a compressão exercida sobre a cabeça fetal é muitas vezes aumentada em relação à preensão. A força aplicada na tração do fórceps depende do volume fetal, do espaço por ele percorrido e da duração desse percurso. Influem aí, além do tamanho da cabeça fetal, a atitude e a posição do polo cefálico. O atrito também contribui para a força de tração. Por ser pequeno o atrito entre a cabeça fetal e o fórceps, pode haver dificuldade na tração, o que requer nova pegada até se obter firmeza.

Condições de praticabilidade

São frequentes e conhecidas as imputações indevidas ao fórceps como responsáveis por danos resultantes de anoxia fetal em situações nas quais, na realidade, houve perda da oportunidade, com longa espera para indicá-lo, quando já havia condições de praticabilidade.

A cérvice deve estar completamente dilatada e preferentemente retraída. Devem-se observar a ausência de obstrução óssea ou de partes moles, a desproporção cefalopélvica ou a existência de tumor pélvico.

É necessário ter cuidado com o falso diagnóstico de cabeça insinuada ao se tratar de bossa serossanguínea ou cabeça alongada, abaixo das espinhas ciáticas; na realidade, o diâmetro biparietal está acima do primeiro plano de Hodge.

No passado, a preocupação maior era a aplicação do fórceps em cabeça não insinuada ou na área do fórceps alto, segundo Dennen (Figura 101.12). Hoje, se não proibida, a aplicação de fórceps alto é apanágio de especialistas de grande experiência em situações extremas.

Quanto mais alta a apresentação, maior o risco de complicações. É fundamental averiguar detalhadamente as condições de praticabilidade do fórceps. Douglas e Stromme (1976) salientam a importância de saber quando usá-lo e evitá-lo.

Magalhães (1926) resumiu as condições de praticabilidade em dois vocábulos: permeabilidade e acessibilidade.

A permeabilidade pode ser mole, dura e do ovo. A permeabilidade do trajeto mole é representada pela dilatação ampla do colo, com vagina bem embebida e tolerante e períneo dotado de boa elasticidade, capaz de se deixar distender. A permeabilidade dura, ou do trajeto ósseo, é condicionada à proporção e à acomodação. A permeabilidade do ovo consiste na apresentação deste com as membranas rotas ou a serem abertas no ato da operação (amniotomia).

A condição de acessibilidade é definida na apresentação do polo cefálico em relação à pinça extratora, traduzida na cabeça fetal próxima e firme. Em outros termos, e pormenorizadas para melhor entendimento, as condições de aplicação do fórceps estão descritas a seguir.

Maternas

Colo completamente dilatado. A cérvice deve estar completamente dilatada e preferentemente retraída. Não se justifica a aplicação quando existe "apenas uma orla de colo", sob pena de lesões maternas importantes, além da dificuldade de aplicação do fórceps. Grande número de acidentes imputados ao fórceps deve-se à violação desse preceito. Rupturas cervicais e da vagina e perdas sanguíneas pós-parto são sua sequência.

Ausência de obstrução no canal mole do parto. Tumores prévios, atresias da vagina, septos, tudo o que não se possa facilmente eliminar ou afastar com a simples exérese contraindica o fórceps.

Proporcionalidade cefalopélvica. Há pelves de diâmetros reduzidos perfeitamente franqueáveis a fetos de pequeno volume; outras, amplas, não o serão por produtos macrossômicos. É a cuidadosa avaliação da capacidade pélvica e de sua morfologia que credencia o tocólogo a aceitar ou proscrever a indicação do fórceps, e, no curso da intervenção, a tracionar e conduzir corretamente a cabeça fetal.

Fetais

Concepto vivo. Operação conservadora, que preserva e protege a vida do produto conceptual, agrava o fórceps e, por isso mesmo, de alguma sorte, o tocotraumatismo das partes moles maternas. Em feto morto, se houver condições de praticabilidade, deve-se fazer a embriotomia indicada, que reduz o volume do objeto e resguarda de maiores riscos as vias de parturição (ver Capítulo 103).

Cabeça insinuada. É assim, insinuada, a cabeça que passou por seu maior plano perpendicular à linha de orientação (biparietal), através do estreito superior.

Pode o fórceps ser alto, médio, baixo e de alívio (ver Figura 101.12). É alto quando o diâmetro biparietal está no estreito superior; médio, se a aplicação do instrumento se fizer em cabeça da qual o vértice está à altura ou imediatamente abaixo do plano

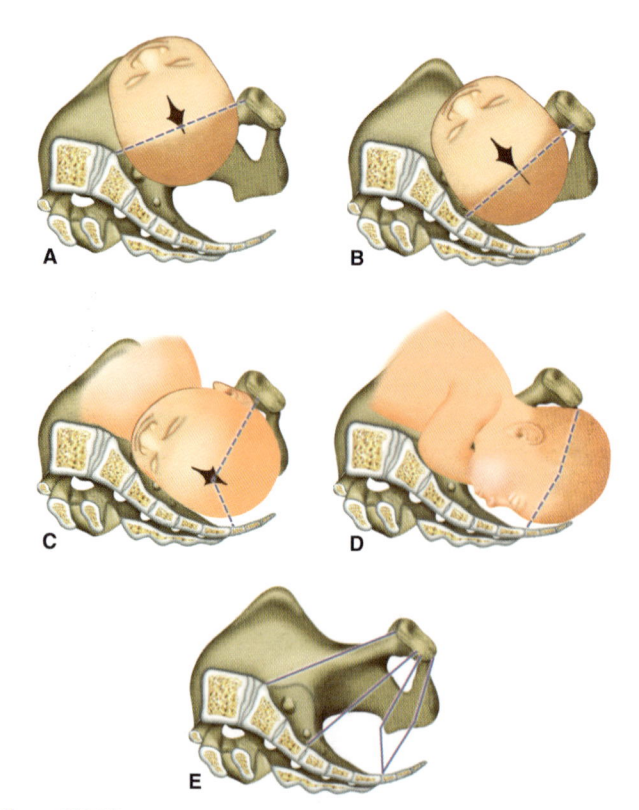

Figura 101.12 Classificação dos fórceps consoante as relações da cabeça fetal com planos pélvicos, segundo Dennen. Fórceps alto (A); médio (B); baixo (C); alívio (D); corte sagital da bacia óssea (E), mostrando, de cima para baixo: o plano do estreito superior ou de entrada da escavação; o plano de maiores dimensões pélvicas; o plano de saída da escavação.

das espinhas ciáticas; baixo, quando aplicado em cabeça cujo diâmetro biparietal está no plano das espinhas ciáticas ou abaixo dele, a um dedo transverso do períneo entre as contrações; e de alívio, se o diâmetro biparietal estiver abaixo do plano das espinhas ciáticas e a sutura sagital em coincidência aproximada com a *conjugata exitus* (Tabela 101.1).

O fórceps alto está contraindicado e foi abandonado em favor da cesariana. O fórceps médio, geralmente associado a grandes rotações, também tem sido cada vez menos praticado. Nas variedades transversas e posteriores, pode-se recorrer à rotação manual da cabeça para variedade anterior, no intuito de reduzir a necessidade de rotação com o fórceps. Estudos que comparam fórceps médio e cesárea não atestaram piores resultados neonatais. Desse modo, parece ainda haver espaço para o fórceps médio na prática obstétrica, mas o uso está restrito a profissionais com experiência.

Membranas rotas. O ovo deve estar aberto ou deve-se fazer a amniotomia no momento da intervenção.

Diagnóstico preciso da variedade de posição

Esse ponto é considerado dos mais difíceis no aprendizado da Obstetrícia. É preciso identificar perfeitamente suturas e fontanelas para fazer-se a preensão adequada (Figura 101.13). A palpação profunda localizando a parte posterior da orelha fetal facilita esse diagnóstico (Figura 101.14).

Analgesia adequada

Não se justifica, nos dias de hoje, a aplicação de fórceps sem anestesia de condução, a não ser nos casos emergenciais (ruptura uterina, bradicardia persistente etc.). A infiltração exclusiva dos pudendos pode ser insuficiente, principalmente no fórceps médio.

Esvaziamento dos emunctórios

Reto e bexiga devem estar vazios. Cateterismo vesical, com os cuidados de antissepsia, deve ser efetuado, antes da aplicação. Resumindo: além de atender aos pré-requisitos citados anteriormente, é preciso saber indicar o momento certo da aplicação; aplicar o fórceps corretamente, e obedecer, da melhor maneira possível, ao mecanismo de parto.

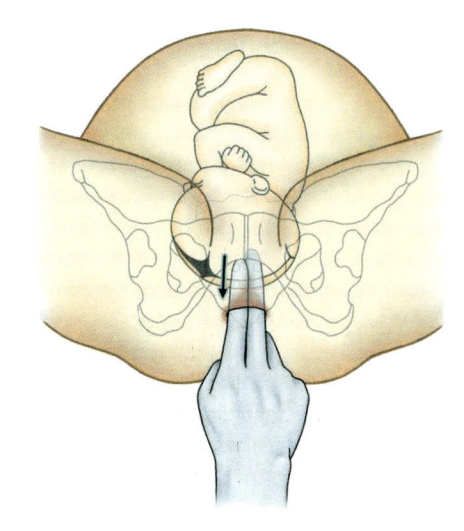

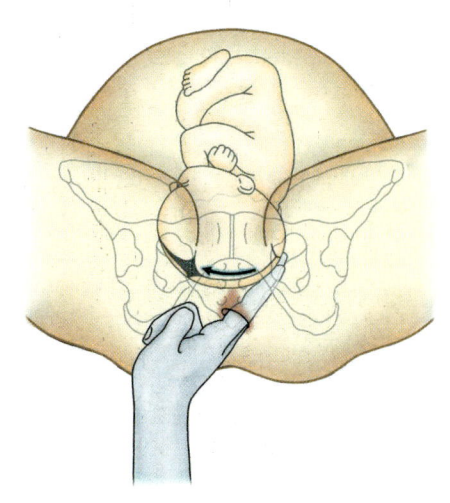

Figura 101.13 O diagnóstico exato, morfológico e topográfico, precede, impostergavelmente, a prática do fórceps. Pelo toque bidigital, ao começo identificam-se os pontos de reparo do polo cefálico, em movimentos ordenados que a *seta* e os relevos anatômicos sugerem. (Adaptada de Douglas e Stromme, 1976.)

Tabela 101.1 Classificação do parto vaginal operatório pelo American College of Obstetricians and Gynecologists (ACOG).

Tipo	Definição
Alívio	O escalpe fetal encontra-se visível, sem a necessidade de afastar os grandes lábios
	A cabeça atingiu o assoalho pélvico
	A sutura sagital está no diâmetro anteroposterior ou nos diâmetros oblíquos anterior/posterior
	A rotação não deve exceder 45°
Baixo	O vértice da apresentação está abaixo do plano +2 de DeLee e não atingiu o assoalho pélvico
	Rotação ≤ 45° ou rotação > 45°
Médio	Apresentação insinuada, porém acima do plano +2 de DeLee
Alto	Não incluído na classificação

Adaptada de ACOG, 2020.

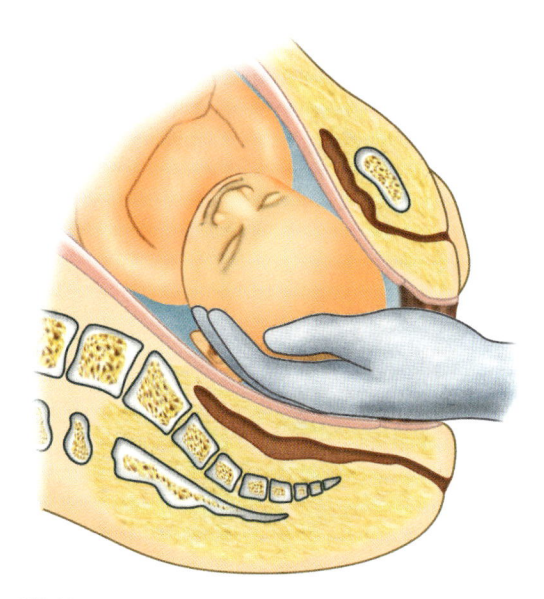

Figura 101.14 O exame vaginal profundo é o passo seguinte, penetrando a mão suavemente, até o sulco retroarticular e explorando depois, com minúcias, toda a apresentação, anotando-lhe deformações, fenômenos plásticos, assinclitismo e grau de flexão. (Adaptada de Douglas e Stromme, 1976.)

Princípios básicos da aplicação do fórceps

Qualquer que seja a variedade de posição, deve-se obedecer à sequência de movimentos, pois há pequenos pormenores que resultam em correta aplicação.

O uso de lubrificante a facilita. Pode-se usar vaselina ou clorexidina degermante, aplicada na região palmar da mão guia e na colher a ser introduzida.

Em nenhuma circunstância das descritas a seguir está indicada a episiotomia de maneira rotineira. Em caso de episiotomia, recomenda-se o uso de antibiótico profilático (1 g amoxicilina + 200 mg clavulanato por via intravenosa) logo após o parto operatório, de acordo com o ANODE *trial* (Knight et al., 2019). Esse estudo verificou redução na incidência de infecção suspeita ou confirmada até 6 semanas após o parto operatório no grupo que recebeu antibiótico profilático. Contudo, esses resultados se devem majoritariamente à redução de infecção de ferida perineal, em especial episiotomia, praticada em 89% das mulheres nos dois grupos. A incidência de endometrite, por exemplo, não foi significativamente maior no grupo placebo. Dessa maneira, o benefício não parece se estender aos casos em que não foi realizada episiotomia.

Os princípios a serem seguidos são:

- Em primeiro lugar, apresentação do fórceps à vulva, isto é, acertar a posição que ficará depois da preensão e articulação dos ramos
- Escolha do primeiro ramo a ser introduzido e reserva do segundo ramo ao alcance da mão correspondente
- Aplicação do primeiro ramo de maneira que a colher sempre fique localizada no diâmetro biparietomalomentoniano
- Aplicação do segundo ramo de maneira que a colher se situe no diâmetro biparietomalomentoniano oposto. A introdução da segunda colher, com exceção das variedades diretas, requer a manobra de Lachapelle, tríplice movimento espiroidal: abaixamento, translação e torção (Figura 101.15). Deve-se mentalizar a posição das colheres de acordo com a variedade de posição
- Se a pega estiver correta, isto é, no diâmetro biparietomalomentoniano, a articulação dos ramos ocorrerá sem forçar. A necessidade de forçar a articulação indica erro de posicionamento das colheres. É preciso verificar e corrigir a pega o quanto necessário antes da tração. Deve-se observar o paralelismo dos cabos e a igual

profundidade das colheres. Nesse momento, cabe a verificação da pega ideal, descrita nas ações do fórceps

- De acordo com a variedade de posição, a rotação é a ação mais difícil de ser praticada e a que está mais sujeita a provocar traumatismos. Para sua execução, regras importantes devem ser obedecidas. Com o fórceps de Simpson, realiza-se movimento amplo dos cabos e pequeno das colheres (ver Figura 101.10), enquanto, com o fórceps de Kielland, é feito giro como "chave na fechadura". Outro recurso importante é a escolha da melhor altura da bacia para a rotação. Pode ser necessário elevar a apresentação, liberando-a da área mais estreita
- A tração somente pode ser executada durante as contrações. Devem-se segurar os cabos com os quatro dedos longos de ambas as mãos na face anterior do fórceps e o polegar na face posterior, pressionando para baixo com a mão inferior e para cima com a mão superior – manobra de Saxtorph-Pajot (ver Figura 101.11) –, para que a descida da cabeça se faça percorrendo-se a curvatura do canal do parto (Figura 101.16). Quando o suboccipital apoia-se no subpúbis – hipomóclio – é o momento de cessar a tração e deixar o desprendimento ocorrer espontaneamente. Essa é a forma de segurar os ramos durante a tração. Há quem prefira segurar nas hastes de apoio
- Quanto à desarticulação e à retirada do primeiro ramo, é fundamental considerar que este sempre é o ramo que se apresenta mais livre, e a retirada deve obedecer ao movimento inverso da aplicação, isto é, conduzindo o cabo para o ventre materno (Figura 101.17). O segundo ramo é retirado do mesmo modo
- A revisão de partes moles, incluindo colo, deve ser rotineira

A seguir, serão pormenorizadas a aplicação do fórceps nas principais variedades de posição.

Variedade de posição occípito-pubiana (OP)

É a aplicação mais simples, porque serão empregadas apenas duas ações do fórceps: preensão e tração. É considerada aplicação *direta*. A rotação, ação mais sujeita a provocar traumatismos, aqui não é necessária. O fórceps indicado é o de Simpson.

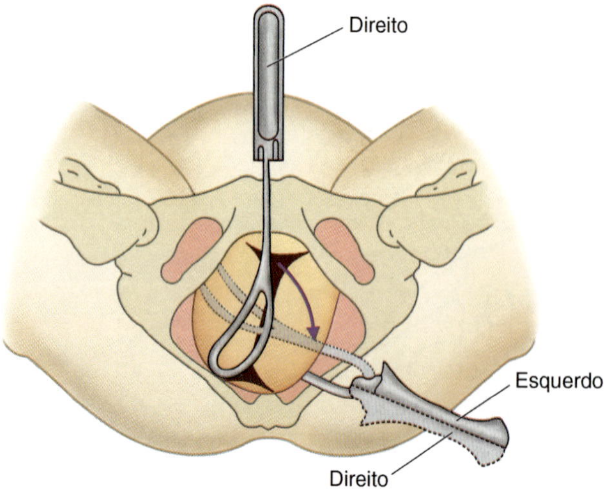

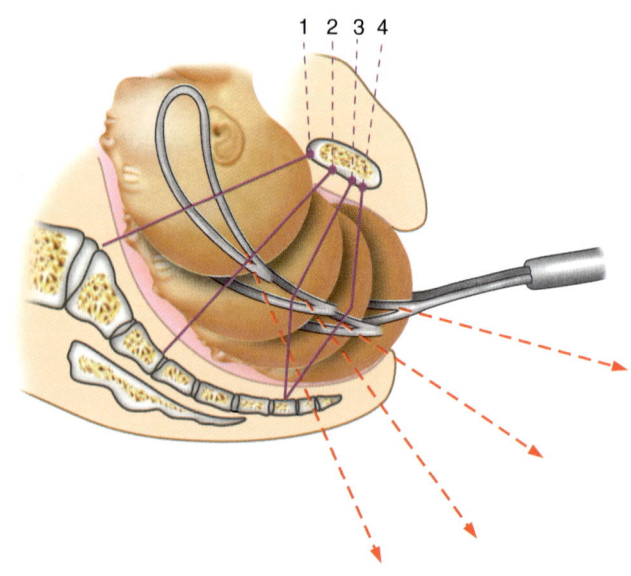

Figura 101.15 Aplicação em occípito-esquerda-anterior. Locado o esquerdo, posterior, o segundo ramo, anterior direito, é levado a fazer a espiral de Lachapelle. (Adaptada de Dennen, 1964.)

Figura 101.16 A direção a imprimir às trações, perpendiculares ao plano pélvico, de acordo com a altura da cabeça: 1 – alta; 2 – média; 3 – média-baixa; 4 – baixa. Reitera-se advertência: as aplicações alta e média estão proscritas. (Adaptada de Dennen, 1964.)

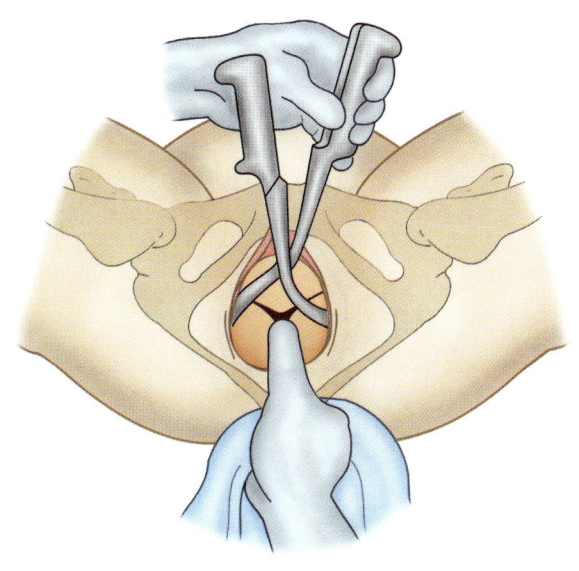

Figura 101.17 Desinserção dos ramos do fórceps, em movimento oposto ao de sua locação e na ordem inversa à qual foram introduzidos. A mão direita, protegida por compressa da contaminação propiciada pelo ânus dilatado, pressiona o períneo posterior, obrigando a cabeça a deflexionar-se lentamente, e impede, com o polegar na sutura sagital, o desprendimento súbito do polo (manobra de Ritgen). (Adaptada de Dennen, 1964.)

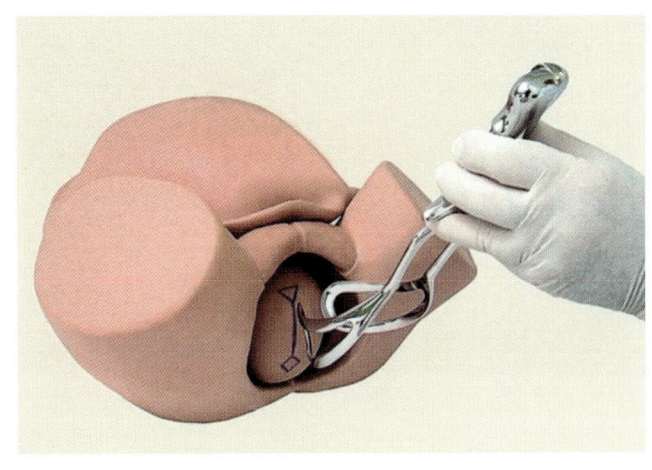

Figura 101.18 Apresentação do fórceps à vulva.

Apresentação do fórceps à vulva (Figura 101.18). O fórceps articulado apresenta-se com os cabos para cima, como ocorre em todas as variedades anteriores, em posição mediana. As colheres estarão no diâmetro biparietomalomentoniano – cauda das colheres no occipital e ponta das colheres no mento.

Aplicação do primeiro ramo (Figura 101.19). Nas variedades diretas, o *primeiro ramo é sempre o esquerdo*, porque assim se evita o movimento de descruzamento. O ramo esquerdo é aplicado com o pedículo encostado na vulva, do lado direito do púbis, e a ponta da colher, encostando completamente na cabeça fetal, sem fazer ângulo agudo. A mão direita do operador é a mão guia, colocada no ângulo formado pelos planos horizontal e vertical, de modo que a colher fique interposta entre a face ventral da mão e a cabeça fetal.

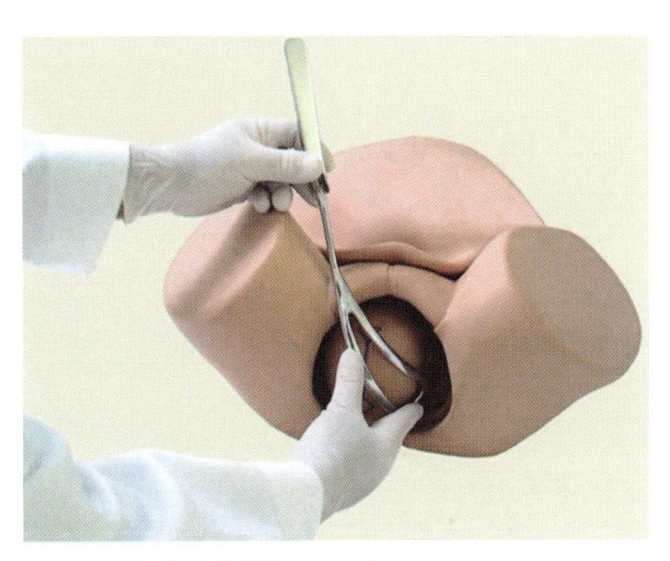

Figura 101.19 Aplicação do primeiro ramo.

Completada a introdução (Figura 101.20). O jumélio posterior desliza entre os dedos indicador e médio da mão guia e é conduzido até a colher alcançar o diâmetro biparietomalomentoniano. Nesse ponto, o cabo atinge a linha mediana em posição anterior. O pedículo fica junto à pequena fontanela.

Entrega-se o ramo esquerdo para um auxiliar. Caso não haja auxiliar, pode-se usar o recurso de apoiar o ramo na forquilha formada entre o polegar e o indicador da mão esquerda, que passará a ser a mão guia da aplicação do segundo ramo.

Aplicação do segundo ramo (Figura 101.21). O ramo direito é aplicado com o pedículo encostado na vulva, do lado esquerdo do púbis, e a ponta da colher, encostada completamente na cabeça fetal. A mão esquerda é a mão guia, colocada do lado direito, exatamente na posição equivalente da mão guia direita.

Como no primeiro ramo, o jumélio posterior é conduzido para que a colher fique no diâmetro biparietomalomentoniano direito da cabeça fetal. Nesse ponto, o auxiliar entrega o cabo do primeiro ramo ao operador para realizar a articulação.

Articulação dos ramos (Figura 101.22). A articulação é feita sem baixar os cabos, para que os pedículos se mantenham junto à pequena fontanela ou, no máximo, a 1,5 cm dela.

Verificação dos parâmetros da pega ideal.

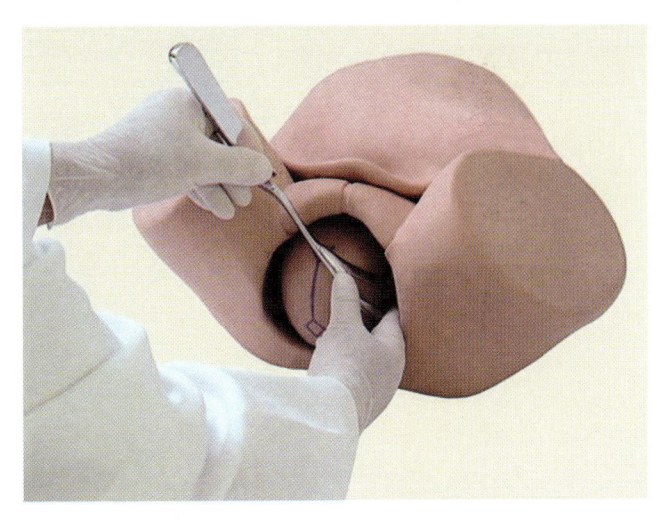

Figura 101.20 Completada a introdução.

Tração (Figura 101.23). A tração é feita obedecendo à curvatura do canal do parto (manobra de Saxtorph-Pajot) (ver Figura 101.11).

Completada a tração (Figura 101.24). Quando o suboccipital alcança o subpúbis – hipomóclio –, interrompe-se a tração.

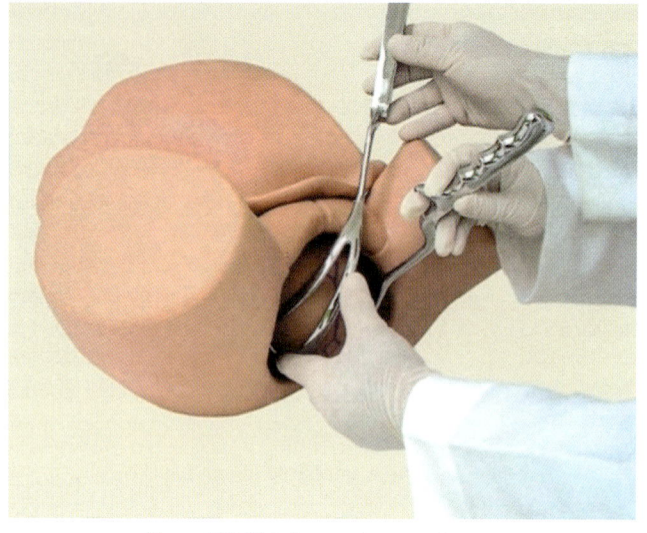

Figura 101.21 Aplicação do segundo ramo.

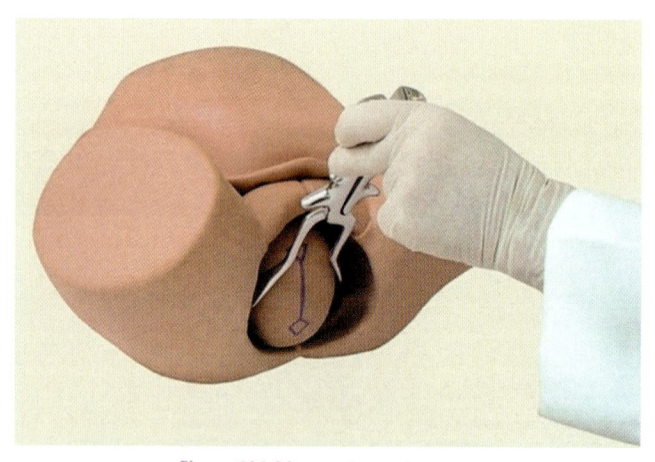

Figura 101.22 Articulação dos ramos.

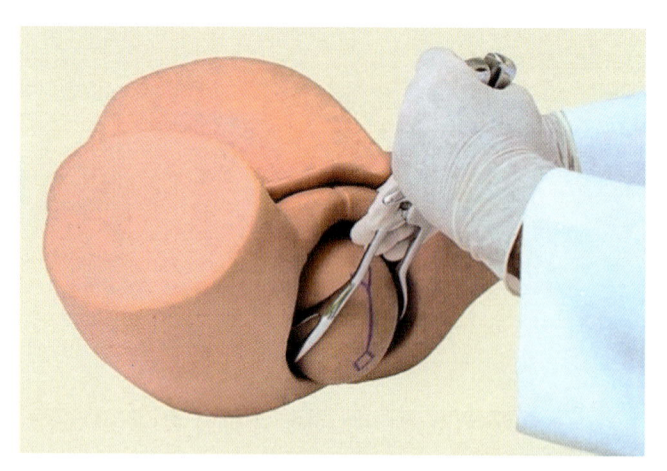

Figura 101.23 Tração.

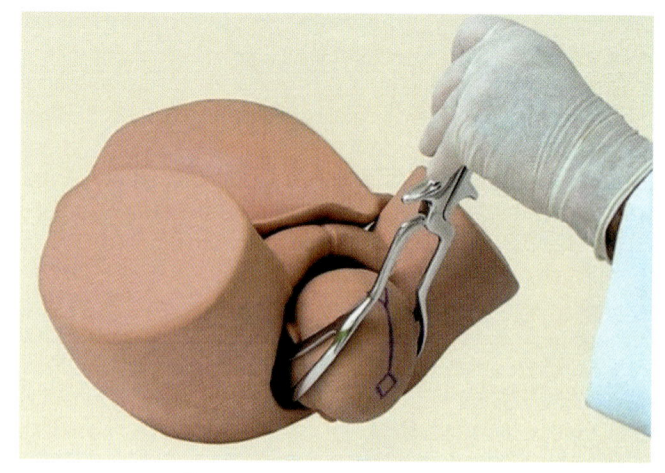

Figura 101.24 Completada a tração.

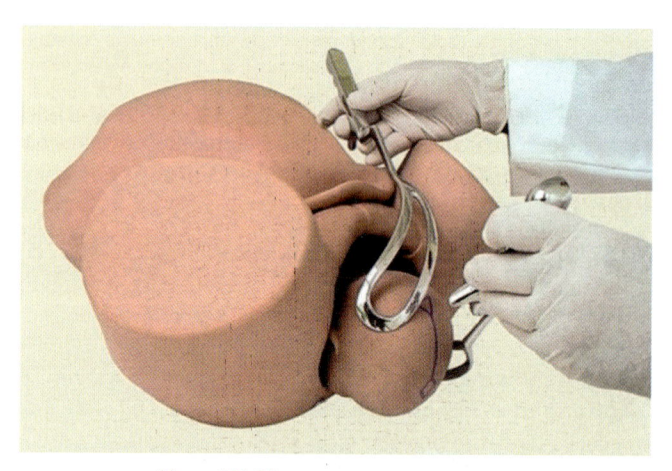

Figura 101.25 Retirada do primeiro ramo.

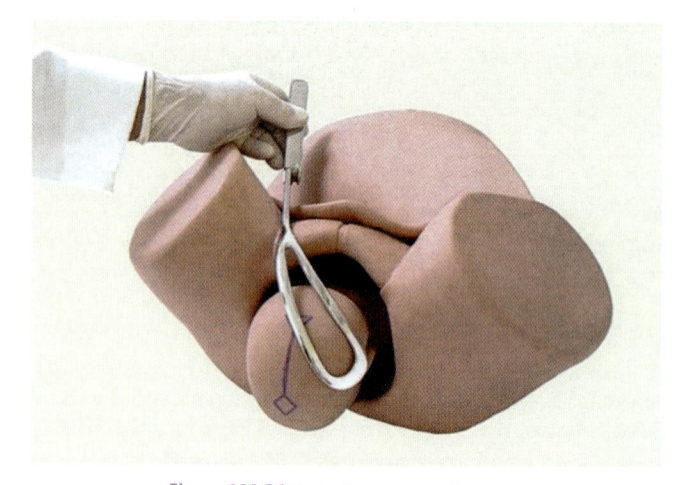

Figura 101.26 Retirada do segundo ramo.

Retirada do primeiro ramo (Figura 101.25). O primeiro ramo a ser retirado é o direito, em um movimento inverso ao da aplicação, isto é, conduzindo-se o cabo para o ventre materno, próximo à virilha esquerda.

Retirada do segundo ramo (Figura 101.26). A retirada é feita conduzindo-se o cabo para o ventre materno do lado oposto ao do ramo anterior.

Revisão das partes moles, incluindo o colo.

Variedade de posição occípito-esquerda-anterior

O fórceps indicado é o Simpson.

Apresentação do fórceps à vulva (Figura 101.27). O fórceps é articulado com os cabos voltados para a posição anterior e para o lado esquerdo; assim, as colheres corresponderão ao diâmetro biparietomalomentoniano.

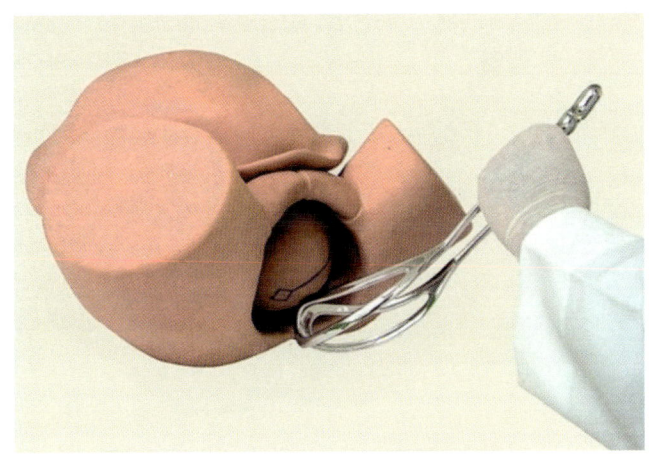

Figura 101.27 Apresentação do fórceps à vulva.

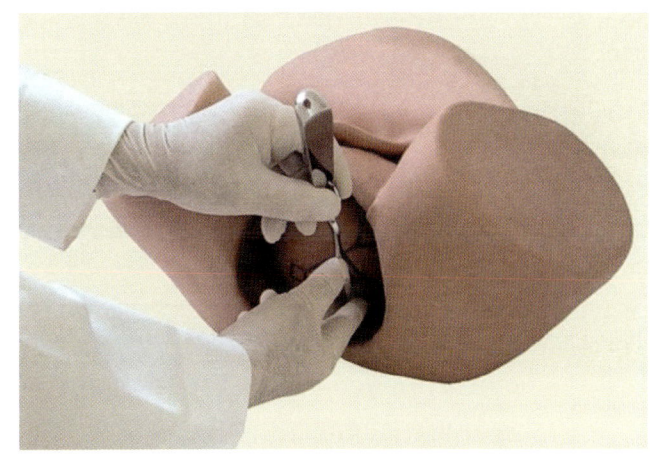

Figura 101.29 Progressão do primeiro ramo.

Aplicação do primeiro ramo (Figura 101.28). Aplica-se o ramo esquerdo encostando-se o pedículo na vulva, do lado direito do púbis, e a colher na cabeça fetal, sem fazer ângulo agudo. A mão direita do operador é a mão guia, colocada no ângulo formado pelos planos horizontal e vertical, de modo que a colher fique interposta entre a face ventral da mão e a cabeça fetal.

Progressão do primeiro ramo (Figura 101.29). O ramo esquerdo descreve um movimento retilíneo, em diagonal, com a colher deslizando sobre o parietal esquerdo do feto até sua ponta alcançar o mento. O cabo termina em posição anterior, à esquerda, na altura da pequena fontanela.

Completada a aplicação (Figura 101.30). Entrega-se o ramo esquerdo ao auxiliar.

Aplicação do segundo ramo (Figura 101.31). Aplica-se o ramo direito encostando-se o pedículo na vulva, do lado esquerdo do púbis, e a colher na cabeça fetal. A mão esquerda é a mão guia, colocada do lado direito da parturiente exatamente como a mão guia do outro lado.

Progressão do segundo ramo (Figura 101.32). A colher é conduzida para o diâmetro parietomalomentoniano direito em um movimento tríplice de abaixamento, translação e torção – movimento espiroidal de Lachapelle, ou, simplesmente, manobra de Lachapelle (ver Figura 101.15). Simultaneamente, os pedículos aproximam-se na altura da pequena fontanela.

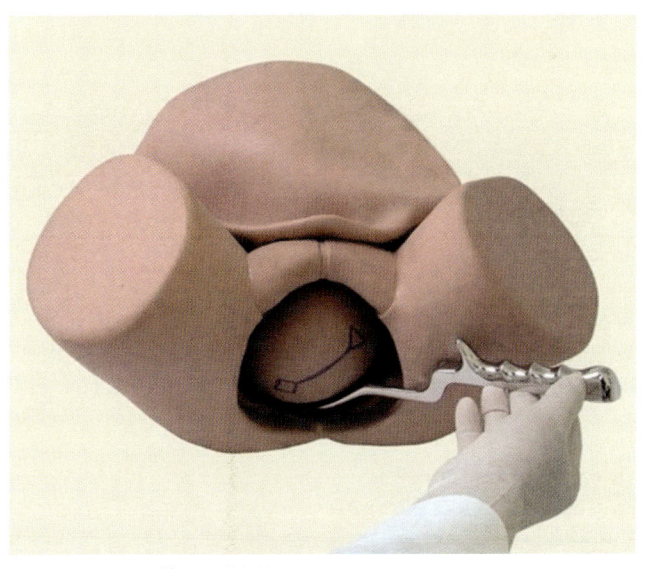

Figura 101.30 Completada a aplicação.

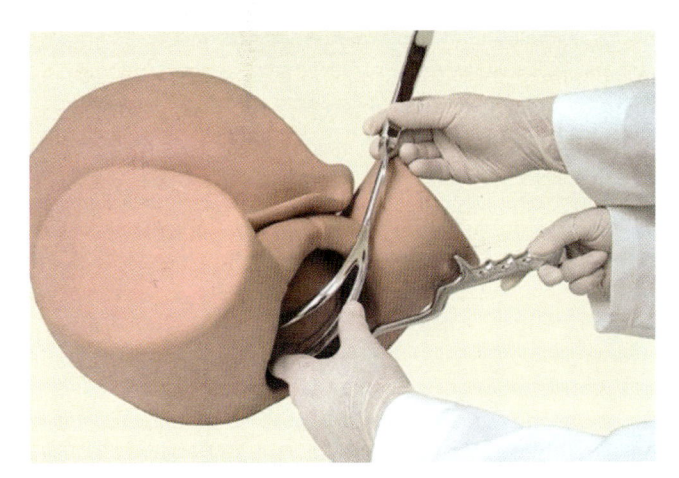

Figura 101.31 Aplicação do segundo ramo.

Articulação dos ramos (Figura 101.33). São articulados os ramos pelo operador que recebeu o ramo esquerdo do auxiliar.

Verificação dos parâmetros da pega ideal.

Rotação (Figura 101.34). A rotação é feita com movimento amplo dos cabos e pequeno das colheres até alcançar a linha mediana do púbis. Completada a rotação, os tempos são exatamente iguais aos da variedade OP.

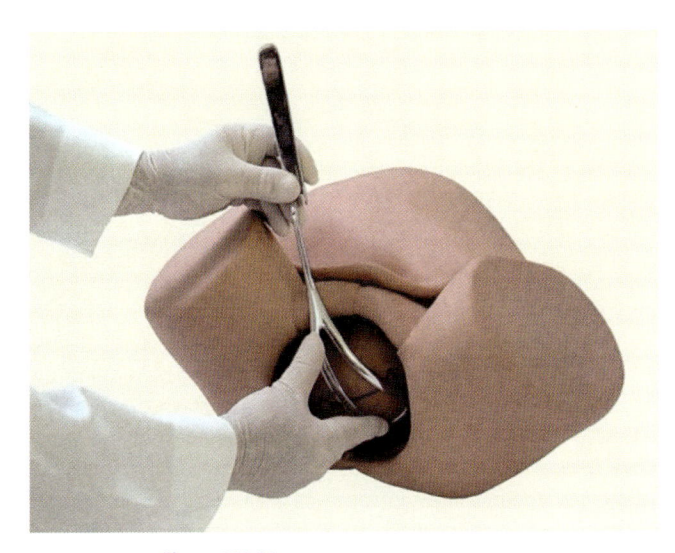

Figura 101.28 Aplicação do primeiro ramo.

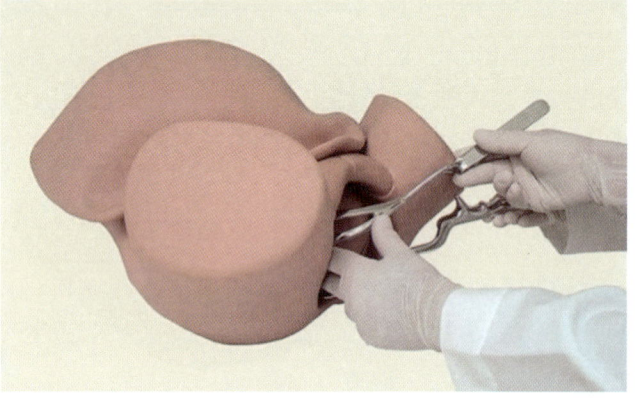

Figura 101.32 Progressão do segundo ramo.

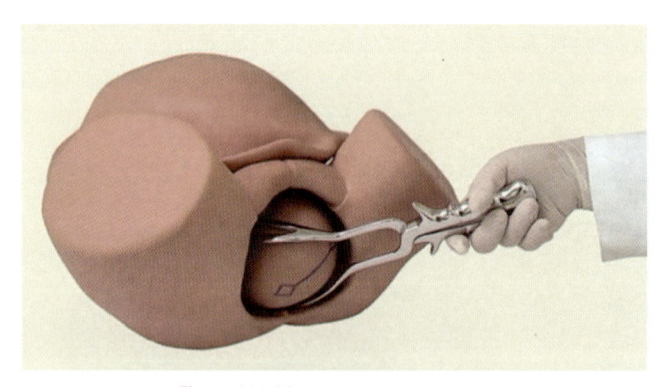

Figura 101.33 Articulação dos ramos.

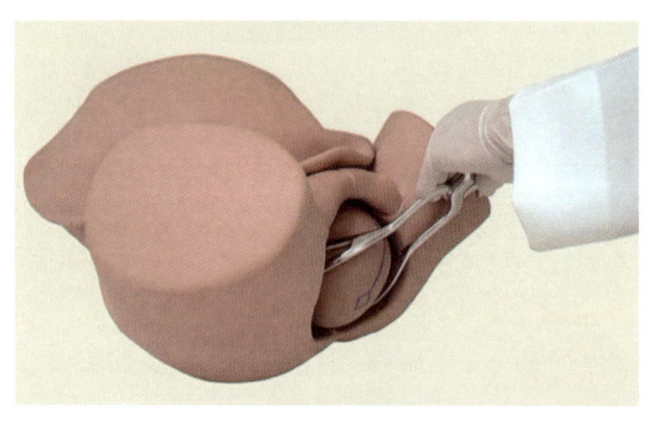

Figura 101.34 Rotação.

Variedade de posição occípito-direita-anterior

O fórceps indicado é o Simpson.

Apresentação do fórceps à vulva (Figura 101.35). O fórceps é articulado com os cabos voltados para a posição anterior e para o lado direito, assim, as colheres corresponderão ao diâmetro biparietomalomentoniano.

A aplicação e a progressão dos ramos na variedade direita anterior são iguais às da variedade esquerda anterior, porém em posição inversa, isto é, o primeiro ramo a ser introduzido é o direito. Como os pedículos ficam superpostos de maneira inversa (Figura 101.36), é *necessário o descruzamento dos ramos* (Figura 101.37) seguido pela rotação com movimento amplo do cabo e pequeno das colheres para variedade OP (Figura 101.38).

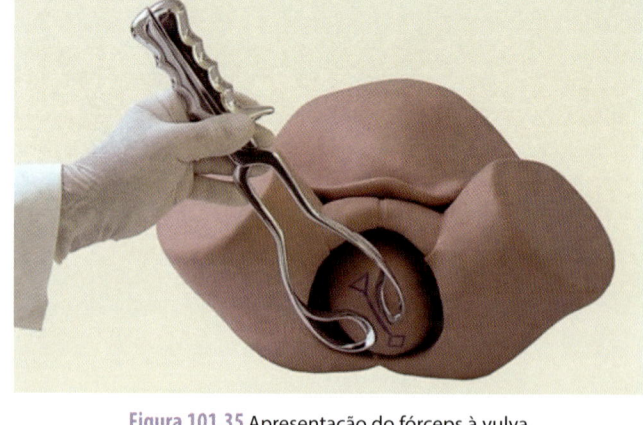

Figura 101.35 Apresentação do fórceps à vulva.

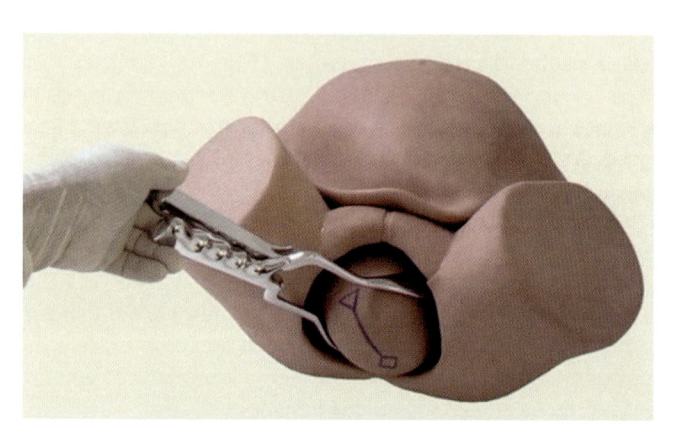

Figura 101.36 Aproximação dos pedículos.

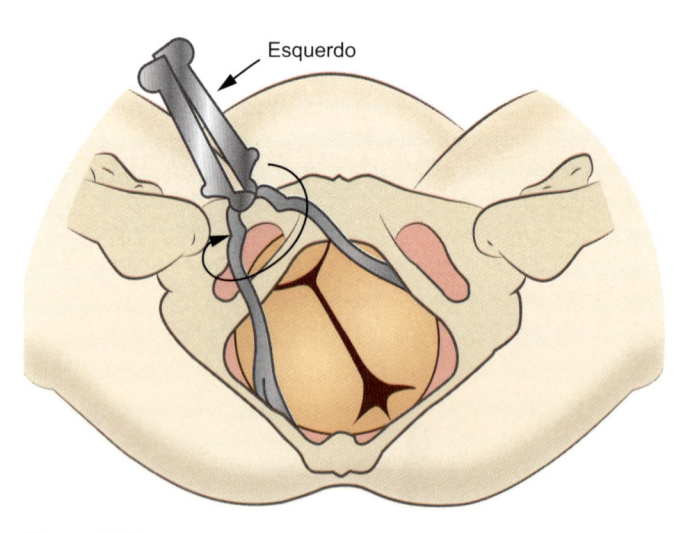

Figura 101.37 Aplicação em occípito-direita-anterior. Locado primeiramente o ramo direito, o ramo esquerdo não se articula ao oposto sem a manobra de descruzamento dos ramos.

Variedades transversas

Nas variedades transversas, o fórceps indicado é o de Kielland, por não ter praticamente curvatura pélvica e permitir boa articulação e rotação como "chave na fechadura", além de corrigir o assinclitismo com a articulação por deslizamento, pois geralmente, nas transversas, encontramos a cabeça na área de fórceps médio, flexão incompleta (cabeça indiferente) e tendência a desviar a sutura sagital para cima ou para baixo, mais frequentemente para baixo.

O fórceps de Simpson pode ser aplicado em uma transversa desde que a cabeça esteja baixa e sinclítica. Se a cabeça estiver na altura de fórceps médio e assinclítica, consegue-se aplicar o primeiro ramo; entretanto, a curvatura do canal do parto impedirá a articulação do segundo ramo.

São descritas duas técnicas: em uma, aplica-se primeiro o ramo posterior e, na outra, aplica-se primeiro o ramo anterior. Descreveremos aqui a segunda alternativa, pois encontramos maior facilidade na aplicação, primeiro, do ramo anterior, passando pela fronte (técnica migratória).

Variedade de posição occípito-esquerda-transversa

Apresentação do fórceps à vulva (Figura 101.39). O fórceps articulado apresenta-se com os cabos para o lado esquerdo da parturiente, no mesmo plano da sutura sagital, nem para cima, como nas variedades anteriores, nem para baixo, como nas variedades posteriores. As colheres corresponderiam ao diâmetro occipitomalomentoniano, com a cauda junto à pequena fontanela, e a ponta, no mento. Os botões do fórceps ficam voltados para o occipital.

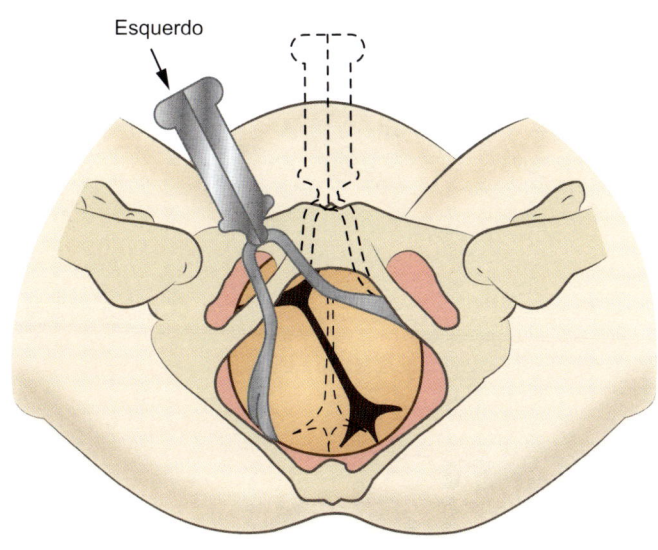

Figura 101.38 Aplicação em occípito-direita-anterior. Descruzados e articulados os ramos, faz-se a rotação instrumental da cabeça para o púbis (45° ou menos).

Aplicação do primeiro ramo (Figura 101.40). Na esquerda transversa, técnica migratória, o primeiro ramo a ser aplicado é o direito. A mão guia, a esquerda. O pedículo do fórceps é encostado na vulva, do lado esquerdo da parturiente. O cabo desce rente à coxa esquerda enquanto a mão guia conduz a colher ao diâmetro biparietomalomentoniano, passando pela fronte fetal (Figura 101.41). O pedículo ficará junto à pequena fontanela. O ramo é entregue ao auxiliar.

Aplicação do segundo ramo (Figura 101.42). O segundo ramo, o esquerdo, é aplicado com o pedículo encostado no lado direito do púbis, e a mão guia, a direita, é colocada do lado esquerdo da parturiente. Esse ramo descreve um movimento retilíneo rente ao outro ramo até articular. O auxiliar devolve o primeiro ramo.

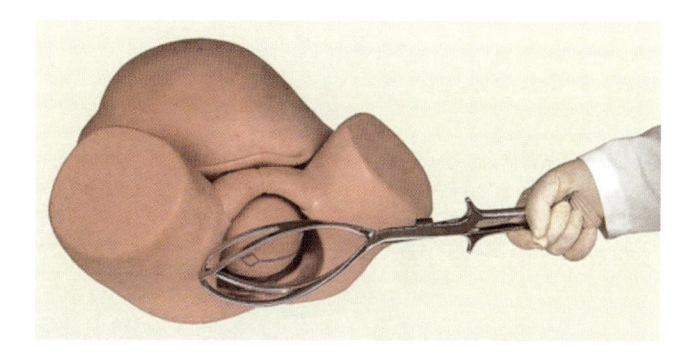

Figura 101.39 Apresentação do fórceps à vulva.

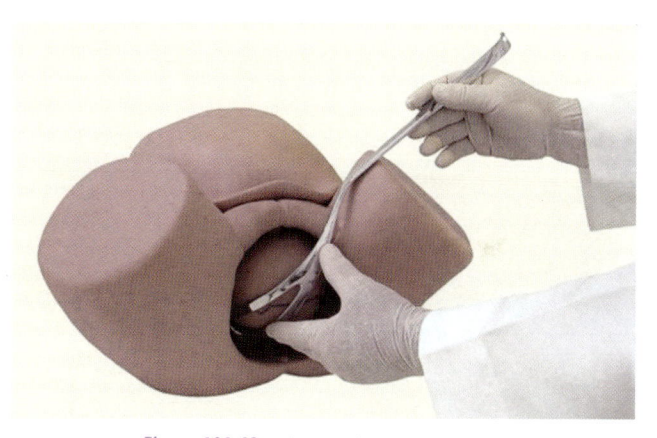

Figura 101.40 Aplicação do primeiro ramo.

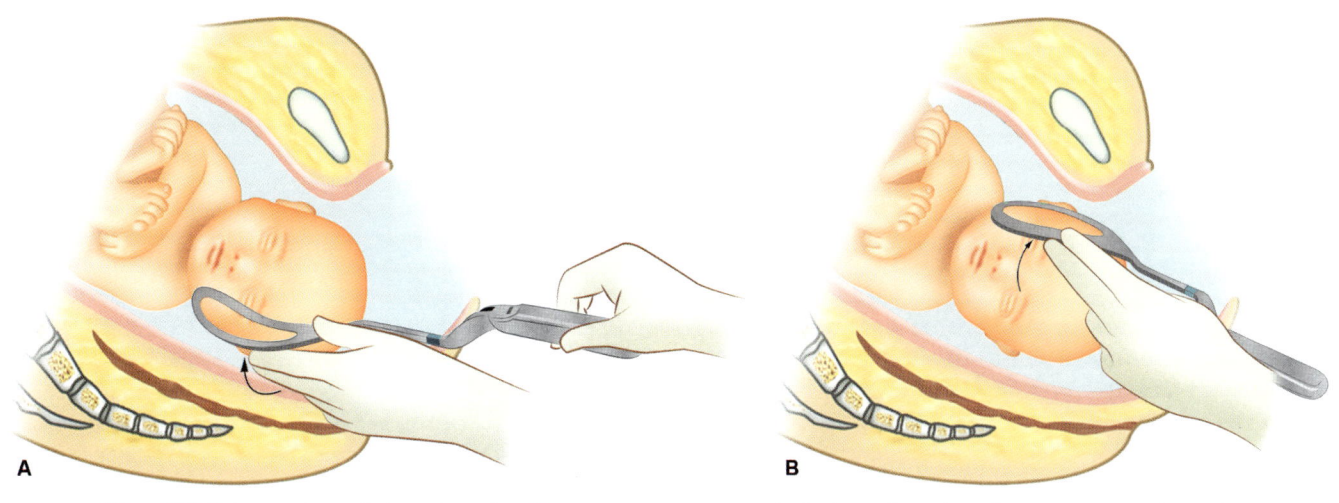

Figura 101.41 O ramo direito desliza sobre a face (A) e migra para sua posição final sob a sínfise púbica (B). (De Yeomans et al., 2019.)

Articulação dos ramos (Figura 101.43). Verificação da pegada.

Correção do assinclitismo (Figura 101.44). Tracionando-se um dos ramos pelo ponto de apoio, corrige-se o assinclitismo. No assinclitismo anterior, traciona-se a colher posterior, ramo esquerdo, e, no assinclitismo posterior, traciona-se a colher anterior, ramo direito, até se igualarem.

Correção da deflexão (Figura 101.45). Os cabos são levados à posição mediana, completando a flexão da cabeça fetal.

Rotação (Figura 101.46). Os cabos giram a 90° no sentido anti-horário, até a pequena fontanela ficar em posição anterior. Esse movimento de rotação é como uma "chave na fechadura".

Completada a rotação (Figura 101.47).

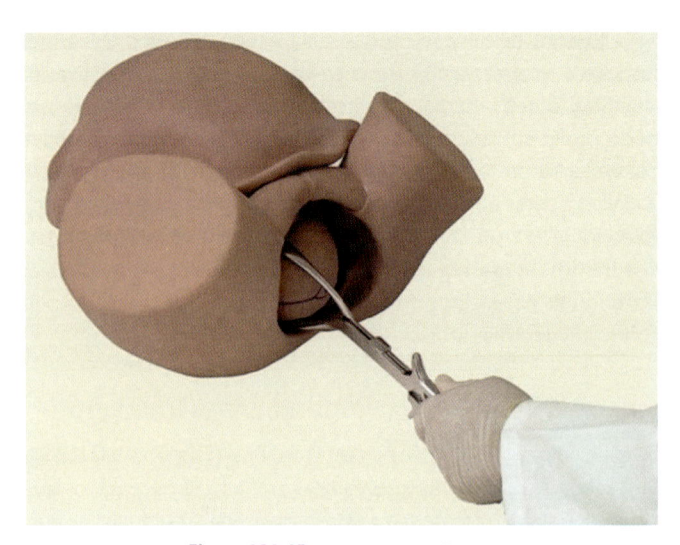

Figura 101.45 Correção da deflexão.

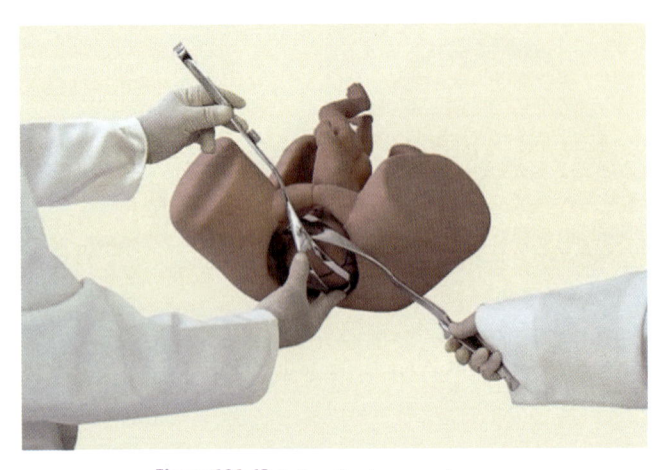

Figura 101.42 Aplicação do segundo ramo.

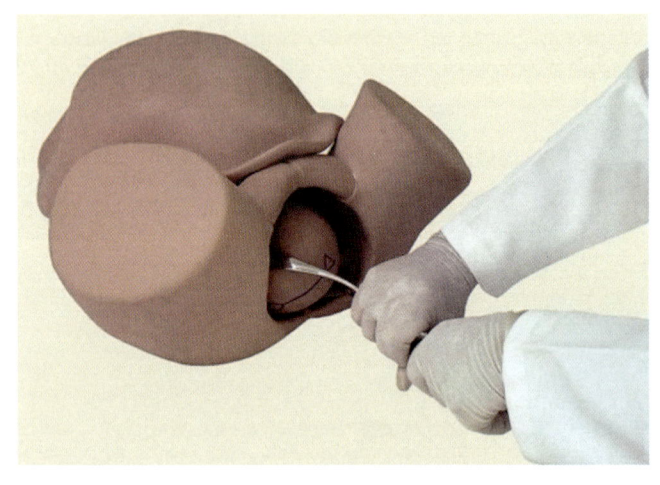

Figura 101.46 Rotação.

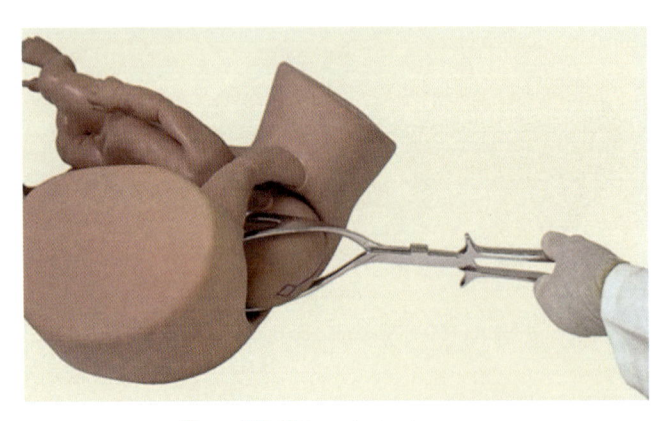

Figura 101.43 Articulação dos ramos.

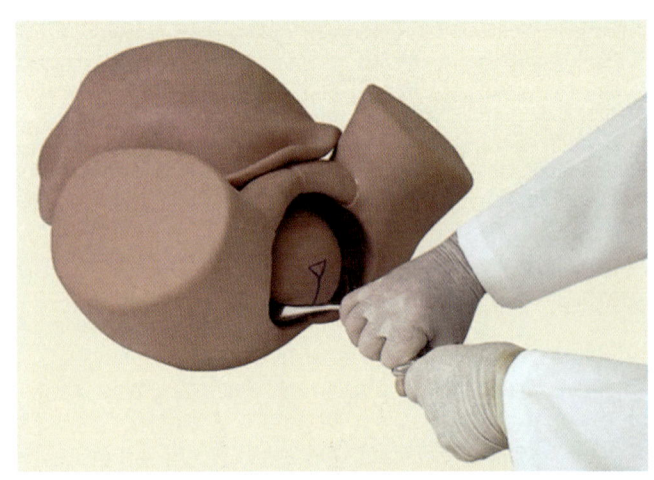

Figura 101.47 Completada a rotação.

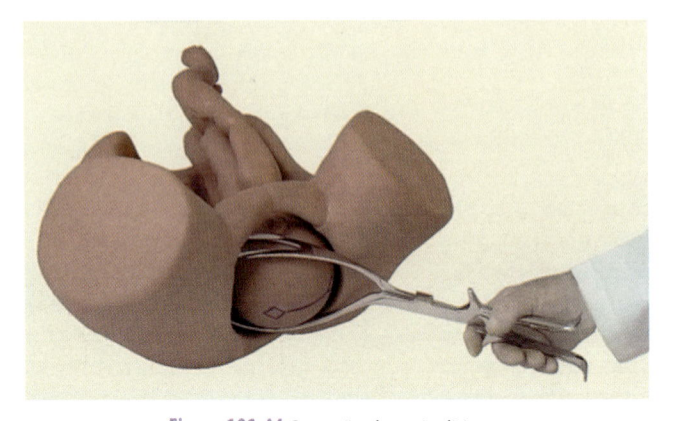

Figura 101.44 Correção do assinclitismo.

Tração (Figura 101.48). Os cabos são segurados ao se disporem os quatro dedos longos de ambas as mãos na face anterior do fórceps e o polegar na face posterior, pressionando para baixo com a mão inferior e para cima com a mão superior – manobra de Saxtorph-Pajot –, para que a descida da cabeça se faça percorrendo a curvatura do canal do parto. Quando o suboccipital se apoiar no subpúbis – hipomóclio –, é o momento de cessar a tração.

Retirada dos ramos (Figura 101.49). Qualquer um dos dois ramos pode ser o primeiro a ser retirado. Movimenta-se o cabo lateralmente, nem para cima nem para baixo. A técnica utilizada na variedade occípito-direita-transversa é a mesma, seguindo a lógica da técnica migratória em que se aplica inicialmente o ramo superior, que será o esquerdo.

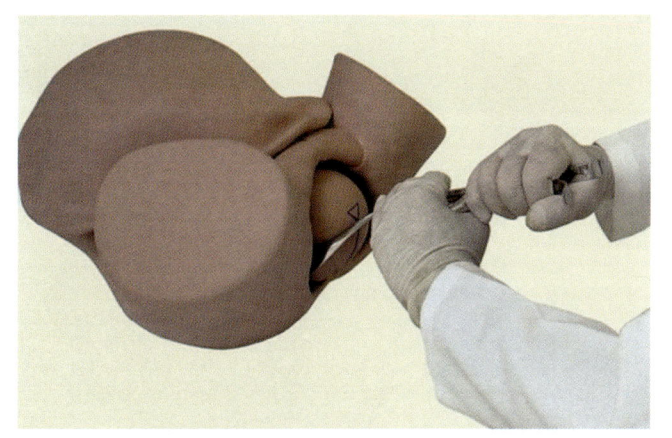

Figura 101.48 Tração.

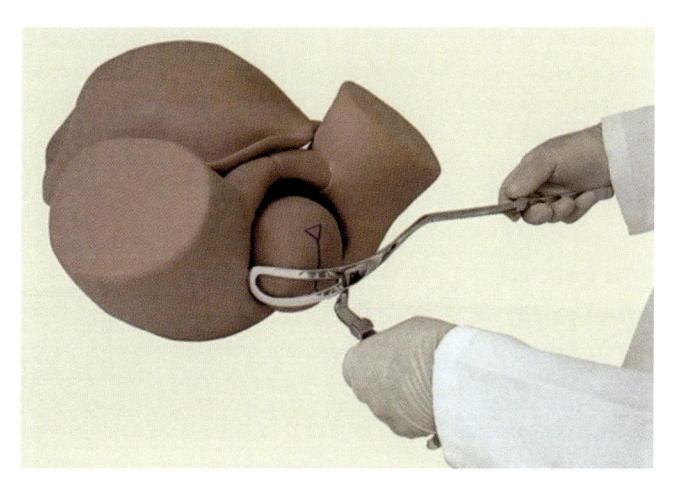

Figura 101.49 Retirada dos ramos.

Fórceps em cabeça derradeira

O fórceps criado especificamente para aplicação em cabeça derradeira é o fórceps de Piper. Sua característica é apresentar, além das conhecidas curvaturas pélvica e cefálica, mais uma curvatura, a perineal. Sua presença permite que os ramos fiquem bem baixos, garantindo a preensão do biparietal.

Na verdade, essa curvatura não é tão indispensável. Com o fórceps de Simpson disponível, pode-se perfeitamente aplicá-lo na cabeça derradeira, como demonstramos a seguir.

Normalmente o fórceps em cabeça derradeira é aplicado quando a cabeça já está rodada para OP.

Apresentação do fórceps à vulva (Figura 101.50). É indispensável um auxiliar para erguer o corpo fetal pelas pernas. O fórceps é apresentado com os cabos para cima e as colheres na orientação do diâmetro biparietomalomentoniano; entretanto, aqui existe uma diferença de todas as demais aplicações de fórceps.

A posição do diâmetro biparietomalomentoniano é invertida, o que faz com que a ponta das colheres se localize nos parietais e a cauda das colheres, no mento.

Aplicação do primeiro ramo (Figura 101.51). Por ser uma aplicação direta, o primeiro ramo a ser introduzido é o esquerdo, conduzido pela mão esquerda. A direita é a mão guia. O cabo fica em posição bem anterior, para que a colher fique no diâmetro parietomalomentoniano direito, com a cauda sobre o mento. Assim, o percurso descrito pelo cabo é muito pequeno. O cabo é entregue ao auxiliar.

Aplicação do segundo ramo (Figura 101.52). O segundo ramo, o direito, é aplicado da mesma maneira. A colher

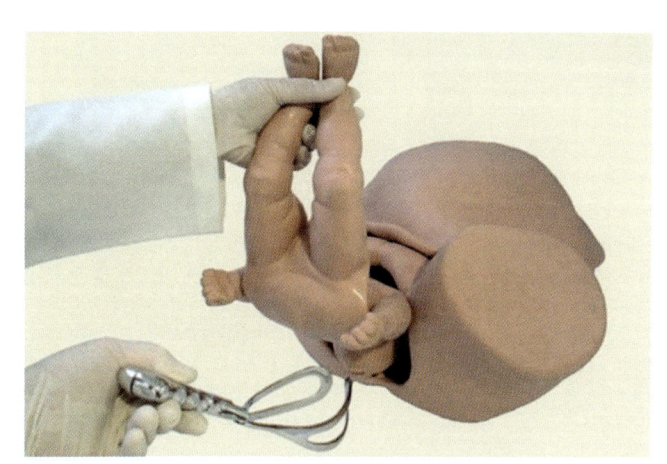

Figura 101.50 Apresentação do fórceps à vulva.

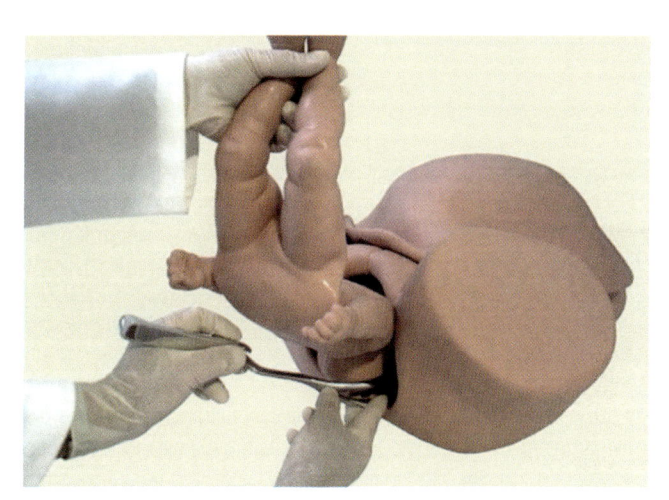

Figura 101.51 Aplicação do primeiro ramo.

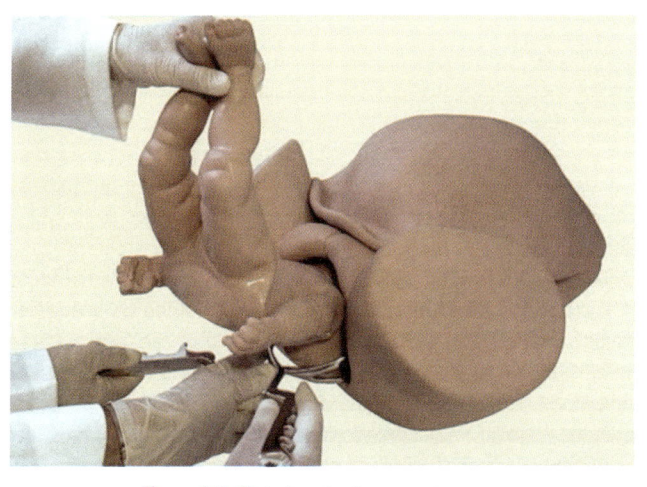

Figura 101.52 Aplicação do segundo ramo.

fica no diâmetro parietomalomentoniano esquerdo, e a cauda da colher, junto ao mento.

Articulação dos ramos (Figura 101.53). O auxiliar entrega o cabo do primeiro ramo ao operador para realizar-se a articulação. A articulação é feita sem baixar os cabos, para que os pedículos se mantenham junto ao mento, ou, no máximo, a 1,5 cm dele.

Tração (Figura 101.54). A tração é feita obedecendo à curvatura do canal do parto.

Retirada dos ramos. O primeiro ramo a ser retirado é o direito, em um movimento inverso ao da aplicação. Revisão das partes moles, incluindo o colo.

A aplicação do fórceps em cabeça derradeira não rodada é difícil e foge ao objetivo deste capítulo.

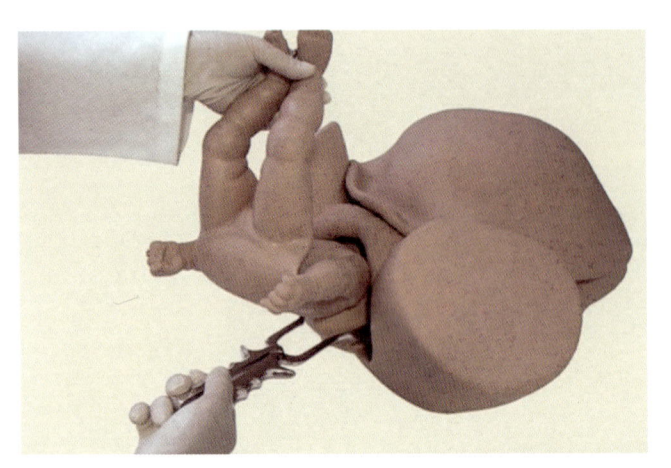

Figura 101.53 Articulação dos ramos.

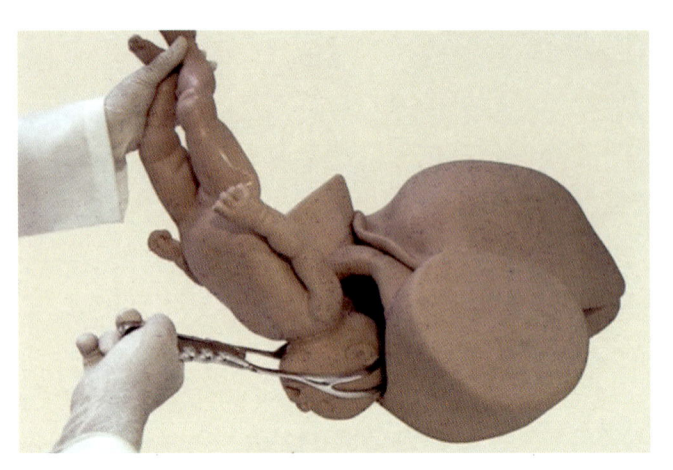

Figura 101.54 Tração.

Vácuo-Extrator

Marcos Nakamura Pereira
Ana Pereira Nunes Fialho

O vácuo-extrator é um dispositivo no qual uma campânula posicionada na cabeça fetal é capaz de tracioná-la, por meio de um sistema a vácuo, para auxiliar na expulsão. Nas mesmas situações nas quais está indicado o fórceps, pode-se utilizar o vácuo-extrator como alternativa. As condições de praticabilidade já referidas para aplicação do fórceps são igualmente válidas para o vácuo-extrator.

O vácuo-extrator foi descrito pela primeira vez em 1705 pelo cirurgião inglês James Yonge, em um momento em que o fórceps ainda era um segredo da família Chamberlen. Não houve, entretanto, disseminação de seu uso, até os estudos do obstetra sueco Tage Malmström, na década de 1950. Nos países escandinavos, o vácuo-extrator ganhou popularidade na década de 1970, porém seu uso continuou limitado nos demais países até 1990. Com o surgimento dos modelos descartáveis de materiais mais maleáveis, o vácuo-extrator cresceu em incidência e ultrapassou o fórceps em alguns países, como, por exemplo, os EUA (Ali e Norwitz, 2009).

Nos países em desenvolvimento, como o Brasil, a limitação de recursos limita a utilização dos novos modelos de vácuo-extrator, uma vez que ao menos as campânulas são descartáveis. Hoje, existem vários modelos que se diferenciam pelo tipo de campânula (maleável ou rígida) e pelo tipo de aparelho de vácuo (elétrico, manual não acoplado à campânula ou manual acoplado à campânula). Os modelos de corpo único, com campânula acoplada ao sistema a vácuo, são mais simples de serem utilizados,

porém mais caros que os modelos nos quais a bomba de sistema a vácuo é material permanente e apenas a campânula é descartável. As campânulas maleáveis, em forma de sino, são mais indicadas para variedades diretas e anterior, nas quais é necessária pouca rotação, e são pouco aplicáveis nas variedades posteriores, por motivo de seu formato. Já as campânulas rígidas, em forma de cogumelo, são mais propícias para variedades transversas e posteriores ou situações nas quais se requeira maior tração. A Tabela 101.2 apresenta os principais modelos de vácuo-extrator e suas características.

Princípios básicos da aplicação do vácuo-extrator

A técnica de aplicação do vácuo-extrator pode ter particularidades, a depender do modelo utilizado, e deve seguir a recomendação de seu fabricante. No entanto, há pontos técnicos em comum a todos os modelos de vácuo-extrator:

- Identificar o ponto de flexão e a distância da apresentação: aproximadamente a 3 cm da fontanela posterior (lambdoide) e 6 cm da fontanela anterior (bregmática), na linha da sutura sagital, encon-

Tabela 101.2 Modelos e características de alguns vácuo-extratores disponíveis.

Campânula maleável em forma de sino	Material	Tipo de vácuo
GentleVac™	Borracha	Bomba elétrica
Kiwi® ProCup	Plástico	Bomba manual acoplada
Mityvac MitySoftBell®	Silicone	Bomba elétrica e manual
Mystic® II MitySoftBell®	Silicone	Bomba manual acoplada
Soft Touch™	Polietileno	Bomba manual
Tender Touch®	Silicone	Bomba manual
Velvet Touch® (Reutilizável)	Silicone	Bomba manual

Campânula rígida em forma de cogumelo	Material	Tipo de vácuo
Flex Cup®	Poliuretano	Bomba manual
Mityvac M-Style®	Polietileno rígido	Bomba elétrica e manual
Super M-Style®	Polietileno rígido	Bomba elétrica e manual
Mitycvac M-Select®	Polietileno rígido	Bomba elétrica e manual
Mystic® II M-Style Mushroom®	Polietileno rígido	Bomba manual acoplada
Kiwi® OmniCup	Plástico rígido	Bomba manual acoplada
Kiwi® Omni-C Cup	Plástico rígido	Bomba manual acoplada

tra-se o ponto de flexão da apresentação fetal (Figura 101.55). O centro do vácuo-extrator deve ser posicionado nesse ponto para permitir que o menor diâmetro da cabeça fetal seja tracionado. Deve-se evitar o posicionamento muito próximo da fontanela anterior, para não provocar extensão do polo cefálico

- Durante o exame para determinar o ponto de flexão, simultaneamente define-se a distância da cabeça fetal em relação ao períneo, o que pode ser uma dica importante nas aplicações em variedades posteriores; essa é uma recomendação do Kiwi® OmniCup
- Insira a campânula do vácuo-extrator até que esta esteja em contato direto com a pele da cabeça fetal, movendo, a seguir, a campânula até que seu centro esteja no ponto de flexão. Nos casos em há assinclitismo ou deflexão da apresentação fetal, sempre posicione a campânula na linha sagital
- Certifique-se que não haja tecidos maternos junto à campânula e crie o vácuo. Durante o momento de formação do vácuo,

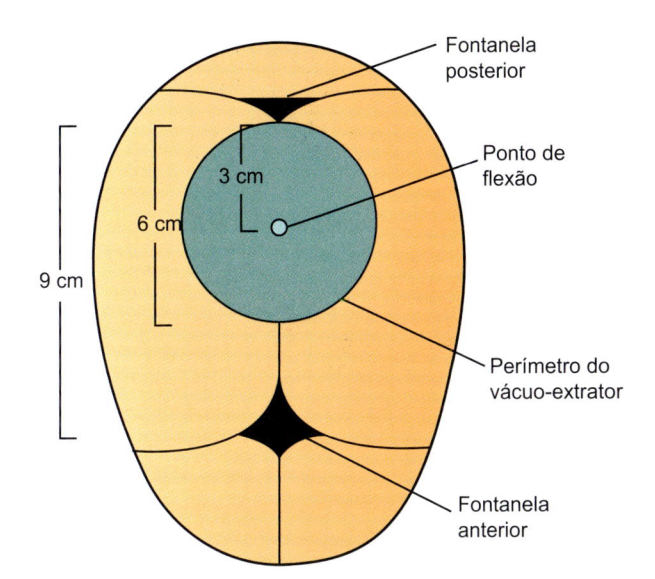

Figura 101.55 Posicionamento correto da campânula no ponto de flexão fetal.

pode a parede vaginal ser acometida, e é importante que se excluam os tecidos maternos. Após formação do vácuo, cheque se a campânula ficou bem posicionada. Em campânulas de 6 cm, a borda da campânula estará contígua à pequena fontanela

- Inicie a tração durante as contrações, segundo o mesmo princípio do fórceps, seguindo as linhas de Selheim. Com a mão livre, recomenda-se pressionar a campânula contra a apresentação fetal e, com outro(s) dedo(s), manter sobre a apresentação, de maneira a evitar seu desprendimento abrupto e possíveis lesões fetais (Figura 101.56)
- Durante o intervalo das contrações, alguns recomendam desfazer o vácuo para aliviar a pressão sobre a cabeça fetal, mas não há evidência de benefício. Pode-se fazê-lo também, a fim de corrigir a posição da campânula
- Não há consenso quanto ao número de trações máximo para se atingir o objetivo. O importante é avaliar se há progressão na descida com as trações. Algumas autoridades sugerem abandonar o procedimento, caso não haja progressão após três trações.

É importante salientar que o vácuo-extrator pode também ser utilizado para auxiliar em extrações fetais complicadas durante cesarianas, diminuindo os riscos de alargamento da incisão uterina, de perda sanguínea e melhorando, assim, os resultados maternos e perinatais. Há um fabricante que oferece modelo próprio para cesáreas, com corpo mais fino, a fim de facilitar sua inserção no útero, porém o modo de uso não difere do modelo usado em partos vaginais.

Episiotomia. Não há dados que suportem a episiotomia de rotina para o vácuo-extrator. A recomendação seria a mesma que para o fórceps: em caso de realização de episiotomia, esta deve ser mediolateral direita e não mediana. No entanto, o vácuo-extrator está associado a menos lacerações de 3º e 4º graus do que o fórceps. A Society of Obstetricians and Gynaecologists of Canada (Hobson et al., 2019) considera o fórceps uma potencial indicação para realização de episiotomia, no intuito de reduzir as lacerações de 3º e 4º graus; no entanto, outras sociedades como o ACOG (2020) e o RCOG (2011) não recomendam o uso rotineiro da episiotomia tanto para o fórceps quanto para o vácuo-extrator. Um estudo inglês realizado com 1.360 mulheres não verificou diferença significativa nos percentuais de lacerações de 3º e 4º graus nas que tiveram parto vaginal operatório com e sem episiotomia (Macleod et al., 2008). Esse mesmo estudo verificou maior ocorrência de hemorragia pós-parto no grupo que teve episiotomia. Em caso de episiotomia, deve-se fazer uso de antibiótico profilático, conforme já discutido na seção sobre fórceps.

Fórceps *versus* vácuo-extrator

As indicações do vácuo-extrator são as mesmas do fórceps, como já registrado. No entanto, o vácuo-extrator apresenta algumas contraindicações adicionais. Enquanto a presença de desmineralização óssea (p. ex., *osteogenesis imperfecta*) e de doenças hemorrágicas fetais (p. ex., trombocitopenia aloimune, doença de von Willebrand) são contraindicações tanto ao fórceps quanto ao vácuo-extrator, este último também está contraindicado em gestações com menos de 34 semanas, pelo risco de céfalo-hematoma e hemorragia intracraniana, e em apresentações de face.

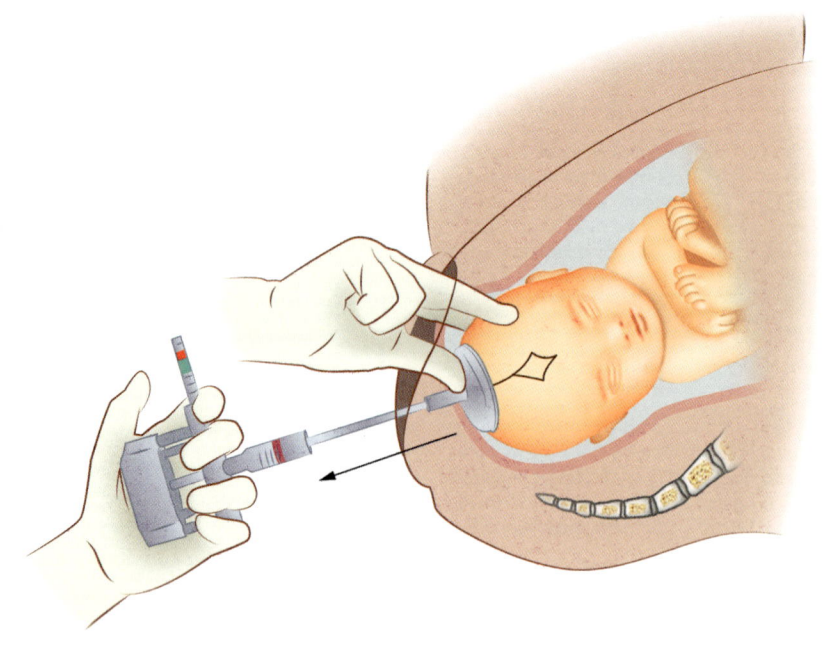

Figura 101.56 Tração do vácuo-extrator seguindo as linhas de Selheim, com dedos da mão não dominante apoiados na campânula e na cabeça fetal.

A comparação entre o fórceps e a vácuo-extração já foi alvo de inúmeros estudos. Revisão sistemática da Cochrane sobre o assunto incluiu 13 ensaios clínicos randomizados com 2.419 mulheres. Os resultados apontam que, quando comparado ao fórceps, qualquer tipo de vácuo-extrator apresenta maior chance de insucesso, risco majorado de céfalo-hematoma e de hemorragia retiniana e menor associação com trauma materno, em especial lacerações de 3º e 4º graus (O'Mahony et al., 2010).

O uso sequenciado dos instrumentos, isto é, vácuo seguido do fórceps, está relacionado a maior risco de trauma para o infante. No estudo de Towner et al. (1999), foi verificado que a ocorrência de hemorragia intracraniana era mais elevada quando ambos os instrumentos eram utilizados. Outro estudo também evidenciou maior chance de ventilação mecânica do recém-nascido (Gardella et al., 2001).

Desse modo, a escolha do vácuo-extrator como primeira opção, com objetivo de reduzir o trauma materno, deve levar em consideração sua taxa mais elevada de falha. Quando esta ocorre, devem-se pesar os riscos da utilização sequencial do fórceps e da cesariana no 2º período. Por essa razão, sugere-se que o uso sequencial deva ser realizado por operador experiente.

Complicações do parto vaginal operatório

As complicações do parto vaginal operatório dependem de vários fatores, tais como tipo de bacia, altura da apresentação, cirurgia realizada e destreza do operador, e podem ser fetais ou maternas. A complicação mais frequente e grave para o feto é o trauma obstétrico. Este inclui o céfalo-hematoma, hemorragia subgaleal e retiniana, além lesões na face e no escalpe. As três primeiras são significativamente mais encontradas nos partos assistidos com vácuo, enquanto as duas últimas costumam acompanhar o fórceps.

Análise retrospectiva conduzida por Falco e Eriksson (1990) demonstrou que o risco de paralisia facial foi de 0,9% em 8.415 partos a fórceps, comparado a 0,02% em 35.877 partos espontâneos ou por cesariana. Cabe chamar a atenção para o fato de que ocorreram em fórceps médios e altos, hoje abandonados ou de uso muito limitado, e que, em 90%, houve recuperação espontânea. Lesões do plexo braquial foram relatadas com maior frequência em partos operatórios, em comparação com partos espontâneos, conforme estudo de Gilbert et al. (1999), em análise de mais de um milhão de partos no estado da Califórnia, com taxas de lesão de 5% com o fórceps, 4% com o vácuo-extrator e 1,5% no parto espontâneo.

A hemorragia intracraniana também tem sido relacionada ao parto operatório. Towner et al. (1999) estudaram 583.340 partos a termo de nulíparas e observaram incidência de hemorragia intracraniana em 1/280 nos casos de fórceps e vácuo-extrator (associados), 1/664 com fórceps isolado, 1/860 com vácuo-extrator, 1/952 cesarianas após trabalho de parto, números mais elevados quando comparados àqueles de partos espontâneos (1/1900) e de cesarianas sem trabalho de parto (1/2040).

A repercussão a longo prazo da prática do fórceps sobre o desenvolvimento motor e intelectual não revelou impacto sobre estes, em estudos com acompanhamento de até 4 anos, e outros, realizados por ocasião da prestação do serviço militar na Noruega e em Israel. Os efeitos do fórceps sobre o desenvolvimento cognitivo também foram examinados em coorte de 3.413 recém-nascidos (1.192 nascidas a fórceps), e não houve diferença na comparação com o parto espontâneo (Wesley et al., 1993).

Acerca das complicações maternas, é importante chamar a atenção para o fato de que as indicações para o parto vaginal operatório também aumentam a probabilidade de episiotomia e lacerações, e tanto o fórceps quanto o vácuo estão relacionados à presença de hematomas e de dano ao assoalho pélvico. A despeito de a incidência da lesão do esfíncter anal ser mais elevada com o fórceps, parece não haver maior risco de incontinência fecal a longo prazo em comparação ao parto espontâneo.

Profilaxia

Ainda que seja um procedimento seguro quando o profissional é treinado, ao se considerarem as potenciais complicações do parto vaginal operatório, estratégias a fim de evitar seu uso devem ser estabelecidas.

O uso do partograma tem sido preconizado na assistência ao parto, e seu emprego já foi verificado como potencial redutor do número de parto vaginais operatórios em um estudo, o que não veio a se confirmar em estudos subsequentes. Contudo, é provável que aguardar os limites hoje estabelecidos para duração do 2º período possa ter efeito protetor: 3 horas para nulíparas e 2 horas para multíparas têm sido utilizados como limites de normalidade. Até esse momento, caso haja progressão da descida, nenhuma intervenção é necessária; após esse prazo, pode ser necessária alguma intervenção para que o parto ocorra, aí incluída a possibilidade de parto vaginal operatório. Alguns protocolos sugerem uma avaliação 1 hora antes desses prazos, a fim de já instituir medidas de correção, caso não tenha ocorrido a progressão. A utilização de ocitocina em partos com progressão inadequada parece reduzir a ocorrência de parto vaginal operatório.

Acerca dos puxos dirigidos no 2º período, estudo canadense randomizado e multicêntrico demonstrou que, em parturientes sob analgesia, também há redução de parto vaginal operatório, caso as mulheres não realizem puxos, até que haja forte desejo para tal ou após 2 horas de período expulsivo (Fraser et al., 2000).

Outras medidas capazes de reduzir a incidência de parto vaginal operatório foram verificadas em revisões sistemáticas da Cochrane. Estas apontam que o suporte contínuo durante o trabalho de parto a adoção de posição verticalizada ou em decúbito lateral, em detrimento da posição supina e da litotômica, também estão relacionadas à menor incidência operatória transpélvica.

Ademais, a rotação manual da cabeça é outro recurso que pode ser utilizado com segurança, especialmente a fim de se evitar o fórceps de rotação, principalmente o fórceps médio.

Bibliografia

Ali UA, Norwitz ER. Vacuum-assisted vaginal delivery. Rev Obstet Gynecol. 2009;2:5-17.

American College of Obstetricians and Gynecologists (ACOG). Operative vaginal birth: ACOG practice bulletin, number 219. Obstet Gynecol. 2020;135(4):e149-e159.

Belfort P. Fórceps. Rio de Janeiro: Rubio; 2006.

Benzecry R. Fórceps passo a passo. Rio de Janeiro: Revinter; 2006.

De Lee JB. The prophylatic forceps operation. Am J Obstet Gynecol. 1920;1:34.

Dennen E. Forceps deliveries. 2nd. ed. Philadelphia: F.A. Davis; 1964.

Douglas RG, Stromme WB. Operative obstetrics. 3rd. ed. New York: Appleton-Century-Crofts; 1976.

Falco NA, Eriksson E. Facial nerve palsy in the newborn: incidence and outcome. Plast Reconstr Surg. 1990;85:1-4.

Fraser W, Marcoux S, Krauss I, Douglas J, Goulet C, Boulvan M. Multicenter randomized controlled trial of delayed pushing for nulliparous women in the second stage of labor with continuous epidural analgesia. Am J Obstet Gynecol. 2000;182:1165-72.

Gardella C, Taylor M, Benedetti T, Hitti J, Critchlow C. The effect of sequential use of vacuum and forceps for assisted vaginal delivery on neonatal and maternal outcomes. Am J Obstet Gynecol. 2001;185(4):896-902.

Gilbert WM, Nesbitt TS, Danielsen B. Childbearing beyond age 40: pregnancy outcome in 24,032 cases. Obstet Gynecol. 1999;93:9-14.

Hobson S, Cassell K, Windrim R, Cargill Y. No. 381-Assisted vaginal birth. J Obstet Gynaecol Can. 2019;41(6):870-82.

Kielland C. Die Angelung der Kielland'schen Zange. Berlin: S. Karger; 1922.

Knight M, Chiocchia V, Partlett C, et al. Prophylactic antibiotics in the prevention of infection after operative vaginal delivery (ANODE): a multicentre randomised controlled trial [published correction appears in Lancet. 2019;393(10189):2394]. Lancet. 2019;393(10189):2395-403.

Lacomme M. Pratique obstétricale. Paris: Masson; 1960.

Leslie KK, Dipasquale-Lehnerz P, Smith M. Obstetric forceps training using visual

feedback and the isomeric strength test unit. Obstet Gynecol. 2005; 105:377-82.

Macleod M, Strachan B, Bahl R, et al. A prospective cohort study of maternal and neonatal morbidity in relation to use of episiotomy at operative vaginal delivery. BJOG. 2008;115:1688-94.

Magalhães F. Pequenas noções sobre o fórceps. Rev Gin Obst. 1926; 20:115.

O'Mahony F, Hofmeyr GJ, Menon V. Choice of instruments for assisted vaginal delivery. Cochrane Database Syst Rev. 2010;(11):CD005455.

Operative vaginal bir th: ACOG practice bulletin, number 219. Obstet Gynecol. 2020;135(4):e149-e159.

Rezende J. Estado atual do problema do fórceps. An Bras Gin. 1946;22:171.

Rezende J. Le forceps et ses conceptions dans l'école brésilienne. Rev Fr Gynéc Obst. 1952;47:247.

Rezende J. O fórceps de Kielland e o conceito atual da insinuação cefálica. Rev Gin Obst. 1944;38:216.

Rezende J. Os fórceps frustrados. An Bras Gin. 1955;39:91.

Rezende J. Reflexões acerca do valor atual do fórceps. Rev Gin Obst. 1947;41:865.

Royal College of Obstetricians & Gynaecologists (RCOG). Operative vaginal delivery. Guideline No. 26. London: RCOG; 2011.

Towner D, Castro MA, Eby-Wilkens E, Gilbert WM. Effect of mode of delivery in nulliparous women on neonatal intracranial injury. New Engl J Med. 1999;341:1709-14.

Wesley BD, van den Berg BJ, Reece EA. The effect of forceps delivery on cognitive development. Am J Obstet Gynecol. 1993;169(5):1091-5.

Yeomans ER, Gilstrap LC 3rd. The role of forceps in modern obstetrics. Clin Obstet Gynecol. 1994;37(4):785-93.

Yeomans ER, Hoffman BL, Gilstrap LC III, Cunningham FG. Cirurgia obstétrica

de Cunningham e Gilstrap: procedimentos simples e complexos. 3. ed. Porto Alegre: AMGH Editora; 2019.

Zhang J, Geerts C, Hukkelhoven C, Offerhaus P, Zwart J, de Jonge A. Caesarean section rates in subgroups of women and perinatal outcomes. BJOG. 2016;123(5):754-61.

Versão e Extração Podal | Parto Gemelar

Versão e Extração Podal

Alexandre J. B. Trajano
Flávio Monteiro de Souza
Fernando Maia Peixoto Filho
Marcos Nakamura Pereira
Jorge Rezende Filho

Versão cefálica externa

Versão é o procedimento que visa transformar uma apresentação em outra. Quando de pélvica para cefálica, conforme descrito no Capítulo 91, é feita por manobras externas. Nesse caso, é comumente chamada de *versão cefálica externa* (VCE) e consiste em procedimento eletivo que deve ser oferecido às gestantes com os fetos em apresentação pélvica, ou em situação transversa, para ser realizado entre 36 e 37 semanas de gravidez, conforme as recomendações do Royal College of Obstetricians & Gynaecologists (RCOG) e do American College of Obstetricians and Gynecologists (ACOG). Uma segunda tentativa com outro profissional ou quando o dorso estiver na linha média do abdome materno pode resultar em pequeno aumento na taxa de sucesso nos casos anteriormente malsucedidos. Dessa maneira, a VCE tem um lugar estabelecido na prática obstétrica.

Alguns cuidados adicionais à VCE devem ser observados:

- A VCE deve ser realizada em locais com possibilidade de avaliação fetal e capacidade de realizar cesariana de urgência
- A cardiotocografia antes da VCE é aconselhável, e após o procedimento é mandatória
- Ultrassonografia (US) em tempo real é desejável para monitoramento da progressão do procedimento, assim como para o controle da frequência cardíaca fetal
- O rastreamento de rotina para hemorragia feto-materna é recomendado pelo British Committee for Standards in Haematology. Contudo, esses testes não estão amplamente disponíveis em nosso meio e sua indisponibilidade não é impeditiva à realização do procedimento
- A imunoglobulina anti-D é recomendada para mulheres RhD-negativas submetidas à VCE até 72 horas após o procedimento.

Existem poucas contraindicações ao procedimento. Algumas delas são absolutas, como a indicação de cesárea por placenta prévia, por exemplo. As contraindicações à VCE estão listadas na Tabela 102.1.

A taxa de sucesso da VCE é de aproximadamente 50%. Metanálise da Cochrane identificou redução significativa de 58% de apresentação não cefálica no parto e de 43% no número de cesarianas, sem diferença nos desfechos neonatais (Hofmeyr et al., 2015). A VCE raramente cursa com complicações, mas existem relatos de descolamento de placenta, rotura uterina e hemorragia feto-materna. A taxa de cesárea de urgência em função da VCE é baixa, aproximadamente 0,5%.

Tabela 102.1 Contraindicações para realização de versão cefálica externa.

Contraindicações absolutas
Indicação de cesárea por outro motivo
Hemorragia nos últimos 7 dias
Cardiotocografia anormal
Amniorrexe
Gravidez múltipla (exceto no parto do segundo gêmeo)
Contraindicações relativas
Crescimento intrauterino restrito com testes de vitalidade anormais
Oligoidramnia acentuada

O uso de tocólise pode ser oferecido e está associado a maior taxa de sucesso. Na maioria dos estudos foram usados betamiméticos injetáveis, mas nifedipino oral de ação rápida na dose de 30 mg administrado 30 minutos antes do procedimento nos parece uma boa opção. O uso rotineiro de bloqueio regional não é recomendado, mas pode ser considerado em uma segunda tentativa de VCE e para mulheres que não toleram VCE sem analgesia.

Versão interna e extração podal

A *versão interna* é procedimento de urgência, que, além da transformação de uma apresentação em outra, será necessariamente seguida da expulsão fetal, quase sempre por extração. Pode ser entendida como uma manobra que possibilite "puxar o feto pelos membros inferiores" para fora do útero e/ou do canal do parto. Dessa maneira, a versão interna será sempre da apresentação cefálica ou da apresentação córmica para a apresentação pélvica (por esse motivo, é também chamada de *versão podálica*).

A *extração podal*, também chamada de *grande extração*, é a extração do feto que está em apresentação pélvica, no lugar de aguardar seu desprendimento. Quase sempre configura tempo complementar à versão interna. Entretanto, mais raramente, pode ser feita quando o feto está naturalmente em apresentação pélvica.

Indicações de versão interna e extração podal

Na prática obstétrica atual, devemos considerar a versão interna e a extração podal em algumas situações específicas.

Segundo gemelar em situação transversa

É procedimento recomendado e aceito por diversos protocolos. Estando íntegras, ou recém-rotas, as membranas ovulares do segundo feto, o obstetra que optar pela versão interna vai encontrar, nessa circunstância, as condições mais favoráveis para o procedimento pois deverá haver espaço suficiente, decorrente da saída do primeiro gêmeo, facilitando assim sua mobilização, bem como a menor chance de desproporção feto-pélvica, decorrente de algum grau de restrição de crescimento, comum na gravidez gemelar.

Entretanto, ao se verificar que o segundo gemelar está em situação transversa, é possível optar-se pela operação cesariana, cujo risco intrínseco deve ser cotejado com o risco da manobra e com o treinamento do operador (ver adiante a seção Parto Gemelar).

Extração fetal difícil na cesariana

Pelo geral, a extração fetal na operação cesariana não é difícil. Entretanto, em algumas circunstâncias, a extração fetal demandará a realização de versão interna, conforme mencionado no Capítulo 106:

- Quando o feto está em situação transversa, circunstância em que, em quase todos os casos, é mais fácil apreender o membro inferior do feto e proceder à versão de córmica para pélvica
- Quando o feto, em apresentação cefálica, tem a cabeça alta em relação à linha de incisão do útero, e não é efetiva a manobra de Geppert. Nessa circunstância, o obstetra tem três opções: esperar que o polo cefálico desça, recorrendo à pressão do fundo uterino, por vezes com a ajuda do anestesista; recorrer à aplicação do fórceps (conforme descrito no Capítulo 106); ou realizar a versão interna.

Extração de feto único por via vaginal por meio da versão interna

Nessa circunstância, a versão interna é mais difícil e praticamente não encontra lugar na Obstetrícia moderna, devendo, entretanto, ser extraordinariamente considerada em multíparas, quando se impuser a extração fetal e a operação cesariana não estiver disponível ou for contraindicada e não houver condições para executar-se o parto a fórceps.

Outra situação excepcional é em caso de feto pequeno, recentemente morto, em situação transversa ou com hidrocefalia, em que a versão interna poderia ser considerada como tempo preliminar para possibilitar a craniotomia (ver Capítulo 103).

Extração podal nos fetos em apresentação pélvica

A extração podal ou grande extração é tempo complementar praticamente obrigatório da versão interna. Excepcionalmente, em casos de apresentação pélvica primitiva, no período expulsivo, pode surgir indicação para terminação imediata do parto, principalmente quando não for possível a execução rápida da operação cesariana. Assim, o sofrimento fetal agudo ou o prolapso do cordão umbilical no período expulsivo do parto pélvico podem indicar a operação.

Como indicações maternas, pode-se citar, uma vez em período expulsivo, a ocorrência de crise de eclâmpsia ou situações de descompensação cardíaca ou respiratória, que demandem imediata terminação do parto e, ao mesmo tempo, alto risco cirúrgico para a realização da cesariana.

A partir do momento em que as nádegas ou pés do feto apareçam na vulva, a extração fetal pode ser efetuada. No entanto, o parto é mais fácil e morbidade e mortalidade perinatais são menores quando é permitido o parto espontâneo da pelve fetal. Portanto, não se fará a extração podálica quando não existir indicação materna ou fetal que a imponha.

A extração podal está formalmente contraindicada quando houver obstáculos no trajeto mole (colo incompletamente dilatado, tumores prévios) e em casos de desproporção feto-materna. Evita-se também a extração podal quando o feto é prematuro.

Técnicas

Aspectos específicos da versão interna durante a cesariana

A versão interna durante a cesariana é possivelmente a versão mais praticada na Obstetrícia moderna. É praticamente obrigatória quando o feto está em situação transversa e pode também ser empregada nos casos em que a apresentação cefálica está muito alta em relação à histerotomia.

▸ Feto em situação transversa

Quando a apresentação é diferente de dorso anterior, a extração é mais simples, bastando o operador apreender os dois pés e tracionar o feto, sempre com o cuidado de posicionar o dorso fetal em relação à borda superior da histerotomia.

Quando o feto está em dorso anterior, o operador deve:

- Deslizar uma das mãos e em seguida a outra pela pelve do feto e buscar, com o terceiro dedo de cada mão, a espinha ilíaca anterrossuperior do feto
- Tracionar a pelve fetal para fora do útero com o cuidado de posicionar o dorso fetal em relação à borda superior da histerotomia.

▸ Feto em apresentação cefálica alta

Nessa circunstância, logo em seguida à abertura do útero, o operador deve de imediato avaliar a tolerância cavitária, com vistas à rápida tomada de decisão, uma vez que, após o escoamento do líquido amniótico e a retração do útero sobre o feto, a execução da versão vai ser tornando cada vez mais difícil (ver adiante, Condições de praticabilidade).

Se a versão interna for a opção do operador, ele deve se posicionar, no campo cirúrgico, em função da posição fetal, preferentemente antes do início da cirurgia. Se o dorso fetal estiver à esquerda, deve se posicionar na mesa cirúrgica à esquerda da paciente e, com a mão esquerda, apreender o pé anterior, ou os dois pés do feto. Se o dorso fetal estiver à direita, ele deve se posicionar à direita da paciente e, com a mão direita, apreender o pé anterior, ou os dois pés do feto. Logo depois da apreensão dos pés, deve:

- Tracioná-los para fora do útero, com o cuidado de posicionar o dorso fetal em relação à borda superior da histerotomia, e, simultaneamente,
- Deslocar o polo cefálico para cima. Essa ação, para obter melhor sincronia dos movimentos, pode ser realizada pelo auxiliar.

Medidas gerais para a versão interna por via vaginal

Preparo da paciente, do operador e da mesa de parto. A paciente deverá ser colocada na posição de litotomia, com as nádegas ligeiramente elevadas. Não se deve exagerar a flexão das coxas. O reto e a bexiga deverão estar vazios. O operador deverá tomar os cuidados de assepsia e antissepsia adequados, mãos e antebraços escovados, luvas longas e capote. Deve ter à mão o fórceps de Piper, caso seja necessário no desprendimento da cabeça derradeira. Avaliar a necessidade de episiotomia. A região dorsal das luvas deverá estar lubrificada com vaselina ou sabão líquido estéril.

Anestesia geral. A versão deve ser realizada sob anestesia profunda, e esse é um dos maiores fatores de êxito. A anestesia geral inalatória relaxa o útero, facilitando a operação. Alternativa à anestesia geral, em pacientes com bloqueio peridural o relaxamento uterino pode ser conseguido com administração cuidadosa de substâncias uterorrelaxantes.

Diagnóstico preciso. É indispensável conhecer precisamente a posição e a variedade de posição do feto mediante todos os recursos semiológicos. É também fundamental a realização da avaliação da bacia e da proporcionalidade entre o feto e a pelve materna.

Versão interna de cefálica para pélvica, por via vaginal

▸ Procedimentos preliminares

Escolha da mão a introduzir. O obstetra escolhe a mão que, situada entre a pronação e a supinação, tem a palma dirigida para o ventre do feto, para poder chegar facilmente a seus membros inferiores. Se o feto estiver com o dorso à esquerda, introduz-se a mão esquerda; se o dorso estiver à direita, a boa mão será a direita. Ao introduzir a mão, procurar dilatar previamente as partes moles do canal do parto.

Se a outra mão for introduzida ("má mão"), esta encontrará a nuca e o dorso do feto e não o abdome. Deve-se então substituir esta mão pela que corresponda ao ventre fetal ("a boa mão").

Escolha do pé a apreender. Na apresentação cefálica, escolhe-se o pé anterior. Dessa forma, exerce-se tração no eixo do estreito superior da bacia. Se fosse utilizado o membro posterior, seria impossível a tração no eixo do estreito superior por impedimento do cóccix e do períneo materno. A nádega anterior não se encaixaria e se chocaria contra o pube, cavalgando sobre ele. Ao tracionar-se o pé anterior, o dorso gira para frente, o que facilita a extração. Portanto, o pé anterior é o "bom pé". Técnica simples para reconhecer se o pé apreendido está correto é verificar se a borda interna do pé e o hálux estão na direção do chão. Esse achado, que identifica o "bom pé", estará presente, independentemente da posição do dorso fetal.

Se for apreendido o outro pé, o "mau pé", ao sair, terá a borda interna e o hálux voltados para cima e não para baixo. Se houver tração do "mau pé", a nádega anterior encontrará a sínfise púbica materna, o que dificultará a extração do feto. Nesse caso, pode-se abandonar o "mau pé" e abaixar o "bom pé". Se inadvertidamente o "mau pé" for extraído, pode-se tentar transformá-lo em "bom pé", mediante rotação de 180°. Outra opção é reintroduzir a mão, apreender e tracionar ambos os pés.

▸ Tempos operatórios

- *Introdução da mão escolhida na vagina*, de forma cônica, com os dedos em extensão, em contato uns com os outros e em oposição ao polegar
- *Colocação da mão externa sobre o fundo uterino* para sustentá-lo. Desse modo, neutraliza-se a força que a mão faz ao penetrar no útero
- *Introdução da mão no útero, busca e apreensão do "bom pé"* (Figura 102.1 A). Os dedos da mão interna passam através do orifício externo do colo. Ao penetrar na cavidade uterina, a mão, agora aberta, desliza a palma ao longo da fronte e face do feto, deslocando a cabeça ligeiramente para a fossa ilíaca do lado em que se encontra o dorso. Avançar a mão em direção do fundo uterino.

Se a bolsa estiver íntegra, rompê-la no intervalo das contrações com os dedos. Deve-se impedir, no entanto, a saída de muito líquido amniótico, para não dificultar a evolução da versão.

Havendo contração uterina, aguardar o relaxamento. Geralmente, parte de um membro superior do feto é sentida. No fundo uterino palpam-se os membros inferiores do feto, bem como o cordão umbilical. A pressão exercida pela mão externa sobre as nádegas facilita o acesso aos pés.

Pode-se apreender tanto o pé (utilizando-se o polegar, o indicador e o médio em forma de gancho) quanto a perna do feto para a posterior evolução. A apreensão da perna permite uma pegada mais sólida.

- *Evolução do feto* (Figura 102.1 B e C). Enquanto se traciona o pé anterior no intervalo das contrações uterinas e no eixo do estreito superior da bacia (ou em direção aos pés do obstetra), a mão externa abandona o fundo uterino e se dirige ao local onde está a cabeça, pressionando-a para cima. O polo cefálico do feto se desloca em direção ao fundo uterino, à medida que se traciona o pé. Se durante a evolução o útero se contrai, as trações tornam-se inúteis e perigosas. Aguardar seu relaxamento ou solicitar que a anestesia seja aprofundada. Quando o joelho do feto aparece na vulva terminou a versão. O dorso ocupa a posição contrária ao que tinha antes. Procede-se à extração.

Versão de córmica para pélvica (dorso anterior e posterior)

▶ Procedimentos preliminares

Escolha da mão a introduzir. A mão a se introduzir é aquela cuja palma esteja diretamente em relação ao polo pélvico do feto. Se as nádegas estiverem à direita da mãe, introduz-se a mão esquerda; se as nádegas estiverem à esquerda da mãe, introduz-se a mão direita.

Escolha do pé a apreender. O pé correto, o "bom pé", é aquele sobre o qual as trações favorecem a evolução e extração do feto. Escolhe-se o pé *inferior nas dorsoanteriores* e *o pé superior nas dorsoposteriores*. Assim, uma vez efetuada a versão, o dorso

do feto continuará para frente nas dorsoanteriores e se moverá para frente nas dorsoposteriores. Evita-se que a pelve fetal cavalgue sobre a sínfise púbica. Observe-se que continua válida a regra de que o "bom pé", ao ser exteriorizado, tem a borda interna e o hálux dirigidos para o chão.

Como alternativa, da mesma maneira que na versão de cefálica para pélvica, descrita anteriormente, ambos os pés podem ser apreendidos e tracionados.

▶ Tempos operatórios

Introdução da mão escolhida na vagina. De forma cônica, com os dedos em extensão em contato e o polegar entre os dedos.

Colocação da mão externa sobre o fundo uterino para sustentá-lo. Desse modo, neutraliza-se a força que a mão faz ao penetrar no útero.

Introdução da mão interna no útero, deslocamento do ombro e busca do bom pé (Figura 102.2). A mão interna se dirige ao ombro. Se este ocluir o caminho, o ombro deve ser cuidadosamente elevado e desviado para o lado em que se encontra a cabeça do feto. Enquanto isso, a mão externa colabora no mesmo sentido, rechaçando a cabeça para cima para deixar o estreito superior livre. Logo a mão externa se coloca sobre o polo pélvico e aproxima-o da mão interna que, ao longo do dorso, se dirige à coxa e aos pés.

Preensão do "bom pé" ou da "boa perna" (Figura 102.3). Quando se encontrou o "bom pé", apreende-se entre o polegar, o indicador e o médio ou apreende-se a perna correspondente, se possível.

Evolução do feto (Figura 102.4). A mão externa se coloca sobre a cabeça do feto e a empurra em direção do fundo uterino. Nesse momento, a mão interna inicia a tração da perna para baixo e para a linha média, pelo lado ventral do feto. Assim, se efetua a evolução do feto estando ele fletido, de maneira que exerça a menor distensão possível na parede uterina.

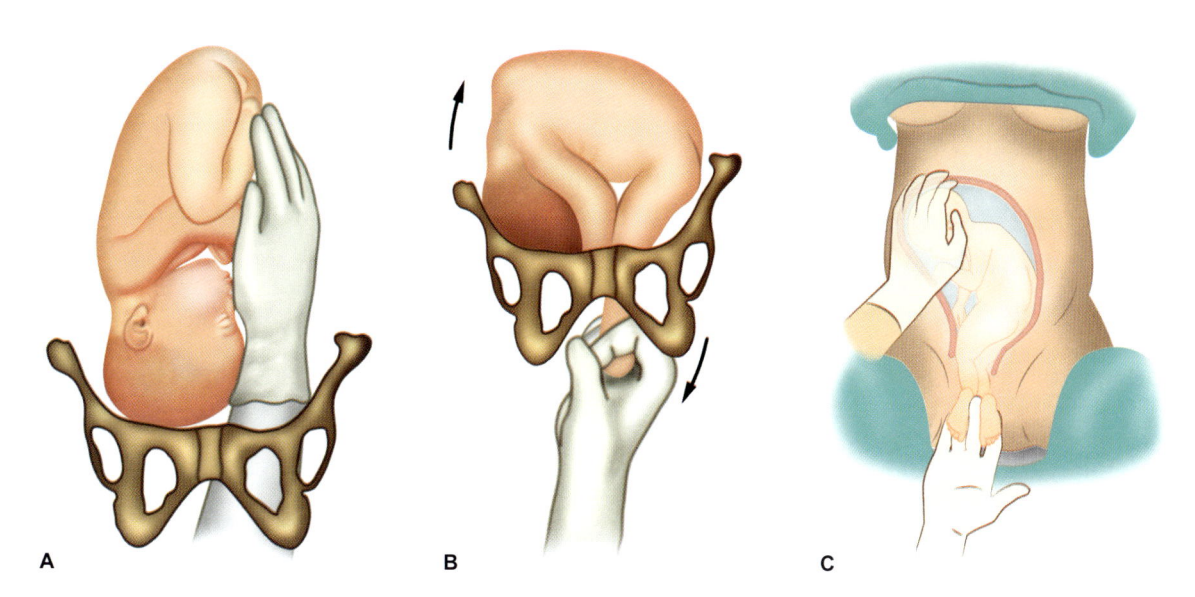

A **B** **C**

Figura 102.1 Versão nas apresentações de vértice. **A.** Figurada uma occípito-direito-transversa, a mão ventral, sempre homônima da locação do dorso do feto (no caso a direita), vai diretamente à busca dos pés, para a preensão (monópoda ou dípoda). Bom pé é o anterior, por estar em relação com a face anterior do útero (plano ventral da paciente). **B.** Os movimentos conjugados da mão interna, que traciona o membro anterior, e os da externa, auxiliando a subida do polo cefálico (*no sentido das setas*), logram o volteio do feto. **C.** Tração nos pés para baixo enquanto a cabeça é orientada, "empurrada" para cima. (Modificada de Douglas e Stomme, 1957.)

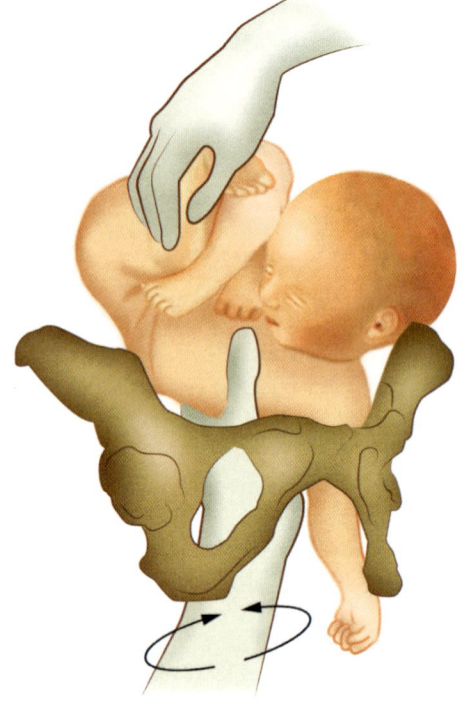

Figura 102.2 Versão interna na apresentação córmica. Deslocamento do ombro para liberar o estreito superior. (Modificada de DeLee, 1940.)

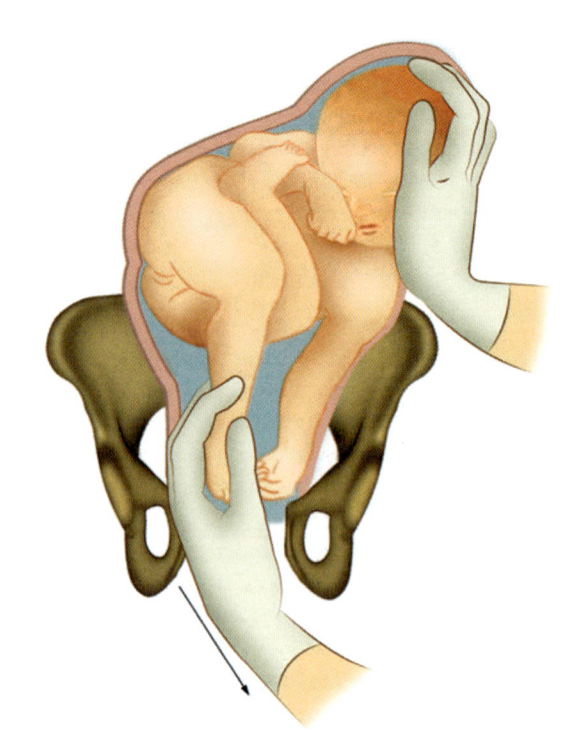

Figura 102.4 Versão podálica interna na apresentação córmica. Tração do bom pé e elevação da cabeça do feto. (Modificada de DeLee, 1940.)

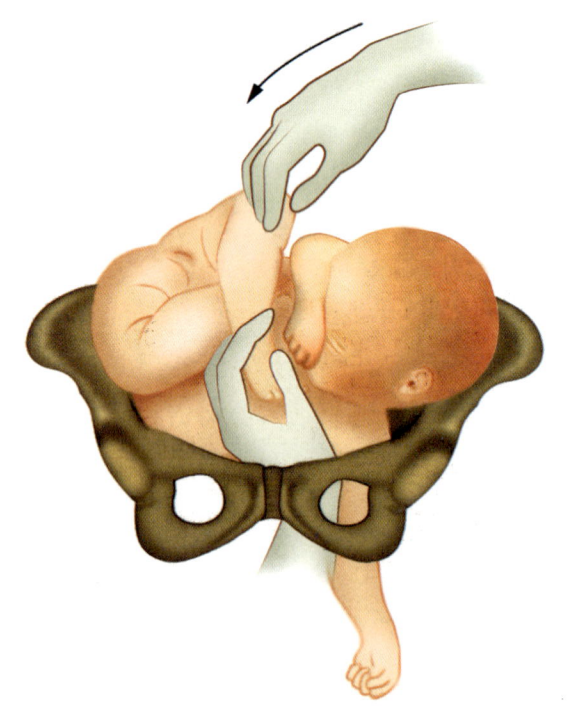

Figura 102.3 Versão podálica interna na apresentação córmica. Apreensão do bom pé, que nesse caso (dorso posterior) é o pé superior. (Modificada de DeLee, 1940.)

Versão de córmica para pélvica (dorso superior e inferior)

Alguns detalhes técnicos diferem na versão interna quando o dorso é superior ou inferior em relação aos casos em que o dorso é anterior ou posterior.

Nos casos de dorso superior, enquanto a mão externa rechaça a cabeça fetal para cima, a mão interna vai em busca do pé anterior, facilmente acessível.

Quando o dorso é inferior, o operador não encontrará os membros inferiores se não penetrar com a mão até o fundo do útero. Aqui também a mão externa empurra o polo cefálico para cima, enquanto a mão interna desce o pé anterior. Pode-se também girar o tronco do feto de maneira que o dorso, em vez de permanecer orientado para baixo, se dirija para diante (dorso anterior), descendo-se então o pé inferior.

Extração podal

Princípios gerais

Quando a extração é realizada na apresentação pélvica, sem ser antecedida pela versão interna, será necessário apreender-se o "bom pé". Quando a extração é complemento da versão, ela se inicia quando ocorre a exteriorização do joelho fetal e o pé do feto já estará apreendido.

Devem ser observados os princípios gerais da extração, que consistem em:

- Respeitar os tempos do mecanismo de parto pélvico, favorecendo as tendências da evolução espontânea do parto
- Não precipitar, por movimentos intempestivos, as fases operatórias
- Ajudar o parto com expressão do abdome, manuseado por auxiliar, sobre a cabeça do feto
- Efetuar as trações durante as contrações uterinas.

Desse modo, procura-se evitar os inconvenientes da deflexão dos braços e da cabeça.

Tempos operatórios

Apreensão do feto. Para extrair o polo pélvico, deve-se dispor de um ou ambos os membros inferiores para exercer a tração. Isso é possível quando a extração é consecutiva à versão interna, quando se trata de apresentação pélvica incompleta na modalidade de pés ou quando a apresentação pélvica é completa, e é muito simples baixar um membro inferior. Por outro lado, em uma apresentação pélvica incompleta (simples, agripina), modo de nádegas, é geralmente difícil abaixar uma perna, podendo ser necessário exercer a tração na prega inguinal do feto.

Quando se abaixa apenas um pé, convém apreender o pé anterior, que corresponde à anca anterior do feto, que deslizará por trás da sínfise púbica, e o "bom pé" é o mesmo da versão interna. Se o pé posterior for abaixado, corre-se o risco de cavalgar o membro inferior sobre a sínfise púbica e rodar o dorso do feto para trás.

Para apreender o pé na apresentação pélvica completa, introduz-se na vagina a mão que, na posição mais natural, tenha a palma em relação ao plano ventral do feto. O pé anterior não é geralmente o que se localiza adiante, mas o que está atrás, pois os pés costumam estar cruzados. Reconhece-se o pé anterior pela posição do polegar ou seguindo-se a nádega anterior, coxa e perna. Apreende-se o pé como descrito para a versão interna. Uma vez efetuada a pegada, traz-se o pé à vulva e verifica-se tratar-se efetivamente do "bom pé".

Na *apresentação pélvica simples, modo de nádegas, profundamente insinuada*, o abaixamento do pé pode ser perigoso e traumático. Se a prega inguinal for acessível, traciona-se o feto pela prega inguinal (Figura 102.5). A técnica da tração pela prega inguinal consiste em introduzir na vagina a mão cuja palma corresponda ao abdome do feto. Engancha-se a prega inguinal anterior com o dedo indicador desta mão, passando da frente para trás. A mão livre abraça o punho do membro que acaba de enganchar a prega inguinal anterior, para ajudar a fazer a tração. Traciona-se para baixo. Quando a nádega anterior tiver descido o suficiente, a prega inguinal posterior se torna acessível. Nesse ponto, engancha-se a prega inguinal posterior com o dedo indicador da outra mão. Os polegares se apoiam sobre o sacro do feto. As trações inguinais digitais nem sempre são satisfatórias porque os dedos se cansam.

Na apresentação pélvica simples, modo de nádegas, não insinuada ou no limiar da insinuação a preensão do pé pode ser penosa por estarem os membros inferiores ao longo do tronco do feto e os pés no fundo uterino. As dificuldades são maiores se a bolsa estiver rota e o útero contraído sobre o feto. Deve-se descer o "bom pé" com o mínimo deslocamento do polo pélvico, para evitar o prolapso do cordão. Se o polo pélvico incompleto não tiver encaixado após algumas horas de trabalho de parto, deve-se suspeitar de vício pélvico materno ou de feto grande, que contraindicam o parto por via vaginal.

Para a preensão do pé nas apresentações pélvicas incompletas não insinuadas, existem basicamente dois métodos, que devem ser executados sempre nos intervalos das contrações uterinas.

Na manobra de *Pinard-Mantel* (Figura 102.6), introduzem-se na vagina os dedos da mão cuja palma corresponde ao plano ventral do feto. Ao longo da coxa anterior, os dedos chegam ao oco poplíteo, exercendo pressão sobre os tendões dessa região, ao mesmo tempo que deslocam o membro para fora (abdução da coxa), o que faz com que os músculos se contraiam e o feto flexione espontaneamente a perna sobre a coxa. O pé, ao bascular, se aproxima dos dedos do operador, o que propicia sua apreensão e tração até a vulva.

A manobra de *Tarnier* é um melhoramento da manobra anterior e consiste em exercer pressão com o polegar sobre a região poplítea, enquanto os dedos indicador e médio contornam o joelho e flexionam a perna.

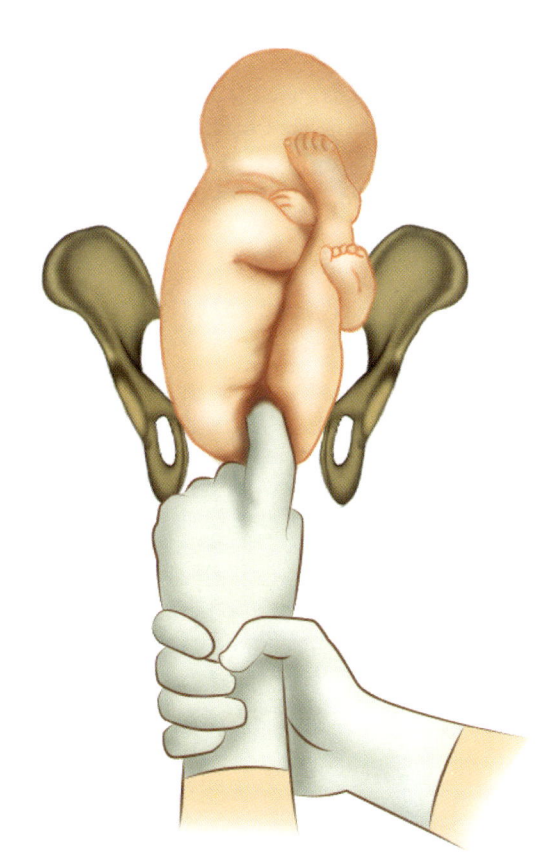

Figura 102.5 Extração podal com os dedos em gancho na prega inguinal, na apresentação pélvica incompleta. (Modificada de DeLee, 1940.)

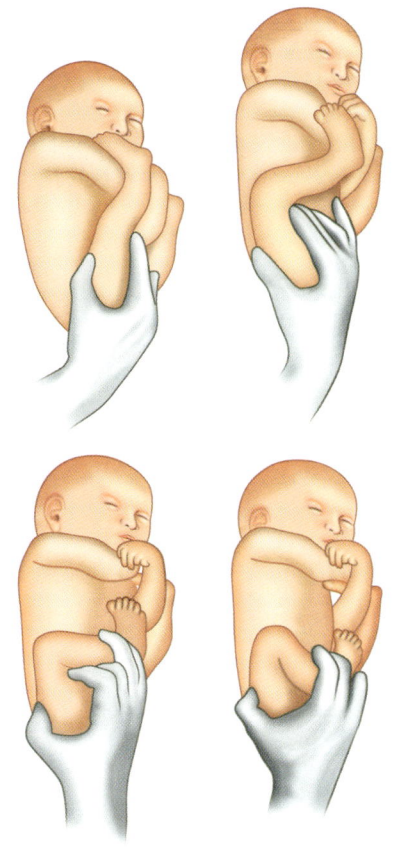

Figura 102.6 Manobra de Pinard, para o abaixamento do pé anterior, na apresentação pélvica incompleta, modo de nádegas.

Extração das nádegas, dos membros inferiores e do segmento córmico

Após a preensão do "bom pé", de ambos os pés ou da prega inguinal, procede-se à extração propriamente dita, que terá os seguintes tempos:

Acomodação do polo pélvico ao estreito superior. Antes de tracionar, é importante observar se o polo pélvico está orientado em um diâmetro oblíquo do estreito superior. Caso negativo, deve-se orientá-lo após apreendê-lo solidamente e imprimir um ligeiro movimento de rotação sobre seu eixo. O obstetra deve se preocupar em fazer o dorso voltar-se para cima (para que, por sua vez, a cabeça se encaixe em occípito-púbica). Para isso, os dedos dos pés devem estar dirigidos para baixo.

Encaixe do polo pélvico. Para poder efetuar bem as trações e conseguir uma pegada mais segura, é adequado envolver o membro inferior com uma compressa úmida. O obstetra coloca o polegar sobre a panturrilha, paralelamente aos ossos longos, com os outros dedos rodeando a perna. Exerce-se então tração na perna, o mais para baixo possível, quase verticalmente. Assim, o polo pélvico ultrapassa o estreito superior e percorre a escavação até chegar ao estreito inferior. A tração deve ser feita durante as contrações uterinas e de maneira constante, sem exagero de força. À medida que o membro inferior se exterioriza, apreendê-lo cada vez mais acima, até chegar à raiz da coxa.

Acomodação do polo pélvico ao estreito inferior (Figura 102.7). Havendo se insinuado o polo pélvico, ou seja, quando a crista ilíaca ultrapassa o ligamento arqueado, deve-se realizar sua acomodação ao estreito inferior, pondo o diâmetro bitrocanteriano em relação com o anteroposterior do estreito. Para isso, apreende-se a coxa com ambas as mãos, os polegares sobrepostos na face posterior, enquanto os outros dedos envolvem a perna e a coxa, e se faz rodar o polo pélvico, de modo que a nádega anterior se ponha em contato com a sínfise púbica.

Desprendimento do polo pélvico (Figura 102.8). Uma vez bem orientado o polo pélvico no estreito inferior, orienta-se a nádega anterior a colocar-se sob a sínfise púbica. Então traciona-se o membro inferior, primeiro horizontalmente e depois para cima, até que a nádega posterior apareça na vulva. Aplicam-se os polegares sobre o sacro, enquanto os dedos de ambas as mãos envolvem as coxas. Exterioriza-se o membro inferior.

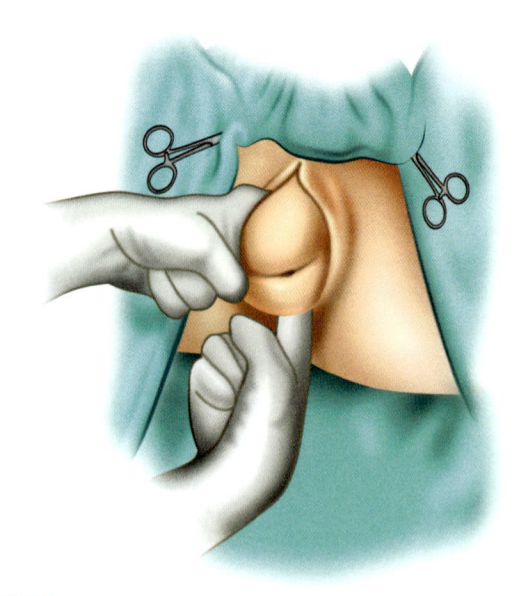

Figura 102.8 Extração na apresentação pélvica incompleta, modo de nádegas, polo insinuado. Trações bidigitais na prega inguinal, para baixo, até a liberação do quadril anterior. (Adaptada de Brindeau e Lantuéjoul, 1937.)

Orientação dos ombros no estreito superior. Envolve-se o polo pélvico com uma compressa úmida e apreende-se o mesmo com ambas as mãos, com os polegares aplicados sobre a face posterior do sacro, enquanto os outros dedos envolvem as asas do ilíaco e a raiz das coxas. Nunca apreender o feto pelo abdome, pois pode causar lesões viscerais graves. Roda-se o dorso para adiante, colocando o diâmetro biacromial em relação com um dos diâmetros oblíquos da bacia materna.

Extração dos membros superiores e da cabeça derradeira

A extração dos braços e da cabeça é idêntica para as apresentações pélvicas completa ou incompleta, modo de nádegas; e as manobras empregadas são as mesmas descritas a propósito do "auxílio manual" no parto pélvico (ver Capítulo 91).

Essencial para que a extração tenha êxito é não pretender desprender os braços até que não se tenha exteriorizado pelo menos a metade inferior da escápula fetal. Se a extração fetal foi realizada após a versão, quando terminado o procedimento, recomenda-se fazer revisão da cavidade uterina para avaliar se não houve rotura do órgão.

Condições de praticabilidade

Acreditamos que o entendimento das condições de praticabilidade da versão interna e da extração podal ficam mais claros após conhecermos as etapas da técnica, descritas no item anterior. Assim, para considerarmos a realização da versão interna, devem estar presentes as seguintes condições:

- Dilatação total do colo uterino
- Ausência de fragilidade da parede uterina que se verifica nos casos de grande multiparidade e de cicatriz uterina como as decorrentes de cesariana ou miomectomia
- Ausência de desproporção feto-pélvica, uma vez que a versão interna será necessariamente seguida de extração podal

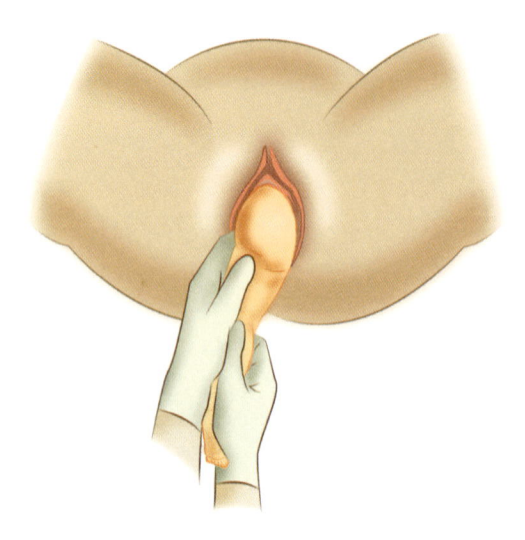

Figura 102.7 Parto da nádega anterior na grande extração. (Modificada de DeLee JB, 1940.)

- No caso da apresentação córmica ou cefálica, a apresentação não deve estar insinuada
- Tolerância cavitária: a maior ou menor facilidade em rodar o feto dentro do útero depende, essencialmente, de dois fatores, apresentados a seguir:
  - O *espaço*, que costuma ser tanto maior quanto mais líquido amniótico houver, o que se verifica mais frequentemente nos casos em que a bolsa está íntegra ou recentemente rota
  - A *rigidez da parede uterina*. Deve-se considerar que, independentemente do tempo decorrido entre a ruptura da bolsa e a versão interna, é possível que a parede uterina esteja complacente muito depois da ruptura das membranas, enquanto em outros casos o útero já está retraído logo após a ruptura da bolsa. Assim, deve-se considerar não só o tempo transcorrido desde a ruptura das membranas como também a atividade contrátil do útero, porque se o miométrio estiver retraído sobre o feto, a versão interna será não só difícil, como também perigosa para a mãe e para o feto. Quando o segmento inferior está muito distendido, a introdução da mão pode rompê-lo. Não se deve praticar a versão interna quando presente a síndrome de distensão segmentar que indica ameaça de ruptura uterina (Síndrome de Bandl-Frommel).

Desse modo, vale observar que a tolerância cavitária só é efetivamente avaliada quando da tentativa inicial da realização da versão interna.

Bibliografia

American College of Obstetricians and Gynecologists (ACOG). Committee opinion nº 745: mode of term singleton breech delivery. Obstet Gynecol. 2018;132:e60-3.

Berhan Y, Haileamlak A. The risks of planned vaginal breech delivery versus planned caesarean section for term breech birth: a meta-analysis including observational studies. BJOG. 2016;123:49-57.

Brindeau A, Lantuéjoul P. La présentation du siège. La version. Paris: Vigot Frères; 1937.

DeLee JB. The principles and practice of obstetrics. 7.a ed. W.B. Sauders Company: Philadelphia; 1940.

Douglas RG, Stomme WB. Version, breech extraction, conversion. In: Operative Obstetrics. Appleton-Century-Crofts, New York; 1957.

External cephalic version: ACOG practice bulletin, number 221. Obstet Gynecol. 2020;135(5):e203-12.

Hofmeyr GJ. Interventions to help external cephalic version for breech presentation at term. Cochrane Review. Cochrane Database Syst Rev. 2004;(1):CD000184.

Hofmeyr GJ, Kulier R, West HM. External cephalic version for breech presentation at term. Cochrane Database Syst Rev. 2015;2015(4): CD000083.

Impey LWM, Murphy DJ, Griffiths M, Penna LK on behalf of the Royal College of Obstetricians & Gynaecologists. External cephalic version and reducing the incidence of term breech presentation. BJOG. 2017; 124:e178-92.

Leon J. Obstetricia practica. Version. Buenos Aires: "El Ateneo" Editorial; 1952.

Royal College of Obstetricians & Gynaecologists. The management of breech presentation. RCOG Guideline 20b; 2006.

Parto Gemelar

Ana Elisa Baião

Marcos Nakamura Pereira

A gestação gemelar é de alto risco para parto pré-termo e baixo-peso ao nascer, o que impõe assistência da parturiente em unidade secundária ou terciária. Para estudo do parto da gestação gemelar, em geral, divide-se a apresentação dos pares de gêmeos em três grupos: cefálica/cefálica; cefálica/não cefálica; primeiro feto não cefálico. A frequência no primeiro grupo é de 45%, enquanto no segundo atinge 35% e no terceiro 20% dos pares de gêmeos (Robinson e Chauhan, 2004). De maneira geral, o parto vaginal é permitido quando o primeiro concepto encontra-se em apresentação cefálica, ou seja, na vasta maioria dos casos. Dessa forma, é fundamental o conhecimento de algumas particularidades do parto gemelar.

Duração da gravidez

Em geral, o trabalho de parto na gravidez gemelar desencadeia-se espontaneamente antes de 37 semanas. A idade gestacional (IG) média por ocasião do parto é inversamente relacionada ao número de fetos no útero: 35 a 36 semanas no gemelar; 32 a 34 semanas no trigemelar e < 30 semanas em gestações multifetais (Ramsey e Repke, 2003). Em análise de 613 gestações gemelares atendidas no Instituto Fernandes Figueira (RJ), Ávila et al. (2011)

apuraram que a prematuridade foi de 66% e a mortalidade perinatal foi de 12,8%. A prematuridade é responsável por 75% do aumento da morbidade perinatal na gestação gemelar.

Para aquelas em que a gestação atingiu o termo, há controvérsia sobre até qual IG deve-se aguardar o parto. A revisão da Cochrane (Dodd et al., 2014) aponta que não há evidência que apoie, nem desabone, o parto eletivo antes de 37 semanas em gravidezes não complicadas. Essa revisão, no entanto, incluiu apenas dois estudos clínicos randomizados com 271 mulheres e 542 conceptos, não tendo poder suficiente para avaliação de desfechos adversos importantes. Contudo, há bom número de análises retrospectivas que mostram aumento da mortalidade perinatal após 36 a 38 semanas (Cruikshank, 2007). Cheong-See et al. (2016), em revisão sistemática de 32 estudos com 29.685 gestações dicoriônicas e 5.486 monocoriônicas, verificaram que o equilíbrio entre o risco da natimortalidade e da mortalidade neonatal é encontrado com 37 semanas nos gêmeos dicoriônicos e, após 36 semanas, há um aumento não significativo da natimortalidade nos monocorionicos. Esses dados fizeram o National Institute for Health Care and Excellence (NICE) recomendar, para o sistema de saúde inglês, que o parto ocorra com 37 semanas nas gestações dicoriônicas e com 36 semanas nas gestações monocoriônicas (NICE, 2019). Já o American College of Obstetricians and Gynecologists (ACOG, 2016) institui 38 semanas como momento ideal para o parto de gestações dicoriônicas, aceitando intervalo maior gestações monocoriônicas, cujo parto poderia ocorrer entre 34 e 37 semanas e 6 dias. Um estudo recente chama atenção para o fato de maior necessidade de educação especial na infância com 36 semanas comparado com 37 semanas em gestações gemelares (Murray et al., 2020).

Indução e estímulo do parto

A indução do parto gemelar deve ser prática cada mais utilizada em face da tendência em não postergar a gravidez gemelar além de 38 semanas. Pré-eclâmpsia, amniorrexe prematura e crescimento fetal discordante são outras indicações frequentes na gemelidade (Carroll e Yeomans, 2006). Inúmeras técnicas de indução foram desenvolvidas ao longo das últimas décadas para deflagrar o trabalho de parto. A literatura apresenta séries de casos em que foram utilizadas ocitocina, prostaglandina e cateter de Foley na gravidez gemelar, e não há evidência de que algum desses métodos seja superior ao outro. Aparentemente os protocolos usados para preparo cervical e indução do parto em gestações únicas são apropriados na gemelidade. A eficácia da indução não parece ser muito diferente daquela encontrada em gestações únicas. Hamou et al. (2016), em 653 induções de gemelares, encontraram 81% de evolução para parto vaginal, resultados similares aos encontrados por Jonsson (2015) em dois hospitais suecos.

Em comparação às gestações únicas, parece haver na gemelidade maior frequência de atividade uterina ao longo da gravidez em decorrência da sobredistensão uterina (Healy e Gaddipati, 2005). Esse fenômeno resulta em maior ocorrência de discinesias no trabalho de parto. Friedman, em 1964, já observara que na gravidez gemelar a fase latente é encurtada e a fase ativa é protraída, porém estudos recentes não confirmaram tal assertiva. Entretanto, no trabalho de parto gemelar não é incomum observar contrações uterinas ineficientes ou inefetivas, que podem ser seguramente corrigidas com infusão de ocitocina (Ayres e Johnson, 2005).

Via de parto

Mesmo quando o primeiro feto encontra-se em apresentação cefálica, algumas complicações podem suceder-se após seu nascimento, tais como descolamento prematuro de placenta (DPP), prolapso de cordão e bradicardia do segundo gemelar (Schmitz et al., 2008), o que leva a permanente debate sobre a via de parto ideal na gestação gemelar. Em 2013, foi publicado o *Twin Birth Study* (TBS), primeiro grande estudo randomizado para elucidar a questão (Barret et al., 2013). Até então, o único estudo desse tipo disponível, realizado na década de 1980, incluíra apenas 60 pares de gêmeos (Rabinovici et al., 1987). Em gestações com o primeiro feto em apresentação cefálica e o segundo em apresentação não cefálica, não houve diferença nos desfechos neonatais entre o parto vaginal e a cesariana, porém com acréscimo de morbidade febril no grupo submetido à cesariana.

O TBS foi uma pesquisa multicêntrica coordenada pela University of Toronto com 106 centros participantes, de 25 países (Barret et al., 2013). O estudo comparou os resultados de 1.392 mulheres randomizadas para cesariana programada com os daqueles de 1.392 mulheres randomizadas para o parto vaginal planejado, entre 32 e 38 semanas de IG com primeiro feto em apresentação cefálica. Os grupos eram comparáveis em relação a corionicidade, peso do primeiro e do segundo gemelar e paridade. O desfecho primário incluiu mortalidade e morbidade neonatal grave (tocotraumatismo, Apgar abaixo de 4 no 5º minuto, necessidade de ventilação assistida, sepse, enterocolite necrosante, displasia broncopulmonar, hemorragia intracraniana graus 3 ou 4 e leucomalacia). Um grupo extenso de resultados maternos desfavoráveis compôs o outro desfecho primário estudado e incluiu óbito, hemorragia maior que 1.500 mℓ, hemotransfusão, curetagem uterina pós-parto, histerectomia, drenagem de hematoma genital, lesão de bexiga, ureter ou intestino, laceração de 3º e 4º graus, tromboembolismo e infecção puerperal. Não houve diferença significativa na mortalidade ou na morbidade neonatal entre os grupos, com razão de chances (OR) de 1,16 no grupo da cesariana planejada (intervalo de confiança [IC] 0,77-1,74; p = 0,49). O estudo também não encontrou diferença nos resultados maternos adversos, com 7,3% no grupo da cesariana planejada *versus* 8,5% no grupo do parto vaginal planejado (p = 0,29). A análise por subgrupos também não encontrou diferenças em relação a idade materna, paridade, corionicidade, apresentação do segundo gemelar ou mortalidade perinatal do país de origem. O segundo gemelar teve 1,9 vez mais chance de desfecho adverso (p < 0,001), porém esse resultado não foi prevenido pela cesariana programada. Os resultados a longo prazo, divulgados em outra publicação, não mostraram diferenças no desenvolvimento neurológico dos neonatos do grupo de cesariana planejada comparado ao do parto vaginal planejado (Asztalos et al., 2016).

Cabe menção também à investigação sobre a preferência das mulheres sobre a via de parto, que abrangeu 91% da população do TBS (Murray-Davis et al., 2016). Esse estudo mostrou maior preferência pelo parto vaginal, comparável à encontrada para gestações únicas, e maior satisfação com a via de parto vaginal, mesmo no grupo randomizado para cesárea mas que deu à luz ambos os gemelares por via vaginal. Ao contrário, a maior taxa de insatisfação foi observada nas mulheres randomizadas para o parto vaginal que pariram pelo menos um dos gemelares por cesariana.

Em 2019 foram publicados os resultados de uma análise secundária dos dados do TBS em que foram analisados os resultados dos grupos de via de parto planejada por suas interações com marcadores selecionados, tais como idade materna, paridade, posição do segundo gemelar, peso fetal estimado de ambos os gêmeos e sua diferença percentual e IG, entre outros. Também nessa análise nenhum dos marcadores foi associado a benefício da cesariana sobre o parto transpélvico. A IG no parto, todavia, foi associada com diferenças nos desfechos do grupo da cesariana planejada. Nesse grupo, com IG entre 32 semanas e 36 semanas e 6 dias, o parto vaginal resultou em menos complicações do que a cesariana (OR=0,62), enquanto após 37 semanas, a cesariana esteve associada a menos desfechos neonatais adversos (OR=2,25). Há que se considerar, no entanto, que os riscos absolutos mesmo após 37 semanas foram baixos e devem ser contrapostos aos riscos associados à cesariana, especialmente em mulheres com mais de 35 anos.

Outro grande estudo publicado em 2017 foi o estudo observacional francês *Jumeaux Mode d'Accouchement* (JUMODA). Foi analisada a relação da via de parto planejada com um grupo de desfechos neonatais muito semelhante ao do TBS, em partos realizados de 5.915 mulheres com 32 semanas de IG ou mais, das quais 75,4% tiveram parto vaginal planejado. Por se tratar de um estudo observacional que incluiu gestações de alto risco, realizou-se também análise em subgrupos pareados de baixo risco para ambas as vias de parto, de modo que os resultados pudessem ser comparáveis aos daquele ensaio clínico. Os resultados mostraram maior risco de desfechos adversos no grupo da cesariana planejada (5,3% *versus* 3,0%), com morbidade respiratória e sepse como complicações mais frequentes. Uma segunda avaliação por faixas de IG mostrou, no entanto, que as diferenças foram mais significativas entre 32 e 34 semanas e 6 dias do que entre 35 e 36 semanas e 6 dias e que, acima de 37 semanas, não houve diferença entre os grupos. Na análise dos subgrupos de baixo risco, após correções para fatores que pudessem aumentar a chance de indicação de cesariana, não houve diferença estatisticamente significativa nos desfechos, em nenhuma faixa de IG (Schmitz et al., 2017).

Quanto aos riscos maternos, estes foram avaliados em uma coorte maior, de 8.124 mulheres com partos a partir de 24 semanas, comparando-se a ocorrência de complicações maternas tais como hemorragia grave, histerectomia, internação em UTI e sepse, entre outros. Foi realizada também análise por faixa etária e por IG, além de controle para fatores que pudessem influenciar a ocorrência dos desfechos adversos ou a escolha da via de parto. O estudo não mostrou diferença significativa entre os grupos, exceto no subgrupo com 35 anos ou mais e cesariana planejada (risco relativo de 1,44) (Korb et al., 2018). Em outra análise, restrita às mulheres com parto vaginal planejado, o risco de morbidade materna grave foi maior quando foi realizada cesárea para nascimento do segundo gemelar (9,0% *versus* 4,5%; risco relativo ajustado de 2,22 [IC 95% 1,27-3,88]) e também para quando a cesárea foi realizada para ambos os gêmeos (9,4% *versus* 4,5%; risco relativo ajustado de 1,56 [IC 95% 1,16-2,10]) (Korb et al., 2020a).

Os resultados do *JUMODA* precisam, no entanto, ser vistos à luz das recomendações para o manejo do segundo gemelar vigentes na França (Vayssiére et al., 2011), que visam diminuir o intervalo interpartal. São elas: extração podal do segundo gemelar pélvico; versão interna e extração podal do segundo gemelar cefálico não insinuado ou transverso; amniotomia e esforços expulsivos para o segundo gemelar cefálico insinuado. Essas recomendações são vistas com reserva nas comunidades em que a prática clínica mais complacente com a indicação da cesariana não permite o treinamento e a manutenção das habilidades necessárias para tal proposta de manejo.

Na intenção de dirimir dúvidas persistentes quanto aos seus resultados e encorajar o desenvolvimento de habilidades específicas para a assistência ao parto do segundo gemelar não cefálico na formação profissional, o *JUMODA* rendeu ainda duas outras publicações que merecem menção. A primeira expõe os resultados neonatais de subanálise compreendendo apenas o segundo gemelar, cefálico *versus* não cefálico (Schmitz et al., 2018b), que não mostrou diferença no composto de desfechos adversos entre os dois grupos, em nenhuma IG ou condições como idade materna, obesidade ou monocorionicidade, mais frequentes no grupo não cefálico. A taxa de cesariana para o segundo gemelar foi menor quando este era pélvico (1,4% *versus* 3,1%, p = 0,003) ou quando era cefálico em relação a transverso (3,1% *versus* 6,7%, p < 0,001). A segunda publicação refere-se ao parto do segundo gemelar não cefálico atendido por médicos residentes sob supervisão, o que compreendeu 39,6% da amostra, com 77,1% de sucesso. Não houve diferença nos resultados neonatais em comparação com o parto assistido pelo obstetra sênior, o que reforça a factibilidade desse treinamento no contexto da residência médica daquele país.

Os resultados desses estudos recentes põem em questão a conduta apoiada por grande número obstetras de realizar cesariana de rotina na gestação gemelar, a pretexto de menor risco de asfixia e tocotraumatismo e das vantagens da cirurgia planejada. Outrossim, argumentam que as gestantes em geral são nulíparas e de idade materna avançada que conceberam por técnica de reprodução assistida. Dessa maneira, não desejariam nova gestação e, preocupadas com o bem estar dos conceptos, assumiriam os riscos da cesariana. Essas afirmações não resistem à apreciação mais criteriosa. Deve-se ressaltar que a cesariana rotineira culmina em maior número de agravos maternos, como perda sanguínea pronunciada, maior morbidade infecciosa, aumento do tempo de hospitalização, elevação de custos médicos, elevação do risco de tromboembolismo e de complicações anestésicas, além de comprometer o futuro obstétrico.

Apresentação cefálica/cefálica

Aproximadamente em 45% das gestações gemelares ambos os fetos se encontram em apresentação cefálica ao início do trabalho de parto (Robinson e Chauhan, 2004). Nessa situação, parece haver consenso quanto à segurança do parto vaginal, exitoso em 70 a 86% dos casos. Deve-se lembrar, no entanto, que o segundo feto pode apresentar versão espontânea e mudar de posição durante ou após o delivramento do primeiro, evento incomum (2%) segundo análise de Robinson e Chauhan (2004).

Para nascimento do segundo gemelar cefálico, o estudo *JUMODA* realizou análise comparando a versão podálica interna com subsequente parto pélvico (n = 487) com a realização de puxos dirigidos (n = 1.769). O percentual de cesarianas (1,0% *versus* 3,7%) e o intervalo entre o nascimento dos gêmeos foi menor no grupo submetido à versão interna, porém não houve diferença significativa quanto ao desfecho neonatal (Pauphilet et al., 2020).

Apresentação cefálica/não cefálica

As recomendações do ACOG para gestação gemelar preconizam que o parto vaginal é a preferência quando a apresentação do primeiro feto é cefálica e a do segundo feto é não cefálica com IG ≥ 32 semanas, ressalvando quanto à presença de obstetra com experiência em versão interna podálica e parto pélvico (ACOG, 2016). Essa é a mesma recomendação do NICE, que também sugere considerar a diferença de peso entre os fetos (NICE, 2019).

A sugestão de que a cesariana é a melhor opção quando o segundo gemelar é não cefálico e seu peso é estimado em menos de 1.500 g parece ser extrapolada daquela preconizada na apresentação pélvica em gestação única, em que a cabeça pode ficar retida pela dilatação incompleta do colo. Contudo, não é razoável considerar o risco do parto pélvico pré-termo equivalente ao do segundo gemelar em igual apresentação, cujo trajeto foi previamente moldado pelo polo cefálico de seu irmão (Cruikshank, 2007). Até o presente momento, as evidências para substanciar a decisão da via de parto de fetos extremamente prematuros são insuficientes, como demostraram Dagenais et al. em metanálise publicada em 2017. Endereçando apenas gestações de 22 semanas completas a 27 semanas e 6 dias, os autores incluíram os resultados de apenas três estudos para o desfecho composto de morte neonatal e comprometimento neurológico grave, e encontraram grande heterogeneidade e risco de viés nos resultados, considerando a evidência de baixa qualidade.

Posteriormente, Mol et al. (2020) realizaram um estudo populacional que merece destaque, por ter incluído 1.655 mulheres com gestação gemelar e parto entre 26 e 32 semanas, 212 no grupo cesariana planejada e 1.443 no grupo parto vaginal planejado. Dessas, 1.035 tiveram ambos os fetos por parto vaginal, 313 ambos por cesariana e 95 tiveram cesariana do segundo gemelar. O estudo excluiu todas as gestações com condições que pudessem contribuir para o desfecho neonatal adverso, tais como malformação congênita, crescimento intrauterino restrito (CIR), morte de um gemelar, pré-eclâmpsia, DPP e síndrome de transfusão feto-fetal ou gêmelo-gemelar (STGG). Na análise segundo a via planejada, a cesariana foi a via mais ominosa para ambos os fetos, com OR ajustada de 1,4 (IC 95% 1,0-2,0) para o desfecho combinado de morte e morbidade neonatal (66,5% versus 63,6%). Houve maior risco de hemorragia materna e hemotransfusão no grupo da cesariana (OR=4,0; IC 95% 2,6-6,3). Nesse estudo, após análise por subgrupos de acordo com a apresentação, o primeiro gemelar cefálico teve resultados piores com a cesariana planejada, indiferentemente se o segundo gemelar estava ou não cefálico. Os resultados piores do grupo da cesariana planejada se mantiveram mesmo quando realizada análise de acordo com a via real do parto, ou seja, nesse estudo, mesmo os casos que evoluíram com cesariana intraparto de urgência não mudaram o quadro de resultados piores da cesariana. Tais resultados devem ser observados com cautela, uma vez que, ao se excluírem gestações complicadas com indicação médica de antecipação do parto, supõe-se que as gestações incluídas evoluíram com trabalho de parto espontâneo ou ruptura prematura de membranas antes de 32 semanas. Dessa forma, as cesarianas podem ter sido realizadas com a cabeça do primeiro gemelar já insinuada profundamente na pelve, o que poderia justificar os resultados piores para o primeiro gemelar cefálico, e admitindo-se também que talvez esses resultados não possam ser extrapolados para partos vaginais não espontâneos.

É prudente, nos casos de segundo estágio prolongado do trabalho de parto do primeiro gemelar, com moldagem acentuada da cabeça, considerar uma possível inadequação da pelve para o parto do segundo gemelar em apresentação pélvica e avaliar o oferecimento da versão cefálica externa, se factível, ou da cesariana para ultimar o parto.

Primeiro feto não cefálico

Em cerca de 20% das gestações gemelares, o primeiro feto encontra-se em apresentação pélvica ou córmica no momento do parto. Classicamente, o medo da distocia com entrelaçamento das cabeças motivou a ampla indicação de cesárea nesse grupo. Já se propôs praticar versão externa do primeiro concepto, mais fácil de aconselhar que de praticar.

São escassos os estudos que avaliam a melhor via de parto quando é pélvico o primeiro gêmeo. Blickstein et al. (2000) avaliaram 239 gestações gemelares com essa condição e não encontraram diferença nos resultados perinatais (peso > 1.500 g; abaixo disso houve maior mortalidade neonatal). Posteriormente, na metanálise conduzida por Hogle et al. (2003), encontraram-se índices de Apgar significativamente menores, mesmo em fetos com peso > 1.500 g. Em revisão sistemática publicada em 2012, Bisschop et al. encontraram oito estudos observacionais de baixa qualidade que compararam a via de parto de 1.475 pares de gêmeos em que o primeiro feto era não cefálico. Nenhum deles relatou diferenças significativas dos índices de Apgar no 5º minuto ou mortalidade neonatal.

Mais recentemente, o grupo JUMODA avaliou 1.767 gestações gemelares com primeiro feto em apresentação pélvica, dos quais 1.169 (79,7%) tiveram cesárea planejada e 298 (20,3%) tiveram parto vaginal planejado (Korb et al., 2020b). Entre esses últimos, 185 (62,1%) tiveram parto vaginal de ambos os gêmeos. Morbidade e mortalidade neonatais não foram diferentes entre os grupos (1,7% para parto vaginal versus 1,9% para cesárea planejada), mas é preciso considerar que o pequeno número de gestações no grupo parto vaginal planejado prejudica a avaliação de desfechos mais raros. Ainda assim, apesar das escassas evidências científicas, o NICE (2019) recomenda a cesariana na gestação gemelar com primeiro feto pélvico ≥ 26 semanas.

Intervalo do parto entre os gêmeos

O tempo de intervalo ideal entre o nascimento dos gêmeos é desconhecido. Sabe-se que intervalos maiores aumentam o risco de complicações como prolapso de cordão, DPP e apresentações anômalas (Healy e Gaddipati, 2005). Na ausência de interferência médica é muito variável o espaço interpartal: de alguns minutos a dias. Há relatos de casos cujo intervalo ultrapassa 2 meses; prematuro o primeiro concepto, a termo o segundo. Situação de exceção que tem sido relatada nas gestações múltiplas com mais de dois fetos é a conduta expectante após o nascimento de feto extremamente prematuro.

Vários estudos têm demonstrado que o prognóstico do segundo feto é onerado quando esse tempo ultrapassa 15 minutos e, em especial, após 30 minutos. Leung et al. (2002) examinaram a relação entre o intervalo de nascimento dos gêmeos e o pH no cordão umbilical do segundo gemelar quando do seu nascimento. Em 118 pares de gêmeos com mais de 34 semanas, não foi evidenciado nenhum caso com acidemia patológica (pH < 7,0) quando o intervalo de parturição foi inferior a 15 minutos; entre 16 e 30 minutos, a acidemia patológica esteve presente em 6% dos casos, assim como em 27% daqueles com tempo interpartal maior que 30 minutos. O mesmo estudo evidenciou que, quando o intervalo de nascimento excedia 30 minutos, 73% dos segundos gemelares apresentaram sofrimento agudo na cardiotocografia.

Schmitz et al. (2008) publicaram estudo retrospectivo analisando 758 pares de gêmeos (515 nascidos por via vaginal) em que foi adotada conduta ativa para nascimento do segundo concepto quando era planejado o parto transpelvino. Essa consistia em ultimar o parto vaginal ou realizar a extração pélvica tão logo após o nascimento do primeiro concepto, caso a apresentação fosse pélvica ou córmica, e promover puxos maternos associados à ocitocina nas apresentações cefálicas insinuadas ou a grande versão com extração podal nas não insinuadas. Essa conduta permitiu que o intervalo médio entre o nascimento dos gêmeos fosse de 4,9 minutos e a taxa de parto combinado de apenas 0,5%, mais de 10 vezes inferior à encontrada em outros trabalhos. Os autores atribuíram a esses fatores, somados à seleção apropriada das gestantes candidatas ao parto vaginal, os resultados perinatais que demonstraram significativa maior morbidade neonatal do segundo gemelar no grupo submetido à cesariana (14,8% versus 4,9%).

No estudo JUMODA, o intervalo interpartal médio nos partos vaginais foi de 5 minutos (3,0 a 9,0), o que se justifica pela prática do manejo ativo do parto do segundo gemelar e pode justificar os bons resultados do estudo.

Criterioso, Rezende já afirmara que é clássico, mas superado o dogma da espera alimentada pelo receio. Nesse contexto, preconizamos a conduta ativa para o parto do segundo infante. Julgamos, contudo, que, na assistência à parturição do segundo gemelar, sempre se deve individualizar as particularidades de cada caso, não contemplando a ansiedade por meio de procedimentos intempestivos e potencialmente danosos.

Situações especiais

Gemelidade monoamniótica

Gêmeos monoamnióticos são raros e representam 1 a 2% de todos os gêmeos monozigóticos. A mortalidade perinatal varia de 30 a 70% em decorrência do entrelaçamento de cordões, STGG, CIR, parto pré-termo e malformações fetais.

A IG na qual a gravidez monoamniótica deve ser interrompida é ainda tema de discussão, embora evidências mais recentes convirjam para a antecipação do parto completadas as 32 semanas. Van Mieghem et al. (2014), em estudo de coorte multicêntrico, identificaram 193 gestações monoamnióticas e demonstraram que o risco de morte fetal suplantava o risco de complicações neonatais não respiratórias após 32 semanas e 4 dias de gestação. Anteriormente, revisão de Roque et al. (2003) já avalizara a tendência de interrupção da gestação em torno de 32 semanas. Em análise dos desfechos de 133 pares de gêmeos monoamnióticos, os autores verificaram taxa de mortalidade constante de 2 a 4% entre 15 e 32 semanas, ocorrendo incremento para 11% de 33 a 35 semanas e para 22% com 36 a 38 semanas.

Em face do risco de entrelaçamento dos cordões umbilicais e/ou compressão dos mesmos durante a descida do primeiro concepto, a cesariana é em geral recomendada na gravidez monoamniótica. Alguns autores contestam essa orientação e sugerem que, em casos selecionados (ausência de entrelaçamento de cordão, Doppler normal, apresentação cefálica/cefálica) poder-se-ia permitir o parto transpélvico (Ramsey e Repke, 2003). No estudo de Hack et al. (2009), 40% dos partos foram vaginais, incluídos cinco monoamnióticos não reconhecidos, gestações pré-viáveis, e com óbito de um ou dos dois gemelares. Embora apenas em dois casos tenha sido indicada cesariana para o segundo gemelar e não tenha havido nenhum óbito intraparto, o número de casos é muito reduzido para concluir-se pela segurança da conduta. O mesmo acontece com estudo que propôs conduta expectante com monitoramento intensivo de gestações monocoriônicas em que 17 nasceram entre 32 semanas e 10 após 36 semanas (71% da amostra incluída). Sem nenhum caso de óbito intrauterino ou neonatal após 32 semanas, a análise não mostrou diferença estatística na internação em UTI neonatal, pH do cordão umbilical ou índice de Apgar. Contudo, pela escassez de dados acumulados em estudos bem controlados, o NICE (2019) e o ACOG (2016) recomendam a cesariana em gestações monoamnióticas.

Gemelidade imperfeita

Gêmeos unidos são extremamente raros; a imensa maioria dos casos é incompatível com a vida extrauterina e é causa frequente de interrupção da gravidez. Na decisão da via de parto, é indispensável saber a IG e o tipo de união dos gêmeos – se lateral (que representa mais de 90% dos casos) ou longitudinal. Após 26 semanas, o parto vaginal não é mais possível para gêmeos fusionados lateralmente. Naqueles em que a união é longitudinal, permite-se a via transpélvica até o termo (Cruikshank, 2007). Da mesma maneira, pode-se optar pela histerotomia segmentar na cesariana de gemelidade imperfeita de fusão longitudinal, enquanto é preferível optar pela histerotomia clássica em caso de união lateral.

Gestação multifetal

As adaptações e intercorrências relativas às gestações gemelares são evidentemente mais acentuadas naquelas com três ou mais conceptos, impondo-se apuro na assistência obstétrica. No caso da gestação trigemelar, sabe-se que, após o nascimento do primeiro infante, há risco acrescido de prolapso de cordão, distocias e DPP, além da necessidade de manobras intrauterinas complexas e possibilidade de parto combinado (Ayres e Johnson, 2005). Também é particularmente difícil nas gestações multifetais obter adequado monitoramento dos fetos. Em virtude da alta incidência de apresentações anômalas e da prematuridade, a cesariana é geralmente recomendada nas gestações com três ou mais conceptos – recomendação do NICE (2019). Reservar-se-ia o parto vaginal para os casos de *extremamente pré-termo* até 25 a 26 semanas, ou quando a tomotocia, em função das intercorrências maternas, representa sério agravo.

Alguns autores, no entanto, têm questionado essa conduta na gestação trigemelar. Argumentam que ainda que as apresentações anômalas sejam mais comuns, em cerca de 75% das vezes o primeiro concepto é cefálico. Algumas investigações têm demonstrado que o parto vaginal em casos selecionados de trigêmeos pode ser alternativa segura com resultados perinatais similares à via abdominal (Ramsey e Repke, 2003). Grobman et al. (1998) avaliaram os desfechos perinatais de 66 gestações trigemelares em que metade das mulheres submeteu-se à prova de trabalho de parto. A taxa de sucesso de parto vaginal para os três gêmeos foi de 88% e não houve diferença significativa dos parâmetros neonatais avaliados. Resultados similares foram encontrados por outros autores, o que permitiu a Ramsey e Repke (2003) instituírem critérios, segundo os quais poder-se-ia considerar o parto vaginal na gestação trigemelar: (1) IG ≥ 28 semanas; (2) primeiro concepto em apresentação cefálica; (3) possibilidade de monitoramento adequado para os três fetos; (4) ausência de contraindicações ao parto transpelvino; (5) consentimento informado. O ACOG (2016) considera o parto vaginal planejado uma opção na presença de obstetra experiente na assistência ao parto de múltiplos.

Assistência ao parto gemelar

A assistência ao trabalho de parto gemelar tem particularidades que envolvem a necessidade de recursos hospitalares mínimos e equipe multiprofissional experiente. O parto vaginal na gravidez gemelar deve ser conduzido em local com disponibilidade de monitoramento intraparto, analgesia apropriada e possibilidade de realização imediata de cesariana.

Na admissão da paciente, preconiza-se a realização de US para avaliar a posição dos fetos (Robinson e Chauhan, 2004).

Exame recente disponível não dispensa nova avaliação, visto que em até 30% das gestações a termo pode ocorrer mudança nas posições dos gêmeos. Além disso, a US também é importante para avaliar o peso fetal estimado e evidenciar se há concordância ou discordância entre os fetos, informação relevante para determinar a via de parto e o aconselhamento dos pais acerca de morbidade e mortalidade nos casos de parto pré-termo e baixo peso. Na presença de avaliação prévia há menos de 2 a 3 semanas, a estimativa de peso dos fetos pode ser dispensada (Robinson e Chauhan, 2004).

Uma vez identificadas a apresentação e a estimativa de peso dos fetos, traça-se o plano de parto conforme o algoritmo da Figura 102.9. Optando pela via vaginal, é consenso que deve haver monitoramento contínuo de ambos os conceptos, idealmente com monitoramento concomitante da frequência cardíaca materna (Gibson et al., 2016).

É recomendável presença de acesso venoso calibroso frente ao risco de complicações hemorrágicas durante o parto e o puerpério imediato. Não é incomum a necessidade de infusão de ocitócicos decorrente de discinesias. A realização de analgesia epidural é ideal, já que permite a pronta realização de manipulações intrauterinas e cesariana de emergência em caso de necessidade (Cruikshank, 2007).

O parto do primeiro gêmeo pouco difere da parturição em gestação única. Já a assistência ao parto do segundo concepto merece especial atenção:

1. Nascido o primeiro feto é o cordão pinçado e seccionado após 1 a 3 minutos. Nas gestações monocoriônicas, recomenda-se clampeamento precoce: anastomoses entre as duas circulações fetoplacentárias justificam o cuidado, e o gêmeo pode dessangrar-se pelo cordão do primeiro.

   Excepcionalmente, estando as placentas completamente separadas, a do primeiro gemelar desce, e se ultima, isoladamente, o respectivo secundamento. O parteiro limita-se, nesses casos, a receber a placenta. Em nenhuma hipótese, porém, será auxiliado o delivramento: a expressão do fundo uterino e a tração sobre o funículo podem provocar dequitadura parcial da primeira placenta extensiva ao deslocamento da segunda, genuíno *descolamento prematuro* com consequente possibilidade de anoxia e morte do feto remanescente.

2. Completada a expulsão do primeiro gemelar observa-se, após tempo variável, o reinício das contrações. Era o fenômeno descrito como "repouso do útero" mas, em verdade, não se interrompem as contrações, que continuam, no intervalo, com as mesmas características objetivas. A impressão de repouso é motivada pela ausência temporária da qualidade dolorosa antes de adaptado o segundo gemelar ao estreito superior.

3. Após o nascimento do primeiro gemelar, o monitoramento contínuo do concepto restante é obrigatório. Em caso de sofrimento fetal, prolapso de cordão ou DPP antes da adaptação do feto à pelve, três são alternativas possíveis: parto operatório, que pela altura da apresentação nos parece desproposital nos dias atuais; versão interna com extração podal, restrita aos parteiros afeitos à técnica e; cesariana (Cruikshank, 2007).

4. Após o primeiro parto será realizado novo exame: o toque reconhece a apresentação e, avaliando seu volume, verifica a presença de novo saco amniótico. Eventualmente, o exame do abdome completa as informações do toque. Não se fiar no primitivo diagnóstico de apresentação, feito durante a gravidez ou mesmo no decurso da parturição do primeiro gemelar. O exame vaginal pode ser substituído nesse momento por US, caso esteja disponível esse recurso, que não deve ficar restrita à identificação da apresentação, sendo necessário descartar a presença da eventual procidência de cordão.

5. Em caso de exame vaginal, os dedos reconhecem eventual procidência de cordão e permitem acompanhar a adaptação e a insinuação do segundo gêmeo. Cefálica ou pélvica a apresentação, é o parto, pelo geral, rápido; algumas metrossístoles, auxiliadas por esforços expulsivos, bastam para a descida e o desprendimento. É o mecanismo do parto idêntico ao habitual e os tempos sucedem-se rapidamente pois o móvel, geralmente de tamanho reduzido, transita por trajeto previamente dilatado.

6. Ocasionalmente a insinuação não se processa com a rapidez desejada. Após espera razoável, e comprovado por exame minucioso não se dever o fenômeno à desproporção – ao contrário, é comum anomalia em bacias amplas e fetos pequenos, "distocia das amplitudes" – indica-se, na apresentação cefálica, a versão por manobras internas, seguida de extração e, na pélvica, a simples extração. A amniotomia deve ser praticada somente após a insinuação do polo cefálico a fim de se evitar o prolapso de cordão (Healy e Gaddipati, 2005).

7. O risco de hemorragia pós-parto secundária à atonia uterina está aumentado na gravidez gemelar. Por essa razão, ocitocina intravenosa deve ser administrada logo após nascimento dos fetos, antes da dequitação placentária, e alguns recomendam sua administração por 4 horas (Cruikshank, 2007).

Parto do segundo gemelar não cefálico

Quando o segundo gemelar não é cefálico, existem cinco maneiras descritas para o desfecho do parto (Carroll e Yeomans, 2006): versão espontânea para apresentação cefálica, que ocorre em 10 a 20% dos casos; versão cefálica externa; parto pélvico; extração pélvica após versão interna em fetos primitivamente córmicos; e cesariana (parto combinado).

Há grande controvérsia sobre qual a melhor conduta quando o segundo gemelar é pélvico (versão externa *versus* parto pélvico) ou córmico (versão externa *versus* versão interna com extração podal). Classicamente, a conduta preconizada para o segundo gêmeo não cefálico é o parto pélvico, seja nos fetos que já se

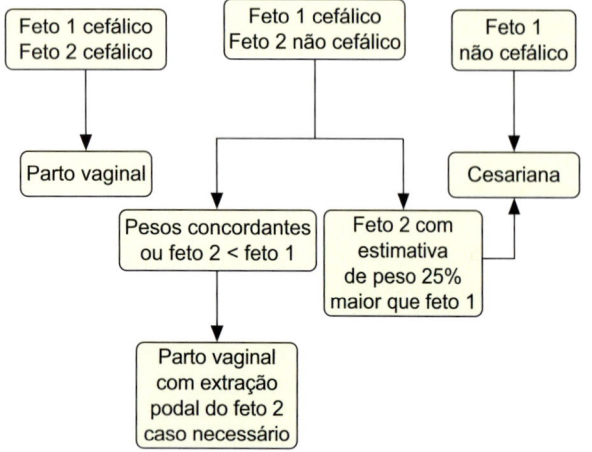

Figura 102.9 Algoritmo da via de parto na gravidez gemelar (diamniótica).

encontravam nessa apresentação ou naqueles que, uma vez em situação transversa, foram trazidos a ela por versão interna podálica. As condições necessárias, bem como a técnica da versão interna e da extração podal, já foram apresentadas neste capítulo.

As recomendações de versão cefálica externa para parto do segundo gemelar se originaram de estudos em gestações únicas. Chervenak foi o primeiro a advogar essa prática, relatando 72% de sucesso na conversão de fetos primitivamente córmicos ou pélvicos em cefálicos (Chervenak et al., 1983). Seu protocolo para realização da versão externa foi recomendado por duas décadas para parto do segundo concepto não cefálico. Esse protocolo incluía a presença de alguns pré-requisitos: estimativa de peso > 1.500 g; anestesia peridural; membranas íntegras; monitoramento fetal contínuo; auxílio de US; disponibilidade de cesariana imediata (Carroll e Yeomans, 2006).

Robinson e Chauhan (2004) revisaram os estudos que comparavam os desfechos da versão externa e do parto pélvico. Avaliando 137 fetos submetidos à versão externa e 205 nascidos em apresentação pélvica, esses autores encontraram maior incidência de cesariana (42% *versus* 2%) e de sofrimento fetal (18% *versus* 0,5%) nos casos em que foi realizada versão externa (Tabela 102.2). Ademais, a taxa de complicações durante a versão externa foi muito superior àquela encontrada no parto pélvico (15% *versus* 2%). A conclusão dessa revisão é que os resultados claramente demonstram a maior segurança da extração pélvica. Essas recomendações foram recentemente endossadas pelos resultados do *TBS* e do estudo *JUMODA*, já abordados neste capítulo.

Parto combinado

Parto vaginal do primeiro feto seguido de cesariana de seu irmão é denominado de *parto combinado*, fato incomum, mas de ocorrência crescente. No *JUMODA*, o parto foi combinado em 2,7% dos partos vaginais planejados, enquanto no *TBS* foi de 4,2%. Os fatores que mais contribuem para realização de parto combinado são a apresentação não cefálica do segundo feto e o intervalo de parto dos gêmeos. Intervalo de nascimento maior que 60 minutos eleva o risco de cesariana em oito vezes (Carroll e Yeomans, 2006).

O parto combinado parece não afetar sobremaneira os resultados neonatais; no entanto, observa-se incremento da morbidade materna (Carroll e Yeomans, 2006). Alexander et al. (2008) analisaram 179 casos de parto combinado e 849 de cesariana para ambos os fetos, observando significativamente maior incidência de endometrite e sepse neonatal no primeiro grupo. Entretanto, não foi anotada elevação da mortalidade neonatal e de encefalopatia hipóxico-isquêmica. A conclusão desses autores é de que a tentativa de parto vaginal não deve ser evitada pelo receio do parto combinado.

Distocia no parto gemelar

Além dos acidentes e complicações comuns às demais parturições, a gemelar apresenta algumas específicas e raras, pelo geral da maior gravidade (Figura 102.10).

- Pode um feto em apresentação de nádegas descer, exteriorizar a pelve mas o parto não se completar, obstado pela cabeça do segundo gêmeo.

Tabela 102.2 Versão externa *versus* extração pélvica no segundo gemelar não cefálico.

	Cesariana			Sofrimento fetal		
	Versão externa	Extração pélvica	OR: IC 95%	Versão externa	Extração pélvica	OR: IC 95%
Gocke et al., 1989	39% (16/41)	4% (2/55)	16,9 (3,6, 79,5)	12% (5/41)	0 (0/55)	16,7 (0,9, 311,9)
Well et al., 1991	48% (11/23)	2% (1/43)	38,5 (4,5, 329,1)	23% (4/23)	0 (0/43)	29,0 (5, 574,2)
Chauhan et al., 1995	48% (10/21)	4% (1/23)	20,0 (2,3, 176,9)	19% (4/21)	0 (0/23)	12,1 (0,6, 239,5)
Smith et al., 1995	24% (8/33)	2% (1/43)	13,4 (1,6, 113,9)	24% (8/33)	2% (1/43)	13,4 (1,6, 113,4)
Maudilin et al., 1998	63% (12/19)	0 (0/41)	138,3 (7,37, 2.597,0)	21% (4/19)	0 (0/41)	24,1 (1,2, 474,5)
Total	42% (57/137)	2% (5/205)	28,5 (11,0, 3,7)		0,5% (1/205)	36,9 (4,9, 278,3)

OR, odds ratio (razão de chances); *IC 95%*, intervalo de confiança de 95%. (Adaptada de Robinson e Chauhan, 2004.)

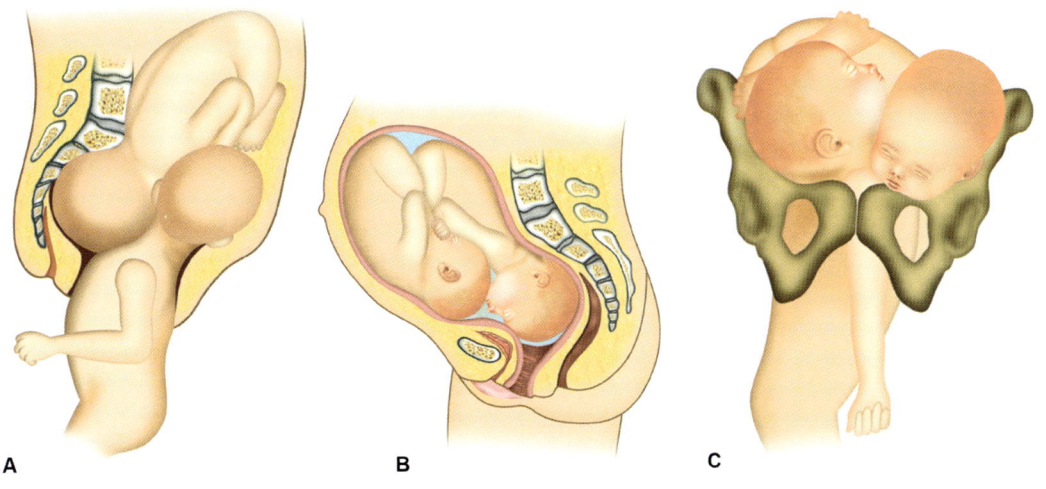

Figura 102.10 Distocias específicas do gemelar.

- Ampla a bacia, pequenos os fetos, podem ambas as cabeças, em apresentação cefálica, fixar-se ou insinuar-se simultaneamente; a segunda adapta-se entre a primeira e o tronco e é a progressão impossível
- O parto pélvico do primeiro gemelar pode não se completar, encravada a cabeça no segundo, em apresentação córmica.

O entrelaçamento das cabeças é situação raríssima. Cruikshank (2007) afirma que nunca vivenciou nem soube de alguém que tenha vivenciado tal distocia. Rydhström e Cullberg (1990) descreveram 41 casos de entrelaçamento de cabeças ocorridos na Suécia entre 1961 e 1987; a incidência dessa complicação foi estimada em 1:645 partos gemelares. Os fatores de risco incluem: primeiro gêmeo pélvico e segundo feto cefálico; CIR; peso < 2.000 g; óbito de um dos fetos.

Bibliografia

Alexander JM, Leveno KJ, Rouse D, et al. Cesarean delivery for the second twin. Obstet. Gynecol. 2008;112:748-52.

American College of Obstetricians and Gynecologists. ACOG Committee on Practice Bulletins–Obstetrics; Society for Maternal–Fetal Medicine. Multifetal gestations: twin, triplet, and higher-order multifetal pregnancies. ACOG practice bulletin no. 169. Obstet Gynecol. 2016;128(4):e131-46.

Asztalos EV, Hannah ME, Hutton EK, et al. Twin Birth Study: 2-year neurodevelopmental follow-up of the randomized trial of planned cesarean or planned vaginal delivery for twin pregnancy. Am J Obstet Gynecol. 2016;214:371.e1-371.e19.

Avila PB, Silva LGP, Moreira MEL, Nakamura-Pereira M. Perinatal outcome of 613 twin pregnancies in a Brazilian tertiary center. In: 10th World Congress of Perinatal Medicine, 2011, Punta del Este. J Perinatal Med. 2011;39:416.

Ayres A, Johnson TR. Management of multiple pregnancy: labor and delivery. Obstet Gynecol Surv. 2005;60:550-4.

Barrett J, Hannah M, Hutton E, et al. A randomized trial of planned cesarean or vaginal delivery for twin pregnancy. N Engl J Med. 2013;369(14):1295-305.

Blickstein I, Goldman RD, Kupferminc M. Delivery of breech first twins: a multicenter retrospective study. Obstet Gynecol. 2000;95:37-42.

Carroll MA, Yeomans ER. Vaginal delivery of twins. Clin Obstet Gynecol. 2006;49:154-66.

Cheong-See F, Schuit E, Arroyo-Manzano D, et al. Global Obstetrics Network (GONet) Collaboration. Prospective risk of stillbirth and neonatal complications in twin pregnancies: systematic review and meta-analysis. BMJ. 2016;354:i4353.

Chervenak FA, Johnson RE, Berkowitz RL, Hobbins JC. Intrapartum external version of the second twin. Obstet Gynecol. 1983;62:160-5.

Cruikshank DP. Intrapartum management of twin gestations. Obstet Gynecol. 2007;109:1167-76.

Dagenais C, Lewis-Mikhael AM, Grabovac M, Mukerji A, McDonald SD. What is the safest mode of delivery for extremely preterm cephalic/non-cephalic twin pairs? A systematic review and meta-analyses. BMC Pregnancy Childbirth. 2017;17:397.

Dodd JM, Crowther CA. Elective delivery of women with a twin pregnancy from 37 weeks' gestation. Cochrane Database Syst Rev. 2003;(1):CD003582. Update in: Cochrane Database Syst Rev. 2014;2:CD003582.

Friedman EA, Sachtleben MR. The effect oj uterine overdistension on labor. I. Multiple pregnancy. Obstet Gynecol. 1964;23:164-172.

Gibson JL, Castleman JS, Meher S, Kilby MD. Updated guidance for the management of twin and triplet pregnancies from the National Institute for Health and Care Excellence guidance, UK: What's new that may improve perinatal outcomes? Acta Obstet Gynecol Scand. 2020;99(2):147-52.

Grobman WA, Peaceman AM, Haney EI, Silver RK, MacGregor SN. Neonatal outcomes in triplet gestations after a trial of labor. Am J Obstet Gynecol. 1998;179:942-5.

Hack KE, Derks JB, Schaap AH, et al. Perinatal outcome of monoamniotic twin pregnancies. Obstet Gynecol. 2009;113:353-60.

Hamou B, Wainstock T, Mastrolia SA, et al. Induction of labor in twin gestation: lessons from a population based study. J Matern Fetal Neonatal Med. 2016;29(24):3999-4007.

Healy AJ, Gaddipati S. Intrapartum management of twins: truths and controversies. Clin Perinatol. 2005;32:455-73.

Hogle KL, Hutton EK, McBrien KA, Barrett JF, Hannah ME. Cesarean delivery for twins: a systematic review and meta-analysis. Am J Obstet Gynecol. 2003;188:220-7.

Jonsson M. Induction of twin pregnancy and the risk of caesarean delivery: a cohort study. BMC Pregnancy Childbirth. 2015;15:136.

Korb D, Deneux-Tharaux C, Goffinet F, Schmitz T. Severe maternal morbidity by mode of delivery in women with twin pregnancy and planned vaginal delivery. Sci Rep. 2020a;10:4944.

Korb D, Deneux-Tharaux C, Seco A, Goffinet F, Schmitz T; JUmeaux MODe d'Accouchement (JUMODA) study group and the Groupe de Recherche en Obstétrique et Gynécologie (GROG). Risk of severe acute maternal morbidity according to planned mode of delivery in twin pregnancies. Obstet Gynecol. 2018;132(3):647-55.

Korb D, Goffinet F, Bretelle F, et al. First twin in breech presentation and neonatal mortality and morbidity according to planned mode of delivery. Obstet Gynecol. 2020b;135(5):1015-23.

Leung TY, Tam WH, Leung TN, Lok IH, Lau TK. Effect of twin-to-twin delivery interval on umbilical cord blood gas in the second twins. BJOG. 2002;109(1):63-67.

Mol BW, Bergenhenegouwen L, Ensing S, Ravelli AC, Kok M. The impact of mode of delivery on the outcome in very preterm twins. J Matern Fetal Neonatal Med. 2020b;33(12):2089-95.

Murray S, MacKay D, Stock S, Pell J, Norman J. Association of gestational age at birth with risk of perinatal mortality and special educational need among twins. JAMA Pediatr. 2020;174(5):1-9.

Murray-Davis B, McVittie J, Barrett JF, Hutton EK; Twin Birth Study Collaborative Group. Exploring women's preferences for the mode of delivery in twin gestations: results of the twin birth study. Birth. 2016;43(4):285-92.

National Institute for Health and Care Excellence. NICE guideline: twin and triplet pregnancy. 2019. Disponível em: https://www.nice.org.uk/guidance/ng137.

Pauphilet V, Goffinet F, Seco A, et al. Internal version compared with pushing for delivery of cephalic second twins. Obstet Gynecol. 2020;135(6):1435-43.

Rabinovici J, Barkai G, Reichman B, Serr DM, Mashiach S. Randomized management of the second nonvertex twin: vaginal delivery or cesarean section. Am J Obstet Gynecol. 1987;156:52-6.

Ramsey PS, Repke JT. Intrapartum management of multifetal pregnancies. Semin Perinatol. 2003;27:54-72.

Robinson C, Chauhan SP. Intrapartum management of twins. Clin Obstet Gynecol. 2004;47:248-62.

Roqué H, Gillen-Goldstein J, Funai E, Young BK, Lockwood CJ. Perinatal outcomes in monoamniotic gestations. J Matern Fetal Neonatal Med. 2003;13(6):414-21.

Royal College of Obstetricians & Gynaecologists. Management of monochorionic twin pregnancy. Green top guideline no. 51 2016. Disponível em: http://www.rcog.org.uk.

Rydhström H, Cullberg G. Pregnancies with growth-retarded twins in breech-vertex presentation at increased risk for entanglement during delivery. J Perinat Med. 1990;18(1):45-50.

Schmitz T, Carnavalet C, Azria E, Lopez E, Cabrol D, Goffinet F. Neonatal outcomes of twin pregnancy according to the planned mode of delivery. Obstet Gynecol. 2008;111:695-703.

Schmitz T, Korb D, Azria E, Deruelle P. Neonatal morbidity after management of vaginal noncephalic second-twin delivery by residents. Obstet Gynecol. 2018a;132(6):1377-85.

Schmitz T, Korb D, Battie C, et al. Neonatal morbidity associated with vaginal delivery of non-cephalic second twins. Am J Obstet Gynecol. 2018b;218(4):449.e1-e13.

Schmitz T, Prunet C, Azria E, et al. JUmeaux MODe d'Accouchement (JU-MODA) Study Group and the Groupe de Recherche en Obstétrique et Gynécologie (GROG). Association between planned cesarean delivery and neonatal mortality and morbidity in twin pregnancies. Obstet Gynecol. 2017;129:986-95.

Steins Bisschop CN, Vogelvang TE, May AM, Schuitemaker NW. Mode of delivery in non-cephalic presenting twins: a systematic review. Arch Gynecol Obstet. 2012;286(1):237-47.

Van Mieghem T, De Heus R, et al. Prenatal management of monoamniotic twin pregnancies. Obstet Gynecol. 2014;124(3):498-506.

Vayssière C, Benoist G, Blondel B, et al. Twin pregnancies: guidelines for clinical practice from the French College of Gynaecologists and Obstetricians (CNGOF). Eur J Obstet Gynecol Reprod Biol. 2011;156:12-7.

Zafarmand MH, Goossens SMTA, Tajik P, Bossuyt PMM. Planned cesarean or planned vaginal delivery for twins: a secondary analysis of a randomized controlled trial. Ultrasound Obstet Gynecol. 2021;57(4): 582-91.

Zhang J, Bowes WA Jr., Grey TW, McMahon MJ. Twin delivery and neonatal and infant mortality: a population-based study. Obstet Gynecol. 1996;88:593-8.

103 Embriotomias, Punção Craniana na Hidrocefalia e Sinfisiotomia

Marcos Nakamura Pereira
Antonio Braga
Jorge Rezende Filho

Coube à operação cesariana trazer leveza às práticas extrativas e mutiladoras da especialidade, materializando a sentença *non vis sed arte* (a arte em detrimento da força), título do último capítulo do já centenário *Lições de clínica obstétrica*, de Fernando Magalhães. Ainda que fosse destro nas embriotomias, Magalhães sempre recusou a sinfisiotomia. Contudo, reconhecia a importância das manobras extrativas e das fetotomias, influenciado pela escola obstétrica de Baudelocque que, já em 1776, asseverava que "nada em obstetrícia substitui a mão adestrada".

A segurança da operação cesariana, em especial mercê dos préstimos da anestesia, da antibioticoterapia e da simplicidade de sua técnica, acentuou a curva de *desaprendizagem* do obstetra atual na seara das complexas intervenções mutiladoras, isso quando ele não as desconhece por inteiro.

Contudo, o tratado *Rezende-Obstetrícia*, ciente de que a obstetrícia é desgraciosa e tem sua difícil execução pontilhada de riscos e surpresas, não poderia deixar de apresentar, de modo didático, as oportunidades e manobras para os casos mais malfadados, uma vez que, estando bem indicadas, nada justifica substituí-las por intervenções conservadoras desarrazoadas.

Este capítulo não é bafejado com a beleza do parto eutócico, mas traz ao leitor recursos inestimáveis que podem fazer diferença entre o malogro e a barbárie. Leitura indispensável aos prudentes, que não deixarão a diligência para uma eventual catástrofe. Quem parteja, compreenderá!

104 Procedimentos para Interromper a Gravidez

Wallace Mendes da Silva
Marcos Nakamura Pereira
Antonio Braga
Jorge Rezende Filho

O abortamento médico abrange o manejo de condições clínicas diversas, incluindo abortamento espontâneo e induzido em gravidez viável ou não, abortamento incompleto, óbito embrionário ou fetal, bem como contracepção pós-abortamento.

Os procedimentos para a interrupção da gravidez podem ser clínicos ou cirúrgicos e variam com o trimestre da gravidez: 1º trimestre (até 12 semanas) e 2º trimestre (13 a 26 semanas).

Abortamento de 1º trimestre

O abortamento de 1º trimestre é aquele que ocorre até 12 semanas de gestação de maneira espontânea ou por métodos farmacológicos ou cirúrgicos. Quando há necessidade, seja nos casos de abortamento retido, abortamento incompleto ou interrupção legal da gestação, a mulher deve ser aconselhada quanto às vantagens e desvantagens dos métodos de abortamento.

A conduta expectante é alternativa nos casos de aborto retido e incompleto, mas neste capítulo discutiremos apenas os métodos farmacológicos e cirúrgicos para promover o esvaziamento uterino.

A Tabela 104.1 apresenta as vantagens e as desvantagens dos métodos farmacológicos e cirúrgicos no 1º trimestre.

Abortamento farmacológico de 1º trimestre

Os fármacos recomendados habitualmente para a indução de abortamento e o manejo do abortamento incompleto ou óbito intrauterino são a mifepristona e o misoprostol.

Tabela 104.1 Vantagens e desvantagens no abortamento farmacológico e cirúrgico no 1º trimestre.

Abortamento farmacológico
Em geral evita o procedimento cirúrgico
Em geral evita uso de anestesia
Dias a semanas para completar processo
Alta taxa de sucesso (cerca de 85% com misoprostol)
Sangramento comumente não percebido como leve
Requer seguimento para assegurar o aborto completo

Abortamento cirúrgico
Envolve procedimento invasivo
Permite uso de sedação se desejado
Completa-se processo em tempo previsível
Alta taxa de sucesso (99%)
Sangramento comumente percebido como leve
Não requer seguimento na maioria dos casos

Adaptada de ACOG, 2016.

A mifepristona, também conhecida como RU486, é um derivado da noretindrona com afinidade pelo receptor da progesterona e age como uma antiprogesterona. Ela foi desenvolvida no início da década de 1980 e atua no endotélio dos capilares da decídua, promovendo o descolamento do trofoblasto e a liberação de prostaglandinas. Sua administração resulta no amolecimento do colo uterino e tem sido extensamente utilizada na indução do abortamento. No Brasil, a mifepristona não está disponível para uso clínico.

O misoprostol é um análogo sintético da prostaglandina E_1 (PGE_1) e induz a maturação e a dilatação do colo uterino, além de estimular as contrações uterinas, favorecendo a expulsão dos produtos da concepção. Esse fármaco representa uma opção não invasiva e com boa aceitabilidade no abortamento e reduz a necessidade de procedimentos cirúrgicos ou anestesia. Outros análogos sintéticos de prostaglandinas, como a dinoprostona e a sulprostona, estão disponíveis comercialmente, porém são pouco utilizados por questões de custo e eficácia.

O esquema mais eficaz para uso no 1º trimestre seria a associação de 200 mg de mifepristona oral seguida de misoprostol 800 mcg vaginal, bucal ou sublingual, 24 a 48 horas depois. Esse esquema resulta em 95 a 99% de abortamento completo em gestações com até 9 semanas. O misoprostol isolado, na dose de 800 mcg a cada 3 a 12 horas (por três doses), tem eficácia menor, mas, ainda assim, elevada (85%) para essa mesma faixa de idade gestacional.

Os esquemas posológicos para interrupção da gestação variam de acordo com o diagnóstico clínico e a idade gestacional, conforme ilustra a Tabela 104.2, com as recomendações da Federação Internacional de Ginecologia e Obstetrícia (FIGO).

Os eventos adversos relacionados ao uso do misoprostol, tais como febre, náuseas, vômitos, dor abdominal e diarreia, ocorrem principalmente com a administração de doses maiores e intervalos mais curtos.

A infecção secundária ao abortamento farmacológico é rara, com estimativa inferior a 1%. A administração por via bucal parece resultar em menos casos de infecção em comparação com a via vaginal. Não há nenhuma evidência de que o uso de profilaxia antibiótica para o abortamento farmacológico seja necessário rotineiramente.

A prescrição de imunoglobulina anti-D nas situações de abortamento é recomendada em mulheres Rh-negativas não isoimunizadas. A imunoglobulina anti-D deve ser administrada no momento do abortamento, e é possível reduzir a dose de 300 mcg (1.500 UI) para 50 mcg (250 UI) nas gestações com menos de 12 semanas.

O risco teórico de sensibilização Rh com um abortamento farmacológico antes de 9 semanas é muito baixo. Contudo, o ACOG recomenda a determinação do Rh e a administração de imunoglobulina anti-D em todas as mulheres Rh-negativas. O British Committee for Standards in Haematology recomenda a imunoglobulina anti-D para todos os casos em que for realizado abortamento farmacológico ou cirúrgico antes de 12 semanas, porém não indica profilaxia caso o aborto seja espontâneo e completo.

Como no Brasil só é permitido o uso hospitalar de misoprostol, geralmente não é necessário realizar ultrassonografia (US) de rotina no seguimento após abortamento farmacológico. Nos locais onde é permitido o uso domiciliar desses fármacos, sabe-se que a autoavaliação das mulheres quanto à continuidade da gestação é baixa. Nesse caso, tanto a US quanto a gonadotrofina coriônica humana (hCG) podem ser usadas para o seguimento. É comum a visualização à US de endométrio espesso e heterogêneo em mulheres com expulsão completa; por isso, os achados ultrassonográficos devem ser analisados em conjunto com os sintomas da paciente – sangramento intenso, dor pélvica persistente, febre – antes de se considerar ser necessário o esvaziamento cirúrgico. Se o quadro clínico for bom, nem o sangramento prolongado ou os achados sonográficos suspeitos de retenção de restos ovulares indicam a necessidade de intervenção cirúrgica.

A analgesia com o emprego de anti-inflamatórios não esteroides, por exemplo, deve fazer parte do plano terapêutico, tanto do abortamento farmacológico como do cirúrgico. A necessidade de controle da dor aumenta com a idade gestacional.

As mulheres podem ovular dentro de 2 semanas do abortamento de 1º trimestre e até 80% o fazem antes da 1ª menstruação pós-procedimento. A anticoncepção deve ser iniciada o mais precocemente possível após o término da gestação – de preferência na própria internação para o abortamento, se a mulher assim o desejar.

Abortamento cirúrgico de 1º trimestre

Há duas opções para o abortamento cirúrgico de 1º trimestre (até 12 semanas): dilatação e curetagem e aspiração a vácuo mecânica, conhecida como aspiração manual intrauterina (AMIU). A curetagem clássica pode ser utilizada em substituição à aspiração para aqueles que não dispõem desse procedimento.

Tabela 104.2 Recomendação para uso do misoprostol no abortamento de 1º e 2º trimestres.

< 13 semanas	13 a 26 semanas
Interrupção da gravidez: 800 µg VSI a cada 3 h ou 800 µg VV*/VB a cada 3 a 12 h (2 a 3 doses)	**Interrupção da gravidez:** 13 a 24 semanas: 400 µg VV*/VSI/VB a cada 3 h 25 a 26 semanas: 200 µg VV*/VSI/VB a cada 4 h
Aborto retido: 800 µg VV* a cada 3 h (×2) ou 600 µg VSI a cada 3 h (×2)	**Morte fetal:** 200 µg VV*/VSI/VB a cada 4 a 6 h
Aborto incompleto: 600 µg VO (×1) ou 400 µg VSI (×1) ou 400 a 800 µg VV* (×1)	**Aborto inevitável:** 200 µg VV*/VSI/VB a cada 6 h
Preparação cervical para aborto cirúrgico: 400 µg VSI 1 h antes do procedimento ou 400 µg VV* 3 h antes do procedimento	**Preparação cervical para aborto cirúrgico:** 13 a 19 semanas: 400 µg VV 3 a 4 h antes do procedimento > 19 semanas: tem que ser combinado com outras modalidades

*Evitar via vaginal em caso de hemorragia e/ou sinais de infecção. *VSI*, via sublingual; *VV*, via vaginal; *VB*, via bucal; *VO*, via oral. Adaptada de Morris et al., 2017.

O procedimento de dilatação e curetagem implica dilatar o colo uterino com dilatadores mecânicos (velas do tipo Hegar) ou agentes farmacológicos, seguidos da utilização de curetas metálicas para retirar o material ovular da cavidade uterina (Figuras 104.1 a 104.3).

A AMIU consiste na utilização de cânulas Karman, de plástico e com diâmetros variando de 4 a 12 mm, acopladas à seringa com vácuo, promovendo a retirada dos restos ovulares por meio da raspagem da cavidade uterina e por aspiração (Figuras 104.4 e 104.5). O procedimento também pode ser realizado com bomba a vácuo que utiliza uma fonte elétrica, conhecido como aspiração elétrica a vácuo.

A aspiração a vácuo é preferível à dilatação e à curetagem, uma vez que as taxas de complicações importantes daquela são duas a três vezes mais altas do que as destas.

A preparação do colo uterino pode ser realizada com 400 mcg de misoprostol vaginal 3 horas antes do procedimento (ver Tabela 104.2). A preparação é ainda mais vantajosa para os casos de anomalias ou cirurgia prévia no colo uterino, para as adolescentes e para gestação avançada. Essas situações implicam maior risco de lesão cervical e perfuração uterina.

As complicações são de rara ocorrência quando o abortamento é realizado por profissional devidamente capacitado e incluem continuação da gestação, abortamento incompleto, hemorragia, laceração cervical, perfuração uterina e infecção (Figura 104.6). É fundamental que o serviço de saúde esteja preparado para o reconhecimento e o tratamento das complicações decorrentes do abortamento.

A profilaxia antibiótica não está indicada rotineiramente nas mulheres submetidas ao abortamento cirúrgico de 1º trimestre. Nos casos de abortamento farmacológico, a via oral (VO) resulta em menor incidência de infecção comparada à via vaginal.

No pós-operatório, se não houver nenhum sinal de complicação clínica ou cirúrgica, não há necessidade de manutenção do regime de internação hospitalar. A liberação pode ocorrer tão logo ocorra a recuperação anestésica.

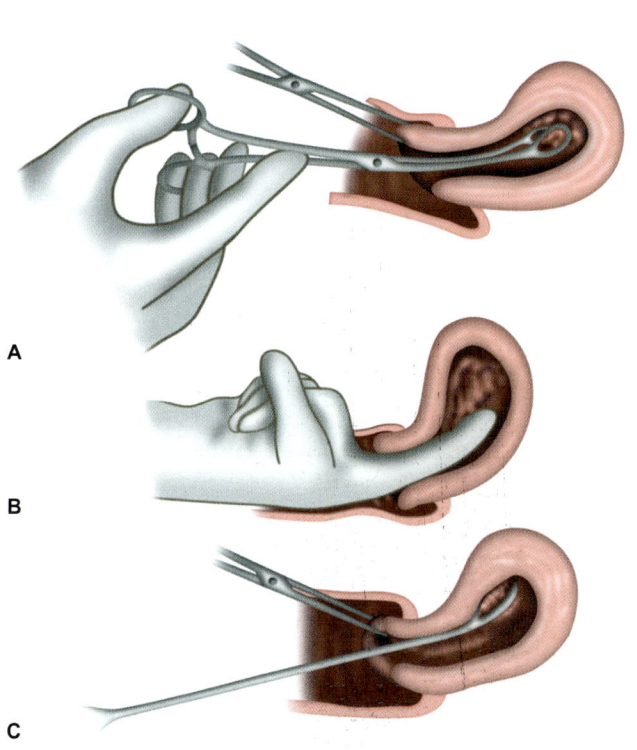

A

B

C

Figura 104.3 Principais procedimentos para o esvaziamento da cavidade uterina: pinça de ovo (A), curagem (B) e curetagem (C).

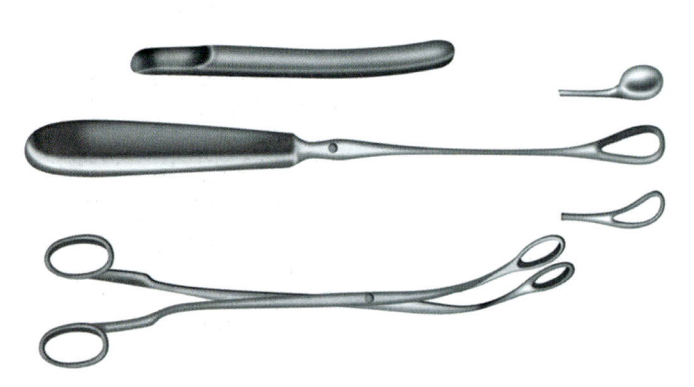

Figura 104.1 Exemplar de vela tipo Hegar, para a dilatação instrumental do canal do colo; cureta romba e cortante, com e sem fenestração; pinça de ovo tipo Kelly ou Munde.

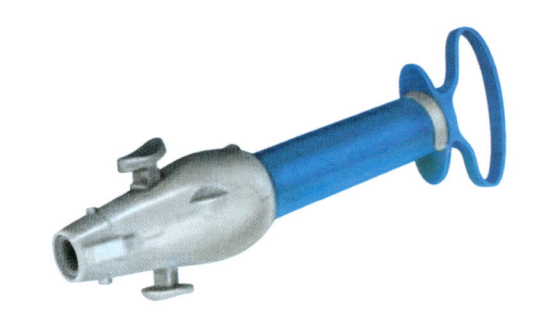

Figura 104.4 Aparelho de aspiração a vácuo manual.

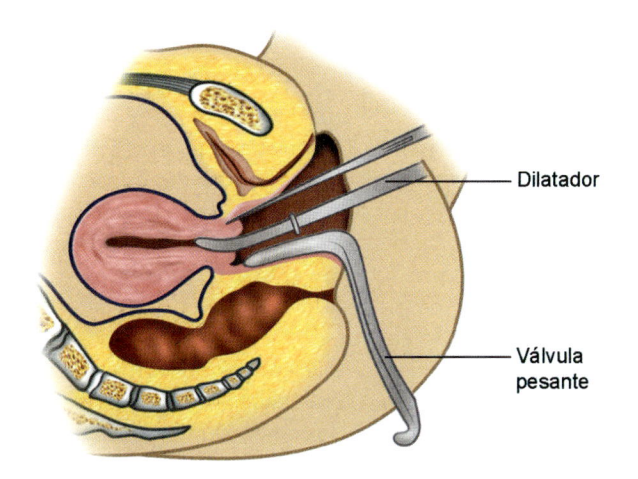

Dilatador

Válvula pesante

Figura 104.2 Dilatação mecânica do colo.

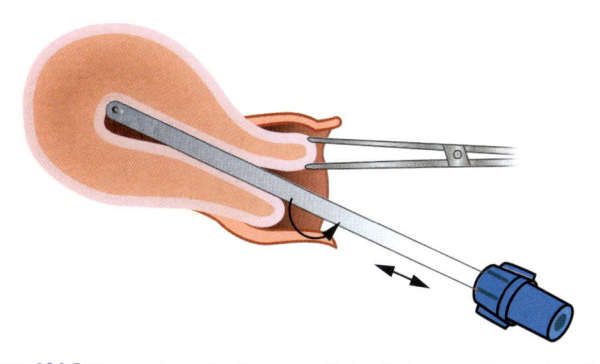

Figura 104.5 Técnica da aspiração manual intrauterina usando movimentos rotatórios a partir do fundo de útero.

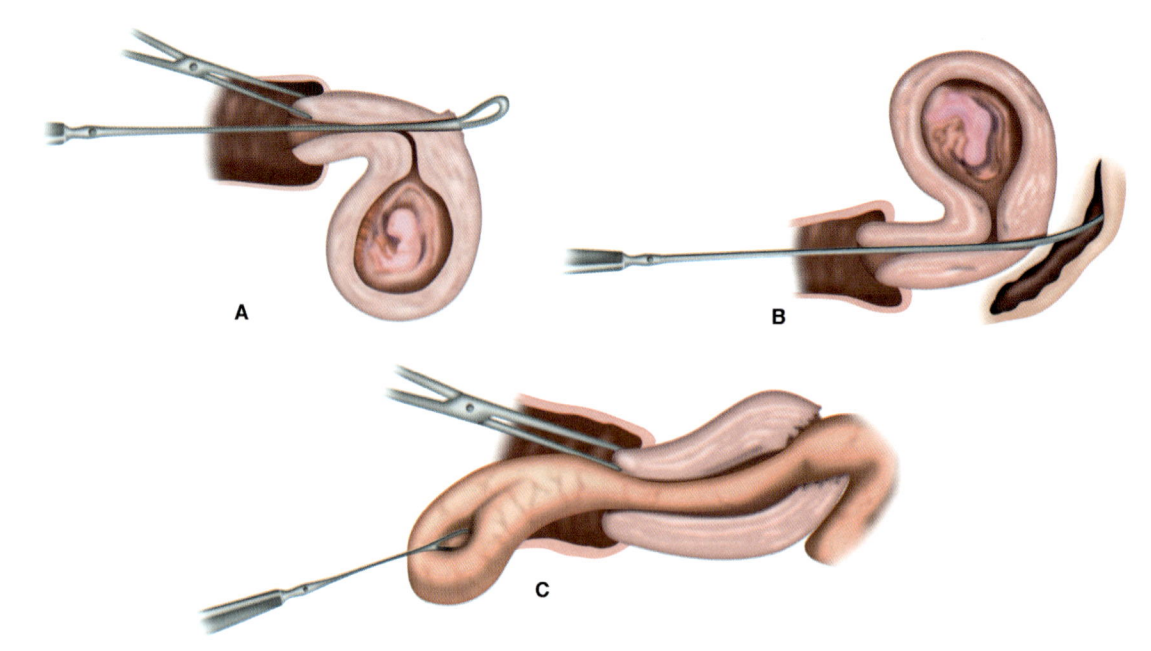

Figura 104.6 Alguns acidentes da dilatação cervical e da curetagem. **A.** Útero em exagerada retroflexão. O instrumento (cureta, vela, histerômetro) perfura o útero em sua parede ventral. O acidente será evitado cuidando-se de avaliar corretamente a direção do canal da cérvice e da cavidade uterina; a tração exercida sobre o colo, para esse fim pinçado, tende a retificar o trajeto e contribui para afastar a complicação. **B.** Útero em acentuada anteflexão. O acidente ocorreu na parede dorsal. Essa figura representa a perfuração com histerômetro, mas ela sucede, por igual, com a cureta (**A**) e as velas dilatadoras. **C.** Após perfurar e dilacerar o útero na região fúndica, a cureta apreende e exterioriza alça intestinal.

Não há necessidade de realizar consultas de acompanhamento depois de abortamento cirúrgico sem complicações ou abortamento farmacológico. Se houver necessidade, poderão ser agendadas para seguimento entre 4 e 14 dias após o procedimento.

Antes da liberação, é recomendada a prescrição do anticoncepcional escolhido ou encaminhamento ao serviço de planejamento familiar. O dispositivo intrauterino (DIU) pode ser inserido imediatamente após o esvaziamento completo do útero, aproveitando o ato anestésico. Além disso, se deve orientar sobre sinais e sintomas de complicações, tais como volume e duração do sangramento vaginal.

Abortamento de 2º trimestre

O abortamento de 2º trimestre é aquele que ocorre entre 13 e 26 semanas da gestação espontaneamente ou por meio de métodos farmacológicos ou cirúrgicos – dilatação e esvaziamento e cirurgia abdominal. Nos EUA, a maioria (95%) das interrupções de 2º trimestre é realizada por dilatação e esvaziamento.

Abortamento farmacológico de 2º trimestre

A partir de 13 semanas (2º trimestre), a terminação da gestação pode ser induzida com misoprostol, que é o fármaco de eleição para essa finalidade. O método requer menor preparo técnico e menos recursos. A taxa de expulsão com misoprostol é maior que 70%, e o tempo médio para a expulsão varia de 12 a 18 horas. O tempo para a expulsão pode ser mais prolongado e está associado à idade gestacional mais avançada e à nuliparidade.

O misoprostol deve ser utilizado de acordo com o diagnóstico clínico e a idade gestacional, conforme as recomendações da

FIGO (ver Tabela 104.2). Não há limite de doses de misoprostol, e sua administração deve ser mantida, mesmo na presença de cólicas, até a expulsão do feto e da placenta.

Nos casos de abortamento legal, a morte fetal ou feticídio pode ser indicado em gestações com mais de 20 semanas de evolução para evitar a sobrevida transitória após a expulsão do feto. Esse procedimento não aumenta a segurança e pode implicar alguns efeitos colaterais. Uma opção para sua realização é a injeção de digoxina 1,0 a 1,5 mg intrafetal ou intra-amniótica. Também pode ser considerada a injeção intratorácica ou intracardíaca de cloreto de potássio no feto, guiada por US. O primeiro método é o mais recomendado por apresentar menor risco de complicações para a gestante.

Em geral se esperam 2 h pela saída da placenta, embora períodos mais prolongados possam ser tolerados. A retenção da placenta ocorre em menos de 10% dos casos. Quando indicada a extração cirúrgica da placenta, ela será realizada por aspiração ou com pinça de ovo longa.

Abortamento cirúrgico de 2º trimestre

O abortamento cirúrgico no 2º trimestre é realizado por dilatação e esvaziamento. Excepcionalmente, a laparotomia é realizada, seja para a microcesárea (Figura 104.7) ou para histerectomia A cirurgia abdominal é indicada apenas quando os métodos farmacológicos e a dilatação e esvaziamento falharem ou forem contraindicados.

No 2º trimestre da gestação, dilatação e esvaziamento envolvem a preparação do colo uterino e o posterior esvaziamento do útero com auxílio de uma pinça de ovo, reduzindo o risco de laceração cervical e perfuração uterina.

O colo uterino pode ser preparado com a utilização de dilatadores osmóticos ou de agentes farmacológicos antes de um abortamento cirúrgico, tornando o procedimento mais rápido e

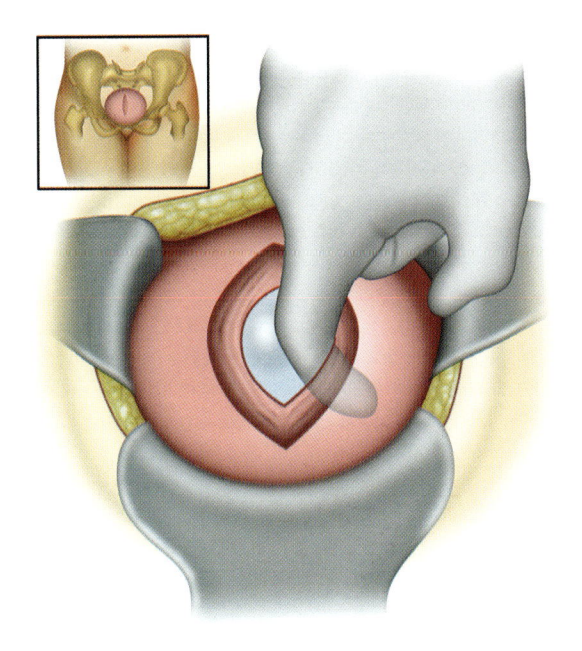

Figura 104.7 Descolamento digital do ovo por ocasião da microcesárea. (Adaptada de Douglas e Stromme, 1957.)

Complicações do abortamento

O risco de complicações está diretamente relacionado à idade gestacional. No entanto, o uso das tecnologias disponíveis por profissionais de saúde pode minimizá-lo.

A taxa de mortalidade por procedimentos de abortamento inseguro é 30/100.000 na América Latina e no Caribe, e chega a 520/100.000 na África Subsaariana. Quando o abortamento induzido é realizado por profissionais treinados e em condições adequadas, torna-se um procedimento médico de elevada segurança. A taxa de mortalidade do abortamento também está relacionada à idade gestacional e, nos EUA, varia de 0,1/100.000 abortamentos cirúrgicos legais realizados antes de 9 semanas a 8,9/100.000 abortamentos cirúrgicos legais após 20 semanas de gestação, com uma taxa global de 0,7/100.000 abortamentos legais.

Os procedimentos cirúrgicos estão associados a maior frequência de complicações, quando comparados com o abortamento clínico, e é fundamental que o serviço de saúde esteja preparado para seu reconhecimento e tratamento.

As complicações são de rara ocorrência quando é realizado em centros de saúde e incluem continuação da gravidez, abortamento incompleto, hemorragia, laceração cervical e vaginal, perfuração uterina, ruptura uterina, hemorragia, infecção e embolia.

A hemorragia pós-abortamento pode ser definida como sangramento excessivo superior a 500 mℓ e/ou necessidade de algum tipo de intervenção, como transfusão ou hospitalização. É uma rara ocorrência após abortamento induzido, ocorrendo em 0 a 3/1.000 casos de abortamento farmacológico até 9 semanas de gestação ou AMIU antes de 13 semanas de gestação, e 0,9 a 10/1.000 casos após evacuação uterina a partir de 13 semanas de gestação. As causas incluem atonia uterina, acretismo placentário, retenção de produtos da concepção, laceração vaginal ou cervical, lesão uterina (ruptura) e coagulopatia.

Quando houver suspeita de hemorragia, deve-se proceder a uma rápida e sistemática abordagem para diagnóstico e tratamento. A avaliação inicial inclui o exame especular em busca de

simples ao reduzir a necessidade de dilatação mecânica com velas tipo Hegar. Os dilatadores osmóticos podem ser naturais como a laminária (*Laminaria digitata japonica*) ou sintéticos à base de polímeros hidrofílicos que absorvem o conteúdo líquido cervical e se expandem, levando à dilatação do colo uterino (Figura 104.8). O colo uterino pode ser preparado de modo eficaz com 400 mcg de misoprostol por via vaginal entre 3 e 4 horas antes do procedimento cirúrgico (ver Tabela 104.1).

O procedimento de dilatação e esvaziamento começa com a aspiração do líquido amniótico e é seguido pela extração do feto em partes e da placenta com pinça de ovo; por fim, é completado pela curetagem de sucção, com aspiração manual ou elétrica.

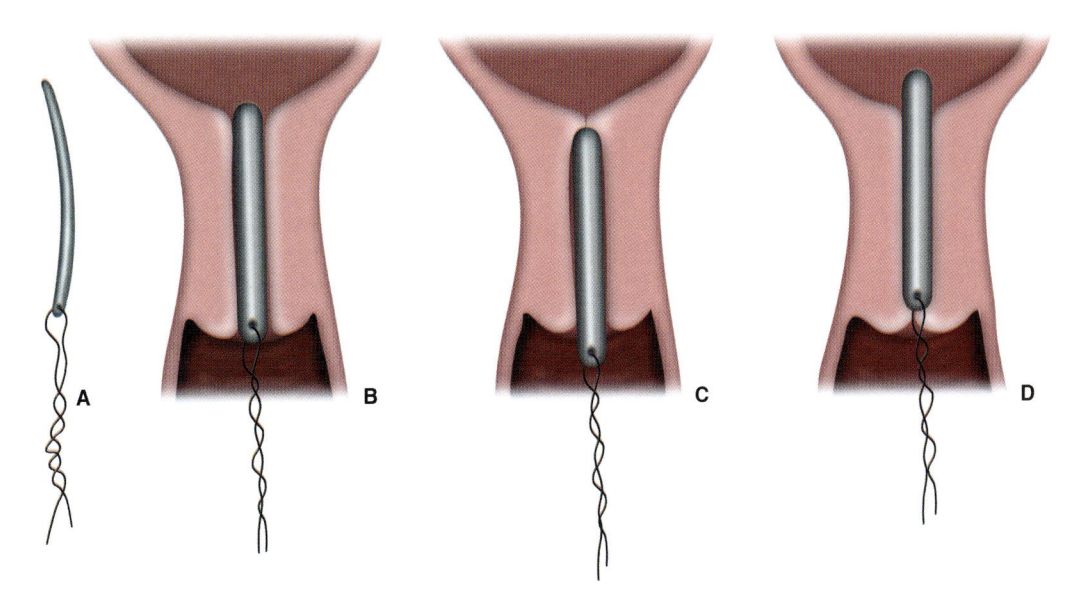

Figura 104.8 Colocação de laminária para dilatação do canal cervical. A. A laminária, antes de introduzida. B. Laminária corretamente colocada. A laminária se alarga, pela absorção de líquidos, e dilata todo o canal, inclusive os orifícios externo e interno. C e D. Procedimentos incorretos, deixando de dilatar-se uma parte do canal cervical, por introdução insuficiente ou excessiva.

possíveis lacerações vaginais ou cervicais, exame vaginal bimanual para verificação do tônus uterino e, ainda, aspiração uterina ou avaliação ultrassonográfica para identificar a presença de produtos da concepção ou coágulos intrauterinos. Eventualmente pode ocorrer hematometra, que é o acúmulo de sangue no útero (250 a 1.500 mℓ) minutos ou horas após o procedimento, determinando cãibra ou pressão retal, hipotensão, reflexo vagal. A US é diagnóstica ao revelar o coágulo intrauterino.

A atonia uterina requer uma intervenção rápida e sequencial. A primeira medida é a massagem uterina seguida por administração de uterotônicos, seguida pela administração do ácido tranexâmico e pela revisão da cavidade uterina, pelo tamponamento uterino com cateter de Foley ou balão intrauterino e, por último, pelo tratamento cirúrgico. Os medicamentos utilizados são os mesmos indicados para a hemorragia puerperal, abordada no Capítulo 97, e podem ser repetidos em caso de persistência do sangramento.

A laceração cervical incide em até 3,3% dos casos de abortamento de 2º trimestre e está associada tanto à dilatação e ao esvaziamento quanto ao abortamento farmacológico e pode ser tratada com compressão direta com gaze ou por meio de rafia da lesão com fios absorvíveis, na dependência de sua extensão.

Quando houver persistência do sangramento após o esvaziamento completo do útero e ausência de lacerações ou após sua rafia, deve-se considerar a possibilidade de perfuração uterina, coagulopatia ou acretismo placentário. A coagulopatia deve ser manejada pela administração de hemocomponentes.

O tratamento cirúrgico será instituído nos casos de impossibilidade de controle com outras medidas e inclui histerectomia, suturas uterinas compressivas, ligadura ou embolização da artéria uterina. Simultaneamente ao tratamento clínico e cirúrgico, pelo risco de choque, o protocolo de reanimação deve ser acionado e pressupõe instalação de dois acessos venosos calibrosos, suplementação de oxigênio, reanimação volêmica e terapia transfusional.

Em casos de acretismo placentário, a embolização das artérias uterinas é bem-sucedida em 40% dos casos, mas a histerectomia pode ser o tratamento mais indicado.

A ruptura uterina é de rara ocorrência e não há diferença significativa na sua frequência com uso de misoprostol em mulheres com cesariana prévia, de 0,28%, comparada com as mulheres sem antecedentes de cesariana, 0,04%. Assim, a indução do abortamento com misoprostol não está contraindicada em mulheres com cesariana anterior.

Em função da maior frequência de infecção no abortamento cirúrgico de 2º trimestre, a administração de antibiótico profilático está indicada de maneira rotineira nos casos de dilatação e esvaziamento, e reduz em 40% o risco de infecção. Recomenda-se dose única de 200 mg de doxiciclina 1 hora antes do esvaziamento uterino seguida de 200 mg após o procedimento.

Metronidazol 500 mg ou azitromicina 500 mg, todos VO, 1 hora antes do procedimento também podem ser utilizados. Para o abortamento farmacológico de 2º trimestre não está recomendada profilaxia antibiótica.

A infecção (abortamento infectado) é, em geral, associada à retenção de restos ovulares (abortamento incompleto), e classicamente pode ser dividida em endometrite, peritonite e sepse.

A embolia por líquido amniótico ocorre entre 1:10.000 e 1:80.000 gestações e, quando é consequente a abortamento de 2º trimestre, a taxa de mortalidade é de 80%. A perfuração uterina é mais comum durante a dilatação ou a histerometria, esta última dispensável. Sua frequência no abortamento cirúrgico de 2º trimestre é de 0,2 a 0,5%. A abordagem dependerá da presença ou não de sintomas.

Para pacientes assintomáticas, sem sangramento intra-abdominal ou lesão visceral, a observação é medida apropriada. Para as sintomáticas, a laparotomia se impõe com o possível reparo de lesões de vísceras ou outras estruturas intra-abdominais.

Bibliografia

American College of Obstetricians and Gynecologists. ACOG practice bulletin no. 135: second-trimester abortion. Obstet Gynecol. 2013;121:1394-406.

American College of Obstetricians and Gynecologists. ACOG practice bulletin no. 143: medical management of first-trimester abortion. Obstet Gynecol. 2014;123(3):676-92.

American College of Obstetricians and Gynecologists. ACOG practice bulletin no. 183: postpartum hemorrhage. Obstet Gynecol. 2017;130(4):e168-86.

American College of Obstetricians and Gynecologists. ACOG practice bulletin no. 195: prevention of infection after gynecologic procedures. Obstet Gynecol. 2018;131(6):e172-89.

Douglas RG, Stromme WB. Operative Obstetrics. New York: Appleton; 1957.

Goyal V. Uterine rupture in second-trimester misoprostol-induced abortion after cesarean delivery: a systematic review. Obstet Gynecol. 2009;113(5):1117-23.

Ipas. Actualizações clínicas em saúde reprodutiva. Castleman L, Kapp N (eds.). Chapel Hill, NC: Ipas; 2019.

Kapp N, Eckersberger E, Lavelanet A, Rodriguez MI. Medical abortion in the late first trimester: a systematic review. Contraception. 2019;99(2):77-86.

Kapp N, Lohr PA, Ngo TD, Hayes JL. Cervical preparation for first trimester surgical abortion. Cochrane Database Syst Rev. 2010;(2):CD007207.

Lui MW, Ho PC. First trimester termination of pregnancy. Best Pract Res Clin Obstet Gynaecol. 2020;63:13-23.

Morris JL, Winikoff B, Dabash R, et al. FIGO's updated recommendations for misoprostol used alone in gynecology and obstetrics. Int J Gynaecol Obstet. 2017;138(3):363-6.

World Health Organization. Medical management of abortion. Geneva: World Health Organization; 2018.

World Health Organization. Safe abortion: technical and policy guidance for health systems. 2. ed. Geneva: World Health Organization; 2013.

105

Cerclagem

Juliana Silva Esteves
Marcos Nakamura Pereira

A prematuridade é a principal causa de morbimortalidade perinatal e vem apresentando um crescimento significativo em todo o mundo. A redução do limite da viabilidade fetal que acompanha o crescente desenvolvimento tecnológico da Medicina contribui para o aumento da atenção sobre a prevenção do parto prematuro.

A cerclagem cervical é a intervenção mais comum e tradicionalmente usada para os casos de dilatação ou apagamento cervical no 2º trimestre em mulheres sem sinais clínicos de trabalho de parto.

Neste capítulo abordaremos indicações e contraindicações, técnicas e suas aplicabilidades, considerações peroperatórias e momento ideal para sua retirada.

Indicações e contraindicações

Indicações

Considerar sempre a história obstétrica e ginecológica de uma gestante é fundamental para a construção de um raciocínio clínico que sugira risco aumentado para insuficiência cervical (IC). Assim, torna-se possível uma intervenção que idealmente deve ser realizada entre 12 e 14 semanas e, de preferência, após o morfológico de 1º trimestre. A Tabela 105.1 destaca os principais fatores de risco relacionados à insuficiência cervical.

A presença de ao menos um antecedente de perda gestacional com dilatação cervical indolor no 2º trimestre, segundo o American College of Obstetricians and Gynecologists (ACOG), já é considerada indicação de programar eletivamente a cerclagem. Essa recomendação difere daquelas de outras entidades, como a Society of Obstetricians and Gynaecologists of Canada (SOGC) e o National Institute for Health and Care Excellence (NICE).

Para a SOGC, a cerclagem estaria indicada apenas considerando-se a história obstétrica, somente em mulheres com história de três ou mais perdas de 2º trimestre ou parto pré-termo extremo. A SOGC também recomenda o procedimento em mulheres com história sugestiva de IC (uma ou duas perdas de 2º trimestre ou parto pré-termo extremo) ou parto pré-termo espontâneo associado a medida de colo ≤ 25 mm. Esta última recomendação é similar à do NICE, para a qual a cerclagem deve ser considerada em caso de história de parto pré-termo espontâneo < 34 semanas ou perda de 2º trimestre (> 16 semanas) com medida de colo uterino ≤ 25 mm entre 16 e 24 semanas. Mulheres com colo ≤ 25 mm

Tabela 105.1 Fatores de risco relacionados à insuficiência cervical.

Doenças maternas do colágeno
Deficiência no colágeno/elastina cervical
Trauma cervical cirúrgico
Conização a frio
Traquelectomia
Lacerações obstétricas
Gestações múltiplas
Malformação mülleriana

antes de 24 semanas, sem história obstétrica sugestiva de IC ou parto pré-termo espontâneo, não têm indicação de cerclagem. A Tabela 105.2 e a Figura 105.1 resumem as principais indicações.

Cerclagem abdominal

Foi descrita inicialmente por Benson e Durfee (Figura 105.2). Deve ser considerada em pacientes com diagnóstico definido de IC e que apresentem antecedente de falha da cerclagem vaginal.

A traquelectomia é uma potencial indicação; no entanto, não é absoluta. A cerclagem abdominal pode ser realizada por cirurgia aberta ou videolaparoscópica (Figura 105.3), durante a gestação entre 10 e 14 semanas ou previamente. A via de parto passa a ser a cesariana, durante a qual a retirada do fio é realizada. Entretanto, de acordo com a paridade e o desejo da mulher, a opção de manter o fio da cerclagem para uma próxima gestação passa a ser uma opção.

Tabela 105.2 Indicações de realização de cerclagem, subdivididas em indicações pela história obstétrica, alteração ultrassonográfica e exame físico.

História obstétrica

≥ 1 perda gestacional no 2º trimestre na ausência de trabalho de parto ou descolamento prematuro de placenta

Cerclagem anterior indicada por dilatação cervical indolor no 2º trimestre

≥ 3 perdas gestacionais no 2º trimestre ou partos pré-termo

Indicação ultrassonográfica

Gestação única: antecedente de parto pré-termo e comprimento cervical ≤ 25 mm e menos de 24 semanas de idade gestacional

Indicação ao exame físico

Presença de dilatação cervical < 4 cm sem atividade uterina e menos de 24 semanas de idade gestacional.

Adaptada de ACOG, 2014.

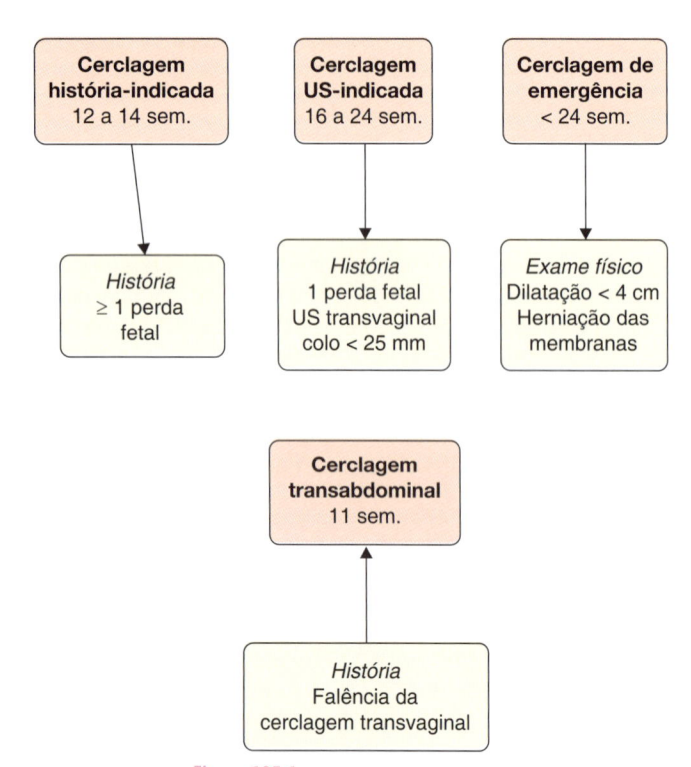

Figura 105.1 Indicações da cerclagem.

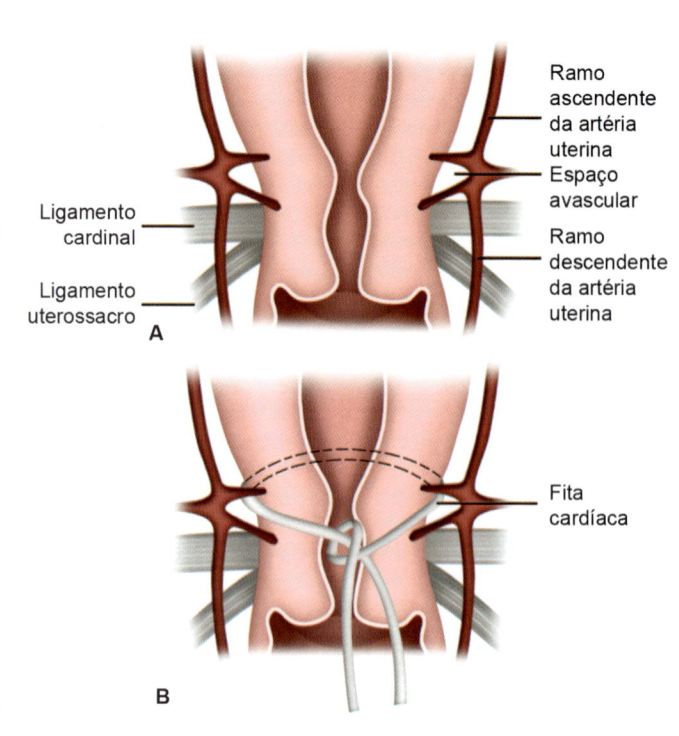

Figura 105.2 Cerclagem transabdominal (esquemática). **A.** Anatomia da região. **B.** Fita cardíaca pela zona avascular, mostrando-se esboçado o nó de aproximação. (Adaptada de O'Grady e Gimovsky, 1995.)

Contraindicações

As contraindicações para a realização da cerclagem são baseadas no risco/benefício do procedimento, ou seja, o quanto esse procedimento trará vantagens para o feto sem ensejar maior risco para a mãe. Assim, sangramento transvaginal ativo, ruptura prematura de membranas ovulares (RPMO), feto portador de doença letal, presença de corioamnionite e ainda sinais clínicos de atividade uterina são considerados as principais contraindicações (Tabela 105.3).

Cabe ressaltar que pacientes com gestações múltiplas, malformações müllerianas, submetidas à conização ou a múltiplos esvaziamentos uterinos não apresentam indicação absoluta de cerclagem quando tais eventos estão isolados, sem encurtamento ou dilatação cervical, ou história pregressa que a indique.

Uma revisão sistemática da Cochrane demonstrou que a realização de cerclagem em gestações múltiplas sem outro fator de risco não reduziu a taxa de prematuridade e mortalidade perinatal.

Cuidados peroperatórios

As principais diretrizes sugerem que a cerclagem seja realizada até o limite de 24 semanas (viabilidade fetal), preferencialmente após a ultrassonografia (US) morfológica de 1º trimestre. No entanto, essa é questionada, à medida que a viabilidade fetal também se modifica com a redução da idade gestacional, devendo sempre ser considerados os resultados perinatais de cada centro especializado.

As técnicas existentes recebem os nomes de seus criadores: Ian McDonald e Vital Shirodkar. A comparação em relação à taxa de sucesso entre as duas técnicas evidenciou resultado similar; é importante a familiaridade do cirurgião com a técnica aplicada. Também não há diferença entre as técnicas quando comparadas em relação ao desfecho perinatal e a complicações do procedimento.

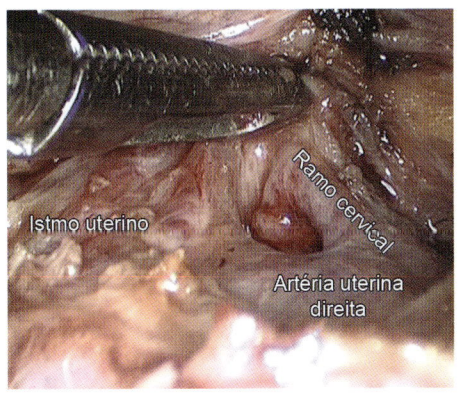 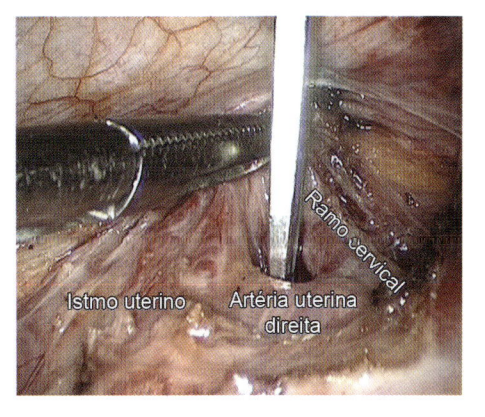

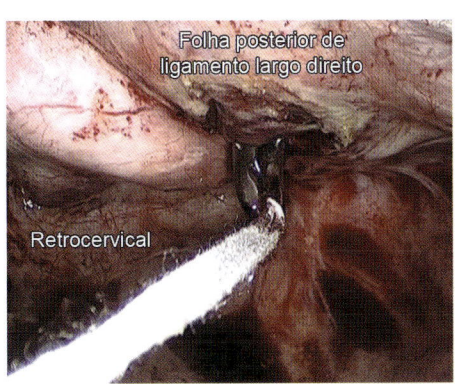 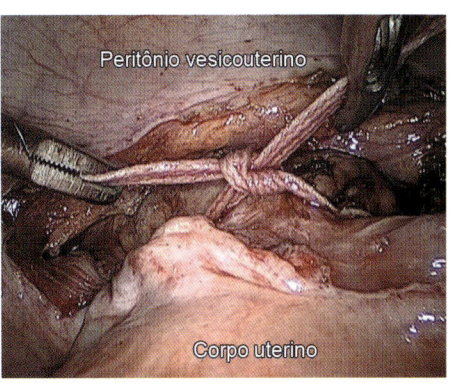

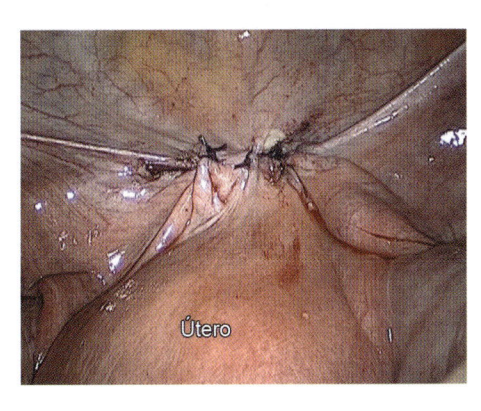 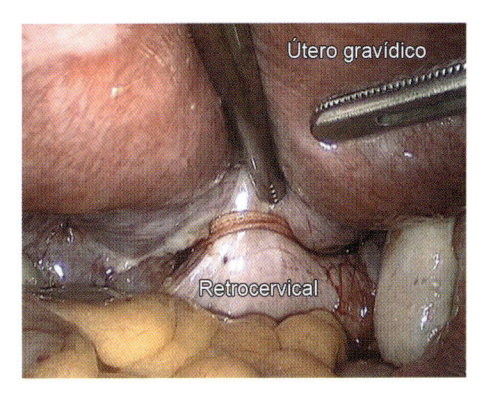

Figura 105.3 Cerclagem transabdominal por via laparoscópica com 11 semanas de gestação. Identificação da divisão da artéria uterina em ramos cervical e ascendente (corpo), após a abertura do peritônio vesicouterino. A fita cardíaca deve ser passada por essa divisão. Abertura da folha posterior do ligamento largo direito, seguida da passagem do guia e da fita cardíaca. Confecção do nó laparoscópico intracorpóreo. Visão do fundo de saco anterior: peritonização da cerclagem. Visão final do fundo de saco posterior. (Cortesia do Dr. Ricardo Pereira, 2008.)

Tabela 105.3 Contraindicações para a realização de cerclagem cervical e de cerclagem preventiva.

Contraindicações para cerclagem cervical
Sinais de corioamnionite
Sangramento transvaginal ativo
Ruptura prematura de membranas ovulares
Malformação fetal letal
Sinais clínicos de trabalho de parto prematuro
Contraindicações para cerclagem preventiva
Gestação múltipla
Comprimento cervical ≤ 25 mm sem antecedente de parto prematuro
Malformação mülleriana
Cirurgia cervical
Múltiplos esvaziamentos uterinos
Múltiplas manipulações cervicais

Algumas publicações enfatizaram maior taxa de sucesso da técnica de Shirodkar sobre a de McDonald em pacientes obesas com IMC > 30 kg/m². No entanto, ainda faltam trabalhos randomizados que confirmem esses achados para se tornarem conduta definitiva nesse grupo de gestantes.

No Brasil, a técnica mais utilizada é a de McDonald, que é mais simples. Essa técnica consiste na realização de uma sutura em bolsa no colo uterino no nível da junção cervicovaginal, evitando sempre a região dos vasos paracervicais, com fio não absorvível (Ethibond® 2 ou Prolene® 2), nos pontos de 12 horas, 10 horas, 6 horas e 2 horas, retornando à entrada original de 12 horas, onde é realizado um nó firme com uma alça que servirá de ponto de apoio para a retirada do fio quando necessário (Figura 105.4).

A técnica de Shirodkar também poderá usar o mesmo material que a técnica de McDonald, tradicional realizada com fita cardíaca, porém, é necessária a abertura de cerca de 2 cm na horizontal na parede anterior do colo no nível da prega vesicovaginal, e a bexiga é então mobilizada até a altura do orifício interno.

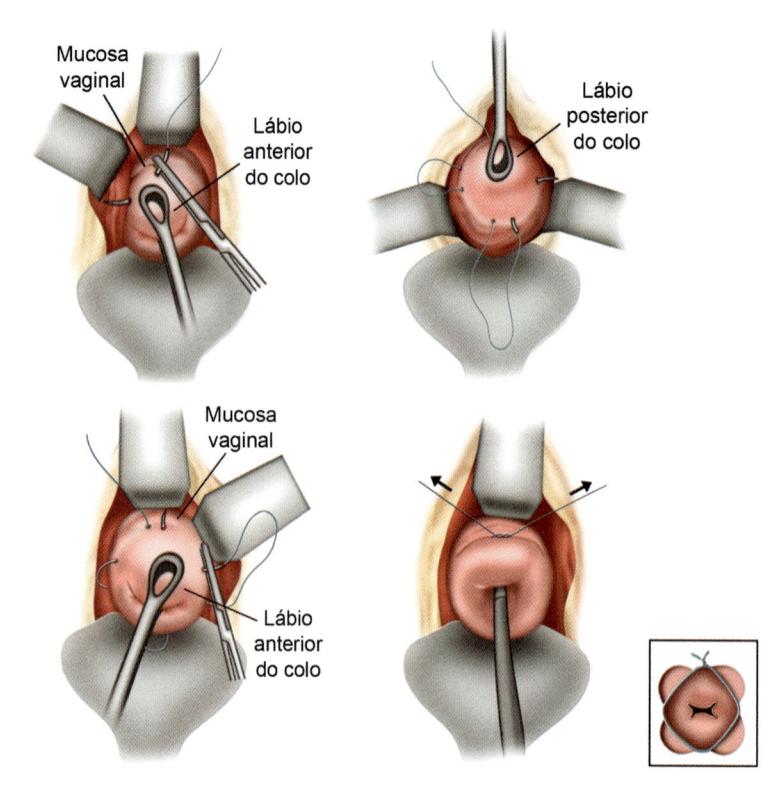

Figura 105.4 Técnica de McDonald para a cura cirúrgica da insuficiência cervical durante a gravidez. Sutura em bolsa, à altura da junção cervicovaginal, com fio Ethibond® 5.

Da mesma maneira, uma incisão é realizada na parede posterior do colo com afastamento da mucosa vaginal posterior, causando a mobilização do reto. Em seguida, coloca-se uma Allis às 9 horas e às 3 horas, o mais alto possível, juntando as duas áreas dissecadas (anterior e posterior), tracionando e isolando a vascularização paracervical. Em seguida, a primeira passagem da agulha é realizada gentilmente às 9 horas, sem correr o risco de ultrapassar o orifício interno, o fio contorna a parede posterior do colo (externamente) e a segunda passagem da agulha é realizada no ponto de 3 horas. Na região central da parede anterior do colo, é realizado o nó firme, e em seguida dois pontos simples paralelos são realizados para rafia da mucosa anterior e posterior (Figura 105.5).

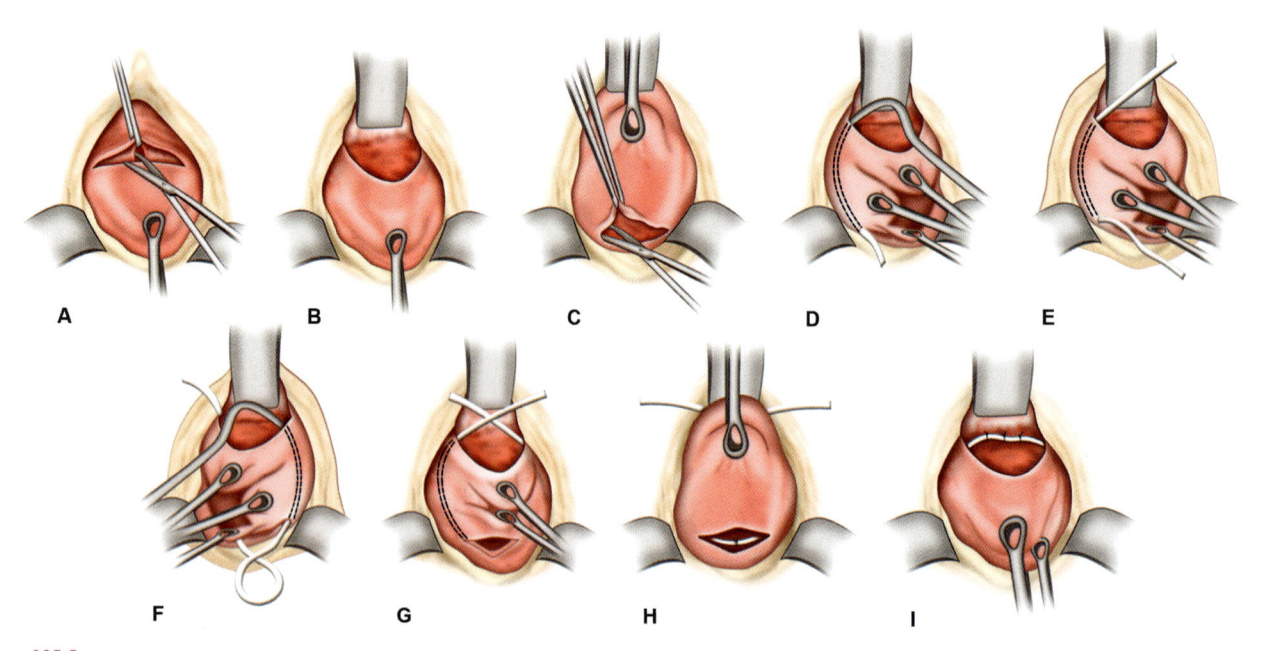

Figura 105.5 Operação de Shirodkar para o tratamento da insuficiência cervical durante a gravidez. **A.** Incisão anterior da mucosa vaginal na altura do orifício interno da cérvice. **B.** Bexiga descolada. **C.** Pequena incisão posterior da mucosa vaginal. **D.** A agulha de Deschamps, ou de modelo semelhante, é introduzida sob a mucosa, da porção anterior para a posterior; pela extremidade fenestrada é amarrada à fita cardíaca. **E.** A retirada da agulha traz a fita cardíaca, que contorna a metade da região cervical. **F.** Repete-se a manobra do outro lado, fixada a agulha à outra extremidade da tira. **G.** Retirada a agulha, toda a região cervical é circundada pela fáscia. **H.** Um ou dois pontos fixam a tira, ancorando-a na porção posterior. **I.** O mesmo, anteriormente. A figura não mostra o último tempo, a síntese da mucosa. (Adaptada de Barter eta al., 1958.)

A boa prática preza pela realização de apenas uma sutura, independentemente da técnica utilizada. A utilização de uma segunda sutura não mostrou benefício quando comparada à sutura única. Assim como o uso profilático de antibiótico e de tocólise não apresenta ganhos perinatais, e não são, portanto, indicados a pacientes submetidas à cerclagem.

No pós-operatório, o uso rotineiro da avaliação do colo por US ainda é questionado nas principais instituições, no entanto, defendem seu uso de modo específico para os casos em que seja necessária a identificação do momento oportuno para a administração do corticoide para maturação pulmonar.

O momento ideal para a retirada do fio da cerclagem, de acordo com os principais centros, é entre 36 e 38 semanas. Nos casos de cesariana programada, recomenda-se que se mantenha o fio até a data marcada e que seja retirado após o procedimento.

Complicações

A taxa de complicações é baixa e varia entre 0,3 e 0,9%, influenciada pela indicação do procedimento, ou seja, por uma indicação baseada na história obstétrica ou em achados ultrassonográficos e clínicos. Sangramento transvaginal volumoso, ruptura da bolsa amniótica durante procedimento (0,3 a 0,9%), corioamnionite e traumatismo cervical são as principais intercorrências.

Situações especiais

Algumas situações devem ser individualizadas em relação ao momento da retirada do fio de cerclagem, levando em consideração a condição clínica materna e a viabilidade fetal.

Trabalho de parto prematuro

Na presença de contrações uterinas regulares, não responsivas à instalação de tocolítico, associadas à modificação do colo uterino, a retirada do fio de cerclagem torna-se mandatória na tentativa de evitar traumas cervicais. No entanto, essa retirada não precisa ocorrer de maneira precipitada na primeira avaliação da paciente, devendo ser efetuada no decorrer da evolução clínica e da resposta às medidas clínicas realizadas.

Ruptura prematura de membranas ovulares

De acordo com os principais consensos, quando a ruptura prematura de membranas ovulares ocorre após 34 semanas, é aconselhável a retirada do fio da cerclagem, uma vez que, em geral, é preconizado o manejo ativo para o parto nessa situação.

No entanto, nos casos com RPMO entre 24 e 34 semanas, torna-se delicado definir um padrão de conduta. Nessas situações, a primeira avaliação clínica é capaz de nortear a conduta médica para um manejo conservador ou ativo. Sinais clínicos sugestivos de corioamnionite tornam obrigatória a retirada do fio, assim como a presença de sangramento transvaginal de grande monta, associado à atividade uterina.

Ao manejar de modo conservador essas gestações, a decisão do momento ideal para retirada não é consenso nas principais sociedades. De acordo com o ACOG, a retirada está indicada conforme o aparecimento de modificações clínicas, como o início de atividade uterina ou sinais clínicos e laboratoriais sugestivos

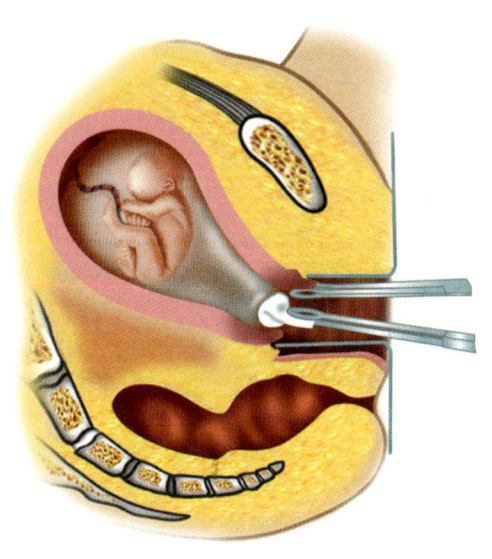

Figura 105.6 Redução das membranas amnióticas com gaze umedecida, auxiliada pela tração das bordas cervicais. (Adaptada de Yeomans et al., 2019.)

de corioamnionite. Já o Royal College of Obstetricians & Gynaecologists (RCOG) e a SOGC sugerem a manutenção da cerclagem por 48 horas após a RPMO, defendendo a importância de completar a maturação pulmonar com administração do corticoide. Apesar da discrepância entre tempo de permanência da cerclagem em gestantes com RPMO, todos preconizam que não há necessidade de modificação do esquema e do tempo da antibioticoprofilaxia no período de latência.

Cerclagem de resgate

Existem algumas situações, principalmente em primíparas cujo histórico não evidenciou fatores de risco, em que se pode evoluir com dilatação cervical acima de 4 cm com a bolsa amniótica atingindo o orifício externo do colo.

Para mulheres com dilatação cervical assintomática, antes de 24 semanas e com membranas íntegras atingindo o orifício interno, excluindo-se a presença de infecção intra-amniótica e atividade uterina, a realização da cerclagem aumenta a chance de prolongamento da gestação até 34 semanas e, consequentemente, melhora o desfecho perinatal, ainda que com maior taxa de falha do procedimento.

Algumas técnicas são descritas, a fim de facilitar a cerclagem nessa situação. Antes do procedimento, a amniorredução pode ser considerada para reduzir o volume de líquido amniótico e a tensão sobre o colo e a exposição das membranas.

No peroperatório, a posição de Trenlenburg é geralmente recomendada para auxiliar a redução do prolapso das membranas. A tração das bordas cervicais associada à redução das membranas, com gaze umedecida ou balão da sonda de Foley, também pode ser utilizada (Figura 105.6).

Bibliografia

Alfirec Z, Stampalija T, Medley N. Cervical stich (cerclage) for preventing preterm birth in singleton pregnancy. Cochrane Database Syst Rev. 2017;6:CD008991.

American College of Obstetrics and Gynecologists. ACOG Practice Bulletins n. 142: cerclage for the management of cervical insufficiency. Obstet Gynecol. 2014;123(2 pt1):372-9.

Barter RH, Dusbabeck JA, Riva H, Park J. Surgical closure of the incompetent cervix during pregnancy. Am J Obstet Gynecol. 1958;75:511.

Basbug A, Bayrak M, Dogan O, Ellibes Kaya A, Goynumer G. McDonald versus modified Shirodkar rescue cerclage in women with prolapsed fetal membranes. J Matern Fetal Neonatal Med. 2020;33(7): 1075-79.

Benson RC, Durfee RB. Transabdominal cervicouterine e cerclage during pregnancy for the treatment of cervical incompetency. Am J Obstet Gynecol 1965;25:145-55.

Brown R, Gagnon R, Delisle MF. Maternal Fetal Medicine Committee. Practice Guideline: Cervical insufficiency and cervical cerclage. J Obstet Gynecol Can. 2013;35(12):1115-27.

Dahlke JD, Sperling JD, Chauhan SP, Berghella V. Cervical cerclage during periviability: can we stabilize a moving target? Obstet Gynecol. 2016;127(5):934-40.

Figueroa R, Crowell R, Martinez A, Morgan M, Wakefield D. McDonald versus Shiroskar cervical cerclage for the prevention of preterm birth: impact of body mass index. J Matern Fetal Neonatal Med. 2019;32(20):3408-14.

Kyong-No L, Eun-Jee W, Kylie Hae-Jin C, Ji-Eun S Ga-Hyun S, Keun-Young L. History-indicated cerclage: the association between previous preterm history and cerclage outcome. Obste Gynecol Sci. 2018;61:23-9.

National Institute for Health and Care Excellence. NICE Guideline: Preterm labour and birth. NICE; 2015.

O'Grady JP, Gimovsky ML. Operative obstetrics. Baltimore: Williams & Wilkins; 1995.

Shennan A, Chandiramani M, Bennet P, et al. MAVRIC: multicentric randomised controlled trial of transabdominal versus transvaginal cervical cerclage. Am J Obstet Gynecol. 2020;222(3):261.e1-261.e9.

Shennan A, To M. Royal College of Obstetricians and Gynaecologists. Green top guideline n. 60: cervical cerclage. London; 2011.

Sperling JD, Dahlke JD, Gonzalez JM. Cerclage use; a review of 3 national guidelines. Obst Gynecol Surv. 2017;72(4):235-41.

Wood SL, Owen J. Cerclage: Shirodkar, McDonald and modifications. Clin Obstet Gynecol. 2016;59(2):302-10.

Yeomans ER, Hoffman BL, Gilstrap LC III, Cunningham FG. Cirurgia Obstétrica de Cunningham e Gilstrap: procedimentos simples e complexos. 3. ed. Porto Alegre: AMGH Editora; 2019.

106

Operação Cesariana

Marcos Nakamura Pereira
Antonio Braga
Jorge Rezende Filho

> *A Natureza não pode seguir seu destino, a Arte traçará seu rumo.*
> Fernando Magalhães

Cesariana, cesárea ou *tomotocia* é o ato cirúrgico que consiste em incisar o abdome e a parede do útero para liberar o concepto aí desenvolvido.

A origem do termo operação cesariana, malgrado mais de quatro séculos decorridos da prática da intervenção, e talvez por isso, é obscura e controversa. A *Lex Regis de Inferendo Mortis*, de Numa Pompílio, segundo rei de Roma (715 a 673 a.C.), e documentação fidedigna primeva sobre a cesárea, andado o tempo, sob os imperadores, passou a *Lex Caesarea*, da qual teria dimanado a denominação.

Atribui-se, em outras fontes, sua filiação ao latim *sectio caesarea*, tautologia ou pleonasmo (*caedere* e *secare* significam cortar) criado pelo jesuíta Teófilo Raynaudus (1583-1663), no século XVII. *Caesares* ou *caesones* seriam os vindos ao mundo por corte (*caeso matris utero*). E durante muito tempo, até pelo menos a centúria seguinte, os cesareados eram considerados não nascidos.

Proviria o qualificativo *cesariana* do verbo latino *caedere*, que faz, no supino, *caesum* e traduz-se por cortar, ferir. A palavra *caesura*, hemistíquio ou pausa na metade de um verso alexandrino, emanaria do mesmo tronco.

De acordo com Plínio (28 a 70 a.C.), o vocabulário estaria ligado ao nascimento de Caio Júlio César, o grande romano, sentido conservado na língua alemã (*Kaiserschnitt*) e também na inglesa de antigamente (*imperial cutting*). Tudo contestável, pois à época a cesárea era praticada unicamente na mulher cadáver e é o próprio Plínio quem se refere à Aurélia, mãe de César, viva no tempo da conquista das Gálias e com ele se correspondendo.

Nótula histórica e evolução das técnicas

Os primórdios da intervenção remontam a épocas milenárias, cuja tradição chegou pelos relatos da mitologia greco-romana, em inscrições e *ex-votos*, nos manuscritos persas, assírios, e nos papiros egípcios. A história do *partus cesareus* é, pois, bem antiga, mais recuada do que a da própria Medicina. Por isso, é aceitável sua divisão em cinco fases, como descrito a seguir.

1º período: até 1500

Compreende todas as operações praticadas até 1500. Em sua maioria, lendas, sagas e narrativas transmitidas oralmente, ou recolhidas da mitologia, na qual abundam referências a nascimentos que se teriam dado por cesariana.

A despeito de haver indicações seguras de intervenções praticadas entre os egípcios, rastreada também a operação nos mitos e no folclore das primitivas raças europeias, somente com a *Lex Regia*, de Numa Pompílio, surgem os primeiros documentos sobre o talho cesáreo. Esse édito ordenava a abertura do ventre das mulheres mortas em estado de gravidez, e era seu propósito verdadeiro assegurar o sepultamento separado de mãe e filho, em obediência a antigos preceitos religiosos. Resgatar criança viva era raríssimo.

A Igreja Católica não deixou de assimilar a *Lex Regia*, adotando-a como recurso para administrar batismo ao nascituro, consoante o ritual aprovado pelo Papa Paulo V (1614), e confirmado por Benedicto XIV. Anos passados, diversas bulas deram autoridade aos bispos para praticar a operação cesariana nas gestantes que expirassem sem parir.

Os judeus teriam sido os primeiros a efetuar a cesárea na mulher viva. Mansfeld, estudando acuradamente o assunto, diz haver no Talmude traços indiscutíveis de que os hebreus a usavam desde o século XII, chamando *Jotze Dofan* (criança que sai pela parede) às assim obtidas; *Karyath Habbeten* era intervenção semelhante à nossa cesárea clássica.

2º período: 1500-1876

É seu início marcado pelo episódio de Nuffer, que teria sucedido em 1500. Na localidade suíça de Sigershensen, cantão de Gottlieben, Turgóvia, o castrador de porcos Jacobo Nuffer, desesperado com a ineficiência dos socorros que muitas parteiras e alguns barbeiros prestavam à sua mulher, primípara, há vários dias em trabalho de parto, decidiu agir. Após licença prévia das autoridades (inclusive do juiz Frauenfelden), e utilizando os instrumentos do ofício, abre o ventre da esposa e retira o feto vivo, costurando em seguida a incisão. Isabel Alespasch, que era o nome da paciente, sobreviveu, vindo ainda a ter seis partos espontâneos e uma gravidez gemelar.

A obra de Francisco Rousset (1581), que professara em Mompilher e era cirurgião da corte parisiense – *Traitté Nouveau de l'Hysterotomotokie ou Enfantement Caesarien* –, é vanguardeira. Jamais se tinha escrito tão exclusivamente, e em compêndio único, sobre a cesárea. Teve larga divulgação na Europa, principalmente na versão latina que Gaspar Bauhin (1582), médico na Basileia e professor de botânica, fez dela. Da leitura do livro depreende-se, no que pese o entusiasmo do autor pela operação, que provavelmente nunca a praticara e as observações citadas foram colhidas na tradição oral. Trata-se da fantasiosa enumeração de casos.

Teve a operação cesariana, porém, adversários declarados, da categoria de Ambrósio Paré e seu discípulo Guillemeau. Marchant foi, entre os contemporâneos de Rousset, dos que mais combateu a cesárea, cumulando de diatribes a intervenção e o próprio Rousset.

A operação efetuada pelo cirurgião Jeremias Trautman, em Vitenbergue, a 21 de abril de 1610, é por muitos admitida como a primeira intervenção desse gênero, incontestável, e feita por profissional da Medicina. Talvez seja mais correto considerá-la a primeira cesariana praticada na Alemanha, e não na Europa ou no mundo; sabe-se que teve por paciente a mulher de um toneleiro, com hérnia do útero grávido, consecutiva a acidente ocorrido durante a gravidez, por lesão abdominal produzida por arco de barril. O feto sobreviveu, e a mãe, 1 mês decorrido, falecia de causa independente do ato cirúrgico.

Os derradeiros anos desse século XVII, todo o XVIII e parte do XIX foram ocupados por tentativas de aperfeiçoar a operação cesariana, melhorando os resultados e procurando adotá-la na prática corrente. Entrecruzam-se ofensas de detratores e elogios de partidários.

Van Roonhuyse (1663) de Amsterdã, na monografia dedicada a Nicolau Tulpius, trata, nas páginas iniciais, do histórico e das indicações da cesárea, admitida como perigosa e de ser usada quando não havia outra maneira de salvar a mãe e o concepto. Recusava-se a praticá-la, e só a fez, *post mortem*, em caso de ruptura do útero, com extrusão de feto e placenta para o abdome.

Mauriceau, com sua grande autoridade, repudiava-a. As distocias eram resolvidas pela versão, ressurgida por Ambrósio Paré, com o fórceps, cujo emprego se derramava, e as operações embriotômicas, mesmo quando feticidas, tinham largo uso.

Os parteiros, "impedidos pela consciência de mutilar o feto vivo, retiravam-no, embora morto na maioria dos casos, pela versão ou com o fórceps. Deu a versão à Obstetrícia a falange dos adestrados, mas o fórceps preparou-lhe o pesadelo dos fortes" (Fernando Magalhães).

Teve a cesárea, porém, grande defensor em João Luís Baudelocque (1746-1810), inimigo da embriotomia no feto vivo, o mais conspícuo tocólogo de seu tempo.

Na Alemanha, o êmulo de Baudelocque, no principado das letras obstétricas e na confiança com que empregava a tomotocia, embora lhe reconhecendo os perigos – Frederico Benjamin Osiander (1759-1822) –, foi dianteiro ao imaginar, sistematizar e executar a cesárea no segmento inferior (1805).

Consistia a técnica em introduzir uma das mãos na vagina, refluir a cabeça e comprimi-la de encontro ao segmento inferior, praticando-se a incisão sobre a proeminência feita.

Ferdinando Ritgen, de Gissa, foi o pioneiro das operações extraperitoneais. Exprimiu a intenção de extrair o concepto sem penetrar no peritônio, o que tentou, sem êxito, em 1821. Após colocação de cateter vesical, a intervenção foi iniciada com a incisão; seguiu-se à colpotomia longitudinal hemorragia tão abundante que a operação teve de ser suspensa, e fez-se uma cesárea à maneira habitual.

Foi seu método (*Bauschscheidenschnitt*), retomado em 1823 por Baudelocque Sobrinho, que o desconhecia e deu-lhe o nome de gastrelitrotomia.

Em 1824, Physick sistematiza o procedimento de incisão do ventre para cesárea extraperitoneal, que merece ser considerado precursor das laparotomias transversas suprassinfísárias.

Estava aberto o caminho para as operações segmentárias e para as extraperitoneais, que só viria a ser explorado com proveito no século passado.

Não estava o fruto sazonado. Os malogros das operações cesarianas abdominais eram inevitáveis. Por serem desconhecidas a assepsia e a antissepsia, a reiterada preocupação em não suturar o útero bastava para explicar a mortalidade alarmante, a despeito dos esforços no sentido de disciplinar as indicações.

No início do século XIX, a cesárea estava desacreditada e era excepcional. Em 1867, Joulin, ao reunir as cesarianas realizadas em Paris desde o século XVI, no total de 67, anotou que apenas seis mulheres tinham escapado à morte. Baudelocque conseguiu salvar uma de suas doentes, e Gardien afirmava que entre as operadas no *Hôtel Dieu* durante 50 anos houve somente um bom êxito materno, o mesmo acontecendo na cidade de Viena até 1877, com os casos invariavelmente mortais.

3º período: 1876-1882

É muito curto. Inicia-se em 21 de maio, quando Eduardo Porro operou, na clínica obstétrica de Pavia, a primípara Júlia Cavallini, raquítica, tendo a *conjugata vera* de 4 cm. A intervenção, que posteriormente veio a se chamar *operação de Porro*, foi a amputação útero-ovárica, *taglio cesareo demolitore*.

Releva notar que Porro não tinha a intenção de executá-la, pretendendo efetuar cesárea conservadora, com sutura uterina por fios metálicos. Durante a extração fetal, porém, declarou-se profusa hemorragia das bordas da ferida, e o útero foi rapidamente amputado, juntamente com os anexos, o coto fixado na parede abdominal e o ventre drenado. Mãe e filho deixaram o hospital ao 39º dia, em boas condições, fato notável, uma vez que consignava a única cesareada sobrevivente, até então, na clínica de Pavia.

É de Porro, sem dúvida, o mérito incontestável de ter verificado, desde logo, as vantagens do procedimento que suprimia a espoliação sanguínea, favorecia o tratamento extraperitoneal do coto, impedindo, ao mesmo tempo, o derrame dos lóquios, com frequência purulentos, no peritônio, e iria tornar-se marco na história da cesariana.

Para melhorar os resultados da tomotocia, pelos comuns infaustos, contribuiu decisivamente a renovação experimentada pela cirurgia. A descoberta da anestesia e seu emprego quase imediato na Obstetrícia, por Simpson (1847); a clarividência de Inácio Felipe Semmelweis (1847), rastreando a causa da febre puerperal no contágio direto ocorrido pela introdução, na genitália das parturientes e puérperas, de matéria orgânica em decomposição; Lister (1867), lançando os fundamentos da antissepsia com o uso do fenol; anos depois os trabalhos memoráveis de Pasteur e de Koch explicam o bom êxito da operação de Porro e, paradoxalmente, seu rápido declínio.

O *taglio cesareo demolitore* ganhou divulgação imensa. Com esses e outros melhoramentos, todos começam a utilizar, exclusivamente, a operação de Porro. Aqui e ali, figuras isoladas se insurgiram. Stoltz, de Estrasburgo, reprova-o por ser mutilador, e Schröder diz-se convicto de que o procedimento não pode deixar de ser método de transição, pois a volta à cesariana clássica – agora enriquecida da considerável experiência cirúrgica que se ia adquirindo – era inevitável.

4º período: 1882-1906

Praticava-se a operação de Porro, mas era nítida a tendência para o retorno aos processos conservadores, sentida nas tentativas, que se não abandonavam, de aperfeiçoar as técnicas vigentes.

A questão seria resolvida por Kehrer (1881) e Sänger (1882) com a sutura uterina, cogitada com frequência e efetivada pela primeira vez por Lebas, em 1769. Apesar de ter curado sua paciente, o método não teve repercussão. Quando se falava dele era para condená-lo; guardavam os tocólogos o preceito de Rousset: *suturis non egeant*, vigente de Baudelocque a Cazeaux.

A operação de Ferdinando Adolfo Kehrer (1837-1914), de Heidelberg, é de 1881 e foi, frequentes vezes, preterida em sua prioridade sobre a de Max Sänger (1853-1903), de Lipsia, que data do ano seguinte (1882). É a usurpação ratificada até na usual divisão das fases da história da operação cesariana, cujo 4º período devera-se, a rigor, iniciar em 1881. Por todos os títulos, faz-se injustiça a Kehrer e, sobretudo, porque o procedimento corporal de Sänger era retrocesso. A sede da incisão, como a praticara Kehrer, no segmento inferior, e sua direção, transversal, em quase nada diferem dos métodos atuais, de Kerr.

Iniciava-se nova era para a cesárea. Em 1884, o Congresso de Copenhague, por proposta de Eustache, aprova tese favorável à operação de Sänger, que daí por diante tem por defensores e praticantes Leopold, Zweifel, Schauta, Caruso, Bar, e até Pinard, antes irredutível em sua condenação ao parto abdominal.

Começam a balbuciar as estatísticas. As primeiras, hesitantes, como a do próprio Sänger (1886), com 26 casos e 34% de mortalidade materna; Caruso (1888), em 135 intervenções, reduz a letalidade a 26%. Mais animadores são os cômputos seguintes. Leopold anuncia 8,6% de decessos maternos, e Zweifel, apenas 1,3%, números inéditos.

E os censos foram melhorando, à medida que se encorpavam. Os bons índices, as séries felizes, provinham das cesáreas feitas em pacientes operadas ao termo da gestação, antes do trabalho de parto ou com esse apenas começado. Estava levantado o problema da operação cesariana tardia e o da intervenção nos casos sépticos, manipulados ou suspeitos.

Os tocólogos passaram a temê-los, descobrindo contraindicações para a cesariana, o que a despojava da universalidade, seu maior privilégio. Só restava um caminho para fugir ao cerceamento das indicações: acomodar a técnica às necessidades do caso impuro. Foi o que se tentou.

5º período: 1906 à época atual

Fato notável a encetá-lo, o processo de cesariana extraperitoneal comunicado por Frederico Frank (1856-1923), de Colônia, ao Congresso de Lisboa (1906), com o fim de possibilitar a execução do parto abdominal nos casos impuros.

Frank abriu o ventre por incisão transversa e suprassinfisária (daí o nome imposto à operação: *parto suprassinfisário*); depois de suturar o peritônio visceral uterino ao parietal, fechando assim a cavidade abdominal, praticou histerotomia transversal.

Arguiu-se, desde logo, o valor relativo desse procedimento, operação extraperitoneal *por artifício*, imputando-lhe os bons resultados à incisão assestada no istmo e à sutura cuidadosa do útero. Em verdade, perguntava-se, por mais minuciosa e perfeita a síntese das cobertas peritoneais, é ela suficiente para excluir, de fato, a cavidade abdominal? Parecia pouco provável.

As operações cesarianas extraperitoneais têm fundamentação teórica apreciável, mas perderam valor com o largo e generalizado uso de antibióticos. Em 1912, Krönig proclamou que a principal vantagem dos métodos extraperitoneais não estavam em evitar o peritônio, mas na localização da histerotomia, no segmento inferior, passivo, delgado e rico em tecido conjuntivo, fugindo da porção corporal da matriz, muscular e contrátil; e na peritonização que recobria a incisão.

Divulgou, então, seu processo, que consistia em laparotomia longitudinal mediana, infraumbilical, ou de Pfannenstiel; abertura transversal do peritônio visceral, na prega vesicuterina, separando-se a bexiga do segmento inferior, exposto e incisado verticalmente; extração fetal com o fórceps, fechamento cuidadoso da matriz, em dois planos sobrepostos; reposição da bexiga nas suas relações normais e síntese da prega vesicuterina, o que peritoniza perfeitamente a histerotomia.

O procedimento de Krönig foi adotado pela maioria dos tocólogos. Pormenores técnicos (direção da histerotomia, tipo de histerorrafia) modificaram-no, adaptando-o aos preceitos cirúrgicos atuais. Suas grandes linhas permanecem, no entanto.

Munro Kerr (1921 e 1926) adotou incisão transversal, arciforme, do segmento inferior, com a concavidade voltada para baixo. Trouxe em seu abono pretendidas razões anatômicas.

Dörfler (1929) fazia, sistematicamente, a exteriorização do útero, isolando-o da grande cavidade por compressas e campos. Praticava então a histerotomia cervical transversa na face ventral, após abertura e descolamento da prega vesicuterina. Para a retirada do feto utilizava-se unicamente das mãos, repudiando quaisquer outros meios (fórceps, alavanca, pinças de couro cabeludo etc.).

Operação cesariana no Brasil

Falar sobre cesariana no Brasil é repetir o nome de Fernando Magalhães. O que o Mestre brasileiro fez pelo parto abdominal, com a persuasão da palavra, o prestígio da cátedra e a eloquência de seus resultados, não se logrará descrever senão palidamente. Dividiremos a história do talho cesáreo, que em nosso país era praticado de raro em raro e, temerosamente, em duas fases.

1º período: 1500-1915

A despeito de abranger mais de quatro séculos, essa primeira fase é pobre de acontecimentos, de bibliografia ou de referências sobre a cesárea.

Imputa-se a José Correia Picanço, Barão de Goiana, a prática da primeira operação cesariana no Brasil, que teria sido realizada em uma escrava, em Recife (1817). A autenticidade do episódio padece dúvida. Pedro Affonso Denys, em sua tese (1849), ao descrever extensamente casos cirúrgicos, alude a Picanço, de 1813, como "ilustre prático, mas que já não exercia a cirurgia por sua avançada idade", e anota, tão somente nas reflexões sobre a Arte Obstétrica, que lhe *constava* ter sido uma cesárea efetuada pelo cirurgião Alves de Moura.

Daí por diante nada se encontra nas publicações até 1855, quando Feijó Pai, Visconde de Santa Isabel, opera no "corpo vivo". Era vício pélvico, por fratura do ilíaco e do fêmur, e, apesar de o feto ter nascido vital, a paciente morre dias depois, ao cair do leito, por "comoção cerebral" seguida de "convulsões".

Em 1862, segunda cesariana feita ainda pelo Visconde de Santa Isabel merece, de Torres Homem (1864), artigo-elogio, apesar do decesso da paciente, presumivelmente por peritonite, conforme se infere de sua narração. A partir de então, largos anos rodavam de uma intervenção a outra. As teses inaugurais, que tinham a cesárea como tema, eram complicação estrangeira, sem alusão a observações nacionais.

Em 1881, decorridos 5 anos da operação de Porro, ela é feita no Brasil por Feijó Filho. Magalhães confiou-nos que, enquanto durou seu internato (1896-1900), só uma vez, em 1889, foi praticada a cesárea. De 1881 a 1904 houve cinco cesarianas no Rio de Janeiro. A regra era o feticídio, e os mais suscetíveis apenas esperavam a morte do concepto para reduzi-lo na operação embriotômica.

O trabalho inaugural de Antônio Moreira da Fonseca (*Operação cesariana e modificações de seus processos* – 1889) dava conta de não se ter praticado ainda no Brasil uma única cesariana à maneira de Sänger, método que tinha se espalhado rapidamente pelo mundo. Fernando Magalhães insurgiu-se, e na tese de Sabino Souto (1909) sobre *A Obstetrícia do Futuro*, por ele inspirada, e talvez redigida, lançou a profecia que lhe valeu tanta incompreensão, apontando que para os dias vindouros há só alternativa do *parto natural ou cesáreo*. Quase três décadas depois (1927), isso foi repetido na Alemanha por Max Hirsh, entre aplausos de quase todos e o protesto recalcitrante de muito poucos.

Em *Esboço de Programa*, marcado ao crepúsculo da luminosa carreira, Magalhães não parece desorientado e ensina: "Caminha-se para a simplificação. A complexidade é erro. O problema do parto está resolvido: ou ele é natural e transpélvico ou artificial e extrapélvico."

2º período

Começa em 1915, quando Fernando Magalhães imagina e põe em prática sua modificação ao procedimento clássico de efetuar a cesárea. O procedimento consiste em isolar o útero, exteriorizado, por lençóis de borracha, que protegiam a grande cavidade de contaminação.

Os resultados realmente soberbos de seu método, para a época e o meio, foram, passo a passo, vulgarizando a tomotocia. As estatísticas de Magalhães são admiráveis, mesmo cotejadas com as congêneres europeias e americanas daquela época.

Na *Memória*, de 1922, premiada pela Academia Nacional de Medicina, reuniu 161 casos de operação cesariana, com 11 óbitos. Mortalidade materna global de 6,8% e expurgada ou reduzida, de 3,3%. Houve oito fetos mortos; quatro já o estavam antes da intervenção. A proporção da mortalidade fetal é de 4:157, ou 2,6%.

Entre 1928 e 1929, experimentou-se na Maternidade da Faculdade de Medicina do Rio de Janeiro, sem prosseguimento, a chamada cesariana média, "dispondo das vantagens da abertura do útero em exteriorização e bloqueios preservadores da cavidade abdominal, conseguindo, ao mesmo tempo, a recobertura serosa da ferida uterina". Não houve continuidade na tentativa, tão arraigados estavam todos na feitura das cesarianas baixas.

Em 1936, Jorge de Rezende substituiu a técnica de Krönig pela histerotomia cervicossegmentária arciforme, à maneira de Kerr, que se tornou, com pequenas modificações, o método de escolha nas clínicas de ensino da então Faculdade Nacional e da Escola de Medicina e Cirurgia do Rio de Janeiro. Em 1955, pioneiramente, Rezende implantou no Brasil a incisão de Pfannenstiel para a abertura do ventre, na cesárea, praticando-a, pela primeira vez, na Maternidade-Escola. Atacada desde logo pelo tradicionalismo vigente, houve mister defender o procedimento na tribuna das sociedades sábias e em numerosas publicações e conferências. Poucos tocólogos ousariam praticar, hoje, a incisão longitudinal do abdome como via de acesso à cesariana.

Incidência

A despeito de ausência de evidências quanto aos benefícios de taxas de cesárea mais elevadas e da recomendação da Organização Mundial da Saúde (OMS), em 1985, estatuindo percentual máximo de 15%, nas últimas décadas houve aumento marcante desse procedimento no mundo, especialmente nos países de alta e média renda. Atualmente, cerca de 21% dos nascimentos no mundo ocorrem por meio da operação cesariana, porém há grande desigualdade na distribuição das cirurgias, variando de 5% em regiões menos desenvolvidas a 25% na Europa e 43% na América Latina (Betran et al., 2021).

Hoje, apenas poucos países, em especial no norte da Europa, tais como Suécia, Noruega, Finlândia e Holanda, apresentam taxas de cesárea em torno de 17% e mortalidade materna e perinatal muito baixas, o que reforça a hipótese de que não são necessárias altas taxas dessa cirurgia para alcançar bons indicadores perinatais. No restante dos países desenvolvidos vigem taxas mais elevadas, quase sempre superiores a 20%, mesmo onde a Medicina é pública e bem organizada, como França, Reino Unido e Canadá.

Em 2015, a OMS modificou sua recomendação acerca das taxas de cesariana, enfatizando que o foco deve ser em prover a cesárea para todas as mulheres que necessitam em detrimento de alcançar uma taxa específica em nível populacional, já que variará entre diferentes instituições com diferentes recursos, diferentes condições médicas, obstétricas e socioculturais (Betran et al., 2016).

As razões para incremento dos números de cesariana ao longo das últimas décadas são fenômeno complexo, em parte médico, mas também social, cultural, organizacional e econômico. Cunningham et al. (2009) apontam algumas possíveis explicações para esse fenômeno nos EUA, incluindo mudanças no perfil da população (maior proporção de nulíparas, uma vez que as mulheres estão tendo menos filhos, aumento de idade materna, aumento da prevalência de obesidade), mudanças na prática obstétrica (disseminação do monitoramento fetal contínuo intraparto, redução do parto pélvico vaginal, redução do uso do parto operatório com fórceps e vácuo-extrator, aumento das induções de parto, redução do parto vaginal após cesárea) e mudanças socioculturais (temor de processo por *malpractice* por parte dos médicos, aumento de cesarianas eletivas por opção da gestante etc.).

O título, frequentemente veiculado pela mídia, de campeão de cesáreas não é algo recente no Brasil. Os números do país já superavam 15% em 1971, e atingiam 31% em 1980, conforme informações da seguridade social. Na segunda metade da década de 1990, há um rápido incremento da taxa de cesárea, que ultrapassa pela primeira vez 40%, seguido de queda, resultando em 37% de cesarianas em 1999. A partir desse ano, o percentual cresce constantemente, superando novamente 40% em 2004, e atingindo 57% em 2014. Em 2015, pela primeira vez em 15 anos, esse índice diminuiu, recuando para 55,9% em 2018 (Figura 106.1).

Entretanto, as cesáreas não são uniformemente distribuídas no país. Nas regiões Sudeste, Sul e Centro-Oeste, de maior desenvolvimento econômico, a taxa de cesarianas é mais elevada, cerca de 60%, enquanto no Nordeste e no Norte situa-se entre 45 e 52%.

Uma das razões que explica a razão de a quantidade de cesariana ser mais elevada nas regiões mais ricas do país é a fonte de financiamento do parto. As regiões Sudeste, Sul e Centro-Oeste são as que apresentam maior cobertura assistencial por planos de saúde, e há associação desses percentuais com a cobertura local por seguro privado. Um grande inquérito nacional, realizado entre os anos de 2011 e 2012, encontrou 88% de cesarianas quando o financiamento do parto foi privado, enquanto no setor público esse percentual foi de 43% (Nakamura-Pereira et al., 2016).

Indicações

Os textos clássicos dividem as indicações da cesárea em absolutas e relativas.

Absolutas quando o feto vivo, morto ou embriotomizado não puder ser extraído por entre a bacia. É a cesárea via única. Mais corretamente, serão indicações absolutas quando não houver possibilidade de se obter concepto vivo pelas vias naturais. Nesse contexto, há ao menos quatro indicações absolutas de cesariana: placenta prévia total e parcial; malformações genitais que impossibilitem o parto vaginal (como septos transversos, atresias etc.); tumorações prévias (câncer cervical invasivo, mioma prévio etc.); e desproporção cefalopélvica (DCP) com feto vivo.

As indicações são relativas se a cesariana for melhor para a parturiente e para o produto do que a via vaginal. Eletivas ou optativas chamam-nas alguns; melhor é o conceito de que as últimas rubricas se aplicam exclusivamente às decisões tomadas antes do trabalho de parto e com membranas íntegras.

Há também aqueles que dividem as indicações da cesárea em maternas, fetais e materno-fetais. Entre as indicações maternas, estariam incluídas as raras patologias na mãe que elevam o risco da parturição (p. ex., síndrome de Marfan, doença coronariana instável, síndrome de Guillain-Barré, condições com elevação da pressão intracraniana). Entre as indicações fetais, destacam-se sofrimento fetal, malformações fetais, apresentações anômalas e doenças infecciosas maternas (HIV, herpes). As indicações materno-fetais são representadas pela DCP, pelo descolamento prematuro da placenta (DPP) e pela placenta prévia.

Na Tabela 106.1 enumeram-se as principais indicações da operação cesariana.

Em países desenvolvidos, cerca de 85% das cirurgias decorrem de quatro indicações principais: cesárea prévia, distocia, sofrimento fetal e apresentação pélvica. No Brasil, provavelmente outras causas estão implicadas na indicação da cesárea, como a demanda das parturientes no setor privado e a hipertensão materna no setor público.

Quando indicada por condição de urgência, preconiza-se determinado tempo ideal para sua realização. O National Institute for Health and Care Excellence (NICE, 2021) utiliza uma classificação de urgência que auxilia na recomendação do tempo ideal entre a indicação e o nascimento do recém-nascido:

- (1) Ameaça imediata à vida da mãe ou do feto (p. ex., ruptura uterina suspeita ou consumada, prolapso de cordão, bradicardia fetal persistente etc.)
- (2) Comprometimento materno ou fetal que não apresente risco à vida imediato
- (3) Sem comprometimento materno ou fetal, mas que necessite de nascimento em breve
- (4) Nascimento programado para atender à mulher ou aos profissionais.

Nas categorias de urgência 1 e 2 há recomendações que devem ser utilizadas pelos profissionais de saúde, no intuito de evitar desfechos desfavoráveis. Para categoria 1, a recomendação é que o nascimento ocorra o mais rápido possível, em geral até 30 minutos; e, para categoria 2, em até 75 minutos após a indicação da interrupção.

Cesárea prévia. A indicação prevalente na maioria dos serviços obstétricos é a mulher ter sido cesareada anteriormente (*Ressektio*). O postulado de Craigin – *uma vez cesárea, sempre cesárea* – dominou a prática obstétrica, especialmente nos EUA, por mais de 60 anos. Esse preceito está superado. Pacientes com uma cesariana anterior podem ser submetidas à prova de trabalho de parto. O parto vaginal após cesariana (VBAC) é tema importante na atual prática obstétrica e merecerá considerações à parte no presente capítulo.

Desproporção cefalopélvica. Indicação das mais frequentes em todas as séries publicadas, o que leva a questionamentos acerca do apuro de seu diagnóstico, visto que hoje

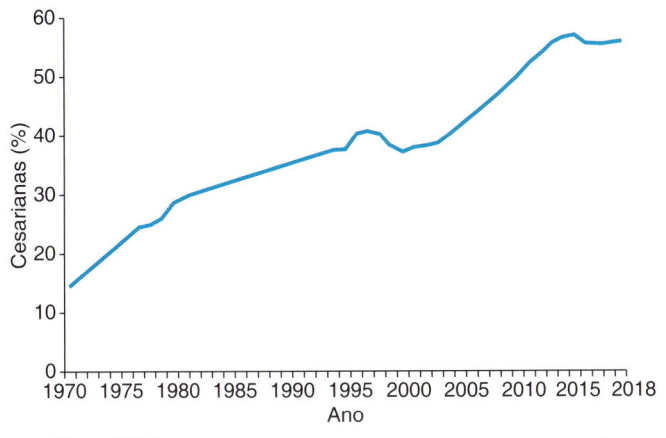

Figura 106.1 Evolução da taxa de cesariana no Brasil (1970-2018).

Tabela 106.1 Principais indicações de cesariana.

Absolutas

Placenta prévia

Malformações genitais (*i. e.*, atresias e septos vaginais)

Tumorações prévias (p. ex., miomas prévios, câncer cervical invasivo)

Desproporção cefalopélvica

Relativas

Maternas

Cardiopatias específicas (*i. e.*, síndrome de Marfan com dilatação da aorta, doença coronariana instável)

Pneumopatias específicas (*i. e.*, hipertensão pulmonar grave, síndrome de Guillain-Barré)

Dissecção aórtica

Condições associadas à elevação da pressão intracraniana

História de fístula retovaginal

Fetais

Crescimento intrauterino restrito com diástole da artéria umbilical zero ou reversa

Sofrimento fetal agudo

Prolapso de cordão

Apresentação pélvica ou córmica

Gemelidade com 1° feto não cefálico

Gemelidade monoamniótica

Trigemelar

Macrossomia presumida (> 5.000 g em não diabéticas e > 4.500 g em diabéticas)

Malformações fetais específicas (p. ex., teratoma sacrococcígeo volumoso, hidrocefalia com macrocrania etc.)

Herpes genital (primoinfecção no 3° trimestre e lesão ativa no momento do parto)

HIV (mulheres sem tratamento com TARV ou com carga viral > 1.000 cópias)

Materno-fetais

Acretismo placentário

Cesárea prévia

Descolamento prematuro da placenta

Distocia e falha de indução

Vasa previa

Placenta baixa distando > 2 cm do orifício interno do colo

TARV, terapia antirretroviral.

Tabela 106.2 Recomendações do American College of Obstetricians and Gynecologists (ACOG) para redução da cesariana em nulíparas por distocia.

A cesariana não deve indicada por fase latente prolongada (> 20 h em nulíparas e > 14 h em multíparas)

Trabalho de parto com progressão lenta não deve ser considerado indicação de cesariana

Dilatação cervical de 6 cm deve ser considerada o ponto de corte para a fase ativa da maioria das mulheres em trabalho de parto. Portanto, antes de 6 cm, os padrões da progressão da fase ativa não devem ser aplicados

Cesariana por parada de progressão no 1° estágio do parto deve ser reservada para mulheres ≥ 6 cm de dilatação, com membranas rotas que falharam em progredir a despeito de 4 h de contrações uterinas adequadas, ou ao menos 6 h de administração de ocitocina com contrações inadequadas e sem mudança cervical

Antes do diagnóstico de parada de progressão no 2° estágio do parto, caso as condições maternas e fetais permitam, deve-se seguir as seguintes recomendações:
- Aguardar ao menos 2 h de puxos em multíparas
- Aguardar ao menos 3 h de puxos em nulíparas
Durações mais longas podem ser apropriadas individualizando-se cada caso (como uso de analgesia peridural, má posição fetal)

Adaptada de ACOG, 2014.

---

randomizadas para cesariana. O ACOG e a Society of Obstetricians e Gynaecologists of Canada (SOGC) apontam, no entanto, que em pacientes criteriosamente selecionadas, o parto pélvico tem segurança similar à cesariana, com base em estudos observacionais de grande monta (ACOG, 2018; Kotaska et al., 2009) (ver Capítulo 91). Versão cefálica externa deve ser oferecida às mulheres com apresentação pélvica ≥ 36^{+0} semanas que desejam parto vaginal e não têm contraindicação (ver Capítulo 102).

Placenta prévia. Tradicionalmente, a cesárea é recomendada em todos os casos em que a placenta recobre o orifício interno do colo (placenta prévia total e parcial) (ver Capítulo 33). Nas situações não complicadas, a cesárea pode ser agendada para 36 a 37 semanas (Jauniaux et al., 2019). Quando o bordo placentário dista mais de 2 cm do orifício interno cervical pela ultrassonografia (US) transvaginal, estudos observacionais apontam que a probabilidade de parto vaginal é superior a 60%, e não é recomendada cesariana de rotina. Contudo, quando a distância entre o orifício interno do colo e a placenta é inferior a 2 cm (placenta de inserção baixa), a incidência da cesárea é elevada, podendo atingir 90% e com maior risco de hemorragia. Nessa situação, a via de parto deve ser discutida, ponderando-se, se houve histórico de sangramento ou não, e o desejo materno (Jauniaux et al., 2019). Logo que há diagnóstico de placenta prévia ou placenta anterior baixa em mulheres com cesariana prévia, deve-se buscar na US sinais de acretismo placentário. Uma vez diagnosticada essa condição, a gestante deve ser referenciada para um centro terciário e realizada cesariana eletiva com 35 a 36 semanas (Jauniaux et al., 2019). Caso decida-se pela histerectomia-cesárea, não se deve tentar realizar remoção da placenta.

Descolamento prematuro da placenta. Indicação quase universal estando o feto vivo (ver Capítulo 34). Estudos observacionais já demonstraram o benefício da cesariana nos casos de DPP com feto vivo. Recomenda-se que, nas situações em que o parto não é iminente, a cesárea seja praticada. Em caso de óbito fetal, prefere-se a indução do parto, geralmente rápida em face da elevação do tônus basal, especialmente após

---

são excepcionais os grandes vícios e deformações da bacia, cujas descrições ocupavam a maior parte dos antigos compêndios. Em parte, a elevada prevalência dessa indicação decorre da subjetividade de seu diagnóstico, e é comum sua associação às "paradas de progressão" do trabalho de parto. Estas, por sua vez, podem decorrer de distocias funcionais ou desproporção absoluta ou relativa (ver Capítulo 87). No intuito de reduzir as taxas de cesariana em nulíparas, o American College of Obstetricians and Gynecologists (ACOG, 2014) fez uma série de recomendações acerca da indicação por distocia, que se encontram resumidas na Tabela 106.2.

A indicação por DCP não deve estar calcada na estimativa de peso fetal e jamais deve ser baseada na altura da parturiente ou na pelvimetria (NICE, 2021).

Apresentação pélvica. Há evidências que abonam a cesárea na apresentação pélvica. O *Term Breech Trial* (Hannah et al., 2000) observou redução da mortalidade perinatal (1,3% *versus.* 0,3%) e da morbidade neonatal (3,8% *versus.* 1,4%) nas pacientes a amniotomia. Entretanto, em determinadas ocasiões, diante de quadro materno grave, pode ser necessária a realização da cesárea mesmo com o feto morto.

Falha de indução. Caso as condições maternas e fetais permitam, a cesariana por falha de indução na fase latente pode ser evitada, permitindo-se duração mais longa (até 24 horas ou mais) e requerendo que ocitocina seja administrada por, ao menos, 12 a 18 horas após ruptura das membranas antes de se determinar que houve falha de indução (ACOG, 2014) (ver Capítulo 23).

Gemelidade. A realização da cesariana na gestação gemelar visa reduzir a morbidade e a mortalidade do segundo feto. O único estudo clínico randomizado de maior monta não evidenciou benefício da cesariana quando o primeiro gêmeo está cefálico (Barrett et al., 2013). Quando a apresentação do segundo feto é não cefálica, são escassas as pesquisas que avaliam a melhor via de parto. O NICE (2019), do Reino Unido, recomenda a cesariana nessa situação. Na gravidez monoamniótica, a operação também está indicada em face do risco de entrelaçamento dos cordões umbilicais e/ou sua compressão durante a descida do primeiro concepto, de modo que é essa a recomendação do NICE. Nas gestações multifetais (três ou mais fetos) é manifesta a tendência pela universalidade da operação, ainda que desarrazoada por alguns (ver Capítulo 102).

Macrossomia presumida. A macrossomia está relacionada a anormalidades do parto, distocia de ombros, tocotraumatismo e lesão neonatal permanente. Nesse caso, a cesariana seria realizada a fim de reduzir o trauma que pode acompanhar a distocia de ombros. Para identificar os fetos sujeitos a essa complicação, tem-se utilizado a estimativa de peso por US. Contudo, a US não tem demonstrado melhor desempenho que a avaliação clínica pelas manobras de Leopold (Chauhan et al., 2005). A despeito da especificidade do exame, sua sensibilidade é baixa. Não há, até o momento, nenhum estudo randomizado que verifique o benefício da cesariana eletiva nos casos de suspeita de macrossomia fetal pela US. Dessa maneira, essa suspeita não deve configurar indicação de cesariana (Chauhan et al., 2005). O ACOG (2020) recomenda a cesariana apenas quando a estimativa de peso fetal for superior a 4.500 g em diabéticas e 5.000 g em euglicêmicas, tendo em vista a baixa acurácia da US na predição do peso fetal no 3º trimestre.

Malformações congênitas. Poucas são as malformações que indicam cesariana. A hidrocefalia com macrocrania e o teratoma sacrococcígeo maior que 10 cm à US têm essa indicação pelo risco de parto obstruído, assim como a gemelidade imperfeita de fusão lateral após 26 semanas.

Herpes genital. A realização da cesariana em mulheres com herpes genital tem por objetivo prevenir a infecção neonatal, que pode acarretar sequela neurológica e até a morte do infante. O risco de infecção neonatal parece ser maior quando a herpes genital se manifesta pela primeira vez no 3º trimestre (30 a 50%), conforme séries de casos. Desse modo, o Royal College of Obstetricians & Gynaecologists (RCOG) recomenda a cesárea eletiva em caso de infecção primária materna nesse período (Foley et al., 2014). Já quando a mulher apresenta infecção recorrente, o risco de passar para o concepto é menor, mesmo com lesão ativa no momento do parto (0 a 3%). Considerando o baixo risco de transmissão e a ausência de evidência do benefício da cesariana, o RCOG não recomenda cesárea nessa situação; contudo, o ACOG aconselha o procedimento para todas que tenham lesão ativa ou prodrômica no momento do parto (ACOG, 2007). Quando o

parto for iminente ou as membranas já estiverem rotas por mais de 4 horas, o benefício da cirurgia é questionável.

HIV/AIDS. A cesárea eletiva tem papel importante na transmissão vertical do vírus HIV, a despeito de aumentar significativamente a morbidade materna (ver Capítulo 66). A revisão sistemática da Cochrane apontou que a cirurgia é eficaz na prevenção da transmissão vertical do HIV em mulheres que não estejam tomando antirretrovirais ou estejam usando apenas AZT (Read e Newell, 2005). A recomendação do Ministério da Saúde do Brasil (2019) é que em gestantes com carga viral desconhecida ou maior que 1.000 cópias/mℓ depois de 34 semanas deve ser praticada cesariana eletiva após 38 semanas. Naquelas em uso de retrovirais e com carga viral suprimida, o parto vaginal é indicado. Nas gestantes com carga viral detectável, mas inferior a 1.000 cópias/mℓ após 34 semanas, permite-se o parto vaginal com uso do AZT venoso intraparto.

Prolapso de cordão. Geralmente, o prolapso de cordão requer cesárea de emergência (ver Capítulo 93). Entretanto, cerca de 20 a 30% dos casos apresentam-se com o colo totalmente dilatado e a cabeça insinuada, permitindo, por vezes, a aplicação do fórceps ou vácuo-extrator, com ou sem redução do prolapso.

Crescimento intrauterino restrito. Não há nenhum estudo randomizado comparando a via de parto de fetos com crescimento intrauterino restrito. Os resultados dos poucos estudos existentes são contraditórios, de modo que não existe evidência corroborando que a cesárea reduza morbidade e mortalidade perinatais. Há recomendação, baseada em opinião de especialistas, para realizar a cirurgia quando há diástole zero ou reversa da artéria umbilical, já que esses fetos raramente toleram o trabalho de parto. Nos casos com Doppler da artéria umbilical alterado, com diástole presente e/ou Doppler de cerebral média alterado, o parto vaginal é possível, não devendo ser recomendada rotineiramente a cesariana.

Hipertensão/pré-eclâmpsia. Não existem estudos randomizados para avaliar a melhor via de parto na pré-eclâmpsia. Estudos observacionais apontam que os desfechos materno e neonatal são similares ou até melhores com a indução do parto na pré-eclâmpsia com sinais de gravidade (Amorim et al., 2015). Apenas quando houver comprometimento fetal, com diástole zero ou reversa, parece haver benefício. A SOGC considera que todas as mulheres com quaisquer das formas de hipertensão na gravidez são candidatas ao parto vaginal, a não ser que haja outras indicações para cesariana (Magee et al., 2014). O ACOG também não recomenda a cesariana para nenhuma forma de hipertensão, mesmo para eclâmpsia; apenas pondera que a indução do parto tem alto percentual de falha antes de 30 semanas e, nessa situação, poderia ser recomendada cesariana para evitar maior demora (ACOG, 2019).

Descrição da técnica de Rezende

Dois pormenores se destacam na execução da cesárea como ensinada e praticada por Rezende: a incisão arciforme do útero e a da pele, também curvilínea, em pleno monte púbico.

Os trabalhos de Görttler e de Fuchs sobre a histologia do útero, completados pelo estudo de sua vascularização, demonstram que a incisão arciforme, semilunar, com cavo superior, no segmento, é o método mais lógico de histerotomia. No início do parto, com colo insuficientemente desmanchado ou dilatado, só ela ou as transversais permanecerão cervicossegmentárias. Os vasos da região sangram menos por serem paralelos à linha incisional. Após a saída do feto, a retração uterina é mais eficaz; diminui o risco de lesão da bexiga e a sutura torna-se fácil, exibindo começo e fim sem esforço.

Preferimos, para abertura do ventre, a incisão de Pfannenstiel. Sua execução, mais complexa que a via de acesso longitudinal, requer conhecimentos anatômicos e precisão técnica; mas o cirurgião experiente poderá praticá-la quase sempre.

Bem fundamentada, feita na direção das fibras dos tecidos, único meio de preservá-los, é o campo proporcionado por ela suficiente ao cumprimento de todos os tempos de cesárea. Na macrossomia e na síndrome de distensão segmentária, que enluva o concepto, estorvando-lhe a extração, os empecilhos serão os mesmos, ou superiores, se empregada a incisão longitudinal, uma vez que o diâmetro transverso do abdome inferior é cerca de 25% maior que a distância do umbigo à sínfise. A secção dos retos ou a providência de desinseri-los do púbis constituem recursos de emergência para a angústia de espaço.

Pouco alteradas as funções da parede abdominal, no pós-operatório imediato e na retomada das atividades normais da paciente, os resultados cosméticos da incisão de Pfannenstiel, situada em plena zona pilosa do monte de Vênus, integralmente dentro de seus lindes, como a fazemos, comprovam os extraordinários proventos estéticos. Cicatriz dissimulada, hérnias incisionais de surgimento excepcional, dores pós-operatórias reduzidas, morbidade baixa, tudo confirma seu emprego sistemático na cesariana.

Atualmente, a anestesia de escolha é a raquianestesia.

Em ambiente cirúrgico, feita a antissepsia e fixados os campos, o obstetra, colocado à esquerda, procede à abertura transversal da pele e do tecido conjuntivo frouxo, subcutâneo, por meio de incisão ligeiramente encurvada formando arco (cujo raio tenha de 10 a 12 cm), de cavo superior, pouco acima do púbis, em plena região guarnecida de pelos, o nível das espinhas ilíacas. Os limites laterais correspondem, de modo geral, às bordas superoexternas do pênil (Figura 106.2). Esse, situado diante da sínfise pubiana, é triangular, de base superior, e confina-se lateralmente com a prega inguinal, não tendo limites precisos superiores e inferiores. Acima, confunde-se com o hipogástrio e, abaixo, com os grandes lábios. A espessura do monte púbico também é muito variável, relacionada diretamente com o grau de nutrição, podendo ultrapassar nas mulheres obesas 8 a 10 centímetros. Estruturalmente, trata-se de camada célula-adiposa, limitada entre dois folhetos conjuntivos – *fascia superficialis* – revestida de tegumento e de pelos e que contém, em seu interior, um sistema de fibras elásticas, responsável tanto pela constituição do ligamento suspensor do clitóris como pela retração cutânea observada após a incisão da pele. A nutrição vascular é assegurada pelas artérias que provêm das pudendas internas, ramos da femoral; as veias orientam-se para o triângulo de Scarpa e deságuam ora na safena interna e, por intermédio dela, na femoral, ora diretamente na própria femoral; os nervos provêm dos ramos genitais do plexo lombar, que transitam pelo orifício externo do canal inguinal.

Ao progredir a incisão, observa-se que a ferida se vai abrindo espontaneamente, graças à distensão da parede abdominal, obtida pela postura da paciente. Pinçamento e cauterização dos vasos sanguíneos atingidos, secção, a bisturi, da aponeurose, bainha anterior do reto, feita pouco acima da incisão cutânea e também em ligeiro arco, de cavo superior, prolongando-se lateralmente de 1 a 2 cm por baixo da pele. Sobre a borda lateral do reto, sua bainha anterior tem duas camadas: uma superficial, de cada lado, formada pelas aponeuroses do grande e do pequeno oblíquo; a camada profunda está vinculada à aponeurose do músculo transverso (Figura 106.3).

A aponeurose será, em seguida, bem descolada para cima, em seu retalho superior, usando-se a tesoura na linha branca e a dissecção romba lateralmente (Figura 106.4). Cada um dos retos pode ser liberado da parede anterior de sua bainha, para cima, na direção do umbigo, em uma extensão de 8 a 10 cm. As aderências são frouxas, na maioria das vezes, por causa da embebição

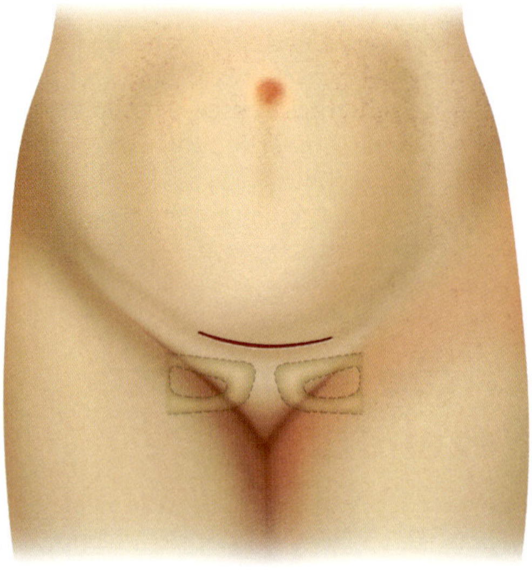

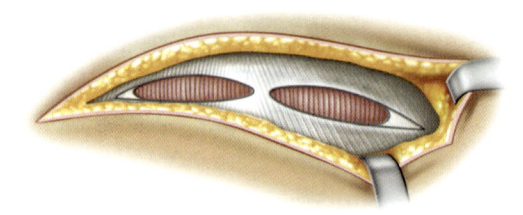

Figura 106.3 Abertura da aponeurose, no mesmo sentido da cutânea, mas em nível ligeiramente superior e prolongada, em ambos os lados, 1 a 2 cm por debaixo da pele.

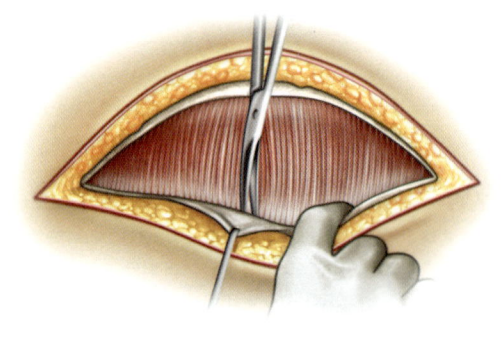

Figura 106.2 Indicam-se a incisão da pele e a do tecido conjuntivo frouxo, subcutâneo, arciformes, de cavo superior, passando 2 cm acima do púbis; as extremidades do corte e, consequentemente, todo ele, devem ficar, sempre que possível, dentro dos limites do monte de Vênus, para serem recobertos, posteriormente, com o crescimento dos pelos pubianos.

Figura 106.4 Descolamento da aponeurose. No retalho superior, em uma extensão de 8 a 10 cm; os dedos indicadores do cirurgião e do assistente levantam a parede das bainhas dos retos, de cada lado da linha branca, pondo-a sob tensão; surge, assim, septo mediano tendinoso curto, que será seccionado a tesoura.

gravídica. Os dedos indicadores esquerdos do operador e de seu assistente levantam a parede anterior das bainhas dos retos, de cada lado da linha branca, colocando-a assim sob tensão. Ela surge formando septo mediano tendinoso, muito curto, que divide o invólucro aponeurótico dos retos em duas partes.

Procede-se, a seguir, e de modo semelhante, com o retalho aponeurótico inferior; o indicador e o médio do cirurgião são mergulhados dos dois lados da linha branca (Figura 106.5); pinças de Kocher ou de Pauchet podem servir para suspender a parede anterior da bainha dos retos. A linha branca, dessa sorte esticada e tensa, é também incisada, para baixo, até a sínfise. Afastam-se os retos, por divulsão.

Abre-se o peritônio parietal com incisão longitudinal (Figura 106.6). A celiotomia transversa, preconizada por alguns, oferece vantagens apreciáveis em certos casos (Figura 106.7).

Colocam-se a valva de Doyen supravesical e faz-se incisão transversa do peritônio visceral, à altura da prega vesicouterina (Figura 106.8), e desnudamento pequeno do segmento inferior, com gaze montada em pinça (Figura 106.9) ou envolvendo o dedo.

A via de acesso ao útero – histerotomia – que já se fez em golpe único e vigoroso, hábito de inexperientes que ocasionou tantas lesões fetais, pode ser praticada de duas maneiras:

Punção do segmento inferior, na linha média, com pinça fechada (Kelly ou Kocher), aberta a seguir. A brecha possibilitará a penetração de um dos dedos indicadores, que a ampliará para a passagem do outro. Em movimento centrífugo, a abertura será aumentada, que toma, naturalmente, a direção curvilínea, imposta pela textura regional (Figura 106.10). É a *blunt incision*, que não secciona, apenas separa as fibras, obedecendo à sua disposição histológica. Repreende-se nesse procedimento a rudeza da

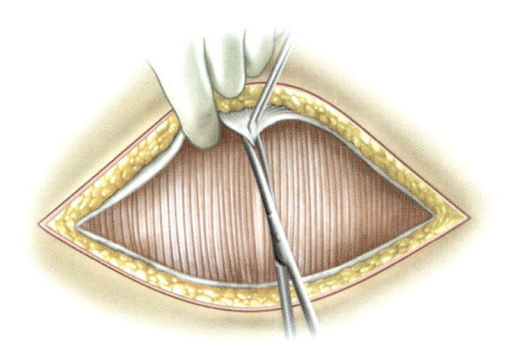

Figura 106.5 Descolamento do retalho aponeurótico inferior, incisado o septo mediano até a sínfise.

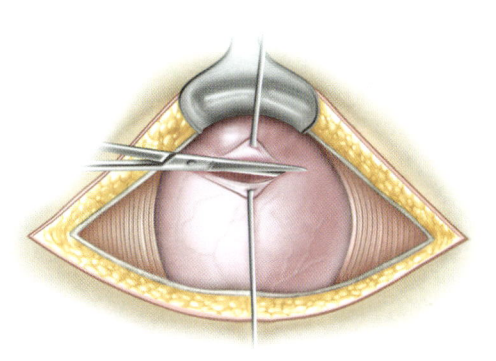

Figura 106.8 Abertura do peritônio visceral. Coloca-se a valva suprapúbica e incisa-se, no sentido transverso, o peritônio visceral, à altura da prega vesicuterina.

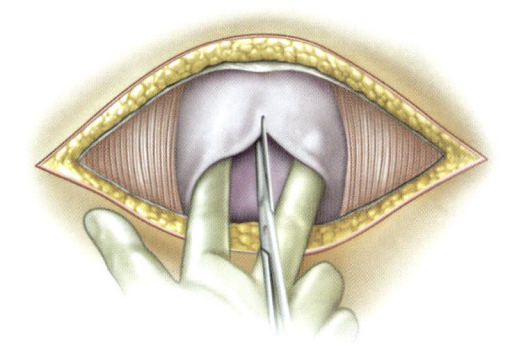

Figura 106.6 Incisão do peritônio parietal, no sentido longitudinal, segundo Pfannenstiel.

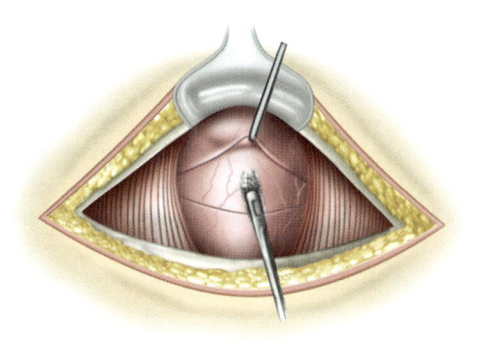

Figura 106.9 Descolamento do peritônio visceral. Ele é desapegado do útero, em uma extensão de 2 a 3 cm, para baixo e para cima, com gaze montada em pinça ou envolvendo o dedo.

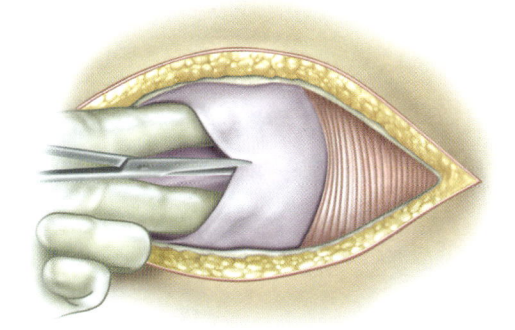

Figura 106.7 Incisão transversal do peritônio parietal, no mesmo sentido da diérese dos demais planos, e pouco acima da bexiga, é preferida por alguns cirurgiões.

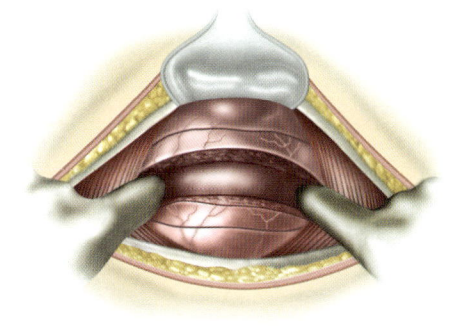

Figura 106.10 Histerotomia no segmento inferior, por punção prévia do órgão com pinça de Kelly, de Kocher ou bisturi, e subsequente divulsão bidigital.

dissociação, que não se detém sempre nos limites desejados. A literatura registra lesões da artéria uterina e dos ureteres, quando os dedos, traídos pela resistência inicial, avançam inopinadamente, em alguns casos a ponto de degolar o útero. Acrescente-se que as bordas da histerotomia, irregulares e denteadas, são feridas contusas a dificultar o esmero da sutura.

Marcar toda a incisão a bisturi, desenhando a forma desejada, arciforme, elevada nos ângulos para impedir o extravio na direção dos grossos vasos. O instrumento corta apenas a camada superficial do segmento, aprofundando-se, no centro, até atingir a câmara ovular (Figura 106.11). Pelo orifício obtido penetram os dedos que vão divulsionar as fibras e seguir o traço assinalado pelo escalpelo.

Nas cesáreas iterativas e nas eletivas, não é menos surpreendente que a espessura do segmento e sua vascularização aberrante, anômala, atemorize os mais experimentados. A precaução de delimitar o rumo da incisão pelo bisturi impede as irregularidades de suas bordas, permitindo apuro na colocação dos pontos. É o procedimento que atualmente adotamos.

Retira-se a valva de Doyen ao se proceder à extração do concepto, o que preferentemente pratica-se com a manobra de Geppert: orientada a cabeça do feto com o occipital voltado para a incisão e colocando a mão esquerda entre o púbis e a apresentação (Figura 106.12), enquanto o auxiliar faz ligeira pressão no fundo do útero. Jamais nos servimos rotineiramente de instrumentos para esse tempo de ato cirúrgico, obstétrico por excelência, a demandar presteza e combinação harmoniosa de movimentos entre o operador e seus auxiliares.

É conveniente a conduta expectante no secundamento. Retirado o feto, deve-se aguardar por um a três minutos a resposta uterina à injeção ocitócica intravenosa, oportunamente praticada, convenientemente o tempo hoje recomendado para clampeamento do cordão. Daí por diante, auxilia-se a dequitadura com a manobra de Credé. Diante da demora na resposta da víscera ao ecbólico e se a manobra cautelosa não completa o secundamento, recorra-se à extração manual da placenta, que, no entanto, aumenta a chance de endometrite. Aqui, como deve ser sempre a regra na cesárea, a revisão cavitária impõe-se de maneira rigorosa, com chumaço de gaze ou compressa pequena, montados em pinça longa, evitando-se a retenção de fragmentos cotiledonários, de membranas ovulares e remanescentes da decídua, causa tanto de hemorragias imediatas e tardias como de infecções.

Levantam-se os lábios da histerotomia com pinças não traumatizantes do tipo Allis. Enquanto o primeiro auxiliar traciona as pinças colocadas nas bordas do útero, oferecendo-as à sínfise, enceta-se a sutura, plano único, com categute cromado nº 0, em pontos separados (Figura 106.13). Há de evitar-se atingir a mucosa, cuidando para fazer a agulha penetrar e sair das paredes do segmento inferior sem transfixar a camada interna, que fica, dessa maneira, revirada para dentro e completamente cerrada, à medida que se aperta a costura.

Nem sempre é possível (operações iterativas, trabalho parturiente prolongado que adelgaça a região, varizes, placenta prévia-cesárea, grandes hemorragias) o esmero aconselhado, garantia de solidez da cicatriz. Se houver necessidade, serão colocados alguns pontos isolados, aqui e ali.

As condições locais favoráveis justificam, todavia, certos requintes na histerorrafia, com o exclusivo uso das agulhas previamente enfiadas (*sertie*) e o ponto conhecido como "*far and near*" rigorosamente extradecidual, com o qual se consegue afrontamento bem correto das bordas incisionais. Esse, talvez, seja o pormenor que mais importa, sobrelevando a preservação da camada interna com a sutura extradecidual. "*The greater the number of special sutures required for hemostasis, the weaker the scar*".

O esmero na histerorrafia, com pontos separados extradeciduais, vem sendo abandonado, e muitos tocólogos, malgrado as reservas dos competentes, preconizam o fechamento do útero em chuleio (Figura 106.14), assim se abreviando, também, essa fase da operação. Registra-se, todavia, em inúmeras publicações, que o chuleio, por sua simplicidade e rapidez de execução, é preferido por diversos especialistas.

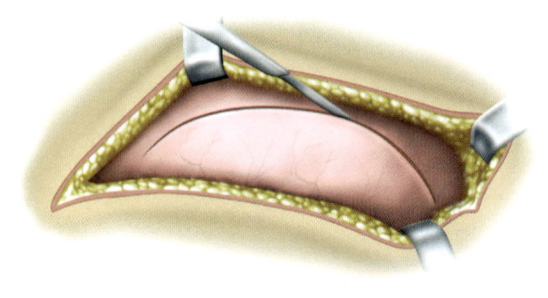

Figura 106.11 A direção da abertura do útero é traçada com o bisturi, que desenha a forma desejada, curvilínea, elevada nos ângulos para impedir o extravio na direção dos grossos vasos.

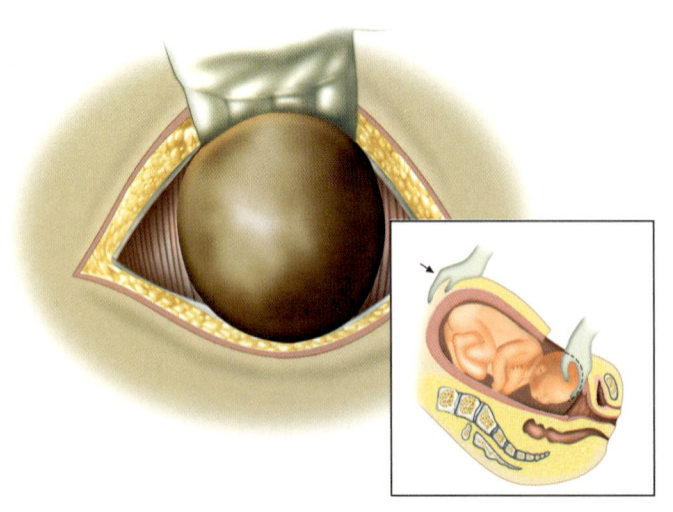

Figura 106.12 A extração do concepto feita manualmente, de preferência pela manobra de Geppert: a cabeça fetal deve ser orientada, trazendo-se o occipital à incisão; coloca-se a mão esquerda entre o púbis e a apresentação, enquanto o auxiliar faz pressão no fundo do útero.

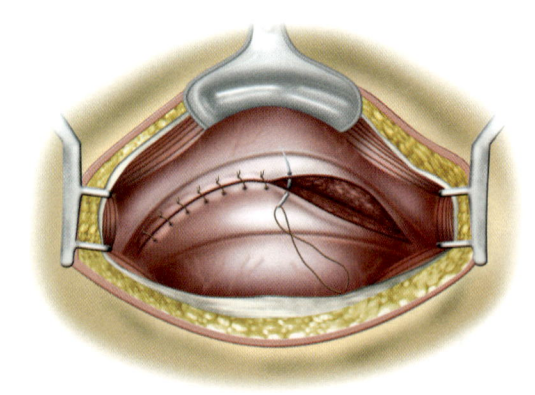

Figura 106.13 Histerorrafia. É feita em plano singular, e dispensada, por ser inútil, talvez prejudicial, a sutura dupla. Pontos separados, extradeciduais, que não atingem a mucosa, com categute cromado nº 0.

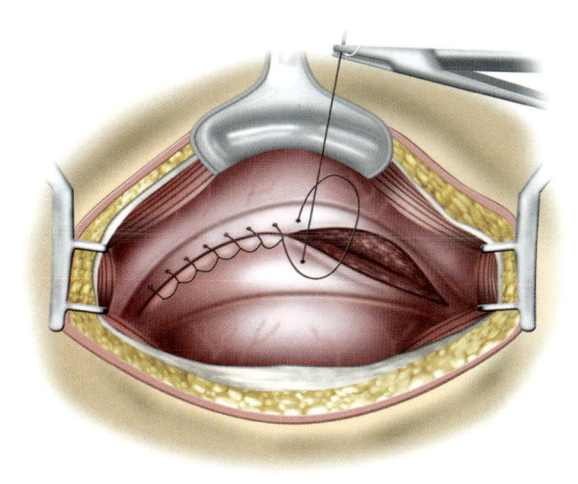

Figura 106.14 Histerorrafia em chuleio.

O fechamento do peritônio visceral (prega vesicouterina) faz-se com categute simples, de nº 3-0, fio duplo, em chuleio interrompido. Esse tempo da intervenção e a sutura do peritônio parietal vêm sendo omitidos por muitos cirurgiões, e considerados inúteis.

Procede-se à mudança de posição da paciente, obtida por movimentação da mesa, que lhe elevará moderadamente os membros inferiores e o tronco. Limpeza da cavidade abdominal, retirada de compressas eventualmente aí interpostas, e de eventuais coágulos.

Sutura do peritônio parietal com categute nº 2-0, simples, chuleio cruzado interrompido a cada 3 pontos. Ao atingir o plano muscular, aproximam-se as bordas internas dos retos com três pontos em U e fio de categute (Figura 106.15).

Fecha-se a aponeurose com o maior apuro, em pontos separados, de poliglactina/ácido poliglicólico nº 0 (Figura 106.16). O tecido subcutâneo é aproximado com categute simples nº 2-0 ou 3-0, em pontos isolados (Figura 106.17).

Realiza-se a sutura da pele intradérmica, com mononáilon nº 3-0 ou 4-0 com fio absorvível poliglecaprone nº 3-0.

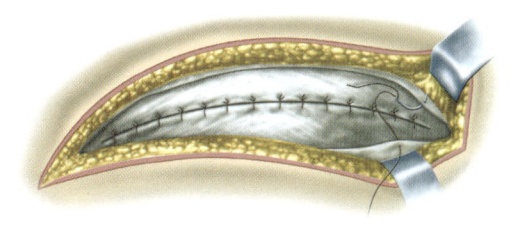

Figura 106.17 Síntese do subcutâneo: pontos separados de categute simples nº 3-0.

Modificações da técnica

Incisão abdominal. Nas derradeiras revisões sobre o tema, tem-se dado preferência à incisão de Joel-Cohen (Figura 106.18) em detrimento da incisão de Pfannenstiel. Metanálise avaliou 14 estudos randomizados sobre a técnica da cesariana, 11 dos quais comparando as técnicas de Pfannenstiel e de Joel-Cohen (incluindo Misgav-Ladach e variantes), além de dois que compararam incisão mediana com Misgav-Ladach (Hofmeyr et al., 2009). Os resultados apontaram vantagens das técnicas com incisão de Joel-Cohen sobre a de Pfannenstiel: redução da perda sanguínea, do tempo para extração do feto e da cirurgia, de febre, do tempo para ingesta oral, da duração da dor pós-operatória e necessidade de analgésicos. Na comparação com a incisão mediana, a técnica de Misgav-Ladach apresentou menor espoliação sanguínea, redução do tempo operatório e de permanência hospitalar, além de mobilização mais rápida. É provável, no entanto, que alguns desses benefícios estejam relacionados a outros itens da técnica de Misgav-Ladach (incisão de Joel-Cohen, histerorrafia em única camada e não fechamento peritoneal) e não ao tipo de laparotomia praticada, já que a maioria dos estudos compara essa técnica com aquela tradicionalmente preconizada (incisão de Pfannenstiel, histerorrafia em dupla camada, celiorrafia visceral e parietal).

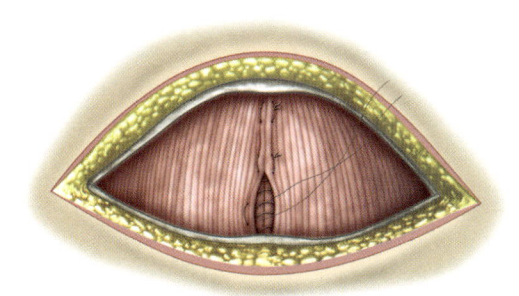

Figura 106.15 Aproximação dos músculos retos com pontos separados e não muito apertados, em "U", com fio de categute nº 2-0.

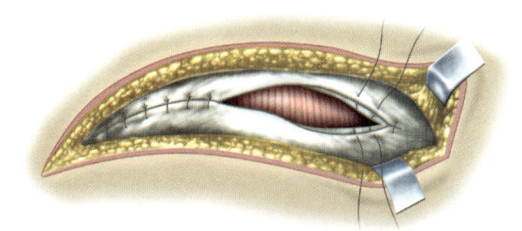

Figura 106.16 Sutura das aponeuroses, em plano singular, com pontos separados de poliglactina/ácido poliglicólico nº 0.

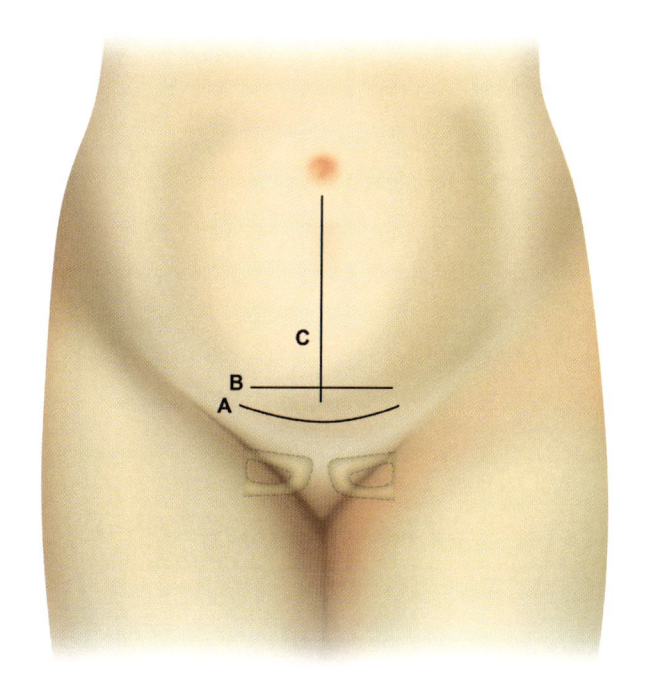

Figura 106.18 Tipos de laparotomia para operação cesariana: Pfannenstiel (A); Joel-Cohen (B); longitudinal (C).

Retalho vesical. Sua realização está associada com tempo maior até a extração fetal e do total de cirurgia, além de redução do nível de hemoglobina. Também está relacionada com maior incidência de micro-hematúria e maior necessidade de analgesia no pós-operatório (Berghella et al., 2005). Recomenda-se atualmente incisar diretamente o útero ao menos 1 cm acima da prega vesicouterina sem que se realize o retalho vesical, e sua prática é reservada aos casos em que a bexiga ocupa o segmento inferior.

Extração da placenta. Na cesárea a placenta pode ser extraída espontaneamente com auxílio da tração funicular ou manualmente. Acerca desse tema, 15 estudos randomizados foram incluídos na revisão da Cochrane (Anorlu et al., 2008), que evidenciou incidência majorada de endometrite e perda sanguínea, além de maior tempo de internação hospitalar nas pacientes que tiveram extração manual da placenta, favorecendo a prática de extração espontânea por tração controlada do cordão.

Histerorrafia. Segundo revisão de Dodd et al. (2014), a sutura uterina em uma camada esteve associada à redução de perda sanguínea, quando comparada sua realização em camada dupla. Contudo, tal como na discussão da incisão abdominal, a histerorrafia em camada única está relacionada nos estudos à técnica de Misgav-Ladach. O papel do uso da sutura dupla na redução da ruptura uterina em gestação subsequente permanece controverso. Algumas pesquisas observacionais apontaram redução na chance de ruptura uterina em mulheres que receberam sutura em dupla camada na gestação anterior. Contudo, o estudo CORONIS acompanhou as mulheres 3 anos após a randomização e não identificou diferença na mortalidade e morbidade de mães que tiveram histerorrafia única ou dupla (CORONIS Collaborative Group et al., 2016). Dessa maneira, naquelas que planejam gestações subsequentes, o profissional pode empregar a técnica de sua preferência (Dahlke et al., 2013). Nas que não planejam mais engravidar, a sutura em camada única parece ser mais apropriada. Acerca do tipo de fio utilizado, o estudo CORONIS envolveu mais de 9.000 mulheres e evidenciou que o categute cromado esteve associado à redução de necessidade de transfusão sanguínea e de complicações necessitando de nova laparotomia em comparação ao fio de ácido poliglicólico (CORONIS Collaborative Group et al., 2013).

Fechamento peritoneal. A última revisão da Cochrane sobre esse tema incluiu 21 ensaios clínicos com mais de 17.000 mulheres. A omissão da celiorrafia reduz o tempo operatório e de internação hospitalar (Bamigboye e Hofmeyr, 2014). Os resultados a longo prazo são limitados, mas a formação de aderências não apresentou diferença em quatro estudos que avaliaram esse desfecho.

Aproximação do subcutâneo. O fechamento do tecido subcutâneo já foi tema de sete estudos randomizados, incluindo 2.056 mulheres. Nesse caso, a realização da sutura esteve associada à redução de seroma e hematoma (Anderson e Gates, 2004). Quando o tecido subcutâneo tem menos de 2 cm parece não haver benefício em sua aproximação, mas as evidências são limitadas. O NICE (2021) recomenda a sutura do subcutâneo com mais de 2 cm de espessura e orienta a não colocação de drenos no local.

Outros procedimentos e técnicas de cesárea

Em algumas oportunidades clínicas, a técnica de operação cesariana, conforme descrita por Rezende e com os refinamentos recomendados pelas atuais evidências, poderá ser modificada na maneira de praticar a laparotomia ou a incisão do útero.

Incisão longitudinal

A despeito dos seus evidentes inconvenientes, tem a vantagem de possibilitar rápida laparotomia com boa exposição da matriz, o que a indica nos casos de urgência extremada e quando o cirurgião é pouco experiente, não dominando a técnica de Pfannenstiel. Também é praticada com frequência em casos de cesárea *perimortem*.

A Figura 106.18 mostra a direção e os limites que se podem prolongar acima da cicatriz umbilical, circundando-a pela esquerda ou pela direita.

Incisam-se a pele, o tecido conjuntivo frouxo, o subcutâneo e a camada gordurosa, até a linha branca, fazendo-se a laqueadura dos vasos. A hemóstase será cuidadosa, mas pode ser adiada, mantendo-se as pinças em posição, consoante a premência da liberação fetal, que justificará igualmente o abandono da colocação dos campos, a serem adequadamente fixados aos lábios da incisão.

Logo abaixo do umbigo, sítio em que é mais larga, incisa-se a linha branca com bisturi, e com tesoura de Mayo aumenta-se a secção até a sínfise. Essa *linea alba*, como septo sagital, divide, nitidamente, a bainha aponeurótica dos retos em dois compartimentos. Dissecção incruenta ou divulsão separam os músculos, surgindo a gordura pré-peritoneal, que é afastada ou cortada; vê-se então, por transparência, o peritônio, a ser também incisado com bisturi, entre pinças que o distendem e levantam, com a maior cautela, certificando-se previamente o cirurgião de não haver alça intestinal ou bexiga interpostas. A brecha peritoneal é prolongada com a tesoura, entre os dedos do operador, que suspendem a serosa e resguardam os órgãos cavitários.

A abertura do ventre não deve ser feita a partir de um só golpe profundo e enérgico, mas cuidadosamente efetuada. A delgadeza da parede abdominal, distendida pelo útero pejado, e a embebição gravídica favorecem frequentes lesões viscerais, que se devem à imprudência do cirurgião e, em certas oportunidades, produzem indesejadas sequelas.

Nesse momento, a posição de Trendelenburg afasta intestino e epíplon da pelve, e a colocação de valva de Doyen, suprapubiana, exporá a zona de histerotomia.

Metanálise avaliando as técnicas de fechamento de laparotomias medianas eletivas favorecem o uso sutura contínua com fios monofilamentares de absorção lenta (polidioxanona ou poligliconato) nas aponeuroses, que resultam em menor incidência de hérnias (Diener et al., 2010). Outro aspecto importante é que o comprimento da sutura das aponeuroses seja ao menos quatro vezes maior que o comprimento da incisão e distância de 5 mm entre os pontos. Os pontos devem ser dispostos com distância de 5 a 8 mm da borda da ferida (Israelsson e Millbourn, 2013).

Incisão de Joel-Cohen

A bibliografia recente alude, com frequência, aos préstimos da incisão de Joel-Cohen (ver Figura 106.18). Introduzida por Joel Cohen para a histerectomia abdominal em 1954, difundiu-se rapidamente também entre os obstetras. Essa incisão transversa e retilínea é praticada pouco acima daquela de Pfannenstiel, 3 cm abaixo da linha das cristas ilíacas anterossuperiores O tecido subcutâneo não é seccionado totalmente. A aponeurose é aberta por 3 cm na linha média, estendendo lateralmente sua abertura com tesoura, por baixo do tecido subcutâneo, sem perturbá-lo.

Os músculos não são separados de sua bainha. Não há dissecção da bainha subaponeurótica, que é aberta verticalmente por divulsão digital. A seguir, com ajuda de auxiliar, separam-se os músculos retos abdominais por tração lateral. Entra-se no peritônio por divulsão digital, abrindo-se o peritônio em direção transversa (Hema e Johanson, 2001).

Essa incisão oferece vantagens por envolver manuseio menor dos tecidos e redução do tempo operatório, estando indicada em emergências obstétricas, já que a abertura do ventre pode ser efetuada rapidamente. Todavia, é inquestionável que, ao ser efetuada 2 a 3 cm acima da de Pfannenstiel, não fica jamais dissimulada e seu aspecto cosmético é deplorável.

A fim de minorar as desvantagens cosméticas da incisão de Joel-Cohen, foram propostas modificações de sua técnica, praticando a incisão abdominal 3 cm acima da sínfise púbica (similar à de Pfannenstiel) (Ayres-de-Campos et al., 2000). Nesse caso, deve-se desviar superiormente a incisão, no momento da abertura subcutânea, para que se busque ficar acima da inserção dos músculos piramidais. Contudo, quase sempre é necessária alguma secção da bainha do reto abdominal, separando-a dos músculos piramidais, porém mantendo-se o princípio de não dissecar o espaço subaponeurótico.

Método de Misgav-Ladach modificado

Na década de 1980, Michael Stark começou a associar alguns refinamentos da técnica da cesariana, criando o método de Misgav-Ladach, nome do hospital em Jerusalém em que foi desenvolvido. A descrição desse método só veio a público em 1994 e consiste, fundamentalmente, na associação de três itens: incisão de Joel-Cohen, histerorrafia em uma camada e não fechamento dos peritônios.

Em 1999, Holmgren et al. descreveram todos os passos dessa técnica. Com a publicação de diversas metanálises sobre diferentes técnicas cirúrgicas aplicadas à cesariana, foram estabelecidas e incorporadas modificações ao método de Misgav-Ladach, caracterizando a cesariana minimamente invasiva e baseada em evidência científica. A seguir, os itens mais importantes para sua execução:

- (1) Em ambiente cirúrgico, sob raquianestesia, é feita a antissepsia e são fixados os campos. A paciente é colocada em posição de Trendelenburg moderada, com o tronco e as pernas inclinadas de 35° a 45°. O obstetra, colocado à esquerda, procede à abertura transversal não arciforme da pele consoante os préstimos da incisão de Joel-Cohen modificada, pois não se estende aos 17 cm recomendados originalmente, nem é feita 2 a 3 cm acima da Pfannenstiel, locando-se no limite da implantação dos pelos pubianos (à semelhança da Pfannenstiel), conforme mostra a Figura 106.19
- (2) O tecido subcutâneo não é seccionado totalmente, apenas aprofundado na porção medial, em direção à aponeurose do músculo reto abdominal, que é seccionada, na linha média, em 3 centímetros, como mostra a Figura 106.20
- (3) Abertura da parede abdominal dá-se com discreta secção da aponeurose do reto abdominal, com bisturi, liberando os músculos piramidais, no intuito de facilitar a interposição digital que irá divulsionar com dois dedos delicadamente a *linea alba*, cranialmente e caudalmente, expondo *fascia tranversalis* logo abaixo e afastando as bordas das aponeuroses e do reto abdominal entre si, como mostra a Figura 106.21

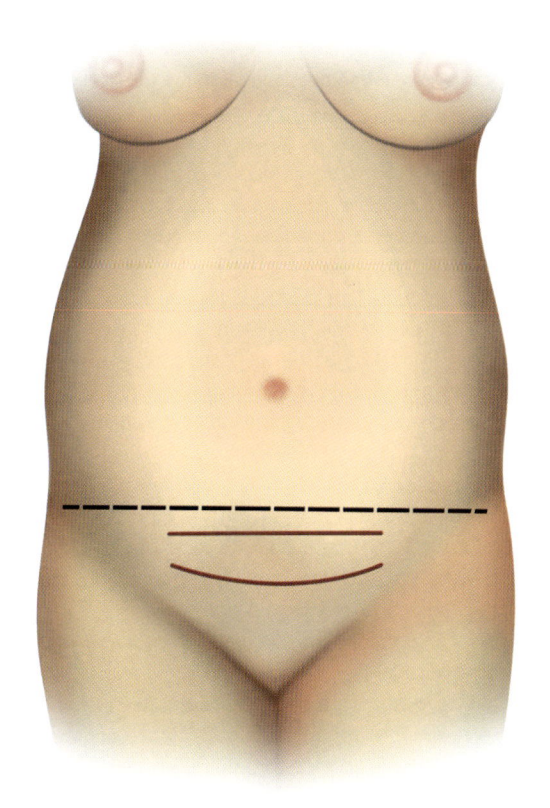

Figura 106.19 Representação da incisão de Joel-Cohen-modificada.

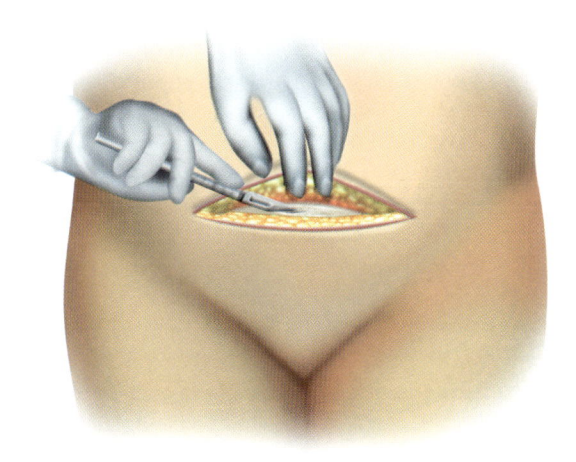

Figura 106.20 Representação da incisão do subcutâneo e da aponeurose.

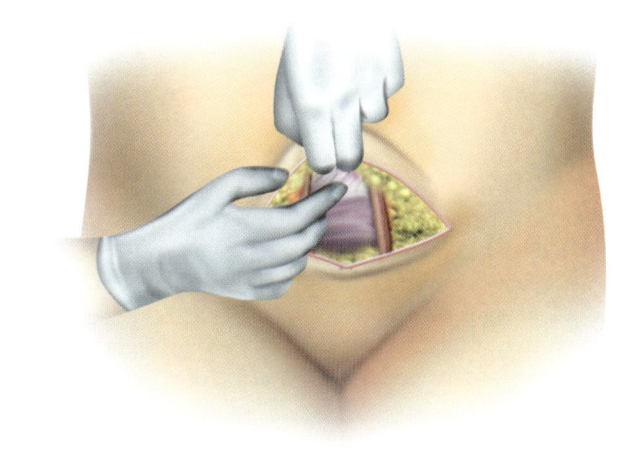

Figura 106.21 Representação do afastamento da aponeurose do músculo reto abdominal.

937

- (4) Avistado o peritônio parietal, deve-se, ainda se utilizando divulsão bidigital, tracioná-lo o mais cranialmente possível, direcionando as forças digitais no sentido cranial e caudal, a fim de prover abertura transversal, minimizando lesões intestinais e vesicais
- (5) Nesse momento, deve-se identificar o segmento inferior do útero e o limite superior da prega vesical. Utiliza-se o bisturi para fazer incisão transversal superficial ao longo do peritônio visceral, ao menos 1 cm acima do limite da bexiga, evitando-se os vasos sanguíneos eventuais. Um afastador móvel, tipo Doyen, deve ser colocado a fim de garantir visibilidade ao cirurgião. Não se deve realizar o rebaixamento da bexiga, com cotonete, gaze montada ou com o próprio dedo, procedimento que propicia maior sangramento na prega vesicouterina e determina hematúria e queda do hematócrito
- (6) Com o próprio indicador direito, ou mediante pinça delicada (tipo Kelly), deve ser feita pequena incisão medialmente na incisão uterina já traçada com bisturi, ampliando-a transversalmente em ambos os lados, cuidando de abrir mais lateralmente à direita, vez que o útero no termo apresenta dextrodesvio
- (7) A extração fetal é feita de modo habitual, à manobra de Geppert modificada
- (8) Retirado o concepto, a placenta, que na técnica original é removida manualmente, sofre tração funicular, acompanhada ou não de expressão fúndica; ao mesmo passo, é infundida ocitocina, que pode ser feita em 5 UI em *bolus* (por ao menos 1 min), após a qual pode ser iniciada a infusão da dose adicional de ocitocina (10 a 20 a 40 UI em 500 mℓ a 1 ℓ de soro) por 4 horas
- (9) O procedimento original de Misgav-Ladach recomenda que, após a dequitadura, o útero seja exteriorizado a fim de permitir massagem hemostática e facilitar a histerorrafia, encurtando o tempo para sua execução. Não realizamos esse procedimento de rotina, procedendo ao fechamento uterino e sua eventual massagem com a víscera confinada à cavidade
- (10) A revisão do conteúdo uterino há de ser feita de maneira meticulosa utilizando-se compressa limpa ou chumaço de gaze em pinça longa, evitando-se manuseio da cavidade uterina, para se retirar todo fragmento placentário. Dispensamos a dilatação do colo nas pacientes fora de trabalho de parto a fim de liberar os lóquios
- (11) O reparo da parede uterina deve ser feito utilizando-se sutura contínua, com pontos ancorados, em camada única. Deve-se utilizar fio categute cromado (ou equivalente em termos de reabsorção), número 1 ou 0, com agulha romba grande (diâmetro > 40 mm). Inicia-se a síntese pelo lado esquerdo, com pegadas amplas, mas longe da bexiga. Excepcionalmente, admite-se uma segunda camada de síntese, notadamente nas cesáreas eletivas, em que não há formação do segmento inferior, espessa a região uterina a ser suturada. Incentiva-se, pelo geral, sutura em camada única, por ser mais rápida e promover menores morbidade febril puerperal e isquemia miometrial, determinando melhor cicatrização tecidual com menor ocorrência de saculações. Não se deve olvidar de rever minuciosamente a hemostasia da histerorrafia, cuidando-se de, ainda sangrando em alguma área da histerotomia, perpetrar ponto simples em cruz, que provê ótima síntese
- (12) Com pinça longa tipo anatômico, ou mesmo com os dedos, tentar retirar o máximo possível de coágulos da cavidade peritoneal. Deve-se evitar fazê-lo com compressas para não retirar o líquido amniótico, cujas propriedades bacteriostáticas são de interesse à cesareada. Ademais, a menor interferência na vizinhança intestinal colaborará para menor dor no pós-operatório, menor incidência de íleo paralítico e inserção precoce da dieta
- (13) Não recomendamos o fechamento do peritônio visceral e parietal, mas a revisão de sua hemostasia não deve ser negligenciada

- (14) Da mesma maneira, pode-se omitir a aproximação dos músculos retos abdominais. Em caso de aproximação dos mesmos, pode ser realizada pela técnica já descrita
- (15) Se nenhuma síntese foi proposta até agora, não se deve economizá-la no fechamento da aponeurose. Os pontos devem iniciar-se na extremidade esquerda da ferida operatória da paciente, o primeiro ponto invertido (para não causar granuloma no subcutâneo), utilizando-se fio poliglactina/ácido poliglicólico nº 1 ou 0 ou que seja de absorção lenta, mas que seja forte suficiente para permitir deambulação precoce-segura. A técnica original pressupõe a utilização de pontos em chuleio, não ancorados (para permitir melhor vascularização tecidual), para fechamento da aponeurose. Aqui salientamos o risco imanente de evisceração no caso de deiscência de um único ponto da aponeurose, desvantagem maior da síntese contínua dessa fáscia, pelo que se pode proceder a interrupções intermitentes da sutura
- (16) O subcutâneo deve ser poupado de síntese. Os fios nesse plano, demais de aumentar a incidência de seroma, prolongam sua cicatrização natural. Exceção àquelas com manta subcutânea maior que 2 cm, quando a sutura dá maior segurança ao fechamento da pele, a ser feita com categute simples nº 2-0 ou 3-0, em pontos separados
- (17) A cirurgia de Misgav-Ladach não prevê pontos na pele. Advogam apenas o uso de pinça Allis ou Babcock, de modo simétrico, durante 5 a 10 minutos, na extensão da ferida operatória. Optamos por sutura intradérmica, com fio poliglecaprone nº 3-0 incolor, que propicia resultados estéticos imediatos, maior segurança para mobilização precoce, menor incidência de queloides e prescinde sua retirada. Mas a técnica de fechamento da pele pode ser executada conforme preferência do cirurgião
- (18) Tão logo a paciente saia da recuperação pós-anestésica, devem ser oferecidos líquidos por via oral; os casos de íleo paralítico são raros. Findos os efeitos anestésicos (após cerca de 4 a 6 horas), a paciente deve deambular a fim de reduzir riscos trombóticos e dor pós-operatória.

Incisão do útero

A histerotomia, como se viu anteriormente, deve ser preferentemente praticada no segmento inferior, seguindo direção arciforme, com o cavo voltado para cima (Marshall-Fuchs). Há, no entanto, diversas maneiras de se atingir o segmento inferior, e a Figura 106.22 indica, esquematicamente, nomenclatura e direção das principais.

A incisão de Krönig (ver Figura 106.22 C), em nosso entender, é apenas indicada na síndrome de Bandl-Frömmel e quando o anel de contração for irredutível. Esse, comumente, desaparece ao aprofundar-se a anestesia, e a histerotomia se fará arciforme, obediente à textura e à vascularização do segmento.

Pode ocorrer, todavia, que aberto o útero da maneira curvilínea aconselhada venha, somente então, a surgir o anel contratural, e a víscera, enluvando o concepto, torne a extração impossível. É acidente que acompanha as apresentações córmicas negligenciadas, e o cirurgião o dominará seccionando o anel e prolongando a incisão para cima, na direção do corpo da matriz, tornando-a em forma de "T invertido".

A operação cesariana com incisão corporal no útero (cesárea clássica, ou "à l'ancienne mode", como a estigmatizou Couvelaire, no primeiro quartel do século) é intervenção obsoleta, que tem poucas e raras oportunidades. Vive a cesárea clássica das contraindicações da segmentária.

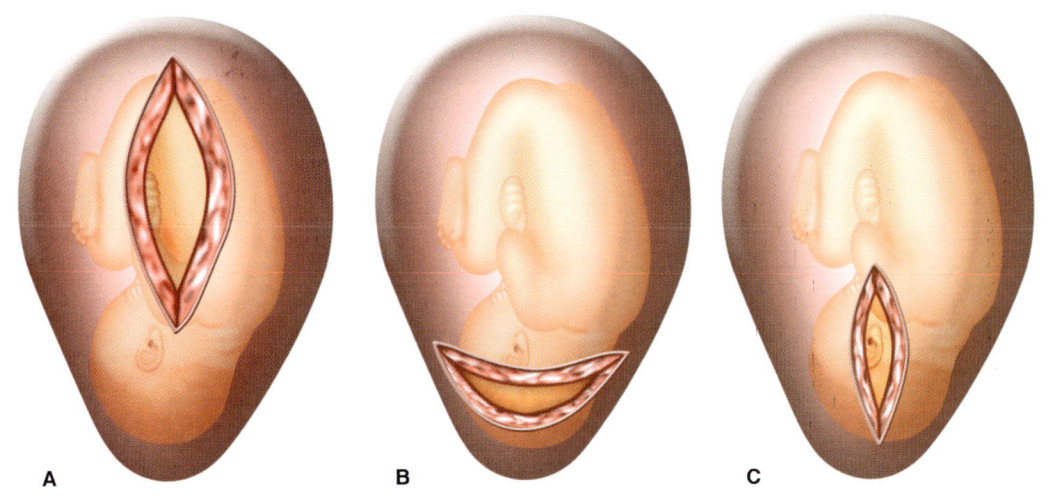

Figura 106.22 Incisões do útero. **A.** Corporal, para a cesárea clássica. **B.** Segmentária, arciforme, a que melhor se apoia na histologia e vascularização regionais, de Marshall-Fuchs. **C.** Segmentária, longitudinal, de Krönig.

Seus inconvenientes, notórios (maior perigo de infecção; incidência significativa de ruptura do útero ou de deiscência da cicatriz em gravidez ulterior; aderências, por vezes graves e sérias, favorecidas pela impossibilidade de peritonização, o que é atualmente contestado etc.), não são suplantados pelo único mérito: rapidez e facilidade de execução.

Poderá, no entanto, ser excepcionalmente praticada:

- *Perimortem*
- Para interromper a gravidez no 2º trimestre (*microcesárea*). Mesmo aqui, preferimos a histerotomia segmentária, após abertura e descolamento da prega vesicuterina, recomposta, facultativamente, em seguida ao esvaziamento e à sutura do útero
- Em casos de inacessibilidade do segmento inferior como cifoscoliose acentuada; abdome pêndulo, em grande multípara obesa, com feto macrossômico; aderências irredutíveis, subsecutivas, em geral, a outra histerotomia corporal; segmento inferior patológico, sede de varizes, extensas e calibrosas, ou de miomas; operações ginecológicas anteriores, pexias e plásticas, envolvendo fixação da bexiga ao fundo uterino, ou dela se servindo para a peritonização
- Diante de dificuldades técnicas insuperadas e havendo o propósito de praticar esterilização cirúrgica.

A técnica da cesárea clássica é singela. Laparotomia mediana infraumbilical, que se aumentará, quando conveniente, acima do umbigo.

Retifica-se a posição do útero, trazido à linha média do ventre e aí mantido por ajudante, corrigindo-se assim eventuais desvios e torções do órgão. Duas compressas umedecidas em solução fisiológica morna afastarão alças intestinais e epíplon do campo operatório, protegendo a grande cavidade da penetração do líquido amniótico que fluirá para ela.

A histerotomia, de 10 a 12 cm, será feita no sítio representado nas Figuras 106.22 A e 106.23, e é comumente acompanhada de hemorragia profusa; a liberação do feto não apresenta dificuldades e se obtém, quase sempre, pela extração podal. É o momento de se aplicar injeção intravenosa de ocitócico) que facilita a dequitadura, completada por expressão.

Limpeza minuciosa da cavidade uterina, retirando-se eventuais fragmentos das membranas e sutura do útero (ver Figura 106.23), tempo principal da intervenção.

O primeiro plano, em pontos separados de categute nº 2-0, cromado, não deve englobar a mucosa; o segundo e o terceiro,

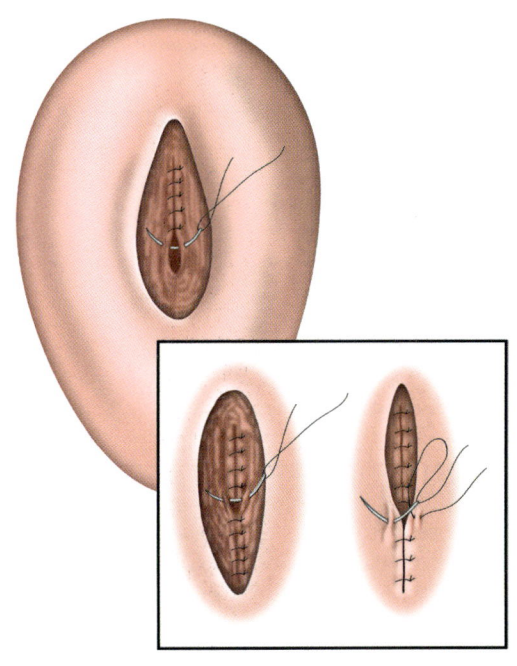

Figura 106.23 Peculiaridades da sutura do útero na cesárea corporal. A primeira sutura, músculo-musculosa, em pontos separados, poupa cuidadosamente a mucosa; é a segunda, de pontos separados, ainda músculo-musculosa, que recobre a anterior; a última camada, serosserosa, ficará reforçada se não se ativer ao peritônio visceral e incluir pequena porção superficial do miométrio.

de reforço e recobrimento, serão igualmente de pontos separados e com o mesmo tipo de fio. Há de evitar-se o emprego de categutes grossos, e os nós não se apertarão demasiado, para não desvitalizar os tecidos.

Operações complementares

No decurso da laparotomia para cesárea tem-se discutido a conveniência de praticar outras operações necessitadas pela paciente. Qualquer tipo de cirurgia complementar à tomotocia, sobretudo a intestinal, agrava o prognóstico e piora a morbidade por aumentar o tempo operatório e propiciar acidentes. Admissível somente a intervenção impostergável (hérnia estrangulada, apendicite aguda, torção de tumor genital), cujas indicações são excepcionais. Contemporâneas ao termo da gravidez, em geral, indicam a cesárea concomitante, consoante o discutido anteriormente.

A esterilização cirúrgica pela ligadura, secção ou exérese das tubas uterinas, cuja técnica é apontada em outro momento desta obra, não se enquadra nas nossas reservas. Indicada, de acordo com a lei do planejamento familiar (ver Capítulo 107), pode ser praticada por ocasião da cirurgia. A esterilização jamais deve ser motivo único para realização da cesárea, uma indicação eticamente condenável e ilegal.

Complicações peroperatórias

A relativa simplicidade técnica da cesárea, o alargamento de indicações e a repetição, na mesma paciente, de grande número de intervenções fizeram nascer novo capítulo no estudo do parto abdominal: sua patologia, aí reunindo as dificuldades que lhe perturbam a execução, as complicações e os riscos. Nesse domínio figuram ainda os percalços que acompanham a mulher cesareada, os procedimentos aconselháveis para o seguimento imediato e remoto dos casos, além de certas insignificâncias capazes de assegurar a perfeição da histerotomia e a confiança nas suturas.

A hemorragia, a extração fetal difícil e as aderências (vesicais, epiploicas, intestinais) são os principais estorvos encontrados durante a realização da cesariana, mas há outras intercorrências possíveis de embargar-lhe o curso, embora mais infrequentes.

Hemorragia

Habitualmente, é sempre importante a perda de sangue ocorrida na cesárea, representando, quando imoderada, a complicação mais assídua da intervenção. Estima-se que, em média, a perda sanguínea decorrente da cirurgia seja de 1.000 mℓ. Tradicionalmente, define-se a hemorragia após cesariana como a espoliação superior a esse montante. Muitos propuseram outros parâmetros para defini-la: declínio de 10% do hematócrito; necessidade de transfusão de hemoderivados; presença de sinais ou sintomas de hipovolemia; não obstante todos sejam prejudicados pela dependência do estado da gestante antes da cirurgia, relativizando-os. É certo que a maioria das mulheres apresenta somente sintomas leves após perda de 1.000 mℓ, enquanto ≥ 3.000 mℓ levam ao choque grave e colapso vascular muitas vezes (Bonanno e Gaddipati, 2008).

A incidência da hemorragia parece ser maior na cesárea que no parto vaginal. Um estudo sueco, envolvendo aproximadamente 6 mil cesarianas, registrou prevalência de complicações hemorrágicas relacionadas ao procedimento de 10% (Karlström et al., 2013). Nesse mesmo estudo, o risco de desenvolver complicações hemorrágicas foi 2,5 vezes maior em mulheres submetidas à cesáreas eletivas e de 2 vezes maior em mulheres que tiveram cesárea de urgência quando comparadas a mulheres com parto vaginal (Karlström et al., 2013).

Em estudo prospectivo multicêntrico, demonstrou-se que 3,2% das pacientes submetidas à cesariana primária necessitam de transfusão durante ou após o parto. E essa taxa é de 2,2% naquelas que realizaram cesárea de repetição (Rouse et al., 2006).

Não há dúvida de que a atonia uterina contribui para a maior parte dos casos de hemorragia pós-parto (ver Capítulo 97), a despeito de casuístas mais recentes revelarem tendência de o acretismo placentário tornar-se a indicação prevalente da histerectomia pós-parto (ver Capítulo 107). Além dos fatores de risco bem estabelecidos, como aqueles que levam à sobredistensão uterina, merece destaque, nos casos de cesariana, a anestesia geral, que eleva a necessidade de transfusão em 4 a 7 vezes (Rouse et al., 2006).

A rica vascularização do segmento inferior, a presença de ectasias e as inserções placentárias baixas criam condições favoráveis ao dessangramento da operanda.

Provém, em geral, da lesão dos grandes pedículos vasculares dispostos lateralmente, mas obviada ou amenizada se a histerotomia se fizer arqueada. As extensões da histerotomia em geral decorrem da inserção profunda da apresentação fetal, visto por que se aconselha que um assistente a faça refluir por via vaginal ou utilizar-se da grande versão.

Magann et al. (2002) investigaram o vulto da hemorragia subsequente à histerotomia por divulsão (*blunt incision*) ou com incisão a tesoura, concluindo que a divulsão determina perda sanguínea mais reduzida.

É a espoliação desconcertante quando a incisão, não importa o tipo, faz-se em sítio de vascularização anárquica, varicosa, brotando o sangue, em jorros, tanto dos lábios da incisão como das veias e artérias atingidas, por isso que poupá-las é impossível. São hemorragias profusas, que enchem o campo e o tornam impraticável, contingência agravada quando coincidente a inserção baixa da placenta na face ventral do órgão (placenta prévia-cesárea) (Figura 106.24). O sangue não tem aqui sua fonte principal na dequitação extemporânea, mas nas alterações histológicas e neovasculares que a região experimenta com a nidificação heterotópica. Representam integralmente, na extensão que o termo comporta, inserções anômalas: na topografia, na vascularização irregular do segmento e em profundidade (placentas acretas, incretas e percretas). A dequitação manual que não se conseguir levar a cabo satisfatoriamente, apesar de processada a céu aberto, sugere a exérese do útero.

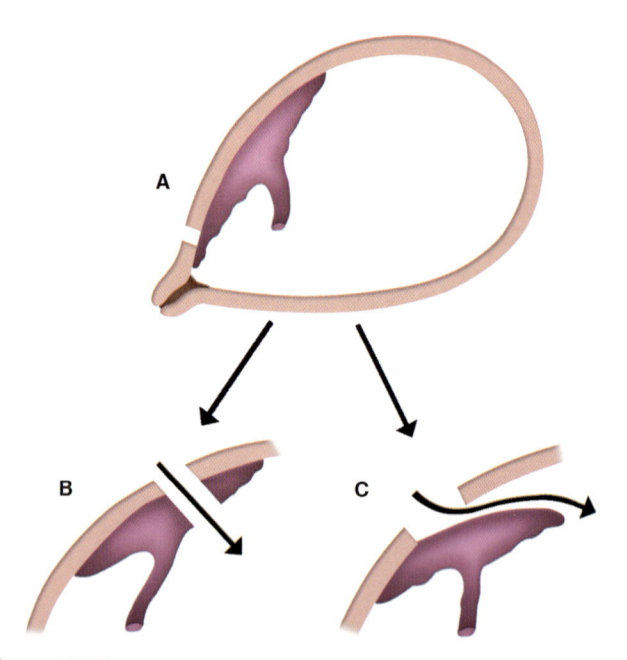

Figura 106.24 Placenta prévia-cesárea. Representação esquemática da histerotomia quando coincidente com a inserção placentária. A incisão do útero (**A**) determina hemorragia de monta que se há de combater com rapidez e precisão técnica: seccionando a placenta, atravessando-a (**B**), ou descolando-a e indo em busca do feto, cuja extração demanda urgência extremada (**C**).

Nas cesareadas mais de uma vez e nas pacientes de idade avançada, é apropriado o achado de vasos aberrantes, a emergirem da zona subjacente à bexiga, durante o descolamento do retalho inferior da prega vesicouterina (Figura 106.25), que por isso deve ser evitado. De domínio difícil, essas hemorragias dessangram rapidamente a paciente.

A sutura deve obter boa hemóstase, e não se fechará o ventre sem o satisfatório inventário de todas as possíveis causas da perda de sangue. A hipotonia costuma responder bem à injeção intravenosa dos ocitócicos feita oportunamente (5 a 10 UI em *bolus* lento, seguidas de 20 a 40 UI em soro de 500 mℓ a 250 mℓ/hora); alguns protocolos recomendam o misoprostol, que, entretanto, necessita que se altere a posição da paciente e se movam os campos para sua inserção por via retal, o que pode deter a cirurgia por algum tempo. A via sublingual aqui seria ideal, porém não estão disponíveis comprimidos de misoprostol para essa via no Brasil. O ácido tranexâmico também está recomendado na primeira linha de tratamento da hemorragia pós-parto. Em geral, o massageamento do útero e a suspensão das bordas da incisão pelas pinças colocadas permitem encetar logo a histerorrafia, decisiva para conter a hemorragia.

Ligadura da artéria uterina. A ligadura bilateral do ramo ascendente da artéria uterina, incluindo na sutura porção substancial do miométrio, como recomendada por O'Leary et al. (1974), é procedimento que se há de tentar sempre, antes de recorrer à histerectomia-cesárea (Figura 106.26 A). Tem maior eficácia se a origem do sangramento estiver na zona corporal da matriz (atonia), porém dá menos resultado nas hemorragias segmentárias (placenta prévia, acretismo, rupturas cervicossegmentárias), quando a ligadura deveria ser feita à altura da crossa para diminuir a pressão arterial no ramo cervical descendente da artéria uterina. Clark (1988) recomenda que as ligaduras baixas, atingindo a artéria uterina ascendente da maneira tradicional, devem ser acompanhadas, sempre, de outra laqueadura, alta, no ponto em que se dá a anastomose com o ramo ovariano da referida artéria uterina, circundando o ligamento útero-ovariano (Figura 106.26 B). Esse procedimento, no entanto, apresenta inconvenientes sérios, desde as condições anatômicas difíceis, representadas pelos riquíssimos plexos venosos laterouterinos e a grande proximidade da uterina e do ureter, até a própria visão do campo cirúrgico, tomado pelo sangue originado das bordas da histerotomia e da cavidade que o inunda caudalosamente.

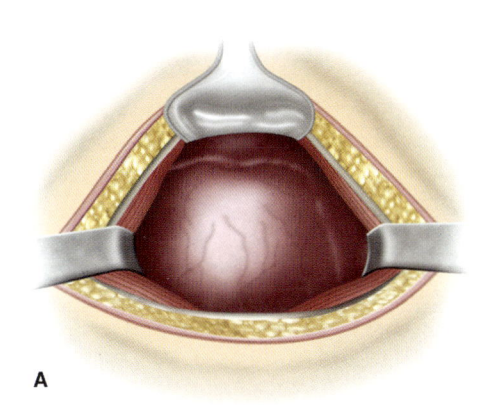
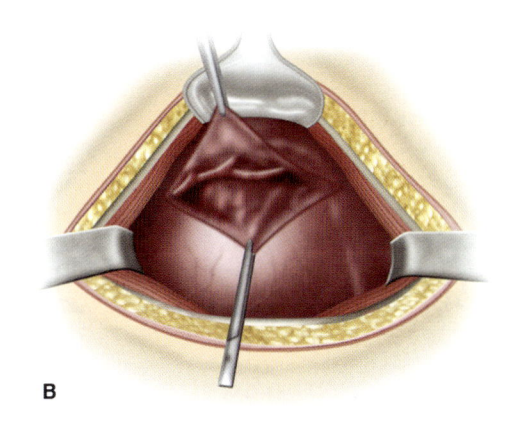

Figura 106.25 A. Varicocele uterina. Hemorragia temível para afastar, incisando-se o peritônio acima da prega vesicouterina, ou desviando-se a direção da histerotomia. **B.** Veias retrovesicais, que podem ser lesadas ao se proceder ao descolamento da bexiga e do peritônio visceral.

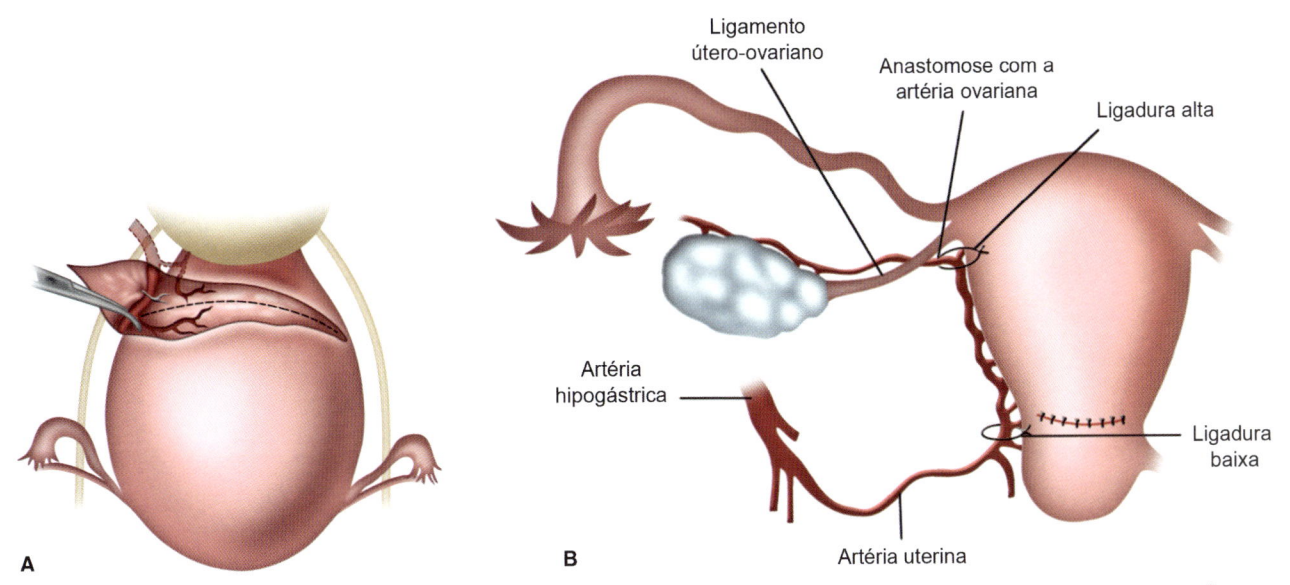

Figura 106.26 A. Ligadura do ramo ascendente da artéria uterina, incluindo porção substancial do miométrio. (Adaptada de O'Leary et al., 1974.) **B.** Ligadura dupla, aconselhada por Clark: um dos pontos de sutura, baixo, colocado como acima se indica, visando impedir o fluxo sanguíneo ascendente através da artéria uterina; o outro, mais alto, fica onde ela se anastomosa com a artéria ovariana. (Adaptada de Clark, 1988.)

É procedimento relativamente seguro, de fácil exequibilidade, baixa prevalência de complicações e com maior índice de sucesso em casos de hemorragia de pequena a moderada monta e com o segmento inferior como foco de origem principal. A ligadura dos vasos uterinos é feita com fio absorvível (categute cromado 0 ou ácido poliglicólico 0) lateralmente ao segmento uterino inferior no local onde normalmente é realizada a histerotomia da cesárea, o mais próximo possível do colo uterino. Se após a realização da ligadura bilateral o sangramento ainda não houver sido debelado, pode-se ainda realizar segunda ligadura na junção entre o ligamento uterovariano e o útero, bloqueando assim o fluxo colateral das artérias ovarianas. Essas medidas são responsáveis pela resolução de cerca de 90% dos casos de hemorragia de origem uterina (O'Leary, 1995). Entre 6 e 8 semanas após a ligadura bilateral já é possível observar a presença de circulação colateral. É descrita a formação de sinequias intrauterinas e é raro o comprometimento da função ovariana (Roman et al., 2005).

Ligadura da artéria hipogástrica. É por alguns preconizada a ligadura das artérias hipogástricas, de técnica mais complexa, a exigir dissecção extensa, estorvada pela presença, no campo, de útero volumoso e sangrante. Entretanto, esse recurso extremo, que reduz de 48% o débito das artérias uterinas e também sua pressão arterial e a dos outros ramos da hipogástrica – e é arma obstétrica de dissuasão, como expressivamente o denominam Salvat et al. (1981) –, tem por fim "salvar a vida e, às vezes, o útero", ao embate das grandes hemorragias obstétricas, quando se discute a histerectomia ou, se ela consumada, não bastou para obter a hemóstase. Esse método não impede gestação ulterior. A rapidez e o caráter conservador do processo têm, a restringir-lhe a prática, certa complexidade para os não afeitos aos pormenores anatômicos da região e aos riscos de lesão do ureter, da artéria e da veia ilíaca externa.

A técnica pode ser assim resumida, da descrição sucinta de Clark (1988) e de Negura (1988): depois de penetrar no espaço retroperitoneal, o que pode ser feito entre os ligamentos redondo e infundíbulo pélvico, ou pelo folheto posterior do ligamento largo, entre o infundíbulo pélvico e a artéria ilíaca externa, identifica-se e afasta-se o ureter: a artéria ilíaca externa será localizada e seu trajeto acompanhado até a bifurcação da artéria ilíaca comum. Nesse ponto se encontra a ilíaca interna (hipogástrica); o tecido areolar que a circunscreve deve ser cuidadosamente dissecado para liberá-la da adventícia, em uma extensão de 2 a 3 cm. Coloca-se pinça adequada (clampe atraumático) por baixo da artéria, que receberá ligadura dupla em poliglactina/ácido poliglicólico nº 0, fechando-se, em seguida, o espaço retroperitoneal. Essa ligadura deve ser feita no ponto distal de origem da divisão posterior da artéria ilíaca interna, para evitar o refluxo sanguíneo.

Os riscos a temer são:

- *Identificação equivocada e ligadura acidental da artéria ilíaca externa.* Complicação grave, levando à isquemia e até à amputação do membro inferior homólogo
- *Laceração das veias ilíacas, interna e externa,* que correm ao lado da artéria ilíaca externa e podem ser facilmente atingidas, se a dissecção retroperitoneal não for delicada e a colocação da pinça, incorreta
- *Lesão ureteral.* Evitável com a identificação e o afastamento do ureter
- *Hematoma retroperitoneal,* quando imperfeita a hemóstase do espaço retroperitoneal.

Acredita-se que a via de acesso transperitoneal deve ser a preferida, pois confere precisão ao diagnóstico etiológico da hemorragia, permitindo inspeção direta da cavidade abdominal, do útero e dos principais pedículos. Ensejando, desde logo, a hemóstase uterina provisória, restabelece-se o equilíbrio hemodinâmico e possibilita-se a evacuação do sangue coletado na cavidade peritoneal.

Quanto à via de acesso pelo peritônio parietal posterior, há duas possibilidades:

- Antes da histerectomia, a ligadura da hipogástrica exige a incisão do peritônio parietal posterior
- Depois da histerectomia, a ligadura pode ser feita pelo simples afastamento do peritônio parietal posterior, já seccionado.

Sutura de B-Lynch. Uma revisão sistemática evidenciou alta eficácia (acima de 80%, atingindo 100% na maioria dos estudos) no controle de sangramento por meio das suturas de compressão uterina, independente da técnica utilizada (Matsubara et al., 2013). Muitos têm utilizado a sutura de B-Lynch no tratamento da hemorragia peroperatória, especialmente, decorrente da atonia uterina. No Capítulo 97 encontra-se a descrição da sutura de B-Lynch.

Histerectomia. Hemóstase insatisfatória, histerorrafias com os fios a seccionar friáveis tecidos, infiltrados pelo edema, indicam a histerectomia-cesárea, que é a exérese total ou parcial do útero. Sua técnica está descrita no Capítulo 107.

Extração fetal difícil

A extração do feto, tempo genuinamente obstétrico na cesariana, demanda precisão do operador, que a esse momento, e sem se despojar de seus atributos cirúrgicos, deve ser parteiro e dominar perfeitamente os segredos do ofício. Nas intervenções de indicação fetal, a liberação do concepto será efetuada no menor prazo possível, não convindo expô-lo por mais tempo às condições adversas que lhe condicionaram o sofrimento, agora onerado pelos percalços inerentes ao próprio ato operatório e à anestesia.

No menor prazo possível, embora sem precipitações prejudiciais, e executando as manobras obstétricas com habilidade, exação e brandura. *Non vis sed arte,* também aqui, é preceito imperativo.

Há dois pontos importantes a serem observados durante a retirada do feto, conforme preceitua Harley (1980): antes de tudo – *do not hurry* –, evite a precipitação, que leva às rasgaduras, às dilacerações do útero e a possíveis lesões intracranianas do concepto; se houver dificuldade nas manobras de extração da cabeça, não se deixar invadir pelo pânico, procurando identificar a causa do embaraço para dominá-la pelo método mais apropriado.

O parto suprassinfisário compõe-se de dois tempos essenciais, a rotação e o desprendimento da cabeça fetal; nas condições estritas em que se desenrola, surgem incidentes incômodos, a caracterizar distocia não negligenciável. Ademais, a angústia de espaço estorva o cumprimento das manobras requeridas e, ao executá-las, o obstetra terá presente o risco potencial de prolongamento irregular da incisão, que se acompanha de sangramentos importantes; é a síntese da histerotomia, nesses casos precária, que se desenvolve atipicamente. Quando é a apresentação cefálica e houve prova de trabalho ou foi a operação reclamada por distocia cervical, encontra-se, muito comumente, a cabeça insinuada, com bossa serossanguínea penetrada por entre o estreito superior. A desinserção do polo deve ser cautelosa para não se acompanhar de lacerações segmentárias acidentais. O tocotraumatismo altera a morfologia da apresentação, deformando-a caprichosamente, aumenta diâmetros e complica a extração, truncando a cinemática.

Particularizemos os procedimentos recomendados para a retirada do concepto, na apresentação cefálica:

Manobra clássica. A manobra, que chamaremos clássica, descrita por Krönig ao divulgar o método que lhe tem o nome, em 1912, consiste em se fazer voltar a face do feto para a incisão do útero, introduzindo-lhe o índice na boca para executar a rotação (Figuras 106.27 a 106.29), e aplicando então, como tempo complementar, o fórceps (Figura 106.30), que ultimará o desprendimento cefálico. Os instrumentos em geral usados são o pequeno Pajot, preferido pelos franceses; o de Simpson-Barnes. É fácil a colocação do fórceps, mas a pega não oferece solidez: escorregamentos frequentes, tanto o estático como o dinâmico.

A título de variante, alguns preferem rodar a face fetal para a histerotomia e executar trações sobre a mandíbula com uma das mãos, enquanto a outra, em movimento de alavanca, apoiada no púbis, força a flexão da cabeça. Deve-se combinar a manobra com a expressão do fundo uterino, procedida por auxiliar.

Nos dois métodos descritos, a acessibilidade da boca do concepto pode constituir séria dificuldade quando a cabeça, após prova de trabalho prolongada, esbatida de encontro às resistências do trajeto ósseo, moldou-se e encetou a migração, em assinclitismo, na fieira pélvica. Para Vermelin e Louyot, a insuficiência de rotação é a causa principal de distocia no parto abdominal; manifesta-se porque a mandíbula permite trações muito limitadas, e o movimento de flexão fica impedido pela sínfise pubiana.

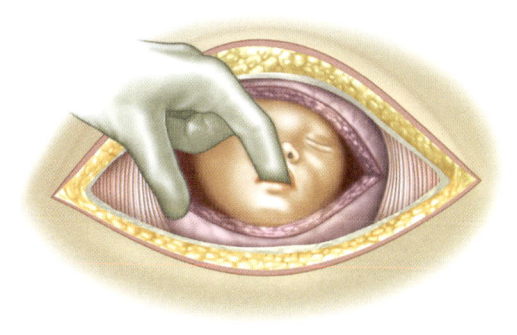

Figura 106.29 Após o volteio da face, que se iniciou como representado na figura anterior, a extração cefálica será feita manualmente, forçando a flexão da cabeça ou com o fórceps (ver Figura 106.30).

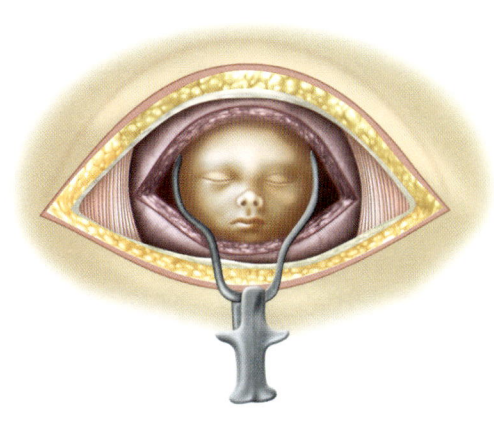

Figura 106.30 Aplicação do fórceps para o desprendimento cefálico; completa, como terceiro tempo, a manobra representada nas Figuras 106.27 a 106.29.

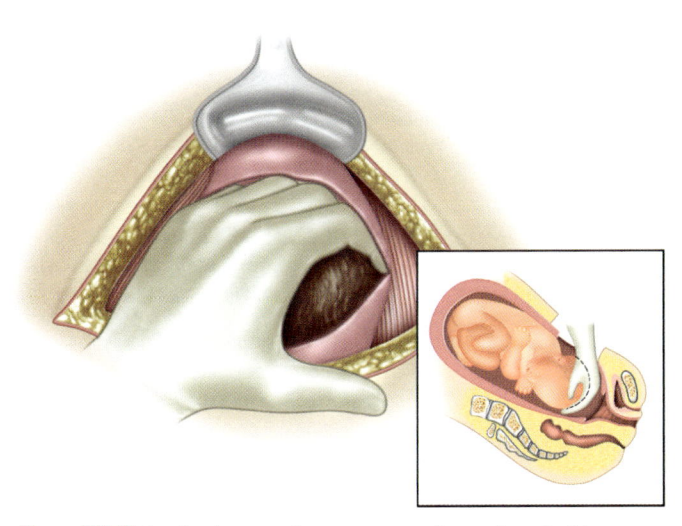

Figura 106.27 A mão do operador começa a voltear a face do feto para a incisão. O *pormenor* dá ideia do que se passa fora das vistas do observador.

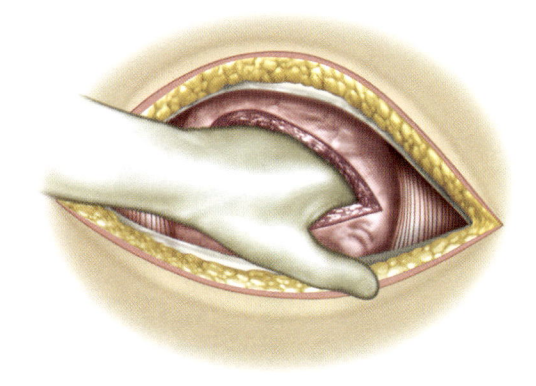

Figura 106.28 A extração do concepto pela manobra clássica. Nesse primeiro tempo, procura-se trazer a face do feto à incisão, introduzindo o índice na boca.

Manobra de Geppert. Antes da histerotomia, a apresentação deve ser fortemente empurrada para cima; aberto o útero, será rodada manualmente, de modo que se apresente à incisão pelo occipital, e não pela face, como na manobra clássica (ver Figura 106.12). Consegue-se, dessa maneira, desprendimento mais fácil, auxiliado com ligeira expressão uterina; a cabeça descreve movimento de deflexão, menos penoso e mais espontâneo que o de flexão, sempre forçado, e imita, ao liberar-se, mecanismo semelhante ao cumprimento no parto natural em sua passagem pelo anel vulvoperineal, no desprendimento em OP.

É a manobra que empregamos, com pequenas modificações. Dispensamos a primeira fase, a de fazer a cabeça recuar antes da histerotomia. Preferimos desinserir o polo com a mão esquerda, voltar-lhe o occipúcio para a brecha segmentária e usar a mão, já introduzida no útero e apoiada no púbis, para o movimento da alavanca, que frequentemente se combina à expressão do fundo da matriz, nesse momento executada por meio da parede abdominal pelo primeiro auxiliar.

Fórceps/Vácuo-extrator. Alternativa de bom préstimo na extração difícil com cabeça alta é o fórceps. Seu uso pode dar-se de três formas distintas: utiliza-se um dos ramos como alavanca disposta entre o púbis e a apresentação fetal, elevando-a na direção da incisão (Figura 106.31 A); aplica-se o fórceps tal como na parturição vaginal, pela pega biparietomalomentoniana, trazendo o feto ao meio externo pelo occipital (Figura 106.31 B); e nos casos de variedade occipitoposterior, aplica-se o fórceps à maneira que é realizada na variedade occipitossacra, similar à manobra clássica descrita por Krönig (Figura 106.31 C). O fórceps de Simpson tem sido empregado com sucesso nessas situações, substituindo instrumentos obsoletos como a alavanca de Farabeuf, a alavanca preensora-extratora de Vermelin, o fórceps de Acosta-Sison e o aparelho de Torpin (Figura 106.32).

O vácuo-extrator pode, igualmente, ser empregado para auxílio das extrações fetais na cesariana. Há fabricantes que, inclusive, oferecem modelos exclusivos para cesárea com campânulas mais finas, facilitando a inserção pela histerotomia. A técnica de aplicação segue regra geral, devendo a campânula ser posicionada no ponto de flexão fetal, tracionando-se a seguir o polo cefálico em direção à histerotomia.

Manobra de Wöllner. Na cabeça profundamente insinuada, além do potencial dano fetal pela dificuldade da extração, pode ocorrer trauma materno significativo pela extensão da histerotomia, que ocasionalmente atinge a artéria uterina e provoca sangramento expressivo com repercussão hemodinâmica. Especialmente estando presentes as grandes bossas serossanguíneas que enchem a escavação uterina, quando a manobra de Geppert

é de difícil execução, pode-se recorrer à manobra em que um assistente faça refluir o concepto por via vaginal (*push method*), possibilitando ao cirurgião servir-se do método de sua predileção para completar a extração (Figura 106.33). Evitam-se, assim, as grandes extensões da histerotomia que podem levar a lastimáveis infortúnios.

Versão. A versão, imperativa nas situações transversas, também pode ser utilizada na cabeça alta de difícil extração. Sua técnica obedece às mesmas regras ditadas para o parto vaginal, e a extração podal é seu tempo subsequente.

Quando a cabeça está profundamente insinuada, também tem a versão seu préstimo (*pull method*). É realizada versão interna com extração podal, introduzindo-se a mão pela histerotomia em busca de ambos os pés do feto, agarrando-os e trazendo para a incisão (Figura 106.34). O objetivo desta manobra é evitar

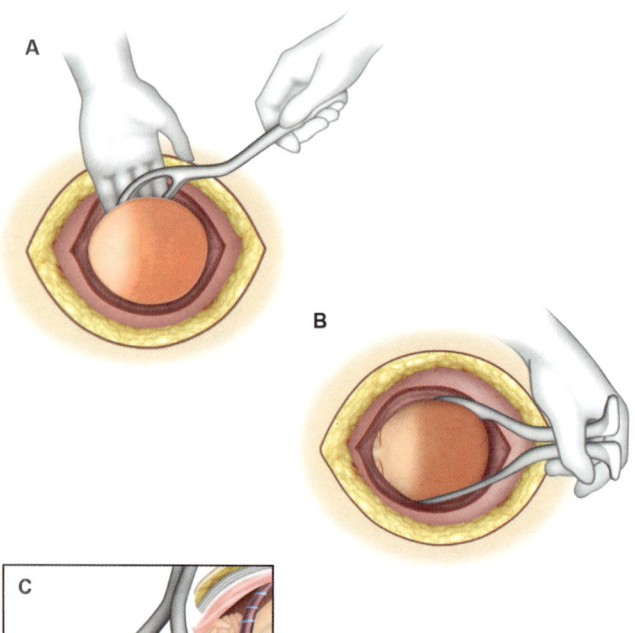

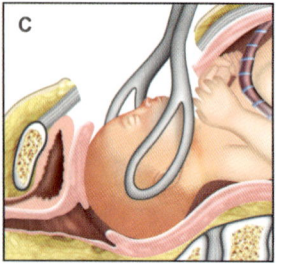

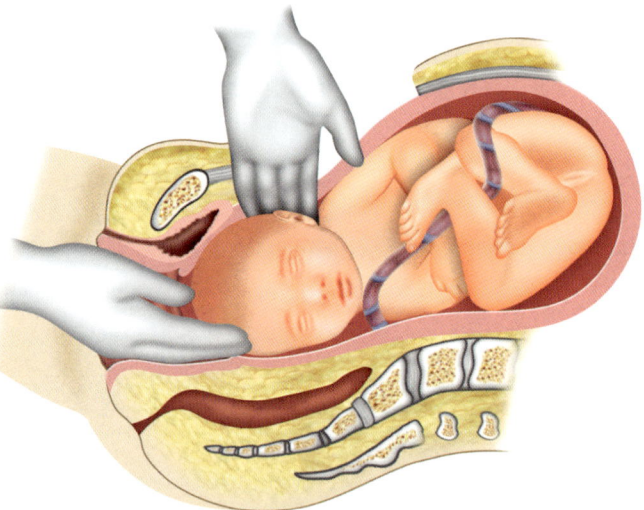

Figura 106.33 Manobra de Wöllner. Utilizada nas apresentações muito insinuadas em que a manobra de Geppert é de difícil execução. Um assistente faz refluir o concepto por via vaginal, ensejando ao cirurgião servir-se do método de sua predileção para completar a extração. (Adaptada de Johnson, 2005.)

Figura 106.31 O fórceps pode ser aplicado de diferentes formas na cesárea. **A.** Utiliza-se um dos ramos como alavanca disposta entre o púbis e a apresentação fetal, elevando-a na direção da incisão. **B.** Aplica-se o fórceps tal como na parturição vaginal, trazendo o feto ao meio externo pelo occipital. **C.** Nas variedades occipitoposteriores, aplica-se o fórceps à maneira que é realizada na variedade occipitossacra, similar à manobra clássica descrita por Krönig. (Adaptada de Johnson, 2005.)

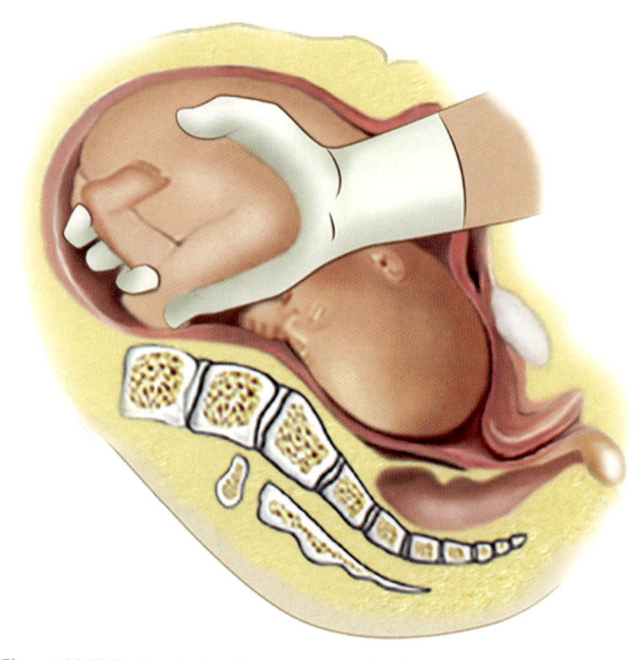

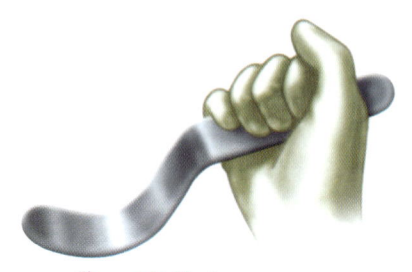

Figura 106.32 Alavanca de Torpin.

Figura 106.34 Método "*pull*", no qual é realizada uma versão podal interna com extração em apresentação pélvica. (Adaptada de Jeve et al., 2016.)

a hiperextensão do pescoço fetal e a força excessiva sobre o pescoço enquanto é realizado o desalojamento da cabeça. Metanálise de estudos observacionais comparando manobras para extração da cabeça profundamente insinuada mostraram que o risco da extensão da histerotomia, a média de perda sanguínea e o tempo cirúrgico foram significativamente maiores com o método "*push*" (manobra de Wöllner), favorecendo portanto o método "*pull*" (versão) (Jeve et al., 2016).

Histerotomia em "T invertido". Encontra sua principal indicação nas ocasiões em que surge anel de contração com o útero enluvando o concepto, e sua extração é impossível sem a extensão vertical da histerotomia. Raras vezes tem outra razão para ser praticada, como quando são esgotadas as tentativas de extração em apresentação cefálica e também não se consegue realizar a extração podal.

Embriotomias. Cabíveis nas cesáreas com feto morto, geralmente macrossômico, de liberação impossível sem prolongamento irregular da histerotomia. Na hidrocefalia, pode-se recorrer à punção craniana reduzindo-se o volume cefálico, quando houver dificuldade na extração fetal.

Não pormenizamos a retirada do concepto em apresentação pélvica, uma vez que a extração pélvica ou podal não é aqui cerceada por obstáculos de monta e são executadas obedecendo aos mesmo preceitos do parto vaginal (ver Capítulo 91) e da extração podal (ver Capítulo 102).

Aderências

Na literatura especializada, é comum o registro de casos em que a paciente foi submetida de 6 a 10 cesáreas (Kirkinen, 1988). À medida que as iterativas aumentam de número, em todas as estatísticas surge a anotação de complicações que impedem o ato cirúrgico nas pacientes operadas muitas vezes, cada vez mais.

As iterativas costumam acompanhar-se de dificuldades respeitáveis, e as aderências, do intestino e do epíplon, à parede do ventre, ao útero e à bexiga favorecem lesões acidentais dessas vísceras.

As aderências vesicais são bem comuns (20 a 50%), mas não rareiam as do intestino, tanto à parede do ventre como à do útero, à bexiga e aos órgãos convizinhos. É o desfazimento delas tarefa delicada, que requer destreza e tirocínio cirúrgico, e nem sempre se cumpre sem lesões acidentais daquelas vísceras. O reparo desse dano será feito imediatamente, conforme os procedimentos aconselhados em cada caso.

Lesões urológicas

As lesões urológicas são, em geral, vesicais ou ureterais. Surgem no transcorrer de cesáreas tumultuadas não só pelas aderências incontornáveis de operações anteriores, que estorvam a via de acesso ao segmento inferior, como pela instalação de hemorragias de contenção difícil, ou determinadas pelos prefalados empecilhos à retirada do feto. As manobras para liberá-lo podem prolongar, irregularmente, a histerotomia. Na literatura são cada vez mais frequentes as séries de acidentes urológicos.

Lesão vesical. Pequena lesão da bexiga que resulta em hematúria é comum. Laceração da parede vesical é infrequente, com incidência estimada em 0,3 a 0,4% das cirurgias. Sua ocorrência, não raro, sucede-se ao tempo da celiotomia parietal, particularmente nas iterativas. Há casos em que, presentes aderências

intransponíveis, a via de acesso ao útero se faz transvesical. A lesão da bexiga também pode acontecer durante sua dissecção e rebaixamento, quando aderências estão interpostas entre sua parede posterior e o segmento uterino.

Lesão ureteral. O ureter, por causa de suas relações anatômicas, é lesado (ligadura ou secção) mais raramente. Sua incidência é estimada em 0,02% das cirurgias, e essa frequência é mais elevada quando se pratica a histerectomia-cesárea. Muitas lesões ocorrem na tentativa de conter a hemorragia resultante de extensões laterais da histerotomia em direção ao ligamento largo. A locação dos ureteres, alterada pelo crescimento do útero gestante, torções e desvios da víscera, explica em alguns casos que o descaminho da incisão e o domínio açodado de caudalosa hemorragia auspiciam.

A técnica de reparo das lesões urológicas está pormenorizada no Capítulo 107.

Lesão intestinal

De rara prevalência, em torno de 0,1% das cirurgias, a maior parte dos casos ocorre durante a abertura da cavidade peritoneal em mulheres previamente operadas. Pode ser realizada sutura com fio absorvível nº 3-0 pelo próprio obstetra em grande parte das ocasiões, em dupla camada, caso a lesão tenha atingido a mucosa, com chuleio simples para fechamento da serosa. Em grandes lesões do intestino delgado ou do cólon é preferível solicitar auxílio de obstetra com larga experiência ou mesmo de cirurgião geral. A técnica de reparo está pormenorizada no Capítulo 107.

Lesão fetal

Não é impertinente o estudo das lesões acidentais do concepto durante a cesariana e tratá-las como uma complicação da cirurgia. Vão desde as lesões do tegumento cutâneo, produzidas pelo bisturi, até tocotraumatismos de maior relevo (fraturas de membros, estiramentos, paralisias).

Na série de Alexander et al. (2006) observa-se que sua incidência está longe de ser desprezível: 1,1% dos nascimentos abdominais. As lesões fetais mais encontradas foram: laceração da pele, céfalo-hematoma, fratura de clavícula, lesão de plexo braquial, paralisia do nervo facial e fratura de crânio. Apesar de o fórceps e a vácuo-extração frustrados estarem associados à maior parte dos casos de fratura de crânio e de paralisia do nervo facial, não correspondem à totalidade das ocorrências e contribuem para, apenas, cerca de 10% das lesões.

Outros acidentes na prática da cesárea

A tocurgia, especialmente a abdominal, não é campo adequado ao exercício de principiantes atrevidos, a fazer seu aprendizado no corpo vivo. Não é irrelevante insistir em que a cesárea – *major abdominal surgery* – exige, nas operações de emergência, e sobretudo nas iterativas, cirurgião de grande desteridade. Nielsen e Hökegärd (1984) estimam ser indispensável o mínimo de 2,5 anos de experiência continuada, intensiva, até que os jovens obstetras alcancem nível aceitável de capacidade para resolver as complicações das operações de emergência.

Passo trivial, que ocorre aos de pequena experiência, é praticar a sutura da borda superior da histerotomia à parede dorsal do útero. Faz-se a descoberta ao começar a refazer a prega vesicouterina. A sutura deve ser inutilizada e os pontos recolocados corretamente. Despercebida a falha, a gravidade das sequelas é patente: hemorragia, choque e represamento de sangue e lóquios na cavidade da matriz. Erro similar, embora menos comum por conta das particularidades da zona operada, contudo, tem a mesma importância: suturar o lábio inferior da incisão uterina à parede dorsal do segmento (Figura 106.35 e seu pormenor).

Deve-se verificar a existência de prolongamentos acidentais da histerotomia, muito comuns quando é utilizada a técnica de Krönig. Para baixo, na direção da vagina, e para cima, rumo ao corpo do útero. Nas incisões arciformes, essas lacerações irregulares também são frequentes, tendem a prosseguir no sentido da zona corporal e, para os lados, estendem-se ao sítio dos grandes pedículos vasculares, que devem ser laqueados, pois é hemorragia de monta (Figura 106.36). Rezende salientava que o cirurgião não fechará o ventre sem certificar-se, pela inspeção cuidadosa, de não se terem formado hematomas que, ao prosperar, solapem o peritônio visceral e se estendam a órgãos convizinhos, exanguinando a paciente e forçando à nova laparotomia (Figura 106.37).

Merece ainda destaque a degola parcial do útero, incidente que ocorre durante a liberação do concepto nas operações iterativas e nas parturições prolongadas (Figura 106.38), quando são dificultadas as manobras pela macrossomia, presença de bossas

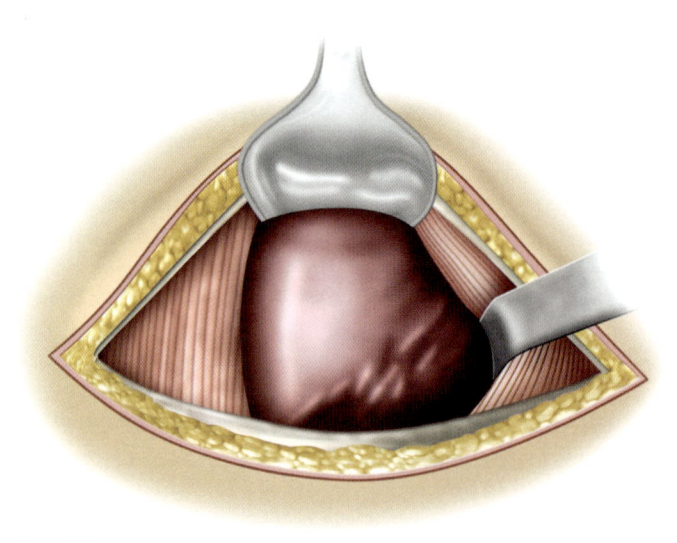

Figura 106.37 Hematoma, iniciado no ângulo direito da incisão histerotômica. Deve ser laqueado corretamente, para impedir que prospere exanguinando a paciente.

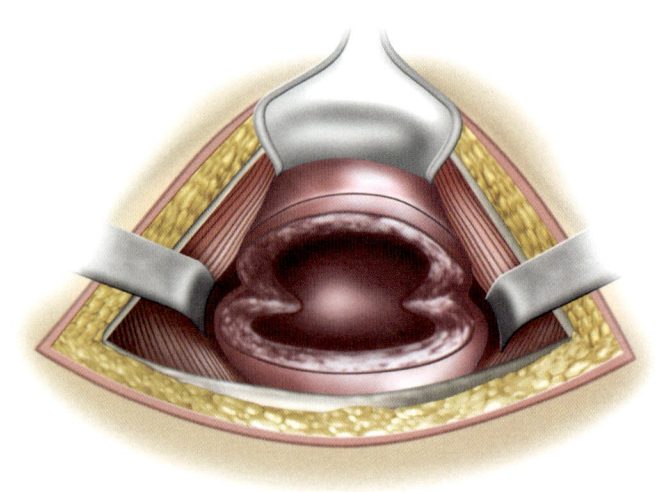

Figura 106.38 Degola parcial do útero, que ocorre durante a histerotomia ou no momento da liberação do feto.

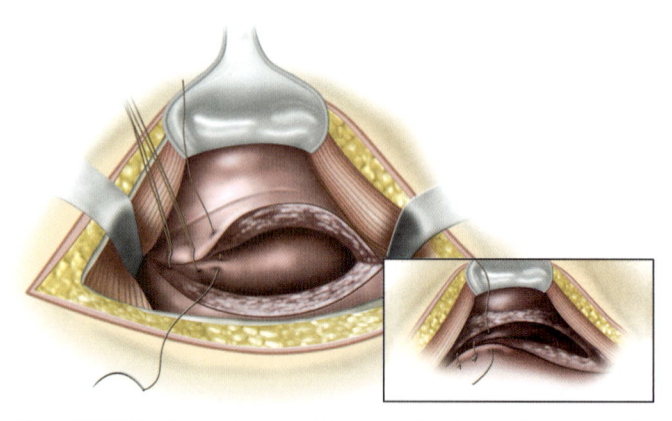

Figura 106.35 Acidente trivial na prática da cesárea. Sutura da borda inferior da histerotomia à parede dorsal do útero. No *pormenor* indica-se outro erro a evitar-se: suturar o lábio superior também à parede dorsal da matriz.

serossanguíneas volumosas ou insinuado o polo profundamente apresentado. De outras feitas é a divulsão segmentária que sofre descaminho, encontrando resistência e desfeita, subitamente, ao se pretender ampliar a histerotomia. O trabalho de parto demorado adelgaça de modo extremo o segmento inferior; é inútil, apesar da atividade uterina incessante, o prolongamento da histerotomia, evento comum que ocorre durante a extração fetal.

Complicações pós-operatórias

Infecção

A infecção é a principal complicação pós-operatória e contribui para significativa morbidade materna e maior tempo de internação. A incidência após a cesárea de emergência é reconhecidamente maior que após a cirurgia eletiva, mas, na comparação entre a cesariana e o parto vaginal, os estudos realizados apresentam resultados contraditórios (Jackson e Paterson-Brown, 2001).

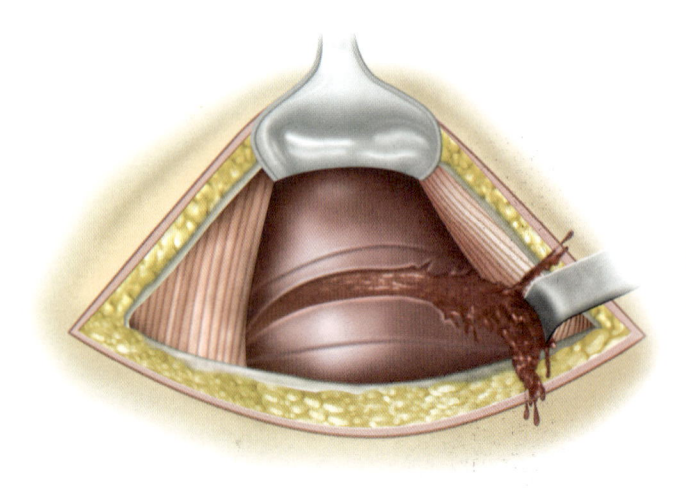

Figura 106.36 Descaminho da incisão, lesando os grandes pedículos vasculares.

Antes da introdução da antibioticoterapia profilática de rotina, o risco de infecção pós-cesárea era de 5 a 20 vezes maior que após o parto vaginal, e isso não corresponde mais à realidade. Em estudo clínico randomizado, a taxa de infecção no grupo de cesárea eletiva foi pouco superior (6,4% *versus* 4,9%) que naquelas pacientes alocadas para parto vaginal, porém essa diferença não foi estatisticamente significativa (Hannah et al., 2000). No entanto, especialmente após cesariana intraparto, o risco de infecção encontra-se majorado.

Complicações infecciosas após cesariana incluem febre, infecção da ferida operatória, endometrite, bacteriemia, infecção urinária, abscesso pélvico, choque séptico, fasciite necrosante e tromboflebite pélvica séptica. Entre elas, destacam-se a endometrite e a infecção de ferida operatória.

Os principais fatores de risco associados à infecção pós-cesárea incluem cirurgia de emergência, trabalho de parto, ruptura prematura das membranas, condições socioeconômicas da gestante, número de consultas de pré-natal, exames vaginais durante o trabalho de parto, monitoramento fetal interno, infecção urinária, anemia, perda sanguínea, obesidade, diabetes, anestesia geral, habilidade do cirurgião e técnica cirúrgica. O trabalho de parto e a amniorrexe prematura parecem ser os principais fatores envolvidos, e a obesidade é particularmente importante para a ocorrência de infecção na ferida. Os microrganismos envolvidos mais frequentemente na etiologia da infecção pós-cesárea são os do trato genital, particularmente quando rotas as membranas. Mesmo quando íntegras, a invasão microbiana da cavidade uterina é comum, em especial no parto pré-termo. As infecções são comumente polimicrobianas e envolvem agentes gram-negativos (p. ex., *Escherichia coli, Proteus mirabilis*), gram-positivos (p. ex., estreptococos do grupo B [GBS], *Staphylococcus aureus*) e anaeróbios (p. ex., *Bacteroides* sp., *Peptostreptococcus* sp.).

Endometrite. A prevalência de endometrite mundialmente varia de 5 a 15% e é sabidamente mais frequente após a cesárea (Ward e Duff, 2016). No Brasil, estima-se que, aproximadamente, 3% dos procedimentos sejam complicados por endometrite. No passado, a cesariana realizada durante o trabalho de parto estava associada à taxa de endometrite de 30 a 40% (Landon, 2007). A antibioticoterapia profilática permitiu reduzir em mais de 60% a ocorrência dessa complicação, tanto na cesárea de emergência como na eletiva. A endometrite pós-parto é processo inflamatório secundário à infecção ascendente da flora cervicovaginal, que envolve tanto o endométrio como a decídua. Quando não tratada adequadamente, pode se alastrar, levando a peritonite, abscesso e flebite pélvica.

O quadro clínico típico consiste no surgimento de febre de 38°C ou mais cerca de 36 horas após o parto. O diagnóstico da endometrite é realizado quando presentes, ao menos, duas das seguintes condições: dois episódios de febre com no mínimo 6 horas de intervalo, fundo uterino amolecido, taquicardia (> 100 bpm) e lóquios fétidos (Sabogal, 2007).

A suspeita de presença de restos placentários deve motivar avaliação ultrassonográfica do útero, mas tendo em mente o fato de ser raro após cesariana e de que a imagem de sangue e coágulos pode ser muito semelhante. Além dos fatores de risco já aludidos, a vaginose bacteriana também está associada à ocorrência da endometrite.

Como mais de um microrganismo costuma estar presente, o tratamento deve associar diferentes antibióticos para assegurar cobertura apropriada e prevenir resistência. A combinação de clindamicina e gentamicina, intravenosa, tem primazia no tratamento, visto que a falha terapêutica é 44% menor na comparação com outros regimes. Em caso de melhora do quadro clínico (normalmente depois de 24 a 48 horas afebril), os antibióticos podem ser suspensos, não havendo necessidade de manutenção com terapia oral. A resposta é, em geral, imediata. Caso a paciente permaneça febril após 48 horas (< 10% das mulheres) do início do tratamento, pode-se adicionar ampicilina à terapia (Sabogal, 2007). Se persistir a febre, devem ser considerados: abscesso pélvico, infecção de ferida operatória, hematoma infectado e tromboflebite séptica pélvica (Landon, 2007). Presente abscesso pélvico, diagnóstico pelo toque vaginal ou por exame sonográfico, a colpotomia pode ser suficiente para drenar o processo infeccioso. Nos abscessos inacessíveis por via vaginal, indica-se a laparotomia para tratá-los corretamente; e, por vezes, estando útero e anexos envolvidos, poderá cogitar-se a histerectomia com salpingoforectomia bilateral. A Figura 106.39 apresenta a conduta preconizada para os casos de endometrite pós-cesárea.

Tromboflebite pélvica séptica. Menos de 1% das mulheres com endometrite desenvolvem tromboflebite pélvica séptica. Trata-se de diagnóstico de exclusão, estabelecido em casos refratários ao tratamento da endometrite. Há dois tipos de tromboflebite pélvica séptica: tromboflebite da veia ovariana e tromboflebite pélvica séptica profunda. Estas, frequentemente, ocorrem em concomitância, porém podem apresentar diferentes sinais clínicos e achados diagnósticos. As pacientes com tromboflebite da veia ovariana costumam apresentar febre e dor abdominal até 1 semana após o parto, enquanto a tromboflebite pélvica séptica profunda surge em poucos dias, com febre de origem desconhecida que persiste apesar de antibióticos. Em caso de suspeita de tromboflebite pélvica séptica, pode-se recorrer à tomografia computadorizada (TC), e, ainda que o diagnóstico não seja prontamente estabelecido, pode-se descartar a presença

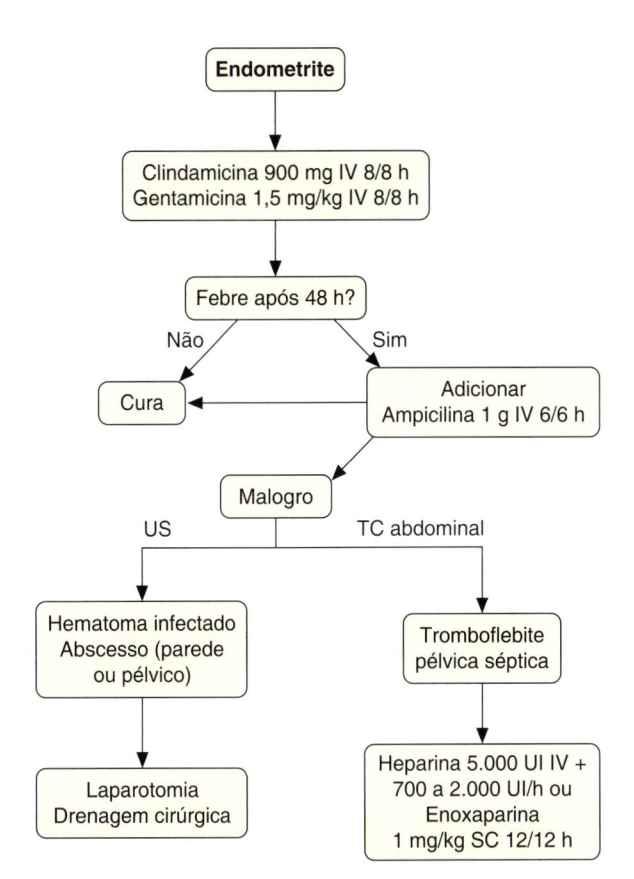

Figura 106.39 Conduta na endometrite pós-cesárea. *IV,* via intravenosa; *SC,* via subcutânea; *TC,* tomografia computadorizada; *US,* ultrassonografia.

de abscessos e hematomas. Na prática, a puérpera submetida à cesariana com febre persistente a despeito da administração de antibióticos deverá receber heparina em dose plena, mantida por vários dias após a resposta clínica. Casos refratários podem necessitar de laparotomia e histerectomia (Landon, 2007).

Infecção da ferida operatória. A infecção no sítio da cesariana pode ser classificada em superficial (pele e subcutâneo), profunda (aponeurose, músculo) e de cavidade (espaço peritoneal, órgãos pélvicos). Sua incidência é estimada entre 3 e 15%, e é mais comum em pacientes obesas (Ahmadzia et al., 2015).

A infecção de ferida operatória costuma surgir 4 a 7 dias após a cesariana. Os fatores de risco incluem obesidade, uso de álcool, tabagismo, presença de corioamnionite, anemia e necessidade de transfusão de sangue, uso de terapia anticoagulante, cesariana realizada durante o segundo estágio do trabalho de parto e presença de hematoma no subcutâneo.

As infecções que surgem nas primeiras 24 a 48 horas, ditas precoces, geralmente têm como agente etiológico *Streptococcus* beta-hemolítico, do grupo A ou B, e são caracterizadas por febre alta e celulite. Infecções mais tardias costumam ter como agente etiológico *Staphylococcus epidermidis* ou *aureus*, *Escherichia coli*, *Proteus mirabilis* ou microrganismos da flora vaginal e cervical.

O exame físico identifica eritema, edema e/ou abaulamento e dor à palpação em torno da ferida operatória, podendo haver saída de secreção purulenta pela ferida ou, ocasionalmente, extensa celulite sem saída de secreção. Exame de imagem, como US de parede e pelve e/ou TC de abdome e pelve, deve ser solicitado na suspeita de infecção incisional profunda e/ou de órgão ou cavidade. É aconselhável colher cultura da secreção da ferida operatória para excluir infecção por *Staphylococcus aureus* resistente à meticilina (MRSA).

Antibioticoterapia profilática. O fator de risco isolado mais importante para a ocorrência de infecção puerperal é a cesariana, especialmente nos casos de trabalho de parto prolongado e de membranas rotas. Eis a razão que permitiu a introdução da antibioticoprofilaxia na realização do procedimento cirúrgico. Esse tema foi alvo de inúmeros estudos ao longo das três últimas décadas, consagrando sua utilização universal. Na revisão da Cochrane (Smail e Grivell, 2014) houve benefício da antibioticoterapia profilática tanto nas cirurgias eletivas quanto nas não eletivas, de modo que reduz em 60% a incidência de infecção de ferida, 62% a endometrite e 69% complicações infecciosas maternas sérias. Na cesárea eletiva, há redução da incidência de 38% na infecção de ferida e 62% de endometrite (Smail e Grivell, 2014). Os antibióticos de escolha são as cefalosporinas de primeira geração, por exemplo, cefazolina 2 g IV e ampicilina 2 g IV. Hopkins e Smail (2009) verificaram em estudo de metanálise que antibióticos de largo espectro, como as cefalosporinas de terceira geração, e regimes de múltiplas doses mantidos no pós-parto não oferecem vantagens à administração peroperatória em dose única. A clindamicina parece ser alternativa adequada às pacientes alérgicas à penicilina.

O momento de administração do antibiótico deve ser antes da incisão da pele, já que foi evidenciada redução de 46% na incidência de endometrite e 41% na infecção de ferida quando antibiótico é administrado antes da cirurgia em comparação com antibiótico administrado após clampeamento do cordão (Mackeen et al., 2014).

Ward e Duff (2016) sublinham que a administração combinada de cefazolina (1 g IV) e azitromicina (500 mg IV), 30 a 60 minutos antes da incisão da pele, é a maneira mais efetiva de prevenir a endometrite pós-cesárea. Outro estudo verificou que essa associação na cesariana, durante trabalho de parto ou após

membranas rotas, mostrou redução pela metade (6,1% versus 12,0%) na incidência de infecção (sítio cirúrgico, endometrite ou outra infecção) (Tita et al., 2017).

Metanálise verificou que três medidas devem ser fortemente recomendadas para prevenção de infecção após cesariana: antibiótico profilático pré-incisão, preparação vaginal com iodopovidona e remoção espontânea da placenta (Martin et al., 2018). O efeito da preparação vaginal com iodopovidina e da remoção espontânea da placenta é sobre a incidência de endometrite apenas, enquanto o antibiótico profilático reduz tanto a endometrite quanto a infecção de sítio cirúrgico (Nakamura-Pereira et al., 2019). Não se deve negligenciar também a antissepsia com clorexidina alcóolica antes do procedimento.

Tromboembolismo venoso

Embolia pulmonar e trombose venosa profunda (TVP) são os dois componentes do tromboembolismo venoso. Aproximadamente 30% dos episódios aparentemente isolados de embolia pulmonar estão associados com TVP silenciosa, e naqueles pacientes com sinais de TVP, a frequência de embolia pulmonar silenciosa atinge 40 a 50%. A incidência do tromboembolismo venoso na gravidez é estimada entre 0,76 e 1,72 por 1.000 gestações, que é quatro vezes superior àquela encontrada em não grávidas (Marik e Plante, 2008).

A embolia pulmonar é a principal causa de morte materna no mundo desenvolvido, respondendo por um terço dos óbitos no Reino Unido. A incidência de falecimento em decorrência dessa complicação na gravidez é estimada em 1,1 a 1,5:100.000 partos (Marik e Plante, 2008). Sabe-se que cerca de 43 a 60% dos episódios de embolia pulmonar ocorrem no puerpério, e, nesses casos, está frequentemente relacionada à via de parto.

O tromboembolismo venoso após cesariana é incomum, porém é causa de sérias complicações, podendo ser fatal. Sabidamente o risco desse evento é superior após a cesárea em comparação ao parto vaginal, porém a magnitude desse risco é incerta. Simpson et al. (2001) encontraram incidência de TVP 4 vezes superior após cesariana, enquanto Gherman et al. (1999) apontaram uma taxa 30 vezes mais elevada de embolia pulmonar. A incidência de embolia pulmonar fatal parece ser 10 vezes mais elevada após a cesariana. No Reino Unido, mais de três quartos das mortes maternas no puerpério por tromboembolismo venoso estão associadas ao parto abdominal (Marik e Plante, 2008).

Tromboprofilaxia. Por ser motivo frequente de óbitos maternos, instituições como o ACOG, o RCOG e o American College of Chest Physicians (CHEST) estabeleceram recomendações para profilaxia do tromboembolismo venoso após cesariana (Marik e Plante, 2008). A profilaxia adequada deverá ser determinada de acordo com a presença de fatores de risco da paciente (Tabela 106.3). Para gestantes de baixo risco, será tão somente a deambulação precoce. Caso a paciente já esteja utilizando heparina de baixo peso molecular profilática, a última dose deve ser administrada 12 horas antes da cirurgia, devendo esse período ser estendido para 24 horas caso faça dose terapêutica. Para aquelas em que há indicação no pós-parto, a heparina deve ser iniciada 4 horas após a raquianestesia da cesariana (RCOG, 2015a). A dose utilizada para profilaxia é de 40 mg/dia de enoxaparina ou 5.000 unidades/dia de dalteparina (ambas heparinas de baixo peso molecular), dose única diária SC, ou heparina não fracionada 5.000 unidades, 2 vezes/dia, também SC. Esta dose pode precisar ser ajustada dependendo do peso da paciente (Tabela 106.4) (Nakamura-Pereira et al., 2019).

Tabela 106.3 Fatores de risco para tromboembolismo venoso no pós-parto.

Fatores de risco maiores (indicada HBPM profilática com 1 fator)	Fatores de risco menores (indicada HBPM com ≥ 2 fatores)
Imobilidade (restrição ao leito por ≥ 1 semana anteparto)	IMC > 30 kg/m²
	Gemelidade
Hemorragia pós-parto ≥ 1.000 mℓ com cirurgia	Hemorragia pós-parto ≥ 1.000 mℓ
	Fumo > 10 cigarros/dia
Tromboembolismo venoso prévio	Crescimento fetal restrito
Pré-eclâmpsia com crescimento fetal restrito	Trombofilia (deficiência de proteína C e deficiência de proteína S)
Trombofilias (deficiência de antitrombina, fator V de Leiden homozigoto ou heterozigoto, protrombina G20210A homozigoto ou heterozigoto)	Pré-eclâmpsia
Lúpus	
Doença cardíaca	
Anemia falciforme	
Transfusão de sangue	
Infecção puerperal	

HBPM, heparina de baixo peso molecular; *IMC*, índice de massa corporal. Adaptada de Bates et al., 2012.

Tabela 106.4 Doses profiláticas das heparinas de baixo peso molecular.

Peso	Enoxaparina	Dalteparina
< 50 kg	20 mg dose única	2.500 UI dose única
50 a 90 kg	40 mg dose única	5.000 UI dose única
91 a 130 kg	60 mg dose única ou fracionada em 2	7.500 UI dose única ou fracionada em 2
131 a 170 kg	80 mg dose única ou fracionada em 2	10.000 UI dose única ou fracionada em 2
> 170 kg	0,6 mg/kg/dia	75 UI/kg/dia

Embolia amniótica

Embolia por líquido amniótico (ELA) é doença de rara ocorrência, que pode conduzir à morte e à morbidade materna grave. Algumas séries de casos demonstraram que os principais fatores de risco envolvidos seriam: DPP, trauma abdominal e cesariana. Abenhaim et al. (2008) realizaram estudo de base populacional no Canadá. A incidência de ELA foi de 7,7:100.000 nascimentos e a letalidade foi de 21,6%. Nessa casuística, ELA esteve relacionada com idade materna > 35 anos (OR, 2,2), placenta prévia (OR, 30,4) e operação cesariana (*odds ratio* [OR] 5,7). Mais recentemente, Stein et al. (2009), examinando registros hospitalares dos EUA entre 1980 e 2005, também concluíram que o risco de ELA é maior em mulheres ≥ 30 anos e submetidas a cesárea.

Morbiletalidade materna

A morbidade e a mortalidade maternas encontram-se aumentadas na cesárea em relação ao parto vaginal. Dentre as etiologias de morte materna no pós-parto de cesariana destacam-se o tromboembolismo venoso, a hemorragia e a infecção puerperal, além das complicações anestésicas, que conferem risco 3,6 vezes superior em comparação ao parto normal (Deneux-Tharaux et al., 2006). Estudo com dados de oito estados do Brasil revelou chance quase três vezes maior de óbito materno em caso de cesariana (Esteves-Pereira et al., 2016). Esses dois estudos tentaram mitigar o efeito do viés de indicação, excluindo as mortes por

condições preexistentes ou que pudessem ser consideradas indicação de cesariana, para avaliar apenas o risco intrínseco da cirurgia. Em outra análise, Kilsztajn et al. (2007) também evidenciaram mortalidade materna 3 vezes mais elevada nas pacientes submetidas à cesariana no estado de São Paulo.

São indiscutíveis os avanços alcançados no último século em relação à segurança da operação cesariana. Em suas primeiras décadas, muitas vezes o óbito materno sobrevinha em decorrência da cirurgia. Nos dias de hoje, a taxa de mortalidade materna atribuída à cesariana situa-se entre 6:100.000 e 22:100.000 nascidos vivos (Landon, 2007).

Essa maior segurança tem levado ao incremento de sua prática por motivos não médicos, elevando sobremaneira as taxas de cirurgia primária, sem considerar seus riscos inerentes. Merece citação a ponderação de Greenhill: a relativa inocuidade da cesárea não deve levar a seu uso indiscriminado, sobretudo por médicos sem tirocínio obstétrico.

Recentemente, a OMS reviu sua recomendação sobre as taxas de cesárea e aponta que, ainda que os efeitos de altas taxas de cesariana sobre os desfechos maternos e perinatais sejam incertos, o procedimento só deveria ser indicado quando necessário e por indicação médica (Betran et al., 2016). Essas recomendações tiveram por base análise promovida pela própria instituição, que evidenciou que, quando os indicativos apontam até 10%, há relação inversa entre o percentual de cesarianas e a mortalidade materna e neonatal, porém números maiores não têm impacto nesses indicadores (Ye et al., 2014).

É reconhecido que a cesariana de emergência apresenta maior morbidade que a cesárea eletiva, praticada antes do trabalho de parto e da ruptura das membranas (Jackson e Paterson-Brown, 2001).

Evidências têm apontado diferenças significativas tanto na morbidade quanto na mortalidade materna da cesárea eletiva em comparação à via transpélvica. Liu et al. (2007) contrastaram 46.766 cesáreas eletivas com 2.292.420 partos vaginais planejados e, apesar de não ter havido diferença quanto às taxas de morte materna, os resultados evidenciaram risco acrescido de insuficiência cardíaca, hematoma de parede, histerectomia, infecção puerperal, complicações anestésicas, tromboembolismo venoso e tempo de internação hospitalar, no grupo submetido à cesariana. No total, o risco de morbidade materna grave foi três vezes maior nessas mulheres.

Importante ressaltar que a morbidade da cesárea, incluindo complicações para gestações futuras, em geral, aumenta com o número de cesarianas. Lesão de bexiga, de ureter, do intestino, histerectomia, transfusão de ≥ 4 unidades de hemácias, internação em UTI, acretismo placentário e placenta prévia são exemplos de complicações cuja incidência aumenta após a primeira cesárea (Silver et al., 2006) (Tabela 106.5).

Morbiletalidade neonatal

Apesar de a operação cesariana ser costumeiramente praticada para benefício do feto, também há riscos fetais e neonatais associados ao procedimento. A morbidade do recém-nascido pela via abdominal está relacionada, principalmente, com as alterações respiratórias: taquipneia transitória, síndrome de angústia respiratória (SAR) e hipertensão pulmonar persistente. Esse risco é significativo quando a cesárea é eletiva, pois alterações hormonais e fisiológicas promovidas pelo trabalho de parto são essenciais para sua maturação pulmonar.

Tabela 106.5 Morbidade materna de mulheres submetidas à cesariana fora do trabalho de parto.

Morbidade	Primeira	Segunda	Terceira	Quarta	Quinta	≥ Sexta	P
Nº	**6.201**	**15.808**	**6.324**	**1.452**	**258**	**89**	
Placenta acreta	15 (0,24)	49 (0,31)	36 (0,57)	31 (2,13)	6 (2,33)	6 (6,74)	< 0,001
Histerectomia	40 (0,65)	67 (0,42)	57 (0,90)	35 (2,41)	9 (3,49)	8 (8,99)	< 0,001
Qualquer transfusão	251 (4,05)	242 (1,53)	143 (2,26)	53 (3,65)	11 (4,26)	14 (15,73)	0,61
Transfusão ≥ 4 unidades	65 (1,05)	76 (0,48)	49 (0,77)	23 (1,59)	6 (2,33)	9 (10,11)	< 0,001
Cistotomia	8 (0,13)	15 (0,09)	18 (0,28)	17 (1,17)	5 (1,94)	4 (4,49)	< 0,001
Lesão intestinal	7 (0,11)	9 (0,06)	8 (0,13)	5 (0,34)	0 (0,00)	1 (1,12)	0,02
Lesão ureteral	2 (0,03)	2 (0,01)	1 (0,02)	1 (0,07)	1 (0,39)	1 (1,12)	0,008
Placenta prévia	398 (6,42)	211 (1,33)	72 (1,14)	33 (2,27)	6 (2,33)	3 (3,37)	< 0,001
Internação em UTI	115 (1,85)	90 (0,57)	34 (0,54)	23 (1,58)	5 (1,94)	5 (5,62)	0,007
Infecção de ferida	95 (1,53)	148 (0,94)	97 (1,53)	19 (1,31)	9 (3,45)	3 (3,37)	0,09
Endometrite	371 (5,98)	404 (2,56)	178 (2,81)	43 (2,96)	4 (1,55)	6 (6,74)	< 0,001
Trombose venosa profunda	17 (0,27)	24 (0,15)	9 (0,14)	3 (0,21)	0 (0,00)	1 (1,12)	0,42
Embolia pulmonar	13 (0,21)	18 (0,11)	5 (0,08)	4 (0,28)	1 (0,39)	1 (1,12)	0,85

Adaptada de Silver et al., 2006.

Contudo, a probabilidade de morbidade respiratória decresce conforme progride a idade gestacional. Hansen et al. (2008), analisando recém-nascidos por cesárea eletiva entre 37 e 41 semanas, encontraram risco elevado de morbidade respiratória com 37 (OR, 3,9), 38 (OR, 3,0) e 39 semanas (OR, 1,9). Em outra análise, Tita et al. (2009) apontaram que a cesárea eletiva realizada antes de 37 e 38 semanas esteve associada a morbidade respiratória, ventilação mecânica, sepse, hipoglicemia, admissão em UTI e hospitalização > 5 dias.

Em estudo patrocinado pela OMS, tanto a cesárea eletiva como a intraparto estiveram relacionadas a incremento nas taxas de internação > 7 dias e de mortalidade neonatal em nascidos em apresentação cefálica. A despeito de a cesárea eletiva ter produzido redução significativa de 35% de morte fetal, efeito já esperado por prevenir os decessos da gestação prolongada, a mortalidade perinatal ainda apresentou índices mais elevados em comparação à via vaginal, por ter havido aumento de 66% nos óbitos neonatais desse grupo. Já os recém-nascidos em apresentação pélvica tiveram melhor prognóstico com a cesariana. A Tabela 106.6 apresenta os desfechos neonatais dessa pesquisa.

Alguns outros benefícios do parto normal em detrimento da cesariana parecem se estender para a infância. Aqueles nascidos por meio de cesárea parecem ter maior risco de rinite alérgica, asma, doença celíaca, diabetes tipo 1 e gastrenterite (Neu e Rushing, 2011). Esse risco parece estar relacionado ao fato de a flora vaginal e intestinal materna ser importante para colonização intestinal do recém-nascido que, por sua vez, tem papel destacado no desenvolvimento do sistema imune (Neu e Rushing, 2011).

Assistência ao pré e pós-operatório

Pré-operatório

Algumas medidas norteiam a boa conduta antes da realização da cesárea, visando minorar os riscos maternos e fetais. É indispensável, porém, que, uma vez que tenha sido decidida a opção por esse procedimento, seja assinado termo de consentimento pela paciente, devendo ser informadas a indicação da cirurgia e suas complicações inerentes.

Tabela 106.6 Relação entre cesárea e desfecho neonatal de acordo com o tipo de apresentação no parto de gestações únicas.

Desfecho neonatal	Nº (%)	IC 95% ajustado
Morte fetal		
Apresentação cefálica		
Parto vaginal (referência)	242/61.870 (0,39)	1,00
Cesárea eletiva *versus* parto vaginal	35/11.300 (0,31)	0,65 (0,43 a 0,98)
Cesárea intraparto *versus* parto vaginal	73/16.543 (0,44)	1,25 (0,93 a 1,67)
Pélvica e outras apresentações		
Parto vaginal (referência)	53/547 (9,69)	1,00
Cesárea eletiva *versus* parto vaginal	18/1.874 (0,96)	0,27 (0,14 a 0,50)
Cesárea intraparto *versus* parto vaginal	14/2.043 (0,69)	0,20 (0,09 a 0,43)
Internação ≥ 7 dias em UTI neonatal		
Apresentação cefálica		
Parto vaginal (referência)	1.162/61.264 (1,9)	1,00
Cesárea eletiva *versus* parto vaginal	562/11.239 (5,0)	2,11 (1,75 a 2,55)
Cesárea intraparto *versus* parto vaginal	568/16.428 (3,5)	1,93 (1,63 a 2,29)
Pélvica e outras apresentações		
Parto vaginal (referência)	55/422 (13,0)	1,00
Cesárea eletiva *versus* parto vaginal	126/1.845 (6,8)	1,28 (0,76 a 2,14)
Cesárea intraparto *versus* parto vaginal	141/2.014 (7,0)	1,31 (0,79 a 2,18)
Mortalidade neonatal até a alta hospitalar		
Apresentação cefálica		
Parto vaginal (referência)	231/61.299 (0,38)	1,00
Cesárea eletiva *versus* parto vaginal	87/11.237 (0,77)	1,66 (1,26 a 2,20)
Cesárea intraparto *versus* parto vaginal	107/16.434 (0,65)	1,99 (1,51 a 2,63)
Pélvica e outras apresentações		
Parto vaginal (referência)	36/421 (8,55)	1,00
Cesárea eletiva *versus* parto vaginal	33/1.846 (1,79)	0,69 (0,35 a 1,34)
Cesárea intraparto *versus* parto vaginal	33/2.021 (1,63)	0,55 (0,30 a 1,02)

IC 95%, intervalo de confiança de 95%. Adaptada de Villar et al., 2007.

Por se tratar de cirurgia maior, deve ser obtida hemoglobina basal no pré-operatório, estando dispensadas as mulheres de baixo risco que tiverem realizado o exame com valores normais nos últimos 30 dias. Gestantes de alto risco para complicações hemorrágicas deverão ter a hemoglobina, a tipagem sanguínea e a pesquisa de anticorpos irregulares reavaliadas antes da cirurgia. Importante ressaltar que gestantes submetidas a cesárea por hemorragia (i. e., placenta prévia, ruptura uterina, DPP) estão sujeitas à perda sanguínea superior a 1.000 mℓ e, preferencialmente, devem ser internadas em maternidades com unidades transfusionais (NICE, 2021).

Quando a cesárea for eletiva, a ingesta oral deverá ser suspensa, no mínimo, 8 horas antes do procedimento. Um antiácido pode ser dado imediatamente antes da anestesia de condução ou da geral, para minimizar a lesão pulmonar decorrente da possível aspiração do conteúdo gástrico, especialmente quando o jejum tiver sido inapropriado. A tricoxisma do monte de Vênus deve ser realizada no dia da operação; se for executada na véspera da cesárea, maior será o risco de infecção de parede. A bexiga pode ser cateterizada com a paciente já anestesiada. É indispensável também documentar a frequência cardíaca fetal antes do procedimento.

Maturação pulmonar fetal. A morbidade respiratória neonatal (p. ex., SAR, taquipneia transitória) é mais comum após a cesariana em comparação à parturição vaginal, e sua ocorrência decresce conforme a idade gestacional progride. O risco de SAR é ainda mais elevado caso a cesárea tenha sido eletiva, mesmo em gestantes entre 37 e 39 semanas. Havendo indicações maternas ou fetais, os testes de maturidade pulmonar estão contraindicados. Stutchfield et al. (2005) realizaram estudo randomizado em que foi administrada betametasona 12 mg, duas doses com intervalo de 24 horas, antes de cesáreas eletivas feitas com ≥ 37 semanas. Os resultados apontaram redução significativa de 54% na admissão em unidade intensiva neonatal por SAR, e que esse benefício persiste até 39 semanas. Contudo, a incidência de SAR, nessa pesquisa, foi muito pequena no grupo controle, não havendo ainda recomendação para essa prática.

Antibioticoterapia profilática. Já nos referimos a esse tema: a antibioticoterapia é hoje de uso universal antes da abertura da pele.

Anestesia. Atualmente, a anestesia geral é exceção, com a raquianestesia preferível. Efedrina ou fenilefrina podem ser utilizadas para prevenir a hipotensão, comum após o procedimento. Com esse intuito, infunde-se solução cristaloide concomitante aos vasopressores e a mesa cirúrgica pode ser posta em inclinação lateral de 15°. O anestesista também se vale de antieméticos, reduzindo a ocorrência de náuseas e vômitos durante o ato cirúrgico (NICE, 2021).

Líquidos intravenosos. Em geral, serão administrados 1 a 2 ℓ de solução cristaloide (Ringer com lactato ou solução salina 0,9%) durante e imediatamente após a operação, sob monitoramento da frequência e do ritmo cardíaco, da pressão arterial, da oximetria, da capnometria e da diurese.

Pós-operatório

Após a cesariana, a paciente deve ser mantida em observação por equipe treinada; permanecerá na sala de operação (ou de recuperação, se houver) até restabelecer as funções vitais: sonolenta, porém lúcida após a extubação da anestesia geral, ou já

apresentando início de regressão das anestesias espinais (movimentando os pés mediante solicitação); respiração, pulso e pressão arterial satisfatórios; sangramento discreto e diurese no mínimo de 30 mℓ/h, a parturiente pode ser encaminhada a seu leito.

Depois da recuperação da anestesia, observações quanto às frequências respiratória e cardíaca, pressão arterial, dor e sedação devem ser realizadas a cada 30 minutos por 2 horas e, posteriormente, a de acordo com a rotina local caso as observações estejam satisfatórias (NICE, 2021). Posteriormente, sinais vitais, diurese e temperatura podem ser avaliados a cada 4 horas. É também indispensável monitorar com frequência o tônus uterino e o sangramento vaginal no primeiro dia de pós-operatório. Para mulheres nas quais foi feito opioide no bloqueio regional e apresentam fatores de risco para depressão respiratória (p. ex., obesidade, apneia obstrutiva do sono), a avaliação deve ser horária por 12 horas (NICE, 2021).

Analgesia. O uso de opioide intratecal reduz a necessidade de analgesia pós-cesárea. Quando é utilizado dessa maneira, em muitas ocasiões, não é necessário no pós-operatório. No entanto, caso não tenha sido utilizado esse recurso, a administração de opioides após a cirurgia torna-se inexorável, podendo-se recorrer à morfina ou ao tramadol. Na ausência de contraindicações, anti-inflamatórios não esteroides devem ser utilizados juntamente com outros analgésicos (p. ex., dipirona), o que reduz a necessidade de opioides (NICE, 2021).

Dieta e função intestinal. Deambulação e ingesta oral precoces são os pontos-chave da recuperação da função intestinal. Líquidos e alimentos sólidos podem ser oferecidos poucas horas (até 4 horas) após cirurgias não complicadas. O NICE (2021) não faz sequer restrição de tempo e recomenda a ingesta tão logo a paciente sinta sede ou fome. Algum grau de adinamia intestinal com distensão abdominal é comum de ser observado. O íleo paralítico tem fisiopatologia complexa, e seu tratamento envolve dieta zero, líquidos intravenosos e reposição eletrolítica; às vezes, é necessária descompressão nasogástrica.

Função vesical. O cateter vesical deve ser retirado após 12 horas. Subsequentemente a habilidade de esvaziar a bexiga deve ser monitorada.

Deambulação. Assistida assim que os efeitos da anestesia cessarem, especialmente após a retirada da sonda vesical que causa desconforto à caminhada. No 2º dia do pós-operatório, a mulher pode caminhar sem assistência. A deambulação precoce diminui os riscos da síndrome tromboembólica.

Cuidados com a ferida operatória. O curativo pode ser retirado 24 horas após a cesárea. A incisão deve ser inspecionada diariamente e os pontos retirados na primeira consulta pós-natal, com 7 a 10 dias; a mulher com grande panículo adiposo (> 3 cm) apresenta maior risco de infecção. A ferida deve ser diariamente limpa e seca com cuidado, recomendando-se também o uso de roupas confortáveis (NICE, 2021).

Cuidados com as mamas. O contato pele a pele da mãe com seu filho deve ocorrer o mais precocemente possível, de preferência ainda na sala de operação. A amamentação deve ser iniciada assim que possível, ainda no 1º dia pós-operatório. Os cuidados com as mamas foram vistos no Capítulo 27.

Alta. O ACOG e a American Academy of Pediatrics (AAP, 2002) recomendam a hospitalização por 48 horas para o parto vaginal normal e 96 h para a cesárea. Em nosso meio, é habitual a alta no 2º ou 3º dia pós-cesárea.

Prognóstico

A mulher cesareada, uma e mais vezes, dificilmente se exime de patologia própria à repetição de laparotomias, e sua história ginecológica é povoada de queixas vinculadas às intervenções.

Nas incisões abdominais transversas são frequentes os danos a ramos dos nervos ilioinguinal e ílio-hipogástrico, o que pode levar a dormência e insensibilidade na região em torno da cicatriz. Muito raramente, pode haver dor lancinante decorrente de compressão nervosa.

Endometriose de parede é outra complicação incomum, porém de incidência crescente entre as mulheres previamente cesareadas. Dor cíclica ou contínua associada à massa na parede abdominal que cresce durante os períodos menstruais caracteriza essa doença. A adenomiose também é mais frequente nessas pacientes, o que é atribuído à inclusão da camada decidual nas suturas.

Além das consequências já aludidas, a cesariana também implica maior risco de determinadas complicações em gestações futuras, como ruptura uterina, placenta acreta, hemorragia e morte materna.

Placenta prévia – acretismo placentário

A cesariana anterior é o fator de risco mais importante para a ocorrência da placenta prévia, elevando seu risco 4,5 vezes após a primeira cirurgia e crescendo progressivamente com o número de operações (Ananth et al., 1997). Esse fato leva a crer que a incidência de placenta prévia está aumentando pelo incremento do número de cesarianas.

Da mesma maneira que ocorre com a placenta prévia, o risco de acretismo placentário também se eleva conforme o número de cesarianas anteriores. Anteriormente estimada em 1:2.500 partos, a incidência da placenta acreta parece estar aumentando, tendo sido estimada recentemente em 1:533 gravidezes. Silver et al. (2006) verificaram que a ocorrência de placenta acreta é 2,4 vezes maior por ocasião da terceira cirurgia, elevando-se para nove vezes na quarta, quando comparada à da cesariana primária.

O acretismo placentário ocorre ainda com maior frequência nas pacientes com placenta prévia com história de cesárea. O risco de placenta acreta na presença de placenta prévia (placenta prévia-acreta) eleva-se dramaticamente conforme o número de cesarianas, atingindo 40 a 60% com três operações anteriores. É mister ressaltar que o acretismo placentário implica alta probabilidade de histerectomia, e que a mortalidade materna atinge 7% em algumas casuísticas.

Gravidez na cicatriz da cesárea

Gravidez na cicatriz da cesárea ocorre em cerca de 1:2.000 gestações e 6% das gestações ectópicas em mulheres com cesárea prévia. O risco parece não estar relacionado com o número de cirurgias anteriores.

Ruptura uterina

É de ressaltar que o aumento crescente de mulheres cesareadas torna igualmente em ascensão os índices globais e porcentuais de rupturas das cicatrizes de operações anteriores. Greenhill divide as rupturas uterinas durante o trabalho de parto em três grupos: espontâneas, traumáticas e pós-cesarianas, traduzindo, com isso, a importância assumida pela última rubrica. Os riscos da ruptura uterina após cesariana serão discutidos adiante neste capítulo.

Cesárea *versus* parto vaginal

Fernando Magalhães vaticinou, em tempos pretéritos, que o parto seria natural ou cesáreo. Conhecer, portanto, os benefícios e as desvantagens de cada via de parto é indispensável ao bom parteiro, não somente no intuito de tomar decisões apropriadas, como também para aconselhar a paciente quanto aos riscos inerentes. Para tal, o NICE (2021) apresenta sumário dos efeitos da cesárea comparados aos do parto vaginal (Tabela 106.7). Importante ressaltar aqui que essa comparação leva em consideração principalmente a via de parto planejada e não a consumada, que incorpora os resultados da cesárea intraparto às estatísticas do parto vaginal planejado. Por outro lado, ainda que possa ocorrer,

Tabela 106.7 Resumo dos efeitos da cesárea *versus* parto vaginal.

Podem aumentar com a cesárea
- Tempo de internação hospitalar (cesárea planejada)
- Histerectomia pós-parto (cesárea planejada)
- Morte materna (cesárea planejada)
- Placenta acreta em gestação futura (cesárea planejada e não planejada)
- Ruptura uterina em gestação futura (cesárea planejada e não planejada)
- Mortalidade neonatal (cesárea planejada)
- Asma na infância (cesárea)
- Obesidade na infância (cesárea)

Podem reduzir com a cesárea
- Laceração de 3º e 4º graus (parto vaginal planejado)
- Dor perineal e abdominal 3 dias após o parto (parto vaginal planejado)
- Incontinência urinária > 1 ano após parto (parto vaginal)
- Incontinência fecal > 1 ano após parto vaginal operatório

Sem diferença após a cesárea
- Incontinência fecal > 1 ano após parto vaginal
- Hemorragia obstétrica maior
- Depressão pós-parto
- Doença tromboembólica
- Internação em UTI neonatal
- Infecção do recém-nascido
- Atraso persistente na fala
- Mortalidade infantil

Estudos mostram resultados conflitantes
- Internação da mulher em UTI
- Óbito fetal em gestação futura
- Morbidade respiratória do recém-nascido
- Paralisia cerebral
- Condição do espectro autista
- Diabetes tipo 1 na infância

Adaptada de NICE, 2021.

é menos comum que a cesárea planejada não se consume. Alguns desfechos, no entanto, foram avaliados unicamente pela via de parto que se consumou.

Cesárea a pedido

A cesárea a pedido é definida como aquela realizada a pedido da mãe, antes do trabalho de parto, na ausência de qualquer indicação materna ou fetal. Nesse sentido, é um tipo de cesárea eletiva.

Risco materno. Há risco elevado de placenta prévia, prévia-acreta e de histerectomia-cesárea, após a segunda cesariana.

Risco neonatal. O risco de morbidade respiratória neonatal, incluindo taquipneia transitória e SAR, está aumentado após a cesárea eletiva, comparado ao do parto vaginal, uma vez que a operação tenha sido realizada antes de 39 semanas.

Apenas cinco variáveis mostram moderada qualidade de evidência, considerando a via de parto (cesárea ou parto planejados), em gestações a termo com apresentação de vértice. Apenas uma potencial redução de hemorragia obstétrica favorece a cesárea planejada, enquanto o parto vaginal planejado apresenta menor tempo de internação, menor incidência de morbidade respiratória neonatal, menor ocorrência de placenta prévia, acretismo placentário e ruptura uterina em gestações subsequentes. Na ausência de indicação materna ou fetal para a cesárea, o parto vaginal planejado é seguro, apropriado e deve ser recomendado.

O ACOG orienta que a principal motivação da mulher for o medo da dor, deve-se oferecer analgesia durante trabalho de parto, educação sobre o parto no pré-natal e suporte emocional durante o trabalho de parto (ACOG, 2019a). A cesárea a pedido também não deve ser realizada antes de 39 semanas completas, a menos que haja indicação clínica de antecipação do nascimento e as mulheres devem ser informadas sobre os riscos de placenta prévia, acretismo placentário e histerectomia, que se elevam a cada cesariana realizada.

Parto vaginal após cesárea

A cesárea prévia é das mais comuns indicações de cesariana e, indubitavelmente é a indicação prevalente em serviços obstétricos dos EUA. Naquele país, o postulado de Craigin (1916) – uma vez cesárea, sempre cesárea – dominou a prática obstétrica por mais de 60 anos. Em 1978, 98,9% das gestantes submetidas previamente a operação cesariana eram novamente operadas, receosos da ruptura uterina.

As publicações mais recentes refletem tendência indissimulável para permitir a prova de trabalho de parto em mulheres previamente cesareadas, derrogando a inexorabilidade de operar todas as pacientes. Nesse contexto, o VBAC tem sido amplamente aceito como importante estratégia de redução da taxa de partos cirúrgicos, além de ser opção para aquelas mulheres previamente cesareadas que desejam parto transpelvino.

Taxa de sucesso

A taxa global de êxito do VBAC está em torno de 72 a 75% (RCOG, 2015b). Esse número varia substancialmente conforme a seleção utilizada de candidatas ao VBAC. Diversos fatores parecem influenciar o sucesso da prova de trabalho de parto após cesariana: idade, raça, índice de massa corporal, indicação da cesariana anterior, história de parto vaginal, peso fetal etc.

Parto vaginal prévio. A história de parto vaginal é o principal fator prognóstico para êxito da prova de trabalho de parto. Na série com maior casuística, Landon et al. (2005) encontraram VBAC exitoso em 86,6% das mulheres com história de parto vaginal e de 60,9% naquelas somente com cesárea prévia. O risco de ruptura uterina também é menor nessas mulheres.

Indicação da cesariana anterior. A taxa de sucesso do VBAC é mais elevada caso a cesariana anterior tenha sido indicada por motivos não recorrentes (apresentações anômalas, alterações da vitalidade fetal etc.). A orientação por apresentação pélvica é a que tem maior êxito, atingindo 89% (Landon, 2008). Mulheres cuja cesariana prévia foi praticada por distocia têm menor possibilidade de VBAC.

Tipo de parto e dilatação cervical. Mulheres que necessitam de indução do parto têm menor sucesso de VBAC que aquelas que entram em trabalho de parto espontâneo. Landon et al. (2005) relataram 67,4% de VBAC em mulheres que tiveram parto induzido, e 80,6% naquelas que tiveram parto espontâneo. Já Grobman et al. (2007) tiveram êxito em 83% das induções de parto com cesárea prévia, números mais elevados que os encontrados em outros estudos. É inequívoca a influência das condições do colo, não somente na indução do parto como também para predizer o sucesso do VBAC. Em gestantes com dilatação ≥ 4 cm na admissão, o êxito do VBAC atinge 86%, enquanto essa taxa é de 67% caso o colo esteja dilatado < 4 cm (Landon, 2008).

Candidatas ao VBAC e contraindicações

Considera-se que todas as pacientes com história de uma cesárea segmentar transversa e sem contraindicações ao parto vaginal (placenta prévia, apresentações anômalas etc.) são candidatas ao VBAC (ACOG, 2019c; RCOG, 2015b). O ACOG (2019c) considera que as mulheres com duas cesáreas segmentares prévias também são candidatas ao VBAC, enquanto o RCOG (2015b) não faz restrições ao número de cesarianas prévias.

História obstétrica de cesárea clássica, de ruptura uterina ou de cirurgia extensa no fundo uterino, eis as contraindicações ao VBAC. O ACOG (2019c) inclui nas contraindicações a histerotomia prévia em "T invertido".

Aquelas mulheres que não têm contraindicações e desejam VBAC devem ponderar seus riscos e benefícios, conforme sua história pessoal e obstétrica.

Riscos do VBAC

Ruptura uterina

O principal risco que concerne ao VBAC é a ruptura uterina (Figura 106.40). Essa complicação está diretamente relacionada à prova de trabalho de parto e é raramente observada em pacientes submetidas à cesariana eletiva de repetição (Landon, 2008).

Para análise do risco do VBAC, é indispensável distinguir ruptura uterina e deiscência de cicatriz, que representa a separação oculta da cicatriz uterina mantendo intacta a serosa e geralmente só é detectada durante a laparotomia de mulheres com cesárea prévia. Na deiscência de cicatriz, com frequência, não há hemorragia importante e, portanto, não há comprometimento da saúde materna e fetal. Já na ruptura uterina ocorre separação completa

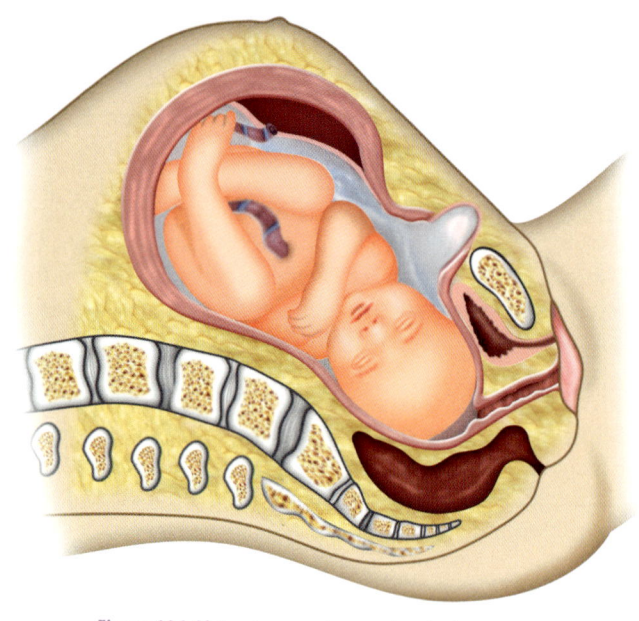

Figura 106.40 Ruptura uterina na cicatriz da cesárea.

das camadas uterinas levando a hemorragia grave, compressão do cordão, descolamento de placenta e comprometimento fetal (Landon, 2008).

A ruptura uterina é incomum, porém está associada a graves desfechos, tais como morte perinatal, hipoxia fetal e histerectomia. O sinal ou sintoma mais comum é a alteração da frequência cardíaca fetal detectada pela cardiotocografia (CTG). Outros sinais incluem dor abdominal, sangramento vaginal, cessação das contrações, subida da apresentação e choque.

A taxa de ruptura uterina no VBAC varia significativamente dependendo da presença de alguns fatores de risco: tipo de histerotomia e histerorrafia anteriormente praticada, número de cesáreas prévias, intervalo interpartal, uso de ocitocina e indução do parto. As mulheres devem ser informadas de que o VBAC carreia risco aproximado de 1:200 (0,5%) de ruptura uterina (RCOG, 2015b).

Número de cesáreas. Tradicionalmente, pacientes com múltiplas cesarianas não são submetidas ao VBAC pelo receio da ruptura uterina. Hoje, porém, o ACOG (2019c) já considera mulheres com história de duas cesáreas segmentares candidatas ao VABC, por haver evidência suficiente apontando que o risco é equivalente ao de mulheres com uma cicatriz ou pouco maior. Miller et al. (1994) examinaram retrospectivamente 1.586 casos de prova de parto após duas cesarianas e encontraram sucesso de 75% e taxa de ruptura uterina de 1,8%. Esses números foram similares aos encontrados em gestantes com mais de três cicatrizes prévias, 79 e 1,2%, respectivamente. Em outro estudo retrospectivo, multicêntrico, Macones et al. (2005) encontraram porcentual de ruptura uterina de 1,8% em 1.085 tentativas de parto transpelvino com duas cesáreas, risco duas vezes superior ao de mulheres com apenas uma cesárea. Contudo, na única casuística prospectiva de monta, Landon et al. (2006) analisaram 975 mulheres submetidas ao trabalho de parto com múltiplas cesarianas; foram 871 casos com duas cirurgias anteriores, 84 com três e 20 com quatro. Os resultados apontaram que a taxa de ruptura uterina após múltiplas cesáreas não foi significativamente maior que após uma cirurgia (0,9 *versus* 0,7%). Dessa maneira, parece que várias cicatrizes uterinas anteriores elevam a possibilidade de ruptura uterina, porém a magnitude desse risco adicional é pequena (Landon, 2008). Não é demais lembrar que a presença

de parto vaginal anterior ou história de VBAC exitoso reduzem o risco de ruptura uterina em mulheres com mais de uma cicatriz uterina, igualando-o ao de mulheres com uma cicatriz. O ACOG (2019c) não faz nenhum tipo de recomendação para mulheres com três ou mais cesarianas por considerar que as evidências são limitadas. O RCOG (2015b) não faz objeção ao VBAC com três ou mais cesarianas.

Intervalo interpartal. Intervalo de tempo exíguo entre a cesárea anterior e a gravidez seguinte confere risco maior de ruptura uterina. Alguns estudos demonstraram é mais elevado quando esse intervalo foi inferior a 18 meses. Stamilio et al. (2007) investigaram esse tema, apresentando casuística de 13.331 mulheres que tiveram VBAC. Esses autores verificaram que as taxas de ruptura uterina foram maiores (2,7% *versus* 0,9%) quando o intervalo entre a cesárea prévia e a concepção de nova gestação foi inferior a 6 meses, o que equivale dizer que o intervalo interpartal foi menor que 15 meses. Intervalos superiores ao apontado não apresentaram risco significativo de ruptura uterina.

Uso de ocitocina. O uso excessivo da ocitocina pode estar relacionado à ocorrência da ruptura uterina. Na série de maior monta, Landon et al. (2004) verificaram que a taxa de ruptura foi 2,4 vezes maior quando o parto foi acelerado em comparação ao parto espontâneo. Desse modo, o uso da ocitocina deve ser parcimonioso no VBAC; a dose utilizada não deverá superar 20 mUI/min, o que está associado a risco quatro vezes maior de ruptura uterina (Cahill et al., 2008).

Indução do parto. A indução do parto parece estar relacionada a maior risco de ruptura uterina. No estudo prospectivo conduzido por Landon et al. (2004), essa intercorrência apresentou risco quase três vezes mais elevado nas gestantes cujo parto foi induzido que naquelas que apresentaram parto espontâneo. As mulheres devem ser informadas de que, com a indução do parto e/ou o uso de ocitócicos, o risco de ruptura uterina está aumentado de duas a três vezes e o de parto cesáreo de 1,5 vez, em relação ao VBAC espontâneo (RCOG, 2015b). Os procedimentos mecânicos de indução do parto (sonda de Foley) estão associados a risco menor de ruptura uterina, quando comparados à indução com prostaglandinas, e são excelente opção para indução do VBAC. O uso do misoprostol no 3º trimestre está contraindicado (ACOG, 2019c).

Outros riscos maternos

A ocorrência de outros desfechos desfavoráveis nas mulheres submetidas ao VBAC está indubitavelmente ligada à ruptura uterina. Na série de maior casuística, deiscência de cicatriz, transfusão e endometrite estiveram significativamente associadas à prova de trabalho de parto. A frequência de histerectomia não foi diferente entre os grupos. O maior risco do VBAC é a cesárea de emergência, o que aumenta ligeiramente o risco de morbidade infecciosa. A morte materna é extremamente baixa, mas é mais frequente na cesárea de repetição (0,0096% *versus* 0,0019%) (ACOG, 2019c).

Complicações perinatais

A incidência de encefalopatia hipóxico-isquêmica é extremamente baixa (0,08%), ainda que maior quando comprada à cesárea de repetição. Conforme esperado, a maioria dos desfechos negativos decorre da ruptura uterina. O risco de morte perinatal com o VBAC é extremamente baixo (4:10.000 ou 0,04%) e semelhante ao de nulíparas em trabalho de parto (RCOG, 2015b).

Conduta

A gestante com cesárea prévia está sob risco de intercorrências maternas e perinatais, seja submetida à prova de parto ou à nova cesariana. Complicações de ambos os procedimentos devem ser discutidas, bem como é indispensável individualizar o risco de ruptura uterina e de sucesso do VBAC para cada paciente. Patologias que oneram o futuro da cesareada devem ser consideradas, como a placenta prévia e o acretismo placentário (Landon, 2008).

Uma vez que se tenha optado pelo VBAC, após obtenção de consentimento informado, o parto deverá ser conduzido em instituição com recursos para eventuais emergências (Landon, 2008).

Na assistência ao VBAC, os seguintes elementos devem ser considerados:

- O monitoramento fetal deverá ser contínuo, visto que um dos primeiros sinais de ruptura uterina é o traçado anormal da CTG
- A anestesia peridural pode ser utilizada
- A ocitocina pode ser utilizada com parcimônia, quando necessário
- Não há necessidade em revisar rotineiramente a cicatriz da cesárea anterior após o parto.

É fundamental ressaltar que o risco da ruptura uterina em mulheres submetidas a prova de trabalho de parto é contrabalançado pela redução da morbidade materna, ruptura uterina e histerectomia quando o VBAC é exitoso (Rossi e D'Addario, 2008).

Bibliografia

Abenhaim HA, Azoulay L, Kramer MS, Leduc L. Incidence and risk factors of amniotic fluid embolisms: a population-based study on 3 million births in the United States. Am J Obstet Gynecol. 2008;199:49.e1-8.

Ahmadzia HK, Patel EM, Joshi D, et al. Obstetric surgical site infections: 2 grams compared with 3 grams of cefazolin in morbidly obese women. Obstet Gynecol. 2015;126(4):708-15.

Alexander JM, Leveno KJ, Hauth J, et al.; National Institute of Child Health and Human Development Maternal-Fetal Medicine Units Network. Fetal injury associated with cesarean delivery. Obstet Gynecol. 2006;108(4):885-90.

Allahdin S, Aird C, Danielian P. B-Lynch sutures for major primary postpartum haemorrhage at caesarean section. J Obstet Gynaecol. 2006;26(7):639-42.

Amorim MM, Katz L, Barros AS, Almeida TS, Souza AS, Faúndes A. Maternal outcomes according to mode of delivery in women with severe preeclampsia: a cohort study. J Matern Fetal Neonatal Med. 2015;28(6):654-60.

Ananth CV, Smulian JC, Vintzileos AM. The association of placenta previa with history of cesarean delivery and abortion: a metaanalysis. Am J Obstet Gynecol. 1997;177(5):1071-8.

Anderson ER, Gates S. Techniques and materials for closure of the abdominal wall in caesarean section. Cochrane Database Syst Rev. 2004;(4):CD004663.

ACOG Committee on Practice Bulletins. ACOG Practice Bulletin. Clinical management guidelines for obstetrician-gynecologists. No. 82 June 2007. Management of herpes in pregnancy. Obstet Gynecol. 2007;109(6):1489-98.

ACOG committee opinion no. 761: cesarean delivery on maternal request. Obstet Gynecol. 2019a;133:e73-e77.

ACOG committee opinion no. 745: mode of term singleton breech delivery. Obstet Gynecol. 2018;132(2):e60-e63.

ACOG practice bulletin no. 202: gestational hypertension and preeclampsia. Obstet Gynecol. 2019b;133:1.

ACOG practice bulletin no. 205: vaginal birth after cesarean delivery. Obstet Gynecol. 2019c;133(2):e110-e127.

ACOG practice bulletin, no. 216: macrossomia. Obstet Gynecol. 2020;135:e18-e35.

American College of Obstetricians and Gynecologists (ACOG). Obstetric care consensus no. 1: safe prevention of the primary cesarean delivery. Obstet Gynecol. 2014;123(3):693-711.

Anorlu RI, Maholwana B, Hofmeyr GJ. Methods of delivering the placenta at caesarean section. Cochrane Database Syst Rev. 2008;(3):CD004737.

Ayres-de-Campos D, Patrício B. Modifications to the Misgav Ladach technique for cesarean section. Acta Obstet Gynecol Scand. 2000;79(4):326-7.

Bamigboye AA, Hofmeyr GJ. Closure versus non-closure of the peritoneum at caesarean section: short- and long-term outcomes. Cochrane Database Syst Rev. 2014;(8):CD000163.

Barrett JF, Hannah ME, Hutton EK, et al.; Twin Birth Study Collaborative Group. A randomized trial of planned cesarean or vaginal delivery for twin pregnancy. N Engl J Med. 2013;369(14):1295-305.

Bates SM, Greer IA, Middeldorp S, Veenstra DL, Prabulos AM, Vandvik PO. VTE, thrombophilia, antithrombotic therapy, and pregnancy: Antithrombotic Therapy and Prevention of Thrombosis, 9th ed: American College of Chest Physicians Evidence-Based Clinical Practice Guidelines. Chest. 2012;141(2 Suppl):e691S-e736S.

Berghella V, Baxter JK, Chauhan SP. Evidence-based surgery for cesarean delivery. Am J Obstet Gynecol. 2005;193(5):1607-17.

Betran AP, Torloni MR, Zhang JJ, Gülmezoglu AM; WHO Working Group on Caesarean Section. WHO Statement on Caesarean Section Rates. BJOG. 2016;123(5):667-70.

Betran AP, Ye J, Moller AB, Souza JP, Zhang J. Trends and projections of caesarean section rates: global and regional estimates. BMJ Glob Health. 2021;6(6):e005671.

Bonanno C, Gaddipati S. Mechanisms of hemostasis at cesarean delivery. Clin Perinatol. 2008;35(3):531-47, xi.

Cahill AG, Waterman BM, Stamilio DM, et al. Higher maximum doses of oxytocin are associated with an unacceptably high risk for uterine rupture in patients attempting vaginal birth after cesarean delivery. Am J Obstet Gynecol. 2008;199:32.e1-5.

Chauhan SP, Grobman WA, Gherman RA, et al. Suspicion and treatment of the macrosomic fetus: a review. Am J Obstet Gynecol. 2005;193(2):332-46.

CORONIS Collaborative Group, Abalos E, Addo V, et al. Caesarean section surgical techniques (CORONIS): a fractional, factorial, unmasked, randomised controlled trial. Lancet. 2013;382(9888):234-48.

CORONIS collaborative group, Abalos E, Addo V, et al. Caesarean section surgical techniques: 3 year follow-up of the CORONIS fractional, factorial, unmasked, randomised controlled trial. Lancet. 2016;388(10039):62-72.

Cunningham FG, Leveno KJ, Bloom SL, Hauth JC, Rouse D, Spong CY. Williams Obstetrics. 23rd ed. New York (NY): McGraw-Hill; 2009.

Dahlke JD, Mendez-Figueroa H, Rouse DJ, Berghella V, Baxter JK, Chauhan SP. Evidence-based surgery for cesarean delivery: an updated systematic review. Am J Obstet Gynecol. 2013;209(4):294-306.

Deneux-Tharaux C, Carmona E, Bouvier-Colle MH, Bréart G. Postpartum maternal mortality and cesarean delivery. Obstet Gynecol. 2006;108(3 Pt 1):541-8.

Diener MK, Voss S, Jensen K, Büchler MW, Seiler CM. Elective midline laparotomy closure: the INLINE systematic review and meta-analysis. Ann Surg. 2010;251(5):843-56.

Dodd JM, Anderson ER, Gates S, Grivell RM. Surgical techniques for uterine incision and uterine closure at the time of caesarean section. Cochrane Database Syst Rev. 2014;(7):CD004732.

Esteves-Pereira AP, Deneux-Tharaux C, Nakamura-Pereira M, Saucedo M, Bouvier-Colle MH, Leal MC. Caesarean delivery and postpartum maternal mortality: a population-based case control study in Brazil. PLoS One. 2016;11(4):e0153396.

Foley E, Clarke E, Beckett VA, et al. Management of genital herpes in pregnancy. London (UK): RCOG; 2014.

Gherman RB, Goodwin TM, Leung B, Byrne JD, Hethumumi R, Montoro M. Incidence, clinical characteristics, and timing of objectively diagnosed venous thromboembolism during pregnancy. Obstet Gynecol 1999; 94:730.

Grobman WA, Gilbert S, Landon MB, et al. Outcomes of induction of labor after one prior cesarean. Obstet Gynecol. 2007;109(2 Pt 1):262-9.

Hannah ME, Hannah WJ, Hewson SA, Hodnett ED, Saigal S, Willan AR. Planned caesarean section versus planned vaginal birth for breech presentation at term: a randomised multicentre trial. Term Breech Trial Collaborative Group. Lancet. 2000;356(9239):1375-1383.

Hansen AK, Wisborg K, Uldbjerg N, Henriksen TB. Risk of respiratory morbidity in term infants delivered by elective caesarean section: cohort study. BMJ. 2008;336(7635):85-7.

Harley JM. Caesarean section. Clin Obstet Gynaecol. 980;7(3):529-559.

Hema KR, Johanson R. Techniques for performing caesarean section. Best Pract Res Clin Obstet Gynaecol. 2001;15:17-47.

Hofmeyr JG, Novikova N, Mathai M, Shah A. Techniques for cesarean section. Am J Obstet Gynecol. 2009;201(5):431-44.

Holmgren G, Sjöholm L, Stark M. The Misgav Ladach method for cesarean section: method description. Acta Obstet Gynecol Scand. 1999;78(7):615-21.

Hopkins L, Smaill F. Antibiotic prophylaxis regimens and drugs for cesarean section (Cochrane Review). In: The Cochrane Library, Issue 1. Oxford: Update Software; 2009.

Israelsson LA, Millbourn D. Prevention of incisional hernias: how to close a midline incision. Surg Clin North Am. 2013;93(5):1027-40.

Jackson N, Paterson-Brown S. Physical sequelae of caesarean section. Best Pract Res Clin Obstet Gynaecol. 2001;15:49-61.

Jauniaux E, Alfirevic Z, Bhide AG, et al.; Royal College of Obstetricians & Gynaecologists. Placenta praevia and placenta accreta: diagnosis and management: green-top guideline no. 27a. BJOG. 2019;126:e1-e48.

Jeve YB, Navti OB, Konje JC. Comparison of techniques used to deliver a deeply impacted fetal head at full dilation: a systematic review and meta-analysis. BJOG. 2016;123(3):337-45.

Johnson DD. Cesarean delivery. In: Gilstrap LC, Cunningham FG, Vandorsten JP editors. Operative Obstetrics. 2nd ed. New York (NY): McGraw-Hill; 2005. Chapter 25, p. 257.

Karlström A, Lindgren H, Hildingsson I. Maternal and infant outcome after caesarean section without recorded medical indication: findings from a Swedish case-control study. BJOG. 2013;120(4):479-86; discussion 486.

Kilsztajn S, Carmo MS, Machado LC Jr, Lopes ES, Lima LZ. Caesarean sections and maternal mortality in São Paulo. Eur J Obstet Gynecol Reprod Biol. 2007;132:64-9.

Kirkinen P. Multiple caesarean sections: outcomes and complications. Br J Obstet Gynaecol. 1988;95(8):778-782.

Kotaska A, Menticoglou S, Gagnon R; Maternal Fetal Medicine Committee. Vaginal delivery of breech presentation. J Obstet Gynaecol Can. 2009;31(6):557-66.

Landon MB. Cesarean delivery. In: Gabbe SG, Niebyl JR, Simpson JL. Obstetrics Normal and Problem Preganancies. Philadelphia: Churchill Livingstone, 5th edition; 2007. p. 486.

Landon MB. Vaginal birth after cesarean delivery. Clin Perinatol. 2008; 35(3):491-504, ix-x.

Landon MB, Hauth JC, Leveno KJ, et al.; National Institute of Child Health and Human Development Maternal-Fetal Medicine Units Network. Maternal and perinatal outcomes associated with a trial of labor after prior cesarean delivery. N Engl J Med. 2004;351(25):2581-9.

Landon MB. Cesarean delivery. In: Gabbe SG, Niebyl JR, Simpson JL. Obstetrics Normal and Problem Preganancies. Philadelphia: Churchill Livingstone, 5th edition; 2007. p. 486.

Landon MB, Spong CY, Thom E, et al.; National Institute of Child Health and Human Development Maternal-Fetal Medicine Units Network. Risk of uterine rupture with a trial of labor in women with multiple and single prior cesarean delivery. Obstet Gynecol. 2006;108:12-20.

Liu S, Liston RM, Joseph KS, Heaman M, Sauve R, Kramer MS; Maternal Health Study Group of the Canadian Perinatal Surveillance System. Maternal mortality and severe morbidity associated with low-risk planned cesarean delivery versus planned vaginal delivery at term. CMAJ. 2007;176(4):455-60.

Mackeen AD, Packard RE, Ota E, Berghella V, Baxter JK. Timing of intravenous prophylactic antibiotics for preventing postpartum infectious morbidity in women undergoing cesarean delivery. Cochrane Database Syst Rev. 2014;(12):CD009516.

Magalhaes F. A operação cesariana abdominal. Rio de Janeiro: Litho-Tipografia Fluminense; 1924.

Magann EF, Chauhan SP, Bufkin L, Field K, Roberts WE, Martin JN Jr. Intraoperative haemorrhage by blunt versus sharp expansion of the uterine incision at caesarean delivery: a randomised clinical trial. BJOG. 2002;109(4):448-52.

Magee LA, Pels A, Helewa M, Rey E, von Dadelszen P; Canadian Hypertensive Disorders of Pregnancy (HDP) Working Group. Diagnosis, evaluation, and management of the hypertensive disorders of pregnancy. Pregnancy Hypertens. 2014;4(2):105-45.

Macones GA, Peipert J, Nelson DB, et al. Maternal complications with vaginal birth after cesarean delivery: a multicenter study. Am J Obstet Gynecol 2005; 193:1656.

Marik PE, Plante LA. Venous thromboembolic disease and pregnancy. N Engl J Med. 2008;359(19):2025-33.

Martin EK, Beckmann MM, Barnsbee LN, Halton KA, Merollini K, Graves N. Best practice perioperative strategies and surgical techniques for preventing caesarean section surgical site infections: a systematic review of reviews and meta-analyses. BJOG. 2018;125(8):956-64.

Matsubara S, Yano H, Ohkuchi A, Kuwata T, Usui R, Suzuki M. Uterine compression sutures for postpartum hemorrhage: an overview. Acta Obstet Gynecol Scand. 2013;92(4):378-85.

Miller DA, Diaz FG, Paul RH. Vaginal birth after cesarean: a 10-year experience. Obstet Gynecol. 1994; 84:255.

Ministério da Saúde. Protocolo clínico e diretrizes terapêuticas para prevenção da transmissão vertical do HIV, sífilis e hepatites virais. Brasília (DF): Ministério da Saúde; 2019.

Nakamura-Pereira M, do Carmo Leal M, Esteves-Pereira AP, et al. Use of Robson classification to assess cesarean section rate in Brazil: the role of source of payment for childbirth. Reprod Health. 2016; 13(Suppl 3):128.

Nakamura-Pereira M, Dutra BRT, Borovac-Pinheiro A, Pacagnella RC. Complicações das Cesarianas. In: Almir Antonio Urbanetz (org.). Urgências e emergências em ginecologia e obstetrícia. Barueri: Manole; 2019. p. 565-90.

National Institute for Health Care and Excellence. NICE Guideline no. 137. Twin and triplet pregnancy. London (UK): NICE; 2019.

National Institute for Health Care and Excellence. NICE Guideline no. 192. Caesarean section. London (UK): National Institute for Health and Clinical Excellence; 2021.

Negură A. Etude sur les ligatures hémostatiques obstétricales des artères utérines (LBAU) et des artères hypogastriques (LBAH) [Obstetrical hemostatic ligation of the uterine arteries and hypogastric arteries]. Rev Fr Gynecol Obstet. 1988;83(4):271-279.

Neu J, Rushing J. Cesarean versus vaginal delivery: long-term infant outcomes and the hygiene hypothesis. Clin Perinatol. 2011;38(2):321-31.

Nielsen TF, Hökegård KH. Cesarean section and intraoperative surgical complications. Acta Obstet Gynecol Scand. 1984;63(2):103-108.

O'Leary JA. Uterine artery ligation in the control of postcesarean hemorrhage. J Reprod Med. 1995;40(3):189-193.

O'Leary JL, O'Leary JA. Uterine artery ligation for control of postcesarean section hemorrhage. Obstet Gynecol. 1974;43(6):849-53.

Read JS, Newell MK. Efficacy and safety of cesarean delivery for prevention of mother-to-child transmission of HIV-1. Cochrane Database Syst Rev. 2005;(4):CD005479.

Rezende J. Aspectos etimológicos e semânticos do vocábulo cesariana. Rev Gin Obst. 1957;101:7-10.

Rezende J. Operação cesariana. 3. ed. Rio de Janeiro: Guanabara Koogan; 2006.

Rezende J. Operação cesariana abdominal. Rio de Janeiro: Casa do Livro; 1941.

Rezende J. Operações cesarianas impuras. An Bras Ginec. 1949;28:55.

Rezende J. Prognóstico imediato e tardio das cesareadas. Rev Gin Obst. 1960;106:125.

Rezende J, et al. A incisão de Pfannenstiel para a cesárea abdominal. Rev Gin Obst 1958;103:523.

Rezende J, et al. A incisão de Pfannenstiel para a cesárea abdominal. II Sobre uma experiência de 519 casos. Rev Gin Obst. 1959;105:631.

Roman H, Sentilhes L, Cingotti M, Verspyck E, Marpeau L. Uterine devascularization and subsequent major intrauterine synechiae and ovarian failure. Fertil Steril. 2005;83(3):755-757.

Rossi AC, D'Addario V. Maternal morbidity following a trial of labor after cesarean section vs elective repeat cesarean delivery: a systematic review with metaanalysis. Am J Obstet Gynecol. 2008;199(3):224-31.

Rouse DJ, MacPherson C, Landon M, et al.; National Institute of Child Health and Human Development Maternal-Fetal Medicine Units Network. Blood transfusion and cesarean delivery. Obstet Gynecol. 2006;108(4):891-7.

Royal College of Obstetricians & Gynaecologists. RCOG Green-top Guideline no. 37a: reducing the risk of venous thromboembolism during pregnancy and the puerperium. London: RCOG; 2015a.

Royal College of Obstetricians & Gynaecologists. RCOG Green-top Guideline no. 45. Birth after previous caesarean birth. London: RCOG; 2015b.

Sabogal JC. Postpartum infections. In: Berghella V, editor. Obstetric Evidence Based Guidelines. London: CRC Press; 2007. p. 201.

Silver RM, Landon MB, Rouse DJ, et al.; National Institute of Child Health and Human Development Maternal-Fetal Medicine Units Network. Maternal morbidity associated with multiple repeat cesarean deliveries. Obstet Gynecol. 2006;107(6):1226-32.

Simpson EL, Lawrenson RA, Nightingale AL, Farmer RD. Venous thromboembolism in pregnancy and the puerperium: incidence and additional risk factors from a London perinatal database. BJOG. 2001;108:56.

Smaill FM, Grivell RM. Antibiotic prophylaxis versus no prophylaxis for preventing infection after cesarean section. Cochrane Database Syst Rev. 2014;2014(10):CD007482.

Stamilio DM, DeFranco E, Paré E, Odibo AO, Peipert JF, Allsworth JE, et al. Short interpregnancy interval: risk of uterine rupture and complications of vaginal birth after cesarean delivery. Obstet Gynecol 2007; 110:1075.

Stein PD, Matta F, Yaekoub AY. Incidence of amniotic fluid embolism: relation to cesarean section and to age. J Womens Health (Larchmt). 2009;18(3):327-9.

Stutchfield P, Whitaker R, Russell I; Antenatal Steroids for Term Elective Caesarean Section (ASTECS) Research Team. Antenatal betamethasone and incidence of neonatal respiratory distress after elective caesarean section: pragmatic randomised trial. BMJ. 2005;331(7518):662.

Tita ATN, Boggess K, Saade G. Adjunctive azithromycin prophylaxis for cesarean delivery. N Engl J Med. 2017;376(2):182.

Tita ATN, Landon MB, Spong CY, et al.; Eunice Kennedy Shriver NICHD Maternal-Fetal Medicine Units Network. Timing of elective repeat cesarean delivery at term and neonatal outcomes. N Engl J Med. 2009;360(2):111-20.

Villar J, Carroli G, Zavaleta N, et al.; World Health Organization 2005 Global Survey on Maternal and Perinatal Health Research Group. Maternal and neonatal individual risks and benefits associated with caesarean delivery: multicentre prospective study. BMJ. 2007;335(7628):1025.

Wallin G, Fall O. Modified Joel-Cohen technique for caesarean delivery. Br J Obstet Gynaecol. 1999;106(3):221-6.

Ward E, Duff P. A comparison of 3 antibiotic regimens for prevention of postcesarean endometritis: an historical cohort study. Am J Obstet Gynecol. 2016;214(6):751.e1-4.

Ye J, Betrán AP, Guerrero Vela M, Souza JP, Zhang J. Searching for the optimal rate of medically necessary cesarean delivery. Birth. 2014;41(3):237-44.

107

Histerectomia Pós-Parto, Esterilização Pós-Parto e Lesões Urológicas e Intestinais

Histerectomia Pós-Parto

Fernando Maia Peixoto Filho

Marcos Nakamura Pereira

Antonio Braga

Jorge Rezende Filho

A *histerectomia pós-parto* é procedimento cirúrgico de emergência, em geral realizado para salvar a vida da paciente e assegurar o controle de hemorragia copiosa no pós-parto. Há pouquíssimas indicações em que a histerectomia poderia ser realizada eletivamente, como parte do tratamento do câncer de colo uterino, mas não é comum que se aceitem histerectomias periparto eletivas.

A primeira histerectomia pós-parto foi realizada por Porro, em 1876, após uma cesariana, e foi logo adotada como rotina quando a cesariana era indicada, a fim de reduzir os óbitos por hemorragia. A histerectomia-cesárea de Porro foi sendo substituída paulatinamente, no início do século XX, pela histerectomia pós-parto apenas para casos emergenciais.

A histerectomia pós-parto tem incidência bastante variável entre os países em função da renda, e pode variar de 0,2 por 1.000 partos na Noruega até 10 histerectomias pós-parto a cada 1.000 partos na Índia (van den Akker et al., 2016). No Brasil, dados de inquéritos populacionais encontraram prevalência de 0,2% em 2006.

A histerectomia é realizada em 5% dos casos que cursaram com hemorragia até 6 semanas pós-parto em países de baixa e média rendas (Huque et al., 2018). Na Austrália, por outro lado, a incidência da histerectomia pós-parto é de 0,06% na hemorragia pós-parto e de 0,8% na hemorragia pós-parto grave (Flood et al., 2019).

Algumas casuísticas revelam crescimento da histerectomia pós-parto ao longo das últimas décadas. Em um hospital de Hong Kong, a incidência da histerectomia pós-parto elevou-se de 0,21% em 2002 para 0,76% em 2015 (Kong e To, 2018). Nos EUA, a incidência aumentou 15% entre 1994-1995 e 2006-2007, de 0,72/1.000 para 0,83/1.000 (Bateman et al., 2012).

Fatores de risco

Os principais fatores de risco para histerectomia pós-parto são cesariana na gestação atual, cesariana prévia, multiparidade, idade materna avançada e placentação anormal (van den Akker et al., 2016; Bateman et al., 2012; Rossi et al., 2010; Huque et al., 2018). Uma revisão sistemática, que incluiu estudos realizados tanto em países de alta renda quanto de baixa renda, evidenciou que a cesariana eleva em 11 vezes a chance de histerectomia, enquanto a cesárea prévia aumenta em 7,5 vezes essa chance (van den Akker et al., 2016). Nessa revisão, 87% das mulheres submetidas à histerectomia eram multíparas. Esses fatores de risco explicam a razão pela qual a histerectomia pós-parto vem aumentando de incidência. Bateman et al. (2012) verificaram que a tendência de crescimento do número de histerectomias nos EUA está relacionada com o aumento de cesarianas e de mulheres com cesariana prévia. Como consequência, há cada vez mais casos de placenta prévia e acretismo placentário, que aparecem como principais fatores de risco para histerectomia em vários estudos e chegam a elevar a chance de histerectomia em 68 e 495 vezes, respectivamente (van den Akker et al., 2016). Outros fatores de risco incluem gestação múltipla e curetagem prévia.

Indicações

As principais indicações de histerectomia pós-parto são as emergências hemorrágicas, notadamente a placentação anormal (acretismo placentário, placenta prévia, descolamento prematuro da placenta), a atonia uterina e a ruptura uterina. Essas causas respondem por 90% ou mais das indicações. Dentre as causas remanescentes, destaca-se a infecção, que pode estar subestimada nas casuísticas porque muitos estudos englobam apenas as causas hemorrágicas. Leiomiomas e lacerações cervicais e uterinas são outras indicações que aparecem nas estatísticas (Tabela 107.1).

No tocante às indicações, também se notam grandes diferenças entre os países em função do grau de desenvolvimento, mas se observa que a placentação anormal vem superando a atonia pós-parto como a causa mais importante de histerectomia pós-parto no mundo (Tabela 107.2). É relevante apontar que, a despeito de a atonia uterina ser a causa mais frequente de hemorragia pós-parto, a proporção de mulheres com placentação anormal que necessitarão de histerectomia é muito maior. No *Woman Trial*, realizado em países de renda média e baixa, enquanto 3% das mulheres com atonia uterina foram submetidas à histerectomia, esta foi realizada em 17% das mulheres com placentação anormal (Huque et al., 2018).

Tabela 107.1 Indicações de histerectomia pós-parto.

Indicações	Incidência (%)
Placenta acreta	38
Atonia uterina	29
Ruptura uterina	32
Sangramento não identificado	9
Placenta prévia	7
DPP	2
Mioma	1
Outras	< 2

DPP, descolamento prematuro da placenta.

Tabela 107.2 Indicações de histerectomia pós-parto em função da renda do país.

Renda do país	Placentação anormal (%)	Atonia uterina (%)	Ruptura uterina (%)
Baixa	25	36	25
Média baixa	20	17	53
Média alta	39	32	20
Alta	48	31	12
Total (mundo)	38	27	26

Adaptada de van den Akker T et al., 2016.

Técnica cirúrgica: histerectomia total ou subtotal?

Há argumentos valorosos que defendem as duas hipóteses: que a histerectomia deva ser total ou subtotal. Porém, elas não diferem muito das enumeradas em torno da retirada completa ou parcial da víscera, fora do ciclo puerperal.

Nas jovens, não seria aconselhável a exérese total, e a subtotal deverá ser feita, se possível. Em geral, a histerectomia tem sua comum indicação na hemorragia indominável. O estado geral da paciente, precário e por vezes agônico, impõe a ablação supravaginal, que é mais rápida e pode ultimar-se em campo reduzido. A perda de sangue na histerectomia total é nitidamente superior, pois as transfusões são pelo menos 2 vezes mais frequentes, e as lesões vesicais e do ureter são vistas com mais frequência. Embora a histerectomia subtotal apresente menor morbidade, a total constitui a técnica preferencial nos casos de placenta prévia.

Técnica da histerectomia subtotal

A extração supravaginal do útero geralmente não é acompanhada de dificuldades técnicas. A embebição gravídica facilita o descolamento do peritônio e da bexiga, que poderão estender-se para cima e para baixo. Esse descolamento por dissecção romba e gaze montada em pinça não se fará exageradamente, além do necessário aos fins da cirurgia.

Caso haja planejamento prévio de uma histerectomia, como nos casos de placenta increta ou percreta diagnosticadas no prénatal, a cesárea corporal pode ser acolhida apenas pela sua simplicidade, especialmente na presença de placenta prévia total.

Nos casos em que a histerectomia é indicada após parto vaginal, ela geralmente se constitui em emergência. A via de acesso abdominal pode ser a infraumbilical, mas a incisão de Joel-Cohen ou Joel-Cohen modificada (ver Capítulo 106) permite acesso igualmente rápido ao útero. A administração de antibiótico profilático é recomendada para todas as mulheres. Eventualmente, em caso de sangramento vultoso, uma pinça atraumática pode ser colocada nos ligamentos infundibulopélvicos (deslocados inferiormente junto ao corpo uterino) conjuntamente com as artérias uterinas bilateralmente, permitindo tempo maior para preparo da equipe e do material cirúrgico (Buke et al., 2017).

A técnica é a mesma realizada para cirurgias ginecológicas. Inicia-se pela ligadura dos ligamentos redondos, seguidos pelos ligamentos uterovarianos, as tubas uterinas e a porção superior dos ligamentos largos, de cada lado, seccionados entre pinças fortes (Figura 107.1).

Em seguida, será realizada a dissecção dos ligamentos largos, que, depois de abertos, deixarão à vista a zona dos pedículos vasculares (artéria e veia uterinas), a seguir laqueados e seccionados (Figura 107.2). Antes, porém, prepara-se o retalho posterior do peritônio, descolando-se a serosa do útero. O folheto posterior do ligamento largo é incisado medialmente, começando na região lateral do útero e terminando próximo ao ligamento uterossacro. Essa etapa afunda o ureter na pelve, afastando-o do local de clampeamento dos vasos uterinos (Yeomans et al., 2019).

Nos casos em que a histerectomia é consecutiva à cesárea, pode-se prolongar a incisão histerotômica que serviu à cesárea para

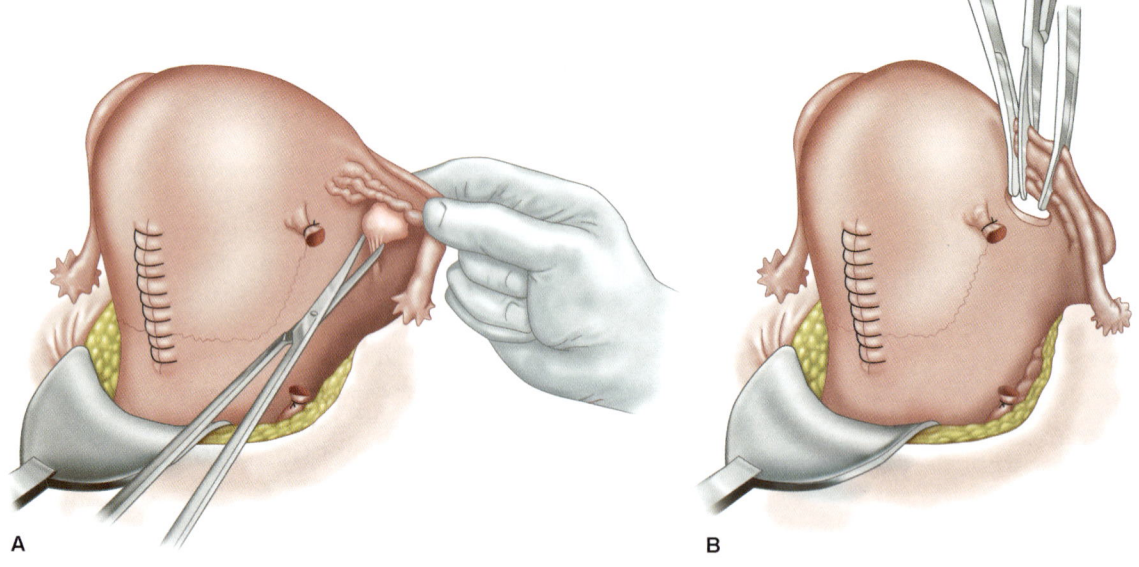

Figura 107.1 A. O dedo indicador penetra no ligamento largo abaixo do ligamento uterovariano e da tuba uterina, pode-se recorrer à tesoura romba para abertura de janela no ligamento largo. **B.** Duas pinças são colocadas na tuba uterina, e ligamento uterovariano e suas pontas penetram na janela criada no ligamento largo. Uma pinça é colocada perto dos cornos para limitar o sangramento de retorno, e outra 2 a 3 cm de distância, lateralmente, seccionando-se o pedículo superior em seguida. (Adaptada de Yeomans et al., 2019.)

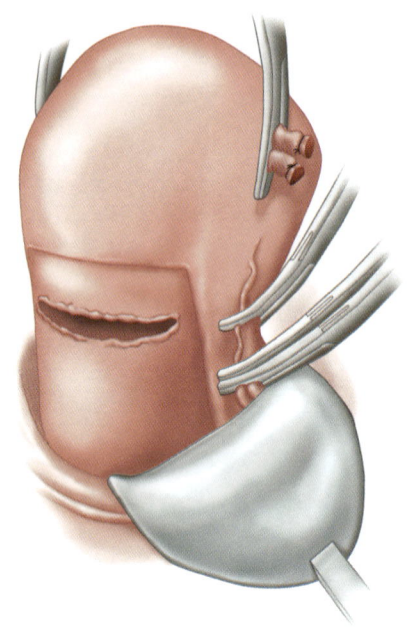

Figura 107.2 Uma pinça forte é colocada nos vasos uterinos, e uma segunda pinça é posicionada acima da primeira, para evitar o sangramento reverso. O pedículo vascular é então seccionado e ligado. (Adaptada de Yeomans et al., 2019.)

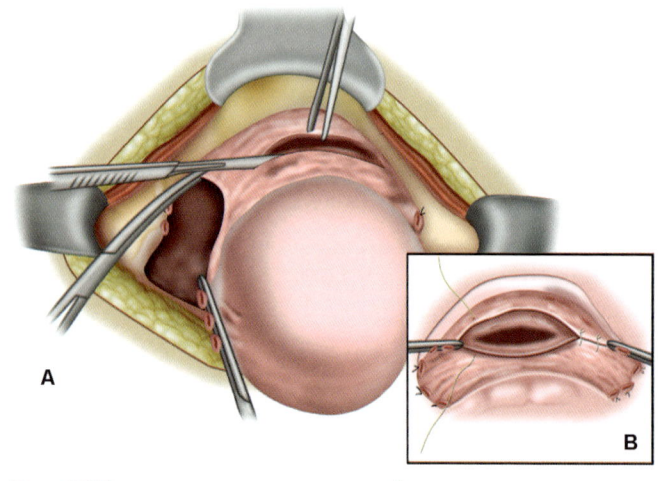

Figura 107.3 Histerectomia-cesárea subtotal. **A.** Amputação supravaginal do útero. **B.** Fechamento do coto uterino.

Aconselha-se a boa aproximação das bordas da vagina, para obter melhor hemóstase e não dispensar a fixação dos paramétrios aos ângulos laterais superiores do conduto vaginal. Isso é o que irá assegurar a sustentação dos órgãos pélvicos remanescentes.

Algumas dicas e cuidados importantes durante a realização da histerectomia pós-parto podem ser visualizados na Tabela 107.3.

se fazer a amputação supravaginal da matriz, cuja porção cervical se apreende e fixa com pinça de Pozzi (Figura 107.3 A). Cerra-se o coto por pontos separados (Figura 107.3 B), simples ou em forma de "U", com categute cromado nº 0.

Para remoção do colo uterino faz-se necessário rebaixamento da bexiga com dissecção adicional do espaço vesicouterino. Após esse passo, são realizados pinçamentos sucessivos do ligamento cardinal, geralmente incorporando o ligamento uterossacro posteriormente. Cada pedículo de ligamento cardinal é pinçado medialmente em relação ao anterior até que se englobe totalmente o colo uterino, cuja identificação pode ser difícil caso se tenha dilatado consideravelmente (Yeomans et al., 2019).

Prognóstico

A histerectomia pós-parto, associada à morbimortalidade importante, é realizada mais frequentemente e tem pior prognóstico nos países de menor renda. A taxa de mortalidade por 100 histerectomias pós-parto nos países desenvolvidos é de 2,5, enquanto nos países menos desenvolvidos é de 11,9. No que se refere às complicações, a perda sanguínea média é 3,5 ℓ de sangue, e lesões da bexiga e ureter ocorrem em 3% dos casos. Cerca de 90% das mulheres recebem transfusão de hemácias em hospitais de países desenvolvidos. A prevalência de outras complicações pode ser verificada na Tabela 107.4.

Tabela 107.3 Dicas e cuidados importantes na histerectomia pós-parto.

Manter a bexiga vazia é muito importante para uma operação segura

O uso de afastadores ortostáticos é desejável para um campo operatório apropriado, assim como o deslocamento dos intestinos para cima com compressas intra-abdominais

As compressas usadas no campo devem ser sistematicamente contadas pela equipe

Antes de iniciar a cirurgia devemos examinar útero, anexos e órgãos adjacentes e verificar se existem anormalidades e/ou aderências inesperadas

Durante todo o procedimento cirúrgico, o útero deve ser sempre mantido com tração apropriada pelo assistente

A tração do útero pode ser feita com duas pinças Kocher longas e retas colocadas entre o útero e os anexos. A ponta da pinça deve estar em espaço avascular e transparente anterior e não deve alcançar os vasos uterinos

O cirurgião deve sempre iniciar a cirurgia pelo acesso mais fácil. Mesmo nos casos de anatomia distorcida, o ligamento redondo geralmente pode ser identificado com facilidade. Portanto, a histerectomia normalmente começa pelo ligamento redondo

Na secção dos ligamentos ou vasos é importante colocar a tesoura verticalmente à estrutura, para minorar o sangramento

É importante identificar o objetivo final da incisão, porque dissecções errôneas e profundas induzem a sangramentos desnecessários na bexiga e nos paracolpos

Para identificação do ureter durante a cirurgia, o operador pode inserir o dedo indicador no lado retroperitoneal e prender o polegar no outro lado peritoneal do ligamento largo. Ao tocar o ureter com esses dedos, o operador sente a sensação de "estalar" característica do ureter

Para evitar sangramento no pós-operatório, é sempre necessária a dupla ligadura do ligamento ovariano. Recentemente, recomenda-se a salpingectomia, considerando a possível origem tubária do câncer de ovário. Nesse caso, o mesossalpinge é pinçado várias vezes, seccionado e ligado

O ligamento cardinal, incluindo artéria uterina e veias, será seccionado duas vezes até atingir o fórnice vaginal. O primeiro clampeamento é colocado em um ângulo de 45° para a metade superior do colo do útero, de modo que a ponta do clampe alcance 1 cm abaixo da altura do orifício interno do colo do útero

A artéria uterina precisa de dupla ligadura

A ligadura em dois tempos ajuda a evitar lesões do ureter durante a ligadura do ligamento cardinal. Cada passo afasta o ureter lateralmente do colo do útero e da vagina, e isso é mais seguro. No caso de colos mais longos, podemos considerar a ligadura em três etapas. Nos casos em que a paciente alcançou a dilatação total pode ser difícil estabelecer o limite entre colo e vagina

O momento mais frequente da lesão ureteral é durante a hemostasia contra o sangramento ao redor do coto vaginal. A possibilidade de tração controlada do útero não é mais possível após a retirada do órgão, e, sem tração, a vagina chega muito perto do ureter. Dessa maneira, as suturas hemostáticas sem tração da abóbada vaginal tendem a comprometer o ureter. Portanto, para evitar lesões, o operador deve restaurar a condição de tração; pinçar o coto vaginal para cima e empurrar a bexiga para baixo antes de proceder a suturas hemostáticas nesse tempo cirúrgico

Nos sangramentos de difícil localização, não pinçar ou suturar de maneira desesperada; esse tipo de conduta aumenta muito a chance de lesão do trato urinário ou intestinal. Às vezes, é necessária uma dissecção adicional dos tecidos circundantes para identificar o local exato do sangramento

Adaptada de Konishi, 2018.

Tabela 107.4 Prevalência de complicações após histerectomia pós-parto de emergência.

Complicação	Prevalência (%)
Hematológica (sangramento, anemia, choque hipovolêmico, hematoma e coagulação intravascular disseminada)	26
Morbidade febril	19
Geniturinária (lesão de bexiga e ureter, fístula, incontinência e retenção urinária)	10
Ferida (deiscência, hematoma, infecção ou sepse e hérnia incisional)	10
Infecção (septicemia [pélvica, subnéfrica, cúpula vaginal], abscesso, tromboflebite, respiratória, urinária e peritonite)	10
Pulmonar (atelectasia, pneumotórax, edema pulmonar, efusão pleural, síndrome de angústia respiratória e necessidade de ventilação)	3
Renal (insuficiência renal aguda, hidronefrose, oligúria e hiperalbuminemia)	3
Gastrintestinal (íleo paralítico, icterícia, disfunção hepática, ascite, lesão intestinal e obstrução)	3
Tromboembólica (trombose venosa profunda, embolia pulmonar)	1
Cardiovascular (parada cardíaca, infarto do miocárdio, insuficiência cardíaca e cardiomiopatia)	1
Transtorno psicológico	1
Neurológico (derrame, convulsão e coma)	< 1
Endocrinológico (síndrome de Sheehan e falência ovariana prematura)	< 1
Outros (dor prolongada, esplenomegalia reativa, falência de múltiplos órgãos, síndrome compartimental, úlceras de pressão, choque anafilático e cegueira cortical)	1

Adaptada de van den Akker et al., 2016.

Esterilização Pós-Parto

Marcos Nakamura Pereira
Antonio Braga
Jorge Rezende Filho

No Brasil, segundo a Pesquisa Nacional de Demografia e Saúde (PNDS) de 2006, a esterilização feminina é o método contraceptivo mais usado por mulheres vivendo em alguma forma de união. Destas, 29% estavam esterilizadas, enquanto entre as mulheres sexualmente ativas sem união, a pílula foi o principal método contraceptivo (30%), seguido pela camisinha masculina (26%) e pela esterilização feminina (11%). Chama atenção nessa pesquisa o baixo percentual de referência ao uso da esterilização masculina (5%) como método utilizado pelas mulheres unidas (MS, 2008).

A realização da esterilização cirúrgica no Brasil é regulamentada pela Lei 9.263 de 12 de janeiro de 1996. Conforme o artigo 10 dessa Lei, somente é permitida a esterilização voluntária nas seguintes situações:

I – em homens e mulheres com capacidade civil plena e maiores de vinte e cinco anos de idade ou, pelo menos, com dois filhos vivos, desde que observado o prazo mínimo de sessenta dias entre a manifestação da vontade e o ato cirúrgico, período no qual será propiciado à pessoa interessada acesso a serviço de regulação da fecundidade, incluindo aconselhamento por equipe multiprofissional, visando desencorajar a esterilização precoce;

II – risco à vida ou à saúde da mulher ou do futuro concepto, testemunhado em relatório escrito e assinado por dois médicos.

§1º É condição para que se realize a esterilização o registro de expressa manifestação da vontade em documento escrito e firmado, após a informação a respeito dos riscos da cirurgia, possíveis efeitos colaterais, dificuldades de sua reversão e opções de contracepção reversíveis existentes.

§2º É vedada a esterilização cirúrgica em mulher durante os períodos de parto ou aborto, exceto nos casos de comprovada necessidade, por cesarianas sucessivas anteriores.

§3º Não será considerada a manifestação de vontade, na forma do §1º, expressa durante ocorrência de alterações na capacidade de discernimento por influência de álcool, drogas ilícitas, estados emocionais alterados ou incapacidade mental temporária ou permanente.

§4º A esterilização cirúrgica como método contraceptivo somente será executada através da laqueadura tubária, vasectomia ou de outro método cientificamente aceito, sendo vedada através da histerectomia e ooforectomia.

§5º Na vigência de sociedade conjugal, a esterilização depende do consentimento expresso de ambos os cônjuges.

§6º A esterilização cirúrgica em pessoas absolutamente incapazes somente poderá ocorrer mediante autorização judicial, regulamentada na forma da Lei.

Já o artigo 15 da Lei elenca as penalidades em realizar a esterilização em desacordo com artigo 10:

Pena – reclusão, de 2 a 8 anos, e multa, se a prática não constitui crime mais grave.

Parágrafo único – A pena é aumentada de um terço se a esterilização for praticada:

I – durante os períodos de parto ou aborto, salvo o disposto no inciso II do art. 10 desta Lei.

II – com manifestação da vontade do esterilizado expressa durante a ocorrência de alterações na capacidade de discernimento por influência de álcool, drogas ilícitas, estados emocionais alterados ou incapacidade mental temporária ou permanente;

III – através de histerectomia e ooforectomia;

IV – em pessoa absolutamente incapaz, sem autorização judicial;

V – através de cesárea indicada para fim exclusivo de esterilização.

Verificamos, assim, que a Lei vigente é bastante liberal na esterilização fora da gravidez, ao autorizar a esterilização de mulheres sem filhos com mais de 25 anos, mas restritiva na esterilização durante o pós-parto, permitida somente em caso de cesarianas sucessivas ou risco à vida da mulher ou do futuro concepto.

Alguns trabalhos mostram que a legislação frustra muitas vezes a expectativa das mulheres que encontram recusa no desejo da esterilização pós-parto pelas restrições impostas (dois filhos vivos, cesarianas sucessivas), pela necessidade de manifestação da vontade 60 dias antes e, por vezes, até mesmo pela recusa do cônjuge. Por outro lado, o percentual de arrependimento após a esterilização não é desprezível e pode atingir 10% das mulheres.

Esterilização tubária

A esterilização tubária pode ser realizada em associação com a gravidez (esterilização pós-parto) ou após intervalo (esterilização intervalada ou não relacionada à gravidez). Mais de 60% dos casos de esterilização tubária são realizados pós-parto durante a hospitalização para a cesariana ou parto vaginal (MS, 2008). Em todas as faixas etárias, com exceção das mulheres com menos de 25 anos, mais da metade das esterilizações tubárias são realizadas concomitantemente à cesariana, seguida em frequência pela esterilização intervalada. A esterilização na sequência do parto vaginal é utilizada em menos de 10% dos casos no Brasil (MS, 2008).

Trataremos aqui apenas da esterilização cirúrgica pós-parto.

Técnica

A esterilização pós-parto é executada geralmente por laparotomia – seja por meio de incisão para a operação cesariana ou por minilaparotomia (Sautter), vale dizer, pequena incisão subumbilical, seguindo a curvatura natural do umbigo, após o parto vaginal (preferencialmente dentro de 48 horas, antes que tenha ocorrido involução uterina substancial). As anestesias mais utilizadas são as de condução. É importante identificar e isolar a tuba uterina antes da ligadura e não confundi-la com o ligamento redondo.

O procedimento de Pomeroy é provavelmente o mais realizado no Brasil; sua técnica foi descrita por seus colegas após a sua morte. A porção média da tuba uterina é apreendida criando alça, que é ligada e ressecada a tesoura ou bisturi elétrico. É importante utilizar sutura absorvível de modo a assegurar que as extremidades ressecadas se mantenham separadas (Figura 107.4).

Outro método semelhante que pode ser utilizado é o de Parkland. Nesse método, cria-se uma janela em uma porção avascular da mesossalpinge, seguida de uma ligadura proximal e outra distal a 2,3 a 3 cm de distância. Feitas as ligaduras, resseca-se assim uma porção de cerca de 2 cm da tuba uterina (Figura 107.5).

Recentemente, uma metanálise mostrou redução de 49% na chance de câncer de ovário em mulheres submetidas à salpingectomia bilateral (Yoon et al., 2016). A maioria dessas mulheres havia sido submetida à salpingectomia concomitante à histerectomia por doença benigna; no entanto, este é um procedimento que pode ser realizado para esterilização concomitante à cesariana. Ainda que exista uma redução de 28% no risco de câncer de ovário em mulheres previamente submetidas à esterilização, a salpingectomia bilateral parece oferecer proteção adicional e ser custo-efetiva (Falconer et al., 2015). A salpingectomia pode ser tecnicamente difícil pela minilaparotomia (Sautter), porém mesmo na operação cesariana pode não ser viável a realização da salpingectomia bilateral em percentual significativo (19%) de mulheres com cesarianas prévias (Lehn et al., 2018).

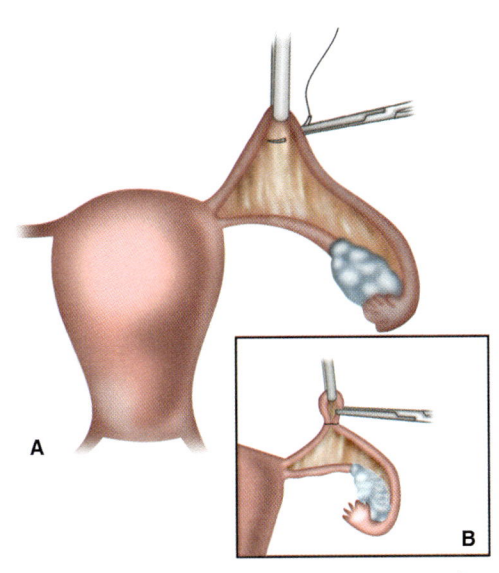

Figura 107.4 Esterilização cirúrgica pelo método de Pomeroy. **A.** Ligadura da alça. **B.** Ressecção a tesoura.

Eficiência

Embora todas as técnicas de esterilização tubária sejam altamente efetivas, o risco de gravidez varia com o tempo pós-ligadura, a idade da paciente e o método de oclusão. A gravidez pode ocorrer muitos anos após o procedimento, e, quando acontece, o risco de gravidez tubária é grande (cerca de 30%).

A taxa anual de falha da esterilização tubária tradicional é comparável à de outros métodos reversíveis a longo prazo, tais como os dispositivos intrauterinos de cobre e hormonal. A probabilidade de gravidez cumulativa da salpingectomia parcial pós-parto é menor que de outros métodos (coagulação bipolar, oclusão com anel de silicone ou com mola, salpingectomia parcial intervalada), com exceção da coagulação monopolar laparoscópica, que tem resultado comparável. A probabilidade cumulativa de gravidez em 5 anos com a salpingectomia parcial pós-parto é de 6,3 por 1.000 procedimentos e, em 10 anos, é de 7,5 por 1.000 procedimentos. Essa probabilidade também sofre variação com a idade materna: 11,4 por mil entre 18 e 27 anos; 5,6 por mil entre 28 e 33 anos; e 3,8 por mil entre 34 e 44 anos (Peterson et al., 1996).

O risco de gravidez tubária para todos os grupos etários aumenta com o tempo após a cirurgia: 0,0 por mil no 1º ano; 1,5 por mil até 5 anos; e 1,5 por mil até 10 anos.

Complicações cirúrgicas

Mortalidade atribuída à esterilização tubária é rara; e morbidade séria, incomum.

O risco maior de morbidade após a esterilização ao tempo da cesárea decorre primariamente do risco da cirurgia; concomitantemente após a via vaginal está potencialmente relacionado com as complicações da gravidez ou do parto.

Complicações tardias

Função menstrual. As mais recentes investigações clínicas e laboratoriais negam veementemente a possibilidade de anormalidades menstruais (síndrome pós-ligadura tubária). Concluiu-se que os efeitos da esterilização tubária no padrão menstrual são negligíveis.

Histerectomia. Embora mulheres que sofreram a esterilização tubária estejam mais sujeitas a realizar histerectomia subsequente, não há bases biológicas evidentes para essa associação.

Função sexual. A esterilização tubária apresenta pouco ou nenhum efeito na função sexual da maioria das mulheres.

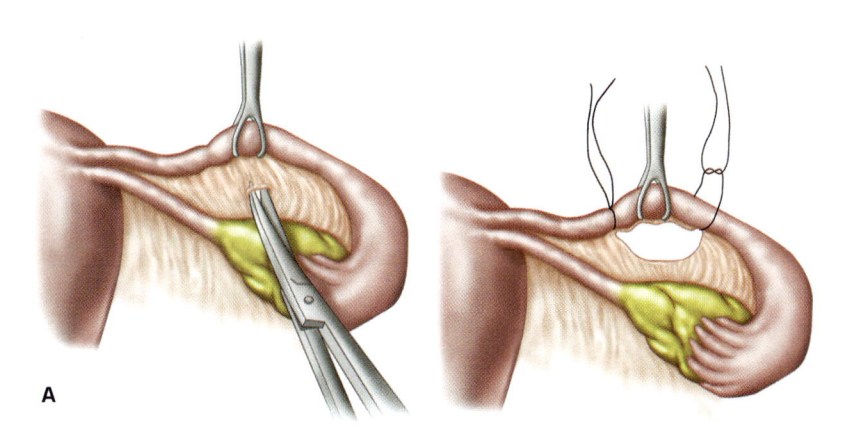
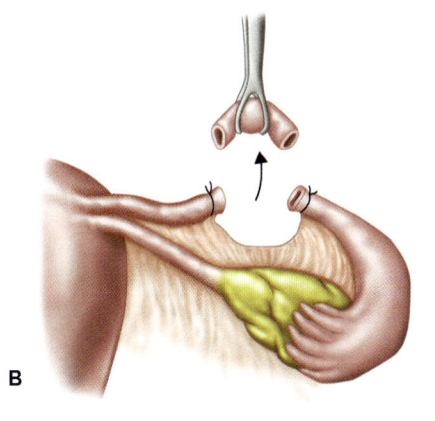

Figura 107.5 Método de Parkland para esterilização cirúrgica. **A.** Uma "janela" avascular é aberta na mesossalpinge e são realizadas ligaduras tubárias em suas extremidades. **B.** Realiza-se a remoção da porção de tuba uterina entre as ligaduras.

Aspectos éticos

A autonomia da mulher deve ser respeitada. A esterilização coercitiva ou velada é inaceitável e eticamente condenável. A esterilização tubária pode ser recomendada como procedimento seguro e eficiente para mulheres que desejam a contracepção permanente. Elas precisam ser informadas de que a esterilização tubária não tem intenção de ser reversível, e aquelas que não querem a anticoncepção permanente devem procurar outros métodos temporários, como os métodos reversíveis de longa duração, que têm eficácia similar à da esterilização.

Uma vez definido que a esterilização é o método de escolha, deve ser discutida a possibilidade de esterilização masculina, pois, embora a morbidade e a mortalidade da ligadura tubária sejam baixas, são maiores do que as da vasectomia, e a eficácia de ambos os procedimentos é similar. No aconselhamento, o casal deve ser informado de que nem a esterilização tubária nem a vasectomia protegem contra as doenças de transmissão sexual, incluindo a infecção pelo HIV.

Lesões Urológicas e Intestinais

Marcos Nakamura Pereira
Luis Eduardo Ramos Carnevale

Lesões urológicas

As lesões à bexiga ou ao ureter são bastante raras no parto vaginal e estão associadas à ruptura uterina ou ao parto operatório, em especial o fórceps. A laceração da parede vaginal anterior pode acometer a porção distal do ureter, fazendo com que o reparo seja necessário.

Na cesariana, as mudanças anatômicas e fisiológicas que ocorrem na gravidez impõem ao trato urinário maior risco de lesão. O crescimento uterino resulta em elevação da bexiga, e a dextrorrotação uterina desloca o ureter esquerdo para dentro do campo operatório (Yeomans et al., 2019).

A bexiga é o órgão não reprodutivo mais comumente acometido na cesariana e é muito comum que haja nela pequena lesão que resulte em hematúria. A laceração da parede vesical, no entanto, não é comum, com incidência estimada em 0,3 a 0,4% (Phipps et al., 2005; Oliphant et al., 2014; Franchi et al., 2019). Essas lesões podem estar associadas a dissecção do retalho vesical, extensões da incisão uterina ou decorrer de ruptura uterina (Hsu et al., 1992). Não se deve negligenciar também o tempo da celiotomia parietal, particularmente nas iterativas. Há casos em que, presentes aderências intransponíveis, a via de acesso ao útero é transvesical. Recente revisão da casuística de duas unidades terciárias na Itália identificou quatro casos de cesárea transvesical em 7.616 cesarianas. Em todos os casos, a lesão foi não intencional, identificada após extração fetal (uma delas, apenas no pós-operatório), e havia presença de aderências (Franchi et al., 2019). A maioria dessas lesões pode ser prevenida pela dissecção cuidadosa e adequada realização do retalho vesical quando a bexiga ocupa o segmento inferior, ou pela realização de histerotomia em região uterina livre.

O principal fator de risco para a ocorrência de lesão vesical é a presença de cesariana anterior, que confere risco quatro vezes maior para essa ocorrência (Phipps et al., 2005). A presença de três ou mais cesáreas prévias eleva sobremaneira o risco, e a incidência da lesão vesical supera 1% (Silver et al., 2006). Outros fatores de risco relevantes são urgência da cirurgia, cesárea intraparto – especialmente no 2º período –, presença de aderências e prova de trabalho de parto após cesárea (Phipps et al., 2005). Alexander et al. (2007) verificaram que, mesmo na cesárea primária intraparto, a cirurgia no 2º estágio confere maior chance de lesão vesical (0,4%) quando comparada àquela realizada no 1º estágio (0,1%). A incidência de lesão vesical eleva-se dramaticamente quando há presença de acretismo placentário e em caso de histerectomia, atingindo 15% e 12%, respectivamente (Silver et al., 2006).

O ureter, por motivo de suas relações anatômicas, é lesado (ligadura ou secção) mais raramente. Sua incidência é estimada em 0,02% das cirurgias eletivas, e a frequência é mais elevada na presença três ou mais cesáreas anteriores. A lesão ureteral também eleva sua incidência na presença de acretismo placentário e quando se pratica a histerectomia, chegando a 2% nesses casos (Silver et al., 2006). Muitas lesões ocorrem na tentativa de conter a hemorragia resultante de extensões laterais da histerotomia em direção ao ligamento largo, sem que se observe a anatomia de forma apropriada.

É de fundamental importância que a lesão urológica não seja negligenciada, pois pode culminar em fístula. A cesárea é responsável por 70% dos casos de fístula iatrogênica vesicocervicovaginal e 30% das fístulas com lesão ureteral (Raassen et al., 2014).

O reconhecimento da lesão vesical é facilitado ao se observar a sonda Foley no campo cirúrgico ou pela drenagem de urina. A identificação de hematúria macroscópica também pode facilitar o diagnóstico. Uma vez identificada a lesão, a mucosa vesical deve ser inspecionada para assegurar que não haja envolvimento do trígono vesical. O diagnóstico pré-operatório pode ser auxiliado pela instilação de soro fisiológico ou leite estéril diluído na bexiga pela sonda vesical (Yeomans et al., 2019).

Quando não há envolvimento do trígono vesical, a cistotomia pode ser fechada em duas camadas, com fio de ácido poliglicólico ou categute cromado 2-0 ou 3-0 em chuleio contínuo na primeira camada e, na segunda camada, com fio de ácido poliglicólico ou categute cromado 0 ou 2-0 em suturas interrompidas (Figura 107.6).

Na suspeita de acometimento do trígono vesical, uma cistotomia mediana pode ser realizada no intuito de facilitar a visualização do trígono. Os casos com acometimento de um ou ambos orifícios ureterais nos quais não seja possível o reparo sem lesão adicional do ureter ou obstrução necessitarão de ureteroneocistotomia (Yeomans et al., 2019). A cateterização retrógrada dos ureteres através de seus meatos pode auxiliar a identificar

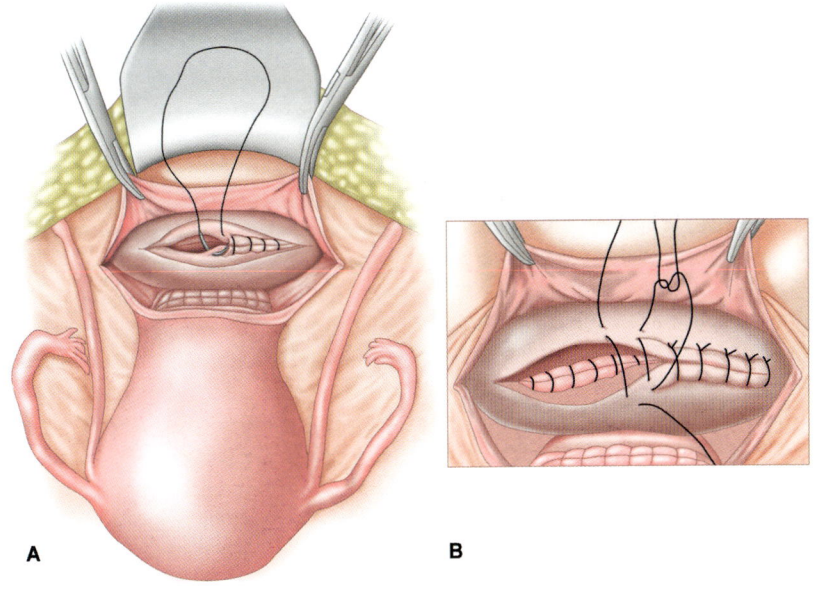

Figura 107.6 Reparo da lesão vesical. **A.** A primeira camada é uma sutura contínua com fio absorvível 3-0. **B.** A segunda camada é feita com pontos interrompidos e fio absorvível 2-0. (Adaptada de Gilstrap et al., 2002.)

possíveis lesões ureterais e sua perviedade, tanto no nível do trígono quanto em níveis mais elevados.

Após o reparo completo da bexiga, esta pode ser enchida com 250 a 300 mℓ de soro fisiológico ou leite estéril diluído para avaliar se há alguma necessidade de reparo ou revisão da sutura. A drenagem do espaço de Retzius é recomendável para orientação de possível fístula no pós-operatório. Recomenda-se manter cateter vesical calibroso (20 ou 22 Fr) por 7 a 10 dias no pós-operatório. Se a lesão vesical for complexa e de difícil reparo, um cateter de cistotomia deve ser posicionado para melhorar a drenagem.

Quanto à lesão ureteral, o diagnóstico pode ser confirmado pela injeção de indigocarmina ou azul de metileno intravenoso e observação dos ureteres para evidência de extravasamento do corante. Em geral, é o ureter esquerdo o acometido por transecções parciais ou completas, cujo reparo pode ser realizado através de ureteroureterostomia nos casos em que o coto distal estiver bem preservado, porém é melhor obtido através da ureteroneocistotomia (Figura 107.7).

A porção distal do ureter deve ser ligada, e a porção proximal mobilizada o suficiente para se fazer a anastomose com a bexiga sem tensão, tomando-se cuidado com a vascularização do ureter, o qual, a esse nível, possui ramos que chegam em sua face lateral. Deve-se evitar sua desvascularização e tração medial excessiva.

O reimplante ureterovesical pode ser realizado por técnica intravesical, o que é útil se houver lesão vesical associada, ou por via exclusivamente extravesical (Gregoir-Lich), que é vantajosa

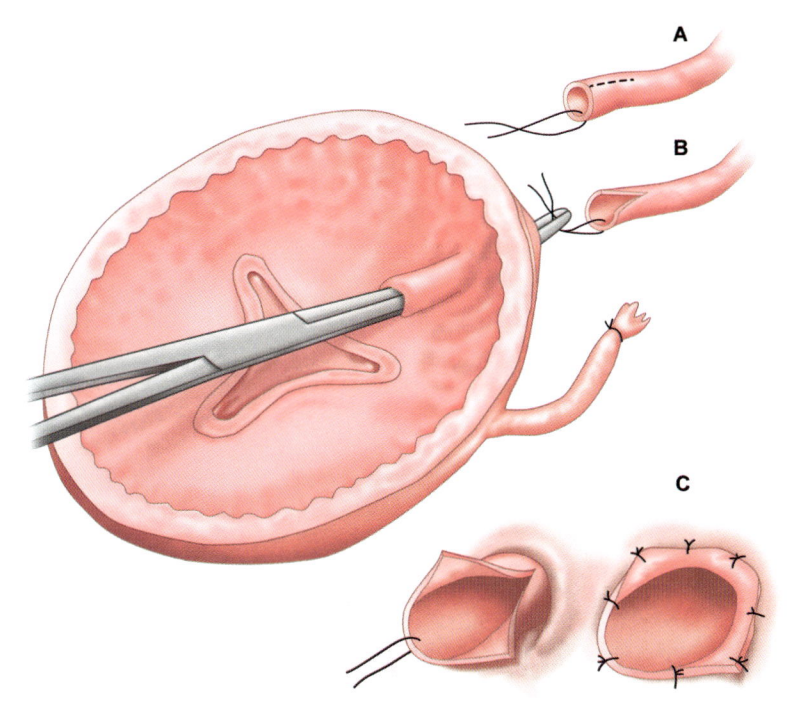

Figura 107.7 Ureteroneocistotomia. **A.** Ligadura da porção distal do ureter. **B.** Após realização de cistotomia, uma pinça é utilizada para transfixar a bexiga e apreender o reparo deixado na porção distal do ureter. **C.** Fixação do ureter na mucosa vesical com fio absorvível 2-0. (Adaptada de Gilstrap et al., 2002.)

por não necessitar de cistotomia. Pela via intravesical, o ureter, após ser transpassado através da bexiga, deve ser espatulado e fixado na mucosa com pontos simples de polidioxanona, ácido poliglicólico ou categute cromado 4-0 ou 5-0. Já por via extravesical, deve-se realizar anastomose do ureter com a parede vesical após espatulação em sua face posterior e reparo dos ângulos, em pontos separados ou sutura contínua, com fio de polidioxanona, ácido poliglicólico ou categute cromado 4-0 ou 5-0. Em ambos os casos, um *stent* ureteral (cateter duplo J) pode ser utilizado para moldar a anastomose.

A liberação da bexiga com extraperitonização total da cúpula e sua fixação no músculo psoas (*psoas hitch*), bem como a utilização de retalho tubularizado com a parede vesical (Boari), são úteis nos casos em que o ureter tenha ficado com comprimento insuficiente para uma anastomose sem tensão com a bexiga.

Lesões intestinais

A lesão intestinal é incomum e geralmente associada à história de cirurgia abdominal anterior, história de infecções abdominais ou pélvicas e histerectomia. Sua incidência em cesarianas eletivas é de 0,1%, e em cesáreas primárias tem incidência variável entre 0,03 e 0,1%, não havendo diferença se a cesárea foi realizada no 2º estágio (Silver et al., 2006).

O diagnóstico da lesão intestinal é em geral simples, já que há extravasamento do conteúdo intestinal para o campo operatório. Quando houver suspeita ou se reconhecer a lesão intestinal antes da extração fetal, deve-se marcar a área lesada com um ponto cirúrgico, recobrindo-a com compressa úmida. Somente após a histerorrafia a lesão é explorada e reparada, se necessário. Os métodos de reparo dependem de tamanho, localização e profundidade da lesão. Lesões restritas à serosa raramente necessitam de reparo; em lesões extensas, sutura com fio de ácido poliglicólico ou polipropileno 3-0 ou 4-0 pode ser utilizada. Enterotomias que sejam menores que a metade da circunferência do intestino podem ser reparadas de forma primária em suturas com fio de seda ou ácido poliglicólico ou polipropileno 3-0 ou 4-0 (Figura 107.8). Para lesões maiores é recomendável consultar cirurgião geral ou oncológico, pois pode ser necessária enterectomia segmentar com anastomose primária.

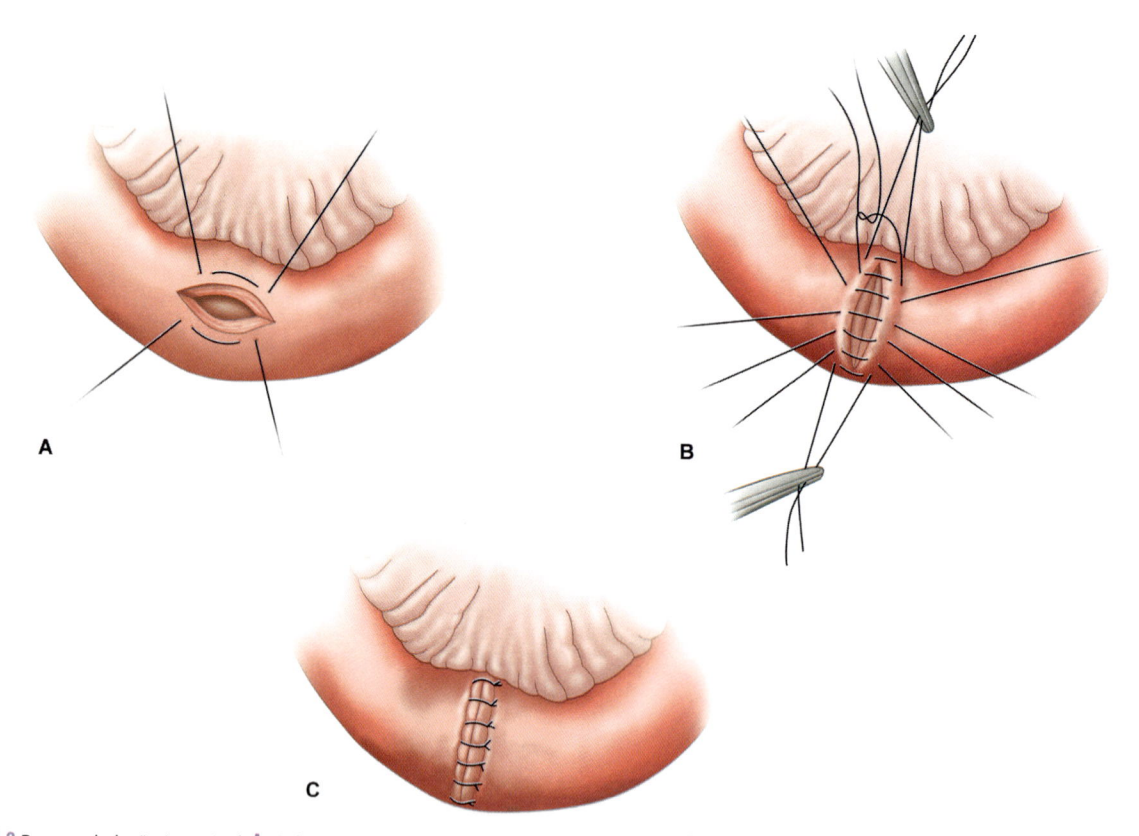

Figura 107.8 Reparo de lesão intestinal. **A.** Colocação de suturas de tração laterais à ferida. **B.** Conversão da ferida longitudinal em transversal com sutura interrompida, com fio 3-0. **C.** Reparo intestinal completo. (Adaptada de Gilstrap et al., 2002.)

Bibliografia

Alexander JM, Leveno KJ, Rouse DJ, et al. Comparison of maternal and infant outcomes from primary cesarean delivery during the second compared with first stage of labor. Obstet Gynecol. 2007;109(4):917-21.

American College of Obstetricians and Gynecologists (ACOG). ACOG Practice Bulletin No. 208: Benefits and Risks of Sterilization. Obstet Gynecol. 2019;133(3):e194-207.

American College of Obstetricians and Gynecologists (ACOG). ACOG Committee Opinion No. 774: Opportunistic Salpingectomy as a Strategy for Epithelial Ovarian Cancer Prevention. Obstet Gynecol. 2019;133(4):e279-84.

American College of Obstetricians and Gynecologists (ACOG). Committee on Ethics. Committee Opinion No. 695: Sterilization of Women: Ethical Issues and Considerations. Obstet Gynecol. 2017;129(4):e109-116.

Barbosa LF, Leite IC, Noronha MF. Arrependimento após a esterilização feminina no Brasil. Rev Bras Saúde Mater Infant. 2009; 9(2):179-88.

Bateman BT, Mhyre JM, Callaghan WM, Kuklina EV. Peripartum hysterectomy in the United States: nationwide 14 year experience. Am J Obstet Gynecol. 2012;206(1):63.e1-8.

Buke B, Canverenler E, Akkaya H, Akercan F. A novel atraumatic tourniquet technique for excessive bleeding during cesarean sections. Obstet Gynecol Int. 2017;2017:7171520.

Falconer H, Yin L, Grönberg H, Altman D. Ovarian cancer risk after salpingectomy: a nationwide population-based study. J Natl Cancer Inst. 2015;107(2):dju410.

Flood M, McDonald SJ, Pollock W, Cullinane F, Davey MA. Incidence, trends and severity of primary postpartum haemorrhage in Australia: A population-based study using Victorian Perinatal Data Collection data for 764 244 births. Aust N Z J Obstet Gynaecol. 2019;59(2):228-34.

Franchi M, Raffaelli R, Baggio S, et al. Unintentional transvesical caesarean section: incidence, risk factors, surgical technique and post-operative management. Eur J Obstet Gynecol Reprod Biol. 2019;236:26-31.

Gilstrap LC, Cunningham FG, Vandorsten JP. Operative Obstetrics. 2nd ed. New York: McGraw-Hill; 2002.

Hsu CD, Chen S, Feng TI, Johnson TR. Rupture of uterine scar with extensive maternal bladder laceration after cocaine abuse. Am J Obstet Gynecol. 1992;167:129-30.

Huque S, Roberts I, Fawole B, Chaudhri R, Arulkumaran S, Shakur-Still H. Risk factors for peripartum hysterectomy among women with postpartum haemorrhage: analysis of data from the WOMAN trial. BMC Pregnancy Childbirth. 2018;18(1):186.

Kong CW, To WWK. Trends in conservative procedures and peripartum hysterectomy rates in severe postpartum haemorrhage. J Matern Fetal Neonatal Med. 2018;31(21):2820-6.

Konishi I. Basic principle and step-by-step procedure of abdominal hysterectomy: Part 2. Surg J (N Y). 2018;5(Suppl 1):S11-21.

Lehn K, Gu L, Creinin MD, Chen MJ. Successful completion of total and partial salpingectomy at the time of cesarean delivery. Contraception. 2018;98(3):232-6.

Ministério da Saúde do Brasil (MS). PNDS 2006: pesquisa nacional de demografia e saúde da criança e da mulher: relatório. Brasília: Ministério da Saúde; 2008.

Oliphant SS, Bochenska K, Tolge ME, Catov JM, Zyczynski HM. Maternal lower urinary tract injury at the time of Cesarean delivery. Int Urogynecol J. 2014;25(12):1709-14.

Peterson HB, Xia Z, Hughes JM, Wilcox LS, Tylor LR, Trussell J. The risk of pregnancy after tubal sterilization: findings from the U.S. Collaborative Review of Sterilization. Am J Obstet Gynecol. 1996;174(4):1161-70.

Phipps MG, Watabe B, Clemons JL, Weitzen S, Myers DL. Risk factors for bladder injury during cesarean delivery. Obstet Gynecol. 2005;105: 156-60.

Raassen TJ, Ngongo CJ, Mahendeka MM. Iatrogenic genitourinary fistula: an 18-year retrospective review of 805 injuries. Int Urogynecol J. 2014;25(12):1699-706.

Rossi AC, Lee RH, Chmait RH. Emergency postpartum hysterectomy for uncontrolled postpartum bleeding: a systematic review. Obstet Gynecol. 2010;115(3):637-44.

Silver RM, Landon MB, Rouse DJ, et al. Maternal morbidity associated with multiple repeat cesarean deliveries. Obstet Gynecol. 2006;107(6):1226-32.

Van den Akker T, Brobbel C, Dekkers OM, Bloemenkamp KW. Prevalence, indications, risk indicators, and outcomes of emergency peripartum hysterectomy worldwide: a systematic review and meta-analysis. Obstet Gynecol. 2016;128(6):1281-94.

Wein AJ, Kavoussi LR, Partin AW, Peters CA. Campbell-Walsh urology. 11th ed. Philadelphia: Elsevier; 2016.

Yeomans ER, Hoffman BL, Gilstrap LC III, Cunningham FG. Cirurgia obstétrica de Cunningham e Gilstrap: procedimentos simples e complexos. 3. ed. Porto Alegre: AMGH Editora; 2019.

Yoon SH, Kim SN, Shim SH, Kang SB, Lee SJ. Bilateral salpingectomy can reduce the risk of ovarian cancer in the general population: A meta-analysis. Eur J Cancer. 2016;55:38-46.

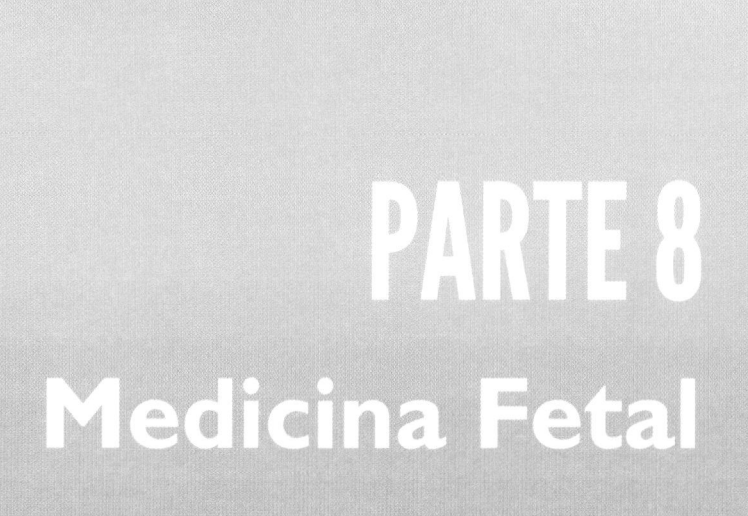

PARTE 8
Medicina Fetal

108

Diagnóstico Pré-Natal

Antonio Fernandes Moron
Herbene José Figuinha Milani
Joffre Amim Junior
Jorge Rezende Filho

> *Devemos conhecer o passado e pesquisar o presente,*
> *para prever o futuro.*
> Hipócrates

Diagnóstico pré-natal é o capítulo da obstetrícia que trata das anomalias genéticas fetais (ACOG, 2016a,b). Nesse contexto, considera-se genética o estudo da hereditariedade e variação de características herdadas. O conhecimento de genética humana aumentou exponencialmente nos últimos anos, e o obstetra e outros profissionais de saúde são cada vez mais impulsionados em seu entendimento, bem como na incorporação de testes genéticos na prática clínica.

O Projeto Genoma Humano, primeira identificação e mapeamento da sequência completa de DNA humano, foi concluído em 2003 e possibilitou o desenvolvimento de testes de triagem genética e diagnósticos, bem como o desenvolvimento de novos tratamentos. O aconselhamento de pacientes sobre testes e resultados genéticos pode ser desafiador, e os obstetras são incentivados a trabalhar em conjunto com os profissionais de genética clínica.

A história familiar desempenha um papel vital para ajudar a determinar os riscos de condições médicas específicas para os pacientes e suas famílias. No campo da Obstetrícia há o benefício adicional de impactar o gerenciamento atual e futuro de uma mulher com base no histórico genético. Tem sido demonstrado que o uso de uma ferramenta de triagem de histórico familiar (genealogia ou questionário) aumenta a probabilidade de detectar um paciente com risco aumentado de desenvolver condição médica herdada em 20%, em comparação com a revisão de prontuários. Com o avanço da genética médica, a obtenção do histórico familiar básico serve como o primeiro passo na avaliação do risco de um paciente para doenças genéticas. Recomenda-se sua realização utilizando-se dados da história familiar, incluindo-se anomalias hereditárias, anormalidades cromossômicas, deficiências intelectuais ou histórico de defeitos congênitos para cada paciente.

Os testes usados no diagnóstico pré-natal são de rastreamento ou de diagnóstico propriamente dito. O teste de rastreamento é usado universalmente em toda a população, por ser não invasivo e de boa sensibilidade. Ele mede o risco de a paciente ter um filho afetado por uma alteração genética. O teste diagnóstico é mais específico, custoso e invasivo, e objetiva, por sua maior precisão, confirmar se o feto apresenta distúrbio genético.

Estima-se que, a cada 150 nascidos vivos, um apresente algum tipo de anomalia cromossômica (ACOG, 2016a). As aberrações cromossômicos ocorrem em 2/3 dos abortamentos ocultos (*i. e.*, morte do embrião em gravidez não reconhecida), em metade dos abortamentos clínicos e em 5% dos natimortos. Além disso, 5 a 7% da mortalidade no recém-nascido e na criança se devem à anomalia cromossômica. No caso de sobrevida, podem ocorrer defeitos congênitos, dificuldade de sucção, anormalidades funcionais, incluindo retardo no neurodesenvolvimento, infertilidade e pequena expectativa de vida. As anomalias cromossômicas são mais frequentes em abortamentos recorrentes e anormalidades estruturais fetais.

As anormalidades cromossômicas incluem aberrações no número dos cromossomos ou em sua estrutura. A anormalidade mais comum no número dos cromossomos é a aneuploidia, quando há um ou mais cromossomos extras ou ausentes. Também é possível haver um ou mais conjuntos completos extras de cromossomos (como triploidia e tetraploidia). Outra anomalia no número de cromossomos é o mosaicismo, caracterizado por um número anormal de cromossomos que não está presente em todas as células.

Além de anormalidades no número de cromossomos, aberrações em sua estrutura, tais como deleções, duplicações, translocações e outros rearranjos também podem ocorrer. Embora nem todas as deleções e duplicações sejam patológicas, algumas são bastante grandes e facilmente identificadas na análise do cariótipo; outras são pequenas microdeleções ou duplicações passíveis de detecção apenas pelas técnicas laboratoriais especiais.

Em algumas oportunidades, translocações ou rearranjos estão presentes, mas balanceados, revelando que o conteúdo genômico normal está preservado. Essas translocações balanceadas estão associadas a um fenótipo normal, mas podem levar a abortamentos recorrentes ou a um elevado risco de anomalia genética.

Alguns distúrbios genéticos são causados por mutações em um único gene. Essas doenças monogênicas são relativamente raras: anemia falciforme, fibrose cística, hemofilia e doença de Tay-Sachs. Esses distúrbios monogênicos podem ser diagnosticados por testes genéticos direcionados nas células fetais, se a mutação tiver sido identificada na família afetada.

Ainda mais comuns do que as anormalidades cromossômicas, são os defeitos estruturais congênitos isolados, tais como anomalias cardíacas, defeitos do tubo neural e fendas faciais. Essas malformações geralmente são determinadas por múltiplos genes ao longo de fatores ambientais e, em geral, são isoladas (não associadas a síndromes ou diagnósticos genéticos). Todavia, um componente genético pode existir, pois essas anomalias congênitas ocorrem mais comumente em famílias afetadas.

Como esses defeitos estruturais fetais são causados por uma complexa inter-relação de fatores genéticos e ambientais, os testes genéticos de diagnóstico pré-natal não estão disponíveis. O diagnóstico, por sua vez, costuma ser feito por ultrassonografia ou outros métodos de imagem.

Embora a maioria dos genes esteja codificada no núcleo, a mitocôndria contém genoma próprio. As mitocôndrias são todas herdadas do citosol do oócito materno. Mutações podem ocorrer no DNA das mitocôndrias e causar doenças. Como as mitocôndrias são essenciais para o metabolismo aeróbio, as doenças mitocondriais comumente afetam tecidos com necessidade elevada de energia, como sistema nervoso central, coração e músculo. O diagnóstico pré-natal é complexo, assim como a avaliação da repercussão clínica.

As anormalidades cromossômicas afetam aproximadamente 0,4% dos nascimentos (1/250) e incluem nascidos vivos, natimortos e abortos (Dashe, 2016). A trissomia 21 é responsável por 50% dos casos; a trissomia 18, por 15%; e a 13, por 5% dos casos. Aproximadamente 12% são anormalidades dos cromossomos sexuais, tais como 45, X e 47, XXX, XXY e XYY. O restante, grosseiramente 18% de todas as anomalias cromossômicas, é ou não de aneuploidias – per se, poliploidia, mosaicismo, rearranjos estruturais – ou não é comumente identificado por meio do rastreamento pré-natal.

A incidência de aneuploidia fetal aumenta com a idade materna (Tabela 108.1), mas pode afetar qualquer mulher, não importando a idade, e não está relacionada com a etnia (ACOG, 2016b). Outros fatores que podem aumentar o risco de aneuploidia incluem

Tabela 108.1 Risco de anomalia cromossômica com base na idade materna a termo.

Idade materna a termo	Risco de trissomia 21	Risco de qualquer anomalia cromossômica
15	1:1.578	1:454
20	1:1.480	1:525
25	1:1.340	1:475
30	1:940	1:384
35	1:353	1:178
40	1:85	1:62
45	1:35	1:18
50	1:25	Indeterminado

Resumida de ACOG, 2016b.

a história de feto aneuplóidico e a presença de anomalias morfológicas fetais.

A síndrome de Down (trissomia 21) é a mais comum das trissomias autossômicas, com uma prevalência aproximada de 1 em 800 nascidos vivos. Estima-se que 95% dos casos de síndrome de Down decorram da não disjunção do cromossomo 21. Os casos restantes resultam de translocações ou de mosaicismo somático. Fetos com síndrome de Down geralmente não sobrevivem à gravidez: entre o 1º trimestre e o termo, 43% das gestações terminam em abortamento ou natimorto.

A trissomia 18 ocorre em aproximadamente 1 por 6.600 recém-nascidos, e a trissomia 13 é identificada em cerca de 1 por 12.000 recém-nascidos (Dashe, 2016). Cada uma delas é bem menos comum do que a trissomia 21 e raramente são compatíveis com a vida além do período neonatal. A mais comum aneuploidia dos cromossomos sexuais é a síndrome de Klinefelter (47, XXY) com uma prevalência de 1 em 500 indivíduos do sexo masculino. A única monossomia viável é a síndrome de Turner (45, X).

O rastreamento de aneuploidia identifica dois grupos de indivíduos: (1) aqueles com o teste de rastreamento positivo, com risco elevado de o feto ter aneuploidia; e (2) aqueles com o teste de rastreamento negativo, com baixo risco de aneuploidia (ACOG, 2016b). Mulheres com um teste de rastreamento positivo devem ser aconselhadas a prosseguir com um teste diagnóstico. Às mulheres com o teste de rastreamento negativo não deve ser oferecido teste adicional de rastreamento, pela possibilidade de elevar a taxa de falso-positivo. Todavia, mulheres com o teste de rastreamento negativo podem necessitar de uma análise diagnóstica, particularmente se achados adicionais se tornarem evidentes (como anomalias fetais ou marcadores de aneuploidia identificados à ultrassonografia).

O teste de rastreamento ou de diagnóstico de aneuploidia deve ser oferecido a toda mulher no pré-natal, independentemente da idade materna ou da existência de outros fatores de risco. O diagnóstico pré-natal deve ser discutido com a paciente, de preferência na primeira consulta, de maneira que as opções de 1º trimestre estejam disponíveis.

Embora o risco de aneuploidia aumente com a idade materna, a maior parte dos recém-nascidos com síndrome de Down advém de mulheres jovens porque a maioria dos nascimentos ocorre delas. Se o rastreamento da síndrome de Down fosse feito apenas pela idade materna ≥ 35 anos, somente 20% das trissomias 21 seriam diagnosticadas.

Critérios de risco

Pacientes com risco aumentado para distúrbio genético fetal estão incluídas nas categorias (ACOG, 2016a) descritas a seguir.

Idade materna avançada. Embora o risco de aneuploidia aumente com a idade materna (Tabela 108.1), a idade por si só não é um rastreamento efetivo para aneuploidia. Anormalidades cromossômicos estruturais, incluindo microdeleções e duplicações, não aumentam em frequência com a idade materna.

Idade paterna avançada. A idade paterna avançada está associada a risco aumentado de o feto apresentar distúrbio monogênico, como acondroplasia, síndrome de Apert e síndrome de Crouzon. Embora não haja consenso, o período de 40 a 50 anos é o considerado para a definição de idade paterna avançada. O risco genético está relacionado, principalmente, com a incidência aumentada de mutação durante a espermatogênese. Atualmente, não há rastreamento recomendado ou painel diagnóstico que identifique os distúrbios genéticos mais propensos a ocorrer relacionados com a idade paterna avançada. Seguem as orientações usuais do diagnóstico pré-natal.

Pais portadores de rearranjos cromossômicos. Mulheres ou homens portadores de translocações ou inversões costumam apresentar fenótipo normal, mas estão em risco de produzir gametas com cromossomos não balanceados, resultando em indivíduos com anormalidades genéticas. Para a maioria dos rearranjos, o risco de o recém-nascido apresentar alguma anormalidade é menor do que o risco teórico, pois muitos desses gametas determinam abortamentos. Em geral, portadores de rearranjos cromossômicos identificados após o nascimento de um indivíduo afetado pela anormalidade apresentam risco de 5 a 30% de repetir o distúrbio no futuro, enquanto aqueles identificados por outros motivos (p. ex., durante um exame de esterilidade) têm risco de 0 a 5%.

Pais portadores de aneuploidia. Mulheres com trissomia 21, embora subférteis, apresentam risco aumentado de ter um recém-nascido com a trissomia. Mulheres com 47, XXX e homens com 47, XYY costumam ser férteis, e embora os dados sejam limitados, parece que não apresentam risco de gerar um recém-nascido com a trissomia.

Feto anterior com defeito estrutural congênito. A maioria dos defeitos congênitos, como defeitos do tubo neural e cardíacos congênitos, é isolada e ocorre por uma interação de múltiplos genes com fatores ambientais. Como há um componente genético nesses distúrbios, há uma tendência de recorrência nas famílias. Embora o risco de recorrência de anomalias estruturais isoladas, não associadas a uma síndrome genética conhecida, varie de acordo com a anomalia e frequentemente com o sexo do indivíduo afetado, ele se situa na faixa de 2 a 3%.

Pais portadores de um distúrbio genético. Pais afetados ou portadores de distúrbios genéticos, tais como anemia falciforme, doença de Tay-Sachs e fibrose cística, têm risco elevado de ter um feto afetado. Indivíduos acometidos por um distúrbio dominante autossômico como neurofibromatose apresentam risco de 50% de transmissão.

Feto anterior com trissomia autossômica ou sexual. O risco de recorrência após uma gravidez afetada é 1,6 a 8,2 vezes o risco da idade materna para trissomias autossômicas. O risco de recorrência é mais impreciso para as trissomias sexuais 47, XXX, e 47, XXY, mas ele também está elevado.

Anormalidades estruturais identificadas por ultrassonografia. A presença de anomalias estruturais fetais aumenta o risco de aneuploidia, variações no número de cópias, microdeleções e outras síndromes genéticas. Para algumas anormalidades estruturais, o risco ultrapassa 50%, enquanto outras malformações isoladas estão raramente associadas com aneuploidias ou outras alterações genéticas. A associação de aneuploidia com marcadores ultrassonográficos menores varia de acordo com os diferentes achados, mas geralmente é baixo para a maioria deles.

Anormalidades de origem epigenética. Referem-se ao processo pelo qual os genes podem ser modificados bioquimicamente e afetam a expressão dos genes sem alterar a sequência de DNA real. Esses mecanismos permitem que uma célula-tronco pluripotente se desenvolva em células funcionalmente diversas, como hepatócitos e leucócitos, embora apresentem o mesmo DNA. Vários mecanismos que modificam a expressão gênica foram identificados, modificando a maneira como os genes são disponibilizados para as enzimas de transcrição e tradução nas células (metilação, modificações de histonas e fragmentos de RNA não codificadores). O aspecto mais importante da origem epigenética da doença é que algumas dessas modificações na expressão do DNA podem ser evitáveis ou mesmo reversíveis. Também está se tornando cada vez mais claro que algumas alterações epigenéticas adquiridas que predispõem à doença podem ser transmitidas por meio da linha germinativa de pai para filho.

Anormalidades decorrentes da consanguinidade. Referem-se ao grau de parentesco ou compartilhamento genético entre pais biológicos; quanto mais próximo o parentesco, maior a probabilidade de genes recessivos compartilhados serem transmitidos aos fetos. Como regra geral, casais menos relacionados que primos em segundo grau (ou seja, casais que compartilham bisavós) terão riscos semelhantes à população em geral. Deve-se notar, no entanto, que mesmo primos em primeiro grau apresentam risco de 2 a 3% de defeitos congênitos.

Modelo piramidal de assistência pré-natal

Ultrassonografia de 11-13^{+6} semanas

Pelo modelo piramidal de assistência pré-natal, a ultrassonografia de 1º trimestre é a mais importante (Nicolaides, 2011) (Figura 108.1). Nesse intervalo de 11-13^{+6} semanas, o ideal é o exame com 12 semanas, época na qual o teste de 1º trimestre combinado oferece os melhores resultados (Ben et al., International Society for Prenatal Diagnosis [ISPD], 2013). Com 11 semanas, as oportunidades para o diagnóstico de malformações são menores; com 13 semanas, os resultados dos exames bioquímicos são menos fidedignos. Na oportunidade, podem ser realizados diversos outros procedimentos que, na verdade, não constituem diagnóstico pré-natal *stricto sensu*.

A Fetal Medicine Foundation (FMF), coordenada pelo Prof. Kypros H. Nicolaides, é a instituição responsável pelo desenvolvimento e pela divulgação do rastreamento de aneuploidias no 1º trimestre (entre 11 e 13^{+6} semanas) ao introduzir uma série de programas educacionais e de competências por meio da normatização, acreditação de centros e examinadores, além de extensa pesquisa e publicações.

Segundo Mei et al. (2019), os bioefeitos do ultrassom no início da gestação não são suficientes para produzir efeitos deletérios e, portanto, são considerados seguros para todas as fases da gravidez. O Doppler espectral, no entanto, concentra a energia

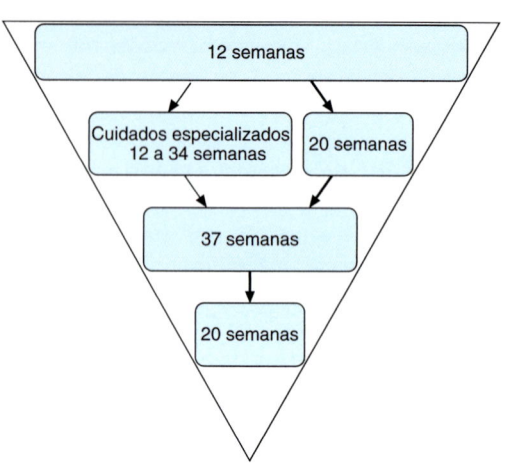

Modelo piramidal de assistência pré-natal

- 12 semanas
- Cuidados especializados 12 a 34 semanas
- 20 semanas
- 37 semanas
- 20 semanas

Figura 108.1 Novo modelo piramidal da assistência pré-natal. (Adaptada de Nicolaides, 2011.)

dos feixes ultrassom em pequenos alvos anatômicos e, portanto, devem ser usados com mais limitação. O uso da ultrassonografia 3D/4D é considerado tão seguro quanto o modo B.

Transluscência nucal

A transluscência nucal (TN) é a aparência ultrassonográfica da coleção de líquidos sob a pele fetal na região posterior do pescoço fetal, avaliada entre 11 e 13 1 6/7 semanas de idade gestacional (The Fetal Medicine Foundation).

Existem critérios padronizados para realizar a medida da TN (The Fetal Medicine Foundation).

De acordo com as diretrizes da International Society of Ultrasound in Obstetrics and Gynecology (ISUOG), as medidas biométricas mínimas necessárias no primeiro trimestre incluem comprimento cabeça-nádega (CCN), diâmetro biparietal (DBP), circunferência da cabeça (CC), circunferência abdominal (CA) e comprimento do fêmur (CF).

As vantagens de uma avaliação anatômica precoce permitem exclusão de anomalias importantes, diagnóstico genético precoce e planejamento potencial da gravidez. A TN isolada é capaz de detectar 70% das trissomias, com 5% de falso-positivos (Figura 108.2).

Outras aplicações da TN. Apesar do resultado negativo no rastreamento e/ou teste invasivo normal, pacientes com TN ≥ 3,5 mm devem ser submetidas à ultrassonografia morfológica, que é obrigatória, e à ecocardiografia fetal, pois esses fetos têm risco aumentado de outras anomalias, incluindo defeitos cardíacos, defeitos da parede abdominal, hérnia diafragmática congênita, displasias esqueléticas e síndromes genéticas (Atzei et al., 2005).

Estudos anteriores mostraram que o prognóstico a curto prazo foi favorável em 96 a 98% dos fetos euploides com aumento da TN (≥ 3 mm ou 95º percentil) e ultrassonografia morfológica de 2º trimestre normal (Ayras et al., 2016). Estendendo-se o acompanhamento para 6,5 anos, o prognóstico permanece favorável em 93% dos fetos.

Outros marcadores biofísicos de 1º trimestre. Os de maior importância são o osso nasal e o ducto venoso. O osso nasal entre 11 e 13+6 semanas não é visível em 70% dos fetos com síndrome de Down e em apenas 2% dos fetos euploides

(Figura 108.3). As alterações de padrão de fluxo no ducto venoso, onda a negativa ou reversa, são observadas em 80% dos fetos com Down e em 5% dos fetos normais (Murta et al., 2002) (Figura 108.4). Os marcadores biofísicos para as síndromes de Edwards (trissomia 18), incidência de 1: 10.000 nascimentos; Patau (trissomia 13), incidência de 1: 6.000 nascimentos; e Turner (45, X) estão descritos na Tabela 108.2.

Feto 3D. Procedimento multivirtual idealizado por Heron Werner que usa ultrassonografia, ressonância magnética e tomografia computadorizada, e busca encontrar marcadores biofísicos de 1º trimestre de trissomias 18 e 13 (holoprosencefalia, onfalocele e megabexiga) (Figura 108.5).

Em geral, o reconhecimento precoce da anatomia normal, quando presente, ajuda a diminuir a ansiedade do paciente. Por outro lado, a descoberta de uma anomalia fetal permite aos pais planejarem a evolução da gravidez de maneira individualizada. Em revisão sistemática recente, Karim et al. (2017) analisaram 30 estudos para avaliar a precisão diagnóstica da ultrassonografia na detecção de anomalias fetais congênitas antes das 14 semanas de gestação.

A estimativa combinada para detecção de anormalidades importantes em populações de baixo risco (19 estudos, 115.731 fetos) foi de 46,1%; a detecção para todas as anormalidades nesse grupo foi de 32,4%. Em populações de alto risco (6 estudos, 2.841 fetos), a taxa de detecção geral foi de 61,2%.

Teste combinado do 1º trimestre

O uso de exames sorológicos combinado com a ultrassonografia visa selecionar rigorosamente as gestantes com maior risco para realizar procedimentos invasivos de diagnóstico pré-natal. Os testes devem ter alta taxa de detecção, baixa taxa de resultados falso-positivos e ser aceitos pelas gestantes, além de economicamente sustentáveis.

Além da idade materna, o teste combinado de 1º trimestre avalia a TN e dois marcadores bioquímicos: proteína plasmática associada à gravidez – A (PAPP-A) e beta-hCG livre (ACOG, 2016b).

Cerca de 30% das anomalias cromossômicas detectadas por esse teste são diferentes das trissomias 21, 18 e 13, e as mais frequentes são a síndrome de Turner (45, X) e a 47, (XYY). Aproximadamente 99% dos casos de Turner terminam em abortamento no 1º trimestre. Essa síndrome representa 10% do total de abortamentos esporádicos. A TN na síndrome de Turner é muito elevada (valor médio de 8,5 mm), mas a idade materna é < 35 anos.

Teste pré-natal não invasivo

O teste pré-natal não invasivo (NIPT) para aneuploidia está bem estabelecido como um teste de triagem pré-natal altamente eficaz para as principais trissomias e é oferecido em muitos países, por meio de provedores privados de saúde. Alguns também oferecem determinação de sexo, triagem de aneuploidias cromossômicas sexuais e triagem para outros rearranjos cromossômicos, por exemplo síndromes de microdeleção. Embora sensibilidade e especificidade sejam elevadas para a trissomia 21, o desempenho do teste para trissomias 13 e 18 e as aneuploidias cromossômicas sexuais são variáveis (Gil et al., 2015).

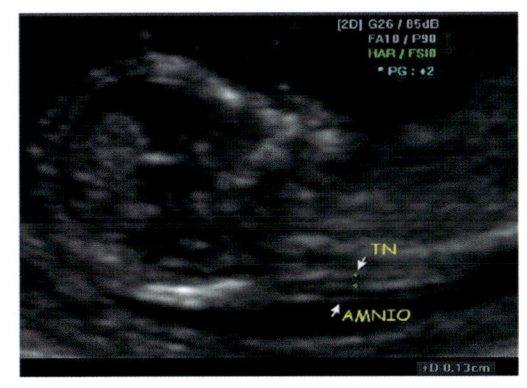

CCN entre 45 e 84 mm

Plano sagital

Feixe da US paralelo à TN

Posição neutra do feto, cabeça na linha do pescoço

A imagem deve conter apenas a cabeça e o tórax inferior

Maior medida da TN deve ser utilizada

Medir a borda interna da linha horizontal

Individualizar pele e âmnio (se possível documentar na foto)

Atenção para o ganho do modo B (usar a foto ao lado como padrão)

Se houver circular de cervical (5-10% dos casos), fazer a média entre as medidas da TN antes e depois da circular

Figura 108.2 Medida da transluscência nucal (TN). Para mensuração adequada, os cursores da medida devem ser posicionados sobre as linhas que definem o espaço anecoico da TN, conforme a representação na parte inferior da figura à esquerda. Medidas obtidas com os cursores dispostos de outras maneiras, como exemplificado na parte inferior direita da figura, estão incorretas. *CCN*, comprimento cabeça-nádega; *US*, ultrassonografia.

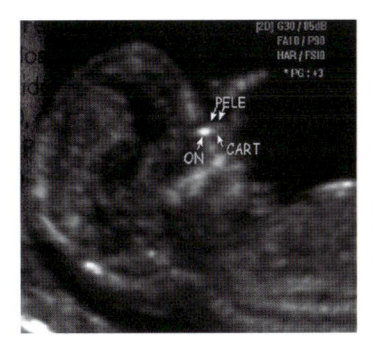

CCN entre 45 e 84 mm

Plano sagital

Feixe da US paralelo ao osso nasal

A imagem deve conter apenas a cabeça e o tórax superior

Ecogenicidade: osso nasal > pele

Figura 108.3 Identificação do osso nasal no 1º trimestre. *CCN*, comprimento cabeça-nádega; *US*, ultrassonografia.

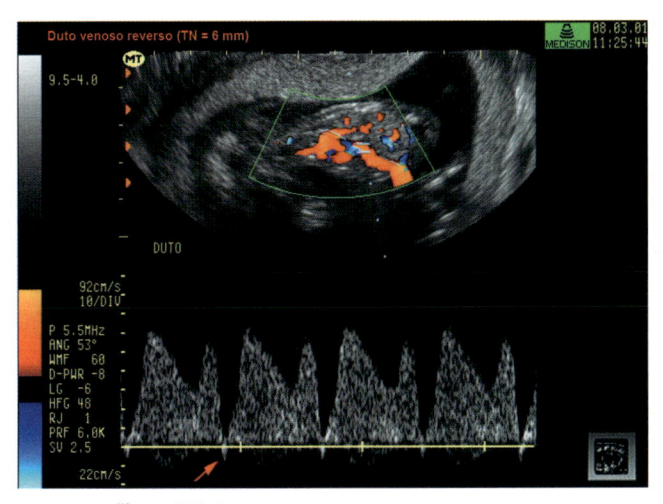

Figura 108.4 Ducto venoso reverso no 1º trimestre.

Tabela 108.2 Achados ultrassonográficos mais frequentes nas síndromes de Edwards, Patau e Turner.

Síndrome de Edwards
Artéria umbilical única (80%)
Megabexiga
Onfalocele
Bradicardia
Síndrome de Patau
Megabexiga
Holoprosencefalia
Taquicardia
Síndrome de Turner
Higroma cístico

O NIPT é baseado na análise do DNA livre de células circulantes no plasma materno. Após 10 semanas de gestação, 3 a 20% são de origem fetal e acredita-se que sejam derivados principalmente da placenta. Assim, é um teste de triagem e não substitui a precisão obtida por um teste de diagnóstico – por exemplo, amostragem de vilosidades ou amniocentese. Os resultados do NIPT discordantes do resultado do teste de diagnóstico têm várias causas relatadas que incluem estatísticas/técnicas de falso-positivo/negativo, fração fetal baixa (FF) e fatores biológicos, como mosaicismo confinado à placenta, *vanishing twins*, mosaicismo materno e neoplasia maligna materna. A fração fetal de DNA no soro materno geralmente aumenta com o avanço da idade gestacional e é afetada por vários fatores que incluem o peso

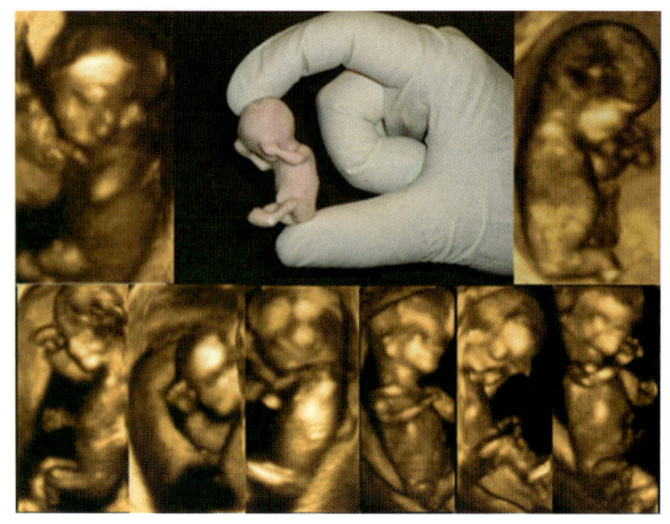

Figura 108.5 Procedimento feto 3D (De Heron Werner).

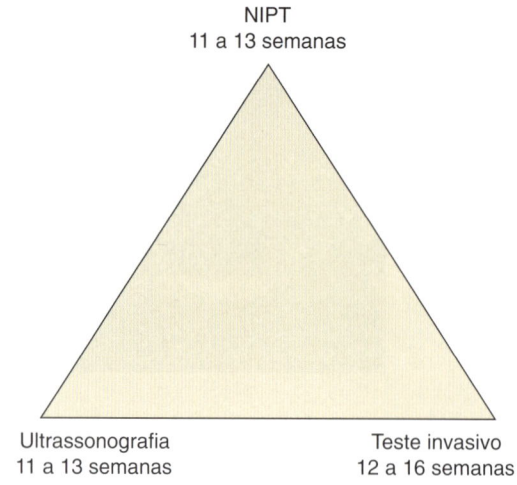

NIPT
11 a 13 semanas

Ultrassonografia
11 a 13 semanas

Teste invasivo
12 a 16 semanas

Figura 108.6 Os três pilares do diagnóstico pré-natal. *NIPT,* teste pré-natal não invasivo.

materno e a gravidez múltipla. Além disso, atualmente o NIPT não identifica a variedade de anormalidades cromossômicas detectadas por cariotipagem ou análise de *microarray* de células fetais obtidas após testes invasivos.

Os resultados do teste costumam ser fornecidos em 7 a 10 dias e referidos como positivo, negativo ou *no call* (Dashe, 2016). Quando a fração do DNA livre é inferior a 4%, o resultado é limitado e deve ser solicitada uma nova coleta de sangue materno. Estudo recente mostrou que fração fetal baixa é indicação de alto risco de aneuploidia; dos 8% dos casos sem resultado, havia aneuploidia em 22% deles (ACOG, 2016b). Nesse cenário, o melhor é realizar um teste diagnóstico (amniocentese) que complementa a avaliação ultrassonográfica.

A pesquisa do DNA livre no sangue materno tem maior sensibilidade e apresenta menos resultados falso-positivos do que os testes usuais de rastreamento: taxa de detecção de 99% para trissomia 21, 96% para trissomia 18 e aproximadamente 90% para trissomia 13 e monossomia X; a taxa de falso-positivo é de 0,1% para a trissomia 21 e varia de 0,5 a 1% para as outras aneuploidias correntes (Dashe, 2016).

A triagem pré-natal está se concentrando nos testes genômicos, e não nas condições e distúrbios individuais; a detecção de outras condições sem dúvida proporciona uma utilidade clínica muito maior a esses testes.

O NIPT não identifica translocação e ainda não está validado para microdeleções que devem ser identificadas por técnica de microarranjo cromossômico no diagnóstico pré-natal invasivo.

O NIPT após um teste positivo de rastreamento parece ser razoável para mulheres que não querem ser submetidas a um diagnóstico invasivo, muito embora a taxa de resultado falso-negativo seja de 2% (ACOG, 2016b). Mulheres com risco elevado para aneuploidia após o NIPT devem realizar diagnóstico invasivo e ultrassonografia para avaliar anomalias fetais estruturais.

No momento, o NIPT parece ser o melhor exame para rastrear aneuploidia fetal, e espera-se que, com o avanço da tecnologia, ele seja capaz de identificar uma gama ainda maior de alterações genéticas diagnosticadas, contribuindo para reduzir significativamente a taxa de procedimentos invasivos (Allyse et al., 2015).

Os três pilares do diagnóstico pré-natal são: NIPT, ultrassonografia de 1º trimestre e teste invasivo (Figuras 108.6 e 108.7).

A opção de realizar concomitantemente o rastreamento pelo NIPT e a medida da TN tem sido referida (Society for

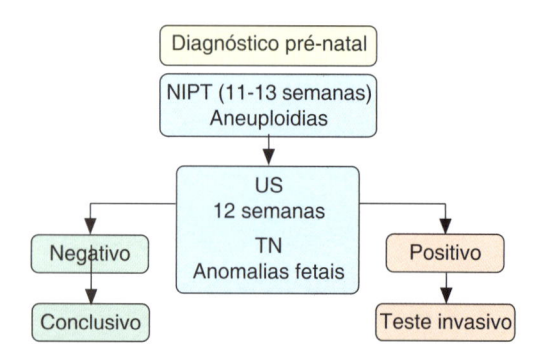

Diagnóstico pré-natal

NIPT (11-13 semanas)
Aneuploidias

US
12 semanas
TN
Anomalias fetais

Negativo

Positivo

Conclusivo

Teste invasivo

Figura 108.7 Fluxograma do diagnóstico pré-natal. *NIPT,* teste pré-natal não invasivo; *US,* ultrassonografia; *TN,* transluscência nucal.

Maternal-Fetal Medicine [SMFM], 2015). Na gestação de 11 a 13 semanas, algumas anomalias estruturais podem ser identificadas pela ultrassonografia, incluindo higroma cístico, anencefalia, holoprosencefalia e megabexiga.

Nesse contexto, a ultrassonografia de 1º trimestre é fundamental no acompanhamento de mulheres que realizaram o NIPT, devendo permanecer como ferramenta fundamental no diagnóstico pré-natal.

Reiff et al. (2016) corroboram essa opinião ao definir o papel da ultrassonografia de 11 a 14 semanas em mulheres com o NIPT negativo para aneuploidia. O exame ultrassonográfico detectou 3,5% de achados não esperados: 2,1% de TN aumentada/anomalia estrutural, 0,6% de feto morto e 0,7% de gravidez gemelar não reconhecida. Apesar de a medida da TN não ser mais útil por si só, quando aumentada, ela orienta a realização da ultrassonografia de 2º trimestre e ecocardiografia fetal em um centro de referência.

Chitty et al. (2018) ressaltam que o teste NIPT está disponível e os pacientes estão cientes disso como uma opção no teste pré-natal. Negar testes disponíveis às mulheres é difícil de justificar eticamente.

Se o argumento contra a ampliação dos painéis de triagem do NIPT é o valor preditivo positivo baixo ou que as mulheres são levadas a acreditar que esse teste é uma alternativa equivalente ao teste de diagnóstico, parece que a preocupação é em grande parte com o processo de implementação. O principal argumento contra a triagem do NIPT parece ser a falta de compreensão do teste, e até que ponto as mulheres e seus médicos entendem as limitações em comparação com os testes de diagnóstico e os testes muito mais abrangentes fornecidos pelo *microarray* cromossômico. Nesse caso, a solução é melhorar a educação em vez de reter o uso do teste.

Marcadores de 2º trimestre – marcadores ultrassonográficos

Existem diversos marcadores ultrassonográficos de trissomia identificados na ultrassonografia de 2º trimestre, por ocasião do exame morfológico: ventriculomegalia leve (diâmetro do ventrículo lateral ≥ 10 mm e < 15 mm) (Figura 108.8), cisto do plexo coroide (Figura 108.9), prega cutânea occipital (PCO) espessada (≥ 6 mm) (Figura 108.10), foco ecogênico intracardíaco, intestino hiperecogênico (Figura 108.11), hidronefrose leve ou pieloectasia (diâmetro anteroposterior da pelve renal ≥ 5 mm e < 10 mm) (Figura 108.12), fêmur ou úmero curto e osso nasal ausente/hipoplásico.

O risco de anomalias desses marcadores é estimado pela razão de verossimilhança, elevando o risco fornecido pelo teste de 1º trimestre combinado. Os melhores marcadores para a síndrome de Down são PCO espessada, ventriculomegalia e osso nasal ausente/hipoplásico (ACOG, 2016b).

Artéria umbilical única. A artéria umbilical única incide em aproximadamente 0,5 a 5% de todas as gestações e acredita-se que ela resulte de uma agenesia primária ou atrofia trombótica de uma das artérias. Está bem documentada sua associação com anomalias fetais, incluindo aquelas dos sistemas cardiovascular, gastrintestinal e geniturinário. Se anomalias fetais forem concorrentes, o risco de aneuploidias está acentuadamente elevado (trissomia 18). Gestações complicadas por artéria umbilical única isolada (fetos sem malformações) constituem fator de risco para recém-nascido pequeno para a idade gestacional (PIG), pré-eclâmpsia, mas não para parto pré-termo espontâneo.

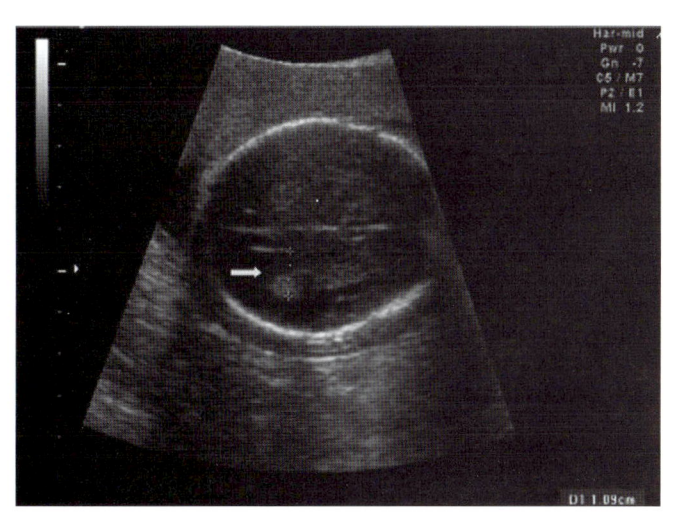

Figura 108.8 Ventriculomegalia leve. (Adaptada de Van den Hof e Wilson, 2005.)

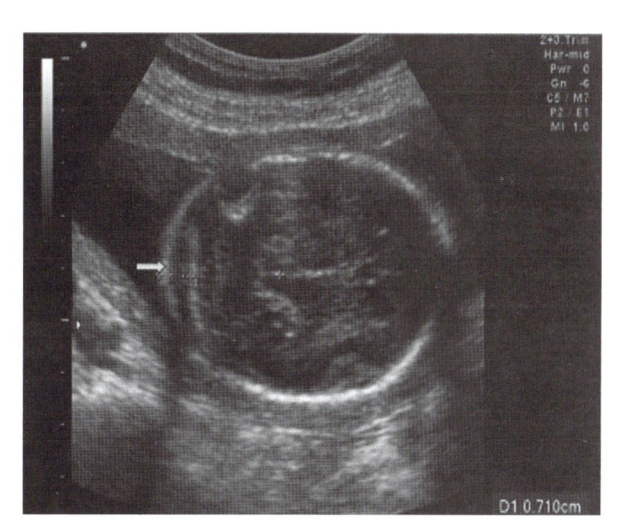

Figura 108.10 Prega cutânea nucal espessada. (Adaptada de Van den Hof e Wilson, 2005.)

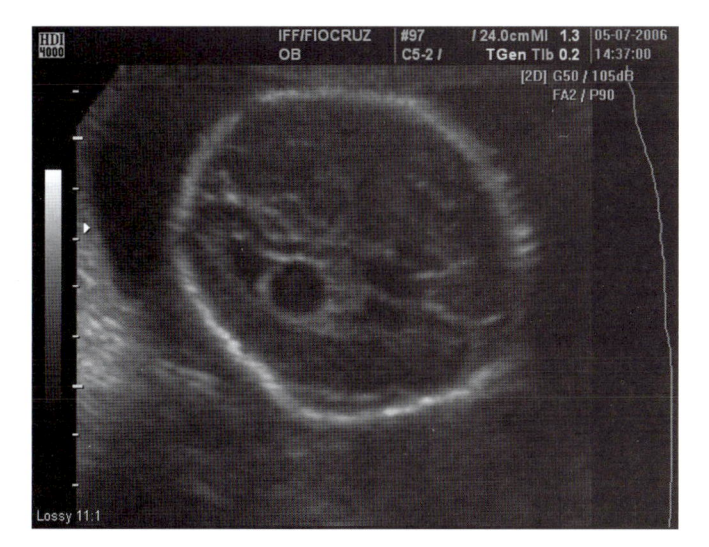

Figura 108.9 Ultrassonografia de 2º trimestre em que se identifica cisto de plexo coroide unilateral.

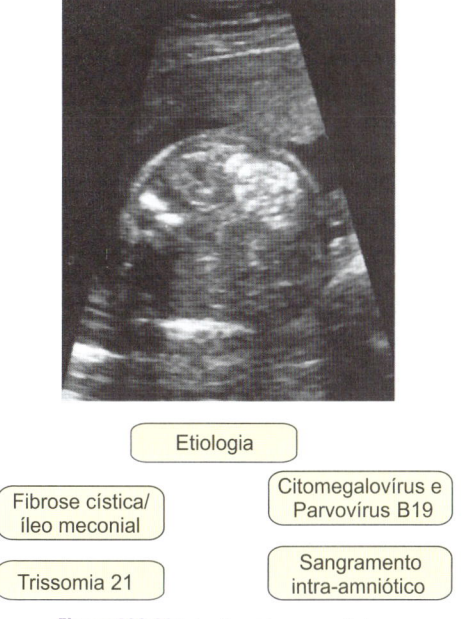

Etiologia

Fibrose cística/íleo meconial

Citomegalovírus e Parvovírus B19

Trissomia 21

Sangramento intra-amniótico

Figura 108.11 Intestino hiperecogênico.

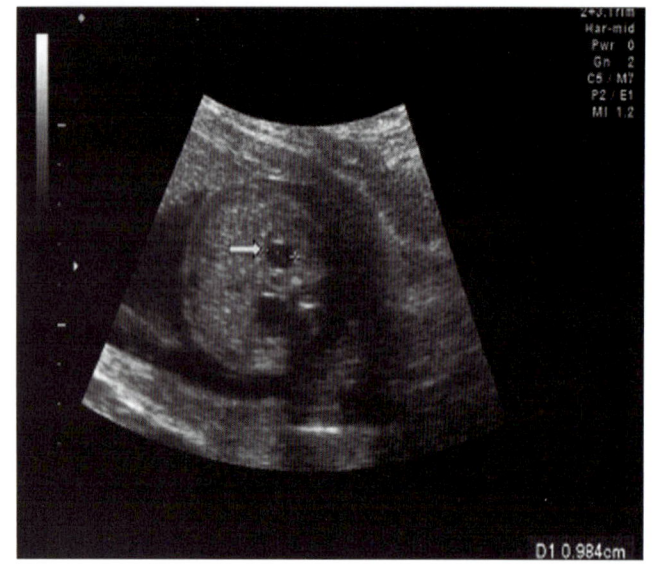

Figura 108.12 Pieloectasia renal bilateral. (Adaptada de Van den Hof e Wilson, 2005.)

Técnicas laboratoriais no diagnóstico pré-natal

Diversas técnicas laboratoriais podem ser usadas no diagnóstico pré-natal (ACOG, 2016a). Cada teste fornece diferentes informações, e a escolha depende da anormalidade mais relevante e, por vezes, da preferência da paciente.

Cariótipo convencional

A principal indicação do diagnóstico pré-natal é a detecção das anormalidades cromossômicas. A análise citogenética convencional consiste na determinação do cariótipo fetal; isto é, sua constituição cromossômica, número e morfologia. O teste é habitualmente feito no líquido amniótico (LA) (Figura 108.13) ou por biopsia de vilo corial (BVC). Essa técnica laboratorial é adequada para a identificação de todas as aneuploidias, incluindo as trissomias, 45, X (síndrome de Turner), outras anomalias dos cromossomos sexuais (como 47, XXY, síndrome de Klinefelter) e grandes rearranjos.

O mosaicismo no feto pode não ser detectado pela análise do cariótipo, caso ele não esteja presente na linhagem específica da célula fetal obtida para o teste. Em virtude de a análise do cariótipo ser feita em cultura de células na metáfase, o resultado é obtido em média 20 dias após a coleta da amostra. A falha na cultura é rara quando as células a serem testadas são obtidas por BVC ou amniocentese (0,1%), mas é frequente quando provenientes de natimorto. A acurácia diagnóstica da análise do cariótipo é maior que 99% para aneuploidias e anormalidades cromossômicas maiores que 5 a 10 megabases.

Hibridização fluorescente *in situ*

A hibridização fluorescente *in situ* (FISH) usa sondas fluorescentes marcadas para cromossomos ou regiões específicas visando identificar o número dessas regiões que estão presentes na amostra. A FISH pode ser realizada em células não cultivadas (interfase) coletadas por amniocentese ou BVC, para prover uma avaliação de aneuploidias comuns.

Os resultados obtidos pela FISH são mais rápidos do que no cariótipo convencional, em geral dentro de 1 a 2 dias. O painel mais comum de FISH é para o rastreamento dos cromossomos 13, 18, 21, X e Y. Sondas para outras anomalias, como a síndrome da deleção 22q11.2, também podem ser avaliadas, mas têm de ser requisitadas previamente.

A FISH também pode ser realizada em células na metáfase após cultura (resultado em 7 a 14 dias) para avaliar microdeleções ou duplicações específicas quando clinicamente suspeitadas. Embora a análise por FISH seja correta para os cromossomos no painel, ela deve ser considerada um teste de rastreamento, de maneira que um resultado anormal não deve ser considerado diagnóstico. Por isso, decisões clínicas com base em informações dadas pela FISH devem incluir no mínimo um dos resultados adicionais: análise cromossômico convencional ou microarranjo e informação clínica consistente (como achados ultrassonográficos anormais ou teste de rastreamento positivo para síndrome de Down ou trissomia 18).

Microarranjo (*microarray*)

A técnica citogenética molecular de microarranjo cromossômico (*microarray*) pode identificar não só as aneuploidias maiores, mas também alterações submicroscópicas que, por serem muito

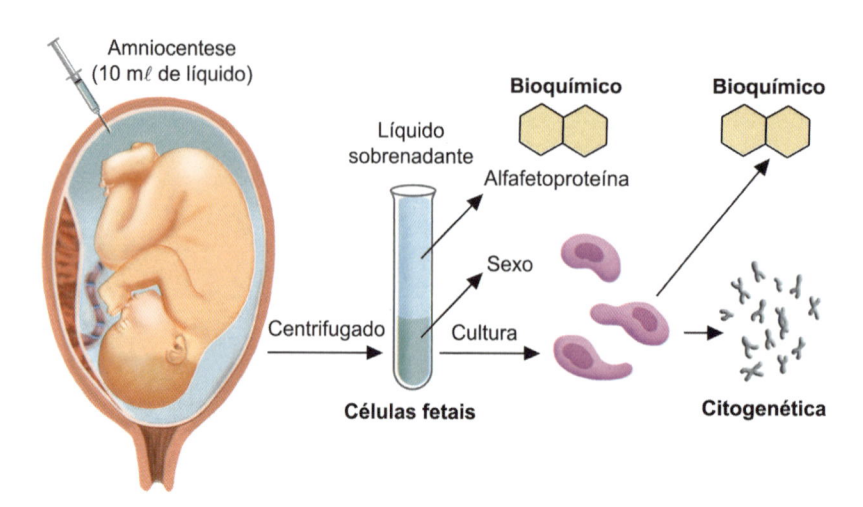

Figura 108.13 Exames convencionais realizados com líquido amniótico no diagnóstico pré-natal.

pequenas (> 50 a 200 quilobases), não podem ser detectadas por cariotipagem convencional (ACOG, 2013; 2016a). O microarranjo cromossômico, ao contrário do cariótipo convencional, não detecta translocações balanceadas e triploidia; casos de mosaicismo de baixo grau também não são identificados por ambas as técnicas. Assim como a FISH, o microarranjo cromossômico pode ser realizado diretamente em células não cultivadas (resultado em 3 a 5 dias) ou após cultura (resultado em 10 a 14 dias).

Sua maior indicação no diagnóstico pré-natal é a existência de anomalia fetal à ultrassonografia com cariótipo convencional normal (ACOG, 2016). Nessas condições, a técnica de microarranjos detecta anomalias em 5 a 10% dos casos e substituiria o teste pré-natal invasivo convencional.

Outra indicação seria o feto natimorto com anomalia congênita, na impossibilidade de se obter a cariotipagem convencional que necessita de tecido vivo (ACOG, 2016). O teste de microarranjo é um procedimento robusto em analisar casos de morte fetal para melhor delinear a etiologia genética, qualquer que seja a idade gestacional (Rosenfeld et al., 2015). A incidência de abortamento (< 20 semanas) é de 10 a 15%; e 50% dos abortamentos de 1º trimestre apresentam cromossomopatias; a incidência de morte fetal é de 1/165 nascimentos, e cerca de 6 a 17% são cromossomicamente anormais.

Qualquer tipo de tecido fetal ou placentário ou LA pode ser submetido à análise cromossômica de microarranjo. Se o cariótipo convencional for o único teste disponível e a morte fetal for recente, vale tentar o LA obtido por amniocentese.

Aberrações cromossômicas menores que a resolução do cariótipo convencional também podem determinar anomalias fenotípicas; essas variantes do número de cópias (seções duplicadas ou deletadas do DNA) podem ser detectadas nos fetos pela análise do microarranjo cromossômico (ACOG, 2013; 2016a).

Como já referido, quando anormalidades estruturais são identificadas à ultrassonografia, o microarranjo cromossômico pode detectar anomalias cromossômicas significantes em aproximadamente 6% dos fetos com cariótipo convencional normal. Por esse motivo, a análise por microarranjo cromossômico deve ser recomendada como teste primário (substituindo o cariótipo convencional) em pacientes orientadas para o diagnóstico pré-natal por anomalia estrutural fetal detectada pelo exame de ultrassonografia. Por outro lado, se uma anormalidade estrutural é altamente sugestiva de uma aneuploidia particular no feto (como atresia duodenal ou defeito atrioventricular cardíaco, característicos da trissomia 21), cariótipo com ou sem FISH pode ser oferecido antes da análise por microarranjo.

A análise de microarranjo cromossômico tem sido capaz de identificar variantes do número de cópias patológicas em aproximadamente 1,7% das pacientes com exames normais de ultrassonografia e de cariótipo, de maneira que essa é a técnica disponível para todas as pacientes submetidas a diagnóstico pré-natal invasivo.

Procedimentos diagnósticos invasivos

Em uma era dominada pelo NIPT, os procedimentos invasivos do diagnóstico pré-natal estão diminuindo dramaticamente, determinando impacto considerável na prática clínica (International Society of Ultrasound in Obstetrics and Gynecology/ISUOG, 2016).

Constituem indicações para os procedimentos diagnósticos invasivos: testes de rastreamento com risco aumentado, achados ultrassonográficos anormais (anomalias estruturais fetais comumente associadas a cromossomopatias), história obstétrica (feto anteriormente afetado), história familiar (pais com translocação, inversão, aneuploidia ou mosaicismo) e risco aumentado de doenças genéticas ou bioquímicas conhecidas nos pais (ISUOG, 2016). A idade materna avançada (> 35 anos), por si só, não representa mais indicação para o procedimento invasivo.

Diagnóstico genético pré-implantacional

O diagnóstico genético pré-implantacional testa o embrião para determinado distúrbio genético antes da implantação e é realizado nos corpúsculos polares do oócito ou do zigoto, um único blastômero do embrião em divisão ou um grupo de células do trofoectoderma no estágio de blastocisto. Esse tipo de diagnóstico pode ser realizado por técnicas citogenéticas ou moleculares em embriões precoces criados pela fertilização *in vitro* e pode ser usado para testar muitas condições genéticas nas quais uma mutação foi identificada na família. O resultado do exame é fornecido em 1 a 2 dias. Como o diagnóstico genético pré-implantacional usa poucas células do embrião é passível de erro, recomenda-se a confirmação dos resultados com BVC ou amniocentese.

Biopsia de vilo corial

A BVC para o diagnóstico genético pré-natal costuma ser realizada entre 11 e 14 semanas. Embora possa ser realizada por via transcervical ou transabdominal, esta última é a mais utilizada. As vantagens desse procedimento sobre a amniocentese residem no fato de ser realizada mais precocemente na gravidez, além de as células viáveis para a análise poderem ser processadas em menor espaço de tempo (14 *versus* 20 dias), permitindo o resultado mais precoce da aneuploidia.

A taxa de perda gestacional com a BVC em estudos mais recentes é de 0,2% (1 em 455). O procedimento tem se mostrado seguro, e os defeitos de redução de membros em BVC realizada com 10 ou mais semanas não têm sido referidos.

Amniocentese

A amniocentese para o diagnóstico pré-natal costuma ser realizada entre 15 e 20 semanas de gestação, mas pode ser feita até 26 semanas. As complicações mais frequentes da amniocentese referem-se ao sangramento vaginal e à amniorrexe que ocorrem aproximadamente em 1 a 2% dos procedimentos.

Por ser um procedimento guiado continuamente pela ultrassonografia, as lesões acidentais no feto são extremamente raras. Estima-se que a taxa de perda de gravidez relacionada ao procedimento seja de aproximadamente 0,1 a 0,3%, quando realizados por profissionais de saúde experientes.

As taxas de perda para amniocentese e BVC são muito baixas. Ao aconselhar as pacientes sobre a possibilidade de aborto espontâneo após a amniocentese, é importante colocar o risco relacionado ao procedimento no contexto do risco basal da gestante.

Diagnóstico pré-natal em situações especiais

Diagnóstico pré-natal na gravidez gemelar

Testes de rastreamento

Na gravidez gemelar, o risco de aneuploidia fetal está afetado pelo número de fetos e pala zigotia; todavia, dados pertinentes ao risco de aneuploidia na gravidez gemelar são mais limitados quando comparados aos da gravidez única (ACOG, 2016b).

Nenhum método de rastreamento de aneuploidia é tão preciso na gravidez gemelar como na gravidez única. A medida da TN torna possível que cada feto seja rastreado independentemente e, por isso, pode ser usada na gravidez gemelar. A TN aumentada em um dos fetos na gemelidade monocoriônica pode ser um sinal precoce de síndrome de transfusão gêmelo-gemelar (STGG) e não de aneuploidia.

Os resultados dos testes bioquímicos e do NIPT apresentam resultados limitados na gravidez múltipla e devem ser usados com cautela.

Testes diagnósticos

O aconselhamento às pacientes sobre os riscos dos testes diagnósticos na gravidez gemelar é mais complexo porque os dados são limitados (ACOG, 2016a). A taxa de perda gestacional relacionada com a BVC ou com a amniocentese está estimada em 1%. Com a BVC há, ainda, o risco de contaminação cruzada, ou coleta inadvertida da amostra na mesma placenta, o que conduz a resultados errados; esse risco está estimado em aproximadamente 1% e, dessa maneira, a amniocentese tem preferência.

Na variedade monocoriônica, como o risco de discordância para anormalidades no cariótipo é baixo, a paciente pode optar pela análise em apenas um dos fetos.

Mulheres infectadas com vírus das hepatites B e C e imunodeficiência adquirida

A taxa de transmissão vertical de mulheres cronicamente infectadas com o vírus da hepatite B depende da carga viral (ACOG, 2016a). A transmissão vertical não está aumentada após a amniocentese se a carga viral for baixa, enquanto naquelas com alta carga viral o risco está aumentado em 21 vezes. Também parece que mulheres positivas para HBeAg apresentam maior risco de transmissão vertical após a amniocentese.

Em mulheres com hepatite C, os dados da amniocentese são ainda mais limitados, mas o risco de transmissão vertical parece ser pequeno. Estudos recentes em mulheres infectadas pelo HIV e tratadas com antivirais mostram que o risco de infecção no recém-nascido após amniocentese não está aumentado, especialmente se a carga viral for baixa ou não detectável.

Os dados para avaliar o risco de transmissão vertical após BVC em mulheres com doença viral crônica são insuficientes.

Variantes genéticas de significado incerto

As chamadas variantes genéticas de significado incerto são detectadas após o cariótipo ou a análise de microarranjo cromossômico, e o resultado deve ser discutido com a paciente, consultando-se também um geneticista clínico experiente (ACOG, 2016a).

Mosaicismo

O mosaicismo genético ocorre em aproximadamente 0,25% das amostras após amniocentese e em 1% das amostras após a BVC (ACOG, 2016a). O mosaicismo pode ser sugerido quando a amostra fetal está contaminada por células maternas, causando resultado falso-positivo de mosaicismo. Esse resultado falso-positivo pode ser minimizado se forem desprezados os primeiros 1 a 2 mℓ da amostra coletada por amniocentese e pela dissecção cuidadosa da vilosidade corial da decídua materna ao realizar o procedimento laboratorial.

Quando o mosaicismo é encontrado na BVC, a amniocentese costuma ser oferecida para verificar se ele está presente nos amniócitos. Em aproximadamente 90% dos casos, o resultado da amniocentese é normal, e assume-se que o mosaicismo esteja confinado ao trofoblasto, vale dizer, mosaicismo confinado à placenta.

Embora seja improvável que o mosaicismo confinado à placenta determine malformações fetais, ele carreia risco elevado de crescimento intrauterino restrito tardio.

Considerações sobre a realização do teste NIPT e o diagnóstico pré-natal invasivo

De acordo com a prevalência e a etiologia das anomalias congênitas (Tabela 108.3), assim como das possibilidades atuais dos testes de rastreamento e de diagnóstico, sugerem-se as seguintes recomendações:

- Para as mulheres que querem a mais completa avaliação genética:
  - Ultrassonografia de primeiro trimestre para o diagnóstico das anomalias estruturais maiores e avaliação dos marcadores de anomalia fetal, particularmente a TN e a detecção do osso nasal
  - BVC (11 a 14 semanas) ou amniocentese (15 a 20 semanas) com análise por microarranjo
  - Ultrassonografia morfológica de segundo trimestre (20 semanas)
- Para mulheres que querem minimizar a necessidade de procedimento diagnóstico, embora saibam que irão obter menos informação genética:
  - Ultrassonografia de primeiro trimestre para o diagnóstico das anomalias estruturais maiores e avaliação dos marcadores de anomalia fetal, particularmente a TN e a detecção do osso nasal
  - NIPT para o rastreamento das trissomias mais comuns e anormalidades dos cromossomos sexuais
  - Ultrassonografia morfológica de segundo trimestre (20 semanas)
  - Discutir a indicação de teste diagnóstico para TN > p95 ou resultado positivo do NIPT ou quando for diagnosticada anomalia estrutural fetal.

Tabela 108.3 Prevalência e etiologia das anomalias congênitas.

Anomalias	Prevalência
Trissomias comuns (21, 18, 13)	0,2%
Outras anomalias cromossômicas	0,4%
Microdeleções e duplicações patogênicas	1,2%
Distúrbios genéticos mendelianos	0,4%
Anomalias estruturais congênitas (muitas decorrentes de mutações *de novo*)	≈ 2,0 a 3,0%

Adaptada de Evans et al., 2016.

Concluindo, acreditamos que todas as gestantes devem receber avaliação pré-natal de risco para anomalia cromossômica por meio de testes de rastreamento ou de diagnóstico, independentemente da idade materna ou de outros fatores de risco.

É fundamental enfatizar que o teste genético pré-natal não pode identificar todas as anomalias fetais, e qualquer teste deve ser focado nos riscos individuais da gestante, objetivos reprodutivos e em suas preferências individuais.

O diagnóstico pré-natal das anomalias fetais deve ser discutido o mais precocemente possível na gravidez, idealmente na primeira consulta obstétrica, para que as opções do primeiro trimestre estejam disponíveis.

Bibliografia

Agathokleous M, Chaveeva P, Poon LCY, Kosinski P, Nicolaides KH. Meta-analysis of second-trimester markers for trisomy 21. Ultrasound Obstet Gynec. 2013;41:247-61.

American College of Obstetricians and Gynecologists' Committee on Practice. ACOG Practice Bulletin n° 162: Prenatal diagnostic testing for genetic disorders. Obstet Gynecol. 2016a;127(5):e108-22.

American College of Obstetricians and Gynecologists. Committee on Genetics and the Society for Maternal-Fetal Medicine. Committee Opinion n° 682: Microarrays and Next-Generation Sequencing Technology: The use of advanced genetic diagnostic tools in obstetrics and gynecology. Obstet Gynecol. 2016;128(6):e262-8.

American College of Obstetricians and Gynecologists. Screening for fetal aneuploidy. ACOG Practice Bulletin n° 127. Obstet Gynecol. 2016b;127:e123.

Atzei A, Gajewska K, Hugonn IC, Allan L, Nicolaides KH. Relationship between nuchal translucency thickness and prevalence pf major defects in fetuses with normal karyotype. Ultrasound Obstet Gynecol. 2005;26:154-7.

Benn P, Borell A, Chiu R, et al. Position statement from the Aneuploidy Screening Committee on behalf of the Board of the International Society for Prenatal Diagnosis. Prenat Diagn. 2013;33(7):622-9.

Chitty LS, Hudgins L, Norton ME. Current controversies in prenatal diagnosis 2: Cell-free DNA prenatal screening should be used to identify all chromosome abnormalities. Prenat Diagn. 2018;38(3):160-5.

Dashe JS. Aneuploidy screening in pregnancy. Obstet Gynecol. 2016;128:181-94.

Evans MI, Wapner RJ, Berkowitz RL. Noninvasive prenatal screening or advanced diagnosting testing: caveat emptor. Am J Obstet Gynecol. 2016;215:298-3005.

Ghi T, Sotiriadis A, Calda P, et al.; International Society of Ultrasound in Obstetrics and Gynecology (ISUOG). ISUOG Practice Guidelines invasive procedures for prenatal diagnosis. Ultrasound Obstet Gynecol. 2016;48:256-68.

Gil MM, Quezada MS, Revello R, et al. Analysis of cell-free DNA in maternal blood in screening for fetal aneuploidies: updated metanalysis. Ultrasound Obstet Gynecol. 2015;45:24966.

Karim JN, Roberts NW, Salomon LJ, Papageorghiou AT. Systematic review of first-trimester ultrasound screening for detection of fetal structural anomalies and factors that affect screening performance. Ultrasound Obstet Gynecol. 2017;50(4):429-41.

Lau TK, Cheung SW, Lo PS, et al. Non-invasive prenatal testing for fetal chromosomal abnormalities by low-coverage whole-genome sequencing of maternal plasma DNA: review of 1982 consecutive cases in a single center. Ultrasound Obstet Gynecol. 2014;43(3):254-64.

Maiz N, Wright D, Ferreira AFA, Syngelaki A, Nicolaides KH. A mixture model of ductus venosus pulsatility index in screening for aneuploidies at 11-13 weeks' gestation. Fetal Diagn Ther. 2012;31:221-9.

Mei JY, Afshar Y, Platt LD. First-trimester ultrasound. Obstet Gynecol. Clin North Am. 2019 Dec;46(4):829-52.

Murta CG, Moron AF, Avila MA, Weiner CP. Application of ductus venosus Doppler velocimetry for the detection of fetal aneuploidy in the first trimester of pregnancy. Fetal Diagn Ther. 2002;17(5):308-14.

Nicolaides KH. A model for a new pyramid of prenatal care based on the 11 to 13 week's assesment. Prenat Diagn. 2011;31:3-6.

Nicolaides KH. Screening for fetal aneuploidies at 11 to 13 weeks. Prenat Diagn. 2011;31:7-15.

Nicolaides KH, Syngelaki A, Atanasova V, Markova D. Validation of targeted sequencing of single-nucleotide polymorphisms for non-invasive prenatal detection of aneuploidy of chromosomes 13, 18, 21, X, and Y. Prenat Diagn. 2013;33:575-9.

Reiff ES, Little SE, Dobson L, Wilkins-Haug L, Bromley B. What is the role of the 11 to 14 week ultrasound in women with negative cell-free DNA screening for aneuploidy? Prenat Diagn. 2016;36:260-5.

Rosenfeld JA, Tucker ME, Escobar LF, et al. Diagnostic utility of microarray testing in pregnancy loss. Ultrasound Obstet Gynecol. 2015;46:478-86.

Society for Maternal-Fetal Medicine (SMFM) Consult Series 36: Prenatal aneuploidy screening using cell-free DNA. Am J Obstet Gynecol. 2015;212:711-6.

The Fetal Medicine Foundation. Nuchal translucency assessment. Disponível em: https://fetalmedicine.org/research/assess/nt.

109

Malformações Fetais

Cleisson Fábio Andrioli Peralta
Jair Roberto da Silva Braga
Cristos Pritsivelis
Mauro Arenázio Gonçalves Júnior

Os defeitos congênitos afetam cerca de 5% dos recém-nascidos. Aproximadamente 50% das anomalias maiores são detectadas ao nascimento; a outra metade só será diagnosticada na infância ou na vida adulta.

O rastreamento e o diagnóstico destas anomalias ainda durante a vida fetal são pontos importantes da assistência pré-natal, possibilitando o aconselhamento ao casal em relação ao prognóstico neonatal e o prosseguimento da investigação em casos selecionados.

Este capítulo pretende descrever as principais malformações passíveis de acometimento fetal, com diagnóstico baseado principalmente em exames de imagem, divididas didaticamente por sistemas do corpo humano, oferecendo ferramentas ao obstetra para capacitação em relação ao aconselhamento citado.

Malformações do sistema nervoso central

Embriologia

Por volta de 4 semanas gestacionais, ainda no embrião bilaminar, ocorre a formação da linha primitiva no dorso do ectoderma. Futuramente, vai se diferenciar no neuroectoderma, responsável pela formação do sistema nervoso central (SNC) e do sistema nervoso periférico (SNP).

O sulco neural estimula o mesoderma embrionário subjacente a se diferir em notocorda que, por sua vez, estimula o mesoderma paraxial em se diferenciar em somitos que agem no neuroectoderma, estimulando o fechamento do tubo neural.

Esta ação inicia-se na topografia cervical e progride com fechamentos em pontos diferentes, deixando alguns em aberto para se fecharem posteriormente, os chamados neuróporos. Os últimos neuróporos a se fecharem são o rostral (em torno de 5 semanas e 6 dias de gestação) e o caudal (em torno de 6 semanas e 2 dias de gestação), finalizando a neurulação primária, responsável pelo cerramento do polo cefálico até o nível da medula na primeira vértebra sacral (S1).

O desenvolvimento da coluna caudal a S1 ocorre pelo processo de neurulação secundária, entre 6 semanas e 2 dias e 8 semanas gestacionais, por diferenciação de células do mesoderma, do endoderma e do ectoderma pélvico embrionário.

A matriz germinativa presente na região subependimária produz células que se diferenciam basicamente em neuroblastos, que irão formar os neurônios e as células da glia. As células da glia, ou neuróglia, serão a base do tecido de sustentação e nutrição ao SNC, garantindo a estrutura que possibilita o processo de migração neuronal, responsável pelo desenvolvimento das células do córtex e dos núcleos encefálicos.

Por volta de 8 semanas gestacionais, o encéfalo já está subdividido em telencéfalo, diencéfalo, mesencéfalo, metencéfalo e mielencéfalo. O telencéfalo, o diencéfalo e o mesencéfalo irão se diferenciar nos hemisférios cerebrais, tálamos e pedúnculos cerebrais, respectivamente. O metencéfalo dará origem à ponte e ao cerebelo, e o mielencéfalo, ao bulbo e à medula espinal. As cavidades são divididas em ventrículos laterais, terceiro ventrículo, aqueduto de Sylvius e quarto ventrículo.

Craniossinostoses

As craniossinostoses são alterações do formato do crânio decorrentes do fechamento precoce das suturas cranianas. Incidem em 1:2.000 nascidos vivos. Alguns agentes externos podem estar associados, como o ácido valproico, a hidantoína e a banda amniótica.

Na Figura 109.1, observa-se a relação entre as suturas fechadas precocemente e as respectivas alterações possíveis no formato do crânio. No fechamento da sutura coronal, o crânio não se desenvolve de forma adequada no sentido anteroposterior, levando à braquicefalia (diâmetro anteroposterior proporcionalmente menor do que o biparietal). Ao contrário, no fechamento da sutura sagital ocorre o inverso, com comprometimento do crescimento laterolateral em detrimento do anteroposterior, causando a escafocefalia ou dolicocefalia. No fechamento precoce da sutura metópica ocorre a trigonocefalia e, quando o fechamento é assimétrico em termos de lateralidade, o crânio assume um formato irregular denominado plagiocefalia.

Esta condição pode manifestar-se de forma isolada, chamada idiopática, ou associada a outras alterações. Das formas idiopáticas, as mais frequentes são aquelas que afetam a sutura metópica (50% dos casos), a sutura sagital (30% das ocorrências) e a sutura coronal (15% das situações). Entre aquelas associadas a outras alterações, as craniossinostoses detectadas mais precocemente na gestação, geralmente, têm relação com doenças genéticas graves, como a trissomia do cromossomo 13, a trissomia do cromossomo 18 (crânio em "formato de morango") e o nanismo tanatofórico do tipo II (crânio em "formato de trevo" – Figura 109.2). As que são diagnosticadas mais tardiamente, principalmente no 3º trimestre da gestação, estão associadas com doenças compatíveis com a sobrevida pós-natal, como as doenças gênicas denominadas síndrome de Apert e síndrome de Pfeifer – as chamadas acrocefalossindactilias (cursam com polissindactilia e sua diferenciação,

muitas vezes, é apenas por meio da análise genética) – e a síndrome de Crouzon (disostose craniofacial) – Figura 109.3. A gravidade da alteração do formato da calota craniana está intimamente relacionada ao prognóstico em termos de sobrevida.

Defeitos de fechamento do tubo neural

Podem ser decorrentes do não fechamento primário, sua principal causa, ou secundários a disrupções, ou seja, agressões externas ao tubo neural previamente bem formado (como banda amniótica, isquemia, acidente vascular). São condições multifatoriais, podendo estar associadas a outras alterações, como algumas síndromes genéticas (p. ex., trissomias dos cromossomos 13 e 18), síndromes gênicas (p. ex., síndrome de Meckel e síndrome de Roberts), sequências (p. ex., sequência da extrofia cloacal – alterações decorrentes de má diferenciação do mesoderma pélvico embrionário, levando a onfalocele, ausência de diferenciação genital, ânus imperfurado e espinha bífida aberta), ou acontecer isoladamente, o que está intimamente relacionado à deficiência do ácido fólico.

Várias condições são passíveis de atrapalhar as cadeias de atuação do ácido fólico na produção de aminoácidos, como a ingestão e/ou absorção materna insuficientes, história familiar (filho anterior com espinha bífida aberta aumenta em 10 vezes o risco de novo caso), uso de medicamentos antagonistas do ácido fólico (p. ex., ácido valproico, carbamazepina e metotrexato) e doenças maternas; a principal delas é o diabetes melito. A suplementação vitamínica costuma ser bastante eficaz na prevenção dos casos de defeitos de fechamento do tubo neural (DFTN) (o uso de ácido fólico, pelo menos 1 mês antes da concepção e até 12 semanas de gestação, reduz em até 97% o risco de ocorrência e em até 70% o risco de recorrência, segundo metanálise publicada pela Cochrane Library, [De-Regli et al., em 2015]).

Os DFTN são classificados em dois grupos, os disrafismos cranianos, que são as anencefalias e as encefaloceles, e os disrafismos espinais, que são as espinhas bífidas abertas e ocultas. Quando as duas entidades coexistem, cranianas e espinais, evidencia-se o quadro de craniorraquísquise (Figura 109.4).

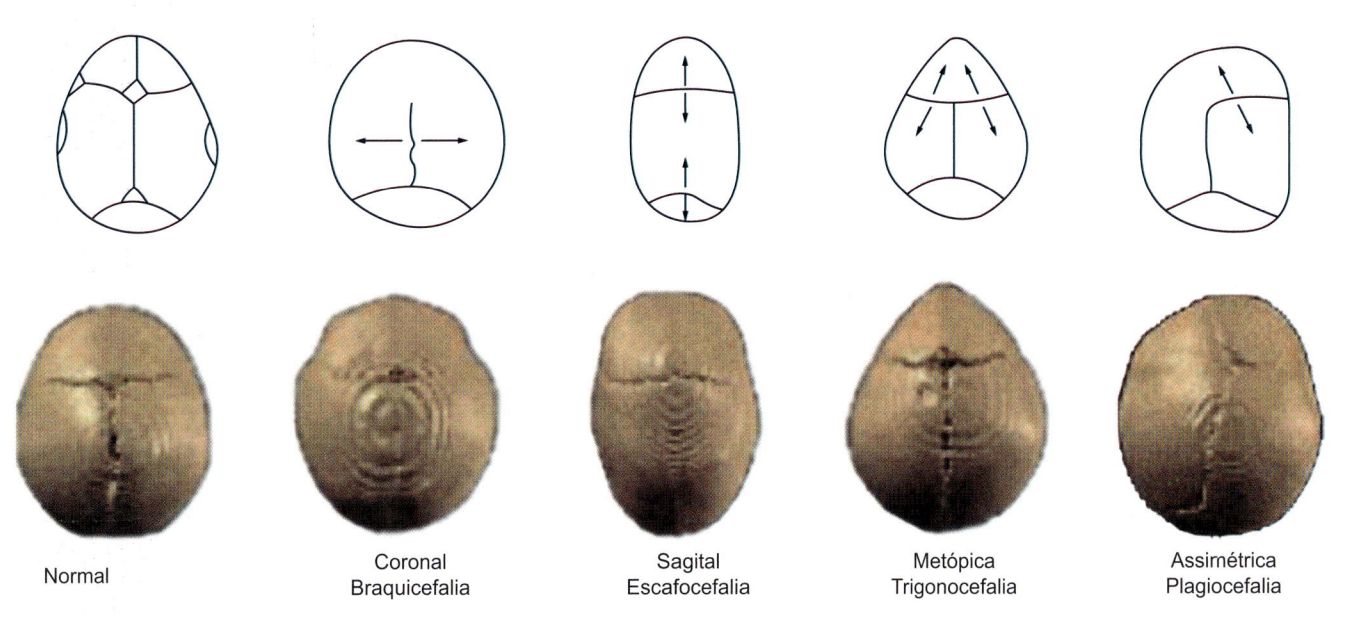

| Normal | Coronal Braquicefalia | Sagital Escafocefalia | Metópica Trigonocefalia | Assimétrica Plagiocefalia |

Figura 109.1 Tipos de craniossinostoses.

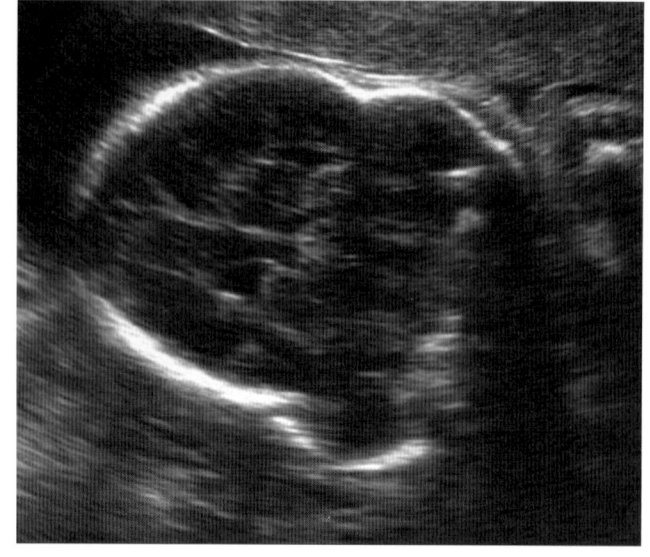

Figura 109.2 Crânio em "formato de trevo", característico do nanismo tanatofórico tipo II.

Anencefalia

Caracterizada pela ausência completa (holoanencefalia) ou parcial (meroanencefalia) dos ossos da calota craniana. A forma completa é responsável pela imensa maioria dos casos. Pode manifestar-se isoladamente ou associada a doenças gênicas como a síndrome de Meckel e a síndrome de Walker-Walburg. O encéfalo fica exposto ao líquido amniótico por determinado período e sofre necrose tecidual progressiva. Por esse motivo, no 1º trimestre, esta condição é denominada acrania com exencefalia (Figura 109.5). Nas meroanencefalias occipitais, geralmente envolvendo o cerebelo, se houver associação com disrafismo espinal e defeito dos ossos da coluna vertebral ocorre o quadro de iniencefalia.

Encefalocele

Também denominada crânio bífido, caracteriza-se por um defeito ósseo craniano por onde há protrusão de meninges e/ou encéfalo. Este conteúdo é recoberto por pele malformada, displásica, e o parênquima cerebral envolvido geralmente também é malformado e displásico. Por isso, não está indicada a intervenção fetal nesses casos e sim a ressecção do tecido herniado após o nascimento.

A incidência das encefaloceles é de 1 a 4 para cada 10.000 nascidos vivos. Estão associadas a outras anomalias estruturais em 60 a 80% dos casos e em 10 a 45% com doenças genéticas. São classificadas em relação à localização e ao conteúdo. São denominadas meningoceles cranianas na presença de apenas herniação das meninges, meningoencefaloceles na presença de parênquima cerebral e meninges, e meningo-hidroencefalocele quando existe ventriculomegalia associada (Figura 109.6). Em relação à localização, a maioria acomete os ossos da calota craniana, com uma incidência de 75% nos ossos occipitais e 10% nos ossos parietais. Em menor escala, pode acometer a região frontoetmoidal com herniação do conteúdo entre as órbitas oculares e o nariz (10 a 15% das situações) e a região esfenoidal (menos de 5%), com herniação do conteúdo entre o osso esfenoide e o osso occipital, fazendo diagnóstico diferencial com epúlide congênita (lesão de células granulares) e *epignathus* (teratoma congênito que acomete o palato).

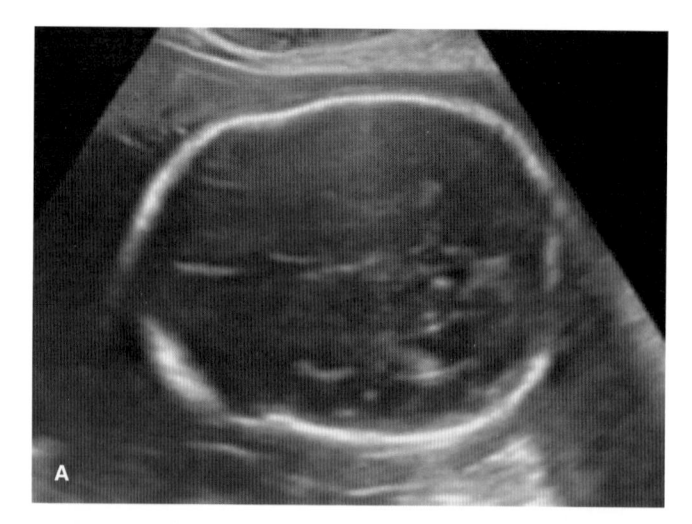

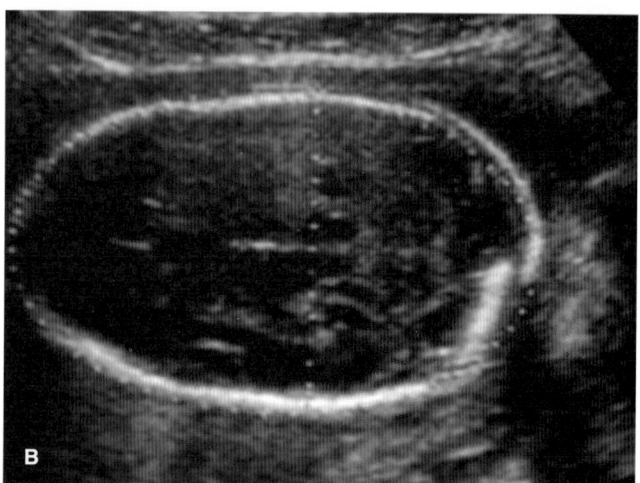

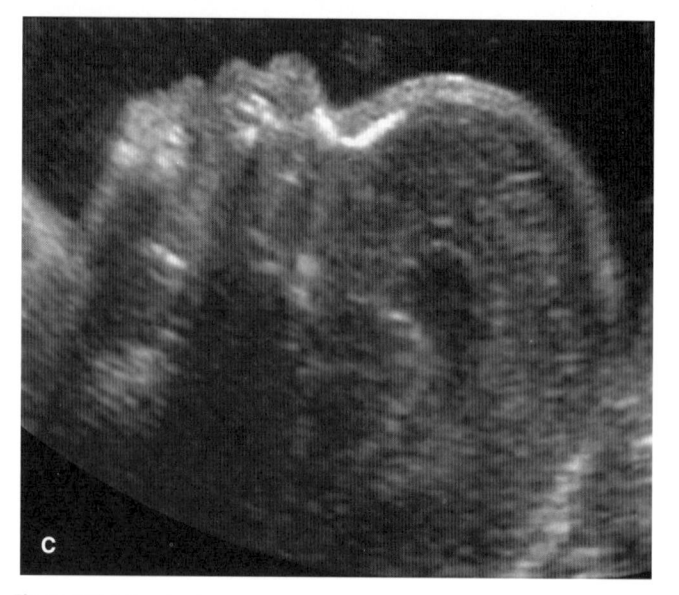

Figura 109.3 Craniossinostoses sutis características das síndromes de Apert (**A**), Crouzon (**B**) e Pfeifer (**C**).

A herniação do cerebelo ou seu deslocamento caudal, em associação a uma encefolecele occipital, é denominada síndrome de Chiari III. A síndrome de Chiari I ocorre quando há presença do deslocamento caudal do cerebelo na ausência de associação com DFTN, e a síndrome de Chiari II – ou malformação da Arnold-Chiari – quando o cerebelo é deslocado e associado à espinha bífida.

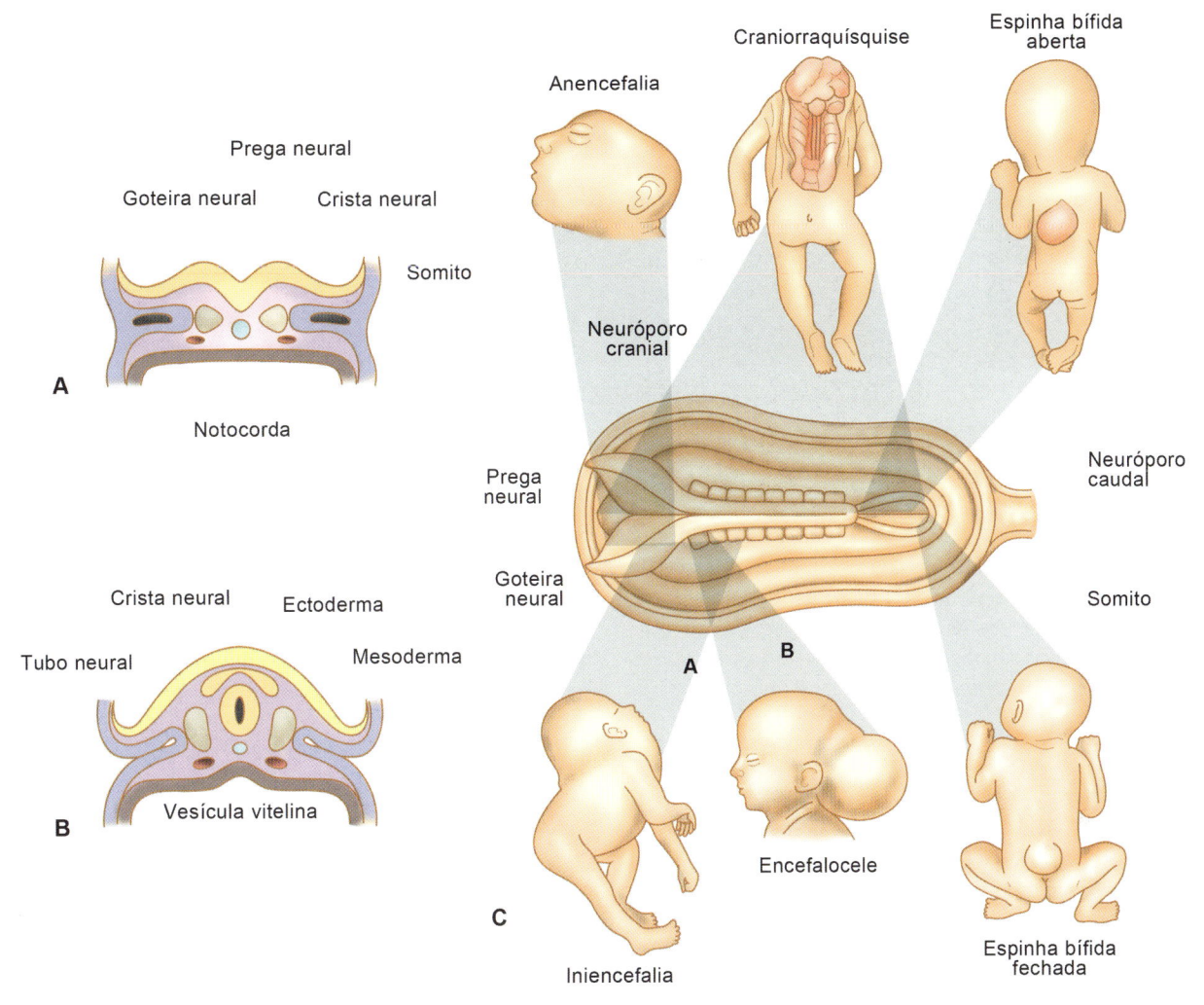

Figura 109.4 Características do desenvolvimento do tubo neural e dos defeitos do tubo neural (DTN). **A.** Corte transversal da porção rostral do embrião com aproximadamente 3 semanas após a concepção mostrando a goteira neural em processo de fechamento. **B.** Corte transversal da porção média do embrião após fechamento do tubo neural, que se encontra coberto pelo ectoderma. **C.** Características dos principais tipos de DTN: as áreas sombreadas indicam a região do embrião relevante em cada defeito. (Adaptada de Botto et al., 1999.)

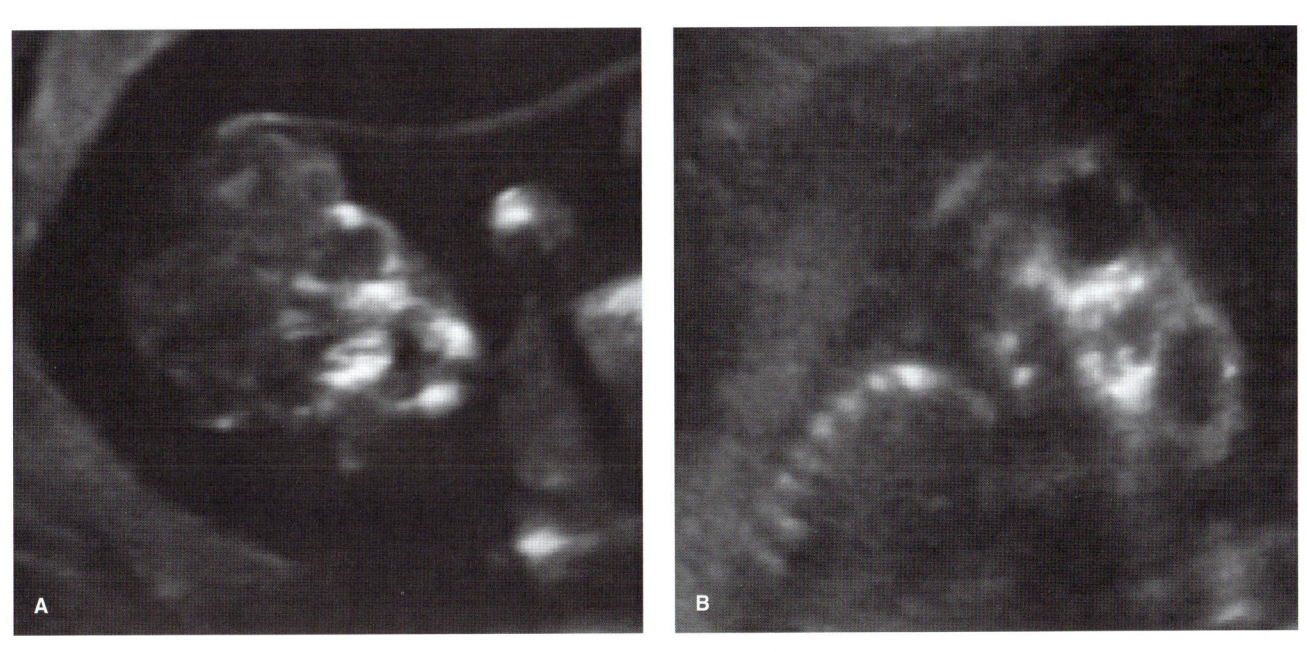

Figura 109.5 A. Acrania com exencefalia. **B.** Anencefalia.

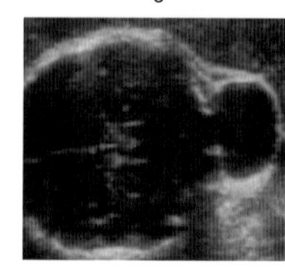
Meningocele

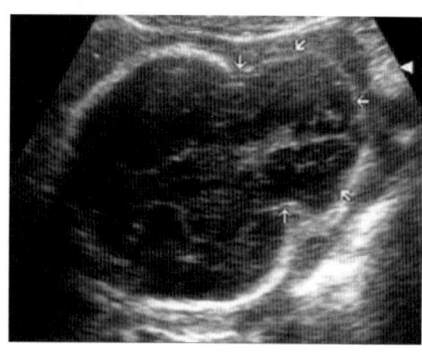
Meningoencefalocele

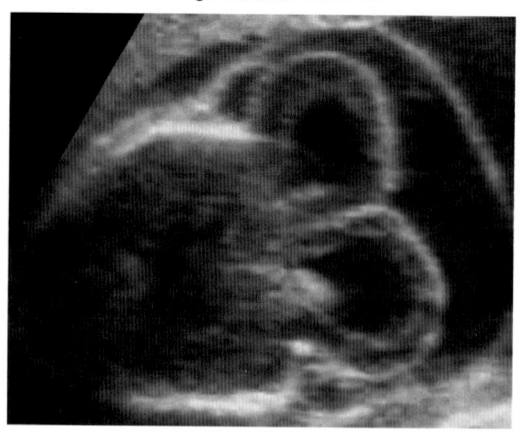
Meningo-hidroencefalocele

Figura 109.6 Classificação das encefaloceles.

O prognóstico das encefaloceles depende da associação com outras malformações ou síndromes e do conteúdo herniado, em que os fetos com ausência de herniação do parênquima cerebral são os únicos candidatos ao desenvolvimento neuropsicomotor normal. Em 75% das ocorrências há comprometimento intelectual.

Disrafismo espinal

As espinhas bífidas podem ser ocultas ou abertas. O diagnóstico das ocultas é mais difícil de ser realizado e pode ser decorrente de falhas no processo de neurulação secundária, que podem levar a defeitos de fechamento da coluna sacral comumente acompanhados de tecidos que não deveriam estar presentes nesta região, como lipomas (lipomeningoceles). Nestas ocorrências, é comum a posição mais baixa do cone medular e raramente apresenta associação com a síndrome de Chiari II e com alterações do restante do SNC.

Nas espinhas bífidas abertas, ou não há pele ou há presença de pele malformada, com transição para pele normal de forma centrífuga. Nas duas situações, pode haver troca de materiais entre o liquor fetal e o líquido amniótico, fazendo com que o conteúdo entre eles seja semelhante. Bem como nas encefaloceles, o líquido amniótico, por ser um ambiente hostil, acaba levando a uma segunda agressão ao tecido neurológico exposto e agravando a lesão das raízes nervosas (a primeira é pelo defeito primário do fechamento do tubo neural).

Além disso, o liquor que banha o SNC tende a extravasar, levando ao deslocamento caudal do tronco encefálico e do cerebelo (malformação de Chiari do tipo II) e atrapalhando a exteriorização do liquor do sistema ventricular, causando ventriculomegalia. Com isso, pode haver atrofia do sistema de reabsorção liquórica (granulações de Pacchioni) se ele permanecer por muito tempo inutilizado, o que justifica o desenvolvimento de hidrocefalia após a correção da lesão no período neonatal e a necessidade da colocação de dreno ventriculoperitoneal.

O diagnóstico da espinha bífida aberta é realizado mais comumente no 2º trimestre, apesar de alguns casos já poderem ser visíveis no 1º trimestre, com a evidência ecográfica do saco herniário nas lesões com pele e da raiz nervosa em contato direto com o líquido amniótico nas lesões sem pele. Alguns sinais indiretos denunciam o quadro, como o cerebelo em "formato de banana" (cerebelo "mergulhando" no canal medular no corte sagital, ultrapassando o nível do forame magno), o crânio em "formato de

limão" e a ventriculomegalia (50% dos casos de ventriculomegalia estão associados a DFTN) – Figura 109.7.

Com a evolução da gestação, ocorre o desaparecimento do "sinal da banana", já que o deslocamento do cerebelo é tal que não se consegue mais visualizá-lo. Além disso, o "sinal do limão" também pode desaparecer, em razão do fortalecimento da calota craniana e/ou aumento da pressão intracraniana pela ventriculomegalia.

São propostos na literatura alguns sinais indiretos, visíveis no 1º trimestre, que podem predizer a possibilidade de desenvolvimento da espinha bífida, como o formato da calota craniana; o aspecto dos tálamos, dos pedúnculos cerebrais e quarto ventrículo no corte transversal; e os mais reprodutíveis, no corte sagital estrito do feto: a medida do quarto ventrículo (denominada translucência intracraniana) e a relação entre o diâmetro da ponte e distância entre a ponte e o osso occipital, que tendem a estar aumentadas nos fetos com espinha bífida aberta.

Durante a avaliação dos fetos acometidos por espinha bífida, é importante definir o nível anatômico da lesão e principalmente até que nível das raízes nervosas a função motora está preservada, já que essas duas características não estão necessariamente interligadas. O prognóstico neonatal em relação à capacidade de deambulação está muito mais relacionado à função motora do que ao nível anatômico da lesão. Porém, mesmo nos fetos com boa preservação motora não há garantia de deambulação sem a necessidade de órteses. Nos casos de pé torto congênito por um desbalanço no tônus a avaliação funcional fica impossibilitada. Todavia, esta situação não interfere no aconselhamento em termos de deambulação.

A correção intraútero das espinhas bífidas abertas já é uma realidade promissora na medicina fetal e será discutida com detalhes no capítulo 111, sobre Cirurgia Fetal.

Ventriculomegalias cerebrais

O conceito de ventriculomegalia refere-se à dilatação total ou parcial do sistema ventricular. Quando, além disso, há aumento da pressão liquórica, ocorre a hidrocefalia. Na prática clínica, é difícil diferenciar os dois conceitos e, por isso, são utilizados na maioria das vezes como sinônimos.

São classificadas quanto à etiologia em primárias ou idiopáticas, quando há um mau desenvolvimento do sistema de condução do liquor, mais frequentemente no nível do aqueduto de Sylvius, aparecendo de forma isolada como diagnóstico de exclusão; ou secundárias, quando ocorrem por consequência de

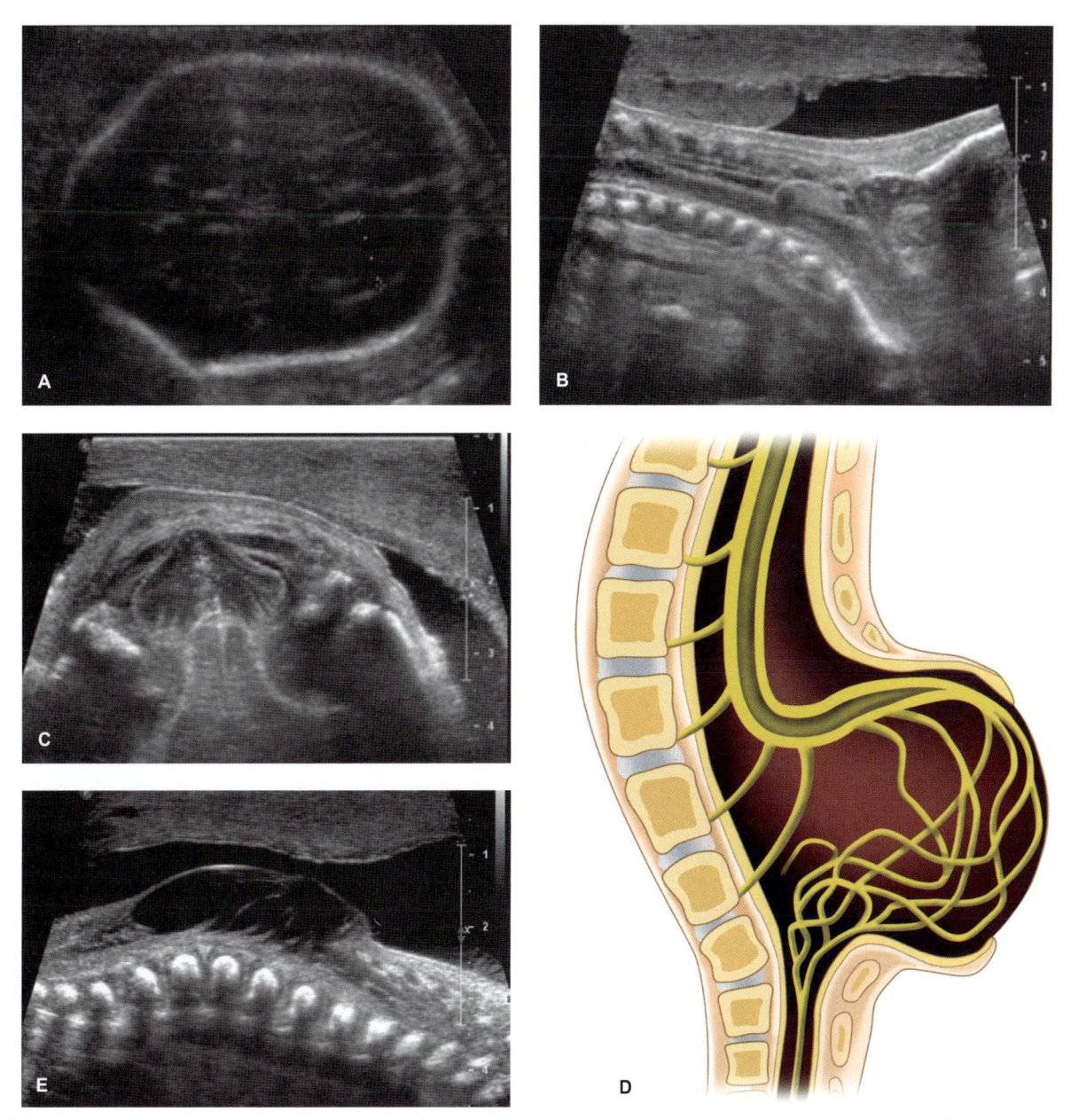

Figura 109.7 Sinais diretos e indiretos de espinha bífida aberta. **A.** Crânio em formato de limão ("sinal do limão") e ventriculomegalia. **B.** Cerebelo herniado pelo forame magno, visualizado no canal medular no corte sagital (Chiari 2). **C.** cerebelo em formato de banana ("sinal da banana"). **D** e **E.** Mielomeningocele lombossacral.

outras alterações associadas, como malformações (DFTN, agenesia de corpo caloso, holoprosencefalia, acidentes vasculares, lissencefalia, tumores, malformações vasculares e malformações na fossa posterior), infecções e síndromes genéticas. Cerca de 5% dos fetos sendo ventriculomegalia isolada apresentam anomalias cromossômicas, com a mais frequente a trissomia do cromossomo 21. Além disso, cerca de 35% os fetos com ventriculomegalia e outras malformações associadas também apresentam anomalias cromossômicas.

No 1º trimestre, entre 11 e 14 semanas, a razão entre o comprimento do plexo coroide e o comprimento do ventrículo lateral diminuída pode levar à predição de possível ventriculomegalia. O diagnóstico é realizado apenas a partir do 2º trimestre, por meio da medida do átrio ventricular (Figura 109.8). Assim, possibilita-se a classificação da doença quanto à gravidade, permitindo a predição do prognóstico em relação à sobrevida e ao risco de deficiência no desenvolvimento neuropsicomotor, a depender do valor encontrado. A partir da literatura até o momento, a divisão das ventriculomegalias com medidas entre 10 e 15 mm e as com

medidas acima de 15 mm é o que melhor define a doença em relação ao prognóstico, com chance de restrição do desenvolvimento neuropsicomotor de 10 a 15% nas entre 10 e 15 mm, e de 55 a 60% naquelas acima de 15 mm (Figura 109.9). Além disso, ventriculomegalias que aumentam progressivamente têm um risco de 80% para o comprometimento do desenvolvimento neuropsicomotor, e de 30% para óbito perinatal.

As indicações e técnicas para intervenção fetal serão discutidas com detalhes no capítulo 111, sobre Cirurgia Fetal.

Em relação à ventriculomegalia idiopática, até o momento não existe um tratamento intraútero comprovadamente eficaz. Por isso, o parto deve ser realizado o mais próximo do termo possível, para evitar complicações referentes à prematuridade. A exceção é nos casos em que há piora progressiva da ventriculomegalia, com macrocranias avançadas (circunferência cefálica acima de 420 mm), em que sua antecipação está indicada no intuito de evitar o sangramento do seio venoso em virtude do cavalgamento da calota craniana.

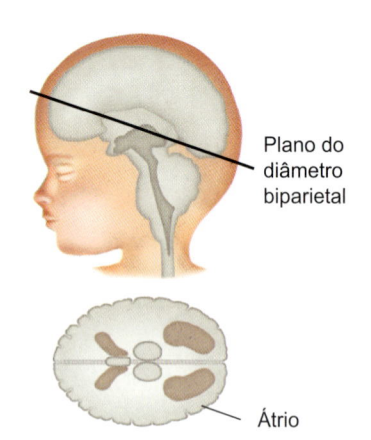

Átrio do ventrículo lateral

Plano do diâmetro biparietal

| Normal ≤ 10 mm |
| VM leve 11 a 15 mm |
| VM grave > 15 mm |

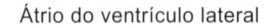

Átrio

Figura 109.8 Medida do ventrículo lateral no plano do diâmetro biparietal (DBP). *VM*, ventriculomegalia.

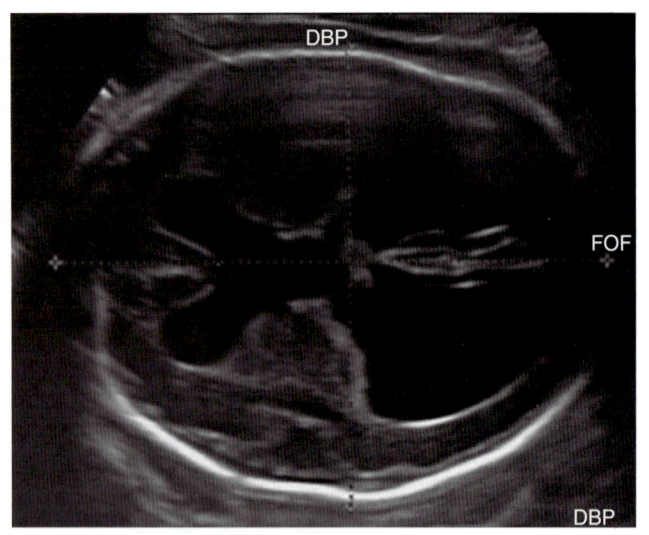

Figura 109.9 Ventriculomegalia grave com plexo coroide "pendente". *DBP*, diâmetro biparietal; *FOF*, fascículo occipirofrontal.

Anomalias da linha média

Também chamadas de defeitos de indução ventral. São referentes às malformações supratentoriais (acima da tenda do cerebelo e do pedúnculo cerebral).

Agenesia do corpo caloso

A agenesia do corpo caloso (ACC) apresenta incidência de 0,5 a 5 a cada 1.000 nascidos vivos. Em 85% dos casos está associada a outras anomalias do SNC, como as anomalias de giro, heterotopias, lipomas ou cistos inter-hemisféricos, e em 60% das ocorrências há alterações fora do SNC, principalmente quando são relacionadas com síndromes genéticas, como as doenças cromossômicas (trissomias dos cromossomos 13 e 18, triploidias e translocações) e mais de 300 doenças gênicas listadas (p. ex., síndrome de Aicardi, síndrome de Apert e síndrome acrocalosa). Nos casos isolados, 5% estão ligadas a um mosaico com cariótipo normal ou à trissomia do cromossomo 8.

Alguns sinais indiretos podem levar à suspeição da doença, como o aumento da razão entre as medidas do diencéfalo e da foice cerebral no corte sagital estrito fetal, no 1º trimestre (Figura 109.10), alterações do *cavum* do septo pelúcido (alargamento ou desaparecimento – Figura 109.11), espaço inter-hemisférico mais alargado e ventrículo lateral mais retificado ("formato de lágrima") no 2º trimestre (Figura 109.12).

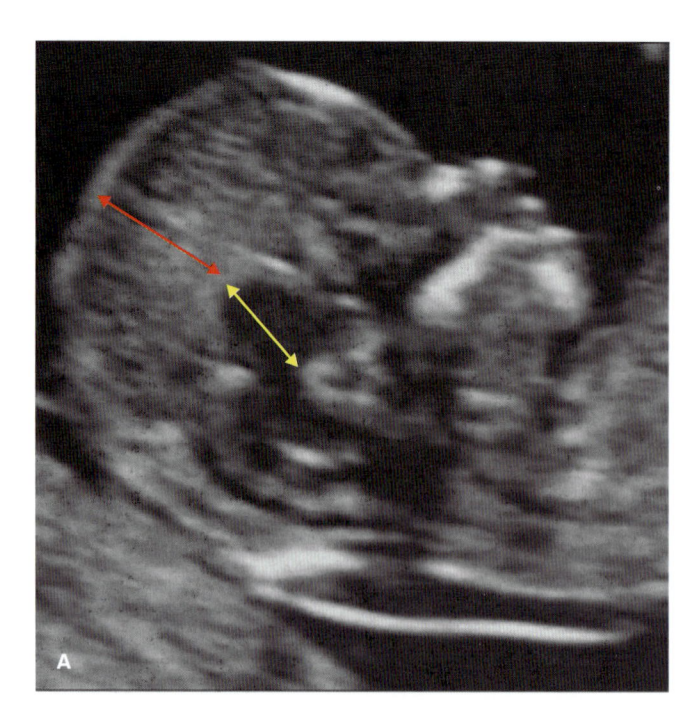

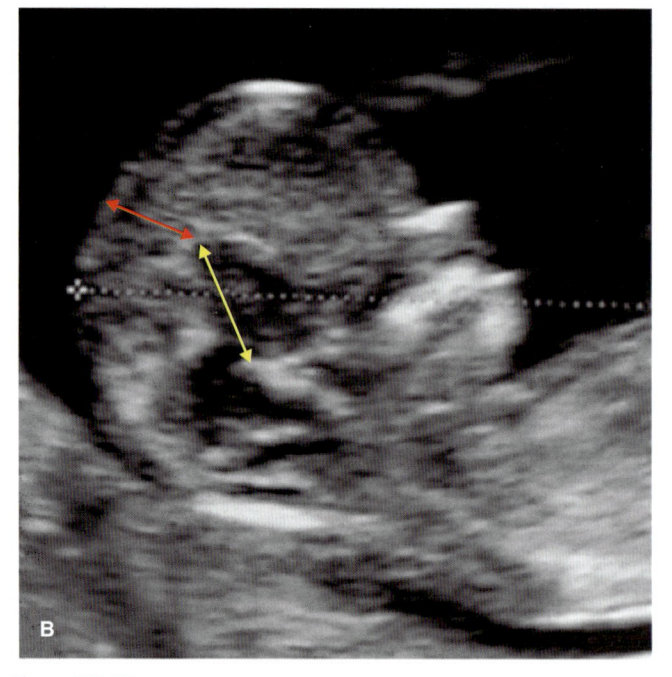

Figura 109.10 Razão entre as medidas do diencéfalo e da foice cerebral no corte sagital estrito no 1º trimestre da gestação. **A.** Medidas normais. **B.** Razão diencéfalo/foice cerebral aumentada, sugerindo agenesia de corpo caloso.

O diagnóstico é realizado com o corte sagital no 2º trimestre, podendo haver agenesia parcial ou total do corpo caloso (Figura 109.13) ou, ainda, disgenesia do corpo caloso (normalmente secundária a outro processo, como a ventriculomegalia e a espinha bífida aberta, levando ao afilamento do corpo caloso). A medida do comprimento do corpo caloso é útil para o diagnóstico de agenesia parcial, que pode estar normal nos casos de disgenesia (nesta situação, a medida da largura e da espessura do corpo caloso no corte coronal pode ter maior sensibilidade diagnóstica). A holoprosencefalia lobar, o cisto de aracnoide, a displasia septo-óptica e as lesões cerebrais destrutivas fazem diagnóstico diferencial com a ACC e, muitas vezes, podem ser anomalias associadas.

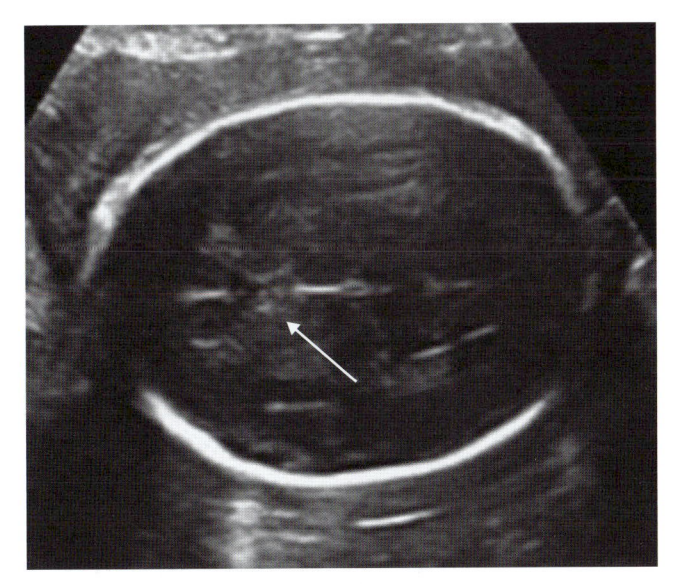

Figura 109.11 Não visualização do *cavum* do septo pelúcido na agenesia do corpo caloso.

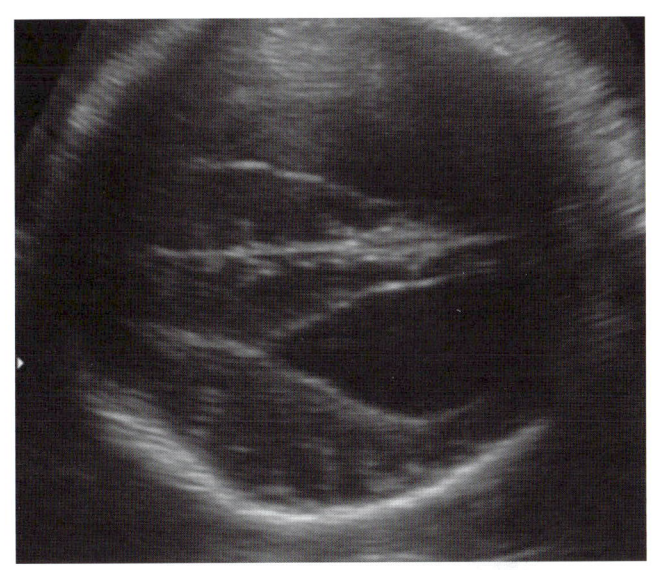

Figura 109.12 Características sonográficas da agenesia do corpo caloso (ACC), em especial o ventrículo lateral em "forma de lágrima".

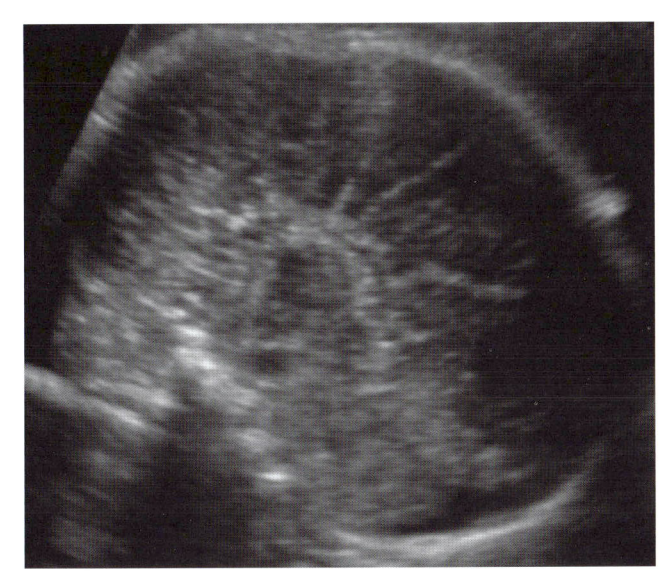

Figura 109.13 Agenesia total do corpo caloso.

Para definir o prognóstico da doença, inicialmente, é necessário definir se a lesão é isolada ou não. Para isso, é importante a realização do cariótipo e uma reavaliação próxima do 3º trimestre, com contribuição da ressonância magnética (RM). Se o diagnóstico de doença isolada for definitivo, há grande variação na literatura em relação ao desenvolvimento neuropsicomotor normal, entre 20 e 90% dos diagnósticos de agenesia total, e entre 30 e 75% de disgenesia ou agenesia parcial.

Holoprosencefalia

Decorre de um defeito de migração neuronal grave, que impede a clivagem dos hemisférios cerebrais e dos tálamos. Tem uma incidência de um a cada 10.000 a 20.000 nascidos vivos.

A etiologia da holoprosencefalia tem origem multifatorial, podendo estar associada a fatores ambientais, como uso de ácido retinoico, uso de álcool e diabetes materno, e a fatores genéticos, que correspondem a 50 a 60% dos casos (o principal exemplo é a trissomia dos cromossomo 13, porém pode estar presente em trissomia do cromossomo 18, translocações, deleções, duplicações, monossomia parcial do cromossomo 8, síndromes gênicas como a síndrome de Pallister-Hall, e mutações ou deleções em genes que participam do processo de migração neuronal, como na mutação do gene *SHH*).

Como o desenvolvimento dos olhos e do nariz ocorre juntamente com o desenvolvimento do SNC, são comuns alterações da face nas holoprosencefalias (p. ex., incisivo central medianizado, fendas, cebocefalia, etmocefalia e ciclopia) (Figura 109.14). A gravidade da malformação facial costuma estar associada com a gravidade da holoprosencefalia.

Quanto à anatomia e à gravidade, deve-se pensar a holoprosencefalia como um espectro contínuo de alterações. Porém, para facilitação didática, é diferenciada em ordem crescente de gravidade nas formas lobar, semilobar e alobar (Figura 109.15).

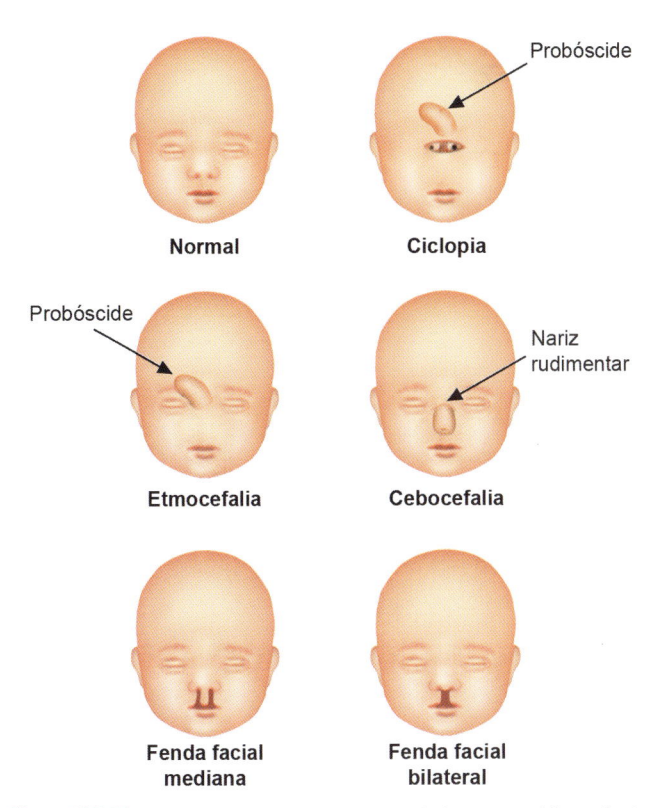

Figura 109.14 Anomalias faciais encontradas na holoprosencefalia: ciclopia, etmocefalia, cebocefalia, fenda facial mediana e fenda facial bilateral.

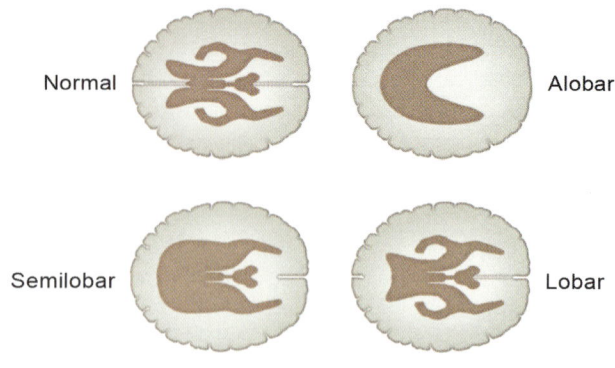

Figura 109.15 Tipos de holoprosencefalia: alobar, semilobar e lobar.

Forma lobar (20% dos casos). Diagnóstico diferencial com as doenças que promovem alargamento do *cavum* do septo pelúcido. O que direciona sua identificação é a presença de graus de fusão do parênquima cerebral nos lobos frontais, o que algumas vezes pode ser sutil, alterações no trajeto das artérias cerebrais anteriores e/ou alterações oculares, nasais ou na arcada alveolar.

Forma semilobar (24% dos casos). Há indícios da clivagem do telencéfalo, podendo-se evidenciar a foice cerebral na região posterior. A RM pode ser de grande importância na elucidação diagnóstica.

Forma alobar (55% dos casos). Não é possível evidenciar a foice cerebral, com fusão completa dos hemisférios e ventrículo único (Figura 109.16).

É frequente a presença de cistos de aracnoide na forma alobar, e algumas vezes na semilobar, denominados cistos dorsais. Há ainda formas mais raras de holoprosencefalia como a sintelencefalia ou holoprosencefalia média inter-hemisférica (1% das situações), com fusão dos parênquimas cerebrais na região central do encéfalo (importância da avaliação ecográfica no corte coronal) (Figura 109.17), e a variante septo pré-óptica da forma lobar, com fusão da área pré-óptica do hipotálamo com a região septal do lobo frontal (menos grave das holoprosencefalias).

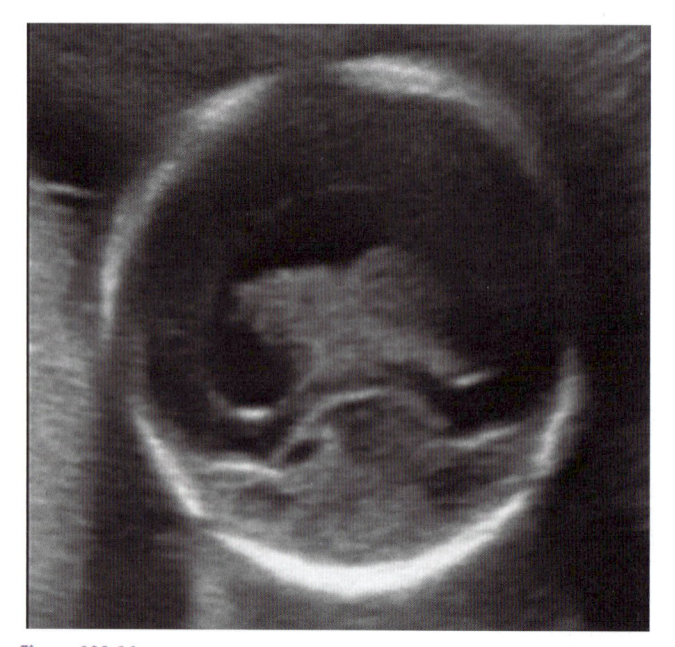

Figura 109.16 Holoprosencefalia alobar com tálamos fundidos e ventrículo único.

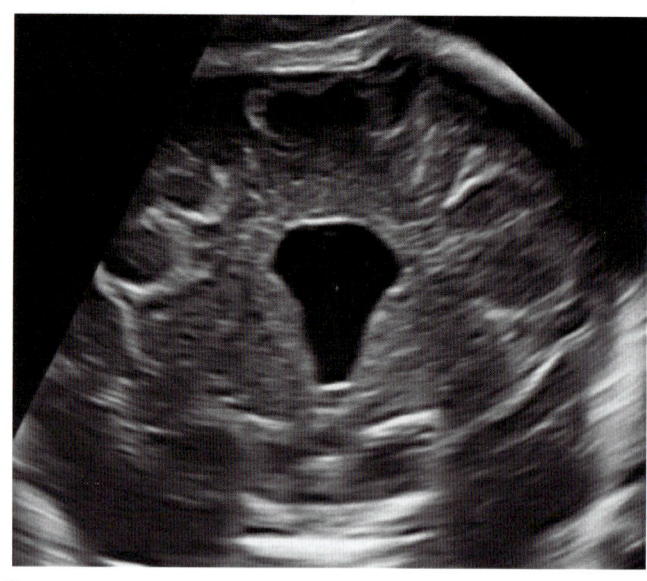

Figura 109.17 Holoprosencefalia média inter-hemisférica (corte coronal).

O prognóstico das holoprosencefalias também é avaliado de maneira espectral e, de modo geral, quanto menor a presença da foice cerebral, maior a gravidade da doença. A mortalidade neonatal está em torno de 95% na forma alobar, de 50 a 95% na semilobar e menor que 50% quando for lobar e na sintelencefalia, tanto menor quanto mais simples for a alteração. Nos sobreviventes, há associação com disfunção do desenvolvimento neuropsicomotor, disfunção hipotálamo-hipofisária (com exceção da sintelencefalia), convulsões, hipotonia e espasticidade.

Displasia septo-óptica

Caracterizada pela ausência ou displasia (mau desenvolvimento das lâminas) do septo pelúcido, associada a um mau desenvolvimento dos nervos ópticos e do quiasma óptico e/ou pan-hipopituitarismo.

Entra no espectro de diagnósticos diferenciais dos alargamentos do *cavum*, do septo pelúcido e, na maioria das vezes, o diagnóstico definitivo é pós-natal. Quando não são encontradas alterações ópticas, sua exclusão é a ausência das lâminas do septo pelúcido isolada.

A incidência é de um a cada 10.000 nascidos vivos. O diagnóstico é suspeitado por meio da avaliação do quiasma óptico e nervos ópticos. Entretanto, medidas normais não excluem a possibilidade do espectro da doença, podendo ser realizada apenas no pós-natal, com a presença das alterações hormonais. Manifesta-se clinicamente no pós-natal com comprometimento visual, restrição do desenvolvimento neuropsicomotor e pan-hipopituitarismo. Em 75% dos casos aparece isoladamente. Em outras situações pode estar associada a esquizencefalia, holoprosencefalia, agenesia do corpo caloso, polimicrogiria e, em menor escala, anomalias cromossômicas e mutações gênicas não sindrômicas.

Anomalias na fosse posterior e tronco encefálico

Hipoplasias cerebelares

Podem ser focais ou globais. As focais envolvem só o vérmis cerebelar e/ou um único hemisfério cerebelar. As globais são divididas entre as que cursam com ou sem dilatação cística do quarto ventrículo e/ou com ou sem hipoplasia da ponte.

▶ Malformação de Dandy-Walker

A malformação de Dandy-Walker refere-se à combinação de *agenesia completa ou parcial do vérmis cerebelar, dilatação cística do quarto ventrículo* – que se comunica com a cisterna magna – e *fossa posterior aumentada* com deslocamento para cima do tentório do cerebelo, tórcula e seios transversais (Figura 109.18).

As condições relacionadas incluem a variante Dandy-Walker (hipoplasia variável do vérmis sem aumento do quarto ventrículo ou cisterna magna), megacisterna magna (cisterna magna aumentada isoladamente, com vérmis normal) e cisto de bolsa de Blake (extensão do quarto ventrículo para dentro da cisterna magna, representada por septos em seu interior).

Alguns autores acreditam que não haja importância significativa na diferenciação da malformação e variante de Dandy-Walker, pois ambas podem estar associadas a malformações dentro e fora do SNC, aneuploidias e resultados neurológicos adversos. Além disso, a não uniformidade de definições diagnósticas torna um desafio as comparações na literatura.

Tem uma incidência de um a cada 30.000 nascidos vivos. O primeiro indício da doença e à dilatação do quarto ventrículo (translucência intracraniana) no 1º trimestre, que leva à compressão do vérmis cerebelar e a diminuição da razão entre o diâmetro da ponte e a medida da distância entre a ponte e o osso occipital no corte sagital estrito do feto.

O diagnóstico é realizado no 2º trimestre, com a visualização do cerebelo rotacionado cranialmente, hipoplásico, margeado inferiormente pela dilatação cística do quarto ventrículo delimitado pelo remanescente embrionário da bolsa de Blake (Figura 109.19).

Dentre as formas não isoladas, em 60, ocorre associação com outras anomalias do SNC (disgenesia ou agenesia do corpo caloso, holoprosencefalia, porencefalia, esquizencefalia, microcefalia, DFTN, entre outros). Nos outros 40%, pode estar ligada a malformações orofaciais (como catarata), polidactilia, sindactilia, anormalidades do trato urinário e cardiovasculares.

Pode haver correlação com alterações genéticas em 30% das ocorrências, como as triploidias e a trissomia do cromossomo 18, e várias síndromes gênicas, com a síndrome de Meckel e a síndrome de Joubert respondendo por 15% dos casos isolados. Agentes externos como infecções, uso de varfarina e isotretinoína também podem ser responsáveis.

Em relação ao prognóstico, os estudos demonstram mortalidade geral de 10 a 70%. Entre os sobreviventes e com causa idiopática, não associada a outras anomalias e/ou síndromes genéticas, o risco de restrição do desenvolvimento neuropsicomotor está em torno de 49% e de comprometimento motor 30%, com chance de evoluir para a necessidade de introdução de um *shunt* ventriculo-peritoneal em torno de 62% (D'Antonio et al., 2016b).

▶ Variante de Dandy-Walker

O vérmis cerebelar encontra-se com hipoplasia variável, com estrutura e tamanho do resto do cerebelo normais. A cisterna magna tem dimensões normais, não há rotação do cerebelo e não há aumento (formação cística) do quarto ventrículo. A incidência é de um a cada 100.000 nascidos vivos.

A medida do quarto ventrículo parece ser um bom recurso para o diagnóstico, além da medida do vérmis cerebelar no corte

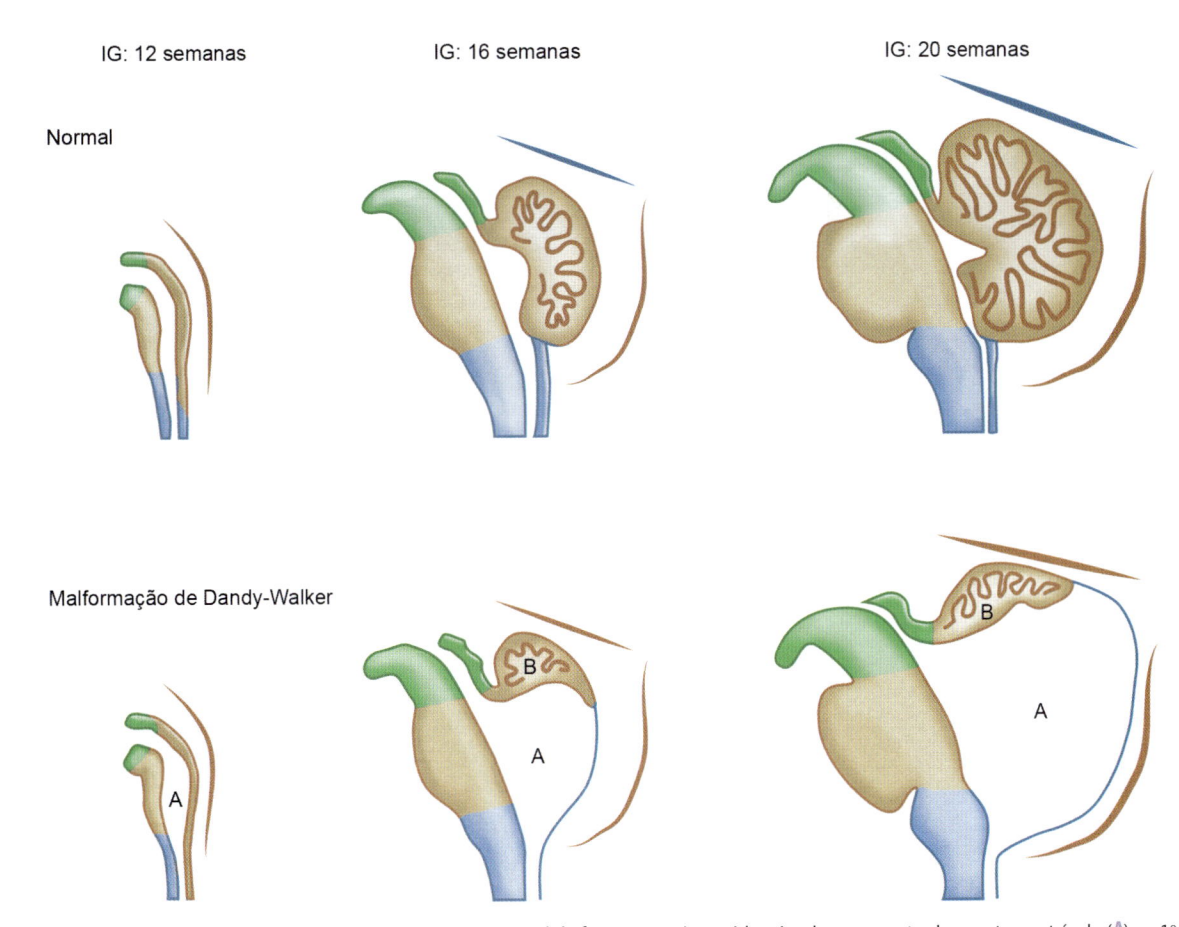

Figura 109.18 Malformação de Dandy-Walker: esquema do corte sagital da fossa posterior, evidenciando o aumento do quarto ventrículo (A) no 1º trimestre e o vérmis cerebelar (B) hipoplásico e rodado cranialmente no 2º trimestre. *IG*: idade gestacional.

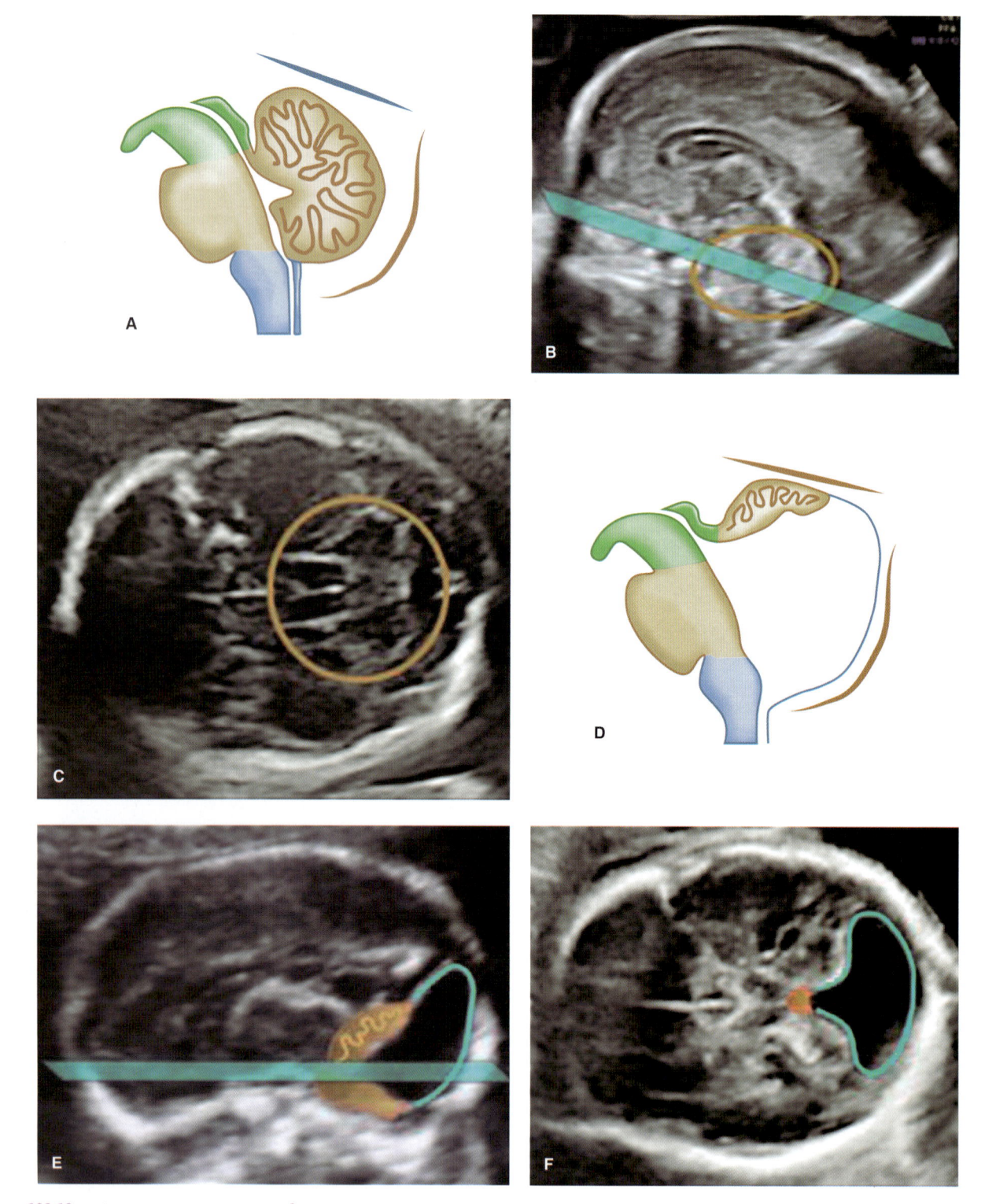

Figura 109.19 Malformação de Dandy-Walker. **A.** Representação normal do corte sagital do tronco encefálico e fossa posterior. **B.** Correspondente sonográfico de A e delimitação do plano de corte transversal do cerebelo e cisterna magna. **C.** Corte transversal do cerebelo e cisterna magna, delimitado em B. **D.** Representação do aumento do quarto ventrículo, rotação cranial e hipoplasia do vermis cerebelar no corte sagital. **E.** Correspondente sonográfico de D e delimitação do plano de corte transversal do cerebelo e cisterna magna. **F.** Corte transversal do cerebelo e cisterna magna, delimitado em E.

sagital estrito. Pode estar associada às mesmas alterações relacionadas à malformação de Dandy-Walker, porém as síndromes cromossômicas parecem ser menos frequentes.

▶ Hipoplasia ponto-cerebelar

Além das alterações cerebelares, cursa com dimensões reduzidas da ponte. É decorrente de mutações gênicas, comumente associada a microcefalia e atrofia dos nervos ópticos, com prognóstico

extremamente reservado, cursando com doença degenerativa grave do SNC e alto índice de mortalidade. Alguns tipos se manifestam somente no terceiro trimestre ou no período neonatal.

▶ Rombencefalossinapse

Decorre da fusão dos hemisférios cerebelares, com ausência parcial ou completa do vérmis. Pode ser idiopática ou estar associada a holoprosencefalia, agenesia do corpo caloso, ventriculomegalia, associação de VACTREL (associação de malformações que cursa com anomalias vertebrais, anorretais, cardíacas, fístula traqueo-esofágica, anomalias renais e de membros) e doenças genéticas (como a síndrome de Gómez-López-Hernández).

▶ Hipoplasia unilateral

Ocorre redução do tamanho de um dos hemisférios cerebelares.

Sua incidência é desconhecida e a etiopatogenia pode ser decorrente de mau desenvolvimento primário do suprimento vascular do cerebelo, hemorragias ou isquemias decorrentes de infecções ou hipotensão (disrupções).

Em princípio, não apresenta relação com doenças genéticas. Pode fazer parte da associação PHACE (anomalias da fossa posterior, hemangiomas, anomalias arteriais, cardíacas − comum a coarctação da aorta − e oculares).

Megacisterna magna

Caracteriza-se pela medida da cisterna magna acima de 10 mm no plano transcerebelar, com vérmis cerebelar normal.

Pode estar associada a ventriculomegalia em 12% dos casos, e normalmente não tem relação com anomalias cromossômicas. Em princípio, é uma condição de bom prognóstico, cursando com restrição do desenvolvimento neuropsicomotor em 15% das situações e comprometimento motor em 11% das ocorrências (D'Antonio et al., 2016b).

Cisto da bolsa de Blake

Decorrente da não involução da bolsa de Blake no período embrionário, constituída por membrana localizada abaixo do vérmis cerebelar. Desta maneira, percebe-se uma leve rotação cranial do vérmis no corte sagital, com medidas cerebelares normais. É uma condição benigna que se relaciona ao desenvolvimento neuropsicomotor normal quase sempre.

Tumores intracranianos

São massas de tecidos que crescem em local ou quantidade fora dos padrões normais de desenvolvimento e que não duplicam, parcial ou completamente, qualquer estrutura regular do sistema nervoso.

A incidência das neoplasias intracranianas congênitas varia de 0,5 a 2% dos nascidos vivos e o prognóstico é reservado na maioria dos casos.

Os tumores mais frequentes e suas incidências estão descritos na Tabela 109.1 (Isaacs, 2009).

Tabela 109.1 Tumores Intracranianos e sua incidência.

Tipo histológico	Incidência (%)
Teratoma	42
Astrocitoma	25
Craniofaringioma	11
Tumor do neuroectoderma primitivo	10
Papiloma do plexo coroide	5
Tumores meníngeos	4
Ependimoma	3

O teratoma é o tumor mais grave. É visto na ultrassonografia (US) e na RM como massa heterogênea, sólido-cística, de difícil definição da localização, podendo avançar os limites da calota craniana e hipervascularizado ao mapeamento Doppler colorido (Figura 109.20).

Os cistos também podem acometer o parênquima cerebral. Os mais comuns são os cistos de plexo coroide e os cistos de aracnoide que, quando isolados, costumam ter bom prognóstico.

Aneurisma da veia de Galeno

É uma anomalia vascular decorrente de malformação arteriovenosa (MAV) ou de uma dilatação aneurismática da veia de Galeno, também denominada veia cerebral magna. Esse vaso sanguíneo é formado pela confluência da veia basal (drena os núcleos da base) e a veia cerebral interna (responsável pela principal drenagem do plexo coroide) e drena para o seio reto (Figura 109.21).

Corresponde a 90% das MAV intracranianas fetais, podendo progredir em 10 a 25% das situações para ventriculomegalia, hemorragia e/ou necrose do parênquima cerebral. Pode cursar com insuficiência cardíaca congestiva em 65% dos acometidos e óbito para 65 a 90%.

Lesões destrutivas do encéfalo

Caracterizadas por malformações adquiridas mediante um processo de disrupção, que causa agressão em tecidos com programação e potencial para o desenvolvimento normal, seja por isquemia, hemorragia e/ou infecção.

As consequências da agressão dependem da idade gestacional em que ocorreu e da extensão do tecido acometido.

A chamada esquizencefalia ocorre por destruição focal do telencéfalo no 1º trimestre. Se neste mesmo período ocorre uma destruição difusa do telencéfalo, desenvolve-se a hidranencefalia. Casos da agressão ao parênquima cerebral no 2º ou 3º trimestre são denominados porencefalia, em que pode haver necrose de liquefação levando ao aspecto mais difuso da lesão. Normalmente são decorrentes de processos infecciosos, ou aspecto de

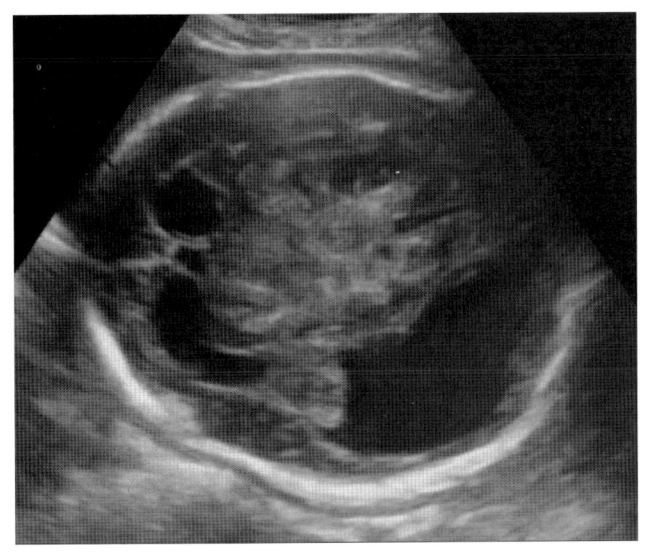

Figura 109.20 Teratoma intracraniano.

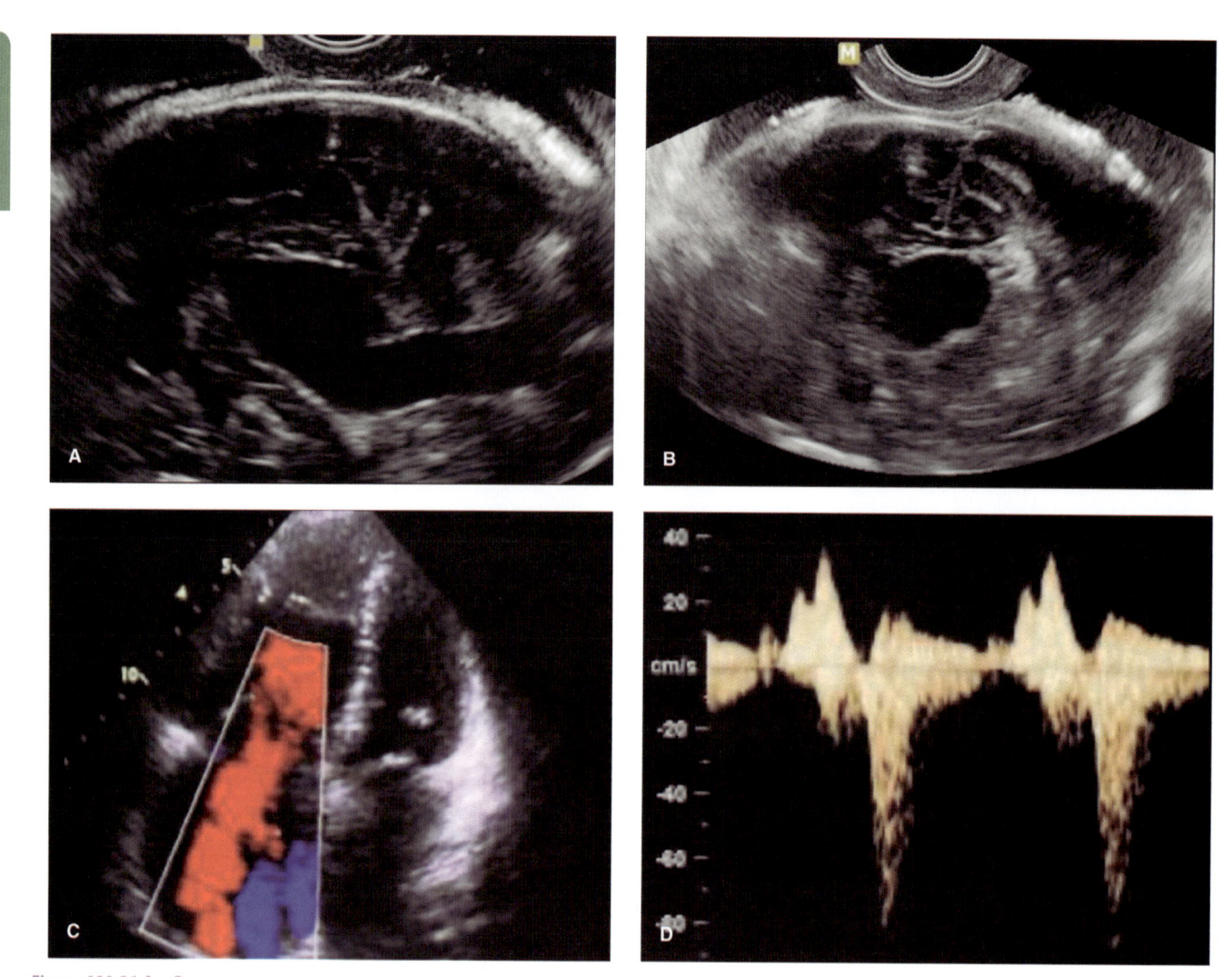

Figura 109.21 A e **B.** Imagem anecoica cerebral, correspondendo ao aneurisma de veia de Galeno. **C.** Corte de quatro câmaras do coração demostrando insuficiência tricúspide em decorrência de estado hiperdinâmico fetal. **D.** Insuficiência tricúspide demostrada no Doppler pulsado.

localização periventricular, comumente consequente a períodos muito longos de hipoxia intraútero.

Lissencefalia

É uma condição rara, consequente a um defeito de proliferação e migração neuronal, em que parte ou toda a superfície cerebral tem aspecto liso.

A etiologia pode ser idiopática, associada a outras malformações do SNC, como as anomalias de linha média, da fossa posterior ou lesões destrutivas, ou ligada a alterações genéticas específicas.

O prognóstico costuma ser grave, com importante restrição do desenvolvimento neuropsicomotor, comprometimento motor e taxa de óbito elevada.

Microcefalia

Caracterizada pela diminuição acentuada da circunferência cefálica em relação à idade gestacional. Raramente manifesta-se isoladamente, sem causa determinada. É comum sua associação com infecções, com síndrome alcoólica fetal, DFTN (principalmente nas grandes encefaloceles), hidranencefalia e defeitos de migração neuronal.

Malformações no segmento torácico

As principais malformações no segmento torácico estão ilustradas na Figura 109.22.

Embriologia

A partir de 6 semanas gestacionais, inicia-se o desenvolvimento do diafragma e do broto laringotraqueal proveniente do intestino anterior. O diafragma deve estar completamente fechado na 9ª semana gestacional, quando se completa a fusão entre o septo transverso e as membranas pleuroperitoneais.

O desenvolvimento pulmonar segue alguns estágios:

- Fase pseudoglandular (5 a 17 semanas): formação do divertículo laringotraqueal, brônquios e bronquíolos terminais
- Fase canalicular (16 a 25 semanas): formação dos bronquíolos respiratórios, ductos alveolares e sacos terminais
- Fase do saco terminal (24 semanas até o nascimento): começa a diferenciação dos pneumócitos e a barreira hematoaérea torna-se mais delgada, constituindo-se em um dos fatores que possibilitam a viabilidade fetal
- Fase alveolar (32 semanas até a infância): período de maturação alveolar.

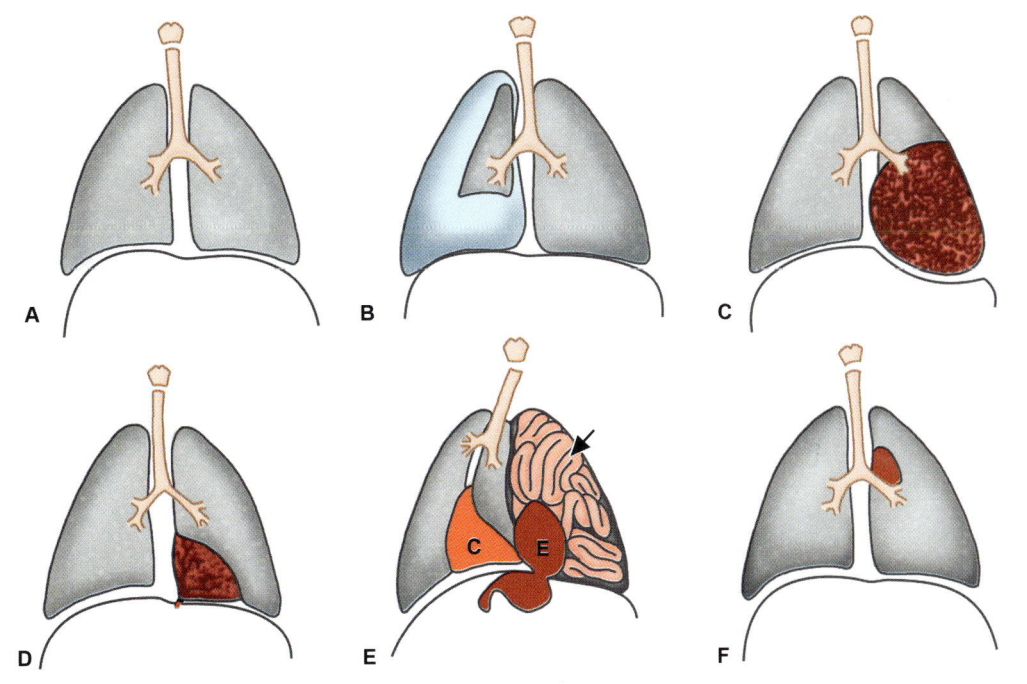

Figura 109.22 Malformações torácicas fetais: normal (A), hidrotórax (B), malformação adenomatoide cística (C), sequestro extralobar (D), hérnia diafragmática (E), cisto broncogênico (F).

Estreitamentos torácicos

O conceito de hipoplasia pulmonar deve ser evitado no período pré-natal, pois seu diagnóstico definitivo só pode ser realizado após o nascimento. O que se percebe no período fetal é o estreitamento do tórax que, definido de modo subjetivo ou objetivo, predispõe à hipoplasia pulmonar.

Podem ser causados por displasias esqueléticas e adramnia.

Dentre as displasias esqueléticas, a primeira condição a ser definida é se a doença é letal ou não. Dentre as doenças letais, pela avaliação subjetiva, os fetos normalmente cursam concomitantemente com um tórax extremamente estreito e membros extremamente curtos. Se houver dúvida, pode-se lançar mão de medidas objetivas, bem avaliadas em relação ao prognóstico neonatal, e as duas principais são a relação circunferência torácica pela circunferência abdominal (limite inferior de 0,60) e o comprimento do fêmur pela circunferência abdominal (limite inferior de 0,16). Fetos com as duas medidas abaixo do valor esperado apresentam 95% de letalidade pós-natal.

A adramnia pode ser decorrente de malformações do trato urinário, como a agenesia renal bilateral, as doenças renais císticas e as uropatias obstrutivas, e de ruptura prematura de membranas ovulares pré-termo, ambas situações em que o prognóstico neonatal depende do período gestacional no qual ausência de líquido amniótico se instalou. Nesses casos, não se fazem necessárias medidas objetivas do tórax fetal.

Derrames pleurais

O derrame pleural fetal pode ocorrer como parte de hidropisia fetal, em associação com outras anomalias sem hidropisia, ou isoladamente (derrame pleural primário). Desse modo, deve-se inicialmente verificar a presença de hidropisia. Quando não houver hidropisia, o surgimento de derrame pleural no 1º ou 2º trimestre tem elevada associação com anomalias cromossômicas e infecções. Quando o derrame surge no 3º trimestre, a causa mais frequente é um atraso no desenvolvimento do ducto torácico, levando à dificuldade no processo de drenagem linfática e à consequente estase pleural. Nesses casos, conhecidos como quilotórax congênito isolado, a incidência é cerca de um em 10.000 nascimentos. A maioria dos fetos é cromossomicamente normal, porém, também pode estar presente quando há trissomia do cromossomo 21. O derrame pleural isolado, sem hidropisia, não constitui indicação a procedimento terapêutico fetal, visto que a taxa de sobrevida é perto de 100%.

O derrame pleural associado a hidropisia tem etiologia multifatorial. Deve-se pesquisar inicialmente a presença de anemia fetal e possível aloimunização, lembrando que seu aparecimento é o último estágio das hidropisias causadas por anemia fetal (hemoglobina fetal em torno de 3 g/dℓ). Outras causas, em ordem de frequência, são as doenças cardiocirculatórias, anomalias cromossômicas, malformações torácicas, infecções, hemoglobinopatias e doenças gênicas, além da malformação do ducto torácico.

Quando a hidropisia for causada pelo derrame pleural (malformação do ducto torácico) e não for realizado nenhum tipo de intervenção fetal, a taxa de sobrevida perinatal é em torno de 25 a 50%. Nesses casos, a derivação toracoamniótica fetal eleva a sobrevida para mais de 90%. Em resumo, há indicação de terapêutica fetal e drenagem do derrame pleural quando este for a causa da hidropisia, o que ocasionalmente constitui um desafio. Muitas vezes não há tempo hábil para a definição desta etiologia e isso deve ser levado em consideração no processo decisório de terapia fetal invasiva. Quando a hidropisia aparece em fases mais precoces da gestação, é mais provável que o derrame pleural não seja sua causa. Em contrapartida, derrames pleurais tardios, maciços e tensos, com hidropisia e líquido amniótico normal, falam a favor da relação de causa e efeito dessas condições.

Tumores

Malformação adenomatoide cística dos pulmões

A malformação adenomatoide cística (MAC) dos pulmões é um hamartoma (tumor caracterizado por crescimento desorganizado do tecido do órgão e com potencial para evoluir para um tecido normal embrionário) com proliferação adenomatosa de cistos que lembram bronquíolos.

Tem incidência de um para 25.000 a 35.000 gestações, e o principal diagnóstico diferencial é a hérnia diafragmática. É responsável por 25% das anomalias congênitas dos pulmões. Além disso, é uma doença espectral, classificada de acordo com o estágio em que se encontra (Figuras 109.23 e 109.24):

- Tipo I (macrocística): presença de imagens anecoicas maiores do que 2 cm; é o tipo mais comum; deve-se pensar no diagnóstico diferencial com situações que cursam com cistos torácicos grandes, como a hérnia diafragmática (estômago pode ser confundido com um cisto), cisto broncogênico, cisto neuroentérico (remanescente embrionário do ducto neuroentérico, normalmente associado a anormalidades vertebrais), linfangioma torácico, derrame pleural maciço e derrame pericárdico
- Tipo II (mista): presença de cistos entre 0,5 e 2 cm; diagnóstico diferencial com o sequestro pulmonar
- Tipo III (microcística): presença de cistos menores do que 0,5 cm, o que denota um aspecto ecográfico sólido, em razão da evidência das interfaces das pneumoceles; o diagnóstico diferencial também é com o sequestro pulmonar, com a obstrução traqueal (*congenital high airway obstruction syndrome* – CHAOS) e com hérnias diafragmáticas menores, apenas com alças intestinais dentro do tórax.

Classicamente, não apresenta correlação com doenças cromossômicas ou gênicas.

O prognóstico depende, basicamente, da presença de imagens anecoicas grandes, do tamanho global da MAC e da presença de hidropisia (principal marcador da necessidade de ação terapêutica).

O tamanho global da MAC pode ser calculado pelo volume da lesão, o CVR (*cystic adenomatoid malformation volume ratio*), postulado por Crombleholme et al. (2002) e definido como a relação do volume da MAC com a circunferência cefálica, com um ponto de corte de 1,6. Fetos com valores menores ou iguais a 1,6 apresetam menor chance de evoluir para hidropisia (17%) e aqueles com valores acima de 1,6 têm maior chance de ficarem hidrópicos (75%).

Como sugestão de seguimento da doença (Figura 109.25), partimos do cálculo do CVR e da presença ou não de hidropisia. Nos casos com CVR menor ou igual a 1,6 e sem hidropisia, orienta-se apenas o acompanhamento ecográfico quinzenal, já que sua sobrevida, na conduta expectante, é perto de 100%.

A MAC tem, em geral, tendência a redução de volume. Porém, em algumas situações menos frequentes, havendo CVR maior do que 1,6 ou e/ou na presença de hidropisia, o tratamento deve ser instituído. A primeira ação a ser tomada, seja qual for seu aspecto, é a corticoterapia (seguindo o mesmo esquema adotado para indução da maturidade pulmonar na prematuridade). É provável que esta medicação reduza o processo inflamatório e estimule a diferenciação celular, reduzindo o tamanho da lesão e, muitas vezes, retirando o feto do quadro de hidropisia.

A MAC que melhor responde ao tratamento é a do tipo III, com aspecto predominantemente sólido. Além disso, é a que mais involui intraútero, respeitando o pico endógeno de produção de

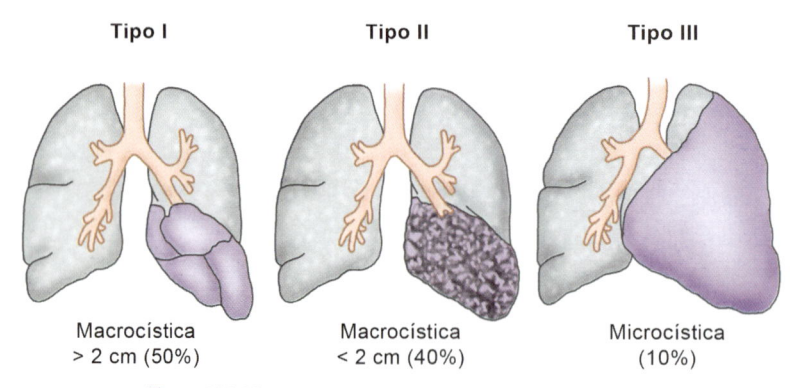

Tipo I **Tipo II** **Tipo III**

Macrocística
> 2 cm (50%)

Macrocística
< 2 cm (40%)

Microcística
(10%)

Figura 109.23 Tipos de malformação adenomatoide cística.

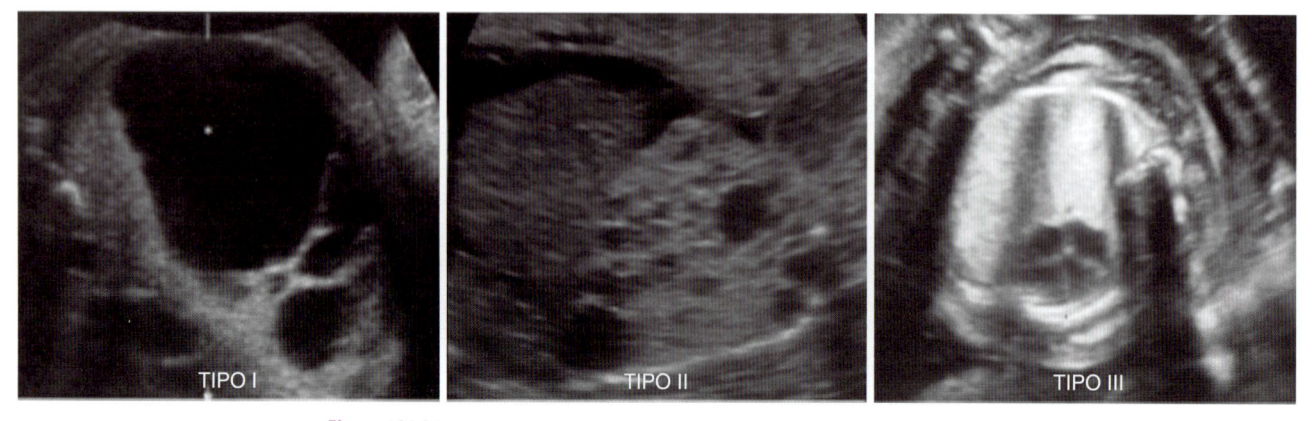

TIPO I · TIPO II · TIPO III

Figura 109.24 Imagens ecográficas de malformações adenomatoides císticas.

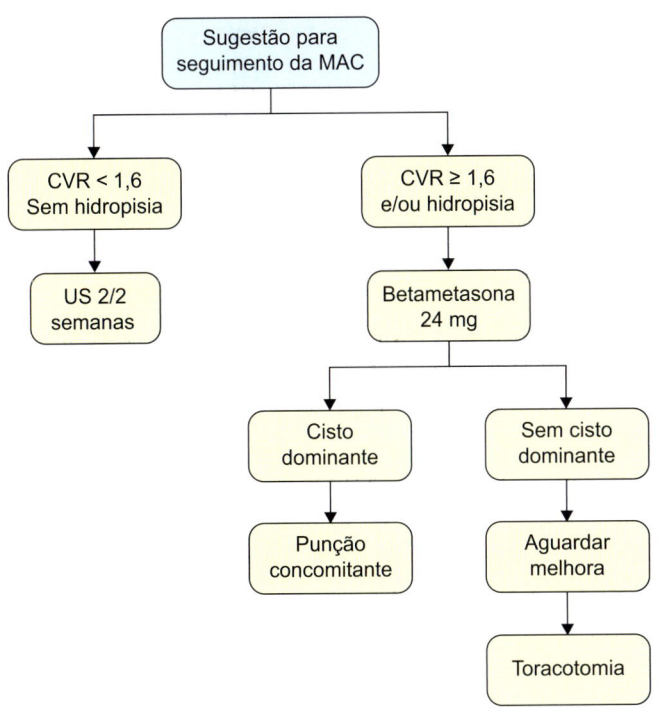

Figura 109.25 Fluxograma de seguimento nas malformações adenomatoides císticas (MAC). *CVR*, razão volumétrica da malformação adenomatoide cística; *US*, ultrassonografia.

corticoide fetal no 3º trimestre. A do tipo I é a que tem menos parênquima passível para conversão em tecido embrionário, por isso, tende a responder mal à corticoterapia e é a que menos involui intraútero. Nesses casos, havendo CVR maior do que 1,6 e/ou hidropisia, além da corticoterapia, está indicada a punção com introdução de um dreno cistoamniótico. Após dois ou três ciclos de corticoterapia e ausência de melhora da hidropisia e/ou redução do volume da lesão, a única opção terapêutica restante é a toracotomia com ressecção da MAC (antecipação do parto e cirurgia pós-natal, se houver viabilidade cirúrgica, ou cirurgia fetal se não houver viabilidade cirúrgica, em decorrência da grande possibilidade de óbito fetal).

Sequestro pulmonar

Caracteriza-se por um tecido pulmonar que cresce isoladamente na parte mais distal do esôfago e tipicamente recebe vascularização direto da aorta torácica.

Pode estar envolvido pela mesma pleura do resto do pulmão, produzindo uma imagem ecogênica com maior dificuldade de diferenciação de seus limites, ou pode ter uma pleura própria, sendo denominado, neste caso, sequestro extralobar, com aspecto triangular mais bem definido. Além disso, em algumas ocorrências, pode crescer abaixo do diafragma, constituindo-se no sequestro extratorácico. A coexistência de forma independente com a MAC é rara, porém 50% das peças avaliadas no histopatológico apresentam MAC no seu interior.

O prognóstico é definido pela presença ou não de hidropisia, registrando-se 100% de sobrevida quando é sem hidropisia e 60% de sobrevida nos fetos hidrópicos. Portanto, a conduta é o seguimento expectante nos fetos não hidrópicos e corticoterapia na presença de hidropisia. Não havendo resolução da hidropisia, a literatura apresenta outras alternativas de terapêutica, como a drenagem do derrame pleural, porém o tratamento definitivo é baseado na laserterapia, com cauterização do vaso que nutre o sequestro.

Hérnia diafragmática congênita

A origem das hérnias diafragmáticas está no descompasso entre o fechamento do diafragma, que ocorre pela fusão do septo transverso com as membranas pleuroperitoneais, e o aumento do volume do conteúdo abdominal (o diafragma demorou para fechar ou as estruturas abdominais começaram a crescer precocemente). A gravidade da lesão depende do tamanho deste descompasso.

A doença apresenta incidência de 1:2.500 a 1:5.000 gestações. Ocorre do lado esquerdo em 85% dos casos, no lado direito em 10% e é bilateral em 5% das situações. Aparece de forma isolada em 70% dos pacientes e, nos outros 30%, pode estar associada a cromossomopatias, doenças gênicas e outras anormalidades. As doenças genéticas mais frequentemente ligadas são a trissomia do 18 e, na sequência, a síndrome de Pallister-Killian, caracterizada por uma tetrassomia do braço curto do cromossomo 12 em mosaico, geralmente observada em células de outro tecido que não o sangue e, classicamente, o quadro clínico se confunde com o da trissomia do cromossomo 18 (malformação facial, malformações de mãos e pés, restrição de crescimento).

As malformações associadas mais frequentes em fetos geneticamente normais são cardiopatias (comunicação interventricular e tetralogia de Fallot), outras alterações pulmonares (MAC) e maior frequência de alterações do trato gastrintestinal (defeito de rotação das alças intestinais).

O investimento terapêutico dos fetos com esta condição é destinado, a princípio, para os casos isolados, com ausência de doenças genéticas e de outras malformações cirúrgicas graves, salvo algumas exceções. A sobrevida das hérnias diafragmáticas isoladas está em torno de 40 a 70%, na dependência da presença de herniação hepática e da relação pulmão-cabeça (RPC).

No corte de quatro câmaras, deve-se medir a área do pulmão contralateral à hérnia (em mm^2), preferencialmente pelo método de tracejamento manual. A RPC é dada pela relação desta área com a circunferência cefálica fetal, variando de acordo com a idade gestacional (Figura 109.26). Esta medida, a fim de promover uma facilitação propedêutica, é transformada na RPC observada-esperada (O/E), que, por meio de múltiplos da mediana, fornece o percentual do quanto a medida está acima ou abaixo da média esperada para a idade gestacional.

As hérnias diafragmáticas são consideradas graves quando localizadas à esquerda, com RPC O/E abaixo de 25%, com ou sem herniação hepática; e as localizadas à direita, com RPC O/E abaixo de 45%. São classificadas em hérnias moderadas aquelas localizadas à esquerda, com RPC O/E de 25 a 35%, sem herniação hepática; localizadas à esquerda, com RPC O/E de 35 a 45%, com herniação hepática; e as localizadas à direita, com RPC O/E acima de 45%. As demais situações são consideradas casos leves.

Alguns estudos caso-controle demonstraram um aumento significativo na sobrevida dos fetos com hérnias moderadas e graves submetidos à introdução endoscópica do balão endotraqueal entre 26 e 28 semanas e desoclusão com 34 semanas gestacionais, técnica pormenorizada e descrita com detalhes no capítulo 111, sobre Cirurgia Fetal.

Malformações cardíacas

Entre 4 e 5 semanas gestacionais, o disco embrionário começa a dobrar lateralmente, para se transformar em um cilindro e fechar as paredes torácica e abdominal. Os dois tubos endocárdicos do

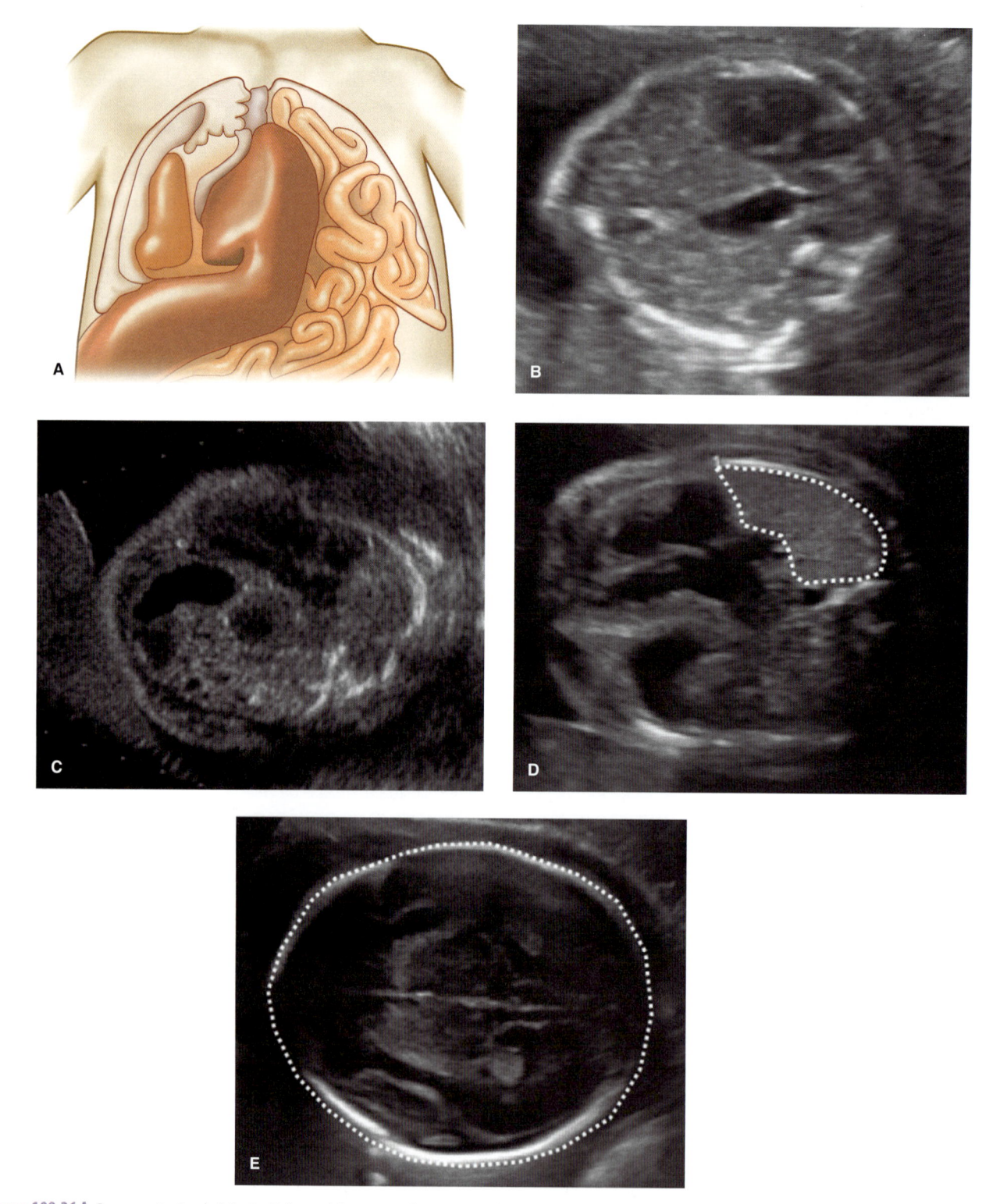

Figura 109.26 A. Representação de hérnia diafragmática esquerda, com visualização de alças intestinais e fígado no tórax, desvio de estruturas do mediastino à direita (coração rechaçado e pulmão direito com volume reduzido). Delimitação do plano de corte transversal do tórax. **B.** Correspondente sonográfico de A no corte transversal, com visualização da bolha gástrica ao centro, alças intestinais à esquerda, fígado anterior e à direita do estômago e coração desviado à direita. **C.** Corte transversal do tórax, com visualização da bolha gástrica anterior, alças intestinais à esquerda, fígado não herniado (não visível), coração desviado à direita e pulmão esquerdo de volume reduzido. **D.** Corte semelhante a C, com delimitação da àrea do pulmão direito. **E.** Imagem da circunferência celálica para cálculo da relação pulmão-cabeça (RPC).

mesoderma lateral se fundem em um único tubo cardíaco entre 5 e 6 semanas de gestação, dividido em três segmentos denominados bulbo (cranialmente), ventrículo (porção média) e átrio (mais caudal). O batimento cardioembrionário se inicia. O bulbo é dividido em três segmentos: o tronco, que irá formar as raízes das artérias aorta e pulmonar; o cone, que irá formar a via de saída desses vasos; e a área trabeculada mais caudal, que forma o ventrículo direito. Portanto, o ventrículo direito tem origem embriológica bulbar e o ventrículo esquerdo origem embriológica ventricular; logo, é mais liso.

Em torno de 6 semanas de gestação, o cilindro cardíaco se dobra lateralmente à direita, puxando o ventrículo mais para a esquerda, permitindo que o bulbo desça e o átrio fique mais cranial e localizado posteriormente, até adquirir a forma definitiva de dois átrios posteriores e dois ventrículos anteriores. Finalmente, entre 6 e 7 semanas gestacionais, os coxins endocárdicos formam a septação do coração, que passa a ter quatro câmaras intercomunicantes.

As causas das malformações cardíacas podem ter origem cromossômica, mendeliana, teratogênica ou multifatorial. São as malformações fetais mais comuns, ocorrendo em 5/1.000 nascidos vivos. Em 25 a 30% dos casos estão associadas a anomalias extracardíacas e cerca de 50% dos defeitos cardíacos (2/1.000 nascimentos) são considerados críticos, pois ameaçam a vida do lactente. Na Tabela 109.2 estão descritas as incidências das principais cardiopatias congênitas no período neonatal, ou seja, aquelas em que não houve óbito intrauterino.

A primeira malformação grave mais comum é a *coarctação da aorta*, que ainda é um desafio na fase fetal porque não se consegue diagnosticar o estreitamento de maneira adequada. O istmo aórtico, região do acometimento desta patologia, já é naturalmente estreito no período fetal. Após o nascimento, com o fechamento do canal arterial, ele aumenta de tamanho.

A cardiopatia cianótica mais comum é a *tetralogia de Fallot*. Esta condição tem diagnóstico mais facilitado no período fetal, permitindo a programação do tratamento.

A análise da morfologia cardíaca deve ser dividida por andares para facilitação do diagnóstico das malformações, conforme descrito na Diretriz Brasileira de Cardiologia Fetal (2019). Na Tabela 109.3, descrevemos os três principais andares (quatro câmaras, vias de saída e corte dos três vasos e traqueia (3VT); os três vasos são veia cava superior, artéria aorta e artéria pulmonar) e as principais cardiopatias passíveis de diagnóstico em cada um deles.

Malformações do trato digestivo e da parede abdominal

Embriologia

O trato gastrintestinal começa a se individualizar a partir de 6 semanas gestacionais, com a formação de vacúolos que coalescem e se comunicam com a vesícula vitelínica e com o alantoide do embrião, em paralelo ao sistema respiratório e ao diafragma, completando-se com 8 semanas de gestação.

Tabela 109.3 Diagnóstico das malformações cardíacas fetais por andares.

Quatro câmaras	Vias de saída	3VT
• Comunicação interatrial	• Comunicação interventricular perimembranosa	• Transposição de grandes artérias
• Comunicação interventricular de via de entrada	• Tetralogia de Fallot	• Tetralogia de Fallot
• Defeito do septo atrioventricular	• Estenose subvalvar e valvar pulmonar	• Atresia aórtica
• Atresia tricúspide	• Estenose subvalvar e valvar aórtica	• Atresia pulmonar
• Anomalia de Ebstein	• Cavalgamento da aorta (*truncus*/atresia pulmonar)	• Estenose aórtica/pulmonar leve a moderada (dilatação pós-estenótica)
• Hipoplasia de ventrículo direito	• Anomalias de conexão ventrículo-arteriais (dupla via de saída de ventrículo direito/transposição de grandes artérias)	• *Truncus*
• Atresia mitral		• Duplo arco aórtico
• Hipoplasia de ventrículo esquerdo		• Arco aórtico à direita
• Ventrículo único		• Coarctação/interrupção da aorta
• Tumores		• Artéria subclávia direita aberrante (ARSA)
• Displasias valvares "mínimas"		
• Cardiomiopatia hipertrófica		
• Transposição corrigida de grandes artérias		

Com o rápido desenvolvimento do tubo gastrintestinal e o fechamento adequado do diafragma, ocorre a herniação fisiológica do conteúdo abdominal pelo cordão umbilical, que desaparece em até, no máximo, 11,5 semanas de gestação (Figura 109.27).

Estômago não visível

Na Tabela 109.4 enumeramos as principais condições que podem levar à visualização de uma imagem gástrica pequena ou ausente.

A maioria dos casos deve-se ao esvaziamento gástrico recente.

Atresia de esôfago

Condição dividida em cinco tipos (Figura 109.28), e o mais comum é a atresia do esôfago do tipo C (85%), em que o esôfago termina em fundo cego, porém há uma fístula traqueoesofágica

Tabela 109.2 Incidência das principais cardiopatias congênitas neonatais.

Cardiopatia	Incidência (%)
Comunicação interventricular	25 a 30
Comunicação interatrial	6 a 8
Persistência do canal arterial	6 a 8
Coarctação da aorta	5 a 7
Tetralogia de Fallot	5 a 7
Estenose pulmonar	5 a 7
Estenose aórtica	4 a 7
Transposição de grandes vasos	3 a 5
Síndrome de hipoplasia do ventrículo esquerdo	1 a 3
Síndrome de hipoplasia do ventrículo direito	1 a 3

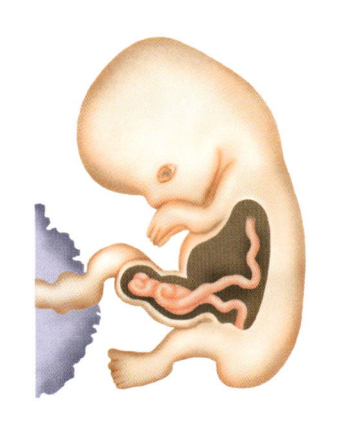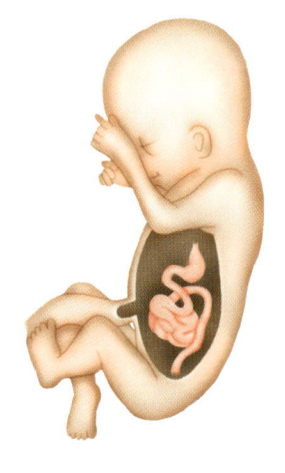

8 semanas   **12 semanas**

Figura 109.27 Migração do intestino fetal. Com 8 semanas, parte do intestino médio migra para o cordão umbilical proximal, retornando ao abdome por volta da 12ª semana.

Tabela 109.4 Imagem gástrica pequena ou ausente.

Esvaziamento gástrico recente

Posicionamento gástrico anormal (hérnia diafragmática, hérnia umbilical, *situs inversus*)

Atresia esofágica

Microgastria

Anomalia cromossômica (trissomia do 18, triploidia)

Anomalia do sistema nervoso central (anencefalia, hidranencefalia, espinha bífida)

Tumores nasofaríngeos

Oligoidramnia

Síndromes craniofaciais

Doenças neuromusculares

distal. Por esse motivo, apenas em 30% destes casos haverá uma discrepância entre o tamanho do estômago e o volume de líquido amniótico (bolha gástrica pequena ou ausente associada ao polidrâmnio) e, portanto, em 70% das vezes o diagnóstico não é realizado no pré-natal. O segundo mais comum é o tipo A (8%), com esôfago em fundo cego e ausência de fístula traqueoesofágica, e diagnóstico mais facilitado pela discrepância bolha gástrica/líquido amniótico já no 2º trimestre.

Em 60% dos casos há associação com anomalias cardíacas, gastrintestinais, geniturinárias e/ou esqueléticas. Pode haver relação com anomalias cromossômicas em 30 a 70 % das situações, principalmente com as trissomias dos cromossomos 21, 13 ou 18. A sobrevida com o diagnóstico pré-natal é de 80%, e pós-natal, de 25%.

Obstruções intestinais

Obstrução duodenal

Ocorre normalmente na segunda porção do duodeno e é responsável, na maioria das vezes, pela imagem da "dupla bolha" gástrica (Figuras 109.29 e 109.30), que tem alguns diagnósticos diferenciais como peristalse gástrica, cisto hepático, cisto de duplicação entérica e cisto de mesentério. Porém, com frequência, a obstrução duodenal vem associada ao polidrâmnio (50% das vezes), principalmente na segunda metade da gestação.

A incidência é de um a cada 5.000 a 10.000 nascidos vivos e tem como causas principais a estenose ou atresia duodenal ou, ainda, o desenvolvimento anormal do pâncreas, que acaba estrangulando o duodeno (pâncreas anular).

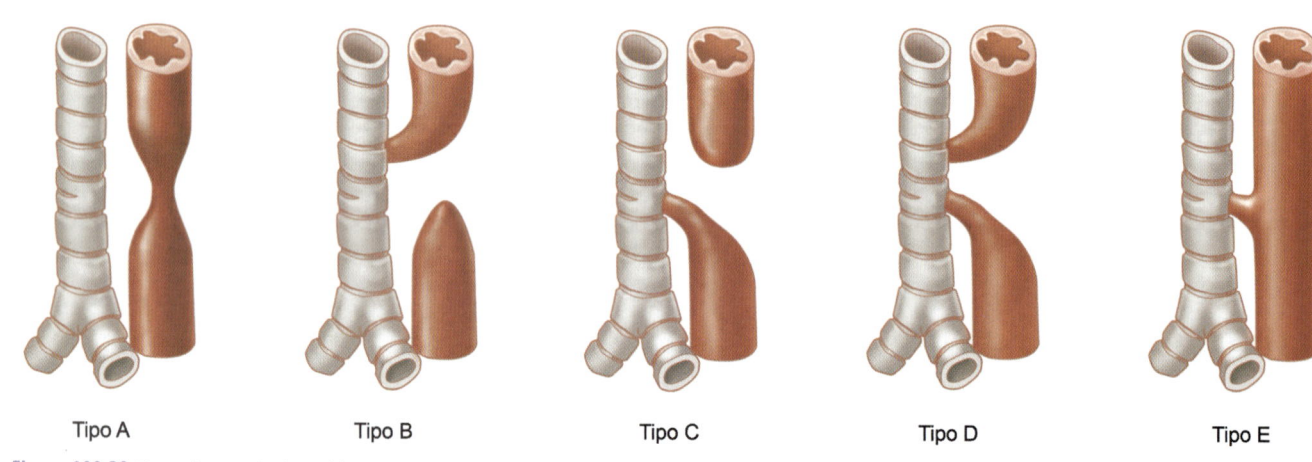

| Tipo A | Tipo B | Tipo C | Tipo D | Tipo E |

Figura 109.28 Tipos de atresia do esôfago; o tipo C (atresia com fístula traqueoesofágica no segmento inferior) é o de maior frequência. (Adaptada de Clark, 1999.)

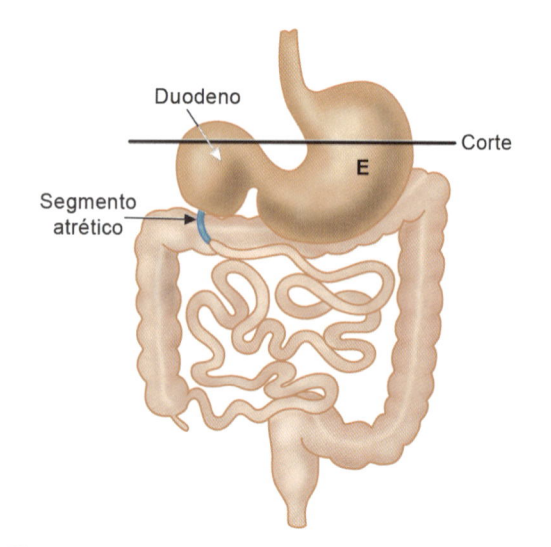

Figura 109.29 Corte esquemático de uma obstrução duodenal.

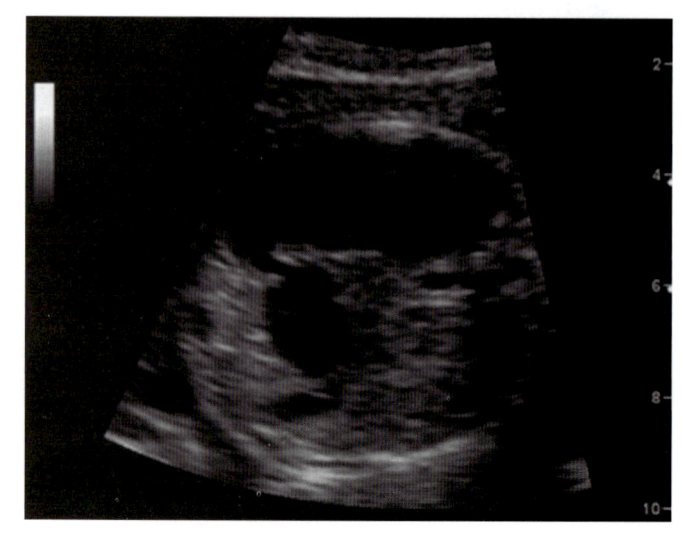

Figura 109.30 Obstrução duodenal. Sinal da "dupla bolha".

A obstrução duodenal é condição frequente nas anomalias cromossômicas, especialmente na trissomia do cromossomo 21 (mais de 30%), e pode estar relacionada a outras anomalias em mais de 50% dos casos (geniturinárias, gastrintestinais, cardiovasculares e vertebrais).

Obstruções jejunoileais

Quanto mais baixa a obstrução, maior o número de alças intestinais dilatadas e menor a chance de polidrâmnio. Além da dilatação, é frequente o aumento da peristalse. As obstruções do trato gastrintestinal acima do ângulo de Treitz e o ânus imperfurado têm maior associação com doenças genéticas, ao contrário das obstruções jejunoileais (Figuras 109.31 e 109.32).

Podem ser causadas por processos de atresia, intussuscepção, vólvulo e ruptura de alças intestinais (nesse caso, além da dilatação, observa-se imagem ao redor hiperecogênica e heterogênea ao redor da alça).

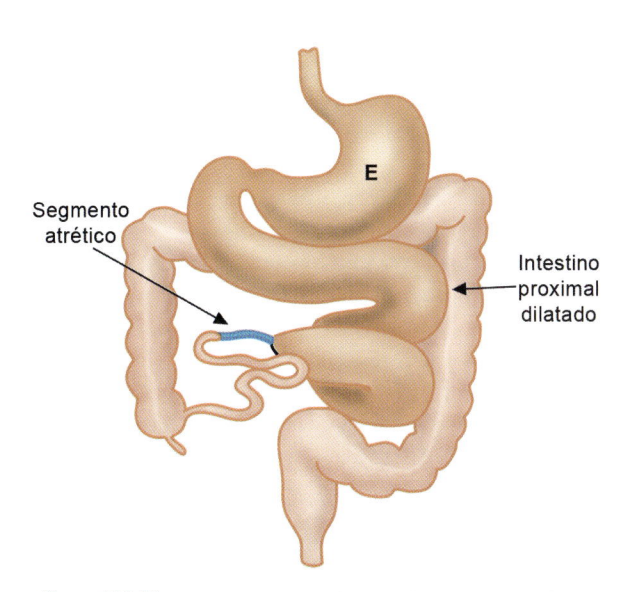

Figura 109.31 Corte esquemático de uma obstrução jejunoileal.

A incidência de obstruções jejunoileais é de um caso a cada 2.700 a 3.000 nascidos vivos e podem estar associadas a gastrósquise, onfalocele, atresia de esôfago, anomalias anorretais, duplicação entérica, fibrose cística e doença de Hirschprung.

As obstruções mais distais podem não ser percebidas, principalmente as atresias anorretais acima do esfíncter interno do ânus, porque o cólon tem uma alta capacidade de absorção de água.

Intestino hiperecogênico

Pode estar associado a sofrimento fetal/hipoxemia, infecções (principalmente citomegalovirose e toxoplasmose), doenças gênicas (principalmente fibrose cística) e doenças cromossômicas (marcador fraco para a trissomia do cromossomo 21). Porém, na maioria dos casos, os fetos são normais, com incidência de 0,3 a 0,6% nas ecografias de 2º trimestre da gestação (Figura 109.33).

Ascite

Esta condição pode estar associada a doenças cardiocirculatórias, anemia fetal (casos de aloimunização Rh e infecções), doenças genéticas, malformações torácicas que dificultam o retorno venoso, infecção por vírus Coxsackie (pode causar ascite com ausência de anemia fetal), uropatias obstrutivas (extravasamento de urina para a cavidade abdominal, causando ascite urinária) e peritonite meconial (ruptura intestinal levando a irritação peritoneal).

A ascite pode ser considerada idiopática com o diagnóstico de exclusão, após investigação de outras possibilidades etiológicas, decorrente de um desenvolvimento atrasado do sistema de drenagem linfática abdominal do feto.

Patologias da parede abdominal

Gastrósquise

Trata-se de um defeito, quase sempre do lado direito do cordão umbilical, levando à herniação das alças intestinais para o interior da cavidade amniótica, com ausência de membrana limitante (Figuras 109.34 e 109.35).

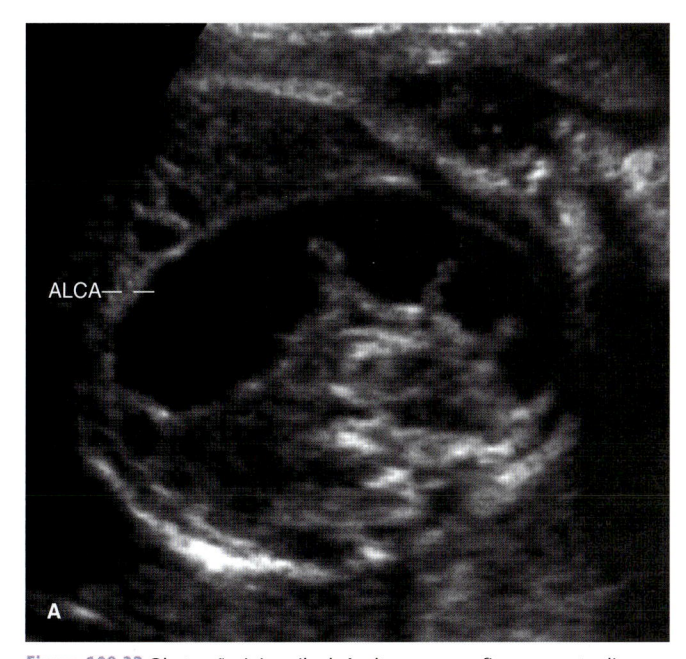

Figura 109.32 Obstrução jejunoileal. A ultrassonografia apresenta diversas porções do intestino delgado dilatadas.

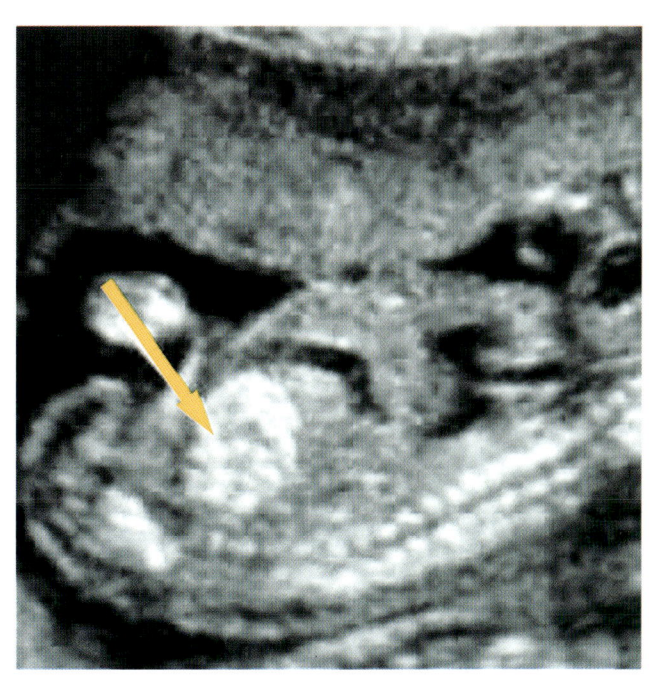

Figura 109.33 Intestino hiperecogênico.

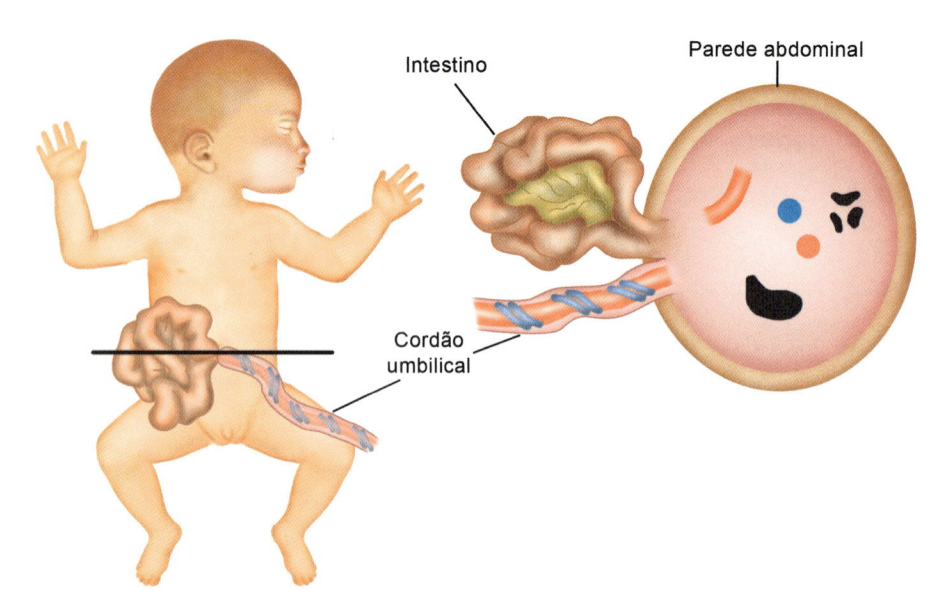

Figura 109.34 Gastrósquise (corte esquemático).

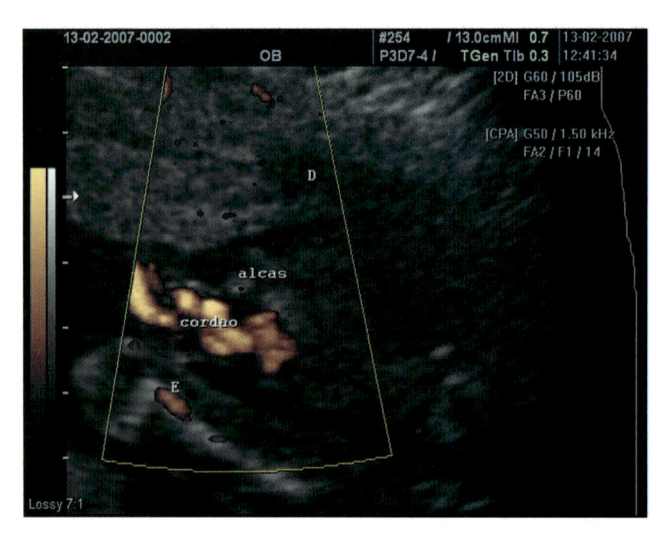

Figura 109.35 Ultrassonografia mostrando alças intestinais fora do abdome, sem membrana limitante e à direita do cordão umbilical, típicas da gastrósquise.

Várias teorias procuram explicar sua etiologia. Uma delas sugere ser decorrente de isquemia da parede abdominal, provavelmente por obstrução da artéria onfalomesentérica durante o desenvolvimento embrionário.

É uma alteração mais comum em gestantes jovens, com incidência de um caso a cada 2.000 nascidos vivos, e alguns estudos estão em andamento relacionando hábitos alimentares e deficiências nutricionais à gastrósquise. Outros estudos postulam uma chance maior de os fetos afetados serem portadores de trombofilia.

Em princípio não apresenta associação com doenças genéticas e tem bom prognóstico. A pesquisa de cariótipo está indicada nos casos da presença de anomalias adicionais, porque o principal diagnóstico diferencial das gastrósquises são as onfaloceles rotas, estas sim relacionadas a alterações genéticas.

As alças intestinais têm uma chance maior de alterações estruturais adicionais, como isquemia, vólvulo, intussuscepção, perfuração e estenose, podendo evidenciar-se ao longo da gestação sinais relacionados a estas complicações. O sinal mais importante é a presença de dilatações das alças intestinais intra-abdominais (fetos com, pelo menos, duas alças intra-abdominais dilatadas, subjetivamente visíveis, em qualquer fase da gestação, têm uma chance maior de complicações pós-natais, porém com baixo risco de óbito – Huh et al., 2010). As dilatações das alças extra-abdominais, espessura da parede dessas alças e variações do volume do líquido amniótico não têm muita influência no prognóstico neonatal, embora possam refletir a peritonite química causada por prolongada exposição do intestino à urina existente no líquido amniótico.

Não existe um protocolo rígido para seguimento pré-natal. A vigilância da vitalidade fetal deve ser maior a partir das 32 semanas gestacionais, quando há um risco um pouco maior de óbito intrauterino, de tal maneira que é sugerida a antecipação do parto em torno de 37 semanas de gestação. A princípio, não há contraindicação para o parto normal, sendo a via de parto por indicação obstétrica.

Onfalocele

Ocorre pela herniação do conteúdo abdominal por meio das membranas do cordão umbilical e, portanto, diferente da gastrósquise. Além disso, há evidência de membrana envolvendo este material (Figuras 109.36 e 109.37).

A incidência é de um a cada 3.000 nascimentos e a etiologia está intimamente relacionada a doenças cromossômicas e gênicas, principalmente com a trissomia do cromossomo 18. Por esse motivo, está indicada a pesquisa genética nos casos de onfalocele. Além do mais, a condição está comumente associada a malformações concomitantes (50 a 70%), especialmente cardíacas.

Pode ser subcategorizada patologicamente em onfalocele com fígado extracorpóreo ou intracorpóreo. A onfalocele com fígado intracorpóreo está muito mais relacionada a aneuploidias do que a com fígado extracorpóreo. Onfaloceles grandes, que contêm fígado e outras vísceras, também correlacionam-se com anomalias cardíacas, renais e de membros, enquanto fetos com defeitos pequenos contendo apenas intestino têm mais comumente malformações gastrintestinais e do SNC coexistentes.

O prognóstico da onfalocele depende da presença de anomalia associada, com mortalidade perinatal de 80%, ou de cromossomopatia ou malformação cardíaca maior, com 100%

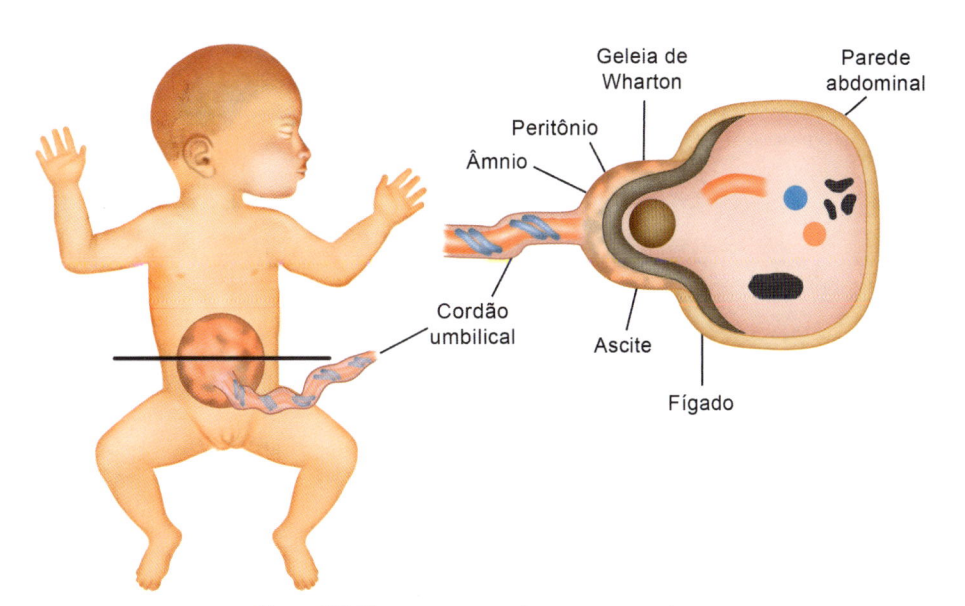

Figura 109.36 Onfalocele com fígado extracorpóreo.

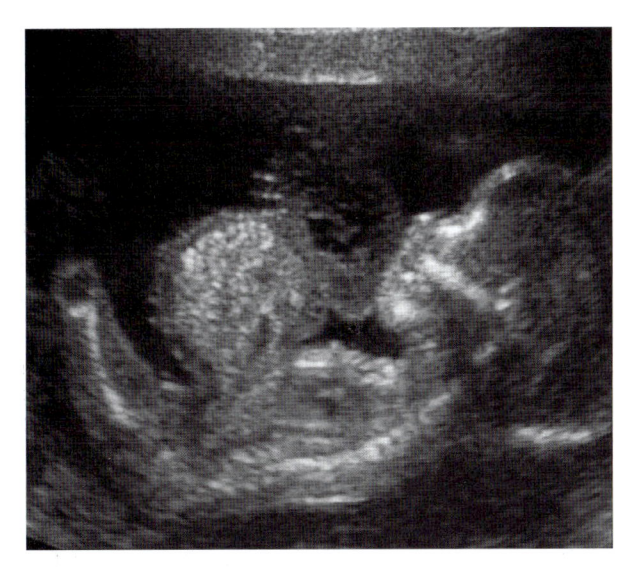

Figura 109.37 Diagnóstico sonográfico da onfalocele com identificação do defeito de parede abdominal e membrana limitante recobrindo o conteúdo herniado.

de mortalidade perinatal. Por outro lado, fetos com cariótipo normal e sem anomalias graves associadas têm excelente prognóstico. Observa-se risco de 44% para prematuridade. Não foram realizados estudos randomizados avaliando a melhor via de parto para essas gestações. Na maioria dos pacientes com onfalocele, sugerimos a cesariana para evitar a ruptura da membrana que protege o conteúdo herniado, além de planejamento adequado para abordagem neonatal e correção cirúrgica precoce.

Sequência de extrofia cloacal

É uma condição rara, com incidência de uma a cada 400.000 gestações.

A imagem é sugestiva de uma onfalocele infraumbilical, associada a espinha bífida e ânus imperfurado.

É um defeito atribuído ao mau desenvolvimento do mesoderma e do endoderma pélvico, a partir de 6 semanas de gestação, responsáveis pelo fechamento da parede abdominal infraumbilical, pela separação da cloaca em intestino e bexiga, pela formação da genitália externa e esfíncter anal e pela neurulação secundária com consequente fechamento da coluna sacral.

Em princípio, não tem associação com doenças genéticas e o prognóstico neonatal é reservado, com alta taxa de óbito, apesar de ser passível de correção cirúrgica.

Quando a deficiência do desenvolvimento embrionário é um pouco mais tardia, a partir de 7 semanas gestacionais, a malformação ficará na dependência de qual grupo de diferenciação celular foi afetado, podendo haver doenças individualizadas, como a extrofia de bexiga, a fístula vesicorretal, a cavidade única terminal da bexiga com o intestino (diagnóstico diferencial de megabexiga), a espinha bífida sacral e o teratoma sacrococcígeo isolados (Figura 109.38).

Na sequência de extrofia vesical, decorrente da falha de diferenciação do grupo embrionário anterior, responsável pela formação dos ramos púbicos dos ossos do púbis, pela formação da musculatura da parede infraumbilical e pela formação da parede anterior da bexiga, na maioria das vezes, a única evidência diagnóstica é a não visualização da bexiga, com rins e líquido amniótico normais. Menos frequentemente, observa-se a protrusão do conteúdo abdominal como massa de aspecto mole no hipogástrio, decorrente de ausência, deficiência ou hipoplasia da musculatura abdominal.

Como diagnóstico diferencial, destaca-se a síndrome do abdome em ameixa seca (*prune-belly*) ou Eagle-Barret, defeito genético raro que afeta cerca de 1 em 40.000 nascimentos. A síndrome do abdome em ameixa seca recebe esse nome em razão da presença frequente (mas nem sempre) de massa de pele enrugada no abdome dos acometidos. Cerca de 97% das pessoas afetadas são do sexo masculino. É um distúrbio congênito do sistema urinário, caracterizado por uma tríade: criptorquidia, defeitos da parede abdominal e anormalidades do trato urinário, como megabexiga, dilatação ureteral e refluxo vesicoureteral.

Pentalogia de Cantrell

A pentalogia de Cantrell (ou síndrome toracoabdominal) é uma síndrome rara que causa defeitos que envolvem diafragma, parede abdominal, pericárdio, coração e esterno inferior. Os defeitos esternais também evidenciam uma variedade de apresentações,

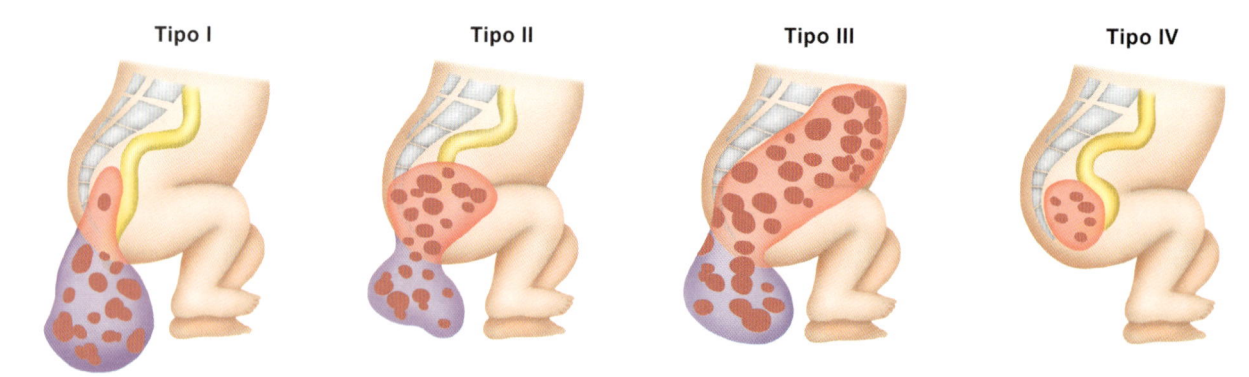

| Tipo I | Tipo II | Tipo III | Tipo IV |

Figura 109.38 Tipos de teratoma sacrococcígeo. *Tipo I*: massa predominantemente externa com mínimo componente pré-sacral. *Tipo II*: massa predominantemente externa com componente intrapélvico significativo. *Tipo III*: massa predominantemente interna com extensão abdominal. *Tipo IV*: massa totalmente interna.

desde a ausência do processo xifoide ao encurtamento ou fenda do esterno. Se o defeito esternal for grande o suficiente, o neonato pode ter *ectopia cordis*, na qual o coração está localizado fora do tórax. Normalmente, não há associação com alterações genéticas (Figura 109.39).

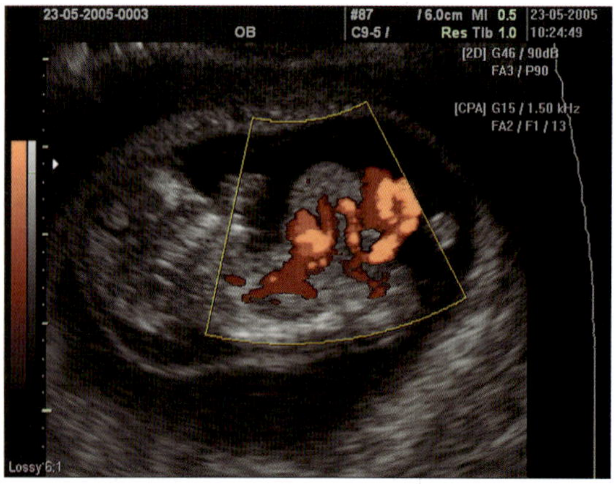

Figura 109.39 Diagnóstico da pentalogia de Cantrell no 1º trimestre. Identifica-se extenso defeito de parede abdominal com onfalocele supraumbilical e *ectopia cordis* evidenciada pelo Doppler colorido.

Quanto ao prognóstico, quando há herniação total do coração, a probabilidade de correção cirúrgica é muito baixa, com taxa de óbito elevada. Quanto mais o coração estiver no interior da cavidade torácica, melhor o prognóstico, com maior sobrevida em decorrência da menor exposição ao líquido amniótico.

Sequência da banda amniótica

A síndrome da banda amniótica é um distúrbio congênito de causa desconhecida. Sua incidência varia de 1:1.200 a 1:15.000 nascidos vivos.

A teoria para a etiologia mais aceita é a teoria extrínseca, descrita por Torpin, em 1965, na qual a ruptura precoce do âmnio – período embrionário ou início do 2º trimestre – forma bandas aderentes que se enrolam, constringem e amputam os membros. À medida que o âmnio se rompe, são formados fios fibrosos mesoblásticos, que se enrolam em torno dos dedos ou membros. Os anéis de constrição podem ainda acometer outras partes do feto e causar amputação ou morte intrauterina (Figura 109.40). O cório exposto absorve o líquido amniótico e causa oligoidramnia temporária ou ambiente compressivo. A teoria extrínseca de Torpin é apoiada pelas descobertas de muitos autores.

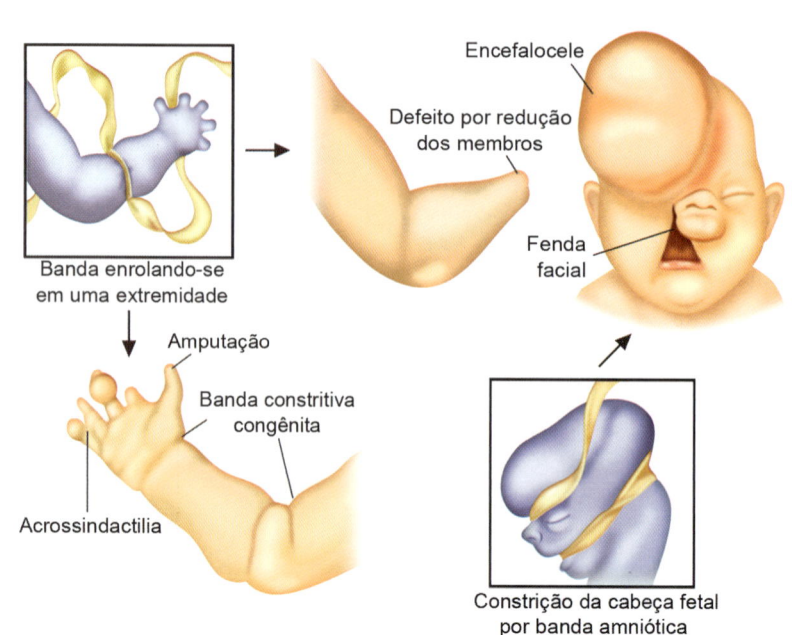

Figura 109.40 Defeitos produzidos pela síndrome da banda amniótica.

Síndrome do cordão umbilical curto (anomalia de *body stalk* ou *limb-body wall complex*)

O pedículo de fixação ou pedículo de conexão (*body stalk*) é uma banda de mesoderma que conecta a extremidade caudal do embrião ao cório em desenvolvimento. Com a formação da dobra caudal do embrião, o pedículo assume posição ventral. Um divertículo da vesícula vitelínica estende-se para dentro do pedículo embrionário, formando o intestino posterior, enquanto o alantoide também é parcialmente incorporado ao pedículo. Com o dobramento do disco embrionário, o pedículo de fixação dá origem ao cordão umbilical.

As anomalias do pedículo de fixação ocorrem em aproximadamente 1:15.000 nascimentos e são causadas por defeitos na formação de dobras cefálicas, caudais e laterais do disco embrionário, as quais resultam em um cordão umbilical reduzido ou ausente. Como consequência, observa-se um feto imóvel junto à placenta, com malformação ampla da parede abdominal, ausência do cordão umbilical, escoliose grave e defeitos nos membros, craniofaciais e do tubo neural.

Anomalias renais e das vias urinárias

Embriologia

O sistema geniturinário desenvolve-se a partir do mesoderma intermediário, e os primeiros rins a se formarem são os pronéfrons, que não têm função de filtração. São células diferenciadas que funcionam como gatilho para estimular o mesoderma intermediário a formar os mesonéfrons, chamados rins intermediários, em torno de 5,5 semanas de gestação. Estes recebem ramificações das aortas e produzem um ultrafiltrado, que atinge os ductos mesonéfricos e, por sua vez, tais ductos desembocam na porção anterior da cloaca embrionária, chamada seio urogenital, responsável pela formação da bexiga.

A extremidade distal do ducto mesonéfrico é chamada de broto ureteral, que estimula a diferenciação do néfron (unidade funcional do rim) e de todo o sistema coletor, por meio de uma interação parácrina com o blastema metanefrogênico, por volta de 7 semanas gestacionais.

Distopias e anomalias numéricas

A distopia renal mais frequente é o rim pélvico, acometendo 1:1.000 nascimentos, e a principal anomalia numérica é a agenesia renal unilateral presente em um em cada 500 nascidos vivos (Figura 109.41), seguida da agenesia renal bilateral, com 1:4.000 (Figura 109.42). O rim supranumerário é muito raro.

A agenesia renal decorre de uma falha absoluta no sistema de interação do broto ureteral com o blastema metanefrogênico. É comum estar acompanhada de artéria umbilical única.

As ectopias renais craniais são muito menos frequentes e geralmente são associadas às hérnias diafragmáticas.

Outros diagnósticos possíveis são rim em ferradura e ectopia renal cruzada com fusão, que podem passar despercebidos durante o pré-natal.

Uropatias obstrutivas

Podem ser altas, se o nível da obstrução for na topografia da junção utereropiélica (JUP), médias, na junção ureterovesical (JUV), e baixas, no nível da uretra.

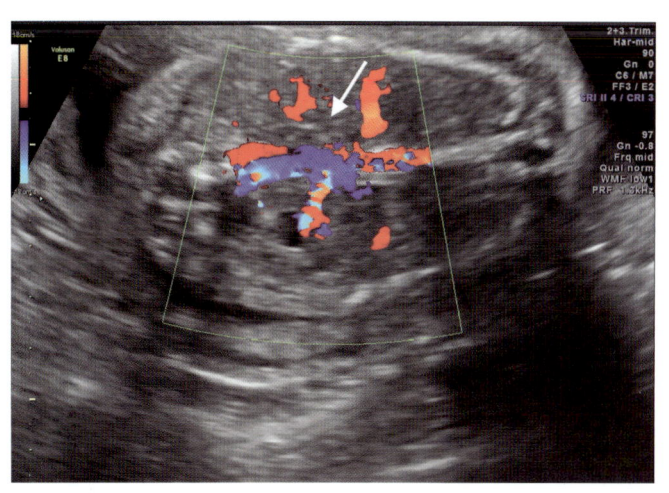

Figura 109.41 Imagem ultrassonográfica do abdome fetal (corte coronal). Não é identificada a artéria renal esquerda (*seta branca*) – agenesia renal unilateral.

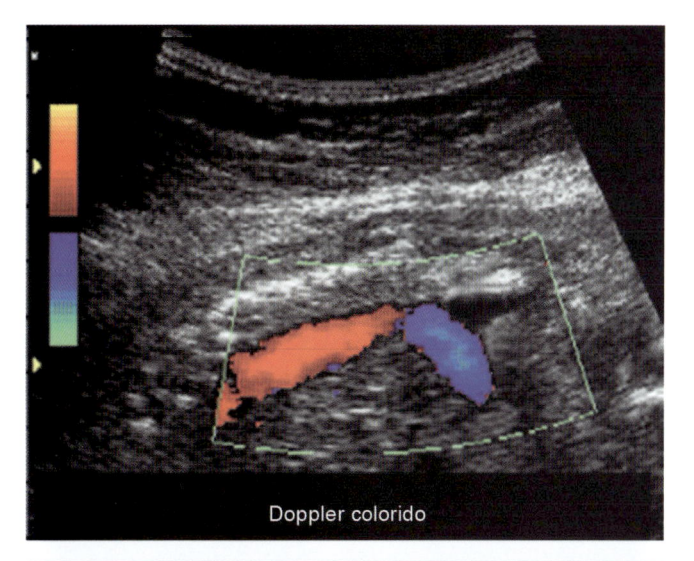

Doppler colorido

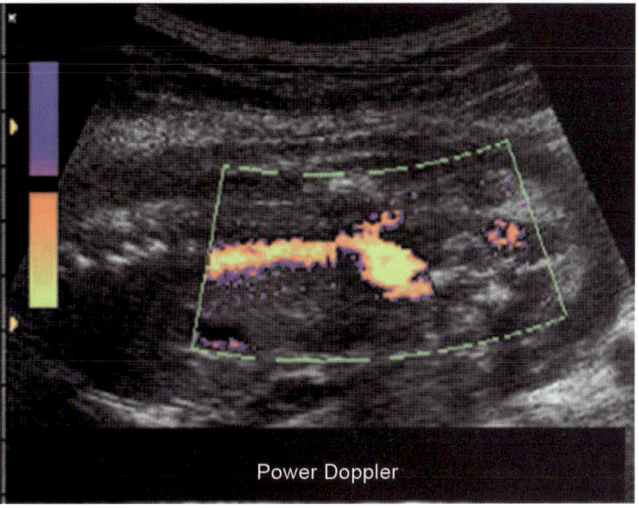

Power Doppler

Figura 109.42 Agenesia renal bilateral. Oligoidramnia e hipoplasia pulmonar. Ao Doppler colorido e ao power Doppler, ausência das artérias renais.

A mais frequente é a obstrução de JUP unilateral, com a principal a estenose por displasia fibromuscular, em uma proporção de 2:1 entre fetos masculinos e femininos. Outras causas menos frequentes para esta obstrução são as artérias renais supranumerárias e os pólipos ureterais. Classicamente, apresentam imagem ecográfica de dilatação das pelves e cálices renais (Figura 109.43).

O segundo local de acometimento mais frequente é a JUV e nem sempre decorrente de uma obstrução, podendo haver insuficiência por mau desenvolvimento. Comumente, há presença de megaureter à ecografia (Figura 109.44).

As hidronefroses podem ser classificadas em graus variados, e esta classificação é particularmente interessante para as obstruções altas e médias. Isso porque, na maioria desses casos, o prognóstico é bom e a intervenção fetal quase nunca é necessária. Já nas obstruções baixas, o grau de dilatação renal e do sistema coletor não tem muita relevância. A classificação pode até ser utilizada, mas não fará muita diferença em relação ao prognóstico (Tabela 109.5).

Das obstruções urinárias baixas, a causa mais frequente é a válvula de uretra posterior (VUP) que, em princípio, acomete apenas fetos do sexo masculino. À US, ocorre a presença da imagem clássica da bexiga e da uretra distendidas (imagem em "formato de raquete") (Figura 109.45).

A partir de 12 semanas gestacionais, a bexiga fetal já pode ser visualizada em 100% dos fetos e, se a medida craniocaudal deste órgão for maior ou igual a 7 mm, é considerada como megabexiga. A condição pode ter resolução espontânea, estar associada a cromossomopatias ou uropatias obstrutivas baixas. Nesses últimos casos, principalmente se as medidas forem acima de 15 mm.

Megabexigas em fetos do sexo feminino com cariótipo normal podem corresponder à formação de cloaca, condição bastante rara e de difícil manejo.

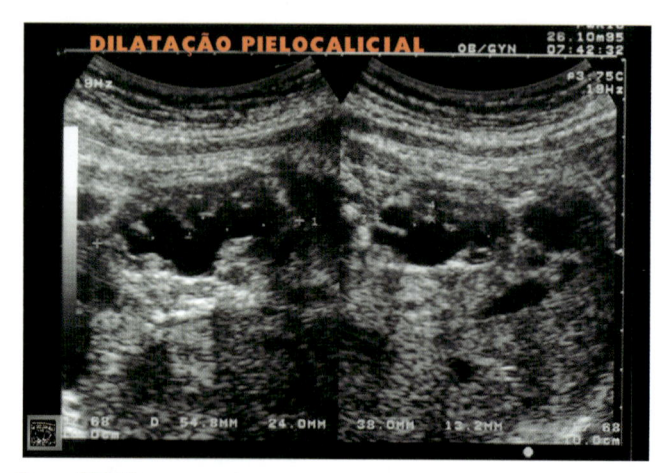

Figura 109.43 Imagem ultrassonográfica do abdome fetal evidenciando hidronefrose.

Tabela 109.5 Classificação de Grignon para as hidronefroses.

Classificação das hidronefroses	Probabilidade de cirurgia pós-natal
Grau I Pelve renal menor do que 5 mm antes de 20 semanas de gestação e menor do que 10 mm depois de 20 semanas de gestação	3%
Grau II Pelve renal entre 10 e 15 mm	39%
Grau III Pelve renal maior do que 15 mm e/ou grupos caliciais dilatados, porém sem apagamento do parênquima renal	62%
Grau IV Apagamento do parênquima renal, com afilamento (maior do que 2 mm)	100%
Grau V Apagamento do parênquima renal, com afilamento (menor do que 2 mm)	100%

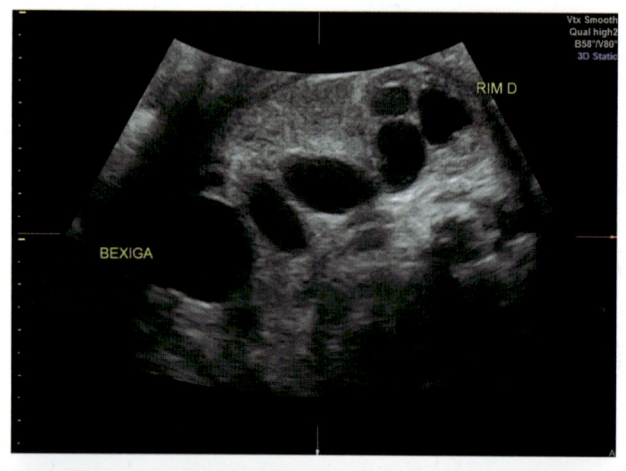

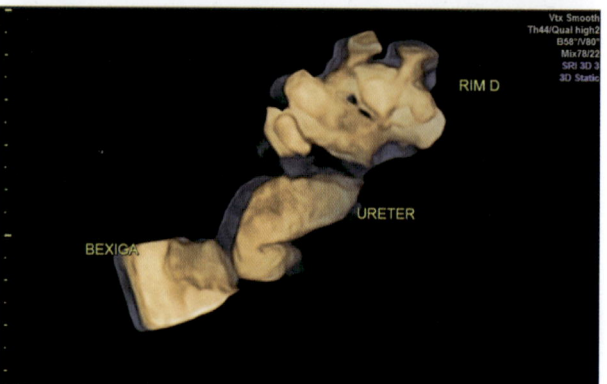

Figura 109.44 Estenose da junção ureterovesical (JUV). **A.** Imagem ultrassonográfica do abdome fetal evidenciando dilatação pielocalicial associada a dilatação ureteral. **B.** Imagem tridimensional (renderização) evidenciando dilatação pielocalicial e dilatação ureteral.

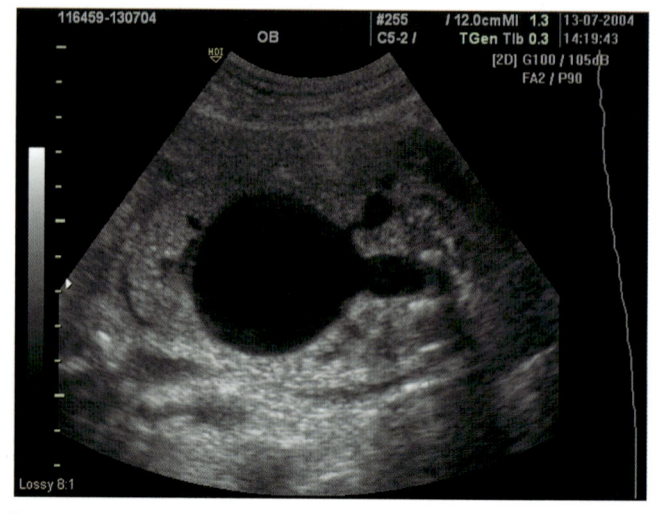

Figura 109.45 Ultrassonografia evidenciando megabexiga e dilatação da uretra proximal, características da válvula de uretra posterior (VUP).

No diagnóstico de VUP, enquanto o líquido amniótico estiver normal, não há indicação para terapêutica fetal. A retirada da pressão renal causada pela estase urinária não preserva a função renal, porque esta condição é caracterizada por diferentes graus de alterações do parênquima renal que remontam à embriogênese, cursando com falência renal programada. A finalidade de se realizar um possível procedimento para desobstrução da via urinária baixa é permitir a manutenção do volume de líquido amniótico adequado até uma idade gestacional em que já não ocorra hipoplasia pulmonar em virtude de oligoidramnia.

As indicações e opções terapêuticas para obstrução urinária baixa serão discutidas no capítulo 111, sobre Cirurgia Fetal.

Nefropatias císticas

A doença renal cística pré-natal compreende quatro tipos, segundo a classificação de Potter.

Doença renal policística infantil (Potter I)

Doença autossômica recessiva rara (1:30.000 partos), causada por mutações no gene *PKHD1*, localizado no braço curto do cromossomo 6. A doença tem amplo espectro de acometimento renal e hepático. É caracterizada por rins aumentados de tamanho, com ausência de diferenciação corticomedular, parênquima renal hiperecogênico e presença de oligoidramnia (Figura 109.46).

A patologia é obrigatoriamente de acometimento bilateral e, por vezes, o diagnóstico só é possível após 24 semanas. Frente ao diagnóstico, é importante pesquisar as demais anomalias que compõem a síndrome de Meckel-Gruber (polidactilia e encefalocele) e o cariótipo fetal (síndrome de Patau).

O prognóstico é bastante reservado e a sobrevida no 1º ano de vida é incomum. Quando o óbito não acontece pela hipoplasia pulmonar, decorre da insuficiência renal associada a fibrose hepática e hipertensão portal. Pais reconhecidamente sob risco podem recorrer à biopsia de vilo corial no 1º trimestre para diagnóstico precoce e até mesmo às técnicas de diagnóstico pré-implantacional atualmente disponíveis para evitar conceptos acometidos pela doença.

Displasia renal multicística (Potter II)

É a doença cística mais comum na infância, com prevalência de 1:1.000 nascimentos, decorrente de um defeito na comunicação entre o broto ureteral e o blastema metanefrogênico, fazendo com que o néfron não se forme e o parênquima torne-se displásico.

Em sua maioria, é unilateral, podendo acometer os dois rins em 23% dos casos. O rim multicístico displásico é composto por cistos não funcionantes e não comunicantes de número e tamanho variados. Há pouco ou nenhum parênquima renal normal (Figuras 109.47 e 109.48).

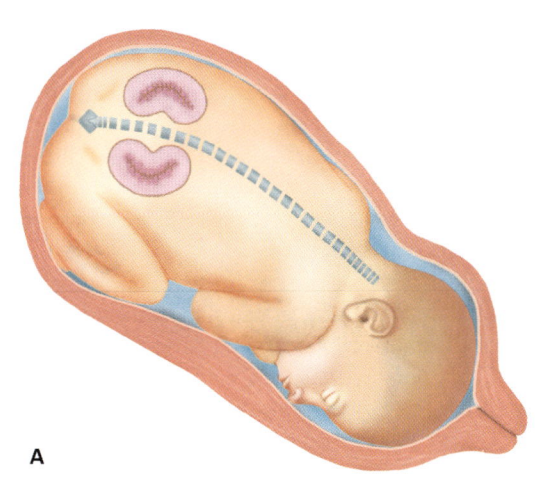

A

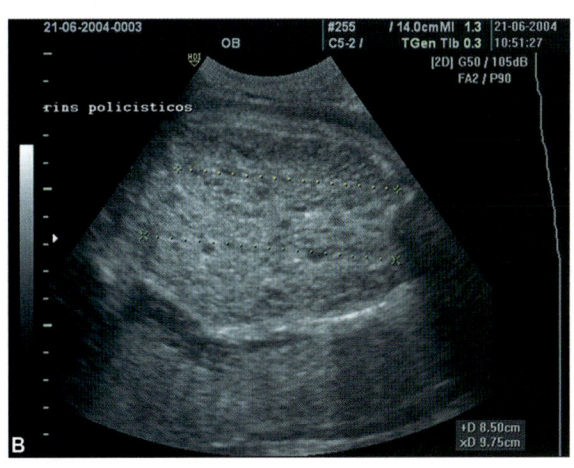

B

Figura 109.46 A. Doença renal policística infantil (Potter tipo I). **B.** Ultrassonografia mostrando rins policísticos, de volume aumentado e hiperecogênicos.

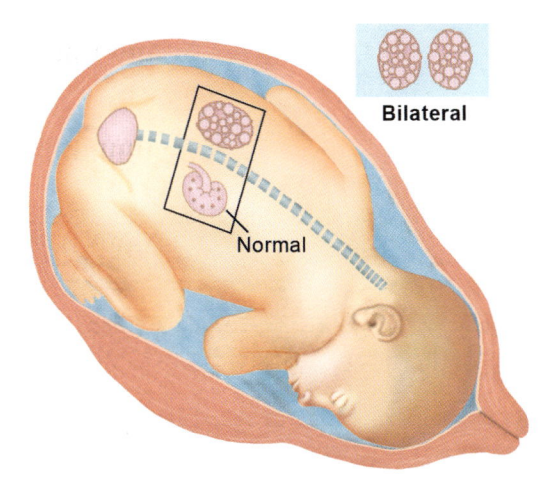

Figura 109.47 Doença renal multicística displásica (Potter tipo II) – Corte esquemático.

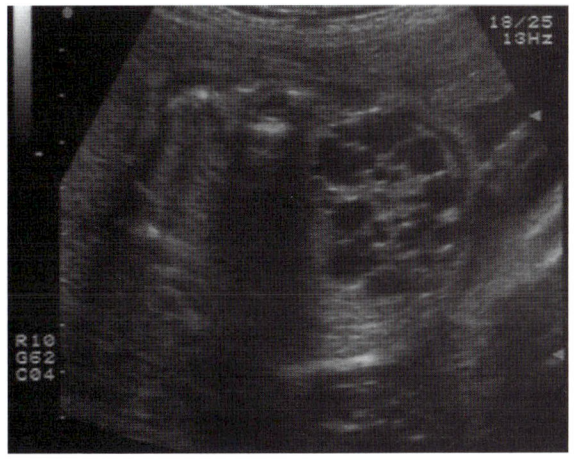

Figura 109.48 Ultrassonografia evidenciando doença renal multicística displásica (Potter tipo II) unilateral.

Em cerca de 50% dos casos há associação com aneuploidias (síndrome de Edwards), síndromes genéticas e outras malformações (geralmente cardíacas). A US revela a substituição do rim por múltiplos cistos irregulares de tamanhos variados, separados por parênquima hiperecogênico (ver Figura 109.48). Quando a patologia é bilateral, há adramnia e a bexiga não é visualizada. Na presença de doença unilateral, deve-se investigar pormenorizadamente a topografia renal contralateral, pois em 15% dos casos há agenesia renal. A doença renal multicística displásica bilateral é letal antes ou após o parto, decorrente da hipoplasia pulmonar. A doença unilateral, com rim contralateral normal, é de bom prognóstico.

Doença renal policística do adulto (Potter III)

Caracterizada por rins grandes e irregulares, com inúmeros cistos de tamanhos variados, interpostos entre parênquima renal normal ou comprimido. É patologia de herança autossômica dominante, geralmente ligada ao gene *PKD1*, e 1:1.000 pessoas são portadoras do gene mutante. Normalmente, é assintomática até a 3ª ou 4ª décadas de vida e o diagnóstico pré-natal é muito raro, porém, quando realizado, normalmente aparece no 3º trimestre da gestação (nesses casos, a avaliação dos rins materno e paterno pode facilitar o diagnóstico). O aspecto sonográfico dos rins é semelhante ao encontrado no rim policístico infantil, porém de tamanho menor (Figura 109.49). O líquido amniótico pode estar normal ou reduzido. A recorrência é de 50%.

Displasia cística obstrutiva (Potter IV)

Secundária a processos obstrutivos das vias urinárias. Nem sempre a hidronefrose resultante dessas condições leva à destruição completa do parênquima renal. Obstruções parciais ou intermitentes normalmente permitem o desenvolvimento normal do rim. Dessa maneira, a gravidade do dano renal dependerá do grau e da duração da obstrução. O diagnóstico diferencial é com o rim multicístico (Potter II), porém na displasia renal obstrutiva há presença de vias urinárias dilatadas.

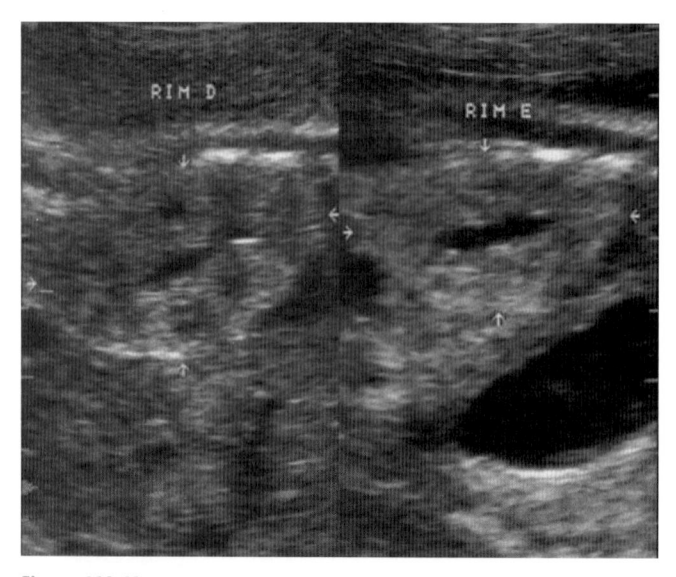

Figura 109.49 Aspecto ecográfico da doença renal policística do adulto (Potter tipo III).

Displasias esqueléticas

O sistema de classificação das anormalidades esqueléticas é baseado nos achados descritivos, clínicos e radiológicos (Tabela 109.6).

As displasias esqueléticas compõem um grupo heterogêneo de doenças nas quais encontramos alterações em forma, tamanho e constituição dos ossos e/ou cartilagens. A incidência é de 0,075 a 0,1%, e são responsáveis por 1 a 3,5% das anomalias detectadas ao nascimento. Até o momento, já foram descritas mais de 420 osteocondrodisplasias, porém a maioria é muito rara.

O diagnóstico depende de adequada datação da gestação, já que o crescimento restrito por insuficiência placentária grave pode mimetizar a displasia esquelética.

O raciocínio diagnóstico deve ser baseado na condição de letalidade, no padrão de herança da doença e na presença de outras características ecográficas, como sinais de desmineralização óssea, alterações das extremidades dos membros (polidactilia e mau posicionamento do polegar) e presença de polidrâmnio e hidropisia.

Alguns parâmetros permitem rotular a doença como letal, como medidas biométricas objetivas, e as mais sensíveis são a relação da circunferência torácica/circunferência abdominal abaixo de 0,60 e a relação do comprimento do fêmur/circunferência abdominal abaixo de 0,16. A condição só é categorizada como letal se os dois parâmetros estiverem alterados. Outras características frequentemente associadas com a letalidade são translucência nucal aumentada, presença de ossos curtos e hidropisia no 1º trimestre e hidropisia e polidrâmnio no 2º trimestre. É importante salientar que o fato de a displasia ser classificada como não letal não necessariamente está relacionado a bom prognóstico.

Quanto ao padrão de herança, a maioria das doenças gênicas é autossômica dominante por mutação nova, ou seja, não há histórico em relação ao casal. Deve-se pensar em doença recessiva apenas se o casal tiver consanguinidade, na dependência da frequência dos genes na população.

A avaliação ecográfica da presença de desmineralização óssea é realizada pela avaliação da calota craniana e pelo aspecto dos ossos longos. A calota craniana se torna bem compressível e o SNC fica bem evidente. Os ossos longos costumam apresentar fraturas e/ou tornam-se mais tortuosos e heterogêneos.

O padrão de encurtamento dos ossos longos pode ser do tipo rizomélico, mesomélico ou micromélico (Figura 109.50). As displasias esqueléticas letais costumam cursar com o padrão micromélico.

A Tabela 109.7 descreve as displasias esqueléticas letais e não letais mais frequentes e o fluxograma representado pela Figura 109.51 pode ser bastante útil para raciocínio e elucidação diagnósticos.

Tabela 109.6 Classificação das anormalidades esqueléticas.

Osteocondrodisplasias	Anormalidades da cartilagem e/ou crescimento e desenvolvimento ósseos
Deficiências ou amputações congênitas de membros	Ausência de parte ou de todo o membro como anormalidade esquelética mais importante
Mão torta congênita	Desvios radiais ou lunares da(s) mão(s)
Polidactilia	Presença de dedo adicional
Artrogripose	Contraturas articulares

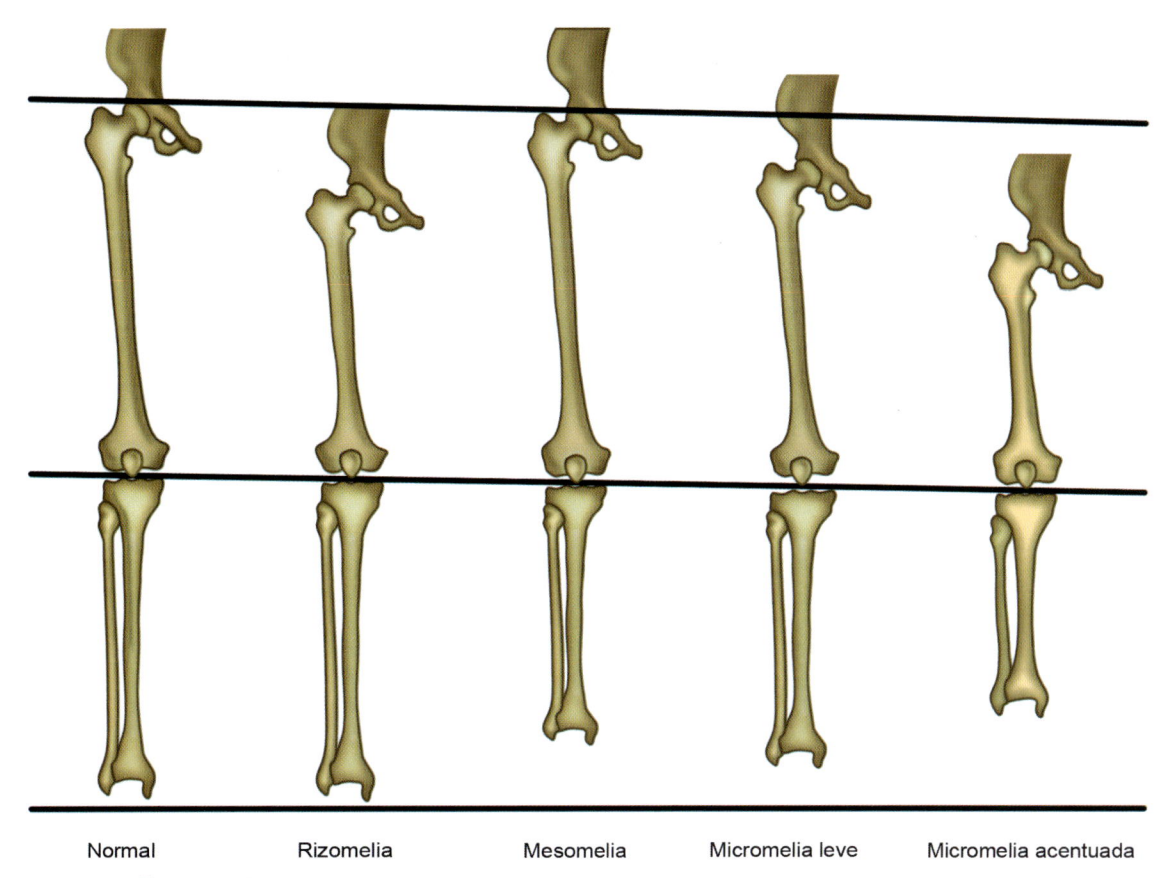

Normal   Rizomelia   Mesomelia   Micromelia leve   Micromelia acentuada

Figura 109.50 Tipos de encurtamento dos membros: rizomelia, mesomelia, micromelias leve e acentuada.

Tabela 109.7 Displasias esqueléticas.

Displasias esqueléticas letais	Displasias esqueléticas não letais
Displasia tanatofórica	Acondroplasia
Acondrogênese	Displasia condroectodérmica (síndrome de Ellis-Van Creveld)
Osteogênese imperfeita tipo II	Displasia torácica asfixiante (distrofia torácica de Jeune)
Displasia camptomélica	Nanismo diastrófico
Hipofosfatasia congênita	
Síndrome da costela curta e polidactilia (tipos I e II)	

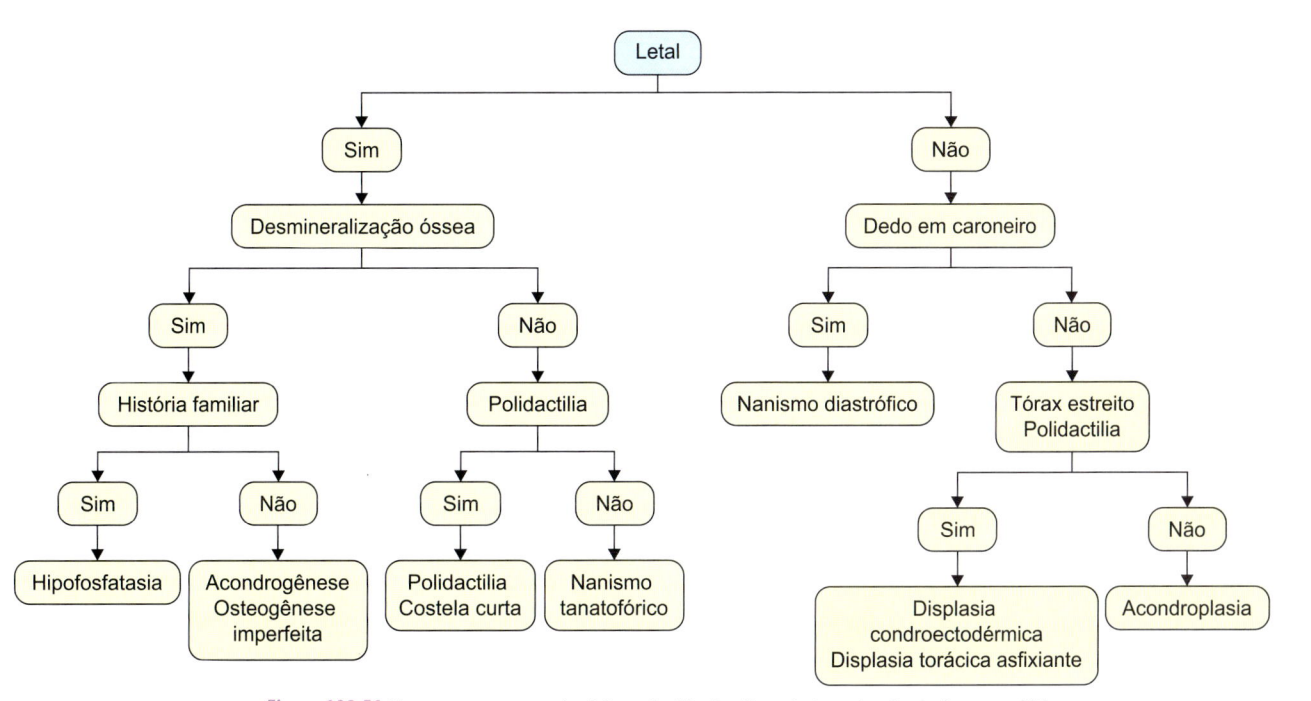

Figura 109.51 Fluxograma para raciocínio e elucidação diagnósticos das displasias esqueléticas.

O nanismo tanatofórico é a mais usual das displasias esqueléticas letais (1:10.000), subdividido em tipo I, mais frequente, caracterizado por extrema micromelia, fêmur encurvado (em "formato de telefone"), tórax estreito e circunferência cefálica aumentada; e tipo II, com ossos longos curtos e retos e crânio em formato de "folha de trevo".

A acondrogênese é a segunda displasia esquelética letal mais frequente (1:40.000), caracterizada por desmineralização óssea generalizada por conta da produção deficiente de cartilagem pelos condrócitos. O grau de encurtamento dos membros é o mais grave dentre todas as displasias esqueléticas ("ossos em estrela").

A osteogênese imperfeita compreende um grupo heterogêneo de distúrbios genéticos que atualmente inclui nove tipos diferentes. Os quatro primeiros tipos são as formas dominantes da doença; o tipo II é o único letal, caracterizado por membros muito curtos com aspecto enrugado heterogêneo em razão das múltiplas fraturas, desmineralização do crânio, tórax estreito e em "formato de sino", com inversão da curvatura das costelas. Os pés e as mãos têm tamanho normal.

Como as displasias não letais cursam com alterações mais sutis, normalmente são diagnosticadas mais tardiamente, no 2º trimestre ou início do 3º trimestre. A acondroplasia é a displasia esquelética não letal mais comum, com incidência de 1:25.000 a 30.000 nascidos vivos, caracterizada pela presença de rizomelia, lordose, mão "em tridente", cabeça alargada, fronte proeminente e ponte nasal baixa ("nariz em sela").

Fendas labiais e palatinas

São as malformações mais frequentes da face, comumente em fetos masculinos.

A Figura 109.52 descreve as principais localizações e a Tabela 109.8, suas incidências. As fendas unilaterais costumam ser mais frequentes à esquerda.

A herança é multifatorial, com 93% dos casos manifestando-se de forma isolada, e apenas 1% relacionado a cromossomopatias. A recorrência é maior se irmãos e/ou pais também forem afetados.

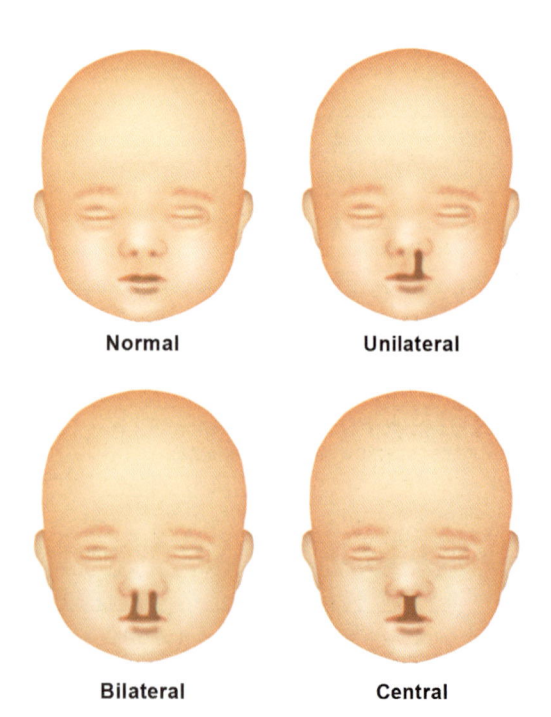

Normal   **Unilateral**

Bilateral   **Central**

Figura 109.52 Classificação das fendas labiopalatinas.

Tabela 109.8 Incidência das fendas labiopalatinas.

Localização	Incidência (%)
Labial e palatina unilateral	40
Labial unilateral	29
Labial e palatina bilateral	27
Labial bilateral	5

Bibliografia

Chaoui R, Benoit B, Mitkowska-Wozniak H, Heling KS, Nicolaides KH. Assessment of intracranial translucency (IT) in the detection of spina bifida at the 11-13-week. scan. Ultrasound Obstet Gynecol. 2009;34(3):249-52.

Clark DC. Esophageal atresia and tracheoesophageal fistula. Am Fam Physician. 1999;59(4):910-6, 919-20.

Crombleholme TM, Coleman B, Hedrick H, Liechty K, Howell L, Flake AW, et al. Cystic adenomatoid malformation volume ratio predicts outcome in prenatally diagnosed cystic adenomatoid malformation of the lung. J Pediatr Surg. 2002;37(3):331-8.

D'Antonio F, Khalil A, Garel C, et al. Systematic review and meta-analysis of isolated posterior fossa malformations on prenatal ultrasound imaging (part 1): nomenclature, diagnostic accuracy and associated anomalies. Ultrasound Obstet Gynecol. 2016a;47(6):690-7.

D'Antonio F, Khalil A, Garel C, et al. Systematic review and meta-analysis of isolated posterior fossa malformations on prenatal imaging (part 2): neurodevelopmental outcome. Ultrasound Obstet Gynecol. 2016b;48:28-37.

De-Regil LM, Peña-Rosas JP, Fernández-Gaxiola AC, Rayco-Solon P. Effects and safety of periconceptional oral folate supplementation for preventing birth defects. Cochrane Database Syst Rev. 2015;(12):CD007950.

Grignon A, Filion R, Filiatrault D, et al. Urinary tract dilatation in utero: classification and clinical applications. Radiology. 1986;160(3):645-7.

Haratz KK, Lerman-Sagie T. Prenatal diagnosis of brainstem anomalies. Eur J Paediatr Neurol. 2018;22(6):1016-26.

Huh NG, Hirose S, Goldstein RB. Prenatal intra-abdominal bowel dilation is associated with postnatal gastrointestinal complications in fetuses with gastroschisis. Am J Obstet Gynecol. 2010;202(4):396.e1-6.

Isaacs H. Fetal brain tumors: a review of 154 cases. Am J Perinatol. 2009;26(6):453-66.

Jani J, Nicolaides KH, Keller RL, et al.; Antenatal-CDH-Registry Group. Observed to expected lung area to head circumference ratio in the prediction of survival in fetuses with isolated diaphragmatic hernia. Ultrasound Obstet Gynecol. 2007;30:67-71.

Kabbani H, Raghuveer TS. Craniosynostosis. Am Fam Physician. 2004;69(12):2863-70.

Kawamura K, Chung KC. Constriction band syndrome. Hand Clin. 2009;25(2):257-64.

Kuleva M, Khen-Dunlop N, Dumez Y, Ville Y, Salomon LJ. Is complex gastroschisis predictable by prenatal ultrasound? BJOG. 2012;119:102-9.

Lachmann R, Chaoui R, Moratalla J, Picciarelli G, Nicolaides KH. Posterior brain in fetuses with open spina bifida at 11 to 13 weeks. Prenat Diagn. 2011;31:103-6.

Malinger G, Lev D, Oren M, Lerman-Sagie T. Non-visualization of the cavum septi pellucidi is not synonymous with agenesis of the corpus callosum. Ultrasound Obstet Gynecol. 2012;40(2):165-70.

Manegold-Brauer G, Oseledchyk A, Floeck A, Berg C, Gembruch U, Geipel A. Approach to the sonographic evaluation of fetal ventriculomegaly at 11 to 14 weeks gestation. BMC Pregnancy Childbirth. 2016;16:3.

Mottet N, Saada J, Jani J, et al. Sonographic evaluation of fetal conus medullaris and filum terminale. Fetal Diagn Ther. 2016;40(3):224-30.

Pedra SRFF, Zielinsky P, Binotto CN, et al. Diretriz Brasileira de Cardiologia Fetal – 2019. Arq Bras Cardiol. 2019;112(5):600-48.

Peralta CF, Cavoretto P, Csapo B, Vandecruys H, Nicolaides KH. Assessment of lung area in normal fetuses at 12 a 32 weeks. Ultrasound Obstet Gynecol. 2005;26(7):718-24.

Torpin R. Amniochorionic mesoblastic fibrous strings and amnionic bands: associated constricting fetal malformations or fetal death. Am J Obstet Gynecol. 1965;91:65-75.

110

Hidropisia Fetal Não Imune

Fernando Maia Peixoto Filho
Marcos Nakamura Pereira
Jorge Rezende Filho

A Society for Maternal-Fetal Medicine (SMFM, 2015) define hidropisia como a presença de pelo menos duas coleções anormais de líquidos no feto, incluindo os derrames cavitários (ascite, derrame pericárdico ou derrame pleural) e o edema de pele generalizado.

A hidropisia fetal foi descrita inicialmente por Ballantyne em 1892. Em 1940, Landsteiner e Weiner descobriram o sistema Rh e descreveram a origem imunológica para a hidropisia. Edith Potter, em 1953, relatou a existência de hidropisias fetais não imunes que, na época, representavam aproximadamente 20% dos casos.

A partir do desenvolvimento da imunoprofilaxia para a aloimunização RhD e os avanços da medicina fetal no tratamento da doença hemolítica perinatal (DHPN), observamos ao longo dos anos a transição para o estágio atual, em que grande parte das causas de hidropisia são não imunes (70 a 90% em alguns centros), o que forçou um melhor entendimento da etiologia e da fisiopatologia da hidropisia fetal não imune (HFNI).

A HFNI é uma condição muito heterogênea, com grande variedade de causas e associações, apresentando incidência que varia entre autores e populações em estudo. Estima-se que a HFNI afete entre 1:1.700 e 1:3.000 gestações e cerca de 1:4.000 nascidos vivos (Swearingen et al., 2020). A mortalidade perinatal varia de 55 a 98% (Sohan et al., 2001).

Fisiopatologia

A hidropisia ocorre quando a quantidade de líquido intersticial produzido por ultrafiltração capilar excede a velocidade de retorno à circulação pelo sistema linfático. Esse equilíbrio é geralmente rompido como consequência de mecanismos homeostáticos, atuando na tentativa de preservar um aporte adequado de substratos metabólicos aos tecidos na vigência de uma disfunção cardiocirculatória. Os processos fisiopatológicos envolvidos na gênese da hidropisia podem estar relacionados a condições etiológicas diversas e, consequentemente, a diferentes mecanismos envolvidos.

A análise anatômica e funcional dos fetos mostra serem eles mais propensos à hidropisia em decorrência de características de sua microcirculação (Apkon, 1995; Randenberg, 2010a).

Permeabilidade capilar aumentada. O coeficiente de filtração capilar no feto é cinco vezes maior do que nos adultos, levando a um fluxo de água aumentado em função de uma força direcional. A permeabilidade dos capilares fetais às proteínas plasmáticas é maior, resultando em um baixo coeficiente de reflexão, o que determina o movimento dos fluidos muito menos sensível às variações da pressão oncótica.

Compartimento intersticial mais complacente. O espaço intersticial fetal é capaz de receber maior quantidade de fluidos com menor aumento na pressão hidrostática intersticial, o que permite que a água saia com maior facilidade dos capilares em direção ao terceiro espaço.

Pressão venosa com maior influência na drenagem linfática. Fetos normalmente têm drenagem linfática limitada; pequenos aumentos na pressão venosa central causam a interrupção na drenagem linfática. Assim, qualquer evento que determine retenção de líquido pelo feto pouco será mantido no intravascular e muito no interstício, em função de seus mecanismos fisiológicos levarem a essa dinâmica.

A HFNI pode se desenvolver como resultado de um ou mais mecanismos baseados nas leis de Starling, dependendo da etiologia de base (Randenberg, 2010b; Swearingen et al., 2020):

- Aumento na pressão hidrostática capilar
- Redução na pressão osmótica plasmática
- Obstrução do fluxo linfático
- Dano da integridade capilar periférica.

Embora o aumento da permeabilidade capilar, a diminuição da pressão coloidosmótica do plasma e o comprometimento da função linfática possam contribuir para o acúmulo do líquido intersticial no feto hidrópico, a falência cardiocirculatória com o associado aumento na pressão venosa pode ser o mecanismo mais comum de hidropisia fetal (Apkon, 1995). O aumento da pressão venosa é responsável pelo acúmulo do líquido intersticial por dois mecanismos: (1) ao elevar a pressão hidrostática capilar e, consequentemente, a filtração; (2) ao incrementar a pressão externa limitante do retorno linfático.

A elevação na pressão venosa é a manifestação final dos mecanismos homeostáticos que preservam a perfusão dos órgãos no que se refere a oxigênio e outros nutrientes vitais. Alterações na frequência cardíaca, enchimento do coração ou função contrátil do miocárdio podem comprometer o débito cardíaco, elevando a pressão venosa. A Tabela 110.1 relaciona essas situações, citando exemplos.

Frente ao processo hipoxêmico, inúmeros mecanismos compensatórios são instalados, locais ou sistêmicos (Apkon, 1995), embora de eficácia duvidosa. São eles:

- Aumento da extração local de oxigênio, com o recrutamento de capilares previamente fechados
- Redistribuição de fluxo por meio de mecanismos locais e sistêmicos atuando nos vasos de condução
- Aumento do débito cardíaco pelo aumento do volume sanguíneo e da *performance* cardíaca.

Inicialmente benéfico, os resultados desses mecanismos são aumento da pressão venosa, acúmulo de líquidos intersticiais e função orgânica prejudicada (como o fígado, que passa a produzir menos albumina, o que diminui a pressão oncótica e agrava a hidropisia). Nos casos de anemia, o fígado também desvia seu metabolismo para a produção de hemácias, tornando ainda mais grave a hipoalbuminemia.

Além desses, o feto lança mão de outros mecanismos compensatórios para manter sua homeostase, que podem culminar na hidropisia.

Tabela 110.1 Causas cardiovasculares para o aumento da pressão venosa.

Distúrbio	Mecanismo	Exemplos
Débito cardíaco diminuído	Enchimento cardíaco inadequado	Complacência ventricular diminuída, taquiarritmias, derrame pericárdico etc.
	Ejeção cardíaca inadequada	Miocardite, policitemia, asfixia, disfunção valvar, *ductus arteriosus* fechado
Demanda de fluxo aumentada	Frequência cardíaca inadequada	Bloqueio cardíaco congênito
	Conteúdo de oxigênio diminuído	Anemia, hipoxemia
	Má distribuição de fluxo	Malformação arteriovenosa
	Requerimento metabólico aumentado	Tireotoxicose

Etiologia

A maior evolução nas últimas décadas em relação à HFNI é a melhora da precisão diagnóstica, aumentando a porcentagem de casos com etiologia conhecida. Enquanto nos primeiros relatos até 70% dos casos eram ditos "idiopáticos", hoje não se sabe a etiologia em torno de 20% dos casos, dependendo da capacidade diagnóstica de cada centro.

A HFNI é, por vezes, frustrante, na medida em que as possibilidades etiológicas são inúmeras. É óbvio que muitas dessas condições são sobrepostas, como no caso de anomalias cardíacas e anomalias cromossômicas. Vale lembrar que várias síndromes relacionadas são extremamente raras, enquanto outras, mais comuns. O conhecimento dessa prevalência deve sempre direcionar à investigação diagnóstica, permitindo, assim, uma economia de tempo e gastos.

Bellini et al. (2009) realizaram revisão sistemática da literatura e classificaram a HFNI em grupos etiológicos. Foram predominantes as causas cardiovasculares (21,7%), seguidas das cromossômicas (13,4%), hematológicas (10,4%) e infecciosas (6,7%); outras causas menos comuns incluem massas intratorácicas (6,0%), displasias dos vasos linfáticos (5,7%), transfusão gêmeo-gemelar e causas placentárias (5,6%), síndromes (4,4%), malformações urinárias (2,3%), erros inatos do metabolismo (1,1%), tumores extratorácicos (0,7%), distúrbios gastrintestinais (0,5%) e miscelânea (3,7%). Nessa revisão, 17,8% dos casos foram idiopáticos.

Os mecanismos pelos quais esses grupos etiológicos levam à hidropisia podem ser observados na Figura 110.1.

Doenças cardiovasculares são, na maioria das casuísticas, a etiologia mais prevalente da HFNI e podem ser divididas em quatro categorias: defeitos estruturais, cardiomiopatias, arritmias e distúrbios vasculares (Swearingen et al., 2020).

Múltiplos defeitos estruturais podem levar à hidropisia, mas as anomalias das câmaras direitas são mais comuns, pois têm efeito direto sobre a pressão venosa central (Swearingen et al., 2020). Destacam-se dupla via de saída do ventrículo direito, anomalia de Ebstein, síndrome do coração direito hipoplásico, estenose ou atresia pulmonar e tetralogia de Fallot. Teratomas cardíacos e rabdomiossarcomas também podem causar HFNI.

Tanto as taquiarritmias como as bradiarritmias podem determinar HFNI. As taquiarritmias mais comuns são a taquicardia supraventricular e o *flutter* atrial; e ambas são tratadas com sucesso com antiarrítmicos administrados à mãe, que atravessam a barreira placentária.

A bradicardia fetal é mais comumente causada pelo bloqueio cardíaco congênito secundário à etiologia imune, como é comum ocorrer em doenças autoimunes maternas, com passagem transplacentária de anticorpos SS-A (Ro) e SS-B (La).

Os distúrbios hematológicos causam anemia profunda que leva a insuficiência cardíaca e hipoxia tecidual. A hipoxia causa dano capilar e perda de proteína, resultando em redução da pressão oncótica intravascular.

As causas da anemia podem ser divididas em duas categorias: perda excessiva de hemácias por hemólise ou hemorragia e produção inadequada de hemácias (Swearingen et al., 2020). A hemólise pode ser causada por defeitos intrínsecos das hemácias, incluindo hemoglobinopatias e enzimopatias. Outras causas de perda de hemácias por hemorragia ou hemólise incluem hemangiomas fetais, tumores fetais (em especial teratoma sacrococcígeo) e hemorragia feto-materna, cujo diagnóstico é dado pelo teste de Kleihauer (Swearingen et al., 2020).

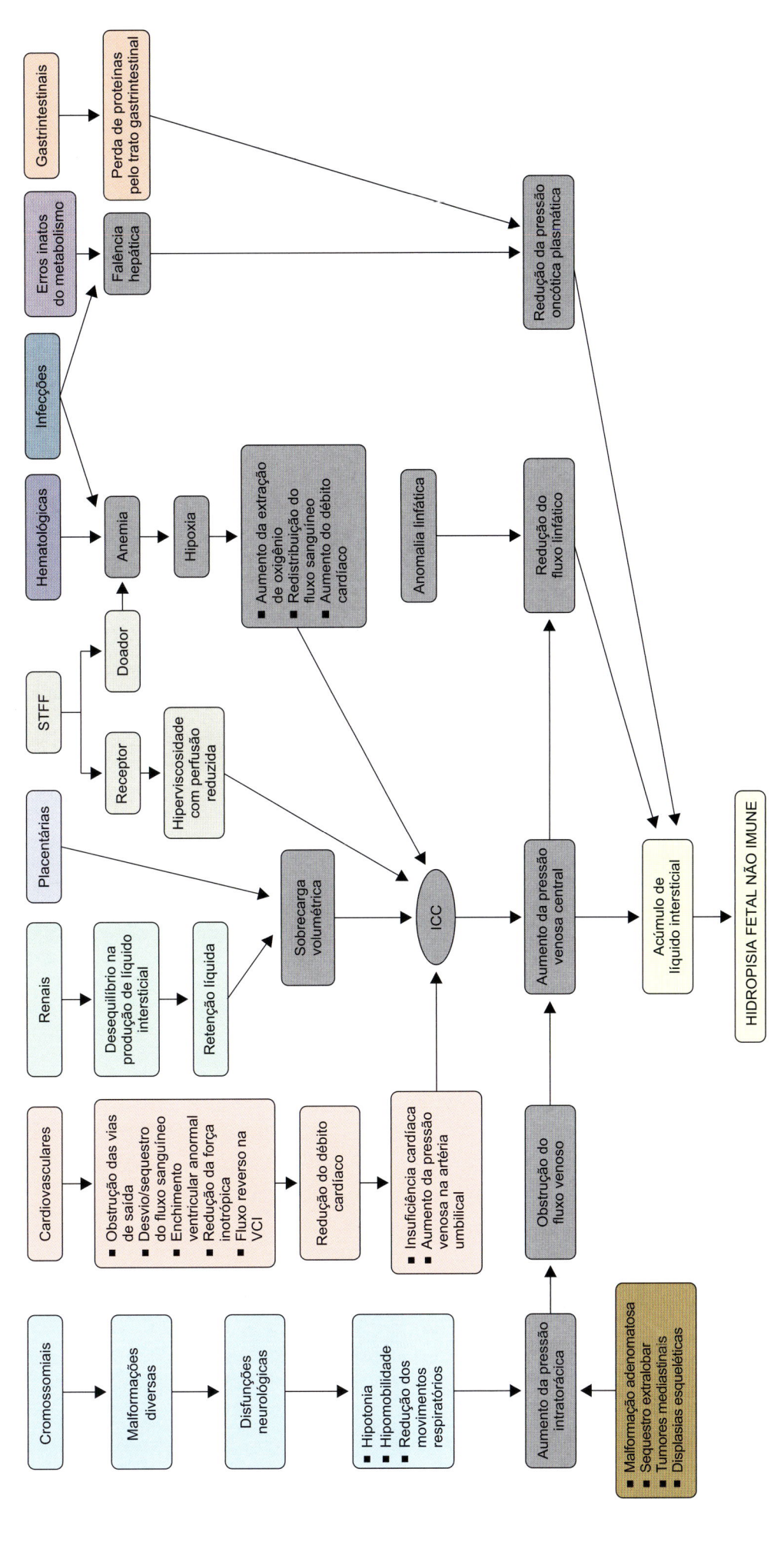

Figura 110.1 Fisiopatologia de diversas causas de hidropisia fetal não imune. *ICC*, insuficiência cardíaca congestiva; *STFF*, síndrome de transfusão feto-fetal; *VCI*, veia cava inferior. (Adaptada de Bellini e Hennekam, 2012.)

Entre as hemoglobinopatias, a mais comum é a alfatalassemia, que pode ser rastreada nos pais pelo volume corpuscular médio < 80 fℓ nos progenitores com traço alfatalassêmico.

Quando ambos os pais têm o traço alfatalassêmico, cada gravidez tem 25% de chance de desenvolver a doença de Bart (alfatalassemia com hidropisia fetal) (Figura 110.2). Aqui, não há transferência das cadeias a para a hemoglobina fetal (HbF), normalmente a2g2, e as cadeias gama (γ) combinam-se formando a hemoglobina de Bart (g4).

Já a anemia provocada pela redução da produção de hemácias pode decorrer da infiltração da medula óssea ou por depressão causada por infecção. Distúrbios mieloproliferativos e leucemia congênita estão associados à trissomia do 21, enquanto a infecção pelo parvovírus é a infecção mais associada à destruição de células progenitoras eritroides levando à anemia grave (Swearingen et al., 2020). O risco de prognóstico adverso fetal é maior quando a infecção congênita ocorre com menos 20 semanas de gestação.

Outras infecções congênitas, tais como toxoplasmose, sífilis, citomegalovírus e varicela, também podem cursar com hidropisia fetal e comumente são observadas hepatomegalia, esplenomegalia ou ascite.

A causa genética mais comum de HFNI é a aneuploidia, e as mais comuns são monossomia do X, trissomia do 21 e trissomia do 18. Outras potenciais causas incluem tetraploidias, triploidias e deleções e duplicações cromossômicas (Swearingen et al., 2020). A presença de HFNI antes de 24 semanas geralmente indica aneuploidia. Diversas síndromes, entre as quais a de Noonan e a do pterígio múltiplo, também podem determinar HFNI.

Erros inatos do metabolismo também são causa de HFNI, possivelmente pela hipoproteinemia resultante de insuficiência hepática secundária ao acúmulo de material de depósito. As doenças de armazenamento lisossomal, incluindo mucopolissacaridoses, oligossacaridoses, mucolipidoses e defeitos de transporte lisossomal, são as principais implicadas à HFNI (Swearingen et al., 2020).

As anomalias torácicas fetais estão representadas, principalmente, pela malformação adenomatóidea cística (MAC). Hidropisia ocorre em apenas 5% dos fetos com MAC, mas confere um mau prognóstico se não corrigida. A lesão macrocística é tratada com a drenagem ou a colocação de um *shunt* toracoamniótico. O tratamento de primeira linha do tipo microcístico é a administração de corticosteroide.

As displasias esqueléticas, tais como acondroplasia, acondrogênese, osteogênese imperfeita e displasia tanotofórica, podem estar associadas à HFNI.

Diagnóstico

O diagnóstico pré-natal da hidropisia fetal só é possível a partir da ultrassonografia (US). Muitas vezes o diagnóstico é feito em exame de rotina ou quando há discrepância entre o tamanho uterino e a idade da gravidez. Eventualmente, a presença de algum anticorpo para determinados agentes infecciosos (citomegalovírus, parvovírus etc.) pode indicar a investigação sonográfica da hidropisia. Importante ressaltar que as hidropisias imune e não imune são indistinguíveis, tanto sonograficamente quanto macroscopicamente.

A definição da hidropisia fetal sofre pequenas variações na literatura. Em 1986, Warsof et al. a definiram como o excesso de líquido em ao menos duas cavidades serosas (ascite, derrame pleural e pericárdico) ou no tecido corporal (edema subcutâneo).

Uma definição comumente aceita é a presença de líquido em duas cavidades ou em uma cavidade com anasarca (espessamento da pele e do tecido subcutâneo > 0,5 cm, especialmente do couro cabeludo e do tórax). Outros achados comumente associados incluem polidrâmnia, edema placentário e alterações dos vasos umbilicais.

No 1º trimestre, a hidropisia precoce pode se manifestar por translucência nucal (TN) aumentada e/ou higroma cístico (Figura 110.3) com ou sem edema de pele generalizado.

É importante ressaltar que, a despeito de diferentes propostas, a definição não é meramente acadêmica. Frequentemente, a presença de ascite isolada é utilizada para designar quadro de hidropisia, o que não deve ser admitido. A ascite resulta de inúmeras condições, muitas das quais não devem ser categorizadas como hidropisia (p. ex., rotura de obstrução ureteropélvica, perfuração intestinal) (Moise, 2008a). Quando o acúmulo de líquido for limitado a uma cavidade, essa situação deve ser descrita como tal, até mesmo para facilitar o diagnóstico diferencial (Désilets et al., 2018).

Embora tenha havido tentativas de se criar um método objetivo para avaliar a gravidade da hidropisia, essa avaliação é ainda

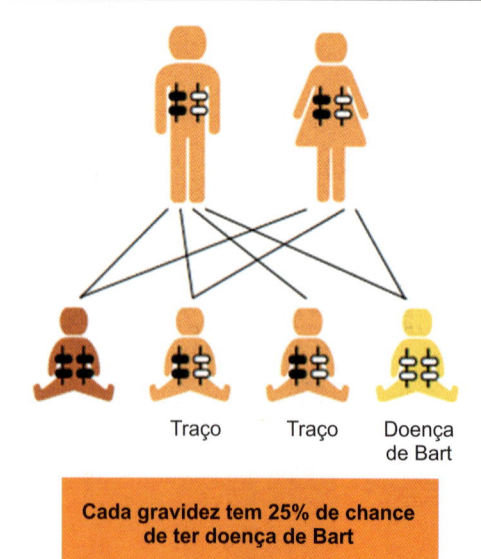

Ambos os pais com o traço alfatalassêmico

Traço   Traço   Doença de Bart

Cada gravidez tem 25% de chance de ter doença de Bart

Figura 110.2 Algoritmo da fisiopatologia da hidropisia fetal não imune (HFNI). (Adaptada de Bellini et al., 2009.)

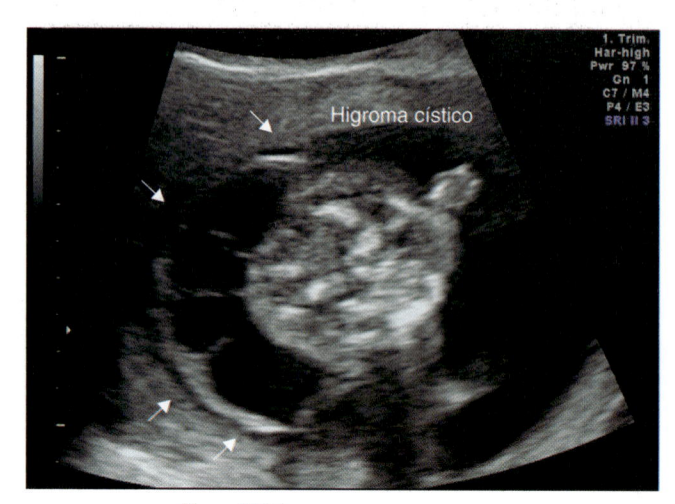

Figura 110.3 Higroma cístico septado.

mais bem realizada subjetivamente, haja vista a dificuldade de padronização e falta de correlação entre esses métodos objetivos e o prognóstico fetal.

Analisando os marcadores ultrassonográficos da hidropisia, é possível tecer alguns comentários a seguir.

Edema subcutâneo. Comumente generalizado, mais facilmente observado na parede torácica e no couro cabeludo, caracterizado por espessura do tecido subcutâneo > 5 mm (Figura 110.4).

Ascite. Observa-se como halo sonolucente de tamanho variado em todo o abdome fetal, delineando órgãos e alças intestinais (Figura 110.5).

Derrame pleural. Uni ou bilateral, varia em tamanho, podendo causar compressão pulmonar e hipoplasia (Figura 110.6).

Derrame pericárdico. Menor em tamanho, de mais difícil diagnóstico, pode ser o primeiro sinal de descompensação cardíaca. Lâmina de líquido > 2 mm é indicativa de derrame pericárdico (Figura 110.7).

Edema placentário. O espessamento placentário é também considerado um sinal de hidropisia; considera-se alterado quando a espessura placentária > 3 cm entre 18 e 21 semanas e ≥ 4 a 5 cm até o termo.

Líquido amniótico. A polidramnia é geralmente presente (40 a 75% dos casos); pode-se encontrar oligoidramnia, e muitos autores a consideram como sinal de mau prognóstico.

Uma vez diagnosticada a hidropisia fetal por meio da US, procura-se determinar sua etiologia. Em primeiro lugar, deve ser excluída a

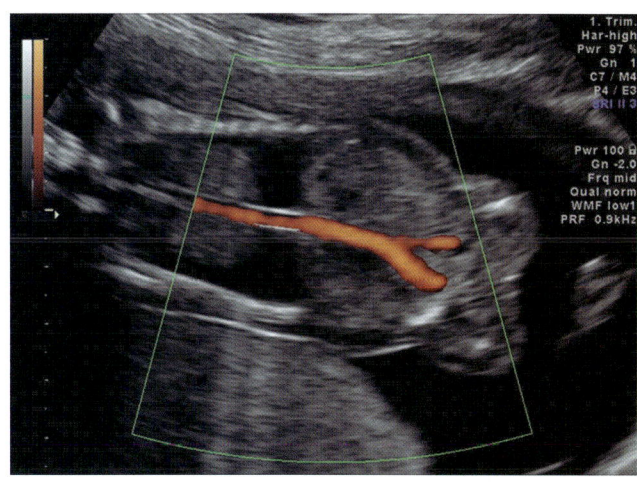

Figura 110.6 Derrame pleural bilateral.

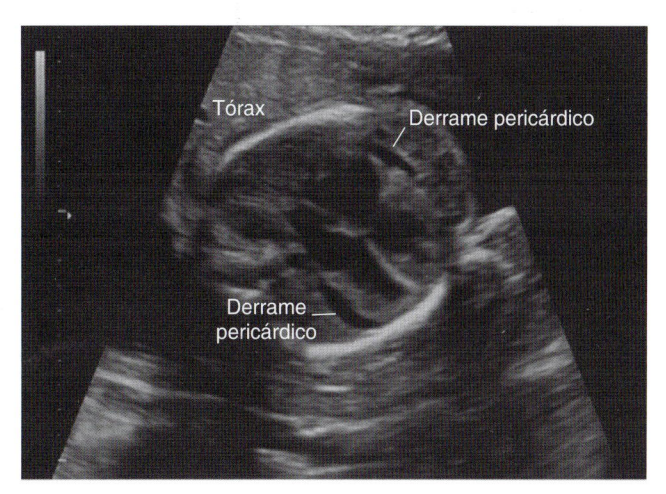

Figura 110.7 Derrame pericárdico.

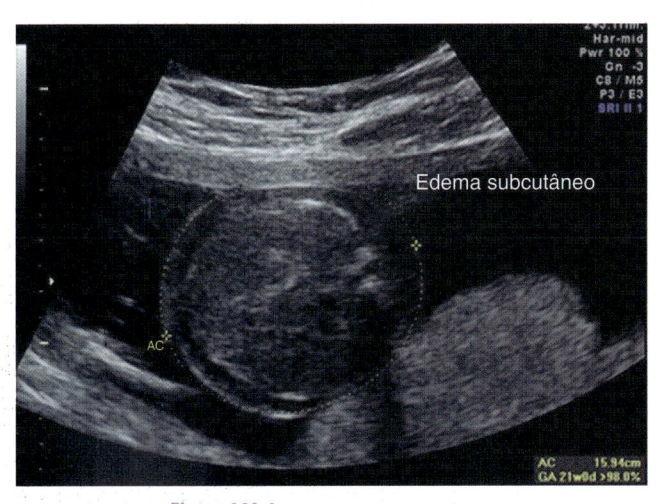

Figura 110.4 Edema subcutâneo fetal.

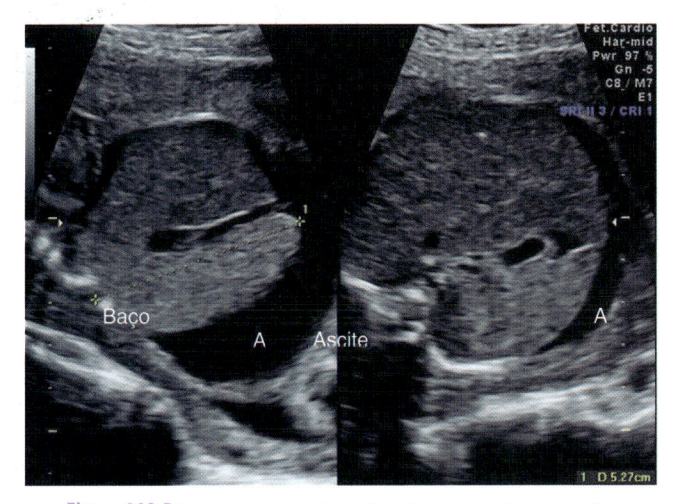

Figura 110.5 Feto apresentando ascite e hepatoesplenomegalia.

hidropisia imune pelo teste de Coombs indireto. O teste de Coombs indireto negativo afasta a possibilidade de etiologia imune, fazendo-se necessário investigar as etiologias não imunes da mesma, já que algumas condições são passíveis de tratamento.

A história clínica e os estudos hematológicos maternos podem identificar a origem da HFNI, incluindo alfatalassemia, doenças metabólicas e certas infecções intrauterinas. A talassemia é uma condição autossômica recessiva de maior frequência em grupos étnicos do Mediterrâneo, africanos e do Sudeste Asiático. Casais com essa origem étnica sugerem que essa etiologia deva ser investigada.

A US morfológica visa detectar malformações estruturais passíveis de terapêutica específica a ser realizada *in utero* (p. ex., a colocação de derivação toracoamniótica em casos de MAC, a cirurgia do teratoma sacrococcígeo e a coagulação a *laser* das anastomoses vasculares na síndrome da transfusão feto-fetal [STFF]). Não menos importante é o diagnóstico de malformações congênitas múltiplas e complexas que permitem o aconselhamento genético pré-natal. A anormalidade fetal estrutural está presente em cerca de 40% dos casos de HFNI.

Ecocardiografia fetal deve ser sempre realizada para detecção de defeitos estruturais e arritmias. Como as anomalias cardíacas comumente estão associadas a aneuploidias e síndromes genéticas, a identificação do tipo de defeito pode sugerir a propedêutica subsequente. Já as arritmias podem ser primárias ou secundárias a doenças sistêmicas, como hipertireoidismo ou lúpus. As duas arritmias mais importantes são a taquicardia supraventricular e a bradicardia grave associada ao bloqueio cardíaco completo. Por fim, a insuficiência cardíaca congestiva também deve avaliada, na qual pode-se observar aumento das câmaras cardíacas (Désilets et al., 2018).

Afastada a possibilidade de STFF e das principais anomalias estruturais relacionadas à HFNI, é indispensável averiguar a velocidade máxima da artéria cerebral média (ACM) por meio da Doppler-fluxometria.

Valores superiores a 1,5 MoM para a idade gestacional indicam alta probabilidade de anemia fetal grave, que ocorre tanto na DHPN quanto em casos de infecção pelo parvovírus B19 e de hemorragia feto-materna. Nesse caso, se a infecção pelo parvovírus for descartada, deve-se fazer o teste de Kleihauer.

Já quando a velocidade máxima da ACM for ≤ 1,5 MoM na presença de hidropisia fetal, a investigação deve prosseguir para outras causas de HFNI, tais como sífilis, citomegalovírus (CMV), toxoplasmose, anomalias cromossômicas, síndromes metabólicas. A presença de sinais sonográficos revelando os órgãos acometidos, a presença de crescimento intrauterino restrito (CIR) e alterações do líquido amniótico podem sugerir qual a infecção esteja envolvida como causa da HFNI (Tabela 110.2). Em muitas situações, o seguimento da investigação só será possível pela amniocentese, o que permite a realização de reação em cadeia da polimerase (PCR) para diversos agentes infecciosos com maior acurácia que os testes sorológicos maternos, além de obtenção do cariótipo fetal. Algumas síndromes genéticas e metabólicas igualmente podem ser testadas pelo líquido amniótico ou sangue fetal.

A Figura 110.8 (SMFM, 2015) esquematiza as várias etapas na avaliação diagnóstica do feto hidrópico.

Síndrome em "espelho" (ou síndrome de Ballantyne)

John W. Ballantyne foi o primeiro a descrever, em 1892, a associação entre edema materno e hidropisia fetal e placentária. Um aprofundamento na conceituação desse agravo se deu em

Tabela 110.2 Achados sonográficos nas infecções fetais que levam à HFNI.

	SNC	Cardíaca	Abdominal	Placentária/LA	CIR
Toxoplasmose	+		+	+	Raro
Sífilis			+	+	Raro
Rubéola	+	+	+		+
Parvovírus		+	+	+	
CMV	+	+	+	+	+
Varicela	+		+	+	+

CIR, crescimento intrauterino restrito; *CMV*, citomegalovírus; *LA*, líquido amniótico; *SNC*, sistema nervoso central. Adaptada de Désilets et al., 2018.

1947, quando Potter apontou a elevação da pressão arterial, a albuminúria, o edema e o ganho de peso materno como seus achados característicos.

Entre a sinonímia empregada, além de síndrome de Ballantyne, em homenagem a seu descobridor, os termos mais utilizados são "triplo edema", reforçando a existência do edema nos compartimentos materno, fetal e placentário; em 1956, O'Driscoll cunhou os termos "síndrome do espelho", no qual se enfatiza a relação entre o acometimento fetal e a clínica materna; e "pseudotoxemia", na medida em que a hipertensão, o edema e a proteinúria são achados característicos da toxemia gravídica. Nessa época, entendia-se a síndrome de Ballantyne especificamente relacionada à DHPN.

Com o advento da US e os grandes avanços da medicina materno-fetal, novos casos dessa condição têm sido relatados. Outras denominações têm sido propostas, e novas etiologias desvendadas. Situações em que a origem da anasarca feto-placentária é não imune, como teratoma sacrococcígeo, aneurisma de veia de Galeno, corioangioma placentário, anomalia de Ebstein, mola hidatiforme, alfatalassemia e arritmias cardíacas, são agora identificadas como responsáveis pela hidropisia "materno-fetal".

A incidência da síndrome de Ballantyne é bem conhecida, e a literatura disponível é basicamente composta por relatos de casos. Um estudo retrospectivo incluindo 75 casos de HFNI

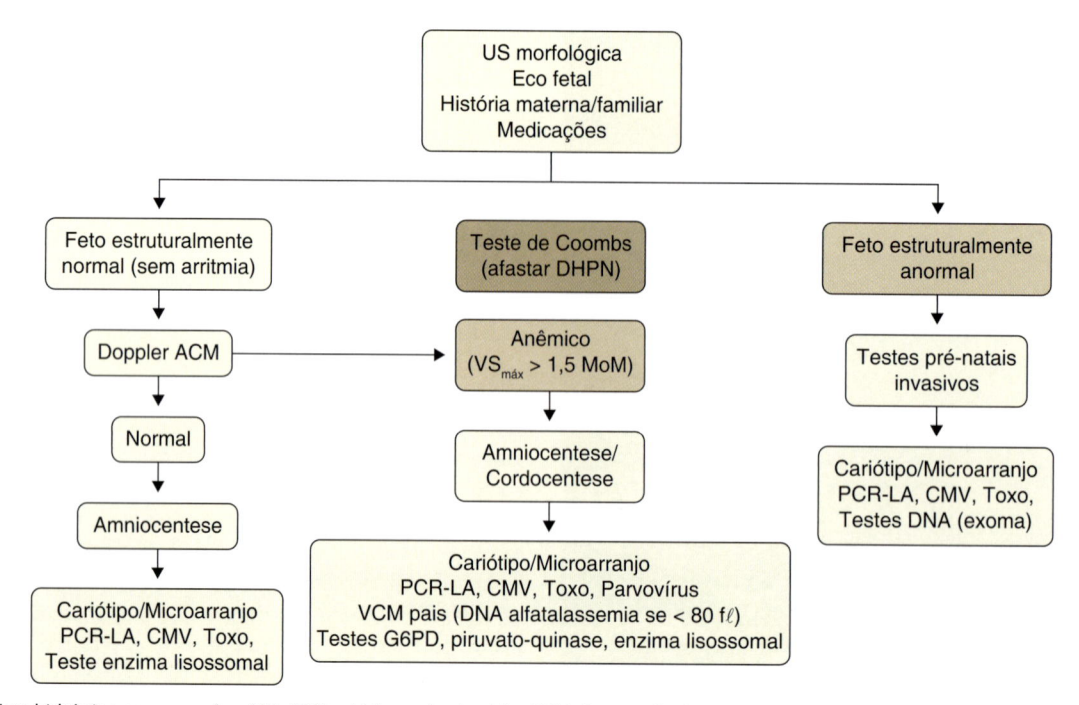

Figura 110.8 Feto hidrópico por parvovírus B19. *ACM*, artéria cerebral média; *CMV*, citomegalovírus; *DHPN*, doença hemolítica perinatal; *G6PD*, glicose-6-fosfato desidrogenase; *PCR-LA*, reação em cadeia da polimerase no líquido amniótico; *Toxo*, toxoplasmose; *VCM*, volume corpuscular médio.

encontrou incidência de 5% de hipertensão materna (Gedikbasi et al., 2011). Outra coorte retrospectiva com 337 casos de hidropisia fetal evidenciou maior incidência de pré-eclâmpsia (7,8%) nas gestações com hidropisia que nas gestações sem essa condição (2,9%), notadamente a pré-eclâmpsia grave (5,3% *versus* 0,9%) (Burwick et al., 2019).

Uma revisão sistemática identificou 113 casos relatados de 1956 a 2017 (Allarakia et al., 2017). As principais etiologias identificadas foram anemia fetal, DHPN, gemelaridade e parvovirose. A maioria dos casos foi diagnosticada entre 24 e 30 semanas, porém há casos de início precoce com 16 semanas e de surgimento tardio com 39 semanas (Allarakia et al., 2017).

É também imprecisa a fisiopatologia do quadro materno, e a placenta pode ser a origem do processo, com identificação de aumento de fatores antiangiogênicos (sFlt-1) e redução de fatores angiogênicos (PlGF), tal como ocorre na pré-eclâmpsia. Com relação ao prognóstico, a síndrome de Ballantyne parece se apresentar quando é grave o comprometimento fetal, e seu óbito é iminente. Contudo, na aludida revisão sistemática, a mortalidade perinatal relatada foi de 67% (Allarakia et al., 2017), talvez pelo fato de muitos casos relatarem reversão do quadro. Em relação ao quadro materno, observam-se edema materno, rápido ganho de peso, proteinúria leve e hipertensão. As complicações associadas à pré-eclâmpsia (eclâmpsia, insuficiência renal aguda, edema pulmonar, transfusão sanguínea e hemorragia pós-parto) são mais frequentemente encontradas em gestações com hidropisia (Burwick et al., 2019). A despeito de compartilhar diversas características com a pré-eclâmpsia, uma importante distinção é a presença de hemodiluição em oposição à hemoconcentração característica da toxemia.

Alguns autores têm apresentado situações em que os sinais e sintomas maternos desapareceram ou diminuíram (Lobato e Nakamura-Pereira, 2008). Em geral, esses casos estão associados à reversão da hidropisia fetal, espontaneamente ou após o tratamento da condição de base, ou mesmo em caso de óbito do feto acometido, no caso de gestações gemelares.

Conduta

O sucesso do tratamento vai depender fundamentalmente da etiologia e, em menor proporção, da época do diagnóstico, pois algumas podem ser tratadas *in utero* com melhora ou cura (Tabela 110.3), podendo o feto atingir a maturidade para o parto. Entretanto, a maior parte das alterações não permite tratamento, e, em determinados países, a interrupção da gestação é amplamente discutida com o casal.

Exames para avaliar a vitalidade fetal devem ser realizados de maneira sistemática, com corticoterapia, para acelerar a maturidade pulmonar nos casos em que se pressuponha viabilidade fetal.

A conduta obstétrica se baseia no estado fetal no momento do parto, seu prognóstico neonatal e condição materna. A via de parto é de indicação obstétrica, com punções esvaziadoras para reduzir os diâmetros fetais, podendo ser consideradas em casos selecionados. Deve haver cuidado especial no quarto período do parto, pela alta incidência de complicações, como retenção placentária, atonia e hemorragia pós-parto.

A necropsia do nati/neomorto é mandatória, assim como o exame da placenta, não só para o diagnóstico do caso presente como para futuro aconselhamento. Rodríguez et al. (2002),

Tabela 110.3 Etapas diagnósticas da hidropisia fetal não imune (HFNI).

História obstétrica e familiar materna

Testes maternos (não invasivos)	Hemograma completo	Distúrbios hematológicos (microcitose – traço alfatalassêmico)
	Eletroforese de hemoglobina	
	Grupo sanguíneo e teste de Coombs	Hidropisia imune
	Testes metabólicos específicos	Deficiência de G6PD
	Teste de Kleihauer-Betke	Hemorragia fetomaterna
	Sorologia para sífilis, parvovírus e TORCH	Infecção fetal
	Rastreamento de anti-Rho e anti-La	Bloqueio miocárdico congênito
	Ultrassonografia	Diagnóstico da hidropisia, evolução, gemelidade, malformações congênitas
	Ecocardiografia	Defeitos cardíacos congênitos, distúrbios do ritmo
Amniocentese	Cariótipo fetal	Anomalias cromossômicas
	PCR	Infecção fetal
	Alfafetoproteína	Nefrose congênita Teratoma sacrococcígeo
	Testes metabólicos específicos	Tay-Sachs, Gaucher, gangliosidose GM$_1$
	Teste de restrição da endonuclease	Alfatalassemia
Cordocentese	Cariótipo fetal	Anomalias cromossômicas
	Hemograma completo	Anemia fetal
	Albumina plasmática	Hipoalbuminemia
	Sorologia para IgM e PCR	Infecção congênita
	Eletroforese de hemoglobina	Alfatalassemia
	Testes metabólicos específicos	Tay-Sachs, Gaucher, gangliosidose GM$_1$

G6PD, glicose-6-fosfato desidrogenase; *GM$_1$*, monossialotetra-hexosilgangliosídio; *IgM*, imunoglobulina M; *PCR*, reação em cadeia da polimerase; *TORCH*, toxoplasmose, rubéola, citomegalovírus, herpes simples. Adaptada de Holzgreve et al., 1985.

avaliando 51 necropsias de natimortos por HFNI, identificaram a causa da hidropisia em 92% dos casos. Taweevisit e Thorner (2010) encontraram números similares em 78 necropsias de natimortos, identificando a causa em 88,5% dos fetos. Observamos que a maioria óbitos fetais nos casos de HFNI acontece até o segundo trimestre com pico entre 24 e 27 semanas em estudo recente (Figura 110.9) (McPherson, 2019).

Prognóstico

A importância do diagnóstico da hidropisia fetal reside na possibilidade de tratamento quando a etiologia é imune e em algumas situações de causa não imune. Particularmente, o prognóstico da HFNI é ominoso, com taxas de mortalidade entre 40 e 90%, dependendo da etiologia (Bellini et al., 2015). Proporção expressiva de conceptos com HFNI está acompanhada por malformações congênitas múltiplas e complexas, alterações cromossômicas, que inexoravelmente conduzam ao óbito fetal ou neonatal. Outras causas estão associadas a massa intratorácica ou derrames

pleurais que comprimem o pulmão e impedem seu desenvolvimento normal, levando à hipoplasia pulmonar. Excluindo-se as aneuploidias, a taxa de sobrevida pode se elevar para 30 a 48% (Désilets et al., 2018).

As arritmias cardíacas emprestam ao caso muito melhor prognóstico, pois há a possibilidade de cardioversão farmacológica do feto ao ritmo normal por via materna ou diretamente na circulação fetal (SMFM, 2015). A hidropisia fetal pode se resolver se a anemia fetal for corrigida pela transfusão intravascular (TIV), como na alfatalassemia e na parvovirose, além da DHPN.

O prognóstico a longo prazo é pouco avaliado na literatura. Meng et al. (2019) analisaram 1.004 casos de HFNI, dos quais 21% sobreviveram e, desses, 71,5% representam casos com sobrevida intacta (Tabela 110.4). Cabe ressaltar que mais de 60% interromperam a gestação voluntariamente – obviamente os casos de pior prognóstico. Santo et al., em 2011, descreveram 34 infantes que sobreviveram; desses, 17 tiveram desenvolvimento normal sem comorbidades, seis tiveram perda de seguimento e três cursaram com atraso no desenvolvimento neurológico.

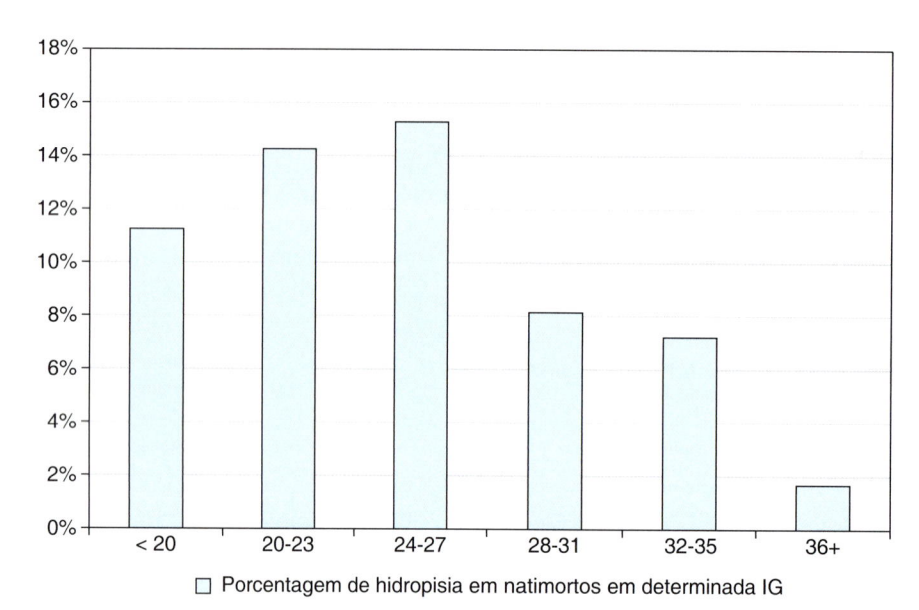

☐ Porcentagem de hidropisia em natimortos em determinada IG

Figura 110.9 Natimortalidade em fetos com hidropisia fetal em função da idade gestacional (IG). (Adaptada de McPherson, 2019.)

Tabela 110.4 Etiologia e desfecho de 1.004 casos de hidropisia fetal não imune.

Causas	Casos	Interrupção médica da gestação	Perda fetal	Sobrevida	Sobrevida intacta (entre sobreviventes)
Hematológicas	285	269	0	1,1%	40%
Anomalias cromossômicas	199	189	4	00%	00%
Linfáticas	78	36	1	42,2%	40,7%
Cardiovasculares	41	23	1	23,5%	50%
Outras causas	401	155	20		
Todas causas somadas	1004	672	26	21,7%	71,5%

Adaptada de Meng et al., 2019.

Bibliografia

Allarakia S, Khayat HA, Karami MM, et al. Characteristics and management of mirror syndrome: a systematic review (1956-2016). J Perinat Med. 2017;45(9):1013-21.

Apkon M. Pathophysiology of hydrops fetalis. Semin Perinatol. 1995; 19(6):437-46.

Bellini C, Hennekam RC. Non-immune hydrops fetalis: a short review of etiology and pathophysiology. Am J Med Genet A. 2012;158A(3):597-605. doi: 10.1002/ajmg.a.34438. Epub 2012 Feb 2. PMID: 22302731.

Bellini C, Donarini G, Paladini D, et al. Etiology of non-immune hydrops fetalis: An update. Am J Med Genet A. 2015;167A(5):1082-8.

Bellini C, Hennekam RC, Fulcheri E, et al. Etiology of nonimmune hydrops fetalis: a systematic review. Am J Med Genet A. 2009;149A(5):844-51.

Burwick RM, Pilliod RA, Dukhovny SE, Caughey AB. Fetal hydrops and the risk of severe preeclampsia. J Matern Fetal Neonatal Med. 2019;32(6):961-5.

Désilets V, De Bie I, Audibert F. N. 363-Investigation and management of non-immune fetal hydrops. J Obstet Gynaecol Can. 2018;40(8):1077-90.

Gedikbasi A, Oztarhan K, Gunenc Z, et al. Preeclampsia due to fetal non-immune hydrops: mirror syndrome and review of literature. Hypertens Pregnancy. 2011;30(3):322-30.

Holzgreve W, Holzgreve B, Curry CJ. Nonimmune hydrops fetalis: diagnosis and management. Semin Perinatol. 1985;9(2):52-67. PMID: 3898386.

Lobato G, Nakamura-Pereira M. Reversion of the Ballantyne syndrome despite fetal hydrops persistence. Fetal Diagn Ther. 2008;24(4): 474-7.

McPherson E. Hydrops fetalis in a cohort of 3,137 stillbirths and second trimester miscarriages. Am J Med Genet A. 2019;179(12):2338-42.

Meng D, Li Q, Hu X, et al. Etiology and outcome of non-immune hydrops fetalis in Southern China: report of 1004 cases. Sci Rep. 2019;9:10726.

Moise KJ. Fetal anemia due to non-Rhesus-D red-cell alloimmunization. Semin Fetal Neonatal Med. 2008a;13(4):207-14.

Moise KJ Jr. Management of rhesus alloimmunization in pregnancy. Obstet Gynecol. 2008b;112:164-76.

Randenberg AL. Nonimmune hydrops fetalis part I: etiology and pathophysiology. Neonatal Netw. 2010a;29(5):281-95.

Randenberg AL. Nonimmune hydrops fetalis part II: does etiology influence mortality? Neonatal Netw. 2010b;29(6):367-80.

Rodríguez MM, Chaves F, Romaguera RL, Ferrer PL, de la Guardia C, Bruce JH. Value of autopsy in nonimmune hydrops fetalis: series of 51 stillborn fetuses. Pediatr Dev Pathol. 2002;5(4):365-74.

Santo S, Mansour S, Thilaganathan B, Homfray T, Papageorghiou A, Calvert S, Bhide A. Prenatal diagnosis of non-immune hydrops fetalis: what do we tell the parents? Prenat Diagn. 2011;31(2):186-95. doi: 10.1002/pd.2677. Epub 2011 Jan 4. PMID: 21268039.

Society for Maternal-Fetal Medicine (SMFM), Norton ME, Chauhan SP, Dashe JS. Society for maternal-fetal medicine (SMFM) clinical guideline #7: nonimmune hydrops fetalis. Am J Obstet Gynecol. 2015;212(2):127-39.

Sohan K, Carroll SG, De La Fuente S, Soothill P, Kyle P. Analysis of outcome in hydrops fetalis in relation to gestational age at diagnosis, cause and treatment. Acta Obstet Gynecol Scand. 2001;80(8):726-30.

Swearingen C, Colvin ZA, Leuthner SR. Nonimmune Hydrops Fetalis. Clin Perinatol. 2020;47:105-21.

Taweevisit M, Thorner PS. Hydrops fetalis in the stillborn: a series from the central region of Thailand. Pediatr Dev Pathol. 2010;13(5):369-74.

Warsof SL, Nicolaides KH, Rodeck C. Immune and non-immune hydrops. Clin Obstet Gynecol. 1986;29(3):533-42. doi: 10.1097/00003081-198609000-00009. PMID: 3093128.

111

Cirurgia Fetal

Cleisson Fábio Andrioli Peralta
Jair Roberto da Silva Braga
Cristos Pritsivelis
Clara Alves Antunes

Nos últimos 30 anos, a ultrassonografia e o avanço tecnológico possibilitaram o diagnóstico de inúmeras anomalias fetais e o avanço na terapia fetal.

Na mielomeningocele (MMC), o reparo intraútero tem melhores resultados neurológicos do que aqueles tratados após o nascimento. O *Management of Myelomeningocele Study* (MOMS), de 2011, estabeleceu essa superioridade. Os critérios para a cirurgia intraútero são fetos com Chiari II, nível superior da lesão na coluna entre T1 e S1 e idade gestacional entre 19 e 26 semanas. A técnica clássica consiste na histerotomia de 6 a 8 cm e no fechamento da lesão neural por camadas. Entretanto, ela aumenta o risco materno em função da maior incidência de rotura prematura das membranas, parto prematuro, além das complicações da cicatriz uterina. A fetoscopia é uma alternativa de correção da MMC, porém, até o momento, essa técnica tem mostrado altas taxas de rotura prematura de membranas e consequente parto pré-termo. A mini-histerotomia (técnica de Peralta) combina vantagens da cirurgia fetal aberta e da fetoscopia, com incisão de 3 cm, reduzindo as complicações maternas.

A hérnia diafragmática congênita resulta em alças intestinais, fígado e outras vísceras abdominais herniando para a cavidade torácica, impedindo o crescimento e a maturação dos pulmões, com altas taxas de mortalidade e morbidade. Para minimizar esse risco, é oferecida a oclusão traqueal por via endoscópica, o que aumenta a pressão nas vias respiratórias acarretando o crescimento e a expansão dos pulmões.

As gestações gemelares monocoriônicas podem apresentar complicações graves, como restrição de crescimento intrauterino seletiva, óbito de um dos fetos, síndrome de transfusão feto-fetal (STFF), sequência anemia-policitemia (*twin anemia-polycytaemia sequence* – TAPS) e sequência de perfusão arterial reversa (*twin reversed arterial perfusion* – TRAP). Quando graves, STFF e TAPS estão associadas a óbito intrauterino em 90% dos casos. O tratamento eficaz é a coagulação endoscópica a *laser* das anastomoses, melhorando o prognóstico. A restrição seletiva de crescimento tem como opções de manejo a conduta expectante, a realização do parto se a morte fetal for iminente ou a intervenção ativa intraútero com *laser* por fetoscopia. A sequência TRAP, em virtude da sobrecarga circulatória que o feto acárdico impõe ao feto bomba, pode aumentar a mortalidade. O tratamento pode ser oclusão do cordão por embolização, ligadura do cordão, fotocoagulação a *laser* e diatermia monopolar e bipolar.

A obstrução urinária baixa (válvula de uretra posterior ou atresia uretral) tem como opção de tratamento intraútero a derivação vesicoamniótica, a ablação a *laser* endoscópica da válvula uretral, a fetoscopia, bem como a dilatação uretral com balão, para evitar a oligoidramnia/adramnia e a hipoplasia pulmonar.

Quando identificada ventriculomegalia cerebral, o feto deve ter sua anatomia avaliada. O cariótipo deve ser realizado, além de uma investigação estendida de infecções. Na tentativa de descomprimir o sistema ventricular e melhorar o desenvolvimento neuropsicomotor, houve algumas tentativas de tratamento pré-natal, sem sucesso. Recentemente, a terceiroventriculostomia vem sendo realizada em alguns centros, em caráter experimental.

As intervenções cardíacas fetais não têm como finalidade a correção intrauterina da cardiopatia congênita, mas a mudança da história natural, melhorando as opções cirúrgicas pós-natais.

Este capítulo está disponível, online, no Ambiente de aprendizagem do GEN.

112

Políticas de Atenção à Gestação, ao Parto e ao Puerpério no Brasil

Antonio José Leal Costa
Maria de Lourdes Tavares Cavalcanti
Rosanna Iozzi da Silva
Pauline Lorena Kale
Joffre Amim Junior

No Brasil, a institucionalização das ações e políticas de saúde infantil e materna ocorreu no começo do século XX. Diferentes estruturas foram criadas na esfera federal de governo, responsáveis pela coordenação da assistência materna e infantil em todo o país.

O Programa de Assistência Integral à Saúde da Mulher (PAISM), de 1983, fundamenta-se nos mesmos princípios e diretrizes norteadores do Sistema Único de Saúde (SUS), instituído pela Constituição Federal de 1988 e regulamentado a partir do início da década seguinte. Já no século XXI foi instituída a Política Nacional de Atenção Integral à Saúde da Mulher (PNAISM), contemplando o cuidado à gestação, ao parto e ao puerpério, também à luz desses direcionamentos.

O avanço das políticas de atenção ao pré-natal, ao parto, ao nascimento e ao puerpério expressa mudanças nas relações de gênero e do lugar das mulheres na sociedade brasileira. A visibilidade das situações de violência obstétrica ou institucional ocupa espaço de discussão nas esferas executiva, legislativa e judiciária do poder público. O tema tratado entre profissionais de saúde, entidades e escolas é elemento que sinaliza e contribui para uma transformação social mais ampla e profunda, no sentido de maior igualdade e justiça social em nosso país.

Este capítulo está disponível, online, no Ambiente de aprendizagem do GEN.

113

Gravidez na Adolescência

Antonio Braga
Denise Leite Maia Monteiro

A gravidez na adolescência é aquela que ocorre entre 10 e 19 anos, considerando-se a idade da paciente por ocasião do parto (WHO, 1999). Em todo o mundo, aproximadamente 16 milhões de meninas entre 15 e 19 anos e 2 milhões de meninas com menos de 15 anos têm filhos a cada ano, com maior frequência de nascidos vivos (NV) de mães adolescentes nos países em desenvolvimento. No Brasil, cerca de uma em cada cinco brasileiras têm o primeiro filho antes dos 20 anos, proporção que se vem mantendo nos últimos 10 anos, apesar da queda do percentual de NV de mães adolescentes a partir do ano 2000, da ordem de 13,5% em 10 anos.

Trata-se de um problema mundial. Segundo o relatório de 2018 da Organização Pan-Americana da Saúde/Organização Mundial da Saúde (OPAS/OMS), Fundo das Nações Unidas para a Infância (Unicef) e Fundo de População das Nações Unidas (UNFPA), a taxa mundial de gravidez na adolescência permanece elevada, estimada em 46 nascimentos por cada 1.000 meninas. Na América Latina e no Caribe, a taxa continua sendo a segunda mais alta do mundo, estimada em 65,5 nascimentos/1.000 adolescentes entre 15 e 19 anos, superada apenas pela África Subsaariana. A taxa brasileira está estimada em 68,4 nascimentos/1.000 adolescentes.

Este capítulo apresentará, para além das complicações obstétricas da gravidez na adolescência, estratégias para prevenção de agravo a fim de garantir a proteção da adolescência de nossas mulheres.

Este capítulo está disponível, online, no Ambiente de aprendizagem do GEN.

114 Gravidez após Reprodução Assistida

Eduardo Leme Alves da Motta
Thaís Sanches Domingues Cury
Paulo C. Serafini

A fertilização *in vitro* (FIV) é uma alternativa terapêutica cada vez mais corriqueira na prática diária do ginecologista. Além da habilidade em ultrapassar os limites da concepção natural, a FIV também pode fornecer informações adicionais com o diagnóstico genético pré-implantacional, quando é realizada a biopsia embrionária e algumas células são retiradas no estágio de blastocisto para análise prévia à implantação. Logo, é possível obter informações sobre a integridade no número de cromossomos – condição essencial para que a gravidez ocorra –, no intuito de selecionar o embrião de melhor viabilidade e, potencialmente, evitar aqueles sem condições de se implantar ou mesmo com o potencial de abortos ou gestações indesejadas pela presença de aneuploidias ocasionais. É o chamado rastreamento cromossômico embrionário. Outra possibilidade nesse tipo de análise consiste em evidenciar mutações gênicas presentes nos genitores que, se presentes nos embriões, levariam a doenças degenerativas ou mesmo a risco à vida. Nessa situação temos a identificação de um único gene deletério ou o diagnóstico das doenças monogênicas. Este capítulo tem o objetivo de evidenciar as principais aplicações do diagnóstico genético pré-implantacional, mas também de realçar suas limitações, pois trata-se de uma abordagem laboratorial adicional, com possível trauma aos embriões, além das dificuldades de se evidenciar e determinar, com inequívoca precisão, a herança genética do embrião com base no estudo de poucas células.

Este capítulo está disponível, online, no Ambiente de aprendizagem do GEN.

115

Cuidados às Pessoas e Famílias LGBTQIA+

Ana Thais Vargas
Fernanda Brião Vaz

A sigla LGBTQIA+ é uma maneira simplificada de se dirigir ao público com diversidade de orientação sexual e de gênero. Ela é dividida nas partes: "LGB", que se refere à orientação sexual e significa lésbicas, *gays* e bissexuais; "TQI", que corresponde à identidade de gênero: transexuais, *queer* e intersexo; o "A", que se refere a assexuais; e o sinal de "+", que engloba pessoas não binárias, pansexuais e demais identidades. Todos os integrantes dos serviços de saúde devem estar preparados para receber essa parte da população com suas particularidades.

Os profissionais da atenção em saúde devem tratar os pacientes pelo seu nome e pronome de escolha. O atendimento às pessoas trans precisa ser transdisciplinar e contar com vários profissionais, dentre os quais psicólogos e psiquiatras. Anamnese e exame físico devem ser realizados respeitando-se as peculiaridades de cada indivíduo. A rotina ginecológica para mulheres que fazem sexo com mulheres é idêntica à da população geral. Colpocitologia oncótica deve ser realizada em todas as pessoas com útero, seguindo o calendário estabelecido para a população geral, assim como a mamografia de rastreamento.

Em relação à parentalidade LGBTQIA+, a experiência é complexa, envolve fatores biológicos, psicológicos, sociais e culturais e é significada de maneiras distintas em cada sociedade. As famílias também podem configurar-se de múltiplas maneiras – por exemplo, famílias recompostas, monoparentais, adotivas e homoparentais. Os serviços de reprodução assistida devem considerar as particularidades do atendimento aos indivíduos e às famílias LGBTQIA+, que podem buscar serviços diversos como doação de esperma, inseminação intrauterina ou fertilização *in vitro*.

Na assistência pré-natal, são mantidos os protocolos de exames, vacinação, número de consultas e acompanhamentos em geral. Casais LGBTQIA+ podem ser atendidos no âmbito da assistência pré-natal, encontrando-se as mais diversas configurações, incluindo homens e mulheres transexuais e casais homoafetivos. A assistência ao parto deve contemplar essa diversidade, evitando-se a interseção de violência obstétrica. Essas famílias merecem ser respeitadas em seus arranjos, que nunca devem ser questionados com perguntas inconvenientes ou comentários preconceituosos. Também deve ser respeitado o direito ao acompanhante de escolha da pessoa gestante. É preciso contemplar a possibilidade de outra pessoa além daquela que pariu amamentar, o que pode envolver não apenas duas mães, mas combinações diversas de casais transexuais. Existem protocolos específicos de indução da lactação em pessoas não gestantes.

Auxiliar e orientar famílias na aceitação e compreensão de seus membros LGBTQIA+ pode ter impactos importantes nas vidas das pessoas envolvidas. Maus-tratos, violência física, psicológica, baixa escolaridade e, portanto, poucas oportunidades de melhoria de vida podem ser evitados quando todo o serviço de saúde se propõe a auxiliar essas famílias. Deve-se manter um compromisso permanente de acolhimento e atendimento a todas as apresentações da diversidade humana.

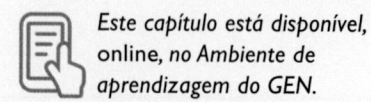

Este capítulo está disponível, online, no Ambiente de aprendizagem do GEN.

116 Violência entre Parceiros Íntimos durante a Gestação e Maus-Tratos no Parto

Tatiana Henriques Leite
Emanuele Souza Marques
Marcos Nakamura Pereira
Bruna Ortiz Guerra

A violência contra mulher perpetrada pelo parceiro íntimo é uma importante questão de saúde pública e de direitos humanos em todo o mundo. A violência entre parceiros íntimos (VPI) manifesta-se de diferentes maneiras e pode ser de natureza física, psicológica e/ou sexual.

A magnitude da VPI é elevada durante a gestação, e suas consequências incluem tanto desfechos imediatos, que podem ser percebidos durante o período gestacional, quanto de curto e longo prazos. Ganho inadequado de peso, sangramentos, lesões físicas agudas ou imediatas (lesões de abdome e cabeça, fraturas) e maior risco de mortalidade materna são exemplos de possíveis desfechos imediatos.

As consequências de médio e longo prazos da VPI podem ser de ordem psicológica e comportamental, como medo, vergonha, baixa autoestima, depressão pós-parto, transtorno do estresse pós-traumático, ansiedade, insônia e adoção de comportamentos de risco. Entre os danos à saúde física, destacam-se dores crônicas, distúrbios gastrintestinais, feminicídio e suicídio. As repercussões na saúde sexual e reprodutiva das mulheres vítimas de VPI incluem infecções sexualmente transmissíveis, infecção pélvica e/ou do trato urinário, fístula e miomas.

As consequências da VPI durante a gestação para a criança perpassam o período intrauterino e podem manifestar-se no período neonatal e até mesmo nos primeiros anos de vida. Aborto, morte fetal, baixo peso ao nascer, tamanho pequeno para idade gestacional, prematuridade, desmame precoce, desnutrição, menor desenvolvimento cognitivo, problemas de saúde mental e maior risco de sofrer violência na infância são apontados como algumas das possíveis repercussões da VPI.

Por todo o mundo, avolumam-se denúncias de mulheres que sofreram abusos e negligência durante a assistência ao parto nas instituições de saúde. Há relatos de tapas, chutes, socos e xingamentos sendo praticados contra mulheres, durante e pós-parto, perpetrados por profissionais de saúde.

Em 2014, a OMS declarou que "todas as mulheres têm direito ao mais alto padrão de saúde atingível, incluindo o direito a uma assistência digna e respeitosa durante toda a gravidez e o parto, assim como o direito de estar livre da violência e discriminação".

Promover o cuidado materno respeitoso é elemento central para melhorar a experiência das mulheres no parto. Quando a mulher se sente apoiada, respeitada e apta a participar e compartilhar o processo de decisão com seus cuidadores, ela tem maior probabilidade de ter uma experiência positiva no parto. Intervenções para promover e sustentar o cuidado materno respeitoso são necessárias nos três níveis de cuidado (individual, hospitalar e sistema de saúde). Portanto, promover o cuidado materno respeitoso vai além de prevenir os maus-tratos no parto – é uma questão de direitos humanos.

 Este capítulo está disponível, online, no Ambiente de aprendizagem do GEN.

117

Poluentes e Gravidez

Carmen Ildes Rodrigues Fróes-Asmus
Volney de Magalhães Câmara

Existe uma ampla possibilidade de efeitos tóxicos dos diferentes poluentes químicos ambientais sobre o sistema reprodutor. Alguns poluentes ambientais podem ter efeitos mutagênicos, causando diminuição da fertilidade e dificuldade para a ocorrência de gravidez. Durante a gestação, podem ocorrer efeitos embriotóxicos, teratogênicos ou carcinogênicos sobre o zigoto, o embrião ou o feto. Como consequência, podem levar à ocorrência de abortamentos espontâneos, mortes pré-natais, baixo peso ao nascer, partos prematuros e malformações congênitas. Na criança, pode haver alterações do desenvolvimento infantil (em particular, comprometimento do neurodesenvolvimento) e neoplasias infantis.

O conceito de janelas de vulnerabilidade refere-se a períodos críticos, ou mais sensíveis, do desenvolvimento do feto intraútero aos efeitos tóxicos dos poluentes químicos ambientais. A exposição a poluentes químicos ambientais no período embrionário, fetal e neonatal é particularmente tóxica em decorrência das características específicas dessas fases da formação e do desenvolvimento humano. Entre elas, destacam-se o maior número de células se dividindo, a imaturidade dos sistemas enzimáticos e imunológico e da barreira hematencefálica.

A permeabilidade da placenta a poluentes ambientais varia de acordo com as propriedades físico-químicas das substâncias (estrutura e composição química) e com sua persistência no ambiente. Pode haver exposição intrauterina transplacentária a diversos poluentes ambientais, como monóxido de carbono, chumbo, metilmercúrio e agrotóxicos.

Alguns poluentes químicos ambientais, em particular compostos organoclorados e metais, têm efeitos sobre o metabolismo glicídico e lipídico, podendo haver interações com a ocorrência de diabetes melito gestacional. A associação entre a exposição a poluentes químicos ambientais, em especial atmosféricos e metais, com alterações dos níveis pressóricos durante a gestação, incluindo hipertensão gestacional, pré-eclâmpsia e eclâmpsia, também tem sido investigada.

Embora a exposição a poluentes químicos ambientais seja disseminada, há uma série de variáveis que podem levar a níveis elevados de exposição ou a um aumento da vulnerabilidade. Por exemplo, residir em ruas ou avenidas de tráfego intenso ou próximo a áreas de plantio determina maior exposição das gestantes a níveis mais elevados de poluentes atmosféricos e de agrotóxicos.

O estado nutricional materno é outro fator importante que pode influenciar a exposição fetal aos poluentes químicos. Dietas ricas em cálcio, ferro, zinco, fósforo e cobre diminuem a absorção gastrintestinal de chumbo.

Condições socioeconômicas e indicadores de vulnerabilidade social também são determinantes importantes de exposição a poluentes ambientais. Comunidades que apresentam baixos indicadores socioeconômicos e de qualidade de vida são mais frequentemente impactadas por múltiplos estressores ambientais, como poluentes que contaminam o ar e a água potável, além da desorganização urbana, com habitações irregulares. Isso pode interagir com outros estressores sociais crônicos que ocorrem desproporcionalmente nessas comunidades, como pobreza, insegurança alimentar, violência, entre outros, e é um fator contribuinte para as desigualdades na ocorrência de eventos adversos no nascimento, tais como baixo peso e prematuridade.

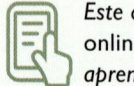

Este capítulo está disponível, online, no Ambiente de aprendizagem do GEN.

118 Planejamento Familiar: Contracepção no Puerpério

Célia Regina da Silva

Em mulheres que não amamentam, os níveis de gonadotrofina permanecem baixos durante o início do puerpério e retornam às concentrações normais durante a 3ª e a 5ª semana, quando os níveis de prolactina retornam à linha de base.

Segundo Campbell e Gray (1993), em um estudo com 22 mulheres, nenhuma delas ovulou antes de 25 dias após o parto, mas 11 ovularam antes da 6ª semana pós-parto. Além disso, dois terços das mulheres ovularam antes da primeira menstruação. Nas mulheres que não amamentam, portanto, o retorno da menstruação não pode ser usado como um indicador. De fato, a lactação é o mecanismo que mantém um intervalo razoável entre gestações. Na África e na Ásia, a amamentação reduz a taxa de fertilidade em uma média de cerca de 30%.

Intervalos de nascimento inferiores a 2 anos estão associados a maior incidência de baixo peso ao nascer, parto prematuro, morte neonatal, desnutrição, infecção e aumento da mortalidade no segundo ano para o filho anterior. A anticoncepção no pós-parto não deve interferir na lactação, nem no elo mãe-recém-nascido.

Contracepção adicional é necessária durante a lactação para a maioria das mulheres. Isso não significa que a amamentação exclusiva até 6 meses não deva ser incentivada e que a proteção obtida nesse período de amamentação não deva ser enfatizada. Após 3 meses, a primeira ovulação pode preceder o primeiro sangramento menstrual.

Segundo Poli (2016), o método contraceptivo deve apresentar características como eficácia, compreendida como a capacidade de proteger contra a gravidez não desejada e não programada; outra característica é a segurança caracterizada pela capacidade de não causar potencial risco à saúde de quem o utiliza.

Para Vieira et al. (2008), além da atenção à contracepção, deve-se considerar o intervalo intergestacional ideal, de 3 a 5 anos, reduzindo assim intercorrências patológicas ligadas à nova concepção sem o organismo materno estar preparado para nova gravidez.

Os curtos períodos intergestacionais geram aumento de complicações, tanto maternas quanto fetais; portanto, a contracepção eficaz no puerpério tem enorme importância. O método prescrito deve ser seguro, de modo que não interfira na lactação nem altere o sistema hemostático (Vieira et al., 2008).

Deve-se pensar na preocupação com a humanização dos cuidados à saúde da mulher em todas as fases do ciclo vital. Porém, percebe-se a pouca valorização das demandas no período puerperal, considerado de riscos para alterações fisiológicas e psicológicas. Outra questão importante na atenção à contracepção no puerpério é a educação em saúde no pré-natal e no puerpério, fundamental para o conhecimento e o esclarecimento de dúvidas sobre o momento certo para uma nova gravidez e sobre os métodos anticoncepcionais, especialmente os indicados para esse período específico (Parreira et al., 2010). Há a necessidade de implementar as ações de saúde da mulher, de modo a estabelecer uma adequada contracepção no puerpério para prevenir morbidades maternas e infantis (Vieira et al. 2008).

A anticoncepção atribui um papel fundamental quando se fala em saúde reprodutiva da mulher, já que inadequações podem acarretar em algumas consequências, como gravidez não planejada, gravidez na adolescência, abortos ilegais e aumento da mortalidade materna (Parreira et al. 2011).

O planejamento familiar no pós-parto imediato não é um conceito novo. O Programa Internacional de Pós-Parto, implementado de 1966 a 1973, inicialmente em 21 países, demonstrou a viabilidade de se oferecerem serviços em planejamento familiar no contexto da assistência obstétrica hospitalar.

Opções de contracepção durante o período pós-parto imediato

Para lactantes, indicam-se as alternativas listadas a seguir:

- Método da amenorreia lactacional (LAM; do inglês, *lactational amenorrhea method*)
- Preservativos
- Pílulas somente com progestógenos
- Dispositivo intrauterino (DIU)
- Implantes
- Esterilização feminina
- Esterilização masculina.

Para não lactantes, são indicados os seguintes:

- Preservativos
- Contraceptivos orais combinados
- DIU
- Implantes
- Injetáveis
- Contracepção de emergência
- Esterilização feminina
- Esterilização masculina (OMS, 2015).

Um intervalo entre nascimentos de dois ou mais anos melhora a sobrevivência infantil e a morbidade materna.

Quando lidamos com planejamento familiar, é de fundamental importância considerar os seguintes aspectos:

- Informação correta e clara
- Acesso fácil aos insumos
- Anamnese dirigida para afastar patologias que poderão interferir na escolha do método
- Orientação quanto à reversibilidade do método
- Adequação do método a ser adotado pelo casal (prole, idade, nível cultural, dentre outros fatores).

Mediante o conhecimento das diretrizes para a boa orientação da nutriz, devemos incentivá-la em relação ao aleitamento exclusivo até o sexto mês pós-parto no sentido de adotar o método LAM.

Método da amenorreia lactacional

O Consenso de Bellagio, em 1989, resgatou o conceito de que o aleitamento materno exclusivo nos primeiros 6 meses de pós-parto garante o espaçamento das gravidezes.

O principal hormônio envolvido na biossíntese do leite é a prolactina. As concentrações de prolactina aumentam a resposta ao estímulo da amamentação. Diante da intensidade e da frequência suficientes, os níveis de prolactina permanecerão elevados. Nota-se que esse estado de hiperprolactinemia faz com que o hormônio foliculoestimulante (FSH) e o hormônio luteinizante (LH) mantenham-se em níveis de limites inferiores da normalidade. Apesar desses níveis de gonadotrofinas, os ovários não desenvolvem folículos e, assim, não produzem estrogênio.

Para ocorrer a eficácia, é fundamental obedecer a três regras básicas (Figura 118.1):

- O bebê deve ter até 6 meses
- O aleitamento deve ser exclusivo ou quase exclusivo
- A nutriz deve estar em amenorreia.

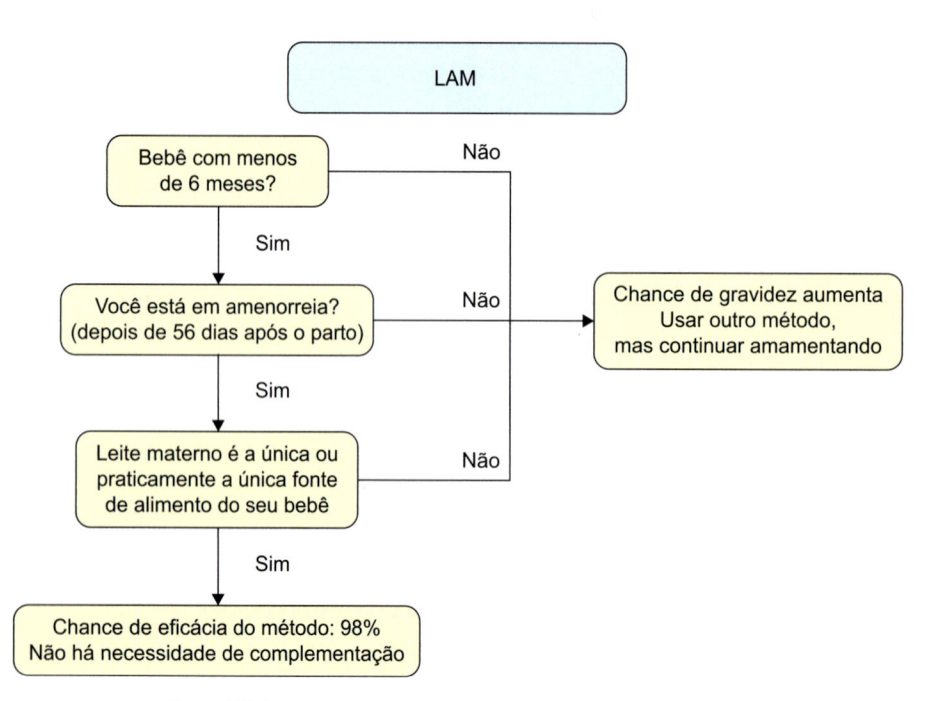

Figura 118.1 Critérios para o método da amenorreia lactacional (LAM).

O uso de chupeta, mamadeira, introdução de líquidos ou sólidos e longos intervalos entre as mamadas (p. ex., intervalo noturno maior que 6 horas) pode interferir diretamente na produção de leite, permitindo oscilação da liberação de prolactina e facilitando a possibilidade de ovulação.

Nas nutrizes amenorreicas, a eficácia é de cerca de 98%; nas nutrizes com menstruação presente, o índice de falha é em torno de 27,2%.

A eficácia do método LAM, em Bellagio, foi confirmada em estudos clínicos. A Organização Mundial da Saúde (OMS) realizou um grande estudo prospectivo, examinando a relação entre alimentação infantil e amenorreia, bem como a taxa de gravidez durante amenorreia na lactação. Foram avaliadas 483 mulheres que ainda estavam amamentando e permaneceram amenorreicas. Os autores evidenciaram taxas de gravidez de 0,8% em 6 meses e 4,4% em 12 meses.

O efeito inibidor da fertilidade produzido pelo LAM deixa de ser eficiente quando a mulher volta a menstruar, quando o recém-nascido começa a receber outros alimentos e ao completar 6 meses.

Quando a mulher deseja utilizar outro método anticoncepcional associado ao LAM, é preciso escolher um método anticoncepcional que não interfira na amamentação. Nesses casos, deve-se primeiro considerar os métodos não hormonais, como o DIU e os métodos de barreira. Assim, para orientar o uso de métodos anticoncepcionais no pós-parto, deve-se observar o seguinte:

- O tempo de pós-parto
- A adoção ou não da amamentação
- O padrão da amamentação
- O retorno ou não da menstruação
- Os possíveis efeitos dos anticoncepcionais hormonais sobre a lactação e o lactente.

Métodos de barreira

São métodos que não exercem impacto sobre o aleitamento, uma excelente escolha para o casal motivado. São as formas mais antigas de controle de concepção. Dentre os métodos de barreira, os mais conhecidos até hoje são *condom* masculino, *condom* feminino, diafragma e espermicida.

Condom masculino. É um método utilizado por aproximadamente 45 milhões de casais em idade reprodutiva em todo o mundo. Previne a gravidez e as infecções sexualmente transmissíveis (IST), inclusive HIV/AIDS. A possibilidade de falha em torno é de 3 a 7%. O *condom* masculino pode ser de látex ou poliuretano, com lubrificante espermicida ou não. Na anticoncepção pós-parto, deve-se dar preferência ao *condom* lubrificado, pois sabemos que, por questões hormonais, o canal vaginal estará com baixa lubrificação, diferindo do ideal esperado durante o ato sexual.

Condom feminino. Tal qual o masculino, atua como uma barreira física entre o pênis e a vagina, servindo de reservatório ao sêmen e impedindo o risco de IST/AIDS. O *condom* feminino é de poliuretano, com dois anéis flexíveis, um em cada extremidade, assegurando o ancoramento na cérvice uterina, como o diafragma, e externamente se adaptando ao introito vaginal. O índice de falha é de 3 a 12%, ou seja, 3 a 12 gravidezes em 100 mulheres/ano.

Diafragma. É um método vaginal de anticoncepção que consiste em um capuz macio, de borracha ou silicone, côncavo, com borda flexível, que cobre todo o colo uterino. Deve ser usado com geleia ou creme espermicida. É comercializado em tamanhos que variam de 50 a 105 mm. É necessária uma avaliação da medida ideal para cada mulher e exige um aprendizado para sua utilização. Daí, no caso da nutriz, o diafragma é uma boa opção, caso ela já tenha o conhecimento da utilização do método. A taxa de falha no 1º ano de uso varia de 6 a 18 gravidezes por 100 mulheres/ano. O uso do diafragma só deve ser iniciado 6 semanas após o parto, já que sua eficácia depende da correta localização na vagina, que geralmente só é possível após esse período, quando a anatomia genital da mulher retorna a seu estado não gravídico. É mandatória nova avaliação do tamanho do diafragma, 6 meses após o parto, quando poderá ocorrer nova variação de medida do mesmo. A conservação do diafragma deverá ser rigorosa com o fim de não causar infecções vaginais e para manter sua durabilidade.

Espermicidas. Geleias, supositórios ou tabletes espumantes são empregados como veículos para agentes químicos que inativam os espermatozoides na vagina, antes que possam se deslocar até o trato genital superior. O mecanismo de ação é lesionar as membranas celulares dos espermatozoides. Os agentes usados atualmente são monoxinol-9, octoxinol-9 e menfegol. O índice de falha é de 20% no 1º ano de uso. Sua utilização geralmente é associada a outro método de barreira, a fim de aumentar a eficácia. O uso repetido ou em altas doses de nonoxinol-9 está associado ao aumento de risco de microlesões genitais, que podem propiciar a aquisição de infecção pelo HIV.

Métodos hormonais e uso do DIU de cobre

Métodos hormonais

Dentre os métodos hormonais, devemos incluir os citados nos critérios de elegibilidade da OMS de 2015 (Tabelas 118.1 e 118.2).

Métodos hormonais à base de progestógenos

▶ **Minipílulas**

A eficácia anticonceptiva das pílulas constituídas apenas por progestógenos não se baseia na inibição da ovulação, a qual pode ocorrer em 15 a 40% dos casos, mas sim em outras propriedades: alterações no muco do colo uterino que prejudicam o movimento e a viabilidade do espermatozoide (o muco se torna mais

Tabela 118.1 Critérios de elegibilidade da Organização Mundial da Saúde (OMS).

OMS 1	O método pode ser usado sem restrições
OMS 2	O método pode ser usado. **As vantagens geralmente superam os riscos** possíveis ou comprovados
OMS 3	O método não deve ser usado, a menos que o médico julgue que a cliente pode utilizá-lo com segurança. **Os riscos possíveis e comprovados superam os benefícios do método**. Deve ser o método de última escolha e, caso seja escolhido, acompanhamento rígido é necessário
OMS 4	O método **não deve ser usado**. Apresenta um risco inaceitável

Adaptada de OMS, 2015.

Tabela 118.2 Critérios de elegibilidade da Organização Mundial da Saúde.

Condição	ACO/AT/AV	AIC	PP	AMP-D	Implante-ETG	DIU-Cu	DIU-LNG
Pós-parto (mulheres que não amamentam)							
A. < 21 dias			1	1	1		
Sem fator de risco para TEV	3	3					
Com fator de risco para TEV	4	4					
B. ≥ 21 dias até 42 dias			1	1	1		
Sem fator de risco para TEV	2	2					
Com fator de risco para TEV	3	3					
C. > 42 dias	1	1	1	1	1		
Pós-parto (mulheres que amamentam/não amamentam e pós-parto cesáreo)							
A. < 48 h inclusive imediatamente pós-dequitação no parto						1	Sem amamentar – 1 Amamentando – 2
B. ≥ 48 h até < 4 semanas						3	3
C. ≥ 4 semanas						1	1
D. Sepse puerperal						4	4

ACO, anticoncepcionais hormonais combinados orais; *AIC*, anticoncepcionais hormonais combinados injetáveis; *PP*, pílulas só de progestógeno; *TEV*, tromboembolia venosa; *AT*, adesivos hormonais combinados (transdérmicos); *AV*, anel vaginal hormonal combinado; *DIU-Cu*, DIU de cobre; *DIU-LNG*, DIU de liberação de levonorgestrel (20 mg/24 horas); *AMPD*, acetato de medroxiprogesterona de depósito; *Implante-ETG*, implantes de etonogestrel. Adaptada de OMS, 2015

espesso); alteração do movimento da tuba uterina e função do corpo-lúteo (elemento ovariano que existe a partir da ovulação); alteração do endométrio, de maneira que seja evitada a implantação (o endométrio torna-se hipotrófico, ou seja, a camada interna do útero se torna fina).

O uso da minipílula é conveniente em nutrizes, se possível, após 6 semanas do parto. No Brasil existem três tipos de minipílulas:

- Noretisterona (350 μg/dia) (nome comercial: Micronor®)
- Levonorgestrel (30 μg/dia) (nomes comerciais: Nortrel®, Norestin®)
- Linestrenol (500 μg/dia) (nome comercial: Exluton®).

Em geral, os índices de falha variam entre 1 e 4 por 100 mulheres/ano. Para garantir tal eficácia, a nutriz deve ser orientada para que o horário de tomada não sofra variações além de três horas, como ocorre com outras pílulas. A nutriz ainda deve ser informada de que, em uso desse método, poderá permanecer em amenorreia ou ter ciclos irregulares, em razão da ação variável dos progestógenos no endométrio, causando sangramentos vaginais imprevisíveis (p. ex., *spotting*). A nutriz não deve interromper a tomada diária do progestógeno, caso isso ocorra.

Pílula à base de progesterona de última geração.
A utilização de progestógeno oral, à base de desogestrel (75 μg/dia), além das ações que os outros progestógenos apresentam em nível local (já descritos), também atua inibindo a ovulação em 97%, quando a nutriz já apresenta períodos ovulatórios eventuais.

Desogestrel 75 mg – progestógeno com perfil diferenciado:

- Eficácia maior – índice de falha ou Pearl (IP) – 0,14
- Independe de amamentação exclusiva
- Independe do número de mamadas
- Independe da amenorreia
- Período de esquecimento: até 12 horas.

Pode ser empregada durante o aleitamento, sem afetar o crescimento e o desenvolvimento do recém-nascido. Não altera o volume do leite produzido nem a concentração de proteínas, lipídios ou lactose. A excreção desse hormônio pelo leite é pequena, correspondendo a menos de 1% da dose materna (Phillips et al., 2016).

Estudos demonstram que os anticonceptivos hormonais combinados, em razão da ação dos estrógenos, têm efeito deletério no leite materno, tanto na quantidade quanto na qualidade, com baixa do teor proteico, níveis de cálcio, fósforo e teor lipídico, influenciando diretamente o ganho de peso do recém-nascido. Os anticonceptivos hormonais combinados excretam esteroides no leite.

▶ Injetável hormonal à base de progestógeno

Tal qual a anticoncepção hormonal oral, **não recomendamos os injetáveis combinados (com estrógenos) durante o período de 6 meses iniciais de aleitamento**.

No Brasil, a anticoncepção injetável à base de progestógeno de ação prolongada é o acetato de medroxiprogesterona na dose de 150 mg a cada 90 dias.

Mecanismo de ação

Ocorre por meio da inibição da ovulação (suprime o pico de LH) e pela alteração do muco cervical, tornando-o espesso e provocando uma barreira à ascensão dos espermatozoides. O endométrio (camada interna do útero) sofre uma ação local, tornando-se fino e atrófico. Com a continuidade do uso, há tendência à amenorreia, principalmente após 12 meses de uso.

Os estudos demonstram que não existe interferência na amamentação e no desenvolvimento do recém-nato, apesar de haver passagem de uma pequena quantidade de hormônio para o leite.

Embora seja reversível, a recuperação da fertilidade é mais lenta do que com os outros métodos, principalmente após 12 meses de uso. O índice de falha é de 0,2 a 0,5% por 100 mulheres/ano.

É de fundamental importância a orientação da usuária de progestógeno injetável de ação prolongada que, após 12 meses, deverá receber suplementação de cálcio, uma vez que existe uma discreta perda de massa óssea, com o uso contínuo prolongado. Isso ocorre em função do bloqueio do desenvolvimento folicular ovariano, com ausência de níveis mínimos de estrogênio, o qual tem primordial participação na remodelação óssea.

Endoceptivo (DIU de progesterona)

O dispositivo intrauterino liberador de progesterona na dose de 20 mcg de levonorgestrel/dia, ao longo de 5 anos (nome comercial: Mirena®), encontra-se em uso no Brasil há mais de duas décadas. Um novo sistema intrauterino (SIU) contendo 19,5 mg de levonorgestrel (LNG), indicado para contracepção, também, por até 5 anos (nome comercial: Kyleena®), foi recentemente aprovado no Brasil.

Ambos consistem em um dispositivo plástico em forma de T que apresenta um reservatório do hormônio ao redor da haste vertical. A inibição da ovulação não é considerada importante para a alta eficácia contraceptiva do DIU LNG.

As principais diferenças entre Kyleena® e Mirena® podem ser analisadas na Tabela 118.3 (Apter et al., 2014).

Os ciclos ovulatórios ocorrem em 45 a 85% das usuárias. Sua eficácia se dá em função de sua ação no muco cervical, tornando-o viscoso, e pela ação direta no endométrio, o qual não se sensibiliza diante do estrogênio circulante. É notado o efeito antiproliferativo, pois inibe a ação mitótica do estrogênio no endométrio.

As taxas de gravidezes em vários estudos com mais de 3 anos de uso variam de 0 a 0,3 por 100 mulheres/ano. O padrão de sangramento menstrual é de amenorreia, podendo ocorrer 15% de taxas de oligomenorreia.

Os estudos comprovam que não há efeitos deletérios desse endoceptivo em relação à amamentação. Sobre o retorno à fertilidade, sabe-se que, após a remoção do endoceptivo, prontamente será restabelecido.

Tabela 118.3 Diferenças entre os endoceptivos Kyleena® e Mirena®.

Indicação	Kyleena® Contracepção por até 5 anos	Mirena® Contracepção por até 5 anos Tratamento de SUA idiopático Proteção endometrial durante a terapia de reposição de estrogênio
Índice de Pearl (eficácia)	0,29	0,20
Quantidade total de levonorgestrel (LNG)	19,5 mg	52,0 mg
Taxa média de liberação de LNG (1º ano)	12 µg/24 h	20 µg/24 h
Tamanho da estrutura em T	28 mm × 30 mm	32 mm × 32 mm

SUA, sangramento uterino anormal.

Implantes hormonais

Existe no Brasil um tipo de implante contraceptivo chamado Implanon®, que consiste em um bastão flexível de vinilacetato de etileno com 40 mm de comprimento por 2 mm de largura, contendo 68 mg de etanorgestrel (metabólito ativo do desogestrel). O bastão é inserido com um trocater na região subdérmica da face interna do braço e terá ação por 3 anos. Os estudos demonstram alta eficácia, com índice de falha igual a zero. Sua principal ação é a inibição da ovulação.

A ovulação começa a ocorrer 2 anos e meio após inserção em 5% das usuárias, mas temos assegurada a eficácia contraceptiva pela ação no muco cervical e no endométrio. Como o endoceptivo com levonorgestrel, o implante de etanorgestrel pode ser inserido 6 semanas após o parto, sem qualquer interferência na qualidade e na quantidade de leite materno.

Dispositivos intrauterinos de cobre

DIU é um método seguro e efetivo que apresenta taxa de continuação mais elevada que contraceptivos hormonais orais, *condoms*, diafragmas, espermicidas e métodos naturais. O Ministério da Saúde preconiza o uso do DIU T Cu 380-A, na saúde pública, mas também encontramos o Multiload 375. O arcabouço é de plástico, e sua haste central apresenta cobre na área de 380 mm² em relação ao primeiro tipo; e 375 mm², ao segundo tipo.

Mecanismo de ação do DIU de cobre

O conceito mais aceito se relaciona à ação de corpo estranho na cavidade uterina, o que afeta a capacidade de migração do espermatozoide e/ou implantação ovular. Estudos sobre o risco de aumento de cobre no metabolismo materno e sua influência no leite demonstram que não há risco de alteração da qualidade.

O período para a inserção do DIU no pós-parto deverá ser 4 semanas após o parto normal e após 8 a 12 semanas após o parto cesáreo. Segundo a OMS, a validade desses dois tipos de DIU é de 10 anos, podendo-se estender o uso até 12 anos.

Inserção pós-parto

A inserção pós-placentária de DIU é uma opção segura, oportuna e eficaz para a contracepção pós-parto. Ou seja, refere-se à inserção dentro de 10 minutos após a dequitação, seja por parto vaginal ou cesáreo. Comparada a outros métodos contraceptivos, a inserção precoce do DIU pós-parto tem várias vantagens: fornece contracepção imediata sem interferir na amamentação, pode evitar o desconforto relacionado à inserção e a certeza de que a paciente não está gestante. O procedimento não foi associado com aumento de infecção, perfuração uterina ou hemorragia pós-parto (Chi, 1989; Grimes et al., 2003). A taxa de expulsão é mais elevada (cerca de 12% no primeiro ano pós-parto) após a inserção do pós-parto, em comparação com a inserção 6 semanas mais tarde (cerca de 6 a 8%). As taxas de continuidade são relativamente elevadas (87,6% e 76,3%, em 6 e 12 meses, respectivamente), segundo Celen et al. (2004).

De acordo com os critérios de elegibilidade de contraceptivos da OMS, a inserção de DIU de cobre pós-parto é categoria 1 até 48 horas após o parto. O índice de falha da pílula anticoncepcional hormonal combinada oral (AHCO) é 10 vezes maior em comparação ao DIU de cobre em seu uso real. Apesar da alta eficiência do método, a prevalência do DIU no Brasil é de apenas 2% contra 30% de AHCO.

A revisão sistemática publicada na *Cochrane* teve como objetivo comparar a inserção imediata (dentro de 10 minutos após dequitação placentária) de DIU com inserção posterior.

Quando comparada com inserção precoce (entre 10 minutos e 48 horas de pós-parto), a inserção imediata resultou no seguinte:

- Nenhuma diferença nas taxas de expulsão aos 6 meses
- Nenhuma diferença nas taxas de uso do DIU aos 6 meses
- Dados insuficientes para comentar sobre taxas de efeitos adversos.

A inserção no pós-parto imediato pode ser realizada em mulheres de qualquer idade (inclusive adolescentes) que desejem utilizar DIU de cobre como método anticoncepcional. É fundamental orientar a gestante durante o pré-natal, e, uma vez feita a escolha, a mulher deverá assinar o consentimento informado.

Pacientes devem ser excluídas se apresentarem febre (temperatura superior a 37,8°) durante o trabalho de parto; hipotonia ou atonia uterina pós-dequitação; ruptura das membranas ovulares durante mais de 24 horas antes do parto; e retenção placentária exigindo sua remoção manual ou cirúrgica.

Contraindicações absolutas ao uso do DIU são listadas a seguir:

- Infecção pós-parto
- Doença inflamatória pélvica atual
- Cervicite purulenta
- Sangramento vaginal sem diagnóstico etiológico
- Tuberculose pélvica
- Câncer genital
- Alterações anatômicas do útero
- Suspeita de gravidez
- Doença trofoblástica benigna (mola hidatiforme).

As complicações mais frequentes são as seguintes:

- Perfuração uterina: frequência de 1,22 a cada 100 inserções
- Cólicas menstruais, que tendem a melhorar após o 3º mês
- Expulsão: varia de 1 a 7%
- Gravidez ectópica: incidência é de 1,5 por 1.000 mulheres/ano.

Taxa de falha do método. Varia entre 0,3 e 0,8%.

A remoção do DIU poderá ser realizada a qualquer momento, mas é dever do médico removê-lo nos casos de gravidez (mediante consentimento informado), infecção pélvica, expulsão parcial, sangramento excessivo comprometendo o estado geral, perfuração uterina ou, ainda, término de validade.

Anticoncepção de emergência

Mulheres que estão amamentando podem usar anticoncepção de emergência sem restrições, recomendada para aquelas que tiverem relação desprotegida ou falha de método (WHO, 2015). Seu uso deve ser feito preferencialmente após a mamada. Não há indicação se ocorrer antes de 21 dias pós-parto.

Dentre as possibilidades de anticoncepção de emergência, utilizamos o comprimido de levonorgestrel, que inicialmente foi utilizado em um regime de duas doses (dois comprimidos de 0,75 mg tomados com intervalo de 12 horas) e, atualmente, em um regime de dose única (comprimido de 1,5 mg tomado uma única vez).

Métodos definitivos — esterilização

Por serem definitivos, tanto a vasectomia como a ligadura tubária devem ser resultantes de decisão consciente e amadurecida do casal. Devem ser respeitadas as orientações da Lei nº 9.263, de 1996, que trata de planejamento familiar e se refere à esterilização voluntária.

As condições do recém-nascido devem ser levadas, sempre, em consideração. A esterilização cirúrgica no parto/puerpério deve ocorrer em caso de risco à vida materna ou por cesarianas sucessivas. Fora esses dois casos, a mulher deve ser orientada a procurar um serviço de planejamento familiar, decorridos 30 dias do parto, para receber orientação necessária.

É válido lembrar que os contraceptivos reversíveis de longa duração (LARC) – o DIU de cobre, o DIU hormonal e o implante contraceptivo – são os mais considerados, se não houver contraindicações. Muitas diretrizes clínicas recomendam o início dos contraceptivos imediatamente após o parto, especialmente dos LARC.

Além de não prejudicar a amamentação ou a saúde do recém-nascido, iniciar os LARC no período pós-parto permite que a mulher se proteja de uma nova gravidez pouco tempo depois de dar à luz, com mais de 99% de eficácia. E não há a necessidade de se lembrar diariamente do anticoncepcional, o que pode ser complicado nessa fase, em que a rotina se altera muito. Não está associado a alterações negativas do crescimento do concepto durante o primeiro ano de vida.

A escolha do método contraceptivo e do momento de início é de extrema importância para que ocorra impacto positivo na saúde reprodutiva da mulher no pós-parto (amamentando ou não).

Informações e orientações sobre métodos contraceptivos devem ser oferecidas à mulher ou ao casal durante o pré-natal, preferencialmente, no último trimestre da gravidez ou logo após o parto.

Resumo da eleição dos métodos contraceptivos (WHO, 2015)

Na Figura 118.2, podem ser visualizados os critérios para a eleição dos métodos contraceptivos.

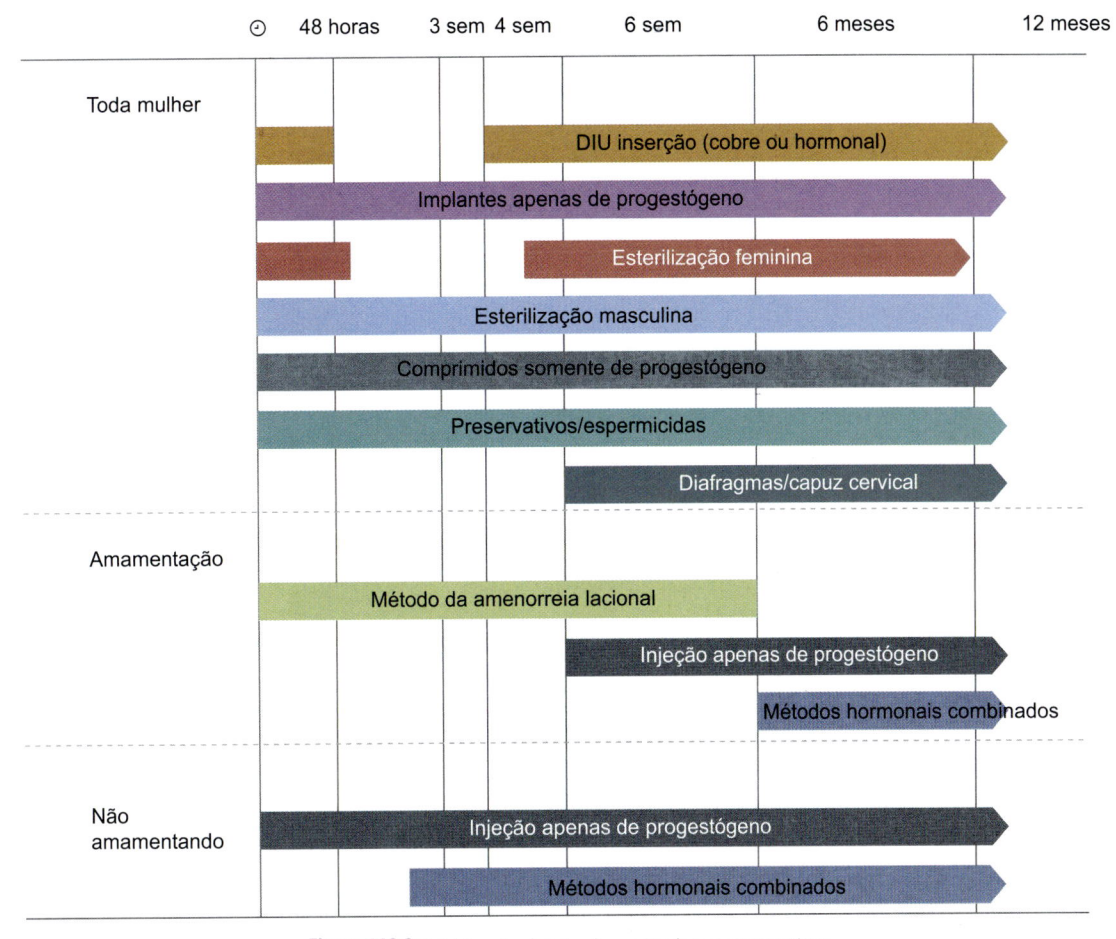

Figura 118.2 Critérios de eleição dos métodos contraceptivos.

Bibliografia

American College of Obstetricians and Gynecologists. Committee Opinion n. 642: Increasing access to contraceptive implants and intrauterine devices to reduce unintended pregnancy. Obstet Gynecol. 2015;126(4):e44-8.

Apter D, Gemzell-Danielsson K, Hauck B, Rosen K, Zurth C. Pharmacokinetics of two low-dose levonorgestrel-releasing intrauterine systems and effects on ovulation rate and cervical function: pooled analyses of phase II and III studies. Fertil Steril. 2014 Jun;101(6):1656-62.e1-4.

Brasil. Leis e Decretos. Lei n. 9263, de 12 de janeiro de 1996. Regula o 7o artigo 226 da Constituição Federal que trata de Planejamento Familiar, estabelece penalidades e esclarece outras providências. Diário Oficial da União. 1996; Seção 1.

Campbell OM, Gray RH. Characteristics and determinants of postpartum ovarian function in women in the United States. Am J Obstet Gynecol. 1993 Jul;169(1):55-60.

Celen S, Möröy P, Sucak A, Aktulay A, Danişman N. Clinical outcomes of early postplacental insertion of intrauterine contraceptive devices. Contraception. 2004 Apr;69(4):279-82.

Chi IC, Farr G. Postpartum IUD contraception: a review of an international experience. Adv Contracept. 1989 Sep;5(3):127-46.

Curtis KM, Tepper NK, Jatlaoui TC, Berry-Bibee E, Horton LG, Zapata LB, et al. Medical eligibility criteria for contraceptive use, 2016. MMWR Recomm Rep. 2016 Jul 29;65(3):1-103.

Faculty of Sexual and Reproductive Healthcare. UK Medical Eligibility Criteria for Contraceptive Use. 3rd ed. London: FSRH; 2016. Disponível em: https://www.fsrh.org/standards-and-guidance/uk-medical-eligibility-criteria-for-contraceptive-use/.

Federação Brasileira das Associações de Ginecologia e Obstetrícia (FEBRASGO). Manual de orientação. 2010; p. 330.

Gemzell-Danielsson K, Apter D, Hauck B, Schmelter T, Rybowski S, Rosen K, et al. The effect of age, parity and body mass index on the efficacy, safety, placement and user satisfaction associated with two low-dose levonorgestrel intrauterine contraceptive systems: subgroup analyses of data from a phase iii trial. PLoS One. 2015 Sep 17;10(9):e0135309.

Grimes D, Schulz K, Van Vliet H, Stanwood N. Immediate post-partum insertion ofintrauterine devices. Cochrane Database Syst Rev. 2003:CD003036.

Korver T, Klipping C, Heger-Mahn D, Duijkers I, van Osta G, Dieben T. Maintenance of ovulation inhibition with the 75-microg desogestrel-only contraceptive pill (Cerazette) after scheduled 12-h delays in tablet intake. Contraception. 2005 Jan;71(1):8-13.

Lopez LM, Bernholc A, Hubacher D, Stuart G, Van Vliet HA. Immediate postpartum insertion of intrauterine device for contraception. Cochrane Database Syst Rev. 2015 Jun 26;(6):CD003036.

Organização Mundial da Saúde. OMS. Departamento de Saúde Reprodutiva e Pesquisa. Critérios médicos de elegibilidade da OMS para uso de métodos anticoncepcionais. OMS: Genebra; 2015.

Parreira BDM, Silva SR, Miranzi MAS. Intenção de uso de métodos anticoncepcionais entre puérperas de um Hospital Universitário. Rev Rene 2011;12(1):150-7.

Parreira BDM, Silva SR, Miranzi MAS. Métodos anticoncepcionais: orientações recebidas por puérperas no pré-natal e puerpério. Cienc Cuid Saúde 2010;9(2):262-8.

Phillips SJ, Tepper NK, Kapp N, Nanda K, Temmerman M, Curtis KM. Progestogen-only contraceptive use among breastfeeding women: a systematic review. Contraception. 2016;94(3):226-52.

Poli MEH. Anticoncepção. Manual de ginecologia. Disponível em: http://www.sbrh.org.br/sbrh_novo/guidelines/guideline_pdf/guildeline_contracepcao.pdf. Acesso em: 17 abr. 2016.

Power J, French R, Cowan F. Anticonceptivos implantables subdérmicos versus otras formas de anticonceptivos reversibles como métodos eficaces de prevención del embarazo (Revisión Cochrane traducida). La Biblioteca Cochrane Plus, 2008, 4. Oxford: Update Software Ltd.; 2008. Disponible en: http://www.update-software.com.

Rodrigues da Cunha AC, Dorea JG, Cantuaria AA. Intrauterine device and maternal copper metabolism during lactation. Contraception.

2001 Jan;63(1):37-9.

Royal College of Obstetricians and Gynaecologists (RCOG). Long-acting reversible contraception. London: RCGO Press; 2005.

Silva CR. Anticoncepção na nutriz. In Rego JD, organizador. Aleitamento materno. São Paulo: Atheneu; 2001.

Sitruk-Ware R, Inki P. The levonorgestrel intrauterine system: long-term contraception and therapeutic effects. Women's Health (London, England) 2005;1(2):171-82.

The World Health Organization multinational study of breastfeeding and lactational amenorrhea. III. Pregnancy during breastfeeding. Fertil Steril. 1999;72(3):431-40.

Vieira CS, Brito MB, Yazlle MEHD. Contracepção no puerpério. Rev Bras Ginecol Obstet. 2008;30(9):470-9.

Wasalathanthri S, Tennekoon KH. Lactational amenorrhea/anovulation and some of their determinants: a comparison of well-nourished and undernourished women. Fertil Steril. 2001;76:317.

World Health Organization. WHO. Medical eligibility criteria for contraceptive use update. Geneva: WHO; 2015.

World Health Organization. WHO. Task force on methods for the natural regulation of fertility. The World Health Organization multinational study of breast-feeding and lactational amenorrhea. IV. Postpartum bleedingand lochia in breast-feeding women, Fertil Steril. 1999;72:441.

119

Classificação de Risco e Escores de Gravidade

Ana Paula Vieira dos Santos Esteves
Joffre Amim Junior
Jorge Rezende Filho
Priscila Oliveira de Souza
Caroline de Lima Xavier Soares

Classificação de risco

Classificação de risco é o processo que define e determina as prioridades clínicas nos serviços imediatos de saúde – emergências –, por meio da utilização de protocolos e de uma taxonomia que permite ao profissional de saúde encaminhar o paciente a um itinerário terapêutico próprio a suas necessidades naquele momento. A metodologia parte do princípio que, ao dar entrada em uma unidade de saúde, o paciente será avaliado de acordo com os critérios baseados em sua condição clínica, e, a partir dos sintomas apresentados na avaliação inicial, será gerada uma notificação de estratificação, que indicará para qual especialidade médica e em quanto tempo ele deve ser encaminhado.

A prioridade de atendimento determinada pela classificação de risco ocorrerá conforme os sinais e sintomas agudos observados no momento da avaliação e pela anamnese, conforme critérios definidos nos protocolos institucionais, cuja construção deve ser pautada em ampla bibliografia a respeito e em consonância com as diversas legislações dos exercícios profissionais que dão amparo à prática dessa categorização.

Conforme o estudo de Dubeux, Freese e Reis (2010), observou-se que, como consequência do processo mundial de transição demográfica e epidemiológica, ocorreu aumento da expectativa de vida dos indivíduos e, em decorrência disso, houve maior prevalência de doenças crônicas e degenerativas, explosão de violência urbana e acréscimo no número de acidentes de transporte. Nesse cenário, a assistência hospitalar configura-se como a principal referência no atendimento de casos agudos, complicações de doenças crônicas e de causas externas.

Nesse sentido, salienta-se que os serviços de emergência em nível global estão recebendo, a cada dia, uma demanda maior de pacientes. Esse fato ocorre por diversas motivações, como as descritas no estudo já citado, somadas à ineficácia da rede de saúde em suprir as necessidades do paciente frente ao crescimento da demanda apresentada. Ademais, há outros fatores contribuintes, tais como inabilidade em realizar a triagem em uma nova complexidade de informações emanadas pelo paciente que traz a necessidade maior de atendimento imediato em razão de suas condições de saúde.

No atual contexto hospitalar, principalmente nos serviços de emergência, o estudo de Bellucci Júnior, Matsuda e Marcon (2015) aponta a elevada demanda de usuários por esse tipo de atendimento, o que afeta diretamente a qualidade com a qual ele é prestado, especialmente quando a abordagem dos profissionais é focada na ordem de chegada do usuário e não na gravidade do problema.

A implantação de um serviço de classificação de risco na porta de entrada das emergências justifica-se como uma mudança paradigmática, uma vez que esse processo qualifica o cuidado, amplia a segurança do paciente, personifica e dá significado ao antigo *modus operandi* realizado na triagem. Ademais, podemos afirmar que existe uma grande diferença entre essas duas metodologias: triagem e classificação de risco. No primeiro caso, não existe a priorização dos atendimentos, ocorre apenas uma separação para determinar se o paciente deve ser atendido naquele serviço ou não. Quando se opta pela classificação de risco, realizam-se a priorização e a taxonomia, e se determina o itinerário terapêutico para cada caso, além da temporização do atendimento, o que garante a "hora ouro" para instalação das condutas e terapêuticas adequadas.

Nota-se que o serviço de classificação de risco implantado nas emergências e portas de entrada dos hospitais garante o princípio da universalidade e da equidade a todos os pacientes, como preconizado pela Política Nacional de Saúde, pois assegura um atendimento mais homogêneo, isento de julgamentos pessoais ou de classe social, além de padronizá-lo. Dessa maneira, quem buscar o serviço de emergência com classificação de risco implantada terá a certeza do atendimento; entretanto, os pacientes com maior gravidade serão atendidos mais rápida e eficazmente do que aqueles que não estão nessa condição. Esse é o princípio norteador ao se implantar o serviço de acolhimento com classificação de risco: atender e direcionar, e não simplesmente realizar a triagem. Podemos, então, descrevê-lo como uma triagem afetiva e efetiva dos pacientes em seus planos de cuidado e itinerários terapêuticos, na qual se realiza uma taxonomia mediante um escore de risco.

Objetivos da classificação de risco

- Detectar e categorizar a prioridade clínica e o nível de urgência do atendimento, facilitando a gestão de cada paciente e do serviço de emergência como um todo
- Certificar segurança ao paciente na emergência e contribuir com ela
- Garantir a fixação da equipe de saúde específica para o ambiente da emergência
- Estruturar a assistência na emergência com protocolos assistenciais.

Protocolos assistenciais

Protocolos assistenciais são instrumentos de planejamento assistencial que descrevem minuciosamente as linhas de cuidado específicas. Integram seu arcabouço normas, rotinas e procedimentos relativos à condição de saúde determinada. O objetivo principal desses instrumentos é descrever uma situação específica de assistência, com detalhes operacionais e especificações que direcionam os profissionais nas decisões de assistência para a prevenção, recuperação ou reabilitação da saúde (Canavezi, 2008).

Um protocolo contém vários procedimentos com alicerces na saúde baseada em evidências, o que trará confiabilidade à assistência prestada por meio de procedimentos seguros. Na maioria das vezes, os protocolos são multiprofissionais e interprofissionais, pois visam ao atendimento integral do paciente. Nessa concepção, o protocolo deve refletir o desejo de um trabalho compartilhado e consolidado, que aponte para resultados que trarão um grande diferencial na qualidade do processo de trabalho coletivo em saúde.

Outro ponto observado é que ele auxilia na implantação de um tratamento justo e imparcial ao classificar os pacientes de acordo com a gravidade do caso. Assim, garante-se um atendimento mais homogêneo, padronizado e isento de julgamentos pessoais ou de classe social (Donabedian, 1990).

Os protocolos assistenciais são partes fundamentais dos modelos de classificação de risco. Os modelos mais empregados para essa prática, nos serviços de urgência/emergência, são: Australian Triage Scale (ATS©), Canadian Triage Acuity Scale (CTAS©), Emergency Severity Index (ESI©) e Manchester Triage System (MTS©). Todas essas escalas categorizam o atendimento em cinco níveis de prioridade.

Dentre os citados anteriormente, o protocolo assistencial mais utilizado no mundo é o Manchester Triage System (MTS©), conhecido no Brasil como Protocolo de Manchester, pois está pautado em indicadores consolidados que estabelecem uma hierarquia para o atendimento médico. Esta é baseada em critérios fundamentados nas evidências científicas médicas e concentra-se na atribuição de um nível de urgência e emergência a cada paciente, compatível com a apresentação de alguns critérios clínicos observados e analisados logo após sua chegada à emergência. Cada um dos cinco níveis é associado a uma meta de tempo máximo de espera para o atendimento médico, no sentido de garantir segurança ao paciente.

Protocolo de Manchester

A metodologia de classificação de risco de Manchester foi desenvolvida em 1994, na Inglaterra, e implantada em diversas unidades de saúde do Reino Unido, atingindo vários países europeus em poucos anos. O MTS© foi desenvolvido por um grupo de pesquisadores, com o objetivo de estabelecer um consenso entre médicos e enfermeiros para a padronização da classificação de risco nos atendimentos de urgência e emergência (Freitas, 2002).

Em 1994, na época da criação do MTS©, detectou-se a divergência entre nomenclaturas e definições. A partir daí, percebeu-se a necessidade de desenvolvimento de um processo padronizado, o qual integrasse uma metodologia sólida, com auditoria e capacitação constantes. Assim, foram definidos parâmetros baseados na prioridade de cada paciente, gerando um número, um nome, uma cor e um tempo-alvo para a primeira avaliação médica (Gilboy et al., 2005).

Desse modo, instituiu-se um modelo único de triagem, capaz de facilitar a gestão de atendimento a partir de uma categorização taxonômica, que funciona logo quando o paciente chega à porta de entrada dos serviços de emergência, na qual será avaliado de acordo com sua queixa, seus sintomas, seus sinais vitais, entre outros fatores. A partir disso, identifica-se então o paciente com pulseiras de cores correspondentes ao grau de risco de seu atendimento.

O MTS©, além de estabelecer melhor o fluxo de atendimento, auxilia no emprego de critérios mais adequados de priorização. Quando bem utilizado e há diálogo com o paciente, o protocolo traz mais transparência para o processo de acolhimento e triagem, uma vez que esclarece qual é a priorização para o atendimento que será realizado e qual será o tempo máximo de espera. Esse fato por si só diminui a expectativa e a ansiedade do paciente, melhorando de certa maneira os momentos vivenciados na instituição, gerando segurança para gestores e profissionais e um atendimento mais assertivo para pacientes. Além disso, a metodologia dá apoio e embasamento à tomada de decisão e facilita a gestão estratégica da emergência, assegurando a qualidade do cuidado.

Escore de gravidade do MTS©

Com a implantação do MTS©, o paciente que procura atendimento no serviço de emergência da instituição será acolhido na porta de entrada e classificado após minuciosa avaliação pelo enfermeiro. Este buscará identificar a queixa principal e, a partir de então, por meio de um fluxograma específico ancorado por perguntas-chave e mediante história clínica que contém os sinais e sintomas apresentados, um discriminador é encontrado, e o paciente é classificado em uma das cinco categorias, que denominarão os escores de risco. Segundo Freitas (2002, p. 17), são elas:

- Emergente (cor vermelha – tempo de atendimento em até 0 minuto, risco iminente de morte)
- Muito urgente (cor laranja – tempo de atendimento em até 10 minutos, risco de evoluir para morte)
- Urgente (cor amarela – tempo de atendimento em até 60 minutos, risco de agravo à saúde)
- Pouco urgente (cor verde – tempo de atendimento em até 120 minutos, doença aguda porém estável)
- Não urgente (cor azul – tempo de atendimento em até 240 minutos, condição crônica, eletiva – pode ser contrarreferenciado para um serviço de baixa complexidade de imediato pelo serviço médico).

Logo, como se pode observar, para cada categoria existe um tempo-alvo de atendimento que deverá ser respeitado, organizado de modo que pacientes que apresentem sinais de gravidade tenham prioridade. Depois da categorização em uma das cinco taxonomias de tempo de atendimento, um item que chamará a atenção será a pulseira de identificação que o paciente receberá contendo a cor correspondente a sua gravidade clínica e/ou a seu sofrimento intenso. A identificação correta do usuário está em consonância com um dos critérios de segurança do paciente e tem o objetivo de evitar inconformidades na assistência prestada.

Protocolo de Classificação de Risco em Obstetrícia

Uma vez que cada paciente apresenta necessidades específicas que, se não tratadas no momento certo e pela especialidade certa, podem ter consequências catastróficas, a situação não é diferente para as mulheres que buscam atendimento nas emergências obstétricas. Nesse caso, o atendimento correto é essencial para a saúde da mãe e do concepto.

No Brasil, com o objetivo de modificar positivamente indicadores de morbimortalidade materna e perinatal, o Ministério da Saúde, a partir da Rede Cegonha, decidiu apoiar as maternidades e os serviços de Obstetrícia no país e criou e estabeleceu o Protocolo de Acolhimento e Classificação de Risco (ACCR). A classificação de risco surgiu então para impactar positivamente nos indicadores perinatais e mudar as portas de entrada dos serviços de emergência obstétrica, que passaram a receber as mulheres de maneira adequada, melhorando o vínculo delas com as instituições e profissionais e intervindo em momento oportuno, quando elas realmente precisam de priorização no atendimento. Já o Protocolo elaborado surge como um instrumento destinado a favorecer essa mudança e auxiliar na organização das portas de entrada dos referidos serviços como modo de garantir um acesso de qualidade às mulheres no período gravídico-puerperal, a fim de ampliar o acesso e a qualificação do cuidado (Brasil, 2018).

Tal protocolo foi construído na perspectiva de ser uma ferramenta de apoio à decisão clínica do profissional de saúde e tem como escopo a imediata identificação da gestante crítica ou mais grave. Ele permite o atendimento rápido, eficaz e seguro de acordo com o potencial de risco, baseado em evidências científicas existentes, subsidiando e orientando uma análise sistematizada e categorizada. Essa análise se baseia no potencial de risco, apreendido a partir de queixas e sintomas das mulheres em situação de gravidez ou puerpério, e assim possibilita ao profissional identificar situações que ameaçam a vida. Essa ferramenta é fundamentada em um dos pilares da Política Nacional de Humanização da assistência, que é o acolhimento (Brasil, 2003).

Em obstetrícia, o acolhimento nas emergências apresenta peculiaridades próprias às necessidades das pacientes nessa situação e é determinante para o reconhecimento de condições clínicas urgentes. Dessa maneira, o atendimento associado à classificação de risco nas unidades obstétricas procura reorganizar e direcionar os cuidados às mulheres em situação de gravidez e puerpério, bem como a seus conceptos, a partir de uma metodologia com finalidades próprias para tal especialidade.

Essa metodologia de classificação de risco em obstetrícia foi pautada no escore de gravidade do Protocolo Manchester e, como tal, apresenta estratificação em cinco cores, cada uma representando um grau de risco e um tempo ideal para atendimento. Inicia-se a classificação de risco no momento da chegada da mulher ao setor de porta de entrada da emergência, onde ela responde a um questionário guiado que contém perguntas cujo objetivo é descobrir seu estado de saúde, com questões e medições específicas da área obstétrica. Com a utilização dessa verificação, na qual tais perguntas e suas respostas vão sendo categorizadas com nomenclaturas voltadas para a mulher em situação de gravidez e suas necessidades mais urgentes, a metodologia é direcionada para permitir um atendimento especializado e resolutivo, ao orientar uma análise sistematizada das situações e demandas das pacientes. A condição do acolhimento da mulher em situação de gravidez ou puerpério e de seu acompanhante, que foi agregada a essa proposta de classificação de risco, tem função fundamental na construção de um vínculo de confiança com os profissionais e serviços de saúde, bem como favorece seu protagonismo, especialmente no momento do parto.

O acolhimento passa a ser uma postura que deverá ser exercida por todas as equipes para melhor escutar e atender às necessidades singulares da mulher/gestante/puérpera. Assim, essa prática se remeterá à perspectiva da clínica ampliada e deixará de ser um ato isolado de alguns profissionais para ser também um dispositivo de acionamento de redes internas, externas e multiprofissionais, comprometidas com as respostas às necessidades das pacientes e famílias.

O ato de acolher não se reduz a uma reorganização espacial com adequação de recepções administrativas e outros ambientes, nem a uma ação de triagem (administrativa, de enfermagem ou médica) com seleção daqueles que serão atendidos pelo serviço naquele momento. A prática do acolhimento leva à tomada de decisões do profissional de saúde a partir de uma escuta qualificada, associada ao julgamento clínico embasado em protocolo fundamentado cientificamente.

Objetivos do Protocolo de Classificação de Risco em Obstetrícia

- Promover e garantir o acesso e a qualificação do cuidado à saúde das mulheres em situação de gravidez, bem como de seus conceptos durante todo o percurso no serviço, envolvendo a recepção, os espaços assistenciais, as providências para propiciar resposta definitiva e/ou encaminhamento responsável para outros locais
- Ampliar o acesso a uma assistência humanizada, segura e de qualidade nos serviços de saúde, garantindo que as políticas públicas de saúde no país sejam cada vez mais universais, integrais, equânimes e resolutivas, ao atribuir responsabilidade a todos os gestores e profissionais da saúde e ao contar com a participação e corresponsabilização dos usuários.

Escore de gravidade do Protocolo de Classificação de Risco em Obstetrícia

Protocolo inicial

Orientações gerais:

- Avaliar nível de consciência/estado mental
- Verificar ventilação e circulação/dados vitais
- Avaliar a dor
- Avaliar sinais e sintomas
- Considerar os fatores de risco.

O questionário inicial com perguntas guiadas para abordar a paciente deve conter, no mínimo, as seguintes diretivas:

- Você tem dor?
- Em uma escala de 0 a 10, como você classifica sua dor, considerando 0 nenhuma dor e 10 a pior dor que você pode imaginar?
- Você está sangrando? Por onde?
- Está com "dificuldade para respirar" (dispneia)?

Observação:

- Se não tiver dor, a classificação é zero
- Se a dor for moderada, seu nível de referência é 4 a 6
- Se for intensa, seu nível de referência é 7 a 10.

Escore de gravidade

- Atendimento imediato – situação emergente (cor vermelha – tempo de atendimento em até 0 minuto, risco iminente de morte)
  › Saturação menor ou igual a 89% em ar ambiente
  › Convulsão em atividade
  › Desidratação intensa com sinais de choque
  › Sinais de choque: pele fria, palidez acentuada/perfusão limítrofe, sudorese, pulso fino e síncope postural
  › Alteração do estado de consciência (não responsiva)
  › Apneia ou parada e/ou padrão respiratório ineficaz
  › Estridor laríngeo
  › Trabalho de parto em período expulsivo
  › Prolapso de cordão umbilical
  › Exteriorização de partes fetais pelos genitais
  › Hemorragia exanguinante (perda maior ou igual a 1.500 mℓ – um lençol encharcado abruptamente)

- Atendimento imediato – muito urgente (cor laranja – tempo de atendimento em até 15 minutos, risco de evoluir para morte).
  Nessa categorização, observa-se que existe uma adequação aos critérios de Manchester, na qual se altera o tempo de atendimento de 10 minutos (critério Manchester) para 15 minutos (critério Ministério da Saúde – Brasil)
  › Hipertonia uterina
  › Sangramento intenso (perda brusca ≥ 150 mℓ em 20 minutos – mais de dois absorventes noturnos)
  › Hipotensão (pressão arterial sistólica ≥ 80 mmHg)
  › Taquicardia (pulsação ≤ 120 bpm)
  › Bradicardia (pulsação ≤ 45 bpm)
  › Saturação de O_2 ≥ 90% e ≤ 94% (ar ambiente)
  › Insuficiência respiratória (incapacidade de falar ou fala entrecortada; cianose; FR ≤ 10 irpm; FR ≥ 32 irpm; respiração agônica ou dispneia extrema, fadiga muscular; uso de musculatura acessória)
  › Pressão arterial sistólica ≥ 160 e/ou pressão arterial diastólica ≥ 110 mmHg, ou pressão arterial ≥ 140/90 mmHg com sintomas (dor de cabeça, de estômago ou alterações visuais)
  › Hipertermia – temperatura corpórea > 40°C
  › Alteração do estado de consciência (déficit cognitivo ou confusão mental; letargia, ou agitação, ou paralisia; alteração grave de comportamento com risco imediato de violência, ou agressão contra si, ou contra outrem)
  › Distúrbios de equilíbrio, zumbidos, perda da visão
  › Sinais de meningismo
  › Sinais de desidratação com ou sem repercussão hemodinâmica (letargia, mucosas secas, turgor pastoso), sem sinais de choque
  › Gestante com dor aguda (≥ escala de dor entre a pontuação 7 e 10)
  › Pós-parto imediato (mãe e recém-nascido): parto no trajeto ou domiciliar
  › Gestante escoltada
  › Portadora de doença falciforme/anemia falciforme
  › Portadora de HIV
  › Portadora de HIV em trabalho de parto (qualquer frequência ou dor)
  › Perda de líquido espesso esverdeado
  › Contrações intensas a cada 2 minutos
  › História de diabetes (glicemia – 50 mg/dℓ)
  › Encaminhamento de outro serviço em razão de a USG estar evidenciando risco de morte para o feto

- Atendimento – urgente (cor amarela – tempo de atendimento em até 30 minutos, risco de agravo à saúde).
  Nessa categorização, observa-se que existe uma adequação aos critérios de Manchester, na qual se altera o tempo de atendimento de 60 minutos (critério Manchester) para 30 minutos (critério Ministério da Saúde – Brasil)
  › Gravidez com idade gestacional de 28 semanas (trabalho de parto: contrações intensas a cada 2 a 3 minutos; queixa de ausência ou redução de movimentos fetais [MF] nas últimas 24 horas)
  › Contrações com intervalos de 3 a 5 minutos
  › Ausência de MF em gravidez de 22 semanas
  › Febre em gestante e/ou puérpera com temperatura corporal ≥ 38°C (até 39,9°C) com ou sem alteração mental importante
  › Pressão arterial sistólica de 140 a 159 e/ou pressão arterial diastólica 90 a 109 mmHg, sem sintomas
  › Dispneia moderada, consegue falar frases mais longas
  › Saturação de O_2 ≥ 95% em ar ambiente

- Doença psiquiátrica com rigidez de membros
- Relato de convulsão em pós-parto
- Dor abdominal intensa, de início abrupto ou progressivo (maior ou igual à escala de dor entre a pontuação 6 e 10, de 10) e dor lombar forte e/ou moderada (entre pontuação 4 e 6, de 10)
- Perda de líquido claro em grande quantidade
- Perda de líquido em grande quantidade ou média/pequena quantidade há mais de 12 horas
- Êmese ou hiperêmese de início agudo ou persistente com sinais de desidratação sem repercussões hemodinâmicas
- Relato de diabetes
- Dor persistente na perna que não melhora, acompanhada de edema unilateral de membros inferiores e rigidez da musculatura da panturrilha ou dor em panturrilha
- Dor abdominal moderada em puérpera ou não
- Sinais de infecção, sítio cirúrgico associado à febre
- História de perda de consciência
- Queixa ligada à amamentação e/ou ingurgitamento mamário com sinais flogísticos associados à febre
- Sangramento moderado no puerpério (60 a 150 mℓ em 20 minutos – um absorvente noturno)
- Retenção urinária
- História de trauma na gestação e vítimas de violência física e sexual
- Pacientes imunodeprimidas (HIV)
- Dor de garganta com placas
- Dor torácica moderada
- Situações especiais (referenciadas de outras unidades de atendimento, já avaliadas por outro médico e com diagnóstico de urgência)

- Atendimento pouco urgente (cor verde – tempo de atendimento em até 120 minutos, doença aguda porém estável)
  - Sintomas gripais (sem dispneia): dor de garganta sem outras alterações, tosse produtiva persistente, obstrução nasal com secreção amarelada
  - Dor de leve intensidade entre 1 e 3, de 10
  - Contrações com intervalo maior que 5 minutos
  - Relato de ausência ou redução de MF por mais de 12 horas em gestação de 22 semanas e menor que 26 semanas
  - Relato de ausência ou redução de MF por menos de 12 horas em gestação maiores que 22 semanas
  - Febril: temperatura corporal ≤ 37,9°C
  - Relato de êmese ou hiperêmese sem desidratação
  - Queixa atípica de perda de líquido/secreções moderado
  - Queixas urinárias: disúria (dor/dificuldade para urinar), poliúria, algúria
  - Lesões genitais agudas
  - Lesões vulvares externas
  - Sangramento leve (< 60 mℓ em 6 horas – um absorvente normal)
  - Ingurgitamento mamário com ou sem sinais flogísticos, sem febre
  - Gestante do pré-natal de alto risco
  - Perdas de líquido em pequena quantidade recente
  - Encaminhamentos de outras unidades de saúde não enquadradas nas situações de urgência
  - Encaminhamento de outro serviço em razão de a USG estar evidenciando risco de morbidade fetal ou alterações do líquido amniótico
  - Pressão arterial sistólica ≤ 139 e pressão arterial diastólica ≤ 89 mmHg
  - Idade gestacional > 41 semanas ou agendamento de cesariana a pedido com idade gestacional de no mínimo 39 semanas

- Retirada de pontos
- Avaliação de exames solicitados eletivamente
- Atendimento não urgente (cor azul – tempo de atendimento em até 240 minutos, condição crônica, eletiva – pode ser contrarreferenciado para um serviço de baixa complexidade de imediato pelo serviço médico)
  - Atendimentos não prioritários – fora de todos os casos relatados nas demais categorizações anteriormente descritas.

Trabalho colaborativo interprofissional na classificação de risco

Para que todos os protocolos assistenciais funcionem, faz-se necessário o compartilhamento de saberes, o respeito pelas categorias profissionais e entre elas e a busca constante pelo trabalho interprofissional em saúde. Esse modelo de trabalho foi definido por D'Amour e Oandasan (2005) como "o desenvolvimento de uma prática coesa entre profissionais de diferentes disciplinas", que envolve "refletir e operar" um trabalho "capaz de responder às necessidades da comunidade".

Desenvolver uma prática cuidadora orientada para as necessidades reais de uma determinada população pode favorecer a articulação e integração das ações de saúde, bem como uma melhor resposta aos problemas referentes ao ambiente organizacional e seu campo de gestão dos serviços de saúde. Assim, promove-se realmente um cuidado de excelência, que desenvolva rápido retorno para a sociedade.

Peduzzi (2001) afirma que as categorias dos profissionais de saúde têm processos de trabalho característicos, os quais são intercedidos pelo encontro entre pacientes e profissionais de saúde aliados ao uso de intervenções técnicas. O trabalho em equipe, por sua vez, tem seu discurso e prática alicerçados no trabalho coletivo que se desenvolve no cotidiano de encontros. Nestes é necessária prática dialógica entre os atores envolvidos, em busca das negociações importantes à integração de suas ações no ato de cuidar. Nesse sentido, é preciso que ocorra uma prática de trabalho colaborativo.

A perspectiva da colaboração em serviço dentro das equipes interprofissionais ocupa posição de destaque, pois está caracterizada pelo compartilhamento de ideias e informações entre os membros de um grupo com o intuito de alcançar resultados ligados a uma meta comum. De acordo com D'Amour et al. (2008), o trabalho colaborativo tem por base a "premissa de que os profissionais querem trabalhar juntos" para alcançar um melhor resultado mediante a ação coletiva.

Ao pautar-se nessa prerrogativa, pode-se afirmar que a classificação de risco realizada em um serviço de emergência é um modelo potente de trabalho interprofissional colaborativo, e assim deve ser para dar certo. No cenário da classificação de risco, encontramos vários personagens, dentro da equipe de saúde, que devem compartilhar práticas e saberes em prol de um retorno imediato a partir de uma categorização e da utilização de uma tecnologia de escores de risco.

Para tanto, é importante esclarecer que tal classificação de risco pode ser realizada pelo enfermeiro; entretanto, redirecionar o paciente, caso necessário, sem a avaliação do médico ainda é uma ação discuta, que precisa ser acordada pelas unidades de saúde e firmada em seus protocolos, já que ainda não é uma realidade em todo o Brasil.

Chamamos a atenção para o fato de que são duas coisas diferentes: uma é a classificação de risco dentro da equipe de enfermagem, que nesse caso só pode ser feita pelo enfermeiro; dentro da equipe interprofissional também pode ser feita por outro profissional capacitado, desde que este tenha nível superior. Já ao enfermeiro sem a especialidade em Obstetrícia não é possível redirecionar a paciente direto da classificação de risco, pois na classificação de risco acontece a estratificação para o atendimento.

Outra questão é que o protocolo do Ministério da Saúde de 2018 prevê que, em alguns casos, o enfermeiro obstétrico, na classificação de risco, pode avaliar que a mulher ainda não está em trabalho de parto, fazer as orientações e liberar a paciente, por exemplo. Nesse contexto, o enfermeiro obstétrico faz uma avaliação mais ampla, ao verificar a altura do fundo uterino e a dinâmica uterina, ao realizar a avaliação fetal, ao avaliar a queixa principal da mulher e ao julgar a necessidade de uma consulta conjunta com um médico. Esse processo é diferente de redirecionar a mulher direto da classificação de risco. Isso é previsto pela lei do exercício profissional do enfermeiro, pelo conselho de classe dos enfermeiros e ainda pelos protocolos.

Então, nos protocolos de classificação de risco e nos escores de gravidade gerais, o enfermeiro não redireciona o atendimento sem a avaliação de um médico. Já nos protocolos de classificação de risco e nos escores de gravidade voltados para obstetrícia, é permitido ao enfermeiro obstetra realizar acompanhamento obstétrico da mulher e do recém-nascido, que a ele compete, e prestar cuidados da internação até a alta sem o redirecionamento da consulta ao médico.

Bibliografia

Bellucci Júnior JA, Matsuda LM, Marcon SS. Análise do fluxo de atendimento de serviço hospitalar de emergência: estudo de caso. Rev Eletr Enf. 2015;17:108-16.

Brasil. Ministério da Saúde. Secretaria-Executiva. Núcleo Técnico da Política Nacional de Humanização. Humaniza SUS política nacional de humanização. Documento para Discussão. Versão preliminar. Série B. Textos Básicos de Saúde. Brasília: Ministério da Saúde; 2003.

Brasil. Ministério da Saúde. Secretaria de Atenção à Saúde, Departamento de Ações Programáticas Estratégicas, Departamento de Atenção Hospitalar e Urgência. Manual de acolhimento e classificação de risco em obstetrícia. Brasília: Ministério da Saúde; 2018.

Canavezi CM. Anotações de enfermagem: aspectos éticos e legais. São Paulo: Conselho Regional de Enfermagem (COREN-SP); 2008.

D'Amour D, Goulet L, Labadie J, San Martín-Rodriguez L, Pineault R. A model and typology of collaboration between professionals in healthcare organizations. BMC Health Serv Res. 2008;8:188.

D'Amour D, Oandasan I. Interprofessionality as the field of interprofessional practice and interprofessional education: an emerging concept. J Interprof Care. 2005;19(Suppl 1):8-20.

Donabedian A. The seven pillars of quality. Arch Pathol Lab Med. 1990;114(11):1115-8.

Dubeux LS, Freese E, Reis Y. Avaliação de serviços de urgência e emergência da rede de referência hospitalar no nordeste brasileiro. Cad Saúde Pública. 2010;26(8):1508-18.

Freitas P. Triagem no serviço de urgência: Grupo de Triagem de Manchester. 2nd ed. BMJ Publishing Group; 2002.

Gilboy N, Tanabe P, Travers D, Rosenau AM, Emergency Severity Index, Version 4: Implementation Handbook [Internet]. Rockville, MD: Agency for Healthcare Research and Quality; 2005 [cited 2019 Dec 2]. 95 p. Disponível em: http://www.ahrq.gov/research/esi/esihandbk.pdf.

Peduzzi M. Equipe multiprofissional de saúde: conceito e tipologia. Rev Saúde Pública. 2001;35:103-9.

120

Segurança da Paciente na Assistência Obstétrica

Joffre Amim Junior
Andrea Marinho de Queiroz Carneiro Barbosa
Ana Paula Vieira dos Santos Esteves
Jorge Rezende Filho

Neste capítulo são abordados temas específicos da segurança da paciente no momento da gestação, no trabalho de parto, no parto e no puerpério, propiciando ao leitor uma reflexão acerca da promoção de um cuidado de qualidade, preservando a segurança das pacientes por ele assistidas. Nesse sentido, o Ministério da Saúde instituiu, pela Portaria GM/MS nº 529 de 01 de abril de 2013, o Programa Nacional de Segurança do Paciente, que visa contribuir para a qualificação do cuidado em saúde em todos os estabelecimentos de saúde do país, em articulação com os objetivos da Aliança Mundial, contemplando, assim, a questão do cuidado seguro.

Pensando na questão dos riscos relacionados à assistência à saúde, abordamos as seis metas internacionais estabelecidas pela Organização Mundial da Saúde, que estão diretamente relacionadas à atenção de qualidade em Obstetrícia: identificação das pacientes; comunicação efetiva entre os profissionais e suas relações de cuidado; uso e administração corretos de medicamentos envolvendo aspectos de farmacovigilância, com ênfase na prevenção de erros de prescrição, dispensação e administração de medicamentos; cirurgia segura e parto seguro; prevenção e controle de infecções relacionadas à saúde da mulher em Obstetrícia, abordando medidas de prevenção e controle de infecções puerperais em partos vaginais e cesarianas; prevenção de quedas em maternidades.

O enfoque das dimensões da qualidade do cuidado em saúde traz mecanismos de gestão para a efetivação de tais práticas nos serviços de saúde, envolvendo a paciente e sua família, com foco na cultura de segurança; inclusão dessa temática na formação dos profissionais de saúde; o papel das lideranças e o trabalho engajado de uma equipe pautada por educação permanente em serviço e simulações com discussão de casos. Trazemos a temática dos sistemas de alerta precoce específicos para Obstetrícia com o objetivo de identificar pacientes em situação de risco, relatar prontamente os parâmetros anormais e obter avaliação médica imediata, minimizando os alertas falso-positivos, de modo a evitar a fadiga e a dessensibilização da equipe. Atrativos de sugestões de roteiros de investigação dos processos e da causa raiz, bem como para investigação do *near miss* materno, são relacionados, também, na composição deste capítulo.

Consideramos que o tema "segurança do paciente" é um assunto transdisciplinar, que atravessa a rotina dos profissionais de todas as áreas da saúde e deve ser efetivamente abordado desde o início da formação profissional, uma vez que compõe uma das dimensões da qualidade do cuidado. A adoção de medidas que garantam sua melhoria está diretamente relacionada à redução da morbimortalidade materna e perinatal.

Este capítulo está disponível, online, no Ambiente de aprendizagem do GEN.

121

Mortalidade Materna, Morbidade Materna Grave e Mortalidade Perinatal

Mortalidade Materna

João Paulo Dias de Souza
Luciane Loures dos Santos
Cynthia Pileggi-Castro
Fernando Bellissimo-Rodrigues
Colaboração de Pesquisa em Medicina Social[a] *(DMS-FMRP-USP)*

A gravidez, o parto e o puerpério são momentos, geralmente, associados à alegria e à esperança. Mesmo quando o evento não é planejado, a gravidez evolui sem complicações na maioria das vezes: mulher e recém-nascido dão início juntos – e bem – a uma nova fase de suas vidas.

Isso não quer dizer que o bom desfecho tenha sido atingido sem que um número significativo de mulheres passe por desconforto, estresse, ansiedade, insegurança, medo ou, até mesmo, alguma tristeza. São condições que, embora não desejáveis, costumam se fazer presentes durante a gravidez, parto ou puerpério. Entretanto, para algumas, esse é um período de grande angústia, sofrimento e risco. Risco de sofrer violência do parceiro íntimo ou das instituições de saúde, risco de desenvolver sequelas físicas ou psicológicas, risco de morrer (Downe et al., 2018; Shakibazadeh et al.; 2018; Wigert et al., 2020; Bohren et al., 2015).

A morte da mulher durante a gravidez, o parto ou o puerpério é uma tragédia individual, familiar e social. Por ser evitável na absoluta maioria das vezes em que ocorre, não ter um equivalente masculino e afetar desproporcionalmente certos grupos, a mortalidade materna ultrapassa os limites da clínica e reflete questões mais amplas da sociedade (Rosenfield e Maine, 1985; UNFPA, 2012). Se complicações hipertensivas, sangramento, infecção e agravamento de doenças preexistentes são as principais causas biomédicas desse tipo de mortalidade, seu pleno combate requer ações que estão além da clínica obstétrica (Say et al., 2014; United Nations 2015).

Considerados como causas das complicações clínicas da gestação, agentes etiológicos intrínsecos ou extrínsecos (p. ex., atonia uterina ou infecção bacteriana) não atuam isoladamente na mulher. Os agentes etiológicos agem sob influência de uma série de outros fatores, em um processo complexo e multifatorial conhecido como o processo saúde-doença (Figura 121.1).

Ao longo de milhares de anos, as características do meio ambiente favoreceram a evolução dos seres humanos atuais. Dentre as características inatas e potencialidades da espécie, encontra-se a base biológica de gestação, parto e puerpério. Isto inclui, por exemplo, desde a conformação da pelve e sua interação com o feto até a complexidade endocrinológica do trabalho de parto e do nascimento.

[a]*Agradecimentos*. Este é um material produzido pela Colaboração de Pesquisa em Medicina Social, do Departamento de Medicina Social da Faculdade de Medicina de Ribeirão Preto, Universidade de São Paulo.

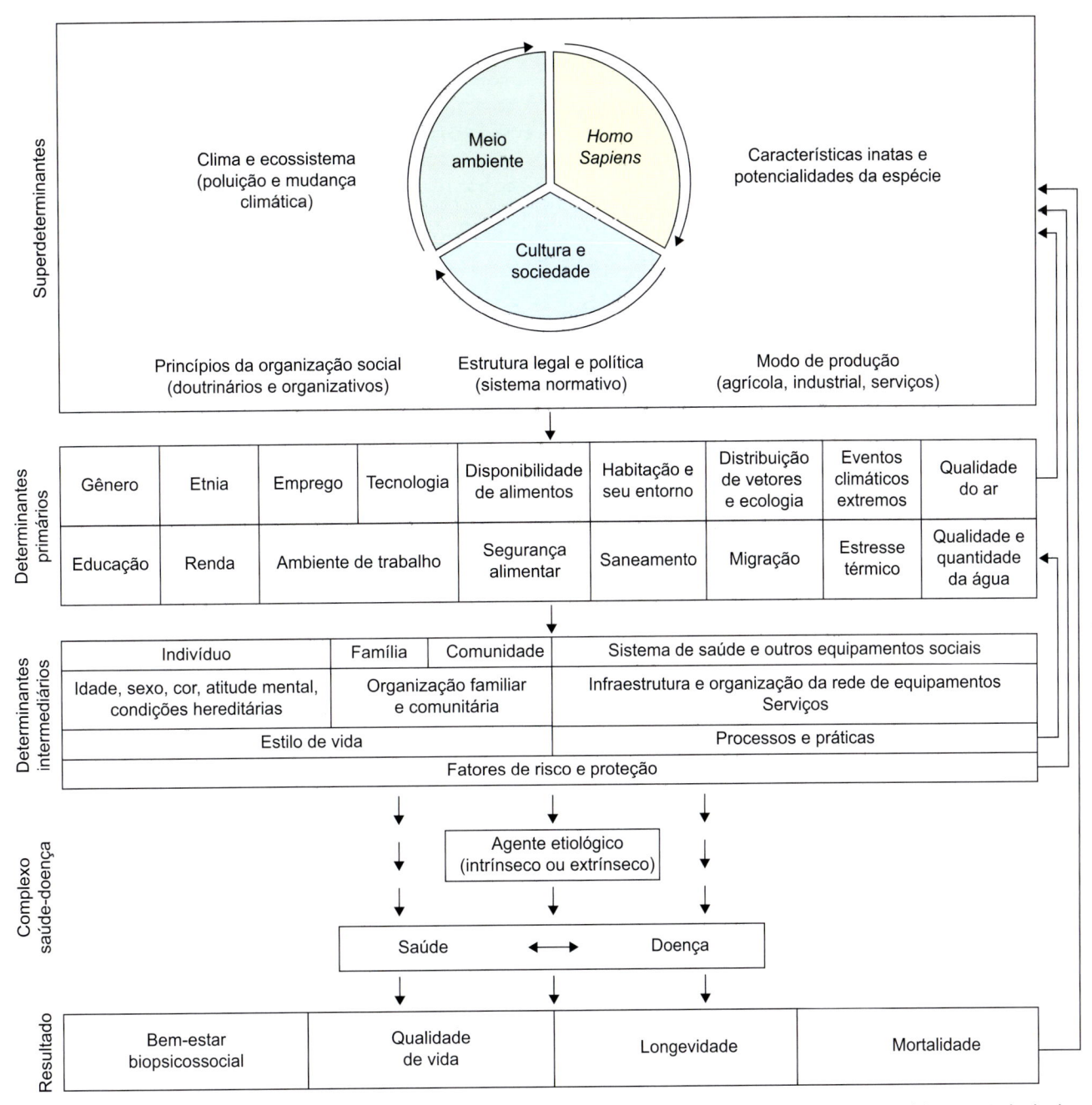

O complexo saúde-doença é o elemento chave do processo: dinâmico, é o palco da oscilação entre o estado de saúde e o estado de doença. Diversos fatores atuam sobre este complexo, ora impulsionando o indivíduo para o estado de saúde, ora impulsionando o indivíduo para o estado de doença. Agentes etiológicos (intrínsecos ou extrínsecos) impulsionam o indivíduo no sentido da doença e são considerados as causas biomédicas das doenças. Entretanto, estes agentes não atuam de forma isolada e sua atuação sofre a influência de outros fatores. De forma proximal, fatores de risco e proteção (determinantes intermediários) atuam diretamente sobre o complexo saúde-doença. De forma mais distal, determinantes primários influenciam o processo atuando principalmente sobre os determinantes intermediários. Superdeterminantes são fatores distais que influenciam todo o processo, particularmente os determinantes primários e intermediários.

Figura 121.1 Processo saúde-doença (modelo ecossocial).

As características inatas e potencialidades da espécie favoreceram o desenvolvimento, ao longo do tempo, da cultura e da sociedade humana atual. Cultura e sociedade são a origem de princípios norteadores da organização social, da estrutura legal e política e do modo de produção da economia.

Nesse contexto, a interação humana com o meio ambiente tem produzido degradação ambiental, com consequências que incluem o aumento da poluição microparticulada na atmosfera e a aceleração do aquecimento global. A elevação da temperatura da Terra, além de promover o degelo e a elevação do nível dos oceanos, está associada a maiores frequência e intensidade de fenômenos climáticos extremos, incluindo grandes ondas de calor e de frio. Essas ocorrências afetam a saúde da gestante e foram associadas a maior morbimortalidade materna e perinatal (Haines e Ebi, 2019).

Conjuntamente, as características inatas dos *sapiens*, sua cultura e sociedade, e o meio ambiente atuam como superdeterminantes de todo o processo saúde-doença, originando os chamados determinantes primários da saúde. Com destaque, educação, renda, grupo étnico (o aspecto sociocultural da raça-cor) e a maneira como se dá a inserção feminina na sociedade (em particular a desigualdade de gênero) afetam o risco de uma mulher morrer durante a gravidez, o parto e o puerpério.

Mulheres negras, que vivem na periferia das grandes cidades ou no meio rural, aquelas com pouca educação ou pouco acesso a renda, são as que apresentam maior razão de mortalidade materna (UNFPA, 2012). Há que se considerarem também os fatores decorrentes ou associados à emergência climática global, como os eventos climáticos extremos, estresse de calor, qualidade do ar, ou distribuição de vetores de doenças infecciosas (Haines e Ebi, 2019; Rylander et al., 2013; Watt e Chamberlain, 2011). Sob influência desses determinantes, características do indivíduo, de sua família e comunidade dão ensejo a padrões de estilo de vida, que poderão acentuar ou reduzir riscos.

Da mesma maneira, a organização familiar e comunitária (incluindo acesso seguro ao serviço de saúde, com qualidade) pode atuar como rede de proteção e apoio para a mulher, reduzindo o risco de mortalidade, ou, ao contrário, favorecer estilos de vida nocivos. Também oriundos dos princípios e estruturas da sociedade, equipamentos sociais, como escolas e o próprio sistema de saúde, implementam processos e práticas capazes de atuar como fatores de proteção, atenuando os efeitos negativos dos determinantes primários e potencializando seus efeitos positivos.

Por outro lado, ao se tornarem permeáveis a vícios estruturais, estabelecimentos de saúde e outros equipamentos sociais se arriscam a reproduzir violências. Isso inclui abuso, desrespeito e maus-tratos contra as mulheres durante a gravidez, o parto e o puerpério (ver Capítulo 116).

Considerando o multifatorial processo saúde-doença da mortalidade materna, esta deixou há muito de ser apenas um indicador de saúde e tornou-se um parâmetro de desenvolvimento social. Advém daí sua inclusão como referência de progresso de duas iniciativas globais sucessivas, os Objetivos de Desenvolvimento do Milênio (2000-2015) e os Objetivos de Desenvolvimento Sustentável (2016-2030). As duas, promovidas pela Organização das Nações Unidas, buscam estimular os governos dos países signatários a implementar programas para fomentar desenvolvimento social e eliminar a extrema pobreza.

Conceitos e definições

A Organização Mundial da Saúde (OMS) assim define a mortalidade materna:

- Morte materna é a morte da grávida ou após 42 dias do término da gravidez, qualquer que seja sua duração ou o local da gestação, por qualquer causa relacionada ou agravada pela gestação, ou por conduta relacionada com ela, excluindo-se fatores acidentais ou incidentais. Essa definição ajuda a identificar as mortes maternas, com base em suas causas, como diretas ou indiretas
  - Morte materna obstétrica direta é aquela resultante de complicações obstétricas de gravidez, parto e puerpério, intervenções, omissões, tratamento incorreto ou cadeia de eventos resultantes de qualquer das causas mencionadas. Assim, por exemplo, a hipertensão e a hemorragia obstétricas, ou as complicações da anestesia ou da cesárea, são classificadas como morte materna direta
  - Morte materna obstétrica indireta é aquela resultante de doenças preexistentes ou que se desenvolvem durante a gravidez, mas não de causas obstétricas diretas, embora agravadas pelas modificações fisiológicas da gestação. Mortes por complicações de doenças cardíacas ou renais, por exemplo, são consideradas mortes maternas indiretas
- Nascido vivo (NV) é a expulsão ou a extração completa do feto, independentemente da duração da gravidez, que, depois da separação, respira ou apresenta quaisquer outros sinais de vida, tais como batimentos do coração, pulsação do cordão umbilical ou movimentos efetivos dos músculos de contração voluntária, estando ou não cortado o cordão umbilical ou desprendida a placenta
- Razão de mortalidade materna (RMM) é a quantidade de mortes maternas obstétricas (diretas e indiretas) para determinado período por 100.000 NV, representada pela fórmula:

$$RMM = \frac{\text{mortes maternas obstétricas (diretas e indiretas)}}{NV \times 100.000}$$

- Morte materna tardia é aquela que ocorre por causas diretas ou indiretas, após 42 dias e até 1 ano depois do parto
- Morte materna não obstétrica é aquela decorrente de causas acidentais ou incidentais, não relacionadas com a gravidez ou com seu manuseio. Esses óbitos não são incluídos no cálculo da RMM.

Mortalidade materna global e no Brasil

As estimativas da OMS sugerem que, no início dos anos 1990, ocorriam cerca de 500 mil mortes maternas por ano em todo o mundo. De acordo com estas previsões, em 2000 e em 2017, os números globais da mortalidade materna seriam de 451 mil e 295 mil por ano, respectivamente. A RMM global, em 2000 e em 2017, foi estimada em 342 e 211 mortes maternas por 100.000 nascidos vivos, respectivamente.

A maioria das mortes maternas é ainda decorrente de causas obstétricas diretas, tais como hemorragia (27%), hipertensão (14%), infecção (11%) e abortamento (8%) (Chou et al., 2015). Todavia, um grande número está relacionado a doenças crônicas intercorrentes na gravidez (causas obstétricas indiretas), como diabetes, HIV, malária, doença cardiovascular e obesidade (27%) (Figura 121.2).

No Brasil, a RMM, em 2000, foi estimada pela OMS em 69 mortes por 100.000 nascidos vivos e, em 2017, 60 mortes por 100.000 nascidos vivos. A OMS calculou para o ano de 2017 a ocorrência de um total de 1.700 mortes maternas no Brasil, com o risco ao longo da vida de uma morte materna para cada 940 mulheres (Alkema et al., 2016). Existe alguma dificuldade metodológica na geração de estimativas globais confiáveis ao longo do tempo e todos esses dados apresentam um intervalo de incerteza relativamente amplo.

O Ministério da Saúde do Brasil gera suas próprias estatísticas de mortalidade materna. Embora os números sejam compatíveis, considerando seu grau de incerteza, a RMM do

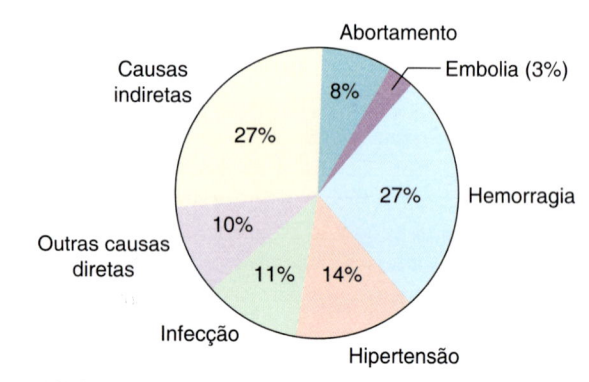

Figura 121.2 Causas globais de mortalidade materna. (Adaptada de Chou et al., 2015.)

Ministério da Saúde é um pouco superior àquela prevista internacionalmente. Em 2017, estimou-se a RMM em 64 por 100.000 e, em 2018, de 59 mortes maternas por 100.000 nascidos vivos (Figura 121.3).

No âmbito dos Objetivos de Desenvolvimento Sustentável, a meta global para a razão de mortalidade materna é atingir, em 2030, 70 por 100.000 nascidos vivos. Para que este número seja alcançado, cada país necessita contribuir com uma certa redução de mortalidade. Para o Brasil, a meta de razão de morte materna para 2030 é de 30 mortes maternas por 100.000 nascidos vivos (Brasil, 2019).

Considerando a evolução da RMM no Brasil desde 1990, a última década do século passado produziu a mais substancial redução de toda série histórica. Essa diminuição tem sido parcial e ecologicamente atribuída à universalização do acesso à atenção primária à saúde durante a gestação (o cuidado pré-natal), à maior coordenação do cuidado entre os diferentes níveis do sistema e à progressiva melhora aos serviços de urgência e emergência.

Esses avanços ocorreram no contexto da implantação do Sistema Único de Saúde (SUS) no Brasil, a partir do início dos anos 1990. Já nos anos 2000, o ritmo de redução da RMM diminuiu e passou a tender à estabilidade, sugerindo a necessidade de transformações sociais mais intensas, assim como maiores ganhos de eficiência e qualidade no sistema de saúde (Brasil, 2019; Souza, 2015).

Os pequenos avanços obtidos nos últimos anos, em que voltava a ocorrer tendência de queda da RMM, foram comprometidos pela pandemia de COVID-19, que, desde o início, levou a significativo número de mortes maternas (Takemoto et al., 2020). Números ainda parciais dos anos de 2020 e 2021 revelam que a RMM do Brasil deverá ser consideravelmente maior, já que ocorreram quase 2.000 óbitos maternos associados à COVID-19 nesses anos (Francisco et al., 2021), provavelmente ultrapassando 100 por 1.000 nascidos vivos em 2021.

As principais causas de morte materna no Brasil não diferem muito das razões globais. As causas diretas respondem por dois terços dos óbitos. Entre 1996 e 2018, hipertensão (21%), hemorragia (13%), infecção puerperal (6,7%) e aborto (4,9%) foram as principais causas diretas de morte materna, e doenças do aparelho circulatório (7,3%), doenças do aparelho respiratório (4,5%) e AIDS (2,8%) foram as principais causas indiretas (Figura 121.4).

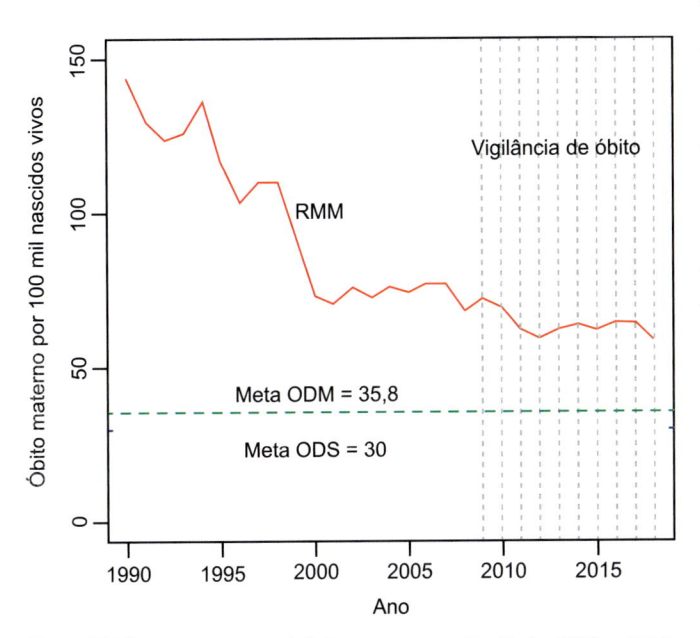

Figura 121.3 Razão de mortalidade materna no Brasil, de 1990 a 2018. *ODM*, Objetivos de Desenvolvimento do Milênio; *ODS*, Objetivos de Desenvolvimento Sustentável; *RMM*, razão de mortalidade materna. (Adaptada de Brasil, 2020.)

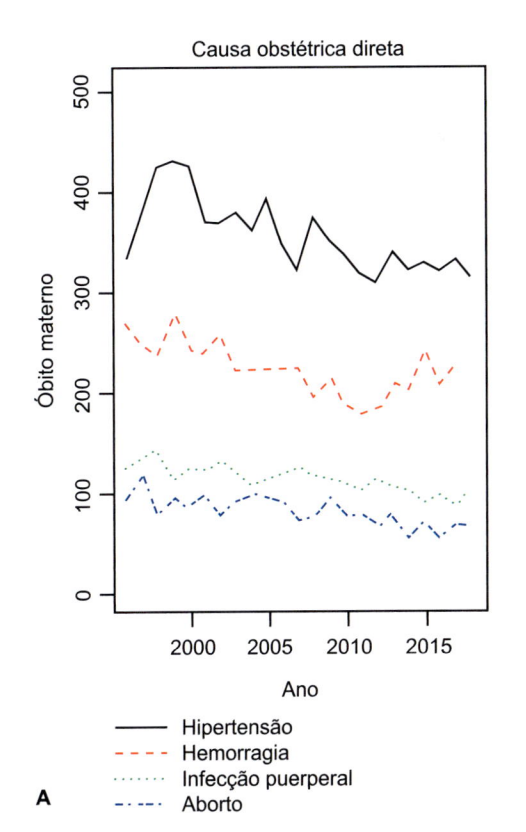

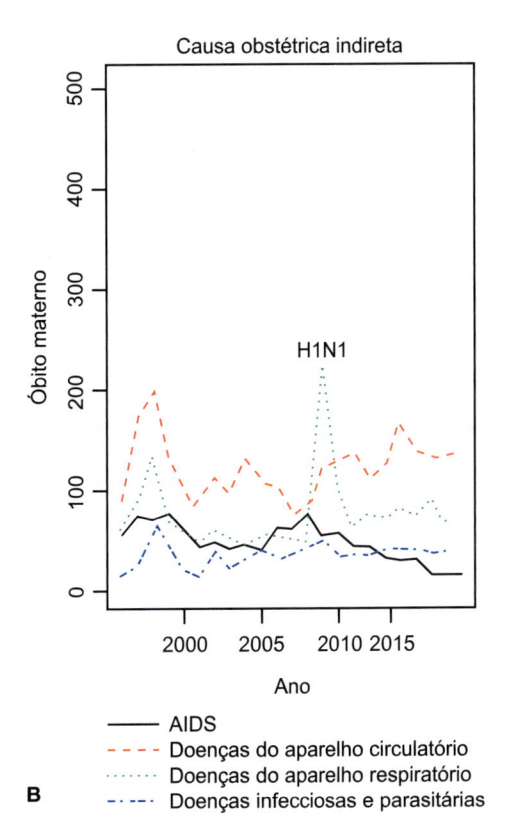

Figura 121.4 Causas de morte materna no Brasil entre 1996 e 2018 (Brasil, 2020).

Apesar de não existir um atalho para a redução da mortalidade materna, as ações de desenvolvimento social são necessárias para um ganho substancial e sustentável, e o setor saúde não pode ser eximido de seu papel central nesse enfrentamento. A redução da mortalidade materna ocorre por um longo percurso, que pode ser dividido em estágios.

De acordo com a teoria da transição obstétrica (Tabela 121.1), o Brasil se encontra entre os estágios III e IV desta transição (Chaves et al., 2015). Nesse ponto, embora possam persistir questões de acesso ao sistema de saúde, a qualidade da atenção passa a ser um determinante maior dos desfechos da gestação. Eliminar demoras dentro do próprio sistema passa a ser uma prioridade.

Tabela 121.1 Transição obstétrica e seus estágios.

A **transição obstétrica** é uma teoria sobre os caminhos da redução da mortalidade materna, considerando os níveis de mortalidade e fecundidade, além do padrão de causas e de cuidado. Está dividida em estágios que guardam íntima relação com o grau de desenvolvimento social

- **Estágio I** (razão de mortalidade materna [RMM] > 1.000 mortes maternas/100.000 nascidos vivos): a maioria das mulheres experimenta uma situação próxima ou agravada da história natural da gravidez e do parto. O estágio I é caracterizado por uma taxa de mortalidade materna muito alta, com fecundidade elevada e predominância de causas diretas de mortalidade materna, além de uma grande proporção de mortes atribuíveis a doenças transmissíveis, como a malária. A maioria das mulheres não recebe atendimento obstétrico profissional ou não tem acesso a unidades de saúde. A prioridade neste estágio é a promoção do desenvolvimento social e as medidas de prevenção primária incluindo: planejamento reprodutivo, suplementação de ferro, mosquiteiros tratados com inseticida e remoção das barreiras de acesso ao sistema de saúde
- **Estágio II** (RMM: 999 a 300 mortes maternas/100.000 nascidos vivos): a mortalidade e a fecundidade permanecem muito altas, com um padrão de causas semelhante ao estágio I. No entanto, uma proporção maior de mulheres começa a procurar e receber atendimento em unidades de saúde. As prioridades neste estágio são semelhantes àquelas do estágio I
- **Etapa III** (RMM: 299 a 50 óbitos maternos/100.000 nascidos vivos): a fecundidade é variável e as causas diretas de mortalidade ainda predominam. Este é um estágio complexo, porque o acesso continua a ser um problema para grande parte da população. No entanto, como uma alta proporção de mulheres grávidas chega aos serviços de saúde, a qualidade dos cuidados é um dos principais determinantes dos resultados, particularmente relacionados aos serviços de saúde sobrecarregados. As prioridades neste estágio incluem a redução das desigualdades sociais e a maior qualificação da assistência. A prevenção primária, assim como a prevenção secundária e terciária, é fundamental para melhorar os resultados de saúde materna nesta fase. Em outras palavras, a qualidade da assistência e o manejo adequado das complicações são essenciais para a redução da mortalidade materna
- **Estágio IV** (RMM < 50 mortes maternas/100.000 nascidos vivos): a mortalidade materna é baixa. Existe uma baixa taxa de fecundidade. Causas indiretas de mortalidade materna, em especial as doenças crônico-degenerativas, ganham maior importância. Um aspecto que emerge neste estágio é o crescente papel da medicalização como ameaça à qualidade e à melhoria dos resultados em saúde. A prioridade neste estágio é consolidar os ganhos sociais e intensificar a melhora da qualidade e da prevenção quaternária (prevenção de iatrogenias)
- **Estágio V** (todas as RMM evitáveis são evitadas). A mortalidade materna é muito baixa, a taxa de fecundidade é baixa ou muito baixa e causas obstétricas indiretas associadas a distúrbios crônico-degenerativos são as principais causas de mortalidade materna. Os principais desafios deste estágio são consolidação de avanços contra a violência estrutural (p. ex., desigualdades de gênero), gestão eficaz de populações vulneráveis (como imigrantes, refugiados e pessoas deslocadas em seu próprio país) e sustentabilidade da excelência na qualidade da assistência.

É importante notar que, embora a mortalidade materna seja amplamente evitável, uma parcela das mulheres irá apresentar complicações de maneira quase inevitável. A prevenção de alguns dos principais problemas (p. ex., a pré-eclâmpsia e a hemorragia pós-parto) possui limitações, e são fundamentais seu pronto reconhecimento e seu manejo adequado.

Assim, a demora na percepção de complicações por parte das mulheres e dos profissionais de saúde, na sua decisão e da sua família em buscar ajuda, na obtenção de acesso ao sistema de saúde, bem como no recebimento de um cuidado adequado, respeitoso e de qualidade nos serviços de saúde torna-se determinante significativo da mortalidade materna. Nesse contexto, os equipamentos sociais – particularmente o sistema de saúde – atuam como salvaguarda e redes de proteção: a capacidade de neutralizar efeitos negativos dos determinantes primários pode ser medida de sua eficiência, ao passo que a permeabilidade do sistema aos determinantes primários pode indicar o oposto.

Desse modo, é fundamental que sejam implantados e desenvolvidos programas estruturantes da assistência visando ao seu aperfeiçoamento e à redução do tempo de resposta (Tabela 121.2) (Chaves et al., 2015; Chou et al., 2015; Miller et al., 2016).

Conclusão

A mortalidade materna é um desafio de difícil solução. Entretanto, progressos ocorridos nas últimas décadas, antes da pandemia de covid-19, são um alento. No Brasil, o grande obstáculo é avançar no combate à desigualdade social, particularmente na perspectiva étnica e de gênero, ampliando o acesso das mulheres à educação e à renda.

Além disso, é essencial realizar um salto de qualidade e efetividade nos serviços públicos de saúde. O oferecimento de cuidado centrado na mulher, de maneira oportuna, adequada e respeitosa, com qualidade e orientado pelas melhores evidências científicas

Tabela 121.2 Intervenções para qualificar a assistência obstétrica.

- Implantação de uma estrutura de controle e participação social nos serviços de saúde e maternidades, com representantes de mulheres usuárias do serviço, profissionais de saúde e gestores (Conselho de Saúde)
- Implantação de uma Comissão de Controle de Qualidade, responsável por:
  ° Analisar indicadores da infraestrutura, dos processos e dos resultados de saúde, incluindo satisfação das mulheres usuárias do serviço
  ° Identificar obstáculos para a assistência respeitosa, de qualidade e baseada nas melhores evidências científicas disponíveis
  ° Propor soluções para superar os obstáculos identificados
- Gerar informações acionáveis (indicadores da infraestrutura, dos processos e dos resultados de saúde, incluindo satisfação das mulheres usuárias do serviço), por meio de:
  ° Sistemas eletrônicos de informação
  ° Auditoria de casos selecionados de *near miss* e de todos que resultaram em mortalidade materna e perinatal. Retorno da informação de modo individualizado e em reuniões multiprofissionais
- Sistematizar a assistência por meio de diretrizes, protocolos e procedimentos operacionais padrão, baseados em evidências científicas, incluindo protocolos de comunicação e trabalho em equipe. Considerar a adoção de pacotes estruturados de resposta a emergência (p. ex., ALSO, ALARM, FAST-M, *Surviving Sepse Campaign*)
- Estimular a incorporação na prática clínica de diretrizes, protocolos e procedimentos operacionais padrão por meio de:
  ° Lembretes físicos e eletrônicos
  ° Líderes locais de opinião
  ° Simulações

disponíveis deve ser a meta maior de todos os serviços. Para isso, o Estado precisa fortalecer o SUS e a sociedade exercer, de fato, seu papel primordial de defesa e controle social do sistema de saúde.

Bibliografia

Alkema L, Chou D, Hogan D, Zhang S, Moller AB, Gemmill A, et al.; United Nations Maternal Mortality Estimation Inter-Agency Group collaborators and technical advisory group. Global, regional, and national levels and trends in maternal mortality between 1990 and 2015, with scenario-based projections to 2030: a systematic analysis by the UN Maternal Mortality Estimation Inter-Agency Group. Lancet. 2016 Jan 30;387(10017):462-74.

Bohren MA, Vogel JP, Hunter EC, Lutsiv O, Makh SK, Souza JP, et al. The mistreatment of women during childbirth in health facilities globally: a mixed-methods systematic review. PLoS Med. 2015 Jun 30;12(6):e1001847; discussion e1001847.

Brasil. Ministério da Saúde. A mortalidade materna no Brasil: diferenças regionais e desafios para o alcance da meta do Objetivo do Desenvolvimento Sustentável (ODS) em 2030. In: Brasil. Ministério da Saúde. Secretaria de Vigilância em Saúde. Saúde Brasil 2019 uma análise da situação de saúde com enfoque nas doenças imunopreveníveis e na imunização [Internet]. Brasília (DF): Ministério da Saúde; 2019. Disponível em: https://portalarquivos2.saude.gov.br/images/pdf/2019/dezembro/05/Saude-Brasil-2019-imunizacao.pdf.

Brasil. Ministério da Saúde. Mortalidade materna no Brasil. In: Brasil. Ministério da Saúde. Secretaria de Vigilância em Saúde. Boletim Epidemiológico no 20 [Internet]. Brasília (DF): Ministério da Saúde; 2020. Disponível em: https://www.saude.gov.br/images/pdf/2020/May/20/Boletim-epidemiologico-SVS-20-aa.pdf.

Chaves SC, Cecatti JG, Carroli G, Lumbiganon P, Hogue CJ, Mori R, et al. Obstetric transition in the World Health Organization Multicountry Survey on Maternal and Newborn Health: exploring pathways for maternal mortality reduction. Rev Panam Salud Publica. 2015 May;37(4-5):203-10.

Chou D, Daelmans B, Jolivet RR, Kinney M, Say L; Every Newborn Action Plan (ENAP) and Ending Preventable Maternal Mortality (EPMM) working groups. Ending preventable maternal and newborn mortality and stillbirths. BMJ. 2015 Sep 14;351:h4255.

Downe S, Finlayson K, Oladapo OT, Bonet M, Gülmezoglu AM. What matters to women during childbirth: A systematic qualitative review. PLoS One. 2018 Apr 17;13(4):e0194906.

Francisco RPV, Lacerda L, Rodrigues AS. Obstetric Observatory BRAZIL – COVID-19: 1031 maternal deaths because of COVID-19 and the unequal access to health care services. Clinics (Sao Paulo). 2021;76:e3120.

Haines A, Ebi K. The Imperative for Climate Action to Protect Health. N Engl J Med. 2019 Jan 17;380(3):263-73.

Miller S, Abalos E, Chamillard M, Ciapponi A, Colaci D, Comandé D, et al. Beyond too little, too late and too much, too soon: a pathway towards evidence-based, respectful maternity care worldwide. Lancet. 2016 Oct 29;388(10056):2176-92.

Rosenfield A, Maine D. Maternal mortality--a neglected tragedy. Where is the M in MCH? Lancet. 1985 Jul 13;2(8446):83-5.

Rylander C, Odland JØ, Sandanger TM. Climate change and the potential effects on maternal and pregnancy outcomes: an assessment of the most vulnerable--the mother, fetus, and newborn child. Glob Health Action. 2013;6:19538.

Say L, Chou D, Gemmill A, Tunçalp Ö, Moller AB, Daniels J, et al. Global causes of maternal death: a WHO systematic analysis. Lancet Glob Health. 2014 Jun;2(6):e323-33.

Shakibazadeh E, Namadian M, Bohren MA, Vogel JP, Rashidian A, Nogueira Pileggi V, et al. Respectful care during childbirth in health facilities globally: a qualitative evidence synthesis. BJOG. 2018 Jul;125(8):932-42.

Souza JP. A mortalidade materna e os novos objetivos de desenvolvimento sustentável (2016-2030). Rev Bras Ginecol Obstet. 2015 Dec;37(12):549-51.

Takemoto MLS, Menezes MO, Andreucci CB, Nakamura-Pereira M, Amorim MMR, Katz L, et al. The tragedy of COVID-19 in Brazil: 124 maternal deaths and counting. Int J Gynaecol Obstet. 2020;151(1):154-6.

United Nations. Every Woman Every Child [Internet]. The global strategy for women's, children's and adolescents' health (2016-2030). New York (NY): United Nations; 2015. Disponível em: http://www.who.int/life-course/partners/global-strategy/globalstrategyreport2016-2030-lowres.pdf.

United Nations. Department of Economic and Social Affairs. Division of Sustainable Development Goals. Sustainable Development Goals [Internet]. New York (NY): United Nations; 2020. Disponível em: https://sustainabledevelopment.un.org/.

United Nations Population Fund. Rich mother, poor mother: the social determinants of maternal death and disability [Internet]. New York (NY): UNFPA; 2012 [citado em AAAA Mmm. dd]. Available from: http://www.unfpa.org/sites/default/files/resource-pdf/EN-SRH%20 fact%20 sheet-Poormother.pdf.

Watt S, Chamberlain J. Water, climate change, and maternal and newborn health. Curr Opin Environ Sustain. 2011;3(06):491-6.

Wigert H, Nilsson C, Dencker A, Begley C, Jangsten E, Sparud-Lundin C, et al. Women's experiences of fear of childbirth: a metasynthesis of qualitative studies. Int J Qual Stud Health Well-being. 2020 Dec;15(1):1704484.

Morbidade Materna Grave

Marcos Nakamura Pereira
Rodolfo de Carvalho Pacagnella
Gustavo Lobato
Marcos Augusto Bastos Dias

A morte materna constitui apenas a ponta de um *iceberg* quando se pensa no todo da morbidade materna relacionada ao ciclo gravídico-puerperal. Assim, as complicações da gravidez podem ser analisadas dentro de um contínuo processo saúde-doença, que vai da saúde à morte.

Neste contínuo, a gestação, o parto e o puerpério podem cursar sem complicações, evoluir com condições de morbidade leves, graves ou mesmo apresentar condições clínicas que podem trazer risco de morte (Say et al., 2004). Dentro do espectro de todas as gestações, a maior parte das mulheres vai experimentar uma gestação sem complicações clínicas; algumas, porém, vão apresentar condições clínicas de menor gravidade, mas que vão demandar cuidado e atenção durante o pré-natal. Em outro grupo ainda menor, essas complicações serão graves o bastante para colocar sua vida em risco. A essas condições denominamos "condições potencialmente ameaçadoras da vida" (Tabela 121.3).

Diante de algumas condições clínicas de maior gravidade, a vida da mulher é, de fato, ameaçada e algumas podem evoluir com disfunção ou falência orgânica (renal, cardíaca, coagulopatia etc.) que, se não forem oportuna e adequadamente tratadas, podem progredir para falência múltipla e óbito. As mulheres que desenvolvem falência orgânica e que são tratadas adequadamente ou que tenham condições clínicas adequadas podem se recuperar completamente, mas uma parcela pode ainda apresentar sequela temporária ou permanente (Figura 121.5). Quando há falência de órgãos mas ela sobrevive ao evento, dá-se o nome de *near miss* materno (Ronsmans e Filippi, 2004; Say et al., 2009).

Desde 2009, a OMS definiu então o conceito de *near miss* materno (NMM) como "*uma mulher que quase morre, porém sobrevive à complicação ocorrida na gravidez, parto ou até 42 dias após o fim da gestação*" e estabeleceu os critérios para sua identificação (Say et al., 2009).

Desse modo, o NMM é uma condição definida retrospectivamente, pois é necessário que ela sobreviva a uma complicação grave. Contudo, é considerado clinicamente útil haver a possibilidade de identificar prospectivamente as mulheres com risco de morte. Nesses casos, é importante destacar a importância de se identificarem as condições potencialmente ameaçadoras da vida (ver Tabela 121.3) (Say et al., 2009).

Os critérios para a definição de *near miss* estão divididos entre parâmetros clínicos, laboratoriais e de manejo, conforme apresentado na Tabela 121.4. O somatório dos casos de *near miss* e morte materna é denominado **desfecho materno grave**. De modo análogo à mortalidade materna, o número de casos nessa situação é expresso pela razão de *near miss* materno (RNM), cujo denominador é o número de nascidos vivos.

Nas últimas décadas, diante de um contexto epidemiológico caracterizado pela redução das mortes maternas, o estudo dos casos de mulheres que cursaram com complicações graves e quase morreram durante o ciclo gravídico-puerperal tem sido cada vez mais utilizado para avaliar a qualidade da assistência obstétrica (Say et al., 2009). Diversos autores têm apontado que o reconhecimento das circunstâncias que vão desde complicações maternas grave até o óbito pode gerar importantes subsídios para que se continue a reduzir os casos de morte materna (Geller et al., 2004; Baskett e O'Connell, 2005; Penney e Brace, 2007).

Segundo Say et al. (2009), os casos de NMM trazem muitas semelhanças com os casos de morte materna e, portanto, proveem informações valiosas sobre eventuais obstáculos que devem ser superados quando uma mulher apresenta complicação aguda durante o ciclo gravídico-puerperal. Assim como acontece com os casos de morte materna, muitas das situações que evoluem para quadros de NMM também seriam passíveis de prevenção (Geller et al., 2004).

Os estudos de base populacional sobre a morbidade materna grave (MMG) e, especificamente, o NMM também se mostram importantes no que diz respeito à avaliação do potencial impacto de políticas assistenciais no âmbito da saúde materna. O maior número de casos de MMG e *near miss*, quando

Tabela 121.3 Condições potencialmente ameaçadoras da vida.

Hemorrágicas	Hipertensivas
Descolamento prematuro da placenta	Pré-eclâmpsia grave
Placenta acreta/increta/percreta	Eclâmpsia
Gravidez ectópica	Hipertensão grave
Hemorragia pós-parto	Encefalopatia hipertensiva
Ruptura uterina	Síndrome HELLP
Outros distúrbios sistêmicos	**Indicadores de manejo grave**
Endometrite	Transfusão de sangue
Edema pulmonar	Acesso venoso central
Insuficiência respiratória	Histerectomia
Convulsões	Internação em UTI
Sepse	Hospitalização prolongada (> 7 dias)
Choque	Intubação não relacionada à anestesia
Trombocitopenia < 100.000 plaquetas	Retorno à sala de cirurgia
Crise tireotóxica	Intervenção cirúrgica

Fonte: Say et al., 2009.

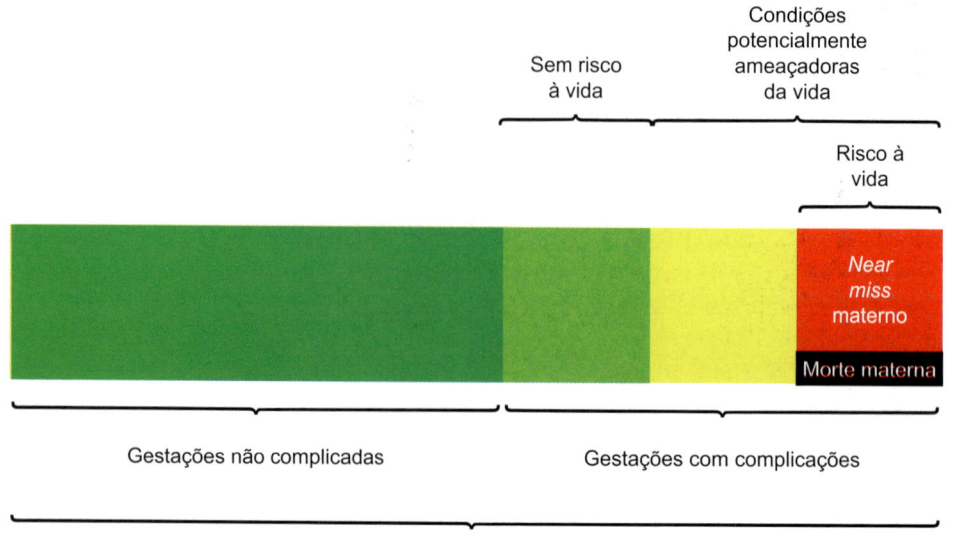

Figura 121.5 Espectro da morbidade materna. A gestações com condições potencialmente ameaçadoras da vida junto com os casos de *near miss* e óbito materno também podem ser chamados de morbidade materna grave (MMG). (Adaptada de Say et al., 2009.)

Tabela 121.4 Critérios para caracterização de um caso de *near miss* materno, segundo a Organização Mundial da Saúde (2009), divididos conforme suas características e tipo de disfunção orgânica.

Disfunção orgânica	Critérios clínicos	Critérios laboratoriais	Critérios de manejo
Cardiovascular	• Choque • Ausência de consciência associada à ausência de pulso/batimento cardíaco	• Lactato > 5 mmol/ℓ (ou > 45 mg/dℓ) • pH < 7,1	• Uso contínuo de fármacos vasoativos • Reanimação cardiopulmonar
Respiratória	• Cianose aguda • *Gasping* • Frequência respiratória > 40 ou < 6 ipm	• Saturação de oxigênio < 90% por mais de 60 min • $Pa_{O_2}/Fi_{O_2} < 200$	• Intubação e ventilação por mais de 60 min, não relacionadas à anestesia
Renal	• Oligúria não responsiva a líquidos ou diuréticos	• Creatinina ≥ 300 μmol/ℓ (ou ≥ 3,5 mg/dℓ)	• Diálise para insuficiência renal aguda
Hematológica/coagulação	• Distúrbio/falência na coagulação	• Trombocitopenia aguda (plaquetas < 50.000)	• Transfusão de 5 ou mais concentrados de hemácias
Hepática	• Icterícia associada à pré-eclâmpsia	• Bilirrubina > 100 μmol/ℓ (ou ≥ 6,0 mg/dℓ)	
Neurológica	• Perda de consciência por 12 h ou mais • Acidente vascular encefálico • Paralisia total	• Ausência de consciência e presença de glicose e cetoacidose na urina	
Outras*			• Histerectomia puerperal em razão de infecção ou hemorragia

*Critério que, em função de suas características, serve como marcador de gravidade, embora não esteja especificamente relacionado a nenhuma das disfunções orgânicas mencionadas.

comparados aos de óbitos maternos, permite a realização de análises desagregadas por regiões geográficas, subgrupos populacionais ou mesmo instituições de saúde. Com isso, colaboram para a identificação de áreas que mereçam atenção privilegiada no que concerne às políticas públicas em saúde materno-infantil.

Outra vantagem é que, quando da investigação dos eventos de MMG e *near miss*, uma expressiva gama de informações pode ser obtida a partir do próprio relato da mulher. Isso gera, então, uma descrição mais abrangente das condições que propiciaram a evolução desfavorável de sua condição clínica (Baskett e O'Connell, 2005; Penney e Brace, 2007).

Entre 2010 e 2011, a OMS realizou um estudo mundial em vários países em desenvolvimento e alguns países desenvolvidos, incluindo mais de 300 mil mulheres, das quais 7,5% tiveram MMG e 1% apresentou desfecho materno grave. As duas principais causas de desfecho materno grave foram hemorragia pós-parto e pré-eclâmpsia/eclâmpsia, responsáveis por um quarto dos casos cada. A razão de RNM foi de 8,3 por 1.000 nascidos vivos, com 4,7 por 1.000 em países com baixa mortalidade materna (RMM < 20), e de 13,1 por 1.000 em países com mortalidade materna muito alta (RMM ≥ 300) (Souza et al., 2013).

No Brasil, foi realizada uma pesquisa em 27 hospitais majoritariamente de referência para alto risco obstétrico do país durante 1 ano. Os pesquisadores encontraram 10% de casos de MMG, RNM de 9,4 por 1.000 nascidos vivos e razão de desfecho materno grave de 11 por 1.000 nascidos vivos (Cecatti et al., 2016).

Outra pesquisa de abrangência nacional, realizada em todos os estados da federação, com 23.894 mulheres, encontrou incidência do NMM de 10 por 1.000 nascidos vivos (Dias et al., 2014). Nesta pesquisa, o NMM esteve associado a não realização de pré-natal, complicações obstétricas, cesárea eletiva, fórceps e peregrinação por dois ou mais hospitais antes da internação para o parto (Domingues et al., 2016).

Essas investigações mostram que os casos de NMM (e morte materna) causados por complicações relacionadas à gestação estão associados a barreiras no acesso ao cuidado especializado e monitoramento inadequado dessas complicações (morbidade grave) nos hospitais (Pacagnella et al., 2018).

Para a redução dessa taxa, entende-se que o tempo na obtenção de cuidados adequados é o fator mais importante relacionado às mortes maternas (Thaddeus e Maine, 1994). Esse tempo entre o início de uma complicação e seu tratamento adequado deve ser entendido como uma "demora", que pode ocorrer em três fases:

- I – demora na decisão de procurar cuidados pelo indivíduo e/ou família
- II – demora no alcance de uma unidade de cuidados adequados de saúde
- III – demora em receber os cuidados adequados na instituição de referência.

No entanto, todas as demoras são inter-relacionadas, visto que a maioria das mortes maternas não pode ser atribuída a um único fator, e é mais comumente uma combinação deles. Esse mesmo conceito pode ser aplicado para a MMG e o NMM. Pacagnella et al. (2014), em análise de 9.555 casos de MMG, NMM ou morte materna no Brasil, verificaram presença de ao menos uma das três demoras em 52% das MMG, 68% dos NMM e 84% das mortes maternas. Nos casos de NMM e morte materna, a demora relacionada aos cuidados no hospital foi a mais prevalente, presente de 42 e 65% dos casos, respectivamente. Já na MMG, a principal demora foi o acesso aos serviços de saúde, encontrada em 34% das mulheres atendidas.

Todavia, garantir saúde materna significa muito mais do que apenas salvaguardar a sobrevivência da mulher após a gestação e o parto. As consequências dos eventos adversos graves da gestação se estendem para além da resolução da complicação aguda. Segundo algumas estimativas, entre 10 e 20 milhões de mulheres desenvolvem problemas físicos ou mentais a cada ano como consequência de complicações ou tratamento inadequado durante o ciclo gravídico-puerperal (Say et al., 2004; Filippi et al., 2006).

Considerando que a gestação, o parto e os primeiros meses de vida do recém-nascido caracterizam-se como períodos da vida em que as mães frequentam os serviços de saúde rotineiramente, vislumbra-se aqui uma série de oportunidades para que se ofereça uma assistência materno-infantil realmente integral e interdisciplinar. Quando esses serviços estão estruturados apenas para atender às emergências médicas, e não para cuidar da saúde materna como um todo, negligencia-se o aspecto sanitário referente à prevenção primária, secundária e terciária das intercorrências médicas, e também não são criadas condições para que os profissionais de saúde atuem no âmbito social das famílias.

Frente a essas oportunidades perdidas, as mulheres que cursam com MMG e *near miss* estão propensas a uma série de problemas crônicos nos mais diversos aspectos de sua vida, incluindo, em última instância, um risco maior de morrer em decorrência das sequelas da gestação e do parto (Filippi et al., 2006). A Figura 121.6 mostra a inter-relação de MMG, ou *near miss* materno, e suas consequências físicas, psicológicas, sociais e econômicas na vida da mulher e de sua família.

Por exemplo, Forray et al. (2009) ressaltam que as intercorrências médicas em gestações prévias podem ser vivenciadas como experiências traumáticas, contribuindo para uma elevada prevalência de estresse pós-traumático feminino. Outro estudo, realizado na África, mostrou também que, frente a esses agravos vivenciados no ciclo gravídico-puerperal, é maior o risco não só de óbito feminino após a alta hospitalar como também são maiores as probabilidades de depressão, ansiedade e pensamentos suicidas (Filippi et al., 2007). Seu potencial reprodutivo também é afetado, provavelmente secundário a histerectomias e laqueaduras tubárias realizadas após complicações na gestação.

No que tange às repercussões perinatais e infantis, a MMG e o *near miss* parecem significativamente associados a maior incidência de natimortalidade, menores peso e idade gestacional ao nascimento, maior frequência de admissão a unidades de tratamento intensivo (UTI) neonatal e também maior incidência de óbito neonatal e infantil (Filippi et al., 2007; Ronsmans, 2009).

Uma avaliação multidimensional, realizada em Campinas (SP), corrobora esse impacto da morbidade materna grave na saúde materna e perinatal. O estudo verificou uma percepção de piora na qualidade de vida, comprometimento da funcionalidade, menor capacidade reprodutiva, desenvolvimento de novas condições clínicas e comprometimento do crescimento e desenvolvimento das crianças nascidas (Ferreira et al., 2020).

Nesse contexto, estudo qualitativo baseado nas narrativas de mulheres que vivenciaram complicações obstétricas graves sugeriu a existência da "síndrome do near miss materno", um distúrbio de estresse agudo associado com tais eventos mórbidos (Souza et al., 2009). Para esses autores, a implementação de um cuidado integrado, abarcando os diferentes aspectos da saúde feminina, pode ajudar a aliviar a carga de sofrimento decorrente dessas complicações durante o ciclo gravídico-puerperal.

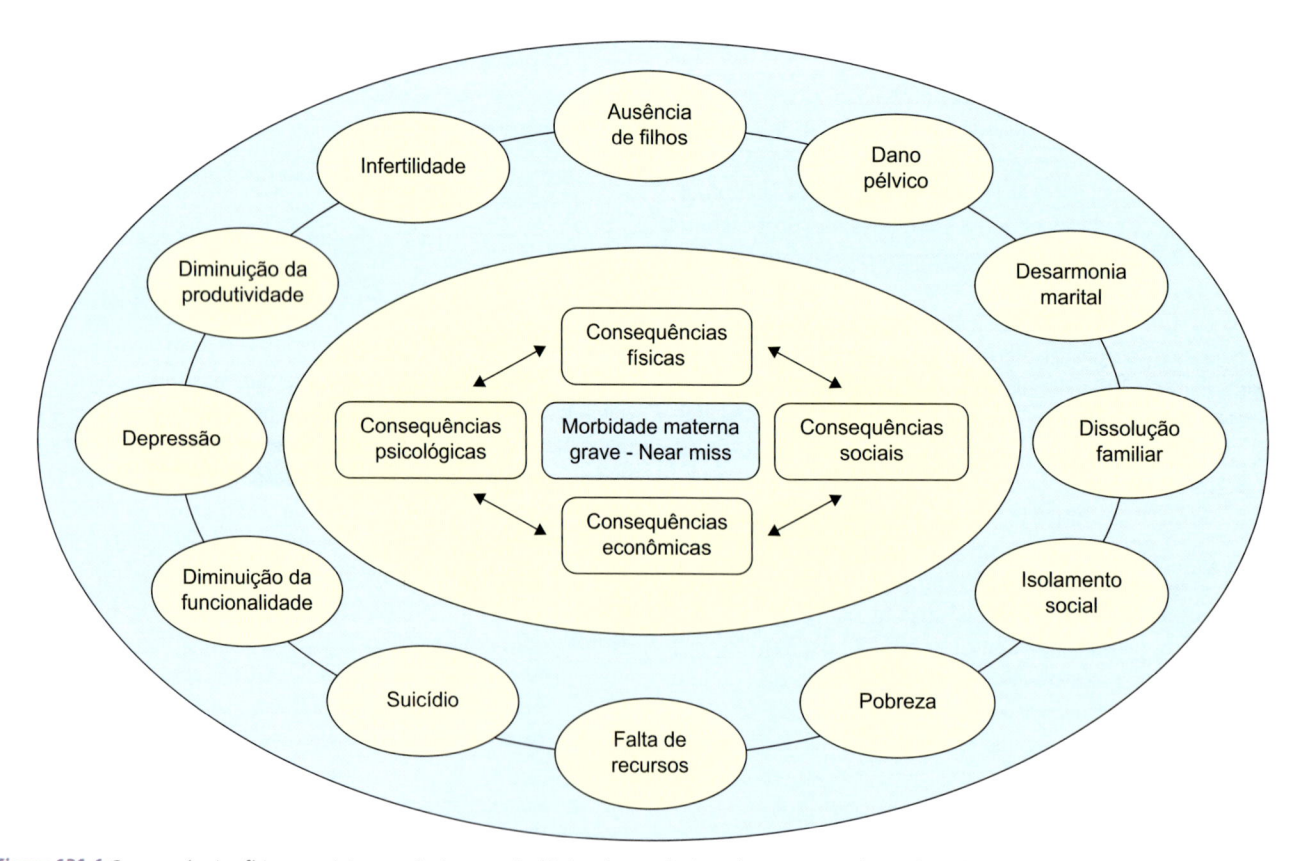

Figura 121.6 Consequências físicas, sociais, econômicas e psicológicas inter-relacionadas em casos de morbidade materna grave – *near miss*. Apesar do reconhecimento de que as complicações obstétricas graves podem evoluir com sequelas bastante importantes e diversas, tanto para a mulher quanto para sua família e a sociedade, são ainda restritos os estudos empíricos que abordam esses efeitos a longo prazo. (Adaptada de Pacagnella et al., 2010.)

Bibliografia

Baskett TF, O'Connell CM. Severe obstetric maternal morbidity: a 15-year population-based study. J Obstet Gynaecol. 2005;25(1):7-9.

Cecatti JG, Costa ML, Haddad SM, Parpinelli MA, Souza JP, Sousa MH, et al.; Brazilian Network for Surveillance of Severe Maternal Morbidity study Group. Network for Surveillance of Severe Maternal Morbidity: a powerful national collaboration generating data on maternal health outcomes and care. BJOG. 2016;123(6):946-53.

Dias MA, Domingues RM, Schilithz AO, Nakamura-Pereira M, Diniz CS, Brum IR, et al. Incidence of maternal near miss in hospital childbirth and postpartum: data from the Birth in Brazil study. Cad Saúde Pública. 2014;30 Suppl 1:S1-12.

Domingues RM, Dias MA, Schilithz AO, Leal MD. Factors associated with maternal near miss in childbirth and the postpartum period: findings from the birth in Brazil National Survey, 2011-2012. Reprod Health. 2016;13(Suppl 3):115.

Ferreira EC, Costa ML, Pacagnella RC, Silveira C, Andreucci CB, Zanardi DMT, et al. Multidimensional assessment of women after severe maternal morbidity: the COMMAG cohort study. BMJ Open. 2020;10(12):e041138.

Filippi V, Ganaba R, Baggaley RF, Marshall T, Storeng KT, Sombié I, et al. Health of women after severe obstetric complications in Burkina Faso: a longitudinal study. Lancet. 2007;370(9595):1329-37.

Filippi V, Ronsmans C, Campbell OM, Graham WJ, Mills A, Borghi J, et al. Maternal health in poor countries: the broader context and a call for action. Lancet. 2006;368(9546):1535-41.

Forray A, Mayes LC, Magriples U, Epperson CN. Prevalence of post-traumatic stress disorder in pregnant women with prior pregnancy complications. J Matern Fetal Neonatal Med. 2009;22(6):522-7.

Geller SE, Rosenberg D, Cox SM, Brown ML, Simonson L, Driscoll CA, et al. The continuum of maternal morbidity and mortality: factors associated with severity. Am J Obstet Gynecol. 2004;191(3):939-44.

Pacagnella RC, Cecatti JG, Camargo RP, Silveira C, Zanardi DT, Souza JP, et al. Rationale for a long-term evaluation of the consequences of potentially life-threatening maternal conditions and maternal "near-miss" incidents using a multidimensional approach. J Obstet Gynaecol Can. 2010;32(8):730-8.

Pacagnella RC, Cecatti JG, Parpinelli MA, Sousa MH, Haddad SM, Costa ML, et al.; Brazilian Network for the Surveillance of Severe Maternal Morbidity study group. Delays in receiving obstetric care and poor maternal outcomes: results from a national multicentre cross-sectional study. BMC Pregnancy Childbirth. 2014;14:159.

Pacagnella RC, Nakamura-Pereira M, Gomes-Sponholz F, Aguiar RALP, Guerra GVQL, Diniz CSG, et al. Maternal Mortality in Brazil: Proposals and Strategies for its Reduction. Rev Bras Ginecol Obstet. 2018;40(9):501-6.

Penney G, Brace V. Near miss audit in obstetrics. Curr Opin Obstet Gynecol. 2007;19(2):145-50.

Ronsmans C. Severe acute maternal morbidity in low-income countries. Best Pract Res Clin Obstet Gynaecol. 2009;23(3):305-16.

Say L, Pattinson RC, Gülmezoglu AM. WHO systematic review of maternal morbidity and mortality: the prevalence of severe acute maternal morbidity (near miss). Reprod Health. 2004;1(1):3.

Say L, Souza JP, Pattinson RC; WHO working group on Maternal Mortality and Morbidity classifications. Maternal near miss--towards a standard tool for monitoring quality of maternal health care. Best Pract Res Clin Obstet Gynaecol. 2009;23(3):287-96.

Souza JP, Cecatti JG, Parpinelli MA, Krupa F, Osis MJ. An emerging "maternal near-miss syndrome": narratives of women who almost died during pregnancy and childbirth. Birth. 2009;36(2):149-58.

Souza JP, Gülmezoglu AM, Vogel J, et al. Moving beyond essential interventions for reduction of maternal mortality (the WHO Multicountry Survey on Maternal and Newborn Health): a cross-sectional study. Lancet. 2013;381(9879):1747-55.

Thaddeus S, Maine D. Too far to walk: maternal mortality in context. Soc Sci Med. 1994;38(8):1091-110.

World Health Organization. Beyond the numbers: reviewing maternal deaths and complications to make pregnancy safer [Internet]. Geneva (CH): World Health Organization; 2004 [citado em 25 Fev. 2021]. Disponível em: https://apps.who.int/iris/handle/10665/42984.

Mortalidade Perinatal

Marcos Nakamura Pereira
Fernando Maia Peixoto Filho
Antonio Braga
Joffre Amim Junior

A mortalidade perinatal, que compreende os óbitos fetais e neonatais precoces, é um importante indicador de qualidade da assistência obstétrica e neonatal, assim como do *status* socioeconômico de uma população. Esse indicador de saúde traduz ainda a qualidade da assistência no período pré-natal, no parto e ao recém-nascido.

Além de compor a mortalidade perinatal, o período neonatal precoce, juntamente com o período neonatal tardio e pós-neonatal, é também um dos componentes da mortalidade infantil.

Estima-se que ocorram, anualmente, mais de 2 milhões de óbitos fetais e 1,8 milhão de óbitos neonatais precoces no mundo. Deste último grupo, mais da metade das mortes acontecem no 1º dia de vida, e 98% são em países em desenvolvimento.

A confiabilidade dos dados sobre mortalidade perinatal é muito limitada pela heterogeneidade dos critérios utilizados na sua definição entre as diferentes localidades e pela baixa qualidade das informações disponíveis nos países com menor grau de desenvolvimento. As taxas podem variar de menos de 10 por 1.000 nos países mais desenvolvidos a 60 por 1.000 em determinadas regiões da Ásia e da África.

Frente aos avanços conquistados nas últimas décadas na redução da mortalidade infantil e das crianças abaixo de 5 anos, é possível observar um aumento proporcional do componente neonatal precoce, que não acompanhou a tendência de queda na mesma proporção e representa, atualmente, mais de 50% dos óbitos em menores de 1 ano. Entre os anos de 1990 e 2015 a queda global da mortalidade neonatal foi de 47%, comparada com 58% de redução nos óbitos em menores de 5 anos.

Blencowe et al. (2016) sugerem uma estimativa de 2,6 milhões (2,4 a 3,0 milhões) de natimortos no mundo em 2015, com 28 ou mais semanas de gestação (Tabela 121.5). Entre 2000 e 2015, observamos mundialmente uma redução na taxa de óbito fetal, menos 2,0 óbitos fetais por 1.000 nascimentos por ano (Blencowe et al., 2016). No Brasil, passou de 8,2, em 1996, para 9,5 por 1.000 nascimentos em 2015, considerada uma tendência estacionária (Barros et al., 2019).

No Brasil, a mortalidade infantil foi reduzida em 47,8% entre os anos de 1996 e 2011, porém houve um aumento proporcional da mortalidade neonatal precoce, responsável, em 1996, por 47% dos óbitos infantis, passando a representar 52,5% em 2011. No mesmo período, os óbitos fetais no país apresentaram redução

Tabela 121.5 Taxa de natimortos em alguns países – 2015 (por 1.000 nascidos vivos).

Países com taxas mais baixas	1. Islândia (1,3)
	2. Dinamarca (1,7)
Países com taxas mais altas	1. Paquistão (43,1)
	2. Nigéria (42,9)
	78. Brasil (8,6)

Dados de Blencowe et al., 2016.

de apenas 22,5%, refletindo as falhas no cuidado pré-natal e assistência ao parto.

Fonseca e Coutinho (2004) realizaram revisão da metodologia e dos resultados da mortalidade perinatal no Brasil, mediante análise de estudos de diversas localidades, observando diferenças regionais importantes entre os dados. A taxa de natimortalidade variou de 9,0:1.000 em Belo Horizonte (MG) a 17,9:1.000 em Fortaleza (CE), enquanto a taxa de neomortalidade precoce variou de 7,4:1.000 em Caxias do Sul (RS) a 15,3:1.000 em Fortaleza (CE). Já Almeida et al. (2019) verificaram que a maioria das mortes neonatais precoces em RN com peso igual ou maior que 2,5 kg por asfixia ocorreu no 1º dia de vida, e que a asfixia perinatal contribuiu para 40% de todas as mortes neonatais no Brasil, entre 2010 e 2015.

Algumas questões dificultam a análise dos óbitos perinatais, entre elas a falta de uniformidade nos conceitos e definições utilizados, as falhas nos sistemas de informação e a inexistência de uma classificação de mortalidade perinatal adotada universalmente. Essa padronização teria como objetivo facilitar a análise dos casos, possibilitar a comparação entre diferentes populações e avaliar a qualidade da assistência materno-infantil.

Definições

Óbito perinatal

De acordo com a OMS, o óbito perinatal é aquele ocorrido no período perinatal, compreendido entre 22 semanas completas (154 dias completos) de gestação até 7 dias completos após o nascimento. O cálculo da taxa de mortalidade perinatal (TMP) é realizado por meio da seguinte fórmula:

$$TMP = \frac{\text{Soma do número de óbitos fetais e neonatais precoces}}{\text{Número de nascimentos totais (nascidos vivos + óbitos fetais)}} \times 1.000$$

Óbito fetal

É a morte do concepto ocorrida antes da expulsão ou da extração completa do corpo da mãe, com peso maior ou igual a 500 g; se o peso for desconhecido, utiliza-se como critério a idade gestacional maior ou igual a 22 semanas; se ambos forem desconhecidos, utiliza-se o comprimento maior ou igual a 25 cm. A aferição do peso ao nascimento é considerada mais confiável e, portanto, é o critério priorizado pela OMS.

A OMS também recomenda que, com a finalidade de comparações internacionais, seja adotada para a definição da natimortalidade o limite inferior da idade gestacional de 28 semanas e/ou o peso de 1.000 g e/ou o comprimento maior ou igual a 35 cm. O cálculo da taxa de mortalidade fetal (TMF) é realizado pela fórmula:

$$TMF = \frac{\text{Número de óbitos fetais totais}}{\text{Número de nascimentos totais}} \times 1.000$$

Óbito neonatal precoce

É o óbito neonatal com menos de 7 dias de vida, em recém-nascido com peso maior ou igual a 500 g e/ou idade gestacional maior ou igual a 22 semanas e/ou comprimento maior ou igual a 25 cm. A taxa da mortalidade neonatal precoce (TMNP) é calculada pela fórmula:

$$TMNP = \frac{\text{Número de óbitos neonatais precoces}}{\text{Número de nascidos vivos}} \times 1.000$$

Fatores de risco

A mortalidade perinatal resulta de uma complexa cadeia causal, que envolve determinantes proximais, intermediários e distais. Os determinantes proximais são variáveis biológicas como a prematuridade, o baixo peso ao nascer e as doenças maternas prévias. Os determinantes intermediários são fatores assistenciais, referentes à assistência pré-natal e ao parto, enquanto os determinantes distais incluem fatores socioeconômicos e demográficos, que tornam evidentes os diferentes resultados na saúde decorrentes da desigualdade social.

São fatores de risco para a mortalidade perinatal:

- Fetos com crescimento intrauterino restrito (CIR)
- Condições de saúde do recém-nascido: prematuridade, baixo peso ao nascer, baixo índice de Apgar
- Assistência pré-natal e ao parto: dificuldade de acesso aos serviços de saúde, número de consultas de pré-natal inferior a 4quatro inadequação dos serviços recebidos na assistência pré-natal e ao parto
- Características maternas:
  - Idade materna avançada (≥ 35 anos)
  - Gravidez gemelar
  - História reprodutiva: perdas fetais e/ou neonatais anteriores, história de parto pré-termo em gestações anteriores, nuliparidade
  - Morbidade materna: hipertensão, diabetes, sífilis, obesidade e outras doenças maternas
  - Comportamento materno: fumo, ingestão de bebidas alcoólicas, uso de drogas
  - Apoio social: situação conjugal instável, gravidez não planejada
  - Exposição à violência
- Características socioeconômicas e demográficas: baixa escolaridade materna, baixa renda familiar, trabalho materno pesado, raça/cor negra.

Causas de óbitos perinatais

O óbito perinatal pode decorrer de fatores maternos, placentários, fetais e neonatais, atuando isoladamente ou por meio da interação dessas condições.

Óbitos fetais

Os óbitos fetais podem ocorrer antes do início do trabalho de parto (anteparto) ou durante o parto (intraparto).

Os óbitos fetais anteparto ocorrem em razão de complicações da gravidez e patologias maternas ou fetais, muitas vezes não identificadas durante o pré-natal. Em escala global, a sífilis e outras infecções, anomalias congênitas, doença hipertensiva, descolamento prematuro da placenta e outras patologias placentárias são responsáveis pela maioria desses óbitos. Muitos casos são classificados como de causa desconhecida, podendo chegar a mais de 50% em algumas séries com baixo nível de investigação.

O óbito intraparto pode acontecer por asfixia durante o trabalho de parto, descolamento prematuro da placenta e, mais raramente, tocotraumatismo. É um importante indicador de qualidade da assistência obstétrica e, nos países em desenvolvimento, representa de 24 a 37% das mortes fetais.

Existem diferenças nos momentos de ocorrência e causas dos óbitos fetais entre as diversas populações. Porém, a maior proporção, em qualquer cenário, é de óbitos fetais anteparto.

Óbitos neonatais precoces

Os óbitos neonatais precoces têm como principais causas a prematuridade, as infecções e a asfixia intraparto. Nos países desenvolvidos, as malformações maiores e a prematuridade extrema se destacam em relação às demais causas.

Entre as principais causas de óbito perinatal, descreveremos algumas delas a seguir.

Infecções

Os óbitos fetais por causas infecciosas são mais frequentes em idades gestacionais precoces, responsáveis por 50% dos natimortos em países de baixa renda e 10 a 25% em países desenvolvidos.

A sífilis, importante causa de óbito evitável, assim como a malária em áreas endêmicas, contribui significativamente como causa infecciosa de natimortos no 3º trimestre, em países em desenvolvimento.

De acordo com o Ministério da Saúde, a prevalência da doença em gestantes, no ano de 2004, foi de 1,6%, representando cerca de 50.000 parturientes com sífilis ativa e 15.000 recém-natos com sífilis congênita naquele ano. Isso sugere um controle insuficiente da patologia.

Outros agentes infecciosos, típicos dos países desenvolvidos, como estreptococo do grupo B (GBS), parvovírus B19, *Listeria monocytogenes*, bactérias da flora intestinal materna, não são diagnosticados em países de baixa renda, já que testes especializados são necessários para sua identificação. Essas infecções não detectadas contribuem para o aumento dos casos de óbito fetal de causa desconhecida.

Anomalias congênitas

As anomalias congênitas são responsáveis por 6 a 12% dos óbitos fetais e quase um terço das malformações maiores decorrem de cardiopatias congênitas.

Nos países de baixa renda, sua contribuição relativa é baixa, em decorrência da prevalência de outras causas e da subnotificação dos casos de malformação, não diagnosticados pela falta da realização de necropsia e outros exames.

Patologias placentárias

As causas relacionadas às patologias placentárias podem ser encontradas em mais de 60% dos casos de óbito fetal, de acordo com a classificação utilizada, e a essa categoria pode-se atribuir grande parte dos óbitos de causa inexplicada. A falta de informação sobre a patologia placentária prejudica o melhor entendimento da etiologia dessas mortes.

Asfixia intraparto

Estima-se que ocorram, anualmente, 1,02 milhão de óbitos fetais intraparto e 904.000 óbitos neonatais decorrentes de asfixia perinatal. Esta causa é responsável por um terço dos óbitos neonatais precoces.

Existem evidências de que algumas intervenções e estratégias resultem na redução da mortalidade perinatal, como a implantação de auditorias dos óbitos perinatais, quando realizadas de forma efetiva e vinculadas a ações corretivas.

Em relação aos cuidados obstétricos, medidas como o uso de partograma, a realização de cesariana eletiva nas apresentações pélvicas, indução do parto com idade gestacional ≥ 41 semanas e assistência contínua durante o trabalho de parto são intervenções com efeitos positivos nos resultados perinatais. Da mesma maneira, o treinamento em reanimação neonatal e manejo pós-reanimação resultou em redução de 30% dos óbitos neonatais decorrentes de asfixia intraparto.

Prematuridade

Observa-se um aumento da prevalência da prematuridade, estimando-se em 15 milhões o número de nascimentos pré-termo ocorridos no mundo, em 2010, dos quais mais de 1 milhão resultaram em óbito. A prematuridade, que acomete mais de 10% dos recém-nascidos é, atualmente, a causa mais importante de morbidade e mortalidade neonatais.

São fatores de risco materno: raça negra, baixos escolaridade e nível socioeconômico, situação conjugal instável, extremos da idade materna, intervalo entre gestações inferior a 6 meses e baixo índice de massa corpórea.

Entre as características da gravidez, podemos relacionar à prematuridade: gestação múltipla, sangramento vaginal, oligo e polidramnia, tabagismo, consumo elevado de álcool, uso de drogas, mulheres submetidas a estresse psicológico ou social e infecções genitais e não genitais.

O risco de recorrência varia de 15% a mais de 50%, dependendo do número e idade gestacional do término das gestações anteriores. As mulheres com parto pré-termo indicado também tendem a repetir o evento.

Intervenções para redução de mortalidade e morbidade perinatais

A redução da natimortalidade e da mortalidade neonatal requer intervenções por meio do cuidado contínuo, desde a preconcepção até o pós-natal, e intervenções no sistema de saúde, desde as unidades básicas até o cuidado hospitalar. Algumas já foram alvo de estudos clínicos e apresentam evidência científica na redução de mortalidade e morbidade perinatais. As Tabelas 121.6 e 121.7 sumarizam as principais.

Tabela 121.6 Intervenções pré-natais baseadas em evidências que reduzem mortalidade e morbidade perinatais.

Nutricional	
Ácido fólico	Redução do risco de defeito do tubo neural quando administrado pré-concepção

Prevenção e tratamento de infecção	
Detecção precoce e tratamento da sífilis	Redução de natimorto, morte neonatal e parto pré-termo
Tratamento intermitente preventivo (áreas endêmicas de malária)	Redução de morte neonatal e baixo peso ao nascer Redução de anemia materna
Mosquiteiros tratados com inseticidas (malária)	Redução de perda fetal e baixo peso ao nascer
Vacina antitetânica	Redução de mortalidade neonatal por tétano

Intervenções no crescimento intrauterino restrito	
Antitrombóticos em gestações de alto risco	Redução de mortalidade perinatal, parto pré-termo e baixo peso ao nascer
Doppler fetal em gestações de alto risco	Redução de mortalidade perinatal

Outras intervenções	
Indução do parto com 41 semanas	Redução de mortes perinatais e aspiração meconial
Manejo intensivo do diabetes gestacional com bom controle glicêmico	Redução de macrossomia, morbidade perinatal e mortalidade

Adaptada de Gülmezoglu et al., 2016.

Tabela 121.7 Intervenções intraparto e neonatais que reduzem mortalidade e morbidade perinatais.

Geral	
Material para o parto estéril	Redução da mortalidade neonatal

Parto pré-termo e RPMO pré-termo	
Corticosteroide antenatal	Redução da mortalidade neonatal Redução do risco de síndrome de angústia respiratória
Sulfato de magnésio	Redução do risco de paralisia cerebral em infantes pré-termo
Antibióticos (RPMO pré-termo somente)	Redução de infecção neonatal
Surfactante	Redução da mortalidade associada à síndrome de angústia respiratória

Cuidado neonatal	
Método canguru	Redução de mortalidade em recém-nascidos com baixo peso ao nascer
Limpeza do cordão (clorexidina)	Redução da mortalidade neonatal e de onfalite em unidades comunitárias

Encefalopatia hipóxico-isquêmica	
Hipotermia induzida	Redução de mortalidade

Sepse neonatal	
Antibióticos administrados na comunidade	Redução de todas as causas de mortalidade neonatal e mortalidade específica por pneumonia

RPMO, ruptura prematura de membranas ovulares. Adaptada de Gülmezoglu et al., 2016.

Classificações de mortalidade perinatal

Diversas classificações foram propostas, utilizando parâmetros clínicos e anatomopatológicos, com o objetivo de agrupar e estratificar os óbitos perinatais. Entretanto, até o presente momento, não existe uniformidade no seu uso.

A Classificação Internacional de Doenças, 10ª edição (CID-10), adotada internacionalmente, tem como objetivo classificar a causa básica do óbito e foi desenvolvida para permitir codificação sistemática, análise, interpretação e comparação de morbidade e mortalidade. Porém, por se tratar de uma classificação geral, só recentemente foi adaptada especificamente para a classificação dos óbitos perinatais e ainda não tem sido muito utilizada.

O sistema da Classificação Internacional de Doenças – Mortalidade Perinatal (CID-PM) divide as principais causas de morte em anteparto, intraparto e neonatal, além das condições maternas presentes no momento da morte perinatal (Tabela 121.8). Ele já foi testado em bases de dados de alguns países (Allanson et al., 2016).

O sistema de classificação dos óbitos fetais deve ser capaz de identificar informações relevantes das causas do óbito, precisa ser fácil na aplicação e concordância quando comparado em diferentes países. Os sistemas Codac (*Causes of death and associated conditions*), o ReCoDe (*Relevant Condition at Death*) e o PSANZ-PDC (Perinatal Society of Australia and New Zealand – *Perinatal Death Classification*) são os mais utilizados e demonstram desempenhos equivalentes quanto à facilidade de uso e aos resultados inconclusivos. Contudo, sua reprodutibilidade continua a ser um desafio (Flenady et al., 2009).

O Codac considera a causa básica que levou ao óbito (COD, causa da morte) e outras condições, que não causam diretamente a morte, mas encontram-se associadas ao óbito (AC, condições associadas). Outra grande vantagem é que pode ser aplicado para a avaliação de óbitos fetais e também aos neonatais, ou seja, contemplando na sua totalidade a mortalidade perinatal.

Especialistas divergem sobre o melhor sistema a ser utilizado internacionalmente. Tal fato dificulta muito a comparação entre os países e compromete uma ação internacional organizada no combate à mortalidade perinatal. Evidências apoiam que uma intervenção complexa, incluindo auditoria e revisão da morte perinatal, bem como treinamento em serviço de saúde, melhoram esse indicador.

No Brasil, a maioria dos óbitos perinatais é considerada evitável. Portanto, recomenda-se que a abordagem da mortalidade perinatal identifique aquelas que foram causadas por problemas potencialmente tratáveis. Isso porque este é um indicador sensível à qualidade da atenção à saúde, que auxilia na definição de ações que impactam na melhoria da assistência perinatal.

Algumas classificações de "evitabilidade" têm sido utilizadas pelos comitês de prevenção do óbito infantil e fetal, com o objetivo de visualizar, de maneira sistematizada, a contribuição dos diferentes fatores nos desfechos de morte: Classificação de evitabilidade da Fundação Sistema Estadual de Análise de Dados (SEADE), lista de mortes evitáveis por intervenções do SUS e classificação de Wigglesworth expandida.

A classificação de Wigglesworth vem sendo amplamente utilizada nos últimos anos, em diversos países e em alguns municípios brasileiros, para a análise dos óbitos perinatais. Adota metodologia simples, utilizando informações clínicas contidas nos prontuários hospitalares, laudos e declarações de óbito.

Tabela 121.8 Sistema CID-PM: causas de morte perinatal divididas pelo momento da morte e condição materna presente no momento da morte.

Morte anteparto	Morte intraparto	Morte neonatal
A1 Malformações congênitas, deformações e anormalidades cromossômicas	I1 Malformações congênitas, deformações e anormalidades cromossômicas	N1 Malformações congênitas, deformações e anormalidades cromossômicas
A2 Infecção	I2 Tocotraumatismo	N2 Desordens relacionadas ao crescimento fetal
A3 Hipoxia anteparto	I3 Evento intraparto agudo	N3 Tocotraumatismo
A4 Outra desordem anteparto especificada	I4 Infecção	N4 Complicações de eventos intraparto
A5 Desordens relacionadas ao crescimento fetal	I5 Outra desordem intraparto especificada	N5 Convulsões e outras desordens cerebrais
A6 Morte anteparto sem causa especificada	I6 Desordens relacionadas ao crescimento fetal	N6 Infecção
	I7 Morte intraparto sem causa especificada	N7 Desordens respiratórias e cardiovasculares
		N8 Outras condições neonatais
		N9 Baixo peso ao nascer e prematuridade
		N10 Miscelânea
		N11 Morte neonatal sem causa especificada

Condição materna
M1 Complicações de placenta, cordão e membranas
M2 Complicações maternas da gestação
M3 Outras complicações do trabalho de parto e parto
M4 Condições maternas clínicas e cirúrgicas
M5 Nenhuma condição materna

A análise da mortalidade perinatal requer uma abordagem sistemática, que deve incluir a identificação do momento do óbito, as condições clínicas associadas e a análise da causa básica da morte, por meio de dados clínicos, patologia placentária e necropsia.

Bibliografia

Allanson ER, Tunçalp Ö, Gardosi J, Pattinson RC, Francis A, Vogel JP, et al. The WHO application of ICD-10 to deaths during the perinatal period (ICD-PM): results from pilot database testing in South Africa and United Kingdom. BJOG. 2016;123(12):2019-28.

Almeida MFB, Kawakami MD, Moreira LMO, Santos RMVD, Anchieta LM, Guinsburg R. Early neonatal deaths associated with perinatal asphyxia in infants ≥ 2500 g in Brazil. J Pediatr (Rio J). 2017;93(6):576-84.

American College of Obstetricians and Gynecologists. ACOG committee opinion no. 561: Nonmedically indicated early-term deliveries. Obstet Gynecol. 2013;121(4):911-915.

Barros PS, Aquino ÉC, Souza MR. Mortalidade fetal e os desafios para a atenção à saúde da mulher no Brasil. Rev Saúde Pública. 2019;53:12.

Blencowe H, Cousens S, Jassir FB, Say L, Chou D, Mathers C, Hogan D, et al.; Lancet Stillbirth Epidemiology Investigator Group. National, regional, and worldwide estimates of stillbirth rates in 2015, with trends from 2000: a systematic analysis. Lancet Glob Health. 2016;4(2):e98-e108.

Brasil. Ministério da Saúde. Coordenação Geral de Informações e Análises Epidemiológicas (CGIAE/DASIS/SVS/MS) 2012. Painel de monitoramento da mortalidade infantil e fetal [Internet]. Brasília (DF): Ministério da Saúde; 2012a [citado em 2012 Jun. 25]. Disponível em: http://svs.AIDS.gov.br/dashboard/mortalidade/infantil.show.mtw.

Brasil. Ministério da Saúde. Departamento de Informática do SUS (DATASUS) [Internet]. Informações de saúde/estatísticas vitais. Brasília (DF): Ministério da Saúde; 2012b [citado em 2012 Jun. 25]. Disponível em: http://www2.datasus.gov.br/DATASUS/index.php?area=0205.

Chou D, Daelmans B, Jolivet RR, Kinney M, Say L; Every Newborn Action Plan (ENAP) and Ending Preventable Maternal Mortality (EPMM) working groups. Ending preventable maternal and newborn mortality and stillbirths. BMJ. 2015;351:h4255.

Cousens S, Blencowe H, Stanton C, Chou D, Ahmed S, Steinhardt L, et al. National, regional, and worldwide estimates of stillbirth rates in 2009 with trends since 1995: a systematic analysis. Lancet. 2011;377(9774):1319-30.

Flenady V, Frøen JF, Pinar H, Torabi R, Saastad E, Guyon G, et al. An evaluation of classification systems for stillbirth. BMC Pregnancy Childbirth. 2009;9:24.

Flenady V, Koopmans L, Middleton P, Frøen JF, Smith GC, Gibbons K, et al. Major risk factors for stillbirth in high-income countries: a systematic review and meta-analysis. Lancet. 2011a;377(9774):1331-40.

Flenady V, Middleton P, Smith GC, Duke W, Erwich JJ, Khong TY, et al.; Lancet's Stillbirths Series steering committee. Stillbirths: the way forward in high-income countries. Lancet. 2011b;377(9778):1703-17.

Fonseca SC, Coutinho E S. Pesquisa sobre mortalidade perinatal no Brasil: revisão da metodologia e dos resultados. Cad Saúde Pública. 2004;20(Suppl 1):S7-19.

Frøen JF, Gordijn SJ, Abdel-Aleem H, Bergsjø P, Betran A, Duke CW, et al. Making stillbirths count, making numbers talk – issues in data collection for stillbirths. BMC Pregnancy Childbirth. 2009;9:58.

Goldenberg RL, McClure EM. Reducing intrapartum stillbirths and intrapartum-related neonatal deaths. Int J Gynaecol Obstet. 2009;107 Suppl 1(0 1):S1-3.

Goldenberg RL, McClure EM, Saleem S, Reddy UM. Infection-related stillbirths. Lancet. 2010 Apr 24;375(9724):1482-90.

Gordijn SJ, Korteweg FJ, Erwich JJ, Holm JP, van Diem MT, Bergman KA, et al. A multilayered approach for the analysis of perinatal mortality using different classification systems. Eur J Obstet Gynecol Reprod Biol. 2009;144(2):99-104.

Gülmezoglu AM, Lawrie TA, Hezelgrave N, Oladapo OT, Souza JP, Gielen M, et al. Interventions to reduce maternal and newborn morbidity and mortality. In: Black RE, Laxminarayan R, Temmerman M, Walker N, editors. Reproductive, maternal, newborn, and child health: disease control priorities. 3rd ed. (Volume 2). Washington (DC): The International Bank for Reconstruction and Development/The World Bank; 2016 Apr 5. Chapter 7.

Korteweg FJ, Erwich JJHM, Holm JP, Ravisé JM, van der Meer J, Veeger NJGM, et al. Diverse placental pathologies as the main causes of fetal death. Obstet Gynecol. 2009;114(4):809-17.

Lansky S, França E, Leal Mdo C. Mortalidade perinatal e evitabilidade: revisão da literatura. Rev Saúde Pública. 2002;36(6):759-72.

Lawn JE, Blencowe H, Pattinson R, Cousens S, Kumar R, Ibiebele I, et al.; Lancet's Stillbirths Series steering committee. Stillbirths: Where? When? Why? How to make the data count? Lancet. 2011;377(9775):1448-63.

Page JM, Snowden JM, Cheng YW, Doss AE, Rosenstein MG, Caughey AB. The risk of stillbirth and infant death by each additional week of expectant management stratified by maternal age. Am J Obstet Gynecol. 2013;209(4):375.e1-7.

Stillbirth Collaborative Research Network Writing Group. Causes of death among stillbirths. JAMA. 2011;306(22):2459-68.

Stormdal Bring H, Hulthén Varli IA, Kublickas M, Papadogiannakis N, Pettersson K. Causes of stillbirth at different gestational ages in singleton pregnancies. Acta Obstet Gynecol Scand. 2014;93(1):86-92.

United Nations Inter-Agency Group for Child Mortality Estimation. Levels and trends in child mortality [Internet]. Report 2015. New York (NY): UM Interagency Group for Child Mortality Estimation; 2015 [citado em 2021 Feb. 25. Disponível em: http://www.childmortality.org/files_v20/download/IGME%20report%202015%20 child%20 mortality%20 final.pdf.

Vergani P, Cozzolino S, Pozzi E, Cuttin MS, Greco M, Ornaghi S, et al. Identifying the causes of stillbirth: a comparison of four classification systems. Am J Obstet Gynecol. 2008;199(3):319.e1-4.

World Health Organization (WHO). Neonatal and perinatal mortality: country, regional and global estimates. Geneva (CH): WHO; 2006.

World Health Organization (WHO). Neonatal and perinatal mortality. country, regional and global estimates 2004. Geneva (CH): WHO; 2007.

122 Aspectos Jurídicos da Prática Obstétrica

Ivo Basílio da Costa Júnior
Hugo Miyahira

Atualmente, em virtude da crescente judicialização da saúde, o obstetra não pode mais exercer seu ofício sem estar consciente dos seus deveres e direitos. A gestante e a família, que antes eram passivas perante o médico, aceitando suas orientações sem questionamentos, tornaram-se muito mais informados sobre seus direitos, com o fácil acesso, na palma da mão, de todas as legislações e protocolos oficiais, assim como das mais variadas fontes leigas. Em vista disso, este capítulo traz à luz informações importantes para o tocólogo sobre os aspectos legais de sua prática obstétrica. O capítulo se divide em três seções.

Na primeira seção, Obstetrícia Médico-Legal e Forense, abordam-se inicialmente os fundamentos da bioética, destacando-se os três princípios orientadores básicos para a pesquisa envolvendo seres humanos, além de duas condições fundamentais: a liberdade e a informação. Ainda nessa seção, são abordados os aspectos éticos e legais da reprodução assistida – inseminação artificial/fertilização *in vitro*, conflitos materno-fetais, infanticídio, abortamento provocado, esterilização, cesárea *perimortem* e *post mortem*, cesárea a pedido, plano de parto, má conduta sexual e pesquisas em seres humanos. Na segunda seção, Erro Médico, destaca-se que não existe no momento, no mundo inteiro, outra atividade mais vulnerável que a medicina, chegando a ser uma das mais difíceis de se exercer sob o ponto de vista legal. E nesse aspecto, a obstetrícia, juntamente à cirurgia plástica, são as especialidades que mais sofrem com a chamada "judicialização da saúde". Dessa maneira, abordam-se os temas natureza jurídica da relação médico *versus* paciente, obrigação de meio *versus* obrigação de resultado, prova de culpa, inversão do ônus da prova, erro médico, erro de diagnóstico e importância do dever de informação.

Na última seção, Defesa Profissional, analisam-se os principais fatores que levam o médico a ser processado, apontando que o que realmente compromete o progresso da medicina é a irresponsabilidade médica, e que, no atuar médico, o erro por culpa pode ser dar mediante imperícia, imprudência ou negligência. Aqui são ensinados como é a perícia médica, assim como o papel do perito e do assistente técnico. Apontam-se as responsabilidades no processo médico, que são diferentes tanto no serviço público como no privado. E, por fim, e de fundamental importância, esclarece ao leitor quais são os cuidados para se evitarem processos ético-judiciais.

 Este capítulo está disponível, online, no Ambiente de aprendizagem do GEN.

Índice Alfabético